Springer Lehrbuch

Springer
Berlin
Heidelberg
New York
Barcelona
Hongkong
London
Mailand
Paris
Santa Clara
Singapur
Tokio

J. Rüdiger Siewert

Begründet von Martin Allgöwer

Chirurgie

Sechste, komplett überarbeitete
und teilweise neu verfasste Auflage
mit 557 überwiegend farbigen Abbildungen
in 986 Teilabbildungen und 184 Tabellen

Unter Mitarbeit von
M. Allgöwer H. Bartels H. D. Becker H. M. Becker E. Biemer F. Daschner
B. Detter P. Eiring A. Encke H. Feussner M. von Flüe O. Gratzl G. Gubernatis
S. v. Gumppenberg F. Harder M. Heberer K. Hempel Ch. Herfarth P. Hermanek
B. Herzog U. Herzog A. H. Hölscher W. Hohenberger H. H. Horch I. Kappstein
M. Kaufmann C. F. Krieglstein R. Lange L. Lehr D. Liebermann-Meffert
W. Lorenz N. Lüscher P. Matter R. Pichlmayr † J. A. Rem J. D. Roder
H.D. Röher M. Rothmund Th. Rüedi D. Scheidegger H. J. Schlitt G. E. Schwall
N. Senninger J. R. Siewert D. Simon H. J. Stein B. Stübinger L. Sunder-
Plassmann R. K. Teichmann P. Tondelli M. Trede A. Urwyler M. Wasner
K. D. Werber H. Werner Ch. Wittekind

Redaktion: R. Bumm

Springer

Professor Dr. med. J. Rüdiger Siewert
Direktor der Chirurgischen Klinik und Poliklinik
Klinikum rechts der Isar
Technische Universität München
Ismaninger Straße 22

81675 München

ISBN 3-540-61411-7 6. Auflage Springer Verlag Berlin Heidelberg New York

ISBN 3-540-54475-5 5. Auflage Springer Verlag Berlin Heidelberg New York
Die 5. Auflage erschien unter dem Titel: M. Allgöwer, J.R. Siewert: Chirurgie

Die Deutsche Bibliothek – CIP-Einheitsaufnahme
Chirurgie / Hrsg.: J. Rüdiger Siewert.-6. komplett überarbeitete und größtenteils neu verf. Aufl. – Berlin ; Heidelberg ; New York ; Barcelona ; Budapest ; Hongkong ; London ; Paris ; Santa Clara ; Singapur ; Tokio : Springer, 1998
(Springer-Lehrbuch)
ISBN 3-540-61411-7

Zeichnungen von
Otto Nehren, Ladenburg (Kapitel 1 - 16, 18, 19, 21 - 23, 26, 27, 31, 32, 37, 39 - 41) und
Thomas Heller, Tübingen (Kapitel 17, 20, 24, 25, 28 - 30, 34, 36, 38 (unter Mitarbeit von Bärbel Bittermann, Mannheim))
Umschlaggestaltung: de 'blik, Berlin
Gesamtherstellung: Appl, Wemding

SPIN: 10465309 15/3135 – 5 4 3 2 1 0 – Gedruckt auf säurefreiem Papier

Geleitwort

„Student" kommt von „studiren"; studiren müssen Sie fleissig; der Lehrer macht Sie auf das aufmerksam, was ihm das Nothwendigste erscheint; er kann Sie nach verschiedenen Seiten hin anregen; das Positive, was er Ihnen giebt, können Sie auch schwarz auf weiss nach Hause tragen, doch dass dies Positive in Ihnen lebendig, dass es Ihr geistiges Eigenthum wird, das können Sie nur durch eigene geistige Arbeit bewerkstelligen; dieses geistige Verarbeiten ist das wahre „Studium".

Th. Billroth
1. Vorlesung in Allg. Chirurg. Pathologie und Therapie 1887

Für Sigi und Trini

Vorwort zur sechsten Auflage

In einer Zeit, in der es immer schwerer wird, im „Traumjob" Arzt seine berufliche Erfüllung und sein Lebensauskommen zu finden, wird mehr denn je eine gute Ausbildung zum wichtigsten Startkapital. Wissen entstammt Büchern; Vorlesungen bringen Farbe und Gewichtung in das Wissen; die Tätigkeit am Patienten verlangt Wissen. Alles zusammen prägt den jungen Arzt. Also sind Lehrbücher von „fundamentaler Bedeutung" in der studentischen Ausbildung und sie begleiten den jungen Arzt über die Jahre. Entsprechend sorgfältig und engagiert müssen sie erstellt und kontinuierlich fortgeschrieben werden.

Man glaubt es kaum, aber dieses Lehrbuch kann bereits auf eine mehr als 25-jährige Geschichte zurückblicken. In dieser ersten Generation war das Buch ganz durch die Baseler Schule Martin Allgöwer's – lange Jahre führendes Zentrum in Europa – geprägt und hat als Ausdruck seines Erfolges immerhin 5 Auflagen erlebt. In der letzten Auflage hat sich das Lehrbuch vermehrt dem deutschen Markt zugewandt und versucht, den Besonderheiten des deutschen Prüfungswesens durch Einbeziehung des Gegenstandskataloges Rechnung zu tragen. Es hat sich aber rasch gezeigt, daß allein formale Änderungen dafür nicht ausreichen und daß nur durch eine völlige Neugestaltung des Buches dieser Weg erfolgreich beschritten werden kann.

Nunmehr ist also die Wiedergeburt des „Allgöwer'schen Lehrbuchs der Chirurgie" erfolgt. Nicht nur die Form hat sich durch Einbeziehung modernster Graphik- und Didaktikmethoden grundsätzlich geändert, auch der Inhalt ist völlig neu. Dabei galt es, orientiert am Gegenstandskatalog, chirurgisches Wissen auf dem neuesten Stand zu vermitteln. Eine Reihe älterer Autoren, die über viele Jahre erfolgreiche Mitarbeiter des Buches waren – allen voran Professor Martin Allgöwer als Herausgeber der ersten fünf Auflagen – sind ausgeschieden. Ihnen gilt mein besonderer Dank und meine Hochachtung für ihre erfolgreiche Tätigkeit. Neue, jüngere Autoren sind in der 5. und 6. Auflage hinzugekommen. Ihnen gilt mein Vertrauen und meine Hoffnung auf weitere gute Zusammenarbeit bei hoffentlich folgenden, weiteren Neuauflagen.

Mein ganz besonderer Dank aber gilt dem Springer-Verlag, hier vor allem den Damen Repnow und Schimmer für ihre Anstrengungen und für ihr Engagement, ein wirklich neues, modernes Lehrbuch zu schaffen. Ihre Anregungen und Vorschläge haben dieses Buch wesentlich befruchtet. Eine bessere Zusammenarbeit zwischen Autor und Verlag ist kaum vorstellbar.

Natürlich wäre die Herausgabe eines so großen Werkes ohne die Hilfe meiner Münchener Mitarbeiter nicht möglich gewesen. Besonderer Dank gilt meiner wissenschaftlichen Sekretärin, Frau v. Doblhoff, aber auch meinem ärztlichen Mitarbeiter, Herrn Privatdozent Dr. Bumm, die sich in besonderer Weise um dieses Buch verdient gemacht haben. Herrn Dr. Schuhmacher danke ich für seine Mithilfe bei der formalen Fertigstellung des Buches.

Dieses Buch sei der nächsten Generation junger Chirurgen gewidmet, die sich in der Zukunft der großen Herausforderung der Chirurgie stellen und sie im nächsten Jahrhundert weiterentwickeln werden.

München, Herbst 1997
Univ.-Prof. Dr. J. Rüdiger Siewert

Vorwort zur ersten Auflage

Das hier vorgelegte Skriptum verfolgt das Ziel, die grundsätzlichen Aspekte der Chirurgie in bezug auf Diagnostik, Pathophysiologie, Indikation und Therapie darzulegen. Die Gewichtung dieser Teilaspekte mag in den einzelnen Kapiteln noch etwas unterschiedlich ausgefallen sein. Die Autoren empfanden es jedoch nicht als Nachteil, daß jeder Fachvertreter eine ihm adäquat scheinende Darstellungsform wählen konnte – es entspricht dies der Realität des täglichen Unterrichts.

Wir übergeben das Werk unseren Studenten und jüngeren Mitarbeitern in dem Wissen, daß manches weiterer Verbesserung bedarf. Dabei hegen wir die Hoffnung, daß Kritik und Verbesserungsvorschläge uns möglichst direkt erreichen.

Basel, Herbst 1971
M. Allgöwer

Zur Didaktik

Das vorliegende Buch stellt die für die Chirurgie wichtigen Fakten kurz und übersichtlich dar. Die folgenden Symbole sollen den Lesern zur besseren Orientierung dienen und das Lernen erleichtern.

••• Einleitung und Zusammenfassung

! Merksatz

•••› Definition

? Übungsfrage, Lösung im Anhang B

* Verweis auf die neue TNM-Klassifikation von 1997 im Anhang A

Inhalt

1	**Der Beruf des Chirurgen**	1
	K. Hempel	
1.1	Ausbildung	2
1.2	Weiterbildung	2
2	**Indikationen und Kontraindikationen des operativen Eingriffs**	7
	J. R. Siewert	
2.1	Rechtliche Aspekte	8
2.2	Fachliche Grundlagen	9
3	**Kontrolle nosokomialer Infektionen in der Chirurgie**	13
	I. Kappstein, F. Daschner	
3.1	Krankenhausinfektionen und Maßnahmen der Prävention	14
3.2	Desinfektion und Sterilisation	22
4	**Grundprinzipien der Operationstechnik**	27
	J. R. Siewert, H. Feussner, B. Detter	
4.1	Grundbegriffe	28
4.2	Instrumentarium	29
4.3	Operationstechnik	36
5	**Pathophysiologische Folgen, Vorbehandlung und Nachbehandlung bei operativen Eingriffen und Traumen**	45
5.1	Pathophysiologische Folgen von Trauma und operativen Eingriffen	46
	M. Heberer	
5.2	Voruntersuchung und Vorbehandlung bei operativen Eingriffen	51
	H. Bartels, J. R. Siewert	
5.3	Postoperative Therapie	56
	H. Bartels, J. R. Siewert	
5.4	Bluttransfusion	63
	L. Lehr	
5.5	Thromboembolie-Prophylaxe	76
	A. Encke	
6	**Wunde, Wundbehandlung und Wundheilung**	83
	M. Allgöwer, D. Liebermann-Meffert	
6.1	Pathologische Anatomie	84
6.2	Wundbehandlung	84
6.3	Wundheilung	86
6.4	Störungen der Wundheilung	90
6.5	Hauptgefahren der Wundbehandlung und ihre Vermeidung	91
6.6	Spätphänomene der Wundheilung	91

7 Chirurgische Infektionslehre ... 95
P. Eiring, H. Werner
7.1 Allgemeine Infektionslehre ... 96
7.2 Putride Infektionen ... 98
7.3 Gasbrand ... 100
7.4 Tetanus ... 102
7.5 Aktinomykose ... 104
7.6 Tuberkulose ... 105
7.7 Syphilis ... 106
7.8 Sonstige bakterielle Infektionen ... 107
7.9 Virusinfektionen ... 112
7.10 Parasitäre Erkrankungen ... 113

8 Schock und Traumareaktion ... 117
M. Allgöwer
8.1 Traumatischer Schock ... 118
8.2 Septischer Schock und Schocktoxine ... 126
8.3 Anaphylaktische und anaphylaktoide Schockreaktionen ... 127
8.4 Der „schlechte Zustand": Differentialdiagnose der Schockzustände ... 127
8.5 Fettemboliesyndrom ... 128
8.6 Schockprophylaxe und Behandlung ... 131

9 Klassifikation und Behandlung von Tumoren ... 135
P. Hermanek, W. Hohenberger, Ch. Wittekind
9.1 Klinisches und biologisches Verhalten von Tumoren ... 136
9.2 Präkanzerosen und Krebsfrüherkennung ... 139
9.3 Diagnostik ... 141
9.4 Klassifikation von Tumoren ... 142
9.5 Operative Ziele der Geschwulstbehandlung ... 146
9.6 Multimodale Primärtherapie maligner Tumoren ... 148
9.7 Prognose ... 149
9.8 Tumornachsorge ... 151

10 Chirurgische Begutachtung ... 153
B. Stübinger
10.1 Rechtliche Grundlagen ... 154
10.2 Grundzüge der Unfallbegutachtung ... 154

11 Anästhesie ... 159
D. Scheidegger, A. Urwyler, M. Kaufmann
11.1 Präoperative Maßnahmen ... 160
11.2 Präoperative Verordnungen ... 161

11.3 Anästhesieverfahren ... 163
11.4 Monitoring ... 167
11.5 Postoperative Schmerztherapie ... 170
11.6 Häufige postoperative Komplikationen ... 175

12 Chirurgische Diagnostik ... 183
J. R. Siewert, A. H. Hölscher

12.1 Akutes Abdomen (akuter Abdominalschmerz) ... 184
12.2 Erbrechen ... 184
12.3 Dysphagie ... 186
12.4 Gastrointestinale Blutung ... 187
12.5 Ikterus ... 191
12.6 Raumforderungen im Abdomen ... 194

13 Chirurgische Entscheidungsfindung und Methoden der klinischen Forschung ... 197
W. Lorenz

13.1 Prinzip und Methoden der chirurgischen Entscheidungsfindung ... 198
13.2 Prinzip klinischer Studien ... 200
13.3 Methoden klinischer Studien: eine Klassifikation ... 200
13.4 Checkliste für die Planung einer randomisierten kontrollierten Studie in der Chirurgie ... 210

14 Nervensystem ... 215
O. Gratzl, J. A. Rem, M. Wasner

14.1 Klinische Diagnostik und Notfalluntersuchung ... 217
14.2 Spezielle neurochirurgische Untersuchungen ... 219
14.3 Hilfsuntersuchungen ... 221
14.4 Grundzüge neurochirurgischer Behandlung ... 222
14.5 Schädel-Hirn-Trauma ... 224
14.6 Rückenmarksverletzungen ... 233
14.7 Hirntumoren ... 235
14.8 Intrakranielle Tumoren besonderer Lokalisation ... 242
14.9 Spinale Tumoren ... 253
14.10 Chirurgisch relevante Infektionskrankheiten des ZNS ... 256
14.11 Hydrozephalus ... 258
14.12 Spaltmißbildungen ... 261
14.13 Kraniosynostosen ... 263
14.14 Intrakranielle Aneurysmen und Subarachnoidalblutungen ... 264
14.15 Arteriovenöse Mißbildungen (AVM) ... 269
14.16 Arteriovenöse Fisteln ... 272
14.17 Spontane intrazerebrale Hämatome ... 273
14.18 Verschlußkrankheiten der Hirngefäße (zerebrovaskulärer Insult) ... 274
14.19 Schmerzchirurgie ... 277

14.20 Stereotaktische Hirnoperationen und funktionelle Neurochirurgie 280
14.21 Wurzelkompressionssyndrome 281

15 Thorax, Lunge, Mediastinum 289
L. SUNDER-PLASSMANN
15.1 Historisches 290
15.2 Anatomie und Physiologie 292
15.3 Thoraxchirurgische Technik (bildgebende Verfahren, invasive Diagnostik, operative Technik) 295
15.4 Thoraxtrauma 303
15.5 Lunge und Bronchialsystem 311
15.6 Mediastinum 332
15.7 Erkrankungen der Pleura und Brustwand 341

16 Herzchirurgie 351
R. LANGE
16.1 Operationsverfahren, extrakorporale Zirkulation und Herzklappenprothesen 352
16.2 Kongenitale Herz- und thorakale Gefäßfehler 358
16.3 Kongenitale Herz- und thorakale Gefäßfehler ohne Kurzschluß 360
16.4 Kongenitale Herz- und Gefäßfehler mit Links-rechts-Shunt 369
16.5 Kongenitale Herzfehler mit primärer Zyanose 377
16.6 Erworbene Herzklappenfehler 382
16.7 Erworbene Mitral- und Trikuspidalklappenfehler 385
16.8 Koronare Herzkrankheit 389
16.9 Erkrankungen des Erregungsbildungs- und Reizleitungssystems 393
16.10 Herztumoren 398
16.11 Erkrankungen der thorakalen Aorta 399
16.12 Erkrankungen des Perikards 405
16.13 Herztransplantation 406
16.14 Postoperative Intensivüberwachung und Therapie 412

17 Gefäße 417
H. M. BECKER
17.1 Angiologische Untersuchungsverfahren 418
17.2 Chronische arterielle Verschlußkrankheit 420
17.3 Akutes Ischämiesyndrom 429
17.4 Aneurysmen 432
17.5 Gefäßverletzungen 435
17.6 Gefäßfehlbildungen 436
17.7 Tumoren des Gefäßsystems 438
17.8 Venenkrankheiten 438
17.9 Lymphgefäßsystem 443

18 **Gesicht und Mundhöhle** ... 447
H.-H. Horch
18.1 Traumatologie im Mund-Kiefer-Gesichtsbereich ... 448
18.2 Wichtige Tumoren im Mund-Kiefer-Gesichtsbereich ... 462
18.3 Lippen-Kiefer-Gaumenspalten ... 474
18.4 Unspezifische pyogene Infektionen im Mund-Kiefer-Gesichtsbereich ... 480
18.5 Spezifische Infektion im Mund-Kiefer-Gesichtsbereich ... 491

19 **Hals** ... 495
J. D. Roder
19.1 Zysten und Fisteln ... 496
19.2 Vergrößerte Halslymphknoten ... 496
19.3 Verletzungen ... 496
19.4 Gutartige Tumoren ... 497

20 **Schilddrüse** ... 499
H.D. Röher
20.1 Anatomie der Schilddrüse ... 500
20.2 Physiologie der Schilddrüse ... 501
20.3 Diagnostik ... 503
20.4 Operationsindikation ... 505
20.5 Eingriffsarten ... 505
20.6 Benigne Schilddrüsenerkrankungen und operative Verfahrenswahl ... 506
20.7 Maligne Schilddrüsentumoren (= Struma maligna) ... 510
20.8 Schilddrüsenentzündungen ... 512
20.9 Nachsorge nach Schilddrüsenoperationen ... 513
20.10 Aufklärung ... 513

21 **Nebenschilddrüsen** ... 515
M. Rothmund
21.1 Chirurgische Anatomie ... 516
21.2 Physiologie ... 516
21.3 Hyperparathyreoidismus ... 518

22 **Die Brustdrüse** ... 525
F. Harder
22.1 Anatomie ... 526
22.2 Wachstumsstörungen ... 528
22.3 Veränderungen von Brustwarze und Warzenhof ... 528
22.4 Veränderungen der Brust im frühen Erwachsenenalter ... 529
22.5 Entzündliche Erkrankungen ... 531
22.6 Mammakarzinom ... 531
22.7 Diagnostik ... 533
22.8 Behandlung des operablen Mammakarzinoms ... 537

23 **Speiseröhre** ... 545
J. R. Siewert, H. J. Stein

23.1 Atresie ... 546
23.2 Divertikel ... 546
23.3 Verletzungen ... 548
23.4 Achalasie und andere primäre Motilitätsstörungen ... 551
23.5 Refluxkrankheit ... 554
23.6 Tumoren ... 559
23.7 Ösophagusvarizenblutung ... 566

24 **Zwerchfell** ... 569
J. R. Siewert, H. J. Stein

24.1 Hiatushernien ... 570
24.2 Extrahiatale Hernien und Defekte ... 571
24.3 Zwerchfellverletzungen ... 572

25 **Magen und Duodenum** ... 573
J. R. Siewert, A. H. Hölscher, J. D. Roder

25.1 Pathophysiologie ... 574
25.2 Fehlbildungen ... 577
25.3 Verletzungen ... 578
25.4 Ulkuskrankheit ... 579
25.5 Ulkuskomplikationen ... 590
25.6 Gutartige Tumoren ... 593
25.7 Magenkarzinom ... 594

26 **Dünndarm** ... 611
F. Harder, M. von Flüe

26.1 Anatomie ... 612
26.2 Funktion ... 612
26.3 Leitsymptome und klinische Zeichen chirurgischer Erkrankungen des Dünndarms ... 613
26.4 Apparative Diagnostik ... 613
26.5 Typische Operationen am Dünndarm ... 614
26.6 Mißbildungen und Lageanomalien ... 616
26.7 Dünndarmdivertikel ... 616
26.8 Entzündliche Darmerkrankungen ... 616
26.9 Tumoren des Dünndarms ... 618
26.10 Weitere chirurgische Erkrankungen ... 620

27 **Kolon** ... 623
F. Harder, M. von Flüe

27.1 Anatomie ... 624
27.2 Funktion ... 624

27.3 Fehlbildungen ... 625
27.4 Untersuchungsmethoden ... 625
27.5 Typische Operationsverfahren am Kolon ... 627
27.6 Entzündliche Erkrankungen ... 630
27.7 Andere Erkrankungen ... 636
27.8 Gutartige Tumoren ... 638
27.9 Kolonkarzinom ... 639
27.10 Dickdarmverletzungen ... 642

28 Rektum und Anus ... 645
M. von Flüe, F. Harder

28.1 Anatomie ... 646
28.2 Funktion ... 647
28.3 Untersuchungsmethoden und anorektales Labor ... 648
28.4 Gutartige anorektale Erkrankungen ... 650
28.5 Das Rektumkarzinom ... 658
28.6 Typische Operationsverfahren an Rektum und Anus ... 661
28.7 Das Analkarzinom ... 663

29 Akutes Abdomen, Peritonitis, Ileus und traumatisiertes Abdomen ... 667
J. R. Siewert, H. Bartels, A. H. Hölscher

29.1 Akutes Abdomen ... 668
29.2 Peritonitis ... 674
29.3 Ileus ... 678
29.4 Traumatisiertes Abdomen ... 683

30 Leber ... 687
Ch. Herfarth, N. Senninger, C. F. Krieglstein

30.1 Allgemeines ... 688
30.2 Portale Hypertension ... 690
30.3 Verletzungen ... 693
30.4 Entzündungen ... 693
30.5 Tumoren der Leber ... 694

31 Gallenblase und Gallenwege ... 699
Ch. Herfarth, N. Senninger, C. F. Krieglstein

31.1 Allgemeines ... 700
31.2 Erkrankungen der Gallenblase ... 703
31.3 Erkrankungen der Gallengänge ... 709
31.4 Seltene Gallenwegserkrankungen ... 713
31.5 Nicht-operative Verfahren zur Behandlung des Gallensteinleidens ... 715

32 **Pankreas** ... 719
M. Trede, G. E. Schwall
32.1 Embryologie und angeborene Fehlbildungen ... 720
32.2 Chirurgische Anatomie ... 720
32.3 Physiologie ... 721
32.4 Erkrankungen der Bauchspeicheldrüse ... 721

33 **Endokrine Erkrankungen des Magen-Darm-Traktes und des Pankreas** ... 731
H. D. Becker, R. K. Teichmann
33.1 Karzinoide ... 732
33.2 Endokrine Pankreastumoren ... 733
33.3 Syndrome bei endokrin aktiven Tumoren des gastroenteropankreatischen Systems ... 735

34 **Nebenniere** ... 739
H.-D. Röher, D. Simon
34.1 Anatomie ... 740
34.2 Spezifische Erkrankungen ... 741
34.3 Chirurgische Diagnostik ... 743
34.4 Indikationsstellung ... 744
34.5 Chirurgische Verfahrenswahl ... 745
34.6 Perioperatives Management ... 745
34.7 Operationsrisiko ... 747
34.8 Prognose ... 747

35 **Milz** ... 749
F. Harder
35.1 Anatomie ... 750
35.2 Physiologie und Pathophysiologie ... 750
35.3 Folgen des Milzverlustes ... 751
35.4 Diagnostik ... 752
35.5 Lokal begrenzte Erkrankungen der Milz selbst ... 752
35.6 Hämatologische Erkrankungen ... 752
35.7 Milzverletzungen ... 754
35.8 Chirurgie der Milz ... 755

36 **Hernien, Hydrozelen** ... 757
U. Herzog, P. Tondelli
36.1 Allgemeines ... 758
36.2 Inguinal- und Femoralhernie ... 760
36.3 Nabelhernie ... 768
36.4 Epigastrische Hernie ... 769

36.5 Narbenhernie ... 769
36.6 Seltene äußere und innere Hernien ... 769
36.7 Hydrozelen ... 769

37 Organtransplantation ... 771
H. J. Schlitt, G. Gubernatis, R. Pichlmayr

37.1 Geschichte ... 772
37.2 Transplantationsimmunologie ... 772
37.3 Spender ... 776
37.4 Nierentransplantation ... 778
37.5 Lebertransplantation ... 780
37.6 Herztransplantation ... 782
37.7 Lungen- und Herz-Lungen-Transplantation ... 783
37.8 Pankreastransplantation ... 784
37.9 Dünndarmtransplantation ... 786
37.10 Andere Organ- bzw. Gewebetransplantationen ... 786

38 Unfallheilkunde ... 789
Th. Rüedi, S. v. Gumppenberg, K. D. Werber

38.1 Polytrauma ... 791
38.2 Frakturen, Gelenkverletzung und Luxationen des Halte- und Bewegungsapparates ... 793
38.3 Verletzungen des Schulterbereichs ... 822
38.4 Verletzungen des Humerus ... 828
38.5 Verletzungen des Ellbogens und des Unterarms ... 831
38.6 Verletzungen der Hand ... 835
38.7 Verletzungen des Beckens ... 852
38.8 Verletzungen des Azetabulums und des Hüftgelenks ... 854
38.9 Verletzungen des Femur ... 855
38.10 Verletzungen der Patella ... 859
38.11 Verletzungen des Kniegelenks ... 860
38.12 Verletzungen des Unterschenkels ... 871
38.13 Verletzungen der Malleolen ... 874
38.14 Verletzungen des oberen Sprunggelenks (OSG) ... 876
38.15 Verletzungen des Fußes ... 880
38.16 Verletzungen der Wirbelsäule ... 882
38.17 Verletzungen des Zentralen Nervensystems, incl. Schädel-Hirn-Trauma ... 887

39 Physikalische und chemische Verletzungen ... 891
M. Allgöwer, N. Lüscher, P. Matter, D. Scheidegger

39.1 Verbrennungen ... 892
39.2 Kälteschäden ... 902
39.3 Chemische Schädigungen durch starke Säuren und Basen ... 904

40 **Plastische Chirurgie** ... 909
E. Biemer
40.1 Geschichte ... 910
40.2 Techniken ... 911
40.3 Chirurgie der peripheren Nerven ... 915
40.4 Mikrogefäßchirurgie ... 916
40.5 Spezielle Rekonstruktionen ... 918
40.6 Ästhetische Chirurgie ... 918

41 **Kinderchirurgie** ... 921
B. Herzog
41.1 Neugeborenenchirurgie ... 922
41.2 Typische chirurgische Erkrankungen im Säuglingsalter ... 926
41.3 Spezielle kinderchirurgische Affektionen an Hals, Thorax und Abdomen 931
41.4 Urogenitalsystem ... 934
41.5 Traumatologie ... 941
41.6 Hämatogene Osteomyelitis und septische Arthritis ... 946

Anhang A: TNM-Klassifikation 1997 ... 949

Anhang B: Lösungen ... 969

Sachverzeichnis ... 987

Abkürzungsverzeichnis ... 1007

Mitarbeiterverzeichnis

Professor Dr. M. ALLGÖWER
c/o Société Internationale de Chirurgie (SIC)
International Society of Surgery (ISS)
Netzibodenstraße 34, CH-4133 Pratteln

Professor Dr. H. BARTELS
Chirurgische Klinik und Poliklinik
Klinikum rechts der Isar
Technische Universität München
Ismaninger Straße 22, 81675 München

Professor Dr. H.D. BECKER
Chirurgische Klinik
Neuklinikum Schnarrenberg
Hoppe-Seyler-Straße 3, 72076 Tübingen

Professor Dr. H.M. BECKER
Gefäßchirurgische Abteilung
Städtisches Krankenhaus München-Neuperlach
Oskar-Maria-Graf-Ring 51, 81737 München

Professor Dr. E. BIEMER
Chirurgische Klinik und Poliklinik
Klinikum rechts der Isar
Technische Universität München
Ismaninger Straße 22, 81675 München

Professor Dr. F. DASCHNER
Institut für Umweltmedizin u. Krankenhaushygiene
Albert-Ludwigs-Universität
Hugstetter Straße 55, 79106 Freiburg

B. DETTER
Chirurgische Klinik und Poliklink
Klinikum rechts der Isar
Technische Universität München
Ismaninger Straße 22, 81675 München

Dr. P. EIRING
Abteilung Medizinische Mikrobiologie
Silcherstraße 7, 72076 Tübingen

Professor Dr. A. ENCKE
Klinik für Allgemeinchirurgie
Universität Frankfurt
Theodor-Stern-Kai 7, 60596 Frankfurt/M.

Privatdozent Dr. H. Feussner
Chirurgische Klinik und Poliklinik
Klinikum rechts der Isar
Technische Universität München
Ismaninger Straße 22, 81675 München

Privatdozent Dr. M. von Flüe
Kantonsspital
Spitalstraße 21, CH-4031 Basel

Professor Dr. O. Gratzl
Neurochirurgische Klinik
Kantonsspital
Spitalstraße 21, CH-4031 Basel

Professor Dr. G. Gubernatis
Klinik für Abdominal- und Transplantationschirurgie/MHH
Konstanty-Gutschow-Straße 8, 30625 Hannover

Professor Dr. S. von Gumppenberg
Chirurgische Klinik und Poliklinik
Klinikum rechts der Isar
Technische Universität München
Ismaninger Straße 22, 81675 München

Professor Dr. F. Harder
Departement Chirurgie
Kantonsspital
Spitalstraße 21, CH-4031 Basel

Professor Dr. M. Heberer
Departement Chirurgie
Kantonsspital
Spitalstraße 21, CH-4031 Basel

Professor Dr. K. Hempel
Berufsverband der Deutschen Chirurgen e. V.
Wendemuthstraße 5, 22041 Hamburg

Professor Dr. Ch. Herfarth
Chirurgische Universitätsklinik und Poliklinik
Im Neuenheimer Feld 110, 69120 Heidelberg

Professor Dr. P. Hermanek
Abteilung Klinische Pathologie
Chirurgische Klinik
Universität Erlangen-Nürnberg
Maximiliansplatz, 91054 Erlangen

Professor Dr. B. Herzog
Kinderspital
Römergasse 8, CH-4058 Basel

Privatdozent Dr. U. Herzog
Allgemeinchirurgische Abteilung
St. Claraspital
Kleinriehenstraße 30, CH-4016 Basel

Professor Dr. A.H. Hölscher
Chirurgische Universitätsklinik
Josef-Stelzmann-Straße 9, 50931 Köln

Professor Dr. W. Hohenberger
Chirurgische Klinik mit Poliklink
Krankenhausstraße 12, 91054 Erlangen

Professor Dr. Dr. h.c. H.-H. Horch
Klinik und Poliklinik für Mund-, Kiefer- und Gesichtschirurgie
Technische Universität München
Klinikum rechts der Isar
Ismaninger Straße 22, 81675 München

Privatdozent Dr. I. Kappstein
Institut für Umweltmedizin u. Krankenhaushygiene
Albert-Ludwigs-Universität
Hugstetter Straße 55, 79106 Freiburg

Privatdozent Dr. M. Kaufmann
Departement Anästhesie
Kantonsspital
Spitalstraße 21, CH-4031 Basel

Dr. C.F. Krieglstein
Klinik und Poliklink für Allgemeine Chirurgie
Waldeyerstraße 1, 48129 Münster

Privatdozent Dr. R. Lange
Abteilung Herzchirurgie
Chirurgische Universitätsklinik
Im Neuenheimer Feld 110, 69120 Heidelberg

Professor Dr. L. Lehr
Chirurgische Klinik und Poliklinik
Klinikum rechts der Isar
Technische Universität München
Ismaninger Straße 22, 81675 München

Professor Dr. D. Liebermann-Meffert
Chirurgische Klinik und Poliklinik
Klinikum rechts der Isar
Technische Universität München
Ismaninger Straße 22, 81675 München

Professor Dr. W. Lorenz
Zentrum Operative Medizin I
Klinikum Phillipps-Universität
Baldingerstraße, 35043 Marburg

Professor Dr. N. Lüscher
Plastische Chirurgie
Kantonsspital
Spitalstraße 21, CH-4031 Basel

Professor Dr. P. Matter
AO International
Clavadelerstraße, CH-7270 Davos

Professor Dr. R. Pichlmayr
Klinik für Abdominal- und Transplantationschirurgie/MHH
Konstanty-Gutschow-Straße 8, 30625 Hannover

Privatdozent Dr. J.A. Rem
Neurochirurgische Klinik
Kantonsspital
Spitalstraße 21, CH-4031 Basel

Professor Dr. J.D. Roder
Chirurgische Klinik und Poliklinik
Klinikum rechts der Isar
Technische Universität München
Ismaninger Straße 22, 81675 München

Professor Dr. H.D. Röher
Chirurgische Klinik und Poliklinik
Universität Düsseldorf
Moorenstraße 5, 40225 Düsseldorf

Professor Dr. M. Rothmund
Zentrum Operative Medizin I
Klinikum Phillipps-Universität
Baldingerstraße, 35043 Marburg

Professor Dr. Th. Rüedi
Rätisches Kantons- und Regionalspital
Chirurgische Klinik
CH-7000 Chur

Professor Dr. D. Scheidegger
CHIPS/Anästhesie
Kantonsspital
Spitalstraße 21, CH-4031 Basel

Privatdozent Dr. H.J. Schlitt
Klinik für Abdominal- und Transplantationschirurgie/MHH
Konstanty-Gutschow-Straße 8, 30625 Hannover

Dr. G. Schwall
Chefarzt der Chirurgie
Theresienkrankenhaus
Bassermannstraße 1, 68165 Mannheim

Professor Dr. N. Senninger
Klinik und Poliklinik für Allgemeine Chirurgie
Waldeyerstraße 1, 48129 Münster

Professor Dr. J.R. Siewert
Chirurgische Klinik und Poliklinik
Klinikum rechts der Isar
Technische Universität München
Ismaninger Straße 22, 81675 München

Privatdozent Dr. D. Simon
Chirurgische Klinik und Poliklinik
Moorenstraße 5, 40225 Düsseldorf

Dr. H.J. Stein
Chirurgische Klinik und Poliklinik
Klinikum rechts der Isar
Technische Universität München
Ismaninger Straße 22, 81675 München

Professor Dr. B. Stübinger
Chirurgische Klinik und Poliklinik
Klinikum rechts der Isar
Technische Universität München
Ismaninger Straße 22, 81675 München

Professor Dr. L. Sunder-Plassmann
Abteilung für Gefäß-, Torax- und Herzchirurgie
Universitätsklinik
Steinhövelstraße 9, 89075 Ulm

Professor Dr. R.K. Teichmann
Chirurgische Klinik
Klinikum Schnarrenberg
Hoppe-Seyler-Straße 3, 72076 Tübingen

Professor Dr. P. Tondelli
Allgemeinchirurgische Abteilung
St. Claraspital
Kleinriehenstraße 30, CH-4016 Basel

Professor Dr. M. Trede
Chirurgische Universitätsklinik
Klinikum Mannheim
Theodor-Kutzer-Ufer, 68167 Mannheim

Privatdozent Dr. A. Urweyler
Departement Anästhesie
Kantonsspital
Spitalstraße 21, CH-4031 Basel

Dr. M. Wasner
Neurochirurgische Klinik
Kantonsspital
Spitalstraße 21, CH-4031 Basel

Dr. K.D. Werber
Chirurgische Klinik und Poliklinik
Klinikum rechts der Isar
Technische Universität München
Ismaninger Straße 22, 81675 München

Professor Dr. H. Werner
Abt. Medizinische Mikrobiologie
Silcherstraße 7, 72076 Tübingen

Professor Dr. Ch. Wittekind
Institut für Pathologie
Universität Leipzig
Liebigstraße 26, 04103 Leipzig

Der Beruf des Chirurgen 1

K. Hempel

1.1 Ausbildung 2

1.2 Weiterbildung 2
1.2.1 Weiterbildungsstätten 2
1.2.2 Weiterbildungsordnung 2
1.2.3 Facharztprüfung 3
1.2.4 Spezialisierung 3
1.2.5 Dienstvertrag 3
1.2.6 Ärztestruktur 3
1.2.7 Berufliche Perspektiven 4

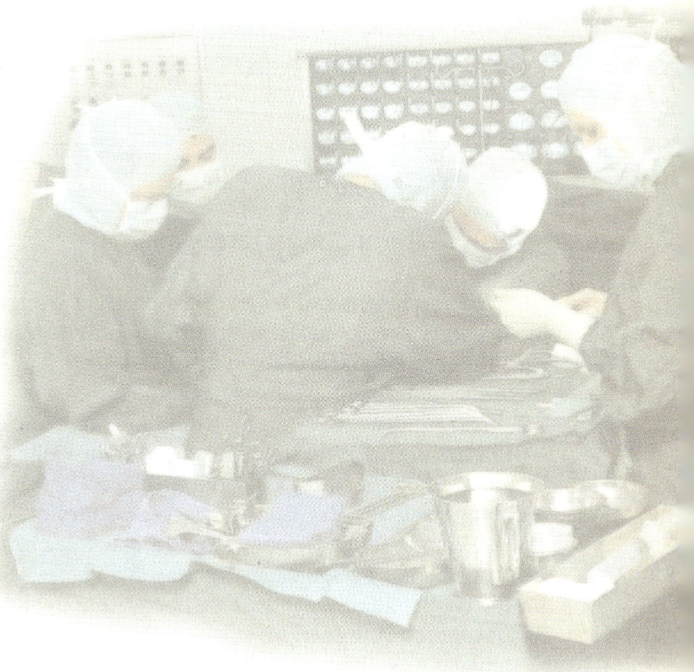

Der Beruf des Chirurgen ist etwas, was dem Chirurgen bis zu dem Augenblick, in dem er ihn in freier Ausübung selber betreiben darf, im Grunde fremd geblieben ist (Müller-Osten, 1986).
Er hat zwar die Chirurgie „erlernt", das Medizinstudium absolviert, die Weiterbildung hinter sich gebracht, weitere chirurgische Erfahrungen gesammelt, jedoch keineswegs alles, was er nötig hat, um den Beruf des Chirurgen auszuüben.
Im folgenden sollen Ausbildung, Weiterbildung sowie Fortbildung in der Chirurgie erörtert werden. Diese Zeitphasen müssen durchlaufen werden, um in qualifizierter Weise den Beruf des Chirurgen auszuüben.
Die Möglichkeiten, die Chirurgie als Beruf und Lebensaufgabe auszuüben, sind vielfältig, jedoch begrenzt im Vergleich zu anderen medizinischen Fachgebieten. Der Chirurg wird immer bestrebt sein, wenn irgend möglich, als wesentlichen Bestandteil seines Berufes operativ tätig zu sein.
Wie kann man den Begriff „Beruf" definieren? Hierzu der Große Brockhaus, Universal-Lexikon der deutschen Sprache: „Beruf – der Kreis von Tätigkeiten mit zugehörigen Pflichten und Rechten, den der Mensch im Rahmen der Sozialordnung als dauernde Aufgabe ausfüllt und der ihm zumeist zum Erwerb des Lebensunterhalts dient."
Beruf ist auch gleichzusetzen mit Berufung im geistigen Sinn. Er beinhaltet ethische Normen, die noch heute dem Begriff als wesentliche Teile innewohnen. Damit steht der Beruf im Gegensatz zur zufälligen Erwerbstätigkeit („Job").

1.1 Ausbildung

Das Studium der Medizin (Ausbildung) ist die Voraussetzung zur Erlangung der Approbation als Arzt.

Die letzte Phase des Medizinstudiums ist das sog. Praktische Jahr. Während dieses Praktischen Jahres kommt der Student mit der Chirurgie auf der Krankenstation und auch im Operationssaal in Berührung.

Nach bestandenem Staatsexamen läuft die Zeit als AiP (Arzt im Praktikum). Der Kontakt mit der Chirurgie wird intensiver. Unter besonderen Umständen und nach gründlichem Ermessen der Landesärztekammern kann die AiP-Zeit für die Weiterbildung zum Facharzt für Chirurgie mit angerechnet werden.

1.2 Weiterbildung

1.2.1 Weiterbildungsstätten

Die Weiterbildung zum Facharzt für Chirurgie erfolgt in der Regel durch Chefärzte bzw. leitende Ärzte von chirurgischen Kliniken, die von den Landesärztekammern zur Weiterbildung ermächtigt sind.

Von den zuständigen Behörden muß auch eine Zulassung der Weiterbildungsstätte für die Weiterbildung zum Facharzt für Chirurgie erfolgen. Die Weiterbildungszeit für das Fach Chirurgie beträgt z. Zt. 5 Jahre. Vom Umfang der operativen Tätigkeit der Klinik und von der persönlichen Eignung des Chefarztes für die Weiterbildung, nicht nur auf operativem Gebiet, hängt es ab, ob eine Befugnis zur Weiterbildung für die Gesamtzeit von 5 Jahren erteilt wird oder nur eine begrenzte.

1.2.2 Weiterbildungsordnung

Die Bundesärztekammer hat nach den Beschlüssen des 95. Deutschen Ärztetages 1992 in Köln eine „Muster"-Weiterbildungsordnung erlassen. Rechtsverbindlichkeit erlangt die Weiterbildungsordnung in der jeweils gültigen Fassung durch die Verabschiedung der Landesärztekammern.

In der Regel lehnen sich die Landesärztekammern sehr eng an die Muster-Weiterbildungsordnung der Bundesärztekammer an. Abweichungen im Detail sind jedoch in den Weiterbildungsordnungen der Landesärztekammern möglich.

Es heißt in der Muster-Weiterbildungsordnung der Bundesärztekammer, daß die Weiterbildung gründlich und umfassend sein muß. Sie soll insbesondere der Vertiefung der Kenntnisse, Erfahrungen und Fertigkeiten in der Verhütung, Erkennung und Behandlung von Krankheiten, Körperschäden und Leiden einschließlich der Wechselbeziehungen zwischen Mensch und Umwelt dienen. Sie soll des weiteren Kenntnisse und Erfahrungen in der Begutachtung, die notwendigen Maßnahmen der Rehabilitation und die Maßnahmen zur Qualitätssicherung vermitteln.

In der Weiterbildungsordnung sind außerdem Inhalt und Ziel der Weiterbildung definiert: Vermittelt, erworben und in der Prüfung nachgewiesen werden sollten eingehende Kenntnisse, Erfahrungen und Fertigkeiten in der allgemeinen Diagnostik und Differentialdiagnostik chirurgischer Erkrankungen und in den instrumentellen Untersuchungsverfahren. Des weiteren sollen beherrscht werden die Indikationsstellung zur operativen und konservativen Behandlung der Erkrankungen, Verletzungen und Fehlbildungen und die selbständige Durchführung von operativen Eingriffen.

Nähere Einzelheiten können in der Muster-Weiterbildungsordnung[1] der Bundesärztekammer nachgelesen werden.

Im Laufe der Zeit hat es sich herausgebildet, daß die Weiterbildungsordnung auch zur Abgrenzung der medizinischen Fachgebiete herangezogen wird.

Das Fach Chirurgie umfaßt die Erkennung und Behandlung von chirurgischen Erkrankungen, Verletzungen und Fehlbildungen mit den entsprechenden Untersuchungsverfahren, konservativen und operativen Behandlungsverfahren des Faches einschließlich der fachbezogenen Intensivmedizin, den Nachsorgeverfahren des Faches sowie der Rehabilitation in jedem Lebensalter.

Für die 5 jährige Weiterbildungszeit im Fach Chirurgie können angerechnet werden: $^1/_2$ Jahr in Anästhesiologie oder Anatomie oder Herzchirurgie oder Kinderchirurgie oder Neurochirurgie oder Orthopädie oder Pathologie oder Plastische Chirurgie oder Urologie.

Ein Jahr der Weiterbildung im Fach Chirurgie kann bei einem niedergelassenen Arzt abgeleistet werden, wenn ihm die Befugnis zur Weiterbildung im Fach Chirurgie erteilt wurde.

In den Richtlinien zur Weiterbildung ist der Umfang der operativen Tätigkeit festgelegt (Operationskatalog).

Nicht festgelegt ist der zeitliche Ablauf der chirurgischen Weiterbildung. Erstrebenswert wäre, für jeden Facharztaspiranten in der Chirurgie ein ihm adäquates Weiterbildungsprogramm aufzustellen.

1.2.3 Facharztprüfung

Wenn alle Voraussetzungen erfüllt sind und ein entsprechender Antrag gestellt ist, erfolgt von der zuständigen Landesärztekammer die Zulassung zur Facharztprüfung. Die Prüfung wird durch Chirurgen des Facharztausschusses abgenommen; desweiteren ist ein Vorsitzender anwesend, der nicht zum Fach gehört, in dem die Prüfung stattfindet. Er hat über den ordnungsgemäßen Ablauf der Prüfung zu wachen. Am Ende der Prüfung, die mindestens 10 Minuten dauern soll, erfährt der Prüfling, ob er bestanden hat oder nicht. Hat er bestanden, so bekommt er in der Regel einige Wochen später das Facharzt-Zertifikat von der Landesärztekammer zugeschickt.

[1] (Anforderung bei Bundesärztekammer, Herbert-Lewin-Str. 1, 50 931 Köln.

1.2.4 Spezialisierung

Die Muster-Weiterbildungsordnung von 1992 ermöglicht nach bestandener Facharztprüfung die Spezialisierung in folgende Schwerpunkte: Gefäßchirurgie, Thoraxchirurgie, Unfallchirurgie und Viszeralchirurgie. Für die Spezialisierung in den genannten Schwerpunkten sind 3 Jahre vorgesehen. Bei entsprechend umfangreichem Operationskatalog kann 1 Jahr der Weiterbildung zum Facharzt für Chirurgie angerechnet werden.

Gemäß Muster-Weiterbildungsordnung von 1992 sind Herzchirurgie, Kinderchirurgie und Plastische Chirurgie eigene Fächer. Diese Fächer haben eigene Weiterbildungsgänge mit eigenen Definitionen ihrer Fächer und eigenen Operationskatalogen.

Während z. B. in den Vereinigten Staaten von Amerika junge Ärzte zum Zweck der Weiterbildung von entsprechend zugelassenen Kliniken beschäftigt werden, ist in Deutschland die Weiterbildung quasi ein Nebenprodukt der Krankenversorgung.

1.2.5 Dienstvertrag

Junge Ärzte werden zum Zweck der Krankenversorgung mit einem Dienstvertrag vom Krankenhausträger eingestellt. Dieser Dienstvertrag kann unbefristet abgeschlossen werden oder neuerdings auf gesetzlicher Grundlage auch befristet. Im letzteren Fall wird die Befristung an die Dauer der Weiterbildung zum Facharzt angeglichen. Dies bedeutet eine gewisse Verpflichtung des Krankenhausträgers, in einer angemessenen Frist dem angestellten Arzt die Weiterbildung zu ermöglichen, auf der anderen Seite aus der Sicht des Krankenhausträgers eine willkommene Befristung des Arbeitsvertrags.

1.2.6 Ärztestruktur

Der Tätigkeitsbericht 1996 der Bundesärztekammer weist für das Jahr 1995 die in Tabelle 1.1 aufgeführte Ärztestruktur aus.

Mit Stand vom 31.12.1995 gab es in der Bundesrepublik Deutschland die in Tabelle 1.2 dargelegte Aufteilung der Fachärzte für Chirurgie.

Im Jahr 1992 bestanden im Fach Chirurgie 644 Aspiranten die Facharztprüfung, davon waren 89 weiblich. Im Schwerpunkt Unfallchirurgie bestanden 965 die Prüfung, davon 7 weiblich.

In der Gefäßchirurgie betrug die Anzahl der Kolleginnen und Kollegen mit bestandener Prüfung 58, davon 9 weiblich.

Tabelle 1.1. Ärztestruktur in Deutschland, Stand 31.12.1995 (lt. Tätigkeitsbericht der Bundesärztekammer von 1996)

Gesamtzahl der Ärzte	*335 348*
• ohne ärztliche Tätigkeit	61 468
• berufstätige Ärzte	273 880
– in der Praxis	110 949
– in Krankenhäusern	132 736
– bei Behörden oder Körperschaften	10 727
– in anderen Bereichen	19 468
Eine Aufteilung der ***niedergelassenen Ärzte*** in ***Kassenärzte*** sowie ***Privatärzte*** mit ausschließlich Privatpraxis ist im Tätigkeitsbericht 1996 der Bundesärztekammer nicht angegeben. Das prozentuale Verhältnis wird annähernd dasselbe sein wie im Tätigkeitsbericht der Bundesärztekammer von 1993:	
Von den Ärzten in freier Praxis sind	
• Kassenärzte	94 900
• Privatärzte mit ausschl. Privatpraxis	3 200
Von den Krankenhausärzten sind	
• in leitender Stellung	12 960
• in nichtleitender Stellung	119 776

Tabelle 1.2. Aufteilung der Fachärzte für Chirurgie in Deutschland (Stand: Ende 1995)

Fachärzte für Chirurgie	17 052
davon	
• niedergelassene Chirurgen	3 488
• im Krankenhaus tätig	9 904
• bei Körperschaften und Behörden beschäftigt	357

Ende 1995 waren in den Schwerpunkten Chirurgie 4 113 Chirurgen tätig; davon machten die Unfallchirurgen mit 2 625 den Hauptanteil aus.

1.2.7 Berufliche Perspektiven

Welche Perspektiven bieten sich für die berufliche Tätigkeit des Facharztes für Chirurgie?

- Leitende Positionen im Klinik- oder Krankenhausbereich
- Herausgehobene Facharztpositionen an Klinik und Krankenhaus
- Niedergelassener Chirurg mit Belegbetten
- Niedergelassener Chirurg evtl. mit größerer ambulant-chirurgischer Tätigkeit
- Chirurg bei Ämtern oder Behörden bzw. Chirurg im Medizinischen Dienst der Krankenkassen
- Beratender Chirurg im Versicherungswesen

Klinikdirektor, Chefarzt, leitender Arzt

Wenn man von einer Hierarchie in der Chirurgie sprechen will, so bilden die Direktoren Chirurgischer Universitätskliniken die Spitze der Pyramide. Die Bezeichnung „Chefarzt" und „leitender Arzt" sind als Synonym zu betrachten. Für die Krankenhäuser der Bundesrepublik Deutschland sind Versorgungsaufträge vorgesehen. So unterscheidet man Krankenhäuser der Grund- und Regelversorgung, Krankenhäuser der Schwerpunktversorgung und Krankenhäuser der Maximalversorgung. Die beruflichen und wissenschaftlichen Anforderungen, die leitende Positionen in den genannten Krankenhäusern anstreben, sind unterschiedlich. Voraussetzung ist jedoch in allen Fällen eine mehrjährige fachärztliche Erfahrung (Oberarzt-Position). Leitende Positionen in Kliniken und Krankenhäusern werden in der Regel im Deutschen Ärzteblatt ausgeschrieben; in den Ausschreibungen wird auch das Anforderungsprofil dargestellt.

Die Chancen, eine Chefarztposition zu erreichen, waren für einen jungen Chirurgen am Beginn seiner Weiterbildung rein statistisch gesehen Ende der 80er Jahre 1 : 10, jetzt nunmehr 1 : 15.

Facharztpositionen

In mittleren und kleinen Krankenhäusern haben sich in den letzten Jahren zunehmend Oberarzt- bzw. Facharztstellen zu Lebensstellungen entwickelt. Vor allem in Hinblick auf die Krankenversorgung ist dies zu begrüßen. 1991 hat der Bundesgerichtshof in einem vielbeachteten Urteil zum Ausdruck gebracht, daß jeder Krankenhauspatient zu jeder Zeit den Anspruch auf eine fachärztliche Versorgung hat.

Für die nachrückende Generation wird es ein Nachteil sein, daß mehr ärztliche Planstellen an Krankenhäusern zu Lebenstellungen umgewandelt wurden und werden. Die Weiterbildungsstellen werden weniger.

Niedergelassener Chirurg mit Belegbetten

Der chirurgische Anteil an den Belegärzten in Deutschland beträgt 7,7 %. Der Chirurg im Belegkrankenhaus nimmt in Bezug auf Art und Umfang seiner ärztlichen Tätigkeit, aber auch aufgrund seiner vertraglichen Vereinbarung mit der KV (Kassenärztliche Vereinigung)[2] und seinem Belegkrankenhaus, eine Position zwischen dem ausschließlich ambulant und dem überwiegend klinisch tätigen Chirurgen ein.

In der Regel laufen die von ihm stationär zu behandelnden Patienten prä- und postoperativ durch seine Praxis. Er kann seine Arbeit daher gut kontrollieren. Der Belegchirurg hat also ein Monopol bezüglich Untersuchung, Diagnose, Indikation, Therapie und Nachbehandlung. An seine Selbstkontrolle müssen höchste Ansprüche gestellt werden. Der Belegchirurg muß seinen Neigungen entsprechend Prioritäten bei seiner operativen Tätigkeit setzen und vor allem muß

[2] Zusammenschluß aller Ärzte, die Verträge mit den gesetzlichen Krankenversicherungen geschlossen haben.

er diese mit den Möglichkeiten seines Belegkrankenhauses in Einklang bringen.

Ein hoher Grad von Mobilität wird von ihm verlangt; oft muß er aus der Sprechstunde heraus in die Klinik; er hat zahlreiche Nacht- und Wochenenddienste – bislang ohne Vergütung – zu leisten. Seine Tätigkeit spielt sich innerhalb eines Kollegialsystems ab. Er muß viel Bereitschaft zur Zusammenarbeit und Rücksichtnahme auch unter Zurückstellung eigener Interessen mitbringen. Die Kombination zwischen eigener Praxis und Belegarzttätigkeit kann für den Chirurgen in seiner Berufsausübung sehr befriedigend sein bei in der Regel guter wirtschaftlicher Grundlage.

Niedergelassener Chirurg mit größerer ambulanter chirurgischer Tätigkeit

Anders als im Belegarztsystem übt der Chirurg seine operative Tätigkeit in der eigenen Praxis aus. Er hat erhebliche finanzielle Investitionen zu tätigen. Die Strukturqualität (Erstellung und Ausstattung von Operationsräumen) muß der eines Krankenhauses entsprechen. Er wird seine operative Tätigkeit den strukturellen Möglichkeiten einer Praxisausstattung anpassen. Die Auswahl der für die ambulante Chirurgie geeigneten Patienten ist besonders wichtig, sowohl aus ärztlichen aber auch aus haftrechtlichen Gründen; z. B. Leistenbruchoperationen, handchirurgische Eingriffe, Varizenoperationen etc. werden heute routinemäßig ambulant von niedergelassenen Chirurgen ausgeführt.

Chirurg bei Ämtern oder Behörden, bei der Bundeswehr, im Medizinischen Dienst

Chirurgische Berufsausübung bedeutet nicht nur operieren!

Ein sehr bekannter Chirurg soll einmal gesagt haben: „Zuviel operieren macht dumm!" Die ärztlich-chirurgische Tätigkeit bei Ämtern und Behörden besteht im wesentlichen in der Anfertigung von Gutachten und der Überwachung von Vorschriften, deren Kontrolle chirurgischen Sachverstand erfordert.

Die Bundeswehr benötigt Chirurgen in ihren Krankenhäusern. Das Anforderungsprofil der Chirurgen der Bundeswehr unterscheidet sich nicht von den Chirurgen im zivilen Sektor. Die Zusammensetzung des Krankengutes ist jedoch aus begreiflichen Gründen verschieden.

Der Medizinische Dienst der Krankenkassen braucht erfahrene Chirurgen zur Beurteilung krankenhausrelevanter Fragen, vor allem in Beziehung zum GSG.

Chirurg als beratender Arzt bei Versicherungen

Versicherungen, die die Gesundheitsrisiken versichern, benötigen erfahrene Chirurgen, speziell für Unfallverletzte. Häufig geht es um Haftpflichtansprüche von Patienten, gelegentlich auch von Ärzten gegenüber Unfallversicherungen.

Chirurgische Gutachter bei den Schlichtungsstellen der Ärztekammern sowie bei Gerichtsverhandlungen, ob Zivil- oder Strafrecht, müssen ausgewiesene Kenner und Könner ihres Fachs Chirurgie sein.

> Der Beruf des Chirurgen, in welcher Position man immer ihn ausführt, wird noch von vielen arztfremden Einflüssen berührt, ja bedrängt. Mit Rechtsfragen muß er sich mehr denn je auseinandersetzen. Betriebswirtschaftliche Fragen drängen sich mehr und mehr in den Beruf des Chirurgen, ob in Klinik oder Praxis.

Der Beruf des Chirurgen muß in seiner vollen Freiheit, Bindung und Verpflichtung ständig erneuert, überprüft und gesichert werden. Die Hoffnung der Chirurgie war immer und ist noch, daß sich die chirurgische Jugend nicht von Negation und Gleichgültigkeit anstecken läßt, arbeitet und forscht, für die Kranken lebt und auch Opfer bringt. Wir Älteren müssen Vorbild sein, Ansporn und Hilfe.

Literatur

Bundesärztekammer (1996) Tätigkeitsbericht. Deutscher Ärzte-Verlag, Köln-Lövenich

Bundesärztekammer (1992) (Muster-) Weiterbildungsordnung, nach den Beschlüssen des 95. Deutschen Ärztetages 1992 in Köln

Bauch J (1991) Möglichkeiten und Grenzen eines Belegchirurgen in Deutschland (chirurgische belegärztliche Tätigkeit in Deutschland). Langenbeck's Archiv, Chirurg. Supplement (Kongreßbericht)

Müller-Osten W (1986) Der Chirurg heute – Eine persönliche Auseinandersetzung. Springer, Berlin Heidelberg New York Tokyo

Indikationen und Kontraindikationen des operativen Eingriffs

2

J. R. Siewert

2.1 Rechtliche Aspekte 8
2.1.1 Aufklärung 8

2.2 Fachliche Grundlagen 9
2.2.1 Art der Therapie 9
2.2.2 Typ und Stadium der Erkrankung 9
2.2.3 Spontanverlauf einer Erkrankung (sog. natürlicher Verlauf) 11
2.2.4 Multimodale Therapie 11
2.2.5 Intraoperative Zusatztherapie 12

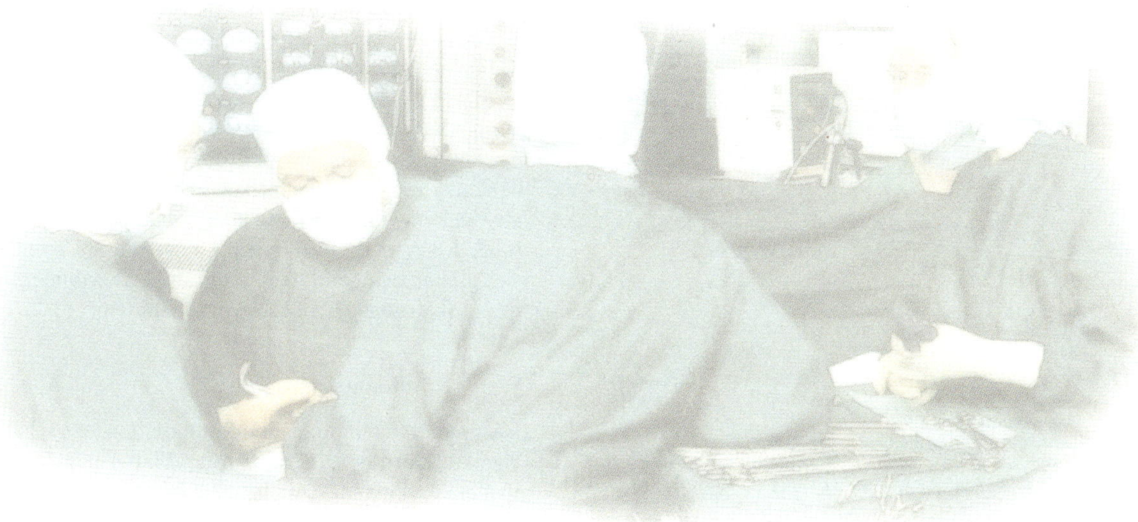

Ohne eine korrekte Operationsindikation darf naturgemäß kein chirurgischer Eingriff erfolgen. Der Prozeß der Indikationsstellung beginnt in der Regel beim Hausarzt des Patienten, der aufgrund einer Verdachtsdiagnose eine Krankenhauseinweisung vornimmt. Nachdem der Patient in der Klinik häufig von verschiedenen Ärzten gesehen wird, kann es bis zur Operation aus Sicht des Patienten leicht zu Mißverständnissen kommen, die den ohnehin emotional angespannten Patienten vor einer Operation belasten und möglichst zu vermeiden sind. Die Kenntnis der die Indikationsstellung bestimmenden Faktoren ist Voraussetzung für eine gute Patientenführung und das Vermeiden juristischer Konsequenzen und soll im folgenden Text erläutert werden.

2.1 Rechtliche Aspekte

!

Jeder chirurgische Eingriff erfüllt den formalen Tatbestand der Körperverletzung; er darf deshalb nur mit ausdrücklicher Einwilligung des Patienten ausgeführt werden.

Die Einwilligung des Patienten ist nur dann wirksam, wenn der Patient über den geplanten Eingriff aufgeklärt ist und diesem zugestimmt hat (sog. „informed consent").

2.1.1 Aufklärung

Die Aufklärung über einen chirurgischen Eingriff soll den Patienten in die Lage versetzen, sich in Kenntnis der für ihn wesentlichen Umstände (Prognose seiner Erkrankung ohne Behandlung, Erfolgsaussichten des chirurgischen Eingriffs, nachteilige Folgen und Risiken des Eingriffs, Behandlungsalternativen) für oder gegen die Operation zu entscheiden (Abb. 2.1). Ohne oder gegen den Willen eines Patienten darf der Arzt auch eine dringende, vital indizierte Behandlung nicht durchführen.

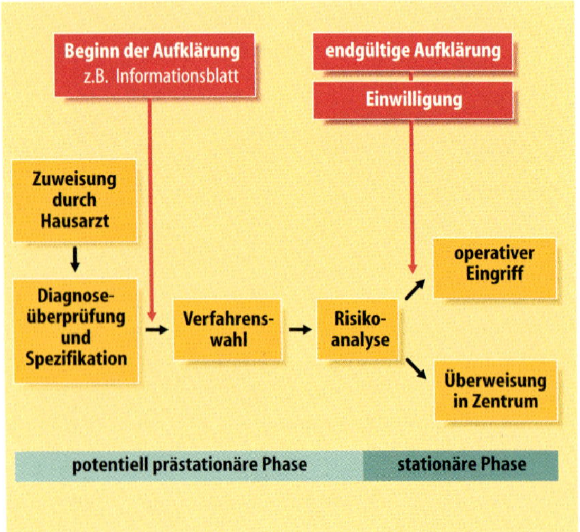

Abb. 2.1. Indikationsstellung und Patientenaufklärung in der Chirurgie

Ist der Patient nicht willens oder fähig, so bedarf es der Einwilligung seines gesetzlichen Vertreters. Bei unaufschiebbaren Notfalleingriffen entscheidet der Arzt entsprechend dem mutmaßlichen Willen des Patienten (z. B. beim Bewußtlosen nach einem Verkehrsunfall).

Die Rechtssprechung stellt an die Aufklärung über die ***allgemeinen Operationsgefahren*** (z. B. Infektionsrisiko, Thrombose- oder Emboliegefahr, etc.) geringere Anforderungen. Sehr viel strengere Anforderungen stellt die Rechtssprechung dagegen an die Aufklärung über die ***eingriffsspezifischen „typischen" Risiken***. Dies gilt auch für die Aufklärung über sehr seltene Risiken (Wahrscheinlichkeit des Eintritts: – 1 : 10.000 bis 1 : 20.000).

Die Intensität der Aufklärungspflicht reduziert sich beim vital indizierten Notfalleingriff.

Die wesentliche forensische Bedeutung der Aufklärungspflicht liegt in der Verschiebung der Beweislast (Weißauer 1980 und 1985). Der Kläger, der seinen Schadensanspruch auf einen schuldhaften Behandlungsfehler stützt, muß diesen und seine Ursächlichkeit für den Schaden beweisen. Macht der Kläger aber geltend, er wäre nicht adäquat aufgeklärt worden, muß der Arzt die Aufklärung beweisen. Es empfiehlt sich daher dringend, eine sorgfältige ***Dokumentation*** des Aufklärungsgespräches vorzunehmen.

Stufenaufklärung

Darunter versteht man eine Kombination von schriftlicher Aufklärung (z. B. durch Merkblätter über den betreffenden Eingriff) und mündlicher Aufklärung durch den Arzt. Diese Aufklärungsschritte können auch zeitlich gestaffelt erfolgen.

Erweiterung des Eingriffs

Ist aufgrund einer präoperativen sorgfältigen Diagnostik erkennbar, daß möglicherweise eine Erweiterung des eigentlich geplanten Eingriffs erforderlich werden kann, so muß der Arzt den Patienten präoperativ darüber aufklären und seine Einwilligung auch dazu einholen.

Ergibt sich erst während der Operation die Indikation für eine Änderung oder Erweiterung des Eingriffes und ist der Abbruch des Eingriffes sowie ein späterer erneuter Eingriff mit zusätzlichen Belastungen und Risiken für den Patienten verbunden, muß der Arzt nach dem mutmaßlichen Willen des Patienten handeln.

Simultaneingriffe

Wenn sich durch die Verbindung zweier oder mehrerer Eingriffe kein höheres medizinisches Risiko ergibt und der Patient darüber aufgeklärt ist, sind Simultaneingriffe erlaubt.

2.2 Fachliche Grundlagen

Indikationsstellung ist die ärztliche Entscheidung,
- die richtige Art der Therapie
- für den genauen Typ bzw. das Stadium der Erkrankung

unter besonderer Berücksichtigung
- der Belastbarkeit des Patienten,
- des richtigen Zeitpunktes und
- des geeigneten Ortes

festzulegen.

Die Indikationsstellung ist die wichtigste ärztliche Entscheidung in der Chirurgie. Sie entscheidet in hohem Maße über den Erfolg der Therapiemaßnahme. Die Indikationsstellung muß objektivierbar und nachvollziehbar sein, ggf. durch eine „second opinion" überprüfbar sein. Im Notfall kommt der subjektiven Beurteilung eines erfahrenen Chirurgen besondere Bedeutung zu. Sie setzt eine exakte Diagnose voraus.

Im Einzelnen erfolgt die Abwägung der verschiedenen Punkte wie folgt.

2.2.1 Art der Therapie

! Die ärztliche Entscheidung, aus dem verfügbaren Verfahrensspektrum – beinhaltend sowohl operative wie konservative Therapieprinzipien – die richtige Verfahrenswahl zu treffen, ist besonders wichtig.

Hierbei ist es von Bedeutung, daß der Chirurg das bewährte Verfahrensspektrum kennt und bewerten kann. Er hat den Patienten darüber aufzuklären. Stehen konservative, z.B. endoskopische Verfahren gleichrangig neben chirurgischen Verfahren, muß der Patient auch über diese Möglichkeiten aufgeklärt werden. Die Vor- und Nachteile der einzelnen Verfahren abschätzen zu können, setzt eine stets aktuelle Fortbildung voraus.

In die Verfahrenswahl gehen nicht nur objektive Fakten sondern auch persönliche Erfahrungen ein. So spielt die Tatsache, welches Verfahren ein Chirurg besonders gut beherrscht, naturgemäß eine große Rolle. Gegebenenfalls muß aber auch eine Weiterverlegung des Patienten in ein Zentrum mit größerer Erfahrung erfolgen.

2.2.2 Typ und Stadium der Erkrankung

Erkrankung und Patient spielen die entscheidende Rolle in der Indikationsstellung. Grundsätzlich muß zwischen gutartigen und bösartigen Erkrankungen im Rahmen der Indikationsstellung unterschieden werden.

Gutartige Erkrankungen

! Für die richtige Therapieentscheidung ist die Individualdiagnose bzw. der spezielle Typ der Erkrankung entscheidend.

In aller Regel wird ein Patient sich aufgrund seiner Symptome an den Hausarzt wenden. Dieser hat die Aufgabe, das Leitsymptom herauszuarbeiten, daraus eine Arbeitshypothese für die weitere Diagnostik abzuleiten und den Patienten mit einer chirurgischen Diagnose ggf. zur Operation in das Krankenhaus einzuweisen. Hier muß dann eine Individualdiagnose bzw. der Typ der Erkrankung herausgearbeitet werden, die für die weitere Verfahrenswahl prägend ist. Hierzu einige Beispiele:
- Im Rahmen der Ulkuskrankheit muß z. B. festgelegt werden, ob es sich um ein Ulcus ventriculi, ein präpylorisches Ulkus oder um ein Ulcus duodeni handelt. Die therapeutischen Konsequenzen sind unterschiedlich (s. Kap. 25).
- Im Rahmen der Ulkuskomplikationen, z. B. bei der Blutung, bestimmen Blutungsaktivität, Blutungsintensität und Blutungslokalisation die Therapieentscheidung (s. Kap. 12).
- Im Rahmen des Gallensteinleidens prägt die Tatsache, ob es sich um einen Gallensteinträger oder um einen Gallensteinkranken handelt, alle weiteren Überlegungen. Gallenblasensteine mit begleitender

Entzündung oder begleitenden Komplikationen sind anders zu bewerten als blande Gallensteine.

Insgesamt kann nur auf dem Boden einer sorgfältigen Individualdiagnose und in Kenntnis des genauen Typs der Erkrankung die richtige Therapieentscheidung getroffen werden.

Bösartige Erkrankungen

> **!** Bei Malignomen muß zwischen Eingriffen mit palliativer Intention (Verbesserung der Lebensqualität) und Eingriffen mit kurativer Intention (Verbesserung der Prognose) unterschieden werden.

Um präoperativ entscheiden zu können, mit welcher Intention der Eingriff ausgeführt werden kann, ist die Erfassung sog. ***Prognosefaktoren*** wichtig. Derartige Prognosefaktoren sind für die verschiedenen Organtumoren erarbeitet worden und werden in den spezifischen Kapiteln dargestellt. Grundsätzlich läßt sich sagen, daß das Tumorstadium zum Zeitpunkt der Diagnose die Prognose am meisten prägt. Hier kommt unter allen Prognosefaktoren dem sog. „nodulären Status" (Lymphknoten-Metastasen) die größte Bedeutung zu.

> **!** Durch ein sorgfältiges ***präoperatives Staging*** können viele Prognosefaktoren erfaßt werden und in die Therapieentscheidung eingehen. Dieses Staging ist heute obligat. Es ermöglicht eine individuelle Indikationsstellung, die in jedem Fall anzustreben ist.

Die Erfassung des wichtigsten Prognosefaktors, nämlich das Ausmaß der Lymphknotenmetastasierung ist bei vielen Tumoren schwierig. Besser erfaßbar ist die Ausdehnung des Primärtumors. Es besteht in den meisten Fällen eine gute Korrelation zwischen T-Kategorie und N-Kategorie.

Belastbarkeit des Patienten

> **!** Die Belastbarkeit eines Patienten klärt man am besten durch eine Risikoanalyse ab.

Dafür stehen verschiedene Risikoscores zur Verfügung (ASA, Appache II, s. Kap. 5.2), die jedoch nur eine sehr globale Erfassung des Risikos erlauben. Geeigneter für die Erfassung des Risikos erscheint die präoperative Analyse der wichtigsten Organfunktionen. Dabei stehen für die verschiedenen Eingriffe unterschiedliche Funktionen im Vordergrund (z.B. Ösophagektomie, Störungen in der kardialen und in der Leberfunktion). Eine der Ursachen dafür ist, daß ein Versagen von Herz oder Leber postoperativ nur sehr schwer behandelt werden können. Entsprechend werden Lungenfunktionsstörungen in Anbetracht der Verfügbarkeit suffizienter Beatmungstechniken geringer eingeschätzt; einer eingeschränkten Nierenfunktion kommt in Anbetracht wirksamer Therapiemöglichkeiten eine nur untergeordnete Bedeutung zu.

Wesentlichster Gesichtspunkt der präoperativen Risikoabgrenzung ist der Gesamtzustand des Patienten, der sich z.B. im sog. Karnofsky-Index (s. Kap. 5.2) erfassen läßt und die mentale Kooperationsbereitschaft. Diese Kooperationsbereitschaft wird am nachhaltigsten durch Alkoholismus und zerebrale Durchblutungsstörungen negativ beeinflußt.

Das Alter eines Patienten allein gilt in der Regel nicht als isolierter Risikofaktor.

> **!** In jedem Fall muß sich der Umfang der präoperativen Risikoanalyse am Schweregrad des geplanten Eingriffs orientieren.

Die Dringlichkeit des operativen Eingriffs

> **!** ***Absolute Indikation***: Der Eingriff ***muß*** unverzüglich durchgeführt werden, andernfalls ist mit dem Tod des Patienten zu rechnen.

Hier unterscheidet man zwischen:

- Eingriffen mit ***hoher Dringlichkeit*** (z.B. konservativ nicht zu stoppende Blutung, etc.) = Notfall-Operation und
- Eingriffen mit ***relativer Dringlichkeit*** (z.B. Dickdarmileus).

Bei Eingriffen von absoluter Indikation tritt der Stellenwert der detaillierten Aufklärung zurück, da ein Unterlassen der Operation unmittelbar zum Tode des Patienten führen würde.

> **!** ***Relative Indikation***: Der operative Eingriff ***kann*** durchgeführt werden, weil er für den Patienten einen quantifizierbaren Vorteil bringt.

Er führt potentiell

- zur Heilung eines Patienten (z.B. Cholezystektomie bei Cholezystolithiasis),
- zu einer deutlichen Prognoseverbesserung (z.B. gut resektables Magenkarzinom) oder

- zu einer deutlichen Verbesserung der Lebensqualität (z. B. operative Beseitigung einer Magenausgangsstenose).

Derartige Eingriffe haben in aller Regel Zeit und können elektiv durchgeführt werden. Zu diesen relativen Indikationen zählen auch sog. ***kosmetische Indikationen*** (z. B. Narbenkorrekturen etc.) und auch sog. ***prophylaktische Indikationen*** (die Operation beseitigt vorsorglich einen Herd, der mit großer Wahrscheinlichkeit zu einer Gefährdung des Patienten führen wird, z. B. Präkanzerose).

Bei allen relativen Indikationen muß die Aufklärung besonders sorgfältig durchgeführt werden, um dem Patienten eine echte Entscheidungsfreiheit bezüglich Ort, Operationszeitpunkt und Operateur einzuräumen.

Der geeignete Ort

Dieser Gesichtspunkt ist in den letzten Jahren zunehmend zu größerer Bedeutung gelangt, weil durch die Patientenmobilität und das flächendeckende Krankenhausnetz innerhalb Deutschlands oder auch Europas keine Notwendigkeit besteht, operative Eingriffe vor Ort, d. h. in unmittelbarer Nähe des Wohnortes durchzuführen.

> **!**
>
> *Der geeignete Ort meint,*
> - daß die entsprechende Klinik über eine dem geplanten Eingriff adäquate Ausstattung apparativer und personeller Art verfügt (z. B. Verfügbarkeit einer postoperativen Intensivpflegestation),
> - daß der Chirurg über eine ausreichend große Erfahrung für den Eingriff verfügt. Der Chirurg ist für das Ergebnis einer Operation der prägende Prognosefaktor.

Für alle operativen Eingriffe ist in Deutschland der sog. Facharzt-Standard Voraussetzung.

Second opinion (Zweitmeinung)

Die Einholung einer „second opinion" ist in Deutschland vor gewichtigen Eingriffen als Recht der Patienten gesetzlich vorgegeben (SGBV). Voraussetzung ist eine abgeschlossene Erstmeinung des behandelnden Arztes. Welchen Einfluß die „second opinion" auf die Therapieentscheidung des Patienten nimmt, ist derzeit noch offen. Möglicherweise wird sie aber Voraussetzung für die Kostenübernahme durch die Kassen.

Kontraindikation

Eine Kontraindikation zu einer Operation kann sich aus allen genannten Faktoren ergeben. Meist resultiert sie aus einer schweren Zweiterkrankung des Patienten (z. B. einem frischen Herzinfarkt), die einen operativen Eingriff nur mit höchstem Risiko zulassen würde. Kontraindikationen können sich aber auch aus der Erkrankung selbst (z. B. weit fortgeschrittene systemisch metastasierte Tumorerkrankung), aber auch durch den Operateur (z. B. mangelnde Erfahrung) ergeben.

Inoperabilität / Irresektabilität

> **!**
>
> Inoperabilität bezieht sich immer auf den Patienten, Irresektabilität auf seine Erkrankung.

Ergibt die Risikoanalyse eines Patienten ein extrem hohes Operationsrisiko, kann daraus eine Inoperabilität resultieren.

Ist ein Tumor technisch nicht mehr mit vertretbarem Risiko resezierbar, resultiert daraus Irresektabilität.

2.2.3 Spontanverlauf einer Erkrankung (sog. natürlicher Verlauf)

> Unter dem Spontanverlauf einer Erkrankung versteht man den natürlichen Verlauf einer Erkrankung ohne therapeutische Beeinflussung.

Das Wissen um den Spontanverlauf verschiedener gutartiger Erkrankungen ist gering, da derzeit fast jede diagnostizierte Erkrankung irgendwann therapeutisch beeinflußt wird. Dennoch liegen zu verschiedenen Erkrankungen epidemiologische Studien vor, die den Spontanverlauf abschätzen lassen. Der Spontanverlauf maligner Erkrankungen ist dagegen besser abschätzbar.

Die Kenntnis des Spontanverlaufs einer Erkrankung ist von großer Bedeutung für die Entscheidung zu einem chirurgischen Eingriff.

2.2.4 Multimodale Therapie

Multimodale Therapieprinzipien kommen in erster Linie bei bösartigen Tumoren zum Einsatz. Dabei werden neben der Chirurgie vor allem die Chemotherapie und die Strahlentherapie eingesetzt. Bei allen onkologisch-chirurgischen Eingriffen muß die Frage nach der

Sinnhaftigkeit eines multimodalen Vorgehens geprüft werden. Derartige multimodale Therapieprinzipien können präoperativ (sog. neoadjuvant) zum Einsatz kommen, aber auch intraoperativ und postoperativ (adjuvante Therapie nach R0-Resektion; additive Therapie nach R1- oder R2-Resektion).

Überlegungen zur multimodalen Therapie müssen deshalb so früh wie möglich, d.h. bereits bei der primären Indikationsstellung in die Therapieplanung einbezogen werden, insbesondere muß die Indikation zu einer neoadjuvanten Therapie bereits initial getroffen werden. In diesem Zusammenhang sind die folgenden Definitionen wichtig:

- ***Neoadjuvante Therapie.*** Präoperativer Einsatz einer Chemotherapie oder Strahlentherapie zum Zwecke der Tumorreduktion mit dem Ziel, nach Vorbehandlung chirurgisch doch noch eine komplette Tumorentfernung (sog. R0-Resektion) zu erreichen.
- ***Adjuvante Therapie.*** Postoperative Therapie nach kompletter Tumorentfernung (sog. R0-Resektion) zur Prophylaxe der systemischen Metastasierung.
- ***Additive Therapie.*** Postoperativer Einsatz von Strahlen- oder Chemotherapie nach inkompletter Tumorentfernung (sog. R1- oder R2-Resektion).

2.2.5 Intraoperative Zusatztherapie

Intraoperativ kann z.B. die Strahlentherapie zur Verbesserung der lokalen Radikalität im Tumorbett oder auch die Applikation verzögert freigesetzter Chemotherapeutika z.B. als intraperitoneale Therapie zum Einsatz kommen.

Ohne rechtswirksame Einwilligung ist ein chirurgischer Eingriff formal als Körperverletzung anzusehen. Die Voraussetzung für die Einwilligung ist eine korrekte Patientenaufklärung. Diese muß die allgemeinen Operationsgefahren, aber auch die eingriffsspezifischen, typischen Risiken beinhalten, und sollte sorgfältig dokumentiert werden. Bei der Indikationsstellung zur Operation ist die Kenntnis der konservativen und operativen Therapiemaßnahmen und deren objektive Darstellung gegenüber dem Patienten Voraussetzung. Die Individualdiagnose des Patienten sollte in den Kontext der aktuellen wissenschaftlichen Erkenntnisse gesetzt werden. Bei der chirurgischen Therapie bösartiger Erkrankungen wird zwischen Eingriffen mit palliativer und kurativer Intention unterschieden. Zu dieser Einschätzung ist eine sorgfältige präoperative Erfassung von Prognosefaktoren, z.B. ein sorgfältiges Tumorstaging und eine Risikoanalyse erforderlich. Bei gegebener Operationsindikation ist die Abschätzung der Dringlichkeit des operativen Eingriffes und die Festlegung des geeigneten Zeitpunktes und Operationsortes von besonderer Bedeutung.

Literatur

Weißauer W (1980) Die ärztliche Aufklärungspflicht und das Konzept der Stufenaufklärung. Notfallmedizin 6, S 719–721

Weißauer W (1985) Der prozessuale Umweg über die Aufklärungspflicht und die Stufenaufklärung. Klinikarzt 14, S 748

Kontrolle nosokomialer Infektionen in der Chirurgie (Asepsis, Antisepsis, Hospitalismus)

3

I. Kappstein und F. Daschner

3.1 Krankenhausinfektionen und Maßnahmen der Prävention 14
3.1.1 Häufigkeit und Bedeutung von Krankenhausinfektionen 14
3.1.2 Ursachen krankenhauserworbener Infektionen 15
3.1.3 Erregerspektrum krankenhauserworbener Infektionen 16
3.1.4 Allgemeine Maßnahmen der Infektionskontrolle 17
3.1.5 Spezielle Hygienemaßnahmen in der Operationsabteilung 19

3.2 Desinfektion und Sterilisation 22

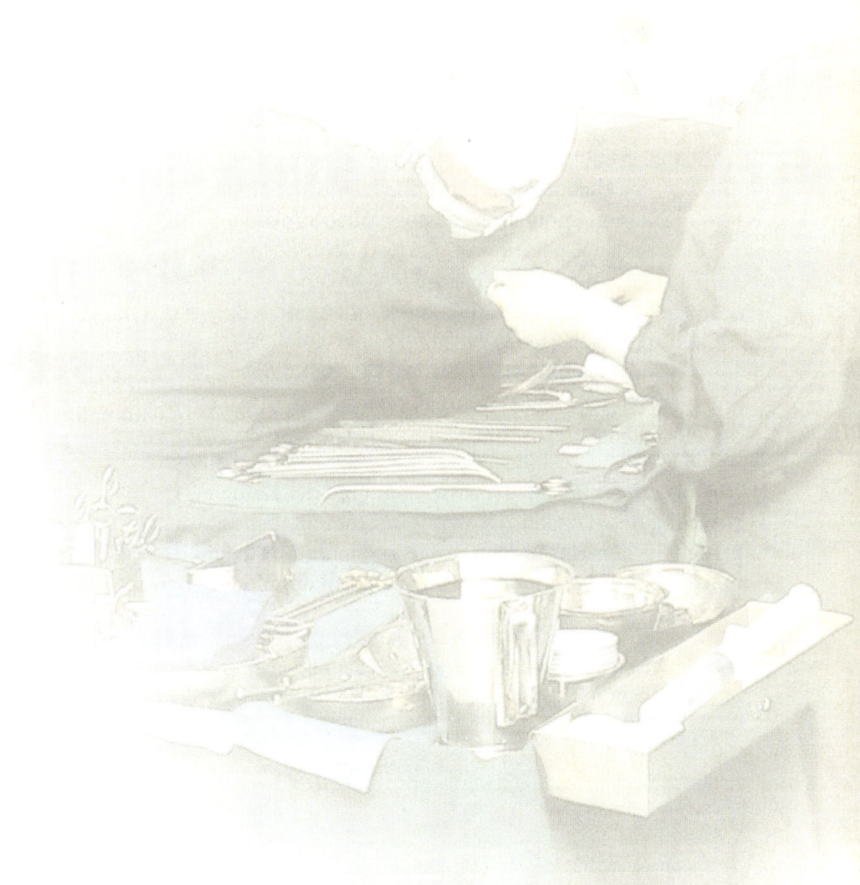

Im Krankenhaus erworbene, sog. nosokomiale Infektionen („infektiöser Hospitalismus") stehen in Zusammenhang mit einem Krankenhausaufenthalt und sind somit bei Aufnahme weder vorhanden noch in Inkubation. Sie müssen aber nicht notwendigerweise schon während des Aufenthaltes im Krankenhaus symptomatisch werden, sondern können auch erst nach Entlassung des Patienten zum Ausbruch kommen. Eine Ausnahme von dieser Regel stellen Infektionen dar, die zwar bei stationärer Aufnahme bereits manifest sind, jedoch von einem früheren Krankenhausaufenthalt herrühren. Es handelt sich bei Krankenhausinfektionen demnach um Komplikationen, die den Gesundheitszustand des Patienten zusätzlich zum eigentlichen Anlaß für den Krankenhausaufenthalt beeinträchtigen. Sie führen nicht selten zu einer erheblichen Verlängerung der Krankenhausverweildauer und können neben dieser aber auch eine erhöhte Morbidität und Mortalität zur Folge haben. Die daraus resultierenden, z. T. bedeutenden medizinischen Probleme, außerdem die individuellen und beruflich-sozialen Folgen für den betroffenen Patienten sowie die ökonomischen Auswirkungen, haben die Krankenhaushygiene zu einem bedeutenden Faktor der präventiven Medizin werden lassen. Ohne speziell ausgebildetes Personal, d. h. Krankenhaushygieniker auf der einen Seite sowie Krankenschwestern bzw. -pfleger für Krankenhaushygiene, sog. Hygienefachkräfte, auf der anderen Seite, ist jedoch eine effektive Infektionskontrolle im Krankenhaus nicht möglich. Dies wird zunehmend in den Hygieneverordnungen der einzelnen Bundesländer festgeschrieben.

3.1 Krankenhausinfektionen und Maßnahmen der Prävention

3.1.1 Häufigkeit und Bedeutung von Krankenhausinfektionen

!

Die häufigsten nosokomialen Infektionen in der Allgemeinchirurgie sind Harnwegsinfektionen, Pneumonie, postoperative Infektionen im Operationsgebiet (sog. „Wund"-Infektionen) und primäre Septikämien (Tabelle 3.1). „Andere" Infektionen sind z. B. Knochen- und Gelenkinfektionen, Infektionen des zentralen Nervensystems und des Herz-Kreislaufsystems.

Harnwegsinfektionen, die vorwiegend mit der Katheterisierung der Harnblase bzw. mit instrumentellen Eingriffen an den Harnwegen in Zusammenhang stehen, machen zwar den größten Teil aller nosokomialen Infektionen aus, haben aber auf Morbidität und Mortalität einen wesentlich geringeren Einfluß als postoperative Infektionen im Operationsgebiet oder Pneumonien z. B. bei beatmeten Patienten, weil Harnwegsinfektionen in der Regel eher relativ harmlos sind. Die Häufigkeit der einzelnen nosokomialen Infektionen ist abhängig von der chirurgischen Fachabteilung und damit vom Patientenkollektiv z. T. sehr unterschiedlich, während die Größe des Krankenhauses nur wenig Einfluß hat.

Tabelle 3.1. Nosokomiale Infektionen in der Allgemeinchirurgie (Aus: Emori TG, Gaynes RP)

Art der Infektion	*Relative Häufigkeit nosokomialer Infektionen (%)*
Harnwegsinfektion	30,2
Pneumonie	15,5
postoperative Infektion im Operationsgebiet	24,5
primäre Sepsis[1]	9,5
andere Infektionen	19,4

[1] „primär" = keine Beziehung zu einer Infektion an einer anderen Körperstelle (sonst „sekundäre" Sepsis); jede Venenkathetersepsis = primäre Sepsis

Bei den ***postoperativen Infektionen*** ist es wichtig, die anatomische Lokalisation der Infektion im Operationsgebiet zu berücksichtigen, weshalb der früher übliche Begriff der „Wund"-Infektion zu ungenau ist. So handelt es sich bei oberflächlichen Infektionen im Bereich der Inzision in der Regel um harmlose Komplikationen von kurzer Dauer, während eine Infektion in der Tiefe des Operationsgebietes sehr ernste und langwierige Folgen für den Patienten haben und ein erhebliches medizinisches Problem darstellen kann.

Krankenhausverweildauer

Die Verlängerung der Verweildauer bedingt durch nosokomiale Infektionen wurde beispielsweise bei Septikämien mit 7,4 Tagen angegeben, bei postoperativen Infektionen im Operationsgebiet mit 7,3 Tagen, bei Pneumonien mit 5,9 Tagen, aber bei Harnwegsinfektionen mit lediglich 1 Tag. In einer eigenen Untersuchung fanden wir eine durchschnittliche Verlängerung des Krankenhausaufenthaltes bei Patienten mit postoperativen Infektionen im Operationsgebiet nach Dickdarm-, Gallen- und Herzoperationen von 13,9 Tagen und bei Intensivpflegepatienten mit Pneumonie unter Beatmung von 11,5 Tagen.

Mortalität

Die am häufigsten zum Tode führenden nosokomialen Infektionen sind die ***Septikämie*** mit 4,4% und die ***Pneumonie*** mit 3,1% Todesfällen, die direkt durch die Infektion verursacht sind. Häufiger sind nosokomiale Infektionen als Mit-Todesursache beteiligt.

3.1.2 Ursachen krankenhauserworbener Infektionen

Risikofaktoren

> **!** Das Infektionsrisiko eines Patienten wird durch endogene und exogene Risikofaktoren bestimmt.

Für eine wirksame Prävention nosokomialer Infektionen muß man ihre Ursachen und Risiken kennen. Das ***endogene Risiko*** von Patienten, eine nosokomiale Infektion zu erwerben, ist maßgeblich abhängig von den Grundkrankheiten, aber auch von Faktoren wie Alter und Ernährungszustand. Für die Beurteilung postoperativer Infektionsraten ist die Berücksichtigung der verschiedenen Risikofaktoren, wie z.B. Operationsdauer, Alter und Grundkrankheiten, wichtig. Ein direkter Vergleich der Infektionsraten einzelner Abteilungen ist daher nicht adäquat, aber auch die klassische Einteilung von operativen Eingriffen in Kontaminationsklassen (Tabelle 3.2) ist heute für einen Vergleich nicht mehr ausreichend. Denn auch innerhalb einer Kontaminationsklasse, z.B. bei den aseptischen Eingriffen, findet man sehr unterschiedliche postoperative Infektionsraten, hauptsächlich abhängig von der ***Art der Operation***, der ***Dauer des Eingriffs*** und den ***patientenspezifischen Risikofaktoren***. Demnach muß man bei langdauernden operativen Eingriffen (z.B. koronare Bypass-Operation mit einer durchschnittlichen Dauer von fünf Stunden) wegen des höheren exogenen Risikos für eine postoperative Infektion im Operationsgebiet mit höheren Infektionsraten rechnen als bei kurzen Eingriffen (z.B. Leistenhernien-Operation mit einer durchschnittlichen Dauer von nur einer Stunde). Das ***exogene Risiko*** geht vor allem vom medizinischen Personal (Verhalten des Einzelnen bei der Versorgung der Patienten) in Kombination mit den modernen medizinischen Hoch-Risiko-Eingriffen, wie komplizierten invasiven Maßnahmen oder lang dauernden Operationen, aus. Sowohl die endogenen als auch die exogenen Risikofaktoren schaffen die Voraussetzung dafür, daß (potentiell) pathogene Erreger Infektionen verursachen können.

Tabelle 3.2. Klassifizierung operativer Eingriffe nach Kontaminationsklassen

Kontaminationsgrad	*Bakterielle Besiedlung des Operationsgebietes*
Aseptisch	normalerweise keimfrei (z.B. Herz, Gelenke)
Bedingt aseptisch	Besiedlung möglich (z.B. Magen, Gallenwege)
Kontaminiert	Besiedlung obligat (z.B. Dickdarm)
Septisch	Vorliegen eitriger Infektionen (z.B. Abszeß, Empyem)

Erregerreservoire

Bei den Erregerreservoiren muß man ebenfalls zwischen endogenen und exogenen unterscheiden. Bei den ***endogenen Quellen*** handelt es sich um Keime der körpereigenen Flora, z.B. Darmbakterien, die nach abdominellen Operationen zu einer Infektion im Operationsgebiet führen, oder Bakterien des Nasooropharynx, die bei intubierten und beatmeten Patienten Infektionen wie Sinusitis oder Pneumonie verursachen können. ***Exogene Erregerquellen*** sind Keime aus der belebten und unbelebten Umwelt des Patienten, die entweder durch ***direkten Kontakt*** (Hände des Personals) oder ***indirekten Kontakt*** (z.B. kontaminierte Instrumente) übertragen werden.

> **!** Bei ***Kreuzinfektionen*** (= Erregerübertragung von einem infizierten auf einen anderen Patienten) spielen nach wie vor die ***Hände des Personals*** die größte Rolle, weshalb ***Händewaschen bzw. Händedesinfektion*** die ***wichtigste hygienische Maßnahme*** überhaupt bei der Patientenversorgung darstellt.

Im Gegensatz zu einer immer noch relativ weit verbreiteten Auffassung spielt jedoch die Luft als Erregerreservoir für nosokomiale Infektionen im Vergleich zu den ***Kontaktinfektionen*** eine untergeordnete Rolle.

Übertragung durch indirekten Kontakt. Bei diesem Infektionsweg kann man die potentiellen Erregerreservoire in verschiedene ***Risikogruppen*** unterteilen (Tabelle 3.3).

Gegenstände, bei denen ein hohes Infektionsrisiko besteht, müssen steril sein, wenn sie zum Einsatz kommen, während Gegenstände, die mit einem nur mäßigen Infektionsrisiko verbunden sind, lediglich desinfiziert werden müssen und schließlich alle Gegenstände mit einem geringen oder minimalen Risiko für eine nosokomiale Infektion nur gereinigt und getrocknet zu werden brauchen.

Tabelle 3.3. Risikogruppen potentieller Erregerreservoire

Risiko	*Beispiel*
Minimales Risiko	Alle Gegenstände etc., die in einiger Entfernung vom Patienten sind, wie z. B. Wände, Decken, Fußboden und Waschbecken, sowie aber auch einige Gegenstände aus der näheren Umgebung des Patienten, wie z. B. Bettgestell, Nachtkästchen, Blumenvasen.
Geringes Risiko	Gegenstände, die in Kontakt mit der intakten Haut kommen, wie z. B. Stethoskop, Waschschüssel, Geschirr, Besteck, Telefon.
Mäßiges Risiko	Gegenstände, die in Kontakt mit intakten Schleimhäuten kommen, z. B. Narkose- und Beatmungszubehör, Thermometer, Endoskope.
Hohes Risiko	Gegenstände, die engen Kontakt mit einer Haut- oder Schleimhautschädigung haben, wie z. B. Verbände, sowie Gegenstände, die in Kontakt mit normalerweise sterilen Körperregionen kommen, wie z. B. chirurgische Instrumente, Kanülen, Implantate, Blasen- und Venenkatheter.

Hygienischer Standard eines Krankenhauses

!

Es muß darauf hingewiesen werden, daß wegen der Bedeutung der endogenen und der durch die Möglichkeiten der modernen Medizin bedingten exogenen Risikofaktoren auch mit optimalen Hygienemaßnahmen ein großer Teil der Krankenhausinfektionen nicht mehr verhütet werden kann, so daß man aus der Tatsache, daß es in einem Krankenhaus oder einer Fachabteilung zu Krankenhausinfektionen kommt, nicht schließen kann, daß dort der hygienische Standard notwendigerweise niedrig sein muß.

Anders ausgedrückt bedeutet dies, daß nicht das Vorkommen einer Krankenhausinfektion an sich schon ein fehlerhaftes hygienisches Verhalten des medizinischen Personals impliziert.

Dies darf aber auch nicht zu der Schlußfolgerung führen, daß alle Bemühungen der Infektionskontrolle zwecklos wären, weil Infektionen nun einmal untrennbar mit der medizinischen Versorgung heutzutage assoziiert seien. Vielmehr muß immer wieder berücksichtigt werden, daß trotz des großen Risikos für nosokomiale Infektionen ***etwa ein Drittel der im Krankenhaus erworbenen Infektionen durch effektive Hygienemaßnahmen verhindert werden kann.***

Tabelle 3.4. Erregerspektrum nosokomialer Infektionen (Nach: Emori und Gaynes, 1993)

Erreger	*% Isolate bei*			
	Harnwegsinfektion	*postop. Inf. im OP-Gebiet*	*Sepsis*	*Pneumonie*
E. coli	**25**	8	5	4
S. aureus	2	**19**	16	**20**
koagulase-neg. Staphylokokken	4	14	**31**	2
Enterococcus sp.	**16**	12	9	2
P. aeruginosa	11	8	3	**16**

3.1.3 Erregerspektrum krankenhauserworbener Infektionen

Das Erregerspektrum nosokomialer Infektionen und die Häufigkeit der einzelnen Erreger sind abhängig von der Infektionslokalisation. So sind z. B. bei Harnwegsinfektionen Enterobakteriazeen, Enterokokken und Pseudomonas aeruginosa die häufigsten Erreger, bei postoperativen Infektionen im Operationsgebiet Staphylococcus aureus, Enterobakteriazeen und P. aeruginosa, bei Pneumonien unter Beatmung S. aureus, P. aeruginosa und andere gram-negative Bakterien sowie bei Septikämien S. aureus und koagulase-negative Staphylokokken (Tabelle 3.4).

Normale Hautflora. Während früher hauptsächlich S. aureus und gram-negative Erreger für nosokomiale Infektionen verantwortlich waren, spielen heute Vertreter der normalen Hautflora eine bedeutende Rolle: Sie besiedeln bevorzugt Plastikmaterialien (z. B. Venenkatheter, künstliche Herzklappen, Gelenkprothesen) und können sich z. T. durch Produktion eines sog. Biofilms (= polymere extrazelluläre Substanzen) der Wirkung von Antibiotika und der körpereigenen Abwehr entziehen. Dies macht in vielen Fällen die Entfernung des Fremdkörpers erforderlich.

Nicht-bakterielle Erreger. Neben den Bakterien sind aber auch Pilze, vor allem Candida- und Aspergillus-Spezies, insbesondere bei abwehrgeschwächten Patienten, sowie Viren, z. B. bei Atemwegsinfektionen von Säuglingen oder bei Hepatitis C nach Bluttransfusion, für nosokomiale Infektionen verantwortlich.

3.1.4 Allgemeine Maßnahmen der Infektionskontrolle

Händehygiene

Einen ganz wesentlichen Einfluß auf die Infektionskontrolle hat die Händehygiene. Die Bedeutung dieser einfachsten, aber äußerst effektiven Hygienemaßnahme wird oft jedoch nur unzureichend beachtet, so daß man als Krankenhaushygieniker immer wieder eine Maßnahme betonen muß, die für jeden Mitarbeiter, der irgendwie in die medizinische Versorgung des Patienten eingebunden ist, unverzichtbar sein sollte. Betont man Ärzten gegenüber die Notwendigkeit der Händehygiene, dann äußern sie nicht selten, es handle sich dabei doch um eine „Selbstverständlichkeit". Aus dieser subjektiven Einschätzung auf der einen Seite und der objektiv zu beobachtenden zu geringen Beachtung der Händehygiene auf der anderen Seite muß man schließen, daß das Bewußtsein des Personals für das individuelle hygienische Verhalten bei der Patientenbetreuung mangelhaft ausgebildet ist. Das Pflegepersonal ist in diesem Punkt in der Regel sensibler und zugänglicher als das ärztliche. Es bleibt also für einen Krankenhaushygieniker ein immer wiederkehrendes Problem, die Mitarbeiter eines Krankenhauses insgesamt und insbesondere die Ärzte dazu zu bringen, daß sie das, was sie selbst nach eigenen Angaben für selbstverständlich halten, auch tatsächlich tun, nämlich Händewaschen bzw. Händedesinfektion vor infektionsgefährdenden Tätigkeiten und nach möglicher Kontamination der Hände.

> **!** Damit die sog. ***hygienische Händedesinfektion*** aber effektiv sein kann, muß man darauf achten, eine ausreichende Menge Händedesinfektionsmittel zu entnehmen und es auf der gesamten Haut der Hände zu verreiben ***(Dauer 15–30 s)***.

Stellen, die häufig nicht miteinbezogen werden, sind Daumen, Daumenballen, Fingerspitzen, Zwischenfingerräume sowie die Querfalten der Handinnenfläche (Abb. 3.1). Findet man bei einer mikrobiologischen Untersuchung von Händen des Personals nach Händedesinfektion potentiell pathogene Bakterien, dann bedeutet dies nicht, daß das Händedesinfektionsmittel nicht ausreichend wirksam ist, sondern daß die ***Methode der Händedesinfektion*** verbesserungsbedürftig ist. Ringe, Armbänder, Armbanduhren sollen bei der Arbeit im Krankenhaus nicht getragen werden, weil dann die Händedesinfektion erfahrungsgemäß nicht gründlich genug durchgeführt wird, um eine Beschädigung zu vermeiden (das Gleiche gilt für Nagellack).

Aus Hautschutzgründen sollen Händewaschen und Händedesinfektion nicht routinemäßig nacheinander vorgenommen werden, es sei denn, die Hände wurden z. B. mit Blut kontaminiert. Solche und andere Verschmutzungen mit potentiell infektiösem Material wäscht man zunächst unter fließendem Wasser ab (oder wischt sie mit einem Desinfektionsmittelgetränktem Einmal-Handtuch weg) und desinfiziert anschließend die Hände. Tabelle 3.5 und Tabelle 3.6 zeigen beispielhaft Situationen, in denen die Hände immer desinfiziert werden sollen bzw. in denen Händewaschen ausreichend ist.

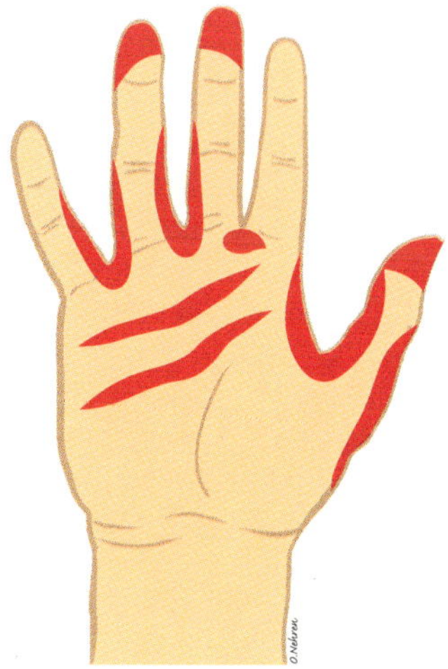

Abb. 3.1. Stellen, die bei unzureichender Händedesinfektionsmethode häufig ausgelassen werden (Aus: Ayliffe, Collins, Taylor, 1990)

> **!** Eine Händedesinfektion soll immer auch nach Benutzung von ***Einmal-Handschuhen*** erfolgen, weil der Schutz durch die Handschuhe nie vollständig sein kann.

Tabelle 3.5. Wann ist Händedesinfektion notwendig?

- Vor invasiven Eingriffen (z. B. Legen von Venen- und Blasenkatheter, Lumbalpunktion, Gelenkpunktion), auch wenn dabei (sterile) Handschuhe getragen werden;
- vor Kontakt mit abwehrgeschwächten Patienten;
- nach Kontakt mit infizierten/kolonisierten Patienten;
- vor und nach Verbandswechsel;
- nach Kontakt mit Blut, Sekreten oder Exkreten;

Tabelle 3.6. Wann ist Händewaschen ausreichend?

- Bei Beginn bzw. Ende der Arbeit;
- nach Kontakt (z. B. Untersuchung) mit einem nicht infizierten Patienten;
- vor dem Essen;
- nach Benutzung der Toilette;
- nach Naseputzen sowie nach Husten und Niesen mit vorgehaltener Hand.

Dies kann an primär vorhandenen Undichtigkeiten im Handschuhmaterial liegen (heutzutage allerdings bei den meisten Produkten < 2%), aber auch daran, daß die Handschuhe während der Tätigkeit beschädigt werden, oder daran, daß man sich die Hände beim Ausziehen der Handschuhe kontaminiert. Einmal-Handschuhe können im übrigen nicht wie die Hände desinfiziert werden, um sie mehrmals verwenden zu können. Zum einen ist die Keimzahlreduktion auf dem Handschuhmaterial nicht so ausgeprägt wie auf der Haut und zum anderen nimmt das Handschuhmaterial sehr schnell Schaden durch die Desinfektionsmittel.

Das Tragen von Einmal-Handschuhen soll auf der einen Seite das Personal vor Kontakt mit Blut und Körperflüssigkeiten der Patienten schützen, auf der anderen Seite soll damit auch verhindert werden, daß sich das Personal bei der Versorgung der Patienten die Hände mit Erregern kontaminiert, die anschließend auf andere Patienten übertragen werden könnten. Insofern ist es nicht nur unlogisch, sondern auch potentiell infektionsgefährdend, wenn Einmal-Handschuhe zwischen den Patienten nicht gewechselt werden. In den USA wurde die Zunahme Oxacillin-resistenter S. aureus-Stämme mit einem solchen ***Mißbrauch von Einmal-Handschuhen***, die das Personal in erster Linie vor HIV-Übertragung schützen sollen, in Zusammenhang gebracht.

HIV-infizierte Patienten

!

Im Umgang mit HIV-infizierten Patienten kommt es häufig zu großer Unsicherheit. Es ist jedoch sicher, daß alle hygienischen Maßnahmen, die zur Verhütung von Hepatitis B-Infektionen empfohlen werden, auch bei HIV-Infektionen Gültigkeit haben, d. h. Vermeidung von Haut- und Schleimhautkontakt mit Blut und Körperflüssigkeiten infizierter Patienten, insbesondere aber Vermeidung perkutaner Kontakte, in erster Linie Nadelstichverletzungen.

Operateure müssen sich eine Technik aneignen, bei der ***Nadelstiche vermieden*** werden (z. B. beim Operieren in tiefem, schlecht einsehbarem Operationssitus). Dadurch wird auch der Patient geschützt, falls der Operateur eine solche Infektion hat. Für Hepatitis B- und HIV-infizierte Chirurgen wurde kürzlich von den Centers for Disease Control and Prevention (Atlanta, USA) empfohlen, daß sie zum Schutze der Patienten keine Eingriffe mehr vornehmen sollen, bei denen erfahrungsgemäß mit Nadelstichverletzungen beim Operateur gerechnet werden muß. Dabei handelt es sich prinzipiell um Eingriffe, bei denen der Platz im eigentlichen Operationsgebiet in einem Maße begrenzt ist, daß die chirurgische Nadel und die Finger des Operateurs so wenig Spielraum haben, daß Nadelstichverletzungen durchaus wahrscheinlich sind.

Als weitere Schutzmaßnahmen vor Kontakt mit Blut etc. eines solchen Patienten kommen ***flüssigkeitsundurchlässige Schutzkittel*** bzw. ***Schürzen*** bei allen Tätigkeiten in Frage, bei denen es zu einer massiven Kontamination der normalen Arbeitskleidung kommen kann. Masken und Schutzbrillen sind bei Eingriffen zu tragen, bei denen ein Verspritzen von z. B. Blut wahrscheinlich ist.

„Septischer" Patient

!

Auf Stationen sollen sog. septische Patienten, insbesondere wenn die Erreger polyresistent sind, in einem ***Einzelzimmer*** isoliert werden, „septische" Stationen dagegen sind nicht erforderlich.

Häufig ist aber auch ein die Wunde ringsum bedeckender Verband ausreichend, um den Infektionsherd zu „isolieren". Beim Verbandswechsel muß damit gerechnet werden, daß angetrocknetes Wundsekret aufgewirbelt werden kann. Dies ist vor allem bei Infektionen mit S. aureus wichtig, weil sie in trockenem Milieu längere Zeit überleben können. Deshalb sollen Verbände vorsichtig gelöst werden, bei bekannt infizierten Wunden mit Handschuhen, die zusammen mit dem alten Verband sofort nach dessen Entfernung entsorgt werden. Anschließend wird eine Händedesinfektion durchgeführt. Verbandswechsel werden am besten mit der sog. ***No-touch-Technik*** durchgeführt, wobei kein direkter Kontakt der Hände mit der Wunde, sondern nur ein indirekter über sterile Instrumente, stattfindet. Bei allen nicht infizierten Wunden kann eine ***offene Wundbehandlung*** durchgeführt werden, sobald der im Operationssaal angelegte Verband entfernt worden ist, d. h. in der Regel 48 Stunden später. Die Wunden sind zu diesem Zeitpunkt geschlossen und nicht mehr infektionsgefährdet.

Mikrobiologische Umgebungsuntersuchungen

Diese Untersuchungen sollen nicht routinemäßig, sondern nur in besonderen epidemiologischen Situationen durchgeführt werden, beispielsweise bei gehäuftem Auftreten postoperativer Infektionen mit den gleichen Erregern, wobei man von einem sog. ***Ausbruch*** bzw. auch einer ***Epidemie*** spricht. Dabei kann es sich z. B. um S. aureus oder, sehr viel seltener mit manchmal auch dramatischem Verlauf, β-hämolysierende Streptokokken der Gruppe A handeln. Die Identität der von verschiedenen Patienten isolierten Stämme muß aber zunächst mit einem passenden molekularbiologischen Typisierungsverfahren geklärt werden. Bei Übereinstimmung ist die Suche nach ***Trägern*** („carrier") unter dem Personal notwendig, die dann gegebenenfalls adäquat saniert werden müssen. Häufig sind diese Personen im Nasen-Rachenraum besiedelt. Man muß aber auch nach einer Besiedlung ekzematös veränderter Haut (incl. Kopfhaut) suchen, und manchmal handelt es sich um Träger, die nur perineal oder vaginal besiedelt sind. Dadurch wird die ohnehin schwierige Aufklärung eines Ausbruchs verständlicherweise erheblich erschwert. Taktvolles Vorgehen des Hygienefachpersonals, aber auch die aktive Mitarbeit des übrigen medizinischen Personals sind erforderlich, um die Ursache eines Ausbruchs zu finden. Keinesfalls darf einem in der Regel symptomlosen Träger, wenn man ihn als Quelle eines Ausbruchs entdeckt hat, ein persönliches Verschulden vorgeworfen werden.

Auch bei Gegenständen und Flächen sollten Umgebungsuntersuchungen nur gezielt, d.h. bei definierten Fragestellungen, durchgeführt werden. Routinemäßige mikrobiologische Kontrollen des Reinigungs- und Desinfektionserfolges beispielsweise in der Operationsabteilung sind nicht sinnvoll.

3.1.5 Spezielle Hygienemaßnahmen in der Operationsabteilung

In Operationsabteilungen gibt es traditionsgemäß neben den bekannten und unverzichtbaren Regeln der Asepsis etliche ***Hygiene-Rituale***, die ursprünglich von Chirurgen, nicht von Hygienikern, eingeführt wurden und deren Nutzen zwar postuliert wird, aber nie wissenschaftlich belegt worden ist. An diese Regeln ist jeder Mitarbeiter einer Operationsabteilung gebunden. So ist es üblich, daß jeder, der die Operationsabteilung betritt, nicht nur eine spezielle Bereichskleidung anzieht, sondern auch Maske und Kopfschutz anlegt unabhängig davon, ob er an einer Operation teilnehmen oder außerhalb der Operationssäle andere Aufgaben erfüllen wird. Ferner werden entweder persönliche oder allgemein genutzte Bereichsschuhe getragen. In Tabelle 3.7 sind die hygienischen Grundregeln für Personal von Operationsabteilungen zusammengestellt, wobei sowohl herkömmliche Auffassungen als auch neuere wissenschaftliche Ergebnisse berücksichtigt sind.

Tabelle 3.7. Hygienegrundregeln für Personal in Operationsabteilungen

- Betreten der Operationsabteilung ausschließlich in Bereichskleidung mit Haube und Schuhen, beim Verlassen wieder ausziehen.
- Maske nur im Operationssaal während der Operation bei allen anwesenden Personen sinnvoll, auf dem Flur und in den Nebenräumen nicht notwendig (Mund und Nase vollständig bedeckend und fest am Gesicht anliegend, für Vollbartträger zusammenhängender Kopfbartschutz).
- Hygienische Händedesinfektion vor Betreten der Operationsabteilung, d.h. noch in der Schleuse, sowie vor und nach jedem Patientenkontakt.
- Keine Ringe, Uhren, Armbänder und keinen Nagellack tragen.
- Für die chirurgische Händedesinfektion 3 min Einreiben eines alkoholischen Händedesinfektionsmittels, bis Hände und Unterarme trocken sind (zuvor 1 min mit Wasser und Flüssigseife waschen, Nagelbürste nur für Nägel und Nagelfalze verwenden).
- Präoperative Hautdesinfektion mit PVP-Jod-Alkohol-Lösung für 3 min (auf dem Operationsfeld verreiben), wenn erforderlich, die Haut zuvor mit PVP-Jod-Seife reinigen.
- Handschuhe nach Perforation und nach septischem Teil einer Operation wechseln.
- Nach dem Eingriff Kittel und Handschuhe im Operationssaal in die entsprechenden Entsorgungsbehälter ablegen.
- Türen des Operationssaales während des Eingriffs möglichst immer geschlossen lassen, Personaldurchgang sowie Bewegung und Gespräche aller während des Eingriffs anwesenden Personen auf das Notwendige beschränken.

Bereichskleidung

Sie soll bei Kontamination gewechselt und vor Verlassen der Operationsabteilung ausgezogen werden. Aus hygienischen Gründen sind spezielle Schuhe für die Operationsabteilung eigentlich nicht erforderlich, weil die Fußbodenkontamination davon nicht beeinflußt wird und der Fußboden auch für postoperative Infektionen kein Erregerreservoir darstellt. Weil die Schuhe aber nicht selten mit z.B. Blut kontaminiert werden, aber auch aus Gründen des Arbeitsschutzes (z.B. Rutschfestigkeit), sind die heute in Operationsabteilungen üblichen Schuhe doch sinnvoll. Sie können in speziellen Schuhwaschmaschinen aufbereitet werden, was u.a. auch aus ästhetischen Gründen angebracht ist, weil sie von verschiedenen Personen getragen werden.

Maske

Ergebnisse experimenteller Untersuchungen haben gezeigt, daß Keime, die beim Sprechen aus dem Nasen-Rachenraum freigesetzt werden, nicht in die Nähe des Operationstisches gelangen, wenn die Personen nur 1 m davon entfernt stehen, sofern eine moderne sog. raumlufttechnische (RLT-) Anlage mit turbulenzarmer Verdrängungsströmung vorhanden ist. Interessanter ist aber in diesem Zusammenhang das Ergebnis einer kontrollierten klinischen Studie, bei der die postoperativen Infektionsraten im Operationsgebiet nach mehr als 3000 Eingriffen, bei denen das Operationsteam entweder Masken trug oder nicht, miteinander verglichen wurden, wobei die Infektionsraten in beiden Gruppen gleich waren. Empfehlen kann man das Tragen von Masken aber weiterhin für das im Operationssaal beim Eingriff anwesende Personal. Außerhalb der Operationssäle oder aber zwischen den Eingriffen in den Sälen (z. B. Reinigungspersonal) ist das Tragen von Masken nur schwer mit hygienischen Argumenten zu begründen. Die Masken sollen bei Durchfeuchtung erneuert werden, aber nicht notwendigerweise nach jedem, z. B. kurzen, Eingriff.

Kopfschutz

Aus anderen experimentellen mikrobiologischen Untersuchungen geht hervor, daß bei korrekt arbeitenden RLT-Anlagen in einem Operationssaal das Tragen eines Kopfschutzes nicht dazu beiträgt, die Luftkeimzahl zu reduzieren. Ein Kopfschutz (zusammenhängender Kopf-Bartschutz für Vollbartträger) ist demnach eigentlich nur für die Mitglieder des Operationsteams notwendig, um zu verhindern, daß Haare in das Operationsgebiet fallen. Ein Kopfschutz sollte aber dennoch überall in der Operationsabteilung getragen werden, schon weil die Haare des Personals nicht immer so frisch sind wie die zumindest täglich gewechselte Bereichskleidung.

Chirurgische Händedesinfektion

Bei der präoperativen Händedesinfektion ist der bis jetzt gültige Standard in Deutschland eine Dauer von 5 min, während in anderen Ländern kürzere Zeiten (1–3 min) für ausreichend gehalten werden. In verschiedenen mikrobiologischen Untersuchungen konnte aber gezeigt werden, daß kürzere Zeiten gleich effektiv sind, so daß man heute vor dem ersten Eingriff eines Operationstages eine ***Desinfektionszeit von 3 min*** (mit 1-minütiger Vorwäsche) empfehlen kann. Zwischen aufeinanderfolgenden Eingriffen kann die Dauer der Desinfektion sogar noch weiter verringert werden (auf 1 min), wenn die letzte Desinfektion nicht länger als 60 min zurückliegt.

Präoperative Vorbereitung des Patienten

Ein ***präoperatives Bad mit antiseptischer Seife*** hat keinen Einfluß auf die postoperativen Infektionsraten im Operationsgebiet, obwohl dadurch die Keimzahl auf der Haut signifikant reduziert werden kann. Dies weist darauf hin, daß andere Erregerreservoire als die Haut für die Enstehung postoperativer Infektionen wichtiger sind. Auf eine ***präoperative Haarentfernung*** sollte nach Möglichkeit ***verzichtet*** werden, es sei denn, dichter Haarwuchs stört bei der Operation. Dann sollte die Haarentfernung aber erst am ***Morgen vor der Operation*** und nicht bereits am Vorabend durchgeführt werden. Dabei ist die Verwendung einer elektrischen Haarschneidemaschine, wobei kurze Stoppeln zurückbleiben, einer Rasur vorzuziehen, weil bei jeder Rasur kleine Hautläsionen gesetzt werden, die eine bakterielle Besiedlung fördern. Es können auch ***Haarentfernungscremes*** eingesetzt werden, wobei aber allergische Reaktionen möglich sind, die so schwer sein können, daß sie die planmäßige Durchführung der Operation verhindern. Die ***präoperative Desinfektion des Operationsfeldes*** muß sehr sorgfältig durchgeführt werden, wobei ebenfalls wie bei der chirurgischen Händedesinfektion eine ***Dauer von 3 min*** als ausreichend angesehen werden kann.

Prä- bzw. perioperative Antibiotikaprophylaxe

Mittlerweile konnte in zahlreichen klinischen Untersuchungen gezeigt werden, daß bei einer Reihe von operativen Eingriffen die präoperative Gabe eines Antibiotikums die Häufigkeit postoperativer Infektionen im Operationsgebiet signifikant reduzieren kann. Für die Effektivität dieser Maßnahme ist es wichtig, daß das Antibiotikum unmittelbar präoperativ (bei Narkoseeinleitung) als Kurzinfusion in therapeutischer Dosis verabreicht wird, damit während des Eingriffs, also während der Exposition der Wundflächen, möglichst hohe Antibiotikumspiegel im Blut vorhanden sind.

> **!** Da S. aureus der häufigste Erreger postoperativer Infektionen im Operationsgebiet ist, muß das Antibiotikum in erster Linie eine gute Wirksamkeit gegen Staphylokokken besitzen.

Hierfür eignen sich die sog. Basis-Cephalosporine, die außerdem gegen eine Reihe der üblichen gram-negativen Enterobakteriazeen wirksam sind, die in der Allgemeinchirurgie ebenfalls eine Rolle spielen. Weil aber bei diesen Operationen häufig auch Anaerobier beteiligt sind, wird in der Regel eine Kombination mit einem gegen Anaerobier wirksamen Antibiotikum, meist Metronidazol, durchgeführt, oder man verabreicht eine der fixen Kombinationen aus Ampicillin und Betalaktamaseinhibitor, die sowohl annähernd das antibakterielle Spektrum der Basis-Cephalosporine als auch die nicht selten notwendige Anaerobierwirksamkeit besitzen.

> **!** Sog. Breitspektrum-Antibiotika haben jedoch bei der prä- bzw. perioperativen Antibiotikaprophylaxe keinen Platz.

Zum einen haben sie nur eine unzureichende Staphylokokkenwirksamkeit und zum anderen ist ihr breiteres Wirkungsspektrum im gram-negativen Bereich für die perioperative Prophylaxe nicht erforderlich. Bei lang

Tabelle 3.8. Regeln für die perioperative Antibiotikaprophylaxe

- Ca. 30 min präoperativ (z. B. bei der Narkoseeinleitung)
- Kurzinfusion über 15 min
- Therapeutische Dosis
- Meist eine Dosis ausreichend
- Nur sog. Basis-Antibiotika, keine Breitspektrum-Antibiotika verwenden

dauernden Operationen (> 4 Stunden) sollte intraoperativ eine zweite Dosis verabreicht werden. Bei allen anderen Eingriffen gilt eine Ein-Dosis-Prophylaxe (sog. ***single shot***) als adäquat. Auf jeden Fall sollte der Patient wegen der Möglichkeit der Resistenzentwicklung nach Beendigung der Operation kein Antibiotikum mehr erhalten, es sei denn, es wäre aus therapeutischen Gründen erforderlich. In Tabelle 3.8 sind die grundlegenden Regeln für die prä- bzw. perioperative Antibiotikaprophylaxe zusammengefaßt.

„Septischer" Eingriff

Nach einem sog. septischen Eingriff (meist definiert als eitrige Infektion im Operationsgebiet) ist es nicht erforderlich, daß das Operationsteam sich im Operationssaal vollständig umkleidet, d. h. nicht nur wie üblich Operationskittel und Handschuhe ablegt, sondern dort auch schon die Bereichskleidung und die Schuhe auszieht und gegen frische Sachen austauscht. Die Schuhe sollen nur ausgezogen werden, wenn sie sichtbar mit infektiösem Material kontaminiert sind, ebenso die Bereichskleidung, die man in diesem Fall aber in der Umkleide wechselt. Nach einer hygienischen Händedesinfektion kann dann die Operationsabteilung wieder betreten werden. Es ist jedoch eine falsche Vorstellung, daß z. B. bei der Operation einer eitrigen Cholezystitis die Bakterien aus dem eitrigen Exsudat in die Luft aufgewirbelt werden. Es können dagegen tatsächlich nur die Gegenstände und Flächen mit infektiösem Material des Patienten kontaminiert werden, die mit diesem Material auch direkt oder indirekt in Kontakt kommen. Eine Kontamination der Umgebung kann aber z. B. bei ausgedehnten Spülungen infizierter Körperhöhlen vorkommen.

Bauliche Maßnahmen

> **!** Bei der Verbesserung der hygienischen Bedingungen im Krankenhaus haben bauliche Maßnahmen keine Priorität. Es konnte bisher in keiner Untersuchung gezeigt werden, daß die nosokomiale Infektionsrate in Neubauten niedriger ist als in alten Krankenhäusern.

Als Personal-Schleusen in der Operationsabteilung eignen sich großzügige Umkleideräume mit ausreichend Platz zum Unterbringen der abgelegten Kleidung sowie für Regale mit der bereitliegenden Bereichskleidung. Eine solche Umkleide muß nicht mit automatischen gegenseitig verriegelbaren Türen ausgestattet sein (dabei läßt sich jeweils nur eine Tür öffnen), womit eine Trennung der Lufträume der Operationsabteilung auf der einen Seite und des übrigen Krankenhauses auf der anderen Seite erreicht werden soll. Dahinter steht die immer noch verbreitete, aus dem letzten Jahrhundert stammende Auffassung, daß die Luft ein wesentliches Erregerreservoir in der operativen Medizin sei. Die vom (ehemaligen) Bundesgesundheitsamt (BGA) in der „Richtlinie für Krankenhaushygiene und Infektionsprävention" (früher „Richtlinie für die Erkennung, Verhütung und Bekämpfung von Krankenhausinfektionen") empfohlenen, immer noch baulich zu aufwendigen Schleusen für das Personal (sog. 2-Kammerschleusen) tragen nicht dazu bei, die Kontamination der Luft und des Fußbodens in der Operationsabteilung oder etwa die postoperativen Infektionsraten zu reduzieren, weshalb die mit ihrem Bau verbundenen höheren Kosten nicht gerechtfertigt werden können.

Das Gleiche gilt für die ***bauliche Trennung von aseptischen und septischen Operationsabteilungen.*** Viele Jahre lang in der sog. BGA-Richtlinie wie eine selbstverständliche Hygienemaßnahme gefordert, wurde diese Empfehlung nun vor wenigen Jahren endlich aufgegeben. Danach können aseptische und septische Eingriffe in der gleichen Operations***abteilung***, wenn auch in getrennten Operations***einheiten*** (= Operationssaal incl. angrenzendem Wasch- sowie Ein-/Ausleitungsraum), durchgeführt werden. In kleinen Operationsabteilungen ohne eine Operationseinheit ausschließlich für septische Eingriffe soll man die Reihenfolge der Eingriffe so vornehmen, daß zu Beginn des Operationsprogrammes die aseptischen Eingriffe stehen und am Schluß die septischen. Von der Forderung nach einer Trennung dieser Abteilungen ist nur noch die nach entsprechender Trennung der ***Patientenschleusen*** geblieben, eine der zahlreichen Empfehlungen der BGA-Kommission, die nicht durch wissenschaftliche Untersuchungen belegt werden können.

Raumlufttechnik

> **!** Auch bei einer gut gewarteten ***RLT-Anlage*** ist die Luftkeimzahl im Operationssaal maßgeblich von der Anzahl und der Aktivität der dort anwesenden Personen abhängig, weil jeder Mensch ständig bakterientragende Hautschuppen an seine Umgebung abgibt bzw., allerdings in wesentlich geringerem Maße, beim Sprechen bakterienhaltige Tröpfchen aus dem Nasen-Rachenraum freisetzt.

Dies ist ein Grund dafür, daß während einer Operation so wenig Personen wie möglich anwesend sein und größtmögliche Ruhe herrschen sollen, d.h., daß körperliche Aktivität und Gespräche auf ein Minimum reduziert werden sollen.

Regelmäßig kontrollierte moderne RLT-Anlagen leiten nahezu keimfreie Luft in den Operationssaal, so daß eine Kontamination der Luft auf diesem Wege ausgeschlossen ist. Ob jedoch außer bei Implantation großer Fremdkörper (Gelenke, Herzklappen) die Luft als Erregerreservoir postoperativer Infektionen überhaupt von Bedeutung ist (womit sich der hohe technische Aufwand für die mit hygienischen Argumenten begründeten modernen RLT-Anlagen allein rechtfertigen ließe), ist ungeklärt, wird aber meist gar nicht mehr in Frage gestellt. Dagegen ist eine regelrechte „Klimatisierung" von Operationsräumen zur Aufrechterhaltung eines angenehmen Raumklimas (Temperatur, Luftfeuchtigkeit) und zur (zusätzlichen) Narkosegasableitung in der Regel erforderlich, aber mit geringerem technischen und finanziellen Aufwand zu erreichen.

3.2 Desinfektion und Sterilisation

Unter ***Desinfektion („Antisepsis")*** versteht man die Eliminierung aller potentiell pathogenen Erreger, unter ***Sterilisation („Asepsis")*** dagegen die Eliminierung aller Erreger, incl. der bakteriellen Sporen.

!

Chemische Desinfektionsverfahren sollen heute aus toxikologischen, allergologischen und ökologischen Gründen nur noch bei Gegenständen benutzt werden, bei denen auf Grund der Unverträglichkeit des Materials physikalisch-thermische Verfahren nicht angewendet werden können.

Bei allen Gegenständen, die nicht steril sein müssen, wird am besten eine ***maschinell thermische Desinfektion*** in vollautomatischen Reinigungs- und Desinfektionsapparaten vorgenommen, in denen das Material in einem Arbeitsgang gereinigt, desinfiziert und getrocknet wird (z.B. Narkosezubehör). Diese Maschinen werden auch zur Reinigung von Material benutzt, das vor seiner erneuten Verwendung sterilisiert werden muß (z.B. chirurgische Instrumente).

Thermostabiles Material (z.B. chirurgische Instrumente, Operationswäsche) wird nach Reinigung und Trocknung ***in Autoklaven sterilisiert***, für ***thermolabiles Material*** (z.B. Optiken von Arthroskopen) eignet sich prinzipiell die ***Sterilisation mit Ethylenoxid-(EO-) oder Formaldehyd-Gas***. Die toxischen und allergischen Risiken, die mit diesen Sterilisationsmethoden verbunden sind, sind aber nicht unerheblich, so daß insbesondere der Einsatz des EO-Verfahrens in letzter Zeit erheblich reduziert wurde, zumal es seit einiger Zeit sehr strenge Umweltschutzauflagen für das Betreiben von EO-Sterilisatoren gibt. Vor kurzem wurde ein neues Sterilisationsverfahren für thermolabile Materialien, die ***Plasmasterilisation***, entwickelt, wobei es sich um eine Methode handelt, bei der weder das Personal einem gesundheitlichen Risiko ausgesetzt ist noch das Material oder die Umwelt beeinträchtigt werden.

Flächendesinfektion

!

Als Methode der Wahl gilt heute die Wisch-Desinfektion mit in ihrer Wirksamkeit geprüften chemischen Desinfektionsmitteln (siehe Liste der Deutschen Gesellschaft für Hygiene und Mikrobiologie, sog. ***DGHM-Liste***; Mittel und Verfahren aus der Liste des BGA, sog. ***BGA-Liste***, müssen nur dann angewendet werden, wenn dies vom Gesundheitsamt im Einzelfall entsprechend ***§ 10c Bundesseuchengesetz*** angeordnet wurde).

Die Flächendesinfektion soll nur gezielt und so sparsam wie möglich eingesetzt werden, denn in vielen Fällen ist eine Reinigung ausreichend (z.B. Fußböden, Patientenbetten, Waschbecken, Toiletten). Nach septischen Eingriffen können die gleichen Flächendesinfektionsmaßnahmen wie nach jeder anderen Operation durchgeführt werden. Auf keinen Fall sollen Desinfektionsmittel versprüht werden, weil für eine wirksame, schnelle Desinfektion die mechanische Komponente entscheidend ist und das toxisch-allergische Risiko durch Inhalation für Patienten und Personal beim Versprühen viel zu hoch ist.

Instrumentendesinfektion

!

Bei ***manueller Aufbereitung*** ist laut Unfallverhütungsvorschrift „Gesundheitsdienst" eine Desinfektion von Instrumenten durch Einlegen in eine Desinfektionslösung vor der Reinigung nur notwendig, wenn beim Umgang mit ihnen Verletzungsgefahr besteht, d.h. bei scharfen und spitzen Gegenständen.

In der Regel ist eine „trockene" Entsorgung benutzter Gegenstände bis zu deren vorzugsweise maschinell-thermischen Aufbereitung ausreichend. Will man das

Tabelle 3.9. Reinigungs- und Desinfektionsplan für Operative Abteilungen

WAS	WANN	WOMIT/WIE	
Händereinigung	bei Betreten bzw. Verlassen des OP, vor und nach Patientenkontakt	Flüssigseife aus Spender	Hände waschen, mit Einmalhandtuch abtrocknen
hygienische Händedesinfektion	z. B. ***vor*** Verbandswechsel, Injektionen, Anlage von Blasen- und Venenkathetern ***nach*** Kontamination[1] (bei grober Verschmutzung vorher Hände waschen) nach Ausziehen der Handschuhe	(alkoholisches) Händedesinfektionsmittel	ausreichende Menge entnehmen, damit die Hände vollständig benetzt sind, verreiben bis Hände trocken sind ***kein Wasser zugeben***
chirurgische Händedesinfektion	vor operativen Eingriffen	1. (alkoholisches) Händedesinfektionsmittel: Hände und Unterarme 1 Min. waschen und dabei Nägel und Nagelfalze bürsten, anschl. Händedesinfektionsmittel während 3 Min. portionsweise auf Händen und Unterarmen verreiben 2. PVP-Jod-Seife: vor dem ersten Eingriff des Tages und bei Bedarf: Hände und Unterarme 1 Min. waschen und dabei Nägel und Nagelfalze bürsten, anschl. 4 Min. waschen, unter fließendem Wasser abspülen, mit ***sterilem*** Handtuch abtrocknen	
Hautdesinfektion	vor operativen Eingriffen	z. B. (alkoholisches) Hautdesinfektionsmittel ***oder*** PVP-Jod-Alkohol-Lösung	mit sterilen Tupfern mehrmals auftragen und verreiben ***Dauer:*** 3 Min.
Schleimhautdesinfektion	z. B. vor Anlage von Blasenkathetern	PVP-Jod-Lösung ***ohne*** Alkohol	unverdünnt auftragen, ***Dauer:*** 30 Sek.
Instrumente	nach Gebrauch	Reinigungs- und Desinfektionsautomat, verpacken, autoklavieren, ***oder*** in Instrumentenreiniger einlegen, reinigen, abspülen, trocknen, verpacken, autoklavieren ***bei Verletzungsgefahr:*** Zusatz von (aldehydischem) Instrumentendesinfektionsmittel	
Trommeln, Container	nach Öffnen (Filter regelmäßig wechseln)	reinigen, autoklavieren	
Standgefäß mit Kornzange	1 mal täglich	reinigen, verpacken, autoklavieren (bei Verwendung ***kein*** Desinfektionsmittel in das Gefäß geben)	
Haarschneidemaschine	nach Gebrauch	Alkohol 60–70 %	abwischen
Scherkopf	nach Gebrauch	reinigen, in Alkohol 60–70 % für 10 Min. einlegen, trocknen ***oder*** reinigen, autoklavieren (Pflegeöl benutzen)	
Nagelbürste	nach Gebrauch	Reinigungs- und Desinfektionsautomat, autoklavieren ***oder*** in Instrumentenreiniger einlegen, abspülen, trocknen, autoklavieren	

Tabelle 3.9. (Fortsetzung)

WAS	WANN	WOMIT/WIE	
Blutdruckmanschette Kunststoff	nach Kontamination[1]	mit (aldehydischem) Flächendesinfektionsmittel bzw. Alkohol 60–70 % abwischen, trocknen ***oder*** Reinigungs- und Desinfektionsautomat	
Stoff		in Instrumentenreiniger einlegen, abspülen, trocknen, autoklavieren ***oder*** Reinigungs- und Desinfektionsautomat	
Absauggefäße incl. Verschlußdeckel und Verbindungsschlauch	1 mal täglich	Reinigungs- und Desinfektionsautomat ***oder*** in (aldehydisches) Flächendesinfektionsmittel einlegen, abspülen, trocknen	
Geräte, Mobiliar im OP-Saal	1 mal täglich nach Kontamination[1]	(aldehydisches) Flächendesinfektionsmittel	abwischen
OP-Tisch	nach jedem Patienten	(aldehydisches) Flächendesinfektionsmittel ***oder*** automatische Waschstraße	abwischen
OP-Leuchte	1 mal täglich nach Kontamination[1]	(aldehydisches) Flächendesinfektionsmittel	abwischen
Waschbecken	1 mal täglich	umweltfreundlicher Reiniger	reinigen, trocknen
Strahlregler	1 mal pro Woche	Reinigungs- und Desinfektionsautomat ***oder*** unter fließendem Wasser reinigen	
Fußboden im OP-Saal	nach jedem Eingriff, nach Kontamination[1]	(aldehydisches) Flächendesinfektionsmittel	hausübliches Reinigungssystem
Abfall, bei dem Verletzungsgefahr besteht (Skalpelle, Kanülen)	direkt nach Gebrauch (bei Kanülen ***kein Recapping***)	Entsorgung in leergewordene, durchstichsichere und festverschließbare Kunststoffbehälter	

Kontamination[1]: Kontakt mit (potentiell) infektiösem Material

Anmerkung:

- Nach Kontamination mit potentiell infektiösem Material (z. B. Sekreten oder Exkreten) immer sofort gezielte Desinfektion der Fläche
- Beim Umgang mit Desinfektionsmitteln immer mit Haushalts-Handschuhen arbeiten (Allergisierungspotential)
- Ansetzen der Desinfektionsmittellösung nur in kaltem Wasser (Vermeidung schleimhautreizender Dämpfe)
- Anwendungskonzentrationen beachten
- Einwirkzeiten von Instrumenten-Desinfektionsmitteln einhalten
- Standzeiten von Instrumenten-Desinfektionsmitteln nach Herstellerangaben (wenn Desinfektionsmittel mit Reiniger angesetzt wird, täglich wechseln)
- Zur Flächendesinfektion nicht sprühen, sondern wischen
- Nach Wischdesinfektion Benutzung der Flächen, sobald wieder trocken
- Benutzte, d. h. mit Blut etc. belastete Flächen-Desinfektionsmittellösung mindestens täglich wechseln
- Haltbarkeit einer unbenutzten dosierten Flächen-Desinfektionsmittellösung (z. B. 0,5 %) in einem verschlossenen (Vorrats-) Behälter (z. B. Spritzflasche) richtet sich nach Herstellerangaben (meist 14–28 Tage)
- Reinigungs- und Desinfektionsautomat: 75 °C, 10 min (ohne Desinfektionsmittelzusatz)

Antrocknen von Verschmutzungen vermeiden, werden die Gegenstände in einem Gefäß mit einer Reinigungslösung abgelegt. Tabelle 3.9 zeigt eine Aufstellung der wichtigsten Reinigungs- und Desinfektionsmaßnahmen in Operationsbereichen. Alle genannten Hygiene- und Desinfektionsmaßnahmen gelten gleichermaßen auch beim ambulanten Operieren innerhalb und außerhalb des Krankenhauses. Für die genauen Einzelheiten von Desinfektion und Sterilisation wird auf die entsprechenden Lehrbücher verwiesen.

...

Nicht zuletzt bedingt durch die Möglichkeiten der modernen Medizin, die schwierige operative Eingriffe auch bei Hoch-Risiko-Patienten zulassen, haben im Krankenhaus erworbene (= nosokomiale) Infektionen auch für die Chirurgie eine große Bedeutung. Gerade postoperative Infektionen im Operationsgebiet können in erheblichem Maße dazu beitragen, die Morbidität des Patienten und damit auch die Krankenhausverweildauer zu verlängern. Deshalb ist es erforderlich, die Entstehungsmechanismen nosokomialer Infektionen zu kennen, um effektive präventive Maßnahmen durchführen zu können. Jedoch sind auch mit den besten hygienischen Maßnahmen nicht alle Krankenhausinfektionen zu verhüten. Aber weder die Gabe von Antibiotika, noch aufwendigere baulich-technische Maßnahmen können einen Ersatz für ein hygienisch einwandfreies Arbeiten darstellen.

?

1. Welches sind die vier häufigsten nosokomialen Infektionen in der Allgemeinchirurgie?
2. Wie lautet die klassische Einteilung operativer Eingriffe in Kontaminationsklassen?
3. Welches sind die wichtigsten endogenen und exogenen Erregerreservoire für nosokomiale Infektionen?
4. Was ist der wichtigste Faktor für Kreuzinfektionen im Krankenhaus?
5. Welches ist der wichtigste Übertragungsweg für nosokomiale Infektionen und welcher Übertragungsweg spielt eine untergeordnete Rolle?
6. Welches sind die häufigsten Erreger von Harnwegsinfektionen, postoperativen Infektionen im Operationsgebiet, Pneumonien und Septikämien?
7. Was muß bei der sog. hygienischen Händedesinfektion beachtet werden, damit sie effektiv sein kann?
8. Was ist bei der präoperativen Antibiotikaprophylaxe und der Auswahl der dafür verwendeten Antibiotika zu beachten?
9. Welches Desinfektionsverfahren sollte nach Möglichkeit angewendet werden, um Instrumente und andere Gegenstände zu dekontaminieren?
10. Was ist die Methode der Wahl für die Flächendesinfektion?

Literatur

Weiterführende Lehr- und Handbücher

Adam D, Daschner F (1993) Infektionsverhütung bei operativen Eingriffen – Hygienemaßnahmen und Antibiotikaprophylaxe. Wissenschaftliche Verlagsgesellschaft, Stuttgart

Ayliffe GAJ, Collins BJ, Taylor LJ (1990) Hospital-acquired infection – principles and prevention. 2nd ed, Butterworth Heinemann, Oxford

Bennett JV, Brachman PS (eds) (1986) Hospital infections. Brown and Company, Boston Toronto

Daschner F (Hrsg.) (1997) Praktische Krankenhaushygiene und Umweltschutz. Springer-Verlag, Berlin Heidelberg New York Tokyo

Gundermann KO, Rüden H, Sonntag HG (Hrsg) (1991) Lehrbuch der Hygiene. Gustav Fischer Verlag, Stuttgart New York

Wenzel RP (ed) (1997) Prevention and control of nosocomial infections. Williams & Wilkins, Baltimore London Los Angeles Sydney

Einzel- und Übersichtsarbeiten

Centers for Disease Control (1988) Update: universal precautions for prevention of transmission of human immunodeficiency virus, hepatitis B, and other bloodborne pathogens in health-care settings. MMWR 37: 377–388

Centers for Disease Control (1991) Recommendations for preventing transmission of human immunodeficiency virus and hepatitis B virus to patients during exposure-prone invasive procedures. MMWR 40: 1–9

Coates D, Hutchinson DN (1994) How to produce a hospital desinfection policy. J Hosp Infect 26: 57–68

Culver DH, Horan TC, Gaynes RP, Martone WJ, Jarvis WR, Emori TG, Banerjee SN, Edwards R, Tolson JS, Henderson TS, Hughes JM and the National Nosocomial Infections Surveillance System (1991) Surgical wound infection rates by wound class, operative procedure, and patient risk index. Am J Med 91 (suppl 3B) 152S-157S

Doebbeling BN, Pfaller MA, Houston AK, Wenzel RP (1988) Removal of nosocomial pathogens from the contaminated glove. Ann Int Med 109: 394–398

Emori TG, Gaynes RP (1993) An overview of nosocomial infections, including the role of the microbiology laboratory. Clin Microbiol Rev 6: 428–442
Jordy A (1990) Niedrigtemperatur-Plasmasterilisation (NTP) im Krankenhausbereich - eine Alternative zu Ethylenoxid (EO) und Formaldehyd (FO)?. Krh-Hyg + Inf. verh 12: 167–180
Olsen RJ, Lynch P, Coyle MB, Cummings J, Bokete T, Stamm WE (1993) Examination gloves as barriers to hand contamination in clinical practice. J Am Med Ass 279: 350–353
Tunevall TG (1991) Postoperative wound infections and surgical face masks: a controlled study. World J Surg 15: 383–388

Grundprinzipien der Operationstechnik 4

J. R. Siewert, H. Feussner, B. Detter

4.1 Grundbegriffe 28

4.2 Instrumentarium 29
4.2.1 Instrumente 29
4.2.2 Nahtmaterialien 35

4.3 Operationstechnik 36
4.3.1 Lagerung, Zugänge und Schnittführungen 36
4.3.2 Blutstillung 38
4.3.3 Nahttechnik 39
4.3.4 Drainagen 42

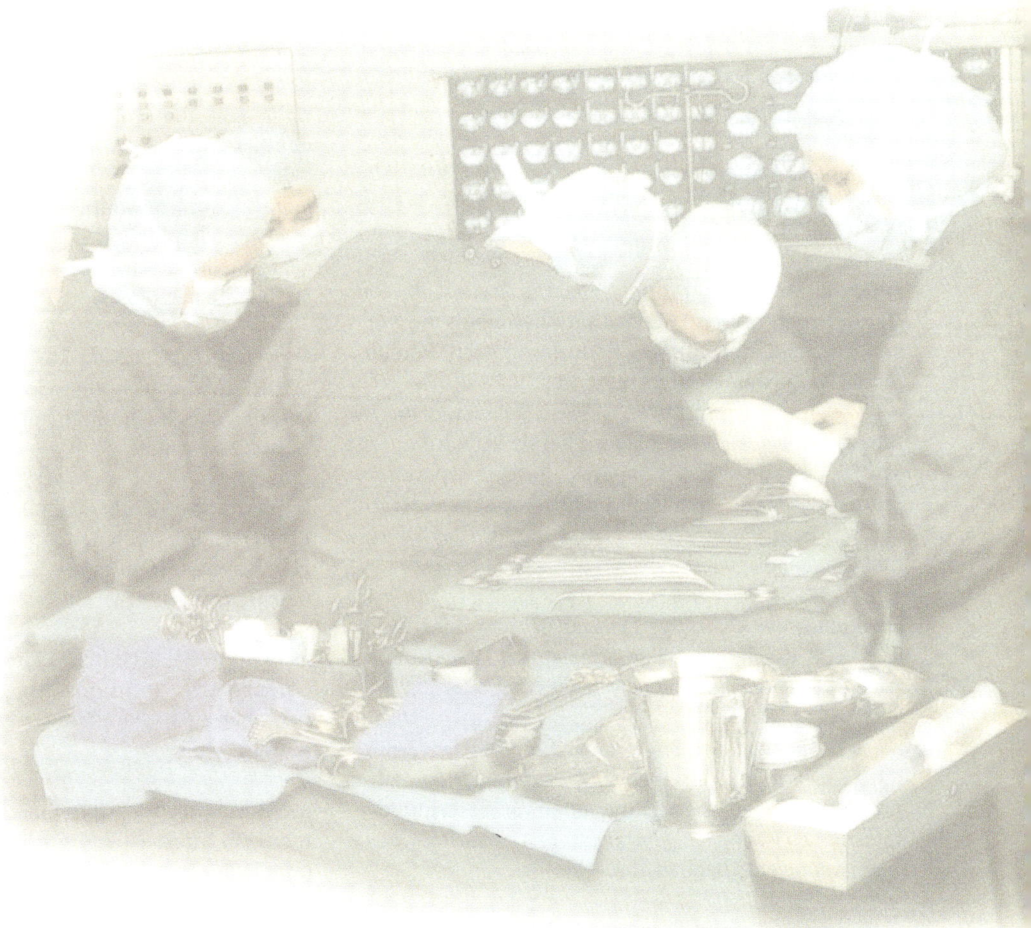

Die Operationsverfahren der Allgemeinchirurgie setzen eine genaue Kenntnis der zur Verfügung stehenden Instrumente und Nahtmaterialien voraus. Ein optimaler Zugang zum Operationsfeld wird durch eine suffiziente Lagerung des Patienten und standardisierte Operationszugänge und Schnittführung erreicht. Von besonderer Bedeutung ist die Kenntnis der möglichen Nahttechniken, die sich an den anatomischen Gegebenheiten der zu vereinigenden Gewebe orientiert, und der Nahtvorgang wird mit einem manuell oder instrumentell sicher ausgeführten Knoten komplettiert. Des weiteren soll auf die zur Verfügung stehenden Drainagen und deren Indikation eingegangen werden.

4.1 Grundbegriffe

Amputation. Spontanes, traumatisches oder operatives Abtrennen eines endständigen Körper- oder Organabschnittes (Extremitäten-Amputation, Rektumamputation etc.).

Anastomose. Angeborene oder erworbene (z. B. operativ geschaffene) Verbindung zweier Hohlorganlumina. Man unterscheidet zwischen End-zu-End-Anastomosen, End-zu-Seit-Anastomosen und Seit-zu-Seit-Anastomosen.

Bypass. Umgehungsanastomose im engeren Sinne: der künstliche, vorübergehend oder auf Dauer angelegte Umgehungsweg, meist im Sinne des Kollateralkreislaufs verwendet.

Ektomie. Vollständiges Herausschneiden eines Organs (z. B. Gastrektomie, Cholezystektomie etc.; s. auch Exstirpation).

Endoskopische Operation. Eingriffe innerhalb von Hohlorganen mittels eines durch physiologische Körperöffnungen eingeführten Endoskopes (z. B. Papillotomie, Polypenabtragung etc.)

Im weiteren Sinne werden auch Eingriffe in Körperhöhlen, die über entsprechende Trokare durch artifizielle Zugänge (s. laparoskopische Operation, thorakoskopische Operation, arthroskopische Operation etc.) ausgeführt werden, unter diesem Begriff zusammengefaßt.

Enterostomie. Operative Darmausleitung oder Fistelung zur Körperoberfläche (meist der Bauchwand) zum Zwecke der künstlichen Ernährung oder der Ableitung von Darminhalt.

Im weiteren Sinne auch für interne Verbindung zwischen verschiedenen Hohlorganen zum Zwecke der Wiederherstellung oder Verbesserung der Intestinalpassage (z. B. Gastroenterostomie, Ileotransversostomie etc.) benutzt.

Enterotomie. Artifizielle, meist operative Eröffnung des Gastrointestinaltraktes (z. B. zur Fremdkörperentfernung, zum Zwecke der Diagnostik, zur Tumorentfernung, zum Darmabsaugen etc.).

Enukleation. „Ausschälen“ eines abgekapselten Fremdkörpers oder Tumors ohne Mitentfernung benachbarten Gewebes.

Exheirese. Herausziehen einer anatomischen Struktur (z. B. Nerv oder Vene).

Exstirpation. Entfernung eines umschriebenen Gebildes (z. B. Tumor), wobei der Defekt der Spontanheilung überlassen bleibt. Aber auch Entfernung eines ganzen Organs (z. B. Gallenblasenexstirpation etc.).

Exzision. Entfernung eines Gewebe- oder Organteils mit einem scharfen Instrument (s. auch „Probeexzision“); auch die Entfernung eines Tumors zum Zwecke der histologischen Untersuchung.

Gefäßdesobliteration. Entfernung von meist atheromatösen Plaques inkl. der Intima aus ganz oder teilweise verschlossenen Blutgefäßen mittels spezieller Instrumente nach Inzision des Gefäßes.

Gewebeersatz. Ersatz körpereigenen Gewebes durch artifizielle Ersatzstoffe oder körpereigenen Gewebstransfer, aber auch durch autologe oder heterologe Gewebstransplantation.

Implantation. Einbringen eines Implantates in den Körper (z. B. Einpflanzung einer Gelenk-, Gefäß- oder Herzklappenprothese, eines künstlichen Herzschrittmachers etc.).

Injektion. Relativ rasches Einbringen einer Flüssigkeit (Arzneimittel, Infusionslösung, Blut etc.) in den Körper. Aber auch „kapilläre Gefäßinjektion“ (s. Ophthalmologie).

Inzision. Chirurgisches Einschneiden in das Gewebe, meist im Sinne einer Eröffnung (z. B. eines Abszesses oder Hohlorganes).

Minimal-invasive Operationsverfahren. Der Begriff „minimal-invasiv“ bezieht sich ausschließlich auf den

Zugangsweg zur jeweiligen Körperhöhle. Hier werden im Gegensatz zu den Zugängen der offenen Chirurgie nur kleine Stichinzisionen verwendet, über die Trokare eingebracht werden, um auf diese Weise endoskopisches Operieren in Körperhöhlen zu ermöglichen. Keineswegs ist damit das Ausmaß der eigentlichen Operation gemeint.

Osteosynthese. Vereinigung reponierter Knochenfragmente durch Verschraubung, Nagelung, Plattenanlagerung etc.

Punktion. Einführen einer Kanüle in einen präformierten (Gelenk, Pleura, Bauchhöhle, Liquor, Blutgefäß etc.) oder pathologischen Hohlraum (z. B. Abszeß) zur diagnostischen Analyse des Inhaltes oder aber auch Punktion eines Gewebes zur Gewinnung einer Gewebsprobe (z. B. Abklärung der Dignität bei Tumoren).

Rekonstruktion. Wiederherstellung.

Resektion. Operative partielle oder komplette Entfernung eines Organs (z. B. Darmresektion).

En-bloc-Resektion. Entfernung eines Organs oder eines Anteils eines Organs im Zusammenhang mit umgebendem Gewebe, insbesondere der Lymphabflußwege in einem Stück.

Sklerosierung. Verhärtung entsprechend einer Sklerose, aber auch Erzeugung einer Sklerosierung durch Injektion sklerosierender Substanzen (z. B. Ösophagusvarizensklerosierung).

Transplantation. Verpflanzung lebender Zellen (z. B. Bluttransfusion), von Gewebe oder von Organen (s. Organtransplantation):

- Auto-Transplantation – Verpflanzung körpereigenen Gewebes
- Hetero-Transplantation – Verpflanzung körperfremden Gewebes
- Xeno-Transplantation – Verpflanzung von Gewebe einer anderen Spezies

Trepanation. Operative Eröffnung einer Mark- oder der Schädelhöhle oder des pneumatisierten Warzenfortsatzes oder einer Nasennebenhöhle.

Osteoklastische Trepanation mit permanentem Defekt, osteoplastische Trepanation mit nur temporärer Entfernung eines Knochenstückes.

4.2 Instrumentarium

4.2.1 Instrumente

Die souveräne Beherrschung des chirurgischen Instrumentariums allein garantiert noch nicht den Erfolg eines Eingriffs. Sie ist aber die Voraussetzung für jede langfristig erfolgreiche chirurgische Tätigkeit. Erforderlich sind im einzelnen nicht nur genaue Kenntnisse über die für spezifische Zwecke in Frage kommenden Instrumente, sondern auch ihre sichere technische Beherrschung, insbesondere von Spezialinstrumenten. Darüber hinaus muß der Chirurg zumindest prinzipielle Vorstellungen über die Vor- und Nachbereitung sowie über den spezifischen finanziellen Aufwand der einzelnen Verfahren haben. Diese Forderungen sind bei der fast unübersehbaren Zahl heute verfügbarer Instrumente schwer zu erfüllen. Dennoch sind sie unumgänglich und müssen daher im Rahmen der Aus- und Weiterbildung berücksichtigt werden. Am sinnvollsten wird die Beschreibung des Instrumentariums nach seinen Hauptfunktionen strukturiert. Entsprechend soll zwischen Instrumenten für die

- Präparation, die
- Exposition, die
- Blutstillung und die
- Rekonstruktion unterschieden werden.

Diese prinzipielle Einteilung gilt auch für das heute noch relativ neue Gebiet der laparoskopischen Chirurgie. Hier muß jedoch zusätzlich die erforderliche apparative Zusatzausrüstung mit einbezogen werden, die ein integraler Bestandteil der minimal-invasiven Chirurgie ist.

Instrumente für die Präparation

Skalpell. Das klassische Dissektionsinstrument der Chirurgie ist das Skalpell (Abb. 4.1a). Aus Sicherheitsgründen werden heute fast nur noch Einweg-Skalpelle eingesetzt, die prinzipiell in 4 verschiedenen Klingenformen angeboten werden (Abb. 4.1b). Die unterschiedlichen Größen sind nach einem Nummernsystem kodiert.

Eine besondere Form des chirurgischen Messers ist das sogenannte Amputationsmesser, das in unterschiedlichen Größen aus der ursprünglichen Form des Amputationsmessers von Virchow entwickelt wurde (Abb. 4.1c).

Schere. Die Schere ist das vielseitigste Dissektionsinstrument, das neben einer außerordentlich gezielten Gewebsdurchtrennung auch eine gleichzeitige Kontrolle der für die Dissektion notwendigen Kraft (Erfassung der Gewebequalität) erlaubt. Gleichzeitig ermöglicht die Schere ein Auseinanderspreizen des zu durchtrennenden Gewebes, so daß auch sehr feine Strukturen selektiv durchtrennt werden können. Es werden folgende Hauptgruppen unterschieden:

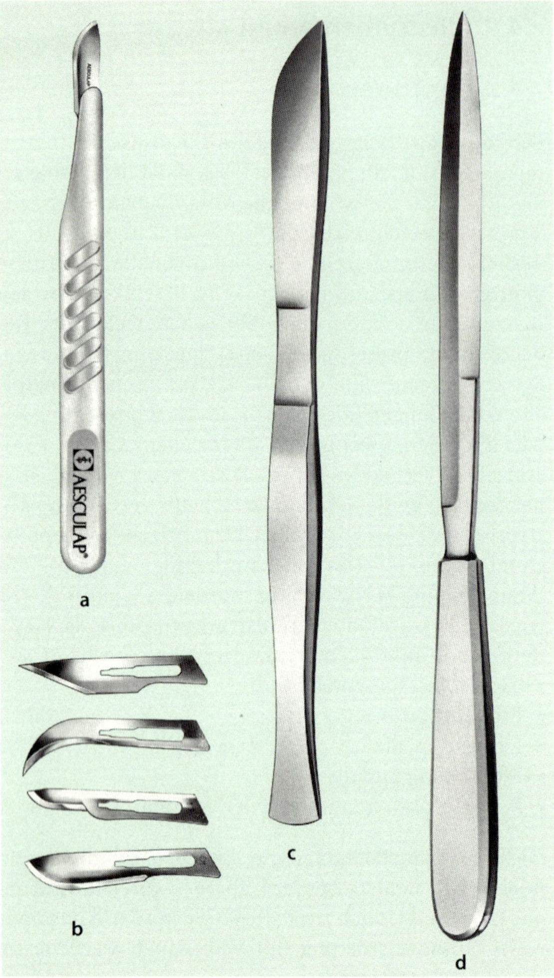

Abb. 4.1. a Skalpell; b Skalpellklingen, vier verschiedene Grundformen; c Seziermesser nach Virchow, d Amputationsmesser. (Instrumente: AESCULAP)

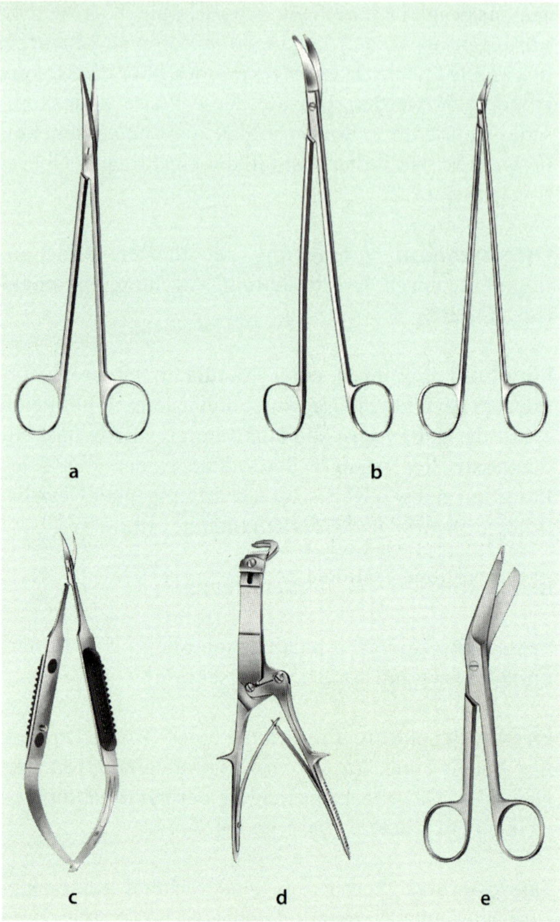

Abb. 4.2. a Präparierschere nach Metzenbaum, b Gefäßscheren, c Mikro- und Federscheren am Beispiel einer Federschere nach Müller, d Rippenscheren nach Brummer, e Verbandschere nach Lister. (Instrumente: AESCULAP)

- ***Präparationsscheren***: Sie werden in unterschiedlichen Längen und Biegungen verwendet und dienen der Gewebspräparation und Durchtrennung. Der wichtigste Vertreter aus dieser Gruppe ist die Metzenbaumschere (Abb. 4.2 a).
- ***Gefäßscheren***: Für die speziellen Anforderungen des Schneidens kanalikulärer Strukturen, insbesondere von Gefäßen, wurde eine Reihe Spezialscheren entwickelt (Abb. 4.2 b).
- ***Mikro- und Federscheren***: Für das mikrochirurgische Anwendungsgebiet werden sogenannte Federscheren verwendet. Diese Scheren werden gegen den Federdruck betätigt, so daß die Schere nach dem Schnitt wieder selbsttätig öffnet (Abb. 4.2 c).
- ***Rippenscheren***: Es handelt sich um besonders kräftige, gewinkelte Scheren, mit denen die nötige Kraft zum Absetzen von Rippen aufgebracht werden kann (Abb. 4.2 d).
- ***Faden- und Ligaturscheren***: Sie sind besonders robust gearbeitet. Häufig weist eine Branche einen Wellenschliff auf, der das Ausweichen des Fadens beim Schnitt verhindern soll.
- ***Verbandscheren***: Hier handelt es sich um abgewinkelte Scheren, deren untere Branche in einer besonderen Lippe ausläuft. Diese soll beim Unterfahren des Verbandes Führung geben und Hautverletzungen vermeiden (Abb. 4.2 e).

Diathermieapplikatoren. Die Dissektion mit dem „elektrischen Messer" beruht auf der Applikation von Schneidstrom über die differente Elektrode. Diese kann als „Schwert", „Stichel" oder „Lanzette" ausgebildet sein (Abb. 4.3).

Ultraschalldissektor. Für besondere Einsatzzwecke, insbesondere die Dissektion von parenchymatösem Gewebe, steht heute der Ultraschalldissektor zur Verfügung: Ein Metallstößel wird mit Frequenzen im Bereich von 20 Mega Hertz in axiale Schwingung versetzt, wodurch weiches Gewebe (z. B. Parenchymzellen, Fett) zerschlagen wird. Die Gewebstrümmer werden gleichzeitig durch koaxialen Sog unter kontinuierlicher Spü-

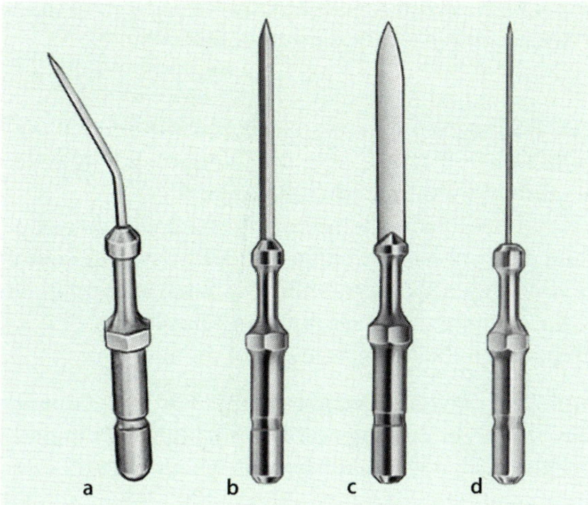

Abb. 4.3a-d. Diathermie-Applikatoren. **a** Nadelelektrode gebogen, **b** Lanzettelektrode, **c** Messer- oder Schwertelektrode, **d** Nadelelektrode. (Instrumente: AESCULAP)

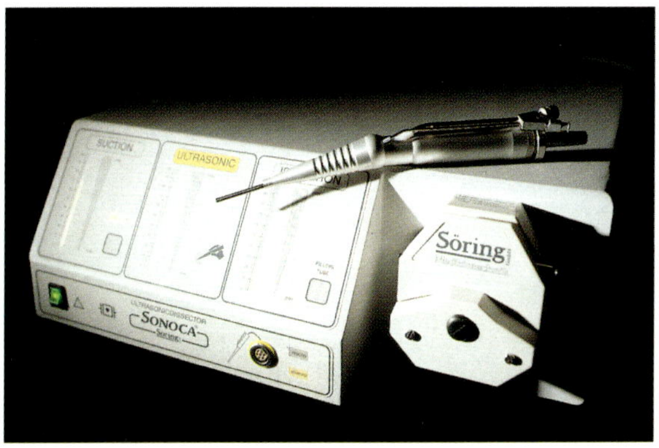

Abb. 4.4. Ultraschalldissektor mit Handstück. (Gerät: Söring Medizintechnik)

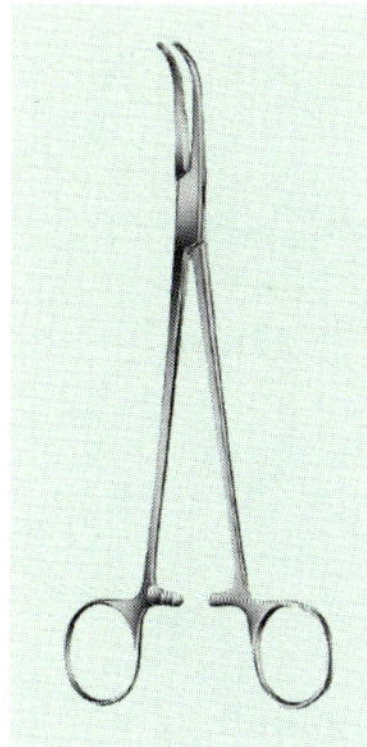

Abb. 4.5. Ligatur- und Präparationsklemme nach Overholt. (Instrumente: AESCULAP)

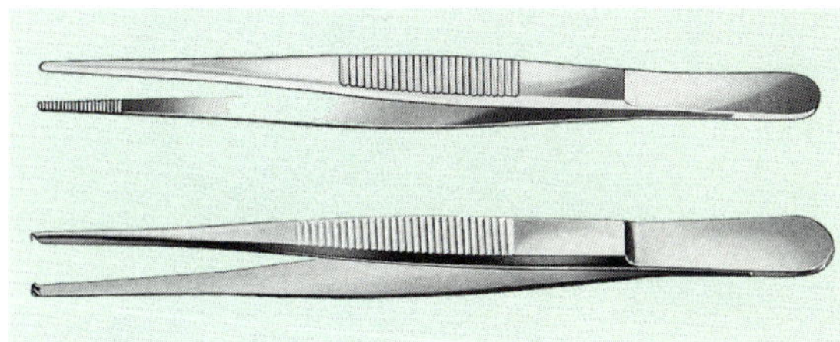

Abb. 4.6. Chirurgische und atraumatische (anatomische) Pinzetten. (Instrumente: AESCULAP)

lung entfernt. Da kanalikuläre Strukturen (Blutgefäße, Gallengänge) intakt bleiben, können sie gezielt umstochen oder unterbunden werden. Auf diese Weise kann sehr blutsparend und gezielt disseziert werden (Abb. 4.4).

Laser. Eine Gewebsdurchtrennung kann auch durch gebündelte elektromagnetische Wellen (Laser) erreicht werden. Abhängig von der Art, in der die optische Strahlung erzeugt und gebündelt wird, unterscheidet man zwischen Gas- (Helium, Krypton, CO_2), Festkör-

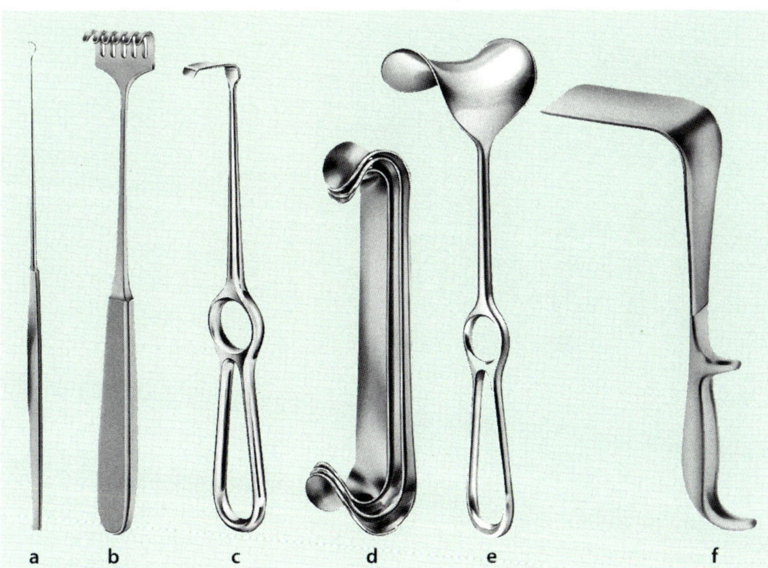

Abb. 4.7a-f. Wundhaken nach **a** Gillies, **b** Volkmann, **c** Langenbeck, **d** Roux, **e** Fritsche, **f** Doyen. (Instrumente: AESCULAP)

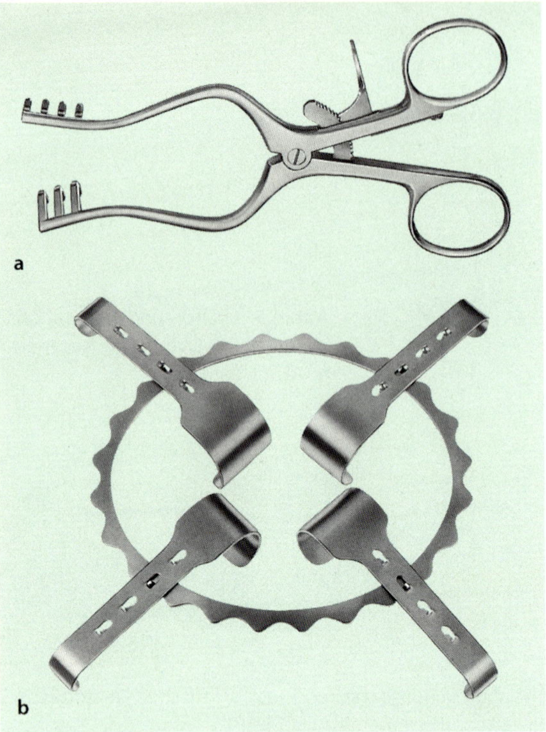

◁ **Abb. 4.8 a, b.** Selbsthaltende Wundhaken und -spreizer nach **a** Weitlaner, **b** Zenker. (Instrumente: AESCULAP)

per- (Rubin, Neodym-Yag, Neodym-Gas) und Flüssigkeitslaser (z. B. Dye-Laser). Die Energie wird entweder gepulst oder kontinuierlich abgegeben.

Der Schneideffekt wird durch die Verdampfung des vom Laserstrahl getroffenen Gewebes erzielt. Je nach Typ des Lasers kommt es dabei auch zu einer mehr oder weniger ausgeprägten Koagulation des angrenzenden Nachbargewebes.

Stumpfe Gewebsdurchtrennung. Für die stumpfe Gewebsdurchtrennung werden Stieltupfer, Präparationsklemmen oder Ligaturklemmen benutzt (Abb. 4.5).

Exposition und Halten

Pinzetten. Man unterscheidet nach der Maulform zwischen chirurgischen und atraumatischen („anatomischen") Pinzetten (Abb. 4.6).

Wundhaken. Man unterscheidet zwischen Ein- bzw. Mehrzinken- sowie flächigen Wundhaken (Abb. 4.7). Selbsthaltende Wundhaken halten entweder durch Zug

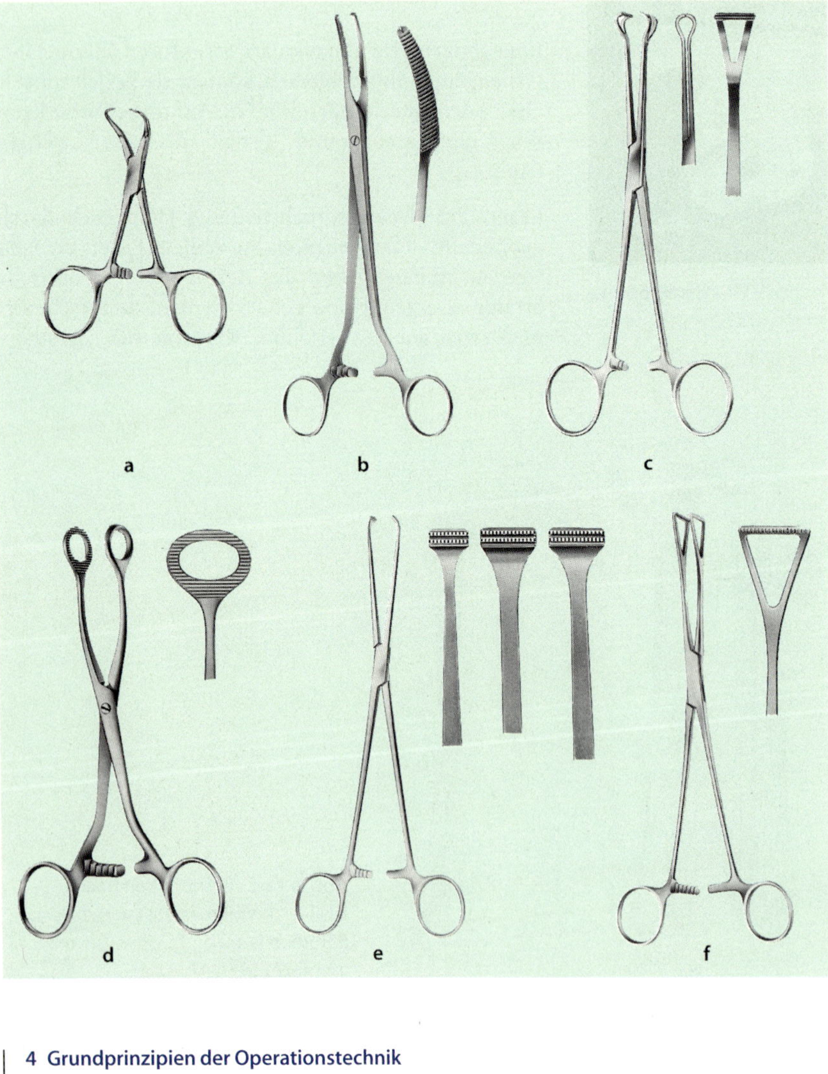

Abb. 4.9a-f. Organ- und Gewebefaßzangen nach **a** Backhaus, **b** Mikulicz, **c** Babcock, **d** Collin, **e** Allis, **f** Duval. (Instrumente: AESCULAP)

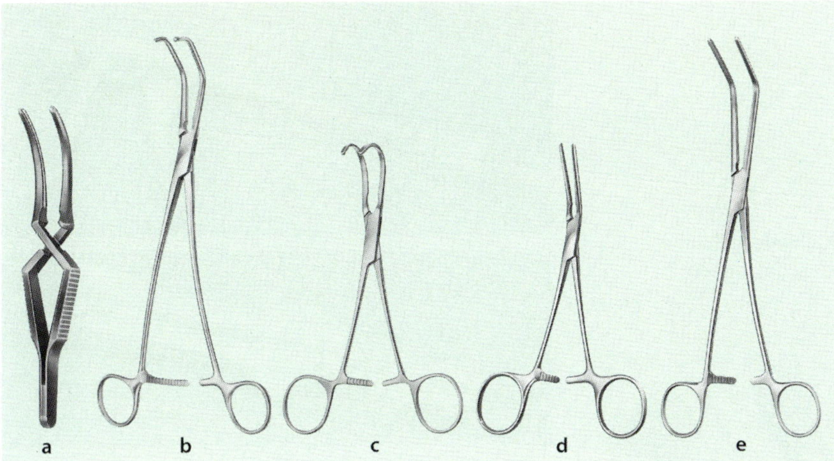

Abb. 4.10a-e. Gefäßklemmen. **a** Bulldog, **b** nach Satinsky, **c** nach Cooley, **d** nach Dardik, **e** nach De Bakey. (Instrumente: AESCULAP)

(z. B. Stuhler Haken) oder durch Spreizen die Wunde offen (Abb. 4.8).

Organ- und Gewebefaßzangen. Für jede Gewebeart wurden spezielle Faßzangen entwickelt (Abb. 4.9 zeigt eine Auswahl). Besonders hohe Anforderungen werden an Gefäßklemmen gestellt, die zwar sicher fixieren, aber nur minimal traumatisieren dürfen (Abb. 4.10).

Blutstillung

Die klassische Form der Blutstillung (s. auch Kap. 4.3.2) ist nach wie vor die Ligatur bzw. die Umstechung mit geeignetem Nahtmaterial. Sogenannte ***Gefäßclips*** können vorteilhaft sein, wenn es auf Zeitersparnis ankommt oder der zu versorgende Stumpf sehr zart oder sehr kurz ist. In der Regel werden heute Titan- oder resorbierbare Clips verwendet. Sie sind mit den dazu erforderlichen Applikatoren in Abb. 4.11 dargestellt.

Eine sehr wesentliche Rolle spielt die ***Thermokauterisation***. Der Koagulationsstrom wird bei der monopolaren Koagulation entweder direkt mit der Spitze des Handstückes, die als Kugel-, Flächen- oder Hakenelektrode ausgebildet ist, oder über die haltende Pinzette appliziert (Abb. 4.12).

Für die Blutstillung an parenchymatösen Organen (Flächenhämostase) stehen zusätzlich zwei weitere Instrumente zur Verfügung:

- Der ***Infrarotkoagulator*** bewirkt eine Hitzekontaktkoagulation, bei der das Gewebe durch Andruck der Infrarotlichtsonde koaguliert und z. T. karbonisiert wird (Abb. 4.13).
- Die ***Schutzgas-Koagulation*** (z. B. Argon-Beamer) verwendet ionisiertes Inertgas (meist Argon). Die ionisierten Gaspartikel führen bei Gewebekontakt zu einer festen Nekrosebildung, wobei die Verdrängung des Luftsauerstoffes zusätzlich eine Verbrennung des Gewebes verhindert. Da der Gasstrom das Austreten von Blut erschwert, kann eine „trockene Koagulation“ erreicht werden.

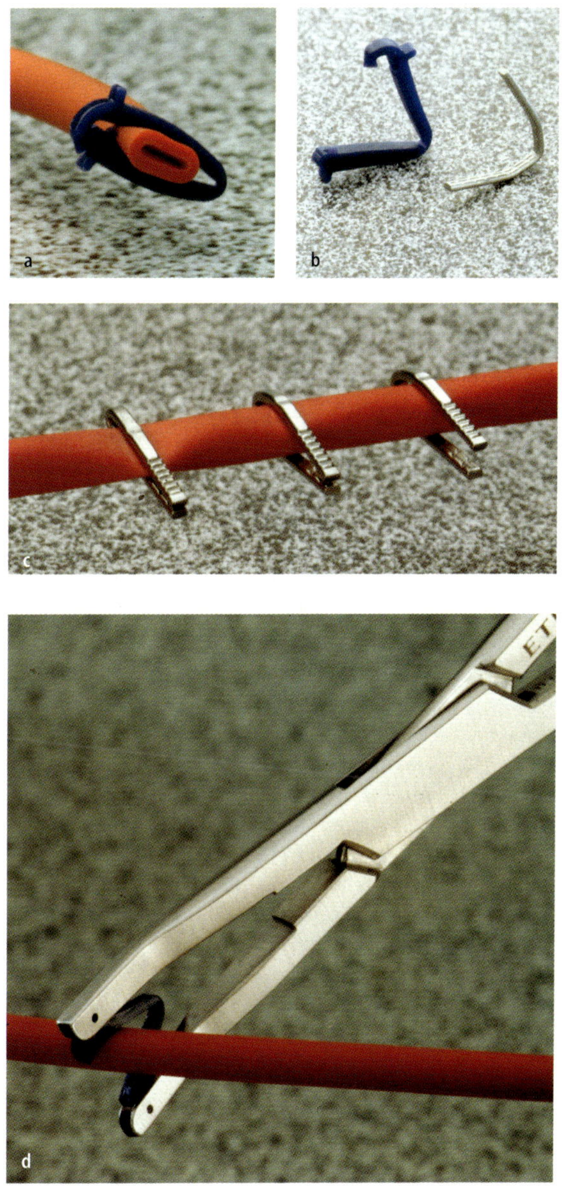

Abb. 4.11. Clips und Applikationszange. (Instrumente: ETHICON)

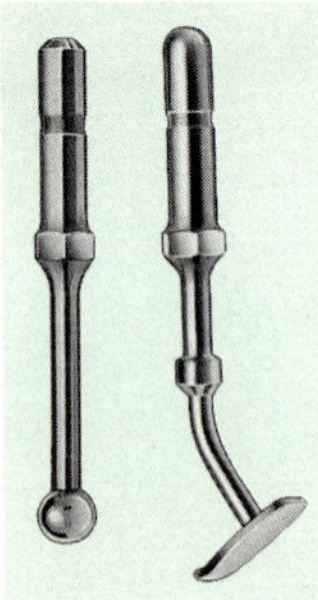

Abb. 4.12. Verschiedene Koagulationselektroden. (Instrumente: AESCULAP)

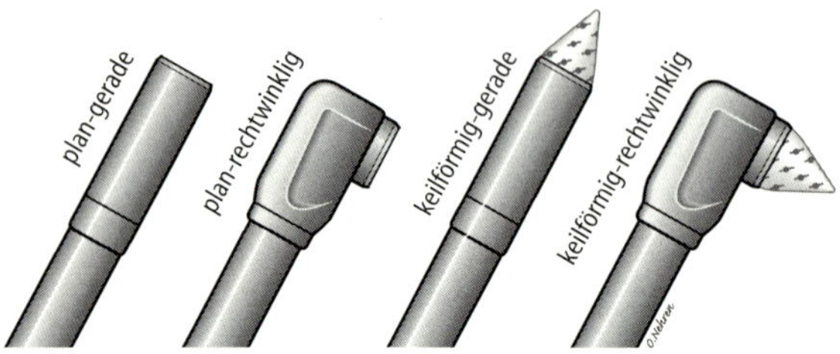

Abb. 4.13. Infrarotlicht-Koagulationssonden für unterschiedliche Applikationen

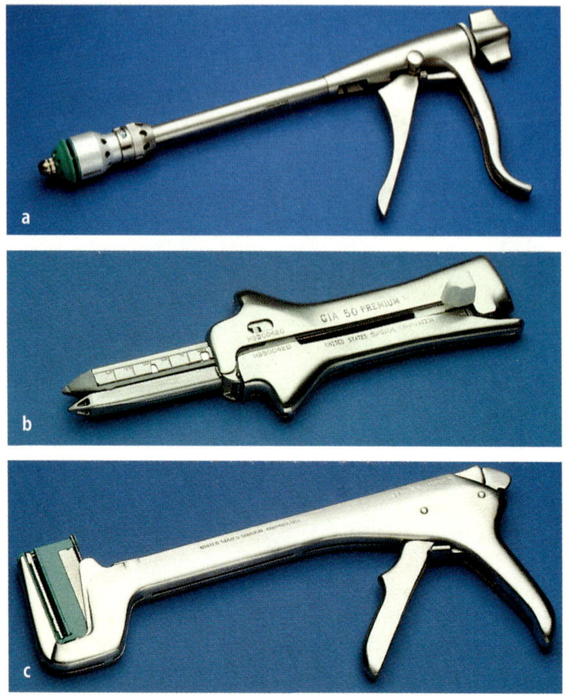

Abb. 4.14 a-c. a Zirkulärer Klammernahtapparat. Linearstapler, **b** mit Klammer- und Schneidfunktion, **c** nur Klammerfunktion. (Instrumente: Auto Suture Deutschland)

Resektion und Rekonstruktion

Neben der Resektion des Präparates mit dem Messer/der Schere, oder dem Diathermieapplikator und der Anastomosierung von Hand, d. h. mit Wundnähten, können bei bestimmten Indikationen diese Schritte auch maschinell erfolgen. Mit Hilfe sogenannter „Stapler" wird Gewebe geklammert und ggf. auch mit einem integrierten Messer durchtrennt (Abb. 4.14).

Klammernahtapparate. Sie besitzen ein gerades oder kreisrundes Magazin, das zahlreiche Titanklammern in zwei oder drei Reihen angeordnet enthält. Zur Anlage der Gewebeverbindung, bzw. Anastomose werden die Klammern durch die miteinander zu verbindenden Wundränder gegen eine Andruckplatte gedrückt. Durch entsprechende Auskehlungen der Andruckplatte werden die Spitzen der Klammern in Form eines B umgebogen und vereinigen so die Gewebsränder. Die Größe des B's trägt der Mikrodurchblutung Rechnung. In der Regel wird eine doppelte, zueinander versetzte Klammernahtreihe angelegt. Im gleichen Arbeitsgang schiebt das Gerät eine Schneidevorrichtung nach vorn, so daß überstehendes Gewebe abgeschnitten wird.

Zur Herstellung von Darmanastomosen werden zirkuläre Klammernahtapparate verwendet (Abb. 4.14 a). Für andere Anwendungsbereiche (z. B. Duodenalstumpfverschluß) gibt es „lineare" Apparate, die nur eine einseitige Klammernahtreihe setzen (Abb. 4.14 b, c).

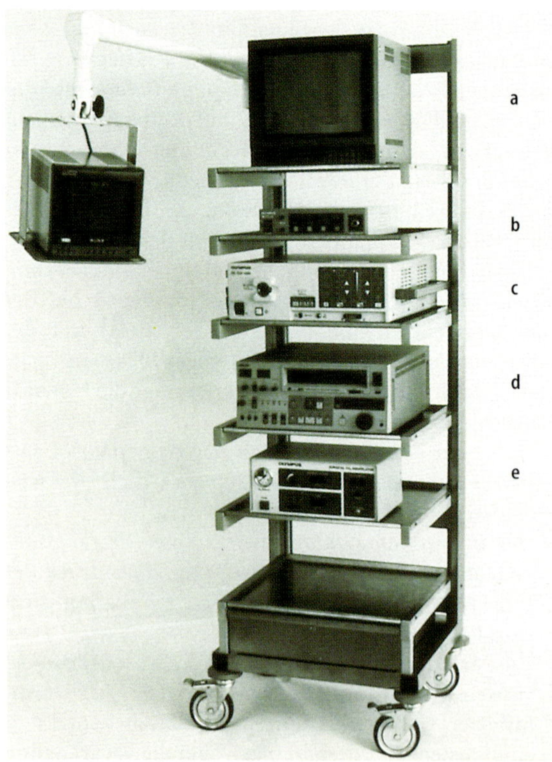

Abb. 4.15 a-e. Laparoskopie-„Turm". Alle erforderlichen Geräte sind in einer mobilen Arbeitseinheit zusammengefaßt. **a** Monitor, **b** Kamerasteuerteil, **c** Lichtquelle, **d** Video, **e** Insufflator. (Fa. Storz)

Instrumentarium für die laparoskopische Chirurgie

Neben dem eigentlichen Operationsinstrumentarium ist für die Laparoskopie eine Reihe von speziellen technischen Geräten erforderlich, die zweckmäßigerweise in einem sog. Turm zusammengefaßt werden (Abb. 4.15).

Die wichtigsten Grundgeräte sind das Kamerasystem mit Lichtquelle und Monitor, ohne die ein laparoskopischer Eingriff nicht durchführbar wäre. Zusätzlich wird eine Pumpe zur CO_2-Insufflation für die Erzeugung des Pneumoperitoneums und eine Saug-Spülpumpe für die intraoperative Reinigung des Operationsgebietes benötigt.

In entsprechender Modifikation sind heute nahezu alle Instrumente der offenen Chirurgie auch für die laparoskopische Chirurgie verfügbar. Zum Zweck der Kraftübertragung über eine relativ lange Strecke (durchschnittlich ca. 50 cm) sind lange Instrumentenschäfte mit den entsprechenden Winkelübertragungen und Handstücken erforderlich.

Als wesentliches zusätzliches Instrument kommt der Trokar hinzu, der bei der Applikation der Instrumente auch die Gaszufuhr ermöglichen muß und gleichzeitig durch entsprechende Ventil-Dichtungssysteme Gasverluste vermeiden soll.

Für die Anlage des Pneumoperitoneums ist die sogenannte Veress-Kanüle erforderlich. Die Bildübertragung erfolgt über Stablinsenoptiken.

4.2.2 Nahtmaterialien

Nahtmaterialien sind entweder resorbierbar oder persistieren im Gewebe (nicht resorbierbar). Nach der Fadenbeschaffenheit unterscheidet man zwischen monofilem und geflochtenem Faden (Abb. 4.16). Diese Eigenschaften beeinflussen die Reißkraft, den Knotensitz, die Handhabung, die Sägewirkung und das Gewebeverhalten. Heute dominieren eindeutig resorbierbare Nahtmaterialien, deren ursprünglicher Vertreter das Katgut, ein aus der Submukosa des Schafdarmes gewonnener Faden, war. Heute werden fast ausschließlich synthetische Polymere (z. B. Polidioxanon) verwendet, die durch Hydrolyse innerhalb von etwa 180 Tagen vollständig abgebaut werden (z. B. Vicryl®, Dexon®).

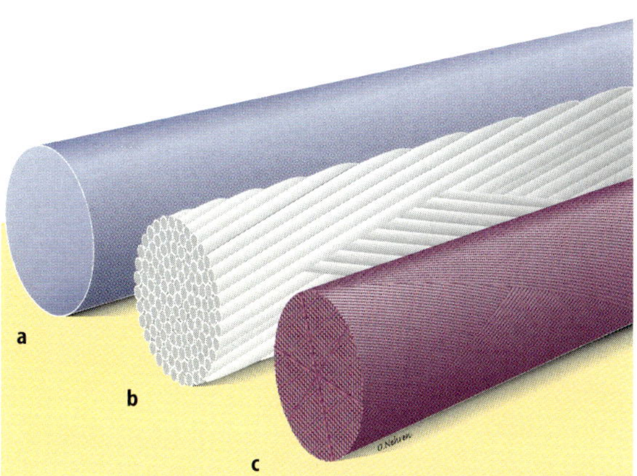

Abb. 4.16. a Monofiles und b+c geflochtenes Nahtmaterial

Nichtresorbierbare Fäden (z. B. Stahl, Seide, Polyester) werden heute nur noch für Spezialindikationen (Haut, Gefäße, Sehnen) verwendet.

Geflochtenes Nahtmaterial läßt sich im allgemeinen besser handhaben und knüpfen, weist jedoch eine unerwünschte Dochtwirkung für Keime auf, so daß es z. B. für Hautnähte nicht verwendet wird.

Von praktischer Bedeutung ist es zu wissen, daß die Fadenstärke im allgemeinen nicht metrisch, sondern nach USP (United States Pharmakopoc) angegeben wird (Tabelle 4.1).

Tabelle 4.1. Gebräuchliche Fadenstärken nach USP und metrischem Maß

USP Stärke	***Sterildurchmesser*** (in 0,01 mm)	***Anwendung***
10/0	1,3–2,5	z. B. Mikrochirurgie (Verwendung von Lupenbrillen
9/0	2,5–3,8	bzw. Op-Mikroskopen erforderlich)
8/0	3,8–5,1	Neurochirurgie
7/0	5,1–7,5	Ophthalmologie
6/0	7,5–10,2	
5/0	10,2–15,2	Gefäßnähte
4/0	15,2–20,3	z. B. Gallenwege
3/0	20,3–25,4	Darmnähte
2/0	25,4–33,0	
0	33,0–40,6	
1	40,6–48,3	z. B. für
2	48,3–55,9	Faszie oder
3	55,9–63,5	extrem belastete Gewebe

Nadeln

Prinzipiell unterscheidet man hier zwischen Rundkörper- und schneidenden Nadeln. Variationen und Kombinationen gibt es für fast alle Gewebsarten.

In praxi werden immer häufiger vorfabrizierte Nadel-Faden-Kombinationen verwendet, bei denen der Nadelkörper ohne Kalibersprung in den Faden übergeht. Sog. „Abziehnadeln" können nach Setzen der

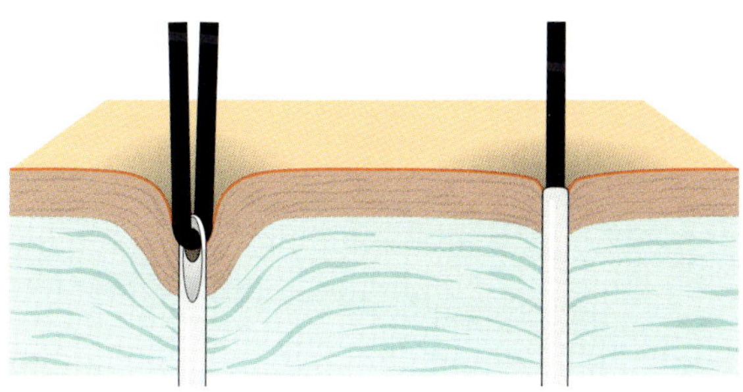

Abb. 4.17. Vorteil der Nadel-Faden-Kombination

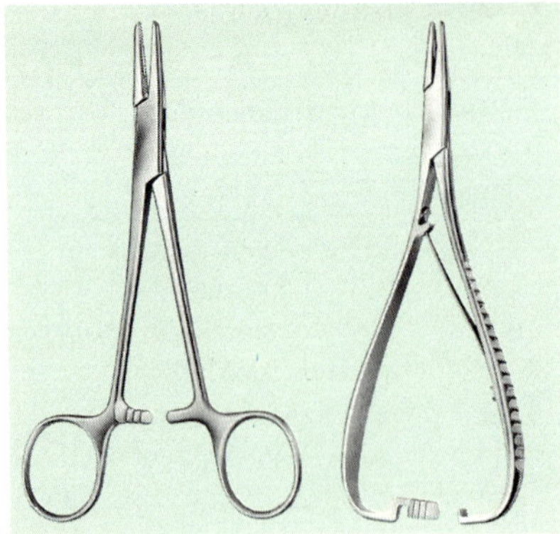

Abb. 4.18. Zwei Grundtypen von Nadelhaltern. (Instrumente: AESCULAP) (li: Hegar re: Matthieu)

Naht ohne Verwendung einer Schere vom Faden abgezogen werden (Abb. 4.17). Neben der Arbeitsersparnis ist der kleinere Wundkanal bei Nadel-Faden-Kombinationen vorteilhaft.

Nadelhalter

Im wesentlichen sind zwei Grundtypen von Nadelhaltern gebräuchlich, die sich nach Formgebung und Art des Arretiermechanismus unterscheiden (Abb. 4.18).

4.3 Operationstechnik

4.3.1 Lagerung, Zugänge und Schnittführungen

Lagerung

Die Lagerung eines anästhesierten Patienten auf einem Operationstisch soll einerseits einen optimalen Zugang zum Operationsfeld, aber auch ein bequemes Herantreten und Stehen von Operateur und Assistenten ermöglichen. Gegebenenfalls müssen Lagerungswechsel berücksichtigt werden. Die Lagerung muß so sorgfältig vorgenommen werden, daß auch während langdauernder Eingriffe keine Lagerungsschäden für den Patienten entstehen. Die Lagerung erfolgt vor Desinfektion und steriler Abdeckung, aber nach Einleitung der Anästhesie. Die Lagerung muß darüber hinaus dem Anästhesisten einen Zugang zum Nasen-Rachen-Raum und zu wenigstens einem Arm (Blutdruckmessung, Pulskontrolle, Zugang zum Venensystem etc.) freihalten. Typische Lagerungen sind:

- die Rückenlagerung, ggf. mit Überstreckung des Abdominalbereiches (Abb. 4.19),
- die Seitenlagerung, ggf. mit Überstreckung des Thorax für laterale Thorakotomien (Abb. 4.20),
- die sog. Steinschnittlage mit angewinkelten und gespreizten Beinen für proktologische oder gynäkologische Eingriffe, wenn gleichzeitig auch vom Abdomen her operiert wird (Abb. 4.21),
- die sog. Heidelberger-Lage, wobei der Patienten auf dem Bauch liegt und die Analregion unter Abbeugung der Hüftgelenke angehoben ist (proktologische Eingriffe; Abb. 4.22).

Für unfallchirurgische Eingriffe werden besondere Lagerungen notwendig, z. B. in Form der Lagerung auf einem Extensionstisch, aber auch andere spezielle Lagerungen für Eingriffe im Beckenbereich bzw. im Bereich der Wirbelsäule.

Der Operateur ist immer persönlich für die richtige Lagerung seines Patienten verantwortlich und hat klare Anweisungen schon bei der Operationsanmeldung festzulegen.

Desinfektion (Asepsis)

Am Ende der Lagerung wird das Operationsfeld sorgfältig desinfiziert. Im Bereich der Haut erfolgt dies meist mit alkoholischen Lösungen oder mit Jodpräparaten.

Die ganze Umgebung des desinfizierten Hautbereiches, der Patient und die notwendigen Gerätetische werden, soweit sie mit dem Patienten in Berührung kommen, steril abgedeckt. Für die Dauer

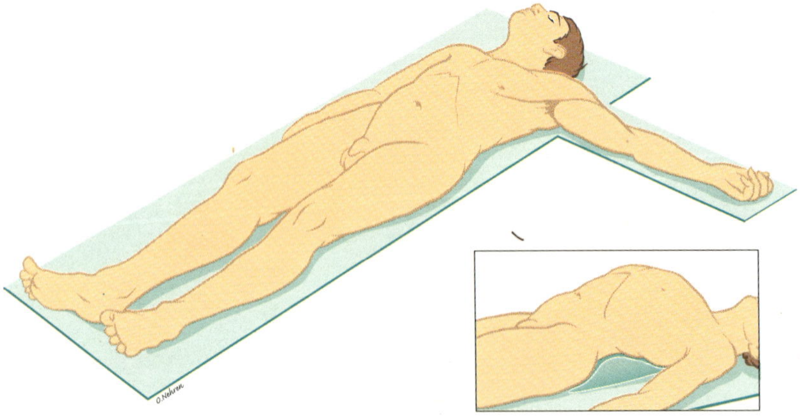

Abb. 4.19. Standard-Rückenlage. Bei Oberbaucheingriffen ist ggf. eine Überstreckung des Abdominalbereichs sinnvoll. (s. Insert)

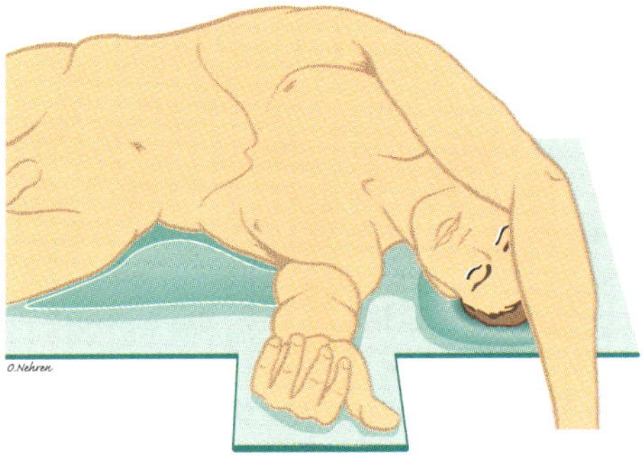

Abb. 4.20. Seitenlagerung

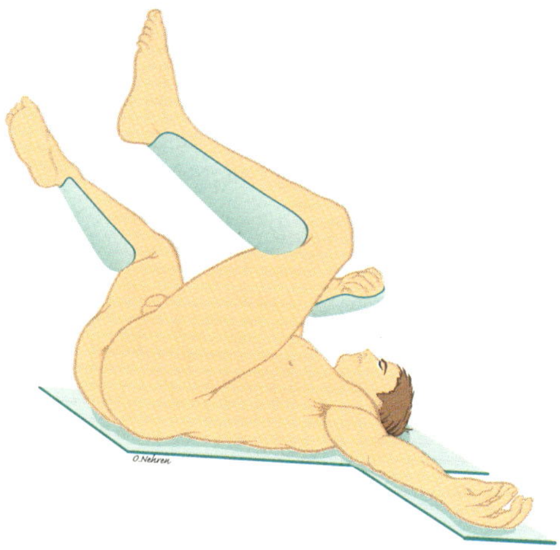

Abb. 4.21. Steinschnittlagerung

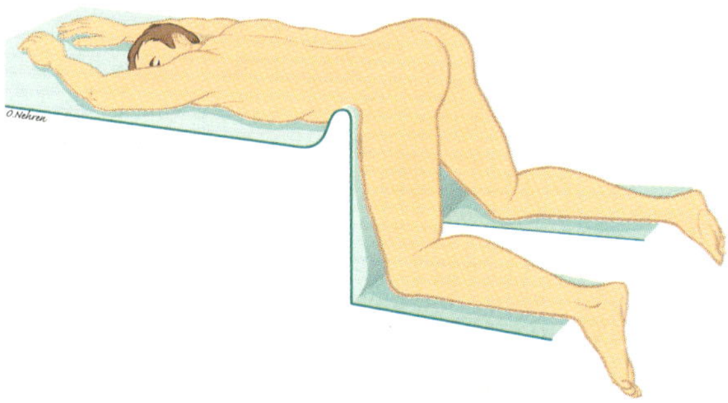

Abb. 4.22. Heidelberger Lagerung

des Eingriffes muß das Abdeckungsmaterial eine Penetration von Keimen zuverlässig verhüten.

Das Operationsteam selbst hat Hand und Unterarme sorgfältig desinfiziert und wird dann steril eingekleidet. Als letzter Schritt der Operationsvorbereitung werden sterile Gummihandschuhe angezogen. Selbstverständlich ist das Tragen einer Kopfbedeckung und eines Mundschutzes für jede Person, die sich im Operationsbereich aufhält. Nosokomiale Infektionen sind die häufigsten und schwerwiegendsten, die es zu verhindern gilt. Die gleichen Vorschriften gelten auch für die instrumentierenden Schwestern.

Schnittführung / Zugänge

Die Probleme der Zugangswege zum jeweiligen Operationsfeld schienen über Jahrzehnte gelöst. Nach Einführung des endoskopischen Operierens sind sie jedoch neu in die Diskussion gekommen. Retrospektiv muß man feststellen, daß die Belastungen für den Patienten durch aufwendige Zugänge mit Durchtrennung mehr oder weniger großer Anteile, z. B. der Bauchdecke, lange unterschätzt wurden. Ein Großteil der Hospitalisierungsdauer dient ausschließlich der Abheilung dieser Wunden. Je kleiner der vorzunehmende operative Eingriff, desto mehr zählen die Belastungen durch den Zugangsweg. Auf der anderen Seite ist jeder Patient gewillt, auch große Zugänge im Rahmen z. B. der onkologischen Chirurgie hinzunehmen, wenn sie zur Verbesserung der Prognose beitragen können.

Hautschnitte. Diese werden möglichst in die Hautfalten oder entsprechend dem Verlauf der sog. Spaltlinien der Haut gelegt.

Bei der Durchtrennung von Muskeln versucht man, die versorgenden Blutgefäße und Nerven zu schonen. Faszien durchtrennt man möglichst in der Hauptfaserrichtung. Bei der späteren Wiedervereinigung finden Nähte quer zur Hauptfaserrichtung besseren Halt.

Anatomische Voraussetzungen der Laparotomie. Die Bauchmuskulatur ist paarig angelegt. Ihre Ausläufer vereinen sich in der sehr straffen Aponeurose der Linea alba bzw. in den Rektusscheiden, wobei letztere oberhalb des Nabels bzw. der Linea alba semizirkulär ein vorderes und hinteres Blatt aufweist, unterhalb davon dagegen nur ein vorderes Blatt.

Während die Blutversorgung der Bauchwand netzartig und reichlich ausgebildet ist, erfolgt die In-

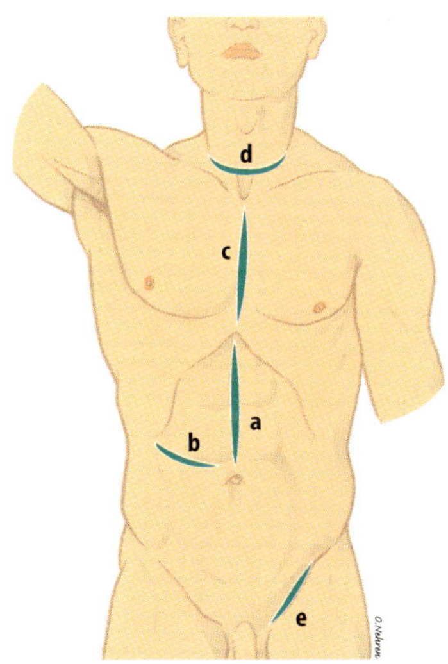

Abb. 4.23. **a** Medianer Längsschnitt, **b** Costoumbilicalschnitt, **c** mediane Längssternotomie, **d** Kragenschnitt nach Kocher, **e** Inguinalschnitt

nervation der Bauchdeckenmuskulatur nur segmental über Ausläufer der Interkostalnerven Th 5–12 sowie über die Nn. ileohypogastricus und ileoinguinalis.

Diese anatomischen Gegebenheiten lassen unschwer erkennen, daß schräge bzw. quere, d.h. parallel zur Muskelfaser und zur Innervationsrichtung verlaufende Inzisionen besonders sicher sind und für den Patienten postoperativ schmerzfreier. Zugleich erweisen sich quere Schnitte als kosmetisch günstiger. Der mediane Längsschnitt in der Linea alba ist ebenfalls nervenschonend, hingegen ist die Wiedervereinigung (Bauchdeckennaht) größeren Zugkräften ausgesetzt. Im folgenden seien die wichtigsten Zugänge kurz aufgeführt (Abb. 4.23).

Medianer Längsschnitt. Das Abdomen ist bei dieser Schnittführung besonders rasch zu öffnen und es ergibt sich eine gute Übersicht über die gesamte Bauchhöhle. Die Erweiterungsmöglichkeiten reichen von der Symphyse bis zum Xyphoid. Bei der Schnittführung links am Nabel vorbei bleibt die Corda umbilicalis erhalten.

Dies ist der Wahlzugang bei den allermeisten abdominellen Eingriffen, insbesondere bei Notfalleingriffen. Als Nachteil muß die relative Häufigkeit von Narbenhernien in Anbetracht der Zugwirkung auf die mediane Bauchdeckennaht genannt werden.

Quere Bauchschnitte. In Hinblick auf Sicherheit der Wundheilung und postoperativen Wundschmerz sowie Kosmetik sind diese Schnitte zu bevorzugen. Für Eingriffe am rechten Hemikolon sind sie besonders geeignet. Kommen sie im Oberbauch zum Einsatz (Operationen an Pankreas, am Magen oder an der Leber), müssen sie häufig durch eine kleine mediane Inzision erweitert werden, so daß ein umgekehrtes T entsteht. Dieser Zugang eröffnet dann allerdings beste Übersicht im Bereich des Oberbauches und ist für alle großen Oberbaucheingriffe gleichermaßen geeignet.

Kostoumbilikalschnitt rechts. Dieser Zugang schont die Innervation sowohl der seitlichen Muskulatur wie die des Musculus rectus und ist kosmetisch günstig, da er entlang der Spaltlinien der Haut verläuft. Beste Indikation ist die Gallenwegschirurgie.

Thorakotomie. Die laterale Thorakotomie stellt den Standardzugang dar. Eingriffe an Lunge und Ösophagus sind übersichtlich ausführbar. Er kann rechts wie links ausgeführt werden. Der Hautschnitt erfolgt in der Regel unterhalb der Mammille und der Skapulaspitze. Der Zugang zum Thorax erfolgt an der Oberkante der 5. oder 6. Rippe unter Schonung der Interkostalgefäße und -nerven.

Mediane Längssternotomie. Dies ist Standardzugang zum vorderen Mediastinum und zum Herzen. Das Sternum wird mit der oszillierenden Säge in ganzer Länge median gespalten.

Weitere Zugänge. Folgende Zugänge sind speziellen Indikationen vorbehalten:

- ***Kragenschnitt nach Kocher***: Der Hautschnitt wird 1 bis 2 Querfinger oberhalb der Schlüsselbeine bogenförmig und symmetrisch ausgeführt. Zugang zur Schilddrüse, aber auch zu schwierigen Tracheotomien und in das vordere Mediastinum.
- ***Typischer Wechselschnitt***: Der Hautschnitt erfolgt quer; z.B. geeignet für Appendektomien. Faszien und Muskeln können dagegen median und parallel zur Längslinie durchtrennt werden.
- ***Chirurgie der weiblichen Brustdrüse***:
  - Schnittführung nach Pattey (radikale Mastektomie mit Ausräumung der Achsellymphknoten). Quer ovale, spindelförmige Umschneidung der Mamma. Die Schulterkulisse bleibt unberührt.
  - Periareolärschnitte. Parallel zum Mammillenhof verlaufende quere, bogenförmige Schnitte, die für diagnostische Exstirpationen von Mammatumoren geeignet sind.
- ***Inguinalschnitt***: Schnittführung verläuft schräg zwischen Spina iliaca anterior superior und Symphyse (Leistenhernienoperation, diagnostische Lymphknotenexstirpation etc.).

4.3.2 Blutstillung

> **!** Die chirurgische Blutstillung kann primäres Operationsziel (epidurales Hämatom, Ösophagusvarizen, Milzruptur etc.) oder technische Notwendigkeit (Durchtrennung blutversorgter Gewebe) zum Erreichen eines bestimmten Operationszieles sein.

Erstmaßnahme zur Verhütung eines Blutverlustes ist meist die ***Kompression***. Sie kann am Ort der Blutung selbst oder im Gefäßverlauf proximal und distal der Blutungsquelle erfolgen.

An den großen Gefäßen erfolgt die definitive Versorgung einer Blutungsquelle durch ***Verschluß mittels Naht***. Defekte können durch autologes Gewebe (z.B. Venenwand) oder künstliche Prothesen überbrückt werden. Die Wiedervereinigung kleiner Gefäße bedarf der Methoden der Mikrochirurgie. Gefäße, die für die Organdurchblutung entbehrlich oder nach Beendigung des Eingriffes (z.B. nach Resektion eines Organes) nicht mehr notwendig sind, werden mit einem Faden ***(Ligatur)*** abgebunden. Befürchtet man ein Abrutschen des Fadens bei kurzem Gefäßstumpf oder großem Gefäßquerschnitt, kann der Faden im Gewebe oder im Gefäß durch Naht verankert werden ***(Durchstechungsligatur)***. Bei großen Arterien kann nicht resorbierbares Nahtmaterial zweckmäßig sein. Gezielte ***Elektrokoagulation*** vermag kleine Gefäße ausreichend zu verschließen.

Mit Hilfe von ***Clips*** aus Titanlegierung oder resorbierbarem Kunststoff kann ein blutendes Gefäß ebenfalls verschlossen werden, sofern es gut isolierbar und nicht zu groß ist. Entsprechende Applikatoren sind allerdings wesentlich teurer als Fadenmaterial und es besteht die Gefahr, daß diese „Hämoclips" im weiteren Verlauf der Operation infolge von Manipulationen wieder abgerissen werden oder abrutschen. In der endoskopischen Operationstechnik haben Clips dagegen eine große Bedeutung erlangt.

Die Esmarch[1] -Blutleere erlaubt, an den Extremitäten ohne Blutverlust und anatomisch exakt zu operieren. Hierzu wird die Extremität zunächst hochgelagert, sodann wird mittels breiter Gummibinde von peripher nach zentral das Blut aus den Gefäßen herausgepreßt. Danach wird eine ***Blutsperre*** angelegt und dann die Gummibinde entfernt. Die Dauer der Blutleere ist zu protokollieren. An den Extremitäten sind Ischämien von mehr als 45 Minuten zu vermeiden.

Das Prinzip läßt sich auch bei Operationen an der Leber (Abklemmen des Ligamentum hepatoduodenale; sog. Pringle-Manöver) oder an der Milz (Abklemmen des Milzhilus) anwenden. Hier sollte eine Ischämiezeit von mehr als 30 Minuten nicht überschritten werden.

In Ausnahmefällen müssen Blutungen durch ***Kompression mit Tamponade*** gestillt werden: Blutung aus Abszeßinzisionen z.B. mit Jodoformgaze (nach 2–3 Tagen entfernen, evtl. erneuern), Sengstaken-Sonde bei Ösophagusvarizen (36–48 Stunden), sehr unzugängliche Blutungsquellen bei schlechtem Allgemeinzustand des Patienten durch Tamponade bis zum granulomatösen Verschluß der Blutungsquelle (8–14 Tage) und bei Leberruptur in Form des perihepatischen „packing" (36–48 Stunden).

4.3.3 Nahttechnik

!

Die Gewebsnaht soll die zu vereinigenden Gewebe:
- „Stoß auf Stoß" dauerhaft adaptieren und
- eine ausreichende Durchblutung garantieren.

Beste Bedingungen für die Wundheilung werden erreicht, wenn zueinander gehörende Gewebe exakt, spannungsfrei und unter Vermeidung von Hohlraumbildung vereinigt werden. Die Haut muß aus kosmetischen Gründen genau adaptiert werden. Die Unterfütterung mit Subkutanfett ist möglichst wiederherzustellen, damit die Narbe verschieblich bleibt und z.B. bei zunehmender Adipositas später keine tief eingezogene Grube bildet.

Reihen- und Schichtennaht

!

Reihig bezieht sich auf die Nahtreihen, ***schichtig*** auf die Gewebsschichten.

Auch bei der Naht von Hohlorganen (z.B. Darm, Blutgefäße) ist die Adaptierung Stoß-auf-Stoß wünschenswert, weil sie prinzipiell die schnellste Heilung ermöglicht. Um eine separate Vereinigung einzelner Wandschichten zu erreichen, kann der Chirurg mehrreihig nähen, also z.B. die Schleimhaut mit einer Naht adaptieren und dann Serosa und Muskularis zusätzlich mit einer zweiten Naht fassen. Diese letztere sero-muskuläre Naht ist dann eine ***zweischichtige*** Naht. Sie ist heute weitgehend verlassen. Besser führt die ***Allschichtennaht*** zum Erfolg.

In- und evertierende Nahttechnik

Am Darm fürchtet man bei evertierenden Nähten eine Schleimhautinterposition, die zu Fistelbildung führen könnte. Sie wird durch prinzipiell invertierende Nahttechnik oder durch zusätzliche Serosanaht (Lembert) vermieden. Allerdings beweist der Erfolg moderner Klammernahtgeräte, daß bei entsprechender Dauerkompression der Wundränder ein dichter Abschluß auch bei evertierender Adaptierung der Schleimhaut erreicht wird. Bei Gefäßen hat andererseits außer der Dichtigkeit des Verschlusses auch eine glatte Intimavereinigung für die Thromboseprophylaxe große Bedeutung, so daß hier eine ***Evertierung*** angestrebt wird.

Fortlaufende und Einzelknopfnähte

Längere Wundränder kann man entweder mit fortlaufender Naht oder durch zahlreiche Einzelknopfnähte vereinigen. Prinzipiell ist eine ***fortlaufende Naht*** dichter und ist schneller auszuführen. Die ***Einzelknopfnaht*** beeinträchtigt die Blutversorgung der genähten Wundränder weniger und bietet bei schwer erkennbaren Gewebsschichten insbesondere in der Tiefe des Abdomens den Vorteil, daß man alle Fäden zunächst legen und dann erst in einem zweiten Arbeitsgang knoten kann (sog. Klöppeltechnik).

Nahtgeräte

Für den ***Verschluß von Hohlorganen*** durch gerade Naht gibt es seit langem Nahtgeräte (Petz, Friedrich, vgl. Kap. 4.2.1). Moderne Ausführungen arbeiten mit sehr feinen Einzelklammern aus Titanlegierungen in Doppelreihen. Sie ermöglichen auch die ***Anastomosierung***

[1] Johann F. v. Esmarch, Chirurg, Kiel, 1823–1908

mit gerader oder zirkulärer Naht. Es gibt auch Klammergeräte für die Naht der Faszie und der Haut (Stapler-Instrumentarium; s. oben).

Nahtfehler und Gefahren

Technische Fehler können eine mangelnde Wundfestigkeit zur Folge haben: zu großer Fadenabstand, zu wenig gefaßtes Gewebe in Relation zur mechanischen Beanspruchung, unregelmäßige Stichfolge. Auch zu enge Stichfolgen können zu einem Durchreißen des Gewebes führen („Briefmarkenphänomen"). Zu dünnes Nahtmaterial schneidet bei Belastung (z. B. Husten oder Erbrechen bei Nähten der Bauchwand) leichter durch das Gewebe. Schlechte Knotentechnik ist besonders bei Fäden mit glatter Oberfläche (monofile Fäden) oder mit Neigung zum Quellen (Katgut) gefährlich. Zu hohe Spannung des Fadens führt zur Ischämie des gefaßten Gewebes.

Bei der Vereinigung der äußeren Haut hat die Beeinträchtigung der Durchblutung durch zu festes Anziehen der Fäden gravierende kosmetische Nachteile, indem es durch ischämische Schädigung der Basalschicht der Epidermis zu quer zur eigentlichen Narbe verlaufenden Fadennarben kommt. Bei Keloidneigung kann sogar jeder Einstich der Nadel zu einem störenden Granulom führen. Infektion der Stichkanäle verschlimmert die Narbenbildung.

Zur Vermeidung einer bleibenden Schädigung des Stratum germinativum kann man versuchen, die Fäden frühzeitig (2. postoperativer Tag, wenn eine Schwellung des Gewebes die Fadenspannung erhöht) durch Klebstreifen zu ersetzen. Die fortlaufende Naht kann besonders bei lose geknüpftem Endknoten ein zu festes Anziehen einzelner Schlingen und die Wundschwellung ausgleichen. Versenkte Fäden ***(Intrakutannaht)*** bringen die besten kosmetischen Ergebnisse. Das Einrollen der Hautränder z. B. an konkaven Körperoberflächen kann auch durch spezielle Rückstichnähte (Donati)[2] verhindert werden (Abb. 4.24).

Zur Vermeidung von Sekundärschäden sind vielfältige spezielle Nahttechniken und ausgewähltes Nahtmaterial im Gebrauch. Zur Vermeidung einer Steinbildung werden z. B. im Choledochus und Ureter resorbierbare Fäden verwendet.

[2] Mario Donati, Chirurg, Turin, 1879–1946

Naht- und Wundheilung

Auch mit optimaler Nahttechnik (gleichmäßiger Fadenabstand, genügend weitgreifende Nähte) kann bei künstlicher Verbindung von Faszien, Bändern oder Knochen primär nur ein Bruchteil der normalen Festigkeit des natürlichen Gewebes erreicht werden (ca. 20–30 %): Der Kraftanteil konzentriert sich punktförmig auf die Durchtrittstellen der verwendeten Nahtmaterialien durch das Gewebe. Eine Ruhigstellung der genähten Strukturen für die Zeit der Wundheilung ist daher anzustreben, im Falle der Bauchdecken aber nicht möglich. Husten und Erbrechen sind daher besonders in der Aufwachphase soweit wie möglich zu vermeiden. Eine Wundheilung ist wie folgt zu erwarten:

- Die Fäden an der Haut kann man nach 7–8 Tagen entfernen.
- Ausreichende Festigkeit für alltägliche Belastungen (z. B. Duschen, Gymnastik) hat die Hautnaht nach 12–14 Tagen.
- Die Bildung, Ausrichtung und Vernetzung der Kollagenfasern in Faszien und Bändern hat nach 6 Wochen 80 % der endgültigen Narbenfestigkeit erreicht.

Prinzipien der Nahttechnik am Gastrointestinaltrakt

> **!** Grundsätzlich strebt man auch am Gastrointestinaltrakt eine allschichtige, einreihige, Stoß-auf-Stoß-Naht an.

Dieses Ziel der Nahttechnik ist überall da zu erreichen, wo die Darmwand von außen zugängig ist und dieses Ziel durch Wenden der Anastomose auch im Bereich der Hinterwand erreicht werden kann. Ein solches Wenden der Anastomose, d. h. Naht von außen sowohl im Bereich der Vorder- wie auch der Hinterwand ist an allen beweglichen Teilen des Gastrointestinaltraktes möglich (intraperitoneale Lage). An nur partiell beweglichen Organen (retroperitoneale Lage z. B. Ösophagus, Duodenum, Rektum) muß die Hinterwand von innen genäht werden.

Naht von außen. Die Standardnahttechnik ist die allschichtige, einreihige Naht. Dabei werden alle Schichten des Gastrointestinaltraktes mit Ausnahme der Mu-

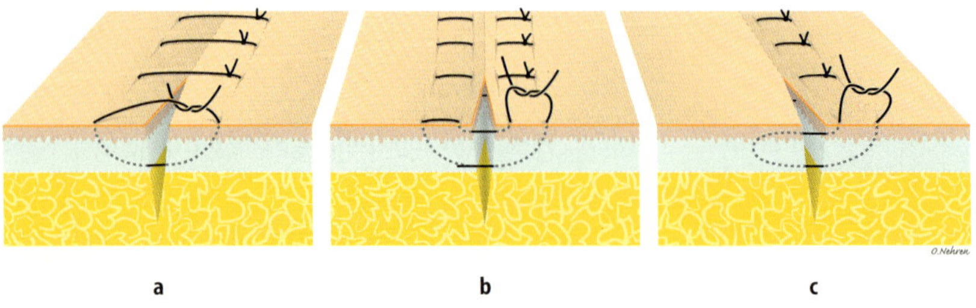

Abb. 4.24a-c. Hautnähte. **a** Einzelknopfnaht, **b** Donati-Naht, **c** Allgöwer-Naht

kosa gefaßt. Die meisten Kollagenfasern, die allein der Naht ausreichend Halt bieten, befinden sich in der Submukosa. Diese muß deswegen großzügig tangential mitgefaßt werden. Die Mukosa wird nicht durchstochen, um eine Kommunikation des Nahtmaterials mit dem Lumen des Gastrointestinatrakts zu vermeiden (Abb. 4.25 a).

Diese allschichtige Nahttechnik kann in Form von Einzelknopfnähten, aber auch fortlaufend ausgeführt werden. Immer beginnt eine Naht am Gastrointestinaltrakt mit Legen der sog. Eckfäden mesenterial und antimesenterial. Dann wird die Wiedervereinigung der Wundlefzen im Bereich der Vorderwand und nach Wenden der Anastomose auch im Bereich der Hinterwand durchgeführt. Mit dieser Nahttechnik können alle Bereiche des Gastrointestinaltrakts sicher versorgt werden. Wesentlichste Voraussetzung für eine ungestörte Wundheilung ist die ausreichende Durchblutung der zu vereinigenden Anteile des Gastrointestinaltrakts. Hierauf ist ebenso besonderer Wert zu legen wie auf eine spannungslose Vereinigung. Eine besondere Deckung der Anastomose ist im Regelfall nicht notwendig.

Bei nicht wendbarer Anastomose (retroperitoneal gelegene Anteile des Gastrointestinaltrakts) muß die Hinterwand vom Lumen her versorgt werden. Dafür bedient man sich sog. Rückstichnähte (Abb. 4.25 b), die zunächst allschichtig beide Wundlefzen erfassen und dann im Sinne eines Rückstiches noch einmal tangential Mukosa und Submukosa ergreifen, um eine exakte Schleimhautadaptation der Hinterwand zu erreichen. Bei schwer zugängigen Anastomosen können diese Nähte zunächst vorgelegt und erst später geknüpft werden (sog. Klöppeltechnik; Abb. 4.26).

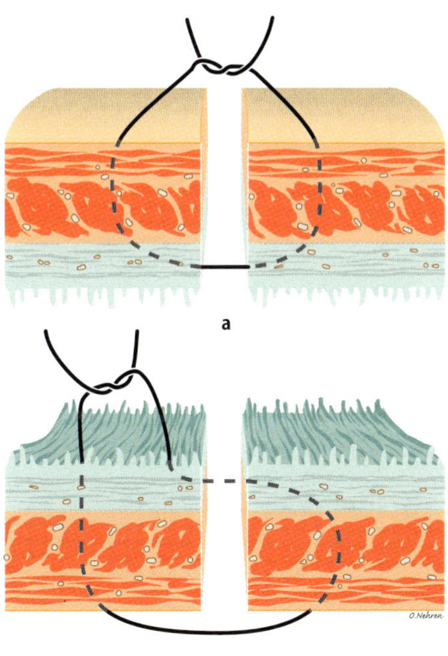

Abb. 4.25. a Seromuskuläre Naht auf Stoß, b Rückstichnaht („Hinterwandnaht")

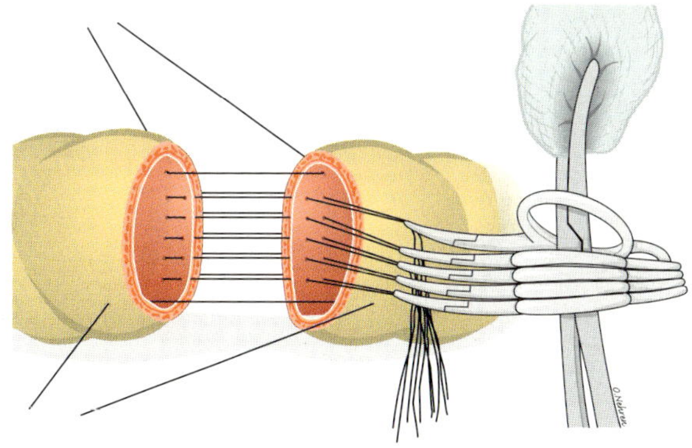

Abb. 4.26. „Klöppeltechnik"

Mit dieser relativ simplen Nahttechnik können alle Anastomosen im Bereich des Gastrointestinaltrakts sicher ausgeführt werden. Spezielle Nahttechniken insbesondere bei der Vereinigung parenchymatöser Organe mit dem Gastrointestinaltrakt werden in den entsprechenden Organkapiteln dargestellt.

Knotentechnik

In der Chirurgie kommen im Regelfall 3 unterschiedliche Knotentechniken zur Anwendung, die allerdings durch eine große Zahl an individuellen Modifikationen ergänzt werden können. Die grundsätzlichen sind folgende:

- ***Einfacher Knoten***: Gegenseitige Umschlingung der beiden zu vereinigenden Fäden (Abb. 4.27). Dieser

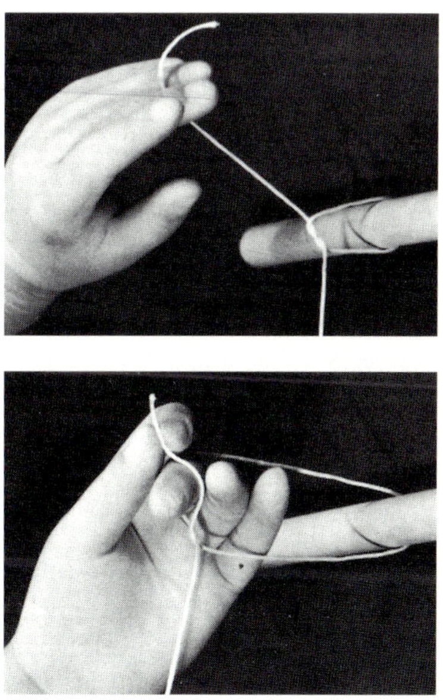

Abb. 4.27. Wird beim einhändigen Knüpfen der Faden in Laufrichtung aus dem Knoten geführt und abwechselnd über den Zeigefinger und den Kleinfinger in die Handfläche gebracht, werden die Knoten mit Sicherheit gegenläufig. (Aus B. Braun-Dexon GmbH Melsungen (1975) Der Wundverschluß im OP)

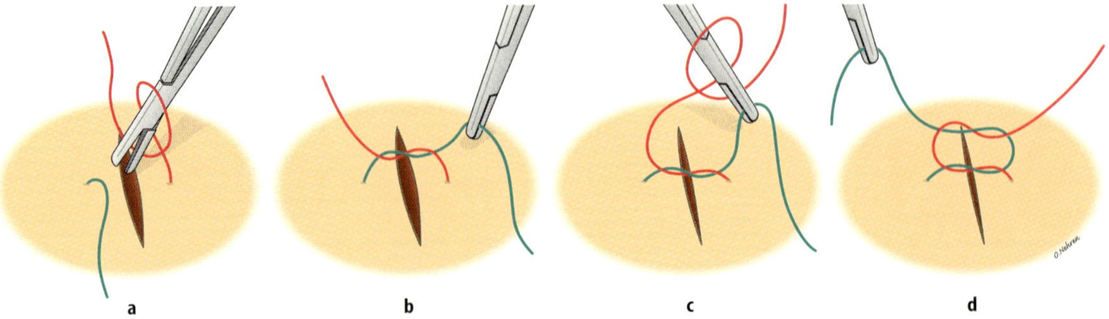

Abb. 4.28. Bei Werfen des Fadens im wechselndem Drehsinn um die Spitze des Instruments entstehen beim Instrumentenknoten von selbst gegenläufige Knoten. (Aus B. Braun-Dexon GmbH Melsungen (1975) Der Wundverschluß im OP)

Knoten alleine ist nicht ausreichend sitzfest, so daß er in der Regel durch weitere 2 gegenläufige einfache Knoten ergänzt werden muß.

- ***Doppelter sog. chirurgischer Knoten***: Dieser beinhaltet eine doppelte Umschlingung der beiden Fadenenden. Dadurch wird eine etwa doppelt so ausgeprägte Reibung zwischen beiden Fäden erreicht. Der primäre Sitz ist entsprechend fester. Muß eine Naht z. B. unter Spannung des Gewebes, wie bei der Fasziennaht, geknüpft werden, ist es günstiger, mit einem chirurgischen Knoten zu beginnen. Dieser kann leicht in der gewünschten Position gehalten werden. Er wird durch einen weiteren einfachen Knoten abgesichert.
- ***Sog. Schifferknoten***: Dieser stellt einen doppelten, einfachen, gegenläufig geschlungenen Knoten dar und ist somit die Weiterentwicklung des einfachen Knotens.

Fäden können auch instrumentell, d. h. mit dem Nadelhalter, geknüpft werden. Das Prinzip der Fadenführung ist identisch (Abb. 4.28).

4.3.4 Drainagen

Drainagen sollen Blut und Sekret aus natürlichen oder pathologischen Hohlräumen nach außen ableiten (Pleura, Peritoneum, Gallenwege, Abszesse).

Da Gummi die Bildung von Granulationsgewebe stark stimuliert, wird es z. B. als Gallenwegsdrainage verwendet, weil eine sichere Verklebung des Drainagekanals gleich nach der Entfernung des T-Drains erwünscht ist. Als möglichst reizarmes Material findet andererseits ***Silikon*** in der Pleura- oder Peritonealhöhle Verwendung. Der Drain kann auf natürlichem Wege (transnasale Magensonde, transurethraler Dauerkatheter) oder durch entsprechende Inzisionen (Wunde, Gastrostomie, suprapubische Blasendrainage) eingebracht werden. Der Flüssigkeitstransport kann durch Absaugung beschleunigt werden. Drainagen können auch zur Spülung Verwendung finden.

Drainiert werden grundsätzlich alle Abszeßhöhlen, soweit man sie nicht ganz breit spalten kann. Spülungen mit Antibiotikalösungen haben sich bei Osteomyelitis bewährt.

Subkutanbereich

Im schlecht durchbluteten Fettgewebe bleiben längere Zeit Hohlräume bestehen. In Zysten oder Hämatomen können aber schon sehr kleine Bakterienkolonien zu einer Abszeßbildung führen, weil die körpereigene Abwehr schlecht angreifen kann. Daher versucht man, mit ***Redon***[3]***-Drainagen***, die aus sehr festem Kunststoff bestehen, zahlreiche Löcher aufweisen und unter starkem negativem Druck stehen, die Hohlraumbildung zu verhindern. Die gleiche Technik wird in der Extremitätenchirurgie und auch nach Strumaresektion zur Ableitung von Hämatomen und zur Früherkennung von Nachblutungen verwendet. Sie werden nach weitgehender Erfüllung dieser Aufgaben, also nach 2–3 Tagen, entfernt.

Abdomen

Im Peritonealbereich dienen Drainagen neben der Ableitung postoperativen Sekretes in erster Linie der Erkennung von Anastomoseninsuffizienzen („Spion im Bauch"). Diese werden bei Nahtfehlern in den ersten 3 Tagen, bei Insuffizienzen durch Nekrosebildung (Ischämie) bis zum 7. postoperativen Tag offenbar. Nach dieser Zeit können die Drainagen entfernt werden.

Wird die Drainage nur eingelegt, um Nachblutungen oder parenchymatöse Sekretaustritte zu erkennen, kann sie früher (nach 48 Stunden) gezogen werden. Zur Behandlung einer Peritonitis können die Drainagen auch als Zugangsweg für eine intermittierende Peritonealspülung benutzt werden.

[3] Henri Redon, Kieferchirurg, Paris, 1954

Pleurahöhle

Drainagen in der Pleurahöhle erfordern zur Aufrechterhaltung des negativen Druckes eine konstante Saugung (hydrostatisch oder durch Pumpe), solange durch Stichkanäle und ähnliches noch Luft aus der Lunge in die Pleurahöhle eintreten kann. Ist dies nicht der Fall (z. B. nach Entleerung eines Pleuraergusses oder -empyems), ist die Absicherung des negativen Druckes durch ein Ventil (Wasserschloß: ***Bülau***[4]***-Drainage***) notwendig.

Magensonde und Blasendrainage

Die ***transnasale Magensonde*** entlastet den Magen, der auf große intraperitoneale Eingriffe mit einer Atonie reagieren kann. Zur Ableitung des Urins dient die ***suprapubische Blasendrainage***.

...

Für die erfolgreiche Durchführung eines chirurgischen Eingriffes sind nicht nur exakte anatomische Kenntnisse und eine sichere Operationstechnik erforderlich, sondern ebenso die subtile Kenntnis und souveräne Beherrschung des chirurgischen Instrumentariums. Das chirurgische Instrumentarium umfaßt heute nicht mehr nur allein die eigentlichen Operationsinstrumente, sondern auch die große Zahl von technischen Hilfsmitteln, die heute eine größere Bedeutung denn je gewonnen haben.

?

1. Benennen Sie die drei Möglichkeiten, eine Anastomose zwischen zwei Hohlorganen zu schaffen!
2. Benennen Sie fünf instrumentelle Möglichkeiten der Gewebsdissektion!
3. Welche technischen Möglichkeiten kommen für die Blutstillung an parenchymatösen Organen (z. B. Leber) in Frage?
4. Welches Nahtmaterial würden Sie für die Anlage einer Darmanastomose im Regelfall wählen?
5. Welche Schnittführung ist bei abdominellen Inzisionen bezüglich der mechanischen Belastung und damit zur Verhütung von Narbenbrüchen am günstigsten?
6. Welche Schnittführung ist für den Zugang zur Schilddrüse erforderlich?
7. Beschreiben Sie die Standard-Naht für die Anlage einer intestinalen Anastomose, wenn die zu vereinigenden Darmlumina nicht wendbar sind!
8. Welche Möglichkeiten kennen Sie, den Eintritt von Luft in die Pleurahöhle bei der Pleuradrainage zu vermeiden?

[4] Gotthard Bülau, Internist, Hamburg, 1835–1900

Pathophysiologische Folgen, Vorbehandlung und Nachbehandlung bei operativen Eingriffen und Traumen

5

H. Bartels, A. Encke, M. Heberer, L. Lehr, J. R. Siewert

5.1 Pathophysiologische Folgen von Trauma und operativen Eingriffen 46
M. Heberer
5.1.1 Kausale Faktoren 46
5.1.2 Mediatoren 46
5.1.3 Symptome und praktische Behandlungsgrundsätze 48
5.1.4 Überwachung im Postaggressionsstoffwechsel 50

5.2 Voruntersuchung und Vorbehandlung bei operativen Eingriffen 51
H. Bartels, J. R. Siewert
5.2.1 Risikofaktoren 51
5.2.2 Vorbehandlung 54

5.3 Postoperative Therapie 56
H. Bartels, J. R. Siewert
5.3.1 Infusionstherapie 56
5.3.2 Parenterale Ernährung 56
5.3.3 Enterale Ernährung 58
5.3.4 Medikamentöse Therapie 59
5.3.5 Physikalische Therapie 61

5.4 Bluttransfusion 63
L. Lehr
5.4.1 Das AB0- (ABH-) Blutgruppensystem 63
5.4.2 Das Rhesus-Blutgruppensystem 64
5.4.3 Das Kell-System 65
5.4.4 Weitere Blutgruppensysteme 65
5.4.5 Blut- und Blutkomponentenkonserven 66
5.4.6 Praxis der Substitution bei Blutverlust 68
5.4.7 Transfusionsreaktionen 70
5.4.8 Zusammenfassung der Organisation, der Sicherungsmaßnahmen und -vorschriften bei der Durchführung von Bluttransfusionen 72
5.4.9 Übertragung von Infektionskrankheiten 73
5.4.10 Eigenblut 74

5.5 Thromboembolie-Prophylaxe 76
A. Encke
5.5.1 Ätiologie und Risikofaktoren 76
5.5.2 Klinische Symptomatik 78
5.5.3 Diagnostik 78
5.5.4 Therapie der tiefen Venenthrombose 79
5.5.5 Prophylaxe der tiefen Venenthrombose 79
5.5.6 Lungenarterienembolie 79
5.5.7 Therapie der Lungenarterienembolie 80
5.5.8 Prophylaxe rezidivierender Lungenembolien 80

Ein sinnvoller Einsatz der heute verfügbaren perioperativen und intensivmedizinischen Behandlungsmöglichkeiten setzt eine kritische und detaillierte pathophysiologische Analyse voraus. Ursachen und Symptome müssen differenziert werden, um eine Behandlung mit geeigneter Gewichtung kausaler und symptomatischer Komponenten einzuleiten und der individuellen Entwicklung anzupassen. Auch wenn unterschiedliche Streßursachen (Trauma, Operation) mit vergleichbaren Stoffwechselreaktionen beantwortet werden (Postaggressionsstoffwechsel), so kann doch die Ausprägung einzelner Symptome je nach Ursache und Interventionsmaßnahmen variieren. Allgemeines und Spezielles muß erkannt und im Behandlungsplan berücksichtigt werden: Beispielsweise kann eine postoperative Hyperglykämie eine Reduktion der Kohlenhydratzufuhr oder eine exogene Insulingabe erfordern. Der Schlüssel zur Zuordnung geeigneter Maßnahmen liegt in der pathophysiologischen Analyse.

5.1 Pathophysiologische Folgen von Trauma und operativen Eingriffen

Streßstoffwechsel

Trauma und Operationen führen zu einer Stoffwechsellage, die sich sowohl vom ***Resorptionsstoffwechsel*** (Nahrungsaufnahme) als auch vom ***Postresorptionsstoffwechsel*** (Hunger- oder Nüchternstoffwechsel) unterscheidet.

Kennzeichen des ***Streßstoffwechsels*** (= Postaggressionsstoffwechsel) ist die Mobilisierung der körpereigenen Energie- und Proteinreserven ***(Katabolie)*** in Verbindung mit Veränderungen des Wasser-, Elektrolyt- und Säure-Basen-Haushalts ***(Transmineralisation)***.

Ausmaß und Dauer des Streßstoffwechsels hängen von Trauma und Behandlung (Schmerzmittel, Volumenersatz, Umgebungstemperatur) gleichermaßen ab. Im Unterschied zum Hungerstoffwechsel sind Glykogenolyse, Glukoneogenese, Lipolyse und Proteolyse im Postaggressionsstoffwechsel durch neuroendokrine und immunologische Mediatoren fixiert und durch Nährstoffzufuhr nicht aufzuheben.

5.1.1 Kausale Faktoren

Der Streßstoffwechsel stellt eine unspezifische, systemische und nicht immer ökonomische Reaktion auf unterschiedliche Reizmuster dar (Tabelle 5.1). Die Kombination ursächlicher Faktoren bestimmt Ausmaß und Dauer des Streßstoffwechsels. Nach geringgradigem Trauma oder operativen Eingriffen mittleren Schweregrades (z. B. Kolonsegmentresektion) kann der Postaggressionsstoffwechsel bereits nach 48 h in einen normalen Hungerstoffwechsel und die katabole in eine anabole Stoffwechsellage übergehen. Bei kompliziertem Verlauf (z. B. Sepsis, operative Reintervention) kann der Streßstoffwechsel hingegen über Wochen persistieren.

Tabelle 5.1. Klassischer Phasenablauf des Postaggressionsstoffwechsels

Verletzungsphase	Schmerz, geringes Interesse an der Umwelt, depressive Stimmungslage, Durst: 2–3 Tage
Wendephase	Besserung mit Normalisierung der vegetativen Symptome Tachykardie, Tachypnoe, Temperatur und Hunger sowie beginnender intestinaler Peristaltik: 2–3 Tage
Anabole Phase	Normalisierung der Stimmungslage bei erhöhtem Schlafbedürfnis, Eiweißaufbau mit positiver Stickstoffbilanz: 2–3 Wochen
Rekonvaleszenzphase	Gewichtszunahme und Normalisierung der körperlichen Leistungsfähigkeit

Als ***diagnostisches Kriterium*** für das Vorliegen eines Streßstoffwechsels können pathologisch verminderte Glukosetoleranz, erhöhte Leukozytenzahl, Fieber oder ein Anstieg der Akut-Phase-Proteine (C-reaktives Protein, α_1-Antitrypsin, Lävuloplasmin etc.) herangezogen werden.

Die ***Behandlung*** des Postaggressionsstoffwechsels erfordert Analyse und Elimination der kausalen Faktoren (Tabelle 5.2). Insbesondere sind Schmerzbekämpfung und Anxiolyse, Prophylaxe und Korrektur des Volumendefizits sowie Antibiotikaprophylaxe und frühzeitige Stabilisierung von Frakturen erforderlich.

5.1.2 Mediatoren

Gewebetrauma, Blutdruckabfall, Schmerz und Homöostasestörungen werden vom Organismus registriert und über afferente Bahnen dem ZNS vermittelt.

Tabelle 5.2. Ursachen, Mediatoren und Symptome des Postaggressionsstoffwechsels

Kausale Faktoren	Mediatoren	Stoffwechselcharakteristika
Gewebetrauma	*Endokrin*	Gesteigerter O_2-Verbrauch
Hypovolämie, Schock	Katecholamine	Wasserretention (ADH, Aldosteron)
Anoxie	ACTH, Kortisol	Proteolyse (Katabolie mit Stickstoff- und K^+ -Verlusten)
Schmerz, Angst	ADH, Aldosteron	Kohlenhydratintoleranz, Hyperglykämie
Infektion, Endotoxin	Glukagon	Glukoneogenese
Temperatur, Fieber	Wachstumshormon	Fettsäurenmobilisation, Erhöhung der freien Fettsäuren im Serum
Immobilisation	Renin	Synthese von Akut-Phase-Proteinen
Hunger	T_3-T_4	
	Zytokine	
	II-1, TNFα	
	Prostaglandine	
	Kinine	

Die Signalverarbeitung im ZNS berücksichtigt zusätzliche Informationen (z. B. Angst, Temperatur) und löst ***hypothalamisch-hypophysäre*** (z. B. ACTH → Kortisol) und ***neuroendokrine Efferenzen*** (z. B. autonomes Nervensystem → Katecholamine) aus. Auch lokale Faktoren, welche durch immunkompenente Zellen produziert werden (z. B. Interleukin-1, Tumornekrosefaktor α), können eine konzentrationsabhängige systemische Mediatorwirkungen entfalten ***(Immunmediatoren)***.

Die gesteigerte Reaktion des ***sympathischen Nervensystems*** und des ***Nebennierenmarks*** dürfte für alle übrigen Veränderungen des Endokrinium Schrittmacherfunktion haben, zumal sie bereits sehr früh, d. h. unmittelbar nach einem Trauma oder noch während einer Operation, auftritt. Die erhöhten Noradrenalinkonzentrationen stammen im wesentlichen aus dem Depot des sympathischen Nervensystems, Adrenalin allein aus dem Nebennierenmark. Die Stimulation erfolgt v. a. durch Angst und Schmerzreize. Deshalb können die Katecholamin-abhängigen Reaktionen durch Analgetika und Anxiolytika beeinflußt werden.

Die Inkretion des ***adrenokortikotropen Hormons (ACTH)*** ist unmittelbar nach Operationen gesteigert, kehrt aber rasch auf normale Wege zurück. Als auslösende Faktoren sind besonders die afferenten nervalen Impulse aus dem Operationsgebiet zu nennen; fördernde (z. B. Äther) und hemmende Pharmaka (z. B. Barbiturate) sind bekannt.

Die Serumspiegel der ***Glukokortikoide*** und des ***Kortisols*** steigen unmittelbar postoperativ stark an und normalisieren sich nach 3 bis 5 Tagen. Die Produktion unterliegt stimulierenden Einflüssen der Hypophyse; zudem ist die Ansprechbarkeit der Nebennierenrinde gegenüber ACTH im Postaggressionsstoffwechsel erhöht. Die Sekretion des ***antidiuretischen Hormons (ADH)*** ist während und nach Operationen sowie nach Trauma gesteigert. Insbesondere Schädel-Hirn-Traumen können eine übermäßige ADH-Ausschüttung bewirken. Als auslösende Stimuli spielen neben den genannten Faktoren Überdruckbeatmung und Aufrechterhaltung eines positiven endexpiratorischen Beatmungsdrucks (PEEP) eine Rolle. Die ADH-Sekretion normalisiert sich nach 2–4 Tagen.

Renin ist während und nach Operationen durch den Einfluß von Narkose, Operationsstreß, Hypovolämie und Verkleinerung des funktionell wirksamen Extrazellulärraumes regelmäßig erhöht. Auslösend wirken Durchblutungsveränderungen des Nierenparenchyms. Renin aktiviert das in der Leber gebildete Angiotensinogen zu Angiotensin I, welches durch das ***Angiotensin converting enzyme*** in Angiotensin II überführt wird. Letzteres steigert den Tonus der Gefäßmuskulatur und erhöht den Strömungswiderstand.

Die gesteigerte ***Aldosteronausschüttung*** in der postoperativen Phase ist Folge der erhöhten ACTH-Produktion und des aktivierten Renin-Angiotensin-Systems. Zudem können erhöhte Serum-K^+ -Konzentrationen, die postoperativ durch Gewebezerstörung (Eiweißabbau und Transmineralisation) und relaxierende Pharmaka (Succinyl) auftreten, die Aldosteroninkretion steigern. Eine erhöhte Aldosteronsekretion führt zu vermehrter Wasser- und Na^+ -Retention, wobei K^+ im Austausch ausgeschieden wird (sekundärer Hyperaldosteronismus).

Glukagon steigt postoperativ verzögert an. Seine Bedeutung ist v. a. in der Stimulation der Glukoneogenese aus Aminosäuren zu sehen.

Eine gesteigerte Inkretion des ***Wachstumshormons*** läßt sich über mehrere Tage nach Trauma und Operation nachweisen. Auslösend sind auch hier afferente nervale Impulse, ferner Hypovolämie; von geringerer Bedeutung sind Hypoglykämie und erhöhte Aminosäurenkonzentrationen im Serum.

Die pankreatische Produktion von ***Insulin*** ist postoperativ nicht eingeschränkt, die Wirksamkeit jedoch vermindert. Verantwortlich ist das Überwiegen der Hormone mit antiinsulinärer Wirkung (Katecholamine, Glukagon, Wachstumshormon, Kortison).

Die Rolle der ***Schilddrüsenhormone*** in der postoperativen Streßsituation ist nicht vollständig geklärt. Ein Abfall der Hormonkonzentration (v.a. des T_3, low T_3 syndrome), scheint ein prognostisch ungünstiges Kriterium zu sein.

Die Freisetzung von ***Immunmediatoren*** im Streßstoffwechsel geht auf das Gewebetrauma, aber auch auf spezifische antigenabhängige Reaktionen (z.B. Infektionen) zurück. Beteiligt sind besonders Produkte aktivierter monozytär-phagozytärer Zellen, welche zunächst lokale Wirkungen entfalten (Proteolyse-induzierender Faktor = Interleukin-1 = Monozytenprodukt). Dosisabhängig wird durch Faktoren wie das Interleukin-1 oder das Kachektin (Tumornekrosefaktor α = Monozytenprodukt) aber auch der Gesamtstoffwechsel beeinflußt. Die quantitative Bedeutung dieser Faktoren für Einleitung und Erhaltung des Postaggressionsstoffwechsels ist bislang nicht vollständig bekannt.

Das ***Reaktionsmuster des Postaggressionsstoffwechsels*** wird vom Zusammenspiel dieser Mediatoren bestimmt: Der Anstieg von Adrenalin und Noradrenalin führt zu Glykogenolyse und Lipolyse. Die Katecholamine sind somit v. a. für den initialen Anstieg der Konzentrationen von Glukose und freien Fettsäuren verantwortlich. Zusammen mit Kortisol leiten sie ferner die Proteolyse der muskulären Eiweißdepots ein. Die Mobilisierung der peripheren Eiweißdepots ermöglicht die Synthese wichtiger Funktionsproteine (einschließlich der Akut-Phase-Proteine) und stellt durch Bereitstellung von glukoplastischen Aminosäuren eine Voraussetzung der hepatischen Glukoneogenese dar. Die Aktivierung der hepatischen Glukoneogenese vermittelt Glukagon, während die Synthese von Akut-Phase-Proteinen auch durch Immunmediatoren und Wachstumshormone stimuliert wird. Insgesamt führen die hormonellen Veränderungen des operativen Stresses zu erhöhten Konzentrationen aller Substrate des Intermediärstoffwechsels im Serum.

Volumendefizit, erhöhtes Serumkalium und gesteigerte ACTH-Produktion beeinflussen aldosteronvermittelt den Wasser-Elektrolyt-Haushalt. Aldosteron führt im distalen Nephron zu einer gesteigerten Resorption von Natrium, Chlorid und Wasser, z.T. im Austausch gegen Kalium und Wasserstoffionen (sekundärer Hyperaldosteronismus). Man findet deshalb einen sauren Urin und eine gesteigerte Kaliumausscheidung.

5.1.3 Symptome und praktische Behandlungsgrundsätze

Gesteigerter O_2-Verbrauch

Katecholamine und erhöhte Körpertemperatur steigern den O_2-Verbrauch und das Herzzeitvolumen um bis zu 30 %. Es resultiert eine erhebliche kardiopulmonale Belastung.

!

Praktische Konsequenzen: Ältere Menschen mit eingeschränkter kardiopulmonaler Reserve müssen deshalb auf elektive Eingriffe vorbereitet werden (Diuretika, Blutdruckkorrektur, präoperative Atemgymnastik).
Nach einem Myokardinfarkt sind aus diesen Gründen Operationen nach Möglichkeit um 6 Monate aufzuschieben.

Wasserretention

Unmittelbar postoperativ oder nach Trauma ist bei erhöhten Adiuretin (ADH)- und Aldosteronwerten die Ausscheidung von Wasser, Natrium, Chlorid und Bikarbonat gestört. Volumenmangel ist das wichtigste Signal für die ADH-Ausschüttung. Bei der Behandlung des Postaggressionsstoffwechsels muß diese Tendenz zur Flüssigkeitsretention berücksichtigt werden, weil sie in Kombination mit Eiweißverlusten zu Wassereinlagerungen (Wandödem des Darmes, periphere Ödeme) führen und die Nierenfunktion belasten kann (oligurische Niereninsuffizienz). Elektrolytlösungen beeinflussen diese Situation günstig, da sie Hyponatriämie und Nierenversagen verhindern können. Die Zufuhr salzfreier Lösungen (z. B. 5 % Glukose) stellt in dieser Situation eine zusätzliche Gefahr dar und kann Hyponatriämie und Nierenversagen hervorrufen.

!

Praktische Konsequenzen: Intraoperativ muß ein manifestes Volumendefizit durch ausreichende Zufuhr salzhaltiger Lösungen (Ringer[1]-Laktat) vermieden werden; unmittelbar posttraumatisch sind geringe Dosen hypertoner Kochsalzlösung (100 mml 1,8–3 % NaCl Lösung) geeignet, das Fortschreiten des *Circulus vitiosus* der ADH-induzierten Wasserretention zum Nierenversagen zu verhindern. Die Zufuhr salzfreier Lösungen ist in den ersten 48 h nach Trauma oder größeren Operationen nicht sinnvoll.

[1] Sidney Ringer, Pharmakologe, London 1835–1910

Proteolyse und negative Stickstoffbilanz

Jedes Proteinmolekül des Organismus ist ein Funktionsträger (Enzyme, kontraktile Muskelproteine, Strukturelemente). Jeder Proteinverlust bedeutet deshalb einen Funktionsverlust.

1 g Stickstoff entspricht 6,25 g Eiweiß und ca. 30 g Muskulatur. Die tägliche Stickstoffausscheidung des Gesunden liegt bei 12 g und kann im Postaggressionsstoffwechsel auf 15 g (Cholezystektomie), 20 g (Gastrektomie, Ösophagektomie) und bis zu 40 g (Polytrauma mit Frakturen langer Röhrenknochen) gesteigert sein. Bei einer täglichen Zufuhr von 80–100 g Eiweiß (1,2–1,6 g/kgKG) befindet sich der Organismus mit einer Ausscheidung von mehr als 15 g/Tag (= 94 g Eiweiß) in negativer Stickstoffbilanz. Dies bedeutet eine zunehmende Verminderung der Funktionsreserven insbesondere der Enzymeiweiße mit kurzer Halbwertszeit.

!

Praktische Konsequenzen: Nach großen Eingriffen mit mehrtägiger postoperativer Nahrungskarenz ist eine Eiweißsubstitution ab dem ersten postoperativen Tag sinnvoll, auch wenn noch keine vollständige Deckung des kalorischen Bedarfs möglich ist (s. unten).

Kaliumverlust im Urin

Kalium flutet im Streßstoffwechsel aus dem intrazellulären Raum im Austausch gegen Natrium (Transmineralisation bei sekundärem Hyperaldosteronismus) und als Folge des Gewebeabbaus (Katabolie) an. Bluttransfusionen und Gewebetrauma können den Kaliumzufluß aus dem intrazellulären Kompartiment weiter erhöhen. Zugleich ist im Postaggressionsstoffwechsel die Ausscheidungskapazität der Niere für Kalium begrenzt. Die Zufuhr auch kleiner Kaliummengen kann deshalb die Niere überlasten und zu kritischer Hyperkaliämie führen.

!

Praktische Konsequenzen: Eine Kaliumzufuhr in den ersten 24 h nach Trauma oder Operation ist meistens unnötig. Nach Abklingen des Streßstoffwechsels ist die Wiederaufnahme der Kaliumzufuhr hingegen erforderlich. In der Phase des Eiweißwiederaufbaus (Anabolie) ist dann der Kaliumbedarf des Organismus beträchtlich erhöht: 80–120 mval/Tag können unter Kontrolle des Serumkaliums erforderlich sein.

Gesteigerter Energiebedarf

Der Energiebedarf des Organismus ist nach kleineren und mittleren Eingriffen nicht oder nur unwesentlich erhöht. Dagegen bewirken größere Eingriffe, schwerere

Tabelle 5.3. Harris-Benedikt-Formel zur Berechnung des Energieumsatzes (Ruheumsatz)

Männer	66,473 + 13,7516 × Gewicht (kg) + 5,0033 × Größe (cm) – 6,7550 × Alter (Jahre)
Frauen	655,095 + 9,563 × Gewicht (kg) + 1,8496 × Größe (cm) – 4,6756 × Alter (Jahre)

Tabelle 5.4. Korrekturfaktoren zur Anpassung des nach Harris-Benedikt berechneten oder mit einem Standardwert von 25 kcal/kgKG geschätzten täglichen Kalorienbedarfs an die jeweilige Streßsituation

Fieber	1 + 0,13/°C
Peritonitis/Sepsis	1,2–1,5(1,8)
Verbrennungen	
• bis 20 %	bis 1,3
• bis 50 %	bis 1,5
• > 50 %	bis 1,8

Traumen mit zahlreichen Knochenbrüchen und Weichteilschäden sowie Verbrennungen oder septische Komplikationen eine Steigerung um 25–50 %.

Der Engergiebedarf kann kalorimetrisch gemessen werden; allerdings genügt für praktisch alle Behandlungszwecke die Schätzung des Energiebedarfs aufgrund von Erfahrungswerten (Tabelle 5.3 und 5.4). Mit Korrekturfaktoren wird der geschätzte oder berechnete Ruheumsatz der jeweiligen Streßsituation angepaßt.

!

Praktische Konsequenzen: Der Kalorienbedarf nach Trauma und Operation liegt zwischen 25 und 35 kcal/kgKG, für einen 70 kg schweren Patienten also zwischen 1.750 und 2.450 kcal/Tag.

Die Zufuhr muß jedoch die Verwertungskapazität für exogen zugeführte Energie berücksichtigen (siehe unten): Ein Anstieg von Intermediärprodukten im peripheren Blut (Glukose, freie Fettsäuren) zeigt eine nicht ausreichende Verwertung an; grundsätzlich muß diese Störung respektiert und durch Reduktion der Energiezufuhr berücksichtigt werden. Ob die exogene Zufuhr anaboler Hormone (Insulin, Wachstumshormon, *Insulin-like-growth-factor I)* allein oder in Kombination eine verbesserte Energieutilisation im Streßstoffwechsel bewirken kann, ist heute noch unklar.

Kohlenhydratintoleranz

Hyperglykämie bei erhöhten Insulinspiegeln ist ein charakteristisches Merkmal des Postaggressionsstoffwechsels. Ursächlich sind gesteigerte Konzentrationen

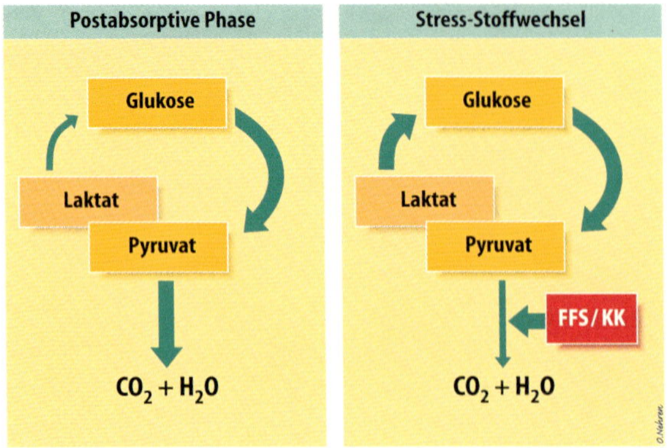

Abb. 5.1. Schematische Darstellung der Glukoseverwertung im postabsorptiven und Streßstoffwechsel. Reduktion der Pyruvatoxydation durch bevorzugte Oxydation von freien Fettsäuren *(FFS)* und Ketonkörpern *(KK)*; überwiegende Laktatbildung aus Glukose im Postaggressionsstoffwechsel

von ***Glukagon***, ***Katecholaminen*** und ***Kortisol***. Auf Substratebene findet im Postaggressionsstoffwechsel eine vermehrte Utilisation freier Fettsäuren statt. Durch den vermehrten Anfall von Acetyl-Coenzym-A aus der Fettsäurenverwertung wird die Pyruvatdehydrogenaseaktivität reduziert und die oxidative Glukoseverwertung eingeschränkt (Abb. 5.1). Diese Blockade der Glukoseutilisation ist für den Streßstoffwechsel typisch und ermöglicht eine Einsparung der Glukose, da das bei der Glykolyse gebildete Laktat im Cori-Zyklus in der Leber wieder zur Glukose aufgebaut werden kann.

!

Praktische Konsequenzen: Die maximal utilisierbare Glukosezufuhr im Postaggressionsstoffwechsel liegt bei 100–150 g/Tag.

Bei höherer Zufuhr kann die Glukose durch exogene Insulinzufuhr zwar in den intrazellulären Raum gedrängt werden, führt dort aber zur Fetteinlagerung (toxisch-nutritive Leberverfettung) und stellt eine Belastung des Stoffwechsels dar. Eine verbesserte Oxidation des Glukoseangebots kann durch exogenes Insulin nicht erreicht werden. Als alternatives Kohlenhydrat kann Xylit eingesetzt werden (Höchstdosis: 0,125 g/kgKG/h). Vorteil ist die insulinunabhängige Utilisation und Einschleusung in den Energiestoffwechsel der Leber.

!

Fruktose darf wegen des Risikos der hereditären Fruktoseintoleranz (tödlicher Ausgang bei unerkannter Komplikation) nicht verwendet werden.

5.1.4 Überwachung im Postaggressionsstoffwechsel

Allgemeingültige Behandlungsrichtlinien können für die ersten 24 h im Postaggressionsstoffwechsel nicht gegeben werden; die Therapie muß vielmehr der engmaschig kontrollierten Situation des einzelnen Patienten angepaßt werden: ***Klinische Kontrollen*** haben Vorrang und werden durch ***Laborkontrollen*** ergänzt.

Ein ***Volumendefizit*** wird durch Tachykardie (Differentialdiagnose Schmerz), Hypotonie und Abnahme der Urinproduktion (siehe unten) auffallen. Neben weiterer Diagnostik (Blutung?) und Therapie (Blutersatz, operative Blutstillung) ist eine sofortige Behandlung durch salzhaltige Lösungen (Ringer-Laktat) erforderlich.

Die ***Nierenfunktion*** muß durch stündliche Bestimmung der Urinproduktion (Richtwert 50 ml/h) überwacht werden. Aufmerksamkeit muß gleichermaßen dem oligurischen und dem polyurischen Nierenversagen gelten; kaliumhaltige Infusionslösungen sind im Streßstoffwechsel zu vermeiden.

Die ***Atmung*** wird gleichermaßen klinisch (Tachypnoe, angestrengtes Atmen) und durch wiederholte arterielle Blutgasanalysen kontrolliert.

Bewußtsein, Pupillenreaktion, Haut- und Körpertemperatur sind in kurzen Abständen zu prüfen. Die ***Laborkontrollen*** umfassen mindestens das Hämoglobin, die Leukozytenzahl, die Serumelektrolyte Natrium, Kalium und Chlorid sowie die Retentionswerte (Kreatinin, Harnstoff). Je nach Ausmaß des Postaggressionsstoffwechsels müssen diese Laborwerte um den intensivmedizinischen Überwachungskatalog erweitert und bis zu mehrfach täglich kontrolliert werden.

Die ***Flüssigkeitsbilanz*** (= Zufuhr minus Ausscheidung) und der ***Verlauf des Körpergewichts*** orientieren über Volumenverschiebungen (initiale Wasserretention, spätere Mobilisierung und Ausscheidung des überschüssigen Wassers).

•••

Der operative Eingriff löst im Organismus das Bild eines Streßstoffwechsels aus, wobei über hypothalamische-hypophysäre und neuroendokrine Efferenzen Stoffwechselveränderungen und Veränderungen der Hormonspiegel nachweisbar sind. Klinisch steigt nach größeren operativen Eingriffen der O_2-Verbrauch und das Herz-Zeit-Volumen, und es resultiert eine erhöhte kardio-pulmonale Belastung.
Weitere Kennzeichen sind Wasserretention (Kontrolle der Nierenfunktion), negative Stickstoffbilanz, Kaliumverlust im Urin und gesteigerter Energiebedarf. Diese metaboli-

schen Veränderungen können in dem Begriff „Kompensationsstoffwechsel" zusammengefaßt werden. Im Vordergrund der klinischen Überwachung steht die Kontrolle der renalen Ausscheidung, die Kontrolle der pulmonalen Funktion und die Kontrolle der Flüssigkeits- und Energiebilanz.

Literatur

Heberer M, Günther B (1988) Praxis der parenteralen und enteralen Ernährung in der Chirurgie. Springer, Berlin Heidelberg New York Tokyo

Hill GL (1994) Impact of nutritional support on the clinical outcome of the surgical patient. Clin Nutr 13 : 331–340

Van Way CW (1992) Handbook of surgical nutrition. Lippincott, Philadelphia

Hartig W (1994) Moderne Infusionstherapie, künstliche Ernährung, 7. Aufl. Zuckerschwerdt Verlage, München

?

1. Nennen Sie kausale Faktoren des Postaggressionsstoffwechsels!
2. Welches sind die wichtigsten Mediatoren der Streßreaktion?
3. Wie groß ist die tägliche Stickstoffausscheidung beim Gesunden?
4. Nennen Sie Ursachen und Symptome der Kohlenhydratintoleranz im Postaggressionsstoffwechsel!
5. Welches sind die wichtigsten Laboruntersuchungen bei der Stoffwechselüberwachung im Streßstoffwechsel?

5.2 Voruntersuchung und Vorbehandlung bei operativen Eingriffen

Die Stoffwechselveränderungen nach großen operativen Eingriffen sind heutzutage meßbar geworden. Eine detaillierte Kenntnis der pathophysiologischen Veränderungen ist Voraussetzung für eine korrekte perioperative und postoperative Therapie. Darüber hinaus ist die Risikoabschätzung des Patienten vor geplanten operativen Eingriffen in das Zentrum des Interesses gerückt, da Organfunktionseinschränkungen einen deletären Einfluß auf den postoperativen Verlauf haben können. Es ist daher wichtig zu wissen, welchen Umfang und welches Spektrum die obligaten Voruntersuchungen haben müssen, um eine komplette präoperative Risikoabschätzung vornehmen zu können. Die Identifikation von Hochrisikopatienten ermöglicht es dem behandelnden Chirurgen, durch gezielte Maßnahmen die Organfunktionen zu verbessern und den Patienten optimal auf die Operation vorzubereiten.

5.2.1 Risikofaktoren

Risikofaktoren sind Gesundheitsstörungen oder Erkrankungen, die den Patienten bei chirurgischen Eingriffen gefährden.

Die Kenntnis von patientenbezogenen Risikofaktoren gewinnt heute bei immer umfangreicheren elektiven chirurgischen Eingriffen zunehmend an Bedeutung. Hierbei geht es darum, das Risiko der Operation zu vermindern und die Patienten zu selektionieren, bei denen große Eingriffe noch mit vertretbarem Risiko durchgeführt werden können.

Darüber hinaus dient die Risikoabschätzung als Entscheidungshilfe bei der Therapieplanung (z. B. funktionelle Vorbehandlung bei pulmonalen Störungen), nimmt Einfluß auf die Verfahrenswahl (z. B. limitierte Chirurgie beim Hoch-Risiko-Patienten) und ermöglicht eine problemorientierte postoperative Therapie (z. B. Nachbeatmung, Gerinnungssubstitution, Antibiotika).

!

Voraussetzung für eine objektive Risikoabschätzung ist es, Vorerkrankungen zu identifizieren, relevante Organfunktionen mit möglichem Einfluß auf den postoperativen Verlauf zu erfassen und diese Funktionen in Korrelation zum geplanten Eingriff zu bewerten.

Präoperative Risikoerfassung

Der traditionelle Weg des Versuchs einer präoperativen Risikoerfassung ist die subjektive Beurteilung des Patientenzustandes durch den Operateur, gegebenenfalls unterstützt durch konsiliarische Hinzuziehung von Spezialisten für die Funktion der Einzelorgane. Dieser „klinische Blick" des Operateurs, der eine große Erfahrung voraussetzt, kann aber in der Regel eine objektive Evaluation nicht ersetzen.

Tabelle 5.5. Risiko-Klassifikation nach ASA

Risikogruppe	Klinischer Status
1	Normaler, gesunder Patient
2	Patient mit leichter Allgemeinerkrankung
3	Patient mit schwerer Allgemeinerkrankung und Leistungsminderung
4	Patient mit inaktivierender Allgemeinerkrankung, die eine ständige Lebensbedrohung darstellt
5	Moribunder Patient, von dem nicht erwartet wird, daß er die nächsten 24 Stunden überlebt

Weit verbreitet ist die präoperative Risikoerfassung anhand der ASA-Klassifikation (Tabelle 5.5), die Patienten entsprechend ihres klinischen Status 5 Risikogruppen zuordnet. Dieses Klassifikationssystem faßt objektive Befunde, den subjektiven Eindruck und das abschließende klinische Urteil zusammen. Seine Zielsetzung ist die Anwendbarkeit unter anästhesiologischen Gesichtspunkten für ein möglichst großes Operationsspektrum. Bezogen auf das individuelle Risiko, z. B. eines Patienten mit Ösophaguskarzinom, ist die ASA-Klassifikation aber wenig hilfreich, zumal Art und Größe des geplanten Eingriffs als wesentliches Kriterium dabei keine Berücksichtigung findet.

Risikoerfassung ist die Identifizierung von patientenbezogenen Risikofaktoren (Tabelle 5.6).

Andere Versuche, anhand des Patientenalters, seines Ernährungszustandes oder eines aus mehreren dieser Faktoren zusammengesetzten Klassifikationssystems Risikogruppen zu definieren, haben sich in der Klinik nicht durchgesetzt. Es bleibt somit festzuhalten, daß bis heute das präoperative Risiko nicht allgemein verbindlich erfaßbar ist. Im Zentrum hat aber in jedem Fall die Evaluation der Organfunktionen zu stehen, die Einfluß auf den postoperativen Verlauf nehmen.

Tabelle 5.6. Die Kenntnis patientenbezogener Risikofaktoren ist wesentlich für:

- Patientenselektion (kann der spezielle Eingriff mit vertretbarem Risiko durchgeführt werden?)
- Therapieplanung (Vorbehandlung bei funktionellen Störungen)
- Einfluß auf die Verfahrenswahl (limitierte Chirurgie beim Risiko-Patienten)
- Problemorientierte postoperative Prophylaxe bzw. Therapie (Nachbeatmung, Gerinnungssubstitution, Antibiotika u. a.)

Organfunktionen mit Einfluß auf postoperativen Verlauf

Pulmonale Funktion. Chirurgischer Eingriff und Anästhesie verändern die pulmonale Funktion, das heißt Atemmechanik und den Gasaustausch, anhaltend bis in die postoperative Phase hinein. Als Ursache dafür sind mechanische Faktoren (Verminderung der Lungenvolumina), Gasaustauschstörung (Ventilations-Perfusions-Mißverhältnis) und Depression des Atemzentrums (alveoläre Hypoventilation) zu nennen. Besonders ausgeprägt sind diese Veränderungen bei Patienten mit pulmonalen Vorerkrankungen, bei alten Menschen, Übergewicht, langer Operationsdauer und nach Thorax-, Oberbauch- und 2-Höhlen-Eingriffen, d. h. bei anatomisch enger Beziehung zwischen Operationsgebiet und Respirationssystem.

Ihre klinische Bedeutung liegt darin, daß der Risikopatient postoperativ nicht mehr ausreichend tief einatmen und abhusten kann. Als Folge dieser Veränderungen können Hypoxämie, Sekretretention und Pneumonie auftreten (s. Kap. 5.3.5).

Kardiovaskuläre Funktion. Postoperativ treten eine Reihe von Veränderungen mit negativer Rückwirkung auf die kardiovaskuläre Funktion auf. Kältezittern (Erhöhung des Sauerstoffverbrauchs), Restwirkung von Anästhetika (negativ inotrope Wirkung), Angst, Schmerz, Hypoxämie, erhöhte Atemarbeit und Blutdruckabfall (Volumenmangel, Nachblutung) sind Faktoren, die ein kardiales Versagen auslösen können.

Grundsätzlich stellt die kardiale Komplikation eine ernsthafte Belastung des postoperativen Verlaufs dar. Ungleich höher ist aber die Gefährdung für Patienten mit spezifischer kardialer Vorerkrankung. So wird bei Patienten mit koronarer Herzerkrankung nach allgemeinchirurgischen Eingriffen eine Letalität von 3% angegeben. Kommt es postoperativ zum Herzinfarkt, muß auch heute noch mit einer Letalität von 50% gerechnet werden.

Hepatorenale Funktion. Bei hepatogenen Vorerkrankungen (z. B. Leberzirrhose) liegt das Risiko des chirurgischen Eingriffes in der postoperativen Nachblutung (Gerinnungsstörung), septischen Komplikation (eingeschränkte Immunabwehr) und Herzinsuffizienz (Kardiomyopathie). Diese Störungen treten bei Patienten mit präoperativen Leberfunktionsstörungen sehr viel häufiger auf als bei einem lebergesunden Kontrollkollektiv.

Im Gegensatz dazu ist der Einfluß einer eingeschränkten Nierenfunktion auf den postoperativen Verlauf eher gering. Darüber hinaus ist heute ein postoperatives Nierenversagen – wenn es auftritt – therapeutisch besser beeinflußbar und auch prognostisch günstiger als die akute kardiopulmonale oder hepatogene Dekompensation.

Allgemeinzustand und Kooperation. Nach großen viszeral-chirurgischen Eingriffen wird von dem Patienten ein Höchstmaß an Disziplin und Mitarbeit verlangt. Zur Prophylaxe von pulmonalen und thrombo-embolischen Komplikationen müssen Therapiemaßnahmen wie Atemtraining, Abhusten und Frühmobilisation immer wieder durchgeführt werden. Grundvoraussetzung dafür ist die körperliche Belastbarkeit und mentale Kooperationsfähigkeit des Patienten.

Zur Zeit steht noch keine Methode zur Verfügung, die bereits präoperativ die Mitarbeit des Patienten nach dem Eingriff objektiv vorhersagen läßt. Ganz sicher ist die Kooperation aber eingeschränkt beim alten Menschen, beim Vorliegen einer Zerebralsklerose, bei Patienten mit Vorerkrankungen im psychiatrischen Formenkreis (z. B. endogene Depression), bei Medikamentenabusus und Alkoholismus.

Umfang und Spektrum obligater Voruntersuchungen

Nur durch eine genaue Erhebung der ***Patientenanamnese*** lassen sich Medikamenteneinnahme oder Unverträglichkeit, Allergien und Konsumgewohnheiten (z. B. Rauchen, Drogen, Alkohol) erfassen. Diese Informationen können auch entscheidende Hinweise für ein problemorientiertes postoperatives Management liefern (z. B. Analgesie, Antibiotika, spezielle Thromboembolieprophylaxe).

> **!** Grundvoraussetzung für die Erfassung und Abschätzung von Risikofaktoren ist die ausführliche ***Anamnese*** und gründliche ***körperliche Untersuchung***.

Die ***körperliche Untersuchung*** des Patienten kann bisher nicht bekannte, unbeachtete oder nicht angegebene Störungen aufdecken. Daraus können sich durchaus Konsequenzen für den vorgesehenen Eingriff ergeben. So ist eine arterielle Verschlußkrankheit nicht nur ein lokales Problem der unteren Extremität, sondern kann auch Hinweis auf ein generalisiertes Krankheitsgeschehen mit Stenosen großer Viszeralarterien, zerebrovaskulärer Insuffizienz oder koronarer Herzerkrankung sein.

Somit kann streng genommen erst nach Vorliegen der aus Anamnese und körperlichen Untersuchung erhobenen Befunde der Umfang und das Spektrum obligater Voruntersuchungen bestimmt werden. Aus organisatorischen Gründen empfiehlt es sich aber routinemäßig Basis-Untersuchungen durchführen zu lassen, die heute ohnehin vor chirurgischen Wahleingriffen gefordert werden und deren Ergebnisse dann als Ergänzung zur Anamnese und Untersuchungsbefund verfügbar sind.

Basis-Untersuchungen. Ziel der in Tabelle 5.7 zusammengestellten Basis-Untersuchungen ist es, Erkrankungen aufzudecken, die den Patienten über das eingriffsspezifische Risiko hinaus zusätzlich gefährden könnten. Das gilt in gleichem Maße für eine beginnende Leberschädigung oder Leberentzündung (SGOT, SGPT, Gamma-GT), Blutungsneigung (Gerinnung, Thrombozyten), Nierenerkrankung (Harnstoff, Kreatinin), diabetische Stoffwechsellage (Blutzucker), Elektrolytstörung (Hypokaliämie bei der Einnahme von Diuretika oder Laxantien), Anämie (Hb, Hk) oder latente Infektion (Leukozyten). Darüber hinaus ist auch bei Patienten mit „leerer" Anamnese und unauffälligem Untersuchungsbefund in ca. 10 % mit EKG-Veränderungen und abnormen Röntgen-Thorax-Aufnahmen zu rechnen.

Tabelle 5.7. Basis-Untersuchung vor operativen Wahleingriffen

- Anamnese
- Körperliche Untersuchung
- EKG, Röntgen-Thorax-Aufnahme
- Blutbild (Hb, Hk, Leuko, Thrombo)
- Gerinnung (Quick, PTT, Fibrinogen)
- Elektrolyte (Na, K, Ca)
- Bilirubin, SGOT, SGPT, Gamma-GT, Alkalische Phosphatase, Gesamteiweiß
- Blutzucker, CK, Harnstoff, Kreatinin

Ergeben sich aus Anamnese, Untersuchungsbefund und der bisher durchgeführten Basis-Diagnostik Hinweise auf eine spezifische Organerkrankung, werden nach Rücksprache mit den Spezialisten der entsprechenden Fachgebiete Zusatzuntersuchungen erforderlich. Das gleiche ist auch notwendig bei „gesunden" Patienten vor großen und größten viszeralchirurgischen Eingriffen (z. B. Ösophagusresektion, Gastrektomie, OP nach Whipple, Multiviszeralresektionen, Lebertransplantation etc.), bei denen postoperativ eine Funktionseinschränkung vitaler Organe unvermeidlich auftritt.

Erweiterte Diagnostik. Die Parameter der erweiterten Diagnostik sind in Tabelle 5.8 zusammengefaßt.

Als ***Lungenfunktionsgrößen*** sind erforderlich die Vitalkapazität (VC), exspiratorische Sekundenkapazität (FEV1) und Blutgasanalyse (PaO_2, $PaCO_2$ und Sauerstoffsättigung) bei Raumluft. Als wesentliche Parameter zur Beurteilung des „perioperativ pulmonalen Risikos" werden heute die VC und der PaO_2 angesehen. In der eigenen Erfahrung sind die Cut-off-Points (Grenzwerte) für eine ausreichend gute Lungenfunktion eine VC $\geq$ 90 % der altersentsprechenden Norm und ein PaO_2 > 70 mmHg. In dem Maße, wie diese Cut-off-Points unterschritten werden, steigt das pulmonale Risiko an. In diesem Fall sollte ein Pneumonologe zur weiteren Funktionsdiagnostik (z. B. CO-Diffusionskapazität) und Möglichkeit einer funktionellen Vorbehandlung Stellung nehmen.

Tabelle 5.8. Erweiterte Diagnostik bei Organerkrankung und vor großen chirurgischen Eingriffen (Cut-off-points zur Trennung von normaler und eingeschränkter Organfunktion)

Lungenfunktion	Spirometrie: Vitalkapazität (VC ≥ 90 %) Exspiratorische Sekundenkapazität (FEV 1 > 80 %) Blutgasanalyse ($PaO_2 \geq 70$ mmHg, $PaCO_2 < 45$ mmHg) Spezielle Untersuchung: (Pneumon. Konsil)	 Ganzkörperplethysmographie CO-Diffusionskapazität
Herz-Kreislauf-Funktion	Pulsfrequenz, Blutdruck, EKG, Gefäßstatus Spezielle Untersuchung: (Kardiol. Konsil)	 Ergometrie, Sonographie, RNV, 24 h-EKG, Koronarangiographie
Nierenfunktion	Harnstoff (< 20 mg/dl), Kreatinin (< 1,3 mg/dl), Kreatinin-Clearance (> 40 ml/min)	
Leberfunktion	Quick (> 60 %), Bilirubin (< 2 mg/dl), Gesamteiweiß (> 5 g/dl), Aminopyrin-Atemtest (APT ≥ 0,4)	
Allgemeinzustand und Gesamtkonstitution	Alkoholkonsum (gering, erhöht, sehr hoch) Karnofsky-Index (≥ 80 %)	

Vergleichbare quantitative Angaben über die ***kardialen Leistungsreserven*** sind nicht verfügbar. Bei dem Verdacht auf kardiovaskuläre Vorerkrankung (Anamnese, Untersuchung, EKG, Röntgen-Thorax) muß ein Kardiologe Spezialuntersuchungen veranlassen (z. B. Lang-Zeit-EKG, Herzecho, Ergometrie, RN-Ventrikulographie, Koronarangiographie), Therapieempfehlungen aussprechen und aus seiner Sicht das kardiale Risiko beurteilen.

Die Parameter einer normalen ***Nierenfunktion*** mit den entsprechenden Cut-off-Points sind: Harnstoff (< 20 mg/dl), Kreatinin (< 1,3 mg/dl) und Kreatininclearance (> 40 ml/min).

Die Parameter zur Abschätzung der ***Leberfunktion*** umfassen Quick (> 60 %), Bilirubin (< 2 mg/dl) und das Gesamteiweiß (> 5 g/dl). Da laborchemisch eine Leberzirrhose häufig nicht sicher diagnostiziert werden kann, sie aber auf der anderen Seite eine relevante Risikoerhöhung darstellt, bietet sich als ergänzender Parameter zur quantitativen Beurteilung der Leberfunktion der Aminopyrin-Atemtest (APT > 0,4) an.

Bemessensgrundlage für die Einschätzung des ***Allgemeinzustandes*** des Patienten und seiner Kooperationsfähigkeit ist weiterhin der „klinische Blick" des erfahrenen Operateurs, der entscheiden muß, ob dem Patienten der entsprechende Eingriff zugemutet werden kann. Dabei hilfreich ist die Einschätzung des Alkoholkonsums – Patientenangaben darüber sind in der Regel unzuverlässig – und die Festlegung des Karnofsky-Index (> 80 %), mit dem die Gesamtkonstitution des Patienten quantitativ erfaßt werden kann.

Risikoabschätzung

Risikoabschätzung ist die Bewertung patientenbezogener Risikofaktoren in Korrelation zum geplanten chirurgischen Eingriff.

Auf dem Boden dieser erweiterten Diagnostik wird eine präoperative Risikoabschätzung möglich. Durch die Messung einzelner Parameter, orientiert an den Cut-off-Points, die normale und eingeschränkte Organfunktion differenzieren und unterstützt durch Stellungnahmen von Konsiliarärzten, können jetzt Einzelorganfunktionen und die Gesamtkonstitution des Patienten beurteilt werden. Ein solches Vorgehen ist Voraussetzung für die Abschätzung des postoperativen Verlaufs.

Das präoperative Gesamtrisiko des Patienten – normal, erhöht, stark erhöht – ergibt sich aus der Summation der Ergebnisse aller untersuchten Einzelorganfunktionen. Dabei muß aber berücksichtigt werden, daß z. B. ein erst wenige Tage zurückliegender Herzinfarkt bei sonst normalen übrigen Organfunktionen einen nicht kardialen Wahleingriff von vorne herein ausschließt.

5.2.2 Vorbehandlung

!

Ein Teilaspekt der Risikoabschätzung ist die sich daraus ergebende Möglichkeit, durch Vorbehandlung präexistente Erkrankungen in ihrer Bedeutung zu mindern oder sogar auszuschalten.

Vorbehandlung bei pulmonalen Störungen. Die Möglichkeiten, Patienten mit ***restriktiven*** Ventilationsstörungen (z. B. Lungenfibrose) durch Vorbehandlung funktionell zu verbessern, sind gering. Eine medikamentöse Therapie ist in der Regel nicht wirksam, nur in Ausnahmefällen profitieren diese Patienten von Steroiden. Es kann aber durch gezielte Atemgymnastik die Kooperation des Patienten verbessert werden. Somit erlernt der Patient bereits vor der Operation die Techniken, die postoperativ zur Prophylaxe pulmonaler

Komplikationen unbedingt durchgeführt werden müssen (z.B. apparative Vertiefung der Spontanatmung, Ventilation mit inspiratorischem Widerstand).

Im Gegensatz dazu kann bei ***obstruktiven*** Lungenerkrankungen (z.B. Asthma, COPD) häufig eine funktionelle Verbesserung erzielt werden. Ziel der antiobstruktiven Therapie (Euphyllin, beta-2-Sympathomimetika, Anticholinergika) und antientzündlicher Medikation (Steroide, Antibiotika) ist es, Sekrete zu lösen, Superinfektionen zu beherrschen und den Atemwiderstand zu senken, um dadurch Lungenvolumina und Gasaustausch zu verbessern.

Die Therapiedauer beträgt in der Regel eine Woche. Anhand der Lungenfunktionskontrolle entscheidet der Pneumonologe, ob der Patient adäquat therapiert bzw. ausreichend kompensiert ist oder ob eine weitere siebentägige Vorbehandlung – dann mit intravenöser Medikation – sinnvoll erscheint.

Vorbehandlung bei kardialen Störungen. Bei der ***koronaren Herzerkrankung*** hat sich als Therapiekonzept bewährt, die zuvor eingenommene Medikation bis zum Zeitpunkt der Operation konsequent weiter zu geben oder zu ergänzen. Die Kontrolle einer ausreichenden Therapie erfolgt immer durch Belastungsuntersuchungen (Ergometrie). Bei pathologischem Ausfall mit Ischämiereaktion empfiehlt sich als weiterführende invasive Diagnostik die Koronarangiographie und gegebenenfalls ein Revaskularisationsversuch durch PTCA.

Bei ***manifester Herzinsuffizienz*** erfordert eine entsprechende präoperative Therapie in der Regel mehrere Tage. Heute werden in Kombination Diuretika, Digitalis und ACE-Hemmer eingesetzt. Diuretika sind immer unverzichtbar, da damit eine rasche Besserung der Insuffizienzzeichen möglich ist (tägliche Gewichtskontrolle!). Neue positiv inotrope Pharmaka wie Phosphodiesterase-Hemmer haben zur Zeit bei Herzinsuffizienz noch keinen gesicherten Stellenwert.

Bei ***Herzrhythmusstörungen*** gelingt es ebenfalls kaum, am Vorabend der Operation eine rasche Rhythmisierung zu erreichen. Dementsprechend wird eine präoperative Kontrolle mit 24 h-EKG und/oder Belastungs-EKG notwendig. Lediglich supraventrikuläre oder ventrikuläre Extrasystolen ohne erkennbare kardiale Grunderkrankung bedürfen keiner präoperativen Behandlung. Andere Formen von tachykarden Rhythmusstörungen müssen konsequent medikamentös eingestellt werden, bis eine stabile Situation eingetreten ist. Bradykarde Herzrhythmusstörungen mit klinischer Symptomatik werden heute präoperativ mit Schrittmachersystemen therapiert.

•••

Die Voraussetzung für eine objektive Risikoabschätzung ist die Erkennung von relevanten Vorerkrankungen und Organfunktionseinschränkungen. Im Zentrum der Beurteilung steht hier die pulmonale Funktion, da postoperative pulmonale Komplikationen am häufigsten auftreten. Eine ausführliche Anamnese und eine gründliche körperliche Untersuchung des Patienten sind unverzichtbare Voraussetzung für die Risikoanalyse. EKG, Röntgen-Thorax, die Bestimmung von Blutbild und Serumparametern gehören zum Basisspektrum der Risikoanalyse. Bei Verdacht auf Funktionseinschränkungen muß eine bedarfsadaptierte erweiterte Diagnostik erfolgen. Das Ergebnis der Risikoanalyse muß unbedingt ins Verhältnis mit dem Schweregrad des geplanten operativen Eingriffs gesetzt werden. Präexistente pulmonale und kardiale Störungen können heute in der Regel durch adaptierte medikamentöse Behandlung und physikalische Therapie vorbehandelt werden.

Literatur

American Society of Anaesthesiologists (1963) New classification of physical status. Anaesthesiology 24: 111–117

Bartels H, Lehr L, Siewert JR (1988) Risikoabschätzung der chirurgischen Therapie beim Ösophaguskarzinom. Z Herz-, Thorax-, Gefäßchir 2 : 119–122

Bartels H, Siewert JR (1992) Prophylaktische Nachbeatmung und Bronchoskopie. Chirurg 63 : 1003–1009

Böttcher K, Siewert JR, Roder JD, Busch R, Hermanek P, Meyer HJ (1994) Risiko der chirurgischen Therapie des Magenkarzinoms in Deutschland. Ergebnisse der Deutschen Magenkarzinom-Studie. Chirurg 65 : 298–306

Erdmann E (1993) Die präoperative kardiovaskuläre Diagnostik und Therapie. Grundlagen der Chirurgie, Veröffentlichung der Deutschen Gesellschaft für Chirurgie, G 59

Gill R, Goodman N, Golfus G (1983) Aminopyrine breath test predicts surgical risk for patients with liver disease. Ann Surg 198 : 701–704

Raßler B, Waurick S, Meinecke CD (1994) Die prognostische Relevanz präoperativer Lungenfunktionsdiagnostik. Anästhesist 43 : 73–81

Tonnesen H, Petersen K, Hojgaard W, Stokholm K, Nielsen H, Knigge U, Kehlet H (1992) Postoperative morbidity among symptom-free alcohol misusers. Lancet 340,8: 334–337

?

6. Was ist die Voraussetzung für jede Erfassung und Abschätzung von Risikofaktoren?
7. Was verstehen Sie unter Risikoerfassung?

8. Nennen Sie Ursachen für die postoperative Einschränkung der Lungenfunktion nach großen viszeralchirurgischen Eingriffen!
9. Welche pulmonalen Risikofaktoren kennen Sie?
10. Welche kardialen Risikofaktoren kennen Sie?
11. Welche Parameter zur Beurteilung der präoperativen Lungenfunktion kennen Sie?
12. Was ist die Zielsetzung der präoperativen Risikoabschätzung?
13. Was verstehen Sie unter funktioneller Vorbehandlung?

5.3 Postoperative Therapie

Nach dem operativen Eingriff muß der Patient ein adaptiertes Infusionsschema erhalten. Dabei sind zum einen die erlittenen Wasserverluste im Organismus, der Kalorienbedarf und die Dauer der postoperativen Ruhigstellung des Gastrointestinaltraktes zu beachten. Die medikamentöse Behandlung muß in erster Linie die Schmerzfreiheit des Patienten bewirken. Weiterhin werden nichtmedikamentöse Maßnahmen zur Vermeidung von postoperativen Komplikationen immer wichtiger.

5.3.1 Infusionstherapie

Jedes operative Trauma ruft eine Streßsituation hervor. Dabei verhält sich die Intensität der hormonalen Antwort korrespondierend zur Schwere des Eingriffs. Initial werden als antiinsulinäre Faktoren Katecholamine, Glukokortikoide und Glukagon freigesetzt, die entscheidende Veränderungen im Kohlenhydrat-, Fett- und Proteinstoffwechsel bewirken (s. Kap. 5.1). Dabei steigen die Spiegel von Aminosäuren, Glukose und Fettsäuren im Serum stark an. In dieser Phase muß eine Infusionstherapie lediglich den Basisbedarf an Wasser und Elektrolyten abdecken.

Wasserverluste im funktionellen Extrazellulärraum entstehen durch vermehrte Freisetzung von ADH (hypothalamo-hypophysäres System) und Aldosteron (sympatho-adrenales System). Diese Verluste können allein durch gesteigerte endogene Wasserproduktion (Fettverwertung, Kohlenhydratabbau) nicht kompensiert werden. Die Hyponatriämie ist Folge einer Verschiebung von Na + -Ionen aus dem Extrazellulärraum in den Intrazellulärraum (Transmineralisation).

Tabelle 5.9. Dosierungsrichtlinien für postoperative Infusionstherapie und parenterale Ernährung

Wasser	30–40 ml/kg KG/Tag
Na^+	2–3 mval/kg KG/Tag
K^+	1–1,5 mval/kg KG/Tag
Kalorien	25–30 kcal/kg KG/Tag
Glukose	5 g/kg KG/Tag
Aminosäuren	1,5 g/kg KG/Tag
Fette	1–2 g/kg KG/Tag

Der Basisbedarf an freiem Wasser liegt postoperativ bei 30–40 ml/kg KG/Tag. Natrium sollte mit 2–3 mval/kg KG/Tag und Kalium mit 1–1,5 mval/kg KG/Tag in Form von Elektrolytlösungen mit entsprechend hohem Kaliumanteil substituiert werden (Tabelle 5.9). Unabhängig davon sind Elektrolytverluste getrennt zu bilanzieren und als Korrekturbedarf z. B. mit Ringer-Laktat zu ersetzen.

Bei normalem Ernährungszustand des Patienten und einer erwarteten Nahrungskarenz bis zu 3 Tagen ist dieses Infusionsregime ausreichend. Bei bereits präoperativ reduziertem Ernährungszustand, einer erwarteten Nahrungskarenz > 3 Tagen und nach großen viszeralchirurgischen Eingriffen werden darüber hinaus parenterale und enterale Ernährungsregime erforderlich.

5.3.2 Parenterale Ernährung

Aufgabe der postoperativen Ernährungstherapie ist es, den Organismus mit notwendigen Bau- und Nährstoffen zu versorgen.

Eine parenterale Ernährung ist immer dann indiziert, wenn die gastrointestinale Funktion eine enterale Ernährung (noch) nicht zuläßt. Die Planung der parenteralen Ernährung muß den Basisbedarf an Wasser und Elektrolyten, den Energieumsatz, das Ausmaß der erwarteten Katabolie (Stickstoffbilanz) und die Höhe der jeweiligen Kohlenhydrat-, Fett- und Eiweißzufuhr berücksichtigen.

Aus dem Fettgewebe als größtem Energiespeicher des Organismus werden postoperativ Fettsäuren freigesetzt, die in der Peripherie zur Energieabdeckung dienen. Die geringen hepatischen Glykogenreserven spielen als Energiequelle nur in kurzfristigen Akutsituationen eine Rolle. Glukose muß als lebenswichtiges Substrat für Erythrozyten, Nierenmark und ZNS in der Leber immer neu synthetisiert werden. Vorläufer dieser

Glukoneogenese sind Aminosäuren, die aus den Proteinspeichern der Muskulatur stammen. Darüber hinaus werden Aminosäuren aber ständig zum Aufbau von Organproteinen (z. B. Enzyme, Hormone, Funktionsproteine) benötigt.

Neuere Untersuchungen haben gezeigt, daß die Steigerung des Energieumsatzes postoperativ nur das 1,2fache des Ruheumsatzes beträgt. Daraus lassen sich als Richtwerte für eine ausreichende Energieversorgung 25–30 kcal/kg KG/Tag ableiten (s. Tabelle 5.9). Das entspricht einer Zufuhr von 1.750–2.100 kcal/Tag für einen 70 kg schweren Patienten. Eine höhere Kalorienzufuhr ist abzulehnen, da sie neben vermehrter Atemarbeit durch gesteigerte CO_2-Produktion vor allem zur fettigen Degeneration der Leber führen kann.

Kohlenhydrate

Kohlenhydrate sind die wichtigsten Energielieferanten des Organismus. Ihr Energiegehalt beträgt 4,1 kcal/g. Das Infusionskohlenhydrat der Wahl ist Glukose. Der Mindestbedarf, um die Versorgung glukoseabhängiger Zellen sicherzustellen und Aminosäuren bzw. Körperprotein einzusparen, liegt bei 100–150 g/Tag (s. Tabelle 5.9). Energetisch kann nur eine Maximaldosis von 400–500 g/Tag genutzt werden. Eine höhere Zufuhr induziert gesteigerte Fettneubildung in der Leber.

Bei Glukoseverwertungsstörungen (z. B. postoperative Insulinresistenz) mit Blutzuckerspiegeln > 250 mg% muß die Glukosezufuhr reduziert werden. Insulin erhöht in dieser Stoffwechselsituation nicht die Glukoseutilisation der Zelle, sondern fördert lediglich die Umwandlung in Fett. Als zweite Möglichkeit bietet sich der Einsatz der Nicht-Glukose-Kohlenhydrate Sorbit und Xylit an. Der wesentliche Nachteil dieser Zuckeraustauschstoffe liegt aber darin, daß bei vollständiger parenteraler Ernährung eine ausreichende Kalorienzufuhr nicht mehr gewährleistet ist. Fruktose sollte in der Ernährungstherapie wegen der Gefahr einer induzierten Fruktose-Intoleranz bei Patienten mit heriditärem Fruktose-1-Phosphat-Aldolase-Mangel nicht mehr zur Anwendung kommen.

Fette

Fettemulsionen sind als integrierter Bestandteil der parenteralen Ernährung viele Jahre überwiegend unter dem Aspekt „Energieträger“ gesehen worden. Ein Gramm Fett liefert 9,3 kcal. Fette sind unverzichtbar, wenn die körpereigenen Fettvorräte erschöpft sind und wenn Kohlenhydrate allein eine ausreichende Energieversorgung nicht sicherstellen. Durch sog. „duale“ Glukose-Fettregime – dabei sind 40 % des Energiebedarfs durch Fette abgedeckt – kann die Glukosezufuhr reduziert und der gefürchteten Leberverfettung vorgebeugt werden.

Die empfohlene Dosierung für Erwachsene beträgt 1–2 g Fett/kg KG/Tag (s. Tabelle 5.9). Heute ist 20 %igen Fettemulsionen der Vorzug zu geben, da sie weniger Phosphatide als Emulgatoren enthalten. Früher angegebene Kontraindikationen für Fettlösungen wie Pankreatitis oder Sepsis haben keine Gültigkeit mehr.

Die nicht-energetische Bedeutung von Fettlösungen liegt darin, daß essentielle Fettsäuren für den Aufbau von Zellmembranen, Prostaglandinen und Leukotrienen erforderlich sind. Bei primärer Fettstoffwechselstörung mit Hypertriglyzeridämien > 300 mg% sollte daher die Fettzufuhr auf diese essentiellen Fettsäuren beschränkt bleiben.

Eiweiß

Hauptaspekt der postoperativen Ernährungstherapie ist der Eiweißstoffwechsel. Das Ausmaß der Katabolie, definiert als Differenz zwischen dem gleichzeitig stattfindenden Eiweißabbau und der Eiweißneosynthese, ist abhängig vom präoperativen Ernährungszustand und der Schwere des chirurgischen Eingriffs.

Isotopenuntersuchungen haben gezeigt, daß der Eiweißabbau (Proteolyse) postoperativ nicht beeinflußt werden kann. Durch Aminosäurezufuhr gelingt es lediglich, die Eiweißneosynthese zu steigern. Einen maximalen Effekt weisen dabei Aminosäurelösungen in der Dosierung von 1,5 g/kg KG/Tag auf (s. Tabelle 5.9). Eine höhere Eiweißzufuhr führt zur vermehrten Stoffwechselbelastung und Anstieg der harnpflichtigen Substanzen.

Bei parenteralen Ernährungsregimen müssen in jedem Fall die essentiellen Aminosäuren substituiert werden. Für Patienten mit Leber- oder Niereninsuffizienz stehen Speziallösungen zur Verfügung, die den jeweiligen Stoffwechselveränderungen Rechnung tragen.

Vitamine, Spurenelemente

Vitamine sind bei der parenteralen Ernährung ebenso unverzichtbar wie bei normaler Nahrungsaufnahme. Bei Patienten, die bereits präoperativ fehl- oder mangelernährt sind, kann nicht mit Vitaminreserven im Organismus gerechnet werden. Bei diesen Patienten sollte eine Vitaminsubstitution mit im Handel verfügbaren Präparaten von Anfang an erfolgen – sonst erst ab dem 7. postoperativen Tag.

Der Bedarf an Spurenelementen bei der intravenösen Ernährung ist nicht vollständig geklärt. Eine Substitution erscheint aber zumindest im Rahmen langfristiger Ernährungsregime erforderlich. Der Bedarf wird ebenfalls mit industriell hergestellten Komplettlösungen abgedeckt.

Praktische Durchführung

> **!** Das Spektrum der postoperativen Ernährungstherapie wird vom präoperativen Ernährungszustand, der Dauer der Nahrungskarenz und dem Ausmaß der Operation bestimmt.

Bei der praktischen Durchführung der parenteralen Ernährung hat sich folgendes differenziertes Vorgehen bewährt:

- Bei normalem Ernährungszustand des Patienten und einer Nahrungskarenz von 1–3 Tagen (z. B. extraabdomineller Eingriff, Cholezystektomie, Appendektomie) kann auf die parenterale Ernährung ganz verzichtet werden. Es wird lediglich der Wasser- und Elektrolytbedarf mit einer Kalium-angereicherten Elektrolytlösung abgedeckt.
- Ist die orale Ernährung bis zu 5 Tagen nicht möglich (z. B. Magenchirurgie, Kolonchirurgie), wird eine ***hypokalorische*** Ernährung mit handelsüblichen Präparaten durchgeführt.

Solche Lösungen enthalten Aminosäuren (1 g AS/kg KG/Tag), Kohlenhydrate (2 g KH/kg KG/Tag) und Elektrolyte in einer Mischung, die z. B. als 3-l-Konzept eine nahezu ausgeglichene Stickstoffbilanz garantiert. Der nicht exogen abgedeckte Energiebedarf wird dabei aus der endogenen Lipolyse sichergestellt. Eine Fettsubstitution ist nicht erforderlich.

Der Vorteil des hypokalorischen Konzepts liegt in der einfachen Handhabung bei Fehlen ernsthafter metabolischer Nebenwirkungen. Der niedrige Kohlenhydratanteil bedingt eine Gesamtosmolarität < 800 mosm/l, die eine periphervenöse Applikation zuläßt.

> **!** Ist von einer Nahrungskarenz über 5 Tage hinaus auszugehen (z. B. Ösophagektomie, Multiviszeralresektion) oder befindet sich der Patient bereits präoperativ in reduziertem Ernährungszustand, wird eine ***normokalorische*** Ernährung über zentralvenöse Zugänge erforderlich.

Auch hierfür stehen vorgefertigte Komplettlösungen zur Verfügung. Als additive Energiezufuhr bieten sich 20 %ige Fettemulsionen an. Bei einer Ernährungsdauer > 7 Tage ist eine Substitution mit Vitaminen und Spurenelementen unumgänglich.

Der Aufbau der normokalorischen Ernährung erfolgt schrittweise, wobei in den ersten 2 Tagen ein hypokalorisches Konzept zur Anwendung kommt. Für die praktische Durchführung sind Infusionspumpen und engmaschige Kontrollen von Laborparametern (z. B. Glukose, Harnstoff, Triglyzeride) unverzichtbar.

Die parenterale Zufuhr von Bau- und Nährstoffen ist unphysiologisch. Die Gefahr metabolischer Komplikationen wie Überernährung und Fettleber läßt sich durch stufenweise Steigerung der Energiezufuhr zwar eingrenzen, aber nicht ganz verhindern. Darüber hinaus belasten Katheter-assoziierte Komplikationen (z. B. Thrombose, Infektion, Septikämie) dieses Ernährungsregime.

> **!** Als besonders schwerwiegend gilt heute, daß die Langzeit-parenterale Ernährung zur morphologischen und funktionellen Athrophie der Darmschleimhaut führt.

Damit wird die Mukosabarriere, die einer Bakterien- und Toxineinschwemmung aus dem Darm in den Kreislauf (Translokation) entgegenwirkt, beeinträchtigt und das Risiko einer „endogenen Sepsis" erhöht. Inwieweit Glutamin, eine Aminosäure, die neuerdings der parenteralen Ernährung zugesetzt werden kann, protektive Effekte auf die Mukosafunktion ausübt, ist in klinischen Studien noch nicht ausreichend gesichert.

5.3.3 Enterale Ernährung

> **!** Die enterale Ernährung erhält Integrität und Funktionsfähigkeit der Intestinalmukosa.

Aus diesem Grund sollte postoperativ der enterale Nährstoffzufuhr – wenn immer möglich – der Vorzug gegeben werden. Weitere Argumente für eine enterale Nährstoffzufuhr sind:

- Die Ernährung ist physiologischer.
- Sie ist in Abhängigkeit von der erforderlichen Kostform preisgünstiger (25–50 % der Kosten einer parenteralen Ernährung).
- Die Zugangswege bergen im Vergleich zu zentralvenösen Kathetern ein deutlich geringeres Risiko.

> **!** Bei der enteralen Ernährung sollte die kalorische Zusammensetzung den Empfehlungen der Deutschen Gesellschaft für Ernährung entsprechen (Kohlenhydrate : Fette : Eiweiß = 50 : 30 : 20). Die Kalorienmenge der handelsüblichen Sondenkost ist auf 1 kcal/ml begrenzt.

Damit wird ein tägliches Angebot von 2.000 kcal entsprechend 2.000 ml Volumenbelastung möglich.

Grundsätzlich sind hochmolekulare nährstoffdefinierte Diäten und niedermolekulare chemisch definierte Diäten zu unterscheiden, die jeweils spezielle Zugangswege und Anwendungstechniken erfordern.

Hochmolekulare Diät

Hochmolekulare oder nährstoffdefinierte Diäten (NDD) werden aus natürlichen Nährstoffen hergestellt, erfordern die Verdauungskapazität des gesamten Intestinaltrakts und sind deshalb das geeignete Substrat für eine gastrale Sondenernährung. Neben der standardisierten Sondenkost (Proteingabe 20 %, Kaloriendichte 1 kcal/ml) werden von der Industrie auch proteinreiche und hypokalorische Varianten angeboten.

Niedermolekulare Diät

Niedermolekulare oder chemisch definierte Diäten (CDD) enthalten Hydrolysate natürlicher Eiweiße als Proteinkomponente sowie Oligo- bis Polysaccharide und Fette als Energiekomponente. Es handelt sich dabei um „vorverdaute" natürliche Nährstoffe, die das geeignete Substrat für Jejunalsonden darstellen. Die Standardpräparate (Proteinanteil 20 %, Kaloriendichte 1 kcal/ml) sind balaststofffrei. Modifizierte niedermolekulare Diäten sind in Vorbereitung.

Praktische Durchführung

Für die ***gastrale*** Ernährung stehen Magen- bzw. Duodenalsonden zur Verfügung. Diese Sonden werden transnasal „blind" eingeführt oder endoskopisch plaziert. Die Ernährung erfolgt mit hochmolekularen Diäten, entweder als Bolus (z. B. 500 ml-Portionen) oder kontinuierlich zugeführt.

Die gastrale Ernährung nutzt den fermentativen und resorptiven Apparat des gesamten Intestinaltrakts. Voraussetzung dafür ist eine ungestörte gastrointestinale Funktion, die nach großen viszeralchirurgischen Eingriffen wegen der postoperativen Atonie aber erst ab dem 3. postoperativen Tag gegeben ist.

Wird eine Sondenernährung über die zweite Woche hinaus erforderlich, bietet sich als Alternative die ***perkutane endoskopische Gastrostomie*** (PEG) an. Dabei wird in speziellen Techniken nach perkutaner Punktion des Magens eine Ernährungssonde transgastral eingeführt und fixiert.

Für eine Langzeit-enterale Ernährung (z. B. Ösophagektomie ohne primäre Rekonstruktion der Speisepassage) wird intraoperativ eine Ernährungsfistel in das Jejunum eingenäht ***(Katheter-Jejunostomie)*** und perkutan ausgeleitet. Die Ernährung wird mit niedermolekularen Diäten kontinuierlich und pumpengesteuert durchgeführt. In Hinblick auf Patientenkomfort, Resorptionsbedingungen und Komplikationsrate (z. B. Dislokation, Druckulzera) ist dieser Zugangsweg anderen enteralen Ernährungsformen überlegen.

Der Aufbau der enteralen Ernährung muß schrittweise erfolgen (Adaptationsphase). Innerhalb von 3–4 Tagen kann die tägliche Zufuhr auf das angestrebte Gesamtvolumen von 2.000 ml gesteigert werden. Zwischenzeitlich bietet sich eine Kombination mit hypokalorischer parenteraler Ernährung an. Eine initiale Verdünnung der Sondernahrung ist heute nicht mehr erforderlich.

Die Dauer der Adaptationsphase ist abhängig von der individuellen Toleranz des Patienten. Bei spärlicher Peristaltik, abdomineller Distension oder auch Diarrhö kann durch passagere Reduktion der Substratzufuhr eine Toleranzverbesserung erreicht werden. In dieser Phase ist aber die klinische und sonographische Überwachung des Abdomens anspruchsvoll und die Diagnostik postoperativer Komplikationen häufig erschwert. Als Kontraindikationen für die Fortführung einer enteralen Ernährung müssen Ileus, Peritonitis und gastrointestinale Blutung gelten.

5.3.4 Medikamentöse Therapie

Schmerztherapie

!

Schmerzen sind eine unvermeidbare Folge nach chirurgischen Eingriffen. Damit ist die Schmerztherapie integrierter Bestandteil der postoperativen Behandlung.

Das subjektive Schmerzerlebnis des Patienten ist individuell stark unterschiedlich und hängt nicht regelhaft vom Ausmaß der vorangegangenen Operation ab. Einflußnehmende Größen sind neben Operationsdauer und intraoperativer Lagerung auch der gewählte chirurgische Zugang. So werden nach Cholezystektomien über einen Oberbauchlängsschnitt weniger Schmerzen angegeben als nach Transversal- oder Rippenbogenrandschnitten. Für endoskopische Operationstechniken ist gesichert, daß der Analgetika-Bedarf postoperativ deutlich abnimmt.

Das Schmerzereignis wird auch wesentlich durch psychische Faktoren des Patienten wie Erwartungshaltung, Motivation und Emotionslage beeinflußt. Ein Drittel der chirurgischen Patienten kann postoperativ mit einem Plazebo zufriedenstellend schmerzfrei behandelt werden. Auf diese emotionalen und affektiven Komponenten ist ebenfalls zurückzuführen, daß bei Elektiveingriffen durch ein ausführliches präoperatives Gespräch und entsprechender medikamentöser Narkosevorbereitung (Prämedikation) eine signifikante Reduktion des postoperativen Analgetika-Verbrauchs erzielt werden kann.

Das Spektrum der postoperativen Schmerzbeeinflußung umfaßt allgemeine nicht-medikamentöse Maßnahmen und die eigentliche Analgetika-Therapie.

Nicht-medikamentöse Maßnahmen. Zu den Allgemeinmaßnahmen gehört eine schonende Lagerung des operierten Patienten unter weitgehender Entlastung der Operationswunde. Nach viszeralchirurgischen Eingriffen hat sich eine Erhöhung des Oberkörpers um 30° bei leichter Beugestellung in den Hüft- und Kniegelenken bewährt. Mobilisationsmaßnahmen müssen sorgfältig vorbereitet und behutsam durchgeführt werden. Abrupte Bewegungen, die immer ein relevantes Schmerzereignis verursachen, sind zu vermeiden. Sonden und Drainagen beeinflussen postoperativ ganz erheblich den Patientenkomfort. Sie sollten so früh wie möglich entfernt werden. Darüber hinaus kann die Möglichkeit einer physikalischen Schmerztherapie durch Kälte- oder Wärmeanwendung genutzt werden.

Analgetische Therapie. Zur medikamentösen Schmerztherapie stehen heute 3 Stoffklassen zur Verfügung:

- Nicht-Opioid-Analgetika (z.B. Paracetamol, Indometacin, Azetylsalizylsäure): Die analgetische Potenz dieser Substanzen ist geringer als die von Opioiden. Ihre Anwendung ist indiziert nach Operationen mit erwartet geringer oder mittlerer Schmerzintensität (z.B. Cholezystektomie, Weichteileingriffe). Ein häufig erwünschter Nebeneffekt dieser Präparate liegt in ihrer antipyretischen (fiebersenkenden) Wirkung.
- Zentral wirkende Analgetika vom Morphintyp:
  - Mittelstark wirksame Opioide (z.B. Kodein, Tramadol)
  - Stark wirksame Opioide (z.B. Morphin, Pentozin)

Die Anwendung von Opioiden ist indiziert nach Operationen mit erwartet hoher Schmerzintensität (z.B. große viszeralchirurgische Eingriffe). Allen Substanzen dieser Wirkgruppe gemeinsam ist die effektive Analgesie. Ihr Nachteil liegt in der in unterschiedlichem Maße ausgeprägten Sedierung sowie Atem- und Kreislaufdepression. Bei ihrer Anwendung muß eine postoperative Überwachung des Patienten (Puls, Blutdruck, Atemfrequenz, Vigilanz) gewährleistet sein.

- Lokalanästhetika: Periphere Nervenblockaden mit Lokalanästhetika bieten sich in der Handchirurgie an (z.B. Plexus-brachialis-Block). Nach thoraxchirurgischen Eingriffen kann durch Applikation von Lokalanästhetika über intrapleurale Katheter Schmerzfreiheit erzielt werden. Vergleichbares gilt auch für die postoperative Periduralanästhesie mit Lokalanästhetika oder Opioiden nach thorax- und viszeralchirurgischen Operationen.

Schmerzintensität und der zeitliche Verlauf der Schmerzen werden vom Patienten selbst angegeben. Danach richtet sich individuell die erforderliche Analgetikamenge. Voraussetzung für diese Schmerztherapie „auf Verlangen“ ist eine kontinuierliche Betreuung (z.B. Überwachungsstation) und die Möglichkeit zu Kommunikation mit dem Patienten.

Eine Alternative dazu stellt die Patienten-kontrollierte Analgesie (patient-controlled-analgesia, PCA) dar. Mittels eines Knopfdrucks appliziert sich der Patient selbst eine vorgegebene Dosis des Schmerzmittels (Bolus). Handelsübliche PCA-Pumpen ermöglichen eine Programmierung der Bolusgröße, der lock-out-Zeit, innerhalb derer trotz Anforderung kein weiterer Bolus appliziert wird und der Basalrate (kontinuierliche Dosierung des Analgetikums).

Wesentliches Ziel der analgetischen Behandlung ist es, neben der Verbesserung des Patientenkomforts die Voraussetzung dafür zu schaffen, daß der Patient schmerzfrei mobilisiert und einer adäquaten physikalischen Therapie zugeführt werden kann (s. Kap. 5.3.5). Die Routine-Schmerztherapie ist Aufgabe des behandelnden Chirurgen. Er kennt das Ausmaß der vorangegangenen Operation, die spezielle Problematik in Hinblick auf mögliche postoperative Komplikationen und ist somit in der Lage, Schmerzangaben des Patienten adäquat zu interpretieren.

Gerade unter diesem Aspekt ist aber eine „überzogene“ Schmerztherapie durch unkritische Anwendung von PCA-Pumpen oder analgetische Behandlung durch sonst in die Therapie nicht mit eingebundene sog. Schmerzteams äußerst problematisch. Einmal führt eine zu starke Sedierung des Patienten zwangsläufig zu Immobilisation. Vor allem aber kann das Schmerzereignis als häufig erstes und zuverlässigstes Signal einer postoperativen Komplikation (z.B. Blutung, Ileus, Infektion) abgeschwächt oder sogar unterdrückt werden. Damit ist der Patient vital gefährdet.

Antibiotika

Die Indikation zur Antibiotika-Therapie sollte heute nicht zuletzt unter ökonomischen Gesichtspunkten eher kritisch gestellt werden. Bezüglich Wirkungsmechanismen und erfaßbarem Erregerspektrum der heute angebotenen antimikrobiellen Substanzen sei auf spezielle Lehrbücher der Mikrobiologie verwiesen. An dieser Stelle können nur allgemeine Richtlinien zur Antibiotika-Therapie aufgezeigt werden.

> Antibiotika sollen selektiv gegen bakterielle Infektionen wirken unter weitgehender Schonung der körpereigenen Bakterienflora und möglichst geringer Beeinträchtigung des Wirtsorganismus.

Antibiotika-Prophylaxe. Eine postoperative Antibiotika-Prophylaxe zur Vermeidung infektiöser Komplikationen gibt es nicht.

> **!** Ohne den gesicherten Nachweis einer Infektion ist der Einsatz von Antibiotika kontraindiziert.

Die Gefahr einer nicht gerechtfertigten Antibiotika-Therapie liegt in der Keimselektion und Resistenzentwicklung, die im weiteren Krankheitsverlauf die Möglichkeit einer therapeutischen Intervention erschweren oder sogar verhindern kann.

> **!** Eine Antibiotika-Prophylaxe gibt es nur für den chirurgischen Eingriff. Das Risiko einer Wundinfektion kann heute dadurch gesenkt werden, daß die Operation unter dem Schutz perioperativ verabreichter Antibiotika durchgeführt wird.

Die perioperativ begonnene Antibiotika-Behandlung muß aber dann weitergeführt werden, wenn der OP-Situs eine bedrohliche Infektion wie z. B. Peritonitis ergeben hat. Einen Sonderfall stellen auch hepatobiliäre Eingriffe bei Patienten mit bereits präoperativ durchgeführten diagnostischen oder therapeutischen „Manipulationen“ an den Gallenwegen (z. B. PTCD, Stenteinlage) dar. In diesen Fällen muß von einer bakteriellen Cholangitis ausgegangen werden, die postoperativ eine Antibiotika-Therapie erforderlich macht.

Antibiotika-Therapie. Die Indikation zur Antibiotika-Therapie ist dann gegeben, wenn sich postoperativ ein septisches Krankheitsbild mit Fieber, positiven Blutkulturen und Organinsuffizienz entwickelt und chirurgische Komplikationen (z. B. Anastomoseninsuffizienz) oder allgemeine Komplikationen (z. B. Pneumonie, Kathetersepsis, Harnwegsinfekt) angenommen werden müssen.

Die Kausaltherapie bei der Anastomoseninsuffizienz ist aber in jedem Fall die chirurgische Herdsanierung (s. Kap. 29). Antibiotika stellen dabei lediglich eine therapiebegleitende Maßnahme dar.

Sie werden bei lebensbedrohlichen Infektionen als ***Interventionstherapie*** ungezielt eingesetzt, wenn eine bakteriologische Untersuchung bisher nicht möglich war oder nicht abgewartet werden kann, bis die relevanten Erreger identifiziert sind. Gefordert ist dabei heute die Anwendung hochpotenter Substanzen mit breitem Wirkungsspektrum, um die erfahrungsgemäß am häufigsten auftretenden Keime mitzuerfassen.

Wenn das Ergebnis der Kultur nach 48 Stunden vorliegt, kann – in Abhängigkeit vom klinischen Verlauf – entweder die Dosis reduziert oder gezielt auf Antibiotika mit schmalem Wirkungsspektrum umgestiegen werden ***(Deeskalationstherapie)***.

Auch bei nicht-chirurgischen Komplikationsfällen stellen Antibiotika häufig nur eine flankierende Therapiemaßnahme dar. Bei Pneumonien steht die physikalische Therapie mit aktiver und passiver Bronchialtoilette ganz im Vordergrund (s. Kap. 5.3.5), bei Katheterinfektionen das Entfernen des jeweiligen Zugangs und bei Urosepsis die Erhöhung der Urinausscheidung zur Keimreduktion durch entsprechende Infusionstherapie.

Bei allen nicht-vitalen Indikationen ist die Voraussetzung für eine rationale Antibiotika-Therapie die klinische und bakteriologische Diagnose sowie die Kenntnis der Lokalisation und des Schweregrades der vorliegenden Infektion. Die Wahl des Antibiotikums wird durch sein Wirkungsspektrum, spezifische Nebenwirkungen, Pharmakodynamik und Pharmakokinetik bestimmt. Eine Anwendung von Antibiotika zur lokalen Therapie (z. B. Spülbehandlung bei Abszessen) wird heute wegen der Gefahr einer schnellen Resistenzentwicklung eher kritisch gesehen.

Die häufigsten Fehler bei der praktischen Durchführung einer Antibiotika-Therapie beziehen sich auf:

- Falsche Indikation (z. B. Fieber ohne weitere pathogenetische Abklärung, Kolonisation ohne manifeste Infektion)
- Falsches Antibiotikum (z. B. zu breites Spektrum, primäre Resistenz, Anaerobierinfektionen)
- Falsche Dosierung (z. B. zu niedrige Dosierung bei Interventionstherapie, Nephrotoxizität, Hepatotoxität)
- Falsches Timing (z. B. zu früher Einsatz, zu schneller Wechsel, zu lange Therapiedauer)

5.3.5 Physikalische Therapie

> **!** Die pulmonale Komplikation ist der führende Morbiditäts- und Mortalitätsfaktor in der Viszeralchirurgie.

Insofern kommt der Prophylaxe und Therapie von respiratorischen Störungen im postoperativen Verlauf eine besondere Bedeutung zu. Dabei steht die physikalische Therapie als leicht verfügbare Behandlungsmethode ganz im Vordergrund.

Die Pathogenese postoperativer Lungenfunktionsstörungen ist in Abb. 5.2 dargestellt. Verstärkt durch schmerzbedingte Schonatmung ist der Patient nach großen viszeralchirurgischen Eingriffen nicht in der Lage, ausreichend tief einzuatmen und effektiv abzuhusten. Die Minderbelüftung von Alveolarbezirken führt zwangsläufig zur Ausbildung von Atelektasen. Dies bewirkt auf der einen Seite eine verminderte Ventilation noch perfundierter Lungenabschnitte mit Erhöhung des Rechts-Links-Shunts und Hypoxämie, auf der anderen Seite Sekretretention, Infektion und Pneumonie.

Dementsprechend sind die Behandlungsziele der postoperativen Atemtherapie: Ventilationsverbes-

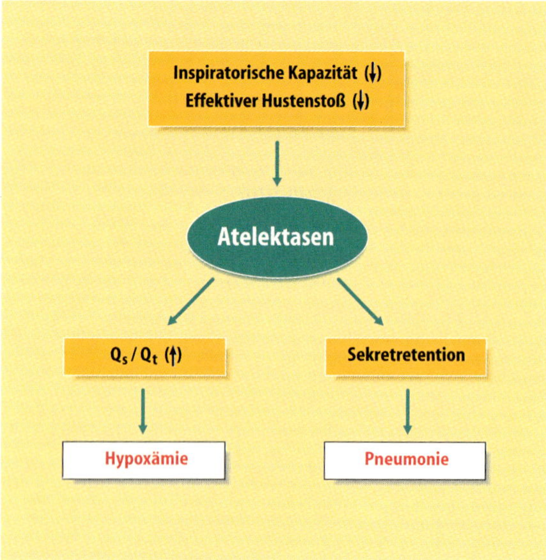

Abb. 5.2. Pathogenese postoperativer Lungenfunktionsstörungen

serung, Sekretmobilisation und Erlernen spezieller Hustentechniken. Dafür stehen heute eine Reihe von Methoden zur Verfügung (Tabelle 5.10).

Beim intubierten Patienten wird eine Sekretmobilisation durch entsprechende Lagerungsbehandlung, Thoraxmobilisation mit Unterstützung der Ausatmung, Vibrax-Massage und intrapulmonale Perkussion erreicht. Das Bronchialsekret kann anschließend „blind" durch Katheterabsaugung oder „unter Sicht" durch flexible Bronchoskopie entfernt werden. Damit wird eine Wiedereröffnung vorher nicht ausreichend ventilierter Lungenbezirke möglich.

Ist der Patient bereits extubiert, werden apparative Techniken zur Atemvertiefung eingesetzt, die einen exspiratorischen Kollaps der Alveolen verhindern und damit einen Gasaustausch über den gesamten Atemzyklus ermöglichen (z. B. CPAP = continous positive airway pressure, IPPB = intermittent positive pressure breathing).

Ein sehr einfaches Trainingsgerät für postoperative Atemübungen ist der „Coach". Der Patient muß

Tabelle 5.10. Methoden der postoperativen Atemtherapie

Intubierter Patient	Lagerungsbehandlung Kompression in Exspiration Vibrax-Massage Intrapulmonale Perkussion
Extubierter Patient	Apparative Maßnahmen zur Atemvertiefung (CPAP, IPPB, Coach etc.)
Inhalationstherapie	NaCl (Befeuchtung) Sultanol (Bronchodilatation) Bricanyl (Atemwegswiderstand)
Hustentechniken	Manuelle Unterstützung Flutter etc.

gegen einen vorgegebenen Widerstand langsam einatmen und kann dabei selbst das Atemzugvolumen als Therapiekontrolle auf einer Skala ablesen.

Medikamentöse Maßnahmen zur Ventilationsvertiefung sind unter anderem Inhalation mit Sultanol (Bronchodilatation) oder mit Bricanyl (Senkung des Atemwegswiderstandes).

Hustentechniken, die pulmonale Risikopatienten bereits präoperativ erlernen sollten, werden in entsprechender Lagerung (Kopfteil erhöht, Hüften gebeugt) und unter vorsichtiger Kompression der Operationswunden durchgeführt. Unterstützend wirkt z. B. der „Flutter", ein Kugelventil, das exspiratorisch angeblasen wird und oszillierende Bewegungen in das Trachealsystem überträgt.

Grundvoraussetzungen für die adäquate Durchführung einer postoperativen Atemtherapie ist der weitgehend schmerzfreie und kooperationsfähige Patient, der auch in der Lage ist, die geforderten Manöver selbstständig durchzuführen. Ist aber seine Vigilanz so schlecht, daß er nicht abhusten kann oder will (z. B. Sedierung, Entzugssyndrom), müssen – bei allerdings deutlich geringerer Effektivität – passive Maßnahmen zur Bronchialtoilette wie Bronchoskopien oder Katheterabsaugung zur Anwendung kommen.

•••

Nach kleineren operativen Eingriffen ist in der Regel bei normalem Ernährungszustand der Patienten lediglich eine Substitution des Wasser- und Elektrolytbedarfs erforderlich. Ist die orale Ernährung bis zu 5 Tagen nicht möglich, wird eine hypokalorische Ernährung über periphere venöse Zugänge durchgeführt. Geht die Nahrungskarenz über 5 Tage hinaus, oder befindet sich der Patient präoperativ in einem reduzierten Ernährungszustand, muß eine normokalorische Ernährung über zentral-venöse Zugänge erfolgen. Die medikamentöse Therapie des Patienten hat als Hauptziel die Garantie der Schmerzfreiheit, wozu ein großes Spektrum potenter Analgetika zur Verfügung steht. Die Schmerztherapie kann auch vom Patienten selber kontrolliert, d. h. bei Bedarf über PCA-Pumpen erfolgen.

Literatur

Adolph M, Eckart J (1994) Parenterale Ernährung: Indikation und Aufbau. Chirurgische Gastroenterologie 10 : 178–186

Abele R, Beltle B (1993) Parenterale Ernährung: Warum, ab wann, womit und wie? Anästhesie, Notfallmedizin, Intensivbehandlung, Schmerzbehandlung 21 : 766–776

Bartels H, Siewert JR (1992) Prophylaktische Nachbeatmung und Bronchoskopie. Chirurg 63 : 1003–1009
Bartels H, Siewert JR (1991) Diagnostisches Vorgehen bei postoperativen Komplikationen in der Viszeralchirurgie. Langenbecks Arch Chir (Suppl) (Kongreßbericht): 130–134
Heberer M, Bodoky A, Maux A, Häring H (1990) Praxis der enteralen Ernährung. Chirurg BDC Akadmie 1 : 9–11
Milatovic A, Voss D, Machka K, Braveny I (1992) Beurteilung der sog. Basiscephalosporine anhand des Serumbakterizidie-Tests. Med. Klinik 87 : 58–62
Trautmann M (1995) Therapie von Staphylokokkeninfektionen in der Klinik. Medizin im Dialog 3 : 1–4
Ure BM, Troidl H, Neugebauer E (1995) Therapie des akuten Schmerzes in der Chirurgie. Grundlagen der Chirurgie, G65

?

14. Wie hoch ist postoperativ der Basisbedarf an freiem Wasser?
15. Welches sind die Bausteine für eine vollständige parenterale Ernährung?
16. Welches sind die Vorteile der enteralen Ernährung gegenüber der parenteralen Ernährung?
17. Was verstehen Sie unter Zuckeraustauschstoffen?
18. Was ist eine Antibiotika-Prophylaxe?
19. Was verstehen Sie unter Interventionstherapie bei der Antibiotika-Behandlung?
20. Welches sind die häufigsten Fehler bei der Antibiotika-Therapie?
21. Welche Stoffklassen bei der medikamentösen Schmerztherapie werden unterschieden?
22. Welches ist die häufigste Komplikation in der Viszeralchirurgie?
23. Nennen Sie Behandlungsziele der postoperativen Atemtherapie!

5.4 Bluttransfusion

...

Der Sicherheitsstandard von Blutprodukten ist hoch. Dazu tragen moderne infektiologische und serologische Labordiagnostik, strenge gesetzliche Herstellungs- (Spenderauswahl, Quarantänelagerung, Virusinaktivierung) und Anwendungsvorschriften (Aufklärungspflicht, Richtlinien der Bundesärztekammer und des Bundesgesundheitsamtes) bei. Dennoch fordern das unvermeidbare Restrisiko, der hohe logistische Aufwand und die Kosten eine strengste Indikationsstellung. Entsprechend ist die ***Priorität von Kristalloiden und/oder Kolloiden in der Volumentherapie*** und andererseits die sog. ***Hämotherapie nach Maß***, d. h. die gezielte Substitution nur der jeweils wirklich benötigten Komponente(n), das richtige Konzept.
Blutgruppenmerkmale sind antigen wirksame Membranbestandteile der Erythrozyten. Unkenntnis ihrer Grundprinzipien oder mangelnde Sorgfalt bei den vorgeschriebenen Untersuchungen bzw. Sicherungsmaßnahmen und dadurch evtl. hervorgerufene Transfusionszwischenfälle können zu schwersten Komplikationen bis zum Tod des Transfusionsempfängers führen, mit berufbedrohenden juristischen Konsequenzen für Ärzte.

5.4.1 Das AB0- (ABH-) Blutgruppensystem

1900 von ***Karl Landsteiner*** entdeckt. Es gibt 10 Genotypen, aus denen aber, wegen der Dominanz mancher Eigenschaften, nur 6 Phänotypen resultieren und deren Verteilung in der Bevölkerung ungleichmäßig ist (Tabelle 5.11). Im Blutserum finden sich normalerweise – ***regulär*** – Antikörper, die ***Isoagglutinine*** Anti-A und Anti-B, die natürlich nicht gegen das eigene Blutgruppenmerkmal gerichtet sein dürfen, d. h. sie kommen nur blutgruppenkonträr vor (s. Tabelle 5.11). Die Isoagglutinine sind so zur Kontrolle der zellulären AB0-Blutgruppenbestimmung einsetzbar ***(Serumgegenprobe)***.

Tabelle 5.11. AB0-Blutgruppensystem

Genotyp	Phänotyp	Isoagglutinin	Verbreitung in Mitteleuropa in %
A_1A_1 A_1A_2 A_10	A_1	Anti – B	38
A_2A_2 A_20	A_2	Anti – B	10
BB B0	B	Anti – A (Gemisch aus Anti-A_1 und Anti-A_2)	9
A_1B	A_1B	keine	3
A_2B	A_2B	keine	1
00	0 (H)	Anti – A (Gemisch aus Anti-A_1 und Anti-A_2) Anti – B	39

Tabelle 5.12. Schema der AB0-Blutgruppenbestimmung im Platten-/Röhrchentest

Testserum* + Probandenerythrozyten				Testerythrozyten* + Probandenserum (= Serumgegenprobe)				Ergebnis Blutgruppe
*Anti-A	*Anti-B	*Anti-AB	Albumin	*A_1	*A_2	*B	*0	
+	–	+	–	–	–	+	–	A
–	+	+	–	+	+	–	–	B
+	+	+	–	–	–	–	–	AB
–	–	–	–	+	+	+	–	0

\+ = Agglutination
– = keine Agglutination

> **!** Läßt sich das zum AB0-Antigen konträre Isoagglutinin nicht nachweisen, so ist die Blutgruppe nicht zweifelsfrei festlegbar, d. h. die ***Bestimmung unvollständig***.

Die Isoagglutinine sind jedoch nicht angeboren. Erst durch den Kontakt mit ubiquitären Bakterien oder Viren, die AB0-ähnliche Antigenstrukturen tragen, wird das Immunsystem zu ihrer Bildung stimuliert. Entsprechend besitzen Neugeborene diese Isoagglutinine noch nicht und sie können bei Erwachsenen auch wieder verloren gehen, eben bei Verlust der Fähigkeit zur Antikörperbildung. Da zur vollständigen Bestimmung der AB0-Blutgruppe immer Antigene plus Isoagglutinine untersucht werden müssen, benötigt man (Tabelle 5.12) an Testseren Anti-A, Anti-B und Anti-AB sowie Testerythrozyten der Blutgruppen A1, A2, B und 0; letztere um das Vorliegen eines Anti-H auszuschließen. welches entgegen der allgemeinen Regel die Transfusion von 0-Erythrozyten für einen AB0-ungleichen Erythrozytenersatz verbieten würde!

Die Isoagglutinine sind der Grund für die Gefährlichkeit einer blutgruppeninkompatiblen Transfusion. Wird z. B. eine A-Konserve einem Patienten der Blutgruppe 0 verabreicht, werden sofort alle übertragenen Erythrozyten mit den im Empfängerserum vorhandenen Anti-A-Isoagglutininen beladen, verklumpen und hämolysieren (***hämolytischer Transfusionszwischenfall***, s. Kap. 5.4.7).

> **!** Es sollte immer ***AB0-identisch*** transfundiert werden.

Da jedoch die Verteilung der AB0-Blutgruppen in der Bevölkerung ungleich ist, sind Konserven seltener Blutgruppen (B, AB) manchmal nicht in genügender Menge verfügbar, so daß blutgruppen***ungleich, aber natürlich verträglich***, transfundiert werden muß, z. B. A auf AB (Tabelle 5.13).

Wegen der großen Gefahren AB0-inkompatibler Transfusionen muß der transfundierende Arzt am Patientenbett ***(Bedside Test)*** nochmals die Blutgruppe des Empfängers bestätigen (= ***AB0-Identitätstest***). Es können Testkarten mit aufgetrockneten Antiseren verwendet werden. Das Ergebnis muß schriftlich dokumentiert werden. Ein Abheften der benutzten Karten mit dem eingetrockneten Patientenblut in der Krankenakte ist aus hygienischen Gründen abzulehnen.

Tabelle 5.13. AB0-Blutgruppenkompatible Transfusion

Blutgruppe Patient	Kompatible EK	Kompatible GFP
A	A, 0	A, AB
B	B, 0	B, AB
AB	AB, A, B, 0	AB
0	0	0, A, B, AB

> **!** Die Transfusion einer AB0-inkompatiblen Konserve infolge Unterlassung des Bedside Testes ist ein ***Kunstfehler*** des transfundierenden Arztes.

5.4.2 Das Rhesus-Blutgruppensystem

Von transfusionsmedizinischer Relevanz sind die Antigene C, Cw, c, D, E, e.

Alle Träger des D-Antigens, rund 85 % der Bevölkerung, sind grundsätzlich rhesuspositiv. Träger des Genotyps ccddee sind sowohl als Spender als auch Empfänger rhesusnegativ. Manche Menschen (z. B. solche mit dem Merkmal D^{VI}) gelten als Spender als rhesuspositiv. Ihr Blut darf somit nur an D-positive oder mosaikgleiche Empfänger verabreicht werden. Als Empfänger dagegen sind sie rhesusnegativ. Sie dürfen also nur mit mosaikverträglichem oder D-negativem Blut transfundiert werden.

Antikörper im Rhesussystem sind nicht natürlich präformiert, deshalb spricht man von ***irregulären*** oder ***Alloantikörpern***. Sie werden erst durch Immunisierung mit fremden Antigenen bei mosaikungleichen Transfusionen oder in der Gravidität bei Mosaikdifferenzen zwischen Mutter und Kind erworben.

Der Rhesusfaktor D ist ein so starkes Antigen, daß nach Transfusionen D-positiven Blutes an D-negative Empfänger in 80 % der Fälle mit einer Anti-D-Bildung zu rechnen ist. Während D-positive Menschen immer auch D-negativ transfundiert werden können, dürfen deshalb D-negative nur D-negativ transfundiert werden. Speziell bei Frauen im gebärfähigen Alter sind Ausnahmen davon ***nur bei Lebensgefahr zulässig***.

> **!** Niemals darf gegen einen vorhandenen Rhesusantikörper „antransfundiert" werden, da dies stets ***hämolytische Transfusionsreaktionen*** zur Folge hat.

Die Suche nach verträglichen Konserven kann schwierig sein. Ist der Antikörper gegen ein häufiges Antigen gerichtet, z. B. ein Anti-e, so ist die Zahl der verträglichen Konserven, hier mit dem Merkmal EE, klein, nämlich nur 3 %. Bei Blutgruppe B, mit ca. 10 % in der Bevölkerung, ist die Wahrscheinlichkeit, für diese Situation ein Präparat zu finden, mit 3 % von 10 = 0,3 %, d. h. 3 aus 1.000 Blutspenden, natürlich noch kleiner. Um so schwieriger wird die Suche für rhesusnegative Empfänger, d. s. nur 15 % der Bevölkerung, oder wenn gar multiple Antikörper vorliegen.

Die Bestimmung der Rhesusblutgruppen erfolgt durch das Mischen von Probandenerythrozyten mit entsprechenden Antiseren (Tabelle 5.14).

5.4.3 Das Kell-System

Von Bedeutung sind die Antigene K und k (Cellano). Die Antigenität des Merkmals K ist relativ hoch. Da 92 % aller Konservenempfänger kk-homozygot sind, werden deshalb die 8 % Kell positiven Konserven (KK und Kk) in Deutschland aussortiert.

5.4.4 Weitere Blutgruppensysteme

Ihre Untersuchung ist nur bei nachgewiesenen Antikörpern erforderlich.

Der Nachweis solcher ***irregulärer Antikörper***, die als Immunantwort z. B. auf vorausgegangene Transfusionen oder Schwangerschaften gebildet wurden, ist als sog. ***Antikörpersuchtest*** (Mischung von 2–3 verschiedenen Testzellen mit Patientenserum) Bestandteil jeder Blutgruppenbestimmung. Ist der Antikörpersuchtest positiv muß eine ***Antikörperdifferenzierung*** (Reaktion von 8–11 Testzellen mit Patientenserum) angeschlossen werden, um das Blutgruppensystem zu definieren, gegen dessen Merkmal der Antikörper gerichtet ist. Die Gegenprobe ist der Ausschluß des korrespondierenden Antigens, d. h. die negative Reaktion eines spezifischen Testserums mit Patientenerythrozyten. Denn beim Nachweis eines Antikörpers kann/darf der Proband das Antigen nicht besitzen, sonst würden seine eigenen Erythrozyten zerstört werden.

Die wichtigsten derartigen Erythrozytenmerkmale sind das

- ***Lewis***-,
- ***Duffy***-,
- ***Kidd***-,
- ***Lutheran***-,
- ***MNSs***- und das
- ***P***-System.

Es dürfen also nur verträgliche Erythrozyten d. h. antigenidentische bzw. -kompatible transfundiert werden.

Tabelle 5.14. Schema der Rhesus-Blutgruppenbestimmung

Testserum* + Probandenerythrozyten					Rhesusmosaik
*Anti-C	*Anti-c	*Anti-D	*Anti-E	*Anti-e	
+	+	+	–	+	CcD.ee
+	–	+	–	+	CCD.ee
–	+	–	–	+	ccddee
+	+	+	+	+	CcD.Ee
–	+	+	+	+	ccD.Ee
–	+	+	+	–	ccD.EE
–	+	+	–	+	ccD.ee
+	+	–	–	+	Ccddee
–	+	–	+	+	ccddEe
+	–	+	+	+	CCD.Ee
+	+	+	+	–	CcD.EE
+	–	–	–	+	CCddee
+	+	–	+	+	CcddEe

\+ = Agglutination
\– = keine Agglutination

Wie aber werden solche identifiziert d.h. die passenden Konserven gefunden? Wegen der Vielzahl der möglichen Erythrozytenmerkmale und deren Antikörper (z.Zt. sind über 650 publiziert) ist die dafür entscheidende und vor jeder Transfusion ausnahmslos durchzuführende Untersuchung die sog. ***Kreuzprobe.*** Sie ist keinesfalls mit dem Bedside Test zu verwechseln, der nur eine Bestätigung der AB0-Blutgruppe beim Empfänger darstellt. Die Kreuzprobe dagegen ist eine ***serologische Verträglichkeitsprüfung.*** Unverzichtbar ist vor allem der Majortest, bei dem das Serum des Empfängers mit Konservenblutkörperchen versetzt wird. Denn Antikörper sind im Empfängerserum immer im Überschuß vorhanden und können deshalb im schlimmsten Fall alle übertragenen Konservenerythrozyten hämolysieren.

5.4.5 Blut- und Blutkomponentenkonserven

Vollblut: Transfusionen sind heute obsolet.
Frisch- und Warmblut: Unsinnig, da durch richtigen Komponentenmix plasmatische Gerinnungsfaktoren und vor allem Thrombozyten viel effektiver substituiert werden können. Dazu gefährlich wegen des, mangels Zeit zur optimalen infektiologischen Untersuchung, hohen Infektionsrisikos.

Erythrozytenkonzentrat (EK)

Nach Sedimentation der Erythrozyten durch Zentrifugation soll der Buffycoat (= weiße Blutzellen + Thrombozyten + Zelltrümmer als Grenzschicht) abgepreßt und verworfen werden. EK muß bei + 2 bis + 8 °C in speziellen Blutkühlschränken gelagert werden. Als Standard betrug die Lagerungsfähigkeit 35 Tage. Mit Verwendung moderner Stabilisatoren und additiver Lösungen erreicht man heute eine Verwendbarkeitsdauer bis zu 49 Tagen. Das Verfalldatum ist vom Hersteller zu deklarieren. Die Kühlkette darf auch beim Transport nie unterbrochen werden. ***Einmal erwärmte EK müssen innerhalb von 6 Stunden transfundiert werden.*** Die Transfusion erfolgt mit einem Transfusionsbesteck (DIN 58360) mit integriertem Filter (170–230 µm) über einen eigenen venösen Zugang.

Die Indikation zur Verabreichung von EK besteht im Bedarf von Sauerstoffträgern, für den aber keine exakte, allgemein gültige, untere Grenze definierbar ist (s. Kap. 5.4.6).

Gefiltertes Erythrozytenkonzentrat. Die mit normalem EK übertragenen Leukozyten bewirken eine ***Immunsuppression*** beim Empfänger. Eine Beobachtung dazu ist, daß Nierentransplantate bei mit leukozytenhaltigen Konserven vortransfundierten Organempfängern länger überleben. Ein Verdacht ist heute, daß bei konventionell transfundierten Tumorpatienten die postoperative Rezidivrate erhöht sein könnte. Eine dafür wissenschaftlich stichhaltige klinische Studie steht jedoch noch aus (s. Kap. 5.4.10).

Außerdem führen Leukozyten über ihre HLA-Antigene bei Langzeittransfundierten zur Bildung von lymphozytotoxischen HLA-Antikörpern. Diese sind Ursache für febrile Transfusionsreaktionen und von Immunthrombozytopenien, die große therapeutische Schwierigkeiten machen können. Entsprechend sollten alle Patienten, die über längere Zeit transfusionsbedürftig sind, nur gefilterte EK erhalten.

Leukozytenfilter sind Adhäsionsfilter und keinesfalls mit den 170–230 µm Porenfiltern in den vorgeschriebenen ***Standard-Transfusionsbestecken*** (DIN 58360) zu verwechseln, die größere Zellaggregate oder Gerinnsel zurückhalten sollen, oder mit den ***Mikroaggregatfiltern*** (10–40 µm), die bei Verwendung von buffycoatfreien EK unnötig sind, da diese keine klinisch bedeutsamen Mengen an Mikroaggregaten enthalten. Die Anwendung erfolgt einfach direkt am Patientenbett durch Dazwischenstecken als Einmalartikel in die Transfusionslinie.

Gewaschenes Erythrozytenkonzentrat. Da zum mehrmaligen Waschvorgang mit 0,9% NaCl das System geöffnet werden muß, sind sie zur sofortigen Transfusion bestimmt. Mit Verfügbarkeit der Leukozytenfilter zur Leukozytendepletion reduziert sich die Indikation auf einige wenige Situationen, z.B. febrile Transfusionsreaktionen, die auf die Zufuhr von Fremdeiweiß zurückgeführt werden müssen.

Thrombozytenkonzentrat (TK)

Das moderne Produkt ist das ***Thrombozytapherese***präparat, das unter Anwendung von Zellseparatoren im extrakorporalen Kreislauf mit maschineller Auftrennung von Blut in seine verschiedenen Bestandteile unmittelbar am Spender gewonnen wird. Dagegen wird die Gewinnung von TK aus normalen Blutspenden zunehmend verlassen. Der Nachteil dabei ist nämlich, daß zur Gewinnung einer therapeutischen Einheit die TK von 4–8 blutgruppenkompatiblen Spendern zusammengeführt (= gepoolt) werden müssen und entsprechend die Antigenbelastung und insbesondere auch das Infektionsrisiko höher ist als beim Thrombozytaphereseprodukt, das eben nur von einer Person stammt.

TK werden so frisch wie möglich transfundiert. Nur unter ständigem sanften Durchmischen mit speziellen Geräten (Rotation, Schaukeln) bei Raumtemperatur (+ 22 °C), ist die Funktionserhaltung über max. 5 Tage gewährleistet. Keinesfalls darf das Präparat gekühlt werden. TK werden ebenfalls mit den normalen 170 µm Filter-Transfusionsbestecken (keine Mikrofilter!) appliziert. Das Mischen mit anderen Blutpräparaten oder Infusionslösungen, auch im Transfusionssystem, ist unbedingt zu vermeiden. Die Transfusion sollte rasch erfolgen und nach 30 Minuten beendet sein.

Für die Blutstillung ist sowohl eine ausreichende Zahl an Thrombozyten als auch ihre regelrechte Funktion nötig. So müssen bei elektiven Eingriffen Medikamente, die die Plättchenaggregation hemmen (vor allem Azetylsalizylsäure) mindestens 3 Tage vor der Operation abgesetzt werden. Bei Operationen, Lumbal- oder Epiduralpunktionen, Organbiopsien u. ä., sollte die Thrombozytenzahl über 50.000/ml, bei ausgedehnten oder besonders risikobehafteten Operationen (Auge, Gehirn) über 80.000/ml liegen. Beim nicht immunisierten erwachsenen Patienten wird durch 4–6 Einzelspender-TK oder 1 Zytapherese-TK ein Anstieg der Thrombozytenzahl um 20.000–30.000/ml erreicht.

Unter ***Refraktärzustand*** versteht man das wiederholte Ausbleiben eines adäquaten Therapieerfolges von Thrombozytentransfusionen. Die Indikation zur TK-Gabe stellt sich dann nicht aus der Thrombozytenzahl sondern aus der Klinik, d. h. der Blutungstendenz, die aber selbst bei Werten um 20.000 nicht manifest werden muß. Mit ***Immunthrombozytopenie*** muß besonders bei Patienten gerechnet werden, die über längere Zeit mit Thrombozyten versorgt werden müssen.

Die Ursache sind HLA-Antikörper, wobei die Kontamination von zellulären Blutprodukten mit Leukozyten die Hauptursache für eine HLA-Alloimmunisierung von polytransfundierten Patienten ist. Wegen der schwerwiegenden Konsequenzen ist die Vorbeugung wichtig, d. h. die Verwendung von ***Leukozytenfilter*** für EK (s. dort) und auch TK (spezielles Produkt, nicht dieselben wie für EK verwenden!).

Andere unerwünschte Wirkungen durch HLA-Antikörper können febrile Reaktionen sein.

TK sollten AB0- und Rh-(D-) identisch zugeordnet werden. Vor der Transfusion ist der ***AB0-Identitätstest (Bedside Test)*** am Empfänger vorzunehmen, weil bei der Anwendung von AB0-inkompatiblen TK, durch die Isoagglutinine im Spenderplasma, die Möglichkeit von Minorreaktionen mit Hämolyse besteht.

Gefrorenes Frischplasma (GFP)

Früher war die Herstellung aus Warmblut der typische Herstellungsprozeß. Heute findet zunehmend die Plasmapherese Verbreitung. Die zellulären Anteile des Blutes werden unmittelbar retransfundiert, so daß die Spende auf das Plasma beschränkt bleibt und deshalb auch in relativ kurzen Abständen Wiederholungen möglich sind.

Frischplasma muß innerhalb von 6 Stunden nach der Abnahme schockgefroren werden (Durchfrieren innerhalb 1 Stunde auf unter −30 °C). Nur dann enthält es Faktor VIII in einer Aktivität um 98 %, der wegen seiner kurzen Halbwertszeit als Maß für die erhaltene Gerinnungsaktivität dient.

Die Richtlinien gestatten eine Lagerungszeit von 1 Jahr bei −30 °C und tiefer. Die Verwendbarkeitsdauer ist auf der Packung zu deklarieren. Der tiefgefrorene Beutel ist leicht zerbrechlich. GFP wird im Wasserbad bei + 30 °C bis maximal + 37 °C aufgetaut. Dazu benötigt man etwa 20 Minuten. Keinesfalls darf diese Temperatur überschritten werden. Alle sichtbaren Niederschläge müssen vollständig in Lösung gehen, da in Schlieren und Präzipitaten enthaltene Gerinnungsfaktoren im Filter zurückgehalten werden. Nach dem Auftauen wird der Beutel auf Dichtigkeit kontrolliert. GFP muß unmittelbar nach dem Auftauen infundiert werden. Die Infusion erfolgt intravenös über das übliche Standard-Transfusionsbesteck mit Filter (DIN 58 360). Eine Mischung im Transfusionssystem von Plasma mit erythrozytenhaltigen Präparationen sollte vermieden werden.

Plasma enthält die Isoagglutinine entsprechend der Blutgruppe des Spenders und wird möglichst AB0-identisch transfundiert (s. Tabelle 5.13). Entsprechend ist unmittelbar vor der Transfusion vom transfundierenden Arzt der ***AB0-Identitätstest (Bedside Test)*** am Empfänger vorzunehmen. Da Plasma keine Erythrozyten enthalten darf, alle Blutspenden auf irreguläre Antikörper untersucht sind und Plasmen mit Antikörpern nicht freigegeben werden, spielt das Rhesussystem in der Zuordnung von Plasma keine Rolle und eine Kreuzprobe ist auch nicht erforderlich.

In der Bundesrepublik dürfen gefrorene Frischplasmen heute nur noch in Verkehr gebracht werden, wenn sie entweder quarantänegelagert oder einem Verfahren zur Virusinaktivierung/-eliminierung unterzogen wurden.

Quarantänelagerung. Eine frische Virusinfektion (z. B. HIV) ist spätestens nach 6 Monaten mit hoher Sicherheit durch einen serologischen Test (Anti-HIV) erkennbar, d. h. man geht davon aus, daß bis dahin die nachweisbare Immunantwort beim Spender in Form entsprechender Antikörper vorliegt. Deshalb wird das Blutpräparat nach der Spende für die Dauer der Quarantänefrist gelagert, der Spender danach erneut auf die entsprechenden Infektionsmarker untersucht und das Plasma nur bei negativem Ausfall dieser Kontrolle zur Transfusion freigegeben.

Virusinaktivierung. Gegenwärtig werden zwei Verfahren zur Virusinaktivierung eingesetzt. Das ***Methylenblau(MB)***-Verfahren erfolgt an Einzelspenderplasmen, das ***Solvent/Detergent (S/D)***-Verfahren an Plasmapools, die dann wieder in Einheiten abgefüllt werden. Mit dem MB-Verfahren werden bevorzugt, mit dem S/D-Verfahren nur lipidumhüllte Viren (dazu gehören die wichtigsten transfusionsmedizinisch relevanten Viren) inaktiviert. Somit besteht beim S/D-Verfahren eine Inaktivierungslücke für hüllenlose Viren, wie z. B. Hepatitis A-Virus; entsprechend wurden HAV-Infektionen nach Gabe von S/D behandelten Präparaten beobachtet. Jedenfalls ist klar, daß man nicht von genereller Virusfreiheit sprechen kann.

Für die Indikation entscheidend ist der Gehalt an plasmatischen Gerinnungsfaktoren und Fibrinolyseenzymen, plus auch deren Inhibitoren, wie Antithrombin III, Protein C. Deshalb sind komplexe Hämostasestörungen das wichtigste Anwendungsfeld: Verlust- und/oder Verdünnungskoagulopathie, disseminierte intravasale Gerinnung nach Behandlung der zugrundeliegenden Pathomechanismen, Blutungen bei schwerem Leberparenchymschaden. Der häufigste Mißbrauch ist die Verwendung als Volumenersatz.

Bestrahlung von Blut- und Blutbestandteilkonserven. Bei immuninkompetenten oder immunsupprimierten Patienten können transfundierte, vermehrungsfähige, immunkompetente Zellen proliferieren und als Graft versus Host Disease (GvHD) eine schwere, mitunter tödliche Komplikation auslösen. Als Prophylaxe werden grundsätzlich alle Blutpräparate für solche Patienten, wie z. B. Patienten mit massiver Chemotherapie und Ganzkörperbestrahlung bei Knochenmarkstransplantation oder bei der Verwendung von Verwandtenblut zur Austauschtransfusion bei Neugeborenen, bestrahlt, wodurch die T-Lymphozyten proliferationsunfähig werden.

5.4.6 Praxis der Substitution bei Blutverlust

Intravasales Volumen. Bei einem akuten Blutverlust wie z. B. unter einer Operation muß mit 1. Priorität das intravasale Volumen ***zu 100 %*** aufrechterhalten werden. Dazu sind routinemäßig bis zu einem Verlust von 20 % des zirkulierenden Blutvolumens, beim Erwachsenen ca. 1–1,5 l, kristalloide bilanzierte Elektrolytlösungen (Ringer-Laktat) und/oder künstliche kolloidale Volumenersatzmittel (Hydroxyäthylstärke, Dextran, Gelatine) geeignet.

Für die anderen Komponenten gilt dagegen der Grundsatz, nur den Blutbestandteil zu ersetzen, dessen Defizit nahe einer kritischen Grenze zu liegen kommt, und die Substitutionsdosis ist so zu wählen, daß nur der allgemein gültige oder für den einzelnen Patienten notwendige Grenzwert aufrechterhalten wird.

> **!** Ausgenommen das Blutvolumen, ist eine Substitution auf physiologische Normwerte i. allg. weder therapeutisch sinnvoll noch praktisch realisierbar.
> Die Indikation für die wichtigsten Blutkomponenten – Flüssigkeitsvolumen, Erythrozyten, Gerinnungsaktivität, Eiweiß und Thrombozyten – ist stets getrennt zu stellen.

Erythrozytenzahl. An 2. Stelle steht die Erythrozytenzahl für die ausreichende Sauerstoffversorgung. Die Kompensationsbreite des Sauerstofftransports hat deutlich weitere Grenzen als die des zirkulierenden Volumens. Der unterste noch tolerable Hämoglobinwert, ohne Gefahr einer hypoxischen Organschädigung, ist nicht exakt anzugeben. Intakte Kompensationsmechanismen, d. h. vor allem ein gesundes Herz-Kreislaufsystem zur Steigerung des Herzminutenvolumens vorausgesetzt, ist er in der klinischen Situation bei jungen Personen zwischen 6–7, bei älteren zwischen 8–9 g/dl anzunehmen. Ein Abfall des Hämoglobinwerts auf 4,5–5 g/dl gilt allgemein als kritisch.

> **!** Nach Gabe eines EK ist mit einem Hämoglobinanstieg von rund 1 g/dl zu rechnen.

Albumin. An 3. Stelle wird vielfach das Albumin als Entscheidungsgröße gesetzt, manche pathophysiologischen Schockkonzepte halten seine Gabe jedoch sogar für gefährlich. Über einem Wert von 30 g/l (KOD > 18 mmHg) ist eine Albuminsubstitution i. d. R. nicht indiziert; erfahrungsgemäß beträgt der Blutverlust dabei um die 50 %.

Blutstillung. An 4. Stelle steht die Gewährleistung einer ausreichenden Blutstillung. Dazu gehört eine ausreichende Menge bzw. Aktivität aller plasmatischen Gerinnungsfaktoren und eine genügende Zahl und Funktion von Thrombozyten. Welches Defizit rascher in kritische Bereiche kommt, hängt von Eingriffstyp, Muster und Schwere der Verletzung etc. ab. Häufig ist jedenfalls die Thrombozytensubstitution problematischer und TK können auch nicht so einfach wie GFP bevorratet werden.

Als kritischer Grenzwert für die Funktion des plasmatischen Systems werden 35 % der normalen ***Gerinnungsfaktorenaktivität*** angesetzt. Die wesentlichsten pathogenetischen Mechanismen des Mangels an Gerinnungsfaktoren sind Verdünnungs- bzw. Verbrauchskoagulopathie. Sie können getrennt oder aber auch in variabler Kombination auftreten. Beispiele sind der traumatisierte massiv blutende Patient oder Patienten im Leberversagen und akuter Blutung aus Ösophagusvarizen.

Bei normalen Ausgangswerten werden die Grenzwerte der plasmatischen Gerinnungsfaktoren durch ***Verdünnung*** erst nach Ersatz von mindestens 65 % bis nahezu 100 % des Blutvolumens erreicht, dies entspricht einer Menge von rund 6 l gerinnungsneutraler Volumenersatzlösung. Um den Grenzwert möglichst nicht zu unterschreiten, wird deshalb etwa ab dem 10. EK dazu GFP gegeben. Selbstverständlich muß diese Therapie aber anhand der Laborparameter intraoperativ überwacht und eventuell korrigiert werden. Gegebenenfalls ist durch Bolusgabe von (2)-4-6 Einheiten GFP eine rasche Korrektur oder Beherrschung einer diffusen Blutungsneigung nötig. Die Angabe einer festen Relation von EK zu GFP ist problematisch. Je nach Situation, Geschwindigkeit und Menge des Blutverlustes kann ein Verhältnis von 1 GFP pro 3, aber auch pro 2 oder 1 EK erforderlich sein.

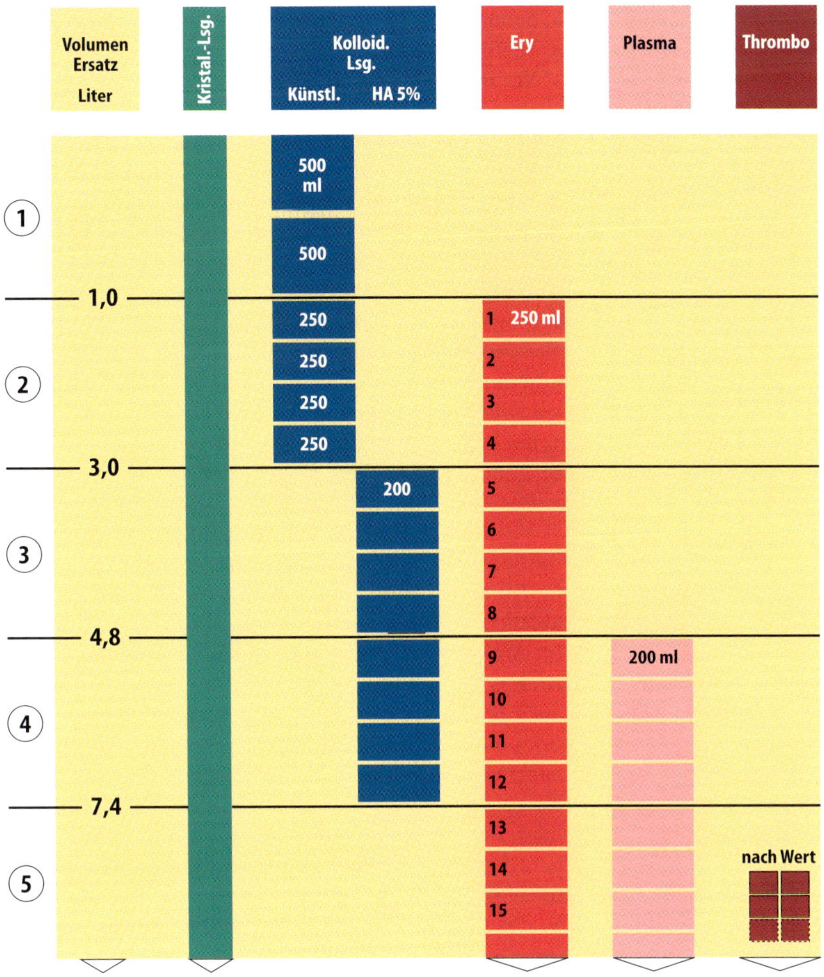

Abb. 5.3. Ulmer Transfusionsplan zum Volumenersatz mit Blutkomponenten

Beim ***Verbrauch*** ist die wichtigste Maßnahme, den Auslösemechanismus zu unterbrechen, also die Grundkrankheit zu therapieren, so z. B. einen Sepsisherd chirurgisch zu sanieren. Die Frischplasmadosis beträgt bei vital bedrohlichen Gerinnungsstörungen 4 bis 8 Einheiten pro Tag. Anhand von Laborbefunden und klinischen Verlaufskontrollen ergeben sich Indikation als auch Dosierung für die weitere Plasmaanwendung. Hier, wie auch bei ***komplexen Gerinnungsstörungen***, ist Frischplasma das Substitutionspräparat der ersten Wahl, weil es sowohl pro- als auch antikoagulatorische Faktoren beinhaltet.

In aller Regel sind 50.000/ml ***Thrombozyten*** für die regelrechte Blutstillung ausreichend. Solche Werte sind i. d. R. erst nach Gabe einer thrombozytenfreien Substitutionsmenge von 7 bis 10 l, entsprechend dem 1,5- bis 2fachen des Blutvolumens, zu erwarten.

Aus dieser abgestuften Indikationsstrategie läßt sich ein Transfusionsschema ableiten, das natürlich, etwa bei veränderten Ausgangswerten und geringem Körpergewicht, eine entsprechende Modifikation erfordert. Ein Beispiel ist der ***Ulmer Komponententransfusionsplan*** (Abb. 5.3).

Eine ***Unterkühlung*** des Patienten ist eine wichtige, oft unterschätzte oder verkannte Ursache einer profusen Blutungsneigung aus dem Operations- bzw. Verletzungsgebiet, z. B. beim Polytrauma. Man muß daran denken, wenn die Labor-Gerinnungsanalyse keine ausreichende Erklärung liefert. Die Situation kann so bedrohlich sein, daß die Operation unterbrochen und die diffuse Blutung provisorisch durch Tamponade mit Tüchern gestillt werden muß. Erst 12–24 Stunden später kann weiteroperiert werden, nachdem die Hypothermie auf der Intensivstation korrigiert wurde (Alufolie, Blutwärmegeräte s. u.).

Massivtransfusion. Nicht nur die Menge des transfundierten Blutes sondern auch der Applikationszeitraum ist zu berücksichtigen. Für Unfallverletzte und große chirurgische Eingriffe gilt eine praxisnahe Definition:

> ***Massivtransfusion***: Die Gabe von mehr als dem 1,5-fachen des Blutvolumens, d. h. etwa 9 l = 30 EK innerhalb von 24 Stunden.

EK und GFP sollen körperwarm transfundiert werden, vor allem bei großen Volumina, bei ausgekühlten oder in langen Operationen auskühlungsgefährdeten Patienten. Üblicherweise werden Durchlauferwärmer mit Wasserbad in die Transfusionslinie eingeschaltet, andere Wärmesysteme sind wegen der Gefahr der Überhitzung (Hämolyse!) problematisch. Deshalb dürfen zur ***Bluterwärmung*** nur speziell zugelassene Geräte eingesetzt werden.

Durch die hohe Zitratbelastung bei vermindertem Abbau in der Leber wegen Hypoperfusion kann es zur Zitratintoxikation mit Hypokalzämie und Hypomagnesiämie kommen, die das Auftreten von Tachyarrhythmien auslösen. Bei Nierenversagen kann eine Hyperkaliämie auftreten und Herzrhythmusstörungen verursachen.

5.4.7 Transfusionsreaktionen

Hämolytischer Transfusionzwischenfall

Der hämolytische Transfusionszwischenfall wird durch gegen Erythrozytenantigene gerichtete, bei Körpertemperatur wirksame Antikörper ausgelöst. Der Schweregrad der Erythrozytenzerstörung und die Geschwindigkeit der Hämolyse hängen von verschiedenen Faktoren ab, u. a. von der Art des Antikörpers und seinem Titer, der Antigendichte auf der Erythrozytenmembran (am höchsten im AB0-System, im Rhesus- nur 1/100, im Duffy- nur 1/1.000 davon) und nicht zuletzt natürlich auch davon, ob der Zwischenfall rasch erkannt wurde bevor noch die ganze Konserve transfundiert wurde.

> **!** Um eine ***Früherkennung*** zu ermöglichen muß die Einleitung der Transfusion ***jeder einzelnen*** Konserve ärztlich überwacht werden.

Die akute hämolytische ***Sofortreaktion*** tritt während oder kurz nach der Transfusion von Erythrozyten auf. Die ersten klinischen Zeichen sind

- Fieber,
- Schüttelfrost,
- Unwohlsein,
- Brustschmerzen und
- Atemnot.

Bei derartigen Symptomen muß die laufende Transfusion ***sofort beendet*** werden. Der laborchemische Nachweis einer Hämoglobinurie und/oder eines Anstiegs des freien Hämoglobins im Blutplasma bestätigen den Verdacht, eine mit freiem Auge erkennbare deutliche Rotfärbung des Urins und/oder des Blutplasmas sind oft das erste sichtbare alarmierende Zeichen der Hämolyse, insbesondere bei narkotisierten Patienten. Die katastrophalen nächsten Stufen sind

- Schock,
- Nierenversagen,
- Verbrauchskoagulopathie.

Glücklicherweise verlaufen nicht alle hämolytischen Transfusionszwischenfälle tödlich. Das gesamte notwendige Monitoring und die Fülle der unter Umständen in Anspruch zu nehmenden differenzierten therapeutischen Maßnahmen – Volumentherapie, Ausgleich des Säure-Basen-Haushaltes, Unterstützung der Nierenfunktion bis zur Hämodialyse, ggf. Intubation und Beatmung – werden aber wohl in allen Fällen die Verlegung auf eine Intensivstation erfordern. Bezüglich der transfundierten ***Menge der inkompatiblen Erythrozyten*** kann man sagen, daß bei ***weniger als 50 ml*** trotz akutem funktionellen Nierenversagen die Prognose gut ist.

Tückischerweise können aufgrund einer Vorimmunisierung entstandene Blutgruppenantikörper im Laufe von Jahren unter die Nachweisbarkeitsgrenze abfallen und sind dann weder in der Kreuzprobe noch im Antikörpersuchtest nachweisbar. Besonders häufig ist dies bei Kidd- und Duffy-Antikörpern, die deshalb auch besonders gefürchtet sind. Meist handelt es sich um eine sog. verzögerte hämolytische Reaktion bzw. ***Spätreaktion*** mit einer Latenzzeit von einigen Tagen bis zu 3 Wochen, die daraus resultiert, daß eine Neu- oder Nachbildung („Boosterung“) eines Alloantikörpers erfolgte, der bei der Transfusionsvorbereitung noch nicht nachweisbar war (negative Kreuzprobe). Solchen Reaktionen läßt sich somit z. Z. nicht vorbeugen. Die Symptome sind

- Fieber,
- Hämoglobinabfall und
- leichter Ikterus,

es kommen aber auch tödliche Verläufe vor.

Prävention. Häufigste Ursache ist menschliches Versagen, nur in den seltensten Fällen sind serologische Fehlbestimmungen oder unentdeckte Antikörper verantwortlich.

> **!** Bei hämolytischen Transfusionszwischenfällen liegen meist ***Verwechslungen*** zugrunde, von Patienten, Blutproben oder Konserven.

Es muß daher immer wieder und eindringlich darauf hingewiesen werden, daß die strenge Einhaltung aller ***Identitätskontrollen*** und Zuordnungskriterien bei der Bluttransfusion unabdingbar ist. Die häufigste Ursache tödlicher Verläufe sind AB0-Fehltransfusionen. Die Reaktion ist so schwer, weil die antigendifferenten Erythrozyten der Konserve von den im Überschuß vorhandenen Isoagglutininen des Empfängers rasant intravasal hämolysiert werden. Diese Verwechslungen sind bei konsequenter Durchführung des AB0-Identitätstestes praktisch alle vermeidbar.

> **!** Der ***Bedside Test*** ist auch im äußersten Notfall ***ausnahmslos*** vorgeschrieben.

Hämolytischen Reaktionen durch irreguläre Antikörper im Empfänger kann aber damit nicht vorgebeugt werden.

> **!** Deshalb muß im Labor die ***Kreuzprobe (serologische Verträglichkeitsprobe) zumindest angesetzt*** sein. Dies gilt auch im Notfall (s. Kap. 5.4.8).
> Die Kreuzprobe muß mit ***jeder einzelnen*** der für einen Empfänger bereitgestellten Konserven durchgeführt werden.
> Ebenfalls zur Prävention von verzögerten Transfusionsreaktionen gilt die Vorschrift: Für die Kreuzproben zu Weitertransfusionen muß ***alle 3 Tage frisches Empfängerserum*** abgenommen werden.

Bei Antikörpern gegen sehr häufige Blutgruppenantigene oder beim Vorliegen von mehreren Antikörpern kann es notwendig werden, 20, 30 oder gar mehr Konserven testen zu müssen bis eine für den Empfänger verträgliche gefunden wird.

Eine Kreuzprobe hat also nur maximal 3 Tage Gültigkeit, da innerhalb von 72 Stunden die in Folge der Transfusion gebildeten Antikörper relevante Titer erreicht haben können. Es dürfen somit Konserven, die z. B. bei der OP-Vorbereitung für einen Patienten gekreuzt, intraoperativ aber nicht verbraucht wurden, nur innerhalb dieser 3-Tagefrist transfundiert werden. Soll jedoch dieser Patient später eine dieser Konserven erhalten, so muß die Kreuzprobe (einschließlich Antikörpersuchtest) mit neuem, frischen Patientenblut wiederholt werden.

Ursachenabklärung. Die Transfusion muß sofort unterbrochen werden, der venöse Zugang ist offen zu halten, und dem Patienten eine antikoagulierte und eine native Blutprobe abzunehmen. Sie werden zusammen mit dem Rest der transfundierten Konserve und dem Transfusionsbesteck ins Labor geschickt. Das antikoagulierte Blut ist auf ***freies Hämoglobin*** zu untersuchen. An der nativen Blutprobe sowie an den Konserveninhaltsresten ist die AB0- und Rhesusbestimmung nochmals durchzuführen. Die Kreuzprobe ist zu wiederholen und auch mit nach dem Zwischenfall entnommenen Empfängerblut vorzunehmen. Im direkten Coombs-Test ist schließlich die in vivo erfolgte Fixierung von Antikörperglobulinen an die transfundierten Erythrozyten labortechnisch beweisbar.

Daß im Bedarfsfall Konservenblut als Untersuchungsmaterial vorhanden ist, sichert folgende Vorschrift:

> **!** Blutbeutel und Transfusionsbesteck sind nach der Transfusion noch ***24 Stunden lang gekühlt aufzubewahren.***

Abgegrenzt werden müssen von den immunologisch bedingten Formen die physikalischen und/oder chemischen Hämolysen. Vorrangig die Mischung mit hypo- oder hypertonen Lösungen, z. B. hochprozentige parenterale Ernährungslösung u. a. Medikamente, zerstört die Erythrozyten. Andere Fehler sind zu niedrige Temperaturen wie bei der verbotenen Aufbewahrung im Gefrierfach des Stations-Haushaltskühlschrankes oder Transportfehler, etwa das gemeinsame Stapeln im Verpackungsbehälter mit −30 °C kaltem GFP!

Febrile nicht-hämolytische Transfusionsreaktion

Imponiert klinisch nach 30 Minuten bis 2 Stunden als plötzliches Kältegefühl mit oder ohne Schüttelfrost, dem ein Anstieg der Körpertemperatur um über 1 °C folgt. Das Fieber geht spontan zurück und die Prognose ist gut. Die auslösende Transfusion muß natürlich sofort abgebrochen werden, hämolytische Reaktion und Reaktion auf bakteriell verunreinigtes Blut müssen ausgeschlossen werden. Das Fieber spricht gut auf Antipyretika an. Der Schüttelfrost kann durch i. v. Gabe von Dolantin beherrscht werden.

Hauptursache sind HLA-Alloantikörper im Empfänger gegen korrespondierende HLA-Antigene transfundierter Leukozyten und Thrombozyten. Daher ist die Vermeidung von Leukozytenübertragungen bei weiteren Transfusionen vorrangig. Praktisch geht man so vor, daß man nach Beobachtung einer febrilen Transfusionreaktion die nächste Transfusion ***unter Verwendung eines Leukozytenfilters*** durchführt. Um aber der Entwicklung solcher Antikörper und damit dem Auftreten febriler Reaktionen, noch mehr aber der gefürchteten Immunthrombozytopenie prinzipiell vorzubeugen, dürfen Langzeittransfundierte schon prophylaktisch nur leukozytenarme, am einfachsten gefilterte Blutprodukte erhalten (s. Kap. 5.4.5).

Manche dieser Reaktionen sind durch Eiweißunverträglichkeiten zwischen Spender und Empfänger bedingt, eine der wenigen letzten Indikationen für gewaschene EK.

Posttransfusionspurpura. Betrifft vorzugsweise Frauen im 6. und 7. Lebensjahrzehnt, meist mit Schwangerschaften und/oder Transfusionen in der Anamnese. Das Geschehen setzt in der Regel erst 5 bis 10 Tage nach Transfusion einer plättchenhaltigen Konserve ein. Kennzeichen sind ein rasanter Thrombozytensturz und oft lebensbedrohliche hämorrhagische Diathesen. Ursache sind entweder gegen spezifische Thrombozytenantigene gerichtete Alloantikörper oder HLA-Antikörper. Kortikoide sind ohne gesicherten therapeutischen Effekt, Therapie der Wahl ist die hochdosierte Immunglobulingabe.

Allergische Transfusionsreaktionen. Sie werden durch Antikörper gegen lösliche Bestandteile des Blutplasmas verursacht. Sie können als anaphylaktischer Schock, urtikarielle Reaktion oder einfach als febrile nichthämolytische Transfusionsreaktion auftreten. Immer ist die Transfusion sofort zu unterbrechen, entsprechend dem Schweregrad sind Antihistaminika, Kortison und ggf. Schocktherapie indiziert. Die Prognose ist gut, die serologische Abklärung meist unergiebig, zur Prävention sind gewaschene EK sinnvoll.

5.4.8 Zusammenfassung der Organisation, der Sicherungsmaßnahmen und -vorschriften bei der Durchführung von Bluttransfusionen

Beträgt die Wahrscheinlichkeit, daß eine Blut- oder Blutkomponententransfusion erforderlich wird, ***über* 5 %**, so besteht ***Aufklärungspflicht*** bezüglich der damit möglicherweise verbundenen Risiken, insbesondere die Infektion mit Hepatitis und HIV (BGH-Entscheid 1991). Als Probenmaterial für alle blutgruppenserologischen Untersuchungen dient, nur zu diesem Zweck eigens abgenommenes, frisches ***Nativblut***.

Da über 80 % aller tödlichen Transfusionsreaktionen Verwechslungen zugrunde liegen, ist die Identitätssicherung und -kontrolle, die bereits bei der Probenentnahme für die Blutgruppenbestimmung und die Kreuzproben beginnen muß, besonders wichtig. Vorgeschrieben ist deshalb eine exakte ***Beschriftung*** aller Blutproben, Anforderungs- und Befundformulare. Sie muß eindeutig lesbar sein und die Probengefäße müssen ***vor*** der Blutentnahme beschriftet werden. Ein ***Arzt*** muß die Identität des Patienten, die richtige Beschriftung der Probe und die Notwendigkeit zur Bluttransfusion mit seiner ***Unterschrift*** auf allen Formularen bestätigen und haftet dafür. Blut und Blutkomponenten sind Arzneimittel, ihre Anforderung ist eine Verschreibung und hat somit Rezeptcharakter, d. h. sie muß von einem Arzt unterschrieben sein. Jede Konserve muß unmittelbar vor der Transfusion vom transfundierenden Arzt persönlich einer ***optischen Qualitätsprüfung*** unterzogen werden. Hierbei ist vor allem auf die Unbeschädigtheit des Blutbeutels, Koagelbildung, auf Verfärbungen (als möglicher Ausdruck einer Verkeimung oder Hämolyse) zu achten. Außerdem ist die einwandfreie ***Beschriftung***, die korrekte ***Zuordnung*** zum Patienten und allen Begleitformularen insbesondere ***Blutgruppenbefund*** und ***Kreuzprobenergebnis*** sowie das Konservenetikett bzgl. ***Konservennummer***, ***Blutgruppe*** und ***Verfalldatum*** zu kontrollieren. Auffällige Konserven dürfen nicht verwendet werden, ebenso sind alle Unstimmigkeiten sofort zu klären; bei echten Verwechslungen ist ja mindestens noch ein ***zweiter Patient mitbetroffen*** und damit ebenfalls gefährdet! Deshalb muß auch eine sofortige Rückmeldung an das Labor erfolgen. Unmittelbar vor Transfusionsbeginn hat der Arzt die ***Identitätskontrolle*** des Patienten vorzunehmen und den ***Bedside Test*** durchzuführen; damit prüft der transfundierende Arzt die AB0-Übereinstimmung von Patient, Blutgruppenprotokoll und Konserven. Er ist absolute Pflicht, da oft nur mit dieser letzten Sicherheitsmaßnahme vor der Transfusion vorausgegangene Verwechslungen bei Probenentnahme, Labortests und Konservenzuordnung aufgedeckt werden können. Der Bedside Test muß vor jedem Transfusionsbeginn und besonders bei Notfällen durchgeführt werden. Der Befund ist schriftlich zu dokumentieren, abzuzeichnen und aufzubewahren.

Die ***Einleitung*** der Transfusion darf nur durch einen Arzt erfolgen. Für die Organisation der weiteren ***Überwachung*** ist er ebenfalls verantwortlich. Das ***Zumischen***, im Beutel oder auch im Transfusionsschlauch, von Plasmaexpander, Ernährungslösung, überhaupt von allen Medikamenten ist gefährlich (Hämolyse) oder verhindert die gewünschte Wirkung (Inaktivierung von Thrombozyten, Gerinnungsfaktoren) und ist deshalb verboten. Nach Transfusion ist die sterile kühle ***Aufbewahrung*** jedes Konservenbeutels mit Besteck für 24 Stunden vorgeschrieben, um bei auftretenden Reaktionen Blutreste für serologische und bakteriologische Kontrollen verfügbar zu haben. Jede Transfusion muß vom Arzt dokumentiert werden. Insbesondere sind ***Nebenwirkungen*** aufzuzeichnen, ihre Abklärung ist unverzichtbar. Das serologische Labor muß von schweren Transfusionsreaktionen sofort benachrichtigt werden und ist an deren Diagnostik zu beteiligen. Die Haftung für eine Transfusionskomplikation trifft, unbeschadet der Verantwortung des Konservenherstellers, primär zunächst den transfundierenden Arzt.

> **!** Jeder transfundierende Arzt ist ***verpflichtet***, sich Grundkenntnisse in der Transfusionsmedizin anzueignen.

Notfalltransfusionen. Sie sind nur bei wirklich absolut vitaler Indikation statthaft. Die Konservenanforderung ist vom Arzt ausdrücklich schriftlich als „Notfall" zu deklarieren und er trägt die Verantwortung für das erhöhte Transfusionsrisiko. Bei nicht bekannter Blutgruppe dürfen zur lebensrettenden Erstversorgung ***rhesusnegative EK der Blutgruppe 0*** verwendet werden. Die echte Notwendigkeit dazu dürfte eigentlich nur selten bestehen, denn der Zeitaufwand für die Bestimmung der AB0-Blutgruppe und des Rhesusfaktors beträgt nur etwa 5 bis 10 Minuten, der für den Antikörpersuchtest 30 Minuten, für die Kreuzprobe 20 Minuten.

Auf jeden Fall muß aber parallel zur „Blindtransfusion" sofort die klassische Blutgruppenbestimmung erfolgen und für die folgenden Konserven gelten wieder ausnahmslos die Standardrichtlinien, d. h. Durchführung des Bedside Tests und aller anderer Identitätskontrollen sowie der Kreuzprobe(n). Die Kreuzprobe muß auch dann angesetzt werden, wenn selbst gar nicht damit zu rechnen ist, daß das Ergebnis bei Transfusionsbeginn schon wirklich vorliegt. Es kann aber (Dokumentation der vitalen Indikation durch den transfundierenden Arzt!) schon vor der Endbefundung mit der Transfusion begonnen werden. Erkennt das Labor eine Unverträglichkeit, ist dies dem Arzt unverzüglich mitzuteilen. Werden unter dem Zeitdruck der Notfallsituation Schnelltests für die Laboruntersuchungen herangezogen, müssen alle Befunde anschließend mit den Regelverfahren bestätigt werden.

Bei der ***Bereitstellung von Konserven für elektive operative Eingriffe*** ist es unvermeidlich, daß insgesamt mehr Konserven für die Patienten gekreuzt und bereitgestellt als wirklich transfundiert werden. Durch klinikinterne Absprache kann aufgrund des erfahrungsgemäßen Blutbedarfs für die einzelnen Operationen ein vernünftiger Plan aufgestellt werden, ob oder wieviele Konserven für eine Operation angefordert werden sollen. Bei Operationen, bei denen eine Bluttransfusion unwahrscheinlich aber nicht ganz ausgeschlossen ist (z. B. Cholezystektomie), wird am Vortag der Operation nur die Blutgruppe mit Antikörpersuchtest bestimmt („***type and screen***") und bei negativem Antikörpersuchtest kein Blut gekreuzt. Falls sich intraoperativ doch noch ein Transfusionsbedarf ergibt, können dann sofort Konserven gekreuzt werden.

5.4.9 Übertragung von Infektionskrankheiten

Die diesbezügliche Problematik kann nur angedeutet werden, einerseits mit dem Ziel zu vermitteln, welche hohe Sorgfalt bei der Gewinnung und Herstellung von Blutkonserven verlangt wird und nötig ist, andererseits aber auch um klarzulegen, daß ein Restrisiko immer bleiben wird, so daß die Indikation zur Transfusion stets streng zu stellen ist.

Die geeignete Auswahl von Blutspendern ist der wichtigste Faktor für die Infektionssicherheit der Präparate. Je seltener Personen, die zur Blutspende zugelassen werden, infektiös sind, desto seltener wird ein eventuelles Versagen von Labortests zu Problemen führen. Es gibt Personen, die trotz Risikoverhaltens wegen eines empfundenen oder tatsächlichen Gruppendruckes zur Blutspende gehen. Aus diesem Grunde wurde der ***vertrauliche Selbstausschluß*** geschaffen. Jeder Spender kann damit nach der Blutspende ohne Einblick durch Mitspender darüber entscheiden, ob er letztendlich doch seine Spende von der Verwendung bei Patienten ausschließen möchte.

Eine ***gerichtete Blutspende*** wird für einen namentlich bekannten Empfänger geleistet, gewöhnlich für einen nahen Verwandten oder Freund. Der Spender steht damit unter dem moralischen Druck des Empfängers oder des Verwandten- und Freundeskreises. Die Auswahlkriterien für Blutspender, wie das Eingestehen von Infektionsrisiken, sind hierbei natürlich unmöglich. Ein vertraulicher Selbstausschluß kann nicht stattfinden. Die gerichtete Spende kann daher – entgegen einer weit verbreiteten Meinung – die Sicherheit der Transfusion nicht erhöhen und sollte abgelehnt werden.

Grundsätzlich kann jede ***Virusinfektion***, die zu einer Virämie führt, durch Blut übertragen werden, wenn der Blutspender in dieser Phase zur Blutentnahme kommt. In der Praxis von größter Bedeutung sind Zytomegalie, Hepatitis und HIV.

Zytomegalie. Die Durchseuchung unserer Bevölkerung mit ***CMV***, und damit auch der Blutspender liegt über 50 %. Bei immunkompetenten Empfängern ist die Infektion i. d. R. harmlos. Liegt jedoch eine Beeinträchtigung des immunologischen Apparates vor, können Transfusionen Ursache einer manifesten Erkrankung werden. Zur Risikogruppe gehören immunsupprimierte Transplantatempfänger, Knochenmarktransplantierte, zytostatisch behandelte Tumor- und Leukämiepatienten, Patienten mit Immundefekten, Früh- und Neugeborene sowie Föten CMV-negativer schwangerer Frauen (sonst „Nestschutz" durch Antikörper der Mutter). Dafür verfügen Blutbanken über eine Spenderkartei von Seronegativen. Da sich die Viren praktisch ausschließlich in den Leukozyten befinden gilt die Leukozytenfilterung von EK und TK heute als gleichwertige Alternative.

Hepatitis. Die chronische ***Hepatitis-B-Virus (HBV)*** -Infektion erhöht das Risiko einer Leberzirrhose und eines HCC um den Faktor 100. Das Spenderblut muß eindeutig frei sein vom Hüllantigen HBsAg. Trotz fehlenden Nachweises von HBsAg kann der Blutspender in seltenen Fällen dennoch infektiös sein, so z. B. in der sehr frühen Phase der HBV-Infektion oder bei seltenen serologischen Varianten des HBV. Noch bis vor kurzem stellte die sog. Non-A-Non-B-Hepatitis ein großes Problem dar. Mit der Identifizierung des ***Hepatitis-C-Virus (HCV)*** und der diagnostischen Möglichkeit zum Nachweis von Anti-HCV beim Spender als Indiz einer durchgemachten Infektion hat sich die Situation wesentlich verbessert. Mit den neueren Testsätzen sind in der Regel 2–3 Monate nach dem Infektionsereignis spezifische Antikörper nachweisbar. Als unspezifischer Marker einer Hepatitis wird bei jedem Blutspender eine Transaminasenbestimmung durchgeführt.

HIV. Das größte Interesse in der Öffentlichkeit hat die Übertragungsmöglichkeit von ***HIV*** erregt. Auch hier haben sich die diagnostischen Möglichkeiten in den letzten Jahren wesentlich verbessert. Durch die routinemäßige Testung aller Blutpräparate auf HIV-Antikörper ist das HIV-Risiko einer Bluttransfusion begrenzt auf die diagnostische Lücke von 8–12 Wochen zwischen Infektion und Auftreten nachweisbarer Antikörper im Blut eines

Spenders. Durch eine zusätzliche Testung der Blutspender auf HIV-p24-Antigen könnte eine frische HIV-Infektion beim Blutspender nur um einige Tage früher erkannt werden. Andere Tests zur Erkennung der HIV-Infektion in der Frühphase, z. B. Polymerase-Kettenreaktion (PCR) sind (noch) nicht für eine breite Routineanwendung geeignet.

Zusammenfassung des Infektionsrisikos von Blutprodukten

Bei den ***zellulären Blutpräparaten (EK, TK)*** handelt es sich i. d. R. um Einzelspenderpräparate, d. h. eine Einheit enthält jeweils die Zellen eines einzigen Blutspenders. Die Zellen sind sehr empfindlich, deshalb gibt es noch keine anwendungsreifen Verfahren, um eventuell vorhandene Infektionserreger zu inaktivieren. Außerdem sind zelluläre Präparate nur begrenzt lagerfähig, so daß auch eine ausreichend lange Quarantäne nicht möglich ist. Die jahrelange Tiefkühlkonservierung von Erythrozyten ist zwar prinzipiell möglich aber auf breiter Basis (noch) undurchführbar.

> **!** Das Risiko einer Übertragung einer HIV-Infektion durch zelluläre Blutpräparate deutscher Herkunft wird übereinstimmend auf weniger als 1 : 1.000.000, das einer HBV-Infektion auf 1 : 50.000 bis 1 : 200.000, und das einer einer HCV-Infektion auf 1 : 20.000 bis 1 : 50.000 geschätzt.

GFP darf in der Bundesrepublik nur noch in Verkehr gebracht werden, wenn es entweder quarantänegelagert oder einem Verfahren zur Virusinaktivierung/-eliminierung unterzogen wurde (s. Kap. 5.4.5).

Für eine wirtschaftliche Gewinnung von ***Gerinnungsfaktorkonzentraten, Immunglobulinen*** und ***Albumin*** werden zunächst zahlreiche Plasmaeinheiten von vielen Einzelspendern vereint („gepoolt"). Für manche Präparate sind dies bis zu 10.000 Liter Plasma, d. h. Material von 20.000 bis 50.000 Spendern. Durch die Poolung wird das Infektionsrisiko für die gesamte Empfängerpopulation zunächst vervielfacht, da ein einzelner infizierter Spender einen ganzen Plasmapool infektiös machen kann. Andererseits gibt es aber gerade hier physikalische und chemische Verfahren, eventuell vorhandene pathogene Viren zu entfernen oder zu inaktivieren, so die verschiedensten Methoden der Hitzebehandlung (trockene Hitze, erhitzende Lösung, Erhitzen des lyophylisierten Produktes), der chemischen Inaktivierung (Solvenz/Detergenz, Betapropiolakton) und photochemische Verfahren.

- ***Gerinnungspräparate.*** Heute sehr sicher. Bei Faktor VIII werden rekombinant hergestellte Präparate eine virussichere Alternative bilden.
- ***Immunglobuline.*** Eine Reihe von HCV-Infektionen sind bekannt geworden, weshalb die Anforderungen an die Virusinaktivierung verschärft werden sollen.
- ***Albumin.*** Übertragungen von Hepatitis B, C oder HIV sind in der klinischen Praxis bisher nicht beobachtet worden.

Der durch Verkeimung von Konserven mit ***Bakterien*** ausgelöste Endotoxinschock stellt eine der schwersten Komplikationen dar, die Letalität beträgt auch heute noch 60–90 %. Pseudomonas aeruginosa und Escherichia coli gelangen, z. B. durch unsteriles Arbeiten bei der Blutabnahme, in die Konserve. Besonders dürfen Konserven, die bereits zur Transfusion angestochen sind, nicht stundenlang in Stationsvorbereitungsräumen und schon gar nicht in Wasserbädern, die die wichtigsten Pseudomonasquellen sind, herumliegen und auch anders beschädigte Blutbeutel dürfen keinesfalls zur Transfusion kommen. Nicht zuletzt besteht dafür die Richtlinie:

> **!** Jede Konserve muß vor der Transfusion ***genau visuell geprüft*** werden.

Hämolysezeichen, bei EK wegen des mangelnden Plasmas allerdings kaum erkennbar, sonstige Verfärbungen oder Gas- und Gerinnselbildung sind stets verdächtig. Die Ausgabe und Transfusion solcher Konserven ist strikt verboten.

5.4.10 Eigenblut

Angesichts der immunologischen und infektiösen Risiken der Fremdbluttransfusion sollte die Transfusion autologen Blutes breit angewandt werden.

> **!** Es besteht die gesetzliche Pflicht, in allen Fällen, in denen mit einer Wahrscheinlichkeit von über 10 % mit einer Bluttransfusion zu rechnen ist, den Patienten über dieses Verfahren als Alternativmöglichkeit aufzuklären.

Bei erwarteten größeren Blutverlusten ist der Patient natürlich auch auf die mögliche Notwendigkeit zur zusätzlichen Transfusion von Fremdblut hinzuweisen.

Unverändert relevant bleiben auch beim Eigenblut alle Risiken, die aus Fehlern bei der Zuordnung (Verwechslung), aus Herstellung und Handhabung (vor allem Verkeimung) resultieren. Außerdem ist durch die Eigenblutabnahme selbst eine Gefährdung des Patienten möglich, der ja nicht wie ein Fremdblutspender gesund sein muß bzw. kann.

In der Technik gibt es mehrere Möglichkeiten:

- Bei der (isovolämischen) ***Hämodilution*** werden nach Narkoseeinleitung und unter gleichzeitiger Gabe von künstlichen Kolloiden 2 bis 3 Vollblutkonserven entnommen. Diese verbleiben bei Raumtemperatur und werden in der anschließenden Operation bei Bedarf unmittelbar, in umgekehrter Reihenfolge der Abnahme, retransfundiert.
- Eine andere, effizientere Methode besteht darin, intraoperativ austretendes Blut zu sammeln und zu retransfundieren. Für diese ***intraoperative Autotransfusion*** wird ein sog. „***Cell Saver***" verwendet. Das Blut wird dabei zunächst abgesaugt und heparinisiert. In Portionen zu 500 bis 1.000 ml wird es dann in eine rotierende Zentrifugenglocke geleitet. Hämolytisches Plasma und Zelltrümmer werden in Abfallbeutel gedrückt und das verbleibende Erythrozytensediment in physiologischer Kochsalzlösung gewaschen, so daß eine möglichst reine Erythrozytensuspension retransfundiert werden kann. Anerkannte Einsatzgebiete sind orthopädische und herzchirurgische Eingriffe sowie Leber- und Milzruptur bei Unfallpatienten.

Die Einsparungsmöglichkeit an Fremdblut variiert je nach Art der Operation, Sorgfalt beim Sammeln des Wundblutes etc., kann aber bis zu 100 % betragen. Kontraindikationen sind jeder septische Prozeß, jede Kontamination des Operationsgebietes mit Darminhalt und zur Zeit auch noch alle onkologischen Eingriffe wegen der Gefahr einer Tumorzellaussaat. Hier gibt es allerdings Ansätze durch Bestrahlung auch solches Blut verwendungsfähig zu machen. Die Reinfusion von ***Drainageblut*** ist natürlich auch nur bei sauberen Operationen statthaft. Sowohl die Aufbereitung im Cell Saver, ja sogar die direkte Verwendung hat ihre Befürworter, im letzteren Fall besteht aber die erhöhte Gefahr einer Gerinnungsaktivierung.

Der wichtigste Weg ist wohl die präoperative Bereitstellung („***Deposit***") von ***Eigenblutkonserven.*** Dies sollte bei allen planbaren Eingriffen angestrebt werden. Außer ihrer Nichtverfügbarkeit in Notfällen bestehen auch medizinische Kontraindikationen, z. B. Anämie unter 11 g Hb/dl, instabile Angina pectoris, Infektionen mit der Möglichkeit einer hämatogenen Streuung u. ä.

Ein typisches Vorgehen besteht in der wöchentlichen Abnahme von 4–6 ml/kg Körpergewicht. Bei einem Hämoglobin von 10 g/dl beenden die meisten Autoren die Spendesequenz. In Ausnahmefällen, z. B. bei Zeugen Jehovas, die die Fremdbluttransfusion auch bei Lebensgefahr strikt ablehnen, sind aber sogar Werte um 5 g/dl vertragen worden. Wichtig ist eine i. d. R. orale Eisensubstitution. Da dabei jedoch häufig Nebenwirkungen auftreten und deshalb die Compliance schlecht ist, wird sie an manchen Kliniken auch parenteral durchgeführt. Nötig ist zu jedem Spendetermin eine eingehende Befragung nach Infektsymptomen, weil über eine Bakteriämie eine Verkeimung der Konserven erfolgen könnte. Darum stellen auch die entzündlichen Darmerkrankungen (Morbus Crohn, Colitis ulcerosa) und damit eigentlich alle Durchfallerkrankungen (Yersinien!) Kontraindikationen dar.

Die Anwendung von Eigenblut unterliegt denselben strengen Kriterien der Indikationsstellung und Zuordnung wie homologes Blut. Der Bedside Test von Patient ***und(!)*** (anders als bei Fremdblut!) ***Konserve*** ist unabdingbarer Bestandteil der Identitätskontrolle.

Ein spezielles Argument für die Empfehlung zur Eigenblutverwendung ist bei onkologischen Patienten die durch Fremdblut ausgelöste Immunsuppression (s. Kap. 5.4.5), die zu einer erhöhten Rezidivrate führen soll. Obwohl es dafür gute experimentielle Daten und retrospektive Analysen gibt, steht der dafür letztendlich wissenschaftlich schlüssige Beweis in Form einer kontrollierten prospektiven klinischen Studie, sowohl für Eigenblut wie auch für die Verwendung von Leukozytenfiltern (s. Kap. 5.4.5), noch aus.

Wünschenswerter Standard ist auch bei Eigenblut die Komponententrennung in EK und GFP. Somit können bei dem beschriebenen Vorgehen von einer Spende pro Woche und einer Lagerungsfähigkeit von 7 Wochen etwa 4–6 EK bereitgestellt werden.

Durch die Gabe von rekombinant hergestelltem humanen ***Erythropoetin (rhEPO)*** ist es möglich, entweder den Zeitraum zur Gewinnung einer bestimmten Zahl von Konserven zu halbieren bzw. in einer bestimmten Zeit die doppelte Anzahl von Konserven zu gewinnen. rhEPO ist allerdings (noch) teuer, eine Eisensubstitution zusätzlich nötig. Eine Anwendung als Routine wird z. Z. abgelehnt.

Verbot der Verwendung von autologen Konserven für die homologe Transfusion. Auf autologe Blutspender sind die Kriterien der freiwilligen Blutspende nicht anwendbar. Die Prävalenz von Infektionsmarkern, besonders für HBV und HCV, ist deutlich höher als bei homologen Blutspendern. Deshalb ist eine Verwendung autolog gespendeter, aber nicht dem Spender retransfundierter Blutkonserven, sowohl für die homologe Transfusion als auch die Herstellung von Plasmaproteinen verboten.

Literatur

Ahnefeld FW, Bergmann H, Kilian J, Kubanek B, Weissauer W (Hrsg) (1993) Fremdblutsparende Methoden. Springer, Berlin Heidelberg New York Tokyo

Eckstein R (1990) Immunhämatologie und Transfusionsmedizin. Fischer, Stuttgart

Martin E, Herfarth Ch, Buhr H J, Motsch J (1992) Autologe Bluttransfusion. Kaden, Heidelberg

Metaxas-Bühler M (1986) Blutgruppen und Transfusion. Huber, Bern

Richtlinien zur Blutgruppenbestimmung und Bluttransfusion. Aufgestellt vom Wissenschaftlichen Beirat der BÄK und vom BGA (1991) Deutscher Ärzte-Verlag, Köln

Vorstand und Wissenschaftlicher Beirat der Bundesärztekammer (Hrsg) (1995) Leitlinien zur Therapie mit Blutkomponenten und Plasmaderivaten. Deutscher Ärzte-Verlag, Köln

?

24. Was ist die häufigste Ursache einer lebensbedrohlichen hämolytischen Transfusionsreaktion?
    a) AB0-Fehltransfusion infolge von Verwechslungen
    b) Fehlbestimmung im Labor
    c) Boosterung irregulärer Antikörper
25. In welchen der aufgeführten Fälle ist der Bedside Test am Empfänger vorgeschrieben?
    a) Erythrozytentransfusion
    b) Plasmatransfusion
    c) Thrombozytentransfusion
26. Welche Antikörper werden mit der „Kreuzprobe" (serologische Verträglichkeitsprobe, Majortest) erfaßt?
    a) (irreguläre) Alloantikörper im Empfängerserum gegen Spender- (Konserven-) erythrozytenantigene
    b) (reguläre) Isoagglutinine im Empfängerserum gegen Spendererythrozytenantigene
    c) HLA-Antikörper
    d) Anti-HCV
27. Was ist der Zweck des vor jeder Transfusion obligaten Bedside Test?
    a) Überprüfung/Bestätigung der AB0-Blutgruppe beim Empfänger
    b) bei Eigenblut zusätzlich auch am Blut der Konserve
    c) der Nachweis von Antikörpern zur Bestätigung der Kreuzprobe
    d) im Notfall der Ersatz der Blutgruppenbestimmung im Labor
28. Welche der aufgezählten prätransfusionellen Untersuchungen dürfen bei Eigenblut entfallen?
    a) Kreuzprobe
    b) Bedside Test am Patienten
    c) Bedside Test am Konservenblut
    d) HIV-Test

5.5 Thromboembolie-Prophylaxe

...

Ohne eine Thromboembolieprophylaxe stellen die tiefe Venenthrombose (TVT) und die Lungenarterienembolie nach wie vor gefährliche postoperative Komplikationen, vor allem nach bauchchirurgischen, gynäkologischen und urologischen Operationen, noch häufiger nach unfallchirurgischen und orthopädischen Eingriffen dar. Tiefe Venenthrombosen bedeuten stets die Gefahr einer lebensgefährlichen Lungenembolie und führen als Spätfolge nicht selten zum sozialmedizinisch bedeutsamen „postthrombotischen Syndrom". Klinisch bleiben tiefe Venenthrombosen sehr häufig zunächst stumm. Da bei tödlichen Lungenembolien nur in 20 % intra vitam eine TVT diagnostiziert wird und wir bis heute über keinen verläßlichen klinischen oder Blutgerinnungstest zur Ermittlung des individuellen Thromboserisikos verfügen, erscheint nur eine generelle Thromboembolieprophylaxe sinnvoll. In Kenntnis allgemeiner und spezieller Risikofaktoren unterscheiden wir allerdings drei unterschiedliche Risikogruppen bezüglich einer postoperativen Thromboembolie. Als prophylaktische Maßnahmen stehen generelle und spezielle, medikamentöse Behandlungsverfahren zur Verfügung. Durch eine medikamentöse perioperative Prophylaxe mit Heparin läßt sich das Risiko einer tiefen Venenthrombose um zwei Drittel, das einer Lungenembolie um mindestens 50 % vermindern.

5.5.1 Ätiologie und Risikofaktoren

Unter physiologischen Bedingungen garantieren eine intakte Gefäßwand (Endothel), ein normaler Gefäßinhalt (ausgeglichene Bilanz zwischen plasmatischen Gerinnungsfaktoren, Thrombozyten und Hemmstoffen der Gerinnung) sowie eine ausreichende Blutströmung den flüssigen Zustand des Blutes. Bei einer Störung dieses Gleichgewichtes entsteht durch einen lokalen Gerinnungsprozeß eine venöse Thrombose, die bei teilweiser oder vollständiger Ablösung des Gerinnsels (Embolus) zu einer partiellen oder vollständigen Verlegung der pulmonalen Strombahn (Lungenarterienembolie) führt.

!

Als Ursache einer Thrombose werden deshalb eine Schädigung der ***Gefäßwand***, eine Verlangsamung der ***Blutströmung*** und eine gesteigerte ***Gerinnungsneigung*** des Blutes ***(Virchow-Trias)*** angeschuldigt.

Allgemeine, endogene und exogene Faktoren können diese Wechselbeziehungen beeinflussen. In der klinischen Praxis kennen wir eine ganze Reihe von ***thrombosebegünstigenden Faktoren***:

- eine thromboembolische Anamnese,
- Varizen mit lokaler Strömungsbehinderung und -verlangsamung,

- vorbestehende Herz- und Kreislauferkrankungen,
- präoperative Bettlägerigkeit,
- intra- und postoperative sowie posttraumatische Zirkulationsstörungen, besonders bei
- Hypovolämie oder kardialer Insuffizienz.

Bei operierten Patienten kommt die unvermeidliche vorübergehende Immobilisation mit einer deutlichen Zirkulationsverlangsamung und Zunahme der Gerinnungstendenz des Blutes hinzu. Statistisch finden sich darüber hinaus im höheren Lebensalter, bei Adipositas (Immobilität, gesättigte Fettsäuren, Diabetes mellitus) und bösartigen Tumoren mit meßbarer Hyperkoagulabilität des Blutes gehäuft Thrombosen. Operative und traumatische Weichteilschädigungen und Frakturen führen zu einer direkten Thrombokinase-Einschwemmung in die Blutbahn, septische Komplikationen über eine Endotoxin-Einschwemmung zur intravasalen Gerinnungsaktivierung. Seltener ist dagegen eine endogene primäre Hyperkoagulabilität (angeborener Antithrombin- oder Protein C-Mangel).

Örtliche Thrombose

Bei der ***örtlichen Thrombose*** findet sich ein Trauma oder eine lokale Entzündung der Venenwand.

Diese Thrombose erscheint darin begründet und neigt zur frühzeitigen und innigen Wandhaftung ohne Tendenz zur Ausbreitung oder Gerinnselverschleppung (z.B. physiologische Blutstillung, i.v. Injektion, Varizenverödung, Tumoreinbruch, Übergreifen entzündlicher Prozesse).

Fernthrombose

Die Fernthrombose („***Thrombosekrankheit***") erscheint „unmotiviert", tritt fernab des Krankheitsherdes oder Operationsgebietes auf und neigt zu schrankenlosem Wachstum lockerer Gerinnsel mit großer Emboliegefahr. Eine gewisse Mittelstellung nehmen ***septische*** Beckenvenenthrombosen bei entzündlichen Erkrankungen des kleinen Beckens ein.

Tiefe und oberflächliche Venenthrombose

Neben der Thrombose der tiefen Venen kennen wir die ***oberflächliche Thrombose*** im Bereich der ***Vena saphena magna*** und nach ***i.v. Injektionen*** am Arm. Diese zeigt die typischen Charakteristika der örtlichen Thrombose mit starker Wandhaftung. Die Unterscheidung ist prognostisch und therapeutisch wichtig, da nur die tiefe Venenthrombose mit ihren lockeren, leicht ablösbaren Gerinnseln für die Auslösung von Lungenembolien verantwortlich ist.

Im klinischen Sprachgebrauch wird außerdem zwischen ***Thrombophlebitis*** und ***Phlebothrombose*** unterschieden. Thrombophlebitiden spielen sich in der Regel an den oberflächlichen, Phlebothrombosen in den tiefen Venen ab.

Lungenembolie und Lungeninfarkt

Die Verschleppung eines teilweise oder vollständig abgelösten venösen Thrombus (= ***Embolus***) führt je nach Größe und Aufsplitterung des Embolus zur schlagartigen Verlegung der beiden Hauptstämme und größerer Äste der Arteria pulmonalis (massive Lungenembolie) oder nur zur Verlegung peripherer Arterienäste (Lungeninfarkt).

Postthrombotisches Syndrom

Ein ***postthrombotisches Syndrom*** findet sich nach 80 % aller ausgedehnten tiefen Venenthrombosen und führt infolge venöser Gefäßverschlüsse, teilweiser Rekanalisation der Venen und einer Klappeninsuffizienz zu ***chronischen Stauungszeichen*** (Induration, Schmerzen, Ödem, Ekzem, Ulcus cruris). Wegen der resultierenden Invalidität hat es große sozialmedizinische Bedeutung. Mit einer spontanen Besserung der Beschwerden kann bis zu zwei Jahren nach abgelaufener Thrombose gerechnet werden.

Häufigkeit

Die Angaben über die Häufigkeit postoperativer Thromboembolien schwanken stark, da die klinische Symptomatik in der Regel stumm oder verschleiert ist. Mit Hilfe eines exakten Nachweises (Radiojodfibrinogentest, Phlebographie) finden sich ohne Thromboseprophylaxe nach ***allgemeinchirurgischen Operationen*** in 20–30 %, nach unfallchirurgischen und orthopädischen Eingriffen (***Knie- und Hüftfrakturen*** bzw. Gelenkersatz) in 35–75 % tiefe Venenthrombosen. Von diesen sind ca. 30 % oberhalb des Kniegelenks lokalisiert und stellen damit eine besondere Gefährdung bezüglich einer nachfolgenden Lungenembolie dar. Der Anteil klinisch erkennbarer ***Lungenembolien*** schwankt zwischen 0,2 und 5–10 % je nach vorbestehenden Risikofaktoren. Tödliche Lungenembolien ereignen sich bei niedrigem Risiko in weniger als 0,01 %, bei hohem Risiko in 1–5 % (Tabelle 5.15).

Tabelle 5.15. Thromboembolische Risikokategorien bei chirurgischen Patienten

Risikokategorie	Waden-Venen-Thrombose	proximale Venen-thrombose	tödliche Lungenembolie
Geringes Risiko: Unkomplizierte Chirurgie bei Patienten unter 40 Jahren ohne zusätzliche Risikofaktoren	< 10 %	< 1 %	< 0,01 %
Mittleres Risiko: Eingriffe bei Patienten über 40 J., die 30 min. oder länger dauern, und bei Frauen unter 40 J. unter oralen Kontrazeptiva	10–40 %	2–10 %	0,1–0,7 %
Hohes Risiko: Operationen bei Patienten über 40 J. mit Thrombose oder Lungenembolie in der Vorgeschichte, langdauernde Eingriffe im Beckenbereich, Malignome, Hüft- oder Kniegelenksersatz	40–80 %	10–30 %	1–5 %

5.5.2 Klinische Symptomatik

Die zuverlässigen Symptome der Venenthrombose ***(Stauung, Schwellung, Schmerzen)*** sind ***Spätsymptome***. Sie werden erst manifest, wenn eine gewisse Wandhaftung des Thrombus besteht und damit das Stadium der größten Emboliegefährdung bereits überwunden ist. Dementsprechend werden bei tödlichen Lungenembolien nur in ca. 20 % vor dem Tode klinisch Venenthrombosen diagnostiziert. ***Subjektive Frühzeichen***, die den Verdacht auf eine Thrombose lenken müßten, sind Muskelkrämpfe der Waden oder Oberschenkel, Schmerzen und Empfindungsstörungen im Bereich von Waden, Fersen und Oberschenkel, besonders beim Gehen. Unter den allgemeinen Symptomen ist die ansteigende Pulsfrequenz bei subfebrilen Temperaturen verdächtig, wenn sie plötzlich auftritt und nicht auf eine andere Komplikation zurückzuführen ist. Weitere Zeichen sind die gesteigerte Schmerzempfindung der befallenen Gefäße auf Druck und Zug. Die Zeit vom Thrombosebeginn bis zum Auftreten der ersten Symptome muß mit 12–24 Stunden angenommen werden. In dieser „stummen Phase“ ist die Emboliegefahr am größten. Das ausgeprägte Bild der tiefen Bein- und Beckenvenenthrombose ***(Phlegmasia alba dolens)*** umfaßt die Schwellung des Unter- und Oberschenkels, eine leicht zyanotische Verfärbung der Haut mit auffälliger, kennzeichnender Blässe und die örtliche Überwärmung.

Eine Sonderform stellt demgegenüber die sehr schmerzhafte ***Phlegmasia caerulea dolens*** dar. Hierbei kommt es zu einer fulminanten Thrombosierung des gesamten Venensystems der befallenen Extremitäten mit schlagartiger Blockierung des Blutrückflusses über Kollateralen. Dies führt entweder zur reflektorischen Drosselung des arteriellen Zustroms oder zu einem massiven Einstrom von Flüssigkeit in die betroffene Extremität. Die Patienten zeigen eine extreme Anschwellung der Extremität, eventuell mit Spannungsblasen, und eine hochgradige Zyanose mit Abkühlung der distalen Partien und Empfindungsstörungen. Es bestehen stärkste Schmerzen und auch der arterielle Puls ist nicht mehr tastbar. Durch die Schwellung und Zyanose läßt sich das Krankheitsbild jedoch eindeutig von der arteriellen Thrombose oder Embolie mit schmerzhafter Blässe ohne Anschwellung abgrenzen.

5.5.3 Diagnostik

TVT werden klinisch nur bei etwa 1/3 der betroffenen Patienten diagnostiziert. Bei Schmerzen, Schwellungen und Druckempfindlichkeit unterhalb des Kniegelenks ist die klinische Diagnose TVT in etwa der Hälfte aller Fälle falsch. Alle vorgeschlagenen „Frühzeichen“ sind leider in der Praxis wertlos.

Bei dem geringsten Thromboseverdacht müssen deshalb apparative diagnostische Verfahren eingesetzt werden. Der sicherste Nachweis gelingt mit der allerdings invasiven aszendierenden ***Phlebographie***. Dabei wird nach Schlauchkompression des distalen Unterschenkels am zu 70 % aufgerichteten Patienten Kontrastmittel in eine Fußrückenvene injiziert. Einfacher und wiederholt durchführbar stellen die ***Sonographie*** und die ***Duplexsonographie*** ein sicheres Verfahren zur Diagnostik der peripheren Venen dar. Die Sonographie ist deshalb die erste Methode der Wahl. Bei unklaren Befunden oder eingeschränkter Beurteilbarkeit wird sie durch die Phlebographie ergänzt.

Differentialdiagnose. Bei oberflächlicher Thrombophlebitis:
- Erysipel
- Lymphangitis
- Arthritis

Bei tiefer Thrombose:
- Lymphödem,
- Muskelriß,
- Hämatom,
- akuter Arterienverschluß,
- Kompression der Venen von außen.

5.5.4 Therapie der tiefen Venenthrombose

Bei Verdacht auf eine tiefe Venenthrombose werden sofort 5.000 I. E. ***Heparin i. v.*** und anschließend 25.000 I. E. im Dauertropf über 24 Stunden verabreicht. Die Überwachung der Therapie geschieht durch die ***Thrombinzeit.*** Diese sollte auf das 2–3fache der Norm verlängert sein. Die betroffene Extremität wird zunächst ***hochgelagert***, später mit ***Kompressionsverband*** frühzeitig mobilisiert. Diese Behandlung verhindert ein Weiterwachsen des initialen Thrombus und beseitigt damit weitgehend die Emboliegefahr. Sie vermag aber verschlossene Gefäßstrecken nicht wieder zu öffnen. Bei ausgedehnter, klinisch manifester Venenthrombose ist deshalb zu prüfen, ob die Voraussetzungen für eine medikamentöse ***Thrombolyse*** (Strepto- oder Urokinase) oder für eine operative ***Thrombektomie*** vorliegen. Beide Verfahren weisen initial gleich gute Erfolge auf. Über drei Tage alte venöse Thrombosen können nur noch unvollständig lysiert werden. Andererseits besteht beim operierten und verletzten Patienten wegen übergroßer Nachblutungsgefahr über mehrere Tage eine ***Kontraindikation*** für die ***Lyse*** (zur Indikation und Durchführung der venösen Thrombektomie s. Kap. 17).

Der theoretische Vorteil der Lyse und venösen Thrombektomie gegenüber der einfachen Heparinbehandlung liegt in der Wiedereröffnung der Strombahn und Vermeidung einer venösen Klappeninsuffizienz, damit auch des subjektiv und objektiv sehr belastenden postthrombotischen Syndroms.

Nach Abschluß der Akutbehandlung einer tiefen Venenthrombose ist die orale ***Dauerantikoagulation*** mit einem Cumarinpräparat für 6 Monate indiziert.

Die Behandlung der oberflächlichen ***Thrombophlebitis*** besteht wegen der fehlenden Emboliegefahr in feuchten Alkohol- und Salbenumschlägen. Keine Antikoagulantien, keine Bettruhe. Frühzeitige Mobilisierung mit Kompressionsverband.

5.5.5 Prophylaxe der tiefen Venenthrombose

Für kaum eine andere Erkrankung gilt so eindeutig, daß die beste und wirksamste Behandlung in einer rechtzeitigen Prophylaxe besteht. Nur durch diese lassen sich die gefürchtete Lungenembolie und das postthrombotische Syndrom vermeiden.

Zur Prophylaxe der postoperativen Thromboembolie gehören allgemeine und spezielle Maßnahmen:

- Frühaufstehen (Umhergehen!),
- Krankengymnastik,
- Hochstellen des Bettendes,
- stauungsfreie Lagerung auf dem Operationstisch,
- ausreichende Herz- und Kreislaufbehandlung,
- Volumenauffüllung,
- physikalische Prophylaxe,
- spezielle medikamentöse Prophylaxe. Sie geschieht heute mit ***Heparin*** als Mittel der Wahl und wird in der klinischen Praxis durch sogenannte „***Anti-Embolie-Strümpfe***“ ergänzt.

Da bisher keine verläßlichen klinischen oder Blutgerinnungstests zur Ermittlung einer individuellen Thrombosegefahr zur Verfügung stehen, erscheint nur eine generelle, risikoadaptierte (s. Tabelle 5.15) Prophylaxe sinnvoll. Ein Großteil der Thrombosen bildet sich bereits während oder unmittelbar nach der Operation, bei Verletzten und Bettlägerigen häufig schon präoperativ. Die Prophylaxe muß deshalb bei Gefährdeten unmittelbar nach stationärer Aufnahme, bei allen Operationen präoperativ beginnen.

Zum Einsatz kommen ***unfraktioniertes Heparin*** (2x oder 3x 5.000 I. E. Heparin s. c., beginnend 2 Stunden präoperativ) oder sogenannte ***niedermolekulare Heparinfraktionen*** (nur 1 Injektion pro die). Beide Substanzen benötigen keine Überwachung der Blutgerinnung und haben wegen ihrer niedrigen Dosierung keine größere Blutungsgefahr. Der Effekt dieser geringen, subkutan verabreichten Heparindosen wird über eine Hemmung der Bildung der Blutthrombokinase (Faktor Xa) in der Gerinnungskaskade und nicht erst des Thrombins begründet. Die niedrig dosierte ***subkutane Heparinprophylaxe*** kennt praktisch keine Kontraindikationen und sollte bis zur völligen Mobilisierung der Patienten durchgeführt werden. Sie wird bei immobilisierenden Verbänden in der Unfallchirurgie heute auch ambulant empfohlen. Bei ***Hochrisikopatienten***, namentlich im Bereich der Unfallchirurgie, ist auch diese Prophylaxe heute noch unbefriedigend. Gegebenenfalls wird höher dosiert.

Orale Antikoagulantien vom Cumarintyp werden wegen verschiedener Nachteile (verzögerter Wirkungseintritt, schwere Steuerbarkeit, Notwendigkeit der Therapieüberwachung und zahlreiche Kontraindikationen) in der postoperativen Prophylaxe heute nicht mehr verwendet. Thrombozytenaggregationshemmer sind bei venöser Thrombose nicht ausreichend wirksam. Die ebenfalls wirksame Dextranprophylaxe hat nur wenig Verbreitung gefunden.

5.5.6 Lungenarterienembolie

Je nach Ausdehnung der verlegten Lungenstrombahn resultiert pathophysiologisch ein ***segmentartiger Lungeninfarkt*** mit sekundärer Infarktpneumonie und schmerzhafter Pleurabeteiligung oder eine große oder gar ***massive Lungenembolie*** mit Erhöhung des pulmonalen Widerstandes, Dilatation des rechten Ventrikels ***(akutes Cor pulmonale)*** und Rechtsherzversagen. Dem

Rechtsherzversagen folgt wegen mangelnden Rückflusses ein Linksherzversagen mit kardiogenem Schock.

Die klassischen klinischen Zeichen der schweren Lungenembolie sind

- akute Atemnot,
- Zyanose,
- retrosternale Schmerzen
- Kreislaufschock.

Durch die zerebrale Hypoxie sind die Kranken benommen und klagen über

- Brechreiz,
- Erbrechen,
- Schüttelfrost
- Krämpfe.

Atemsynchrone Schmerzen und Hämoptysen weisen auf einen Lungeninfarkt, der häufig Vorbote einer folgenden fulminanten Lungenembolie ist, hin.

Es existieren zahlreiche ***Differentialdiagnosen***, insbesondere der akute Myokardinfarkt und die Bronchopneumonie. In 2/3 der Fälle stimmen klinische und autoptische Diagnose einer Lungenembolie nicht überein.

Die apparative Diagnostik besteht in der einfachen ***Lungenübersicht*** („helle Lunge" bei fehlender Durchblutung eines ganzen Lungenflügels), dem ***Elektrokardiogramm*** (klassisches Bild des S1Q3-Typs), und der ***Pulmonalisangiographie*** (Gefäßabbrüche, Füllungsdefekte) in Form der leicht durchführbaren digitalen Subtraktionsangiographie (DSA). Bei elektiver Fragestellung bringt die Lungenszintigraphie (99mTc Albumin) mangeldurchblutete Lungenareale zur Darstellung.

5.5.7 Therapie der Lungenarterienembolie

Lungeninfarkt. Kleine und mittlere Lungenembolien heilen mit einer Infarktnarbe folgenlos ab. Analgetika wegen des begleitenden Pleuraschmerzes. Obligatorische Heparinisierung (25.000 I.E. Heparin/24 h im Dauertropf). Bei Entwicklung einer Infarktpneumonie Antibiotika.

Massive Lungenembolie. Wegen der akuten Lebensgefährdung initiale Notfalltherapie ohne weitere Diagnostik. Sofortige Heparingabe von 10.000 I.E. i.v., dann 30.000 I.E./24 h im Dauertropf oder Thrombolyse mit Streptokinase 250.000 I.E. sofort i.v., dann 100.000–150.000 I.E./h im Dauertropf. Sauerstoffzufuhr, Intubation und Beatmung. Analgetika und Sedativa. Intensivmedizinische Behandlung (kardiogener Schock). Als operative Alternative zur Thrombolyse bietet sich die pulmonale Embolektomie mit und ohne Herz-Lungen-Maschine an (s. Kap. 16/17). Die operative pulmonale Embolektomie wird heute durchweg nur noch mit Hilfe der extrakorporalen Zirkulation bei angiographisch nachgewiesenem Verschluß zentraler Lungenarterien und kardiogenem Schock oder gleichem Krankheitsbild ohne Schockzeichen, aber mit einer Kontraindikation gegen eine Thrombolyse durchgeführt.

5.5.8 Prophylaxe rezidivierender Lungenembolien

Neben der Antikoagulation kann nach erfolgreicher pulmonaler Embolektomie bei rezidivierenden Lungenembolien trotz adäquater Antikoagulantienprophylaxe die Vena cava inferior unterhalb der Einmündung der Nierenvenen operativ eingeengt werden. Dies geschieht heute vorwiegend durch transvenöse Implantation eines aufklappbaren perforierten Schirmfilters in Lokalanästhesie über die Vena jugularis. Die Indikation ist jedoch nur noch sehr selten gegeben.

•••

Die tiefe Venenthrombose und die Lungenarterienembolie stellen gefährliche postoperative Komplikationen dar. Oberflächliche und tiefe Venenthrombosen müssen daher sicher erkannt und suffizient behandelt werden. Als Hauptursachen für eine Thrombose werden die Schädigung der Venengefäßwand, eine Verlangsamung der Blutströmung und eine gesteigerte Gerinnungsneigung des Blutes angesehen. Bei operierten Patienten ist die Immobilisationsphase so kurz wie möglich zu halten. Grundsätzlich unterscheiden sollte man tiefe gegen oberflächliche Venenthrombosen. Tiefe Venenthrombosen haben ein hohes Risiko für das sekundäre Entstehen einer Lungenembolie und eines Lungeninfarktes. Bei der klinischen Symptomatik stehen die Stauung, die Schwellung der betroffenen Extremität und der Druckschmerz bei tiefer Palpation im Vordergrund. Durch Sonographie und Duplex-Sonographie, die die Diagnostik der ersten Wahl darstellt, steht eine sichere und nicht-invasive Untersuchungsmethode zur Verfügung, die ggfs. durch die Phlebographie ergänzt werden sollte. Bei der Therapie der tiefen Venenthrombose ist die Vollheparinisierung und die Anlage von Kompressionsverbänden erforderlich. Darüberhinaus sollte die Indikation zu einer medikamentösen Thrombolyse oder Thrombektomie überprüft werden. Nach Frühmobilisation wird im Anschluß eine Dauer-Antikoagulation mit einem Cumarin-Präparat für 6 Monate durchgeführt.

?

29. Was ist unter der „Virchow-Trias“ zu verstehen?
30. Welche Faktoren begünstigen eine Thrombose?
31. Was versteht man unter einem postthrombotischen Syndrom?
32. Nennen Sie die Symptome einer Venenthrombose!
33. Welche apparativen diagnostischen Maßnahmen sind zur Sicherung einer Venenthrombose sinnvoll?
34. Welche Maßnahmen treffen Sie bei einer tiefen Venenthrombose?

6 Wunde, Wundbehandlung und Wundheilung

M. Allgöwer und D. Liebermann-Meffert

6.1 Pathologische Anatomie 84

6.2 Wundbehandlung 84

6.3 Wundheilung 86

6.4 Störungen der Wundheilung 90

6.5 Hauptgefahren der Wundbehandlung und ihre Vermeidung 91

6.6 Spätphänomene der Wundheilung 91

Wundheilung als Voraussetzung und zentrales Interesse chirurgischer Therapie hat Chirurgen aller Zeiten fasziniert. Die vergleichende Morphologie des Tierreiches kennt ein buntes Spektrum verschiedenster Regenerationsmöglichkeiten. Phänomene wie Metamorphose, Regulation (Ergänzung zum Gesamtorganismus nach Verlust von Teilanlagen in der embryonalen Entwicklung), Morphallaxie (Ausbildung des Gesamtorganismus aus Teilanlagen) und Regeneration im speziellen (Ersatz eines verlorenen Gliedes nach der Embryonalzeit). Dem Säugetier und insbesondere dem Menschen bleibt mit wenigen Ausnahmen praktisch nur die Reparation, d. h. Defektauffüllung durch Elemente des Stützgewebes. An der Körperoberfläche vermag die Haut die Bindegewebenarbe mit Epithel zu bedecken. Gefäße sind durch Sprossung, Knochengewebe und Sehnen z. B. durch Neubildung zu organotypischer Regeneration fähig.

6.1 Pathologische Anatomie

! Eine Wunde ist die Unterbrechung zusammenhängenden Gewebes der Körperoberfläche (Haut) oder der Körperinnenfläche.

Wunde

Unter dem Aspekt des Kausalzusammenhangs wird eine Wunde in verschiedene Formen eingeteilt:

- ***Mechanische Wunde***: Gewebezerstörung erfolgt durch akzidentelle oder iatrogene (vom Chirurgen beim Schnitt verursachte) lokale Gewalteinwirkung.
- ***Thermische Wunde***: Gewebezerstörung erfolgt durch Einwirkung von Licht, Elektrizität, Hitze oder Kälte.
- ***Chemische Wunde***: Gewebezerstörung erfolgt durch lokale Einwirkung von Chemikalien wie Säuren, Laugen und Giftgas.

Art und Grad der Verletzung

Die Verletzung (Trauma) unterscheidet sich entsprechend der schädigenden Einwirkung nach Art und Umfang (Flächenausdehnung und Tiefe). Sie kann in unterschiedlichem Ausmaß nur Epidermis und Korium (Haut) oder Strukturen der Körperinnenfläche (Subkutis, Muskulatur, Nerven, Gefäße, Knochen und alle Körperorgane) betreffen. Naturgemäß sind Haut und Unterhaut (Abb. 6.1) dem höchsten Verletzungsrisiko ausgesetzt.

Beurteilung einer Wunde

Je nach Ursache der Entstehung, dem Grad der Verletzung und einiger anderer Faktoren heilt eine Wunde unterschiedlich rasch und gut, bzw. bedarf unterschiedlicher chirurgischer Behandlung. Man beachte deshalb stets die Fragen:

- Wie ist die Beschaffenheit des Wundrandes? Scharfrandig und damit gut durchblutet oder gequetscht mit schlechter Blutversorgung? (Abb. 6.2 a)
- Wie alt ist die Wunde? (Abb. 6.2 b)

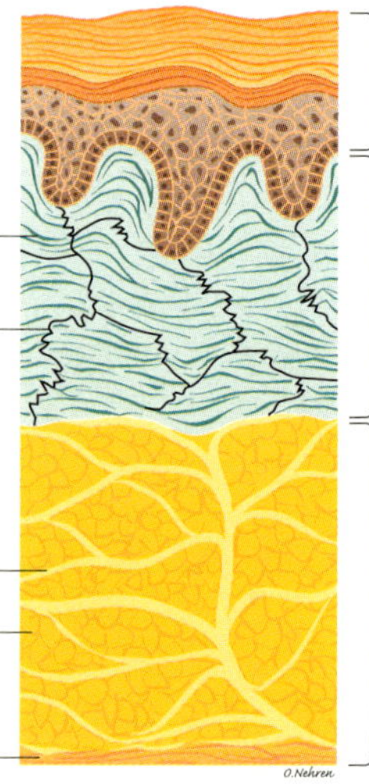

Abb. 6.1. Aufbau von Haut und Unterhaut, Zusammenhang der Bindegewebsstrukturen, Längsschnitt parallel zu Spannungslinien

- Welche Begleitverletzungen liegen vor? Nerven, Sehnen oder Gefäßverletzungen? (Abb. 6.2 c)
- Wo ist die Wunde lokalisiert? Gebiete mit dichtem Kapillarnetz wie Gesicht, Hals, Hände und Perineum zeigen besonders gute, Gebiete mit spärlicher Blutversorgung – insbesondere die unteren Extremitäten – wesentlich schlechtere Wundheilung (Abb. 6.2 d).

6.2 Wundbehandlung

Wundausschneidung und Wundnaht

Der Chirurg ***Friedrich***[1] wies wohl erstmals darauf hin, daß iatrogene oder frische, glatte, akzidentelle Schnittwunden innerhalb der sogenannten 6-h-Grenze direkt oder mit dem Messer angefrischt (Abb. 6.3) und nachher wie eine frische Schnittwunde (Abb. 6.4) vernäht werden können.

[1] Paul L. Friedrich, Chirurg, Greifswald, Marburg, 1864–1916

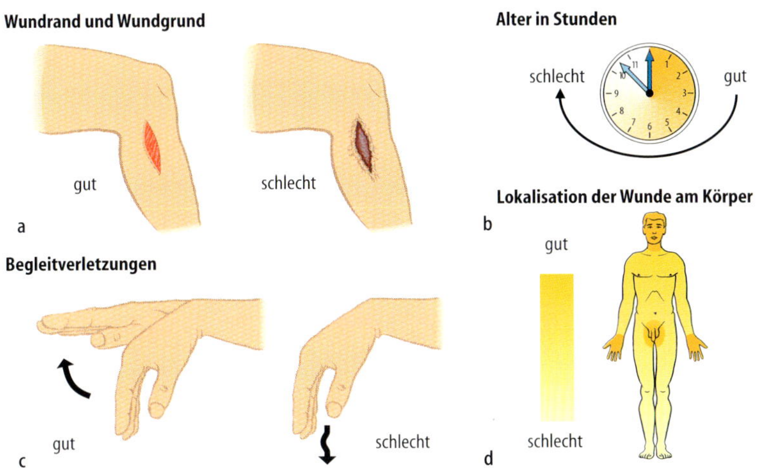

Abb. 6.2a-d. Heilungstendenz der Wunde. Sie ist beeinflußt durch Wundrand und Wundgrund (**a**), Alter in Stunden (**b**), Begleitverletzungen (**c**), Lokalisation am Körper (**d**)

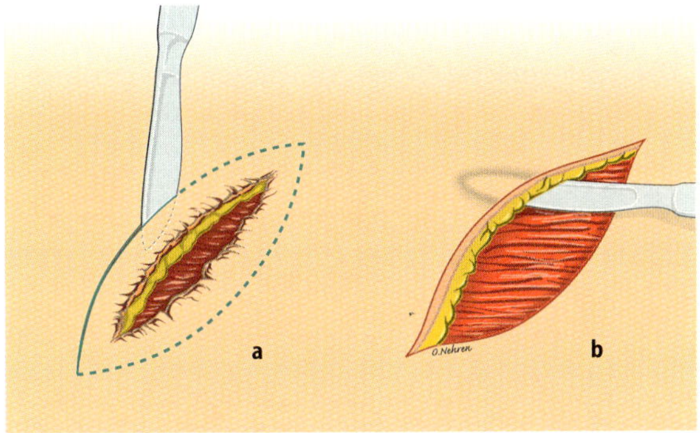

Abb. 6.3 a, b. Exzision des traumatisierten Wundrandes mit oder ohne potentieller Kontamination der Wunde (**a**) und Mobilisation klaffender Wundränder (**b**) zur Verminderung der Zugspannung

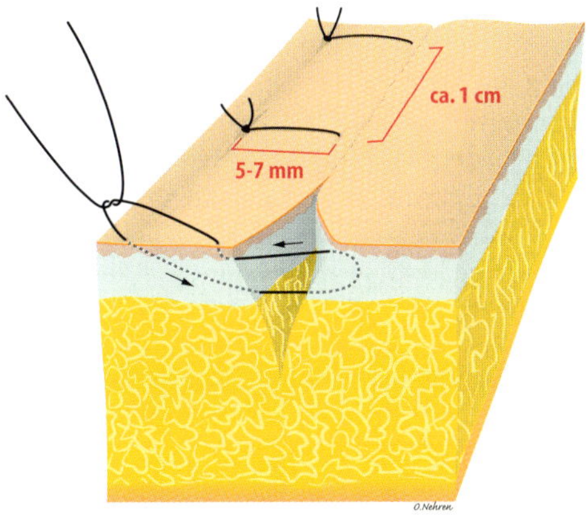

Abb. 6.4. Verschluß einer frischen glatten Wunde mit traumaarmer Korium-Rückstichnaht nach Allgöwer

Der Erfolg der Wundheilung hängt von der Beachtung folgender Voraussetzungen ab:

- Atraumatisches Arbeiten: Die delikaten Wundränder nie mit Pinzetten grob fassen!
- Ausschneiden der Wundränder 1–2 mm im Gesunden, d. h. im gut vaskularisierten Gewebe (s. Abb. 6.3)
- Mobilisieren der klaffenden Haut auf oberflächennah gelegenen Faszien vermindert Zug der Wundnaht am Wundrand (s. Abb. 6.3)
- Sorgfältige, gewebeschonende Wundnaht; traumaarm ist die Rückstichnaht durch das Korium (s. Abb. 6.4)
- Ruhigstellen der Wunde und Hochlagern des verletzten Gliedes über 24–48 h vermeiden ein Wundödem

Akzidentelle Wunden sind oft kontaminiert. Im Zweifelsfalle Wunde offen lassen ohne Naht!

Offene Wundbehandlung

Die bei Kontamination für den Patienten ungefährlichste Behandlung einer Wunde beseitigt lediglich die nekrotischen Gewebefetzen; die Wunde bleibt weit offen und das verletzte Körpergebiet wird ruhiggestellt. ***Wundtoilette plus Ruhigstellung*** sind zwingend, wenn der Patient nicht überwacht werden kann, oder wenn die technischen Voraussetzungen für den chirurgischen Wundverschluß fehlen (Asepsis, Ausrüstung, mangelnde chirurgische Ausbildung). Offene Wundbehandlung ist ferner das Vorgehen der Wahl bei ausgedehnter Schädigung oder bei Verlust von Haut.

Tetanus oder Gasbrand können durch dieses Vorgehen meist vermieden werden. Zugegeben ist, daß lokale Beeinträchtigungen der Integrität resultieren können (häßliche, langdauernde Vernarbungen, Schädigung von Sehnen, Knochen etc.). Meist ist jedoch sekundär der Wundschluß nach wenigen Tagen gefahrlos möglich. In absteigender Dringlichkeit sind dann Gefäße, Nerven, Sehnen, Knochen mit lebendem Gewebe zu bedecken.

Allgemeine Maßnahmen zur Wundversorgung

Lokale Antibiotikatherapie bei oder nach Wundversorgung ist praktisch nie indiziert, wohl aber ausgiebiges

Auswaschen mit isotonischer Salzlösung bei verschmutzten Wunden. Bei Knochen- oder Gelenkverletzungen wird der isotonischen Lösung ein bakterizid wirkendes Antibiotikum zugefügt. Bei jeder Gelegenheitswunde ist eine Tetanusimpfung einzuleiten oder der Schutz früherer Impfungen durch eine „injection de rappel" aufzufrischen.

Wundheilmittel

Jede Wunde schafft sich in kurzer Zeit ihr Milieu selbst. Dieses wundeigene Wuchsmedium kann kaum verbessert, sondern nur geschützt werden. Dafür eignet sich bei frischen Wunden der ***sterile Schutzverband.*** Diesen kann man mit einer indifferenten, sehr dünnen Salbenschicht kombinieren, um das Verkleben der Wunde mit dem Verband auf ein Minimum zu reduzieren. Liegt bei stationär untergebrachten Patienten eine Defektwunde vor, die einstweilen chirurgisch nicht geschlossen werden kann oder soll, so ist lokale Hyperämie durch Wärme das beste Wundheilungsmittel. Die Wunde wird aseptisch bedeckt und täglich mehrere Stunden mit Heizkissen gewärmt. Damit entstehen rasch reichliche Granulationen, die sich spontan epithelisieren oder mit freier Haut gedeckt werden können. Allerdings darf Hyperämie mit Wärme nur bei genügend arterieller Zufuhr angestrebt werden, sonst wird das Sauerstoffbedürfnis stärker gesteigert als die Sauerstoffzufuhr!

Wundverbände

Weil meist noch etwas Blut nachsickert, wird die frisch versorgte Wunde mit einem leicht absorbierenden aseptischen Verband für 24–48 h bedeckt. Ein solcher Verband, insbesondere wenn wasserdichte Heftpflaster verwendet werden, verwandelt sich sehr leicht in eine feuchte Kammer, die Infektionen begünstigt, denn in der Umgebung der Wunde sind immer Hautkeime vorhanden. Bei ambulanten Patienten sind zum Schutz der Wunde daher nur luftdurchlässige Kompressen oder Pflaster angezeigt.

Eine Alternativbehandlung ist durch sog. Hydrokoloid-Verbände möglich, die mehrere Tage auf einer Wunde belassen werden können und erst bei Auftreten von Flüssigkeitsblasen über der Wunde gewechselt werden sollen. Das Prinzip dieser Verbände ist, daß über offenen oder granulierenden Wunden ein atmungsaktiver Schutzfilm appliziert wird, der die Gefahr einer feuchten Kammer durch die Möglichkeit der Sauerstoffdiffusion und der Verdunstung von Flüssigkeit durch den Verband minimiert.

In der Tat sind, wie man bei stationären Patienten sieht, 24–48 h nach Entstehung der Wunde erneute Applikation von Verbänden nicht mehr notwendig; die Wunde ist zu diesem Zeitpunkt bereits solide verklebt und läßt infolgedessen eine bakterielle Penetration nicht mehr zu. Die verbandlose Wundbehandlung, die praktisch an sämtlichen Körperteilen möglich ist, erlaubt überdies ständige Kontrolle der Wundheilung und führt i. allg. zu einer völlig reizlosen Heilung.

Bei sezernierenden Wunden und bei Fistelbildung müssen natürlich saugende Verbände angelegt werden!

6.3 Wundheilung

Wundheilung ist der Defektverschluß der Wunde durch vernarbende Stützgewebe mit Re-Epithelisierung der Haut, Schleimhaut und Gefäßinnenwand oder/und gewebetypischem Wiederaufbau (Knochen).

Sichtbare Vorgänge der Wundheilung

Die „p.p."- und „p.s."-Heilung. Diese Begriffe haben lediglich quantitative Bedeutung, die zugrundeliegenden Prozesse der Regeneration sind gleich.

> !
>
> Legen sich zwei Wundränder wieder aneinander und verschmelzen mit minimalem Aufwand an Neubildung von Gewebe, wird dies als Heilung ***per primam intentionem*** (p.p.-Heilung) bezeichnet.

Es ist dies der Normalfall bei chirurgisch gesetzten Wunden.

> !
>
> Klaffen die Wundränder entweder primär oder sekundär infolge eines Substanzverlustes, Infektes, Nekrosen und schließt sich die Defektwunde über ein Stadium der Wundsekretion und der makroskopisch sichtbaren Gewebeneubildung, liegt die Heilung ***per secundam intentionem*** (p.s.-Heilung) vor.

Die drei Prozesse der Wundheilung

Eine Wunde schließt sich durch Neubildung von Bindegewebe und Einsprossen von Gefäßen unter Aufbau von „Granulationen", durch „Wundkontraktion" und bei Haut und Schleimhaut, durch „Epithelisierung" (Abb. 6.5).

Granulation ist die bei der Wundheilung und chronischen Entzündung auftretende zellreiche Neubildung von Gewebe mit resorptiven und organisatorischen Funktionen.

Wundkontraktion ist das durch physiologische Kräfte (Granulation) bewirkte Zusammenziehen eines Gewebes zum Verkleinern eines Volumens.
Die *Wundkontraktur* dagegen ist die dauernde Schrumpfung und Verkürzung von Gewebe infolge krankhafter Vermehrung derben Fasergewebes als Gewebeersatz.
Epithelisierung ist die reparative Epithelbildung bei der Wundheilung.

Granulation. Der Begriff der „Körnelung" wurde um 1865 von ***Billroth***[2] eingeführt und wird sowohl für die makroskopische als auch für die mikroskopische Beschreibung verwendet. Makroskopisch werden stecknadelkopf- bis erbsengroße „Fleischwärzchen" im Wundgrund einer Defektwunde nach Ablauf einiger Tage sichtbar. Man spricht von „gesunden Granulationen", wenn diese sauber und hellrot aussehen, und von „matschigen Granulationen", wenn sie schmierig bedeckt sind und durch bläuliche Verfärbung schlechtere Durchblutung anzeigen. Mikroskopisch handelt es sich um Gefäßbäumchen mit perivaskulären Entzündungszellen. Granulationsgewebe bildet eine Barriere gegenüber den Bakterien, hüllt in relativ kurzer Zeit Nerven, Sehnen und Knochen ein und bereitet damit den Boden für die Epithelisierung.

Wundkontraktion. Diese reduziert in der Regel die erforderliche Neubildung von Bindegewebe und Epithel um 50–99 % verglichen mit dem ursprünglichen Verletzungsvolumen. Je beweglicher die Haut gegen die unterliegende Faszie verschieblich ist, desto effektvoller (wirksamer) ist die durch die Granulation verursachte Wundkontraktion. Diese Verschieblichkeit ist weitgehend richtungsgebunden, sie ist Folge der spezifischen Anordnung und Verankerung des subkutanen Bindegewebsnetzes an der subkutanen Faszie und am kollagenen Netzwerk der Haut (s. Abb. 6.1). Letzteres richtet sich entsprechend seiner Architektur bei Zug vorwiegend parallel aus. Diese Anordnung bewirkt die von ***Langer***[3] 1861 beschriebenen Spalt- oder Spannungslinien. Langers Arbeit wird oft erwähnt, aber selten korrekt wiedergegeben. Experimentelle Stichverletzungen an Leichen mittels einer scharfen, vollständig konischen Aale ergaben nicht rundliche Wunden, sondern zogen sich ausgesprochen schlitzförmig aus. Sie lagen für umschriebene Hautbezirke streng parallel. Langer folgerte, daß Zugkräfte in der Dermis für diese reproduzierbaren Phänomene verantwortlich sind.

Schnitte ***parallel zu den Langer-Linien*** (Abb. 6.6 a und b) geben in der Regel ***fast unsichtbare Narben***, während ***quer zu diesen Linien*** verlaufende Inzisionen infolge der auf die heilende Wunde wirkenden Zugkräfte wesentlich ***breitere Narben*** hinterlassen. Bei Inzisionen berücksichtigt man deshalb nach Möglichkeit die Langer-Linien.

[2] Theodor Billroth, Chirurg, Zürich, Wien 1829–1894

[3] Karl Ritter von Edenberg von Langer, Anatom, Wien 1819–1887

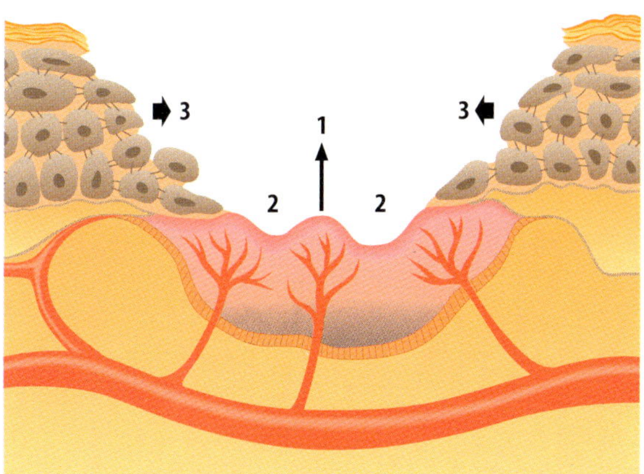

Abb. 6.5. Der Wundverschluß erfolgt über 3 Mechanismen: Bildung von Granulationsgewebe (1), Verkleinerung durch Wundkontraktion (2) und Epithelisierung (3)

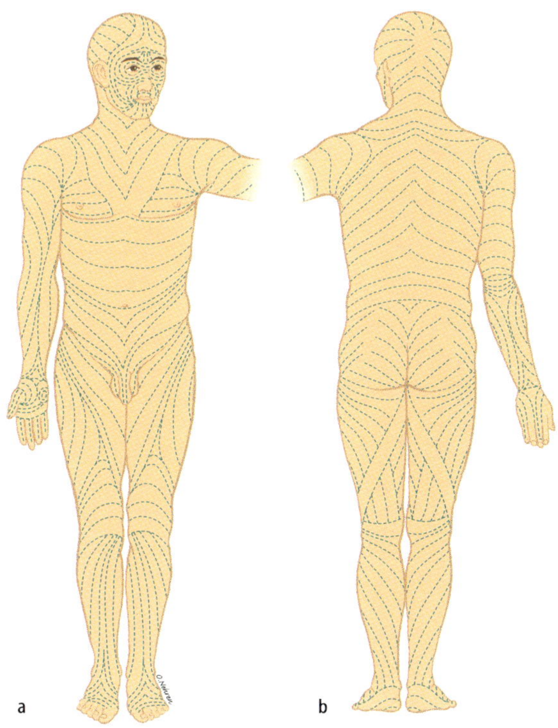

Abb. 6.6 a, b. Schema der Spaltlinien der Haut, modifiziert nach Langer (sogenannte Langer-Linien), Körper von ventral (a) und dorsal (b) gesehen

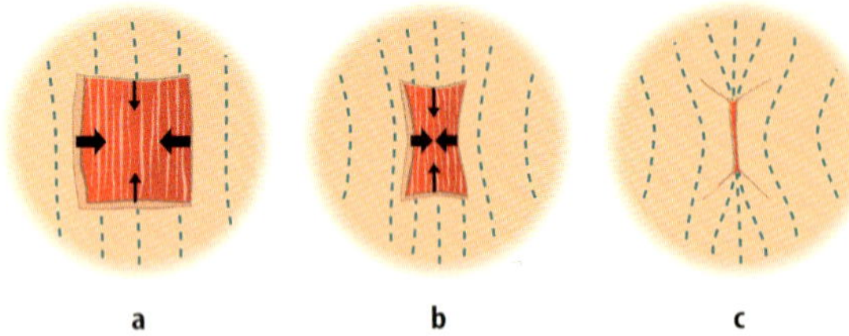

Abb. 6.7a–c. Wirkung der Kontraktion auf die Verkleinerung einer rechteckigen Wunde (a). Diese erfolgt senkrecht zu den Langer-Linien „L-Linie" (b; und dicker Pfeil) und beruht vorwiegend auf Zugkräften im Granulationsgewebe. Zurück bleibt eine in Richtung der Langer-Linien liegende Narbe (c)

In der Regel liegt die größte Verschieblichkeit der Haut senkrecht bzw. im rechten Winkel zu den Langer-Linien. Deshalb wirkt sich die Wundkontraktion in dieser Richtung aus. So heilt beispielsweise am Rumpf eine klaffende, rechtwinklige Wunde mit praktisch quer zur Körperachse liegender Narbe (Abb. 6.7a–c), während an den Extremitäten eine Längsnarbe entsteht.

Die auf die Kontraktion der Wunde wirkende Kraft ist das Granulationsgewebe. Sie ist in der Nähe des Wundrandes besonders groß und hängt primär vom Zellreichtum und weniger vom Fasersystem des Granulationsgewebes ab. Der Mechanismus der Kontraktion beruht auf der Tendenz jeder Zelle, sich abzurunden, sofern sie in flüssigem Milieu ist. Besonders aktive Zugkraft wird von den von Gabbiani et al. (1972) als Fibrozyten mit kontraktilen Fasern im Zellinnern beschriebenen Myofibroblasten zugeschrieben, welche im regenerativen Bindegewebe vorhanden sind.

Bei langdauernden Heilungsprozessen spielen allerdings dann auch neugebildete kollagene Faserbündel eine große Rolle, indem sie als „Wundkontrakturen" narbige Verziehungen der Umgebung, Beeinträchtigung der Gelenkbeweglichkeit, Stenosen im Magen-Darmkanal bewirken (hypertrophe Narbe).

Epithelisierung. Kleine, oberflächliche Wunden können schon nach wenigen Stunden durch ***Migration der umgebenden Epithelzellen*** bedeckt sein. Die Bedeckung größerer Granulationsflächen erfolgt ebenfalls durch Migration von Epithelzellen, die sich während der ersten Tage der Wundheilung (Latenzphase) dank mitotischer Reproduktion im Wundrand anhäufen. Die Wundkontraktion bewirkt im umgebenden Epithelgewebe einen Anreiz zu mitotischer Teilung der Epithelzellen (intramurales Wachstum). Schleimhautwunden heilen in analoger Weise, nur erfolgt die Neubildung von Schleimhautgewebe wesentlich vollständiger als die des Epithelgewebes der Haut.

Gewebeaugmentation

Langsamer stetiger Zug regt Gewebe zur Regeneration an. Bringt man z. B. einen Gewebe-Expander subkutan ein, so wird durch die zunehmende Vorwölbung ein echtes Wachstum des gedehnten Gefäßbindegewebes, der Dermis sowie der Epidermis ausgelöst. Damit gewinnt man Gewebe, das verschoben und zum Decken eines Defektes verwendet werden kann. Dieses Verfahren erleichtert z. B. den Wiederaufbau einer wegen eines Karzinoms entfernten Brust. Eine andere Möglichkeit ist die Verlängerung von Gliedmaßen (nach Ilizarov), bei denen nach Osteotomie langsamer Zug Neubildung von Knochen mit Kortikalis und ein Wachstum der Weichteile (Gefäße, Nerven, Muskulatur und Haut) bewirkt.

Zelluläre Vorgänge der Wundheilung

Die zellulären Prozesse der primären und sekundären Wundheilung laufen nach gleichem Schema und Prinzip in sich überschneidenden Phasen ab (Abb. 6.8 und 6.9). Sie unterscheiden sich nur im Grad der Ausprägung und der für die Heilung gebrauchten Zeit.

Exsudation (Exsudative Latenzphase, 1.–8. Stunde). Durch das Trauma gelangen Bakterien in die Wunde. Sie lösen eine ***Entzündungsreaktion*** aus. Zunächst verändert die Verletzung jedoch den Stoffaustausch zwischen Blutgefäßen und Gewebe, welcher in den nichtfaserigen, zwischenzelligen Substanzen stattfindet. Diese „Grundsubstanzen" bestehen aus interstitieller Flüssigkeit, Glykoproteinen und Proteoglykanen, von welchen letztere als Permeabilitätsbarriere dienen und damit die Fibrillenbildung ermöglichen. Die ersten, dem Gewebetrauma folgenden Stunden sind hauptsächlich durch Änderungen der Gefäßpermeabilität gekennzeichnet. Zunächst nimmt die Durchlässigkeit der Venolen, dann die der Kapillaren zu. Dabei spielen die Art des Traumas, v. a. chemische Reize, manche Mikroorganismen etc. eine Rolle.

Die Wunde füllt sich mit Blut und Lymphe. Im thrombokinasereichen Milieu der Wunde gerinnt das Fibrin des Wundsekrets zum Schorf. Ausgedehnte Durchlässigkeit der Gefäße im traumatisierten Gewebe führt zu beträchtlichen Verschiebungen von Flüssigkeiten aus dem intra- in den extravaskulären Raum mit

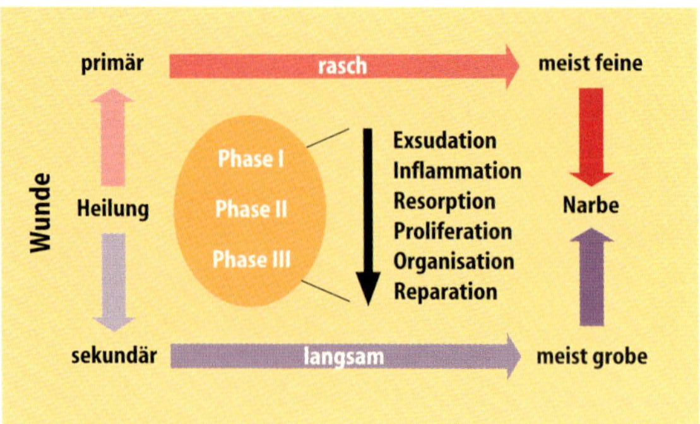

Abb. 6.8. Phasen der Wundheilung

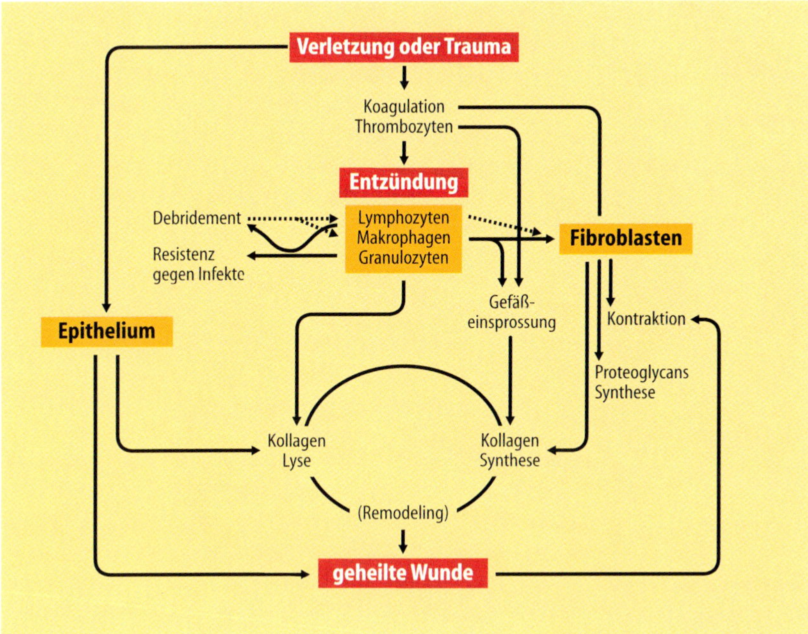

Abb. 6.9. Fluß-Diagramm der normalen Heilung (Nach Hunt 1980)

entsprechender Schwellung der Bindegewebsfasern und der Grundsubstanzen.

Resorption (Resorptive Phase, Entzündungsphase, Abräumphase, 1.–3. Tag). Gleichzeitig mit der Exsudation von Flüssigkeit beginnt die Diapedese vaskulärer großkerniger Zellen und Granulozyten (s. Abb. 6.9). Bereits 24 h nach der Verletzung ist das Gewebe im unmittelbaren Wundbereich ödematös und sehr zellreich. Die Zellpopulation besteht hauptsächlich aus ***Monozyten*** und ***Makrophagen***, welche sich 48 h nach der Verletzung noch erheblich vermehrt haben.

Aufgrund experimenteller Studien nimmt man heute an, daß die Monozyten ihre Abkömmlinge, die Makrophagen, zur Migration und Phagozytose befähigen und sich damit an der Abwehr eines Infektes beteiligen. Makrophagen sind wohl die wichtigsten Zellen in dieser Phase. Sie setzen Enzyme frei, welche abgestorbene (nekrotische) Gewebe auflösen. Sie phagozytieren Zelldebris und Mikroorganismen und dienen so der Wundreinigung und Infektbekämpfung. Aufgrund unspezifischer Makrophagenfaktoren (Monokine) aktivieren sie ***T-Lymphozyten*** zu zellvermittelnden Immunreaktionen (Lymphokine) im verletzten Gewebe. Sie sollen die ***Proliferation von Fibroblasten***, deren Migration und ***Umwandlung in Fibrozyten*** beeinflussen, sowie die später einsetzende ***Kollagensynthese*** (Narbenbildung). Schlußendlich induzieren sie die Neovaskularisation (Angiogenese) durch die Produktion des „platelet factors“ (activated macrophage growth factor).

Proliferation (Proliferative Phase, 3.–10. Tag). In den Vordergrund rückt die Entwicklung des ***Granulationsgewebes*** (s. Abb. 6.9). Eine neue Bindegewebsmatrix entsteht durch ortständige Fibroblasten, Myofibroblasten, Synthese der Grundsubstanzen und durch Revaskularisation des Gewebes infolge Einsprossen von Kapillarknospen, welche Netze bilden. Hierbei spielen wiederum die Plättchenfaktoren eine wesentliche Rolle, welche als Thrombozytenakzeleratoren die Umwandlung des Prothrombins in Thrombin fördern. Hauptfunktion des Thrombin ist die Umwandlung von Fibrinogen in Fibrin bzw. das Fibrinnetz als erstes Strukturelement des Granulationsgewebes zu bewerkstelligen. Auf die Faserbildung wirken Zytokine wie Interferon Gamma (IFN) und „transforming growth factor“ regulierend. Stoffwechselaktive ***Fibroblasten*** und ***Myofibroblasten*** beginnen Kollagenfasern zu produzieren, die sich zu Faserbündeln zusammenlagern und die Reißfestigkeit der Wunde herstellen.

Im Bereich der Wundränder lockern sich die Epithelzellen aus dem Verband, aktiviert durch epidermale und thrombozytäre Wachstumsfaktoren und wandern auf der Fibrin-Bindegewebsmatrix des Granulationsgewebes zum Zentrum der Wunde, bis diese durch Epithelzellen abgedeckt ist.

Reparation (Reparative Phase, Umbauphase, ab ca. 7. Tag bis mehrere Monate). Sobald der Defekt durch Granulationsgewebe geschlossen ist, setzt die quantitativ entscheidende Synthese von Bindegewebsfasern ein (s. Abb. 6.9). Fibroblasten bilden sich zurück, die kollagenen Faserbündel werden dichter; damit erhält der „Gewebedefekt“ nunmehr mechanische Stabilität. Mit Rückgang der Zellproliferationen und einsetzendem Gefäßabbau entwickelt sich bei primärer Wundheilung eine dichte, gefäßarme Narbe auf Hautniveau. Bei sekundärer, verzögerter Wundheilung entsteht eine zur hypertrophischen Kontraktur neigende grobe Narbe in Verletzungsgröße.

Meßbare Parameter der Wundheilung

Verkleinerung der Defektwunde. Als Richtwert gilt folgendes Maß:

> **!** Eine sauber granulierende Wunde des Menschen verkleinert den Durchmesser täglich um 1–2 mm.

Das läßt sich durch eine Formel ausdrücken:

$$T\ (\text{Zeit}) = \frac{D\ (\text{größter Kreisdurchmesser der Wunde})}{k\ (\text{Konstante, 1–2 mm})}$$

Verfolgt man eine normale Defektwunde durch tägliches Planimetrieren der Wundfläche, so sind 3 Phasen erkenntlich (Abb. 6.10 a):

- Latenzphase (2–4 Tage)
- Phase der logarithmischen Verkleinerung der Wundfläche
- Schlußphase von 2–3 Tagen während der sich der Wundschluß etwas verlangsamt

Der Wunddurchmesser verkleinert sich täglich um den gleichen Betrag (Fläche somit logarithmisch). Da die Verkleinerung der Wunden u. a. davon abhängt, ob das im Zentrum der Wunde entstehende Granulationsgewebe den Wundrand gegen das Wundzentrum heranziehen kann, heilt eine Wunde über der medialen Tibiafläche mit wenig verschieblicher Haut langsamer und mit breiterer Narbenbildung als an der Wade.

Reißfestigkeit der Wunde. Diese hängt wesentlich von der Anzahl der neugebildeten Kollagenfasern ab und wird experimentell untersucht, indem man chirurgisch versorgte Wunden verschiedenen Alters so lange belastet, bis sie reißen (Howes et al. 1972). Die Zunahme der Reißfestigkeit zeigt ähnliche Phasen (Abb. 6.10 b). Sie ist nach einer anfänglichen Latenzzeit von 4–6 Tagen in den zwei folgenden Wochen der Wundheilung besonders groß, geht dann aber langsamer über Wochen weiter. Nur selten wird im Bereich einer Hautwunde bzw. Hautnarbe die volle Reißfestigkeit normaler Haut wieder erreicht.

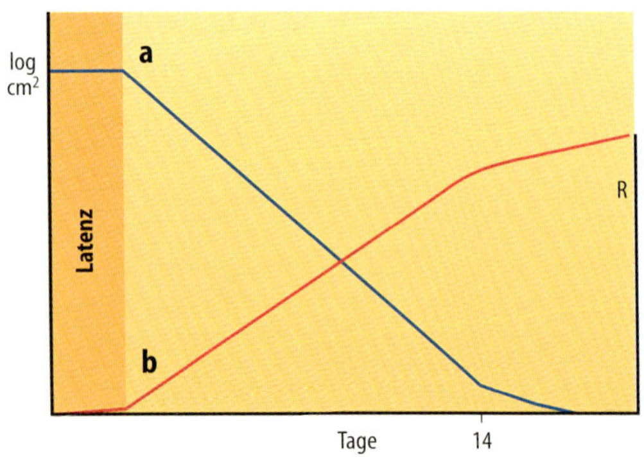

Abb. 6.10 a, b. Meßparameter der Wundheilung. Verkleinerung einer Defektwunde (**a**) und die Zunahme der Reißfestigkeit genähter Wunden (**b**)

6.4 Störungen der Wundheilung

Allgemeine Fakoren

Alter. Die empirische Beobachtung, daß bei alten Menschen häufiger Wundheilungsstörungen auftreten als beim Kleinkind, beruht v. a. auf Unterschieden in der Dichte des Kapillarnetzes und der arteriellen Versorgung. Organe, die bei jung und alt gleich gut mit Blut versorgt werden, beispielsweise der Darm, heilen auch beim alten Menschen rasch.

Serumeiweiß. Nach Untersuchungen von Harvey und Howes (1972) nimmt bei Versuchstieren mit Serumeiweißwerten unter 5 g% die Reißfestigkeit von Darm- und Hautwunden deutlich ab.

Vitamine. Vitamin C ist für die Kollagensynthese wichtig.

Histaminliberatoren. Diese vermögen die Wundheilung zu beschleunigen. Interessanterweise nehmen in einer Wunde innerhalb weniger Stunden die Monoaminoxydasen, welche Katecholamine und das Serotonin inaktivieren, zu. Dies legt den Schluß nahe: ***Vasodilatation*** (bzw. Verhinderung der Vasokonstriktion) bedeutet Beschleunigung der Wundheilung und erklärt den günstigen Einfluß der gefäßerweiternd wirkenden Wärme.

Hormone. Hormone, die die Ansprechbarkeit auf Katecholamine vermehren, hemmen die Wundheilung. Dies gilt insbesondere für die Katecholamine selbst. ***Vasokonstriktion hemmt die Wundheilung.*** Dies erklärt den hemmenden Einfluß der Kälte.

Monozytenmangel. Nach der Arbeitsgruppe Ross (1974) verzögert immunologisch induzierter Monozytenmangel die Wundheilungsvorgänge stark; angegeben wird als Erklärung, daß die Makrophagen fibrozytenstimulierende Substanzen absondern bzw. vermitteln.

Lokale Faktoren

Infektionen. Die Entstehung eines Infektes hängt ab von:

- Keimzahl und Keimbeschaffenheit
- Zeitfaktor
  - Die Wunde enthält am Anfang i.allg. relativ wenig Bakterien (vor Beginn der Bakterienvermehrung)
  - Die Wunde ist am Anfang auch relativ schutzlos (rasche Invasion der Bakterien sowie ungehemmte Resorption von Toxinen, sofern die Verwundung mit massivem Keimbefall einherging)
- Zustand des Gewebes (Hohlräume mit Ansammlung von Exsudat, Fremdkörper, Ödem und Hämatom, sowie nekrotisches Gewebe begünstigen eine Infektion)
- Abwehrkräften des Organismus (Anämie, Ernährungszustand, schädigender Einfluß bestimmter Medikamente wie z.B. Immunosuppressiva, Röntgenbestrahlung, Kortison)

Die Verhütung einer Infektion hängt zu einem guten Teil von der aseptischen Disziplin der behandelnden Ärzte und des Pflegepersonals ab. Sehr oft gelangen gefährliche Keime (resistent gegenüber verschiedenen Bakteriostatika und Bakterizida) erst im Krankenhaus in die Wunden! Im Gegensatz zu frischen Wunden sind ältere Defektwunden mit geschlossener Granulationsfläche kaum infektanfällig. Sie sind immer von verschiedensten Keimen besiedelt, aber die Kontamination führt nicht zu einer Infektion der Wundumgebung oder des gesamten Körpers. Gelegentlich wirken allerdings die lokalen Keime der Granulationsoberfläche hemmend auf die Epithelisierung von Granulationsflächen, so insbesondere gewisse hämolytische Streptokokken und auch Pyozyaneuskeime.

Mikrozirkulation. Wichtigste lokale Ursache einer Wundheilungsstörung ist eine Störung der Mikrozirkulation. Sie resultiert entweder aus einer lokalen Schädigung der Gefäße (gequetschter Wundrand), oder sie ist die Folge einer verminderten Durchblutung bei Atherosklerose bzw. einer Gefäßverletzung.

Chronische Wunden. Gelegentlich wird man mit Patienten zu tun haben, bei denen eine Wunde über Wochen stationär bleibt. Meist liegt eine der folgenden Ursachen vor:

- Arterielle oder venöse Zirkulationsstörungen (Diabetes!)
- Sequester oder Fremdkörper in der Tiefe (ein Hautdefekt in normal vaskularisierter Umgebung heilt immer, wenn nicht „tiefere Ursachen“ vorhanden sind!)
- Tumoren
- Tuberkulose
- „Trophische Geschwüre“ an denervierten Körperteilen (Sensibilität!), denen die „Alarmvorrichtung“ des Schmerzes fehlt
- Artefakte (immer zuletzt zu überlegen)

6.5 Hauptgefahren der Wundbehandlung und ihre Vermeidung

Hämatom. Dieses entsteht als Folge traumatischer Gefäßverletzung und/oder inkorrekter Blutstillung. Es stellt wenige Tage nach seiner Entstehung ein ausgezeichnetes ***Wuchsmedium für Bakterien*** dar. Iatrogene Hämatome in der Subkutis etc. werden heute nicht mehr durch Kompressionsverbände vermieden, sondern durch Einlegen von Saugdrainagen (eingeführt durch den französischen Chirurgen ***Redon***[4] und deshalb „Redon-Drainagen“ genannt).

Wundödem. Zweite Hauptgefahr für eine optimale Wundheilung – v.a. an den Extremitäten – ist das Wundödem. Wichtig ist, daß Wunden hochgelagert werden, damit der erschwerte Lymphabfluß durch die Schwerkraft unterstützt wird. Ödem bedeutet Zellschwellung, und Zellschwellung bedeutet übermäßige Vermehrung von Fibrozyten in den intermuskulären Gleitlagern und in den Gelenken, also Behinderung der Beweglichkeit wegen resultierenden Verwachsungen.

Feuchte Kammer. Die dritte Gefahr liegt in der feuchten Kammer, die sich gerne unter jeder Art von Wundbedeckung ausbildet und die wiederum ein sehr gutes Wuchsmedium für Keime darstellt. Alle aseptischen Wunden werden deshalb möglichst 24 h nach der Naht verbandlos offen gelassen.

Posttraumatische Krankheit. Diese befällt die Gewebe des Stütz- und Bewegungsapparates immer dann, wenn die physiologischen Reize der Bewegung (Gelenke, Knorpel) oder der Belastung (Knochen, Sehnen etc.) fehlen. Bewegung ist Leben, und Leben ist Bewegung, dies ist in der postoperativen Behandlung von Wunden durch frühen Beginn aktiver, evtl. unterstützter, aber nie forcierter Bewegungen zu berücksichtigen.

6.6 Spätphänomene der Wundheilung

!

Die chirurgisch versorgte p.p. geheilte Wunde wird etwa 2 Wochen nach der Wundversorgung eine strichförmige, wenig sichtbare Narbe zurücklassen. In den folgenden Wochen tritt diese Nahtstelle deutlicher hervor, weil sich oft noch Verbreiterung und Rötung einstellen, die dann normalerweise im Verlauf von 3 bis 6 Monaten wieder zurückgeht.

[4] Henri Redon, Kieferchirurg, Paris

Diese Phänomene sind umso deutlicher, je weniger der Verlauf der Narbe den Langer-Hautlinien entspricht. Die Narbenreaktion beruht wohl darauf, daß die Neubildungsvorgänge des Gefäßbindegewebes nach Epithelisierung der Wunde weiter gehen und daß der Lymphabfluß aus dem Wundgebiet nur langsam einsetzt, so daß ein Gewebeödem der Wunde resultiert. Dies führt zur Zellschwellung und damit zu Zellteilungsvorgängen. Die Hypertrophie des Gefäßbindegewebes bewirkt die Vorwölbung der dünnen Epithelschicht. Gelegentlich steigert sich dieser Vorgang zum „Keloid", wobei größere Bindegewebemassen die Haut zu einem häßlichen, hyperämischen Wulst vorwölben. Die Disposition zu solchen Keloidbildungen ist individuell sehr verschieden und wechselt auch von Körperteil zu Körperteil. Farbige Rassen sind besonders anfällig.

Sofern sich die Narbe rein mechanisch günstiger legen läßt, hat die chirurgische Korrektur eine gewisse Chance, ist aber ebenso wie die strahlentherapeutische Behandlung des Keloids ein undankbares Unterfangen. Es soll damit wenigstens ein Jahr zugewartet werden, da sich bis dahin die entzündlichen Vorgänge noch spontan zurückbilden können.

•••

Die Wunde unterbricht die Kontinuität von Körpergeweben wie Haut, unterliegenden Weichteilen oder Knochen. Glatte, saubere, frische Ränder einer spannungsfreien Wunde heilen nach schichtgerechter Adaptation durch Naht rasch (per primam intentionem) unter Bildung einer feinen Narbe. Stark klaffende, potentiell infizierte und Defekt-Wunden dürfen nicht genäht werden. Man handle stets nach dem Grundsatz: Wunde im Zweifelsfalle nie schließen. Diese Wunden heilen verzögert (per secundam intentionem) und unter Bildung einer hypertrophen Bindegewebsnarbe.

Beiden gemeinsam ist die komplexe, sich nur im Ausmaß unterscheidende Kaskade zellulärer (mitogener) und biochemischer (chemotaktischer) Ereignisse, welche die Wundfläche zellbiologisch und mechanisch verkleinern und so die Integrität des Gewebes wieder herstellen. Der Heilungsprozeß läuft in Phasen ab über Entzündung (Exsudation, Infektabwehr durch Makrophagen), Instandsetzung (Proliferation, Granulation mit Aufbau einer Bindegewebsmatrix und Angiogenese) und Umbau (Epithelisierung, Organisation der Granulationen, Kollagensynthese und später Kollagenolyse). Proteoglykane aus der Grundsubstanz der Haut, körpereigene Enzyme, Myofibroblasten, „platelet derived growth factors" beeinflussen, stimulieren und aktivieren den Heilungsprozeß.

Störungen der Wundheilung sind auch heute noch ein klinisch relevantes Problem. Man kennt lokale und allgemeine Störfaktoren. Korrekte Gewebebehandlung, Beseitigung der Noxen und – als Therapiekonzept – Stimulierung der Gewebefaktoren beschleunigen die Heilung auch chronischer Wunden.

Literatur

Allgöwer M (1956) The cellular basis of wound repair. Thomas, Springfield

Barbul A (1990) Immune aspects of wound repair. Chir Plast Surg 17: 433–442

Bennett RG (1988) Fundamentals of cutaneous surgery. Mosby, St Louis Washington Toronto

Gabbiani G, Hirschel B, Ryan GB, Statkov PR, Manjon G (1972) Granulation tissue as a contractile organ: a study of structure and function. J Exp Med 135 : 719

Holloway GA, Steed DL, De Marco MJ, Masumoto T, Moosa HH, Webster MW, Bunt TJ, Polansky M (1993) A randomized, controlled, multicenter, dose reponse trial of activated platelet supernatent, topical CT- 102 in chronic, nonhealing, diabetic wounds. Wounds 5: 198–206

Howes EL, Mazens MF, Ellison LH (1972) Healing strength of rectus and midline wounds of the abdominal wall corrected for square area. Surg Gynecol Obstet 134–387

Hunt TK (1980) Disorders of wound healing. World J Surg 4: 271–277

Hunt TK (1990) Soft tissue healing. In: Border JK, Allgöwer M, Hansen ST, Ruedi TP (eds) Blunt multiple trauma. Marcel Decker, New York Basel

Knighton DR, Ciresi K, Fiegel VD, Schumerth S, Butler E, Cerra F (1990) Stimulation of repair in chronic, nonhealing, cutaneous ulcers using platelet-derived wound healing formula. Surg Gynecol Obstet 170: 50–60

Langer K (1861) Zur Anatomie und Physiologie der Haut. I. Ueber die Spaltbarkeit der Haut. Sitzungsberichte der Mathematisch-Naturwissenschaftlichen Klasse der Kaiserlichen Akademie der Wissenschaften, Wien 1861, XLIV, Band. 1. Abteilung, Heft VI-X

Peacock EE (1984) Wound repair. Sauders, Philadelphia

Ross R, Glomset J, Kariya B, Harker L (1974) A platelet dependent serum factor that stimulates the proliferation of arterial smooth muscle cells in vitro (primate/cell culture/arterioclerosis). Proc Nat Acad Sci 71.1207

Zederfeldt BH, Jacobson S, Ahonen J (1986) Wounds and wound healing. Wolfe, London

?

1. Welches sind die 4 Beurteilungskriterien einer akzidentellen Wunde?
2. Definieren Sie die p. p.- und die p. s.-Wundheilung!
3. Welche Funktion kommt der Granulation zu?
4. Welches ist der Mechanismus der Wundkontraktion und in welcher Richtung erfolgt sie vorzugsweise?
5. Welches sind die Stadien der Spontanheilung einer Defektwunde?
6. Wann ist eine Friedrich-Wundexzision erlaubt? Welches sind die 3 wichtigen Schritte bei dieser Art der Wundversorgung?
7. Unterschied von Wundkontraktur und Wundkontraktion?
8. Nennen Sie 6 allgemeine, die Wundheilung beeinflussende Faktoren!
9. Nennen Sie die 4 Lokalkomplikationen der postoperativen Wundheilung, die durch spezifische Maßnahmen verhütet werden sollen!
10. Unterschied zwischen hypertropher Narbe und Keloid. Möglichkeit der Vermeidung?

Chirurgische Infektionslehre 7

P. Eiring und H. Werner

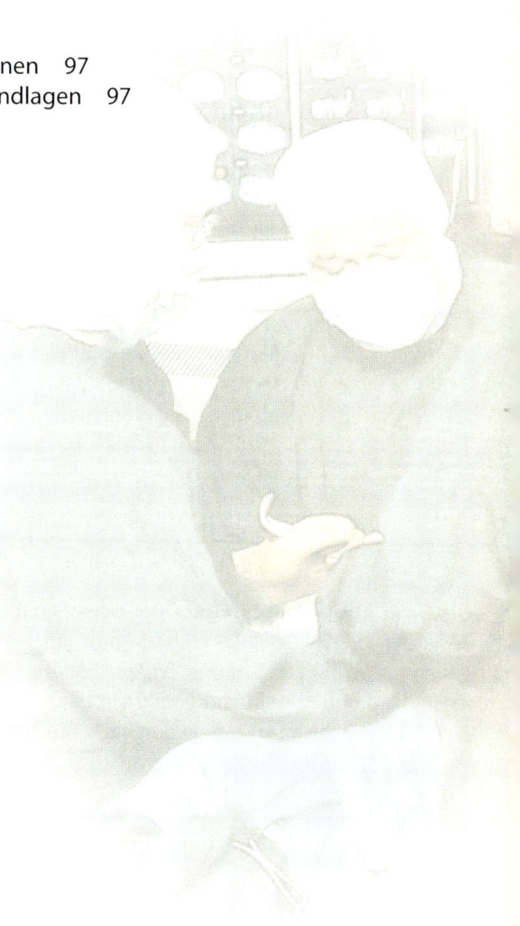

7.1 Allgemeine Infektionslehre 96
7.1.1 Infektionen 96
7.1.2 Resistenz und Immunität 96
7.1.3 Unspezifische und spezifische Infektionen 97
7.1.4 Klinikbezogene mikrobiologische Grundlagen 97
7.1.5 Meldepflichtige Infektionen 98

7.2 Putride Infektionen 98
7.2.1 Symptomatik 98
7.2.2 Diagnostik 98
7.2.3 Therapie 99

7.3 Gasbrand 100

7.4 Tetanus 102

7.5 Aktinomykose 104

7.6 Tuberkulose 105

7.7 Syphilis 106

7.8 Sonstige bakterielle Infektionen 107
7.8.1 Grundlagen 107
7.8.2 Spezielle Krankheitsbilder 108

7.9 Virusinfektionen 112
7.9.1 Tollwut 112
7.9.2 Hepatitis 112
7.9.3 AIDS 112

7.10 Parasitäre Erkrankungen 113
7.10.1 Echinokokkose 113
7.10.2 Amöbiasis 114
7.10.3 Askaridiasis 114

Trotz Asepsis und Antisepsis sowie eindrucksvoller Fortschritte in der Antibiotikatherapie und in der perioperativen Chemoprophylaxe sind Infektionen in der Chirurgie von großer klinischer Bedeutung. Dies gilt in erster Linie für die primär chirurgisch behandlungsbedürftigen Infektionen wie Abszeß, Phlegmone, Empyem, Peritonitis, Gasbrand und Leberbefall bei Echinokokkose oder Amöbiasis. Darüber hinaus kann der Erfolg von lebensrettenden Operationen (Herz; Organtransplantationen) aufgrund von induzierter Abwehrschwäche durch Infektionen zunichte gemacht werden. Infolge Infektionsbahnung durch langliegende Katheter (Venen; Harnwege) sowie Langzeitbeatmung gehören Pneumonie, Harnwegsinfektionen und Sepsis zu den häufigen Manifestationen der Nosokomialinfektion. Unter den virusbedingten Krankheiten hat neben den parenteral übertragbaren Hepatitiden die HIV-Infektion den von menschlichem Blut und Körpersekreten für Arzt und Patient ausgehenden Gefahren eine neue Dimension verliehen.

7.1 Allgemeine Infektionslehre

7.1.1 Infektionen

Unter Infektionen versteht man das ***Eindringen von Mikroorganismen*** durch innere oder äußere Oberflächen des menschlichen Körpers und krankhafte (= klinisch manifeste) ***lokalisierte oder generalisierte Reaktionen*** desselben; im heutigen Sprachgebrauch ist der Begriff Infektion weitgehend identisch mit Infektionskrankheit.

Exogene Erreger. Typische Erreger von Infektionskrankheiten (z. B. Mycobacterium tuberculosis) kommen stets von außen (= exogene Infektion).

Endogene Erreger. Bei einer Schädigung der natürlichen Resistenz- und Immunitätslage des Makroorganismus (z. B. durch Trauma, Operation, Karzinom u. a.) können Mikroorganismen aus der normalerweise harmlosen Oropharyngeal-, Intestinal- oder Genitalflora invasiv werden und Infektionen auslösen (= endogene Infektion).

Opportunistische Erreger. Als opportunistische Erreger werden manche als lediglich fakultativ pathogen einzuschätzende Mikroorganismen meist exogener Herkunft bezeichnet. Krankheitserscheinungen werden nur bei lokaler/systemischer ***Abwehrschwäche*** hervorgerufen.

Ausbreitung der Erreger im menschlichen Körper. Bei der ***Lokalinfektion*** bleibt der Erreger zunächst auf die Eintrittspforte und deren Umgebung beschränkt (Staphylokokken-Abszeß, Erysipel). Bei der systemischen oder ***Allgemeininfektion*** gelangen Erreger in die Lymphbahnen und Lymphknoten, welche die Region der Eintrittspforte drainieren. Nach der Vermehrung im lymphatischen Gewebe (während der Inkubationszeit) treten die Erreger in die Blutbahn über („Generalisation") und gelangen anschließend in Organe („Organmanifestation"). Zu den Allgemeininfektionen gehören Tuberkulose und Syphilis. Der Einbruch der Erreger in die Blutbahn verläuft in seiner klinisch schwersten Form als ***Sepsis*** (Septikämie; s. Kap. 7.8.1).

7.1.2 Resistenz und Immunität

Die Abwehrleistung des Makroorganismus gegen Infektionen wird durch natürliche Resistenz und erworbene Immunität gewährleistet:

Immunität ist eine Abwehrleistung des Körpers, welche durch ***antigenspezifische*** Produkte des Immunsystems (humorale Antikörper und spezifisch reagible T-Lymphozyten) zustande kommt.
Resistenz bedeutet die Summe der ***unspezifischen*** Abwehreinrichtungen (Phagozytose, Komplementsystem, Lysozym, kationische Proteine = Defensine, Barrieren und Selbstreinigungsmechanismen, Kolonisationsresistenz = Infektionsverhütung durch Normalfloren), die bei einer Infektion ***sofort*** wirksam werden können.

Nach der Phase der unspezifischen Abwehr von Krankheitserregern geht der Prozess durch antigene Erregerwirkung als Folge von Immunisierungsvorgängen in die spezifische Abwehr über. Antigenerkennung durch Immunfaktoren führt zu Aktivierung, Konzentration und Vermehrung bestimmter Resistenzfaktoren. Durch Amplifikationen wie Komplementaktivierung, Makrophagenaktivierung, Granulombildung u. a. wird die eigentliche Abwehrleistung sichergestellt.

> **!** Eine effektive Abwehr von Infektionen beruht auf dem Zusammenwirken von Resistenz und Immunität.

7.1.3 Unspezifische und spezifische Infektionen

> **!** Das pathologisch-anatomische Substrat der unspezifischen bakteriellen Infektion besteht entweder aus Eiter (= pyogene Infektion) oder aus faulig stinkendem, dünnflüssigem Wundsekret (= putride Infektion).

Bei nicht zu zahlreichen in Gewebe oder Blutbahn eingedrungenen Erregern bzw. bei nur gering virulenten Erregern finden Phagozytose und schnelle intrazelluläre Abtötung durch polymorphkernige Granulozyten (PMN) statt, und der Mensch bleibt *klinisch gesund*. Ist die intrazelluläre Erregerabtötung erschwert oder die Erregerzahl zu groß, so tritt trotz Anlockung exzessiv hoher PMN-Zahlen (= Chemotaxis) Zelltod (Gewebenekrose) ein, und es bilden sich ***Eiterherde*** (bestehend aus Erregern, PMN und Detritus) in Form von

- ***Abszeß***,
- ***Phlegmone*** oder
- ***Empyem*** (s. Kap. 7.8).

Mitentscheidend für Manifestation und Verlauf sind ***infektionsbahnende Faktoren***:

- Ausmaß der traumabedingten Nekrose,
- Fremdkörper,
- inokulierte Bakterienzahl,
- Funktionsbeeinträchtigung der körpereigenen Abwehr,
- Hämostase und
- Hypoxie.

Die Summe der infektionsbahnenden Faktoren faßt man unter den Begriff ***Prädisposition*** zusammen.

Von den „unspezifischen" bakteriellen Infektionen setzt sich eine Reihe monoätiologischer, chirurgisch relevanter Infektionskrankheiten mit typischem klinischem Bild sowie pathologisch-anatomischen, diagnostischen und therapeutischen Besonderheiten ab.

> **!** Zu diesen spezifischen Infektionskrankheiten gehören die toxisch determinierten Krankheiten Tetanus, Gasbrand und Wunddiphtherie sowie durch Granulombildung gekennzeichnete Infektionskrankheiten wie Tuberkulose und Aktinomykose, aber auch bestimmte Parasitosen, Virosen und Mykosen.

7.1.4 Klinikbezogene mikrobiologische Grundlagen

Infektionen haben für den Chirurgen vielschichtige Bedeutung. Im Vordergrund stehen Infektionskrankheiten, die primär chirurgisch behandlungsbedürftig sind, wie

- Panaritium,
- Furunkel,
- Karbunkel,
- Organabszesse (Lunge, Leber, Gehirn),
- Appendizitis und
- spontane Peritonitis.

Die nächste große Gruppe von chirurgisch relevanten Infektionsprozessen sind Komplikationen im Bereich von Operationswunden (z. B. Bauchdeckenabszesse nach Laparotomie u. ä.) oder Traumata (z. B. Osteitis nach offenen Frakturen). Die dritte Gruppe von Krankheiten, nämlich operationsferne nosokomiale Infektionen, bedroht häufig den Erfolg chirurgischer Heilmaßnahmen.

Nosokomiale Infektionen

Sie entstehen während oder anläßlich eines Krankenhausaufenthaltes; ein Zusammenhang mit dem primären chirurgisch behandlungsbedürftigen Leiden kann bestehen oder fehlen. Schwerkranke Laparotomierte sind stark gefährdet, Harnwegsinfektionen oder/und Infektionen der tiefen Atemwege zu akquirieren. Zu den vorherrschenden Krankheitsmanifestationen der nosokomialen Infektion gehören außerdem Venenkatheterinfektionen, postoperative Wundinfektionen und Sepsis.

Erreger. Die genannten Krankheitsbilder haben manchmal einen einzigen Erreger, viel häufiger aber mehrere Erreger gleichzeitig (z. B. polybakterielle aerob-anaerobe Mischinfektion) oder sind durch Erregerwechsel gekennzeichnet. Die in pyogenen und putriden Infektionsprozessen vorherrschenden Arten kann man als ***Leitkeime*** auffassen, vor allem wenn sie sich nach ihrer Herkunft (exogen bzw. endogen) und nach ihrer bevorzugten klinischen Manifestation unterscheiden. Die drei wichtigsten Erreger sind ***Staphylococcus aureus*** (grampositiv) und die beiden gramnegativen aus der Darmflora stammenden Stäbchen ***Escherichia coli*** (aerob) und ***Bacteroides fragilis*** (anaerob). Als ***Leitkeime der nosokomialen Infektion*** gelten neben Beta-Laktamase-bildenden und daher penizillinresistenten Staphylococcus aureus-Stämmen vor allem gegen Antibiotika hochresistente ***Enterobacteriaceae*** sowie ***Pseudomonas aeruginosa***.

Erregernachweis. Bei Infektionen durch schnellwachsende Bakterien (Aerobier mit Ausnahme der Tuberkuloseerreger, außerdem Anaerobier) eröffnet der ***kulturelle*** Erregernachweis aus signifikantem Untersuchungsmaterial, d.h. aus dem Infektionsprozeß selbst, die Möglichkeit der Erregeridentifizierung und Resistenzbestimmung und damit einer gezielten Antibiotikatherapie. Aus der großen Fülle von ***Immunreaktionen*** besitzen nur einige ausgewählte Methoden krankheitsdiagnostische Bedeutung (Antitoxinnachweis; Nachweis antiviraler Antikörper mit ELISA u. a.; Nachweis von Antikörpern gegen Parasiten- und Helminthenantigene).

7.1.5 Meldepflichtige Infektionen

Unter Meldepflicht ist Anzeigepflicht – in der Regel gegenüber dem Gesundheitsamt – für bestimmte Infektionskrankheiten, wie Gasbrand und Tetanus, bzw. für übertragbare Krankheiten wie Tuberkulose, Syphilis, Milzbrand, Diphtherie, Tollwut und Virushepatitis zu verstehen; sie wird durch die Seuchengesetzgebung (Bundesseuchengesetz, Gesetz zur Bekämpfung der Geschlechtskrankheiten u. a.) geregelt.

Pyogene und putride Infektionen, die hohe Morbidität und Mortalität erzeugen und im klinischen Alltag vorherrschen, haben keine Meldepflicht; ihre Epidemiologie ist daher nur unzureichend bekannt.

7.2 Putride Infektionen

Bei putriden Infektionen handelt es sich um Entzündungen durch fakultativ pathogene, obligat anaerobe Bakterien; häufig liegen Mischinfektionen vor.

Befallen sind Extremitäten, Stamm sowie Organe der großen Körperhöhlen (z.B. Lungen-, Hirn-, Leberabszesse).

7.2.1 Symptomatik

Lokaler Krankheitsprozeß. Klinisch sind putride Infektionen gekennzeichnet durch

- faulig stinkendes, dünnflüssiges Wundsekret, z. T. mit Gasbildung,
- flächenhaften, nekrotisierenden Gewebezerfall,
- fehlende leukozytäre Abgrenzung zum gesunden Gewebe.

Allgemeinreaktion. Je nach Ausdehnung und Sitz des Infektionsprozesses sowie nach Virulenz der Erreger kommt es zu Allgemeinreaktionen, wie Fieber, Gewichtsverlust u. a. Mit Anaerobiersepsis ist vor allem bei Darmkarzinompatienten mit intraabdominellen Infektionsprozessen zu rechnen.

Differentialdiagnostik. Putride Anaerobierinfektionen sind differentialdiagnostisch gegen pyogene Infektionen (mit Aerobierätiologie) sowie – bei Extremitätenbefall und Prozessen am Körperstamm – gegen Gasbrand (akute Myositis durch Clostridium perfringens u. a.) abzugrenzen. Übergang von putrider Infektion zu Gasbrand – z. B. an infizierten Amputationsstümpfen kein seltenes Ereignis – muß durch häufige klinische und bakteriologische Kontrolle rechtzeitig erkannt werden.

7.2.2 Diagnostik

Klinisch wird der Verdacht auf eine Infektion mit endogenen Anaerobiern durch ***typische Infektionslokalisationen***, wie Peritonitis, perityphlitischer Abszeß, Lungen- und Hirnabszeß etc., durch fötiden Eiter, septische Thrombophlebitis, die Erfolglosigkeit einer Aminoglykosidtherapie sowie generell bei Malignom nahegelegt.

!

Im wesentlichen beruht die Diagnose von putriden Anaerobierinfektionen auf dem Erregernachweis mittels Anlage einer Kultur, und zwar aus geeignetem (= signifikantem) Untersuchungsmaterial.

In erster Linie geeignet sind durch Punktion oder intraoperativ unter Umgehung der körpereigenen Anaerobierflora gewonnene Proben. Dabei sollten nach Möglichkeit mehrere Milliliter entnommen werden, denn sporenlose Anaerobier (Bacteroides, Fusobacterium, Peptostreptococcus etc.) bleiben am ehesten in umfänglichen, in der Spritze verbliebenen Eiterproben vital. Abstrichtupfer sind demgegenüber als Behelf zu betrachten; sie sollten nur bei geringen Exsudatmengen verwendet werden. Nach Tränkung mit der Untersuchungsflüssigkeit sind die Tupfer sofort in Transportmedien (im Handel als Port-a-cul, Portagerm u. a.) zu tauchen.

Von der Regel der sofortigen bakteriologischen Verarbeitung darf auch bei Verwendung von Transportmedien nicht abgewichen werden (Gefahr von zu spät erstellten, *klinisch wertlosen Befunden*). Für die Anzüchtung, Isolierung, Identifizierung sowie Resistenzbestimmung der verschiedenen Anaerobier werden im Mittel 2 bis 5 Tage benötigt.

Erkennung von Komplikationen

Bei putriden Wundinfektionen, Anaerobierinfektionen im Kopf-Hals-Bereich, Peritonitis nach Darmperforation und putriden Infektionen bei Karzinompatienten kommt ein Übertritt der Erreger ins Blut mit Fieber, Schüttelfrost und weiteren Zeichen der akut lebensbedrohlichen ***Sepsis*** (s. Kap. 7.8.1) vor. Diagnostisch ist hierbei die Beimpfung eines ***anaeroben*** Blutkultursystems mit Kubitalvenenblut der Patienten erforderlich. Häufigster Erreger der Anaerobiersepsis ist ***Bacteroides fragilis***.

Beurteilung bakteriologischer Befunde

Die Leitkeime der putriden Anaerobierinfektion finden sich in den verschiedenen Lokalisationen und klinischen Manifestationen mit unterschiedlicher Häufigkeit.

Bacteroides fragilis. Dieses Bakterium ist der bekannteste Vertreter aus der Gruppe der intestinalen, strikt anaeroben gramnegativen sporenlosen Stäbchen. Während die meisten Darmanaerobier bei akzidenteller Verschleppung ins Peritoneum oder ins Gewebe offenbar der Phagozytose anheimfallen, kann Bacteroides fragilis widerstehen und – z. T. in polybakterieller Assoziation – lokalisierte Infektionen sowie Sepsis hervorrufen. Als ***vorherrschender anaerober Erreger*** findet sich die Spezies bei (sekundärer) Peritonitis, bei gangränösen Appendizitisstadien mit Perforation sowie nachfolgender postappendizitischer Peritonitis bzw. bei perityphlitischen Abszessen, außerdem bei Gallenwegsinfektionen und subphrenischen Abszessen. Sepsis durch Bacteroides fragilis findet sich besonders häufig bei Patienten mit Darmkarzinom.

Die ***extraabdominale Haftfähigkeit (Adhärenz)*** von Bacteroides fragilis wird durch Vorkommen in Extremitätenprozessen, z. B. Gangrän, diabetischen Ulzera, Amputationsstumpfinfektionen u. a., belegt. ***Otogene Hirnabszesse*** sind fast stets durch Bacteroides fragilis hervorgerufen.

Die ***hohe Beta-Laktamase-Aktivität*** macht diesen wichtigsten anaeroben Erreger in hohem Maße resistent gegen Penizillin-G und Aminopenizilline sowie Cephalosporine der 1. und 2. Generation (Cephalotin, Cefazolin, u. a.). In der Kliniktherapie hat sich Bacteroides fragilis als ***Problemkeim*** erwiesen, der eine Behandlung mit Nitroimidazolen (z. B. Metronidazol) oder Clindamycin erforderlich macht.

Bacteroides thetaiotaomicron. Dieses anaerobe gramnegative Stäbchenbakterium aus der Darmflora kommt in *lokalisierten* Infektionsprozessen ähnlich häufig vor wie Bacteroides fragilis, jedoch nur sehr selten bei Sepsis.

Bilophila wadsworthia. Hierbei handelt es sich um ein gramnegatives anaerobes Stäbchenbakterium, das bei ***Appendizitis*** sowie bei ***Anaerobierinfektionen unterschiedlicher Lokalisation*** (z. B. Skrotalabszeß, Schweißdrüsenabszeß, mandibuläre Osteomyelitis, Leberabszeß mit septischer Aussaat) gefunden wird. Aufgrund von ***Beta-Laktamase-Bildung*** liegt Resistenz gegen Penizilline und bestimmte Cephalosporine vor.

Fusobacterium nucleatum. Diese oropharyngeale Anaerobierspezies bildet Buttersäure (→ Geruch von Kultur und infiziertem pathologischen Material) und herrscht in Infektionsprozessen im Kopf-Hals-Bereich sowie in der Lunge vor. Die meisten Isolate sind penizillinempfindlich.

Peptostreptococcus-Arten. Peptostreptococcus anaerobius und andere Spezies dieser Gattung von strikt anaeroben grampositiven Kettenkokken sind bei putriden Infektionen in praktisch allen Körperregionen beteiligt (Hirn-, Lungen- und Leberabszesse; Schweißdrüsenabszesse; intraabdominale und pelvine Infektionsprozesse). Im befallenen Gewebe (wie in der Kultur) führen sie zu starker Gasbildung. Peptostreptococcus-Infektionen sind daher eine wichtige Differentialdiagnose gegenüber Gasbrand durch Clostridium perfringens u. a. Peptostreptokokken sind penizillinempfindlich, jedoch hat das Anaerobiermittel Metronidazol Wirkung lediglich gegenüber etwa 60 % der Stämme.

Prevotella bivia. Dieser gramnegative sporenlose stäbchenförmige Anaerobier ist Leitkeim der putriden Genitalinfektionen (parametrane Abszesse, Pelveoperitonitis) und – ähnlich Bacteroides fragilis – ein häufiger Beta-Laktamase-Bildner.

Prevotella melaninogenica. Hierbei handelt es sich um ein anaerobes gramnegatives, sporenloses Stäbchenbakterium, das in der Kultur durch schwarzbraune Pigmentbildung auffällt. Es findet sich häufig bei Infektionen im Kopf-Hals-Bereich und bei Lungenabszessen, seltener in anderen Körperregionen. Die Spezies ist penizillinempfindlich.

7.2.3 Therapie

Operative Therapie. Im Vordergrund der therapeutischen Maßnahmen steht die unverzügliche operative Sanierung der Infektionsquelle. Dies erfolgt mittels ***Inzision, Entfernung von Nekrosen*** sowie ***Drainage*** und ***Spülung*** von Abszeßhöhlen. Durch offene Wundbe-

Tabelle 7.1. Die Antibiotika der 1. Wahl gegen typische Erreger der putriden Anaerobierinfektion

Erreger	meist empfindlich gegen
Bacteroides fragilis Bacteroides thetaiotaomicron Prevotella bivia	Metronidazol Piperazillin + Tazobactam Imipenem
Fusobacterium nucleatum Peptostreptococcus-Arten Prevotella melaninogenica	Penizillin-G Cephalosporine

handlung wird dabei die weitere Ausbreitung der Infektion verhindert und der Heilungsvorgang beschleunigt. Solitäre Abszesse in den großen Körperhöhlen (intraabdominell u. a.) können ggf. unter sonographischer Kontrolle durch perkutane Punktion und Drainage behandelt werden.

Antibakterielle Chemotherapie. Zwar stehen chirurgische Maßnahmen bei der Behandlung von putriden Anaerobierinfektionen im Vordergrund, doch hängt bei progredientem Verlauf sowie bei Prozessen, bei denen eine chirurgische Intervention unmöglich ist, und bei allen lebensbedrohlichen Verlaufsformen wie Sepsis, Meningitis, Endokarditis, anaeroben Lungeninfektionen und Peritonitis, das Schicksal des Patienten von einer wirksamen, d. h. nach Möglichkeit *gezielten* Chemotherapie ab. Mehrere häufig vorkommende Anaerobierarten sind penizillinempfindlich ; andere wie Bacteroides fragilis erfordern den Einsatz von Nitroimidazolpräparaten oder Beta-Laktamase-festen Anaerobiermitteln (Tabelle 7.1). Bei Mischinfektionsätiologie erweist sich Kombinationstherapie – unter Berücksichtigung des Resistenzverhaltens der aeroben oder anaeroben Miterreger – als notwendig.

7.3 Gasbrand

Einteilung und Klinik

Gasbrand bzw. Gasödem gehören zu den „klassischen" ***clostridialen Toxiinfektionen***. Neben ***Clostridium perfringens*** sind als Erreger dieser Erkrankungen – wenn auch seltener – ***Clostridium novyi, Clostridium septicum*** und ***Clostridium histolyticum*** von Bedeutung. Das Vorkommen bzw. der Nachweis dieser Clostridien bedeutet jedoch keineswegs immer die klinische Diagnose Gasbrand: Da z. B. Clostridium perfringens in der Darmflora jedes Patienten vorkommt, ist Kontamination von Haut, oberflächlichen Wundschichten usw. häufig.

> **!** Nur Clostridiennachweis *zusammen* mit Myositis/Myonekrose entspricht dem Befund Gasbrand.

Das klinische Bild ist recht charakteristisch: Mehrere Stunden bis Tage nach einem Trauma treten heftiger Wundschmerz, verbunden mit lokaler Schwellung und Blässe, und später Rotfärbung der gespannten umgebenden Haut auf. Allmählich treten Blasen, serosanguinöses Wundexsudat mit charakteristischem Geruch und häufig Krepitationen bei der Palpation auf. Die Patienten sind akut schwerkrank. Im Vergleich zur Körpertemperatur besteht eine unverhältnismäßig hohe Tachykardie. Schließlich kommt es zu Schock und ***ohne Behandlung in 100 % der Fälle zum Exitus letalis*** unter dem Bild multipler Organinsuffizienzen (Koma, respiratorische Insuffizienz, Hämolyse mit Ikterus, Leber- und Niereninsuffizienz). Die Prognose hängt von der Lokalisation der Primärinfektion ab. An den Extremitäten ist der Gasbrand meist beherrschbar, am Rumpf sehr häufig letal.

> **!** Vom ***Gasbrand*** (= clostridialer Myositis) ist klinisch und ätiologisch die ***Gasphlegmone***, d. h. eine eitrige, gasbildende Infektion *ohne* progrediente Myositis/Myonekrose, zu unterscheiden.

Ätiologisch beteiligt sind – meist in Mischinfektionen – gasbildende aerobe und/oder anaerobe Bakterien (z. B. Klebsiella species, Peptostreptococcus species, Bacteroides species); sogar Clostridium perfringens kann an dieser polybakteriellen Infektion beteiligt sein. Die Prognose der Gasphlegmone ist bei wirksamer chirurgischer und antibiotischer Behandlung – im Gegensatz zum Gasbrand – meist gut.

Clostridium perfringens

Clostridium perfringens ist der häufigste Erreger des Gasbrandes. Dieses ***obligat anaerobe Bakterium*** kommt im menschlichen Darm und im Erdboden vor. Es handelt sich um relativ große plumpe (5μm x 1μm) grampositive Stäbchen, die von einer polysaccharidhaltigen Kapsel umgeben sind und keine Beweglichkeit zeigen. Sporenbildung (subterminal) ist nur sehr selten zu beobachten.

Clostridium perfringens kann mindestens 12 lösliche Antigene, die als ***Toxine*** wirksam sind, bilden. Anhand des differenten Bildungsvermögens dieser Toxine werden die Clostridium perfringens-Typen A, B, C, D und E unterschieden. In der menschlichen Infektionspathologie sind fast ausschließlich Typ-A-Stämme bedeutsam. Bei der Ätiopathogenese von Wundinfektionen durch Clostridium perfringens Typ A ist das wichtigste Toxin – da letal wirksam – eine ***Lezithinase***. Diese kalziumabhängige Phospholipase C, ein Zinkmetalloenzym mit einem Molekulargewicht von 53.000 Da, ist in der Lage, membranständiges Lezithin zu spalten und damit die Struktur von Zellmembranen zu zerstören. Daneben sind noch andere Toxine, zu denen eine Kollagenase, ein Hämolysin, eine Hyaluronidase und eine Desoxyribonuklease gerechnet werden, von Bedeutung. Unter der Einwirkung all dieser Toxine und der weiteren Vermehrung des Erregers kommt es zur Zerstörung aller Gewebestrukturen, insbesondere der Muskulatur (Myonekrose), mit ***Verflüssigung und Gasbildung***. Auch andere Körperzellen, z. B. Leukozyten, Erythrozyten, werden von den Toxinen zerstört.

Pathogenese, Klinik und Verlauf. Die Wundinfektion durch Clostridium perfringens setzt ***anaerobe Bedingungen*** für die Vermehrung und die damit einhergehende Toxinbildung des Erregers voraus – dies ist insbesondere in stark gequetschtem und nekrotischem Gewebe, in dem keine adäquate Blutversorgung und damit keine Sauerstoffversorgung mehr gewährleistet ist, und bei in der Wunde liegenden Fremdkörpern der Fall. Auf Grund des in der Umwelt ***ubiquitären Vorkommens*** des Erregers und seiner saprophytären Existenz im menschlichen Darm kommt die Kontamination von Wunden häufig vor. In den meisten Fällen tritt jedoch keine Invasion in tiefere Gewebeschichten ein. Die so auf primär nekrotische Bezirke beschränkte ***Zellulitis*** zeigt in der Regel kaum Ausbreitungstendenzen. In seltenen Fällen kann sich allerdings die stets lebensbedrohliche perakute Myonekrose, d. h. der ***Gasbrand***, entwickeln. Dieser ist durch die rasche Ausbreitung der Infektion in gesundes, nicht durch ein Trauma oder andere Einflüsse vorgeschädigtes Muskelgewebe charakterisiert. Gleichzeitig kommt es über die Toxinämie und die Clostridiämie zu Fieber und Schocksymptomatik.

> **!** Bei foudroyantem Verlauf kann der Gasbrand bereits innerhalb von 5 Stunden zum Tode führen.

Neben der Infektion von stark traumatisiertem Gewebe (Verkehrsunfall, Kriegsverletzungen u. a.) können die Erreger auch nach ***abdominalchirurgischen Eingriffen*** Bedeutung erlangen (Gasbrand der Bauchwandmuskulatur, nahezu immer tödlich endend); darüber hinaus sind „darmferne“ endogene Gasbrandfälle *ohne* vorherige Gewebeläsion beschrieben – z. B. an den Extremitäten, wobei die Erreger (u.a. auch Clostridium septicum, s. u.) über ulzeröse Veränderungen in der Darmwand in die Blutbahn gelangen und hämatogen-metastatisch zur Infektion führen.

Clostridium novyi, Clostridium septicum, Clostridium histolyticum

Diese Clostridien spielen als Erreger des Gasbrandes eine geringere Rolle als Clostridium perfringens. Ihr natürlicher Standort ist der Erdboden; im menschlichen Darm kommen sie nur selten vor. Auch bei diesen ***obligat anaeroben Bakterien*** handelt es sich um relativ große plumpe grampositive Stäbchen, die im Gegensatz zu Clostridium perfringens jedoch beweglich sind und häufig Sporen (subterminal) bilden. Gewebedestruktion und Gasbrand werden durch verschiedene ***Exotoxine*** mit enzymatischem Charakter verursacht. Die Toxine zeigen ähnliche Wirkungen wie die von Clostridium perfringens, sind jedoch *nicht identisch* mit jenen.

Pathogenese, Klinik und Verlauf. Die Krankheiten verlaufen ähnlich wie die durch Clostridium perfringens verursachten Infektionen. Klinisch ist häufig keine Differenzierung möglich (Abb. 7.1). Meist ist jedoch die ***Inkubationszeit*** mit bis zu 6 Tagen länger als bei durch Clostridium perfringens verursachtem Gasbrand (5–48 Stunden), und es kommt häufiger zu septischer Streuung der Erreger. Auch der durch Clostridium novyi, Clostridium septicum und Clostridium histolyticum bedingte Gasbrand geht mit einer ***hohen Letalität*** einher.

Diagnose. Der ***mikroskopische Nachweis*** von reichlich clostridialen Zellen im gramgefärbten Muskelquetschpräparat ist pathognomonisch. Die Bestätigung erfolgt durch die kulturelle Erregeranzucht und -identifizierung aus den entsprechenden Muskelgewebeproben.

> **!** Bei Verdacht auf Gasbrand, d. h. progrediente Myonekrose/Myositis, besteht das Untersuchungsmaterial aus frisch vom marginalen Bezirk des progredienten Krankheitsprozesses entnommener Muskulatur.

Der Transport des Untersuchungsmaterials ins Labor muß *so schnell wie möglich* und in für Anaerobier *ge-*

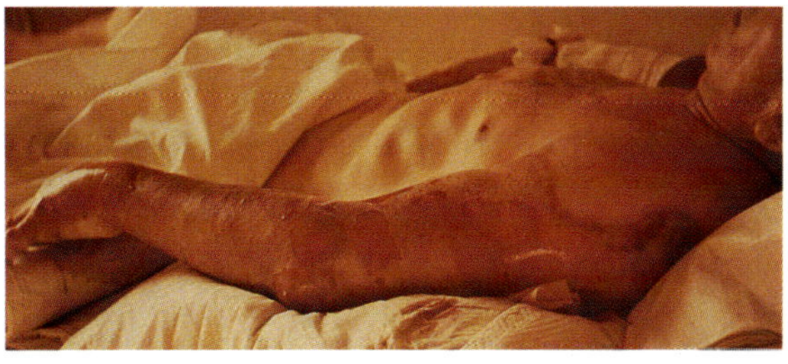

Abb. 7.1. Gasbrand des linken Arms mit deutlicher Schwellung, Rötung und z. T. blasiger Ablösung der Haut. Isolierter Erreger: Clostridium septicum. (Freundlicherweise überlassen von Prof. Dr. Gött, Koblenz)

eigneten Transportmedien erfolgen. Bei längerer Exposition gegenüber Luftsauerstoff und langen Transportzeiten sterben die Clostridien, vor allem Clostridium novyi, schnell ab und lassen sich kulturell nicht mehr nachweisen. Neben der Untersuchung von Gewebeproben ist der Erregernachweis in ***Blutkulturen*** diagnostisch wertvoll; auch hier ist die richtige Entnahme der anaeroben Blutkultur (→ kein Zutritt von Luftsauerstoff) von großer Bedeutung.

Die kulturelle Bestätigung der Gattung Clostridium erfordert einen Zeitraum von 1–2 Tagen, die Speziesidentifizierung benötigt weitere 3–5 Tage.

Therapie. Blandere Wundinfektionen bedürfen der üblichen chirurgischen Behandlung und – ggf. in Abhängigkeit von sonstigen aeroben und anaeroben Mischinfektionserregern – einer wirksamen antibakteriellen Chemotherapie.

> **!**
> Der Erfolg einer Gasbrand- bzw. Myonekrosetherapie hängt vom frühen Beginn des chirurgischen Eingriffes ab, der möglichst unter hyperbaren Sauerstoffbedingungen (3 bar) durchgeführt werden sollte.

Neben der chirurgischen Behandlung besitzt die antibakterielle Chemotherapie (20 Mega Penizillin-G/Tag) einen hohen Stellenwert.

Chirurgisch wird das gesamte nekrotische Gewebe entfernt und durch ***Fasziotomie*** für eine zusätzliche Dekompression gesorgt. Alle Wunden bleiben *offen*. Frühzeitige Amputation vermindert das Risiko des Auftretens einer Allgemeinsymptomatik. Lokale Spülungen mit H_2O_2 (desinfizierend und O_2-Entwicklung in der Wunde) werden durchgeführt. Das Debridement kann bei zusätzlicher hyperbarer Sauerstoffbehandlung weniger verstümmelnd gehalten werden, und die Letalität ist geringer: 50 % der Patienten ohne und 65–80 % der Patienten mit O_2-Überdruckbehandlung überleben. Bei dieser Therapieform halten sich die Patienten zusätzlich zur Durchführung des chirurgischen Eingriffes stundenweise in der Überdruckkammer (3 bar Sauerstoff) auf, um über den hohen lokalen O_2-Druck in der Wunde die weitere Vermehrung und Toxinbildung der Clostridien zu hemmen.

Der therapeutische Effekt des ***polyvalenten Gasbrandantitoxins*** ist bei Clostridium perfringens- und bei Clostridium septicum-Gasbrand als fraglich einzuschätzen. Da der Clostridium novyi-Gasbrand durch schnell eintretende Toxinämie gekennzeichnet ist, wird hier die frühzeitige Antitoxingabe nach wie vor für obligatorisch gehalten. Zusätzliche therapeutische Maßnahmen müssen den Gefahren der Hyperkaliämie infolge Gewebenekrose, der Hämolyse und evtl. der Niereninsuffizienz Rechnung tragen.

Prophylaxe. Das ***ubiqitäre Vorkommen*** (Darm, Erdboden) der Erreger erschwert die Prophylaxe von Gasbrandinfektionen. Hauptgrundlage der Prophylaxe ist neben obligater Asepsis und Antisepsis die *frühzeitige* chirurgische Wundbehandlung mit dem Ziel, den Clostridien kein „Milieu" zur Vermehrung und Toxinbildung zu bieten.

Eine Immunprophylaxe ist nicht bekannt. Überstehen einer klinisch manifesten Infektion durch Clostridium perfringens und andere Gasbranderreger hinterläßt keine Immunität.

7.4 Tetanus

Clostridium tetani, der Erreger des Tetanus (Wundstarrkrampf), kommt im Darm von Mensch und Tier sowie im Erdboden vor. Nach Schätzungen der Weltgesundheitsorganisation sterben jährlich Hunderttausende von Menschen, vor allem durch den in Entwicklungsländern häufigen ***Tetanus neonatorum*** (→ Nabelwunde), an dieser Krankheit. Infolge von Präventivmaßnahmen (Wundchirurgie, Immunprophylaxe) ist der Tetanus in den Industrieländern eine seltene Erkrankung geworden.

Clostridium tetani

Es handelt sich um ein ***obligat anaerobes*** relativ großes (5µm x 1µm) grampositives Stäbchenbakterium, das beweglich ist und terminale Sporen bildet, wodurch die sporentragende Zelle eine „Trommelschlägerform" erhält. Die Sporen gehören zu den widerstandsfähigsten biologischen Einheiten (die Überlebenszeit bei feuchter Hitze von 100 °C – entspricht dem früher häufig durchgeführten Auskochen von Spritzen – beträgt bis zu 2 Stunden). Clostridium tetani bildet verschiedene Exotoxine, unter anderem das ***Tetanospasmin***, ein aus zwei Untereinheiten bestehendes Protein, das im ZNS Muskelkrämpfe bewirkt.

Pathogenese, Klinik und Verlauf. Die ***ubiquitär vorkommenden*** Sporen von Clostridium tetani können potentiell in *alle* Wunden gelangen und dort in Nekrosebezirken oder bei gleichzeitigem Vorliegen von aeroben, sauerstoffzehrenden, anaerobioseerzeugenden Bakterien auskeimen und Tetanospasmin bilden. Von der Wunde aus gelangt das Tetanospasmin, vor allem durch retrograden axonalen Transport und nur z. T. auf dem Blutwege, ins ZNS zu den Vorderhörnern des Rückenmarks. Es kann sich in der gesamten grauen Substanz des Rückenmarks und im Hirnstamm anreichern ***(generalisierter Tetanus)***. Die Wirkung des Tetanospasmins beruht im wesentlichen auf einer Blockade der Freisetzung inhibitorischer Transmittersubstanzen. In der Folge kommt es zur unkontrollierten Entladung der motorischen Neurone, was sich klinisch als Krämpfe äußert.

Nach einer Inkubationszeit von wenigen Tagen bis mehreren Wochen entsteht das charakteristische klinische Bild.

> **!** Erstes klinisches Symptom des Tetanus sind Spasmen in der Kau- und Gesichtsmuskulatur.

Es kommt zur Kiefersperre ***(Trismus)***, d. h. zur Unmöglichkeit den Mund zu öffnen, und zum ***Risus sardonicus***. Die Krämpfe können weitere Muskelgruppen des Körpers erfassen und bei voll ausgebildeter spastischer Paralyse durch das Überwiegen der Rückenstreckmuskulatur zum ***Opisthotonus*** führen (Abb. 7.2). Die Krämpfe, die bei erhaltenem Bewußtsein als quälend schmerzhaft erlebt werden, lassen sich über alle Sinnesmodalitäten auslösen (Berührung, Licht, Schall usw.), wobei die Reizschwelle sehr niedrig liegt; bei schwerem Verlauf treten auch ***Spontankrämpfe*** auf. Der Tod tritt infolge Asphyxie durch Lähmung der Schlund- und Atemmuskulatur ein. Leichte lokalisierte Tetanusfälle zeigen lediglich Muskelstarre ohne Krämpfe.

Unbehandelt führt der generalisierte Tetanus meist zum Tode.

> **!** Überstehen des Tetanus läßt keine schützende Immunität zurück, d. h. Zweiterkrankungen sind möglich.

Diagnose. Bei Vorliegen typischer Zeichen kann die Diagnose zweifelsfrei *klinisch* gestellt werden. Ätiologisch hat die größte Bedeutung der ***Tetanospasminnachweis*** aus menschlichem Gewebe, in der Regel Wundexzisat; Blut ist als Untersuchungsmaterial weniger geeignet. Zwei Mäusen wird Gewebematerial implantiert, ein Tier erhält Tetanusantitoxin. Im positiven Fall diffundiert Tetanospasmin aus dem Gewebematerial; die hochempfindliche, auf geringste Toxinmengen reagierende Maus entwickelt aszendierenden Tetanus. Das antitoxinbehandelte Tier bleibt erscheinungsfrei; dadurch ist die Tetanospasminnatur des Toxins aus menschlichem Gewebe bewiesen. Eine Erregerkultur ist ebenfalls möglich, allerdings gelingt die Anzucht der Bakterien nur selten.

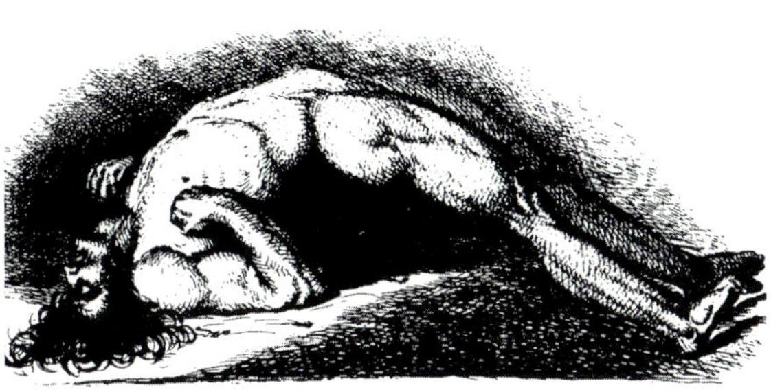

Abb. 7.2. Generalisierter, die gesamte Skelettmuskulatur betreffender Tetanus mit charakteristischem Opisthotonus des Erkrankten (Nach einer Zeichnung von C. Bell (1832))

Therapie. Die großzügige Wundexzision schafft ***aerobe*** Verhältnisse, und die weitere Vermehrung des Erregers sowie die Toxinbildung werden gestoppt. Neben lokalen Desinfektionsmaßnahmen wird zusätzlich ***Penizillin-G*** systemisch appliziert; bei Vorliegen einer begleitenden Mischinfektion muß die Antibiotikatherapie entsprechend erweitert werden. Die Gabe von ***humanem Antitoxin*** bindet im Blut zirkulierendes und in der Wunde vorhandenes Tetanospasmin, kann aber das schon im ZNS fixierte Tetanospasmin nicht mehr neutralisieren. Die ***symptomatische Behandlung*** der Krämpfe durch Muskelrelaxantien sowie die künstliche Langzeitbeatmung in speziellen intensivmedizinischen Einrichtungen schaffen die Voraussetzungen für das Überleben des Patienten. Wichtig sind noch:

- ***Aktive Immunisierung*** des Kranken mit Tetanustoxoid zum Aufbau einer Immunität,
- Bekämpfung einer bakteriellen Infektion der tiefen Atemwege (Beatmungspneumonie) durch Antibiotika.

  Auch bei Einsatz modernster Behandlungsmethoden beträgt die Letalität noch 10–30 %.

Prophylaxe. Durch das ubiquitäre Vorkommen der Sporen ist *jede* Wunde als potentiell mit Clostridium tetani kontaminiert zu betrachten. Daher ist die ***chirurgische Wundbehandlung*** – auch bei „Bagatellverletzungen" – von großer Bedeutung zur Verhütung des Tetanus.

> **!** Die wichtigste Tetanusprophylaxe stellt die aktive Immunisierung dar.

Der Effekt beruht auf der antitoxischen, d. h. toxinneutralisierenden Wirkung der vom Organismus *rechtzeitig* bereitgestellten Antikörper. Die aktive Immunisierung hat entscheidend zur Abnahme der Tetanusmorbidität und -mortalität beigetragen. Dies trifft auch für den ***Tetanus neonatorum*** (Abb. 7.3) zu: Die von der immunen Schwangeren – die aktive Immunisierung kann ggf. auch während der Schwangerschaft durchgeführt werden – gebildeten plazentagängigen IgG-Antikörper verleihen dem Neugeborenen einen mehrwöchigen Schutz bis zum Aufbau einer eigenen (Impf-)Immunität. Diese wird üblicherweise durch die im 3. Lebensmonat begonnene ***Grundimmunisierung***, bestehend aus 4 Einzelinjektionen Tetanustoxoid im Mindestabstand von 4 Wochen, erreicht. Der Impfschutz stellt sich hierbei ca. 1 Woche nach der 2. Injektion ein. Durch ***Auffrischimpfungen*** im 1. und 2. Lebensjahrzehnt entsteht eine langjährige Immunität. Danach werden Auffrischimpfungen in ***10 jährigen Abständen*** empfohlen.

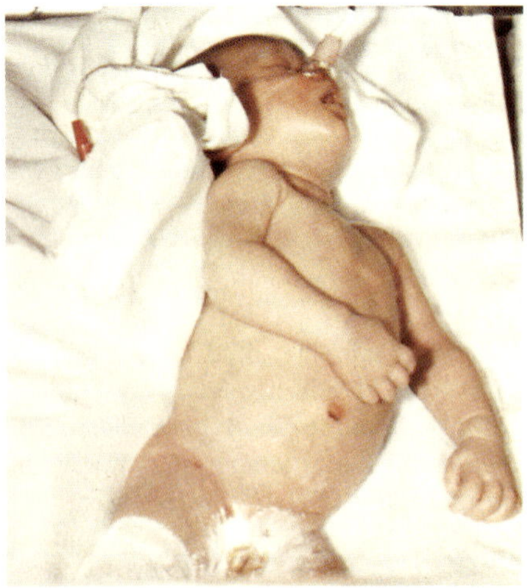

Abb. 7.3. Tetanus bei einem Neugeborenen mit charakteristischem Opisthotonus. (Aus: Röher et al. (1983) Surgical inflammations. Schattauer, Stuttgart)

Eine Grundimmunisierung ist in jedem Lebensalter möglich – und *nötig*, falls kein entsprechender Schutz besteht (Robert Koch-Institut, 1996).

Im Falle einer Verletzung ist ein differenziertes Vorgehen bei der Tetanusimmunprophylaxe erforderlich, die aufgrund der häufig unzureichenden Immunität gegen Diphtherie mit einer entsprechenden Immunisierung verbunden werden sollte (Tabelle 7.2). Besonders wichtig ist die hier ggf. durchzuführende ***Simultanimpfung***, d. h. die gleichzeitige Applikation von humanem Tetanus-Immunglobulin (Antikörper zum „Sofortschutz") und – an anderer Körperstelle – von Tetanustoxoid (Aufbau einer aktiven Immunität zum „zukünftigen" Schutz). Bis zum Eintreten des Tetanusschutzes durch die neu aufgebaute aktive Immunität vergeht allerdings ein Zeitraum von mehreren Wochen. Dieses Intervall wird durch die im Rahmen der Simultanimpfung applizierten Immunglobuline überbrückt, deren Serumspiegel durch Metabolisierung über Wochen hinweg zwar kontinuierlich abfällt, jedoch während der kritischen Aufbauphase der aktiven Immunität ausreichend antitoxisch wirksam bleibt.

Tabelle 7.2. Tetanus-Prophylaxe im Verletzungsfall (aus: Robert Koch-Institut, 1996)

Vorgeschichte der Tetanus-Immunisierung (Anzahl der Impfungen)	Saubere, geringfügige Wunden		Alle anderen Wunden[1]	
	Td oder DT[2]	TIG[3]	Td oder DT[2]	TIG
Unbekannt	ja	nein	ja	ja
0–1	ja	nein	ja	ja
2	ja	nein	ja	nein[4]
3 oder mehr	ja[5]	nein	ja[6]	nein

[1] • Tiefe und/oder verschmutzte (mit Staub, Erde, Speichel, Stuhl kontaminierte) Wunden, Verletzungen mit Gewebszertrümmerung und reduzierter Sauerstoffversorgung sowie Fremdkörpereindringung (z. B. Quetsch-, Riß-, Biß-, Stich-, Schußwunden),
• schwere Verbrennungen und Erfrierungen,
• Gewebsnekrosen,
• septische Aborte.

[2] Kinder unter 6 Jahren DT, ältere Personen Td (d.h. Tetanus-Diphtherie-Impfstoff mit gegenüber dem DT-Impfstoff verringertem Diphtherietoxoid-Gehalt).

[3] TIG = Tetanus-Immunglobulin, im allgemeinen werden 250 IE verabreicht, die Dosis kann auf 500 IE erhöht werden; TIG wird simultan mit Td/DT-Impfstoff angewendet.

[4] Ja, wenn die Verletzung länger als 24 Stunden zurückliegt.

[5] Nein, wenn seit der letzten Impfung weniger als 10 Jahre vergangen sind.

[6] Nein, wenn seit der letzten Impfung weniger als 5 Jahre vergangen sind.

Fallbeispiel

Ein 53jähriger Diabetiker schnitt sich bei der Gartenarbeit mit der Rosenschere durch den Handschuh in das Grundglied des linken Zeige- und Mittelfingers. Da die Wunde kaum schmerzte und nur wenig Blut austrat, säuberte er sie erst nach Beendigung der Gartenarbeit mit Leitungswasser und Seife. In den nächsten 2 Tagen entwickelte sich im Wundbereich eine leichte Schwellung und ein Hämatom; wegen der geringfügigen, nicht-konstanten Schmerzen wurde kein Arzt konsultiert. Nach weiteren 4 Tagen bemerkte der Patient plötzlich auftretende „Anspannungen" und Schmerzen im Kieferwinkel mit intermittierender Kiefersperre. Beim nun erfolgten Arztbesuch zeigte sich eine mäßig gereizte, z. T. geschlossene Schnittwunde; der Wundbereich war nahezu schmerzfrei. Dagegen wurde die Palpation der Kau- und Gesichtsmuskulatur als äußerst unangenehm empfunden. Zum Stand seiner Tetanusimmunisierung konnte der Patient keine Angaben machen. Trotz sofortiger chirurgischer Wundbehandlung und Tetanussimultanimpfung entwickelte sich binnen 48 Stunden eine schwere Tetanussymptomatik, die eine 8-tägige intensivmedizinische Behandlung (komplette Muskelrelaxation, Beatmung, tiefe Sedierung u. a.) erforderlich machte. Erst eine weitere 3-wöchige Nachbehandlung erlaubte es dem Patienten schließlich, sein gewohntes Leben wieder aufzunehmen.

7.5 Aktinomykose

Diese Krankheit kommt mit Ausnahme der Inokulation über menschliche Bisse ***endogen*** (die Erreger existieren als Saprophyten vorwiegend in der Mundhöhle und im Darm) zustande, z. B. nach Verletzungen (→ Zahnextraktion) oder in Folge von Durchblutungsstörungen. Nach Sitz und Verlauf werden die ***zervikofaziale*** (Abb. 7.4) und die seltener vorkommenden ***pulmonale*** (meist nach Aspiration erregerhaltigen Materials aus der Mundhöhle) und ***intestinale*** Form unterschieden.

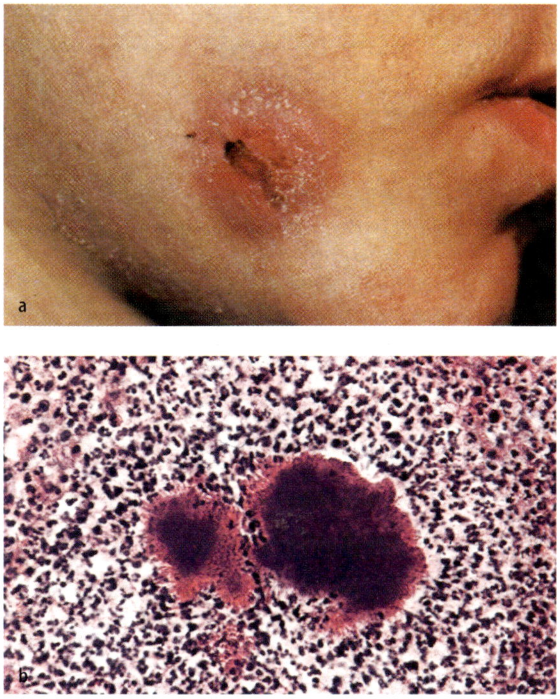

Abb. 7.4. a Aktinomykose der rechten Wange. Entzündliche Infiltration mit Fistelöffnung. b Histologisches Präparat von Aktinomykose-Eiter. Darstellung zweier Drusen mit umgebenden Granulozyten und Makrophagen (HE-Färbung). (Aus: Röher et al. (1983) Surgical inflammations. Schattauer, Stuttgart)

Pathogenese und Verlauf. Pathologisch-anatomisch ist die Aktinomykose durch ***chronisch-destruktive Abszesse*** sowie durch „spezifische" Granulome charakterisiert. Typisch sind indurierte, von fibrösem Wall umgebene Massen mit eitrigem Zentrum. Diese Eiterherde können konfluieren und ***Fisteln*** bilden. Aus diesen entleert sich im typischen Fall Eiter mit stecknadelkopfgroßen gelben Granula, sog. ***Drusen***. Die Drusen bestehen aus Ballen von fadenförmigen verzweigten Bakterien, umgeben von hyalinen „strahlenförmig" angeordneten Substanzen.

> **!** Fisteln und Drusen gelten als pathognomonisch für die Aktinomykose.

Unbehandelt verläuft diese Erkrankung ***chronisch-progredient***, wobei sie sich über Organgrenzen hinweg in benachbartes Gewebe ausbreitet. Durch Einbruch in lebenswichtige Organstrukturen sowie durch (seltene) hämatogene Streuung kann die Aktinomykose zum Tode führen.

Erreger. Als Erreger der menschlichen Aktinomykosen, die zusammenfassend als ***Aktinomyzeten*** bezeichnet werden, findet man vor allem Bakterien der Gattung ***Actinomyces*** (z. B. Actinomyces israelii), sowie seltener andere fadenförmig und verzweigt-wachsende grampositive Stäbchenbakterien, z. B. ***Propionibacterium propionicum*** (ältere Bezeichnung: Arachnia propionica). Aktinomyzeten bilden keine Exotoxine oder andere toxische Substanzen. Früher wurde die Fähigkeit zur Gewebedestruktion mit den in aktinomykotischen Prozessen nachweisbaren „Begleitbakterien" (Streptococcus species, Staphylococcus aureus, Actinobacillus actinomycetemcomitans; Anaerobier der Gattung Prevotella u. a.) in Zusammenhang gebracht. Nach neueren Vorstellungen bewirken Aktinomyzeten selbst über die Aktivierung zellvermittelter Immunreaktionen pathologische Veränderungen: Chemotaxis, Aktivierung der Lymphozytenblastogenese sowie Freisetzung lysosomaler Enzyme aus polymorphkernigen Granulozyten und aus Makrophagen sind nachgewiesen.

Diagnose. Bei mikroskopischem Nachweis sich verzweigender, fadenförmiger grampositiver Bakterien in Eiter/Exsudaten und Gewebeproben werden Kulturen angelegt und unter anaeroben Bedingungen sowie parallel in einer CO_2-angereicherten Atmosphäre bebrütet. Aufgrund der langen Generationszeit kann die Erregeridentifizierung und Empfindlichkeitsprüfung 14 Tage oder mehr erfordern.

Therapie. Die früher angewandte Radiotherapie wird heute nicht mehr eingesetzt.

> **!** Am wirksamsten erweisen sich chirurgische Maßnahmen in Kombination mit antibakterieller Chemotherapie.

Aktinomyzeten sind gegen Penizillin-G und vergleichbare Antibiotika gut empfindlich; jedoch versagt die klassische Penizillin-G-Therapie häufig – vermutlich in Folge der Beta-Laktamase-Aktivität bestimmter Begleitbakterien. Deshalb kommen in erster Linie Beta-Laktamase-geschützte Penizilline bzw. Beta-Laktamase-feste Cephalosporine zur Anwendung. Die eingehende bakteriologische Untersuchung unter Einschluß der aeroben und anaeroben Begleitbakterien mit Erstellung spezifischer Antibiogramme ermöglicht schließlich das „Umstellen" der kalkulierten Chemotherapie auf eine die jeweils ätiologisch bedeutsamen Erreger erfassenden antibiotischen Behandlung.

7.6 Tuberkulose

Die Tuberkulose ging nach dem Ende des Zweiten Weltkrieges in den Industrieländern durch Verbesserung der Lebensumstände und durch Entwicklung antituberkulotisch wirksamer Chemotherapeutika stark zurück. Doch gewinnt sie in den letzten Jahren wieder zunehmend an Bedeutung. Die seit kurzem ansteigenden Krankheitszahlen werden im wesentlichen mit der steigenden Zahl von AIDS-Kranken in Zusammenhang gebracht. Die bei HIV-Infizierten reduzierte T-Zellimmunität ermöglicht u.a. die Exazerbation alter tuberkulöser Herde, da Mykobakterien als intraphagozytäre Krankheitserreger nur durch die zellvermittelte Immunität kontrolliert werden können und die „Ausheilung" einer Tuberkulose meist nur durch den Einschluß persistierender Erreger in Granulomen (Tuberkulomen) möglich ist.

Pathogenese. ***Mykobakterien***, schlanke stäbchenförmige Bakterien, zeichnen sich vor allem durch den ***hohen Lipid- und Wachsgehalt*** ihrer Zellwand aus, der für viele typische Eigenschaften dieser Bakterien verantwortlich ist, u.a. für die Fähigkeit innerhalb von Makrophagen zu überleben oder für die enorme Resistenz gegen Umwelteinflüsse sowie gegen Laugen und Säuren.

> **!** Bedingt durch den meist aerogenen Infektionsweg (Tröpfcheninfektion) ist bei der Tuberkulose am häufigsten die Lunge betroffen.

Je nach Zahl der eingedrungenen Erreger und der Immunitätslage des Wirtsorganismus wird dieses Organ in unterschiedlichem Ausmaß befallen; neben den typischen Granulomen, die später meist verkalken (auch Hiluslymphknoten), können ausgedehnte Nekrosebezirke mit Kavernenbildung entstehen. Bei sekundärer ***hämatogener Aussaat*** der Erreger ist Befall prinzipiell aller Organe möglich (Meningitis tuberculosa; Skelettuberkulose, Urogenitaltuberkulose, Tuberkulose peripherer Lymphknoten u.a.). Die früher häufige Darmtuberkulose, die durch die Aufnahme erregerhaltiger (Mycobacterium bovis) Milch tuberkulosekranker Kühe erworben wurde, ist nach Einführung der Pasteurisierung der Milch und der Sanierung der Rinderbestände in den Industrieländern praktisch verschwunden.

Diagnose. Die Diagnostik der Tuberkulose stützt sich neben klinischen Befunden (Tuberkulin-Hauttest, Röntgen-Thorax u.a.) in erster Linie auf den Nachweis der Erreger – in Westeuropa fast ausnahmslos ***Mycobacterium tuberculosis***. Mycobacterium africanum wird vorwiegend in Westafrika gefunden, Mycobacterium bovis in Entwicklungsländern mit infizierten Rindern. Bei der Lungentuberkulose werden zum Erregernachweis morgendliches Sputum, Bronchiallavage und Nüchternmagensaft eingesetzt, bei Befall anderer Organe entsprechende Gewebeproben. Das mikroskopische Präparat auf ***„säurefeste Stäbchen" (Ziehl-Neelsen-Färbung)***, das innerhalb von 30 Minuten erste Hinweise liefern kann, ermöglicht allerdings keine Speziesidentifizierung.

> **!** Ein negativer mikroskopischer Befund schließt (wegen der geringen Sensitivität der Methode) die Tuberkulose nicht aus. Die Speziesidentifizierung, die bei der üblichen kulturellen Anzucht der Bakterien erst nach mehreren Wochen vorliegt, darf zur Einleitung einer Therapie nicht abgewartet werden.

Seit kurzem stehen sogenannte „***Gensonden***" zur Verfügung, mit deren Hilfe die Erreger innerhalb von 1–2 Tagen durch Nachweis der für Mycobacterium tuberculosis spezifischen Nukleinsäuresequenzen identifiziert werden können. Die Resistenztestung allerdings setzt nach wie vor vermehrte Erreger in Kulturen voraus und erfordert einen zusätzlichen Zeitbedarf von mehreren Wochen.

Therapie. Die Behandlung der Tuberkulose erfolgt durch Gabe antimykobakterieller Chemotherapeutika.

> **!** Bei der langen Behandlungsdauer (mindestens ein halbes Jahr) ist zur Verhinderung der Selektion resistenter Mutanten sowie zur Minimierung von Rezidiven eine Kombinationstherapie unerläßlich.

Meist wird eine Dreier-/Viererkombination der Antituberkulotika Rifampicin, Isoniazid, Ethambutol, Pyrazinamid, Streptomycin eingesetzt. Eine ***operative Behandlung***, die nur zusammen mit einer antimykobakteriellen Chemotherapie durchgeführt wird, hat lediglich bei medikamentös alleine nicht beherrschbaren Krankheitsprozessen eine Indikation. Dies kann vor allem befallene Knochen und Gelenke sowie Lungenkavernen betreffen.

7.7 Syphilis

Die Syphilis hat für den Chirurgen im wesentlichen differentialdiagnostische Bedeutung. Die hierfür wichtigen Organveränderungen manifestieren sich im ***Tertiärstadium*** dieser Infektionskrankheit, nach jahre- bis jahrzehntelangem nicht oder nur ungenügend therapiertem Krankheitsverlauf. Von besonderem Interesse ist die ***Mesaortitis luica***, die zur Ausbildung eines Aortenaneurysmas führen kann. Betroffen ist in erster Linie die Aorta ascendens, seltener die anderen Abschnitte der Aorta. Bei Befall der Aortenklappe kann sich eine Aorteninsuffizienz entwickeln, bei Übergreifen des Entzündungsprozesses auf die Abgänge der Koronararterien eine Koronarinsuffizienz. Weitere chirurgisch wichtige Manifestationsformen stellen die potentiell in allen Organen auftretenden ***Granulome*** (Gummata, Sing. Gumma) dar, die meist zu ausgedehnten Organzerstörungen Anlaß geben. Knochenbefall kann zu Deformitäten und Spontanfrakturen führen, Gelenkaffektionen sind durch chronische Ergüsse und Schwellungen charakterisiert. An der Haut kann es durch Aufbrechen der Granulome zu Geschwüren kommen. Ausbildung von Gummata in inneren Organen (z. B. Leber) wirft stets das Problem der ***differentialdiagnostischen Abgrenzung gegen Tumore/Metastasen auf.***

Diagnose. Die Diagnose der Syphilis erfolgt serologisch, d. h. durch den Nachweis von Antikörpern gegen das Bakterium ***Treponema pallidum,*** den Erreger der Syphilis. Zur Anwendung kommen der ***TPHA*** (Treponema-pallidum-Hämagglutinationstest) als „Such-Test", sowie – bei positivem Ausfall des TPHA – der ***FTA-Abs-Test*** (engl. fluorescent treponemal antibody absorption test) zur Bestätigung der Antikörperspezifität gegen Treponema pallidum und damit zur Sicherung der Diagnose. Weitere serologische Parameter dienen der Unterscheidung zwischen aktiver und inaktiver Syphilis: bei aktiver Syphilis gelingt der Nachweis von 19S-IgM-Antikörpern und von hochtitrigen (unspezifischen) Cardiolipin-Antikörpern.

Therapie. Behandelt wird die Syphilis durch Gabe von Penizillin-G. Bei Penizillinallergie werden Cephalosporine, Tetrazykline und Erythromycin verwendet.

> **!** Eine Therapie ist nur bei aktivem Krankheitsprozeß erforderlich – die inaktive Syphilis wird nicht behandelt.

Der Therapieerfolg wird anhand serologischer Aktivitätsparameter beurteilt: bei erfolgreicher Therapie kommt es zu einem deutlichen Titerabfall der Cardiolipin-Antikörper und der 19S-IgM-Antikörper.

7.8 Sonstige bakterielle Infektionen

7.8.1 Grundlagen

Lokale Infektion

Bakterielle Infektionen mit Eiterbildung können lokalisiert als ***Abszeß, Phlegmone*** oder ***Empyem*** verlaufen. Das jeweilige Erscheinungsbild hängt vom Erreger, dem befallenen Organ sowie der Abwehrleistung des Organismus ab. Die Symptomatik wird vor allem durch die klassischen Entzündungszeichen

- ***Rubor,***
- ***Tumor,***
- ***Calor,***
- ***Dolor,***
- ***Functio laesa***

sowie ggf. durch Allgemeinreaktionen wie

- Fieber,
- Tachykardie,
- Leukozytose u. a.

geprägt.

Therapeutisch kommen in erster Linie chirurgische Maßnahmen (Inzision, Eiterdrainage u. a.) entsprechend der Regel „***ubi pus, ibi evacua***" zur Anwendung; eine zusätzliche antibiotische Behandlung ist meist nur bei tiefen, ausgedehnten Prozessen und bei Komplikationen erforderlich. Die Indikation zur ausschließlichen antibiotischen Behandlung ist auf wenige Krankheitsbilder beschränkt.

> Bei einem Abszeß handelt es sich um eine eitrige Gewebeeinschmelzung, die von den umgebenden Organstrukturen durch eine Membran abgegrenzt ist.

Ein typischer Abszeßerreger ist Staphylococcus aureus, der z. B. mittels seines Exotoxins „Plasmakoagulase" Fibrinpolymere erzeugen und damit eine Membran induzieren kann. Abszesse bilden sich häufig unter Beteiligung der lokalen Bakterienflora, z. B. als Schweißdrüsenabszeß, Schwielenabszeß, periproktitischer Abszeß; sie können aber auch durch exogen eingedrungene Krankheitserreger und auf hämatogenem Weg in inneren Organen entstehen.

> Als Phlegmone wird eine nicht abgegrenzte, sich diffus ausbreitende eitrige Entzündung bezeichnet.

Typische – aber nicht alleinige – Erreger sind beta-hämolysierende Streptokokken, deren gewebedestruierende Exotoxine die Voraussetzung zur Ausbreitung in den befallenen Organen schaffen. Phlegmonöse Entzündungen können dramatisch verlaufen, z. B. als Hohlhandphlegmone, bei der die Entzündung sehr schnell die Beugesehnenscheiden befallen und sich so rasch eine Unterarmphlegmone entwickeln kann.

> Ein Empyem ist eine Eiteransammlung in natürlichen präformierten Körperhöhlen.

Derartige Entzündungen können z. B. als Pleura-, Gallenblasen- oder Gelenkempyem verlaufen. Die Erreger gelangen auf dem Blut- und Lymphweg, kanalikulär oder auch direkt fortgeleitet in diese Organstrukturen. Häufig liegen bakterielle Mischinfektionen (Aerobier/Anaerobier) vor.

Ausbreitung der Infektion. Nach Einbruch der Erreger in Lymphgefäße entwickelt sich eine ***Lymphangitis*** (rote Streifen in der Haut) und eine ***regionäre Lymphadenitis*** (geschwollene, schmerzhafte Lymphknoten). Bei weiterer lymphogener Fortleitung gelangen die Erreger in die Blutbahn, die auch durch direkte Invasion der Blutgefäße erreichbar ist. Mit dem Blut können die Erreger schließlich im gesamten Organismus „ausgestreut" werden.

Allgemeininfektion, Sepsis

In den Blutkreislauf gelangte Bakterien und Pilze können bei guter Abwehrlage des Organismus und bei geringer Zahl und Virulenz der Erreger symptomlos eliminiert werden – ***Bakteriämie, Fungämie.*** Bei schlechter Abwehrlage jedoch und/oder hoher Zahl und Virulenz der Erreger kann sich daraus eine ***Sepsis (septische Allgemeininfektion)*** entwickeln.

Bei der ***Sepsis*** handelt es sich um ein akut lebensbedrohliches, mit hoher Letalität einhergehendes Krankheitsbild, das durch in den Blutkreislauf gelangte Bakterien und Pilze bzw. deren Bestandteile und Toxine hervorgerufen wird. Klinisch ist die Sepsis durch das gleichzeitige Vorliegen von Fieber *und* Schocksymptomatik – ***septischer Schock*** – gekennzeichnet.

Unbehandelt versterben die Patienten meist innerhalb kurzer Zeit im Multiorganversagen (Herz-, Kreislauf-, Lungen-, Nierenversagen; Koma; disseminierte intravasale Blutgerinnung (DIC) u. a.). Verursacht werden die Symptome der Sepsis durch die aus verschiedensten Körperzellen, vor allem aus Makrophagen, freigesetzten Zytokine. Dies geschieht im wesentlichen unter der Einwirkung bakterieller Zellwandbestandteile – Endotoxine gramnegativer Bakterien, Peptidoglykanfragmente grampositiver Bakterien ***(Endotoxin-, Peptidoglykanschock)*** – und durch Exotoxine mit Superantigenwirkung, z. B. Toxic-Shock-Syndrom-Toxin von Staphylococcus aureus. Im Rahmen einer Sepsis können sich die Erreger auch in den einzelnen Organen absiedeln und eitrige Entzündungen, oftmals in Form von Abszessen ***(metastatische Abszesse)***, auslösen. Häufigster Sepsiserreger im gramnegativen Bereich ist ***Escherichia coli***, im grampositiven Bereich ***Staphylococcus aureus***, unter den obligat anaeroben Bakterien ***Bacteroides fragilis***, bei den Pilzen ***Candida albicans.***

Diagnostik. Zur Diagnostik werden mehrfach – am aussichtsreichsten in der Phase des Fieberanstieges – aerobe/anaerobe Blutkulturen zum Erregernachweis entnommen.

Therapie. Zur Anwendung kommen primär bakterizide Substanzen (in Kombination), die gegen ein breites Erregerspektrum wirksam sind – im allgemeinen Beta-Laktame, Aminoglykoside, Gyrasehemmer; nach Vorlage des Antibiogrammes wird die Chemotherapie ggf. umgestellt. Bei Verdacht auf eine Pilzsepsis werden fungizide Therapeutika, u. a. Amphotericin B, eingesetzt.

!

Die antibiotische Therapie der Sepsis muß sofort nach Probennahme eingeleitet werden. Daneben ist die Behandlung/Beseitigung des Sepsisherdes von größter Wichtigkeit.

Als Sepsisherd fungieren nicht nur lokale Infektionen, sondern eine Sepsis kann auch von primär mit Bakterien bzw. mit Pilzen besiedelten Regionen des Organismus (z. B. vom Darm, bei Ileus) ihren Ausgang nehmen. Intensivmedizinische Maßnahmen zur Stützung der Organfunktionen sind entsprechend den aktuellen Erfordernissen durchzuführen.

7.8.2 Spezielle Krankheitsbilder

Follikulitis, Furunkel, Karbunkel

Alteration der Haut, Sekretstau in den Ausführungsgängen der Talgdrüsen, Abwehrschwäche (vor allem bei Diabetes mellitus) begünstigen die Entstehung von eitrigen Entzündungen des Haarbalges und der Talgdrüsen. Der verantwortliche Erreger ist fast immer ***Staphylococcus aureus.*** Bleibt die Infektion auf die Haarstrukturen beschränkt, liegt eine ***Follikulitis*** vor. Bei Ausbreitung in das angrenzende Gewebe der Haut bildet sich um den Haarbalg herum ein wenige Millimeter durchmessender Abszeß – ein ***Furunkel.*** Prädilektionsstellen hierfür sind Nacken, Gesicht, Extremitäten und Gesäß. Durch Konfluieren mehrerer benachbarter Furunkel entsteht vor allem am Nacken, Rücken und Gesäß eine mehrere Zentimeter große Hautnekrose – ein ***Karbunkel.*** Furunkel und Karbunkel äußern sich lokal durch Rötung, Schwellung und erhebliche Schmerzen; das Allgemeinbefinden kann beeinträchtigt sein (u.a. Fieber), und es besteht – vor allem beim Karbunkel – die Gefahr der Entwicklung einer ***Sepsis.***

Die ***Behandlung*** besteht – je nach klinischem Bild – in lokal desinfizierenden Maßnahmen, Ruhigstellung, Abszeßspaltung; Antibiotika kommen lediglich bei Komplikationen zum Einsatz.

> **!** Ein Gesichtsfurunkel wird stets konservativ therapiert.

Sämtliche Manipulationen können hier zur Erregerverschleppung in die Hirnsinus (Gesichtsvenen → Venen der Augenhöhle → Sinus cavernosus) mit septischer Thrombose und Meningitis führen. Die Therapie umfaßt: Gabe von penizillinasefestem Penizillin (z.B. Flucloxacillin), Bettruhe, Sprech- und Kauverbot, Flüssignahrung.

Panaritium, Paronychie

> Als ***Panaritien*** bezeichnet man eitrige Infektionen der Beugeseiten von Finger und Zehen sowie des Nagelbettes, als ***Paronychie*** (Umlauf) Eiterprozesse am Nagelwall.

Die Erreger – in den meisten Fällen ***Staphylococcus aureus***, seltener beta-hämolysierende Streptokokken und andere Bakterien – dringen über Verletzungen, Fremdkörper in die Haut ein und verursachen ***primär lokalisierte Eiterungen***. Im weichen Gewebe ist die Tendenz zur Ausbreitung jedoch groß und bei Erreichen vorgegebener „Schienen" (z.B. Sehnenscheiden) entwickeln sich rasch fortschreitende ***phlegmonöse Entzündungen***; bei Einbruch in Lymph- und Blutgefäße kann eine Sepsis entstehen. Je nach Verletzung bzw. Ausbreitung im Gewebe sind unterschiedliche Strukturen betroffen: Panaritium cutaneum, P. subcutaneum, P. tendinosum, P. ossale, P. articulare, P. subunguale u.a. Die Symptomatik besteht hauptsächlich in heftigen, pochenden Schmerzen; Rötung und Schwellung können gering ausgeprägt sein, z.T. nur kontralateral (Handrückenödem bei volaren Abszessen).

> **!** Therapeutisch muß sofort inzidiert und für Eiterableitung gesorgt werden.

Eine zusätzliche antibiotische Behandlung erfolgt bei tiefen Panaritien und bei Komplikationen – primär mit Fusidinsäure (lokal) bzw. staphylokokkenwirksamen Beta-Laktamantibiotika (systemisch), nach Vorlage von Erregeridentifizierung (aus Eiter, Gewebeproben) und Antibiogramm mit den im Einzelfall indizierten Chemotherapeutika.

Erysipel

Pathogenese und Verlauf. Beim Erysipel dringt ***Streptococcus pyogenes*** (beta-hämolysierende Streptokokken der Serogruppe A) über Epitheldefekte in die Haut ein und breitet sich mit Hilfe seiner gewebezerstörenden Exoenzyme (z.B. Hyaluronidase, Desoxyribonuklease) ***phlegmonös*** in der Subkutis aus. Bei foudroyantem Krankheitsverlauf entstehen nicht nur erhebliche lokale Nekrosen, in die auch die Faszie ***(nekrotisierende Fasciitis)*** und die Muskulatur mit einbezogen werden, sondern es kann sich durch massive Toxinämie ein ***Toxic-Shock-Syndrom*** mit tödlichem Multiorganversagen entwickeln. Dieses Syndrom ist als toxische Komplikation von der durch Erregereinschwemmung verursachten Sepsis eindeutig abgegrenzt. Pathogenetisch bedeutsam sind neben den Exotoxinen vor allem die oberflächlichen M-Proteine der Erreger, die sie vor Phagozytose durch polymorphkernige Granulozyten schützen.

Diagnose. Die Diagnose erfolgt durch das typische klinische Bild: An den Prädilektionsstellen (Unterschenkel, Gesicht) entwickelt sich eine schmerzhafte gezackte, scharf begrenzte Hautrötung (Abb.7.5), die sich rasch ausbreitet; meist treten Allgemeinsymptome (hohes Fieber u.a.) hinzu. Nach wenigen Tagen beginnt bei unkompliziertem Verlauf mit zentraler Abblassung der Rötung die Heilung. Als Spätfolgen können sich durch obliterierte Lymphgefäße chronische Ödeme (Elephantiasis nostras) entwickeln bzw. – selten – Glomerulonephritiden. Der mikrobiologische Erregernachweis aus dem betroffenen Hautgebiet gelingt meist nicht, aus Rachenabstrich ist er von geringem diagnostischem Wert. Die Bildung von Antikörpern (Anti-DNAse-B) kann für die Therapieeinleitung nicht abgewartet werden, vermag jedoch retrospektiv die Diagnose zu stützen.

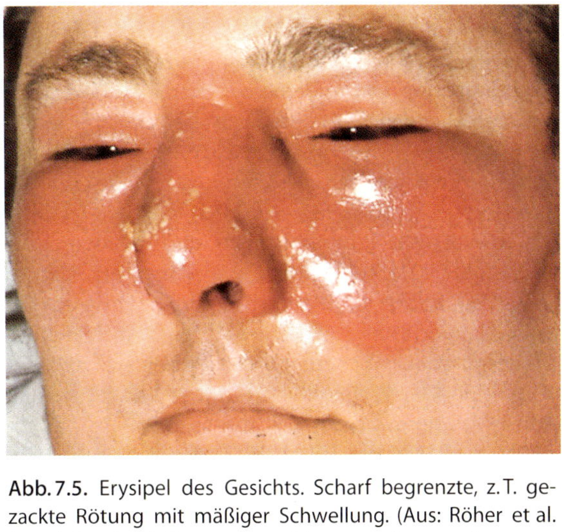

Abb.7.5. Erysipel des Gesichts. Scharf begrenzte, z.T. gezackte Rötung mit mäßiger Schwellung. (Aus: Röher et al. (1983) Surgical inflammations. Schattauer, Stuttgart)

> **!** Die Therapie besteht in sofortiger hochdosierter Penizillin-G-Gabe. Weitere Therapiemaßnahmen umfassen Ruhigstellung der betroffenen Extremität und Bettruhe.

Erysipeloid

Bei ***Erysipelothrix rhusiopathiae***, dem Erreger des Erysipeloids des Menschen, handelt es sich um ein kurzes schlankes grampositives Stäbchenbakterium, das in erster Linie Erkrankungen bei Schweinen (Rotlauf), seltener bei anderen Tieren verursacht. Beim Umgang mit infizierten Tieren/Fleisch (→ Landwirte, Metzger, Fischer u. a.) können die Erreger über kleine Läsionen in die Haut eindringen. Vor allem an Fingern und Händen entwickelt sich eine ***eitrige Entzündung*** mit schmerzhafter blau-roter scharf begrenzter Schwellung und Arthritis der benachbarten Gelenke; Fieber und andere Allgemeinsymptome treten nicht auf. Innerhalb von 2 Wochen heilt die Erkrankung meist spontan ab, doch ist wegen der Gefahr der (seltenen) ***Endokarditis*** Chemotherapie indiziert.

> **!** Die Diagnose – auch die Abgrenzung zum Erysipel – wird primär klinisch anhand der Anamnese, der Symptomatik und der Lokalisation gestellt.

Die Isolierung des Erregers aus Wundsekret gelingt nicht immer. Therapeutisch wird Penizillin-G in hoher Dosierung verabreicht und die betroffene Hand ruhig gestellt.

Osteomyelitis

Endogene Form. Die ***akute hämatogene Osteomyelitis*** manifestiert sich hauptsächlich im Kindes- und Jugendalter und betrifft hier vor allem Femur, Tibia und Humerus. Im Rahmen einer von Furunkel, Tonsillitis, Wundinfektion und anderen bakteriellen Erkrankungen ausgehenden Sepsis gelangen die Erreger – in der überwiegenden Mehrzahl der Fälle ***Staphylococcus aureus***, seltener beta-hämolysierende Streptokokken der Serogruppe A und andere Bakterien – in die Metaphysen der langen Röhrenknochen und infizieren die Markhöhle (Markphlegmone). Von hier aus durchdringt die Infektion die Knochensubstanz bis zum Periost (subperiostaler Abszeß) und kann auch die angrenzenden Gelenke ***(Empyem)*** erreichen. Der nekrotische Knochenabschnitt wird durch Demarkierung zum ***Knochensequester***. Bei abgeschwächtem Krankheitsverlauf entsteht lediglich eine abgekapselte Eiterung ***(Brodie-Abszeß)*** in der Meta-/Epiphysenregion. Unbehandelt hat die Erkrankung eine hohe Letalität, bzw. führt bei Überstehen häufig zu Defektheilungen oder geht in eine ***chronische Osteomyelitis*** mit Fisteleiterung über.

> **!** Diagnostisch wegweisend sind Sepsissymptomatik zusammen mit Knochenschmerzen/Gelenkschmerzen.

Der Verdacht kann durch szintigraphische Untersuchungen erhärtet werden – röntgenologische Veränderungen (Entkalkungen, Sequester u. a.) treten erst nach 2 bis 3 Wochen auf. Die Erregerisolierung erfolgt aus Blutkulturen, Abszeßpunktaten und Gewebeproben.

> **!** Die Therapie besteht in hochdosierter Gabe gut in den Knochen penetrierender Antibiotika über mindestens 6 Wochen.

Bis zur Vorlage des Antibiogrammes kommen in erster Linie staphylokokkenwirksame Substanzen in Frage, bei Kenntnis des septischen Herdes primär eine entsprechend kalkulierte Chemotherapie. Daneben erfolgen Ruhigstellung der Extremität und ggf. chirurgische Maßnahmen (Abszeßpunktion, Sequesterentfernung u. a.).

Exogene Form. Die ***exogene Osteomyelitis/Osteitis*** entsteht posttraumatisch, fortgeleitet (z. B. Zahnwurzeleiterung) oder postoperativ.

> **!** Das Erregerspektrum ist vielgestaltig, nicht selten findet man Mischinfektionen unter Beteiligung obligat anaerober Bakterien.

Die Erkrankung verläuft häufig chronisch-schleichend mit ***progredienter Knochendestruktion***, kann jedoch durch ***septische Streuung*** der Erreger jederzeit einen hochakuten, lebensgefährlichen Verlauf nehmen. Die Diagnose ergibt sich aus der Anamnese, dem Lokalbefund und dem Erregernachweis aus dem Wundgebiet. Differentialdiagnostisch ist – wie bei allen Knochendestruktionen – neben der Tuberkulose an einen malignen Prozeß (primär bzw. metastatisch) zu denken. Therapeutisch kommen lokale Sanierung mit Sequesterentfernung, Ruhigstellung der Extremität sowie lokale und systemische Antibiotikagabe (entsprechend der Empfindlichkeit der isolierten Erreger) zur Anwendung.

Milzbrand

Pathogenese und Verlauf. Der Milzbrand, eine vorwiegend bei Tieren (Rinder, Schafe, Schweine u. a.) auftretende Erkrankung, wird durch ***Bacillus anthracis***, ein grampositives zentral sporenbildendes unbewegliches Stäbchenbakterium, hervorgerufen. Pathogenetisch bedeutsam sind zum einen der Phagozyteschutz durch die die Bakterien umschließende Kapsel, zum anderen verschiedene lokal gewebeschädigende Enzyme sowie ein letal wirksames Toxin. Die Infektion des Menschen verläuft am häufigsten als ***Hautmilzbrand***, bei dem die Erreger bzw. ihre Sporen durch Hautverletzungen eindringen – meist beim Umgang mit infizierten Tieren (z. B. Scheren von Schafen) oder mit Fellen/Häuten. Aus einer Rötung entsteht nach 1–3 Tagen ein Bläschen mit dunklem bis schwarzem Inhalt ***(Pustula maligna)***, das nach Austrocknung eine schwarze Hautnekrose ***(Milzbrandkarbunkel)*** hinterläßt. Durch Demarkierung und Abstoßung der Nekrose erfolgt die Heilung des meist lokal verlaufenden Hautmilzbrandes. Bei ***septischer Streuung***, die sehr häufig bei ***Lungenmilzbrand*** (Einatmung der Sporen) und ***Darmmilzbrand*** (Aufnahme der Sporen mit der Nahrung) eintritt, sterben die Patienten rasch unter hohem Fieber, Schock und Atemlähmung (ZNS-Schäden).

Diagnose. Diagnostisch hilfreich sind vor allem die Anamnese (u.a. berufliche Exposition) und bei Hautmilzbrand die typische Pustula maligna (Abb. 7.6); der Erregernachweis aus Bläscheninhalt/Exsudat, aus Sputum (Lungenmilzbrand), aus Stuhl (Darmmilzbrand) und bei Verdacht auf Sepsis aus Blutkulturen sichert die Diagnose.

Therapie. Die Therapie besteht in der Gabe von Penizillin-G – bei Penizillinallergie u. a. Tetrazyklin und Chloramphenicol – sowie in der Ruhigstellung der betroffenen Extremität bei Hautmilzbrand.

> **!** Wegen der möglichen Entwicklung einer Sepsis sind chirurgische Maßnahmen beim Milzbrand kontraindiziert.

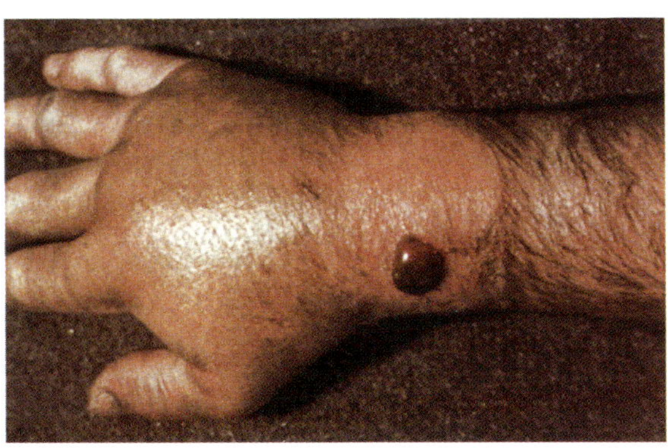

Abb. 7.6. Milzbrand. Pustula maligna am rechten Unterarm. (Aus: Deutsche Medizinische Wochenschrift)

Wunddiphtherie

Die Diphtherie ist eine auf den Menschen beschränkte Infektionskrankheit durch ***toxinogenes Corynebacterium diphtheriae*** und manifestiert sich lokal in typischer Weise als Tonsillitis/Pharyngitis mit pseudomembranösen Auflagerungen. Bei der ***Wunddiphtherie***, die durch Resorption von ***Diphtherietoxin*** ebenfalls zur Parese motorischer Nerven sowie zur toxischen Myokarditis führen kann, liegen schmerzhafte, tief nekrotisierende Wunden mit blau-violetter Verfärbung und Pseudomembranen ohne Heilungstendenz vor.

Die ***Diagnose*** wird durch den Nachweis der Erreger aus der Wunde *und* durch den Nachweis des Toxinbildungsvermögens der isolierten Corynebakterien gestellt.

> **!** An Wunddiphtherie ist vor allem bei nicht geimpften Rückkehrern aus Endemiegebieten (tropische Regionen, Rußland und GUS-Staaten, Asien u. a.) zu denken.

Die ***Therapie*** besteht in der Gabe von antitoxischem Serum, offener Wundbehandlung und im Versuch der antibiotischen Erregereliminierung (Penizillin-G; Erythromycin).

Eitrige Meningitis

Chirurgisch bedeutsam sind die aus einem Gesichtsfurunkel entstehende Meningitis, die posttraumatische Meningitis (offene Schädel-Hirn-Verletzungen), die postoperative Meningitis (HNO-, Schädel- und Gehirnoperationen – auch als Infektion über eine liegende Liquordrainage), die Meningitis bei Osteomyelitis des Schädels und die hämatogen entstandene Meningitis (z. B. bei Wundinfektionen oder bei Beatmungspneumonien).

Die ***Diagnose*** ergibt sich aus der klinischen Symptomatik (u.a. Fieber, Nackensteifigkeit, Bewußtseinstrübung) und aus dem Liquorbefund (Trübung, Zellzahl, Bakteriennachweis, Glukose, Laktat, Eiweiß). Der Erregernachweis muß auch von dem für die Meningitis als Ursache vermuteten „Ausgangsherd" bzw. aus Blutkulturen versucht werden.

Die ***Therapie*** besteht in der systemischen Gabe von ***liquorgängigen Antibiotika*** (in ausgewählten Fällen intrathekale Applikation), primär kalkuliert entsprechend dem jeweils zu erwartendem Erregerspektrum, gezielt nach Vorlage von Erregeridentifizierung und Antibiogramm. Zusätzliche intensivtherapeutische Maßnahmen sind entsprechend den Erfordernissen durchzuführen.

> **!** Begleitend zur antibakteriellen Chemotherapie muß schnellstmöglich die Behandlung/Beseitigung der Meningitisursache in Angriff genommen werden.

7.9 Virusinfektionen

7.9.1 Tollwut

Pathogenese. Der Erreger der ***Tollwut*** (Rabies, Lyssa, Hydrophobie), das zu den Rhabdoviren gehörige ***Tollwutvirus***, wird durch den Biß infizierter, das Virus im Speichel ausscheidender Tiere (Hunde, Katzen, Füchse u.a.) übertragen. Nach kurzer Vermehrungsphase in den Zellen der Wunde (z.B. Muskulatur) gelangt das Virus in periphere nervöse Strukturen und innerhalb dieser ins ZNS, wo sich durch Befall der Nervenzellen eine ***Enzephalitis*** mit den charakteristischen Negri-Körperchen entwickelt. Die ***sehr variable Inkubationszeit*** (Wochen bis Monate) ist umso kürzer, je näher die Viruseintrittsstelle zum ZNS lokalisiert ist. Nach uncharakteristischen Prodromi (z.B. Fieber, Übelkeit) treten die ***typischen Symptome*** auf: Spasmen im Pharynx-Larynx-Bereich, generalisierte Krämpfe, Hyperventilation, Unruhe, Halluzinationen u.a., aber auch vereinzelt Paresen und Aphasie. Innerhalb weniger Tage kommt es zu zunehmender Bewußtseinseintrübung, schließlich zum Koma und zum Tod (oft durch Atemstillstand).

> **!** Sobald die Symptomatik begonnen hat, sterben die Patienten – trotz aller therapeutischer Bemühungen.

Diagnose. Erreger- und Antikörpernachweis sind diagnostisch nur bedingt verwertbar: Ein negativer Erregernachweis schließt die Tollwut nicht aus; Antikörper werden erst sehr spät im Krankheitsverlauf gebildet.

Prophylaxe. Die chirurgische Versorgung tollwutverdächtiger Verletzungen besteht in der ausgiebigen Spülung der Wunde mit Wasser und in der Reinigung mit Seife/Detergens (Inaktivierung des lipidhaltigen Virus); anschließend wird wie üblich desinfiziert. Danach wird die Wunde und die Umgebung mit homologem Rabies-Immunglobulin infiltriert, ggf. exzidiert und ***nicht geschlossen***. Eine intramuskuläre passive Immunisierung sowie die ***postexpositionelle aktive Immunisierung*** sind anzuschließen.

Stark gefährdete Personen (Jäger, Waldarbeiter, Tierärzte u.a.) werden *präexpositionell* aktiv immunisiert.

> **!** Schon bei *Verdacht* auf eine Tollwutinfektion müssen entsprechende Maßnahmen ergriffen werden.

7.9.2 Hepatitis

Die infektiöse Hepatitis wird durch verschiedene Viren hervorgerufen. Die durch das ***Hepatitis-A-Virus*** und das ***Hepatitis-E-Virus*** bedingten Erkrankungen, die fäkal-oral übertragen werden, heilen meist folgenlos aus. Die parenteral übertragenen Hepatitiden, verursacht durch das ***Hepatitis-B-Virus, Hepatitis-D(Delta)-Virus*** und ***Hepatitis-C-Virus***, können neben einem überwiegend gutartigen Verlauf aber auch einen letalen Ausgang nehmen und bei chronischem Verlauf zur Entwicklung einer ***Leberzirrhose*** oder eines ***hepatozellulären Karzinoms*** Anlaß geben. Einen ähnlichen Verlauf zeigt die Hepatitis-G, die durch das erst kürzlich neu beschriebene ***Hepatitis-G-Virus*** hervorgerufen wird.

Bedeutung im Rahmen des Hospitalismus. Die Erreger gelangen über die Schleimhäute und kleinste Hautläsionen in den Organismus, wobei schon *geringste Mengen* Blut (z.B. Blutreste an Kanülen) eine ausreichende Infektionsdosis enthalten. Unter Berücksichtigung dieser Erkenntnisse ergeben sich entsprechende Konsequenzen für den Umgang mit Blut/Blutprodukten und mit infizierten Patienten, die denen bei AIDS und HIV-infizierten Patienten gleichen (s. Kap. 3). Eine zusätzliche Schutzmaßnahme gegen Hepatitis-B (und damit nachfolgend auch gegen Hepatitis-D) stellt die aktive Immunisierung und die nach Virusaufnahme in den Organismus ggf. erforderliche passive Immunisierung (als passive/aktive ***Simultanimpfung***) dar. Gegen Hepatitis-C und Hepatitis-G gibt es derzeit ***keine Immunprophylaxe***.

> **!** Bedingt durch die Übertragbarkeit mittels Blut und Blutprodukten sind Patienten wie die in der Krankenversorgung Tätigen in besonderem Maße gefährdet, an Hepatitis-B und D, an Hepatitis-C oder an Hepatitis-G zu erkranken.

7.9.3 AIDS

AIDS, die durch Infektion mit ***HI-Viren*** erworbene ***T-Zell-Immunschwäche***, ist eine bis heute unheilbare, stets tödlich endende Erkrankung. Wegen dieser Prognose, wegen der Übertragbarkeit durch Blut und Blutprodukte (daneben auch durch Genitalsekrete und andere Körperflüssigkeiten) und wegen der ***fehlenden Immunprophylaxe*** (keine Schutzimpfung) hat diese Infektionskrankheit für Patienten wie für die im medizinischen Bereich Tätigen eine besondere Bedeutung. Umsichtiges – nicht hysterisches – Verhalten beim Umgang mit HIV-positiven Patienten und mit Blut/Blutprodukten sowie eine zuverlässige Diagnostik dieser Erkrankung sind von größter Wichtigkeit.

Grundzüge der Diagnostik. Methodisch kommt meist ein ELISA zur Anwendung. Berücksichtigt werden muß, daß im Mittel ***1 bis 3 Monate*** (selten mehr) nach dem Infektionsereignis vergehen, bis Antikörper nachweisbar werden ***(Serokonversion)***; während dieses Zeitraumes fällt beim infizierten Patienten, der die Erkrankung schon jetzt übertragen kann, der Test negativ aus („***falsch-negatives Untersuchungsergebnis***").

> **!** Die Diagnostik der HIV-Infektion erfolgt routinemäßig durch Nachweis von Antikörpern im Patientenserum.

Der ***direkte Virusnachweis*** ist zwar in vielen Fällen möglich, kann jedoch wegen des enormen methodischen Aufwandes (und der damit verbundenen Kosten) *nicht routinemäßig* durchgeführt werden.

Aufgrund der enormen Bedeutung, die der Nachweis von HIV-Antikörpern für den Patienten hat, muß die Untersuchung durch ***Wiederholung*** bestätigt werden. Ist dies der Fall, so ist die Feststellung der ***Antikörperspezifität*** erforderlich. Mit Hilfe spezieller Verfahren (v.a. mit dem „Western Blot") läßt sich ermitteln, gegen welche Virusantigene die Antikörper gerichtet sind – oder ob es sich um Antikörper anderer Spezifität, d.h. nicht durch HI-Viren induzierte Antikörper, handelt, die im Testsystem (ELISA) HIV-Antikörperreaktivitäten lediglich *vortäuschen* („***falsch-positives Untersuchungsergebnis***"). Durch Bestätigung des Antikörpernachweises aus einer zweiten Serumprobe wird die Möglichkeit der Serumverwechslung (ungenügende Beschriftung der Probe, Vertauschung im Labor u.a.) ausgeschlossen. Führen alle Untersuchungen zu übereinstimmenden Ergebnissen, kann die Diagnose: „HIV-Infektion" gestellt werden (Tabelle 7.3).

Tabelle 7.3. Diagnostik der HIV-Infektion

Nachweis von Antikörpern im Serum
↓
Wiederholung der Untersuchung
↓
Bestimmung der Antikörperspezifität
↓
Bestätigung durch zweite Serumprobe
↓ ↓ ↓
Diagnose: HIV-Infektion

Verhaltensregeln gegenüber HIV-positiven Patienten. Diese Thematik ist in Kapitel 3 ausführlich dargestellt (s. dort).

7.10 Parasitäre Erkrankungen

7.10.1 Echinokokkose

> Bei der Infektion des Menschen unterscheidet man die zystische Echinokokkose, verursacht durch Echinococcus granulosus („Hundebandwurm"), von der alveolären Echinokokkose, verursacht durch Echinococcus multilocularis („Fuchsbandwurm").

Pathogenese. Nach oraler Aufnahme der Eier (kontaminierte Lebensmittel, Kontakt mit infizierten Tieren) dringen die im Darm ausschlüpfenden Larven in die Schleimhaut und in Blutgefäße ein.

Bei ***Echinococcus granulosus*** entwickeln sich aus den Larven vorwiegend in der Leber, z. T. auch in der Lunge (in anderen Organen seltener) bis zu kindskopfgroße flüssigkeitsgefüllte Blasen ***(Hydatiden)***, die von Bindegewebe eingekapselt werden. Durch Verdrängung angrenzender Strukturen entstehen je nach Lokalisation der Blasen unterschiedliche Symptome (Oberbauchschmerzen, Ikterus u.a.).

> **!** Ruptur der Hydatiden kann zum allergischen Schock und/oder zur metastatischen Absiedlung (sekundäre Hydatidose) führen.

Die Larven von ***Echinococcus multilocularis*** befallen primär fast ausschließlich die Leber. Es kommt zu einem ***infiltrativ-destruierenden Wachstum*** – ähnlich einem malignen Tumor – mit schleichender progredienter Zerstörung der Leber unter Ausbildung multipler kleiner Bläschen. Einbruch in Blutgefäße führt zur Metastasierung in alle Organe. Die Symptomatik besteht vor allem in Oberbauchschmerzen, Ikterus und zunehmender Leberinsuffizienz.

> **!** Unbehandelt endet diese Erkrankung nach mehreren Jahren fast immer tödlich.

Diagnose. Zur Diagnose werden neben klinischen Befunden in erster Linie bildgebende Verfahren (Sonographie, Computertomographie u.a.) kombiniert mit Antikörpernachweis im Patientenserum herangezogen. Die Feinnadelbiopsie (Gewinnung von Erregerbestandteilen zum DNA-Nachweis mittels PCR-Methodik) wird wegen der möglichen Erregeraussaat kontrovers beurteilt und deshalb nicht generell empfohlen.

Therapie. Alleinige Chemotherapie mit Mebendazol oder Albendazol führt in seltenen Fällen zum Absterben des Parasitengewebes, meist wird jedoch lediglich eine Wachstumshemmung erreicht.

> **!** Bei der zystischen Echinokokkose kann durch Exstirpation der Hydatide(n) in toto häufig eine Heilung erreicht werden.

Die Ruptur der Blase(n) muß dabei unbedingt vermieden werden.

> **!** Bei der alveolären Echinokokkose ist nur die radikale Leberteilresektion im Gesunden kombiniert mit einer Chemotherapie (Mebendazol oder Albendazol) kurativ wirksam.

Bei ausgedehnter Leberzerstörung kann ggf. eine ***Lebertransplantation*** erfolgen. Die bei inoperablen Fällen als alleinige Maßnahme verbleibende ***Chemotherapie*** kann bei Echinococcus multilocularis in den meisten Fällen das Parasitenwachstum stoppen, eine Heilung ist jedoch nicht möglich.

7.10.2 Amöbiasis

Klinik. Das Protozoon ***Entamoeba histolytica***, der Erreger der menschlichen Amöbiasis, kann nach oraler Aufnahme eine schwere ***Kolitis*** mit tiefen Darmwandgeschwüren (Komplikation: Peritonitis) verursachen, die sich durch blutig-schleimige Diarrhöen („***Amöbenruhr***") äußert. Desweiteren gelangen die Amöben nach Penetration in Blutgefäße der Darmwand mit dem Blutstrom in die Leber (sehr viel seltener in andere Organe), wo sie fokale Nekrosen, sog. Abszesse, bewirken. Diese äußern sich v. a. durch Oberbauchschmerzen und Lebervergrößerung. Unbehandelt können derartige Abszesse in benachbarte Organe (z. B. Lunge) oder in Blutgefäße einbrechen, woraus eine ***hämatogene Aussaat*** der Erreger mit Besiedlung weiterer Organe resultiert.

> **!** Bei schwerem Verlauf kann die Amöbiasis zum Tode führen.

Diagnose. Der mikroskopische/immunologische Erregernachweis, durch den bei der intestinalen Amöbiasis die Diagnose aus Stuhl gestellt wird, gelingt bei der Untersuchung von Abszeßpunktaten meist nicht. Leberabszesse und andere extraintestinale Manifestationen werden durch Antikörpernachweis im Patientenserum verifiziert; mittels bildgebender Verfahren (Sonographie, Computertomographie u. a.) wird die Abszeßlokalisation ermittelt. Eine Amöbiasis ist in erster Linie bei ***Tropenrückkehrern*** differentialdiagnostisch zu bedenken.

Therapie. Die Behandlung erfolgt durch Gabe amöbenwirksamer Chemotherapeutika, vor allem durch Nitroimidazole (z. B. Metronidazol). Bei großen Leberabszessen und bei Komplikationen (z. B. Perforation, Ruptur) ist ein entsprechendes chirurgisches Vorgehen (Punktion, Inzision, Drainage u. a.) erforderlich.

7.10.3 Askaridiasis

Pathogenese und Klinik. Aus den oral aufgenommenen Eiern des zu den Nematoden gehörenden Parasiten ***Ascaris lumbricoides*** schlüpfen im Dünndarm Larven, die in Blutgefäße des Darmes einbrechen und mit dem Blutstrom zunächst zur Leber, schließlich in die Lungen gelangen. Dort verlassen sie das Kapillarsystem und wandern, in den Alveolen beginnend, den Bronchialbaum aufwärts. Hierbei können sich bei begleitender Bluteosinophilie entzündliche Infiltrate bilden – ***eosinophiles Lungeninfiltrat***. Über die Trachea und den Ösophagus erreichen die Larven den Dünndarm, wo sie zu *adulten* Nematoden heranreifen. ***Symptomatisch*** stehen Abdominalschmerzen, Durchfall und Erbrechen im Vordergrund. Gelegentlich entwickeln sich bei massivem Befall ein Askaridenileus, bei Einwandern in die Gallenwege ein Verschlußikterus, bei Eindringen in den Pankreasgang eine Pankreatitis, bei Perforation der Dünndarmwand eine Peritonitis mit in der Bauchhöhle vorhandenen Würmern und andere Komplikationen.

Diagnose. Die Diagnose erfolgt durch mikroskopischen Nachweis der Eier im Stuhl, durch Antikörperbestimmung im Patientenserum (→ eosinophiles Lungeninfiltrat), bei Komplikationen durch die jeweils geeigneten Methoden (z. B. Röntgen).

Therapie. Primär wird eine ***antihelminthische Chemotherapie*** angewendet, in erster Linie unter Verwendung von Mebendazol oder Albendazol.

> **!** Abdominelle Komplikationen wie Askaridenileus, Verschlußikterus, Pankreatitis oder Perforation des Dünndarmes bedürfen in der Regel der chirurgischen Behandlung.

•••

Infektionen haben für den Chirurgen in vielen klinischen Bereichen große Bedeutung. Bei Krankheiten wie Abszessen, Phlegmonen, Empyemen und putriden Infektionen stellen chirurgische Maßnahmen (u.a. „ubi pus, ibi evacua") die Basistherapie dar; Antibiotikatherapie hat ihren Platz bei chirurgisch allein nicht beherrschbaren, v. a. sepsisbedrohten Verläufen.

Die ubiquitäre Tetanusbedrohung von Wunden und Verletzungen jeder Art wird durch die chirurgische Wundversorgung plus spezifische Immunprophylaxe minimiert. In Verdachtsfällen von Rabies ist ein Maximum an Überlebenschancen für die Patienten nur durch schnellste chirurgische Wundbehandlung plus passive/aktive Tollwutimmunisierung zu erzielen.

Manche spezifische Infektionskrankheiten wie Tetanus, Aktinomykose oder Syphilis sind in bestimmten Stadien chirurgisch behandlungsbedürftig.

Operationsferne nosokomiale Infektionen wie Pneumonie nach bauchchirurgischen Eingriffen bedrohen nicht selten den Erfolg chirurgischer Heilmaßnahmen, nicht zuletzt aufgrund der häufig hohen Antibiotikaresistenz der beteiligten Erreger.

Große Gefahren für Patient und Arzt gehen von parenteral (Blut, Sekrete) übertragbaren Viruskrankheiten wie Hepatitiden (B, D, C, G) und HIV-Infektionen aus.

Literatur

Brandis H, Eggers HJ, Köhler W, Pulverer G (1994) Lehrbuch der Medizinischen Mikrobiologie 7. Auflage. Gustav Fischer, Stuttgart Jena New York

Cruse PJE, Foord R (1980) The epidemiology of wound infection. Surg Clin North Am 60 : 27

Dunn DL, Simmons RL (1984) The role of anaerobic bacteria in intraabdominal infections. Rev Infect Dis 6 [Suppl 1]:139

Finegold SM, George WL (1989) Anaerobic infections in humans. Academic Press, New York San Francisco London

Kempf P (1981) Behandlung der Peritonitis. Zuckschwerdt, München

Robert Koch-Institut (1996) Impfempfehlungen der Ständigen Impfkommission (STIKO) – Stand: Oktober 1995. Bundesgesundhbl 39 : 32

Schmitt W, Kiene S (1991) Chirurgie der Infektionen 3. Auflage. JA Barth Leipzig Heidelberg

Simon C, Stille W (1997) Antibiotika-Therapie in Klinik und Praxis 9. Auflage. Schattauer, Stuttgart New York

Werner H, Gött U, Rintelen G (1971) Zur Kasuistik der enterogenen, nichttraumatischen Gasödeminfektionen durch *Clostridium septicum*. Z med Mikrobiol u Immunol 156 : 265

Werner H, Kunstek-Santos H, Schockemöhle C, Gündürewa M (1975) Bacteroides und Appendizitis. Pathol Microbiol 42 : 110

?

1. Welches sind die chirurgisch wichtigsten endogenen polybakteriellen Infektionskrankheiten?
2. Welche Indikationen für die Kombinationstherapie (chirurgische Maßnahmen *und* Antibiotikagabe) kennen Sie?
3. Worin besteht die Therapie der Wahl beim Furunkel? Wann ist sie kontraindiziert?
4. Was sind die diagnostischen Kriterien des Gasbrandes, und wie lassen sich andere mit Gasbildung einhergehende Wundinfektionen abgrenzen?
5. Worin besteht die Tetanusprophylaxe und warum ist sie so wichtig?
6. Bei welchem Organ ist Parasitenbefall eine vergleichsweise häufige Indikation für chirurgische Eingriffe?
7. Unter welchen Gesichtspunkten ist die chirurgische Relevanz von Virusinfektionen, insbesondere AIDS und parenteral übertragbarer Hepatitis sowie Rabies, zu sehen?
8. Die mikroskopische Untersuchung von Eiter aus einem chronisch-fistelndem Prozeß am Hals zeigt grampositive, sich verzweigende fadenförmige Stäbchenbakterien. Welche Infektionskrankheit ist als wahrscheinlich anzunehmen?

8 Schock und Traumareaktion

M. Allgöwer

8.1 Traumatischer Schock 118

8.2 Septischer Schock und Schocktoxine 126

8.3 Anaphylaktische und anaphylaktoide Schockreaktionen 127

8.4 Der „schlechte Zustand": Differentialdiagnose der Schockzustände 127

8.5 Fettemboliesyndrom 128

8.6 Schockprophylaxe und Behandlung 131

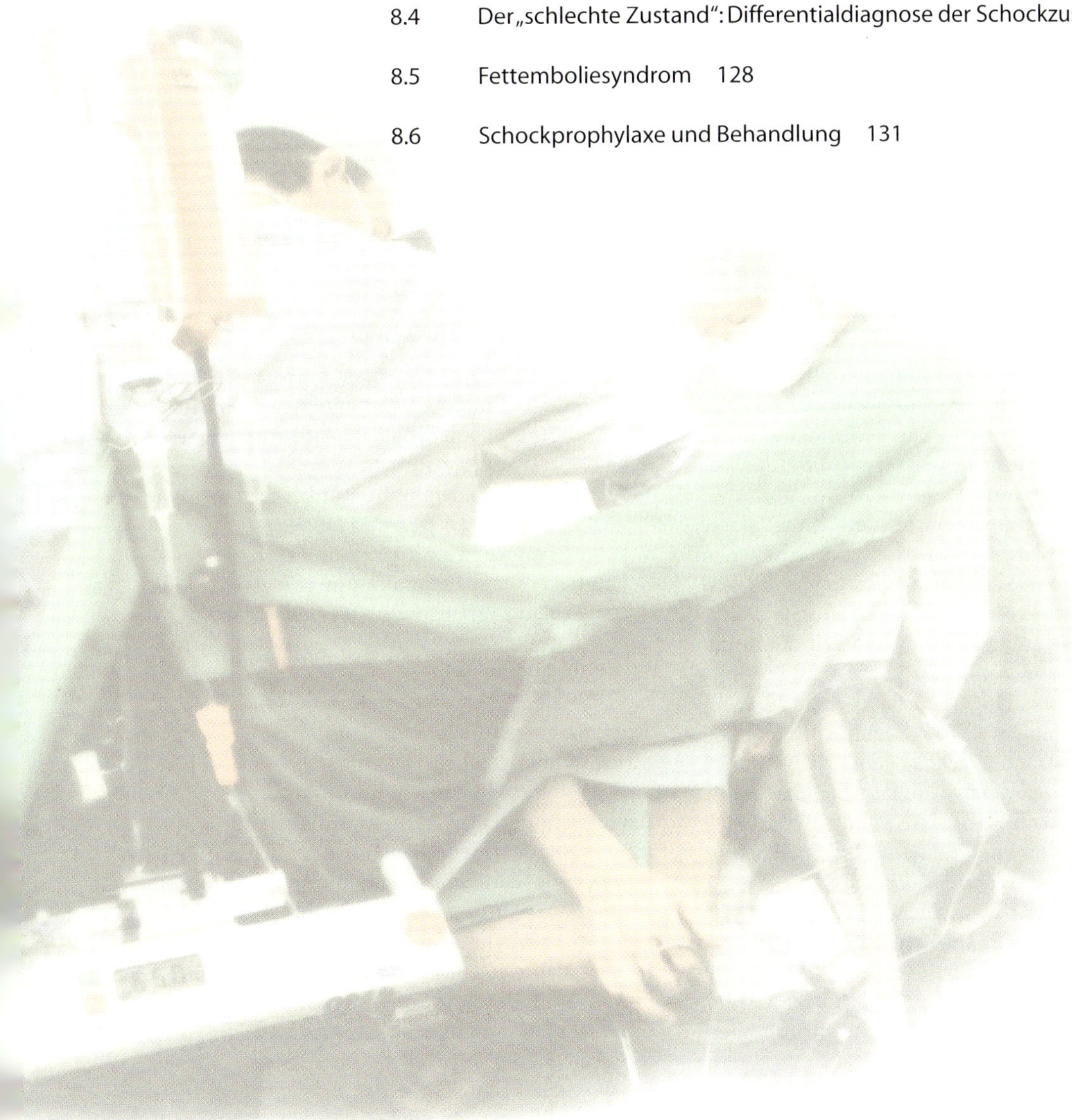

Der Ausdruck „Schock" findet häufige, ja banale Anwendung im Alltag. In der Medizin erregt seine Verwendung öfters Anstoß, hilft er doch dem Denkfaulen, in seinen „weiten Taschen" alles mögliche unterzubringen. Manches Schocksymposium der letzten Jahre endete mit dem Stoßseufzer, der mißverständliche Sammelbegriff Schock möge doch endlich durch einen auf der Pathogenese der verschiedenen Schockzustände basierenden Ausdruck ersetzt werden. Der Begriff Schock hat diesen puristischen Angriffen aber erfolgreich widerstanden, und er ist in der medizinischen Terminologie fester verankert denn je – nicht zuletzt wegen der Systematisierung unseres Wissens in verschiedenen Dokumentationssystemen. Er ist heute mit ordnenden Adjektiven unterteilt, wie beispielsweise ***traumatischer, kardiogener, septischer*** oder ***anaphylaktischer*** Schock.

8.1 Traumatischer Schock

Klinische Beobachtungen

Tatsache ist, daß der vor rund 200 Jahren (durch Ledran und Latta 1795) in die Medizin eingeführte Begriff ursprünglich die Folgen schwerer Verwundungen bzw. Verletzungen beschreiben wollte. Man muß sich also immer wieder daran erinnern, daß dieser Begriff aus einer Zeit ohne alle pathophysiologischen oder biochemischen Kenntnisse stammt und reiner, aufmerksamer Beobachtung verschiedener allgemeiner Traumafolgen entsprang – Beobachtungen der auch für Laien feststellbaren Veränderungen der „vitalen Funktionen" und der nicht selten fatalen Verläufe nach Trauma.

Diese Laienbeobachtungen muß man also auch heute noch ohne Kenntnisse der modernen Pathophysiologie beschreiben können. Es lassen sich 5 Typen solcher Traumareaktionen beschreiben:

- *Typ 1*: Heftige Allgemeinreaktion mit Blässe, Ohnmacht und Schweißaustritt. Rasche Erholung innerhalb Minuten bis Stunden (Erklärung s. S. 125, Vasovagale Traumareaktion).
- *Typ 2*: Heftige Allgemeinreaktion mit Blässe, Schweißaustritt, extreme Schwäche bei erhaltenem Bewußtsein, Durstgefühl, meist bei sog. Mehrfachverletzungen (mehrere schwere Extremitätenverletzungen oder Extremitätenverletzungen in Kombination mit Verletzungen von Körperhöhlen), Erholung erst im Verlauf einer längeren Krankheitsperiode mit Anämie (Erklärung s. S. 120, Diagnose des hämorrhagischen bzw. traumatischen Schocks).
- *Typ 3*: Allgemeinreaktion wie oben, scheinbar rasche Erholung über einige Stunden, gefolgt von Ausfall der Nierenfunktion und Tod nach einigen Tagen infolge Nierenversagens (Erklärung s. S. 122).
- *Typ 4*: Wie oben, relativ rasche, scheinbare Erholung über Stunden, 20–48 h später jedoch zunehmende Dyspnoe, Verwirrungszustand und Exitus meist bei deutlich feststellbarer Zyanose (Erklärung s. S. 128).
- *Typ 5*: Der Mehrfachverletzte (meist Körperhöhlenverletzung in Kombination mit Frakturen langer Röhrenknochen und/oder des Beckens) kommt mit dem klinischen Bild wie oben, erholt sich, entwickelt aber im Verlauf von 4–8 Tagen Fieber, schweres Krankheitsbild mit Dyspnoe infolge zunehmenden Lungenversagens, zeigt meist Ikterus und schließlich Nierenversagen. Es ist das Bild des multiplen Organversagens (MOF, „multiple organ failure") und stellt im Grund eine Kombination von Typ 3 und 4 mit protrahiertem septischem Verlauf dar.

Die Pathogenese dieser 5 Traumareaktionen soll in diesem Kapitel erklärt werden. Sie sind nicht alle gleichbedeutend mit Schock.

Nicht nur wegen seiner „historischen Priorität", sondern v. a. wegen seiner Bedeutung in der Chirurgie sei der traumatische Schock zuerst besprochen.

Was ist der traumatische Schock?

1870 hat Fischer in der Berliner Ärztegesellschaft einen im Schock befindlichen Patienten meisterhaft vorgestellt, wobei er schon die auch heute noch wichtigsten 4 Aspekte hervorhob, nämlich:

- Aussehen der Peripherie: kühl, schwitzend, Blässe und Zyanose der Akren und Lippen;
- subjektive Zeichen: Übelkeit und Durst;
- kaum meßbarer Blutdruck und „fliegenden Puls";
- spärliche bis versiegende Nierenfunktion.

Pathogenese

Die Erklärungsversuche zur Pathogenese des traumatischen Schocks haben sich mit der stürmischen Entwicklung von Physiologie und Biochemie im Verlaufe der letzten 100 Jahre stark gewandelt. Ursprünglich sah man in dem darniederliegenden Kreislaufbild eine Vaguswirkung, dann eine Erschöpfung der Vasomotoren; etwas später – in den 20er Jahren dieses Jahrhunderts – glaubte man, die Auswirkungen histaminähnlicher Substanzen feststellen zu können, bis dann im 1. Weltkrieg von Keith sowie Robertson und Bock auf die Abnahme des Blutvolumens beim traumatisch Schockierten hingewiesen wurde.

Die Erfahrungen des 2. Weltkrieges haben in den sorgfältigen Untersuchungen von Grant und Reeve

(1951) einerseits sowie Beecher (1951) andererseits diesen zentralen Punkt bestätigt. Heute wissen wir, daß tatsächlich der ***Blutvolumenverlust*** das wesentliche auslösende Moment des traumatischen Schocks darstellt, daß aber nervale sowie humorale Mechanismen hinzukommen, die teleologisch zunächst zweckmäßig erscheinen, dann aber selbst Anlaß zu einem ***Circulus vitiosus*** sein können.

Die Traumareaktion ist ein Geschehen, bei dem verschiedene gegenseitig abhängige pathogenetische Faktoren im Spiel sind, deren Wirksamkeit sehr stark von der zeitlichen Dauer ihrer Einwirkung abhängt. Bevor nun auf die Auswirkung des hauptsächlichen pathogenetischen Faktors im traumatischen Schock – die Hypovolämie – eingegangen wird, sei eine Aufzählung und kurze Charakterisierung der vielen anderen primär oder sekundär involvierten pathogenetischen Mechanismen vorangesetzt. Es darf nicht vergessen werden, daß die heute zur Anwendung kommenden relativ einfachen diagnostischen, prophylaktischen und therapeutischen Maßnahmen nicht über den sehr komplexen Charakter des Schockgeschehens hinwegtäuschen dürfen. Dieses komplexe und multifaktorielle Geschehen setzt ein, wenn das Schockgeschehen über die „goldene Zeit" der ersten 2 posttraumatischen Stunden andauert. Diese Periode zunehmender metabolischer Entgleisung ist immer noch wenig verständlich. Aus dem Verständnis der entsprechenden pathophysiologischen Zusammenhänge wird aber vermutlich der Fortschritt der Zukunft resultieren, nämlich die vermehrte Möglichkeit, auch fortgeschrittene Schockzustände erfolgreich zu behandeln. Heute aber liegen unsere ärztlichen Möglichkeiten und auch die entsprechende Verantwortung in der „aggressiven Prophylaxe", d. h. in der frühen Totalversorgung v. a. des Mehrfachverletzten vor Eintritt wesentlicher Sekundärprozesse. Dies betrifft sowohl die Verletzungen der Körperhöhlen (Abdomen, Thorax, Schädel) wie auch die instabilen Frakturen großer Röhrenknochen, insbesondere des Femurs sowie u. U. auch des Beckens.

Neben der Hauptursache des traumatischen Schocks, der Hypovolämie, sind die folgenden primären und sekundären Traumareaktionen mit im Spiel:

- Die ***sympathoadrenerge Reaktion*** mit entsprechender kardiorespiratorischer Stimulation: Pulsbeschleunigung, Zunahme des Herzminutenvolumens sowie – sobald auch Hypovolämie beteiligt ist – die Zentralisation, die später eingehender besprochen wird.
- Die ***neuroendokrine Reaktion***: Verschiedenste Hormone werden unter dem Reiz des Traumas ausgeschüttet (Katecholamine, antidiuretisches Hormon, Aldosteron, ACTH, Kortison, Vasopressin und Endorphine). Neben der Ausschüttung dieser Hormone werden beim Gewebetrauma verschiedene Mediatoren freigesetzt, so z. B. Interleukin 1, das von aktivierten Monozyten und Makrophagen produziert wird. Interleukin 1 seinerseits aktiviert die Phospolipase A_2 und damit die Metaboliten der Arachidonsäure mit Bildung von Prostaglandinen, Thrombexanen, Hyperoxiden und Leukotrienen. Injektion von Interleukin beim Menschen bewirkt Fieber, Anorexie, Abnahme der Albuminsynthese, Proteolyse und damit Freisetzung von Aminosäuren der Skelettmuskulatur, Aktivierung der Kollagenase und Veränderung des Immunsystems mit Lymphozytenaktivierung. Interleukin 1 erscheint damit sehr wesentlich für die Pathogenese des oben erwähnten multiplen Organversagens. Nicht wenige der freigesetzten Mediatoren schädigen die Endothelzellen und machen die Gefäßwand der Mikrozirkulation vermehrt für die Makromoleküle des Plasmas durchlässig.
- Die ***Änderung der Mikrozirkulation*** mit Vasokonstriktion der prä- und postkapillären Widerstandsgefäße: Die präkapillären Widerstandsgefäße verlieren ihren Tonus zuerst. Damit nimmt der Rückfluß des Blutes wegen der Stase ab, Gesamtresultat ist ein verminderter venöser Rückfluß.
- Veränderungen des Blutes selbst werden später besprochen, aber jetzt schon sei darauf aufmerksam gemacht, daß zwei Veränderungen durch das Trauma ausgelöst werden können, nämlich einerseits Hyperkoagulabilität, die ihrerseits Anlaß gibt zur ***disseminierten intravaskulären Koagulation*** (DIC). Diese wiederum kann bei Vermehrung der Fibrinolyse zum genauen Gegenteil führen, so daß die Hyperkoagulabilität in eine hämorrhagische Diathese übergeht. Es ist daran zu erinnern, daß die Blutviskosität stark von der Strömungsgeschwindigkeit abhängt und daß bei signifikant verlangsamter Strömung die Blutviskosität wegen Entmischung ansteigt.
- ***Translokation von Bakterien*** und von Endotoxin aus dem geschädigten Darm: Endotoxin ist in der Lage, alle Mediatoren zu aktivieren, die von den Zellen produziert werden. Translokation kann auch die Bakterien des Darmes betreffen und damit wesentlich zu dem Circulus vitiosus des späten Schockstadiums beitragen.
- Eine Spätfolge im unmittelbaren Zusammenhang mit dem postoperativen Vorgehen ist die Tatsache, daß ***die Immobilisierung in unphysiologischer Rückenlage*** ein pathogenetisches Geschehen mit vermehrtem Rechts-links-Shunt auslöst, v. a. wenn diese erzwungene Rückenlage mit einem wesentlichen Gewebetrauma im Zusammenhang steht. Daß dieser Rechts-links-Shunt nicht eine unvermeidbare Traumafolge ist, konnte die Arbeitsgruppe von Border in Buffalo nachweisen. Er verglich 2 Patientenkollektive von Mehrfachverletzten. Bei einem Kollektiv wurden nicht nur die Körperhöhlen, sondern auch die Frakturen langer Röhrenknochen und insbesondere des Femurs sofort operativ versorgt. Diese Patienten konnten deshalb sehr früh mobilisiert werden. Beim anderen Kollektiv wurden lediglich die

Verletzungen der Körperhöhlen operativ versorgt; Frakturen aber extendiert. Der Vergleich der alveoloarteriellen Sauerstoffdifferenz ergab bei beiden Patientengruppen die in Abb. 8.1 dargestellten signifikanten Unterschiede. Nach der dank operativer Versorgung der Frakturen möglichen Sofortmobilisierung normalisierte sich der intrapulmonale Shunt nach 3 Tagen, während er bei den Patienten ohne entsprechende operative Frakturversorgung selbst nach 10 Tagen noch nicht vollständig normalisiert ist.

Die komplexen oben beschriebenen Mechanismen sind in dem 1990 publizierten Werk *Blunt Trauma, Pathophysiology and Treatment* von Border et al. eingehend beschrieben. Dabei sei besonders auf das Kapitel von Messmer über Schock hingewiesen.

Auswirkungen des Blutvolumenverlustes

Normwerte. Normwerte für das Blutvolumen werden am besten in Relation zum Körpergewicht und Körperbau angegeben. Der Mittelwert des Mannes beträgt 7 % ± 0,5 %, der der Frau 6,5 % ± 0,5 % des Körpergewichts. Der Mittelwert betrifft den Normalgewichtigen, Fettleibigkeit bedeutet −0,5 %, muskulöse Konstitution + 0,5 %. Sportler mit ausgesprochen kräftiger Konstitution liegen nochmals 0,5 % höher; somit ist das Blutvolumen beim ausgesprochen muskulösen Mann auf 8, bei der ausgesprochen muskulösen Frau auf 7,5 % zu veranschlagen. Kinder unter 10 Jahren haben ein relativ größeres Blutvolumen, nämlich 8–9 % des Körpergewichts!

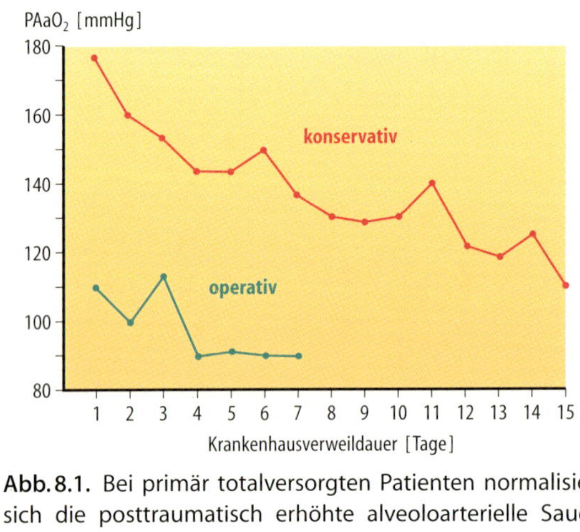

Abb. 8.1. Bei primär totalversorgten Patienten normalisiert sich die posttraumatisch erhöhte alveoloarterielle Sauerstoffdifferenz nach 3–4 Tagen und erlaubt damit die Extubation. Damit ist die rein durch das Trauma bedingte Ventilations-Zirkulations-Störung abgeklungen. Bei Patienten, deren Frakturen konservativ behandelt wurden (Extension) und die demgemäß in ständiger Rückenlage verbleiben, ist die alveoloarterielle Sauerstoffdifferenz über wesentlich längere Zeit erhöht und macht deshalb auch eine längere Beatmungstherapie notwendig. Die entsprechende Ventilations-Zirkulations-Störung ist deshalb nur zum Teil traumabedingt, zum anderen Teil aber durch die Behandlungsweise verursacht (s. Borden et al. 1987)

Solche Schätzungen der Blutvolumina aufgrund von Körperbau und Körpergewicht sind hinreichend genau für statistische Aussagen.

Blutvolumenbestimmungen waren vor wenigen Jahren auch in der Klinik nützlich und an der Tagesordnung.

Der Vergleich dieser Resultate mit den einfachen Kreislaufgrößen von Puls, Blutdruck, zentralvenösem Druck und gelegentlich des sog. „wedged pressure" haben die direkte Volumenmessung in den Hintergrund treten lassen, da daraus gültige Rückschlüsse auf das „Bedarfsvolumen" gezogen werden können.

Blutdruck und Puls unter zunehmendem Blutvolumenverlust. Abbildung 8.2 zeigt schematisch die Reaktion von Blutdruck und Puls bei Abnahme des Blutvolumens. In größeren Kollektiven beobachtet, kreuzen sich die Werte bei einem Blutvolumenverlust von ca. 30 %, d. h. einem verbleibendem Blutvolumen von 70 %. Im Individualfall sind natürlich sowohl Blutdruck wie Puls starken Schwankungen unterworfen und als alleiniges Kriterium des Blutvolumenverlustes nicht verläßlich. Besonders wichtig ist immer die mehrfache Prüfung dieser Befunde, weil sie besser als eine einmalige Messung die Tendenz der Entwicklung anzeigt. Fallender Blutdruck bei steigendem Puls ist ein recht eindeutiger Hinweis auf absoluten oder relativen Blutvolumenmangel! Die Pulsfrequenz reagiert schneller und feiner auf fortschreitende Blutverluste als der Blutdruck, ist aber ebenso von zahlreichen anderen Faktoren beeinflußt. Als grobe Orientierungsgröße – insbesondere bei Massenkatastrophen und für die Triage von Verletzten in bezug auf Dringlichkeit des Abtransports – hat sich der ***Schockindex*** (Tabelle 8.1) bewährt. Er wird gebildet aus dem Quotienten Puls/Blutdruck. In der Norm entspricht er 0,5. Blutvolumenverluste bis 30 % lassen diesen Index i.allg. auf 1 ansteigen, da sowohl Blutdruck wie Puls um 100 liegen. Ein ausgesprochenes Schockbild mit einer Pulsfrequenz von 120 und einem Blutdruck von 80 würde somit einen Schockindex von 1,5 ergeben und damit eigentliche Lebensgefahr anzeigen.

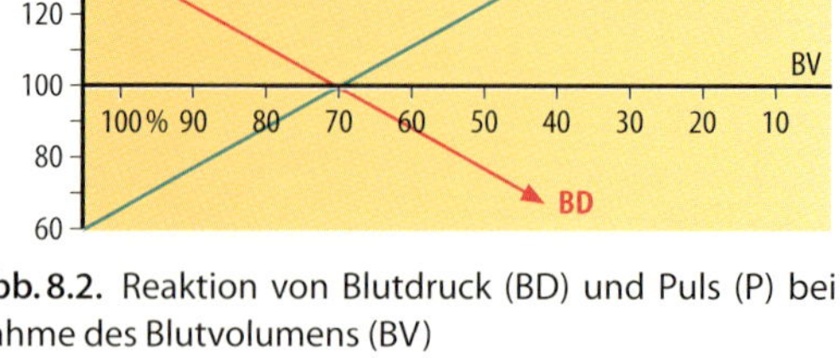

Abb. 8.2. Reaktion von Blutdruck (BD) und Puls (P) bei Abnahme des Blutvolumens (BV)

> **!** Die klassischen Größen Blutdruck und Pulsfrequenz ergeben auch heute noch wertvolle Informationen – insbesondere beim Frischtraumatisierten oder beim Blutungszwischenfall – v.a. bei Verfolgung der Veränderung dieser Größen im zeitlichen Ablauf!

Veränderungen im sog. Niederdrucksystem (Abb. 8.3)

Das der Druckmessung leicht zugängliche arterielle Stromgebiet enthält lediglich 20 %, das venöse Stromgebiet 80 % des gesamten Blutvolumens. Die Druckmessung in den peripheren Venen ist wenig verläßlich, da sie stark vom lokalen Venentonus abhängt und zudem stark lageabhängig ist. Zentralwärts der großen Venenklappen, d.h. im Hohlvenensystem, ist der Druck unter anatomisch normalen Verhältnissen praktisch nur noch vom venösen Rückfluß und der Förderleistung des Herzens abhängig. Bei normaler Herz- und Lungenfunktion ergibt die ***Messung des zentralen Venendrucks*** (ZVD) also zuverlässige indirekte Hinweise auf den venösen Rückfluß und damit auf die zirkulierende Blutmenge.

Wichtig für die Venendruckmessung beim Menschen ist ein eindeutiger ***Nullpunkt.*** Dieser liegt auf einer Senkrechten, die von der Mitte des Sternums nach hinten gefällt wird, am Übergang des 2. zum 3. Fünftel. Dieser Punkte entspricht ungefähr der Mitte des rechten Vorhofs (Abb. 8.4). Vergleichende Bestimmungen von Blutvolumen und Venendruck unter verschiedenen Verhältnissen zeigen, daß bei akuter, experimenteller Blutentnahme beide Größen sehr gut übereinstimmen. Läßt man aber den Blutvolumenmangel eine gewisse Zeit andauern und gibt erst dann die gesamte entnommene Blutmenge zurück, so steigt der Venendruck nicht mehr auf den normalen Wert an. Um den zentralvenösen Ausgangsdruck wiederherzustellen, ist nach längerer Hypotoniedauer (1 h oder länger) eine „Übertransfusion" notwendig.

Die zur Herstellung des normalen zentralvenösen Druckes notwendige Blutmenge wird auch als ***Bedarfsvolumen*** bezeichnet. Befunde am Menschen stehen in guter Übereinstimmung mit Ergebnissen des experimentellen Blutungsschocks und erinnern daran, daß der ZVD nicht eine reine Volumen-, sondern eine Druckmessung darstellt, die mit der nötigen Vorsicht interpretiert werden muß.

Der ZVD stellt heute eines der zuverlässigsten und einfachsten Kreislaufkriterien des chirurgischen Patienten dar; er gibt nicht nur Hinweise auf etwaigen Blutvolumenmangel, sondern er zeigt auch die gefährliche Überladung an, sofern er über die Normgrenze von 10–15 cm H_2O ansteigt.

Der ZVD birgt aber auch Fehlermöglichkeiten. Thoraxverletzungen z.B. ergeben meist „falsch hohe" Venendrücke. Auch Schädelverletzungen scheinen gelegentlich mit einem schwer erklärbaren hohen

Tabelle 8.1. Schockindex (SI)

Zustand	Pulsfrequenz/systolischer Blutdruck	Schockindex (SI)
Norm	60/120	SI = 0,5
Signifikante Hypovolämie	100/100	SI = 1,0
Schwere Hypovolämie	120/80	SI = 1,5

Bei SI > 1,4 besteht akute Lebensgefahr. Wenn der Zustand erst nach mehr als 2 h behoben wird, resultiert oft ein protrahiertes „septisches" Krankheitsbild mit Ausgang in multiplem Organversagen. Der Schockindex ist eine diagnostische Größe, die nur beim frisch traumatisierten und beim akut hypovolämischen Patienten aussagekräftig ist, nicht aber beim chronisch Kranken einer Intensivstation. Neue Bestätigung hat der SI durch die Versuche von Little in Manchester erfahren.

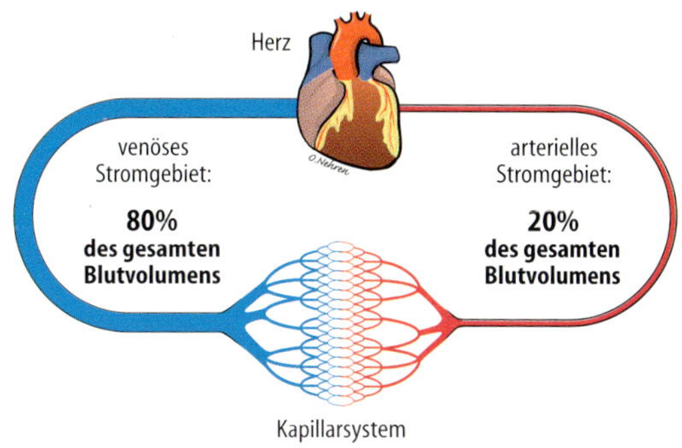

Abb. 8.3. Veränderungen im sog. Niederdrucksystem

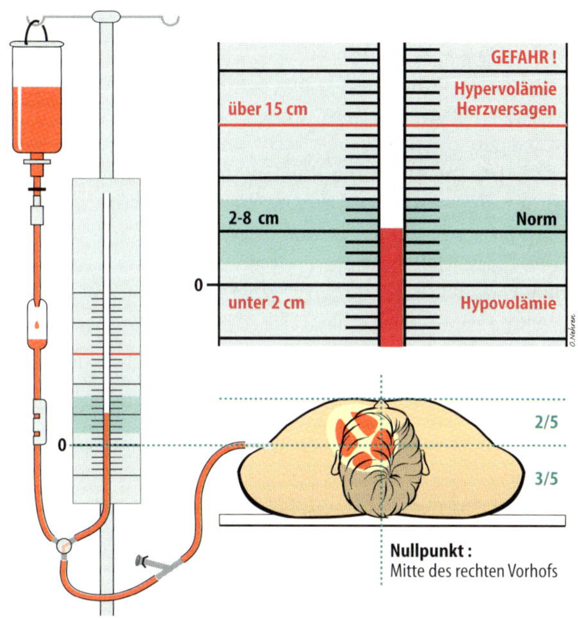

Abb. 8.4. Nullpunktbestimmung bei der Venendruckmessung

ZVD einherzugehen, trotz normalen oder defizitären Blutvolumens. Drohendes Linksherzversagen wirkt sich oft nicht bis in den rechten Vorhof bzw. in das Hohlvenensystem aus.

Werte des ZVD

- *Norm*: 4–6 cm H_2O;
- ***Absolute*** oder ***relative Hypovolämie***: < 2 cm–4 cm H_2O bedeuten mäßigen (10 %) bis extremen (50 %) Volumenmangel;
- ***Hypervolämie***: 10–15 cm H_2O deuten auf zunehmende Hypervolämie, über 15 cm H_2O auf gefährliche Hypervolämie (Überladung!) bzw. Rechtsherzversagen.

Es ist klar, daß der ZVD nur für den Druck im rechten Vorhof repräsentativ ist und ein drohendes Linksherzversagen nicht ohne weiteres anzeigt. Bei kritischen Kreislaufzuständen hat sich deshalb die Verwendung eines ***Einschwemmkatheters*** bewährt, der einerseits den Druck in der A. pulmonalis, andererseits den „wedged pressure" bestimmen läßt. Der Swan-Ganz-Einschwemmkatheter erlaubt einerseits die direkte Bestimmung des Druckes in der A. pulmonalis und andererseits die indirekte Druckbestimmung im linken Vorhof, indem der Druck in der kapillären pulmonalen Endstrombahn den Druck im linken Vorhof widerspiegelt. Er läßt deshalb einerseits das Angebot an das rechte Herz (den venösen Rückfluß) und andererseits über die Bestimmung des sog. „cardiac output" (Herzzeitvolumen), die Förderleistung des linken Herzens beurteilen und stellt damit ein wertvolles Maß zur Überwachung der intravenösen Zufuhren bei Herzkranken dar. Als alleinige Kreislaufgröße ergibt die PWP („pulmonary wedged pressure") allerdings weniger Aufschluß über die Perfusion der wichtigen parenchymatösen Organe als beispielsweise die stündliche Nierenleistung (Shah et al. 1977).

> **!** Es ist immer daran zu denken, daß beim chirurgischen Patienten ein „normaler" ZVD eine Normovolämie vortäuschen kann, obwohl eine Hypovolämie vorliegt. Dies ist bei allen Zuständen von erhöhtem intraabdominalen Druck (Meteorismus) sowie bei Thoraxverletzungen (Spannungspneumothorax!) möglich.

Auswirkungen des Blutvolumenmangels auf einzelne Organsysteme

Viele Untersuchungen am Menschen haben als das wichtigste pathogenetische Moment des traumatischen Schocks den ***Blutvolumenmangel*** festgestellt. Dieser Blutvolumenmangel kann das Resultat eigentlicher Blutverluste nach außen oder in das Innere des Körpers oder von Blutflüssigkeitsverlust in traumatisiertes Gebiet darstellen (Paradigma des massiven Verlustes von Blutfüssigkeit in traumatisiertes Gewebe: Verbrennung). Es war deshalb naheliegend, die Auswirkung des Blutvolumenmangels aufgrund klinischer Daten und im Tierexperiment genauer abzuklären.

> **!** Bei Blutvolumenmangel von 20–30 % beginnt die sog. ***Zentralisation***, d. h. Konzentrierung der vorhandenen Blutmenge auf die für das Überleben zentral wichtigen Organe: Herz- und Zentralnervensystem.

Die Durchblutung der Haut und der Muskulatur wird stark gedrosselt, ebenfalls die der Abdominalorgane im Gebiet der A. coeliaca, der Aa. mesentericae cranialis und caudalis sowie der Nieren. Deshalb kommt es bei längerer Dauer der Zentralisation zu Schädigungen der entsprechenden Organe.

Niere. Es erfolgt eine sehr starke Drosselung der Nierendurchblutung. Die Niere reagiert sehr empfindlich – die ***kritische Zeitgrenze der arteriellen Drosselung liegt bei 1–2 h!*** Dauert die Drosselung bzw. Hypoxie längere Zeit an, so kommt es zu dem für den Menschen charakteristischen Zustand des posttraumatischen Nierenversagens. Er ist im Tierversuch schwer zu reproduzieren, weil die üblichen Laboratoriumstiere – insbesondere der Hund – anderen Komplikationen erliegen, bevor die Nieren versagen.

Hypotonie infolge Blutvolumenmangels setzt via Niere eine Reihe von kompensierenden Mechanismen in Gang, bevor es zur hypoxischen Schädigung der Niere kommt. Zunächst führen die ***vermehrt ausgeschütteten Katecholamine*** zur Widerstandserhöhung im renalen Kreislauf. Dies löst seinerseits den ***Renin-Angiotensin-Mechanismus*** aus, indem Renin freigesetzt wird, das in der Folge zur Bildung von Angiotensin 2 führt. Auch Vasopressin wird vermehrt gebildet. Diese Stoffe sind wesentlich an der initialen Zentralisation beteiligt. Im weiteren Verlauf treten Antagonisten in Form verschiedener Prostaglandine auf, die in der hypotonen Phase den Circulus vitiosus von Vasodilatation und vermindertem venösem Rückfluß einleiten bzw. unterhalten. Zudem ist gleichzeitig vermutlich die Abbaufähigkeit der Lunge in bezug auf Prostaglandine vermindert.

Trifft die Nierenischämie mit Anfall von Blut- oder Muskelpigmenten zusammen (z. B. nach ausgedehnten Quetschungen oder bei Verbrennungen), so verstärken diese Pigmente den schädigenden Effekt der verminderten Durchblutung der Nieren. Hypoxie und Pigmentanfall zusammen rufen schließlich besonders leicht eine sog. posttraumatische Anurie hervor, die sich nur schwer therapeutisch beeinflussen läßt, wobei die Erholung über eine langdauernde polyurische Phase erfolgt. Die Mortalität bei posttraumatischer Anurie betrug im Koreakrieg trotz Einsatz von Dialysezentren 70 %! Besonders die schwere Nierenschädigung tritt auch im Gefolge septisch bedingter Schockzustände auf.

Leber. Leber und portaler Kreislauf sind von der Zentralisation nachweislich stark betroffen. Untersuchungen mit Hilfe des Nabelvenenkatheters beim Menschen haben gezeigt, daß die normalerweise relativ geringe arterioportale Sauerstoffdifferenz in verschiedenen Schockzuständen – insbesondere aber bei der Hypovolämie – stark zunimmt. ***Die Leber reagiert auf relative Anoxie womöglich noch empfindlicher als die Niere*** – die kritische Abklemmungszeit im Tierversuch beträgt zirka 1 h, bei der Niere 2 h. Die komplexen aeroben Stoffwechselvorgänge werden – unter Anhäufung von Milchsäure – beeinträchtigt, und die Leber muß auf den weniger ATP-produzierenden anaeroben Stoffwechsel ausweichen. Es finden sich relativ gute Übereinstimmungen zwischen morphologischen Veränderungen der Leber und Funktionsstörungen. Morphologisch lassen sich licht- und elektronenmikroskopisch zentrale und parazentrale Läppchenschädigungen v. a. im Bereich der Mitochondrien feststellen. Klinisch führt dies dann nach dem Schockzustand zum „postaggressiven" Ikterus. Fermentmäßig fallen vorerst die pathologischen Werte der LDH und der SGOT sowie der SGPT auf, etwas später sind die „Stasefermente" γ-GT und alkalische Phosphate deutlich erhöht. Besonders ausgeprägt sind diese Veränderungen wiederum bei bzw. nach septischem Schock.

Die Leber beherbergt den größten Teil der ***retikuloendothelialen Zellmasse***, die für die Infektabwehr von großer Bedeutung ist. Die Aktivierung zahlreicher Mediatoren wurde kurz erwähnt, insbesondere die Bildung von Interleukin 1 durch aktivierte Monozyten und Makrophagen. Die Behandlung der Schockniere mit Dialyse ist wahrscheinlich deshalb so enttäuschend, weil wohl die Urämie, nicht aber die Resistenzschwäche der Schockpatienten wirksam bekämpft werden kann.

Neben der Infektabwehr fällt dem Stoffwechselorgan Leber die Entgiftung mannigfacher endogener und exogener Substanzen zu. Diese Funktion wird durch den Blutungsschock schwer gestört. Ein Versuchstier im an sich reversiblen Schock kann mit Bruchteilen einer LD 50 getötet werden, wie Fine (1954) dies am Beispiel der Endotoxinwirkung eindrucksvoll gezeigt hat. Dies sollte man auch in der Klinik stets vor Augen haben. Vermutlich betrifft dies auch Stoffwechselprodukte von Darmlumen und Darmwandung. Letztere ist nach der hypoxischen Schädigung pathologisch permeabel und belastet damit die geschädigte Leber mit einem vermehrten Anfall verschiedenster Toxine.

Auf die pathogenetische Bedeutung der Bakterien- und Endotoxintranslokation durch die hypoxämisch geschädigte Darmwand wurde schon hingewiesen.

Lunge. Die Hypovolämie verändert das Ventilations-Perfusions-Verhältnis, das normalerweise (alveoläre Ventilation zu Perfusion) 0,8 beträgt, bei Hypovolämie aber über 2 ansteigt. Beim Mehrfachverletzten – v. a. beim Vorliegen mehrerer Frakturen – gesellen sich humorale Faktoren, insbesondere Thrombineinschwemmung sowie Einschwemmung von Thrombozytenaggregaten und Veränderungen der Gerinnungsfaktoren hinzu. Folgen dieser Aggressionen gegen die Lunge sind frühe, klinisch nicht erkennbare, zunehmende ***respiratorische Insuffizienz*** und ***Zunahme des Shuntvolumens*** in der Lunge. Die Diagnose der beginnenden respiratorischen Insuffizienz läßt sich lediglich aus der serienweisen Verfolgung der Blutgase erkennen. ***Leitsatz bei der Behandlung des Polytraumatisierten*** ist deshalb, daß er solange als respiratorisch insuffizient anzusehen ist, bis Blutgasanalysen das Gegenteil bewiesen haben. Zur laufenden Überwachung wird heute meist die Puls-Oxymetrie angewendet. Diese ist aber durch die direkte Blutgas-Bestimmung zu ergänzen.

Frühe Atelektase- und Hypoxieprophylaxe verhindern den Übergang der traumatischen Ventilations- und Perfusionsstörung in den Circulus vitiosus der eigentlichen akuten respiratorischen Insuffizienz (ARI). Zur Prophylaxe eignet sich bei Spontanatmung der sog. CPAP („continuous positive airway pressure"). Der angehobene, endexspiratorische Druck wirkt der Atelektasetendenz entgegen. Meist aber muß der Polytraumatisierte künstlich beatmet werden und bedarf dann des PEEP („positive end-exspiratory pressure") – insbesondere, wenn die Verletzungen eine operative Versorgung erforderlich machen. Der Patient bleibt postoperativ intubiert, bis sich seine Blutgase normalisiert haben und er über ein Stadium der Atmung unter CPAP-Bedingungen extubiert werden kann.

Herz. In den klassischen reinen Entblutungsversuchen von Wiggers (1950) wird das Herz im hypovolämischen Schock erst sehr spät insuffizient. In der Klinik müssen wir aber sehr oft – insbesondere beim älteren Menschen – mit einem bereits geschädigten Herzen rechnen. Beim traumatischen Schock, bei dem sich Blutvolumenverlust, extreme Katecholaminausschüttung, Ausschüttung renaler Pressoren und zusätzlicher humoraler Faktoren schneller und massiver einstellen als bei der reinen Entblutung, ist sehr oft eine akute Mehrbelastung des rechten Herzens infolge Ansteigen des pulmonalen Widerstandes auf extreme Werte festzustellen, d. h. erhöhte „pulmonary vascular resistance" (PVR). Solchen Anforderungen ist das rechte, relativ muskelarme Herz über längere Zeit nicht gewachsen, und es ist oft notwendig, die β-Rezeptoren pharmakologisch zu stimulieren bzw. die α-Rezeptoren zu hemmen. Ob ein etwas hypothetischer, anscheinend v. a. im hypoxischem Pankreas gebildeter MDF („myocardial depressant factor") ebenfalls eine Rolle spielt, ist noch ungewiß.

Blut. Interessanterweise führt der Blutvolumenmangel zu sehr ausgeprägten Veränderungen des Blutes selber.

Blutverdünnung bzw. Anämie: Je nach Hydratationszustand des Organismus und insbesondere je nach Ausmaß der Wasserreserven des Darmes wird der Blutverlust durch Vergrößerung des Plasmavolumens aus dem extrazellulären und sekundär auch dem intrazellulären Raum möglichst rasch wettgemacht. Es resultiert eine Blutverdünnung: Einzelne Versuchstiere, wie beispielsweise das Kaninchen können diese Blutverdünnung innerhalb von 1 h bewerkstelligen. Beim Menschen dauert sie zwischen 12 und 24 h, ausreichende orale Flüssigkeitszufuhr vorausgesetzt.

Es ist festzuhalten, daß der „normale" Hämatokrit von 45 keineswegs einen optimalen Sauerstofftransport des Blutes ergibt. Genaue Untersuchungen von Messmer (1974) haben gezeigt, daß die Herabsetzung der Blutviskosität durch Senkung des Hämatokrits auf 30 zu einer besseren Gewebeversorgung mit Sauerstoff führt, als wenn der Hämatokrit 45 beträgt. Voraussetzung dieses verbesserten Sauerstoffangebots an die Peripherie ist allerdings die entsprechende Steigerung des Herzminutenvolumens. Offenbar hat uns aber die Natur im Hämatokrit von 45 eine gewisse Reserve an Sauerstoffträgern mitgegeben, die bei Blutverlust zur Verfügung stehen und eine ausreichende Blutversorgung unserer Gewebe gewährleisten.

Alles in allem gilt, daß für eine normale kardiovaskuläre Förderleistung und damit für die Sauerstoffversorgung der Gewebe die Normovolämie wichtiger ist als eine in weiten Grenzen variierende Erythrozytenzahl!

Rheologische Veränderungen des Blutes: Das Blut als nichthomogene Flüssigkeit hängt in seiner Suspensionsstabilität neben dem Hämatokrit stark von der Flußgeschwindigkeit ab.

> **!** Mit abnehmender Fließgeschwindigkeit des Blutes nimmt die Viskosität zu.

Zunehmende Viskosität bedeutet aber wachsenden Strömungswiderstand.

Hypovolämie und folgende Zentralisation führen in weiten Gefäßgebieten zu einer kritischen Verlangsamung der Mikrozirkulation. Es kommt hinzu, daß die Suspensionsstabilität des Blutes nicht nur durch die verlangsamte Strömung bedroht ist, sondern auch durch die gleichzeitig erfolgende Zusammenballung von Erythrozyten und insbesondere von Thrombozyten, wobei den letzten besondere hämodynamische Bedeutung im kleinen Kreislauf der Lungen zukommt.

Die ***Pseudoagglutination der Erythrozyten*** (roter Sludge) ist schon längere Zeit bekannt. Man unterscheidet 2 Arten, nämlich den Frühsludge (innerhalb von Stunden) durch Thrombineinschwemmung in die Blutbahn und den Spätsludge (innerhalb von Tagen), infolge typischer Dysproteinämie mit Vermehrung der Globulinfraktion.

Untersuchungen mit Hilfe der Siebedruckmessung haben gezeigt, daß der Erythrozytensludge relativ leicht reversibel ist, so daß keine wesentliche Zirkulationsbehinderung resultiert, sofern nicht ein wesentliches Ansteigen des Hämatokrits erfolgt. Der Sludge scheint aber die Erythrozyten für Hämolyse anfälliger zu machen; er könnte deshalb erklären, wieso nach einem Trauma oft eine allein durch den Blutverlust nicht erklärliche Anämie auftritt.

> **!** Wichtiger als der rote ist der sog. weiße Sludge. Es handelt sich dabei um eine Zusammenballung der Thrombozyten.

Der weiße Sludge kann die rheologischen Verhältnisse im Bereich des Kapillarnetzes stark verändern, weil sich die Thrombozytenagglutinate nur sehr schwer deformieren lassen, so daß sie die Kapillaren verstopfen können. Die Thrombozytenaggregate werden v. a. in den Lungenkapillaren abgefangen und spielen wahrscheinlich bei der sog. Fettembolie und bei der posttraumatischen respiratorischen Insuffizienz eine wichtige Rolle.

Bluteindickung: Es wurde bereits erwähnt, daß bei gewissen Schockarten die einzelnen Elemente des Blutes in wechselndem Verhältnis die Gefäßwand verlassen können. Meist ist es die Blutflüssigkeit, die aus dem intravasalen Raum austritt und damit eine Bluteindickung verursacht. Solche disproportionierten Blutvolumenverluste kommen vor beim ***Ileus***, bei schweren ***Infektionen*** sowie insbesondere bei der ***Verbrennung***. Bluteindickung verstärkt die durch Blutverluste hervorgerufenen rheologischen Veränderungen. Es ist außerordentlich wichtig, bei einem Ileuspatienten aus dem Hämatokrit festzustellen, wieviel extrazelluläre Flüssigkeit verlorengegangen ist. Dabei ist die Zeitdauer des Volumenmangels von wesentlicher Bedeutung für die Entstehung irreversibler Schädigungen der parenchymatösen Organe, insbesondere Niere und Leber.

Neurale Schockmechanismen

Hypovolämischer und traumatischer Schock bewirken eine starke Katecholaminausschüttung. Sowohl das starke β- wie etwas schwächere α-adrenerge Epinephrin (Adrenalin) wie das stark α-adrenerge und schwach β-adrenerge Norepinephrin (Noradrenalin) sind die wichtigsten körpereigenen Stoffe. Sie bewirken wesentlich die teleologisch primär sinnvolle Zentralisation. Sie tragen aber auch dazu bei, nach einer kritischen Zeit von 1–2 h ausgesprochener Hypovolämie verschiedene Organe schwer bis irreversibel zu schädigen, v. a. wenn noch weitere humorale „Noxine" (Stoffwechselprodukte, Bakterientoxine) hinzukommen.

Interessanterweise führt auch stärkste Reizung peripherer Nerven – beispielsweise des N. ischiadicus – beim Versuchstier nicht zu einem Schockbild. Wird dagegen eine solche Reizung in Verbindung mit experimenteller Blutentnahme vorgenommen, so tritt schon nach Entzug relativ geringer Mengen Blut ein Schock ein.

Interessant ist auch, daß die verschiedensten vegetativen Pharmaka die Schockresistenz erhöhen, sofern sie als Prämedikation verabreicht werden. Gibt man die gleichen Medikamente im ausgeprägten Schock, so wirken sie praktisch ausnahmslos lebensverkürzend. Vegetative Pharmaka verschiedenster Wirkungsart können bei Prämedikation die Schockrestistenz erhöhen, nämlich Sympathikolytika (z. B. Dibenzyllin), Parasympathikolytika (z. B. Atropin) und Stammhirnpharmaka (z. B. Chlorpromazin).

Schocktraining und retikuloendotheliales System (RES)

Tiere können gegen verschiedene Schockformen, insbesondere gegen ein Muskeltrauma oder gegen das Trauma der rotierenden Nobel-Trommel durch subletale Exposition, resistent gemacht werden. Traumatische Einwirkungen, die bei unbehandelten Tieren zum Tod führen, werden von solchermaßen trainierten Tieren ohne wesentliche Folgen ertragen. Blockiert man dagegen das RES mit kolloidalen Substanzen, so verlieren die Tiere die erworbene Schockresistenz. Dabei ist zu bedenken, daß die Funktion des RES eine 2fache ist, nämlich die der Phagozytose und die der Entgiftung. Die beiden Eigenschaften des RES werden nicht immer in gleicher Weise verändert.

Vasovagale Traumareaktion

Dies ist die Domäne der psychisch oder orthostatisch ausgelösten Kreislaufdepression. Sie kann zum Ohnmachtsanfall führen, beispielsweise schon aufgrund rein psychischer Einwirkungen, wie Anblick von Blut oder Miterleben einer Schreckensszene. Nicht selten ist schon der Anblick einer Spritze genügend um eine vaso-vagale Traumareaktion auszulösen! Es kommt dabei zur Weitstellung der Muskel- und Abdominalgefäße – ohne Steigerung des Herzminutenvolumens –, wodurch eine relative Oligämie des Gehirns entsteht. Resultat ist ein Kollaps. Prüft man den Kreislauf eines Ohnmächtigen aus vasovagaler Ursache, so hat er stets einen langsamen Puls bei niedrigem Blutdruck. Er erholt sich in horizontaler Körperlage sehr rasch. Man erklärt sich dieses Bild durch starke periphere und kardial negativ-inotrope Vaguswirkung. Die im Einleitungsabschnitt aufgeführte erste Art der Traumareaktion ist damit erklärt.

Hypertone Traumareaktion

Nach Verletzungen – auch Mehrfachverletzungen – stellt man nicht selten primär einen erhöhten Blutdruck fest. Diese Beobachtung hat viel Verwirrung gestiftet, denn man hat geradezu von einer „hypertonen Schockform" gesprochen. Es hat sich aber gezeigt, daß diese hypertone Traumareaktion nur dann möglich ist, wenn weniger als 30 % des Blutvolumens verloren sind, womit die Schockschwelle des Blutvolumenverlustes nicht oder kaum überschritten ist. Die hypertone Traumareaktion scheint schmerzbedingt zu sein und verschwindet nach intensiver Schmerzmedikation und besonders bei Einleitung der Narkose.

Diagnose des hämorrhagischen bzw. traumatischen Schocks

!

Zur Diagnose des traumatischen Schocks gehören 3 Elemente:
- ***Die subjektiven Zeichen des Patienten***: Durst, Brechreiz und evtl. Lufthunger;
- ***die vom Arzt subjektiv bewerteten Zeichen***: blasse, kalte, feuchte Peripherie;
- ***die objektiven Meßwerte***: Blutdruck und Puls und ihr Quotient als Schockindex, Urinproduktion je Stunde (beurteilt nach Menge und Osmolarität), ZVD und ggf. Blutvolumen, Rechtsherzkatheter und Herzminutenvolumen.

Es ist besonders wichtig, immer die objektiven Werte und nicht irgendwelche Terminologie in Krankengeschichten niederzulegen!

Wir unterscheiden zwischen eigentlichem und drohendem Schock:
- Schock: kalte, hypotone (oligurische) Tachykardie. Schock wird im englischen Sprachgebrauch oft auch als „low flow syndrome" bezeichnet, im deutschen als „vermindertes Stromzeitvolumen" definiert.
- Drohender Schock:
  - kalte hypotone Bradykardie (insbesondere bei der vasovagalen Reaktion, rasch reversibel!),
  - kalte, normotone Tachykardie,
  - normo- und hypotone, warme Tachykardie.

Eine Sonderstellung nimmt die warme, hypotone Tachykardie ein. Sie kann, falls sofort nach einer Narkose auftretend, völlig harmlos sein, kann jedoch u. a. eine gramnegative Sepsis anzeigen.

Gewisse „Verfeinerungen" der Nomenklatur des traumatischen Schocks bedeuten keine Erleichterung für das Verständnis des Schockgeschehens. Ausdrücke wie „neurogener" oder „vasogener" Schock sind dagegen falsch, weil z. B. ersterer auf eine falsche Fährte führen kann, da es keinen neurogenen zentralen Schock gibt. Liegt bei einem Schädelverletzten ein

Schockbild vor, so ist es praktisch nie durch zentrale Einwirkung, sondern immer durch entsprechende Blutverluste ausgelöst. Der Ausdruck „vasogener Schock" ist darum falsch, weil er ein einziges pathogenetisches Teilelement überbewertet.

8.2 Septischer Schock und Schocktoxine

Neben dem traumatischen Schock spielt in der Chirurgie die septische Komplikation, d.h. die Allgemeininfektion mit und ohne Schockbild, eine wesentliche Rolle. Ein akuter generalisierter Infekt kann primär zum eigentlichen Bild der kalten tachykarden Hypotonie führen. Beim leistungsfähigen Herzen geht dieser Zustand – besonders bei Infektion mit gramnegativen Keimen – in einen sog. hyperdynamischen Zustand mit erhöhtem Herzminutenvolumen und weiter, warmer Peripherie über. Offenbar besteht dabei aber eine O_2-Verwertungsstörung, denn das relativ hohe O_2-Angebot wird von der Peripherie nicht ausgenutzt, und es resultiert eine relativ geringe, arteriovenöse O_2-Differenz. Es ist noch nicht genau geklärt, ob diese verminderte O_2-Verwendung in der Peripherie auf vermehrte arteriovenöse Shunts, auf verminderte O_2-Abgabe der Erythrozyten oder auf Unfähigkeit der Parenchym- und Muskelzellen, den Sauerstoff zu übernehmen, zurückzuführen ist.

Organmanifestation

Vom septischen Geschehen sind 4 Organe besonders betroffen.

Lunge. Im Vordergrund steht die Lunge. Während Atelektase und zunehmendes „Shunting" beim Polytraumatisierten durch adäquate Prophylaxe fast mit Sicherheit vermeidbar sind, trifft dies beim septischen Patienten nicht zu, insbesondere nicht beim septischen Schock. Sepsis in Verbindung mit septischen Schockzuständen hat auch bei modernster Intensivpflege eine Letalität von mehr als 50 %!

Niere. Das septische Nierenversagen ist eine weitere ernste Bedrohung nach septischem Schock. Dialysebehandlung erscheint weitgehend wirkungslos, weil sich das Nierenversagen mit der respiratorischen Insuffizienz und dem Leberversagen kombiniert.

Leber. In der Leber kann schon die bloße, hypovolämische Hypoxie die „fatale azidotische metabolische Spirale" in Gang setzen mit funktioneller und morphologischer Schädigung der Hepatozyten, v.a. in ihren Mitochondrien bis hin zum Zelltod. Jeder neue septische Schub stellt eine gefährliche Belastung in dieser Richtung dar. Vorerst erfolgt eine Erhöhung der LDH und der SGOT und nachher diejenige der sog. Stasefermente, γ-GT und alkalische Phosphatase. Die geschädigte Leber kann der Peripherie als weiteres wichtiges Element ungenügende Mengen an Seitenkettenaminosäuren, Leuzin, Isoleuzin und Valin anbieten, womit den Muskeln ein wesentlicher Brennstoff fehlt.

Ungleich der Lungen- und Nierenschädigung ist diejenige der Leber weitgehend reversibel. Remission der Leberschädigung (festgestellt anhand von Biopsien wie durch Besserung des Fermentmusters) garantiert allerdings noch keine günstige Prognose.

Herz. Für das Herz hat Wiggers (1950) im hämorrhagischen Schock eine sehr späte Beteiligung an dem Circulus vitiosus der Irreversibilität nachgewiesen. Die Sepsis – insbesondere im Zusammenhang mit hypoxischer Hypotonie – dürfte mit der Produktion myokardial depressiver Faktoren einhergehen.

Die Reihenfolge der einzelnen Organversagen im septischen Schock ist wohl kardiorespiratorische Insuffizienz und danach Leber- und Niereninsuffizienz.

Diagnose einer Sepsis

Die Diagnose einer Sepsis basiert auf folgenden Kriterien:

- klinischer Aspekt der „warmen hypotonen Tachykardie" (meist hyperdynamischer Zustand mit erhöhtem Herzminutenvolumen),
- geringes arteriovenöses O_2-Gefälle (wegen ungeklärten Mangels der peripheren O_2-Verwertung),
- Hyperfibrinogenämie,
- Glukoseintoleranz mit erhöhtem Insulinbedürfnis,
- Thrombozytopenie,
- 3–4 positive Blutkulturen (von den Resultaten mit keimfreien Versuchstieren wissen wir, daß keimfreie verbrannte Haut eine letale Verbrennungskrankheit bewirkt. Eine „systemic inflammatory response" (SIR) ist somit als Reaktion auf die Ausschüttung verschiedener Mediatoren ohne eigentliche Infektion möglich. Zum Nachweis einer SIR ist deshalb der Nachweis positiver Blutkulturen nicht zwingend.).

Pathogenetische Faktoren

Welches sind die pathogenetischen Mechanismen, die in der Sepsis zum multiplen Organversagen führen?

Endotoxine. Man hat v.a. Endotoxin angeschuldigt, wobei dies einerseits aus der pathologisch durchgängigen Darmwand, andererseits aus den im Blut nachweisbaren Keimen stammt. Fine (1954) hat eine sehr logische Hypothese aufgestellt, wonach der große Endotoxinanfall aus dem geschädigten Darm von der geschädigten Leber nicht mehr entgiftet werden könne und so zum Endotoxinschock führt.

Durch die neuen Arbeiten über Translokation von Darmbakterien und Endotoxin aus dem geschädigten Darm erhielten diese klassischen Befunde von Fine erneute Aktualität.

8.3 Anaphylaktische und anaphylaktoide Schockreaktionen

Nach Halpern (1974) kann der anaphylaktische Schock als eine durch immunologische Vorgänge ausgelöste schwere Störung der Kreislaufregulation betrachtet werden.

Klinik

Charakteristisch ist:

- das Auftreten des Syndroms innerhalb von Minuten;
- die rasche Progredienz mit generalisiertem Pruritus, meist Erythem und urtikariellen Plaques, „rote" Konjunktiven, oft Asthmaanfälle, Schüttelfrost, Angstgefühl, gelegentlich Erbrechen und Diarrhö. Extrem hohe Pulsfrequenz, Absinken des Blutdrucks und Verlust des Bewußtseins sind Anzeichen lebensbedrohlicher Progredienz.
- Dieses akute Bild ist meist mit adäquater Therapie rasch reversibel.

Pathogenese

Die Antikörper sind das Primum movens für den anaphylaktischen Schock, aber die schweren Symptome werden durch endogene Mediatorsubstanzen – beim Menschen vor allem ***Histamin*** – verursacht.

Hauptsächlicher pathogenetischer Mechanismus dieses Zustandes ist die zentrale Hypovolämie infolge Flüssigkeitsverlust im terminalen Gefäßnetz, feststellbar am erhöhten Hämatokrit. Ausgelöst wird die Reaktionskette durch Antikörper – auch Reagine genannt – vom Typus der IgE-Immunoglobuline.

Der genaue Reaktionsablauf von der Bindung des Antigens an den zellständigen Antikörper bis zum Freisetzen der intrazellulären Mediatorsubstanzen ist bisher nicht bekannt. Die verschiedenen Spezies haben unterschiedliche Mediatorsubstanzen. Beim Menschen scheint Histamin die bedeutendste Mediatorsubstanz zu sein. Es findet sich in komplexer Form in den intrazytoplasmatischen Granula der Gewebe- und Blutbasophilen. Serotonin scheint beim Menschen keine oder nur eine geringe Rolle zu spielen.

Von anaphylaktoider Reaktion spricht man dann, wenn Substanzen – ohne nachweisliche Antikörper – direkt zur Histaminfreisetzung Anlaß geben.

Als Beispiele seien erwähnt gewisse Myorelaxanzien sowie polymere Plasmaersatzmittel, wie Dextran und Gelatine. Es entstehen dabei vorwiegend urtikarielle Bilder und nur relativ selten (dann aber auch bedrohlich) eigentliche Schockzustände. Die Behandlung deckt sich mit der beim anaphylaktischen Schock.

Therapie

Wesentlich ist das rasche Handeln, da u. U. unmittelbare Lebensgefahr bestehen kann. Meist wird als erstes Adrenalin 0,25 mg in 5 ml physiologischer Kochsalzlösung, langsam i. v. injiziert (oder 0,5 bis 1 mg intramuskulär).

8.4 Der „schlechte Zustand": Differentialdiagnose der Schockzustände

Vorerst ist festzustellen, daß der eigentliche Schock wie der drohende Schock vom Laien, vom Pflegepersonal, ja oft auch vom ärztlichen Kollegen zunächst – und gar nicht so unzutreffend – als „schlechter Zustand" bezeichnet wird. Es gilt dann, diesen Zustand zu analysieren. In der Notfallmedizin gibt es – vielleicht mit Ausnahme des Traumatisierten – grundsätzlich keine einem Spezialgebiet zugehörigen Patienten. Sie alle wollen vorerst beurteilt und entsprechend zugeordnet sein. Der Notfallarzt wird sich bewußt sein müssen, daß es nicht wenige intern-medizinische akute Zustände gibt, die mit dem klinischen Bild der kalten hypotonen Tachykardie einhergehen können. So kann ein Herzinfarkt oder eine basale Pneumonie durchaus mit Oberbauchperitonismus und klinischen Zeichen des Schocks einhergehen. Ein akuter enteraler Infekt mit Flüssigkeitsverlust im Darm kann innerhalb von Stunden ein klinisches Schockbild hervorrufen: Infekte mit wesentlichem Toxinanfall, akute grippale Infekte, verschiedenste Vergiftungen.

Es darf hier festgehalten werden, daß jeder Zustand manifester Zentralisation aktive kardiorespiratorische Reanimation und gut überwachte Flüssigkeitszufuhr benötigt und deshalb die Sofortbehandlung von jedem verantwortlichen Notarzt beherrscht werden sollte. Im Krankenhaus werden nach entsprechender Triage bald fachärztlicher Rat und entsprechende internistische Weiterbehandlung verfügbar sein.

Für die chirurgische Differentialdiagnose des „akuten schlechten Zustands" bleibt dann ein überschaubarer Fächer von Möglichkeiten, die es systematisch abzuklären bzw. auszuschließen gilt.

Auch beim chirurgischen Patienten kann die Zentralisation bzw. das verminderte Stromzeitvolumen – der Schockzustand – verschiedene Ursachen haben. Bei der Behandlung des traumatischen Schocks wurde ausführlich auf die Bedeutung des Blut- bzw. Blutvolumenverlustes hingewiesen; er kann auch in einigen der folgenden Zustände ein wesentliches Teilelement darstellen, steht aber nicht als Primum movens im Vordergrund.

Ist eigentlicher Blutverlust oder Verlust von Blutflüssigkeit (Bestimmung des Hämatokrits und evtl. des Serumnatriums!), als primäre Ursache ausgeschlossen, so denke man an folgende Möglichkeiten:

- *Lunge*: Hier ist in erster Linie die ARI (akute respiratorische Insuffizienz) mit Hilfe der Blutgase und des Thoraxröntgens abzuklären. Bronchopneumonie, Ergüsse, Spannungspneumothorax und Embolie sind systematisch nachzuweisen bzw. auszuschließen.
- *Herz*: Beim Traumatisierten ist in erster Linie an die akute Rechtsherzüberlastung zu denken, beim unklaren Notfall an den Infarkt, gelegentlich auch an die Tamponade durch Erguß (beim Traumatisierten durch Blut).
- *Schwerer Infekt*: Mediastinitis (wir haben mehrere Schockpatienten nach Spontanperforation des unteren Ösophagus gesehen!), Peritonitis, ausgedehnte phlegmonöse Entzündungen an Rumpf und Peripherie.
- *Fettemboliesyndrom*: Heute durch systematische prophylaktische Überdruckbeatmung praktisch vermeidbar.
- *Anaphylaktischer und anaphylaktoider Zwischenfall*: Dieser stellt sich innerhalb weniger Minuten nach Verabreichung gewisser Diagnostika oder Pharmaka oder etwas später nach Genuß entsprechender unverträglicher Speisen ein.
- *Akutes Nebennierenversagen*: Bei antikoagulierten Patienten und bei Hypertonikern sowie bei Vorliegen einer Tuberkulose ist immer an die akute Nebennierenapoplexie zu denken.

Die meisten dieser differentialdiagnostischen Punkte sind relativ leicht zu diagnostizieren bzw. auszuschließen, wenn man die entsprechende Anamnese und die klinische Untersuchung berücksichtigt. Für die Analyse der akuten kardiorespiratorischen Störungen sind wiederholte Blutgasanalysen unerläßlich, die Rechtsherzkatheterisierung ist sehr wünschenswert.

8.5 Fettemboliesyndrom

Fallbeispiel

Ein typischer, mehrere Jahre zurückliegender Fall im Telegrammstil: 19jähriges sportliches Mädchen, aus einem mit hohem Tempo fahrenden Auto geschleudert. Neben diffusen Abdominalkontusionen Oberschenkelfraktur. Etwa 1 h nach Unfall deutliche Zeichen von Blutvolumenverlust (auf ca. 1,2 erhöhter Schockindex) im Krankenhaus. Blutverlust ca. 2 h nach Unfall ersetzt, Osteosynthese des Oberschenkels ohne Schwierigkeiten durchgeführt. Etwa 18 h nach Unfall zunehmende Somnolenz mit auffallender Zyanose der Lippen, schwere Unruhe, Exitus mit extremer Zyanose ca. 30 h nach Unfall. Bei der Sektion ist das Gehirn übersät mit kleinen Blutpunkten, die bei der histologischen Untersuchung aus Fetttröpfchen in den kleinen Gefäßen und Blutextravasaten bestehen.

Zenker (1862) hat als erster Fetttröpfchen im kleinen und etwas weniger deutlich im großen Kreislauf beobachtet und das Zustandsbild deshalb als Fettembolie bezeichnet. Pathologisch-anatomisch erscheint der Begriff „Fettembolie" klar. Es stellt sich nun die Frage, wo solche Fettembolien im Körper vorkommen und welche Zustände sie auslösen.

Lokalisation der pathologisch-anatomisch nachweisbaren Fettembolien

Am häufigsten werden sie im kleinen Kreislauf, d. h. in der Lunge gefunden, aber auch im großen Kreislauf, insbesondere im Gehirn, Niere, Myokard, Darm, Haut etc. In der Lunge vergesellschaftet sich die Einlagerung von Fett bei früh ad exitum gekommenen Fällen oft mit Knochenmarkpartikeln, insbesondere auch mit Thrombozytenaggregaten und Leukozytenansammlungen. Recht häufig finden sich Thrombozytenagglutinate und Leukozytenanhäufungen ohne nachweisbares Fett.

Welche Umstände führen zu den beschriebenen pathologisch-anatomischen Bildern?

Sie werden v. a. nach heftigen Traumen, aber mitunter auch ohne eigentliches Trauma nachgewiesen.

Fettembolie nach einem Trauma. Es wird beobachtet bei:

- *Frakturen*: Bei der Autopsie verunfallter Patienten mit Frakturen finden sich fast regelmäßig kleine oder große Mengen von Fetttröpfchen in der Lunge. Einige Tage nach dem Unfall ist dieser Befund wesentlich weniger ausgeprägt. Auffällig ist der Unterschied in der Häufigkeit klinisch relevanter Fettembolien nach verschiedenen Frakturen. So führen Skifrakturen fast nie, Verkehrsverletzungen mit Frakturen relativ häufig zu relevanten Fettembolien. Andererseits kann nach Ski- bzw. Sportverletzungen, die mit einem heftigen Aufprall des Körpers verbunden sind, eine Fettembolie vorkommen. Massive Traumatisierung des gesamten Körpers erscheint somit wichtig;
- großen *Weichteilverletzungen* und Kontusionen (z. B. körperliche Mißhandlungen);
- ausgedehnten *Verbrennungen*.

Fettembolie ohne Trauma. Tritt auf nach:

- *Herzmassage*;

- ***Herz-Lungen-Maschine***, nach längerem Gebrauch (in diesem Falle findet sich die Fettembolie nicht im kleinen, sondern im großen Kreislauf);
- schwerer ***Pankreatitis***;
- akuten ***Verbrauchskoagulopathien***;
- schweren ***Infektionen*** und ***Vergiftungen***;
- ***Eklampsie***.

Experimentell. Experimentell ist die Fettembolie auslösbar durch:
- ***Tourniquetschock*** (nach Wegnahme einer mehrstündigen Abschnürung von Extremitäten);
- ***Injektion von Thromboplastin***.

Im Experiment wird die Auslösung einer Fettembolie durch präexistierende Lipämie begünstigt.

Woher stammt das Fett?

Früher wurde allgemein angenommen, es stamme aus dem Knochenmark. Diese Möglichkeit läßt sich mit radioaktiven Fettmarkierungen bestätigen und ergibt sich auch aus der Einschwemmung eigentlicher Knochenmarkpartikel in den Lungen. Aufgerissene Venen des frakturierten Knochens können tatsächlich als Eintrittspforte für Fett dienen. Die aus dem verletzten Knochen eingeschwemmten Fettmengen sind aber sehr gering. Der Fettgehalt des verletzten Knochens ist nicht wesentlich reduziert. Experimentelle Injektionen entsprechender Fettmengen können keine klinisch eindeutigen Fettembolien auslösen.

So bleibt das übrige Körperfett als weitere mögliche Quelle. Tatsächlich konnte nachgewiesen werden, daß der Fettstoffwechsel bei Fettembolie stark verändert ist, denn radioaktiv markierte experimentelle Fettdepots werden sehr schnell resorbiert. Die gleiche Veränderung des Stoffwechsels kann durch Infusion von Katecholaminlösungen hervorgerufen werden. Bei entsprechender Dosierung kann man sogar das klinische Bild einer Fettembolie mit Hyperthermie und Zyanose hervorrufen. Die Mobilisierung der Fettdepots ist dabei stark beschleunigt.

Aufschlußreich ist die chemische Analyse der Fetttröpfchen. Sie enthalten sowohl Bestandteile des Körperfetts wie des Blutfetts. Man muß also annehmen, daß verschiedene Faktoren zusammenwirken, nämlich:
- Einschwemmung von Fett aus dem Frakturgebiet,
- allgemeine Störung bzw. Aktivierung der Fettmobilisierung,
- Zusammenfließen des in den Chylomikronen vorhandenen Blutfetts.

Dadurch wird auch die begünstigende Wirkung präexstierender Lipämie für die Auslösung der Fettembolie erklärlich.

Besonders wichtig aber ist nun die Erkenntnis, daß in Verbindung mit der Fettembolie eine ganze Reihe anderer intravasaler Veränderungen auftreten, die oft auch ohne Fetteinsprengung beobachtet werden. Es handelt sich um Plättchenagglutinate in Verbindung mit Fibrin und Leukozytenthromben. Sie werden ebenfalls v. a. in der Lunge, aber auch im großen Kreislauf vorgefunden.

In der ***Lunge*** werden hämorrhagisches Ödem, Atelektasen sowie lokale akute Emphysembildungen ausgelöst. Ähnliches gilt für die wichtigsten Organe des großen Kreislaufs. Im ***Gehirn*** finden sich Thromben aus Plättchen und Leukozyten und hämorrhagische Infarkte in Form der sog. Ring- und Kugelblutungen. Die ***Nieren*** zeigen Fett- sowie Plättcheneinlagerungen, v. a. in den Glomeruli sowie peritubulär. Klassisch ist die Beobachtung der Petechien in der ***Haut***, die teilweise ohne Fetteinsprengungen vorkommen. Im ***Gastrointestinaltrakt*** sind ebenfalls Petechien möglich.

Hypoxie als Faktor, der den Circulus vitiosus der sog. Fettembolie verstärkt

Die geschilderten Lungenveränderungen führen offenbar zu einer Vermehrung der arteriovenösen Kurzschlüsse (Shunts) mit schwerer Hypoxie (pO_2 bei Zimmerluft oft zwischen 4–5 kPa bzw. 30–40 mmHg). Dies bedeutet akuten Sauerstoffmangel für verschiedene Organe, insbesondere das Gehirn. Die bei typischer Fettembolie beobachtete Zyanose bzw. Hypoxie dürfte die entscheidende Ursache des raschen tödlichen Verlaufs sein. Tatsächlich hat sich gezeigt, daß sich unter entsprechender Beatmung prognostisch früher infauste, rasche Verlaufsformen der Fettembolie rasch und folgenlos zurückbilden.

Nicht die intravasalen Fetttropfen spielen also die wichtigste Rolle, sondern ein Zusammenwirken von ***3 Faktoren***:
- Veränderungen der rheologischen Qualitäten des Blutes
- Veränderungen der Gerinnungsfaktoren
- Hypoxie

Veränderungen der rheologischen Qualitäten des Blutes (erschwerte Mikrozirkulation). Sie stehen in enger Beziehung zu Veränderungen der Plättchen, d. h. der weißen Aggregate wenige Sekunden bis Stunden nach dem Trauma. Diese Aggregate sammeln sich v. a. um die Chylomikronen an, die ihrerseits wegen des veränderten Fettstoffwechsels zum Zusammenfließen neigen. Diese Viskositätsänderung läßt sich experimentell durch Thrombineinschwemmung auslösen, und es ist wahrscheinlich, daß Thrombineinschwemmung nach Gewebetrauma auch beim Menschen tatsächlich vorkommt und pathogenetische Bedeutung hat.

Die ***Viskositätszunahme*** des Blutes wirkt sich oft nach einem Trauma deswegen so stark aus, weil die häufig vorhandene Hypovolämie ohnehin zu einer Verlangsamung des Flusses mit entsprechender „physiologischer“ Viskositätszunahme des Blutes führt. Es bilden sich ferner rote Aggregate, insbesondere auf der venösen Seite, mit entsprechender Stase. Die Äquilibrationszeit markierter Erythrozyten ist deshalb verlängert. Stase in den Venolen macht die aggregierten Erythrozyten besonders anfällig für Hämolyse. So muß man sich das Auftreten einer Anämie trotz adäquatem Blutersatz nach einem schweren Trauma erklären.

Die verschiedenen Mediatoren der aktivierten Monozyten und Makrophagen (Prostaglandine, Leukotriene, Interleukin 1 etc.) haben eine eindeutig endothelschädigende Wirkung und erleichtern so einerseits die Exsudation in das Interstitium sowie die Adhäsion von Zellen und der Plättchen an der Gefäßwand.

Veränderungen der Gerinnungsfaktoren. Sie erfolgen nach dem Schema: Trauma = Einleitung der Hämotase mit erhöhter Plättchenadhäsion und Plättchenaggregation. Je nach Relevanz ist dies nicht nur ein lokales, sondern ein allgemeines, den ganzen Organismus betreffendes Phänomen, das eine Verbrauchskoagulopathie (DIC) mit Abnahme der Plättchenzahl, des Fibrinogens, des Faktors V und des Faktors VIII einleitet. Nach kurzer Zeit kommt es allerdings zu einer Gegenregulation mit erhöhter Fibrinolyse und Gefahr einer hämorrhagischen Diathese. Ein Trauma bewirkt eine Vermehrung der freien Fettsäuren und erhöhte Fettmobilisierung in den Depots (Fuchsig 1973, Wadström 1964). Dieselbe Veränderung kann durch Infusion von 1 μg (1 γ) pro kg KG Norepinephrin herbeigeführt werden. Es resultiert ein Depot von Fett in den Makrophagen und in den Wandzellen der Alveolen, was eine Beeinträchtigung des Spannungszustands der Alveolen mit sich bringt und die Entstehung einer Atelektase begünstigt. Norepinephrin-Injektionen können Fieber, Dyspnoe, Tachykardie und Petechien bewirken. Wahrscheinlich setzen sie Fettsäuren frei. Ob dabei eine Vermehrung der Lipasen eine Rolle spielt, ist noch nicht klar (Lipasegehalt des Blutes und klinischer Verlauf gehen nicht parallel).

Hypoxie. Diese ist eine Folge der beschriebenen Lungenveränderungen, hat aber ihrerseits pathogenetische Bedeutung, indem sie leicht einen Circulus vitiosus herbeiführt. Das hypoxisch geschädigte Hirn ist nicht mehr in der Lage, eine normale oder gar vermehrte Atemtätigkeit aufrechtzuerhalten. Insbesondere fehlt der für die Verhütung von Atelektasen so wichtige Tiefatmungsreflex. Die schon erwähnten günstigen Erfahrungen mit der Normalisierung der Blutgase zeigen, daß die durch eine Fettembolie hervorgerufenen Veränderungen reversibel sind, wenn es gelingt, die hypoxischen Schäden zu vermeiden.

Die Fettembolie mit ihrem akuten Lungenversagen kann wohl mit Recht als akutes multiples Organversagen verstanden werden, wobei die Lungenschädigung weit im Vordergrund steht. Nicht alle Aspekte der Pathogenese sind restlos geklärt, insbesondere nicht der Umstand, daß das hochenergetische Trauma mit Frakturen der großen Röhrenknochen – insbesondere des Femurs – besonders häufig zu dem klinischen Bild führt, während beispielsweise in einer Serie von 50 Torsionsfrakturen des Femurs beim Skifahren nie eine Fettembolie auftrat, wohl aber, wenn der Patient in großer Geschwindigkeit eine Kollision mit einem Geländehindernis erlitten hatte.

Das klinische Bild der Fettembolie

Zeitpunkt des Auftretens. Perakute Fälle treten innerhalb weniger Stunden auf und führen unbehandelt u. U. in 10–20 h zum Exitus. Die typische Fettembolie macht sich etwa 24 h nach Unfall bemerkbar. Die Fettembolie kann heute meist erfolgreich behandelt werden. Der Verhütung einer Hypoxie kommt dabei die wichtigste Rolle zu. Eine inkomplett auftretende Fettembolie zeichnet sich durch spätes Auftreten und inkomplettes Symptomenbild aus. Es bestehen meist Tachykardie, mäßig pathologischer Lungenbefund und u. U. kurzdauernde Bewußtseinsstörung (Verwirrung). Eine Gefahr quo ad vitam ist selten.

Einer Zusammenstellung von Sevitt (1962) kann man entnehmen, daß in 35 Fällen von nachgewiesener Fettembolie die in Tabelle 8.2 dargestellten Symptome vorhanden waren.

Klinische Unterscheidung. Klinisch wird zwischen pulmonaler Fettembolie und systemischer Fettembolie unterschieden.

- Bei der ***pulmonalen Fettembolie*** treten Tachypnoe, Tachykardie, Dyspnoe und Zyanose in Begleitung zahlreicher Rasselgeräusche auf. Im Röntgenbild finden sich meist ungleichmäßige diffuse Verschattungen (sie sind aber nicht obligatorisch!). Das EKG zeigt oft eine Rechtsherzüberlastung, und am aufschlußreichsten sind die Blutgase, die deutliche Hypoxie anzeigen, die durch das Röntgenbild nicht immer zu erklären ist. Fett im Sputum kommt vor, ist aber nicht von großer diagnostischer Bedeutung, da es auch beim Gesunden gelegentlich vorhanden ist. Die pulmonale Fettembolie ist weitgehend identisch mit dem posttraumatischen akuten respiratorischen Distreßsyndrom (ARDS).
- Bei der ***systemischen Fettembolie*** stehen Veränderungen des Zentralnervensystems im Vordergrund.

Tabelle 8.2. Klinische Symptomatik der „Fettembolie"

	Anzahl der Fälle mit positiver Symptomatologie
Tachykardie	30
Zyanose	20
Pathologisches Lungenröntgenbild	17
Zentralnervöse Erscheinungen (Somnolenz, Koma, Hyperthermie)	14
Petechien der Haut	9

Es bestehen Verwirrtheit, Erregung, Delirium, später Sopor und Bewußtlosigkeit. Die Prognose der zerebralen Veränderungen erscheint gut, sofern die Hypoxie nicht zu lange dauert. Weitere Veränderungen im großen Kreislauf betreffen insbesondere die Niere. Es finden sich Albuminurie, Hämaturie sowie Fettausscheidung im Urin (letztere kommt auch beim Gesunden vor). In der Haut sind in etwa 20 % der Fälle die klassischen Petechien nachweisbar. Sie finden sich insbesondere im Bereich des Schultergürtels und der Inguinalregion. Diese spezifische Lokalisation der Hauptpetechien ist schwer zu erklären. Der Augenhintergrund kann ebenfalls Petechien aufweisen.

Prophylaxe und Behandlung der Fettembolie

Bis vor etwa 20 Jahren wurde das Auftreten einer Fettembolie weitgehend als praktisch unvermeidbare Fatalität ohne wirkliche prophylaktische oder therapeutische Möglichkeiten angesehen. Die Erkennung von 3 pathogenetischen Mechanismen und ihre Verhütung bzw. Behandlung hat dann aber die Zahl der klinisch relevanten und insbesondere der letalen Fettembolien in den letzten 20 Jahren drastisch gesenkt. Erster, für sich allein noch nicht entscheidender Behandlungsfortschritt war die systematische Schockprophylaxe und Schockbehandlung durch Aufrechterhalten eines adäquaten Zirkulationsvolumens. Zunehmend wurde dabei als 2. Element die „kardiorespiratorische Einheit" erkannt, daß nämlich nicht nur die Lungenventilation bedroht war, sondern daß im Lungenkreislauf oft eine enorme Widerstandserhöhung mit entsprechender Rechtsherzüberlastung eintritt. Diese Überlastung trifft selbst beim jungen herzgesunden Patienten ein darauf schlecht vorbereitetes Herz. Entscheidend in der Prophylaxe wie auch in der Behandlung war dann drittens die Entdeckung, daß das Fettemboliesyndrom mit einem starken Abfall des pO_2 und einer Zunahme des Shuntvolumens in der Lunge einhergeht und daß die konsekutive Hypoxie leicht in einen Circulus vitiosus abnehmender Ventialation und abnehmender Sauerstoffversorgung der vitalen Organe übergeht. Die bei Traumatisierten unter Extensionsbehandlung der Frakturen oft notwendige prolongierte Rückenlage mit den konsekutiven unphysiologischen Atemverhältnissen verstärkt die Tendenz zur Atelektase; frühe Osteosynthese der langen Röhrenknochen erlaubt frühe Mobilisierung und eine physiologische Körperhaltung.

Drei Prinzipien haben in den letzten 10 Jahren letale Fettembolie zur Rarität werden lassen und erlauben sogar, manifeste Fettembolien erfolgreich zu behandeln, was früher als unmöglich galt:

- Adäquate kardiovaskuläre Schockprophylaxe und Schocktherapie mit Volumenzufuhr einerseits und sorgfältiger Überwachung der Herzfunktion, insbesondere auch im Bereich des rechten Herzens.
- Kontrolle der Blutgase in kurzen Abständen und Sauerstoffzufuhr „nach Maß", um den pO_2 bei Zimmerluft möglichst nicht unter 10 kPa bzw. 75 mmHg sinken zu lassen. Dazu ist sehr oft künstliche Beatmung unter positivem endexspiratorischem Druck notwendig. Es muß der Grundsatz gelten: Jeder schwer Traumatisierte muß solange als respiratorisch insuffizient gelten, bis Blutgasanalysen das Gegenteil bewiesen haben.
- Möglichst sofortige Stabilisierung der Frakturen langer Röhrenknochen, vorzugsweise mit Osteosynthese bzw. äußerem Festhalten. Dadurch Ausschalten bzw. Verkürzen der unphysiologischen Rückenlage und Ermöglichung des Aufsitzens bzw. Aufstehens. Frühosteosynthese vermehrt die Inzidenz der Fettembolie in keiner Weise, sie vermindert vielmehr deren Vorkommen signifikant, indem sie eine gute Respirationspflege ermöglicht (Allgöwer et al. 1980). Interessant waren Vergleiche der Fettemboliehäufigkeit, die beim Schweizerischen Chirurgentag 1971 angestellt werden konnten: Die Zahl fataler Fettembolien in Kliniken mit grundsätzlich konservativer Behandlung durch Extension und Rückenlage lag höher als in Kliniken, wo die Patienten dank Frühosteosynthese früh aufgesetzt und mobilisiert werden konnten. Es gibt ähnliche Beobachtungen über die günstige Wirkung der physiologischen Körperhaltung bei Frühaufstehen unter Gipsbehandlung, aber sie ist natürlich für Patient und Pflegepersonal sehr viel aufwendiger.

8.6 Schockprophylaxe und Behandlung

Die letzten 2 Jahrzehnte haben entscheidende Fortschritte v.a. in der Verhütung des traumatischen Schocks und der posttraumatischen akuten respiratorischen Insuffizienz erbracht, während die Behandlung der voll ausgebildeten Schockzustände und insbesondere der ausgesprochenen respiratorischen Insuffizienz problematisch geblieben ist, insbesondere wenn sie sich mit Sepsis verbinden.

Das Stichwort heißt aktive kardiorespiratorische Überwachung und Behandlung ohne Zeitverlust!

Das Zeitelemente ist darum so wichtig, weil die hypovolämische Zentralisation innerhalb 1–3 h zu den in den einzelnen Abschnitten besprochenen Organschäden – insbesondere an Nieren, Leber, Lunge, Darm und Herz – führt. Die Prophylaxe umfaßt folgende 3 wichtige Elemente:

- Volumenersatz,
- Atemhilfe,
- pharmakologische Kreislaufbehandlung.

Selbstverständlich werden die 3 erwähnten therapeutischen Möglichkeiten nicht schematisch oder „schockspezifisch", sondern entsprechend der wirksamen pathogenetischen Mechanismen eingesetzt.

Volumenersatz

Ein Blutverlust wird bis zu einem Hkt von 30 % mit isotonischer und möglichst isoionischer Elektroytlösung (bewährt hat sich das Ringer-Laktat) sowie mit kolloidhaltigen Elektrolytlösungen ersetzt. Als solche kommen in Frage Dextran mit einem mittleren Molekulargewicht von 60.000 oder das wegen seiner Abhängigkeit von Blutspendern mit „Geiz" zu verwendende pasteurisierte Plasma (PPL). Gelatinelösungen stehen in ihrer Volumenwirksamkeit zwischen den reinen Elektrolytlösungen und dem Dextran des mittleren Molekulargewichtes von 60.000. Dabei soll eine Gelatine Anwendung finden, die keine Histaminfreisetzung bewirkt.

> **!** Soll jede Beeinflussung der Blutkoagulation vermieden werden, so ist am ehesten Dextran durch Hydroxyäthylstärkelösungen zu ersetzen. Sinkt der Hämatokrit unter 25, so ist Erythrozytenkonzentrat erforderlich.

Schwieriger ist die Ersatztherapie bei Verlust von Teilkomponenten des Blutes, d.h. Bluteindickung durch Wasser- und Elektrolytverlust, wie dies beim Ileus, bei der schweren Infektion oder bei der Verbrennung der Fall ist. Hier muß man sich für den „akuten Ersatz" – in der Regel handelt es sich um eine iso- oder hypertone Dehydratation – v. a. auf den Hämatokrit stützten.

Der Hämatokrit ist nicht nur für den intravasalen Raum repräsentativ, sondern für den gesamten Extrazellulärraum, da zwischen intra- und extravasalem Raum ein sehr dynamisches Gleichgewicht herrscht. Bei längerer Dauer der Dehydratation wird auch der Intrazellulärraum dehydriert. Die Ersatztherapie muß deshalb den gesamtem Wasser- und Elektrolytmangel ersetzen. Praktisch wird dabei der extrazelluläre Mangel berechnet und innerhalb von 1–2 h unter Kontrolle des ZVD (zur Vermeidung der Überladung, obere Grenze 15 cm H_2O!) ersetzt. Dabei hat sich bei uns die Berechnung des mutmaßlichen Verlustes bzw. des benötigten Volumenersatzes aus der folgenden Faustregel bewährt:

$$\text{Verlust} = 1 - \frac{Ht_1 \times PC_2}{Ht_2 \times PC_1}, \text{wobei}$$

Ht_1 = mutmaßlicher Ausgangswert des Hämatokrits (i.allg. ca. 40),
Ht_2 = gemessener Ht,
PC_1 = mutmaßlicher Ausgangswert des Plasmatokrits (i.allg. ca. 60),
PC_2 = gemessener Plasmatokrit.

Fallbeispiel

Ein Frau von 60 kg mit Ileus zeigt bei Klinikaufnahme eine HT von 50. Wieviel Elektrolytlösung benötigt sie als Ersatz?

$$1 - \frac{40 \times 50}{50 \times 60} = 1/3 \text{ ihres extrazellulären Wassers}$$

(extrazelluläres Wasser: 12 l, d.h. 20 % des Körpergewichts). Die Frau braucht also 4.000 ml Ersatzlösung, um nur den Extrazellulärraum wieder auf physiologische Werte zu bringen (bei einem Ht von 60 hätte sie mehr als die Hälfte ihres extrazellulären Wassers eingebüßt).

Atemhilfe

Wichtig ist die in enger zeitlicher Folge durchgeführte Blutgasanalyse. Subklinische (im Röntgenbild noch nicht sichtbare) Atelektase sowie zunehmendes Shuntvolumen lassen sich durch Verfolgen des pO_2 unter Zimmerluft relativ früh erfassen. Zeigen wiederholte Blutgasanalysen eine absinkende Tendenz des pO_2, so kann entweder mit CPAP unter Spontanatmung oder unter PEEP (meist Intubation erforderlich) der progressiven Ateminsuffizienz meist erfolgreich entgegengetreten werden.

> **!** Der Schockierte und insbesondere der Polytraumatisierte ist so lange als ateminsuffizient anzusehen, bis die wiederholte Blutgasanalyse das Gegenteil bewiesen hat.

Pharmakologische Beeinflussung des Kreislaufs

Sehr oft handelt es sich um Patienten, die schon digitalisiert sind. Die Digitalisierung wird weitergeführt. Eine Digitalisierung im akuten Zustand allein wird nicht genügen, um eine rasche Kreislaufwirkung zu erzielen, und es muß zu Vasokonstriktoren und Vasopressoren gegriffen werden.

Erhöhung des Blutdruckes kann einerseits durch Erhöhung des Schlagvolumens und/oder durch Erhöhung des peripheren Widerstandes erreicht werden. Erwünscht ist eine Hebung der Herzleistung und eine bessere Durchblutung der Peripherie.

Aus diesem Grunde sind heute reine α-Stimulatoren wie Methoxamin (Vasoxyl) oder Phenylephrin (Neosynephrin) ungeeignet, da ihre blutdrucksteigernde Wirkung mit Verringerung des Herzvolumens einhergeht.

Norepinephrin (Noradrenalin) sowie Metharamol (Aramine) sind potente α-Stimulatoren der Peripherie, aber auch β-Stimulatoren des Herzens, so daß sie unter Anhebung des Blutdruckes auch das Herzminutenvolumen vergrößern. Auch sie werden im kritischen Zustand selten verwendet.

Bei Epinephrin (Adrenalin) ist die Wirkung sehr dosisabhängig. Kleine Dosen von 0,01 mg/kg KG ergeben vor allem erwünschte β-Stimulation, d. h. positive inotrope Wirkung auf das Herz und Verringerung des peripheren Widerstandes. In höheren Dosierungen tritt die zweischneidige α-Stimulation mehr in den Vordergrund.

Dopamin ist ein weiteres therapeutisch interessantes endogenes Katecholamin. Es ist ein ausgesprochener β-Stimulator des Herzens und ein α-Stimulator der Peripherie. Es unterscheidet sich aber von den anderen Sympathikomimetika durch stark dilatierende Wirkung auf die Arterien des renalen, mesenterialen, koronaren und zerebralen Kreislaufes. Dopamin wirkt auf die β-Rezeptoren des Herzens direkt und indirekt via Noradrenalinfreisetzung. Seine periphere dilatierende Wirkung scheint an spezifische Dopaminrezeptoren in den erwähnten Stromgebieten der Mesenterial-, Nieren-, Herz- und Hirngefäße gebunden. Als inotrop sehr wirksame Substanz, welche keine Tachykardie auslöst, wird heute meist Dobutamin angewendet.

•••

Beim Schock handelt es sich um einen Abwehrmechanismus des Körpers auf Trauma, Sepsis, Anaphylaxie und Herzversagen. Klinisch stehen eine Hypotonie und Tachykardie, eine progredient eingeschränkte Nierenfunktion, Hautbläße und Zyanose sowie Übelkeit des Patienten und Durst im Vordergrund. Die Genese des traumatischen Schocks ist multifaktoriell, jedoch steht in allen Schockmodellen der Blutvolumenverlust als auslösendes Moment der Schockreaktion im Vordergrund. Damit verbunden ist eine sympatoadrenale und neuro-endokrine Reaktion sowie Änderung der Mikrozirkulation, die eine Auslösung der Gerinnungskaskade hervorrufen kann. Später kann eine Translokation von Bakterien und Endotoxine aus geschädigten Darmarealen einsetzen. Der Circulus vitiosus der Schockreaktion schädigt primär vor allem Nieren, Leber und Lunge. Es kommt zu einer Beeinflußung des retikoendothelialen Systems (RES). Therapeutisch steht bei der traumatischen Schockreaktion der unverzügliche Volumenersatz mit geeigneten Infusionslösungen im Vordergrund, beim kardiogenen Schock die Unterstützung der zugrunde liegenden Herzfunktionsstörung und im anaphilaktischen Schock die medikamentöse Beeinflussung der allergischen Vasodilatation mit Adrenalin. Der septische Schock ist therapeutisch am schwierigsten zu beeinflussen, im Vordergrund steht die Entfernung der Sepsisquelle und die Behandlung eines relativen Volumendefizits.

Als klinisch wichtige Traumafolge wird das Fettemboliesyndrom behandelt, das durch die Dissemination von Fetttröpfchen in lebenswichtigen Organen, vor allen Dingen Lunge und Gehirn, gekennzeichnet ist. Das Syndrom tritt gehäuft nach Frakturen langer Röhrenknochen auf und ist durch Veränderung der serologischen Qualität des Blutes, der Gerinnungsfaktoren sowie einer Hypoxie begleitet. Die Prophylaxe der Fettembolie besteht in einer adäquaten Schockbehandlung, einem engen Monitoring der Blutgase und einer sofortigen Stabilisierung von Frakturen langer Röhrenknochen.

Literatur

Allgöwer M (1970) Schock. In: Hellner H, Nissen R, Vosschulte K (Hrsg) Lehrbuch der Chirurgie, 6. Aufl. Thieme, Stuttgart

Allgöwer M, Burri C (1967) Schockindex. Dtsch Med Wochenschr 92 : 1947

Allgöwer M, Dürig M, Wolff G (1980) Infection and trauma. Surg Clin North Am 60 : 133–144

Baue AE (1976) Metabolic abnormalities of shock. Symposium on Response to Infection and Injury II. Surg Clin North Amer 56(5):1059

Beecher HK (ed) (1951) The physiological effects of wounds. Board for the study of the severely wounded. US Government Printing Office Washington DC

Bregentz SE (1986) Fat embolism. In: Allgöwer M (ed) Progress in Surgery, vol 6. Karger, Basel New York, pp 85–120

Border JR et al. (1990) Blunt multiple trauma: Comprehensive pathophysiology and care. Dekker, New York Basel

Border JR, Hassett J La Duca, Seibel J, Steinberg R, Mills S, Border B and D (1987) The gut origin septic state in blunt multiple trauma in the ICU anuals of surgery 206, 427–448

Borg T, Gerdin B, Hallgren R, Modig J (1985) The role of polymorpho-nuclear leukocytes in pulmonary dysfunction induced by complement activation. Acta Anaesthesiol Scand 29 : 231

Buchanan EC, Murray WJ (1977) Hemorrhagic shock. Am J Hosp Pharm 34 : 636

Buckingham JC (1985) Hypothalamo-pituitary responses to trauma. Brit Med Bull 41 : 203

Burri C (1971) Die einfachen Kreislaufgrößen beim chirurgischen Patienten. Exp Med Pathol Klinik 33

Cate JW, Bueller HR, Sturk A, Levin J (eds) (1985) Bacterial endotoxins. Structure, biomedical significance and detection with the limulus amebocyte lysate test. Liss, New York

Clowes GHA jr, Hirsch E, Williams L et al. (1975) Septic lung and shock lung in man. Ann Surg 181(5):681

Davis HA (1962) Blood volume dynamics. Thomas, Springfield/IL

Deitch EA et al. (1990) Hemorrhagic shock-induced bacterial translocation: the role of neutrophils and hydroxyl radicals. J Trauma 30, 942–952

Dinarello CA (1984) Interleukin I. Ref Infect Dis 6 : 51

Duesburg R, Spitzbarth H (1963) Klinik und Therapie der Kollapszustände. Schattauer, Stuttgart

Fine J (1954) The bacterial factor in traumatic shock. Thomas Springfield/IL

Fischer H (1870) Über den Schock. Sammlung klinischer Vorträge Nr. 10. Richard Volkmann. Enke, Stuttgart

Fuchsig P (1973) Polytrauma mit biotopisch gesicherter, klinisch nicht manifester pulmonaler Fettembolie. Chir Praxis 17 : 189
Goldberg LI, Hsieh YY, Resnekov L (1977) Newer catecholamines for treatment of heart failure and shock: An update on dopamine and a first look at dobutamine. Progr Cardiovasc Dis 19(4):327
Grant RT and Reeve RB (1951) Observations on the general effects of injury in man with special reference to wound shock. Rep. Ser. Med. Res. (Lond.) 277, 1
Gruber UF (1968) Blutersatz. Springer, Berlin Heidelberg New York
Gruber UF, Messmer K (1977) Colloids of volume support. Prog Surg 15 : 49
Heinz CH et al. (1972) Die Todesursache bei schweren Unfällen, chirurgische Universitätsklinik Zürich 1961–1971. Helv Chir Acta 39 : 59
Keith NM (1919) Reports of the special investigative committee on surgical shock and allied conditions. Spec. Rep. Ser. Med. Res. (Lond.) 27, 8
Lewis HD, Del Maestro R, Arfors KE (1980) Free radicals in medicine and biology. Acta Physiol Scand [Suppl 492]:1
Messmer K (1974) Hämodynamik des Schocks. Langenbecks Arch Chir 337 : 157
Messmer K (1983) Traumatic shock in polytrauma: circulatory parameters, biochemistry and ressucitation. World J Surg 7 : 26
Messmer K (1984) Blood substitutes in shock therapy. In: Shires GT (ed) Shock and related problems. Churchill Livingstone, Edinburgh, p 192
Messmer K (1990) Mechanisms of traumatic shock and their consequences. In: Border J, Allgöwer M, Hansen ST, Rüedi T (eds) Blunt multiple trauma. Dekker, New York
Robertson OH and Bock AV (1919) Memorandum on blood volume after hemorrhage. Spec. Rep. Ser. Med. Res. (Lond.) 25, 213
Schlag G, Redl HR (1985) Morphology of the human lung after traumatic injury. In: Zapol WM, Falke KJ (eds) Acute respiratory failure. Dekker, New York, p 161
Schumer W (1984) Subcellular response to septic shock. In: Shires TGT (ed) Shock and related problems. Churchill Livingstone, Edinburgh, p 61
Schumer W, Nyhus LM (1974) Treatment of shock. Lea & Febiger, Philadelphia
Selkurt EE (1974) The influence of sustained hypotension on renal blood flow (RBF). Circulatory Shock 1(2):89
Sevitt S (1962) Fat embolism. Butterworth, London
Shah DM et al. (1977) Cardiac output and pulmonary wedge pressure. Arch Surg 112 : 1161
Shires T, Carrico CJ, Canizaro PC (1973) Shock. Major problems in clinical surgery, vol XIII. Saunders, Philadelphia London Toronto
Shires T, Border JR, Sturm J (1985) Cardiopulmonary management of the severely injured. In: Rüedi TP (ed) State of the art of surgery. Socété Internationale de Chirurgie, Basel, p 98
Shoemaker WC (1967) Shock. Thomas, Springfield/IL
Shoemaker WC (1982) Pathophysiology and therapy of shock syndromes. In: Shoemaker WC, Thompson WL, Holbrook PR (eds) Textbook of critical care. Saunders, Philadelphia, p 52
Wadstroem LB, Wiklund PE (1964) Effect of fat emulsions on nitrogen balance in the postoperative period. Acta Chir Scand [Suppl]:325
Wiggers CJ (1950) Pathophysiology of shock. University Press, Harvard
Zweifach BW, Fronek A (1975) The interplay of central and peripheral factors in irreversible hemorrhagic shock. Propr Cardiovasc Dis 18(2):147

?

1. Nennen Sie 4 bzw. 5 klinische Beobachtungen, die schon vor 100 Jahren einen Traumatisierten so beschreiben ließen, daß wir auch heute noch die Diagnose „Schock“ nachvollziehen bzw. bestätigen können!
2. Was ist das hauptsächliche pathogene Moment des traumatischen Schocks?
3. Wie ist der „Schockindex“ definiert?
4. Welches sind die von einer Zentralisation besonders betroffenen Gefäßgebiete bzw. Organe?
5. Nennen Sie einen pathogenetischen Faktor, der im Stadium der Zentralisation besonders leicht zum posttraumatischen Nierenversagen (z. B. zur sog. Crushniere) führt!
6. Wie reagiert der periphere, vaskuläre Widerstand auf die traumatische Hypovolämie?
7. Veränderungen des Hämatokrits im Verlaufe der ersten 2–4 h:
   - im Verbrennungsschock,
   - im kardialen Schock,
   - im ileusbedingten Volumenmangel,
   - im Blutungsschock?
8. Welches leicht feststellbare Zeichen läßt einen ausgeprägten septischen Schock vermuten, und welche diagnostischen Maßnahmen können diese Vermutung bestätigen bzw. ausschließen?
9. Mechanismus des anaphylaktischen Schocks; Notfalltherapie dieses Schockzustandes?
10. Für welches Flüssigkeitskompartiment ist der Hämatokrit v. a. repräsentativ, und wie kann er zur Korrektur einer Dehydratation verwendet werden?
11. Nach welchen Traumen findet der Pathologe die Zeichen der Fettembolie? Gibt es nichttraumatische Ursachen einer pathologisch-anatomischen Fettembolie?
12. Nennen Sie den wichtigsten und 3 weitere pathogenetische Faktoren des klinischen Fettemboliesyndroms!
13. Nennen Sie die 3 Gruppen von therapeutischen Maßnahmen, die die letale Auswirkung des Fettemboliesyndroms zur Seltenheit werden ließen!

Klassifikation und Behandlung von Tumoren 9

P. Hermanek, W. Hohenberger, Ch. Wittekind

9.1 Klinisches und biologisches Verhalten von Tumoren 136

9.2 Präkanzerosen und Krebsfrüherkennung 139

9.3 Diagnostik 141

9.4 Klassifikation von Tumoren 142

9.5 Ziele der operativen Geschwulstbehandlung 146

9.6 Multimodale Primärtherapie maligner Tumoren 148

9.7 Prognose 149

9.8 Tumornachsorge 151

Tumoren (Neoplasmen) zeigen eine große Vielfalt in Klinik, Pathologie und Biologie. Gutartige (benigne) und bösartige (maligne) Tumoren sind zu unterscheiden, aber auch innerhalb der Tumoren der einzelnen Organe gibt es eine große Zahl unterschiedlicher Tumortypen. Maligne Tumoren treten bei bestimmten Personengruppen bevorzugt auf und entwickeln sich oft auf dem Boden von Vorerkrankungen (präkanzeröse Bedingungen und Läsionen). Daher werden Krebsfrüherkennungsuntersuchungen vorgenommen, um Vorerkrankungen und frühe Tumorstadien mit guter Prognose zu diagnostizieren und adäquat zu therapieren.
Moderne Krebstherapie berücksichtigt stets die individuelle Situation. Voraussetzung hierfür ist eine sorgfältige Klassifikation der Tumoren nach Histomorphologie (Typing und Grading) und anatomischer Ausbreitung (Staging). Der Großteil aller maligner Tumoren wird chirurgisch behandelt, zusätzlich kommen fallweise Chemo-, Radio-, Hormon- oder Immunotherapie in Frage. Die Wahl der verschiedenen Therapieverfahren und ihre Durchführung muß in erster Linie histologie- und stadiengerecht erfolgen. Krebstherapie umfaßt nicht nur die Erstbehandlung, sondern auch die anschließende Nachsorge und die Behandlung etwaiger Tumorrückfälle.
Abgesehen von extremen Ausnahmefällen führen maligne Tumoren ohne entsprechende Behandlung immer zum Tode. Sie stellen daher eine besondere Herausforderung dar und erfordern vom Chirurgen eine sorgfältige Planung des Therapiekonzeptes und strikte Einhaltung der Regeln der chirurgischen Onkologie.

9.1 Klinisches und biologisches Verhalten von Tumoren

Tumoren (Neoplasmen) sind Gewebsneubildungen, die irreversibel sind und den physiologischen Regulationsmechanismen nicht oder nur eingeschränkt unterliegen (autonomes Wachstum).

Gut- und bösartige Tumoren

Nach ihrem biologischen Verhalten kann zwischen gutartigen (benignen) und bösartigen (malignen) Tumoren unterschieden werden.

!

Das entscheidende Kriterium für Malignität ist die Fähigkeit zur Metastasierung!

Für die Unterscheidung zwischen benigne und maligne gibt es klinische Hinweise (Tabelle 9.1), jedoch ist Malignität – abgesehen vom Nachweis von Metastasen – nur durch ***Histopathologie*** zu diagnostizieren (Tabelle 9.2), wobei heute zusätzlich zur konventionellen Histologie und Zytologie bei einem kleinen Teil der Fälle auch immunhistologische, zellbiologische und molekularbiologische Untersuchungsverfahren herangezogen werden.

Semimaligne Tumoren. Abgesehen von typischen gutartigen und bösartigen Tumoren gibt es auch solche, die zwar nicht oder extrem selten metastasieren, aber lokal infiltrativ und destruierend wachsen und daher dann, wenn die Exzision nicht mit sehr weiten Sicherheitsabständen erfolgt, häufig lokal rezidivieren. Hierzu gehören z. B. pleomorphe Adenome der Speicheldrüsen, tiefe abdominale und extraabdominale Fibromatosen (Desmoidtumoren), Dermatofibrosarcoma protuberans oder Basaliome (Basalzellkrebs).

Tumoren fraglicher Dignität. In sehr seltenen Fällen kann ein Tumor aufgrund der histologischen Untersuchung nicht als benigne oder maligne eingestuft werden, man spricht dann von Tumor mit fraglicher Dignität. Beispiele sind der Riesenzelltumor des Knochens, das Hämangioperizytom der Weichteile oder gastrointestinale Karzinoidtumoren.

Für Tumoren fraglicher Dignität wie auch für semimaligne Tumoren wird bisweilen, insbesondere bei Weichteilgeschwülsten, die Bezeichnung Tumoren intermediären Verhaltens verwendet.

Tabelle 9.1. Klinische Charakteristika benigner und maligner Tumoren

	Benigne	Maligne
Makroskopische Begrenzung	scharf	unscharf
Kapsel	meist vorhanden	fehlend
Wachstum	expansiv	infiltrativ-destruierend
Verschieblichkeit	vorhanden	fehlend
Wachstumsgeschwindigkeit	meist langsam	oft rasch
METASTASIERUNG	NEIN	JA

Tabelle 9.2. Histomorphologische, zellbiologische und molekularpathologische Charakteristika maligner Tumoren

Konventionelle Histologie
• Strukturelle Veränderungen – Verringerte bis fehlende Differenzierung – Gesteigerte und abnorme Proliferation – Infiltration und destruierendes Wachstum in die Umgebung – Lymphgefäß-, Venen- und Perineuralscheideninvasion • Zelluläre Veränderungen – Unterschiede in Größe und Form der Zellen (Zellpolymorphie) – Verschiebung der Kern-Plasma-Relation zugunsten der Kerne – Unterschiede in Größe und Form der Kerne (Kernpolymorphie) – Unterschiede im Chromatingehalt (Färbbarkeit) der Kerne (Polychromasie) – Vermehrte, auch pathologisch ablaufende Kernteilungsfiguren
Immunhistologie
• Häufigere Expression onkofetaler Antigene (z. B. AFP = Alpha-Fetoprotein, CEA = karzinoembryonales Antigen, beta-HCG = humanes Choriogonadotropin) • Proliferationsmarker (z. B. Ki 67, AgNOR's, PCNA = proliferating cell nuclear antigen)
DNS-Analyse
Erhöhung der S-Phase-Fraktion, Aneuploidie
Molekularpathologie
• Onkogenaktivierungen, z. B. Punktmutationen, Translokationen, Genamplifikation • Suppressorgen-Deletionen z. B. p53

Ausbreitung maligner Tumoren

Die Kenntnis der Wege der Ausbreitung maligner Tumoren (Tabelle 9.3) ist unerläßliche Voraussetzung für die Planung der Therapie, insbesondere des chirurgischen Eingriffs.

Primärtumoren breiten sich zum Teil jenseits des makroskopisch erkennbaren Randes aus. Diese nur histologisch nachweisbare Ausbreitung erfolgt entweder kontinuierlich oder diskontinuierlich in Form sog. Satelliten und erklärt die Notwendigkeit, bei der Entfernung des Primärtumors bestimmte Sicherheitsgrenzen einzuhalten, um die lokale Ausbreitung vollständig zu beseitigen.

Satelliten: Bis 3 mm große, meist nur makroskopisch erkennbare Tumorareale in der Umgebung des Primärtumors, von diesem getrennt, ohne nachweisbare Reste von Lymphknoten.

Tabelle 9.3. Ausbreitung maligner Tumoren

Lokale Ausbreitung
• Kontinuierlich • Diskontinuierlich – Satelliten • Lymphgefäßinvasion (L-Klassifikation) – L0: Keine Lymphgefäßinvasion – L1: Lymphgefäßinvasion • Veneninvasion (V-Klassifikation) – V0: Keine Veneninvasion – V1: Mikroskopische Veneninvasion – V2: Makroskopische Veneninvasion • Invasion von Perineuralräumen
Metastasierung
• Lymphogen • Hämatogen • Durch Implantation – Intrakavitär (Brusthöhle, Bauchhöhle) – Intraluminal (Gastrointestinaltrakt, ableitende Harnwege) – Iatrogene Implantation (örtliche Tumorzelldissemination während der Operation durch Einriß im oder Schnitt durch Tumor)

Invasion von Lymphgefäßen, Venen und Perineuralräumen. Aufgrund von schlechter Zelladhäsion (Verlust der Kontaktinhibition) und erhöhter extrazellulär wirksamer Proteasen und Hyaluronidasen dringen Tumorzellen nicht nur in Gewebsspalten vor und zerstören Gewebe, sondern brechen auch in Lymph- und Blutgefäße sowie Perineuralräume ein. Damit ist eine Voraussetzung für die Metastasierung gegeben. Einbruch in Lymph- oder Blutgefäße bedeutet aber keineswegs tatsächliche Metastasierung. Die seltenen Befunde von freien Tumorzellen in den Sinus der Lymphknoten (sog. Tumorzellemboli oder Mikroinvasion des Lymphknotens) dürfen nicht als Mikrometastasen bezeichnet werden. Die Diagnose letzterer erfordert den Nachweis von Tumorzellen nicht nur in den Sinus, sondern auch im angrenzenden lymphatischen Gewebe mit Stromareaktion, dabei sind solche Tumorherde maximal 2 mm groß. Der überwiegende Teil aller im Blut befindlichen Tumorzellen geht zugrunde. Auch der Nachweis isolierter Tumorzellen in Knochenmarksbiopsien, etwa durch Immunhistochemie (Zytokeratine), ist nicht mit Metastasierung gleichzusetzen, auch nicht „Mikrometastasierung", vielmehr nur Ausdruck des Vorhandenseins von Tumorzellen in der Blutzirkulation. Zur Metastasierung gehören Arrest der Tumorzellen im Kapillarbett, Adhärenz, Extravasation und Tumorzellproliferation mit Neovaskularisierung.

!

Der histologische Nachweis von Lymphgefäß-, Venen- oder Perineuralrauminvasion in der Umgebung des Primärtumors weist auf aggressiven Tumorcharakter hin und gibt gewisse prognostische Hinweise, ist aber nicht mit tatsächlicher Metastasierung gleichzusetzen. Gleiches gilt für den Nachweis isolierter Tumorzellen in Knochenmarksbiopsien oder in Lymphsinus.

Lymphogene Metastasierung. Die lymphogene Metastasierung erfolgt entsprechend den anatomischen Gegebenheiten regelhaft: zuerst werden die dem Primärtumor nächstgelegen Lymphknoten befallen und erst danach die folgenden, weiter entfernten Lymphknoten.

!

„Lymphknotensprünge" (skipping of nodes), d. h. Metastasen in weiter entfernt liegenden Lymphknoten bei freien tumornahen Lymphknoten treten nur in etwa 1–3 % der Fälle mit Lymphknotenmetastasen auf.

Für die Planung des Ausmaßes des chirurgischen Eingriffs ist die Wahrscheinlichkeit bereits aufgetretener Lymphknotenmetastasen von Bedeutung. Da bei kurablen Patienten etwa 20–30 % der regionären Lymphknotenmetastasen kleiner als 3–5 mm sind, ist ihre Diagnose in bildgebenden Verfahren nur mit einer beschränkten Trefferquote möglich. Wichtige Hinweise auf die Wahrscheinlichkeit bereits vorhandener Lymphknotenmetastasen ergeben sich aus den Befunden am Primärtumor.

!

Häufigkeit regionärer Lymphknotenmetastasen abhängig von
- Histomorphologie:
  - selten bei Sarkomen,
  - häufig bei Karzinomen hohen Malignitätsgrades und
  - bei Lymphgefäßinvasion;
- lokaler Ausbreitung des Primärtumors: mit zunehmender Infiltrationstiefe, Tumorgröße bzw. Tumormasse steigt die Wahrscheinlichkeit lymphogener Metastasierung.

Von Lymphknotenmetastasen können Tumorzellen über lymphovenöse Verbindungen oder über den Ductus thoracicus in die Blutbahn gelangen und Ausgangspunkt für eine hämatogene Metastasierung werden.

Hämatogene Metastasierung. Zeitpunkt und Häufigkeit hämatogener Metastasierung hängen in erster Linie vom ***Tumortyp*** ab.

!

Frühe hämatogene Metastasierung:
- Kleinzelliges Lungenkarzinom
- Mammakarzinom
- Nierenkarzinom
- Prostatakarzinom
- Osteosarkom
- Andere Sarkome hohen Malignitätsgrades

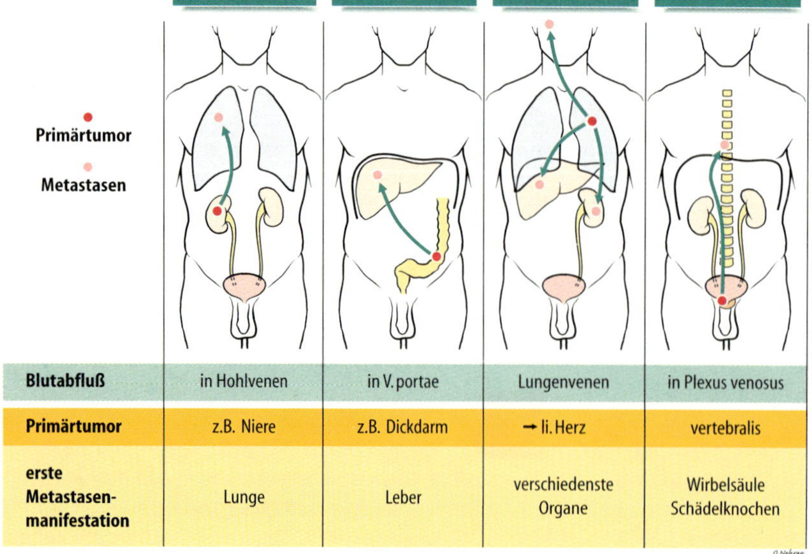

	Hohlvenentyp	Pfortadertyp	arterieller Typ	Wirbelvenentyp
Blutabfluß	in Hohlvenen	in V. portae	Lungenvenen	in Plexus venosus
Primärtumor	z.B. Niere	z.B. Dickdarm	→ li. Herz	vertebralis
erste Metastasenmanifestation	Lunge	Leber	verschiedenste Organe	Wirbelsäule Schädelknochen

Abb. 9.1. Typen der hämatogenen Metastasierung (Aus: Gall et al. 1986)

Demgegenüber tritt bei anderen Tumoren, z. B. gastrointestinalen Karzinomen oder solchen des Kopf- und Halsbereiches, hämatogene Metastasierung in der Regel erst auf, wenn der Primärtumor lokal relativ weit fortgeschritten ist und regionäre Lymphknotenmetastasen gesetzt hat. Bei diesen Tumoren erfolgt die hämatogene Ausbreitung in der Regel „***kaskadenartig***": zunächst finden wir solitäre oder einige wenige Metastasen in einem Organ.

> **!** Die kaskadenartige hämatogene Metastasierung mit zunächst mono- oder oligotoper Metastasierung in Leber und Lunge ermöglicht bei rechtzeitiger Diagnose die komplette chirurgische Beseitigung von hämatogenen Metastasen und damit noch in etwa 30 % definitive Heilung.

Die Lokalisation hämatogener Metastasen wird in erster Linie von der anatomischen Situation bestimmt, d. h. von der Lokalisation des Primärtumors und seinem venösen Abfluß. Darin begründen sich die vier Haupttypen der hämatogenen Metastasierung (Abb. 9.1), wobei die erste Metastasenmanifestation in unterschiedlichen Organen erfolgt.

> **!** Die klinische Diagnostik von Fernmetastasen muß sich nach den Typen der hämatogenen Metastasierung richten.

Neben den anatomischen Gegebenheiten wird die Lokalisation von Fernmetastasen auch durch andere Faktoren mitbeeinflußt, etwa die durch molekulare Strukturen an der Tumorzelloberfläche festgelegte Affinität einzelner Zellklone zu bestimmten Organen.

Von Fernmetastasen kann nicht nur eine weitere hämatogene, sondern auch eine lymphogene Ausbreitung erfolgen. So können z. B. große Lungenmetastasen eines Rektumkarzinoms auch intrapulmonale und hiläre Lymphknotenmetastasen zeigen, ohne daß sonstige Lymphknoten tumorbefallen wären.

Metastasen durch Implantation. Metastasen können durch Implantation auf drei Wegen entstehen:

- ***Intrakavitäre Metastasierung.*** Nach Durchbruch des Primärtumors durch die Serosa können sich Tumorzellen in der Pleura- oder Peritonealhöhle ausbreiten und zu Metastasen an der Pleura, am Peritoneum oder am Ovar führen.
- ***Intraluminale Metastasierung.*** In der Lichtung von Hohlorganen können sich abgestoßene Tumorzellen an anderen Stellen des Organs einnisten und Metastasen bilden. Wahrscheinlich ist dies in erster Linie dann möglich, wenn Epitheldefekte vorliegen, z. B. operative Wunden, etwa Anastomosen nach Darmresektion. Die Metastasenbildung an unversehrter Schleimhaut wird heute im allgemeinen als Seltenheit angesehen, wahrscheinlich handelt es sich bei den meisten berichteten derartigen Fällen um multizentrische Bildung neuer Tumoren.
- ***Iatrogene Implantation.*** Bei Operationen, bei denen durch Tumorgewebe geschnitten wird (z. B. Entfernung des Primärtumors und eines mitbefallenen Nachbarorganes nicht en bloc, sondern in zwei Teilen) oder bei denen ein Einriß im Tumorbereich erfolgt (z. B. bei Mobilisation eines Rektumkarzinoms), werden im Operationsgebiet örtlich Tumorzellen disseminiert; sie können zum Ausgangspunkt von Implantationsmetastasen werden. Klinisch imponiert ein Teil dieser als lokoregionäres Rezidiv. In gleicher Weise erklären sich Implantationsmetastasen in Operationswunden, neuerdings auch nach laparoskopischer Chirurgie beschrieben. Auch nach Biopsien können sich im Biopsiekanal in der Subkutis Implantationsmetastasen bilden, allerdings gehört dies zu den extremen Seltenheiten.

9.2 Präkanzerosen und Krebsfrüherkennung

Präkanzeröse Bedingungen und präkanzeröse Läsionen

Bei bestimmten klinisch definierten Personengruppen und bei Trägern bestimmter histologischer Veränderung treten maligne Tumoren häufiger auf als bei Personen, die derartige Kriterien nicht erfüllen. Man sprach von Krebsrisikogruppen, Risikosituationen oder Präkanzerosen bzw. Präneoplasien. Heute unterscheidet man nach den Vorschlägen der WHO zwischen präkanzerösen Bedingungen und präkanzerösen Läsionen.

> ***Präkanzeröse Bedingung***:
> Klinisch oder anamnestisch definierter Zustand, bei dem mit erhöhter Häufigkeit von präkanzerösen Läsionen und malignen Tumoren zu rechnen ist.
> ***Präkanzeröse Läsion***:
> Histopathologische Gewebsveränderung, in der maligne Tumoren sich häufiger entwickeln als in dem entsprechenden Normalgewebe.

Beispiele für präkanzeröse Bedingungen sind familiäres Auftreten von Krebsen (von Bedeutung für Mamma-, Magen- oder kolorektales Karzinom), angeborene oder erworbene Immunmangelsyndrome, länger bestehende chronische Entzündungen (z.B. Colitis ulcerosa für kolorektale Karzinome) oder berufliche Exposition mit chemischen Karzinogenen (z.B. bei Lungenkarzinomen, Mesotheliom der Pleura, Karzinomen der ableitenden Harnwege).

Die typische präkanzeröse Läsion ist die sog. Dysplasie.

Dysplasie:
Zweifelsfrei neoplastische Epithelproliferation ohne invasives Wachstum (intraepitheliale Neoplasie). Gekennzeichnet durch:
- zelluläre Atypien,
- gestörte Differenzierung und
- Abweichung in der Gewebsarchitektur.

Dysplasien werden in niedriggradige und hochgradige unterteilt, letztere schließen auch das sog. Carcinoma in situ (nicht-invasives Karzinom) ein. Hierbei finden sich zytologisch alle Kriterien der Malignität, aber die atypischen dysplastischen Zellen sind auf das Epithel beschränkt und haben die Basalmembran noch nicht durchbrochen. Infiltrieren dysplastische Zellen durch die Basalmembran in das angrenzende Stroma (z.B. kutanes Bindegewebe oder Schleimhautstroma des Gastrointestinaltraktes), liegt im allgemeinen ein bereits metastasierungsfähiger Tumor vor. Einzige Ausnahme ist das Kolorektum, bei dem mit Metastasierung erst nach Infiltration in die Submukosa zu rechnen ist; daher wird von „invasiven kolorektalen Karzinomen" erst bei Invasion der Submukosa gesprochen. Invasion des Schleimhautstromas wird an dieser Lokalisation in Europa der Dysplasie zugeordnet, kann aber auch als Carcinoma in situ bezeichnet werden.

Vier-Phasen-Konzept der malignen Tumorerkrankung

Wenn man die maligne Tumorkrankheit vom ersten Anbeginn bis zur voll ausgebildeten Manifestation mit generalisierten Metastasen betrachtet, so ist sie eine sehr langfristige Erkrankung, die wahrscheinlich in der Regel Jahrzehnte dauert. Man kann hierbei 4 Phasen unterscheiden (Abb. 9.2). Dieses phasenhafte Geschehen kann heute auch im molekularen Bereich beobachtet werden: im Laufe der Progression treten zunehmend verschiedene genetische Veränderungen auf, wobei deren Akkumulation zum klinisch malignen Verhalten führt.

Tabelle 9.4. Krebsfrüherkennungsuntersuchungen

Mammakarzinom • Inspektion und Palpation (auch Selbstuntersuchung) • Mammographie
Karzinom des Gebärmutterhalses • Kolposkopie • Abstrichzytologie
Kolorektales Karzinom • Stuhluntersuchung auf okkultes Blut • Rektal-digitale Untersuchung • Flexible Rektosigmoidoskopie
Prostatakarzinom • Rektale Palpation • PSA (prostataspezifisches Antigen) im Serum

Krebsfrüherkennung (Krebsvorsorge)

Die Kenntnis präkanzeröser Bedingungen und Läsionen sowie der Verlauf über eine In-situ-Phase geben die Möglichkeit für Vorsorge- oder Krebsfrüherkennungsuntersuchung.

Ihre Ziele sind:
- Präkanzeröse Läsionen erkennen und beseitigen und damit die Entstehung von Krebsen verhindern;
- Krebse in einem möglichst frühen Stadium (als sog. Frühkrebse) diagnostizieren, da dann die besten Ergebnisse zu erwarten sind und vielfach auch durch weniger ausgedehnte operative Eingriffe erreicht werden können.

Krebsfrüherkennungsuntersuchungen sind in erster Linie bei Personen mit präkanzerösen Bedingungen angezeigt, weiteres bei häufigen Krebsen, wobei dann die entsprechend gefährdeten Altersklassen zu berücksichtigen sind. Beispiele für die hierbei angewandten primären diagnostischen Methoden (Screening) sind

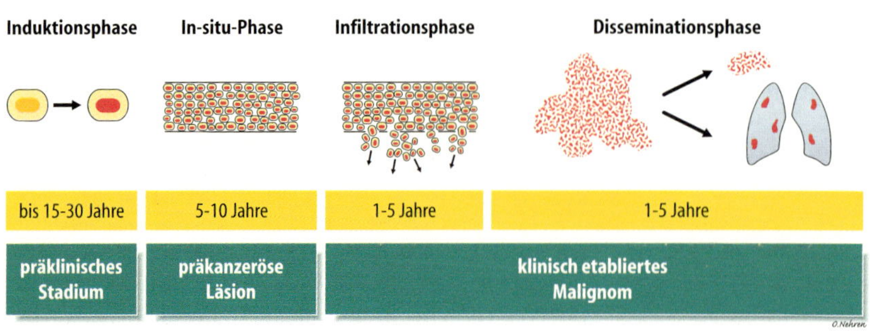

Abb. 9.2. Vier-Phasen-Konzept der malignen Tumorerkrankung (Aus: Gall et al. 1986)

Tabelle 9.5. Lokale und systemische Tumorkomplikationen

Lokale Tumorkomplikationen
• Obstruktion von Hohlorganen – z. B. Luftwege, Gastrointestinaltrakt, Gallenwege, Harnwege • Exulzeration und Infektion • Blutung – z. B. Lunge, Harnwege, Gastrointestinaltrakt • Perforation in seröse Höhlen – z. B. Magen, Kolon • Fistelbildung – z. B. ösophagotracheal, gastrokolisch, rektovesikal, rektovaginal • Infiltration von Nerven (Schmerz) – z. B. Armplexus, präsakraler Plexus • Einflußstauung – (bei Geschwülsten im oberen Mediastinum) • Hirndruck – (bei primären Tumoren der Schädelhöhle oder bei Hirnmetastasen) • Parenchymausfall durch Metastasen – z. B. Leber, Gehirn • Spontanfraktur – (bei primären Knochentumoren oder Metastasen)
Systemische Tumorkomplikationen
• Hämatologische Symptome: Anämien verschiedener Genese, hämorrhagische Diathesen verschiedener Genese • Hormonproduktion bei hormonaktiven Tumoren endokriner Organe • Paraneoplastische Syndrome* – Endokrinopathien z. B. bei kleinzelligem Lungenkarzinom, Pankreas- und Nierenkarzinom – Neuro-, Myo- und Dermatopathien (z. T. kombiniert wie Dermatomyositis) – Pulmonale Osteoarthropathie, z. B. Trommelschlegelfinger bei Lungenkarzinom – Vaskulopathien, z. B. Thrombophlebitis migrans bei Pankreaskarzinom – Kardiopathien, z. B. marantische abakterielle Endokarditis

* Auswirkungen, die nicht lokal durch den Tumor oder dessen Metastasen bedingt sind

in Tabelle 9.4 aufgelistet. Bei positiven oder verdächtigen Befunden ist dann eine entsprechende bestätigende und weiterführende Diagnostik anzuschließen.

9.3 Diagnostik

Symptomatik

Nur selten weisen Beschwerden eines Patienten, die diesen zum Arzt führen, eindeutig auf einen Tumor hin. Vielfach verursachen lokale oder systemische Tumorkomplikationen (Tabelle 9.5) die ersten Symptome.

Mikroskopische Tumordiagnostik

> **!** Jeder maligne Tumor sollte prätherapeutisch mikroskopisch gesichert werden. Für die vielfach erforderliche detaillierte Klassifikation des Tumors nach histologischem Typ und Differenzierungsgrad ist in der Regel die histologische Untersuchung erforderlich, für die Verifikation von Metastasen ist die zytologische Untersuchung meist ausreichend.

Für die Ergebnisse der prätherapeutischen morphologischen Diagnostik entscheidend sind:
- der Situation angepaßte Materialentnahme,
- korrekte Behandlung des entnommenen Materials bis zur Übergabe an den Pathologen (Fixation),
- ausreichende klinische Information des Pathologen,
- adäquate Methodik und persönliche Qualifikation des Pathologen.

Die zur Verfügung stehenden Verfahren sind in Tabelle 9.6 zusammengestellt. Die Aussagekraft von Biopsien ist vom Umfang der Biopsie abhängig, am größten bei der Exzisionsbiopsie, geringer bei der Inzisionsbiopsie, am geringsten bei der Feinnadelbiospie. Wenn möglich, ist primär eine Exzisionsbiospie anzustreben.

Bei ***Inzisionsbiopsien*** sollte nicht nur krankhaftes Gewebe, sondern immer auch angrenzendes Gewebe miterfaßt werden, multiple Biopsien sind anzustreben. ***Feinnadelbiopsien*** (Aspirationszytologie) sind nahezu komplikationslos und können bei entsprechen-

Tabelle 9.6. Verfahren zur präoperativen mikroskopischen Tumordiagnostik

Biopsiemethode
• Feinnadelbiopsie – zur zytologischen Untersuchung (Aspirationszytologie) – zur histologischen Untersuchung • Stanz- (Grobnadel-)biopsie • Inzisionsbiopsie (Zangenbiopsie, chirurgische Inzisionsbiopsie) • Exzisionsbiopsie (Probeexstirpation, totale Biopsie, Lymphknotenexzision)
Zugangswege
• Perkutan – blind – unter Einsatz bildgebender Verfahren (CT, Sonographie, Angiographie) • Endoluminal-endoskopisch (z. B. Broncho-, Gastro- Kolo-, Rekto-, Zystoskopie) • Thorakoskopie • Laparoskopie

der Zugänglichkeit als primäres Verfahren angewandt werden, bei negativem oder fraglichem Befund sind eingreifendere Biopsieverfahren anzuschließen.

> **!** Lymphknoten sollen wann immer möglich zur Gänze entfernt werden.

Prätherapeutisches Staging

Moderne bildgebende Verfahren (insbesondere die endoluminale Sonographie) ermöglichen heute eine relativ verläßliche Bestimmung der lokalen Ausbreitung des Primärtumors. Für die Diagnose von Fernmetastasen werden neben bildgebenden Verfahren wie Sonographie, CT und NMR auch die Thorako- und Laparoskopie mit zunehmenden Erfolg eingesetzt. Hingegen ist die Beurteilung der regionären Lymphknoten noch unbefriedigend (s. S. 138). Das prätherapeutische Staging schließt auch die Beurteilung der Möglichkeit einer kompletten Tumorentfernung (R0-Resektion) mit ein.

> **!** Zur Planung des therapeutischen Vorgehens bei malignen Tumoren ist eine prätherapeutische Abschätzung der anatomischen Tumorausbreitung (Staging) erforderlich.

Tabelle 9.7. Histologische Tumortypen / Typing maligner Tumoren

Ausgangsgewebe	*Tumorgruppen*	*Tumortypen (Beispiele)*
Epithel	Karzinom	Adenokarzinom Plattenepithelkarzinom Übergangszellkarzinom Duktales Karzinom Lobuläres Karzinom
Mesenchymale Gewebe	Sarkome	Osteosarkom Chondrosarkom Leiomyosarkom Rhabdomyosarkom Fibrosarkom
Lymphatisches Gewebe	Malignes Lymphom	Morbus Hodgkin Non-Hodgkin-Lymphome
Blutbildendes Gewebe	Leukämien	Akute lymphatische Leukämie Chronische lymphatische Leukämie Chronische myeloische Leukämie
Keimdrüsen	Germinale Tumoren	Seminom/Dysgerminom Embryonalkarzinom Chorionkarzinom Teratom
Embryonales Gewebe	Embryonale Tumoren	Nephroblastom Neuroblastom

9.4 Klassifikation von Tumoren

Prinzipien und Aufgaben

Die Klassifikation eines Tumors soll seine Individualität erfassen und beschreiben. Abb. 9.3 zeigt die heutigen Grundelemente der Tumorklassifikation, wie sie international durch WHO (World Health Organisation) und UICC (Unio Internationalis Contra Cancrum) festgelegt sind. Diese Klassifikation hat mehrere Aufgaben:

- Grundlagen für die Planung und Durchführung der Therapie zu schaffen, vor allem in Hinblick auf eine differenzierende histologie- und stadiengerechte Therapie (s. S. 148);
- wichtigste Daten für die Schätzung der individuellen Prognose zu liefern;
- Voraussetzungen für eine aussagekräftige Beurteilung von Behandlungsergebnissen zu schaffen;
- den Vergleich diagnostischer und therapeutischer Leistungen unterschiedlicher Behandlungszentren zu ermöglichen.

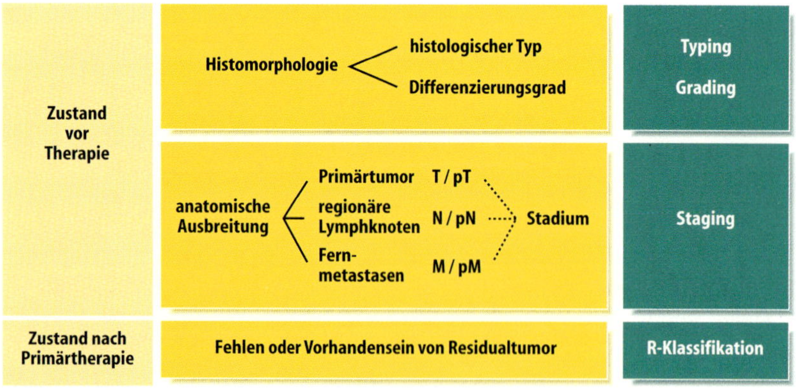

Abb. 9.3. Grundelemente der heutigen Tumorklassifikation

Typing

Eine erste Großunterteilung der Tumoren erfolgt nach dem Ausgangsgewebe (Tabelle 9.7). Die weitere Typisierung der Karzinome und Sarkome berücksichtigt die Ähnlichkeit mit Normalgewebe. Karzinome und Sarkome, die keinerlei Ähnlichkeit mit Normalgewebe erkennen lassen, werden als undifferenziert klassifiziert. Für die histologische Typenbestimmung sind die Empfehlungen der WHO (International Histological Classification of Tumours, sog. blue books) maßgebend, deren Beachtung ein international einheitliches Typing ermöglicht.

Grading

Innerhalb eines histologischen Tumortyps kann die Ähnlichkeit mit Normalgewebe unterschiedlich stark ausgeprägt sein. Dies und oft auch zytologische Kriterien wie z.B. Ausmaß der Kernatypien, Zellpolymorphie, Mitosezahl, oder bei Sarkomen die Ausbildung von Zwischensubstanzen, bestimmen die Einordnung in Differenzierungs- oder Malignitätsgrade. Traditionell werden vier Grade unterschieden. Zunehmend wird heute eine Unterteilung in nur zwei Grade bevorzugt, da diese besser reproduzierbar ist und für klinische Zwecke durchaus ausreicht.

Histologische Differenzierungsgrade

G1	Gut differenziert	Low Grade
G2	Mäßig differenziert	" "
G3	Schlecht differenziert	High Grade
G4	Undifferenziert	" "

Auch das Grading ist in der von der WHO herausgegebenen internationalen histologischen Klassifikation der Tumoren heute international vereinheitlicht.

Staging/TNM-System

Nach internationalen Vereinbarungen erfolgt die Beschreibung der anatomischen Tumorausbreitung heute allgemein nach dem TNM-System. Für maligne Lymphome und Leukämien sind dabei spezielle Regeln vorgesehen. Das TNM-System, von Denoix zwischen 1942 und 1952 entwickelt, wurde von der UICC allmählich ausgebaut und ist seit der 4. Auflage (1987) von allen nationalen TNM-Komitees akzeptiert und weltweit gültig. Die einheitlichen Prinzipien des TNM-Systems sind in Tabelle 9.8 zusammengestellt.

Von besonderer Bedeutung ist die Unterscheidung zwischen klinischer und pathologischer Klassifikation (TNM versus pTNM).

Tabelle 9.8. Einheitliche Prinzipien des TNM-Systems

- Die Klassifikation soll nur nach histologischer/zytologischer Sicherung des malignen Tumors vorgenommen werden.
- Beschreibung der Tumorausbreitung durch 3 Parameter:
  - Primärtumor/kontinuierliche Ausbreitung im Entstehungsorgan bzw. Übergreifen auf Umgebung — T
  - Regionäre Lymphknoten / Lymphogene Metastasierung — N — TNM-Formel
  - Fernmetastasen — M
- Dualsystem:
  - klinische Klassifikation (prätherapeutisch) — TNM
  - pathologische Klassifikation (postoperativ-histopathologisch) — pTNM
- Befunde können nach Sicherheit beschrieben werden („certainty“- oder C-Faktor)
  - C1 Ergebnisse aufgrund von diagnostischen Standardmethoden, z. B. Inspektion, Palpation und Standard-Röntgenaufnahmen, intraluminale Endoskopie bei bestimmten Organen
  - C2 Ergebnisse aufgrund spezieller diagnostischer Maßnahmen, z. B. bildgebende Verfahren, Röntgenaufnahmen in speziellen Projektionen, Schichtaufnahmen, Computertomographie, Sonographie, Lymphographie, Angiographie, nuklearmedizinische Untersuchungen, Kernspintomographie (NMR), Endoskopie, Biopsie und Zytologie
  - C3 Ergebnisse aufgrund chirurgischer Exploration einschließlich Biopsie und zytologischer Untersuchung
  - C4 Ergebnisse über die Ausdehnung der Erkrankung nach definitiver Chirurgie und pathologischer Untersuchung des Tumorresektates
  - C5 Ergebnisse aufgrund einer Autopsie

Beispiel: Der C-Faktor wird hinter die Kategorien T, N und M gesetzt. Ein Fall kann z. B. beschrieben werden als T3C2, N2C1, M0C2

Bei pTNM ist die Angabe eines C-Faktors ohne Bedeutung und kann entfallen, da nach den allgemeinen Regeln des TNM-Systems (s. S. 144) festgelegt ist, welche Voraussetzungen für die Klassifikation von pT, pN und pM erfüllt sein müssen.

- Klassifikation kann erfolgen
  - bei Erstmanifestation — TNM/pTNM
  - bei multimodaler Therapie nach Vorbehandlung — yTNM/ypTNM
  - bei Rezidivtumoren — rTNM/rpTNM
- Aus T, N und M bzw. pT, pN und pM ergibt sich eine Stadiengruppierung (bei einzelnen Organtumoren unter Einbezug weiterer Parameter)

Tabelle 9.9. Beispiel für die Erfordernisse der pTNM-Klassifikation anhand des Kolorektalen Karzinoms

pT:	Histologische Untersuchung des durch limitierte oder radikale Resektion entfernten Primärtumors ohne makroskopisch erkennbaren Tumor an den zirkumferentiellen (lateralen), oralen und aboralen Resektionsrändern *oder* histologische Untersuchung des durch endoskopische Polypektomie oder lokale Exzision entfernten Primärtumors mit histologisch tumorfreien Resektionsrändern *oder* mikroskopische Bestätigung einer Perforation der viszeralen Serosa* *oder* mikroskopische Bestätigung der Infiltration benachbarter Organe oder Strukturen
pN0:	Regionäre Lymphadenektomie und histologische Untersuchung üblicherweise von 12 oder mehr Lymphknoten
pN1:	Histologische Bestätigung von Metastasen in nicht mehr als 3 regionären Lymphknoten
pN2:	Histologische Bestätigung von Metastasen in mehr als 3 regionären Lymphknoten
pM1:	Mikroskopischer (histologischer oder zytologischer) Nachweis von Fernmetastasen

* Die mikroskopische Bestätigung einer Perforation des viszeralen Peritoneums durch Tumorgewebe kann durch Untersuchung von Biopsien oder durch Abstrichzytologie von der Serosa über dem Tumor erfolgen.

TNM – Klinische Klassifikation beruht auf prätherapeutisch erhobenen klinischen Befunden wie allgemeiner klinischer Untersuchung, bildgebenden Verfahren, Endoskopie, Biopsie und chirurgischer Exploration.
pTNM – Pathologische Klassifikation berücksichtigt zusätzlich Befunde, die beim chirurgischen Eingriff und durch die pathologische Untersuchung gewonnen wurden.
Die Voraussetzungen für eine pTNM-Klassifikation sind für jedes Organ im TNM Supplement 1993 und bezüglich der pN-Klassifikation auch in der TNM-Klassifikation 1997 definiert (Beispiel: Tabelle 9.9)!

Die ***pathologische Klassifikation*** ist verläßlicher als die klinische. Sie liefert die zuverlässigen Daten für die Beurteilung der Prognose und für die Analyse chirurgischer Therapieresultate. Die pTNM-Klassifikation ist auch für die Indikation zur postoperativen Radio- und/oder Chemotherapie maßgebend. Die ***klinische Klassifikation*** ist wesentlich für die primäre Therapieauswahl und für Vergleiche mit bzw. von nicht-chirurgisch behandelten Patienten.

!

Bei jedem Patienten mit malignem Tumor ist grundsätzlich zunächst die klinische Klassifikation vorzunehmen und zwar auch dann, wenn später eine pathologische Klassifikation möglich ist.

TNM zur Beschreibung des Krankheitsverlaufes

Im weiteren Krankheitsverlauf können im Rahmen der Nachsorge die zu erhebenden Befunde immer wieder durch eine TNM-Formel charakterisiert werden. Ein Rezidivtumor wird dabei durch das Präfix „r" gekennzeichnet.

Fallbeispiel

„Pathogramm" eines Patienten mit Rektumkarzinom

April 1982	T1N0M0 Chirurgische lokale Exzision (transanale „disc excision") pT1pN0pMX/R0
Juli 1982 Oktober 1982 Januar 1983 April 1983 Juli 1983	T0N0M0 ↓
Oktober 1983	rT1N0M0 Tiefe anteriore Resektion rpT1pN1pMX/R0
Januar 1984 April 1984 Juli 1984	T0N0M0 ↓
Oktober 1984	T0N0M1 (Leber) Segmentresektion Leber pT0pN0pM1/R0
Januar 1985, und fortlaufend letzter Kontakt Januar 1988	T0N0M0

Stadiengruppierung

Die Klassifikation durch das TNM/pTNM-System erlaubt eine präzise Beschreibung und Dokumentation der anatomischen Tumorausbreitung. Für die einzelnen Organe ergibt sich dabei allerdings eine relativ große Zahl von TNM-Kategorien, beim Magen z. B. 32 (4 T-Kategorien, 4 N-Kategorien und 2 M-Kategorien). Wenn keine großen Patientenzahlen vorliegen, ist es für die Analyse des Krankengutes notwendig, diese große Zahl von Kategorien in eine kleinere Zahl von „Stadien" zusammenzufassen. Dabei soll gewährleistet sein, daß jedes Stadium in Bezug auf die Prognose mehr oder weniger homogen ist und daß sich die verschiedenen Stadien entsprechend unterscheiden. Beispiele zeigt Abb. 9.4. Im allgemeinen wird zwischen den Stadien I bis IV unterschieden, fallweise

Magenkarzinom

	(p) M 0 – (p) N 0	(p) M 0 – (p) N 1	(p) M 0 – (p) N 2	(p) M 0 (p) N 3 oder (p) M 1
(p) T 1	I A	I B	II	
(p) T 2	I B	II	III A	IV
(p) T 3	II	III A	III B	
(p) T 4	III A			

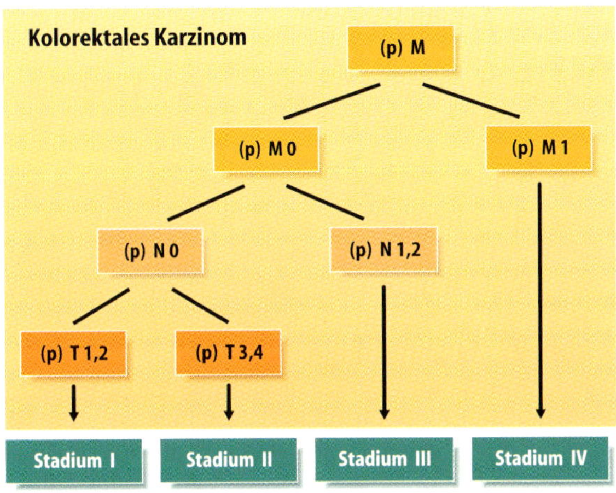

Abb. 9.4. Beispiele für Stadiengruppierungen (UICC 1997)

kommen noch Substadien, bezeichnet mit großen Buchstaben (z. B. IIIA oder IIIB), hinzu. Für nicht-invasive Karzinome wird die Bezeichnung Stadium 0 angewandt.

Nur bei einigen wenigen Organtumoren werden zur Definition der Stadien zusätzliche Parameter berücksichtigt, z. B. bei Tumoren von Knochen, Weichteilen und Prostata der Differenzierungsgrad, bei Tumoren der Schilddrüse der histologische Typ und das Alter, bei trophoblastären Schwangerschaftstumoren und germinalen Hodentumoren der Serumspiegel der Tumormarker.

Residualtumor – (R-) Klassifikation

> **!**
>
> Bei der großen Mehrzahl der Tumoren ist eine nennenswerte Chance auf Heilung oder längeres Überleben nur gegeben, wenn nach Abschluß der Erstbehandlung kein Hinweis auf zurückbleibenden Residualtumor besteht (Erreichung einer R0-Situation).

Die R-Klassifikation ist aus historischen Gründen nicht obligater Bestandteil der TNM-Klassifikation. Aufgrund ihrer prognostischen Bedeutung ist sie aber, insbesondere nach chirurgischer Therapie, unerläßlich

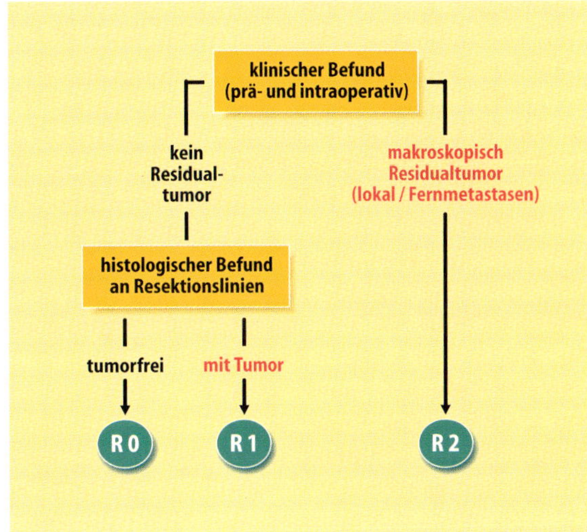

Abb. 9.5. Bestimmung der R-Klassifikation nach chirurgischer Behandlung

und daher auch im Dokumentasystem der Arbeitsgemeinschaft Deutscher Tumorzentren (ADT) als essentieller Bestandteil der Tumorklassifikation neben der Erfassung der TNM-Kategorien zur Beschreibung des Tumorstatus nach Therapie zwingend vorgesehen.

> *R-Klassifikation (Residualtumorklassifikation) UICC*
>
> R0: Kein Residualtumor (exakter: Residualtumor nicht feststellbar)
> R1: Mikroskopisch Residualtumor
> R2: Makroskopisch Residualtumor
> R0 = kurative Tumorentfernung = komplette Remission

Nach internistischer oder Strahlen-Therapie erfolgt die R-Klassifikation in der Regel durch klinische Untersuchungsmethoden einschließlich Biopsie (s. S. 141). Nach chirurgischer Therapie ist die R-Klassifikation das Ergebnis einer Synthese der klinischen Befunde und der Befunde bei der pathohistologischen Untersuchung des Tumorresektates (Abb. 9.5).

> **!**
>
> *Merksätze zur R-Klassifikation*
>
> - Ein makroskopischer Residualtumor jeglicher Lokalisation sollte stets mikroskopisch (zytologisch oder histologisch) gesichert werden!
> - Bei Tumoren des Gastrointestinaltraktes muß die histologische Untersuchung im Rahmen der R-Klassifikation in erster Linie die zirkumferentiellen Resektionsränder (Synonyme: laterale, radiäre, tiefe Re-

sektionsränder) im Bereich des Halteapparates (Mediastinum, Retroperitoneum, kleines Netz, Lig. hepatoduodenale, Lig. gastrocolicum, Mesokolon, Mesorektum) berücksichtigen, da in erster Linie an diesen Resektionsrändern, viel seltener an den oralen oder aboralen Rändern histologisch Tumorausläufer oder Satelliten nachgewiesen werden.

9.5 Ziele der operativen Geschwulstbehandlung

Bei etwa 80 % aller Patienten mit malignem Tumor werden chirurgische Eingriffe vorgenommen. Diese können nach der Zielsetzung unterteilt werden in:

- Tumorentfernung in kurativer Intention
- Nicht-kurative Operationen zur Palliation
- Eingriffe zur Diagnostik inkl. Staging

Chirurgie in kurativer Intention

Möglichkeiten. Voraussetzung aller chirurgischen Behandlung in kurativer Absicht ist die primäre lokale und lokoregionäre Beschränkung der meisten malignen Tumoren.

! Maligne Tumoren sind nicht von vornherein „Allgemeinerkrankungen“, sondern zunächst mehr oder minder lange Zeit auf das Ursprungsorgan (lokal) und die regionären Lymphknoten (lokoregionär) beschränkt!

Lokalisierte und lokoregionär beschränkte maligne Tumoren wie auch jene mit mono- oder oligotoper Fernmetastasierung sind Domäne der Chirurgie in kurativer Intention. Weder mit Strahlentherapie noch durch Chemotherapie können örtliche Tumormanifestationen mit der gleichen Sicherheit definitiv beseitigt werden wie durch korrekte Chirurgie.

! Bei Strahlen- und Chemotherapie besteht immer die Gefahr, daß trotz klinisch kompletter Remission mehr oder weniger umfängliche histologisch nachweisbare vitale Tumorformationen zurückbleiben und Ausgangspunkt klinischer Rückfälle werden.

Es gibt bis heute keine sicheren Kriterien, mit der jene Fälle bestimmt werden könnten, bei denen eine komplette Tumordestruktion durch Radio- oder Chemotherapie mit Sicherheit vorauszusagen wäre. Daher bleibt für den örtlichen Tumor die operative Entfernung nach wie vor die onkologisch sicherste Möglichkeit.

Methoden. Zu den wichtigsten Fortschritten der chirurgischen Tumortherapie in den letzten 20 Jahren gehört die zunehmende Realisation einer differenzierten Behandlung in Abhängigkeit von der individuellen onkologischen Situation. Tumoren eines bestimmten Organs werden nicht in stets gleicher Weise durch einen „Standardeingriff“ behandelt, man ist vielmehr bemüht, je nach individueller Situation eine „Chirurgie nach Maß“ durchzuführen. Typisches Beispiel ist das Rektumkarzinom, das früher in kurativer Absicht grundsätzlich durch Rektumexstirpation behandelt wurde; heute steht ein großes Spektrum chirurgischer Eingriffe zur Verfügung, das von der ambulanten endo-

Tabelle 9.10. Möglichkeiten chirurgischer Eingriffe in kurativer Intention

Klassische Chirurgie	
Radikale Resektion = Entfernung des Tumors weit im Gesunden und en bloc mit dem regionären Lymphabflußgebiet (Lymphbahnen und alle regionären Lymphknoten), z. B. Gastrektomie mit systematischer Lymphadenektomie oder Mastektomie mit Axilladissektion (Level I-III)	
Eingeschränkte Eingriffe	***Erweiterte radikale Resektion***
Limitierte (nicht komplette) Lymphadenektomie, z. B. Kolonsegmentresektion	Erweiterung der Lymphadenektomie: Mitentfernung nicht-regionärer Lymphknoten, z. B. paraaortale Lymphknoten bei Magen- oder Kolonkarzinom
Keine Lymphadenektomie, z. B. Exzision eines malignen Melanoms der Haut ohne Lymphadenektomie oder tubuläre Resektion des Kolons	Mitentfernung von Nachbarorganen als sog. multiviszerale radikale Resektion
Eingeschränkte Sicherheitsabstände am Primärtumor, z. B. Tumorexzision eines Mammakarzinoms (brusterhaltende Therapie) oder lokale Exzision oder endoskopische Polypektomie im Rektum	Resektion von Fernmetastasen, sofern mono- oder oligotop, z. B. Leberresektion bei kolorektalem Karzinom

skopischen Polypektomie bis zur erweiterten multiviszeralen radikalen Resektion reicht.

> **!** Voraussetzung für eine differenzierende histologie- und stadiengerechte Chirurgie ist eine Klassifikation von Histomorphologie und anatomischer Ausbreitung des Tumors (s. S. 142) und damit die Integration des Pathologen in das Team der behandelnden Ärzte.

Tabelle 9.10 zeigt die verschiedenen Möglichkeiten chirurgischer Eingriffe in kurativer Intention.

Verzicht auf systematische regionäre Lymphadenektomie. Auf die Mitentfernung des regionären Lymphabflußgebietes könnte immer dann verzichtet werden, wenn präoperativ Tumorfreiheit der regionären Lymphknoten mit Sicherheit festzustellen wäre. Dies trifft heute bei weitem nicht zu, insbesondere weil auch die modernen bildgebenden Verfahren Metastasen bis zu 3–5 mm Größe (die durchaus nicht selten vorkommen) nicht sicher identifizieren. Die sichersten Hinweise auf die Wahrscheinlichkeit bereits bestehender regionärer Lymphknoten ergeben sich aus der sorgfältigen histologischen Untersuchung des Primärtumors. Zum Beispiel liegt bei kolorektalen Adenokarzinomen und muzinösen Adenokarzinomen der Malignitätsgrade 1 und 2 mit Infiltration nur der Submukosa und bei fehlendem histologischen Nachweis von Lymphgefäßinvasion die Wahrscheinlichkeit bereits vorhandener regionärer Lymphknotenmetastasen bei nur 3%. Immer dann, wenn in solchen Fällen das Operationsrisiko einer radikalen Resektion für den Patienten höher erscheint, sollte man daher das eingeschränkte Verfahren mit sehr geringem Operationsrisiko bevorzugen.

Eingeschränkte Operationen mit knappen Sicherheitsabständen. Solche Operationen in kurativer Absicht sind dann berechtigt, wenn:

- der Tumor auch histologisch relativ scharf gegen die Umgebung begrenzt ist,
- wenn in seinem Umfeld mit nur histologisch erkennbaren Ausläufern oder Satelliten nicht zu rechnen ist,
- wenn in der Umgebung präkanzeröse Läsionen und zusätzliche multifokale Herde fehlen.

Erweiterte Operationen. Wird eine erweiterte Operation wegen des Verdachts auf Infiltration eines Nachbarorganes erwogen, so ist eine En-bloc-Mitentfernung des Nachbarorgans von entscheidender Bedeutung (sog. multiviszerale Resektion). Auf Biopsien aus dem Gebiet der Adhärenz mit dem Nachbarorgan soll grundsätzlich verzichtet werden, da beim Einschnitt in den Tumor mit einer örtlichen Tumorzelldissemination und lokoregionären Rezidiven zu rechnen ist.

Tabelle 9.11. Verfahrensregeln für Tumorchirurgie

I Operationsplanung
- Histologisches Typing und Grading an Biopsien
- Präoperatives klinisches Staging

II Intraoperatives Staging
- Fernmetastasen?
- Adhärenz zu Nachbarorganen?
- Ausdehnung im Ursprungsorgan?

III Tumorresektion
Adäquate Sicherheitsabstände:
- *Primärtumor*: Beseitung nur histologisch erkennbarer Tumorausläufer und Satelliten, Beachtung der Grenzen in allen drei Dimensionen, bei Weichteil- und Knochensarkomen Muskelgruppen- bzw. Kompartmentresektionen
- *Lymphabflußgebiet*: Ausdehnung entsprechend vermutlichem Lymphknotenbefall, nahe Resektionslinien tumorfreie Lymphknoten!

Verhinderung einer örtlichen Tumorzelldissemination:
- *En bloc-Entfernung* von Primärtumor und Lymphabflußgebiet, gegebenenfalls auch von Nachbarorganen (keine Eröffnung von Lymphspalten)
- *„no touch"-Technik*: Ligatur von Venen und Arterien und Abbinden von Hohlorganen vor Tumormobilisation
- wo möglich Mitentfernung des Biopsieareals
- ***Cave***: Einschnitt oder Einriß im Tumor unbedingt vermeiden!
- *Spülung* des Operationsgebietes (physiologische NaCl-Lösung, tumorizide Flüssigkeiten)
- *Instrumenten- und Handschuhwechsel* nach Kontakt mit Tumor

Verfahrensregeln der kurativen Tumorchirurgie. Bei chirurgischen Eingriffen in kurativer Intention sind allgemeine Grundsätze und Verfahrensregeln einzuhalten (Tabelle 9.11.). Bei strikter Beachtung dieser Grundsätze der onkologischen Chirurgie ist das Risiko lokoregionärer Rezidive zu minimieren.

Lokoregionäre Rezidive/Qualität der Chirurgie. Das lokoregionäre Rezidiv nach R0-Resektion ist nicht – wie immer noch manchmal behauptet – ein schicksalbedingtes Ereignis.

> **!** Lokoregionäre Rezidive sind Folge eines Zurückbleibens von Tumorzellen im Operationsgebiet und damit Indikator der Qualität des chirurgischen Ersteingriffs.

Daß durch striktes Einhalten der Regeln der chirurgischen Onkologie lokoregionäre Rezidive tatsächlich weitgehend verhindert werden können, ist am Beispiel des Rektumkarzinoms in den letzten 10 Jahre bewiesen worden. Die deutsche Multizenterstudie (Studiengrup-

Tabelle 9.12. Verfahren nicht-kurativer chirurgischer Therapie

Nicht-kurative Tumorresektion
• in erster Linie bei Stenosen im Kolon, selten bei Verjauchung von Lungen- oder Rektumkarzinom
Nicht-resezierende Verfahren
• Tumordestruktion durch Laser, Kryotherapie, Elektrokoagulation z. B. Stenosen im Rektum oder Ösophagus
• Prothesen / Tuben (meist endoskopisch eingelegt) z. B. Ösophagus, Gallenwege
• Tracheostomie z. B. bei Trachealstenose durch Schilddrüsenkarzinom
• Umgehungsanastomosen z. B. biliodigestive Anastomosen bei Pankreas- oder Gallenwegskarzinomen, gastrojejunale Anastomose bei Zoekumkarzinom
• Stabilisierende Operation (Verbundosteosynthesen, Markraumnagelung, Wirbelsäulenfusion) oder Alloarthroplastiken bei Knochenmetastasen (pathologische Fraktur!)
• Schmerztherapie: Nervenblockaden des zervikalen Grenzstranges oder des Ganglion coeliacum, Chordotomie, stereotaktische Hirnoperation
• Chirurgische hormonale Beeinflussung, z. B. Ovarektomie bei Mammakarzinom oder Orchiektomie bei Prostatakarzinom

pe kolorektales Karzinom) bestätigte, daß bei manchen Chirurgen die Rate lokoregionärer Rezidive nach allein chirurgischer Behandlung tatsächlich unter 5 % liegt, und daß dies nicht durch Auswahl besonders günstiger Fälle und Ausschluß weniger günstiger Fälle zu erklären ist. Es zeigte sich aber auch, daß die Häufigkeit lokoregionärer Rezidive je nach Klinik und je nach Operateur und unabhängig von anderen Einflußfaktoren zwischen weniger als 5 % und mehr als 50 % schwankt.

!

Oberstes Ziel chirurgischer Tumoroperationen in kurativer Intention ist die Vermeidung späterer lokoregionärer Rezidive. Damit wird zugleich auch das Überleben entscheidend verbessert.

Nicht-kurative Chirurgie

Indikationen ergeben sich in erster Linie bei Tumorkomplikationen wie Stenosen, massiven Blutungen, Verjauchungen, pathologischen Frakturen (bei Knochenmetastasen), in Einzelfällen auch zur Schmerzbehandlung. Die in Frage kommenden Verfahren sind in Tabelle 9.12 zusammengestellt.

!

Für nicht-kurativ behandelbare Patienten kommen chirurgische Maßnahmen nur dann in Frage, wenn

- die Risiken postoperativer Letalität und Morbidität in einem angemessenen Verhältnis zu einer zu erwartenden Verbesserung der Lebensqualität und/oder Verlängerung der Überlebenszeit stehen und
- wenn interventionelle Methoden unter Berücksichtigung funktioneller Aspekte und der Lebensqualität keine Alternative bieten.

Ob nicht-kurative Tumorresektionen die Überlebenszeit verlängern können, ist umstritten. Während früher vielfach der Nutzen einer „chirurgischen Tumorreduktion" angenommen wurde, ist man heute diesbezüglich sehr skeptisch und bevorzugt multimodale Konzepte mit primärer Chemo- bzw. Radiochemotherapie und sekundärem Versuch einer R0-Resektion (s. S. 148–149).

Chirurgische Eingriffe zur Diagnostik und zum Staging

Trotz großer Fortschritte bei den bildgebenden Verfahren, in der Endoskopie und bei perkutanen Nadelbiopsien, sind fallweise diagnostische chirurgische Eingriffe immer noch notwendig. Bei ***chirurgischen Probeexzisionen*** ist stets darauf zu achten, daß der Zugang so gewählt wird, daß er ein eventuell anschließendes operatives Vorgehen nicht stört bzw. die Mitentfernung des Biopsieareals wegen der Gefahr von Implantationsmetastasen ermöglicht.

Bei malignen Lymphomen oder bei Prostatakarzinomen werden fallweise sog. ***Staging-Laparotomien*** zur Therapieplanung vorgenommen, um die Ausdehnung der Erkrankung exakt bestimmen zu können. Zunehmend wird dies durch ein laparoskopisches Staging ersetzt.

9.6 Multimodale Primärtherapie maligner Tumoren

Das Konzept, die chirurgische Therapie mit anderen Therapiemodalitäten im Sinne einer kombinierten Therapie (multimodale Therapie) zu ergänzen, beruht im wesentlichen auf drei Überlegungen (Tabelle 9.13).

Beispiele für heute übliche multimodale Verfahren in der Primärtherapie maligner Tumoren zeigt Tabelle 9.14.

Für den Chirurgen wichtig ist ein Grundsatz:

!

Multimodale Behandlungskonzepte entbinden nicht von der Notwendigkeit, die Prinzipien der chirurgischen Onkologie strikt einzuhalten (s. Tabelle 9.11.)!

Tabelle 9.13. Gründe für eine multimodale Primärtherapie

Lokoregionäre postoperative Strahlentherapie	Im Operationsgebiet zurückgelassene Tumorreste / bei der Operation örtlich disseminierte Tumorzellen
Peri/postoperative Chemotherapie und/oder Immuntherapie • systemisch • lokal: über V. portae, intrakavitär (Peritoneum), intraluminal (Harnblase)	Klinisch nicht manifeste disseminierte Tumorzellen und Tumorzellverbände (isolierte Tumorzellen) oder Mikrofernmetastasen
Initiale (präoperative oder neoadjuvante) Radio- und/oder Chemotherapie, gefolgt von chirurgischer Tumorentfernung	Partielle (komplette?) Regression des Primärtumors (und der regionären Lymphknoten) – Bessere Operabilität, erhöhte Chancen einer R0-Resektion – Biologischer Test auf Ansprechen gegenüber der angewandten Chemotherapie (bei Nichtansprechen anderes Schema für postoperative Chemotherapie)

Tabelle 9.14. Kurative multimodale Primärtherapie

A Kurative chirurgische Tumorentfernung / nachfolgende adjuvante Therapie	
Durch Strahlentherapie	z. B. Plattenepithelkarzinom der Lunge Stadium III
Durch systemische Chemotherapie	z. B. prämenopausales Mammakarzinom mit regionären Lymphknotenmetastasen; fortgeschrittenes Kolonkarzinom mit hohem Lebermetastasenrisiko
Durch lokale Chemotherapie	z. B. hypertherme Extremitätenperfusion bei malignem Melanom pT3–4
Durch Radiochemotherapie	z. B. Nephroblastom (ausgenommen Kinder unter 2 Jahre *und* pT1,2); fortgeschrittenes Rektumkarzinom mit hohem Risiko für lokoregionäres Rezidiv
Durch Hormontherapie	z. B. Tamoxifen bei postmenopausalem Mammakarzinom mit regionären Lymphknotenmetastasen und positivem Steroidrezeptorstatus
B Initiale (neoadjuvante) Therapie mit nachfolgender kurativer chirurgischer Tumorentfernung	
Durch Chemotherapie	z. B. weit fortgeschrittenes Plattenepithelkarzinom des Kopf-Hals-Bereiches
Durch Radiochemotherapie	z. B. weit fortgeschrittenes Rektumkarzinom
C Initiale (neoadjuvante) Therapie / kurative chirurgische Tumorentfernung / postoperative Therapie	
systemische Chemotherapie/ Chirurgie/systemische Chemotherapie	z. B. Osteosarkom
Radiotherapie/Chirurgie Radiotherapie	z. B. peripheres Plattenepithelkarzinom der Lunge mit Pancoast-Syndrom (Sulcus superior-Tumor)

Bei vielen Tumorentitäten sind wichtige Fragen der multimodalen Therapie bisher nicht definitiv geklärt. Dies gilt insbesondere für die Identifikation jener Untergruppen von Patienten, die tatsächlich von multimodalen Verfahren profitieren, für die Wahl der Medikamente und ihre Dosierung und für die Dauer der Durchführung der adjuvanten Therapie. Daher ist für viele Tumoren heute eine multimodale Behandlung *nicht* als Standardverfahren anzusehen. Stets sind auch die hiermit verbundenen Nebenwirkungen zu berücksichtigen. Zur Klärung all dieser Fragen laufen vielfach multizentrische klinische Studien, in Frage kommende Patienten sollten möglichst in großer Zahl solchen Studien zugeführt werden.

In vielen bisherigen Studien über multimodale Behandlungsverfahren wurde die chirurgische Therapie nicht hinreichend definiert und es fällt auf, daß die Ergebnisse der allein chirurgisch behandelten Patienten in solchen Studien ganz auffallend ungünstig sind und nicht dem modernen Standard entsprechen. Daher sollte heute bei Studien über multimodale Therapieverfahren stets besondere Sorgfalt auf die Dokumentation des chirurgischen Vorgehens gerichtet werden, um den „Prognosefaktor Chirurg" (s. S. 150) zu erfassen.

9.7 Prognose

Für die Bewertung der Prognose nach Therapie eines malignen Tumors stehen verschiedene Parameter zur Verfügung (Tabelle 9.15). Die Langzeitprognose ist je nach Tumorlokalisation unterschiedlich. Zum Beispiel

Tabelle 9.15. Parameter für die Beurteilung der Prognose nach chirurgischer Therapie von Tumoren

Frühergebnisse		
• Letalität (Mortalität) durch Therapie – postoperative Letalität – Letalität durch frühe Komplikationen nicht-chirurgischer Therapie • Nicht-letale Tumorkomplikation		
Langzeitprognose		
• Überleben – gesamt (overall) – tumorfrei (disease free) • Rückfallrate – lokoregionäre Rezidive – Fernmetastasen		
Lebensqualität (erfaßt durch spezielle Fragebogen über die Befindlichkeit des Patienten)		
Beurteilung des Überlebens		
Zielkriterien	Tod jeder Art Tod mit Tumor	Beobachtetes Überleben Bereinigtes (tumorbedingtes, adjusted, cancer-related) Überleben
Berechnung	direkte Methode Aktuarsmethode (Sterbetafel) nach Kaplan-Meier – mit oder ohne Berücksichtigung der Operationsletalität	
Alterskorrektur (relatives Überleben)	abzüglich „normaler Sterbewahrscheinlichkeit", d. h. aus der Bevölkerungsstatistik bekannte Rate an Todesfällen bei einer alters- und geschlechtsgleichen Bevölkerung	
Darstellung	5-Jahres-Überlebensraten mit 95 %-Vertrauensbereich (bei manchen Tumoren, z. B. Mamma- oder Prostatakarzinom 10- und 15-Jahre-Überlebensraten erforderlich!)	
Bei allen Angaben über Überleben müssen vollständige Daten über die Berechnungsmethoden vorliegen!		

Tabelle 9.16. Prognosefaktoren bei malignen Tumoren

R-Klassifikation / pTNM – Klassifikation (Stadium)	
Weitere mögliche Prognosefaktoren:	
Tumor-assoziert	Histologischer Typ Differenzierungsgrad Lymphgefäß-, Venen-, Perineuralrauminvasion Peritumoröse Entzündung Proliferationsverhalten Ploidie Hormonrezeptoren Tumorassoziierte Antigene Differenzierungsantigene Molekularpathologische Befunde
Patienten-assoziiert	Alter Geschlecht Dauer der Symptome Leistungszustand (ECOG-Skala, Karnofsky-Index) Komorbidität Immunstatus
Therapie-assoziiert	Qualität der Therapie einschl. „Prognosefaktor Chirurg"

liegen die Heilungschancen bei malignen Tumoren der Haut, der Schilddrüse und des Hodens zwischen 80 und 90 %, jene für Krebse von Magen, Ösophagus, Pankreas und Lunge unter 20 %.

Innerhalb der einzelnen Organtumoren wird die Prognose in erster Linie durch die anatomische ***Ausbreitung des Tumors vor und nach Primärtherapie***, also durch pTNM (Stadium) und R bestimmt. Weitere Prognosefaktoren sind in Tabelle 9.16 aufgelistet. Für die einzelnen Organtumoren ist ihre jeweilige Bedeutung unterschiedlich.

Zwischen den einzelnen möglichen Prognosefaktoren bestehen vielfach Wechselwirkungen; z. B. stehen anatomische Ausbreitung und Differenzierungsgrad bei manchen Tumoren in enger Beziehung, so daß bei gleichem Ausbreitungsstadium des Tumors der Differenzierungsgrad keine prognostischen Unterschiede anzeigt. Die isolierte Betrachtung eines möglichen Prognosefaktors gibt daher keine Information darüber, ob der betreffende Faktor tatsächlich einen unabhängigen Einfluß auf die Prognose ausübt. Nur durch spezielle biometrische Methoden, sog. multivariate Analyseverfahren, ist es möglich, unabhängig wirksame Prognosefaktoren zu identifizieren. Prognosefaktoren für kurativ behandelte Patienten sind vielfach unterschiedlich von jenen für nicht-kurativ behandelte Patienten, oft sind bestimmte Prognosefaktoren nur bei manchen Patientenuntergruppen wirksam, z. B. bestimmten Stadien oder pTNM-Kategorien, oder nur bei Patienten mit einer bestimmten Behandlungsart.

Die Aufklärung der neben R und pTNM wirksamen Prognosefaktoren ist noch keineswegs abgeschlossen, insbesondere ist die Bedeutung der erst in den letzten Jahren bestimmbaren modernen tumorbiologischen und molekularpathologischen Faktoren noch weitgehend unklar.

Die Identifikation unabhängiger Prognosefaktoren ist nicht nur für die Therapiewahl (individualisierende differenzierende Therapie je nach Tumoraggressivität) und die Schätzung der Prognose für den einzelnen Patienten von Bedeutung, sondern auch wichtige Vorbedingung einer verläßlichen Analyse von Therapieergebnissen.

Tabelle 9.17. Aufgaben der Nachbetreuung nach chirurgischer Krebsbehandlung

Allgemeine Patientenbetreuung im weiteren Verlauf

- Medizinische Rehabilitation
  - Behandlung therapiebedürftiger Nebenwirkungen und Folgeerkrankungen (z. B. Stomapflege, Prothesenbetreuung, Therapie von Verdauungs- und Stoffwechselstörungen z. B. nach Gastrektomie oder Pankreasresektion, Hautpflege nach Strahlentherapie, Bekämpfung der Inappetenz, Schmerzbekämpfung)
- Psychosoziale Nachsorge
  - psychische Betreuung
  - soziale Rehabilitation (beruflich, wirtschaftlich)

Spezielle Nachsorge nach kurativer Operation

- Frühdiagnose von lokoregionären Rezidiven und Fernmetastasen
- Früherkennung von metachronen Karzinomen im erkrankten Organ

Krebsprävention im Umfeld

- Beratung und Untersuchung von Angehörigen, sofern bei diesen erhöhtes Krebsrisiko zu erwarten ist, z. B. bei Angehörigen von Personen mit kolorektalem Karzinom auf dem Boden einer familiären adenomatösen Polypose oder bei Lynch-Syndrom
- Einleitung arbeitsmedizinischer Untersuchungen bei Diagnose einer möglicherweise beruflich bedingten Krebserkrankung

Qualitätssicherung der Krebstherapie

- Regelmäßige Verlaufskontrollen (Erfassung von Tumorrückfällen) sind Voraussetzung für die Beurteilung des langfristigen Therapieergebnisses und geben entscheidende Auskunft über die Qualität der Therapie

9.8 Tumornachsorge

Moderne Tumortherapie schließt nach der Primärtherapie eine umfassende Patientenbetreuung, bekannt als sog. Tumornachsorge, ein. Diese hat zunächst Aufgaben für den betreffenden Patienten zu erfüllen, aber auch solche der allgemeinen Gesundheitspolitik (Krebsprävention im Umfeld) wie auch der Qualitätssicherung der Krebstherapie (Tabelle 9.17).

Für die einzelnen Tumorlokalisationen wurden umfangreiche Nachsorgepläne erstellt, die ein meist viel zu großes Programm an technischen und Laboruntersuchungen empfehlen. Im Vordergrund der Nachsorge muß immer die ***klinische Untersuchung*** stehen. Derzeit bemüht man sich vielfach, die Nachuntersuchung auf eine vernünftige und ökonomisch vertretbare Basis zu stellen.

Bei Nachuntersuchungen nach kurativer Behandlung muß die ***Früherkennung von lokoregionären Rezidiven*** und ***Fernmetastasen***, die noch erfolgreich behandelbar sind, im Vordergrund stehen. Dies ist z. B. bei lokoregionären Rezidiven oder Lebermetastasen nach kolorektalem Karzinom oder bei Fernmetastasen von Hodentumoren oder Osteosarkomen der Fall.

Nicht-kurativ behandelte Patienten können durch ein standardisiertes Nachsorgeprogramm nicht sinnvoll betreut werden. Hier ist ein individuelles Vorgehen angezeigt, wobei insbesondere auch die psychosoziale Betreuung sowie supportive Therapie und Schmerzbekämpfung von Bedeutung sind.

•••

Die Behandlung von Tumoren erfordert eine sorgfältige, der individuellen Situation angepaßte Planung. Hierbei kommt einer exakten Klassifikation von Histomorphologie und anatomischer Ausbreitung des Tumors entscheidende Bedeutung zu. Die Kenntnis präkanzeröser Bedingungen und Läsionen ist Voraussetzung der Krebsfrüherkennung. In der Tumorbehandlung spielt die Chirurgie eine wesentliche Rolle, der Großteil der Krebsheilungen hat die komplette chirurgische Tumorentfernung zur Voraussetzung. Dabei sind die gut definierten Regeln der chirurgischen Onkologie strikt zu befolgen. Fallweise wird die chirurgische Behandlung mit Chemo-, Radio- und/oder Immunotherapie kombiniert (multimodale Behandlungskonzepte). Die Nachbetreuung nach Primärtherapie ist integrierender Teil der Krebsbehandlung. Die Prognose nach operativer Krebsbehandlung wird vor allem von der Residualtumor-Klassifikation (R) und der pTNM-Klassifikation bestimmt. Zusätzliche Prognosefaktoren sind fallweise von Bedeutung, bedürfen aber noch weiterer Klärung.

Literatur

Dold U, Hermanek P, Höfken K, Sack H (1993) Praktische Tumortherapie. Die Behandlung maligner Organtumoren und Systemerkrankungen, 4.Aufl. Thieme, Stuttgart New York

Gall FP, Hermanek P, Tonak J (1986) Chirurgische Onkologie. Springer, Berlin Heidelberg New York Tokyo

Herfarth Ch, Schlag P (Für die Deutsche Gesellschaft für Chirurgie) (1993) Richtlinien zur operativen Therapie maligner Tumoren, 4. Aufl. Demeter, Gräfelfing

Hermanek P (1995) Prognostic factors of rectum carcinoma. Experience of the German multicentric study (SGCRC). Tumori 81 (Suppl): 60–64

Riede U-N, Schaefer H-E (Hrsg) (1992) Allgemeine und spezielle Pathologie, 3. Aufl. Thieme, Stuttgart New York

Senn H-J, Drings P, Glaus A, Jungi WF, Sauer R, Schlag P (1992) Checkliste Onkologie, 3. Aufl. Thieme, Stuttgart New York

UICC (1993) TNM supplement 1993. A commentary on uniform use (Hermanek P, Henson DE, Hutter RVP, Sobin LH, eds) Springer, Berlin Heidelberg New York Tokyo

UICC (1995) Prognostic factors in cancer (Hermanek P, Gospodarowicz MK, Henson DE, Hutter RVP, Sobin LH, eds) Springer, Berlin Heidelberg New York Tokyo

UICC (1997) TNM Classification of malignant tumours, 5th edn. (Sobin LH, Wittekind Ch, eds). Wiley & Sons, New York (Deutsche Übersetzung: TNM-Klassifikation maligner Tumoren, 5. Aufl. Wittekind Ch, Wagner G (Hrsg) Springer, Berlin Heidelberg New York Tokyo)

?

1. Durch welche biologischen und morphologischen Eigenschaften sind maligne Tumoren gekennzeichnet?
2. Auf welchen Wegen erfolgt die Metastasierung maligner Tumoren?
3. Worin besteht der Unterschied zwischen präkanzerösen Bedingungen und präkanzerösen Läsionen?
4. Auf welchen Grundelementen beruht die heutige Tumorklassifikation?
5. Was bedeuten die Symbole T, N und M?
6. Warum erfolgt zusätzlich zur TNM- und pTNM-Klassifikation noch eine Stadiengruppierung maligner Tumoren?
7. Was besagt die R-Klassifikation und wie wird sie bestimmt?
8. Welche Grundprinzipien sind für die Tumorresektion in kurativer Absicht wesentlich?
9. Welche Voraussetzungen hat eine histologie- und stadiengerechte Krebstherapie?
10. Was versteht man unter multimodaler Krebstherapie und wie kann sie theoretisch begründet werden?

10 Chirurgische Begutachtung

B. Stübinger

10.1 Rechtliche Grundlagen 154

10.2 Grundzüge der Unfallbegutachtung 154

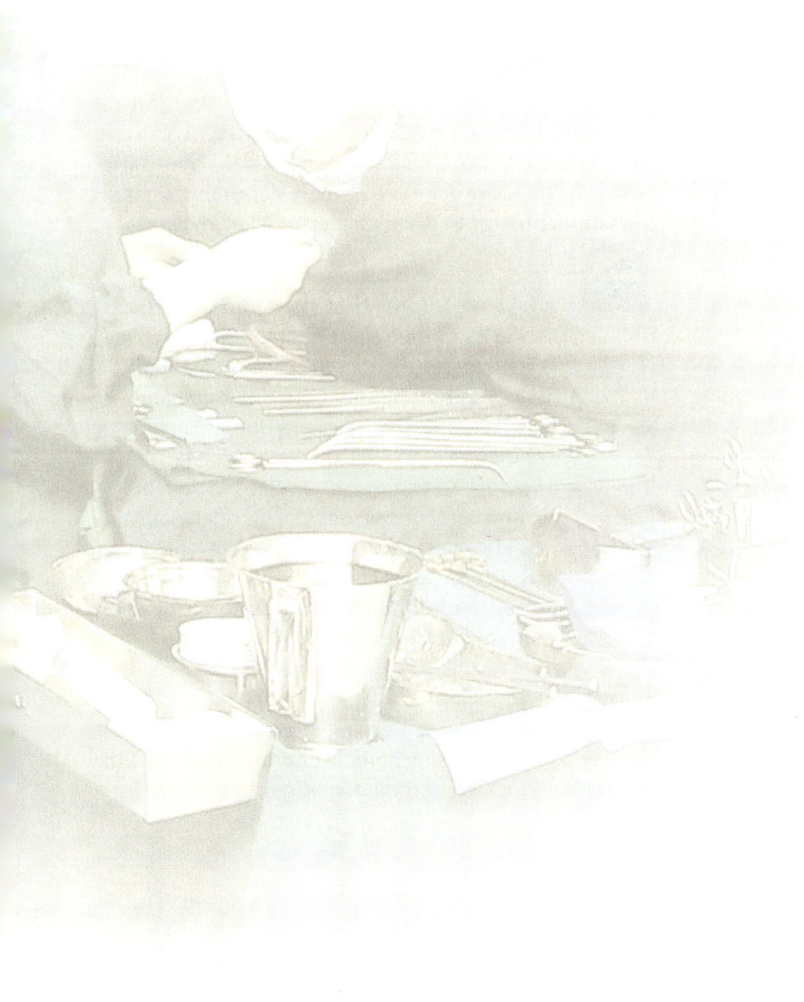

Bearbeitung und Erledigung eines Gutachtens stellen grundsätzlich eine Dienstleistung dar, die bei jedem Arzt umfangreiches Wissen und klare, objektive Meinungsbildung voraussetzen. Durch die Erstellung eines Gutachtens wird der beauftragte Arzt als chirurgischer Sachverständiger tätig. Dies ist notwendig, um über etwaige Rechtsansprüche einer z. B. von einem Unfall betroffenen und dadurch geschädigten Person entscheiden zu können. Das Gutachten unterstützt also eine Behörde oder ein Gericht bei der Aufgabe, eine bindende Aussage darüber zu treffen, was als medizinische Wahrheit anzusehen ist.

10.1 Rechtliche Grundlagen

Aus der Tätigkeit als chirurgischer Sachverständiger ergibt sich die Verpflichtung, in jedem Fall aufs neue ein unvoreingenommener Ratgeber zu sein, um so zu verantwortungsbewußten Entscheidungen beizutragen.

!

Der Gutachter selbst trifft durch Beantwortung des Gutachtens jedoch keine rechtswirksame Entscheidung.

Sieht sich der Gutachter durch die Aufgabe fachlich überfordert, so ist der Gutachtensauftrag mit schriftlicher Angabe der Gründe unverzüglich abzugeben. Die Ablehnung eines Gutachtens ist auch möglich, wenn sich der beauftragte Arzt aus begründetem Anlaß befangen sieht oder verwandschaftliche Beziehungen zu der zu begutachtenden Person hat.

Ebenso besteht z. B. für einen chirurgischen Chefarzt, der zum sachverständigen Gutachter bestellt wurde, die Möglichkeit, ein Gutachten zurückzugeben, da er sich aufgrund seiner sonstigen umfangreichen ärztlichen Tätigkeit auf absehbare Zeit dazu nicht in der Lage sieht. Rechtlich umstritten ist dagegen die Weitergabe und Erledigung des Gutachtens durch einen Oberarzt oder Assistenten, auch wenn dieser die dafür erforderliche Qualifikation besitzt.

!

Der beauftragte Chefarzt trägt durch seine Unterschrift die ***volle Verantwortung*** für den gesamten Inhalt.

Die zusätzliche Unterschrift des Mitarbeiters ist prozeßrechtlich überflüssig. Grundsätzlich ist nach Aufforderung eines Gerichtes oder eines zuständigen Versicherungsträgers jeder approbierte Arzt zur Erstellung eines Gutachtens bzw. zur Auskunftserteilung verpflichtet; diese hat nach bestem Wissen und Gewissen zu erfolgen und nicht nach dem Grundsatz „in dubio pro aegroto". Die Auskunftspflicht des Arztes ist erzwingbar und stellt eine befugte Auskunft dar. Der Arzt verstößt damit nicht gegen das Berufsgeheimnis, da auch die Versicherungsträger zur Geheimhaltung verpflichtet sind.

Für seine Auskunft in Formular- oder freien Gutachten hat jeder Arzt Anrecht auf Bezahlung, deren Höhe in verschiedenen Vereinbarungen geregelt und in entsprechenden Handbüchern über Gebühren nachzulesen ist.

10.2 Grundzüge der Unfallbegutachtung

Die gesetzliche Unfallversicherung hat die Aufgabe, den versicherten Personen für die Folgen von Arbeitsunfällen Schadensersatz zu leisten. Ein Arbeitsunfall liegt nach den gesetzlichen Bestimmungen dann vor, wenn der Versicherte den Unfall bei einer betrieblichen Tätigkeit erleidet, oder bei einem Unfall, der in mittelbarem Zusammenhang mit der versicherten Tätigkeit steht.

Arbeitsunfähigkeit besteht, wenn der Versicherte aufgrund seiner Verletzungen oder Erkrankungen nicht in der Lage ist, seine bisherige, unmittelbar vor dem Unfall ausgeübte Tätigkeit wieder in vollem Umfang aufzunehmen.
Ist jedoch seine Erwerbsfähigkeit in dem erlernten Beruf wegen des Unfalls oder einer Krankheit auf weniger als die Hälfte eines körperlich und geistig gesunden Versicherten mit vergleichbarer Ausbildung vermindert, so liegt ***Berufsunfähigkeit*** vor.

Dies ist jedoch nicht mit Erwerbsunfähigkeit gleichzusetzen, die nur bei einer noch umfangreicheren Einschränkung der körperlichen und geistigen Kräfte gegeben ist.

Erwerbsunfähigkeit liegt vor, wenn ein Versicherter aufgrund seiner Schädigung auf absehbare Zeit nicht in der Lage ist, eine Erwerbstätigkeit in gewisser Regelmäßigkeit auszuüben.

Die Begriffe „Arbeitsunfall", „Arbeitsunfähigkeit" sowie „Berufs- und Erwerbsunfähigkeit" sind bei der Erstellung von Formular- oder freien Gutachten für die gesetzliche Unfallversicherung von wesentlicher Bedeutung. Dies gilt nicht für private Versicherungen, da es sich hier um individuelle, privatrechtliche Vereinbarungen handelt.

Formular- und freie Gutachten sind grundsätzlich in sauberer Maschinenschrift anzufertigen. Die Antworten sind in gutem Deutsch, kurz und klar zu fassen: Fremdwörter und Abkürzungen sind soweit irgend möglich zu vermeiden.

> **!** Von besonderer Bedeutung ist die Einhaltung der meist vorgegebenen Erledigungsfrist.

Bei Nichtbeachtung dieser können aufgrund vertraglich und gesetzlich festgelegter Bearbeitungsfristen erhebliche Haftpflichtansprüche entstehen.

Ein freies, oft wissenschaftlich begründetes Gutachten sollte zweckmäßig nach einem gewissen Schema erstellt sein:

- kurze Vorgeschichte;
- momentane Klagen des Verletzten;
- Befund:
  - bereits vorliegende, frühere Feststellungen,
  - klinische Untersuchungen,
  - Röntgen etc., labortechnische Befunde;
- Beurteilung der Unfallfolgen oder Erkrankungen, ggf. mit entsprechender wissenschaftlicher Begründung;
- Zusammenfassung und Beantwortung der einzelnen gutachterlichen Fragen sowie Festlegung der vorliegenden Beeinträchtigung oder des verbliebenen Schadens.

Die ***Vorgeschichte*** muß Daten über Unfallart, Zeitpunkt und Hergang enthalten. Darauf folgen Klagen und Beschwerden des zu begutachtenden Patienten wegen seiner jetzigen Erkrankung oder seines Unfalls. Im Befundbericht sind zunächst frühere Schäden festzuhalten, um eine korrekte Begutachtung zu ermöglichen. Nach einer kurzen Schilderung des Allgemeinzustandes soll keine langatmige Darstellung nicht betroffener Organe oder gesunder Körperregionen erfolgen, sondern eine exakte Angabe der tatsächlichen Erkrankung oder Verletzung. Bei Extremitäten- oder Gelenkschäden sind selbstverständlich auch Maße und Winkel der gesunden Seite zum Vergleich anzuführen. Eine nützliche Hilfe sind die allgemein erhältlichen Meßblätter nach der ***Neutral-0-Methode***, bei der alle Gelenkbewegungen von einer einheitlich definierten 0-Stellung ausgehen (Abb. 10.1 und 10.2).

> **!** Die Neutral-0-Stellung entspricht der Gelenkstellung, die ein gesunder Mensch im aufrechten Stand mit hängenden Armen und nach vorne gehaltenen Daumen bei paralleler Fußstellung einnimmt.

Die Dokumentation von Fehlstellungen oder sonstigen Schäden kann durch entsprechende Photos und Funktionsaufnahmen eindrucksvoll unterstützt werden. Röntgenbefunden und labortechnischen Ergebnissen kommt weitere wesentliche Bedeutung zu.

Die gutachterliche chirurgische Beurteilung beginnt mit einer exakten Diagnosestellung unter Ausschluß früherer oder unfallfremder Schäden und Erkrankungen. Falls es notwendig erscheint, folgt eine ***Wertung*** unter Einbeziehung entsprechender wissenschaftlicher Arbeiten. In der ***Zusammenfassung*** werden alle gutachterlich gestellten Fragen einzeln und klar beantwortet. Abschließend wird die vorliegende Beeinträchtigung oder der verbleibende Schaden festgelegt, der in einem ursächlichen Zusammenhang zwischen dem Ereignis und der körperlichen Veränderung, z. B. Amputation (Abb. 10.3) stehen muß, um einen Wahrscheinlichkeitswert zu besitzen.

Auch für die Beurteilung gibt es Rententabellen zur Orientierung, die in der Regel sinnvolle Arbeitshilfen darstellen. Die wichtigsten Rentenecksätze sind 20 v. H., weil daran die Zahlbarkeit der Rente überhaupt gebunden ist, und 50 v. H., da von hier an Schwerbeschädigteneigenschaft geltend gemacht werden kann.

Voraussetzung für die Gewährung einer ***Rente*** ist die gutachterliche Feststellung des Vorliegens einer rechtserheblichen Minderung der Erwerbsfähigkeit. Dazu wird von der individuellen Erwerbsfähigkeit des Verletzten vor dem Unfall ausgegangen, die der vollen Erwerbsfähigkeit gleichgesetzt wird. Die sog. vorläufige Rente wird zunächst für 2 Jahre gewährt; sie kann beim Vorliegen grundsätzlicher Änderungen in diesem Zeitraum jedoch jederzeit neu festgesetzt und angepaßt werden. Mit Ablauf des 2. Jahres nach dem Unfall oder der Festsetzung wird die ***vorläufige Rente*** zur ***Dauerrente***, falls zwischenzeitlich kein Einspruch erfolgte.

Liegt die Dauerrente unter 30 v. H., so kann der Versicherte auf Antrag mit einer der Rente entsprechenden Gesamtvergütung abgefunden werden. Dazu muß jedoch sichergestellt sein, daß ein ***endgültiger Zustand*** eingetreten ist, der keine wesentlichen Änderungen für den Zeitraum nach der Abfindung erwarten läßt.

Abschließend soll das Gutachten eine Stellungnahme enthalten, ob ***Rehabilitationsmaßnahmen*** angezeigt sind und wann eine ***Nachbegutachtung*** sinnvoll ist oder ob es sich um einen endgültigen Zustand des begutachteten Patienten handelt.

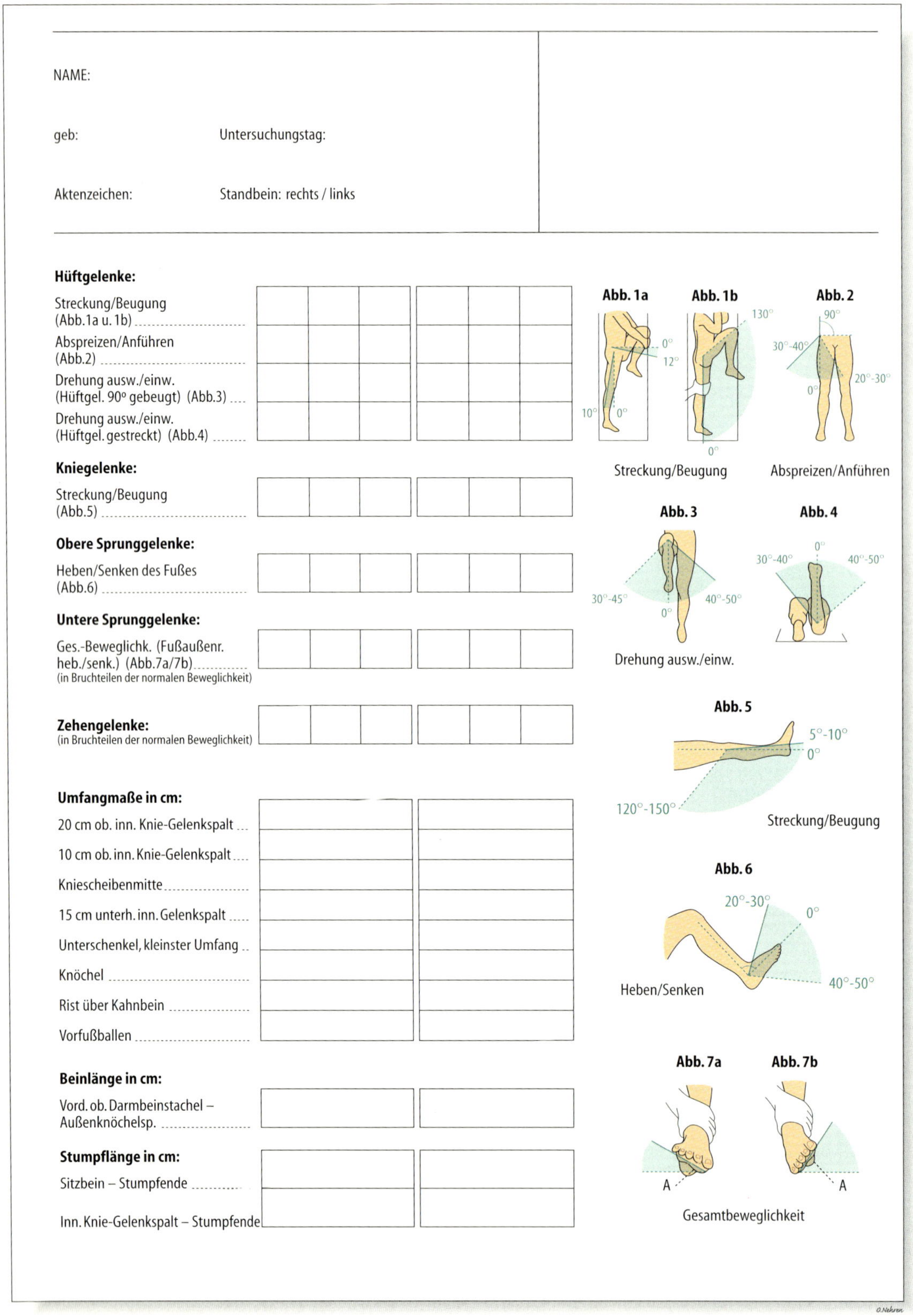

NAME:

geb: Untersuchungstag:

Aktenzeichen: Standbein: rechts / links

Hüftgelenke:

Streckung/Beugung (Abb.1a u. 1b)						
Abspreizen/Anführen (Abb.2)						
Drehung ausw./einw. (Hüftgel. 90° gebeugt) (Abb.3)						
Drehung ausw./einw. (Hüftgel. gestreckt) (Abb.4)						

Kniegelenke:

Streckung/Beugung (Abb.5)						

Obere Sprunggelenke:

Heben/Senken des Fußes (Abb.6)						

Untere Sprunggelenke:

Ges.-Beweglichk. (Fußaußenr. heb./senk.) (Abb.7a/7b) (in Bruchteilen der normalen Beweglichkeit)						

Zehengelenke: (in Bruchteilen der normalen Beweglichkeit)						

Umfangmaße in cm:

20 cm ob. inn. Knie-Gelenkspalt		
10 cm ob. inn. Knie-Gelenkspalt		
Kniescheibenmitte		
15 cm unterh. inn. Gelenkspalt		
Unterschenkel, kleinster Umfang		
Knöchel		
Rist über Kahnbein		
Vorfußballen		

Beinlänge in cm:

Vord. ob. Darmbeinstachel – Außenknöchelsp.		

Stumpflänge in cm:

Sitzbein – Stumpfende		
Inn. Knie-Gelenkspalt – Stumpfende		

Abb. 10.1. Meßblatt für untere Gliedmaßen

NAME:

geb: Untersuchungstag:

Aktenzeichen: Rechtshänder/Linkshänder:

Schultergelenke:

Arm seitw./körperw. (Abb.1) ....

Arm rückw./vorw. (Abb.2) ....

Arm ausw./einw. drehen (Oberarm anliegend) (Abb.3) ....

Arm ausw./einw. (Oberarm 90° seitw. abgeh.) (Abb.4) ....

Ellenbogengelenke:

Streck./Beugg. (Abb.5) ....

Unterarmdrehung:

ausw./einw. (Abb.6) ....

Handgelenke:

handrückenw./hohlhandw. (Abb.7) ....

ellenw./speichenw. (Abb.8) ....

Umfangmaße in cm:
(hängender Arm)

15 cm ob. äußerem Oberarm-Knorren ....

Ellenbogengelenk ....

10 cm unt. äußerem Oberarm-Knorren ....

Handgelenk ....

Mittelhand (ohne Daumen) ....

Armlänge in cm:

Schulterhöhe – Speichenende .....

Stumpflängen in cm:

Schulterhöhe – Stumpfende ....

Äuß. Oberarmknorren – Stumpfende ....

Abb. 1

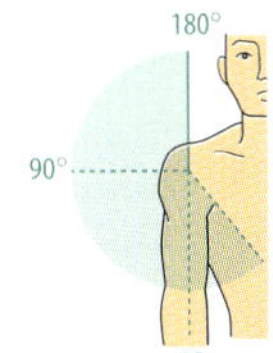

seitw./körperw.

Abb. 2

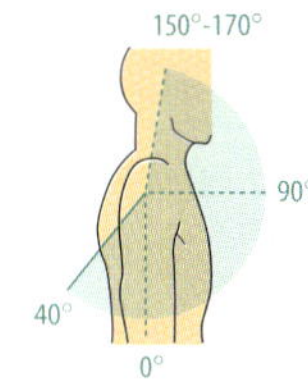

rückw./vorw.

Abb. 3

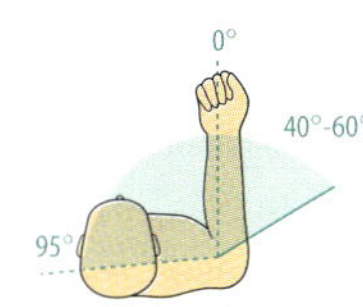

Drehg. ausw./einw.

Abb. 4

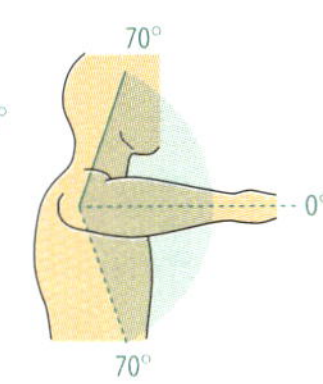

Drehg. ausw./einw.

Abb. 5

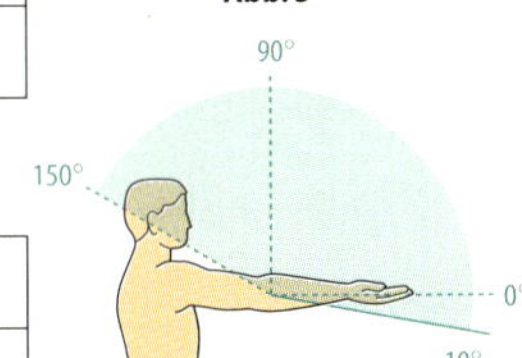

Streck./Beugg.

Abb. 6

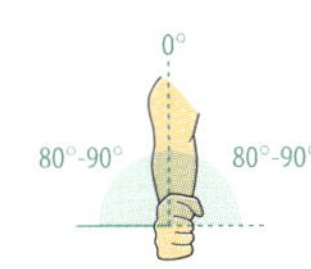

Drehg. ausw./einw.

Abb. 7

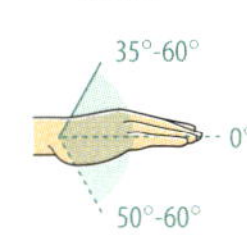

handrückenw./hohlhandw.

Abb. 8

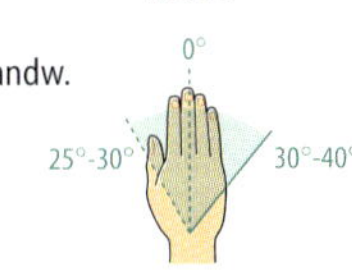

ellenw./speichenw.

Abb. 10.2. Meßblatt für obere Gliedmaßen

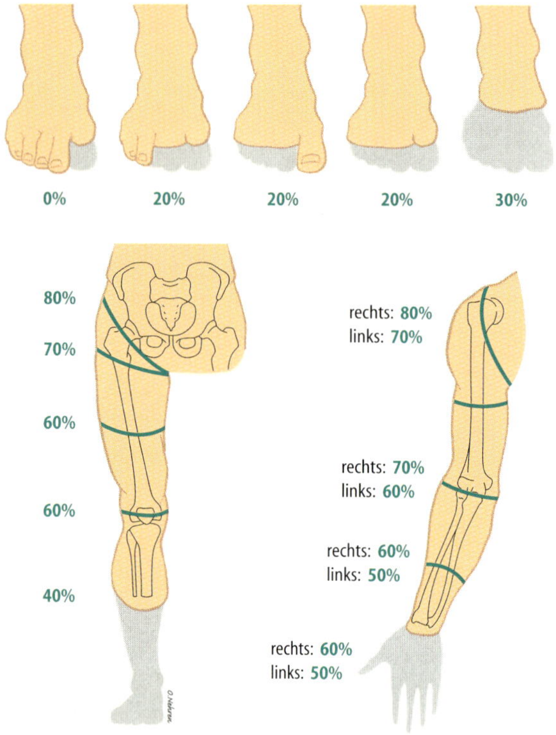

Abb. 10.3. Prozentuale Anhaltswerte bei Verletzungen der oberen und unteren Extremität (Aus Günther u. Hymmen 1980)

Literatur

Fritze E (Hrsg) (1992) Die ärztliche Begutachtung, 4. Aufl. Steinkopff, Darmstadt

Günther E, Hymmen R (Hrsg) (1980) Unfallbegutachtung. de Gruyter, Berlin New York

Hierholzer G, Ludolph E, Hamacher E (Hrsg) (1990) Gutachterkolloquium 5. Springer, Berlin Heidelberg New York Tokyo

Marx HH (Hrsg) (1992) Medizinische Begutachtung, 6. Aufl. Thieme, Stuttgart New York

Probst J (Hrsg) (1990) 53. Jahrestagung der Deutschen Gesellschaft für Unfallheilkunde e. V., 22.–25. November 1989, Berlin, Hefte Unfallheilkd 212

Schönberger A, Mehrtens G, Valentin H (1993) Arbeitsunfall und Berufskrankheit, 5. Aufl. Schmidt, Berlin

?

1. Wird durch den chirurgischen Gutachter eine rechtswirksame Entscheidung getroffen?
2. Besteht für jeden Arzt Auskunftspflicht?
3. Was ist der Unterschied zwischen Berufs- und Erwerbsunfähigkeit?
4. Welche Anforderungen sind an ein Gutachten zu stellen?
5. Erklären Sie die Begriffe vorläufige Rente, Dauerrente und Gesamtvergütung!
6. Definieren Sie die Neutral-0-Methode!
7. Nennen Sie wesentliche Renteneckätze!

Anästhesie 11

D. Scheidegger, A. Urwyler, M. Kaufmann

11.1 Präoperative Maßnahmen 160

11.2 Präoperative Verordnungen 162

11.3 Anästhesieverfahren 163
11.3.1 Anästhesie Stand-by 163
11.3.2 Regionalanästhesie 164
11.3.3 Allgemeinanästhesie 167
11.3.4 Kombinierte Anästhesietechniken 167

11.4 Monitoring 167
11.4.1 Charakteristik wichtiger Anästhesie-Monitoring-Verfahren 168
11.4.2 Spezifisches Monitoring 169
11.4.3 Ambulante Anästhesie 169

11.5 Postoperative Schmerztherapie 170
11.5.1 Grundlagen 170
11.5.2 Formen der postoperativen Schmerztherapie 171
11.5.3 Spezielle Analgesie-Techniken des Anästhesisten 174

11.6 Häufige postoperative Komplikationen 175
11.6.1 Lungenfunktion in der postoperativen Phase 175
11.6.2 Atemtherapie 178
11.6.3 Sicherheit in der Anästhesie 179

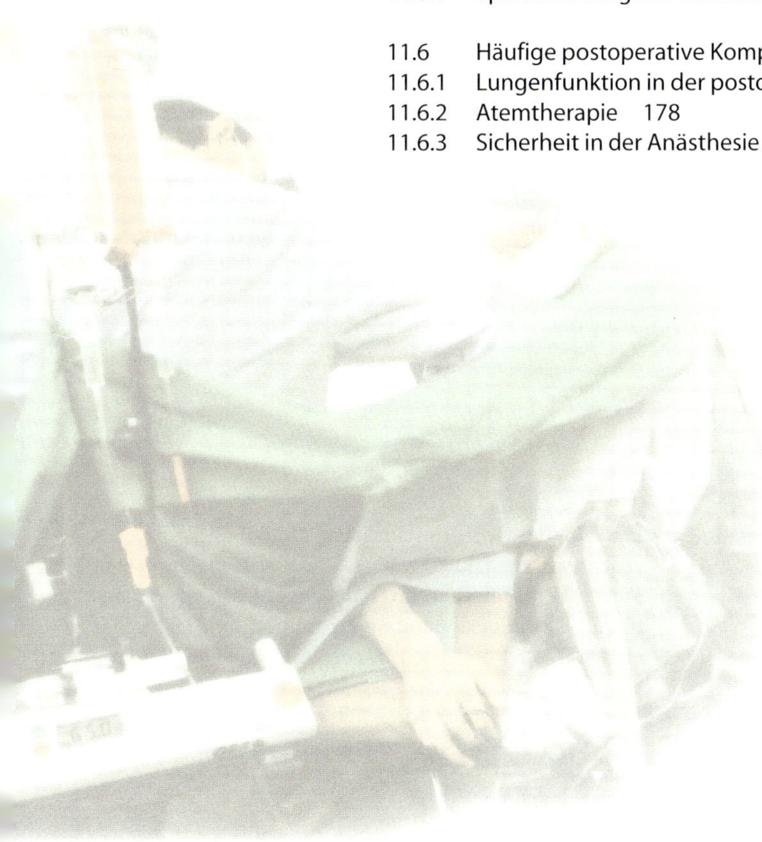

Dieses Kapitel soll vor allem die Dinge der Anästhesie hervorheben, die auch jeder chirurgische Assistent und chirurgisch interessierte Student wissen sollte. Welche präoperativen Abklärungen für die Anästhesie von Wichtigkeit sind und welche Risiken bei der Operationsindikation berücksichtigt werden müssen, muß jeder Chirurg wissen. Genauere Kenntnisse der Lokalanästhetika muß jeder chirurgisch tätige Arzt haben, damit schwerwiegende Komplikationen vermieden werden können. Auch die modernen Überwachungsmethoden eines Patienten während einer Operation müssen allen Beteiligten bekannt sein. Die heutigen Formen der postoperativen Schmerzbekämpfung und die häufigen postoperativen Komplikationen muß jeder Chirurg kennen.
70–80 % aller großen Zwischenfälle im Operationssaal beruhen auf menschlichem Versagen. Davon sind etwa 90 % bedingt durch eine mangelhafte Kommunikation. Erst in den letzten Jahren wurde realisiert, daß viele Trainingsmethoden zur Erhöhung der Sicherheit, die heute in der zivilen Luftfahrt selbstverständlich sind, auch im Operationssaal angewendet werden können. Deshalb werden wir zum Schluß des vorliegenden Kapitels neue Wege des Trainings und der Kommunikation im Operationssaal aufzeigen.

11.1 Präoperative Maßnahmen

Die präoperativen Maßnahmen erfolgen in Zusammenarbeit zwischen Chirurgen und Anästhesisten. Die folgenden Punkte müssen dabei beachtet werden:

- Ambulante oder stationäre Behandlung
- Art der Operation
- Dringlichkeit der Operation
- Gesundheitszustand des Patienten
- Möglichkeiten der Optimierung des Gesundheitszustandes des Patienten
- Postoperative Maßnahmen

Die Patienten sollen für die Operation in verschiedener Hinsicht optimal vorbereitet werden. Gezielt ist nach bisher unbekannten Krankheiten zu suchen und den Gesundheitszustand, falls möglich, zu optimieren. Außerdem gehört die ***umfassende Information des Patienten über den geplanten Eingriff***, die ***vorgesehene Anästhesietechnik*** und die ***postoperative Nachbetreuung*** zu den präoperativen Maßnahmen. Ebenso wichtig für einen erfolgreichen Behandlungsablauf ist die Erstellung einer auf die Bedürfnisse des Patienten ausgerichteten Planung der Anästhesie. Neben der Wahl des Anästhesieverfahrens und der Medikamente werden die notwendigen Überwachungsmaßnahmen (Monitoring) festgelegt. Falls benötigt, ist ein postoperativer Überwachungsplatz bereits vor dem Eingriff zu reservieren, um den Patienten nach erfolgter Operation nicht zu gefährden.

Perioperative Morbidität und Mortalität sind von verschiedenen Faktoren abhängig. Neben Art, Ausdehnung und Dringlichkeit des Eingriffes ist der Allgemeinzustand des Patienten von Bedeutung. Ein Abdominaleingriff stellt im Vergleich zu einer Wundversorgung an der Hand für den Patienten eine größere Belastung dar, weil bei Abdominaleingriffen die Atemmechanik postoperativ beeinträchtigt ist.

Eine Reduktion des Allgemeinzustandes oder eine vorbestehende Erkrankung stellt ein zusätzliches Operationsrisiko dar. Von besonderer Wichtigkeit für den perioperativen Verlauf sind vorbestehende kardiovaskuläre oder pulmonale Erkrankungen. Für die Planung einer Anästhesie sind die Anamnese und der Status die Basis des weiteren Vorgehens. Durch eine gezielte Befragung sowie eine korrekte Untersuchungstechnik können nahezu alle relevanten Probleme des Patienten erkannt werden. Sind Hinweise für Organpathologien oder systemische Erkrankungen vorhanden, müssen gezielte Laboranalysen oder bestimmte Zusatzuntersuchungen veranlaßt werden. Bei elektiven Eingriffen ermöglicht eine präoperative Therapie häufig eine Verbesserung des präoperativen Gesundheitszustandes des Patienten. Dadurch können das Auftreten oder das Ausmaß perioperativer Komplikationen vermindert werden. Wegen der begrenzten finanziellen Ressourcen, die dem Gesundheitswesen heute zur Verfügung stehen, und einem ungenügenden Kosten/-Nutzen-Verhältnis sind routinemäßige, präoperative Screeningtests unnötig. Gezielte präoperative Untersuchungen hingegen sind für die Qualitätssicherung unentbehrlich, und helfen mit, ein günstiges Kosten/Leistungsverhältnis zu erreichen.

!

Klinisch gesunde Patienten benötigen keine Screening-Tests.

Die Zahl der Operationen, die an älteren und polymorbiden Patienten durchgeführt werden, ist in den letzten Jahren kontinuierlich angestiegen. Bei diesem Patientengut ist die perioperative Morbidität und Mortalität erhöht. Deshalb werden höhere Ansprüche an die perioperative Betreuung gestellt. Zur Abschätzung des Überwachungsaufwandes während und nach der Operation hat sich die Klassifikation nach der American

Society of Anesthesiologists (ASA) in 5 Klassen weltweit etabliert:

- I gesund
- II leichte Systemerkrankung
- III schwere Systemerkrankung
- IV schwere Systemerkrankung, die das Leben dauernd bedroht
- V Patient, der erwartungsgemäß mit oder ohne Operation die nächsten 24 Stunden nicht überleben wird

> **!** Patienten mit einer ASA Klasse III oder höher müssen präoperativ gezielt abgeklärt werden

Bei diesen Patienten soll der Anästhesist so früh wie möglich konsiliarisch beigezogen werden. Dadurch können Abklärungen, Änderungen der aktuellen Therapie und die Planung der postoperativen Betreuung in die Wege geleitet werden. Der mündige Patient oder seine Angehörigen müssen in die präoperativen Entscheidungsprozesse miteinbezogen werden.

Anamnese

Genau wie in anderen Spezialfächern der Medizin gibt die Anamnese die wichtigsten Anhaltspunkte über den Gesundheitszustand des Patienten wieder. Ein systematisches Vorgehen verhindert, daß wichtige Bereiche vergessen werden. Die Anamnese der wichtigen Organsysteme und weitere anästhesierelevante Informationen über den Patienten müssen erhoben werden. Dies sind:

- ***Herz/Kreislauf***: Herzoperationen, Herzklappenerkrankungen, Myokardinfarkt, Angina pectoris und Hypertonie, Synkopen
- ***Lunge***: Dyspnoe, Orthopnoe, Husten, Asthma, Nikotinabusus
- ***Leber***: Status nach Hepatitis
- ***Blutgerinnung***: starke Blutung nach dem Zähneputzen, unstillbare Blutungen nach Schnittverletzungen, Hämatome nach Bagatelltraumen
- ***Niere***: Niereninsuffizienz, Status nach Nephrektomie
- ***Neurologie***: ischämische Ereignisse, neurologische Erkrankungen, sensible und/oder motorische Ausfälle, Muskelkrankheiten, Synkopen
- ***Stoffwechsel***: Diabetes mellitus, Hypo- oder Hyperthyreose
- ***Gastrooesophagealer Reflux***
- ***Allergien***
- ***Medikamente***: aktuelle Therapie
- ***Anästhesiezwischenfälle*** aufgrund früherer Anästhesien beim Patienten und in der Familie (Intubationsprobleme, Porphyrie, Todesfälle)
- ***Sonstiges***: frühere Blutübertragungen, Zahnprothese/lockere Zähne

Orientiert an pathologischen Befunden in der Anamnese werden gezielte Laboruntersuchungen und andere Abklärungen angeordnet. Dadurch kann das Ausmaß von Krankheiten erfaßt werden, und der Effekt etwaiger therapeutischer Maßnahmen gemessen werden. Bei Spezial-Problemen sind konsiliarisch andere Spezialisten hinzuzuziehen. Fragestellungen an Konsilarien sollen sich auf die fachliche Beurteilung von speziellen Untersuchungen und auf die Möglichkeiten einer präoperativen Verbesserung eines pathologischen Organbefundes durch therapeutische Maßnahmen beschränken. Die Anästhesiefähigkeit und das Anästhesierisiko werden durch den Anästhesisten unter Einbezug sämtlicher Aspekte beurteilt.

Status

Der Status ergänzt die anamnestischen Erhebungen durch objektivierbare Befunde. Die folgenden Befunde sollen dabei erhoben werden:

- ***Herz/Kreislauf***: Puls, Blutdruck, hepatojugulärer Reflux, Auskultation und Palpation
- ***Lunge***: Auskultation, Perkussion
- Orientierender Neurostatus
- Lokalstatus für Regionalanästhesien

Das Ausmaß einer Herzinsuffizienz sowie der Erfolg etwaiger therapeutischer Maßnahmen können beurteilt werden. In der Anästhesie sind außer der Funktion des Herz-Kreislaufsystems und der Lunge pathologische Befunde des Nervensystems von Bedeutung. Die Dokumentation neurologischer Ausfälle vor dem Anlegen einer Regionalanästhesie ist für die Sicherheit des Patienten sowie aus medicolegalen Gründen nötig. Der Lokalbefund im Bereiche der geplanten Punktionsstelle einer Regionalanästhesie ist von Bedeutung, wenn aufgrund der Anatomie oder wegen einer lokalen Infektion die Applikation einer Regionalanästhesie kontraindiziert ist.

Screeningtests

In verschiedenen Kliniken werden routinemäßig sogenannte Screeningtests zur Erfassung eventuell vorhandener, aber dem Patienten nicht bekannter Erkrankungen durchgeführt. Ein weiterer Grund für derartige Routineuntersuchungen ist der medicolegale Aspekt. Der Wert von Screeninguntersuchungen ist jedoch in der Regel gering, weil relevante Diagnosen bereits durch ***Anamnese*** und den ***Status*** erhoben werden können. Um den medicolegalen Aspekten gerecht zu werden, genügt es, eine exakte Dokumentation der Anamnese und des Status zu erstellen.

Weil mit zunehmendem Alter vermehrt pathologische Befunde zu erwarten sind, erfolgen in verschiedenen Spitälern Screeningtests nach Alterslimiten.

> **!** In der Regel werden ***Hb, Hk, Leukozyten, Thrombozyten, Prothrombin, Natrium, Kalium, Blutzucker, Kreatinin*** und/oder ***Harnstoff*** als Laborparameter durchgeführt.

Ab dem 40. Lebensjahr wird zusätzlich ein ***Thoraxröntgenbild*** und ein ***Elektrokardiogramm*** verlangt. Grundsätzlich ist jedoch festzuhalten, daß auch in höheren Altersgruppen routinemäßige Screeningtests ***nicht nötig*** sind. Die optimale präoperative Vorbereitung des Patienten sollte heute, wenn immer möglich, nur noch mit gezielten Untersuchungen erfolgen.

Gezielte Untersuchungen

Je nach Ergebnis der Anamnese und des Status müssen gezielte Untersuchungen durchgeführt werden. Viele dieser Untersuchungen erfordern einen gewissen Zeitaufwand, so daß es sich gerade bei polymorbiden Patienten lohnt, den ***Anästhesisten frühzeitig beizuziehen***. Viele präoperative Abklärungen können bereits anläßlich der ersten Planung der Operation ***ambulant*** und, soweit möglich, durch den ***Hausarzt*** des Patienten erfolgen. Als Beispiele seien Elektrokardiogramm oder auch die Abnahme der Kreatininclearance zur Objektivierung einer Niereninsuffizienz erwähnt.

Blutgerinnungsstörungen lassen sich durch eine gezielte Anamnese erheben. Gibt der Patient auffällige Blutungen beim Zähneputzen, eine verlängerte Blutungszeit nach Schnittwunden oder die Bildung von Suffusionen und Hämatomen nach Bagatelltraumen an, muß nach einer Blutgerinnungsstörung gesucht werden.

Einen ersten Anhaltspunkt auf eine mögliche Ätiologie erhält man durch die Bestimmung der ***Thrombozytenzahl*** und des ***Prothrombins***.

Es gilt zu beachten, daß die Wirkung von Thrombozytenaggregationshemmern wie Aspirin allerdings dadurch nicht erfaßt werden kann. Will man die Wirkung dieser Substanzen für elektive Eingriffe verhindern, ist der Patient darauf aufmerksam zu machen, daß er mindestens ***10 Tage vor dem Eingriff nicht-steroidale Antirheumatika absetzen*** muß. Ist der Patient antikoaguliert, ist das Sistieren der Antikoagulation unter Laborkontrolle bei elektiven Eingriffen indiziert.

Für komplexere Erkrankungen, wie koronare Herzkrankheit, Lungenfunktionsstörung mit ausgeprägter Einschränkung der Belasbarkeit und endokrine Erkrankungen, sind die entsprechenden Spezialisten *rechtzeitig* hinzuzuziehen, damit die notwendigen weiterführenden Untersuchungen durchgeführt werden können. Bestehen Hinweise auf Rhythmusstörungen, beispielsweise wegen Synkopen, ist ein ***24-Stunden-Elektrokardiogramm*** indiziert. Vielleicht benötigt der Patient präoperativ die Einlage eines Pacemakers. Bei Angina pectoris müssen weiterführende Abklärungen wie ***Belastungselektrokardiogramm, Echokardiographie, Dipyramidolszintigraphie*** und eventuell eine ***Koronarographie*** durchgeführt werden. Diese Befunde können präoperativ insofern Konsequenzen haben, als sich der kardiale Zustand des Patienten damit verbessern läßt. Dies kann beispielsweise durch eine Erweiterung oder Anpassung der medikamentösen Therapie erfolgen. Je nach Ausmaß und Lokalisation von Koronarstenosen ist eine PTCA indiziert oder sogar eine Revaskularisierung durch einen aortokoronaren Bypass vor dem ursprünglich geplanten Eingriff nötig. Bei Patienten mit einer limitierten Lungenfunktion (Restriktive Lungenerkrankung, COLD, Asthma) läßt sich durch eine Testung der ***Lungenfunktion*** abschätzen, ob eine broncholytische Therapie (Inhalation mit Beta2-Stimulantien, Steroidtherapie) die pulmonalen Reserven des Patienten verbessern kann. Eine präoperative ***Blutgasanalyse*** gibt Auskunft darüber, welche Werte postoperativ anzustreben sind. Besonders gefährdet sind Patienten mit Schlaf-Apnoe-Syndrom, weil sie durch einen geringen Überhang von Anästhetika postoperativ für eine Apnoe gefährdet sind. Derartige Patienten müssen deshalb während den ersten 24 Stunden postoperativ mit der Pulsoxymetrie und entsprechend geschultem Personal kontinuierlich überwacht werden.

11.2 Präoperative Verordnungen

Nüchternheit

Im Rahmen einer Allgemeinanästhesie ***verlieren die Patienten ihre Schutzreflexe***, so daß bei vollem Magen die Gefahr einer Regurgitation und Aspiration besteht.

> **!** Bei elektiven Eingriffen ist deshalb eine Nüchternzeit von 6 Stunden für feste Nahrung einzuhalten.

Neuere Untersuchungen haben gezeigt, daß Erwachsenen bis 3 Stunden und Kindern bis 2 Stunden vor der Operation die Einnahme von klarer Flüssigkeit (Tee ungesüßt, Mineralwasser) ohne Gefahr erlaubt werden kann. Bei Notfalleingriffen muß mit dem Chirurgen zusammen das Risiko einer Anästhesie beim nicht nüchternen Patienten mit möglicher Aspiration gegen die Gefahren einer Aufschiebung der Operation diskutiert und abgewogen werden. Auch der Patient muß über derartige Entscheide und deren Folgen informiert werden. Selbstverständlich müssen auch für ***Regionalanästhesieverfahren*** und sogenannte ***Stand-by-Überwachungen*** in Lokalanästhesie die gleichen Regeln eingehalten werden. Adverse Reaktionen auf das

Anlegen einer Regionalanästhesie (allergische Reaktionen, Krampfanfall durch versehentliche intravasale Applikation eines Lokalanästhetikums, hohe Spinalanästhesie), unvollständige Regionalanästhesie oder eine unerwartete Verlängerung der Operation können direkt zum Verlust der Schutzreflexe des Patienten führen oder die Umstellung auf eine Allgemeinanästhesie mit entsprechender Gefahr zur Folge haben. Bei Nichteinhalten der Nüchtern-Regel ist der Patient in derartigen Situationen unnötigerweise für eine Aspiration gefährdet. Für Notfälle mit vollem Magen ergeben sich Konsequenzen hinsichtlich besonderer Vorbereitung des Patienten. Der Magen kann durch die ***Einlage einer Magensonde*** vor der Einleitung der Anästhesie entleert werden. Durch eine Hochlagerung des Oberkörpers wird das Regurgitationsrisiko vermindert. Die Verabreichung von Ranitidin (50 mg i.v. beim Erwachsenen) hebt den ***Magen-pH*** an. Metoclopramid (10 mg i.v. beim Erwachsenen) trägt zur schnelleren Entleerung des Magens bei. Das Aspirationsrisiko bei der Einleitung wird durch die Reduktion der Menge des Mageninhaltes vermindert. Bei einer eventuellen Aspiration ist der pH des Mageninhaltes von Bedeutung. Bei pH-Werten unter 2,5 ist die Gefahr einer schweren Aspirationspneumonie (Mendelson[1]-Syndrom) zu erwarten, weshalb die Erhöhung des pH durch Ranitidin sinnvoll ist. Bei nicht nüchternen Patient trifft das Anästhesie-Team spezielle Vorsichtsmaßnahmen: Präoxygenierte Patienten werden erst nach Einlegen eines Endotrachealtubus beatmet. Eine Regurgitation bei der Intubation wird durch das sogenannte Sellick-Manöver vermindert (Druck auf das Krikoid komprimiert den Ösophagus).

> **!** Nüchternzeit 6 Stunden für feste Nahrung, 3 Stunden für klare Flüssigkeit!

Medikamente

Nach der präoperativen Visite verordnet der Anästhesist dem Patienten die präoperative Medikation. Herz- und Kreislaufmedikamente wie Betablocker, Kalziumantagonisten, ACE-Hemmer und Nitrate werden je nach Befunden, geplanter Operation und Anästhesietechnik in einer angepassten Dosierung weiterverordnet. Dies ist wichtig, weil der Patient mit Herz-Kreislauferkrankungen auch intra- und postoperativ therapiebedürftig ist. Wird die Therapie sistiert, besteht die Gefahr einer perioperativen Exazerbation der Grundkrankheit, mit allen ihren Risiken. Weil ein operativer Eingriff für den Patienten immer mit zusätzlichem Stress verbunden ist, wird in der Regel präoperativ ein anxiolytisches Medikament verordnet. Benzodiazepine, beispielsweise Midazolam (7,5 mg p.os. für gesunde Erwachsene), haben sich bewährt.

[1] Curtis L. Mendelson, Anästhesist, New York, geb. 1913

> **!** Kardiale Medikamente sollten in der Regel perioperativ weitergegeben werden!

Antikoagulation

Weil Regionalanästhesieverfahren, insbesondere rückenmarksnahe Anästhesien nur bei normaler Gerinnung appliziert werden dürfen, ist dem Konzept der Antikoagulation in der perioperativen Phase besondere Beachtung zu schenken. Eine Antikoagulation wird gemäß Absprache zwischen dem Chirurgen und Anästhesisten aufgehoben, falls dies vom Patienten her möglich ist. Bei einer Therapie mit ***Kumarinderivaten*** wird die Antikoagulation durch ***Absetzten des Medikamentes über mehrere Tage***, nach Gabe von Vitamin-K über mehrere Stunden aufgehoben. Dies stellt das übliche Vorgehen für Wahleingriffe dar. Lediglich bei Notfalleingriffen kann die Kumarinwirkung durch die Applikation von Vitamin-K-abhängigen Gerinnungsfaktoren innerhalb Minuten aufgehoben werden. Die Antikoagulation mit Heparin hat die Vorteile, daß mit Protamin ein sofort wirksames Antidot vorhanden ist, und daß nach Absetzten des Heparins die Gerinnung bereits 3–4 Stunden später wieder im Normbereich liegt. Bei Herzklappenträgern, welche eine dauernde Antikoagulation benötigen, ist deshalb präoperativ eine ***Umstellung von Kumarinderivaten auf Heparin*** parenteral vorzusehen. In der Regel 4 Stunden vor der Operation kann das Heparin gestoppt werden und der Patient bei normaler Gerinnung operiert werden. Postoperativ kann die Heparinisierung nach Absprache mit den Chirurgen wieder begonnen werden.

Bei einer Vielzahl von Eingriffen ist eine ***perioperative Thromboseprophylaxe*** indiziert. Damit dem Patienten am Operationstag gefahrlos eine Regionalanästhesie appliziert werden kann, empfiehlt sich die Einmal-Thromboseprophylaxe mit niedermolekularem Heparin jeweils am Vorabend. Bei Notfalleingriffen soll der Zeitpunkt der Applikation der Thromboseprophylaxe mit dem Anästhesisten diskutiert werden. Während im Falle einer Allgemeinanästhesie Heparin sofort verabreicht werden kann, soll für Regionalanästhesien wegen der Gefahr einer Blutung die Thromboseprophylaxe erst nach der Applikation der Regionalanästhesie erfolgen.

11.3 Anästhesieverfahren

11.3.1 Anästhesie Stand-by

Bestimmte Eingriffe werden in Lokalanästhesie, jedoch in Anwesenheit eines Anästhesisten (Stand-by) durchgeführt. Diese Maßnahme kann sinnvoll sein, weil der Allgemeinzustand des Patienten schlecht ist, und er deshalb eine kontinuierliche Überwachung benötigt.

Eine andere Indikation für einen Stand-by kann durch eine Erweiterung des Eingriffes gegeben sein, so daß auf eine allgemeine Anästhesie gewechselt werden muß. Deshalb gelten für jeden Stand-by die genau gleichen Vorbereitungsregeln wie für eine Allgemein- oder Regionalanästhesie (Nüchternzeit einhalten).

11.3.2 Regionalanästhesie

Lokal- oder Leitungsanästhesie durch den Operateur

Lokalanästhetika sind potentiell gefährliche Substanzen. Weil in der Chirurgie oft Eingriffe in Lokal- oder Leitungsanästhesie ohne Einbezug des Anästhesisten durchgeführt werden, sollen in diesem Kapitel ***wichtige Grundkenntnisse der Lokalanästhetika, Gefahren*** sowie ***Komplikationen und deren Therapie*** vermittelt werden.

Chemisch synthetisierte Lokalanästhetika weisen immer die gleiche Grundstruktur auf: sie haben einen lipophilen aromatischen Teil und einen hydrophilen Aminorest (Abb. 11.1).

Die beiden Teile sind durch eine Zwischenkette verbunden. Diese Zwischenkette ist in unterschiedlicher Weise an den aromatischen Teil gebunden, entweder durch eine Ester- oder eine Amidbindung und bestimmt die Einteilung der Lokalanästhetika in ***Ester- und Amidtypen.*** Der Prototyp der Esterlokalanästhetika ist das Procain, derjenige des Amidtyps das Lidocain. Der Hauptunterschied zwischen einem Ester- und Amidtyplokalanästhetikum liegt nicht in seiner anästhetischen Wirkung, sondern in der Art, wie die Droge metabolisiert wird. Die Esterverbindungen werden im Plasma durch die Pseudocholinesterase hydrolisiert. Dadurch entsteht unter anderem der Metabolit Paraaminobenzosäure, ein bekanntes Allergen. Die Amidverbindungen werden primär in der Leber durch mikrosomale Enzyme metabolisiert.

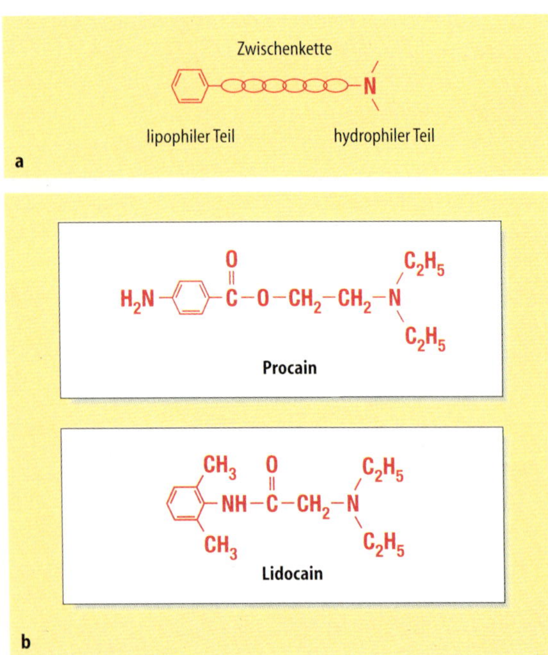

Abb. 11.1. Molekulare Grundstruktur der Lokalanästhetika. Strukturformel von Procain (Estertyp) und von Lidocain (Amidtyp)

! Allergische Reaktionen sind für Lokalanästhetika vom Amidtyp extrem selten.

Der Abbau der Amidlokalanästhetika geht langsamer von sich als der der Esterlokalanästhetika. Die Plasmakonzentration der Amidlokalanästhetika bleibt so länger hoch und eine systemische Toxizität ist häufiger als bei Esterlokalanästhetika. Die Gefahr einer Kumulation ist bei Amidlokalanästhetika ebenfalls größer als beim Estertyp.

Die Wirkung der Lokalanästhetika erfolgt durch die Beeinflussung der Ionenpermeabilität der Zellmembran der Nervenzelle. Um diesen Effekt auszuüben, muß das Lokalanästhetikum zuerst in das Axoplasma eindringen, um die Natrium- und Kaliumkanäle von innen reversibel zu blockieren. Die wirksame Form des Medikamentes am Rezeptor ist der ionisierte Zustand, während zur Durchdringung der nichtionisierte Zustand vorliegen muß. Der ***pK_a des Lokalanästhetikums*** und der ***pH des Gewebes*** bestimmen, wie viele Moleküle durch die Zellmembran dringen und die Ionenkanäle besetzen.

Zusammenfassend ergibt sich folgende Wirkungsweise: Das Lokalanästhetikum wird zunächst an den Rezeptor in der Nervenmembran gebunden. Dadurch werden die Natriumkanäle verschlossen und der Einstrom für Natriumionen herabgesetzt. Durch den Verlust der Membrandurchlässigkeit für Natrium kann keine Zellmembrandepolarisation mehr erfolgen; es setzt eine ***Nervenblockade*** ein. Die Wahl des Lokalanästhetikums hängt vom Operationsort, von der Dauer der Operation, der Art der Regionalanästhesie, der Patientengröße und vom Zustand des Patienten ab.

Außer den seltenen allergischen Reaktion können ***toxische Reaktionen*** durch eine ***versehentliche intravasale Injektion, schnelle Resorption*** oder durch ***Überdosierung*** verursacht werden. Sie sind gekennzeichnet durch Reaktionen des zentralen Nervensystems (Taubheitsgefühl perioral, metallischer Geschmack auf der Zunge, Benommenheit, Schwindel, Sehstörungen, Ohrensausen, tonisch/klonische Krämpfe, Atemstillstand) und des Herz-Kreislaufsystems (Blutdruckabfall, Rhythmusstörungen).

!

ZNS-Reaktionen treten vor den lebensbedrohlichen kardialen Wirkungen auf und sind deshalb als Warnzeichen einer Intoxikation zu werten.

Toxische Reaktionen können durch richtige Technik weitgehend vermieden werden. Bei der Injektion muß unbedingt eine intravenöse oder intraarterielle Applikation vermieden werden, da sonst innerhalb Sekunden toxische Blutspiegel erreicht werden könnnen. Deshalb sollte vor jeder Injektion eine ***Aspiration auf Blut*** durchgeführt werden. Findet die Injektion des Lokalanästhetikums in blutreiches Gewebe statt, können ebenfalls durch schnelle Resorption hohe Blutspiegel erreicht werden. Durch die Zugabe von Vasokonstriktoren wie beispielsweise Adrenalin in einer Konzentration von 1 : 200.000 kann die Resorption vermindert sowie die Wirkungsdauer der Nervenblockade verlängert werden. Dabei ist zu beachten, daß für die Lokalanästhesie im Versorgungsgebiet einer ***Endarterie***, wie beispielsweise Finger, wegen der Gefahr einer Gewebsnekrose auf den Zusatz eines Vasokonstriktors verzichtet werden muß. Eine weitere wichtige Maßnahme zur Verhinderung einer toxischen Reaktion ist die ***Einhaltung der Maximaldosierung*** (Tabelle 11.1).

Tabelle 11.1. Maximaldosen der meist verwendeten Lokalanästhetika

Lokalanästhetikum	Maximal Dosierung	
	ohne Adrenalinzusatz	mit Adrenalinzusatz
Lidocain	4 mg/kg KG	7 mg/kg KG
Mepivacain	4 mg/kg KG	7 mg/kg KG
Bupivacain	2 mg/kg KG	3 mg/kg KG
Prilocain	8 mg/kg KG	8 mg/kg KG

Intravenöse Regionalanästhesie

Dabei wird das Lokalanästhetikum in das Gefäßsystem zu dessen Verteilung in der Körperregion gespritzt. Da dafür eine Blutleere notwendig ist, ist die Anwendung auf den Arm und den Unterschenkel begrenzt. Für den Erfolg der Anästhesie ist sowohl ein genügendes Volumen zur Auffüllung und Verteilung im Gefäßsytem, als auch eine genügende Konzentration notwendig, um mindestens die sensorischen Nervenfasern zu blockieren. Zuerst wird eine dünne Verweilkanüle in eine Vene nahe des Operationsgebietes eingelegt (Abb. 11.2). Danach wird die Extremität durch Elevation und Auswickeln mit einer Esmarch-Binde entleert. Am Oberarm wird dann eine vorher angelegte pneumatische Blutsperrenmanschette 100 mmHg über dem systolischen Blutdruck aufgeblasen. Für die untere Extremität wird die Manschette am Unterschenkel angelegt und muß auf 350–400 mmHg aufgeblasen werden. Vorteilhaft ist die Verwendung einer zweikammerigen Manschette. Zuerst wird jeweils die proximale Kammer unter Druck gesetzt. Nach Entfernung der Esmarch-Binde wird das Venensystem über die Verweilkanüle mit dem Lokalanästhetikum aufgefüllt. Bei Erwachsenen sind am Arm 40 ml, am Bein 60 ml notwendig. Bei Schmerzhaftigkeit der Manschette wird nach 30–45 Minuten die distale Kammer aufgeblasen und anschließend die proximale Kammer entlüftet. Der Manschettendruck verschiebt sich dann in das bereits anästhesierte Gebiet. Etwa 5–10 Minuten nach der Injektion kann mit der Operation begonnen werden. Bei dieser Technik sollte die Operation nicht viel länger als 1 Stunde dauern.

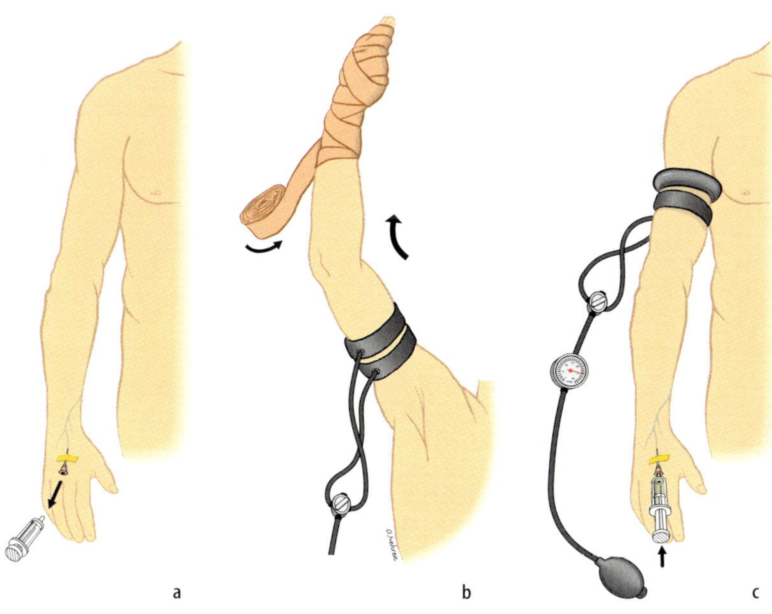

Abb. 11.2a-c. Intravenöse Regionalanästhesie. **a** Legen der intravenösen Verweilkanüle am Handrücken, **b** Emporheben des Armes mit angelegter, lockerer Doppelmanschette, Auswickeln der Gefäße von distal nach proximal mit Esmarch-Binde, Aufblasen der proximalen Manschette, **c** Füllen des Venensystems distal der aufgeblasenen proximalen Manschette mit dem Lokalanästhetikum

Beim Ablassen der Manschette muß der Patient genau beobachtet werden, um toxische Reaktionen sofort zu erkennen und zu behandeln. Der Beobachtungszeitraum nach Ablassen der Manschette muß mindestens 10 Minuten betragen, da viele Symptome wie Bradykardie, Übelkeit oder Blutdruckabfall erst nach einigen Minuten auftreten. Bei der Anwendung der intravenösen Anästhesie besteht die Gefahr der Manschettenruptur mit der Folge der sofortigen Freisetzung des Lokalanästhetikums bevor eine Diffusion ins Gewebe erfolgt ist. Deshalb muß vor der Applikation des Lokalanästhetikums immer ein zweiter intravenöser Zugang gelegt werden, damit etwaige toxische Reaktionen sofort behandelt werden können.

Blockade des Plexus brachialis

Die Plexusblockade bietet sich als Methode der Wahl bei Operationen und Manipulationen der Schulter, des Armes und der Hand an. Der Plexus brachialis wird klassischerweise mit drei verschiedenen Zugängen blockiert. Für Schultereingriffe wird der interskalenäre Zugang am Hals gewählt, für Eingriffe am Arm der Supraklavikulärblock und für Eingriffe am Vorderarm oder auch der Hand wird die axilläre Plexusblockade verwendet. Die Technik des axillären Zugangs wird auch oft von Chirurgen selbst eingesetzt. Dabei muß beachtet werden, daß die notwendigen Mengen an Lokalanästhetikum so hoch sind, daß bei einer versehentlichen intravasalen Injektion toxische Reaktionen auftreten. Deshalb muß man die Kenntnisse, Geräte und Medikamente zur Therapie toxischer Reaktionen beherrschen, falls man diese Anästhesieform ohne Anästhesist einsetzt. Außerdem soll bei Plexusanästhesien das Lokalanästhetikum *langsam* verabreicht werden, d.h. ***nicht mehr als 10 ml/Minute***. Außerdem soll wiederholt aspiriert werden um eine versehentliche Plazierung der Nadel im Gefäßsystem zu erkennen, weil sich im Bereiche des Plexus axillaris reichlich Gefäße befinden.

Toxische Reaktion und ihre Behandlung

Schwere Komplikationen können durch die Anlage eines venösen Zugangs vor Applikation einer potentiell toxischen Dosis eines Lokalanästhetikums eine rechtzeitige Therapie ermöglichen. Um toxische Reaktionen behandeln zu können, ist die Beherrschung der Technik der kardiopulmonalen Reanimation notwendig. Das heißt, die entsprechenden technischen Einrichtungen und die Kenntnisse zur Beatmung, Intubation und Defibrillation des Patienten müssen vorhanden sein. Außer Sauerstoff muß auch eine Absaugevorrichtung bereitgestellt werden. Als Notfallmedikamente sind Barbiturate oder Benzodiazepine zur Therapie eines Krampfanfalles sowie Adrenalin und Atropin zur Therapie schwerer Kreislaufzwischenfälle auf Vorrat zu halten.

Patientenüberwachung

Zur Überwachung des Patienten ist ein der Situation angepaßtes Monitoring notwendig.

> **!** Bei Infiltrationsanästhesien und Nervenblockaden mit kleinem Volumen (Faustregel: unter 25 % der Maximaldosierung) ist eine spezielle Patientenüberwachung beim gesunden Patienten (ASA-Klassen I und II) nicht indiziert.

Werden große Mengen Lokalanästhetika infiltriert, wie beispielsweise bei einer axillären Plexusblockade, ist ein postoperatives Monitoring, bestehend aus EKG, Pulsoximetrie und nicht-invasiver Blutdruckmessung, angezeigt. Bei polymorbiden Patienten ist eine Überwachung durch den Anästhesisten anzustreben (Standby).

Spinalanästhesie, Periduralanästhesie

Bei der periduralen Anästhesie erfolgt eine Blockade von Spinalwurzeln durch Injektion eines Lokalanästhetikums in den Periduralraum. Davon abzugrenzen ist die Spinalanästhesie, durch die eine Blockade des Rückenmarks durch Injektion eines Lokalanästhetikums in den Subarachnoidalraum erfolgt. Der Wirkungseintritt der Periduralanästhesie ist in der Regel langsam, die Wirkungsdauer mittellang bis lang, die Spinalanästhesie wirkt in der Regel schnell und die Wirkungsdauer ist kurz. Die Spinalanästhesie führt zu einer ausgeprägten Muskelrelaxierung und hält den Darm in kontrahiertem Zustand. Es werden relativ geringe Mengen an Lokalanästhetika benötigt, so daß systemische Reaktionen vernachlässigt werden können. Durch die Erhaltung von Atemschutzreflexen kann der Patient bei der Operation wach verbleiben. Als wesentliche Komplikation der Spinalanästhesie sind respiratorische Insuffizienz und Blutdruckabfall zu nennen.

Die Periduralanästhesie erreicht die Blockade von jeweils 1–2 spinalen Dermatomen pro ml Lokalanästhetikum. Es sind höhere Volumina an Lokalanästhetikum zu verabreichen, allerdings ist die Gefahr von zentralen Nebenwirkungen, von Ateminsuffizienzen und postoperativen Kopfschmerzen geringer. Als Nachteil wird gelegentlich eine nicht ganz vollständige Anästhesie im betreffenden Dermatom beobachtet.

Bei beiden Anästhesieformen müssen Blutdruck, Herzfrequenz, EKG und Anästhesieausdehnung kontinuierlich überprüft werden.

> **!** Persistierende neurologische Ausfälle nach rückenmarksnahen Anästhesien müssen frühzeitig radiologisch abgeklärt werden!

11.3.3 Allgemeinanästhesie

Dem Anästhesisten steht ein ganzes Armentarium verschiedener Medikamente für Mono- oder Kombinationsanästhesien zur Verfügung. Die Wahl der Medikamente richtet sich nach dem Gesundheitszustand des Patienten und nach der Art der Operation. Je nach Art der geplanten Operation und Voraussetzungen, die der Patient mitbringt, oder wenn für die Operation eine Muskelrelaxation nötig ist, ist eine Intubationsanästhesie durchzuführen. In geeigneten Situationen kann der Patient auch über eine konventionelle Maske oder durch die Verwendung einer Larynxmaske beatmet werden. Die Überwachung des Patienten wird entsprechend seinem Gesundheitszustand und der geplanten Operation festgelegt.

11.3.4 Kombinierte Anästhesietechniken

In bestimmten Fällen ergeben sich günstige Synergieeffekte durch die ***Kombination einer Regional- mit einer Allgemeinanästhesie***. Für Oberbaucheingriffe kann beispielsweise eine thorakal eingelegte Periduralanästhesie bereits intraoperativ für die Analgesie eingesetzt werden. Kombinationsanästhesien haben im übrigen den Vorteil, daß der Patient postoperativ durch das Fortführen der Regionalanästhesie analgetisch therapiert werden kann (s. Abschnitt postoperative Schmerztherapie).

11.4 Monitoring

Alle technischen Entwicklungen und Neuerungen der letzten Jahrzehnte haben nichts daran geändert, daß unsere 5 Sinne meist die besten, immer verfügbaren Instrumente zur Beurteilung des Patientenzustandes sind. Sie erlauben jedem Arzt grundlegende Funktionen ohne Hilfsmittel zu erfassen (Tabelle 11.2).

Tabelle 11.2. Beurteilung des Patientenzustandes

Atmet der Patient?	Hat der Patient einen Kreislauf?
• Atembewegungen (paradox?, obstruktiv?) • Atemfrequenz (norm > 12/min) • Auskultationsbefund (gleichseitig?) • Zyanose (paO_2 wahrscheinlich < 80–90 mmHg)	• Patient ansprechbar (Hirnperfusion?) • Palpabler Puls, normale Herzfrequenz (50–100/min) • Peripherie warm (Vasokonstriktion?) • Diurese (Cardiac output)

Im Rahmen einer Anästhesie stehen erweiterte Monitoring-Möglichkeiten zur Verfügung. Zur Optimierung der Patientensicherheit wurden in den letzten Jahren von Land zu Land leicht abweichende, minimale Monitoring-Standards definiert, die bei jeder Anästhesie eingehalten und durchgeführt werden müssen:

!

Standard I: Qualifiziertes Anästhesiepersonal muß bei jeder Anästhesie beim Patienten anwesend sein, um eine kontinuierliche Überwachung und sofortige therapeutische Maßnahmen zu ermöglichen. Dies gilt für Allgemeinanästhesie-, wie Regionalanästhesieverfahren. In speziellen Situationen (z. B. Radiotherapie) ist eine Remote-Überwachung zulässig.
Standard II: Bei allen Anästhesieverfahren muß die Oxygenation, die Beatmung und der Kreislauf des Patienten kontinuierlich beurteilt werden.

Die Überwachung der Oxygenation soll eine genügende Sauerstoff-Konzentration im Inspirationsgas und damit im Blut sicherstellen. Dazu werden Sauerstoff-Meßgeräte im Inspirationsschenkel des Beatmungsgerätes eingesetzt, die Oxygenation des Blutes kontinuierlich mittels ***Pulsoximeter*** gemessen und die Hautfarbe (Zyanose?) klinisch beurteilt. Zur Überwachung der Beatmung dient in jedem Fall die ***klinische Beurteilung*** (Thoraxexkursionen, Auskultation). Bei intubierten Patienten müssen ***Beatmungsdrucke*** (Diskonnektionsalarm) und das ***endexspiratorische*** CO_2 (Kapnographie) gemessen werden. Die regelmäßige ***Palpation des Pulses*** und eine kontinuierliche Überwachung mittels ***Ösophagus-Stethoskop*** und ***Pulsoximeter*** sind zuverlässige Methoden der Kreislaufüberwachung. Der Kreislauf wird mittels EKG monitorisiert und ***Herzfrequenz*** und ***Blutdruck*** sollen mindestens 5-minütlich gemessen werden. Die ***Körpertemperatur*** muß gemessen werden, falls Änderungen möglich oder zu erwarten sind.

!

Minimale Anästhesie-Sicherheits-Standards:
- Dauerpräsenz einer qualifiziertem Anästhesie-Person
- Klinische Überwachung und Pulsoximetrie bei *jedem* Patienten
- Blutdruck-, EKG- und Temperaturmonitoring
- Kapnographie, Oximetrie und Beatmungsdruck-Messung bei jedem *intubierten* Patienten

11.4.1 Charakteristik wichtiger Anästhesie-Monitoring-Verfahren

Neben dem EKG-Monitor und der automatischen Blutdruckmessung stehen zur Verfügung:

Pulsoximetrie. Diese Überwachungsmethode ist eine der wesentlichsten Fortschritte in der Patientenüberwachung der letzten Jahre und hat unterdessen auch außerhalb von Anästhesie und Intensivmedizin Verbreitung gefunden. Die Geräte berechnen die arterielle O_2-Sättigung, indem sie die Variationen der Absorption von rotem (mißt reduziertes Hämoglobin) und infrarotem Licht (mißt Oxyhämoglobin), verursacht durch die Pulsationen des arteriellen Blutes, messen. Die Sättigung wird typischerweise mit einem Clip am Finger gemessen. Eine ***Sättigung von 90 %*** entspricht dabei bei normaler Sauerstoffdissoziationskurve ungefähr einem ***pO_2 von 60 mmHg*** (8 kPa) im arteriellen Blut.

Kapnographie (CO_2-Monitoring). Die kontinuierliche Messung der CO_2-Konzentration in der Exspirationsluft von beatmeten Patienten erlaubt zwei wichtige Aussagen:

- Der Patient wird beatmet (qualitative Aussage), da nur aus der Lunge andauernd CO_2 abgeatmet werden kann. Eine relativ sichere ***Lagekontrolle eines Endotrachealtubus*** (tracheal vs. ösophageal) ist damit möglich.
- Da sich das CO_2 in der Alveole äußerst schnell mit dem CO_2-Spiegel im kapillären Blut äquilibriert, korreliert die CO_2-Konzentration am Ende der Exspirationsphase (endtidaler, alveolärer Gasanteil) eng mit dem arteriellen CO_2 und kann damit zur ***Steuerung der Beatmung*** eingesetzt werden (quantitative Aussage).

Indirekt erlaubt die Kapnographie auch ein Kreislaufmonitoring: Veränderungen des pulmonalen Blutflusses bei Reanimationsbemühungen oder bei plötzlicher Verlegung der pulmonalen Strombahn werden beurteilbar. Hypermetabole Zustände wie die ***maligne Hyperthermie*** (MH) können frühzeitig dank des ***steten Anstiegs der endexspiratorischen CO_2-Konzentration*** erkannt werden. Diese seltene, gefürchtete Anästhesie-Komplikation nach Trigger-Exposition (z. B. Inhalationsanästhetika, Succinylcholin) von empfindlichen Patienten kann unbehandelt zum Tode führen.

Anästhesiegas-Messung. Verschiedene neuere Absorptions-, oder Spektroskopie-Verfahren erlauben es heute, die ***inspiratorische Gaskonzentration*** kontinuierlich zu messen. Da diese Medikamente eine sehr enge therapeutische Breite und ein beträchtliches Nebenwirkungspotential haben, kommt einer andauernden Messung der Medikamenten-Konzentration eine wesentliche Bedeutung zu. Die Überdosierungsgefahr bei apparativen oder menschlichen Fehlern wird damit reduziert, und die Präzision der Anästhesieführung wird verbessert.

EKG. Das Elektrokardiogramm war einer der ersten technischen Hilfsmittel in der Patientenüberwachung. Es hat in den letzten Jahrzehnten nicht an Bedeutung verloren und dient intraoperativ hauptsächlich folgendem Zweck:

- Früherkennung von Rhythmusstörungen, einer relativ häufigen Komplikation bei Allgemeinanästhesien
- Früherkennung von myokardialen Ischämien

Trotz geringerer morphologischer Aussagekraft verglichen mit einem regulären 12-Ableitungs-EKG lassen sich auch auf der Basis von „Anästhesie-Ableitungen" Aussagen bezüglich dem Repolarisationsverhalten des Myokardes machen. Neuere Monitore beinhalten zusätzlich eine kontinuierliche ST-Segmentanalyse, eine Eigenschaft, die wichtige Trendaussagen zuläßt.

> **!** Typischerweise werden intraoperativ die Ableitungen II und V5 monitorisiert: Diese Kombination hat eine hohe Sensitivität für ischämische Ereignisse.

Automatische, nichtinvasive Blutdruckmessung. Die Einführung von microprozessor-gesteuerten Oszillotonometriegeräten hat die manuelle Messung des Blutdrucks zum Anästhesie-Monotoring praktisch verdrängt.

Temperatur. Der intraoperativen Temperaturmessung kommt eine große Bedeutung zu: Im Alltag viel häufiger als eine ***Hyperthermie*** (vgl. Abschnitt Kapnographie) ist eine ***Unterkühlung***: Klimatisierte, „tiefgekühlte" Operationssäle, Flüssigkeitsverluste und exponiert-ungeschützte Patienten führen notwendigerweise zu einem steten ***Abfall der Körpertemperatur***. Dieser Temperaturverlust hat negative Auswirkungen auf den Patienten und kann häufig nur mit Mühe und technischen Hilfsmitteln in einem akzeptablen Rahmen gehalten werden.

Diurese. Die ***kontinuierliche Erfassung der Urinproduktion*** läßt Rückschlüsse nicht nur auf die Nierenfunktion, sondern für den Anästhesisten viel wichtiger, die Kreislauffunktion zu. Häufig ist eine ***suffiziente Diurese*** (> 1 ml/kg KG/h) der beste Hinweis auf ein für den individuellen Patienten genügendes Herzminutenvolumen. Dies gilt trotz der Tatsache, daß die Urinausscheidung durch viele Faktoren (renaler Blutfluß, GFR-Autoregulation, hormonelle Faktoren, positive Druckbeatmung, usw.) beeinflußt wird.

Neuromuskuläre Funktion. Die potentiellen Probleme, die mit einer unkontrollierten, respektiv verlängerten Relaxation von Patienten verbunden sind, haben dazu geführt, daß neben klinischen Merkmalen auch die elektrische Stimulation der peripheren motorischen Nerven (typischerweise N. ulnaris) zur Beurteilung der neuromuskulären Funktion herangezogen werden können.

11.4.2 Spezifisches Monitoring

Komplexere Patienten und spezielle Anästhesie-, oder Operationsverfahren bedingen im Alltag den Einsatz von weiteren, aufwendigeren Monitoring-Verfahren. Dazu gehören:

- Arterielle Blutgas-Analysen
- Invasive arterielle Blutdruckmessung (meist A. radialis)
- Zentraler Venendruck
- Pulmonalis-Katheter (pulmonalarterieller Druck, Wedge-Druck, Herzminutenvolumen)
- Transösophageale Echokardiographie (TEE durch den Anästhesisten)
- Prozessierte EEG-Verfahren (spectral array)
- Transkranielle Doppler-Sonographie (zerebrale Blutflußmessung in der A.cerebri media)
- Bulbus-jugularis-Sauerstoffsättigung
- Somatosensorische, evozierte Potentiale

11.4.3 Ambulante Anästhesie

Eine große Zahl von chirurgischen Eingriffen kann heute ambulant durchgeführt werden. Typische Patienten gehören den ASA-Klassen I und II an und sind zwischen 6 Monaten und 70 Jahren alt. Ausnahmsweise können aber auch ASA III Patienten für kleiner Eingriffe akzeptiert werden, sofern ihre medizinischen Probleme stabil und optimal behandelt sind. Die Operation sollte ***nicht mehr als 90 Minuten*** dauern und nicht mit massivem Blutverlust oder großen Flüssigkeitsverschiebungen verbunden sein. Der ***postoperative Schmerz*** muß mit oralen Analgetika behandelbar sein. Entscheidend für die erfolgreiche Durchführung von ambulanten Eingriffen ist eine sorgfältige präoperative Evaluation mit guter Patienteninformation und eine enge Kommunikation zwischen dem behandelnden Chirurgen und dem zuständigen Anästhesisten.

!

Voraussetzung für ambulante Eingriffe:

- Absprache zwischen Anästhesist und Chirurg
- Kooperativer Patient, ASA-Klasse < III
- Patient nüchtern, postoperative Betreuung gewährleistet
- Eingriffsdauer < 90 Minuten
- Operativer Eingriff mit wenig Blutverlust/Flüssigkeitsverschiebungen
- Keine postoperativen Komplikationen zu erwarten
- Nur moderate postoperative Schmerzen zu erwarten

Prämedikation. Die psychische Belastung für ambulante Patienten unterscheidet sich nicht wesentlich von der stationärer Patienten. Der grundsätzliche Verzicht auf eine Prämedikation aus Gründen einer früheren Entlaßbarkeit ist daher fragwürdig, zumal kurzwirksame Benzodiazepine wie Midazolam die Entlassung nicht signifikant verzögern. Eine Prämedikation zum Beispiel mit Midazolam (Erwachsener: 7,5–15 mg p.os., 1–2 h präoperativ) ist daher bei ängstlichen Patienten zu empfehlen.

Nüchternheit präoperativ. Wegen der Gefahr einer pulmonalen Aspiration von Mageninhalt müssen alle Patienten, ob ambulant oder stationär, eine ***präoperative Nüchternheit von 6 Stunden Dauer*** aufweisen. Dies gilt für feste Speisen. Klare Flüssigkeiten wie Tee oder Wasser dürfen bis 2–3 Stunden vor dem Eingriff getrunken werden. Bei zweifelhafter Anamnese oder gastroösophagealem Reflux ist die präoperative Gabe von Ranitidin (Erwachsener: 150 mg p.os., 2 Stunden präoperativ) sinnvoll. Dies reduziert die Menge des Nüchternsekretes und erhöht den pH des Magensaftes signifikant.

Anästhesie-Methoden. Die Anästhesie für ambulante Eingriffe hat denselben Standards zu genügen, wie die Anästhesie bei größeren Eingriffen für stationäre Patienten. Es gibt kein „ideales" Anästhesieverfahren für ambulante Patienten, da die Art des Eingriffes und die Merkmale des Patienten für die Wahl des geeigneten Verfahrens entscheidend sind. In vielen Fällen kommen jedoch neuere Anästhetika, wie z. B. Propofol, dem Wunsch nach kurzer postoperativer Erholung, geringen Nebenwirkungen und raschem Wiedererlangen der vorbestehenden psychomotorischen Funktionalität am nächsten.

Eine typische Allgemeinanästhesie-Technik ist die Verwendung der Laryngealmaske für kürzere Eingriffe bei geeigneten Patienten. Lokal- und Regionalanästhesie-Verfahren mit kurzwirkenden Lokalanästhetika sind in erfahrenen Händen eine gute Alternative für Operationen an den Extremitäten oder der unteren Körperhälfte. Dazu gehören insbesondere die intravenöse Regionalanästhesie am Arm (i.v.-Block) oder die Spinalanästhesie bei älteren Patienten.

Postoperative Überwachung. Unter idealen Umständen ist die postoperative Zeit bis zur Spitalentlassung in zwei Phasen aufgeteilt: In einer ersten Periode wird der Patient in einem ***regulären Aufwachraum*** betreut. Eine engmaschige kardiopulmonale Überwachung (mindestens Pulsoximeter) und die sofortige Behandlung von etwaigen Komplikationen ist dort gewährleistet. Nach Erreichen der „Verlegungsfähigkeit" wird der Patient in eine ***Betreuungszone*** verlegt, in der eine losere Überwachung, ein Kontakt mit Angehörigen, eine erste Flüssigkeitsaufnahme und eine definitive Mobilisierung möglich ist. Die Entlassung des Patienten nach Hause darf nur durch eine qualifizierte Person erfolgen, die den Patienten kennt und das Einhalten von Entlassungskriterien überprüfen kann.

!

Entlassungskriterien:
- Stabile kardiopulmonale Situation seit mehr als einer halben Stunde
- Zeitlich, örtlich und autopsychisch orientiert
- Keine Blutung im Operationsgebiet
- Keine neuen oder unklaren Beschwerden
- Keine oder nur minimale Übelkeit seit mehr als einer halben Stunde
- Extremitätenchirurgie: Normale Durchblutung und Sensomotorik
- Wasserlassen erfolgt nach zystoskopischen Eingriffen
- Mobilisiert seit mindestens 10 Minuten
- Schmerz erträglich und mit oralen Analgetika behandelbar
- Begleitperson für Transport nach Hause vorhanden
- Patient mündlich und schriftlich über weiteres Verhalten informiert, Notfallnummer bekannt

Typische Komplikationen nach ambulanten Eingriffen

Die häufigsten Komplikationen nach ambulanten Eingriffen sind ***persistierende Übelkeit*** und ***Erbrechen***, starke ***Schmerzen, Luftwegsprobleme, Blutung im OP-Gebiet, Miktionsprobleme*** und ***verstärkte Sedation***. Eines der Hauptprobleme, die postoperative Übelkeit, ist multifaktorieller Genese: Patienten-Faktoren (Anamnestische Kinetosen, St. n. postoperativem Erbrechen, etc.), Medikamenten-Effekte (Opiate, N_2O), chirurgische Faktoren (Laparaskopie, Strabismus, Orchidopexie) und postoperative Faktoren (Hypotension, Schmerz) sind mitverantwortlich. Dieses Problem kann in vielen Fällen gut beeinflußt werden. Gewisse Anästhesie-Verfahren zeichnen sich durch eine ***geringe postoperative Inzidenz von Nausea*** und Erbrechen aus, so z.B. Regionalanästhesie-Verfahren und Propofol-Anästhesien. Bei Risiko-Patienten kann eine Prophylaxe mit tiefdosiertem Droperidol oder eine Prophylaxe und Therapie mit 5-HT3-Antagonisten (Ondansetron, Tropisetron, Granisetron) angezeigt sein.

11.5 Postoperative Schmerztherapie

11.5.1 Grundlagen

Unter Schmerz versteht man eine „unangenehme sensorische und emotionale Erfahrung assoziiert mit aktuellem oder potentiellen Gewebsschaden, oder geäußert in dieser Art".

Fast alle Patienten leiden postoperativ unter Schmerzen, da praktisch jede Operation zu einem ***lokalen Gewebeschaden*** mit der Freisetzung von schmerzauslösenden Substanzen wie ***Histamin, Prostaglandine, Serotonin, Bradykinin, Substanz P*** führt. Trotz der Entwicklung von neuen Analgetika, neuen pathophysiologischen Erkenntnissen und neuen Behandlungsmethoden ist die postoperative Schmerzbehandlung auch heute noch meist insuffizient. Die Hauptgründe der ungenügenden Behandlung sind eine ungenügende Kenntnis der Pharmakodynamik und eine unbegründete Angst vor der Verursachung einer ***Opiatabhängigkeit*** beim Gebrauch der stark wirksamen Analgetika. Neue Techniken und die immer stärkere Involvierung des Anästhesisten in die postoperative Schmerztherapie haben die Situation jedoch verbessert. Neue Techniken, so z.B. die Patienten-kontrollierte Analgesie (PCA), spinale/epidurale Opiatgaben, oder die prolongierte Regionalanästhesie, eröffnen die Möglichkeit zur effektiveren Behandlung von postoperativen Schmerzzuständen, bergen aber auch das Risiko von neuen Komplikationen in sich.

Obwohl die postoperative Schmerztherapie den endgültigen Outcome nicht entscheidend beeinflußt, kommt ihr trotzdem eine wesentliche Bedeutung zu. Sie vermindert nicht nur unnötiges Leiden, sondern trägt auch wesentlich zum positiven Gesamteindruck bei, den der Patient vom Spitalaufenthalt mit nach Hause nimmt. Entscheidend ist insgesamt die Wahl der für den indiviuellen Patienten richtigen Schmerztherapietechnik und die optimale Durchführung derselben. Dies kann durch den nachbehandelnden Arzt, in der Regel durch den Anästhesisten oder im Idealfall durch ein spezifisches Team, den „acute pain service" geschehen.

Schmerztherapie sollte auf einem Verständnis der zugrundeliegenden Pathophysiologie beruhen:

Die vielfältig verknüpften neuronalen Leitungsbahnen versorgen das Zentralnervensystem mit

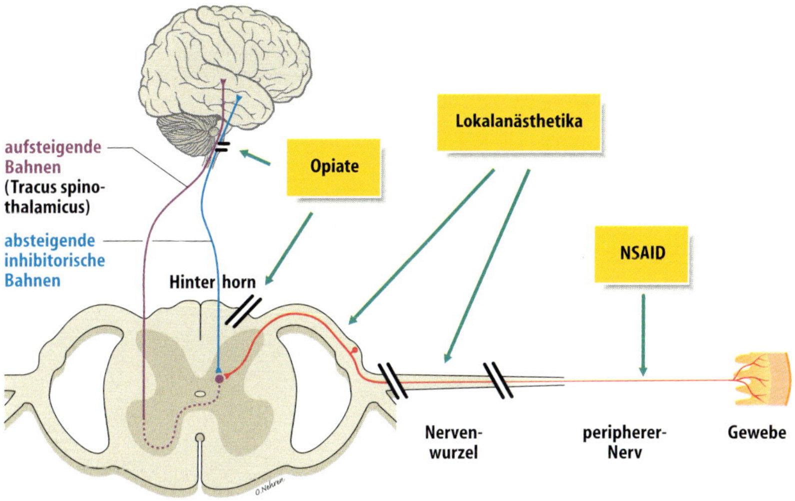

Abb. 11.3. Angriffspunkte von Opiaten, Lokalanästhetika und nicht-steroidalen anti-inflammatorischen Medikamenten (NSAID). Verschiedene Techniken und Medikamente können nach dem Bedarf des Patienten einzeln oder in Kombination zur Schmerztherapie eingesetzt werden

Information über schädliche oder schmerzhafte Stimuli. Um eine Analgesie zu bewirken, kann dieser Informationsfluß an verschiedenen Orten unterbrochen werden. Informationen über somatische oder viszerale Schmerzstimuli werden hauptsächlich über 2 Nerventypen weitergeleitet:

- Die A-delta-Fasern sind dünn myelinisierte Neurone, die dominant mechanische Reize weiterleiten.
- C-Fasern auf der anderen Seite sind unmyeliniserte Neurone, die mechanische, thermische und chemische Reize weiterleiten.

Diese beiden Fasern geben ihren Input über die Spinalwurzeln an das Rückenmarkshinterhorn weiter. Vom Hinterhorn gehen die Afferenzen weiter via Hinterstrangbahnen und Tractus spinothalamicus. Diese neuronale Zellen sind reich an Opiatrezeptoren. In diesem komplexen Netzwerk, interagierend mit absteigenden Bahnen, werden die Afferenzen weiter verstärkt oder abgeschwächt. Diese Modulation der Afferenzen findet auf praktisch allen Stufen der Schmerzbahn, insbesondere aber auch schon im Rückenmark, statt (Abb. 11.3).

Folgen des postoperativen Schmerzes

- ***Kardiovaskulär***: Der erhöhte Sympatikotonus führt zu Tachykardie, Blutdruckerhöhung und insgesamt einer erhöhten Herzarbeit. Dies birgt das Risiko einer kardialen Ischämie bei einer vorbestehenden KHK in sich. Dazu trägt auch die veränderte Gerinnungssituation mit Gefahr von Thrombosen und erhöhter Plättchenaggregation bei.
- ***Pulmonal***: Eingriffe im oberen Abdominalbereich oder im Thorax führen zu einer Abnahme von Vitalkapazität (VC), Zugvolumen, Residualvolumen und funktioneller Residual-Kapazität (FRC) (s. S. 177, 294). Die diaphragmale Funktion ist beeinträchtigt. Es resultiert eine reduzierte pulmonale Compliance mit erschwerter Tiefatmung, der Gefahr von Atelektasen, Sekretretention bedingt durch einen schlechteren Hustenstoß. Ein postoperativer Ileus verschlechtert die respiratorische Situation weiter (vgl. postoperative Komplikationen).
- ***Gastrointestinal***: Ileus, Übelkeit und Erbrechen sind häufige postoperative Erscheinungen.
- ***Endokrin***: Der postoperative Schmerz führt zu einem Anstieg im Sympathicotonus, einer hypothalamischen Stimulation, einem erhöhten Spiegel von vielen Hormonen (Katecholaminen, Kortisol, ACTH, ADH, GH, Glukagon, Aldosteron, Renin, Angiotensin) und einem gleichzeitigen Abfall von anabolen Hormonkonzentrationen (z. B. Insulin). Dies hat unter anderem eine Salz- und Wasserretention zur Folge, der Blutzucker, die Ketonkörper und der Laktatspiegel steigen und ein kataboler Zustand kann daraus resultieren.
- ***Psychologisch***: Der postoperative Schmerz ist nicht selten ein wesentlicher Grund für die geäußerte oder versteckte ***Angst der Patienten*** in Zusammenhang mit einem operativen Eingriff. Diese Belastungssituation kann die Beziehung zwischen dem Betreuer-Team und dem Patienten wesentlich beeinträchtigen.

! Der postoperative Schmerz ist häufig unterbehandelt!

11.5.2 Formen der postoperativen Schmerztherapie

Nicht-Opiat-Analgetika

Nicht-steroidale anti-inflammatorische Substanzen wirken hauptsächlich peripher durch eine ***Hemmung der Prostaglandin-Synthese.*** Diese Substanzen wirken vor allem bei entzündlichen Schmerzen, können je-

Tabelle 11.3. NSAID: Pharmakologische Werte bei Erwachsenen

	Salicylate	Paracetamol	Benzothiazin	Propionsäure	Mefenaminsäure	Ketorolac
Handelsname	Aspirin® Aspégic®	Panadol®	Felden®	Brufen®	Ponstan®	Tora-Dol®
Dosierung per os in mg	325–1000	325–1000	20	200–800	500	
Dosierungs-intervall in h	4–6	4–6	12–24	8–12	6–8	8 (< 65 J.) 12 (> 65 J.)
Dosierung i. v. in mg	500					10–30
Max. Wirkeffekt h	2	0.5–1	2–4	1–2	2	0.5–0.75
Wirkungsdauer in h	4–6	4–6	24	4–6	4–5	4–5
Therapeut. Effekt: Analgetisch	+ + +	+ + +	+ + +	+ + +	+ +	+ +
Entzündungshemmend	+ + +	–	+ + +	+ + +	+ +	+ +
Antiphlogist.	+ + +	+ + +	+	+ + +	+	+
Nebenwirkg.						
Magen-Darm						
M-D: Verdauung	+ + +	–	+ +	+ +	+ + +	+ + +
M-D: Blutung	+ + +	–	+	+	+ +	+ +
Blutbildung	Plättchen	–	Plättchen	Plättchen	Hämolyt. Anämie	Hämolyt. Anämie
Niere	+		+	+	+ +	+ +
Leber	+ +	+ + +	+	+	+	+
Allergie	+ + +	–	+	+	+	+
ZNS	Tinnitus	–	Schlaflosigkeit	Kopfschmerz Schwindel Sehstörung	Kopfschmerz Schwindel	Kopfschmerz Benommenheit

NSAID: Nicht Steroidale Anti Inflammatorische Medikamente (Drugs)

doch auch bei weniger starken postoperativen Schmerzen oder in Kombination mit Opiat-Analgetika eingesetzt werden. Vorteilhaft verglichen mit Opiat-Analgesie ist das Fehlen von typischen Opiat-Nebenwirkungen wie Atemdepression, Toleranz und Sedation. Eine mögliche Komplikation ist eine ***vermehrte postoperative Blutungsneigung*** (Hemmung der Thrombozyten-Aggregation) oder die ***Beeinträchtigung einer vorfeststehenden eingeschränkten Nierenfunktion.***

Zu einer zweiten Gruppe gehören die Aninilin-Derivate wie Paracetamol (z. B. Ben-U-Ron®) und Pyrazolon-Derivate wie das Metamizol (z. B. Novalgin®). Das letztere wird wegen seiner potentiell toxischen Wirkungen (Knochenmark) nur bei strenger Indikationsstellung verwendet (Tabelle 11.3).

Systemische Opiat-Analgetika

Systemisch verabreichte Opiate produzieren Analgesie durch einen agonistischen Effekt an den ***Opiatrezeptoren*** im Zentralnervensystem (Tabelle 11.4). Opiate können zu diesem Zweck unter anderem peroral, subkutan, intramuskulär oder intravenös verabreicht werden. Leider sind die üblichen Standardverordnungen für den individuellen Patienten oft ungenügend, da aufgrund einer hohen interindividuellen Variabilität der Opiatbedarf für eine bestimmte klinische Situation sehr unterschiedlich sein kann. Zusätzlich ist nach subkutaner oder intramuskulärer Verabreichung der Opiatspiegel von Patient zu Patient sehr variabel und diese Applikationsform wird vom Patienten nicht speziell geschätzt. Orale Opiat-Gaben sind eine Alternative, bedingen aber einen funktionierenden Gastrointestinaltrakt.

Intravenöse Gaben auf der anderen Seite produzieren voraussagbare Plasmakonzentrationen und erlauben eine Titration entsprechend den Bedürfnissen des Patienten. Die Gefahr von schweren Nebenwirkungen bei unsachgemäßer intravenöser Opiat-Verabreichung hat dazu geführt, daß in der Vergangenheit

Tabelle 11.4. Opiate: Pharmakologische Werte bei Erwachsenen

	Morphin	Methadon	Pethidin	Fentanyl	Nalbuphin
analgetische Potenz	1	1	0,1	125	1
Dosierung in mg/kg i. v.	0,05	0,05	0,5	0,02	0,2
Dosierung in mg s. c., i. m.	0,15/kg KG	0,1/kg KG	25–150		
Repetitions-Dosis nach	3–5 h.	3–5 h.	3–5 h.	30–60 Min.	5 h.
Wirkungseintritt u.max. Wirkeffekt bei i. v.-Gabe:	sofort max. nach 30 Min.	sofort max. nach 10–30 Min.	sofort max. nach 90 Min.	sofort max. nach 3 Min.	sofort max. nach 3 Min.
Wirkungsdauer:	3–5 h.	3–5 h.	3–5 h.	30–60 Min.	5 h.
Eliminations-Halbwertszeit:	3 h.	15–40 h.!	4 h.	3,5 h.	3 h.
Metabolisierung	Leber + Niere	Leber	Leber	Leber	Leber
Ausscheidung	Galle Niere	Galle Niere	Galle Niere	Galle Niere	Galle Niere
Nebenwirkungen:					
– Atemzentrum	nach 15 Minuten maximale Dämpfung				
– Sedation	Dosisabhängig				
– Nausea/Erbrechen	+ +	+ +	+ +	+ +	+
– Thoraxrigidität				+ +	
– Miosis	+ +	+ +		+ +	
– Bradycardie				+ +	
– Kardiovaskuläre Kompensation	bei allen gedämpft				
– Magen-Darm-Trakt	Motilität bei allen gedämpft				
– Tonus der Gallenwege erhöht	+ +	+ +	(+)	+ +	+ +
– Tonus der Bronchialmuskulatur erhöht	+ +	+ +	+	+ +	+ +
– Tonus Ureter und Harnblase					
– Histaminfreisetzung	+ +		+ +		
Interaktionen mit anderen Medikamenten	mit allen sedativ wirkenden Medikamenten verstärkte Wirkung				
Antagonisierung	Naloxon (Narcan) bei allen Opioiden wirksam außer Temgesic Wirkungsdauer maximal 60 Minuten				
Andere Bemerkungen			*		

* Indikation bei Niereninsuffizienz, leichter atropinartiger und lokalanaesthetischer Effekt

PS: Nalbuphin, Fortalgesic, Temgesic sind partielle Agonisten-Antagonisten und sollen nicht mit reinen Opiat-Rezeptor-Agonisten kombiniert werden.

diese Form der Schmerztherapie mehrheitlich dem Anästhesie-Bereich und den Intensivstationen vorbehalten war. Erst die Entwicklung und erfolgreiche klinische Erprobung der ***Patienten-kontrollierten Analgesie*** (PCA) hat diese Form der Schmerztherapie auch für den Patienten außerhalb von spezialisierten Überwachungsbereichen zugänglich gemacht.

> **!** Starke, andauernde postoperative Schmerzen → Patienten-kontrollierte Analgesie

Bei der PCA kann der Patient mit Hilfe einer speziellen, mikroprozessor-kontrollierten Spritzenpumpe per Knopfdruck die intravenöse Verabreichung einer vorbestimmten Dosis eines Opiat-Analgetikums auslösen und so die Dosierung dem subjekiv empfundenen Leidensdruck anpassen. Durch eine „Lockout-Periode", während der die Pumpe nicht auf weitere Knopfdrucke reagiert, verhindert die Pumpe die Gefahr einer akkzidentiellen Überdosierung. Diese Patienten-titrierte Bolus-Verabreichung kann durch eine tiefdosierte Grundinfusion des Opiates ergänzt werden. Diese Methode eignet sich für kooperative Patienten vom Kindesalter bis ins Greisenalter, sofern dem Patienten das Prinzip der Methode verständlich gemacht werden kann, der Patient physisch in der Lage ist, den Auslösemechanismus zu betätigen und keine vorbestehende Opiat-Abhängigkeit bekannt ist (Tabelle 11.5).

Tabelle 11.5. Patienten-kontrollierte Analgesie (PCA)

Typische PCA-Verordnung:	
Opiat / Konzentration	Morphin, 2mg/ml
Bolus-Größe	2 mg
Grundinfusion	keine
Lockout-Intervall	10 min
4h-Limite	30 mg
Zusatz-Verordnungen:	
Kontrolle Atemfrequenz	2 stündlich falls < 10/min: Arzt
Reserve-Medikation für	Nausea, Pruritus Naloxon bei der PCA-Pumpe griffbereit
Verbot	***Keine*** zusätzlichen Opiate erlaubt Sedativa nach Rücksprache mit Anästhesist

Verschiedene Opiate eignen sich für den Einsatz mit der PCA, so zum Beispiel ***Morphin, Methadon*** oder ***Pethidin***. Da der unmittelbare postoperative Schmerz stark von der Anästhesie-Technik abhängig ist, kann eine initiale Aufsättigung mittels einer „Loading"-Dosis durch den behandelnden Arzt vor dem Einsatz der PCA-Pumpe sinnvoll sein. Die klinische Überwachung des Patienten muß sicher gestellt sein, daß die schwerwiegendste Komplikation, eine Atemdepression, rechtzeitig erkannt und behandelt werden kann. Neben dieser, bei korrektem Einsatz der Methode unwahrscheinlichen Komplikation, kommt es relativ häufig zu Nausea, Sedation, Urinretention und Pruritus unter der Opiat-Therapie. Bei gefährdeten Patienten kann die prophylaktische, simultane Verabreichung eines Antiemetikums (z. B. Droperidol) sinnvoll sein. Nach 2–3 Tagen postoperativ ist in der Regel der Übergang zu einer konventionellen Form der Schmerztherapie möglich.

11.5.3 Spezielle Analgesie-Techniken des Anästhesisten

Kontinuierliche Epidural-Analgesie mit Lokalanästhetika (± Opiaten)

- ***Indikation***: Schmerztherapie nach größeren Operationen unterhalb des Schultergürtels, sofern eine Frühmobilisierbarkeit nicht unbedingt erforderlich ist. Individuelle Optimierung durch Patienten-kontrollierte Verfahren analog der PCA möglich. Kombination von Lokalanästhetika und Opiaten ermöglicht Dosis-Reduktion dank synergistischer Wirkungsverstärkung.
- ***Kontraindikation***: Lokalanästhesie- oder Opiatallergie, Frühmobilisation erforderlich, keine hypotensiven Episoden tolerierbar
- ***Vorteil***: Sehr starke bis komplette Analgesie, kaum Opiat-Nebenwirkungen
- ***Nachteil***: Hypotensionsgefahr, Urinretention, evtl. Nausea und Pruritus. Postoperative Komplikationen (z. B. Nahtinsuffizienz) können durch die Analgesie im Operationsgebiet unbemerkt bleiben

Epidurale oder subarachnoidale Opiat-Verabreichung

- ***Indikation***: Schmerztherapie nach größeren Operationen unterhalb des Schultergürtels, sofern eine Frühmobilisierbarkeit erwünscht ist
- ***Kontraindikation***: Opiat-Allergie, Risikopatienten für Atemdepression: Schlaf-Apnoe-Patienten, Adipositas permagna, schwere COLD
- ***Vorteil***: Gute Analgesie bei erhaltenen motorischen, sensorischen und sympathischen Funktionen
- ***Nachteil***: Atemdepressionsgefahr, Nausea und Pruritus, Spezialüberwachung in den ersten 12–24 Stunden in der Regel erforderlich (speziell nach langwirksamen Opiaten wie Morphin)

> **!** Die zusätzliche Gabe von parenteralen Opiaten bei rückenmarksnaher Opiat-Applikation ist verboten!

Periphere Nerven-Blockaden

- ***Indikation***: Eingriffe an den Extremitäten, evtl. im Bereich von thorakalen Dermatomen
- ***Kontraindikation***: Frühe neurologische Beurteilung erforderlich, zirkuläre Gipsverbände
- ***Vorteil***: Sehr starke bis komplette Analgesie, Vasodilatation (evtl. verbesserter kutaner Blutfluß)
- ***Nachteil***: Andauerndes motorisches und sensorisches Defizit; erfordert Kathetertechnik

Interpleural-Analgesie

- ***Indikation***: Zustand nach unilateralen Oberbaucheingriffen (Gallenblase, Leber, Niere)
- ***Kontraindikation***: Pleuraerguß, St. n. Pleuritis, schwere COLD
- ***Vorteil***: Gute Analgesie, Katheter-Technik möglich, keine Kreislauf-Nebenwirkungen, keine Atemdepression
- ***Nachteil***: Pneumothorax-Gefahr, Lokalanästhetika-Toxizität

11.6 Häufige postoperative Komplikationen

Durch die Fortschritte in der Anästhesie wurde es möglich, längere und schwierigere operative Eingriffe durchzuführen. Die unmittelbar perioperative Mortalität veränderte sich kaum. Die schweren Komplikationen ereigneten sich erst nach Tagen und wurden zunächst als Ereignisse angesehen, die nichts mit der Anästhesie oder Operation zu tun hatten. Neben den Folgen der tiefen Venenthrombosen, mit möglichen Embolien, waren es vor allem ***pulmonale Komplikationen***, die für die älteren Patienten einen meist tödlichen Ausgang hatten. Ein Durchbruch in der erfolgreichen Behandlung solcher Komplikationen erfolgte erst, als in den chirurgischen Lehrbüchern die postoperativen pulmonalen Komplikationen pathophysiologisch bewertet wurden. Viele der damals und z. T. noch heute eingesetzten Atemhilfsgeräte arbeiteten entgegen allen Grundsätzen der Lungenphysiologie.

11.6.1 Lungenfunktion in der postoperativen Phase

Verteilung der Perfusion

Die Verteilung der Perfusion ist abhängig von der Schwerkraft und dem intravasalen und intraalveolären Druck. Die daraus entstehende ungleichmäßige Verteilung ist eine Bedingung für einen optimalen Blut/Gasaustausch. Abbildung 11.4 zeigt, wie intravasaler und intraalveolärer Druck die Blutverteilung beeinflussen. Im Stehen bei offenen Luftwegen und in Apnoe entspricht der alveoläre Druck über der ganzen Lunge dem atmosphärischen Druck. Ein kleiner Anteil nahe der Lungenspitze beim stehenden Patienten ist von der Arteria pulmonalis nicht durchblutet, da ihr Druck dort niedriger ist als der Druck in den Alveolen. Diese ***belüfteten, aber nicht perfundierten Alveolen*** führen zu einem ***physiologischen Totraum***. Dieses Gebiet in der Lunge wird nach dem amerikanischen Lungenphysiologen West ***Zone I*** genannt.

Sobald der Druck in der A. pulmonalis hoch genug ist, um den Alveolardruck zu überwinden, öffnet sich die kollabierte Kapillare. Obwohl das zuführende Gefäß offen ist, bleibt der abfließende Ast noch geschlossen, da der intraalveoläre Druck größer ist als der linke Vorhofdruck. Die Schwankungen im Alveolardruck während Ein- und Ausatmung und im Pulmonalisdruck während Systole und Diastole bewirken eine intermittierende Durchgängigkeit der abführenden Kapillare. Die Durchblutung dieses Teils der Lunge ist also phasisch. Dieses Gebiet wird ***Zone II*** genannt. Sobald der linke Vorhofdruck größer ist als der Alveolardruck, bleibt die Kapillare immer offen und die Flußgeschwindigkeit wird vom Druckunterschied zwischen A. pulmonalis und linkem Vorhof abhängig. Dieses Gebiet der Lunge wird ***Zone III*** genannt.

Eine Erhöhung des linken Vorhofdruckes führt zu einem Flüssigkeitsaustritt vom intravaskulären in den interstitiellen Raum. Jede Körperlage, in der der größte Teil der Lunge in Zone III liegt, führt zu einer ***vermehrten Flüssigkeitsansammlung***, insbesondere wenn der linke Vorhofdruck hoch ist (Abb. 11.5). Aus diesem Grund kann ein herzinsuffizienter Patient nicht flachliegen. In Rückenlage sind beide Lungen in Zone III und die austretende Flüssigkeit verteilt sich in beiden Lungen gleichmäßig. Steht der linksherzinsuffiziente Patient aber auf, befindet sich nur noch die Lungenbasis in Zone III und er wird wieder leichter atmen können.

> **!** Eine längere Immobilisation ist für die Lungenfunktion in jedem Fall schädlich.

Der sedierte, komatöse oder durch Frakturen immobilisierte Patient muß deshalb ***gedreht*** werden, damit immer wieder andere Lungenanteile in Zone I, II bzw. III zu liegen kommen.

Verteilung der Ventilation

Das Eigengewicht der Lunge und die verformenden Kräfte der intraabdominalen Organe auf das Zwerchfell führen zu regionalen Unterschieden in den mechanischen Eigen-

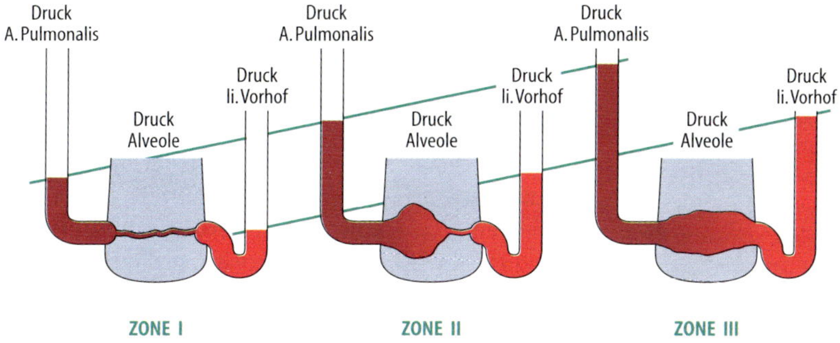

Abb. 11.4. Der Einfluß des pulmonalarteriellen, des linken Vorhof- und des Luftwegsdrucks auf die Durchblutung beim Stehenden

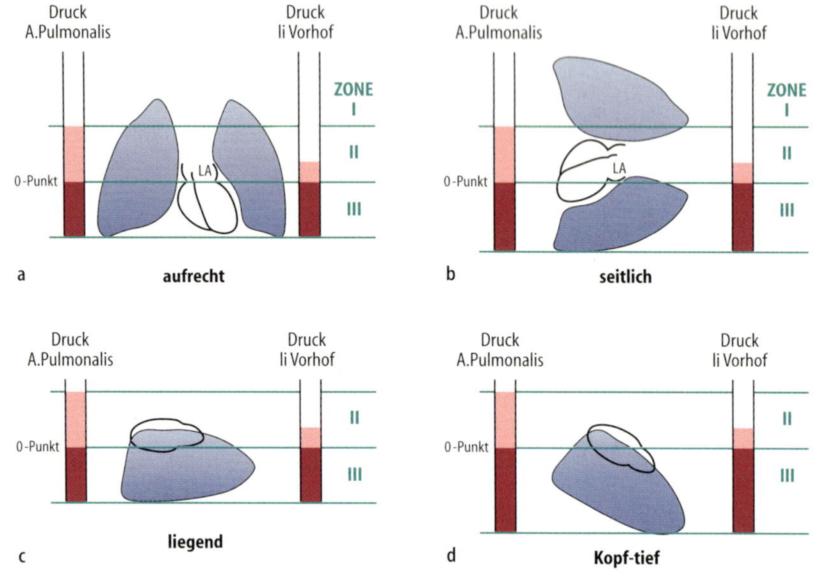

Abb. 11.5. Auswirkung der Körperlage auf die Perfusion der Lunge. In Seitenlage liegt die ganze untere Lunge *(links)* in Zone III. Beim liegenden Patienten befindet sich der größte Teil beider Lungen in Zone III. Das Lungenödem bildet sich bevorzugt in diesen Zonen. Schwerkranke sollten nie in Kopftieflage gelagert werden, da der effektive linke Vorhofdruck in der Lungenspitze dabei 30 cm H_2O übersteigen kann

schaften der Lunge. Die klassische Einteilung der Lungenvolumina in Vitalkapazität, Atemzugsvolumen, exspiratorisches Reservevolumen etc. wird den regionalen Unterschieden in der Lunge nicht gerecht. Am Ende einer Exspiration (d.h. bei der funktionelle Residualkapazität (FRC)) versucht die Thoraxwand die Lunge zu expandieren, während die elastischen Anteile der Lunge dem entgegenwirken. Dadurch entsteht ein negativer Pleuradruck. Das Eigengewicht der Lunge bewirkt, daß z. B. im Stehen die Lunge nach unten, d. h. gegen das Zwerchfell gedrückt wird. Der Sog, der an der Lungenspitze im Pleuraspalt herrschen muß, um die Lunge dort entfaltet zu halten, ist größer als unmittelbar über dem Zwerchfell. Die Ausgangsgröße der Alveolen hängt auch vom Lungenvolumen ab, von dem aus eingeatmet wird. Die in Abb. 11.6 dargestellte Metallfeder zeigt, wie sich die Lunge in situ verhält. Bei Inspiration, ausgehend von der funktionellen Residualkapazität, befinden sich die apikalen und basalen Alveolen auf verschiedenen Teilen der Druckvolumenkurve. Für den gleichen transpulmonalen Druckunterschied ist die Volumenzunahme bei den basalen Alveolen größer als bei den apikalen. Die bereits gedehnten Abschnitte im oberen Rand der Feder dehnen sich unter Zug (s. linker Teil in Abb. 11.6) nur noch unbedeutend. Hingegen sieht man am unteren Rand, daß in den zuvor ungedehnten Abschnitten die Zwischenräume der einzelnen Spiralwindungen stark zunehmen. Bei einem normalen Atemzug von FRC aus geht der größte Teil des Atemzugsvolumens in die unten liegenden Alveolen. Erfolgt die Einatmung vom Residualvolumen aus und nicht von der FRC, so hat auch eine große transpulmonale Druckänderung wenig Einfluß auf die Volumenzunahme der basalen Alveolen, während die Volumenzunahme der apikalen Alveolen beträchtlich ist. Bei einer Ausatmung bis zum Residualvolumen wird nämlich der Pleuradruck an der Lungenbasis im Stehen positiv, d. h. die Alveolen sind dort verschlossen. Die Verteilung der Ventilation (wieviel Gas wohin geht) ist direkt abhängig vom Volumen des vorangegangenen Atemzugs. Wenn das endexspiratorische Lungenvolumen normal ist (FRC), wird die Luft des nächsten Atemzugs bevorzugt in die unten liegenden Lungenpartien gehen. Wenn die Alveolen in den unten liegenden Partien der Lungen kollabiert sind, strömt die eingeatmete Luft bevorzugt in die oberen Teile. Eine solche Ventilationsverteilungsstörung kann bei Patienten mit einer akuten respiratorischen Insuffizienz schwere Konsequenzen haben. Ein Kollaps der basalen Alveolen führt nämlich zu einem doppelten Problem:

- Entstehung eines Rechts-links-Shunts auf Lungenebene durch das Fehlen der O_2-Aufnahme in dem Blut, das durch die kollabierten Alveolen fließt und
- einer, gegenüber der Perfusion, umgekehrten Verteilung der eingeatmeten Luft, was zu einem Mißverhältnis zwischen Ventilation und Perfusion führt.

Luftwegkollaps

Bei maximaler Einatmung sind alle Alveolen gleichmäßig entfaltet und etwa gleichgroß. Wenn bei der darauffolgenden Ausatmung das Lungenvolumen abnimmt, zeigen kleine Luftwege (Durchmesser 2 mm oder kleiner) eine Tendenz zu kollabieren, wobei das Gas, welches distal des Verschlusses liegt, ***eingeschlossen*** bleibt. Dieser Luftwegkollaps beginnt in den basalen Lungenteilen wegen des dort verminderten Druckgradienten. Verschlußvolumen wird das Lungenvolumen oberhalb des Residualvolumens genannt, bei dem dieser Luftwegkollaps beginnt. Die Messung des Verschlußvolumens in der Klinik ist kompliziert und kann

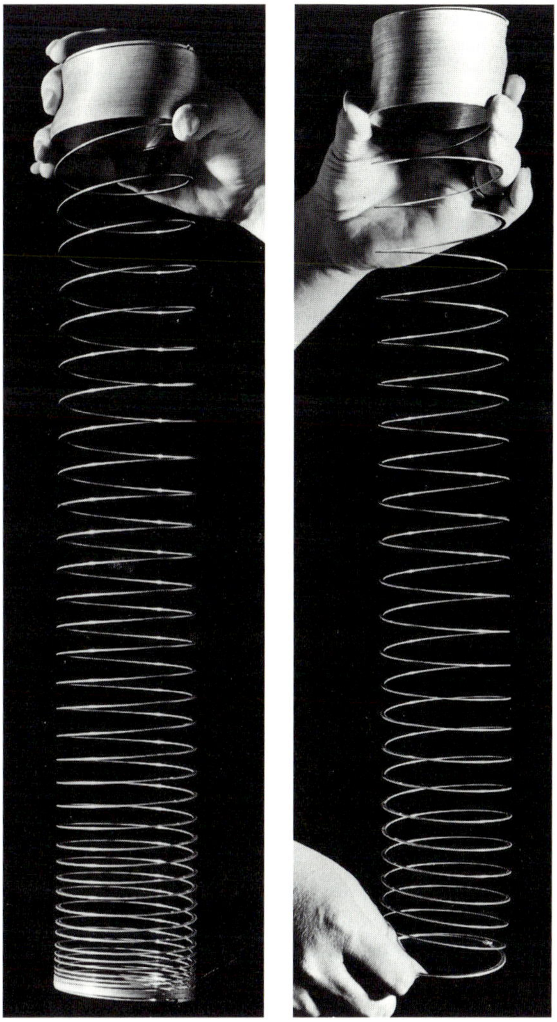

Abb. 11.6. Ein Modell der unterschiedlichen Größe der Alveolen am Ende einer Exspiration und nach maximaler Inspiration. Die Lunge verhält sich ähnlich wie eine frei hängende Stahlfeder. Am Ende der Exspiration *(links)* ist die Feder am obersten Ende (entsprechend der Lungenspitze) am meisten gedehnt (Alveolen am größten), während die unten hängenden Teile (Lungenbasis) noch eng zusammenliegen (Alveolen am kleinsten). Bei der Inspiration *(rechts)* wird die Feder gedehnt. Der Abstand zwischen den einzelnen Federwindungen nimmt im untersten Abschnitt am stärksten zu (d.h. die Alveolen an der Basis nehmen an Größe mehr zu als die an der Spitze)

selten durchgeführt werden. Trotzdem müssen die pathophysiologischen Hintergründe bekannt sein. Ob der Luftwegkollaps bei der normalen Atmung eine Rolle spielt, hängt vom Verhältnis des Verschlußvolumens zur funktionellen Residualkapazität ab. Dieses Verhältnis ändert sich mit dem Alter, mit der Körperlage, bei akuten Lungenerkrankungen und bei erhöhtem intraabdominalem Druck.

! Mit zunehmendem Alter kommt es durch den Verlust an Elastizität der Lunge zu einer Abnahme des transpulmonalen Druckgradienten und dadurch zu einer Zunahme des Verschlußvolumens.

Der Pleuradruckgradient bei FRC zwischen Lungenspitze und der Lungenbasis ist beim 30 jährigen und beim 70 jährigen gleich groß. Durch den Mangel an elastischem Gewebe sind aber die basalen Alveolen beim Älteren einem positiven Pleuradruck ausgesetzt.

Im Liegen ist beim 20 jährigen das Verschlußvolumen etwa 1,5 l unterhalb der FRC. Beim 65 jährigen sind Verschlußvolumen und FRC in dieser Körperlage praktisch identisch (Abb. 11.7). Die FRC ist unabhängig vom Alter des Patienten, sie verändert sich aber unter anderem durch die Körperlage. Durch das Gewicht der intraabdominalen Organe wird das Zwerchfell im Liegen nach oben gedrückt und die FRC nimmt um etwa 20 % ab. Im Liegen sind deshalb Verschlußvolumen und FRC bereits beim etwa 45 jährigen gleich groß. Patienten mit schwerer Adipositas zeigen schon präoperativ einen abnormen Blut-Gasaustausch in Folge einer abnormen Ventilations-Perfusions-Verteilung. Das zusätzliche Gewicht von Thorax und Bauch bewirkt, daß das Verschlußvolumen ansteigt und die Lungenbasis schlechter belüftet wird. Die Perfusionsverteilung ist wie beim Normalgewichtigen, deshalb kommen solche Patienten mit bereits „eingebauten" Atelektasen zur Operation.

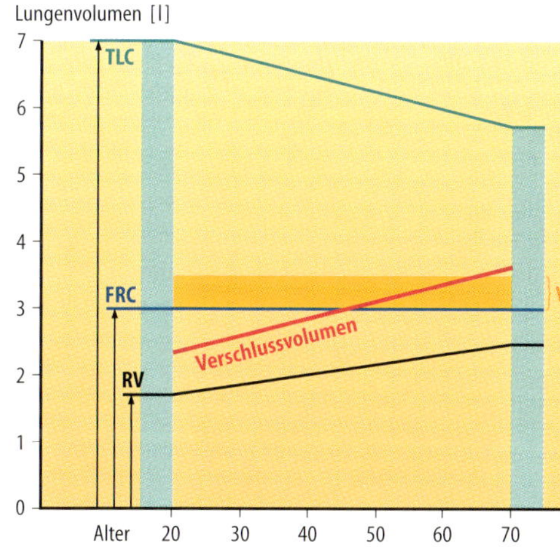

Abb. 11.7. Der Einfluß des Alters auf totale Lungenkapazität *(TLC)*, funktionelle Residualkapazität *(FRC)*, Residualvolumen *(RV)* und Verschlußvolumen bei einem gesunden liegenden Menschen. Verschlußkapazität ist die Summe von Residualvolumen und Verschlußvolumen. Im Alter über 50 Jahre liegt das Verschlußvolumen über dem endexspiratorischen Volumen (d.h. oberhalb FRC). Dies ist der Grund für die Zunahme der postoperativen respiratorischen Komplikationen beim älteren Patienten

> **!** Eine arterielle Hypoxämie ist häufig nach Operationen in Allgemeinanästhesie zu beobachten. Veränderungen in der Zwerchfellfunktion, erhöhtes Verschlußvolumen und Zunahme des Ventilation-Perfusion-Mißverhältnisses durch Atelektase sind wichtige Faktoren bei dieser Verschlechterung der Blutgase.

Eine postoperative Reduktion der FRC kann durch Schmerzen, Körperlage, aufgetriebenes Abdomen oder eine akute Lungenerkrankung bedingt sein.

11.6.2 Atemtherapie

Die Atemtherapie beim bettlägerigen Patienten soll helfen, pulmonale Komplikationen zu vermeiden. Die Entstehung einer Pneumonie beim älteren bettlägerigen Patienten, die früher so gefürchtet war, ist einfach zu erklären. Betroffen sind die basalen Gebiete der Lunge in denen das Verschlußvolumen größer als die FRC ist. Aus diesen nicht mehr belüfteten Gebieten kann das Sekret nicht mehr hinausbefördert werden und es kommt zu einer Infektion. Einige Therapiemöglichkeiten sollen im folgenden dargestellt werden.

Mobilisation. Wie bereits dargestellt, nimmt die funktionelle Residualkapazität in aufrechter Position zu. Durch die Mobilisation alleine wird also die Differenz zwischen dem Verschlußvolumen, das therapeutisch nicht beeinflußbar ist, und der FRC größer. Ist eine Mobilisation nicht möglich, so kann durch ***häufiges Umlagern*** ebenfalls eine Atelektasenprophylaxe betrieben werden, da sich der transpulmonale Gradient bei jeder Umlagerung verändert.

Atemhilfe mit „intermittend positive pressure breathing" (IPPB). Bei einer Atemtherapie mit IPPB kommt es zur ***Vergrößerung des Atemzugsvolumens.*** Dadurch wird endexspiratorisch der Abstand zum Verschlußvolumen größer. Alle Alveolen werden während der tiefen Inspiration wieder eröffnet. Viele Untersuchungen haben gezeigt, daß diese Therapie nicht wirksam ist und deshalb als Prophylaxe unbrauchbar sei. Wenn man die pathophysiologischen Grundlagen der IPPB-Therapie versteht, wird klar, daß diese Therapie nur dann wirksam sein kann, wenn der Patient wirklich tiefe Atemzüge mit dem Gerät macht. Wenn der Patient nicht verstanden hat, daß das Wichtigste die tiefen Atemzüge sind, wird er diese wegen der Schmerzen in der unmittelbar postoperativen Periode vermeiden und die Behandlung wird nicht erfolgreich sein.

„Continuous positive airway pressure" (CPAP). Bei der Atemtherapie mit kontinuierlichem positivem Druck in den Atemwegen wird die FRC vergrößert, d. h. in Abb. 11.7 würde der gesamte feinschraffierte Balken von VT nach oben versetzt. Das Atemzugsvolumen bleibt gleich. Der Vorteil dieser Methode ist, daß bei festsitzender Maske keine weitere Kooperation von seiten des Patienten verlangt werden muß. Manche Patienten haben allerdings Angst unter der dichten Maske. Bei nicht vollständig wachen Patienten besteht die Gefahr der Aspiration. Diese Therapie sollte deshalb bei sedierten Patienten mit Ileus nur unter Aufsicht angewendet werden. Ebenfalls kontraindiziert ist diese Therapie bei einer frontalen Schädelbasisfraktur, da sonst Luft ins Intracranium gelangen kann.

Atemtherapie mit positiv-endexspiratorischem Druck. Die Atemtherapie mit Ausatmen durch ein unter Wasser liegendes Rohr oder durch Aufblasen eines Ballons ist immer noch eine weit verbreitete Methode. Wenn man die Pathophysiologie versteht, ist es klar, daß diese Art der Therapie aufgegeben werden muß. Der entscheidende Faktor dafür, ob eine Alveole offen bleibt, ist der Pleuradruck. Ist dieser stark negativ, wird die Alveole gedehnt. Ist er positiv, wie z. B. im höheren Alter, werden die Alveolen zusammengedrückt. Beim Ausatmen gegen einen Widerstand wird unter anderem durch die Vergrößerung des intraabdominalen Drucks der Pleuradruck positiv. Während des Ausatmens gegen Widerstand wird damit ein positiver Pleuradruck während der Exspiration erzeugt. Die richtig konstruierten Atemtherapiehilfen für den nichtintubierten Patienten müssen daher auf dem Prinzip einer ***tiefen Inspiration*** basieren.

Fallbeispiel

Eine 24jährige bewußtlose Patientin wird auf die Notfallstation eingewiesen. Die genauere Anamnese ergibt, daß diese

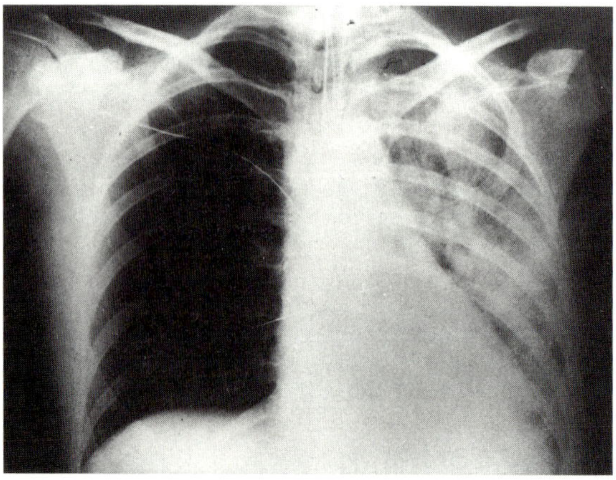

Abb. 11.8. Einfluß der Körperlage auf die Blutgase bei einer Patientin mit einseitigem Lungenbefund, die volumengesteuert mit 8 cm H_2O PEEP beatmet wird. Die Patientin lag nach Einnahme einer Überdosis Schlaftabletten 9 h auf der linken Seite

Patientin eine Überdosis von barbiturathaltigen Schlaftabletten eingenommen hat. Sie lag regungslos während mehr als 9 Stunden auf der linken Seite. Unmittelbar nach Einweisung ins Spital wurde die Patientin intubiert und volumenkontrolliert beatmet. Das Röntgenbild (Abb. 11.8) zeigt eine Verschattung der linken Lunge bei dieser jungen Patientin, da dieser Lungenanteil während mehrerer Stunden in Zone III gelegen hat. Die in verschiedenen Positionen abgenommenen Blutgasanalysen zeigen, wie wichtig es ist, daß die jeweilige Körperlage, in der eine Blutgasanalyse abgenommen wird, unbedingt protokolliert wird. In unserem Beispiel ist in linker Seitenlage, wenn die kranke Lunge unten liegt, das Mißverhältnis zwischen Ventilation und Perfusion am größten und daher der paO_2 am schlechtesten. Die Perfusion geht immer noch bevorzugt in die unten liegende Lunge, wohingegen die Ventilation bevorzugt in der gesunden, jetzt oben liegenden Lunge stattfindet.

11.6.3 Sicherheit in der Anästhesie

Die Anästhesie hat in den letzten 15 Jahren enorme Fortschritte gemacht und die Gefahr, an einem Anästhesiezwischenfall zu sterben, ist gering geworden. Das Risiko entspricht etwa dem, als Passagier bei einem Flugzeugabsturz in der zivilen Luftfahrt umzukommen. Solche Vergleiche oder Prozentzahlen nützen dem Patienten am Vorabend einer Operation wenig. Für ihn geht es um alles oder nichts, es kümmert ihn wenig, wieviele Patienten dieses Prozedere vor ihm schon überlebt haben. Das Monitoring, das weiter oben in diesem Kapitel beschrieben wurde, ist technisch immer raffinierter geworden. Diese technischen Verfeinerungen haben aber in den letzten 3–5 Jahren nicht mehr zu einer weiteren Abnahme des perioperativen Risikos geführt. Auch dazu gibt es eine Parallele aus der zivilen Luftfahrt. Auch dort wurde versucht, mit immer neueren technischen Hilfsmitteln die Sicherheit von Flugzeugen zu verbessern. Es ist aber heute bekannt, daß 70–80 % aller Flugzeugabstürze in der zivilen Luftfahrt durch ***menschliches Versagen*** bedingt sind. Zur Zeit gibt es nur wenige Angaben, wodurch kritische Ereignisse im Operationssaal bedingt sind. Die wenigen Arbeiten auf diesem Gebiet zeigen aber, daß auch in unserem Fach das menschliche Versagen in bis zu 80 % Ursache der schweren Zwischenfällen ist. Ein wichtiger Unterschied bei Unfällen durch menschliches Versagen in der Medizin und in der Fliegerei ist, daß es sich im Operationssaal nur um einen Patienten handelt, während bei Unfällen von Großraumflugzeugen die Öffentlichkeit ganz anders involviert ist und deswegen auch mehr Geld für Forschung auf diesem Gebiet vorhanden ist. Dazu kommt, daß die Analyse der „blackboxes", in denen die Kommunikation im Cockpit und die Flugdaten gespeichert sind, für eine gründliche Untersuchung immer zur Verfügung stehen. Die Parallelen zwischen dem Team im Operationssaal (Chirurgen, Anästhesisten, Instrumentierschwestern und Anästhesieschwestern) und der Crew in einem Flugzeug sind aber frappierend. An beiden Orten muß der Mensch mit komplexen technischen Hilfsmitteln seine Arbeit verrichten. In beiden Fällen sind rasche Entscheide notwendig. An beiden Orten treffen verschiedene Berufsgattungen aufeinander, die nicht den gleichen Ausbildungs- und Wissensstand mitbringen. Genau wie im Cockpit muß auch im Operationssaal die Führungsrolle je nach Problem wechseln können. Technische Probleme an den Motoren oder im Cockpit werden vom Flightengineer gemanagt und nicht vom Flugkapitän. Genauso mag die Führungsrolle zwischen chirurgisch tätigen und anästhesiologisch tätigen Kollegen je nach Problem hin und her pendeln. Es ist selbstverständlich, daß dies zu Spannungen führen kann und nur in einer kritischen Situation funktioniert, wenn die Kommuni-

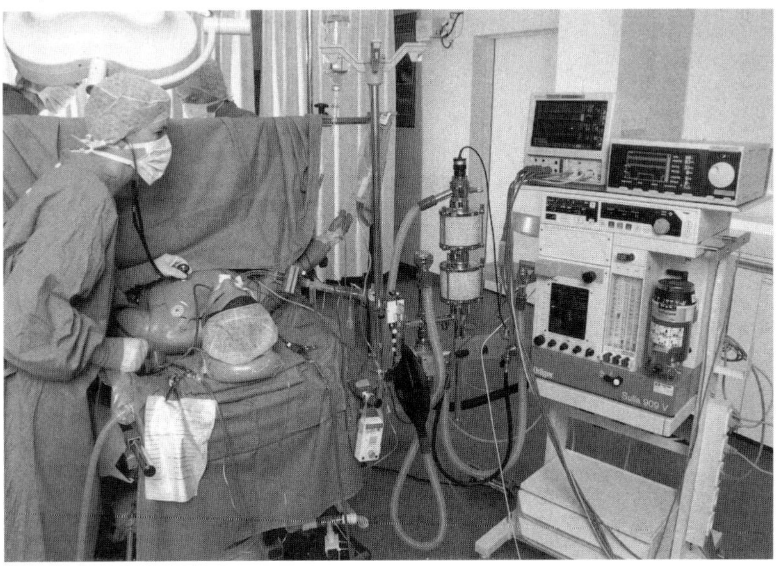

Abb. 11.9. Wilhelm Tell, der erste Operationssimulator, an dem das chirurgische und das Anästhesieteam interaktiv nebeneinander, bzw. miteinander arbeiten können

kation gut ist. In der zivilen Luftfahrt hat man realisiert, daß die Sicherheit vergrößert werden kann, wenn die ganze Mannschaft im Simulator solche Situationen üben kann. Diese Programme wurden Crew-Management-Ressources genannt und haben dazu geführt, daß die Versicherungsprämien für die Fluggesellschaften, die ein solches Programm eingeführt haben, deutlich gesenkt werden konnten. Seit kurzem sind ähnliche Programme für Teams im Operationssaal geschaffen worden (Abb. 11.9). Im Operationssaal-Simulator können kritische Situationen geübt werden, ohne daß es zu einer Patientengefährdung kommen kann. Durch ein Debriefing am Ende einer solchen Simulationssitzung werden alle Teammitglieder (Chirurgen, Instrumentierschwestern, Anästhesieschwestern und Anästhesisten) mit Hilfe von den gemachten Viedoaufnahmen mit ihren eigenen Reaktionen konfrontiert und lernen ihr Verhalten den jeweiligen Situationen optimal anzupassen.

Im vorliegenden Kapitel sollen die Dinge der Anästhesie hervorgehoben werden, die auch jeder chirurgische Assistenzarzt wissen sollte. In der präoperativen Phase sind die Anamnese und der Status die wichtigsten Elemente, um den Patienten erfolgreich für eine Operation vorzubereiten. Labor- und weitere präoperative Untersuchungen sind gezielt nach pathologischen Befunden in der Anamnese und im Status sowie nach den Operationsindikationen durchzuführen. Falls der Allgemeinzustand des Patienten durch therapeutische Maßnahmen verbessert und dadurch die Inzidenz von Komplikationen reduziert werden kann, ist bei elektiven Eingriffen eine Verschiebung des Operationstermins zu erwägen. Um das Risiko einer Aspiration zu reduzieren, ist bei Wahleingriffen eine Nüchternzeit von 6 Stunden für feste Nahrung einzuhalten. Klare Flüssigkeit darf bis 3 Stunden vor der Anästhesieeinleitung getrunken werden.

Heute steht dem Anästhesisten eine ganze Palette diverser Anästhesietechniken (verschiedene Allgemeinanästhesien und Regionalanästhesien, alleine oder in Kombination) mit den verschiedensten Medikamenten zur Verfügung. Das optimale Anästhesieverfahren wird individuell den Bedürfnissen des Patienten angepaßt. Mögliche Komplikationen, wie z. B. allergische Reaktionen oder Intoxikationszeichen nach Applikation einer Regionalanästhesie, erfordern neben den entsprechenden Kenntnissen auch die notwendige technische und apparative Ausrüstung, damit die Sicherheit des Patienten gewährleistet ist. Die Einführung sog. minimaler Sicherheitsstandards hat sich in der Anästhesie bewährt. Diese haben die Patientensicherheit erhöht, sie sollen auch aus medicolegalen Gründen immer eingehalten werden.

Postoperativ muß der Patient, seinen Problemen entsprechend, in einem Aufwachraum oder auf einer Intensivpflegestation überwacht werden, bevor er auf die Abteilung verlegt wird oder bei ambulanten Eingriffen nach Hause gehen kann. Aus Sicherheitsgründen sollen Patienten nach einer Anästhesie am gleichen Tag nur in Begleitung einer instruierten Person entlassen werden. Die Schmerztherapie richtet sich ebenfalls nach den Bedürfnissen des Patienten. Die nachteiligen Effekte starker Schmerzen (erhöhter Streß, kardiale Belastung, katabole Effekte, negative psychologische Auswirkungen) können durch den gezielten Einsatz von verschiedenen Schmerztherapien verhindert oder zumindest reduziert werden. Die Inzidenz von pulmonalen Komplikationen kann neben einer effizienten analgetischen Therapie bei thorakalen oder abdominalen Eingriffen durch frühe Mobilisation und Atemtherapie vermindert werden.

Das Ziel jedes chirurgischen Eingriffes ist eine komplikationslose und schmerzfreie Behandlung. Um dieses Ziel zu erreichen, ist Teamarbeit von Chirurgen und Anästhesisten gefragt. Erfolgreiche chirurgisch-anästhesiologische Teamarbeit beginnt bereits präoperativ und wird in der peri- und postoperativen Phase bis zur Entlassung des Patienten weitergeführt.

Literatur

Barash PG, Cullen BF, Stoelting RK (1989) Clinical anesthesia. Lippincott, Philadelphia

Cousins MJ, Bridenbaugh PO (1988) Neural blockade in clinical anesthesia and management of pain. Lippincott, Philadelphia

Helmreich Rl, Schaefer HG (1994) Team performance in the operating room. Lawrence Erlbaum Ass., Hillsdale

Miller RD (1994) Anesthesia. Churchill Livingstone, New York

Stoelting RK, Dierdorf SF, McCammon RL (1988) Anesthesia and co-existing disease. Churchill Livingstone, New York

Stoelting RK (1991) Pharmacology and physiology in anesthetic practice. Lippincott, Philadelphia

Vanstrum GS (1989) Anesthesia in emergency medicine. Little & Brown, Boston

West JB (1990) Respiratory physiology – The essentials, 9th edn. William & Wilkins, Baltimore

Wilkins EW jr (1989) Emergency medicine – scientific foundations and current practice. Williams & Wilkins, Baltimore

?

1. Beschreiben Sie den strukturellen Aufbau der beiden Lokalanästhesietypen!
2. Welches sind die Maximaldosierungen der bekannten Lokalanästhetika bei einmaliger subkutaner Injektion beim Erwachsenen? Bei welchen Krankheitszuständen müssen sie reduziert werden?
3. Wie lange und weshalb muß der Patient vor einem Wahleingriff nüchtern bleiben?
4. Welche Medikamente sollten perioperativ weiter verabreicht werden bei Patienten unter medikamentöser Vorbehandlung?
5. Welche Routineabklärungen sollten präoperativ erfolgt sein?
6. Welche zusätzlichen Informationen liefern die Pulsoximetrie und die Kapnographie?
7. Welche pathophysiologischen Veränderungen werden durch intensive postoperative Schmerzzustände verursacht?
8. Nennen sie eine sichere Form der parenteralen Opiat-Therapie, die auf die individuellen Bedürfnisse des einzelnen Patienten Rücksicht nimmt!
9. Welche Voraussetzungen müssen erfüllt sein, damit ein Patient nach einem ambulanten Eingriff unter Allgemeinanästhesie nach Hause entlassen werden kann?

Chirurgische Diagnostik 12

J. R. SIEWERT und A. H. HÖLSCHER

12.1 Akutes Abdomen (akuter Abdominalschmerz) 184

12.2 Erbrechen 184

12.3 Dysphagie 186

12.4 Gastrointestinale Blutung 187
12.4.1 Leitsymptome 187
12.4.2 Abschätzen des Ausmaßes und der Prognose einer Blutung 188
12.4.3 Apparative Diagnostik 189

12.5 Ikterus 191

12.6 Raumforderungen im Abdomen 194

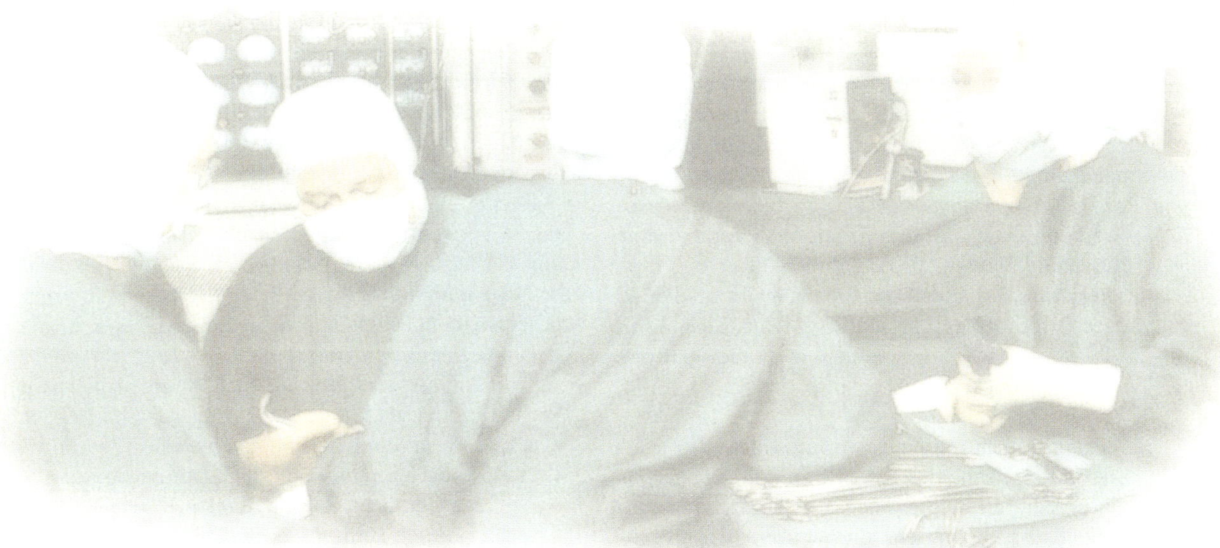

Chirurgische Diagnostik orientiert sich am jeweiligen Leitsymptom des Patienten. Dieses gilt es durch gezielte Anamnese und nähere Analyse der Symptomatologie zu präzisieren mit dem Ziel, zu einer Verdachtsdiagnose im Sinne einer Arbeitshypothese zu kommen. Von dieser Hypothese ausgehend wird die Reihenfolge der weiteren, meist apparativen Diagnostik festgelegt. Dabei ist es von Vorteil, eine „sequentielle Diagnostik" statt einer „Schrotschußdiagnostik" zu betreiben. Sequentiell bedeutet, daß das Ergebnis eines diagnostischen Verfahrens den jeweils nächsten diagnostischen Schritt bestimmt, während beim anderen Vorgehen viele diagnostische Verfahren parallel und unabhängig voneinander angeordnet und ausgeführt werden. Chirurgische Diagnostik ist insbesondere beim „akuten Abdominalschmerz" und gastrointestinalen Blutungen dringlich, weil das Ergebnis ausschlaggebend für die Operationsindikation ist. Daher hat die rasche und konsequente Abklärung des Patienten mit solchen chirurgischen Leitsymptomen große klinische Bedeutung.
Das vorliegende Kapitel ist nach den sechs wichtigsten Leitsymptomen geordnet, die bei chirurgischen Erkrankungen am häufigsten im Vordergrund stehen. Nach Anamnese und Symptomatologie wird die sequentielle Diagnostik dargestellt.

12.1 Akutes Abdomen (akuter Abdominalschmerz)

Definition und Diagnostik s. Kap. 29.1

12.2 Erbrechen

Unter Erbrechen versteht man den retrograden Transport von Magen- bzw. Dünndarminhalt durch Speiseröhre und Mund nach außen; der Vorgang des Erbrechens wird im allgemeinen durch Übelkeit (Nausea) und immer durch Würgen eingeleitet.

Nicht selten werden mit dem Erbrechen verwechselt:

- ***Reflux***: Dabei kommt es infolge einer Inkompetenz der Kardia zum Einstrom von Mageninhalt in die Speiseröhre.
- ***Regurgitation***: Dabei öffnet sich auch der obere Ösophagussphinkter und der Mageninhalt kann – ohne Nausea und Würgen – in den Mund eintreten.
- ***Rumination***: Es handelt sich um ein meist unwillkürliches, bissenweises Zurückfließen von Nahrung in den Mund. Nach Wiederkauen wird die Nahrung wieder geschluckt.

Erbrechen ist nicht nur ein gastrointestinales Leitsymptom, sondern kann auch auf eine endokrinologische, kardiologisch-pulmonologische, gynäkologische, ophthalmologische, otologische und neurologisch-psychiatrische Ursache hinweisen und eine entsprechende Spezialdiagnostik erforderlich machen.

Anamnese und Symptomatologie

Wichtige ***anamnestische Gesichtspunkte***, die bei der ursächlichen Abklärung des Erbrechens weiterhelfen, sind in Abb. 12.1 zusammengestellt.

Unterschieden werden muß zwischen akutem und chronischem Erbrechen als Leitsymptom. In beiden Fällen ist es therapeutisch wichtig abzuklären, ob ein Stenoseerbrechen vorliegt.

Klinische Untersuchung

Der Zeitpunkt des Erbrechens in Relation zur Nahrungsaufnahme und das Aussehen bzw. der Geruch des Erbrochenen können Hinweise auf die Lokalisation des Passagehindernisses geben (Tabelle 12.1).

Auf ein Erbrechen infolge einer oberen gastroduodenalen Passagestörung weisen folgende klinische Zeichen hin. Bei einer Magenatonie ist das ***Plätscherzeichen*** charakteristisch: Bei Perkussion der Bauchwand wird aufgrund der Flüssigkeitsretention im Magen ein plätscherndes Geräusch hörbar. Die Flüssigkeitsansammlung läßt sich auch sonographisch leicht erkennen. Falls keine Magenatonie, sondern verstärkte Peristaltik des Magens bei Magenausgangsstenose vorliegt, ist es bei schlanken Patienten möglich, die ***Magenperistaltik*** durch die Bauchdecken hindurch zu beobachten. Diagnostisch am zielstrebigsten ist die Ösophagogastroduodenoskopie.

Stenoseperistaltik als sicht- und palpierbare Peristaltik oder als klingende Darmgeräusche bei der Auskultation erkennbar, sind ein wesentliches klinisches Merkmal beim mechanischen Dünndarmileus.

Bei Verdacht auf ein intestinal verursachtes Stenoseerbrechen sollte in jedem Fall eine Abdomenübersichtsaufnahme angefertigt werden. Läßt sich dabei eine klare Dünndarmileuskonstellation (Dünndarmspiegel) nachweisen, so ist keine weitere Diagnostik notwendig, da sich daraus direkt eine Operationsindikation ergibt. Bei unklarem Röntgenbild oder post-

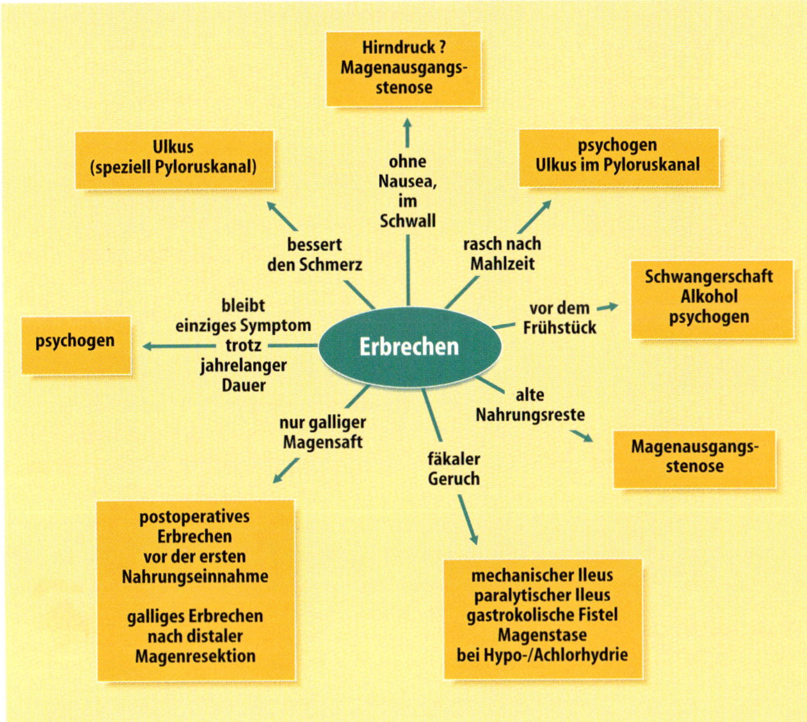

Abb. 12.1. Anamnestische Fragen beim Erbrechen

Tabelle 12.1. Erbrechen bei gastrointestinaler Passagebehinderung in Abhängigkeit von der Lokalisation des Hindernisses

Zeitpunkt des Erbrechens	Passagehindernis	Aussehen und Geruch des Erbrochenen
Bei Nahrungsaufnahme	Ösophaguskarzinom, peptische Stenose, Achalasie	Unverdaute Nahrung, neutral
Während bzw. rasch nach den Mahlzeiten	Ulcus ad pylorum, Differentialdiagnose Psychoneurose	Angedaute Nahrung, sauer
Bis ca. 1 h postprandial	Syndrome der zuführenden und abführenden Schlinge	Angedaute Nahrung, gallig
Intervalle bis ca. 12 h	Postvagotomiestase, Magenszirrhus, stenosierendes Magenkarzinom, A.-mesenterica-superior-Syndrom	Angedaute Nahrung, gallig-faul
Intervalle > 12 h	Magenausgangsstenose, diabetische Gastroparese, Dünndarmileus	Alte Nahrungsreste, faulig-fäkulent

operativem Ileus ist eine Gastrografin-Passage angezeigt, um ein mögliches Passagehindernis zu lokalisieren oder eine verzögerte Passage (Paralyse) nachzuweisen.

Besteht klinisch kein Verdacht auf ein mechanisches Hindernis, liegt aber gleichzeitig ein akutes Abdomen vor, so sollte die weitere Diagnostik entsprechend dem Leitsymptom „akutes Abdomen" (s. Kap. 29) erfolgen.

Besteht neben dem Erbrechen eine Durchfallsymptomatik, so sind eine Nahrungsmittelintoxikation oder eine bakteriologische, virologische oder protozoische Exposition auszuschließen.

Handelt es sich um ein chronisches Erbrechen, so kann die Passagebehinderung ebenfalls durch eine Röntgenuntersuchung mit Gastrografin, unter bestimmten Voraussetzungen auch mit Bariumbreipassage, lokalisiert werden.

Besteht kein mechanisches Hindernis, so sollten funktionelle Ursachen durch Spezialuntersuchungen ausgeschlossen werden.

Apparative Diagnostik

Diese wurde bereits kurz erwähnt, das diagnostische Procedere ist im einzelnen in Abb. 12.2 dargestellt.

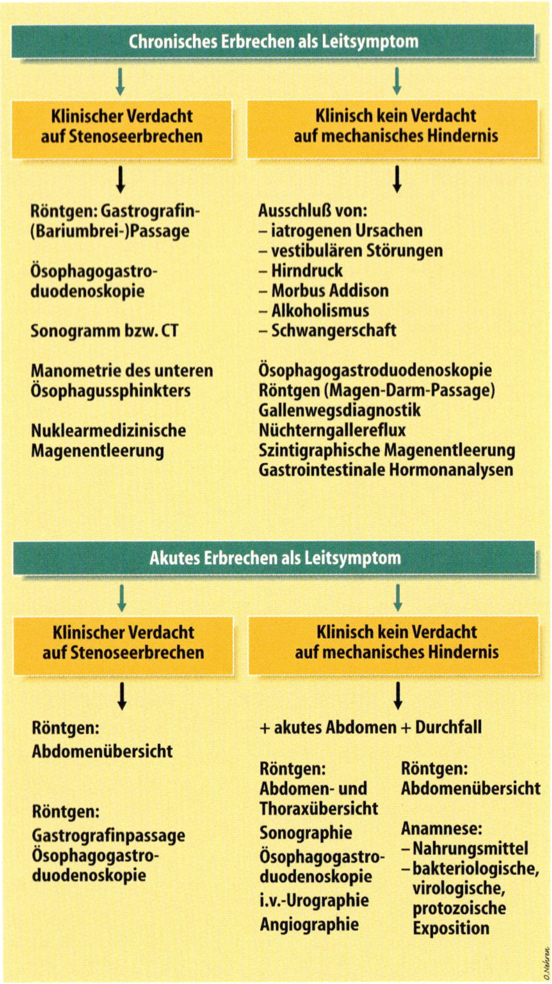

Abb. 12.2. Diagnostische Schritte beim Erbrechen

12.3 Dysphagie

Die Dysphagie ist eine schmerzlose Behinderung des Schluckaktes; Schmerzen beim Schlucken werden als Odynophagie bezeichnet. Im klinischen Alltag wird Dysphagie aber als Oberbegriff für alle schmerzhaften und schmerzlosen Schluckstörungen verwendet.

Anamnese

Wichtige Fragen bei ösophagealer Dysphagie. Bei der Dysphagie erbringt die exakte Befragung des Patienten fast immer eine recht zuverlässige Verdachtsdiagnose.

- ***Seit wann bestehen die Beschwerden?*** Bei einer Dauer von mehr als einem Jahr ist ein Karzinom unwahrscheinlich. Jahrelange Beschwerden sind bei der Achalasie typisch. Die rasche Zunahme der Beschwerden innnerhalb weniger Wochen spricht für ein Karzinom.
- ***Nehmen die Beschwerden beim Essen zu?*** Die Zunahme ist typisch für Divertikel, die sich progressiv füllen. Bei der Achalasie mit starker Ösophagusdilatation tritt die Dysphagie ebenfalls erst nach Auffüllen des Ösophagusreservoirs in Erscheinung. Bei organischen Stenosen führen besseres Kauen und Nachtrinken zu weniger Beschwerden im Verlauf der Mahlzeit.
- ***Besteht die Schwierigkeit für feste und flüssige Speisen?*** Bei einer Achalasie besteht von Anfang an eine Dysphagie für flüssige und feste Speisen. Beim Karzinom ist das Hindernis „unelastisch" und besteht zuerst nur für feste, später auch für flüssige Speisen. Bei Ösophagusringen kommt es bei sonst völligem Wohlbefinden plötzlich zur Impaktation schlecht gekauter Fleischstücke (sog. Steakhouse-Syndrom).
- ***Ist das Steckenbleiben schmerzhaft?*** Patienten mit Ösophaguskarzinom verspüren Schmerzen, bis der impaktierte Bissen regurgitiert oder geschluckt werden kann. Viele Ösophaguskarzinompatienten lokalisieren den Schmerz retroaurikulär. Spastische retrosternale Schmerzen sprechen für einen Ösophagusspasmus.
- ***Wo spürt der Patient das Hindernis?*** Praktisch alle Patienten mit einer Dysphagie verspüren das Hindernis an einem umschriebenen Ort.
- ***Gingen der Schluckstörung andere Beschwerden voraus?*** Epigastrische Schmerzen, Sodbrennen und Regurgitation sind typische Vorläufer bei peptischen Stenosen. Eine ähnliche Anamnese kann jedoch auch bei einem Adenokarzinom im Endobrachyösophagus erhoben werden. Angina-pectoris-artige Retrosternalschmerzen als Vorboten der Dysphagie sprechen für diffusen Ösophagusspasmus. Gurgeln und Spannungsgefühl im Hals sind Symptome eines Divertikels. Eine seit langem vorbestehende Anämie spricht für ein Web (s. Kap. 27).
- ***Besteht ein Gewichtsverlust?*** Bei Achalasie und bei psychosomatischen Dysphagieformen tritt im Vergleich zur Schwere der geschilderten Beschwerden häufig kein Gewichtsverlust auf, während andererseits bei malignen Erkrankungen ein rascher Gewichtsverlust typisch ist.

Apparative Diagnostik

Das diagnostische Procedere bei der Dysphagie ist in Abb. 12.3 dargestellt. Bei der ösophagealen Dysphagie stehen maligne Tumoren, bei der oropharyngealen Dysphagie Funktionsstörungen an erster Stelle.

Bei oropharyngealer Dysphagie nimmt der Breischluck den zentralen Platz ein. Divertikel erfordern keine weiteren Untersuchungen.

Eine ösophageale Dysphagie von mehr als 2 Wochen Dauer ist ein ernstzunehmendes Zeichen und erfordert die Durchführung einer Fiberendoskopie

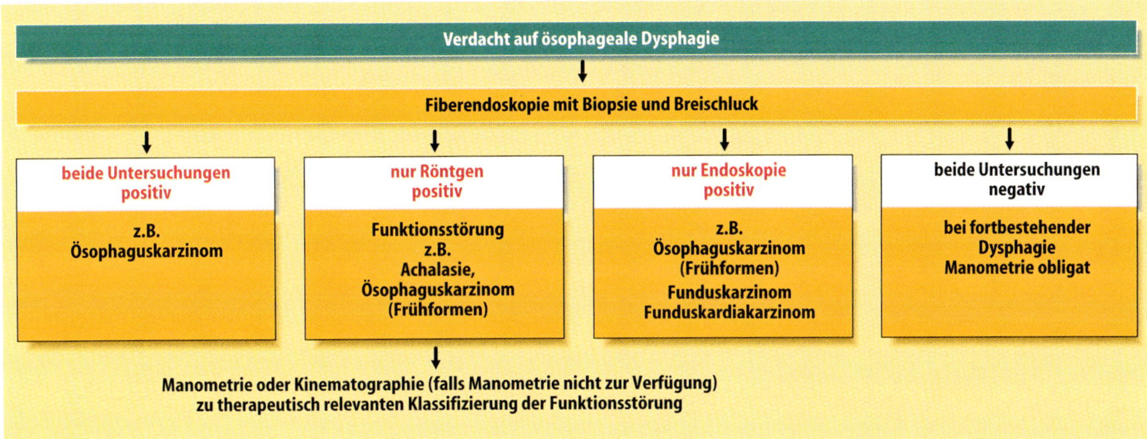

Abb.12.3. Abklärungsgang bei Verdacht auf ösophageale Dysphagie

bzw. einer radiologischen Untersuchung. Der Abklärungsgang ist in Abb.12.3 dargestellt. Die Manometrie ist bei Funktionsstörungen der Speiseröhre von Wert.

> **!** Dysphagie ist immer als ein ernstzunehmendes Symptom anzusehen, das rasch einer Abklärung bedarf. Diagnostik der ersten Wahl bei ösophagealer Dysphagie ist die Endoskopie und Biopsie, bei oropharyngealer Dysphagie der Breischluck.

12.4 Gastrointestinale Blutung

> ***Hämatemesis*** entspricht dem Erbrechen von rotem Blut. Sie kann auftreten, wenn die Quelle proximal des duodenojejunalen Überganges liegt. Beim Kontakt mit Magensaft wird das Blut innerhalb von Minuten bis wenigen Stunden präzipitiert und braun verfärbt („Kaffeesatz").

Alleiniges Kaffeesatzerbrechen deutet entweder auf eine relativ geringgradige Blutung proximal des Pylorus hin (eine rasche Blutfüllung des Magens provoziert Erbrechen von rotem Blut) oder ist mit einer massiven Blutung distal vom Pylorus vereinbar. Dabei fließt das Blut vorwiegend in Dünndarm und Kolon ab.

> ***Meläna***: Eine Schwarzfärbung des peranal abgesetzten Blutes. Kommt durch bakterielle Umwandlung des Blutes im Kolon zustande.

12.4.1 Leitsymptome

Prinzipiell ist zwischen einer Hämatemesis und Meläna als Leitsymptom zu unterscheiden. Ferner ist zu berücksichtigen, ob ein Patient wegen einer Blutung aus seiner häuslichen Umgebung notfallmäßig in die Klinik kommt, oder ob ein bereits wegen einer anderen Erkrankung stationär behandelter Patient eine Blutung erleidet.

Hämatemesis

Bei zugewiesenen Patienten ist unverändert das ***Ulcus duodeni*** die häufigste Blutungsursache. Blutungen aus ***Ösophagus***- bzw. ***Fundusvarizen*** und ***Ulcera ventriculi*** sind am zweithäufigsten. Seltene Ursachen sind die Refluxösophagitis, das Anastomosenulkus nach Magenresektion oder verschlucktes Blut nach Nasenbluten. Magenkarzinome, Polypen und Phlebektasien sind sehr seltene Ursachen.

Bei stationären Patienten ist in erster Linie an akute gastroduodenale Läsionen („Streßulkus") oder Medikamentenulzera zu denken.

Fallbeispiel

Ein 65 jähriger Patient wird in die Chirurgische Notaufnahme eingeliefert. Der Patient ist blaß, kaltschweißig und tachykard. Er berichtet über das Auftreten von Bluterbrechen und seit zwei Tagen bestehenden epigastrischen Schmerzen. Der Patient hat auf Grund einer Polyarthritis seit zwei Monaten ein nicht-steroidales Antiphlogistikum eingenommen. Auf Befragen verneint der Patient frühere Episoden von dunklem Stuhlgang, eine Ulkusanamnese besteht nicht.

Die klinische Untersuchung zeigt ein geblähtes Abdomen mit lokalem Druckschmerz im Epigastrium, der in die rechte Flanke einstrahlt. Es besteht keine Abwehrspannung oder Peritonismus. Resistenzen sind nicht zu tasten. Der Blutdruck beträgt 90/70, der Puls ist 120/min. Die Kontrolle der

Blutwerte und Serumparameter ergibt einen Hämoglobinwert von 7g%.

Das Leitsymptom „Hämatemesis" führt zur Durchführung einer Notfallendoskopie. Dabei findet sich ein exkaviertes Ulkus an der Duodenalhinterwand mit einer arteriell spritzenden Blutung aus einem sichtbaren Gefäßstumpf. Der Endoskopiker stellt die Indikation zur Unterspritzung des Ulkus mit Fibrinkleber; es kommt zu einem Blutungsstillstand.

Der Patient wird postoperativ auf die Intensivstation übernommen und es werden insgesamt 4 Erythrozytenkonzentrate substituiert, wobei es zu einem Anstieg des Hämoglobinwertes auf einen Wert von 12 g% kommt. Die weitere Überwachung des Patienten in den 2 Folgetagen ergibt keine Besonderheiten. Der Patient ist mit Omeprazol suffizient antisekretorisch abgedeckt. Am 3. Tag nach Aufnahme kommt es zu einem massivem Blutdruckabfall des Patienten, die Magensonde fördert frisches Blut. Eine sofortige Notfall-Endoskopie zeigt ein Blutungsrezidiv aus dem vorbekannten Duodenalulkus an der Bulbus-Hinterwand. Nachdem eine endoskopische Blutstillung jetzt nicht möglich ist, wird der Patient notfallmäßig in den Operationsaal verbracht, wo es nach Duodenostomie gelingt, die Blutungsstelle zu umstechen. Trotz fortlaufender Volumensubstitution verstirbt der Patient 6 Stunden später an Herzversagen und letztlich an den Folgen eines hämorrhagischen Schocks.

Kritik:
Die getroffenen Primärmaßnahmen sind sinnvoll. Das Leitsymptom „Hämatemesis" läßt eine obere gastrointestinale Blutung vermuten, und die unverzügliche Notfall-Endoskopie sichert die Diagnose. Die Klassifikation der Blutung muß als Forrest Ia vorgenommen werden und nach Unterspritzung der Blutung ist eine Forrest Ia-Blutung maximal in eine Forrest IIa-Blutung zu überführen. Der Nachweis des Gefäßstumpfes am Ulkusgrund und die Ulkuslokalisation im nachblutungsgefährdeten Areal an der Duodenalhinterwand hätte die Indikation zur elektiven extra- und intraluminalen Gefäßumstechung mit einer Duodenostomie nahegelegt. Eine Rezidivblutung ist bei älteren Patienten mit einer hohen Letalität belastet. Das Fallbeispiel zeigt, daß eine suffiziente initiale Diagnostik und Klassifikation der vorliegenden Erkrankung die Weichen für den weiteren Verlauf des Patienten stellt.

Meläna

Massive peranale Blutung. Bei zugewiesenen Patienten mit massiver peranaler Blutung sind Blutungsquellen im oberen Gastrointestinaltrakt 5–10mal häufiger als im Kolon (s. S. 190). Unter den Blutungsquellen im Kolon sind ***Angiodysplasien***, solitäre ***Kolonulzera***, ***ischämische Kolitis*** und ***Kolondivertikel*** (Divertikel im rechten Kolon, *keine* Divertikulitis!) relativ häufig. Relativ selten treten massive Blutungen beim Kolonkarzinom oder bei entzündlichen Kolonkrankheiten, z. B. Colitis ulcerosa auf.

Subakute peranale Blutung. Häufige Ursachen der subakuten peranalen Blutung sind neben den Analerkrankungen Kolonpolypen, Kolonkarzinome, entzündliche Kolonerkrankungen, speziell die Colitis ulcerosa und solitäre Kolonulzera. In der Mehrzahl der Fälle mit angeblich subakut blutenden Divertikeln finden sich koloskopisch Malignome, Polypen, solitäre Kolonulzera, Gefäßdysplasien und andere Blutungsquellen, die radiologisch nicht gesehen werden. Sehr selten sind Blutungsquellen im Dünndarm lokalisiert (z. B. Meckel-Divertikel oder Tumoren). Erhebliche Blutungen können aus Hämorrhoiden auftreten; blutende anale Varizen bei portaler Hypertension sind eine extreme Seltenheit.

Bei stationären Patienten gilt es in erster Linie, an die Folgen therapeutischer Maßnahmen zu denken:

- blutende Analfissuren oder Druckulzera infolge von Einläufen oder Darmrohr,
- blutende Hämorrhoiden bei multiplen Abführversuchen etc.

Nach Ausschluß „posttherapeutischer Blutungsquellen" sind hier die gleichen Überlegungen gültig wie bei Patienten, die wegen einer gastrointestinalen Blutung neu aufgenommen werden.

12.4.2 Abschätzen des Ausmaßes und der Prognose einer Blutung

Blutungsintensität

> !
>
> Der Hb-Wert zum Zeitpunkt des Behandlungsbeginns gibt nur bedingt Hinweise auf das aktuelle Ausmaß der Blutung (da sich dieser Wert mit zeitlicher Verzögerung einstellt). Der relevanteste Wert zur Abschätzung der Intensität einer Blutung ist der ***Konservenverbrauch***, der benötigt wird, um über einen bestimmten Zeitraum den Kreislauf stabil zu halten. Er orientiert auch am zuverlässigsten darüber, ob die Blutung sistiert oder fortbesteht.

Ein weiterer wichtiger Parameter ist der Zentralvenendruck (ZVD). Da ohnehin ein zentraler Venenzugang therapeutisch notwendig ist, sollte die Registrierung des Venendrucks nicht unterlassen werden. Das Ausmaß der massiven Blutung kann aufgrund der Messung von ***Blutdruck*** und ***Puls*** geschätzt werden. Bei einem üblicherweise normotonen Patienten zeigen ein Absinken des systolischen Blutdrucks unter 100 mmHg und eine Herzfrequenz von über 100/min einen Volumenverlust von 30 % an (sog. Schockindex nach Allgöwer, vgl. Kap. 8).

Prognose

Das Risiko einer gastrointestinalen Blutung ist von verschiedenen Faktoren abhängig, wie Charakteristika des Patienten, Blutungsquelle, Blutungsintensität und Operationszeitpunkt (s. Kap. XX).

Negative Prognosefaktoren. Eine entscheidende Verschlechterung der Prognose der gastrointestinalen Blutung findet sich bei Patienten:
- jenseits des 60. Lebensjahres,
- mit schweren Begleiterkrankungen,
- mit einem Ausgangs-Hb unter 6–7 g% und
- mit einem initialen Konservenverbrauch von über 6 Einheiten.

12.4.3 Apparative Diagnostik

Das diagnostische Verfahren der ersten Wahl zur Abklärung einer gastrointestinalen Blutung ist die ***Endoskopie.*** In welcher Form und wann sie eingesetzt wird, richtet sich in erster Linie nach der Intensität der Blutung.

Hämatemesis

Das diagnostische Vorgehen bei der Hämatemesis ist in Abb. 12.4 dargestellt. Die Vermutungsdiagnose aufgrund anamnestischer Hinweise (z. B. Ulkusanamnese) ist so unsicher, daß sie bei der Diagnostik nur in geringem Maße berücksichtigt werden kann.

Notfallendoskopie. Für die Entscheidung über konservative oder operative Therapie und deren Zeitplanung ist die Kenntnis der Lokalisation und der Natur der blutenden Läsion von ausschlaggebender Bedeutung. Daher sollte die Notfallendoskopie möglichst rasch durchgeführt werden, d. h. bei persistierender Blutung je nach Intensität der stattgehabten Blutung innerhalb der nächsten 6–12 Stunden. Dies führt zu einer Lokalisation der Blutungsquelle. Die Klassifikation der ***Blutungsaktivität*** wird bei der gastroduodenalen Ulkusblutung nach ***Forrest*** vorgenommen (Tabelle 12.2).

Neben der reinen Diagnostik sind bei der Endoskopie auch Blutstillungsmaßnahmen durch Sklero-

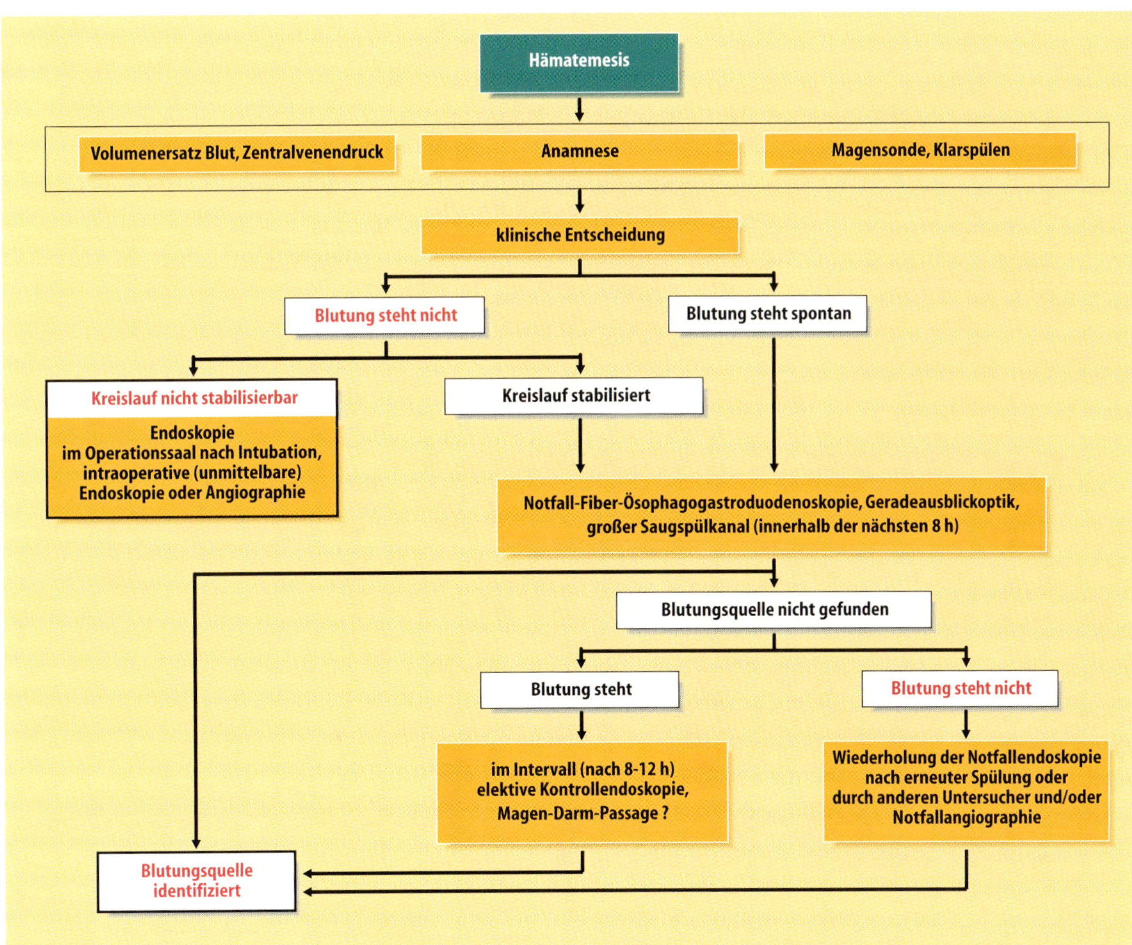

Abb. 12.4. Diagnostik der Hämatemesis

Tabelle 12.2. Klassifikation der Aktivität der gastroduodenalen Ulkusblutung nach Forrest

Ia	aktive Blutung, arteriell
Ib	aktive Blutung, venös
IIa	keine aktive Blutung, sichtbarer Gefäßstumpf
IIb	keine aktive Blutung, Blutkoagel oder Hämatinbelag
III	keine aktive Blutung, kein Zeichen stattgehabter Blutung, aber potentielle Blutungsquelle, z. B. Ulkus

sierung, Elektrokoagulation oder Laserstrahlen möglich.

Radiologische Diagnostik. Eine radiologische Diagnostik mit Bariumsuspensionen oder resorbierbaren Kontrastmitteln ist *unzuverlässig und zeitraubend.* Die Angiographie ist keine primäre diagnostische Methode. Sie hat ihre Indikation bei Suche nach Blutungsquellen im Dünndarm.

Peranale Blutung

Massive peranale Blutung. Die Abb. 12.5 zeigt das diagnostische Vorgehen bei massiver peranaler Blutung. Bei entsprechenden anamnestischen Angaben (z. B. bekannte Ulkuskrankheit, frühere obere Gastrointestinalblutung), Aspiration von Blut aus der Magensonde (*Cave*: Saugartefakte!) und normaler rektaler digitaler Untersuchung wird zunächst eine Notfall-Ösophago-Gastroskopie durchgeführt. Der Entschluß zur technisch weitaus aufwendigeren Notfallkoloskopie sollte dann gefaßt werden, wenn die Wahrscheinlichkeit einer unteren Blutung um ein Vielfaches größer ist als die Wahrscheinlichkeit einer oberen Blutung oder nach negativer oberer Endoskopie.

Das weitere Vorgehen in Fällen negativer oberer und unterer Endoskopie ist die Notfallangiographie. Sie zeigt einen positiven Befund aber nur bei sehr starker Blutung (über 1,5 ml/min), bei Gefäßdysplasien und/oder Blutungen in ein Divertikel, das das ausgeflossene Kontrastmittel während einiger Minuten zusammenhält. Lohnend ist auch der Versuch einer Lokalisation der Blutungsquelle mit technetiummarkierten

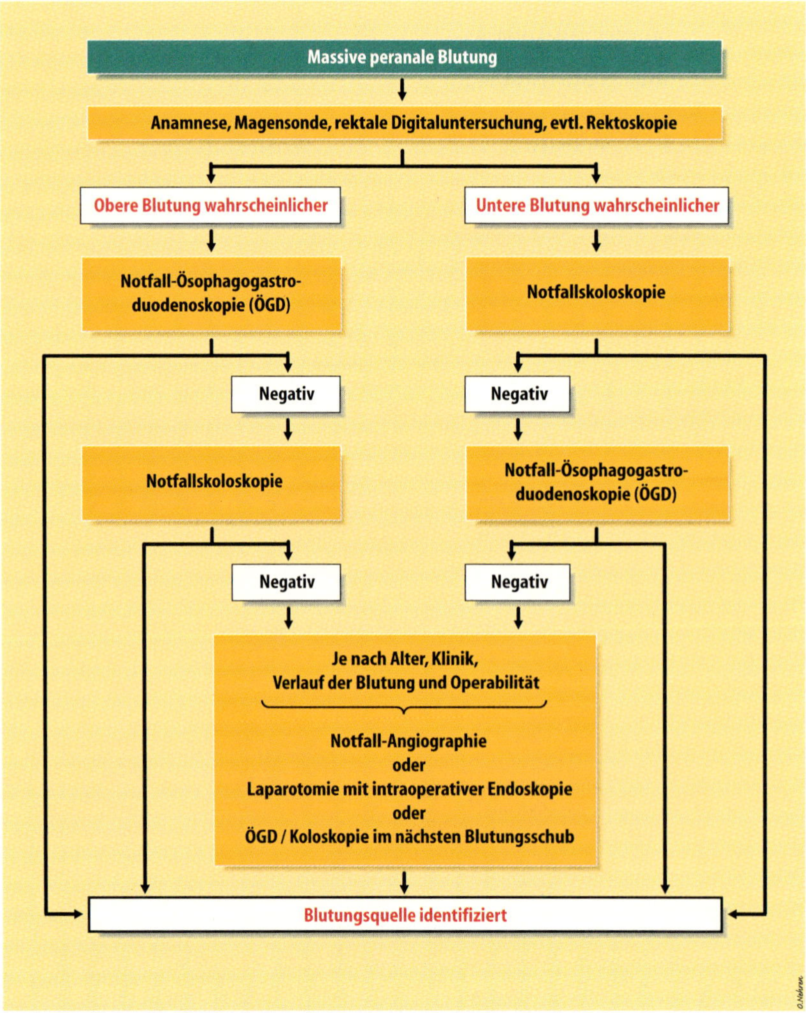

Abb. 12.5. Diagnostik der massiven peranalen Blutung

Erythrozyten, die jedoch auch eine Mindest-Blutungsintenstität erfordert. Die Laparotomie mit intraoperativer Endoskopie ist nur beim Verdacht auf eine Dünndarmblutung indiziert.

Subakute peranale Blutung. Das diagnostische Vorgehen unterscheidet sich nicht grundsätzlich von dem bei der massiven peranalen Blutung, die Blutungslokalisation mit Angiographie oder markierten Erythrozyten ist jedoch wenig erfolgversprechend.

Okkulte Blutung

Die okkulte Blutung ist eine charakteristische Situation der Vorsorgeuntersuchung. Der beste z. Z. zur Verfügung stehende Test zur Verifizierung einer okkulten Blutung ist der Hämokkulttest, weil er bei relativ wenig falsch-positiven Resultaten relativ viele Patienten mit Blutungsquellen im Kolon identifiziert. Er beruht auf einer positiven Peroxidasereaktion des Hämoglobins im Stuhl. Peroxidasen finden sich jedoch nicht nur im Blut, sondern – in kleineren Mengen – auch in den Verdauungsrückständen von Gemüse und Fleisch und in den Kolonbakterien, so daß ein falsch-positives Ergebnis möglich ist.

Für den Hämokkulttest gelten folgende Faustregeln:

- Der Test ist bei einer Blutung von über 1,5–2 ml/100 g Stuhl im allgemeinen bei etwa 4/5 der Untersuchten positiv. Es muß angenommen werden, daß mit dem Hämokkulttest etwa 1/5 der potentiell blutenden Läsionen übersehen wird.
- Die Ausbeute bei Läsionen im Zökum ist wahrscheinlich besser als bei tiefer sitzenden Läsionen, da sich das Blut um so besser mit dem Stuhl mischt, je länger der Transit zwischen Quelle und Anus ist. Bei tiefsitzenden Läsionen besteht die Gefahr, daß ein kleiner Teil des Stuhls viel Blut und der größte Teil des Stuhls fast kein Blut enthält.
- Bei okkulten Blutungen im oberen Magen-Darm-Trakt ist der Hämokkulttest im allgemeinen negativ, da die peroxidasepositiven Bestandteile des Bluts im Dünndarm zerstört werden.
- Bei 2/3 der Patienten mit positivem Hämokkulttest verläuft die weitere Abklärung negativ, so daß hier offenbar (letztlich nur durch die Langzeitbeobachtung dieser Patienten beweisbar) ein falsch-positiver Test vorliegt. Ein Drittel richtig-positiver Testresultate ist jedoch ein Ergebnis, das den Aufwand lohnend erscheinen läßt. Diese Ansicht hat sich auch in einer Kosten-Nutzen-Analyse bestätigen lassen.

12.5 Ikterus

Ikterus ist die Gelbfärbung von Haut, Skleren, Schleimhäuten und Körperflüssigkeiten durch Retention von Bilirubin. Wenn die Serumkonzentration etwa 3 mg/dl (51 mol/l) übersteigt, wird der Ikterus klinisch sichtbar.

Ursachen und Klassifikation

Die Ursachen des Symptoms Ikterus sind vielfältig. Ihre Einteilung nach pathophysiologischen Gesichtspunkten richtet sich nach der Lokalisation der Ausscheidungsstörung innerhalb des Bilirubinstoffwechsels, der sich klinische Krankheitsbilder und laborchemische Merkmale zuordnen lassen:

- ***Produktionsikterus*** (prähepatischer oder hämolytischer Ikterus). Vermehrte Bildung von Bilirubin, z. B. durch Hämolyse.
- ***Transportikterus*** (intrahepatischer Ikterus). Die Bindung des Bilirubins an Albumin und/oder die Aufnahme in die Leberzelle sind gestört, z. B. durch Drogen oder beim Gilbert[1]-Syndrom.
- ***Speicherungs- und Konjugationsikterus*** (intrahepatischer Ikterus). Die Bindung des Bilirubins an Trägerproteine in der Leberzelle ist defekt, z. B. beim Rotorsyndrom. Die Konjugation des Bilirubins mit Glukuronsäure funktioniert nicht, z. B. beim Crigler-Najjar-Syndrom[2,3], dadurch bleibt das Bilirubin wasserunlöslich und kann nicht ausgeschieden werden.
- ***Exkretionsikterus*** (intrahepatischer Ikterus). Verminderte Ausscheidung des Bilirubins in die Gallenkanalikuli, z. B. bei Hepatitis, Leberzirrhose, Dubin-Johnson-Syndrom[4,5], Rotorsyndrom.
- ***Kanalisationsikterus*** (posthepatischer oder Verschlußikterus). Obstruktion der Gallenwege.

Einige Ikterusformen beeinträchtigen mehrere Schritte des Bilirubinstoffwechsels.

Die Klassifikation des Ikterus nach der Lokalisation des Stoffwechseldefektes unterscheidet prähepatische, intrahepatische (hepatozelluläre), posthepatische und kombinierte Formen. Für den Chirurgen ist allein die Frage entscheidend, ob der Ikterus durch eine mechanische Obstruktion der Gallenwege ***(Verschlußikterus)*** verursacht wird. In diesem Fall wird chirurgisch oder endoskopisch behandelt.

1 Nicolas A. Gilbert, Internist, Paris, 1858–1927
2 John F. Crigler jun., Pädiater, Boston, geb. 1919
3 Victor A. Najjar, Pädiater, Boston, geb. 1914
4 Isidore Dubin, Pathologe, Washington, geb. 1913
5 Frank B. Johnson, Pathologe, Washington, geb. 1919

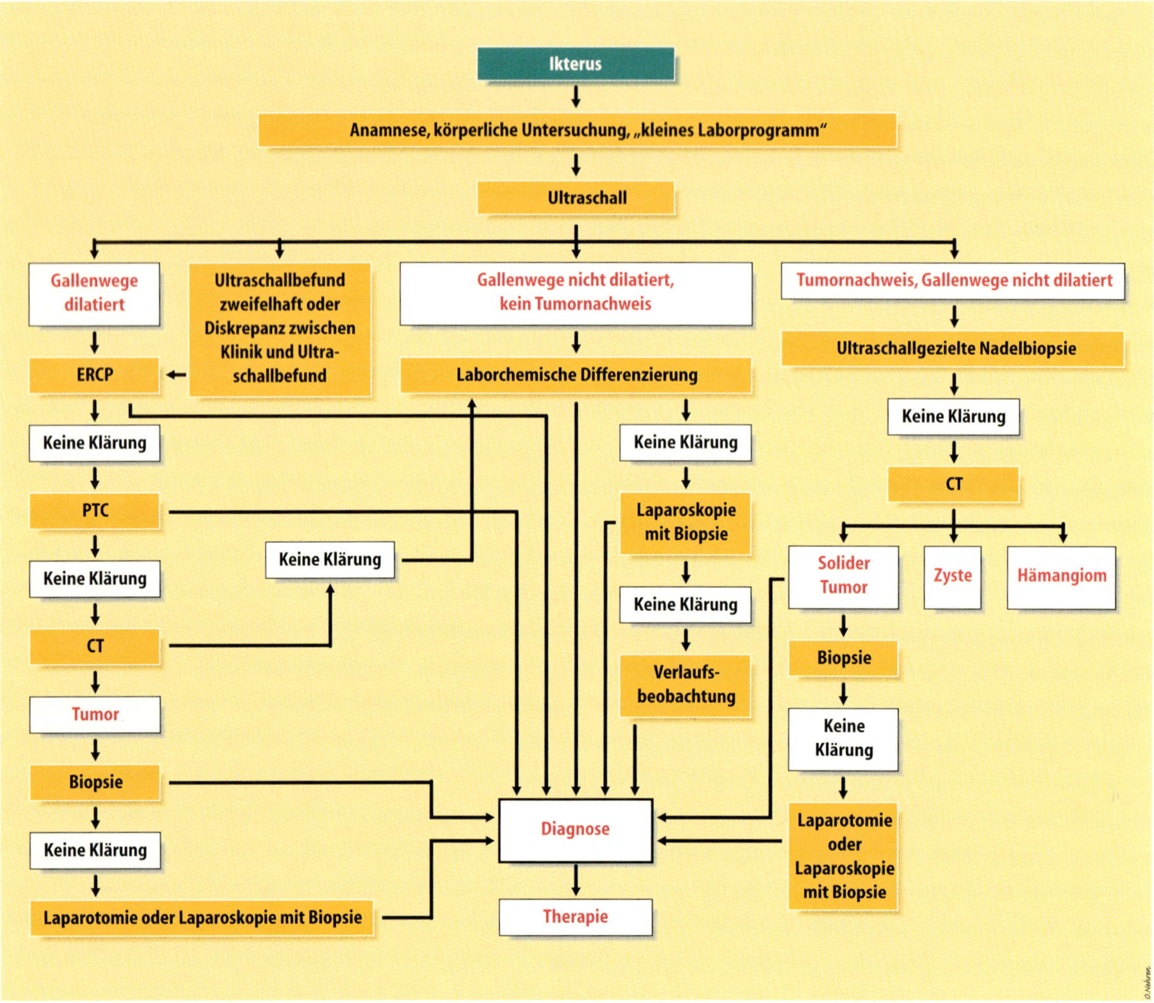

Abb.12.6. Diagnostisches Vorgehen beim Ikterus

Anamnese und Symptomatologie

Die Anamnese kann wichtige Hinweise zur Differenzierung des Ikterus liefern. So können Gallensteine oder eine chronische Leberkrankheit in der Vorgeschichte im Zusammenhang mit Geschlecht, Alter, Schmerzanamnese und Trinkgewohnheiten gelegentlich schon einen „Steinikterus" vom „Zirrhoseikterus" unterscheiden lassen. Besondere Sorgfalt verdient die Fahndung nach Medikamenten, da viele Arzneimittel, aber auch Haushalts- und industrielle Gifte einen Ikterus induzieren können.

Die maligne Obstruktion führt nicht immer zum sog. „schmerzlosen Ikterus", über 60 % der Patienten mit malignem Verschluß geben Oberbauchschmerzen an, bei der benignen Obstruktion sind es 80 %. Wenn die Oberbauchschmerzen von Schüttelfrost begleitet werden, ist am ehesten an Cholangitis, Leberabszeß oder Virushepatitis zu denken. Juckreiz kann dem Ikterus wochen- oder monatelang vorausgehen. Als Ursache des Juckreizes wird die Ablagerung von Gallensäuren in der Haut verantwortlich gemacht. Zahlreichen Patienten fällt die Dunkelfärbung des Urins früher auf als die Gelbfärbung von Haut und Skleren. Ursache ist der Übertritt von konjugiertem Bilirubin in den Blutstrom infolge des biliären Exkretionsstaus. Das renal ausgeschiedene Bilirubin färbt den Urin braun. Abhängig vom Ausmaß der Cholestase entfärbt sich der Stuhl, er nimmt eine graue bis hellgelbe Farbe an. Bei partieller Obstruktion kann der Stuhl bei gleichzeitiger Ausscheidung von braunem Urin seine normale Farbe behalten. Sehr oft ist der Ikterus – unabhängig von der Dignität des Grundleidens – begleitet von Appetitlosigkeit, Übelkeit und Schwäche.

Körperliche Untersuchung

Bei der körperlichen Untersuchung erlaubt das Maß der Gelbfärbung von Haut und Skleren eine grob quantitative Abschätzung der Hyperbilirubinämie. Vergrößerte, druckdolente Leber und Splenomegalie lassen oft auf eine akute oder chronische Hepatitis, eine Alkoholzirrhose mit akutem Schub oder eine primär biliäre

Zirrhose schließen. Wenn weder Milz noch Leber vergrößert sind, kommen sowohl hepatozelluläre als auch extrahepatische Ursachen des Ikterus in Betracht. Die harte, vergrößerte Leber ist oft Ausdruck einer tumorösen Infiltration. Wenn sich die gestaute Gallenblase prallelastisch tasten läßt, liegt meist ein länger bestehender mechanischer Verschluß der Gallenwege vor. Dieses sog. Courvoisier[6]-Zeichen ist jedoch nicht immer eindeutig von einer tumorösen Gallenblase zu unterscheiden.

Wichtig ist die Fahndung nach „Leberhautzeichen", die auf eine chronische Leberkrankheit schließen lassen. Kachexie und derbe Lymphome weisen auf eine maligne Ursache des Ikterus hin. Meist gelingt es mit Anamnese und klinischer Untersuchung, eine Verdachtsdiagnose zu stellen, die die weitere Diagnostik leitet (Abb. 12.6).

Apparative Diagnostik

Labordiagnostik. Für die Differenzierung des Ikterus stehen unzählige Labormethoden zur Verfügung. Für den Chirurgen sind bei der Erstuntersuchung des ikterischen Patienten nur wenige Werte von Belang (Tabelle 12.3). Sie grenzen die Frage ein, ob ein Verschluß der Gallenwege vorliegt, ob eine bakterielle Infektion im Spiel ist und – für den Fall einer chirurgischen oder endoskopischen Intervention – ob die Blutgerinnung gestört ist.

Ultraschalluntersuchung. Die Ultraschalluntersuchung des Abdomens ist beim Ikterus obligat. Ihr Ziel ist der Nachweis bzw. Ausschluß einer Dilatation der extra- bzw. intrahepatischen Gallenwege und die Fahndung nach Leberparenchymveränderungen, Tumoren und Steinen im hepatobiliären System.

Wenn die Ultraschalluntersuchung tumoröse Raumforderungen aufdeckt, kann im selben Arbeitsgang die Feinnadelbiopsie der Läsion vorgenommen werden. Steine im distalen Ductus choledochus sind im Ultraschallbild schwer zu erkennen, da sie oft von Duodenalluft überlagert sind.

Aufgrund ihrer hohen Empfindlichkeit im Auffinden extrahepatischer Verschlüsse fungiert die Ultraschalluntersuchung als Weichensteller für das weitere diagnostische Vorgehen. Sie führt die Patienten mit Verschlußikterus der direkten Cholegraphie zu und schützt andererseits Patienten ohne dilatierte Gallenwege vor dieser Maßnahme.

Tabelle 12.3. Chemische Labordiagnostik bei der Erstuntersuchung des ikterischen Patienten

Bilirubin • direkt • indirekt
Transaminasen • GOT (AST) oder • GPT (ALT)
Alkalische Phosphatase γ-Glutamyl-Transpeptidase Leukozyten Thrombozyten Prothrombinzeit (Quick)

Computertomographie. Die Computertomographie (CT) ergibt bei der Differenzierung des Ikterus ähnliche Resultate wie die Ultraschalluntersuchung. Bei zweifelhaftem Ergebnis der Ultraschalluntersuchung ist das CT eine wertvolle Ergänzung, sofern nicht bereits die Indikation zur direkten Cholegraphie gegeben ist. Gelegentlich ist eine Sonographie wegen Meteorismus (z. B. beim akuten Abdomen) oder frischer Bauchwunden mit Verbänden und Drains (z. B. beim postoperativen Ikterus) nicht durchführbar. Diese Probleme werden mit dem alternativen Einsatz des CT gelöst.

Direkte Cholegraphie. Für die röntgenmorphologische Darstellung der Gallenwege stehen die endoskopisch-retrograde Cholangio-Pankreatographie (ERCP) und die perkutan-transhepatische Cholangiographie (PTC) zur Verfügung. Die ERCP hat eine höhere technische und diagnostische Trefferquote und weniger Komplikationen als die PTC. Außerdem liefert sie diagnostische Informationen nicht nur für die Gallenwege, sondern auch über das Duodenum, die Papilla Vateri und das Pankreasgangsystem. Deshalb wird die ERCP als primäres Verfahren der direkten Cholegraphie eingesetzt. Die PTC dient als ergänzendes Verfahren bei Mißlingen der ERCP.

Laparoskopie und Leberbiopsie. Die Indikation zur Laparoskopie und Leberbiopsie bei der Ikterusdiagnostik beschränkt sich auf Patienten mit länger bestehender Cholestase, wenn ein mechanischer Verschluß im Bereich der Gallenwege ausgeschlossen ist. In dieser Situation geht es meistens um den Nachweis einer chronischen Hepatitis, einer Leberzirrhose oder fokaler hepatischer Veränderungen.

!

Entscheidend bei der chirurgischen Diagnostik der Gelbsucht ist die Erkennung eines Verschlußikterus und die Klärung, an welcher Stelle und wodurch die Gallenwege obstruiert sind.

[6] Ludwig G. Courvoisier, Chirurg, Basel, 1843–1918

12.6 Raumforderungen im Abdomen

Unter intraabdominaler Raumforderung versteht man nach klinischen Kriterien jede tastbare oder sichtbare Resistenz bzw. Vorwölbung im Abdominalbereich, die der Peritonealhöhle zugeordnet werden kann.

Nach Kriterien bildgebender Verfahren werden intraabdominale Raumforderungen als Kontrastmittelaussparung definiert, die zu einer Veränderung normaler Organkonturen oder einer Verdrängung von Organen und Organsystemen geführt hat.

Ursachen und Klassifikation

Ursache intraabdominaler Tumoren sind bösartige oder gutartige Neubildungen, entzündliche Prozesse oder reparative Vorgänge nach Entzündungen (z. B. Pankreaspseudozysten). Intraabdominale Raumforderungen können nach klinischen Kriterien klassifiziert werden, z. B. solide oder zystisch, schmerzhaft oder nicht schmerzhaft, derb oder weich, verschieblich oder nicht verschieblich. Zur Klassifikation intraabdominaler Tumoren können auch die Echogenität in der Sonographie oder die Dichte im CT herangezogen werden.

Anamnese und Symptomatologie

Anamnestisch sind Begleitsymptome und Entwicklungszeit der Raumforderung (schnelles oder langsames Wachstum) wichtig. Bei ***Inspektion*** und ***Palpation*** ist auf Schmerzhaftigkeit, Atemverschieblichkeit, pulssynchrones Verhalten, Darmsteifung, Konsistenz des Tumors und begleitende Hautverfärbungen zu achten.

Apparative Diagnostik

Laborparameter. Neben unspezifischen Laborparametern, die lediglich Hinweisfunktion haben, z. B. Erhöhung der BKS, Erhöhung der Alpha-2- und Beta-Fraktion in der Elektrophorese, Erniedrigung des Serumeisenspiegels und Erhöhung des Ferritinspiegels, können in der klinischen Praxis eine Reihe von Tumormarkern wie CEA, CA 19–9 und Alpha-Fetoprotein, wichtige Hinweise geben.

Sonographie und CT. Bei der Fahndung nach intraabdominalen Tumoren nehmen die nichtinvasiven bildgebenden Verfahren Sonographie und CT die führende Stellung ein. Eine Ausnahme sind Tumoren des Magens und des Darmes, die nach wie vor durch Endoskopie und Biopsie sowie Röntgenkontrastmitteluntersuchung diagnostiziert werden. Unter den bildgebenden Verfahren sollte die Sonographie zuerst eingesetzt werden. Bei Verdacht auf Tumorbildung in einem parenchymatösen Organ kann ein CT folgen.

Invasive Verfahren. Invasive Verfahren sollten möglichst erst dann zum Einsatz kommen, wenn eine definitive Diagnostik mit den oben angeführten Methoden nicht möglich war oder wenn bei einem geplanten operativen Eingriff zur Resezierbarkeit des Tumors Stellung genommen werden soll. Zu nennen ist die angiographische Darstellung der abdominalen Gefäße in der arteriellen und venösen Phase, die z. B. bei Lebertumoren zur Artdiagnose herangezogen werden kann und hier auch wie bei einigen anderen Tumoren (Pankreaskarzinom) zur Feststellung der Resezierbarkeit des Tumors dient. Einen wichtigen Platz nehmen auch endoskopische Untersuchungen ein, hier vor allem die ERCP und PTC (s. S. 193). Durch die Ultraschall- oder CT-gezielte Feinnadelpunktion kann die zytologische oder histologische Sicherung der Tumordiagnose erreicht werden. Dieses kann zur Operationsindikation bzw. zur Vermeidung von Eingriffen bei nicht resezierbaren Tumoren entscheidend beitragen.

Die wichtigsten Leitsymptome chirurgischer Patienten sind akuter Abdominalschmerz, Erbrechen, Dysphagie, gastrointestinale Blutung, Ikterus und Raumforderung im Abdomen. Die Diagnostik bei diesen Symptomen gliedert sich in eine genaue Anamnese, die klinische Untersuchung und apparative Untersuchungsmethoden. Erbrechen ist nicht nur ein gastrointestinales Leitsymptom, sondern kann auch auf andere Ursachen hinweisen. Dysphagie ist immer ein ernstzunehmendes, dringend abklärungsbedürftiges Symptom, weil es in einem hohen Prozentsatz durch maligne Erkrankungen hervorgerufen wird. Bei der gastrointestinalen Blutung steht die endoskopische Diagnostik ganz im Vordergrund. Die häufigsten Ursachen bei oberer, aber auch unterer gastrointestinalen Blutung sind Erkrankungen des oberen Gastrointestinaltraktes. Beim Ikterus ist für den Chirurgen entscheidend, ob die Gelbsucht durch eine mechanische Obstruktion der Gallenwege verursacht wird. Für die genaue Differenzierung der Ursache des Verschlußikterus sind Sonographie und ERCP die wesentlichsten Untersuchungen. Bei Raumforderungen im Abdomen, die in erster Linie durch Pankreaspseudozysten oder Tumoren hervorgerufen werden, sind die Ultraschalluntersuchung und die Computertomographie die entscheidenden Untersuchungsmethoden.

Literatur

Börsch G, Wegener M, Schmidt G (1987) Differentialdiagnose der Cholestase. Dtsch Med Wochenschr 112 : 1380–1383

Classen M (1985) Ikterus. In: Blum AL, Siewert JR, Ottenjann R, Lehr L (Hrsg) Aktuelle gastroenterologische Diagnostik. Springer, Berlin Heidelberg New York Tokyo, S 155–167

Classen M, Siewert JR (Hrsg) (1993) Gastroenterologische Diagnostik. Leitsymptome, Entscheidungsprozesse, Differentialdiagnostik. Schattauer, Stuttgart New York

Donner MW (1986) The evaluation of dysphagia by radiography and other methods of imaging. Dysphagia 1 : 49–50

Gerok W (1987) Ikterus. In: Gerok W (Hrsg) Hepatologie. Urban & Schwarzenberg, München, S 49–63

Hölscher AH (1985) Ultraschalldiagnostik des akuten, nicht traumatisierten Abdomens. Chir Praxis 34 : 29–39

Siewert JR, Blum AL (Hrsg) (1981) Refluxtherapie. Springer, Berlin Heidelberg New York Tokyo

Siewert JR, Blum AL, Waldeck F (1976) Funktionsstörungen der Speiseröhre. Springer, Berlin Heidelberg New York

Siewert JR, Hölscher AH, Ultsch B (1985) Chirurgische Therapie des blutenden gastroduodenalen Ulkus. Zbl Chirurgie 110 : 1033–1042

Siewert JR, Bumm R, Hölscher AH, Dittler HJ (1989) Obere gastrointestinale Ulkusblutung – Letalitätssenkung durch früh-elektive chirurgische Therapie von Risikopatienten. Dtsch Med Wochenschr 114 : 447–452

Siewert JR, Hölscher AH, Bumm R (1990) Chirurgische Therapie der gastroduodenalen Blutung. In: Siewert JR, Harder F, Allgöwer M, Blum AL, Creutzfeldt W, Hollender LF, Peiper HJ (Hrsg) Chirurgischer Gastroenterologie, 2. Aufl. Springer, Berlin Heidelberg New York Tokyo, S 821–832

Troidl H, Vestweber KH, Kusche J, Bouillon B (1986) Die Blutung beim peptischen Gastroduodenalulkus: Daten als Entscheidungshilfe für ein chirurgisches Therapiekonzept. Chirurg 57 : 372–380

Tytgat GNJ, van den Brandt-Grädel V, Tio TL (1985) Dysphagie und Sodbrennen. In: Blum AL, Siewert JR, Ottenjann R, Lehr L (Hrsg) Aktuelle gastroenterologische Diagnostik. Springer, Berlin Heidelberg New York Tokyo

Webb WA, McDaniel L, Jones L (1984) Endoscopic evaluation of dysphagia in two hundred and ninety-three patients. Surg Gynecol Obstet 158 : 152–156

?

1. Welche chirurgischen Leitsymptome kennen Sie?
2. Welche Ursachen des Erbrechens kennen Sie?
3. Was ist eine Odynophagie?
4. Was ist der Unterschied zwischen Hämatemesis und Meläna?
5. Definieren Sie Blutungsintensität und Blutungsaktivität bei der Ulkusblutung!
6. Ist bei zugewiesenen Patienten mit massiver peranaler Blutung die Blutungsquelle häufiger im oberen Gastrointestinaltrakt oder im Kolon?
7. Nennen Sie Ursachen von subakuten peranalen Blutungen bei stationären Patienten!
8. Welche Formen des Ikterus kennen Sie?
9. Welche Ikterusformen gelten als chirurgische Krankheiten?
10. Wann ist beim Ikterus eine ERCP indiziert?

13 Chirurgische Entscheidungsfindung und Methoden der klinischen Forschung

W. Lorenz

13.1 Prinzip und Methoden der chirurgischen Entscheidungsfindung 198
13.1.1 Entscheidungskunst 198
13.1.2 Systematische Entscheidungsanalyse 199
13.1.3 Beispiel eines Entscheidungsbaumes 199

13.2 Prinzip klinischer Studien 200

13.3 Methoden klinischer Studien: eine Klassifikation 200
13.3.1 Experimentelle Studien (kontrollierte klinische Studien) 201
13.3.2 Beobachtungsstudien 202
13.3.3 Studien zur Entscheidungsanalyse 204
13.3.4 Metaanalysen 207
13.3.5 Studien in der Gesundheitsforschung 208
13.3.6 Studien zur Hypothesengewinnung 209
13.3.7 Ethikstudien 210

13.4 Checkliste für die Planung einer randomisierten kontrollierten Studie in der Chirurgie 210

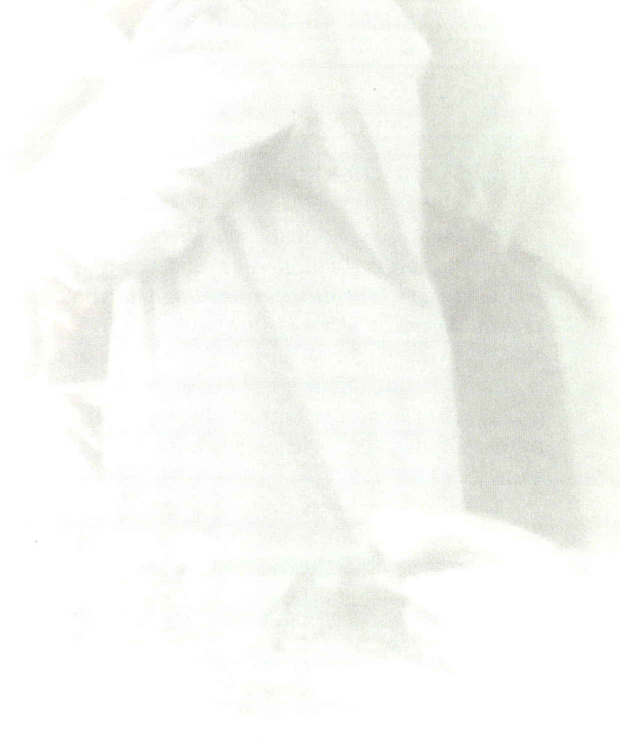

In unserer Zeit, die ganz unter dem Eindruck der Erfolge von Molekularbiologie und rekombinanter Technologie, aber auch der Datenautobahn und den Möglichkeiten von Informatik und elektronischer Datenverarbeitung steht, müssen die Methoden gefördert werden, die systematische Entscheidungsfindung und Prüfung der Effektivität von alten und neuen Verfahren unterstützen. Nach einem Jahrhundert „biomedizinischen Faktenwissens", nach revolutionärer „Praxisbezogenheit" unter Nachahmung des amerikanischen Systems und der ideologischen Propagierung von „Sozialmedizin" muß jetzt der ***Zweifel kultiviert*** werden. Problemlösungsstrategien stehen im Vordergrund (Lorenz et al. 1994), nicht die Vermittlung von glänzender Technologie oder von babylonischem Wissen.
Die Ausbildung in chirurgischer Entscheidungsfindung und Methodologie der klinischen Studien macht den Arzt wieder zum gleichwertigen Gegner oder verständnisvollen Partner. Dies gilt nicht nur gegenüber der Pharmaindustrie, der Hochtechnologie und anderen Chirurgenkollegen als Anbietern von Operationsverfahren, sondern in jüngster Zeit besonders auch gegenüber den Krankenhausverwaltungen, den Krankenkassen als Kostenträgern und anderen Institutionen der Gesundheitspolitik.
Schließlich aber geht es immer darum, auch gegenüber dem eigenen Gewissen, nach kritischer Abwägung das Beste für seine Patienten zu tun!

13.1 Prinzip und Methoden der chirurgischen Entscheidungsfindung

Beim Eintritt des Patienten in eine chirurgische Klinik beginnt der chirurgische ***Entscheidungsprozeß***.

Zwei Formen der chirurgischen Entscheidungsfindung stehen sich dabei scheinbar gegenüber:

- die persönliche, heuristische (intuitive) Entscheidungsfindung des einzelnen Chirurgen (Entscheidungskunst) und
- eine formale, objektive und damit besser lehrbare Entscheidungsfindung in der Chirurgie (systematische Entscheidungsanalyse, „medical decision making").

13.1.1 Entscheidungskunst

Diese besteht aus einer Kette oder einem semantischen Netzwerk (Abb. 13.1) mit bewußt logischen und intuitiven Elementen wie ***Mustererkennung*** und ***Ausschlußprinzip*** (Lorenz et al. 1994). Ihre bewußten Grundlagen sind individuelle Erfahrungen, Kenntnisse und Gewohnheiten. Ihre unbewußten („intuitiven") Grundlagen haben sich mit der Entwicklung des Begriffes „Intuition" in den vergangenen Jahrhunderten sehr verändert.

Die Vorteile der Entscheidungskunst liegen in der Bewährung v. a. am individuellen „schwierigen" Fall sowie der Flexibilität durch dynamische Anpassung an den aktuellen Befund. Ihre Nachteile und Schwächen sind aber unübersehbar: Ihre Qualität ist abhängig von individueller Erfahrung, beeinflußt durch Voreingenommenheit, Emotionen, mangelnde Aufmerksamkeit (z. B. Nachtdienst) und Vergeßlichkeit. Überflüssige, unvollständige oder falsche Information wird einbezogen, und positive und negative Befunde werden unterschiedlich gewichtet (Lorenz et al. 1994). Diese Einwände hat bereits Billroth ausführlich vorgetragen:

! „Man darf die Banner Erfahrung, Beobachtung nicht gar zu hoch halten, wenn man darunter nicht mehr versteht als der Laie; es ist eine Kunst, ein Talent, eine Wissenschaft, mit ***Kritik zu beobachten*** und aus diesen Beobachtungen richtige Schlüsse als ***Erfahrungen*** herauszuziehen – hier ist der ***heikle*** Punkt der Empirie." (Th. Billroth)

Neu – weil quantitativ – ist der Einwand, daß eine fehlerhafte Schätzung der ***tatsächlichen Häufigkeiten*** von interessierenden Ereignissen das klinische Urteil verwirrt (Häufigkeit von Symptomen bei einer Krankheit, Häufigkeit der Krankheit in einer bestimmten Auswahlgesamtheit von Personen, etwa bei allen Einwohnern einer Stadt, allen eingewiesenen Patienten oder nur bei denen, die nach Voruntersuchungen übrig bleiben). Dies demonstriert eine prospektive Studie zur Differentialdiagnose des akuten Abdomens (Tabelle 13.1).

Tabelle 13.1. Diagnostische Treffsicherheit bei der Differentialdiagnose des akuten Abdomens. (Nach de Dombal et al. 1972)

Diagnostische Vorhersage	Richtigkeit (%)
Bei Aufnahme	44,8
Assistent	72,2
Oberarzt	77,0
Chefarzt	79,6
Computerunterstützte Diagnose mit Bayes-Theorem	91,8

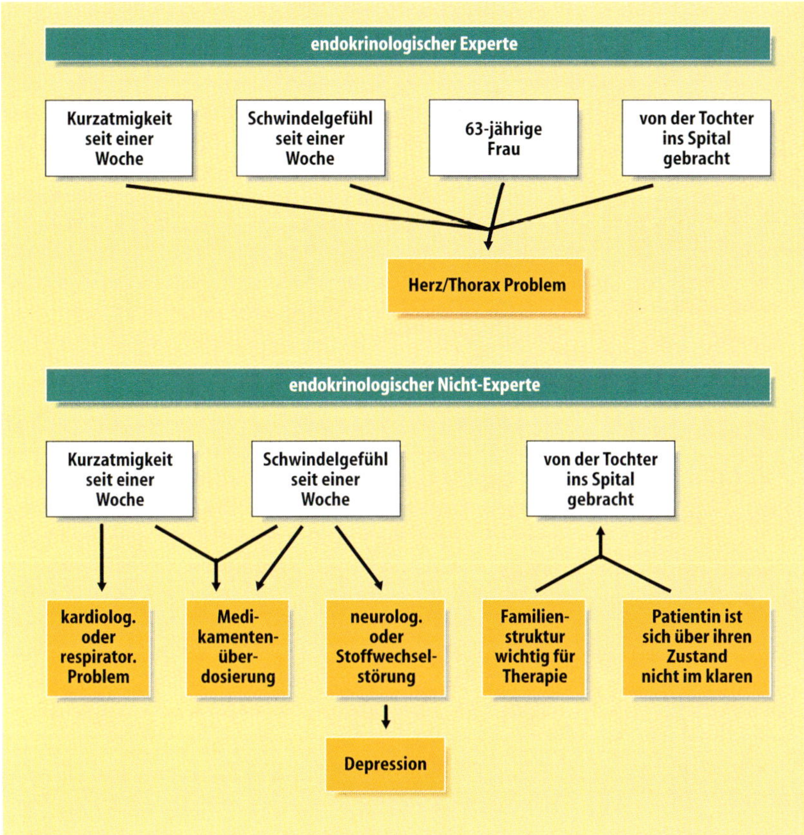

Abb. 13.1. Semantisches Netzwerk. Unterschiedliche Generierung von Hypothesen durch einen endokrinologischen Experten und Nicht-Experten nach Darbietung des ersten Teils der Anamnese. (Nach Joseph u. Patel 1990)

Die richtige Voraussage war bei der Notaufnahme unzureichend, sie war gut (aber niemals perfekt!) bei den erfahrenen Ärzten, aber *gemeinsam* mit dem Computer noch einmal mehr als 10 % besser.

13.1.2 Systematische Entscheidungsanalyse

> **!** Für alle Entscheidungsprozesse besteht mit und ohne Computerunterstützung die Notwendigkeit von Strukturierung. Pliskin nennt sie „protokollisierte Medizin".

Die Methoden dazu werden formale und objektive Entscheidungsfindung genannt. Zu den wichtigsten in Diagnose, Therapie und Prognose gehören die in Tabelle 13.2 unter Entscheidungsanalyse aufgezählten Verfahren.

Die Vorteile liegen darin, daß diese Verfahren die Fülle verschiedener Entscheidungsmöglichkeiten zu einem bestimmten Zeitpunkt und in einer bestimmten klinischen Situation berücksichtigen und vor allem ihre vielfältigen Konsequenzen und deren Folgen. Sie ***quantifizieren*** das Ausmaß der Unsicherheit, mit dem Folgen von Entscheidungen eintreten, und führen zu faßbarer und damit ***lehrbarer Risikoabwägung*** bei konkurrierenden therapeutischen Entscheidungen (Ohmann et al. 1987).

Ihr Nachteil – den die Computerfachleute bisher nicht akzeptieren wollen – liegt aber eindeutig im Zeitaufwand, mit dem individuelle Entscheidungen getroffen werden müssen. Deshalb hilft die systematische Entscheidungsanalyse überwiegend nur bei Standardsituationen und ergänzt damit die Entscheidungskunst.

13.1.3 Beispiel eines Entscheidungsbaumes

Entscheidungsbaumanalysen gibt es heute in der Chirurgie leider noch nicht für die meisten Standardsituationen. Die Lehrbücher über chirurgische Entscheidungen in den meisten Situationen, denen sich ein Arzt gegenüber sieht (Eiseman u. Woikyns 1982; Hobsley 1979) kommen ihnen allerdings sehr nahe und können als Ausgangsbasis für die *eigene* Erstellung von Entscheidungsbäumen gut verwendet werden. Eine detaillierte Darstellung der Methoden der klinischen Ent-

Tabelle 13.2. Klassifikation von Studien in der klinischen Forschung

Studienarten	Ausprägungen
Experimentelle Studien (Referenz)	Prospektive kontrollierte randomisierte Studie • einfach blind, doppelblind • unizentrisch, multizentrisch
Beobachtungsstudien	Kohortenstudie (prospektiv) Fall-Kontrollstudie (retrospektiv) Prospektive Querschnittsstudie Retrospektive Querschnittsstudie Deskriptive (ökologische) Studie
Entscheidungsanalysen	Klinischer Algorithmus Entscheidungsbaumanalyse mit • Sensitivitätsanalyse • Schwellenwertanalyse Diagnose- und Prognosestudien mit • Trainings- und Testgruppe • Validierungsverfahren Indexstudie Nutzenstudie
Metaanalysen	Metaanalyse im engeren Sinne Sekundäranalyse
Studien in der Gesundheitsforschung	Qualitätssicherungsstudie Technologiebewertungsstudie Studien zur Standardermittlung • Konsensuskonferenz • Delphistudie
Studien zur Hypothesengewinnung	Prospektive Serienstudie • mit historischer Kontrollgruppe • ohne Kontrollgruppe Retrospektive Serienstudie Einzelfallstudie
Ethikstudien	Studie zu Standardsituationen Analyse von Einzelsituationen

scheidungsfindung (s. Tabelle 13.2) findet der Interessierte schließlich bei Weinstein und Fineberg (1980), Sox et al. (1988) und Jenicek (1995).

13.2 Prinzip klinischer Studien

Ein zu sehr eingeschränktes Selbstverständnis chirurgischer Forschung in den letzten 100 Jahren hat nur den Tierexperimenten und heute zell- und molekularbiologischen Methoden naturwissenschaftlicher Qualität zugesprochen, ohne dabei das vornehmste Ziel klinischer Forschung im Auge zu behalten: klinische Probleme zu lösen und damit dem kranken und hilfesuchenden Menschen zu helfen.

Das Problem ist alt. Bereits bei einem Grundprinzip der Chirurgie, der ***Asepsis***, standen sich „Biomedizin" und „Klinimetrie" gegenüber (Silló-Seidl, 1985).

Fallbeispiel

Der Physiologe E. Brücke schreibt am 18. Oktober 1849 an die Wiener Akademie der Wissenschaften, die ihm und Semmelweis einen bezahlten Forschungsantrag (!) zur Lösung des Problems Kindbettfieber in Tierversuchen zur Verfügung gestellt hat:

„Im vorigen Herbst hat mich die geehrte Klasse über Antrag des W. M. Herrn Skoda aufgefordert, mit Herrn Dr. Ignaz Semmelweis in Rücksicht auf die von demselben aufgestellte Ansicht über die Entstehung der Puerperalfieber Versuche an Tieren anzustellen, und zu dem Ende jedem von uns eine Anweisung von 100 fr. CM. übermittelt. Herr Dr. Semmelweis hat sich nun im Frühling und Sommer diesen Versuchen mit großem Eifer und großer Gewissenhaftigkeit unterzogen, und die Obduktion der Tiere gemeinschaftlich mit mir vorgenommen. Dieselben haben aber bis jetzt nur zweideutige Resultate geliefert und es hat sich für mich die Überzeugung herausgestellt, daß Versuche an Tieren nicht das geeignetste Mittel sind, um die Zweifel über diesen hochwichtigen und für jeden, in dessen Augen das Menschenleben noch einigen Wert hat, so höchst interessanten Gegenstand zu heben, sondern daß dies nur geschehen kann durch Sammlung von ähnlichen Erfahrungen, wie sie Herr Dr. Semmelweis an hiesiger Gebäranstalt in einer für jeden Menschenfreund so erfreulichen Weise machte. . ."

Semmelweis löste das Problem mit einem heute als Beobachtungsstudie (s. Tabelle 13.2) klassifizierten Forschungsansatz, der ganz klar in die klinische Epidemiologie gehört. Zwei Kliniken mit unterschiedlichen Behandlungsstrategien bei Geburten wurden über 10 Jahre (!) geplant (prospektiv) hinsichtlich ihrer Müttersterberate (Mortalitätsrate) miteinander verglichen. Die Strategie der I. Wiener Frauenklinik war Behandlung durch Ärzte (die auch Leichen sezierten), die Strategie der II. Klinik bestand in der dominierenden Behandlung durch Hebammen. Die Mortalitätsrate in der I. Klinik war um durchschnittlich das 2 1/2-fache höher als in der II. Klinik. Die Studie von Semmelweis würde heute so nicht mehr geplant und durchgeführt, entspricht aber weitgehend einer Kohortenstudie (s. Tabelle 13.2).

13.3 Methoden klinischer Studien: eine Klassifikation

Es kann nicht die Aufgabe dieses Lehrbuchkapitels sein, das gesamte methodologische Wissen für die einzelnen Studienarten und deren Ausprägungen zu vermitteln. Hierfür gibt es Zeitschriften und Lehrbücher, die praktisch zu allen Studienformen in Tabelle 13.2 bereits Beispiele in der Chirurgie publiziert haben.

Hinzu kommt als Buch: Principles and Practice of Research. Strategies for Surgical Investigators (Troidl et al. 1991). Schließlich wurde eine Bücherliste für Studienarten publiziert (Lorenz 1992): sie enthält für Planer von kontrollierten randomisierten Studien unter anderem Friedman et al. (1985), für Beobachtungsstudien Fletcher et al. (1988), für Entscheidungsanalysen Weinstein und Fineberg (1980) und Sox et al. (1988), für Technologiebewertung Jennett (1986), für Qualitätssicherung Pollock und Evans (1989) und für Ethikstudien Kimmel (1988). Indikationen und spezielle Probleme der einzelnen Studienarten werden im folgenden abgehandelt.

13.3.1 Experimentelle Studien (kontrollierte klinische Studien)

Sie sind der methodische Standard der klinischen Forschung. Sie wurden in der Mitte dieses Jahrhunderts aus den Prinzipien der Grundlagenforschung in den Naturwissenschaften und in der naturwissenschaftlichen Medizin entwickelt (Hill 1962). Diese Prinzipien gelten aber auch für alle anderen Studienarten, auch wenn sie sich dabei nicht *alle* und nicht in der *gleichen rigorosen* Weise verwirklichen lassen.

Deshalb soll Sir A. B. Hill hier auch direkt zu Wort kommen:

Wissenschaftliche Prinzipien

Hill schreibt: In Zusammenfassung, die Philosophie der klinischen Studie (clinical trial) beruht in dem experimentellen gegen das beobachtende Vorgehen. Deshalb, in ihrer rigorosen Form, verlangt sie ***gleichzeitige Kontrolle*** mit einer Standardtherapie. Sie verlangt ***Wiederholungen***, das heißt, daß das Experiment eine Zahl verschiedener Patienten einschließen sollte, ***ausreichend***, um mit vernünftiger Präzision zu messen, was wir suchen zu messen. Solche Zahlen werden abhängen von der Variabilität des Ansprechens auf die Intervention und der Größenordnung der Unterschiede, die zwischen den Gruppen beobachtet wird. Sie verlangt eine experimentelle Struktur, die soweit wie möglich sicherstellt, daß ***Gruppen mit ähnlichen Eigenschaften*** gebildet werden, die sich *nur* in ihren Behandlungen unterscheiden. Innerhalb dieses Rahmens verlangt sie die ***Loszuteilung von Patienten*** zu der einen oder der anderen Gruppe, so daß ***keine persönliche Voreingenommenheit*** auf die Konstruktion des Versuchs einwirken kann. Zuletzt verlangt sie das ***größtmögliche Ausmaß an objektiver Messung der Ergebnisse*** und der Anwendung von subjektiven Erhebungen nur unter einer ***strikten und wirksamen Kontrolle***, die eine Abwesenheit von Voreingenommenheit sicherstellt.

Ethische Prinzipien

Hill schreibt auf S. 34 in Referenz (1962), aber nur in Klammern: Ich nehme natürlich an, daß die ***ethische Situation*** äußerst sorgfältig bedacht worden ist und daß die Entscheidung erreicht worden ist, daß eine solche Studie sowohl ***trefflich*** (proper) wie auch ***möglich*** ist.

Hier setzen in der Folgezeit aber die Kritiken an den experimentellen Studien an (Pollock 1989), trotz des Bestehens von Ethikkommissionen. Deshalb war es auch von so entscheidender Bedeutung, daß im Gegensatz zu den operativen Fächern in den USA, die dieses Problem vernachlässigt haben und deshalb heute in der Kritik stehen, die Deutsche Gesellschaft für Chirurgie in der Chirurgischen Arbeitsgemeinschaft für klinische Studien (CAS) sich ausführlich mit Ethikern und bundesweit respektierten Juristen praktisch jedes Jahr seit 1980 mit der ethischen Durchführbarkeit bestimmter kontrollierter Studien, aber auch der anderen Studienarten beschäftigt und Empfehlungen herausgegeben hat.

Randomisierung (Loszuteilung)

!

Erste Voraussetzung und primärer Maßstab für die Zuweisung von Patienten zu einer Studie überhaupt und damit zu einer kontrollierten klinischen Studie ist die ***therapeutische Vertretbarkeit im Hinblick auf den jeweiligen Patienten***.
Zweite und ebenso grundlegende Voraussetzung für die Patientenzuteilung zu einer kontrollierten klinischen Studie ist die in der Versuchssituation anzunehmende ***Unsicherheit*** darüber, welche Therapie besser für den ***einzelnen*** Patienten ist (Abb. 13.2).
Man spricht in diesem Zusammenhang von ***vergleichbarer Ungewißheit***.

Das Prinzip der vergleichbaren Ungewißheit ist – was viele Theoretiker falsch sehen – nicht nur ein statistisches Problem (Annahme der Nullhypothese), sondern eine zusätzliche Wertung des maximal erwarteten Nutzens für den Patienten (ein klassischer Begriff aus der Entscheidungstheorie!). Ein Beispiel ist das schwere Polytrauma. Gerade hier wird deshalb die Frage des Gesamtnutzens für die Patienten, nicht nur die eines einzigen Parameters für die statistische Analyse von größter Bedeutung sein. Deshalb ist zwei unter sechs Empfehlungen der Juristen in der CAS *besonders* zuzustimmen (Lorenz et al. 1982):

!

- Nachweis der vergleichbaren Ungewißheit für die betreffende Fragestellung durch eine Veröffentlichung vor Beginn der Studie oder wenigstens durch ein eigenes Kapitel über theoretische und ethische Grundlagen der Studie in der Veröffentlichung der Studienergebnisse.
- Sorgfältige Prüfung der Gleichwertigkeit nicht nur in physischer Hinsicht, sondern auch in psychologischer und sozialer Hinsicht.

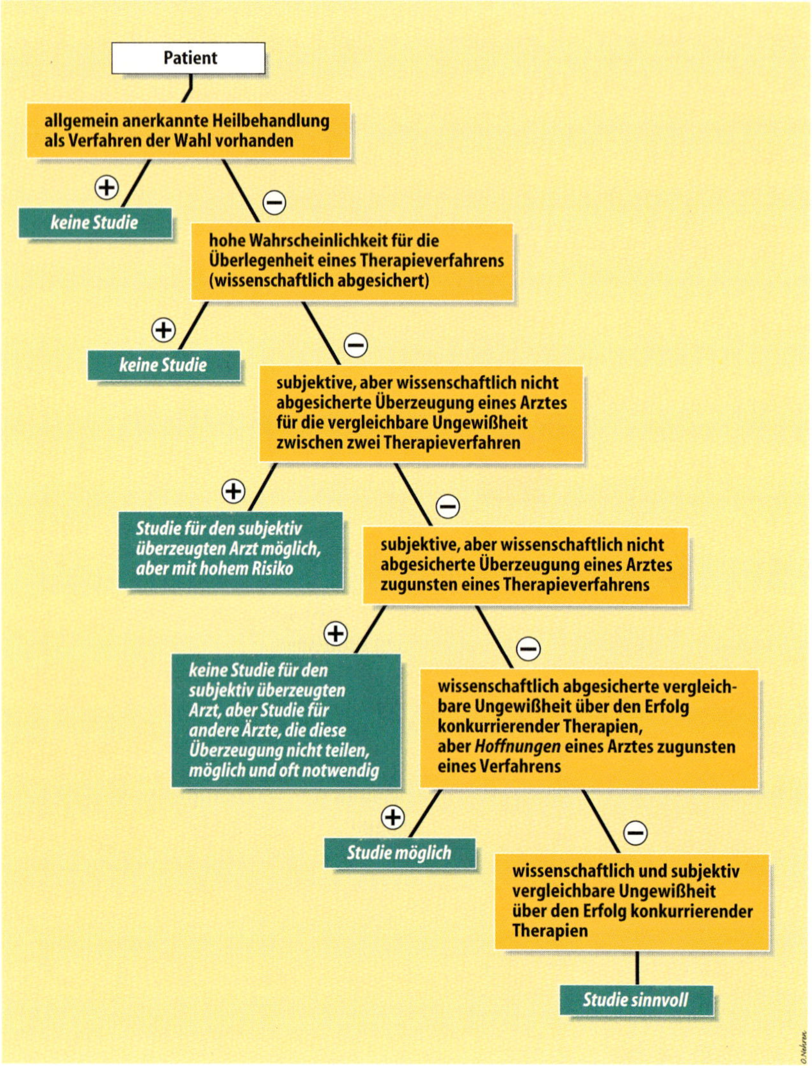

Abb. 13.2. Entscheidungsbaum über die Indikation zur Durchführung kontrollierter klinischer Therapiestudien. Wissenschaftlich abgesichert = nicht nur durch Anschauungen des Einzelnen, sondern auch durch mitgeteilte Einzelbeobachtungen, Studien und Ansichten anderer Wissenschaftler abgesicherte Beurteilung eines Problems. (Nach Lorenz et al. 1982)

Am Ende dieses Kapitels wird deshalb eine Definition der experimentellen Studie am Patienten gegeben, die wegen ihrer Wichtigkeit und Neuheit hervorgehoben wird.

Prospektive kontrollierte Studie

Die prospektive kontrollierte Studie ist eine
- für die Zukunft geplante Untersuchung
- am kranken Menschen mit
- Testgruppe(n) und
- Kontroll- bzw. Vergleichsgruppe(n), bei der dieser Vergleich ***normativ optimiert*** und für den einzelnen Patienten ***ohne zusätzliches*** Risiko durchgeführt wird.

Beispiele für randomisierte Studien lassen sich in der Chirurgie häufig im Bereich von Arzneimittelgaben finden. Schwieriger oder oft unmöglich sind die experimentellen Studien bei rein operativ-technischen Verfahren oder gar bei Systemvergleichen (Normalstation versus Intensivstation etc.; Wyatt und Spiegelhalter 1991). Praktisch ist hier das Problem der Unvoreingenommenheit (Blindheit!) oft nicht zu lösen, neue Ansätze werden bei Studien zur Sepsis diskutiert.

13.3.2 Beobachtungsstudien

Sie sind die häufigsten klinischen Studien zur Aufklärung von Ursache – Wirkungsbeziehungen in der Medizin und deshalb außerordentlich wichtig. Um so mehr überrascht die geringe Kenntnis ihrer Methodologie, soweit sie epidemiologisch fundiert ist, oder die bisher unzureichende Ausarbeitung ihrer Methodologie, wenn es sich um ***prospektive Querschnittsstudien*** handelt (s. Tabelle 13.2). Epidemiologen schätzen letztere eher gering, biochemisch und grundlagenwissenschaftlich orientierte Kliniker wenden sie um so häufiger an. Was ist der Grund hierfür?

Chirurgisches Beispiel

Nehmen wir als chirurgisches Beispiel Mediatoren bei Schockzuständen, z. B. beim Polytrauma, bei oberer gastrointestinaler Blutung oder beim septischen Schock. Der Kliniker möchte gerne die Pathophysiologie (Ätiologie, Pathogenese) dieser Zustände verstehen und führt deshalb Tierversuche an Modellen durch, die nach allen oben genannten, normativen Kriterien experimentelle Studien sind: Es werden gleichzeitige Kontrollen (scheinoperierte Tiere etc.) durchgeführt, es werden Wiederholungen in ausreichendem Maße vorgelegt, eine hohe Präzision und damit geringe Variabilität wird durch hohe Standardisierung (Inzuchtstämme, Futter, Licht) für Test- und Kontrollgruppen in gleichem Maße erreicht. Beide Gruppen unterscheiden sich in rigoroser Weise in nichts als dem krankmachenden Agens, und dies wird den Tieren absichtlich und räumlich-zeitlich definiert, d.h. interventionell, zugeführt. Als Ergebnis der Versuche wird gefunden: bei den mit krankmachendem Prinzip (Blutung, Endotoxin) behandelten Tieren ist Komplement im Plasma erniedrigt, Elastase, Tumor necrosis factor Â (TNF Â) und Histamin erhöht im Vergleich zu den mit „Plazebo" behandelten Tieren. Diese Studien stellen gewissermaßen - mit negativem Vorzeichen - Therapiestudien dar.

Aber jetzt kommt das Problem! Lassen sich die Ergebnisse des Tierexperiments auf den Menschen und vor allem auf eine verallgemeinerungsfähige klinische Situation übertragen?

Der hierfür einfachste, bequemste Weg ist versagt, nämlich das ***gewissenlose Humanexperiment***.

Deshalb bietet es sich an, bei Patienten, die den Schock bereits schicksalsbedingt ertragen müssen, die Mediatoren im Plasma zu messen und deren Spiegel mit denen zu vergleichen, die von Menschen (Probanden, Patienten) stammen, die glücklicherweise gesund sind oder wenigstens nicht im Schock. Hier wird also nur beobachtet, nichts am Untersuchungsobjekt verursacht (interveniert). Deshalb heißt eine solche Studie nicht Experiment, sondern ***Beobachtungsstudie***.

Prospektive Querschnittsstudie

Wenn bei Schockpatienten und Nicht-Schockpatienten zur *gleichen* Zeit die Mediatoren gemessen und ihr Schockzustand bzw. ihr Nichtschockzustand festgestellt wird und beides geplant (mit einem fertigen Protokoll) geschieht, dann ist dies eine ***prospektive Querschnittsstudie***.

So ähnlich laufen hunderte von klinischen Studien ab, mit jeweils dem neuesten von hundert möglichen Mediatoren, z. B. heute mit Zytokinen, Endothelin oder Stickstoffmonooxyd, und erscheinen bereits durch ihre Technologie (Assay, Instrumente) wissenschaftlich.

Bedingungen und Kriterien

Darüber wurde aber bisher verdrängt, daß solche Beobachtungsstudien eben dieselben normativen Kriterien für ihre Naturwissenschaftlichkeit verlangen wie die experimentellen Studien. Eine Metaanalyse zu Mediatoren im septischen Schock hat gezeigt (Neugebauer et al. 1987), daß diese Kriterien sträflich und unnötigerweise nicht eingehalten werden und daß über 40 Jahre gar kein Versuch gemacht wurde, sie einzuhalten und damit so nahe wie möglich an die Referenz der experimentellen Studien (kontrollierte klinische Studien) heranzukommen.

Dieser Aufgabe haben sich deshalb in den letzten Jahren Epidemiologen aus Montreal (Spitzer), Yale-New Haven (Horwitz, Feinstein) und London (Healy) und die Methodiker der CAS gestellt und haben Kriterien für gut geplante prospektive Querschnittsstudien entwickelt (Lorenz et al. 1991; Tabelle 13.3). Die detaillierte Literatur findet sich in diesen letzten Zitaten, aber die aufgelisteten Kriterien verlangen keine Unmöglichkeiten, nur eine sorgfältige Studienplanung wie eben auch bei den kontrollierten Studien.

Zwei Begriffe in Tabelle 13.3 bedürfen aber der Erklärung: ***Berkson Bias*** und ***Cusum Kontrollkarten***.

- Berkson entdeckte, daß in klinischen Studien Patienten (im Krankenhaus) mit Probanden (gesunden Personen, Studenten, Krankenhauspflegepersonal etc.) nicht verglichen werden können, weil sie unterschiedlichen Populationen angehören und damit Unterschiede zwischen ihnen durch zu viele andere Merkmale miterklärt werden können ***(vermengte Effekte, Bias)***.
  Gerade dieses Problem wurde in den letzten Jahren von Horwitz intensiv bearbeitet, aber auch von Feinstein. Es führte zu der Forderung, in prospektiven Querschnittsstudien immer Patientengruppen mit etwa den ***gleichen Einweisungsraten/Jahr*** zu vergleichen und, wenn mög-

Tabelle 13.3. Kriterien einer gut geplanten prospektiven Querschnittstudie. (Nach Lorenz et al. 1991)

- Vollständiges Protokoll ***vor*** Beginn (Ethikkommission)
- Ausschaltung der Krankenhausverzerrung (Berkson bias)
- Definierte Eingangskriterien für Fälle und Kontrollen
- Zuteilung eines Patienten zur Fallgruppe oder zu der Kontrollgruppe (Regel n = 2) nicht vorhersehbar
- Balanzierte Zuteilung (z. B. n = 20/Gruppe)
- Prognostische Faktoren so gleichmäßig wie möglich auf Fälle und Kontrollen verteilen
- Zuteilung von Patientenblutproben zum entsprechenden Assay durch Randomisierung mit Randomzahlen
- Qualitätskontrolle des Assay mit Cusumkarten
- Keine Störung des Assay durch irgendeine Substanz, die in der Studie gegeben wird

lich, einer Testgruppe zwei unterschiedliche Kontrollgruppen gegenüberzustellen (Feinstein): Als Beispiel hierfür dient eine Studie mit drei Gruppen zur Histaminfreisetzung bei Trauma: (1) Polytrauma am Unfallort, (2) in der Notaufnahme bei Einzeltrauma (periphere Verletzung) und (3) bei Patienten der Normalstation am 5. Tag nach Einzeltrauma (Künneke et al. 1992).

- Cusum Kontrollkarten sind die Abkürzung für kumulative Summenkarten und zeigen langfristige Trends bei Laborbestimmungen auf, die Unterschiede zwischen Test- und Kontrollgruppe vortäuschen können. Das Verfahren wurde von Healy und Mitchell (1974) entwickelt und gehört heute zu Standards in der klinischen Chemie. Ein Beispiel für eine solche Vortäuschung von Unterschieden findet sich in der Pathogenese des chronischen Ulkus duodeni (Lorenz et al. 1991).

Zukünftige Bedeutung

In der Chirurgie werden von den übrigen Ausprägungen der Beobachtungsstudien sicherlich die Kohortenstudien, aber auch die deskriptiven (ökologischen) Studien (Krankenhausvergleiche!) Bedeutung gewinnen, wenn ihre Methodologie erlernt und öfter angewendet wird (Siewert et al. 1990, weiterführende Literatur siehe Spitzer und Horwitz 1991).

> **!** Kohortenstudien sind den Querschnittsstudien überlegen, weil sie vor allem noch außer dem Vergleich von Gruppen den Faktor „Zeit" bzw. „zeitliche Entwicklung" für einen ursächlichen Zusammenhang von Auslöser und Wirkung beachten.

Damit werden aber Kohortenstudien in der Regel zeitaufwendiger. Dies müßte in der Akutsituation der perioperativen Studien mit kurzen Zeitabschnitten kein großer Nachteil sein.

> **!** Die Indikation für ökologische Studien besteht vor allem bei ***regionalen*** Unterschieden in Expositionen gegenüber Schäden, aber auch bei Behandlungen.

Dieser Aspekt ist aber hinsichtlich der Organisationsprobleme solcher Studien nicht zu unterschätzen.

Assoziationen in Beobachtungsstudien bedeuten noch ***keine kausalen Zusammenhänge***. Diese müssen ständig durch Kriterien überprüft werden, von denen die klassischen Koch-Dale Kriterien (Anwesenheit in Krankheit, Abwesenheit in Gesundheit, Erzeugung im Tierversuch und Verhinderung durch spezifische Therapie) nur die einfachsten, ***deterministischen*** sind. Händeringend bitten hier wiederum die Epidemiologen um die Anwendung der 9 Hill-Kriterien (Spitzer und Horwitz 1991), die in Tabelle 13.4 aufgelistet sind. Ihre Anwendung auf chirurgische Probleme (hämorrhagischer und septischer Schock, Streßulkusblutung) wurde erst jüngst exemplarisch vorgeführt (Sattler et al. 1991). Aber die klinische Realität ist oft noch komplexer und in ihren Kausalzusammenhängen dann doch nur mit multivariaten Verfahren (Modellen mit vielen Parametern) zu bändigen. Beispiele hierfür bietet das Modell der ***bedingten Wahrscheinlichkeiten*** bei Blutersatz und bei Zwischenfällen mit Röntgenkontrastmitteln (Lorenz et al. 1984).

Tabelle 13.4. Kriterien von A. B. Hill zur Ermittlung von Kausalität bei einer festgestellten Assoziation

- Stärke der Assoziation
- Beständigkeit
- Spezifität
- Zeitliche Beziehung
- Dosiswirkungskurve oder biologischer Gradient
- Biologische Plausibilität
- Kohärenz der Beweisführung
- Reversibilität
- Analogie

> **!** Beobachtungsstudien lassen erheblich geringere ethische Probleme erwarten als die prospektiven kontrollierten randomisierten Studien. Aber frei von Verunsicherungs-, Belastungs- und deshalb Aufklärungsproblemen sind sie ebenfalls nicht. Ihr Studienprotokoll gehört deshalb auch vor die Ethikkommission.

13.3.3 Studien zur Entscheidungsanalyse

Diese klinischen Studien nehmen heute einen immer größeren Raum in der Palette von klinisch-wissenschaftlichen Untersuchungen in der Chirurgie ein. Sie werden oft als solche nicht erkannt und ausgewiesen. Die zahlreichen Studien zu Scoring-Systemen (Systeme mit Bewertung von Schweregraden der Erkrankungen) sind z. B. Studien zur Entscheidungsanalyse. Deshalb ist bei diesem Teil der Klassifikation von Studien zunächst eine Begriffsbestimmung notwendig.

Begiffsbestimmung

Studien zur Entscheidungsfindung oder -analyse umfassen eine große Gruppe von Studienausprägungen (s. Tabelle 13.2). Hierzu gehören die Entwicklung und Validierung von klinischen Algorithmen, statistische Entscheidungsbaumanalysen, Diagnose- und Prognosestudien (z. B. beim Glasgow Coma Scale), Nutzenstudien (utility analysis) und Studien zur Lebensqualität (Indexstudien).

Klinische Algorithmen

Unter ***klinischen Algorithmen*** versteht man entsprechend der medizinischen Informatik die graphische Darstellung der Lösung eines medizinischen Problems in einer ***endlichen*** Zahl von Schritten, bei denen in einzelnen Fällen wenn-dann-Logik eingeschlossen ist.

Eine unendliche Zahl von Schritten, wie in der mathematischen Informatik erlaubt, ist medizinisch nicht denkbar: der Arzt muß definitiv handeln – und in der Chirurgie gewöhnlich außerordentlich schnell.

Klinische Algorithmen werden gerne als Flußdiagramme dargestellt. Sie wurden vor allem auch für das chirurgische Pflegepersonal entwickelt, z. B. für Sanitäter und die Besatzung von Notarztwagen (Grosser 1990). Dies unterstreicht die Wichtigkeit von klinischen Algorithmen. Aber bis heute werden sie nur selten ***evaluiert***. Ein positives Beispiel hierfür hat die CAS erst im letzten Jahr geliefert: die Behandlung des Gallensteinleidens durch Internisten, Chirurgen und Notfallmediziner (Schröder et al. 1992).

Statistische Entscheidungsbaumanalysen

Heute sind sie ein Herzstück von klinischen Studien bei der Studienart Entscheidungsanalyse (s. Tabelle 13.2).

Die Fachleute dieses Gebietes nennen sie stolz „objektive Entscheidungsfindung" im Unterschied zum logischen, aber keinesfalls ineffektiven Durcheinander des klinischen Alltags. Aber ihr Vorteil, nämlich eine größere Richtigkeit der Entscheidung, muß in jedem Fall neu bewiesen werden. Ein Beispiel aus der Abdominalchirurgie hierfür ist die obere gastrointestinale Blutung (Thon et al. 1988): wann soll sofort operiert, wann konservativ behandelt und abgewartet werden?

Ein mühevoll aus zahlreichen prospektiven und retrospektiven Studien erstellter Entscheidungsbaum gab hierzu eine statistische, objektive Antwort. Die Konsequenz dieser Studie war eine Verminderung der Mortalität von 15 % auf 6 % – ein gewaltiger Erfolg.

Die Technik der Entscheidungsbaumentwicklung wurde im ersten Teil dieses Kapitels dargestellt. Sie erfordert in der Regel 1/2–1 Jahr Arbeit und entspricht damit dem Arbeitsaufwand so mancher anspruchsvollen tierexperimentellen Doktorarbeit. Aber sie kann durch ihre Struktur mit keiner tierexperimentellen und randomisierten Studie ersetzt werden, sie ist schlicht und einfach eine ganz andere Studienart.

!

In einem Entscheidungsbaum werden immer verschiedene Studien zusammengefaßt, möglichst viele prospektive Studien, wenn vorhanden, aber auch retrospektive Studien oder die für die Studie sorgfältig durchgeführte Analyse des Krankengutes der eigenen Klinik.

Aber wie erreicht ein solcher Entscheidungsbaum dann die Qualität von Wissenschaft, ähnlich der kontrollierten klinischen Studie? Hierzu müssen wir zu A. B. Hill zurückkehren.

!

In den Strategiearmen des Entscheidungsbaumes wird gleichzeitig und konsequent ***verglichen***, und zwar nicht nur über eine Variable, wie in den kontrollierten Studien, sondern über ganze Strategien mit vielen gleichzeitigen und hintereinandergeschalteten Variablen.

Hierin liegt der Vorteil der Entscheidungsbaumanalyse gegenüber der randomisierten Studie. Ihr Nachteil ist aber die Mischung aus Studienergebnissen sehr unterschiedlicher Qualität. Als Ausweg bietet sich eine randomisierte Studie zwischen den unterschiedlichen Strategien in einem Entscheidungsbaum an, aber bis heute wurde dies außerordentlich selten realisiert (Wyatt und Spiegelhalter 1991)

!

Wie steht es mit den ***Wiederholungen***? Eine Entscheidungsbaumanalyse hat hier wegen des Rückgriffes auf retrospektive Daten weniger Probleme, aber die Qualität der Wiederholungen ist nicht dieselbe wie in prospektiven Studien.
Wie steht es mit der ***unabhängigen Zuteilung*** zu den Strategien im Entscheidungsbaum? Sie ist nicht gegeben.

Dies hat zu großen Debatten zwischen den traditionellen Statistikern („Frequentisten") und den statistischen Entscheidungsfindern („Bayesianern") geführt. In der Gesundheitsforschung haben Epidemiologen und Statistiker den Unterschied von Effektivität und Effizienz diskutiert, nämlich den von exzellenten Ergebnissen in ständig überwachten randomisierten Studien und einer viel schlechteren, ***täglichen Routine***. Letztere interessiert aber oft den einzelnen Patienten viel mehr als der unsichere Luxus, an einer Superstudie teilzunehmen und besonders gut versorgt zu werden.

Randomisierte Studien als das, was optimal erreicht werden kann, und Entscheidungsbaumanalyse als das, was routinemäßig erreicht wird, ergänzen sich gegenseitig.

Dabei hat die Entscheidungsanalyse noch einen weiteren großen Vorteil: sie ist ethisch nicht strittig. Aber auch diese Annahme trifft nur auf den ersten Blick zu: Datenanonymität muß gewährleistet sein und Folgen der Studie gibt es auch ethisch zu bedenken. Bis heute aber werden Entscheidungsbaumanalysen den Ethikkommissionen nicht vorgelegt.

Diagnose- und Prognosestudien

Sie sind eine allgemein in der Medizin besonders wichtige Ausprägung der Studienart Entscheidungsanalyse (s. Tabelle 13.2).

Hierzu gehören die klinischen Scoringsysteme wie der Glasgow Coma Scale für das Schädel-Hirn-Trauma oder der APACHE-Score für die Prognose auf der Intensivstation und zahlreiche andere, speziellere Scoringsysteme für Peritonitis (Mannheim), für Trauma (Injury Severity Score = ISS), für postoperative Wiederherstellung in der Allgemeinchirurgie (Mc Peek Index) und Intensität der intensivmedizinischen Betreuung (Therapeutic Intervention Severity Score = TISS).

Im weiteren Sinne gehören aber auch zur Studienart Entscheidungsanalyse Studien mit Erstellung von ***Indizes zum Messen von Lebensqualität***. Hier werden vorklinisch orientierte Mediziner wieder an Philosophie oder Religion denken. Aber gerade hier spielen die exakten, statistischen Methoden der Klinimetrie (Feinstein, 1987) eine entscheidende Rolle. Fortschrittliche Tumornachsorge schließt dieses Gebiet bereits in der Qualitätssicherung mit ein.

Nach der Pionierarbeit von H. Troidl in Köln hat sich die Meran Consensus Conference on Quality of Life Assessment in Surgery, 1990, ausführlich hiermit beschäftigt (Neugebauer et al. 1991). In dem Consensus Statement werden die Gebiete in der Chirurgie aufgezählt, bei denen die Lebensqualitätsmessung eine hohe, mittlere oder niedrige Priorität hat.

Zu den Feldern mit hoher Priorität in der Lebensqualitätsforschung gehören in der Chirurgie auch ***akute Schmerzzustände***.

Expertensysteme

Komplexe Systeme zur Unterstützung von Entscheidungsfindung des Arztes in der täglichen Routine (Diagnose- und Prognosesysteme), die eine schwierige Methodik in medizinischer Informatik (LISP und PROLOG) benötigen, sind die ***Expertensysteme*** (s. Tabelle 13.2).

Die Erstellung solcher Systeme erfolgt in umfangreichen klinischen Studien, die Zeitdauer hierfür benötigt oft bis zu 10 Jahren. Hier soll nicht auf die immer mehr verwildernde Sprache in der Klassifizierung dieser Systeme eingegangen werden, z. B. auf die Verwechslung von Daten und Wissen (Expertensysteme sollten ***wissensbasierte Systeme*** sein) oder auf die dem Schlußfolgern zugrundeliegende Logik. Vielmehr sollte auf zwei Beispiele in der Chirurgie hingewiesen werden, wo in Kliniken solche Systeme routinemäßig erprobt oder täglich in der Routine angewendet werden. Dies ist das regel-basierte System Trauma AID von John Clarke am Traumacenter in Philadelphia (Clarke 1988) und das auf Daten und dem Bayes Theorem beruhende System „Akuter Bauchschmerz" von de Dombal in Leeds (De Dombal et al. 1972)

Nutzenstudien (utility analysis)

Sie beantworten die ganz entscheidende Frage vieler medizinischer Situationen, in denen zwischen ***verschiedenen*** Endresultaten und Behandlungsstrategien abgewogen und am Ende doch eine Globalentscheidung gefällt werden muß. Diese muß den ***maximal erwarteten Nutzen*** für den einzelnen Patienten berücksichtigen.

Dieser besteht eben nicht nur aus der Gewichtung verschiedengradig übler ***Einzelausgänge*** (z. B. Wundeiterung, Abzeß, Sepsis), sondern auch aus deren Häufigkeiten innerhalb aller möglichen Einzelausgänge (Wundinfektion, Thrombose, Herzinfarkt, postoperative Schwächezustände, Funktionsausfälle etc.). Die Methoden der Nutzenstudien sind heute ein eigenes Gebiet der Entscheidungsfindung und haben Popularität z. B. in der Herzchirurgie und Onkologischen Chirurgie durch den Begriff „QALY" gewonnen: QALY = quality adjusted life years (Weinstein und Fineberg 1980). Aber das Prinzip der Nutzenanalyse ist auch äußerst wichtig für die vielfältigen Endergebnisse bei minimal invasiver Chirurgie. Deshalb wird auf ein für Kliniker lesbares Konzept dieses Gebietes von Clarke (1990/1991) mit den beiden Standardmethoden, standard gamble und time trade-off, besonders hingewiesen.

Kriterien der Wissenschaftlichkeit bei Entscheidungsanalysen

Wie verhält es sich bei klinischen Studien zur Entscheidungsanalyse mit den Kriterien der Wissenschaftlichkeit, die am Anfang dieses Klassifikationskapitels detailliert von A. B. Hill aufgelistet wurden?

Die Frage soll für die Diagnose- und Prognosestudien, für Indizes der Lebensqualität, für Expertensysteme und für Nutzenstudien gemeinsam beantwortet werden. Die Meinungen sind kontrovers. Wyatt und Spiegelhalter (1991) fordern für den Vergleich von (Arzt mit System) gegen (Arzt ohne System) sehr komplizierte kontrollierte Studien, mit Kontrolle von verschiedenen Voreingenommenheiten, vor allem des Hawthorne-Bias (***vermehrte Aufmerksamkeit*** von Testpersonen und Prüfern durch die Situation der Studie). De Dombal lehnte dies auf dem Europäischen Kongreß der Society for Medical Decision Making (1992) ab: „Stop unreasonable and unrealistic pathways for validation of decision aids!" Was kann hier getan werden?

Als Kriterien für den Vergleich in Entscheidungsanalysen gelten vor allem drei Merkmale:

- ***Sensitivität***, um Unterschiede zwischen Indizes, täglicher Routine und Computersystemen überhaupt feststellen zu können.
- ***Reliabilität***, um mit verschiedenen Untersuchern und Prüfern ein vernünftig wiederholbares, übereinstimmendes Resultat zu erzielen.
- ***Validität***, um anhand verschiedener Kriterien das richtig zu messen, was man beabsichtigt und vorgibt, messen zu wollen.

Ein besonders eklatantes Beispiel für Validierungsprobleme ist die Lebensqualität, bei der der Begriff des ***Wohlbefindens*** viele Wandlungen durchschritten hat (Abele und Becher, 1991). Heute wird Lebensqualität fast immer mit ***Coping*** verbunden, d. h. mit Fertigwerden mit einer schwierigen Situation, z. B. beim Anus praeter naturalis in der Chirurgie des Dickdarmkarzinoms.

Die ***Validierung von Diagnosesystemen*** beim akuten Bauchschmerz als einer Routinesituation in der Abdominalchirurgie wurde vor allem in Europa (England, Deutschland und viele EG-Staaten) vorangetrieben (Ohmann et al. 1992).

Wiederholbarkeit im Sinne von Hill war das Ziel, es wurde unterschiedlich in Deutschland und England erreicht (Ohmann et al. 1992). Auch Vergleiche zwischen Arzt mit Computer und ohne Computer wurden in diesen prospektiven Studien an 15.000 Patienten möglich – nicht unter Bedingungen der Randomisierung, aber an einer unglaublich großen Zahl von Patienten für eine prospektive Studie. Die Terminologie und die Methodik der Patientenuntersuchung wurde standardisiert, die Häufigkeit von Differentialdiagnosen in einer bestimmten europäischen Region sorgfältig ermittelt.

Alles dies entspricht den Forderungen von Hill, die für exakte wissenschaftliche Studien gefordert werden. Aber Entscheidungsanalysen sind eben nicht komplette experimentelle Studien.

!

Der gegenwärtige wissenschaftliche Stand bei den Entscheidungsfindungsstudien kann deshalb so beschrieben werden: sie eifern mit ihren Standards den randomisierten Studien nach, ohne sie vollständig zu erreichen.

Deshalb werden auch randomisierte Studien in diesem Gebiet von den mathematisch-statistischen „Opinion leaders" (Wyatt und Spiegelhalter 1991) heftig gefordert. Dies ist aber in der Praxis leichter gesagt als selbst von Könnern randomisierter Studien (De Dombal 1972) getan.

13.3.4 Metaanalysen

Diese klinischen Studien haben in der Medizin eine Bedeutung erlangt, die weit über Sammelstatistiken hinausweist. Der erste Hortonpreis – als klinischer Konkurrenzpreis zum mehr theoretisch ausgerichteten Nobelpreis, mit 1.000.000 Dollar dotiert – wurde an R. Peto (Cambridge) für die Entwicklung der Verfahren der Metaanalyse vergeben. Metaanalysen fallen in zwei Gruppen (s. Tabelle 13.2)

- Metaanalyse ***im engeren Sinn***, besteht aus einer Zusammenfassung von randomisierten kontrollierten klinischen Einzelstudien zum selben klinischen Problem.
- Metaanalyse ***im weiteren Sinne*** sind auch die sog. ***Sekundäranalysen***, die andere wissenschaftliche Methoden der Zusammenfassung von Einzelstudien verfolgen, z. B. die von binären Entscheidungsbäumen (Neugebauer et al. 1987).

Anerkannte, methodisch akzeptierte Metaanalysen im engeren Sinne, d. h. eine statistische Zusammenfassung von zahlreichen kontrollierten klinischen Einzelstudien, wurden in Deutschland z. B. von Bollschweiler et al.

(1993) bei Cholezystektomie und Dickdarmkarzinom durchgeführt, aber auch über Steroide beim Schädel-Hirn-Trauma (Neugebauer et al. 1990). Metaanalysen im weiteren Sinne, also Sekundäranalysen betreffen die Mediatoren bei septischem Schock (Neugebauer et al. 1987) und perioperative Prophylaxemaßnahmen.

13.3.5 Studien in der Gesundheitsforschung

Diese Studienart wird hier bewußt angesprochen (s. Tabelle 13.2), obwohl man sie in der traditionellen Denkweise der Medizin nicht mit klinischer Wissenschaft verbindet. Dies hat wichtige Konsequenzen – die Methodologie und Terminologie (Lorenz und Rothmund 1988) auf diesem Gebiet wird vernachlässigt. Die Ausbildung und Förderung dieses Gebietes wird in einer Zeit versäumt, die aus gesundheits- und wirtschaftspolitischen Gründen nach ***Ergebnissen*** dieser Studien geradezu schreit. Unter anderen sind die drei wichtigsten Studienausprägungen (s. Tabelle 13.2) in dieser Studienart die

- ***Qualitätssicherungsstudien***,
- ***Technologiebewertungsstudien*** (technology assessment),
- ***Studien zur Standardermittlung*** in einem medizinischen Fachgebiet.

Qualitätssicherungsstudien

Eine rasche Information über die Methoden dieser Studien liefert die Übersicht von Selbmann (1987).

Eines haben die klassischen Studien auf diesem Gebiet alle gemeinsam: die ***Qualitätssicherungsschleife (audit circle)***, d.h. die Prüfung des Ist-Zustandes der medizinischen Versorgung mit bestimmten Methoden, Intervention mit der Absicht von Verbesserung, Wiederprüfung des Ist-Zustandes mit dem Nachweis der Verbesserung.

Eine einmalige Studie, die gleichermaßen Chirurgie und Anästhesie betrifft, ist die CEPOD-Studie in England (CEPOD = confidential enquiry on perioperative deaths). Sie umfaßt nicht nur die aufwendige, methodisch exzellent fundierte Analyse von Tausenden von Todesfällen, sondern inzwischen auch durch Intervention und einen zweiten Durchgang die Qualitätssicherungsschleife (Campling et al. 1990).

Technologiebewertungsstudien

Die methodischen und konzeptionellen Probleme dieser Studien wurden für die chirurgische Diagnostik dargelegt (Lorenz und Rothmund 1988), aber dieses Gebiet hat in den letzten fünf Jahren sich geradezu explosionsartig erweitert. Kongresse, Bücher (Jennett 1986) und sogar eigene Zeitschriften und Gesellschaften sind diesem Gebiet gewidmet. Ein führendes Land auf diesem Sektor in Europa sind die Niederlande. Studien zur ***Effektivitätsprüfung*** und ***Standortbestimmung von Großgeräten*** und ***ganzen Organisationssystemen*** (Krankenhäuser) liegen dort bereits vor (z.B. Habbema, Screeninguntersuchungen für den Brustkrebs).

Studien zur Standardermittlung

Sie müssen zunächst konzeptionelle Aspekte, daraus folgernd methodische Ansätze berücksichtigen. Man könnte ja zunächst davon ausgehen, daß die Standards eines klinischen Gebietes von *einem* überaus klugen und mächtigen Fachvertreter ausgehen, der die Standards setzt. Für diese Form des Gruppenkonsensus hat Bose (1992) das ***Diktatortheorem*** methodisch dargelegt. Für die heutigen westlichen Gesellschaften gilt dies aber nicht. Deshalb werden für das Setzen und Untersuchen von Standards Methoden benötigt, die Gruppenentscheidungen entwickeln und analysieren. Zwei Studienformen haben sich heute auf diesem Gebiet inzwischen durchgesetzt: die Konsensuskonferenz (Mullan und Jacoby, 1985) und Delphistudien (Hoaglin et al. 1982).

Konsensuskonferenzen. Ihre Methodologie wird leider unterschätzt, vor allem bei den Konsensuskonferenzen, bei denen wir gerade in der Chirurgie bitteres Lehrgeld zahlen mußten. Eine methodologisch und gruppenpsychologisch wichtige Forderung ist z.B. das Consensus Statement in einer ***bestimmten Zeit***, in der Regel von 2 1/2 Tagen, *während* der Konferenz zu entwickeln und am Ende der Konferenz, nicht *hinterher*, abstimmen und sofort publizieren zu lassen. Dies wurde bei der Konferenz zur Therapie des symptomatischen Gallensteinleidens versäumt – und noch Jahre später fiel immer wieder einem der Teilnehmer ein, noch etwas zu ändern, weshalb die Veröffentlichung auf sich warten ließ (Holzinger et al. 1995).

Methodisch korrekte Konsensuskonferenzen (NIH Standard, europäischer Standard (Vang 1986)) sind in ihrer Durchführung aufwendig. Wegen der kurzen Zeit der Konsensusfindung sind sie sehr anstrengend und durch Gruppeneffekte auch emotional geladen. Hinzu kommt der Einfluß von starken Einzelpersönlichkeiten (Diktatortheorem, s. oben).

Delphi-Studien. Diese Nachteile der Konsensuskonferenzen vermeidet die Delphistudie.

Die Delphistudie beinhaltet eine mehrfach wiederholte Fragebogenaktion mit immer wieder schriftlichen Informationen aller Mitglieder über den Stand der Konsensusfindung.

Aber die Delphistudie hat deshalb auch den Nachteil des größeren Aufwands und einer durch die detaillierten Fragebögen notwendigen Sterilität. Heuristische, intuitive Elemente beim Problemlösen, wie sie bei Konsensuskonferenzen immer hervorbrechen, darf man aber in ihrer Wichtigkeit nicht unterschätzen. Eine Mischung von Konsensuskonferenz und Anonymität der Delphistudie versuchte die CAS 1992 bei der Therapie des symtomatischen Gallensteinleidens mit einer anonymen ***elektronischen Gruppenantwort*** (TED response) des Auditoriums.

Qualitätssicherung

Worin erreichen die Studien in der Gesundheitsforschung die Qualität von Wissenschaft, wie sie für experimentelle Studien Standard ist? Zunächst das ***Kriterium des Messens, möglichst mit objektiven Methoden.*** Hier geben sich Qualitätssicherungsstudien mit der Auswahl von sog. ***Tracermethoden*** viel Mühe. Technologiebewertungsstudien messen oft physikalische, also objektive Parameter, aber was messen Studien zur Ermittlung von Standards? Meinungen, Überzeugungen, Urteile. Hier sind die Methoden der Psychometrie (Feinstein 1987) gefragt. Nur sie ermitteln ihre Daten im Sinne von Hill mit „einer strikten und wirksamen Kontrolle, die eine Abwesenheit von Voreingenommenheit sicherstellt" – vor allem in Delphistudien.

Alles Messen lebt vom ***Vergleich***. Dieser wird in Qualitätssicherungsstudien auf zweifache Weise sichergestellt: zum einen wird jede individuelle, geprüfte Einheit (Einzelperson, Abteilung, Krankenhaus) statistisch mit allen übrigen in der Stichprobe verglichen und festgestellt, ob die Ergebnisse der einzelnen Einheiten bei den Tracern ***innerhalb*** der Standards (± 2 Standardabweichungen) oder ***außerhalb*** liegen. Danach wird das System geprüft, (*vor* Intervention) gegen (*nach* Intervention) – ein statistisch keinesfalls unabhängiger Vergleich. Aber wie oft messen Biochemiker (Hormonforscher) auch Spiegel von Mediatoren *vor* gegen *nach* dem Eingriff, also in Abhängigkeit von der Zeit? Dies ist natürlich für die statistischen Tests nicht gestattet, die auf ***Unabhängigkeit*** der Zuteilung zu den Versuchsgruppen basieren (die meisten klassischen Tests wie der chi^2-Test, Student-t-Test etc.).

Auch die ***Versuchswiederholungen*** findet man in der Anzahl der Zentren oder der Teilnehmer einer Konsensuskonferenz. Deshalb sind Studien zur Gesundheitsforschung eben auch nach den Kriterien der experimentellen Forschung Wissenschaft – man muß nur wollen, dies zu suchen und zu verstehen.

13.3.6 Studien zur Hypothesengewinnung

Sie gehören auch heute noch zu den häufigsten Studienarten der klinischen Medizin (s. Tabelle 13.2). Sie werden überraschend oft von den Grundlagenwissenschaftlern als Wissenschaft akzeptiert, wenn die Meßmethoden physikalisch oder chemisch sind. Aber die Statistik läßt sie als ***Studienart mit Beweiskraft*** nicht zu.

Prospektive und retrospektive Studien ohne Kontrollgruppe

Mit ihnen sind zu sehr die großen, jahrzehntelangen Irrtümer der Medizin verbunden, wie die Behandlung des Prostatakarzinoms (Kritik Byar, NIH), des portokavalen Shunts (Kritik Chalmers, Harvard) oder des Aprotinins (Trasylol) bei der akuten Pankreatitis (Kritik Medical Research Council, England).

Immer wieder bestätigen sich Unterschiede zwischen Therapien nicht in randomisierten Studien, die vorher durch prospektive oder retrospektive Serienstudien ohne Kontrollgruppe so verheißungsvoll in die Welt gesetzt wurden.

!

Deshalb sind Ergebnisse von Studien zur Hypothesengewinnung mit äußerster Vorsicht zu verwerten und gewinnen nur dann gegenüber randomisierten Studien an schlußfolgerndem Wert, wenn sie mit äußerster Sorgfalt die oben geschilderten Kriterien von Hill für experimentelle Studien erfüllen.

Ohne Zweifel erfüllen aber diese Studien ganz wichtige Funktionen, wenn sie nicht überschätzt werden, denn sie haben keine gleichzeitige und durch zufällige Zuteilung zustandegekommene Kontrollgruppe. Sie dienen der Hypothesengewinnung, dem Hinweis, der in kontrollierten randomisierten Studien endgültig auf seine Richtigkeit getestet werden muß. Sie dienen der Ermittlung der täglichen Routine im Krankenhaus (Jahresstatistik) und sie füllen die Lücken der Entscheidungsbäume, für die es eben bisher gar keine kontrollierten randomisierten Studien gibt.

Dieses Lehrbuchkapitel vertritt keinen puristischen Standpunkt. Aber es weist darauf hin, daß Serienstudien ohne gleichzeitige, durch Randomisierung gewonnene Kontrollgruppen (wie z.B. bei den vielen Studien zur minimal-invasiven Chirurgie) bei den übrigen Kriterien der Wissenschaftlichkeit von A.B. Hill *besonders* sorgfältig sein müssen (Neugebauer et al. 1991a).

Einzelfallstudien (Fallberichte)

Dies gilt in besonderem Maße für die Einzelfallstudien (case reports), die leider in der Medizin wissenschaftlich ***verkommen*** sind (Velanovich 1992). So seltsam es auf den ersten Blick erscheint, sie sind – wenn sie methodologisch gut sind – viel wissenschaftlicher als der Report einer noch so schönen, erfolgreichen Serie, z. B. in der Notfallmedizin beim Ultraschall für das blande Bauchtrauma oder bei der extrakorporalen CO_2-Elimination, um nur zwei Beispiele von Hochtechnologie zu nennen. Woher kommt dieses überraschende Urteil? Fallberichte haben ihren extremen Wert in der Wissenschaft beim Paradigmawechsel (Kuhn 1970). Es gibt unheilbare Krankheiten, bis ein Medikament oder ein Verfahren den *ersten* Patienten heilt. Dieser Fallbericht braucht *keine* Statistik, d. h. einen Wahrscheinlichkeitswert zwischen 0 und 1.

Randomisierte Einzelfallstudie. Eines der berühmtesten Beispiele dieser Studienausprägung in der Chirurgie betrifft den Kock-Pouch in der Darmchirurgie.

Die randomisierte Studie am Einzelfall wird als N of 1-Studie bezeichnet, bei der ein Therapieerfolg beim einzelnen Patienten durch ein Medikament oder Verfahren nur an ihm selber wiederholt und so statistisch exakt auswertbar wird (Petersen 1988).

13.3.7 Ethikstudien

Die Phantasie „exakter Naturwissenschaftler in der Medizin" läßt es wenig zu, auch Ethikstudien als experimentelle Studien zu betrachten. Diese ***unwissenschaftliche Denkweise*** müssen wir in der Klinik bekämpfen, wir werden dabei von theoretischen Physikern unterstützt (Reichenbach 1951).

Ethische Grundsätze sind logischerweise keine wissenschaftlichen Aussagen, sondern Satzungen, die logischerweise nicht durch ein „ich bin", sondern ein „ich will" gekennzeichnet sind (Reichenbach 1951).

Aber ihre Spezifizierungen, nämlich „wenn ich das *generell* will, dann muß ich in dieser *speziellen* Situation so und so handeln", sind mit der Aussagenlogik zu fassen und damit Gegenstand wissenschaftlicher Prüfungen. Über die Autonomie, die Selbstverantwortlichkeit des Patienten, gibt es keine Studie, sie ist ein ethisches Axiom. Aber über das Ausmaß von Aufklärung (informed consent), das diesem Axiom gerecht wird, gibt es logische und erfahrungsgemäß unterschiedliche Schlußfolgerungen und Auffassungen. Ein Beispiel hierfür lieferte eine Studie zur palliativen Nephrostomie als Notfalltherapie bei Urämie von unheilbar erkrankten Tumorpatienten (Tauber und Gross, 1986).

13.4 Checkliste für die Planung einer randomisierten kontrollierten Studie in der Chirurgie

Der Umfang dieses Kapitels bringt es mit sich, daß die praktische Durchführung einer randomisierten kontrollierten Studie in der Chirurgie hier nicht im Detail vorgestellt werden kann. Dies ist aber auch nicht notwendig, denn hierfür gibt es detaillierte Publikationen (Neugebauer et al. 1989).

Aber für die praktische Arbeit bietet sich die Checkliste in Tabelle 13.5 an; sie muß bei der Planung von randomisierten Studien abgearbeitet werden.

Aber kann eine solche Studie dann in der Realität überhaupt durchgeführt werden? Die Mainz-Marburg Studie zum perioperativen Risiko, deren Studienprotokoll vor Studienbeginn publiziert wurde, konnte im Oktober 1991 abgeschlossen werden. Die Studie en-

Tabelle 13.5. Die wesentlichen Strukturelemente des Studienprotokolls einer prospektiven kontrollierten randomisierten Studie. (Aus Neugebauer et al. 1989)

1. Beschreibung des klinischen Problems
2. Klar definierte Fragestellung(en)
3. Begründung der Notwendigkeit der geplanten Studie
4. Beschreibung der methodischen Form der Studie
5. Definition der Auswahlgrundgesamtheit
   a. Einschlußkriterien
   b. Ausschlußkriterien (Flucht- und Ausfallklauseln)
6. Definition und Beschreibung von Test- und Vergleichsgruppen
7. Verfahren und Durchführung der Zuteilung zu Test- und Vergleichsgruppen
8. Begründung und Durchführung (Nichtdurchführung) von Blindbedingungen
9. Berechnung des Stichprobenumfanges und seine Begründung
10. Daten der Studie
    a. Definition von Basisdaten der Patienten
    b. Definition der Zielvariablen (Endpunkte) der Studie
    c. Gewinnung der Daten, Qualitätssicherung und -kontrolle
    d. Geplante Datenanalyse (Statistik)
    e. Datenschutz
11. Ethik
12. Ablauf der Studie am einzelnen Patienten (Logistik)
13. Organisationsstruktur der Studie
14. Literaturverzeichnis
15. Erhebungsbogen für den Einzelpatienten

dete mit einer Patientenausfallsrate von nur 3,7 %, mit dem Nachweis der erfolgreichen Durchführung des Doppelblinddesigns und einem Verlust von Originaldaten von immer unter 5 % (z. B. Op-Berichte). Auch die 30-Tage postoperative Nachsorge wurde durch ein eigenes Team bei 231 von 240 Patienten der Studie eingehalten (96 %). Wir haben aus unserer Studie gelernt, daß die strikten Regeln randomisierter klinischer Studien sich in der Praxis durchhalten lassen, selbst wenn – wie in unserem Fall – die Klinik in Mainz während der Studie abgebrannt ist. Aber dies ist nur mit einem großen Team möglich, das sich in unserer ungeheuer schnellebigen Zeit sehr schnell ändert. Am Anfang und Ende nach 3 Jahren der Studiendurchführung waren praktisch alle Personen ausgetauscht. Schulung, Gemeinschaftsgeist und ständiges Monitoring sind für die randomisierten Studien eine Existenznotwendigkeit – sie verlangen viel mehr Einsatz als jede tierexperimentelle Studie.

•••

Chirurgische Entscheidungsfindung und klinische Forschung werden heute mit einer Vielfalt von Methoden durchgeführt und unterstützt. Sie umfassen die Entscheidungskunst, die der Arzt durch Wissen, langjährige berufliche Erfahrung und letztlich nur durch besondere Begabung optimal beherrschen kann. Sie umfassen aber auch die systematische Entscheidungsanalyse mit einer Reihe biomathematischer Techniken, die chirurgische Entscheidungsfindung in einem besseren Maße als bisher lehrbar machen.

Die Methoden der klinischen Studien als einer unverzichtbaren Hilfe für die chirurgische Entscheidungsfindung sind heute außerordentlich vielfältig. Je nach klinischer Fragestellung müssen sie in jedem Einzelfall optimal ausgewählt werden. Diese Forderung wird leider heute in der praktischen Medizin noch zu selten erfüllt. Gründe liegen in der mangelnden Ausbildung im Studium und in der Weiterbildung, aber auch im ***zu geringen Standard***, der aus berufsethischen Gründen bisher gefordert wird. Hier müssen zukünftige Studenten- und Ärztegenerationen alles daransetzen, um im Wettstreit mit Kosten-Nutzen-Aspekten, im Verteilungskampf der ärztlichen Disziplinen und in der Überflutung an Informationen mit dem Ziel der Beeinflussung, ja Manipulation aus wirtschaftlichen Gründen, bestehen zu können.

Literatur

Abele A, Becker P (1991) Wohlbefinden. Theorie – Empirie – Diagnostik. Juventa, Weinheim München, S 1–331

Bollschweiler E, Feussner H, Huber F, Siewert JR (1993) Ist die Cholezystektomie ein Risikofaktor für das kolorektale Karzinom? Langenbecks Arch Chir 378: 304–312

Bose DK, Heathfield HA, Andrew M (1992) Collective decision problems in medicine – a basic approach looking for cross-fertilization in clinical surgery. Theor Surg 7: 186–193

Campling EA, Devlin HB, Hoile RW, Lunn JN (1990) The report of the national confidential enquiry into perioperative deaths 1990. National Confidential Enquiry into Perioperative Deaths, London, pp 1–360

Clarke JR (1990/1991) A scientific approach to surgical reasoning. Theor Surg 5 : 129–132 (1990), 5 : 206–210 (1990), 6 : 45–51 (1991), 6 : 110–115 (1991), 6 : 166–183 (1991)

De Dombal FT, Leaper DJ, Staniland JR, McCann AP, Horrocks JC (1972) Computer-aided diagnosis of acute abdominal pain. Br Med J 2 : 9–13

Eiseman B, Wotkyns RS (1982) Chirurgische Entscheidungsprozesse. Schattauer, Stuttgart, S 1–319

Eitel F, Prenzel M, Schweiberer L, Lyon HC (1993) Quality assurance of education in surgery. I. Approach to improving its quality. Theor Surg 8: 194–202

II. Evaluation approach assessed by meta-evaluation. Theor Surg 9: 1–9

Feinstein AR (1987) Clinimetrics. Yale University Press, New Haven London, pp 1–272

Fletcher RH, Fletcher SW, Wagner EH (1988) Clinical epidemiology, the essentials, 2nd edn. Williams & Wilkins, Baltimore London, S 1–246

Friedman LM, Furberg CD, DeMets DL (1985) Fundamentals of clinical trials, 2nd edn. PSG Publishing Company, Littleton, Massachusetts, pp 1–302

Gross R, Lorenz W (1990) Intuition in surgery as a strategy of medical decision making: its potency and limitations. Theor Surg 5: 54–59

Healy MJR, Mitchell FL (1974) Quality control and normal values. In: Curtius HC, Roth M (Hrsg) Clinical biochemistry. Principles and methods, vol 1. Walter de Gruyter, Berlin, pp 594–617

Hill AB (1962) Statistical methods in clinical and preventive medicine. E & S Livingstone Ltd, Edinburgh London, pp 1–610

Hoaglin DC, Light RJ, McPeek B, Mosteller F, Stoto MA (1982) Data for decisions. University Press of America, Lanham New York London, pp 1–318

Holzinger F, Beger HG, Lorenz W, Bockhorn H, Ohmann C, Büchler MW (1995) Decision making in patients with gallstones: development of a clinical algorithm using the instrument of a consensus development conference. (in press)

Jenicek M (1995) Epidemiology. The logic of modern medicine. EPIMED, Montreal, pp 1–335

Jennett B (1986) High technology medicine. Benefits and burdens. Oxford University Press, Oxford New York Tokyo, pp 1–317

Joseph GM, Patel VL (1990) Domain knowledge and hypothesis generation in diagnostic reasoning. Med Decis Making 10: 31

Kimmel AJ (1988) Ethics and values in applied social research. In: Applied social research methods series, vol 12. Sage Publications, Newbury Park Beverly Hills London, pp 1–160
Kuhn TS (1970) Revolutions as changes of world view. In: The structure of scientific revolutions. The University of Chicago Press, Chicago, pp 111–135
Lorenz W, Hamelmann H, Troidl H (1976) Marburg experiment on surgical research: A five-year's experience on the cooperation between clinical and theoretical surgeons. Klin Wschr 54: 927–936
Lorenz W, Ohmann Ch, Immich H, Schreiber HL, Scheibe O, Herfarth Ch, Feifel G, Deutsch E, Beger HG (1982) Patientenzuteilung bei kontrollierten klinischen Studien. Chirurg 53 : 514–519
Lorenz W, Röher HD (1983) Entwicklung wissenschaftlicher Aussagen. In: Schreiber HW, Carstensen G (Hrsg) Chirurgie im Wandel der Zeit 1945–1983. Springer, Berlin Heidelberg New York Tokyo, S 28–35
Lorenz W, Röher HD, Doenicke A, Ohmann C (1984) Histamine release in anaesthesia and surgery: a new method to evaluate its clinical significance with several types of causal relationship. Clin Anaesthesiol 2 : 403–426
Lorenz W (1988) Theoretische Chirurgie – ein nichtoperatives Unterstützungssystem in Forschung und Analyse diagnostischer und therapeutischer Entscheidungen in der operativen Medizin. Dtsch Ärzteblatt 85: 510–517
Lorenz W, Rothmund M (1988) Grundlagen der Technologiebewertung in der chirurgischen Diagnostik. Langenbecks Arch Chir Suppl II, 369–376
Lorenz W, Thon K, Stöltzing H, Neugebauer E, Lindlar R, Sattler J, Weber D (1991) Histamine and the stomach: chemical histamine assays. Scand J Gastroenterol 26 (suppl 180): 9–25
Lorenz W, Rothmund M (1992) Stellung der klinischen Forschung in der Chirurgie. Konzept der Theoretischen Chirurgie. Chirurg BDC, Suppl 1, 31: 23–28
Lorenz W, Koller M, Rothmund M (1994) Entscheidung beim individuellen Patienten – Erfolg und Niederlage der Intuition. Chirurg 65: 258–262
Lorenz W, Duda D, Dick W, Sitter H, Doenicke A, Black A, Weber D, Menke H, Stinner B, Junginger T, Rothmund M, Ohmann C, Healy MJR, Trial Group Mainz/Marburg (1994a) Incidence and clinical importance of perioperative histamine release: randomised study of volume loading and antihistamines after induction of anaesthesia. Lancet 343: 933–940
Mullan F, Jacoby I (1985) The town meeting of technology. The maturation of consensus conferences. JAMA 254 : 168–172
Neugebauer E, Lorenz W, Maroske D, Barthlen W, Ennis M (1987) The role of mediators in septic/endotoxic shock. A meta-analysis evaluating the current status of histamine. Theor Surg 2 : 1–28
Neugebauer E, Rothmund M, Lorenz W (1989) Konzept, Struktur und Praxis propspektiver Studien. Chirurg 60 : 203–213
Neugebauer E, Troidl H, Wood-Dauphinee S, Eypasch E, Bullinger M (1991) Quality-of-life assessment in surgery: results of the Meran Consensus Development Conference. Theor Surg 6 : 123–137
Ohmann C, Lorenz W, Stöltzing H, Thon K (1987) Grundlagen der Risikoforschung in der Chirurgie: Definition, Berechnung und klinische Anwendung auf das Problem der oberen Gastrointestinalblutung. Chirurg 58: 344–351
Petersen H (1988) Single Case Studies. Scand J Gastroenterol 23: Suppl 147, 1–48
Pollock AV (1989) The rise and fall of the random controlled trial in surgery. Theor Surg 4 : 163–170
Pollock A, Evans M (1989) Surgical audit. Butterworths, London Boston, pp 1–167
Reichenbach H (1951) The rise of scientific philosophy. University of California Press, Berkeley Los Angeles, pp 1–370
Sattler J, Lorenz W, Lindlar R, Schäfer U (1991) Histamine in duodenal ulcer, stress-induced lesions and upper gastrointestinal bleeding: Causality analysis. In: Uvnäs B (Hrsg) Handbook Exp Pharmacol, vol 97. Springer, Berlin Heidelberg New York Tokyo, S 441–472
Schröder D, Bockhorn H, Beger HG, Lorenz W (1992) Treatment of cholelithiasis. The first consensus conference of the CAS on defining surgical standards. Theor Surg 7: 206–211
Selbmann HK (1987) Quality assurance of medical care and the role of medical information processing: the statistician's view. Theor Surg 1 : 207–213
Siewert JR, Bollschweiler E, Hempel K (1990) Wandel der Eingriffshäufigkeit in der Allgemeinchirurgie. Chirurg 61: 855–863
Silló-Seidl G (1985) Die Affaire Semmelweis. Herold, Wien München, S 1–261
Sox HC, Blatt MA, Higgins MC, Marton KI (1988) Medical decision making. Butterworths, Boston, S 1–405
Spitzer WO, Horwitz SM (1991) Selected nonexperimental methods: an orientation. In: Troidl H, Spitzer WO, McPeek B, Mulder DS, McKneally MF, Wechsler AS, Balch CM (Hrsg) Principles and Practice of Research. Springer, New York Berlin Heidelberg, S 104–113
Tauber R, Groos E (1986) Palliative treatment in terminally ill cancer patients: quality-adjusted life expectancy and the ethical problems of nephrostomy in patients with cancer. Theor Surg 1 : 148–154
Thon K, Stöltzing H, Ohmann C, Lorenz W, Röher HD (1988) Decision-making and clinical problem solving in upper gastrointestinal bleeding. Theor Surg 2: 185–198
Troidl H, Spitzer WO, McPeek B, Mulder DS, McKneally MF, Wechsler AS, Balch CM (1991) Principles and practice of research. Springer, Berlin Heidelberg New York Tokyo, pp 1–566
Vang J (1986) The consensus development conference and the European experience. Int J Technol Assessm 2 : 65–76
Velanovich V (1992) The function of the case report in medical epidemiology. Theor Surg 7 : 91–94
Weinstein MC, Fineberg HV (1980) Clinical decision analysis. Saunders, Philadelphia, pp 1–351
Wyatt J, Spiegelhalter D (1991) Field trials of medical decision-aids: potential problems and solutions. In: Clayton P (Hrsg) Proc 15th Symposium on Computer Applications in Medical Care. McGraw Hill Inc, Washington New York, pp 1–5

?

1. Warum müssen sich der Student und der Arzt in der Weiterbildung zum Chirurgen mit systematischer Entscheidungsanalyse und den Methoden klinischer Studien beschäftigen?
2. Was ist die Definition von theoretischer Chirurgie und welche Aufgaben hat sie in einem operativen Zentrum?
3. Was ist der Unterschied von Entscheidungskunst (der Kunst, richtige Indikationen zu stellen) und systematischer Entscheidungsanalyse? Nennen Sie Vor- und Nachteile von beiden!
4. Was versteht man unter einem Entscheidungsbaum, einer Behandlungsstrategie und einem Erwartungswert einer Strategie?
5. Was ist der Unterschied zwischen Hypothesentestung und Hypothesengewinnung in einer klinischen Studie?
6. Was ist die Definition einer kontrollierten klinischen Studie?
7. Welches sind die Kriterien von Wissenschaftlichkeit nach Hill?
8. Was versteht man unter vergleichbarer Ungewißheit zu Beginn einer Studie?
9. Was unterscheidet experimentelle Studien und Beobachtungsstudien?
10. Zählen Sie die Arten von Entscheidungsanalysen auf!
11. Was unterscheidet Metaanalyse im engeren Sinne von Sekundäranalyse?
12. Was ist der Unterschied von Konsensuskonferenz und Delphistudie?

Nervensystem 14

O. Gratzl, J. A. Rem, M. Wasner

14.1 Klinische Diagnostik und Notfalluntersuchung 217
14.1.1 Klinisch-neurologische Untersuchung 217
14.1.2 Neurochirurgische Notfalluntersuchung 217

14.2 Spezielle neurochirurgische Untersuchungen 219
14.2.1 Ventrikelpunktion 219
14.2.2 Intrakranielle Druckmessung 220

14.3. Hilfsuntersuchungen 221
14.3.1 Bildgebende Verfahren 221
14.3.2 Ultraschalldiagnostik 221
14.3.3 Elektrophysiologische Diagnostik 222
14.3.4 Nuklearmedizinische Diagnostik 222

14.4 Grundzüge neurochirurgischer Behandlung 222
14.4.1 Hirnödem 222
14.4.2 Behandlung der intrakraniellen Drucksteigerung 223

14.5 Schädel-Hirn-Trauma 224
14.5.1 Begriffe 224
14.5.2 Beurteilung des Verletzten 224
14.5.3 Kopfschwartenverletzung 224
14.5.4 Schädelfrakturen 225
14.5.5 Offene Schädel-Hirn-Verletzungen 226
14.5.6 Die gedeckte Hirnverletzung 227
14.5.7 Traumatische raumfordernde Hämatome 230
14.5.8 Komplikationen der Schädel-Hirn-Verletzung 232
14.5.9 Hirnnerven-Verletzungen 233

14.6 Rückenmarksverletzungen 233
14.6.1 Ursachen 233
14.6.2 Symptomatologie 233
14.6.3 Diagnose 234
14.6.4 Therapie 234
14.6.5 Komplikationen und Nachbehandlung 235
14.6.6 Prognose 235

14.7 Hirntumoren 235
14.7.1 Intrakranielle Drucksteigerung 235
14.7.2 Gliome 236
14.7.3 Metastatische Hirntumoren 239
14.7.4 Differentialdiagnose und Therapie des primären Hirnlymphoms 240
14.7.5 Meningeome 240

14.8 Intrakranielle Tumoren besonderer Lokalisation 242
14.8.1 Pinealistumoren 242
14.8.2 Kleinhirnbrückenwinkeltumoren 242
14.8.3 Tumoren der hinteren Schädelgrube (exklusive Brückenwinkeltumoren) 244
14.8.4 Tumoren der Sellaregion 247
14.8.5 Tumoren des 3. Ventrikels 252
14.8.6 Orbitatumoren 252
14.8.7 Schädeldachtumoren 253

14.9 Spinale Tumoren 253
14.9.1 Einteilung 253
14.9.2 Symptome 254
14.9.3 Diagnostik 255
14.9.4 Therapie und Prognose 255

14.10 Chirurgisch relevante Infektionskrankheiten des ZNS 256
14.10.1 Chirurgisch relevante Meningitiden 256
14.10.2 Hirnabszesse 256

14.10.3 Kranialer epiduraler Abszeß und subdurales Empyem 257
14.10.4 Spinaler epiduraler Abszeß 257

14.11 Hydrozephalus 258
14.11.1 Physiologie der Liquordynamik 258
14.11.2 Pathophysiologie 258
14.11.3 Symptome des Hydrozephalus 259
14.11.4 Diagnostik des Hydrozephalus 260
14.11.5 Therapie 261

14.12 Spaltmißbildungen 261
14.12.1 Spinale Dysraphie 261
14.12.2 Enzephalozelen 262
14.12.3 Arnold-Chiari-Mißbildung 262
14.12.4 Syringomyelie 262

14.13 Kraniosynostosen 263

14.14 Intrakranielle Aneurysmen und Subarachnoidalblutungen 264
14.14.1 Symptomatik der Aneurysmablutung 264
14.14.2 Nicht blutungsabhängige Symptome intrakranieller Aneurysmen 265
14.14.3 Klassifikation der Aneurysmen 265
14.14.4 Ätiologie, Pathogenese und Blutungsfolgen 265
14.14.5 Differentialdiagnose 266
14.14.6 Management der akuten Subarachnoidalblutung 266
14.14.7 Neuroradiologische Abklärung 267
14.14.8 Spasmus der Hirngefäße 267
14.14.9 Operative Therapie der zerebralen Aneurysmen 268

14.15 Arteriovenöse Mißbildungen (AVM) 269
14.15.1 Pathogenese und Klassifikation 269
14.15.2 Klinische Symptomatik 270
14.15.3 Radiologische Abklärung 270
14.15.4 Operative Therapie 270
14.15.5 Operationsergebnisse 271
14.15.6 Andere Behandlungsarten der arteriovenösen Mißbildung 271
14.15.7 Andere Angiome 271

14.16 Arteriovenöse Fisteln 272
14.16.1 Durale arteriovenöse Fisteln 272
14.16.2 Karotis-sinus-cavernosus-Fisteln 272

14.17 Spontane intrazerebrale Hämatome 273
14.17.1 Definition, Ätiologie, Lokalisation 273
14.17.2 Symptomatik, Untersuchung 274
14.17.3 Operative Therapie 274
14.17.4 Prognose und Nachsorge 274

14.18 Verschlußkrankheiten der Hirngefäße (zerebrovaskulärer Insult) 274
14.18.1 Pathophysiologie der Hirndurchblutung: Autoregulation gegenüber Änderungen des Perfusionsdruckes 274
14.18.2 Pathologie 275
14.18.3 Symptome 275
14.18.4 Diagnostik 276
14.18.5 Therapie 276

14.19 Schmerzchirurgie 277
14.19.1 Anatomische und physiologische Grundlagen 277
14.19.2 Methoden der Schmerzchirurgie 278
14.19.3 Chronische Schmerzen und multidisziplinäre Schmerzklinik 278
14.19.4 Chirurgie einzelner Schmerzsyndrome 278

14.20 Stereotaktische Hirnoperationen und funktionelle Neurochirurgie 280
14.20.1 Prinzip 280
14.20.2 Indikationen 280
14.20.3 Weitere Eingriffe der funktionellen Neurochirurgie 281

14.21 Wurzelkompressionssyndrome 281
14.21.1 Grundlagen 281
14.21.2 Zervikale Diskushernien 282
14.21.3 Lumbale Diskushernien 283

In der Neurochirurgie werden neurologisch erfaßbare Krankheitsbilder einer chirurgischen Therapie zugeführt. Der erste Schritt, der die Zuordnung der Erkrankung zum Fachgebiet erlaubt, ist daher die Aufnahme einer neurologisch orientierten Krankengeschichte. Die exakte Lokalisation der pathologischen Veränderungen wird dann durch Hilfsuntersuchungen (Computertomographie, Dopplersonographie, Angiographie der Hirngefäße, Myelographie, Kernspintomographie) ermöglicht. Anamnese und Untersuchungsbefunde lassen einige artdiagnostische Schlüsse zu. Aus diesen ergeben sich Hinweise auf die Dynamik des Krankheitsprozesses und die Dringlichkeit des operativ-therapeutischen Eingreifens.

14.1 Klinische Diagnostik und Notfalluntersuchung

14.1.1 Klinisch-neurologische Untersuchung

Die Grundzüge der neurologischen Befunderhebung müssen hier vorausgesetzt werden. Es ist daran zu erinnern, daß die neurologische Diagnostik mit einem hohen Zeitaufwand verbunden ist. Neurochirurgie ist aber häufig Notfallmedizin. Ein kurzer und doch systematischer Untersuchungsablauf soll es dem Arzt ermöglichen, beim neurochirurgischen Notfall rasch die klinische Situation zu klären und die Art der Zusatzuntersuchung festzulegen. Es handelt sich dabei häufig um die Beurteilung von Schädel-Hirn-Verletzungen; der Untersuchungsgang ist auch bei anderen zerebralen Notfällen mit Bewußtseinstrübung anwendbar.

14.1.2 Neurochirurgische Notfalluntersuchung (Tabelle 14.1)

Vitale Funktionen

Ebenso wie bei anderen Notfällen gilt die primäre Aufmerksamkeit den vitalen Funktionen wie Atmung und Kreislauf.

Eine insuffiziente Atmung ist nur selten primär zerebral bedingt, weshalb man in solchen Fällen stets zuerst nach einer Störung im Atemapparat selbst suchen muß (Obstruktion, Aspiration, Pneumothorax). Ein Zusammenbruch der zentralen Kreislaufregulation existiert in der Praxis nicht, da ein solcher erst bei Dezerebrierung auf Höhe der Medulla oblongata ante exitum erfolgt. Die Behandlung des Kreislaufschocks hat gegenüber der neurochirurgischen Therapie Priorität. Vom Lokalbefund interessiert in der Notfallsituation lediglich, ob eine schockierende Blutung vorliegt, die gestillt werden muß. Gleichzeitig kann auch festgestellt werden, ob durch eine Wunde oder ein Ostium des Gesichtes Liquor oder Hirn austritt. Es wäre damit die Diagnose einer offenen Schädel-Hirn-Verletzung gestellt.

Tabelle 14.1. Notfalluntersuchung

Freie Atemwege
Intubation bei Bewußtlosigkeit (Score 8 und darunter)
Kreislauf
Karotispulse
Herzfrequenz
Blutdruck
Stillung schockverursachender Blutungen
Ausschluß anderer Komaformen
(Diabetes? Alkohol? Intoxikation?)
Neurologische Beurteilung
Bewußtseinslage nach Glasgow-Coma-Scale
Pupillen
Motorik
Nackensteifigkeit

Die neurochirurgische Notfalluntersuchung im engeren Sinne setzt sich zusammen aus der Beurteilung der Bewußtseinslage, der Pupillen, der Motorik und der Nackensteifigkeit.

Bewußtseinslage

Die Beurteilung der Bewußtseins- und Reaktionslage ergibt sich aus dem Gespräch mit dem Patienten und der Beobachtung der Reaktion auf Schmerzreize. Diese können an der Innenseite des Oberarmes, der Vorderseite des Oberschenkels oder ohne bleibende Spuren durch Druck auf die Fingernägel gesetzt werden. Zur Protokollierung ist die Nomenklatur somnolent, soporös, komatös verwirrend, da sie nicht einheitlich verwendet wird.

Die Beurteilung und Verlaufsbeobachtung der Bewußtseinslage geschieht heute mit der Glasgow-Coma-Scale (Tabelle 14.2), aus der sich ein Score bilden läßt.

Er erreicht das Maximum von 15 und das Minimum von 3. Das Koma ist definiert bei gezielter Schmerzabwehr, unartikulierten Lauten und geschlossenen Augen. Es errechnet sich ein Score von 8 und darunter. Verlaufsbeobachtung des Bewußtseins ist in der neurochirurgischen Notfalldiagnostik von entscheidender Bedeutung. Nur so läßt sich eine Compressio cerebri nach freiem Intervall erkennen (Abb. 14.1).

Außer der progredienten quantitativen Bewußtseinstrübung können noch weitere psychische Alterationen beobachtet werden. Man sieht nach Gehirnkontusion häufig ein Delirium, wobei der Patient nicht orientiert ist, aber doch ein reges „Leben auf der inneren Bühne" zeigt.

Pupillenbeurteilung

Die Pupillen-Symptomatik geht nicht in den beschriebenen Coma Score ein. Sie wird aber diesen Beobachtungen angefügt. Es wird in regelmäßigen Intervallen die Weite beider Pupillen und deren Reaktion auf Licht notiert. Eine weite, lichtstarre Pupille kann durch eine Optikusläsion bedingt sein (dann reagiert sie konsensuell bei Belichtung des anderen Auges). Häufiger wird eine weite, lichtstarre Pupille beim Patienten nach Schädel-Hirn-Trauma durch eine Okulomotoriusläsion verursacht. Sie entsteht durch Einklemmung des N. oculomotorius am Tentoriumschlitz als Folge der intrakraniellen Drucksteigerung und nur selten durch direkte Traumatisierung des Nervs bei Schädelbasisfrakturen.

Motorik

Man unterscheidet zwischen zentraler und peripherer Lähmung. Erstere entsteht durch eine Läsion der motorischen Rinde oder deren Efferenz bis zur Vorderhornzelle im Rückenmark. Die periphere Parese wird durch eine Schädigung des letzten motorischen Neurons zwischen Medulla und Endplatte im Muskel hervorgerufen. Da zentral Bewegungen und nicht einzelne Muskeln dirigiert werden, ist bei einer zentralen Lähmung stets eine ganze Körperregion betroffen. Das typische Beispiel ist die Halbseitenlähmung, die Hemiparese. Meist ist das Gesicht der gleichen Seite mitbeteiligt. Bei der Monoparese ist nur eine Extremität gelähmt. Bilateralsymmetrische motorische Ausfälle sind fast immer spinal bedingt (s. spinale raumfordernde Prozesse). Der Muskeltonus kann bei einer zentralen Lähmung sowohl reduziert (schlaff) als auch gesteigert (spastisch) sein. Bei peripheren Lähmungen sind einzelne Muskeln oder Muskelgruppen betroffen, entweder mit segmentaler Anordnung (s. Paresen bei lumbalen Diskushernien) oder nach dem Innervationsmuster des peripheren Nervs. Periphere Lähmungen sind immer schlaff und häufig mit einer Sensibilitätsstörung im gleichen Bezirk kombiniert.

Der bewußtseinsklare Patient wird aufgefordert, die Zähne zu zeigen (Fazialislähmung?) und Finger und Zehen zu bewegen. Zum Nachweis einer Parese

			Augen				Bewußtsein					Motorik						Pupillen			
			geschlossen	auf Schmerz offen	auf Anruf offen	spontan offen	nicht ansprechbar	unartikul. Laute	Wortsalat	desorientiert	orientiert	keine Reaktion	streckt auf Schmerz	beugt auf Schmerz	ungezielte Abwehr	gezielte Abwehr	führt Befehle aus	rechts		links	
																		Größe	Reaktion	Größe	Reaktion
	Zeit	Score	1	2	3	4	1	2	3	4	5	1	2	3	4	5	6				
	23°°	15				X					X						X	•	+	•	+
	24°°	12			X					X						X		⊙	+	⊙	+
	01°°	12			X					X						X		⊙	+	⊙	+
Rö	02°°	11-12			X				X–	–X						X		⊙	+	⊙	+
	03°°	12			X					X						X		⊙	+	⊙	+
	05°°	5	X				X							X				⊙	+	○	–
Intub																					
CT																					

• eng
⊙ mittel
○ weit
■ max. weit

G. Nehren

Abb. 14.1. Verlaufsbeobachtung mit Glasgow-Coma-Scale, Fallbeispiel: Die nachträgliche Aufzeichnung des klinischen Verlaufs zeigt mit einem Abfall des GCS um 24.00 h auf 12 eine Alarmwirkung. Auf konventionelle Weise überwacht wurde erst bei Mydriase links (GCS 5) um 5.00 h reagiert. (Bogen des Kantonspitals Basel)

Tabelle 14.2. Glasgow-Coma-Scale (GCS)

Augen	4 spontan offen
	3 auf Anruf offen
	2 auf Schmerz offen
	1 geschlossen
Bewußtsein	5 orientiert
	4 desorientiert
	3 Wortsalat
	2 unartikulierte Laute
	1 nicht ansprechbar
Motorik	6 führt Befehle aus
	5 gezielte Schmerzabwehr
	4 ungezielte Schmerzabwehr
	3 beugt auf Schmerz
	2 streckt auf Schmerz
	1 keine Reaktion
Glasgow-Coma-Score	Maximum: 15 Minimum: 3
Definition „Koma"	
	Augen: geschlossen (1) Bewußtsein: unartikulierte Laute (2) Motorik: gezielte Schmerzabwehr (5)
Score	8 und darunter

der oberen Extremitäten wird geprüft, mit welcher Kraft die gestreckten Finger gespreizt, oder die Arme längere Zeit gestreckt horizontal gehalten werden können (Vorhalteversuch bei geschlossenen Augen, evtl. unter Beobachtung einer Pronationstendenz). Für die unteren Extremitäten wird die Zehenmotilität untersucht. Man läßt den Patienten des weiteren das gestreckte Bein in der Hüfte von der Unterlage abheben. Es wird verglichen, mit welcher Kraft auf das distale Ende des Oberschenkels gedrückt werden muß, um das Bein zur Unterlage zurückzubringen. Bei allen neurologischen Untersuchungen erfolgt der Seitenvergleich. Beim bewußtlosen Patienten werden die Spontanbewegungen beobachtet. Es läßt sich dabei gelegentlich beobachten, daß die Extremitäten einer Körperseite weniger bewegt werden, als die der anderen. Bei Unsicherheit setzt man Schmerzreize, um wieder bilateral vergleichend die Lebhaftigkeit der Abwehrbewegungen zu beurteilen.

Nackensteifigkeit

Der Meningismus ist eine reflektorische Abwehrspannung der Nackenmuskulatur auf einen Schmerz.

Diesen löst man bei der meningealen Reizung dadurch aus, daß der Kopf ventral flektiert wird. Bei der Nackensteifigkeit wird nur die Ventralflexion des Kopfes behindert, bei einer Halswirbelverletzung hingegen auch die Bewegung nach der Seite sowie die Rotation. Beim Meningismus finden sich noch weitere meningeale Reizsymptome, so das Kernig[1]-Zeichen (Abwehrspannung und Schmerz beim Strecken des Kniegelenkes von einem in der Hüfte gebeugten Bein) sowie das Brudzinski[2]-Zeichen (reflektorisches Flektieren der Kniegelenke bei Ventralflexion des Kopfes).

! Nackensteifigkeit findet man bei einer Meningitis (bakteriell, viral) oder nach einer Subarachnoidalblutung (in der Traumatologie nach Contusio cerebri, oder nach Aneurysma-Blutung).

Seltener zeigt ein Meningismus eine intrakranielle Drucksteigerung an, welche die Kleinhirntonsillen in das Foramen occipitale magnum eingepreßt hat. Zur Differentialdiagnose eines Meningismus kann Liquor mittels ***Lumbalpunktion*** gewonnen werden. Eine solche Untersuchung kann wegen der Erzeugung eines Druckgradienten in der Richtung einer bereits beginnenden axialen Massenverschiebung bei intrakranieller Drucksteigerung höchst gefährlich sein und zur zerebralen oder zerebellären Einklemmung führen. Sie ist daher *nie* die erste Untersuchung. Durch Zusatzuntersuchungen (Augenspiegel ohne Mydriatikum, computerisierte Schädeltomographie CT) ist zunächst eine intrakranielle Drucksteigerung oder Massenverschiebung oder ein raumfordernder Prozeß der hinteren Schädelgrube auszuschließen. Die Computertomographie ist heute die feinste Untersuchung zur Feststellung intrakranieller auch subarachnoidaler Blutungen und erübrigt daher meist die Lumbalpunktion. Diese ist zum Nachweis der Meningitis und für den Erregernachweis erforderlich (s. Lehrbücher der Neurologie).

14.2 Spezielle neurochirurgische Untersuchungen

14.2.1 Ventrikelpunktion

Ventrikelpunktion ist aus ***diagnostischen*** Gründen angezeigt zur chemischen und zytologischen Liquoruntersuchung bei Patienten, bei denen die Lumbalpunktion kontraindiziert ist (bei Hinweisen auf intrakranielle Drucksteigerung und vorhandener axialer Massenverschiebung, also auf jeden Fall bei Verdacht auf raumfordernde Prozesse der hinteren Schädelgrube). Sie erlaubt die einmalige oder kontinuierliche Messung des intrakraniellen, ventrikulären Druckes und die Ventri-

[1] Vladimir M. Kernig, Arzt, St. Petersburg, 1840–1917
[2] Józef von Brudzinski, Pädiater, Warschau, 1874–1917

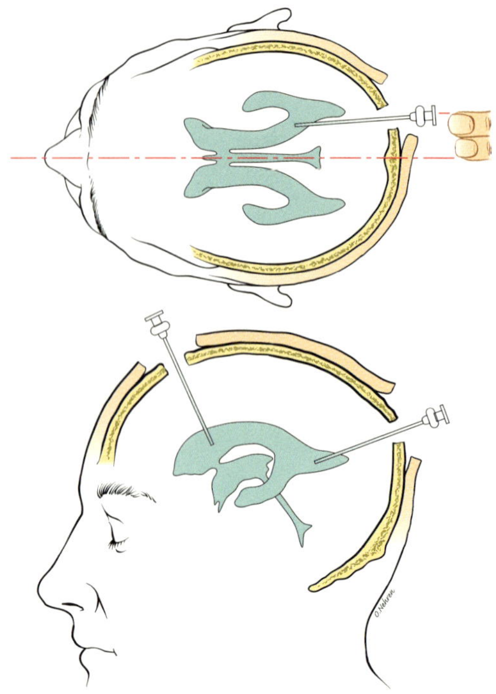

Abb. 14.2. Punktion des Ventrikelsystems nach Anlegen eines Bohrlochs

kuloskopie. Die Ventrikelpunktion ist ***therapeutisch*** bei nachfolgender Ventrikeldrainage mit kontinuierlicher Liquorableitung. Sie erlaubt die adjuvante intrathekale Behandlung durch Chemotherapeutika. Als Ort der Ventrikelpunktion wählt man relativ stumme kortikale Zonen präkoronar und im hinteren Parietalbereich, legt dort Bohrlöcher an, eröffnet die Dura, punktiert den Seitenventrikel mit stumpfer Nadeln durch den Kortex an (Abb. 14.2).

14.2.2 Intrakranielle Druckmessung

Der intrakranielle Druck (intracranial pressure, ICP) beträgt normalerweise beim liegenden Patienten und Normoventilation 10–15 mmHg. Druckerhöhungen findet man bei einer Vielzahl neurologischer und neurochirurgischer Krankheitsbilder.

> **!** Das kontinuierliche Monitoring des intrakraniellen Druckes spielt eine besondere Rolle bei der Überwachung des schweren gedeckten Schädel-Hirn-Traumas.

Methoden der intrakraniellen Druckmessung

Es wird entweder der intraventrikuläre Druck nach Ventrikelpunktion bestimmt oder eine epidurale oder subdurale Druckmessung mit einem Sensor durchgeführt, der mit einem Manometer oder druckempfindlichen Transducer verbunden ist.

Beziehung zwischen zunehmender intrakranieller Raumforderung und intrakraniellem Druck, Massenverschiebung.

Mit zunehmendem Volumen der intrakraniellen Raumforderung (z. B. Hämatom) steigt der intrakranielle Druck (ICP) vorerst nur wenig an, da Liquor und Blutvolumen aus dem Schädelinnern verdrängt werden. Sind diese Platzreserven erschöpft, steigt der ICP rasch exponentiell an (Abb. 14.3). Abhängig von der Lokalisation des raumfordernden Prozesses treten dabei intrakranielle Druckgradienten auf. Diese bestimmen die intrakranielle Massenverschiebung.

> **!** Mit zunehmender Drucksteigerung tritt eine Schädigung des Hirngewebes am Ort und eine Massenverschiebung auf (Abb. 14.4).

Bei Großhirnprozessen entsteht zunächst eine Verlagerung unter der Falx hindurch zur Gegenseite. Dann tritt ein axialer Druckgradient zum Hinterhauptloch hin auf. Es erfolgt die Herniation des medialen Temporallappens zwischen Tentorium und Hirnstamm mit Druckwirkung auf diesen, Bewußtseinstrübung und Kompression des N. oculomotorius. Bei fehlender Therapie tritt schließlich der ganze Hirnstamm tiefer, es kommt zur ausgeprägten tentoriellen Herniation mit Bewußtseinsverlust und Dezerebrationszeichen (Streckbewegungen an Armen und Beinen, spontan

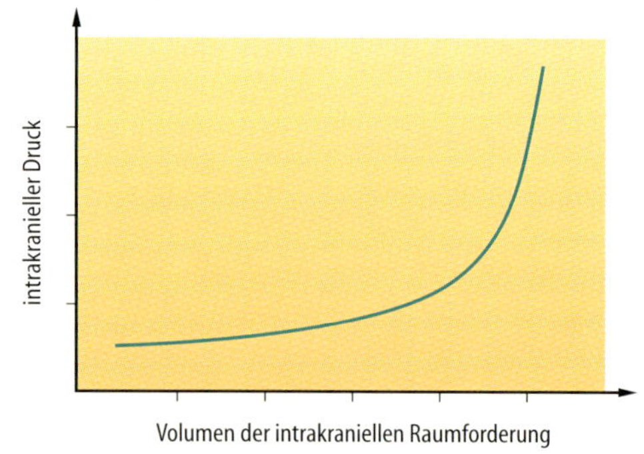

Abb. 14.3. Beziehung zwischen zunehmender intrakranieller Raumforderung und intrakraniellem Druck. Mit konstant zunehmendem Volumen der intrakraniellen Raumforderung (z. B. Hämatom) steigt der intrakranielle Druck (ICP) zunächst nur wenig an, da Liquor und Blutvolumen aus dem Schädelinnern entweichen können. Sind diese Platzreserven erschöpft, steigt der ICP rasch exponentiell an und übertrifft dann den systemischen arteriellen Druck. Parallel dazu nimmt auch die klinische Verschlechterung einen rasanten Verlauf

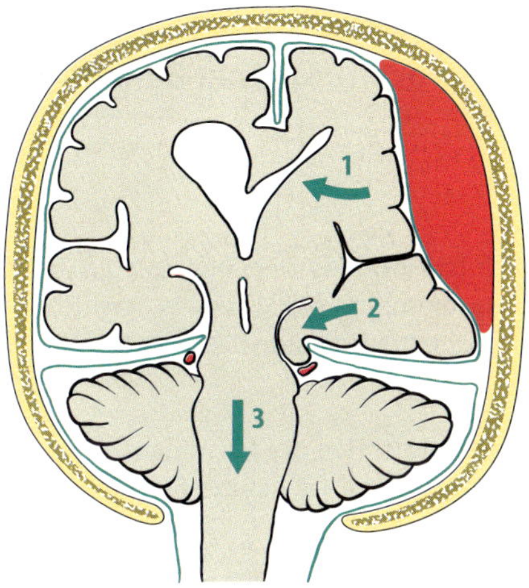

Abb. 14.4. Raumfordernde Wirkung eines epiduralen Hämatoms auf die Hirnstrukturen (schematisierter Längsschnitt auf Höhe von Tentoriumschlitz und Foramen occipitale magnum). *1* lokale Wirkung auf die ipsilaterale Großhirnhemisphäre mit druckbedingter Ischämie, Verschiebung des Seitenventrikels unter die Falx cerebri zur Gegenseite, *2* Herniation des medialen Temporallappens zwischen Tentoriumrand und Mittelhirn mit Druck- und Ischämiewirkung auf dasselbe sowie auf den gleichseitigen N. oculomotorius, *3* Tiefertreten des ganzen Stammhirns durch supratentoriell stark erhöhten intrakraniellen Druck, Funktionsstörung und Schädigung von Mittelhirn, später Einklemmung des tieferen Stammhirns im Foramen occipitale magnum

oder auf Schmerz). Schließlich werden die Kleinhirntonsillen in das Foramen occipitale magnum eingepreßt und dadurch die Medulla oblongata komprimiert. Die Folgen sind Atemlähmung und Kreislaufzusammenbruch.

Beziehung zwischen zerebraler Perfusion und Hirndruck

Mit zunehmendem intrakraniellem Druck tritt zusätzlich eine ischämische zerebrale Schädigung auf, da die Hirndurchblutung (cerebral perfusion pressure, CPP) mit zunehmendem ICP abnimmt. Die gleiche Wirkung hat entsprechend ein tiefer systemischer arterieller Blutdruck (mittlerer arterieller Blutdruck MAP):

$$CPP = MAP - ICP$$

14.3 Hilfsuntersuchungen

14.3.1 Bildgebende Verfahren

Zur Diagnose knöcherner Veränderungen werden von Schädel und Wirbelsäule ***Röntgenaufnahmen in verschiedenen Projektionen***, manchmal auch in Schichten (Tomographie) gemacht. Dies gilt auch heute noch für die Darstellung von Knochentumoren, die Diagnose osteolytischer Veränderungen durch metastatische Tumoren, Spondylodiszitis und in der Traumatologie für den Nachweis von Frakturen.

> **!** Besondere Bedeutung haben dabei die frontobasalen Frakturen und die Frakturen, die die A. meningea media kreuzen und so den Verdacht auf die Entwicklung eines epiduralen Hämatoms verstärken können.

Freilich werden diese Untersuchungen bei verdächtigen Befunden ergänzt. Der nächste Schritt ist in der Regel die ***computerisierte axiale Tomographie (CAT, CT)***, die als nicht-invasive Untersuchung die Dichteunterschiede des Schädelinhalts oder der Wirbelsäule in sehr feinen Abstufungen erfaßt und als Bild darstellt. Diese Dichteunterschiede werden durch intravenöse Injektion eines jodhaltigen Kontrastmittels verstärkt. Dies spielt insbesondere eine Rolle in der Diagnostik und Artdiagnostik von Hirntumoren und in der Diagnose von Gefäßveränderungen. Der nächste nicht-invasive Schritt ist die ***Kernspintomographie*** (Magnetic Resonance Imaging, MRI; Magnetic Resonance Tomography, MRT). Die Kernspintomographie liefert Bilder mit der deutlichsten Gewebsauflösung und zeigt daher morphologische Veränderungen am besten, jedoch ist sie insbesondere für die Artdiagnose nur eine ergänzende Methode.

Für die Gefäßveränderungen, die Darstellung von Aneurysmen und arterio-venösen Mißbildungen, aber auch für gefäßstenotische Prozesse spielt die ***zerebrale Angiographie*** weiterhin eine Rolle. Sie ist eine invasive Untersuchung, wobei das Kontrastmittel über arterielle Katheter eingegeben wird. Sie wird heute in der Regel als digitale Subtraktionsangiographie durchgeführt. Diese Methode erlaubt mit einem Minimum an Kontrastmittel die intrakraniellen Gefäße darzustellen. Enzephalographien und Zisternographien, Darstellungen der Hirnkammern und der Zisternen mit Kontrastmittel vor dem Röntgenschirm, spielen heute nur noch ausnahmsweise eine Rolle, da diese Methoden weitgehend durch die Computertomographie und MRT ersetzt sind. Im spinalen Bereich kann noch nicht ganz auf die ***Myelographie*** verzichtet werden. Dabei wird Kontrastmittel über eine Lumbalpunktion in den Subarachnoidalraum injiziert und in seiner Ausbreitung vor dem Röntgenschirm beobachtet bzw. abgebildet.

14.3.2 Ultraschalldiagnostik

Die Ultraschall-Echoenzephalographie findet noch eine Verwendung bei Kindern in der Beurteilung der Ventrikelweite nach Hydrozephalusoperation. Intraoperativ können durch unterschiedliche Reflexion von den Grenzflächen die Strukturen unterschieden und tiefsitzende Tumoren geortet werden. Die Ultraschalldopplersonographie der Karotiden, der Vertebralarterien und transkraniell auch der intrakraniellen Gefäße mißt Flußgeschwindigkeiten und zieht dadurch Rückschlüsse auf Veränderungen der Strombahn (z. B. Stenosen, Spasmen, Verschlüsse).

14.3.3 Elektrophysiologische Diagnostik

- Ableitung und Aufzeichnung spontaner bioelektrischer Aktivitäten: Funktionsströme des Gehirns (Elektroenzephalogramm, Elektrokortikogramm), der Muskeln (Elektromyogramm).
- Reizung mit elektrischen Impulsen zur Testung der Reaktion nervaler Elemente: Bestimmung der Leitungsgeschwindigkeit von Nerven (Elektroneurogramm), intraoperatives Monitoring zum Auffinden bestimmter Hirnnerven (Fazialismonitoring bei Kleinhirnbrückenwinkelprozessen).
- Ableitung evozierter Potentiale: Durch Setzen von Sinnesreizen, z. B. somatosensorisch, akustisch oder visuell, lassen sich auch beim Patienten in Narkose bei intakter Leitung die Potentiale am Hirn ableiten und zum Monitoring für Eingriffe in der Nähe der leitenden Strukturen verwenden (z. B. Ableitung akustisch evozierter Potentiale bei der gehörerhaltenden Operation im Kleinhirnbrückenwinkel).

14.3.4 Nuklearmedizinische Diagnostik

Radioaktive Isotope werden zur Untersuchung der Liquorresorptionsstörung subarachnoidal eingebracht; es wird ihre Ausbreitung im Liquorraum und die Zeit bis zur Resorption gemessen (Isotopenzisternographie zur Diagnostik des Hydrocephalus male resorptivus). Zur Bestimmung der Gewebsperfusion im Gehirn ist es möglich, die Auswaschung eines Isotops aus dem Gewebe zu verfolgen (Bestimmung des regionalen zerebralen Blut-Flusses [rCBF] mittels Xenon 133-clearance).

Die Positronen-Emissions-Tomographie (PET) kann lokale Stoffwechselveränderungen (z. B. in der Epilepsie-Diagnostik) aufspüren.

14.4 Grundzüge neurochirurgischer Behandlung

14.4.1 Hirnödem

Unter Hirnödem versteht man die vermehrte Ansammlung von Wasser in den intra- und/ oder extrazellulären Räumen des Gehirns.

Das klinische Auftreten des Hirnödems ist in der Regel Folge des Zusammenbruches der Bluthirnschranke.

Physiologie der Bluthirnschranke

Die Beobachtung, daß Vitalfarbstoffe in der Blutbahn nicht das zentralnervöse Gewebe anfärben, führte zur Forderung einer Bluthirnschranke. Heute haben wir die Anschauung, daß eine Zellschicht selektiv Ein- und Austritt von Substanzen zum neuralen Gewebe regelt und so Milieu und Funktion aufrecht erhält. Die Bluthirnschranke wird heute in die zerebralen Kapillaren lokalisiert und hier in die endothelialen tight junctions. Die Bluthirnschranke ist durchgängig für fettlösliche Substanzen (z. B. Anästhetika, Analgetika). Im übrigen findet ein aktiver energieverbrauchender Transport statt (Glukose, gewisse Aminosäuren).

Pathophysiologie

Das im CT unter pathologischen Bedingungen gezeigte Anfärben mit in die Blutbahn eingebrachtem Kontrastmittel zeigt im Bild die Folge des Zusammenbrechens der Bluthirnschranke. Eine Vielzahl von Noxen kann zur Störung der Bluthirnschranke führen: Leberversagen, Sepsis, Röntgenbestrahlung. Hirntumoren entwickeln ein eigenes Kapillarsystem, das keine vollständige endotheliale Bluthirnschranke aufweist. Im Bereich von Hirntumoren besteht also eine Schrankenstörung, was die Aufnahme von Kontrastmitteln und Radioisotopen in die Hirntumoren erklärt. Über den hydrostatischen Gradienten kommt Plasma in den Extrazellulärraum und erzeugt einen erhöhten Gewebsdruck, Autoregulationsverlust, Abnahme der Hirndurchblutung und Azidose. Das Ödem wird bei offener Bluthirnschranke hydrostatisch erhalten und dehnt sich aus. Chemische Veränderungen wie das Kallikrein-Kininogen-Kinin-System unterhalten das Ödem.

! Ein *vasogenes Hirnödem* beginnt mit einem Verlust der Integrität der Bluthirnschranke. Diese Form des Hirnödems ist am häufigsten in der Klinik als Störung anzutreffen und zwar als Folge von Traumen, Tumoren, Infektionen und nach zerebraler Ischämie.

Daneben existieren seltenere Formen des ***Hirnödems mit erhaltener Bluthirnschranke:*** das ***zytotoxische Hirnödem*** ist Folge einer Schädigung des Zellmetabolismus und liegt primär intrazellulär (Intoxikationen, Hypothermie, Frühstadium der Ischämie).

Als ***osmotisches Hirnödem*** bezeichnet man eine Ansammlung von Wasser im Gehirn bei einem ungünstigen osmotischen Gradienten über eine intakte Bluthirnschranke hinweg (SIADH-Syndrom, Urämie).

Diagnostik

Das Hirnödem alleine macht keine faßbaren Symptome. Erst die lokale und generalisierte intrakranielle Drucksteigerung führt zur Ischämie und entsprechend zu Lokal- und Allgemeinsymptomen. Die Computertomographie hat das Ödem sichtbar gemacht. Maligne Hirntumoren, Metastasen und Hirnabszesse zeigen die ausgedehntesten Ödemzonen.

Therapie des Hirnödems

Die Behandlung des Hirnödems ist in der klinischen Routine mit der Behandlung seiner Folge, der intrakraniellen Drucksteigerung, identisch: operative Entfernung der Ursache, des raumfordernden Prozesses, Reduktion des zerebralen Blutvolumens durch Hyperventilation und Barbiturate, Entfernung extrazellulärer Flüssigkeit durch Osmotherapie.

> **!** Die einzige spezifische Behandlung, die auf das Hirnödem durch Stabilisierung der Zellmembranen und Wiederherstellung der Bluthirnschranke wirkt, ist die Kortikosteroid-Therapie (16 mg Dexamethason pro Tag).

Die klinische Besserung durch diese Behandlung geht im CT faßbaren Parametern voraus. Diese bestehen in einer Abnahme der hypodensen Zonen, der Massenverschiebung und des Kontrastmittel-Enhancements. Die Kortikosteroid-Therapie ist heute zum Standard der Behandlung des perifokalen Ödems von Hirntumoren und Hirnabszessen geworden und wird immer bereits nach Diagnosestellung im präoperativen Verlauf eingesetzt.

14.4.2 Behandlung der intrakraniellen Drucksteigerung

Ziele

Das Behandlungsziel ist die Erzielung eines intrakraniellen Druckes unter 20 mmHg und die Aufrechterhaltung eines zerebralen Perfusionsdruckes (CPP) von 60 mmHg bei Transducer auf Herzhöhe, 50 mmHg bei Schädelbasis als Bezugspunkt. So kann das Eingreifen entweder im Anheben des mittleren arteriellen Druckes oder in der Senkung des intrakraniellen Druckes bestehen. Arterielle Drucke an der unteren Grenze der Autoregulation (s. Kap. 14.18.1: Pathophysiologie der Hirndurchblutung) und intrakranielle Drucke über 40 mmHg sind aber per se Indikationen zum therapeutischen Eingreifen.

Tabelle 14.3. Therapie der intrakraniellen Drucksteigerung

Erhöhter ICP (CPP ↓) > 20–25 mm Hg		
↓		
Hyperventilation		
↓	⟷	Kontroll-CT!
Osmotherapie		
↓	⟷	Kontroll-CT!
Barbiturattherapie		

Behandlungsschritte (Tabelle 14.3)

Hochdosierte ***Therapie mit Glukokortikoiden*** kommt beim perifokalen Ödem bei Hirntumoren in Frage. Wegen der im klinischen Verlauf nicht bewiesenen Wirkung und Komplikationen bei der länger dauernden Behandlung geben wir diese Medikamente nicht mehr bei der Behandlung der posttraumatischen intrakraniellen Drucksteigerung.

Alle bewußtlosen Patienten (Score 8 und darunter) werden wegen der Gefahr der Aspiration ***intubiert. Lagerung*** mit 30–45° erhöhtem Kopf erleichtert den venösen Rückfluß. Erste Maßnahme zur Senkung des intrakraniellen Druckes vom Unfallort bis zur Intensivstation ist die ***Hyperventilation*** (p_aCO_2 3,3–4,0 kPa). Sie schafft einen Komplementärraum durch Verringerung des zerebralen Blutvolumens.

Im nächsten Schritt bei nicht kontrollierter intrakranieller Drucksteigerung wird die ***Osmotherapie*** eingesetzt. Die Effektivität hängt ab von der Erzeugung eines osmotischen Gradienten zwischen Blut und Hirn. Wir geben Mannitol 0,5–1 g/kg KG als Initialdosis. Die Wirkung dauert bis zu vier Stunden, so daß dann die Gabe zu wiederholen ist. Die Anwendung ist nur bis zu einer Serumosmolarität von 320 mosm/l erlaubt (Nierenfunktion!). ***Barbiturate*** sind eine potente Droge zur Senkung des intrakraniellen Druckes. Wegen pulmonaler und kardiovaskulärer Nebenwirkung ist die Therapie nur unter intensivmedizinischen Bedingungen durchführbar. Die Messung des intrakraniellen Druckes und die Möglichkeit der Bestimmung des Barbituratspiegels im Serum sind Voraussetzung für diese Therapie. Bei allen Schritten der Therapie bei intrakranieller Drucksteigerung muß die morphologische Kontrolle mittels Computertomographie gewährleistet sein. Sekundär auftretende Hämatome, die zur Drucksteigerung beitragen, werden operativ behandelt!

14.5 Schädel-Hirn-Trauma

14.5.1 Begriffe

Der Begriff „Schädelhirntrauma“ bezieht sich auf Patienten, die nach einer Gewalteinwirkung am Kopf einen klinisch feststellbaren oder computertomographisch nachweisbaren Schaden oder eine Störung des Gehirns sowie der Hirnnerven und auch Verletzungen von Haut und Knochenschädel aufweisen. Für die Beurteilung einer Schädel-Hirn-Verletzung ist die Schwere der Hirnverletzung von Bedeutung; eine evtl. vorhandene Schädelfraktur ist nur indirekt wichtig.

Das schwere Schädel-Hirn-Trauma ist akut lebensgefährdend. Es gilt zu unterscheiden zwischen der primären und sekundären Hirnschädigung. Die ***primäre Hirnschädigung*** ist die, die der Patient beim Unfall oder durch eine längerdauernde Hypoxämie erlitten hat, und ist definitionsgemäß irreversibel und therapeutisch nicht angehbar.

> !
>
> Das moderne Prinzip der Behandlung des Schädel-Hirn-Traumas besteht im Vermeiden von sekundären, also nach dem Trauma entstehenden Hirnschäden.

Diese ***sekundären Läsionen*** entstehen durch:

- Hypoxie
- Hyperkapnie
- Hypotonie
- Ungenügend kontrollierte epileptische Anfälle
- Meningitis
- Verzögerte Entleerung eines intrakraniellen Hämatoms
- Erhöhten intrakraniellen Druck

50 % der durch Schädel-Hirn-Trauma bedingten Todesfälle ereignen sich innerhalb der ersten 2 Stunden. Dies bedeutet, daß rund die Hälfte der Patienten, die an einem schweren Schädel-Hirn-Trauma sterben, das Spital gar nie erreichen. Wenn aber ein Patient solange überlebt, daß er das Spital erreicht, ist das primäre Trauma nicht schwer genug gewesen, um den Tod herbeizuführen, und die eingeleitete Therapie sollte eine sekundäre Gehirnläsion und somit den Tod vermeiden können.

14.5.2 Beurteilung des Verletzten

Bewußtseinslage

Man unterscheidet folgende Zustände:

- wach, orientiert;
- somnolent (schläfrig, aber gut weckbar);
- soporös (nicht mehr weckbar, nur noch stärkere Reize lösen eine Reaktion aus);
- Koma (Bewußtlosigkeit, auch stärkere äußere Reize lösen keine Reaktion mehr aus).

> Bewußtlosigkeit besteht im Fehlen der psychischen, geistigen Vorgänge.
> Bewußtsein bedeutet die Fähigkeit, sich selbst und die Umgebung wahrzunehmen, d. h. im Zustand der Selbstkontrollfähigkeit zu sein.

Zur Protokollierung ist diese Einteilung verwirrend, und sie läßt dem Untersucher zuviel Spielraum. Die Beurteilung und Verlaufsbeobachtung geschieht heute mit der Glasgow-Coma-Scale, aus der sich ein Score bilden läßt.

Glasgow-Coma-Scale (GCS)

Es wird die bestmögliche Antwort des Patienten auf einen Stimm- oder Schmerzreiz, charakterisiert durch Öffnen der Augen, Beantworten und motorische Aktivität, aufgezeichnet und mit einer Zahl bewertet (s. Tabelle 14.2). Der wache, kooperative Patient erzielt 15 Punkte, mit 8 Punkten ist die Grenze zum Koma erreicht. Die tiefste zu erreichende Punktzahl ist 3. Zur weiteren Beurteilung gehört die Suche nach Hirnstammschädigungen, wie Pupillenreaktion und Körpermotorik, die – falls pathologisch – auf ein Mittelhirn- oder Bulbärhirnsyndrom hinweisen. Auch die Zeichen eines erhöhten intrakraniellen Druckes sollen rechtzeitig erkannt werden.

14.5.3 Kopfschwartenverletzung

Bei den Kopfschwartenverletzungen werden Quetsch-, Platz- und Rißwunden unterschieden. Da sich hinter jeder scheinbar harmlosen Kopfschwartenwunde eine penetrierende Schädel-Hirn-Verletzung verbergen kann, muß jede Kopfschwartenverletzung sorgfältig inspiziert werden. Blindes Sondieren sollte wegen der Gefahr von zusätzlichen Verletzungen und einer evtl. Keimverschleppung in den intrakraniellen Raum nicht durchgeführt werden. Bei ausgedehnten Verletzungen sollte eine Röntgenuntersuchung in mehreren Ebenen gefordert werden.

14.5.4 Schädelfrakturen

Begriffe

Eine gegen den Schädel wirkende mechanische Gewalt kann Frakturen erzeugen. Diese können linienförmig verlaufen (Fissur, Spalt-, Berstungsbruch) oder Splitter umgrenzen (Stück-, Trümmerbruch).

! Ernst zu bewerten sind Verschiebungen von Knochenstücken ins Schädelinnere (Impressionsbruch, Loch-, Schußfraktur).

Im Kindesalter können die Suturen traumatisch gesprengt und ebenso wie manche Frakturlinien durch eingeklemmte Dura an der knöchernen Ausheilung gehindert werden („wachsende Frakturen").

Für die Klinik ist Beurteilung der Lokalisation der Frakturen des Hirnschädels wichtig. Wir unterscheiden Frakturen der Schädelbasis und des Schädeldaches.

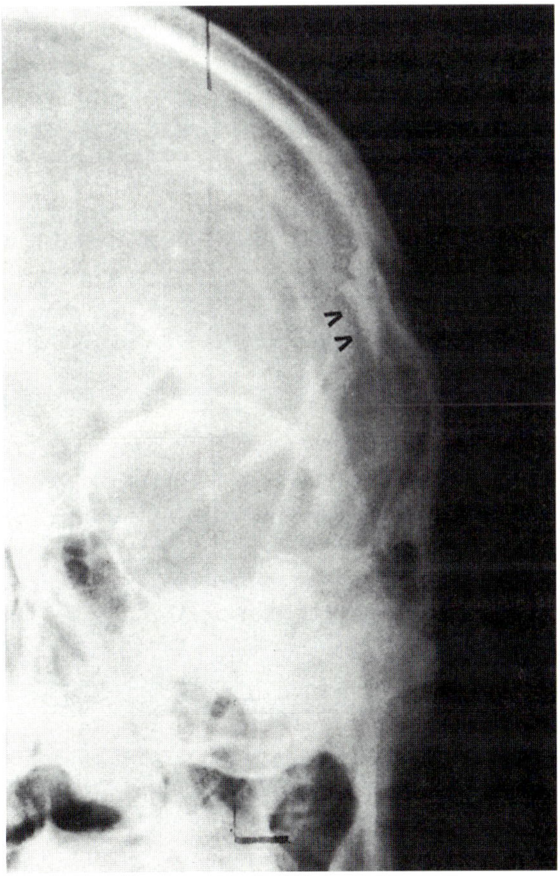

Abb. 14.5. Impressionsfraktur

Frakturen des Schädeldaches

Frakturen des Schädeldaches werden entsprechend ihrer Entstehung und Ausdehnung in Biegungs- und Berstungsbrüche eingeteilt. Biegungsbrüche entstehen durch unmittelbare örtliche, oftmals umschriebene Gewalteinwirkung (z. B. Fall auf das Hinterhaupt), während Berstungsfrakturen durch Kompression des gesamten Schädels zustande kommen. Wenn nicht operationsbedürftige Mitverletzungen innerhalb des Kopfes vorliegen, bedürfen Schädelfrakturen keiner operativen Behandlung. Anders verhält es sich bei Brüchen, bei denen es zur Verlagerung von Knochenanteilen unterhalb das Niveau der übrigen Schädelknochen gekommen ist. Solche ***Impressionsfrakturen*** (Abb. 14.5) führen zu Druckschädigung des Gehirns und müssen,

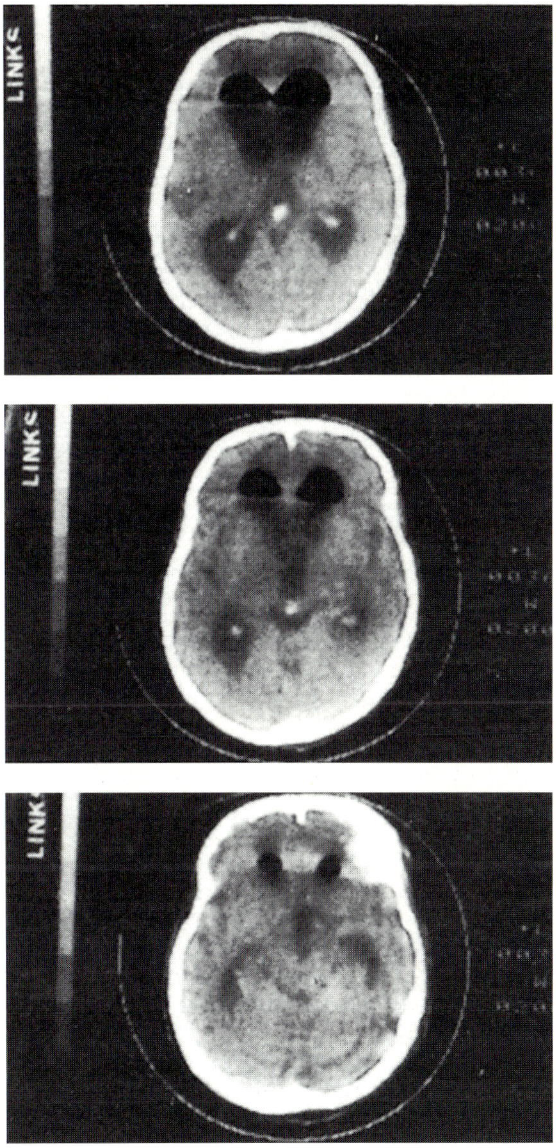

Abb. 14.6. CT. Partieller Pneumatozephalus nach Schädel-Hirn-Trauma als Hinweis auf eine Liquorfistel

wenn die Impression mehr als die Kalottendicke beträgt, baldmöglichst operativ angehoben oder ausgesägt werden. Eine operative Versorgung ist um so dringlicher, wenn es sich dabei um eine offene Impressionsfraktur handelt, wegen der Gefahr der Infektion.

Frakturen der Schädelbasis

Da die Schädelbasis in ihrem Aufbau sehr unterschiedlich ist, entstehen Bezirke mit geringerer Bruchfestigkeit. Viele Frakturen verlaufen durch die natürlichen Öffnungen der Schädelbasis, durch die Nerven und Gefäße ziehen. So können Frakturen zu deren Verletzung führen.

Die Diagnose einer Schädelbasisfraktur läßt sich – im Gegensatz zur Schädeldachfraktur – im Röntgenbild schwieriger stellen.

> ! Eine intrakranielle Luftansammlung (Pneumatozephalus, Abb. 14.6) läßt sich im Computertomogramm (CT), bei größerer Ansammlung auch im Röntgenbild, nachweisen und ist ein sicheres Zeichen der Schädelbasisfraktur.

Die Fraktur läßt sich meistens mittels Knochenfenster im CT darstellen. Klinische Zeichen der Schädelbasisfraktur sind Monokel- oder Brillenhämatome, Blut- oder Liquorausfluß aus Nase, Mund oder Ohren.

14.5.5 Offene Schädel-Hirn-Verletzungen

Definitionen

> Als offene Schädel-Hirn-Verletzungen werden Verletzungen des Gehirns bezeichnet, bei denen unter einer Kopfschwartenverletzung bzw. Weichteilverletzung Knochen und Dura mitverletzt sind.

Die Dura mater haftet dem Schädelknochen an Kalotte und Schädelbasis mehr oder weniger fest an. Sie bildet – unverletzt – einen wichtigen Schutz gegen eine Infektion des Gehirns und der Liquorräume. Ist sie im Bereich des Knochendefektes zerrissen und sind die darüberliegenden Weichteile verletzt, so kann es sowohl zum Austritt von Liquor, Blut und Hirngewebe aus der Schädelwunde kommen, wie auch zum Eindringen von pathogenen Keimen in den intrakraniellen Raum.

> ! Die Verletzung beim offenen Schädel-Hirn-Trauma ist deshalb immer ernst zu bewerten und operativ zu behandeln.

Sonderformen

Insbesondere sind ***frontobasale Schädelverletzungen***, die vorwiegend durch Gewalteinwirkung auf Stirn- und Gesichtsschädel entstehen – man muß aber auch bei einem Sturz auf das Hinterhaupt daran denken –, gefährlich, weil die Verletzung der basalen Dura und die Fraktur der vorderen Schädelgrube eine Verbindung zwischen Nasennebenhöhlen und Subarachnoidalraum herstellt (Abb. 14.7). Durch diese Verletzung kommt es zu einer ***Liquorfistel*** (Abb. 14.8), d.h. mit Ausfluß von Liquor cerebrospinalis aus der Nase ***(Rhinoliquorrhoe)***. Liquorausfluß ist somit das sichere Zeichen für das Vorliegen einer Schädelbasisfraktur. Ein prinzipiell ähnlicher Vorgang kann auch im Ohrbereich (Otoliquorrhoe) bei einer laterobasalen Schädelverletzung (Felsenbeinfraktur) vorkommen. Bei der Otoliquorrhoe verschließt sich die Fistel oftmals von selbst, anders ist es bei der Rhinoliquorrhoe, hier verschließt sich die Fistel fast nie. So ist das Aufsteigen einer bakteriellen Infektion ins Schädelinnere und eine eitrige Meningitis nur eine Frage der Zeit. Deshalb muß die Liquorfistel operativ so rasch wie möglich und verläßlich verschlossen werden (Abb. 14.9).

Diagnose

> ! Beim geringsten Verdacht auf eine Rhinoliquorrhoe muß alles unternommen werden, um eine Fistel nachzuweisen oder auszuschließen.

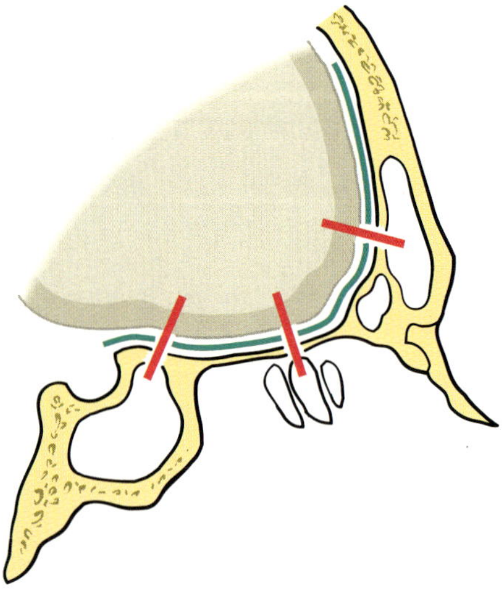

Abb. 14.7. Frontobasale Frakturen, die zur Rhinoliquorrhoe führen

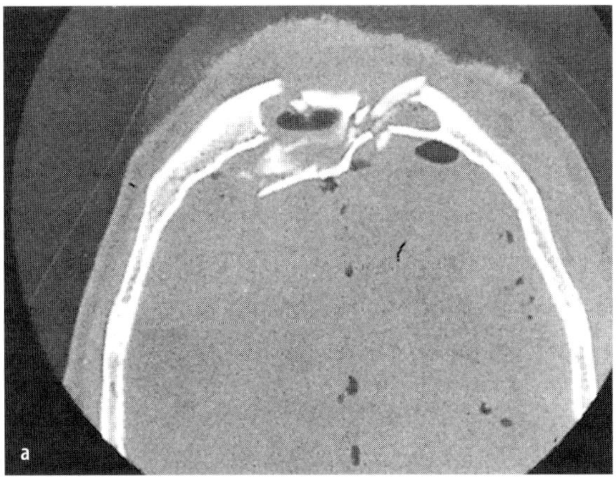

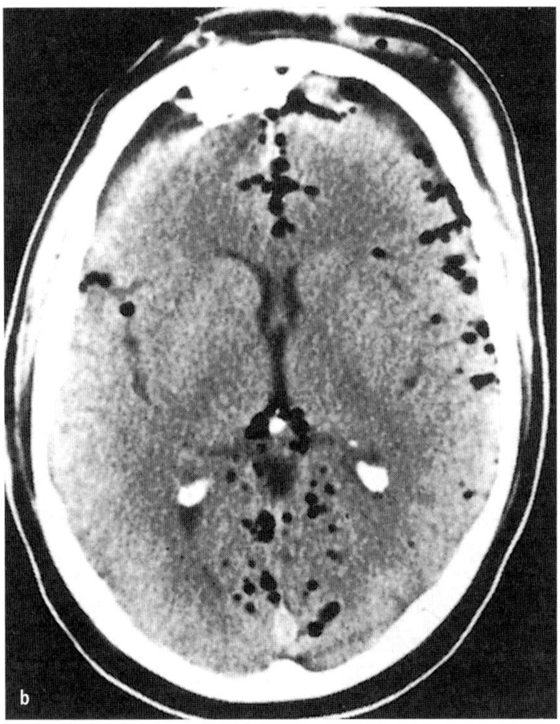

Abb. 14.8. a Frontobasale Verletzung mit Imprimat (Stirnhöhlenhinterwand), b intrakranielle Luft im Subarachnoidalraum als Hinweis auf die Liquorfistel

Der Nachweis und vor allem die Lokalisation kann sehr schwierig sein. Läßt man in der Frühphase die noch blutige, aus der Nase abträufelnde Flüssigkeit auf einen Tupfer oder eine Kompresse tropfen, so bildet sich bei Liquorbeimengung ein heller Hof um eine zentral blutige Stelle. Ist die abtropfende Flüssigkeit nicht mehr blutig, so gibt eine positive Zuckerprobe den Hinweis darauf, daß es sich um Liquor handelt und nicht um Nasensekret. Röntgenuntersuchungen, Computertomographie, evtl. computertomographische Zisternographie oder szintigraphische Untersuchungen sind zur Abklärung einer Fistel nötig. Negative Untersuchungsergebnisse schließen das Vorliegen einer nasalen Liquorfistel nicht sicher aus.

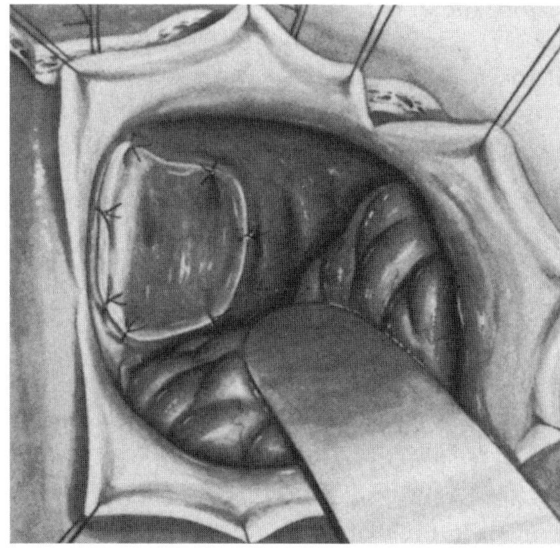

Abb. 14.9. Versorgung einer frontobasalen Liquorfistel mit Galea-Patch

Operative Behandlung

Das wichtigste Ziel der operativen Behandlung ist die Entfernung von Fremdkörpern und Gewebstrümmern aus dem Schädelinneren, die Blutstillung, die Hebung oder Entfernung von Knochenimprimaten und ein möglichst dichter Verschluß der Dura und der Wunde.

Spätkomplikationen

Möglich sind die Schädelosteomyelitis, die Meningitis, die Enzephalitis, der Hirnabszeß, das subdurale Empyem, die epileptogene Narbe, der Hydrocephalus male resorptivus (s. Kap. 14.11) und die ***Karotis-Kavernosus-Fistel***. Bei der Karotis-Kavernosus-Fistel entsteht die Fistelbildung zwischen der A. carotis interna und dem Sinus cavernosus an der Stelle der Schädelbasis, wo die Arterie durch diesen Sinus zieht. Die Folge ist ein pulsierender Exophthalmus, bedingt durch den erhöhten Blutdruck in den vom Auge abfließenden Venen, die in den Sinus cavernosus münden. Dabei besteht ein subjektives und auskultatorisch feststellbares pulssynchrones Fistelgeräusch. Je nach Schwere der Fistel kommt es zu einer Chemosis (Bindehautschwellung) und zu Doppeltsehen (s. Kap. 14.16).

14.5.6 Die gedeckte Hirnverletzung

Klassische Einteilung

Die klassische neurologische Einteilung sei der Einteilung nach Tönnis und Loew, 1953 publiziert und seither durch mehrere Autoren angepaßt, vorangestellt.

Commotio cerebri. Bei der Commotio cerebri (Gehirnerschütterung) handelt es sich um eine trauma-

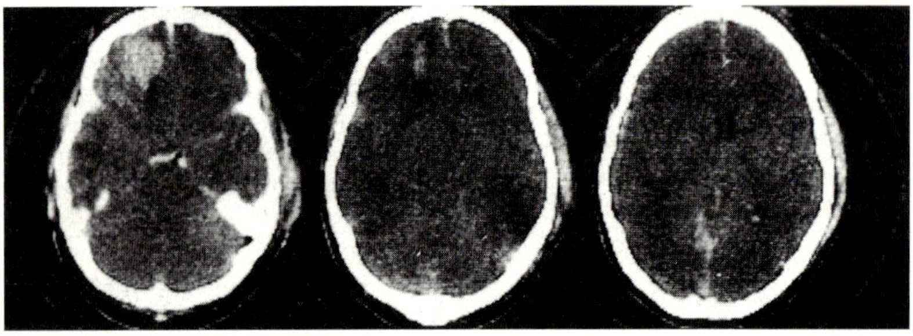

Abb. 14.10. CT. Frontobasaler Kontusionsherd *(links)*

tisch bedingte, reversible, funktionelle Störung des Gehirns ohne morphologische Veränderungen. Die Symptome klingen restlos ab.

Die Symptomatik besteht in kurzzeitiger Bewußtlosigkeit, Erinnerungslücke nach (anterograde Amnesie) und vor (retrograde Amnesie) dem Unfall, Brechreiz oder Erbrechen, Kopfschmerzen. Es müssen aber nicht alle Symptome gleichzeitig vorhanden sein.

Contusio cerebri. Bei der Contusio cerebri (Hirnquetschung) liegen immer morphologische Schädigungen des Gehirns vor. Diese Schädigung kann einmal durch Prellungsherde (entweder am Ort der Gewalteinwirkung oder als Contre-coup-Herd) oder durch tiefer reichende Gewebszerreißung und Rhexisblutung verursacht werden. Je nach Lokalisation am Gehirn können die verschiedensten klinischen Bilder entstehen. So z. B. eine Lähmung auf der Gegenseite der Schädigung der Präzentralwindung. Diese Ausfälle werden „Herdsymptome" genannt. Häufigste Lokalisationen der ***Rindenprellungsherde*** sind der Stirnpol (Abb. 14.10), der Schläfenlappenpol und Okzipitalpol. Kontusionelle Hirnschädigungen gehen meist mit einer Subarachnoidalblutung einher, die zu einer ***Nackensteifigkeit*** (Meningismus) führt. Eine spezielle Kontusionsform stellt die ***Hirnstammkontusion*** dar mit folgenden Symptomen: tiefe Bewußtlosigkeit; Beuge-, Streckkrämpfe auf einen Schmerzreiz, z. T. auch spontan; Enthemmung vegetativer Zentren (Atmung, Kreislauf, Temperatur, Wasser- und Elektrolythaushalt); Pupillen z. T. entrundet, träge auf Licht reagierend bis fehlende Lichtreaktion; Kauen, Schmatzen, Gähnen.

Compressio cerebri. Bei der Compressio cerebri geschieht die Schädigung des Gehirns durch Druck. Beim geschlossenen Schädel-Hirn-Trauma ist das ***Hirnödem*** am häufigsten anzutreffen. An zweiter Stelle stehen die sich entwickelnden ***Blutungen,*** wie epidurales Hämatom, subdurales Hämatom und intrazerebrales Hämatom. Zum Pathomechanismus des Hirnödems s. Kapitel 14.4.

> **!** Zeichen einer intrakraniellen Drucksteigerung sind: zunehmende motorische Unruhe, Verschlechterung der Bewußtseinslage, Anstieg des systolischen Blutdruckes, Veränderung des Atmungsmusters (langsame, unregelmäßige Atmung, Cheyne-Stokes-Atmung), weite nicht reagierende Pupillen, Bradykardie.

Einteilung nach Tönnis und Loew

Die Einteilung nach Tönnis und Loew geschieht nach klinischen Gesichtspunkten: Nach der Dauer der Rückbildungszeit der Symptome werden drei Grade von gedeckten Schädel-Hirn-Verletzungen unterschieden. Später wurde noch die Dauer der Bewußtseinsstörung zur Beurteilung des Schweregrades herangezogen. Im Verlaufe der Jahre wurden durch verschiedene Autoren mehrere Anpassungen vorgenommen.

Leichtes gedecktes Schädel-Hirn-Trauma oder Schädel-Hirn-Trauma 1. Grades. Dieses kann als kurzdauernde funktionelle Störung des Gehirns aufgefaßt werden. Kurzdauernde Bewußtlosigkeit von < 5 Min. In der Folge treten Erbrechen und Kopfschmerzen auf. Eine Erinnerungslücke besteht für die Zeit vor und nach dem Unfall. Eine komplette Rückbildung aller Erscheinungen tritt innerhalb von 5 Tagen ein. Der Begriff der leichten gedeckten Schädel-Hirn-Verletzung deckt sich mit dem der Commotio cerebri. Die stationäre Aufnahme wird nicht wegen der Schwere der Verletzung indiziert, sondern wegen möglicher Komplikationen, die einen evtl. neurochirurgischen Eingriff erforderlich machen (z. B. epidurales Hämatom). Die Behandlung besteht in Bettruhe für 1–2 Tage. Eine medikamentöse Behandlung ist in der Regel nicht erforderlich. In Einzelfällen kann die Applikation leichter Analgetika (keine Salizylate mit hemmender Wirkung auf die Thrombozytenaggregation) und Antiemetika sinnvoll sein. Mit der Wiederaufnahme der Arbeit kann in 1–2 Wochen gerechnet werden.

Mittelschweres gedecktes Schädel-Hirn-Trauma oder Schädel-Hirn-Trauma 2. Grades. Dieses besteht, wenn der Bewußtseinsverlust bis 30 Min. anhält und die Rückbildungsphase wesentlich länger als 5 Tage – bis zu 30 Tagen – ist. Allgemeine Schädigungszeichen wie Zirkulationsstörungen, Störung der Atmung sind ausgeprägt. Es können Herdzeichen wie leichte Paresen und Pyramidenbahnzeichen oder Reflexdifferenzen nachweisbar sein. Diese Verletzungen können völlig zurückgehen; je nach Intensität und Lokalisation kann es jedoch zu bleibenden Schäden kommen. Therapeutisch genügt eine alleinige Verordnung von Bettruhe nicht, gelegentlich bedarf es einer medikamentösen Ruhigstellung. Wichtig ist die Überwachung der neurologischen Befunde und der Vitalfunktionen, sowie die Hochlagerung des Kopfes von 30–45° (zur Förderung des venösen Abflusses). Oftmals wird man Analgetika und Antiemetika verordnen sowie Antiepileptika zur Epilepsieprophylaxe. Nach der oben erwähnten Nomenklatur würde man für das mittelschwere gedeckte Schädel-Hirn-Trauma eine Contusio cerebri leichten Grades annehmen.

Ein schweres gedecktes Schädel-Hirn-Trauma oder Schädel-Hirn-Trauma 3. Grades. Dieses besteht bei Bewußtlosigkeitsdauer von länger als 30 Min. und erstreckt sich über Tage oder gar Wochen. Motorische Unruhe und neurologische Herdsymptome stehen im Vordergrund. Atem- und Kreislaufstörungen erfordern eine frühzeitige Therapie, evtl. Intubation. Bei diesem Trauma würde man von einer Contusio cerebri schwereren Grades sprechen, wobei nicht nur das Großhirn, sondern auch Teile des Stammhirns erfaßt werden können. Stets ist bei den schweren traumatischen Hirnschädigungen mit der Entwicklung eines lebensbedrohenden Hirnödems zu rechnen. Wegen der, substantiellen Schädigungen in den tieferen Strukturen sind bei der schwersten Form immer vegetative Symptome mitbeteiligt wie Temperaturregulationsstörungen (Schweißausbrüche, Fieber), Atem- und Kreislaufstörungen, Dysregulation des Hormonsystems, Verschiebung des Wasser- und Elektrolythaushaltes. Beim Schädel-Hirn-Trauma 3. Grades kommt es zu bleibenden Schäden.

Mittelhirnsyndrom

Bei zunehmender supratentorieller Raumforderung, bedingt durch eine Blutung (s. unten) oder Progredienz des Hirnödems, kommt es zur Mittelhirneinklemmung und somit zum akuten Mittelhirnsyndrom (Hirneinklemmung im Tentoriumschlitz). Es kommt zuerst zu ungezielten Massenbewegungen, später zur Ausbildung von ***Streckkrämpfen***, besonders an den unteren Extremitäten und Beugestellungen der oberen Extremitäten. Beim Vollbild liegt eine tiefe ***Bewußtlosigkeit*** vor. Die Streckmechanismen können durch Schmerzreize verstärkt oder ausgelöst werden. Im weiteren kommt es zu allgemeiner Tonussteigerung, zu Dysregulation von Kreislauf und Atmung und zu vegetativen Entgleisungen (s. oben). Daneben besteht eine Dissoziation von Augenbewegung und Pupillenreaktion (im schwersten Fall Mittel- bis Weitstellung, Erlöschung des Lichtreflexes).

Bulbärhirnsyndrom

Kann die Raumforderung nicht behoben werden, kommt es in der Regel zum akuten Bulbärhirnsyndrom (Einklemmung der Medulla oblongata, da die Kleinhirntonsillen ins Foramen occipitale magnum gepreßt werden) mit tiefer Bewußtlosigkeit, fehlenden Streckkrämpfen, fehlender Reaktion auf Schmerzreize, maximal weiten, nicht auf Licht reagierenden Pupillen, zusammengebrochener vegetativer Regulation, es kommt zum ***Atemstillstand*** und zum Zusammenbruch der Kreislaufregulation. Das Bulbärhirnsyndrom nimmt meistens einen tödlichen Ausgang, aber es hat nicht grundsätzlich eine infauste Prognose. Beim Erwachen aus einer länger dauernden Bewußtlosigkeit können verschiedene Stadien der Verwirrtheit durchlaufen werden, welche als ***Durchgangssyndrom*** bezeichnet werden.

Apallisches Syndrom

Beim apallischen Syndrom (Coma vigile, vegetatives Stadium, dezerebriertes Stadium) ist das Bewußtsein auf einer primitiven Stufe erhalten. Zeichen sind erhaltene Vigilanz (Wachheit), keine Bewußtseinsinhalte, keine Bewußtseinsbreite, Verlust aller höheren psychischen Funktionen, wie Erkennen, Selbstreflexion und Kritikvermögen. Es handelt sich um ein gedankenleeres besinnungsloses Wachsein. Hirnstammfunktionen wie Schlaf-Wach-Rhythmus, Atmung, Herz-Kreislauf sind erhalten. Dazu kommen Saug-, Greif-, Schnauzreflexe. Das apallische Syndrom kann reversibel sein, hinterläßt aber meist Dauerschäden. Etwa 1–2% aller komatöser Patienten nach Schädelhirntrauma verbleiben im apallischen Zustand.

Therapie der gedeckten Hirnverletzung

Die Behandlung besteht in Hochlagerung des Kopfes, Intubation, Ruhigstellung, sorgfältiger Flüssigkeitsbilanzierung, Kontrolle der Elektrolyte und der Temperatur, ausreichender kalorischer parenteraler Ernährung (Therapie des erhöhten intrakraniellen Druckes und des Hirnödems, s. Kap. 14.4).

Bei Verschlechterung der Bewußtseinslage sind sofort folgende diagnostische Maßnahmen wichtig: neurologische Kontrollen, Computertomographie, evtl. EEG, evtl. Karotisangiographie. Die Ursache ist oft eine Blutansammlung epidural, subdural oder intrazerebral. Die Verschlechterung kann auch durch das wachsende Großhirnödem mit zunehmender Mittelhirnkompression und eine dadurch fortschreitende gestörte Blutzirkulation verursacht sein. Um eine Veränderung rasch erfassen zu können, ist eine engmaschige Überwachung nötig. Zu diesem Zweck eignet sich sehr gut die Glasgow-Coma-Scale (s. oben). Es gibt vier wichtige Gründe, eine solche Skala anzuwenden:

- sofortige Entdeckung von Komplikationen,
- Überwachung der Wirksamkeit der Therapie,

Tabelle 14.4. Glasgow-Outcome-Scale

GOS	Neurologischer Status
I	Tod
II	Vegetatives Zustandsbild
III	Schwere Behinderung: Patient ist für die täglichen Aktivitäten völlig von Andern abhängig
IV	Mäßige Behinderung: Patient hat neurologische oder geistige Beeinträchtigungen, aber er ist unabhängig
V	Gute Erholung: Patient führt ein unabhängiges und normales Leben ohne oder mit minimalen neurologischen Ausfällen

- leichtere Vergleichbarkeit verschieden behandelter Patientengruppen,
- Möglichkeit der Aussage über den Verlauf.

Die Glasgow-Outcome-Scale (Tabelle 14.4) ist eine weltweit verbreitete Skala für die Bestimmung des Behandlungsergebnisses.

Spätkomplikationen

Chronisches Subduralhämatom, Epilepsie (Früh- und Spätepilepsie), Kopfschmerzen, Paresen, posttraumatischer Hydrozephalus, psychische Wesensveränderungen mit Konzentrationsschwäche, Gereiztheit mit fehlender affektiver Kontrolle, Antriebsschwäche, sozialer Unangepaßtheit und Unstetigkeit.

14.5.7 Traumatische raumfordernde Hämatome

Vorbemerkungen

!

In Folge einer Schädel-Hirn-Verletzung können innerhalb des Kopfes Blutungen entstehen, die durch Erhöhung des intrakraniellen Druckes lebensbedrohende Komplikationen verursachen. Da sie, im Gegensatz zum Hirnödem, einer operativen Therapie zugänglich sind, ist ihre rasche Diagnose und Operation von entscheidender Bedeutung für die Prognose.

Das akute intrakranielle Hämatom, das sich innerhalb von Stunden oder wenigen Tagen im Anschluß an ein Trauma entwickelt, zeigt einen meist typischen Verlauf. Ein wichtiger Hinweis auf das Vorliegen einer intrakraniellen Blutung ist das sogenannt ***freie Intervall***, d.h. nach einem Unfall ist der Verletzte kurz bewußtlos und wacht später wieder auf; Stunden danach trübt sein Bewußtsein wieder ein, es wird also vorübergehend ein Intervall von Bewußtseinsklarheit durchlaufen. Die erneute Bewußtseinstrübung ist Folge einer Mittelhirneinklemmung durch erhöhten intrakraniellen Druck bei sich ausbreitender Blutung. Schwierig wird die Beurteilung nach einem schweren Schädel-Hirn-Trauma, wenn Schlaf und Alkoholintoxikation von der Bewußtseinstrübung abzugrenzen sind. Verletzte sollten zur Überwachung in den ersten 12 Stunden stündlich geweckt werden. Nur eine genaue und fortlaufende Beobachtung (GCS) des Patienten vermag eine Verschlechterung zu erfassen. Weitere wichtige Symptome sind das zum Hämatom gleichseitige Auftreten einer ***Pupillenerweiterung*** (Mydriasis) aufgrund einer Einklemmung des N. oculomotorius und eine ***kontralaterale Parese*** mit Pyramidenbahnzeichen.

Epidurale Hämatome

Beim epiduralen Hämatom liegt eine Blutung zwischen der Dura mater und dem Schädelknochen (Tabula interna) vor. Am häufigsten entsteht es durch Zerreißung der A. meningea media, wenn eine Frakturlinie den Verlauf der Arterie oder einer ihrer Äste kreuzt (Abb. 14.11).

Da es sich meistens um eine arterielle Blutung handelt, vergrößert es sich innerhalb von Stunden. Es kommen auch venöse Hämatome vor, wenn der große Blutleiter einreißt. Für die Auslösung einer epiduralen Blutung ist keineswegs ein schweres Schädel-Hirn-Trauma nötig. Häufigster Sitz ist temporal (Abb. 14.12), daneben kommen aber auch frontale, subfrontale, parietale und parieto-okzipitale, seltener infratentorielle Lokalisationen vor.

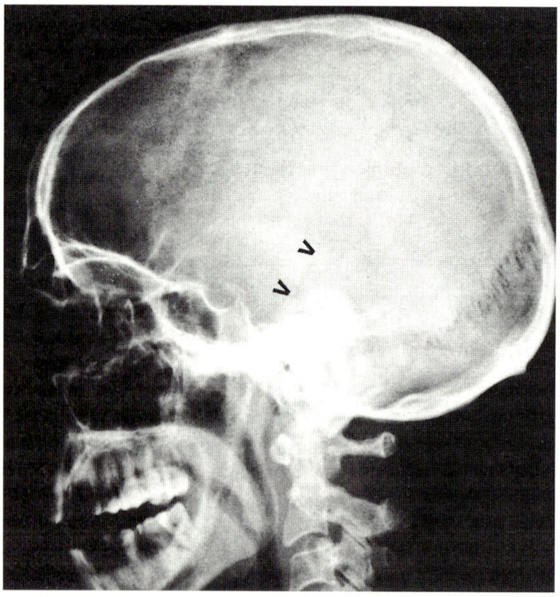

Abb. 14.11. Temporale Fraktur, die die A. meningea kreuzt, drohendes epidurales Hämatom

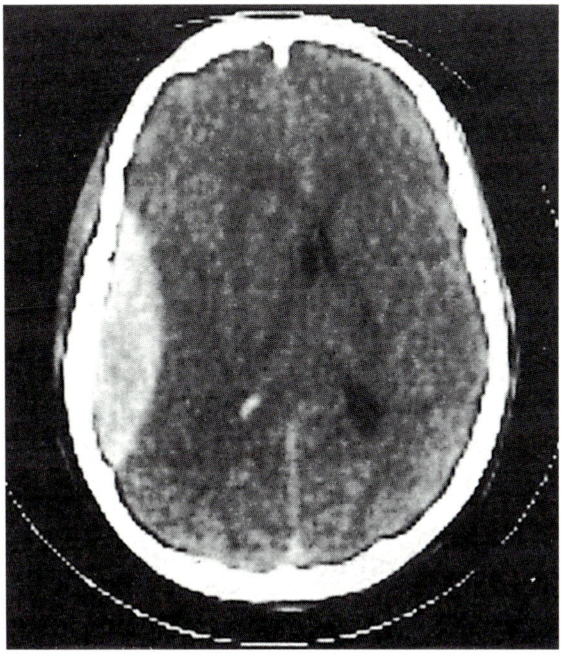

Abb. 14.12. CT. Typisches Epiduralhämatom links (hyperdens) mit Massenverschiebung (Verlagerung des Ventrikelsystems)

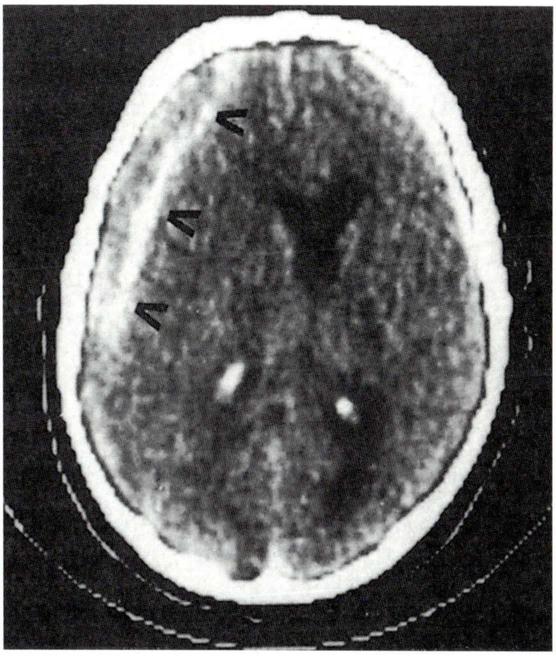

Abb. 14.13. CT. Subakutes subdurales Hämatom mit hyperdenser Kapsel *(Pfeilspitzen)* und isodensem Inhalt

> **!** Epidurale Hämatome zeigen oft den typischen Verlauf mit einem freien Intervall, Bewußtseinstrübung, homonymer Mydriasis und kontralateraler Parese.

Die Prognose ist um so besser, je schneller operiert und die Blutung gestillt wird. Eine folgenlose Ausheilung ist möglich, vorausgesetzt es liegt nicht eine weitere schwere Gehirnschädigung oder eine schwere Mittelhirnschädigung bei verschleppter Diagnose vor.

Subduralhämatome

Entstehung. Das Subduralhämatom entstammt meist einer abgerissenen Brückenvene und breitet sich häufig großflächig zwischen Dura mater und den weichen Hirnhäuten (Arachnoidea) aus. Daneben werden viele subdurale Hämatome im Bereich größerer Kontusionsherde gefunden, wo sie durch Sickerblutung zustande kommen. Abhängig von der Zeit zwischen dem Unfallereignis und Ausbildung des subduralen Hämatoms unterscheidet man akute, subakute und chronische subdurale Hämatome.

Akutes und subakutes subdurales Hämatom. Tritt das Hämatom innerhalb von 3 Tagen auf, so handelt es sich um ein akutes subdurales Hämatom. Diese Hämatome sind auch bei schnellem operativen Eingreifen prognostisch wenig günstig; folgenlose Ausheilung ist wegen der meist schweren Hirnkontusion praktisch nicht möglich. Entwickelt sich das subdurale Hämatom in den ersten 3 Wochen nach dem Trauma, so spricht man von einem subakuten subduralen Hämatom (Abb. 14.13). Die klinischen Erscheinungen sind etwas uncharakteristisch und bestehen gewöhnlich in einer langsam progredienten intrakraniellen Drucksteigerung und in neurologischen Herdsymptomen. Bezüglich der Rückbildung von neurologischen Ausfällen besteht beim subakuten subduralen Hämatom eine etwas bessere Aussicht als beim akuten subduralen Hämatom.

Chronisches Subduralhämatom. Das chronische Subduralhämatom hat ebenfalls eine traumatische Genese, doch braucht es für seine Entstehung mehr als 3 Wochen, manchmal Monate. Häufig findet sich in der Anamnese nur ein Bagatelltrauma oder es wird sogar ein Trauma negiert. Betroffen sind oft ältere Leute und Alkoholiker. Herdsymptome und intrakranielle Druckzeichen entwickeln sich erst im Laufe vieler Wochen. Dies ist darauf zurückzuführen, daß diese hämorrhagischen Ergüsse langsam an Volumen zunehmen. Wahrscheinlich entsteht durch Bluteiweißabbau innerhalb eines abgeschlossenen Raumes – das anfängliche Hämatom ist von einer sich fühzeitig bildenden Membran umschlossen – eine osmotisch-hypertonische Flüssigkeit, die durch den erhöhten onkotischen Druck Gewebsflüssigkeit und Liquor ansaugt. Das Hämatom breitet sich meist mit einer Schichtdicke von einigen Zentimetern flächenförmig über eine ganze Großhirnkonvexität aus. Zu Beginn stehen zunehmende Kopfschmerzen, Müdigkeit, Konzentrationsstörungen im

Vordergrund. In dieser Phase wird oft die Diagnose einer Depression oder Demenz gestellt. Im späteren Verlauf kommen Somnolenz, als Zeichen des erhöhten intrakraniellen Druckes und latente oder manifeste Hemiparese dazu. Jetzt wird nicht selten an ein zerebrovaskuläres Leiden oder an einen Hirntumor gedacht.

!

Die klinischen Zeichen eines chronischen Subduralhämatoms sind anfänglich sehr uncharakteristisch. Die Diagnose des chronischen subduralen Hämatoms wird oft verpaßt, da nicht daran gedacht wird.

Im CT weist man eine hypodense Raumforderung über der Großhirnhemisphäre nach (Abb. 14.14). Diese chronisch subduralen Hämatome können auch isodens sein oder doppelseitig vorkommen. Sie sind dann schwerer nachweisbar, u. U. nur angiographisch als gefäßverdrängende Prozesse, oder im MRI feststellbar. Die Prognose bei Operation eines chronischen Subduralhämatoms ist günstig.

Intrazerebrale Hämatome

Intrazerebrale Hämatome sind Blutungen innerhalb des Gehirns. Sie entstehen durch Gefäßruptur infolge der auf das Gehirn einwirkenden Gewalt und entwickeln sich innerhalb Stunden oder Tagen.

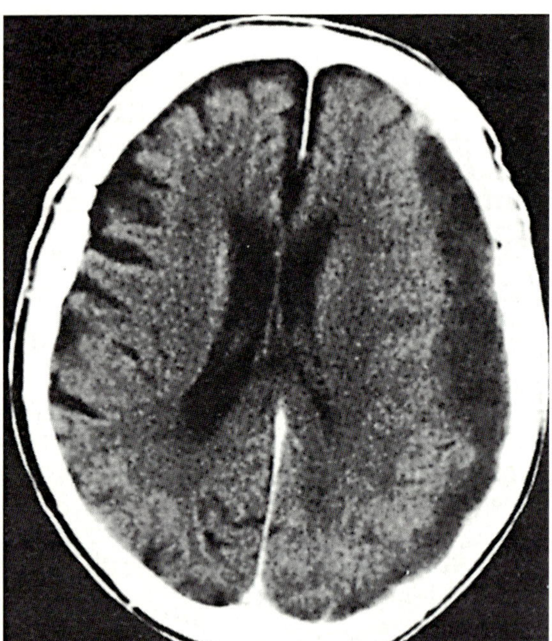

Abb. 14.14. Chronisch subdurales Hämatom (hypodens) mit weiter Ausdehnung über der Großhirnhemisphäre

Es kann auch zu kombinierten Hämatomen und zu Ventrikeleinblutungen kommen, mit Tamponade der Hirnkammern. In jedem Falle wird es – entsprechend der Entstehung – zu einer Zerstörung von Hirngewebe und damit meist zu bleibenden neurologischen Ausfällen kommen. Traumatische intrazerebrale Hämatome führen oft schnell zum Kompressionssyndrom und erfordern ein rasches therapeutisches Handeln. Wegen des oft ähnlichen posttraumatischen Verlaufes lassen sich epidurale, subdurale und intrazerebrale Hämatome oft klinisch nicht unterscheiden. Zur Differentialdiagnose ist ein CT nötig.

Diagnostik

Klinisch-neurologischer Befund und Verlauf lassen eine Compressio cerebri vermuten. Fällt auf der Schädelaufnahme eine quer durch die Schläfenbeinschuppe verlaufende Fissur auf, besteht der Verdacht auf eine Meningeazerreißung und somit auf ein epidurales Hämatom. Die axiale Computertomographie schafft hier Klarheit: Intra- und extrazerebrale Hämatome, Knochenimprimate zeichnen sich infolge ihrer Dichteunterschiede deutlich ab. In Fällen mit unklarem CT-Befund oder wo kein CT durchführbar ist, findet die Karotisangiographie noch ihre Anwendung.

Therapie

Die Therapie der Compressio cerebri beim epiduralen, beim akuten und subakuten subduralen, sowie beim intrazerebralen Hämatom besteht vorwiegend in einer osteoplastischen Kraniotomie (Ausschneiden und Wiedereinsetzen des Knochendeckels). Gelegentlich muß eine osteoklastische Kraniotomie (Weglassen des Knochendeckels) durchgeführt werden. Die entstandene Knochenlücke kann später mit dem Eigenknochen oder mit alloplastischem Material (Pallacos) wieder gedeckt werden. Je akuter die Verlaufsform dieser Hämatome, desto dringlicher ist die Operation, damit es nicht erst zu einer massiven intrakraniellen Drucksteigerung und damit zu lebensbedrohlicher Mittelhirneinklemmung kommt. Die Raumforderung muß raschestens behoben und die Blutung gestillt werden. Nur beim chronisch subduralen Hämatom genügt eine Bohrlochtrepanation. Diese Bohrlochtrepanation kann auch notfallmäßig in Lokalanästhesie durchgeführt werden und ist somit auch alten Patienten zumutbar.

14.5.8 Komplikationen der Schädel-Hirn-Verletzung

Subdurales Hygrom

Subdurale Hygrome sind traumatisch bedingte Liquoransammlungen außerhalb des Subarachnoidalraumes, die ähnlich raumfordernd wirken können wie subdurale Hämatome. Mit diesen haben sie die Symptomatik, Diagnostik und dringende operative Versorgung gemeinsam. Als Ursache werden Einrisse der Arachnoidea angenommen, durch die der Liquor cerebrospinalis in den Subduralraum fließen kann. Durch eine Art Ventilmechanismus wird ein Rückstrom des Liquors verhindert und es sammelt sich immer mehr Liquor subdural an, der nun raumfordernd wirken kann.

Posttraumatische Epilepsie

Epileptische Anfälle dürften die häufigste Komplikation sein. Je schwerer das erlittene Hirntrauma war, desto eher ist mit dem Auftreten einer posttraumatischen Epilepsie zu rechnen. Die posttraumatische Epilepsie wird für die Praxis in Früh- und Spätepilepsie eingeteilt. Zur ***Frühepilepsie*** werden alle Krampfanfälle gezählt, die bis zu einem Monat nach dem Trauma auftreten. Epileptische Anfälle in der Frühphase sind auf das Vorliegen einer subduralen oder intrazerebralen Nachblutung verdächtig und erfordern CT-Diagnostik. Die ***Spätepilepsie*** ist vorwiegend durch generalisierte Krampfanfälle gekennzeichnet. Sie tritt etwa ein halbes Jahr nach der Verletzung auf. Die Therapie ist symptomatisch durch Antikonvulsiva.

Posttraumatischer Hydrozephalus

Die zum posttraumatischen Hydrozephalus führenden Vorgänge sind nicht vollständig geklärt. Neben der Verlegung der Liquorwege durch Blutung und Hirnödem, kommt auch eine Entstehung durch eine Liquorresorptionsstörung in Frage. Das klinische Bild ist sehr unterschiedlich. Einerseits kann es zu mnestischen Störungen, Koordinationsstörungen und Inkontinenz kommen, was für einen Hydrocephalus male resorptivus spricht und anderseits zu Kopfschmerzen, Übelkeit, Erbrechen, Bewußtseinstörungen, Stauungspapillen, als Zeichen des erhöhten intrakraniellen Druckes beim Hydrocephalus occlusus. Die Diagnose läßt sich mit dem CT stellen. Therapeutisch kommt die liquorableitende Operation in Frage (s. Hydrozephalusbehandlung).

14.5.9 Hirnnerven-Verletzungen

Durch ihren Verlauf an und durch die Schädelbasis sind die Hirnnerven bei Schädel-Hirn-Verletzungen sehr leicht verletzbar. Am häufigsten ist der N. olfactorius (Riechnerv) betroffen. Schon bei leichten Traumen kann es zu einem Abriß im Bereich der Siebbeinplatte (Lamina cribrosa) kommen. Aus diesem Grunde muß auch nach jedem leichten Schädel-Hirn-Trauma das ***Riechvermögen*** geprüft werden. Schädigungen des N. opticus (Sehnerv) und des Chiasma opticum kommen in etwa 1% der stumpfen Schädel-Hirn-Traumen vor. Bei sekundär einsetzender Verschlechterung des Sehvermögens ist die Indikation zur Freilegung des Sehnervs unter dem Verdacht einer Kompression gegeben. Besonders bei Schädelbasisverletzungen werden die Augenmuskelnerven verletzt. Am häufigsten der N. abducens und seltener der N. trochlearis. Bevor eine direkte Schädigung des N. oculomotorius bei einseitiger Pupillenerweiterung angenommen werden kann, muß eine intrakranielle Blutung und damit ein sekundärer Kompressionseffekt ausgeschlossen werden. Bei frischen Augenmuskellähmungen scheidet eine Operation aus, da häufig spontane Rückbildungen beobachtet werden. Mitverletzungen des N. trigeminus sind bei Schädelbasisfrakturen und Gesichtsverletzungen nicht selten. Meist sind typische Sensibilitätsstörungen im Gesicht zu beobachten. Eine besondere Bedeutung kommt der sensiblen Versorgung der Hornhaut des Auges durch den N. ophthalmicus zu. Eine Verletzung des N. facialis ist häufig auch bei Bewußtlosen erkennbar. Bei Schädigung des Nervs im Bereiche des Felsenbeines, kann eine Dekompression durch HNO-Ärzte erfolgen. Bei posttraumatischen Ausfällen des Hör- und Gleichgewichtsorgans ist zwischen einer Schädigung des Labyrinths, des Mittelohrs und einer direkten Verletzung des N. statoacusticus zu unterscheiden; im letzten Fall ist auch der N. facialis mitbetroffen. Wenn nicht eine starke Blutung aus dem Ohr vorliegt, wird mit einem operativen Vorgehen zugewartet. Verletzungen des 9.–12. Hirnnerven werden klinisch sehr selten beobachtet, weil sie durch meist tödliche Frakturen der hinteren Schädelgrube bedingt sind.

14.6 Rückenmarksverletzungen

14.6.1 Ursachen

Mehr als die Hälfte der Rückenmarksverletzungen sind Folgen eines Verkehrsunfalls. Selten führen Stich- und Schußverletzungen zu Rückenmarksläsionen. Durch Hyperflexion, Extension, Rotation und/oder Abscherung kann ein Wirbelkörperbruch oder eine Verformung der Wirbelsäule herbeigeführt werden, die das Rückenmark quetschen, komprimieren oder sogar durchtrennen kann.

14.6.2 Symptomatologie

Die Symptomatologie der Rückenmarksverletzung ist die partielle (inkomplette) oder komplette Querschnittslähmung mit sensiblem Niveau. Jede akute traumatische Querschnittslähmung ist anfangs schlaff und stets mit einer Blasen- und Mastdarmlähmung verbunden. Je nach der Lokalisation der Läsion entstehen bestimmte Bilder der Querschnittslähmung. Die zervikale Querschnittslähmung besteht in einer ***Tetraparese oder Tetraplegie.*** Wegen der im oberen Halsmark gelegenen lebenswichtigen Zentren, werden Läsionen oberhalb des 4. Halswirbels kaum überlebt. Eine häufige traumatische Schädigung des Halsmarks ist in Höhe des Segmentes C7 lokalisiert. Thorakale, sowie im thorakolumbalen Übergang gelegene Läsionen führen zu einer ***Paraparese oder Paraplegie.***

14.6.3 Diagnose

Entscheidend für die Diagnose ist die klinische neurologische Untersuchung.

> **!** Da sich die Symptomatologie bei Rückenmarksläsionen rasch oder langsam ändern kann, sind häufige Kontrollen des Befundes und dessen Dokumentation erforderlich.

Neben der klinischen Untersuchung sind die Röntgenaufnahmen, vor allem der seitliche Strahlengang (***Cave***: zervikothorakaler Übergang, Gefahr des Übersehens einer Luxationsfraktur), evtl. tomographische Aufnahmen, Computertomogramm oder Myelogramm wichtig.

14.6.4 Therapie

Wenn die komplette traumatische Querschnittslähmung sofort beim Unfall eintritt und die engmaschige Kontrolle keine sakrale Aussparung (perianale Clestesie und Analgesie) ergibt, ist die Querschnittslähmung irreversibel. In diesem Falle hilft auch keine neurochirurgische Operation. Läßt sich eine eindeutige sakrale Aussparung trotz einer initial scheinbar kompletten Querschnittsläsion feststellen, so besteht eine eher günstige Prognose. Stellt sich hingegen das Querschnittsbild erst allmählich oder nach einem freien Intervall ein, dann soll nach entsprechender Diagnostik (CT, MRI, Myelogramm) das betroffene Rückenmarksegment freigelegt, inspiziert und entlastet werden (Abb. 14.15). Die Ursache der ***sekundären Kompression*** kann ein disloziertes Knochenfragment, ein Bandscheibenvorfall, ein Hämatom im Wirbelkanal oder eine extrem starke ödematöse Anschwellung des Rückenmarks sein. Eine ***operative Stabilisation des betroffenen Wirbelsäulenabschnittes*** ist bei der kompletten und inkompletten Querschnittslähmung schon aus pflegerischen und rehabilitatorischen Gründen indiziert. In den ersten Tagen einer inkompletten Querschnittslähmung ist eine Ödembehandlung mit Kortikosteroiden und hyperosmolaren Lösungen angezeigt.

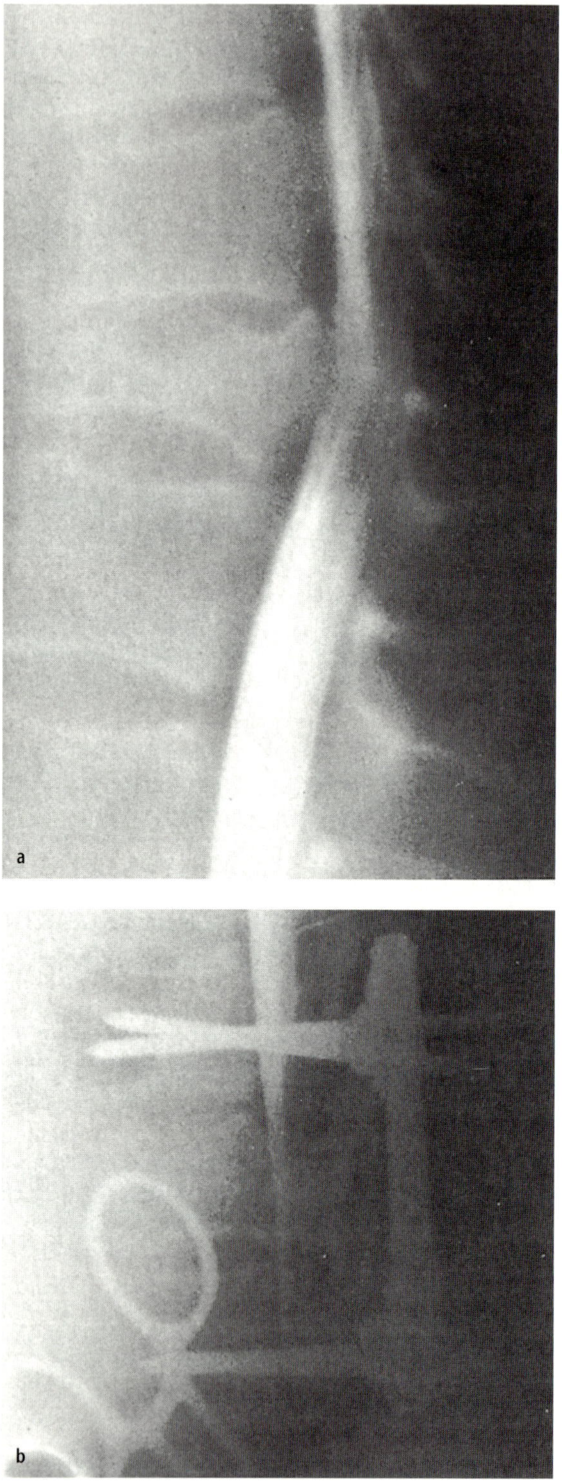

Abb. 14.15 a, b. Operative Entlastung und Stabilisation im Bereich einer Fraktur LW1 (**a**): Das intraoperative Myelogramm zeigt die erfolgreiche Dekompression (**b**)

Die Paraplegiezentren der Schweiz empfehlen die Gabe von hochdosiertem Methylprednisolon (Solu-Metrol®) in der Akutbehandlung von traumatischen Querschnittslähmungen (Schema Tabelle 14.5).

Tabelle 14.5. Dosierungsschema von Solu-Metrol® (Methylprednisolon) nach Körpergewicht in der Akutbehandlung von traumatischen Querschnittslähmungen

Allgemein:
Bolus: 30 mg/kg Körpergewicht
Erhaltungsdosis: 5,4 mg/kg Körpergewicht/h

Applikation:
1. Bolusgabe innerhalb 15 Minuten
2. Infusion offenhalten mit NaCl 0,9 % über 45 Minuten
3. Erhaltungsdosis über 23 Stunden

Vereinfacht für den klinischen Gebrauch:

Bolusdosis:		***Erhaltungsdosis:***	
Körpergewicht	Dosis mg	Körpergewicht	Dosis mg
50 kg	1500	50 kg	6000
60 kg	1800	60 kg	7500
70 kg	2100	70 kg	8500
80 kg	2400	80 kg	10000
90 kg	2700	90 kg	11000
100 kg	3000	100 kg	12500

Unter 50 kg Körpergewicht: Ausrechnen gemäß obiger Formel

14.6.5 Komplikationen und Nachbehandlung

Bei hochsitzender Läsion des Halsmarks kann das traumatische Ödem zur Medulla oblongata aufsteigen und über Atem- und Kreislaufstillstand den Tod verursachen. Traumatische Schwellung des mittleren Halsmarks betrifft die Phrenikuskerne (C4) und lähmt das Zwerchfell. Da die Willkürmotorik von Rumpf und Extremitäten aufgehoben (Tetraplegie, Paraplegie), die Sensibilität in allen Qualitäten vermindert oder erloschen und die Kontrollen von Blasen- und Mastdarmentleerung verloren sind, sind die häufigsten Komplikationen Dekubitalgeschwüre, Harnwegsinfektionen, Pneumonien, Venenthrombosen und Lungenembolien. ***Dekubitalgeschwüre*** lassen sich durch regelmäßiges Umlagern, Dekubitalmatratzen, Wasserkissen, Drehbett etc. verhindern. Die Blase muß zu Beginn künstlich, durch regelmäßiges Katheterisieren mit Einmalkathetern entleert werden. Durch Beklopfen der Bauchwand oder durch Streichen an der Innenseite des Oberschenkels wird die Blasenmuskulatur zur Kontraktion angeregt. Durch das ***Blasentraining*** kann der Patient seine Blase praktisch fast willkürlich entleeren. Der Entstehung von Kontrakturen an den Extremitäten und Pneumonien wirken frühzeitig einsetzende ***krankengymnastische Übungen*** entgegen. Zur Verhinderung von ***thromboembolischen Komplikationen*** sollte der Patient frühzeitig antikoaguliert und sollte dies nicht möglich sein, mit „low dose Heparin" behandelt werden. Häufige Todesursachen: Urosepsis, Dekubitalsepsis, Lungenembolie, paralytischer Ileus.

14.6.6 Prognose

Die sofort eingetretene komplette Querschnittslähmung ist wie erwähnt irreparabel. Bei der inkompletten Querschnittslähmung ist anfänglich keine Prognose der Lähmung möglich. Da die Langzeitbehandlung von Querschnittsgelähmten eine spezielle Einrichtung und Pflege erfordert, sollte der Patient möglichst rasch in ein solches ***Rehabilitationszentrum***, ***Paraplegikerzentrum*** verlegt werden. Ziel der Langzeitbehandlung ist die Hinführung zur Rehabilitation und schlußendlichen Resozialisierung. Nach Abschluß der Rehabilitation sollte der Querschnittsgelähmte, nach bestimmten Anpassungen des Wohn- und Arbeitsplatzes und mit Hilfsmitteln, wieder aktiv am familiären und beruflichen Leben teilnehmen können.

14.7 Hirntumoren

14.7.1 Intrakranielle Drucksteigerung

Raumfordernde intrakranielle Prozesse (Hirntumoren, Hirnabszesse, Hämatome) führen zur intrakraniellen Drucksteigerung. Die Bedeutung der intrakraniellen Drucksteigerung für die zerebrale Blutversorgung und intrakranielle Massenverschiebung wurde bereits im Eingangskapitel behandelt. Dort wurde auch über die akute Abwendung der Lebensbedrohung durch Behandlungsmaßnahmen wie Hyperventilation, Kortikosteroidbehandlung und Osmotherapie berichtet, ebenso über akute Entlastungsmaßnahmen wie die Ventrikelpunktion beim Verschlußhydrozephalus. Die ***Symptome des intrakraniellen raumfordernden Prozesses*** werden durch den Grad der Druckerhöhung, aber besonders durch die Geschwindigkeit, mit der diese erfolgt, bestimmt. Beschriebene Kompensationsmechanismen der intrakraniellen Drucksteigerung kommen umso weniger zum Tragen, je schneller der intrakranielle Druck ansteigt (s. besonders traumatische intrakranielle Hämatome).

!

Die Symptome, die durch intrakranielle Tumoren hervorgerufen werden, sind entweder Zeichen, die die Erhöhung des intrakraniellen Druckes anzeigen, oder lokalisationsspezifische Veränderungen je nach Tumorlage. Unspezifisches Zeichen der intrakraniellen Drucksteigerung sind Kopfschmerzen, Übelkeit, Erbrechen, Stauungspapillen und Abduzenslähmung.

Die Geschwindigkeit, in der Symptome auftreten, gibt zwar gewisse Hinweise auf die Art der Geschwulst, die Ausprägung der klinischen Zeichen hängt aber mehr von der Lokalisation der Tumoren als von ihrer histologischen Art ab. Die Kopfschmerzen sind besonders stark am Morgen, über den Tag nicht konstant. Erbrechen tritt abrupt auf, ohne Zusammenhang mit der Nahrungsaufnahme, oft morgens nach heftigen Kopfschmerzen. Kopfschmerzen sind die Hauptklage bei ca. 35% aller Hirntumorpatienten bei Diagnosestellung. Die Erkennung von Fundusveränderungen ist so bedeutungsvoll, daß eine Augenhintergrundsuntersuchung zu jedem neurologischen Status gehört. Stauungspapillen findet man in 40% der Hirntumorpatienten bei Diagnosestellung. Sie weisen stets auf eine intrakranielle Druckerhöhung hin, das Fehlen der Stauungspapillen kann aber eine Druckerhöhung nicht ausschließen. Die Abduzenslähmung zeigt auch die intrakranielle Drucksteigerung an, beruht auf einer Fernwirkung, einer Kompression des Hirnnerven gegen die Pyramide und weist nicht auf die Tumorlokalisation hin. Die einseitig weite lichtstarre Pupille durch Kompression des N. oculomotorius über der Klivuskante ist ein Spätzeichen und zeigt eine beginnende tentorielle Herniation an. Zu den Zeichen der akuten und zunehmenden intrakraniellen Drucksteigerung gehört die Beeinträchtigung der Bewußtseinslage (s. Glasgow-Coma-Scale). 40% der Patienten mit schnell wachsenden intrakraniellen Geschwülsten haben bei der Diagnosestellung eine quantitative Bewußtseinsstörung mit Schläfrigkeit bis Bewußtlosigkeit. Auf eine ***langsamere Zunahme des intrakraniellen Druckes*** weist eine Wesensänderung des Patienten hin (Abstumpfung der Persönlichkeit, Interesselosigkeit, Störung der Orientierung, des Gedächtnisses und der Kritikfähigkeit).

!

Zu diesen Zeichen der intrakraniellen Drucksteigerung kommen als Symptome der Lokalisation symptomatische epileptische Anfälle und progrediente neurologische Ausfälle (Herdsymptome, am häufigsten Hemiparesen).

Nach der Diagnose der intrakraniellen Drucksteigerung wird zur genaueren Abklärung eine Diagnostik durchgeführt, die heute vom Computertomogramm ausgeht und nach besonderen Erfordernissen die Kernspintomographie, zerebrale Angiographie und stereotaktische Hirntumorbiopsie umfaßt. Die intrakranielle Drucksteigerung wird zunächst symptomatisch behandelt (s. Kap. 14.4), wobei die Kortikosteroide auch zur Vorbereitung der Operation eingesetzt werden.

14.7.2 Gliome

Pathologie

Tumoren der ***Astrozytomreihe*** (Astrozytome) sind eine sehr heterogene Gruppe. Man findet darunter benigne Tumoren, wie Optikusgliome, pilozytäre Astrozytome, Kleinhirnastrozytome und fibrilläre Astrozytome und auch die bösartigste intrakranielle Geschwulst, das ***Glioblastoma multiforme.*** Die fibrillären Astrozytome sind die größte Gruppe der Gliome (80%). Sie umfassen ein Spektrum von gut differenzierten Prozessen bis zu völlig anaplastischen Tumoren. Es wurde daher ein ***Gradingsystem*** entwickelt, das gutartige von schnell wachsenden nicht differenzierten Tumoren abgrenzt (Tabelle 14.6). Kernohan unterscheidet die Astrozytome der Grade I bis IV, wobei Grad I ein langsam wachsendes fibrilläres Astrozytom bedeutet und Grad IV den anaplastischen undifferenzierten Tumor. Wir haben die Klassifizierung der WHO danebengestellt, die unter Astrozytom Grad I die völlig gutartigen pilozytären Astrozytome, Optikusgliome und zerebellären Astrozytome, unter Astrozytom Grad II das gutartige fibrilläre Astrozytom versteht. Das schnell wachsende anaplastische Astrozytom wird als Grad III bezeichnet und das Glioblastoma multiforme als wenig differenziertes Gliom nicht mehr in die Astrozytomreihe gestellt. Das ***benigne fibrilläre Astrozytom*** ist vorwiegend in der zerebralen Hemisphäre lokalisiert, wächst langsam, es kommt bei Kindern im Hirnstamm vor und ist auch als Geschwulst im Rückenmark anzutreffen. Es verändert das Hirngewebe nach Farbe und Konsistenz und bildet oftmals Zysten. Fibrilläre Astrozytome sind nicht gut abgrenzbar. ***Anaplastische maligne Astrozytome*** stehen zwischen Astrozytom und Glioblastoma multiforme. Sie sind vom umgebenden Hirngewebe besser abgegrenzt und stehen auch histologisch als pleomorphe Tumoren zwischen Astrozytom und Glioblastom. Beim ***Glioblastoma multiforme*** handelt es sich um einen undifferenzierten Tumor mit Zonen hämorrhagischer Nekrose, der meist tief in den zerebralen Hemisphären sitzt. ***Oligodendrogliome*** kommen in der grauen und weißen Substanz vor. Sie entstehen vorwiegend bei Erwachsenen, vor allem in den zerebralen Hemisphären und dort besonders in den Frontallap-

Tabelle 14.6. Klassifizierung der Astrozytome

Kernohan	WHO
	Astrozytom Grad 1 (pilozytäres Astrozytom, Optikusgliom, zerebelläres Astrozytom)
Astrozytom Grad 1	Astrozytom Grad 2
Astrozytom Grad 2	Anaplastisches Astrozytom (Grad 3–4)
Astrozytom Grad 3	Glioblastoma multiforme
Astrozytom Grad 4	(wenig differenziertes Gliom Grad 4)

pen. Oligodendrogliome des Hirnstammes oder Kleinhirns sind Seltenheiten. Verkalkungen sind häufig. Ein Gradingsystem wird für Oligodendrogliome nicht allgemein benützt, doch gibt es ohne Zweifel anaplastische Formen. Letztere sind in ihrer Prognose ähnlich dem Glioblastom anzusetzen. ***Ependymome*** sind entsprechend ihren Ursprungszellen ventrikelnahe angesiedelt, kommen aber im gesamten zentralen Nervensystem einschließlich dem Filum terminale vor. Die meisten intrakraniellen Ependymome kommen bei Kindern im 4. Ventrikel vor. Supratentorielle Ependymome gibt es bei Erwachsenen und Kindern. Auch bei den Ependymomen wurde ein Gradingsystem versucht, da es auch hier zweifellos anaplastische Tumoren gibt, die von manchen als Ependymoblastome bezeichnet werden.

Symptomatik der supratentoriellen Gliome

Supratentorielle Gliome machen zwei verschiedene Gruppen von Symptomen. Die erste Gruppe, die ***Zeichen der intrakraniellen Drucksteigerung***, wurde bereits besprochen. Es handelt sich dabei um Allgemeinsymptome, die für die Tumorlokalisation nicht verwertbar sind. Daneben gibt es ***lokalisationsspezifische klinische Zeichen***, die auf die Lage der Geschwülste hinweisen. Diese sind entweder irritativ oder zerstörend, die klinische Äußerung ist entweder der ***zerebrale fokale, sog. epileptische Anfall oder der neurologische Ausfall (Herdsymptom)***. In der Anamnese werden epileptische Anfälle bei Gliompatienten nach Kopfschmerzen (70 %) am zweithäufigsten genannt (50 %). Von den klinischen Zeichen, die man bei der Aufnahme des Gliompatienten findet, sind Hemiparesen und Hirnnervenausfälle etwa gleich häufig (50–60 %), daneben kommen andere Lokalsymptome wie Sprachstörungen und Hemianopsie seltener vor (je ca. 20 %). Dies entspricht der Verteilung der Gliome meist in der zerebralen Hemisphäre und seltener polar gelegen. Da die Mehrzahl der Glioblastome, malignen Astrozytome und Oligodendrogliome in den Frontal- und Temporallappen vorkommen oder am frontoparietalen Übergang, findet man die genannten Symptome bei all diesen Tumoren in etwa gleicher Ausprägung. Epileptische Anfälle sind häufiger bei Oligodendrogliomen, Wesensveränderungen häufiger bei Patienten mit Glioblastomen. Bei schneller Zunahme der Symptome darf man auf ein schnelles Wachstum, eher auf Malignität schließen, während die Entwicklung über Jahre eher mit einem low grade Astrozytom oder Oligondendrogliom einhergeht.

> **!** Kopfschmerzen, Anfälle, Wesensveränderungen und Hemiparesen sind die häufigsten klinischen Zeichen supratentorieller Gliome. Ein erster Anfall bei einem Patienten, der über 30 Jahre alt ist, sollte als Hinweis auf einen Hirntumor verstanden werden, bis das Gegenteil bewiesen ist.

Neuroradiologische Diagnostik der supratentoriellen Gliome

Die neuroradiologische Abklärung eines Patienten, bei dem ein Gliom vermutet wird, ist in einzigartiger Weise durch die Einführung der Computertomographie verändert worden. Vor der Computertomographie konnte ein intrakranieller raumfordernder Prozeß nur indirekt durch radiologische Zeichen wie intrakranielle Verkalkung, Demineralisation des Dorsum sellae als Zeichen der intrakraniellen Drucksteigerung und durch Angiographie, die die Massenverschiebung nachwies, aufgespürt werden. Auch die Pneumoenzephalographie als sehr invasive Untersuchung mußte ihren Beitrag zu den indirekten Zeichen des Glioms liefern. Die ***Computertomographie*** ermöglicht zum ersten Mal, das Hirngewebe am lebenden Patienten in seiner Dichteänderung zu untersuchen. Zusätzliche Information liefert die Gabe intravenöser Kontrastmittel. Sie können die zerebralen Gefäße in der Computertomographie sichtbar machen, sich aber auch in manchem Tumorgewebe anreichern. Dichteveränderungen im CT stellen sich dar als Prozesse erhöhter Dichte, erniedrigter und solche mit gemischter, inhomogener Dichte. Intrazerebrales Ödem stellt sich als Zone verminderter Dichte dar, so daß bei Vorliegen eines hypo-

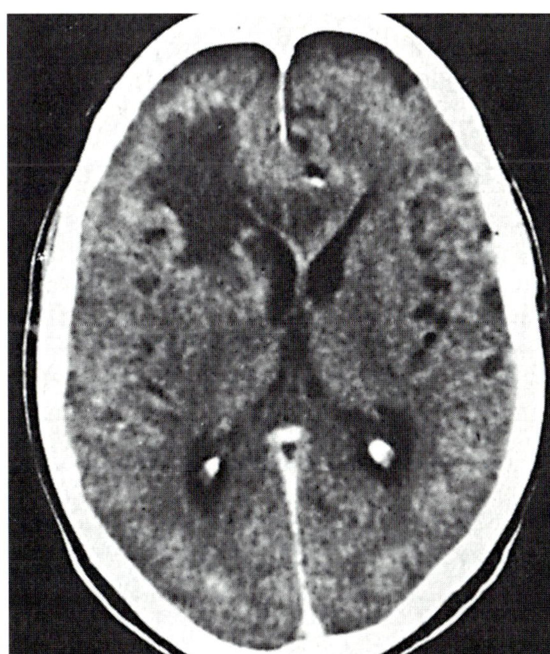

Abb. 14.16. CT. Hypodenser raumfordernder Prozeß links frontal (Astrozytom)

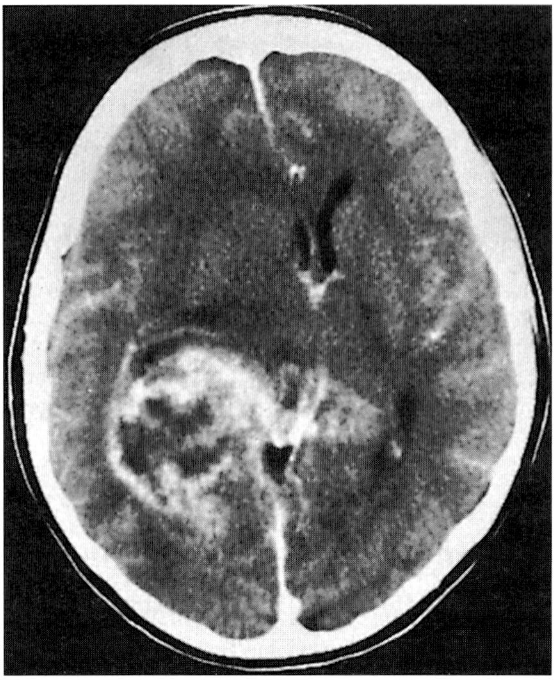

Abb. 14.17. Glioblastom mit teilweise ringförmiger Kontrastmittelaufnahme und starkem Marködem, Verlagerung des Ventrikelsystems zur Gegenseite

densen Tumors (z. B. niedergradiges Astrozytom, Abb. 14.16) der Tumor in seinen Grenzen nicht vom umgebenden Ödem unterschieden werden kann. Diese Unterscheidung wird manchmal erreicht durch Kontrastmittelenhancement. Im allgemeinen sind Prozesse, die scharf begrenzt, homogen in ihrer Dichte sind und kein Kontrastmittelenhancement zeigen, eher benigne. Unter den Gliomen sind andererseits Tumoren, die inhomogen in ihrer Dichte sind und deutliches Kontrastmittelenhancement zeigen, eher maligne (Abb. 14.17). Oligodendrogliome werden differentialdiagnostisch im CT an ihrer Verkalkung erkannt. Ependymome präsentieren sich häufig als Zone erniedrigter Dichtigkeit, oft begleitet von einer mäßiggradigen Kontrastmittelaufnahme im Tumor. Die ***zerebrale Serienangiographie*** kommt heute noch in Betracht, wenn differentialdiagnostisch ein vaskulärer Prozeß ausgeschlossen, Beziehung zu den größeren intrakraniellen Gefäßen geklärt und eine Näherung an die Artdiagnose der Geschwulst erreicht werden soll. Angiographisch kann man leicht ein Meningeom von einem höhergradigen Gliom unterscheiden. Meningeome erhalten oft ihre Gefäßfüllung aus duralen Arterien und zeigen eine Anfärbung in der spätarteriellen Phase mit Kontrastmittel. Das Glioblastom hat das charakteristischste Verhalten bei der Angiographie. Da es sehr stark vaskulär versorgt ist, zeigen sich multiple pathologische Gefäße mit unregelmäßigem Kaliber. Während der arteriellen Phase entsteht ein Tumorblush und als Zeichen von vaskulären Kurzschlüssen findet man häufig eine frühdrainierende Vene noch in der arteriellen Phase. Eine noch genauere Abklärung der anatomischen Beziehungen einer Geschwulst ist heute durch die ***Kernspintomographie (MRI, Magnetic Resonance Imaging)*** möglich. Diese Untersuchung entdeckt auch sehr früh tiefsitzende kleine Gliome.

Chirurgische und adjuvante Therapie der Gliome

Die erfolgreiche Entfernung eines supratentoriellen Glioms ohne Verschlechterung des neurologischen Zustandes durch den Eingriff ist eine der schwierigsten neurochirurgischen Operationen. Maximale Resektion des Tumors muß mit minimaler Störung des umgebenden Hirngewebes kombiniert werden. Man benutzt dazu heute das Operationsmikroskop und Hilfsmittel wie die Ultraschallaspiration. Die Operation hat das Ziel, durch Gewebsproben die ***Artdiagnose*** der Geschwulst zu ermöglichen. Es sollte des weiteren eine möglichst gute ***Entlastung des Hirngewebes*** erreicht werden und gleichzeitig durch Entfernung der Tumormasse eine gute ***Ausgangslage für die adjuvante Therapie.*** Die Länge der Überlebenszeit des Patienten ist direkt zum Ausmaß der Tumorresektion korreliert. Die besten Ergebnisse werden erzielt, wenn polare Resektionen im makroskopisch gesunden Gewebe erreicht werden. In der Vorbehandlung zur Operation werden immer Kortikosteroide gegeben (4 mg Dexamethason 6stündlich). Die Geschwülste werden über eine ***Kraniotomie*** entfernt. Nach der Eröffnung der Dura und der Lokalisation der Geschwulst, heute manchmal mit Hilfe der Ultraschalluntersuchung, wird eine Hirnrindeninzision vorgenommen und der Tumor dann schrittweise aus der Tiefe entfernt. Ist eine Geschwulst in funktionell wichtige Hirnregionen (motorische Zentralregion, Sprachzentren) oder sehr weit, u. U. als Schmetterlingsgeschwulst, über den Balken zur anderen Hirnhemisphäre ausgebreitet oder liegt eine tiefsitzende kleine Läsion vor, so zieht man heute die ***stereotaktische Biopsie*** zur Klärung der Artdiagnose und Einleitung der adjuvanten Therapie vor (s. Kap. 14.20).

Prognose und Nachsorge

Die chirurgische Mortalität für Gliome beträgt heute weniger als 3 %. Weitgehende operative Entfernung oder lediglich stereotaktische Biopsie bringen beim Glioblastom einen günstigeren Verlauf als partielle Entfernungen oder offene Biopsien. So ist beim Glioblastom nach Operation bei 50 % der Patienten ein Überleben über 6 Monate zu erreichen. Dreiviertel der Patienten geben dabei eine sinnvolle Lebensqualität an. Die 5-Jahresüberlebensquote bei Patienten mit Astrozytomen der Grade II und III ist nur 19 % nach inkompletter Resektion, aber 46 % wenn zusätzlich die postoperative Bestrahlung durchgeführt wird. Bei den Oligodendrogliomen beträgt die 5-Jahresüberlebensquote für die Operation allein 82 %, nach Operation und Bestrahlung 100 %. Nachweis eines Tumorrezidivs ist ein prognostisch sehr ungünstiges Zeichen, zumal zwei Drittel der Astrozytome beim Nachwachsen das Grading ändern und höher einzustufen sind als der Ersttumor. Bei den Oligodendrogliomen sind die Hälfte bei der Reoperation histologisch maligner einzustufen. Ohne Bestrahlung ist die mittlere Lebenserwartung für Patienten mit anaplastischen Astrozytomen nur 4 Monate, mit adjuvanter Radiotherapie wird diese Erwartung auf 9 Monate erhöht und verbessert die 3-Jahresüberlebensrate von 3 auf 11 %. Demgegenüber bringt die zusätzliche Chemotherapie lediglich eine Steigerung der mittleren Lebenserwartung beim anaplastischen Astrozytom von 9 auf 10 Monate.

14.7.3 Metastatische Hirntumoren

Pathologie, Häufigkeit

Metastasierende Tumoren siedeln häufig intrakraniell ab. Etwa ein Viertel der Krebspatienten hat unter der heutigen Behandlung einen solch langen Verlauf, daß eine intrakranielle Metastasierung auftritt. Zerebrale Metastasen beeinträchtigen den Krankheitszustand ganz wesentlich und setzen schwerste Behinderungen. Ihre Behandlung hat daher heute eine große Bedeutung erreicht. Manchmal gehen die Symptome des metastatischen Hirntumors denjenigen des Primärtumors voraus, so daß erst die Hirntumoroperation das Leiden diagnostiziert. Die Metastasierung geschieht auf dem Blutwege. So ist es verständlich, daß unter anderen Faktoren, die die zerebrale Metastasierung begünstigen, der rasche Zugang zum arteriellen Kreislauf des Kopfes für die Inzidenz der zerebralen Metastasierung wichtig ist. Primäre Tumoren der Lunge und Tumoren, die früh in die Lunge metastasieren, wie Melanome, haben eine hohe Inzidenz der intrakraniellen Metastasierung. Lymphome metastasieren zu den Meningen. Prostatakarzinome metastasieren weniger intrakraniell als zum Schädeldach und zur Dura.

! Die häufigsten zum Hirn metastasierenden malignen Tumoren sind das Melanom (50 % Hirnmetastasen), das Bronchialkarzinom (35 %), das Mammakarzinom (21 %), das Hypernephrom und das Prostatakarzinom.

Von den Lungenkarzinomen metastasiert das kleinzellige Karzinom weniger häufig zum Gehirn als das Adenokarzinom. Das Melanom zeigt die Besonderheit, daß manchmal ein apoplektiformer Verlauf mit Spontanblutung auftritt. Die neurologischen Symptome des metastatischen Hirntumors sind von solchen anderer Hirntumoren nicht unterscheidbar. Solitär anreichernde Strukturen im CT (Abb. 14.18) stellen bei nicht bekanntem Primärtumor differentialdiagnostische Fragen. Artdiagnostisch kommen Gliome und Hirnabszesse in Frage. Ist es zu apoplektiformem Verlauf und zu einem primär hyperdensen Bezirk als Folge einer Blutung gekommen, kommt neben einer Tumorblutung auch eine spontane intrazerebrale Blutung als Ursache dieses Prozesses in Frage.

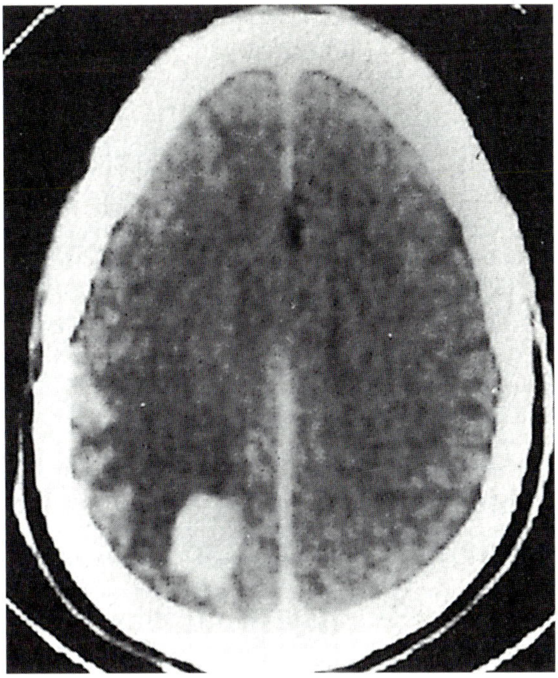

Abb. 14.18. CT. Metastatischer Hirntumor links parietookzipital, hyperdens nach Gabe von Kontrastmittel, hypodenses Begleitödem

Therapie, Nachsorge

Die Behandlung der metastatischen Hirntumoren umfaßt heute den Einsatz von Kortikosteroiden, die Kraniotomie und Tumorentfernung, die Radiotherapie und die Chemotherapie in verschiedenen Kombinationen.

! Die Operation hat die Hauptbedeutung für die Patienten, bei denen eine solitäre Hirnmetastase vorliegt und bei denen die Krebserkrankung noch nicht weit im Körper ausgebreitet ist.

Dies betrifft lediglich etwa ein Viertel der Patienten mit Hirnmetastasen. Bei den übrigen Patienten führt man unter Kombination der angegebenen Mittel eine Palliation durch. Patienten mit kombinierter Therapie und solitären Hirnmetastasen überleben zu 75 % ein Jahr. Patienten mit ausgedehnter Metastasierung im Körper, insbesondere in der Lunge, zeigen eine Überlebensrate von lediglich 10 % über ein Jahr.

14.7.4 Differentialdiagnose und Therapie des primären Hirnlymphoms

Primäre Hirnlymphome sind bösartige Neoplasmen, die initial im ZNS lokalisiert sind. Die Möglichkeit eines systemischen Lymphoms muß durch klinisches Staging ausgeschlossen werden. Diese Geschwülste kommen differentialdiagnostisch bei der Abklärung rasch zunehmender intrakranieller Prozesse in Frage, also differentialdiagnostisch zum Glioblastoma multiforme und metastatischen Hirntumoren. Das CT zeigt im Frühstadium eine Zone verminderter Dichte und erinnert an eine ischämische Zone. Diese Zone läßt sich im Zentrum mit Kontrastmittel anreichern. Zeitweise finden sich Zonen erhöhter Dichte, die sich mit Kontrastmittel noch dichter darstellen lassen. Primäre Hirnlymphome (Non-Hodgkin-Lymphome) können sich als solitäre Läsion oder als multipler Prozeß manifestieren. Das Hirnlymphom hat eine hohe Inzidenz unter immunsupprimierten Patienten (Zustand nach Nierentransplantation) und primären Immundefizienz-Syndromen. Die adäquate Therapie des primären Hirnlymphoms besteht heute in Tumorbiopsie und Radiotherapie, auf die die Geschwulst gut anspricht. Bei Rezidiven ist die Chemotherapie intrathekal oder intraventrikulär über ein Reservoir indiziert.

14.7.5 Meningeome

Pathologie

Meningeome sind Tumoren, die von Zellen der Meningen ausgehen. Je nach Histogenese unterscheidet man zwischen meningothelialen, transitionalen, fibroblastischen und angioblastischen Typen.

Meningeome entstehen häufig im Alter zwischen 20 und 60 Jahren, Frauen sind mehr betroffen, nahezu 20 % der primären Hirntumoren sind Meningeome. Diese Tumoren sind gut abgegrenzt, häufig rund bis oval, aber auch plaqueförmig vorwachsend. Meistens findet sich eine innige Verbindung zur Dura und eine gute Abgrenzbarkeit gegenüber dem Hirn, demgegenüber sie sich nicht invasiv verhalten. Meningeome sind von sehr fester Konsistenz und durchwachsen umgebende Gewebe, die Dura, den angrenzenden Knochen und sogar extrakranielle Muskulatur. Dieses Vorwachsen in andere Gewebe führt bei den entsprechenden Tumoren zu häufiger Rezidivierung. Die Mehrzahl der Meningeome ist aber komplett entfernbar. Meningeome kommen vorwiegend als Solitärtumoren vor, jedoch hat man beim Morbus Recklinghausen multiple Meningeome beobachtet. Meningeome sind gutartige Tumoren, jedoch gibt es seltene maligne Formen, die auch in andere Organe (Lunge, Leber) metastasieren können.

Symptomatik

Meningeome machen die Symptome des intrakraniellen raumfordernden Prozesses, der intrakraniellen Drucksteigerung, erst sehr spät. Die ***Herdsymptome richten sich nach der Lokalisation der Geschwulst.*** Es gibt typische Lokalisationsstellen für das Wachstum der Meningeome an den Hirnhäuten (Tabelle 14.7). Die häufigsten Meningeomtypen nach der Lokalisation sind das Konvexitätsmeningeom, das Keilbeinflügel-

Tabelle 14.7. Typische Meningeomlokalisationen, geordnet nach der Inzidenz (in %)

Konvexität	25
Keilbeinflügel	15
Kleinhirnbrückenwirbel	13
Parasagittal	10
Tuberculum sellae	9
Tentorium	4
Falx	4
Olfaktoriusrinne	4
andere (Klivus, intraventrikulär, Foramen magnum, Optikusscheide)	16

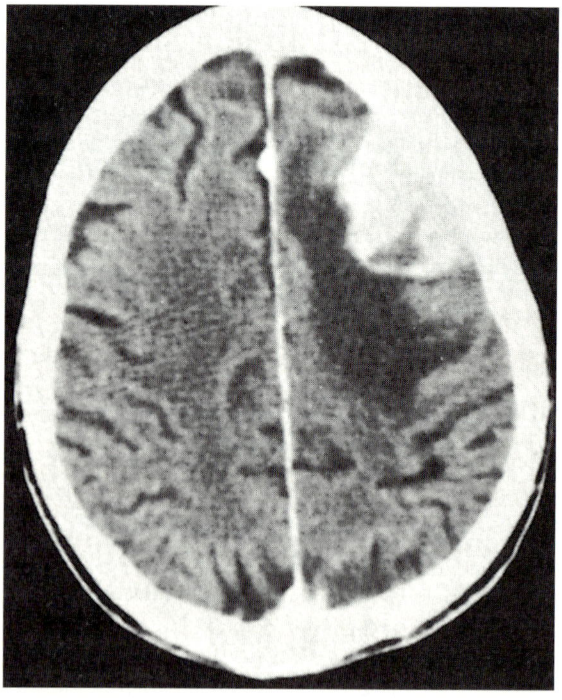

Abb. 14.19. CT nach intravenöser Kontrastmittelgabe. Konvexitätsmeningeom (hyperdens) mit perifokalem Hirnödem

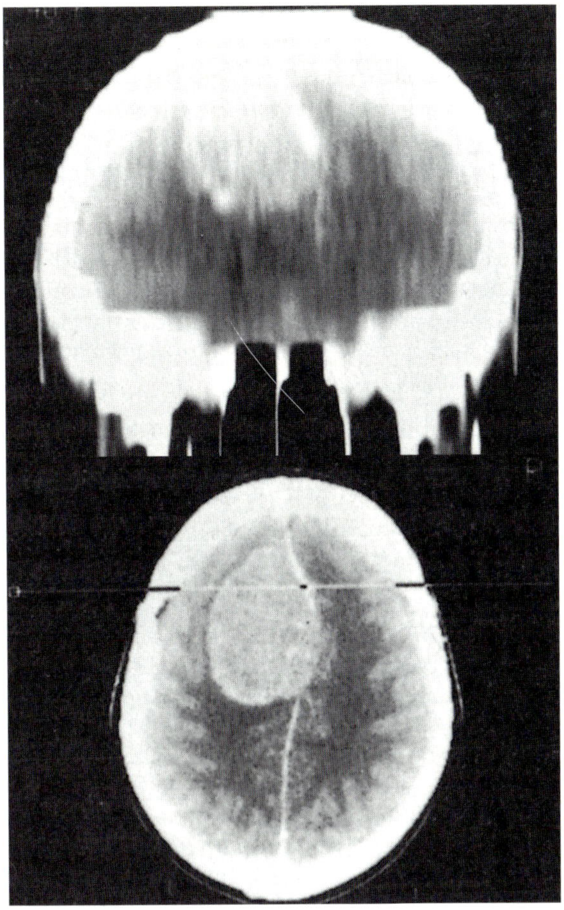

Abb. 14.20. Großes Falxmeningeom, auch in koronarer Schichtführung abgebildet

meningeom, das parasagittale Meningeom und das Kleinhirnbrückenwinkelmeningeom. ***Konvexitätsmeningeome*** (Abb. 14.19) bleiben oft sehr lange unentdeckt, da sie sehr groß werden können, bevor sie Symptome machen. Kopfschmerzen werden oft beklagt, im späteren Stadium kommt es zu zunehmenden neurologischen Ausfällen oder fokalen Anfällen. ***Keilbeinflügelmeningeome*** treten zum Teil als Meningeom en plaque mit einer Hyperostose auf, die zum unilateralen Exophthalmus führt. Dieser gehört in die Differentialdiagnose der Orbitatumoren. Mediale Keilbeinflügelmeningeome haben eine Beziehung zu den basalen Gefäßen, der Carotis interna und der A. cerebri media, und können den Opticus und die anliegenden Frontal- und Temporallappen komprimieren. Die Patienten zeigen sich entweder mit Zeichen der Optikuskompression, mit fokalen epileptischen Anfällen oder progressiven neurologischen Ausfällen z. B. Hemiparesen. ***Parasagittale Meningeome*** haben eine enge Beziehung zum Sinus sagittalis superior. Sie werden eingeteilt nach dem Sinusdrittel, also vorderen, mittleren und hinteren Sinusdrittel, von dem sie entstehen. Die häufigen Falxmeningeome des mittleren Sinusdrittels (Abb. 14.20) haben als Symptome motorische oder sensorische Anfälle oder zunehmende Hemiparesen durch Druck auf die entsprechenden Hirnzentren. ***Tuberculum-sellae-Meningeome*** haben eine enge Beziehung zum supraselläres Raum und kommen differentialdiagnostisch beim Chiasmasyndrom in Frage, das häufig von Hypophysenadenomen verursacht wird. Im Gegensatz zu diesen machen sie selten endokrine Störungen, wohl aber Störungen des Visus und Gesichtsfeldes mit oft einseitig betonten Ausfällen. Das ***Kleinhirnbrückenwinkelmeningeom*** kommt in seiner Symptomatik dem Akustikusneurinom nahe und wird bei der Besprechung dieses Tumors in der Differentialdiagnose erwähnt.

Neuroradiologie

Auf Röntgenübersichtsaufnahmen werden Meningeome manchmal aufgrund der Sklerose der Tabula interna und der Bildung von Spiculae in dieser Gegend erkannt. Die ***Computertomographie*** ist die wichtigste Untersuchung in der Diagnose der Meningeome geworden. Sie ist in der Lage, die Verlagerung der Hirnstrukturen, Verkalkungen, Begleitödem und die direkte Tumordarstellung zu erbringen. Meningeome erscheinen mit leicht erhöhter Dichte und nach Gabe von Kontrastmittel stellen sie sich homogen dicht dar.

Die ***zerebrale Angiographie*** trägt zusätzlich zur Artdiagnose bei, wenn sie die Geschwulst über Duragefäße darstellt. Dieser Weg zu den oft gut vaskulär versorgten Meningeomen, wird präoperativ im Rahmen der interventionellen Neuroradiologie für Tumorembolisationen benützt, die die Operation vorbereiten und den Blutverlust während der Operation eindämmen. Die präoperative Darstellung der intrakraniellen Gefäße erleichtert das operative Vorgehen, weil enge Beziehungen des Tumors zu den wichtigen Hirngefäßen bekannt sind. Eine noch bessere anatomische Auflösung und Klärung der Beziehung zu den angrenzenden Hirnstrukturen bringt oft die ***Kernspintomographie***. Allerdings kann sie bei der Suche nach Meningeomen nicht die einzige Methode sein, da kleine Meningeome, die kein Begleitödem haben, nicht ausreichend dargestellt werden. Da auch knöcherne Strukturen im CT besser zu erkennen sind, ist diese Methode die Untersuchung der Wahl und wird durch das Kernspintomogramm nur bei besonderer Fragestellung ergänzt.

Therapie

Die komplette Entfernung ist der bedeutendste prognostische Faktor bei diesen Patienten. Dies ist das Ziel des operativen Eingriffes einschließlich der Entfernung der beteiligten Dura und des invasiv veränderten Knochens.

> **!** Die Mehrzahl der Meningeome ist gutartig und kann durch die Operation vollständig entfernt werden.

Allerdings muß dieses Ziel manchmal in den Hintergrund treten, wenn durch eine eingreifende Operation wichtige Funktionen gefährdet werden. Es ist daher gelegentlich erforderlich, die Geschwulst inkomplett zu entfernen, damit die Symptome der intrakraniellen Drucksteigerung zu beheben und ein genaues Nachuntersuchungsregime mit computertomographischen Kontrollen zu planen. Bei inkomplett entfernten Tumoren wird heute gelegentlich die adjuvante Radiotherapie angewendet. Dies trifft bei Tumoren zu, die in den Sinus cavernosus eingewachsen sind, bei Tumoren, die in den Keilbeinflügel oder in das Os petrosum einwachsen. Auf jeden Fall ist die adjuvante Radiotherapie bei malignen Meningeomen indiziert.

14.8 Intrakranielle Tumoren besonderer Lokalisation

14.8.1 Pinealistumoren

Etwa 1% aller intrakraniellen Tumoren finden sich in der Pinealisregion. Diese Tumoren entstehen entweder aus den Pinealiszellen selbst oder aus Geweben in und um die Pinealis, wobei der häufigste Pinealistumor das ***Germinom*** ist. Dieses wurde als auch ektopisches Pinealom bezeichnet, da es auch an anderen intrakraniellen Stellen z. B. im suprasellären Raum gefunden wird. Die von dem Pinealisgewebe selbst ausgehenden Tumoren ***(Pineoblastome und Pineozytome)*** zeigen unterschiedliche zytologische Varianten (Tabelle 14.8). Diese Tumoren wachsen in der Pinealis oder im Raum neben der Pinealis und können sehr früh zu einer Einengung des Aquäduktes und ***konsekutivem Hydrozephalus*** mit intrakranieller Drucksteigerung führen. Radiologisch werden Pinealistumoren im Übersichtsbild an vergrößerten Pinealisverkalkungen erkannt, der Nachweis gelingt durch das Computertomogramm, in dem auch der Verschlußhydrozephalus sichtbar wird. An ***klinischen Zeichen*** entstehen neben der Hydrozephalussymptomatik charakteristischerweise wegen der Störung des Colliculus superior Augenbewegungsstörungen insbesondere die vertikale Blickparese. Einige dieser Tumoren können auf dem Liquorwege metastasieren. Bei der ***differentialdiagnostischen Abklärung*** spielt nicht nur das Computertomogramm sondern auch die zytologische Prüfung des Liquors eine Rolle. Dadurch kann in manchen Fällen die Artdiagnose gestellt und das weitere therapeutische Vorgehen festgelegt werden. Der Nachweis von Alpha-Fetoprotein und HCG (Human-Chorionic-Gonadotropin) kann die Diagnose des Germinoms erleichtern, da 45% der Germinome und embryonalen Karzinome diese ***Tumormarker*** produzieren. Bei der Planung der ***Therapie*** besteht keine Einigkeit darüber, ob der schwierige mikrochirurgische Eingriff heute bei allen Pinealistumoren vorzuschlagen ist, oder ob man bei Tumoren, die nach der Voruntersuchung mit Wahrscheinlichkeit Germinome sind, die Behandlung des Hydrozephalus durch eine ventrikuloperitoneale Ableitung und die Radiotherapie bevorzugen soll.

Tabelle 14.8. Pinealistumoren

Germinome
Teratome
Pineoblastome
Pineozytome
Gliome
Pinealiszysten

14.8.2 Kleinhirnbrückenwinkeltumoren

Pathologie

Im Winkel zwischen Kleinhirn und Brücke, nahe dem Felsenbein finden sich die 5. bis 8. Hirnnerven, die kaudale Hirnnervengruppe stellt die kaudale Begrenzung dieser Gegend dar. In dieser Region finden sich Neurinome, Meningeome, Arachnoidalzysten, Epidermoide, metastatische Hirntumoren. Tumoren des Glomus jugulare können hineinragen (Tabelle 14.9). Die häufigste Geschwulst in dieser Region ist das sog. Akustikusneurinom, das eigentlich als ***Schwannom des N. vestibularis*** anzusprechen ist. Dieser Tumor entsteht in der Verlaufsstrecke zwischen Porus acusticus und Hirnstamm, wobei eine intrameatale Entstehung frühzeitig den Porus acusticus internus erweitert und zur Obstruktion der labyrinthären Gefäße und damit zur Hörstörung führt. Bei Größenzunahme der Geschwulst werden die nächsten Hirnnerven komprimiert, insbesondere der N. facialis, dann erfolgt der Kontakt zum N. trigeminus, die Kompression des Pons und nur bei sehr großen Tumoren die Kleinhirnkompression, die Aquäduktverlagerung mit konsekutivem Hydrocephalus occlusus und der Kontakt zur kaudalen Hirnnervengruppe mit entsprechenden Ausfällen.

Symptomatik

!

Akustikusneurinome haben eine sehr charakteristische Symptomatik. In der Vorgeschichte findet sich immer eine einseitige Hörstörung,

Tabelle 14.9. Kleinhirnbrückenwinkeltumoren

Akustikusneurinom
Meningeom
Epidermoid
Metastatische Tumoren
Glomus-jugulare-Tumoren

manchmal über Monate bis Jahre, die initial auch als Hörsturz mit Remission auftreten kann (Irritation der labyrinthären Gefäße).

Diese Hörstörung ist oft begleitet von Tinnitus und Schwindel. Obwohl der N. facialis sehr früh vom Tumor verlagert und ausgewalzt wird, tritt seine Funktionsstörung erst spät auf. Allenfalls erkennt man eine Störung der Mimik. Auch Symptome des Trigeminus (Störung der Korneasensibilität) werden spät im Verlauf festgestellt. Erst nach jahrelanger Verzögerung der Diagnose tritt eine Kleinhirnataxie, ein Verschlußhydrozephalus und die den letztlich tödlichen Verlauf bestimmenden Kompressionen des Hirnstammes und der kaudalen Hirnnervengruppe auf. Differentialdiagnostisch ist bemerkenswert, daß der ***zweithäufigste Tumor, das Kleinhirnbrückenwinkelmeningeom*** häufig nicht von Anfang an eine Hörstörung macht, sondern eher durch Störungen des 7. und 5. Hirnnerven auffällt.

Wie bei allen Neurinomen im zentralen Nervensystem ist auch beim Akustikusneurinom der Eiweißgehalt im Liquor deutlich erhöht.

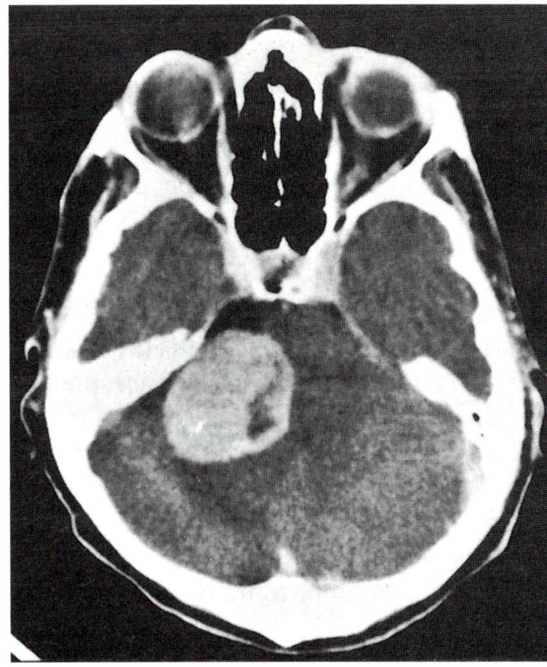

Abb. 14.21. CT. Großes Akustikusneurinom im linken Kleinhirnbrückenwinkel

Otologische Abklärung

Die Diagnose Akustikusneurinom erreicht eine hohe Wahrscheinlichkeit, wenn neben Störungen des 8. Hirnnerven auch Symptome des 7. oder 5. Hirnnerven aufgetreten sind. Die frühe klinische Erkennung verlangt eine genaue neurootologische Untersuchung in der Differentialdiagnose der einseitigen Hypakusis. Zu den ***otologischen Frühzeichen*** gehört der einseitige Tinnitus und die einseitige Hörstörung, die durch audiologisch feststellbaren Verlust in den höheren Frequenzen und besonders durch Störung der Sprachdiskrimination gekennzeichnet ist. Heute hat sich besonders die Prüfung des Stapediusreflexes als verläßliche Prüfung der retrokochleären Funktion erwiesen. Zudem kann die Evoked-response-Audiometrie (ERA) zur Diagnose der retrokochleären Störung beitragen.

Neuroradiologie

Röntgenübersichtsaufnahmen der Technik nach Stenvers zeigen etwa in der Hälfte der Tumoren eine signifikante Erweiterung des Porus acusticus internus auf der Seite des Tumors. Die 5 mm Schichten im ***Computertomogramm und Enhancement*** mit venös appliziertem Kontrastmittel lassen die Mehrzahl der größeren Tumoren erkennen (Abb. 14.21). Zur genaueren Abklärung des Kleinhirnbrückenwinkels und für den Nachweis sehr kleiner Tumoren verwendet man die Zisternographie mit Darstellung des Brückenwinkels in 3 mm Schichten im Computertomogramm. Die kleinsten Tumoren werden heute durch die ***Kernspintomographie*** erkannt.

Therapie und Nachsorge

Bei diesem gutartigen Tumor stellt die operative Entfernung die Methode der Wahl dar. Allerdings werden sehr kleine Geschwülste heute durch „Radiosurgery" ausgeschaltet (s. stereotaktische Chirurgie). Für den ***operativen Zugang*** zum Akustikusneurinom gibt es 3 Wege. Der Zugang durch die mittlere Schädelgrube erreicht den Meatus acusticus internus durch extradurales subtemporales Präparieren und ist für die Exzision kleiner Tumoren geeignet. Der translabyrinthäre Zugang erreicht die Dura der hinteren Schädelgrube durch das sog. Trautmann-Dreieck. Bei diesem Zugang wird allerdings eine evtl. präoperativ noch vorhandene Resthörfunktion zerstört. Viele Operateure bevorzugen heute den Zugang durch die hintere Schädelgrube als retrosigmoidale subokzipitale Kraniotomie. Durch diesen Zugang wird der Kleinhirnbrückenwinkel übersichtlich dargestellt. Es ist möglich, sehr große Tumoren zu exstirpieren, aber auch sehr kleine, z. T. intrameatale Akustikusneurinome schonend zu entfernen. Nach Entfernung großer Tumoren kann es auch ***im postoperativen Verlauf zum Hydrozephalus*** kommen, der durch eine ventrikuloperitoneale Ableitung versorgt werden muß. Die Nähe der Mastoidzellen stellt eine Gefahr für ***postoperative Liquorfisteln*** und einen Infektionsweg dar. Der meist vorübergehende Ausfall des 7. Hirnnerven erfordert einen besonderen Schutz des Auges, das dann nicht mehr geschlossen werden kann. Es werden Augentropfen („künstliche Tränen") regelmäßig eingebracht, ein Uhrglasverband angelegt oder bei anhaltender Funktionsstörung eine Tarsourhaphie durchgeführt. Eine besondere ***Gefährdung der Kornea*** besteht, wenn gleichzeitig eine Funktionsstörung des 5. Hirnnerven vorliegt. Wenn die Störung des 7. Hirnnerven anhält, sollte eine Nervenanastomose geplant werden. Die heute häufigste Methode der Reinnervation des peripheren Fazialis ist die Hypoglossus-Fazialis-Anastomose.

14.8.3 Tumoren der hinteren Schädelgrube (exklusive Brückenwinkeltumoren)

Übersicht

Die hintere Schädelgrube ist ein sehr enger Raum zwischen Tentorium und Foramen occipitale magnum, der wichtige zentralnervöse Strukturen enthält, Kleinhirn, Hirnstamm, Hirnnerven und die engen Liquorwege zwischen Aquädukt, 4. Ventrikel und Foramen Magendi. Es bestehen äußerst geringe Kompensationsmöglichkeiten bei Erhöhung des Druckes in diesem Raum, so daß sehr früh Störungen des Liquorabflusses, ein konsekutiver Verschlußhydrozephalus, aber auch Druck auf die zentrale Steuerung von Bewußtsein, Atmung und Kreislauf auftritt.

> **!** Die häufigsten Kleinhirntumoren (Tabelle 14.10) sind im Erwachsenenalter heute metastatische Kleinhirntumoren (Häufigkeit s. Kapitel metastatische Hirntumoren).

Differentialdiagnostisch spielt bei Kleinhirnhemisphärenprozessen und schnellem Verlauf der intrakraniellen Drucksteigerung das ***Hämangioblastom*** eine Rolle. Die häufigen Kleinhirntumoren im Kindesalter sind das ***gutartige zerebelläre Astrozytom*** und das ***Medulloblastom***, das als maligner Tumor auch im Liquorraum metastasieren kann. ***Ependymome*** kommen im 4. Ventrikel vor. Hirnstammgliome besonders im Pons, Plexuspapillome und Glomus-jugulare-Tumoren können Kleinhirn und Hirnstamm sowie die kaudalen Hirnnerven komprimieren.

Tabelle 14.10. Tumoren der hinteren Schädelgrube

Metastatische Kleinhirntumoren
Zerebelläre Astrozytome
Medulloblastome
Ependymome
Hirnstammgliome
Hämangioblastome
Plexuspapillome
Glomus-jugulare-Tumoren

Neuroradiologie

Tumoren der hinteren Schädelgrube werden heute in ihrer Tumormasse und in ihren Auswirkungen, d.h. im Nachweis des konsekutiven Verschlußhydrozephalus regelmäßig mit der Computertomographie (Abb. 14.22a) nachgewiesen, wobei zum sicheren Nachweis intravenöse Kontrastmittelgabe durchgeführt wird. Eine ergänzende Untersuchung, die die anatomischen Beziehungen klarlegt, stellt die Kernspintomographie (Abb. 14.22b) dar. Nur selten ist die Angiographie erforderlich. Diese ist bei Verdacht auf das Vorliegen eines Hämangioblastomes anzuraten, da nur auf diesem Wege die Zu- und Abflüsse genau dargestellt werden können, andererseits zwischen zystischem und Gefäßanteil unterschieden werden kann, was das intra-

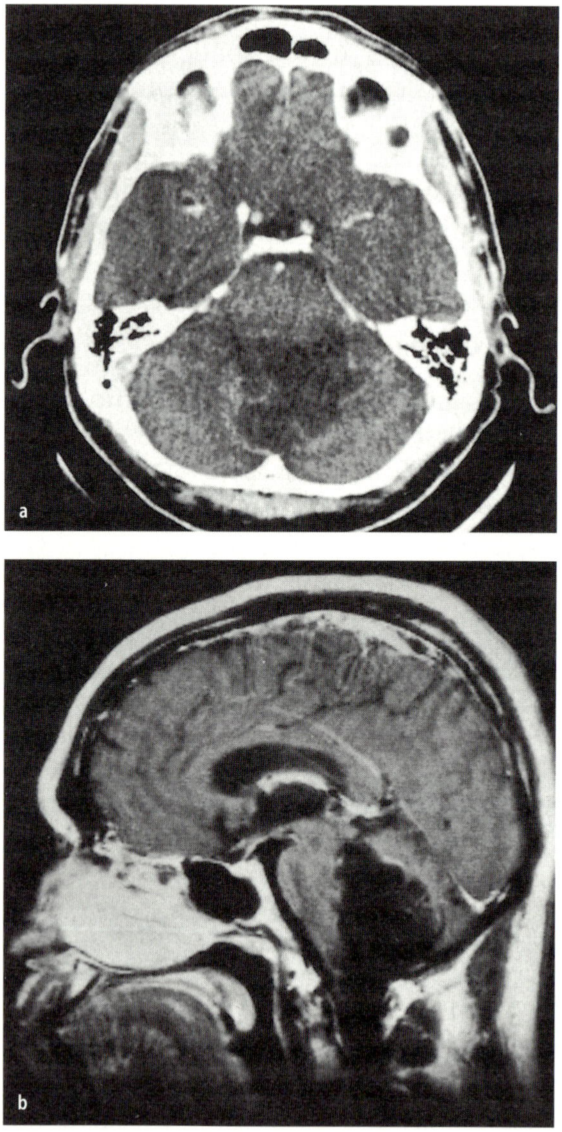

Abb. 14.22. a Kleinhirntumor: im CT hypodenser Prozeß, der den 4. Ventrikel ausfüllt, **b** im MRI stellt sich die Geschwulst hypointens dar

operative Vorgehen und die sichere Ausschaltung des Gefäßanteiles ermöglicht. Außerdem kommen nichtsolitäre Hämangioblastome vor, deren Tumorknötchen nur angiographisch erkannt werden. Glomus-jugulare-Tumoren können sich intra- und extrakraniell aus der Fossa jugularis ausbreiten, sie können multizentrisch sein. Auch bei ihnen ist die Angiographie für die Planung der Therapie unverzichtbar. Es handelt sich um einen hypervaskulären Tumor, der durch die A. carotis externa versorgt wird, aber auch intrakranielle Zuflüsse über die A. cerebelli inferior anterior haben kann. Es empfiehlt sich dabei auch die Phlebographie der Vena jugularis.

Zerebelläre Astrozytome

Das gutartige zerebelläre Astrozytom (sog. Spongioblastom) ist ein typischer Tumor im Kindesalter (20 % der kindlichen Hirntumoren). Diese Geschwülste sind selten im ersten Lebensjahr und haben die Spitze ihrer Häufigkeit zwischen dem 5. und 10. Lebensjahr. Als ***Symptome*** zeigen sich die Zeichen der intrakraniellen Drucksteigerung, Kopfschmerzen, morgendliches Erbrechen. Als weitere Zeichen der intrakraniellen Drucksteigerung können Doppelbilder, Bewußtseinsstörung und Nackensteifigkeit, auch Bradykardie auftreten. Letztere Zeichen zeigen die drohende Verschlechterung des Zustandes und erfordern Notfallmaßnahmen. In 80 % dieser kindlichen Patienten findet man eine Stauungspapille, im späteren Verlauf eine Optikusatrophie. Als Zeichen der zerebellären Dysfunktion bemerkt man eine Rumpfataxie. Zeichen der Dysmetrie findet man eher bei älteren Kindern, eine Ataxie tritt erst bei Verschlußhydrozephalus auf. Nystagmus beobachtet man weniger häufig als die Ataxie und Dysmetrie. ***Röntgenaufnahmen*** zeigen Zeichen der intrakraniellen Drucksteigerung, Auseinanderweichen der Schädelnähte und nach Schluß der Nähte eine Demineralisation der Sella turcica (sekundäre Sellaveränderungen). Die Ventrikelerweiterung, den konsekutiven Hydrozephalus erkennt man im Computertomogramm. Dieses ist der wichtigste Schritt in der Diagnostik und wird auch mit intravenöser Kontrastmittelgabe durchgeführt. Diese Tumoren stellen sich dabei solide oder zystisch mit Ausgangspunkt vom Kleinhirnwurm dar. Der Tumor ist von unterschiedlicher Dichte oder hypodens. Nach Kontrastmittelenhancement zeigt die Geschwulst diffuse oder ringförmige Anfärbung. Das Kernspintomogramm kann anatomische Beziehungen der Geschwulst noch genauer klären.

Die ***operative Therapie*** der Geschwulst wird vorbereitet durch Kortikosteroidbehandlung des Hirnödems und bei massivem Hydrozephalus und entsprechender Symptomatik durch eine ventrikuloperitoneale Ableitung. Bei der Operation wird die Totalexstirpation der Geschwulst angestrebt und zumeist erreicht. Lediglich bei Vorwachsen der Geschwulst in den Hirnstamm wird die vollständige Ausräumung unmöglich. Die ***Prognose*** ist generell gut, in der Regel wird die rezidivfreie Heilung erreicht. In der postoperativen Nachsorge ist mit Liquorzirkulationsstörungen zu rechnen. Dann ist die Differentialdiagnose zwischen bakterieller Meningitis und sog. chemischer Meningitis durch Tumor- und Blutbestandteile, die während der Operation den Liquorraum erreichen, zu treffen.

Medulloblastome

Medulloblastome werden am häufigsten in der Region des 4. Ventrikels in der Mittellinie nahe dem Velum medullare posterius gefunden und erstrecken sich nur manchmal in die zerebelläre Hemisphäre. Histologisch handelt es sich um einen sehr zellreichen Tumor mit großer Anzahl von Teilungsfiguren.

> **!** Medulloblastome kommen besonders bei jüngeren Patienten bis zum Alter von 20 Jahren vor und machen dort 20 % der Hirntumoren aus. Es sind häufiger Knaben als Mädchen betroffen mit einem Verhältnis von 2 : 1.

Klinisch äußert sich die Geschwulst mit Zeichen der intrakraniellen Drucksteigerung, die früh auftreten, da der Tumor die Liquorwege blockiert und zum Verschlußhydrozephalus führt. Es werden Kopfschmerzen, Erbrechen und Abgeschlagenheit berichtet, die besonders am Morgen auftreten. Bei Übersehen dieser Zeichen beobachtet man im späteren Verlauf Ataxie, Nystagmus und Hirnnervenausfälle (insbesondere der Okulomotorik, so daß Doppelbilder auftreten). Es kommt zu einem schnellen Fortschreiten der Symptomatik innerhalb von Tagen, allerdings ist die mittlere Dauer von den Erstsymptomen bis zur Stellung der Diagnose heute noch 6 Wochen. Bei der Untersuchung findet man häufig eine Stauungspapille. Akute Verschlechterung des Zustandes durch Blutungen in den Tumor kommen vor. Die wichtigste Untersuchung ist die Computertomographie. Diese zeigt im Nativscan eine hyperdense oder isodense, teilweise im 4. Ventrikel gelegene Geschwulst, die in der Regel von einer hypodensen Zone, dem Hirnödem umgeben ist. Als Zeichen des gestörten Liquorabflusses findet sich ein ***Verschlußhydrozephalus***, wobei die Ventrikelerweiterung bis in den oberen Anteil des 4. Ventrikels reicht. Intravenöse Kontrastmittelgabe erreicht ein Tumorenhancement in den meisten Fällen mit homogenem Charakter. Bei weit fortgeschrittenem Hydrozephalus und Zeichen der intrakraniellen Drucksteigerung ist manchmal als ***erste Maßnahme*** neben der Anwendung von Kortikosteroiden eine Hydrozephalusableitung über eine ventrikuloperitoneale Ableitung erforderlich. Die Tumoroperation hat das Ziel, die große Masse der Geschwulst zu entfernen. Im weiteren Verlauf ist eine adjuvante Kombinationstherapie erforderlich, die die Radiotherapie und Chemotherapie umfaßt. Es wird das Tumorbett bestrahlt, eine Ganzhirnbestrahlung und eine spinale Bestrahlung eingeleitet. Diese Radiotherapie ist erforderlich, da die Geschwulst Tendenz hat, auf dem Liquorwege zu metastasieren. Mit zusätzlicher Chemotherapie wird noch einmal eine etwas bessere Prognose erreicht. Mit diesen Behandlungsmaßnahmen ist die 5-Jahresüberlebensrate bei diesem malignen Tumor 50 %. Allerdings ist die Mortalität höher bei sehr jungen Patienten unter dem Alter von 2 Jahren. Als Nachteil der kombinierten Therapie tritt ein Wachstumshormonmangel auf.

Ependymome

Etwa die Hälfte der Ependymome tritt bei Kindern auf und davon die Mehrzahl als infratentorielle Ependymome. Als ***klinische Zeichen*** findet man die klassischen Zeichen der intrakraniellen Drucksteigerung, daneben Ataxie und Stauungspapille. Die wichtigsten Untersuchungsmethoden sind heute das Computertomogramm und das Kernspintomogramm. Durch subokzipitale Kraniotomie wird versucht, den Tumor weitgehend zu entfernen, allerdings sind die innigen Beziehungen auch der vaskulären Versorgung zum Hirnstamm limitierend. Die Rezidivrate wird durch die adjuvante Radiotherapie eingeschränkt. Nicht bestrahlte Ependymome rezidivieren immer. Die mittlere Lebenserwartung nach Operation und Bestrahlung beträgt weniger als 3 Jahre.

Hirnstammgliome

> Die Hirnregion zwischen Dienzephalon und zervikalem Rückenmark, bestehend aus Mittelhirn, Pons und Medulla oblongata wird als Hirnstamm bezeichnet.

Dort entstehen die sog. Hirnstammgliome. Sie machen bis zu 20 % aller intrakraniellen Tumoren im Kindesalter aus. Die Geschwulst wird heute häufiger diagnostiziert durch die weite Verbreitung der Computertomographie. ***Am häufigsten entsteht die Geschwulst im Pons.*** Zunächst kommt es zur Expansion innerhalb der Brücke, später ist eine unilaterale Entwicklung im zerebellären Pedunkel und in das Kleinhirn möglich. Auch die Ausladung in den Kleinhirnbrückenwinkel oder die Fossa interpeduncularis ist möglich. Blutungen und Zystenbildungen sind nicht selten.

> ! In der Symptomatik ist die Kombination von Hirnnervenausfällen mit Symptomen der Störung der langen Bahnen typisch.

Die Gangstörung ist entweder durch eine Parese oder durch die Ataxie verursacht. Daneben beobachtet man Augenbewegungsstörungen und Störungen der Konzentration und Aufmerksamkeit. Erst im späteren Verlauf kommen Schluck- und Sprachstörungen dazu. Die am häufigsten beobachtete Hirnnervenstörung ist die beidseitige Fazialislähmung, die bei 25 % aller Patienten beobachtet wird. Die Computertomographie kann in der Regel die Geschwulst darstellen, wobei das durch die Operation erreichbare exophytische Wachstum durch Kernspintomographie oder Zisternographie darstellbar ist. Besonders bei spontanen Blutungen in eine Geschwulst wird die Angiographie aus differentialdiagnostischen Gründen zum Ausschluß einer Gefäßmißbildung erforderlich. Die operative ***Behandlung*** der Hirnstammgliome ist umstritten. Oft wird man aber auf offenem Wege oder stereotaktisch eine Biopsie gewinnen und so die Artdiagnose sichern können. Die Radiotherapie wird generell als nützliche Maßnahme in der Eindämmung der Symptome und der Erhöhung der Lebenserwartung betrachtet. Nach Radiotherapie ist die 5-Jahresüberlebenserwartung 40 %.

Hämangioblastome

Hämangioblastome sind gutartige Tumoren, die in Hirn und Rückenmark vorkommen, hauptsächlich aber in der hinteren Schädelgrube. Etwa 2 % aller intrakraniellen Tumoren und 10 % aller Tumoren der hinteren Schädelgrube sind Hämangioblastome.

> ! Wenn mehr als ein Hämangioblastom gefunden wird, darf die Diagnose einer von-Hippel-Lindau-Erkrankung gestellt werden.

Hämangioblastome kommen also solitär als Kleinhirntumoren vor oder als Teil der familiären von-Hippel-Lindau-Erkrankung. Die Kleinhirnhämangioblastome manifestieren sich am häufigsten um das Alter von 30 Jahren. ***Klinische Zeichen*** sind intrakranielle Drucksteigerung und Kleinhirnsymptome. Patienten mit sehr tief sitzenden Tumoren können Nackenschmerzen und Nackensteifigkeit haben. Kopfschmerzen und Erbrechen können auch Zeichen des Verschlußhydrozephalus durch die Geschwulst sein. Bei Sitz im Vermis tritt eine Rumpfataxie, bei Lokalisation in der zerebellären Hemisphäre lateralisierte Kleinhirnzeichen mit Dysmetrie, Ataxie und Intentionstremor auf. Hämangioblastome sind gutartige, umschriebene Tumoren, die teils solide, teils zystisch sind und einen möglichen Knoten in der Wand haben, der die pathologischen Gefäße enthält. Bei der ***Untersuchung*** spielt neben dem CT, das den teilweise zystischen Tumor nachweist, die Angiographie des vertebrobasilären Kreislaufes eine große Rolle, da sie Zu- und Abflüsse exakt darstellen kann. Das Hämangioblastom ist der einzige zentralnervöse Tumor, bei dem eine ***Polyzythämie*** gefunden wird. Die beobachtete ***Erythrozytose*** hat ihren Ursprung in der nicht regulierten Sekretion von Erythropoetin im Tumorgewebe. Die Geschwulst kann durch den operativen Eingriff in der Regel vollständig entfernt werden. Da Hämangioblastome multizentrisch sein können, treten Rezidive in 3–10 % auf und erfordern die Reexploration.

Plexuspapillome

Plexuspapillome sind gutartige Geschwülste, die vom ventrikulären Plexus chorioideus ausgehen und äußerst langsam wachsen.

Sie bleiben lange Zeit asymptomatisch und produzieren fast immer einen ***Hydrozephalus***. Sie stellen die einzige Situation dar, bei der ein Hydrocephalus hypersecretorius bekannt ist. Plexuspapillome müssen in die Differentialdiagnose der ventrikulären Groß- und Kleinhirntumoren einbezogen werden. Die totale Entfernung des Plexuspapilloms heilt diese Patienten.

Glomus-jugulare-Tumoren

Zu den Chemodektomen gehören die Tumoren des Glomus caroticum und des Glomus jugulare.

Patienten mit letzteren Geschwülsten klagen über einen pulsierenden Tinnitus mit zunehmender Hörstörung. Bei einer weiteren Ausbreitung können die kaudalen Hirnnerven, der N. glossopharyngeus, der N. vagus und der N. accessorius, auch der N. hypoglossus betroffen sein und ausfallen. Es ist eine genaue neurologische und neurootologische Abklärung erforderlich.

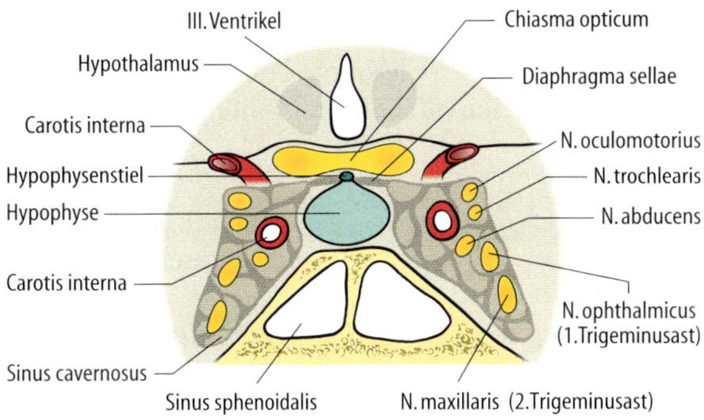

Abb. 14.23. Frontalschnitt durch Chiasma, Hypophyse und Sinus cavernosus

Die Computertomographie mit Kontrastenhancement und Feinschichtbildern im Bereich der Schädelbasis zeigt die Ausdehnung der Geschwulst. Zusätzlich wird immer eine angiographische Abklärung durchgeführt. Geschwülste mit weiter Ausdehnung (Typ 4: Ausbreitung der Geschwulst über das Felsenbein hinaus zur Fossa infratemporalis und intrakranielle Ausdehnung) erfordern ein Operationsteam bestehend aus Otologen und Neurochirurgen. Präoperative Teilembolisation und Radiotherapie wird angewendet.

14.8.4 Tumoren der Sellaregion

Anatomische und endokrinologische Grundlagen

Die vielfältige Symptomatik dieser Tumoren wird durch die anatomische Situation erklärt (Abb. 14.23). Die aus Vorder- und Hinterlappen bestehende Hypophyse liegt innerhalb der knöchernen Sella und ist durch den Hypophysenstiel mit dem Hypothalamus verbunden. Die Hypophysenloge wird von oben durch das Diaphragma sellae weitgehend abgeschlossen. Darüber liegt das Chiasma opticum. Der Hypothalamus bildet die Seitenwände des basalen Teils des 3. Ventrikels. Dieser kann durch Tumoren der Sellaregion verlagert und eingedellt werden. Zu beiden Seiten der Sella befindet sich der Sinus cavernosus, der venöses Blut führt. Darin liegen die carotis interna, Augenmuskelnerven (N. oculomotorius, N. abducens und N. trochlearis) sowie der erste Ast des N. trigeminus. Der Selaboden ragt in den Sinus sphenoidalis hinein, der in seiner Größe und Formung zahlreiche Variationen und Grade der Pneumatisation zeigt.

Das neuroendokrine System bedeutet eine humorale Steuerung, die vom zentralen Nervensystem ausgeht. Die Zellen des ***Hypophysenvorderlappens*** bilden ***8 bekannte Hormone***: das Wachstumshormon (Growth-Hormone GH), das Prolaktin, das follikelstimulierende Hormon (FSH), das luteinisierende Hormon (LH), das thyreoideastimulierende Hormon (TSH), das adrenokortikotrope Hormon (ACTH), das melanozytenstimulierende Hormon (MSH), das lipotrope Hormon (LPH), außerdem Endorphine. Nach dem Färbeverhalten unterscheidet man chromophobe Anteile in der Adenohypophyse und eosinophile und basophile Zellen. Nach diesem Färbeverhalten bei lichtmikroskopischer Untersuchung erfolgte die Einteilung auch der Geschwülste in eosinophile, basophile und chromophobe Adenome.

!

Für den klinischen Gebrauch unterscheidet man heute besser nach hormonaktiven und -inaktiven Hypophysenadenomen.

Die Kontrolle der Hypophysenfunktion durch das Gehirn geschieht über die Neurosekretion. In den hypothalamischen, supraoptischen und paraventrikulären Kernen werden Oxytozin und Vasopressin freigesetzt und über die ***Neurohypophyse*** weitergegeben. Die hypothalamische Kontrolle der Adenohypophyse erfolgt über ***Releasing-Hormone*** (Gonadotropin-Releasing-Hormon, Thyreotropin-Releasing-Hormon, Kortikotropin-Releasing-Hormon, Somatostatin). Außerdem findet sich ein physiologischer Prolactin-inhibiting-Factor.

Endokrinologische Diagnostik

In der präoperativen Diagnostik und in der Nachsorge der sellären Prozesse ist jedes der Hypophysenhormone in seinem basalen Spiegel und unter provokativen Tests zu bestimmen, um die ***Reservekapazität der Hypopyhse*** zu diagnostizieren (s. Lehrbücher der Endokrinologie). In der Praxis und für die Bestimmung der ***Substitutionsbehandlung*** ist die Austestung der Nebennieren- und Schilddrüsenachse besonders wichtig, da hier bei Insuffizienz lebensbedrohliche Zustände auftreten können.

Ophthalmologische Diagnostik

Bei suprasellärer Ausdehnung der Hypophysenadenome werden zuerst die zentralen kreuzenden Fasern im Chiasma erfaßt. Solche bitemporalen Gesichtsfeldausfälle treten nicht als isolierte periphere Defekte auf, sondern erfassen initial das zentrale Gesichtsfeld.

> **!** Läsionen des Chiasma opticum durch einen Hypophysentumor verursachen eine bitemporale Hemianopsie.

Im weiteren Verlauf können auch laterale nicht kreuzende Fasern erfaßt werden, so daß zusätzliche nasale Gesichtsfelddefekte auftreten können. Diese Störungen sind wohl hauptsächlich durch die Störung der Blutzufuhr zum Chiasma bedingt und sind nach Dekompression oft rasch rückläufig. Die Sehschärfe (Visus) wird nach Testtafeln bestimmt, bei Unfähigkeit auf einer solchen Tafel zu lesen wird das Fingerzählen, das Sehen von Handbewegungen und bei sehr schlechtem Visus die Lichtperzeption mit richtiger oder falscher Projektion notiert.

> **!** Beim Chiasmasyndrom findet sich im weiteren Verlauf immer eine Störung des Visus, die ein Alarmzeichen ist und auf die rasche Entlastung des Chiasmas drängt.

Patienten mit parasellär expandierenden Hypophysenadenomen können eine Parese des 3. Hirnnerven entwickeln, indem der Nerv in seiner Verlaufsstrecke beim Durchtritt durch die Dura an der Grenze des Sinus cavernosus erfaßt wird. Bei dem seltenen invasiven Wachstum dieser Geschwülste und Ausbreitung in den Sinus cavernosus (Differentialdiagnose Metastasen, basale Meningeome) werden neben dem 3. Hirnnerven auch der 4., 5. und 6. Hirnnerv erfaßt. Differentialdiagnostisch kommen bei diesen Hirnnervenstörungen dann auch Aneurysmen der basalen Hirngefäße in Betracht, zu deren Diagnostik die Angiographie erforderlich ist.

Radiologische Diagnostik

Röntgenübersichtsaufnahmen zeigen beim Hypophysenadenom eine Vergrößerung und Ausweitung der Sella, eine sog. Ballonierung und Doppelkonturierung des Bodens (primäre Sellaveränderung). In der weiteren Abklärung hat heute das hoch auflösende CT invasive neuroradiologische Untersuchungen verdrängt. ***Mikroadenome*** (< als 1 cm Durchmesser) können im CT in 70 % der Fälle sicher identifiziert und lokalisiert werden. Sie erscheinen als Zone niedriger Dichte. Die Ausbeute richtiger Resultate im CT ist höher bei ***Makroadenomen*** (Durchmesser größer als 1 cm). Im CT findet man dann bei Kontrastmittelverstärkung eine dichte Zone, die wechselnde Beziehung zur suprasellären Zisterne hat. Bei großen Tumoren ist aus differentialdiagnostischen Gründen gegenüber einem intrasellären Aneurysma die Angiographie indiziert. Wenn es zur Blutung in den Tumor gekommen ist („Apoplexie der Hypophyse") stellt sich bereits eine dichte intra- und supraselläre Masse im CT-Bild ohne Kontrastmittel dar. Bei dem ***Syndrom der Empty Sella*** (Zisternenherniation in die Sella oder zystische Umwandlung eines Hypophysenadenoms) sieht man im CT eine low density Zone in der Sella von Liquordichte, während im Kontrast-CT das Infundibulum posterior gegen das Dorsum sellae verlagert ist. Die Diagnose kann durch Zisternographie gesichert werden. Genauere anatomische Auflösung im Sellabereich erreicht man heute durch die Kernspintomographie. Durch diese ist auch die Abgrenzung zu den basalen Gefäßen und die Beziehung zum Chiasma opticum genauer darstellbar. Allerdings scheint die Trefferquote bei der Identifizierung intrasellärer Mikroadenome nicht höher zu sein.

Klassifikation der Sellatumoren

Im sellären, suprasellären und parasellären Raum kommen eine ganze Reihe von Geschwülsten vor, so Kraniopharyngeome, Optikusgliome, supraselläre Germinome, Chordome und Meningeome. Sie müssen differentialdiagnostisch gegenüber den Hypophysenadenomen abgegrenzt werden. Diese werden nach ihrer Größe und Ausdehnung eingeteilt (Tabelle 14.11) in in-

Tabelle 14.11. Hypophysenadenome. Größe und Ausdehnung

Intraselläre Mikroadenome: Durchmesser < 1 cm
Intraselläre Makroadenome: Ausdehnung > 1 cm
Adenom mit suprasellärer Ausdehnung
Adenom mit parasellärer Ausdehnung
Invasives Adenom

Tabelle 14.12. Hypophysenadenome. Endokrine Funktion

Hormonell inaktive Adenome
Adenome mit Wachstumshormonexzess (Akromegalie)
Adenome mit Prolaktinexzess (Prolaktinome, Amenorrhoe-Galaktorrhoe-Syndrom)
Adenome mit ACTH-Exzess (Morbus Cushing)
Adenome mit TSH-Exzess
Adenome mit FSH-LH-Exzess
Plurihormonale Adenome

traselläre Mikroadenome, intraselläre Makroadenome, Adenome mit suprasellärer Ausdehnung, Adenome mit parasellärer Ausdehnung und invasiv wachsende Adenome, die infra- und parasellär Knochen destruieren. Nach der endokrinen Funktion der Hypopyhsenadenome unterscheidet man (Tabelle 14.12) hormonell inaktive und hormonell aktive Adenome. Die ***endokrin aktiven Tumoren*** entsprechen dem Hormonexzess der wichtigsten hypophysären Hormone, so findet man das Adenom mit Wachstumshormonexzess bei der Akromegalie, das Adenom mit Prolaktinexzess, das Prolaktinom, beim Amenorrhoe-Galaktorrhoe-Syndrom und das Adenom mit ACTH-Exzess beim Morbus Cushing. Seltenere Geschwülste sind das Adenom mit TSH-Exzess, das Adenom mit FSH-LH-Exzess und plurihormonale Adenome. Etwa ***20 % der Hypopyhsenadenome sind klinisch und biochemisch hormonell inaktiv***. Sie zeigen aber sekretorische Granula, so daß die Produktion von gewissen Substanzen angezeigt wird, wobei es sich um nicht identifizierte Hormone oder fehlenden Hormonausstoß handeln kann.

Kraniopharyngeome sind Geschwülste epithelialen Ursprungs und werden von Anteilen der Rathke-Tasche abgeleitet. Sie manifestieren sich ausschließlich in der Sellaregion. In ihnen findet keine Hormonproduktion statt. Sie machen 3 % aller intrakraniellen Tumoren aus und kommen häufig bei Kindern oder Jugendlichen vor. Kraniopharyngeome können intrasellär, suprasellär und bis in den 3. Ventrikel ausgebreitet sein. Sie bestehen aus festen und zystischen Anteilen, sind gutartig, neigen jedoch zum Rezidivieren.

Klinische Symptomatik

Prolaktinome. Prolaktinome sekretieren in einem Exzess autonom Prolaktin. Die hypothalamische Steuerung der Prolaktinsekretion ist vorwiegend hemmend. Der Prolaktin-Inhibitory-Faktor (PIF) verhindert die Ausschüttung des Prolaktins in der Adenohypophyse. Zahlreiche Hormone und endokrine Störungen sowie Medikamente können den PIF-Mechanismus beeinflussen und zu erhöhten Prolaktinspiegeln führen. Ein ***Nüchtern-Prolaktinspiegel über 150 ng/ml*** kann aber als sicherer Hinweis für das Vorliegen eines Prolaktinoms gewertet werden. Spiegel über 1000 ng/ml zeigen einen invasiv wachsenden Tumor an. Bei Frauen sind die häufigsten klinischen Zeichen Amenorrhoe und Galaktorrhoe (Amenorrhoe-Galaktorrhoe-Syndrom, Forbes[3]-Albright[4]-Syndrom). Spontane ***Galaktorrhoe*** tritt bei etwa 30 % der Frauen mit Prolaktinomen und weniger häufig bei Männern auf. Bei Männern kommt es zudem zur ***gestörten Libido***, Potenzstörung und Oligospermie. Neben diesen endokrinen Symptomen können größere Prolaktinome die Symptome des suprasellären raumfordernden Prozesses bewirken, also ein Chiasmasyndrom, bei parasellärer Ausdehnung auch Störungen der Okulomotorik. Bei Kompression der Liquorwege im 3. Ventrikel kann sogar ein Verschlußhydrozephalus auftreten. Neben der endokrinologischen Diagnostik findet eine computertomographische Abklärung statt. MRI und Angiographie werden bei besonderer Fragestellung (s. radiologische Diagnostik) angewendet.

Morbus Cushing. Unter Morbus Cushing[5] versteht man eine Erkrankung, die durch Hypersekretion von ACTH aus einem Hypopyhsenadenom hervorgerufen wird. Dadurch kommt es zur bilateralen Nebennierenrindenhyperplasie. Unbehandelt ist beim Morbus Cushing die 5-Jahresüberlebensrate weniger als 50 %. Drei Viertel der Patienten sind Frauen. Die klassischen Zeichen des Morbus Cushing sind Mondgesicht, Stammfettsucht, Büffelnacken, Hypertonie, Striae, häufig haben die Patienten Depressionen, Menstruationsstörungen, Impotenz, Osteoporose und Glukoseintoleranz. Ein sog. ***Nelson[6]-Syndrom*** kann bei Patienten nach Adrenalektomie in der Behandlung eines Morbus Cushing entstehen. Man findet dabei eine Hypersekretion von ACTH durch ein Hypophysenadenom und MSH-Aktivierung, das sich in einer Überpigmentation der Haut äußert. Cushing-Adenome sind oft sehr klein und entgehen gelegentlich dem Nachweis in der Computertomographie. In diesen Fällen kann die getrennte Hormonbestimmung im venös-drainierenden Blut der basalen Sinus nach beidseitiger Jugularis-Katheterisierung wenigstens einen Hinweis auf die Seitenlokalisation des Adenoms in der Hypophyse geben.

Akromegalie. Akromegalie tritt bei einem Hormonexzess des Human-Growth-Hormons(HGH) auf.

[3] Alexander Forbes, zeitgen. Arzt, USA
[4] Fuller Albright, Arzt, Boston, geb. 1900
[5] Harvey W. Cushing, Chirurg, Philadelphia, 1869-1939
[6] Robert A. Nelson, amerikanischer Serologe, geb. 1922

> **!** Wenn diese Überproduktion in der Kindheit vor Epiphysenschluß auftritt, kommt es zum Gigantismus.

Der Hormonexzess führt nicht nur zu kosmetischen Störungen sondern, auch zu Veränderungen im kardiovaskulären System, zur Hypertonie, schwerer Arteriosklerose, außerdem zu Diabetes mellitus und Viszeromegalie. Man findet beim Akromegalen groteske Veränderungen der Finger und Zehen, die Gesichtszüge werden grob und Nase, Lippen und Kinn nehmen an Größe zu. Es kommt zur Makroglossie, was zur Behinderung der Atmung führt. Die Knochendichte nimmt zu und auch die Gelenke hypertrophieren, so daß häufig auch im späteren Verlauf ein Karpaltunnelsyndrom auftritt. Die Lebenserwartung ist durch die Hypertonie und den Diabetes mellitus beeinträchtigt. Ein Fünftel der Akromegalen haben auch eine Hyperprolaktinämie, so daß bei Frauen eine Oligomenorrhoe, Amenorrhoe und Galaktorrhoe auftritt, bei Männern eine Störung der Libido und Potenz. Große Tumoren können Zeichen der Hypophysenunterfunktion hervorrufen wie Müdigkeit, Blässe, Adynamie und Streßinkontinenz.

Endokrin inaktive Adenome. Die Patienten mit dieser Adenomform haben häufig eine dünne trockene, leicht gefältelte Haut, der Bartwuchs ist erheblich reduziert und die Behaarung des Körpers insbesondere in der Schamgegend ist spärlich. Die Patienten sind antriebslos, adynam und hypoton. Wenn die Geschwulst über das Diaphragma sellae hinauswächst, tritt ein Chiasmasyndrom auf. Häufig wird bei diesen Patienten die Diagnose erst nach Auftreten von Visusstörungen und Gesichtsfeldausfällen gestellt.

> **!** Hormonell inaktive Adenome bewirken Verdrängungs- und Defektsymptome. Solange das Tumorwachstum auf die Sella beschränkt ist, treten hormonelle Ausfallserscheinungen auf: bei Frauen eine sekundäre Amenorrhoe, beim Mann ein Potenzverlust, bei beiden Geschlechtern ist die Libido reduziert.

Differentialdiagnose der Hypophysenadenome

In der Differentialdiagnose der hypophysären Insuffizienz kommen andere intraselläre Prozesse in Frage:

- ***intraselläre Aneurysmen*** (auszuschließen durch Angiographie),
- ***Kraniopharyngeome,*** das
- Empty-sella-Syndrom und die
- hypophysäre Apoplexie.

Empty-sella-Syndrom. Beim Empty-sella-Syndrom beobachtet man die beschriebenen Zeichen des endokrin inaktiven Adenoms, kann jedoch im Sellaraum computertomographisch nur liquordichte Werte nachweisen. Es handelt sich entweder um Ausbreitung einer suprasellären Zisterne in den Sellaraum mit Störung der hypophysären Funktion oder um einen Zustand nach zystischer Veränderung eines Hypophysenadenoms. Als Symptome werden häufig intermittierende Kopfschmerzen angegeben. Von neurochirurgischer Konsequenz ist die ***Liquorfistel,*** die beim Empty-sella-Syndrom beobachtet wird und dann auf transsphenoidalem Wege schwierig zu verschließen ist, wenn gleichzeitig eine Störung der Liquordynamik besteht. In diesem Falle ist der Eingriff mit einer Liquordrainage, einer ventrikuloperitonealen Ableitung, zu kombinieren.

Hypophysäre Apoplexie. Die hypophysäre Apoplexie ist ein schweres Krankheitsbild, wobei mit plötzlichen Kopfschmerzen eine Einblutung in den intra-/suprasellären Tumor stattfindet. Patienten zeigen die Zeichen der hypophysären Insuffizienz, dazu ein Chiasmasyndrom mit Störung des Visus und Gesichtsfeldes. Bei Druck auf die parasellären Strukturen treten Störungen der Okulomotorik auf. Es besteht eine ***Notfallsituation,*** in der eine rasche Diagnostik und operative Entlastung angestrebt werden muß.

Supra-paraselläre Hypophysenadenome. Die Differentialdiagnose der supra-parasellären Hypophysenadenome umfaßt eine Reihe von Geschwülsten, die auch in der Differentialdiagnose der Prozesse genannt werden, die den 3. Ventrikel komprimieren. Es handelt sich um

- Kraniopharyngeome,
- basale Meningeome wie das ***Tuberculum-sellae-Meningeom,***
- Optikusgliome,
- supraselläre Germinome und
- Chordome.

Die Genese der Kraniopharyngeome wurde bereits besprochen. Da ***Kraniopharyngeome*** langsam wachsen und sich auch extraaxial ausbreiten können, ist eine Entstehung großer Tumoren bis zur Diagnose möglich. Bei Kindern werden sie häufig erst bemerkt, wenn sie zur Obstruktion der Liquorwege und zum Verschlußhydrozephalus führen. Dem geht oft ein unbemerktes Chiasmasyndrom mit Visus- und Gesichtsfeldeinschränkung voraus. Erwachsene bemerken früher ihre Gesichtsfeld- und Visusstörung, so daß die Diagnose häufig bei kleineren suprasellären Tumoren gestellt wird. Zeichen der hypophysären Insuffizienz sind in der Regel vorhanden (70–90 %). Die Diagnose ist sicher mit der Computertomographie und der Kernspintomographie möglich. Die operative Behandlung unterscheidet sich wenig von der Behandlung der suprasellären Hypophysenadenome, lediglich ist häufiger die Hydrozephalusableitung erforderlich. Die Geschwülste werden in der Regel transkraniell angegangen, um ihre Beziehung zu den suprasellären Strukturen, insbesondere Chiasma und 3. Ventrikel besser zu übersehen und darstellen zu können. Trotz operativer Behandlung kommt es häufiger zu Tumorrezidiven, zum Aufschießen unerwarteter größerer Zysten. Es ist nachgewiesen, daß die adjuvante Radiotherapie die Prognose bezüglich Rezidivhäufigkeit bessern kann.

Therapie der Hypophysenadenome

Operative Therapie. Zwei operative Zugangswege führen zum sellären Raum:

- Man erreicht die Sella turcica über die Nasennebenhöhlen, also ***auf transsphenoidalem Wege*** und kann den Sellainhalt hier vom Sellaboden aus darstellen (Abb. 14.24). Dieser Eingriff ist indiziert zur Entfernung intrasellärer Mikroadenome und zur Entfernung suprasellärer Geschwülste, die symmetrisch mittelliniennahe im suprasellären Raum ausgebreitet sind. Dieser Eingriff eignet sich nicht für die Operation parasellärer oder invasiver Tumoren. Auch Kraniopharyngeome und andere intraselläre Tumoren mit geringgradiger suprasellärer Ausdehnung können auf diesem Wege angegangen werden.
- Durch den ***transkraniellen subfrontalen Zugang*** können auch große suprasellär und parasellär ausgedehnte Tumoren erreicht und mikrochirurgisch von den basalen Hirnstrukturen, dem Chiasma und den angrenzenden Gefäßen gelöst werden. Nachteil dieses Zuganges ist, daß eine gewisse Hirnretraktion durchgeführt werden muß, die so sanft erfolgen muß, daß keine psychischen Veränderungen (Frontalhirnsyndrom) zurückbleiben. Der transsphenoidale Eingriff vermeidet diese Berührungen mit dem zentralnervösen Gewebe, hat aber als Komplikationsmöglichkeit die postoperative transsphenoidale Liquorfistel, die mit einer Häufigkeit bis zu 5 % auftritt und dann durch eine Reoperation verschlossen werden muß.

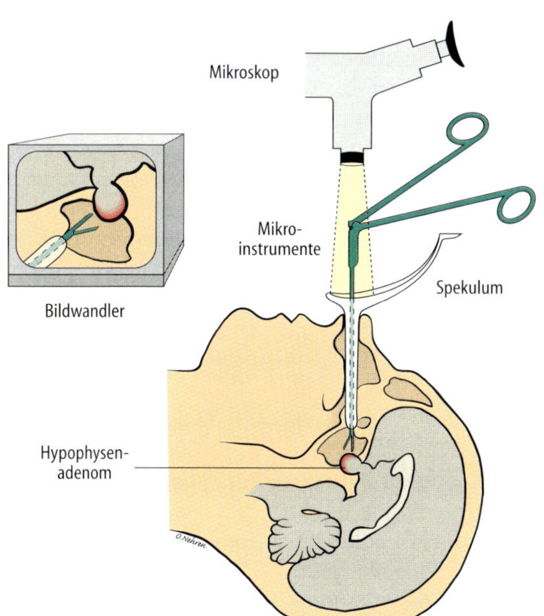

Abb. 14.24. Transsphenoidale mikrochirurgische Hypophysenoperation

Konservative Therapie. In letzter Zeit hat die ***medikamentöse Behandlung*** des Hormonexzesses mit ***Dopamin-Agonisten, dem Bromocriptin*** Bedeutung erlangt. Durch dieses Medikament wird die inhibitorische dopaminerge Kontrolle der Prolaktinausschüttung unterstützt. Bromocriptin senkt den Serumprolaktinspiegel, die Galaktorrhoe verschwindet und die Größe auch weit ausgebreiteter suprasellärer Tumoren ist rückläufig. Es muß aber darauf hingewiesen werden, daß bei Absetzen der Bromocriptin-Therapie der Tumor reexpandiert und der Hormonexzess wieder auftritt. Wenn daher die Bromocriptintherapie als primäre und alleinige Therapie eingesetzt wird, muß sie unbegrenzt fortsetzbar sein. Bromocriptin wird heute bei Prolaktinomen bereits in der Operationsvorbereitung eingesetzt, um die Schrumpfung des Tumors zu erreichen und damit eine bessere Abgrenzbarkeit und Entfernbarkeit der Geschwulst. Adjuvant wird dieses Medikament im postoperativen Verlauf verwendet, um nicht ganz normalisierte Hormonspiegel im postoperativen Verlauf in den Normbereich zurückzubringen. Dies gelingt erstaunlicherweise mit Bromocriptin auch beim Wachstumshormonexzess, so daß dieses Medikament auch bei der Akromegalie in Kombination mit dem operativen Eingriff Verwendung findet.

Eine solche ergänzende Maßnahme zur operativen Behandlung stellt auch die ***Radiotherapie*** dar. Sie wird heute bei supra- und parasellär ausgedehnten Hypophysenadenomen und bei invasiv wachsenden Tumoren eingesetzt, um einen rezidivfreien Verlauf zu erreichen. Ist bei Mikroadenomen der Hormonexzess durch die Operation alleine nicht beherrschbar, so kann neben oder mit der Bromocriptinbehandlung die Radiotherapie zusätzlich einen Effekt auf die Normalisierung des Hormonexzesses haben.

Prognose

Die Prognose des behandelten Hypophysenadenoms ist günstig. Bei den Prolaktinomen wird durch die Operation allein bei 75 % ein normaler postoperativer Prolaktinspiegel erreicht. Dabei werden im unmittelbaren postoperativen Verlauf bereits bei 50 % eine normale endokrine Hypophysenfunktion beobachtet. Bei der Akromegalie tritt postoperativ bei 97 % eine Besserung der Symptome auf. Bei transsphenoidalem Vorgehen durch die Operation allein ist der Patient zu 50–60 % in Bezug auf seinen Hormonexzess geheilt. Der günstige Effekt auf die ACTH-Produktion beim Cushing-Adenom durch die Operation allein ist ähnlich hoch (65 %).

Perioperative und postoperative endokrinologische Behandlung der Patienten mit Hypophysenadenomen

Als präoperativer Status müssen bereits die Daten vorliegen, die erlauben, einen Diabetes mellitus, Hypertonie, Diabetes insipidus, Drüsenunterfunktion und Nebennierenrindeninsuffizienz zu erkennen. Alle Patienten erhalten unabhängig von präoperativen Ausfällen in der ***operativen Periode eine hohe Substitutionsbehandlung mit Glukokortikoiden.*** Man beginnt bereits präoperativ mit einer Dosierung von 100 mg Hydrokortison parenteral und setzt dies in 1000 ml Infusionslösung für die Operation fort, bei längerdauernden Eingriffen wird diese Hydrokortisoninfusion 100 mg in 4 Stunden wiederholt. Diese Dosierung wird unmittelbar postoperativ pro 24 Stunden weitergegeben und dann in den nächsten 3–4 Tagen auf eine Erhaltungsdosis von 50 mg Hydrokortison pro 24 Stunden reduziert. Dies wird fortgeführt bis zur postoperativen Evaluation der Hormonspiegel 4–6 Wochen nach dem Eingriff. Dann kann nach dem aktuellen Spiegel eine Neueinstellung erfolgen. Die Schilddrüsenhormonsubstitution ist für die perioperative Periode nicht in gleicher Weise von Bedeutung, da Schilddrüsenhormone eine Halbwertszeit von 7 Tagen haben und so die Operationstage ohne Substitution überbrückt sind. In der perioperativen Periode muß für eine Substitution der gonadotropen Funktion nicht gesorgt werden. Dies spielt in der Nachsorge 4–6 Wochen nach dem Eingriff nach Überprüfung der hypophysären endokrinen Situation eine Rolle.

Die Inzidenz des ***Diabetes insipidus*** im unmittelbaren postoperativen Verlauf nach Hypophysenoperation beträgt 10–30%. Meist tritt eine Spontanremission innerhalb 10 Tagen auf. Bei Operation sehr großer Tumoren kann es selten zu einer dauernden Störung der ADH-Sekretion kommen. Der Diabetes insipidus muß prompt und genau behandelt werden, um Störungen der Elektrolyt- und Wasserbalance zu vermeiden. Er wird leicht an der Polyurie in der frühpostoperativen Phase erkannt. Das Urinvolumen ist mehr als 150 ml pro Stunde, die Serumosmolarität hoch (> 295 mmol/l), die Urinosmolarität < 300 mmol/l. Differentialdiagnostisch ist bei Patienten, die intraoperativ eine Osmotherapie bekommen oder an Diabetes mellitus leiden, die ***osmotische Diurese*** zu beachten, die durch eine hohe Serumosmolarität und eine hohe Urinosmolarität gekennzeichnet ist. Bei Verdacht auf Diabetes insipidus muß eine genaue Aus- und Einfuhrbilanz durchgeführt werden. Kontrolliert werden Gewicht des Patienten, Serumelektrolyte und Serum- und Urinosmolarität. Die Flüssigkeit wird als freies Wasser (intravenös 5%ige Glukoselösungen) ersetzt. In der Regel verschwinden Polyurie und Polydipsie innerhalb von 2–3 Tagen und eine weitere Therapie ist nicht erforderlich.

Nur wenn eine adäquate Flüssigkeitszufuhr nicht möglich ist, wird eine Substitutionstherapie mit Vasopressin erforderlich. In der Langzeitbehandlung wird Vasopressin als Nasenspray verabfolgt. Durch prä- und intraoperative Pharmaka und chirurgische Manipulation im hypothalamisch neurohypophysären Bereich kann ein ***Syndrom der inappropriaten ADH-Sekretion (SIADH)*** auftreten. Sie ist gekennzeichnet durch eine Hyponatriämie, eine niedrige Serumosmolarität und hohe Urinosmolarität. Dieses Syndrom ist vorübergehend und kann unabhängig oder in Zwischenphasen des Diabetes insipidus auftreten. Auch hier wird die Kontrolle des Körpergewichtes, der Urin- und Serumosmolarität und der Serumelektrolyte verlangt. Die Flüssigkeitszufuhr muß eingeschränkt werden. Diese Therapie ist allein ungenügend, wenn eine schwere Wasserintoxikation vorliegt mit einer schweren Hyponatriämie, Bewußtseinstrübung und Anfällen. In diesem Falle muß die Diurese forciert werden bei gleichzeitiger Elektrolytsubstitution.

14.8.5 Tumoren des 3. Ventrikels

Tumoren des 3. Ventrikels stellen eine besondere neurochirurgische Herausforderung bezüglich des operativen Zuganges dar. Im vorderen Anteil des 3. Ventrikels findet man Astrozytome, Ependymome und Tumoren, die aus dem suprasellären Raum einwachsen wie Optikusgliome, supraselläre Meningeome, Kraniopharyngeome. Eine Besonderheit stellen die ***Kolloidzysten des Foramen Monroi***[7] dar. Die Symptomatik wird durch eine Obstruktion des Foramen Monroi ausgelöst. Dadurch steigt der intrakranielle Druck, wobei die Bewußtseinsstörungen attackenweise auftreten können. Dies wird einem intermittierendem Verschluß im Foramen Monroi durch diese Zyste zugeschrieben. Die Diagnose wird durch die Computertomographie gestellt. Sie weist einen rundlichen Prozeß in Höhe des Foramen Monroi nach, meist homogen und hyperdens mit Zunahme der Densität unter Gabe von Konstrastmittel. Der vordere Anteil des 3. Ventrikels und damit die Kolloidzyste wird durch eine frontale Kraniotomie mit transkortikalem oder transkallosalem Zugang erreicht. Einzelne dieser Zysten werden heute mit einem kleineren Eingriff durch Ventrikuloskopie dargestellt und entfernt oder mit Laser koaguliert.

14.8.6 Orbitatumoren

Orbitatumoren äußern sich uniform in einer einseitigen Protrusio bulbi. In der weiteren Abklärung spielt die hochauflösende Computertomographie, der diagnostische Ultraschall und die Feinnadelbiopsie eine große

[7] Alexander Monro, Anatom, Edinburgh, 1733–1817

Rolle. Die häufigsten Orbitatumoren sind Metastasen, Optikusscheidenmeningeome, kavernöse Hämangiome, Neurofibrome, Dermoidzysten, Optikusgliome und Lymphome. Differentialdiagnostisch kommt das laterale Keilbeinflügelmeningeom (s.u. Meningeome), der auch einseitig beobachtete endokrine Exophthalmus und der sog. Pseudotumor orbitae in Frage. Man versteht darunter eine nicht infektiös-entzündliche Reaktion in mehreren Orbitageweben, die häufig im Bereich der Tränendrüse beginnt und die Muskeln oder das Fettgewebe erfaßt. Histologisch findet man dabei eine diffuse Ansammlung von Lymphozyten. Dieser Pseudotumor reagiert auf Behandlung mit Kortikosteroiden. Die Differentialdiagnose wird oft erst durch den diagnostischen Ultraschall oder die Feinnadelbiopsie erreicht. Die Behandlung der genannten Neoplasmen besteht in der Operation, die entweder als laterale Orbitotomie oder transkranielle Orbitotomie durchgeführt werden kann. Je nach Prozeß erfolgt die Kombination des operativen Vorgehens mit der Radiotherapie.

14.8.7 Schädeldachtumoren

Jede Tumorart, die im Skelettsystem sonst vorkommt, kann auch im Schädeldach entstehen. So findet man Osteome, Chondrome, Chondrosarkome, diploische Meningeome, Fibrome und Fibrosarkome, Hämangiome, aneurysmatische Knochenzysten, Plasmozytome, Non-Hodgkin-Lymphome, Lipome, Dermoidzysten, eosinophile Granulome, Chordome und fibröse Dysplasie. Bei der Abklärung spielen die Schädelübersichtsaufnahme, konventionelle Tomogramme und das Feinschicht-CT die größte Rolle. Oft werden verdächtige Läsionen auf Routineübersichtsaufnahmen (z.B. posttraumatisch) erkannt. Die Angiographie ist nützlich zur Operationsvorbereitung, da sie die Tumorvaskularisation darstellen und evtl. zur Tumorembolisation und damit Reduktion des Blutverlustes bei der Operation genutzt werden kann. Schädeldachtumoren werden beim operativen Vorgehen im Gesunden ausgesägt. Je nach Artdiagnose ist bei malignen Prozessen die zusätzliche Radiotherapie angezeigt, bei Sarkomen insbesondere bei dem Osteosarkom auch die Chemotherapie.

14.9 Spinale Tumoren

14.9.1 Einteilung

Bei den ***primären Geschwülsten*** im Spinalkanal unterscheidet man zwischen ***extra- und intramedullären*** (Abb. 14.25). Drei Viertel haben ihren Ursprung außerhalb des Rückenmarks. Sie wachsen langsam und lassen sich total entfernen. An erster Stelle seien die ***Neurinome*** und ***Neurofibrome*** genannt, die teils innerhalb, teils außerhalb des Spinalkanales liegen können (Sanduhrneurinom). Multipel trifft man sie bei der Recklinghausen[8]-Krankheit an. ***Meningeome*** kommen vor allem im thorakalen Bereich und bei älteren Frauen vor. Sie sind scharf abgegrenzt und verdrängen das Rückenmark ohne es zu infiltrieren. Die ***intramedullären Tumoren*** sind histologisch ebenfalls meist gutartig (Ependymome, Astrozytome, seltener Hämangioblastome), lassen sich jedoch nur dann entfernen, wenn sie eine scharfe Grenze gegen das Markgewebe aufweisen oder zystisches Wachstum zeigen. Intradurale Rückenmarkstumoren sind zu 90 % benigne und resezierbar. In der Häufigkeit kommen sie nur einem Fünftel der Hirntumoren gleich.

> **!** Extradurale spinale raumfordernde Prozesse sind heute am häufigsten: dies weist auf die zunehmende Zahl von Spät- und Langzeitverläufen bei Krebspatienten hin. Es kommt zu einer hämatogenen Metastasierung via den paravertebralen venösen Plexus mit direktem Einwachsen in den angrenzenden Knochen. Spinale Metastasen treten häufig beim Lungenkarzinom, Mammakarzinom, beim Lymphom, beim Prostatakarzinom und beim Myelom auf. In einem Zehntel der Fälle ist dies die Erstmanifestation der Erkrankung bei noch unbekanntem Primärtumor.

[8] Friedrich D. von Recklinghausen, Pathologe, Königsberg, Straßburg, 1833–1910

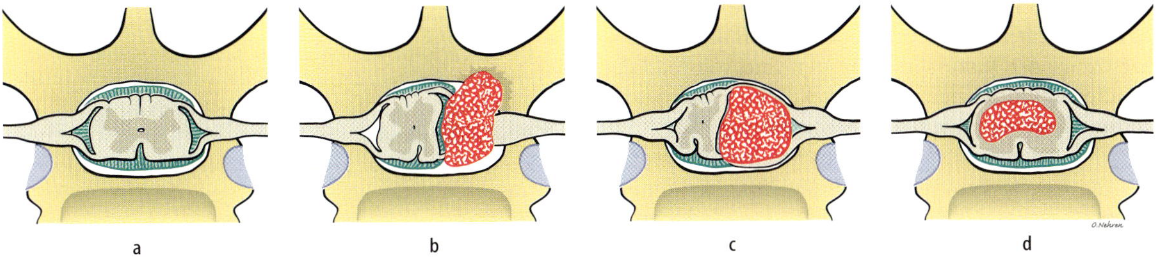

Abb. 14.25a-d. Lokalisation spinaler Tumoren. **a** Normale Verhältnisse, **b** extradurale Tumoren, vom Knochen ausgehend (z. B. Metastase), **c** intradurale, extramedulläre Tumoren (z. B. Meningeom, Neurinom), **d** intradurale, intramedulläre Tumoren (z. B. Astrozytom)

Metastasen komprimieren das Rückenmark meist sekundär, wenn sie sich epidural ausbreiten oder wenn osteolytische Herde zu Spontanfrakturen führen. Durch beide Mechanismen kann die Querschnittslähmung nach einem schmerzhaften Vorstadium plötzlich auftreten, wobei entweder die spinale Blutversorgung unterbrochen, oder eine Achsenknickung den Kanal plötzlich eingeengt haben kann. Eine Altershäufigkeit finden wir bei 40–65 Jahren mit einem Überwiegen der Männer über die Frauen (60/40). In der ***Differentialdiagnose*** spinaler, epiduraler Tumoren sind Chordome und Chondrosarkome zu erwägen. Spinale epidurale und subdurale ***Spontanhämatome*** sind selten, treten aber bei thrombozytopenischen Patienten oder unter Antikoagulation auf. Selten sind auch infektiöse raumfordernde spinale Prozesse (metastatischer epiduraler Abszeß, tuberkulöse Spondylitis). Speziell im Zervikalbereich kann eine Diskushernie oder ein enger Spinalkanal zu einer Myelopathie und tumorähnlichen Symptomen führen (s. Kapitel 14.21.2).

14.9.2 Symptome

Für die Ausprägung der Symptome der Rückenmarkstumoren sind folgende ***physiologisch-pathophysiologische Gegebenheiten*** mitverantwortlich: Das Rückenmark ist kürzer als der Wirbelkanal. Es besteht also eine Diskrepanz zwischen Rückenmarksegmenten und Höhenbezug am Wirbelkörper: Das Rückenmarksegment C8 liegt zwischen dem 6. und 7. Halswirbel, die Rückenmarksegmente L5 und S1 befinden sich in Höhe des 1. Lendenwirbels. Die Blutversorgung des Rückenmarks erklärt, daß Fernsymptome im Sinne einer relativen Ischämie im Bereich einer „Wasserscheide" erzeugt werden können. Die besonders gefährdete Zone der Rückenmarksdurchblutung ist der mittlere und obere Thorakalbereich. Hier befindet sich die Wasserscheide zwischen der Versorgung der A. spinalis anterior durch die Vertebralarterien und der starken variablen Versorgung durch die A. radicularis magna (Adamkiewicz) Th9-L2.

Extramedulläre Tumoren haben in der Regel ein exzentrisches Wachstum. Der Kompressionseffekt ist also asymmetrisch. Im Frühverlauf beobachtet man daher einen höheren Anteil von ***Brown-Séquard[9]-Syndromen***, wobei der Tractus corticospinalis und die Hinterstränge der Tumorseite betroffen sind, während der Tractus spinothalamicus, der gekreuzte Fasern aufnimmt, kontralaterale sensible Störungen erklärt.

Bei ***intramedullären Geschwülsten*** kommt es häufig wegen der Unterbrechung der kreuzenden Schmerzfasern zu einer ***dissoziierten Empfindungsstörung***.

[9] Charles E. Brown-Séquard, Physiologe, Neurologe, Paris, 1817–1894

> **!** *Extradurale Tumoren* sind dadurch gekennzeichnet, daß bei 95 % der Patienten als Erstsymptom lokale ***Schmerzen***, evtl. mit radikulärer Ausstrahlung auftreten.

Die im folgenden beschriebene ***Symptomenfolge*** läuft bei extradural metastatischen Prozessen in Zeitraffung ab. Bei langsamem Wachstum ist die Anpassung des Markes an die neuen Platzverhältnisse so ausgeprägt, daß es lange Zeit dem raumfordernden Prozeß ohne bleibende Schädigung ausweichen kann.

Zu Beginn klagen die Patienten über ***lokale Schmerzen*** im betroffenen Wirbelsäulenabschnitt. Später werden die dorsalen Wurzeln in die Kompression einbezogen, worauf die ***Beschwerden radikulär ausstrahlen*** und bei intraspinaler Druckerhöhung durch Husten, Niesen oder Pressen verstärkt werden. Das weitere Tumorwachstum gibt sich durch ***Strangsymptome*** zu erkennen, die durch die Höhe des Prozesses (zervikal, thorakal, lumbal) bestimmt werden. Häufig sind es zunächst ***Parästhesien***, die kaudal von der Rückenmarkskompression beginnen, des weiteren sind Berührungs- und Schmerzsensibilität, nicht selten auch die Koordination gestört. Zu diesem Zeitpunkt ist der ***Muskeltonus*** oft bereits erhöht. Bei zunehmender Kompression schwindet die rohe Kraft kaudal vom betroffenen Rückenmarksniveau. Der ***Kraftverlust*** sollte bei der klinischen Untersuchung heute nach einem Graduierungssystem bezeichnet werden (Tabelle 14.13). Regelmäßig sind dann ***pathologische Reflexe*** (z. B. Babinski[10]-Reflex) zu beobachten. Es nimmt die ***Spastizität*** (Tonuserhöhung der Muskeln) weiter zu und alle sensiblen Wahrnehmungen ab. Zu diesem Zeitpunkt funktionieren Blase und manchmal auch Mastdarm nicht mehr normal. Die Störung besteht in einer ***Urinretention***, d. h. die Blase wird nicht oder nur unvollständig entleert oder die Miktion gelingt erst nach längerem Bemühen. Dieser Zustand läßt sich durch die Bestimmung des Resturins erfassen. Die Phase, in der die Querschnittslähmung total wird, vollzieht sich häufig in kürzester Zeit. Dann wird die Lähmung vollständig und schlaff, kaudal von der Kompression

Tabelle 14.13. Grading der Muskelkraft

0	Keine willkürliche Muskelkontraktion
1	Spürbare Muskelkontraktion, keine Extremitätenbewegung
2	Aktive Bewegung, aber nur unter Ausschaltung der Schwerkraft
3	Aktive Bewegung gegen die Schwerkraft, aber nicht gegen Widerstand
4	Aktive Bewegung gegen Widerstand
5	Normale Kraft

[10] Joseph F. Babinski, Neurologe, Paris, 1857–1932

werden keine äußeren Reize mehr perzipiert. Die spontane Miktion und Defäkation sind nicht mehr möglich. Prozesse im Thorakal-Bereich führen zur ***Paraparese***, zervikale zur ***Tetraparese.*** Wird der Conus medullaris komprimiert, so sind Sensibilität und Motorik in den distalen Partien der Beine und im Gesäß gestört. Solche Patienten haben häufig früh eine Funktionsstörung von Blase und Mastdarm. Komprimierende Prozesse im Bereich der Cauda equina werden im Kapitel 14.21 Diskushernien besprochen.

14.9.3 Diagnostik

Die ***Anamnese*** gibt über die konsekutive Entwicklung der Symptome Auskunft. Aufgrund der ***neurologischen Untersuchung*** kann zwischen radikulärer und medullärer Kompression unterschieden werden. Eine Graduierung der ***Reduktion der groben Kraft*** ist möglich und zeigt die Schwere des Zustandes an. Die ***Höhe des Prozesses*** kann anhand des örtlichen Schmerzes, der ***radikulären Schmerzen*** und des ***Sensibilitätsniveaus*** bestimmt werden. In der Diagnostik hilft die ***Liquoruntersuchung*** weiter. Diese wird heute meist im Zusammenhang mit der ***Myelographie*** durchgeführt. Bei einem ***Sperrliquor*** ist bei normaler Zellzahl der Eiweißgehalt erhöht, so daß er nicht mehr wasserklar, sondern gelblich ist. ***Röntgenaufnahmen*** der Wirbelsäule decken destruierende Prozesse im Bereich der Wirbelkörper und Bogenwurzeln auf. Ein sanduhrförmiges Neurofibrom wird an der Erweiterung des Foramen intervertebrale erkannt. Die genaue Tumorlokalisation geht aus dem Myelogramm hervor. Die Passage lumbal oder subokzipital injizierter jodhaltiger, wasserlöslicher Kontrastmittel wird behindert oder gestoppt. Eine fusiforme Verbreiterung des Rückenmarkes weist dabei auf einen intra-medullären Tumor hin.

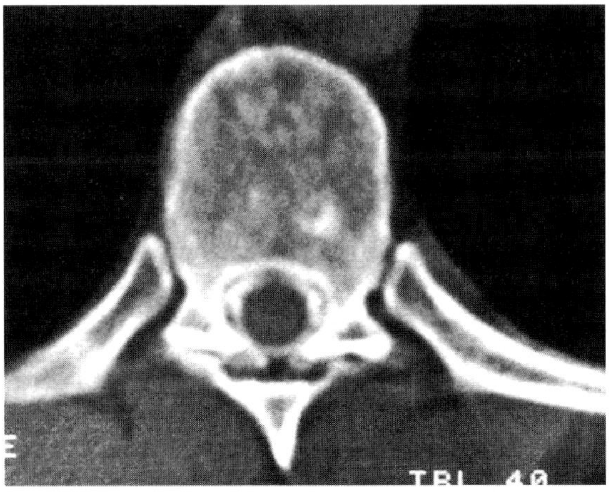

Abb. 14.26. Intramedullärer Rückenmarkstumor (thorakal) im Myelo-CT. Das intraspinale, subarachnoidale Kontrastmittel (hyperdens) markiert das aufgetriebene Mark

Extramedulläre intradurale Tumoren haben ein charakteristisches Bild eines scharf abgegrenzten, runden Defektes der Kontrastmittelsäule, einer sog. „Tumorkappe" (Neurinome, Meningeome). Extradurale Tumoren zeigen eine unscharfe Begrenzung der Kontrastmittelsäule. In der feineren Differenzierung wird die Myelographie heute durch das hochauflösende ***Computertomogramm*** ergänzt. Eine Kombination der Untersuchungen bezeichnet man als ***Myelo-CT*** (Abb. 14.26), wodurch die genauen Beziehungen der Geschwulst zum Rückenmark und im Subarachnoidalraum in einem Querschnitt gezeigt werden können. Die ***Kernspintomographie*** verspricht in Zukunft beste anatomische Darstellung der intraspinalen Strukturen.

14.9.4 Therapie und Prognose

Die Behandlung eines komprimierenden Prozesses im Spinalkanal besteht in einer ***möglichst frühzeitigen Operation.*** Bei extraduralen metastatischen Tumoren wird die sinnvolle palliative operative Dekompression mit der adjuvanten ***Radiotherapie*** kombiniert. Dadurch erreicht man immerhin bei der Hälfte der Patienten eine anhaltende Besserung der Querschnittssymptomatik und Pflegeunabhängigkeit. Zurückhaltend ist man bei multipler Metastasierung und vollständiger Querschnittsläsion, da sich diese auch nach Dekompression selten mehr zurückbildet. Dagegen ist bei langsam wachsenden Geschwülsten die Erholung auch bei bereits vollständiger Querschnittsläsion erstaunlich gut. Nach Entlastungen bei intramedullären oder intraduralen extramedullären Geschwülsten benötigen die Neuralstrukturen oft Monate bis zu zwei Jahren für eine funktionelle Erholung. Diese ist aber so erstaunlich, daß die operative Behandlung von Rückenmarksmeningeomen und Neurinomen schon als das glücklichste Kapitel der Neurochirurgie bezeichnet wurde.

Zur Freilegung des Rückenmarkes wird eine ***Laminektomie*** durchgeführt. Dabei wird eine der Ausdehnung der Läsion im Spinalkanal entsprechende Zahl von Wirbelbögen reseziert. Die Gelenkfortsätze werden nicht tangiert, um die Stabilität nicht zu beeinträchtigen. Zur Entfernung kleiner Geschwülste genügt heute unter mikroskopischer Sicht manchmal eine Hemilaminektomie oder Laminotomie mit anschließender Laminoplastik. Mikrochirurgie und Ultraschallaspiration haben die Resektion von intramedullären Geschwülsten unter geringer Morbidität erleichtert. Ist durch einen destruierenden, aus dem Wirbel kommenden, metastatischen Prozeß die Stabilität der Wirbelsäule gestört, so muß bei entlastender Laminektomie gleichzeitig eine Fusionsbehandlung durchgeführt werden (***Spondylodese*** mit ventralem oder dorsalem Zugang).

14.10 Chirurgisch relevante Infektionskrankheiten des ZNS

14.10.1 Chirurgisch relevante Meningitiden

Probleme in der Neurochirurgie bereiten postoperative Meningitiden, Meningitiden bei Liquorfisteln und Meningitiden bei liegendem Fremdkörper, bei ventrikuloatrialer oder ventrikuloperitonealer Ableitung (Shuntinfektionen). Für ***postoperative Meningitiden*** ist der häufigste Erreger Staphylococcus aureus, aber auch Escherichia coli, Klebsiellen, Pseudomonas und Proteus kommen vor. Streptokokken sind die Organismen, die man bei ***Infektion über eine Liquorfistel*** findet. Der führende Keim bei ***Shuntinfektion*** ist Staphyloccocus epidermidis. Die wichtigsten diagnostischen Tests werden aus dem Liquorbefund entnommen, wobei üblicherweise die Liquorzellzahl auf über 500/mm³ erhöht ist mit Vorherrschen der polymorphkernigen Leukozyten. In der postoperativen Phase ist es oft schwierig, bei erhöhter Liquorzellzahl zwischen einer noch erwartungsgemäßen Reaktion der Hirnhäute und einer bakteriellen Meningitis zu unterscheiden. In diesem Falle spielt die bei der postoperativen bakteriellen Meningitis zu erwartende Erniedrigung des Glukosespiegels und der erhöhte Laktatspiegel im Liquor differentialdiagnostisch neben dem Bakteriennachweis im Liquor eine große Rolle. Die frühzeitige adäquate antibiotische Behandlung ist einzuleiten. Beobachtet man darunter eine ***rezidivierende Meningitis***, so kann diese durch eine Liquorfistel, eine Osteomyelitis, eine Mastoiditis, einen kommunizierenden Dermalsinus, einen Fremdkörper (ventrikuloperitonealer Shunt) ein Empyem oder einen Abszeß unterhalten sein. Dies erfordert sorgfältige Abklärung, den Verschluß der Liquorfistel, die Drainage von Eiterhöhlen und die Entfernung von Fremdkörpern (vorübergehende Entfernung der Liquordrainage).

14.10.2 Hirnabszesse

Ätiologie

Ein Hirnabszeß ist ein lokaler eitriger Prozeß im Hirnparenchym. Da Fälle mit Immundefizienz und immunsupprimierte Patienten zunehmen, beobachten wir eine Zunahme des Hirnabszesses besonders durch opportunistische Keime.

> **!** Hirnabszesse entstehen ***posttraumatisch*** nach offener Schädel-Hirn-Verletzung, ***fortgeleitet*** aus den paranasalen Sinus, dem Mittelohr oder dem Mastoid, oder ***metastatisch*** durch hämatogene Streuung.

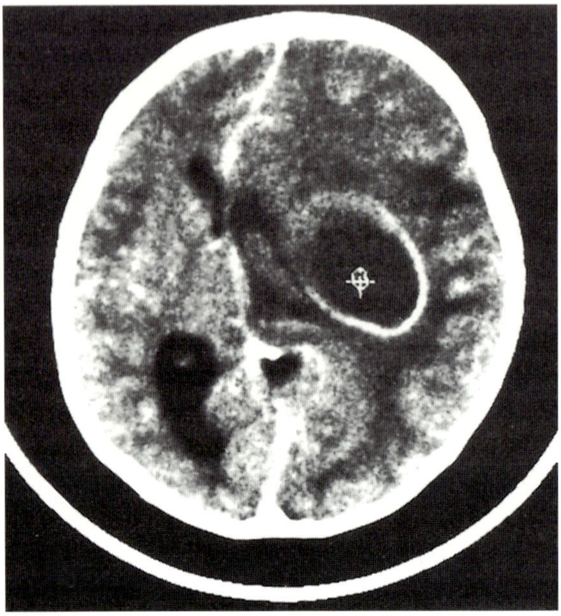

Abb. 14.27. CT. Hirnabszeß: hypodenser raumfordernder Prozeß mit Ring-Enhancement, erhebliche Massenverschiebung

Hauptursache der Streuung sind chronisch entzündliche Lungenerkrankungen (Empyem, Abszeß, Bronchiektasen, Pneumonie), Osteomyelitiden, Septikämie bei Drogenabhängigen, bakterielle Endokarditis und Zahn- und Tonsillarabszesse. Bei etwa einem Drittel der Patienten bleibt der streuende Herd unbekannt. Besonders gefährdet sind Patienten mit angeborenem Herzfehler mit Rechts-links-Shunt, da ihr Blut nicht im Kapillarbett der Lunge gefiltert wird. Die begleitende Polyzythämie kann kleine Hirninfarkte erzeugen, die ein gutes Bett für das Angehen der Mikroorganismen bilden. Der Abszeß im Gehirn beginnt als ***lokale Entzündung (Zerebritis)*** und bildet nach 14 Tagen oder später eine Kapsel. Entsprechend findet man im frühen Stadium ***computertomographisch*** (Abb. 14.27) eine hypodense Zone mit Ringenhancement nach Kontrastmittel. Dabei zeigt sich zunächst noch eine Diffusion des Kontrastmittels in den Prozeß. Im Laufe der Kapselentwicklung nimmt das Ringenhancement zu. Dabei hängt die Entwicklung einer Kapsel und der Einschmelzung von dem pathogenen Organismus und der immunologischen Abwehr ab. Aerobe Bakterien zeigen die schnelle Entwicklung einer dicken Abszeßkapsel, während bei Anaerobiern und Mischinfektionen die verzögerte Kapselbildung vorkommt. Hirnabszesse können durch eine Vielzahl von Bakterien, Pilzen und Parasiten verursacht werden. Ein Bild der bakteriologischen Ursache des Hirnabszesses gewinnt man nur durch genaue Kulturtechnik. Beim immunsupprimierten Patienten findet man auch Nokardien, Aspergillus, Candida albicans und Toxoplasma gondii als Ursachen des Hirnabszesses.

Symptomatik

Häufigstes Symptom eines Hirnabszesses ist ständig zunehmender schwerer Kopfschmerz, der analgetischer Therapie nicht zugänglich ist (80 % der Patienten).

> **!** Hirnabszesse äußern sich durch Zeichen der intrakraniellen Drucksteigerung und fokale neurologische Zeichen, die von der Lokalisation abhängen. Dabei können Zeichen der systemischen Infektion fehlen.

Fokale epileptische Anfälle treten in etwa bei der Hälfte der Patienten auf. Hohes Fieber ist eher selten, Nackensteifigkeit findet man nur in einem Fünftel der Fälle. Eine plötzliche Verschlechterung des Zustandes des Patienten ist entweder durch ein starkes Hirnödem und entsprechende intrakranielle Massenverschiebung mit Herniation, oder Ruptur des Abszesses in das Ventrikelsystem oder den subarachnoidalen Raum verursacht.

Therapie

Die Therapie des Hirnabszesses geschieht durch ***Entfernung des Abszesses*** durch Operation, zumindest durch Punktion des Abszesses und Entleerung, evtl. unter stereotaktischem Vorgehen, und Anwendung der ***antibiotischen Behandlung***. Es hat sich gezeigt, daß Kortikosteroide einen günstigen Effekt auch bei der Behandlung des kollateralen Ödems des Hirnabszesses haben. Sie müssen dabei mit der antibiotischen Behandlung kombiniert werden. Unter dieser Kortikosteroidbehandlung tritt eine verzögerte Kapselbildung auf, die aber keinen ungünstigen Effekt auf die Prognose der Patienten hat. Jedoch können Kortikosteroide die Entwicklung opportunistischer Infektionen begünstigen.

Nachsorge und Prognose

Es ist dabei darauf zu achten, daß nicht nur die adäquate antibiotische Therapie stattfindet, sondern daß auch die Ursachen der bakteriellen Streuung, insbesondere Affektionen der Nasen-Nebenhöhlen und des Mastoids entsprechend chirurgisch und medikamentös saniert werden. Für die Prognose hat der präoperative neurologische Zustand der Patienten die größte Bedeutung. Patienten, die vor dem therapeutischen Eingriff komatös sind, haben eine signifikant schlechtere Lebenserwartung als wache und orientierte Patienten. Auch bei erfolgreicher Behandlung eines Hirnabszesses können sich im weiteren Verlauf ***Folgen*** einstellen: Etwa 30 % der Patienten behalten ***Lähmungen***. Die Inzidenz der postoperativen ***Anfälle*** ist bei 40 % anzusetzen. In 10 % der Patienten kommt es zum ***Rezidivieren*** des Hirnabszesses, wobei auch ***Spätabszesse*** beobachtet wurden.

14.10.3 Kranialer epiduraler Abszeß und subdurales Empyem

Der epidurale Abszeß bildet sich zwischen der Schädelkalotte und der Dura. Er begleitet häufig die Osteomyelitis des Schädeldachs. Das subdurale Empyem bildet sich aus zwischen Dura und Arachnoidea. Die Entstehung dieser infektiösen Erkrankungen geschieht nach ***Trauma***, nach ***Kraniotomie*** und fortgeleitet aus den ***paranasalen Sinus*** oder dem ***Mastoid***. Bei Kindern beobachtet man die Ausbildung des ***subduralen Empyems nach Meningitis***. Die häufigsten Keime sind Staphylococcus aureus, Hämophilus influenzae und Streptococcus pneumoniae.

Beim epiduralen Empyem sieht man die ***lokalen entzündlichen Zeichen***, mißt erhöhte Körpertemperatur und stellt geringgradige Nackensteifigkeit fest. Ein Patient mit einem subduralen Empyem ist schwer krank, febril, hat starke Kopfschmerzen und Meningismus. Im Falle der Fortleitung aus den paranasalen Sinus sieht man periorbitale Schwellungen, schließlich neurologische Ausfälle und bei Zweidritteln der Patienten fokale epileptische Anfälle.

Beide Prozesse können im ***CT*** erkannt werden. Auf Feinschichtaufnahmen der Basis werden auch die entzündlich verlegten Nebenhöhlen dargestellt. Im Liquor finden sich in der Regel entzündliche Zeichen, eine mäßiggradige Pleozytose, doch ist die Lumbalpunktion als diagnostische Maßnahme wegen der damit verbundenen Gefahren bei diesen Patienten umstritten.

Therapeutisch wird die ***operative Entleerung*** des Eiters und die Drainage über 24–48 Stunden durchgeführt. Bei epiduralen Prozessen ist das Anlegen einer Spüldrainage möglich. Ist der Prozeß gekammert, so wird eine große Kraniektomie erforderlich. Es ist darauf zu achten, daß auch die primären Herde der Infektion saniert werden.

Bei adäquater Behandlung besteht nach epiduralem Abszeß eine günstige Prognose. Das subdurale Empyem stellt auch heute noch in der Behandlung ein Problem dar. Die Mortalität liegt noch bei 30 % und die Folgen, neurologische Ausfälle oder anhaltende epileptische Anfälle sind bei mindestens einem Fünftel der Patienten zu erwarten.

14.10.4 Spinaler epiduraler Abszeß

Der spinale epidurale Abszeß ist keine häufige Erkrankung, sollte aber bekannt sein, da geringgradige neurologische Ausfälle durch adäquate Therapie verbessert werden können, während die Lähmung im fortgeschrittenen, über Stunden anhaltendem Stadium, nicht mehr aufhaltbar ist. Symptome der akuten Infektion des Epiduralraums gehen mit ***heftigsten Initialschmerzen*** lokal über der Wirbelsäule einher. Man findet einen angegriffenen Allgemeinzustand und systemische infektiöse Zeichen. Der Schmerz bekommt schließlich eine ***radikuläre Ausstrahlung***. Es entwickeln sich dann ***schnell neurologische Ausfälle*** mit motorischen und sensiblen Störungen. Diese nehmen rasch zur kompletten Para- oder Tetraplegie zu. Es handelt sich dabei oft um einen akuten Verlauf über Stunden.

Durch die Lumbalpunktion kann der epidurale Prozeß nach intradural verschleppt werden. Daher ist ein langsames Vorschieben der Nadel mit häufiger Aspiration zum Nachweis etwa epidural vorhandenen Eiters erforderlich. Die Liquorzellzahl ist in der Regel erhöht mit hohem Anteil der polymorphkernigen Zellen. Auch der Eiweißgehalt ist bei Punktion unterhalb des Abszesses als Zeichen der Liquorflußbehinderung oft erhöht. Die Übersichtsaufnahmen zeigen nur Veränderungen, wenn eine Begleitosteomyelitis vorliegt. Die ***Myelographie*** gibt das typische Bild eines ***extraduralen raumfordernden Prozesses*** (s. bei spinalen Tumoren).

Die Ursache spinaler epiduraler Abszesse ist am häufigsten eine hämatogene Streuung mit ähnlicher Ursache wie beim Hirnabszeß. Spinale epidurale Abszesse treten auch als postoperative Komplikationen nach spinaler Chirurgie auf und werden nach Lumbalpunktion mit Setzen eines epiduralen Blutpatch (üblich zur Behandlung des Hypoliquorrhoesyndroms) beobachtet. Die häufigsten Keime sind der Staphylococcus aureus, Streptokokken, Escherichia coli, Pseudomonas. Die epidurale Infektion kann über mehrere Segmente ausgebreitet sein, was die chirurgische Freilegung und adäquate Drainage erschwert. Diese wird immer mit der entsprechenden antibiotischen Therapie kombiniert.

14.11 Hydrozephalus

Tritt ein Ungleichgewicht zwischen Bildung und Resorption des Liquor cerebrospinalis auf, so sammelt sich der Liquor in den Hirnkammern an. Pathogenetisch liegt also eine Liquorzirkulationsstörung vor. Im Unterschied dazu kann auch eine zerebrale Atrophie zu einer Liquoransammlung in den intrakraniellen Räumen aufgrund des Verlustes von Hirnsubstanz führen (Hydrocephalus ex vacuo).

14.11.1 Physiologie der Liquordynamik

Der Liquor cerebrospinalis wird vornehmlich von den Plexus chorioidei der Seitenventrikel produziert. Im Ventrikelsystem und in den Subarachnoidalräumen zirkulieren ca. 150 cm^3 Liquor. Die tägliche Produktion liegt bei etwa $^1/_2$ Liter. Von den Seitenventrikeln fließt der Liquor durch die Foramina Monroi in den III. Ventrikel, von hier über den Aquädukt zum IV. Ventrikel und verläßt die Hirnkammern durch das mittelständige Foramen Magendii und die seitlichen Foramina Luschkae. Ein Teil des Liquors gelangt aus der Cisterna magna in den Spinalkanal, während ein kleinerer zu den basalen Zisternen und über die Hirnoberfläche fließt. Die zottigen Arachnoidea-Ausstülpungen entlang dem Sinus sagittalis superior, die Pacchioni-Granulationen, sind mit für die Resorption verantwortlich.

14.11.2 Pathophysiologie

Ist das Gleichgewicht zwischen Produktion und Resorption des Liquors gestört, so ändert sich zumindest initial der intrakranielle Druck, da die anderen Kompartimente in der knöchernen Schädelkapsel, Gehirn und Blut, nur wenig Reserveraum bieten können. Im späteren Verlauf kann es durch Minderung der Hirnsubstanz, Erweiterung der ventrikulären, ependymalen Resorptionsfläche und beim Kind durch Kopfwachstum wieder zum Druckausgleich kommen. Ursache eines Hydrozephalus ist meist eine Zirkulationsstörung, selten eine Störung der Produktion. Beim ***Hydrocephalus occlusus*** (non communicans) findet sich eine Liquorpassagebehinderung innerhalb des Ventrikelsystems (Abb. 14.28: Störungen I, II, III), vorzugsweise im Bereich des III. Ventrikels oder des Aquädukts, den Engpässen der Liquorwege oder in der Kommunikation mit den Subarachnoidalräumen (Magendi-Verschluß). Zirkuliert der Liquor frei innerhalb der Ventrikel, während die Blockade erst perizerebral liegt, spricht man vom ***Hydrocephalus communicans*** (Abb. 14.28: Störungen IV, V).

Behinderungen der Liquorzirkulation in den Hirnkammern (Hydrocephalus non communicans)

In den meisten Fällen behindern ***Tumoren*** die Liquorzirkulation. ***Mittelliniennahe Geschwülste***, welche eine symmetrische Erweiterung des Ventrikelsystems bedingen, sind häufiger als einseitiges Einwachsen in einen Seitenventrikel. Durch Verlegen eines Monroi-Foramens kann jeder mittelliniennahe Großhirntumor einen einseitigen Hydrozephalus produzieren, doch entsteht dieser häufiger durch Geschwülste, welche von der Basis her einwachsen, wie z. B. durch Kraniopharyngeo-

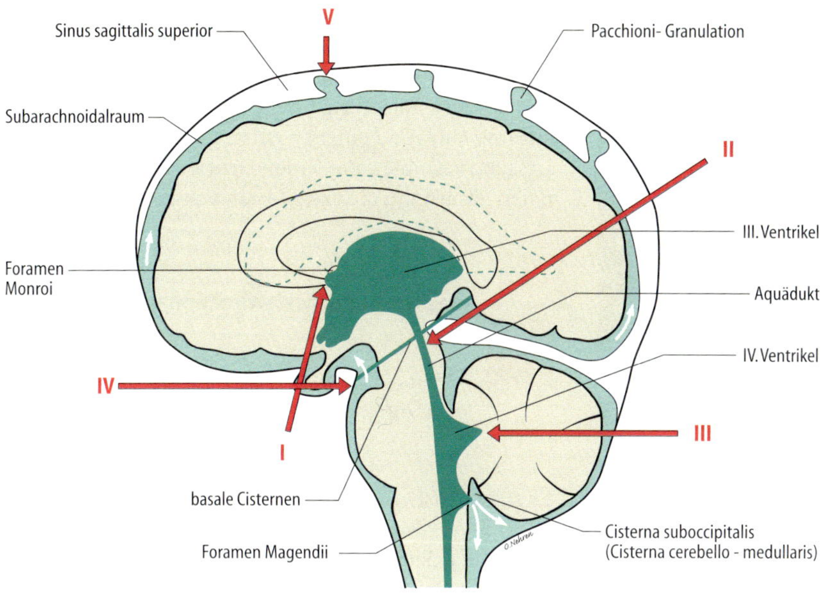

Abb. 14.28. Sagittalschnitt Medianlinie halbschematisch. ***Pfeile mit entsprechenden Nummern*** bezeichnen Angriffspunkte bei Liquorzirkulationsstörungen

me (I). Beide Seitenventrikel und der III. Ventrikel werden durch das Pinealom gestaut oder noch häufiger durch Geschwülste, welche den Aquädukt verlagern und abknicken (II). Beim generalisierten Hydrocephalus internus occlusus muß der ***Tumor in den meisten Fällen in der hinteren Schädelgrube*** gesucht werden (besonders Kleinhirntumoren im Kindesalter, III). Der erhöhte intrakranielle Druck kann dabei das erste Krankheitssymptom sein. Die ***Aquäduktstenose***, eine verengte Verbindung zwischen III. und IV. Ventrikel, führt ebenfalls zum Hydrocephalus occlusus. Bei dieser Störung, die angeboren oder erworben sein kann, werden die Symptome meist im Adoleszentenalter manifest.

Perizerebrale Zirkulationsstörung (Hydrocephalus communicans) (Störungen IV, V)

Gelangt der Liquor nach Austritt aus dem Ventrikelsystem nicht zur Resorptionsstätte, ist evtl. auch die Resorption zusätzlich gestört, so ist die Ursache meist in ***arachnoidalen Verklebungen*** nach Subarachnoidalblutung, Entzündungen (basale Meningitiden) oder vorausgegangenen Eingriffen (postoperativ) zu suchen. Diese Formen stellen die bekannten Ursachen des ***Hydrocephalus communicans*** im Erwachsenenalter dar. Dazu beobachtet man den kommunizierenden Hydrozephalus im Erwachsenenalter unbekannter Ursache. Dieser ist meist kommunizierend, doch wurde eine gewisse Begrenzung des Liquorflusses besonders im Bereiche des Aquäduktes bei dieser Störung beobachtet. Während durch die Störung der Liquordynamik in der Regel der intrakranielle Druck steigt, bildet diese Form des Hydrozephalus eine Ausnahme (Normaldruckhydrozephalus, „normal-pressure" Hydrozephalus) bei dem allenfalls intermittierende Druckerhöhungen gemessen werden.

Der ***kommunizierende Hydrozephalus*** im Kindesalter tritt häufig mit kongenitalen Fehlbildungen wie Spina bifida, Meningomyelozele, Enzephalozele oder Arnold-Chiari-Mißbildung auf.

Liquorüberproduktion

Eine Ventrikelerweiterung, die auf einer Liquorüberproduktion beruht, kann beim Plexuspapillom (gutartiger Tumor vom Plexus chorioidalis ausgehend) beobachtet werden.

14.11.3 Symptome des Hydrozephalus

Im ***Säuglingsalter*** weicht die Schädeldecke dem Innendruck, so daß der ***Schädelumfang zunimmt.*** Bei Verdacht muß dieser deshalb regelmäßig gemessen und mit Normkurven verglichen werden. Der Ventrikeldruck drängt nicht nur den Schädel auseinander, sondern komprimiert auch den Hirnmantel. Bei Fortschreiten entsteht eine Disproportion zwischen Hirn- und Gesichtsschädel. Die ***Entwicklung des Säuglings*** mit unbehandeltem Leiden bleibt zurück. Die Skalpvenen sind vermehrt gefüllt, es entsteht eine Verbreiterung der Nähte und eine Schwäche beim Blick aufwärts (Sonnenuntergangs-Phänomen, Abb. 14.29). Die Transillumination des Kopfes ist positiv wenn der Hirnmantel weniger als 1 cm mißt. Die Kopfform kann gelegentlich noch besonderen Störungen zugeordnet werden: Bei Säuglingen mit kongenitaler Atresie der Foramina Luschkae und Magendii kommt es zur Erweiterung der

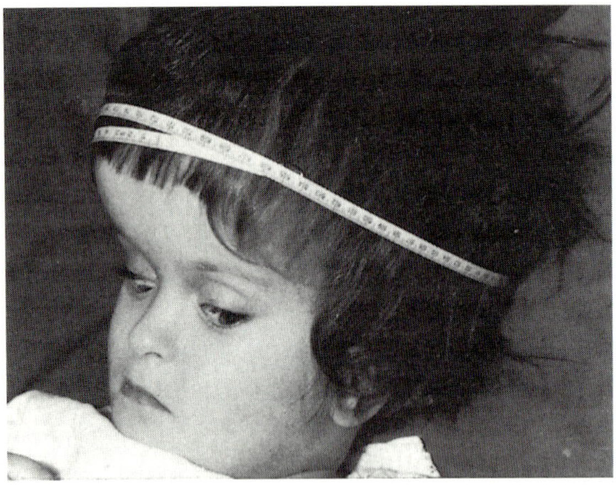

Abb. 14.29. Kindlicher Hydrozephalus: Sonnenuntergangsphänomen

hinteren Schädelgrube (*Dandy*[11]*-Walker*[12]*-Syndrom*: Hydrozephalus, Zyste der hinteren Schädelgrube und Fehlen des Kleinhirnwurmes). In der ***Differentialdiagnose der kindlichen Makrozephalie*** sind die ***subduralen Hämatome und Ergüsse*** zu erwähnen. Dabei ist die Kopfzunahme biparietal besonders ausgeprägt, die Fontanelle weit und gespannt. Neben Zeichen der intrakraniellen Drucksteigerung kommt es häufig zu symptomatischen epileptischen Anfällen. Die Ursache ist meist traumatisch oder entzündlich, bleibt aber häufig unbekannt (idiopathische subdurale Ergüsse im Kindesalter, s. auch Kinderchirurgie). Die Prognose ist bei frühzeitiger Ableitung der Ergüsse und Beseitigung der intrakraniellen Drucksteigerung günstig, 3/4 der Patienten zeigen dann eine normale Entwicklung.

Akuter Hydrozephalus im Erwachsenenalter

Die plötzliche Obstruktion der Liquorwege führt zur Ventrikelerweiterung und intrakraniellen Drucksteigerung. Kopfschmerzen und Erbrechen treten auf, es kann zu Episoden intermittierender Erblindung als Zeichen der beginnenden transtentoriellen Herniation kommen. Mit zunehmender Drucksteigerung werden die Patienten bewußtseinsgetrübt. Da die Symptomatik nicht sehr spezifisch ist und mit vielen plötzlich einsetzenden Erkrankungen einhergehen kann, ist es besonders wichtig, an die Möglichkeit des akut einsetzenden Hydrozephalus oder bei bereits bestehender Hydrozephalusableitung an eine ***Shuntdysfunktion*** zu denken, weil durch eine einfache intrakranielle Entlastung dem Patienten rasch geholfen werden kann.

Im ***chronischen Verlauf*** bestehen neben Kopfschmerzen und Erbrechen auch eine Stauungspapille oder beginnende Optikusatrophie und Störungen der Merkfähigkeit und des Gedächtnisses. Einseitige oder beidseitige Abduzenslähmungen weisen auf intrakranielle Drucksteigerung hin. Schließlich tritt eine Gangstörung aufgrund einer spastischen Paraparese auf. Als Ursache vermutet man einen Druck auf die kortikospinalen Fasern um die erweiterten Ventrikel.

Symptomatik des Normaldruckhydrozephalus

> **!** Diese äußert sich in einer Symptomentrias von Demenz, Gangstörung und Inkontinenz.

Es treten insbesondere Gedächtnisstörungen und eine allgemeine Verlangsamung auf, so daß die Diagnose meist aus der Differentialdiagnose der dementiellen Syndrome heraus gestellt wird (6 % dieses Krankengutes). Auf die Gangstörung weist das häufige Fallen des älteren Patienten hin.

14.11.4 Diagnostik des Hydrozephalus

Schädelröntgenaufnahmen zeigen beim Kind verbreiterte Nähte, beim Erwachsenen im chronischen Verlauf eine Entkalkung des Dorsum sellae (sekundäre Sella).

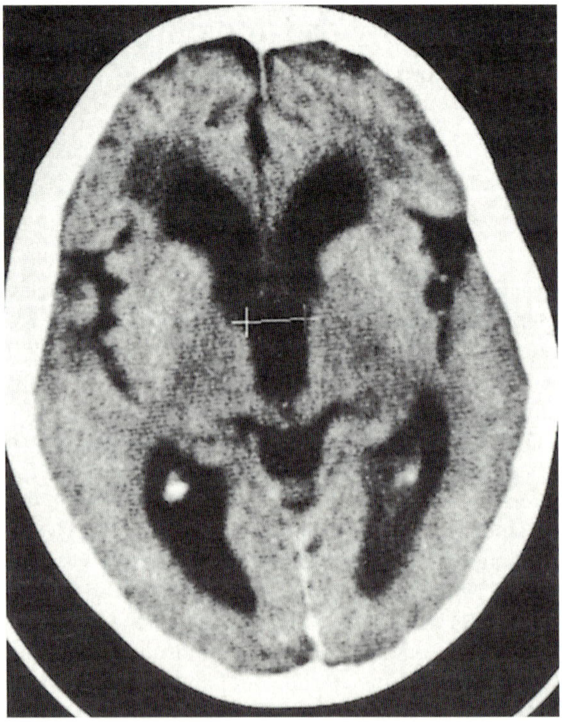

Abb. 14.30. CT. Hydrozephalus im Erwachsenenalter. Dekompensierter Hydrocephalus male resorptivus

[11] Walter E. Dandy, Neurochirurgie, Baltimore, 1886–1946
[12] Arthur E. Walker, amerikanischer Chirurg, geb. 1907

Die Erweiterung der Hirnkammern läßt sich direkt durch die ***Computertomographie*** darstellen (Abb. 14.30). Aufnahmen nach Kontrastmittelgabe können Ursachen der Liquoraufstauung (z. B. mittelliniennahe Tumoren) sichtbar machen. Eine periventrikuläre Hypodensität ist ein Zeichen für den dekompensierten Hydrozephalus. Die ***Kernspintomographie*** kann feine anatomische Veränderungen, insbesondere im Bereiche des Aquäduktes sichtbar machen. Zur näheren Abklärung des Normaldruckhydrozephalus wird die Isotopenzisternographie durchgeführt, die bei einer Liquorzirkulationsstörung charakteristischerweise einen ventrikulären Reflux des Isotops und eine längere Verweildauer in den Hirnkammern nachweist.

14.11.5 Therapie

Bei Liquorzirkulationsstörungen soll nach Möglichkeit deren Ursache behoben werden (z. B. Entfernung eines Tumors, s. Kleinhirntumoren). Ist eine kausale Behandlung jedoch nicht durchführbar, so stehen verschiedene symptomatische Verfahren zur Verfügung. Die ventrikulo-zisternale Ableitung (Torkildsen) war eine der frühen Behandlungsmaßnahmen. Sowohl beim kommunizierenden als auch beim okklusiven Hydrozephalus wählt man heute Shuntoperationen zwischen dem Liquorsystem und einem extrakraniellen Raum (Abb. 14.31). Von den vielen Möglichkeiten haben sich die Ableitung von den Hirnventrikeln in den rechten Herzvorhof (ventrikuloatrial) oder die Bauchhöhle (ventrikuloperitoneal) über ein Einwegventilsystem aus Silikonmaterial bewährt. Als Ventilklappen dienen Schlitze (Spitz-Holter-Ventil, Pudenz-Ventil) oder Metallkugeln (Hakim, Sophy). Es handelt sich dabei um einen kleinen Eingriff, bei dem durch eine Trepanationslücke ein Drain in einen Seitenventrikel vorgeschoben wird. Bei Überdruck fließt der Liquor in ein kleines subkutan liegendes Reservoir, das mit einem zweiten Schlauch mit einer Ventilöffnung verbunden ist. Dieser Drain wird über eine Halsvene in den rechten Herzvorhof vorgeschoben oder in den peritonealen Raum eingelegt. Auf diese Weise wird die physiologische Resorption imitiert. Die Prognose ist für die Behandlung der intrakraniellen Drucksteigerung günstig. Allerdings ist das Fremdmaterial anfällig für Verstopfungen und Infektionen, so daß im Laufe einer langjährigen Behandlung Teile ausgewechselt werden müssen. Das Behandlungsergebnis beim Normaldruckhydrozephalus läßt sich nicht gut vorhersagen. Je nach Auswahl des Krankenguts wechseln günstige Ergebnisse zwischen 40 und 70 %.

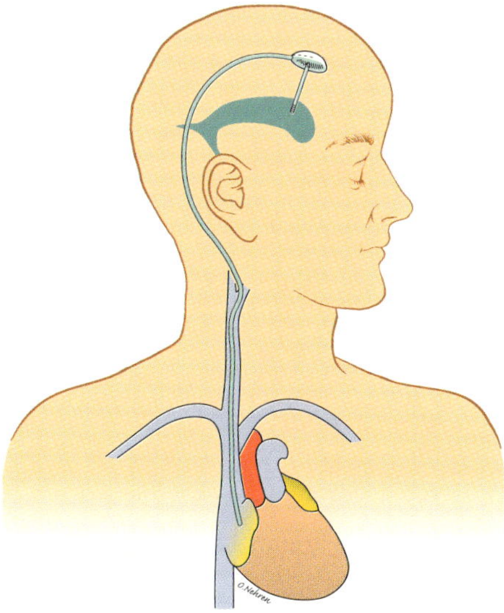

Abb. 14.31. Ventrikuloatriale Liquorableitung über ein Pudenz-Ventil

14.12 Spaltmißbildungen

14.12.1 Spinale Dysraphie

Die Entwicklungsstörungen, die das zentrale Nervensystem betreffen, sind jeweils Störungen bei der Schließung des Neuralrohres.

Spina bifida occulta ist eine radiologische Diagnose, die den mangelnden Schluß eines Processus spinosus im thorakalen oder lumbalen Bereich in einer Höhe bezeichnet. ***Meningozele*** bezeichnet ein offenes Neuralrohr, wobei ein zystisches Gebilde vorliegt, das lediglich Meningen und Liquor, aber kein Nervengewebe enthält.

! Der häufigste Defekt ist die ***Myelomeningozele***, bei der eine Zyste vorliegt, die rudimentäre Dura, Leptomeningen, dabei aber neben reaktivem gliösem Gewebe auch Rückenmarkgewebe und Wurzelfasern in Beziehung zu dem zystischen Sack erkennen läßt.

Störungen, die mit Myelomeningozelen verknüpft sind: ***Hydrozephalus*** 80 %, ***neurogene Hüft- und Fußdeformitäten, kongenitale Skoliosen*** und immer eine ***Blasensphinkterstörung***. Es ist daher verständlich, daß die Myelomeningozele die komplizierteste kongenitale Anomalie ist, die mit dem Leben vereinbar ist. Für die einzelnen Störungen bestehen Behandlungsmöglichkeiten, die aber ein gutes Zusammenspiel des kleinen Patienten, der Eltern und der Medizinal-Personen (Pädiater, Urologen, Orthopäden, Physiotherapeuten, Neurochirurgen) erfordern. Schon früh haben sich daher Elterngruppen gebildet, die sich um die Koordinierung dieser Leistungen bemühen. Auf ärztlicher Seite liegt die Führung in der Regel in der Hand des Pädiaters. Die Krankheitsbilder werden übersichtlich in der Kinderheilkunde und Kinderchirurgie abgehandelt. Hier kann nur auf ***Behandlungsgrundsätze der Erstversorgung*** eingegangen werden:

In der Regel wird zunächst die spinale Läsion operativ behandelt, die Hydrozephalusableitung erfolgt zu einem späteren Zeitpunkt. Der Ersteingriff hat nicht den Sinn der Reparatur des nicht ausgereiften Rückenmarkes, sondern soll bei Erhaltung allen Nervengewebes eine sichere Deckung erreichen, um so einem aufsteigenden Infekt (Meningitis) und sekundären neurologischen Störungen vorzubeugen. Der Behandlungszeitpunkt ist in Diskussion. Der Frühverschluß unmittelbar nach Geburt bringt eine große Belastung, so daß die meisten Zentren sich heute zu einer verzögerten Operation nach 6 Wochen entschließen. Es wird eine Überlebensrate von 80 % über 5 Jahre erreicht. Dabei sind ständige Kontrollen der Hydrozephalusableitung, die urologische Nachsorge, Kontrolle und Förderung der intellektuellen Entwicklung und die orthotische und physiotherapeutische Versorgung erforderlich.

14.12.2 Enzephalozelen

Es handelt sich dabei auch um Spaltmißbildungen, wobei es zur Mittellinienherniation von Meningen und Gehirn durch das Schädeldach kommt.

Der Defekt ist in der Regel mit Haut bedeckt. Die Häufigkeit ist etwa 1 auf 1000 Geburten. Basale Enzephalozelen zeigen sich zum Beispiel im Bereich des Sphenoids und Epipharynx. Nasofrontale Enzephalozelen findet man in Höhe der Glabella. Enzephalozelen im Bereich der Konvexität sind am häufigsten. Sie finden sich mittelliniennahe über die ganze Konvexität verteilt. Prinzipiell sollen Enzephalozelen operativ behandelt werden, wobei immer eine adäquate Versorgung der Dura als Infektionsbarriere erfolgt. Unter den Enzephalozelen der Konvexität bedürfen die okzipitalen einer besonderen therapeutischen Erwägung. Hier gehen Überlegungen ein, die auch bei der Versorgung der Myelomeningozele zum Tragen kommen. Obwohl die Infektionsgefährdung und die Behinderung des Patienten durch die occipitale Enzephalozele nicht so groß sind, ist aber auch hier die frühe operative Behandlung indiziert, besonders wegen der Entstellung des Kindes und den pflegerischen Schwierigkeiten. Allerdings muß nach der Primärversorgung häufig ein sekundär zunehmender Hydrozephalus durch die beschriebenen Shunt-Verfahren behandelt werden. Die Prognose ist ungünstig, wenn sich in der okzipitalen Enzephalozele neben Leptomeningen auch Hirngewebe befindet.

14.12.3 Arnold-Chiari-Mißbildung

Man versteht darunter eine Kaudalverlagerung von Kleinhirngewebe zum Spinalkanal. Häufig ist diese Fehlbildung mit Myelomeningozelen, Aquäduktstenosen und Syringomyelie kombiniert.

Man unterscheidet 3 Typen der Malformation:

- Typ I: Kaudalverlagerung der Kleinhirntonsillen unterhalb des Foramen occipitale magnum
- Typ II: Kaudalverlagerung des Kleinhirnwurmes, des IV. Ventrikels und des unteren Hirnstammes unter das Foramen magnum
- Typ III: Kaudalverlagerung von Kleinhirn und Hirnstamm in eine hohe zervikale Meningozele.

Symptome. Die Symptomatik der Malformation wird meistens überdeckt durch den im Vordergrund stehenden Hydrozephalus oder die Myelomeningozele. Allerdings treten beim Typ II Apnoe-Attacken auf. Im Kindes- und Adoleszentenalter stehen dann spastisch-ataktische Gangstörungen im Vordergrund. Im Erwachsenenalter wird bei der Chiari-I-Malformation hustenabhängiger okzipitaler Kopfschmerz mit Ausstrahlung in die oberen Extremitäten beobachtet. Dazu kommen häufig Symptome der begleitenden Syringomyelie (s. dort).

Therapie. Bei der operativen Behandlung steht die Entlastung des Hydrozephalus durch eine der beschriebenen Shunt-Operationen im Vordergrund. Bei symptomatischer Chiari-Malformation und Fehlen einer intrakraniellen Drucksteigerung ist die Entlastung durch eine subokzipitale Kraniektomie und zervikale Laminektomie vorzusehen.

14.12.4 Syringomyelie

Für flüssigkeitsgefüllte Räume im Rückenmark hat sich im 19. Jahrhundert der Begriff Syringomyelie eingebürgert.

In strenger Namensgebung bezeichnet man heute als ***Hydromyelie*** eine Höhlung im Rückenmark, die mit

Ependym ausgekleidet ist. Eine Höhlung, die außerhalb des Zentralkanals liegt und nicht mit Ependym ausgekleidet ist, wird als Syringomyelie oder ***Syrinx*** bezeichnet. Für den klinischen Gebrauch läßt sich die kommunizierende und die nicht kommunizierende Syringomyelie unterscheiden. Die ***kommunizierende Syringomyelie*** kommuniziert durch den Obex mit dem kaudalen Anteil des IV. Ventrikels. Diese Form kommt bei der Chiari-Mißbildung und im späten posttraumatischen Verlauf vor. Nicht kommunizierende Syringomyelie findet man posttraumatisch, bei zystenbildenden intramedullären Tumoren und in Begleitung einer spinalen Arachnoiditis. Die häufigsten Formen, die klinische Störungen verursachen, sind die Syringomyelie beim Arnold[13]-Chiari[14]-Typ I und nach spinalem Trauma.

Symptome. Diese treten häufig in der 3. und 4. Lebensdekade auf. Man findet eine ***dissoziierte Empfindungsstörung*** (s. spinale Tumoren) und eine ***Schwäche der Arme und Hände*** aufgrund einer Störung des periphermotorischen Neurons. Die Störungen sind dabei asymmetrisch ausgeprägt. Der Verlust der Schmerz- und Temperaturwahrnehmung kann am Anfang unbemerkt sein, bis Verbrennungen oder Verletzungen und daraus resultierend chronische Ulzerationen auftreten. Der Spontanverlauf bei der Syringomyelie ist unvorhersehbar. Es kann zu einer schrittweisen Verschlechterung über Jahre oder Jahrzehnte kommen. Allerdings werden auch stabile Perioden beobachtet. Die Indikationsstellung und Terminierung eines Eingriffes ist daher schwierig.

Diagnostik. Mit zunehmender Anwendung der Computertomographie und der Kernspintomographie (Abb. 14.32) auch bei rudimentären Störungen hat die Häufigkeit der diagnostizierten Syringomyelien, auch der Arnold-Chiari-Mißbildung zugenommen. Massive Formen werden schon bei Röntgenübersichtsaufnahmen an der Erweiterung des knöchernen Spinalkanals erkannt. Das Myelogramm ist im Sinne eines intramedullären raumfordernden Prozesses verändert.

Therapie. Die Entlastung einer symptomatischen Syringomyelie geschieht durch Laminektomie und Drainage der Syrinx in den subarachnoidalen oder peritonealen Raum.

14.13 Kraniosynostosen

Prämature Nahtsynostosen am Schädel mit ihren Folgen ***Mikrozephalie, Rückstand der geistigen Entwicklung*** und Erblindung haben bereits Ende des vorigen

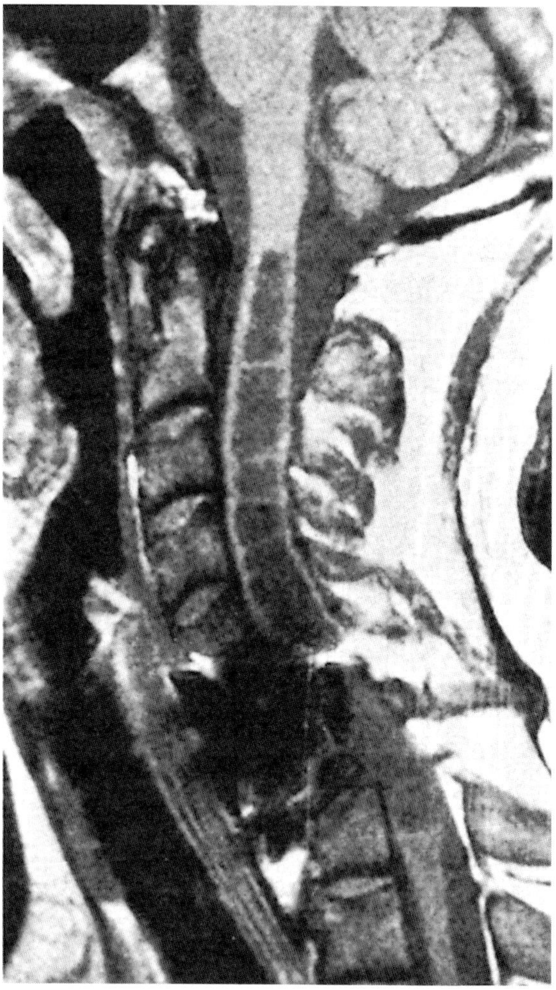

Abb. 14.32. Posttraumatische Syringomyelie im Halsmark, in Höhe der Verletzungsstelle (C6) medulläre Zystenbildung

Jahrhunderts Chirurgen angeregt, entlastende operative Eingriffe zu finden. Erst nach der Einführung der Allgemeinanästhesie und Bluttransfusion entstanden sichere Eingriffe. In den 50er Jahren dieses Jahrhunderts konnte die Behebung der Deformität aus kosmetischen Gründen in die Indikationsstellung einbezogen werden. Die Operationstechniken kamen damit in die ***Nähe der Korrektur komplexer kraniofazialer Mißbildungen*** (s. Maxillofaziale Chirurgie). Die Kraniosynostose resultiert in einer Verminderung des intrakraniellen Volumens, in einer intrakraniellen Druckzunahme, Druck auf das Gehirn und einer kompensatorischen Deformität des Schädels.

Kommt es zur prämaturen Synostose der Koronarnaht so entwickelt sich ein ***Brachyzephalus*** mit verminderter Schädellänge und vergrößerter Schädelbreite und Höhe. Ist die Sagittalnaht betroffen, so ergibt sich ein langer, schmaler Schädel ***(Dolichozephalie, Scaphozephalie)***, Synostose der Koronar- und Sagittalnaht führt zur ***Oxyzephalie*** (Turrizephalie, Turmschädel). Eine einseitige Kraniosynostose der Koronar-

[13] Julius Arnold, Pathologe, Heidelberg, 1835–1915
[14] Hans Chiari, Pathologe, Straßburg, 1851–1916

oder Lambdanaht führt zur Asymmetrie des Schädels, zum ***Plagiozephalus.***

Symptome. Wird die intrakranielle Drucksteigerung nicht behandelt, so ergeben sich im Spätverlauf Kopfschmerzen, Erbrechen, Anfälle und Beeinträchtigung des Sehvermögens bis zur Blindheit. Im Frühverlauf ist die kosmetische Störung evident. Ein Zurückbleiben der geistigen Entwicklung wird selten beobachtet.

Therapie. Der Planung operativer Eingriffe geht eine neuroradiologische Untersuchung mit Studium der Schädelentwicklung voraus. Die zusätzliche Computertomographie zeigt die anatomischen Beziehungen, insbesondere im Bereich der Keilbeinflügel und der Orbita, die es bis zur Erreichung eines günstigen kosmetischen Resultates zu beachten gilt. Die Behandlung der Kraniosynostose erfordert den chirurgischen Eingriff mit dem Ziel, die kosmetische Abnormalität zu beseitigen und der Steigerung des intrakraniellen Druckes vorzubeugen. Das Resultat ist um so besser, je früher der Eingriff durchgeführt wird. Wegen der Belastung durch den Eingriff und dem damit verbundenen Blutverlust, sollte der Säugling 4–6 Wochen alt sein. Die Operation wird aber vor dem 3. bis 4. Monat durchgeführt, da sich bei so früher Korrektur das Gehirn noch normal ausdehnen und entwickeln kann. Die Eingriffe bestehen in der Regel aus Kombinationen von Osteotomien, Kraniektomien und Umwickelung der Knochenkanten im Bereich der Kraniektomiestellen, um einen schnellen Wiederverschluß der Lücken zu verhindern.

14.14 Intrakranielle Aneurysmen und Subarachnoidalblutungen

14.14.1 Symptomatik der Aneurysmablutung

Deutliche ***Warnzeichen*** vor einer Aneurysmablutung finden sich selten. Häufiger gehen generalisierte oder lokalisierte Kopfschmerzen voraus. Nur selten werden Abgeschlagenheit und Augenbewegungsstörungen mit Doppelbildern angegeben.

! Die Subarachnoidalblutung selbst ist eindeutig in ihrer Symptomatik. Sie wird begleitet von rasenden Kopfschmerzen, die in Stirn oder Hinterkopf beginnen und sich vom Nacken über den ganzen Kopf ausbreiten können. Manchmal kommt es schon im ersten Moment zu einer Bewußtseinsstörung, Patienten greifen sich plötzlich an den Kopf, fühlen sich elend und müssen auch erbrechen.

Nach initialer Bewußtseinstrübung können die Patienten unruhig, lichtscheu und abweisend sein. Die am häufigsten beobachteten Symptome nach der Subarachnoidalblutung sind:

- ***Meningismus*** (zwei Drittel),
- Bewußtseinstrübung (50 %),
- Übelkeit und Erbrechen,
- Kopfschmerzen in der Hälfte der Fälle und seltener
- motorische Lähmungen,
- Schluckstörungen,
- intraokuläre Blutungen,
- Anisokorie,
- Papillenödem und
- Hemianopsie.

Um den Schweregrad der Blutung und den Zustand des Patienten anzugeben, führte man eine ***Einteilung (Hunt und Hess)*** (Tabelle 14.14) durch, bei der das Stadium 0 den Patienten bezeichnet, der keine Subarachnoidalblutung bei einem nachgewiesenen Aneurysma hat (s. weiter unten), Stadium 1 eine Subarachnoidalblutung in der Anamnese ohne weitere Folgen, ohne Meningismus und ohne Bewußtseinstrübung, Stadium 2 den Patienten, der anhaltend Kopfschmerzen und Meningismus aufweist, Stadium 3 der neben Kopfschmerzen, Meningismus, auch bewußtseinsgetrübt, d. h. zumindestens desorientiert, Stadium 4 den Patienten, der bewußtlos ist nach der Subarachnoidalblutung, Stadium 5 den Patienten bezeichnet, der bewußtlos und reaktionslos mit lichtstarren Pupillen nach der Subarachnoidalblutung ist. Dabei können die Stadien jeweils noch unterteilt werden in Gruppen A und B, wobei A jeweils Patienten ohne fokalneurologisches Defizit und B Patienten mit fokalneurologischen Ausfällen bedeuten.

Als ***disponierende Faktoren*** für die Auslösung einer Blutung werden angegeben: das Anheben schwerer Lasten, emotionale Belastung, Defäkation, Koitus.

Tabelle 14.14. SAB-Grading. (Nach Hunt u. Hess, modifiziert nach Yasargil)

0a	Unrupturiertes Aneurysma, keine neurologischen Ausfälle
0b	Unrupturiertes Aneurysma, assoziiert mit neurologischen Ausfällen
Ia	Asymptomatisch, nach SAB
Ib	Wach und orientiert, kein Meningismus, mit fokalen neurologischen Ausfällen
IIa	Wach, mit Kopfschmerzen und Meningismus
IIb	Wach, mit Kopfschmerzen und Meningismus, mit fokalen neurologischen Ausfällen
IIIa	Lethargisch, desorientiert
IIIb	Lethargisch, desorientiert, mit fokalen neurologischen Ausfällen
IV	Reagiert auf Schmerzreiz, nicht auf Ansprechen, Pupillenreaktion positiv
V	Komatös, ohne Pupillenreaktion

Demgegenüber treten aber eine große Anzahl von Blutungen auch während des Schlafes auf. Es ist aber anzunehmen, daß Spitzen des arteriellen Blutdruckes, rasche Veränderungen des venösen oder intrakraniellen Druckes die Blutung bei vorhandener Blutungsquelle auslösen können. Ein besonderes auslösendes Moment stellt die Schwangerschaft und Geburt dar. Es werden aber hierbei die gleichen Behandlungsschritte wie nach jeder anderen Aneurysmablutung angestrebt.

14.14.2 Nicht blutungsabhängige Symptome intrakranieller Aneurysmen

Das klassische Beispiel des nicht rupturierten symptomatischen Aneurysmas ist das Aneurysma der A. carotis interna am Abgang der A. communicans posterior. Es macht bei bestimmter Größe und Lage eine Kompression des N. oculomotorius und entsprechend unilaterale Augenbewegungsstörungen, Ptose und Pupillensymptomatik. Aneurysmen der A. carotis interna am Abgang der A. ophthalmica zeigen in einem Drittel der Fälle Störungen des Visus und des Gesichtsfeldes. Aneurysmen erreichen in der Regel eine Größe von 10 mm im Durchmesser, wenn sie durch solche Symptome auffallen.

Aneurysmen über 2,5 cm im Durchmesser bezeichnet man als ***Riesenaneurysmen*** (giant aneurysms).

Von diesen äußern sich etwa die Hälfte nicht durch eine Subarachnoidalblutung, sondern durch Kompressionssyndrome der Hirnnerven: am häufigsten ist der N. oculomotorius betroffen, am zweithäufigsten der N. opticus mit Visus- und Gesichtsfeldstörungen, dann folgen N. abducens und N. trochlearis, seltener findet man Kompressionssyndrome des fünften, achten, neunten und zehnten Hirnnerven. Selten können sich Emboli aus nicht rupturierten Aneurysmen loslösen und transiente ischämische Attacken auslösen.

14.14.3 Klassifikation der Aneurysmen

Das typische Aneurysma der Hirnbasisgefäße ist ein sackförmiges Aneurysma. 60 % der Aneurysmen, die symptomatisch werden, haben eine Größe zwischen 3 und 10 mm im Durchmesser. Bei größeren Aneurysmen (über 1 cm Durchmesser) spricht man von ***Megaaneurysmen***, bei Aneurysmen über 2,5 cm Durchmesser von ***Riesenaneurysmen***. Die folgenden ***Aneurysmalokalisationen*** sind nach ihrer Häufigkeit geordnet:

- Aneurysma des Ramus communicans anterior (30 %),
- Aneurysma der A. carotis interna (25 %),
- Aneurysmen der A. cerebri media an der Bifurkation (13 %).

Weitere häufige Aneurysmalokalisationen sind die intrakraniellen Teilungsstellen der A. carotis interna, der A. pericallosa, der A. basilaris. Generell ist zu sagen, daß die sackförmigen Aneurysmen vorwiegend am oder in der Nähe des Circulus Willisii liegen. Sie entstehen in der Konvexität einer Gefäßbiegung und zeigen in die Richtung, in der der proximale Blutstrom weiterführen würde. In klinischen Serien wurden bei 15 bis 20 % der Patienten ***multiple Aneurysmen*** beobachtet. Bei Aneurysmen der A. carotis interna und der A. cerebri media besteht eine Tendenz zu einem zweiten Aneurysma an der identischen Stelle auf der kontralateralen Seite oder zu einem zweiten Aneurysma am gleichen Gefäß.

14.14.4 Ätiologie, Pathogenese und Blutungsfolgen

Bakterielle Aneurysmen, Aneurysmen durch Traumen oder durch Embolisation machen insgesamt weniger als 10 % der zerebralen Aneurysmen aus. Die sackförmigen Aneurysmen entstehen im Bereich eines ***Mediadefektes der Gefäßwand***, auch im Bereich anderer vorgegebener Läsionen wie Infundibuli (Bereich des Abganges der A. communicans posterior) oder im Bereich dünner Gefäßstrukturen. Bei einer sehr kleinen Anzahl von Patienten wird eine so große familiäre Häufigkeit beobachtet, daß ein autosomal-dominanter Erbgang anzunehmen ist. Darüber hinaus kann die Anlage zur Gefäßwandstörung vererbt sein, wie beim Ehlers[15]-Danlos[16]-Syndrom. Außerdem wurden Häufungen von Aneurysmen bei Patienten mit Coarctatio aortae und bei Patienten mit polyzystischer Nierenerkrankung beobachtet. Sehr bedeutend in der Entstehung von Aneurysmen sind offenbar hämodynamische Effekte: Ungleiche pulsatile Drucke an Gefäßbifurkationen und Verästelungen, wie auch an konvexen Seiten von Gefäßbiegungen schaffen offenbar lokale Veränderungen der Gefäßwand. Dazu spielt ***erhöhter arterieller Blutdruck*** eine Rolle sowie erhöhter Blutfluß in den zuführenden Gefäßen vor einer arteriovenösen Mißbildung. Ein ähnlicher Effekt mag erzeugt werden durch eine persistierende ***karotido-basilare Anastomose*** in Form einer A. trigemini primitiva.

[15] Edvard Ehlers, Dermatologe, Kopenhagen, 1863–1937
[16] Henri A. Danlos, Dermatologe, Paris, 1844–1912

> **!** Die Aneurysmablutung tritt am häufigsten im 5. und 6. Lebensjahrzehnt auf (zusammen 60 % der Aneurysmablutungen).

Die Subarachnoidalblutung aus Aneurysmen ist bei Frauen häufig (55 : 45), wobei jedoch vor dem 5. Lebensjahrzehnt Männer und danach Frauen häufiger betroffen sind. Nach Autopsiestudien liegt die Häufigkeit von zerebralen Aneurysmen bei weniger als 2 % der Bevölkerung und ist Todesursache bei 0,5 % der Einwohner. Die Inzidenz der Subarachnoidalblutung beträgt zwischen 6 und 10 Blutungen pro 100.000 Bevölkerung pro Jahr.

Neben der subarachnoidalen Blutung können mit der Aneurysmablutung weitere pathoanatomische Folgen auftreten, die für die Behandlung und die Prognose wegweisend sein können: Eine ***intrazerebrale Blutung*** kann selbst raumfordernd wirken und zur Verlagerung der Hirnstrukturen führen und somit eine Entlastung erfordern. Eine ***intraventrikuläre Blutung*** kann zur intrakraniellen Drucksteigerung und damit zur Verschlechterung des Zustandes des Patienten, aber auch zur Verstopfung der Liquorwege und damit zum ***Verschlußhydrozephalus*** führen. Es ist möglich, daß akut oder verzögert ein ***Hirnödem*** auftritt, das verlaufsbestimmend werden kann und Behandlungsmaßnahmen erfordert. Durch alle diese raumfordernden Prozesse im Akutverlauf können Verlagerungen der Hirnstrukturen bis zur tentoriellen oder bulbären Herniation auftreten. Im weiteren Verlauf sind am meisten gefürchtet die ***Rezidivblutung***, die am häufigsten schon innerhalb der ersten Woche nach der Blutung stattfindet und eine Mortalität von nahezu 50 % hat, der ***Spasmus der arteriellen Hirngefäße***, der bei einem Viertel der Patienten zu erheblichen neurologischen Ausfällen im weiteren Verlauf und bei 10 % der Patienten zum Tode führt, der ***chronische Hydrozephalus*** als Folge der Blockierung der Liquorwege oder der Resorptionswege (Behandlung s. Hydrozephalusbehandlung) und der ***Hirninfarkt*** als Folge des Druckes der raumfordernden Blutung, des Vasospasmus oder sekundärer ischämischer Schäden. Diese können erwartet werden durch Komplikationen nach der Aneurysmablutung im Bereich des kardiovaskulären, respiratorischen und endokrinen Systems. So sind häufige Folgen eine arterielle Hypertonie, eine Arrhythmie, eine Pneumonie und ein SIADH-Syndrom.

14.14.5 Differentialdiagnose

Für die ***Differentialdiagnose*** ist wichtig, daß neben dem intrakraniellen Aneurysma die zweithäufigste Ursache einer Subarachnoidalblutung das ***Schädel-Hirn-Trauma*** ist. Weitere häufige Ursachen sind die ***arteriovenöse Mißbildung*** (möglicherweise sogar spinal gelegen), hypertonische Blutungen bei Arteriosklerose, Blutungen bei Hirntumoren, bei Endokarditis und die Antikoagulantienblutung. Bei Patienten, die nach Subarachnoidalblutung einer kompletten Durchuntersuchung einschließlich Angiogramm unter dem Verdacht auf das Vorliegen eines Aneurysmas unterzogen wurden, war die Suche nach dem Aneurysma in etwa einem Fünftel der Fälle negativ. Dies bedeutet, daß bei diesen Patienten entweder eine andere Ursache für die Subarachnoidalblutung vorlag, oder die Blutungsursache mit dem Ereignis verschlossen war oder das Aneurysma bei der Angiographie nicht dargestellt wurde. Letztere falsch-negativen Ergebnisse in der Erstangiographie sind nach Nachuntersuchungsserien in 2 % zu erwarten. Zur Sicherheit wird daher von manchen Autoren bei Nichtdarstellung der Ursache einer gesicherten Subarachnoidalblutung eine zweite Angiographie nach 2–4 Wochen empfohlen.

14.14.6 Management der akuten Subarachnoidalblutung

Bei Vorliegen des Verdachtes auf eine Aneurysmablutung sollte der Patient rasch in einem neurochirurgischen Zentrum aufgenommen werden, das die weitere Abklärung übernimmt. Dazu gehört als erstes die ***CT-Untersuchung*** zum Nachweis des subarachnoidalen Blutes. Sollte der Nachweis mit dieser Methode nicht gelingen und ein intrakranieller raumfordernder Prozeß und somit eine Gefährdung bei der Lumbalpunktion ausgeschlossen sein, erfolgt zudem die Lumbalpunktion. Bei positivem Nachweis des subarachnoidalen Blutes, geschieht die weitere Abklärung der Blutungsursache durch die ***komplette Viergefäßangiographie des Hirnkreislaufes***. Eine Verzögerung der Diagnostik bringt keine Vorteile und gefährdet die Behandlung des Patienten besonders im Falle weiterer Komplikationen. Die ganze Abklärung sollte unter den Bedingungen der ***Intensivüberwachung*** durchgeführt werden. Die früher empfohlenen Maßnahmen der ruhigen Lagerung des Patienten, der Sedierung, der Behandlung einer Hypertonie und ähnliches haben keinen sicheren Einfluß auf Komplikationen wie Rezidivblutung, Vasospasmus, Hydrozephalus und ischämisch bedingtes Hirnödem. Ziel der weiteren Maßnahmen muß die Auffindung der Blutungsursache sein und die Beseitigung derselben, um dann auch die Komplikationen, wie Ischämie durch Vasospasmus, adäquat behandeln zu können.

14.14.7 Neuroradiologische Abklärung

Durch die ***Computertomographie*** ohne Kontrastmittel kann eine subarachnoidale Blutung als Zone erhöhter Dichte im Subarachnoidalraum erkannt werden (Abb. 14.33). Dabei können nicht nur die basalen Zisternen, sondern auch die Fissurae Sylvii [nach Sylvius] Zeichen der subarachnoidalen Blutung aufweisen. Nach der Verteilung des Blutes in den basalen Zisternen kann man die Seite und Lokalisation des Aneurysmas vermuten. Computertomographisch werden auch intrazerebrale Hämatome und Einblutungen in das Ventrikelsystem erkannt. CT-Untersuchungen mit Kontrastmittel können häufig die Lokalisation des Aneurysmas bestätigen, auf Zweitaneurysmen hinweisen und andere Blutungsursachen ausschließen. Der nächste Schritt ist die definitive Darstellung des Aneurysmas in seiner Lokalisation, seiner Größe und seinen Lagebeziehungen durch die ***zerebrale Angiographie***, die heute in der Regel mit transfemoraler Kathetertechnik und mit Hilfe der Bildverfeinerung durch die digitale Subtraktion durchgeführt wird (Abb. 14.34). Weitere Hinweise aus der Angiographie gewinnt man bezüglich Anomalien des Circulus Willisii, kollateralen Blutversorgungen und Vasospasmen nach subarachnoidaler Blutung. Die neuroradiologischen Untersuchungen spielen auch eine erhebliche Rolle in dem weiteren Verlauf, die Computertomographie insbesondere zum Erfassen prä- und postoperativer Komplikationen wie Hydrozephalus,

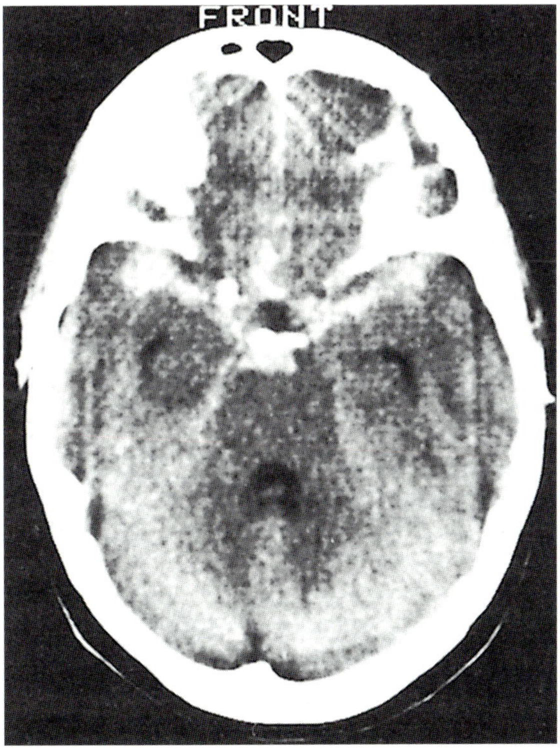

Abb. 14.33. CT. Frische Subarachnoidalblutung, basale Zisternen mit Blut (hyperdens) gefüllt

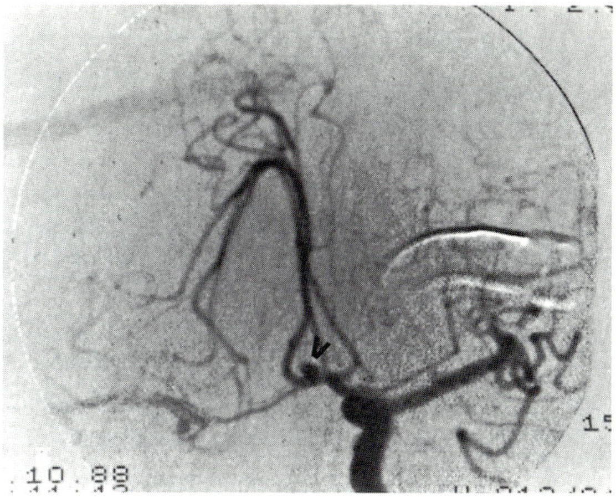

Abb. 14.34. Karotisangiogramm links. Darstellung eines Aneurysmas *(Pfeil)* des R. communicans anterior

Hirnödem, Ischämiezonen, die Angiographie zur Verifizierung von operativen Aneurysmaausschaltungen.

14.14.8 Spasmus der Hirngefäße

Der Spasmus der zerebralen Gefäße ist radiologisch und klinisch feststellbar und tritt nach Aneurysmablutungen auf. Sehr selten sind andere Subarachnoidalblutungen, z. B. die Subarachnoidalblutung nach Trauma, Ursache eines Vasospasmus. Dieser Vasospasmus betrifft die intraduralen Gefäße rund um den Circulus Willisi und kann entweder als fokaler Spasmus in der Nähe der Aneurysmablutung, oder als diffuser Vasospasmus ausgebreitet an den intrakraniellen Gefäßen auftreten. Dieser Vasospasmus tritt nicht innerhalb der ersten 2 Tagen nach erster subarachnoidaler Blutung auf. Er wird frühestens ab dem 3. Tag nach Blutung beobachtet und ist besonders stark nach Rezidivblutungen ausgeprägt.

> **!** Infolge des Vasospasmus kommt es verzögert zu neurologischen Ausfällen, bei denen man die Vorstellung hat, daß sie ischämische Defizite durch den Vasospasmus bedeuten.

Ausgedehnte, computertomographisch die basalen Zisternen ausfüllende subarachnoidale Blutungen führen häufig zu massivem Vasospasmus und zu deutlichen neurologischen Ausfällen. Allerdings ist der Grad der Bewußtseinstrübungen und der neurologischen Ausfälle mit dem angiographischen Verlauf der Spasmen nicht gut korrelierbar. Das ***Maximum des Spasmus*** wird in der Regel am 10. bis 12. Tag nach der subarachnoidalen Blutung erreicht. Klinisch äußert sich dieser Vasospasmus verzögert nach der subarachnoidalen Blutung

Tabelle 14.15. Hypervolämische Hämodilution

HK	33–38%
ZVD	8–12 mm Hg
„pulmonal wedge pressure"	15–18 mm Hg

durch zunehmende Kopfschmerzen, Desorientiertheit, Verschlechterung des neurologischen Status. Nach der Hirndurchblutungsmessung, die in manchen Fällen durchgeführt wurde, zeigt sich ein Abfall der zerebralen Perfusion und eine Störung der Autoregulation. Computertomographisch findet man als Folge hypodense Zonen, die als ischämische Herde betrachtet werden müssen, mit sekundär auftretendem Ödem und Massenverschiebung. Für die ***Behandlung des Vasospasmus*** wurden zahlreiche Methoden angegeben. In jüngster Zeit wurden ***Kalziumantagonisten*** favorisiert. Kontinuierliches Monitoring der Patienten konnte nicht nachweisen, daß der Vasospasmus als solcher günstig beeinflußt wurde, jedoch haben diese Medikamente offenbar einen hirnprotektiven Effekt und verbessern das Outcome der Patienten nach Subarachnoidalblutung mit durch Vasospasmus kompliziertem Verlauf. Einen günstigen Effekt auf die gestörte zerebrale Perfusion bei Vasospasmus hat eine Behandlung durch Hypervolämie und induzierte arterielle Hypertension (Tabelle 14.15). Diese Behandlung ist aber erst bei ausgeschaltetem Aneurysma durchführbar (Blutungsgefahr!). Diese Therapie kann nur unter intensivmedizinischen Bedingungen unter genauem Monitoring des Patienten (arterieller Blutdruck, venöser Druck, pulmonal wedge pressure, Hämoglobin, Hämatokrit, Elektrolyte, Osmolarität, Flüssigkeitsbilanz) durchgeführt werden. Die Steuerung dieser Behandlung richtet sich nach dem Bewußtseinszustand des Patienten, nach dem Grad seiner neurologischen Ausfälle und nach den Befunden bei der ***transkraniellen Dopplersonographie***, die Flußgeschwindigkeitsänderungen und damit die drohende Perfusionsstörung anzeigen kann.

14.14.9 Operative Therapie der zerebralen Aneurysmen

Timing

Die Rezidivblutung geschieht am häufigsten in den ersten Tagen unmittelbar nach der Blutung, der Vasospasmus hat seinen Beginn am 3. Tag und seinen Gipfel zwischen dem 5. und 12. Tag nach dem Ereignis.

> **!** Das Ziel der Aneurysmachirurgie ist die Ausschaltung des Aneurysmas aus dem Kreislauf, um die Rezidivblutung, die eine schlechte Prognose hat, zu verhindern und die Behandlung des Vasospasmus zu ermöglichen.

Günstigenfalls wird also das Aneurysma sehr früh nach der Erstblutung ausgeschaltet, um die drohenden Katastrophen zu vermeiden. Allerdings ist diese frühe Aneurysmaausschaltung an vielen Orten noch nicht durchführbar. Das Timing der Aneurysmaoperation kann so heute noch nicht generell entschieden werden und hängt noch sehr von lokalen Gegebenheiten und auch der Erfahrung der versorgenden Ärzte ab. Die Tendenz geht allerdings dahin, daß Operationen bei Patienten im Stadium 1 bis 3 nach Hunt und Hess frühzeitig, d.h. nach Diagnosestellung durchgeführt werden.

Operative Ausschaltung des Aneurysmas

Die häufigste Ausschaltung eines zerebralen Aneurysmas geschieht durch einen Clip ***(Clipping)***, d.h. durch Aufsetzen einer Gefäßklammer auf den Hals des Aneurysmas. So wird der Aneurysmasack nicht mehr durchblutet und die dünnen Stellen in der Aneurysmawand können nicht mehr perforieren. Es gibt eine ganze Reihe von Sets mit verschiedenen Anlegezangen und verschieden geformten Aneurysmaclips, die heute auch aus nicht magnetischen Metallen hergestellt werden, um Kernspinkontrolluntersuchungen zu gestatten.

Weitere Methoden der Aneurysmaausschaltung sind die

- Ligierung des Aneurysmahalses, das
- Trapping,
- Wrapping und
- Filling.

Die ***Ligatur*** des Aneurysmahalses ist ähnlich dem Clipping eines Aneurysmas, ist aber in der Tiefe in intrakraniellen Situationen oft schwieriger zu bewerkstelligen.

Das ***Trapping*** hat den Sinn, die arterielle Zufuhr in die Nähe des Aneurysmas zu drosseln und dadurch die Rupturgefahr zu mildern, unter Umständen ein ganzes Gefäßgebiet still zu legen und auf diese Weise die Thrombosierung des Aneurysmas zu fördern. Diese Methode ist heute sehr selten geworden, wird aber zum Beispiel bei großen Aneurysmen der A. carotis interna, die keinen eindeutigen Stiel aufweisen, so durchgeführt, daß ein artifizieller Karotisverschluß durch Ligatur am Halse erreicht wird. Dabei kann, wenn der natürliche Kollateralkreislauf der intrakraniellen Gefäße nicht ausreicht, zusätzlich ein extra-intrakranieller Bypass zwischen A. temporalis superficialis und A. cerebri media die kollaterale Blutzufuhr zum Gehirn ergänzen.

Das ***Wrapping***, d.h. das Einwickeln eines Aneurysmas zur Wandverstärkung, wird in vielen Variationen durchgeführt. Neben Faszie und Muskulatur werden verschiedene Kunststoffe, auch Akrylate, zur Einhüllung des Aneurysmas genommen. Diese Methode ist dann gerechtfertigt, wenn ein Clip oder eine Ligatur wichtige hirnversorgende Gefäße in ihrem Lumen mitbeeinträchtigen würden, also eine unkomplizierte Ausschaltung des Aneurysmas auf anderem Wege nicht erreicht werden kann.

Die ***Auffüllung des Aneurysmas (filling)*** mit verschiedenem Material wird heute wieder aktuell, weil sich interventionell tätige Neuroradiologen bemühen, auf dem Wege über selektive Katheterisierung der Hirngefäße Verschlüsse von Aneurysmen durch Ballon oder Metallspiralen (Coils) zu erreichen.

Perioperatives Management

Patienten nach Subarachnoidalblutung befinden sich in einem lebensbedrohlichen Zustand und sind unter ***intensivmedizinischen Bedingungen*** zu betreuen. Dies bedingt auch volles Monitoring des Kreislaufes und der intrakraniellen Parameter wie Hirndruck, Blutflußgeschwindigkeit der basalen Hirnarterien (transkranielle Dopplersonographie), evtl. Messung der Hirnperfusion.

Die häufigste Komplikation im prä- und postoperativen Verlauf ist neben der ***Rezidivblutung***, die durch die Frühoperation vermieden werden soll, der ***Vasospasmus*** und die dann auftretende fokale Ischämie (s. Kapitel Vasospasmus). Rezidivblutungen haben nicht nur Bedeutung für die dann schlechtere Prognose des Patienten durch Zunahme der Ausfälle und des Vasospasmus, sondern sie können auch intrazerebrale Hämatome oder Ventrikelblutungen setzen, die raumfordernd wirken oder einen ***Hydrozephalus*** verursachen und zur intrakraniellen Drucksteigerung beitragen können. Die ***Nachblutungen und raumfordernde Hämatome*** sind durch Computertomographie zu erfassen. Notfalls ist aus diesem Grunde die Indikation zur Operation und zur Ausräumung des Hämatoms zu stellen. Muß aus irgendwelchen Gründen mit der Operation des Aneurysmas zugewartet werden (z.B. schlechter Zustand des Patienten, Hunt und Hess Grad 4 und 5 oder schwere Begleiterkrankungen), so kann durch genaue Blutdruckkontrolle und Vermeiden von Blutdruckspitzen versucht werden, die Rezidivblutung zu vermeiden.

Antifibrinolytische Behandlung zur Vermeidung der Rezidivblutung wird heute nicht mehr eingesetzt, da das Risiko der durch diese Behandlung induzierten ischämischen Läsionen zu hoch ist. Die ***Hirnödembehandlung*** erfolgt nach den allgemeinen Grundsätzen, die im Einleitungskapitel zur neurochirurgischen Therapie erwähnt wurden. Sollte sich ein Verschlußhydrozephalus oder eine Resorptionsstörung einstellen, so muß unter Umständen notfallmäßig die offene ***Ventrikeldrainage*** oder bei nicht mehr frisch blutigem Liquor die ventrikuloperitoneale Ableitung eingelegt werden. Damit sind die Hauptkomplikationen im Verlauf nach der Aneurysmablutung erwähnt:

- Fokale ischämische Defizite,
- arterielle Hypertonie,
- Hirnödem,
- Hydrozephalus,
- Rezidivblutung,
- intrazerebrale Blutung.

Im postoperativen Verlauf kann eine zerebrale Ischämie auch durch operativ nicht vermeidbare oder nicht bemerkte Störung der arteriellen Zufuhr zu einem Hirnareal verursacht sein. Diese Diagnose erfordert in der Regel die Kontrollangiographie. Die Behandlung schließt sich an die Behandlung der ischämischen Defizite im Rahmen eines Vasospasmus an.

Nachsorge

Auf die gleichen Komplikationsmöglichkeiten wie im perioperativen Verlauf ist auch im frühen und späteren postoperativen Verlauf zu achten. Im späteren Verlauf benötigen Patienten mit fokal-ischämischen Defiziten auch eine ***neurorehabilitative Behandlung*** mit kognitivem Training, Ergotherapie und Logopädie. Ist die erfolgreiche Ausschaltung des Aneurysmas durch Angiographie kontrolliert, so ist ein weiteres Ereignis einer Rezidivblutung nicht zu erwarten, der Patient ist bei günstigem Verlauf der Neurorehabilitation geheilt.

Ergebnisse der Aneurysmachirurgie

Präoperative Faktoren, die für das Outcome der Patienten eine Rolle spielen, sind besonders der neurologische Status des Patienten nach der Subarachnoidalblutung, die Bewußtseinslage, das Alter, der Blutdruck, die Lage des Aneurysmas, der Grad der Subarachnoidalblutung nach dem Computertomogramm und die Ventrikelweite. Die postoperative Mortalität liegt heute zwischen 4 und 8%, wobei die Unterschiede durch das verschiedenartige Krankengut, Timing und Art der Operation mitbegründet sind.

14.15 Arteriovenöse Mißbildungen (AVM)

14.15.1 Pathogenese und Klassifikation

Arteriovenöse Mißbildungen des Gehirns sind kongenitale Prozesse, die in der vierten bis achten Embryonalwoche entstehen und bedingt sind durch ein Persistieren der direkten arteriovenösen Verbindungen in einem bestimmten Gebiet, ohne daß ein Kapillarbett dazwischengeschaltet ist.

Diese Malformation findet man im gesamten Zentralnervensystem, wobei jedoch etwa 80% der Veränderungen supratentoriell vorkommen. Dabei ist als

Feeder am meisten die A. cerebri media betroffen. Die Füllung dieser Mißbildungen kann entweder durch das kortikale Arteriennetz erfolgen oder durch tiefe Arterien, die üblicherweise den Plexus versorgen. Im *drainierenden System* unterscheidet man die oberflächliche Drainage über die kortikalen epizerebralen Venen und die tiefe Drainage zu den inneren Hirnvenen. Die an der Füllung der Mißbildung beteiligten Arterien werden im Laufe der Zeit passiv dilatiert durch den hohen Blutfluß, der wiederum durch den arteriovenösen Kurzschluß ohne größeren peripheren Widerstand bedingt ist. Auch das drainierende Venensystem erweitert sich zunehmend. Sekundäre Veränderungen sind die Atrophie des Gehirns in diesem Bereich, auch entstehen in den zuführenden Arterien häufiger sackförmige Aneurysmen, wie bereits im Aneurysmakapitel erwähnt wurde. Auch das durale Gefäßsystem, letztlich die A. carotis externa, kann an der Füllung einer arteriovenösen Mißbildung des Gehirns beteiligt sein.

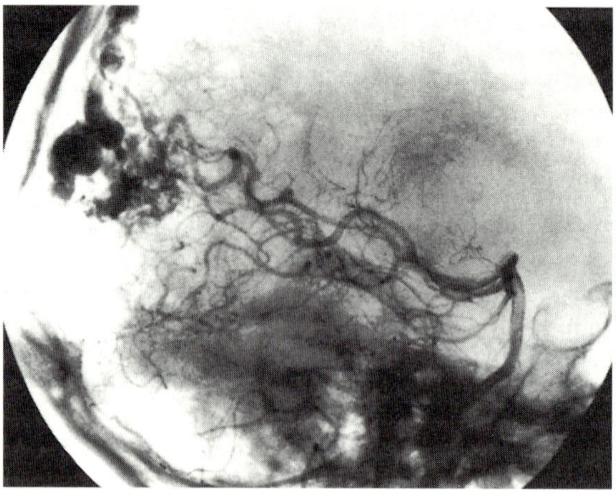

Abb. 14.35. Arteriovenöse Mißbildung im Angiogramm. Füllung über die A. cerebri posterior, Drainage über kortikale Venen zum Sinus sagittalis superior

14.15.2 Klinische Symptomatik

Patienten mit großen arteriovenösen Mißbildungen haben häufig als Erstsymptom einen Anfall, kleine AVMs zeigen sich häufiger zuerst mit Blutungen. Arteriovenöse Malformationen sind wesentlich weniger häufig als sackförmige Aneurysmen und verursachen weniger als ein Zehntel der intrakraniellen Blutungen.

AVMs kommen bei Männern und Frauen gleich häufig vor und werden meist um das Alter von 40 Jahren klinisch evident. Eine dritte Verlaufsform mit langsam zunehmenden neurologischen Ausfällen kommt gelegentlich vor und ist auf eine zunehmende Minderversorgung der umgebenden Hirnpartien durch den Stealmechanismus der AVM zurückzuführen. Bei Kindern ist die Manifestation häufiger initial eine Blutung, es kommt aber auch zu Linksherzversagen wegen der großen hämodynamischen Belastung durch den arteriovenösen Shunt.

! Das Erstereignis einer arteriovenösen Malformation ist entweder eine Blutung oder ein zerebraler Krampfanfall. Die Erstblutung verläuft in der Regel benigner als bei Aneurysmen, die Mortalität liegt hier etwa bei 10 %. Auch das Risiko der Rezidivblutung ist nicht in gleicher Weise hoch wie bei sackförmigen Aneurysmen und beträgt etwa 4 % pro Jahr.

14.15.3 Radiologische Abklärung

Der erste Schritt ist auch hier die Computertomographie. Sie kann eine intrazerebrale Blutung nachweisen. Wenn dabei Kontrastmittelenhancement beobachtet wird, so ist das Vorliegen einer arteriovenösen Mißbildung wahrscheinlich. Die Computertomographie allein erlaubt aber nicht, die Indikation zum therapeutischen Vorgehen auszuarbeiten. Es ist daher die *zerebrale Angiographie erforderlich* (Abb. 14.35), wobei selektive Katheterstudien durchgeführt werden, um genau die Angiomfeeder einzeln darzustellen und auch das drainierende Venensystem genau abzuklären.

14.15.4 Operative Therapie

Die Stellung der *Operationsindikation* hängt sehr vom Zustand des Patienten, seinem Alter und der Symptomatik ab. Da eine Anfallssymptomatik ohne bisherige Blutung keine große Wahrscheinlichkeit für eine bleibende Morbidität in kürzerem Zeitabstand bedeutet, wird man eher zu konservativem Vorgehen unter medikamentöser Anfallstherapie tendieren. Jüngere Patienten mit Anfällen haben allerdings Tendenz, weniger und weniger auf medikamentöse Behandlung zu reagieren, so daß unter Umständen die Exzision des epileptischen Fokus eine Operationsindikation darstellen kann. Das Vorliegen eines großen raumfordernden Hämatoms und davon abhängiger Bewußtseinstrübung des Patienten spricht für das operative Vorgehen.

Arteriovenöse Mißbildungen, die auch die innere Kapsel, den Thalamus und das Mittelhirn betreffen oder wichtige kortikale Projektionsfelder einschließen (Zentralregion, Sprachzentren), schränken die operativen Möglichkeiten wegen der zu erwartenden hohen Morbidität ein. Eine sehr große Bedeutung für die *Operabilität* spielen die Zahl der zuführenden großen Gefäße, die Ausprägung des venösen Drainagesystems (oberflächlich, tief) und das Alter des Patienten.

Durch die Operation und die plötzliche Ausschaltung des arteriovenösen Shunts kommt es ganz plötzlich zu einem sehr hohen Druck mit Spitzen in den Feederarterien, die diesen Druck an die Äste weitergeben, so daß es gerade beim älteren Patienten plötzlich zu Einbruchsblutungen ins Gewebe kommen kann (Break-through-Phänomen). Die Indikation kann nur sehr differenziert nach Symptomatik, Alter des Patienten und genauer Evaluation des Feeder- und Drainagesystem einer AVM jeweils bezogen auf die Lokalisation des Prozesses gestellt werden.

Der Eingriff selbst ist ein ***mikrochirurgisches Vorgehen***, wobei das Ziel ist, den gesamten Angiomnidus herauszunehmen und dabei den arteriovenösen Shunt zu beseitigen.

In der ***Nachsorge*** ist das Operationsergebnis durch die Kontrollangiographie zu sichern. Es empfiehlt sich eine antikonvulsive Therapie für mindestens ein halbes Jahr, auch wenn im präoperativen Verlauf keine Anfälle aufgetreten waren. Maßnahmen der Rehabilitation folgen allgemeinen Grundsätzen und berücksichtigen Physiotherapie, Ergotherapie und Logopädie.

14.15.5 Operationsergebnisse

Die Mortalität der operativen Eingriffe bei der AVM erreicht etwa 10 %. Der Vergleich der Verläufe ist bei der weiten Variation auch des Spontanverlaufes schwierig. Arbeiten zeigen jedoch, daß nach Ausschaltung einer AVM die Lebensqualität in Bezug auf Anfallshäufigkeit, Rezidivblutungen mit neurologischen Ausfällen oder Zunahme neurologischer Ausfälle aufgrund des arteriovenösen Shunts in der operativen Gruppe günstiger ist.

14.15.6 Andere Behandlungsarten der arteriovenösen Mißbildung

Die ***artifizielle Embolisation*** durch selektive Katheterisierung der Feederarterien ist ein bedeutendes Hilfsmittel in der Ausschaltung dieser Mißbildungen geworden. Zwar gelingt es selten, den gesamten Nidus einer großen arteriovenösen Mißbildung durch eine Embolisationssitzung auszuschalten, doch kann eine schrittweise Reduzierung des Blutflusses erreicht werden. Je nach Lage der Mißbildung wird diese Methode alleine oder zur Reduzierung des Shuntvolumens vor einem operativen Eingriff eingesetzt. Auch ***stereotaktisch gezielte radiotherapeutische Verfahren (Radiosurgery)*** sind in der Lage, einen Angiomnidus auszuschalten. Diese Behandlung ist jedoch limitiert auf eine Größe des Angiomnidus von wenigen Zentimetern. Diese Behandlung wird eingesetzt bei kleineren, tiefliegenden arteriovenösen Mißbildungen. Vom Zeitpunkt der Bestrahlung an dauert es ca. 9 Monate, bis der Angiomnidus angiographisch verschwindet.

14.15.7 Andere Angiome

Zu den zerebralen angiomatösen Mißbildungen gehören auch die folgenden:

Kapilläre Teleangiektasien. Diese bestehen aus Kapillaren mit dazwischenliegendem Hirngewebe. Meistens bleiben diese Mißbildungen klinisch stumm, werden radiologisch nicht erkannt und erst bei der Autopsie identifiziert. Selten verkalken diese Strukturen und werden dann auf dem Röntgenbild sichtbar. Selten kommt es zur intrazerebralen Blutung aus solch einer Mißbildung.

Venöse Angiome. Diese bestehen aus zahlreichen radial angeordneten Venen und sitzen tief in der weißen Substanz. Eine arterielle Zufuhr ist nicht erkennbar. Meistens bleibt ein venöses Angiom klinisch stumm und wird zufällig bei einer kontrastmittelverstärkten computertomographischen Untersuchung entdeckt. Selten verursacht ein venöses Angiom Anfälle oder eine Blutung. Eine therapeutische Konsequenz ergibt sich äußerst selten, wenn eine raumfordernde Blutung entsteht.

Kavernöse Hämangiome (Kavernome). Diese bestehen aus kugeligen Gebilden, die vaskuläre Räume enthalten, in denen nur eine sehr geringe Zirkulation stattfindet. Blutbestandteile sedimentieren, Teile thrombosieren, kalzifizieren. Zuführende Arterien und drainierende Venen sind sehr klein und werden angiographisch in der Regel nicht dargestellt. Kavernome kommen überall im zentralen Nervensystem vor, auch multipel. Sie messen meist ca. 3 cm im Durchmesser. In der Umgebung der Kavernome findet man eine gelbe Verfärbung, offenbar Hinweis auf rezidivierende kleine Blutungen. Meist bleiben Kavernome klinisch stumm und werden zufällig bei computertomographischer Untersuchung, in letzter Zeit häufig bei der Untersuchung mit der Kernspintomographie entdeckt. Diese Gebilde werden häufig bei der Durchuntersuchung von Kopfschmerzpatienten erkannt. Gelegentlich ist das klinische Symptom ein zerebraler Krampfanfall. Raumfordernde Blutungen aus Kavernomen kommen praktisch nicht vor. Da die Differentialdiagnose gegenüber einem verkalkten Oligodendrogliom klinisch nicht gestellt werden kann, ist die ***häufigste Operationsindikation*** die Klärung der Artdiagnose. Anhaltende, schwer beeinflußbare zerebrale Krampfanfälle rechtfertigen die operative Herausnahme des Kavernoms, wenn auch nicht mit Sicherheit eine Beeinflussung des Anfallsleidens vorausgesagt werden kann.

Angiographisch stumme vaskuläre Mißbildungen. Atypische (nicht in Stammganglien und innerer Kapsel gelegene) ***spontane intrazerebrale Hämatome bei jüngeren Patienten*** ohne Hochdruckvorgeschichte können durch kleine arteriovenöse Mißbildungen verursacht sein. Diese Mißbildungen bleiben manchmal angiographisch stumm und werden erst als pathologisches Gefäßknäuel im Operationspräparat oder bei der Obduktion gefunden. Ursache der Nichtdarstellung im Angiogramm kann eine Teilthrombosierung oder eine starke Zusammenpressung der Mißbildung aufgrund eines Begleithämatoms, aber auch die Kleinheit des Prozesses unterhalb der Auflösungsfähigkeit des Angiogramms sein (s. auch spontane intrazerebrale Hämatome).

Aneurysmen der Vena galeni. Diese sehr seltene Mißbildung findet man bei Säuglingen und Kleinkindern. Charakteristisch ist das Zusammentreffen eines Hydrozephalus mit starker hämodynamischer Belastung. Meist findet man angiographisch zahlreiche Feeder, die direkt in die sackförmig erweiterte Vena galeni einmünden. Ein lautes pulssynchrones Geräusch ist über dem ganzen Kopf auskultierbar. Wegen der starken hämodynamischen Belastung des Herzens ist auch heute noch die operative Ausschaltung besonders bei sehr jungen Kindern risikoreich. So gilt die Hauptsorge perioperativ und in der Nachsorge dem kardialen Status und der Behandlung des Hydrozephalus.

14.16 Arteriovenöse Fisteln

14.16.1 Durale arteriovenöse Fisteln

Durale arteriovenöse Fisteln sind Läsionen, die sich als multiple Verbindungen zwischen erweiterten Duraarterien und den Wänden der duralen Sinus darstellen (Abb. 14.36).

Es findet sich kein dazwischengeschalteter Nidus wie bei den zerebralen arteriovenösen Mißbildungen. Diese Läsionen werden benannt nach den beteiligten Sinus, wobei häufige Lokalisationen Fisteln im Bereich des Sinus cavernosus, des Sinus petrosus superior und inferior und des Sinus transversus und sigmoideus sind. Man nimmt an, daß diese arteriovenösen Fisteln fast immer erworbene Prozesse sind. Es liegt offenbar ein Zusammenhang von primärer Thrombose der Sinus, nachfolgender Rekanalisation und Eröffnung von Kurzschlüssen in der Sinuswand vor.

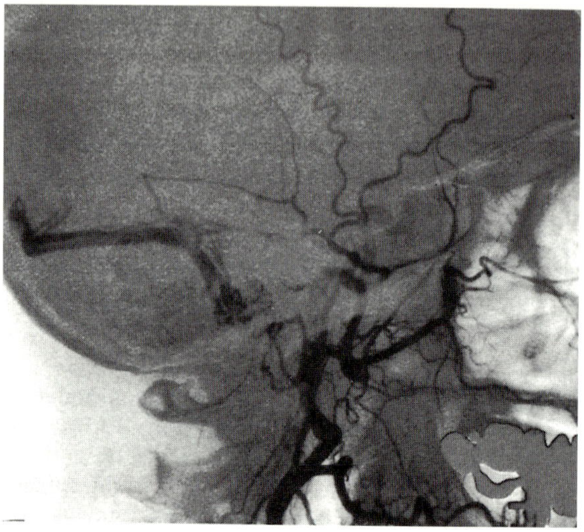

Abb. 14.36. Durale arteriovenöse Fistel mit Füllung des Sinus sigmoideus über Äste der A. carotis externa

!

Häufigste Symptome dieser arteriovenösen Fisteln sind Kopfschmerzen und ein subjektives, manchmal auch objektiv auskultierbares pulssynchrones Geräusch. Es kann zu subarachnoidalen, subduralen oder sehr selten zu intrazerebralen Blutungen kommen.

Für die Behandlung muß man berücksichtigen, daß kleinere Fisteln auch spontan zum Verschluß kommen können. Die Behandlung besteht heute in der Regel in einer Kombination von Eingriffen der interventionellen Neuroradiologie und der Neurochirurgie. Bei großen arteriovenösen Fisteln können zahlreiche Feeder durch Embolisation ausgeschaltet werden. Oft bleiben dennoch Feeder bestehen oder werden rekanalisiert, so daß auf chirurgischem Wege die Sinus isoliert und die arteriellen Feeder dadurch unterbunden werden müssen.

14.16.2 Carotis-sinus-cavernosus-Fisteln

!

Das klinische Zeichen für die Carotis-sinus-cavernosus-Fistel ist der pulsierende, progrediente Exophthalmus. Subjektiv, oft auch auskultierbar, findet sich ein pulssynchrones Geräusch.

Das Auge ist gerötet und durch die massive Stauung unter Umständen immobilisiert. Im weiteren Verlauf treten Sehstörungen auf. Aufgrund der vorgeschalteten Fistel kann die Hirnperfusion leiden und ein Hirntrauma sekundär verstärkt werden. Selten kommt es zu profusem Nasenbluten und subarachnoidalen Blutungen.

Carotis-sinus-cavernosus-Fisteln können spontan oder traumatisch auftreten. Die traumatische Fistel kann direkt durch eine perforierende Verletzung zustande kommen oder durch ein sehr schweres gedecktes Schädelhirntrauma. Dabei ist der Mechanismus der Fistelentstehung nicht bekannt. Es könnte sich um einen Abriß von intrakavernösen Karotisästen oder um eine Ruptur eines vorbestehenden intrakavernösen Aneurysmas handeln. Für die Entstehung spontaner Fisteln wird auch das Platzen intrakavernöser Aneurysmen oder perikavernöser duraler arteriovenöser Fisteln genannt. Dies würde auch die häufige Beteiligung der A. carotis externa an der Fistelfüllung erklären. Der Ort der Fistel wird durch eine ausgedehnte angiographische Untersuchung (Abb. 14.37) entdeckt. Diese muß beide Karotiden, auch die externae und die vertebrales umfassen. Die meisten Karotis-sinus-cavernosus-Fisteln können heute durch ***artifizielle Embolisation*** auf intravasalem Wege ausgeschaltet werden. Der ***operative direkte Zugang zum Sinus cavernosus*** mit Herbeiführung eines venösen Verschlusses kommt nur bei speziellen Indikationen in Frage: bei rezidivierender Fistelfüllung und vorhergehenden interventionellen Maßnahmen, bei äußerst kleinen Fisteln, die nicht spontan thrombosieren und bei solchen Fisteln, bei denen auch der Ballonverschluß der Karotis selbst nicht angezeigt ist, da ein ischämisches Defizit wegen des ungenügenden Kollateralkreislaufes zu erwarten ist. In letzterem Falle ist die Alternative das Anlegen eines extra-intrakraniellen Bypass zur Sicherung der Kollateralversorgung mit anschließendem Fistelverschluß durch Ligatur der zuführenden A. carotis interna. Nach Ausschaltung der Fistel ist die Prognose günstig, Hirnnervenstörungen und Protrusio bulbi gehen zurück, das lästige Gefäßgeräusch ist verschwunden.

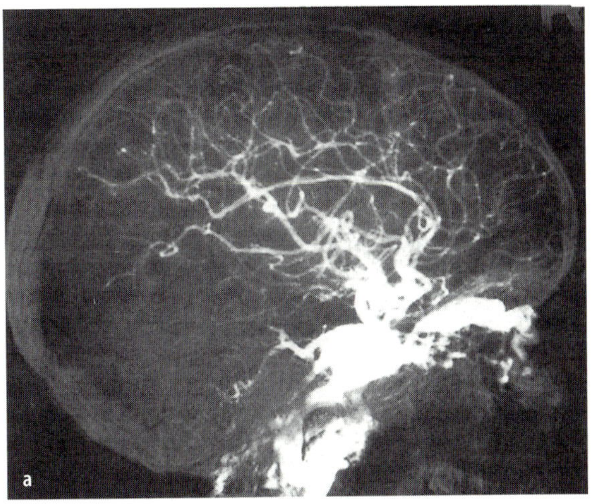

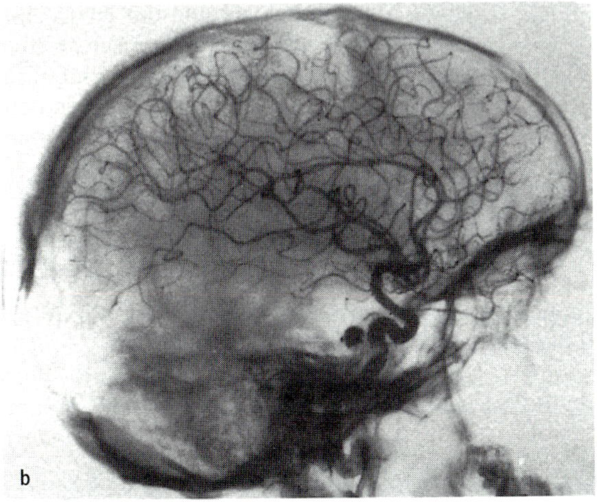

Abb. 14.37 a, b. Carotis-sinus-cavernosus-Fistel. **a** Folge der Fistel sind die gestauten, mit Kontrastmittel *(weiß)* gefüllten basalen Sinus und orbitalen Venen, **b** Fistel mit Ballon ausgeschaltet

14.17 Spontane intrazerebrale Hämatome

14.17.1 Definition, Ätiologie, Lokalisation

! Man versteht darunter Blutungen in das Gehirn ohne vorausgehendes Trauma.

Intrazerebrale Hämatome kommen bei älteren Hypertonikern und bei antikoagulierten Patienten vor, doch kann das gleiche Krankheitsbild auch bei jüngeren Patienten auftreten, wobei ätiologisch dann arteriovenöse Mißbildungen in Frage kommen, die nicht immer angiographisch darstellbar sein müssen (s. Kapitel arteriovenöse Mißbildungen). Das Krankheitsbild ist meist apoplektiform. Etwa 10 % der Schlaganfälle sind durch spontane Hämatome bedingt. Mehr als die Hälfte dieser apoplektiformen Blutungen sind tödlich. Die ***typische hypertensive Blutung*** entsteht nach einer Hyalinose der Gefäßwand mit oder ohne Bildung von Mikroaneurysmen, der Ort ist meist das Knie der lentikulostriären Äste. So breitet sich die hypertensive Massenblutung zunächst in den Basalganglien aus, speziell im Putamen, dann in der inneren Kapsel. ***Atypische Lokalisationen*** der spontanen intrazerebralen Hämatome sind der Frontal-, Temporal- oder Okzipitallappen. Die spontane intrazerebrale Blutung ist häufiger supratentoriell (4/5 der Fälle). ***Ventrikeleinbrüche*** solcher Blutungen sind sehr häufig und erreichen fast die Hälfte der Fälle. Häufige ***Koagulopathien*** und ***Vaskulopathien***, die intrazerebrale Blutungen verursachen, sind: Zustände bei Antikoagulation als Therapie, Erkrankungen mit Thrombozytopenie, Hämophilie und Leukämie. Patienten mit Amyloidangiopathie haben eine spontane Neigung zu intrazerebralen Hämatomen.

14.17.2 Symptomatik, Untersuchung

Die klinischen Zeichen einer spontanen intrazerebralen Blutung sind Bewußtseinstrübung und abrupt auftretende neurologische Ausfälle, bei 2/3 der Patienten eine Hemiplegie. Blutungen, entfernt von den Stammganglien, in die Frontal-, Temporal- oder Okzipitalregion sind seltener mit Bewußtseinstrübung verknüpft. Große pontine Blutungen gehen mit Bewußtlosigkeit einher. Dies ist auch der Fall bei Ventrikeleinbruch der Blutung, wobei auch sekundär eine Bewußtseinstrübung aufgrund des Verschlußhydrozephalus eintreten kann. Zerebelläre Blutungen zeigen oft sekundäre Bewußtseinstrübungen. Die adäquate Diagnostik wird als Differentialdiagnose des Schlaganfalls mit der ***Computertomographie*** (Abb. 14.38) durchgeführt. Hier zeigen sich frische Blutungen eindeutig als ***hyperdense Zonen***, die in ihrer Ausdehnung genau überblickt werden können. Zusätzlich werden Komplikationen wie Ventrikeleinbruch und Verschlußhydrozephalus erkannt. Der nach dem Nativscan durchgeführte kontrastmittelverstärkte Untersuchungsgang weist auf ***ungewöhnliche Blutungsursachen*** wie arteriovenöse Mißbildungen oder Tumoren hin. Bei atypischem Sitz der Blutung und bei Verdacht im Computertomogramm sollte eine ***zerebrale Angiographie*** erfolgen, um Blutungsursachen zu erkennen und gezielt angehen zu können.

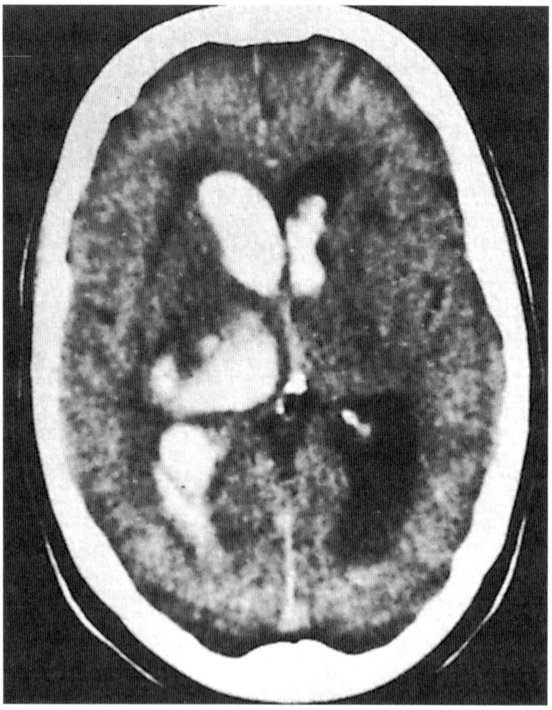

Abb. 14.38. Spontanes intrazerebrales Hämatom mit Ventrikeleinbruch

14.17.3 Operative Therapie

Einig ist man sich, daß ein Verschlußhydrozephalus aufgrund einer Blutung mit ***Ventrikeleinbruch durch ventrikuloperitoneale Ableitung*** oder im Frühverlauf durch externe Liquordrainage behandelt werden sollte. Zerebelläre Hämatome sollten frühzeitig operativ angegangen und entlastet werden. Tiefe thalamische Hämatome werden in der Regel nicht operativ angegangen. Laterale Stammganglienhämatome und atypisch gelegene Hämatome werden mit Vorteil frühzeitig angegangen, besonders wenn der Patient bewußtseinsgetrübt ist. Patienten mit zunehmenden neurologischen Ausfällen werden im Hinblick auf die Milderung der zu erwartenden Morbidität operativ angegangen. Diese verzögerte Operation bei wachen Patienten, aber sich nicht zurückbildenden oder zunehmenden neurologischen Ausfällen wird in Zukunft wahrscheinlich eine Domäne für die gezielte ***endoskopische Entlastung*** sein. Große Hämatome werden weiterhin offen durch eine große Kraniotomie angegangen.

14.17.4 Prognose und Nachsorge

Morbidität und Mortalität der intrazerebralen spontanen Hämatome bleiben weiterhin hoch. Trotz Einsatz der modernen diagnostischen Verfahren (Computertomographie, Angiographie) und mikrochirurgischer Operationsverfahren ist die Mortalität weiterhin um 50 %. Noch ungünstiger ist die Erwartung bei Hämatomen mit Ventrikeleinbruch. Auch bei Überleben und optimaler Neurorehabilitation bleibt die ***Morbidität*** hoch und die Zahl der Patienten, die wieder in ihre normale Umwelt bzw. sogar in ihren Beruf zurückkehren können, ist äußerst gering.

14.18 Verschlußkrankheiten der Hirngefäße (zerebrovaskulärer Insult)

14.18.1 Pathophysiologie der Hirndurchblutung: Autoregulation gegenüber Änderungen des Perfusionsdruckes

Wenn der systemische arterielle Druck fällt oder der Perfusionsdruck nach einem lokalen, hämodynamisch wirksamen Hindernis reduziert ist, kommt es zur Dilatation der Hirngefäße. Wenn der systemische Druck zunimmt, tritt eine Konstriktion der zerebralen Gefäße auf. Ist diese Autoregulation gestört, geschieht die Anpassung des Blutflusses langsamer und inkomplett. Klinisch werden kurzdauernde ischämische Störungen an fokal-neurologischen Zeichen erkennbar.

> **!** Bei völlig fehlender Autoregulation folgt der zerebrale Blutfluß passiv den Änderungen des systemischen Blutdruckes.

Unter physiologischen Bedingungen ist die untere Grenze der Autoregulation bei 50 mmHg des mittleren arteriellen Druckes, die obere bei 160 mmHg. Dies bedeutet, daß unterhalb der Grenze von 50 mmHg der Blutfluß zum Gehirn mit dem weiteren Fall des Blutdruckes abnimmt. Über 160 mmHg bricht der Druck durch die Vasokonstriktion (Autoregulation break through) und es kommt auch zum Durchbrechen der Bluthirnschranke (hypertensive Enzephalopathie).

Metabolische Regulation

Normalerweise besteht eine enge Beziehung zwischen Sauerstoff- und Glukosebedarf des Gehirns und der Hirndurchblutung. Mit Zunahme des Metabolismus, zum Beispiel durch zerebrale epileptische Anfälle, nimmt der zerebrale Blutfluß zu, unter Hypothermie ab. Kann diese Blutflußänderung nicht vollzogen werden, z.B. nach einem zerebralen Gefäßverschluß, so nimmt die ***Sauerstoffausschöpfung*** zu. Diese ist also ein Maß für die Grenze der Regulationsfähigkeit der Hirndurchblutung.

Weitere Regulationsmechanismen des Hirnkreislaufes

Hypoxämie führt zu Vasodilatation der zerebralen Gefäße und Zunahme der Hirndurchblutung, anaerobe Glykolyse beginnt unter einem p_aO_2 von 2,666 kPa (20 torr). Der kräftigste Stimulus für die zerebrale Vasodilatation ist aber eine Zunahme des pCO_2 (***CO_2-Antwort***). Man macht sich dies zunutze bei der Testung der Regulationsreserve: Ist nach einem Gefäßverschluß die Gefäßdilatation im minderversorgten Gebiet völlig ausgenützt um die Hirndurchblutung aufrecht zu erhalten, ist der Patient also an der Grenze seiner Regulationsmöglichkeit, so bewirkt das Anheben des pCO_2 (ähnliche Wirkung durch Gabe von Karboanhydrasehemmern) keine weitere Anhebung des CBF. Die Hirndurchblutung ist des weiteren abhängig von einer ***neurogenen (sympathischen) Kontrolle*** und vom ***intrakraniellen Druck*** (s. intrakranielle Druckmessung).

> **!** Das Ausmaß der ischämischen Hirnschädigung hängt von dieser Regulationsfähigkeit des Hirnkreislaufes ab, auch von der Dauer der Ischämie, der arteriosklerotischen Grunderkrankung, dem Alter des Patienten, der Effizienz der Reperfusion und den natürlichen Kollateralkreisläufen.

Beispielsweise stehen für das Stromgebiet der A. carotis interna nach Karotisverschluß an ***Kollateralkreisläufen*** zur Verfügung:

- Extra-intrakranielle Gefäßverbindungen aus der A. carotis externa, am häufigsten über die A. ophthalmica
- Eine Gefäßverbindung über den vorderen Anteil des Circulus arteriosus Willisii aus der gegenseitigen A. carotis interna
- Eine Gefäßverbindung über die A. communicans posterior aus dem vertebrobasilären Stromgebiet
- Leptomeningeale Anastomosen, die die Endäste der A. cerebri media aus einer vertebralisversorgten A. cerebri posterior mitversorgen können

14.18.2 Pathologie

Die Unterbrechung des zerebralen Blutflusses geschieht komplett oder inkomplett durch Thromben oder Embolien. ***Venöse Verschlußkrankheiten*** müssen sehr ausgedehnt sein, um Infarkte zu produzieren. Häufiger sind ***arterielle, zerebrale Durchblutungsstörungen***. Nach nicht regulierbarer Störung des arteriellen Blutflusses kommt es zunächst zu funktionellen, neurophysiologisch (EEG) erfaßbaren Störungen. Bei weiterer Abnahme der Durchblutung sterben nicht notwendigerweise alle Neurone im ischämischen Bereich. Erst die schwere, anhaltende Ischämie erzeugt den Infarkt. In der Initialphase bis 24 Stunden beobachtet man eine Hirnschwellung aufgrund eines intrazellulären Ödems; die spätere massive Hirnschwellung ist bedingt durch eine extrazelluläre Flüssigkeitseinlagerung (s. Kap. 14.4.1).

14.18.3 Symptome

Dem enzephalomalazischen Insult als Folge zerebraler Zirkulationsstörung gehen häufig kürzer dauernde kortikale Ausfälle voraus. Nach dem klinischen Bild unterscheidet man:

- ***Transiente ischämische Attacken (TIA)***: Weniger als 24 Stunden dauernde Ereignisse mit herdneurologischen Ausfällen. Es kann sich um Hemiparesen, Aphasien oder Amaurosis fugax bei Durchblutungsstörung der a. carotis interna handeln. Vertebrobasiläre TIA's machen sich durch motorische Defekte bis zur Tetraplegie, Visusverluste, homonyme Hemianopsien, Ataxie, Vertigo, Diplopie, Dysphagie und Kombinationen dieser Symptome bemerkbar.

- ***RIND (Reversible ischämische neurologische Defizite):*** Länger als 24 Stunden anhaltende fokale neurologische Ausfälle mit Rückbildungstendenz innerhalb von 3 Wochen.
- ***Progressiver Schlaganfall:*** Progressive, fokal-ischämische Symptome über einige Stunden. Dies stellt die prognostisch ungünstige Verlaufsform dar.
- ***Kompletter Schlaganfall (Completed stroke, CS)***: Zerebrovaskulärer Insult mit plötzlich aufgetretenem und anhaltendem neurologischem Ausfall. Die Ausprägung der Symptome ist abhängig von dem betroffenen Gefäß und seinem Versorgungsgebiet.

14.18.4 Diagnostik

Dopplersonographie der zerebralen Gefäße und ***Computertomographie*** erlauben heute schnell die Unterscheidung, ob dem Schlaganfall eine ***intrazerebrale Blutung*** („roter Infarkt") oder ein ***Gefäßverschluß*** zugrunde liegt. Die Differentialdiagnose der intrazerebralen Blutung umfaßt spontane hypertonische Massenblutungen und intrazerebrale Blutungen aus arteriovenösen Mißbildungen und Aneurysmen. Liegt ein Gefäßverschluß vor, kann die ***Karotisangiographie*** (Abb. 14.39) den Gefäßprozeß lokalisieren. Eine ***kardiale Abklärung*** ist in jedem Falle erforderlich, da ein Teil der zerebralen Durchblutungsstörungen aus kardialen Embolien resultieren. Bei angiographisch festgestellten stenosierenden Gefäßveränderungen eignet sich die ***Messung der regionalen Hirndurchblutung*** mit Isotopen und die transkranielle Dopplersonographie mit speziellen Tests (s. Autoregulationsstörung) zwischen operativ nicht behandelbaren multiplen Thromboembolien (kardial oder aus arteriosklerotischen Plaques der zerebralen Gefäße) und hämodynamisch wirksamen Stenosen und Verschlüssen zu unterscheiden.

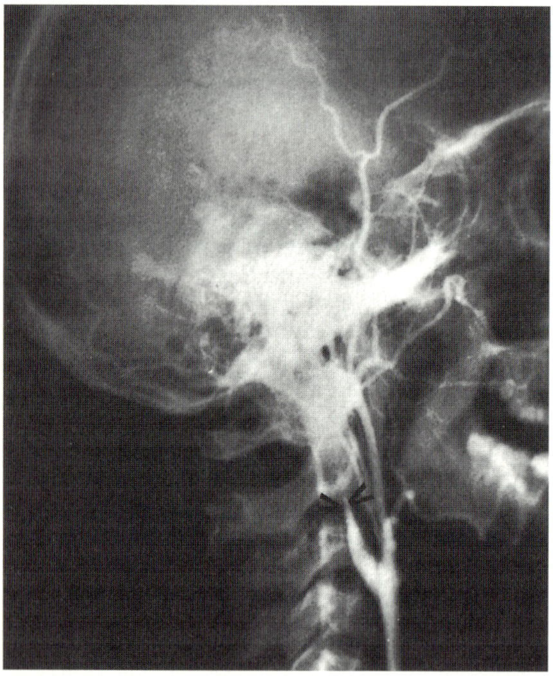

Abb. 14.39. Karotisangiogramm rechts. Akuter Verschluß der A. carotis interna ***(Pfeilspitzen)***

14.18.5 Therapie

Pflege und Akutbehandlung (Hirnödemtherapie) nach zerebrovaskulärem Insult werden in der Inneren Medizin/Neurologie abgehandelt.

> **!** Die best dokumentierte Präventivmaßnahme gegenüber weiteren ischämischen Attacken ist heute die Dauermedikation mit Thrombozytenaggregationshemmern.

Bei Feststellung einer hämodynamisch wirksamen Gefäßstenose oder eines Gefäßverschlusses bei Kranken mit flüchtigen, reversiblen oder teilreversiblen neurologischen Herdsymptomen ist an desobliterierende gefäßchirurgische Maßnahmen (Thrombendarteriektomie, Abb. 14.40) oder operativ angelegte Umgehungskreisläufe (Bypass) zu den intrakraniellen Gefäßen zu denken.

Die häufigste Ursache der intermittierenden Ischämie ist die umschriebene gefäßsklerotische Veränderung im Bereich der A. carotis interna am Hals (Abb. 14.41), die dem operativen Vorgehen gut zugänglich ist.

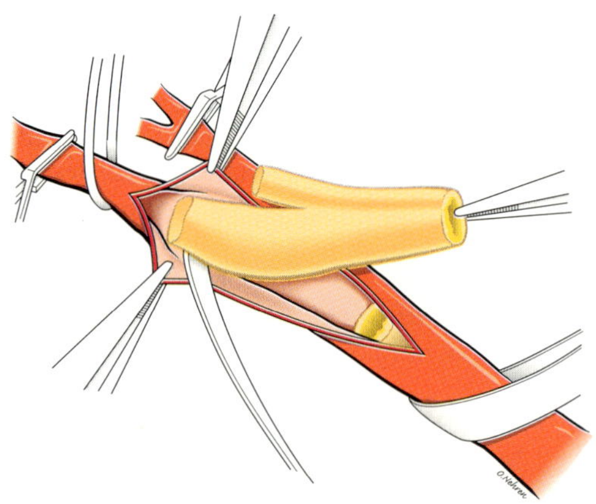

Abb. 14.40. Karotisendarteriektomie am Hals

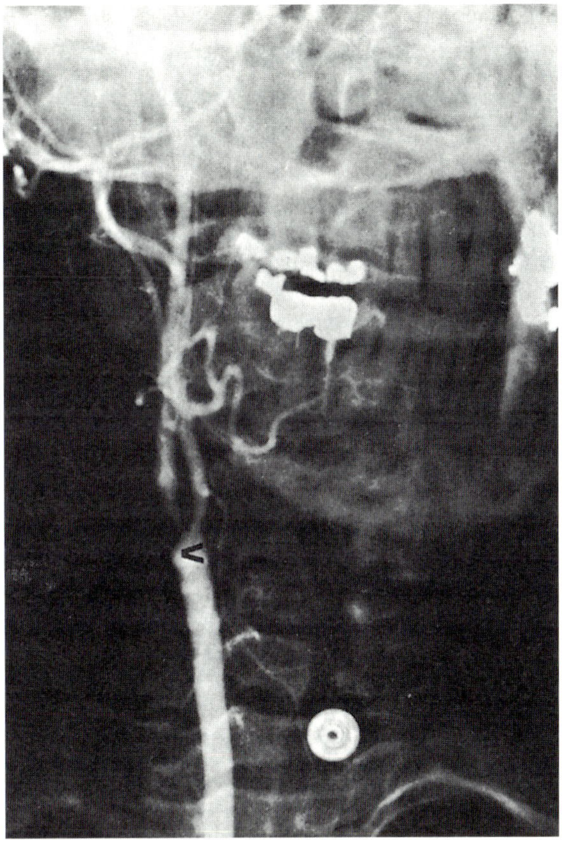

Abb. 14.41. Karotisangiogramm rechts. Hochgradige Stenose der A. carotis interna rechts: Das Gefäß bricht an der Aufzweigung der A. carotis communis *(Pfeilspitze)* fast ab

> **!** Die Thrombendarteriektomie der Karotisteilungsstelle ist bei hochgradigen (> 70 %) symptomatischen Stenosen heute etabliert.

Als Bypass zu einem minder versorgten zerebralen Areal kann durch einen mikroneurochirurgischen Eingriff eine Gefäßverbindung zwischen A. temporalis superficialis und A. cerebri media hergestellt werden.

14.19 Schmerzchirurgie

14.19.1 Anatomische und physiologische Grundlagen

Traditionell wird die freie Nervenendigung als Rezeptor des Schmerzes betrachtet. Der sog. „schnelle" Schmerz wird über das A-Delta-System, „langsamer" Schmerz über das C-Faser-System geleitet. Letzterer ist diffus, wenig lokalisiert und geht mit einer unangenehmen psychischen Sensation einher. Die Zellkörper der A-Delta- und C-Fasern liegen im ***spinalen Ganglion***. Von dort führen Zellfortsätze zur ***Hinterwurzel*** und zum Hinterhorn. Die Mehrzahl der afferenten Fasern wird unter Kreuzung in der vorderen Kommissur zum gegenseitigen lateralen Quadranten des Rückenmarks geleitet und bildet den ***lateralen spinothalamischen Trakt***. Viele der Neuronen im Hinterhorn enthalten Enkephaline, eine größere Zahl auch Substanz P, welche der Haupttransmitter in der Afferenz ist. Zu diesem afferenten System kommen im Hinterhorn efferente Fasern (charakterisiert durch Serotonin und Nor-Epinephrin). Diese, vom Hirnstamm entspringend, bedeuten offenbar eine Beeinflussung der Schmerzmodulation. Der Tractus spinothalamicus teilt sich auf Höhe des Dienzephalon in eine mediale und eine laterale Portion. Der laterale Teil führt zum ***posterolateralen Thalamuskern*** und hat sein ***kortikales Projektionsfeld*** in der Postzentralregion (Area 1). Der mediale Anteil der spinothalamischen Bahn hat seine Verbindungen zum Hirnstamm und medialen Thalamus mit weiteren Konnektionen zu Hypothalamus und limbischem System.

Nachhaltig beeinflußt wurde das Schmerzverständnis und damit der therapeutische Ansatz der Schmerzchirurgie in den letzten Jahren durch den Nachweis von Opiatrezeptoren im Zentralnervensystem und durch die Betrachtung der Schmerzproblematik als Störung eines postulierten Gate-control-System. Diese Theorie des Schmerzgeschehens berücksichtigt biologische Regelkreise, die Einflüsse auch der efferenten Bahnen (s. oben) und die Schmerzmodulation. Es werden dann Vorgänge wie Schmerzkontrolle

Tabelle 14.16. Neurochirurgische Schmerzbehandlung

Ort	Neuroablativ	Neurostimulatorisch	Pharmakologisch
Peripherer Nerv	Neurotomie Neurektomie	Transkutane Elektrostimulation	Lokalanästhetika
Nervenwurzel	Rhizotomie		Lokalanästhetika
Rückenmark	DREZ-Läsionen Chordotomie	„Dorsal column stimulation" (DCS)	Epidurale/intrathekale Lokalanästhetika bzw. Opiate
Gehirn	Thalamotomie	Thalamusstimulation	Intraventrikuläre Opiate
Hypophyse	Transsphenoidale Hypophysektomie		„chemische" Hypophysektomie

über Stimulation und ***Deafferenzierungsschmerzen***, d.h. Schmerzen, die trotz unterbrochener Schmerzleitung sich weiter bemerkbar machen, verständlich.

14.19.2 Methoden der Schmerzchirurgie

Nach Art des Vorgehens in der Schmerzbehandlung kennen wir neuroablative, neurostimulatorische und lokal pharmakologische Maßnahmen (Tabelle 14.16). Durch ***neuroablative Maßnahmen*** versucht man, die Schmerzleitung und Schmerzempfindung auf verschiedenem Niveau zu unterbrechen (Rhizotomie, Chordotomie, Thalamotomie). Durch ***neurostimulatorische Maßnahmen*** wird auf die Schmerzmodulation auf transkutanem, spinalem oder thalamischem Wege eingewirkt. Temporär erfolgversprechende Methoden bei schweren Schmerzsyndromen sind die spinale und intraventrikuläre Anwendung von Opiaten über Katheter und Reservoire.

14.19.3 Chronische Schmerzen und multidisziplinäre Schmerzklinik

Von ***chronischen Schmerzen*** spricht man bei einem Patienten, der tägliche Schmerzen für eine Periode von mehr als 6 Monaten hat. Es gehen in der Regel viele Untersuchungen bezüglich der Ursache der Schmerzen und Behandlungsmißerfolge voraus. Bei diesem ***chronischen Schmerzsyndrom*** finden sich dann Schlafstörungen, Appetitmangel, Libidoverlust, Konzentrationsstörungen, Abgeschlagenheit und Reizbarkeit. Es liegt eine ***Schmerzkrankheit*** vor, die in ihrer Symptomatik der Depression ähnlich ist. In dieser Situation ist eine multidisziplinäre Abklärung und Behandlung im Sinne einer „Schmerzklinik" oder „Schmerzkonferenz" sinnvoll, um nicht nur den Ursachen, sondern auch den Folgen und der Therapie unter Einschluß psychotherapeutischer und psychopharmakologischer Mittel zu entsprechen. Die Teilnehmer müssen ein spezielles Interesse und spezielle Erfahrungen mit chronischen Schmerzen haben und genügend Zeit investieren können. Jeder Teilnehmer sollte spezialisierte Verfahren zur Schmerzbeeinflussung beitragen können. Die Gruppe schart sich in der Regel um einen Anästhesiologen, einen Neurologen, einen Psychiater und einen Neurochirurgen.

14.19.4 Chirurgie einzelner Schmerzsyndrome

Trigeminusneuralgie

Die Ursache der idiopathischen Trigeminusneuralgie ist weiter umstritten. Sie ist differentialdiagnostisch abzugrenzen gegenüber zahlreichen anderen kraniofazialen Schmerzsyndromen:

- Glossopharyngeusneuralgie,
- ophthalmischen Schmerzen bei Glaukom,
- Schmerzen bei Zahnerkrankungen,
- Zustände nach Nervenverletzungen,
- vaskuläre Schmerzsyndrome wie Migräne,
- Schmerzen bei Riesenzellarteriitis,
- Sinusitis und
- symptomatische Schmerzen im Trigeminusbereich bei Druck auf die Trigeminuswurzel durch benigne oder maligne Tumoren oder Gefäßmißbildungen.

Symptomatik. Die Trigeminusneuralgie ist ein charakteristisches Syndrom, das häufiger Frauen befällt (2 : 1) und mehr ältere Menschen (70 % der Patienten über 50 Jahre alt).

> **!** Das uniforme klinische Bild besteht in blitzartig einseitig einschießenden Gesichtsschmerzen im 2. und 3. Trigeminusast. Solche Attacken dauern nur Sekunden und treten in unterschiedlicher Häufigkeit auf. Die Schmerzen sind häufig im betroffenen Trigeminusgebiet auslösbar (Triggerzone) und zwar durch Berührung, Druck, Kälte und schießen spontan bei Sprechen und Essen ein.

Die Krankheitssymptome treten häufiger im Frühjahr und Herbst auf, sind äußerst quälend und führen wegen der Heftigkeit zu Suizidabsichten. Der neurologische Status ist bei der idiopathischen Trigeminusneuralgie unauffällig. Findet man Ausfälle im Trigeminusgebiet, z. B. eine abgeschwächte Korneasensibilität, so ist nach Ursachen (z. B. Neoplasmen im Bereich Trigeminuswurzel) für diese symptomatische Trigeminusneuralgie zu suchen.

Allgemeine Therapie. Analgetika haben wenig Einfluß auf die Trigeminusneuralgie. Durch eine Therapie mit ***Antikonvulsiva*** (Phenytoin, Carbamazepin) ist eine Schmerzfreiheit über längere Zeit erreichbar. Bei Versagen dieser Medikamente können chirurgische Maßnahmen vorgeschlagen werden: Eingriffe peripher vom Ganglion führen in der Regel nicht zur Schmerzausschaltung. Über viele Jahre bewährt hat sich die Ausschaltung der Trigeminuswurzel durch ***Rhizotomie.*** Trotz Verbesserung der Operationstechnik blieben

Nachteile wie Einschränkung der Sensibilität, auch der Hornhautsensibilität. Eine gezieltere Ausschaltung ist durch ***perkutane Thermokoagulation*** möglich. Über eine Punktion im Bereich des Cavum Meckeli[17] wird versucht, die Trigeminuswurzel zu erreichen und durch Elektro-, oder feiner und selektiver durch Thermokoagulation auszuschalten. Das Ziel, bei älteren Patienten mit Begleiterkrankungen ohne größeres Risiko zumindest für Jahre eine Schmerzfreiheit zu erzielen, wird am ehesten durch die perkutane ***transovale Trigeminusrhizotomie*** durch Injektion von Glyzerol ins Cavum Meckeli erreicht. Diese Methode ist auch wiederholbar und erreicht Schmerzfreiheit bei 2/3 der Patienten über 2 Jahre.

Behandlung durch mikrovaskuläre Dekompression. Es haben sich Hinweise ergeben, daß zumindest ein Teil der Trigeminusneuralgien als Kompressionssyndrome zu erklären sind. Es finden sich in der Eintrittszone am Hirnstamm in der hinteren Schädelgrube komprimierende Gefäßschlingen, die durch pulsierenden Druck die Schmerzregulation der Eintrittszone beeinflussen. Mikrochirurgisch vorgehende Neurochirurgen haben die Erfahrung gemacht, daß durch Dekompression der Eintrittszone des Trigeminus am Hirnstamm eine anhaltende Schmerzbehandlung durchgeführt werden kann (Operation nach Jannetta).

Schmerzen bei malignen Tumoren

Rhizotomien der Hinterwurzeln am Rückenmark werden nur noch selten vorgenommen, weil die Erfolgschancen gering sind, die Durchtrennung in mehreren Segmenten durchgeführt werden muß und damit auch die Blutversorgung des Rückenmarks gefährdet. Die klassische neuroablative Methode der Schmerzchirurgie ist die ***Chordotomie***. Man versteht darunter die meist einseitige Durchtrennung der Schmerzbahn, des Tractus spinothalamicus im Rückenmark und zwar entweder durch eine offene Operation oder durch eine perkutane Punktion und Elektrokoagulation dieser Fasern. Sie findet bei schweren, sonst nicht beeinflußbaren Schmerzsyndromen, vor allem bei malignen metastasierenden Leiden und verkürzter Lebenserwartung Anwendung. Da bei der Chordotomie das Analgesieniveau 3–5 Segmente unterhalb des Rückenmarksschnitts liegt, wird sie hochthorakal (Th2/3) bei Schmerzzuständen in Beinen, Becken und Bauch durchgeführt, während Brust- und Armschmerzen die zervikale Chordotomie (C1/2) verlangen. Unmittelbar dorsal vom Tractus spinothalamicus verläuft im Rückenmark die Pyramidenbahn, so daß postoperativ im gleichseitigen Bein, also kontralateral zu den Schmerzen eine Schwäche auftreten kann. Bei Beachtung neuroanatomischer Gegebenheiten bleibt die Rate der Störungen der motorischen Bahnen gering (2–3%). Bei doppelseitiger thorakaler Chordotomie tritt postoperativ, zumindest für einige Wochen, eine Miktionsstörung auf.

Bei der perkutanen Chordotomie wird über eine laterale Punktion des Spinalkanals eine Koagulationssonde vorgeschoben. Der Tractus spinothalamicus wird unter radiologischer und neurophysiologischer Kontrolle (Impedanzmessung und Stimulation) erreicht und gezielt ausgeschaltet.

Die Hypophysektomie als schmerzchirurgische Maßnahme bei multiplen metastasierenden Karzinomen wird heute nunmehr sehr selten angewendet.

Schmerzen nach spinalem Trauma

Einige Schmerzsyndrome bei paraplegischen Patienten konnten durch Eingriffe im Bereich der „dorsal root entry zone" (DREZ) beeinflußt werden. Dabei werden die gestörten deafferenzierten spinalen Modulationszentren, die von inhibitorischen Mechanismen befreit sind, ausgeschaltet. In Einzelfällen gelang es so, mit den Nachteilen des ***Deafferenzierungsschmerzes beim Querschnittgelähmten*** zurecht zu kommen. Eingriffe zur chirurgischen Ausschaltung solcher Modulationszentren im Rückenmark wird man allerdings nur bei gestörter Rückenmarksfunktion, also beim bereits gelähmten Patienten, der aber Schmerzprobleme hat, durchführen. Im übrigen kommen heute auch für diesen Problemkreis mehr Opiate zur Anwendung, die über spinale oder zentrale Katheter und Reservoire direkt an die Rezeptoren herangebracht werden.

Radikulopathien nach Verletzung, Bandscheibenvorfall oder Operation

Die ursächliche Behandlung ist zunächst die ***Dekompression der Nervenwurzel***, womit meist auch eine Schmerzbehandlung erreicht wird. Im späteren Verlauf nach Operation oder nach rezidivierenden Bandscheibenvorfällen ist der Effekt der Dekompression dann nicht mehr überzeugend. Es ist ein Schmerzsyndrom entstanden, das nicht mehr nur ursächlich betrachtet werden kann, sondern als eigentliche Schmerzkrankheit vorliegt. In diesen Fällen gilt es, die Schmerzleitung oder die Schmerzmodulation chirurgisch zu beeinflussen. Bei der ***Neurostimulation*** wird versucht, in den Regelkreis solcher Schmerzsyndrome einzugreifen und so die Schmerzhemmung zu stimulieren. Bei der Rückenmarksstimulation (dorsal column stimulation, DCS) werden epidurale Elektroden eingelegt. Ein Empfänger wird an den epidural eingebrachten Elektroden angebracht und die Haut darüber geschlossen. Der Patient hält einen Sender über diesen Empfänger und ist so in der Lage, durch Einstellung gewisser Parameter (Stromstärke, Frequenz, Impulsbreite) die Nervenstimulation selbständig durchzuführen.

[17] Johann F. Meckel, sen., Anatom, Berlin, 1724–1774

14.20 Stereotaktische Hirnoperationen und funktionelle Neurochirurgie

14.20.1 Prinzip

Der Vorteil, Instrumente zu einem definierten Ziel im intrakraniellen Raum zu bringen und an diesen Zielen diagnostisch oder therapeutisch einzugreifen, indem man aus der Ferne manipuliert und nicht bereits durch einen Zugang Läsionen setzt, ist offensichtlich. Dieses stereotaktische Vorgehen ist zunächst bei der neurophysiologischen Arbeitsweise am Tier angewendet worden. Konstantere geometrische Relationen zwischen Hirnstruktur und Schädelknochen erlauben dort exakt Zielpunkte aufzusuchen. Erst nach der Methode von Spiegel und Wycis (1950) war es möglich, Zielpunkte im Gehirn genau zu treffen: Sie verwendeten als Referenz das Ventrikelsystem, das sie mit Kontrastmittel darstellten. In der Folge wurden zahlreiche Stereotaxieapparate entwickelt, die erlauben, berechnete Bezugskoordinaten so einzustellen, daß mit Instrumenten, z.B. Koagulationselektroden, Zielpunkte genau erreicht werden. Die radiologische Lokalisation allein war nicht genügend. Es wurde ein neurophysiologisches Monitoring mit Elektrostimulationen und Tiefenableitungen entwickelt, das die Genauigkeit der Methoden erhöht.

> **!** Das stereotaktische Vorgehen ist heute wesentlich erleichtert als sog. CT-geführte Stereotaxie, die die Daten der Läsionen direkt der computertomographischen Untersuchung entnimmt.

Die bei uns gebräuchlichsten Stereotaxieapparate sind der CT-compatible Leksell-Bügel (Abb. 14.42) und der an die „computerassisted stereotactic surgery" angepaßte Riechert-Bügel.

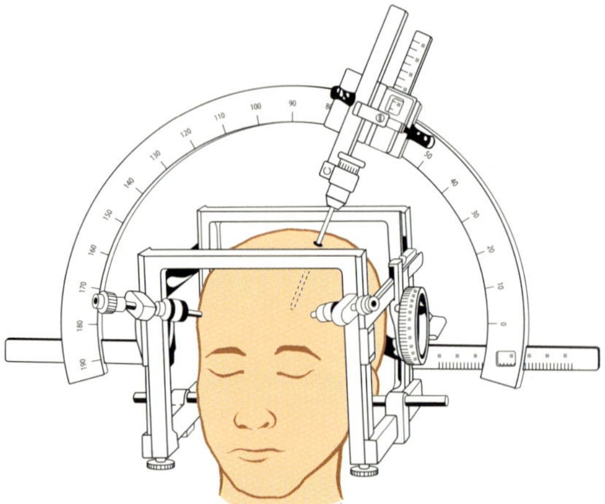

Abb. 14.42. Stereotaktisches Gerät nach Leksell

Die Läsionen werden heute meist per Thermokoagulation gesetzt, aber auch der Einsatz von Kryoproben oder Laserstrahlen ist gebräuchlich. Sowohl funktionelle Läsionen als auch Tumorausschaltungen werden durch interstitielle Bestrahlung, d.h. stereotaktische Einlage strahlender Partikel, erreicht. Unter Verwendung des stereotaktischen Prinzips ist es auch möglich, ein bestimmtes Ziel durch eine externe Strahlenquelle zu behandeln. Strahlenquellen sind dabei Gammastrahlen des Radiokobalt („Gamma-knife"). Dies führt zur modernen ***Radiosurgery***, die kleine Tumoren und arteriovenöse Mißbildungen ausschalten kann.

14.20.2 Indikationen

Mit der stereotaktischen Methode sind ablative Eingriffe, zentrale Stimulationen und Behandlungen tiefsitzender intrakranieller Prozesse möglich. Es war die Bedeutung der stereotaktischen Chirurgie für die ***Behandlung von Bewegungsstörungen***, speziell der Parkinson-Erkrankung, die diese Methode in die Klinik einführte. Man versucht dabei, unphysiologische Zustände dadurch zu bessern, daß man ein enthemmtes Zentrum zerstört und dadurch ein neues Gleichgewicht etabliert. Seit Patienten mit Morbus Parkinson systematisch mit L-Dopa und anderen Medikamenten behandelt werden, die den Transmittermangel beheben, wird der chirurgische Eingriff bei diesem Krankheitsbild selten erforderlich. Indikationen sind dabei heute noch der ***Tremor*** oder das Versagen der Therapie durch Medikamente. Rigor ist auch noch der chirurgischen Therapie zugänglich, nicht aber die Akinese (Bewegungsarmut). Weitere Indikationen für ablative funktionelle Eingriffe sind der Tremor bei multipler Sklerose, bei zerebellärer Degeneration und posttraumatischer Tremor. Weitere seltene Indikationen für stereotaktisches Vorgehen sind ***therapierefraktäre Schmerzen***, indem die thalamischen Schaltstellen der betreffenden Afferenzen ausgeschaltet werden. Die Indikation muß dabei vor dem Hintergrund der Unterscheidung zwischen nozizeptivem und Deafferenzierungsschmerz betrachtet werden. Nur beim Syndrom der chronischen Übermittlung nozizeptiver Impulse ist die Unterbrechung der entsprechenden Bahnen sinnvoll und führt zur Schmerzbeeinflussung. Die ablative stereotaktische Methode hat für die Epilepsie keine große Bedeutung erreicht, obwohl es möglich ist, epileptische Foki durch Tiefenableitung aufzuspüren und auszuschalten.

Zunächst waren die stereotaktischen Methoden nur angewendet, um Läsionen zu setzen. Sie können aber auch eingesetzt werden, um durch ***Stimulationen*** an bestimmten Orten die Funktion zu verändern. Sie wurden eingesetzt bei manchen Formen des Deafferenzierungsschmerzes, wobei die Stimulation im Thalamus und anderen zerebralen Zentren erfolgte.

Stimulationsmethoden bei Spastizität und verschiedenen Dyskinesien wurden auch als zerebelläre Stimulation eingesetzt. Größere Bedeutung als die Stimulation bekommt in Zukunft voraussichtlich die ***stereotaktische Implantation von Kathetermaterial***, um Medikamente in der Nähe der Rezeptoren einbringen zu können und die Stereotaxie zur Implantation von transmitter-produzierendem Gewebe bei Transmittermangelkrankheiten („Neurotransplantation").

Ein Wiederaufleben der stereotaktischen Methoden wurde durch die exakte Darstellung tiefliegender zerebraler Prozesse durch Computertomographie und Kernspintomographie angeregt. Es entwickelte sich die ***Tumorstereotaxie***, die aus kleinen tiefsitzenden Prozessen Feinnadelbiopsien erreichen kann und die Ausschaltung des pathologischen Gewebes durch interstitielle Radiotherapie, Radiosurgery oder Laserkoagulation anstrebt.

14.20.3 Weitere Eingriffe der funktionellen Neurochirurgie

Dazu gehören im weiteren Sinne Eingriffe der ***Schmerzchirurgie*** (s. dort), heute aber besonders Maßnahmen der ***Epilepsiechirurgie***. Die meisten Patienten mit einer Epilepsie erreichen eine Remission durch die heutige antikonvulsive Therapie. Ein Drittel der Patienten zeigt persistierende Ausfälle trotz adäquater medikamentöser Therapie. Unter diesen Patienten kann an einen Eingriff dann gedacht werden, wenn die Anfälle aus einem konstanten zerebralen Fokus entstehen und dieser Fokus verzichtbar ist, d.h. wenn seine Entfernung nicht zu neurologischen Ausfällen führt. Die in Frage kommenden Patienten sind solche mit einseitigen Foki im Temporallappen. Die Auffindung verlangt eine elektroenzephalographische Identifikation und Zusatzmaßnahmen wie computertomographische Untersuchung des Fokus und Nachweis des erhöhten Metabolismus im Herd durch Positronenemissionstomographie (PET). Intraoperativ werden direkte Ableitungen der Hirnströme vorgenommen und neurophysiologische Testverfahren zur Bestimmung der wichtigen kortikalen Projektionsfelder durchgeführt. Methoden der Epilepsiechirurgie umfassen die kortikalen Resektionen und bestimmte Eingriffe im Temporallappen wie besonders die Amygdalohippokampektomie.

14.21 Wurzelkompressionssyndrome

14.21.1 Grundlagen

Die ***Funktion der Wirbelsäule*** ist biomechanisch, d.h. sie vermittelt das Zusammenspiel von Kopf, Rumpf und Extremitäten. Sie ist auch Schutz für das Rückenmark und die Nervenwurzeln. Neben Flexion/Extension ist die stärkste axiale Rotation in Höhe C1 und C2 angesiedelt. Die thorakale Wirbelsäule ist eine Übergangszone zwischen der Biomechanik der zervikalen und lumbalen Wirbelsäule. Lumbal findet sehr viel an Flexion und Extension in den untersten Segmenten statt, was die hohe Beanspruchung und Anfälligkeit der unteren Lendenbandscheiben verständlich macht.

> **!** Bandscheiben sind widerstandsfähig gegen akute Druckbelastung. Es kommt daher selten durch ein einzelnes Trauma zu Diskusruptur und Vorfall. Häufige starke Belastung („Mikro-Traumen") im Laufe der natürlichen Alterung bedingen aber die Degeneration.

Dabei ist es wichtig zu wissen, daß im Sitzen eine wesentlich höhere Druckbelastung (140%) der Bandscheibe auftritt, als beim Stehen (100%). Die Druckbelastung kann bei Anheben von schweren Gegenständen das vierfache des Körpergewichtes erreichen.

> Unter ***klinischer Instabilität*** der Wirbelsäule versteht man den Verlust der Fähigkeit, unter physiologischen Bedingungen die Beziehung zwischen den Wirbeln so aufrecht zu erhalten, daß weder eine Zerstörung noch eine Reizung des Rückenmarkes oder der Nervenwurzeln auftritt, also weder Deformität, noch Schmerzen, noch Ausfälle auftreten.

Daraus geht hervor, daß wir es nach Traumen oder chirurgischen Eingriffen mit akuter Instabilität, nach Erkrankungen und Mikrotraumen mit chronischer Instabilität zu tun haben. Die Beurteilung des funktionellen Wirbelsäulenstatus der anterioren und posterioren Elemente der Wirbelsäule geschieht durch die Anamnese und die radiologische Untersuchung. ***Stabilisierende Eingriffe*** werden in der Orthopädie besprochen. Der Neurochirurg befaßt sich vorwiegend mit der Dekompression des Nervengewebes nach chronischer Irritation durch Bandscheibenvorfälle und andere degenerative Wirbelsäulenveränderungen (Spinalstenose, enger lateraler Recessus). Akute und schubweise Prozesse sind weitgehend beschränkt auf 6 der 23 intervertebralen Bandscheiben, nämlich auf die Disci C5-C6, C6-C7, C7-Th1 im zervikalen Abschnitt der Wirbelsäule und auf diejenigen zwischen L3-L4, L4-L5, sowie L5 und dem Sakrum am kaudalen Ende der Wirbelsäule. Akute Bandscheibenläsionen, die zervikal oder lumbal höher liegen, kommen vor, sind jedoch selten; solche im thorakalen Abschnitt gehören zu den Raritäten.

14.21.2 Zervikale Diskushernien

Pathophysiologie

Reduzierung des Wassergehaltes der Bandscheibe und Degeneration des Nukleusanteiles geschehen im Laufe der Alterung. Die Höhe der Bandscheibe nimmt ab. Dadurch sind die Facetten der Wirbelgelenke mehr belastet. Osteophyten entstehen im Bereich der Deckplatten und der Gelenkfacetten und engen den Spinalkanal und die Foramina intervertebralia ein. Im Extremfall können prävertebrale Osteophyten zu Schluckstörungen führen oder laterale das Lumen der A. vertebralis schmälern. Die ***Ruptur eines zervikalen Diskus*** geschieht häufig durch eine akute Hyperflexion oder Rotation. Der Anulus fibrosus und evtl. auch das Ligamentum longitudinale posterius reißen. Wegen spezieller Schwachstellen geschieht die Ruptur häufig ***lateral*** zum Foramen intervertebrale hin. Entsprechend folgt eine Wurzelkompression, bei ***medio-lateraler Ausdehnung*** auch die Markkompression. Echte Bandscheibenvorfälle *(**„soft disc"**)* sind selten bei über 50jährigen Patienten. Hier kommen häufiger foraminale und medulläre Kompressionen auf osteophytärer Grundlage vor *(**„hard disc"**)*.

Symptome

Durch eine heftige Bewegung treten lokal Nackenschmerzen auf, die den Patienten zwingen, die entsprechende Wirbelsäulenpartie steif zu halten (vertebrale Symptomatik). Die Symptome der radikulären Kompression sind in Tabelle 14.17 dargestellt. Bei Kompression der Wurzel C6 reichen die Schmerzen, Parästhesien und Sensibilitätsausfälle bis zum Daumen, bei Wurzelkompression C7 zu den mittleren Fingern und bei Kompression der Wurzel C8 bis um Kleinfinger. Die Beschwerden werden durch Flexion des Kopfes zur erkrankten Seite verstärkt. Periphere Lähmungen betreffen den Musculus biceps (C6), den Musculus triceps (C7) und die kleinen Handmuskeln (C8). Bei medialen oder mediolateralen Diskushernien treten ***Zeichen der medullären Kompression*** auf. Häufig beobachtet man inkomplette Querschnittsyndrome, die aber bei akutem Massenvorfall die vollständige Querschnittslähmung erreichen können. Zur Tetraparese kommen Sensibilitäts-, Blasen- und Mastdarmstörungen. Speziell dabei beobachtete Ausfallssyndrome sind das Brown-Séquard-Phänomen sowie das ***Central-cord-Syndrom*** und das ***Spinalis-anterior-Syndrom***. Das ***Central-cord-Syndrom*** ist gekennzeichnet durch eine Schwäche der oberen Extremitäten bei erhaltener Kraft in den Beinen, kombiniert mit einem Verlust des Schmerz- und Temperaturempfindens in den Armen und Händen. Bei ***akuter Kompression der A. spinalis anterior*** beobachtet man den Verlust aller motorischen und sensiblen Funktionen unterhalb des Läsionsniveaus, wobei die Funktion der Hinterstränge ausgespart ist. Während der Soft-disc zu einer akuten Symptomatik führt, äußern sich spondylotische Osteophyten in einer langsam progredienten Symptomatik. Ein durch degenerative Veränderungen sekundär enger zervikaler Spinalkanal führt zur ***zervikalen Myelopathie***. Die Symptomatik entspricht der beschriebenen medullären Kompression, doch ist der Verlauf chronisch, evtl. auch episodisch.

Diagnostik

Röntgenübersichtsaufnahmen bestimmen die Weite des Spinalkanales und der Foramina intervertebralia. Sie werden im Bereich der Halswirbelsäule in vier Ebenen durchgeführt. Die ***Myelographie*** mit wasserlöslichen Kontrastmitteln weist die Mark- und Wurzelkompression nach. Heute kommen in der Untersuchung dieser Fragestellung auch ***CT und Kernspintomographie (MRI)*** in Frage. Differentialdiagnose: zervikale Myelopathie und Radikulopathie bedürfen einer sorgfältigen neurologischen Abklärung. Der Differentialdiagnose kommt die ***Elektromyographie (EMG)*** zu Hilfe. Manche Diagnose kann erst aus dem Verlauf und der Zusatzdiagnostik gestellt werden. In der ***Differentialdiagnose der zervikalen Myelopathie*** kommen spinale Tumoren, demyelinisierende Erkrankungen und die amyotrophe Lateralsklerose in Betracht. Radikulopathien sind gegen Plexusläsionen und Läsionen peripherer Nerven abzugrenzen.

Tabelle 14.17. Häufigste radikuläre Symptome bei Diskushernien im Zervikalbereich

Diskushernie	Komprimierte Wurzel	Schmerzausstrahlung Parästhesien Sensible Ausfälle	Paresen	Reflexausfälle
C_5/C_6	C_6	Oberarm, Radialseite Vorderarm bis Daumen	Flexion im Ellbogen (Bizeps)	Bizepssehnenreflex
C_6/C_7	C_7	Oberarm + Unterarm (diffus), 2.–4. Finger	Extension Ellbogen (Trizeps), evtl. Fingerbeugen	Trizepssehnenreflex
C_7/Th_1	C_8	Oberarm, Ulnarseite Unterarm bis Kleinfinger	Fingerspreizen und -extendieren (kleine Handmuskeln)	–

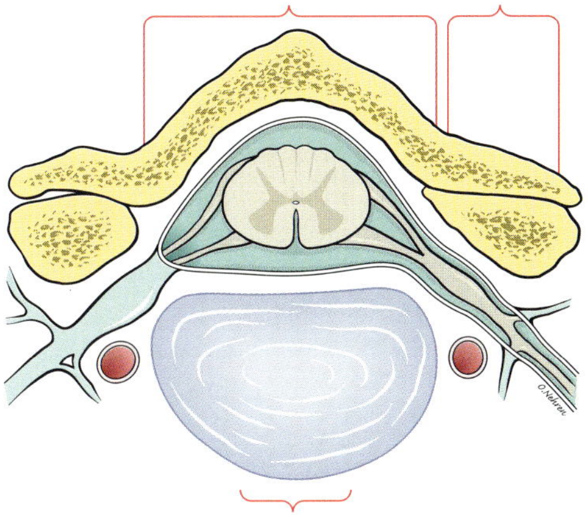

Abb. 14.43. Operative Zugänge zum zervikalen Rückenmark und zu den Nervenwurzeln

Therapie

Zervikale Radikulopathien haben häufig einen günstigen Spontanverlauf. Unterstützend werden Analgetika und Muskelrelaxantien gegeben, es erfolgt Ruhigstellung mit einem Halskragen und Wärmeapplikation. Versagt die genannte Therapie und bestehen anhaltende, unbeeinflußbare radikuläre Schmerzen oder/und zunehmende radikuläre Ausfälle und ist die Wurzelkompression radiologisch bewiesen, so kommt die ***operative Entlastung*** in Frage.

> **!** Zeichen einer akuten ***Rückenmarkskompression*** zwingen zu sofortigen operativen Eingriffen.

Prinzipiell sollte auch bei der zervikalen chronischen Myelopathie die entlastende Operation erwogen werden. Man erzielt dabei allerdings nur eine Besserungsrate von 40 %, während die Prognose akuter radikulärer oder Markentlastung ausgesprochen günstig ist und bei differentialdiagnostisch richtig ausgewählten Patienten in 80 % gute Resultate erzielt.

Operative Eingriffe zur Dekompression der Wurzeln und des Rückenmarkes haben zwei Wege: man kennt den vorderen Zugang mit ***anteriorer Diskektomie mit oder ohne Fusion.*** Die dorsale Entlastung kann in einer ***Freilegung der Wurzel (Foraminotomie)*** oder einer Dekompression bis zur Laminektomie bestehen (Abb. 14.43).

14.21.3 Lumbale Diskushernien

Vorbemerkung

80 % der Einwohner in unserem Zivilisationskreis erleiden mindestens eine schwere Lumbago in ihrem Leben. Diese heilt in der Regel unter Bettruhe und Analgetika ab. Ca. 35 % dieser Patienten bekommen Ischialgien.

Pathophysiologie

Diskusprotrusionen sind die Folge chronischer Strukturänderungen der Bandscheibe. Es kommt zu Einrissen in den Anulus fibrosus. Der Nukleus gleitet durch eine Lücke des Anulus vor ***(Diskusprolaps).*** Wenn das Ligamentum longitudinale posterius reißt, kann ein freier Sequester in den Spinalkanal vordringen ***(ausgestoßene Bandscheibe).***

Vertebrales Geschehen

Etwa 90 % der lumbalen Diskushernien gehen von den untersten beiden Bandscheiben aus. Meist kommt es nach einer heftigen Bewegung oder Anreißen von Lasten zu dem klassischen Erstsymptom, dem sog. ***Hexenschuß (Lumbago).*** Mit den örtlichen Schmerzen im Bereich der Lendenwirbelsäule tritt eine reaktive paravertebrale Verspannung auf und damit eine Steifhaltung der Lumbalwirbelsäule, häufig mit einer Ausweichskoliose und einer Hartspannbildung der lumbalen langen Rückenstrecker. Am deutlichsten ist die Anteflexion eingeschränkt.

Radikuläre Kompression

Die Bandscheibenerkrankung verläuft schubweise mit freien Intervallen zwischen Schmerzattacken. Hat ein Prolaps eine Größe erreicht, bei welcher er die Nervenwurzel in ihrem Verlauf zum Foramen intervertebrale bedrängt, so treten zu den vertebralen auch ***radikuläre Symptome*** auf. Meist besteht dann eine ***Ischialgie,*** da am häufigsten die beiden untersten Bandscheiben erkranken, somit Wurzeln komprimiert werden, die den N. ischiadicus formen. Es handelt sich dabei um Schmerzen, die über das Gesäß ziehen und dort enden können, oder entlang der lateralen Dorsalseite von Ober- und Unterschenkel zum Fuß ausstrahlen (Ausbreitung von Schmerzen, Parästhesien und Sensibilitätsstörungen, Tabelle 14.18). Wird durch Husten, Niesen, Pressen der intradurale Druck erhöht, werden die Schmerzen meist akzentuiert ***(Husten- und Niesschmerz).*** Große Diskushernien komprimieren nicht nur die Nervenwurzeln, die auf diesem Niveau den Spinalkanal verläßt, sondern auch die nächst untere, die sich noch im Duralsack befindet (Abb. 14.44). Wird das im Knie gestreckte Bein im Hüftgelenk gebeugt, so bereitet der Zug an denjenigen komprimierten Wurzeln

Tabelle 14.18. Häufigste radikuläre Symptome bei Diskushernien im Lumbosakralbereich

Diskushernie	Komprimierte Wurzel	Lasègue-Zeichen	Schmerzausstrahlung Parästhesien Sensible Ausfälle	Paresen	Reflexausfälle
L_3/L_4	L_4	– (oder „umgekehrt" +)	Vorderseite Oberschenkel bis unter Knie	Extension Kniegelenk	Patellarsehnenreflex
L_4/L_5	L_5	+	Gesäß, Laterodorsalseite Ober- und Unterschenkel Fußrist bis Großzehe	Dorsalflexion Fuß, insbesondere Großzehe; Eversion Fuß, Gesäßschluß (M. glutaeus maximus)	Tibialis-posterior-Reflex im Seitenvergleich
L_5/S_1	S_1	+	Gesäß, Laterodorsalseite Ober- und Unterschenkel Lateraler Fußrand bis 3.–5. Zehe	Plantarflexion Fuß, Beckenfixation M. glutaes medius	Achillessehnenreflex

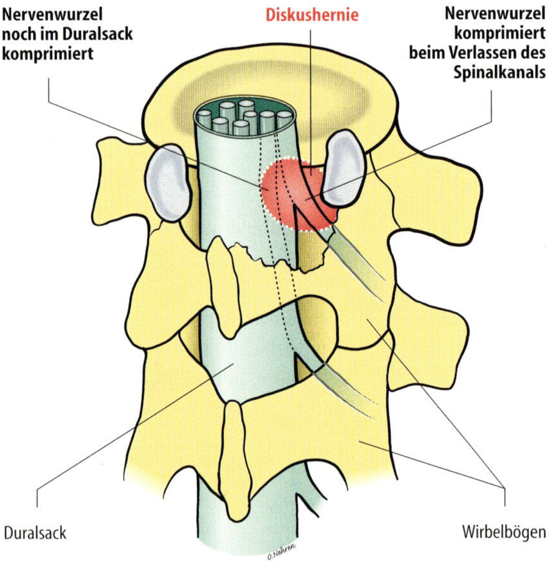

Abb. 14.44. Lumbale Diskushernie, die 2 Wurzeln komprimiert

Schmerzen, die zum N. ischiadicus ziehen. Diese ***Lasègue***[18]***-Prüfung*** gibt in zweifacher Hinsicht Auskunft über den Grad einer diskogenen Wurzelkompression: einmal durch Bestimmung des Beugungswinkels, bei welchem radikuläre Schmerzen ausgelöst werden und zum andern durch Festlegung des Winkels, bei welchem schmerzbedingt die reaktive Muskelverspannung das Hüftgelenk blockiert, so daß das Becken der Bewegung folgt. Beide Werte werden für die Vergleichsuntersuchungen protokolliert. Die radikuläre Kompression kann zu einer ***peripheren Parese*** führen. Wird die Wurzel L5 betroffen, so ist die Dorsalflexion der Großzehe oder des ganzen Fußes in der Kraft reduziert. Die Plantarflexion des Fußes und die Kontraktion des M. glutaeus medius wird paretisch, wenn die erste Sakralwurzel tangiert ist. Sofern die Schmerzen des Patienten dies zulassen, sollte der Patient zur Prüfung der rohen Kraft aus dem Bett kommen, da sich die Fußschwächen am deutlichsten beim Zehen- und Fersengang und eine Glutäalparese beim Einbeinstand ***(Trendelenburg***[19]***-Versuch)*** manifestieren. Bei Kompression der Wurzel S1 ist der ***Achillessehnenreflex*** meist abgeschwächt oder aufgehoben. Der nur im Seitenvergleich wertbare ***Tibialis-posterior-Reflex*** fehlt bei Kompression L5. Der ***Patellarsehnenreflex*** ist alteriert, wenn die Diskushernie zwischen L3 und L4 oder L2 und L3 liegt. In solchen Fällen verläuft die Schmerzausstrahlung auf der Vorderseite des Oberschenkels und meist sind Kraft und Volumen des Musculus quadriceps femoris reduziert. Dann ist das Lasègue-Zeichen negativ, das ***umgekehrte Lasègue-Zeichen*** in Bauchlage positiv.

Kaudakompression

Ein medialer lumbaler Massenvorfall komprimiert die Cauda equina. In diesem Fall tritt eine Schmerzausstrahlung in beide Beine auf. Die Cauda equina kann jedoch innerhalb kürzester Zeit so vollständig komprimiert werden, daß die Wurzeln nicht mehr fähig sind, Schmerzen zu leiten. Im Vordergrund stehen dann beidseitige motorische (Fuß- und Gesäßparesen) und sensible (Gefühllosigkeit von Gesäß und Damm, Reithosenanästhesie) Ausfälle der untersten Lumbal- und Sakralwurzeln. Gleichzeitig sind Miktion und Defäkation gestört und zwar in Form einer Retention.

! Mit Auftreten einer Kaudakompression wird eine lumbale Diskushernie zu einem Notfall.

Diagnostik

Heute ist die erste diagnostische Maßnahme das ***Computertomogramm*** (Abb. 14.45). Ein lumbales Myelo-

[18] Ernst Charles Lasègue, Internist, Paris, 1816–1883

[19] Friedrich Trendelenburg, Chirurg, Rostock, Bonn, Leipzig, 1844–1924

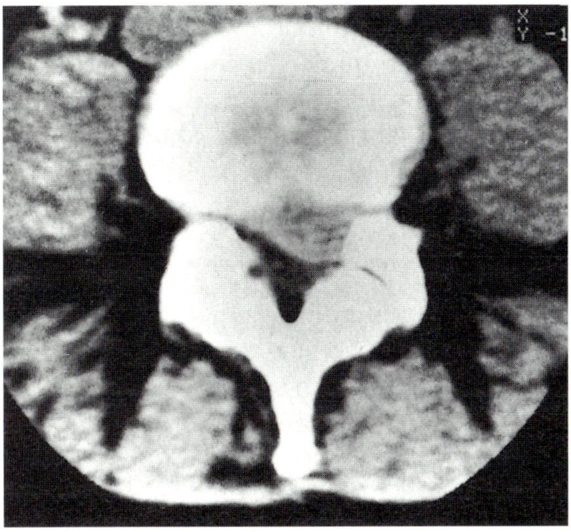

Abb. 14.45. CT. Mediolateraler lumbaler Bandscheibenvorfall

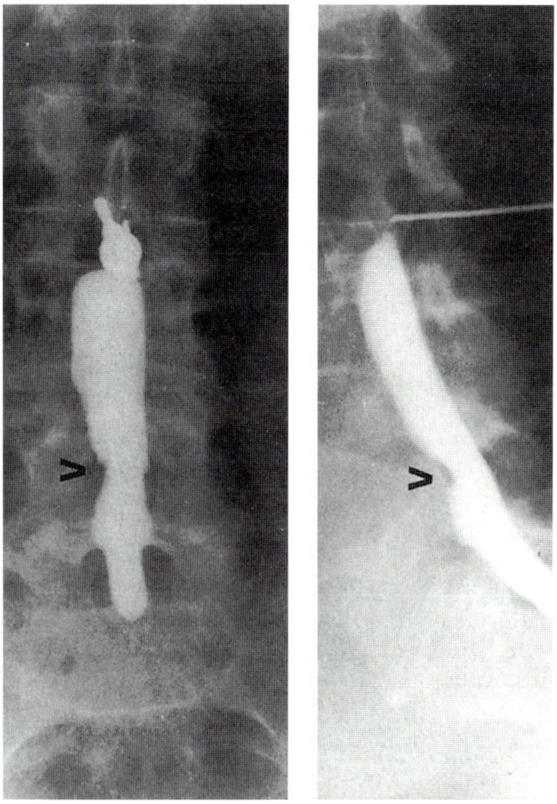

Abb. 14.46. Lumbales Myelogramm: Eindellung der Kontrastmittelsäule in Höhe LW4/5 ***(Pfeilspitze)*** von links her ***(Pfeilspitze)*** durch einen Bandscheibenvorfall

gramm mit einem wasserlöslichen, jodhaltigen Kontrastmittel zeigt Lage und Größe einer Diskushernie (Abb. 14.46). Allerdings lassen sich kleine, foraminal komprimierende Diskushernien damit oft nicht erfassen. Diese sind einer Diagnostik mit dem Computertomogramm zugänglich. Die ***Kernspintomographie (MRI)*** verspricht eine verbesserte Diagnostik lumbaler Diskushernien. Aus differentialdiagnostischen Gründen und um die Höhenbestimmung auch bei Anomalien zu gewährleisten, sollte bei jedem Patienten eine ***LWS-Übersichtsaufnahme in zwei Ebenen*** vorliegen. Darauf lassen sich destruierende Prozesse, die auch eine radikuläre Symptomatik auslösen können, erkennen. Die ***elektromyographische Untersuchung (EMG)*** spielt für differentialdiagnostische Probleme und Verlaufsbeobachtungen in unklaren Fällen eine Rolle.

Therapie

> **!** Lumbago und beginnende radikuläre Symptomatik verlangen eine konservative Behandlung mit primärer strikter Bettruhe.

Die Patienten finden eine liegende Entlastungshaltung, in der die Schmerzen erträglich sind. Es ist dabei die Kyphosierung der Lendenwirbelsäule anzustreben. Analgetika, Muskelrelaxantien und Wärme- oder gelegentlich Kälteapplikation vermindern die Muskelverspannung. Bei sehr heftigen Schüben kann die Epiduralanästhesie angezeigt sein. Nach Abklingen des akuten Schubes werden die Patienten vorsichtig mobilisiert und einer aktiven Bewegungstherapie zugeführt.

Operationsindikationen bei der lumbalen Diskushernie. Dabei handelt es sich um folgende:

- Ein medialer Bandscheibenvorfall, der eine Kompression der Cauda equina und damit beidseitige Lähmungen der unteren Extremitäten, Reithosensensibilitätsstörungen und Urinretention (Resturinbestimmung!) verursacht, erfordert die sofortige operative Freilegung.
- Die ***Wurzelkompression mit Quadrizepsparese oder Fußsenker- oder Fußheberparese*** sollte frühzeitig operiert werden, wenn die Zusatzuntersuchung eine große komprimierende Diskushernie nachgewiesen hat.
- Eine Operationsindikation ist auch das ***Fehlen eines befriedigenden Erfolges konservativer Behandlung*** bei radikulärer Schmerzsymptomatik. Voraussetzung für diese Indikation ist die konsequente konservative, stationäre Behandlung des Patienten über einige Wochen mit Therapieresistenz. Die operative Therapie bei anhaltender Schmerzsymptomatik ist allerdings problematisch. Nach Beobachtung vieler Ergebnisse dieser Behandlung setzt diese Indikation einen motivierten Patienten voraus, der zudem ein weniger perfektes Resultat in Kauf nehmen kann.

Operationsmethode. Eine Laminektomie ist selten notwendig, da man durch ***interlaminäre Fenestration*** fast immer zur Hernie vorstoßen und die Wurzel dekomprimieren kann. Einem Rezidivprolaps aus der gleichen Bandscheibe beugt man dadurch vor, daß außer der Hernie auch die größten Teile des Diskus ausgeräumt werden. Die Operation erfolgt heute in der Regel unter Vergrößerung durch Lupen oder das Operationsmikroskop. Eine alternative Behandlung für Diskusprotrusionen, die noch nicht sequestriert haben, können heute in ausgewählten Fällen die endoskopische ***perkutane Diskektomie (evtl. Laser-Diskektomie)*** sein. Eine zusätzliche Versteifungsoperation (Fusion, Spondylodese) ist selten erforderlich, da sich postoperativ im Zwischenwirbelraum festes Narbengewebe bildet. Mobilisation und ***Bewegungstherapie*** sind die gleichen wie bei nicht operierten Fällen. Als ***operative Komplikationen*** kommen Verletzungen prälumbaler großer Gefäße und Wurzelverletzungen mit entsprechenden neurologischen Ausfällen vor. An ***Komplikationen im weiteren Verlauf*** sind die ***Spondylodiszitis*** und die ***adhäsive Arachnoiditis*** zu erwähnen. Bei entzündlicher postoperativer Veränderung im Bandscheibenraum besteht ein heftiger lokaler Schmerz, der durch Druck und Klopfen ausgelöst werden kann. Dazu kommen erhöhte Temperaturen und eine hochgradig beschleunigte Blutkörperchensenkungsgeschwindigkeit. Röntgenbild und Schichtaufnahmen lassen die entzündliche Destruktion an den angrenzenden Deckplatten erkennen. Die ***adhäsive Arachnoiditis*** (Arachnoidalfibrose) unterhält die radikuläre Schmerzsymptomatik. Sie ist die Hauptursache des sog. ***Failed-Back-Syndroms***, das sich in einem chronischen lumbalen und radikulären Schmerzsyndrom zeigt, das allein durch die wiederholte Wurzeldekompression und Lösung der Narbenstrukturen nicht zu beherrschen ist. Bei chronischen Schmerzsyndromen haben schmerzchirurgische Verfahren wie die elektrische Stimulationsbehandlung (DCS, s. Schmerzchirurgie) ihre Bedeutung.

Prognose

Die Prognose nach Diskushernienchirurgie ist für Lähmungen, Sensibilitätsausfälle und Miktionsstörungen um so besser, je rascher die Nervenwurzeln dekomprimiert werden. Man erreicht bei ca. 70 % der Patienten eine Befreiung von radikulären Symptomen. Die Rezidivhäufigkeit ist bei 5 %, wobei es sich entweder um wahre Rezidive am gleichen Ort oder Pseudorezidive mit Betreffen der anderen Seite oder einer anderen Höhe handeln kann.

Differentialdiagnose

Eine lumbale Diskushernie ist bei typischer Symptomatik und Vorgeschichte leicht zu diagnostizieren. Differentialdiagnostisch wird man an ***Wirbeldestruktionen*** durch ***Metastasen*** denken müssen. Seltener kommen epidurale Abszesse oder Blutungen in Betracht. Auch diese Veränderungen werden durch die radiologischen Zusatzuntersuchungen erfaßt. Die ***Spondylolisthesis*** (Wirbelgleiten bei angeborener Bogenunterbrechung) hat meist nur eine vertebrale Symptomatik; bestehen jedoch auch Wurzelkompressionserscheinungen, so liegt häufig zusätzlich eine Diskushernie im benachbarten Bandscheibenraum vor.

Eine ***Spinalstenose*** liegt dann vor, wenn der Durchmesser des Spinalkanales kongenital oder sekundär aufgrund degenerativer Veränderungen reduziert ist. Klinisch äußert sich dieser Zustand als Syndrom der intermittierenden neurogenen Klaudikatio mit Verkürzung der Gehstrecke.

Dieses Syndrom kann auch nur einseitig ausgeprägt sein, wenn lediglich ein enger ***Recessus lateralis*** vorliegt. Für dessen Genese ist die belastungsabhängige Hypertrophie der Gelenkfacetten verantwortlich. Diese Syndrome verlaufen zwar mit radikulärer Kompression aber in der Regel nicht schubweise, sondern langsam progredient. Die Prognose ist bei operativer Dekompression günstig.

In der Neurochirurgie werden neurologisch erfaßbare Krankheitsbilder einer chirurgischen Therapie zugeführt. Der erste Schritt, der die Zuordnung der Erkrankung zum Fachgebiet erlaubt, ist daher die Aufnahme einer neurologisch orientierten Krankengeschichte. Die exakte Lokalisation der pathologischen Veränderungen wird dann durch Hilfsuntersuchungen wie Computertomographie, Dopplersonographie, Angiographie der Hirngefäße, Myelographie, Kernspintomographie ermöglicht. Anamnese und Untersuchungsbefunde lassen einige artdiagnostische Schlüsse zu. Aus diesen ergeben sich Hinweise auf die Dynamik des Krankheitsprozesses und die Dringlichkeit des operativ- therapeutischen Eingreifens. Relevante Krankheitsbilder sind das Hirnödem, das Schädelhirntrauma und die Rückenmarksverletzungen; die intrakraniellen und spinalen Tumoren; die zerebrovaskulären Erkrankungen; die lumbalen und zervikalen Wurzelkompressionssyndrome; der Hydrozephalus, die Spaltmißbildungen und Kraniosynostosen; Schmerzchirurgie, stereotaktische Hirnoperationen und funktionelle Neurochirurgie sowie chirurgisch relevante Infektionskrankheiten des ZNS.

Literatur

Dietz H, Umbach W, Wüllenweber R (1982) Klinische Neurochirurgie, Band I,II. Thieme, Stuttgart New York

Wilkins R H, Rengachary S (1985) Neurosurgery, Vol. 1–3. McGraw-Hill, New York

Youmans J R (1990) Neurological surgery, Vol. 1–6. Saunders, Philadelphia

?

1. Verlauf der Symptomatik einer unbehandelten Compressio cerebri: Mittelhirneinklemmung bis zur bulbären Herniation am Beispiel eines epiduralen Hämatoms linkshemisphärisch?
2. Wichtige nichttraumatische intrakranielle raumfordernde Prozesse?
3. Welchen Behandlungsplan erstellen Sie nach Feststellung eines posttraumatischen Pneumatozephalus, einer Liquorfistel?
4. Wie wird festgestellt, ob eine weite lichtstarre Pupille durch eine Läsion des N. opticus oder des N. oculomotorius bedingt ist?
5. Ursache der frühzeitigen Symptomatik der intrakraniellen Drucksteigerung bei Kleinhirntumoren?
6. Unterschiede der Symptomatologie der idiopathischen Trigeminusneuralgie und der symptomatischen Gesichtsschmerzen?
7. Herd- und Allgemeinsymptome der intrakraniellen raumfordernden Prozesse?
8. Symptomatik der Subarachnoidalblutung?
9. Akute Operationsindikationen beim lumbalen Wurzelkompressionssyndrom?
10. Welches sind die 4 wichtigen Elemente einer neurochirurgischen Notfalluntersuchung?

15 Thorax, Lunge, Mediastinum

L. Sunder-Plassmann

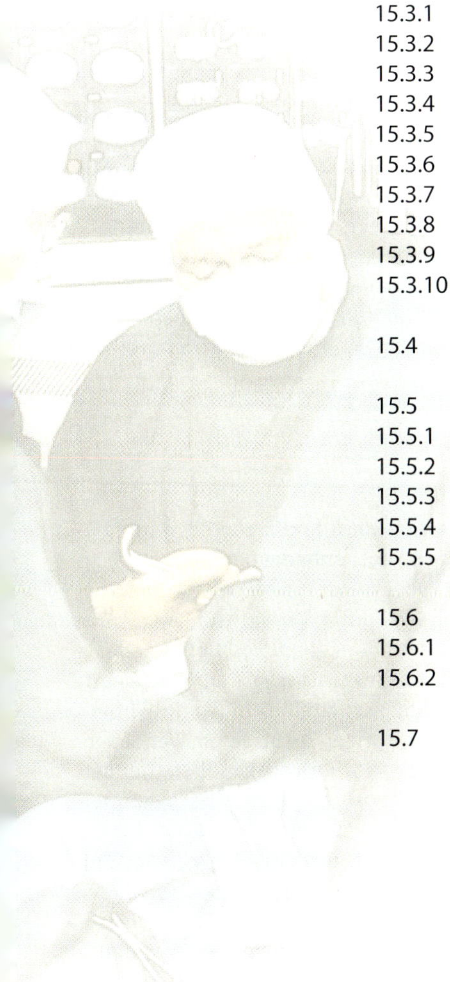

15.1 Historisches 290

15.2 Anatomie und Physiologie 292

15.3 Thoraxchirurgische Technik (bildgebende Verfahren, invasive Diagnostik, operative Technik) 295
15.3.1 Richtlinien der thoraxchirurgischen Diagnostik 295
15.3.2 Bildgebende Verfahren im Thorax 296
15.3.3 Bronchoskopie 298
15.3.4 Mediastinoskopie 299
15.3.5 Mediastinotomie 300
15.3.6 Pleuro-/Thorakoskopie 300
15.3.7 Offene Lungenbiopsie 301
15.3.8 Thorakotomie 301
15.3.9 Postoperative Komplikationen 302
15.3.10 Thoraxdrainage 302

15.4 Thoraxtrauma 303

15.5 Lunge und Bronchialsystem 311
15.5.1 Angeborene Mißbildungen 311
15.5.2 Entzündliche Erkrankungen 313
15.5.3 Benigne Raumforderungen der Lunge 318
15.5.4 Maligne, primäre Lungentumore 321
15.5.5 Lungenmetastasen 329

15.6 Mediastinum 332
15.6.1 Entzündliche Erkrankungen 332
15.6.2 Tumore des Mediastinums 333

15.7 Erkrankungen der Pleura und Brustwand 341

Als um 1900 in Breslau ein gewisser Dr. Ferdinand Sauerbruch[1] sich anschickte, auf Betreiben seines Lehrers Mikulicz[2] eine ***Unter***druckkammer zur Vermeidung des „schädlichen Pneumothorax" zu konstruieren, wurde dies alsbald als Geburtsstunde der modernen Thoraxchirurgie apostrophiert, inzwischen jedoch von Historikern als einer der bestdokumentierten Irrwege der Chirurgie der Jahrhundertwende enttarnt. Daß andererseits die damalige Zeit aber ganz offensichtlich reif war für die richtige Lösung, lernen wir aus der Erfindung Franz Kuhns[3] und Samuel Melzers[4], die einen Trachealtubus mit Dichtungscuff zur ***Über***druckbeatmung des Patienten konstruierten und damit Operationen am eröffneten Thorax problemlos ermöglichten.
Ohne die historische Bedeutung Sauerbruchs posthum zu schmälern, darf getrost behauptet werden, daß die Entwickung der Thoraxchirurgie von da an einen ziemlich deutschen Verlauf nahm: Obschon im Vergleich zum genial einfachen Beatmungstubus Melzers ein technisches Desaster und im Alltagsbetrieb nie praktikabel, wurde die Unterdruckkammer aufgrund des Nimbus ihres Schöpfers zunächst einmal weltberühmt, zumal Sauerbruch sich beharrlich weigerte, die Methode Melzers überhaupt zur Kenntnis zu nehmen. So lange, bis Kuhn und Melzer nach New York auswanderten, direkt an die Rockefeller University, die unter experimenteller Mitwirkung von Alexis Carrel alsbald zum ersten thoraxchirurgischen Zentrum Nordamerikas wurde, mit Melzer als erstem Präsidenten der heute hochgeachteten AATS (American Association of Thoracic Surgeons).
Dies dürfte für einige Zeit der letzte transatlantische Know-how-Transfer in Sachen Thorax in Ost-West-Richtung gewesen sein, und als Sauerbruch Jahre später mit seiner per Schiff angelandeten Unterdruckkammer in New York eintraf, war er vielleicht der erste, sicher aber nicht der letzte „German Geheimrat", aus dessen Mund man höflich vernahm, was man selbst schon viel besser wußte und unbekümmert erfolgreich praktizierte.
Über eine kurze Zwischenstation im Lenox Hill Hospital Museum landete die Unterdruckkammer alsbald auf einem Schrottplatz der Lower East Side in New York.
Sauerbruch in good old Germany hielt noch Jahre an seiner Methode fest, wie wir bei seinem genialen Schüler Nissen[5] nachlesen können, übrigens nicht aus technischem Unvermögen, sondern aus politischem Kalkül: Die Intubationsnarkose würde alsbald einen eigenen Mann zu ihrer Durchführung benötigen – dieser gefürchteten Aufsplitterung der Chirurgie mußte man eisern begegnen! Nissen gelang zwar 1931 weltweit noch die erste Pneumonektomie – alle weiteren Pioniertaten der onkologischen Thoraxchirurgie bis zur ersten erfolgreichen Lungentransplantation (s. unten) fanden von dort an jedoch in den USA statt. Sauerbruch hatte etwas Entscheidendes auf den Weg gebracht – sich selbst aber den weiteren Erfolg verwehrt.

15.1 Historisches

Die Thoraxchirurgie umfaßt die Chirurgie der Lunge, des Mediastinums, der Pleura und der Thoraxwand. Das Urproblem der Entwicklung der frühen Thoraxchirurgie: Bei Eröffnung der Pleurahöhle kommt es zum sofortigen Lungenkollaps, weil beide Lungenflügel im Pleuraraum unter leichtem Unterdruck entgegen ihrer eigenen Elastizität gleichsam aufgespannt sind. Je nach Compliance der Lunge verkleinert sich ein ganzer Lungenflügel dabei bis auf Faustgröße, nimmt nicht mehr am Gasaustausch teil und wird in der Durchblutung erheblich gedrosselt (von-Euler-Liljestrand[6]-Reflex). Am spontan atmenden Patienten sind daher Eingriffe an der Lunge prinzipiell *nicht durchführbar*. Diese tödliche Gefahr bereitete den befaßten Chirurgen (Tabelle 15.1) ca. 100 Jahre lang erhebliches Kopfzerbrechen und bewirkte, daß nur sehr kleine, unbedeutende Eingriffe an der Lungenspitze (Tuberkulose) erfolgreich waren, vorausgesetzt, die Lunge war durch Verwachsungen mit der Thoraxwand gegen den Totalkollaps geschützt.

Unter allen Chirurgen des späten 19. Jahrhunderts, die sich eine kleine axilläre Eröffnung des Thorax am spontan atmenden Patienten zutrauten, war Sauerbruch – auf Anregung von Mikulicz – der Erste, der den Lungenkollaps durch Positionierung des gesamten Thorax in einer Unterdruckkammer zu verhindern vermochte, während der Kopf des Patienten zur Atmung frei blieb. Wenngleich physikalisch korrekt, war dieses Verfahren doch nie praktikabel und wurde auch von Sauerbruch selbst schließlich zugunsten der viel einfa-

[1] Ernst Ferdinand Sauerbruch, Berlin, München 1875–1951
[2] Johann Freiherr von Mikulicz-Radecki, Chirurg, Königsberg, Breslau 1850–1905
[3] Franz Kuhn, Arzt, Kassel, 1901
[4] Samuel Melzer 1851–1920 „Anaesthesist"
[5] Rudolf Nissen, Berlin, Basel, Chirurg 1896–1981
[6] Hans von Euler-Chelpin, Biochemiker, Stockholm 1873–1964 und Göran Liljestrand, Pharmakologe, Physiologe, Stockholm 1886–1968

Tabelle 15.1. Synopsis zur Geschichte der Thoraxchirurgie

Gurlt Küster Schede Bülau	1863 1876 1890 1890	Erste Anfänge der Thoraxchirurgie mit der Fensterungsoperation bei Empyem
Glück Block	1881 1882	Experimente mit Lungenkollaps und Lungenspitzenresektion bei Tuberkulose
Krönlein Tuffier	1884 1892	Erste Lungenspitzenresektion am Menschen
Kuhn Meltzer	1901 1907	Endotracheale Intubation
v. Mikulicz, Sauerbruch Brauer	1904 1904	Geschichte geschrieben mit der Unterdruckkammer Das Überdruckverfahren favorisiert
		Lungenchirurgie am Menschen:
Gluck Lehnhartz Sauerbruch, Whitemore Nissen, Davies	1898 (?) 1911 1912 1930	Erste Lobektomie Lungenteilresektionen erfolgreich Erste erfolgreiche Pneumonektomie am Menschen
Graham	1933	Erste Pneumonektomie bei Bronchialkarzinom
Overholt	1933	Selektive Unterbindung der Hilus-Strukturen
Rienhoff Crafoord	1939 1938	„Radikale" extrapleurale Pneumonektomie bei Bronchialkarzinom en principe
Robinson Belcher Churchill	1954 1959 1958	Lobektomie als radikale Methode bei Bronchialkarzinom erstmals anerkannt
Price Thomas	1956	Erste parenchymsparende Manschettenresektion bei Bronchialkarzinom anstelle Pneumonektomie
		Lungenkrebs:
Adler	1913 1995	In der Weltliteratur exakt 373 Fälle „dieses sehr seltenen Tumors" ausgegraben In Deutschland: Ca. 45.000 Todesfälle durch Raucherkrebs, in den USA ca. 120.000
Hardy	1968	Tierexperimente zur Lungentransplantation, zwei Versuche am Menschen erfolglos
Cooper	1981	Drei erfolgreiche, einseitige Lungentransplantationen am Menschen, seither ca. 200/Jahr weltweit

cheren Maskennarkose mit Überdruckbeatmung aufgegeben. Nicht die oft zitierte Unterdruckkammer von Sauerbruch ist somit sein eigentlicher Verdienst, sondern die nachfolgende konsequente Entwicklung der Thoraxchirurgie unter Überdruckbeatmung in Deutschland. Es folgten rasch Verbesserungen der chirurgischen Technik: Zunächst die Resektionen verschiedener anatomischer Lungenanteile, wie der Pneumonektomie mit en-bloc-Versorgung der Lungenwurzel (Arterie, Vene, Bronchus), durch Drahtcerclage, so daß der nekrotische Lungenflügel später entfernbar wurde (Nissen). Die selektive Unterbindung bzw. Übernähung der einzelnen Strukturen (Overholt[7]) bewirkte, daß Lobektomie, Bilobektomie und später die Segmentresektion erfolgreich durchgeführt werden konnten.

Verschiedene radikale Varianten der Pneumonektomie mit intraperikardialer Versorgung der Gefäße (Rienhoff[8]) wurden später ergänzt durch sogenannte parenchymsparende Resektionen zur Vermeidung der Pneumonektomie durch verschiedene Techniken der Bronchusreanastomosierung. Weltweit hatte nämlich im gleichen Zeitraum ausschließlich durch ***Zigarettenrauchen*** eine explosionsartige Zunahme des bis dahin bedeutungslosen Lungenkrebses stattgefunden und löste sehr schnell die Ära der Tuberkulosechirurgie der Lunge ab, weil die Indikation zur Operation bei Tuberkulose durch die Wirksamkeit der Chemotherapie immer seltener wurde. Die neue Herausforderung waren die sogenannten Operationen mit kurativer Zielsetzung bei Lungenkrebs.

[7] Richard H. Overholt, Chirurg, Boston, geb. 1901

[8] W. F. Rienhoff, Baltimore, Chirurg

Die Lungentransplantation schließlich, erstmals erfolglos 1968 durch Hardy versucht, ist seit 1981 klinisch ebenfalls erfolgreich (Cooper 1981). Die endoskopische Chirurgie im Thorax, mit Jacobäus 1895 begonnen, wurde mit neuer Videotechnik in den frühen 90er Jahren neu entdeckt und zur Lungenresektion bei pleuranahen Prozessen (Spontanpneumothorax, peripherer Rundherd), sowie zur Tumorexstirpation aus dem Mediastinum eingesetzt. Onkologisch umstritten, obwohl technisch sicher durchführbar, sind zur Zeit noch die endoskopische Lobektomie/Pneumonektomie bei Bronchialkarzinom, sowie der Nutzen der mediastinalen Lymphadenektomie beim Lungenkarzinom. Entgegen der klassischen Vorstellung von der histologisch nachweisbaren metastatischen Tumorinfiltration entfernter Organe und Lymphknotenmetastasen haben immunhistochemische Markierungsmethoden von Tumoreinzelzellen gezeigt, daß auch im Frühstadium der Krebserkrankung schon einzelne Tumorzellen - keine Zellverbände - in entfernten Organen, Knochenmark und Lymphknoten enthalten sein können. Neue Kombinationen von Operationstechnik, Chemotherapie, Bestrahlung und schließlich Tumorzellklonierung werden die Zukunft bestimmen.

15.2 Anatomie und Physiologie

Der Thorax ähnelt funktionell einem starren Käfig mit elastischem Boden (Zwerchfell). Die Thoraxwand ist durch Rippen und Muskulatur so verstärkt, daß sie dem äußeren Luftdruck standhält bzw. nicht nach innen kollabiert, wenn bei der Einatmung im Pleuraraum ein Unterdruck erzeugt wird. Die Lunge ist von der glatten Pleura visceralis umgeben und gleitet annähernd widerstandlos auf der Innenauskleidung der Thoraxwand, der parietalen Pleura, der sie bei jedem Atemzug millimetergenau nachfolgt. So wird bei der Spontanatmung die Lunge entgegen ihrer Eigenelastizität durch Tiefertreten des Zwerchfells und Erweiterung der Interkostalräume gedehnt und mit ihr die peripheren Alveolarbläschen, so daß der entstehende Unterdruck Luft über die unteren und oberen Atemwege in die Bronchien der Lunge einsaugt, wo auf der kapillären Ebene die O_2-Diffusion über die Alveolar- und Kapillarwand einschließlich der chemischen Bindung im Hämoglobin erfolgt. Tabelle 15.2 beschreibt die physiologischen Abläufe in der Lunge in historischer Abfolge.

Äußere Voraussetzungen für eine funktionierende Spontanatmung sind demnach eine mechanisch feste Thoraxwand (Rippenserienfraktur), ein intakter Zwerchfellmuskel (Phrenikusparese), eine stabile Trachea und Bronchialwand (Malazie, Bronchiektasen), sowie eine ausreichend dehnbare Lunge (Fibrose, Emphysem). Bekanntlich existieren noch zahllose Störungen des Gasaustausches durch Veränderungen der Alveolarmembran, des Lungeninterstitiums, der Kapillarmembran, der Dynamik der pulmonalen Mikrozirkulation, sowie schließlich eine Unzahl Störungsmöglichkeiten der chemischen O_2-Bindung im Hämoglo-

Tabelle 15.2. Historische Beschreibung von Anatomie und Physiologie des Thorax

Herophilus von Alexandria	4. Jahrhundert	Beschreibt die „großen Lungenschlagadern“
Harvey	1578–1667	Beschreibt Struktur und Funktion des Lungenkreislaufs
Malpighi	1661	Kontinuierlicher Blutfluß vom rechten zum linken Ventrikel durch Lungenkapillaren beschrieben
Lower	1631–1791	Arterialisierung des Blutes bei der Lungenpassage
Lavoisier Rutherford	1743–1794 1753–1814	Analyse der Atemgase technisch perfekt ausgeführt
Ludwig	1850	Erste Aufzeichnung von Pulsdruckkurven in der Lunge
Krogh	1912	Diffusionsvorgänge im Kapillarbett der Lunge beschrieben
Barcroft, Henderson	1913	O_2-Bindung an Hämoglobin in der Lunge und Freisetzung im peripheren Gewebe
Alby	1880	Den Bronchialbaum der Säugetiere und des Menschen skizziert
Kramer, Glass	1932	„Bronchopulmonale Segmente“ beschrieben
Herrnheiser, Kubat	1936	Nomenklatur der Gefäße überarbeitet
v. Euler, Liljestrand	1946	Lokaler Blutfluß der Lunge unterliegt dem Einfluß lokaler O_2- und CO_2-Konzentration ($O_2 \Rightarrow$ Vasokonstriktion)
Neil, Adams, Davenport	1949	Allgemeingültige Segmentnomenklatur hergestellt
Boyden	1952	Bronchopulmonale Segmente als „Bronchialeinheit“ mit Intersegmentvene definiert

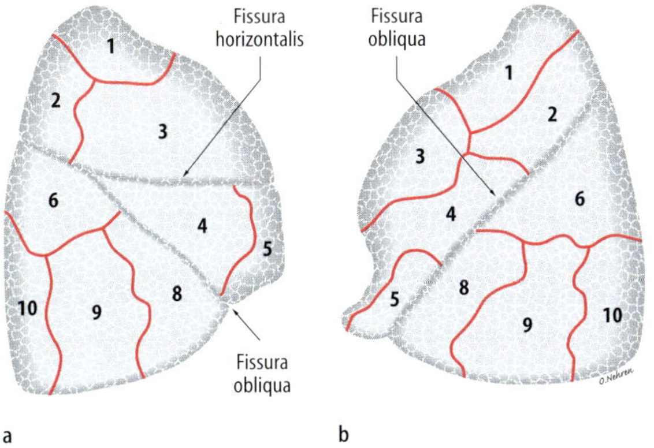

Abb. 15.1. **a** Rechte Lunge in der Ansicht von lateral. *Oberlappen: 1* Apikales Segment, *2* Posteriores Segment, *3* Anteriores Segment; *Mittellappen: 4* Laterales Segment, *5* Mediales Segment; *Unterlappen: 6* Apikales Segment, *8* Anterobasales Segment, *9* Laterobasales Segment, *10* Posterobasales Segment. **b** Linke Lunge in der Ansicht von lateral. *Oberlappen: 1* Apikales Segment, *2* Posteriores Segment, *3* Anteriores Segment; *Mittellappen: 4* Laterales Segment, *5* Mediales Segment; *Unterlappen: 6* Apikales Segment, *8* Anterobasales Segment, *9* Laterobasales Segment, *10* Posterobasales Segment (Nach Heberer, Schildberg, Sunder-Plassmann, Vogt-Moykopf 1991)

bin. So gesehen trägt jedes vor der Nase schwebende O_2-Molekül, das mit der Einatmungsluft über die Lungen in den Erythrozyten, von dort mit der Blutbahn in das periphere Gewebe gelangt, sein eigenes kleines Erfolgsgeheimnis!

Anatomisch sind rechter und linker Lungenflügel aus drei, respektive zwei Lappen aufgebaut, die sich rechts in zehn, links in neun Segmente untergliedern (Abb. 15.1). Das Lungensegment stellt die kleinste anatomisch resezierbare Einheit dar mit zentraler Segmentarterie, Segmentvene und Bronchus, sowie venöser Drainage über die Intersegmentvenen (Abb. 15.2). Für die Atemmechanik entscheidend sind die in Tabelle 15.3 dargestellten Funktionswerte, von denen die Vitalkapazität, sowie die forcierte Einsekundenkapazität nach maximaler Einatmung (FEV 1) die größte praktische Bedeutung haben.

Diese leicht bestimmbaren Größen werden durch Operationen an der Lunge drastisch beeinflußt, so daß bei jeder Operation geklärt sein muß, daß die nach dem Eingriff verbleibende Lungenrestfunktion ein lebenswertes Leben zuläßt. Denn unmittelbar postoperativ ist die ***Einschränkung der Lungenfunktion*** durch

- Schmerz,
- Narkosenachwirkung,
- fehlenden Hustenreflex und
- Sekretstau,

auch nach sogenannten kleineren Eingriffen, unter Umständen dramatisch akzentuiert. Die präoperative Lungenfunktion, speziell die Höhe der FEV 1, korreliert im Grenzbereich eindeutig mit dem Operationsrisiko und der postoperativ zu erwartenden Leistungsfähigkeit des Parenchyms (Tabelle 15.4). Die Schlüsselrolle spielt hier die lokale Lungendurchblutung: Wird ein

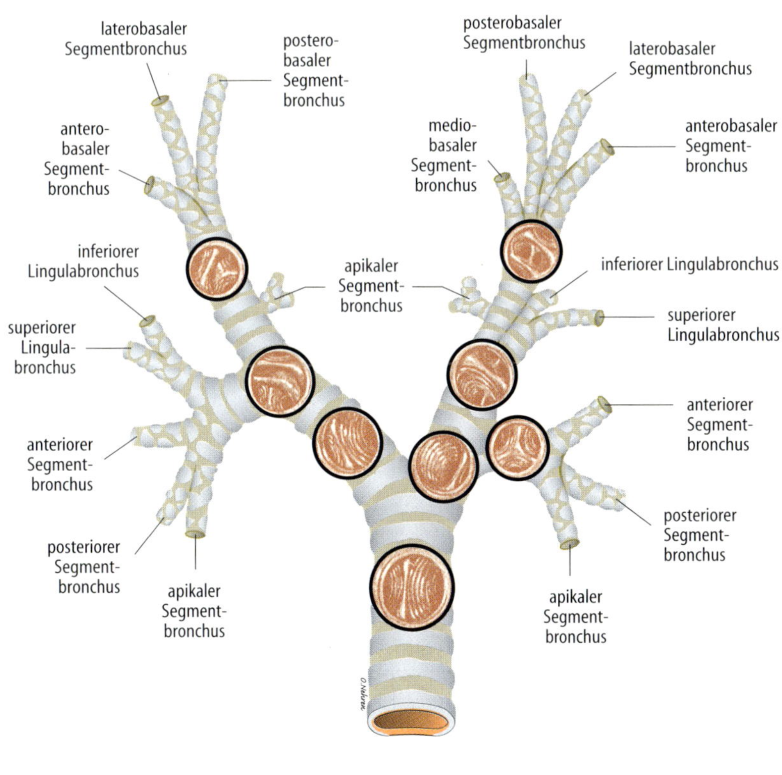

Abb. 15.2. Der Tracheobronchialbaum mit den bei der Bronchoskopie sichtbaren Öffnungen der Lappen und Segmentbronchien. (Nach Heberer, Schildberg, Sunder-Plassmann, Vogt-Moykopf 1991)

Tabelle 15.3. Lungenvolumina, Atemwegswiderstand und spezifische Conductance bei 29 Patienten vor und 6 Monate nach Pneumonektomie (Alter = 53 ± 7 Jahre, n = 29) (*x* Mittelwert, *s* Standardabweichung, *t* Testgröße, *p* Irrtumswahrscheinlichkeit). (Nach Taube u. Konietzko 1980)

Meßgröße	*Dimension*	$x \pm s$		*Statistik*	
		Vor OP	*Nach OP*	*t*	$p <$
Inspiratorische Vitalkapazität (IVC)	l	3,6 ± 0,8	2,4 ± 0,5	10,1	0,001
Residualvolumen (RV)	l	2,1 ± 0,9	1,4 ± 0,5	3,3	0,005
Totalkapazität (TLC)	l	5,7 ± 1,1	3,8 ± 0,7	8,2	0,001
Verhältnis RV:TLC (RV%TLC)	%	36 ± 12	38 ± 10	0,8	n. s.
Funktionelle Residualkapazität (FRC)	l	3,3 ± 0,9	2,2 ± 0,6	6,4	0,001
Atemstoß (FEV_1)	$l \cdot s^{-1}$	2,3 ± 0,7	1,5 ± 0,4	9,7	0,001
Relative Sekundenkapazität (FEV_1%IVC)	%	63 ± 9	64 ± 10	1,1	n. s.
Atemgrenzwert (AGW)	$l \cdot min^{-1}$	81 ± 36	51 ±17	6,1	0,001
Atemwegswiderstand (R_{aw})	$mbar \cdot s \cdot l^{-1}$	4,1 ± 1,9	4,7 ± 2,8	1,0	n. s.
Spezifische Conductance (sG_{aw})	$mbar^{-1} \cdot s^{-1}$	0,09 ± 0,04	0,13 ± 0,07	5,3	0,001

normal mit ca. 16% der Gesamtdurchblutung durchströmter linker Oberlappen reseziert, so nimmt die postoperativ zu erwartende Lungenfunktion (FEV 1) grob geschätzt um diesen Betrag ab. Ist der entfernte Lungenlappen oder auch Lungenflügel jedoch schon vor der Operation zerstört und weder belüftet, noch durchblutet (funktionelle Autopneumonektomie, z.B. durch Tumor), so ist die postoperative Funktionseinbuße entsprechend geringer (Abb. 15.3).

Besteht ein Lungenabschnitt schließlich aus eitrig infizierter starrer Tumormasse, welche die Restlunge komprimiert, so kann sich durch Entfernung dieses Lungenanteils die Gesamtfunktion der Lunge sogar dramatisch verbessern. Die Messung der lokalen Durchblutung durch Perfusionsszintigraphie ist im Risikofall demnach die entscheidende präoperative Messung, die eine annäherungsweise Vorhersage der postoperativen FEV 1 gestattet (Abb. 15.4). „Wenn's eng wird", hilft im Zweifelsfall die unten angegebene For-

Tabelle 15.4. Postoperative Todesfälle in Abhängigkeit vom prognostizierten Atemstoß (FEV_1). (Nach Loddenkemper 1983)

	l	%	n
FEV_1	> 2,0	4,1	74
FEV_1	> 1,5–2,0	8,6	151
FEV_1	> 1,2–1,5	7,8	103
FEV_1	> 1,0–1,2	13,2	30
FEV_1	> 0,8–1,0	16,7	12

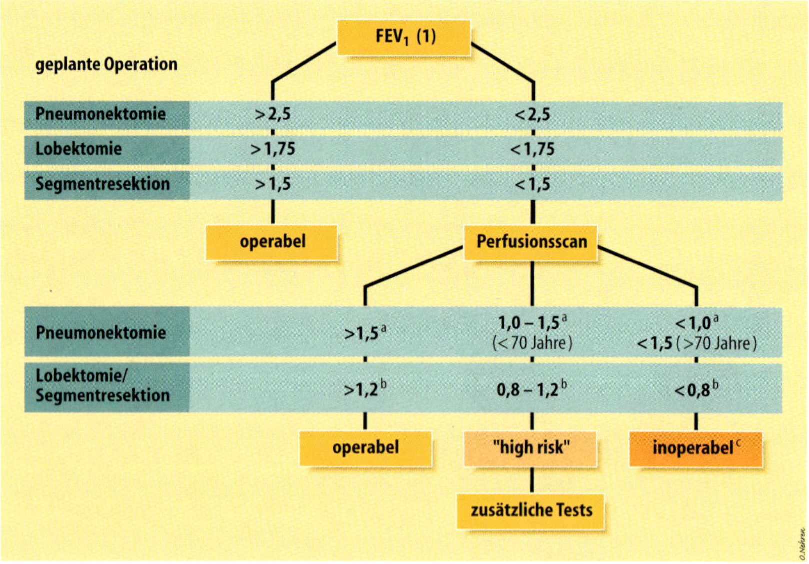

Abb. 15.3. Kriterien der Operabilität bei Bronchialkarzinom nach Loddenkemper (1983), modifiziert nach dem Schema der Deutschen Gesellschaft für Pneumologie und Tuberkulose. **a** Bei Benutzung der Formel für die späte postoperative Funktion; **b** bei Benutzung der Formel für die frühe postoperative Funktion; **c** „inoperabel" bedeutet, daß bei Lobektomie/Pneumonektomie mit einer Letalität von deutlich über 10% bei FEV_1 zwischen 0,8 und 1,0 l/s gerechnet werden muß. Im Einzelfall kann in diesem Grenzbereich eine Keil- bzw. Segmentresektion vertretbar sein. (Nach Heberer, Schildberg, Sunder-Plassmann, Vogt-Moykopf 1991)

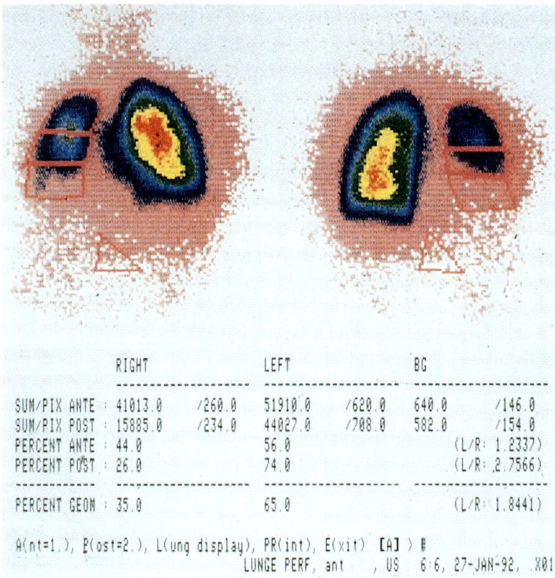

Abb. 15.4. Präoperative Perfusionsszintigraphie der Lunge mit Technetium bei Bronchialkarzinom im rechten Unterlappen: Ventral- (*rechtes* Bild) und Dorsalansicht (*linkes* Bild) lassen eine deutliche Minderperfusion der rechten Seite im Vergleich zu links erkennen. Die anatomische Entfernung des rechten Unterlappens ist funktionell daher unbedeutend

mel, die einen sogenannten Korrekturfaktor enthält, der berücksichtigt, daß in den ersten sieben Tagen nach der Operation eine unter Umständen zusätzliche drastische Einschränkung der FEV 1 resultiert (s. Abb. 15.3 und Tabelle 15.4).

15.3 Thoraxchirurgische Technik (bildgebende Verfahren, invasive Diagnostik, operative Technik)

15.3.1 Richtlinien der thoraxchirurgischen Diagnostik

Die thoraxchirurgische Diagnostik hat den Zweck, präoperativ möglichst zutreffend die Verhältnisse, die man nach Eröffnung des Thorax vorfindet, zu definieren. Nur so läßt sich das Operationsrisiko einschätzen und eine stets risikoreiche Probethorakotomie vermeiden. Ziel der Diagnostik kann es dabei sein, die Größe einer Bulla und deren funktionelle Relevanz zu definieren, die segmentale Ausdehnung von Bronchiektasen festzulegen, Größe und Ursprungsort eines Mediastinaltumors zu definieren oder aber einen malignen Lungentumor entsprechend dem TNM-Stadium möglichst zutreffend einzuordnen. Insbesondere Infiltrationen benachbarter Organe (Thoraxwand, Zwerchfell, Perikard, Trachea, Wirbelkörper, Aorta, Ösophagus) sollten präoperativ erkannt und in die Planung der operativen Strategie miteinbezogen werden.

!

***Thoraxchirurgische Diagnostik*:**
- „Crescendo" beachten: Erst bildgebende Verfahren sinnvoll ausreizen, dann invasive Untersuchungen nach dem Ergebnis-Konsequenz-Prinzip: Ist das Ergebnis für die weitere Therapieentscheidung unabdingbar? (Beispiel: Im CT nachgewiesene und abgegrenzte Bronchiektasen erfordern keine invasive Bronchographie.)
- Ein solitärer Rundherd, der ohnehin exstirpiert wird, muß vorher nicht punktiert werden.
- Bei Palpation supraklavikulärer Lymphknoten ist die Mediastinoskopie entbehrlich.

Die thoraxchirurgische Diagnostik ist invasiv und nicht risikofrei, alle nichtinvasiven radiologischen Methoden und natürlich die gründliche körperliche Untersuchung des Patienten sind daher stets voranzustellen.

Um letztlich überflüssige invasive Untersuchungen zu vermeiden, folgt die thoraxchirurgische Diagnostik einem klaren ***Crescendo***:
- Eine ***Punktion*** eines pulmonalen Rundherdes ist häufig überflüssig, da beim operablen Patienten unabhängig vom Ergebnis der Punktion (maligne oder nicht) die Operation ohnehin stattfindet.
- Eine ***Mediastinoskopie*** ist z. B. überflüssig, wenn schon supraklavikulär Lymphknoten palpabel sind, die in Lokalanästhesie leicht exstirpiert werden können.
- Auch eine ***Bronchoskopie*** ist bei palpablen Halslymphknoten zunächst überflüssig.
- Eine invasive Bronchographie ist z. B. entbehrlich, wenn schon das Spiral-CT die genaue Ausdehnung der Bronchiektasen inklusive der Segmentzuordnung ergeben hat.

Der Untersuchungsgang läßt sich bis zu einem gewissen Grad schematisieren:
- Anamnese und körperliche Untersuchung: Bei palpablen Lymphknoten Exstirpation in Lokalanästhesie. Ergibt sich hier ein Malignom, ist eine Operation nicht indiziert, Ende der Diagnostik.
- Thoraxübersichtsaufnahme und Thorax-CT:
  - Ergibt sich ein Solitärherd: Extrapulmonale Tumorsuche, evtl. OP.
  - Bei multiplen Herden: Feinnadelpunktion, bei Metastasennachweis extrapulmonale Tumorsuche.
- Bei Verdacht auf Lungenprimärtumor:
  - Funktionelle, kardiopulmonale Operabilität definieren, anschließend
  - Bronchoskopie mit Lavage, transbronchialer Punktion und PE,

- Mediastinoskopie bei Verdacht auf infiltrativen Lymphknotenprozeß,
- evtl. auch Mediastinoskopie und Pleuroskopie, schließlich
- (endoskopische) Probethorakotomie.

15.3.2 Bildgebende Verfahren im Thorax

Thoraxübersicht

Man sieht fast alles ***in der Lunge*** selbst, Einzelheiten im Hilus und Mediastinum sind dagegen schlecht zu differenzieren. Als „Suchmethode" und Verlaufskontrolle bestens geeignet, bei chronischem „Raucherhusten" jedoch oft zu spät angewandt (Abb. 15.5–15.7), in Zweifelsfällen immer durch die Durchleuchtung ergänzt.

Thorax-CT

„Boomt" wie nie zuvor, da der Untersuchungszeitraum verkürzt (Spiral-CT) und spätere 3-D-Rekonstruktionen möglich wurden. Lymphknoten im Mediastinum, Tumoreinbrüche in zentrales Bronchialsystem, dreidimensionale Ausbreitung von Mediastinaltumoren sind oft exzellent darstellbar (s. Abb. 15.10).

Cave: Auch die 3-D-Rekonstruktion kann histologisch Tumorgewebe nicht erkennen, da der subjektiv gewählte Dichtewert entscheidet, was dargestellt wird und man auch Spiral-CT-Bilder „nicht histologisch anfärben kann!" Entscheidend ist, daß man den einzelnen axialen Schnittbildern die jeweiligen anatomischen Lungensegmente zuordnen kann (Abb. 15.8). Vor fast jeder Thorakotomie ist daher heute die CT Untersuchung indiziert: Bei einem Spontanpneumothorax, beim pulmonalen Rundherd zum Ausschluß weiterer Rundherde (Abb. 15.9), bei Malignom zur Beurteilung mediastinaler Lymphknotenaussaat und Definition der Tumorinfiltration der Umgebung (Abb. 15.10), bei Bronchiektasen zur Segmentzuordnung.

Die ***Kernspintomographie*** (NMR) ist allenfalls dann indiziert, wenn aus einer dezidierten Information über Infiltration von ***Hohlorganen*** (z. B. Vorhof, Ventrikel, Aorta und des Wirbelkanals) praktische Konsequenzen für die operative Strategie folgen.

Die mediastinale Phlebographie ist extrem seltenen Infiltrationsbefunden maligner Tumoren im vorderen oberen Mediastinum vorbehalten (V. brachiocephalica, V. cava superior).

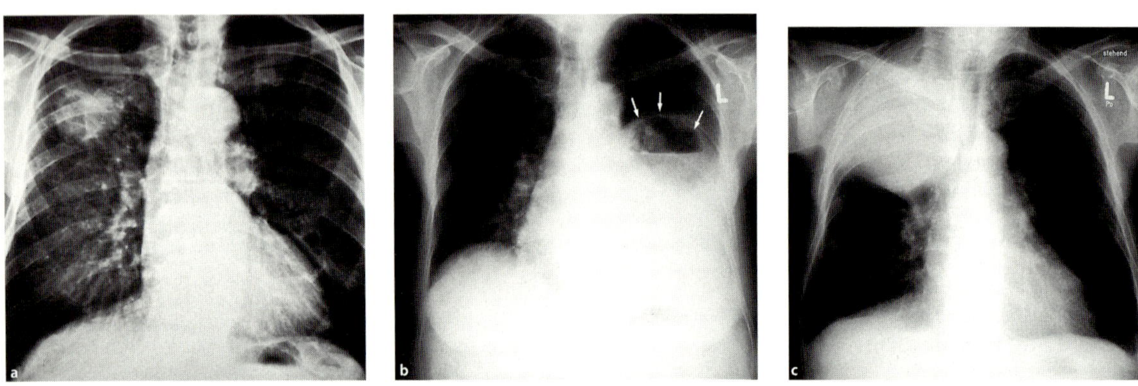

Abb. 15.5a-c. Unterschiedliche Erscheinungsformen des Bronchialkarzinoms in der Thoraxübersicht. **a** Sogenannter peripherer Rundherd (Adenokarzinom rechter Oberlappen); **b** Bronchialkarzinom mit Nekrosehöhle und Spiegelbildung linker Unterlappen; **c** Bronchialkarzinom mit Totalverschattung des rechten Oberlappens und Verdrängung der Trachea (Plattenepithelkarzinom)

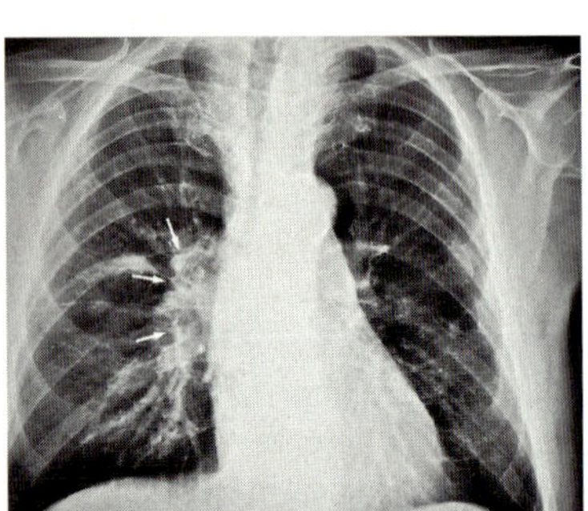

Abb. 15.6. Zentrales Bronchialkarzinom rechter Hilus mit Carinainfiltration (Plattenepithelkarzinom)

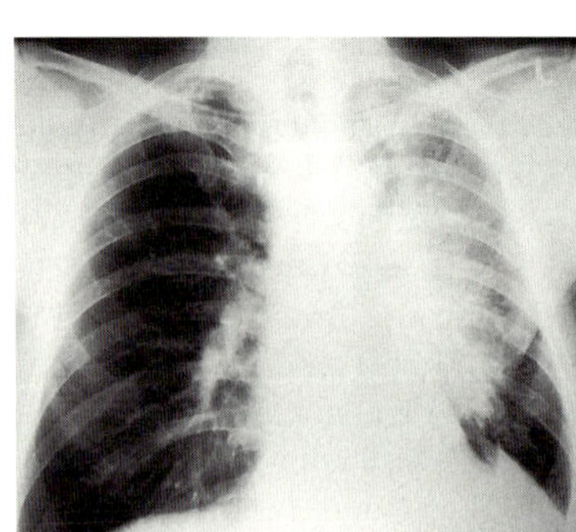

Abb. 15.7. Zentrales Bronchialkarzinom linker Hilus mit Verschluß des Oberlappenbronchus und chronisch destruiertem linkem Oberlappen

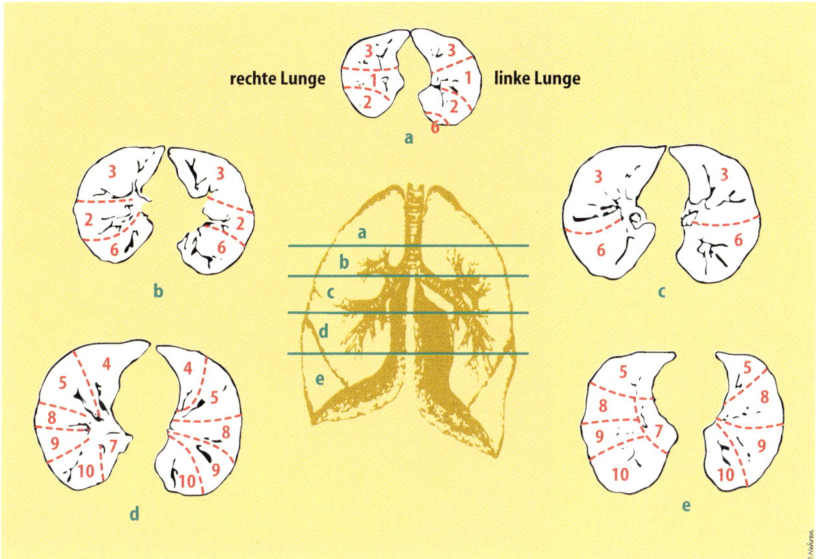

Abb. 15.8. Anordnung der Lungensegmente in axialen CT-Schnittbildern von kranial nach kaudal; die Kenntnis dieser Segmentzuordnung ist unabdingbare Voraussetzung für jede exakte CT-Diagnostik! (Abb. überlassen von Prof. Dr. K. M. Müller, Pathologisches Institut, Krankenanstalten Bergmannsheil, Bochum)

Die Pulmonalisangiographie hat ihren Platz bei fulminanter Lungenembolie, evtl. bei Mesotheliom, zur Beurteilung der Vaskularisation der Pleuraschwiele.

Vornehmlich in der Thorax-Traumatologie und Herzchirurgie, gelegentlich auch in der postoperativen Phase der Lungenchirurgie, spielt die transösophageale Echokardiographie (TEE) eine bedeutsame Rolle. Neben zahlreichen Befunden innerhalb der Herzhöhlen selbst (s. Herzchirurgie) zeigt die TEE bei Aortendissektion den strategisch entscheidend wichtigen proximalen Beginn der Dissektion, sowie bei der Aortenruptur die Lokalisation des Wandeinrisses, und wird vermehrt auch zur Darstellung mediastinaler Lymphknoten verwendet. Unverzichtbar im Untersuchungsgang bei ***Lungenerkrankungen*** ist die TEE allerdings nicht.

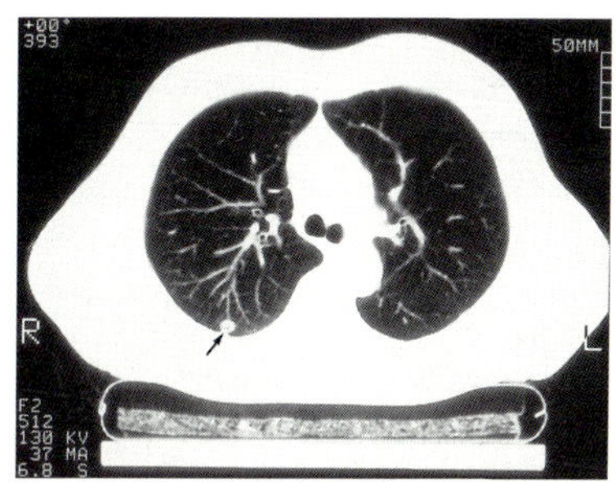

Abb. 15.9. Das CT bei Diagnose „pulmonaler Rundherd" zeigt unter Umständen weitere, der Pleura aufsitzende Rundherde, die an ein metastasierendes Geschehen denken lassen. Kleine, pleuraständige Rundherde sind in der Regel auf der Thoraxübersicht nicht zu erkennen

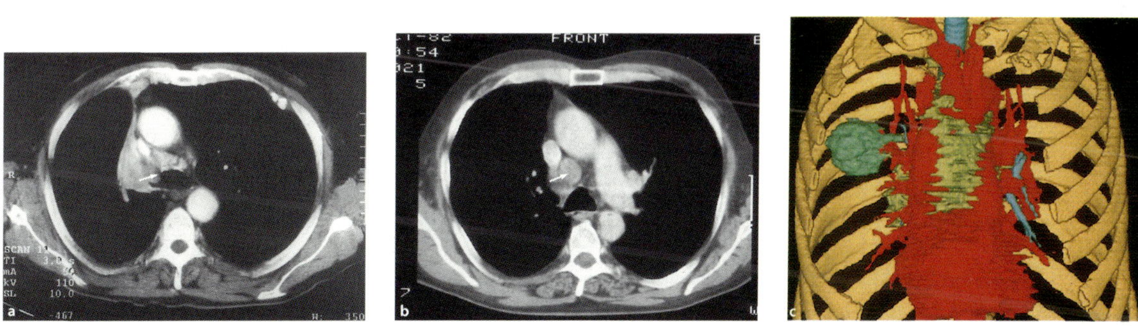

Abb. 15.10a-c. CT bei zentralem Bronchialkarzinom. a Deutlich erkennbar der Tumoreinbruch in den rechten Hauptbronchus. b Darstellung der mediastinalen Lymphknoten mit exakter Größenbestimmung, jedoch ohne die Möglichkeit der Malignitätsbeurteilung. c Dreidimensionale Darstellung eines Bronchialkarzinoms aus Daten (Pixels) der Spiral-CT: *Rot:* Herz und große Gefäße, *blau:* Tracheobronchialsystem, *grün:* Tumorgewebe. ***Cave:*** Die gewählten Anfärbungen basieren nicht auf ***histologischen*** Daten, sondern auf physikalischen Dichtewerten. Was hier grün als Tumor imponiert, entspricht lediglich einer Raumforderung mit höherer Dichte als der des umgebenden Lungengewebes. (Abbildungen: Abt. Radiologie, Leiter Prof. Dr. Brambs, Universitätsklinik Ulm)

Auch die transthorakale transkutan bildgebende Ultraschalluntersuchung bei Pleuraprozessen, Empyem und Erguß hat gegenüber der CT keinen wirklichen Informationsvorsprung, lediglich die vor Ort schnelle Anwendbarkeit und unter Umständen praktisch einfach zu handhabende Bildunterstützung bei Pleurapunktionen.

15.3.3 Bronchoskopie

Nach Feststellung der funktionellen Operabilität durch Bestimmung der kardiopulmonalen Leistungsreserve besteht das nächste Ziel darin, das TNM-Stadium eines möglichen Malignoms festzulegen. Erst jetzt ist der Zeitpunkt für die Bronchoskopie, die zwei Ziele verfolgt:

- Zytologisch oder histologisch die Artdiagnose eines Tumors zu erfassen.
- Die Ausdehnung des Tumors im einsehbaren Bronchialsystem zur Festlegung der operativen Strategie festzulegen.

Bei zentralem Tumor geht eine zytologische Untersuchung des morgendlichen Sputums voraus, die unter Umständen schon vor der Bronchoskopie eine Artdiagnose des Tumors zuläßt.

> !
>
> ***Sputumzytologie***: Bei zentralem Tumorsitz bis zu 90 % verläßliche zytologische Diagnostik im Morgensputum möglich!

Spülzytologie, transbronchiale Biopsie und ***Probeexzision*** unter Sicht sind die diagnostischen Methoden der Bronchoskopie. Handelt es sich um kleine periphere Tumore, so ist die präzise Histiotypisierung deshalb nicht mit allen Mitteln zu erzwingen, weil die Operationsindikation ohnehin gegeben ist und der Histiotyp intraoperativ per Schnellschnitt festgelegt werden kann. Auch die früher nicht operierten kleinzelligen Tumore werden heute bis zum Stadium T2 N1 reseziert (s. S. 326).

> !
>
> Die Bronchoskopie ist keine Suchmethode, wie etwa die Thoraxübersicht oder Computertomographie: Ein negativer bronchoskopischer Befund schließt das Vorliegen eines malignen Tumors niemals aus!

Entscheidend für die operative Taktik bei zentral sitzenden Tumoren (Lobektomie, Bilobektomie, Manschettenresektion, Pneumonektomie) ist die präzise Festlegung der endobronchialen Tumorausdehnung

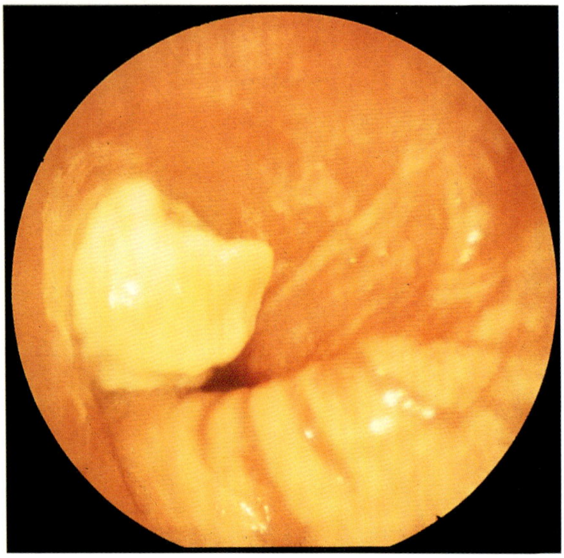

Abb. 15.11. Bronchoskopische Sicht auf den linken Oberlappenbronchusabgang: Zentral sitzendes Bronchialkarzinom, welches aus dem linken Oberlappenbronchus in den linken Hauptbronchus vorwächst. OP-Strategie: Falls möglich, Manschettenlobektomie oder Pneumonektomie, Standard-Lobektomie a priori nicht durchführbar

(Abb. 15.11), aus der sich das onkologisch sinnvollere Resektionsverfahren ergibt. Da prinzipiell jeder Tumor submukös infiltrierend wachsen kann, läßt sich die zentrale Tumorgrenze oft nur durch tiefe ***Stufenbiopsie*** sichern.

> !
>
> Stufenbiopsie bei Bronchoskopie ermittelt die endobronchiale/endotracheale Tumorausdehnung und definiert die endobronchialen Voraussetzungen für die Wahl des Operationsverfahrens.

Grundsätzlich sind zwei Geräte verfügbar, das flexible, evtl. in Lokalanästhesie anwendbare, und das starre Bronchoskop, für dessen Anwendung stets eine gut gesteuerte Kurznarkose mit Relaxierung erforderlich ist. Die flexible Methode ist besonders geeignet für pneumologische Fragestellungen mit zytologischer Diagnosesicherung aus lokaler Spülflüssigkeit und peripherer, transbronchialer Biopsie unter Durchleuchtung. Das starre Gerät ist wegen besserer Übersicht und größerem Instrumentierkanal für tiefe, multiple Biopsien vorzuziehen (Abb. 15.12). Eine Kombination beider Methoden (flexibles Gerät durch das starre Bronchoskop vorgeschoben) ist jederzeit möglich.

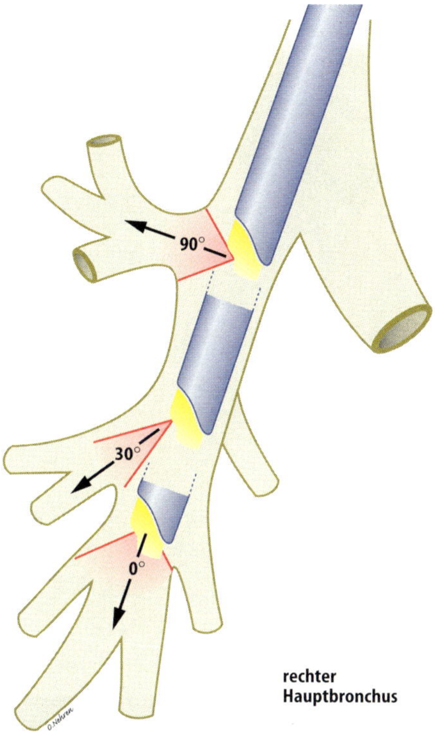

Abb. 15.12. Das starre Bronchoskop wird bis zur jeweiligen Lappenbronchusgrenze vorgeschoben, der Einblick in die Peripherie erfolgt mit sogenannter Winkeloptik. Das flexible Bronchoskop dagegen kann, je nach Ausführung, bis zur Subsegmentebene passieren. Zur Darstellung der Segmentaufzweigungen aus bronchoskopischer Sicht s. Abb. 15.2.

!

Flexible Bronchoskopie für periphere Diagnostik (Spülzytologie, Lavage), peribronchiale/transbronchiale Biopsie unter Durchleuchtung. ***Starre Bronchoskopie***: Diagnostik und endoluminale Interventionen im zentralen Tracheobronchialsystem.

15.3.4 Mediastinoskopie

Die von Carlens und Maaßen inaugurierte Mediastinoskopie dient zur Darstellung und Biopsie mediastinaler Lymphknoten. Für diese nicht risikofreie Untersuchung existieren zwei große Indikationsgruppen:

- Primäre Erkrankungen mediastinaler Lymphknoten (M. Hodgkin[9], Non-Hodgkin-Lymphome, M. Boeck[10], etc.)
- Sekundärer Lymphknotenbefall bei malignen intrathorakalen oder extrathorakalen Tumoren

Während die Mediastinoskopie bei Verdacht auf primäre Lymphknotenerkrankung (M. Hodgkin, M. Boeck) generell akzeptiert ist, bestehen in der Beurteilung der Indikation als Staginguntersuchung bei Bronchialkarzinom erhebliche Unterschiede: Bieten sich im CT keinerlei Anhaltspunkte für Lymphknotenvergrößerungen, so erscheint die Mediastinoskopie entbehrlich, wenn eine intraoperative radikale Lymphadenektomie ohnehin durchgeführt wird. Erscheint dagegen im CT eine diffuse Vergrößerung mediastinaler Lymphknoten, die eine Operationsindikation in Frage stellen, so ist diese Lymphknotenvergrößerung auf jeden Fall durch Mediastinoskopie histologisch abzuklären, bevor aus onkologischer Sicht Inoperabilität konstatiert wird. *Entscheidend* ist, daß unabhängig von der Indikationsstellung die Mediastinoskopie nur dort durchgeführt wird, wo auch die Komplikationen thoraxchirurgisch beherrschbar sind. Blutungen aus der V. cava, der A. pulmonalis und dem Tr. brachiocephalicus müssen über Sternotomie beherrscht werden. Läsionen des N. vagus bzw. N. recurrens sowie Ösophagus sind bei sorgfältiger Präparation vermeidbar. Erreichbar mit der Mediastinoskopie (Abb. 15.13) sind lediglich Lymphknoten vor und neben der Trachea, nicht aber die Lymphknoten vor dem Aortenbogen und im Bereich des sogenannten aortopulmonalen Fensters, welche eine Mediastinotomie erfordern.

!

Ziel der Mediastinoskopie: Histologische Klassifikation mediastinaler Lymphknoten bei:

- Primärer Lymphknotenerkrankung (M. Boeck, M. Hodgkin, etc.)
- Sekundärer Infiltration durch maligne Lungentumore (z. B. Bronchialkarzinom)

Der retrosternale Mediastinaltumor ist primär *nicht* das Ziel der Mediastinoskopie, sondern der ***Mediastinotomie*** (s.u.).

Mögliche Komplikationen der Mediastinoskopie sind ***Blutungen*** aus

- V. cava superior,
- A. pulmonalis,
- Tr. brachiocephalicus

und ***Nervenläsionen***:

- N. recurrens,
- Ösophagusläsion.

[9] Thomas Hodgkin, Pathologe, London 1798–1866
[10] Caesar Boeck, Dermatologe, Oslo 1845–1917

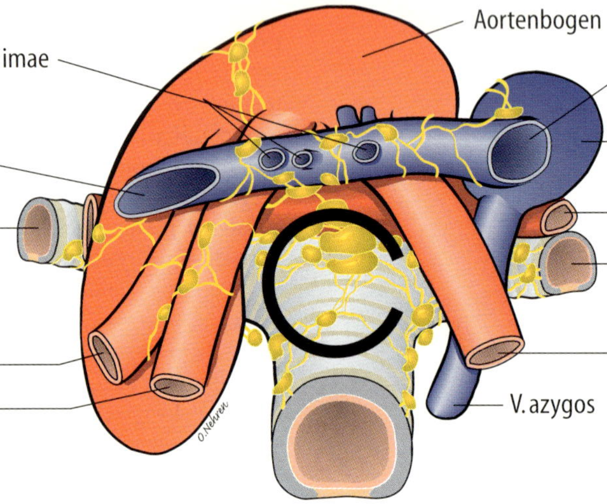

Abb. 15.13. Topographie der distalen Trachea bei der Mediastinoskopie: Der *schwarze Kreis* markiert die Position und das Blickfeld durch das Mediastinoskop auf die unmittelbar prä- und paratracheal gelegenen Lymphknoten

15.3.5 Mediastinotomie

Raumforderungen ***zwischen Sternumhinterwand und Aortenbogen*** sind besser über eine kleine parasternale Inzision von ventral aus zu erreichen als durch Mediastinoskopie, die den ***prätrachealen, retrokavalen und retroaortalen Raum*** darstellt. Alle Tumoren im vorderen Mediastinum sind mit dieser Methode erreichbar, ebenso die einseitig präaortalen Lymphknoten, die beim Bronchialkarzinom infiltriert sein können. Häufig, nicht obligatorisch, wird ein parasternales, kleines Rippensegment (ca. 2 cm) zur besseren Übersicht entfernt, die A. thoracica interna tunlichst geschont, zur Seite verlagert und nicht durchtrennt. Eine Thoraxdrainage bei Wundverschluß ist in der Regel nicht erforderlich, auch wenn ungewollt die linke Pleurahöhle eröffnet wurde.

> **!** Ziel der Mediastinotomie: Abklärung retrosternaler und präaortaler Raumforderungen sowie von Raumforderungen im aortopulmonalen Fenster.

15.3.6 Pleuro-/Thorakoskopie

Durch die Videoskopie hat dieses Verfahren erhebliche Neuerungen erfahren. Im Prinzip wird eine Optik (30–60°) durch starre Trokarhülse in den Pleuraspalt eingeführt und Pleura, Lunge, Mediastinum und Perikard werden entweder im orthograden Strahlengang direkt über ein Okular betrachtet, oder über aufgesetzte Videokamera auf Bildschirm projiziert (Abb. 15.14). Zu rein diagnostischen Zwecken ist auch heute noch die wesentlich weniger aufwendige ***direkte Thorakoskopie*** mit Biopsie der Pleura üblich. Videogestützte Eingriffe (s. S. 342) machen Probeexzision und Operation in einem Arbeitsgang möglich. Für Bullaresektionen, Exstirpationen solitärer Rundherde und kleinere Mediastinaltumore ist die ***videoskopische Thoraxchirurgie*** heute fest etabliert. Da nach Biopsie Blutung und/oder Parenchymleck nie ganz auszuschließen sind, ist eine Thoraxdrainage vor Beendigung des Eingriffes obligat.

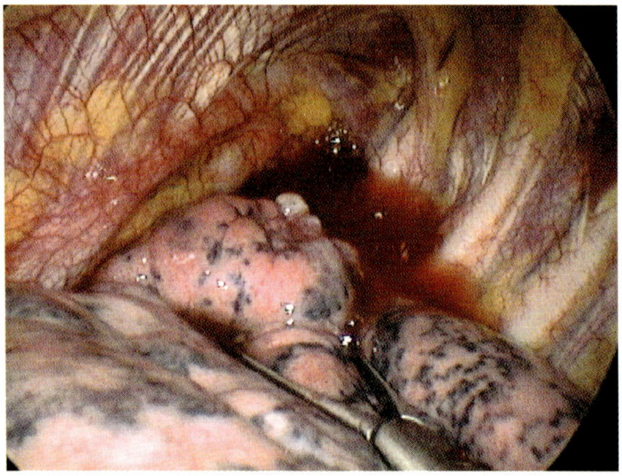

Abb. 15.14. Videoskopische Pleuro-/Thorakoskopie: Bei freiem Pleuraspalt ausgezeichnete Übersicht über viszerale, mediastinale und parietale Pleura für eine Probebiopsie

!

Pleuraerkrankungen sind im CT nicht unterscheidbar. Es hilft nur die histologische Abklärung durch (videogestützte) Thorako-/Pleuroskopie. Danach werden unterschieden:

- Entzündliche Pleuraerkrankungen (unspezifisch/spezifisch)
- Primäre Pleuratumore (z. B. Mesotheliom)
- Pleurakarzinose bei malignen pulmonalen und extrapulmonalen Tumoren

15.3.7 Offene Lungenbiopsie

Die Entnahme von Lungengewebe zu rein diagnostischen Zwecken ist dann indiziert, wenn alle anderen Methoden (transbronchiale Biopsie, Spülzytologie, transkutane Punktion) keine Diagnose erbringen. Bei freiem Pleuraspalt erfolgt die Lungengewebsentnahme über ***videogestützte Thorakoskopie***, bei verschwielter Pleura bleibt auch heute nur die offene Minithorakotomie, in der Regel anterolateral im 5. ICR. Entscheidend ist, daß stets eine repräsentative Gewebeprobe für bakteriologisch-virologische licht- und elektronen-mikroskopische, ebenso wie immunhistochemische Untersuchung gewonnen wird.

15.3.8 Thorakotomie

Art und Umfang des geplanten Eingriffes bestimmen, wie und wo der Thorax eröffnet wird. Während nahezu alle Eingriffe am offenen Herzen über ***Sternotomie*** erfolgen, sind für Eingriffe an Lunge Ösophagus und Mediastinum laterale Zugänge günstiger. Auch die Plazierung der kleinen Inzisionen für die Trokarinsertionen bei videogestützten Eingriffen sind standardisiert: Die Inzisionen erfolgen in der Regel im 5. und 7., respektive 8. ICR in Form eines gleichschenkeligen Dreiecks. Zugänge zur offenen Lungenchirurgie sind bei allen Eingriffen identisch: Die optimale Übersicht erhält man über eine ***anterolaterale Thorakotomie*** im 5. ICR (Abb. 15.15 a). Diese Inzision zerstört wenig Muskulatur (M. latissimus und M. pectoralis bleiben intakt, der M. serratus wird lediglich von der Rippe abgelöst) und ist für die erforderliche Übersicht über alle Lungenstrukturen ausreichend. In Ausnahmefällen kann die 5., respektive 6. Rippe zur besseren Übersicht entfernt werden. Auch für alle Mediastinaltumore ist dieser Zugang ausreichend, mit Ausnahme des malignen Thymoms im Stadium III. Bei sehr seltenen ultraradikalen Eingriffen, z. B. Mesotheliom, erfordert die Zwerchfellresektion mit plastischem Ersatz unter Umständen eine zweite, ebenfalls anterolaterale Thorakotomie im 8. ICR. Eingriffe an der thorakalen Aorta des-

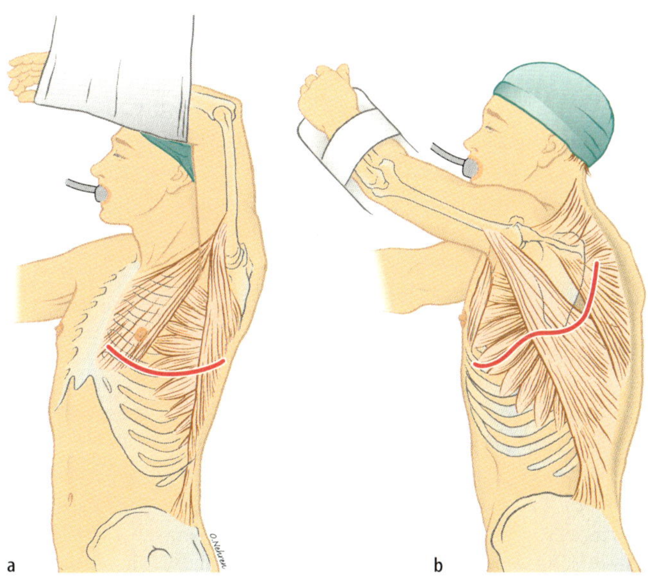

Abb. 15.15. **a** Schnittführung bei anterolateraler Thorakotomie: M. pectoralis und M. latissimus dorsi werden, wenn überhaupt, nur am Rande gekerbt, lediglich der M. serratus anterior wird an seiner Rippeninsertion abgetrennt (muskelschonende, funktionell günstige Inzision, für alle Eingriffe an der Lunge ausreichend). **b** Die posterolaterale Inzision durchtrennt neben dem M. serratus den gesamten M. latissimus dorsi und Teile des M. subscapularis (funktionell ungünstige Inzision, nur für Eingriffe an Ösophagus und thorakaler Aorta erforderlich). (Nach Heberer, Schildberg, Sunder-Plassmann, Vogt-Moykopf 1991)

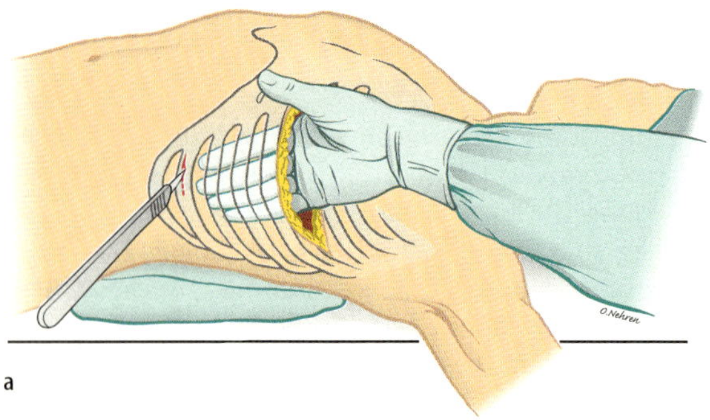

a

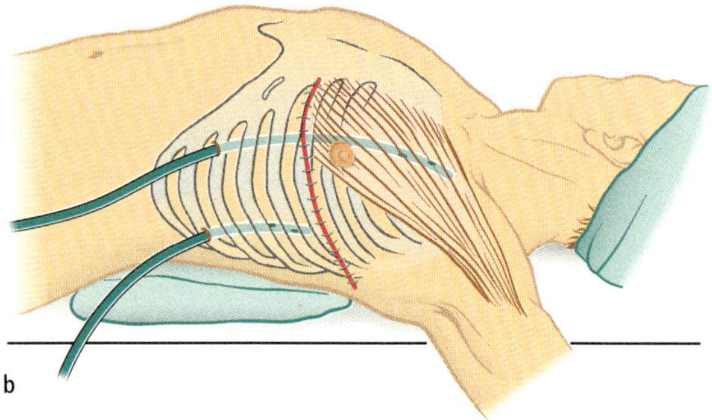

b

Abb. 15.16. **a** Hautinzision für postoperative Thoraxdrainage vor Beendigung des Eingriffs unter Gegenpalpation von innen. **b** Prinzip der postoperativen Drainierung des Pleuraraumes: Ventral/kranial für eventuelle Parenchymlecks, dorsal/kaudal für Blut-/Sekretableitung. Das ventrale Drain wird in der Regel am 1. bis 3. Tag, das dorsale am 2. bis 5. Tag entfernt. (Nach Heberer, Schildberg, Sunder-Plassmann, Vogt-Moykopf 1991)

cendens erfordern eine ***posterolaterale Schnittführung*** mit kompletter Durchtrennung des M. latissimus (Abb. 15.15 b).

Die ***mediane Sternotomie*** erfolgt bei großen, beidseitig lokalisierten Tumoren (z. B. Thymom im Stadium III), sowie im Rahmen der Metastasenchirurgie bei bilateralem Lungenbefall.

Vor Verschluß der Thoraxwand, die durch perikostale Nähte sowie Adaptation der Serratusmuskulatur, Subkutan- und Hautnaht erfolgt, werden jeweils zwei Drainagen plaziert (Abb. 15.16 a), welche postoperative Restblutungen dorsokaudal sowie Luft aus Parenchymlecks ventrokranial ableiten (Abb. 15.16 b).

Der ***postoperativen Schmerzausschaltung*** kommt nach lateraler Thorakotomie ein besonderer Stellenwert zu, da der erhebliche Schmerz, vermittelt durch Pleura und Interkostalnerv, die postoperative Tiefatmung behindert. Systemische parenterale Morphinderivate, lokale Infiltrationsanästhesie der Interkostalnerven oder die thorakale Periduralanästhesie werden je nach Eingriff und Patientenwunsch verabreicht. Eine eindeutige Überlegenheit eines der genannten Verfahren ist bis jetzt nicht bewiesen.

> **!** Periduralanästhesie, interkostale Kryoanalgesie und systemische Kombinationsanalgesie konkurrieren. Überlegenheit eines der genannten Verfahren ist nicht gesichert.

15.3.9 Postoperative Komplikationen

Spezielle Komplikationen nach thoraxchirurgischen Eingriffen betreffen Nachblutungen, Herztamponade, Pneumothorax, akute respiratorische Insuffizienz, Parenchym- und bronchopleurale Fisteln. Die postoperative Blutung in die Pleurahöhle sollte sich zumindest partiell über die eingelegten Drainagen entleeren. Für die Indikation zur Rethorakotomie ist nicht eine spezielle Höhe des Blutverlustes über die Drainagen entscheidend, sondern das Gesamtbild aus Kreislauf, Röntgen-Thorax-Übersichtsaufnahme und Drainagevolumen. Ist der Kreislauf nur durch dauerhafte Zufuhr volumenwirksamer Kolloide aufrechtzuerhalten, darf mit der Rethorakotomie nicht gewartet werden, da sich erfahrungsgemäß die für die spätere respiratorische Lungenfunktion so entscheidende negative Volumenbilanzierung bei Massivtransfusion nicht mehr kontrollieren läßt. Abgesehen von diffusen Blutungen aus der Thoraxwand (z. B. nach Dekortikation) ist die Blutungsursache häufig banal und schnell behoben. Postoperative Massenblutungen, etwa nach Lungenresektion, sind absolute Raritäten (< 0,2 %).

> **!** Vorgehen bei Nachblutung: Kreislaufmessungen, Hämatokritverlauf, Erythrozytenvolumen zur Substitution und Röntgen-Thorax-Bild entscheiden über die Indikation zur Revision. Der Blutverlust über die Thoraxdrainage allein ist selten ausschlaggebend.

15.3.10 Thoraxdrainage

Die Plazierung einer Thoraxdrainage ist zwar der kleinste, in der Praxis aber auch ***wichtigste thoraxchirurgische*** Eingriff, der von Chirurgen, Anästhesisten, Intensiv- und Notfallmedizinern durchgeführt wird. Nach Indikation und Technik lassen sich verschiedene Vorgehensweisen ableiten:

- Die Notfalldrainage zur Behebung eines akuten, vital bedrohlichen thorakalen Notzustandes (Abb. 15.17 a),
- die Zieldrainage bei Lokalbefund (z. B. Restempyem, gekammerter Pneu, etc., Abb. 15.17 b),
- die elektiv von ***innen*** eingelegte Drainage vor Beendigung der Thorakotomie (s. Abb. 15.16 a).

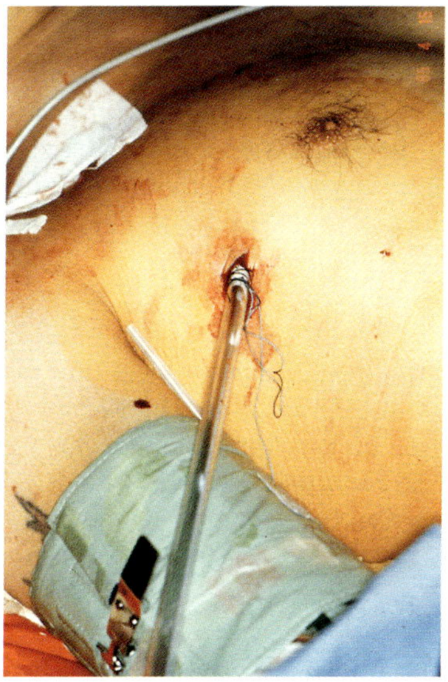

a

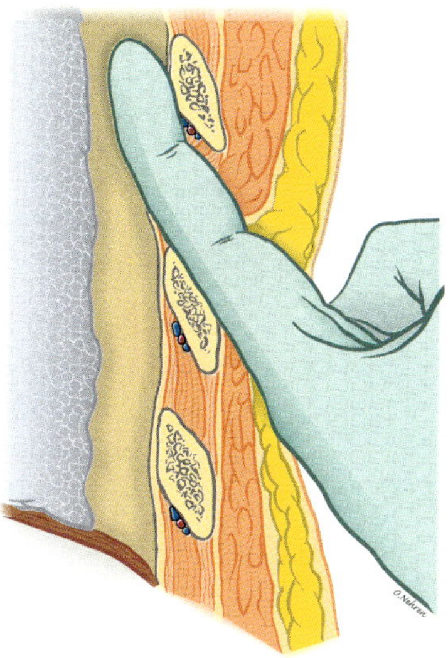

b

Abb. 15.17. a *Notfalldrainage* zur Behebung eines vital bedrohlichen Überdrucks im Thorax: Inzision im 4. ICR, vordere Axillarlinie. Falls höchste Eile geboten, Benutzung eines Trokars erlaubt. (*Cave:* Pfählende Lungenverletzung) b ***Zieldrainage,*** eventuell plaziert unter Durchleuchtung, sonographischer oder CT-Kontrolle: Sorgfältige digitale Kontrolle intrapleural und Positionierung des Drains ohne Trokar, eventuell mittels Kornzange

Verschiedene postoperative oder posttraumatische Zustände können eine schnelle Überdruckentstehung im Thorax bewirken. Die Lunge der betroffenen Seite kollabiert (was zunächst nicht lebensgefährlich ist), bei eventuell entstehendem Überdruck wird allerdings das Mediastinum zur Gegenseite verdrängt, obere und untere Hohlvene werden abgeknickt und eine rasch progrediente tachykarde Schockform resultiert. In dieser Situation ist jede Maßnahme, die den ***fatalen Überdruck*** beseitigt, beim spontan atmenden wie auch beim beatmeten Patienten lebensrettend. Theoretisch genügt eine Verbindung zur Außenluft, die so groß ist, daß ein rascher Druckausgleich zur Atmosphäre erfolgt, weil damit die akute Lebensgefahr zunächst gebannt ist. Die erste Sofortmaßnahme besteht darin, die Thoraxwand durch eine Hautinzision zu eröffnen. Die weitere Präparation kann notfallmäßig mit dem Zeigefinger erfolgen, die Fasern des M. serratus lassen sich spielend leicht auseinanderdrängen, ebenso die Schichten der Interkostalmuskulatur (s. Abb. 15.17 b).

!

Technik der Notfalldrainage: Hautschnitt in vorderer Axillarlinie, 4.–5. ICR, Muskulatur und Pleura stumpf mit Schere oder Zeigefinger auseinanderdrängen, Drainage nach kranial dorsal vorschieben, mit U-Naht fixieren.

Der Druckausgleich erfolgt sofort bei Eröffnen der Pleura und Zurückziehen des tastenden Fingers. Falls eine Thoraxdrainage zur Hand ist, wird diese jetzt vorsichtig vorgeschoben und mit einer Heber-Drainage (Abb. 15.18) verbunden. Der Gewebskanal um die Drainage herum wird mit einer Tabaksbeutelnaht dicht verschlossen.

Lokalisation der Drainage (Abb. 15.17 a)

Diese Notfalldrainage wird am zweckmäßigsten dort gelegt, wo die Thoraxwand am dünnsten ist: In der ***mittleren bis vorderen Axillarlinie***, zwischen lateraler Wand des M. pectoralis und Vorderrand des M. latissimus im 4., respektive 5. ICR. Bei zu tiefer Plazierung könnten bei einer Zwerchfellruptur rechts die Leber, links die prolabierten Baucheingeweide verletzt werden. Die Medioklavikularlinie ist für die Notfalldrainage ungeeignet, da die Thoraxwand hier doppelt so dick ist und die Drainage abknicken kann. Eine notfallmäßige Drainage ist unter Umständen am Unfallort zu legen, wenn zu befürchten ist, daß auf dem Transport eines beatmeten Patienten ein Spannungspneumothorax durch eine bestehende Lungenverletzung mit Parenchymfistel auftreten kann.

Die Zieldrainage dagegen soll gekammerte Ergüsse drainieren, Pneuresthöhlen entlasten oder Restempyemhöhlen spülen. Sie wird entweder unter sonographischer oder computertomographischer Kontrolle plaziert und häufig als Thoraxspüldrainage eingelegt (s. Abb. 15.17 b).

15.4 Thoraxtrauma

Nach der auslösenden Ursache unterscheidet man stumpfe Gewaltanwendung von penetrierend perforierenden oder pfählenden Verletzungen. Am häufigsten ist das stumpfe Begleitthoraxtrauma des Mehrfachverletzten, das noch immer eine Gesamtletalität von annähernd 20 % aufweist. Die perforierende Schuß/Stichverletzung entstammt überwiegend der kriminellen Szene, während bei der stumpfen Verletzung Arbeits-/Verkehrsunfälle überwiegen.

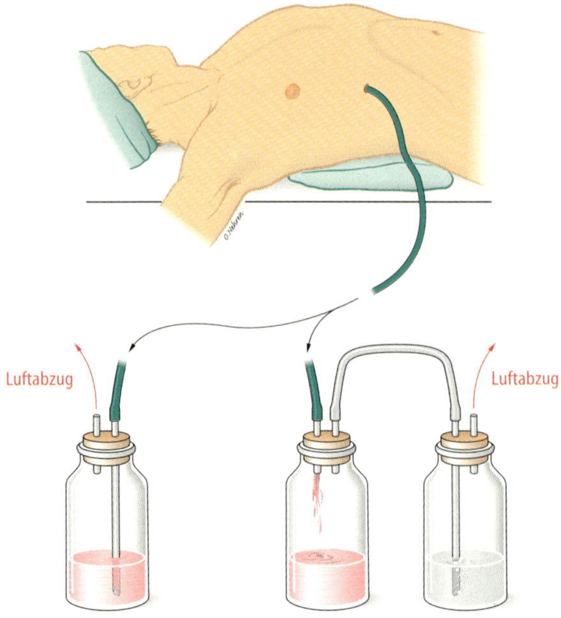

Abb. 15.18. a Heber-Prinzip der Thoraxdrainage („Unterwasserschloß"). Die einfachste Form leitet Sekret und Luft durch ein ***unter einem Wasserspiegel mündendes Sekretrohr*** ab, so daß Luft bei Exspiration und Husten austritt, aber bei Einatmung nicht in den Thorax zurückströmt, solange die Auffangflasche ***tiefer*** steht als der Thorax. Bei tiefer Inspiration steigt – dem intrathorakalen Unterdruck entsprechend – lediglich der Flüssigkeitsspiegel im Heberrohr. Damit alles funktioniert, muß demnach: 1. der Wasserspiegel im Gefäß so hoch sein, daß das Heberrohr sich immer unter dem Wasserspiegel befindet, 2. ungehinderter Luftabzug durch das kürzere Rohr möglich sein. ***Wird irrtümlich die Thoraxdrainage am Luftabzugsrohr angeschlossen, ist zumindest unter physiologischen Drucken eine Drainierung des Thoraxraumes nicht möglich. Deshalb stets ärztliche Kontrolle des Thoraxdrains erforderlich!*** b Erleichtert wird der Flüssigkeitsabstrom aus dem Thorax, wenn nicht das Auffanggefäß, sondern eine 2. Flasche das Heberrohr enthält: Das Sekret muß dann nicht, wie in Abb. 15.18a den Druck der Wassersäule über der Heberrohreinmündung verdrängen, sondern kann ungehindert austreten. (Nach Heberer, Schildberg, Sunder-Plassmann, Vogt-Moykopf 1991)

> **!** Sicherheitsgurt und Airbag werden wirksam: Bis zum Jahr 2000 deutlich weniger schwere stumpfe Thoraxtraumen bei Verkehrsunfällen.

Stumpfes Thoraxtrauma

Bei stumpfer Gewalteinwirkung (Anprall bei Verkehrsunfall, Sturz aus großer Höhe) wird ein Teil der Verformungsenergie durch die Thoraxwand absorbiert, der Rest durch die Thoraxeingeweide. Der „jugendliche" Thorax ist wesentlich stärker verformbar, als der des alten Patienten.

> **!** Es gilt als Faustregel: Bei jugendlichem Thorax trifft durch die Elastizität der Thoraxwand über eine stärkere Verformung mehr Energie auf die ***Thoraxeingeweide*** auf. Beim alten Menschen zerbricht dagegen das Thoraxskelett.

Beim Überrolltwerden finden sich daher beim alten Menschen Rippenserienfrakturen, eventuell mit Stückbildung, Sternumfraktur und Lungenkontusion; beim jugendlichen Patienten ist das Thoraxskelett unter Umständen völlig intakt, aber eine schwere Parenchymzerreißung der Lunge bis hin zum Bronchusabriß eingetreten. Häufigste Traumafolge bei stumpfer Gewalteinwirkung ist die ***Lungenkontusion***, deren wahres Ausmaß sowohl funktionell, wie auch im Röntgenbild, sich oft erst nach 4–6 Tagen darstellt und unter Umständen zur späten respiratorischen Insuffizienz führt. Die für

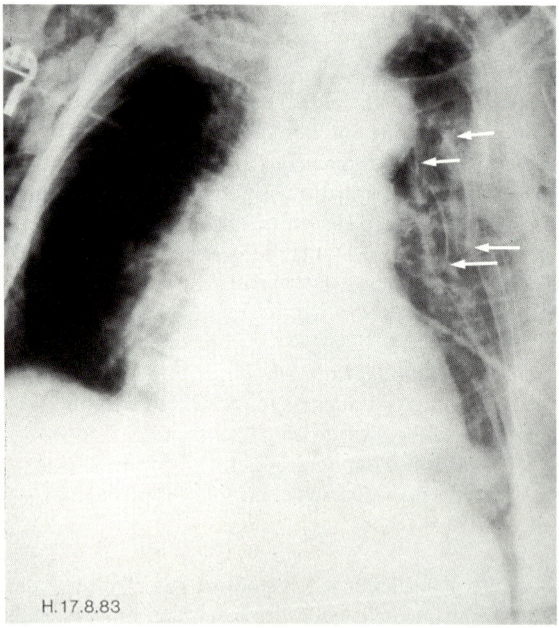

Abb. 15.19. Rippenserienstückbrüche links nach stumpfem Thoraxtrauma (Patient: weiblich, 77 Jahre): „Innere Schienung" durch Beatmungstubus anstelle von Rippenosteosynthesen, permanente Schmerzausschaltung (z. B. thorakale Periduralanästhesie), möglichst rasche Entwöhnung vom Tubus, Pneumonieprophylaxe etc.

die funktionellen Folgen der Gasaustauschstörung ursächliche diffuse Mikrozirkulationsstörung ist erst teilweise analysiert.

> **!** Rippenserienfraktur mit Stückbrüchen und Lungenkontusion nach stumpfem Thoraxtrauma (Abb. 15.19): Chirurgische Osteosynthese nur im extremen Ausnahmefall. Stattdessen zunächst „innere Schienung" durch Trachealtubus, sehr bald maximale Schmerzausschaltung, z. B. Periduralkatheter und Entwöhnung vom Respirator.

Zweithäufigste Folge ist der ***Pneumothorax***, der durch eine Lungenverletzung entsteht, so daß Luft in die Pleurahöhle gelangt.

Durch den intrapleuralen Druckanstieg kommt es zum Teilkollaps des Lungenflügels. Akut lebensbedrohlich ist dieser Zustand, wenn durch Ventilwirkung oder Überdruckbeatmung ein deutlich positiver Druck entsteht, der das Herz mit Mediastinum zur Gegenseite verdrängt und den venösen Rückstrom der oberen und unteren Hohlvene behindert (Abb. 15.20). Hypotension, Tachykardie und Luftnot sind die Leitsymptome. Aufgehobenes Atemgeräusch, perkutorisch Schachtelton, sowie häufig ein deutliches Hautemphysem zeigen den akut lebensbedrohlichen Zustand deutlich an. Einzige lebensrettende Sofortmaßnahme ist die Notfalldrainage im 4. ICR in der vorderen Axillarlinie (s. S. 303).

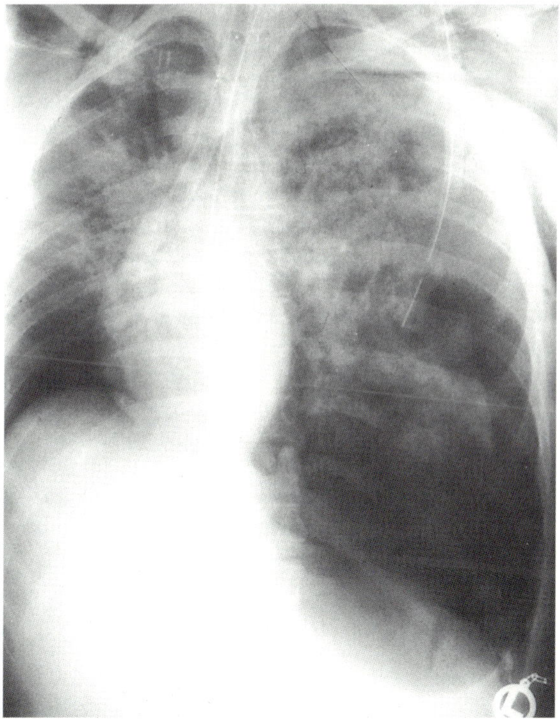

Abb. 15.20. Basaler Spannungspneumothorax links mit Mediastinalverdrängung und Zwerchfelltiefstand durch Überdruck. Absolute Indikation zur sofortigen Notfall-Thoraxdrainage

Die Rippenserienfraktur, insbesondere mit Stückbrüchen, kann eine ***Instabilität eines Thoraxwandsegmentes*** bewirken, so daß die Spontanatmung behindert ist. Akut lebensbedrohlich, unter Umständen noch am Unfallort, wird eine solche Instabilität erst in Kombination mit Sternumfraktur und bei eventuell bilateraler Ausdehnung mit akuter Belüftungsstörung der Lunge (z. B. Pneumothorax). Mit frühzeitiger Intubation kann man durch Überdruckbeatmung bei gleichzeitiger Lungenverletzung durch Rippenstückbrüche einen akuten ***Spannungspneumothorax*** auslösen. Schon bei Intubation muß man deshalb auf den zweiten Schritt, die Thoraxdrainage, vorbereitet sein.

Diagnostik. Die Erstuntersuchung des Thoraxverletzten gilt dem thorakalen Notzustand: ***Inspektion***: Zyanose? ***Palpation***: Hautemphysem? Rippenfraktur? ***Auskultation***: Atemgeräusche beidseits identisch oder einseitig aufgehoben? ***Perkussion***: Schachtelton? (Pneumothorax) oder auffällige Dämpfung? (Blut), Gasaustausch ausreichend? (arterielle Blutgase).

Nach erster körperlicher Untersuchung und Erfassung von Kreislaufgrößen Sofortentscheidung: Notfalldrainage, Notthorakotomie oder Zeit für eine röntgenologische Diagnostik? Wird der Patient nicht in der Nothilfe geröntgt, sondern in eine Röntgenabteilung verbracht, so beginnt jetzt die gefährlichste Zeitspanne: ***Anästhesisten und Chirurgen müssen dabeibleiben, um Kreislaufverhalten und Gasaustausch zu überwachen.***

Lungeneinriß/Lungenzerreißung

Lungenverletzungen sind häufig durch Rippenfragment, direkten Anprall an der Thoraxwand oder plötzliche massive intrapleurale Drucksteigerung bei geschlossener Glottis bedingt. Luft- und Blutaustritt in die Pleurahöhle führt zum Hämatopneumothorax (Abb. 15.21), eine Thoraxdrainage ist stets erforderlich, eine Thorakotomie mit Übernähung nur bei ausgedehnter Verletzung und massiver Blutung. Wird der Patient längere Zeit beatmet, so können hartnäckige Parenchymfisteln entstehen, die aber zu etwa 90 % spontan durch Verklebung unter Sog sistieren – eine operative Übernähung ist in ca. 5 % erforderlich. Ein während der Initialphase nicht vollständig entleerter Hämatothorax kann Anlaß zu einer späteren Hämatomausräumung werden, eventuell unter videoskopischer Kontrolle.

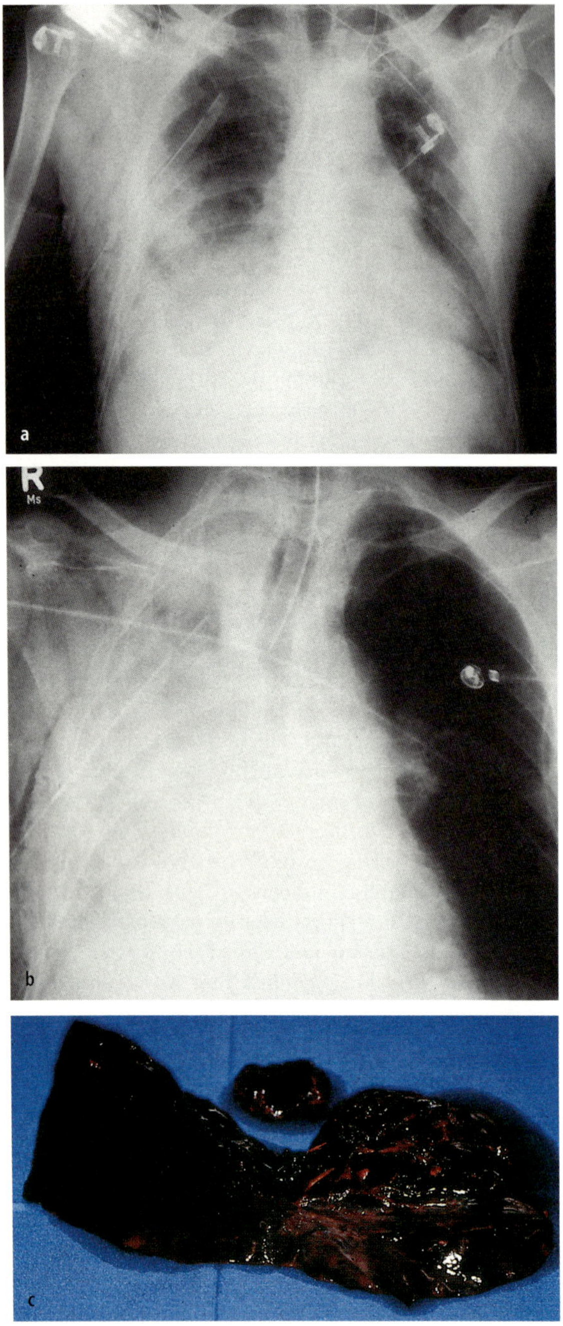

Abb. 15.21. **a** Rechtsbasaler Hämatothorax mit Lungenkontusion nach stumpfem Thoraxtrauma (Patient: männlich, 53 Jahre). **b** Derselbe Patient nach 60 Minuten: Mittlerweile Intubation nach Blutgasverschlechterung, zunehmender Hämatothorax, der sich über die eingelegte Drainage nicht adäquat entleert, Indikation zur Thorakotomie. **c** Vollständige Zerreißung des rechten Unterlappens bis in den Lungenhilus: Unterlappenresektion, Entlassung nach 7 Tagen

> !
>
> Notthorakotomie bei der traumatischen Parenchymfistel in Kombination mit Hämatopneumothorax: Nicht das entleerte Blutvolumen ist ausschlaggebend (Koagel entleeren sich nicht über eine Drainage), sondern die Synopsis aus ***Thorax-Übersichtsaufnahme*** (Zunahme der Verschattung trotz Drainage), ***Kreislaufverhalten***, und erst an dritter Stelle das über die ***Drainage verlorene Blutvolumen***.

Bronchusruptur

> ***Inkomplette Bronchusruptur***: Mediastinales Emphysem (bei spontan atmendem Patienten funktionell unbedeutend); unter Beatmung bei ungünstiger Tubuslage unter Umständen Überdruckbildung mit Spannungsmediastinum.
> ***Komplette Bronchusruptur mit Ruptur der mediastinalen Pleura***: Totalkollaps des Lungenflügels, evtl. Spannungspneumothorax.

Mit ca. 1 % aller schweren stumpfen Thoraxtraumen ist die Bronchusruptur gerade so selten, daß man sie im Ernstfall übersehen könnte, mit fatalen Folgen. Bei massiver, kurzfristiger, sagittaler Gewalteinwirkung kommt es beim elastischen jugendlichen Thorax zu einer solchen Verformung, daß ohne Rippenfraktur die Trachealbifurkation derart nach dorsal gegen die Wirbelsäule gepreßt wird, daß kurzfristig erhebliche Scherkräfte am Abgang der Hauptbronchien entstehen und ein Hauptbronchus komplett aus der Bifurkation ausreißen kann. Bleibt die dünne mediastinale Pleura darüber intakt, so resultiert ein massives ***Pneumomediastinum***. Reißt die Pleura ebenfalls ein, so entsteht eine freie Kommunikation zwischen Bronchiallumen und Pleurahöhle mit sofortigem ***Totalkollaps des betroffenen Lungenflügels*** (Abb. 15.22 a). Die Durchblutung dieser nicht belüfteten Lunge wird zwar erheblich gedrosselt, doch entsteht trotzdem eine erhebliche Hypoxämie durch intrapulmonalen Shunt. Wird ein solcher Patient intubiert, stellt sich nach wenigen Minuten heraus, daß ein einseitiger Spannungspneumothorax resultiert, dessen sofortige Drainage eine massive Luftfistel anzeigt. Dies kann zur Folge haben, daß in die kontralaterale Lunge keine Luft mehr gelangt, weil diese sich vollständig über das Leck an der Bifurkation nach außen entleert. Überlebt wird dieser Zustand nur, wenn es gelingt, den Beatmungstubus via Trachea in den erhaltenen Hauptbronchus der Gegenseite vorzuschieben. Entscheidend ist, daß die Diagnose „zirkuläre Bronchusruptur“ rasch gestellt wird. Die beweisende Bronchoskopie wird erst bei gesichertem Gasaustausch

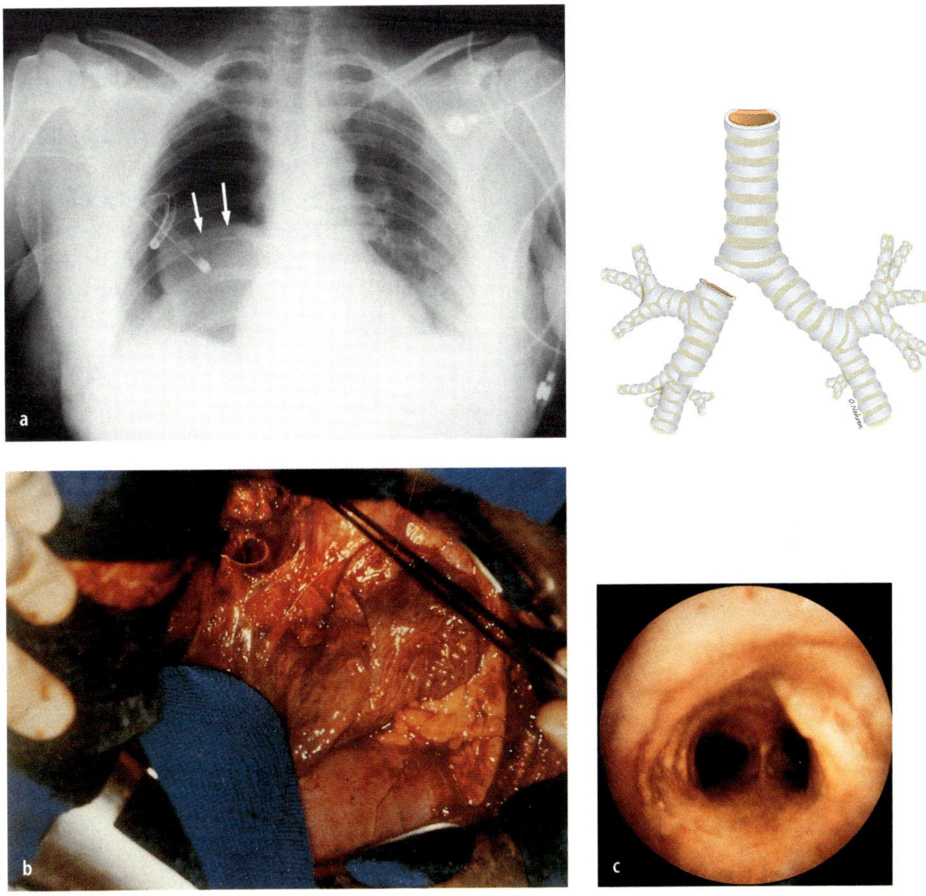

Abb. 15.22. **a** Persistierender Totalkollaps der rechten Lunge, obwohl ***zwei*** Thoraxdrainagen plaziert sind. Spontanatmung möglich, bei Husten ***massivste*** Lungenfistel. Indikation zur Bronchoskopie in Intubationsbereitschaft: Zirkuläre Bronchusruptur rechts, bronchoskopisch „freie Sicht bis zum Zwerchfell". **b** Anastomose (Reanastomose End-zu-Seit) des rechten Hauptbronchus an die Bifurkationscarina. **c** Bronchoskopische Kontrolle der Anastomose nach 4 Wochen

nach Intubation durchgeführt. Die sofortige Thorakotomie und Reanastomosierung des Hauptbronchus durch End-zu-End-Naht erfolgt möglichst unter Verwendung eines Doppellumentubus, der in den intakten kontralateralen Hauptbronchus plaziert wird (Abb. 15.22 b).

> **!** Beweis für Bronchusruptur: Bronchoskopie.
> *Cave*: Doppellumentubus griffbereit zur raschen bronchialen Intubation der gesunden Seite. Bei kompletter Ruptur in eine Pleurahöhle entsteht bei trachealer Intubation entweder Spannungspneumothorax oder – bei liegender Drainage – totale Fistel. Beatmung mit trachealem Tubus bei kompletter Bronchusruptur ist in der Regel nicht möglich!

Zwerchfellruptur

Bei ca. 2% aller schweren Thoraxtraumen kommt es zum Einriß des linken oder rechten Zwerchfells (Abb. 15.23), wofür kurzfristige hohe Druckunterschiede zwischen Thorax und Abdomen ursächlich sind, so daß stets nach weiteren Verletzungen von Baucheingeweiden zu suchen ist. Insbesondere linksseitig können Dünndarm-, Milz- und Magenanteile in die Pleurahöhle übertreten, wo sie leicht durch eine notfallmäßig zu tief eingelegte Thoraxdrainage verletzt werden können. Rechts verhindert die Leber ein Durchtreten von Baucheingeweiden. Die Diagnose wird radiologisch (durch Gastrografinschluck) bzw. direkt bei Notfall-Laparotomie, gestellt. Der Zugang bei akuter Ruptur erfolgt wegen möglicher intraabdomineller Begleitverletzungen stets über eine Laparotomie.

Aortenruptur

Das Aortenrohr steht aufgrund anatomischer Fixierung an der perikardialen Umschlagsfalte und am Lig. Botalli

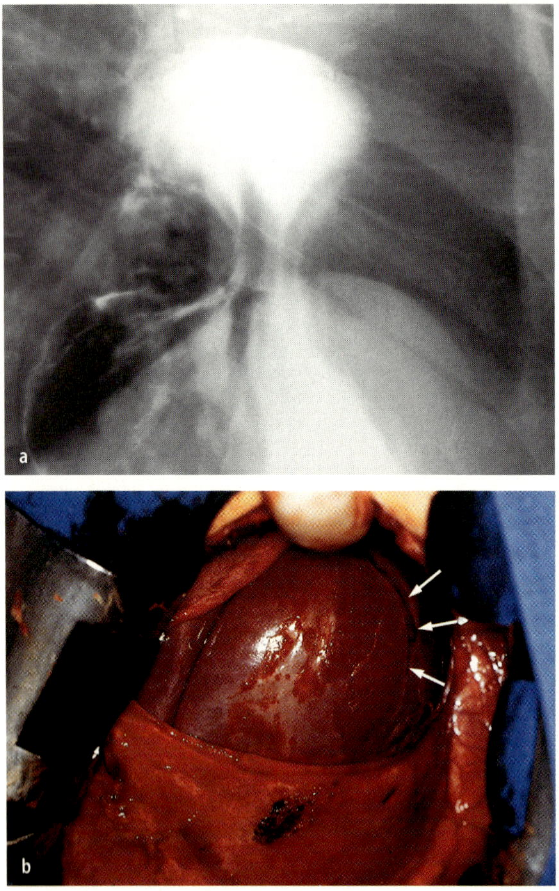

Abb. 15.23. **a** Linksseitige Zwerchfellruptur mit Durchtritt von Magenfundus, OP vom Abdomen aus, **b** rechtsseitige Zwerchfellruptur mit Leberriß, Notfall-Thorakotomie bei massivem Hämatothorax

bei Thoraxkompression an zwei Prädilektionsstellen unter erheblichen Scherkräften: Im Bereich der Pars ascendens an der Perikardinsertion und unmittelbar gegenüber dem Abgang der linken A. subclavia an der Insertionsstelle des Lig. Botalli – wobei das Ligament selbst überraschenderweise fast immer intakt gefunden wird. Der Riß erfolgt unmittelbar proximal in der distalen Konkavität des Aortenbogens. In ca. 70 % ist die Verletzung unmittelbar tödlich, wenn eine freie Ruptur mit Massenblutung in das Perikard oder die linke Pleurahöhle auftritt. Bleibt die mediastinale Pleura intakt, so kann sich die mediastinale Initialblutung unter späterer Bildung eines posttraumatischen Pseudoaneurysmas tamponieren. Das klassische Dezelerationstrauma (Anprall am Lenkrad, Sturz vom Baugerüst, etc.), das verbreitete Mediastinum in der Thorax-Übersichtsaufnahme, unter Umständen mit Klavikula sowie C1/C2-Fraktur links, erfordern unverzüglich die weitere Abklärung mit Angio-CT, falls möglich, in Spiraltechnik, mit Möglichkeit der 3-D-Rekonstruktion. In Zweifelsfällen ist eine Angiographie zusätzlich erforderlich, die bei Kreislaufinstabilität keinen Zeitverlust bedeuten darf. Im Zweifelsfall Notthorakotomie *ohne* Angiographie.

!

Prädilektionsstellen der thorakalen Aortenruptur:

- A. ascendens am Ansatz der perikardialen Umschlagsfalte (fast immer tödlich durch Perikardtamponade).
- A. descendens an Insertion des Lig. Botalli (70 % primär letal), 30 %: freies Intervall zur Operation; Spontanverlauf: Entweder zweizeitige Ruptur oder posttraumatische Aneurysmabildung.

Operation. Die Wahrscheinlichkeit, daß eine initial überlebte Aortenruptur innerhalb der nächsten 48 Stunden von einer zweizeitigen freien Ruptur gefolgt ist, liegt bei ca. 5 %. Andere Traumafolgen, wie Schädel-Hirn-Trauma, intraabdominelle Blutung, offene Frakturen, haben daher Vorrang bei der operativen Versorgung, es sei denn, die 3-D-Rekonstruktion zeigt zweifelsfrei eine zirkuläre Ruptur des gesamten Aortenrohres, die nur durch mediastinale Pleura und Thrombus gehalten wird.

Ansonsten läßt sich die thorakale Ruptur mit „verzögerter Dringlichkeit" operieren, d. h. nach optimaler Vorbereitung des Patienten, eventuell Tage nach Erstversorgung.

Neben der Clamp-repair-Methode – der direkten Naht, bzw. häufiger der Protheseninterposition (Abb. 15.24) zwischen proximaler und distal plazierter Aortenklemme – wird ebenso die offene Methode mit Herzlungenmaschine favorisiert. Beide Methoden arbeiten gegen das Risiko der Rückenmarksischämie, die bei beiden Methoden in ca. 10 % der Fälle zur postoperativen Paraplegie führt. Definitive Vorteile sind für keine der beiden Verfahren statistisch gesichert. Die Clamp-repair-Methode wird vorgezogen bei akuter OP-Indikation – die Herz-Lungen-Maschine bedeutet bei elektiver Indikation Wochen bis Jahre nach Unfall u. U. eine Erleichterung (s. Kap. Herzchirurgie).

Herzkontusion

Die Symptomatik der Herzkontusion, insbesondere der Vorderwand des rechten Ventrikels, kann von diskreter Rhythmusstörung bis zur Symptomatik des akuten Herzinfarktes reichen. Genaue Langzeit-EKG-Aufzeichnung, CK-Kontrollen und Kreislaufüberwachung muß zwischen reversibler Veränderung der Kontusion und zunehmender Ischämie bei kontusionsbedingter Koronarthrombose unterscheiden.

Ösophagusruptur

Die traumatische Ösophagusruptur (Abb. 15.25) gehört sicherlich zu den seltensten Verletzungsfolgen überhaupt; sie ist wesentlich häufiger nach Erbrechen

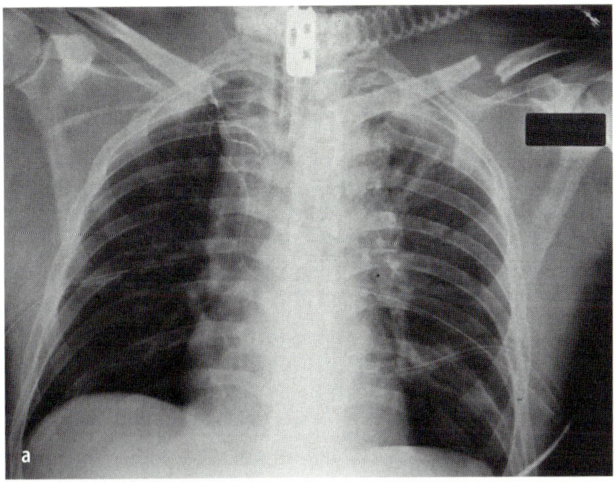

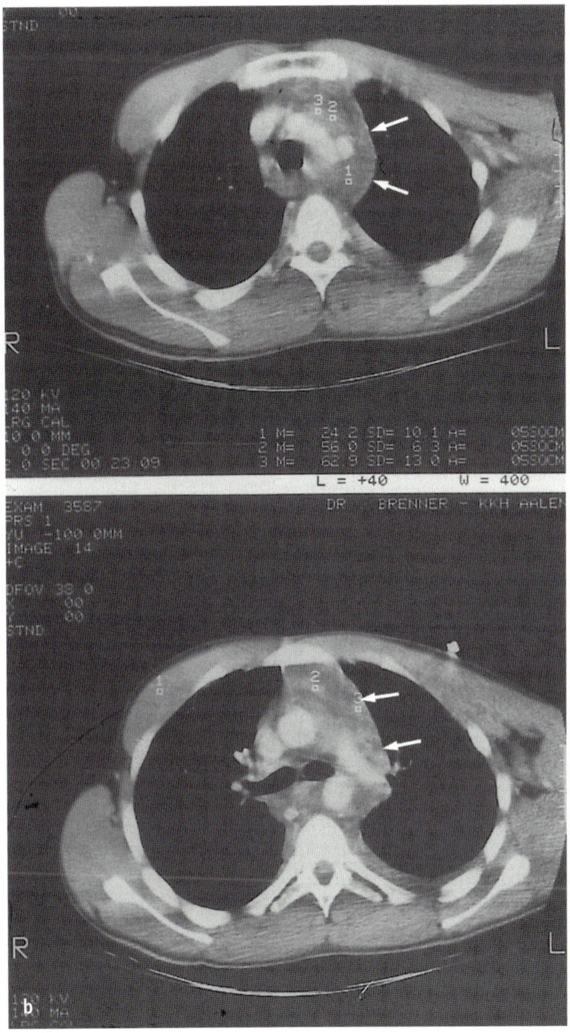

Abb. 15.24. a, b (Legende siehe rechte Spalte)

(Boerhaave[11]-Syndrom), starkem Hustenanfall, sowie nach Verätzung durch Säure und Laugen. Die Symptome der Mediastinitis mit hohem Fieber, Pneumomediastinum im CT und eventuell Entleerung von trübem

[11] Hermann Boerhaave, Arzt, Leiden 1668–1738

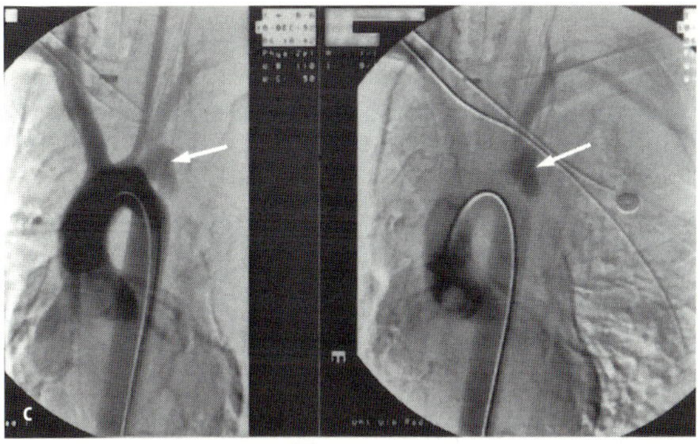

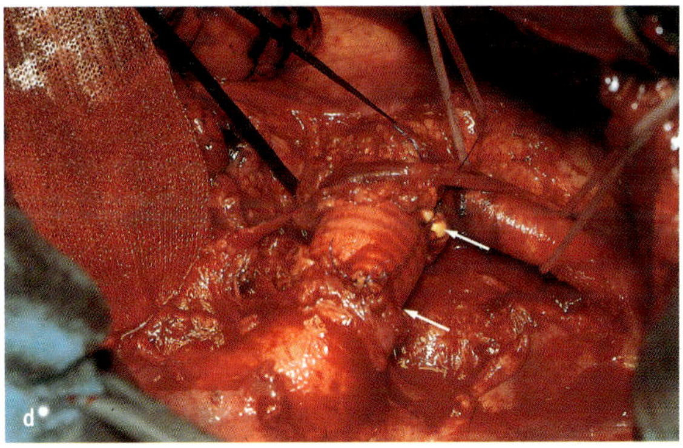

Abb. 15.24. a Thorakale Aortenruptur: Verbreitertes Mediastinum auf Übersichtsaufnahme; **b** mediastinales Hämatom an typischer Rupturstelle im Angio-CT; **c** Kontrastmittelaustritt (nicht obligat!) bei Angiographie; **d** OP in Clamp-repair-Technik mit Rohrprotheseninterposition (Patient männlich, 28 Jahre)

Magensaft über die Thoraxdrainage sind kaum zu übersehen. Den Beweis liefert die Ösophagoskopie bzw. die Darstellung der Magenpassage mit wasserlöslichem Kontrastmittel. Antibiotika und großlumige Thoraxdrainage sind der erste, Thorakotomie im 8. ICR mit Versuch der Ösophagusübernähung der zweite Schritt. Das gestielte, in den Thorax hochgezogene, große Netz dichtet als Netzmanschette die Nahtstelle ab. Verätzung und Laugennekrosen erfordern unter Umständen die sofortige, totale Ösophagektomie mit vorübergehender, zervikaler Ausleitung und sekundärem Magenhochzug, respektive Koloninterponat Wochen später.

Penetrierend/perforierendes Thoraxtrauma

Penetrierend/perforierende Traumen sind überwiegend dem kriminellen Milieu zuzuordnen, ergänzt durch seltene Pfählungsverletzungen durch PKW, Arbeits- und Sportverletzungen. Sofern nicht unmittelbar Herz und große Gefäße betroffen sind, wirken Pfählungsverletzungen im Thorax bisweilen katastrophaler als sie letztlich sind. Der Grund: Weil das „pfählende Instrument" im Vergleich etwa zur Gewehrkugel ungleich langsamer eintritt und innerhalb des Thorax bis zum Stillstand abgebremst wird, können die Brustein-

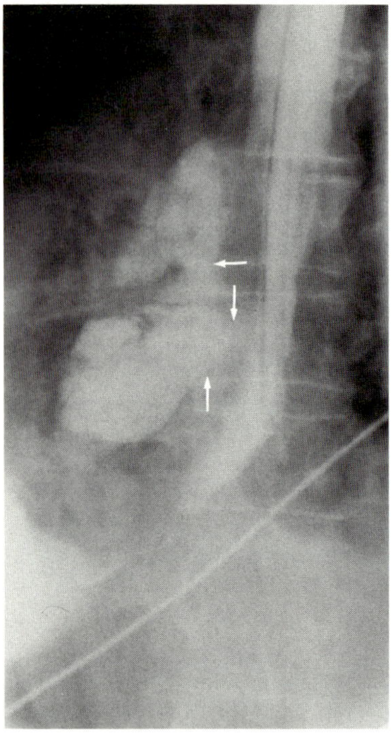

Abb. 15.25. Ösophagusruptur epiphrenisch links mit Gastrografinaustritt in die linke Pleurahöhle. Indikation zum mediastinalen Debridement, falls möglich, direkter Übernähung und Nahtdeckung mit gestielter Omentummanschette

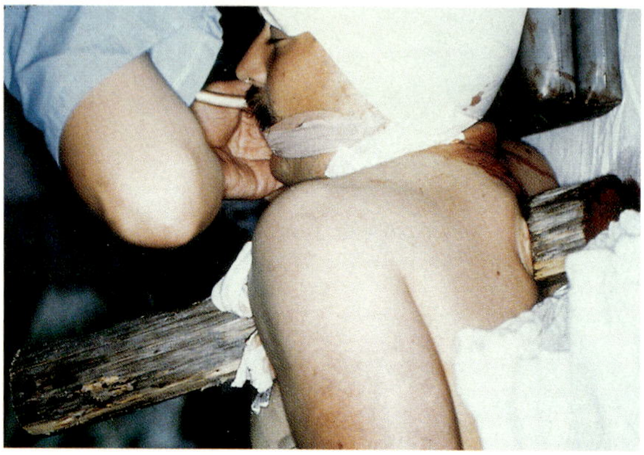

Abb. 15.26. Pfählungsverletzung durch Rundholz (Durchmesser 7 cm) bei 32 jährigem Mann als PKW-Lenker. Zur Bergung des Patienten aus dem Fahrzeug wurde der Pfahl durchtrennt und in situ belassen. Im OP bereitet die Entfernung unter Sicht nach erfolgter Thorakotomie keine Probleme

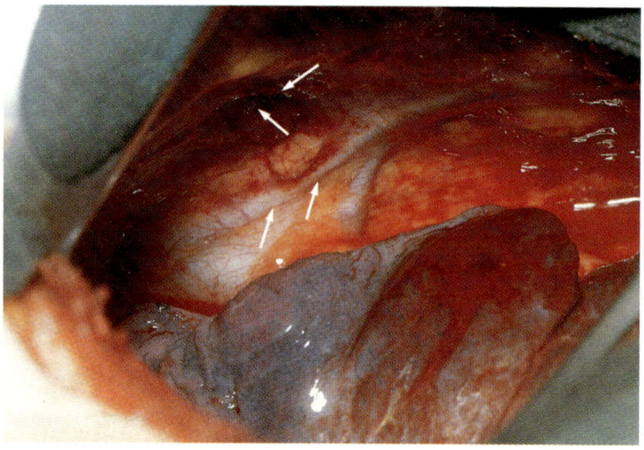

Abb. 15.27. Schußverletzung parasternal rechts: Man erkennt, daß das Projektil die A. mammaria interna rechts nur wenige Millimeter verfehlt hat

geweide sich verformen, ausweichen und elastischen Widerstand bieten (Abb. 15.26).

Laienregeln besagen, daß natürlich pfählende Instrumente (solange sie nicht die Trachea verlegen) niemals am Unfallort disloziert oder gar herausgezogen werden sollen, da die akute Gefahr der inneren Verblutung besteht. Erst unter Sicht der Thorakotomie ist eine Entfernung bei schrittweiser Blutstillung möglich.

Stichverletzungen zielen nicht selten auf die Herzgegend, treffen aber relativ häufig eben nicht Herzkammern und Vorhöfe, sondern parasternal die A. thoracica (mammaria) interna. Einstichstellen in der Herzgegend sind – bei Sondierung des Stichkanals bis intrathorakal – beim Kreislaufstabilen die Indikation zur ***Echokardiographie***, ansonsten stets zur ***Sofort-Thorakotomie***. Besteht kein Anhalt für Blutung (Kreislauf und Hb stabil), kann unter Anwesenheit des Chirurgen eine CT-Untersuchung zum Ausschluß eines Hämoperikards erfolgen. Plötzliche Tamponade, bei Hämoperikard auch zweizeitig, ist jederzeit möglich, so daß bei der Thorakotomie die Herzoberfläche intraperikardial sorgfältig abzusuchen ist.

Die klassische Trias: ***Einstichstelle hoch parasternal, Hämatothorax*** und ***Kreislaufinstabilität***, beruht am häufigsten auf der Verletzung/Durchtrennung der A. mammaria interna, deren Stümpfe nicht selten mehrere Zentimeter auseinanderliegend gefunden werden. Nicht jede Stichverletzung zwingt automatisch zur Thorakotomie: Bei stabilem Kreislauf, konstantem Hb-Wert und geringgradigem Hämatothorax kann eine Thoraxdrainage unter Intensivüberwachung ausreichend sein.

Bei ***Schußverletzungen*** ist – falls anamnestisch möglich – zu unterscheiden zwischen Faustfeuerwaffen/Kleinkalibergewehr und Büchsengeschoß (Jagdwaffe, NATO-Sturmgewehr etc.). Pistolen- und Revolverprojektile erzeugen einen Schußkanal, der maximal so groß ist, wie der Längsdurchmesser des

Geschosses. Bei überschallschnellen Büchsengeschossen kommt es dagegen zu einem u. U. über faustgroßen Berstungskanal durch Kavitationskräfte, welche Kleidungsstücke und Haut tief mit ins Gewebe zerren können. Für diese Verletzungen gilt zunächst: „Scoop and run", d. h. raschester Transport zur Not-Thorakotomie ohne zeitraubende Erstmaßnahmen am Unfallort – es gibt bei dieser Verletzungsart nicht die „goldene Stunde", wie beim Polytraumatisierten. Lebensrettend ist allein die sofortige Thorakotomie mit vollständiger Revision des Schußkanals, u. U. auch als Zweihöhleneingriff (Abb. 15.27).

Während Patienten, die am Tatort bereits mit Herzstillstand aufgefunden werden, in der Regel keine Überlebenschance haben, sollten von denen, die mit spontaner Herzaktion den OP erreichen, heute 96 % überleben.

15.5 Lunge und Bronchialsystem

Ziele thoraxchirurgischen Eingreifens an der Lunge sind:

- Angeborene Mißbildungen
- Infektionsfolgen
- Tumore

15.5.1 Angeborene Mißbildungen

Angeborene Mißbildungen betreffen entweder die Anlage der Gesamtlunge (Dysplasie, Agenesie, Hypoplasie) oder nur das periphere Parenchym (Lungenparenchymdefekt), bzw. die Bronchien oder Gefäße.

Man unterscheidet bei angeborenen Mißbildungen:

- Lungenagenesie
- Lungenhypoplasie
- Lungenparenchymdefekte
- Lungendysplasie
- Lobäremphysem
- Gefäßanomalie
- Bronchialanomalie
- Lungensequester

!

Ca. 80 % aller thoraxchirurgischen Eingriffe gelten Tumoren der Lunge, davon ca. 70 % den Lungenkarzinomen (Raucherkrebs!).

Agenesie. Fehlt ein ganzer Lungenlappen und/oder Lungenflügel, so spricht man von „Agenesie" der Lunge. Der betreffende Bronchus bildet lediglich einen kleinen Blindsack. Die Schwere des Krankheitsbildes hängt von der Ausdehnung des Prozesses ab: Ist nur ein Lappen betroffen, wird wegen geringer Beschwerden die Diagnose unter Umständen erst im mittleren Lebensalter gestellt.

Hypoplasie. Eine Hypoplasie liegt vor, wenn neben dem Bronchusblindsack noch einige Lungenbläschen ausgebildet sind. Bei Befall eines Lungenflügels mit entsprechender Mediastinalverziehung kann eine frühzeitige Operation erforderlich sein. Ist nur ein Lappen involviert, erfolgt die bronchoskopische Diagnose evtl. erst nach Jahren. Sowohl bei Agenesie wie Hypoplasie bewirkt eine Sekretretention im Bronchusblindsack rezidivierende Infektionen. Die Diagnose wird vorwiegend bronchoskopisch gestellt, die Operation reseziert jeweils den gesamten befallenen Bezirk (Abb. 15.28).

Parenchymdefekte. Bei Parenchymdefekten liegt die Entwicklungsstörung entweder im Bereich der Alveolar- oder Bronchialwand. Im günstigsten Fall resultieren eine oder mehrere Lungenzysten, die zwar am häufigsten solitär sind, aber auch diffus über das ganze Lungenparenchym verteilt sein können. Klinisch auffällig wird eine Solitärzyste, wenn sich durch Ventilmechanismus ein Überdruck bildet und im Laufe der Jahre zur Überblähung der Zyste mit Kompression des übrigen Lungengewebes führt. Auch eine Infektion ist möglich, so daß die symptomatische Zyste stets eine Indikation zur Operation darstellt, eine zufällig entdeckte dagegen zunächst beobachtet wird. Der Operateur hat zum Ziel, zunächst nur die Zyste ohne umgebendes Lungengewebe auszuschälen. Nur bei multiplen Vorkommen wird im Extremfall ein ganzer Lungenlappen reseziert.

Dysplasie. Die kongenital zystisch adenomatöse Dysplasie beinhaltet eine Proliferationsstörung der termi-

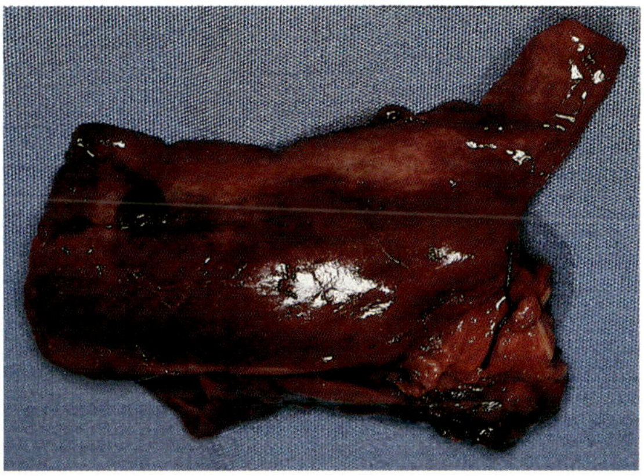

Abb. 15.28. Hypoplasie des nur wenige cm großen linken Unterlappens (Patientin weiblich, 46 Jahre). Rezidivierende Infekte mit Auswurf führten zur bronchoskopischen Diagnose. Histologisch Bronchusblindsack mit obliterierten Alveolen

nalen Bronchioli – Alveolen kommen im befallenen Abschnitt gar nicht zur Ausbildung. Nach der Geburt entwickeln sich multiple Zysten mit rascher Größenzunahme, so daß der betroffene Abschnitt operativ entfernt werden muß. Problematisch ist die Wahl des Operationszeitpunktes bei Befall eines ganzen Lungenflügels: Nach Pneumonektomie im Kindesalter entwickeln sich erhebliche Thoraxdeformitäten mit Skoliose, Gibbus, etc., weshalb die Operation möglichst bis ans Ende der Wachstumsperiode zu verschieben ist.

Lobäremphysem. Auch das Lobäremphysem des Neugeborenen muß häufig rasch operiert werden: Im Vordergrund der Fehlentwicklung der Bronchiolenwand steht hier der oft auf einen Lappen begrenzte völlige Bronchialkollaps. Die bei diesem Krankheitsbild zunächst normal angelegten Alveolen werden sehr bald nach der Geburt massiv überbläht und bewirken eine schwerwiegende Kompression der Restlunge, so daß bei diesem klassischen ***Atemnotsyndrom des Neugeborenen*** eine notfallmäßige Lobektomie erforderlich ist.

Vaskuläre Fehlbildungen: Arteriovenöse Fistel. Infolge fehlerhafter Entwicklung der Lungenkapillaren entstehen anatomische Kurzschlußverbindungen zwischen arteriolären und venösen Gefäßabschnitten, meist solitär, unter Umständen aber auch multipel über beiden Lungen verteilt, wie speziell beim Morbus R. Osler, mit Teleangiektasien im Bereich der Mund- und Darmschleimhaut. Zyanose, reaktive Polyzythämie und Trommelschlegelfinger werden heute wegen frühzeitiger Diagnostik kaum mehr beobachtet, ebenso wie Synkopen und Schwindelgefühl bei körperlicher Belastung. Metastatische Hirnabszesse und intrapulmonale Blutungen bei Gefäßzerreißung sind ernste Komplikationen, die eine dringliche Operationsindikation bei diesem Krankheitsbild stützen (Abb. 15.29a-b).

Diagnostisch ist zunächst der häufig peripher subpleural liegende, unter Durchleuchtung pulsierende Rundherd für die Indikationsstellung zur Operation ausreichend. Um nicht weitere Herde zu übersehen, ist ein CT obligatorisch, die Angiographie der A. pulmonalis nur bei zentralen Prozessen erforderlich. Subpleural gelegene Herde lassen sich mit Klammernahtgeräten atypisch, d. h. keilförmig oder tangential ohne nennenswerten Verlust funktionierenden Lungenparenchyms resezieren. Wegen der Möglichkeit heftigster Blutungen wird von videoskopischer Technik abgeraten. Die Vollständigkeit ist entscheidend, da auch unbedeutende, zurückgelassene Kurzschlüsse sich im Laufe von Jahren wieder vergrößern und Anlaß zur Zweitoperation werden können.

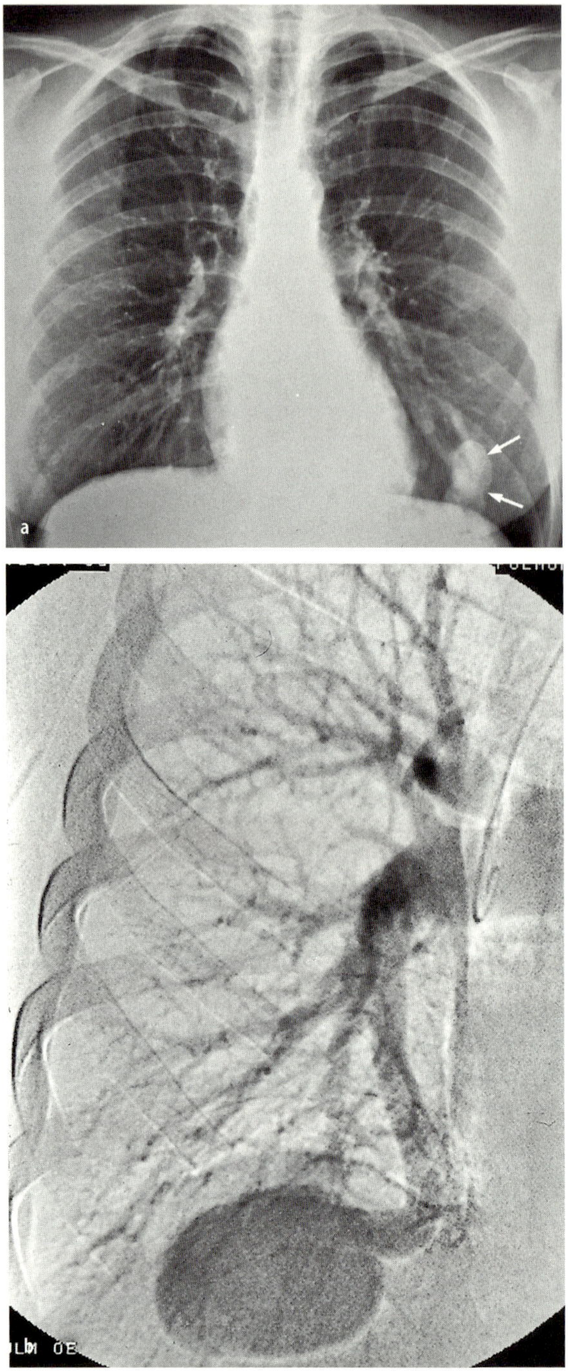

Abb. 15.29 a, b. Intrapulmonale arteriovenöse Fistel. **a** Auf der Thoraxübersicht „pulsierender Rundherd" (Patient weiblich, 47 Jahre). **b** Angiographischer Nachweis eines enorm erweiterten Zustromgefäßes (Patient männlich, 61 Jahre)

Bronchiale Anomalien. Sie werden meist zufällig bronchoskopisch entdeckt und haben keinen Krankheitswert. Die solitären bronchogenen Fisteln dagegen liegen zumeist im Bereich der distalen Trachea bzw. der zentralen Bronchialabschnitte. Im Gegensatz zur Lungenzyste sind sie mit Sekret gefüllt, können wegen ihrer zentralen Lage als Mediastinaltumor imponieren und werden wegen der Gefahr der Sekretinfektion stets exstirpiert. Bronchialfisteln als anomale Verbindungen zwischen zentralen Bronchien, Trachea und Ösophagus

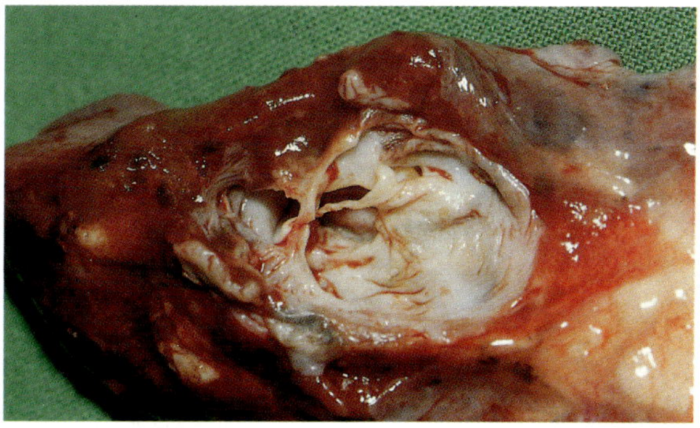

Abb. 15.30. Aneurysmatisch erweiterte angiomatöse Hohlräume im Operationspräparat des vollständig exzidierten Fistelbereiches (OP-Befund von Abb. 15.29 a)

werden durch die Klinik als Aspiration unmittelbar postpartal diagnostiziert und umgehend operativ korrigiert.

Lungensequester. Sie werden von einer Arterie aus dem großen Kreislauf versorgt, zumeist einem Ast der thorakalen oder häufiger der abdominellen Aorta. Auch die venöse Drainage mündet bisweilen nicht in den Vorhof, sondern in die V. azygos oder hemiazygos. Morphologisch kann ein Sequester als Teil des Unterlappens ein normales Bronchialsystem aufweisen und sowohl akzessorisch extrapulmonales, als auch intrapulmonales Lungengewebe. Die Symptomatik ist stets identisch: Im Gewebe des Sequesters bilden sich degenerative Hohlräume mit Sekretretention und Infektion, abschnittweise auch Parenchymverfestigung (Karnifizierung) des Lungengewebes. Rezidivierendes Fieber, Pneumonie, purulentes Sputum, sowie eine Thoraxübersichtsaufnahme mit paravertebraler Spiegelbildung und scharf abgegrenzter Verschattung der basalen Segmente sind diagnostisch beweisend, ein angiographischer Nachweis der aus der Aorta aberrierenden Arterie ist für die Indikationsstellung zur Operation nicht erforderlich.

Die sorgfältige Darstellung der zumeist im Lig. pulmonale von subdiaphragmal aufsteigenden Arterie ist unumgänglich, da nach versehentlicher Verletzung der zentrale Arterienstumpf wieder nach kaudal zurückgleiten und zu heftigen Blutungen führen kann.

15.5.2 Entzündliche Erkrankungen

Pneumonie

Eine bakterielle oder virusinduzierte Pneumonie ist primär keine Indikation zur Lungenresektion. Gezielte Antibiotikabehandlung, medikamentöse Sekretolyse, Atemgymnastik, Bronchialtoilette und, falls erforderlich, vorübergehende Sicherstellung der alveolären Dilatation und des Gasaustausches durch verschiedene Formen der Überdruckbeatmung (s. Kap. Intensivmedizin), sind die Behandlung der Wahl. Lediglich pulmonale Restzustände (Nekrosehöhlen, karnifizierte Anteile, Abszesse) oder auch radiologisch verdächtige Narbenbezirke können eine Indikation zum operativen Eingriff darstellen.

In den letzten 10 Jahren hat sich durch vermehrtes Auftreten immundefizienter bzw. immunsupprimierter Patienten eine spezielle Problematik ergeben: Keime mit hohem Durchseuchungsgrad werden unter diesen speziellen Bedingungen pathogen und bewirken oft bizarr nekrotisierende Pneumonieformen, die ohne Defekt nicht ausheilen. Da bei transplantierten Patienten bei Absetzen der Immunsuppression das Organ auf dem Spiel steht, ist eine rasche und vollständige Entfernung des irreversibel geschädigten Lungenparenchyms in diesem Fall die einzige Lösung.

Bronchiektasen

Bronchiektasen sind irreversibel erweiterte Bronchialabschnitte der Segment- und Subsegmentbronchien, wohl nicht anlagebedingt, sondern durch chronisch rezidivierende Infekte mit starkem Hustenreiz ausgeprägt. Durch die wiederholten intrabronchialen Drucksteigerungen tritt eine ***Zerstörung elastischer Wandelemente mit sackförmiger, zylinderförmiger oder tubulärer Ausweitung als Endzustand ein.*** Distale Sekretretention mit chronischer Infektion führt zur Zerstörung der abhängigen Lungensegmente mit spezieller Bevorzugung der dorsobasalen Segmente.

Die typische Symptomatologie (maulvolles Sputum, Zyanose, Uhrglasnägel, Hämoptysen, Amyloidose und reduzierte Lebenserwartung) wird unter Antibiotikaschutz heute nicht mehr gesehen. In der Diagnostik ist die invasive Bronchographie heute z. T. durch die Möglichkeiten des Spital-CT mit 3-D-Rekonstruktion verdrängt. Die OP-Indikation ergibt sich allerdings heute, wenn rezidivierende pulmonale Pneumonie, Hämoptyse und radiologischer Nachweis zusammenkommen. Voraussetzung ist die genaue präoperative Lokalisation (Spiral-CT, in Ausnahmefällen Bronchographie), sowie die Beherrschung der Segmentchirurgie der Lunge.

Mukoviszidose

Exokrine Drüsen (Pankreas, Bronchialdrüsen) sind bei dieser autosomal-rezessiv vererblichen Krankheit befallen (s. Kap. Pankreas). Das Tracheobronchialsystem ist mit äußerst zähem, von den Zilien der Bronchialschleimhaut nicht transportablem Schleim gefüllt. Chronische Infekte, bronchiektatischer Umbau mit schließlich multipel infizierten Zysten und respiratorischer Globalinsuffizienz machen chirurgische Interventionen problematisch. Beim gehäuft vorkommenden Pneumothorax ist meist nicht mehr als eine Zystenübernähung mit parietaler Pleurodese möglich. Liegt ausnahmsweise eine lappenbegrenzte Erkran-

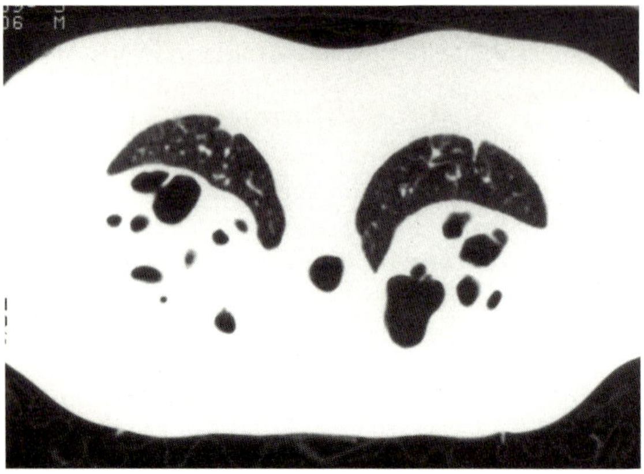

Abb. 15.31. Selektiver Befall beider Oberlappen bei Normalbefund im Unterlappen (Pat. weiblich, 17 Jahre, Mukoviszidose). Fötor, massive Expektoration trotz Antibiotika-Dauertherapie seit 4. Lebensjahr. Mit 17 Jahren sequentielle Oberlappenresektion links, anschließend obere Bilobektomie rechts. Patientin nach 5 Jahren beschwerdefrei

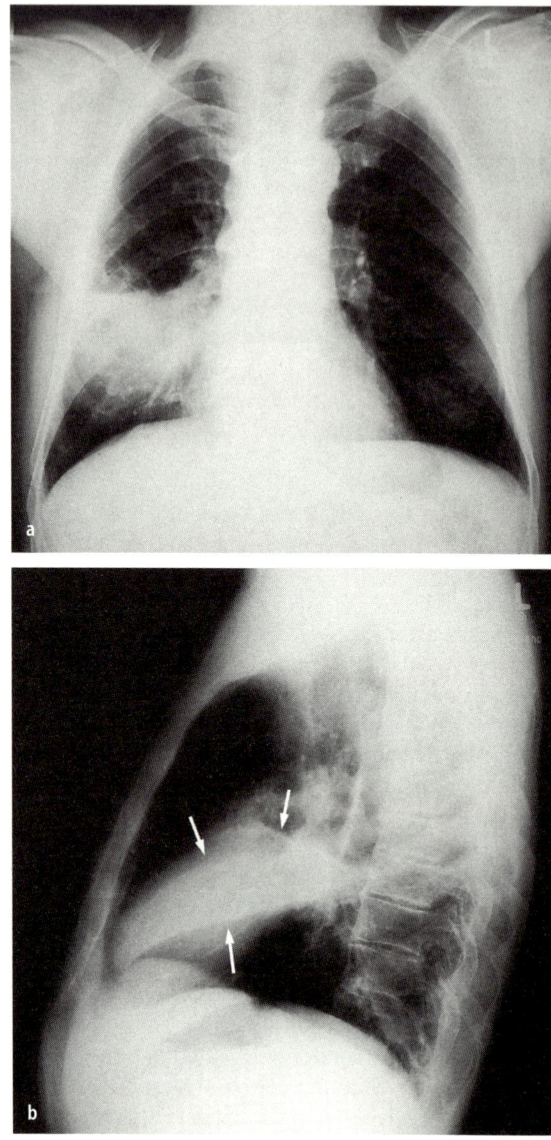

Abb. 15.32. **a** Verdichtung parakardial rechts in a. p.-Aufnahme, nach zentral ziehende, streifige Verdichtung – dem dystelektatischen Mittellappen entsprechend, **b** in seitlicher Aufnahme bei Mittellappensyndrom

kung vor, kann eine Lobektomie – falls erforderlich bilateral – Beschwerdefreiheit bringen (Abb. 15.31). Bei entsprechend massiver Globalinsuffizienz ist heute im zweiten Lebensjahrzehnt häufig die beidseitige Lungentransplantation erforderlich.

Mittellappensyndrom

Das Mittellappensyndrom ist definiert als irreversibel geschädigter Mittellappen, der zustande kommt, wenn der relativ zarte Mittellappenbronchus an seinem Abgang durch chronischen Druck zerstört und verschlossen wird. Sekretstau, Infektion, Einschmelzung und reaktive Karnifizierung kennzeichnen sodann den klinischen Verlauf. Während früher häufig tuberkulöse Lymphknoten ursächlich für die Bronchuskompression waren, ist heute der Bronchialverschluß durch Tumor wesentlich häufiger.

Diagnostisch zeigt die Thorax-Übersicht einen schmalen, verdichteten Parenchymsaum nach ventral im Seitenbild, während die parakardiale Verschattung im a. p.-Bild nicht pathognomonisch ist. Da die Gewebeschädigung irreversibel ist, läßt sich die Exstirpation des Mittellappens nach vorheriger Bronchoskopie zum Tumorausschluß nicht umgehen (Abb. 15.32).

> !
>
> *Mittellappensyndrom*: Irreversibel zerstörtes Lungengewebe durch Mittellappenbronchus-Kompression: Exstirpation des Mittellappens obligat.

Lungenabszeß

Der Lungenabszeß bezeichnet eine eitrige Einschmelzung von Lungengewebe durch pyogene Bakterien oder E. histolytica. Häufigste Ursache ist der bronchogene Infekt (z. B. nach Aspiration), der bevorzugt dorsale Segmente (wie z. B. das apikale Unterlappensegment oder auch das apikoposteriore Oberlappensegment) befällt – die rechte Lunge bevorzugt, – während hämatogene Abszesse häufig multipel auftreten, speziell bei bestehender Lungenstauung. Häufigste Erreger sind Staphylokokken mit subpleuraler Abszedierung, die unter Empyembildung in die Pleurahöhlen perforieren kann. Die Klinik unterscheidet sich im Frühstadium nicht von der bakteriellen Pneumonie mit Fieber, Schüttelfrost, Schmerz, Hustenreiz und Leukozytose. Bei Anschluß der Abszeßhöhle an einen Bronchus wird der Abszeßinhalt unter Umständen abgehustet, was zu einer klinischen Verbesserung führen kann. Erfolgt die

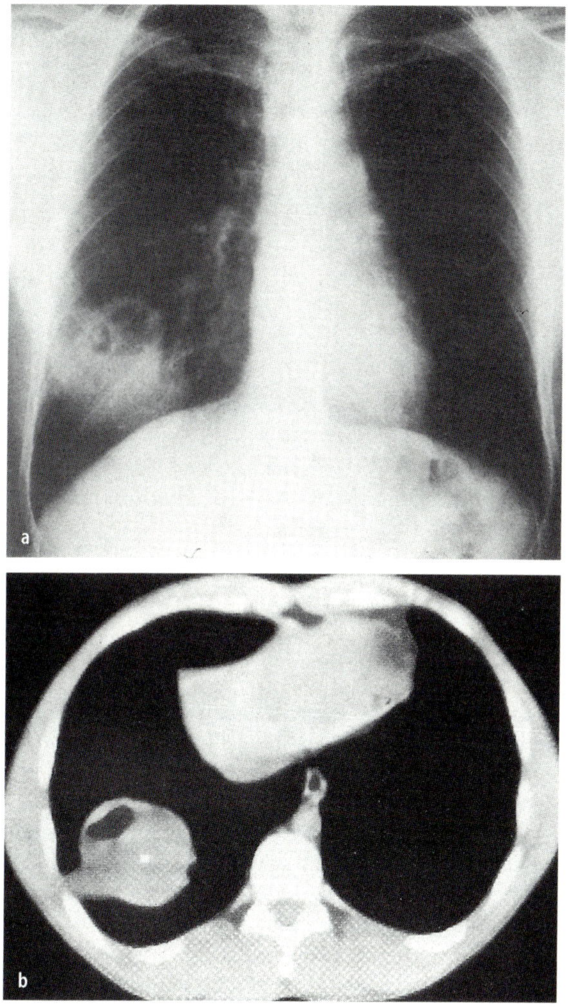

Abb. 15.33. Lungenabszeß im rechten Unterlappen, in der Thorax-Übersichtsaufnahme im Stehen Spiegelbildung *(a)*, im CT in Rückenlage ebenfalls Luftansammlung ventral *(b)*

Drainage in den Pleuraraum, werden allerdings nach kurzer Zeit die septischen Zeichen mit Fieber, Leukozytose etc. wieder stärker.

> **!**
>
> ***Ursachen des Lungenabszesses***: Bronchogen, hämatogen, primäre Gangrän, sekundäre Zystenbesiedlung, ***Tumorzerfall***. Annähernd 50 % aller Abszesse sind in Wahrheit Tumorzerfallshöhlen!

Die Diagnose wird stets in der Thoraxübersichtsaufnahme gestellt, zunächst als homogene, rundliche Verschattung. Erst wenn sich ein Teil der Abszeßflüssigkeit bronchogen oder in den Pleuraspalt entleert, tritt die klassische Spiegelbildung auf (s. Abb. 15.33). Im obligaten CT erkennt man die genaue Segmentzuordnung. Therapeutisch sind antibiotische Abdeckung, Lagerungsdrainage und Expektorantien nur flankierende Maßnahmen. Entscheidend ist die Bronchoskopie, die nach Möglichkeit die Abszeßhöhle absaugt und so die bronchogene Drainage durch Abhusten ersetzt, zumindest aber zytologisches Material gewinnt, um einen malignen Tumor auszuschließen. Bei peripheren Abszessen wird die transpleurale Drainage durch Kathetereinlage unter CT-Kontrolle und evtl. Spülbehandlung durchgeführt. Gelingt weder die transbronchiale, noch transpleurale Drainage, wird der Herd operativ möglichst gewebeschonend entfernt. Die Resektion eines ganzen Lungenlappens ist ausnahmsweise dann gerechtfertigt, wenn eine irreversible Zerstörung des Lungenparenchyms vorliegt.

Lungentuberkulose

Chemotherapie, Lagerungsdrainage, evtl. kombiniert mit Expektorantien, haben bewirkt, daß die Chirurgie der Tuberkulose heute nur noch 10 % der lungenchirurgischen Eingriffe ausmacht (s. internistische Lehrbücher). Diese Eingriffe werden fast stets nach Abklingen der akuten Erkrankung bei negativer Sputumtestung durchgeführt. Die neueste Entwicklung zeigt allerdings wieder schwere Verläufe bei ***polyresistenten Tuberkulosestämmen*** aus Osteuropa und Asien, die trotz Chemotherapie primär gangränösen Zerfall eines ganzen Lungenlappens bewirken können, so daß resezierende Eingriffe auch im akuten, offenen Stadium erfolgen müssen. Während die früheren Operationsverfahren eine Ruhigstellung der befallenen Lunge anstrebten (sog. Kollapstherapie durch Phrenikusausschaltung und Thorakoplastik), steht heute die Resektion mit vollständiger Entfernung des Infektionsherdes en bloc mit dem zerstörten, umgebenden Parenchym im Vordergrund. So wird die klinisch aktive Lungenkaverne nach Ausreizen der Chemotherapie, speziell bei einer Ausdehnung über ca. 6 bis 7 cm, durch Lobektomie entfernt. Erscheint bei Patienten im fortgeschrittenen Stadium das Operationsrisiko zu hoch, wird auch heute noch die früher propagierte Kavernenaufklappung mit Thoraxwandfenster (Thorakostoma) als Verfahren mit geringstem Risiko gewählt. Diese Behandlungsstrategie ist allerdings stets langwierig, denn oft bildet sich aufgrund der Kaverne eine bronchopleurale Fistel aus, die spontan nicht mehr sistiert und später eine aufwendige operative Korrektur erfordert.

> **!**
>
> ***Primärbehandlung der Lungentuberkulose***: Chemotherapie (3 er/4 er-Kombination). Operiert werden Spätkomplikationen: Bronchialblutung, Kavernen, Bronchiektasen, Lungendestruktionen nach Nekrose, Tuberkulome. ***Cave***: Akut schwere Verläufe bei polyresistenten Tuberkulosestämmen aus Osteuropa und Indien.

Auch heute noch problematisch ist die Korrektur einer narbig geschrumpften Lunge bei altem Kavernendurchbruch und chronischer Lungenfistel. Empyemschwiele und geschrumpfte Lunge füllen die Thoraxhöhle nicht mehr aus, so daß letztere künstlich verkleinert werden muß, falls ein Erhalt des geschrumpften Lungengewebes für den Patienten funktionell überhaupt von Vorteil ist. Die erforderliche Thorakoplastik wird auch kombiniert mit Lungenteilresektionen angewandt.

Lebensbedrohliche Hämoptysen (> 600 ml/24 Std.) erfordern sofortige bronchoskopische Lokalisation, im hochakuten Fall Intubation mit Blockade und sofortige Resektion. Selten gelingt nach Angiographie der Versuch der Embolisation der Bronchialarterie. Stärkere Kavernenblutungen entstehen besonders nach Aspergillenbesiedlung (Aspergillom) mit typischem Röntgenbefund als kugelförmige Verschattung mit darüberliegender Luftsichel. Bei akuter Aspergillomblutung ist stets eine sofortige Resektion erforderlich (Abb. 15.34).

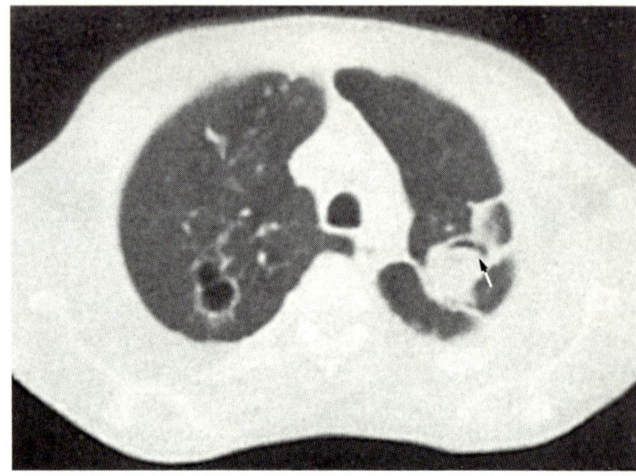

Abb. 15.34. Typische Befundkonstellation bei Aspergillom: Kugelförmige Verschattung mit Luftsichel; falls antimykotische Behandlung nicht zum Ziel führt: Sanierung durch Resektion wegen Blutungsgefahr

!

Massive Hämoptyse: Bronchoskopische Blockade/Tamponade „notfallmäßige Resektion". Angiographische Embolisation theoretisch bestechend, aber selten praktikabel.

Pleuraempyem

„Pleuraempyem" bezeichnet eine Ansammlung infektiösen Sekrets oder Ergusses im Pleuraspalt mit konsekutiv entzündlicher Reaktion der parietalen und viszeralen Pleura und charakteristischem morphologischem Verlauf. Schon Hippokrates beschreibt, daß ein Empyem, das nicht spontan durch die Thoraxwand nach außen durchbricht, nur durch Inzision zu heilen ist.

Pathophysiologie. Parietale und viszerale Pleura bestehen jeweils aus einer einreihigen Schicht polygonaler Mesothelzellen, die einer schmalen fibroelastischen Schicht aufsitzen, die auf der Lungenseite (viszerale Pleura) sich tief zwischen die peripheren Lungenläppchen einschlägt und daher direkt in Verbindung mit Lymphgefäßen und kleinen Venolen der Lunge steht. Auf diesem lymphogen/hämatogenen Weg ist eine Infektionsausbreitung aus der Lunge in den Pleuraraum möglich (metapneumonisches Empyem). Pathohistologisch entsteht zunächst bei erheblicher entzündlicher Schwellung des Bindegewebes ein sehr fibrinreiches Exsudat zwischen viszeraler und parietaler Pleura, das zum Großteil auf der parietalen und nur zum geringeren Teil auf der viszeralen Pleura abgelagert wird. Das zunächst dünnflüssige Empyem ***(exsudative Phase)*** wird durch massenhaft einströmende Granulozyten, vermischt mit Fibrin biphasisch (fest/flüssig) und erheblich eingedickt in der sogenannten ***fibrinös-purulenten Phase***. Wenn schließlich nach ca. 4 bis 8 Wochen die Vernarbung einsetzt, die zum Beispiel bei Tuberkulose sehr extrem ablaufen kann, sind viszerale und parietale Pleura zu einer dicken Schwiele verklebt. Interkostalmuskulatur und Zwischenrippenräume können von der Narbenbildung so stark miterfaßt werden, daß es zu einer völligen Schrumpfung bis zur Verkalkung und Knochenbildung im Interkostalraum kommen kann. Bei extremer Kontraktur der Interkostalräume kann eine erhebliche Skoliose resultieren.

!

Der Ablauf des Empyems gliedert sich in drei Phasen:
- exsudative Phase,
- fibrinös-purulente Phase,
- Vernarbung/Verschwielung.

Entstehung: Metapneumonisch, posttraumatisch, infektiös (spezifisch/unspezifisch), postoperativ iatrogen.

Ursächlich ist am häufigsten der ***pulmonale Infekt***, der über die lymphogenen/hämatogenen Verbindungen zur fibroelastischen Membran in den Pleuraraum gelangt. Dieser Vorgang verläuft zeitversetzt, so daß der ursächliche Infekt bisweilen nicht mehr eruierbar ist.

Weitere Infektionsquellen sind Lungenabszesse, bronchogene Infekte bei Obstruktionspneumonie, bei zentralem Tumorsitz und Infekte von Mediastinalorganen ausgehend (spontane oder instrumentelle Ösophagusruptur). Aufgrund des kranial gerichteten transdiaphragmalen Lymphabflusses kann ein Begleitempyem auch bei septischen intraabdominellen Prozessen auftreten. Perforierend ***penetrierende Thoraxverletzungen*** kommen natürlich als Infektionsursache ebenfalls in Betracht. Daß bei dieser Verletzungsart in relativ seltenen Fällen ein echtes Empyem auftritt, liegt sicherlich daran, daß bei korrekter Vorgehensweise entweder unmittelbar thorakotomiert oder zumindest ein ausreichend großes Drain eingelegt wird. Primär nicht oder nicht ausreichend drainierte Blutansammlungen (Hämatothorax) nach stumpfem Trauma werden nicht selten durch insuffiziente Punktionsversuche infiziert und führen dann 6 bis 10 Wochen nach Trauma zum sogenannten Spätempyem. Eine im Rahmen der Lungenchirurgie mit einer Frequenz von ca. 1 % beobachtete Empyemform wird durch Bronchusstumpfinsuffizienz bzw. persistierendes Parenchymleck hervorgerufen. Symptomatologie (Aspiration, Seropneu), Diagnostik und Therapie werden bestimmt durch die zugrundeliegende Stumpfinsuffizienz des Bronchusstumpfes (Bronchoskopie, Rethorakotomie mit Stumpfverschluß und plastischer Deckung, respektive Restpneumonektomie).

Symptomatik. Häufig überlagern die Symptome der auslösenden Ursache (Pneumonie, Mediastinitis, subphrenischer Abszeß und akutes Abdomen, etc.) die Klinik des Empyems per se, die extrem variabel sein kann. Hochseptische Zustandsbilder mit unter Umständen respiratorischer Insuffizienz werden erst dann beobachtet, wenn das Volumen der Eiteransammlung einen deutlichen Druck auf das Mediastinum ausübt. Chronische Verlaufsformen zeigen häufig lediglich Schwäche, Anämie, evtl. Gewichtsreduktion, abgeschwächtes Atemgeräusch.

Diagnostik. Bei Verdacht auf Empyem ergibt zunächst die Thoraxübersicht eine Verschattung, ähnlich einer Ergußbildung, wenn das Empyem in der exsudativen Phase ist (Abb. 15.35). Je länger die Entstehung zurückliegt, desto eher entsteht ein Mischbild aus gekammerten Flüssigkeitsspiegeln und Teilschwielen. Speziell bei älteren Empyemformen zeigt die Computertomographie die Kammerung und Ausdehnung des Prozesses am besten an. Eine CT-Untersuchung ist schon deshalb erforderlich, um keinen intrapulmonalen, mediastinalen oder pleuralen Tumor oder Abszeß zu übersehen.

> **!**
> *Pleuraempyem*: Thoraxübersichtsaufnahme, Thorax-CT, Probepunktion unter sterilen Kauteln mit Antibiogramm, evtl. unter sonographischer Kontrolle, sind die entscheidenden diagnostischen Schritte. Mikrobiologisch häufig Nachweis von Mischinfektionen mit Anaerobiern.

Erreger. Streptokokken (dünnflüssiges Empyem) und Staphylokokken sind auch heute noch die häufigsten Erreger, Anaerobier werden zumindest im Verlauf der Empyembehandlung mit ca. 30 % nachweisbar, bei Kindern scheint Haemoph. influenzae eine Rolle zu spielen. Spezifische Erreger (Tuberkulose) entziehen sich häufig dem mikroskopischen Nachweis und erfordern die Spezialkultur. Spezielle Erreger können bei immunsupprimierten/modulierten Patienten (nach Organtransplantation, AIDS) beobachtet werden (z. B. Pneumocystis carinii etc.).

Therapie. „Ubi pus, ibi evacua" gilt für das Pleuraempyem ganz besonders. Die Therapie richtet sich dabei nach den oben genannten Erkrankungsstadien. Auch in Frühfällen, in der exsudativen Phase, sind ***wiederholte Punktionen nicht sinnvoll, sondern ausschließlich die weitlumige Drainage*** (28–32 Charrière), möglichst mit seitlichem Zulauf für die Spülung. Häufig ist im späteren Stadium bei Kammerbildung eine Zieldrainage erforderlich, d. h. eine Plazierung nach sonographischer Kontrolle, entweder dorsal, im Phrenikokostalwinkel, oder an der Stelle der sonographisch fixierten größten Flüssigkeitsansammlung. Im fibrinopurulenten Stadium kann, wenn ein Verdacht auf bereits erfolgte fibrinöse Kammerbildung besteht, die video-thorakoskopische Adhäsiolyse die ansonsten erforderliche Thorakotomie unter Umständen vermeiden. Wie bei allen videoskopisch gestützten Eingriffen muß auch hier die Möglichkeit zum Übergang auf die offene Thorakotomie gegeben sein, wenn die Schwielenbildung mit minimal-invasivem Instrumentarium nicht beseitigt werden kann. Im Stadium III der Schwielenbildung ist in jedem Fall die offene Thorakotomie erforderlich, wobei nur im Idealfall die Abpräparation der fibrinösen Schwiele sowohl von der Lungenoberfläche, als auch von der Thoraxwand, als geschlossene Empyemtasche ohne erneute Kontamination des Pleuraspaltes gelingt (Abb. 15.35). Oft ist jedoch nur eine offene Entfernung der Schwiele (Teildekortikation) möglich, da die viszerale Schwiele sich häufig nicht vollständig lückenlos ablösen läßt. Das Thoraxwandfenster – früher als ultima ratio angewandt – ist heute allenfalls bei Spätzuständen nach zentralen Bronchusstumpffisteln indiziert, die trotz plastischer Deckungsmaßnahmen (Hochzug vom Omentum majus, Latissimus-dorsi-Rotationsplastik) nicht zur Ausheilung kommen.

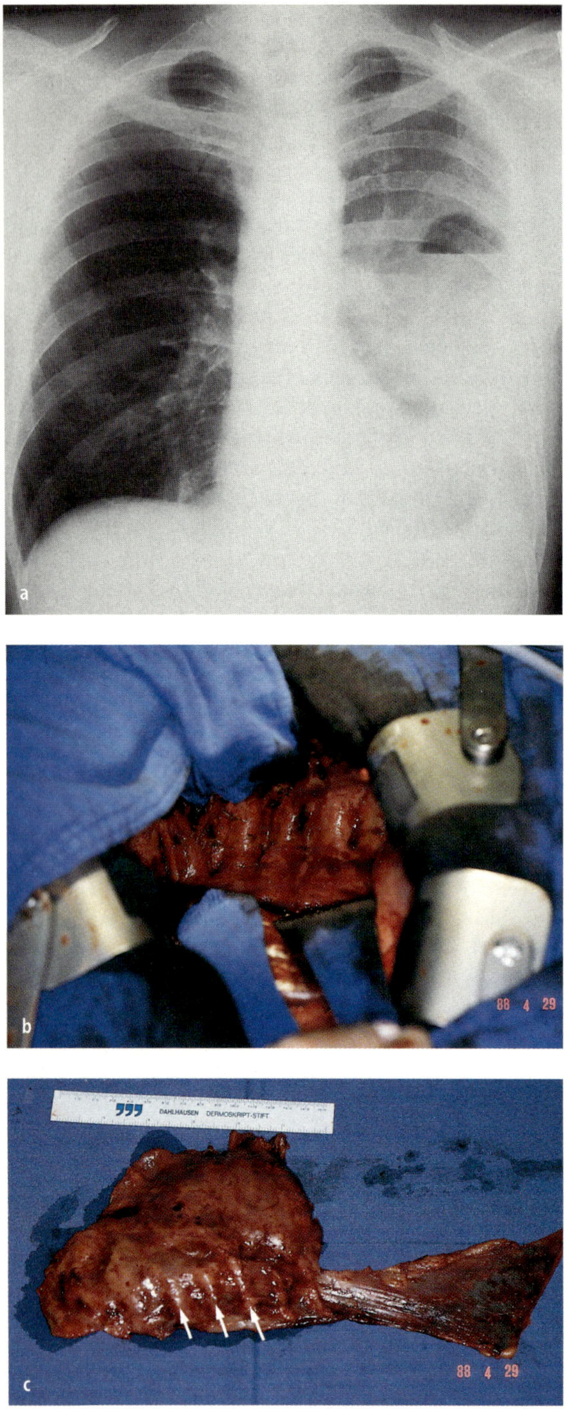

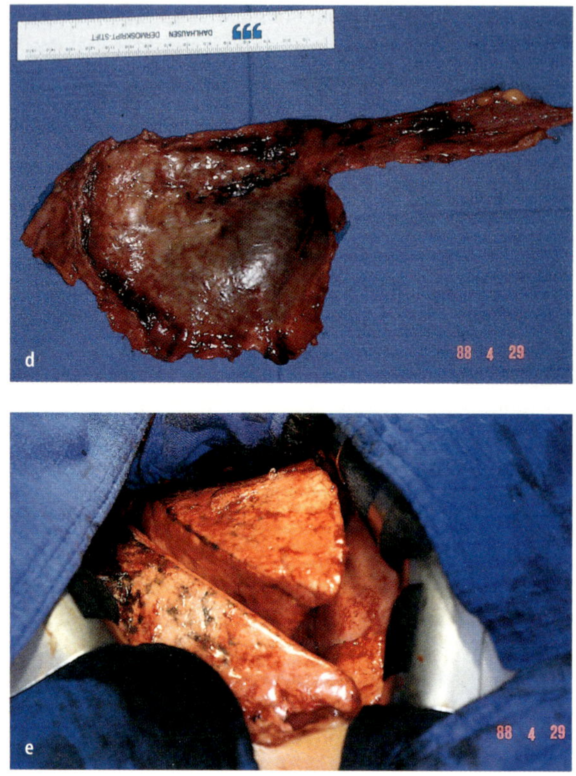

Abb. 15.35. **a** Pleuraempyem mit Spiegelbildung im Interlobärspalt in der exsudativen Phase: Die Verschattung ist ***radiologisch*** vom Erguß kaum unterscheidbar, ausschlaggebend sind klinische Infektzeichen, lokaler Keimnachweis und CT-Befund. **b** Ziel der Operation bei Pleuraempyem: Möglichst ***geschlossene*** Entfernung des gesamten Empyemsacks durch zunächst parietale Entschwartung von der Thoraxwand aus, dann vom Oberlappen ausgehend Entschwartung der Lungenoberfläche und schließlich basale Ablösung vom Zwerchfell (diagphragmale Entschwielung). **c** Geschlossen entfernte „Empyemtasche". Präparatansicht von der Thoraxwand (parietale Entschwielung): Deutlich sind Rippenabdrücke auf der dicken Schwiele zu erkennen. **d** Ansicht von parietal mit deutlicher Abbildung der Rippenabdrücke in der Schwiele; Ansicht der Empyemtasche von der Lunge aus: Die Präparation der viszeralen Schwiele ohne Verletzung der Lunge bzw. ohne versehentliche Empyemeröffnung ist in der Regel schwieriger als von der Brustwand aus. Komplett entschwielter linker Unterlappen (derselbe Patient) **(e)**

!

Die Behandlung des Pleuraempyems ist chirurgisch: Weitlumige Spüldrainage über Minithorakotomie mit pleuraler Spülung über ca. 10 Tage. Wiederholte „Abpunktionen" durch Nadelaspiration sind nicht ausreichend.

15.5.3 Benigne Raumforderungen der Lunge

Einteilung. Man unterscheidet epitheliale und mesenchymale Tumore, sowie die sogenannten Hamartome aus verschiedenen Geweben mit unterschiedlichem Reifegrad. ***Auch diese sogenannten gutartigen Tumore werden grundsätzlich – allgemeine Operabilität des Patienten vorausgesetzt – durch Operation entfernt,***

denn sie können wachsen, maligne entarten und sind schließlich oft nicht vom Bronchialkarzinom unterscheidbar.

Häufigster Tumor ist das Hamartom in der größtenteils aus Knorpel bestehenden Form des Chondrohamartoms, welches im 4. bis 6. Lebensjahrzehnt vorkommt, bevorzugt Männer befällt, und ebenso wie das seltenere fibroleiomyomatöse Hamartom bei subpleuralem Sitz videoendoskopisch leicht entfernbar ist. Es existiert eine Reihe seltener, gutartiger Lungentumore (fibröses Histiozytom, postinflammatorische Pseudotumore, sklerosierendes Hämangiom, sowie Lymphome, Fibrome, Neurofibrome, Hämangioendotheliome, Klarzelltumoren, etc.), die alle erst nach Exstirpation histologisch sicher klassifizierbar sind.

Der pulmonale Rundherd. Ein stets wiederkehrender Begriff der radiologischen Praxis ist der sogenannte Rundherd; gemeint ist eine mehr oder weniger rundliche Verschattung, die histologisch grundsätzlich einem peripheren Bronchialkarzinom, einem Lungensarkom, einem gutartigen Tumor, einer Metastase, oder dem Restzustand einer spezifischen (Tuberkulose) oder unspezifischen Entzündung (atypische Pneumonie) zugeordnet sein kann (Abb. 15.36). Insgesamt sind gutartige Tumore wesentlich seltener als Bronchialkarzinome, weshalb bis zum Beweis des Gegenteils bei Vorliegen eines pulmonalen Rundherdes von einem Bronchialkarzinom auszugehen ist. Auch eine lokale arteriovenöse Fistelbildung kann radiologisch wie ein Rundherd imponieren. Das Problem: Es gibt zahlreiche radiologische Kennzeichen, die eine Klassifizierung einer solchen Verschattung *scheinbar* ermöglichen: Kalkeinlagerungen machen eine entzündliche Genese eher wahrscheinlich, unscharfe Randbegrenzung mit Ausziehungen und Spikulae in die Umgebung sind malignitätverdächtig, etc. Grundsätzlich ist aber eine histologische Diagnose radiologisch niemals möglich, deshalb bleibt immer nur die Operation, spätestens nach einer radiologischen Kontrolle von 8 Wochen.

> **!**
> Niemand kann ein Röntgenbild histologisch anfärben. Histologische Klassifizierungen sind weder in der Röntgen-Thorax-Übersicht, noch im Computertomogramm, noch im Spiral-CT, noch in der NMR möglich. Daher **muß** der solitäre Rundherd histologisch abgeklärt, d. h. entfernt werden. „Sogenanntes Zuwarten" ist ein besonders schwerwiegender strategischer Fehler!

Weiterführende Diagnostik. Neuerdings scheint mit der ***Positronen-Emissions-Tomographie*** eine Unterscheidung zumindest zwischen maligner und nichtmaligner Neubildung in der Lunge möglich. Da aber gleichzeitig eine Speicherung der radioaktiv markierten Glukose in malignem Tumorgewebe und einigen entzündlichen Neubildungen erfolgt, sind Zusatzunterscheidungen durch die Analyse der Kinetik der Glukoseaufnahme erforderlich. Möglicherweise wird in Zukunft eine Unterscheidung zwischen maligner, benigner und entzündlicher Raumforderung in der Lunge möglich sein. Schon heute scheint bei „Nichtspeicherung" der Ausschluß einer malignen Raumforderung gerechtfertigt.

Der weitere Gang der Diagnostik wird von *einer* entscheidenden Überlegung geprägt: Jeder Patient mit Bronchialkarzinom hat nur *einmal* eine reelle Chance auf Heilung durch Operation, nämlich im ***Frühstadium*** (s. S. 326). Dieses ist vollständig asymptomatisch und wird allenfalls durch Zufall entdeckt (Reihenuntersuchung, Einstellungsuntersuchung, Thoraxübersicht nach Trauma, etc.). Diese wenigen Fälle sind günstige Ausnahmen, denn 85 % aller Bronchialkarzinome sind onkologisch – nicht technisch – zum Zeitpunkt der Diagnosestellung inoperabel. Andererseits sind 50 % aller Rundherde (beim Raucher bis zu 80 %) malignen Ursprungs. ***Cave*: Es zählt demnach zu den besonders schwerwiegenden Fehlern, einem Patienten, bei dem zufällig ein solitärer Lungenrundherd entdeckt wurde, die einmalige Chance einer kurativen Operation durch sogenanntes „Zuwarten" zu verspielen.**

Bei einem Normalkollektiv mit allen Altersgruppen entspricht die Wahrscheinlichkeit einer malignen Ursache 51 %. Selektierte man die Raucher über 60 Jahren, ergäbe sich eine wesentlich höhere Malignitätsrate von ca. 80 %.

> **!**
> Da demnach jeder pulmonale Rundherd operativ abzuklären ist, müssen zwei Fragen umgehend geklärt werden:
> - Ist der Patient funktionell operabel (Thorakotomie)?
> - Entspricht der Befund tatsächlich einem ***Solitärherd*** der Lunge?

Thorax-CT (Solitärherd?), Skelettszintigraphie (Knochenmetastasen?), Oberbauch-Sonograpahie (Leberfiliae?) sind in ca. 90 % aller Fälle ausreichend, keinen Primärtumor zu übersehen. Bei begründetem Verdacht werden Magen-Darm-Trakt, Schilddrüse, Nieren und Genitalorgane nach möglichem Primärtumorsitz abgeklärt. Langjährige Erfahrung hat gezeigt, daß die Wahrscheinlichkeit, bei diesem Vorgehen einen extrapulmonalen Primärtumor zu übersehen, äußerst gering ist, man aber andererseits dem Patienten ca. 7 Tage invasiver belastender Diagnostik ersparen kann. Eine Bronchoskopie, präoperativ, mit flexiblem Gerät leicht ausführbar, ist dagegen unverzichtbar, um nicht intrabronchiale, in der CT unter Umständen nicht dargestellte Befunde zu übersehen.

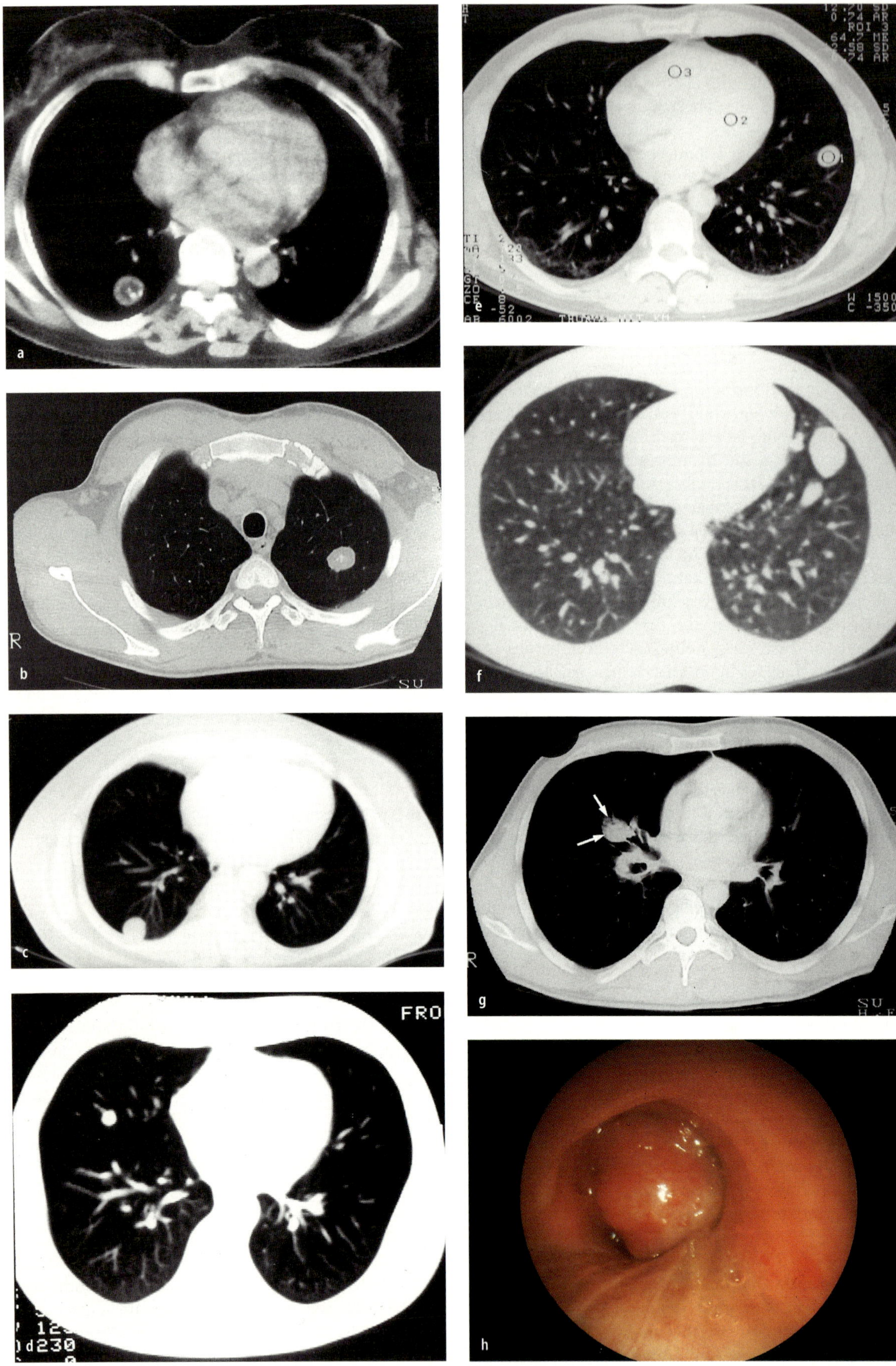
a
b
R
SU
c
FRO
e
W 1500
C -350
f
g
R
SU
h

◁ **Abb. 15.36a-h.** Der solitäre „pulmonale Rundherd" und was dahinter steckt: Philosophieren erlaubt, Histologie obligatorisch! **a** Hamartochondrom im Unterlappen rechts; **b** Tuberkulom linker Oberlappen; **c** Echinokokkuszyste (Komplementbindungsreaktion!) rechter Unterlappen; **d** postinflammatorischer Pseudotumor Mittellappen; **e** Pseudolymphom der Lunge linker Unterlappen; **f** pulmonales AV-Aneurysma Lingula; **g** Karzinom im Mittellappen; **h** zentral sitzendes Adenom linker Hauptbronchus

> **!** Strategischer Fehler, da Ergebnis ohne Konsequenz: Die transkutane Punktion operabler Solitärherde der Lunge!

Die gern praktizierte transkutane Punktion eines solitären Lungenrundherdes bei operablen Patienten ist überflüssig, denn sie ändert nichts an der Indikation zur Operation. Auch wenn der zytologische Befund einem kleinzelligen Karzinom entspräche, wäre dies eine Indikation zur kurativen Operation (s. S. 325). Da andererseits je nach Sitz des Rundherdes in bis zu 30 % nach Punktion ein therapiebedürftiger Pneumothorax resultiert, ist die Punktion, gleichgültig, ob unter Durchleuchtung oder CT-Kontrolle, ob mit Feinnadel oder Trokar, überflüssig. Streng kontraindiziert sind alle Punktionsversuche bei Verdacht auf Mesotheliom, da hier die Implantation von Impfmetastasen im Stichkanal sicher bewiesen ist.

> **!** Die operative Entfernung des Rundherdes geschieht möglichst videoassistiert endoskopisch.

Die operative Entfernung eines solitären Rundherdes geschieht endoskopisch, d. h. ohne Thorakotomie, wann immer die Lokalisation innerhalb der Lunge dies zuläßt. Als Faustregel gilt: Ist der Rundherd um mehr, als seinem Durchmesser entspricht, von der Lungenoberfläche und dem Lungeninterlob entfernt, so ist die endoskopische Lokalisation meist nicht möglich, d. h. die offene Operation ist vorzuziehen. Der Herd läßt sich dann in der atelektatischen Lunge leicht tasten und wird entweder exstirpiert, wie z. B. beim Hamartom, oder keilförmig ausgeklemmt und mit Klammernahtgerät atypisch reseziert, d. h. die Resektionslinie verläuft quer durch das Lungenparenchym, ohne typischen, anatomischen, z. B. Segmentgrenzen, zu folgen.

Die operative Entfernung eines benignen Lungenrundherdes durch atypische Parenchymresektion ist mit einer Letalität von unter 0,5 % behaftet, der stationäre Aufenthalt beträgt 3 bis 8 Tage.

15.5.4 Maligne, primäre Lungentumore

Maligne epitheliale Primärtumore – das Lungen-/Bronchialkarzinom

Epidemiologie. Epidemiologie und Ätiologie des Lungenkarzinoms sind in der Medizingeschichte beispiellos und für die Ambivalenz des späten 20. Jahrhunderts bezeichnend: Vor 80 Jahren so gut wie unbekannt, ist das Lungenkarzinom heute die bei weitem häufigste Krebsform des Mannes und in einigen Industrienationen auch der Frau. Im Gegensatz zu historischen Geißelungen der Menschheit durch Pest, Tuberkulose, etc., kam das Bronchialkarzinom nicht schicksalhaft, sondern von Menschenhand gemacht und zwar durch Zigarettenrauchen (Abb. 15.37).

Die beispiellose Verbreitung des Bronchialkarzinoms: Aus der gesamten Weltliteratur wurden 1913 exakt 373 Fälle dieses „sehr seltenen Tumors" beschrieben. 1993: 120.000 Sterbefälle durch Bronchialkarzinom in den USA, ca. 45.000 in Deutschland, ca. 400.000 weltweit. Zigarettenrauch ist die am besten untersuchte Krebsnoxe der Welt (K. H. Bauer).

Der kausale Zusammenhang zwischen Zigarettenrauchen und Raucherkrebs (Risiko gegenüber Normalbevölkerung: ca. 50 fach erhöht) ist allgemein anerkannt. An der zunehmenden Tendenz des weltweiten Zigarettenkonsums hat dies nichts verändert, auch wenn eine gewisse sozioökonomische Verschiebung der Rauchgewohnheiten von den Intellektuellen zur Arbeiterklasse stattgefunden hat. Die öffentliche Schi-

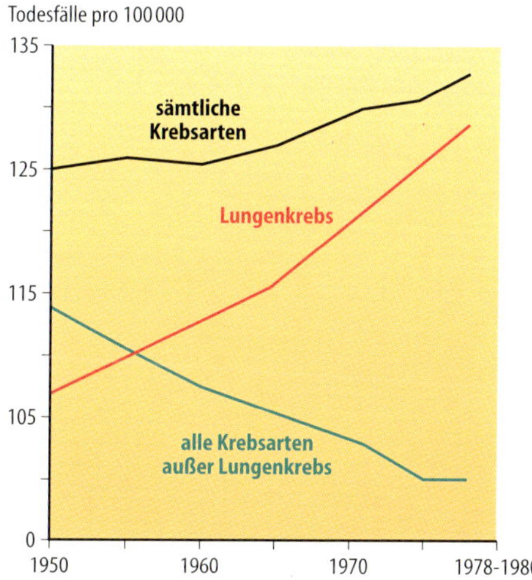

Abb. 15.37. Epidemiologie des Bronchialkarzinoms: Aus völliger Bedeutungslosigkeit in den zwanziger Jahren zur häufigsten Krebsform in allen Industrienationen: Ermöglicht durch den „bestdokumentierten Kollektivschwachsinn in Friedenszeiten im 20. Jahrhundert": das Zigarettenrauchen (Nach: The health consequences of smoking, Cancer 1982)

zophrenie wird da besonders deutlich, wo finanzielle Gesichtspunkte die Vernunft zu überdecken scheinen: Die europäische Union investiert jährlich (1995) 30 Mio. DM in Öffentlichkeitsarbeit, um auf die Gefahren des Rauchens aufmerksam zu machen, und gleichzeitig ***200 Millionen DM pro Jahr*** (1995) an Subventionen für den Tabakanbau in Europa. Während „der Gesundheitsminister" eindringlich auf jeder Zigarettenschachtel vor den Gefahren der 20 Milliarden Zigaretten warnt, die pro Jahr in Deutschland in Rauch aufgehen, freut sich der Finanzminister über 22 Milliarden DM Tabaksteuer jährlich.

Histologische Klassifizierung. Diese Einteilung ist richtungsweisend für die Therapie (Tabelle 15.5). Neben der histologischen Klassifikation (Kleinzeller/Nichtkleinzeller) wird das biologische Verhalten des Bronchialkarzinoms stark vom Differenzierungsgrad beeinflußt. Typisch für das Bronchialkarzinom sind die häufigen **Mischformen,** sowohl was Histiotyp, als auch Differenzierungsgrad betrifft. Kleinzellige Anteile z. B. sind in zahlreichen Plattenepithelkarzinomen beschrieben, so daß die Gefahr besteht, bei nur einmaliger, oberflächlicher Biopsie ein letztlich nicht relevantes histologisches Bild als Ausgangsbasis für das gesamte Therapiekonzept zu erhalten. Über die UICC-Klassifikation hinausgehende Differenzierungen werden immun-histochemisch heute zwar schon durchgeführt (Zytoskeletteigenschaften, Expression verschiedener Peptide), doch sind therapeutische Konsequenzen daraus noch nicht allgemein gültig. Mit entsprechend sensibler Methodik (Zytokeratinexpression) gelingt heute der Nachweis ***einzelner Tumorzellen*** im Knochenmark und Lymphknoten sowie u. U. mit der Pleuralavage in allen TNM-Stadien, ohne daß bisher eine Unterstadierung erfolgt ist. Klinisch therapeutisch nach wie vor relevant ist die Unterscheidung zwischen kleinzelligem und nichtkleinzelligem Tumor.

Tabelle 15.5. Histologische Typisierung des Bronchialkarzinoms (UICC 1989)*

- ***Plattenepithelkarzinom:***
  - Spindelzelliges Plattenepithelkarzinom
- ***Kleinzelliges Karzinom:***
  - Oat-cell-Karzinom (Haferzelltyp)
  - Intermediärzelltyp
  - Kombiniertes Oat-cell-Karzinom
- ***Adenokarzinom:***
  - Azinäres Adenokarzinom
  - Papilläres Adenokarzinom
  - Bronchiolo-alveoläres Karzinom
  - Solides Karzinom mit Schleimbildung
- ***Großzelliges Karzinom:***
  - Riesenzellkarzinom
  - Klarzellkarzinom
- ***Adenosquamöses Karzinom***
- ***Karzinoidtumor***
- ***Bronchusdrüsenkarzinom:***
  - Adenoid-zystisches Karzinom
  - Mukoepidermoidkarzinom
  - Andere

Stadieneinteilung des nichtkleinzelligen Bronchialkarzinoms (UICC 1989).* Für Prognose und Therapieentscheidung ebenso bedeutsam wie die histologische Klassifizierung ist das Stadium der Erkrankung. Die Stadieneinteilung (Staging) des Bronchialkarzinoms unterscheidet die Stadien 0-IV.

• Stadium 0:	Tis	Carcinoma in situ	
• Stadium I:	T1	N0	M0
	T2	N0	M0
• Stadium II:	T1	N1	M0
	T2	N1	M0
• Stadium IIIa:	T3	N0	M0
	T3	N1	M0
	T1–3	N2	M0
• Stadium IIIb:	T1–3	N3	M0
	T4	N0–3	M0
• Stadium IV:	T1–3	N0–3	M1

Die TNM-Stadierung für das nichtkleinzellige Bronchialkarzinom definiert vier Tumorstadien:

- ***Tis***: entspricht histologisch einem Carcinoma in situ.
- ***T1***: Tumor bis 3 cm Größe, allseits von Lunge oder intakter Pleura umgeben, der endobronchial nicht die Lappenbronchusgrenze nach proximal überschreitet.
- ***T2***: Tumor größer als 3 cm *oder* Tumor jeder Größe, der die ***viszerale*** Pleura infiltriert, *oder* eine Atelektase, bis zum Hilus reichend, induziert, der aber in jedem Fall endobronchial weiter als 2 cm von der Hauptcarina entfernt ist.
- ***T3***: Jeder Tumor, der die Lungengrenze überschreitet mit direkter Infiltration der Brustwand, mediastinalen Pleura, des Perikards oder Zwerchfells, *oder* näher als 2 cm an die Trachealbifurkation heranreicht, ohne die Carina selbst zu infiltrieren.
- ***T4***: Jeder Tumor, der das Mediastinum, Herz, große Gefäße, Trachea, Ösophagus, Wirbelkörper, oder direkt die Hauptcarina infiltriert, *oder* einen zytologisch positiven Pleuraerguß induziert.

Für die Beschreibung der Lymphknoteninfiltration werden drei N-Stadien unterschieden:

- ***N0***: Lymphknoteninfiltration nicht vorhanden (pN0 bedeutet dagegen, daß histologisch in mindestens 10 entnommenen Lymphknoten mikroskopisch keine Tumorinfiltration gefunden wurde).
- ***N1***: Infiltration intrapulmonal, segmentaler, lobärer und hilärer Lymphknoten, mediastinale Lymphknoten frei.

- *N2*: Infiltration der im Mediastinum gelegenen ipsilateralen Lymphknoten, Gegenseite frei.
- *N3*: Infiltration mediastinaler Lymphknoten der Gegenseite, Infiltration supraklavikulärer Lymphknoten, ipsi- oder kontralateral.

Am Ende der präoperativen Diagnostik (s. unten) sollte ein möglichst genau zutreffendes TNM-Stadium* des Tumors erhoben sein. Für die postoperative Prognosebeurteilung letztendlich entscheidend ist allerdings das pTpN-Stadium, welches der Pathologe anhand des Resektionspräparates erstellt. Bei der Beurteilung des pN0-, resp. pN1-Stadiums ist zu bedenken, daß es sich hier um eine Ausschlußdiagnose handelt, die ausdrücklich belegt, daß die Lymphknoten im Mediastinum tumorfrei sind. Dies ist naturgemäß nur möglich, wenn dem Pathologen eine ausreichende Anzahl mediastinaler Lymphknoten zur Untersuchung vorgelegt wurden. Die vollständige mediastinale Lymphadenektomie ist demnach unverzichtbarer Bestandteil der operativen Behandlung des Bronchialkarzinoms (s. unten).

Diagnostik. Erster und wichtigster Schritt, in der Praxis häufig viel zu lange hinausgezögert, ist die Thorax-Übersichtsaufnahme, die mehr als 95 % aller Tumoren sicher erkennen läßt. Bei peripherem Tumorsitz ergibt sich differentialdiagnostisch die Abgrenzung von nichtmalignen, sowie metastasierten Rundherden (s. S. 319). Die weitere bildgebende und invasive Diagnostik beim Bronchialkarzinom dient der Histiotypisierung, sowie dem präoperativen Staging. Die computertomographische Untersuchung zeigt neben der Ausdehnung des Primärtumors (T-Stadium) sekundäre Lungenveränderungen, wie nachgeschaltete Atelektase, Tumornekrose, evtl. auch Abszedierungen. Im Mediastinum gestattet die CT darüber hinaus eine exakte Größenanalyse der Lymphknoten (Abb. 15.38) mit hoher Sensitivität, die jedoch eine geringe Spezifität von nur ca. 50 % aufweist. Lymphknotenvergrößerungen im Mediastinum bei Vorliegen eines Bronchialkarzinoms sind zu 50 % unspezifisch entzündlich bedingt. Ein Lymphknotenstaging ist mit CT deshalb niemals möglich, allenfalls der Hinweis auf eine Lymphknotenvergrößerung ist ableitbar.

Hohe Spezifität dagegen (95–100 %) wird derzeitig der ***Positronen-Emissions-Tomographie*** zugeschrieben (Abb. 15.39). Sowohl Primärtumor, wie auch Lymphknoteninfiltrationen werden zu 100 % „richtig negativ" eingestuft. Falsch positive Speicherungseffekte durch entzündliche Veränderungen lassen sich durch Analysen der Uptake-Kinetik heute noch nicht vollständig vermeiden. Die extrapulmonale Metastasensuche geschieht sonographisch (Leber), bzw. szintigraphisch (Skelettsystem). Die Schädel-CT-Analyse erfolgt beim Kleinzeller stets, beim Nichtkleinzeller nur bei Symptomatik.

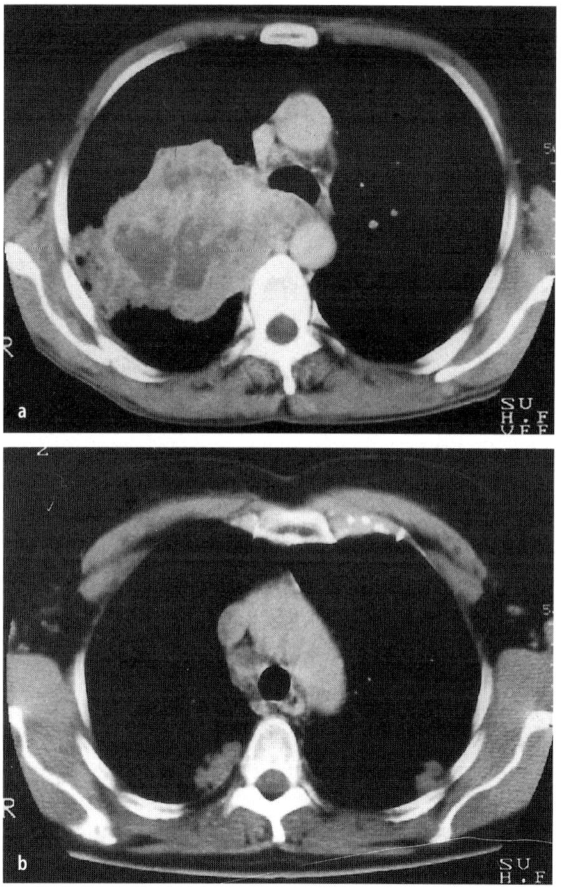

Abb. 15.38 a, b. Beitrag des Computertomogramms zum präoperativen „Staging" des Bronchialkarzinoms. **a** Infiltration der Karina (Hinterwand) äußerst wahrscheinlich: T4-Stadium intraoperativ bestätigt. **b** Lymphknoten > 2 cm in tracheobronchialer Position (L-4): Die Lymphknotenvergrößerung kann durch Tumorinfiltration, ebenso aber auch durch unspezifische Entzündung bedingt sein, Abklärung nur histologisch möglich

Die ***Bronchoskopie*** (s. S. 298) erbringt neben der Histiotypisierung auch die exakte endobronchiale Tumorausdehnung, die bereits Rückschlüsse für die operative Strategie gestattet. Die ***Mediastinoskopie*** (s. S. 299) ist beim nichtkleinzelligen Karzinom dann indiziert, wenn Lymphknotenvergrößerungen in der Computertomographie kontralateralen Tumorbefall (N3) vermuten lassen. Beim Kleinzeller dient die Mediastinoskopie zum Ausschluß des Lymphknotenbefalls im Mediastinum vor einer ins Auge gefaßten operativen Behandlung.

Therapie. Einziges Therapieverfahren mit kurativer Heilungschance ist die radikale Operation, wobei Rezidive im Thorax und Fernmetastasen, auch nach sogenannter radikaler Operationstechnik, auftreten und andererseits nur ca. 15 % aller Patienten nach

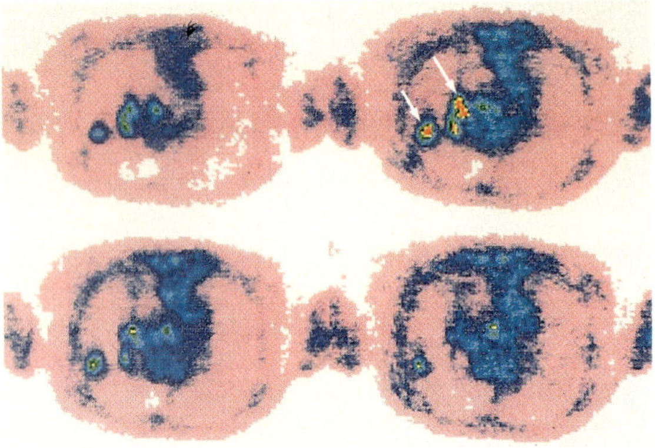

Abb. 15.39. Positronen-Emissions-Tomographie bei Bronchialkarzinom im rechten Oberlappen mit metastatischen Absiedlungen in mediastinalen Lymphknoten: Das Tumorgewebe kommt durch die *rot* dargestellte Speicherung der „Fluordeoxyglukose" in Tumorzellen sowohl im Primärtumor, wie in den mediastinalen Lymphknoten deutlich zur Darstellung (Abteilung Nuklearmedizin, Leitung Prof. Dr. Reske, Universitätsklinik Ulm)

Abschluß des präoperativen Stagings für einen kurativen Ansatz durch Operation überhaupt in Frage kommen.

Funktionelle Operabilität. Patienten, denen ein oder mehrere Lungenlappen, bzw. ein ganzer Lungenflügel entfernt werden soll, müssen postoperativ ein lebenswertes Leben genießen können. Nach der Operation ist dazu eine FEV 1 von ca. 1,3 bis 1,5 l/s erforderlich. Entscheidend neben der Lungenfunktion (s. S. 294) ist demnach die Perfusionsszintigraphie, die den funktionellen Wert des zu reduzierenden Lungenparenchyms definiert. Speziell bei zentral sitzenden Tumoren kann es vorkommen, daß keine Perfusion des peripheren Parenchyms mehr stattfindet, so daß die Resektion, abgesehen von der schmerzbedingten Lungenfunktionseinschränkung, keinen funktionellen Verlust bedeutet.

Technische Operabilität, „erweiterte Resektion". Sehr selten erreicht die Infiltration eines lungenüberschreitenden Primärtumors ein solches Ausmaß, daß tatsächlich eine Exstirpation aus rein technischen Gründen scheitern könnte. Infiltrierte Anteile von Perikard, Zwerchfell, Brustwand und Herzvorhof lassen sich ohne besonderen technischen Aufwand en bloc mitresezieren (Abb. 15.40). Infiltrationen des Herzens selbst, der Aorta, der Wirbelkörper, der Trachealbifurkation und des Ösophagus (T4) erfordern exakte Strategie und genaue Prüfung auf onkologische Sinnhaftigkeit. Die Bifurkationsresektion mit einer Letalität von 5 bis 10 % sollte nur bei höherdifferenzierten Tumoren im Stadium N0 oder N1 durchgeführt werden. Die Zuhilfenahme der Herz-Lungen-Maschine bringt in den seltensten Fällen einen veritablen onkologischen Vorteil, weil in einem so fortgeschrittenen Stadium extrathorakale Faktoren (Fernmetastasierung) terminierend wirksam werden.

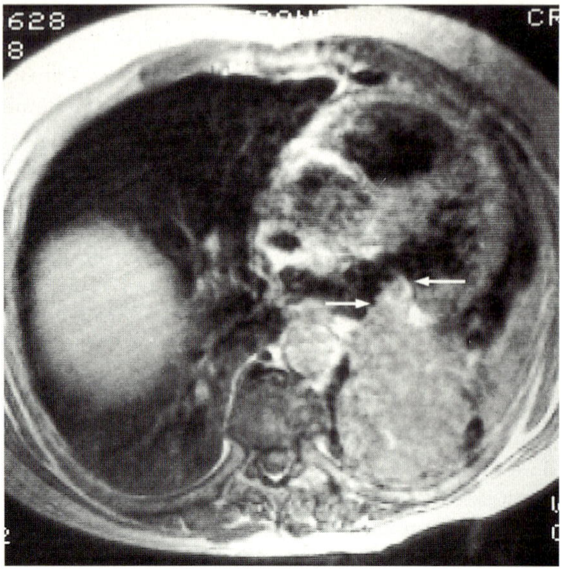

Abb. 15.40. Infiltration des linken Vorhofs im axialen Schnittbild im MRT: Die Tumorspitze ragt in das Lumen des Vorhofs klar hinein, R0-Resektion durch Vorhof-Ausklemmung intraoperativ möglich

!

Keine Zeichen für ***technische*** Inoperabilität sind:

- N.-recurrens-Parese
- N.-phrenicus-Parese
- Horner-Syndrom
- Thoraxwandschmerzen
- V.-cava-superior-Syndrom

Onkologische Operabilität – radikale Operation. Die stadienadaptierten Operations-Standards in der Behandlung des Bronchialkarzinoms sehen vor, daß mit einer Lungenlappen-, respektive Lungenflügelresektion der Tumor vollständig mit seinem Lymphabflußgebiet unter Vermeidung einer intraoperativen Tumorzellaussaat entfernt wird. Dies setzt eine radikale mediastinale Lymphadenektomie voraus, die aus anatomischen Gründen (Aortenbogen) links weniger radikal praktiziert wird als rechts. Ob Stagingmaßnahme oder tatsächlich therapeutisch onkologischer Therapieansatz im Sinne eines signifikanten Radikalitätsgewinns, läßt sich nur im Einzelfall entscheiden. Lebensverlängernd, d.h. radikalitätsrelevant, ist die Lymphadenektomie wohl nur in den Fällen, in denen aufgrund unauffälliger Morphologie eine Lymphknoteninfiltration intraoperativ nicht vermutet, sondern erst im Serienschnitt postoperativ am exstirpierten

Lymphknotenpräparat nachgewiesen wurde. Sind nämlich *alle* entfernten Lymphknotenstationen histologisch befallen, muß man davon ausgehen, daß die Infiltration über die erfaßten Stationen hinaus ging (kontralateral, zervikal) und eine radikale Operation nicht möglich war.

> **!** Der Pathologe kann nur beurteilen, was ihm vorgelegt wird. „Radikale Operation" besagt demnach lediglich, daß in den Randzonen des Resektates mikroskopisch kein Tumorgewebe gesehen wurde. Die Vollständigkeit einer Lymphadenektomie zu beurteilen, liegt außerhalb der Möglichkeit des Pathologen, denn was nicht entnommen wurde, kann er auch nicht beurteilen.

Zwei Fakten scheinen das Konzept der radikalen Operation zur Zeit zu erschüttern:

- Auch bei kleineren Tumoren (T1, T2) lassen sich bisweilen bereits Tumorzellen im Pleuraspalt nachweisen, weil offenbar viel früher als vermutet Tumorzellen durch kleine, in den Pleuraspalt einmündende, Lymphwege abgeschwemmt werden. Dies ist ähnlich wie bei der bakteriellen Pneumonie, bei der die Erreger in den Pleuraspalt gelangen und dort zum metapneumonischen Empyem führen. Die Langzeitprognose scheint durch diese zelluläre Aussaat eindeutig ungünstig beeinflußt.
- Einzelzelldisseminierungen (immunzytologisch angefärbte, einzelne Tumorzellen) lassen sich bei zahlreichen „N0 M0-Patienten" bereits zur Zeit der Operation im Knochenmark und den Lymphknoten nachweisen. Die konventionelle Mikroskopietechnik sieht diese Einzelzellen nicht. Damit scheint das Konzept des radikalen operativen Eingriffs nach histologischen Kriterien gründlich durchlöchert, bzw. eher ein glücklicher Zufallstreffer zu sein, als ein standardisierbares Verfahren. Das bedeutet aber andererseits, daß auch in frühen Stadien so radikal wie möglich vorgegangen werden muß: Anatomische Lungenresektion und vollständige mediastinale Lymphadenektomie als Standard!

Palliative Indikation. Ähnlich wie beim Ösophaguskarzinom (Wiederherstellung des Schluckaktes) gibt es auch beim zentralen Bronchialkarzinom eine klare palliative Indikation: Bei tumoröser Lumenverlegung einzelner Bronchusabschnitte kommt es über Sekretretention und sekundäre Infektion mit Anaerobierbesiedlung zur septischen Verjauchung unter Umständen eines ganzen Lungenlappens, bzw. eines Lungenflügels, mit rezidivierenden hochseptischen Zuständen (Abb. 15.41). Sehr große Tumore können darüber hinaus auch ohne direkte Schleimhautinfiltration zentraler Bronchusabschnitte durch Kompression eine zunehmende Luftnot bewirken, die bei trachealer oder Bifurkationskompression bis hin zum Ersticken gehen kann. Auch wenn extrapulmonale Metastasen oder Lymphknotenmetastasen einen onkologisch wirksamen Eingriff ausschließen, kann bei entsprechender Patientenaufklärung durchaus die palliative Entfernung eines so geschädigten Lungenanteils indiziert sein.

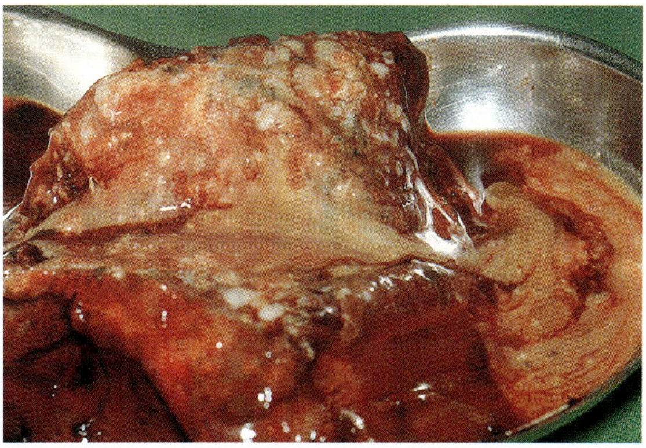

Abb. 15.41. „Verjauchung" des rechten Lungenunterlappens bei tumorösem Verschluß des Unterlappenbronchus: Indikation zur ***palliativen*** Unterlappenresektion trotz Fernmetastasen

> **!** Eine Indikation zur palliativen Lungenresektion besteht bei:
> - Blutung
> - Septischem Tumorzerfall
> - Luftnot durch Tracheal/Bronchuskompression

Operative Technik. Die Operation ist die einzige Behandlung des Bronchialkarzinoms mit zumindest theoretischer Heilungschance, die jedoch an sehr enge Voraussetzungen gebunden ist. Im Stadium I und II sind die Heilungschancen real im Stadium N2 – zumindest, wenn mehrere Lymphknotenstationen befallen sind – allerdings die Ausnahme. Generell gelten die allgemeinen Regeln der „stadienadaptierten Radikalität", d. h. Entfernung des Tumors mit seinem lymphatischen Abflußgebiet. Dies bedeutet bei der Lunge: ***Lobektomie***, ***Bilobektomie***, extra/intraperikardiale ***Pneumonektomie***, in jedem Fall mit ***mediastinaler Lymphadenektomie*** unter standardmäßiger Berücksichtigung der ipsilateralen Lymphknotenstationen vom Zwerchfell bis hoch prätracheal (Abb. 15.42). Die früher praktizierte Pneumonektomie „en principe" brachte keine besseren Ergebnisse als die hier genannte stadienadaptierte Verfahrenswahl, so daß sie heute nicht mehr praktiziert wird. Auch die sog. „atypische" (nicht anatomische) Wedge- bzw. Keilresektion ist heute nicht mehr „state of

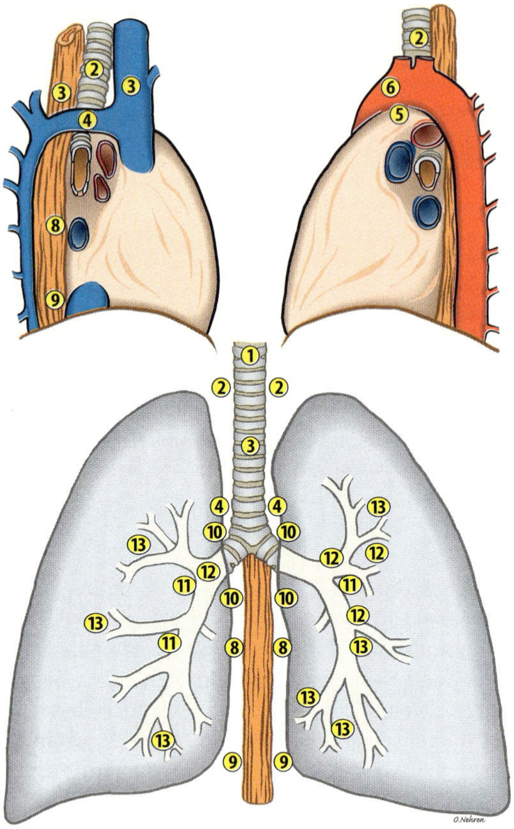

Abb. 15.42. Benennung der Lymphknoten im Mediastinum. Bei intraoperativer Entnahme zu Stagingzwecken kann für die betreffende Lymphknotenstation – anstelle der ausführlichen anatomischen Bezeichnung – die entsprechende Zahl verwendet werden. Mediastinale Lymphknotenstationen: *1* hoch-prätracheal, *2* hoch-paratracheal, *3* prätracheal, *4* tracheobronchial, *5* aortopulmonal, *6* präaortal, *7* Bifurkationsbereich, *8* paraösophageal, *9* ligamentär. Pulmonale Lymphknotenstationen: *10* Hiluslymphknoten, *11* interlobäre Lymphknoten, *12* lobäre Lymphknoten, *13* intersegmentale Lymphknoten. (Nach Heberer, Schildberg, Sunder-Plassmann, Vogt-Moykopf 1991)

the art", da sie auch bei kleinen Tumoren häufiger zu Rezidiven führt als die standardmäßige Lobektomie.

Zur Vermeidung der Pneumonektomie werden seit ca. 20 Jahren die schon länger für benigne Tumoren bekannten bronchoplastischen Eingriffe eingesetzt, d.h. in der Regel als sog. ***Manschettenlobektomie*** bzw. ***Bilobektomie***. Der in das Bronchiallumen hineinragende Tumor wird dabei en bloc mit einer Bronchusmanschette, in der Regel des Hauptbronchus entfernt und der restliche Lungenanteil wieder zentral anastomosiert, am häufigsten als sog. Manschettenresektion des rechten Oberlappens, weil der Bronchus intermedius sich besonders einfach mit dem Hauptbronchus anastomosieren läßt (Abb. 15.43). Bei größeren Serien waren bisher maximal 7 bis 10 % aller Patienten für diese o.g. Verfahren geeignet, eine lokale Rezidivrate von 5 bis 17 % nach 3 Jahren spricht dafür, daß entweder die Lymphadenektomie nicht radikal genug oder die Sicherheitsabstände der Bronchusresektionsränder zum Tumor nicht selten zu eng gewählt wurden. Bei korrekter Anwendung sind dagegen die Langzeitergebnisse im Stadienvergleich ebenso gut wie die nach Pneumonektomie.

Sog. Ausbrechertumore (T3/T4-Stadien) werden grundsätzlich en bloc reseziert, d.h. ohne Freilegung oder gar Durchtrennung des Tumors. Am häufigsten ist die parietale Pleura bzw. die Brustwand betroffen, so daß diese *großzügig* unter Durchtrennung der Rippen mitsamt dem Lungenlappen/Lungenflügel entfernt wird (Abb. 15.44).

Langzeitergebnisse der operativen Behandlung. Die Letalität der Operation des Bronchialkarzinoms mit „kurativem Ansatz" (Lappenresektion, evtl. Pneumonektomie mit mediastinaler Lymphadenektomie) beträgt 1 bis 7 %. Sie ist extrem abhängig von den Grenzen der Indikationsstellung, die der einzelne Operateur an sich selber stellt. Bei der Lobektomie kommen durchaus 1 bis 2 % vor, bei der Pneumonektomie 2 bis 4 %. Rechnet man alle erweiteren Eingriffe (Vorhofteilresektion, Birfurkationsresektion, Thoraxwandresektion) hinzu, so ergibt sich eine Letalität von ca. 5 bis 7 %. Die Fünfjahresüberlebensraten sind stadiumsabhängig mit ca. 70 % im Stadium I, 30 bis 40 % im Stadium II und ca. 5 bis 15 % im Stadium IIIa (Abb. 15.45).

Das kleinzellige Bronchialkarzinom

Ätiologisch und epidemiologisch (Verbreitung in den Industrienationen durch Zigarettenrauchen) bestehen zwar keine eindeutigen Unterschiede zur Gruppe der nichtkleinzelligen Karzinome, histologisches Bild und biologische Aggressivität des Kleinzellers bedingen jedoch eine eigene Behandlungstaktik.

Die frühere Stagingstrategie mit Einteilung in „limited" (auf den Thorax begrenztes Wachstum) und „extensive disease" ist für das differenzierte Therapieregime heute nicht mehr ausreichend. Das Stadium „limited disease" wird heute zumindest erweitert durch „very limited disease" mit Begrenzung der Erkrankung auf eine Thoraxhälfte, wobei unilateral bereits eine Stadierung nach den TNM-Kriterien der Nicht-Kleinzeller erfolgt, weil nur so Wirksamkeitsvergleiche verschiedener Therapiearme diverser Studien möglich sind.

Demnach zielt die ***präoperative Diagnostik*** bis zur Mediastinoskopie auf Nachweis bzw. Ausschluß mediastinaler Lymphknotenmetastasen sowie des T-Stadiums, da zumindest unter Studienbedingungen Kleinzeller bis zum Stadium II (T2 N1) heute wieder primär inklusive Lymphadenektomie operiert und anschließend chemo-/radiotherapiert werden.

Die ***Ergebnisse*** der chirurgisch/onkologischen Kombinationsbehandlung sind mit denen der Nicht-Kleinzeller im Stadium I und II durchaus vergleichbar.

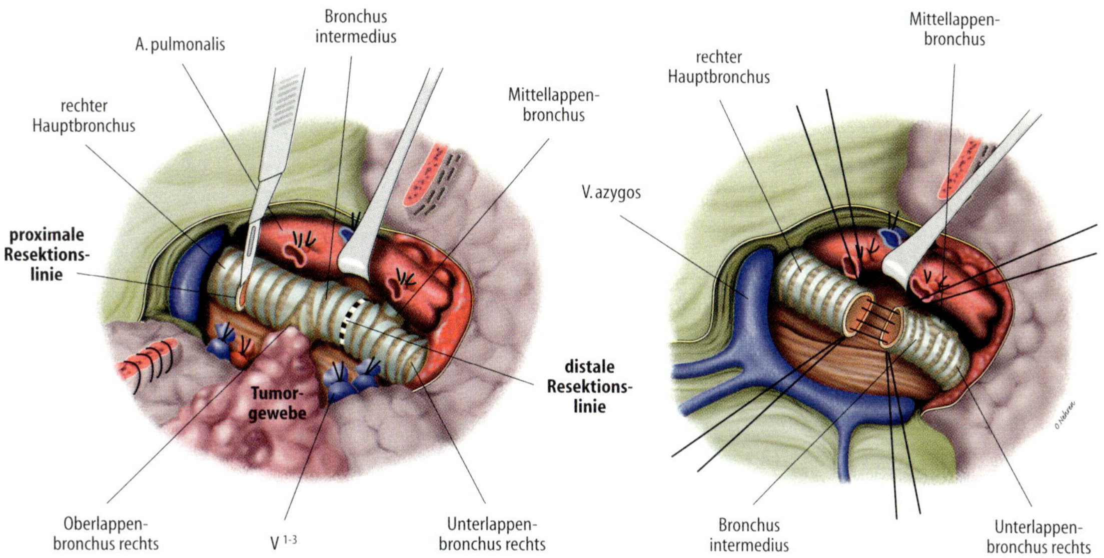

a b

Abb. 15.43 a,b. Manschettenlobektomie rechter Oberlappen. **a** Nach Versorgung der Gefäße und Durchtrennung der Parenchymbrücke zwischen Ober- und Mittellappen wird eine Bronchusmanschette entsprechend der Tumorinfiltration, bestehend aus Hauptbronchusanteil und Bronchus intermedius mit dem Skalpell reseziert. **b** Nach Lobektomie und Resektion der Bronchusmanschette wird die Bronchuskontinuität durch Anastomose des Bronchus intermedius mit der Trachealbifurkation durch Einzelknopfnähte wiederhergestellt (resorbierbares Nahtmaterial der Stärke 4 × 0). Bei isoliertem Befall des Oberlappenbronchus kann eine keilförmige Exzision aus dem distalen Hauptbronchus bzw. proximalen Anteil des Bronchus intermedius ausreichen. Entscheidend ist die Schnellschnittuntersuchung der Schnittränder. Der Bronchusverschluß erfolgt mit Einzelknopfnähten (3 × 0 bzw. 4 × 0). (Nach Heberer, Schildberg, Sunder-Plassmann, Vogt-Moykopf 1991)

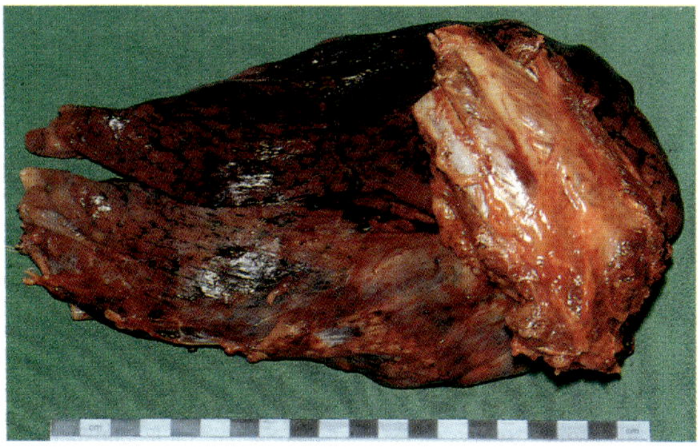

Abb. 15.44. En-bloc-Prinzip der onkologisch radikalen Resektionstechnik: Bei Infiltration der Thoraxwand wird diese vollständig mit Interkostalmuskulatur und Rippen en bloc mit dem anatomisch zu resezierenden Lungenanteil entfernt. Insbesondere bei ossärer Infiltration der Rippen sind Sicherheitsabstände von 5–6 cm zu fordern wegen möglicherweise ausgedehnter Markraumkontamination

Problematisch bleibt die Therapie bei mediastinalem Lymphknotenbefall, wo nur im Ausnahmefall bei radiologischem Verdacht auf Teil-, bzw. Vollremission nach Radio-/Chemotherapie eine Resektion als „Re-Staging"-Maßnahme in Frage kommt. Stadien mit hämatogenen Fernmetastasen sind eine Domäne der Chemotherapie, die bis heute Erfolge neuer, studienerprobter Therapieschemata in Tagen misst.

Typisches und atypisches Karzinoid (neuroendokriner Tumor Grad I/II)

Die Bezeichnung „Karzinoid" erwies sich in der Vergangenheit als nicht besonders glücklich, denn – aus dem Griechischen halbwegs adäquat übersetzt – bedeutet es „ähnlich wie ein Karzinom", vielleicht auch „ähnlich, aber nicht ganz so schlimm" wie ein Karzinom. Unbegründeterweise wurde das Karzinoid daher früher sehr in die Nähe der benignen Lungenadenome gerückt und findet sich in Lehrbüchern häufig zwischen gutartigen Lungenadenomen und Lungenkarzinomen besprochen.

In Wahrheit zählt man es zu den neuroendokrinen Tumoren, so daß hier ein ganz eigener Tumortyp vorliegt.

Dabei markiert das typische Karzinoid unter allen neuroendokrinen Tumoren der Lunge das „benigne" Ende, der Kleinzeller das andere hochmaligne Ende auf derselben Skala. Ausgangspunkt sind die von Feyrter[12] 1938 und von Kulschitzky beschriebenen hel-

[12] Friedrich Feyrter, Pathologe, Göttingen 1895–1973

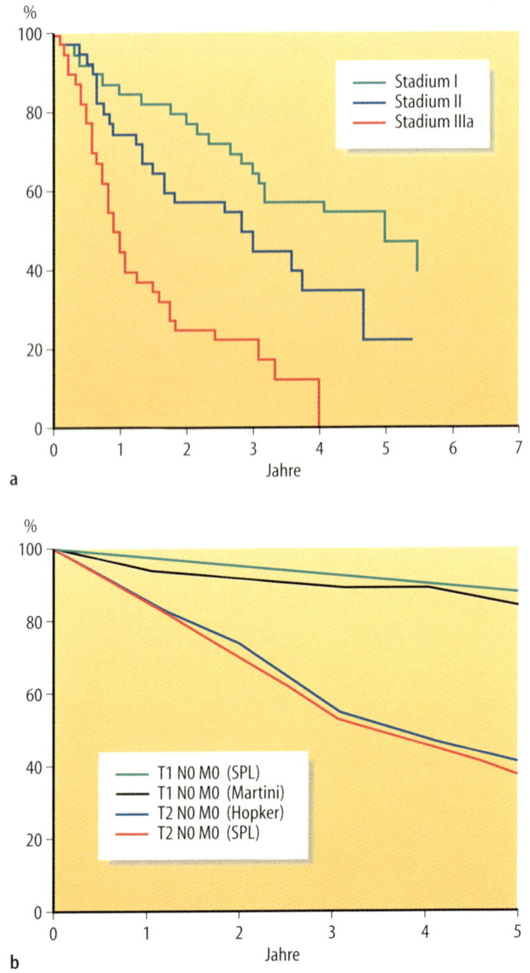

Abb. 15.45. **a** Stadienbezogene Überlebensraten bei Bronchialkarzinom: Die Operation schließt die routinemäßige Lymphadenektomie mit ein, im Stadium III a auch die mediastinale Nachbestrahlung (eigenes Krankengut). **b** Einfluß des Tumorvolumens (T1 versus T2) im sog. „Frühstadium" I: Im Stadium T1 N0 M0 beträgt die Überlebenswahrscheinlichkeit nach 5 Jahren 90 %, im Stadium T2 N0 M0 dagegen nur noch ca. 40 % (eigene Ergebnisse)

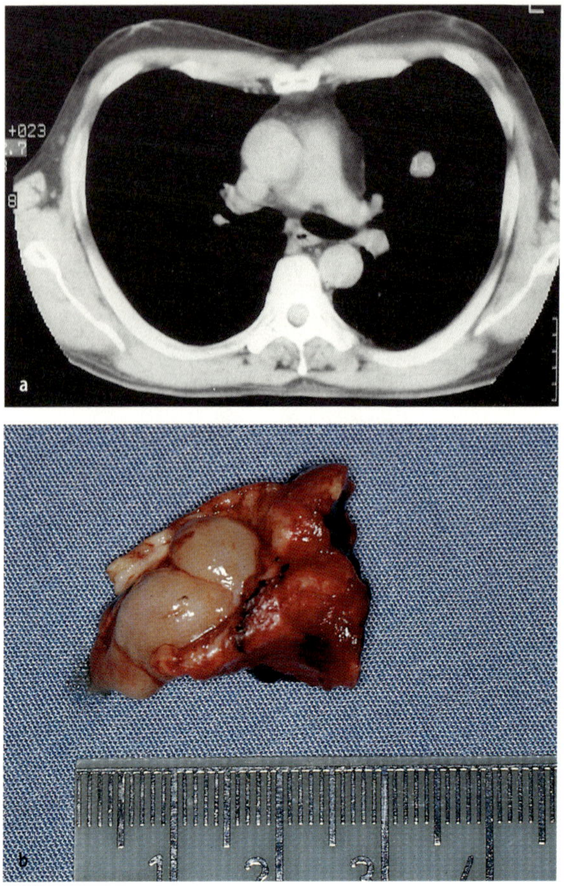

Abb. 15.46. **a** Karzinoid im linken Oberlappen, radiologisch als peripherer Rundherd imponierend; **b** zentral im rechten Oberlappenabgang gelegenes Karzinoid; OP: Oberlappenmanschetten-Lobektomie mit Re-Anastomose zwischen dem Bronchus intermedius und rechtem Hauptbronchus

len Zellen innerhalb des Bronchialepithels, welche argyrophile Granula enthalten, wie sie in Nerven und endokrinen Zellen ebenfalls bekannt waren, weshalb die Bezeichnung „neuroendokrine Tumoren" der Lunge gewählt wurde. Das Besondere an diesen Zellen ist das Vorkommen von Serotonin, Kalzitonin, Endotholin und zahlreichen weiteren Peptiden und Peptidvorstufen (*A*mino-*P*recursor-*U*ptake-*D*erivates). 85 % dieser Tumore werden intrabronchial-zentral, 15 % peripher angetroffen mit Präferenz für das weibliche Geschlecht 2 : 1 und Altersgipfel bei 30 bis 40 Jahren. Sehr selten können sie auch als sog. pluriglanduläres Syndrom mit extrapulmonalen neuroendokrinen Tumoren vergesellschaftet sein. Das typische Karzinoid ist an einem völlig uniformen Zellbild schon lichtmikroskopisch diagnostizierbar, wobei die heute zahlreich nachweisbaren Peptide (5 Hydroxytryptamin, Serotonin, Gastrine, Leasingpeptid, Kalzitonin, etc.) nicht unbedingt getrennt nachgewiesen werden müssen. Größe über 3 cm und tiefe Infiltration dieses typischen Karzinoids prädestinieren allerdings zum Lokalrezidiv, nach radikaler Operation ist die Prognose jedoch sehr gut (s. unten).

Kernpolymorphie, Mitosen und Nekrosen unterscheiden das ***atypische Karzinoid***, von Arrigoni zuerst beschrieben. Häufiger ***peripher*** als zentral gelegen, mit einer 75 %igen Zweijahresüberlebensrate, unterscheidet sich dieses atypische Karzinoid klinisch vom Kleinzeller, obwohl bisher kein immunozytologischer Marker existiert, der beide klar und eindeutig trennen würde. Biologisch verhält sich das atypische Karzinoid wie ein maligner Tumor durch Lymphbahneinbruch und Lymphknoteninfiltration, die beim typischen Karzinoid *stets fehlen*.

Die ***Diagnostik*** unterscheidet sich nicht vom Bronchialkarzinom (Thorax-CT, Abdomen-Sonographie, Skelettszintigraphie), lediglich bei der obligaten Bronchoskopie ist bei Verdacht auf Karzinoid eine gewisse Zurückhaltung bei der tiefen Biopsie zu empfehlen, da der Tumor zu heftigen Blutungen neigt.

Für ***operative Therapie*** gelten dieselben onkologischen Radikalitätskriterien wie beim nichtkleinzelligen Bronchialkarzinom, weil eine exakte Unterscheidung typischer/atypischer Karzinoide anhand der präoperativen Probebiopsie nicht immer möglich ist. Auch bei peripherem Sitz ist daher die anatomische Resektion mit mediastinaler Lymphadenektomie in jedem Fall der einfachen atypischen Resektion vorzuziehen (Abb. 15.46). Bei zentralem Sitz ist eine möglichst ausgefeilte Technik der parenchymsparenden bronchoplastischen Resektion gefragt, die Pneumonektomie gilt unter Geübten als Rarität (< als 5 %).

Die ***Ergebnisse*** der so operativ behandelten Patienten sind bei typischem Karzinoid (neuroendokriner Tumor Grad I) mit 95 % Zehnjahresüberlebensraten ausgezeichnet, beim atypischen Karzinoid entsprechen sie mit 70 % Zweijahres- und 45 % Fünfjahresüberleben in etwa dem nichtkleinzelligen Bronchialkarzinom im Stadium II. Eine genaue immunhistochemische Differenzierung des atypischen Karzinoids vom Kleinzeller ist in jedem Fall erforderlich.

15.5.5 Lungenmetastasen

Seit ca. 50 Jahren bekannt, aber erst innerhalb der letzten 20 Jahre praktiziert, ist die Möglichkeit, in selektierten Fällen auch bei hämatogen metastasierenden Tumoren durch Resektion, nicht nur des Primärtumors, sondern auch der Lungenmetastasen, einen therapeutischen Vorteil zu erzielen. Für diesen – auf den ersten Blick vielleicht widersinnigen – Therapieansatz gelten spezielle Regeln:

- Der Primärtumor muß „beherrscht" sein – kein Rezidiv, keine R1-Resektion.
- Extrapulmonale *zusätzliche* Metastasen müssen ausgeschlossen sein, Ausnahme u. U. die solitäre Lebermetastase nach kolo-rektalem Karzinom.
- Die Operation muß das schonendste Verfahren sein, anderweitig nicht kurativ angehbare Herde zu entfernen.

Indikation. Die Indikation unterscheidet zwei Konzepte:

- Die ***„adjuvante"*** Metastasenchirurgie innerhalb eines hochwirksamen Chemotherapie-Konzeptes (Beispiel: Hodenteratom, Osteosarkom, etc., Abb. 15.47). Die Resektion entfernt nach Chemotherapie innerhalb der Remission das Tumorrestgewebe aller noch sicht- und tastbaren Metastasen und fördert fast re-

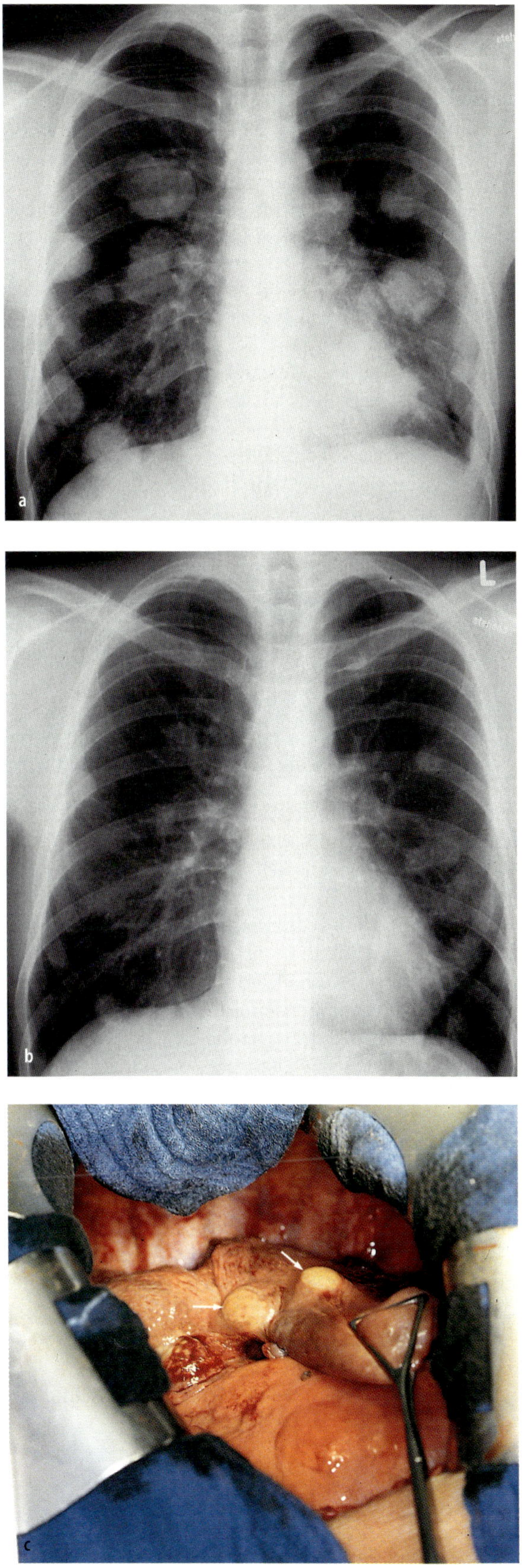

Abb. 15.47a-c. Diffuse beidseitige Metastasierung bei Hodenteratom (nach Enukleation und abdomineller Lymphadenektomie). **a** Vor Chemotherapie, **b** nach Chemotherapie, **c** Entfernung der Restherde im Remissionsintervall in Atelektase der Lunge ▷

gelhaft nekrotisches Gewebe neben vitalen Tumorresten, die sodann als möglicher Ausgangsort neuer Metastasen nach Ablauf der Remission ausgeschaltet sind. In welchem Ausmaß in dieser Gruppe die Radikalität des Eingriffs mit der Überlebenszeit korreliert, ist bisher nicht geklärt. Wann immer möglich, wird natürlich *jeder* Herd vollständig entfernt.
- Die primäre Metastasektomie bei nicht Chemotherapie-sensiblen Primärtumoren.

Für die meisten epithelialen wie sarkomatösen Tumore existiert keine wirkungsvolle Chemotherapie im Stadium hämatogener Aussaat. Bei isoliertem Lungenbefall ist daher die **radikale Metastasektomie** der einzige Ansatzpunkt. Neue Details aus der Kinetik der Einzelzelldisseminierung, der Zellinvasion aus der Blutbahn ins Gewebe, der möglichen Zellisolierung im Gewebe über Jahre, lassen vermuten, daß die Konstellation oberflächenständiger Adhäsionsmoleküle (Onkogene, Suppressorgene) über das biologische Verhalten der Tumorzelle entscheiden. Wird die Population zeitgleich entstandener Metastasen chirurgisch entfernt, ist nicht ausgeschlossen, daß
- entweder keine weiteren Tumorzellen mehr vorhanden sind, oder
- die noch vorhandenen Tumorzellen durch die körpereigene Immunabwehr in ihrer Zellteilung gehindert werden und so eine Vollremission erreicht wird.

Da letztlich zur Zeit der Operation nie bekannt ist, ob der Patient am Beginn oder am Ende eines Metastasenschubs steht, ist auch die individuelle Prognose sehr unsicher:

Trotz einiger inzwischen gesicherter Prognosefaktoren erkennt man präoperativ den „Langzeitüberleber" nicht, weshalb prinzipiell jedem Patienten, der die oben genannten Eingriffskriterien erfüllt und vom Allgemeinzustand operabel ist, die Chance der Operation einzuräumen ist.

Diagnose. Diagnostisch steht das CT heute als **Dünnschicht-Spiral-CT** ganz im Vordergrund. Es gilt, *alle* metastatischen Herde präoperativ komplett zu erfassen, da in der Vergangenheit das konventionelle Computertomogramm die tatsächliche Anzahl regelmäßig unterschätzte. Inwieweit das Spiral-CT, das in der Lage ist, jeden kleinsten Lymphknoten, Gefäßquerschnitt, Bronchialanschnitt wie ein kleines Granulom aussehen zu lassen, hier einen tatsächlichen Fortschritt darstellt, ist noch nicht bewiesen.

Der ***extrapulmonale*** Metastasenausschluß geschieht durch
- Sonographie,
- Abdomen-CT und
- Skelettszintigraphie.

Entscheidend ist weiterhin der sichere Nachweis des kurativ versorgten Primärtumors und der Ausschluß eines Lokalrezidivs.

Therapie. Die ***operative Technik*** sieht – anders als die Chirurgie des primären Bronchialkarzinoms – anstelle der großen Resektion möglichst sparsame, atypische Resektionen unter Mitnahme allenfalls eines 1 bis 2 cm breiten Parenchymsaumes vor. Die große Mehrzahl der peripheren Herde läßt sich tangential ausklemmen und ohne großen Aufwand mit Klammernahtgerät oder in konventioneller Klemmentechnik (Abb. 15.48) entfernen. Entscheidend ist die seitengetrennte Ventilation durch Doppellumentubus, denn der wichtigste Schritt des gesamten Vorgehens ist die **minutiöse Durchtastung der gesamten atelektatischen Lunge** zwischen Daumen und Zeigefinger bzw. Mittelfinger eines geübten Chirurgen, der normale Hilusstrukturen palpatorisch von Metastasen sicher unterscheiden kann.

Auch sog. Dünnschicht-Computertomogramme haben in der Vergangenheit stets *mehr* Herde intraoperativ entdeckt, als zuvor im CT demonstriert. Anatomische Resektionen sind mit ca. 5 bis 10 % selten erforderlich, andererseits sind im seltenen Ausnahmefall Eingriffe bis zur Manschettenpneumonektomie gerechtfertigt, wenn das individuelle OP-Risiko gering ist und keine therapeutische Alternative bei einer großen, zentral sitzenden Metastase mehr besteht (Abb. 15.49). Nichtradikale Eingriffe bieten gegenüber dem Spontanverlauf keinen nachweisbaren Vorteil für den Patienten und sind daher unbedingt zu vermeiden!

Prognostisch entscheidend ist in jedem Fall die Radikalität des Eingriffs (R0-Resektion), unabhängig vom Primärtumor (Abb. 15.50). Alle weiteren Prognosefaktoren (Anzahl der Metastasen, metastasenfreies Intervall, Metastasengröße, -verteilung, etc.) sind immer nur für einen einzigen Primärtumor beurteilbar und von ganz unterschiedlicher Relevanz:

10 Metastasen, die *synchron* mit einem ***Hodenteratom*** diagnostiziert werden, sind prognostisch we-

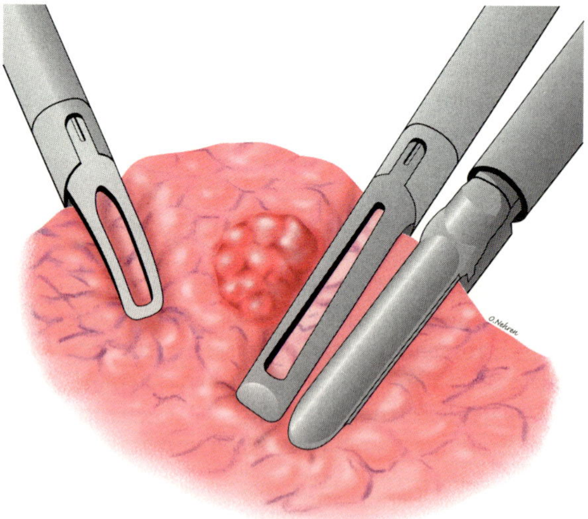

Abb. 15.48. Operative Technik der Metastasenchirurgie: Die atypische, gewebesparende Resektion wird bevorzugt, wann immer technisch möglich

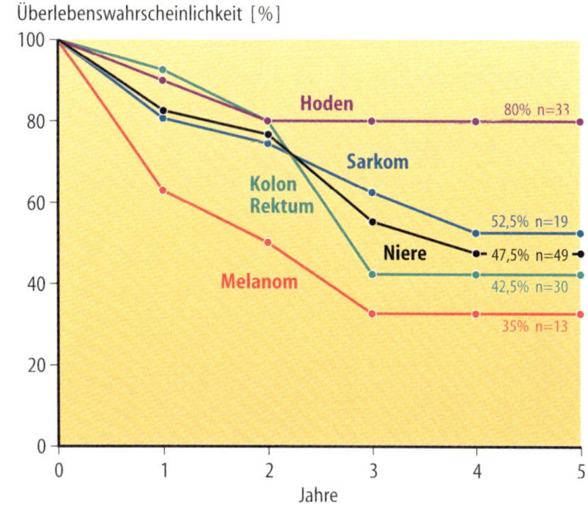

Abb. 15.50. Langzeit-Überleben nach Metastasenresektion: 70 bis 90 % nach 5 Jahren bei Hodenteratom (Chemotherapie-sensibel), 25 bis 45 % bei nicht Chemotherapie-sensiblen Primärtumoren (weitere Prognosefaktoren s. Text)

sentlich günstiger als eine Solitärmetastase 3 Jahre nach Entfernung eines Hautmelanoms.

Neben dem Primärtumortyp hat insbesondere bei den *nicht* Chemotherapie-sensiblen Tumortypen das metastasenfreie Intervall sowie die Metastasenzahl eine eindeutige prognostische Relevanz. Bei den Chemotherapie-sensiblen Tumoren (Metastasenchirurgie adjuvant innerhalb des Chemotherapiekonzeptes) ist bisher weder das tumorfreie Intervall, noch die Metastasenzahl als relevanter Prognosefaktor isoliert, sondern ausschließlich die Wirksamkeit der Chemotherapie:

Wird bei der Erstoperation nach Chemotherapie kein vitales Tumorgewebe innerhalb der Lungenmetastasen gefunden, liegt die Fünfjahresüberlebensrate bei 90 bis 95 %. Ist auch bei der zweiten Lungenoperation nach unter Umständen mehrfach wiederholten Chemotherapie-Zyklen noch immer vitales Tumorgewebe in der Histologie der Metastasen nachweisbar, sinkt die Fünfjahresüberlebensrate auf 30 bis 35 %. Wenn also die Chemotherapie die verschiedenen Zelllinien dieser Tumore nicht abtöten kann, läßt sich auch durch wiederholte Operationen keine Heilung erzielen.

Bei den **nicht** Chemotherapie-sensiblen Primärtumoren liegen die Fünfjahresüberlebensraten im Bereich von 15 bis 45 % (Ausnahme: Melanom). Hier sind prognostische Untergruppierungen nach Metastasenzahl und tumorfreiem Intervall durchaus relevant, bei Patienten in gutem Allgemeinzustand für die Indi-

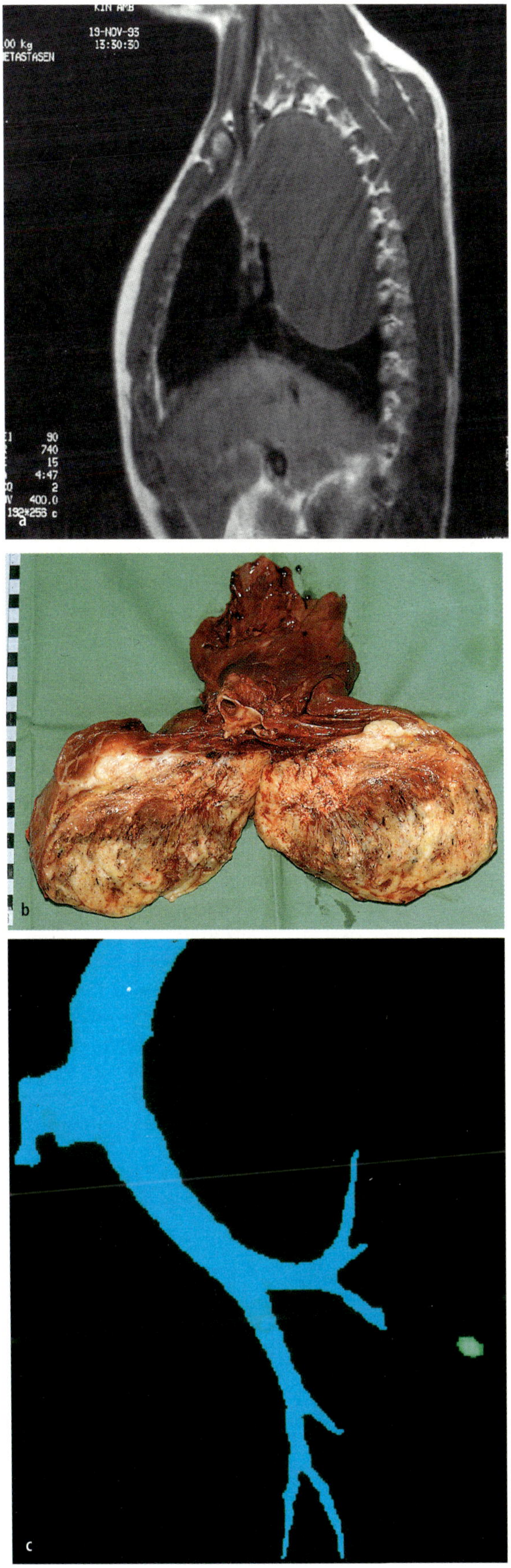

◁ **Abb. 15.49a-c.** Ausweitung des Eingriffs in Ausnahmefällen. **a** Chemotherapeutisch ausbehandelte, sehr rasch wachsende Osteosarkom-Metastase mit Stridor durch Bifurkationskompression; **b** intraperikardiale Pneumonektomie (Präparatgewicht 4,8 kg!); **c** 1 Jahr später Resektion einer linksseitigen Metastase in der Restlunge, seither seit 2 Jahren in Vollremission kationsstellung allerdings in der Regel nicht ausschlaggebend.

Bei metastasenfreiem Intervall über 3 Jahre und Vorliegen einer Solitärmetastase ergab sich in großen Studien der „International Registry of Lung Metastases" bei den **epithelialen** Tumoren eine mediane Überlebenszeit von 47 Monaten, bei metastasenfreiem Intervall unter einem Jahr und mehr als drei Metastasen sank die mediane Überlebenszeit auf 21 Monate.

> **!**
>
> ***Prinzipien der Metastasenchirurgie***:
> - Primärtumortyp beherrscht?
> - Extrapulmonale Metastasen ausgeschlossen?
> - Patient mit niedrigem OP-Risiko (0 bis 2 %) operabel?
> - Alternativoptionen onkologisch-interdisziplinär berücksichtigt?
> - Chirurgische Radikalität technisch möglich und gewährleistet?

15.6 Mediastinum

Anatomisch ist das Mediastinum ein von der gleichnamigen Pleura nach ventral und lateral begrenzter Raum, der wie ein „Innenhof" vorne vom Sternum, dorsal von der Wirbelsäule und seitlich von den Lungen begrenzt wird. In diesem Raum können sich Entzündungen, vor allem aber Tumore ausbreiten, die erst spät Symptome verursachen.

15.6.1 Entzündliche Erkrankungen

Akute Mediastinitis

Eine akute, bisweilen lebensbedrohliche, eitrige Einschmelzung im Mediastinum ist in der Regel fortgeleitet, am häufigsten von kranial oder aber iatrogen als Perforationsfolge des Ösophagus oder der Trachea. Entzündungsausbreitung per continuitatem oder lymphogen findet sich bei bakteriellen Erkrankungen im Nasopharynx, deren Entzündungsweg sich entlang der vertikal angeordneten Fasziengleitschicht, entlang der Fascia praevertebralis oder praetrachealis nach kaudal ausbreiten und ins Mediastinum absteigen können. Bei iatrogen ausgelöster oder spontaner (Boerhaave-Syndrom) Perforation des Ösophagus liegt der Ausgangspunkt dagegen im mittleren bis kaudalen Drittel des Mediastinums. Eine Perforation im Tracheobronchialsystem wird dagegen in der Regel durch die akute respiratorische Beeinträchtigung (Mediastinalemphysem) auffällig, weniger durch septische Entzündungszeichen des Mediastinums. Gleichzeitige Pleuraergußbildung zeigt an, daß nicht nur die Ösophaguswand, sondern auch die mediastinale Pleura verletzt wurde.

Diagnostik. Diagnostisch zeigt die Thoraxübersicht ein verbreitertes Mediastinum, ein Hautemphysem über dem Jugulum oder der Thoraxwand ist unter Umständen zu tasten und im CT zeigen sich als sicherstes Zeichen Lufteinschlüsse (Abb. 15.51). Bei der Ösophagusperforation bringt der Gastrografinschluck den Beweis der Leckage.

Jede Mediastinitis, gleichgültig ob fortgeleitet oder durch Perforation entstanden, soll nach außen drainiert werden. Dabei sind die betroffenen Faszienschichten direkt anzugehen: Über den transjugulären Querschnitt am Hals läßt sich jedoch nur das vordere, prätracheale Mediastinum drainieren, für das hintere Mediastinum (z. B. bei Ösophagusperforation) ist eine kleine Thorakotomie mit Mediastinaleröffnung und transpleuraler Ableitung erforderlich. Eine direkte Drainage des Mediastinums von dorsal paravertebral empfiehlt sich wegen der dort kräftigen Muskulatur nicht. In der Regel erfolgt nach Eröffnung des Entzündungsherdes eine mehrtägige Spülung des Mediastinums über zwei Drainagen. Entscheidend ist, daß die Ursache beseitigt wird, z. B. Zahnextraktion, Kieferhöhlenspülung, bzw. chirurgische Übernähung einer

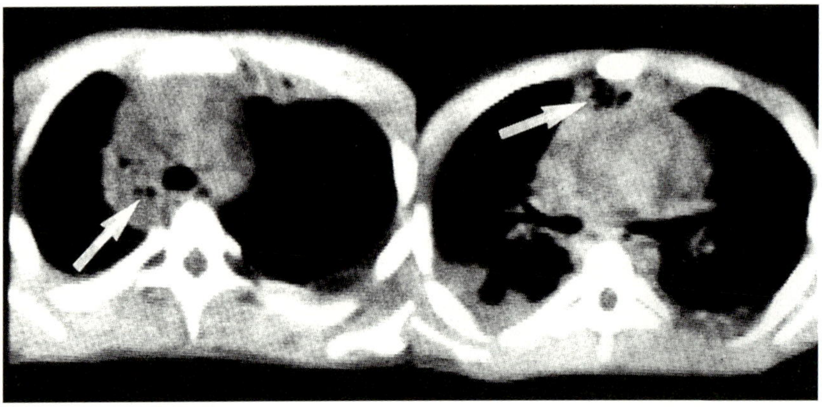

Abb. 15.51. CT-Befund bei akuter Mediastinitis: Flüssigkeit und Lufteinschlüsse in den Faszienlogen weisen auf eitrige Einschmelzung hin

Ösophagusläsion. Da eine direkte Naht der verletzten Ösophaguswand oft nicht ausreicht, wird diese durch das transdiaphragmal hochgezogene Netz plastisch gedeckt. Trotz dieser Maßnahmen hat die Ösophagusperforation, insbesondere bei Verätzung durch Säuren und Kolliquationsnekrose durch Laugen, eine sehr hohe Letalität. In jedem Fall dazu gehört eine intensivmedizinische Behandlung mit breiter antibiotischer Abdeckung, mediastinaler Spülung und langdauernder parenteraler Infusionstherapie. Bei ausgedehnter Ösophaguswandzerstörung bleibt als chirurgische Maßnahme schließlich nur die Ösophagektomie mit zervikaler Ausleitung und gastralem Ösophagusverschluß.

Chronische Mediastinitis

Chronisch entzündliche Formen der Mediastinitis können durch Histoplasmose, Aspergillus, Cryptococcus o.ä. bedingt sein und ebenso als seltene Verlaufsform bei M. Hodgkin, M. Boeck und Autoimmunerkrankungen auftreten. Der Ausschluß eines primär malignen Prozesses ist oft langwierig und nur durch ausreichende Gewebeentnahme zu führen. Das gesamte mediastinale Bindegewebe kann direkt mit chronischen Entzündungszellen infiltriert sein. Eine vollständige chirurgische Exzision ist nur selten möglich, Kortikoidanwendung und antimykotische Behandlung werden symptomatisch angewendet.

15.6.2 Tumore des Mediastinums

Die im Mediastinum lokalisierten Tumoren sind äußerst zahlreich und lassen sich nach verschiedenen Kriterien klassifizieren (Tabelle 15.6). Eine im klinischen Alltag bewährte Untergliederung berücksichtigt anstelle der histologischen Klassifikation die am häufigsten beobachtete Lokalisation (Tabelle 15.7).

Einteilung. Im vorderen oberen Mediastinum werden insbesondere Tumoren des Thymus angetroffen, auch Lymphome, im mittleren Mediastinum finden sich insbesondere verschiedene Zysten (Dermoidzysten, Mesothelzysten, Bronchialzysten), im hinteren Mediastinum insbesondere neurogene Tumoren aus Stützgewebe (Neurinome, etc.), Ganglienzellen (Ganglionneurom), sowie vom Grenzstrang (Sympathikoblastome).

Symptome. Für den klinischen Alltag wichtiger als die theoretische Kenntnis aller Histiotypen ist das Wissen um die praktische Vorgehensweise, um unnötige invasive und kostenintensive Untersuchungen auszusparen. 70% aller Raumforderungen sind Zufallsbefunde, Symptome treten erst spät bei Kompression, Infiltration und Verdrängung von Nachbarorganen auf (Tabelle 15.8). Obere Einflußstauung, Stridor, Heiserkeit, Zwerchfellparese, Horner[13]-Syndrom, dies alles sind Anzeichen für ausgedehnte Tumorkompression/Infiltration, beweisen aber nicht etwa, daß der Tumorbefund technisch inoperabel wäre. Für die Diagnostik entscheidend ist, daß ***mit Ausnahme maligner Lymphome***, die durch Radiatio-/Chemotherapie behandelt werden, die ***chirurgische Tumorresektion*** die Methode der Wahl ist.

Tabelle 15.6. Klassifizierung der Mediastinal-Tumore

I. Autochthone Tumoren des Mediastinums:
- *Vom mesenchymalen Bindegewebe ausgehend:* Lipome, Fibrome, Myome, Chondrome, Xanthome, Myxome, Mischformen, Sarkome
- *Von den mediastinalen Gefäßen ausgehend:* Hämangiome, Lymphangiome
- Primäre mediastinale Karzinome

II. Fissurale Geschwülste und Zysten des Mediastinums:
- Epidermoidzysten, Dermoidzysten, Teratome, Chorionepitheliome

III. Zysten versprengter Organanlagen:
- *Mesothelzysten:* Perikard-Zölomzysten, Pleura-Zölomzysten
- *Vorderdarmzysten:*
  - Gastroenterogene Zysten (Ösophagus-, Magen-Darm-Zysten)
  - Bronchialzysten

IV. Von den Nachbarorganen ausgehende Mediastinaltumoren:
- *Neurogene Tumoren:*
  - aus Stützgewebe: Neurinome, Neurofibrome, maligne Neurinome, Spindelzellsarkome
  - aus Ganglienzellen: Ganglioneurome, Neuroblastome, Gliome, Ganglioblastome, Ganglioneuroblastome
  - vom Grenzstrang: Ganglioneurome des Sympathikus, Sympathoblastome, Sympathikogoniome
  - Phäochromozytome
  - Chemodektome
- *Vom Ösophagus:* Leiomyome
- *Vom endokrinen System:* Dystope Schilddrüsentumoren, dystope Nebenschilddrüsentumoren, Thymustumoren

V. Mediastinaltumoren bei generalisierter Tumorbildung:
- *Neurofibromatose von Recklinghausen*
- *Lymphogranulomatose Hodgkin*
- *Brill-Symmers-Tumoren*
- *Tumoren bei neuplastischen Erkrankungen der weißen Blutkörperchen und des RES (Hämoblastosen):* Leukämische Tumoren, aleukämische Tumoren, Blasmozytome, Retotheliome, Retothelsarkome
- *Metastasen anderweitiger maligner Tumoren*

VI. Spezifische und unspezifische Pseudotumoren des Mediastinums

[13] Johann F. Horner, Ophthalmologe, Zürich 1793–1853

Tabelle 15.7. Einteilung nach Lokalisation:

Die Häufigkeitsverteilung der einzelnen Tumortypen zeigt die folgende topographische Zuordnung:

- ***Vorderes Mediastinum***:
  - Schilddrüsentumoren
  - Thymustumoren
  - Weichteilsarkome
  - Lipome
  - Teratome
  - Dermoide
- ***Mittleres Mediastinum***:
  - Perikardzysten
  - Bronchogene Zysten
  - Teratome
  - Lymphome
  - Pleurazysten
- ***Hinteres Mediastinum***:
  - Neurogene Tumoren
  - Ösophagustumoren
  - Ösophaguswandzysten

Tabelle 15.8. Kompressions-/Infiltrationssymptome bei Mediastinaltumoren

Symptome	*Ursache*
Stridor	Tracheobronchiale Kompression/ Infiltration
Sensibilitäts-/ Motilitätsstörung Unterarm und Hand	Plexuskompression/Infiltration
Horner-Syndrom	Ganglion-cervicale-superius-Infiltration
Heiserkeit	N.-recurrens-Infiltration (häufiger links als rechts)
Zwerchfellhochstand	N. phrenicus-Parese
Teilparesen untere Gliedmaßen	Rückenmarkskompression bei Sanduhrtumoren
Livide Gesichtsschwellung, Armödeme	Kompression/Infiltration der V. cava superior (Vena-cava-Syndrom)

! Ziel der Diagnostik ist demnach, daß man feststellt, ob
- ein malignes Lymphom vorliegt,
- der Patient für einen operativen Eingriff geeignet ist.

Diagnostik. Die ***bildgebende*** Diagnostik beschränkt sich auf Thoraxübersicht und Computertomographie, wodurch sich in 70 % maligne/benigne Tumoren unterscheiden lassen und wichtige Aussagen über operatives Vorgehen (Infiltration von Nachbarorganen) möglich werden. Bei spezieller Fragestellung (Infiltration von Hohlorganen, insbesondere Vorhof, Spinalkanal, Aorta) scheint die Kernspintomographie von zusätzlichem Nutzen. Die bildgebende Routinediagnostik beinhaltet dagegen lediglich die Thoraxübersicht und die Computertomographie.

Ziel der ***invasiven*** Diagnostik ist es, die malignen Lymphome von den übrigen Tumoren abzugrenzen, um eine überflüssige Thorakotomie zu vermeiden. Maligne Lymphome sind ganz überwiegend im vorderen bis mittleren Mediastinum, retrosternal und perihilär lokalisiert. Mit bildgebenden Verfahren allein sind sie differentialdiagnostisch niemals von Geschwülsten des Thymus, welche operiert werden, zu unterscheiden. Die erforderliche histologische Abgrenzung bei lokalisiert retrosternalem Tumorsitz erfolgt durch ***Mediastinotomie nach Churchill*** (s.S. 300), bei diffuser prätrachealer Lymphknotenvergrößerung auch durch Mediastinoskopie. Vergrößerte prätracheale Lymphknoten sind beim Thymom sehr selten und sprechen für Lymphom. Eine transkutane Punktion mit Gewinnung eines kleinen Gewebezylinders reicht in der Regel für die erforderlichen immunhistochemischen Zusatzuntersuchungen nicht aus und bedeutet meist nur unnötigen Zeitverlust. Auch am intraoperativen Präparat ist die schwierige Differentialdiagnostik zwischen lymphozytenreichem, malignem Thymom und malignem Lymphom fast nie möglich. Diese invasive histologische Tumortypisierung ist wegen des Vorkommens der Lymphome nur bei ***retrosternalen*** Tumoren erforderlich, alle übrigen Tumoren des Mediastinums werden primär ohne weitere invasive Diagnostik operiert.

Operative Technik. Der Zugang richtet sich nach dem Tumorsitz: Große retrosternale Tumoren, z. B. Thymome, erfordern die Sternotomie mit schrittweiser Auslösung des Tumors aus der Umgebung. Überwiegt bei lokalisierter Tumorausbreitung eine Seitenpräferenz, so ist der Standardzugang für Tumoren im vorderen Mediastinum die anterolaterale Thorakotomie im 4., respektive 5. ICR. Neurogene Geschwülste des hinteren Mediastinums werden über einen laterodorsalen Zugang angegangen, ein posterolateraler Zugang mit funktionell ungünstiger kompletter Durchtrennung des M. latissimus ist bei Mediastinaltumoren in der Regel nicht erforderlich.

Thymusgeschwülste

Zusammen mit retrosternalen Strumaanteilen sind die ***Thymome*** die häufigsten retrosternalen Raumforderungen. Histologisch beteiligt sind epitheloide Zellen und Lymphozyten, zumeist ohne eindeutige zelluläre Malignitätskriterien, die deshalb aus dem klinischen Verhalten (Infiltration der Umgebung) abgeleitet werden müssen. Auch die Einteilung der Thymome (Tabelle 15.9) entspricht diesem klinischen Infiltrationsverhalten. Therapie der Wahl ist immer die vollständige

Tabelle 15.9. Stadieneinteilung der Thymome (Masaoke)

I.	Tumor allseits durch Kapsel begrenzt, Kapsel nicht infiltriert
II.	Infiltration der Kapsel und des umgebenden Fettgewebes
III.	Infiltration von Nachbarorganen (V. cava, Perikard, Aorta, etc.) und/oder intrathorakale Metastasen
IV.	Extrathorakale Fernmetastasen

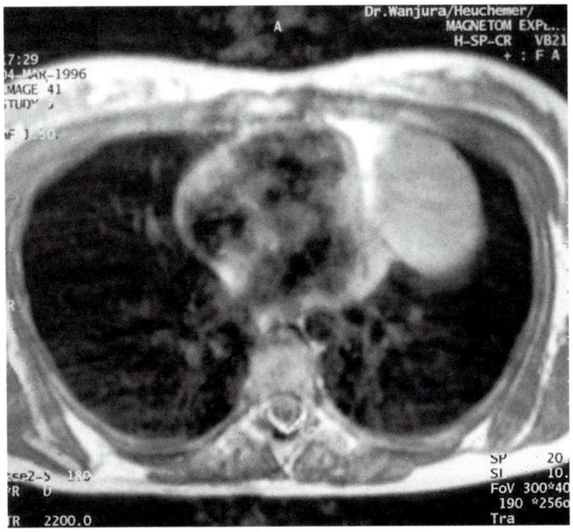

Abb. 15.52. Computertomogramm bei Thymom, Stadium I, mit glatter Abgrenzung zur Umgebung ohne Zeichen lokaler Infiltration

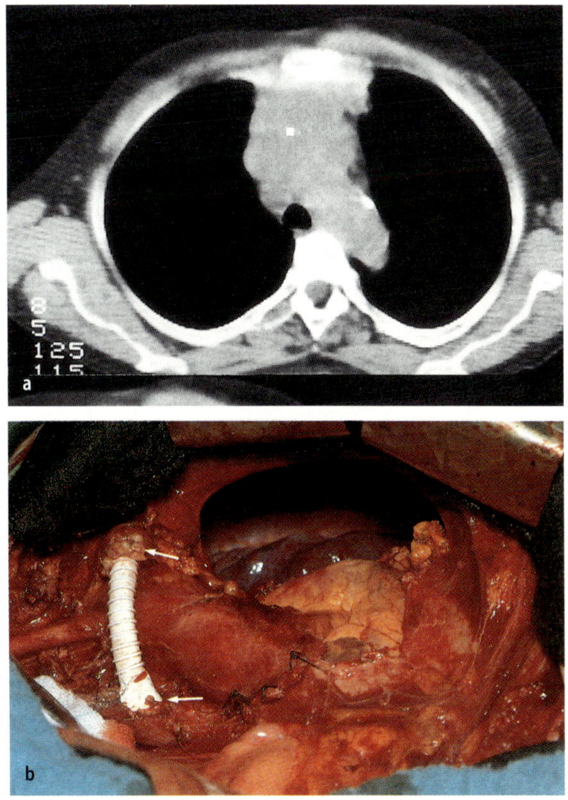

Abb. 15.53. a Thymuskarzinom im Stadium III: Infiltration der V. anonyma sinistra und des Perikards; **b** OP-Situs nach Exstirpation: Der kraniale Perikardanteil ist en bloc mitreseziert, so daß rechtes Herzohr und A. ascendens zur Darstellung kommen, die Kontinuität der en bloc mitresezierten V. anonyma sinistra ist durch Rohrprotheseninterposition wiederhergestellt

Exstirpation, solange keine Fernmetastasen sichtbar sind oder eine diffuse infiltrative Durchsetzung des gesamten Mediastinums vorliegt. Im Stadium I (Kapsel nicht infiltriert) (Abb. 15.52) und Stadium II (Infiltration des umgebenden Fettgewebes) erfolgt eine En-bloc-Exstirpation, entweder transsternal oder, häufiger, linkslaterale Thorakotomie. Eine En-bloc-Mitresektion eines oberen Perikardanteiles kann erforderlich sein und die Exstirpation erleichtern. Nn. phrenici und N. recurrens werden peinlich geschont, infiltrierte Wandanteile mediastinaler Venen exzidiert, evtl. alloplastisch ersetzt (Abb. 15.53). Im Stadium II und III erfolgt auch bei intraperikardial radikaler Operation eine lokale Nachbestrahlung, bei Fernmetastasen die primäre Chemotherapie mit palliativ lokaler Tumorverkleinerung (COPP-Protokoll). Da in der Praxis die Grenzziehung der technischen Operabilität sehr individuell erfolgt, ist in jedem Fall die Vorstellung in einer thoraxchirurgischen Spezialabteilung ratsam. Thymuskarzinome und Karzinoide sind seltene maligne Thymusgeschwülste, die rein epithelial bedingt sind bzw. vom APUD-Zellsystem (Karzinoid) ausgehen. Diagnostik und operative Therapie unterscheiden sich nicht vom Thymom, endokrine Besonderheiten (Cushing-Syndrom, Hypoparathyreoidismus, etc.) können beim Karzinoid auftreten. Auch nach radikaler Operation scheint eine lokale Nachbestrahlung ratsam.

> **!** Ultimatives Ziel der Thymomchirurgie ist die ***lokale Radikalität***, die entsprechende En-bloc-Techniken von Perikard, V. cava, etc. voraussetzt.

Thymushyperplasie

Die Unterscheidung zwischen Thymushyperplasie und Thymom ist allenfalls histologisch zu stellen. Die lymphoide oder follikuläre Hyperplasie wird unter Umständen nach einer M. Hodgkin-Therapie (Rebound-Phänomen) und insbesondere nach Autoimmunerkrankungen gesehen. In welcher Weise die Thymushyperplasie in den onkologischen Ablauf der Autoimmunaggression eingreift, wird zur Zeit intensiv erforscht.

Thymus und Myasthenia gravis

Gegen Azetylcholin-Rezeptoren gerichtete Autoantikörper reduzieren bei dieser Erkrankung die Anzahl und funktionelle Dichte postsynaptischer Rezeptoren in der Skelettmuskulatur (zum Pathomechanismus s. internistische Lehrbücher). Aus chirurgischer Sicht entscheidend ist die Tatsache, daß die resultierende Muskelschwäche durch Teilblockade der neuromuskulären Erregbarkeit in 60 bis 80 % mit einer follikulären Hyperplasie der Thymusdrüse vergesellschaftet ist, 10 bis 20 % der Patienten sind Thymomträger und ca. 10 bis 15 % besitzen histologisch eine normale Thymusdrüse. Da die lymphoiden Thymuszellen Rezeptorproteine enthalten, die als Vermittler der Autoimmunreaktion gedeutet werden, erscheint eine ***vollständige*** Exstirpation der Thymusdrüse – solange keine medikamentöse Proteinhemmung bekannt ist – in jedem Falle sinnvoll.

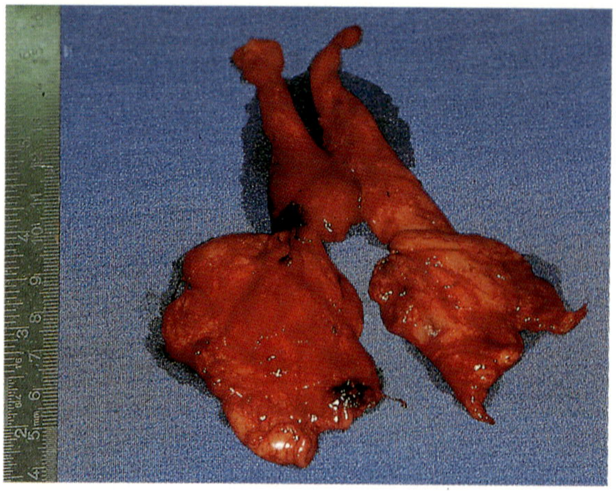

Abb. 15.54. OP-Präparat von komplett exstirpierter Thymusdrüse bei Myasthenia gravis (histologisch follikuläre Hyperplasie)

> !
>
> Autoantikörper gegen Azetylcholin-Rezeptoren werden durch Rezeptorproteine lymphoider Thymuszellen vermittelt. Die ***vollständige Entfernung*** der gesamten Thymusdrüse ist nicht sehr elegant, aber wirksam: Kurze Erkrankungsdauer und histologisch normales Thymusgewebe bei Operation ergeben die besten Langzeitresultate.

Die Exstirpation über einen Kocher[14]-Kragenschnitt nur von zervikal hat sich wegen zurückgelassenen Thymusgewebes tief im Mediastinum nicht bewährt. Nur die vollständige und exakte En-bloc-Exstirpation der gesamten Drüse bis auf das Perikard ist erfolgreich (Abb. 15.54). Videoskopisch ist dies zwar möglich, aber gute Langzeitergebnisse sind bisher nur nach kompletter Sternotomie belegt. Die besten Resultate werden erzielt bei frühzeitiger Indikationsstellung und unauffälligem Thymusgewebe bzw. nur geringer Hyperplasie. Bei längerer Erkrankungsdauer und großem Thymustumor sind die Aussichten auf Heilung wesentlich geringer. Die Letalität des Eingriffes liegt unter 0,5 %. Postoperativ ist allerdings intensive Überwachung der neuromuskulären Erregbarkeit (Atemmuskulatur) und gezielte Substitution mit Mestinon erforderlich.

Thymuszysten

Die meist kongenital angelegten Thymuszysten sind bis auf Verdrängungserscheinungen am Hals und im Mediastinum lange Zeit asymptomatisch und lassen sich vom zystischen Teratom oft nur histologisch durch Thymuszellen in der unter Umständen verkalkten Zystenwand unterscheiden und werden bei Diagnosestellung, je nach Größe, transsternal oder videoskopisch exstirpiert.

Struma retrosternalis, Struma endothoracica

Die zum Teil beträchtliche, von einem unteren Schilddrüsenpol ausgehende **retrosternale Struma** ist zu unterscheiden von der viel selteneren (0,1 %) **Struma endothoracica vera,** die sich im Mediastinum ohne jede Beziehung zur eutopen zervikalen Schilddrüse entwickelt. Die häufiger rechts als links gelegene retrosternale Struma läßt sich in der Regel problemlos von einer zervikalen Inzision aus nach kranial „bergen", weil ihre Gefäßversorgung von zervikal stammt und sich auch große Gewebsknoten blind digital „hervorluxieren" lassen (s. Kapitel Schilddrüse).

Die ***Struma endothoracica*** dagegen kann sich prinzipiell in allen mediastinalen Kompartimenten ausbilden (Trachea, Larynx, Ösophagus, etc.), findet sich jedoch am häufigsten im oberen, vorderen und mittleren, seltener hinteren Mediastinum. Bei zumeist euthyreoter Stoffwechsellage erscheint sie im CT als scharf begrenzte, rundliche Raumforderung. In 25 % weist sie Verkalkungen auf und ist deshalb von einem Teratom lediglich durch die Jodszintigraphie zu unterscheiden. Die chirurgische Exstirpation bietet in der Regel keine Probleme (Abb. 15.55).

Dystope Nebenschilddrüsen

Ca. 80 % des dystopen Nebenschilddrüsengewebes findet sich mediastinal in direkter Umgebung des Thymus. Mediastinale Adenome (bei weitem am häufigsten), Hyperplasie und Karzinome sind klinisch wie ein zervikaler Hyperparathyreoidismus auffällig: Nephrokalzinose, Pankreatitis, Skelettveränderungen der Hand im Röntgenbild, etc.

[14] Emil T. Kocher, Chirurg, Bern 1841–1917

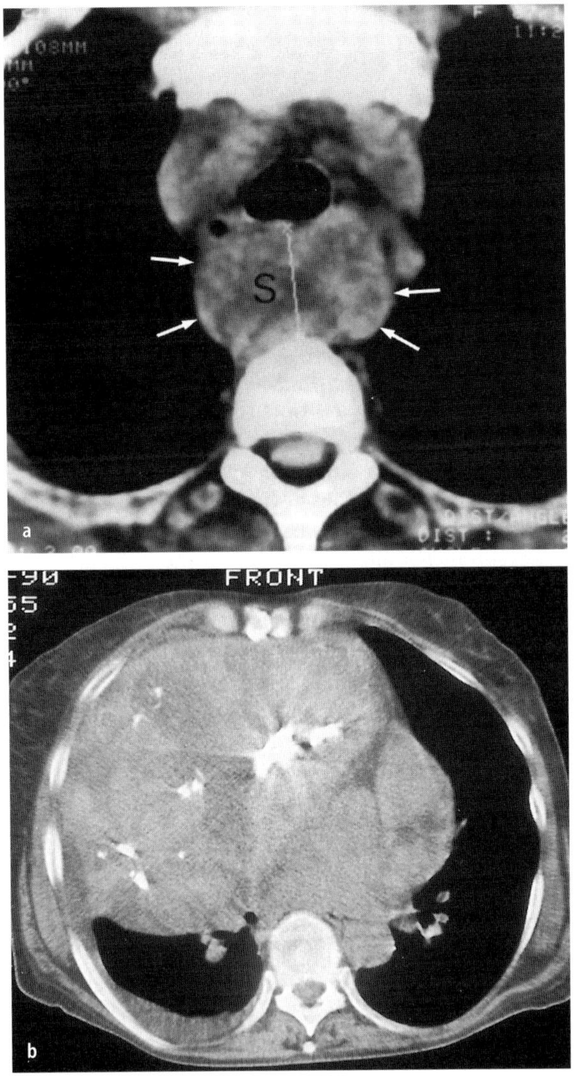

Abb. 15.55 a,b. Unterschiedliche Lokalisationen der Struma endothoracica. a Retrosternal zwischen Trachea und Ösophagus (S) (Exstirpation von rechts anterolateral); b endothorakale Riesenstruma mit multiplen Verkalkungen im rechten Mediastinum. Exstirpation über anterolateralen Zugang (3,8 kg)

Diagnose. Während in der Thoraxübersicht eine Darstellung fast nie gelingt, ist das Kontrastmittel-CT erfolgversprechend, wenn ein Fettsaum das Adenom aus der Umgebung abhebt. Venöse Katheterisierung mit Lokalisation des Parathormoneinstroms durch mediastinale Venen im Bereich der oberen Hohlvene gibt oft genug nur unscharfe Lokalisationen, während die arterielle selektive Darstellung über die A. thyreoidea inferior oder thoracica interna das Adenom direkt zeigen kann.

Therapie. Zur chirurgischen Sanierung des Hyperparathyreoidismus ist eine vollständige Entfernung des autonomen Gewebes erforderlich. Die Revision des Mediastinums erfolgt über Sternotomie, unter Umständen mit kompletter Thymusexstirpation.

Neurogene Tumore

Neurogene Tumore sind insgesamt die größte Gruppe aller Mediastinaltumore, zu 75 % im hinteren Mediastinum gelegen.

Histologisch und nach Ausgangsmatrix unterscheidet man neurogene Tumore

- ***der peripheren Nerven:***
  - Neurofibrome
  - Schwannome
  - maligne Nervenscheidentumore
  - Neurofibromatose (auch maligne)
- ***der autonomen Ganglien:***
  - Ganglioneurome
  - Neuroblastome
  - Ganglioneuroblastome
- ***der Paraganglien:***
  - parasympathische Paragangliome
  - sympathische Paragangliome (Phäochromozytome)
  - Granularzelltumor

Tumoren der peripheren Nerven. Am häufigsten in dieser Gruppe ist das sog. Schwannom von den Schwann-Zellen der Nervenscheide, der Interkostalnerven, des N. vagus, des Tr. sympathicus. Meist solitär – bei malignem Auftreten auch in Kombination mit M. Recklinghausen – sitzen diese Tumoren dem Nerv gut abgekapselt unmittelbar auf und haben die unangenehme Eigenschaft, gelegentlich durch das Zwischenwirbelloch in Richtung Spinalkanal vorzuwachsen, was im axialen CT-Bild, u. U. noch beeindruckender im MRT-Längsschnitt, wie ein „Sanduhr"-Tumor imponiert (im Englischen dagegen „dumpbell tumor") (Abb. 15.56). Dieser intraspinale Anteil kann durch Druck auf das Rückenmark distale neurologische Ausfälle bewirken und ist dann notfallmäßig zu operieren. Ansonsten wachsen diese Tumoren oft symptomlos bis zu erheblicher Größe. Seltenst findet sich ein sog. „melanotisches Schwannom", welches besonders häufig nach intraspinal vorwächst.

Von den Zellen der unspezifischen Nervenscheide, die mehrere Axone mitsamt der individuellen Schwann-Scheide umgibt, gehen die ***Neurofibrome*** aus, die daher neben Fibroblasten und Neuriten auch Schwann-Zellen enthalten. Einzeln oder multipel (M. Recklinghausen) auftretend, sind diese Tumore ebenfalls scharf begrenzt, bei multiplem Vorkommen auch mal perlschnurartig auf dem Nerv aufgereiht (Abb. 15.57).

Die ***maligne entarteten Nervenscheidentumoren*** können ebenfalls alle Zellelemente (Schwann-Zellen, Fibroblasten, Neuroblasten) enthalten mit entsprechenden Atypien und infiltrativem Wachstum. Beim M. Recklinghausen kommt es häufig innerhalb der 3.

Dekade zu maligner Entartung mit u. U. enormen Tumormassen, die verdrängend, auch infiltrierend, wachsen.

Die ***präoperative Diagnostik*** umfaßt die Thoraxübersicht, das CT, und bei intraspinaler Ausdehnung die hochauflösende MRT, welche insbesondere intraspinale Abschnitte sehr exakt dokumentiert (s. Abb. 15.56 c). Ein sehr exaktes Abschätzen des intraspinalen Anteils ist für die Operationsplanung entscheidend, denn wenn letzterer nicht vom Mediastinum aus vorsichtig wieder aus dem Wirbelloch hervorluxiert werden und en bloc mit dem Resttumor geborgen werden kann, ist ein einseitiges, sequentiell dorsales und transpleurales, kombiniert neuro-/thoraxchirurgisches Vorgehen indiziert.

Die vollständige operative Entfernung aller genannten Tumore stößt lediglich beim M. Recklinghausen an ihre Grenzen. Ansonsten erzielt die komplette Resektion bei allen benignen Formen Heilung, bei den malignen Nervenscheidentumoren, die sehr unterschiedliche Differenzierungsgrade aufweisen können, liegt die Fünfjahres-Überlebensrate bei ca. 75 %.

Wenn die malignen Nervenscheidentumoren nicht Richtung Wirbelkanal vorwachsen, können sie über Jahre symptomlos bleiben und beträchtliche Größe erreichen. Bei hoher Differenzierung sind alle Anstrengungen der Totalexstirpation in jedem Falle lohnend, niedrig differenzierte Tumore metastasieren auch später noch präferentiell in die Lunge.

Tumoren der autonomen Ganglien. Auch die ***Ganglioneurome*** enthalten neben Ganglienzellen Nervenfasern, auch selten Schwann-Zellen. Die Diagnostik und Therapie unterscheiden sich nicht von den gutartigen Tumoren der peripheren Nerven.

Neuroblastome dagegen sind die typischen malignen Tumore im Kindesalter, die häufiger noch in der Nebenniere als im Mediastinum (15 %) vorhanden sind. Auch hier stehen CT- und MRT-Diagnostik im Vordergrund, die Symptomatik ist durch Hormonaktivität (Katecholamine, Vanillin-Mandelsäure, etc.) charakterisiert, die Überlebensraten nach 2 Jahren stehen trotz Operation bei Begrenzung auf eine Thoraxhälfte nur bei rund 25 %, Heilungen werden nur im Frühstadium bei ca. 50 % erzielt.

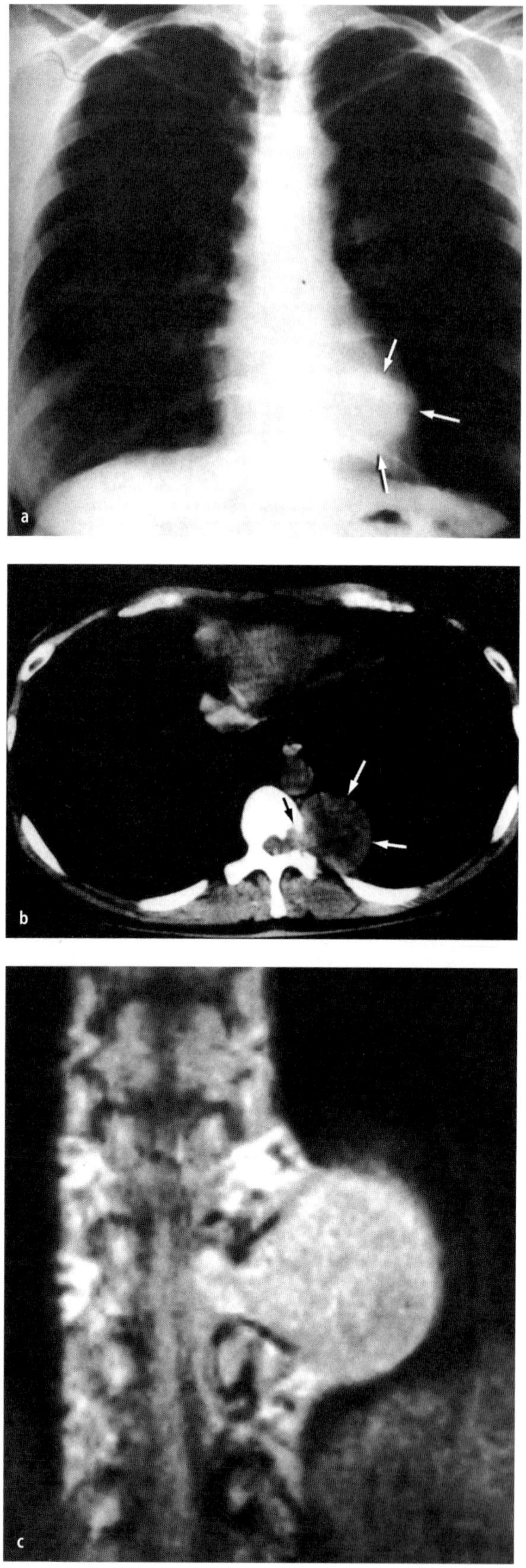

◁ **Abb. 15.56a-c.** Neurinom. 44jähriger Patient mit unklaren Wirbelsäulenbeschwerden. **a** Thoraxaufnahme: glatt begrenzte, solide Raumforderung *(Pfeile)* paravertebral links im unteren BWS-Bereich. **b** CT: glatt begrenzte, paravertebrale Raumforderung *(helle Pfeile)* mit Aufweitung des Foramen intervertebrale. **c** Kernspintomographie (frontal): glatt begrenzter solider Tumor paravertebral links, die intraspinale Ausdehnung und die Kompression des Myelons sowie die Aufweitung des Foramen intervertebrale lassen sich in den frontalen Schichten eindeutig darstellen. (Aus Heberer, Schildberg, Sunder-Plassmann, Vogt-Moykopf 1991)

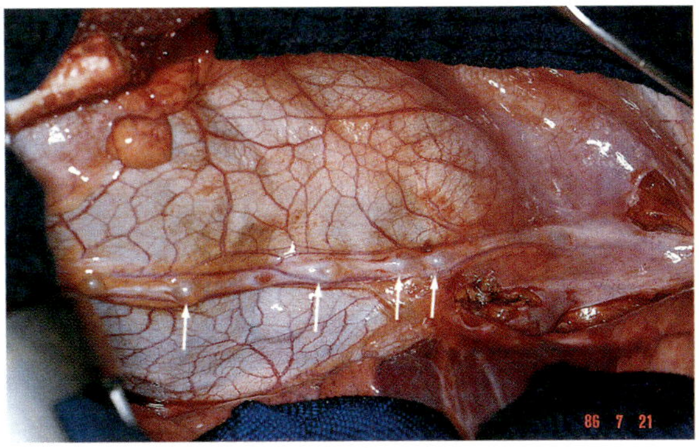

Abb. 15.57. Aufsicht auf Perikard und Nervus phrenicus am linksseitig eröffneten Thorax: Man erkennt, auf dem Nervus phrenicus aufsitzend, blaß-weißliche Tumorknoten bei Morbus Recklinghausen, die multiplen Neurofibromen entsprechen

Speziell undifferenziert und biologisch maligne verhalten sich die Sympathikoblastome und Sympathikogoniome mit unterschiedlichem Gehalt an embryonalen Zellen (Sympathoblasten). Ausschließlich im Mediastinum finden sich dagegen die weniger malignen Ganglioneuroblastome, die zwar auch hormonaktiv sind (Katecholamine), durch radikale Exstirpation aber geheilt werden können, da hämatogene Metastasen so gut wie unbekannt sind.

Paragangliome. Die dem APUD-System zugehörigen neuroepithelialen Zellen lassen sich dem thorakalen Grenzstrang ***(chromaffine Zellen)*** sowie dem N. vagus ***(nicht chromaffine suprakardiale)*** als Paraganglien zuordnen. Die chromaffinen Paraganglien ***(Phäochromozytome)*** liegen daher paravertebral, sind endokrin durch Adrenalin-/Noradrenalinausschüttung aktiv und können die gleiche Symptomatik wie retroperitoneale Phäochromozytome hervorrufen (hypertone Krisen, Bradykardie, Schwitzen, Kopfschmerz, Schwindel). Der Nachweis als Raumforderung im hinteren Mediastinum ist im allgemeinen im CT möglich, die korrekte Diagnose wird allerdings präoperativ in den seltensten Fällen gestellt. Bei der Exstirpation chromaffiner Paragangliome sind Kautelen (AV-Blockade, RR-Senkung) zu treffen, wie bei der OP retroperitonealer Phäochromozytome bekannt. Die ***vagalen Paragangliome*** liegen in unmittelbarer Nachbarschaft der Aorta bzw. Pulmonalarterie, am häufigsten zwischen kaudaler Aortenbo-

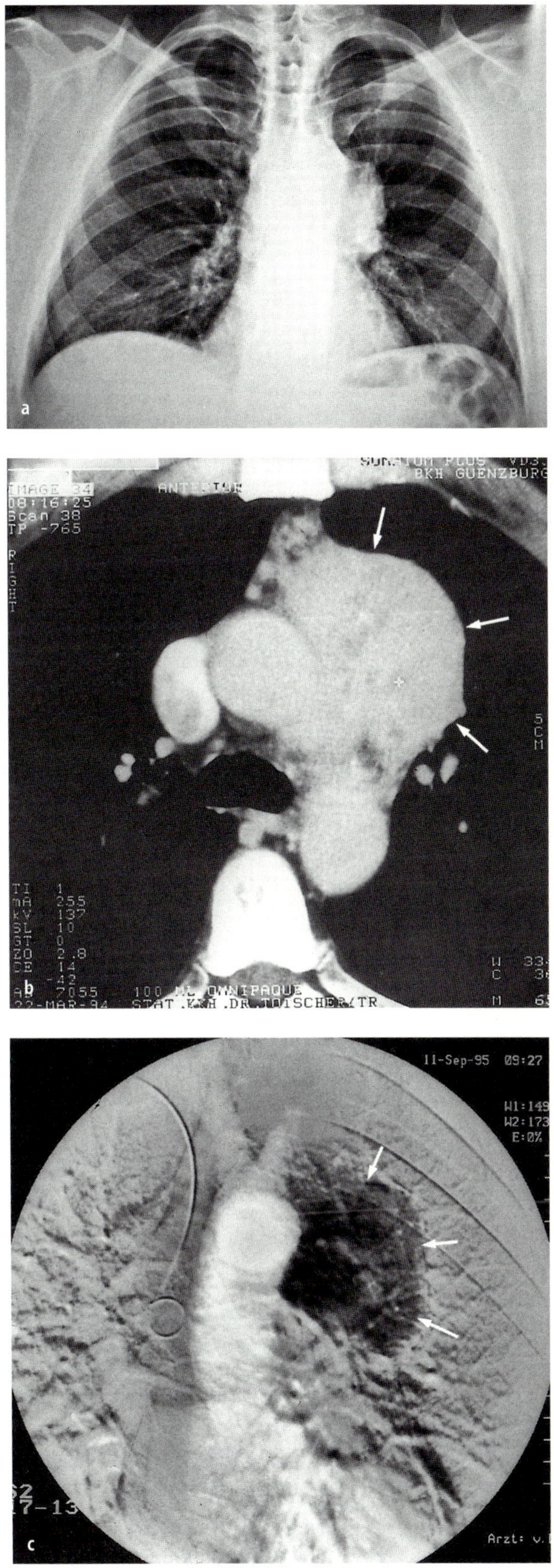

Abb. 15.58. **a** Paragangliom des Nervus vagus im aortopulmonalen Fenster (angiomatöser Typ, histologisch als maligne klassifiziert): In der Thoraxübersicht imponiert der Tumor lediglich als solide Hilusvergößerung links; **b** in der axialen Angio-CT-Schicht erkennt man eine stark kontrastmittelaufnehmende Raumforderung, antero-lateral dem Aortenbogen aufsitzend; **c** in der Aortenangiographie färbt sich der extrem gefäßreiche Tumor auf der Aortenadventitia entsprechend intensiv an ▷

genbegrenzung und Aufzweigung des Hauptstamms der A. pulmonalis („aortopulmonales Fenster", Abb. 15.58). Da histopathologische Malignitätskriterien kaum abzugrenzen sind, gilt allenfalls die Metastasierung als Malignitätsnachweis. Bei eventueller Vaskularisierung direkt aus dem Aortenbogen, insbesondere beim ***angiomatösen Typ***, sind diese Tumore unter Umständen schwierig zu operieren. Sie neigen zu hartnäckigen Lokalrezidiven, falls keine Exstirpation im Gesunden erfolgt. Lokale Nachbestrahlung, unter Umständen auch selektive Embolisation versorgender Äste über dem Aortenbogen, kann im Zweifelsfall gerechtfertigt sein.

Keimzelltumore

Extragonadale Keimzelltumoren stammen aus pluripotenten Zellen, die während der Embryogenese (irrtümlich?) mit der Thymusanlage ins Mediastinum wandern. Man unterscheidet reife (80 %), unreife (1 %) und maligne Teratome (19 %).

Reife Teratome. Dermoidzysten, wenn zystische Anteile stark überwiegen, sind häufig in Thymusnähe oder unmittelbar kaudal im vorderen bis mittleren Mediastinum lokalisiert. Die glatte Kapsel besteht aus reifem Plattenepithel; innen finden sich verschiedenste Gewebeanteile (Knorpel, Haut, Knochen, etc.). Die Diagnose wird häufig als Zufallsbefund gestellt, da Verdrängungssymptome erst sehr spät auftreten, andererseits die Wachstumstendenz nicht sehr ausgeprägt ist. Trotzdem besteht bei Diagnosestellung die Indikation zur Operation, da weiteres Wachstum, mögliche Infektion und maligne Entartung drohen. Durch komplette Exstirpation wird Heilung erzielt. Unreife Teratome verhalten sich unterschiedlich: Bei Kindern ist ein deutliches Größenwachstum ohne Infiltration der Umgebung möglich, während bei Jugendlichen gerade eine diffuse Infiltration von Nachbarorganen eine radikale Operation oft nicht mehr zuläßt.

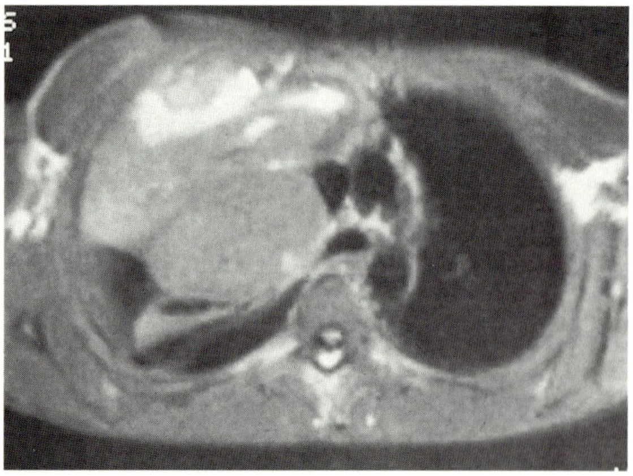

Abb. 15.59. Teratokarzinom (Patient männlich, 17 Jahre) im vorderen Mediastinum mit diffuser Ausbreitung

Tabelle 15.10. Lymphome im Mediastinum

Maligne Lymphome	M. Hodgkin Non-Hodgkin-Lymphome Metastasen
Granulomatöse Lymphadenopathien	Tuberkulose M. Boeck Silikose Wegener-Granulomatose
Infektiöse Erkrankungen	Mykosen Reaktive unspezifische Lymphadenitis Mononukleose
Sonstige	Lupus erythematodes Angiofollikuläre Hyperplasie Castlemans-disease

Teratokarzinome. Diese malignen Tumore werden gehäuft bei Männern zwischen dem 20. und 40. Lebensjahr angetroffen. Histologisch lassen sich Seminome, embryonale Karzinome, Chorionkarzinome und endodermale Sinustumore aus reifen und unreifen Teratomen ableiten. Wie bei allen *nicht*-lymphadenomatösen Raumforderungen im Mediastinum besteht auch hier der primäre Therapieansatz in der vollständigen operativen Tumorentfernung, die allerdings bei der Infiltration der großen Gefäße an ihre Grenzen stößt (Abb. 15.59). Nur ausnahmsweise ergibt sich ein deutlicher onkologischer Vorteil, wenn große Gefäße (Aorta, V. cava superior) in die Resektion miteinbezogen und anschließend alloplastisch ersetzt werden.

Lymphadenopathien

Die Lymphknoten des Mediastinums sind bei zahlreichen primären und sekundären neoplastischen und entzündlichen Erkrankungen miteinbezogen. Primär ***maligne*** Lymphome, ***granulomatöse*** und ***entzündliche*** Lymphadenopathien sind voneinander zu unterscheiden (Tabelle 15.10).

Diagnostik. Auch bei erheblicher Größe ist eine operative Therapie der primär malignen Lymphome sowie der granulomatösen Erkrankungen *nicht* indiziert, andererseits läßt sich die Diagnose niemals radiologisch, sondern immer nur histopathologisch stellen. Insbesondere die exakte Klassifizierung maligner Lymphome, die für adäquate Radiochemotherapie entscheidend sein kann, erfordert immunhistochemische Zusatzuntersuchungen, weshalb ausreichende Gewebeproben zur Verfügung stehen müssen. Eckstein der radiologischen Diagnostik ist die Computertomographie, die jede Lymphknotengruppe im Mediastinum auffinden und vermessen kann. Metastatische Lymphknoteninfiltrationen, insbesondere bei Bronchialkarzinom, Hypernephrom, Ovarialkarzinom u. a. müssen durch extrapulmonale Untersuchungen ausgeschlossen sein.

Drei invasive Methoden stehen für die histologische Abklärung zur Verfügung:

- die transtracheale Punktion der Bifurkationslymphknoten,
- die Biopsie unter Sicht durch Mediastinoskopie sowie
- die direkte Freilegung durch parasternale Mediastinotomie.

> **!**
> Lymphknoten prätracheal, retrokaval sowie tracheobronchial werden durch ***Mediastinoskopie*** abgeklärt. Präaortale und substernale Raumforderungen durch ***Mediastinotomie***.

Paraösophageale Lymphknoten im hinteren Mediastinum sind, außer eventuell beim Ösophaguskarzinom, selten isoliert erkrankt. Eine diagnostische Abklärung ist, außer mit der Feinnadelpunktion, ohne Thorakotomie nicht möglich.

> **!**
> Immunhistochemische Zusatzuntersuchungen sind am Punktionsmaterial in der Regel nicht durchführbar: Für die sichere Differentialdiagnose lymphatischer Erkrankungen ist daher die Zangenbiopsie erforderlich.

15.7 Erkrankungen der Pleura und Brustwand

Spontanpneumothorax

„Pneumothorax" bedeutet, daß Luft, beim beatmeten Patienten auch Atemgas, in den Pleuraspalt eindringt und den dort herrschenden Unterdruck aufhebt. Daraufhin kollabiert, zumindest beim nicht verwachsenen Pleuraspalt, der gesamte Lungenflügel partiell oder vollständig. Solange kein deutlicher Überdruck in der entsprechenden Pleurahöhle entsteht, ist dies in der Regel kein akut lebensbedrohlicher Zustand. Trotzdem ist die entstehende Lungenatelektase so schnell wie möglich durch Drainage mit Wasserschloß zu beseitigen (s.S. 303).

Unter den verschiedenen Formen des Pneumothorax (spontan, symptomatisch, traumatisch, iatrogen) zählen die ***idiopathischen*** Spontanpneumothoraxformen zu den Erkrankungen der Pleura bzw. des unmittelbar angrenzenden Lungenparenchyms. Pathologisch/anatomisch finden sich ein oder mehrere Pleurabläschen mit ektatischen Alveolen (Bullae) an der Spitze des Oberlappens (S1), bzw. wesentlich seltener, des Unterlappens (S6, Abb. 15.60) Diese Bullae können ebenso auch multipel im Lungenparenchym vorkommen und sind durch den unterschiedlichen Wand-

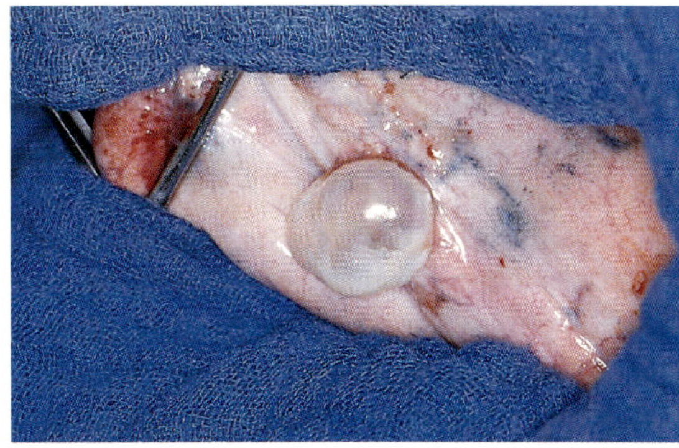

Abb. 15.60. Intakte kongenitale Bulla auf der Lungenspitze bei Spontanpneumothorax, daneben, nicht sichtbar, winzige Parenchymfistel, durch Ruptur eines benachbarten Bläschens entstanden. OP: Resektion der Lungenspitze und lokale Pleurektomie

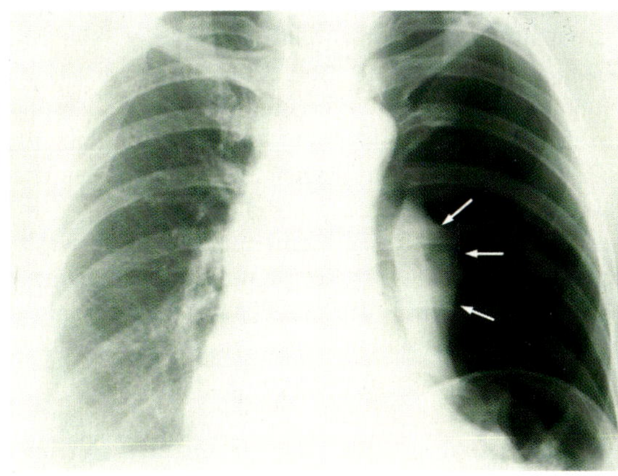

Abb. 15.61. Totalkollaps der linken Lunge bei jugendlichem Spontanpneumothorax. Bei vorbestehenden Pleuraverwachsungen/Verklebungen resultiert lediglich ein Teil- bzw. Mantelpneumothorax

aufbau histologisch von den Lungenzysten sofort abgrenzbar. Bei Ruptur einer solchen Bulla unter Druckbelastung kommt es zum Luftaustritt über eine in der Regel nur wenige Millimeter große Parenchymfistel, was einen kompletten Lungenkollaps (Pneumothorax) der betroffenen Seite bewirken kann (Abb. 15.61).

Da der Unterdruck durch eine Verklebung der Bulla jedoch nicht wieder hergestellt ist, wird eine Drainage zum Absaugen der eingedrungenen Luft erforderlich. Bevorzugt sind leptosome Männer zwischen 15. und 35. Lebensjahr (Verhältnis Männer/Frauen: 5 : 1).

Der ***symptomatische*** Pneumothorax beruht auf einer vorbestehenden Lungengerüsterkrankung, am häufigsten dem bullösen Emphysem, des Asthma bronchiale oder auch lokaler fibrotischer Schrumpfungen mit benachbartem Emphysem. Auch bei generalisierter Gerüsterkrankung (Lymphangiomyomatose, Histiozytose X, etc.) wird gehäuft ein Pneumothorax beobachtet. Die Behandlung muß berücksichtigen, daß in dieser Patientengruppe das operative Risiko aufgrund unter Umständen vorbestehender Globalinsuffizienz oder Obstruktion der Lunge ungleich höher ist als beim jugendlichen Spontanpneumothorax.

Der iatrogene Pneumothorax spielt im Krankenhaus eine signifikante Rolle nach Pleurapunktion, Punktion eines Lungenrundherdes, Legen eines zentralvenösen Katheters, etc. Beim beatmeten Patienten besteht grundsätzlich die akute Gefahr des Spannungspneumothorax.

Diagnose. Bei vorbestehender Global- oder Partialinsuffizienz kann eine akute Atemnot im Vordergrund stehen, die bei Jugendlichen dagegen so gut wie nie beobachtet wird. Hautemphysem und ein bisweilen stechender Pleuraschmerz, der die Patienten zum Arzt führt, sind deutliche Hinweise. ***Abgeschwächtes Atemgeräusch*** und ***hypersonorer Klopfschall*** sind nur bei ausgeprägtem Lungenkollaps vorhanden.

Für die Diagnosestellung beweisend ist der Pneuspalt bzw. Totalpneumothorax in der Röntgenübersicht der Lunge (s. Abb. 15.61). Bei länger (1 bis 2 Tage) zurückliegendem Ereignis findet sich bisweilen auch nur noch ein apikaler Luftsaum über der Lungenspitze. Für den Spannungspneu (s.S. 305) dagegen charakteristisch ist links das tiefstehende Zwerchfell mit Verdrängung des Mediastinums zur Gegenseite, was zu charakteristischen Herz-Kreislauf-Veränderungen mit Tachykardie und Blutdruckabfall bei gestauten Halsvenen führt, beim spontan atmenden Patienten wesentlich seltener als beim beatmeten.

Da bei 15–20 % der Patienten weitere Bullae vorhanden sind, ist eine CT-Untersuchung durchaus ratsam, denn sie erleichtert beim Nachweis weiterer Blasen die Indikation zur ***primären Operation*** ohne längerdauernde Drainagebehandlung.

Therapie. Die Therapie verfolgt zwei Ziele:

- Die rasche Wiederaufdehnung der Lunge durch Absaugen der eingedrungenen oder noch eindringenden Luft,
- die Verhütung eines Rezidivs durch möglichst breitflächige Verklebung des Pleuraspaltes.

Im Gegensatz zum traumatischen Hämatopneumothorax genügt hier eine dünne Drainage (maximal 20 Charrière), die beim apikalen Mantelpneu auch entbehrlich ist, wenn klinische Überwachung garantiert ist. Obwohl die Ausdehnung der Lunge meist in wenigen Minuten erreicht ist, wird die Drainage gleichwohl belassen, weil sie eine sterile fibrinöse Pleuritis mit Verklebung der beiden Pleurablätter erzielen soll. Ist dagegen keine Tendenz zur vollständigen Wiederausdehnung erkennbar, so kann gerade diese fibrinöse Entzündung der viszeralen Pleura zu einer funktionellen Fesselung der Lunge führen, die operativ beseitigt werden muß. Die rasche Wiederausdehnung innerhalb von 3 bis maximal 5 Tagen ist daher entscheidend. Bei 10 bis 20 % aller so behandelten Patienten entsteht ein Rezidiv, da weitere winzige Bullae vorhanden sind, die im CT allerdings in der Regel darstellbar sind. Bei verzögerter Ausdehnung und beim Rezidiv wird daher die Indikation zur operativen Behandlung gestellt, die heute nur noch videoskopisch erfolgt: Die Bulla wird minimal-invasiv reseziert, die Pleura apiko-dorsal flächig entfernt (bisweilen auch nur durch Koagulation aufgeraut), um die erforderliche Verklebung zur Rezidivverhütung zu erzielen. Beim älteren emphysematischen Patienten, der im CT multiple Bullae erkennen läßt, erfolgt eine gewebesparende Resektion der Bullae mit Klammernahtgerät unter Sicht.

Pleuraerguß

Pathophysiologie. Täglich werden mehrere Liter Flüssigkeit transpleural ausgetauscht, wobei das Starling-Gleichgewicht die entscheidenden Parameter für Filtration (Filtrationsdruck) und Reabsorption (onkotischer „Sog" der Albumine) definiert. Wird dieses Gleichgewicht durch Steigerung des Filtrationsdrucks (z. B. Herzinsuffizienz) oder Nachlassen des intravaskulären onkotischen Drucks bei Hypalbuminämie zu ungunsten der Reabsorption gestört, kommt es ebenso zum Pleuraerguß wie bei primär gesteigerter Permeabilität (Pleuritis, Pneumonie) oder Verlegung der Pleuralymphbahnen durch Tumor bei Pleurakarzinose.

> **!**
>
> *Ätiologie des Pleuraergusses*:
> - Kardiovaskulär: Herzinsuffizienz, Perikarditis
> - Pulmonal vaskulär: Lungeninfarkt
> - Hypalbuminämie: Nephrotisches Syndrom, Malabsorption, Leberzirrhose
> - Infektiös: Parapneumonisch, TBC

Diagnostik. Thoraxübersicht, B-Bild im Ultraschall und Computertomographie sind die ersten diagnostischen Schritte, um primäre und sekundäre Pleuratumore ursächlich auszuschließen. Nach der bildgebenden Diagnostik ist die Punktion mit zytologischer Untersuchung des zentrifugierten Bodensatzes der nächste Schritt, er bringt allerdings nur bis zu 50 % die zutreffende Artdiagnose (***Cave***: Falsch negatives Ergebnis). Bei bekanntem Primärtumor ist der Malignitätsnachweis ausreichend, bei negativem zytologischem Befund ist Malignität nicht ausgeschlossen, da falsch negative Befunde häufig sind. Besteht im CT der Tumorverdacht weiter, so erfolgt jetzt die videogestützte Thorakoskopie mit gezielter Biopsie.

> **!**
>
> *Gang der Diagnostik*: Thoraxübersicht, transkutanes Ultraschall-B-Bild, CT-Thorax, Punktion, evtl. videoskopische Thorakoskopie

Therapie. Die Therapie (Abpunktion oder Drainageeinlage) richtet sich nach der Ursache: Die einmalige Punktion (sterile Handhabung, Dreiwegehahn oder „Rotanda"-Spritze zur Vermeidung des Pneumothorax) ist nur erfolgversprechend, wenn die Ursache der Ergußbildung damit behoben ist (z. B. Lungeninfarkt, metapneumonisch, etc.). Bei chronisch rezidivierendem Erguß (z. B. Pleurakarzinose) ist stattdessen die Zieldrainage unter sonographischer Kontrolle vorzuziehen, durch die nach Ergußdrainage dic Verklebungstherapie induziert werden kann. Die wirksamste Pleurodese wird durch Instillation von Talkum-Puder durchgeführt (sog. „Poudrage"), alle anderen Mittel zur Instillation (z. B. Antibiotika, Chemotherapeutika) sind weniger stark wirksam. Andererseits ist die Schwielenbildung nach Talkumpleurodese so intensiv, daß sie der Pleurakarzinose vorbehalten bleibt.

> **!**
>
> Punktion bei einmaligem Erguß, Drainagebehandlung bei chronischer Ursache, evtl. später Pleuraverklebung (Pleurodese) bei maligner Ursache mit Talkumpuder.

Primäre Pleuratumore

Bei den primären Pleuratumoren ist das fibröse Pleuramesotheliom (Pleurafibrom), das von der viszeralen Pleura unter Umständen auch gestielt ausgeht, in der Regel benigne und durch vollständige Exstirpation, eventuell mit kleinem Lungenparenchymsaum, heilbar. Das diffuse maligne Pleuramesotheliom, ausgehend von den polygonalen Deckepithelien der serösen Körperhöhlen (hier viszerale und parietale Pleura) wird heute zu 50 % der Fälle mit Asbestexposition in Zusammenhang gebracht. Die Latenzzeit zwischen Exposition und Erkrankung kann bis zu 20 Jahre betragen, die Prognose nach Manifestation der Erkrankung und zweifelsfreier histologischer Diagnosestellung beträgt lediglich 7 bis 14 Monate. Epitheliale, sarkomatöse und gemischte Formen werden histologisch unterschieden, die Prognose ist abhängig vom Stadium der Erkrankung und scheint bei der epithelialen Variante geringfügig günstiger zu sein.

> **!**
>
> *Histiotypen des Mesothelioms*:
> - epithelial,
> - sarkomatös,
> - gemischt.
>
> Spontanprognose: 7 bis 16 Monate nach histologischer Erstdiagnose (stadienabhängig). Bei ca. 50 % Asbestanamnese nachweisbar.

Symptomatik. Thoraxschmerz, Erguß, Atemnot, Husten, Gewichtsabnahme sind Hinweissymptome. Die Zeitspanne zwischen Erstsymptom (erster Arztbesuch) bis zur histologischen Diagnosestellung ist mit 5 bis 7 Monaten in der Regel sehr lang.

Diagnostik. Die Thoraxübersicht zeigt einen in der Regel einseitigen Erguß mit einer Pleuraschwiele (Abb. 15.62 a), die im CT als charakteristische, knotenförmige Verdickung der parietalen Pleura, die von kranial nach kaudal zunimmt, imponiert (Abb. 15.62 b). Beweisender diagnostischer Schritt ist zumeist nicht die Ergußpunktion, da eine zytologische Unterscheidung zwischen Adenokarzinom und Mesotheliom schwer möglich ist, sondern nur die immunhistologische Färbung einer Gewebebiopsie im Serienschnitt. Bei Mesotheliomverdacht ist demnach die offene Pleurabiopsie die Methode der Wahl, da ein videoassistierter Zugang wegen der extremen Verschwielung in der Regel nicht möglich ist (Abb. 15.62 c).

Therapie. Im Stadium I (Tabelle 15.11) kann aus palliativen Erwägungen die radikale sogenannte Pleuropneumoperikardio-Diaphragmektomie durchgeführt werden. Es handelt sich um die extrapleurale Auslösung der gesamten Lungenhälfte zwischen parietaler Tumorschwiele und Thoraxwand, die ebenso vom Mediastinum abgelöst wird (Abb. 15.62 d). Eine diffuse Mitbeteiligung des Perikards und der diaphragmalen Pleura erfordert dann die Mitresektion der jeweiligen Perikardhälfte sowie des Zwerchfells. Die Indikationsstellung zu diesem ausgedehnten Eingriff ist problematisch, denn eine Verlängerung der Überlebenszeit ist allenfalls in Einzelfällen möglich, in der Statistik jedoch niemals signifikant nachweisbar. Da eine ähnliche Schmerz-Palliation auch durch parietale und viszerale Pleurektomie erreicht werden kann, ist der radikale Eingriff heute die Ausnahme. Chemo-/Radiotherapie sind zur Zeit noch weitgehend unwirksam, werden jedoch in Studien in verschiedensten Kombinationen erprobt.

Sekundäre Pleuratumore

Hier sind vor allem hämatogene sowie lymphogene Metastasen extrapleuraler Primärtumore zu nennen (Bronchialkarzinom, Mammakarzinom, Ovarialkarzinom, Magenkarzinom, etc.), deren Symptomatik die

Tabelle 15.11. Stadieneinteilung des malignen Mesothelioms (nach Boutchard)

Stadium I	Tumor auf eine Thoraxhälfte beschränkt
Stadium II	Infiltration von Brustwirbelsäule, Mediastinum, mediastinalen Lymphknoten
Stadium III	Tumorinfiltration des Peritoneums oder der kontralateralen Pleura, extrathorakale Lymphknoteninfiltration
Stadium IV	Hämatogene Fernmetastasen

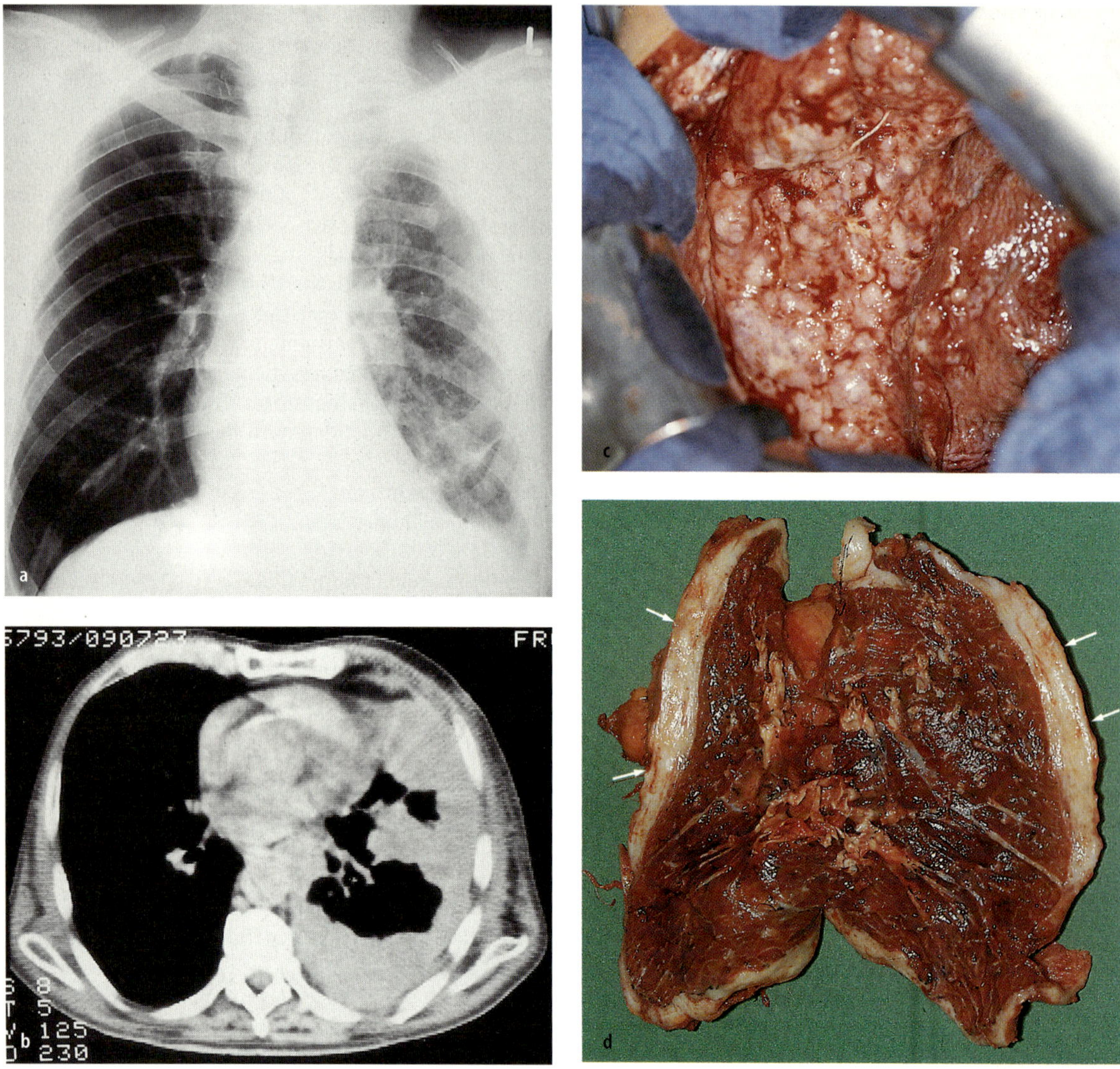

Abb. 15.62a-d. Malignes Mesotheliom. **a** Thoraxübersicht: Ergußbildung, Pleuraschwiele, Schrumpfung der Thoraxhälfte mit Mediastinalverziehung; **b** im CT von kranial nach kaudal zunehmende, eventuell sich vorbuckelnde Pleuraschwiele, die auch die mediastinale Pleura einschließt; **c** Aufsicht auf parietale und viszerale Pleura nach Thorakotomie: Das Mesotheliom wächst diffus-flächig in kleinen bis mittleren Knoten über die gesamte Thoraxinnenauskleidung; **d** Pleuropneumonektomie bei Mesotheliom: Der gesamte Lungenflügel ist von flächigen Tumorwucherungen eingemauert

Ergußbildung und Pleuraverschwielung bestimmt. Diagnostisch ist die Ergußzytologie meist nur im direkten Vergleich zum Primärtumor möglich, ansonsten kann die Differentialdiagnose zum diffus malignen Pleuramesotheliom schwierig sein. In Zweifelsfällen hilft auch hier nur die Pleurabiopsie, die allerdings bei Ergußbildung ohne nennenswerte Schwiele, in diesem Falle videogestützt, erfolgen kann.

Die Therapie ist stets symptomatisch: Bei rezidivierendem Erguß anstelle komplikationsträchtiger, wiederholter Punktionen lieber a priori die Drainagebehandlung und Pleuraverklebung (Pleurodese) durch Talkumpuder.

Brustwandtumore

„Brustwandtumor“ ist ein Sammelbegriff für alle primären und sekundären metastatischen Geschwülste der gesamten Brustwand von Haut-/Weichteiltumoren bis zu Knorpel-/Knochengeschwülsten, Nerven-/Gefäßtumoren, bis zu den getrennt abgehandelten Pleuratumoren. Es existieren zahlreiche systematische Einteilungen, die jedoch außer der Unterscheidung zwischen primären und sekundären entbehrlich sind, wenn man die histologischen Bestandteile der Brustwand kennt, die ausnahmslos als Tumormatrix in Frage kommen.

Benigne Primärtumore

Nach der Matrix unterscheidet man hier Fibrome, Lipome, Leiomyome, Hämangiome, Neurofibrome, fibröse Dysplasie, Chondrome, Osteochondrome.

Die Diagnostik ergibt sich aus der Palpation bei oberflächlichen und der CT bei tieferliegenderen Tumoren. Vor der Resektion ist eine computertomographische Abklärung weiterer Herde (Metastasen) durchzuführen. Gutartige Geschwülste erreichen nur selten eine Größe, die eine plastische Defektdeckung der Brustwand erfordern.

Maligne Primärtumore

Alle genannten benignen Tumore können auch als ***Sarkome*** auftreten (Fibrosarkom, Chondrosarkom, etc.). Besondere Bedeutung verdienen die malignen, da häufig rezidivierenden, histio- und fibrohistiozytären Tumore. Maligne Tumore sind häufiger schmerzhaft als benigne. Neben dem lokalen Tastbefund ist die bildgebende Diagnostik entscheidend (Abb. 15.63).

Die Therapie der Wahl ist die Resektion weit im Gesunden, insbesondere bei Tumoren mit Befall der Rippen ist eine weite Sicherheitszone (bis zu 10 cm) bei der Rippenresektion zu fordern, da intramedulläre Tumorausdehnung sonst unweigerlich zum Rezidiv führt. Sind erhebliche alloplastische Rekonstruktionen (PTFE, Marlexnetz, etc.), eventuell in Kombination mit Muskelverschiebelappenplastiken erforderlich, so empfiehlt sich eine Zusammenarbeit zwischen Thoraxchirurg und plastischem Chirurg. Bei optimaler Methodenkombination ist ein wegen Größe etwa nicht operabler Befund eine extreme Rarität. Auch bei Sternumtumoren ist eine komplette Resektion mit alloplastischem Wiederaufbau in derselben Sitzung möglich. Zur Anwendung kommt eine als „Marlex Sandwich" bekannte Methyl-Metacrylatschicht zwischen zwei Marlex-Schichten, die am Rand als Nahtwiderlager gedoppelt werden.

Deformation der Brustwand

Kongenitale Deformitäten der Brustwand treten entweder als Trichterbrust (Pectus excavatum, Abb. 15.64a) oder Kiel-/Kahnbrust (Pectus carinatum, Abb. 15.64b) auf. Die ursächliche Störung betrifft ganz überwiegend das Knorpelgewebe der parasternalen Rippenansätze und den Rippenbogen, die entweder zu einer trichterförmigen Einsenkung oder kielartigen Vorwölbung des Brustbeins führen. Fälschlicherweise wird a priori bei der Trichterbrust eine kardiopulmonale Funktionseinschränkung angenommen, was nur bei extremer Einengung zwischen Sternumhinterwand und Wirbelsäule (weniger als 5%) zutrifft. Störungen der Lungenfunktion, der maximalen O_2-Aufnahme, des pulmonalen Widerstandes, sind in der Regel nicht nachweisbar. Bei angeborener Deformität erfolgt die –

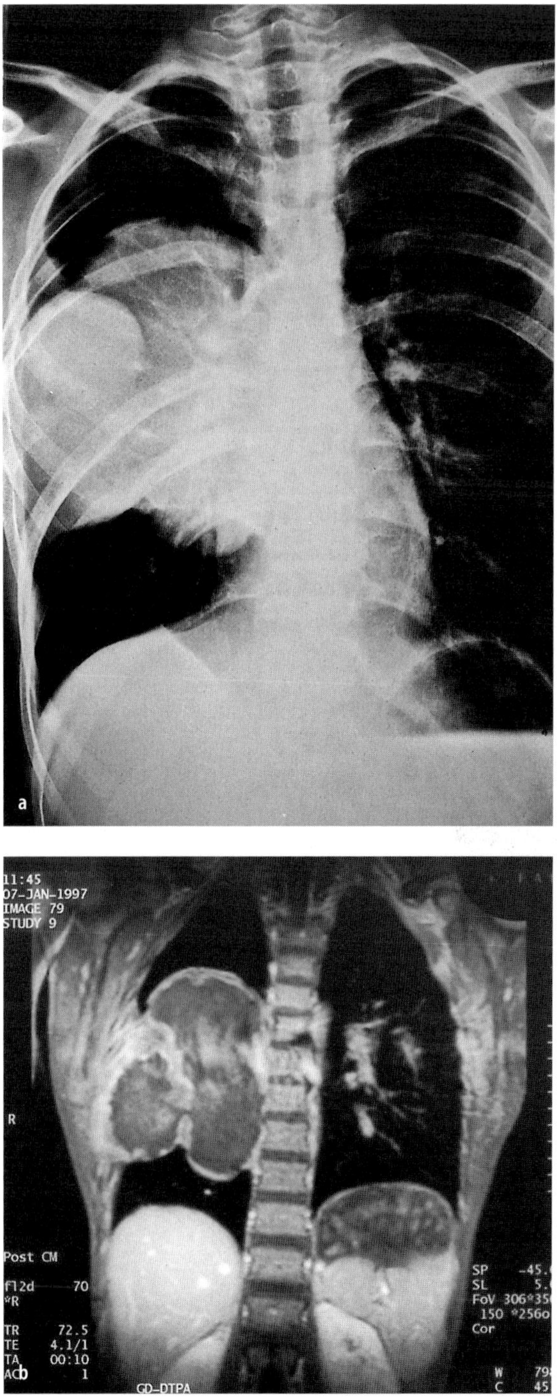

Abb. 15.63 a,b. Primäres chondroblastisches Osteosarkom der Thoraxwand mit histologisch gesichertem Ursprung in der 7. Rippe. **a** Die Thoraxübersichtsaufnahme zeigt die komplette Destruktion der 7. Rippe. **b** Die koronare Schicht in der MRI zeigt einen teils nekrotisch zerfallenden Tumor mit signalintensivem Randsaum. Radikale En-bloc-Resektion von Thoraxwand und Lungenunterlappen nach Chemotherapie

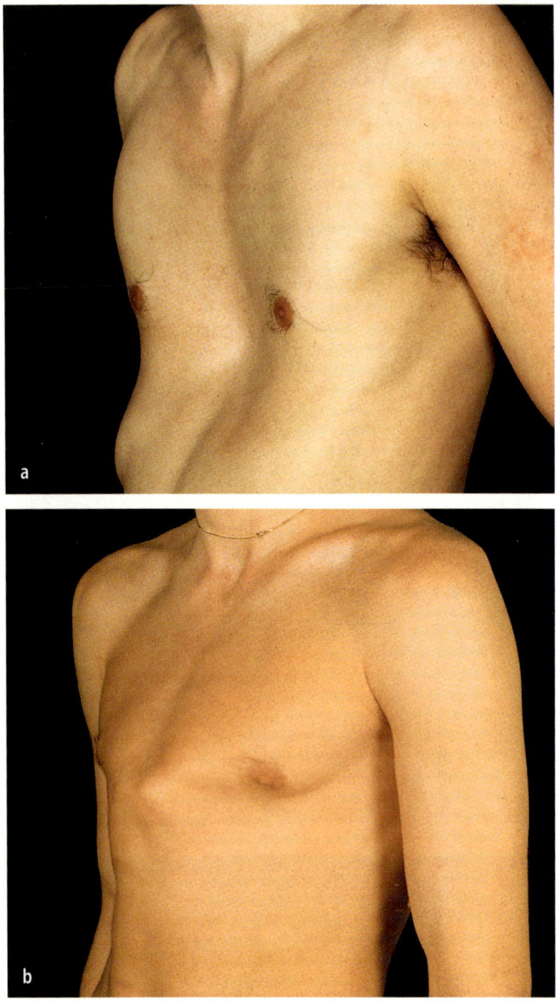

Abb. 15.64. **a** Thoraxwanddeformität: Trichterbrust mit Einsenkung des Sternums und Verschmälerung des Raumes zwischen Sternumhinterwand und Wirbelsäule, durch Wachstumsstörung des parasternalen Rippenknorpels. 95 % der Patienten sind objektiv beschwerdefrei. **b** Thoraxwanddeformität: Kiel-/Kahnbrust: Kielförmige Vortreibung des Brustbeins mit Verbreiterung des retrosternalen Raumes, ebenfalls durch Wachstumsstörung des parasternalen Rippenknorpels

zu diesem Zeitpunkt weniger belastende – Korrektur im Kleinkindalter.

Die Aufklärung vor einem operativen Eingriff ist besonders umfangreich zu dokumentieren:

- Die Indikation ist eine rein kosmetische, gestellt nur bei erheblicher psychischer Belastung.
- Die Operation ist beim Jugendlichen und Erwachsenen aufwendig, schwer traumatisierend, Heilungsstörungen an den durchtrennten Rippenknorpeln und dem Sternum sind möglich; zurück bleibt eine ca. 20 cm lange Narbe sowie eine gewisse Resteinsenkung des Brustbeins. Eine „eingebildete Schwäche von Herz und Lunge" wird durch die Operation in keiner Weise verändert!

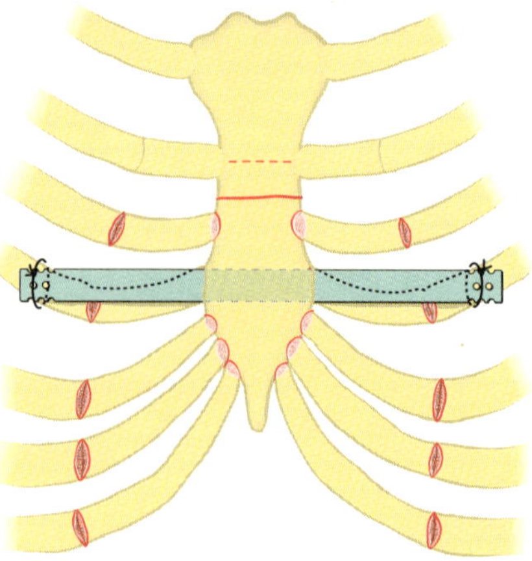

Abb. 15.65. Operative Technik der Trichterbrustkorrektur: Exzision eines parasternalen Rippenkeils am Einbiegungspunkt der Rippe nach dorsal, Abtrennen und parasternale Knorpelexzision der 3. bis 7. Rippe sowie quere Sternotomie am Abknickpunkt des Sternums. Alsdann Anheben des Sternums nach ventral, Fixierung in angehobener Position durch quer plazierten Metallbügel und Refixation der parasternalen Rippenansätze am elevierten Sternum

Operative Technik bei Trichterbrust. Die Einsenkung des Sternums wird beseitigt durch Abtrennung der 3. bis 7. Rippe (inkl. Rippenbogen) unmittelbar parasternal und Exzision eines ca. 1 cm breiten Biegungskeiles, so daß die Rippenansätze nach ventral angehoben werden können. Das Sternum wird knapp unterhalb des Manubriums inkomplett oder komplett durchtrennt und so weit angehoben, daß der Trichter vollständig beseitigt ist. Um ein Wiedereinsinken während der postoperativen Heilungsphase zu verhindern, wird etwa in Höhe der 5. Rippe ein Metallbügel (z. B. nach Rehbein) von links nach rechts unmittelbar substernal eingeschlagen (Abb. 15.65), der nach ca. 9 bis 12 Monaten wieder entfernt werden muß. Postoperativ entscheidend ist eine vollständige medikamentöse Schmerzausschaltung, Atemgymnastik und Kräftigung der Pektoralismuskulatur im weiteren Verlauf, um das kosmetische Ergebnis zu verbessern.

Operative Technik bei Kiel-/Kahnbrust. Auch bei der Kahnbrust ist es der parasternale Rippenknorpel, der durch vermehrtes Wachstum das Brustbein spitz nach ventral schiebt. Eine kardiopulmonale Beeinträchtigung ist dadurch in keiner Weise gegeben. Die bei rein kosmetischer Indikationsstellung durchgeführte Indikation beinhaltet eine Abtrennung der Rippen C3 bis C7 mit Resektion des Knorpels, Querdurchtrennung des Sternums und Absenkung sowie parasternaler Refixation der Rippen. Auch hier empfiehlt sich ein Bügel, der, quer unter dem Sternum eingeschlagen, das Operationsergebnis fixiert und ein Einsinken des instabilen Sternums während der Heilungsphase verhindert.

Die „allgemeine Thoraxchirurgie" umfaßt die Erkrankung von Lunge, Mediastinum und Brustwand (Ösophagus), die erst seit Einführung der seitengetrennten Beatmung mit Doppellumentubus optimal angehbar wurden. Neue bildgebende Schnittbildtechnik (3-D-Aufarbeitung von Dünnschicht-Spiral-CT, virtuelle, nichtinvasive Bronchoskopie, hochauflösende NMR) hat bewirkt, daß häufig sowohl Ausmaß der Erkrankung, wie auch operative Taktik schon präoperativ eindeutig abschätzbar sind. Unverzichtbar ist auch weiterhin die invasive Bronchoskopie zur histologischen Absicherung jedes Befundes.

Weitere spezifisch thoraxchirurgische Untersuchungstechniken sind die ***Mediastinoskopie*** zur histologischen Abklärung prä-/paratrachealer sowie tracheobronchialer Lymphknoten, die ***Mediastinotomie*** zur Abklärung retrosternaler Raumforderungen sowie die ***videogesteuerte Pleuro-Thorakoskopie*** bei pleuralen und subpleuralen Prozessen.

Beim ***Thoraxtrauma*** unterscheidet man ***stumpfe*** von ***perforierend penetrierender*** Gewalteinwirkung. Nach ***stumpfem*** Thoraxtrauma, evtl. als Begleittrauma beim Polytrauma, sind Rippenfrakturen, Pneumo-/ Hämatothorax und Lungenkontusionen die häufigsten Verletzungsarten. Ca. 90 % dieser stumpfen Traumen benötigen daher lediglich eine oder mehrere fachgerecht eingelegte ***Thoraxdrainagen***, im Notfall im 4./5. ICR in der vorderen Axillarlinie. Weniger als 10 % erfordern eine Thorakotomie aufgrund einer blutungsbedingten ***Kreislaufinstabilität*** oder aufgrund nicht beherrschbarer Lungenfistel (Lungenparenchym-Zerreißung, Bronchusruptur). Der körperlichen Untersuchung (Inspektion, Auskultation, Perkussion) zur schnellen Erfassung eines evtl. vorliegenden thorakalen Notzustandes kommt beim stumpfen Thoraxtrauma eine erhebliche Bedeutung zu – weitere bildgebende Diagnostik (Thorax p. a. im Liegen, Angio-CT) ist spezieller Fragestellung vorbehalten (Lungenkontusion, Zwerchfellruptur, Aortenruptur, etc.).

In welchen ***Ausnahmefällen*** eine Resektion eines nach Kontusion infizierten Lungenabschnitts z. B. bei respiratorischer Insuffizienz sinnvoll ist, wird zur Zeit heftig diskutiert. Die Irreversibilität eines posttraumatischen Lungenschadens läßt sich weder labortechnisch (Thromboxan/Interleukin-Freisetzung), noch bildgebend (CT) beweisen.

Angeborene Mißbildungen der Lunge betreffen entweder die Gesamtlunge ***(Dysplasie, Agenesie, Hypoplasie)*** oder Parenchymdefekte ***(Zystenlunge)***. Die betroffenen Bezirke werden wegen Sekretretention und chronischer Infektion reseziert. Dasselbe gilt für ***vaskuläre Mißbildungen*** (arterio-venöse Fisteln) und bronchiale Anomalien und Lungensequester.

Bei bakteriellen Infektionen des Lungenparenchyms sind anatomische Lungenresektionen nur äußerst selten angezeigt. Allenfalls atypische, primär nekrotisierende und einschmelzende Verlaufsformen bei immungeschwächten Patienten können, ebenso wie ein bronchial nicht drainierbarer Abszeß eine Resektion erfordern. Auch bei Lungentuberkulose beschränkt sich die Chirurgie auf Spülbehandlung bei Empyem, Resektion bei aktiver Kaverne und Exstirpation größerer, als Rundherd imponierender Tuberkulome.

Die Behandlung des ***Pleuraempyems*** ist im Frühstadium die Spülbehandlung, nach Kammer- und Schwielenbildung die bisweilen videoskopisch mögliche Ausräumung, im Spätstadium die Dekortikation mit Entfernung der Empyemtasche.

Unter den ***Lungentumoren*** ist das Bronchialkarzinom (kleinzellig; Adenokarzinom; Plattenepithelkarzinom; großzellig) von größter Bedeutung. Grundsätzlich erscheinen auf dem Röntgenbild zunächst alle Raumforderungen, benigne wie maligne, als pulmonaler Rundherd, der beim allgemein operablen Patienten nach Ausschluß extrapulmonaler Metastasen operativ entfernt und im Schnellschnittverfahren untersucht wird. Nach der UICC-Stadieneinteilung des nichtkleinzelligen Bronchialkarzinoms (Stadium I bis IV) werden die Stadien I bis IIIa möglichst radikal durch anatomische Lungenresektion und mediastinale Lymphadenektomie operiert, wobei die Fünfjahresüberlebensraten von 45 bis 60 % im Stadium I auf 5 bis 20 % im Stadium IIIa abnehmen. Postoperative Bestrahlung wird im Stadium N2 empfohlen, neoadjuvante Chemo-/Radiotherapie-Ansätze werden im Rahmen von Studien überprüft.

Die ***Metastasenchirurgie*** der Lunge reseziert heute singuläre und multiple Lungenmetastasen nahezu aller extrapulmonalen Primärtumore (Ausnahme: Gastrointestinale Tumore), wenn folgende Voraussetzungen erfüllt sind:

- Primärtumor kurativ reseziert,
- weitere Metastasen ausgeschlossen,
- Patienten mit Risiko von 1 bis 4 % operabel,
- Operation als einziges Verfahren zur vollständigen Metastasenausschaltung geeignet.

Man unterscheidet Eingriffe nach neoadjuvanter Chemotherapie (z. B. Osteosarkom, Hodenteratom) von primären Eingriffen bei Tumoren ohne Chemotherapiekonzept (z. B. Hypernephrom).

Risikofaktoren für weiteres Überleben sind: Erzielte Vollständigkeit (Radikalität) der Metastasenexstirpation, Dauer des tumorfreien Intervalls und Anzahl der Metastasen (solitär, mehr als drei Metastasen), sowie Eigenschaften des Primärtumors. Bei epithelialen und sarkomatösen Primärtumoren beträgt, grob geschätzt, die Fünfjahresüberlebensrate 30 %, beim malignen Melanom 20 %. Die Letalität dieser Eingriffe beträgt 1 bis max. 4 %.

Tumoren im Mediastinum können histopathologisch nach Matrix oder klinisch nach Lokalisation klassifiziert werden. Als Faustregel gilt: Bei Fehlen von Metastasen ergibt sich beim Tumornachweis mit bildgebenden Verfahren (CT mit Kontrastmittel) die Indikation zur Operation über Sternotomie oder laterale Thorakotomie mit Ausnahme lymphatischer Erkrankungen. Da gerade im oberen Mediastinum maligne Lymphome nach Größe und Ausbreitung ***nicht,*** sondern oft nur durch histologische ***Spezialfärbungen*** (Tumormarker) von Tumoren des Thymus unterscheidbar sind, ist als erster Schritt die Probeexzision (Mediastinotomie) angezeigt. Tumoren im hinteren Mediastinum sind am häufigsten neurogenen Ursprungs; sie werden ohne vorherige Probeexzision in toto exstirpiert. Zuvor muß ein evtl. vorliegendes intraspinales Wachstum im CT oder NMR abgeklärt werden.

Raumforderungen der Thoraxwand können Primärtumoren oder Metastasen entsprechen, histologisch ist malignes Wachstum häufiger als benignes. Nach extrathorakaler Staging-Untersuchung zum Ausschluß einer Primärgeschwulst erfolgt die radikale Exstirpation und Resektion der gesamten Thoraxwandschichten. Größere Defekte lassen sich heute alloplastisch decken. Weite Sicherheitsabstände sind bei ossärem Rippenbefall erforderlich, da kanalikuläre Tumorausbreitung im kostalen Myelon beobachtet wird.

Literatur

Delarue N C, Eschapasse H (1985) Lung cancer. Int. trends in gen. thorac. surgery. Saunders, Philadelphia

Drings P, Vogt-Moykopf I (Hrsg) (1991) Thoraxtumoren – Diagnostik-Staging – gegenwärtiges Therapiekonzept. Springer, Berlin Heidelberg New York Tokyo

Heberer G, Schildberg F W, Sunder-Plassmann L, Vogt-Moykopf I (1991) Lunge und Mediastinum. Springer, Berlin Heidelberg New York Tokyo

Hoogstraten B, Addis B J, Hansen H H, Martini N, Spiro S G (1988) Lung tumors. Int. Union Against Cancer. Springer, Berlin Heidelberg New York Tokyo

Shields T W (1994) General thoracic surgery. Williams & Wilkins, Baltimore London

?

1. Patient (männlich, 47 Jahre, 78 kg, Exraucher, kardiologisch gesund) mit zentralem Bronchialkarzinom, erwartet eine Pneumonektomie; die präoperative Lungenfunktion ergibt eine VC von 3,8 l bei einer FEV 1 von 1,8 l.
   Welche weiterführende Untersuchung entscheidet über das pulmonale OP-Risiko und wie wird dieses abgeschätzt?
2. Welche nichtinvasive Methode kann bei zentralem Bronchialkarzinom eine zutreffende zytologische Diagnose liefern und wie wird diese praktiziert?
3. Patientin (weiblich, 62 Jahre), kommt mit Druckgefühl hinter dem Brustbein zu Ihnen in die Praxis. Die körperliche Untersuchung bringt nichts Auffälliges, Basislabor und EKG sind normal. In der Thoraxübersicht faustgroße Verschattung hinter dem Sternum. Welche Untersuchungen veranlassen Sie und wann besteht die Indikation zur Sternotomie?
4. Bei welchem der unten genannten Patienten sehen Sie eine Indikation zur transthorakalen Feinnadelpunktion der Lunge?
   a) Patient mit großer peripherer Verschattung und tastbaren supraklavikulären Lymphknoten, Patient funktionell operabel, ohne Fernmetastasen.
   b) Patient mit solitärem Rundherd, funktionell operabel, keine Lymphknoten tastbar, keine Fernmetastasen.
   c) Patient mit operativ entferntem Rundteratom und beidseitigen, multiplen Rundherden.
5. Was ist die beste Plazierung für die sog. Notfalldrainage?
   a) 2. ICR Medioklavikularlinie,
   b) 4. ICR vordere Axillarlinie,
   c) 6. ICR Skapularlinie?

6. Ein polytraumatisierter, kreislaufstabiler Patient (Schädel-Hirn-Trauma, stumpfes Thoraxtrauma, offene Unterschenkelfraktur) wird am Unfallort intubiert und über Ambu-Beutel beatmet. 5 min später Tachykardie, RR-Abfall, Zyanose und steigender Widerstand im Beatmungsbeutel. Welche Diagnose ist am wahrscheinlichsten, wie stellen Sie diese Diagnose und welche Maßnahme ergreifen Sie?
7. Welche neuroendokrinen Tumoren der Lunge kennen Sie? Was ist das gemeinsame Charakteristikum?
8. Patientin (weiblich, 35 Jahre), mit peripherem Rundherd im Oberlappen. Bei der Thorakotomie ergibt die Schnellschnittdiagnose: Karzinoid.
   Welche operative Strategie werden Sie anwenden?
   a) Beendigung des Eingriffs als Probethorakotomie, um immunhistochemische Zusatzuntersuchungen abzuwarten.
   b) Periphere Wedge-Resektion des Tumors und sorgfältige Pleuraspülung.
   c) Oberlappenresektion mit mediastinaler Lymphadenektomie.
9. Patient (43 Jahre, männlich), normales kardiopulmonales Risiko mit einem Karzinoid (Durchmesser 3 cm) im rechten Oberlappenbronchusabgang.
   Welches Operationsverfahren ist das adäquate?
   a) Lokale Exzision über Bronchiotomie und Direktnaht der bronchialen Hinterwand?
   b) Pneumonektomie mit mindestens 3 cm Sicherheitsabstand zur Hauptbronchus-Resektionslinie?
   c) Oberlappenmanschettenresektion mit intraoperativem Schnellschnitt der Schnittränder mit Reanastomose des Bronchus intermedius?

Herzchirurgie 16

R. Lange

16.1 Operationsverfahren, extrakorporale Zirkulation und Herzklappenprothesen 352
16.1.1 Offene und geschlossene Herzchirurgie 352
16.1.2 Extrakorporale Zirkulation 353
16.1.3 Myokardprotektion 354
16.1.4 Assistierte Zirkulation 355
16.1.5 Herzklappenprothesen 356

16.2 Kongenitale Herz- und thorakale Gefäßfehler 358

16.3 Kongenitale Herz- und thorakale Gefäßfehler ohne Kurzschluß 360
16.3.1 Obstruktion des rechtsventrikulären Ausflußtrakts 360
16.3.2 Obstruktion des linksventrikulären Ausflußtraktes 362
16.3.3 Aortenisthmusstenose 365
16.3.4 Unterbrochener Aortenbogen 367
16.3.5 Arterielle Gefäßringe und pulmonale Gefäßschlinge 368

16.4 Kongenitale Herz- und Gefäßfehler mit Links-rechts-Shunt 369
16.4.1 Vorhofseptumdefekt (ASD) 369
16.4.2 Ventrikelseptumdefekt (VSD) 370
16.4.3 Atrio-ventrikulärer Septumdefekt (AVSD) 372
16.4.4 Persistierender Ductus arteriosus (PDA) 373
16.4.5 Truncus arteriosus 374
16.4.6 Univentrikuläre, atrio-ventrikuläre Konnektion 375

16.5 Kongenitale Herzfehler mit primärer Zyanose 377
16.5.1 Fallot-Tetralogie (TOF) 377
16.5.2 Transposition der großen Arterien (TGA) 379
16.5.3 Totale Lungenvenenfehlmündungen 381

16.6 Erworbene Herzklappenfehler 382
16.6.1 Erworbene Aortenstenose 382
16.6.2 Aorteninsuffizienz 383
16.6.3 Operative Behandlung der Aortenklappenfehler 384

16.7 Erworbene Mitral- und Trikuspidalklappenfehler 385
16.7.1 Mitralklappenfehler 385
16.7.2 Trikuspidalklappenfehler 388

16.8 Koronare Herzkrankheit 389

16.9 Erkrankungen des Erregungsbildungs- und Reizleitungssystems 393
16.9.1 Bradykarde Herzrhythmusstörungen 394
16.9.2 Supraventrikuläre tachykarde Herzrhythmusstörungen 395

16.10 Herztumoren 398
16.10.1 Primäre Tumoren 398
16.10.2 Sekundäre Tumoren 399

16.11 Erkrankungen der thorakalen Aorta 399
16.11.1 Aortenaneurysma 399
16.11.2 Aortendissektion 402

16.12 Erkrankungen des Perikards 405
16.12.1 Akute Perikarditis 405
16.12.2 Chronische Perikarditis 406

16.13 Herztransplantation 406

16.14 Postoperative Intensivüberwachung und Therapie 412

Der Wunsch, Herzchirurg zu werden, stieß während meiner chirurgischen Ausbildung bei meinen Lehrern auf Verwunderung. Ich hatte bereits während der experimentellen Arbeiten zu meiner Dissertation „Feuer gefangen", war begeistert von der unmittelbaren Reaktion des Herzens auf jegliche Änderung der hämodynamischen Bedingungen. Die Steuerung der Pumpfunktion des gesunden und des kranken Herzens unterliegt faszinierenden Gesetzmäßigkeiten, deren Verständnis und gezielte Einflußnahme eine ständige Herausforderung darstellt. Heute liegt eine Zeit spektakulärer Pionierleistungen und rasanter technischer Entwicklungen in der Herzchirurgie hinter uns. Noch 1882 hatte Billroth im Namen seiner Fachkollegen eine Operation am Herzen als „Prostitution der chirurgischen Kunst" und „chirurgische Frivolität" bezeichnet! Dem zum Trotz gelang dem Frankfurter Chirurgen Ludwig Rehn 1896 die erste erfolgreiche Versorgung einer Herzstichverletzung. Damit wurde eine Entwicklungsphase eingeleitet, die 1953 zu der ersten „offenen" Herzoperation mit Hilfe der Herz-Lungen-Maschine führte, 1961 zum orthotopen Herzklappenersatz, 1964 zur Venenbypassoperation und 1967 zur Herztransplantation. Das ist Geschichte!
Wer das Fach Herzchirurgie heute wählt, um durch bahnbrechende Innovationen schnellen Ruhm zu erlangen, könnte enttäuscht werden. Herzchirurgische Eingriffe sind zur Routine geworden, und die Spektakularität der „Gründerjahre" ist dem Streben nach Optimierung der Ergebnisse und Ausweitung der Indikationen gewichen. Der herzchirurgische Alltag ist von den chirurgisch-technischen Anforderungen einerseits und von der Beeinflussung der pathophysiologischen Zusammenhänge andererseits geprägt. Darin unterscheidet sich die Chirurgie des Herzens nicht von der der Viszeralorgane oder des Skelettsystems.
Dennoch gibt es zwei Besonderheiten, die die Herzchirurgie von anderen chirurgischen Disziplinen unterscheidet:

- Das Herz kann nach einer Korrektur nicht zum Abschluß der Heilungsphase vorübergehend ruhiggestellt werden oder einige Tage in Atonie verharren. Die Korrektur muß so durchgeführt werden, daß nach Beendigung der extrakorporalen Zirkulation die Pumpfunktion sofort und in vollem Umfang wieder hergestellt ist. Damit nicht genug. Die Korrektur muß auch innerhalb einer bestimmten Zeit erfolgreich beendet sein, da sonst eine Wiederbelebung des ischämisch stillgestellten Herzens nicht mehr möglich ist. Daraus ergibt sich die erste Besonderheit: Der Herzchirurg arbeitet immer unter Zeitdruck!
- Aufgrund der sofortigen vollen Beanspruchung des Herzens zeigt sich jedes Problem der Korrektur oder der Myokardprotektion schon beim Versuch der Entwöhnung von der Herz-Lungen-Maschine. Das ist die zweite Besonderheit: In der Herzchirurgie werden Erfolg und Mißerfolg dem Chirurgen so unmittelbar aufgezeigt, wie in kaum einer anderen Disziplin.

Dieser Besonderheiten sollte sich jeder junge Mediziner bewußt sein, bevor er den Entschluß zur Herzchirurgie faßt, denn sie verlangen ein großes Maß an persönlichem Einsatz und Durchhaltevermögen. Auf der anderen Seite ist das wissenschaftliche Potential in der Herzchirurgie groß und bietet genügend Betätigungsfelder: die Weiterentwicklung der Chirurgie der angeborenen Herzfehler, der minimal-invasiven Verfahren, eines dauerhaften mechanischen Herzersatzes, alternativer Verfahren zur Transplantation und einer „idealen" Herzklappe, sowie die Erforschung der Langzeitprotektion des Herzens und der tiefgreifenden Einwirkungen der extrakorporalen Zirkulation auf den Organismus.
„Ausgetretene Pfade haben mich nie gereizt", soll Ludwig Rehn einmal gesagt haben. Der Pfad der Herzchirurgie wurde in diesem Jahrhundert schon ausgetreten, aber bis zur Entwicklung einer Schnellstraße ist noch ein weiter Weg, auf dem innovative und einsatzfreudige Mediziner heute nicht minder gefragt sind als vor 100 Jahren.

16.1 Operationsverfahren, extrakorporale Zirkulation und Herzklappenprothesen

16.1.1 Offene und geschlossene Herzchirurgie

Ein zentrales Instrument der Herzchirurgie ist die Herz-Lungen-Maschine, mit der die extrakorporale Zirkulation (EKZ) durchgeführt wird. Dadurch ist es möglich das Herz und die Lunge aus dem Kreislauf auszuschalten und Korrekturen am stillgestellten Herzen durchzuführen. Bei Operationen am ***offenen Herzen*** werden die Herzhöhlen oder die herznahen, großen Gefäße eröffnet (intrakardiale Korrekturen, Klappenersatz etc.). Operationen am ***geschlossenen Herzen*** beziehen sich auf Eingriffe an den Koronararterien, Perikard und an den intrathorakalen Gefäßen. Nicht alle Eingriffe in der Herzchirurgie müssen mit der Herz-Lungen-Maschine durchgeführt werden, eine Übersicht zeigt Tabelle 16.1.

Tabelle 16.1. Herz-Lungen-Maschine (HLM)

Op ohne HLM	Op mit HLM	Eingriffe mit oder ohne HLM
Persistierender Ductus	Eingriffe am „offenen" Herzen	Eingriffe an der thorakalen Aorta
Aortenisthmusstenose	Koronarrevaskularisation	„Minimalinvasive" Koronarrevaskularisation
Perikardresektion	Herztransplantation	Herzverletzungen
		Palliative Eingriffe

16.1.2 Extrakorporale Zirkulation

Bei der extrakorporalen Zirkulation wird die Pumpfunktion des Herzens und die Gasaustauschfunktion der Lunge vorübergehend ersetzt (Abb. 16.1). Über drainierende Kanülen im rechten Vorhof, in den beiden Hohlvenen oder der V. femoralis fließt das venöse Blut gemäß der Schwerkraft über ein Reservoir in einen Gasaustauscher. Dort wird Kohlendioxid aus dem Blut entfernt und Sauerstoff zugesetzt. Das sauerstoffreiche Blut wird über eine Pumpe in die Aorta bzw. die A. femoralis zurückbefördert. Dieser ***kardiopulmonale Bypass*** ist ***partiell***, solange noch Blut in das Herz fließt und über die Aorta ausgeworfen werden kann. Wird das gesamte venöse Blut in die Herz-Lungen-Maschine drainiert und die Aorta ascendens abgeklemmt, spricht man von einem ***totalen Bypass.*** Bei normaler Körpertemperatur ist der notwendige Flußindex etwa 2,5–3,0 l/min/m². Während der extrakorporalen Zirkulation müssen

- Blutfluß,
- systemarterieller und -venöser Druck,
- Temperatur,
- Urinausscheidung,
- Blutgase,
- Elektrolyte,
- Blutzucker,
- Hämatokrit und
- Gerinnungsparameter

in kurzen Abständen kontrolliert werden.

Da das Blut außerhalb des Körpers fließt, kühlt es ab und die Temperatur wird über einen ***Wärmetauscher*** reguliert. Kurzdauernde Eingriffe werden überwiegend in ***Normothermie*** (34–36 °C) durchgeführt. Da jedoch das Herz während des Stillstandes auf Werte um 10 °C gekühlt ist (s. Myokardprotektion), erfolgen längerdauernde Eingriffe unter ***systemischer Hypothermie*** (26–32 °C). Dadurch wird einer spontanen Wiedererwärmung des Myokards entgegengewirkt, da der Temperaturgradient zwischen Herz und dem umliegenden Gewebe geringer und das aus dem Bronchialkreislauf ins Herz zurückfließende Blut kühler ist. Die Hypothermie führt zu einer Verlangsamung der Stoffwechselprozesse. Nach der Van't Hoff[1]-Regel ist der Logarithmus der Geschwindigkeit einer chemischen Reaktion direkt mit der Temperatur korreliert, so daß beispielsweise die Reaktionsgeschwindigkeit bei einem Abfall der Temperatur um 10 °C um das Zwei- bis Dreifache abnimmt. Dadurch sind bei Hypothermie die Stoffwechselprozesse verlangsamt und da-

[1] Jacobus H. Van't Hoff, Chemiker, Amsterdam, Berlin, 1852–1911

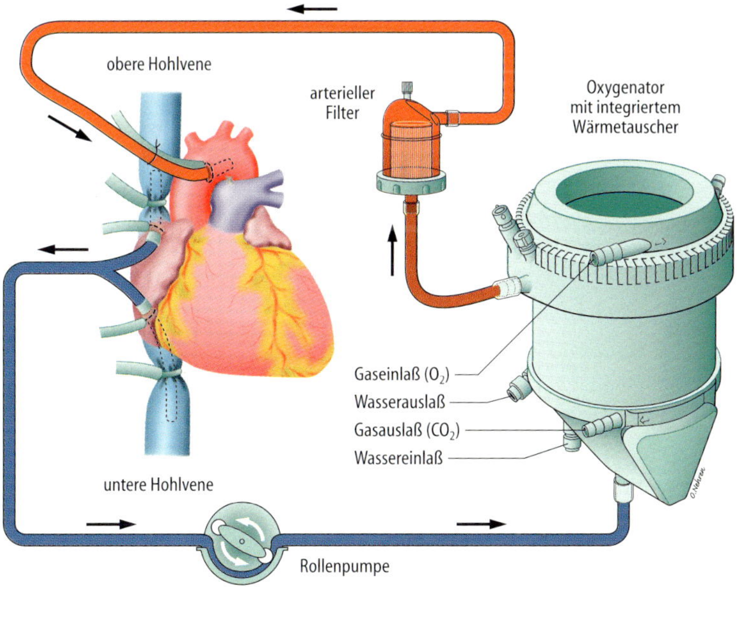

Abb. 16.1. Extrakorporaler Kreislauf: Das venöse Blut fließt von den Hohlvenen in ein Reservoir. Von hier wird es mit einer Roller- oder Zentrifugalpumpe durch den Oxygenator, den Wärmetauscher und einen Filter zurück in die Aorta befördert

her weniger Sauerstoff- und Substratangebot notwendig. Aus diesem Grund kann das Flußvolumen der Herz-Lungen-Maschine in Abhängigkeit von der Temperatur erheblich reduziert werden, ein Umstand der auch operationstechnisch von Vorteil ist, da dadurch das Operationsfeld blutleerer und somit übersichtlicher wird. Eingriffe bei Neugeborenen und Kleinkindern werden häufig im ***hypothermen Kreislaufstillstand*** bei 16–20 °C durchgeführt.

Pumpsysteme. Überwiegend werden ***Rollerpumpen*** eingesetzt, bei denen das Schlauchsystem in ein hufeisenförmig angelegtes Pumpengehäuse so eingelegt wird, daß die drehenden Rollen den Schlauch komprimieren und damit seinen Inhalt fortbewegen. Durch entsprechende Steuerungssysteme kann die Bewegung der Rollerpumpe rhythmisch erfolgen und dadurch ein ***pulsatiler*** Fluß erzeugt werden. In letzter Zeit kommen zunehmend auch sogenannte ***Zentrifugalpumpen*** zum Einsatz, konisch geformte Pumpenköpfe, bei denen der Blutstrom durch die Zentrifugalkraft eines rotierenden Kreisels bewegt wird.

Gasaustausch. Im Gasaustauscher ***(Oxygenator)*** der Herz-Lungen-Maschine wird Blut in die Nähe von sauerstoffhaltigem Gas gebracht und so verteilt, daß eine effektive Diffusion stattfindet. Bei den heute nur noch in Einzelfällen angewandten ***Gasdispersionsoxygenatoren*** wird durch den gleichzeitigen Einstrom von venösem Blut und molekularem Sauerstoff in eine Oxygenierungssäule eine Aufwärtsbewegung des Blutschaums erzeugt, der dann in einer Entschäumungskammer unter Elimination von CO_2 und nichtabsorbiertem O_2 wieder zerlegt wird. Die Entschäumung erfolgt über große, aktive (siloxanbeschichtete) Oberflächen. Nachteilig bei dieser Form der Oxygenierung ist die Persistenz mikroskopischer Blasen im Blut, die Schädigung der Blutbestandteile durch die ausgedehnten Fremdstoffkontaktflächen und die hohen Schubspannungen, sowie die ungenügende Steuerbarkeit des Gaspartialdrucks. Aus diesen Gründen werden heute überwiegend ***Membranoxygenatoren*** eingesetzt, bei denen die Phasen Blut und Gas über eine Membran voneinander getrennt sind. Über Diffusion wird das Blut mit O_2 angereichert und CO_2 wird eliminiert. Bei den verschiedenen Modellen wird das Blut entweder als Film über eine Platte verteilt oder durch ein kapilläres Hohlfasersystem geleitet.

Auswirkungen der extrakorporalen Zirkulation

> **!** Die extrakorporale Zirkulation führt immer zu einer pathophysiologischen Reaktion des Organismus.

Durch den mechanischen Transport wird das Blut erhöhten Scherkräften ausgesetzt und kommt in Kontakt mit nicht-endothelialen Oberflächen. Erythrozyten werden ***hämolysiert***. Fibrinpartikel und winzige Luftblasen kumulieren im zirkulierenden Blut. Durch den Kontakt mit den Fremdoberflächen werden vor allem die Blutplättchen in ihrer Funktion und in ihrer Gesamtzahl reduziert (***Thrombozytopenie***). Verschiedene humorale Systeme wie die Blutgerinnung, das Renin-Angiotensin-System, die Fibrinolyse und das Kalikrein-Bradikinin-System werden aktiviert. Aufgrund einer ***Aktivierung des Komplementsystems*** werden die Anaphylatoxine C3a und C5a freigesetzt, die die zelluläre und humorale Immunantwort des Organismus modulieren. Induziert durch eine Aktivierung der Leukozyten werden spezifische Mediatoren, wie Zytokine und Adhäsionsmoleküle exprimiert, die zu einer generalisierten Abwehrreaktion des Organismus, vergleichbar mit einer systemischen Entzündungsreaktion führen. Klinisch sieht man Temperaturanstieg, Leukozytose und eine gesteigerte Kapillarpermeabilität („***capillary leak syndrome***") mit Ödemneigung und sekundären Organfunktionsstörungen (Lunge, Niere, Gehirn, Darm). Alle genannten Effekte sind von der ***Dauer der extrakorporalen Zirkulation abhängig***, besonders stark reagieren Säuglinge, Kleinkinder und ältere Menschen.

16.1.3 Myokardprotektion

Während des intraoperativen Herzstillstandes ist die Koronardurchblutung unterbrochen und der Herzmuskel wird ischämisch. Durch den Substratmangel und die Akkumulation von Stoffwechselprodukten entwickelt sich eine Gewebeazidose mit Schädigung der Zellorganellen bis hin zum Zelltod. Nach etwa 15–20 min eines normothermen, ischämischen Herzstillstandes wäre eine Wiederbelebung des Herzmuskels nicht mehr möglich. Aus diesem Grund werden die Koronararterien unmittelbar nach Abklemmen der Aorta mit einer etwa 4–10 °C kalten, kaliumreichen Lösung perfundiert. Dadurch erhöht sich die extrazelluläre Kaliumkonzentration auf Werte um 25–30 mäq/l, was zu einer Depolarisation der Zellmembran und damit zu einem diastolischen Herzstillstand führt ***(Kardioplegie)***. Gleichzeitig sinkt die Myokardtemperatur auf Werte um 10–14 °C ab. Durch diese Maßnahmen (elektrische und mechanische Inaktivität und Unterkühlung) sind die Stoffwechselprozesse im Myokard soweit reduziert, daß die ***Ischämietoleranz*** verlängert ist und die Stillstandszeit auf etwa 2 h ausgedehnt werden kann. Einer Wiedererwärmung des Myokards während der Stillstandphase wird durch die systemische Hypothermie und durch äußere Kühlung mit Eiswasser entgegengewirkt. Nach dem Eingriff wird die Abklemmung der Aorta wieder gelöst. Die Koronarperfusion mit Blut führt zu einer sofortigen Wiedererwärmung des Myokards und zur Normalisierung der intra- und extrazellulären Kaliumkonzentration. Während einer ***Reperfusionsphase*** unter partiellem kardiopulmonalen Bypass ist die Herzarbeit – und damit der myokardiale Sauerstoffverbrauch – zunächst noch verringert, so daß Reparationsvorgänge im Myokard stattfinden können. Erst wenn die Energiespeicher wieder aufgefüllt sind, erfolgt die Entwöhnung von der extrakorporalen Zirkulation.

16.1.4 Assistierte Zirkulation

Unterstützungssysteme werden dann eingesetzt, wenn das Herz die Kreislauffunktion nicht mehr aufrechterhalten kann. Ursache kann ein akuter kardiogener Schock nach Myokardinfarkt oder ein postoperatives Versagen (Low-output-Syndrom) nach Operation am Herzen sein. In diesen Fällen geht man von einem ***potentiell reversiblen Myokardversagen*** aus. Durch eine mechanische Kreislaufunterstützung wird die Herzarbeit verringert und der Kreislauf sichergestellt, bis sich die Myokardfunktion erholt hat. Liegt jedoch ein ***irreversibles Myokardversagen*** mit medikamentös therapierefraktärer Kreislaufinsuffizienz vor, kann in Einzelfällen durch den *längerfristigen* Einsatz einer mechanischen Kreislaufunterstützung die Zeit bis zum Erhalt eines geeigneten Herzspenderorgans zur Transplantation überbrückt werden (sog. „Bridging").

Intraaortale Gegenpulsation (IABP). Bei der intraaortalen Gegenpulsation wird ein Katheter mit einem aufblasbaren Ballon in die thorakale Aorta descendens eingeführt. In der Systole des Herzens ist der Ballon kollabiert, so daß der Blutstrom ungehindert fließen kann. In der Diastole wird der Ballon aufgebläht. Dadurch wird das in dem Bereich des Ballons befindliche Blutvolumen verschoben und es entsteht eine Druckerhöhung in der Diastole (zweite Pulswelle), die zu einer ***Verbesserung der diastolischen Koronarperfusion*** führt. Die rasche Entleerung des Ballons am Ende der Diastole bewirkt einen Abfall des Blutdruckes kurz vor der Öffnung der Aortenklappe, wodurch die ***Nachlast*** der linken Herzkammer sinkt. Durch diese Maßnahmen vermindert sich die Herzarbeit, der Herzmuskel kann sich erholen und der Patient in der Regel nach einigen Tagen wieder von der ***Ballonassistenz*** entwöhnt werden (Abb. 16.2).

> **!** Prinzip der aortalen Gegenpulsation ist die Steigerung der Koronardurchblutung und die Verminderung der Herzarbeit durch Reduktion der Nachlast.

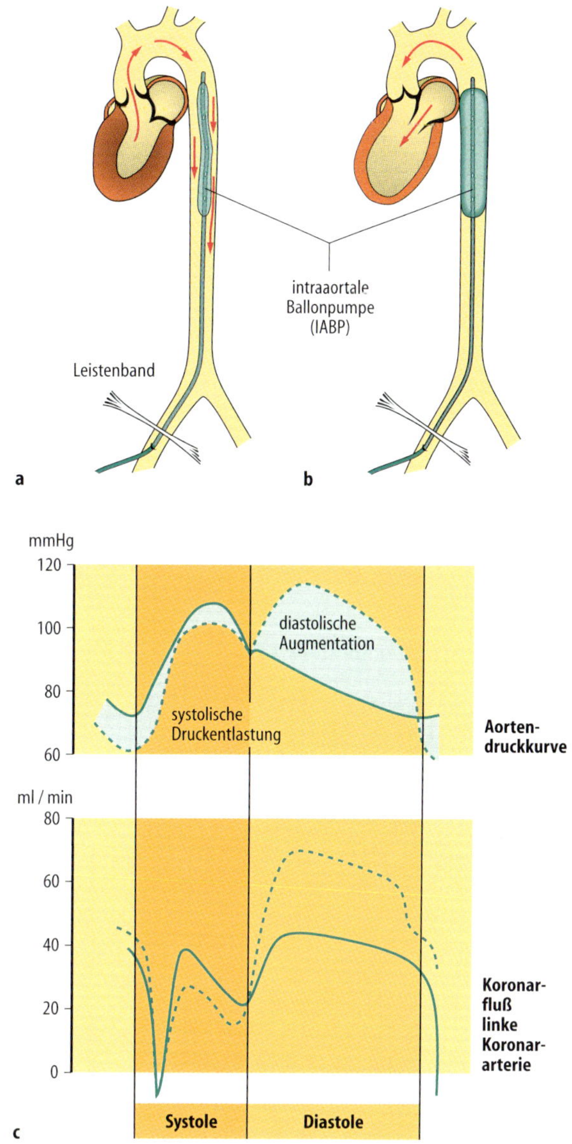

Abb. 16.2. Prinzip der intraaortalen Gegenpulsation (IABP)

Pumpenunterstützung. Während die intraaortale Gegenpulsation nur bei einer ausreichenden Restfunktion des Herzens durchführbar ist, kann mit mechanischen Pumpsystemen der Kreislauf auch bei völligem Erliegen der Herzfunktion aufrechterhalten werden. Zur Pumpenunterstützung wird das Blut aus dem Vorhof oder dem Ventrikel in die Pumpe geleitet und von dort in die Aorta ***(Linksherzbypass)*** bzw. in die Pulmonalarterie ***(Rechtsherzbypass)*** zurückbefördert. Dadurch wird die Herzkammer kaum noch mit Blut gefüllt, die Vorlast sinkt und das Myokard wird vollständig entlastet. In den meisten Fällen reicht ein Linksherzunterstützungssystem auch bei Versagen beider Herzkammern aus, da durch Verringerung des linksventrikulären Füllungsdruckes die Nachlast des rechten Ventrikels gesenkt wird und dadurch dessen Schlagvolumen ansteigt. Zur kurzfristigen Assistenz

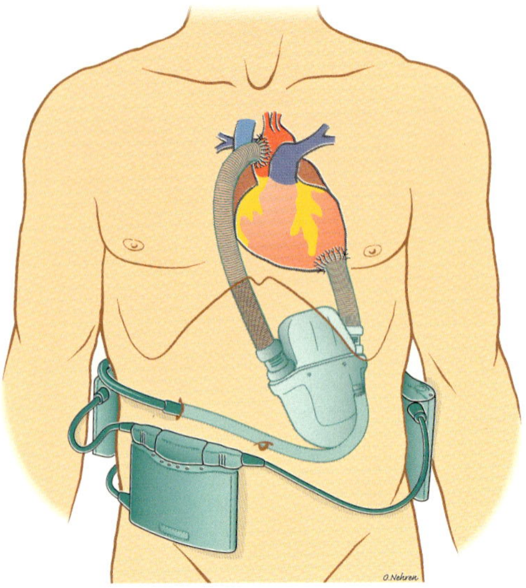

Abb. 16.3. Implantierbares Linksherzunterstützungssystem (Novacor® 100)

können ***Zentrifugalpumpen*** eingesetzt werden (s. extrakorporale Zirkulation). Bei sogenannten ***Membranpumpen*** ist eine sackförmige oder Diaphragma-ähnliche Membran in einem festen Gehäuse montiert. Die Austreibung des Blutes erfolgt durch Kompression der Membran mit Druckluft. Um eine gerichtete Strömung zu gewährleisten sind bei diesen Systemen ein Ein- und Auslaßventil in Form einer Kunstklappenprothese notwendig. Membranpumpen müssen wegen der großen Abmessungen der Pumpengehäuse außerhalb des Patienten positioniert werden. Bei den ***Druckplattenpumpen*** wird die Membran nicht pneumatisch, sondern durch einen großflächigen Kolben komprimiert, der elektrisch gesteuert wird. Solche Druckplattenpumpen können technisch klein und flach konstruiert werden, so daß sie sich besonders für eine Implantation eignen (Abb. 16.3). Solche implantierbaren Linksherzunterstützungssysteme werden zur längerfristigen Kreislaufunterstützung (mehrere Monate) bei Patienten eingesetzt, die auf ein Spenderherz warten.

Permanenter mechanischer Herzersatz (Kunstherz). Im Jahre 1983 erfolgte die erste Implantation eines künstlichen Herzens. Beim mechanischen Herzersatz wird das eigene Herz entnommen und die Pumpe in ***orthotoper*** Position implantiert. Das Funktionsprinzip solcher Kunstherzen entspricht in etwa dem der Membranpumpen für die temporäre assistierte Zirkulation. Die pneumatischen Druckschläuche werden aus dem Thorax geleitet und an eine extrakorporale Antriebs- und Steuereinheit angeschlossen.

Die klinische Erfahrung zeigte jedoch, daß viele Probleme des mechanischen Herzersatzes zum gegenwärtigen Zeitpunkt noch nicht befriedigend gelöst sind: Hohe Thromboembolierate aufgrund nicht kompatibler Oberflächenmaterialien, Materialermüdung der implantierten Teile, Infektion aufgrund der Schlauchverbindung nach außen und räumliche Fixierung des Patienten durch das extrakorporal mitzuführende Antriebssystem. Die Komplikationsrate war bei den bisher implantierten Kunstherzen so groß, daß der klinische Einsatz bis zur technischen Verbesserung der Systeme vorerst ausgesetzt wurde.

16.1.5 Herzklappenprothesen

!

Die ideale Herzklappenprothese muß unbegrenzt haltbar, nicht thrombogen, unanfällig für Infektionen, technisch einfach zu implantieren, hämodynamisch optimal und subjektiv für den Patienten akzeptierbar sein. Diese ideale Herzklappenprothese ist bis heute noch nicht entwickelt worden.

Mechanische Herzklappenprothesen. Zur Zeit werden Herklappenprothesen (Abb. 16.4) implantiert, die nach zwei unterschiedlichen Prinzipien konstruiert sind: Bei ***Kippscheibenprothesen*** ist eine Scheibe aus pyrolytischem Kohlenstoff in ein Titangerüst montiert. Bei ***Zweiflügelklappen***, die weitgehend aus pyrolytischem Kohlenstoff bestehen, sind zwei kleine, halbmondförmige Deckel in Gelenkmulden des Klappenrings gelagert. Öffnen und Schließen der Klappen erfolgt aufgrund der systolisch/diastolischen Druckunterschiede (Öffnungswinkel 85°). Beide Klappenkonstruktionen gewährleisten einen mehr oder weniger zentralen, laminaren Fluß bei einer großen, effektiven Öffnungsfläche. Die Beurteilung der Klappenprothesen orientiert sich an ***konstruktionsabhängigen Kriterien*** (hämodynamische Leistungsfähigkeit wie Druckgradient, Rückflußvolumen, Energieverlust, Strömungsprofil, Blutschädigung durch Wandschubspannungen, Geräuschentwicklung) und ***materialabhängigen Kriterien*** (Toxizität, Blutschädigung durch die verwendeten Oberflächen, Thrombogenität, Verschleiß). Seit Verwendung des pyrolytischen Kohlenstoffs wurden kaum noch Verschleißerscheinungen an mechanischen Klappenprothesen beobachtet, d. h. die Haltbarkeit ist praktisch unbegrenzt. Auch die Hämolyse ist bei den heute verwendeten Prothesen sehr gering. Allerdings wirken alle mechanischen Klappenprothesen thrombogen. Aus diesem Grund ist nach mechanischem Klappenersatz eine lebenslange Behandlung mit Antikoagulantien erforderlich, die mit oral applizierten ***Vitamin-K-Antagonisten*** (Kumarinderivate = Marcumar®) durchgeführt wird. Die individuelle Erhaltungsdosis wird in Abhängigkeit von der Prothrombinzeit eingestellt (früher ***Quickwert*** um 20 bis 30 %, heute ***INR*** = „international normalized ratio" von 2,0–3,0). Allerdings werden auch unter optimaler Antikoagulation Thromboembolien nach Klappenersatz beobachtet. Dabei ist die

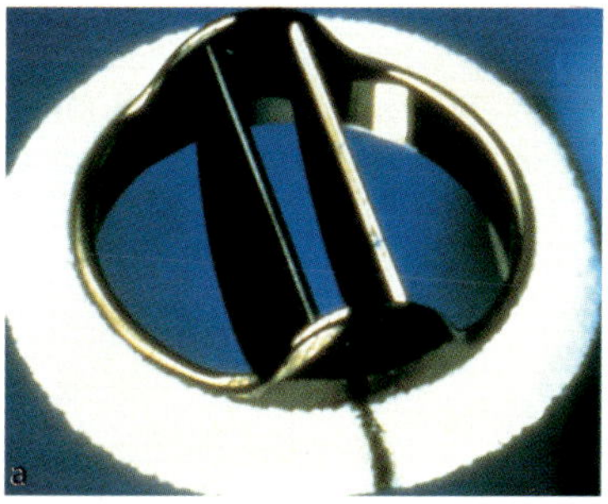

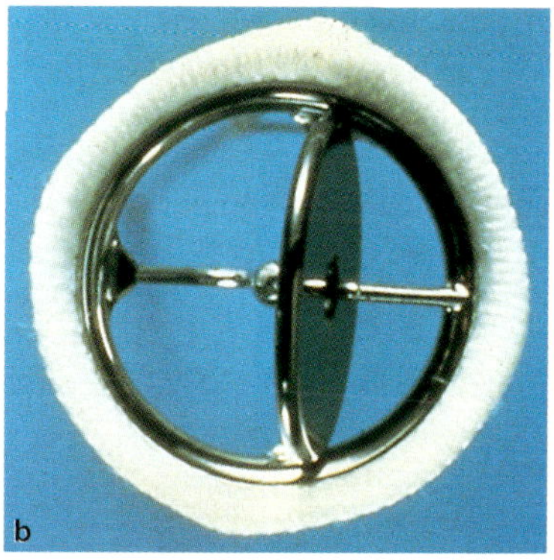

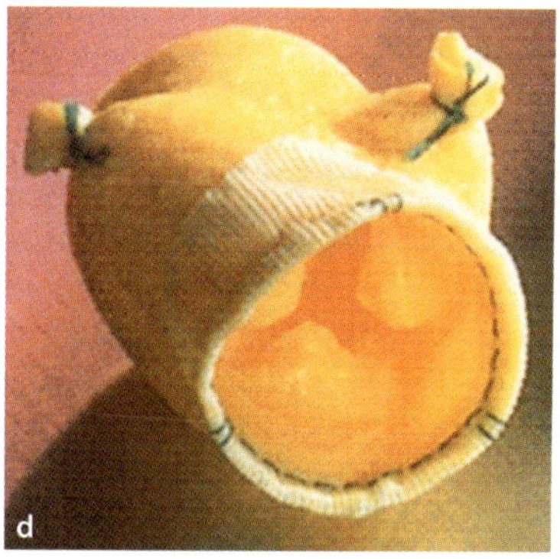

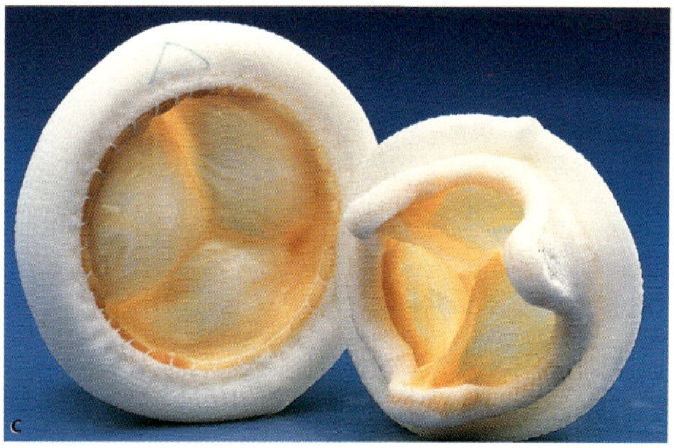

Abb. 16.4. **a** Mechanische Doppelflügelprothese (St. Jude Medical^{TM}). **b** Mechanische Kippscheibenprothese (Medtronic Hall^{TM}). **c** Biologische Schweineklappe auf Gerüst montiert (Medtronic „Hancock"). **d** Biologischer Xenograft (Schwein) zum Ersatz der Aortenwurzel (Medtronic „Freestyle")

Thromboembolierate bei Prothesen in Mitralposition etwas häufiger als in Aortenposition. Die linearisierte Thromboembolierate liegt für die zur Zeit implantierten mechanischen Prothesen zwischen 0,8–2 % pro Patient und Jahr. Wird die Antikoagulation beispielsweise im Rahmen von anderen chirurgischen Eingriffen oder einer Schwangerschaft unterbrochen, kann es zur Thrombosierung der Klappenprothese kommen. Die Patienten sind dann akut lebensbedroht und die Klappe muß sofort ausgetauscht werden. Blutungskomplikationen treten unter der Antikoagulation in einer Häufigkeit von etwa 0,1–1,8 % pro Patient und Jahr auf. Die Inzidenz von Blutungen ist unabhängig von der Prothesenposition, korreliert aber mit dem Alter des Patienten.

Biologische Herzklappenprothesen. Bioprothesen werden aus chemisch vorbehandeltem, biologischen Gewebe hergestellt. Dabei verwendet man allogene (vom Menschen) und xenogene (vom Tier) Aortenklappen oder Perikard.

Xenogene Herzklappen. Am häufigsten werden Prothesen verwendet, die aus Schweine-Aortenklappengewebe hergestellt werden. Die ***Schweineklappen*** werden mit gepuffertem Glutaraldehyd konserviert und auf einem unterstützenden Rahmen montiert. Die Glutaraldehydfixation vermindert die antigene Potenz des xenogenen Gewebes und stabilisiert gleichzeitig das kollagene Fasergerüst durch eine intermolekulare Quervernetzung der kollagenen Fibrillen. Da das Gewebe nach der Behandlung nicht mehr vital ist, sind immunologische Prozesse ausgeschlossen.

> **!** Ein wesentlicher Vorteil der Bioprothesen ist die fehlende Notwendigkeit einer Antikoagulation. Der Nachteil ist ihre begrenzte Haltbarkeit.

Degeneration und Verkalkung führen bei Bioprothesen mit zunehmender Implantationsdauer zur Zerstörung des kollagenen Grundgerüsts. Die mittlere Lebensdauer biologischer Herzklappen liegt heute zwischen 8–10 Jahren. Die Haltbarkeit ist jedoch wesentlich vom Alter des Patienten abhängig, so daß Bioprothesen vorzugsweise bei älteren Patienten (> 70 Jahre) eingesetzt werden, da bei diesen die Degenerationsprozesse wesentlich langsamer ablaufen. Bei bestehendem Kinderwunsch kann in einigen Fällen eine biologische Prothese vorübergehend implantiert werden, bis die Familienplanung abgeschlossen ist. Kumarinderivate können während der Schwangerschaft wegen der Blutungsgefahr und teratogener Nebenwirkungen nicht gegeben werden und die Umstellung auf Heparin birgt das Risiko einer Klappenthrombose oder thromboembolischer Komplikationen.

Allogene Herzklappen (Homografts). Diese stammen entweder von Leichen, denen sie bis zu 48 h nach dem Tod entnommen wurden oder von Organspendern, bei denen das Herz aus bestimmten Gründen nicht für eine Transplantation verwendet werden konnte. Die Klappen sollen so konserviert werden, daß die Endothelzellen vital bleiben, um eine frühzeitige Klappendegeneration zu verhindern. Das verbreitetste Konservierungsverfahren ist die ***Kryokonservierung***, eine fraktionierte Kühlung der steril entnommenen Klappen mit flüssigem Stickstoff auf Temperaturen zwischen -40 °C bis -196 °C. Die Klappen werden dann in flüssigem Stickstoff gelagert ***(Homograftbank)***. Alternativ zur Kryokonservierung können die Klappen auch nach unsteriler Entnahme mit Antiobiotika „sterilisiert" und in Antibiotikanährlösungsgemischen bei 4 °C verwahrt werden (bis zu 4 Wochen). Im Gegensatz zu den mit Glutaraldehyd vorbehandelten Schweineklappen sind allogene Herzklappen ***antigen***, so daß auch immunologische Reaktionen möglich sind. Sie unterliegen wie alle biologischen Klappen einer Gewebedegeneration, die vom Ort (Aorten- oder Pulmonalklappe) und der Dauer der Implantation, sowie vom Alter des Patienten abhängt. Die Verwendung von Homografts ist ein unverzichtbarer Bestandteil vieler Korrekturverfahren für angeborene Herzfehlbildungen.

16.2 Kongenitale Herz- und thorakale Gefäßfehler

Eine Störung der embryonalen Entwicklung im ersten Trimenon der Schwangerschaft kann zu Fehlbildungen am Herz- und Gefäßsystem führen. Als mögliche Ursache solcher Störungen werden virale und bakterielle Infektionen, teratogene Substanzen, ionisierende Strahlen, metabolische Erkrankungen und genetische Anomalien diskutiert. Angeborene Herzfehler findet man bei 0,8–1% aller lebend geborenen Kinder. Sie stellen damit die größte Gruppe angeborener Fehlbildungen eines einzelnen Organs dar. Wegen der Vielzahl der klinischen Erscheinungsbilder ist eine systematische Einteilung der verschiedenen Anomalien für deren Verständnis hilfreich.

> !
>
> Besteht eine Kurzschlußverbindung (Shunt) zwischen großem und kleinem Kreislauf? Wenn sie besteht, welche Richtung nimmt die Blutströmung durch diese Kurzschlußverbindung?

Da der Blutstrom nach physikalischen Gesetzen dem Druckgefälle folgt und der höhere Druck üblicherweise im Körperkreislauf („links") besteht, ist die Strömungsrichtung in der Regel „von links nach rechts" ***(Links-rechts-Shunt)***. Liegt aber zusätzlich eine Obstruktion im Bereich des rechten Herzens vor, die einen Ausflußwiderstand für den rechten Vorhof oder die rechte Herzkammer darstellt, steigt der Druck in diesen Herzhöhlen an, übersteigt in manchen Fällen den des linken Herzens, und das Blut strömt dann von „rechts nach links" ***(Rechts-links-Shunt)***. Ein solcher Rechts-links-Shunt verursacht immer eine ***zentrale Zyanose***.

> Eine Zyanose ist der „sichtbare Teil" einer Hypoxämie. Bei einer zentralen Zyanose ist das Blut bereits in der Aorta ungenügend gesättigt. Eine periphere Zyanose entsteht durch erhöhte O_2-Ausschöpfung des Blutes aufgrund unzureichender Perfusion.

Klinisch erkennt man die ***zentrale Zyanose*** an einer rotbläulich bis tiefblauen Verfärbung der Haut und Schleimhäute, insbesonders der Lippen, Zunge, Mundschleimhaut, Ohren und Nagelbett. Die ***periphere Zyanose*** zeigt sich in einer mehr rötlich-lividen Farbe an den Fingerendgliedern, Ohren, Wangen und Lippen. Besteht keine intra- oder extrakardiale Kurzschlußverbindung, sind angeborene Herzfehler meistens in Form von Klappen- oder Gefäßanomalien zu finden, die zu einer Drucküberlastung einzelner Herzabschnitte führen. Aufgrund der aufgeführten Merkmale werden Herzfehler folgendermaßen eingeteilt:

- Herz- und Gefäßfehler ***ohne*** Kurzschlußverbindung (Shunt) zwischen den Kreisläufen
- Herz- und Gefäßfehler ***mit*** Links-rechts-Shunt
- Herz- und Gefäßfehler ***mit*** Kurzschlußverbindungen ***und mit*** Rechts-links-Shunt.

Die häufigsten Herzfehler sind Scheidewanddefekte und vaskuläre Fehlverbindungen mit Links-rechts-Shunt. Bei diesen Fehlbildungen ist die Lungendurchblutung um das Shuntvolumen vermehrt. Das Shuntvolumen ist die Menge Blut, die von einem Kreislauf in den anderen verschoben wird. Es wird als Verhältnis der Minutenvolumina des kleinen (QP) und des großen (QS) Kreislaufs ausgedrückt (QP/QS). In zweiter Häufigkeit findet man Kurzschlußverbindungen zwischen den Kreisläufen mit Obstruktion, die zu einem Rechts-links-Shunt und daraus resultierender Zyanose führen. Die Klappen- oder Gefäßanomalien nehmen die letzte Stelle in der Häufigkeit ein.

Therapie. Das Ziel der chirurgischen Therapie angeborener Herzfehler ist die Normalisierung der Blutströmung. Dabei sollte der Lungenkreislauf entsprechend der normalen Hämodynamik dem Systemkreislauf vorgeschaltet sein. Angestrebt wird immer eine ***anatomische Korrektur*** zu einem möglichst

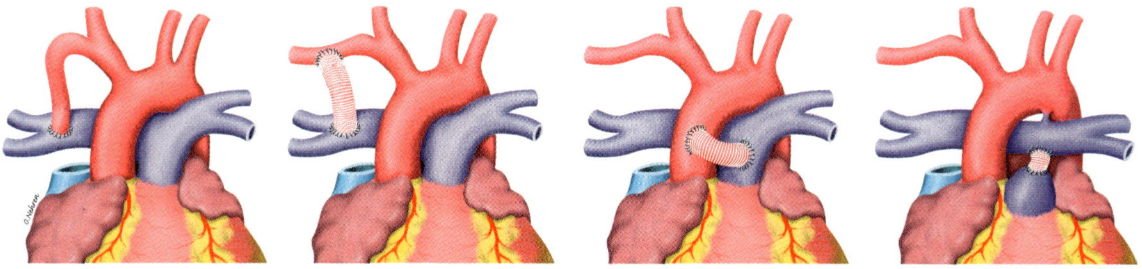

Abb. 16.5a-d. Palliativoperationen bei angeborenen Herz- und Gefäßfehlern: a Blalock-Taussig-Shunt (li. Subklavia – re. Pulmonalarterie). b Modifizierter Blalock-Taussig-Shunt (wie a aber mit Interposition einer Rohrprothese). c Zentraler aorto-pulmonaler Shunt. d Bändelung des Pulmonalarterienstamms

frühen Zeitpunkt. Ist dies nicht durchführbar, muß eine ***funktionelle Korrektur*** durchgeführt werden. Darüber hinaus ist es nicht immer möglich, einen Herzfehler primär zu korrigieren. Wenn die Größe des Herzens oder der Gefäße unzureichend ist, muß als Vorbereitung auf die definitive Korrektur ein palliativer Eingriff durchgeführt werden. ***Palliativoperationen*** am Herzen betreffen im wesentlichen immer die ***Lungendurchblutung*** (Tabelle 16.2). Ist die Durchblutung vermindert, wird sie durch den palliativen Eingriff erhöht, um ein Überleben des Kindes zu ermöglichen, um ein Wachstum der unterentwickelten Pulmonalgefäße zu induzieren und um Folgeschäden (Rechtsherzhypertrophie, hypoxischer Hirnschaden) zu verhindern. Bei diesen Operationen wird eine Shuntverbindung zwischen einer Arterie (Aorta, A. subclavia) und der Pulmonalarterie oder zwischen der oberen Hohlvene und der Pulmonalarterie angelegt (Abb. 16.5).

Eine andere Möglichkeit, die Lungendurchblutung zu verbessern, ist die Öffnung des rechtsventrikulären Ausflußtraktes bei Herzfehlern mit flußlimitierender Obstruktion. Ist die Lungendurchblutung dagegen vermehrt (alle Vitien mit Links-rechts-Shunt), wird sie durch Drosselung des Pulmonalarterienstammes mit einem „***Bändchen***" reduziert („***Banding***"). Diese Maßnahme ist notwendig, da sich sonst durch den unphysiologisch hohen Blutfluß und -druck eine Mediahypertrophie im Bereich der Lungenarterien entwickelt, die anfangs noch reversibel ist, schließlich aber in einer irreversiblen, lumeneinengenden Sklerose endet ***(obstruktive Lungengefäßerkrankung)***. Als Zeichen der Irreversibilität verlieren die Gefäße ihre Reagibilität, so daß sich der erhöhte Widerstand der Lungenstrombahn durch medikamentöse Maßnahmen nicht mehr senken läßt. Als Folge der Widerstandserhöhung steigt der Druck in den Lungengefäßen ***(pulmonale Hypertonie)***. Übersteigt der Lungengefäßwiderstand denjenigen im Systemkreislauf, kommt es aufgrund des dann höheren Druckes in der rechten Herzkammer zur Umkehr der Shuntrichtung von rechts nach links, mit der Folge einer ***Hypoxämie und zentralen Zyanose (Eisenmenger[2]-Reaktion)***. In diesem Zustand ist der Herzfehler nicht mehr korrigierbar! Die rechte Herzkammer müßte nach Wegfall des Rechts-links-Shunts das gesamte Herzminutenvolumen durch die Lunge fördern, deren Gefäße durch die Pulmonalsklerose zu eng und nicht mehr erweiterungsfähig sind. Damit wäre unter Ruhebedingungen nur ein begrenzter Lungendurchfluß möglich, und bei körperlicher Anstrengung könnte keine Zunahme des Herzminutenvolumens erfolgen. Darüber hinaus würde die rechte Herzkammer bei Fehlen des Shunts als „Überdruckventil" zunehmend insuffizient werden.

!

Die Höhe des Lungengefäßwiderstandes (Rp) ist für die Korrigierbarkeit eines Herzfehlers entscheidend. Er wird folgendermaßen berechnet:

$$Rp = \frac{\text{Mitteldruck Pulmonalarterie} - \text{Mitteldruck linker Vorhof}}{\text{Blutzeitvolumen in der Lungenstrombahn}}$$

---

[2] Victor Eisenmenger, Arzt, Wien, 1864–1932

Tabelle 16.2. Palliativoperationen bei kongenitalen Herzfehlern

Ziel der Palliation	Verfahren
Erhöhung der Lungendurchblutung	• Arterio-pulmonaler Shunt • Cavo-pulmonaler Shunt • RV-Ausflußtrakterweiterung
Verminderung der Lungendurchblutung	• Drosselung („Banding") der Pulmonalarterie
Verbesserung der arteriovenösen Durchmischung	• Vergrößerung des Vorhofseptumdefektes

Eine andere Art von palliativen Eingriffen dient der Verbesserung der ***Durchmischung des arteriellen und venösen Blutes***, wenn der Lungen- und Systemkreislauf nicht hintereinander, sondern parallel geschaltet sind (Transposition der großen Gefäße). Dabei wird der Shunt im Bereich des Vorhofs durch eine ***Ballon-Atrioseptostomie nach Rashkind*** vergrößert. Während der Herzkatheteruntersuchung wird ein Ballonkatheter unter Röntgenkontrolle durch das Foramen ovale in den linken Vorhof geführt. Wenn der Ballon hinter dem Foramen ovale plaziert ist, wird er mit Flüssigkeit gefüllt und ruckartig zurückgezogen, so daß das Vorhofseptum breit einreißt und damit die interatriale Verbindung vergrößert wird. Die früher häufiger durchgeführte ***chirurgische Vorhofseptostomie nach Blalock und Hanlon*** ist heute eher eine Seltenheit. Dabei wird ohne Verwendung der extrakorporalen Zirkulation das Vorhofseptum nach kurzzeitigem Verschluß der beiden Hohlvenen („***inflow-occlusion***") exzidiert.

Ohne eine chirurgische Therapie ist die Lebenserwartung der Kinder mit angeborenen Herzfehlern in der Regel eingeschränkt. Bei den zyanotischen Herzfehlern steht die Hypoxie mit reaktiver Polyglobulie und damit der Gefahr zerebraler Embolien und Hämorrhagien im Vordergrund. Bei den Herzfehlern ohne Zyanose, aber bestehendem Links-rechts-Shunt führt die Überflutung der Lungenstrombahn zur Herzinsuffizienz und zur obstruktiven Vaskulopathie der Lungengefäße. Bei den Herzfehlern ohne Zyanose und ohne Kurzschlußverbindungen kommt es durch Obstruktion z.B. im Bereich des linken Herzens zum Rückstau in das pulmonalvenöse Gefäßsystem. Dies führt zur pulmonalen Stauung, zum Lungenödem und schließlich zur Rechts- und Linksherzinsuffizienz. Sogenannte ***kritische Herzfehler*** manifestieren sich bereits im ersten Lebensmonat, andere werden zu unterschiedlichen Zeitpunkten während der Entwicklung der Kinder erkannt.

> **!**
>
> Leitsymptome sind die Zyanose und das Herzgeräusch. Ein Kind, welches nicht eines dieser Leitsymptome zeigt, leidet ***nicht*** an einer angeborenen Herz- und Gefäßfehlbildung.

16.3 Kongenitale Herz- und thorakale Gefäßfehler ohne Kurzschluß

16.3.1 Obstruktion des rechtsventrikulären Ausflußtrakts

Pulmonalstenose

Anatomie. Eine isolierte Pulmonalstenose kommt in einer Häufigkeit von 8–10% aller kardiovaskulären Fehlbildungen vor. Man unterscheidet eine valvuläre, eine supravalvuläre und eine subvalvuläre Form. Bei der häufigsten Form, der ***isolierten valvulären Stenose***, sind die Klappensegel in unterschiedlicher Ausprägung miteinander verschmolzen, wodurch sich die Öffnungsfläche verkleinert. Oft sind die Segel verdickt oder myxomatös verquollen und gelegentlich auch mit der Wand der Pulmonalarterie verklebt. In etwa 20% der Fälle ist die Pulmonalklappe bikuspid angelegt und in 10–15% liegt eine Klappendysplasie vor. In diesem Fall führt die mangelnde Beweglichkeit der dysplastischen Klappensegel und die meistens vorhandene Hypoplasie des Klappenrings zur Stenose. Bei ausgeprägter rechtsventrikulärer Hypertrophie können verdickte Muskelbündel zu einer zusätzlichen Einengung des subvalvulären Ausflußtraktes ***(Infundibulumstenon)*** führen. Durch Turbulenzen hinter der verengten Klappe kommt es in etwa 70% der Fälle zu einer poststenotischen Dilatation der Pulmonalarterien.

Pathophysiologie. Aufgrund der Ausflußtraktobstruktion kann der rechtsventrikuläre Druck bis hin zu suprasystemischen Werten ansteigen. Eine reaktive Kammerwandhypertrophie führt zu einer Verminderung der Dehnbarkeit ***(Compliance)*** des rechten Ventrikels und damit zu einem Anstieg des enddiastolischen Kammerdruckes, des rechtsatrialen und des zentralvenösen (ZVD) Drucks. Durch eine zunehmende Dilatation des rechten Ventrikels kommt es schließlich zur Erweiterung des Trikuspidalklappenringes mit der Folge einer Trikuspidalinsuffizienz.

Symptomatik. Das Spektrum der klinischen Symptomatik reicht von Symptomfreiheit bis zur schweren Stauungsherzinsuffizienz. Bei kritischer Stenose kann sich eine ***periphere Zyanose***, bei gleichzeitig vorliegendem Vorhofseptumdefekt, auch eine ***zentrale Zyanose*** ausbilden.

Diagnostik. Auskultatorisch ist ein systolisches Austreibungsgeräusch im 2. ICR links führend und der zweite Herzton ist konstant gespalten. Im EKG sieht man die Zeichen der Rechtsherzhypertrophie. Das Thorax-Röntgenbild zeigt in der Regel nur dann eine Vergrößerung des Herzschattens, wenn es zu einer rechtsventrikulären Insuffizienz gekommen ist. Das Pulmonalarteriensegment kann aufgrund einer poststenotischen Dilatation prominent erscheinen, die Lungengefäßzeichnung ist aber normal! Die Diagnose kann sehr zuverlässig mit Hilfe der Echokardiographie gestellt werden.

Operationsindikation. Die Indikation zur Ballonvalvuloplastie besteht ab einem Druckgradienten von über 40 mmHg über dem rechtsventrikulären Ausflußtrakt.

> **!** In der Behandlung der isolierten valvulären Pulmonalstenose hat die interventionelle Ballondilatation (Valvuloplastie) als Therapie der Wahl eine führende Stellung eingenommen.

Die Indikation zur chirurgischen Therapie besteht dann, wenn die Ballonvalvuloplastie nicht durchführbar ist (hypoplastischer Klappenring), wenn zusätzlich eine ausgeprägte infundibuläre Verengung besteht, wenn die Klappensegel hochgradig dysplastisch sind, oder wenn ein zusätzlicher Vorhofseptumdefekt verschlossen werden muß.

Operative Therapie. Bei der Operation wird unter extrakorporaler Zirkulation die Pulmonalarterie oberhalb der Klappenebene quer geöffnet. Der Chirurg trennt die verschmolzenen Kommissuren mit einem Skalpell ***(offene Kommissurotomie)*** und löst etwaige Verklebungen der Segel mit der Wand der Pulmonalarterie. Bei dysplastischen Klappensegeln müssen oft verdickte, dysplastische Anteile der Klappe exzidiert werden. Liegt zusätzlich eine ausgeprägte infundibuläre Stenose vor, wird das Infundibulum subvalvulär inzidiert und mit einem Flicken plastisch erweitert. In den Fällen, in denen ein hypoplastischer Pulmonalklappenring vorliegt, wird dieser geöffnet und durch transannuläres Einnähen eines Flickens ebenfalls plastisch erweitert. Folge dieser Maßnahmen ist immer eine leichte bis mittelgradige Pulmonalinsuffizienz, die jedoch in der Regel gut toleriert wird.

Als weiteres chirurgisches Verfahren steht auch die ***geschlossene transventrikuläre Kommissurotomie (Brock-Sprengung)*** zur Verfügung. Unter „inflow-occlusion" wird am schlagenden Herzen ein Dilatator blind über eine Tabaksbeutelnaht von der Spitze des rechten Ventrikels in die Pulmonalklappenebene eingeführt und die verklebten Segel aufgespreizt. Die geschlossene Kommissurotomie ist heute jedoch im wesentlichen durch die offene Kommissurotomie abgelöst worden und wird nur noch gelegentlich im Säuglingsalter angewandt.

> **!** Die Letalität nach Ballonvalvuloplastie beträgt nahezu 0 %, nach offener Kommissurotomie zwischen 0–6 %. Beide Verfahren sind in über 80 % der Fälle erfolgreich, und weitere Maßnahmen sind nicht notwendig.

Isolierte subvalvuläre Pulmonalstenosen. Ohne Ventrikelseptumdefekt sind sie sehr selten. Sie entstehen durch Hypertrophie septaler und parietaler Muskelbündel im Infundibulum und können als kurze ringförmige oder langstreckige, muskuläre Stenosen imponieren. Eine proximal des Infundibulums gelegene Stenose (subinfundibulär) führt durch anormale Muskelbündel zu einer Zweiteilung des Ventrikellumens in einen proximalen Anteil mit hohem und einen distalen Anteil mit niedrigem Druck ***(„double chambered right ventricle")***. Bei der Operation erfolgt die Resektion der abnormen Muskelbündel entweder vom rechten Vorhof aus ***(transatrialer Zugang zum rechten Ventrikel)***, oder über eine Längsöffung des Infundibulums unterhalb der Pulmonalklappenebene ***(transventrikulärer Zugang)***. Die Inzision des rechten Ventrikels wird dann entweder direkt wieder verschlossen oder mit einem Flicken plastisch erweitert.

Supravalvuläre Stenosen. Supravalvuläre Stenosen der Pulmonalarterie oberhalb der Klappenebene sind als isolierte Anomalie eine Seltenheit. Sie werden häufiger bei anderen Fehlbildungen wie der Fallot[3]-Tetralogie (s. S. 377) oder der Pulmonalatresie beobachtet. Zentral liegende, supravalvuläre Stenosen werden durch eine Flickenplastik erweitert. Multiple, weit in der Peripherie gelegene Pulmonalstenosen sind operativ nicht korrigierbar.

Pulmonalatresie mit intaktem Ventrikelseptum

Anatomie. Diese Fehlbildung betrifft weniger als 1 % aller kongenitalen Herzfehler. Morphologisch fehlt eine Verbindung zwischen dem rechten Ventrikel und der Pulmonalarterie. Die Lungendurchblutung wird am häufigsten über den offen gebliebenen Ductus arteriosus sichergestellt, kann aber auch über Bronchialarterien oder aortopulmonale Kollateralen erfolgen. Darüber hinaus besteht immer ein Vorhofseptumdefekt. In fast allen Fällen ist auch die Trikuspidalklappe nicht normal entwickelt und funktionell insuffizient, wobei der Durchmesser und die Funktion der Klappe mit der Größe des rechten Ventrikels korrelieren. Die morphologische Ausprägung der Pulmonalatresie mit intaktem Ventrikelseptum unterliegt starken Variationen. In der ausgeprägtesten Form findet man eine atretische Pul-

[3] Etienne L. Fallot, Arzt, Marseilles, 1850–1911

monalklappe, die durch ein Diaphragma komplett verschlossen ist, ein hypoplastisches pulmonales Gefäßsystem und einen unterentwickelten, kleinen rechten Ventrikel. Aufgrund des hohen Druckes in diesem Ventrikel persistieren embryonale Kommunikationen zwischen dem Kavum des rechten Ventrikels und den Koronararterien.

Pathophysiologie. Aufgrund der fehlenden Verbindung zwischen rechtem Ventrikel und Pulmonalarteriensystem ist ein Überleben der Kinder nur möglich, wenn die Durchblutung der Lunge durch den offenen Ductus arteriosus bzw. durch aortopulmonale Kollateralen aufrechterhalten wird. Die Kinder entwickeln Symptome, sobald sich der Ductus nach der Geburt zu verschließen beginnt. Der Druck im rechten Ventrikel ist meist gleich dem Systemdruck oder übersteigt diesen. Aufgrund der Verbindungen zwischen dem rechten Ventrikel und dem Koronararteriensystem kann es bei suprasystemischen Druckwerten im rechten Ventrikel zu einer retrograden Perfusion der Koronararterien mit sauerstoffarmem Blut kommen.

Symptomatik und Diagnostik. Bei der klinischen Untersuchung sieht man eine zentrale Zyanose und hört das typische Maschinengeräusch des offenen Ductus arteriosus. Das Thorax-Röntgenbild zeigt eine verminderte Lungengefäßzeichnung. Wenn eine hochgradige Trikuspidalinsuffizienz vorliegt, ist der Herzschatten nach rechts vergrößert. Die endgültige Diagnose wird in der Regel echokardiographisch gestellt.

Operative Therapie. Die initiale chirurgische Therapie der Pulmonalatresie mit intaktem Ventrikelseptum hat zum Ziel, das Wachstum des hypoplastischen rechten Ventrikels und der Pulmonalarterien zu fördern. Aufgrund der großen morphologischen Variationsbreite dieses Krankheitsbildes kann kein einheitliches chirurgisches Vorgehen angegeben werden. Die häufigsten primär palliativen chirurgischen Maßnahmen sind eine offene Kommissurotomie der Pulmonalklappe, eine transannuläre, in das rechtsventrikuläre Infundibulum verlängerte Flickenerweiterungsplastik des Ausflußtraktes und die Anlage eines aortopulmonalen Shunts. Jede weiterführende Korrektur dieses Krankheitsbildes wird bestimmt durch die Größe des rechten Ventrikels, das Vorliegen weiterer assoziierter Fehlbildungen, die Veränderungen der Trikuspidalklappe und das Wachstum der Pulmonalgefäße. In den meisten Fällen ist die Größe des rechten Ventrikels und die Funktion der Trikuspidalklappe nicht ausreichend, um eine anatomische Korrektur mit zwei, hintereinander geschalteten Herzkammern ***(biventrikuläre oder kreislauftrennende Korrektur)*** zu ermöglichen. In diesen Fällen muß eine ***univentrikuläre Korrektur*** (Operation nach Fontan) durchgeführt werden (s. Kap. 16.4.6).

Kritische Pulmonalstenose des Neugeborenen

Anatomie. Dieses Krankheitsbild ist gekennzeichnet durch eine hochgradige Pulmonalstenose bei intaktem Ventrikelseptum. Die Kommissuren der verdickten Segel einer meist bikuspiden Klappe sind bis auf ein kleines Restostium verschmolzen (Knopflochstenose). Morphologisch ist die Pulmonalklappe meist bei minimaler Beweglichkeit der Klappensegel in einer „***domförmigen***“ Stellung arretiert.

Pathophysiologie. Bereits intrauterin führt die pathologische Hämodynamik zur Entwicklung einer ausgeprägten rechtsventrikulären Hypertrophie mit verminderter Compliance des rechten Ventrikels. Aufgrund des erhöhten Drucks im rechten Vorhof besteht ein Rechts-links-Shunt über das offene Foramen ovale und führt zu einer zentralen Zyanose.

Symptomatik und Diagnostik. Klinisch imponieren bereits kurz nach der Geburt die Zyanose und das laute Austreibungsgeräusch. Auf dem Thorax-Röntgenbild sieht man einen vergrößerten Herzschatten und durch den Rechts-links-Shunt auf Vorhofebene die verminderte pulmonale Gefäßzeichnung. Die endgültige Diagnose wird echokardiographisch gestellt. Eine Herzkatheteruntersuchung ist nur bei geplantem interventionellen Vorgehen erforderlich.

Operative Therapie. Die Diagnose einer kritischen Pulmonalstenose verlangt immer eine sofortige Ballon- oder chirurgische Valvulotomie. Die Letalität beider Maßnahmen ist mit 10 % etwa gleich.

16.3.2 Obstruktion des linksventrikulären Ausflußtraktes

Valvuläre Aortenstenose

3–10 % aller Patienten mit angeborenen Herzfehlern leiden an einer Obstruktion des linksventrikulären Ausflußtraktes, die ***valvulär*** (60–75 %), ***subvalvulär*** (15–20 %) oder ***supravalvulär*** (5–10 %) gelegen sein kann.

Anatomie. Die valvuläre Aortenstenose entsteht durch Fehlbildung oder rudimentäre Anlage der Klappensegel. Die Kommissuren können entweder verschmolzen sein oder fehlen. Im Bereich verschlossener Kommissuren ist das Klappengewebe rigide, meist fibrös und nicht selten myxomatös verdickt. In einigen Fällen ist der Aortenklappenring zu klein. Etwa 75 % der Kinder mit valvulärer Aortenstenose haben eine asymmetrische oder gar bikuspid angelegte Aortenklappe.

Pathophysiologie. Aufgrund der linksventrikulären Obstruktion entwickeln sich eine kompensatorische Hypertrophie der Kammerwand und eine poststenotische Dilatation der Aorta ascendens. Bei ausgeprägter Hypertrophie und hochgradiger Stenose ist der Koronarfluß vermindert, da die Austreibungsphase des linken Ventrikels verlängert und die Diastole, in der der wesentliche Anteil der Koronarperfusion stattfindet, verkürzt ist. Der hohe intraventrikuläre Druck erhöht seinerseits die Kammerwandspannung, wodurch der myokardiale Sauerstoffbedarf zusätzlich ansteigt. Darüber hinaus ist der Perfusionsdruck in den Koronararterien durch den poststenotisch verminderten systolischen Druck verringert. Dadurch entwickelt sich zunehmend eine ***relative Koronarinsuffizienz*** mit subendokardialer Ischämie und Myokardfibrose. Bei plötzlicher körperlicher Belastung mit Anstieg der Herzfrequenz und dadurch bedingter weiterer Verkürzung der Diastolendauer kann eine akute Myokardischämie mit Angina-pectoris-artigen Anfällen und ventrikulären Arrythmien bis hin zum Herzstillstand auftreten. Auch Belastungssynkopen werden beobachtet, die auf die Unfähigkeit des linken Ventrikels zurückzuführen sind, bei körperlicher Belastung die Auswurfleistung zu erhöhen und damit eine ausreichende zerebrale Perfusion zu gewährleisten.

Symptomatik. Während bei Kleinkindern und Säuglingen (s. Kap. 41) die Operation aufgrund der sich entwickelnden Herzinsuffizienz dringlich durchgeführt werden muß, sind die älteren Kinder mit diesem Krankheitsbild oft asymptomatisch oder haben nur gelegentlich Beschwerden.

Diagnostik. Kinder mit Aortenstenose haben ein lautes systolisches Herzgeräusch rechts parasternal. Symptome in Form verminderter Belastbarkeit treten erst bei stärkeren körperlichen Anstrengungen auf. Angina pectoris und Synkopen sind selten. Im EKG sieht man die Zeichen der linksventrikulären Hypertrophie. Das Thorax-Röntgenbild zeigt eine meist diskrete Linksverbreiterung und häufig eine poststenotische Dilatation der Aorta ascendens. Das Krankheitsbild wird mittels Dopplerechokardiographie umfassend diagnostiziert.

Operationsindikation. Die Indikation zur Operation ist zu stellen, wenn der systolische Druckgradient 75 mmHg übersteigt oder wenn Symptome auftreten.

Operative Therapie. Bei der Operation kann bei den meisten Kindern eine ***offene Kommissurotomie*** der Aortenklappe mit befriedigendem Ergebnis durchgeführt werden. Nur in sehr seltenen Fällen ist schon bei der ersten Operation ein Klappenersatz notwendig. Die ***offene Kommissurotomie*** wird unter extrakorporaler Zirkulation am kardioplegisch stillgestellten Herzen durchgeführt. Die verlöteten Kommissuren werden bis zum Klappenring hin getrennt. Dabei ist es von größter Bedeutung, die Aufhängung der Klappensegel nicht zu verletzen, da sonst die Klappe insuffizient wird.

> **!** Grundsätzlich sind alle Anstrengungen zu unternehmen, einen Klappenersatz im Kindesalter zu vermeiden.

Ist ein ***Klappenersatz*** dennoch notwendig, werden ***mechanische Klappen*** implantiert. ***Biologische Xenograftklappen*** kalzifizieren und degenerieren bei Kindern wesentlich schneller als bei Erwachsenen, so daß schon nach wenigen Jahren die Klappe ersetzt werden muß (s. Kap. 16.11.3). Andererseits ist zu bedenken, daß bei mechanischen Prothesen eine lebenslange Antikoagulation notwendig ist, die ein nicht unerhebliches Blutungsrisiko für die Kinder beinhaltet und daß trotz Antikoagulation immer das Risiko von Thromboembolien besteht. Außerdem fibrosiert der kindliche Klappenring nach Implantation einer Klappenprothese und wächst in der Folgezeit nicht ausreichend mit, so daß im späteren Lebensalter eine größere Klappe nicht ohne plastische Erweiterungsmaßnahmen implantiert werden kann.

Als Alternative zu mechanischen Klappen kommen auch ***Homografts*** in Betracht (s. Kap. 16.1.5). Darüber hinaus ist es in seltenen, speziell gelagerten Fällen auch möglich, die Aortenklappe durch die autologe Pulmonalklappe zu ersetzen ***(Ross-Operation)***. Dabei wird die Pulmonalklappe des Patienten aus dem rechtsventrikulären Ausflußtrakt herausgetrennt und in die Aortenwurzel implantiert. Die fehlende Pulmonalklappe wird dann durch einen Homograft ersetzt. Ein solcher ***pulmonaler Autograft*** in der Aortenposition soll mitwachsen. Da es sich um lebendes, autologes Gewebe handelt, werden im Langzeitverlauf keine wesentlichen strukturellen Schäden erwartet. Die Homograftklappe in Pulmonalposition degeneriert wesentlich langsamer, als wenn sie in Aortenposition implantiert wäre, da sie vergleichsweise niedrigeren Durckbelastungen ausgesetzt ist.

In einigen Fällen ist der Aortenklappenring der Kinder zu klein, um eine Klappe einer adäquaten Größe zu implantieren. Um den Klappenring zu vergrößern wird eine sog. ***Aorto-Ventrikuloplastik nach Konno und Rastan*** durchgeführt. Bei dieser Operation wird der Aortenklappenring in das interventrikuläre Septum hinein gespalten. Der daraus resultierende Septumdefekt wird mit einem großen Flicken aus synthetischem Material gedeckt. Dadurch kann der Aortenklappenring auf über ein Drittel seiner ursprünglichen Größe erweitert werden. An diesem Flicken wird dann die Aortenklappenprothese fixiert. Durch Verlängerung des Flickens wird die Aortenwurzel und falls erforderlich mit einem zweiten Flicken der rechtsventrikuläre Ausflußtrakt wieder verschlossen.

Die Letalität der einfachen Aortenklappenkommissurotomie im Kindesalter ist mit 1–2 % niedrig (das gilt nicht für die Operation im Säuglingsalter!).

> **!** Ein großes Problem nach Kommissurotomie der Aortenklappe besteht in der Tendenz der Klappensegel zu erneuter Fusion.

Bei mehr als der Hälfte der Patienten wird in den folgenden 20 Jahren nach Aortenklappenkommissurotomie wegen einer erneuten Stenosierung, häufig auch wegen einer signifikanten Aorteninsuffizienz eine weitere Operation in Form einer nochmaligen Kommissurotomie oder eines Klappenersatzes notwendig.

Kritische Aortenklappenstenose im Säuglingsalter

Anatomie. Bei dieser Fehlbildung liegt eine dysplastische oder bikuspide Klappe vor, wobei eine Anlage von Kommissuren oft gar nicht erkennbar ist (unikuspide Klappe). Das Klappenostium besteht dann nur aus einer kleinen, exzentrisch gelegenen Öffnung. Die Segel sind in der Regel stark verdickt und kaum beweglich. In seltenen Fällen findet man zusätzlich eine Hypoplasie des linken Ventrikels.

Pathophysiologie. Durch die Erhöhung des intraventrikulären Drucks und der Schlagarbeit steigt der myokardiale Sauerstoffbedarf an, und bei gleichzeitig bestehender ausgeprägter Hypertrophie der Kammerwand kann es zur Ischämie der subendokardialen Wandschichten und zur Ausbildung einer konsekutiven ***Endokardfibrose*** kommen. Die Wandverdickung und die Endokardfibrose führen zu einer zunehmend erschwerten Füllung des linken Ventrikels und damit bereits früh nach der Geburt zur kardialen Dekompensation.

Symptome. Die kritische Aortenstenose wird in nahezu allen Fällen innerhalb der ersten 6 Lebenswochen symptomatisch. Die Symptome sind Ausdruck der niedrigen Auswurfleistung des Herzens: Tachypnoe, blaßgraues Hautkolorit, schwach tastbare, periphere Pulse und kühle Extremitäten. Eine Zyanose ist meistens durch die periphere Minderperfusion bedingt. Auskultatorisch hört man ein spindelförmiges Systolikum, welches jedoch mit progredienter kardialer Dekompensation zunehmend leiser wird. Das Thorax-Röntgenbild zeigt eine ausgeprägte Kardiomegalie und bei Linksherzdekompensation eine fleckig-streifig vermehrte, unscharf begrenzte Lungengefäßzeichnung. Die Sicherung der Diagnose gelingt mittels Echokardiographie.

Operationsindikation. Grundsätzlich ist eine Operationsindikation bei allen Kindern mit kritischer Aortenstenose gegeben. Für das Operationsrisiko sind allerdings die Größe und Funktion des linken Ventrikels, sowie ein minimaler Durchmesser des Aortenklappenrings (5–6 mm) von entscheidender Bedeutung. Ein hypoplastischer linker Ventrikel und eine Endokardfibrose sind wegen extrem hoher Operationsletalität eine Kontraindikation zur Operation.

Operative Therapie. Für die Erweiterung der Aortenklappenstenose im Säuglingsalter haben sich verschiedene Operationsverfahren bewährt, die mit und ohne extrakorporale Zirkulation angewandt werden können. Eine ***geschlossene Kommissurotomie*** kann entweder interventionell als Ballonvalvuloplastie oder operativ durchgeführt werden. Bei dem operativen Verfahren wird die verengte Klappe durch einen Dilatator aufgespreizt, der über die linke Herzspitze blind in die Klappenebene eingeführt wird. Bei der ***offenen Komissurotomie*** wird die Aorta geöffnet und die Klappensegel unter Sicht getrennt. Dieser Eingriff kann in „***inflow-occlusion***" durchgeführt werden. Der Nachteil dieses Verfahrens ist die kurze Zeit, die zur Öffnung der Klappe zur Verfügung steht. Unter extrakorporaler Zirkulation gelingt eine detailliertere Inspektion der Klappe und damit eine präzisere Valvulotomie.

Durch strengere Indikationsstellung und Ausschluß von Kindern mit stark hypoplastischem linken Ventrikel und Endokardfibrose sind die Ergebnisse der chirurgischen Therapie wesentlich verbessert worden. Die Operationsletalität liegt zwischen 10–20 %, ist jedoch deutlich höher, wenn bereits in den ersten zwei Lebenswochen operiert werden muß.

Subvalvuläre Aortenstenose

Anatomie. Bei der ***lokalisierten***, subvalvulären Aortenstenose führt eine zirkuläre, fibromuskuläre Membran unterhalb der Aortenklappe zur Einengung des linksventrikulären Ausflußtraktes. Veränderungen an der Aortenklappe sieht man in der Regel nicht. Die lokalisierte, membranöse Form ist meist bei der Geburt des Kindes noch nicht vorhanden, sondern entwickelt sich in der Kindheit, wobei die Faktoren, die zu ihrer Entwicklung führen, derzeit noch unbekannt sind. Darüber hinaus existiert eine ***diffuse Form*** der Subaortenstenose mit einer langen, tunnelförmigen muskulären Obstruktion, die bis zur Herzspitze reichen kann. Im Vergleich zur valvulären Aortenstenose ist bei der subvalvulären Form die Funktion des linken Ventrikels häufiger eingeschränkt.

Symptomatik. Die klinische Symptomatik entspricht der bei valvulärer Stenose. Jedoch findet sich aufgrund einer linksventrikulären Funktionsstörung früher eine merkbare Einschränkung der körperlichen Belastbarkeit.

Operationsindikation. Die Indikation zur Operation wird bereits bei einem systolischen Gradienten von mehr als 30 mmHg gestellt. Liegt eine höhergradige Funktionseinschränkung des linken Ventrikels vor, oder hat sich eine Aorteninsuffizienz entwickelt, ist die Operation unabhängig von der Höhe des Gradienten indiziert.

Operative Therapie. Die lokalisierte membranöse Subaortenstenose wird durch Resektion der Membran beseitigt. Dabei wird meistens zusätzlich ein Muskelkeil aus dem hypertrophierten Septum reseziert. Durch die Kombination dieser beiden Maßnahmen wird das Rezidivrisiko entscheidend gemindert. Eine ausgeprägte, diffuse Subaortenstenose kann eine Aorto-Ventrikuloplastik nach Konno und Rastan erfordern, wobei über eine Vergrößerung des Septums eine Größenzunahme des Lumens des linken Ventrikels erreicht wird.

Supravalvuläre Aortenstenose

Diese Fehlbildung ist die seltenste Form der linksventrikulären Ausflußtraktobstruktion. Sie wird häufig beim sog. Williams[4]-Beuren[5]-Syndrom (idiopathisches Hyperkalzämiesyndrom mit Koboldgesicht, geistiger Retardierung und Minderwuchs) oder nach einer Rötelninfektion der Mutter während der Schwangerschaft gesehen.

Anatomie. Pathomorphologisch ist die supravalvuläre Aortenstenose durch eine intraluminale Verdickung der Aortenwand distal der Aortenklappe und der Koronarostien charakterisiert. Sie kann fokal oder diffus auftreten. Die fokale Form imponiert häufig als sog. ***Sanduhrdeformität.*** Die diffuse Form kann sich bis in den Aortenbogen und die supraaortalen Äste erstrecken. Gelegentlich finden sich auch fibrotische Verdickungen im Bereich der Koronararterien.

Pathophysiologie. In Bezug auf die Koronarperfusion unterscheidet sich die supravalvuläre Aortenstenose wesentlich von allen anderen Formen der linksventrikulären Ausflußtraktobstruktion, da die Koronarostien proximal der Stenose liegen und dadurch mit einem hohen Druck perfundiert werden.

Symptomatik. Die klinischen Symptome entsprechen weitgehend denen der anderen Formen der kongenitalen linksventrikulären Obstruktion.

---

[4] J. C. Williams, zeitgen. Kardiologe, Neuseeland
[5] Alois J. Beuren, Kardiologe, Göttingen

Operative Therapie. Die Indikation zur Operation wird bei einem systolischen Druckgradienten von mehr als 50 mmHg gestellt. Bei der Operation wird die Aorta unter extrakorporaler Zirkulation längs geöffnet. Liegt eine sichtbare zirkuläre „Leiste" vor, wird diese reseziert. Die Aortotomie wird in den akoronaren und in den rechtskoronaren Sinus erweitert, und durch Einnähen eines Y-förmig zugeschnittenen Flickens wird so der Anfangsteil der Aorta ascendens plastisch erweitert. Die Operationsletalität liegt unter 5 %. Rezidive sind bei dieser Form der Ausflußtraktobstruktion selten.

16.3.3 Aortenisthmusstenose

Die Häufigkeit der Aortenisthmusstenose beträgt 5–8 % aller kongenitalen Herz- und Gefäßmißbildungen. Männliche Kinder sind 4 mal häufiger betroffen als weibliche.

Anatomie. Der Aortenisthmus ist der Abschnitt zwischen der linken A. subclavia und der Einmündung des Ductus arteriosus bzw. des Ligaments in die Aorta descendens. Eine Stenose unmittelbar vor Einmündung des Ductus wird als ***präduktale*** oder ***infantile*** Aortenisthmusstenose bezeichnet. Dagegen ist die Aortenisthmusstenose bei älteren Kindern oft in Höhe der Einmündung des Ductus oder unmittelbar danach lokalisiert und wird dann als ***postduktale*** oder ***adulte*** Form bezeichnet (Abb. 16.6). Die präduktale Aortenisthmusstenose ist häufiger mit anderen Herzfehlern kombiniert und wird bereits im Säuglingsalter symptomatisch. Diese Form geht sehr häufig mit einer ***tubulären Hypoplasie*** des Aortenbogens einher. Morphologisch ist die Aortenisthmusstenose gekennzeichnet durch eine Einfaltung der linksposterolateralen Wand der Aorta descendens im Bereich der Ductusmündung, sowie eine membranartige Falte aus verdickter Media und Intima mit exzentrisch gelegenem Restlumen. Über die Entstehung der Aortenisthmusstenose ist bekannt, daß das Gewebe in dem stenotischen Gebiet sehr ähnlich dem embryonalen Gewebe aus dem Bereich des Ductus arteriosus ist. Eine zirkuläre Kontraktion und anschließende Fibrose dieses Gewebes in der Aortenwand zum Zeitpunkt des Ductusverschlusses nach der Geburt könnte die Ursache für die Entstehung einer Aortenisthmusstenose sein. In etwa 30 % der Fälle liegt neben der Aortenisthmusstenose auch eine bikuspide Aortenklappe vor.

Pathophysiologie. Bei der ***präduktalen*** Aortenisthmusstenose wird die untere Körperhälfte überwiegend über den offenen Ductus arteriosus perfundiert, und die Kinder werden symptomatisch, wenn sich der Ductus zu verschließen beginnt. Da zu diesem Zeitpunkt die Kollateralzirkulation noch ungenügend ist, kommt

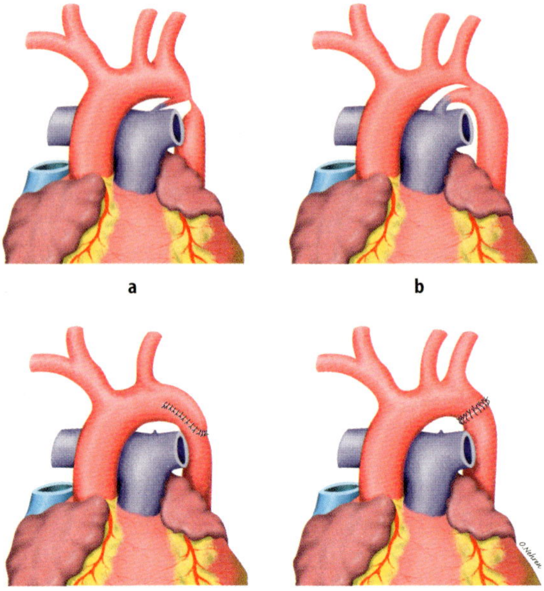

Abb. 16.6. **a** Postduktale Aortenisthmusstenose (Erwachsenenform). **b** Präduktale Aortenisthmusstenose. **c** Operationsverfahren der Subklavia-Umkehrplastik. **d** Operationsverfahren der Resektion und End-zu-End-Anastomose

es zu einer Minderperfusion der unteren Körperhälfte mit Niereninsuffizienz und Azidose. Der linke Ventrikel wird zunehmend insuffizient. Patienten mit einer ***postduktalen*** Aortenisthmusstenose können oft lange Zeit asymptomatisch sein, da sich meist schon intrauterin ein ausgiebiger Umgehungskreislauf entwickelt. Typisch ist der Bluthochdruck in der oberen Körperhälfte, welcher auch nach Korrektur oft persistieren kann, insbesondere wenn die Korrektur der Aortenisthmusstenose zu spät erfolgt.

Symptomatik. Etwa die Hälfte der Kinder mit Aortenisthmusstenose werden in den ersten Lebensmonaten mit einer Herzinsuffizienz symptomatisch. Man auskultiert ein Geräusch links parasternal oder zwischen den Schulterblättern während der Systole bis in die Diastole. Typischerweise sind die Pulse an der oberen Extremität kräftig zu tasten, während die Pulse in den Leisten entweder schwach oder gar nicht tastbar sind.

> **!**
>
> Beweisend für die Aortenisthmusstenose ist eine Blutdruckdifferenz zwischen oberer und unterer Extremität.

Diagnostik. Auf dem Thorax-Röntgenbild ist der Herzschatten entweder normal groß oder linksverbreitert. Etwa in der Hälfte der Fälle ist der Aortenknopf nicht sichtbar. Typische „***Rippenusuren***" treten in der Regel erst nach dem 6. Lebensjahr mit der Entwicklung eines ausgeprägten Umgehungskreislaufs auf und sind dann als flachbogige Aussparungen am Unterrand der dorsalen Rippenanteile sichtbar. Im EKG finden sich allenfalls Zeichen der linksventrikulären Hypertrophie, in den meisten Fällen ist der Kurvenverlauf jedoch normal. Mit der Angiographie kann die Stenose exakt lokalisiert werden und ihre Beziehung zur A. subclavia und zum Ductus arteriosus abgeschätzt werden. Außerdem zeigt diese Untersuchungstechnik sehr gut das Ausmaß der Kollateralzirkulation und das eventuelle Vorliegen assoziierter kardialer Fehlbildungen. In letzter Zeit gewinnt auch die Kernspintomographie zunehmend an Bedeutung, wenn auch nicht zur Primärdiagnostik und nicht im Säuglingsalter. Da der Aortenisthmus allseits von Lungengewebe umgeben ist, gelingt seine exakte Darstellung echokardiographisch oft nur unvollständig.

Operationsindikation. Wenn nicht aufgrund einer Herzinsuffizienz bereits im Säuglingsalter operiert werden muß, ist das 2.–4. Lebensjahr das beste Alter zur Korrrektur, um eine postoperativ verbleibende arterielle Hypertonie zu vermeiden.

> **!**
>
> Die Operation ist bei einem systolischen Druckgradienten zwischen oberer und unterer Körperhälfte über 30 mmHg und bei einer arteriellen Hypertonie der oberen Körperhälfte indiziert. Darüber hinaus wird aber auch eine Stenose operativ beseitigt, bei der aufgrund einer gut ausgebildeten Kollateralzirkulation kein oder nur ein geringer Druckgradient besteht.

Bei einer Operation nach dem 6. Lebensjahr ist die Gefahr einer irreversiblen Blutdruckerhöhung hoch.

Operative Therapie. Die erste erfolgreiche chirurgische Resektion einer Aortenisthmusstenose wurde 1945 von Crafoord und Nylin durchgeführt. Der klassische Zugang zum Aortenisthmus erfolgt über eine links posterolaterale Thorakotomie durch den 4. ICR. Verschiedene Operationstechniken stehen zur Verfügung: Bei der auch heute noch am häufigsten angewendeten Technik wird die Stenose reseziert und die Aorta „***End-zu-End***" wieder anastomosiert. Dabei ist es wichtig, daß ***das gesamte stenotische Segment reseziert*** wird, da noch verbleibendes, ductusähnliches Gewebe zu einer ***Restenosierung*** führen wird!

Alternativ zu dieser chirurgischen Technik wurde von Waldhausen und Nahrwold 1986 die Technik der ***Arteria-subclavia-Umkehrplastik*** beschrieben (s. Abb. 16.6). Dabei wird die A. subclavia weit distal durchtrennt und der Gefäßstumpf längs aufgeschnitten, wobei die Inzision in den stenotischen Bereich des

Aortenisthmus hinein verlängert wird. Die stenosierende Leiste wird reseziert und der Stumpf der A. subclavia anschließend in Form eines Flickens nach unten geschlagen und mit den Inzisionsrändern im Bereich des Aortenisthmus anastomosiert. Als weitere chirurgische Techniken stehen noch die ***Interposition einer Gefäßprothese*** und die ***Erweiterung des Isthmus durch einen Kunstoffflicken*** nach Vosschulte zur Verfügung. Die Interposition einer Gefäßprothese kommt in der Regel nur bei älteren Kindern in Betracht, wenn die Resektion so ausgedehnt ist, daß die Gefäßenden nicht mehr spannungsfrei einander genähert werden können (z. B. Rezidiv-Aortenisthmusstenose). Die plastische Erweiterung des Aortenisthmus mit einem prothetischen Flicken ist heute weitgehend verlassen worden. Diese Technik hat im Langzeitverlauf häufig zur Ausbildung eines lokalen Aneurysmas geführt. Bei gleichzeitigem Vorliegen eines ***hypoplastischen Aortenbogens*** (Durchmesser des Bogens weniger als 50 % des Durchmessers der Aorta ascendens) wird die Konkavität des Bogens vom proximalen Absetzungsrand aus retrograd geöffnet und die Aorta descendens in den Bogen hinein anastomosiert. Sehr gute Ergebnisse werden in diesen Fällen auch mit einer ***Ascendo-Descendostomie*** erzielt. Diese Operation wird im hypothermen Kreislaufstillstand durchgeführt. Der distale, hypoplastische Aortenbogen wird nach Resektion der Isthmusstenose „blind" verschlossen und die Aorta descendens mit der Aorta ascendens anastomosiert.

Die Operationsletalität ist abhängig vom Alter der Patienten und dem Vorliegen assoziierter kardialer Fehlbildungen, liegt aber bei der isolierten Aortenisthmusstenose unter 1 %. Frühpostoperative Komplikationen sind akute Blutungen aus der Anastomose und eine Verletzung des N. recurrens. Die gefürchteste Komplikation ist eine Paraplegie, deren Entstehung auf eine Hypoperfusion des Rückenmarks während der Phase der Abklemmung der Aorta descendens zurückgeführt wird. Diese Komplikation tritt bei 0,4 % der Patienten auf. Im Langzeitverlauf kann es darüber hinaus zur erneuten Stenosierung im Operationsgebiet kommen, wobei die Inzidenz nach Operation in den ersten 3 Lebensmonaten mit etwa 20–25 % hoch ist, nach Operation jenseits des ersten Lebensjahres aber auf 5–10 % absinkt. Der Bluthochdruck der oberen Extremitäten sinkt in der Regel allmählich während der ersten 2–4 Wochen nach der Operation auf Normalwerte. In seltenen Fällen bleibt die Hypertension der oberen Extremitäten trotz adäquater chirurgischer Therapie bestehen, insbesondere wenn die Indikation zur Operation erst spät gestellt worden ist. Über den Wert der interventionellen Aufdehnung der Isthmusstenose mit einem Ballon besteht zur Zeit keine einheitliche Meinung. Die Rezidiv- und die Komplikationsrate ist höher als nach operativer Therapie. Von einigen Kardiologen wird sie noch als Methode der Wahl für Rezidivstenosen propagiert.

16.3.4 Unterbrochener Aortenbogen

Anatomie. Diese Anomalie ist mit etwa 1,5 % aller angeborenen Herz- und Gefäßmißbildungen selten. Embryologisch entsteht der Aortenbogen aus drei verschiedenen Segmenten. Eine mangelnde Fusion dieser Elemente führt zu dem Bild des unterbrochenen Aortenbogens. Die Perfusion der unteren Körperhälfte wird über einen weit offenen Ductus arteriosus gewährleistet. 1959 wurde von Celoria und Patton eine Klassifikation dieses Krankheitsbildes eingeführt:

- Beim sog. ***Typ A*** liegt die Unterbrechung im Bereich des Aortenisthmus, d. h. die linke A. subclavia wird noch aus dem Aortenbogen versorgt.
- Beim ***Typ B*** findet sich die Unterbrechung zwischen der linken A. carotis und der linken A. subclavia. Dieser Typ ist mit etwa 70 % der häufigste und nicht selten mit einer fehlabgehenden rechten A. subclavia aus der deszendierenden Aorta kombiniert.
- Beim ***Typ C*** liegt die Unterbrechung zwischen dem Abgang des Truncus brachiocephalicus und der linken A. carotis. Dieser Typ ist mit nur 4 % sehr selten.
- Eine Vielzahl anderer Fehlbildungen ist häufig mit dem unterbrochenen Aortenbogen assoziiert.

Symptomatik. Symptome beginnen meist erst, wenn sich der Ductus arteriosus langsam zu verschließen beginnt. Die Kinder werden dann entsprechend der Minderperfusion der unteren Körperhälfte anurisch, azidotisch und zeigen die Befunde einer Minderperfusion der Intestinalorgane (Erhöhung der Leberenzyme, nekrotisierende Enterokolitis, blutige Stühle). Die Pumpfunktion des Herzens ist erheblich eingeschränkt.

Diagnostik. Die Diagnose des unterbrochenen Aortenbogens kann mit Hilfe der Echokardiographie gestellt werden. Von Bedeutung sind dabei der Ort und die Länge der Unterbrechung. Oft wird jedoch zusätzlich noch eine Herzkatheteruntersuchung zur genauen Darstellung der Abgänge der Kopfarterien und zur Feststellung assoziierter Fehlbildungen durchgeführt.

Operative Therapie. Die erste Maßnahme nach Diagnosestellung ist die Infusion von Prostaglandin E1 oder E2, um dadurch den Ductus arteriosus zunächst offenzuhalten. Die Operation erfolgt dann zum frühestmöglichen Zeitpunkt. Dabei wird der Thorax durch eine mediane Sternotomie geöffnet und im hypothermen Kreislaufstillstand werden die unterbrochenen Segmente des Aortenbogens wieder vereinigt. Die Operationsletalität liegt heute bei optimaler präoperativer Vorbereitung der Patienten unter 10 %.

16.3.5 Arterielle Gefäßringe und pulmonale Gefäßschlinge

Gefäßringe. Diese Gefäßanomalien resultieren aus einer embryonalen Fehlentwicklung des Aortenbogens und führen zu einer Kompression der eingeschlossenen Trachea und/oder des Ösophagus. Während der Embryonalentwicklung entstehen 6 Paare von Aortenbögen, die die beiden primitiv angelegten ventralen und dorsalen Aortensegmente miteinander verbinden. Gefäßringe entstehen dadurch, daß spezifische Segmente dieses rudimentären embryonalen Aortenbogenkomplexes persistieren. Die folgenden Varianten einer Gefäßringbildung sind von klinischer Bedeutung:

- ***Der doppelte Aortenbogen***: Bei dieser Fehlbildung entspringen zwei Aortenbögen aus der aszendierenden Aorta, verlaufen auf beiden Seiten der Trachea und des Ösophagus und vereinigen sich hinter diesen Strukturen wieder in der deszendierenden Aorta, häufig unter Bildung einer Aortenisthmusstenose. Dadurch entsteht ***ein kompletter Gefäßring***. Bei 73 % der Kinder ist der rechte Aortenbogen und bei 20 % der linke der dominante, in 7 % der Fälle sind beide Bögen gleich groß.
- ***Rechter Aortenbogen mit linksseitigem Lig. arteriosum***: Der rechtsverlaufende Aortenbogen gibt eine retroösophageal verlaufende linke A. subclavia ab. Das Lig. arteriosum zieht von der deszendierenden Aorta zur linken Pulmonalarterie. Durch diese Strukturen wird der Gefäßring geschlossen.
- ***Aberrierende rechte A. subclavia***: Die normal links deszendierende Aorta descendens gibt eine nach rechts hinter den Ösophagus zum rechten Arm ziehende A. subclavia ab. Dadurch entsteht kein kompletter Gefäßring, sondern eine Kompression des Ösophagus. Diese Fehlbildung ist die häufigste aller vaskulären Fehlbildungen des Aortenbogensystems und findet sich bei etwa 0,5 % aller Menschen und bei 30 % der Kinder mit Down-Syndrom.
- ***Distaler Abgang des Truncus brachiocephalicus***: Bei dieser Fehlbildung ist der Truncus brachiocephalicus verlängert, zieht vor der Trachea vorbei nach rechts und kann zu einer arteriellen Kompression der Trachea führen.

Pulmonale Gefäßschlinge. Dabei nimmt die linke Pulmonalarterie ihren Ursprung nicht aus dem Pulmonalarterienstamm, sondern aus der rechten Pulmonalarterie. Sie zieht in ihrem Verlauf um den rechten Hauptbronchus nach links und läuft dann zwischen Trachea und Ösophagus, wobei sie eine offene Schlinge bildet, die den Tracheobronchialbaum komprimiert (Abb. 16.7).

Symptomatik. Nicht alle Aortenbogenanomalien und Gefäßschlingen führen zu klinischen Symptomen. Bei

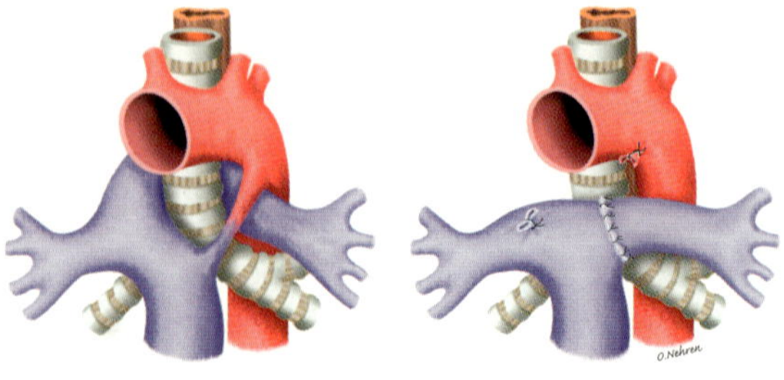

a b

Abb. 16.7 a, b. Operative Korrektur der pulmonalen Gefäßschlinge. **a** Die linke Pulmonalarterie entspringt aus der rechten und komprimiert den Tracheobronchialbaum. **b** Korrektur mit Durchtrennung des Lig. arteriosum und Reimplantation der linken Pulmonalarterie in den Stamm

den Kindern mit geschlossenen Gefäßringen kommt es in den meisten Fällen innerhalb der ersten Wochen bis Monate nach der Geburt zu den Symptomen einer Tracheal- und/oder Ösophaguskompression. Charakteristisch sind Stridor, Dysphagie und rezidivierende bronchopulmonale Infektionen. Gelegentlich können die betroffenen Kinder die Obstruktion der Trachea durch Hyperextension des Kopfes entlasten und dadurch die Atmung verbessern. Das Problem der Diagnosestellung ergibt sich daraus, daß bei Unkenntnis des Krankheitsbildes die Symptome eher unspezifisch sind und auch bei anderen Erkrankungen im Kindesalter wie Asthma, Aspiration und Infektionen der oberen Luftwege vorkommen können.

> **!** Grundsätzlich sollte immer dann an die Diagnose eines Gefäßrings gedacht werden, wenn bei Säuglingen und Kindern ein Stridor das führende Symptom ist.

Diagnostik. Die Diagnosestellung beginnt mit einem Thorax-Röntgenbild mit Ösophagusbreischluck und einem Computertomogramm. Die Bronchoskopie wird als weitere diagnostische Maßnahme bei manchen Kindern mit unklarer Atemnot durchzuführen sein. Die Herzkatheteruntersuchung ist indiziert, um die anatomischen Details des Gefäßrings genauestens darzustellen und um assoziierte kardiale Fehlbildungen zu diagnostizieren.

Operative Therapie. Beim doppelten Aortenbogen wird der Thorax durch eine links-posterolaterale Thorakotomie geöffnet, und der kleinere der beiden Bögen wird an der Einmündung in die Aorta descendens abgetrennt. Das Lig. arteriosum wird in jedem Fall durchtrennt. Der gleiche operative Zugang wird auch für die Operation des rechtseitigen Aortenbogens mit linksseitigem Lig. arteriosum angewandt. Bei dieser Fehlbildung wird lediglich das Lig. arteriosum durchtrennt.

Für die Operation des verlängerten Truncus brachiocephalicus wird eine rechtslaterale Thorakotomie durchgeführt und der Truncus am posterioren Sternumrand „aufgehängt". Bei der Gefäßschlinge wird in der Regel eine mediane Sternotomie durchgeführt und unter extrakorporaler Zirkulation die linke Pulmonalarterie an ihrem Abgang aus der rechten abgetrennt, zwischen Ösophagus und Trachea vorgezogen und in den Pulmonalishauptstamm vor der Trachea wieder reimplantiert (s. Abb. 16.7).

16.4 Kongenitale Herz- und Gefäßfehler mit Links-rechts-Shunt

16.4.1 Vorhofseptumdefekt (ASD)

Anatomie. Während der Embryonalentwicklung bildet sich im Dach des primitiven Vorhofs eine sichelförmige Leiste, das ***Septum primum***. Gleichzeitig wächst das ***Endokardkissen*** durch Verschmelzung zweier Wucherungen des Mesenchyms an gegenüberliegenden Stellen im Atrioventrikular(AV)-Kanal. Das Septum primum wächst durch das Lumen des primitiven Vorhofs herab und verschließt bei seiner Annäherung an das Endokardkissen das ***Ostium primum***. Während das Ostium primum obliteriert, löst sich der obere Anteil des Septums ab, so daß eine neue Kommunikation zwischen den Vorhofhöhlen entsteht, das ***Ostium secundum***. Dieses wird durch das ***Septum secundum*** verschlossen, das durch eine Einfaltung des Vorhofdaches im kranialen Anteil entsteht. Vor der Geburt bilden das Septum secundum und das Septum primum ein membranartiges Ventil, durch das das Blut nur von rechts nach links fließen kann. Übersteigt nach der Geburt der Druck im linken Vorhof den Druck im rechten, legen sich die beiden Strukturen aneinander und verschmelzen. 8–10 % aller angeborenen Herzfehler sind Vorhofseptumdefekte wobei sich hauptsächlich folgende Arten unterscheiden lassen:

- ***Ostium-secundum-Defekt (ASD II)***: Ist mit 80 % der häufigste. Seine Größe kann sehr unterschiedlich sein. Im geringsten Falle handelt es sich um ein ***persistierendes Foramen ovale***, wie es bei 30 % aller Menschen, meist ohne Krankheitswert, vorkommt. Im anderen Extrem kann aber auch das gesamte Septum secundum fehlen.
- ***Ostium-primum-Defekt (ASD I)***: Gehört in den Fehlbildungskomplex des Atrioventrikularkanals und wird auch als ***inkompletter atrio-ventrikulärer Septumdefekt*** bezeichnet (s. Kap. 16.3.2).
- ***Sinus-venosus-Defekt***: Ist in der Regel im oberen, in seltenen Fällen auch im unteren Anteil des Vorhofseptums, unmittelbar an der Einmündung der jeweiligen Hohlvene in den rechten Vorhof lokalisiert (Abb. 16.8). Bei diesem Typ findet sich fast immer eine Fehleinmündung der rechten oberen Lungenvene meistens in die V. cava superior.

Isolierte partielle Lungenvenenfehlmündung. Bei dieser sehr seltenen Fehlbildung mündet ein Teil der Lungenvenen in den rechten Vorhof, ohne daß gleichzeitig ein Vorhofseptumdefekt vorliegt. Pathophysiologisch sind die Folgen einer partiellen Lungenvenenfehlmündung gleich denen eines Vorhofseptumdefektes, d. h. einer abnormen Shuntverbindung auf Vorhofebene.

Pathophysiologie. Da die Compliance des linken Ventrikels niedriger ist als die des rechten, ist der Füllungsdruck im linken Vorhof höher. Daher fließt das Blut durch einen Vorhofseptumdefekt von links nach rechts (Links-rechts-Shunt), mit der Folge einer Zunahme der Lungendurchblutung. Die daraus resultierende Volumenüberlastung des rechten Ventrikels und des pulmonalen Gefäßbettes wird normalerweise lange ohne

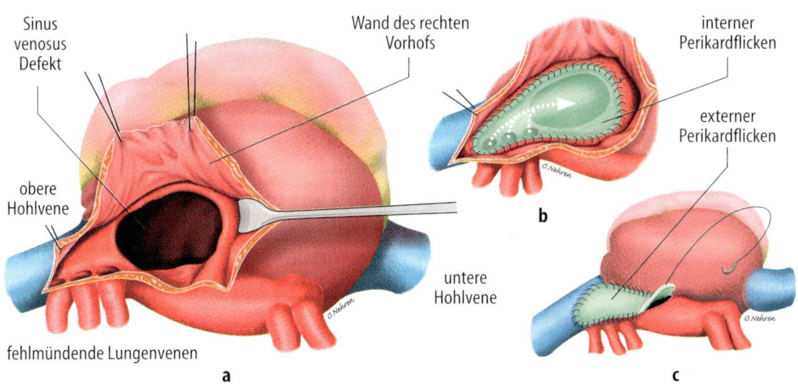

Abb. 16.8. **a** Korrektur des Sinus-venosus-Defektes mit partieller Fehlmündung der rechten oberen Lungenvenen in die obere Hohlvene. **b** *Interner* Perikardflicken zur Umleitung des Blutes aus den fehlmündenden Lungenvenen über den Defekt in den linken Vorhof. **c** *Externer* Perikardflicken zur plastischen Erweiterung der oberen Hohlvene

wesentliche Symptome vertragen. Das Minutenvolumen des großen Kreislaufs ist dabei unverändert. Die Gefahr einer obstruktiven Lungengefäßerkrankung ist beim Vorhofseptumdefekt wesentlich geringer als beim Ventrikelseptumdefekt (VSD).

Symptomatik. Viele Kinder sind über Jahre asymptomatisch, andere zeigen eine geringe Leistungseinschränkung. Die Diagnose wird oft erst aufgrund eines Herzgeräusches vor der Einschulung gestellt oder anläßlich eines der gehäuft auftretenden Infekte der oberen Luftwege entdeckt.

Diagnostik. Bei der Auskultation hört man ein leises, niederfrequentes, spindelförmiges Systolikum mit p. max. über dem 2./3. ICR links parasternal. Dieses Geräusch entspricht einem relativen Pulmonalstenosegeräusch, das durch das vergrößerte Schlagvolumen des rechten Ventrikels entsteht. Im EKG sieht man meist einen inkompletten Rechtsschenkelblock. Im Thorax-Röntgenbild bildet der vergrößerte rechte Ventrikel häufig den linken Herzrand. Durch eine Ektasie der A. pulmonalis ist das Pulmonalsegment prominent und aufgrund des Links-rechts-Shunts ist die Lungengefäßzeichnung vermehrt ***(Rezirkulationszeichen)***. Echokardiographisch lassen sich Größe und Lokalisation des interatrialen Defektes zuverlässig darstellen. Mit der Dopplerechokardiographie kann die Höhe des Shuntvolumens abgeschätzt werden.

Operationsindikation. Ohne operative Therapie ist die natürliche Lebenserwartung im Mittel auf 50 Jahre reduziert. Im Gegensatz zum VSD verschließt sich der Vorhofseptumdefekt nur selten spontan. Im Kleinkindesalter wird ein Vorhofseptumdefekt nur bei Herzinsuffizienz oder Entwicklungsverzögerung operativ verschlossen. In allen anderen Fällen erfolgt die Operation bei einem bedeutsamen Shuntvolumen vor der Einschulung.

Operative Therapie. Der operative Verschluß wird entweder über eine mediane Sternotomie oder eine rechts-anterolaterale Thorakotomie durchgeführt. Der Ostium-secundum-Defekt wird mit einem autologen Perikard- oder einem Dacron-Flicken, eventuell auch durch direkte Naht verschlossen. Der Sinus-venosus-Defekt wird grundsätzlich mit einem Flicken verschlossen, wobei die Nahtreihe oberhalb der Mündung der rechten oberen Lungenvene verläuft, so daß diese nach Verschluß des Defektes in den linken Vorhof drainiert (s. Abb. 16.8). Liegt eine partielle Lungenvenenfehlmündung ohne Vorhofseptumdefekt vor, wird ein Teil des Septums zunächst reseziert, um die Lungenvene über das Vorhofseptum nach links leiten zu können. Mündet die rechte obere Lungenvene direkt in die obere Hohlvene, so muß eventuell die Hohlvene plastisch erweitert werden. Die Operationssterblichkeit liegt beim Ostium-secundum- oder Sinus-venosus-Defekt unter 1%. Die Lebenserwartung nach Korrektur entspricht der der Normalbevölkerung.

16.4.2 Ventrikelseptumdefekt (VSD)

Ein Ventrikelseptumdefekt ist eine Verbindung zwischen den beiden Herzkammern.

Anatomie. Der isolierte VSD ist mit 20–25% aller angeborenen Herz-Gefäß-Mißbildungen die häufigste Herzfehlbildung überhaupt. Man unterscheidet grundsätzlich 4 Typen:

- Verbindungen im Bereich des membranösen Ventrikelseptums, die an das septale Segel der Trikuspidalklappe angrenzen werden als ***perimembranöse Defekte*** bezeichnet.
- ***Muskuläre Defekte*** liegen im muskulären Septum und sind definitionsgemäß auf allen Seiten von Muskulatur umgeben. Sie kommen einzeln oder multipel (Swiss-cheese-Defekt) vor.
- Eine Kommunikation im Bereich der Ausflußkomponente des Septums unterhalb der Aorten- und der Pulmonalklappe bezeichnet man als einen ***„doppelt zugeordneten subarteriellen Defekt"*** *(„doubly committed VSD")*.
- Eine Verbindung im Einlaßteil des rechten Ventrikels wird als ***AV-Kanaltyp*** oder ***Inlet-Defekt*** bezeichnet. Bei etwa der Hälfte aller Patienten ist der VSD in Kombination mit weiteren angeborenen Herzgefäßfehlern anzutreffen (Abb. 16.9).

Pathophysiologie. Aufgrund des höheren Druckes in der linken Herzkammer fließt während der Systole ein Teil des erhöhten Schlagvolumens aus der linken in die rechte Kammer. Das Shuntvolumen wird dabei durch die Größe des Defektes und durch den Druck im rechten Ventrikel bestimmt, der seinerseits von der Höhe des Lungengefäßwiderstandes abhängt. Bei hohen Shuntvolumina entwickelt sich eine progrediente Herzinsuffizienz und eine pulmonale Hypertonie. Bleibt die Shuntverbindung bestehen, entwickelt sich eine obstruktive Lungengefäßerkrankung mit ***Eisenmenger-Reaktion*** (s. S. 359).

Symptomatik. Ventrikelseptumdefekte können sich innerhalb des ersten Lebensjahres spontan verschließen. Bei kleinen Defekten (Links-rechts-Shunt unter 30% des Kleinkreislaufvolumens) sind die Patienten oft asymptomatisch und werden nur durch den typischen Geräuschbefund auffällig. Bei mittelgroßen Defekten (Links-rechts-Shunt etwa 50%) findet man gelegentlich Atemnot bei stärkerer körperlicher Belastung,

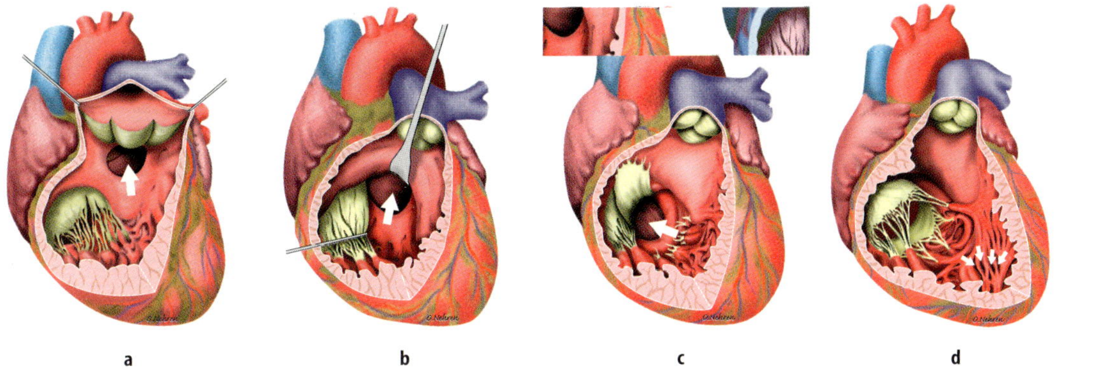

Abb. 16.9. Schematische Darstellung der verschiedenen Lokalisationen des VSD

jedoch eine normale körperliche Entwicklung. Bei großen Defekten mit einem Links-rechts-Shunt von deutlich über 50 % zeigen die Kinder schon im Säuglingsalter Atemnot, unzureichende Nahrungsaufnahme, Gedeihstörung und Schwitzen als Zeichen einer Herzinsuffizienz.

Diagnostik. Auskultatorisch hört man ein Holosystolium mit p. max. im 4. ICR links parasternal. Je nach Größe des Defektes klingt dieses Geräusch kurz, scharf und hochfrequent oder tieffrequent und rumpelnd. Palpatorisch stellt man häufig ein systolisches Schwirren im 4./5. ICR links parasternal fest. Das EKG zeigt bei kleinem VSD einen normalen Kurvenverlauf, bei größeren Defekten die Zeichen der rechtsventrikulären oder biventrikulären Hypertrophie. Im Thorax-Röntgenbild sieht man je nach der Größe des Defektes einen normalen Befund bis hin zur Verbreiterung des Herzschattens nach links mit einem prominenten Pulmonalsegment und vermehrter Lungengefäßzeichnung. Echokardiographisch kann der VSD ab einem Durchmesser von 2 mm meist direkt dargestellt werden, wobei die genaue Lokalisation bei multiplen kleinen Defekten gelegentlich schwierig sein kann. Die Höhe des Links-rechts-Shunts und des interventrikulären Druckgradienten lassen sich mit der Dopplerechokardiographie abschätzen.

Indikation zur Operation. Die Indikation zum operativen Verschluß wird durch die Größe und die Lage des Defektes bestimmt. Beim mittelgroßen VSD mit einem Links-rechts-Shunt von über 30 % und systolischen Druckwerten über 30 mmHg im Lungenkreislauf wird der Verschluß in der Regel im Vorschulalter durchgeführt. Bei Säuglingen mit einem großen Defekt und beginnender Herzinsuffizienz soll der Verschluß innerhalb der ersten 3 Lebensmonate durchgeführt werden. Sind diese Patienten jedoch medikamentös gut zu stabilisieren, kann die Operation auch bis zum 6. Lebensmonat herausgezögert werden. Nach dieser Zeit ist ein Spontanverschluß des VSDs weniger wahrscheinlich und die Gefahr der Entwicklung irreversibler Lungengefäßveränderungen nimmt zu. Bei einem VSD mit Aorteninsuffizienz, wie er besonders bei den subarteriellen Defekten auftritt, ist eine Korrekturoperation immer indiziert unabhängig von der Größe des Shuntvolumens. Nachdem es zur Ausbildung einer Eisenmenger-Reaktion gekommen ist, ist der operative Verschluß eines VSD absolut kontraindiziert (s. S. 359).

Indikation zur palliativ-operativen Therapie. Grundsätzlich wird der VSD heute primär korrigiert. Nur bei multiplen muskulären Defekten und bei gleichzeitigem Vorliegen bedeutsamer assoziierter kardiovaskulärer Fehlbildungen ist ein palliatives „Banding" der Pulmonalarterie indiziert (s. auch Kap. 16.2).

Operative Behandlung. Für den chirurgischen Verschluß des VSDs stehen im Prinzip drei Zugangswege zur Verfügung:

- ***Transatrial*** durch den rechten Vorhof,
- ***transventrikulär*** durch den rechten oder den linken Ventrikel,
- ***transarteriell*** durch die Pulmonalarterie oder die Aorta.

Der häufigste ist der transatriale. Der Defekt wird je nach Größe durch direkte Naht oder durch Einnähen eines Kunststoff- bzw. Perikardflickens verschlossen. Einige seltene Formen der muskulären Defekte im trabekulären Septum, insbesondere die tiefliegenden, spitzennahen Defekte können eine zusätzliche Inzision an der Spitze des linken Ventrikels erforderlich machen. Über die Pulmonalarterie können unmittelbar subarteriell gelegene Defekte verschlossen werden. Der ***transaortale*** Zugang wird in der Regel nur in Verbindung mit der Korrektur anderer assoziierter Fehlbildungen verwendet. Bei dem ***rechtsventrikulären*** Zugang erfolgt eine Inzision des rechtsventrikulären Infundibulums, wenn der Defekt vom rechten Vorhof aus oder über die Pulmonalarterie nicht erreicht werden kann.

Die Operationsletalität liegt bei älteren Kindern mit unkompliziertem, isoliertem VSD um 1 %, bei Säuglingen mit Herzinsuffizienz und Operation im ersten Lebensjahr allerdings deutlich höher. Komplikationen treten in 3–5 % der Fälle auf. Das Reizleitungssystem liegt bei einigen Defekten in unmittelbarer Nachbarschaft des Defektrandes, so daß eine Verletzung in seltenen Fällen durch das Legen der chirurgischen Nähte möglich ist. Ebenfalls selten ist ein erneut auftretender Defekt, etwa durch Ausriß der Nähte. 40 % solcher Nahtdehiszensen verschließen sich spontan. Die Indikation zum Reeingriff wird bei einem Shuntvolumen von über 30 % gestellt.

16.4.3 Atrio-ventrikulärer Septumdefekt (AVSD)

Anatomie. Das atrio-ventrikuläre Septum entsteht embryologisch durch Verschmelzung mesenchymaler Wucherungen ***(Endokardkissen)*** im AV-Kanal. Ein Defekt in diesem 3. Septum (neben Vorhof- und Ventrikelseptum) wird als atrio-ventrikulärer Septumdefekt (AVSD) bezeichnet (Abb. 16.10). 4 % aller angeborenen Herz- und Gefäßmißbildungen sind AVSD, bei Kindern mit Trisomie 21 sind es 30–40 % aller kardialen Defekte. Eine Einteilung der verschiedenen Erscheinungsformen orientiert sich an der Morphologie der Atrioventrikular(AV)-Klappe.

Bestehen zwei getrennte AV-Klappen-Öffnungen, deren Segel am Oberrand des Ventrikelseptums fixiert sind, spricht man von einem ***partiellen AVSD*** (PAVSD) oder auch von einem Vorhofseptumdefekt vom Ostium-primum-Typ. Bei dieser Form des AVSD besteht keine interventrikuläre Verbindung.
Liegt eine gemeinsame AV-Klappenöffnung vor und fehlt eine gemeinsame Fixierung der Segel am Septum, so spricht man von einem ***kompletten AVSD*** (CAVSD).

Die gemeinsame AV-Klappe hat in der Regel fünf Segel, drei laterale, die an der freien Wand ansetzen und zwei septale, die den Defekt überbrücken. Für die chirurgische Korrektur ist es wichtig zu wissen, daß die beiden ***Brückensegel***, das anteriore und posteriore, Papillarmuskeln sowohl im rechten als auch im linken Ventrikel besitzen. Anhand der Morphologie des anterioren Brückensegels wurde von ***Rastelli*** eine Einteilung des CAVSD vorgenommen:

- Beim ***Typ A*** ist die Brückenbildung minimal. Die Sehnenfäden dieses Segels ziehen zum medialen Papillarmuskel am Ventrikelseptum.

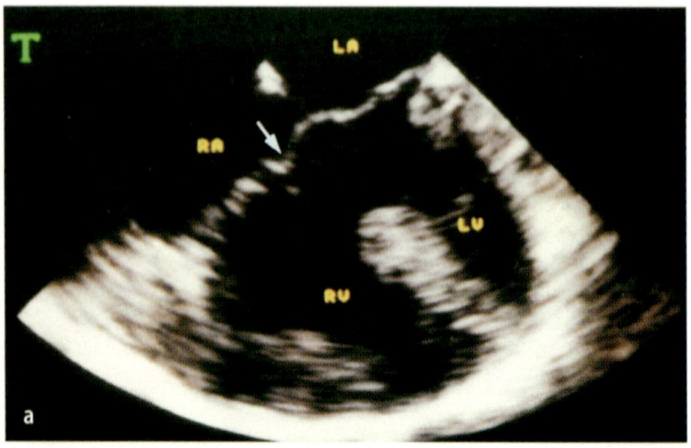

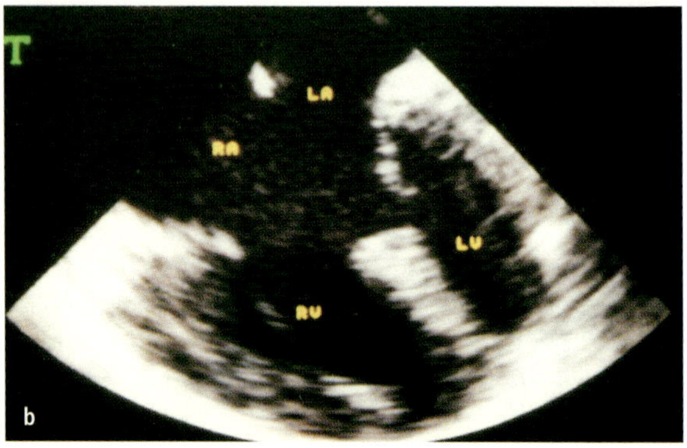

Abb. 16.10 a,b. Darstellung eines CAVSD in der transösophagealen Echokardiographie. **a** In der Systole ist die gemeinsame Atrioventrikular-Klappe geschlossen. Der Pfeil zeigt auf das „Brückensegel". Ober- und unterhalb der Klappenebene ist der jeweilige Defekt des Vorhof- und Ventrikelseptums zu erkennen. **b** In der Diastole ist bei geöffneter Klappe der große, zentrale Defekt des Endokardkissens zu erkennen. RA: rechter Vorhof, LA: linker Vorhof, RV: rechter Ventrikel, LV: linker Ventrikel

- Beim ***Typ B*** ist die Brückenbildung ausgedehnter und an der Kommissur setzt ein anormaler apikaler Papillarmuskel an.
- Beim ***Typ C*** ist die Brückenbildung extrem, und die Kommissur ist mit dem anterioren Papillarmuskel im rechten Ventrikel verbunden.

Der ***linksventrikuläre Ausflußtrakt*** ist beim CAVSD typischerweise zwischen dem anterioren Brückensegel und der vorderen Ventrikelwand „eingezwängt" und für pathologische Einengungen besonders anfällig.

Pathophysiologie. Beim PAVSD entsprechen die hämodynamischen Veränderungen im wesentlichen denen eines großen, isolierten Vorhofseptumdefektes. Darüber hinaus findet man aber in 40 % der Fälle noch eine Insuffizienz der linksseitigen AV-Klappe, welche durch eine Spaltbildung im anterioren Segel bedingt ist. Durch diesen Spalt ***(„cleft")*** fließt Blut während der Systole aus dem linken Ventrikel in den linken Vorhof zurück und führt u. a. zu einer weiteren Erhöhung des Links-rechts-Shunts zwischen den Vorhöfen.

Beim CAVSD führt der große Links-rechts-Shunt zwischen den Vorhöfen und den Ventrikeln zu einer Erhöhung des rechtsventrikulären und pulmonalarteriellen Druckes. Als Folge der pulmonalen Druckerhöhung entwickelt sich bei den betroffenen Kindern rasch eine obstruktive Lungengefäßerkrankung. Bei 60 % der Patienten ist die AV-Klappe insuffizient.

Symptomatik. Die klinische Symptomatik des PAVSD unterscheidet sich bei kompetenter Mitralklappe nicht von der des isolierten Vorhofseptumdefektes. Beim CAVSD können sich dagegen aufgrund des großen Shuntvolumens frühzeitig die Zeichen der schweren Herzinsuffizienz manifestieren.

Diagnostik. Bei der Auskultation hört man ein spindelförmiges, niederfrequentes Systolikum über dem 2. ICR links parasternal bei einem breit und fixiert gespaltenen zweiten Herzton, sowie ein Mitralinsuffizienzgeräusch über der Herzspitze. Im EKG sieht man einen Linkslagetyp. Das Thorax-Röntgenbild zeigt einen vergrößerten Herzschatten mit prominentem Pulmonalsegment bei kleiner Aorta und vermehrter Lungengefäßzeichnung. Echokardiographisch können die genaue Morphologie der gemeinsamen AV-Klappe, sowie die Größe des Vorhof- und Ventrikelseptumdefektes zuverlässig dargestellt werden. Dopplerechokardiographisch läßt sich der Schweregrad der Klappeninsuffizienz abschätzen.

Operationsindikation. Beim PAVSD entwickelt sich nur selten eine pulmonale Druckerhöhung, und die Operation kann bis ins Vorschulalter hinausgezögert werden. Liegt allerdings eine höhergradige Mitralinsuffizienz vor, so ist die Indikation zur operativen Korrektur früher zu stellen. Der CAVSD manifestiert sich häufig in Form einer schweren Herzinsuffizienz im Säuglingsalter. Das Ziel einer entsprechenden medikamentösen Therapie ist es dann die Kinder so weit zu stabilisieren, bis sie ein Gewicht von etwa 5.000–6.000 g erreicht haben, bei dem dann die Korrekturoperation durchgeführt werden kann. Die Korrektur des CAVSD wird innerhalb des ersten Lebensjahres angestrebt. Ein palliatives Banding der Pulmonalarterie ist im frühen Säuglingsalter nur noch in den seltenen Fällen von Untergewicht, schwerer Herzinsuffizienz oder Vorliegen assoziierter Fehlbildungen indiziert.

Operative Therapie. Beim PAVSD wird die Spaltbildung im anterioren Mitralklappensegel durch einzelne Nähte verschlossen. Anschließend wird der Defekt im Vorhofseptum mit einem Flicken gedeckt. Beim CAVSD wird zunächst die interventrikuläre Verbindung mit einem Flicken verschlossen. Anschließend werden die überbrückenden Segel der AV-Klappen dem rechten und linken Ventrikel zugeteilt und an dem Flicken befestigt. Dadurch werden zwei getrennte AV-Klappen konstruiert. Der Defekt im Vorhofseptum wird mit einem weiteren Flicken verschlossen. Bei sehr kleinen Kindern erfolgt die unter Umständen komplizierte Rekonstruktion der AV-Klappe häufig bei tiefer Hypothermie und im Kreislaufstillstand, um in einem völlig blutleeren Feld optimale Sichtverhältnisse zu haben.

Komplikationen der chirurigischen Therapie können in Form eines kompletten AV-Blocks, eines noch verbliebenen interventrikulären Shunts und einer höhergradigen Insuffizienz der AV-Klappen auftreten. Beim PAVSD ist die Operationsletalität von dem präoperativ bestehenden Ausmaß einer Mitralinsuffizienz abhängig und liegt zwischen 1–6 %. Beim CAVSD mit geringer oder fehlender AV-Klappeninsuffizienz liegt die operative Letalität zwischen 5–10 % und bei präoperativ beträchtlicher Klappeninsuffizienz über 10 %.

16.4.4 Persistierender Ductus arteriosus (PDA)

Anatomie. Der Ductus arteriosus ist eine physiologische fetale Struktur, die aus dem distalen Anteil des linken 6. Kiemenbogens stammt. Der Ductus zieht vom oberen Anteil der deszendierenden Aorta zum Pulmonalarterienhauptstamm, wo er im Bereich des Ansatzes der linken Pulmonalarterie mündet. Während der fetalen Entwicklung dient der Ductus als Kurzschlußverbindung, über die etwa 60 % des Auswurfvolumens der rechten Kammer in die deszendierende Aorta geleitet wird. Dadurch wird der Lungenkreislauf partiell umgangen, dessen Strömungswiderstand hoch ist, solange die Lungen nicht belüftet sind. Mit dem ersten Schrei des Neugeborenen entfalten sich die Lungen und der pulmonale Gefäßwiderstand sinkt in der Folge ab. Durch die veränderten Widerstandsverhältnisse und durch die angestiegene arterielle Sauerstoffsättigung kommt es zur Kontraktion von Muskelfasern in der Media des Ductus arteriosus und im Normalfall zur Obliteration des Lumens innerhalb der ersten 24 h nach der Geburt. Während der folgenden 2–3 Wochen beobachtet man einen fibrösen Umbau der Intima mit Vernarbung der Media, ein Prozeß der schließlich zur Ausbildung des ***Lig. arteriosum*** führt. Verschließt sich der Ductus nach der Geburt nicht, spricht man von einem ***persistierenden Ductus arteriosus (PDA)***. Isoliert tritt diese Fehlbildung bei 12 % aller angeborenen Herz- und Gefäßmißbildungen auf. Bei Frühgeburten liegt die Inzidenz deutlich höher und wird mit bis zu 75 % für Kinder angegeben, die in der 28.–30. Schwangerschaftswoche geboren werden.

Pathophysiologie. Ein kleiner PDA ist hämodynamisch unbedeutend, während durch einen großen Ductus ein entsprechend großer Links-rechts-Shunt entsteht, der zur Entwicklung einer obstruktiven Lungengefäßerkrankung führen kann.

> **!** Kinder mit einem persistierenden Ductus arteriosus sind unabhängig von der Größe des Shunts immer durch eine bakterielle Endokarditis gefährdet.

Symptomatik. Bei Vorliegen eines kleinen PDA ist die körperliche Entwicklung und die Leistungsfähigkeit normal. Nur bei großem Links-rechts-Shunt kann es zu Symptomen der Herzinsuffizienz kommen.

Diagnostik. Charakteristisch für den PDA ist ein kontinuierliches, systolisch-diastolisches Geräusch („Lokomotiv- oder Maschinengeräusch") über dem 2. ICR links infraklavikulär. Das EKG zeigt in der Regel keine Auffälligkeiten, nur bei großem Links-rechts-Shunt finden sich die Zeichen der linksventrikulären Hypertrophie. In diesen Fällen ist dann auch der Herzschatten im Thorax-Röntgenbild als Zeichen der Volumenbelastung des linken Ventrikels verbreitert. Dopplerechokardiographisch läßt sich der PDA in jedem Falle nachweisen.

Indikation zur Operation. In der Frühgeborenenperiode kann ein medikamentöser Verschluß des PDA mit dem ***Prostaglandinsynthesehemmer Indometacin*** versucht werden. ***Interventionell*** wird eine Spirale aus Stahl in das Gefäß eingeführt, die dann zur Thrombosierung des Lumens mit konsekutivem Verschluß führt.

> **!** Die Indikation zum Verschluß eines PDA gilt generell und ist unabhängig von der Hämodynamik.

Die ***Operation*** ist eher dem großen, hämodynamisch bedeutsamen PDA vorbehalten und wird durch eine links posterolaterale Thorakotomie im 3./4. ICR durchgeführt. Der Ductus arteriosus wird mehrfach ligiert oder durchtrennt und die Stümpfe übernäht (Abb. 16.11). In neuerer Zeit wird die Operation, alternativ zum interventionellen Vorgehen, auch als ***minimal-invasiver, endoskopischer Eingriff*** durchgeführt, wobei der Ductus dann mit einem Metallclip verschlossen wird. Bei älteren Patienten ist der PDA häufig sehr kurz, dünnwandig oder bereits kalzifiziert, wodurch die einfache Ligatur oder Durchtrennung erschwert oder unmöglich sein kann. In diesen Fällen wird eine mediane Sternotomie durchgeführt und die Ductusmündung durch das Lumen der Pulmonalarterie mit einem Flicken verschlossen. Die Letalität nach operativem Ductusverschluß liegt unter 1%. Komplikationen wie Blutung, Rekurrensparese, postoperative Rekanalisation oder Chylothorax (intrathorakale Ansammlung von Chylos nach intraoperativer Verletzung des Ductus thoracicus) sind selten.

16.4.5 Truncus arteriosus

Anatomie. Dieser Herzfehler betrifft etwa 1% aller angeborener Herzfehlbildungen.

> **!** Während der Embryonalzeit teilt sich der Truncus arteriosus in die Pulmonalarterie und die Aorta. Ein Entwicklungsdefekt in dieser Phase hat ein Ausbleiben dieser „Septierung" zur Folge, so daß nur ***ein*** großes Gefäß aus der Basis des Herzens entspringt.

Dieses Gefäß, der Truncus arteriosus, „reitet" über einem VSD. Die Pulmonalarterien entspringen von diesem Gefäß, wobei eine Pulmonalklappe nicht ausgebil-

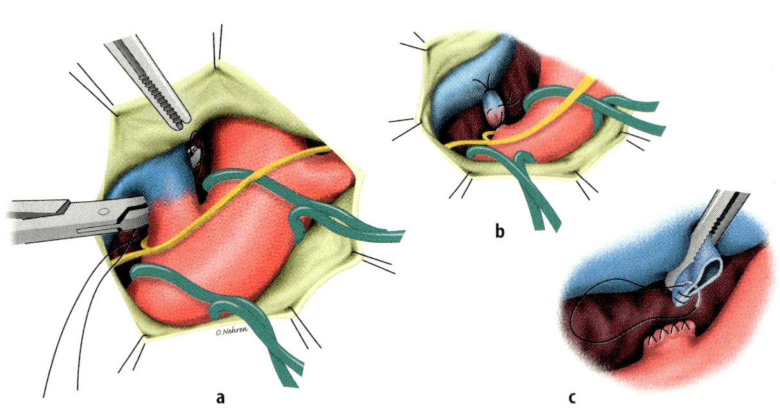

Abb. 16.11. **a** Operation bei persistierendem Ductus arteriosus. Schematische Darstellung des Situs nach links-posterolateraler Thorakotomie. Der PDA ist mit einer Klemme umfahren (***Cave***: N. recurrens!); **b** dreifache Ligatur des PDA; **c** Durchtrennung des PDA

det ist. Der Abgang der Pulmonalarterien vom Truncus arteriosus erlaubt eine anatomische Klassifikation der verschiedenen Formen dieser Fehlbidung, von denen die gebräuchlichste Einteilung die nach Collet und Edwards ist:

- Der *Typ I* ist mit 50–60 % die häufigste Form. Dabei entspringt ein kurzer Pulmonalarterienstamm links dorsolateral aus dem Truncus und teilt sich in zwei Pulmonalarterien auf.
- Beim *Typ II* entspringen zwei getrennte Pulmonalarterien aus dem Truncus arteriosus deren Abgänge jedoch nahe beieinander liegen.
- Beim *Typ III* liegen die beiden Pulmonalarterienabgänge weit voneinander getrennt an der lateralen Wand des Truncus arteriosus.
- Beim *Typ IV* entspringt keine Pulmonalarterie aus der Wurzel des Truncus arteriosus. In diesem Fall wird die Lunge über Bronchialarterien oder aortopulmonale Kollateralen aus der deszendieren Aorta versorgt.

Die Truncusklappe ist etwa bei der Hälfte der Patienten insuffizient und ihre Segel sind verdickt und deformiert. Sie kann bikuspid, trikuspid oder quatrikuspid angelegt sein. Der VSD liegt unmittelbar unterhalb der Truncusklappe. Häufig finden sich anormale Abgänge und Verzweigungen der Koronararterien.

Pathophysiologie. Der große Links-rechts-Shunt steht beim Truncus arteriosus im Vordergrund. Dieser verstärkt sich noch, wenn in der frühen Säuglingsphase der pulmonale Gefäßwiderstand sinkt. Eine obstruktive Lungengefäßerkrankung kann sich bereits nach 6 Monaten entwickeln.

Symptomatik. Die klinische Symptomatik wird durch das Ausmaß der Lungendurchblutung und den Schweregrad der Truncusklappeninsuffizienz bestimmt. Die Kinder werden in der Regel bereits in der frühen Säuglingsperiode durch Herzinsuffizienz auffällig.

Diagnostik. Ein Herzgeräusch fehlt selten, und man hört bei etwa der Hälfte der Kinder ein lautes, rauhes, spindel- bis bandförmiges Holosystolikum mit p. max. über dem 3. ICR links parasternal. Eine Truncusklappeninsuffizienz erzeugt darüberhinaus ein frühdiastolisches Decrescendogeräusch. Das EKG zeigt meist einen Rechtstyp und biventrikuläre Hypertrophiezeichen. Im Thorax-Röntgenbild ist der Herzschatten vergrößert und die Lungengefäßzeichnung meist seitengleich vermehrt. Echokardiographisch kann der VSD in Größe und Lage beurteilt werden und das Ausmaß einer Truncusklappeninsuffizienz quantifiziert werden. Dennoch ist beim Truncus arteriosus eine Angiokardiographie wichtig, um den Ursprung und die Größe der Pulmonalarterien, die topographische Beziehung des Truncus arteriosus zum VSD, sowie die Funktion der Truncusklappe beurteilen zu können.

> **!** Für die Abschätzung der Operabilität ist die exakte Bestimmung des Druckes im Lungenstromgebiet mittels Herzkatheterisierung von großer Bedeutung.

Operative Therapie. Unbehandelt versterben 75 % der Patienten innerhalb der ersten 3 Lebensmonate. Aufgrund der Herzinsuffizienz und der Gefahr der Entwicklung einer obstruktiven Lungengefäßerkrankung wird heute die chirurgische Korrektur innerhalb der ersten Lebensmonate angestrebt. Ein Banding der Pulmonalarterie, welches früher als palliativer Eingriff der endgültigen Korrektur vorangestellt wurde, wird wegen der hohen Letalität dieses Eingriffs nicht mehr durchgeführt. Bei deutlich erhöhtem pulmonalen Gefäßwiderstand ist eine Korrektur nicht mehr möglich. Bei der Korrekturoperation wird die Pulmonalarterie am Abgang aus dem Truncus zunächst abgetrennt und die Wand des Truncus an dieser Stelle mit einem Perikardflicken wieder verschlossen. Nach Öffnung des rechten Ventrikels wird der VSD ebenfalls mit einem Flicken abgedichtet. Die Pulmonalarterie wird über einen Homograft mit dem rechten Ventrikel verbunden. Bei Vorliegen einer höhergradigen Truncusklappeninsuffizienz wird die Klappe plastisch rekonstruiert. Bei einigen Patienten muß die Truncusklappe im späteren Alter durch eine Klappenprothese ersetzt werden. Die Operationsletalität liegt zwischen 10–20 % und hängt vom Schweregrad bereits vorhandener, pulmonalvaskulärer Veränderungen, vom Lebensalter, der Entwicklung einer Truncusklappeninsuffizienz und dem Vorliegen assoziierter kardialer Fehlbildungen ab. Im Durchschnitt leben 5 Jahre nach einer Korrekturoperation noch 84 % der Patienten und nach 10 Jahren noch 69 %.

16.4.6 Univentrikuläre, atrio-ventrikuläre Konnektion

> Univentrikuläre, atrio-ventrikuläre Konnektion bezeichnet einen Herzfehler, bei dem zwei voneinander zu unterscheidende Vorhöfe ihr Blut in eine einzige Herzkammer entleeren.

Funktionell handelt es sich dabei um ein *„Einkammerherz“*. Die früher gebräuchliche Bezeichnung ***univentrikuläres Herz*** wurde aber verlassen, da es sich tatsächlich nur in sehr seltenen Fällen um ein Herz mit nur *einer* Kammer handelt. In der Regel existiert eine zweite, inkomplett ausgebildete, rudimentäre oder hypoplastische Herzkammer.

> **!** Pathologisch-anatomisch kann der Symptomkomplex der univentrikulären AV-Konnektion entweder durch eine fehlende Anlage des interventrikulären Septums bei zwei normal ausgebildeten Kammern entstehen oder durch eine Hypoplasie der rechten oder linken Herzkammer, meist als Folge eine Fehlanlage einer oder beider AV-Klappen.

Trikuspidalatresie

Anatomie. Bei dieser Herzfehlbildung fehlt eine Verbindung zwischen dem rechten Vorhof und dem rechten Ventrikel. Nach der Fallot-Tetralogie und der Transposition der großen Arterien ist die Trikuspidalatresie der dritthäufigste, zyanotische Herzfehler und gleichzeitig die häufigste Form einer univentrikulären AV-Konnektion. Sie tritt in 1–2% aller angeborenen Herz-Gefäßfehlbildungen auf. An der Stelle der Trikuspidalklappe existiert eine glatte, fibröse Membran.

Pathophysiologie. Das venöse Blut aus dem Körperkreislauf gelangt ausschließlich auf dem Umweg über einen ASD in den linken Vorhof und nach Zumischung von Lungenvenenblut in den linken Ventrikel. Bei normalem Ursprung der großen Arterien erreicht das Blut dann über einen VSD und eine hypoplastische rechtsventrikuläre Auslaßkammer die Pulmonalarterie. Bei zusätzlicher Transpositionsstellung (s. S. 379) der großen Arterien fließt dagegen das Blut aus dem linken Ventrikel direkt in die Pulmonalarterie und über den VSD und die rechtsventrikuläre Auslaßkammer in die Aorta. Ist das Ventrikelseptum intakt, kann das Blut nur von der Aorta aus über einen offenen Ductus arteriosus oder über aortopulmonale Kollateralen in den Lungenkreislauf gelangen.

> **!** Die Pathophysiologie des univentrikulären Herzens ist durch die parallele Anordnung des System- und des Pulmonalkreislaufs gekennzeichnet.

Dabei hängt die Verteilung des Blutvolumens zwischen beiden Kreisläufen nur vom Gefäßwiderstand ab. Das zum Herzen zurückkommende pulmonal- und systemvenöse Blut vermischt sich im Herzen und der Grad der Zyanose wird durch die Größe des pulmonalen Blutstroms bestimmt.

Symptomatik. Die klinische Symptomatik wird im wesentlichen durch das Ausmaß der Lungendurchblutung bestimmt: ist sie vermindert, stehen die Symptome der Hypoxie, ist sie vermehrt, die Symptome der Herzinsuffizienz im Vordergrund.

Diagnostik. Das Herzgeräusch ist uncharakteristisch und wird durch das Vorliegen assoziierter Defekte, zum Beispiel einer Pulmonalstenose, einem VSD oder einem PDA definiert. Das EKG zeigt eine linksventrikuläre Hypertrophie und später ein ausgeprägtes P dextrokardiale. Im Thorax-Röntgenbild sieht man meist einen großen Herzschatten mit steil abfallender rechter Herzkontur, angehobener Herzspitze, ausgeprägter Herztaille und verminderter Lungengefäßzeichnung. Die Erkrankung kann echokardiographisch diagnostiziert werden.

Operative Behandlung. Ohne therapeutische Intervention sterben 60–70% der Patienten bis zum Ende des ersten Lebensjahres.

> **!** Eine anatomische Korrektur dieser Fehlbildungen ist nicht möglich. Als chirurgische Option stehen palliative und funktionell korrigierende Verfahren zur Verfügung.

Palliative Verfahren. Bei zu kleinem Vorhofseptumdefekt kann während der Herzkatheteruntersuchung eine ***Ballonatrioseptostomie*** nach Rashkind durchgeführt werden. Dadurch wird zunächst einmal das Herzminutenvolumen verbessert, da mehr Blut aus dem rechten Vorhof in den linken fließen kann. In der Regel ist bei Kindern mit verminderter Lungendurchblutung bis zum 6. Lebensmonat auch ein ***aortopulmonaler Shunt*** erforderlich, um die schwere zentrale Zyanose zu lindern. Etwa 10–15% der Patienten mit stark erhöhter Lungendurchblutung benötigen in diesem Alter dagegen ein „Banding" der Pulmonalarterie. Diese Schritte werden als erste Palliation bezeichnet. Zwischen dem 6. und 18. Lebensmonat wird der aortopulmonale Shunt häufig durch einen ***cavopulmonalen Shunt*** nach Glenn ersetzt. Dabei wird die obere Hohlvene mit der rechten Pulmonalarterie verbunden, so daß das Blut aus der oberen Körperhälfte direkt in die Lunge fließt. Der aortopulmonale Shunt wird dabei unterbunden. Zwischen dem 2. und 4. Lebensjahr kann diesem Schritt eine ***funktionelle Korrektur*** nach Fontan folgen.

Rechtsherz-Bypass (Fontan-Operation). Fontan und Baudet haben 1971 erstmals über eine Operationmethode zur „Kreislauftrennung" bei univentrikulärem Herzen berichtet. Bei der Operation wird entweder der rechte Vorhof oder die beiden Hohlvenen mit der Pulmonalarterie verbunden ***(totale cavopulmonale Konnektion)***.

Bei der ***Fontan-Operation*** fließt das Blut aus dem rechten Vorhof direkt in das Lungengefäßsystem allein aufgrund des hydrostatischen Druckgefälles zwischen rechtem und linken Vorhof, ohne die kinetische Energie einer pumpenden Herzkammer.

Der Erfolg dieses Operationsverfahrens ist an definierte Voraussetzungen hinsichtlich der Herzfunktion und des Lungengefäßgebietes gebunden und nicht jeder Patient ist dafür geeignet.

Da der eigentliche Herzfehler durch dieses Operationsverfahren nicht endgültig korrigiert wird, spricht man von einer ***definitiven Palliation***. Im Langzeitverlauf bleibt die Belastbarkeit der so operierten Patienten eingeschränkt. Häufig finden sich supraventrikuläre und ventrikuläre Rhythmusstörungen. Aufgrund eines chronisch erhöhten zentralvenösen Druckes kann sich eine Eiweißverlustenteropathie mit Pleuraergüssen, Aszites und allgemeiner Ödemneigung ausbilden. Die akute Operationsletalität der Fontan-Operation liegt unter Beachtung strenger Indikationskriterien heute bei etwa 10 %.

Double-inlet-Ventrikel

Der sog. Double-inlet-Ventrikel stellt eine Fehlbildung dar, die zum Formenkreis des funktionell singulären Ventrikels gehört, und bei dem sich zwei voneinander getrennte Vorhöfe in eine Herzkammer entleeren.

Die Hauptkammer, die das Blut aufnimmt, kann morphologisch einem linken oder einem rechten Ventrikel entsprechen. Das Blut fließt aus der Hauptkammer entweder in eine der beiden großen Arterien oder in beide großen Arterien oder über einen VSD in eine zusätzliche rudimentäre Kammer, die sich als Auslaßkammer in eine der großen Arterien entleert.

Symptomatik. Das klinische Bild ist ganz wesentlich geprägt von der Morphologie der Fehlbildung. Liegt zusätzlich eine Pulmonalstenose vor, entspricht die Symptomatologie in etwa der einer Fallot-Tetralogie, bei vermehrter Lungendurchblutung eher der eines großes VSDs bzw. einer Transposition der großen Arterien mit großem VSD und pulmonaler Hypertonie.

Operative Behandlung. Zur chirurgischen Korrektur ist in einigen Fällen eine Septierung des gemeinsamen Ventrikels durch Einziehen einer Trennwand aus Perikard oder Dacron möglich, unter der Voraussetzung, daß zwei getrennte AV-Klappen ausgebildet sind. Darüber hinaus entspricht die chirurgische Therapie derjenigen bei Trikuspidalatresie.

16.5 Kongenitale Herzfehler mit primärer Zyanose

16.5.1 Fallot-Tetralogie (TOF)

Die TOF wurde erstmals im Jahre 1888 von dem französischen Arzt Etienne Fallot beschrieben. Die Häufigkeit dieser Erkrankung beträgt 10 % aller angeborenen Herz- und Gefäßmißbildungen.

Die vier „klassischen" Komponenten der Fallot-Tetralogie sind
- Ventrikelseptumdefekt,
- Rechtsventrikuläre Ausflußtraktobstruktion,
- Reaktive rechtsventrikuläre Hypertrophie,
- Aorta „reitet" über dem Ventrikelseptumdefekt.

Anatomie. Bei der TOF ist das infundibuläre Septum nach anterior und links verlagert und ein großer VSD liegt subaortal. Die rechtsventrikuläre Ausflußtraktobstruktion betrifft das Infundibulum (Subpulmonalstenose), in vielen Fällen auch die Pulmonalklappe und den Klappenring (valvuläre Pulmonalstenose). Das Infundibulum ist entweder durch hypertrophierte Muskelbündel, die vom Septum zur freien Wand des rechten Ventrikels ziehen, diffus eingeengt oder es liegt eine langstreckige Verengung und Hypoplasie vor. Die Pulmonalklappe ist oft bikusbid angelegt, oder die verdickten Segel sind mit der Wand der Pulmonalarterie verklebt. Auch der Pulmonalklappenring und die Pulmonalarterien sind in ihrem Kaliber fast immer kleiner als normal. Bei etwa 5 % der Kinder mit TOF ist keine Pulmonalklappe angelegt, die rechtsventrikuläre Ausflußtraktsobstruktion ist dann im wesentlichen durch einen hypoplastischen Pulmonalklappenring bedingt. Ursprungsanomalien der Koronararterien finden sich bei 3–5 % der Patienten mit TOF. In den meisten Fällen liegt zusätzlich ein persistierendes Foramen ovale oder ein Vorhofseptumdefekt vor. Andere assoziierte Fehlbildungen sind bei der TOF eher selten.

Pathophysiologie und Symptomatik. Das klinische Bild wird im wesentlichen von dem Grad der rechtsventrikulären Auflußtraktobstruktion bestimmt. Die muskuläre, rechtsventrikuläre Obstruktion kann primär gering sein, jedoch im Verlauf des Säuglingsalters rasch zunehmen. Die Säuglinge sind in diesen Fällen zunächst azyanotisch und es dominiert ein Links-rechts-Shunt über den VSD (*„pink Fallot“*). Innerhalb der ersten Lebensmonate nimmt die Rechtsobstruktion zu, und es kommt zur Ausbildung eines Rechts-links-Shunts und somit zu einer zentralen Zyanose.

> **!** Charakteristisch für die TOF sind sog. hypoxämische Anfälle, die durch Phasen einer ausgeprägten zentralen Zyanose, Hypoxämie und Azidose gekennzeichnet sind. Als Ursache wird eine Kontraktion des muskulären Infundibulums durch verstärkte Stimulation der myokardialen Beta-Rezeptoren nach Freisetzung endogener Katecholamine gesehen.

Auslösend für hypoxämische Anfälle können neben Streßreaktionen auch Umstände sein, die zu einem Abfall des systemischen Gefäßwiderstandes führen. Sie werden akut mit Morphin, Natriumbikarbonat und Gabe von kurzwirksamen Betablockern behandelt, um die Hyperkontraktilität im Bereich des Infundibulums zu senken.

> **!** Jeder hypoxämische Anfall kann grundsätzlich zum Tode führen oder zerebrale Schäden hinterlassen!

Ältere Kinder mit TOF nehmen oft eine charakteristische ***Hockstellung*** ein, um so unbewußt über eine Erhöhung ihres peripheren Gefäßwiderstandes eine Reduktion des Rechts-links-Shunts zu bewirken. Die chronisch ungenügende, arterielle O_2-Sättigung führt zu einer ausgepägten Polyglobulie mit Hämoglobinwerten bis über 20 g/100 ml und Hämatokritwerten über 60 %. Folgen der Polyglobulie sind lokale Thrombosen, die zu zerebralen Embolien, Hämorrhagien und Hemiplegien, sowie Hirnabszessen führen können. Die mittlere Lebenserwartung der früher unbehandelten Patienten lag bei 12 Jahren. 25–30 % der Kinder starben bereits bis zum Ende des ersten Lebensjahres und 50 % bis zum Ende des 5. Lebensjahres.

Diagnose. Bei der körperlichen Untersuchung sieht man eine unterschiedlich stark ausgeprägte, zentrale Zyanose. Die heute kaum noch anzutreffenden älteren Kinder mit TOF zeigen die typischen Folgen der lange bestehenden Zyanose wie

- Trommelschlegelfinger und -zehen,
- Gingivahyperplasie,
- vermehrte Gefäßinjektion der Schleimhäute und Konjunktiven,
- gestaute Netzhautvenen und die
- Residuen abgelaufener zerebraler Mikroabszesse.

Über dem Herzen hört man ein hochfrequentes, rauhes spindelförmiges Systolikum mit p. max. über dem 3. ICR links parasternal. Das Thorax-Röntgenbild zeigt ein normal großes, aber atypisch konfiguriertes Herz mit angehobener Herzspitze (***„coeur en sabot“ = Holzschuhherz***). Die Lungengefäßzeichnung ist vermindert. Das EKG zeigt die typischen Zeichen der rechtsventrikulären Hypertrophie. Bei der Herzkatheterisierung findet man Druckausgleich zwischen rechter und linker Herzkammer. Die Angiographie gibt außerdem für das chirurgische Vorgehen wichtige Informationen über die Anatomie der Pulmonalstenose und der Pulmonalgefäße.

Indikation zur Operation. Nachdem die O_2-Sättigung meist im frühen Säuglingsalter noch ausreichend ist, entwickelt sich später eine progrediente Hypoxämie, und bei arteriellen O_2-Sättigungen zwischen 75–80 % ist eine chirurgische Behandlung indiziert. Auch der erste hypoxämische Anfall ist eine Indikation für eine baldige operative Korrektur. Bei allen anderen Patienten wird eine elektive Korrektur der Erkrankung innerhalb der ersten 18 Lebensmonate angestrebt. In der Regel wird dabei eine primäre Totalkorrektur durchgeführt. Die Indikation zu einem zweizeitigen Vorgehen ist bei ausgeprägter Hypoplasie des Pulmonalarteriengefäßsystems gegeben. In diesen Fällen wird zunächst ein ***palliativer*** Eingriff der endgültigen Korrektur vorangestellt, um das Wachstum hypoplastischer Pulmonalgefäße durch Verbesserung der Lungendurchblutung zu beschleunigen (aortopulmonaler Shunt, operative Erweiterung des rechtsventrikulären Ausflußtraktes, Implantation eines Konduits zwischen rechtem Ventrikel und Pulmonalarterie).

Operative Behandlung. Die ***Korrekturoperation*** wird bei einem Gewicht von 4.000–5.000 g vorgenommen. Vom rechten Vorhof aus wird der VSD mit einem Perikardflicken verschlossen. Stenosierende Muskelbündel im Infundibulum können transatrial oder transventrikulär reseziert werden. Liegt eine valvuläre Pulmonalstenose vor, werden die verlöteten Klappensegel mit dem Skalpell getrennt. Bei einer höhergradigen Hypoplasie des Klappenringes muß dieser gespalten werden. Das Infundibulum und der Pulmonalklappenring werden dann mit einem ***transannulär*** verlaufenden Flicken plastisch erweitert. Dieses Vorgehen hat immer eine Pulmonalklappeninsuffizienz zur Folge, die jedoch lange gut toleriert wird und auch im Langzeitverlauf meist keiner weiteren Korrektur bedarf.

> **!** Nach der chirurgischen Korrektur der TOF sollte der rechtsventrikuläre, systolische Druck auf unter 70 % des linksventrikulären Drucks absinken!

Die Frühletalität der Korrektur einer TOF liegt heute unter 5 %. Das Operationsrisiko wird im wesentlichen durch das Alter bzw. Gewicht des Kindes, das Vorliegen zusätzlicher kardiovaskulärer Fehlbildungen und durch die Notwendigkeit verschiedener chirurgischer Maßnahmen, wie z. B. der plastischen Erweiterung der rechtsventrikulären Ausflußbahn bestimmt. Ein Rezidiveingriff kann notwendig werden, wenn der VSD nicht dicht verschlossen ist, wenn ein zu hoher Restgradient über dem rechtsventrikulären Ausflußtrakt besteht oder wenn der rechte Ventrikel wegen einer höhergradigen Pulmonalklappeninsuffizienz zunehmend insuffizient wird.

16.5.2 Transposition der großen Arterien (TGA)

Anatomie. 10 % aller Kinder mit angeborenen Herz- und Gefäßfehlbildungen leiden an einer Transposition der großen Gefäße (TGA).

Während beim Truncus arteriosus die Septierung des embryonal gemeinsamen Gefäßschlauches ausgeblieben ist, ist bei der TGA die Rotation der Gefäße ausgeblieben.

Die Aorta liegt anterior der Pulmonalarterie und entspringt aus dem rechten Ventrikel, während die Pulmonalarterie posterior der Aorta liegt und aus dem linken Ventrikel entspringt ***(ventrikulo-arterielle Diskordanz)***. Dadurch sind der Körper- und der Lungenkreislauf nicht mehr hintereinander, sondern parallel zueinander geschaltet: das ***venöse*** Blut fließt über die Hohlvenen, den rechten Vorhof und die rechte Herzkammer in die Aorta zurück. In gleicher Weise „rezirkuliert" das ***arterielle*** Lungenvenenblut über den linken Vorhof, die linke Kammer und die A. pulmonalis in die Lungen. Ein Überleben der Patienten ist nur möglich, wenn es zwischen den Vorhöfen oder zwischen den Ventrikeln zu einer Durchmischung des Blutes kommt.

Morphologisch werden drei Gruppen unterschieden:

- TGA mit intaktem Ventrikelseptum (50 %),
- TGA mit VSD (25 %),
- TGA mit Pulmonalstenose und mit/ohne VSD (25 %).

Pathophysiologie. Durch die parallele Anordnung des kleinen und großen Kreislaufs entsteht eine zentrale Zyanose, deren Ausmaß von der Durchmischung des Blutes über einen Vorhof- oder Ventrikelseptumdefekt abhängt. Patienten mit TGA und intaktem Ventrikelseptum überleben nach der Geburt zunächst nur aufgrund persistierender Querverbindungen, in Form eines Foramen ovale oder eines PDA. Dennoch ist die O_2-Sättigung bei diesen Kindern grenzwertig niedrig. Kinder mit TGA und VSD zeigen höhere Sättigungswerte, da eine bessere Durchmischung des Blutes stattfindet und mehr Blut durch das Lungengefäßsystem fließt.

Symptomatik. Die klinische Symptomatik ist überwiegend von der Größe des Shunts zwischen den beiden parallel geschalteten Kreisläufen abhängig. Da intrauterin die pathologische Hämodynamik mit Zufluß des sauerstoffreichen Nabelvenenbluts zur Aorta keine nachteiligen Auswirkungen hat, sind die Kinder bis zur Geburt normal gediehen. Bei Patienten mit intaktem Ventrikelseptum entwickelt sich jedoch in den ersten Lebensstunden bis -tagen durch eine fortschreitende Verkleinerung der bestehenden Kurzschlußverbindungen eine rasch zunehmende, zentrale Zyanose. Dagegen ist die Zyanose bei einem größeren VSD gegenüber der fortschreitenden Herzinsuffizienz eher weniger bedeutsam.

Diagnostik. In Abhängigkeit vom morphologischen Befund findet man bei der Mehrzahl der tief zyanotischen Patienten kein Herzgeräusch, bei Vorliegen eines VSDs ein lautes Systolikum am linken unteren Sternalrand und bei Vorliegen einer Pulmonalstenose ein systolisches Austreibungsgeräusch am linken oberen Sternalrand. Das EKG zeigt eine rechtsventrikuläre Hypertrophie, die auf die dauernde Druckbelastung des rechten Ventrikels zurückzuführen ist. Im Thorax-Röntgenbild sieht man einen großen, typischerweise ***„eiförmig" konfigurierten Herzschatten***. Für die operative Korrektur ist die Kenntnis des Ursprungs und des Verlaufs der Koronararterien von großer Bedeutung. Deren sichere Darstellung gelingt am besten mit der Angiokardiographie.

Operative Behandlung. In der Zeit bis zur operativen Korrektur wird Prostaglandin E1 infundiert, um einen vorzeitigen Verschluß des Ductus arteriosus zu verhindern. Dabei muß jedoch der Blutabstrom über eine ausreichend große Lücke im Vorhofseptum gesichert sein. Als erste, nicht operative, palliative Maßnahme wird bei Fehlen eines genügend großen Vorhofseptumdefektes im Rahmen der Herzkatheteruntersuchung eine ***Ballon-Atrioseptostomie nach Rashkind*** oder in Ausnahmefällen eine chirurgische Teilresektion des Vorhofseptums nach ***Blalock-Hanlon*** durchgeführt, um die Durchmischung des Blutes mit Sauerstoff zu verbessern. Folgende korrigierende Operationsverfahren stehen heute zur Behandlung der TGA zur Verfügung:

- ***Anatomische Korrektur („arterial switch")***: Das Korrekturverfahren der Wahl für die TGA mit und ohne VSD ist die Switch-Operation. Bei dieser Operation werden zunächst die Aorta und die A. pulmonalis oberhalb der Klappenebene quer durchtrennt. Die posterior gelegene Pulmonalarterie wird vor die Aorta gezogen. Die Koronararterien werden aus dem

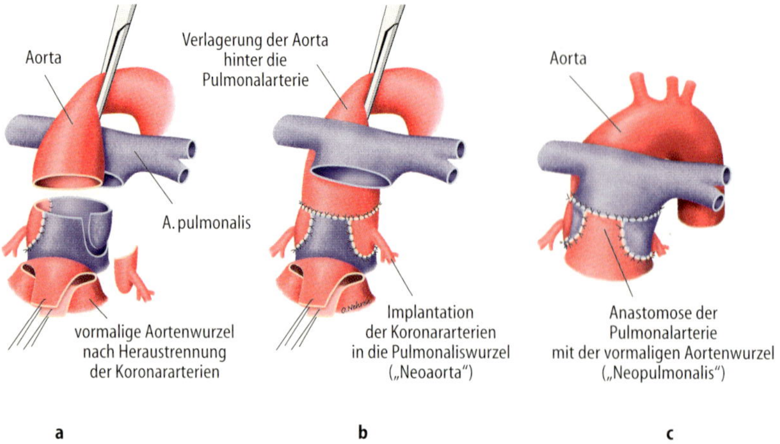

Abb. 16.12a-c. Operationsschritte bei der arteriellen Switch-Operation zur Korrektur der Transposition der großen Arterien

proximal verbliebenen Aortenstumpf herausgetrennt und in den Stumpf der ehemaligen A. pulmonalis implantiert. Anschließend wird die Aorta mit diesem Stumpf *(„**Neoaorta**")* verbunden. Da die Pulmonalarterie zunächst hinter der Aorta lag und nun nach anterior verlagert worden ist, muß sie mit einem autologen Perikardflicken verlängert werden. Die Defekte, die nach Heraustrennen der Koronararterien aus dem proximalen Aortenstumpf zurückbleiben, werden ebenfalls mit Perikardflicken verschlossen. Anschließend wird die Pulmonalarterie mit dem Aortenstumpf anastomosiert (Abb. 16.12). Der Ventrikel- oder Vorhofseptumdefekt wird mit einem Flicken verschlossen. Die Letalität der arteriellen Switch-Operation liegt zwischen 5–15 %.

> **!** Die anatomische Korrektur ist nur innerhalb der ersten 4 Lebenswochen möglich, da der linke Ventrikel unmittelbar nach Umsetzen der großen Gefäße in der Lage sein muß, den Druck im Körperkreislauf aufrechtzuerhalten.

- Besteht eine zu lange Verbindung des linken Ventrikels mit dem Niederdrucksystem der Lunge, entwickelt sich das linksventrikuläre Myokard unzureichend, und ein Versagen der linken Herzkammer nach anatomischer Korrektur ist die Folge. In diesen Fällen kann eine kurzfristige Drosselung der Pulmonalarterie ***(Banding)*** durchgeführt werden. Durch die Druckbelastung wird das linksventrikuläre Myokard „trainiert" und in einem zweiten Eingriff, etwa 1 Woche später, kann die arterielle Switch-Operation erfolgen ***(„rapid two-stage arterial switch").***
- ***Vorhofumkehroperation nach Mustard oder Senning („atrial switch")***: Das Ziel dieses Verfahrens ist die Umleitung des systemvenösen Blutes aus den Hohlvenen in den linken Ventrikel, der mit der Pulmonalarterie konnektiert ist, und des pulmonal-venösen Blutes aus den Lungenvenen in den rechten Ventrikel, der mit der Aorta konnektiert ist.

> **!** Nach Vorhofumkehr ist zwar weiterhin der „falsche" Ventrikel mit dem „falschen" Gefäß verbunden, aber es fließt sauerstoffgesättigtes Blut in die Aorta und sauerstoffarmes Blut in die Lungenschlagader, d. h. die Fehlbildung ist zwar nicht anatomisch, aber funktionell korrigiert.

Bei der Operation wird ein Flicken aus autologer Vorhofwand (Senning) oder aus Dacron (Mustard) so in das Vorhofseptum eingenäht, daß das Blut aus den Lungenvenen durch die Trikuspidalklappe geleitet wird. Auf der anderen Seite des Flickens liegen dann die Öffnungen der beiden Hohlvenen, die jetzt das ungestättigte Blut über die Mitralklappe in den Lungenkreislauf fördern. Die Letalität der Vorhofumkehroperation liegt unter 5 %. Das Verfahren war vor der Entwicklung der anatomischen Korrektur lange Zeit die einzige Behandlungsmöglichkeit der TGA mit anfänglich guten Ergebnissen. Allerdings zeigt sich bei steigender Anzahl von Patienten, daß der rechte Ventrikel auf Dauer nicht geeignet ist, den hohen Druck im Systemkreislauf aufrechtzuerhalten und daß seine Pumpkraft im Laufe der Jahre abnimmt. Außerdem werden nach diesen Eingriffen gehäuft Supraventrikuläre Rhythmusstörungen beobachtet. Die Indikation zur Vorhofumkehr besteht daher heute nur noch in den seltenen Fällen eines komplizierten Abgangs oder Verlaufs der Koronararterien oder bei TGA mit intaktem Ventrikelseptum und Pulmonalstenose in Verbindung mit einer Ausflußtraktrekonstruktion.

- ***Intraventrikuläre Korrektur nach Rastelli***: Dieses Verfahren wird bei TGA mit VSD und Pulmonalstenose angewandt. Dabei wird das Blut vom linken Ventrikel über den VSD mit einem ***tunnelförmigen Patch*** zur Aorta geleitet. Der rechte Ventrikel wird über ein extrakardiales, klappentragendes Konduit oder einen Homograft mit der Pulmonalarterie verbunden. Die Letalität dieser Operation liegt bei 10–30 %.

16.5.3 Totale Lungenvenenfehlmündungen

Bei der Totalen Lungenvenenfehlmündung besteht keine direkte Verbindung zwischen Pulmonalvenen und dem linken Vorhof, so daß alle Pulmonalvenen direkt oder über ein Sammelgefäß in den rechten Vorhof drainieren.

Anatomie. Die Häufigkeit dieses Krankheitsbildes liegt unter 1 % aller angeborenen Herz- und Gefäßfehlbildungen. Die vier Lungenvenen finden in Folge einer Agenesie der embryonal gemeinsamen Pulmonalvene bei noch bestehenden Verbindungen zwischen Pulmonal- und Systemvenen keinen Anschluß an den linken Vorhof. Sie fließen dann in einem dorsal der Hinterwand des linken Vorhofes gelegenen ***Pulmonalvenensinus*** zusammen. Morphologisch unterscheidet man aufgrund der topographischen Beziehung zwischen dem Pulmonalvenensinus einerseits und den Systemvenen bzw. dem rechten Vorhof andererseits einen

- ***suprakardialen*** (40–50 %), einen
- ***kardialen*** (30 %), einen
- ***infrakardialen*** (13 %) und einen
- ***gemischten Typ*** (7 %) der totalen Lungenvenenfehlmündung (Abb. 16.13).

Die suprakardiale Fehlmündung kann in die V. anonyma, in die obere Hohlvene oder in die V. azygos erfolgen. Bei der kardialen Fehlmündung drainiert das Lungenvenenblut in den Koronarvenensinus oder in den rechten Vorhof. Beim infrakardialen Typ fließt das Lungenvenenblut entweder direkt in die untere Hohlvene oder in die Pfortader, die Lebervenen oder den Ductus venosus Arantii. Voraussetzung für ein Überleben der Kinder ist eine Durchmischung des Blutes, die in der Regel durch ein persistierendes Foramen ovale gewährleistet ist. Nicht selten bestehen Abflußbehinderungen des Pulmonalvenenblutes durch Stenosen der Pulmonalvenen an ihrem Zusammenfluß oder einer Stenose des Sammelgefäßes an der Einmündung in das venöse System.

Symptomatik. Die klinische Symptomatik hängt von der Größe der interatrialen Verbindung ab, die ihrerseits den Grad der Durchmischung des Blutes bestimmt, sowie vom Schweregrad einer eventuell vorliegenden pulmonalvenösen Obstruktion. Oft werden die Kinder im ersten Lebensmonat durch bronchopulmonale Infekte, Trinkschwäche, verzögertes Gedeihen und eine allmählich zunehmende Zyanose auffällig.

> ! Aufgrund des mangelnden Blutangebotes an das linke Herz sind der linke Vorhof und der linke Ventrikel in der Regel unzureichend entwickelt.

Diagnostik. Ein Herzgeräusch fehlt meist. Im EKG stehen die Zeichen der ausgeprägten rechtsventrikulären Hypertrophie im Vordergrund. Im Röntgenbild des Thorax findet sich beim suprakardialen Typ eine typische „***Schneemannkonfiguration***" des Mediastinums, wobei die obere Hälfte der Figur durch die dilatierte rechte und linke obere Hohlvene zustande kommt. Die untere Hälfte des „Schneemanns" wird vom Herzschatten gebildet. Bei Vorliegen einer pulmonalvenösen Obstruktion findet sich eine vermehrte feinretikuläre Lungengefäß- und eine unscharf begrenzte, perihiläre Lungenvenenzeichnung. Der Herzschatten ist häufig vergrößert. Echokardiographisch ist eine zuverlässige morphologische Charakterisierung und Typisierung möglich.

Indikation zur Operation. Unbehandelt führt die totale Lungenvenenfehlmündung in etwa 75 % der Fälle innerhalb des ersten Lebensjahres zum Tode. Bei pulmonalvenöser Obstruktion entsteht frühzeitig eine sekun-

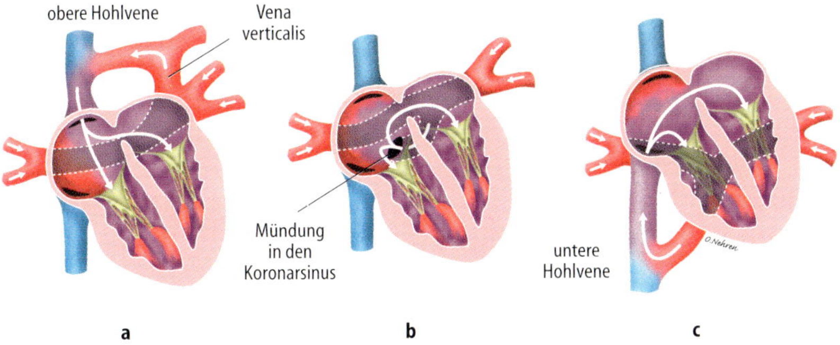

Abb. 16.13a-c. Totale Lungenvenenfehlmündung: **a** suprakardialer Typ; **b** kardialer Typ; **c** infrakardialer Typ

däre pulmonale Hypertonie mit obstruktiver Lungengefäßerkrankung. Daher stellt die totale Lungenvenenfehlmündung grundsätzlich immer eine Indikation zu einer operativen Korrektur dar. Wenn eine pulmonalvenöse Obstruktion vorliegt, kann eine notfallmäßige Operation erforderlich werden.

> **!** Für die operative Korrektur ist insbesondere die Größe des linken Vorhofs und der linken Kammer von Bedeutung.

Operative Behandlung. Der Thorax wird durch eine mediane Sternotomie geöffnet. Der in der Regel noch offene Ductus arteriosus wird ligiert und durchtrennt. Die Korrektur der Lungenvenenfehlmündung wird im hypothermen Kreislaufstillstand bei kardioplegisch stillgestelltem Herzen durchgeführt.

> **!** Das Ziel der chirurgischen Therapie besteht darin, eine größtmögliche Verbindung zwischen dem pulmonalvenösen System und dem linken Vorhof herzustellen, alle anomalen Verbindungen des pulmonalvenösen Systems zum systemvenösen System zu unterbinden und intrakardiale Shuntverbindungen zu schließen.

- ***Suprakardialer Typ***: Zunächst wird die linksseitige V. verticalis an ihrer Einmündungsstelle in die V. anonyma ligiert. Anschließend wird das pulmonalvenöse Sammelgefäß an der Vorderwand eingetrennt. Die Hinterwand des linken Vorhofes wird an der korrespondierenden Stelle geöffnet und eine lange, weite Anastomose zwischen beiden Strukturen durchgeführt.
- ***Kardialer Typ***: Hier erfolgt zunächst die Öffnung des rechten Vorhofs. Wenn eine Fehlmündung in den Koronarvenensinus vorliegt, wird das Vorhofseptum eingetrennt. Unter Sicht kann dann das Septum, das den Koronarvenensinus vom linken Vorhof trennt, inzidiert werden. Anschließend wird das Vorhofseptum und die Mündung des Koronarvenensinus im rechten Vorhof verschlossen, so daß das gesamte Blut des Koronarvenensinus nach links fließt. Liegt dagegen die Mündung der Lungenvenen im rechten Vorhof, so wird ein Teil des Vorhofseptums exzidiert und das pulmonalvenöse Blut mit einem Perikardflicken über diesen „chirurgischen Vorhofseptumdefekt" in den linken Vorhof geleitet.
- ***Infrakardialer Typ***: Diese Patienten sind oft kritisch krank, da sie in einem hohen Prozentsatz pulmonalvenöse Obstruktionen zeigen. Bei der Operation wird der vordere Anteil des hinter dem Herzen gelegenen pulmonalen Sammelgefäßes geöffnet. An der korrespondierenden Stelle wird die Wand des linken Vorhofs inzidiert und beide Strukturen miteinander anastomosiert.

Bei Operationen im Säuglingsalter liegt die operative Sterblichkeit für alle Formen der totalen Lungenvenenfehlmündung bei etwa 10 %.

16.6 Erworbene Herzklappenfehler

Anatomie. Die Fähigkeit des Herzens, Blut zu pumpen, ist von der uneingeschränkten Funktion der Herzklappen abhängig. Die Atrioventrikular- und die Semilunarklappen, die als Ventile die Druck- und Flußbeziehung zwischen Vorhof und Ventrikel einerseits und zwischen Ventrikel und den Kreisläufen andererseits steuern, sind für die jeweilige Aufgabe optimal angelegt. Jede Klappe durchläuft während eines menschlichen Lebens etwa 2,6 Billionen Verschluß- und Öffnungszyklen.

Die ***Trikuspidalklappe*** besitzt ein anteriores, ein posteriores und ein septales Segel und die ***Mitralklappe*** ein großes anteriores (aortales) und ein kleineres posteriores (murales) Segel. Die Segel setzen an dem jeweiligen Anulus fibrosus an der Herzbasis an und treffen an den Kommissuren zusammen. Über die Cordae tendineae ist der freie Rand der Segel mit den Papillarmuskeln verbunden, wodurch ein Zurückschlagen der Segel in den Vorhof während der Ventrikelkontraktion verhindert wird. Die ***Aorten- und Pulmonalklappe*** sind sog. „Taschenklappen" und zeichnen sich durch den halbmondförmigen Ansatz der drei Klappensegel an der Basis des Klappenrings aus. Die dünnen, freien Ränder der Segel besitzen in der Mitte Verdickungen (Noduli Arantii), die sich in der Diastole aneinander legen, um die zentrale Öffnung der Klappe abzudichten. Distal der eigentlichen Klappe befinden sich leichte Ausbuchtungen der Aorten- und Pulmonaliswurzel, Sinus valsalvae, die für die Minimierung von Turbulenzen von Bedeutung sind. Von der Aortenwurzel entspringen die linke und rechte Koronararterie oberhalb der Basis des jeweiligen Klappensegels.

16.6.1 Erworbene Aortenstenose

Ursache einer Aortenklappenstenose ist in etwa 60 % eine angeborene Fehlbildung der Klappe in Form einer Kommissurenverschmelzung, einer Segelasymmetrie oder einer bikuspiden Klappenanlage. Durch die abnormen Strömungsbedingungen an dieser fehlgebildeten Klappe kommt es konsekutiv zur Fibrose und im späteren Lebensalter (nach dem 30. Lebensjahr) zur Verkalkung. Bei etwa 15 % der Patienten ist eine rheumatische Entzündung dem Erkrankungsprozeß vorangegangen. Der abgeheilte Entzündungprozeß hinterläßt eine Fibrose, Schrumpfung und Verklebung der Segel, welche dann sekundär verkalken. Etwa 25 % der Aortenstenosen sind durch degenerative, arteriosklerotische Prozesse an den Klappen verursacht. Ein ***kombiniertes Aortenvitium*** (Aortenstenose und -insuffizienz) entsteht häufig auf dem Boden einer Aortenstenose, wobei die Segel durch Dilatation der Aortenwurzel oder durch fibrotische Schrumpfung oder Verkalkung schließunfähig werden. In einigen Fällen führt auch eine Klappenentzündung ***(Endokarditis)*** bei bereits bestehender Aortenstenose zur Insuffizienz. Die häufigsten Erreger einer Endokarditis sind Streptokokken, Staphylokokken und Enterokokken.

Pathophysiologie. Die normale Öffnungsfläche der Aortenklappe beträgt 2,5–3,5 cm^2. Bei einer Öffnungsfläche von weniger als 1 cm^2 ist der Ausflußwiderstand des linken Ventrikel klinisch relevant erhöht. Um das Herzminutenvolumen und den systemischen Blutdruck aufrecht zu erhalten, steigt zunächst kompensatorisch der systolische linksventrikuläre Druck an. Aufgrund der Druckbelastung entwickelt sich eine konzentrische ***Hypertrophie***, die Dehnbarkeit (Compliance) der Kammerwand nimmt ab, und der enddiastolische Druck steigt an. Durch die hohen systolischen Druckwerte und die Zunahme der Myokardmasse ist der Sauerstoffbedarf des Herzens erhöht. Andererseits ist die diastolische Koronarperfusion durch die hohe Kammerwandspannung aber vermindert. Folge dieses Ungleichgewichts sind subendokardiale Infarkte ***(Symptom: Angina pectoris)*** und ischämiebedingte Rhythmusstörungen bis hin zum Kammerflimmern. Durch den erhöhten Druck im linken Ventrikel unterliegen die Barorezeptoren in der Kammerwand einer vermehrten Stimulation. Dadurch kann es reflektorisch zu einer peripheren Vasodilatation kommen, die aufgrund der kritisch verengten Klappe nicht durch Erhöhung des Herzminutenvolumens beliebig kompensiert werden kann. Aufgrund dieses Mechanismus können Episoden einer zerebralen Minderperfusion auftreten, die mit kurzzeitigem Bewußtseinsverlust ***(Symptom: Synkope)*** einhergehen. Wie bei allen Klappenstenosen ist die Blutflußzeit über die verengte Aortenklappe verlängert ***(Hahnenkammphänomen in der Karotispulskurve)***. Aus diesem Grund führt ein Anstieg der Herzfrequenz (Verkürzung der Systolendauer) und/oder des Herzminutenvolumens zu einem Anstieg des Kammerdrucks (Abflußbehinderung durch die Stenose) und zu einer relativen peripheren Minderperfusion ***(Symptom: Dyspnoe und periphere Erschöpfung bei Belastung)***. Im fortgeschrittenen Erkrankungsstadium, wenn eine maximale Myokardhypertrophie erreicht ist, kommt es zur Dekompensation, die Ventrikelfunktion nimmt ab, und das enddiastolische Volumen nimmt durch progressive Dilatation des Herzens weiter zu. In dieser Phase kommt es dann zur pulmonalen Stauung bis hin zum biventrikulären Herzversagen.

Diagnostik. Ein niedriger Blutdruck mit kleiner Blutdruckamplitude ***(pulsus parvus et tardus)*** ist ebenfalls hinweisend auf eine Aortenstenose. Auskultatorisch findet sich das typische ***spindelförmige, rauhe Systolikum*** mit p. max. im 2. ICR rechts parasternal, welches in die Karotiden fortgeleitet wird. Ein frühsystolischer „***Austreibungs-Click***“ kann dem ersten Herzton folgen. Im EKG dominieren die Zeichen der Linksherzhypertrophie und als Zeichen der Druckbelastung T-Negativierung in den Ableitungen V_4-V_6. Im Thorax-Röntgenbild ist das Herz linksbetont ***(aortalkonfiguriert)*** mit poststenotischer Dilatation der Aorta ascendens und prominentem Aortenknopf. Echokardiographisch sind die Aortenklappensegel häufig fibrotisch verdickt und verkalkt, bewegen sich kaum und verharren in einer kuppelförmigen „***Domstellung***“ während der Systole. Mit der Herzkatheteruntersuchung werden die Druckwerte in den verschiedenen Herzhöhlen manometrisch bestimmt. Eine Koronarangiographie sollte wegen der häufig bestehenden pektanginösen Symptomatik zum Ausschluß einer koronaren Herzkrankheit durchgeführt werden.

Symptomatik. Die Aortenstenose kann selbst bei höhergradiger Verengung der Klappe lange Zeit asymptomatisch bleiben und auch wenn die Symptome beginnen, korrelieren sie in der Regel nicht mit dem Schweregrad der Stenose. Häufig klagen die Patienten über Müdigkeit und eingeschränkte Belastbarkeit. Führendes und erstes Symptom einer Aortenstenose können aber auch

- Schwindelanfälle,
- Synkopen,
- Angina pectoris oder
- Rhythmusstörungen sein.

Operationsindikation. Die Indikation zur Operation besteht bei einem Druckgradienten über 50 mmHg zwischen linkem Ventrikel und Aorta ascendens. Einige dieser Patienten sind zwar asymptomatisch, aber durch Arrhythmien vom plötzlichen Herztod bedroht. Bei symptomatischen Patienten, besteht in jedem Fall die Indikation zur Operation.

16.6.2 Aorteninsuffizienz

Die reine Aorteninsuffizienz ist häufig durch einen rheumatischen Entzündungsprozeß verursacht. Dabei führt die Entzündung jedoch weniger zur Verkalkung, als zur Fibrose und Schrumpfung der Klappensegel, die dann schließunfähig werden.

Eine andere Ursache für die Aorteninsuffizienz ist die Dilatation des Aortenklappenringes bei angeborenen Aortenwandanomalien wie der zystischen Medianekrose und dem Marfansyndrom. Darüber hinaus kann eine Klappenendokarditis durch

Zerstörung der Klappensegel zu einer Aorteninsuffizienz führen.

Pathophysiologie. Die Aorteninsuffizienz führt zu einer Volumenbelastung des linken Ventrikels, die dieser aufgrund des Frank[6]-Starling[7]-Mechanismus zunächst mit einer Erhöhung des Schlagvolumens kompensieren kann. Wenn eine Zunahme des in jeder Diastole zurückströmenden Blutvolumens nicht mehr mit einer Zunahme des Schlagvolumens beantwortet werden kann, kommt es jedoch zum Anstieg des enddiastolischen Drucks und zur zunehmenden Dilatation der linken Kammer. Damit steigt – entsprechend dem Laplace-Gesetz – die Wandspannung und der myokardiale Sauerstoffbedarf.

Das ***Laplace-Gesetz*** definiert die Beziehung zwischen dem Druck in einem zylindrischen Hohlgefäß und der Wandspannung. Danach ist die Wandspannung (T) direkt proportional zum Druck (P) und zum Radius (R) und umgekehrt proportional zur Dicke der Wand (h), $T = PxR/h$. Die Wandspannung wiederum ist mit dem myokardialen Sauerstoffverbrauch direkt korreliert.

Aufgrund der erhöhten Wandspannung kommt es zu einer Zunahme der Wanddicke (kompensatorische Hypertrophie) und damit zunächst zu einer Abnahme des Sauerstoffbedarfs. Dadurch ist das Verhältnis zwischen Wanddicke und Radius des linken Ventrikels zunächst noch ausgeglichen, bei zunehmender Dilatation des linken Ventrikels kommt es schließlich aber zur myokardialen Dekompensation.

Symptomatik. Die ***chronische*** Aorteninsuffizienz kann lange ohne Belastungseinschränkung und Symptome bleiben. Gelegentlich sieht man die Zeichen der ***Hyperzirkulation***, wie Schweißneigung, Hitzeunverträglichkeit, Unruhe, Dermographismus, Herzklopfen und Schlaflosigkeit. Die Patienten berichten über pulssynchrones „Dröhnen" im Kopf. Eine drohende kardiale Dekompensation kann sich durch nächtliche ***Asthma-cardiale-Anfälle*** ankündigen. Bei einer akuten Aorteninsuffizienz kommt es sehr schnell zum Linksherzversagen, da die Entwicklung kompensatorischer Mechanismen nicht möglich ist.

Diagnose. Ein Leitsymptom der Aorteninsuffizienz ist der ***Pulsus celer et altus***, der durch die große Blutdruckamplitude bei niedrigem diastolischen Wert entsteht. Äußere Zeichen sind sichtbare Pulsationen der Karotiden, Kapillarpuls nach leichtem Druck auf einen Fingernagel (Quinke) und pulssynchrones Kopfnicken (Musset). Auskultatorisch hört man ein diastolisches Decrescendogeräusch über dem 2. ICR rechts oder dem Erb-Punkt (3. ICR links parasternal). Als funktionelle Geräusche kann ein spindelförmiges Systolikum (relative Aortenstenose) und gelegentlich das sogenannte ***Austin-Flint-Geräusch*** (Behinderung des vorderen Mitralsegels durch den diastolischen Rückstrom des Blutes) zu hören sein. Das EKG zeigt Linksherzhypertrophiezeichen und im späteren Stadium T-Negativierung über den Vorderwandableitungen. Im Thorax-Röntgenbild ist das Herz aortal konfiguriert und der Aortenknopf prominent. Durch zunehmende Vergrößerung des linken Vorhofs und des rechten Ventrikels kann es im Spätstadium zur ***Mitralisation des Aortenherzens*** kommen (verstrichene Herztaille). Dopplerechokardiographisch kann der Rückstrom durch die Aortenklappe („Insuffizienzjet") dargestellt werden. Die Herzkatheteruntersuchung zeigt den Kontrastmittelrückstrom und gibt Auskunft über die Ventrikelfunktion und Begleiterkrankungen, wie insbesondere eine koronare Herzkrankheit.

Operationsindikation. Der optimale Zeitpunkt für die Operation der Aorteninsuffizienz ist schwierig zu definieren, da die Patienten lange asymptomatisch und sogar relativ gut belastbar bleiben. Die Operationsindikation besteht bei Patienten mit eingeschränkter Belastbarkeit, aber auch bei asymptomatischen Patienten mit hochgradiger Insuffizienz und deutlich erhöhtem linksventrikulärem Volumen. Bei Patienten mit einer akuten Endokarditis besteht meist eine dringliche Operationsindikation innerhalb weniger Tage nach Diagnosestellung. Dabei wird die Entscheidung zur Operation entweder aufgrund der hämodynamischen Beeinträchtigung des Patienten und/oder aufgrund der medikamentös nicht beherrschbaren Infektion getroffen.

16.6.3 Operative Behandlung der Aortenklappenfehler

Klappenrekonstruktion

Rekonstruktive Operationsverfahren spielen in der Behandlung erworbener Aortenklappenfehler nur eine untergeordnete Rolle. Nur in seltenen Fällen kann bei Vorliegen einer Aortenstenose eine scharfe Trennung (Kommissurotomie) verschmolzener Segel oder eine Entkalkung der Klappe mit Ultraschall durchgeführt werden. In den meisten Fällen ist die Architektur der Klappe soweit zerstört, daß nur eine Klappenersatzoperation in Frage kommt. Das gleiche gilt für die insuffiziente Aortenklappe, die zwar zunächst chirurgisch durch Suspension der Segel oder Stabilisierung des Klappenrings gut rekonstruiert werden kann, die aber aufgrund der hohen mechanischen Beanspruchung doch nach kurzer Zeit durch eine Prothese ersetzt werden muß. Die interventionelle Ballondilatati-

[6] Otto Frank, Physiologe, München, 1865–1944
[7] Ernest H. Starling, Physiologe, London, 1866–1927

on der stenosierten Aortenklappe hat eine hohe Komplikationsrate und ist nur in ganz speziellen Fällen indiziert.

Prothetischer Aortenklappenersatz

Der Zugang zur Aortenklappe erfolgt immer über eine mediane Sternotomie. Unter extrakorporaler Zirkulation wird die Aorta ascendens am kardioplegisch stillgelegten Herzen quer geöffnet. Beim prothetischen Aortenklappenersatz werden die Segel der Aortenklappe vom Ring abgetrennt. In den meisten Fällen müssen ausgedehnte Verkalkungen entfernt werden, die sich in den Klappenring oder auch auf das anteriore Mitralklappensegel erstrecken können. Erst nach dem vollständigen Debridement kann eine Klappenprothese mit einzelnen, filzverstärkten Nähten am Klappenring fixiert werden.

Ergebnisse nach Aortenklappenersatz

Die Operationsletalität liegt nach isoliertem Aortenklappenersatz zwischen 1–4%. Langfristig leben ein Jahr nach Aortenklappenersatz noch 90% der Patienten, nach 5 Jahren 75% und nach 10 Jahren 60%. Bei ausgedehnten Verkalkungen kann es in sehr seltenen Fällen zu einer Schädigung des Reizleitungssystems (AV-Block III°) kommen.

16.7 Erworbene Mitral- und Trikuspidalklappenfehler

16.7.1 Mitralklappenfehler

Anatomie. Verschiedene Erkrankungen führen zu charakteristischen, pathomorphologischen Veränderungen des Mitralklappenapparates mit der Folge einer Funktionsstörung der Klappe (Tabelle 16.3).

Tabelle 16.3. Ätiologie und Pathomorphologie der Mitralklappenfunktionsstörung

Rheumatische Entzündung:	Schrumpfung der Segel, der Chordae und Verschmelzung der Kommissuren
Akute Endokarditis:	Destruktion der Klappenstrukturen
Myxoide Degeneration:	Verdickung und Elongation der Segel, Sehnenfadenabriß
Bindegewebserkrankung (Marfan):	Elongation und Prolaps der Segel
Myokardinfarkt:	Papillarmuskelischämie oder -abriß
Angeborene Entwicklungsstörung:	Fehlbildung

Mitralstenose

Pathophysiologie. Die physiologische Öffnungsfläche der Mitralklappe beträgt 4–6 cm^2. Bei einer Öffnungsfläche von weniger als 2 cm^2 entsteht ein transvalvulärer Druckgradient, der bei weiterer Einengung auf weniger als 1 cm^2 auf Werte über 20 mmHg ansteigt ***(kritische Mitralstenose)***. Bei einem physiologischen, enddiastolischem Druck von 5 mmHg im linken Ventrikel beträgt dann der Druck im linken Vorhof 25 mmHg. Konsekutiv steigt der Druck in der Lungenstrombahn an. Mit zunehmender Dilatation des linken Vorhofes kommt es in der Regel zu chronischem Vorhofflimmern, und der Vorhof verliert seine Transportfunktion. Ein Anstieg des ***Herzminutenvolumens***, wie etwa unter Belastung, führt zu einem weiteren Anstieg des Drucks im linken Vorhof, da der Druckgradient über einen fixierten Widerstand (die stenosierte Klappe) von der Höhe des Flußvolumens abhängt. Desgleichen führt auch ein Anstieg der ***Herzfrequenz*** (unter Belastung oder bei absoluter Arrhythmie) zu einem weiteren Druckanstieg im linken Vorhof, da durch die verkürzte diastolische Füllungszeit nicht genügend Blut über die verengte Klappe gefördert werden kann. Wenn der Druck im pulmonalvaskulären Stromgebiet den onkotischen Druck des Plasmas (25–30 mmHg) übersteigt, kommt es zur Extravasation von Flüssigkeit über das pulmonalkapilläre System in das Interstitium der Lunge. Diese Flüssigkeit wird zunächst von dem lymphatischen System abgeleitet und erst wenn dessen Kapazität erschöpft ist, kommt es zum Lungenödem. Bei lange bestehender Mitralstenose kann der Druck in der Pulmonalarterie die Höhe des Systemdruckes erreichen. Im Endstadium kommt es zum konsekutiven Rechtsherzversagen und zum Lungenödem bei massiver linksatrialer Drucksteigerung.

Symptome. Die Dyspnoe tritt zunächst nur in Verbindung mit körperlicher Belastung auf, bei zunehmender Lungenstauung kommt es aber auch in Ruhe zu Husten, Hämoptysen und später Orthopnoe und paroxysmaler nächtlicher Dyspnoe.

> **!** Die klinische Symptomatik der Mitralstenose ist durch die Druckerhöhung und Stase des Blutes „stromaufwärts" der stenotischen Klappe bedingt. Leitsymptom ist die Dyspnoe.

Während sich in aufrechter Position die Stauung der Lunge mehr auf die Unterlappen konzentriert, verteilt sie sich in liegender Position auf alle Abschnitte. Zusätzlich wird die Lungenstauung im Liegen durch vermehrte Mobilisierung von Ödemflüssigkeit aus den unteren Extremitäten verstärkt. Bei 10–20% der Patienten sind arterielle Thrombembolien das erste klinische Symptom. Durch die verminderte Bewegung des

Blutes in dem flimmernden Vorhof entwickeln sich wandständige Thromben, die sich ablösen und zu embolischen Verschlüssen im Bereich des Gehirns, der Koronararterien oder der Nieren führen können. Insgesamt haben etwa 40 % der Patienten eine absolute Arrhythmie bei Vorhofflimmern. Die Häufigkeit ist jedoch mit dem Schweregrad des Vitiums korreliert. Im frühen Stadium der Erkrankung haben fast alle Patienten noch Sinusrhythmus, im späten Stadium fast ausschließlich Vorhofflimmern.

Diagnostik. Ein unspezifisches klinisches Zeichen ist die ***Facies mitralis***, eine rötlich-bläuliche Verfärbung der Wangen. Eine Zyanose und Halsvenenstauung deutet auf eine konsekutive Rechtsherzinsuffizienz hin. Bei der Auskultation hört man einen betonten („paukenden“) ersten Herzton, einen frühdiastolischen Mitralöffnungston und ein häufig sehr leises mesodiastolisches Strömungsgeräusch. Bei Dilatation der Pulmonalarterie und pulmonaler Hypertonie kann auch ein leises, frühdiastolisches Decrescendogeräusch ***(Graham Steel)*** hörbar sein. Im EKG sieht man die Zeichen der Rechtsherzhypertrophie der linksatrialen Belastung (P-Mitrale) und häufig Vorhofflimmern. Das Thorax-Röntgenbild mit „Breischluck“ zeigt im seitlichen Strahlengang die Vergrößerung des linken Vorhofs, mit Verdrängung des Ösophagus nach hinten und rechts und im a. p. Strahlengang eine Spreizung der Trachealbifurkation. Die typische ***Mitralkonfiguration*** des Herzens entsteht durch eine Vergrößerung des linken Vorhofs, die Erweiterung der A. pulmonalis und die Drehung der Herzachse bei Rechtshypertrophie. In späteren Stadien können die Zeichen der Lungenstauung in Form von ***horizontalen Kerley-B-Linien*** in den Unterfeldern sichtbar werden. Echokardiographisch sind die Klappensegel fibrotisch verdickt, eingeschränkt beweglich und häufig verkalkt. Mit der Doppler-Echokardiographie wird der Druckgradient über die Mitralklappe abgeschätzt. In der Regel wird vor einer operativen Intervention eine Herzkatheteruntersuchung zur manometrischen Bestimmung der Druck- und Widerstandswerte durchgeführt.

Operationsindikation. Der symptomatische Patient sollte operiert werden, da ohne Operation die Gefahr der Thrombembolien besteht. Da heute Mitralklappen häufiger rekonstruiert anstatt ersetzt werden, kann die Indikation insgesamt früh gestellt werden.

Mitralinsuffizienz

Pathophysiologie. Bei der Mitralinsuffizienz wird während der Systole ein großer Teil des linksventrikulären Volumens durch die inkompetente Mitralklappe in den Vorhof verschoben. Dieses Rückstromvolumen ***(Regurgitationsvolumen)*** fließt während der Diastole wieder dem linken Ventrikel zu. Die zunehmende Volumenfüllung bewirkt schließlich, wie bei der Aorteninsuffizienz, eine Dilatation der linken Herzkammer. In einem späteren Stadium der Erkrankung ist die Kontraktion des linken Ventrikels maximal, und er ist nicht mehr fähig, das erhöhte diastolische Blutangebot auszuwerfen. Die Folge ist eine zunehmende Dilatation der Kammer einschließlich des Mitralklappenringes, wodurch die Klappeninsuffizienz weiter zunimmt. Der Druck in der Lungenstrombahn steigt, was bis zum Lungenödem führen kann und im Endstadium kommt es zum biventrikulären Versagen.

Bei der ***akuten*** Mitralinsuffizienz ist der Erkrankung keine chronische Adaptation vorausgegangen und der normal große, linke Ventrikel wird plötzlich mit einem erhöhten diastolischen Blutvolumen konfrontiert. Der linksventrikuläre, enddiastolische Druck steigt an. Der ebenfalls normale große linke Vorhof ist wenig dehnbar (verminderte Compliance) und kann das zurückströmende Blut nicht vollständig aufnehmen. Dadurch kann der Druck im Vorhof bis auf über 40 mmHg ansteigen und durch den Rückstau in die Lungenstrombahn entwickelt sich rasch ein Lungenödem. Daher ist die ***akute*** Mitralinsuffizienz immer eine unmittelbar lebensbedrohliche Erkrankung!

Symptome. Die chronische Mitralinsuffizienz kann lange Zeit asymptomatisch verlaufen. Erst bei zunehmender Linksinsuffizienz können sich Beschwerden wie Dyspnoe, Herzklopfen und nächtliche Hustenanfälle einstellen. Die Symptomatik ähnelt dann der einer Mitralstenose.

Diagnostik. Bei der Auskultation hört man einen leisen ersten Herzton und ein systolisches Decrescendogeräusch mit p. max. über der Herzspitze und Fortleitung in die linke Axilla. Im EKG sind die Zeichen der Linksherzhypertrophie und das P-mitrale führend. Häufig besteht Vorhofflimmern. Im Thorax-Röntgenbild ist der Herzschatten ***mitralkonfiguriert***. Bei akuter Mitralinsuffizienz stehen die radiologischen Zeichen der pulmonalen Stauung im Vordergrund. Die direkte Darstellung der Mitralinsuffizienz gelingt mittels Doppler-Echokardiographie. Insbesondere mit der transösophagealen Untersuchungstechnik kann die Insuffizienz gut beurteilt werden, so daß diese Technik auch intraoperativ nach Klappenrekonstruktion zur Anwendung kommt.

Operationsindikation. Die ***chronische*** Mitralinsuffizienz wird operiert, wenn die Insuffizienz mittel- bis schwergradig und die Belastbarkeit der Patienten eingeschränkt ist. Dagegen muß bei einer ***akuten*** Mitralinsuffizienz meist ein Klappenersatz innerhalb weniger Tage nach Auftreten der Erkrankung oder sogar unmittelbar nach der Diagnosestellung („Notfall-Operation“) durchgeführt werden.

Operative Behandlung der Mitralklappe

Primär wird immer eine Rekonstruktion der pathologisch veränderten Klappe, also eine ***klappenerhaltende Operation*** angestrebt. Einerseits können dadurch die Nachteile mechanischer Prothesen vermieden werden und andererseits bleibt der subvalvuläre Halteapparat (Papillarmuskeln und Chordae) erhalten, der für die Geometrie und Funktion des linken Ventrikels von entscheidender Bedeutung ist.

> **!** Nur wenn eine Rekonstruktion der Klappe nicht möglich ist, wird ein Mitralklappenersatz durchgeführt!

Operationen an der Mitralklappe werden über eine mediane Sternotomie oder über eine rechts-anterolaterale Thorakotomie durchgeführt. Unter extrakorporaler Zirkulation erfolgt am kardioplegisch stillgestellten Herzen der Zugang zur Mitralklappe entweder über eine Inzision des linken Vorhofs oder des Vorhofseptums nach Öffnung des rechten Vorhofs.

Mitralklappenrekonstruktion. In den 50er und 60er Jahren wurde bei reiner ***Mitralstenose*** eine ***geschlossene Kommissurotomie*** der Mitralklappe ohne Herz-Lungen-Maschine durchgeführt. Dabei wurde ein Dilatator über die Herzspitze blind bis in die Mitralklappenebene vorgeschoben und die verschmolzenen Kommissuren gesprengt. Als chirurgisches Verfahren ist diese Methode vollständig aufgegeben worden. Sie wird aber interventionell-kardiologisch als ***Ballon-Valvuloplastie*** heute wieder durchgeführt. Der Nachteil geschlossener Verfahren ist die unkontrollierte Sprengung mit der Gefahr, die Klappensegel zu zerreißen. Bei der ***offenen Mitralklappenkommissurotomie*** werden die verschmolzenen Kommissuren mit einem Skalpell bis auf etwa 5 mm vom Klappenring entfernt getrennt. Durch Flüssigkeitsinjektion in den linken Ventrikel wird die Dichtigkeit der Klappe intraoperativ überprüft.

Bei einer ***Mitralinsuffizienz*** kommen je nach der Pathologie der Klappe verschiedene Rekonstruktionsmaßnahmen zur Anwendung.

> **!** Ziel der Rekonstruktionsmaßnahmen an der Mitralklappe ist es, eine möglichst breite Kontaktfläche der Klappensegel in der Ebene des Klappenrings zu erreichen.

Ist die Insuffizienz überwiegend durch eine Dilatation des Klappenrings mit einer zentralen Schließunfähigkeit der Segel verursacht, so kann der Ring durch die Implantation einer Ringprothese verkleinert werden (Anulorhaphie). Ist die Insuffizienz durch ein Zurückschlagen ***(Prolaps)*** der Segel in den Vorhof verursacht, so ist häufig eine Elongation der Segel oder eine Ruptur von Chordae oder des Papillarmuskels verantwortlich. In diesen Fällen werden einzelne, elongierte Chordae durch Plikatur verkürzt oder der gesamte Papillarmuskel durch Keilresektion plastisch verkleinert. Rupturierte Chordae können auch durch Perikardstreifen oder prothetisches Material ersetzt werden oder durch Transposition von einem Segel auf das andere rekonstruiert werden. Ein rupturierter Papillarmuskel kann prinzipiell genäht werden, jedoch ist nach akutem Infarkt das Myokardgewebe so brüchig, daß die Nähte häufig wieder ausreißen und ein Klappenersatz durchgeführt werden muß. Bei Elongation eines Segels aufgrund übermäßig vorhandenen Gewebes und/oder abgerissener Sehnenfäden, wird das Segel durch Resektion des prolabierenden Anteils verkürzt (Abb. 16.14). Sind dagegen Klappensegel bei einem postrheumatischen Vitium geschrumpft und durch narbig verklebte Chordae in ihrer Beweglichkeit eingeschränkt, entsteht die Schließunfähigkeit der Klappe durch den mangelhaften Kontakt der Segel in der Klappenebene. In diesen Fällen werden die Segel durch Lösen von verklebten und verkürzten Chordae mobilisiert und an den Kommissuren gespalten. Auch durch eine „Segelvergrößerung“ mit einem Flicken aus autologem Perikard kann die eingeschränkte Mobilität des Segels ver-

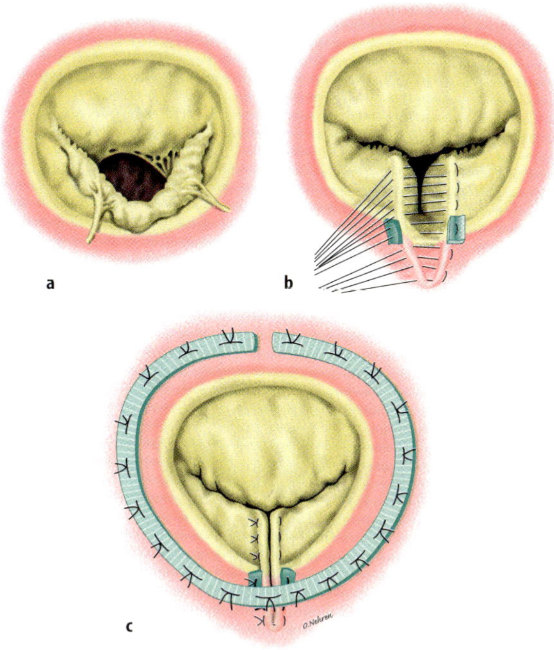

Abb. 16.14. **a** Mitralinsuffizienz aufgrund einer Segelelongation, mit konsekutivem Abriß der zentralen Sehnenfäden des posterioren Segels. **b** Der zentrale Anteil des Segels wird reseziert und die Resektionsränder unter Verkürzung des Klappenrings wieder adaptiert. **c** Die Rekonstruktion wird durch Implantation einer Ringprothese vervollständigt (Anulorhaphie)

bessert werden. Bei allen Rekonstruktionsmaßnahmen sollte immer eine Ringprothese implantiert werden, um damit die Druck und Zugbelastung des Klappenringes und der Segel zu reduzieren und einer Degeneration der rekonstruierten Klappe vorzubeugen. Bei einer akuten Endokarditis ist häufig die Klappe hochgradig zerstört, so daß rekonstruktive Maßnahmen nicht mehr möglich sind. In seltenen Fällen können aber bei lokalisierten Entzündungen die Segelanteile, die Vegetationen tragen, reseziert und durch autologes Perikard ersetzt werden.

Mitralklappenersatz. Beim Klappenersatz werden die Segel am Anulus fibrosus abgetrennt und eine Prothese (29–33 mm) mit einzelnen, filzverstärkten Nähten implantiert (Abb. 16.15). Dabei wird der „Halteapparat" soweit wie möglich erhalten. Eine seltene, jedoch häufig tödliche Komplikation des Mitralklappenersatzes ist die Ventrikelruptur. Diese kann durch übermäßigen Zug an den Papillarmuskeln oder durch Einbluten in die Myokardmuskulatur nach Resektion extensiver Verkalkungen im Bereich des Klappenringes auftreten.

Zur operativen Behandlung der Mitralklappe kommen zunehmend auch ***minimal-invasive Operationsverfahren*** zur Anwendung. Als Zugang dient entweder eine partielle mediane Sternotomie oder eine kleine rechtslaterale Thorakotomie. Die Herz-Lungen-Maschine wird über die Femoralgefäße angeschlossen. Die Aorta wird entweder direkt abgeklemmt oder mit einem intraluminalen Ballonkatheter verschlossen, über dessen distale Öffnung kardioplegische Lösung infundiert werden kann. Bei rekonstruktiven Maßnahmen kann mit Hilfe einer in das Perikard eingeführten Mikrokamera die Sicht entscheidend verbessert werden, so daß Inzisionen und Resektionen äußerst präzise durchgeführt werden können.

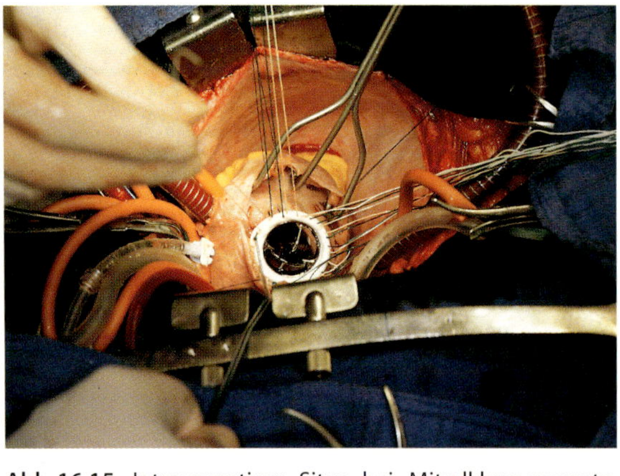

Abb. 16.15. Intraoperativer Situs bei Mitralklappenersatz. Das Perikard ist eröffnet, die Herz-Lungen-Maschine ist angeschlossen, das Herz befindet sich im kardioplegischen Stillstand, der linke Vorhof ist eröffnet und der obere Rand wird mit einem Haken hochgehalten. Die mechanische Mitralklappenprothese wird an einzelnen, durch den Klappenring gelegten Fäden in den linken Vorhof verlagert

Die Ergebnisse der Mitralklappenrekonstruktion sind exzellent. Die Überlebensrate der Patienten beträgt 94% nach 5 Jahren und 84% nach 10 Jahren. Bei etwa 20% der Patienten muß innerhalb von 10 Jahren und bei 50% von 20 Jahren ein sekundärer Klappenersatz durchgeführt werden. Die Überlebensrate nach Mitralklappenersatz beträgt etwa 82% nach einem Jahr, 68% nach 5 Jahren und 55% nach 10 Jahren. Die ungünstigere Überlebensrate nach Klappenersatz gegenüber klappenerhaltenden Operationen ist nicht verwunderlich, wenn man bedenkt, daß der Klappenersatz häufiger bei älteren Patienten mit ischämischer Herzkrankheit, mit eingeschränkter linksventrikulärer Funktion und in einem späteren Erkrankungsstadium durchgeführt wird.

Mehrfachklappenersatz. In den Fällen, in denen mehrere Herzklappen pathologisch verändert sind, müssen diese gleichzeitig operativ behandelt werden. Dabei können klappenerhaltende und prothetische Verfahren kombiniert werden. Das operative Risiko eines Mehrfachklappenersatzes ist durch die verlängerte Operationszeit, die Addition der Risiken des jeweiligen Klappenersatzes und die komplexere, präoperative Schädigung des Herzens erhöht.

16.7.2 Trikuspidalklappenfehler

Anatomie. Eine Funktionsstörung der Trikuspidalklappe tritt praktisch nie isoliert auf, sondern meistens in Verbindung mit einer Mitralklappenerkrankung. Eine ***Trikuspidalstenose*** entsteht auf dem Boden einer rheumatischen Klappenentzündung. Die häufigste Ursache einer ***Trikuspidalklappeninsuffizienz*** ist dagegen eine Dilatation des Klappenringes als Folge einer Vergrößerung des rechten Ventrikels bei pulmonaler Druckerhöhung. Wie bei der Mitralklappe sieht man aber auch prolabierende Segel und abgerissene Sehnenfäden. Eine akute Endokarditis der Trikuspidalklappe war früher eine seltene Erkrankung, hat aber mit zunehmendem intravenösen Drogenabusus deutlich zugenommen. In seltenen Fällen kann auch ein schweres, stumpfes Thoraxtrauma die Ursache einer Papillarmuskel- oder einer Sehnenfadenruptur sein.

Pathophysiologie. Analog zu den Veränderungen bei Mitralklappenfehlern kommt es bei Funktionsstörungen der Trikuspidalklappe zu einem Anstieg des rechtsatrialen Druckes, der zu einer Einflußstauung des rechten Ventrikels führt.

Symptomatik. Da fast alle Patienten zusätzlich ein Mitralvitium aufweisen, wird die klinische Symptomatik meistens von der Mitralklappenerkrankung dominiert. Typisch für die Trikuspidalerkrankung ist ein

- prominenter Jugularvenenpuls, eine

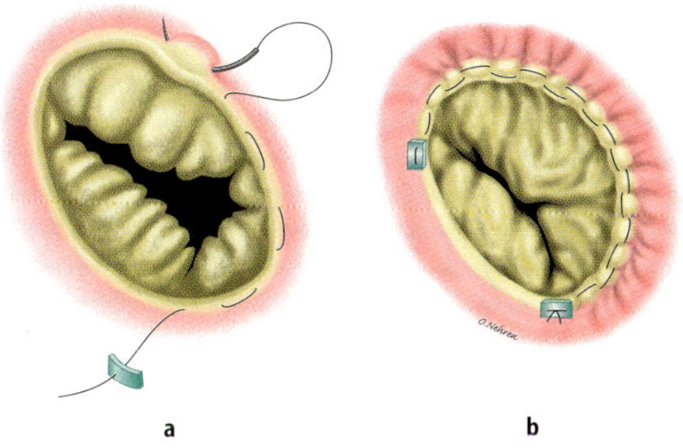

Abb. 16.16 a, b. Anuloraphie nach De Vega: a Eine zweifache Nahtreihe wird im Anulus des anterioren und posterioren Segels parallel zueinander ein- und ausgestochen. b Durch Anziehen der Nähte wird der Klappenring wie bei einem „doppelten Tabaksbeutel" gerafft

- vergrößerte Leber mit systolischen Pulsationen,
- Aszites und periphere Ödeme.

Diagnose. Auch bei der Herzauskultation überwiegen die Zeichen des Mitralvitiums. Das niederfrequente Geräusch der Trikuspidalinsuffizienz verstärkt sich charakteristischerweise während der Inspiration, wenn der Blutfluß zum Herzen vorübergehend durch den negativen intrathorakalen Blutdruck ansteigt. Die Diagnose wird durch Herzkatheterisierung oder Echokardiographie gesichert. Bei Patienten mit Lungenentzündung, septischen Lungenembolien, gestauten Halsvenen und tastbaren Pulsationen der Leber in Verbindung mit hohem Fieber und positiven Blutkulturen ist die Diagnose einer Triuspidalklappenendokarditis höchst wahrscheinlich.

Operative Therapie. Die Trikuspidalklappe kann fast immer rekonstruiert werden und ein Klappenersatz ist eine ultima ratio. Für die Rekonstruktion gelten die gleichen Prinzipien wie für die Mitralklappe. Chirurgische Maßnahmen sind auf eine Verkleinerung des Klappenrings gerichtet. Diese erfolgt auf zwei Arten:
- Bei der Anuloraphie nach De Vega wird eine zweifache Nahtreihe entlang des Anulus des anterioren und posterioren Segels plaziert und der Klappenring wird durch Anziehen der Nähte, wie bei einem „doppelten Tabaksbeutel", gerafft (Abb. 16.16).
- Eine andere Methode zur Verkleinerung des Trikuspidalklappenringes ist die Implantation einer Ringprothese.

Bei einer infektiösen Endokarditis werden Vegetationen tragende Segelanteile reseziert und die entstehenden Defekte mit autologem Perikard rekonstruiert oder die Klappe wird bikuspidalisiert. Bei weitgehender Zerstörung der Trikuspidalklappe und des subvalvulären Apparates wurde in Fällen fortgesetzten Drogenkonsums auch vereinzelt eine Valvulektomie ohne Klappenersatz durchgeführt. Aufgrund der Entwicklung einer schweren Rechtsherzinsuffizienz wird dieses Verfahren heute jedoch kaum noch angewandt. In den seltenen Fällen, in denen eine Rekonstruktion der Trikuspidalklappe nicht möglich ist, wird eine Klappenprothese implantiert. Beim Trikuspidalklappenersatz kommt es in etwa 5% der Fälle durch Verletzung des Reizleitungssystems zum AV-Block III.

16.8 Koronare Herzkrankheit

Anatomie. Die Koronararterien sind die ersten Äste der Aorta. Die Koronarostien liegen im links- und rechtskoronaren Sinus Valsalvae unmittelbar oberhalb der Aortenklappe. Der linke ***Hauptstamm*** ist etwa 1 cm lang, bevor er sich in den R. interventricularis anterior und den R. circumflexus teilt. Der ***R. interventricularis anterior*** verläuft im Sulcus interventricularis anterior in Höhe des Ventrikelseptums zur Herzspitze und versorgt im wesentlichen die Vorderwand des linken Ventrikels und das Septum. Der ***R. circumflexus*** verläuft im Sulcus coronarius und versorgt die Lateral- und Hinterwand des linken Ventrikels. Die ***rechte Koronararterie*** verläuft ebenfalls im Sulcus coronarius und versorgt mit ihren Ästen den größten Teil des rechten Ventrikels, den Sinusknoten und einen Teil der Hinterwand des linken Ventrikels und des hinteren Septums. Die epikardialen Venen entleeren sich in den Sinus coronarius, der in den rechten Vorhof mündet. Das menschliche Herz zeichnet sich darüber hinaus durch zahlreiche interkoronare Kollateralverbindungen aus, die jedoch unter physiologischen Bedingungen keine funktionelle Bedeutung haben. Erst bei länger bestehenden höhergradigen Koronarstenosen können Teile des Myokards über diese Kollateralzirkulation versorgt werden.

Regulation der Koronardurchblutung. Die Koronardurchblutung findet im wesentlichen während der Diastole bei geschlossener Aortenklappe statt. Der Koronarfluß bekommt durch die Kontraktion des Myokards ein phasisches Muster: Während der systolischen Kontraktion werden die Blutgefäße durch den hohen transmuralen Druck komprimiert, und der Koronarfluß ist niedrig. Während der diastolischen Relaxation sinkt der intravaskuläre Widerstand, und der Koronarfluß steigt an. Die Höhe des Koronarflusses wird über den Substratbedarf des Myokards reguliert, d.h. daß sich die Myokarddurchblutung im gesunden Herzen dem O_2-Verbrauch des Herzens anpaßt ***(Autoregulation)***. Da das Myokard von einer ununterbrochenen ATP-Produktion abhängig ist, ist der Sauerstoffverbrauch groß. Das Herz, welches nur etwa 0,2% des Gesamtkörpergewichts ausmacht, verbraucht 4% des gesamten Sauerstoffs. Aus diesem Grund ist die ***Sauerstoffausschöpfung*** des arteriellen Blutes hoch und kann Werte über 70% übersteigen. Durch die große Dilatationsfähigkeit der koronaren Widerstandsgefäße verfügt der Herzmuskel zusätzlich über einen funktionell bedeutsamen O_2-Speicher.

> Das Verhältnis des Widerstandes in den Koronararterien unter Ruhebedingungen zu dem während maximaler Koronardilatation wird als ***Koronarreserve*** bezeichnet.

Die Koronarreserve wird über den Tonus der Arteriolen reguliert und beträgt zwischen + 300 % und + 400 %. Die wesentlichen Determinanten des myokardialen O_2-Verbrauchs sind

- Vorlast,
- Nachlast,
- Kontraktilitätszustand,
- Herzfrequenz.

Die Koronardurchblutung wird über hämodynamische, neurovegetative, reflektorische und humorale Einflüsse reguliert. Aufgrund der Autoregulation der Koronargefäße kommt dem Perfusionsdruck zwischen 60 und 160 mmHg bei gesunden Gefäßen nur eine untergeordnete Bedeutung zu. Bei koronarsklerotischen Veränderungen kann er jedoch die limitierende Größe werden.

Pathogenese. Die koronare Herzerkrankung ist die häufigste Todesursache in den Industriestaaten der westlichen Welt (6 Mio. Erkrankte in der BRD, 125.000 Todesfälle pro Jahr). Die Ursache ist eine arteriosklerotische Verengung der Koronararterien durch subintimale, atheromatöse Plaques, die sich aus Cholesterol und Cholesterolestern mit einer fibrösen Hülle aus Kollagen- und glatten Muskelfasern zusammensetzen. Darüber hinaus können Kalziumansammlungen, Proteoglykane, elastische Fasern und Makrophagen gefunden werden. Die arteriosklerotischen Plaques liegen hauptsächlich im Anfangsteil der großen Koronararterien und dabei oft im Bereich von Gefäßabgängen. Die vornehmlich proximale Lokalisation der arteriosklerotischen Veränderungen ist eine wesentliche Voraussetzung für die chirurgische Revaskularisation!

> **!** Eine Koronarinsuffizienz ensteht aus dem Mißverhältnis zwischen dem koronaren O_2-Angebot und dem myokardialen O_2-Bedarf.

Bei der koronaren Herzerkrankung ist die Koronarreserve eingeschränkt, da die Gefäßwand starr und nicht mehr reagibel ist, so daß bei Zunahme des myokardialen O_2-Bedarfs, wie beispielsweise unter körperlicher Belastung, die Durchblutung nicht gesteigert werden kann. Die Folge kann eine vorübergehende Myokardischämie *(Angina pectoris)* sein. Zur Myokardnekrose *(Infarkt)* kommt es in der Regel durch einen thrombotischen Verschluß einer Koronararterie.

Tabelle 16.4. Riskofaktoren für die Entwicklung einer koronaren Herzerkrankung

- Familiäre Belastung
- Hyperlipidämie
- Arterielle Hypertonie
- Nikotinabusus
- Diabetes mellitus

Risikofaktoren. Seit den 60er Jahren nimmt die Sterblichkeit an der koronaren Herzerkrankung ab. Dabei ist die Identifikation und gezielte Beeinflussung der verschiedenen Risikofaktoren von großer Bedeutung (Tabelle 16.4).

Symptomatik. Leitsymptom ist die ***Angina pectoris***, ein retrosternales Drücken, Ziehen, Brennen oder Stechen, austrahlend in die linke Schulter oder den linken Arm. Die sogenannte ***stabile Angina pectoris*** tritt regelmäßig bei einer bestimmten Belastung auf und bildet sich in Ruhe oder nach Gabe von Nitroglyzerin unmittelbar zurück. Von einer ***instabilen Angina pectoris*** spricht man, wenn die Beschwerden unabhängig von Belastung, also auch in Ruhe, auftreten, oder wenn sie bei immer geringeren Anstrengungen ***(Crescendoangina)*** auftreten. Nicht immer ist allerdings eine koronare Herzerkrankung die Ursache für das Symptom „Angina pectoris". Auch viele andere Erkrankungen können Ursache eines Brustschmerzes sein, wie Aortenvitien, Aneurysmen der intrathorakalen Gefäße, Erkrankungen im Bereich der anderen intrathorakalen Organe, der Thoraxwand und vegetativ-sympatikotone Störungen ***(„funktionelle Stenokardien")***. Eine enge Korrelation zu körperlicher Belastung spricht dabei immer für eine „echte" Angina pectoris. Fast beweisend ist das Nachlassen des Schmerzes unmittelbar nach Gabe von Nitroglyzerin (Spray oder Zerbeißkapseln).

Diagnostik. Ein EKG, das unter Belastung deszendierende ST-Strecken oder vorübergehende ST-Streckenhebungen in Verbindung mit typischer Angina pectoris zeigt, ist fast beweisend für eine koronare Herzerkrankung. Aber ein negatives Belastungs-EKG schließt eine koronare Herzerkrankung nicht aus.

> **!** Beweisend für das Vorliegen einer koronaren Herzerkrankung ist nur die selektive Koronarangiographie.

Myokardinfarkt. Bei dieser schwerwiegenden Komplikation der koronaren Herzerkrankungen kommt es durch einen akuten Verschluß einer Koronararterie zur

Ischämie und zur lokalen Myokardnekrose. Ursache des akuten Verschlusses ist in der Regel ein Thrombus, der sich aufgrund einer hochgradigen Flußminderung und/oder einer Intimaläsion an der Stelle eines arteriosklerotischen Plaques bildet. Die Diagnose des akuten Myokardinfarktes wird aufgrund der

- Anamnese, der
- typischen EKG-Veränderungen (ST-Hebungen, neu aufgetretene Q-Zacken) und der
- Veränderung der Serumenzyme CK und CK-MB (Kreatinkinase-Isoenzym) sowie des Herzmuskelproteins, Tropomin-T gestellt.

Die Patienten kommen typischerweise mit therapierefraktärer Angina pectoris, oft begleitet von Luftnot, zur Notaufnahme. Der Infarkt führt zu einer akuten, lokalen Kontraktionsstörung, die auch nach Ausbildung einer Myokardnarbe persistiert. Folglich ist die Pumpfunktion des Ventrikels in Abhängigkeit von der Größe des Infarktareals eingeschränkt.

Akute und chronische Komplikationen des Myokardinfarktes. Ungefähr 20 % der Patienten sterben nach einem akuten Myokardinfarkt innerhalb der ersten Minuten bis Stunden aufgrund von Kammerflimmern ***(plötzlicher Herztod)***. Bei etwa 1–3 % entwickeln sich akute „mechanische Komplikationen" wie

- ***Kammerwandruptur***,
- ***Ventrikelseptumdefekt*** oder
- ***Papillarmuskelruptur*** (Tabelle 16.5).

Diese Komplikationen bedürfen einer schnellen operativen Intervention („Notfall-Operation"), um die lebensbedrohten Patienten zu retten.

Davon zu unterscheiden sind chronische Komplikationen des Myokardinfarktes wie das ***Aneurysma des linken Ventrikels*** und die Herzinsuffizienz. Das Aneurysma entwickelt sich im Bereich eines infarzierten Myokardareals, indem nach dem Infarktereignis nekrotische Myozyten durch fibrotisches Gewebe ersetzt werden („Ersatzfibrose"). Die dadurch entstehende Narbe dünnt sich unter dem intraventrikulären Druck aus und bildet eine aneurysmatische Aussackung. Linksventrikuläre Aneurysmen entwickeln sich zu 80 % im Bereich der Anterolateralwand, im Versorgungsgebiet des R. interventricularis anterior. Das Aneurysma bewegt sich während der Systole „paradox" nach außen, wodurch ein Teil des intraventrikulären Volumens in den Aneurysmasack verschoben wird (Pendelvolumen). Dadurch wird insgesamt ein höheres ventrikuläres Füllvolumen notwendig und der enddiastolische Druck steigt an. Die Folge ist eine erhöhte Vorlast des nichtinfarzierten Myokards, das zunächst durch stärkere Kontraktionen das Pendelvolumen kompensiert. Bei großen Aneurysmen (> 20–25 % der linksventrikulären Wand) reicht diese Kompensation nicht mehr aus. Bei weiterem Anstieg des enddiastolischen Drucks dilatiert der linke Ventrikel zunehmend und das Schlagvolumen sinkt ab. In dieser Phase entwickeln die Patienten eine chronische Herzinsuffizienz. Darüber hinaus bilden sich häufig durch Verwirbelung und Stase des Blutes in dem Aneurysmasack Thromben, die sich ablösen und zu arteriellen Embolien führen können. Von den Randgebieten des Aneurysmasackes können außerdem lebensbedrohende ventrikuläre Rhythmusstörungen ausgehen.

Eine andere chronische Komplikation des Myokardinfarktes ist die Entwicklung einer ***ischämischen Kardiomyopathie***. Aufgrund einer diffusen Vernarbung der Ventrikelmuskulatur nach wiederholten Infarkten, entsteht eine zunehmende Einschränkung der Pumpfunktion des linken Ventrikels mit Abnahme des Schlagvolumens, Dilatation und Entwicklung einer chronischen Linksherzinsuffizienz.

Tabelle 16.5. Mechanische Komplikationen des Myokardinfarktes

akut:
- Kammerwandruptur
- Ventrikelseptumdefekt
- Papillarmuskelruptur (akute Mitralklappeninsuffizienz)

chronisch:
- Aneurysma des linken Ventrikels
- ischämische Kardiomyopathie

Perkutane transluminale koronare Angioplastie (PTCA). Mitte der 70er Jahre entwickelten Grünzig und Hoff einen Ballondilatationskatheter für die Koronararterien. Diese Technik hat die Therapie der koronaren Herzerkrankungen revolutioniert. In der Bundesrepublik Deutschland werden pro Jahr über 100.000 solcher Interventionen durchgeführt. Bei der PTCA wird ein Ballon in einer Koronarstenose plaziert und mit einem Druck von 4–10 atu 20–60 s lang aufgebläht. Die primäre Erfolgsrate der PTCA ist mit über 90 % gut. Das größte Problem stellt zur Zeit die noch relativ hohe Restenoserate dar, die bei 30–50 % nach 6 Monaten liegt. Durch die zusätzliche Implantation einer ***intravaskulären Gefäßstütze*** (Stent) konnte die Restenoserate bereits entscheidend verringert (20–30 %) werden. In 3–5 % der Fälle kommt es bei der PTCA zum akuten Gefäßverschluß, so daß prinzipiell die Möglichkeit zur sofortigen chirurgischen Intervention gegeben sein muß. Eine PTCA ist kontraindiziert, wenn eine Verengung im Bereich des Hauptstammes vorliegt, wenn eine Dreigefäßerkrankung mit deutlich eingeschränkter Pumpfunktion des linken Ventrikels besteht, und wenn es sich um eine hochgradige Stenose eines Gefäßes bei Verschluß der übrigen Hauptäste handelt.

Operationsindikation. Die Entscheidung zwischen operativer Revaskularisation, Fortführung der medika-

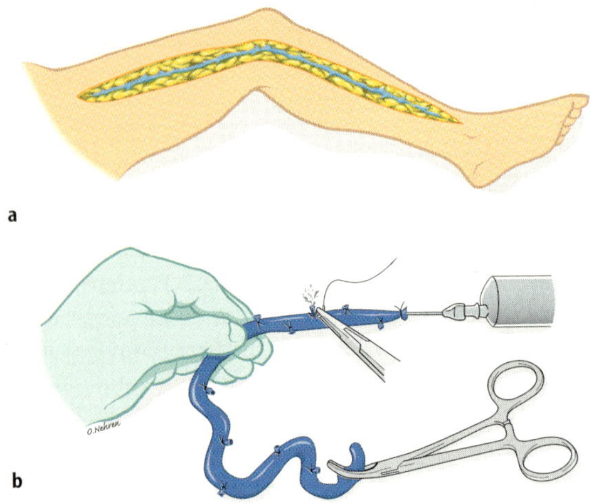

Abb. 16.17 a,b. Entnahme der V. saphena vom linken Ober- und Unterschenkel unter Durchtrennung der Seitenäste. Vor Verwendung als Venengraft Überprüfung der Dichtigkeit unter Druck, evtl. Umstechung noch vorhandener Seitenäste

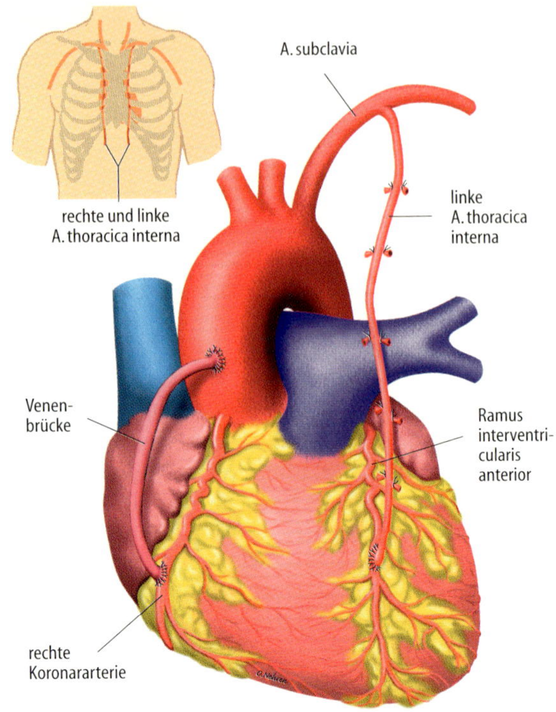

Abb. 16.18. **a** Verlauf der rechten und linken A. thoracica interna ca. 1–2 cm vom Rand des Sternums. **b** Venenbrücke mit proximalem Anschluß an die Aorta ascendens und distalem Anschluß an die rechte Koronararterie. Die A. thoracica interna entspringt aus der linken A. subclavia. Dieser proximale Anschluß bleibt wenn möglich erhalten. Distal ist das Gefäß mit dem R. interventricularis anterior anastomosiert

mentösen Therapie oder Behandlung durch PTCA wird von verschiedenen, individuellen Faktoren beeinflußt. Zur Entscheidungsfindung muß das Verteilungsmuster der Koronarstenosen, die Funktion des Herzens, die Schwere der Symptomatik, die Ansprechbarkeit auf die medikamentöse Therapie und das Vorliegen extrakardialer Erkrankungen berücksichtigt werden. Aufgrund der Anzahl der betroffenen Koronararterien unterscheidet man eine koronare Ein-, Zwei- oder Dreigefäßerkrankung. Klinische Untersuchungen an großen Patientenkollektiven haben gezeigt, daß die chirurgische Therapie um so nutzbringender für den Patienten ist, je mehr Koronararterien stenosiert sind. Insbesondere bei Patienten mit schwerer Dreigefäßerkrankung und eingeschränkter linksventrikulärer Funktion oder mit einer Stenose des linken Hauptstamms ist die Indikation zur chirurgischen Revaskularisation gegeben, da die Überlebensrate dieser Patienten durch die Operation verbessert wird. Im Gegensatz dazu ist ein Überlebensvorteil der chirurgischen Revaskularisation bei der Ein- und Zweigefäßerkrankung und normaler linksventrikulärer Funktion nicht bewiesen.

Operationstechnik. Die operative Revaskularisation erfolgt nach medianer Sternotomie am kardioplegisch stillgestellten Herzen. Als Transplantat für den Bypass wird die V. saphena magna (Abb. 16.17) und die A. thoracica interna (syn. A. mammaria interna, Abb. 16.18) verwendet. Die A. thoracica verläuft etwa 2 cm lateral des Sternumrandes und wird unter Durchtrennung zahlreicher Seitenäste in ihrem gesamten Verlauf präpariert. Das verengte Koronargefäß wird distal der Stenosen aus dem epikardialen Fett freigelegt. Dabei kann es bei linearer Wandverkalkung des gesamten Gefäßes schwer sein, einen „Plaque-freien" Bereich für die Anlage eines Bypasses zu finden. Nachdem das Koronargefäß geöffnet ist, wird ein Abschnitt der V. saphena magna oder die A. thoracica interna mit der Koronararterie anastomosiert. Diese Anastomose erfolgt in der Regel mit Hilfe einer Lupenbrille mit $2^1/_2$- bis 4-facher Vergrößerung. Nachdem die Anastomose fertiggestellt ist, wird durch Injektion kardioplegischer Lösung ihre Durchgängigkeit und Dichtigkeit überprüft. Prinzipiell kann der gleiche Bypass-Graft auch noch zur Revaskularisation weiterer Koronararterien verwendet werden ***(Sequentialgraft)***.

Bei sehr starken arteriosklerotischen Veränderungen im gesamten Gefäßverlauf kann eine ***Endarteriektomie*** notwendig werden. Dabei wird die atheromatöse Veränderung unter Mitnahme der Gefäßintima und -media ausgeschält. Es verbleibt nur die Adventitia, die dann mit dem Bypass-Graft anastomosiert wird. Nach Fertigstellung aller koronaren Anastomosen werden die Venenbrücken proximal mit der Aorta ascendens anastomosiert. Im Falle der Verwendung der A. thoracica interna erübrigt sich eine proximale Anastomosierung, weil ihr Anschluß an die A. subclavia erhalten bleibt. Bei isolierten Stenosen des rechten oder linken Koronarostiums kann eine Erweiterung des Koronarostiums in Form einer ***Ostiumplastik*** durchgeführt werden. Dabei wird das Koronarostium von der Aorta her durch eine Längsinzision geöffnet und anschließend mit einem Flicken aus Venenmaterial erweitert. Ausschließlich proximal gelegene Stenosen des R. interventricularis anterior der linken Koronararterie oder der rechten Koronararterie können auch durch „*minimal-invasive*" Operationstechniken behandelt werden. Dazu wird die A. thoracica interna entweder thorakoskopisch oder über eine kleine, rechts- oder linksanteriore Thorakotomie (5–10 cm) freipräpariert und am schlagenden Herzen mit der entsprechenden Koronararterie anastomosiert. Die technische Entwicklung dieser Operationsverfahren ist zur Zeit noch nicht abgeschlossen. So stellen die Kontraktionsbewegung des Herzens, die fehlende Koronardurchblutung während der Anastomosierung und die Blutung nach Gefäßeröffnung erhebliche technische Probleme dar.

Prognose und Komplikation. Da die koronare Herzerkrankung fortschreitet, sind die PTCA und die chirurgische Revaskularisation eine symptomatische und keine kausale Behandlung. Im Allgemeinen kann man von einer Verschlußrate der Venenbrücken von 2–4% pro Jahr während der ersten 5 Jahre und von 5% pro Jahr während der nächsten Jahre ausgehen. Ursächlich liegt einem Verschluß der Venenbrücken in den ersten Monaten nach der Operation entweder ein zu geringer Blutfluß bei schlechten Abflußverhältnissen, eine Verletzung des Venentransplantates während der Präparation oder technische Probleme im Bereich der Anastomose zugrunde. Langfristig entwickelt sich in den Venenbrücken oft eine diffuse Intimahyperplasie mit Kalkeinlagerungen. Für die A. thoracica interna sind die Ergebnisse wesentlich günstiger: Ein Jahr nach der Operation sind noch 95% und nach 10 Jahren noch 85% funktionsfähig.

Die Operationsletalität liegt zwischen 3–4%, bei eingeschränkter linksventrikulärer Funktion zwischen 5–10%. 10 Jahre nach der Operation müssen etwa 10–15% der Patienten erneut operiert werden. Die Überlebensrate der Patienten nach aortokoronarer Bypass-Operation beträgt ungefähr 90% nach 5 Jahren, 80% nach 10 Jahren und 50–60% nach 15 Jahren. Sie ist von der Herzfunktion, von der Anzahl der betroffenen Gefäße, von der Persistenz der Risikofaktoren und von der Verwendung der A. thoracica interna abhängig.

Operative Behandlung postinfarktieller Komplikationen. Die akuten mechanischen Komplikationen nach Myokardinfarkt stellen eine Indikation zu einem Notfalleingriff innerhalb weniger Stunden nach Diagnosestellung dar. Bei der ***akuten Mitralinsuffizienz*** durch Papillarmuskelruptur muß meistens die Klappe ersetzt werden. Eine ***Ventrikelruptur*** nach Infarkt führt in 8–17% der Fälle sofort zum Tode. Bei den Patienten, die zur Operation kommen, handelt es sich um subakute, gedeckte Rupturen. Bei der Operation wird die Ventrikelwand mit verstärkenden Filzstreifen oder durch einen Flicken aus Goretex abgedichtet. Der akut entstehende ***Ventrikelseptumdefekt*** führt ähnlich wie die akute Mitralinsuffizienz sehr rasch zum kardiogenen Schock. Im akuten Stadium kann es schwierig sein, den Ventrikelseptumdefekt zu verschließen, da das umgebende Gewebe durch die frische Nekrose „aufgeweicht und zerfließlich" ist. Akute Gefäßkomplikationen nach PTCA werden operativ behandelt, wenn sie nicht interventionell zu beheben sind. Die Letalität liegt zwischen 5–20% und ist abhängig vom präoperativen Zustand des Patienten und von der Anzahl der betroffenen Koronargefäße.

Ein ***Aneurysma des linken Ventrikels*** stellt keine Indikation zu einer dringlichen Operation dar.

! Die Indikation zur Resektion eines Ventrikelaneurysmas besteht bei Herzinsuffizienz, bei nicht beherrschbaren Rhythmusstörungen oder thrombembolischen Komplikationen.

Bei der Operation wird der Aneurysmasack unter extrakorporaler Zirkulation am schlagenden Herzen geöffnet. Bei kleinen Aneurysmen kann der Defekt über filzverstärkte Nähte wieder verschlossen werden. Da durch dieses Vorgehen jedoch bei größeren Aneurysmen die Ventrikelgeometrie gestört wird, wird hier eine sog. ***Endoventrikuloplastik*** durchgeführt, wie sie erstmals von Jatene und später modifiziert von Dor beschrieben wurde. Dabei wird der nach Resektion des Aneurysmas verbleibende Defekt der Ventrikelwand nicht durch eine lineare Naht wieder verschlossen, sondern mit einem Flicken aus Goretex oder Perikard gedeckt, der am Endokard anliegt. Die Operationsletalität beträgt nach Aneurysmaresektion etwa 7%.

16.9 Erkrankungen des Erregungsbildungs- und Reizleitungssystems

Herzrhythmusstörungen entstehen durch Störung der Reizbildung oder der Reizleitung. Für die chirurgische Behandlung relevant sind bradykarde und tachykarde Rhythmusstörungen. Die spezifischen Strukturen der Erregungsbildung und Erregungsausbreitung sind der Sinusknoten, die Vorhofleitungsbahnen, der AV-Knoten, das His-Bündel, die Tawaraschenkel und die Purkinje-Fasern. Der normale Herzrhythmus ist ein Sinusrhythmus mit einer Frequenz zwischen 60–100 Schlägen pro Minute. Für die Herzfunktion ist nicht nur die Frequenz sondern auch die sequentielle Vorhof- und Kammererregung von Bedeutung, da das Schlagvolumen bei Ausfall der Vorhofkontraktion (Knotenrhythmus, Vorhofflimmern mit langsamer Überleitung, AV-Block) um etwa 20–30% absinkt.

16.9.1 Bradykarde Herzrhythmusstörungen

Symptomatik. Da das Herzzeitvolumen im wesentlichen über die Herzfrequenz und das Schlagvolumen reguliert wird, muß bei einer Bradykardie das Schlagvolumen kompensatorisch ansteigen, um die Organperfusion sicherzustellen. Sinkt der Puls unter 40 Schläge pro Minute, reicht diese Kompensation oft nicht mehr aus. Eine sog. ***symptomatische Bradykardie*** äußert sich klinisch ***akut*** durch eine zerebrale Minderperfusion (Synkope und Präsynkope, Schwindelattacken) und ***chronisch*** durch verminderte kardiale Förderleistung (Herzinsuffizienz, reduzierte Belastbarkeit), sowie durch uncharakteristische Beschwerden (Verwirrtheitszustände, Konzentrationsschwäche, Tagesmüdigkeit). Differentialdiagnostisch sind andere kardiale und nichtkardiale Ursachen wie tachykarde Rhythmusstörungen, neurologische Erkrankungen und schlafbezogene Atmungsstörungen (Schlaf-Apnoe-Syndrom) auszuschließen.

Diagnostik. Die meisten bradykarden Herzrhythmusstörungen können mit einem Standard-EKG diagnostiziert werden. Intermittierend auftretende Sinusbradykardien, intermittierender Sinusarrest oder AV-Blockierungen können allerdings nur mit einem 24-Stunden-EKG entdeckt werden.

Indikation. Die Indikation zur Implantation eines Herzschrittmachers (Tabelle 16.6) wird durch die klinische Symptomatik und *nicht* durch die vorliegende Herzrhythmusstörung bestimmt!

Herzschrittmacher

Die Schrittmachertherapie hat sich seit der Erstimplantation durch Senning im Jahre 1958 von einer rein lebenserhaltenden zu einer individuellen, differenzierten Therapieform entwickelt. Die Technik der Systeme ist entscheidend verbessert worden, wobei einige „Meilensteine" in der Entwicklung der Herzschrittmachersysteme besondere Erwähnung verlangen: Die Einführung ***transvenöser endokardialer Elektroden*** löste die früher verwendeten myokardialen Elektroden ab. Das Prinzip der „***Demandfunktion***" ersetzte die starrfrequente Stimulation des Herzens. Sie ermöglicht eine Bedarfsstimulation, bei der der Schrittmacher den elektrischen Impuls erst bei Unterschreiten einer bestimmten Herzfrequenz abgibt. Die Frequenz, Impulsbreite, Amplitude und Verstärkerempfindlichkeit (Sensing) sind bei den heute verwendeten Geräten programmierbar und jederzeit den individuellen Bedürfnissen des Patienten anzupassen. Dabei erfolgt die Informationsübertragung zum Herzschrittmacher über ein kodiertes Magnetfeld oder Radiofrequenzsignal, welches von einem Programmiergerät perkutan auf den Schrittmacher übertragen wird. Umgekehrt kann durch Telemetrie der Funktionszustand des Schrittmachers abgefragt werden. Die Entwicklung sequentieller Herzschrittmachersysteme ermöglicht eine „***physiologische Stimulation***". Ein sequentieller Schrittmacher registriert zunächst die physiologische Vorhofaktion. Bleibt diese aus, wird der Vorhof mit einem elektrischen Impuls stimuliert. Wird dieser Impuls nicht auf die Kammer übergeleitet, wird diese ebenfalls elektrisch stimuliert. Bei erhaltenem Vorhofeigenrhythmus bietet somit ein sequentieller Herzschrittmacher die Möglichkeit der ***physiologischen Frequenzadaptation*** und darüber hinaus eine Synchronisierung der Vorhof- und Kammerkontraktion. Durch die Einführung von ***Lithiumbatterien*** als Energiequelle wurde die Schrittmacherlaufzeit auf 5–10 Jahre erhöht. Ein wesentlicher Schritt in der Entwicklung moderner Schrittmachersysteme stellt die ***Frequenzadaptation*** dar. Bei diesen Systemen werden über spezielle Sensoren und Steuerungsalgorithmen belastungsabhängige Parameter zur Frequenzsteuerung wie die QT-Zeit, die Atemfrequenz, die zentralvenöse Temperatur oder die Muskelaktivität wahrgenommen und die Stimulationsfrequenz entsprechend der Aktivität des Patienten verändert.

In der Bundesrepublik Deutschland werden jährlich zwischen 26.000–28.000 Herzschrittmacher neu implantiert. Der Impulsgeber stimuliert das Myokard mit Stromstößen einer Spannung von weniger als 1 Volt und einer Impulslänge von 0,3–1,5 ms. Die Elektrode besteht aus einem Elektrodenstecker, einer Zuleitung und einem Elektrodenkopf. Der Elektrodenkopf soll sowohl eine ***niedrige Reizschwelle (minimale notwendige Stimulationsenergie)*** als auch hohe ***Empfindlichkeit (Sensing)*** ermöglichen. Elektroden mit einer ***aktiven Fixierung*** werden mit einem korkenzieherähnlichen Schraubenkopf in das Endokard geschraubt. Bei Elektroden mit einer ***passiven Fixierung*** wird der Kopf mit kleinen, flexiblen Widerhaken im Trabekelwerk des Herzens verankert. Nur in Ausnahmefällen ist heute noch eine epimyokardiale Elektrodenimplantation notwendig, wobei die Elektroden von außen in das Myokard geschraubt oder mit einem Haken im Myokard „verankert" werden. Die Implantation myokardialer Elektroden kann notwendig werden, wenn kein transvenöser Zugang zur Verfügung steht oder wenn ein Schrittmacher bei Säuglingen und Kleinkindern

Tabelle 16.6. Indikationen zur Implantation eines permanenten Schrittmachersystems

- Symptomatische Sinusbradykardie
- Sinuatrialer Block
- AV-Block II° und III°
- Trifaszikulärer Block
- Sinusknotensyndrom (Sick-sinus-Syndrom)
- Karotissinussyndrom
- Vorhofflimmern mit langsamer Überleitung (Bradyarrhythmia absoluta)

Tabelle 16.7. Internationaler Schrittmacher-Code

Buchstabe	1. *Ort der Stimulation*	2. *Ort der Wahrnehmung (Sensing)*	3. *Arbeitsweise*	4. *Programmierbarkeit*	5. *Antitachykardiefunktion*
	V = Kammer A = Vorhof D = Vorhof und Kammer	V = Kammer A = Vorhof D = Vorhof und Kammer 0 = keine Wahrnehmung	I = inhibiert T = getriggert D = inhibiert und getriggert 0 = keine Steuerung	P = bis 2 Funktionen programmierbar M = Multiprogrammierbar 0 = Nicht programmierbar	B = Burst N = kompetitive Stimulation S = Scanning E = externe Steuerung 0 = keine Antitachykardiefunktion

implantiert werden muß. Myokardiale Elektroden benötigen höhere Stimulationsenergien als endokardiale und zeigen in der Regel nach wenigen Jahren einen beträchtlichen Reizschwellenanstieg.

Internationaler Schrittmacher-Code. Die verschiedenen Schrittmachersysteme und Betriebsarten werden international durch einen Schrittmacher-Code gekennzeichnet (Tabelle 16.7). Dabei bezeichnet der erste Buchstabe den Ort der Stimulation, der zweite den Ort der Wahrnehmung (Sensing), der dritte die Betriebsart, der vierte die Programmierbarkeit und der fünfte die antitachykarde Funktion. So bedeutet beispielsweise die Bezeichnung VVI-Schrittmacher, daß sich der Ort der Stimulation und der Ort der Wahrnehmung im Ventrikel befindet und die Betriebsart inhibiert ist, das heißt, daß bei Wahrnehmung einer Eigenaktion der Schrittmacherimpuls unterdrückt wird. Dementsprechend bedeutet der Code DDD bei einem sequentiellen Zweikammerschrittmacher, daß der Ort der Stimulation und der Ort der Wahrnehmung im Vorhof und Ventrikel liegen und daß die Betriebsart entweder inhibiert oder getriggert durch die Vorhofaktion erfolgt.

Schrittmacherimplantation. Die Implantation wird in der Regel in Lokalanästhesie durchgeführt. Die transvenöse Elektrode wird über die V. cephalica, V. suclavia oder die Vv. jugulares externa bzw. interna implantiert. Unter Kontrolle mit einem Röntgenbildwandler wird die Elektrode im rechten Vorhofsohr und/oder im rechten Ventrikel plaziert. Durch Messung der Reizschwelle und der Amplitude und der Anstiegssteilheit (Spannungsänderung pro Zeiteinheit) der registrierten Signale wird die optimale Elektrodenlage bestimmt. Das Schrittmacheraggregat wird entweder subkutan präpektoral oder subpektoral implantiert. Alternativ erfolgt auch die subkutane Implantation im Bereich des rechten oder linken Oberbauches sowie die submuskuläre Implantation unter dem M. rectus abdominis.

Komplikationen der Schrittmacherimplantation. Die Implantation eines Herzschrittmachers ist heute ein äußerst sicheres Verfahren mit einer Letalität von etwa 0,1 %. Schwerwiegende intraoperative Komplikationen können die Perforation der Elektrode durch die Wand des rechten Ventrikels, die Induktion von Kammerflimmern durch den Kontakt der Elektrode mit dem Endokard und die Ausbildung eines Pneumothorax bzw. Hämatothorax durch die Venenpunktion sein. Nach der Operation wird in 1–5 % der Fälle eine Revision der Elektrodenlage wegen einer Elektrodendislokation notwendig. Elektrodenbrüche werden mit einer Häufigkeit von 1–1,5 % pro Patient und Jahr gesehen und machen den Austausch der Elektrode notwendig. In einigen Fällen kann eine starke Fibrosierung des Gewebes um den Elektrodenkopf die Impulsausbreitung so weit behindern, daß eine effektive Stimulation nicht mehr möglich ist. Ein solcher, ***chronischer Reizschwellenanstieg*** zwingt dann ebenfalls zum Elektrodenwechsel. Eine besonders schwerwiegende Komplikation nach Schrittmacherimplantationen ist eine Infektion, die in 0,8–1 % der Fälle vorkommt. Infektionen erfordern immer eine vollständige Entfernung des Systems (Endokarditisrisiko!).

Postoperative Überwachung. Für jeden Patienten wird nach der Implantation eines Herzschrittmachers ein ***Schrittmacherausweis*** ausgestellt. Dieser Ausweis enthält die Patientendaten, Angaben über die implantierende Klinik und die technischen Daten des Schrittmachers und der Elektrode.

16.9.2 Supraventrikuläre tachykarde Herzrhythmusstörungen

Präexzitationssyndrome. Beim Wolff[8]-Parkinson[9]-White[10] (WPW) und Lown-Ganong-Levine (LGL)-Syndrom werden basisnahe Abschnitte des Ventrikel-

[8] Louis Wolff, Kardiologe, Boston, geb. 1898
[9] Sir John Parkinson, Kardiologe, London, geb. 1885
[10] Paul D. White, Kardiologe, Boston, 1886–1973

myokards über ***akzessorische Leitungsbündel*** (Kent, James) erregt.

> **!** Diese Erregung der Kammer über akzessorische Leitungen erfolgt „vorzeitig", da die physiologische Erregungsausbreitungsverzögerung im AV-Knoten umgangen wird.

Die Folge sind ***paroxysmale, atrio-ventrikuläre Tachykardien***. Behandlungsbedürftige Präexzitationssyndrome, die nicht auf eine medikamentöse Therapie ansprechen, werden heute bis auf wenige Ausnahmen interventionell kardiologisch behandelt. Dabei wird im Rahmen einer elektrophysiologischen Untersuchung (EPU) die Lokalisation des akzessorischen Bündels ermittelt ***(Katheter-Mapping)***. Durch gezielte Übermittlung von Radiofrequenzen über den Katheter wird dann an dieser Stelle lokale Wärme erzeugt und das akzessorische Bündel zerstört ***(Katheter-Radiofrequenz-Ablation)***. Ist eine Katheterablation nicht möglich, muß ein chirurgischer Eingriff durchgeführt werden. Dabei wird das akzessorische Bündel durch Abtastung der Herzoberfläche aufgesucht und mit dem Skalpell, durch Elektrokoagulation, durch Laser oder durch lokale Kälteapplikation (Kryochirurgie –65 bzw. –180 °C), durchtrennt.

Chronisches Vorhofflimmern. In selten Fällen eines therapierefraktären Vorhofflimmerns mit paroxysmalen supraventrikulären Tachykardien ist ein chirurgischer Eingriff indiziert, wenn die Patienten hämodynamisch und subjektiv erheblich beeinträchtigt sind. Zur Behandlung des chronischen Vorhofflimmerns wird die „***Maze-Procedure***" durchgeführt, die von dem amerikanischen Chirurgen Cox beschrieben wurde. Das Prinzip dieser Operation beruht darauf, alle Vorhofleitungsbahnen durch zahlreiche Inzisionen (maze = Irrgarten) der Wand des rechten und linken Vorhofs soweit zu durchtrennen, daß die vom Sinusknoten ausgehende Erregung nur durch *einen* schmalen Korridor zum AV-Knoten gelangt.

Ventrikuläre tachykarde Herzrhythmusstörungen

Pathogenese. Als Kammertachykardie bezeichnet man eine heterotope, rhythmische Tachykardie, die von den Kammern ausgeht und zu Kammerflimmern degenerieren kann. Kammertachykardien oder -flimmern können durch eine einzige Extrasystole ausgelöst werden, die einen Re-Entry-Mechanismus im Purkinje-System in Gang setzt. Dabei entsteht eine kreisende Erregung, deren funktionelle Weglänge von der Refraktärzeit und der Leitungsgeschwindigkeit des pathologisch veränderten Myokards abhängt. Ätiologisch liegt in den meisten Fällen ein akuter oder abgelaufener Herzinfarkt oder eine Kardiomyopathie zugrunde. Insbesondere die Randbezirke eines Infarktareals oder eines Ventrikelaneurysmas, in denen gesundes Myokard auf fibrotisch umgebautes Herzmuskelgewebe trifft, können Ausgang von Re-Entry-Tachykardien sein.

Diagnostik. Eine Kammertachykardie führt in Abhängigkeit von ihrer Frequenz zu einer schweren Kreislaufdepression mit Bewußtlosigkeit oder zum sofortigen Erliegen der Pumpfunktion des Herzens ***(plötzlicher Herztod)***. Die Inzidenz des plötzlichen Herztodes liegt in der BRD bei etwa 80.000–90.000 Fällen pro Jahr. Das einmalige Auftreten einer ventrikulären Tachykardie oder einer Episode von Kammerflimmern, die durch Reanimation erfolgreich terminiert wurde, zwingt zur sofortigen Diagnostik und Therapie. Während einer elektrophysiologischen Untersuchung (EPU) wird unter kontrollierten Bedingungen eine Arrhythmie induziert, der Entstehungsmechanismus identifiziert und die Wirksamkeit verschiedener Antiarrhythmika überprüft.

Therapie. Die ***medikamentöse Therapie*** hat den größten Stellenwert in der Behandlung tachykarder Herzrhythmusstörungen. Allerdings existiert keine Substanz, die zuverlässig alle Arrhythmien unterdrückt und dabei keine gravierenden Nebenwirkungen aufweist. Da Re-Entry-Erregungen vom Endokard ausgehen, wird bei den ***chirurgischen Verfahren*** das Endokard inzidiert oder reseziert. Bei der ***Endokardinzision*** erfolgt eine zirkuläre Inzision des Ventrikelmyokards bis auf das Epikard. Bei der ***Endokardresektion*** wird intraoperativ mit einer Elektrode die arrhythmogene Zone, von der die pathologische Erregung ausgeht, identifiziert ***(endokardiales Mapping)*** und das Endokard an dieser Stelle entfernt. Häufig wird eine solche Endokardresektion mit der Resektion eines Ventrikelaneurysmas kombiniert. Die Operationsletalität dieser Maßnahmen liegt zwischen 8–15 % und bei 10 % der Patienten kommt es nach der Operation zu einem Rezidiv. Aufgrund dieser eher ungünstigen Ergebnisse und der hervorragenden Alternative in Form der internen Defibrillatoren kommen chirurgische Verfahren zur kausalen Therapie ventrikulärer Tachykardien heute praktisch kaum noch zum Einsatz.

Implantierbarer automatischer interner Kardioverter-Defibrillator (AICD). Die Implantation eines AICD erlaubt die ***symptomatische*** Therapie ventrikulärer Tachykardien.

> **!** Das Grundprinzip des AICD ist die kontinuierliche Überwachung des Herzrhythmus (Sensing) und die automatische Terminierung einer lebensbedrohlichen, tachykarden, ventrikulären Herzrhythmusstörung

durch *Kardioversion* (synchronisierte Schockabgabe) oder *Defibrillation* (Schockabgabe ohne Synchronisation).

Bei den Geräten der neusten Generation ist die Terminierung einer Kammertachykardie nicht nur durch Abgabe eines Elektroschocks möglich, sondern auch durch ***antitachykarde Überstimulation*** (Abb. 16.19 und Abb. 16.20). Die erste klinische Implantation eines solchen Gerätes wurde von Mirowsky im Jahre 1980 durchgeführt. Der AICD besteht aus einem Impulsgeber mit Lithiumbatterien, über welche ein Kondensator aufgeladen wird. Die Erkennung einer ventrikulären Tachykardie erfolgt nach den Kriterien der Frequenz und der QRS-Morphologie. Im Fall einer solchen Rhythmusstörung wird von den aufgeladenen Kondensatoren ein Elektroschock mit etwa 30 Joule Energie abgegeben. Bei den Geräten der frühen Generation erfolgte die Schockabgabe über 2 flächenförmige, epikardiale Elektroden, die über eine Thorakotomie implantiert wurden. Inzwischen sind bedeutende technische Fortschritte erreicht worden: Die Aggregatgehäuse sind entscheidend verkleinert worden, und der Schock wird zwischen einer endokardial, im rechten Ventrikel plazierten Elektrode und dem subpektoral plazierten Gehäuse abgegeben. Dadurch ist die Implantation eines AICD zu einem unkomplizierten Eingriff geworden, der jedoch unter Vollnarkose durchgeführt werden muß, da bei der Operation die Effektivität des Defibrillatorsystems durch induziertes Kammerflimmern getestet wird.

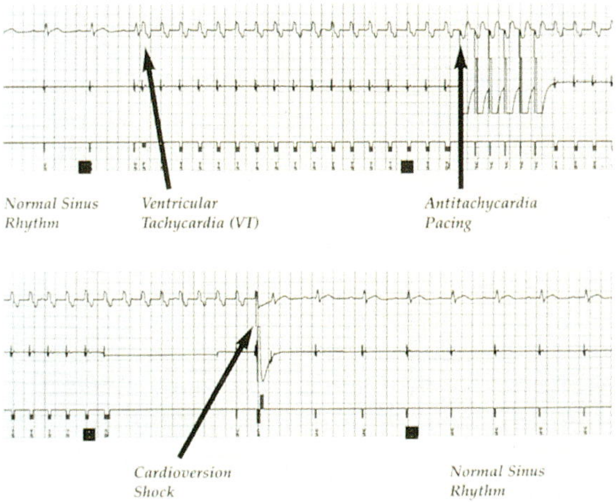

Abb. 16.19. Beispiel einer Kammertachykardie bei einem Patienten mit einem AICD. Die Episode wurde von dem Gerät aufgezeichnet und gespeichert. Der AICD versucht zunächst die Kammertachykardie durch „antitachykarde Überstimulation" zu beenden. Da diese Maßnahme nicht erfolgreich ist, wird anschließend ein synchronisierter Schock (Kardioversion) abgegeben. Danach schlägt das Herz wieder im Sinusrhythmus

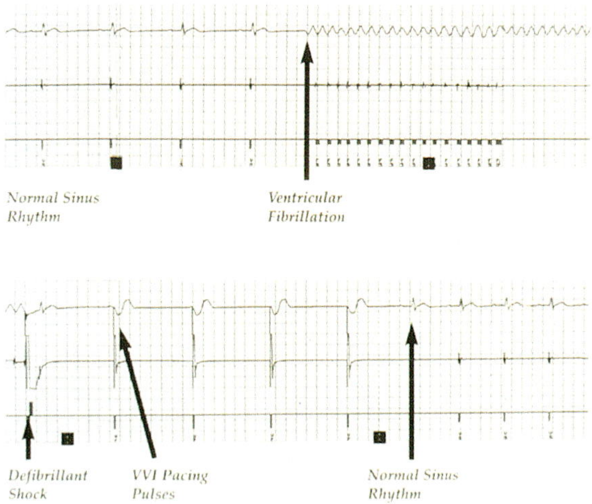

Abb. 16.20. Beispiel einer plötzlichen Episode von Kammerflimmern bei vorher stabilem Sinusrhythmus bei einem Patienten mit einem AICD. Die Episode wurde von dem Gerät aufgezeichnet und gespeichert. Das Kammerflimmern wird durch einen Schock terminiert. Anschließend besteht eine kurze Phase einer „Asystolie", die durch Schrittmacherimpulse durch den AICD überbrückt wird. Nach wenigen Schlägen stellt sich wieder Sinusrhythmus ein

Indikation zur AICD-Implantation. Die Indikation zur Implantation eines AICD besteht bei rezidivierenden Kammertachykardien, wenn sich eine medikamentöse Therapie bei der EPU als unwirksam erwiesen hat oder aufgrund von spezifischen Nebenwirkungen nicht möglich ist. Die Induzierbarkeit der Tachyarrhythmie während der EPU ist dabei keine Bedingung, sollte aber in jedem Falle versucht werden. Eine Indikation besteht nicht, wenn die ventrikuläre Tachykardie im Rahmen einer akuten Myokardischämie oder eines Herzinfarktes aufgetreten ist.

Ergebnisse und Komplikationen der AICD-Implantation. Ähnlich wie bei den Herzschrittmachern sind Elektrodenbrüche, Elektrodendislokation, Aggregatdislokation, -dysfunktion und Infektion die wesentlichen Komplikationen. Eine Infektion sieht man in etwa 2–8 % der Fälle, die Inzidenz von Elektrodendislokationen und Elektrodenbrüchen liegt zwischen 5–15 %. Die perioperative Letalität konnte durch die Verwendung rein transvenöser, endokardialer Systeme drastisch gesenkt werden und liegt heute nach internationalen Studien zwischen 0,3–0,8 %. Die Inzidenz des plötzlichen Herztodes liegt nach AICD-Implantation bei 2 % nach einem und bei 6 % nach vier Jahren. Vergleichbare Patienten, die medikamentös behandelt werden, zeigen eine Inzidenz zwischen 5–9 % nach einem und über 20 % nach vier Jahren. Die hervorragenden Ergebnisse der AICD-Implantation rechtfertigen den Einsatz eines sehr kostenintensiven und aufwendigen Therapieverfahrens unter Beachtung strenger Indikationskriterien.

16.10 Herztumoren

Herztumoren werden in primäre und sekundäre Geschwülste unterteilt. Die sehr seltenen, primären Tumoren können gutartig oder bösartig sein. Die sekundären Tumoren sind immer Metastasen extrakardialer Primärtumoren. Herztumoren wachsen intraluminal, intramyokardial und epi- oder perikardial.

> **!** Primäre Herztumoren sind selten und 75 % davon sind gutartig. Das benigne mesenchymale Myxom ist der häufigste Herztumor.

Andere gutartige Primärtumoren sind das Rhabdomyom (20 %) und die nicht myxomatösen Herztumoren wie das Lipom, das Fibrom und das Hämangiom (30 %). Bei den primär malignen Herztumoren stellen Sarkome den größten Anteil. Die häufigsten Vertreter sind das Angio-, das Rhabdomyo- und das Fibrosarkom.

16.10.1 Primäre Tumoren

Vorhofmyxom

Myxome manifestieren sich bevorzugt in der fünften Lebensdekade. Nur etwa 12 % der Patienten sind älter als 70 Jahre und 9 % sind jünger als 15 Jahre. 95 % aller Myxome sind im Vorhof lokalisiert, 75 % davon im linken Vorhof. Die Mehrzahl der Myxome nehmen ihren Ursprung vom interatrialen Septum. Makroskopisch unterscheidet man ovoid-rundliche, häufig gekapselte und polypoid-zottenförmige Wachstumsformen.

Symptomatik. Myxome führen häufig zu unspezifischen Symptomen, die Erkrankungen aus dem rheumatischen Formenkreis vortäuschen. Dazu gehören Fieber, Exantheme, Arthralgien und Myalgien ***(Myxomkrankheit)***. Spezifische Symptome wie Belastungsdyspnoe, Schwindel, Synkopen und Herzinsuffizienz können durch intermittierende Verlegung des Mitral- oder des Trikuspidalklappenostiums durch den Tumor entstehen, wobei das Auftreten der Symptome mit einer Änderung der Körperlage korreliert sein kann (Abb. 16.21). Durch Embolisierung von Myxommaterial kann es zu zerebralen Insulten, Verschlüssen von Extremitätenarterien, Myokardinfarkten oder Lungenembolien kommen.

Diagnostik. Mit der Echokardiographie (besonders bei transösophagealer Untersuchungstechnik) wird die Größe des Tumors, die Beteiligung einer AV-Klappe und die Lokalisation des Tumorstiels exakt bestimmt und die Diagnose damit gesichert. Eine Herzkatheteruntersuchung ist in der Regel nur zum Ausschluß einer

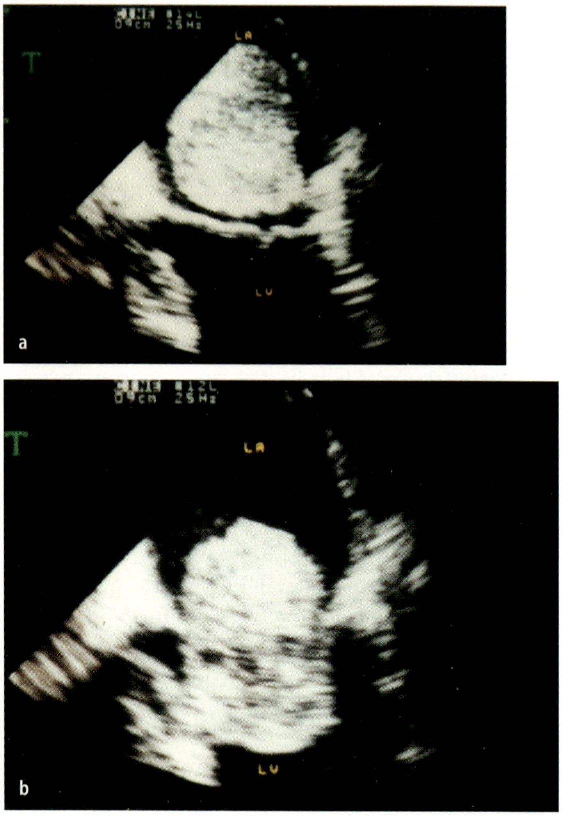

Abb. 16.21 a, b. Darstellung eines Vorhofmyxoms in der transösophagealen Echokardiographie: **a** In der Systole geschlossene Mitralklappe, Tumor im linken Vorhof (LA). **b** „funktionelle" Mitralstenose durch Prolaps des Tumors in den linken Ventrikel (LV) während der Diastole

gleichzeitig bestehenden koronaren Herzerkrankung notwendig. Die Computer- oder Kernspintomographie liefern beim Myxom keine weiteren Informationen.

Therapie. Die Indikation zur operativen Entfernung eines Myxoms ist immer gegeben. Der operative Zugang erfolgt über eine mediane Sternotomie, und unter extrakorporaler Zirkulation wird am kardioplegisch stillgestellten Herzen der rechte Vorhof geöffnet. Ein linksatriales Myxom wird über eine Inzision des Vorhofseptums entfernt. Bei breitbasigem Ansatz wird ein Teil des Vorhofseptums reseziert und mit einem Patch aus Perikard oder Dacron gedeckt. Ist die Mitralklappe infiltriert, muß eine plastische Rekonstruktion der Klappe, in seltenen Fällen auch ein Klappenersatz, durchgeführt werden. Mit der vollständigen Entfernung des Myxoms ist die Erkrankung in der Regel ausgeheilt. Rezidive sind meistens auf eine inadäquate Resektion zurückzuführen.

Maligne primäre Tumoren

Im Gegensatz zum Myxom treten maligne Herztumoren überwiegend in der dritten bis vierten Lebensdekade auf. Hierbei sind die Computer- oder Kernspintomographie zur Beurteilung einer intrakavitären, intramyokardialen und perikardialen Tumorausdehnung von Bedeutung. Die Prognose ist trotz aggressivem chirurgischen, radio- und chemotherapeutischem Vorgehen äußerst ungünstig, und die meisten Patienten versterben innerhalb eines Jahres in Folge eines Rezidivs oder einer Metastasierung.

16.10.2 Sekundäre Tumoren

Die Inzidenz solitärer kardialer Metastasen ist gering. Allerdings findet man bei 5–17% aller metastasierenden, soliden Tumoren auch eine kardiale Beteiligung. Primärtumoren, die in enger Nachbarschaft zum Herzen lokalisiert sind (Ösophagus, Lunge, Brust) infiltrieren das Herz direkt oder metastasieren lymphogen. Hämatogene Herzmetastasen stammen gewöhnlich von malignen Melanomen und Lymphomen. Tumoren mit hämatogener Metastasierungstendenz siedeln bevorzugt ins Myokard, solche mit lymphogener Metastasierungstendenz am häufigsten ins Perikard. Die relative Filialisierungshäufigkeit ist abhängig vom Tumortyp: Primärtumoren mit relativ häufiger Geschwulstabsiedlung in das Herz, sind das maligne Melanom, das maligne Lymphom, das Mammakarzinom und das Bronchialkarzinom. Eine Sonderstellung nimmt das Hypernephrom ein, das über eine endoluminale Ausbreitung durch die V. cava inferior bis in den rechten Vorhof wachsen kann.

16.11 Erkrankungen der thorakalen Aorta

16.11.1 Aortenaneurysma

Definition und Ätiologie. Der Begriff Aneurysma bezeichnet die Aufweitung eines arteriellen Blutgefäßes. Sind alle Wandschichten betroffen, so spricht man von einem echten Aneurysma (verum). Besteht die Aneurysmawand nur aus adventitiellem Gewebe, spricht man von einem falschen Aneurysma. Nach der Form des Aneurysmas unterscheidet man ***sakkuläre*** und ***fusiforme*** und nach der Ätiologie angeborene und erworbene. Ursache für ein Aneurysma ist eine Schwächung der elastischen Kräfte der Gefäßmedia, die dann dem intravaskulären Druck nicht mehr standhalten kann. Die Erkrankung der Gefäßmedia kann auf einen genetischen Defekt der extrazellulären Glykoproteinmatrix wie beim Marfansyndrom[11] zurückzuführen sein, auf eine zystische Medianekrose (Gsell-Erdheim), auf degenerative arteriosklerotische Veränderungen oder auf eine Infektion. Bei der traumatischen Aortenruptur treten so hohe lokale mechanische Kräfte auf, daß auch eine gesunde Gefäßmedia zerreißt. Die Syphiliserkrankung als Ursache für ein Aortenaneurysma ist heute selten und praktisch ohne Bedeutung.

> **!** Nach operativer Korrektur eines thorakalen Aneurysmas ist die Langzeitprognose des Patienten im wesentlichen von der Ätiologie der Erkrankung abhängig.

Diagnostik. Die Diagnose wird mittels Echokardiographie, Computer- oder Kernspintomographie, konventioneller Angiographie oder digitaler Subtraktionsangiographie gestellt. Häufig werden asymptomatische Aneurysmen der Aorta ascendens oder des Bogens durch eine rechtsseitige oder eine obere Mediastinalverbreiterung zufällig auf einer Thorax-Röntgenaufnahme entdeckt.

Aneurysma der Aorta ascendens

Die Aorta ascendens beginnt am Aortenklappenring und endet vor dem Abgang des Truncus brachiocephalicus. ***Aneurysmen der Aorta ascendens*** werden meist im 3.–5. Lebensjahrzehnt klinisch manifest und haben als Ursache häufig idiopathische Mediaerkrankungen. Sie beginnen entweder oberhalb des Abgangs der Koronargefäße oder beziehen zusammen mit einer Ektasie des Klappenrings die ganze Aortenwurzel mit ein. Eine Besonderheit ist das ***Aneurysma des Sinus Valsalvae***. Dabei können ein oder alle drei Sinus betroffen sein. Ätiologisch liegen dieser Form des Aneurysmas Erkrankungen der Gefäßmedia (Marfansyndrom, zystische Mediannekrose) oder eine Entzündung der Gefäßwand als Komplikation einer infektiösen Endokarditis zugrunde. Angeborene Aneurysmen des Sinus Valsalvae betreffen häufig nur einen Sinus und werden erst im Erwachsenenalter symptomatisch.

Symptomatik. Das Ascendens-Aneurysma kann eine erhebliche Größe annehmen, bevor es klinisch in Erscheinung tritt. Manche Patienten klagen über einen unspezifischen retrosternalen Druck. Viele werden jedoch erst symptomatisch, wenn sich aufgrund einer zunehmenden Dilatation des Aortenklappenringes eine Aorteninsuffizienz entwickelt, die dann zur Einschränkung der Belastbarkeit führt. Bei erheblicher Größenzunahme kann durch Verdrängung der V. cava superior oder der Pulmonalarterie eine obere Einflußstauung bzw. eine Rechtsherzinsuffizienz entstehen.

Operationsindikation. Die Patienten sind durch Ruptur, Verlegung der Koronarostien, Herzinsuffizienz und periphere Embolien gefährdet. Die Indikation zur Operation besteht bei klinischer Beschwerdesymptomatik,

[11] Antoine-Bernard Marfan, Pädiater, Paris, 1858–1942

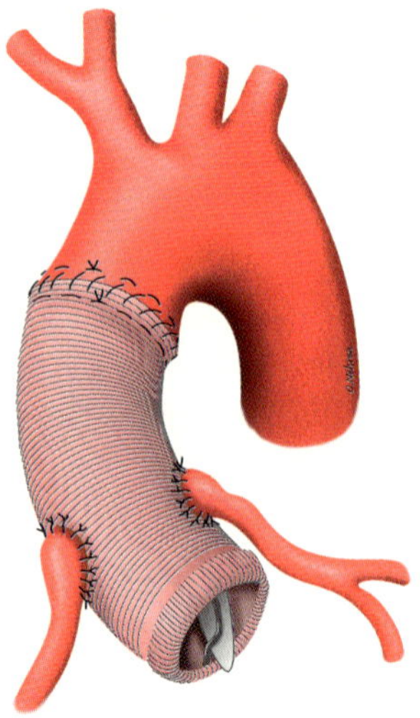

Abb. 16.22. Ersatz der Aorta ascendens mit einem „Klappentragenden-Konduit". Die Ostien der Koronararterien sind mit der Prothese anastomosiert

bei Größenzunahme des Aneurysmas und bei Aortenklappeninsuffizienz. Liegt ein Aneurysma im Rahmen eines Marfansyndroms vor, ist die Indikation dringlich zu stellen, da die Progression der Erkrankung besonders rasch ist. Asymptomatische Aneurysmen werden zunächst nach 6 Wochen, dann nach 3 Monaten und schließlich in halbjährlichen Abständen kontrolliert und die Operationsindikation wird bei einem Durchmesser von mehr als 5–6 cm gestellt.

Operative Therapie. Der operative Zugang erfolgt über eine mediane Sternotomie. Je nach Ausdehnung des Aneurysmas muß der arterielle Schenkel der Herz-Lungen-Maschine über eine Femoralarterie oder den Aortenbogen angeschlossen werden. In den Fällen, in denen das Aneurysma auf die suprakoronare Aorta ascendens beschränkt ist, kann dieser Abschnitt des Gefäßes durch eine Rohrprothese aus gewebtem Dacron-Doppelvelour ersetzt werden. Liegt eine Erweiterung des Klappenrings mit Aortenklappeninsuffizienz vor, wird ein klappentragendes Konduit (Rohrprothese mit integrierter Herzklappenprothese) implantiert. Die Technik macht die „Reimplantation der Koronarostien" in die Prothese notwendig (Abb. 16.22). Die Operationsletalität liegt je nach Ausdehnung des Eingriffs zwischen 4–10 %.

Aneurysmen des Aortenbogens

Der Aortenbogen reicht vom Abgang des Truncus brachiocephalicus bis zum Lig. arteriosum. Von topographischer Bedeutung ist die unmittelbare Nähe des Aortenbogens zu Trachea und Ösophagus und der Verlauf des N. recurrens um den distalen Anteil des Aortenbogens.

Symptomatik. Aortenbogenaneurysmen sind häufig asymptomatisch und werden erst infolge einer gedeckten Ruptur diagnostiziert. Dabei verspüren die Patienten akute stechende Brustschmerzen mit Ausstrahlung in den Rücken oder in die Arme. Jedoch können Aortenbogenaneurysmen auch durch Stridor, Atemnot und Dysphagie (Kompression der Luftwege oder Ösophagus), sowie durch Heiserkeit (Druckschädigung des linksseitigen N. recurrens) auffallen. Eine Arrosion eines Bronchus, der Lunge oder des Ösophagus kann in einzelnen Fällen Hämoptysen und Hämatemesis verursachen.

Operationsindikation. Aortenbogenaneurysmen, die rasch an Größe zunehmen oder bereits einen Durchmesser von mehr als 5–6 cm erreicht haben, müssen in jedem Fall operativ behandelt werden. Die Operationsletalität ist jedoch aufgrund der speziellen Lokalisation erhöht, so daß bei der Indikationsstellung mehr noch als bei anderen chirurgischen Eingriffen auch der Allgemeinzustand des Patienten, das Alter und das Vorliegen sekundärer Organveränderungen berücksichtigt werden müssen.

Operative Therapie. Während der Operation am Aortenbogen muß die Blutversorgung des Gehirns sichergestellt werden. Dies kann durch ***selektive, antegrade Perfusion*** der Kopf-Halsgefäße oder durch ***retrograde Perfusion*** über die V. cava superior erfolgen. Bei der antegraden Perfusion fließt das Blut über die rechte und linke A. carotis, dazu müssen diese Gefäße mit Kanülen versorgt werden. Bei der retrograden Perfusion fließt das Blut in „umgekehrter" Richtung über die obere Hohlvene und fließt über die beiden Aa. carotes wieder ab. Dadurch kann man die Kanülierung der oft stark veränderten Arterien vermeiden.

Eine andere Alternative ist der Eingriff im hypothermen Kreislaufstillstand, dabei wird der Patient mit der Herz-Lungen-Maschine auf eine Körpertemperatur von 16–20 °C gekühlt. Bei dieser Temperatur steht eine Zeit von 30–45 min zur Verfügung, um ohne bleibende Schädigung des Gehirns die Operation am Aortenbogen durchzuführen. Das Überschreiten einer Stillstandszeit von 60 min hat allerdings schwere zerebrale Schäden bis hin zum Hirntod des Patienten zur Folge. Demgegenüber steht bei selektiver Perfusion der Kopf-Halsgefäße, die in milderer Hypothermie (20–25 °C) erfolgt, eine längere Zeit für die chirurgische Korrektur zur Verfügung. Diese Korrektur erfolgt durch Ersatz des Aortenbogen mit einer Rohrprothese. Dabei werden möglichst alle drei Abgänge der Kopf-Halsgefäße in der Kontinuität belassen und in Form einer „Insel" mit der Prothese anastomosiert. Die Operationsletalität variiert zwischen 5–25 %.

Komplikationen. Wesentliche Komplikationen nach Ersatz des Aortenbogens sind eine intraoperative Schädigung des N. recurrens und eine Hirnschädigung durch Minderversorgung während des Eingriffs oder durch Embolie arteriosklerotischen Materials.

Aneurysma der thorakalen Aorta descendens

Dieser Abschnitt der Aorta erstreckt sich vom Lig. arteriosum bis zum Zwerchfell. In deren Verlauf gehen zahlreiche Interkostalarterien ab, von denen einige die Blutversorgung des Rückenmarks sicherstellen. Das Descendens-Aneurysma ist besonders häufig arteriosklerotischer Genese und manifestiert sich in der 6.–7. Lebensdekade. Bei erheblicher Größenzunahme führen arteriosklerotische Intimaläsionen und eine Verwirbelung des Blutes in dem Aneurysma häufig zur Entwicklung ***wandständiger Appositionsthromben***, die das Lumen teilweise verlegen können.

Symptomatik. Auch die Descendens-Aneurysmen sind häufig asymptomatisch. Wenn Schmerzen auftreten, werden sie charakteristischerweise zwischen den Schultern lokalisiert. Heiserkeit kann auf eine Kompression des N. recurrens und Stridor und Schluckbeschwerden auf Kompression der Trachea bzw. des Ösophagus hindeuten. Seltenere Symptome sind Hämoptysis und Hämatemesis durch Arrosion von Luftwegen bzw. des Ösophagus. Bei einer Ruptur empfinden die Patienten einen akuten, „messerstichähnlichen" Schmerz zwischen den Schulterblättern.

Operationsindikation. Sie besteht bei großen, verdrängend wachsenden Aneurysmen, bei Lumeneinengung durch Thromben, bei rascher Progredienz und bei klinischer Symptomatik.

Operative Therapie. Der operative Zugang zur Aorta descendens erfolgt über eine links-posterolaterale Thorakotomie im 3.–4. ICR. Der aneurysmatisch erweiterte Abschnitt der Schlagader wird durch eine Rohrprothese ersetzt. Der Ersatz eines kleinen Abschnitts der Aorta wird unter einfachem Abklemmen durchgeführt. Dabei ist zu bedenken, daß dadurch die Nachlast des Herzens erheblich erhöht wird (***Cave***: Herzinsuffizienz!) und daß der Perfusions- und Druckabfall distal der Klemme zu einer Minderversorgung des Rückenmarks und der Nieren führen kann.

> **!** Bei Operationen an der thorakalen Aorta descendens besteht immer das Risiko einer postoperativen Paraparese oder Paraplegie.

Um bei ausgedehnten Eingriffen während der Abklemmung die Perfusion des Rückenmarks sicherzustellen, kann mit einer Zentrifugalpumpe ein atrio-arterieller Linksherz-Bypass (linker Vorhof zur A. femoralis) oder mit der Herz-Lungen-Maschine ein veno-arterieller Bypass (V. zur A. femoralis) durchgeführt werden. Eine andere Alternative ist die Operation im Kreislaufstillstand bei tiefer Hypothermie (Rückenmarksprotektion durch Kälte!). Größere Interkostalarterien, die in der Regel aus der Rückwand der Aorta abgehen, werden in der Kontinuität belassen und in Form einer „Insel" mit der Rohrprothese anastomosiert. In den Fällen, in denen sich das Aneurysma über das Zwerchfell hinaus bis in die abdominale Aorta erstreckt, wird eine zweite Thorakotomie weiter distal durchgeführt und die Inzision in das Abdomen hinein verlängert, wobei die distalen Rippen und das Zwerchfell durchtrennt werden. Die Aorta wird in ihrem retroperitonealen Verlauf so weit verfolgt, bis sie wieder normale Weite hat, um die Rohrprothese anzuschließen.

Die Operationsletalität liegt zwischen 5–15 %. Die Inzidenz einer postoperativen Paraplegie oder Paraparese liegt bei 2–5 % und ist von der chirurgischen Technik und der individuellen Gefäßversorgung des Rückenmarks abhängig.

Traumatische Aortenruptur

Unter dem Eindruck extremer, lokaler Scherkräfte können die Wandschichten der Aorta einreißen.

Die akute traumatische Ruptur ist in etwa 70 % der Fälle am Beginn der deszendierenden thorakalen Aorta lokalisiert. Der Unfallmechanismus ist ein Aufprall des Brustkorbs mit hoher Geschwindigkeit. Durch das Lig. arteriosum und die Kopf-Halsgefäße ist der Aortenbogen mit dem Thorax „verankert" und folgt daher einer schnellen Dezelerationsbewegung des Brustkorbs nach einem Aufprall. Die trägere Blutflüssigkeit im distalen Ende des Aortenbogens und dem Anfangsteil der deszendierenden Aorta bewegt sich allerdings noch nach anterior, während die anderen Strukturen bereits dezelerieren. Daher treten die größten Scherkräfte meistens am Übergang des Bogens in die Aorta descendens auf. Ist die Ruptur komplett und schließt alle Wandschichten, einschließlich der Adventita und der mediastinalen Pleura mit ein, ist sie sofort tödlich. Bleiben jedoch die letztgenannten Strukturen intakt, so ist die Ruptur gedeckt, und es kommt zum sickerhaften Austritt von Blut und zur Entwicklung eines linksseitigen Hämatothorax. Nur in 10 % der Fälle findet eine Aortenruptur im Bereich der aszendierenden Aorta statt. Dabei führen vertikal einwirkende Kräfte eher zu einer Ruptur der aszendierenden Aorta und des Bogens und horizontal einwirkende Kräfte eher zu einer Ruptur der deszendierenden Aorta. In seltenen Fällen kann eine traumatische Aortenruptur auch im distalen Anteil der thorakalen Aorta nahe dem Zwerchfelldurchtritt oder im Bereich der Aorta abdominalis auftreten.

Symptomatik und Diagnostik. Patienten, die nach einer Aortenruptur die Klinik erreichen, weisen in der Regel andere schwere Verletzungen intraabdomineller

Organe oder des Kopfes auf. Nur selten klagen diese Patienten über einen spezifischen, zwischen den Schulterblättern gelegenen Schmerz. In der Regel weist die Thorax-Röntgenaufnahme auf die Diagnose hin.

> **!** Ein verbreitertes Mediastinum und/oder ein linksseitiger Hämatothorax nach Thoraxtrauma ist immer verdächtig auf eine traumatische Aortenruptur!

Einige Patienten zeigen hohe Blutdruckwerte an den oberen Extremitäten oder eine Querschnittslähmung, die nicht durch Verletzung der Wirbelsäule zu erklären ist. Auch eine Ischämie der unteren Körperhälfte kann auf eine Aortenruptur hinweisen. Eine Prellmarke vor dem Sternum kann den Verdacht auf eine Aortenruptur lenken. Neben der Thorax-Röntgenaufnahme ist eine präzise Diagnosestellung mittels transösophagealer Echokardiographie möglich. Dieses Verfahren erspart einen eventuell risikoreichen Transport des Schwerverletzten in die Röntgenabteilung und nur in unklaren Fällen muß ein Kontrastmittel-Computertomogramm oder eine digitale Subtraktionsaortographie durchgeführt werden.

Operationsindikation. Die traumatische Aortenruptur muß immer, unmittelbar nach Diagnosestellung operativ behandelt werden. Ungefähr 40 % der nicht behandelten Patienten sterben innerhalb der ersten 48 h nach dem Unfallereignis.

Operative Therapie. Bei einer Ruptur in „klassischer" Lokalisation (Anfangsteil der Aorta descendens) wird der Thorax über eine links-posterolaterale Thorakotomie geöffnet. Die operative Versorgung der Aorta ascendens erfolgt über eine mediane Sternotomie. Für die Operation an der traumatisch rupturierten Aorta gelten die gleichen operationstechnischen Maßgaben wie für die Aneurysmachirurgie. Je nach Ausdehnung der Zerreißung kann die Aorta entweder End-zu-End wieder vernäht werden, oder es muß eine Rohrprothese interponiert werden. Die schwerste Komplikation ist die postoperative Querschnittslähmung, die in etwa 15 % der Fälle vorkommt.

16.11.2 Aortendissektion

> Eine Dissektion der Aorta entsteht, wenn die Gefäßintima einreißt und Blut in die Gefäßmedia eintritt.

Da das Blut unter hohem Druck steht, kommt es zu einer longitudinalen Aufspaltung der Media über weite Strecken.

> **!** Bei der Dissektion entstehen funktionell zwei Gefäßlumina, ein „wahres" Lumen, das von der normalen Gefäßintima begrenzt wird und ein „falsches" Lumen, das von der Media und Adventitia begrenzt wird.

Die Stelle, an der die Intima ursprünglich eingerissen ist, bezeichnet man als „***Entry***". Über dieses Entry strömt das Blut zunächst in das falsche Lumen ein und kann zur Verdrängung oder vollständigen Verlegung des wahren Lumens führen. Meistens hält der Intimaschlauch dem Druck im falschen Lumen nicht stand, und es kommt zu weiteren Einrissen weiter distal des Entrys, durch die das Blut aus dem falschen Lumen wieder in das wahre Lumen übertritt ***(„Re-Entry")***. Entsprechend der Lokalisation des Entry wurde von De Bakey und Mitarbeitern 1965 eine Klassifikation der Aortendissektion aufgestellt:

- Beim ***Typ I*** liegt das Entry im Bereich der Aorta ascendens, die Ausdehnung des wahren und falschen Lumens (Doppellumen) reicht aber über die Aorta ascendens in den Aortenbogen und weiter in die Aorta descendens hinein.
- Beim ***Typ II*** liegt das Entry ebenfalls im Bereich der Aorta ascendens, das Doppellumen ist jedoch auf die ascendierende Aorta begrenzt.
- Beim ***Typ III*** findet sich das Entry im Bereich der proximalen Aorta descendens und das Doppellumen betrifft die Aorta distal des Aortenbogens.

Da die Dissektion vom Entry aus jedoch nicht nur ***antegrad***, sondern auch ***retrograd*** fortschreiten kann, ist die Situation mit einem Entry in der Aorta descendens und der retrograden Ausbildung eines Doppellumens in die Aorta ascendens bei dieser Klassifikation nicht berücksichtigt. Aus diesem Grund schlugen Dailey und Mitarbeiter von der Stanford University eine Klassifikation der Dissektion in die Typen A und B vor. Diese Einteilung bezieht sich nicht auf die Lokalisation des Entrys, sondern auf die Ausdehnung des Doppellumens (Abb. 16.23).

> **!** Stanford-Klassifikation der Aortendissektion: Beim Typ A liegt das Doppellumen in der Aorta ascendens, bei Typ B in der Aorta descendens.

Alle Typ A-Dissektionen werden über eine mediane Sternotomie operiert und alle Typ B-Dissektionen über eine linkslaterale Thorakotomie.

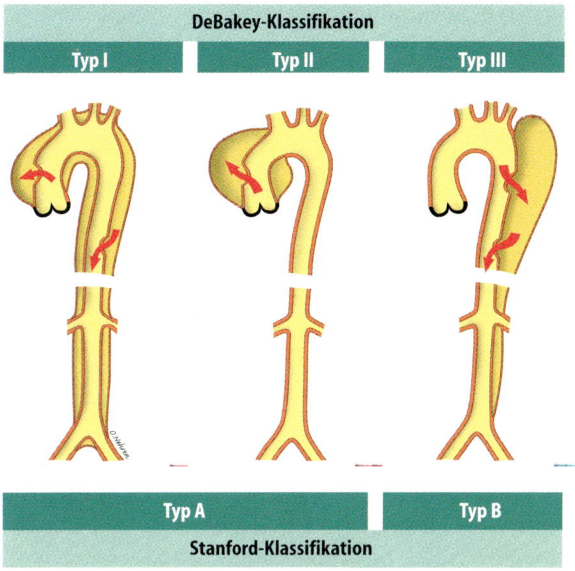

Abb. 16.23 a, b. Aortendissektion. **a** DeBakey-Klassifikation (Typ I-III). **b** Stanford-Klassifikation (Typ A und B)

Ätiologie. Eine Aortendissektion kommt bei degenerativer Erkrankungen der Gefäßmedia (Marfansyndrom, Gsell-Erdheim), fortgeschrittener Arteriosklerose oder bei einer arteriellen Hypertonie vor. Bei bereits bestehendem Aneurysma verum der Aorta, steht die Gefäßintima unter hoher Wandspannung (La Place-Gesetz, s. Kap. „Aorteninsuffizienz"), dies kann zu einem Einriß mit konsekutiver Dissektion führen. In diesem Fall spricht man vom ***dissezierenden Aortenaneurysma***.

Präoperative Komplikationen. Die akute Aortendissektion ist eine lebensbedrohliche Erkrankung. Nur etwa die Hälfte der Patienten mit akuter Dissektion überleben die ersten 48 h nach dem initialen Ereignis. Nach 2 Wochen leben nur noch 20% und nach 3 Monaten nur noch 10%.

- ***Ruptur***: Die Rupturgefahr ist bei Typ B-Dissektionen deutlich geringer als beim Typ A. Bei einer Ruptur im Bereich der Aorta ascendens tritt Blut in den Perikardbeutel aus und führt entweder zum sofortigen Tod des Patienten oder zur Entwicklung eines Hämoperikards mit Perikardtamponade. Rupturen im Bereich des Aortenbogens und der Aorta descendens sind weniger gefährlich, da sie in der Regel gedeckt sind und zu einem periadventitiellem Hämatom mit Sickerblutung führen.
- ***Aortenklappeninsuffizienz***: Durch retrograde Dissektion bis auf den Aortenklappenring werden die an der Intima aufgehängten Aortenklappensegel durch das falsche Lumen in Richtung Gefäßmitte verdrängt. Dadurch entsteht eine Verziehung der Klappengeometrie, die Klappensegel werden schlußunfähig und die Klappe insuffizient.
- ***Ischämie***: Durch das falsche Lumen kann es prinzipiell an jedem Gefäßabgang aus der Aorta zu einer Verlegung des wahren Gefäßlumens mit konsekutiver Ischämie des nachgeschalteten Organs kommen. Auch ein kompletter Intimaabriß im Bereich von Gefäßabgängen ist möglich. Die schwerwiegendsten Komplikationen entwickeln sich bei Verlegung der Koronarostien, der Kopf-Halsgefäße, der rückenmarkversorgenden Arterien sowie der Intestinal- und Extremitätenarterien.
- ***Dilatation und Aneurysma***: In den seltenen Fällen, in denen eine akute Aortendissektion nicht sofort operativ versorgt wird, kommt es in der Regel langfristig zur Dilatation des falschen Lumens und zur Ausbildung eines ***chronisch, dissezierenden Aortenaneurysmas***. Solche chronischen Aneurysmen sind günstiger zu operieren, da sich die Gewebestrukturen bereits durch Vernarbung verfestigt haben und Prothesen sicherer verankert werden können als bei einem akuten Prozeß.

> **!** Die akute Dissektion der Aorta ascendens ist lebensbedrohend (Ruptur, Aortenklappeninsuffizienz, Organischämie) und muß sofort nach Diagnosestellung operativ behandelt werden.

Symptomatik. Die Symptomatik kann durch die akute Ausdehnung der Aorta oder durch die Ausbildung sekundärer Organkomplikationen bestimmt werden. Typisch ist ein stechender, in die Schulterblätter ausstrahlender Schmerz (wie „mit einem Dolch durchstoßen"). Darüber hinaus kann aber auch ein Myokardinfarkt oder die Aortenklappeninsuffizienz die Symptomatik bestimmen. Eine intrakardiale Aortenruptur kann zur Ausbildung einer Perikardtamponade und zum kardiogenen Schock führen. Bei Verlegung der Karotiden können zerebrale Symptome das klinische Bild bestimmen, sind die Baucharterien betroffen steht ein akutes Abdomen, bei den Rückenmarksarterien eine akute Querschnittslähmung und bei den Nierenarterien eine akute Oligo-Anurie im Vordergrund. Eine komplette Verlegung des wahren Lumens der distalen Aorta von der Bifurkation durch das falsche Lumen führt zum Leriche[12]-Syndrom (blaßgraue Marmorierung der gesamten unteren Körperhälfte).

Akute Aortendissektion Typ A

Diagnostik. Die Diagnostik wird von der primären Symptomatik bestimmt. Die Differentialdiagnose „akuter Myokardinfarkt" muß mittels EKG und Bestimmung der Serumenzyme dringlich abgeklärt wer-

---

[12] Henri Leriche, Chirurg, Lyon, Strasbourg, 1879–1955

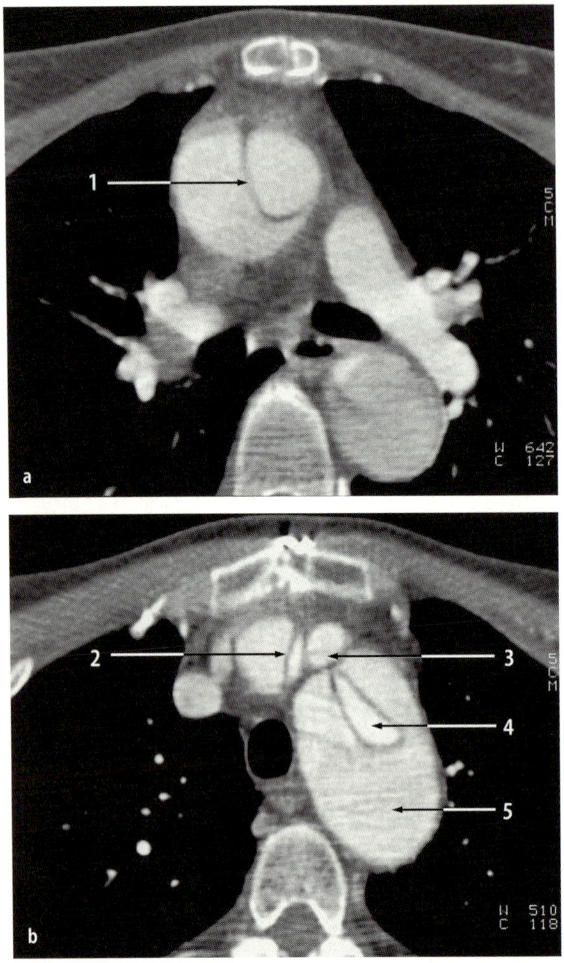

Abb. 16.24 a, b. Computertomogramm bei einer akuten Aortendissektion: **a** *Pfeil 1* zeigt auf die Dissektionsmembran in der Aorta ascendens, mit Ausbildung eines „wahren" und eines „falschen" Lumens. **b** Dissektionsmembran im Truncus brachiocephalicus *(Pfeil 2)* und in der linken A. carotis *(Pfeil 3)*. Doppellumen im Aortenbogen. Das kleinere, kontrastmitteldichtere Lumen ist das „wahre" *(Pfeil 4)* und das größere das „falsche" *(Pfeil 5)* Lumen. (Radiologische Universitätsklinik Heidelberg, Direktor Prof. Dr. Kauffmann)

den. Mit der transösophagealen Echokardiographie lassen sich die Lokalisation und Ausdehnung des Doppellumens und das Entry darstellen und eine Aortenklappeninsuffizienz und ein Hämoperikard diagnostizieren. Bei stabilen Patienten kann eventuell mit Hilfe eines kontrastmittelunterstützten Computer- oder Kernspintomogramms geklärt werden, welche Gefäßabgänge in die Dissektion einbezogen sind, wie weit die Dissektion nach distal reicht und welche Organe (Darm, Niere) evtl. nicht perfundiert werden (Abb. 16.24).

Operative Therapie. Der Thorax wird über eine mediane Sternotomie geöffnet und die Herz-Lungen-Maschine über die Femoralarterie und den rechten Vorhof angeschlossen. Unter extrakorporaler Zirkulation bei milder systemischer Hypothermie (26 °C) wird zunächst die Aorta ascendens vor dem Truncus brachiocephalicus abgeklemmt und geöffnet. Das Ausmaß der Dissektion in Bezug auf den Aortenklappenring und die Lokalisation des Entry werden beurteilt. Während eines kurzdauernden Kreislaufstillstands (1–2 min) wird die Aortenklemme eröffnet und der Aortenbogen inspiziert. In jedem Fall muß der Teil der Aorta, in dem der Intimaschlauch eingerissen ist, reseziert und ersetzt werden. Die doppelten Wandschichten werden mit einem speziellen Gewebekleber adaptiert und mit Filzstreifen vernäht. Je nach Ausdehnung der Verletzung des Intimaschlauches muß ein suprakoronarer Ascendensersatz, ein Ersatz des Aortenbogens oder ein Ersatz der Aortenwurzel mit einem klappentragenden Konduit durchgeführt werden. Die Operationstechnik entspricht dabei dem Vorgehen beim Aneurysma verum. Die akute Aortendissektion ist technisch jedoch wesentlich schwieriger zu operieren, da die Gewebe sehr zerreißbar sind und alle Nahtreihen durch einfaches oder doppeltes Unterlegen von Teflonfilzen abgedichtet werden müssen. Wegen der hohen Blutungsneigung werden die Anastomosen häufig noch zusätzlich durch Ummantelung einer Manschette aus Teflonfilz verstärkt.

Die Hospitalletalität für diese sehr heterogene Patientengruppe liegt zwischen 5–30 %. Die häufigsten Todesursachen sind Blutungen, akutes Herzversagen und zerebrale Schädigung.

Akute Aortendissektion Typ B

Diagnostik. Beim Typ B ist die Gefahr einer Ruptur geringer, und es steht mehr Zeit zur Diagnostik zur Verfügung. Mit Hilfe der transösophagealen Echokardiographie kann unter Einsatz des Dopplers häufig eine Differenzierung von wahrem und falschem Lumen und eine Lokalisierung von Entry und Re-Entry durchgeführt werden. Mittels Computer- oder Kernspintomographie können die Gefäßabgänge und die Ausdehnung der Dissektion genau beurteilt werden.

Operationsindikation. Im akuten Stadium sind die Egebnisse der chirurgischen Behandlung nicht besser als die der konservativen, medikamentösen Therapie, und daher besteht zunächst keine primäre Operationsindikation.

> **!** Die Indikation zum chirurgischen Eingriff ergibt sich bei persistierenden thorakalen Schmerzen, die auf eine progrediente Expansion der Aorta hinweisen, beim Nachweis einer gedeckten Ruptur und bei Verlegung lebenswichtiger Äste der abdominellen Aorta.

Operative Therapie. Die Operationstechnik entspricht der beim Aneurysma verum. Bei chronischen Dissektionen liegt die Operationsletalität unter 10 %. Bei akuten Dissektionen mit Hämatothorax oder Verlegung wichtiger Gefäßabgänge wird sie mit 25–60 % beziffert. Die Inzidenz einer Querschnittslähmung ist mit 5–10 % hoch.

Ist die gesamte Aorta aneurysmatisch erweitert, so wird ein schrittweiser Ersatz der Hauptschlagader notwendig. Dabei wird zunächst über eine mediane Sternotomie die Aorta ascendens und der Aortenbogen ersetzt. Der zweizeitige Ersatz der Aorta descendens wurde durch die von Borst 1983 eingeführte ***Rüsselprothesentechnik*** erheblich erleichtert. Dabei wird vor Ersatz des Aortenbogens ein Prothesenrohr als „Rüssel" in die Aorta descendens vorgeschoben. Der proximale Anteil dieses Prothesenrüssels wird mit der Aorta descendens anastomosiert. Der distale Anteil liegt frei in dem Aneurysma. Bei einem Zweiteingriff erspart diese Technik die proximale Anastomose, und die Hauptschlagader kann so segmentweise vollständig ersetzt werden.

Postoperative Kontrollen. Nach chirurgischer Versorgung wird distal der implantierten Gefäßprothese das wahre Lumen durchströmt. Dennoch legt sich in der Regel der Intimaschlauch nicht vollständig wieder an Media und Adventitia an, sondern das falsche Lumen wird durch thrombosiertes Blut verschlossen. Die Gefahr einer erneut auftretenden, weiter distal gelegenen Dissektion ist grundsätzlich gegeben, und die Patienten müssen in regelmäßigen Abständen mittels Echokardiographie oder Computertomographie nachuntersucht werden.

16.12 Erkrankungen des Perikards

Das Perikard besteht aus einem parietalen und einem viszeralen Blatt, zwischen denen seröse Flüssigkeit für eine reibungslose Bewegung des Herzens sorgen. Akute und chronische Entzündungsprozesse führen zu makroskopisch serösen, fibrinösen, hämorragischen oder eitrigen Perikarditiden.

16.12.1 Akute Perikarditis

Die Erkrankung tritt entweder ohne erkennbare Ursache auf (idiopathische Perikarditis) oder als Begleitsymptom zahlreicher systemischer Erkrankungen, wie
- Myokardinfarkt (Dressler-Syndrom),
- Herzinsuffizienz,
- rheumatischen Stoffwechsel- und Kollagenkrankheiten,
- viralen Entzündungen (insbesondere Coxsackie-B),
- chronischem Nierenversagen (urämische Perikarditis) und
- malignen Tumorleiden.

In der Folge herzchirurgischer Eingriffe kommt es ebenfalls häufig zur Perikardreaktion ***(Postkardiotomie-Syndrom)***. Ein eitriger Perikarderguß entsteht nach perforierenden, purulenten oder karzinogenen Prozessen im Bauchraum und im Mediastinum, sowie als Komplikation einer bakteriellen Endokarditis.

Symptomatik. Oft stehen die Symptome der Grunderkrankung im Vordergrund. Eine zunehmende Ansammlung von Flüssigkeit im Herzbeutel führt zur Drucksteigerung und zur Beeinträchtigung der Füllung des Herzens durch Kompression der Vorhöfe.

Symptome der akuten Perikardtamponade:
- gestaute Halsvenen,
- Hypotonie mit kleiner Blutdruckamplitude,
- Tachykardie,
- blaßgraues Hautkolorit,
- Zentralisation mit kalten marmorierten Extremitäten und
- Oligo-Anurie.

Dieser Zustand ist akut lebensbedrohlich, und der Perikarderguß muß sofort entlastet werden.

Diagnostik. Auskultatorisch hört man gelegentlich ein „kratzendes" Perikardreiben während Systole und Diastole. Im EKG zeigt sich eine ST-Hebung als Zeichen eines „Außenschichtschadens". Im Thorax-Röntgenbild ist der Herzschatten vergrößert ***(Boxbeutelform)***. Mittels transthorakaler Echokardiographie ist ein Perikarderguß in jedem Falle präzise zu diagnostizieren.

Therapie. Zur Therapie gehören nichtsteroidale Antiphlogistika, Kortikosteroide und eventuell Antibiotika. Bei den geringsten Zeichen einer Tamponade oder Infektion muß in jedem Fall die Entlastung durch Punktion oder Drainage des Herzbeutels erfolgen:
- ***Perikardpunktion***: Dieser Eingriff wird in halbsitzender Stellung vom ***Larrey-Punkt*** aus vorgenommen (Winkel zwischen Schwertfortsatz und dem 7. Rippenknorpel links). Dabei wird zunächst das Perikard vorsichtig mit einer Nadel punktiert und anschließend über Seldinger-Technik ein sog. „Pigtailkatheter", d. h. eine weiche Kanüle in den Perikardbeutel vorgeschoben. Die häufigste Komplikation ist dabei die versehentliche Punktion des Ventrikels oder die Verletzung einer Koronararterie.
- ***Perikard-Drainage (Perikardiotomia inferior)***: Die operative Drainage des Herzbeutels ist bei infizierten Ergüssen und nach herzchirurgischen Eingriffen in-

diziert. Dazu wird die Haut etwa 6–8 cm in der Verlängerung des Prozessus xiphoideus inzidiert und nach Präparation der Schichten das Perikard geöffnet. Der Erguß wird abgesaugt und eine weiche Drainage in den Herzbeutel eingelegt.

16.12.2 Chronische Perikarditis

Diese Erkrankung ist durch einen chronischen Erguß gekennzeichnet, der ideopathisch oder im Zusammenhang mit anderen Erkrankungen wie chronischem Nierenversagen (urämischer Perikarditis), Strahlentherapie, malignen Tumorleiden und Tuberkulose auftritt. Die chronische Flüssigkeitsansammlung kann chirurgisch durch eine „***Fensterung***“ oder subtotale Resektion des Perikards in die Pleurahöhle abgeleitet werden und wird dort von der Pleura parietalis resorbiert („innere Drainage“).

Konstriktive Perikarditis (Panzerherz)

Durch Verschwielung, Verklebung und Kalkeinlagerung des Perikards kann es zu einer „Umklammerung“ des Herzens mit Behinderung der Vorhof- und Ventrikelfüllung kommen. Die Ätiologie ist in vielen Fällen nicht geklärt (früher häufig Tuberkulose). Prinzipiell können aber alle Erkrankungen, die eine chronische Perikarditis auslösen, auch zur Entwicklung einer konstriktiven Perikarditis führen.

> **!** Durch die Füllungsbehinderung aller Herzhöhlen kommt es zum gleichförmigen Anstieg des links- und rechtsatrialen Druckes auf Werte von 15–25 mmHg.

Der Druckverlauf der rechten Herzkammer zeigt ein typisches „***Dip-and-Plateau-Muster***“. Dies entsteht durch eine rasche, ungestörte frühdiastolische Füllungsphase (Dip) und einen abrupten Füllungsstop aufgrund der Umklammerung durch das Perikard (Plateau).

Symptomatik. Da die Pumpfunktion des Herzens vermindert ist, stehen klinisch die Zeichen der Belastungsdyspnoe und der oberen und unteren Einflußstauung (Völlegefühl, Hepatomegalie, Aszites, periphere Ödeme) im Vordergrund. Durch einen enteralen und renalen Eiweißverlust kann es zu einer ausgeprägten Hypoproteinämie mit Verringerung der Albumin- und Gammaglobulinfraktionen kommen.

Diagnostik. Bei der klinischen Untersuchung kann das ***Kussmaulzeichen***[13] (respiratorische Verstärkung der Halsvenendistension und Pulsus paradoxus) positiv sein. Auskultatorisch ist in einigen Fällen ein frühdiastolischer Perikardextraton zu hören (Korrelat der schnellen, frühen Füllung, „Dip“). Das EKG zeigt nicht selten eine ubiquitäre Niedervoltage und Vorhofflimmern. Der Herzschatten muß in der Thorax-Röntgenaufnahme nicht unbedingt vergrößert sein, typisch sind aber oft massive Kalkeinlagerungen (Kalkschalen). Zur Vorbereitung auf eine Operation ist in der Regel eine Herzkatheteruntersuchung mit Analyse der intrakardialen Druckwerte notwendig.

Operative Therapie. Symptomatische Patienten profitieren meist nur kurzfristig von einer medikamentösen Therapie und sollten der operativen Behandlung zugeführt werden. Dabei wird der Thorax entweder über eine mediane Sternotomie oder über eine laterale Thorakotomie geöffnet. Die Perikardschwiele wird vorsichtig vom Myokard gelöst, wobei es schwierig sein kann, die richtige Schicht zu identifizieren. Reichen die Kalkschwielen bis in das Myokard, kann es bei der Präparation zu lebensbedrohlichen Myokardeinrissen kommen. Postoperativ werden die Patienten mit Kalzium und Digitalispräparaten behandelt, einer eher historischen als geprüften Therapie, um insbesondere in den ersten Stunden nach der „Endpanzerung“ der Ventrikel der Gefahr einer Überdehnung zu begegnen. Die Operationsletalität liegt heute zwischen 5–10 %. Dabei ist das postoperative Risiko entscheidend durch die präoperative Beeinträchtigung des Herzens bestimmt. In 75 % der Fälle ist die postoperative Todesursache ein akutes oder subakutes Herzversagen!

16.13 Herztransplantation

Indikation. Die erste erfolgreiche Transplantation eines menschlichen Herzens wurde am 2. Dezember 1967 von Christian Barnard in Kapstadt durchgeführt. Dieser ersten Pionierleistung sind bis Ende 1995 über 30.000 Herztransplantationen gefolgt. In Deutschland wurde diese Operation erstmals 1969 von Sebening, Klinner und Zenker in München durchgeführt. Die Indikation besteht bei terminaler, medikamentös-therapierefraktärer Herzinsuffizienz, wenn die Lebenserwartung der Patienten voraussichtlich nur noch einige Monate beträgt. 46 % der Patienten, bei denen eine Herztransplantation notwendig wird, befinden sich im Endstadium einer koronaren Herzerkrankung, einer sog. ***ischämischen Kardiomyopathie***. Bei diesen Patienten ist die Funktion des Herzens durch rezidivierende Myokardinfarkte, die zu einer weitgehenden Vernarbung des Myokards geführt haben, höchstgradig eingeschränkt.

[13] Adolf Kussmaul, Internist, Heidelberg, Straßburg, 1822–1902

Bei weiteren 44 % ist die Grunderkrankung eine ***dilatative Kardiomyopathie.*** Diese Erkrankung, die sich bereits im jungen Lebensalter manifestieren kann, führt zu einer hochgradigen Einschränkung der Pumpfunktion und zur Dilatation der Herzhöhlen. Die Ursache bleibt im Einzelfall häufig ungeklärt. In einigen Fällen geht der myokardialen Funktionseinschränkung eine Myokarditis voraus. Auch chronischer Alkoholabusus kann zu einer Kardiomyopathie führen.

Weitere Erkrankungen, die bei 10 % der Patienten eine Herztransplantation notwendig machen, sind eine hypertroph-obstruktive Kardiomyopathie, chirurgisch nicht korrigierbare angeborene Herzfehler, gutartige Herztumoren und das Endstadium einer Herzklappenerkrankung. Die obere Altersgrenze für Empfänger eines Spenderherzens liegt im Ermessen des Transplantationszentrums zwischen 60 und 70 Jahren. Eine untere Altersbegrenzung besteht nicht, so daß diese Operation auch im Säuglingsalter durchgeführt werden kann.

Symptomatik. Hämodynamisch ist die Herzfunktion der Patienten meßbar eingeschränkt, die Auswurffraktion des linken Ventrikels liegt unter 20 % und der Herzindex (Herzminutenvolumen pro Quadratmeter Körperoberfläche) deutlich unter 2 l/min/m². Die Patienten sind nicht mehr belastbar, und viele sogar in Ruhe symptomatisch. Typische Symptome der fortgeschrittenen Herzinsuffizienz sind

- Dyspnoe,
- Orthopnoe,
- Nykturie,
- periphere Erschöpfung,
- Unterschenkelödeme und
- Konzentrationsschwäche.

Der klinische Zustand der Patienten ist charakteristischerweise wechselhaft, so daß sich Phasen besseren Befindens mit akuten kardialen Dekompensationen ablösen. Bei Patienten mit rasch progredienter Herzinsuffizienz, die zum finalen Kreislaufversagen führt, wird in ausgesuchten Fällen ein mechanisches Pumpsystem implantiert, um die Zeit bis zur Transplantation zu überbrücken („***bridge-to-transplantation***").

Kontraindikation. Die bedeutenste Kontraindikation für eine Transplantation ist ein erhöhter pulmonaler Gefäßwiderstand. Da der rechte Ventrikel des gesunden Spenderorgans nicht an hohe Widerstandswerte im Lungenstromgebiet adaptiert ist, kann es kurz nach der Implantation des Spenderherzens zum akutem Rechtsherzversagen kommen. Präoperativ wird daher bei allen Patienten die Höhe des Lungengefäßwiderstandes bestimmt (Berechnung s. S. 359). Bei deutlich erhöhten Werten wird untersucht, ob es sich um einen sog. „***fixierten***" Widerstand handelt oder ob die pulmonale Strombahn auf gefäßdilatierende Substanzen wie Nitrate, Prostaglandine oder Stickoxyd reagiert. Ein Widerstand von mehr als 400 dyn x s x cm^{-5}, der sich medikamentös nicht senken läßt, schließt eine Transplantation aus. Andere Kontraindikationen sind eine irreversible Funktionseinschränkung der Nieren, der Leber oder der Lunge. Eine maligne Tumorerkrankung muß mindestens 5 Jahre zurückliegen und ohne Rezidive ausgeheilt sein. Die Patienten sollen in einer stabilen psychosozialen Situation leben, mit festen Beziehungspersonen und Einsicht in eine lebenslange medizinische Behandlung. Daher verbietet sich eine Transplantation bei fortbestehender Alkohol-, Medikamenten- oder Drogenabhängigkeit. Chronische Infektionen sind ebenfalls eine absolute Kontraindikation, da die Immunsuppression zu einer veränderten Abwehrlage des Patienten führt und damit entzündliche Erkrankungen exazerbieren würden. In seltenen Fällen findet man bei einem potentiellen Organempfänger „präformierte zytotoxische Antikörper" (sog. Kreuzantigene, die durch Exposition mit Mikroorganismen, Nahrungsbestandteilen oder Arzneimitteln gebildet werden und die mit menschlichem Gewebe reagieren), die eine Transplantation ausschließen, wenn sie wiederholt und in höherer Konzentration nachgewiesen werden. Aufgrund der bisherigen Erfahrungen muß auch die AB0-Blutgruppe zwischen Spender und Empfänger übereinstimmen (Tabelle 16.8).

Tabelle 16.8. Indikation und Kontraindikation der Herztransplantation

Indikation	Kontraindikation
• Terminale Herzinsuffizienz (keine andere medikamentöse oder chirurgische Behandlung zielführend) • Lebenserwartung wenige Monate • Symptomatik bei geringster Belastung	• Fixierter pulmonaler Gefäßwiderstand (> 400 dyn x s x cm^{-5}) • Indirekte Kreuzprobe (> 15 % zytotoxische Antikörper) • Direkte Kreuzprobe positiv • AB0-Inkompatibilität • Chronische Infektion • Generalisierte arterielle Verschlußkrankheit • Irreversible Organfunktionsstörung • Maligne Tumorerkrankung • Instabile psychosoziale Situation • Suchtproblem

Organspende. Die Voraussetzung für die Entnahme funktionstüchtiger Organe zur Transplantation ist der Hirntod des Menschen.

„Der Hirntod wird definiert als Zustand des irreversiblen Erloschenseins der (integrativen) Gesamtfunktion des Großhirnes, des Kleinhirns und des Hirnstamms bei einer durch kontrollierte Beatmung noch aufrechterhaltenen Herz-Kreislauffunktion. Der Hirntod ist der Tod des Menschen".

Diese Kriterien des Hirntods wurden am 29.06.1991 vom wissenschaftlichen Beirat der Bundesärztekammer aufgestellt. Die Organentnahme ist möglich, wenn der Verstorbene zu Lebzeiten seine Einwilligung durch einen Organspendeausweis gegeben hat und/oder wenn die Angehörigen nach seinem Tod der Organspende zustimmen. Die Spenderherzen werden nach Größe, Gewicht und Blutgruppe den Empfängern auf der Transplantationsliste nach den Kriterien Wartezeit und Dringlichkeit zugeteilt. Da die maximale Konservierungszeit eines Herzens mit etwa 5 h wesentlich kürzer ist als die einer Niere (30 h), ist eine Histokompatibilitätstestung im HLA-System, wie bei der Nierentransplantation aus organisatorischen Gründen nicht möglich. Sind bei der präoperativen Vorbereitung des Organempfängers jedoch ***präformierte zytotoxische Antikörper*** gefunden worden, muß zwischen dem Serum des Empfängers und Zellen des Spenders vor der Transplantation eine direkte Kompatibilitätstestung ***(Kreuzprobe)*** durchgeführt werden. Ein maximales numerisches Alter für Herzspender existiert nicht, bei älteren Spenderherzen muß jedoch eine koronare Herzerkrankung ausgeschlossen werden. Vor der Organentnahme wird in jedem Fall eine sorgfältige Anamnese und klinische Untersuchung des Spenders durchgeführt. Ein Röntgenbild des Thorax und ein Echokardiogramm dienen dem Ausschluß kardialer Erkrankungen. Früher bestandene Kontraindikationen zur Verwendung eines Spenderorganes wie vorangegangenes Thoraxtrauma oder ein Zustand nach Reanimation und längerfristiger arterieller Hypotension bestehen heute nicht mehr, und die Entscheidung zur Verwendung des Spenderherzens orientiert sich allein an der aktuellen Funktion des Organs. Das Vorliegen einer Sepsis oder einer malignen Erkrankung ist jedoch unter allen Umständen eine absolute Kontraindikation für die Verwendung eines Organes. Nach Hirntod kommt es innerhalb von Stunden zu einem Erliegen der neurohumoralen Steuerung des Organismus. Durch Fehlen des antidiuretischen Hormons entwickelt sich ein ***Diabetes insipidus*** („Wasserruhr") mit Ausscheidungsmengen von mehr als 20 Litern pro Tag und schwerwiegenden Elektrolytentgleisungen. Der Ausfall des adrenokortikotropen Hormons (ACTH), der Schilddrüsenhormone und des Wachstumshormons führt zu ***Störungen der Kreislaufregulation, des Elektrolythaushalts und des Blutzuckers***. Aus diesen Gründen steht nur ein begrenzter Zeitraum für die Entnahme des Spenderherzens zur Verfügung, bis es zum nicht mehr beherrschbaren Kreislaufversagen beim Organspender kommt.

Organentnahme. Bei der Entnahmeoperation wird das Koronarsystem mit 3–4 Litern einer kardioplegischen Konservierungslösung gespült und anschließend das Herz entlang der Vorhof-Kammergrenze exzidiert. Zur endgültigen Entscheidung über die Verwendbarkeit wird es auf mögliche pathologische Veränderungen insbesondere der Koronararterien, der Herzklappen und der Scheidewände untersucht. Zum Transport wird das Organ in der kalten kardioplegischen Konservierungslösung in sterilen Kunststoffbeuteln verpackt und in einer eisgefüllten Kühlbox in das Krankenhaus transportiert, in dem die Transplantation stattfindet (Abb. 16.25).

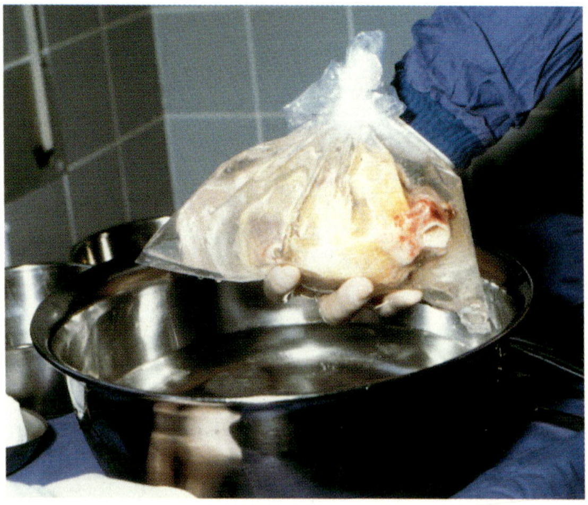

Abb. 16.25. Ankunft des Spenderherzens im Operationssaal

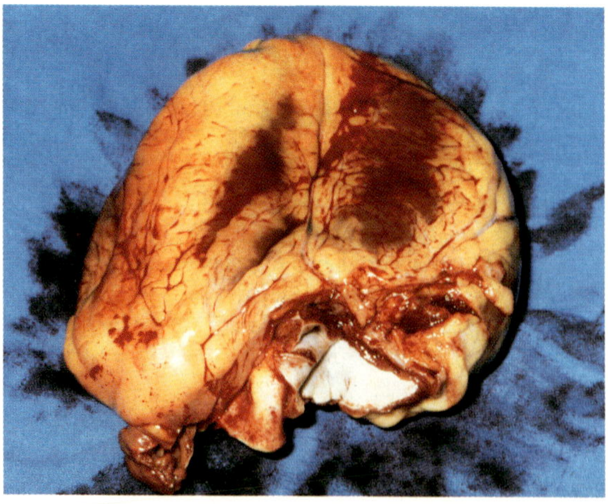

Abb. 16.26. Massiv dilatiertes Herz eines Patienten mit Kardiomyopathie nach Explantation

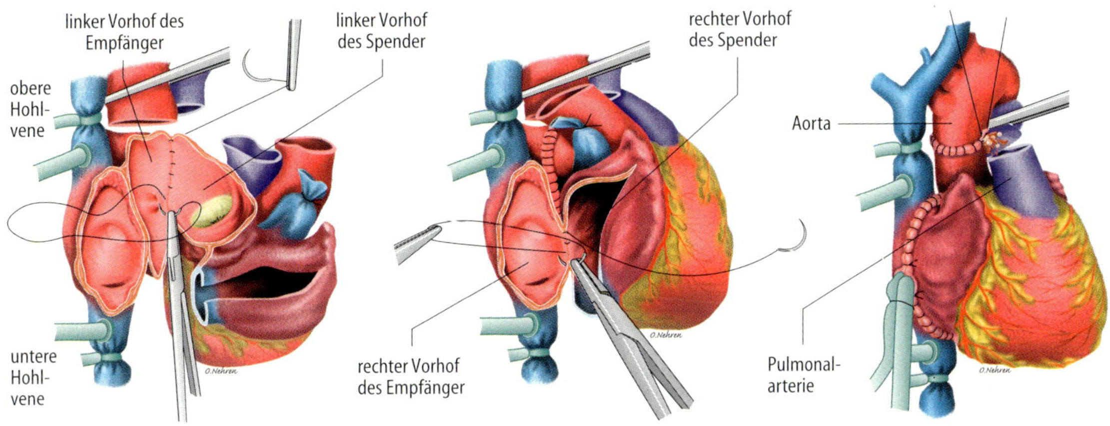

Abb. 16.27a-c. Orthotope Herztransplantation. **a** Anastomose der linken Vorhöfe. **b** Anastomose der rechten Vorhöfe. **c** Anastomose der Aorta und der Pulmonalarterie

Orthotope Implantation. Bei dieser Technik wird das Spenderorgan in ***anatomischer Position*** implantiert. Bei der Ankunft des Explantationsteams ist der Brustkorb des Empfängers bereits durch eine mediane Sternotomie geöffnet und in dem Moment, in dem das Spenderherz im Operationssaal eintrifft, wird das kranke Herz unter extrakorporaler Zirkulation entlang der Vorhof-Kammergrenze exidiert (Abb. 16.26). Danach bleiben nur noch die Rückwände der Vorhöfe, einschließlich der Einmündung der System- und Lungenvenen und die Stümpfe der beiden großen Gefäße zurück. Mit den in-situ belassenen Anteilen der Empfängervorhöfe werden die Vorhöfe des Spenderherzens anastomosiert (Abb. 16.27 und 16.28). Anschließend werden die Aorta und die Pulmonalarterie von Spender- und Empfängerherzen miteinander vernäht. Alternativ kann auch eine ***bikavale Anastomosentechnik*** durchgeführt werden, wobei nur das Vorhofgewebe um die Einmündung der rechten und linken Lungenvenen als Trichter belassen wird und dieser Trichter jeweils mit einer ausgeschnittenen Öffnung im linken Vorhof des Spenderherzens anastomosiert wird. Der rechte Vorhof des Empfängers wird bei dieser Technik ganz entfernt und die Hohlvenen werden direkt miteinander anastomosiert. Diese Implantationstechnik ist technisch aufwendiger, soll aber die Geometrie der AV-Klappenebene besser erhalten.

Heterotope Implantation. Eine heterotope Herztransplantation ***(„Huckepack-Herz")*** wurde erstmals 1974 von Christian Barnard durchgeführt. Bei dieser Operationstechnik wird das Spenderherz nicht in anatomischer Position, sondern parallel zum Empfängerorgan implantiert. Voraussetzung ist, daß das Spenderherz mit den Hohlvenen und dem ***vollständigen*** linken Vorhof entnommen wird. Die Vorhöfe und die großen Gefäße der beiden Herzen werden dann miteinander verbunden, wobei das Spenderherz rechts neben dem Empfängerherz liegt. Diese Methode wurde unter folgenden pathophysiologischen Überlegungen entwickelt:

- Bei einem Versagen des Spenderherzens durch eine schwere Abstoßungsreaktion soll das Herz des Empfängers mit seiner Restfunktion ein Überleben des Patienten ermöglichen.
- Bei hohem pulmonalem Gefäßwiderstand soll das verbleibende Herz des Empfängers die pulmonale Zirkulation solange aufrechterhalten, bis das Spenderherz an die veränderten Widerstandsverhältnisse adaptiert ist.

Trotz dieser theoretischen Vorteile konnte aber die heterotope Herztransplantation die in sie gesetzten Erwartungen nicht erfüllen. Die Überlebensrate der Pa-

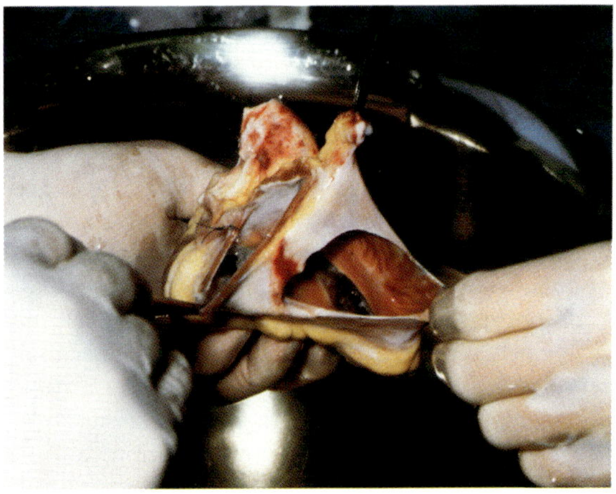

Abb. 16.28. Intraoperative Aufnahme eines Spenderherzens vor Implantation. Man schaut durch die beiden aufgeschnittenen Vorhöfe in den jeweiligen Ventrikel, eine Pinzette spannt das Vorhofseptum, ein Faden markiert das linke Herzohr

tienten nach heterotoper Herztransplantation war deutlich niedriger als nach orthotoper Transplantation, da die hämodynamischen Ausgangsbedingungen ungünstiger waren und langfristig meist nur eines der beiden Herzen funktionstüchtig blieb. Die Methode bleibt deswegen heute nur noch Ausnahmesituationen vorbehalten.

Immunsuppression. Die Unterdrückung des Immunsystems des Empfängers ist eine Voraussetzung für jede Organtransplantation.

> **!** Eine „ideale" Immunsuppression müßte jegliche Abstoßungsreaktion des Spenderherzens verhindern und gleichzeitig die Immunkompetenz des Empfängers gegenüber Infektionen und Neoplasien aufrechterhalten.

Leider ist diese „ideale" Immunsuppression bis heute nicht entwickelt, und die Patienten bewegen sich nach Transplantation auf einem schmalen Grad zwischen Schutz vor Abstoßungsreaktionen auf der einen Seite und der Gefahr unkontrollierbarer Infektionen und maligner Tumorerkrankungen auf der anderen Seite. Die Standardimmunsuppression nach Herztransplantationen wird mit drei Medikamenten (Ciclosporin A, Azathioprin, Kortison) durchgeführt. Dabei spielt das Ciclosporin A die entscheidende Rolle, da erst nach seiner Einführung im Dezember 1980 ein langfristiges Überleben transplantierter Herzen möglich wurde. ***Ciclosporin A*** blockiert die T-Zellproliferation und die Ausschüttung von Interleukin 1 und 2 aus aktivierten Makrophagen und Helfer-T-Lymphozyten. Es ist selektiver als andere Immunsuppressiva, da es die Bildung von zytotoxischen T-Lymphozyten verhindert, aber die der Suppressor T-Lymphozyten steigert. Seit Einführung des Ciclosporins in die Behandlung herztransplantierter Patienten hat die Inzidenz lebensbedrohlicher Infektionen deutlich abgenommen, und das Erregerspektrum hat sich zu Gunsten viraler Infekte verschoben. Die potentiellen Nebenwirkungen sind allerdings beträchtlich: Nephrotoxizität, Bluthochdruck, ZNS-Toxizität, Leberdysfunktion, Hirsutismus, lymphoproliferative und solide maligne Tumoren.

Zur Immunsuppression wird Ciclosporin A durch ***Azathioprin*** (6-Mercaptopurin) ergänzt. Diese Substanz verhindert die zelluläre Abstoßung durch die T-Lymphozyten, ohne die Produktion von Antikörpern zu behindern. Seine bedeutendste Nebenwirkung ist die Knochenmarksdepression, die sich in Leukopenie, Anämie und Thrombozytopenie äußern kann.

Als drittes Immunsuppressivum wird ***Kortison*** gegeben. Kortikosteroide hemmen die Synthese von DNA, RNA und Proteinen und den Glukose- und Aminosäurentransport über die Zellmembranen der Lymphozyten, sowie die chemotaktische Funktion und Phagozytose der Makrophagen und Neutrophilen. In höheren Dosierungen führen sie zur Lymphozytendegeneration und -lyse und damit zur Lymphopenie. Damit ist das Kortison das „unspezifischste" aller Immunsuppressiva. Die zahlreichen Nebenwirkungen einer Steroidtherapie sind erhöhtes Infektionsrisiko, neuropsychiatrische Störungen und gastrointestinale Störungen, Diabetes mellitus, cushingoider Habitus, Impotenz, Wachstumsretardierung bei Kindern, Osteoporose und aseptische Knochennekrose.

Aufgrund der Nephrotoxizität des Ciclosporin A unmittelbar nach der Transplantation wird die Dosis anfangs nur langsam bis zu einer therapeutischen Erhaltungsdosis von 200–300 ng/ml Plasma gesteigert, so daß erst nach etwa einer Woche wirksame Blutspiegel erreicht werden. Um diese Zeit der verminderten Immunsuppression zu überbrücken, wird in der Regel ein ***Antithymozytenglobulin*** (ATG) appliziert, welches von Kaninchen oder Pferden gewonnen wird, die mit menschlichen Lymphozyten inkubiert wurden. Die Applikation von ATG führt zu einem Abfall der T-Zellpopulation auf unter 10 % des normalen Wertes. Nebenwirkungen sind Schüttelfrost, Fieber und anaphylaktoide Reaktionen. Darüber hinaus steht zur Behandlung therapierefraktärer Abstoßungen noch das ***OKT3*** zur Verfügung, ein monoklonaler Anti-T-Zell-Antikörper, der die zirkulierenden T-Lymphozyten weitgehend aus dem Blut entfernt. Eine bisher noch in der klinischen Erprobung befindliche Substanz ist das Tacrolimus (FK 506), das die Aktivierung der B-Zellen und die Transkription des IL-2 Gens hemmt, was zu einer Hemmung der Proliferation zytotoxischer T-Lymphozyten führt.

Akute Abstoßungsreaktion. Trotz wirksamer Immunsuppression werden Abstoßungsreaktionen des transplantierten Organes nicht immer verhindert. Sie treten insbesondere in der Anfangsphase nach der Transplantation auf und sind nach dem ersten Jahr seltener zu beobachten. Zur Erkennung von akuten Abstoßungsreaktionen werden in regelmäßigen Abständen nach der Transplantation Gewebeproben mit einer Biopsiezange aus dem rechten Ventrikel entnommen ***(Myokardbiopsie)***. Die histologischen Veränderungen werden nach der ***„Working Formulation for the Standardization of Nomenclature in the Diagnosis of Heart Rejection" der International Society for Heart Transplantation (ISHLT)*** klassifiziert. Diese geht auf eine Klassifikation der amerikanischen Pathologin Bilingham zurück. (Tabelle 16.9). Die Myokardbiopsien sind für die Patienten belastend, aber zur Zeit noch die zuverlässigste Methode zur Beurteilung des transplantierten Herzens. Unspezifische klinische Zeichen einer akuten Abstoßung können erhöhte Temperaturen, Leistungsschwäche und Rhythmusstörungen sein. Häufig sind die Patienten aber nicht symptomatisch. Intensive Forschungsbemühungen konzentrieren sich auf alter-

Tabelle 16.9. Klassifikation der akuten Abstoßungsreaktion („Working Formulation der ISHLT")

Grad	Histologische Reaktion
0	keine Abstoßung
1	A = Fokales (perivaskuläres oder interstitielles) Infiltrat ohne Myozytenschädigung B = Diffuses aber spärliches Infiltrat ohne Myozytenschädigung
2	Nur ein Fokus, aber mit aggressiver Infiltration und/oder fokaler Myozytenschädigung
3	A = Multifokale, aggressive Infiltrate und/oder myozytäre Schädigung B = Diffuser Entzündungsprozeß mit Myozytolysen
4	Diffuse, aggressive, polymorphe Abstoßung mit Myozytolysen ± Infiltrat ± Ödem ± Einblutung ± Vaskulitis

native, nicht-invasive Methoden zur Erkennung von Abstoßungsreaktionen, wie die Analyse myokardialer EKG-Ableitungen, Bestimmung der verschiedenen T-Zell-Subpopulationen (zytoimmunologisches Monitoring), Myokardszintigraphie und Echokardiographie.

Leichte Abstoßungsreaktionen (Grad 1A und B) werden nicht behandelt, sondern engmaschig kontrolliert. Bei mittel- bis schweren Reaktionen werden 1.000 mg Methylprednisolon i.v. pro Tag über 3 Tage verabreicht. Bei schweren therapierefraktären Abstoßungen muß eventuell zusätzlich ATG oder OKT3 gegeben werden. Aufgrund der intensiveren Immunsuppression ist die Infektionsgefahr während der Behandlung von akuten Abstoßungsreaktionen besonders hoch.

Prognose und Ergebnisse. Nach der Transplantation ist die Leistungsfähigkeit der vormals schwerkranken Patienten in der Regel normal oder allenfalls geringgradig eingeschränkt. Nach der Statistik der ***ISHLT*** vom März 1996 leben ein Jahr nach Herztransplantation noch 78,7% der Patienten. Die Todesursachen im ersten Jahr sind Rechtsherzversagen, akute Abstoßungen und schwere Infektionen. Während akute Abstoßungsreaktionen und Infektionen vornehmlich im ersten Jahr vorkommen, entwickelt sich in der Folgezeit eine ***chronische Form der Abstoßung („Transplantatvaskulopathie")***, eine diffuse Proliferation der Intima der Koronargefäße, die rasch fortschreitet und schließlich zum Verschluß der Koronargefäße führt. Aufgrund des diffusen Charakters dieser Veränderungen ist eine PTCA oder eine chirurgische Revaskularisation, wie bei der nativen Arteriosklerose, nur selten erfolgreich. Die Ätiologie dieses Prozesses ist nicht restlos geklärt. Unter anderem sind immunologische Prozesse am Gefäßendothel für seine Entstehung verantwortlich. Etwa 50% der Herzen zeigen nach 5 Jahren eine signifikante Vaskulopathie.

Nach dem ersten postoperativen Jahr beträgt die jährliche Sterberate etwa 4% pro Jahr. Statistisch errechnet sich eine zu erwartende Überlebenswahrscheinlichkeit für das gesamte Kollektiv herztransplantierter Patienten von 18½ Jahren. Die Todesursachen sind Organversagen bei chronischer Abstoßung, maligne Tumoren und Infektionen. Nach einer zweiten Herztransplantation ist die Überlebensrate deutlich schlechter als nach der primären Transplantation.

Ethische und soziale Aspekte. Die zur Verfügung stehenden Spenderorgane reichen nicht aus, um alle Patienten auf der Warteliste rechtzeitig mit einem geeigneteten Organ zu versorgen. Etwa 30% der Patienten versterben bevor ein Spenderherz zur Verfügung steht. Die Spendebereitschaft soll durch ein Organtransplantationsgesetz in der Bundesrepublik Deutschland verbessert werden. Die Zurückhaltung der Bevölkerung hinsichtlich der Organspende ergibt sich einerseits aus ethischen und religiösen Gesichtspunkten und andererseits aus einer Unsicherheit über die rechtmäßige Verwendung der Organe. Dabei steht auch immer die Frage nach der Definition des „Hirntods" im Mittelpunkt der Diskussion. Manche Kritiker definieren den „Hirntod" nicht als den Tod des Menschen, sondern akzeptieren lediglich das irreversible Erloschensein der Hirnfunktion. Mit Hinweis auf das Recht auf leibliche Integrität, eigenes Sterben und Totenruhe wird eine Organentnahme von einigen grundsätzlich abgelehnt und von anderen an die freiwillig und bewußt zu Lebzeiten durch einen Organspenderausweis dokumentierte Bereitschaft des Organspenders gebunden. Zur Zeit ist die ***Hirntodfeststellung*** an fest vorgeschriebene diagnostische Maßnahmen gebunden: Zunächst muß zweifelsfrei sein, daß keine anderen Organstörungen wie Kreislaufschock, Vergiftung, Unterkühlung, Stoffwechselentgleisung oder Medikamentenwirkung eine ***reversible*** Hirnfunktionsstörung verursacht. Erst dann wird durch eine fachneurologische Untersuchung das Vorliegen einer tiefen Bewußtlosigkeit (Koma) und der Ausfall aller Hirnstammreflexe (Hirnstammareflexie) und der Spontanatmung (Apnoe) überprüft. Diese klinische Untersuchung wird im Abstand von 12 h zweimal durchgeführt. Darüber hinaus ist in allen Fällen einer primär infratentoriellen Hirnschädung die zusätzliche Durchführung einer Elektroenzephalographie (EEG) zwingend vorgeschrieben, die eine isoelektrische Stille in allen Ableitungen zeigen muß. Durch weitere apparative Untersuchungen kann das Erlöschen früher, akustisch oder somatosensibel evozierter Potentiale oder mittels Angiographie der Ausfall der Hirndurchblutung nachgewiesen werden. Nach dem derzeitigen Wissensstand ist mit diesen Untersuchungen die eindeutige und über jeden Zweifel erhabene Feststellung eines irreversiblen Ausfalls aller Gehirnfunktionen möglich.

16.14 Postoperative Intensivüberwachung und Therapie

Generelle Maßnahmen

> **!** Die Besonderheit der herzchirurgischen Intensivmedizin ist die Behandlung der Folgen der extrakorporalen Zirkulation.

Zur Überwachung und Steuerung der Organfunktionen und Erkennung folgenschwerer Komplikationen werden auf der Intensivstation die Kreislauffunktionsparameter, wie Blutdruck, zentraler Venendruck und linksatrialer Druck kontinuierlich blutig gemessen und registriert. Mit einem Pulmonalis-Einschwemmkatheter (Swan-Ganz-Katheter) kann der Druck im rechten Vorhof und in der Pulmonalarterie aufgezeichnet und mittels Thermodilution das Herzminutenvolumen periodisch bestimmt werden.

Prinzip der Thermodilutionsbestimmung: durch Injektion einer eiskalten Kochsalzlösung wird eine Temperaturmeßsonde an der Katheterspitze abgekühlt und die Zeit gemessen, die zur Wiedererwärmung benötigt wird. Das Herzminutenvolumen errechnet sich dann wie folgt: Differenz zwischen Blut- und Injektattemperatur multipliziert mit einer Konstanten und dividiert durch das Integral der Temperaturänderung über die Zeit). In Abständen von einigen Stunden werden Röntgenbilder des Thorax durchgeführt, um etwaige Blutungen in den Brustraum, Pleuraergüsse oder Atelektasen entdecken zu können. Das EKG wird kontinuierlich auf dem Monitor registriert und ein 12 Ableitungen umfassendes EKG in regelmäßigen Abständen geschrieben. Auch die Körpertemperatur wird mittels einer rektalen Temperatursonde kontinuierlich registriert.

Bei Aufnahme auf die Intensivstation ist der Patient durch die systemische Hypothermie während der extrakorporalen Zirkulation (EKZ) oft noch unterkühlt und zentralisiert. Die periphere Vasokonstriktion ist eine Reaktion auf die EKZ und maskiert anfangs eine gleichzeitig bestehende intravasale Hypovolämie, die Folge einer erhöhten Kapillarpermeabilität und eines Flüssigkeitsverlustes in das interstitielle Gewebe ist. Wenn die normale Körpertemperatur erreicht ist, läßt die Vasokonstriktion nach, und Flüssigkeit muß substituiert werden, um einen konsekutiven Blutdruckabfall zu verhindern. Die intraoperative Ischämie während des kardioplegischen Herzstillstandes kann darüber hinaus zu einer vorübergehenden Einschränkung der Myokardfunktion führen.

> **!** Die Hämodynamik nach extrakorporaler Zirkulation ist durch periphere Vasokonstriktion, intravasale Hypovolämie und eine reduzierte Herzfunktion gekennzeichnet.

Spezifische Behandlung

Blutungen nach Herzoperation sind entweder auf chirurgische Blutungsquellen oder auf Gerinnungsstörungen zurückzuführen. Bei einigen Patienten ist die Blutgerinnung bereits präoperativ durch die Medikation mit Thrombozytenaggregationshemmern oder durch einen Gerinnungsfaktorenmangel bei eingeschränkter Lebersyntheseleistung (Leberstauung bei chronischer Rechtsherzinsuffizienz) gestört. Während der EKZ wird die Gerinnbarkeit des Blutes durch Heparin aufgehoben und dessen Wirkung nach der Operation mit Protamin antagonisiert. Diese Antagonisierung ist nicht immer vollständig und betrifft insbesondere nicht die Wirkung des Heparins auf die Thrombozytenaggregation. Durch die Hämodilution, die Traumatisierung der Blutbestandteile und die Blutsubstitution mit Erythrozytenkonzentraten kommt es darüber hinaus zum Abfall des Serum-Spiegels einiger Gerinnungsfaktoren und zur Thrombozytopenie. Die Blutgerinnung normalisiert sich in der Regel in den ersten Stunden bis Tagen nach der Operation spontan. Nur in Einzelfällen ist eine Substitution von Gerinnungsfaktoren oder Thrombozyten notwendig. Eine gefürchtete Komplikation bei postoperativer Blutung ist die Entwicklung einer Herztamponade. Sie stellt die Indikation zur sofortigen operativen Revision dar.

Beim sog. Vorwärtsversagen ***Low-cardiac-output-Syndrom*** ist das Herzminutenvolumen hochgradig vermindert, und es kommt zum Blutdruckabfall, kompensatorischer Vasokonstriktion, Oligurie und metabolischer Azidose. Verschiedene Ursachen können nach Herzoperation zu einer solchen Kreislaufdepression führen:

- intravasale Hypovolämie,
- Myokardinfarkt,
- Herz-Rhythmusstörungen,
- Perikardtamponade,
- mangelnde Protektion des Myokards während des kardioplegischen Herzstillstands,
- fehlerhaft funktionierende Klappenprothesen,
- nicht oder unzureichend korrigierte Klappenvitien und
- mangelnde Adaptationsmöglichkeit des Herzens an intraoperativ veränderte Kreislaufverhältnisse.

Wenn keine chirurgisch zu behandelnden Ursachen vorliegen, konzentriert sich die Therapie des Low-cardiac-output-Syndroms auf die Beeinflussung der ***Vorlast*** und der ***Nachlast*** des Herzens. Eine erniedrigte Vorlast des Herzens (Hypovolämie) und eine erhöhte Nachlast (Anstieg des pulmonalen und systemischen Gefäßwiderstandes) führen gleichermaßen zu einer Verminderung des Schlagvolumens. Die ***Vorlast*** wird durch Volumensubstitution angehoben. Dadurch werden die Herzkammern besser gefüllt und das Schlagvolumen steigt an (Frank-Starling-Mechanismus). Die ***Nachlast*** der Herzkammern wird durch die Gabe von ***Nitroglyzerin***, Nitroprussid-Natrium und Prostaglandinen gesenkt, die den peripheren und/oder pulmonalvaskulären Widerstand vermindern. Um isoliert den Lungengefäßwiderstand zu senken, kann man darüber hinaus ***Stickoxyd*** (NO) der Atemluft beimengen oder mit reinem Sauerstoff beatmen.

Auf der anderen Seite werden beim Low-cardiac-output-Syndrom alle Versuche unternommen, die Kontraktion des Myokards zu verbessern. Dies erfolgt mit inotropen Substanzen wie Dopamin, Dobutamin, Suprarenin und Phosphordiesterasehemmern (Enoximon, Amrinon). Bei einer Sepsis ist der periphere Widerstand vermindert, und es wird Noradrenalin infundiert, um den Gefäßtonus zu erhöhen. Unterstützend zur medikamentösen Therapie kann eine ***intraaortale Gegenpulsation (IABP)*** zur Reduktion der Nachlast und der Verbesserung der Koronarperfusion durchgeführt werden. Liegt eine reversible Einschränkung der Pumpfunktion vor, kann bei therapierefraktärem Herz-/Kreislaufversagen mit Hilfe einer mechanischen Kreislaufunterstützung die erforderliche Zeit bis zur Erholung des Myokards überbrückt werden.

Herzrhythmusstörungen beeinträchtigen die kardiale Pumpfunktion und können zu lebensbedrohlichem Kammerflimmern führen. Sie müssen daher nach Herzoperationen in jedem Falle spezifisch behandelt werden. Intermittierendes ***Vorhofflimmern*** wird bei etwa 60 % der Patienten nach Herzoperationen beobachtet und kann durch Gabe von Kalziumantagonisten und Digitalis oder durch elektrische Kardioversion meist erfolgreich behandelt werden. Eine ***Sinustachykardie*** ist häufig Folge eines Volumenmangels oder Zeichen einer Infektion. Ventrikuläre Extrasystolen müssen immer besonders ernst genommen werden, weil sie zur Kammertachykardie oder zum -flimmern führen können. Spezifisch werden ventrikuläre Rhythmusstörungen durch Gabe von Lidocain oder Amiodaron behandelt. In den ersten Tagen nach Herzoperationen treten Rhythmusstörungen aber auch besonders häufig als Folge einer Änderung des Serum-Kalium-Spiegels auf. Durch intraoperative Hämodilution ist die Urinausscheidung in den ersten Stunden nach der Operation hoch, so daß es bei inadäquater Substitution leicht zur ***Hypokaliämie*** kommen kann. Die Folge ist eine erhöhte Irritabilität des Myokards mit der Gefahr ventrikulärer Rhythmusstörungen oder Kammerflimmern. Dagegen kann eine ***Hyperkaliämie*** in Folge mangelhafter Ausscheidung zur Bradykardie, zum AV-Block oder zur Asystolie führen. Sie wird durch Gabe von Diuretika, Kalzium oder Glukose/Insulin behandelt. Bei unzureichender Eigenfrequenz des Herzens wird das Myokard über intraoperativ gelegte temporäre Schrittmacherelektroden elektrisch stimuliert.

Viele Patienten mit Herzerkrankungen haben bereits präoperativ eine eingeschränkte ***Lungenfunktion***. Postoperativ können Pleuraergüsse, Pneumothorax, Atelektasen oder eine Pneumonie die Lungenfunktion beeinträchtigen. Nach EKZ wird sie durch die Entwicklung von Mikroatelektasen und damit verbundenen intrapulmonalen Shuntverbindungen und durch interstitielle Flüssigkeitseinlagerung aufgrund einer erhöhten Membranpermeabilität zusätzlich verschlechtert. Auch eine eingeschränkte Herzfunktion kann nach der Operation zur pulmonalen Stauung führen. Die postoperative Beatmung wird mit einem geringen PEEP (6–8 cmH_2O), großen Atemzugvolumina (12–15 ml/kg) und niedriger Atemfrequenz (8–10/min) durchgeführt. Damit läßt sich in der Regel eine gute Blutoxygenierung mit Verminderung von Mikroatelektasen, intrapulmonalem Shuntvolumen und pulmonaler interstitieller Wassereinlagerung erreichen. Die Überwachung der Atmung besteht in der Messung von Atemfrequenz, Atemvolumina, Beatmungsdrucke und inspiratorischer Sauerstoffkonzentration, sowie in der wiederholten Analyse der arteriellen Blutgase und der kapillären Sauerstoffsättigung über ein Pulsoxymeter. Um einer postoperativen Pneumonie vorzubeugen, wird der Mobilisation und Entfernung des Trachealsekrets besondere Aufmerksamkeit gewidmet und gegebenenfalls bronchoskopisch gezielt Schleimpfropfen aus dem Tracheobronchialsystem entfernt. Bei lebensbedrohlicher Störung des pulmonalen Gasaustauschs wird in einigen Fällen eine vorübergehende extrakorporale ***Membranoxygenation*** (ECMO) durchgeführt.

Obwohl der Patient nach einem Eingriff mit der Herz-Lungen-Maschine meist eine positive Flüssigkeitsbilanz von 1.000–3.000 ml aufweist, liegt doch in den ersten postoperativen Stunden eine therapiebedürftige, ***intravasale*** Hypovolämie vor. Die Menge der ***postoperativen Flüssigkeitssubstitution*** wird durch die Höhe des Vorhofdruckes bestimmt. In der Regel werden etwa 30–35 ml/kg/24 h verabreicht. Bei der Bilanzierung werden die Urinausscheidung, der Flüssigkeitsverlust über die Drainagen und die Magensonde, sowie die Perspiratio insensibilis berücksichtigt.

Intraoperativ ist die ***Nierenfunktion*** durch die veränderten Perfusionsverhältnisse und durch hämolytische Blutbestandteile beeinträchtigt. Daher zeigen postoperativ alle Patienten einen vorübergehenden Anstieg der Harnstoff- und Kreatininwerte. Bei bereits präoperativ bestehender höhergradiger Einschränkung der Nierenfunktion oder als Folge eines postoperativen Low-cardiac-output-Syndroms kann es zum Nierenversagen kommen, das durch kontinuierliche arterio-venöse Ultrafiltration oder intermittierende Dialyse behandelt wird.

Während der EKZ ist auch die Perfusion des ***zentralen Nervensystems*** verändert. In einigen Fällen, insbesondere bei älteren Patienten, kann sich nach der Operation eine ***Postperfusionspsychose („Durchgangs-***

***syndrom"*)** mit Verwirrtheit, Somnolenz oder Wahnvorstellungen entwickeln. Eine gefürchtete Komplikation nach Herzoperation ist eine fokale Schädigung des Gehirns. Durch Lösen von Kalkpartikeln oder Thromben kann es zum embolischen Verschluß einer Hirnarterie kommen. Die Folgen sind lokalisierte Ausfälle mit Parese einzelner Gliedmaßen, Hemiparese, Aphasie, Blindheit und fokale Krämpfe. Zur Erkennung neurologischer Komplikationen ist die Beobachtung des Bewußtseinszustandes, der Pupillenweite und etwaiger motorischer und sensibler Auffälligkeiten bedeutsam. Bei präoperativ bestehender Stenose im Bereich der Karotiden kann es unter EKZ zur Hypoperfusion in den versorgenden Hirnarealen mit Ausbildung einer Hemiparese kommen.

Prophylaktische Maßnahmen und Weiterbehandlung

Nach EKZ besteht immer eine generelle Ödemneigung. Aus diesem Grund gehört auch in der weiteren Behandlung der Patienten tägliches Wiegen und Flüssigkeitsbilanzierung zur wichtigen postoperativen Routine. Mit Diuretika wird in den ersten Tagen nach der Operation das initial erhöhte Körpergewicht allmählich wieder auf das präoperative Niveau reduziert. Später ist es wichtig, die Patienten immer wieder zum Husten und Expektorieren retinierten Sekrets anzuhalten. Bei bettlägerigen Patienten wird die Sekretmobilisierung durch krankengymnastische Behandlung unterstützt.

Um eventuellen Komplikationen wie Mediastinitis, Sternuminfektion, Sepsis oder Kunstklappenendokarditis vorzubeugen, wird eine perioperative ***Antibiotikaprophylaxe*** durchgeführt. Die postoperative ***Thromboseprophylaxe*** erfolgt mit Heparin. Bei Patienten mit mechanischen Herzklappenprothesen wird eine Erhöhung der partiellen Thromboplastinzeit (PTT) auf das 2–3fache des Normalwertes angestrebt. Die ***Antikoagulantientherapie*** mit Kumarinderivaten wird erst einige Tage nach der Operation begonnen, wenn keine Nachblutungsgefahr mehr gegeben ist. Patienten, nach koronarer Bypassoperation erhalten ***Thrombozytenaggregationshemmer*** in Form von Acetylsalicylsäurepräparaten, um der Gefahr eines thrombotischen Koronarbypassverschlusses entgegenzuwirken.

•••

Allgemeine Grundlagen. In der Herzchirurgie unterscheidet man Operationen am ***offenen*** Herzen, bei denen die Herzhöhlen oder die herznahen, großen Gefäße eröffnet werden (z. B. intrakardiale Korrekturen, Klappenersatz) und Operationen am ***geschlossenen*** Herzen (z. B. Eingriffe an den Koronararterien oder am Perikard). Ein zentrales Instrument der Herzchirurgie ist die Herz-Lungen-Maschine, die die Pumpfunktion des Herzens und die Gasaustauschfunktion der Lunge vorübergehend ersetzen kann. Dadurch ist es möglich, das Herz und die Lunge aus dem Kreislauf auszuschalten und unter sog. ***extrakorporaler Zirkulation*** (EKZ) Korrekturen am stillgestellten Herzen durchzuführen. Dabei werden kurzdauernde Eingriffe in der Regel bei normaler Körpertemperatur ***(Normothermie)*** durchgeführt, längerdauernde Operationen unter ***systemischer Hypothermie*** (26–32 °C). In einzelnen Fällen werden Eingriffe auch im ***hypothermen Kreislaufstillstand*** unter tiefer Hypothermie (< 20 °C) durchgeführt. Die EKZ führt zu einer ***pathophysiologischen Reaktion*** des Organismus: Durch den Kontakt des Blutes mit den Fremdoberflächen werden die korpuskulären Blutbestandteile geschädigt. Verschiedene humorale Systeme werden aktiviert und in Abhängigkeit von der Dauer der EKZ kommt es zu einer generalisierten Abwehrreaktion des Organismus, vergleichbar mit einer systemischen Entzündungsreaktion.

Während des intraoperativen Herzstillstandes ist die Koronardurchblutung unterbrochen und der Herzmuskel wird ischämisch. Aus diesem Grund werden die Koronararterien unmittelbar nach Abklemmen der Aorta mit einer eiskalten, kaliumreichen Lösung ***(Kardioplegie)*** perfundiert, die zu einem diastolischen Herzstillstand führt. Die Myokardtemperatur sinkt auf Werte um 10–14 °C ab. Durch diese Maßnahmen (elektrische und mechanische Inaktivität und Unterkühlung) sind die Stoffwechselprozesse im Myokard soweit reduziert, daß eine Ischämie von mehr als zwei Stunden Dauer ohne irreversiblen Zellschaden vertragen wird ***(Myokardprotektion)***.

Neben der extrakorporalen steht noch die ***assistierte Zirkulation*** (Ballonassistenz, Pumpensysteme) für die vorübergehende Unterstützung der Herzfunktion zur Verfügung. Die ***intraaortale Gegenpulsation (IABP)*** wird bei reversibler Schädigung des Myokards eingesetzt, um durch Verminderung der Herzarbeit und Steigerung der Koronardurchblutung eine Erholung des Myokards zu bewirken. Während die IABP nur bei einer ausreichenden Restfunktion des Herzens durchführbar ist, kann mit mechanischen Pumpsystemen der Kreislauf auch bei völligem Erliegen der Herzfunktion aufrechterhalten werden. Zur Pumpenunterstützung wird das Blut aus dem Vorhof oder dem Ventrikel in die Pumpe geleitet und von dort in die Aorta ***(Linksherzbypass)*** bzw. in die Pulmonalarterie ***(Rechtsherzbypass)*** zurückbefördert. Implantierbare Linksherz-Unterstützungssysteme können auch zur längerfristigen Kreislaufunterstützung (mehrere Monate) bei Patienten eingesetzt werden, die beispielsweise auf ein Spenderherz warten.

Bei Erkrankungen der Herzklappen ist wenn immer möglich der Erhalt der Klappe durch eine chirugische Rekonstruktion anzustreben. Wenn die Klappe dennoch ersetzt werden muß, stehen mechanische und biologische Klappenprothesen zur Verfügung. Die heute verwendeten mechanischen Klappen sind ***Kippscheiben***- oder ***Zweiflügelprothesen*** aus pyrolytischem Kohlenstoff. Ihre Haltbarkeit ist praktisch unbegrenzt und die Hämolyserate ist äußerst gering. Allerdings wirken alle mechanischen Klappenprothesen thrombogen, so daß nach mechanischem Klappenersatz immer eine lebenslange Behandlung mit Antikoagulantien (Kumarinderivate = Marcumar®) erforderlich ist. Biologische Herzklappenprothesen werden aus chemisch vorbehandelten, allogenen (vom Menschen) oder xenogenen (vom Tier) Aortenklappen oder aus Perikard hergestellt. Eine Antikoagulation ist nach Implantation einer solchen Bioprothese nicht notwendig. Der Nachteil der biologischen Herzklappenprothesen ist deren begrenzte Haltbarkeit. Degeneration und Verkalkung führen mit zunehmender Implantationsdauer zur Zerstörung des kollagenen Grundgerüsts. Die mittlere Lebensdauer biologischer Herzklappen liegt heute zwischen 8–10 Jahren. Die Haltbarkeit ist jedoch wesentlich vom Alter des Patienten abhängig, so daß Bioprothesen vorzugsweise bei älteren Patienten (> 70 Jahre) eingesetzt werden. Bei Erwachsenen kommen überwiegend xenogene Klappenprothesen zur Implantation. Allogene Herzklappen (Homografts) stammen entweder von Leichen, denen sie bis zu 48 h nach dem Tod entnommen wurden oder von Organspendern, bei denen das Herz aus bestimmten Gründen nicht für eine Transplantation verwendet werden konnte. Diese Klappen werden überwiegend zur Korrektur angeborener Herzfehlbildungen verwendet.

Angeborene Herz- und Gefäßfehler. Etwa 1 % aller lebend geborenen Kinder leiden an einem angeborenen Herz- und Gefäßfehler. Man unterscheidet zwischen Herz- und Gefäßfehlern ***ohne*** und ***mit*** Kurzschlußverbindungen zwischen den Kreisläufen. Letztere treten wiederum ***ohne*** Zyanose und ***mit*** zentraler Zyanose auf. Unter ***Zyanose*** versteht man den „sichtbaren Teil" einer Hypoxämie, wobei bei einer zentralen Zyanose das Blut bereits in der Aorta ungenügend gesättigt ist, während bei einer peripheren Zyanose die periphere O_2-Ausschöpfung des Blutes aufgrund unzureichender Perfusion erhöht ist. Die häufigsten Herzfehler sind Scheidewanddefekte und vaskuläre Fehlverbindungen mit Links-rechts-Shunt und erhöhter Lungendurchblutung. In zweiter Häufigkeit findet man Kurzschlußverbindungen zwischen den Kreisläufen mit Obstruktion, die zu einem Rechts-links-Shunt und daraus resultierender Zyanose führen. Die Klappen- oder Gefäßanomalien nehmen die letzte Stelle in der Häufigkeit ein.

Das Ziel der chirurgischen Therapie angeborener Herzfehler ist die Normalisierung der Blutströmung. Dabei sollte der Lungenkreislauf entsprechend der normalen Hämodynamik dem Systemkreislauf vorgeschaltet sein. Angestrebt wird immer eine primäre ***anatomische Korrektur*** zu einem möglichst frühen Zeitpunkt. Ist dies nicht durchführbar, erfolgt eine funktionelle Korrektur. Kann ein Herzfehler nicht primär korrigiert werden, wird als Vorbereitung auf die definitive Korrektur zunächst ein palliativer Eingriff vorangestellt. Solche Palliativoperationen am Herzen betreffen im wesentlichen immer die ***Lungendurchblutung***. Ist die Durchblutung vermindert, wird sie durch den palliativen Eingriff erhöht (z. B. durch aortopulmonale Shuntverbindung) und sichert damit zunächst ein Überleben des Kindes. Ist die Lungendurchblutung dagegen vermehrt, wird sie durch Drosselung des Pulmonalarterienstammes (Bändelung) reduziert. Diese Maßnahme ist notwendig, um der Entwicklung einer ***obstruktiven Lungengefäßerkrankung*** vorzubeugen. Diese würde durch die veränderten Widerstandsverhältnisse zu einer Umkehr der Shuntrichtung von rechts nach links führen, mit der Folge einer Hypoxämie und zentralen Zyanose (Eisenmenger-Reaktion). In diesem Zustand ist ein Herzfehler nicht mehr korrigierbar. Eine andere Art von palliativen Eingriffen dient der Verbesserung der ***Durchmischung des arteriellen und venösen Blutes*** (z. B. Atrioseptostomie), wenn der Lungen- und Systemkreislauf nicht hintereinander, sondern parallel geschaltet sind.

Leitsysmptome angeborener Herz- und Gefäßfehler sind die Zyanose und das Herzgeräusch. Ein Kind, welches nicht eines dieser Leitsymptome zeigt, leidet ***nicht*** an einer angeborenen Herz- und Gefäßfehlbildung.

Literatur

Borst H G, Klinner W, Oelert H (Hrsg) (1991) Kirschnersche allgemeine und spezielle Operationslehre, Band IV, Teil 2: Herzchirurgie. Springer, Berlin Heidelberg New York Tokyo

Braunwald E, Ross J, Sonnenblick E H (1967) Mechanism of contraction of the normal and failing heart. Little, Brown and Company, Boston

Castaneda A R, Jonas R A, Mayer J E, Hanley FL (1994) Cardiac surgery of the neonate and infant. Saunders, Philadelphia

De Simone R, Lange R, Hagl S (1995) Atlas of transesophageal echocardiography and intraoperative imaging. Springer, Berlin Heidelberg New York Tokyo

Greenfield L J (ed) (1993) Surgery: scientific principles and practice. Lippincott Company, Philadelphia

Hombach V (Hrsg) (1990) Kardiovaskuläre Chirurgie. Schattauer Verlag, Stuttgart New York

Kirklin J W, Barratt-Boyes B G (1993) Cardiac surgery. Churchill Livingstone, Edinburgh

Mavroudis C, Backer C L (eds) (1994) Pediatric cardiac surgery. Mosby Year Book, St. Louis

Neuhaus B (Hrsg) (1994) Innere Medizin. Biermann Verlag, Zülpich

Schuhmacher G, Bühlmeyer K (1989) Diagnostik angeborener Herzfehler. Beiträge zur Kardiologie Band 13, Herausgegeben von K.-A. Zölch. perimed Fachbuch-Verlagsgesellschaft, Erlangen

Schwarz S I (ed) (1984) Principles of surgery. McGraw-Hill Book Company, New York

Stark J, de Leval M R (1994) Surgery for congenital heart defects. Saunders, Philadelphia

Wilcox B R, Anderson R H (1992) Surgical anatomy of the heart. Gower Medical Publishing, London New York

?

1. Welches sind die wichtigsten Bestandteile der Herz-Lungen-Maschine?
2. Was versteht man unter Myokardprotektion?
3. Nennen Sie die wichtigsten Folgen der extrakorporalen Zirkulation!
4. Nennen Sie das Prinzip der IABP!
5. Was ist der Unterschied zwischen einer zentralen und einer peripheren Zyanose?
6. Wie werden kongenitale Herzfehler prinzipiell eingeteilt?
7. Was versteht man unter einer Eisenmenger-Reaktion?
8. Mit welchen Zielen werden palliative Operationen bei verschiedenen angeborenen Herz- und Gefäßfehlern durchgeführt?
9. Nennen Sie die wesentlichen Komponenten der Fallot-Tetralogie!
10. Wie ist die Koronarreserve definiert?
11. Nennen Sie die Symptome einer Herzbeuteltamponade!
12. Über welches spezielle Risiko muß man den Patienten vor operativen Eingriffen an der Aorta descendens aufklären?
13. Wie ensteht eine Aortendissektion und was versteht man unter dem „wahren“ und dem „falschen“ Lumen?
14. Nennen Sie Kontraindikationen zur Herztransplantation!
15. Nennen Sie sog. mechanische Komplikationen des Myokardinfarktes!
16. Was kennzeichnet die spezifische Hämodynamik nach extrakorporaler Zirkulation?
17. Was bedeutet „Frequenzadaptation“ bei einem Herzschrittmachersystem und wie wird sie gesteuert?
18. Was versteht man unter einem sequentiellen Schrittmacher?
19. An welche Differentialdiagnose muß man bei einem verbreiterten Mediastinum und/oder einem linksseitigen Hämatothorax nach Thoraxtrauma denken?
20. Benennen und erklären Sie die Stanford-Klassifikation der akuten Aortendissektion!

Gefäße 17

H. M. BECKER

17.1 Angiologische Untersuchungsverfahren 418

17.2 Chronische arterielle Verschlußkrankheit 420
17.2.1 Pathophysiologie des chronischen Arterienverschlusses 421
17.2.2 Zerebrovaskuläre Insuffizienz 422
17.2.3 Durchblutungsstörungen der oberen Extremitäten 424
17.2.4 Koronare Herzkrankheit 425
17.2.5 Viszeralarterieninsuffizienz 425
17.2.6 Renovaskuläre Hypertonie 426
17.2.7 Arterielle Verschlußkrankheit der unteren Extremitäten 427

17.3 Akutes Ischämiesyndrom 429

17.4 Aneurysmen 432
17.4.1 Aneurysmen der Aorta 432
17.4.2 Aneurysmen der Viszeralarterien 434
17.4.3 Aneurysmen der Extremitätenarterien 434
17.4.4 Dissektion der thorakalen Aorta 434

17.5 Gefäßverletzungen 435

17.6 Gefäßfehlbildungen 436
17.6.1 Coarctatio aortae (Aortenisthmusstenose) 437
17.6.2 Angiodyplasie Typ Klippel-Trénaunay 437
17.6.3 Angiodysplasie Typ F. P. Weber 437
17.6.4 Arteriovenöse Fistel 437

17.7 Tumoren des Gefäßsystems 438

17.8 Venenkrankheiten 438
17.8.1 Primäre Varikosis 438
17.8.2 Thrombophlebitis 440
17.8.3 Becken-Beinvenenthrombose 441
17.8.4 Thrombose der V. subclavia 442
17.8.5 Postthrombotisches Syndrom 443
17.8.6 Cava-superior-Syndrom 443
17.8.7 Lungenembolie 443
17.8.8 Thromboembolieprophylaxe 444

17.9 Lymphgefäßsystem 444

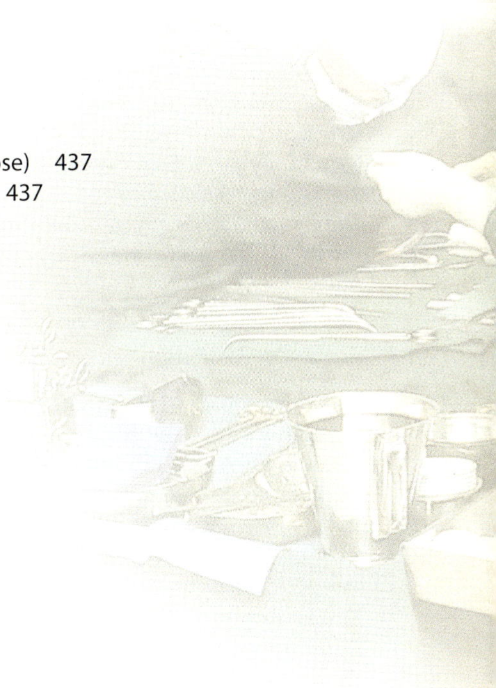

Krankheiten der Blut- und Lymphgefäße sind entweder angeboren oder erworben. Zu den angeborenen zählen die Aortenisthmusstenose, Angiodysplasien und andere Fehlbildungen. Erworbene Gefäßkrankheiten gehören zu den häufigsten Krankheiten des fortgeschrittenen Lebensalters. Hierzu zählen die arteriellen Verschlußkrankheiten mit den bevorzugten Lokalisationen im Bereich der Hirngefäße, der koronaren Herzgefäße und der Beinarterien. Die Bedeutung dieser Erkrankungen geht daraus hervor, daß mehr als die Hälfte aller Menschen daran sterben (Herzinfarkte, Schlaganfälle, Gliedmaßenverluste usw.) Aus dem berechtigten Bedürfnis, diese Krankheiten zu heilen oder doch ihre Auswirkungen auf die Lebenserwartung und die Lebensqualität der Kranken zu mildern, ist die Gefäßchirurgie entstanden. So versteht sie sich als Sachwalterin in der Prophylaxe, also der Verhütung erworbener Gefäßkrankheiten und in ihrer Behandlung, ohne oder mit operativen Maßnahmen.
Ein weiterer wichtiger Bereich ist die Erkennung und Behandlung von Verletzungen an den Gefäßen, arteriell oder venös. Hinzu kommt die notfallmäßige Diagnostik und Behandlung akuter Thrombosen, in Arterien oder Venen, und die Betreuung von Patienten mit Krampfadern. Diese Varizen kommen anlagebedingt (10 bis 20 % der Gesamtbevölkerung) oder als Folge von Leitvenenthrombosen an den Beinen bzw. Armen vor (bis zu 5 % aller über 50 jährigen Einwohner). Schließlich gehört zur Gefäßchirurgie die Erkennung, Diagnostik und Behandlung von Lymphödemen und -entzündungen.

17.1 Angiologische Untersuchungsverfahren

Gefäßkrankheiten erfordern Untersuchungstechniken, die oft über die üblichen Untersuchungsverfahren hinausgehen. Der klinische Beschwerdekomplex wird durch die Anamnese bereits deutlich und sollte auch exakt erfragt werden. Spezifische angiologische Untersuchungen sind gelegentlich nur in Kursen oder entsprechenden Lehrgängen erlernbar.

Inspektion

Diese dient der Erkennung und Beurteilung der trophischen Situation. Nekrosen an Akren und Fersen (trocken, schwarz, markiert) sollen von der Gangrän (feucht, infiziert, Foetor gangraenosus, nicht demarkiert) unterschieden werden. Chronische arterielle Durchblutungsstörungen sind oft gekennzeichnet durch Haarlosigkeit am Unterschenkel oder Nägelschäden.

Auskultation

Hämodynamisch wirksame Stenosen können oft durch ein systolisches Geräusch erkannt werden. An den Karotiden, über dem ersten Subklaviasegment am Hals oder im Bauchraum (Nierenarterien, Mesenterialarterien, Aortenbifurkation und Beckenarterien) kann man durch Zuordnung dieser pulssynchronen Turbulenzgeräusche die Stenosen lokalisieren, ebenfalls in den Leisten oder über dem gesamten Verlauf der A. femoralis superficialis und poplitea. Nach zehn Kniebeugen verstärken sich solche „Stenosegeräusche" und weisen auf eine Einschränkung der Durchflußreserve hin. Arterio-venöse Fisteln weisen ein Dauergeräusch auf, das in der Systole anschwillt und in der Diastole geringer, aber immer hörbar ist.

Pulspalpation

Pulse lassen sich über dem Arterienverlauf nur dort palpieren, wo die Arterie gegen das knöcherne Skelett gepreßt werden kann. Dies ist nur an bestimmten Stellen möglich (Abb. 17.1). Wenn kein Puls mehr tastbar ist, liegt der Arterienverschluß in der vorgeschalteten Strombahn. Ist er abgeschwächt, kann entweder eine vorgeschaltete Stenose vorliegen oder ein Verschluß, der durch einen gut ausgebildeten Kollateralkreislauf

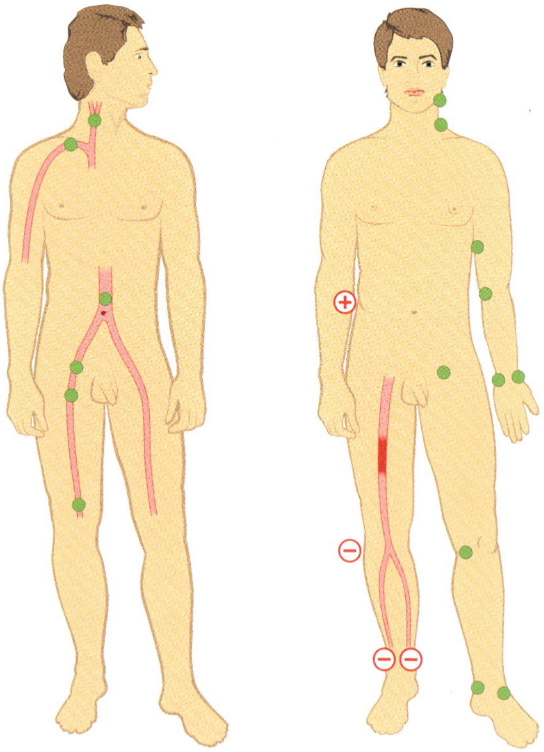

Abb. 17.1. Stellen für Auskultation und Pulspalpation am arteriellen Gefäßsystem

überbrückt wird. Vorgeschaltete Stenosen der Hauptarterie sind meist durch pulssynchrone systolische Geräusche hörbar.

Blutdruckmessung

Die Blutdruckmessung an den Armen gehört zur Routineuntersuchung eines Patienten. Sie wird nach der Riva-Rocci-Methode durch pneumatische Manschette und Auskultation der Korotkow-Töne im Bereich der A. cubitalis vorgenommen. Grundsätzlich sollte der Blutdruck an beiden Armen gemessen und verglichen werden. Ein Seitenunterschied von mehr als 20 mmHg ist pathologisch und weist auf ein Strombahnhindernis an der zuführenden A. subclavia hin. In der Beinperipherie wird heute der Blutdruck mittels Doppler-Sonde gemessen. Diese Ultraschallmessung gibt ein hörbares Strömungssignal, wenn in den beschallten Arterien Blut fließt. Es charakterisiert die Frequenzverschiebung zwischen ausgesandter Schallfrequenz und dem Echo. Erhält man kein Signal, steht der Blutfluß oder die Arterie ist verschlossen. Der Blutstrom von kranial kann durch pneumatischen Manschettendruck unterbrochen werden. Auf diese Weise kann der systolische Druck bestimmt werden, der bei Durchblutungsstörung an den Beinen und bei fehlenden Pulsen einen Hinweis auf den Schweregrad der Durchblutungsstörung gibt. Dieser Schweregrad wird bestimmt durch den absoluten systolischen Wert (notwendiger Perfusionsdruck der Arterienperipherie von über 50 mmHg), aber auch durch das Verhältnis des peripheren Knöchelarteriendruckes zum systemischen Armarteriendruck. Ein Quotient von 0,5 oder 0,4 ist eine Zeichen für die vitale Gefährdung der Extremität. Ist der Knöchelarteriendruck höher als der am Arm gemessene systolische Druck, muß auf eine ringförmige Wandverkalkung der Unterschenkelarterien im Sinne einer Mönckeberg[1]-Mediasklerose geschlossen werden, da die zuführenden Arterien dann nicht komprimierbar sind. Dies ist bei Diabetikern häufig, wobei der gemessene Wert natürlich keine Bedeutung besitzt.

Gehtest

Bei Durchblutungsstörungen der Beine ist letztlich die Einschränkung der Gehleistung durch Auftreten eines Muskelschmerzes (Claudicatio intermittens) das Symptom, das den Kranken zum Arzt führt. Man kann die anamnestisch angegebene Gehstrecke mit dem Kranken abgehen, die Schrittlänge mit dem Metronom bestimmen oder besser, den Patienten unter standardisierten Bedingungen auf dem Laufbandergometer bis zur Unterbrechung durch den stärker werdenden Muskelschmerz gehen lassen. Das Gehtempo beträgt dabei nach internationalen Richtlinien 3,5 km/Stunde bei einer Steigung von 12,5 %. Bei Ruheschmerz soll kein Gehtest vorgenommen werden. Durch diese Untersuchung werden Gehstrecken zwischen Patienten vergleichbar.

[1] Johann G. Mönckeberg, Pathologe, Bonn, 1877–1925

Sonographie

Abdomen-Sonographie. Die Ultraschalluntersuchung des menschlichen Körpers, vor allem des Abdomens, hat in den vergangenen Jahren die Diagnostik von Erkrankungen des Bauchraums revolutioniert. Nicht nur, daß Blutungen, Aszites, Leber- und gastrointestinale sowie Pankreas-Erkrankungen mit einer vorher nicht gekannten Präzision erkannt und diagnostiziert werden können, sondern auch die Nieren und ihr Parenchym können exakt beurteilt werden. Seither werden auch Erkrankungen der abdominalen Gefäße, insbesondere der Bauchaorta, sichtbar und können einer weiteren Diagnostik zugeführt werden. Insbesondere das Bauchaortenaneurysma, seltener auch das Aneurysma der A. iliaca communis, werden im asymptomatischen Stadium – übrigens auch im Rupturstadium – sehr genau erkannt. Größenbestimmungen des Bauchaortenaneurysmas lassen sich mit hinreichender Sicherheit machen, vor allem der Querdurchmesser, womit sich die Sonographie zur Kontrollbeobachtung dilatierender Aortenektasien bewährt.

Doppler-Sonographie. Der Doppler-Detektor bündelt Ultraschallwellen und empfängt die durch den Dopplereffekt bei fließender Strömung hervorgerufene Schallfrequenzverschiebung, die das Gerät hörbar macht und damit zunächst einmal nachweist, daß in einem Gefäß Blut fließt. Darüber hinaus können Flußrichtung und Blutstromgeschwindigkeit bestimmt werden. Damit kann nicht nur der Knöchelarteriendruck bestimmt werden (Blutdruckmessung), sondern diese Untersuchungsmethode ist an den extrakraniellen Arterien des Halses unentbehrlich geworden. Besser als durch die Angiographie kann der Stenosegrad etwa einer Karotisstenose bestimmt werden. Fließgeschwindigkeit und -richtung an den Arterien der Orbita geben darüber hinaus Hinweise auf Strombahnhindernisse im Verlauf der A. carotis interna. Heute sind auch transossär im Bereich der Schläfe oder durch das Foramen occipitale Flußstudien an der A. cerebri media bzw. A. basilaris möglich (transkranielle Doppler-Sonographie).

Pulsvolumenmessungen

Es gibt eine ganze Reihe von Möglichkeiten, über Pulsvolumenkurven die Durchblutung etwa der Beine quantitativ zu bestimmen. Über Form, Amplitudenhöhe und Zeitdifferenz (an beiden Seiten gemessen) kann auch auf die Lokalisation von Strombahnhindernissen geschlossen werden. Die Oszillographie ist eher eine qualitative Untersuchungsmethode, während die Venenverschlußplethysmographie die beste quantitative

Durchblutungsmessung der Extremitäten darstellt. Sie hat jedoch nur bedingt klinischen Wert und ist wissenschaftlichen oder gutachterlichen Fragestellungen vorbehalten. Dies gilt auch für die nuklear-medizinische Gewebe-(Muskel-) Clearance mit radioaktivem Xenon – und für die Rheographie.

Die früher gebräuchliche Lagerungsprobe nach Ratschow zur Beurteilung des Schweregrades einer Beindurchblutungsstörung hat nur noch historischen Wert.

Bildgebende Verfahren

Angiographie. Die röntgenologische Darstellung von Arterien und Venen erfolgt durch Einbringung von Röntgenkontrastmittel. Diese jodhaltigen Kontrastmittel werden bei Darstellung der Venen (Phlebographie) durch Direktpunktion am Fußrücken, in der Leiste oder an der Hand eingebracht. In die Arterien können Kontrastmittel dieser Art ebenfalls durch Direktpunktion, zum Beispiel in der Leiste, oder durch translumbale Aortenpunktion, eingebracht werden. In der Regel erfolgt heute die Einbringung der Kontrastmittel nach dem Seldinger-Prinzip durch Katheter, die entweder in die A. femoralis in der Leiste oder die A. brachialis in der Ellenbeuge eingeführt werden. Die Kontrastmittel müssen der Blutströmung entsprechend vor die zu untersuchende Gefäßstrecke injiziert werden. In den vergangenen Jahren hat sich die DSA (digitale Subtraktionsangiographie) durchgesetzt, wobei digital das Skelettsystem und andere schattengebende Gewebsanteile subtrahiert und das Gefäßsystem besonders zur Darstellung gebracht wird. Man benötigt dabei weit weniger Kontrastmittel als mit der konventionellen Angiographie-Methode, so daß die DSA in vielen Bereichen (supraaortale Arterien, Arterien der Becken- und Beinregion) die konventionelle Angiographie-Methode bereits verdrängt hat. Komplikationen angiographischer Untersuchungen sind Punktionshämatome, Thrombosen des punktierten Arteriensegmentes oder periphere Embolisationen, sowie die Kontrastmittelallergie (Jodallergie). Bei Überdosierung könnten Kontrastmittelschäden an den Nieren auftreten, weil diese Kontrastmittel durch die Nieren ausgeschieden werden.

Bei ausgeprägter Niereninsuffizienz ist nach der Angiographie ein Spülprogramm erforderlich – oder die Angiographie benützt CO_2-Gas als Kontrastdarstellung der Arterien beider Beine.

Weitere bildgebende Verfahren

CT. Zur Beurteilung von Gewebsschäden oder der Ausdehnung von Gefäßerkrankungen ist die Computertomographie geeignet. Hierbei werden Transversalschnitte des Organismus, etwa am Schädel, im Thorax, Abdomen oder den Extremitäten, hergestellt. Hirninfarkte, Ausdehnung von Aneurysmen im Thorax- oder Abdomenbereich, Darstellung von Organen, können wichtige Hinweise für Diagnose oder Behandlungsvorgehen liefern. Die Computertomographie ist dennoch eine Röntgenuntersuchung, die zwei Nachteile besitzt: Zum einen sind nur Transversalschnitte möglich. Zum anderen können wiederholte Computertomographien zu einer doch erheblichen Strahlenbelastung führen.

MRT. Diese Nachteile besitzt die Kernspintomographie (nukleare Magnetresonanz-Tomographie) nicht. Sie benutzt Magnetfelder zur Darstellung von Geweben und kann sowohl Transversal- als auch Longitudinal- oder Schrägschnitte des Organismus und der Organe bestimmten Interesses herstellen. In jüngster Zeit ist es sogar möglich, angiographische Darstellungen von Gefäßen am Hals, im Thorax und an den Extremitäten zu machen. Die Kernspintomographie, die sich in einer stürmischen technologischen Fortentwicklung befindet, ist nicht nur für die Akutdiagnostik, sondern auch für Kontrolluntersuchungen geeignet, da sie keine Strahlenbelastung darstellt und vielfach Röntgenuntersuchungen, wie zum Beispiel das Computertomogramm, überflüssig macht.

PET. Die Positronen-Emissionstomographie (PET) ist ein bildgebendes Verfahren zur Sichtbarmachung physiologischer und biochemischer Funktionen auf zellulärer Ebene. Die Zuführung von Radionukliden durch Injektion oder Inhalation führen beim Zerfall zum Ausstrahlen von Positronen, die wie bei den übrigen Tomographieverfahren verarbeitet und zu einem Schichtbild führen. Dadurch können Aussagen bei Durchblutungsstörungen, insbesondere der Gehirnzellen, Tumordiagnostik usw. getroffen werden. Diese modernste Technologie bildgebender Verfahren läßt Aussagen über die Stoffwechselaktivität, die Sauerstoffutilisation und Lebensfähigkeit von Zellverbänden zu. Die PET ist allerdings im wesentlichen für wissenschaftliche Fragestellungen eingesetzt und für die klinische Routine nicht oder noch nicht geeignet.

17.2 Chronische arterielle Verschlußkrankheit

Epidemiologie. Die chronischen arteriellen Verschlußkrankheiten gehören zu den häufigsten Krankheiten der modernen Industriegesellschaft. Mehr als die Hälfte aller Menschen in unserem Lande werden daran sterben, mehr als doppelt so viele wie an allen bösartigen Erkrankungen zusammengenommen. Nicht das gesamte Arteriensystem erkrankt an Stenosen und Verschlüssen, sondern bestimmte Lokalisationen: Arteriengabelungen, Krümmungen von Arterien, Ostien von kleineren aus größeren Arterien entspringende Arterien. Eine Vorrangstellung kommt der ***koronaren Herzkrankheit*** zu (Herzinfarkt), bevorzugte Lokalisationen liegen am Hals an der Karotisgabel

(Schlaganfall) und im Bereich der Becken- und Beinarterien („Raucherbein“).

Klinisches Beschwerdebild, Diagnostik und Behandlung sind abhängig von der Lokalisation der Veränderungen und deren Ausmaß.

17.2.1 Pathophysiologie des chronischen Arterienverschlusses

Hypothesen. Chronisch und intermittierend wirkende ***Noxen*** führen zu Endothelläsionen, deren Heilungsprozesse zur Verdickung der Intima und schrittweise zur Einengung des Gefäßlumens führen. Dieser Hypothese der Wirkung atherogener Risikofaktoren steht die Hypothese von der Quellung der Intima und Einlagerung lipidähnlicher Substanzen gegenüber, die zu ***Stenose*** und ***Lumenverschluß*** führen. Beide Entstehungsmechanismen werden auch heute noch diskutiert, wobei der ersten These durch die pathologische Thrombozytenfunktion auch therapeutischer Wert zukommt (medikamentöse Thrombozytenaggregationshemmung).

Risikofaktoren. Die sogenannten atherogenen Risikofaktoren verursachen die Wandveränderungen, unter denen der exogene Faktor des ***inhalierenden Rauchens*** eine bevorzugte Stellung einnimmt. Endogene Faktoren, wie Hypertonie, Fett- und Zuckerstoffwechselstörungen, sowie die Harnsäurediathese (Gicht), primäre und sekundäre Polyglobulie, Übergewicht (Bewegungsmangel) spielen aber ebenfalls eine entscheidende Rolle in der Ätiologie. Je mehr Risikofaktoren vorliegen, um so wahrscheinlicher ist es, das der davon betroffene Mensch an einer arteriellen Verschlußkrankheit erkrankt. Während atherosklerotische Veränderungen vorwiegend bzw. zunächst die größeren Transportarterien befallen, also für wiederherstellende Gefäßoperationen gute Vorbedingungen darstellen, ist die stoffwechselbedingte ***diabetische Angiopathie*** eine Erkrankung der arteriellen Gefäßperipherie und daher für rekonstruktive Eingriffe kaum zugänglich. Entzündliche Arterienerkrankungen wie die Thrombangitis obliterans Winiwarter-Buerger beginnt ebenfalls an den kleinen und kleinsten Gefäßen der Peripherie. Sie ist in Europa sehr selten und wird meist durch exzessiven Zigarettenkonsum verursacht. Im fernen Osten (China, Japan) ist sie häufiger als Atherosklerose!

Weitere, allerdings seltene Ursachen für entzündliche Arterienverschlußerkrankungen sind Systemkrankheiten wie die Sklerodermie und Lupus erythematodes oder Langzeitmedikamenteneinnahme (etwa von ergotaminhaltigen Mitteln).

Manifestation. Nicht alle Abschnitte des Arterienbaumes sind für die Entstehung von Stenosen oder Verschlüssen gleichermaßen anfällig, zumindest in den Anfangsstadien. Besonders befallen sind Ostien von kleineren, aus großen Arterien entspringenden Gefäßen, dann Gefäßbifurkationen und durch äußere Kompression (Sehnenplatten- oder -ringe) geschiente Arterienabschnitte. Beispiele sind Nierenarterienstenose, Karotisstenose und Femoralarterienverschluß. Hier spielen sicher die durch Blutstromablenkungen bedingten Turbulenzen mit entsprechender Endothelschädigung eine ursächliche Rolle. Bei fortschreitendem Einwirken der atherogenen Risikofaktoren werden allerdings auch andere Gefäßabschnitte befallen.

Hämodynamische Wirkung. Eine Stenose ist erst dann hämodynamisch wirksam, wenn sie mehr als 60 % der Gefäßlichtung einnimmt. Dann kommt es zu einem Druckgradienten zwischen der prä- und poststenotischen Strecke, der dazu führt, daß sich auch in den Versorgungsarterien ein Druckgradient bildet, der den Flußscheitel der kommunizierenden Peripherie zunehmend nach distal verschiebt, bis die distale Versorgungsarterie retrograd durchströmt wird (Abb. 17.2). Damit wird sie zur Kollaterale, deren Funktion um so besser wird, je langsamer dieser Kollateralentwicklungsprozeß abläuft und je mehr sie (etwa durch Training) gefordert wird. Gelegentlich übernimmt die Kollaterale die langsam abnehmende Funktion der sich verschließenden Hauptarterie so vollständig, daß eine erkennbare Einschränkung der peripheren Durchblutung nicht auftritt.

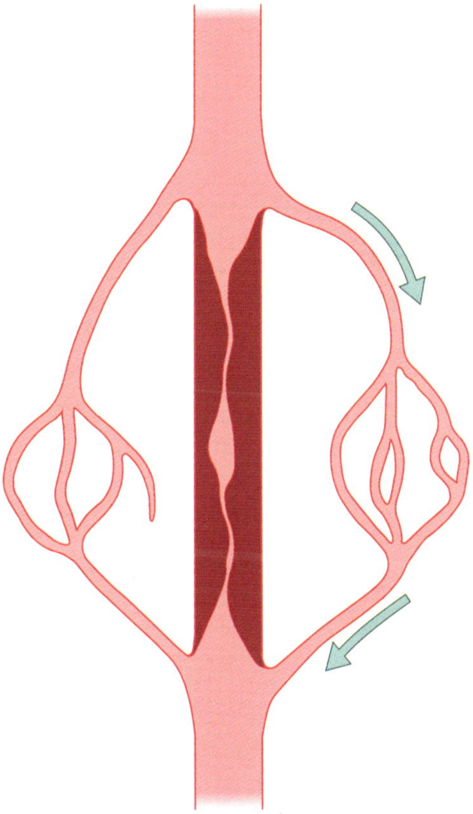

Abb. 17.2. Entwicklung des Kollateralkreislaufs

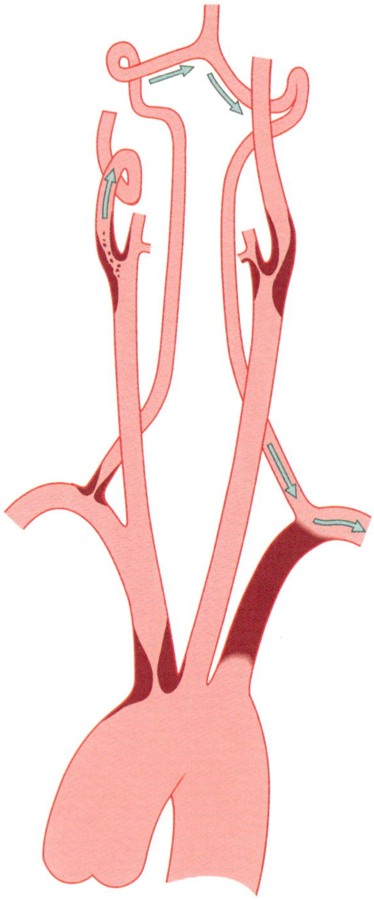

Abb. 17.3. Formen supraaortaler obliterierender Arterienveränderungen

Durchblutungsreserve. Die Differenz zwischen ausreichender Ruhedurchblutung und maximal möglicher Durchblutungssteigerung (reaktive Hyperämie) ist einerseits durch die „Durchflußreserve", die relevante Größe für den Grad der Stenosierung, andererseits durch die Leistungsfähigkeit des Kollateralkreislaufs bestimmt. Damit korreliert sie direkt mit dem klinischen Beschwerdekomplex.

Chronisch entstehende Stenosen oder Verschlüsse führen nicht nur zu einer Belastungsischämie, deren Ausmaß durch die Funktion des entstandenen Kollateralkreislaufes gekennzeichnet wird, sondern auch zu Embolisationen aus Exulzerationen im Stenosebereich oder Thrombenbildung direkt poststenotisch, wo durch Turbulenzen Fragmentabrisse zu peripheren Embolisationen führen können. Auch aus Atherombeeten an großen Arterien können solche peripheren Embolisationen entstehen.

Läsionen. Aus Abb. 17.3 gehen die häufigsten atheromatösen Läsionen der supraaortalen Arterien hervor: Stenosen oder Verschlüsse der drei Arterien im Bereich des Aortenbogens, mit oder ohne Subklavia-Entzugssyndrom, dann am häufigsten Einengungen der Karotisbifurkation, gelegentlich kombiniert mit Elongationen („Coiling", „Kinking"), und eher selten Stenosen der Vertebralarterien an ihrem Ursprung aus der A. subclavia.

17.2.2 Zerebrovaskuläre Insuffizienz

Karotis-Insuffizienz

Bei über 300.000 Schlaganfallpatienten pro Jahr in der gesamten Bundesrepublik Deutschland können bei über einem Drittel die extrakraniellen Hirnarterien, in weit über 90 % die Karotisstrombahn, als Ursache angesehen werden. In der Regel handelt es sich um ***Embolisationen*** aus Stenosen, Exulzerationen oder Elongationen der A. carotis interna; akut eingetretene thrombotische Verschlüsse führen, vor allem bei Mehrgefäßerkrankungen der das Gehirn ernährenden Arterien, zu hämodynamisch bedingten Infarkten. Die Folgen sind ***fokal-neurologische Ausfälle*** wie Aphasie (dominanter Hemisphäre, meist links), ***sensible und motorische Lähmungen*** der kontralateralen Körperhälfte (arm- oder beinbetont), sowie ipsilaterale flüchtige oder bleibende ***Sehstörungen***.

Einteilung. Die Symptomatik wird in vier Stadien eingeteilt:
- ***Stadium I***: Stenosen oder Verschlüsse ohne Symptome.
- ***Stadium II***: Intermittierende flüchtige Ausfälle, deren Dauer Minuten bis 24 Stunden beträgt. Sie sind voll reversibel (TIA – transitorische ischämische Attacke).
- ***Stadium III***: Frischer Schlaganfall mit meist inkompletter Hemisymptomatik kontralateral mit länger anhaltenden Ausfällen (PRIND – prolongiertes reversibles ischämisches neurologisches Defizit), Dauer über 24 Stunden.
- ***Stadium IV***: Postapoplektisches Syndrom: Abgeschlossener Schlaganfall mit mehr oder weniger ausgeprägten Halbseitenlähmungen, mindestens sechs Wochen oder länger nach Eintritt der Ausfälle.

Diagnose. Nach der Auskultation, die bei hämodynamisch wirksamen Stenosen (über 60 % der Lichtung) bei etwa zwei Drittel aller Fälle systolische Geräusche aufdeckt, kann durch die Doppler-Sonographie sowohl direkt die Stenose nachgewiesen als auch indirekt am Augenwinkel anhand von Flußrichtung und -geschwindigkeit auf Stenosen oder Verschluß der A. carotis interna geschlossen werden. Kompressionstests, wie etwa Abdrücken der A. facialis bzw. der A. carotis externa, geben weitere diagnostische Hinweise. Letztlich wird die Diagnose exakt nur in Kombination mit der Angiographie gestellt, die in der Regel durch transarterielle DSA vorgenommen wird.

Therapie. Heute wird die Indikation für die offene Thrombendarteriektomie der Karotisgabel einerseits bei höchstgradigen, sogenannten filiformen Karotisstenosen, seien sie symptomatisch oder nicht, andererseits bei symptomatischen Stenosen im Stadium II gestellt. Ist bereits eine irreversible Hirnläsion vorhanden, sollte man die Operationsindikation sehr zurückhaltend stellen, insbesondere im Stadium III des frischen Ausfalles.

> **!** Chirurgische Maßnahmen wie die offene Thrombendarteriektomie der Karotisgabel sind nur dann sinnvoll, wenn sie einem Schlaganfall zuvorkommen.

Verschlüsse der A. carotis interna können nur innerhalb der ersten 24 Stunden ausgeräumt werden. Für die Indikation gilt dasselbe wie im Stadium III. In der Regel wird die Karotisrekonstruktion unter Zuhilfenahme eines temporären intraluminalen Shunts während der Endarteriektomie und der Wiederherstellung eines erweiterten Lumens (Patchplastik) vorgenommen. Der Shunt gewährleistet während der Operation die Gehirndurchblutung und macht lediglich die kurzen Abklemmzeiten der A. carotis interna und communis und damit der Hirndurchblutung vor Einlegen des Shunts und nach Entfernen notwendig. Die longitudinale Arteriotomie wird meist durch einen Flicken (Patch) versorgt, den man aus der dem Innenknöchel anliegenden V. saphena magna gewinnt. Auch Kunststoffmaterialien (PTFE, Dacron) werden verwendet. Neuerdings gewinnt die Eversionstechnik an Boden, wobei die Anwendung einer temporären Shuntdurchblutung und auch die Einsetzung eines Patches entfällt. Die Operationsletalität beträgt um 1%, das perioperativ erzeugte neurologische Defizit ebenfalls 1 bis 2%. Die Langzeitergebnisse sind sehr gut, allerdings bei einer erheblichen Absterberate von über 30% in fünf Jahren; die Todesursache ist vorwiegend die koronare Herzkrankheit. Rezidivstenosen treten in bis zu 3% innerhalb von fünf Jahren auf.

Die konservative und postoperative Behandlung besteht in der Dauereinnahme von Thrombozytenaggregationshemmern (Aspirin, Ticlopidin).

Vertebrobasiläre Insuffizienz

Stenosen am Ostium der A. vertebralis oder langstreckige Verschlüsse, auch der A. basilaris, können Ursache für eine Minderdurchblutung im Versorgungsgebiet sein (Kleinhirn, Brücke, Hirnstamm). Symptome sind insbesondere Schwankschwindel, dann Ataxie, Diplopie, Hemianopsie, Schluckstörungen, selten auch Paresen oder bilaterale Sensibilitätsstörungen.

Fallbeispiel

Eine 55jährige Frau in gutem AZ hat seit drei Tagen Sensibilitätsstörungen in der linken Hand und seit einem Tag Sprachstörungen im Sinne einer Wortfindungsschwierigkeit. In den letzten Jahren wurde sie immer wieder wegen der chronischen KHK und der arteriellen Hypertonie beim Hausarzt medikamentös behandelt. Bei Untersuchung kann man ein Strömungsgeräusch unterhalb des rechten Kieferwinkels am Hals auskultieren. Die Patientin ist Linkshänderin.

Weiteres Vorgehen?

A. Fortsetzen der Behandlung beim Kardiologen.

B. Stationäre Ultraschalluntersuchung der supraaortalen Äste, CCT, i. v. DSA des Aortenbogens und Entscheidung über das operative Vorgehen.

C. Ultraschalluntersuchung der supraaortalen Äste und weitere ambulante Behandlung mit Aspirin.

Antwort: In der geschilderten Situation besteht eine absolute Indikation zur stationären (PRIND!) Abklärung und eventuell zu einem operativen Vorgehen: Antwort B ist richtig.

Subclavian-steal-Syndrom. Eine Sonderform der vertebrobasilären Insuffizienz ist das Subklavia-Entzugssyndrom („Subclavian-steal-Syndrom"). Durch hochgradige Stenose oder Verschluß der linken, seltener auch der rechten A. subclavia, kommt es zur Strömungsumkehr in der gleichseitigen A. vertebralis, so daß eine Mehrarbeit am Arm die Steigerung des Blutbedarfs aus dem basilären Kreislauf auf Kosten der Durchblutung der hinteren Schädelgrube deckt. Erkennbar ist diese Störung durch vergleichende Blutdruckmessung zwischen rechtem und linkem Arm: Eine Differenz von mehr als 20 mmHg ist bereits pathologisch. Die Sicherung der Diagnose erfolgt durch Angiographie (DSA) mit Spätaufnahmen. Klinisch steht im Vordergrund der zunehmende Schwindel bei Arbeit des Armes, auch die claudicatioartige Ischämie am Arm bei stärkerer Belastung.

Therapie. Die operative Behandlung der Vertebralis-Stenosen ist selten erforderlich. Die Indikation richtet sich allein nach dem Grad der Beschwerden. Subklavia-Stenosen können durch Katheterdilatation aufgedehnt werden; dies ist bei Verschlüssen in der Regel nicht möglich. Bei entsprechender Indikation (Beschwerdekomplex!) wird die A. subclavia mit dem kurzen Stumpf vor Abgang der A. vertebralis in die A. carotis communis eingepflanzt (Transposition), wozu ein supraklavikulärer Zugang am Hals nötig ist. Nur selten ist ein Bypass von der A. carotis communis zur distalen A. subclavia erforderlich.

Beim akuten thrombotischen Verschluß der A. basilaris kommt allein die regionale Lysebehandlung (selektiver Katheter) in Betracht. Hierbei ist allerdings die Sterblichkeit sehr hoch (30%) und die Prognose bezüglich Morbidität unsicher (bleibende Ausfälle).

Truncus-Syndrom

Klinik. Stenosen oder Verschlüsse des Truncus brachiocephalicus haben zur Folge, daß sowohl die rechte Subklavia als auch die rechte Carotis communis nicht direkt aus dem Aortenbogen versorgt werden. Es kommt zur Strömungsumkehr in der rechten A. vertebralis und auch in dem ersten Subklavia-Segment, zwischen A. carotis communis und A. vertebralis, wobei die A. carotis communis dann wieder meist orthograd, also hirnwärts, durchströmt wird. Diese Kombination von Karotis- und Basilaris-Insuffizienz hat Allgemeinsymptome zur Folge wie Vergeßlichkeit, Konzentrationsschwäche, Affektinkontinenz, organisches Psychosyndrom, ja Intelligenzdefekt bis nahe an die Demenz als Ausdruck einer schweren Beeinträchtigung der Gesamtdurchblutung des Gehirns.

Therapie. Operativ kann von der Aorta ascendens aus ein Bypass auf die Truncusbifurkation gesetzt werden oder aber, nach Teilausklemmung am Aortenbogen, der Truncus brachiocephalicus thrombenarteriektomiert werden. Beide Verfahren erfordern eine Längssternotomie mit Eröffnung des Perikards. Die Indikation kann wegen der geringen Komplikationen und der ausgezeichneten Früh- und Langzeitergebnisse auch bei älteren Patienten weit gestellt werden.

In Einzelfällen werden Truncusstenosen auch ballondilatiert, in dieser Form eine bisher umstrittene Behandlungsmethode.

17.2.3 Durchblutungsstörungen der oberen Extremitäten

Atherosklerotische Stenosen und Verschlüsse an den Arterien der oberen Extremitäten sind selten. Meist sind sie an den Anfangsstrecken der A. subclavia (Subklavia-Entzugssyndrom) lokalisiert. Von solchen Stenosen können Embolien ihren Ausgang nehmen und zu Digitalarterienverschlüssen führen. Ein arteriosklerotischer Befall der A. axillaris, brachialis und der Unterarmarterien sind außerordentlich selten.

Neuro-vaskuläre Kompressionssyndrome

Vaskuläre Störungen der oberen Extremitäten finden sich häufig als neuro-vaskuläre Kompressionssyndrome (sog. TOS = Thoracic-outlet-Syndrom), auch als Schultergürtelsyndrome bezeichnet, denen eine Gefäßkompression durch Muskel/Sehnen/Knochen usw. gemeinsam ist. Folgende Formen kommen vor:

- Halsrippen- oder Skalenussyndrom
- Kosto-klavikuläres Zwingensyndrom
- Hyperabduktionssyndrom

Halsrippen- oder Skalenussyndrom. Die Kompression des Plexus brachialis und auch der A. subclavia wird hervorgerufen durch eine überzählige Halsrippe, die den Raum zur ersten Rippe einengt oder durch eine Hypertrophie des M. scalenus anterior.

Ein Röntgenleerbild zeigt die knöcherne Halsrippe, die allerdings auch als bindegewebiges Rudiment vorliegen kann und dann im Röntgenbild nicht sichtbar ist. Im Vordergrund stehen neurologische Symptome seitens der Kompression des Plexus brachialis mit Atrophie insbesondere der Thenarmuskulatur der Hand, gelegentlich aber auch poststenotische Erweiterungen (Aneurysmen) der A. subclavia mit embolischen Digitalarterienverschlüssen. Der Nachweis erfolgt durch den ***Adson[2]-Test***: Abduktion des Oberarms über die horizontale und Dorsalflexion des Halses mit Wendung zur betroffenen bzw. zur kontralateralen Seite: Systolisches Geräusch über dem lateralen Halsdreieck, das bei extremer Muskelanspannung mit dem Radialispuls verschwindet. Eine Angiographie in Provokationsstellung (erhobene Arme) dokumentiert die Stenosierung bzw. den intermittierenden Gefäßverschluß.

Kosto-klavikuläres Zwingensyndrom. Enge zwischen der Klavikula und der ersten Rippe, gelegentlich auch durch Kallusbildung nach Klavikulafraktur bedingt. Die Symptome sind nahezu rein vaskulär: Plötzlich auftretende Subklavia-Venenthrombose („Thoracic-inlet-Syndrom“) oder seltener, Arterienkompression mit poststenotischer Dilatation und peripherer Embolisation kleiner Thrombenpartikel (Raynaud[3]-Syndrom). Der Provokationstest in Dorsalflexion der Schulter (Rucksackstellung) erbringt in Extremstellung Stenosegeräusche oder Verschwinden des Radialispulses. Die angiographische Sicherung erfolgt in Ruhe- und in Provokationsstellung.

Hyperabduktionssyndrom. Hypertrophie des M. pectoralis minor führt zu einer Engstellung zwischen diesem Muskel und dem Processus coracoideus, der die A. subclavia (Axillaris) komprimiert. Der Provokationstest durch zunehmende Hyperabduktion mit Muskelanspannung führt zur Kompression der A. axillaris (systolisches Geräusch) und schließlich zum Verschwinden des Radialispulses. Zur Sicherung erfolgt Angiographie in Provokationsstellung.

Therapie. Die Behandlung sowohl des Halsrippen- bzw. des Skalenussyndroms als auch des kosto-klavikulären Zwingensyndroms ist die rechtzeitige ***transaxilläre Resektion der ersten Rippe*** mit oder ohne Entfernung der Halsrippe bzw. des überschießenden Kallus an der Klavikula (Operation nach Roos). Das Hyperabduktionssyndrom wird durch Resektion des M. pectoralis minor behandelt. Indikation für die chirurgische

[2] Alfred W. Adson, Neurochirurg, Rochester, 1887–1951
[3] Maurice Raynaud, Internist, Paris, 1834–1881

Behandlung ist der Schweregrad der Ausfälle. Die Gefäßkompression wird beseitigt, die neurologischen Folgen verschlimmern sich in der Regel nicht, lassen sich aber auch nicht bessern. Bereits stattgefundene periphere Embolisationen können durch die transthorakale Sympathektomie, die heute nur noch endoskopisch durchgeführt wird, gebessert werden. Dabei muß bei extremen akralen Ischämien gelegentlich der eine oder andere Finger amputiert werden. Aneurysmabildungen an der A. subclavia sollen bei entsprechender Größe und, wenn sie durch Embolisationen symptomatisch geworden sind, zur Resektion mit Gefäßersatz führen.

Raynaud-Syndrom

Die periphere Ischämie der Handarterien ist als Raynaud-Syndrom bekannt geworden. Das primäre Raynaud-Syndrom besteht in einer Vasokonstriktionsbereitschaft der Digitalarterien, die emotional oder durch Kältereize auslösbar ist. Das sekundäre Raynaud-Syndrom ist letztlich die Folge kleiner und kleinster peripherer Embolisationen und läßt sich in Verschlüssen digitaler Arterien angiographisch nachweisen. Auch Systemerkrankungen, vor allem Sklerodermie und Lupus erythematodes, können zu multiplen peripheren Arterienverschlüssen im Sinne eines sekundären Raynaud-Syndroms führen. Zur Therapie ist vor Amputationen im Finger- und Handbereich, die nur bei strenger Indikation vorgenommen werden sollen, eine transthorakale endoskopische Sympathektomie, gelegentlich sogar die Stellatumresektion (zerviko-thorakal) indiziert.

17.2.4 Koronare Herzkrankheit

Die arterielle Verschlußkrankheit am koronaren Gefäßsystem des Herzens erhält ihre Bedeutung nicht nur durch ihre Häufigkeit (Todesursache Nummer 1: Jeder vierte Todesfall ist bedingt durch Myokardischämie), sondern durch die heute standardisierten Behandlungsmöglichkeiten (PTCA = perkutane transluminale Koronarangioplastie, regionale oder systemische Thrombolyse, aortokoronare Bypassoperation). Siehe Kapitel Herzchirurgie Seite 389.

17.2.5 Viszeralarterieninsuffizienz

Chronische Durchblutungsstörungen des Darms und der Bauchorgane sind viel häufiger als angenommen. So können Ulzera am Magen bei älteren Menschen auch mit lokalen ischämischen Veränderungen der Magenwand in Zusammenhang gebracht werden. Die als Angina intestinalis bezeichnete Darmdurchblutungsstörung wird durch Stenosen und Verschlüsse der drei unpaarigen Viszeralarterien ausgelöst. Sind alle drei Arterien am Ostium von Stenosen oder Verschlüssen befallen, ist in der Regel die Ruhedurchblutung des Darms durch einen mehr oder weniger gut ausgeprägten Kollateralkreislauf gewährleistet. Eine Steigerung der Durchblutung, die nach Nahrungsaufnahme etwa das ***zehn- bis zwanzigfache*** der Ruhedurchblutung beträgt, ist durch die Beschränkung der Durchflußreserve allerdings nicht möglich. Dadurch kommt es zur relativen Durchblutungsnot des Darms, ein Schmerzsyndrom, das diese Patienten daran hindert, viel Nahrung zu sich zu nehmen. Darüber hinaus kommt es zur Verwertungsstörung im Sinne eines Malabsorptions-Syndroms. Beide Ursachen lassen solche Kranken bis zur Kachexie abmagern. Die Diagnose wird durch ***Angiographie***, vorwiegend im seitlichen Strahlengang, gestellt. Dabei spielt die Riolan-Anastomose, d. h. die Verbindung zwischen Ästen der A. mesenterica superior und inferior über die A. colica media und sinistra und die Durchflußrichtung dieser Gefäßverbindung eine wesentliche Rolle. Hilfreich sind auch ***Stuhluntersuchungen*** mit Nachweis von Fetten, Muskelfasern und Kohlehydraten. Ohne operative Behandlung müssen diese Kranken verhungern oder gehen an einer akuten Verschlechterung infolge Darmgangrän zugrunde. Die Behandlung besteht in einer ***Thrombendarteriektomie der A. mesenterica superior***, einem ***aorto-mesenterialen Venenbypass*** (verwendet wird ein freies Transplantat der V. saphena magna) oder in einer ***Replantation der oberen Darmarterien in die lumbale Aorta***. In der Regel genügt es, die A. mesenterica superior alleine zu revaskularisieren.

Stenosen oder Verschlüsse einer oder gar zweier Viszeralarterien bleiben meist asymptomatisch, weil zwischen diesen Arterien zahlreiche Kollateralbrücken bestehen (Abb. 17.4). Auch der isolierte Ver-

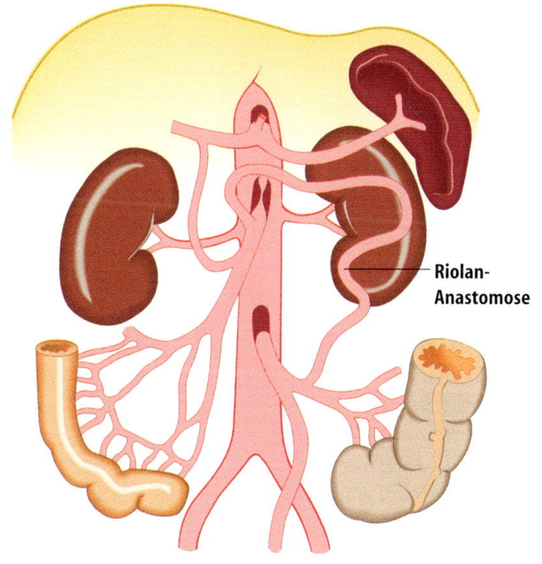

Abb. 17.4. Ostiumstenosen und Verschlüsse bei chronischen intestinalen Durchblutungsstörungen

schluß bzw. die Stenose der A. coeliaca, meist extravasal durch Hyperplasie im Bereich des Ganglion solare hervorgerufen und gelegentlich schmerzhaft (Coeliaca-Kompressionssyndrom) sollte nicht operativ angegangen werden, weil die Kranken (offenbar aus psychosomatischen Gründen) in der Regel nicht beschwerdefrei werden. Die akute Durchblutungsstörung des Darmes ist selten und teils durch thrombotischen Verschluß bei Ostiumstenosen, teils durch Embolie verursacht. Klinisch unterscheidet man drei Stadien:

- Stadium I (= ***Initialstadium***): Gekennzeichnet durch erhebliche Leibschmerzen, Darmkoliken (Hypermotilität), Durchfälle (hypoxisch), klinisch weiches, unauffälliges Abdomen. Dauer: 1–6 Stunden.
- Stadium II (= ***Stilles Intervall***): Dauerschmerz bei geringer oder verschwindender Darmtätigkeit, die langsam versiegt („Friedhofsruhe"). Allgemeinzustand langsam sich verschlechternd, klinisch zunächst weiter unauffälliges Abdomen, röntgenologisch Spiegel als Hinweis für paralytischen Ileus. Dauer: 7–12–48 Stunden.
- Stadium III (= ***Endstadium***): Mit paralytischem Ileus, akutem Abdomen durch Durchwanderungsperitonitis, zunehmende Leukozytose, allgemeiner Verfall. Röntgenologisch Spiegel und vermehrter Luftgehalt. Laparotomie: Schwarzer, abgestorbener Darm. Prognose: völlig infaust. Diagnostische Laparotomie zur Diagnosesicherung.

Besteht der Verdacht auf akute mesenteriale Durchblutungsstörung, ist die ***sofortige Angiographie*** zur Klärung erforderlich, da nur notfallmäßiges sofortiges operatives Eingreifen die Vitalität des Darmes und das Leben des Kranken retten kann (Embolektomie aus der A. mesenterica superior bzw. Revaskularisation der chronischen stenosierenden Veränderungen). Eventuell ist nach ***Revaskularisation*** eine mehr oder weniger ausgedehnte ***Darmresektion*** notwendig. Wenn der gesamte Dünndarm und das Colon ascendens abgestorben sind, kann bei jungen Patienten eine ausgiebige Resektion mit einem Restdünndarm von 20 bis 30 cm eine Überlebenschance bieten (Short-bowel-Syndrom). In jedem Falle ist nach geglückter Wiederherstellung der Darmdurchblutung nach 24 Stunden eine Relaparotomie zweckmäßig („second look").

17.2.6 Renovaskuläre Hypertonie

Pathogenese. Durchblutungsstörungen der Nieren durch Stenosen der zuführenden Hauptarterien (Abb. 17.5) äußern sich lediglich in einer ***Hypertonie.*** Charakteristisch sind hohe diastolische Werte, also hohe mittlere Arteriendrucke. Ursache sind atherosklerotische (60 %) oder fibromuskulär-dysplastische Stenosen (30 %), die einen Druckabfall im Arteriensystem der Nieren erzeugen, der den Goldblatt[4]-Mechanismus

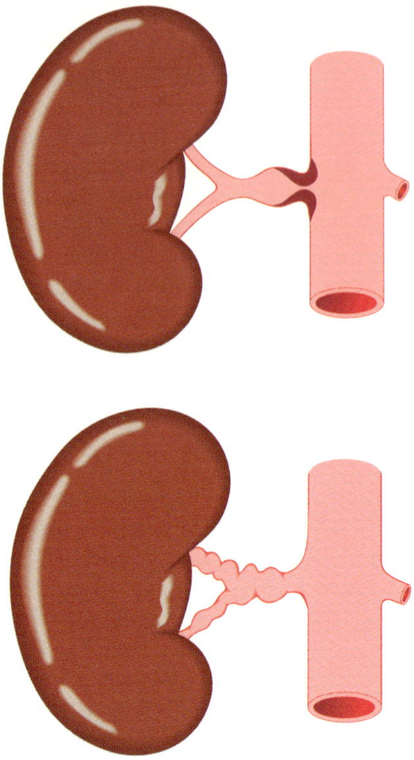

Abb. 17.5. Atherosklerotische Ostiumstenosen und fibromuskulär-dysplastische Stenosen an Nierenarterien (renovaskulärer Hochdruck/Niereninsuffizienz)

auslöst (Abb. 17.6). Durch Hypertrophie der juxta-glomerulären Zellen wird vermehrt Renin ausgeschüttet. Durch die ansteigende Reninaktivität im Blut kommt es vermehrt zur Überführung von Angiotensinogen in Angiotensin I, das durch enzymatische Aktivität in Angiotensin II umgewandelt wird und direkt zur systemischen peripheren Vasokonstriktion führt. Über vermehrte Aldosteronbildung in der Nebenniere kommt es daneben zur verstärkten Natrium-Retention, so daß die periphere Vasokonstriktion verstärkt wird und der Hochdruck anhält. Dieser Mechanismus soll die Durchblutung des Nierenparenchyms normalisieren. Eine medikamentöse Behandlung verstärkt den Goldblatt-Effekt, so daß immer höhere Dosen von antihyperton wirkenden Mitteln erforderlich werden.

Diagnose. Die Diagnose wird heute nicht mehr durch seitengetrennte Nierenfunktionstests oder den Nachweis einer erhöhten Reninaktivität im Blut, sondern durch ein Ausscheidungsurogramm bzw. Nierenszintigramm und die Angiographie gestellt. Das Röntgenkontrastmittel wird in der Drosselniere verzögert ausgeschieden, in der Spätphase aber ist das Nierenbecken durch die verminderte Auswaschung sehr kontraststark dargestellt. Meist ist die Drosselniere auch kleiner als die gesunde Gegenseite.

[4] Harry Goldblatt, Physiologe, Cleveland, 1891–1977

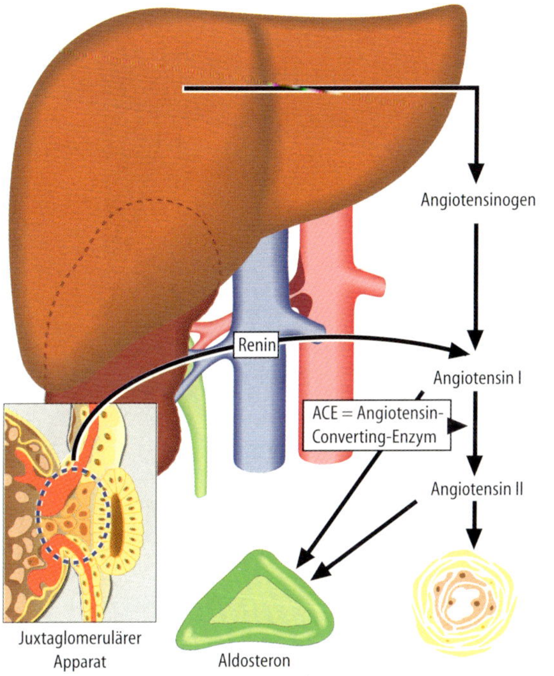

Abb. 17.6. Pathophysiologie des Goldblatt-Mechanismus bei renovaskulärer Hypertonie

Therapie. Gelegentlich können sowohl atherosklerotische als auch fibromuskulär-dysplastische Stenosen ***perkutan durch Katheterdilatation*** mit guter Aussicht auf Dauererfolg aufgedehnt werden (PTA). Stenosen direkt am Nierenarterienostium und fast alle fibromuskulär-dysplastischen Stenosen sollten ***operativ*** behandelt werden. Ein ***Veneninterponat*** (V. saphena magna) zwischen Aorta und hilusnaher Nierenarterienaufzweigung oder die ***Thrombendarteriektomie*** der aortennahen atherosklerotischen Stenose (auch von aortal her möglich) wird die Minderdurchblutung der Niere und damit den Hochdruck meist beseitigen. Die rekonstruktiven Eingriffe an der Nierenarterie können auch eine bereits eingeschränkte Nierenfunktion normalisieren. Die Operationsletalität beträgt rund 2 %. Gute Resultate nach fünf Jahren sind bei Behandlung der fibromuskulären Hyperplasie mit Normalisierung des Blutdruckes in rund 70 % der Fälle zu erwarten. Bei atherosklerotischen Stenosen allerdings nur zu 40 %, da sich hier häufig der Hochdruck bereits verselbständigt hat.

Embolischer Verschluß

Der akute (embolische) Nierenarterienverschluß ist gekennzeichnet von erheblichen Flankenschmerzen und sofort eintretender Anurie dieser Niere. Nur selten gelingt es, durch Embolektomie die Vitalität und Funktion der betroffenen Niere zu erhalten.

17.2.7 Arterielle Verschlußkrankheit der unteren Extremitäten

Durchblutungsstörungen an den unteren Extremitäten, im Volksmund als „Raucherbein" bezeichnet, sind neben solchen des Myokards die häufigsten Lokalisationen der arteriellen Verschlußkrankheit. Gemäß den Abschnitten zur Versorgung der unteren Extremitäten werden drei Typen unterschieden:

- Beckentyp (Aorta-iliaca-Abschnitt)
- Oberschenkeltyp (Femoralis-Poplitea-Abschnitt)
- Unterschenkeltyp (popliteo-kruraler und digitaler Abschnitt)

Klinik. Es besteht eine klare Korrelation zwischen Verschlußetage und Beschwerdesymptomatik: Klaudikationsschmerzen in der Hüfte und im Gesäß weisen auf Stenosen oder Verschlüsse im Bereich des Aorta-Iliaca-Abschnittes (A. iliaca interna) hin. Dabei werden auch oft gleichzeitig Schmerzen in der Oberschenkel- und Unterschenkelmuskulatur angegeben, auch Störungen der Sexualfunktion mit Erlöschen der Erektions- bzw. Ejakulationsfähigkeit. Wadenschmerzen bei Belastung treten bei Vorliegen von Stenosen oder Verschlüssen im Oberschenkelabschnitt auf, während die peripheren Verschlüsse von Unterschenkelarterien zur Klaudikatio in der Fußmuskulatur und zum frühzeitigen Auftreten von akralen Nekrosen oder Fersendrucknekrosen führen. Mehretagenbefall ist allerdings sehr häufig und verschlimmert die Durchblutungssituation der Peripherie.

!

Nach Fontaine und Ratschow werden die Symptome der Durchblutungsstörungen in vier Stadien eingeteilt:

- ***Stadium I***: Nachweisbare Stenosen oder Verschlüsse ohne Symptome (Ruhe- oder Belastungsdurchblutung ungestört)
- ***Stadium II***: Claudicatio intermittens (die Durchflußreserve ist eingeschränkt und reicht für die Steigerung bei Belastung nicht mehr aus)
- ***Stadium III***: Ruheschmerz in den Akren und an der Ferse (Druckischämie): Bei waagrechter Lage ist die Ruhedurchblutung nicht mehr gewährleistet.
- ***Stadium IV***: Auftreten von Nekrosen (trocken) oder Gangrän (feucht, infiziert, stinkend)

Das klassische Symptom ist die ***Claudicatio intermittens***, die beim Gehen auftritt und nach Zurücklegen einer gewissen Wegstrecke zum Stehenbleiben zwingt. Sie gibt bisweilen den Durchblutungsstörungen der Beine ihren Namen.

Diagnose. Neben den Angaben über die Kürze oder die Länge der schmerzfrei zurücklegbaren Wegstrecke und dem Gehtest auf einem Laufbandergometer unter standardisierten Bedingungen sind (nach durchgeführter Pulspalpation) die Messungen des Knöchelarteriendruckes zur Beurteilung des Schweregrades der Durchblutungsstörungen maßgebend. Voraussetzung für jede Behandlung ist die Durchführung einer Serienangiographie mit Darstellung des gesamten Arterienbaumes von der Bauchaorta bis zu den Aufzweigungen der Unterschenkelarterien in die Fußarkaden.

Therapie. Stenosen im Aorta-Iliaca-Abschnitt werden heute gerne mittels ***Ballonkatheter*** aufgeweitet ***(PTA = perkutane transluminale Angioplastie)***. Verschlüsse hingegen sollten operativ beseitigt werden, entweder durch ***Thrombendarteriektomie*** oder durch ***Bypass***.

Der ***hohe infrarenale Aortenverschluß*** unter Einschluß der Beckenarterien ist der klassische Verschluß-Typ für den Y-Bypass (aorto-bifemoral). Will man die komplikationsträchtige Laparotomie vermeiden, können Alternativwege gewählt werden, so bei Verschluß einer Beckenarterie durch Bypassanschluß des betroffenen Beines an die kontralaterale Beckenarterie (Crossover-Bypass). Die Indikation für operative Rekonstruktionen im Aorta-Iliaca-Abschnitt wird wegen der relativ geringen Operationsletalität (1 bis 2%) und der guten Früh- und Langzeitergebnisse weit gestellt (nach fünf bis zehn Jahren Durchgängigkeit zwischen 80 und 90%).

Wesentlich ungünstiger sind operative Rekonstruktionen im ***femoro-poplitealen Arterienabschnitt***. Hier kommt neben der Profundaplastik (Erweiterung des ersten Profundasegmentes und Verbesserung des Einstroms in dieses Gefäß) im wesentlichen der femoro-popliteale Bypass in Betracht (Abb. 17.7), der wegen der erheblich besseren Ergebnisse die Thrombendarteriektomie kurzer oder auch langer Gefäßstrecken verdrängt hat. Bevorzugtes Bypass-Material ist die autologe V. saphena magna. Steht sie nicht zur Verfügung, muß auf Kunststoffprothesen zurückgegriffen werden, unter denen sich ***PTFE*** (Teflon) am besten bewährt hat. Die Fünfjahresdurchgängigkeit des Venenbypasses beträgt 65% (PTFE 50%). Die Indikation zu solchen Eingriffen wird nur ***bei drohendem Verlust*** der Gliedmaßen gestellt (Stadien III und IV). Im Stadium II kann eine Bypass-Führung am Ober- oder Unterschenkel gelegentlich berechtigt sein zur Verbesserung der Gehleistung (berufliche Indikation) oder zur Verbesserung der Lebensqualität (soziale Indikation). Je weiter der Bypass-Anschluß in die Peripherie geht, um so ungünstiger ist die Prognose, so daß Bypass-Führungen auf Unterschenkel- oder Fußarterien äußerste Bemühungen darstellen, den bedrohten Fuß zu retten.

Die perkutane transluminale Angioplastie (PTA) kann bei Stenosen und kurzstreckigen Verschlüssen im Femoralis-Poplitea-Abschnitt sehr günstige Resultate erzielen, insbesondere beim älteren Kranken. Manchmal ist, wie auch in der vorgeschalteten Beckenetage, das Einbringen von inneren Schienen (Stents) zum Offenhalten aufgedehnter Stenosen erforderlich.

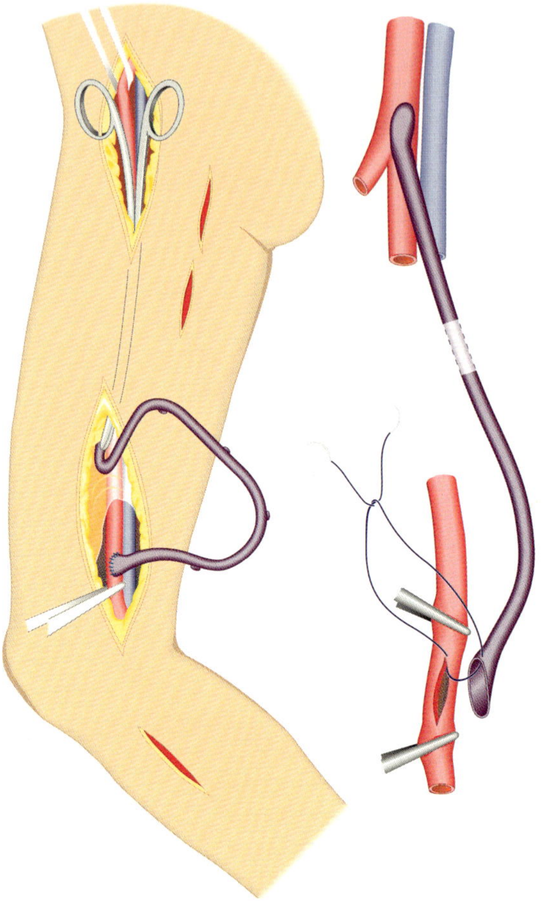

Abb. 17.7. Femoro-popliteale Bypassführung unter Verwendung der autologen V. saphena magna oder eines Kunststofftransplantates

Die Ausschaltung des lumbalen Grenzstrangs (lumbale Sympathektomie) verbessert die Hautdurchblutung des betroffenen Beines. Sie hat nur dann ihre Berechtigung, wenn es sich um periphere Verschlüsse handelt, oder bei Mehretagenverschlüssen, bei welchen der proximale Verschlußprozeß saniert wird. In der Regel erfolgt die Ausschaltung des lumbalen Grenzstranges perkutan durch Umspritzen mit hochprozentigem Alkohol (CT-gesteuerte Sympathikolyse). Die chirurgische lumbale Sympathektomie ist sehr selten geworden.

Nicht-chirurgische Behandlungsverfahren zur Verbesserung der Beindurchblutung sind:

- Hämodilution (isovolämisch) bei erhöhtem Hämatokrit.
- Thrombolyse (Strepto- oder Urokinase, auch synthetische Thrombolytika) entweder systemisch oder mittels Katheter regional bei distalen thrombotischen Verschlüssen.

- Systemische Verbesserung der Fließeigenschaften des Blutes durch niedermolekulare Dextrane bzw. Hydroxyäthylstärke; die Erniedrigung des Fibrinogenspiegels durch Schlangengifte hat enttäuscht.
- Heparinisierung zur Prophylaxe weiterer Thrombosen; auch eine Dauerantikoagulation mit Kumarin-Präparaten muß diskutiert werden, auch post operationem.
- Infusionen (i.a. oder i. v.) von Prostaglandinen (Prostaglandin E1) oder energietragenden Stoffen (AOP, ATP) und/oder Antibiotika.
- Gezieltes Gehtraining, das als aktives Gefäßtraining im Sinne eines Intervalltrainings die Verlängerung der Gehstrecke erreichen läßt durch Verbesserung der Funktion des Umgehungskreislaufs.
- Unterstützende Medikation mit vasoaktiv wirkenden Medikamenten (Naftidrofuryl, Pentoxyphyllin, Buflomedil).

Diese Verfahren werden auch in Kombination mit operativem Vorgehen angewandt. Die Amputation von Teilen des Beines ist letztlich auch eine dem Kranken dienende Maßnahme, die ihn von Dauerschmerzen befreit und die Möglichkeit eröffnet, mit einer künstlichen Beinprothese wieder gehen zu können. Sie ist an den typischen Stellen (Vorfuß/Unterschenkel/Kniegelenk/Oberschenkel) möglich und bei septischen Prozessen auch als Primäramputation indiziert. Die Grenzzonenamputation soll nach Durchführung proximaler Gefäßrekonstruktionen eine Heilungschance mit möglichst wenig Gewebeverlust ermöglichen. Sie ist aufgrund der Fortschritte der Prothesentechniken heute nahezu an jeder Stelle des Beines möglich. Die Kniegelenksexartikulation ist die atraumatischste Amputation. Sie hat zwar eine etwas erhöhte sekundäre Wundheilungsquote (20 %), die zur späteren Nachamputation am Oberschenkel zwingt, allerdings bietet sie aufgrund der heutigen Prothesentechnik den Kranken, auch den älteren, eine letztlich erstaunliche Prothesengewöhnung und Gehfähigkeit.

17.3 Akutes Ischämiesyndrom

Die plötzlich unterbrochene Blutzufuhr (embolischer oder akuter arterieller thrombotischer Verschluß) verursacht eine akut auftretende Gewebshypoxie mit zunehmender Azidose. Ablauf und Ausmaß der hypoxischen Gewebeschädigung hängen von zwei Faktoren ab:

- der Größe der Restdurchblutung und
- der Ischämietoleranz des betroffenen Gewebes.

! Die akute Unterbrechung der Blutzufuhr bedeutet für ein Organ oder einen Gewebsbezirk akut einsetzende Lebensbedrohung durch Abbruch der lebenswichtigen Sauerstoffversorgung. Je nach der Sauerstoffmangeltoleranz wird das Gewebe nur kurze oder auch längere Zeit überleben. Diese Notfallsituation macht umgehende diagnostische und therapeutische Maßnahmen erforderlich.

Restdurchblutung. Die Restdurchblutung, also das Blutvolumen, das pro Zeiteinheit jenseits eines Verschlusses das hypoxische Gewebe noch erreicht, ist abhängig von der ***Kollateralversorgung.*** Ein akuter arterieller thrombotischer Verschluß, bei dem durch die langsam entstandene Stenose bereits der Kollateralkreislauf in Gang gekommen ist, führt deshalb in der Regel nicht zu bedrohlichen Ischämien, zumindest im Vergleich zur arteriellen Embolie, die ein Gefäß akut verschließt, das bisher keinen Grund hatte, sich einen Kollateralkreislauf aufzubauen.

Ischämietoleranz. Die Ischämietoleranz bezeichnet die Fähigkeit des Gewebes, eine gewisse Zeit ohne Sauerstoffzufuhr auszukommen, ohne daß Funktion oder morphologische Struktur leiden. Die Funktion nimmt allerdings mit zunehmender Dauer der Ischämie ab, bis das Gewebe seine Funktion einstellt, aber noch lebt. Wird zu diesem Zeitpunkt die Ischämie aufgehoben, nimmt das Gewebe oder das betroffene Organ sofort seine Funktion wieder auf. Diese erste Phase der anhaltenden Ischämie wird als ***maximale Funktionszeit*** bezeichnet (Tabelle 17.1). Der früher gebräuchliche Begriff der Überlebenszeit sollte keine Verwendung mehr finden! Wird diese erste Phase überschritten, so kommt es zu einer weiteren Reduktion des Stoffwechsels und über die Lähmung der Organfunktion hinaus zum Scheintod, obwohl das Gewebe bzw. das Organ noch lebt. Kommt es nun zur Wiederaufnahme der Blut- und damit Sauerstoffzufuhr, tritt zunächst ein mehr oder weniger vollständiger Funktionsausfall des Gewebes oder Organes ein („Schockfolge"). Erst nach gewisser Zeit, die Wochen betragen kann, findet das Gewebe wieder zur vollen Funktion zurück. Diese zweite Phase der anhaltenden Ischämie, in der die Wiederaufnahme der Blutzufuhr das Gewebe oder das Organ auch unter Inkaufnahme eines vorübergehenden völligen Funktionsausfalls wieder zur vollen Funktion bringt, wird als ***Wiederbelebungszeit*** bezeichnet. Hält die Ischämie auch über diese Phase an, kommt es zu strukturellen morphologischen Störungen, die irreversibel sind und Teile des Gewebes oder das ganze Organ zur Nekrose führen (s. Tabelle 17.1).

Die Ischämietoleranz ist einerseits organ- bzw. gewebespezifisch (Nervengewebe hat die geringste Ischämietoleranz, Haut und Knochen hingegen sind

Tabelle 17.1. Phasen der anhaltenden Ischämie. (Modifiziert nach Schneider und Rotter)

Stoffwechsel	Leistung		
Tätigkeitsumsatz (Normalumsatz)	Tätigkeit		
Umsatzminderung	Leistungsminderung (Erregungsphase)	Maximale Funktionszeit („Überlebenszeit“)	Phase I
Grundumsatz (Bereitschaftsumsatz)			
	Lähmung		
Erstickungsstoffwechsel	Vita minima (Scheintod)	Wiederbelebungszeit	Phase II
Erhaltungs- = Strukturumsatz			
	Tod		
	Autolyse		Phase III

sehr bradytroph und haben die längste Ischämietoleranz), andererseits unterliegt sie der gerade vorliegenden Stoffwechselaktivität. Diese wiederum ist gekennzeichnet durch den Wärmegrad: Unterkühlte Gewebe haben eine längere Ischämietoleranzzeit als bei 37° Körpertemperatur.

Diagnostik

Anamnese und klinischer Befund bei Vorliegen eines akuten Ischämiesyndroms werden charakterisiert durch die sogenannten sechs P, die Pratt 1954 angegeben hat:

!

Symptome des akuten Ischämiesyndroms an der Extremitätenperipherie:
- „Pulselessness“ – Fehlen peripherer Pulse
- „Pallor“ – Blässe der Haut
- „Pain“ – zunehmende ischämische Schmerzen
- „Paresthesia“ – aufsteigende Sensibilitätsstörung
- „Paralysis“ – aufsteigende Muskellähmung
- „Prostration“ – z. B. Unruhe, Krankheitsgefühl bzw. -bewußtsein, beginnende Nekrose

Am Gehirn kommt es durch akute Verlegung der zuführenden Arterien extra- oder intrakraniell zum ***Schlaganfall*** mit kontralateraler Halbseitenlähmung, sensibel oder motorisch oder beides, je nach Größe des ischämischen Hirnareals mehr oder weniger ausgeprägt. Akuter Verschluß einer Nierenarterie s. Kap. 17.2.6; akuter Verschluß einer Darmarterie s. Kap. 17.2.5.

Periphere arterielle Embolie

In der Regel geht die Embolie vom Herzen aus, wo sie aus dem linken Vorhof, den entzündeten Klappen (Mitralis und Aortenklappe) oder aus dem linken Ventrikel kommt (Herzwandaneurysma, akinetische Herzwandinfarktnarbe), dann in die Aorta ascendens ausgeworfen und mit dem Blutstrom verschleppt wird. Die meisten so entstandenen Embolisationen fahren in die Aortenbogenäste (60 %) und verursachen Schlaganfälle oder akute Ischämiesyndrome an den oberen Extremitäten. Weitere bevorzugte Lokalisationen für die emboliebedingte akute Arterienokklusion sind die Aortenbifurkation (3 %), die Beckenarterienstrombahn und die Femoralisbifurkation (20 %), seltener die Poplitea- und Unterschenkelarterien (5 %). Embolische Verschlüsse der Nierenarterien oder der A. mesenterica superior sind außerordentlich selten (1 bis 2 %) und wegen ihrer Lokalisation und der Eigenart der klinischen Symptomatik schwer zu erkennen und zu behandeln.

Läsionen an den vorgeschalteten Arterienabschnitten, insbesondere der thorakalen und abdominalen Aorta (atheromatöse, geschwürige Intima-Aufbrüche) sind – wenn auch selten – Ursachen peripherer arterieller Embolien. Die paradoxe Embolie bezeichnet eine aus den Venensegmenten des Oberschenkels bzw. des Beckens kommende Embolie, die über einen klinisch stummen Vorhofseptumdefekt vom rechten in den linken Vorhof gelangt. Dies ist jedoch nur bei einer pulmonalen Hypertonie möglich, die sich über den rechten Ventrikel bis in den rechten Vorhof hinein fortgesetzt hat.

Akute arterielle Thrombose

Der akute thrombotische Verschluß eines Arteriensegmentes kann in der Regel nur bei bereits vorgeschädigter arterieller Strombahn eintreten, also bei zunehmender Stenose und Behinderung des arteriellen Durchstromes. Da sich dabei meist bereits ein Umgehungskreislauf gebildet hat, ist der akute thrombotische Hauptarterienverschluß weniger dramatisch, als wenn er durch eine Embolie hervorgerufen worden wäre.

Gefäßverletzung

Durch Verletzung, meist durch stumpfe Gewalt, seltener auch durch direkte scharfe Durchtrennung des Gefäßes, kann es zur akuten Ischämie des nachgeschalteten Gewebebezirkes kommen.

Phlegmasia coerulea dolens

Die plötzliche thrombotische Verlegung des gesamten venösen Querschnitts einer unteren Extremität bezeichnet man als Phlegmasia coerulea dolens. Sie ist die schwerwiegendste Form der Bein-Beckenvenenthrombose und bedarf sofortiger Behandlung, wenn nicht das gesamte Bein verlorengehen soll. Mit der Okklusion der Venen geht ein ***Spasmus der gesamten Arterie*** einher, so daß auch kein peripherer Puls mehr getastet werden kann. Es handelt sich um ein gemischtes arteriell-venöses Ischämiesyndrom, das glücklicherweise nur sehr selten vorkommt. (s. Kap. 17.8.3, Bein-Beckenvenenthrombose).

Vasospasmus

Spasmen der arteriellen Endstrombahn, aber auch der größeren Arterien, etwa an Unter- oder Oberschenkel, ja sogar im Beckenbereich, kommen nicht allzu selten nach Intoxikation mit verschiedenen Drogen vor, so durch Mutterkornalkaloide, sowie auch bei Penizillinen und ähnlichem. Die chronische Medikation etwa von Ergotamin führt nicht selten zu plötzlichen Spasmen. Die Behandlung besteht einfach im Absetzen des Medikamentes.

Ist ein chronischer Ergotismus bekannt, sollte angiographisch der morphologische Dauerschaden festgestellt werden. Nach Verletzungen der Extremitätenperipherie, etwa nach Unterschenkelfrakturen, ist ein Spasmus der benachbarten Gefäße nicht allzu selten, weshalb die Thromboseprophylaxe nur Heparin, nicht aber Alkaloide, wie z. B. Dihydroergotamin, beinhalten sollte.

Akute Arteriendissektion

Nicht selten ist für ein akutes Ischämiesyndrom von Bauchorganen oder Extremitäten die akute Aortendissektion verantwortlich. Meist beginnt sie typisch mit ihrer thorakalen bzw. vertebralen Schmerzsymptomatik und führt dann zu einer akut auftretenden Ischämie der Extremitäten. Gelegentlich ist bis auf die Durchblutungsnot der Beine kein weiteres Symptom vorhanden. Kenntlich wird die Diagnose während der Embolektomie, bei der kein thromboembolisches Verschlußmaterial gewonnen werden kann. Hier verhilft nur die Angiographie in Form der digitalen Subtraktionsangiographie DSA, sowie eine spätere Fensterungsoperation, wenn die Ischämie der Extremität oder der Bauchorgane dies erfordert.

Behandlung: Indikation, Behandlungsziel, Verfahren

Jede akut aufgetretene Ischämie ist ein Notfall, weil Gewebe oder Organe durch die Sauerstoffnot bedroht sind. Die periphere arterielle Embolie wird zunächst einmal chirurgisch behandelt: Ein Eingriff, in Lokalanästhesie auch in der Leiste möglich, kann durch Ballonkatheter das embolische Material aus der vorgeschalteten Beckenarterienstrombahn bzw. aus der nachgeschalteten Strombahn des Ober- und Unterschenkels zutage fördern. Damit wird die Durchblutung des Beines wieder möglich. Liegen embolische Verschlüsse in der Beinperipherie der Unterschenkelarterien, hat sich neuerdings die regionale ***Thrombolysebehandlung*** bewährt, wobei mit Einführung von Kathetern in die A. poplitea bzw. in die Unterschenkelarterien lokal der thromboembolische Verschluß aufgelöst und die Durchblutung des Fußes wiederhergestellt werden kann. Ein embolischer Verschluß der Aortenbifurkation, die sogenannte reitende Aortengabelembolie muß synchron von beiden Leisten her mittels ***Ballonkatheter*** oder ***Ringstripper*** entfernt werden. Wird nur von einer Seite operiert, kann die Verschleppung thromboembolischen Verschlußmaterials in das andere Bein dieses erheblich gefährden. Akute embolische Arterienverschlüsse etwa der Nieren- oder Mesenterialgefäße haben eine spezifische Diagnostik und Behandlung nötig.

Der akute thromboembolische Verschluß der Armarterien ist auf der linken Seite problemlos aus der Ellenbeuge in Lokalanästhesie durch Ballonkatheter therapierbar. Auf der rechten Seite sollte Vorsicht geboten sein, weil das Vorschieben des Fogarty-Katheters embolisches Material aus der A. subclavia in die A. carotis communis verschleppen kann, von wo es zur embolischen Verlegung der Karotisstrombahn kommen und zum Hirninfarkt der rechten Hemisphäre führen kann.

Da das akute Ischämiesyndrom eine möglichst umgehende Behandlung erfordert, wird man bei eingeschränkter Diagnostik gelegentlich mit einer akuten arteriellen thrombotischen Verschlußkrankheit konfrontiert werden. Hierbei liegen als Ursache primäre Stenosierungen der arteriellen Strombahn vor. Unter Umständen sind neben einer ***Thrombektomie*** intraoperativ ***angiographische Untersuchungen*** erforderlich, damit weitergehende gefäßrekonstruktive Verfahren für die Erhaltung der bedrohten Extremität eingeleitet und durchgeführt werden können.

! In jedem Falle einer akuten Ischämie hat sich folgendes bewährt: Sofortige Gabe von 10.000 i. E. Heparin i. v. zur Vermeidung größerer Appositionsthrombosen vor und nach dem arteriellen Verschluß, Gabe von

Schmerzmitteln gegen die meist sehr schmerzhafte periphere Ischämie – und schnellste Überweisung in ein entsprechend chirurgisch erfahrenes Krankenhaus!

Fallbeispiel

Ein 60jähriger Mann in gutem AZ hat seit ca. sechs Wochen Schmerzen in der linken Wade beim Gehen. Der Schmerz zwingt ihn zum Stehenbleiben nach ca. 80 m Gehstrecke. Nach ein paar Minuten Pause kann er weitergehen, allerdings wieder nur ca. 80 m bis zum erneuten Schmerz. Die bisherige Behandlung bei einem Orthopäden hat keine Besserung der Beschwerden gebracht. Bei Untersuchung kann man am betroffenen Bein ab Kniekehle keine Pulse mehr tasten. Der Pulsstatus des anderen Beines ist regelrecht. Der Patient raucht ca. 20 Zigaretten pro Tag.

Weiteres Vorgehen?

A. Fortsetzen der Therapie beim Orthopäden
B. Röntgenuntersuchung des linken Unterschenkels
C. Ultraschall-Doppleruntersuchung der peripheren Arterien der beiden unteren Extremitäten und danach intraarterielle DSA.

Antwort: Im geschilderten Fall ist eine weitere Diagnostik nötig. Die Gehstrecke unter l00 m stellt eine Indikation für eventuelles operatives Vorgehen dar: Antwort C ist richtig.

17.4 Aneurysmen

Aneurysmen sind umschriebene Arterienerweiterungen, die durch angeborene oder erworbene Schwächung der Arterienwand bzw. Verletzung verursacht werden (Abb. 17.8).

Man unterscheidet das Aneurysma verum vom Aneurysma spurium. Beim wahren Aneurysma (verum) sind alle Wandschichten entweder in Form einer umschriebenen Spindel (fusiform) oder Kugel „ausgebeult“. Das Aneurysma spurium ist ein „falsches“ Aneurysma nach Verletzung, wobei durch ein Leck der Arterienwand Blut ins umgebende Gewebe austritt, dort tamponiert wird und eine Bindegewebsschicht als Wand erhält, die keine Arterienwandanteile besitzt. Beide Aneurysmatypen können von Thromben ausgekleidet werden. Dies kann so ausgiebig geschehen, daß man angiographisch kein Aneurysma erkennen kann, weil nur die durchgängige „Straße“ kontrastdargestellt wird. Die akute oder chronische Dissektion, vorwiegend der Aorta, ist nicht eigentlich ein Aneurysma, kann aber durch Ausweitung des Falschkanals ein solches werden. Aneurysmen haben zwei Hauptkomplikationen: Einmal die Ruptur, zum anderen die periphere Embolisation.

!

Je weiter proximal das Aneurysma liegt (Aorta), um so höher ist die Rupturgefahr. Je weiter distal (etwa A. poplitea), um so wahrscheinlicher die periphere Embolie.

Wahre Aneurysmen können an allen Arterienabschnitten vorkommen. In bestimmten Prädilektionstellen sind sie besonders häufig.

17.4.1 Aneurysmen der Aorta

Aorta ascendens und Aortenbogen

Aneurysmen der Aorta ascendens und des Aortenbogens sind immer verdächtig auf eine Aortitis luetica, also eine tertiäre Syphilis. Dennoch gibt es gerade an der aszendierenden Aorta atherosklerotische Aneurysmen, die zunächst symptomlos sind und im Laufe ihrer Grö-

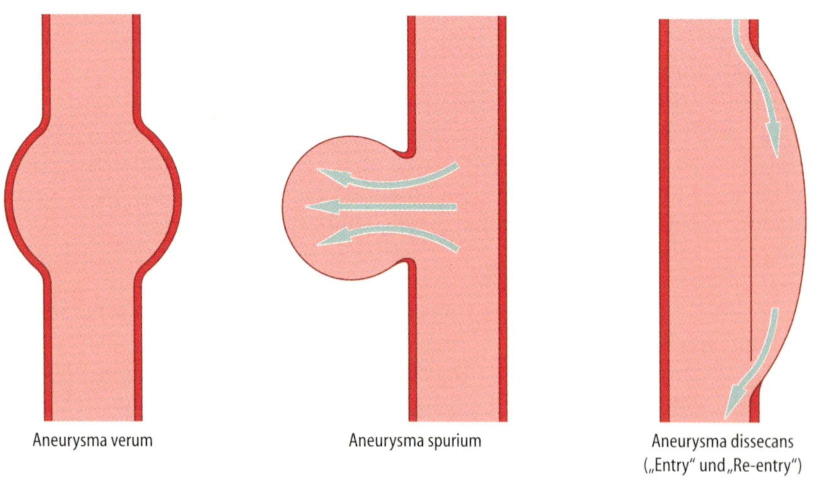

Abb. 17.8. Aneurysmaformen

ßenzunahme auch zur Dilatation im Bereich der Aortenklappe, mit zunehmender Klappeninsuffizienz, führen. Auch am Aortenbogen selbst gibt es Aneurysmen nicht-syphilitischer Genese, die wegen der erheblichen Rupturgefahr operativ ausgeschaltet werden müssen (siehe Herzchirurgie, S. 399).

Aorta descendens (thorakale und thorako-abdominale Aorta)

Atherosklerotische Aneurysmen der Aorta descendens und der gesamten thorako-abdominalen Aorta nehmen an Häufigkeit zu. Bislang sind posttraumatische falsche Aneurysmen der Aorta descendens im Bereich des Ductus Botalli noch am häufigsten, als Verletzungsfolgen bei Dezelerationstraumen. Gelegentlich, und in den vergangenen Jahren vermehrt, kommen auch wieder luetische Aneurysmen vor, die insbesondere am Beginn der Aorta descendens, am Aortenbogen selbst und im Bereich der Aorta ascendens zu gigantischen Aneurysmen führen.

Infrarenale Aorta (einschließlich Beckenarterien)

Das Bauchaortenaneurysma ist bei weitem die häufigste Aneurysmaform und -lokalisation. Offenbar ist die terminale Bauchaorta prädestiniert für derartige degenerative Wandschwächen. Diese Aneurysmakrankheit ist weiterhin im Zunehmen begriffen und wahrscheinlich ein Tribut der modernen Industriegesellschaft an den Wohlstand. Durch Ultraschalluntersuchungen des Abdomens werden solche Aneurysmen heute zufällig und sehr früh entdeckt, ehe sie symptomatisch werden, das heißt rupturieren.

Die Diagnostik soll Ausdehnung, Größe (insbesondere den Querdurchmesser), Rupturgefahr und die Situation der aus oder neben dem Aneurysma entspringenden Gefäße klären. Dies geschieht durch Sonogramm, Computertomogramm und Angiographie (DSA). Dabei werden begleitende Veränderungen (Nierenarterienstenosen, akzessorische Nierenarterien, Iliaca-communis-Aneurysmen, pathologische Riolan-Anastomose usw.) erkannt und können während der Operation Berücksichtigung finden.

Die Rupturgefahr von Bauchaortenaneurysmen (das gleiche gilt für Aneurysmen der A. iliaca communis) ist bei einem Querdurchmesser unter 4,5 bis 5 cm außerordentlich selten, so daß die Indikation zur operativen Ausschaltung angesichts des wahrscheinlich höheren Operationsrisikos nicht gegeben ist. Halbjährliche Kontrollen (Ultraschall, ggf. auch CT oder MRT) geben Auskunft über Größenzunahme und optimalem Operationszeitpunkt. Beträgt der ***Durchmesser transversal oder sagittal über 5 cm***, ist die Operationsindikation eindeutig gegeben, weil die Rupturwahrscheinlichkeit mit zunehmender Größe wächst und bei etwa 6 cm das mehrfache des heutigen elektiven Operationsrisikos beträgt. Die Ausschaltungsoperation und damit die Verhinderung der Ruptur bedeutet eine echte Lebensverlängerung. Man setzt eine Rohrprothese bzw. eine Y-Prothese aorto-biiliakal ein zur Rekonstruktion der veränderten Arterienstrombahn. Die Operationsletalität beträgt beim elektiven Eingriff 2 bis 3 %, im Rupturstadium 25 bis 50 %. Eine Ruptur kann gedeckt ins Retroperitoneum oder frei in die Bauchhöhle erfolgen. In etwa 1 % aller Fälle kann die Ruptur in die V. cava inferior (akute Herzinsuffizienz) oder in das Duodenum erfolgen (akute gastrointestinale Blutung). Aneurysmen der A. iliaca communis sind nicht selten, sie müssen wie Bauchaortenaneurysmen behandelt werden, da die Rupturgefahr hoch ist. Der operative Zugang kann hierbei aber retroperitoneal erfolgen mit etwas geringerem Operationsrisiko.

Moderne endovaskuläre Techniken erlauben die Einsetzung einer Gefäßprothese als innere Schiene gerade bei Bauchaortenaneurysmen entweder als Rohrprothese oder als Y-Prothese durch die A. femoralis communis in der Leiste. Derartige Operationsverfahren werden der minimal-invasiven Chirurgie zugerechnet und sind mitten im Entwicklungsstadium. Bisherige Erfahrungen zeigen eine relativ hohe Komplikationsquote. Die Kranken, deren innere Schienung transluminal durch Schleusen eingesetzt wird, können aber nach wenigen Tagen Krankenhausaufenthalt nach Hause entlassen werden. Die Frühergebnisse sind bislang ermutigend, Langzeitergebnisse fehlen jedoch. So ist ungewiß, ob derartige intraluminal eingesetzte innere Gefäßprothesen mit Schienen (Stents) Langzeitergebnisse erbringen, die den sehr guten Resultaten konventioneller Operationen gleichen. Deshalb sollten endovaskuläre Techniken vor allem bei Kranken mit hohem operativem Risiko (Alter, kardio-pulmonale Risiken) eingesetzt werden, bei jüngeren sollten die konventionellen Verfahren den Vorzug haben.

Fallbeispiel

Ein 75jähriger Mann klagt seit ca. einer Woche über Rückenschmerzen, besonders im Lendenbereich. Bei Zunahme der Beschwerden seit einem Tag veranlaßte der behandelnde Hausarzt eine Abdomen-Ultraschalluntersuchung, bei der man ein im Durchmesser von 8 cm großes infrarenales Aortenaneurysma festgestellt hat.

Weiteres Vorgehen?

A. Bettruhe, weiteres Beobachten, Schmerzmittel
B. Aortoarteriographie (i.a. DSA)
C. Abdomen-CT, keine DSA, Notoperation

Antwort: Es handelt sich hier um ein großes, möglicherweise symptomatisches Aortenaneurysma, das in Richtung LWS penetriert. Der Patient sollte so schnell wie möglich operiert werden wegen akuter Rupturgefahr: Antwort C ist richtig.

Fallbeispiel

Bei einem 60jährigen Mann in gutem AZ hat man bei einer urologischen Routineuntersuchung (Abdomen-Ultraschall) ein mit einem Querdurchmesser von 3,5 cm großes infrarenales Aortenaneurysma festgestellt. Der Patient ist völlig beschwerdefrei.

Weiteres Vorgehen?

A. Medikamentöse Blutdruckstabilisierung und regelmäßige, vierteljährliche Ultraschall-Kontrolluntersuchungen. Bei Zunahme des Befundes eine Abdomen-CT-Untersuchung und weitere Therapieentscheidung.

B. Sofortige Aortoarteriographie (i.a. DSA).

C. Elektive Operation nach Vorbereitung

Antwort: Das kleine Aneurysma ist, wenn asymptomatisch, noch nicht operationswürdig: Antwort A ist richtig.

17.4.2 Aneurysmen der Viszeralarterien

Aneurysmen können an allen Viszeralarterien vorkommen. Sie sind jedoch relativ selten. An den Nierenarterien noch relativ häufig, befinden sie sich in der Regel an der Aufzweigung der Nierenhauptarterie in ihre einzelnen Äste. Sie führen dort zum reno-vaskulären Hochdruck durch Embolisation von Thromben in die Nierenarterienperipherie (Infarkte) und gelegentlich auch zur Ruptur. An der A. hepatica kommen Aneurysmen vor, die zu Leberinfarkten führen, und auch gelegentlich rupturieren. Aneurysmen der A. mesenterica superior sind in 4 von 5 Fällen mykotisch entstanden (Bakterienembolien) und weisen auf eine klinisch oft nicht erkannte Endocarditis lenta hin. Milzarterienaneurysmen sind asymptomatisch. Bei der Ruptur finden sich in der Regel keine Schmerzen, sondern lediglich ein Volumenmangelschock. Blut im freien Abdomen ohne erkennbare Blutungsquelle läßt immer den Verdacht auf ein kleines oder größeres geplatztes Milzarterienaneurysma aufkommen. Bei der operativen Behandlung sind die Ischämietoleranzgrenzen der betroffenen parenchymatösen Organe und des Darmes zu berücksichtigen. Die Ausschaltungsoperation erfordert eine Interposition von Gefäßtransplantaten, vorzugsweise die autologe V. saphena magna, gelegentlich auch Teflonprothesen (PTFE). Milzarterienaneurysmen können reseziert werden, wenn der Milzhilus selbst nicht betroffen ist; andernfalls ist eine Splenektomie erforderlich. Die Diagnosestellung beinhaltet die Indikation zur operativen Ausschaltung.

17.4.3 Aneurysmen der Extremitätenarterien

Am gesamten Arterienbaum können gewissermaßen an jeder Stelle Aneurysmen entstehen. Bevorzugte Lokalisationen sind an der Schulter das Aneurysma der A. subclavia, meist aufgrund einer Stenose (Halsrippe) über die poststenotische Dilatation entstanden, und an den unteren Extremitäten die A. femoralis communis, die A. profunda femoris, die A. poplitea bzw. auch der Gesamtverlauf der A. femoralis superficialis. Gemeinsam ist allen diesen Aneurysmen die Eigenschaft als Emboliequelle, wobei in der Regel kleinere klinisch kaum bemerkbare embolische Schübe die Peripherie allmählich derartig verschließen, daß es aufgrund einer letzten Embolie zum Verlust der Gliedmaße kommen kann. Eine Gefäßrekonstruktion zur Erhaltung der Extremität ist dann nicht mehr möglich, weil die Ausflußbahn thromboembolisch verschlossen ist. Daraus folgt, daß die Indikation zur operativen Ausschaltung bei Diagnosestellung gegeben ist. Ein Angiogramm ist obligatorisch, da allein dieses über die Aufnahmefähigkeit der Ausflußbahn und damit die Prognose der Gefäßrekonstruktion Auskunft geben kann.

Rupturen derartiger Aneurysmen sind außerordentlich selten und eine Rarität, kommen praktisch nur in der Leiste und in der Kniekehle vor.

17.4.4 Dissektion der thorakalen Aorta

Pathogenese. Spontane Dissektionen der Arterienwand gibt es an vielen Abschnitten des Arterienbaums (carotis interna, Becken- und Nierenarterien), besonders häufig und bedrohlich aber an der Aorta. Solche Dissektionen werden fälschlicherweise auch als Aneurysma dissecans bezeichnet. In der Regel handelt es sich um ein innerhalb der Mediaschicht entstehendes Hämatom, d. h. die Einblutung aus einem nekrotisch gewordenen Mediaanteil (bei Marfan-Syndrom vorkommend: Medianecrosis ideopathica cystica Gsell-Erdheim) oder die Unterblutung eines atheromatösen Ulkus der Aortenintima.

In beiden Fällen kommt es zum Intimaaufbruch und intramuraler Einblutung in die Aortenwandschichten, in der Regel zwischen Media und Adventitia innerhalb der Lamina elastica externa, so daß ein weiter „falscher" Aortenkanal entsteht, der sich durch den Druck des einströmenden Blutes nach distal oder nach proximal vorwühlt.

Klinik. Die daraus entstehende oft zirkuläre Einengung der aus der Aorta entspringenden Segment- und Organarterien und wohl auch die Reizung der sensiblen Fasern der Aortenwand selbst führen zu dramatischen Schmerzen, die denen eines Herzinfarktes ähnlich sind. Charakteristisch sind der Beginn im vorderen Thorax, dann die Verlagerung der Schmerzen in den Rücken zwischen die Schulterblätter und die absteigende Schmerzsymptomatik im Bereich der Wirbelsäule nach unten. Die sogenannte Eintrittsstelle variiert stark, sie kann im Bereich der Aorta ascendens liegen (über 60 %), aber auch am Aortenbogen oder an der Aorta descendens (20 %) bzw. auch in der distalen thorako-abdominalen Verlaufsstrecke der Aorta. Oft ist die Eintrittsstelle nicht exakt auszumachen.

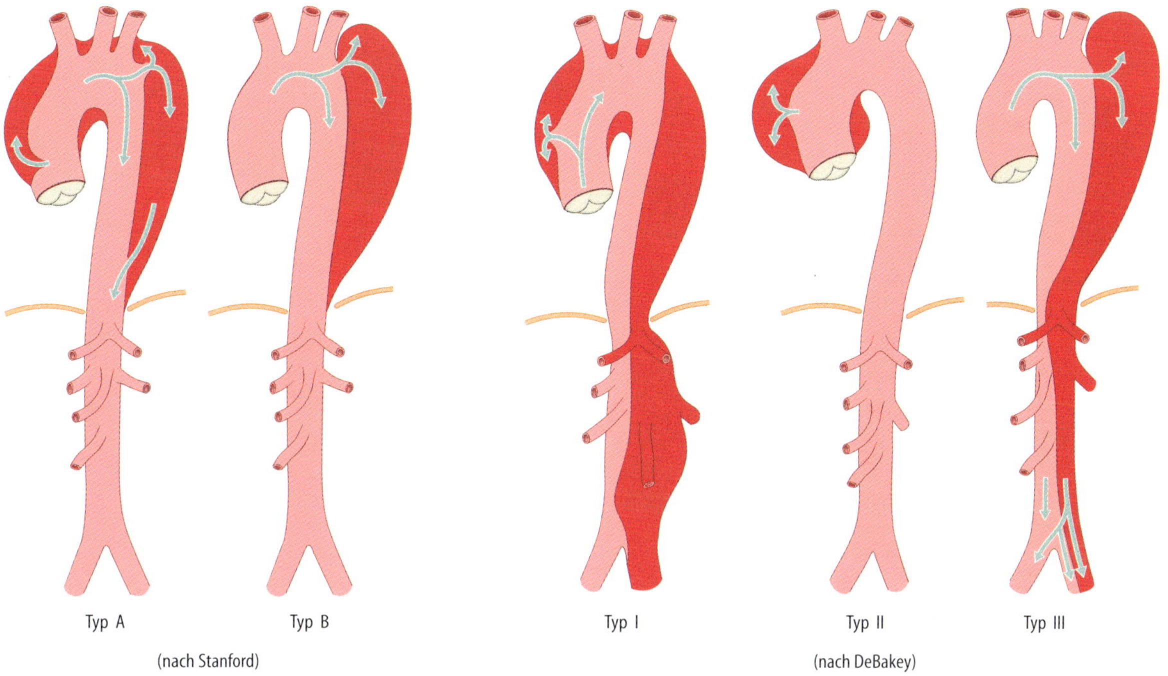

Abb. 17.9. Thorakale Aortendissektionen nach der Klassifikation von De Bakey und der Stanford-Gruppe

Einteilung. Man unterscheidet heute zwei Typen nach der Stanford-Klassifikation: Entweder ist die Aorta ascendens einbezogen (Typ A) oder nicht (Typ B). Früher wurden nach De Bakey drei Typen unterschieden (Abb. 17.9), aber diese Einteilung hat sich unter therapeutischen Gesichtspunkten nicht bewährt.

Typ A der Aortendissektion ist ein Notfall und muß sofort herzchirurgisch operativ behandelt werden: Ohne Operation sterben innerhalb einer Woche 50 % der Kranken, nach einem Monat sind über 90 % an akuter Perikardtamponade durch Ruptur der Aorta ascendens in die Perikardhöhle verstorben.

Typ B wird, wenn irgend möglich, zunächst konservativ behandelt (Ruhigstellung, Blutdrucksenkung, strenge Bettruhe), bis etwa eine akut werdende Situation zum chirurgischen Eingreifen zwingt (drohende oder stattgefundene Ruptur des Falschkanals, akute Ischämie von Bauchorganen oder der Extremitätenperipherie, anhaltende ischämische Rückenschmerzen). Verschiedene Operationsverfahren sollen die Ischämie der betroffenen Organe beseitigen. Bei Ruptur des Falschkanals ist oft ein totaler thorako-abdominaler Aortenersatz erforderlich.

Differentialdiagnose. Differentialdiagnostisch ist ein Herzinfarkt oder eine massive Lungenembolie auszuschließen. Das CT und vor allem die arterielle DSA stellen die Diagnose, wobei durch Flußstudien sowohl Eintrittspforte als auch Strömungsrichtung und -geschwindigkeit des wahren und des falschen Lumens, Durchblutung der betroffenen Bauchorgane und letztlich eine Reperforationsstelle ins „wahre" Lumen (Re-Entry) dargestellt werden können (s. auch S. 402).

17.5 Gefäßverletzungen

Verletzungen größerer Blutgefäße sind relativ selten. Im Rahmen von Mehrfachtraumen (Polytraumen) kommen Gefäßverletzungen in etwa 10 % vor.

Mechanismen der Gefäßverletzung (Verletzungsformen)

Direkte Arterienverletzungen (Stich, Schuß, Schnitt, Einriß durch benachbarte Knochenfraktur, Pfählung) sind von indirekten zu unterscheiden (Kontusion, Überdehnung, Quetschung bei benachbarter Luxation oder Fraktur). Direkte Gefäßtraumen sind meist offen, perforieren das Gefäß von außen nach innen und verursachen einen erheblichen Blutverlust. Die Kranken können aufgrund solcher Verletzungen verbluten, da eine spontane Hämostase nicht erwartet werden kann. Deshalb sind direkte, d.h. scharfe Gefäßverletzungen, sobald wie möglich zu versorgen. Indirekte, also stumpfe Gefäßverletzungen können auch als geschlossene Traumen bezeichnet werden, die Verletzung beginnt an der Intima und macht sich in der Regel durch einen Gefäßverschluß (Ischämie) bemerkbar (Abb. 17.10). Dies ist besonders bei Organen mit niedriger Ischämietoleranz von Bedeutung (Gehirn, Nieren und andere parenchymatöse Organe). Sowohl die Blutung als auch die akut aufgetretene Ischämie sind notfallmäßig zu versorgen. Verletzungen größerer Arterien sind dabei grundsätzlich zu rekonstruieren; nur am Unterschenkel oder am Unterarm kann man ein spritzendes Gefäß meist ohne schwerwiegende Folgen ligie-

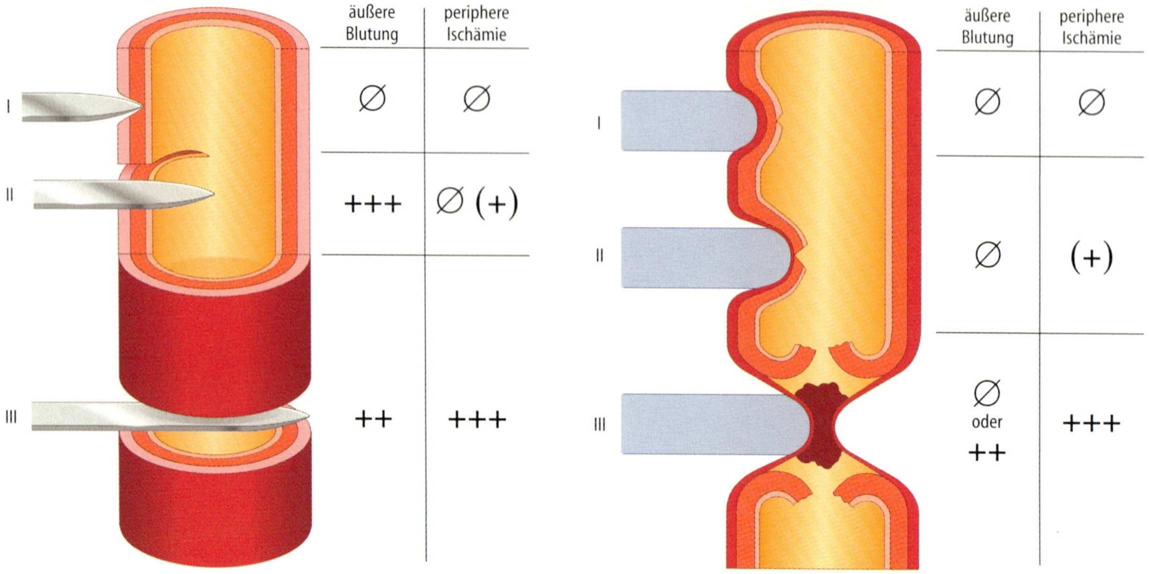

Abb. 17.10. Mechanismen der Gefäßverletzungen (nach Vollmar): scharf (direkt) und stumpf (indirekt)

ren. Bei Mehrfachverletzungen muß das operationstaktische Vorgehen je nach individueller Lage konzipiert werden (was kommt zuerst: Knochen- oder Gefäßversorgung?).

Venenverletzungen können in der Regel ligiert werden. Ausnahmen davon sind V. cava superior, V. cava inferior oberhalb der Einmündung der Nierenvenen, V. femoralis communis und V. poplitea. Diese Segmente sollten, wenn irgend möglich, rekonstruiert werden. Dazu ist gelegentlich auch die vorübergehende Anlage einer arteriovenösen Fistel distal der Venenrekonstruktion erforderlich.

Thorakale Aortenruptur

Im Rahmen des Polytraumas stellt die thorakale Aortenruptur eine besondere Form der Gefäßverletzung dar: Sie ereignet sich als Brems- bzw. Dezelerationsverletzung, wenn bei Auffahrunfällen oder bei Sprung aus großer Höhe Herz und Aorta descendens nach vorne oder unten gerissen werden (Fliehkraft), während Aortenbogen und der Anfangsteil der Aorta descendens im Bereich des Skeletts (BWS) festgehalten werden. Dabei spielt auch das Lig. Botalli eine Rolle, das aus der Aorta descendens herausführt und dort zum Einriß durch die Massenflucht des schweren Gewebes bei Vollbremsung führen kann.

Prinzipiell kann eine Aortenruptur an jeder Stelle des Gefäßes vorkommen, bevorzugt ereignet sie sich aber am ersten Segment der Aorta descendens. Rund 80 % der Aortenrupturen führen durch Verblutung in die linke Pleurahöhle oder ins Perikard sofort zum Tode. Nur wenige derartige Traumen werden so tamponiert, daß der Verletzte lebend die Klinik erreicht.

> **!** Bei stumpfen Thoraxtraumen oder Dezelerationstraumen muß auf das Vorhandensein einer Aortenruptur geachtet werden.

Falls diese nicht durch zweizeitige Ruptur in den folgenden Tagen zum Tode führt, kann sich ein traumatisches Aneurysma entwickeln, das oft erst nach Jahren erkannt wird oder zur Ruptur kommt, meist in das Mediastinum, in den Bronchialbaum, auch in den Ösophagus oder die freie Pleurahöhle.

Die operative Versorgung einer frischen Aortenruptur ist ein Notfalleingriff mit aufgeschobener Dringlichkeit, sie soll einer Ruptur in dic freie Thoraxhöhle zuvorkommen. Das traumatische Aortenaneurysma an der Aorta descendens sollte nach Diagnosestellung, auch wenn es „asymptomatisch" ist, sobald wie möglich beseitigt werden. Gelegentlich ist eine ***Direktnaht der zerrissenen Aorta*** möglich, meist allerdings nur im Akutstadium, während bereits nach wenigen Tagen durch Retraktion der Rupturränder ein ***Interpositionstransplantat*** die beste und prognostisch günstigste operative Maßnahme darstellt (s. auch S. 401).

17.6 Gefäßfehlbildungen

Fehlbildungen am Gefäßsystem im Rahmen der fetalen Entwicklung sind außerordentlich häufig. Klinisch bedeutsam sind naturgemäß nur solche Fehlbildungen, die sich am Kreislaufsystem direkt abspielen oder die im Langzeitverlauf zu erheblichen Störungen führen.

17.6.1 Coarctatio aortae (Aortenisthmusstenose)

Neben mannigfachen Fehlbildungen am Herzen und an den großen Gefäßen des Herzens (Aorta ascendens und Aortenbogen) ist die klassische Coarctatio aortae die wichtigste Gefäßfehlbildung des Brustraums. Es gibt zahllose Formen, die es verhindert haben, daß sich eine Klassifikation durchgesetzt hat. Bestimmend ist allein die Tatsache, daß im fetalen Kreislauf das Aortenblut über den Ductus Botalli in die linke a. pulmonalis strömt und nach Entfaltung der Lungen der Duktus obliteriert. Ob und warum sich um diese Stelle Stenosen, ja sogar Verschlüsse der Aorta descendens bilden, ist noch weitgehend unklar.

Klinisches Kennzeichen ist die Hypertonie der oberen und die Hypotonie der unteren Körperhälfte. Röntgenologisch fallen Rippenusuren als Hinweis für die Kollateralerweiterung der Interkostalarterienbrücken auf. Letztlich muß die Angiographie Form und Ausmaß der Koarktatio zeigen. Die Hypertonie ist der Kernpunkt für die Indikationstellung zur operativen Korrektur, die heute meist in herzchirurgischen Zentren vorgenommen wird, weil in der Regel innerhalb der Kinderkardiologie die Diagnose gestellt wird. Im Rahmen der rekonstruktiven Chirurgie an der deszendierenden Aorta ohne Zuhilfenahme der Herz-Lungen-Maschine kann diese Operation jedoch auch in jedem erfahrenen gefäßchirurgischen Zentrum vorgenommen werden (s. auch S. 365).

17.6.2 Angiodyplasie Typ Klippel[5]-Trénaunay[6]

Diese Fehlbildung besteht aus flächigen Nävusbildungen, erhaben, bräunlich-rötlich verfärbt, und einer Varikosis. Manchmal findet sich eine Hypo- oder Avalvulie des tiefen Venensystems, das auch hypoplastisch oder überhaupt nicht angelegt sein kann. Multiple Aneurysmabildungen der tiefen Venen, auch persistierende primitive Venen, gehören hinzu, desgleichen der sogenannte Riesenwuchs der betroffenen Extremitäten. Arteriovenöse Fisteln fehlen völlig. Eine Therapie ist nur symptomatisch möglich.

17.6.3 Angiodysplasie Typ F. P. Weber[7]

Angeborene arteriovenöse Fisteln finden sich nicht selten in Gehirn, Lungen und abdominalen Organen. An den Extremitäten gehören sie zum F. P. Weber-Syndrom. Dieses beinhaltet multiple, fast ausnahmslos auf eine Körperseite (und Extremität, meist die unteren) beschränkte arteriovenöse Fisteln mit Riesenwuchs der betroffenen Extremität und erhabenen, gelegentlich bräunlich verfärbten flächigen Hautnävi.

Die Therapie besteht in ausgedehnter Skelettierung der Hauptarterien und immer wieder durch Katheter vollzogener Embolisierung kleinerer Fisteln. Auch die durch den arteriovenösen Kurzschluß hervorgerufenen Hautschäden (Ulzera) bedürfen chirurgischer Behandlung. Da die Fisteln, insbesondere in der Extremitätenperipherie immer wieder rezidivieren, ist sehr oft eine Amputation notwendig, um die Kranken von diesem Gefäßdauerschaden zu befreien.

17.6.4 Arteriovenöse Fistel

Angeborene arteriovenöse Fisteln gehören zu den ***Angiodysplasien*** (siehe F. P. Weber-Syndrom), erworbene arteriovenöse Fisteln sind meist ***traumatisch*** entstanden.

Die akute arteriovenöse Fistel, gerade erst durch Verletzung entstanden, wird heute in aller Regel sofort chirurgisch versorgt. Arterie und Vene werden dabei gesondert rekonstruiert bzw. ligiert. Chronische arteriovenöse Fisteln haben ein ***zunehmendes Shuntzeitvolumen***, so daß ein wachsender Anteil des Herzauswurfvolumens durch die Fistel ins venöse System verlorengeht. Dies führt zur Steigerung des Herzzeitvolumens und zur Linksherzhypertrophie, auch das zirkulierende Blutvolumen nimmt erheblich zu. Die die Fistel speisende Arterie verändert sich ebenfalls, sie dilatiert in dem Bemühen, die beschleunigte Blutstromgeschwindigkeit wieder auf die diesem Abschnitt zugeordnete Größe herabzuführen (Hagen-Poiseuille-Gesetz). Diese Dilatationen können gigantische Ausmaße erreichen und werden als ***zylindrische Fistelarterienaneurysmen*** bezeichnet. Sowohl an der Arterie als auch am Herzmuskel gibt es eine Grenze, jenseits derer sich die Dilatation bzw. die Myokardhypertrophie nicht mehr zurückbilden, sondern zum Aneurysma bzw. zur Herzinsuffizienz führen. Für beide Organe kommt dieser Zeitpunkt offenbar zeitgleich.

Über einer arteriovenösen Fistel fühlt man ein Schwirren, das in der Systole anschwillt und in der Diastole abschwillt, aber nie unterbrochen wird („Maschinengeräusch"). Grund dafür ist, daß immer Blut aus dem Hoch- in das Niederdrucksystem fließt. Wird die Fistel digital komprimiert, also der Kurzschluß unterbrochen, kommt es zur ***Bradykardie*** (Nicoladoni-Branham-Zeichen). Dies ist ein Zeichen für die hämodynamische Wirksamkeit der Fistel. Die angiographische Darstellung einer großen arteriovenösen Fistel ist außerordentlich schwierig, da der Blutstrom sehr groß ist, also rasch eine starke Kontrastmittelverdünnung ein-

[5] Maurice Klippel, Neurologe, Paris, 1858–1942
[6] Paul Trénaunay, Neurologe, Paris, geb. 1875
[7] Frederick P. Weber, Arzt, London, 1863–1962

tritt. Die DSA (digitale Subtraktionsangiographie) bietet hier gute Darstellungsmöglichkeiten, insbesondere wenn der arterielle Einstrom proximal gedrosselt oder gar unterbrochen werden kann, zumindest für die Fertigung der Röntgenaufnahmen. Liegt die Fistel peripher (am Oberschenkel oder Oberarm), kann man die Zubringerarterie und die Fistelvene jeweils vor und nach der Fistel ligieren (Bramann-Viererligatur), da sich bereits sowohl arteriell als auch venös ein ausreichender Kollateralkreislauf bilden konnte, der die Versorgung der Extremitätenperipherie mit arteriellem Blut und auch die venöse Entsorgung gewährleistet. In der Regel wird man zumindest jedoch die Arterie rekonstruieren. Dies kann allerdings auf erhebliche Schwierigkeiten stoßen, da zwischen Zubringerarterie und distaler Ausstromarterie kalibermäßig eine große Diskrepanz besteht.

Iatrogen gelegte arteriovenöse Fisteln haben ihren Sinn darin, entweder eine rekonstruierte venöse Gefäßstrecke einige Zeit lang (rund 3 Monate) mit erhöhter Blutstromgeschwindigkeit als Prophylaxe etwa einer Rezidivvenenthrombose zu durchströmen, oder es handelt sich um eine periphere arteriovenöse Fistel, die das angeschlossene Venensegment zur regelmäßigen Punktion im Rahmen einer chronischen Hämodialyse zur Erweiterung bringen soll. Solche Fisteln sind erfahrungsgemäß hämodynamisch kaum wirksam, zumindest hinsichtlich einer meßbaren Herzbelastung.

17.7 Tumoren des Gefäßsystems

Tumoren des Gefäßsystems sind außerordentlich selten. Meist handelt es sich um ***Leiomyome*** bzw. ***Leiomyosarkome***, die besonders an der V. cava inferior vorkommen. Dort werden sie symptomatisch durch Stenosen oder Verschluß des Gefäßes. ***Glomustumoren*** sind stecknadelkopfkleine, außerordentlich druckschmerzhafte, subungual oder sonst intrakutan gelegene punktförmig große Geschwülste aus Gefäßknäueln und Nerven, die sich aus einer kleinen arteriovenösen Mikrofistel entwickeln. Die Therapie besteht in ***Exstirpation*** oder ***Laserkoagulation***.

Auch die im Glomus caroticum entstehenden Tumoren nennt man Glomustumoren. Sie sind reich vaskularisierte Neurinome, die nur ganz selten maligne entarten (1 bis 3 %). Die operative Exstirpation sollte der Gefäßchirurg vornehmen, da nicht selten Einrisse und rekonstruktive Maßnahmen an der A. carotis interna nötig sind. Hämangiome unterteilt man in kavernöse („Blutschwamm") und Rankenhämangiome (Haemangioma racemosum). Erstere stellen umschriebene Venenkonvolute dar, die schwammigen Charakter haben und sich leicht auspressen lassen. Sie rezidivieren nach Exstirpation häufig, chirurgisch lassen sie sich selten radikal entfernen, weil sie sämtliche Gewebe, auch die Muskulatur, durchdringen. Rankenangiome besitzen eine oder mehrere arteriovenöse Fisteln und kommen bevorzugt an der Kopfschwarte vor. Wenn alle Zubringerarterien ligiert werden, kann man die geschlängelten Gefäßektasien zum Veröden bringen. Auch Lymphgefäße können als Lymphangiome disseminiert und kapillär vorkommen, letztlich überall intra- und subkutan. Kavernöse Lymphangiome sind in der Regel kongenital und isoliert, wachsen aber stark und können gigantische Ausmaße annehmen. Eine Entartung in Form des Lymphangiosarkoms ist äußerst selten.

Vom Lymphgewebe ausgehende oder dieses einbeziehende Tumoren sind teils gutartig, in der Mehrzahl der Fälle aber äußerst maligne (Leukämie, Retikulo- und Lymphosarkome, M. Hodgkin etc.). Die Diagnosen werden durch Lymphknotenexstirpation und histologische Aufarbeitung gestellt. Folge einer derartigen Lymphknotenentfernung kann eine Lymphfistel sein, die sich meist spontan verschließt, oder auch ein sekundäres Lymphödem.

Tabelle 17.2. Faktoren des venösen Rückflusses an den Beinen (nach G. Hierholzer)

Venöser Rückstrom beim Gehen	• Art. Zustrom ↑ • Muskelpumpen ↑ • Gelenkpumpen ↑ • Hydrostat. Druck ↑
Venöser Rückstrom im Liegen	• Art. Zustrom ↓ • Muskelpumpen (–) • Gelenkpumpen (–) • Hydrostat. Druck (–)

17.8 Venenkrankheiten

Die wesentliche Funktion des Venensystems ist die Rückführung des Blutes zum Herzen („Entsorgung"). Dazu ist das tiefe Leitvenensystem und auch das oberflächliche Venensystem insbesondere der Beine mit Ventilklappen ausgerüstet, die die Blutstromrichtung nur herzwärts gestatten (Tabelle 17.2). Dies ist für den aufrecht stehenden und gehenden Menschen von größter Bedeutung. Störungen ergeben sich entweder durch Degeneration, besonders an den oberflächlichen Venen der unteren Extremitäten, durch Entzündungen und thrombotische Verschlüsse sowie durch sekundäre Klappeninsuffizienz.

17.8.1 Primäre Varikosis

Die sackartige Erweiterung und Schlängelung der oberflächlichen Venensysteme am Bein wird Varikosis genannt.

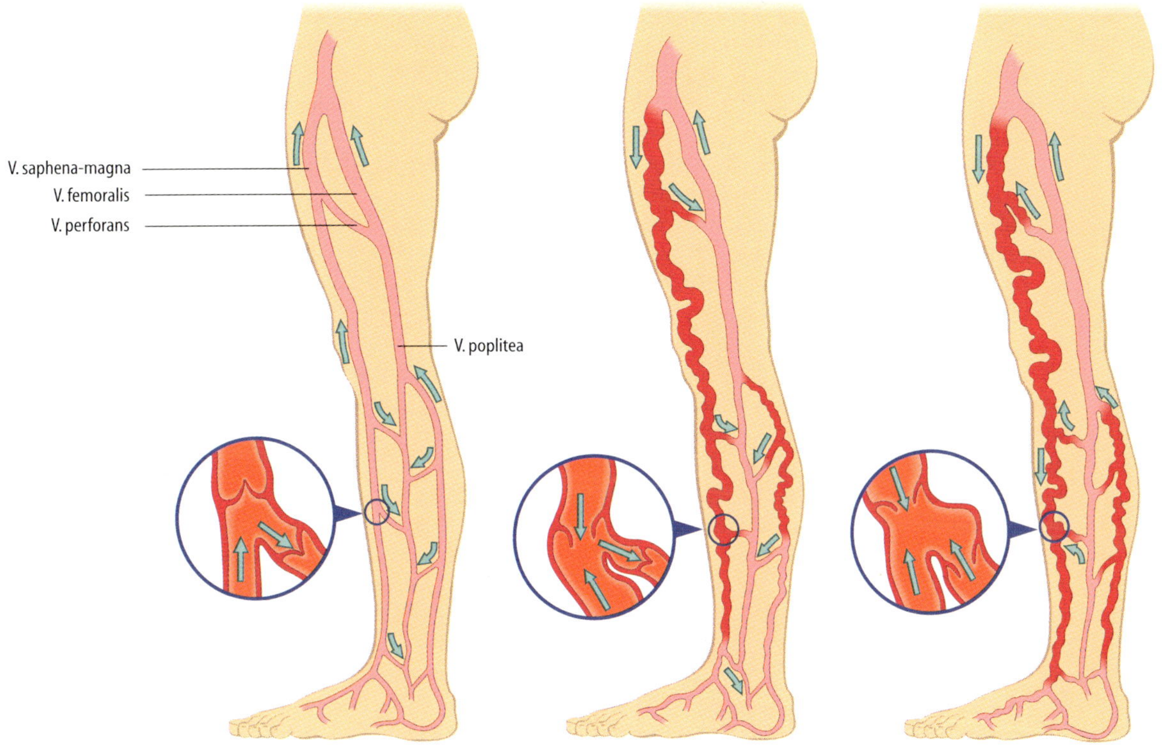

Abb. 17.11. Oberflächliches und tiefes Leitvenensystem der Beine und Flußverhalten bei Saphena-Varikosis (magna et parva)

Pathogenese. Die primäre Varikosis (Abb. 17.11) ist Ausdruck einer allgemeinen Bindegewebsschwäche und deshalb mit Krankheitsbildern wie Senkfuß, Leistenbruch, Bandscheibenvorfall usw. verwandt. Die primäre Varikosis entsteht ***durch Insuffizienz der Mündungsklappe der V. saphena magna*** (oder parva) und schrittweise fortschreitende Klappeninsuffizienz von kranial nach kaudal, womit die Belastung der untersten noch schlußfähigen Klappen durch die darüberstehende Blutsäule immer größer wird und die Dilatation ad latum und ad longitudinem nach distal zunimmt. Eine primäre Seitenastvarikosis betrifft Venen, die in die Stammvenen (V. saphena magna oder parva) einmünden. In den Varizen fließt das Blut nicht herz-, sondern fußwärts, womit am Unterschenkel über Perforansvenen der venöse Fluß in das tiefe Venensystem erfolgt, aus dem durch die schlußunfähige Mündungsklappe an der Einmündung der V. saphena magna wiederum der Einstrom ins abhängige Varizengebiet der Beinoberfläche stattfindet (variköser „Privatkreislauf").

Auch die Perforansvenen haben Klappen, die den Blutstrom nur nach innen ins tiefe Venensystem erlauben. Werden diese Klappen schlußunfähig, spricht man von Perforansveneninsuffizienz. Die einfache Stammvarikosis der V. saphena magna oder parva führt zu Schweregefühl der Beine, dann durch die Zunahme des Zeitvolumens der tiefen Leitvenen zu deren Erweiterung und möglicher Klappeninsuffizienz (variköser „Privatkreislauf"). Eine Perforansveneninsuffizienz insbesondere an der Innenseite des Unterschenkels (Cockett-Perforansvenen) erhöht den venösen Druck am distalen Unterschenkel im subkutanen Gewebe; die Folgen sind abendlich auftretende Ödeme, zunehmende Ernährungsstörung der Haut mit intrakutanen Einblutungen (Melanoderm) und letztlich geschwürigen Aufbrüchen (Ulcus cruris). Dies gilt für die primäre und auch für die sog. sekundäre Varikosis, die als Kollateralkreislauf nach thrombotischem Verschluß der tiefen Leitvenen aufgefaßt werden muß.

Diagnostik. Der Nachweis einer primären Varikosis geschieht am besten durch den ***Perthes[8]-Tourniquet-Test***: Beim stehenden Kranken (man muß den varizenkranken Patienten im Stehen untersuchen!) wird der Gummitourniquet an Ober- oder Unterschenkel so angelegt, daß er den Einstrom in das Varizengebiet von kranial her unterbrechen kann. Dann sollte der Kranke umhergehen oder mehrere Zehenstände ausführen. Damit entleert sich das tiefe Venensystem des Unterschenkels durch die Muskelpumpe nach kranial. Da von oben ins Varizengebiet kein Einstrom erfolgt, entleert sich dieses unterhalb des angelegten Tourniquet ins tiefe Leitvenensystem. Steht der Kranke still, ist unterhalb des Stauschlauches keine wesentliche Füllung der Varizen erkennbar. Erst mit Lösen des Stauschlauches erfolgt von oben her die pralle Varizenfüllung. Damit wird nachgewiesen, daß es sich um eine primäre Varikosis handelt und daß das tiefe Venensystem funktionstüch-

[8] Georg C. Perthes, Chirurg, Tübingen, 1869–1927

tig ist. Andere Tourniquet-Tests (nach Trendelenburg[9] und anderen) erbringen keine weitere Information.

Heute lassen sich Stromrichtung des venösen Blutes und die Schlußfähigkeit des Klappenapparates dopplersonographisch sowohl an Oberflächen- als auch an den entscheidenden Abschnitten des tiefen Venensystems nachweisen, insbesondere im Bereich der Leiste, am Oberschenkel und in der Kniekehle. Vor einer Varizenoperation ist die aszendierende Phlebographie erforderlich. Zunächst erfolgt die Einspritzung von Röntgenkontrastmittel in eine Fußrückenvene bei gestautem distalen Unterschenkel. Das Kontrastmittel fließt durch das tiefe Venensystem ab, von dem man in wichtigen Abschnitten gezielt Röntgenaufnahmen anfertigen kann. Hat das Kontrastmittel die Leiste erreicht, kann man durch einen Valsalva-Versuch verhindern, daß das Kontrastmittelblut schnell durch die Beckenvene abfließt; es erfolgt ein Rückstrom beispielsweise durch die insuffiziente Mündungsklappe der V. saphena magna in die varikös veränderte Oberflächenstammvene. Auch Klappeninsuffizienzen des tiefen Leitvenensystems lassen sich so nachweisen oder ausschließen.

Die Phlebodynamometrie besteht in der Messung der Funktion des tiefen Venensystems in Ruhe und Belastung durch Druckmessung in einer Fußrückenvene. Desgleichen kann die moderne Lichtreflexionsrheographie (LRR) die Funktion des tiefen Venensystems beurteilen lassen. Zur Messung des Schweregrades bei postthrombotischem Syndrom sollte eine dieser beiden Methoden eingesetzt werden.

[9] Friedrich Trendelenburg, Chirurg, Rostock, Bonn, Leipzig, 1844–1924

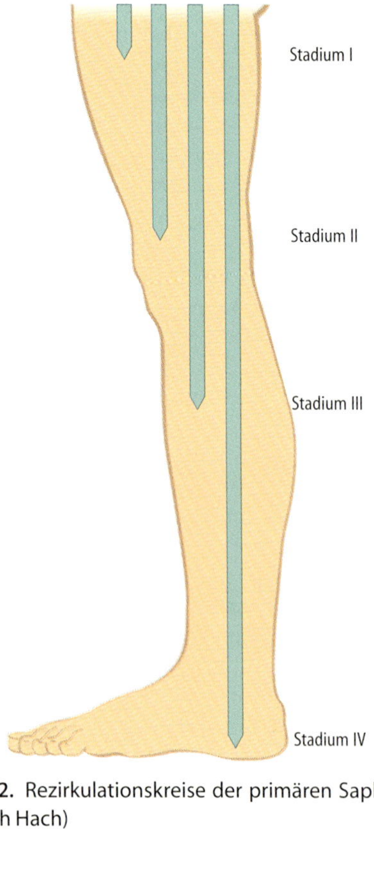

Abb. 17.12. Rezirkulationskreise der primären Saphenavarikosis (nach Hach)

Therapie. Primäre Varizen der Stammvenen werden operiert. Methode der Wahl ist heute die ***Radikalmethode nach Babcock und May***: Krossektomie (Abtragung des Mündungsklappensegmentes der Leiste mit Ligatur sämtlicher einstrahlender Venenäste), Einführen einer Intraluminalsonde in die V. saphena magna von distal her und Strippen der gesamten Varize. Hierbei richtet man sich heute nach den von Hach dargestellten Rezirkulationskreisen (Abb. 17.12), wobei man am unteren Punkt der Varize hineingeht und die Sonde bis in die Leiste vorschiebt. Nur bei Astvarikosis ist die alleinige Ausschaltung der Astvarizeneinmündung in die Einmündung der V. saphena erlaubt, die, falls sie unverändert ist, geschont werden kann (mögliche Verwendung in der Bypasschirurgie). Insuffiziente Perforansvenen sollten klinisch und radiologisch lokalisiert und gezielt subfaszial ligiert werden. Bei Ulkusnarben oder erheblichem Melanoderm mit der Erwartung einer sekundären Wundheilung bei dortiger Inzision kann eine insuffiziente Perforansvene auch endoskopisch von weiter oben unterbrochen werden (Methode nach Hauer). Das chronische Ulcus cruris als Folge einer isolierten Perforansveneninsuffizienz oder eines postthrombotischen Syndroms, erfordert eine vielwöchige und aufwendige Behandlung mit Hochlagerung, endoskopischer subfaszialer Durchtrennung der insuffizienten Perforansvenen, evtl. Ulkusexzision unter Mitnahme der veränderten Faszie und paratibiale längere Fasziotomie zur Entlastung der Muskellogen. Nur mit konsequenten Methoden kann eine dauernde Ulkusabheilung erreicht werden. Zirkuläre Ulzera („Gamaschenulkus") können, insbesondere bei langjährigem Verlauf und rezidivierender phlegmonöser Entzündung, gelegentlich nur durch die selten notwendige Amputation des Beines geheilt werden.

Varizenträger können ihre Beschwerden durch regelmäßiges Schwimmen (Aufhebung der Schwerkraft) und, falls eine Schwellungsneigung am distalen Unterschenkel besteht, durch das Tragen von Kompressionsstrümpfen bessern.

17.8.2 Thrombophlebitis

Ausgehend von Rhagaden zwischen den Zehen, insbesondere bei Pilzbefall der Zehennägel oder durch Follikulitiden oder ähnlichen entzündlichen Hauterkrankungen, kann es zur oberflächlichen Thrombophlebitis kommen, auch zur Varikophlebitis, die außerordentlich schmerzhaft ist. Sie kann an der über dem Verlauf der

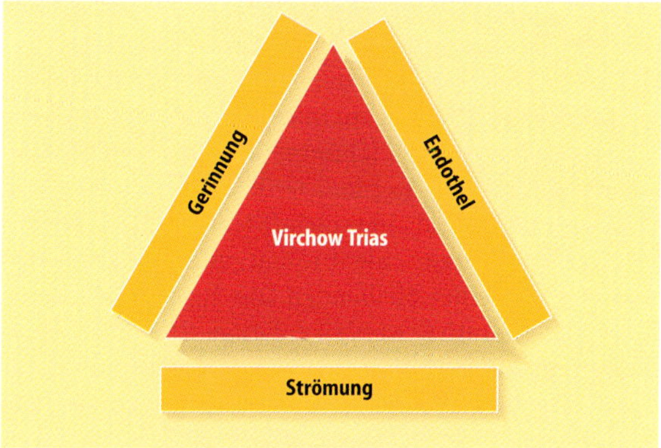

Abb. 17.13. Virchow-Trias: Faktoren für die Auslösung einer Venenthrombose (Flußverhalten, Wandläsion, Gerinnungsfähigkeit)

oberflächlichen Venen sichtbaren Entzündung (roter Streifen) erkannt werden. Am Arm kommen häufig iatrogene Thrombophlebitiden in der V. cephalica und basilica durch i. v.-Injektionen oder Infusionen vor. Meist setzt eine Thrombosierung ein, die das Lumen verschließt, aber so gut wie nie zu einer Lungenembolie führt. Auch eine bakterielle Besiedelung der Thrombose ist möglich. ***Differentialdiagnose*** ist die Lymphangitis.

> **!** Die ***Therapie*** der Thrombophlebitis ist symptomatisch: Antiphlogistika, Kompressionsverband über der Thrombophlebitis, keine Bettruhe!

Nur selten (bei Abszedierung) ist chirurgisch eine Inzision erforderlich. Rezidivierende oberflächliche Thrombophlebitiden an den Beinen von wechselnder Lokalität weisen auf eine mögliche Thrombangiitis obliterans hin. Wiederholte Entzündungen in Varixknoten sind Indikationen zur baldigen Varizenoperation.

17.8.3 Becken-Beinvenenthrombose

Pathogenese. Eine Änderung des Gleichgewichtes von ***Blutströmung, Wandbeschaffenheit*** und ***Blutzusammensetzung*** (Virchow-Trias, Abb. 17.13), also Blutstromverlangsamung, Endothelläsion und Verstärkung der gerinnungsaktiven Vorgänge, kann zur tiefen Leitvenenthrombose führen. Die deszendierende Form beginnt an der Beckenvene, meist links (6mal häufiger als rechts) und steigt in die tiefen Leitvenen des Oberschenkels und Unterschenkels ab. Ursache ist oft eine Engstelle der V. iliaca communis links an der Stelle, an der sie von der rechten Beckenarterie überkreuzt wird (May-Thurner-Beckenvenensporn). Die linke Beckenvene ist überdies länger als die rechte. Eine aufsteigende oder aszendierende Form der Beinvenenthrombose beginnt in den Unterschenkelvenen und schreitet nach kranial hin bis in die Beckenvenen fort. Ursache ist meist eine längere Bettruhe bzw. Ruhigstellung der Extremitäten.

Komplikationen. Das Einwachsen von Venenthromben in die V. cava inferior mit der Möglichkeit eines thrombotischen Kavaverschlusses und der Lungenembolie ist eine gefürchtete Komplikation, desgleichen die Spätkomplikation des posthrombotischen Syndroms. Die akuteste Form der tiefen Bein-Beckenvenenthrombose ist als ***Phlegmasia coerulea dolens*** bekannt und bedeutet plötzliche, völlige Thrombosierung des gesamten venösen Querschnitts einer Extremität. Damit ist die Extremität gefährdet, da auch der arterielle Einstrom sistiert.

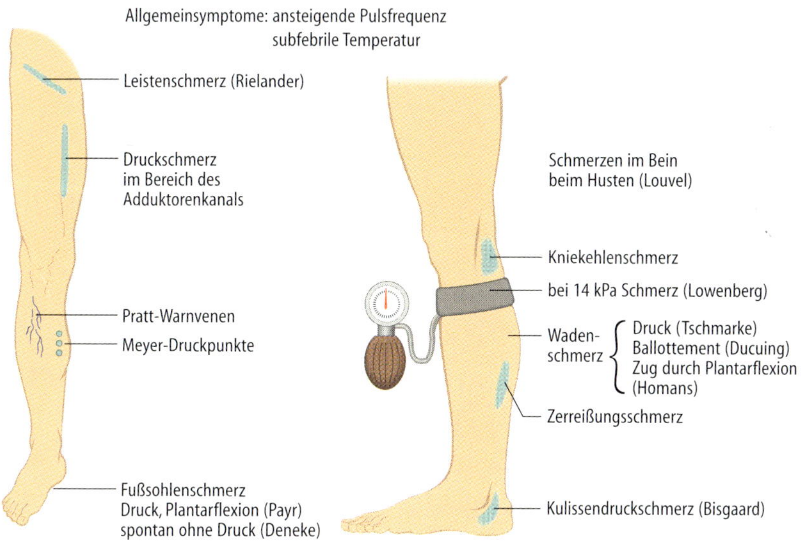

Abb. 17.14. Klinische Frühzeichen einer tiefen Bein-Beckenvenenthrombose

Klinik. Symptome einer Becken-Beinvenenthrombose (Abb. 17.14) können zunächst allerdings auch völlig fehlen. Gelegentlich ist eine Lungenembolie erstes Symptom. Schwellung, livide Verfärbung der Haut, evtl. Überwärmung, Druckschmerz der Wadenmuskulatur (Lowenburg-Zeichen) und andere in Abb. 17.14 dargestellte klinische Zeichen sind Hinweise. Apparativ kann bereits die Dopplersonographie die Diagnose sichern (kein Strömungssignal!), letztlich erfordert aber die Verdachtsdiagnose eine sofortige ***aszendierende Phlebographie***, die die anatomischen Verhältnisse aufzeigen muß.

Therapie. Die Behandlung einer akuten oder subakuten tiefen Bein-Beckenvenenthrombose hat zum Ziel, einmal die lebensgefährdende Lungenembolie zu verhindern, zum anderen den drohenden chronischen Venenschaden (postthrombotisches Syndrom) möglichst gering zu halten. Drei Behandlungsformen haben sich je nach Risikoprofil des Kranken, dem Alter der bereits vorliegenden Thrombose und den gegebenen Möglichkeiten herausgebildet:

- ***Antikoagulation***: Diese geschieht zunächst durch i. v. verabreichtes Heparin in einer Dosis, die die ***Plasmathrombinzeit (PTT) über 100 s*** ansteigen läßt, zusätzlich ***absolute Bettruhe*** und ***Hochlagerung der Extremitäten***. Zielvorstellung ist, ein weiteres Fortschreiten der venösen Thrombosierung zu verhindern, die venösen Thromben an der Gefäßwand zur Adhäsion zu bringen, damit der Lungenembolie vorzubeugen und die Kollateralisation der vorliegenden venösen Verschlüsse voranzutreiben. Es bleiben thrombotisch verschlossene Venenstrecken, die sich oft zwar rekanalisieren können, dann aber klappeninsuffizient sind.
- ***Thrombolyse***: In Frage kommt lediglich ***die systemische Thrombolyse mit Streptokinase oder Urokinase***. Alle Voraussetzungen zur systemischen Lysebehandlung müssen erfüllt sein, d. h. es sollen keine gravierenden Kontraindikationen vorliegen (Hypertonie, hohes Alter, Magenulkusleiden). Die Ergebnisse sind letztlich nicht befriedigend, eine Langzeitantikoagulation ist erforderlich.
- ***Venöse Thrombektomie***: Die Indikation wird bei bis zu 7 Tagen alter Beckenvenenthrombose bzw. auch bei noch jüngerer Ober- und Unterschenkelvenenthrombose gestellt. In der Leiste erfolgen quere Phlebotomie und mit Ballonkathetern Thrombektomie aus der Beckenvene. Aus der Beinperipherie können die Thromben in die Leiste ausmassiert werden (Voraussetzung: keine Wandadhärenz der Thromben). Die Operation wird unter Aufhebung der Gerinnung durch Heparin durchgeführt. Zur Rezidivprophylaxe, insbesondere einer deszendierenden Beckenvenenthrombose, legt man gerne in die Phlebotomie eine ***temporäre arteriovenöse Fistel*** an (3 bis 6 Monate), die später operativ wieder unterbrochen werden muß. Die intraoperative Phlebographie der Beckenvenen zeigt einen als Ursache der deszendierenden Venenthrombose in Betracht kommenden Beckenvenensporn an der Einmündung der linken Beckenvene in die V. cava inferior auf. Dieser Beckenvenensporn kann endoluminal mit Dilatationskathetern aufgeweitet werden. Gelingt dies nicht, wird heute zunehmend eine solche Stenose durch Einführen einer inneren Schiene (Stent) offen gehalten. Voraussetzung einer bleibenden Durchgängigkeit ist eine postoperative Antikoagulation. Die Früh- und Spätergebnisse sind nicht gut, in 25 % kommt es zur Heilung, der Rest der Patienten weist mehr oder weniger ausgeprägte postthrombotische Syndrome auf.

Bei älteren Venenthrombosen der Unter- und Oberschenkelvenen kann, insbesondere zur Vermeidung von rezidivierenden Lungenembolien, die V. femoralis superficialis in der Leiste kurz vor dem Einstrom der V. profunda femoris in die V. femoralis communis ligiert werden. Dieses Gefäß kann durch Venenkollateralen nahezu optimal überbrückt werden.

Sperroperationen an der V. cava inferior in Form der Einführung von Filtern (meist Drahtkörper, die durch die V. femoralis communis bzw. V. jugularis interna rechts eingeführt und mit Haken an der Kavawand verankert werden) oder Einengungen des Lumens der V. cava durch extern angebrachte Kunststoffklips (per Laparotomie) sind insbesondere bei rezidivierenden Lungenembolien indiziert.

17.8.4 Thrombose der V. subclavia

Die akute ***Thrombose der V. subclavia*** („Thrombose par effort", Paget[10]-v. Schroetter[11]-Syndrom) bedeutet einen mehr oder weniger akut auftretenden Armvenenstau. Oft liegt eine besonders anstrengende Belastung zugrunde (Tennisspieler). Ursächlich verantwortlich ist die Stenose der V. subclavia an der Stelle, an der sie über die 1. Rippe die obere Thoraxapertur erreicht, von vorne aber durch die Klavikula eingeengt wird. Diese Enge (TIS = Thoracic-inlet-Syndrom) muß für die meisten dieser Thromboseformen verantwortlich gemacht werden. Eine nachträgliche transaxilläre Resektion der 1. Rippe kann den an dem Venensegment entstandenen Schaden meist nicht mehr beheben. Die Diagnose ist nur durch Phlebographie der oberen Extremitäten zu stellen.

Die Therapie ist in der Regel konservativ (Hochlagern, Antikoagulation, evtl. systemische Thrombolysetherapie mit folgender Dauerantikoagulation über 6 Monate). Die operativen Maßnahmen ha-

[10] Sir James Paget, Chirurg, London, 1814–1899
[11] Leo Ritter von Schroetter-Kristelli, Internist, Laryngologe, Wien, 1837–1908

ben insgesamt enttäuscht und beschränken sich möglicherweise auf die transaxilläre Resektion der 1. Rippe, wenn das postthrombotische Syndrom des Armes sehr ausgeprägt ist. Dabei ist auch an eine Segmentinterposition zu denken (Rekonstruktion des durch Dauerkompression geschädigten Subklaviavenensegmentes). Die Indikation wird allein durch den klinischen Beschwerdekomplex gestellt.

17.8.5 Postthrombotisches Syndrom

Nach Abheilen einer tiefen Bein-Beckenvenenthrombose, mit Restschäden am tiefen Venensystem, kommt es zur Ausbildung klinischer Beschwerden, die als ***postthrombotisches Syndrom*** bezeichnet werden. Diese können diskret ausgebildet sein, insbesondere nach isolierten Beckenvenenthrombosen (geringe Stauungszeichen am Bein, allerdings sichtbare varikös ausgebildete Kollateralkreisläufe über dem Schambein und am Abdomen: Caput Medusae), oder auch sehr stark insbesondere nach Unterschenkel- und Popliteavenenthrombosen (starke Ödembildung, insbesondere nach Belastung, Stauungsdermatosen, Pigmentstörungen im Sinne eines Melanoderms, das auf zunehmende Perforansveneninsuffizienz hinweist, Ulcus cruris). Die Diagnose wird zunächst klinisch gestellt, aber durch Phlebodynamometrie oder Lichtreflexionsrheographie (LRR) erhärtet und mittels aszendierender Phlebographie bestätigt.

Therapeutisch kommt eine Dauerbehandlung mit externer Kompression in Betracht (Kompressionsstrumpf). Auch gelegentliche Lymphdrainagen erleichtern dem Kranken die zum Teil erheblichen Beschwerden. Ein Ulcus cruris kann chirurgisch durch subfasziale Unterbrechung der das Ulkus bedingenden insuffizienten Perforansvene angegangen werden. Die von weiter kranial in unverändertem Gewebe durchgeführte subfasziale endoskopische Perforansdurchtrennung (Methode nach Mauer) hat hier ihre Indikation. Desgleichen die Ulkusumschneidung nach Nussbaum mit Entfernung der Faszie und die zusätzliche paratibiale langstreckige Fasziotomie der Muskellogen. Venenrekonstruktive Maßnahmen (Palma-Operation: Verbindung der rechten und linken Leistenvene durch ein Transplantat – Operation nach May-Hussni: Benutzen der V. saphena magna als Kollaterale durch Anastomosierung in der Kniekehle an die V. poplitea) sind in aller Regel nicht indiziert.

17.8.6 Cava-superior-Syndrom

Eine obere Einflußstauung durch thrombotischen Verschluß der V. cava superior ist in der Regel bedingt durch ein ausgedehntes mediastinales Tumorleiden. Je nach Ausmaß sind chirurgische Maßnahmen indiziert, auch bei eingeschränkter Lebenserwartung (operativer Cava-superior-Ersatz).

17.8.7 Lungenembolie

Unter einer Lungenembolie versteht man die partielle oder totale Verlegung der arteriellen Lungenstrombahn durch einen abgegangenen Thrombus aus den zum rechten Herzen führenden Venen.

Pathogenese

Nahezu ausschließlich entstehen Lungenembolien bei Patienten mit tiefen ileofemoralen Leitvenenthrombosen. Die Emboliegefahr bei Thrombosen der V. cava inferior ist zwar höher, kommt aber seltener vor. Die Lungenembolie ist eine gefürchtete Komplikation nach allen Operationen in Vollnarkose, posttraumatisch und peripartal. Die Risiken entsprechen denen der tiefen Becken-Beinvenenthrombose: Immobilisation, Venenwandveränderungen, pathologische Blutzusammensetzungen (AT-III-Mangel, Protein-C- und Protein-S-Mangel, Tumornekrosefaktor, erhöhter Fibrinogenspiegel, Polyglobulie). Nach bisherigen prospektiven Studien beträgt die Häufigkeit ohne Prophylaxe bei Hüftgelenksersatz über 70 % (bis zu 5 % tödliche Lungenembolien!), bei Osteosynthesen der unteren Extremitäten bis zu 50 %, das Thrombose- bzw. Embolierisiko ist nachgewiesen erhöht für die Kombination von Antikonzeptiva und Nikotinabusus. Varikosis und auch schlußunfähige Klappen des tiefen Leitvenensystems sind Schrittmacher für rezidivierende tiefe Venenthrombosen und daraus resultierende Lungenembolien. Die medikamentöse und/oder physikalische Thromboembolieprophylaxe hat statistisch die Inzidenz der tiefen Venenthrombosen und auch der Lungenembolien erheblich reduziert.

Symptome

Die Symptomatik von Lungenembolien beginnt mit thorakalen Schmerzen, Atemnot, Tachykardien, in schweren Fällen Blutdruckabfall, der auf Volumengabe nicht anspricht. Kleinere Lungenembolien können klinisch unbemerkt verlaufen oder werden erst bei keilförmigen Lungeninfiltrationen oder kleineren pneumonischen Herden bemerkt.

Diagnose

Bei allen unklaren pulmonalen Situationen sollte differentialdiagnostisch eine Lungenembolie in Betracht gezogen werden, insbesondere bei Zeichen einer

Rechtsherzbelastung im EKG, bei Atemnot, Hämoptoe, pleuritischem Reiben. Eine Lungenperfusionsszintigraphie zeigt kleinere oder größere, nicht perfundierte Lungenareale. Die sichere Diagnose kann aber nur die Pulmonalis-Angiographie liefern.

Therapie

Medikamentöse Behandlung. Wird die Diagnose einer Lungenembolie gestellt, ist die hochdosierte Heparinisierung sofort einzuleiten (PTT < 120 s), ehe erste dann weitere diagnostische oder therapeutische Maßnahmen getroffen werden. Diese bestehen je nach Schweregrad des klinischen Bildes in der Sicherung der Diagnose durch Szintigraphie oder besser gleich angiographisch der arteriellen Lungenstrombahn. Daß bei massiver Lungenembolie mit schwerer Dyspnoe und Schocksymptomatik auf ausreichende Sauerstoffzufuhr (am günstigsten Intubation und Beatmung) Kreislauf- und Schmerztherapie geachtet wird, versteht sich bei diesem lebensbedrohlichen Zustand von selbst. Dann kann eine Therapieentscheidung zugunsten der systemischen – oder katheterinduzierten regionalen – Thrombolyse mittels Streptokinase, Urokinase oder rTPA mit sehr guter Erfolgschance ergriffen werden. Operationen kleinerer oder größerer Art müssen aber mindestens 14 Tage zurückliegen wegen der Gefahr erheblichster Nachblutungen im Operationsgebiet. Bei schneller Besserung ist auf den Ursprungsort der Lungenembolie (die Ileofemoralvenenthrombose) zu achten und ggf. ein Kava-Schirm einzusetzen, damit Rezidive verhindert werden. Später ist eine perorale Dauerantikoagulation einzuleiten, die mindestens für 6 Monate festgesetzt werden sollte.

Chirurgische Behandlung. Eine massive Lungenembolie mit Verlegung des Pulmonalishauptstammes und/oder der zentralen Pulmonalisäste endet trotz maximaler Therapie in 50 % der Fälle innerhalb von 15 min tödlich. Weitere 10 % sterben innerhalb der ersten Stunde. In solchen Fällen sollte die chirurgische Therapie erwogen werden, die heute unter Zuhilfenahme einer Herz-Lungen-Maschine gute Ergebnisse hat (Letalität um 20 %). Im Extremfall kann auch heute noch die Trendelenburg-Operation versucht werden, wobei nach Sternotomie und Darstellung des Pulmonalishauptstammes und der oberen und unteren Hohlvene nach Längsinzision die Embolektomie ohne Herz-Lungen-Maschine erfolgt; unter wechselnder Ausklemmung der beiden Hohlvenen (Zuflußdrosselung) kann auch aus der Lungenperipherie embolisches Material manuell ausmassiert werden. Die Längsinzision wird tangential verschlossen unter teilweiser Freigabe des Blutes in die Lunge und dann vernäht. Die Letalität dieses heroischen Versuches, das bedrohte Leben des Kranken zu retten, liegt allerdings um 90 %. Ein prae oder post operationem eingesetzter, später wieder entfernbarer Kava-Schirm wird Rezidive einer Lungenembolie weitgehend verhindern.

17.8.8 Thromboembolieprophylaxe

Die tiefe Bein-Beckenvenenthrombose und die darauffolgende Lungenembolie sind in allen operativen Fächern häufigste Komplikationen. Insbesondere betrifft dies die Unfallchirurgie und die Orthopädie, wobei bei manchen Operationen in weit über 50 % tiefe Beinvenenthrombosen nachgewiesen werden (z. B. im Hüftgelenksersatz). Ursache für derartige Thrombosen ist die völlige Immobilisierung bei strenger Bettruhe bzw. in Gipsverbänden. Grundsätzlich kommen zwei Möglichkeiten der Thromboembolieprophylaxe in Betracht: zum einen physikalische Maßnahmen, die im wesentlichen durch Hochlagern der Beine und aktiven Übungen im Sprunggelenk („Radfahren") bestehen. Auch passive Bewegungen im Sprunggelenk mit Hilfe von Fußschienen erreichen den gleichen Zweck. Desgleichen können intermittierende Kompressionen mittels pneumatischer Manschetten Druckwellen erzeugen, die die venöse Rückströmung beschleunigen und Thrombosen vorbeugen. Sogenannte Antithrombose- oder Antiembolie-Kompressionsstrümpfe erreichen keine sichere Thromboseprophylaxe.

Die wesentliche Verringerung thromboembolischer Komplikationen wurde durch Einführung der medikamentösen Thromboseprophylaxe erreicht, die heute in allen chirurgischen und orthopädischen Kliniken zur Routine geworden ist. Entweder die 8stündige subkutane Verabreichung von 5.000 i. E. Heparin (3mal 5.000 i. E. Herparin) oder neuerdings auch die einmalige Verabreichung von niedermolekularen Heparinen hat die Häufigkeit thromboembolischer Komplikationen auf ein Minimum reduziert.

17.9 Lymphgefäßsystem

Die Lymphe besteht aus Plasma. Sie wird in Abhängigkeit von Kapillardruck und der Membranpermeabilität in Gewebespalten gesammelt, die in Lymphkollektoren münden. Die Lymphknoten stellen Filterorgane dar, aus denen der Lymphe die Lymphozyten zugeführt werden. Neben einigen direkten Verbindungen zwischen Lymphgefäßen und Venen fließt die Lymphe über den Ductus thoracicus links in die V. anonyma, rechts über den Ductus lymphaticus dexter in die V. subclavia in das Venensystem ein.

Pathophysiologie. Hauptaufgabe des Lymphgefäßsystems ist der Transport der Lymphe, die einen hohen Anteil an Plasmaproteinen enthält. Die Lymphkollektoren besitzen zahlreiche Klappen, die den Lymphfluß nur nach kranial erlauben. Die Menge an Lymphe, die pro Zeiteinheit transportiert werden muß, wird als lymphpflichtige Last bezeichnet. Die tatsächlich abtransportierte Menge ist die Lymphtransportkapazität. Ist diese im Hinblick auf die lymphpflichtige Last zu gering, kommt es zum Lymphödem.

Eine weitere Aufgabe des Lymphsystems ist immunologisch.

Akute Lymphangiopathie

Die Lymphangitis ist die akute Entzündung eines Lymphgefäßes, die durch die Haut sichtbar als roter Streifen erkannt und durch Überwärmen und Druckschmerzhaftigkeit verifiziert wird. Es kann Fieber vorliegen. Ursache sind Infekte der Akren (Panaritien, Rhagaden), durch solche Eintrittspforten gelangen Staphylokokken in die Lymphkollektoren. Meist sind auch die regionären Lymphknoten geschwollen, verhärtet und druckschmerzhaft. Die Ursache (der Eiterherd) muß ausgeschaltet werden.

Antibiotika sollten systemisch verabreicht werden.

Chronische Lymphangiopathien

Ein ***primäres Lymphödem*** liegt vor bei Hypoplasie der abführenden Lymphkollektoren (anlagemäßig zu wenig Lymphgefäße), die eine zu geringe Lymphtransportkapazität besitzen, und tritt meist bei jungen Frauen auf. Die Diagnose erfolgt durch Lymphangiographie (mit wasserlöslichem Kontrastmittel). Die Therapie besteht in Lymphdrainage, evtl. Kompressionsstrumpf auf Dauer. Das ***sekundäre Lymphödem*** ist Folge meist rezidivierender Lymphangitiden und -adenitiden, wobei Lymphkollektoren obliterieren und Lymphknoten narbig verändert werden. Auch chirurgische Eingriffe in der Leiste, an der Medialseite des Kniegelenks und in der Axilla können durch Schädigung der Lymphbahnen und der Lymphknoten zum sekundären Lymphödem führen. In tropischen Ländern können Infektionen mit Filarien narbige Entzündungen in Lymphgefäßen und Lymphknoten hervorrufen, die gigantische sekundäre Lymphödeme zur Folge haben können.

Die Diagnose erfolgt klinisch, da eine Lymphangiographie wegen des Ödems kaum möglich ist. Die Therapie ist bevorzugt konservativ durch Lymphdrainage, Kompressionsstrümpfe. Operative Verfahren versuchen durch Einleitung der subkutanen Lymphgefäße in die tiefen Muskelschichten Erleichterung zu verschaffen (Thompson-Operation). Aufgrund ausgedehnter Narbenprozesse ist diese Form der chirurgischen Behandlung mit Zurückhaltung zu beurteilen. Lymphvenöse Anastomosen (Operation nach Nielubowicz) führen manchmal zum Erfolg. Die autologe Lymphgefäßtransplantation hat, in mikrochirurgischer Technik vorgenommen, erstaunlich gute Frühergebnisse erbracht. Letztlich konkurrieren heute konservative mit den operativen Verfahren; bei Kindern wird man bei kongenitalen größeren Lymphödemen operative Verfahren bevorzugen zur Verhinderung der gefürchteten allgemeinen Retardierung der Entwicklung. Bei Erwachsenen wird man in der Regel möglichst konservativ verfahren.

•••

Die Gefäßchirurgie befaßt sich mit der Diagnose, Differentialdiagnose, Therapie (operativ und konservativ) und Dauerbetreuung von Patienten mit angeborenen und erworbenen Gefäßerkrankungen. Im Vordergrund steht die arterielle Verschlußkrankheit als erworbenes Gefäßleiden, das an den supraaortalen Arterien, dem Koronar-Arteriensystem und den Arterien des Beckens und der Beine sowie an Organarterien des Abdomens lokalisiert ist und nicht nur zu Erkrankungen, sondern auch in über 50 % zum Tode des Patienten führt. Die modernen Untersuchungsverfahren zur Lokalisation und Schwere okkludierender Gefäßerkrankungen sind im wesentlichen durch die moderne Ultraschalltechnologie und die modernen angiographischen Verfahren geprägt. Neben konservativen Behandlungsverfahren stehen rekonstruktive operative Eingriffe (Desobliteration = Thrombendarteriektomie bzw. Thrombembolektomie und Bypass-Verfahren) zur Verhütung ischämischer Gewebsschäden und Erhaltung funktionsfähigen Gewebes zur Verfügung.

Neben der chronischen Gewebsischämie ist das akute Ischämiesyndrom eine besondere sauerstoffmangelgefährdende Gewebshypoxie, die notfallmäßig Diagnose und Behandlung erfordert.

Neben den okkludierenden Gefäßerkrankungen sind dilatierende Arterienerkrankungen (Aneurysmen) an besonderen Prädilektionsstellen häufig (Bauchaorta, A. iliaca communis, A. femoralis communis, A. profunda femoris und A. iliaca interna, A. poplitea). Auch die seltenen thorakalen Aortendissektionen sind der Aneurysmakrankheit zuzuordnen. Während an den großen Arterien die Rupturgefahr den wesentlichen Hinweis für dringliche Behandlungsrichtlinien aufzeigt, sind bei Aneurysmen kleinerer Gefäße die Thrombose- und Embolisationstendenz für Diagnose und Behandlung maßgebend.

Venenerkrankungen gehören zu den häufigsten Krankheiten des Gefäßsystems, insbesondere die Varizen der unteren Extremitäten, tiefe Leitvenenthrombosen des Beines und des Beckens und das postthrombotische Syndrom. Während die Varizen zu den Krankheiten auf dem Boden von Bindegewebsschäden zählen (Leistenhernie, Bandscheibenleiden, Gelenkstörungen, Senkfüße etc.), rechnen die tiefen Bein-Beckenvenenthrombosen zu komplikativen Begleiterkrankungen ausgelöst durch längere Bettruhe und Störungen im Gerinnungssystem.

Lymphödeme sind angeboren oder erworben. Beide bedürfen einer ausführlichen Diagnose und einer Dauertherapie.

Die Gefäßchirurgie ist heute etablierter Schwerpunkt der Chirurgie mit eigener Weiterbildungsordnung.

Literatur

Crawford ES, Crawford JL (1984) Diseases of the aorta. Williams & Williams, Baltimore

Ehringer H et al. (1979) Venöse Abflußstörungen. Enke, Stuttgart

Hach W (1994) Die Rezirkulationskreise bei Varicosis. Springer, Berlin Heidelberg New York Tokyo

Heberer G, van Dongen RJAM (1987) Gefäß-Chirurgie (Kirschner'sche allgemeine Operationslehre, Band 11). Springer, Berlin Heidelberg New York Tokyo

Kappert A (1985) Lehrbuch und Atlas der Angiologie. Thieme, Stuttgart

May R (1974) Chirurgie der Bein- und Beckenvenen. Thieme, Stuttgart

Neugebauer J, Müller JHA (1982) Venenerkrankungen der Extremitäten. VEB Volk und Gesundheit, Berlin

Paal G (Hrsg) (1984) Therapie der Hirndurchblutungsstörungen. Edition Medizin, Weinheim

Rutherford RB (1984) Vascular surgery. Saunders, Philadelphia

Vollmar J (1996) Rekonstruktive Chirurgie der Arterien. Thieme, Stuttgart New York

Widmer LK, Stähelin HB, Nissen C, da Silva A (1981) Venen-, Arterien-Krankheiten, koronare Herzkrankheit bei Berufstätigen („Basler Studie"). Huber, Bern

?

1. Nennen Sie die Risikofaktoren in der Pathogenese der Arteriosklerose!
2. Zu welchem Zweck wird der Ultraschall in der Gefäßdiagnostik eingesetzt?
3. Was bedeutet Gewebsischämie?
4. Karotisstenose; Gefährdung durch Schlaganfall. Was müssen Sie bedenken?
5. Akuter Arterienverschluß: Thrombose oder Embolie?
6. Gewebsnekrose: Wann Amputation?
7. Was müssen Sie bei der medikamentösen Thromboembolieprophylaxe bedenken?
8. Beckenarterienrekonstruktion: beinerhaltend oder beinfunktionserhaltend? Welche Fragen stellen Sie sich hierzu?
9. AVK vom Ober- und Unterschenkeltyp. Was bedenken Sie?
10. Diabetische Angiopathie. Welche Gefäße sind bevorzugt betroffen?
11. Akute Bein-Beckenvenenthrombose. Was bedenken Sie?

Gesicht und Mundhöhle 18

H.-H. Horch

18.1 Traumatologie im Mund-Kiefer-Gesichtsbereich 448
18.1.1 Epidemiologie 448
18.1.2 Erstversorgung von Gesichtsverletzungen 448
18.1.3 Verletzungen der Gesichtsweichteile 451
18.1.4 Gesichtsschädelfrakturen 452
18.1.5 Klassifikation der Unterkieferfrakturen 452
18.1.6 Klassifikation der Mittelgesichtsfrakturen 453
18.1.7 Klinische Diagnostik der Gesichtsschädelfrakturen 456
18.1.8 Diagnostik mit bildgebenden Verfahren 458
18.1.9 Therapie der Gesichtsschädelfrakturen 459

18.2 Wichtige Tumoren im Mund-Kiefer-Gesichtsbereich 462
18.2.1 Basaliom 462
18.2.2 Karzinome und Sarkome der Mundhöhle und der Kiefer 463
18.2.3 Plattenepithelkarzinom der Mundhöhle 464
18.2.4 Kiefersarkom 470
18.2.5 Tumoren der Speicheldrüsen 471

18.3 Lippen-Kiefer-Gaumenspalten 474

18.4 Unspezifische pyogene Infektionen im Mund-Kiefer-Gesichtsbereich 480
18.4.1 Örtlich begrenzte Abszeßformen 484
18.4.2 Fortgeleitete Abszeßformen 486
18.4.3 Abszesse im Kaumuskelraum 488

18.5 Spezifische Infektion im Mund-Kiefer-Gesichtsbereich 491
18.5.1 Zervikofaziale Aktinomykose 491

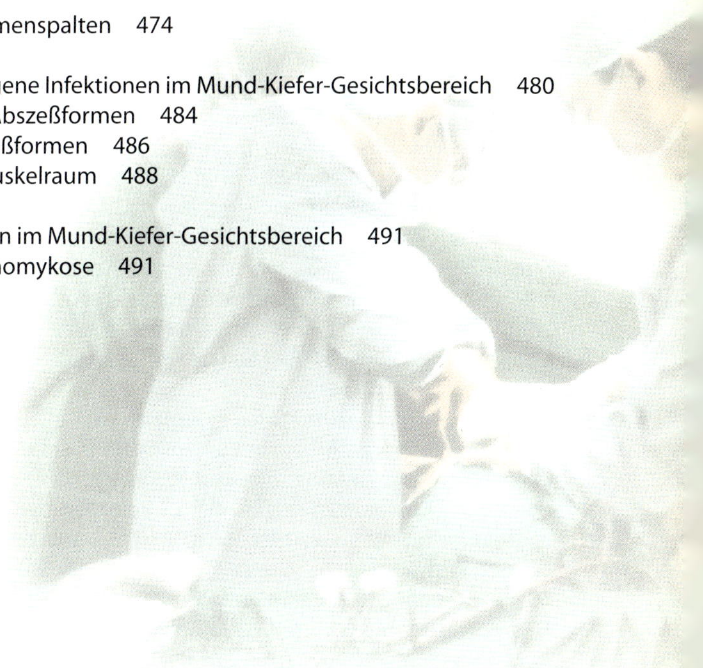

Die Behandlung von Fehlbildungen, Erkrankungen und Verletzungen im Bereich des Kau- und Gesichtsschädels gehören in das Fachgebiet der Mund-Kiefer-Gesichtschirurgie (MKG-Chirurgie), das sich seit über 100 Jahren aus der Allgemeinen Chirurgie und der Zahn-, Mund- und Kieferheilkunde zu einer eigenständigen, operativen, organbezogenen Spezialdisziplin entwickelt hat.

18.1 Traumatologie im Mund-Kiefer-Gesichtsbereich

Die Behandlung von Verletzungen im Mund-Kiefer-Gesichtsbereich erschöpft sich keinesfalls in der chirurgischen Versorgung von Weichteil- und Knochenverletzungen. Selbst bei isolierten, scheinbar problemlosen Kiefer-Gesichtsverletzungen können andere Organe, wie das Zentralnervensystem, die Augen, die Halswirbelsäule oder Halsweichteile, mitbetroffen sein. Daher ist bei diesen Patienten ebenso wie bei der Versorgung Polytraumatisierter zu berücksichtigen, daß die Behandlung im Rahmen einer Gesamtbehandlung durchzuführen ist und sich in den allgemeinen Therapieplan einfügt.

18.1.1 Epidemiologie

Die zunehmende Zahl von Verkehrsunfällen bedingt ein Ansteigen der Kopf- und Gesichtsverletzungen. Bei 71% aller Verkehrsunfalltraumen ist eine Kopfverletzung vorhanden, 70% der Verkehrstoten sterben an einem Schädel-Hirntrauma. Als exponierter Knochen ist der Unterkiefer besonders häufig traumatischen Schädigungen ausgesetzt. Der Anteil der ***Unterkieferfrakturen*** an Gesichtsschädelverletzungen beträgt nach großen Statistiken 65–70%, wobei er in ca. 50% der Fälle allein betroffen ist. Häufigste Ursachen von Unterkieferfrakturen sind neben den Verkehrsunfällen Rohheitsdelikte (Faustschlag), seltener werden Arbeitsunfälle, Stürze, Sport- und Spielverletzungen beobachtet. Schuß- und Explosionsverletzungen treten als typische Kriegsverletzungen und in Ländern mit freizügigem Waffenrecht gehäuft auf.

Mittelgesichtsfrakturen werden vor allem durch Verkehrs- und Arbeitsunfälle sowie Rohheitsdelikte, weniger durch Sturz oder Fall verursacht. Große statistische Erhebungen zeigen, daß in den vergangenen Jahrzehnten ein starker Anstieg der Mittelgesichtsfrakturen zu verzeichnen ist, wobei 37% das Mittelgesicht und 8% kombinierte Mittelgesichts- und Unterkieferfrakturen betreffen. Somit ist das Mittelgesicht in 45% der Fälle von Gesichtsschädelfrakturen betroffen.

Trotz der Gurt-Anschnallpflicht in Kraftfahrzeugen scheinen jedoch derartige Verletzungen nur unwesentlich abzunehmen, dagegen haben sich durch die soziale Umstrukturierung der Gesellschaft mit ihrem erhöhten Freizeitangebot deutlich die ***Sportunfälle*** erhöht. Während in der Literatur für den Zeitraum bis 1986 durch Sportunfälle bedingte Frakturen des Gesichtsschädels zwischen 2,5% und 9,1% angegeben wurden, zeigen neuere Studien, daß inzwischen etwa 14% auf Sportunfälle zurückzuführen sind. Die Mittelgesichtsregion ist dabei mit 70% doppelt so häufig betroffen wie der Unterkiefer.

Die Gesichtsschädelfrakturen sind zu etwa 20% mit ***Weichteilverletzungen*** kombiniert. Der Anteil der Fälle mit Commotio cerebri beträgt ebenfalls 20%, während schwerere Formen der Hirnbeteiligung, wie Hirnquetschung (Contusio cerebri) und Hirndruck (Compressio cerebri), nur in 1,5% der Fälle vorhanden sind. Hirnkomplikationen und Weichteilverletzungen sind bei Oberkieferfrakturen häufiger als bei Unterkieferfrakturen und am häufigsten bei kombinierten Ober- und Unterkieferfrakturen (59,8% Commotio cerebri, 12,2% Contusio oder Compressio cerebri, 63,5% Weichteilverletzungen).

Entsprechend den Verletzungsmustern werden somit Verletzungen der Gesichtsweichteile und Gesichtsschädelfrakturen unterschieden.

18.1.2 Erstversorgung von Gesichtsverletzungen

Unter günstigen Umständen kann die Erstversorgung von Gesichtsverletzungen gleichzeitig die endgültige Versorgung sein. Häufig läßt jedoch der Allgemeinzustand des Patienten (Polytrauma) eine sofortige definitive Primärversorgung nicht zu. In diesen Fällen ist eine provisorische Erstversorgung vorzunehmen und die definitive Versorgung nach Stabilisierung des Allgemeinzustandes einige Tage später anzuschließen.

> ! Die dringliche Primärversorgung ist eine Notversorgung, sie hat die Aufgabe, die vitalen Funktionen zu sichern und stellt daher eine Fortsetzung der Erste-Hilfe-Maßnahmen dar.
> Sie beinhaltet die Sicherung der Atemwege, die Stabilisation des Kreislaufs und die Stillung fortbestehender Blutungen.

Sicherung der Atemwege. Hauptaugenmerk bei der Erstversorgung gilt der ***freien Atemwegspassage.*** Sie kann meist durch nasale endotracheale Intubation sichergestellt werden. Gleichzeitig ist es hierdurch möglich, aspiriertes Material aus der Trachea und den Bronchien abzusaugen und weitere Aspiration durch Blockung des Tubus zu verhindern. Diese Form der Intubation behindert die anschließende Frakturversorgung einschließlich der gegebenenfalls erforderlichen intermaxillären Ruhigstellung in Regelokklusion (regulärer Zahnreihenschluß) nicht. Nur in seltenen Fällen kann die Intubation durch ausgeprägte Weichteilschwellung oder Gewebezerstörung im Mund- und Rachenbereich erschwert oder unmöglich sein, so daß eine ***Tracheotomie*** vorgenommen werden sollte. Eine primäre Tracheotomie ist zu erwägen, wenn eine Langzeitbeatmung absehbar ist.

Blutstillung. Blutungen aus Weichteilgefäßen (z. B. A. facialis) werden durch Ligatur gestillt. Blutungen aus der A. mandibularis bzw. A. alveolaris inferior sind selten, sie sistieren in der Regel nach Reposition und Ruhigstellung der Unterkieferfragmente. Die Unterbindung oder Koagulation dieses Gefäßes ist problematisch, da das Gefäßnervenbündel allenfalls bei ausgedehnten Knochenzertrümmerungen freiliegt und eine Schädigung des N. alveolaris inferior vermieden werden sollte.

Wesentlich bedrohlicher und schwieriger zu kontrollieren sind Blutungen im Mittelgesicht (A. maxillaris und ihre Endäste, Ethmoidalgefäße). Die Verletzung der A. maxillaris ist meist im Bereich der Kieferhöhlenhinterwand gelegen. Die Blutung ergießt sich in die Nase und den Epipharynx. Revision und Unterbindung erfordern einen erheblichen instrumentellen und personellen Aufwand, sind technisch schwierig und daher unter Notfallbedingungen kaum durchführbar.

Als Sofortmaßnahme haben sich bei derartigen Blutungen die ***vordere und hintere Nasentamponade (Bellocq[1]-Tamponade)*** bei gleichzeitiger Kompression des abgerissenen Mittelgesichtes gegen die Schädelbasis bewährt (Abb. 18.1). Die Bellocq-Tamponade erfolgt zweckmäßig mit festen, walnußgroßen Kompressen, wobei die Choane von dorsal verschlossen wird. Von vorne erfolgt dann die Tamponade der Nase mit Salbenstreifen, wodurch die Blutungsquelle im Bereich des Foramen sphenopalatinum am Ende der mittleren Muschel von hinten und vorn entweder primär oder sekundär durch Hämatombildung komprimiert wird.

Da das Einbringen von Tamponaden zeitaufwendig und für den Patienten belastend ist, wurden Alternativen in Form von aufblasbaren Gummimanschetten oder aus Schaumstoff entwickelt. Diese Tamponaden sind zwar bei der Akutbehandlung einfach zu handhaben, ihre Wirkung ist jedoch zweifelhaft. Es gibt immer wieder Fälle, in denen die pneumatische Tamponade eine nasopharyngeale Blutung nicht ausreichend zum Stehen bringt und deshalb durch eine Bellocq-Tamponade ersetzt werden muß.

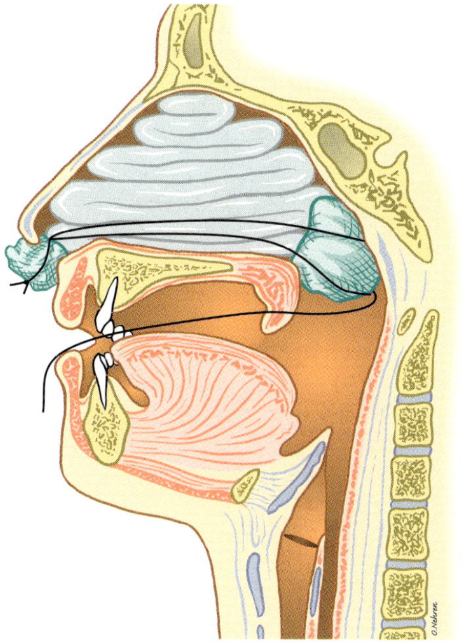

Abb. 18.1. Hintere und vordere Nasentamponade. Die hintere Nasentamponade (Bellocq-Tamponade) besteht auf jeder Seite aus einem walnußgroßen festen Tupfer, der mit zwei kräftigen Fäden armiert ist. Das eine doppelte Fadenende wird an einem dünnen Katheter befestigt, der zuvor durch die Nase eingeführt und zum Mund herausgeleitet wird. Unter Zug am Katheter wird der Tupfer mit den Fingerspitzen oder einer geeigneten Klemme um den weichen Gaumen herum in den Epipharynx geschoben und verschließt eine Choana. Ein Einklemmen des weichen Gaumens, insbesondere der Uvula, ist zu vermeiden, Gefahr der Strangulation mit anschließender Nekrose. Zur festen Adaptation und Fixierung der Tamponade werden die beiden vorderen Fadenenden über einem Tupfer vor dem Naseneingang geknüpft. Die hinteren Fäden werden aus dem Mund herausgeführt und an der Wange fixiert; sie sind bei der Entfernung der Tamponade hilfreich. Zur Tamponade der vorderen Nase wird ein ausreichend langer, 2–4 cm breiter Salbenstreifen schichtweise in die Nase eingebracht

Eine Unterbindung der A. carotis externa bei Blutungen aus deren peripheren Ästen im Bereich des Mittelgesichtes ist wegen der zahlreichen Anastomosen der Gegenseite und mit Ästen der A. carotis interna unsicher. Dagegen erfordern fortbestehende Blutungen aus Gefäßen des Zungengrundes oder des Halses häufig ein gezieltes Aufsuchen und Unterbinden der Blutungsquelle, evtl. nach vorausgegangener Angiographie.

Ruhigstellung der Kiefer. Eine behelfsmäßige Ruhigstellung der Kiefer kann erforderlich werden, wenn der Allgemeinzustand des Patienten eine definitive So-

[1] Jean-Jacques Bellocq, Chirurg, Paris, 1730–1807

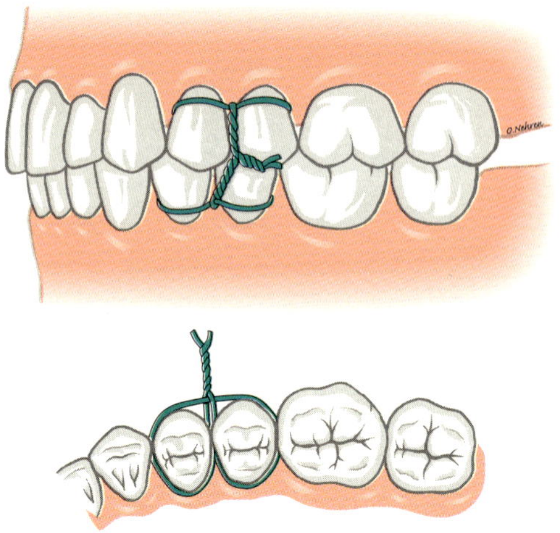

a

b

Abb. 18.2 a, b. Ernst-Ligaturen im Unter- und Oberkiefer. **a** Ansicht von lateral, **b** Aufsicht. Achterligatur um zwei benachbarte Zähne. Die Verbindung von Ober- und Unterkiefer kann entweder durch Verdrillen der Drahtenden, durch einen zusätzlichen Draht oder durch Gummizüge erfolgen

fortversorgung nicht zuläßt oder aus anderen Gründen eine provisorische Erstversorgung bevorzugt wird.

Die ***Stabilisation des Mittelgesichts*** sowie des Oberkiefers erfolgt am schnellsten durch einen transversal unter die Zahnreihen des Oberkiefers geschobenen Holzspatel, der durch seitlich angelegte Binden straff gegen den Schädel fixiert wird. Ein Kopf-Kinn-Verband ist weniger zu empfehlen, da er bei dem erforderlichen straffen Sitz eine Kompression des Mundbodens und des Halses und damit eine Behinderung der Atmung und des Schluckens bewirkt.

Zur ***notfallmäßigen Ruhigstellung des frakturierten Unterkiefers*** dienen Drahtligaturen nach Ernst (Abb. 18.2) mit intermaxillärer Fixation. Dabei sollen nach Möglichkeit dem Bruchspalt benachbarte Zähne nicht einligiert werden. Bei zahnlosem Oberkiefer kann ein monomaxillärer Schienenverband im Unterkiefer als Notmaßnahme zweckmäßig sein. Kontraindiziert ist eine einzelne Ligatur an den beiden dem Bruchspalt benachbarten Zähnen, da der Zahnhalteapparat dieser Belastung nicht standhält.

Bei Stückfrakturen des Kinns kann gelegentlich das ausgesprengte Knochenfragment nach kaudal und dorsal absinken, infolgedessen verlegt die ihres Widerlagers beraubte Zunge den Oropharynx (Abb. 18.3). Die sofortige Reposition und Stabilisation des Kinnfragments durch Schienung oder Osteosynthese ist als Therapie der Wahl anzusehen. Alternativ kommt nur ein Anschlingen des Unterkiefermittelstücks oder der Zunge in Frage.

Weichteilverletzungen. Die Notversorgung von Gesichtsweichteilverletzungen bei gleichzeitig bestehenden Frakturen ist nur selten zweckmäßig, da in diesen Fällen eine einphasige Sofortversorgung von Frakturen und Weichteilverletzungen anzustreben ist (von innen nach außen). Läßt der Allgemeinzustand eine derartige Sofortversorgung nicht zu, so kann häufig auf eine definitive Wundversorgung zunächst verzichtet werden, da im Zuge der endgültigen Versorgung diese Wunden wieder eröffnet werden müßten.

!

Notmaßnahmen:
- Tetanusprophylaxe
- Wundtoilette mit Blutstillung, Entfernen von Fremdkörpern. Straßenschmutz, Erde, Sand werden aus der Kutis ausgebürstet, aus der Subkutis und der Muskulatur durch sparsame Exzision entfernt
- Adaptation der Wundränder mit wenigen Situationsnähten
- Feuchte Verbände mit einem Desinfektionsmittel (Braunol, PVP-Jod)
- Hochdosierte antibiotische Behandlung

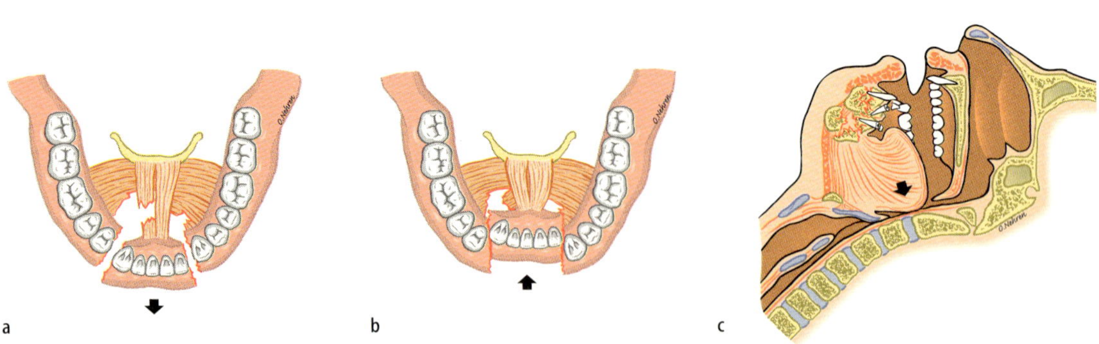

a b c

Abb. 18.3a-c. Aussprengung bzw. Zertrümmerung des Unterkiefermittelstücks. **a** Verlagerung des Unterkiefermittelstücks nach rostral und Abriß der Mundboden- und Zungenmuskulatur. Die ihres Widerlagers beraubte Zunge kann nach dorsal zurückfallen, **b** Aussprengung des Unterkiefermittelstücks mit Verlagerung nach dorsal. Es wird der gleiche Mechanismus wie in Abb. 18.3 a wirksam, die Zunge sinkt nach dorsal ab, **c** Unterkiefertrümmerfraktur im Frontbereich und Absinken der Zunge nach dorsal. Dadurch legt sich die Zunge der Rachenhinterwand ***(Pfeil)*** an. Akute Erstickungsgefahr

Definitive und verzögerte Versorgung. Bei jedem Kiefer-Gesichtsverletzten ist zu entscheiden, ob eine sofortige definitive Versorgung notwendig und durchführbar ist, oder ob abgewartet werden kann (verzögerte Versorgung). Kieferfrakturen im Bereich der Zahnreihe sind definitionsgemäß offene Frakturen. Die dünne, dem Knochen fest anliegende Gingiva des Alveolarfortsatzes reißt bei den meisten Frakturen ein, zudem haben die Bruchflächen über den Desmodontalspalt des im Bruchspalt stehenden Zahnes mit der Mundhöhle Verbindung, so daß kontaminierter Speichel in den Bruchspalt eindringen kann. Eine Bruchspaltinfektion ist aber weder durch die Notschienung noch durch die Gabe von Antibiotika sicher zu verhindern.

Wenn auch eine möglichst frühzeitige Versorgung von Gesichtsschädelverletzungen wünschenswert und zur Vermeidung von Bruchspaltinfektionen notwendig ist, so ist eine Sofortversorgung unmittelbar nach dem Unfall nur selten zwingend erforderlich. Ausnahmen sind Frakturen mit ausgedehnten, häufig perforierenden Weichteilverletzungen im Bereich der Lippen und Wangen sowie stärkere, mit den oben beschriebenen Maßnahmen nicht beherrschbare Blutungen aus Mundhöhle und Nase. In den meisten Fällen ist eine aufgeschobene Primärversorgung nach eingehender Diagnostik und Stabilisierung des Allgemeinzustandes zweckmäßig.

Bei der ***definitiven Versorgung von Kiefer-Gesichtsverletzungen*** gilt der Grundsatz der Versorgung von innen nach außen. Erst nach Abschluß von Schienung und Osteosynthese darf die endgültige Weichteilversorgung durchgeführt werden. Dieses Prinzip sollte nur in den seltenen Fällen durchbrochen werden, wenn abzusehen ist, daß eine primäre Frakturversorgung nicht innerhalb der ersten 24 h, in Ausnahmefällen der ersten 48 h nach dem Trauma durchgeführt werden kann.

18.1.3 Verletzungen der Gesichtsweichteile

Verletzungen der Gesichtsweichteile sind häufig mit Gesichtsschädelfrakturen kombiniert, seltener handelt es sich um isolierte Schürf-, Riß-, Schnitt-, Quetsch-, Riß-Quetsch- oder Platzwunden. Defektwunden werden außer bei Kriegsverletzungen nur selten beobachtet. Ausgedehnte Schnittverletzungen, Riß- und Quetschwunden kommen in rund 80 % der Fälle vor.

Das besondere der Versorgung von Gesichtsverletzungen ist der enge Zusammenhang von ***Funktion*** und ***Ästhetik***.

> **!** Von zwei Ergebnissen gleich guter Funktion gilt dasjenige als das bessere, das den geringeren Entstellungsgrad aufweist.

Primärversorgung. Die Primärversorgung sollte zugleich die definitive sein. Für die Versorgung von Gesichtsverletzungen gilt als oberstes Prinzip: operatives Vorgehen von innen nach außen. Zuerst muß bei allen Gesichtsweichteilverletzungen eine sorgfältige Wundinspektion mit exakter Diagnostik evtl. vorhandener Frakturen erfolgen. Die Behandlung erfolgt dann so, daß zunächst die Reposition und Stabilisierung der die Gesichtsweichteile stützenden und die Ästhetik des Gesichtes bestimmenden Gesichtsschädelknochen vorgenommen werden, anschließend werden intraorale Schleimhautwunden und zuletzt die äußeren Weichteilwunden versorgt. Diese Reihenfolge ist unbedingt einzuhalten, da nur so eine funktionelle und ästhetisch befriedigende Wiederherstellung des Gesichts möglich ist und die für den physiologischen Ablauf der Heilungsvorgänge erforderliche Ruhigstellung garantiert werden kann. Ausnahmen sind lediglich bei lebensbedrohlich verletzten, polytraumatisierten Patienten zulässig, bei denen der für eine definitive Versorgung der Gesichtsverletzungen notwendige Zeitaufwand nicht zu rechtfertigen ist.

> **!** Obwohl Gesichtswunden in einem hohen Prozentsatz kontaminiert sind, hat hier das Prinzip der Friedrich[2]-Wundexzision wegen der guten Durchblutung keine Gültigkeit.

In der Regel kann zur Vermeidung von Gewebeverlusten auf eine Wundausschneidung verzichtet werden, sie hat im Einzelfall nur zur Entfernung nekrotischer oder schmutztätowierter Gewebeabschnitte sparsam zu erfolgen. Insbesondere im Bereich der Augenlider, der Nase oder der Lippenrotweißgrenze sind auch kleinste, nur durch schmale Brücken ernährte Haut- oder Schleimhautanteile zu erhalten, da sie für die normale Form unverzichtbar sind.

Lediglich bei ausgedehnten Quetschwunden, Explosionsverletzungen und mit Einschränkung bei Bißwunden ist die Schaffung glatter unversehrter Wundränder über den Weg eines radikaleren Debridements (Abtragung oberflächlicher Nekrosen bzw. nicht ernährter Randstreifen) erforderlich. Der daraus resultierende Gewebeverlust zieht die Notwendigkeit plastisch-chirurgischer Maßnahmen nach sich.

Kennzeichnend für die Gesichtsweichteile ist die Dreischichtung in Schleimhaut, Muskulatur und Haut im Wangen-, Lippen-, Nasen- und Lidbereich. Spezifische Strukturen sind (neben Knorpel im Nasen- und Tarsus im Lidbereich) im präaurikulären Wangenanteil der N. facialis mit seinen Aufzweigungen und der

[2] Paul L. Friedrich, Chirurg, Greifswald, Marburg, 1864–1916

Ductus parotideus, die bei Verletzung einer primären mikrochirurgischen Rekonstruktion bedürfen.

Zur Vermeidung ästhetisch störender Narben erfolgt die exakte Adaptation der Wundränder mit atraumatischem Nahtmaterial. Nur wo sich stärkere Hautspannungen ergeben, sind subkutane Nähte angezeigt. Senkrechtes Einstechen der Nadel und gleichmäßiges Erfassen der Wundränder sorgen für eine glatte Wundheilung.

Bedeutsam bei der Versorgung von Gesichtsverletzung ist die Strukturierung des Gesichts in Gesichtsfelder oder Areale, weil Narben auffällig sind, wenn sie diese Gesichtsfelder kreuzen. Die Narben sind dagegen weitgehend unauffällig, wenn sie innerhalb dieser Areale und gleichzeitig noch parallel zu den sogenannten Spannungslinien der Haut (RST-Linien, relaxed skin tension lines) verlaufen. Diese RST-Linien sind im wesentlichen im rechten Winkel zur Zugrichtung der mimischen Muskulatur angeordnet und entsprechen mit zunehmendem Alter den Gesichtsfalten. Verlaufen Narben senkrecht zu diesen Linien, so kann eine breite Narbenbildung nicht ausgeschlossen werden, da die elastischen Kräfte der Haut die Wundränder distrahieren.

Größere Weichteildefekte als Folge einer Ablederung der Haut oder eines flächenhaften Losreißens der Verbindungen zwischen Haut und Faszie (Décollement) werden sofort durch Hauttransplantation gedeckt. Wegen der Infektionsgefahr sind hier keine primären Rotations- und Transpositionsplastiken angezeigt. Dagegen sind durchtrennte Strukturen, wie Äste des N. facialis und der Parotisgang, sofort zu vereinigen. Versäumung bedeutet hier Erschwernis der Wiederherstellung mit oft unbefriedigendem Ergebnis.

Prinzipiell gilt: Fazialisäste dorsal der Augenwinkelhöhe müssen primär vereinigt werden, ventral dieser Linie nicht, denn in der peripheren Versorgungszone wachsen die verletzten Nervenäste in zwei bis drei Monaten ins Muskelgewebe ein. Die Nervnaht erfolgt mit dem Operationsmikroskop, bei der End-zu-End-Anastomose des Parotisganges genügt nach Einführen eines Venenkatheters die Lupenbrille. Der Parotisausführungsgang ist auf einer Linie zwischen Tragus und Mundwinkel zu suchen, wobei er am Vorderrand des M. masseters in die Mundhöhle einmündet.

Mit Ausnahme von Bagatellverletzungen sollte die Versorgung von Gesichtsweichteilverletzungen in Allgemeinnarkose erfolgen. Die Infiltration durch Lokalanästhetika kann die exakte Adaptation der einzelnen Gewebeschichten erschweren, bei ausgedehnten Weichteilverletzungen ist infolge der langen Operationsdauer nur so die erforderliche Relaxation des Operationsgebietes gewährleistet.

Sekundärversorgung. Komplexe Gesichtsverletzungen im Zusammenhang mit einem Polytrauma, schwere Verbrennungen, Weichteilverluste oder Nervenverletzungen können bei der Primärversorgung häufig nicht endgültig versorgt werden, so daß keine Restitutio ad integrum erreicht wird.

Zu den Sekundärmaßnahmen gehören die operativen Narbenkorrekturen, die frühestens 6 Monate nach der Verletzung, wenn die Narbenschrumpfung weitgehend abgeschlossen ist, durchgeführt werden sollten. Das Ziel einer Narbenkorrektur besteht nur darin, die ästhetisch störenden Narben unauffälliger zu gestalten. Die operativen Korrekturen erfordern ein hohes Maß an chirurgischer Erfahrung. Es wird versucht, den Verlauf der zu exzidierenden Narbe so abzuwandeln, daß sich dieser möglichst optimal in die mimischen Faltenbildungen einfügt. Die Z-Plastik, der Austausch von an den Wundrändern gestielten, mehr oder weniger spitzwinkeligen Dreiecken, ist dafür die geeignetste Maßnahme. Gleichzeitig wirkt eine Z-Plastik der bei jeder Heilung auftretenden Verkürzung der Narbenstrecke entgegen. Neben der Z-Plastik stehen die VY-Plastik, W-Plastik und verschiedene Schwenklappenplastiken zur Verfügung (s. auch Kap. Plastische Chirurgie).

18.1.4 Gesichtsschädelfrakturen

Behandlungsziel der Versorgung von Gesichtsschädelfrakturen ist die anatomisch und funktionell korrekte Wiederherstellung des gebrochenen Knochens in regelrechter Okklusion der Zahnreihen. Ästhetisches Ergebnis und Kaufunktion sind als gleichwertig anzusehen. Die Fixierung und Retention eines gebrochenen Kiefers oder eines Kieferabschnittes kann nur gegen feste Knochen erfolgen. Unterkieferfrakturen können so durch intermaxilläre Fixation gegen den unverletzten Oberkiefer immobilisiert werden. Bei Frakturen des Oberkiefers ist zwar die regelrechte Einstellung anhand des unverletzten Unterkiefers in Regelokklusion möglich, es muß jedoch eine stabile Verbindung zum unverletzten Schädel hergestellt werden. Dies geschieht am besten durch operative Maßnahmen (Osteosynthesen).

Man unterscheidet Unterkieferfrakturen von den Frakturen des Mittelgesichts. Der Frakturverlauf hält sich nicht immer an die anatomischen Grenzen, entsprechend erweitern sich die klinischen Grenzen des Mittelgesichtes.

18.1.5 Klassifikation der Unterkieferfrakturen

Unterkieferfrakturen entstehen fast ausschließlich an typischen Schwachstellen, an denen die Knochenstruktur graziler ist (Gelenkfortsatz) oder eine zusätzliche Schwächung der Knochenstabilität durch retinierte Zähne (Weisheitszahn), lange Zahnwurzeln (Eckzahn) oder pathologische Prozesse (Zysten) besteht. Mehrfachbrüche des Unterkiefers werden häufig beobachtet, wobei es sich meist um die Kombination von direkten und indirekten Frakturen handelt. Man unterscheidet:

- Frakturen im bezahnten Kiefer
- Frakturen im zahnlosen oder zahnarmen Kiefer
- Frakturen im Milch- oder Wechselgebiß

Für den bezahnten Kiefer hat sich folgende zusätzliche Einteilung als sinnvoll erwiesen:

- Frakturen innerhalb der Zahnreihe (Median- oder Paramedianfraktur)
- Frakturen in der Eckzahn- oder Seitenzahnregion
- Frakturen außerhalb der Zahnreihe (Kieferwinkelfrakturen)
- Frakturen des Unterkieferastes, ohne Gelenkfortsatzfrakturen (Längsbruch, Fraktur des Processus muscularis)
- Mehrfachbrüche
- Trümmer- und Defektbrüche
- Gelenkfortsatzfrakturen

Bei den Gelenkfortsatzfrakturen unterscheidet man nach der Lokalisation der Fraktur und der jeweiligen Dislokationsform des kleinen Fragmentes:

- Frakturen ohne Luxation des Gelenkkopfes (intrakapsuläre- und extrakapsuläre Fraktur, Fraktur der Gelenkfortsatzbasis). Als Sonderformen sind die Fraktur der Gelenkwalze (Kapitulumfraktur) und der Gelenkpfanne anzusehen.
- Luxationsfrakturen (Gelenkkopf verläßt unter Zerreißung der Gelenkkapsel vollständig die Gelenkpfanne). Man unterscheidet hierbei: Luxation nach medial (häufigste Form der Luxationsfraktur), Luxation nach ventral, Luxation nach dorsal, Luxation nach lateral (sehr selten).

Bei Frakturen des Gelenkhalses und der Gelenkfortsatzbasis weicht das kleine Fragment durch Zug des M. pterygoideus lateralis häufig nach ventral und kranial, insbesondere nach medial ab. Bei allen Gelenkfortsatzfrakturen, die mit Dislokation oder Luxation einhergehen, wird das große Fragment nach kranial und dorsal verlagert, da die Abstützung im Gelenk verlorengeht (Abb. 18.4).

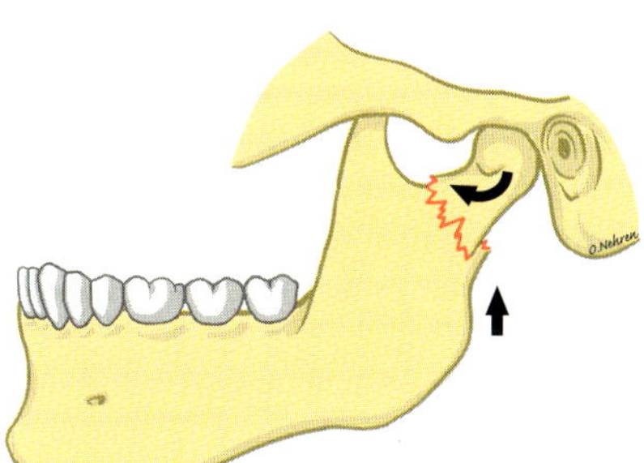

Abb. 18.4. Fraktur der Gelenkfortsatzbasis mit Dislokation des kleinen Fragments nach kranial und Verlust der knöchernen Abstützung

18.1.6 Klassifikation der Mittelgesichtsfrakturen

> **!** Das Mittelgesicht reicht von den Zähnen des Oberkiefers bis zum oberen Augenhöhlenrand und zur Nasenwurzel.

Es umfaßt den Oberkiefer, die Siebbeine, Jochbeine, Nasenbeine, Tränenbeine, Keilbeine und den Vomer, wobei für seinen Aufbau ein kompliziertes Hohlraumsystem (Augenhöhlen, Nasenhöhlen, Nasennebenhöhlen) kennzeichnend ist. Dieses Hohlraumsystem wird durch ein Rahmenwerk aus kräftigen Knochenpfeilern mit dazwischen geschalteten dünnen Knochenlamellen begrenzt. Die knöchernen Elemente bilden eine architektonische Einheit aus morphologisch und funktio-

Tabelle 18.1. Einteilung der Mittelgesichtsfrakturen

Lokalisation	Frakturformen
• Zentrales Mittelgesicht	• Infrazygomatikale Frakturen (Alveolarfortsatzfrakturen, dentoalveolärer Komplex) • Typ-Le Fort-I- oder Guerin-Fraktur mit und ohne Sagittalfraktur • zentrale oder pyramidale Frakturen (Typ-Le Fort-II-Fraktur mit und ohne Sagittalfraktur) • Nasenskelettfrakturen (nasomaxillärer und nasoethmoidaler Komplex) • Irreguläre Frakturen, Teil- und Defektfrakturen
• Laterales Mittelgesicht	• Laterale Frakturen (zygomatikoorbitaler Komplex) • Isolierte Jochbeinfrakturen • Zygomatikomaxilläre Frakturen • Isolierte Jochbogenfrakturen • Komplexe Jochbein-Jochbogenfrakturen • Orbitarandfrakturen • Orbitawandfrakturen („Blow out"-Fraktur) • Zygomatikomandibuläre Frakturen
• Kombiniertes zentrales und laterales Mittelgesicht	• Zentrolaterale Frakturen (Abrißfraktur des gesamten Mittelgesichtes von der Schädelbasis, Typ-Le Fort-III-Fraktur)
• Vordere und laterale Schädelbasis	• Abriß von Mittelgesicht und vorderer Schädelbasis (frontomaxilläre oder frontobasale Fraktur) • Fraktur des Schläfenbeins und der Felsenbeinpyramide (laterobasale Fraktur)

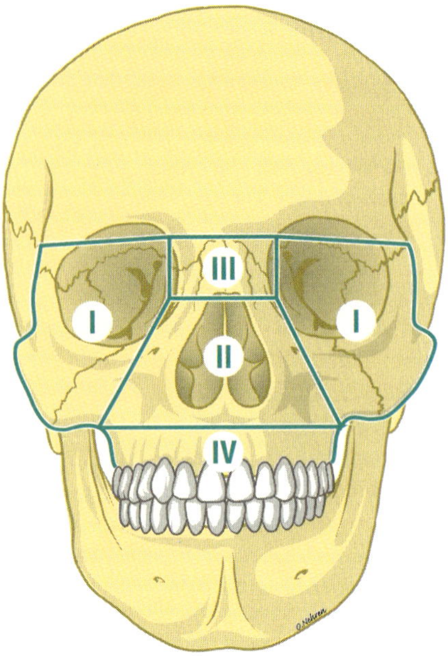

Abb. 18.5. Schematische Aufteilung des Mittelgesichts zur Klassifizierung der lokalisierten Mittelgesichtsfrakturen: *I* zygomatikoorbitaler Komplex, *II* nasomaxillärer Komplex, *III* nasoethmoidaler Komplex, *IV* dentoalveolärer Komplex

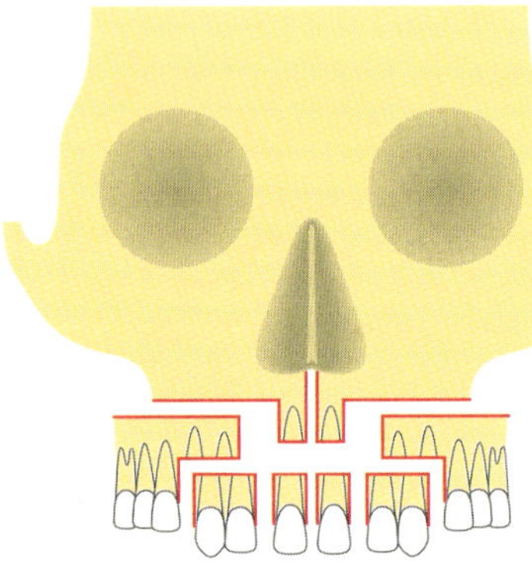

Abb. 18.6. Alveolarfortsatzfrakturen; Sagittalfrakturen mit oder ohne Beteiligung der Zähne

nell ungleichen Teilen, die für die Widerstandskraft und den wahrscheinlichen Bruchlinienverlauf bestimmend sind. Dadurch wird eine Klassifizierung nach immer wiederkehrenden Bruchlinien möglich.

Großflächige zentrale Gewalteinwirkungen können zu direkten oder indirekten Frakturen mit Abriß großer Mittelgesichtsfragmente an typischen Stellen führen. Bei Verkehrsunfällen bricht nicht selten der erste oder zweite Halswirbel beim Aufschlagen des Kopfes gegen die Windschutzscheibe, das Lenkrad oder das Armaturenbrett. Verletzungen des Larynx, Thorax, Beckens, Abdomens oder der Extremitäten sind häufig mit Mittelgesichtsfrakturen vergesellschaftet.

Nach Stärke und Richtung der direkten oder indirekten Gewalteinwirkung und nach den genannten biomechanischen Bedingungen entstehen die Frakturformen des Mittelgesichtes, die sich weitgehend exakt definieren lassen (Tabelle 18.1). Sind die Belastungsflächen kleiner, entstehen mehr lokalisierte Frakturen, wie die des zygomatiko-orbitalen Komplexes, des nasomaxillären Komplexes, des naso-ethmoidalen Komplexes oder des dento-alveolären Komplexes, die sich ebenfalls an anatomischen „Schwachlinien" orientieren (Abb. 18.5).

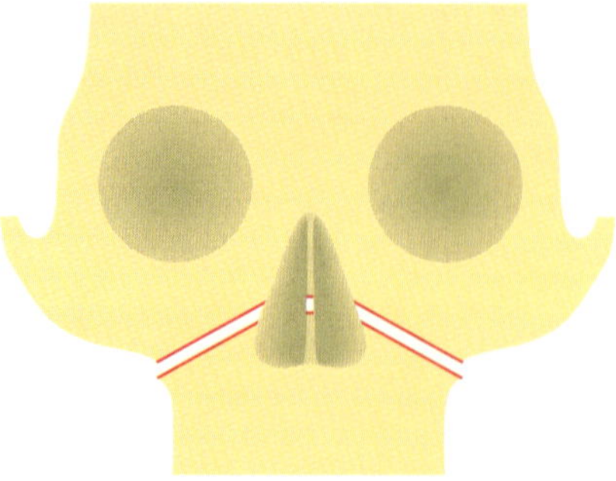

Abb. 18.7. Le Fort I oder Guerin. Der Bruchspalt verläuft in Bodenhöhe der Nasen- und Kieferhöhle mit oder ohne Beteiligung des Septums

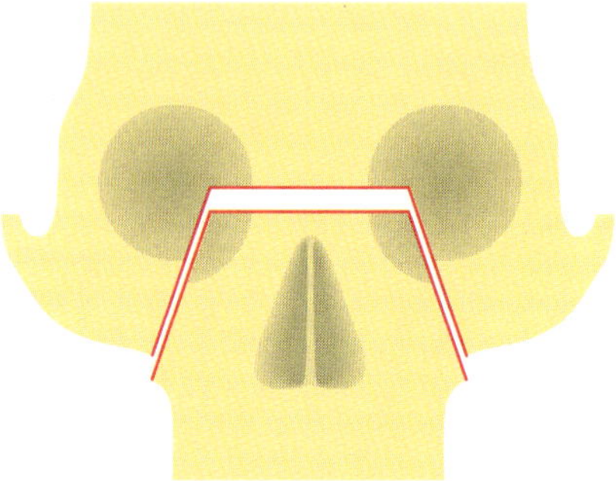

Abb. 18.8. Le Fort II. Die Bruchlinie verläuft quer über das knöcherne Nasengerüst, den Processus frontalis des Oberkiefers, das Tränenbein und die Lamina papyracea zur Fissura orbitalis inferior. Sie schließt den Processus zygomaticus des Oberkiefers ein, um schließlich die Facies infratemporalis und den Flügelgaumenfortsatz zu durchtrennen. Beteiligt sind die Nasenhöhle mit der Lamina perpendicularis und dem Vomer, ferner die Orbita und die Kieferhöhle

Alle Frakturen können isoliert oder kombiniert mit anderen Frakturen des Gesichtsschädels oder des gesamten Schädels vorkommen.

Nach Spiessl und Schroll (1972) lassen sich folgende wiederholt zu beobachtende Mittelgesichtsfrakturformen schematisch darstellen:

Infrazygomatikale Frakturen. Alveolarfortsatzfrakturen mit oder ohne Zahnfrakturen (Abb. 18.6) und Le Fort I (Abb. 18.7).

Zentrale oder pyramidale Frakturen (Abb. 18.8). Le Fort II (Beteiligung: Kieferhöhle, Orbita, Ethmoid, Na-

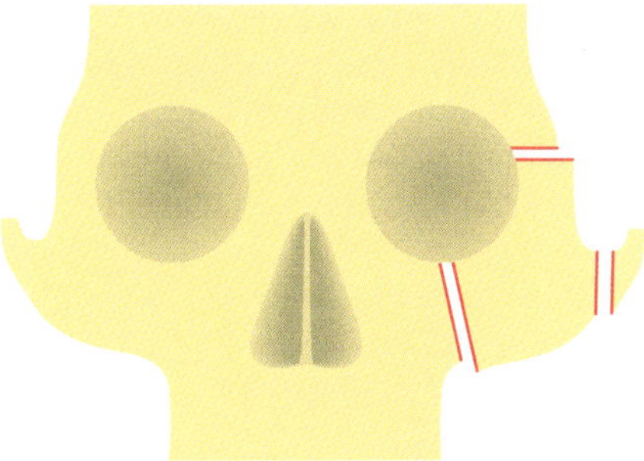

Abb. 18.9. Jochbein- und Jochbogenfrakturen. Die Bruchlinien können bei Jochbeinfrakturen durch die Crista zygomaticoalveolaris, den Infraorbitalrand und den Stirnfortsatz des Jochbeins im Bereich der Sutura zygomaticofrontalis verlaufen. Kieferhöhle und Orbita können beteiligt sein

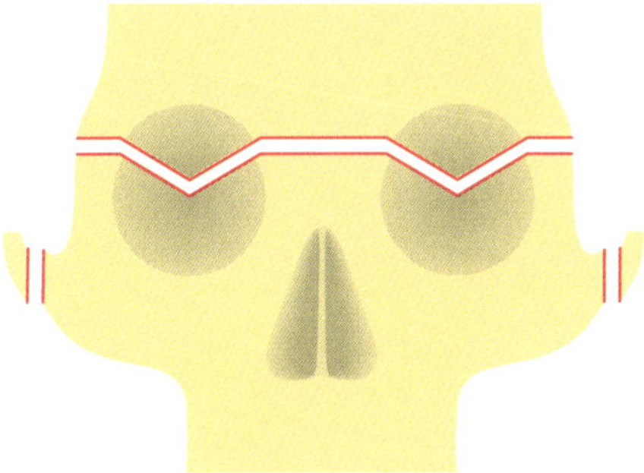

Abb. 18.10. Le Fort III. Die Bruchlinie verläuft durch den interorbitalen Raum, die Lamina papyracea, den Orbitaboden und die laterale Orbitalwand. Von hier erfaßt sie den Processus frontalis ossis zygomatici (Sutura zygomaticofrontalis) und den Jochbogen. Der große Keilbeinflügel und der Flügelgaumenfortsatz können mitfrakturiert sein. Beteiligt sind Nasenhöhle mit oder ohne Stirnhöhle, die Siebbeinzellen, die Basis der Lamina perpendicularis und des Vomer sowie die Orbita. Schädelbasis und Kieferhöhlenwände können, müssen aber nicht frakturiert sein

a

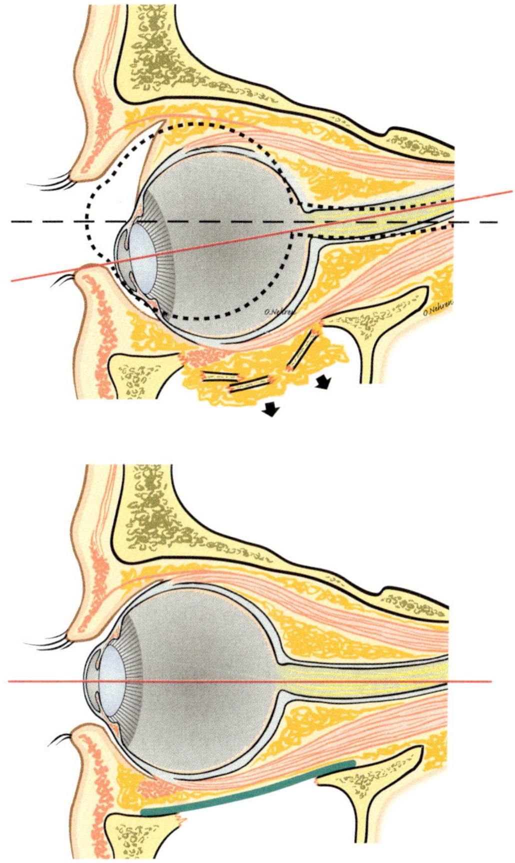

b

Abb. 18.11. **a** Orbitabodendefektfraktur mit in die Kieferhöhle disloziertem Orbitagewebe einschließlich einzelner Frakturfragmente sowie Anteile des M. rectus inferior. Kaudalverlagerung des Bulbus mit Abweichung der optischen Achse, **b** Orbitabodenrekonstruktion mit autogenem Knorpel oder Polydioxanon-Folie nach Reposition des Orbitaweichgewebes sowie teilweiser Entfernung dislozierter Orbitabodenbruchstücke. Dadurch Erreichen der korrekten Bulbuslage

senbein, Lamina perpendicularis); Nasenbeinfrakturen (isoliert oder kombiniert).

Laterale Mittelgesichtsfrakturen (Abb. 18.9). Jochbogenfraktur; Jochbeinfraktur (Beteiligung: Kieferhöhle und Orbita).

Zentrolaterale Mittelgesichtsfrakturen (Abb. 18.10). Le Fort III (Beteiligung: Orbita, mit oder ohne Kieferhöhle, Ethmoid, Nasenwurzel, mit oder ohne Stirnhöhle, Lamina perpendicularis, Jochbein).

Isolierte Fraktur des Orbitabodens (Abb. 18.11). „Blow-out fracture" (Beteiligung: Periorbita und Antrum). Bei direkter Gewalteinwirkung auf den Bulbus bricht der hauchdünne Boden der Orbita (in Richtung Antrum) ein. Dabei sinkt der Bulbus ab, und es resultieren infolge der Augachsenänderung Doppelbilder. Keine Stufenbildung am Infraorbitalrand.

Frakturen der vorderen und lateralen Schädelbasis. Man unterscheidet fronto-maxilläre (fronto-basale) sowie latero-basale Frakturen.

Bei den komplexen fronto-maxillären Frakturen findet sich stets eine Beteiligung der vorderen Schädelbasis. Es handelt sich um Aussprengungen des gesamten Mittelgesichts mit Einbeziehung der Frontobasis. Die Frakturlinien verlaufen kranial-horizontal durch das Stirnbein, die Stirnhöhle, die Orbitadächer, den hinteren Teil des Orbitabodens sowie durch das Keilbein. Das Mittelgesicht und die vordere Schädelbasis werden so im Ganzen aus dem Verband der Schädelknochen herausgelöst. Die laterobasalen Frakturen kommen deutlich seltener als die frontomaxillären Verletzungen vor, es ist in erster Linie das Schläfenbein mit der Felsenbeinpyramide betroffen. Meist liegt gleichzeitig eine Hirnkontusion vor.

Fallbeispiel

Ein 32jähriger Patient prallt als nicht angeschnallter Beifahrer bei einem Autounfall mit dem Gesicht gegen die vordere Armaturenkante. Bei Einlieferung in die Klinik zeigt sich neben einer Bewußtseinstrübung ein Brillenhämatom, eine stärkere Blutung aus beiden Nasengängen mit Verdacht auf Liquorrhö, eine Sensibilitätsstörung im Bereich beider Wangen und des Oberkiefers im Sinne einer Hypästhesie sowie eine Breitnase. Auch bei manueller Hilfe ist ein kompletter Zahnreihenschluß nicht möglich.

Weiteres Vorgehen?
A. Notversorgung durch Säuberung der Mundhöhle, Sicherung einer freien Atemwegspassage sowie Blutstillung durch Bellocq-Tamponade.
B. Weitere präoperative Diagnostik (konventionelle Schädelaufnahmen wie OPG- und NNH-Aufnahme, CCT, evtl. Iotrolan-CT-Zisternographie) zur Entscheidung über die Art der Therapie (nur weitere Notversorgung, konservative, operative oder kombinierte Therapie).
C. Sofortige Notschienung des Ober- und Unterkiefers und Ruhigstellung des Mittelgesichtes durch intermaxilläre Fixation.

Antwort: Im geschilderten Fall handelt es sich um eine zentrale Mittelgesichtsfraktur nach Le Fort II mit Verdacht auf eine frontobasale Liquorfistel. Nach der provisorischen Erstversorgung und ausreichender Diagnostik mit bildgebenden Verfahren erfolgt die verzögerte operative Versorgung des Mittelgesichtes durch Reposition und Fixation der frakturierten Knochenfragmente mit funktionsstabilen Plattenosteosynthesen. Die Rekonstruktion der Frontobasis ist nur angezeigt, falls abtropfender Liquor cerebrospinalis länger als 36 h nachweisbar ist. Die Antworten A und B sind richtig.

18.1.7 Klinische Diagnostik der Gesichtsschädelfrakturen

Diese dient der groben Orientierung über Art und Ausmaß der Verletzungen und soll dem Arzt Hinweise für die weiteren Untersuchungen geben.

Der Untersuchungsgang erfolgt stets von extra- nach intraoral. Palpatorisch sichere Frakturzeichen sind pathologische Stufenbildungen, pathologische Beweglichkeit, Knochendiastasen und Abknickungen im Bereich des Gesichtsschädels. Als unsichere Frakturzeichen gelten Druck- und Stauchungsschmerz. Sensibilitätsstörungen durch Verletzungen der in Knochenkanälen verlaufenden Nerven (Nn. infra- und supraorbitales sowie Nn. alveolares inferiores) müssen bedacht und dokumentiert werden.

Inspektion

Extraorale Hauptsymptome. Man achte auf Verfärbungen der Haut, Weichteilschwellungen durch Ödem und Hämatom, Weichteilverletzungen sowie Deformierungen des Gesichts.

Die Symptomatik im einzelnen:

- ***Monokelhämatom.*** Differentialdiagnose:
  - subkutane Blutung im Bereich des Infraorbitalrandes bei stumpfen Wangen- oder Augentraumen,
  - „blow-out fracture“ mit oder ohne Fraktur des Infraorbitalrandes,
  - Fraktur des Infraorbitalrandes,
  - Jochbeinfraktur,
  - einseitiges Stirnbeintrauma,
  - Augenverletzung,
  - einseitige Nasenbeinfraktur.
- ***Brillenhämatom.*** Differentialdiagnose:
  - vordere Schädelbasisfraktur (frontobasale Fraktur),
  - zentrale Mittelgesichtsfraktur (Le Fort II),
  - zentrolaterale Mittelgesichtsfraktur (Le Fort III),
  - Nasenbeinfraktur,
  - Nasoethmoidalfraktur,
  - Stirnhöhlenfraktur.
- ***Abflachung der Jochbeinprominenz.*** Jochbeinfraktur, isoliert oder kombiniert mit anderen Mittelgesichtsfrakturen.
- ***Nasenschiefstand, Sattelnase, Breitnase.*** Nasenbeinfraktur.
- „***Dish face***“ (eingedrücktes Mittelgesicht). Zentrale Mittelgesichtsfraktur (Le Fort II) und/oder zentrolaterale Mittelgesichtsfraktur (Le Fort III).
- ***Pseudohypertelorismus*** (Vergrößerung des Abstands der inneren Augenwinkel). Nasoethmoidalfraktur, häufig verbunden mit einer zentralen oder zentrolateralen Mittelgesichtsfraktur (Le Fort II oder III); frontobasale Fraktur.
- ***Enophthalmus.*** Bulbustiefstand bei „blow-out fracture“, Bulbustief- und -rückstand bei erweiterter Orbita infolge einer kaudolateral dislozierten Jochbeinfraktur.
- ***Exophthalmus.*** Protrusio bulbi infolge Haemophthalmus externus oder retrobulbärem Hämatom bei Frakturverlauf in der Orbitaspitze meist in Kombination mit Schädelbasis- oder Mittelgesichtsfraktur. Protrusio auch bei Ansammlung von Luft im lockeren Gewebe der Augenhöhle nach Fraktur der Lamina orbitalis mit Einriß der Siebbeinzellenschleimhaut möglich.

Enorale Hauptsymptome. Zu beachten sind Verfärbungen, Verletzungen sowie Schwellungen der Schleimhäute. Nach Öffnen der Zahnreihen, die man ganz sorgsam mit den Fingern unterstützt, kontrolliert man die Schleimhaut des harten und weichen Gaumens, die Zunge und den Mundboden.

Funktionsprüfungen. Von Wichtigkeit ist die Prüfung der Funktion des Kiefergelenks. Man fordert den Patienten auf, den Mund zu öffnen, wieder zu schließen und den Unterkiefer nach beiden Seiten zu schieben. Dabei achtet man auf eine eingeschränkte oder aufgehobene Beweglichkeit.

Kiefersperre. (Mund kann nicht geschlossen werden). Kommt bei Le Fort II und III vor. Der abgesprengte Oberkiefer ist nach hinten abgesunken.

Kieferklemme (Eingeschränkte Mundöffnung). Bei Gelenkfrakturen sowie dislozierter Jochbeinfraktur infolge von Hämatom und Zerreißung des Muskels unterhalb der Jochbeinbrücke (Druckmyositis im Kaumuskelraum, vgl. Faszienlogensyndrom, S. 488 f.).

Okklusionsstörung. Zahnreihenschluß spontan oder bei manueller Hilfe nicht möglich. Stufenbildung bei dislozierter Fraktur innerhalb der Zahnreihe. Bei Frakturen hinter der Zahnreihe (z. B. Kieferwinkel) ist die ganze Okklusionsebene verschoben.

Palpation. Handgriffe zur Erkennung von Mittelgesichtsfrakturen sind in Abb. 18.12–18.15 dargestellt, Handgriffe zur Erkennung von Unterkieferfrakturen in Abb. 18.16–18.19.

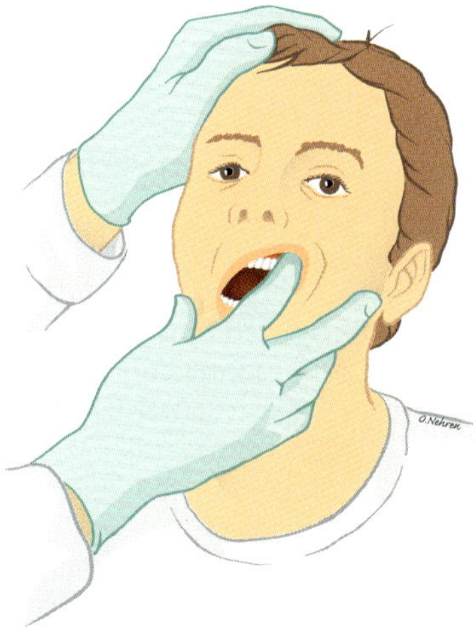

Abb. 18.12. Palpation der Crista zygomaticoalveolaris

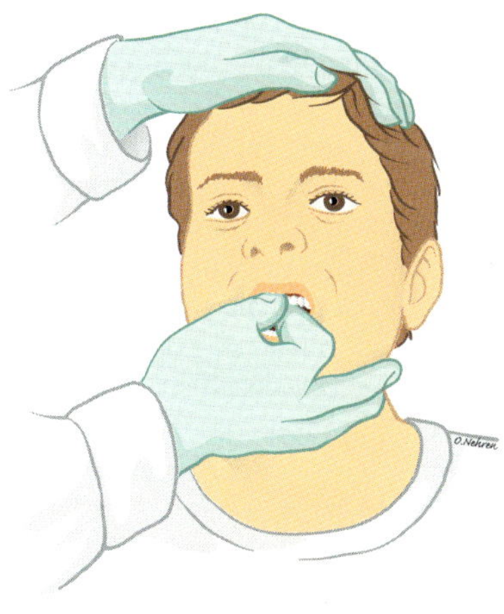

Abb. 18.13. Prüfung der abnormen Beweglichkeit im Frontzahnbereich

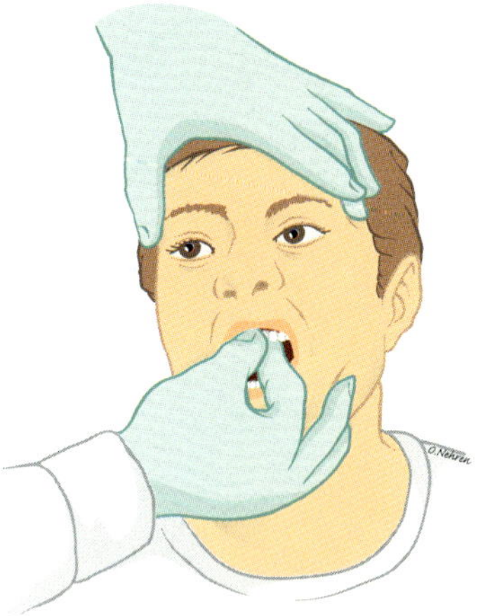

Abb. 18.14. Prüfung der abnormen Beweglichkeit im Frontzahnbereich und an der Sutura zygomatica frontalis (Le Fort III)

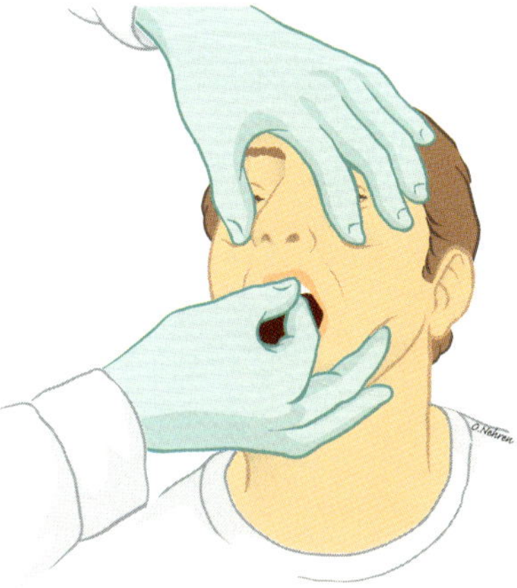

Abb. 18.15. Prüfung der abnormen Beweglichkeit im Frontzahnbereich bei gleichzeitiger Palpation der Margo infraorbitalis (Le Fort II). In diesem Zusammenhang ist auf ein Orbitalemphysem zu achten. Bei Palpation „Schneeballknirschen"

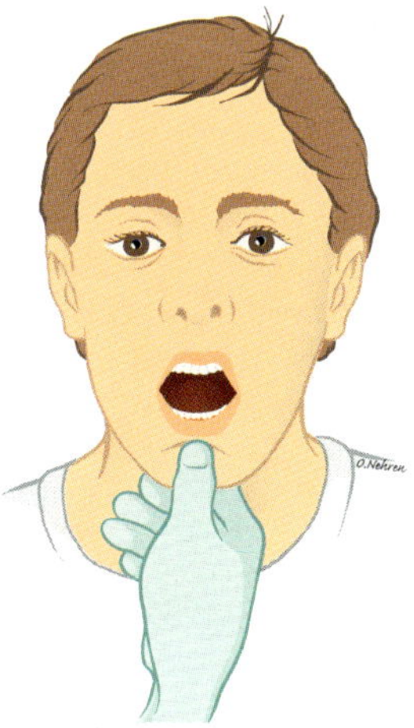

Abb. 18.16. Stauchungsprüfung

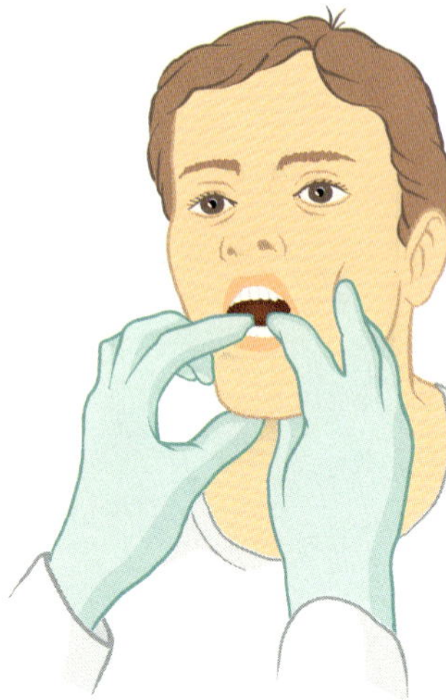

Abb. 18.17. Prüfung der abnormen Beweglichkeit im Frontzahnbereich

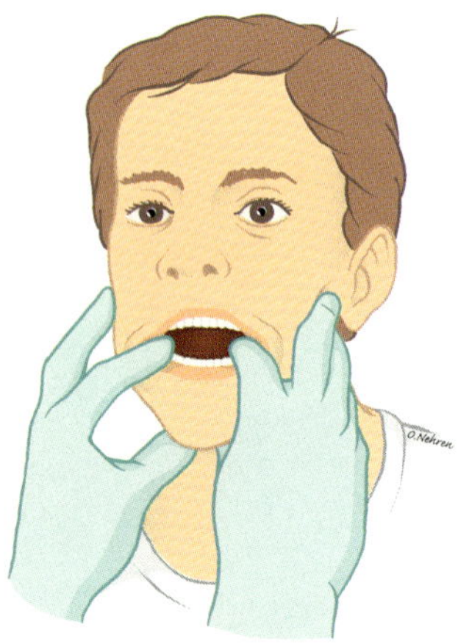

Abb. 18.18. Prüfung der abnormen Beweglichkeit im Seitenzahnbereich

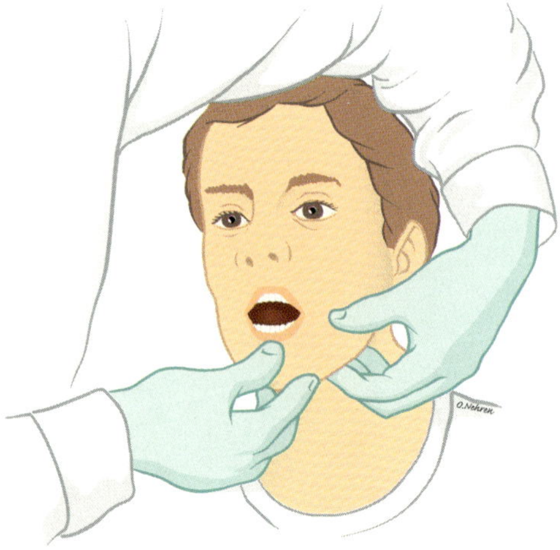

Abb. 18.19. Prüfung der abnormen Beweglichkeit im Kieferwinkelbereich von außen

Rhinoliquorrhö. Bei jeder Le Fort II- und III-Fraktur sowie bei den komplexen naso-maxillären, naso-ethmoidalen und fronto-maxillären Frakturen ist sorgfältig nach einer Rhinoliquorrhö zu suchen. Abtropfender Liquor cerebrospinalis ist nahezu beweisend für ein fronto-basales Trauma mit Verletzung der Dura mater. Neben bildgebenden Verfahren (Iotrolan-CT-Zisternographie) ermöglichen laborchemische (Nachweis des liquorspezifischen β-II-Transferrins) und nuklearmedizinische Methoden (Verwendung radioaktiver Isotope) sowie der Fluoresceintest eine Differenzierung zwischen Liquor cerebrospinalis und Nasensekret.

Geruchs- und Sensibilitätsprüfungen. Wegen der nicht seltenen Zerreißung der Riechfasern im Bereich der Lamina cribrosa mit nachfolgender Anosmie ist bei kombinierten Mittelgesichtsfrakturen (Le Fort II und III) stets eine Geruchsprüfung vorzunehmen. Ebenso sind Sensibilitätsprüfungen der ersten beiden Äste des N. trigeminus und eine Untersuchung der Motorik der mimischen Muskulatur zum Ausschluß einer N. facialis-Läsion durchzuführen.

18.1.8 Diagnostik mit bildgebenden Verfahren

Bei fehlender klinischer Symptomatik, aber anamnestisch begründetem Frakturverdacht, darf eine Fraktur erst nach Röntgendiagnostik ausgeschlossen werden. Jede Frakturstelle muß in zwei aufeinander senkrecht stehenden Ebenen dargestellt werden, damit etwaige Dislokationen sicher erfaßt werden. Folgende Standardaufnahmen des Schädels sind Teil der klinischen Routinediagnostik:

- ***Seitliche Schädelaufnahme***: Rechts-links- oder Links-rechts-Strahlengang. Indikation: vollständige Übersichtsaufnahme des Gehirn- und Gesichtsschädels. Gute Darstellung von Frakturlinien im Bereich der Nasenwurzel bei hohem transversalem Abriß des Mittelgesichts (Le Fort III) und bei Nasenfrakturen sowie im Bereich der Mandibula. Bei Rückenlage des Patienten werden zudem Flüssigkeitsspiegel in den Nasennebenhöhlen (Hämatom, Liquor) gut dargestellt.
- ***p.-a.-, a.-p.-Aufnahme***: Okzipitofrontaler, frontookzipitaler Strahlengang (Clementschitsch). Indikation: für p.-a.-Aufnahme allgemeine Übersicht über den Gehirn- und Gesichtsschädel. Gute Darstellung bei hohem transversalem Abriß des Mittelgesichts (Le Fort III) mit Diastase der Sutura frontozygomatica. Ferner Frakturen des Kieferwinkels und des Unterkieferastes. Besonderheiten: Bei ausgedehnten Weichteilverletzungen ist aus technischen Gründen die Rückenlage des Patienten naheliegend und deshalb die frontokzipitale (a.-p.-) Aufnahme zweckmäßig. Nachteil: Ober- und Unterkiefer werden weniger scharf abgebildet.

- *Halbaxiale Nasennebenhöhlen-Aufnahme (NNH-Aufnahme p.-a., a.-p.)*: Okzipitodental-dentookzipitaler Strahlengang. Indikation: Wichtigste Aufnahme zur Klärung der Frakturen im Mittelgesicht. Gute Darstellung des gesamten Oberkiefers sowie des Orbitalrandes einschließlich der Sutura frontozygomatica und Crista zygomaticoalveolaris und damit der 3 wichtigsten Leitlinien für die Feststellung einer Mittelgesichtsfraktur (Le Fort I, II, III und Jochbeinfrakturen). Ferner vollständige Darstellung der NNH und Flüssigkeitsspiegel im Sinus maxillaris (Hämatom, Liquor).
- *Orthopantomogramm (OPG)*: Panorama-Schichtaufnahme. Indikation: Übersichtsaufnahme zur panoramaartigen Darstellung von Ober- und Unterkiefer einschließlich der Kiefergelenke und teilweise des Mittelgesichtes.
- *Orbita-Spezialaufnahme*: Okzipito-frontaler Strahlengang. Indikation: Gute Darstellung eines etwaigen Prolaps von orbitalem Weichgewebe in die Kieferhöhle bei isolierten („blow-out fracture") sowie begleitenden dislozierten Orbitabodenfrakturen („hängender Tropfen").
- *Axiale Schädelaufnahme*: Dento-okzipitaler Strahlengang (sogenannte Henkeltopf-Aufnahme). Indikation: Gute Darstellung von isolierten Jochbogenfrakturen.
- *Mediane Oberkieferaufbiß-Aufnahme*: Nasaler Strahlengang. Indikation: Wichtigste Aufnahme zum Nachweis von Sagittalfrakturen des Oberkiefers.
- *Kraniale Computertomographie (CCT)*: Besonders geeignet zum Nachweis oder Ausschluß intrakranieller Verletzungen sowie zur Beurteilung von allen Gesichtsschädelfrakturen. Sie erlaubt eine präzise Diagnose des vorliegenden Frakturtyps und gibt zusätzlich Auskunft über den Zustand der Weichteile. Insbesondere Kiefergelenkfortsatzfrakturen sowie Orbitaverletzungen sind besonders gut darstellbar.
- *B-Scan-Sonographie*: Orientierende Untersuchung bei Verdacht auf Verletzungen im Orbitabereich. Vorteile sind in der Schmerzfreiheit der Untersuchung, der vermeidbaren Strahlenbelastung, der nicht notwendigen Speziallagerung des Patienten, dem geringen Zeitaufwand und darin zu sehen, daß diese mit kleinen, transportablen Geräten durchführbar ist.
- *Magnetresonanztomographie (Kernspintomographie, MRT)*: Wegen der hervorragenden Weichteildifferenzierung besonders geeignet für die Darstellung der äußeren Augenmuskeln sowie von Diskusverletzungen des Kiefergelenkes.
- *Iotrolan-CT-Zisternographie*: Wichtigste Liquorfisteldiagnostik nach lumbaler Gabe des Myelographie-Kontrastmittels Iotrolan. Infraktionen der Frontobasis können exakt lokalisiert werden und geben somit dem Operateur die Möglichkeit zur gezielten Intervention. Gleichzeitig wird die Abflußbahn des neural gut verträglichen Kontrastmittels über die verletzten Sinus in die Nase sichtbar gemacht. Gilt heute als komplikationsärmste, zuverlässigste sowie leicht durchführbare und wiederholbare Methode zur Lokalisation von Liquorfisteln.

Dieses Repertoire von bildgebenden Verfahren zur Diagnostik von Gesichtsschädelverletzungen ist selbstverständlich nicht unbedingt bei jedem Einzelfall erforderlich. Es empfiehlt sich nach Anfertigung der Standardaufnahmen die Indikation zur weiteren bildgebenden Diagnostik dem Spezialisten zu überlassen.

18.1.9 Therapie der Gesichtsschädelfrakturen

Die Entscheidung über die Art der Therapie (Notversorgung, konservativ, operativ, kombiniert) hängt von der Lokalisation der Fraktur, ihrem Typ, den Begleitverletzungen, dem Zustand des Gebisses, dem Allgemeinzustand und Alter des Patienten sowie von den zur Verfügung stehenden Behandlungsmöglichkeiten ab.

Notversorgung

Kann eine Fraktur nicht sofort definitiv versorgt werden, ist eine Notversorgung angezeigt. Dafür gibt es drei Gründe:

- bei katastrophenbedingtem Massenanfall von Schwerverletzten,
- bei einem längeren Transport in eine Klinik,
- wenn der Allgemeinzustand eine definitive Versorgung verbietet; z. B. wird bei gleichzeitig bestehendem schweren Schädel-Hirn-Trauma (Liquorfistel, andauernde Bewußtlosigkeit) die Frakturversorgung verzögert durchgeführt.

Ziele der Notversorgung sind Linderung der Schmerzen, Eindämmung der Hämatom- und Ödembildung sowie Verhinderung der Infektion. Wichtigste Maßnahme ist die provisorische Ruhigstellung der Fragmente. Stark dislozierte Unterkieferfrakturen stellt man mit Ernst-Ligaturen (s. Abb. 18.2) intermaxillär ruhig. Bei mobiler Oberkieferfraktur sollte eine kranio-maxilläre Fixierung, wenn immer möglich, vorgenommen werden. Hierbei bleibt die Mundöffnungsbewegung frei, da der kaudale Ansatz der Fixierungshilfen direkt an der Maxilla liegt. Am besten hat sich ein zahnärztlicher Abdrucklöffel mit extraoralen Bügeln bewährt, der über Gummiligaturen, bilaterale Gipsstege oder elastische Binden zum Kopfteil verbunden wird. Ein elastischer Kopf-Kinn-Verband ist weniger angezeigt, da mit ihm eine Blockierung der Mundöffnung einhergeht, so daß die Gefahr einer Aspiration (Erbrechen, Blutkoagel) oder einer mechanischen Atemwegsverlegung besteht. Jede Notschienung, die mit einer Behinderung der Mundöffnung einhergeht, ist deshalb am bewußtlosen

Patienten kontraindiziert und beim bewußtseinsklaren Frischverletzten nur bei kontinuierlicher Überwachung zulässig. Der Aspiration von Blut, Zähnen, Zahnteilen, Knochenteilen oder Zahnprothesen muß vorgebeugt werden. Bei Somnolenz oder Bewußtlosigkeit muß daher eine notärztliche Intubation am Unfallort nach Säuberung der Mundhöhle durchgeführt werden. Da auch bei ansprechbaren Patienten mit Mittelgesichtsfrakturen massive Aspirationen auf dem Wege vom Unfallort in die Klinik auftreten können, die durch nicht erkannte oder in ihrem Ausmaß verkannte Blutungen hervorgerufen werden, ist eine großzügige Indikationsstellung für die endotracheale Intubation zu fordern. Auf die Notwendigkeit des Anlegens temporärer Notverbände und Nasentamponaden wurde bereits hingewiesen.

Spezielle Frakturbehandlung

Ziel ist die Wiederherstellung der Form und Funktion mit Schwergewicht auf normaler Okklusion, maximaler Mundöffnung und Beseitigung unmittelbarer Frakturfolgen, wie Diplopie und Sensibilitätsstörungen.

Konservative Therapie

Unter dem Begriff „konservative Therapie" werden alle Behandlungsmaßnahmen zusammengefaßt, die eine Reposition und Fixierung der Fragmente ohne operative Maßnahmen anstreben. Die Entfernung eines Zahnes aus dem Bruchspalt oder die Wundversorgung sind dabei als eigenständige operative Maßnahmen anzusehen. Sie werden auch im Rahmen einer konservativen Kieferbruchbehandlung durchgeführt, ohne daß es sich dann um eine operative Versorgung handelt. Die konservative Kieferbruchbehandlung wurde noch bis vor etwa 10 Jahren allgemein bevorzugt, dann wurde sie mehr und mehr zugunsten der operativen Therapie mit Plattenosteosynthesen verlassen.

Die Versorgung hat prinzipiell sofort zu erfolgen. Ausnahme sind Polytraumatisierte, bei denen andere Sofortmaßnahmen dringlicher sind. Notfalls sollte die verzögerte Versorgung möglichst innerhalb von 24–48 h, jedoch nicht später als 10–12 Tage nach dem Trauma angestrebt werden. Nach dieser Zeit ist die Reposition der Fragmente deutlich erschwert, und es besteht bereits die Gefahr einer knöchernen Konsolidierung in Fehlstellung.

Im speziellen Fall der Kieferfraktur erfolgt die Reposition durch Einstellung der Okklusion und die Fixation durch intermaxilläre Ruhigstellung. Die Reposition wird je nach Schweregrad entweder manuell, evtl. mit Knochenhaken und Drahtzügel, oder mit Hilfe intermaxillärer Gummizüge durchgeführt. An Fixationsverbänden kommen intraorale Drahtschienen in Betracht. Individuelle indirekte Drahtbogen-Kunststoffschienen, die nach Abformung der verletzten Kiefer auf einem Gipsmodell angefertigt werden, sind einfacher zu applizieren und zu entfernen als die direkt im Mund angefertigten Schienen. Sie sollten immer dann Verwendung finden, wenn eine definitive Sofortversorgung nicht innerhalb der ersten Stunden möglich ist.

Bei stark dislozierten Mittelgesichtsfrakturen muß der intraorale Schienenverband mit einem extraoralen kombiniert werden. Dazu verwendet man einen Metallkranz, der mit 4 Schrauben an der Schädelkalotte befestigt wird („HALO-Bügel"). Er ist absolut stabil und eignet sich deshalb zur apparativen Reposition und Fixation von Mittelgesichtsfrakturen, die operativ nicht zu behandeln sind.

Ziel sämtlicher Fixationsverbände ist die intermaxilläre Ruhigstellung für 6–8 Wochen.

Operative Therapie

Bei offenen Frakturen mit ausgedehnten Weichteilwunden erfolgt das Vorgehen wieder von innen nach außen: Zuerst Frakturversorgung, dann klaffende Wunden verschließen, Nasennebenhöhlen drainieren.

Der Vorteil der operativen Versorgung besteht in der exakten Reposition und Fixation von frakturierten Knochenfragmenten (Osteosynthese) unter gleichzeitiger Okklusionskontrolle.

Bewährteste Methode ist die funktionsstabile Osteosynthese mit Mini-, Mikro- oder 3D-Platten, die sowohl im voll bezahnten als auch zahnlosen Kiefer problemlos von einem intraoralen Zugang durchgeführt werden kann. Da diese Plattensysteme mit monokortikalen Schrauben ohne Gefährdung der Zahnwurzeln und des N. alveolaris inferior an der jeweils biomechanisch günstigsten Stelle des Unterkiefers fixiert werden (Abb. 18.20), können fast alle Unterkieferfrakturen, mit Ausnahme hoher Gelenkkopffrakturen, durch diese Plattenosteosynthesen versorgt werden. Das operative Behandlungsverfahren verfolgt nicht nur das Ziel, die knöcherne Reposition und damit auch die Knochenheilung zu verbessern, sondern beeinträchtigt auch das Wohlbefinden der Patienten entscheidend weniger als das konservative Vorgehen. Es ermöglicht die freie Mundöffnung und Übungsstabilität des Unterkiefers. Die Ernährung kann grundsätzlich mit weicher, passierter Kost per os erfolgen. Für die Dauer der Wundheilung kann für 8–10 Tage aus pflegerischen

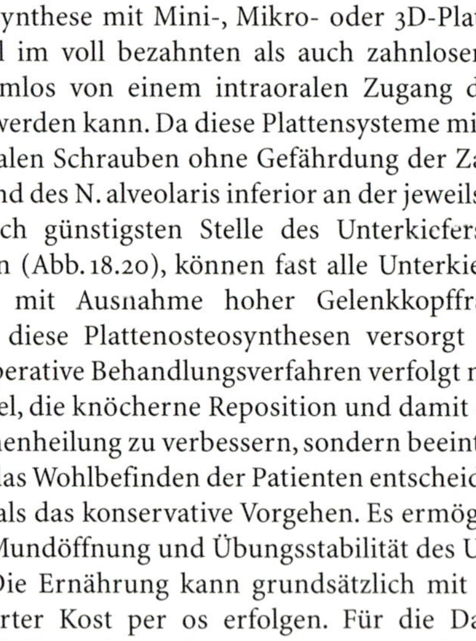

Abb. 18.20. Ideale Lokalisationslinien für die Miniplattenosteosynthese am Unterkiefer

Gründen die Ernährung über eine nasogastrale Dauersonde zweckmäßig sein. 2–3 Wochen nach der Osteosynthese können sich die Patienten allmählich wieder an Normalkost gewöhnen.

Da bei den Gelenkfrakturen mit konservativen Behandlungsmethoden in der Regel funktionell zufriedenstellende Ergebnisse erzielt werden, ist die Indikation zur operativen Therapie begrenzt. Sie ist sicherlich bei tiefen Gelenkfortsatzfrakturen gegeben, die dann in der Regel von einem extraoralen Zugang (submandibulär) durch Osteosynthese versorgt werden.

Das Prinzip der definitiven operativen Therapie von Mittelgesichtsfrakturen besteht darin, das Mittelgesicht nach Reposition in anatomisch regelrechter Stellung an den nächst höheren, nicht frakturierten Schädelteilen durch Plattenosteosynthesen zu fixieren. Die früher üblichen kranio-fazialen Drahtaufhängungen wurden in neuerer Zeit ebenfalls zugunsten der bereits beschriebenen funktionsstabilen Plattenosteosynthesen verlassen. Aufgrund mechanischer und anatomischer Untersuchungen der Knochenstrukturen des Mittelgesichtes kann man trotz der feinen, grazilen Strukturen davon ausgehen, daß Mini- bzw. Mikroplatten an fast jeder Stelle des Mittelgesichtes mit ausreichender Stabilität fixiert werden können. Der Vorteil dieser Versorgung liegt darin, daß auf die in der Regel 6–8 Wochen betragende und den Patienten belastende, intermaxilläre Immobilisierung auch bei Mittelgesichtsfrakturen verzichtet werden kann.

> **!** Bei der operativen Therapie der Gesichtsschädelfrakturen ist besonders darauf zu achten, daß die den Kaudruck aufnehmenden Stützpfeiler des Mittelgesichtes und damit auch das Trajektoriensystem wiederhergestellt werden.

Die Mini- bzw. Mikroplatten werden daher so positioniert, daß sie parallel zum Trajektoriensystem in Längsrichtung der Stützpfeiler angebracht werden (Abb. 18.21).

Therapie der Jochbein-Jochbogen-Frakturen. Bei dislozierten Jochbeinfrakturen werden die Sutura zygomatico-frontalis und der Infraorbitalrand freigelegt, die Fragmente mit einem Einzinkerhaken perkutan reponiert und mit Mini- bzw. Mikroplattenosteosynthesen fixiert.

Isolierte Jochbogenfrakturen werden ebenfalls durch perkutane Hakenreposition behandelt, ein deutlich hörbares „Knacken" zeigt die erfolgreiche Rückverlagerung der typischen Jochbogenstückfraktur an. Nur in Einzelfällen, wenn auf diesem Wege keine ausreichende Stabilität erreicht werden kann, ist eine Mini- bzw. Mikroplattenosteosynthese von einem extraoralen Zugang aus angezeigt.

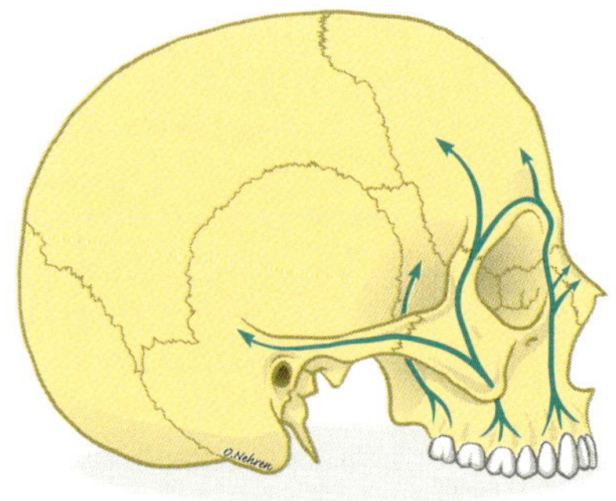

a

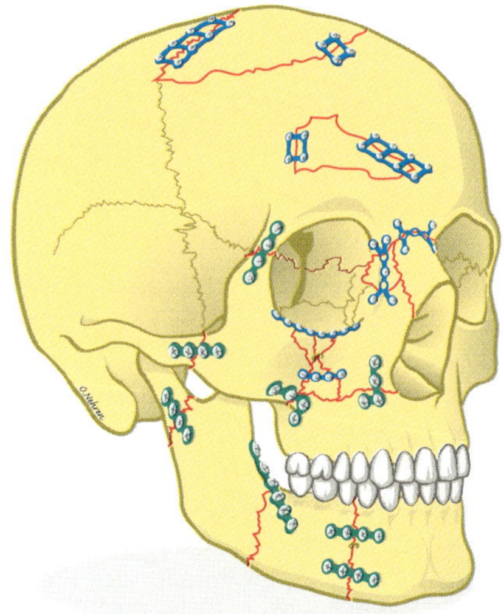

b

Abb. 18.21. a Trajektoriensystem des Oberkiefers, **b** System der Plattenosteosynthese im Bereich des Mittelgesichts, der frontalen Schädelkalotte und des Unterkiefers in Richtung der Trajektorien

Therapie der Orbitabodenfraktur. Die Orbitabodenfraktur ist mit etwa 22 % der Mittelgesichtsfrakturen kombiniert, Revision und Reposition erfolgen von einem Infraorbitalschnitt oder transkonjunktivalen Zugang aus. Nach vorsichtiger Reposition der Frakturfragmente sowie des evtl. in die Kieferhöhle dislozierten Orbitagewebes wird die Rekonstruktion des Orbitabodens vorgenommen. Hierfür eignen sich autogene Rippenknorpeltransplantate bzw. resorbierbare Implantate aus Polydioxanon (PDS®-Folie) oder Polyglactin (Vicryl®). Ophthalmologische Kontrolluntersuchungen zur Beurteilung von Bulbusmotilität, Tiefstand oder Enophthalmus müssen grundsätzlich durchgeführt werden. Falls bei einer Orbitafraktur ein Sehverlust mit Verzögerung eintritt und eine Beteiligung des Canalis opticus diagnostisch nachweisbar ist, muß die Dekompression des N. opticus sofort erfolgen. Da eine Amaurose in Extremfällen auch eine unvorhersehbare Komplikation nach operativer Orbitabodenrevision sein kann, muß bei der operativen Versorgung von Orbitabodenfrakturen absolut schonend und fachgerecht vorgegangen werden.

Therapie der Nasenbeinfrakturen. Die Aufrichtung der Fragmente erfolgt mit einem in die Nasenhöhle eingeführten Elevatorium. Gleichzeitig werden die Weichteile von außen mit Daumen und Zeigefinger gestützt. Die innere Abstützung wird durch eine Nasentamponade erreicht, die äußere Fixation erfolgt durch einen Gipsverband, der die frakturierten Knochenteile an der seitlichen Basis zusammendrückt. Die geschlossene unblutige Technik ist nur dann durchführbar, wenn die Schwellung der Nasenweichteile nicht zu stark ausgeprägt ist.

> **!** Im Zweifelsfall verordnet man zunächst abschwellende Medikamente und führt die Nasenbeinaufrichtung einige, maximal 7 Tage später durch.

Revision der vorderen Schädelbasis (Frontobasis). Bei komplexen Mittelgesichtsfrakturen, die häufig eine interdisziplinäre chirurgische Zusammenarbeit erfordern, hat sich bei gleichzeitiger notwendiger Revision und Rekonstruktion der Frontobasis der operative Zugang über den bikoronaren Bügelschnitt als besonders geeignet erwiesen. Von diesem Bügelschnitt aus gelingt es, große Teile der knöchernen Orbita darzustellen und zu revidieren. Zur Osteosynthese der Fragmente werden Mini- und Mikroplatten verwendet. Der Vorteil des Bügelschnitts liegt darin, daß später keine sichtbaren, im Glabellabereich entstellenden Narben bestehen bleiben.

Die Therapie einer Liquorrhö bei fronto-basalen Frakturen, die länger als 36 h anhält, besteht in der operativen Revision des Kontusionsherdes und der Duraplastik. Zusätzlich müssen die betroffenen Siebbeinzellen, gegebenenfalls auch die Keilbein- und Stirnhöhle, revidiert und zur Nase hin drainiert werden.

> **!** Wird die Liquorfistel nicht beseitigt, besteht die Gefahr, daß sich im späteren Verlauf, manchmal sogar noch nach über 10 Jahren, eine Meningitis oder ein Hirnabszeß ausbilden.

Obwohl die primäre Rekonstruktion der Frontobasis bei Verwendung der modernen Osteosyntheseverfahren in über 90% zu einem befriedigenden funktionellen und ästhetischen Ergebnis führt, sind bei schwereren Traumata Hypertelorismus, Narbenbildungen sowie Schiefstellung und Sattelbildung der Nase nicht immer zu vermeiden.

Entfernung von Osteosynthesematerial. Nach Mini- bzw. Mikroplattenosteosynthese können die Platten in Ausnahmefällen belassen werden, wenn korrosionsbeständige Vitallium®- oder Titan-Platten verwendet wurden. In der Regel sollten jedoch die Platten nach etwa 3 Monaten entfernt werden, da diese ästhetisch auffallend sein können und eine evtl. später notwendige Diagnostik mit bildgebenden Verfahren (Computertomographie, Kernspintomographie) durch Artefakte stören.

18.2 Wichtige Tumoren im Mund-Kiefer-Gesichtsbereich

Keine Körperregion ist Ursprungsort so vieler Tumorentitäten wie der Gesichtsschädel. Allgemeinchirurgisch sind Grundkenntnisse über die Klinik des Basalioms und Mundhöhlenkrebses sowie der Speicheldrüsentumoren von Wichtigkeit. Das Sarkom wird, soweit es der diagnostische Aspekt erfordert, dem Karzinom gegenübergestellt.

18.2.1 Basaliom

> Maligner epithelialer Tumor der Gesichtshaut, der lokal infiltrierend und destruierend wächst, gewöhnlich jedoch nicht metastasiert (sogenannter aggressiver bzw. semimaligner Tumor).

Ätiologie. Die Genese der Basaliome wird von einer Vielzahl von Faktoren bestimmt, als wichtigster karzinogener Stimulus ist UV-Licht zu nennen. Weitere Faktoren sind Schäden durch Radiotherapie, chronische Arsenexposition, narbige Hautveränderungen, Tätowierungen und chronische Entzündungen. Basaliome treten möglicherweise als Folge eines Kollisionseffektes im Zusammenhang mit melanozytischen Naevi und seborrhoischen Keratosen auf.

Häufigkeit. Das Basaliom ist mit 65% der häufigste maligne Tumor der Haut. Die Inzidenz in Deutschland beträgt ca. 53 Neuerkrankungen pro 100.000 Einwohner und ist abhängig vom geographischen Breitengrad und der damit verbundenen kumulativen Sonnenbestrahlung.

Lokalisation. Basaliome kommen zu 80–90% in der Kopf-Halsregion vor. Vor allem die Nase, Stirn, Wangen und die Augen- sowie Präaurikulärregion sind betroffen.

Alters- und Geschlechtsverteilung. Das Basaliom ist ein Tumor des höheren Lebensalters mit einem durchschnittlichen Auftreten zwischen dem 60. und 70. Lebensjahr. Beide Geschlechter sind gleichermaßen betroffen, mit einer gelegentlichen Bevorzugung des männlichen Geschlechts.

Histologie. Histogenetisch stammen die Basaliome von unvollständig differenzierten, unreifen Keratinozyten der Epidermis oder den Hautanhangsgebilden ab. Es werden zwei Grundtypen unterschieden: Die häufig soliden, undifferenzierten Basaliome und Die differenzierten Basaliome, bei denen der Tumor von Talg- und Schweißdrüsen und anderen Hautanhangsgebilden charakterisiert wird. Entsprechend den unterschiedlichen histologischen Mustern läßt sich eine Vielzahl von Basaliomen unterscheiden.

Metastasierung. Eine Metastasierung der Basaliome ist sehr selten. Typisch für eine Metastasierung sind große, ulzerierte und therapeutisch vernachlässigte sowie wiederholt traumatisierte und mehrfach insuffizient behandelte Tumoren. Bisher sind nur etwa 170 Fälle eines metastasierenden Basalioms beschrieben. Lunge, Knochen und Lymphknoten sind bevorzugte Metastasierungsorte. Aber auch in der Leber, Milz, Nebenniere sowie im Pankreas, in der Schilddrüse, in den Nieren und anderen Organen sind Metastasen aufgetreten.

Klinisches Bild. Klinisch können fünf Haupttypen des Basalioms unterschieden werden, die auch in gemischter Form vorkommen können:

- Noduläres ulzeratives Basaliom (bei fortgeschrittenem Wachstum Übergang in das Ulcus rodens)
- Pigmentiertes Basaliom
- Zystisches Basaliom
- Oberflächliches Basaliom
- Sklerosierendes Basaliom

Neben diesen Haupterscheinungsbildern gibt es noch seltene Varianten wie z. B. das „verwilderte Basaliom", das Ulcus terebrans. Diese Basaliomart tritt in etwa 1–2 % aller Fälle auf und zeigt sich trotz ausgedehnter chirurgischer Maßnahmen als therapieresistent. Es führt meist zum Tod des Patienten.

Äußerst selten können Basaliome auch in der Mundhöhle auftreten und dort als Gingivaschwellung, exophytischer Knoten oder lokales Ulkus imponieren.

Das lokale Wachstum der Basaliome ist durch irreguläre Ausläufer ins Korium, entlang den Faszien, dem Periost, dem Perichondrium und entlang den Nervenscheiden gekennzeichnet. Die Infiltration bleibt klinisch oft unbemerkt und führt zu ungenügender Exzision. 83–96 % aller Basaliome infiltrieren aber nicht über die Subkutis hinaus. Bei den tiefer infiltrierenden Tumoren spielt im Gesicht häufig die Lokalisation eine wesentliche Rolle, da bedingt durch die zum Teil dünne Haut frühzeitig Strukturen wie Muskulatur und Knorpel betroffen sein können.

Therapie. Die Therapie der ersten Wahl ist die Exzision mit ausreichendem Sicherheitsabstand von etwa 5–10 mm. Die Gefahr bei der Exzision besteht darin, daß Tumoranteile belassen werden. Der Operationserfolg muß daher immer histologisch abgesichert werden. Sklerosierende Basaliome, Basaliomrezidive und alle anderen Basaliome mit einem Durchmesser > 1 cm sollten in einer dreidimensionalen histologischen Untersuchungstechnik oder der Schnittrandkontrolle im Paraffin-Schnittverfahren überprüft werden. Die histologischen Schnittrandkontrollen machen bei großen Basaliomen häufig ein zweizeitiges Vorgehen notwendig. Im ersten Schritt wird der Tumor entfernt, im zweiten Schritt wird nach der Bestätigung tumorfreier Schnittränder der entstehende Defekt durch plastische Primär- oder Sekundäroperationen funktionell wie ästhetisch befriedigend gedeckt.

Neben der operativen Entfernung wird auch die Strahlentherapie, besonders bei älteren Patienten und inoperablen Tumoren, angewendet. Kryotherapie und die Kürettage mit Elektrokoagulation sind aufgrund fehlender histologischer Untersuchungsmöglichkeiten als zweifelhaft anzusehen.

Prognose. Bei einer Beobachtungszeit von 5 Jahren liegt die Rezidivrate bei 8,7 %. Bis zu 94 % aller Basaliomrezidive treten im Bereich des Kopfes auf.

18.2.2 Karzinome und Sarkome der Mundhöhle und der Kiefer

Generell handelt es sich bei den Tumoren der Mundhöhle um epimurale und intramurale Geschwülste. Der wichtigste epimurale Typ ist das Karzinom, das von der Mundschleimhaut ausgeht, der intramurale Typ ist das Sarkom, das hauptsächlich ossär oder paraossär entsteht. Die differentialdiagnostische Fragestellung ist daher: Wächst der Tumor in die Tiefe oder aus der Tiefe?

Als Folge der endesmalen Ossifikation des Viszerokraniums kommt der Kieferknochen direkt unter die Schleimhaut zu liegen. Deshalb kann ein Plattenepithelkarzinom verhältnismäßig rasch, in die Tiefe dringend, den Knochen zerstören, wie ein mesenchymaler Tumor umgekehrt rasch die Schleimhautdecke durchbrechen kann.

Dennoch lassen sich beide Prozesse inspektorisch wie palpatorisch gut unterscheiden.

Das ***Karzinom*** ist ein derber, flacher Tumor mit granulierter papillomatöser und verhornter Oberfläche. Mit wenigen Ausnahmen liegt (bis zu einem Durchmesser von 3 cm) die Hauptmasse des Tumors anfangs ***oberflächlich***. Im Zentrum, gelegentlich auch an der Peripherie, besteht meist eine Ulzeration mit derber, aufgeworfener Randbildung. Das Ulkus ist charakteristisch für das Plattenepithelkarzinom.

Im Röntgenbild ist eine marginale Osteolyse auf der oralen Seite charakteristisch. Der Destruktionsherd imponiert bei zahnlosem Kiefer als halbrunder Defekt mit unscharfem Rand, bei vorhandenen Zähnen durch Auflösung des knöchernen Zahnfachs.

Beim ***Kiefersarkom*** hingegen imponiert von Anfang an das Tumorvolumen in Form einer diffusen Schwellung der umliegenden Wangenweichteile, einer massiven Vorwölbung oder einer monströsen Auftreibung oder keulenförmigen Verdickung des Kiefers. Ein Ulkus fehlt in der Regel.

Im ***Röntgenbild*** tritt aber deutlich die destruktive Komponente hervor. Die osteolytischen Herde liegen mehr im Zentrum des Kiefers und haben entweder marmorierte oder zystische Strukturierung. Typisch ist auch die unterschiedliche Dichte als Folge von Zerstörung auf der einen und pathologische wie reaktive Knochenneubildung auf der anderen Seite. Hier zeigt sich, daß das Röntgenbild für die klinische wie histopathologische Diagnostik der mesenchymalen Tumoren zwar unentbehrlich ist, jedoch nicht überbewertet werden darf.

18.2.3 Plattenepithelkarzinom der Mundhöhle

Ätiologie. Als ätiologische Faktoren für das Plattenepithelkarzinom der Mundhöhle werden vor allem das Rauchen und der Genuß von Alkohol mitverantwortlich gemacht. Das Risiko, an einem Mundhöhlenkarzinom zu erkranken, scheint für starke Raucher bis zu fünfmal größer zu sein als für Nichtraucher. Epidemiologische Studien zeigen, daß das Risiko für starke Trinker zehnmal höher ist als für Personen mit nur mäßigem Alkoholgenuß. Ein synergistischer Effekt scheint darüber hinaus zu bestehen, wenn Alkohol und Tabak gleichzeitig konsumiert werden. Einerseits wird die Inzidenz des Mundhöhlenkarzinoms dadurch erhöht, andererseits entstehen die Tumoren etwa 15 oder mehr Jahre früher als in einer Normalpopulation.

Häufigkeit. Bösartige Tumoren der Mundhöhle und des Rachens treten weltweit bei Männern mit 7,9 % an 4. Stelle nach Lunge, Magen und Kolon/Rektum, bei der Frau mit 3,9 % an 8. Stelle der zehn häufigsten Tumormanifestationen auf. Es gibt ausgeprägte geographische Variationen. In Südasien stellen die Krebse der Mundhöhle und des Pharynx 18 % aller neuen Krebserkrankungen, in Westeuropa 3,9 %, in Nordeuropa 2 %, in Japan 1,5 %. Für Deutschland ergibt sich derzeit aus den Daten der Krebsregister der Bundesländer eine jährliche Neuerkrankungsrate von schätzungsweise 10.000 bösartigen Tumoren der Mundhöhle und des Rachens. Histologisch handelt es sich dabei in über 90 % der Fälle um Plattenepithelkarzinome, die von den Schleimhäuten ausgehen. Bei Männern kann eine Zunahme der Erkrankungs- und Sterbehäufigkeit festgestellt werden.

Präkanzerosen. Obwohl Mundhöhlenkarzinome gewöhnlich auf einer anscheinend intakten Schleimhaut entstehen, muß die Krebsinzidenz bei präkanzerösen Veränderungen der Mundschleimhaut deutlich höher als bei unverändertem Epithel eingeschätzt werden. In der Mundhöhle treten derartige Präkanzerosen als weißliche Läsion (Leukoplakie), als rötliche Läsion (Erythroplakie) und als Mischform (Erythroleukoplakie) auf.

Die Leukoplakie ist ein weißer Schleimhautfleck, der weder klinisch noch histopathologisch einer anderen Erkrankung zugeordnet werden kann und auf keine physikalische oder chemische Noxe, außer auf Tabakabusus, zurückzuführen ist. Die Erythroplakie (M. Bowen[3]) ist eine Läsion der Mundschleimhaut, die als hellroter Fleck erscheint und weder klinisch noch histopathologisch einer anderen definierbaren Erkrankung zugeordnet werden kann. Die richtige Beurteilung der Leukoplakie und Erythroplakie ist ein wichtiger Faktor für die Früherkennung präkanzeröser Veränderungen und Übergänge zum invasiven Mundhöhlenkarzinom. Klinisch kann man zwei Formen der Leukoplakie unterscheiden: die plan-homogene Leukoplakie (L. simplex) und die gefleckt-getüpfelte Leukoplakie (L. verrucosa und L. erosiva), die sich prognostisch unterscheiden. Die plan-homogene Form ist flach oder leicht erhaben, grau-weiß bis perlweiß. Die gefleckte oder getüpfelte Form zeigt eine rauhe, körnige, bisweilen zottige Oberfläche mit unscharfer Begrenzung. Histologisch unterscheidet man die plane Wachstumsform, die mit der L. simplex identisch ist, die papillär endophytische Form und die selten papillomatöse exophytische Form, die mit der verrukösen bzw. erosiven klinischen Form korrespondiert. Leukoplakien mit hochgradiger Dysplasie sowie das Carcinoma in situ müssen als Präkanzerosen im engeren Sinne betrachtet werden. 5–10 % aller Leukoplakien sind betroffen, bei der Hälfte davon führt es tatsächlich zu einer malignen Transformation.

> **!**
> Im einzelnen beträgt die Entartungsrate für die plan-homogene Leukoplakie etwa 3 %, für die gefleckt-getüpfelte Form 24 %, für die erosive Form 38 %.
> Von den Erythroplakien weisen 40–50 % bei der histologischen Untersuchung eine hochgradige Dysplasie oder ein Carcinoma in situ auf.

Leukoplakien sind in etwa 10 % mit einer histologisch erkennbaren Candida-Infektion (Soor) der Oberfläche assoziiert und werden deshalb als Candida-Leukoplakien bezeichnet. Die Häufigkeit einer Candida-Infekti-

[3] John T. Bowen, Dermatologe, Boston, 1857–1941

on korreliert eindeutig mit dem Dysplasiegrad, so daß eine nachgewiesene Candida-Besiedelung sowohl als Risikoindikator als auch als Risikofaktor angesehen werden muß.

Die Behandlung der präkanzerösen Läsionen der Mundschleimhaut besteht in der konventionellen Exzision sowie der oberflächlichen Abtragung mit dem CO_2-Laser. Kurzfristige klinische Nachkontrollen sind unbedingt erforderlich.

Als weitere Präkanzerose der Mundschleimhaut ist die Melanosis circumscripta praecancerosa (Lentigo maligna) als die radiäre, präinvasive Vorstufe des Lentigo-maligna-Melanoms zu nennen.

Lokalisation. In 14.253 Fällen des Armed Forces Institute of Pathology in Washington waren die Prädilektionsstellen für das Mundhöhlenkarzinom: Unterlippe (78%), Zunge (22%), Mundboden (17%), Gingiva (6%), Gaumen (5,5%), Tonsillen (5%), Oberlippe (4%), Wangenschleimhaut (2%) und Uvula (0,5%). Im Oropharynx sind 80% der Plattenepithelkarzinome in den Tonsillen und im Zungengrund lokalisiert. Weicher Gaumen (13%) und Pharynxrückwand (4–5%) treten deutlich zurück. 30% der Zungenkarzinome entstehen in Europa und in den USA am Zungengrund, 70% in den mobilen Anteilen der Zunge.

Regionäre Lymphknoten. Entsprechend den drei Filterstationen (Level) im Bereich der Halslymphknoten (Abb. 18.22) werden Lymphknoten des ersten bis dritten Levels unterschieden. In der prospektiven DÖSAK-Studie (Deutsch-Österreichisch-Schweizerischer Arbeitskreis für Tumoren im Kiefer- und Gesichtsbereich) waren zu 38% keine Lymphknoten im Bereich des Halses palpabel. Im Level 1 wurden bei 44%, im Level 2 bei 13% und im Level 3 bei 6% der Patienten Lymphknoten palpiert.

Alters- und Geschlechtsverteilung. Aufgrund von Daten, die vom DÖSAK in einer retrospektiven und prospektiven Studie erfaßt wurden und insgesamt auf 2.500 Patienten basieren, ergibt sich bei der Altersverteilung für Patienten mit Plattenepithelkarzinomen der Mundhöhle folgendes Bild (Abb. 18.23): Der Altersgipfel liegt für die retrospektive Studie zwischen dem 6. und 7. Lebensjahrzehnt und hat sich in der prospektiven Studie zwischen das 5. und 6. Lebensjahrzehnt vorverlagert. Das Durchschnittsalter aller Patienten liegt bei beiden Studien zu Beginn des 6. Lebensjahrzehnts. Diese Altersverteilung ist mit amerikanischen Angaben vergleichbar.

Der Anteil weiblicher Patienten hat in der prospektiven Studie im Vergleich zur retrospektiven von 24,1% auf 20,7% abgenommen. Das entspricht einem Verhältnis von Männern zu Frauen von 3,8 : 1. Frauen erkranken durchschnittlich später an einem Plattenepithelkarzinom der Mundhöhle als Männer.

Probeexzision. Die Verifizierung der klinischen Diagnose soll in enger Zusammenarbeit zwischen Operateur und Pathologen erfolgen. Dafür sind zwei Überlegungen maßgebend:

- Das Mundhöhlenkarzinom ist für den erfahrenen Operateur klinisch diagnostizierbar, so daß wegen der Gefahr der Dissemination, Kontamination und Sekundärinfektion die histologische Untersuchung am sichersten erst intra operationem in Form von Schnellschnitten durchzuführen ist.
- Der Operateur kann am besten die Entnahmestelle des verdächtigen Bezirks bestimmen, die ein Höchst-

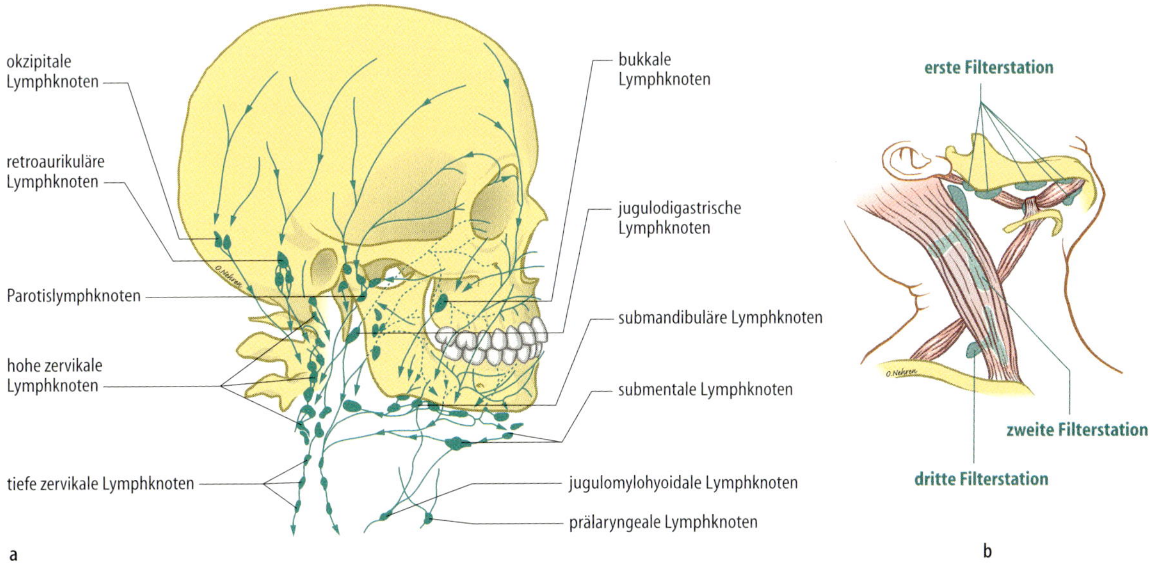

Abb. 18.22. **a** Lymphknoten und Lymphbahnen der Kopf-Halsregion, **b** Lymphknotengruppen der ersten, zweiten und dritten Filterstation

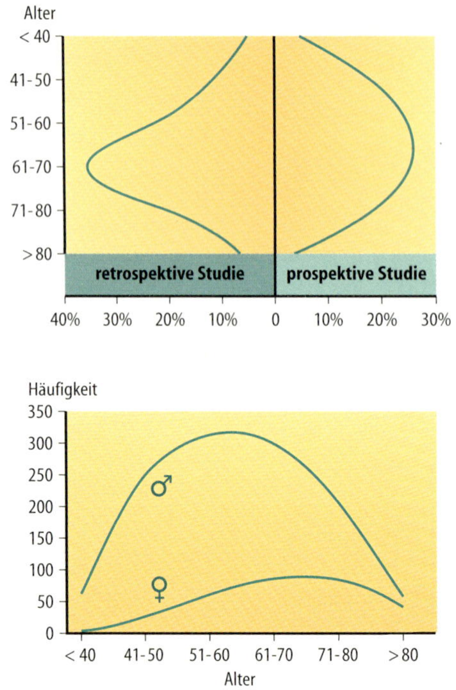

a
b

Abb. 18.23 a, b. Altersstruktur bei Patienten mit Plattenepithelkarzinomen der Mundhöhle nach Platz und Mitarbeitern. **a** Altersstruktur in der prospektiven DÖSAK-Studie und in der vergleichenden retrospektiven DÖSAK-Studie, **b** Altersstruktur von Männern und Frauen

maß an Sicherheit in der histologischen Diagnostik zuläßt.

Histologie. Histologisch werden unterschiedliche Formen des Plattenepithelkarzinoms differenziert:

- Carcinoma in situ
- Hochdifferenzierte verruköse Plattenepithelkarzinome (G1)
- Mäßig bis gut differenzierte Plattenepithelkarzinome (G2)
- Schlecht differenzierte Plattenepithelkarzinome (G3/4)
- Anaplastische Karzinome

Meist sind die Plattenepithelkarzinome der Mundhöhle mäßig bis gut differenziert.

Metastasierung. Die Metastasierung der Mundhöhlenkarzinome erfolgt primär in die regionären Lymphknoten (s. Abb. 18.22). Fernmetastasen treten nur selten auf. Die Sicherung der Metastasierung kann erst durch histologische Untersuchungen erfolgen.

Für die regionären Halslymphknoten werden bei klinisch negativem prätherapeutischem Befund unterschiedliche Angaben über histologische postoperative positive Befunde gemacht. In der prospektiven DÖSAK-Studie wurden 8,8 % positive Lymphknoten bei klinisch unauffälligem Hals beobachtet. Dagegen wurden 42 % negative Lymphknotenbefunde bei klinisch positivem prätherapeutischem Befund nachgewiesen.

Die Angaben über Fernmetastasen schwanken, je nach klinischem oder autoptischem Befund variieren die Angaben zwischen 7,5 % und 49 %. Aufgrund rein klinischer Befunde muß mit 11–30 % Fernmetastasen gerechnet werden. Die Tumoren der Zunge führen am häufigsten zu Fernmetastasen, bevorzugte Organe für die Metastasen sind die Lunge, gefolgt von Knochen, Leber, Niere, Herz, Schilddrüse und Haut.

Zweittumoren. Die Begriffe der „Feldkanzerisierung" und der „condemned mucosa" weisen auf die Häufung von Zweitkarzinomen im oberen Aerodigestivtrakt hin. Anhand realistischer klinischer Befunde wurde in letzter Zeit über Zweitkarzinome beim Mundhöhlenkarzinom in einer Größenordnung von 3,2 %-5,9 % berichtet. Dabei handelt es sich überwiegend um Karzinome, die vor allem im Bronchialsystem, Magen, Rektum und Uterus vorkommen.

Klinisches Bild. Der Primärtumor des Plattenepithelkarzinoms ist derb, flach und weist eine granulierte bzw. papillomatöse und verhornte Oberfläche auf. Mit wenigen Ausnahmen liegt im Anfangsstadium (bis zu einem Durchmesser von 3 cm) die Hauptmasse des Tumors oberflächlich. Im Zentrum, gelegentlich auch an der Peripherie, besteht meist eine Ulzeration. Sie ist charakteristisch für das Plattenepithelkarzinom. Schmerzen und funktionelle Beeinträchtigungen treten erst im fortgeschrittenen Stadium auf.

> **!** Kleinere Tumoren werden häufig mit entzündlichen Veränderungen oder Zahnprothesendruckstellen verwechselt.

Klinische Untersuchung. Mit der Inspektion des Primärtumors ist immer eine Untersuchung des Halses zu verbinden. Vor allem kommt es auf die Palpation an, die nach einem bestimmten Schema und in bestimmter Reihenfolge durchzuführen ist:

- Beidhändige Palpation der Submandibular- und Submentalregion. Beide Seiten werden verglichen (Abb. 18.24)
- Beidhändige Palpation der jugularen Lymphknotenkette (Abb. 18.25)
- Einseitige Palpation bei Verdacht auf Submandibularknoten (Abb. 18.26)
- Palpation der „Akzessoriusknoten" (Lnn. cervicales superficiales; Abb. 18.27)

Klassifikation (Staging). Die Klassifizierung der Plattenepithelkarzinome erfolgt nach dem TNM-System der UICC (Tabelle 18.2). Lippen und Mundhöhle bilden einen eigenen Bezirk. Der Oropharynx ist ein Unterbezirk des Pharynx.

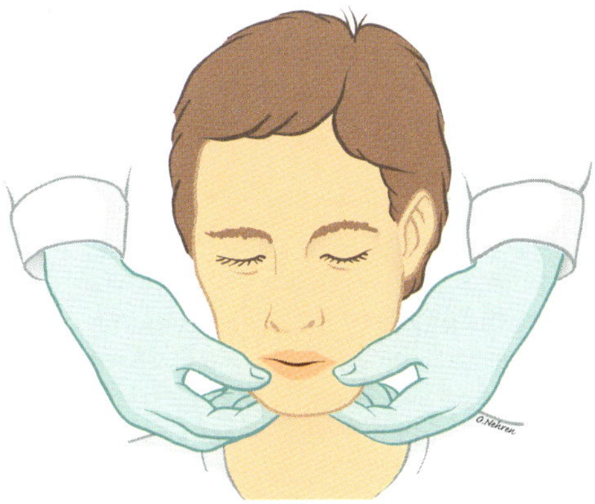

Abb. 18.24. Beidhändige Palpation der Submandibular- und Submentalregion. Der Untersucher steht hinter dem Patienten, der sich in Sitzhaltung befindet und dessen Kopf ventralflektiert ist. Dadurch werden die Muskeln entspannt

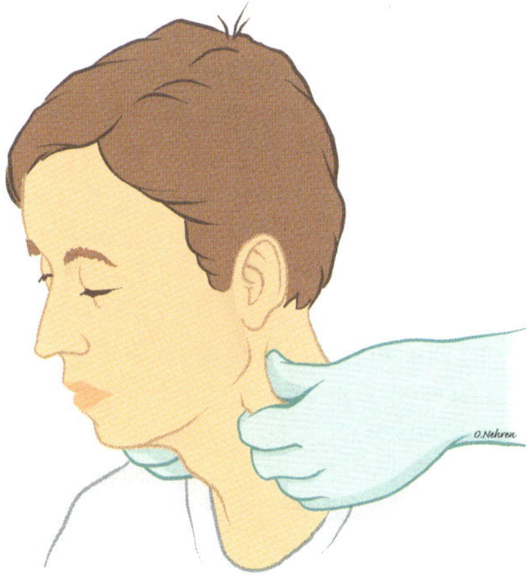

Abb. 18.25. Beidhändige Palpation der jugularen Lymphknotenkette. Die 4 Finger tasten in der Tiefe am Vorderrand des M. sternocleidomastoideus die Scheide des Gefäßnervenstrangs

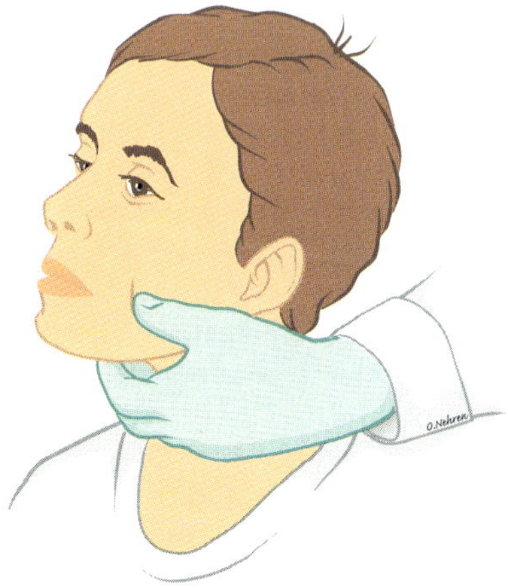

Abb. 18.26. Palpation der Submandibularregion bei Lateralflexion. Muskeln, Hals und Faszie sind entspannt. Die einzelnen Knoten können gut getastet werden

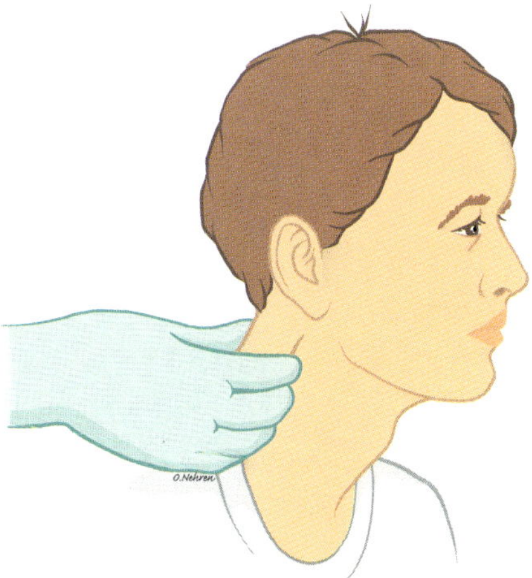

Abb. 18.27. Palpation der „Akzessoriusknoten"

Tabelle 18.2. Klassifikation von Plattenepithelkarzinomen der Lippen und der Mundhöhle

T: Primärtumor	
TX	Primärtumor nicht zu beurteilen
T0	Kein Hinweis auf Primärtumor
Tis	Carcinoma in situ
T1	Tumordurchmesser < 2 cm
T2	Tumordurchmesser 2–4 cm
T3	Tumordurchmesser > 4 cm
T4	Jeder Tumor, unabhängig von der Tumorgröße, der Nachbarstrukturen, wie z. B. Knochen oder Haut infiltriert
N: Regionäre Lymphknoten	
NX	Regionäre Lymphknoten nicht zu beurteilen
N0	Kein Hinweis auf regionäre Lymphknotenmetastasen
N1	Lymphknotenmetastasen in einem regionären Lymphknoten bis 3 cm ∅ auf der ipsilateralen Seite (Tumorseite)
N2/N2a	Lymphknotenmetastasen in einem regionären Lymphknoten zwischen 3 und 6 cm ∅ auf der ipsilateralen Seite
N2b	Lymphknotenmetastasen in mehreren regionären Lymphknoten bis 6 cm ∅ auf der ipsilateralen Seite
N2c	Lymphknotenmetastasen in einem oder mehreren regionären Lymphknoten bis 6 cm ∅ auf der kontralateralen Seite oder bilateral
N3	Lymphknotenmetastasen in einem oder mehreren regionären Lymphknoten über 6 ∅
M: Fernmetastasen	
MX	Vorliegen von Fernmetastasen kann nicht beurteilt werden
M0	Keine Fernmetastasen
M1	Fernmetastasen
pTNM: Posttherapeutische histopathologische Klassifikation	
Die pT-, pN- und pM-Kategorien entsprechen T-, N-, und M-Kategorien	

Tabelle 18.3. Stadieneinteilung der Plattenepithelkarzinome der Lippen und der Mundhöhle (UICC 1987)

Stadium 0:	Tis	N0	M0
Stadium I:	T1	N0	M0
Stadium II:	T2	N0	M0
Stadium III:	T3	N0	M0
	T1, T2, T3	N1	M0
Stadium IV:	T4	N0, N1	M0
	jedes T	N2 oder N3	M0
	jedes T	jedes N	M1

Es wird eine prätherapeutische klinische Klassifikation (TNM) und eine posttherapeutische histopathologische Klassifikation (pTNM) unterschieden. Nach der Definition von TNM und/oder pTNM können diese Befunde für die Festlegung einer Stadieneinteilung (Tabelle 18.3) verwendet werden.

Bei allen resezierten Mundhöhlenkarzinomen sollte neben der posttherapeutischen histopathologischen Klassifikation auch die R-Klassifikation angegeben werden, die sich auf den sogenannten Residualtumor am Ende der Operation bezieht.

Therapie. Für die Behandlung des Mundhöhlenkarzinoms ist die Therapie der ersten Wahl die Operation. Darüber hinaus können strahlen- und chemotherapeutische Verfahren eingesetzt werden. Diese Maßnahmen werden entweder solitär oder in unterschiedlichen Kombinationen angewandt.

Der Einsatz der Chemotherapie, evtl. in Verbindung mit der simultanen hyperfraktionierten Bestrahlung, wird z. Z. in klinischen Studien geprüft. Ihre Rolle bei der Behandlung ist noch nicht endgültig definiert. Dies gilt auch für die Immuntherapie.

Die Behandlung von Halslymphknotenmetastasen ist traditionell chirurgisch. Für die Behandlung okkulter Metastasen wird neben der Neck dissection die elektive Radiatio empfohlen.

Operateur, Strahlentherapeut und internistischer Onkologe stellen den Behandlungsplan gemeinsam auf. Die Primärtumoren T1 und T2 lassen sich chirurgisch gut beherrschen. Je nach Sitz des Primärtumors kommen in Frage: Lippenkeilexzision, Lippenresektion, Hemiglossektomie, totale Resektion des Zungenkörpers, Resektion bzw. Exartikulation des Kiefers.

Der regionäre Lymphknotenbefund spielt bei der Indikationsstellung eine entscheidende Rolle. Sind gleichzeitig Lymphknotenmetastasen vorhanden, werden Primärtumor und Lymphknotensystem in einer Operation radikal entfernt. Bei diesen Fällen handelt es sich um kurable T-N-Stadien, d. h. um lokal und regionär begrenzte Krankheitsprozesse. Primärtumor und befallenes regionales Lymphabflußgebiet werden in einem anatomisch zusammenhängenden Substrat (en-bloc-Prinzip) radikal entfernt. Dies ist z. B. bei Lippen-, Zungen-, Mundboden- und Unterkieferkarzinomen möglich. Die radikale Halslymphknotenausräumung (Neck dissection) ist standardisiert. Das ausgeräumte Operationsfeld enthält dann nur noch die wichtigsten Strukturen, wie A. carotis, Nn. phrenicus, vagus und hypoglossus sowie Plexus brachialis. Die Spätfolgen dieser Radikaloperation sind erstaunlich gering. Lediglich die Kraft der Schultergürtelmuskulatur wird als Folge der gelegentlich indizierten Durchtrennung des N. accessorius geschwächt. Das Anheben des Armes über die Horizontale nach vorn ist dann eingeschränkt. Dieser Zustand kann durch Gymnastik gebessert werden. Im Hinblick auf diese Spätfolgen wird auch die sogenannte konservative (funktionelle) Neck dissection durchgeführt. Der M. sternocleidomastoideus, die V. jugularis interna und der N. accessorius werden erhalten. Die Frage, ob eine radikale oder konservative Neck dissection durchgeführt werden soll, wird z. Z. in einer prospektiven randomisierten Studie des DÖSAK untersucht. Indikationen für diese, eine geringere Morbidität erzeugende Variante der Neck dissection, sind vor allem der klinisch lymphomfreie Hals sowie mobile Lymphknotenmetastasen ohne extranodales Tumorwachstum.

Nach heutigem Wissensstand muß festgestellt werden, daß die onkologisch sicherste Methode die klassische radikale Neck dissection ist. Die funktionelle Neck dissection sollte als „prophylaktische Neck dissection“ und zur Behandlung kleiner mobiler Lymphknotenmetastasen Operateuren mit großer Erfahrung vorbehalten bleiben.

Die chirurgische Rekonstruktion der nach Tumorresektion betroffenen Mundhöhlenregion erfolgt bei kleinen Defekten durch primären Wundverschluß, bei größeren durch freie Transplantate, Nahlappen, myokutane Lappen oder gefäßanastomosierte Transplantate (z. B. Jejunum). Zur Unterkieferrekonstruktion eignet sich am besten der aus Kompakta und Spongiosa zusammengesetzte autogene Beckenkammspan, der als frei transplantierbarer oder gefäßgestielter Kieferersatz zur Verfügung steht.

Die Radiotherapie als alleinige kurative Therapie erreicht bei kleinen Plattenepithelkarzinomen (T1) gleich hohe Heilungsquoten wie die operative Behandlung. Je größer der Tumor (über 2 cm) ist, desto weniger effektiv ist die Radiotherapie. Die operative Behandlung ist dann immer vorzuziehen, wenn der Tumor gut zu erreichen ist. Die therapeutische Bestrahlung manifester Lymphknotenmetastasen ist nur in Kombination mit einer operativen Therapie oder bei Inoperabilität sinnvoll.

Folgende therapeutische Verfahren sind beim Plattenepithelkarzinom der Mundhöhle etabliert:

- ***Operation des Primärtumors***: Der Primärtumor sollte mit 1 cm Sicherheitsabstand in allen Ebenen entfernt werden, wobei Strukturen z. B. der Haut und der Knochen mit in den Sicherheitsabstand einzubeziehen sind.

- *Operation der regionären Halslymphknoten*: Die regionären Lymphknoten werden entweder mit einer suprahyoidalen Ausräumung oder einer Neck dissection operativ behandelt.
- *Lymphknotenbefund ipsilateral N0*: Bei Tumorsitz in der 1. Etage mit prä- oder postkaniner (Caninus = Eckzahn) Lokalisation wird eine suprahyoidale Ausräumung durchgeführt, bei Tumorsitz in der 1. Etage mit postmolarer (Molar = Mahlzahn) Lokalisation eine radikale Neck dissection. Bei Tumorsitz in der 2. Etage erfolgt keine Operation.
- *Lymphknotenbefund kontralateral N0*: Auf der kontralateralen Seite wird keine Operation durchgeführt.
- *Lymphknotenbefund ipsilateral N1–2*:
  - Lymphknoten der 1. Filterstation: Bei postmolarem Primärtumorsitz in der 1. Etage wird eine radikale Neck dissection durchgeführt, für alle anderen Befunde intra operationem eine Lymphknoten-Schnellschnittdiagnostik. Bei positiver Histologie wird eine radikale Neck dissection vorgenommen, bei negativer Histologie und prä- oder postkaninem Primärtumorsitz in der 1. Etage erfolgt eine suprahyoidale Blockresektion. Bei negativer Histologie und Primärtumorsitz in der 2. Etage erfolgt keine Operation.
  - Lymphknoten der 2. und 3. Filterstation: In jedem Fall wird eine radikale Neck dissection durchgeführt.
- *Lymphknotenbefund kontralateral N1–2*:
  - Lymphknoten der 1. Filterstation: Für alle Befunde erfolgt die intraoperative Schnellschnittdiagnostik. Bei positiver Histologie wird eine radikale Neck dissection vorgenommen, bei negativer Histologie und Primärtumorsitz in der 1. Etage eine suprahyoidale Blockausräumung. Bei negativer Histologie und Primärtumorsitz in der 2. Etage erfolgt keine Operation.
  - Lymphknoten der 2. und 3. Filterstation: In jedem Fall wird eine radikale Neck dissection durchgeführt.
- *Lymphknotenbefund ipsilateral N3*: In jedem Fall wird eine radikale Neck dissection durchgeführt. Wenn der oder die Lymphknoten von der A. carotis communis oder der A. carotis interna nicht frei absetzbar sind, gilt die Operation als nicht radikal (ausgenommen bei entsprechendem Gefäßersatz).
- *Lymphknotenbefund kontralateral N3*: In jedem Fall wird eine radikale Neck dissection durchgeführt. Für die Radikalität gilt das gleiche wie für die ipsilateralen N3-Lymphknoten.
- *Die Mittellinie überschreitende Primärtumoren*: Bei Tumoren, die die Mittellinie überschreiten, muß individuell entschieden werden, ob die Lymphknoten beider Seiten, wie unter ipsilateral beschrieben, behandelt werden. Bei evtl. notwendiger doppelseitiger Neck dissection wird zweiphasig vorgegangen.

Tabelle 18.4. Therapieformen in der prospektiven DÖSAK-Studie über Plattenepithelkarzinome der Lippen, der Mundhöhle und des Oropharynx sowie in der vergleichbaren retrospektiven DÖSAK-Studie nach Platz u. Mitarb.

Therapieform	Retrospektive Studie	Prospektive Studie
Chirurgie	49,4%	50,6%
Radiotherapie	11,9%	9,2%
Chirurgie + Radiotherapie	17,5%	18,6%
Chemotherapie	0,9%	5,9%
Chirurgie + Chemotherapie	5,6%	8,1%
Radiotherapie + Chemotherapie	1,2%	4,2%
Chirurgie + Radiotherapie + Chemotherapie	0,9%	1,3%
keine Therapie	12,5%	2,1%

Aufgrund einer durchschnittlichen 5-Jahres-Überlebensrate von etwas über 40 % aller Patienten mit Plattenepithelkarzinomen der Mundhöhle werden in Abhängigkeit von der Tumorgröße, der Tumorlokalisation, der Lymphknotenbefunde und weiterer Parameter wie z. B. Fernmetastasen und Allgemeinzustand radio- und chemotherapeutische Maßnahmen neben der Operation mit in das Behandlungskonzept einbezogen (Tabelle 18.4). Bis heute liegen aber noch keine gesicherten Erkenntnisse darüber vor, welches dieser Verfahren oder welche Kombination dieser therapeutischen Möglichkeiten zu einer tatsächlichen Verbesserung der Überlebensrate führen.

Prognose. Die Prognose von Patienten mit Karzinomen der Mundhöhle muß als schlecht eingestuft werden (Tabelle 18.5). Nach 3 Jahren leben lediglich noch die Hälfte aller Patienten. Prognostische Kriterien in Abhängigkeit von der Therapie für die zu erwartende Überlebenszeit von Patienten mit Mundhöhlenkarzinomen wurden in der retrospektiven DÖSAK-Studie erarbeitet und führten zum therapieabhängigen Prognose-Index (TPI). Dieser Index macht es möglich, aufgrund des Patientenalters, der Tumorgröße, der Tumorinfiltration, des regionären Lymphknotenbefundes und des Fernmetastasierungsgrades eine indirekte Überlebensprognose zu stellen.

Tabelle 18.5. Ein- bis Fünfjahres-Überlebensraten des Gesamtkollektivs der prospektiven DÖSAK-Studie über Plattenepithelkarzinome der Lippen, der Mundhöhle und des Oropharynx sowie des Gesamtkollektivs der vergleichbaren retrospektiven DÖSAK-Studie nach Platz u. Mitarb.

	Retrospektive Studie	Prospektive Studie
Einjahres-Überlebensrate	68,7%	71,6%
Zweijahres-Überlebensrate	53,3%	57,2%
Dreijahres-Überlebensrate	46,0%	50,7%
Vierjahres-Überlebensrate	42,7%	47,2%
Fünfjahres-Überlebensrate	40,0%	43,5%

18.2.4 Kiefersarkom

Grundsätzlich können sämtliche Arten von Sarkomen im Kieferbereich vorkommen. Sie sind jedoch selten, wahrscheinlich bedingt durch die geringe Wachstumsintensität der Kiefer. Ausnahme ist das maligne Non-Hodgkin-Lymphom des Knochens.

Innerhalb des Gesichtsschädels gilt der Unterkiefer als Prädilektionsort. Bevorzugt kommen die maxillären und mandibulären Wachstumszonen in Frage, die knorpelähnliche Mischgewebe beinhalten (embryogenetische Kausalkomponente). Am häufigsten kommen

- Osteosarkome,
- Fibrosarkome,
- Ewing-Sarkome und
- Non-Hodgkin-Lymphome vor.

Osteosarkom

Das Osteosarkom ist mit 3,5–7 % der häufigste maligne Knochentumor. Im Kieferbereich kommt es etwas häufiger vor als im Durchschnitt des Gesamtskeletts. Es tritt vor allem im 3. und 4. Lebensjahrzehnt auf. Das männliche Geschlecht ist etwas häufiger betroffen als das weibliche. Insgesamt ist die 5-Jahres-Überlebensrate im Kieferbereich mit 35%-53% deutlich besser als diejenige im übrigen Skelett, wo sie 5%-30% beträgt. Der Unterkiefer ist etwas häufiger betroffen als der Oberkiefer. Bemerkenswert ist die unterschiedliche Prognose in Korrelation mit der Lokalisation. Osteosarkome im Oberkiefer haben eine deutlich schlechtere 5-Jahres-Überlebensrate (25 %) als die des Unterkiefers (41 %). Dies ist wahrscheinlich auf die Tatsache zurückzuführen, daß sie sich im Oberkiefer lange unentdeckt in der Kieferhöhle entwickeln können und daher wesentlich später bemerkt werden.

Die klinische Symptomatik ist unspezifisch und besteht in Schmerzen und Schwellung. Darüber hinaus können im Unterkiefer häufig Parästhesien oder Taubheit der Lippe hervorgerufen werden, weil die Osteosarkome den N. alveolaris inferior infiltrieren. Im Oberkiefer können fortgeschrittene Osteosarkome zur Verlegung der Nasenwege, zu Nasenbluten und eitrigem Ausfluß sowie Verdrängung eines Auges und Sehstörungen führen. Die Metastasierung erfolgt später als bei den Tumoren des übrigen Skeletts. Da bisher noch keine statistisch gesicherten Erkenntnisse über die Wirkung einer chemotherapeutischen Behandlung der Osteosarkome im Kieferbereich vorliegen, ist die radikal chirurgische Entfernung, d. h. sicher weit im Gesunden, immer noch die wichtigste therapeutische Maßnahme.

Fibrosarkom

Etwa 10 % aller primären Fibrosarkome des Knochens finden sich im Unterkiefer. Im allgemeinen tritt der Tumor in höheren Altersklassen als das Osteosarkom auf, mit einem Maximum etwa bei 40 Jahren. Histologisch entspricht das Bild mit unterschiedlichem Differenzierungsgrad demjenigen des Tumors in den Weichteilen. Es besteht aus einem Gewebe spindeliger, in Zügen miteinander verflochtener Zellen, die in unterschiedlichem Maße Kollagen bilden. Die Therapie ist im wesentlichen die radikale chirurgische Entfernung. Nur bei hoch malignen Tumoren ist eine kombinierte Strahlen- und Chemotherapie zusätzlich indiziert. Die 5- und 10-Jahres-Überlebensrate des periostalen Fibrosarkoms des Kiefers liegt bei 38 %.

Ewing-Sarkom

Das Ewing-Sarkom unterscheidet sich von den bisher besprochenen Sarkomen dadurch, daß die Stammzelle noch unbekannt ist. Dieser primäre Knochentumor mit dem höchsten Malignitätsgrad ist nach dem Osteosarkom der zweithäufigste primär maligne Knochentumor. Es tritt vor allem am Ende des zweiten Lebensjahrzehnts auf. In etwa 1–2 % der Fälle ist das Gesichtsskelett betroffen, der Unterkiefer dabei häufiger als der Oberkiefer. Das männliche Geschlecht wird etwa doppelt so oft befallen wie das weibliche. Die klinischen Hauptsymptome bestehen in Schmerzen und Schwellung. Der Tumor wächst außerordentlich schnell, er kann im Oberkiefer zur Verdrängung des Auges und zu Sehstörungen führen. Histologisch ist das Ewing-Sarkom aus dicht liegenden, unscharf begrenzten, mittelgroßen Zellen aufgebaut, die rundliche, kaum polymorphe, bläschenförmige Kerne zeigen. Mitosen sind außerordentlich selten. Typisch ist das teilweise reichliche Vorkommen von Glykogen bei entsprechender Alkoholfixierung, ferner das völlige Fehlen von Retikulinfasern, außer in den gefäßführenden Bindegewebssepten.

> **!** Das Ewing-Sarkom ist außerordentlich strahlenempfindlich, ferner auch einer Chemotherapie zugänglich.

Mit entsprechenden Behandlungsprotokollen erreicht die ursprünglich sehr schlechte Prognose (5 %) heute Werte bis 40 % 5-Jahres-Überlebensrate.

Malignes Non-Hodgkin-Lymphom

Das maligne Non-Hodgkin-Lymphom (NH-Lymphom) des Knochens ersetzt den alten Namen „Retikulosarkom", da es die gleichen histologischen und zytologischen Veränderungen und Typen aufweist wie das NH-Lymphom des lymphatischen Apparates und der anderen Organe. Etwa 5 % betreffen das Gesichtsskelett, wobei der Unterkiefer etwas häufiger betroffen ist. Möglicherweise ist das männliche Geschlecht vermehrt befallen. Alle Altersklassen zwischen 10 und 80 Jahren sind betroffen, mit einer Spitzeninzidenz zwischen 32 und 44 Jahren. Die wichtigsten klinischen Symptome sind Schmerzen, daneben Schwellung, Parästhesien und Zahnlockerungen. Auch Zahnwurzelresorptionen können auftreten. Histologisch besteht das maligne NH-Lymphom aus dicht liegenden mittelgroßen Zellen, die entsprechend dem Typ und dem Malignitätsgrad unterschiedliche Grade von Zell- und Kernpolymorphie aufweisen. Typisch ist die reichliche Produktion von Retikulumfasern, an welchen die Zellen aufgereiht sein können. Aufgrund ihres langsamen Wachstums können die NH-Lymphome, die auf den Kiefer beschränkt sind, mit Resektion und postoperativer Radiatio behandelt werden, unter Umständen mit adjuvanter Chemotherapie. Bei multifokaler Ausbreitung ist eine Kombination von Radio- und Chemotherapie indiziert. Bei Befall der regionären Lymphknoten kommt die Neck dissection in Frage. Das unifokale NH-Lymphom soll mit einer 5-Jahres-Überlebensrate von 44% eine bessere Prognose als das multifokale mit 23% haben. Da allerdings 10 Jahre nach abgeschlossener Therapie noch Rezidive beschrieben werden, sind diese Angaben eher skeptisch zu beurteilen.

18.2.5 Tumoren der Speicheldrüsen

Die Tumoren der Speicheldrüsen sind in ihrer Struktur sehr vielfältig, sie sind, bezogen auf ihre Histogenese, von hoher Variabilität und zeichnen sich durch eine hohe Differenzierung im Hinblick auf ihre Dignität aus.

Ätiologie und Pathogenese. Virusinduzierte Tumoren zeigen im histologischen Baumuster Ähnlichkeiten mit pleomorphen Adenomen (Mischtumor). Eine Viruslatenz in den Speicheldrüsen ist bei der Zytomegalie und dem Epstein[4]-Barr[5]-Virus nachgewiesen worden. Ob dieser Befund allerdings in kausaler Beziehung zu undifferenzierten Parotiskarzinomen steht, ist noch eine offene Frage. Weiterhin wird eine vorausgegangene Strahlenexposition als ursächlicher Faktor für eine spätere Tumorbildung in den Speicheldrüsen diskutiert. Hinweise sind die hohe Frequenz von Speicheldrüsentumoren bei Überlebenden der Atombombenexplosionen in Japan, die Häufung von Speicheldrüsentumoren nach Bestrahlungen der Kopf-Hals-Region und das simultane Vorkommen von Schilddrüsen- und Speicheldrüsenkarzinomen im Kindesalter nach Strahlenbehandlung.

Pathogenetisch müssen Indifferenzzonen mit hoher regeneratorischer Potenz überwiegend als Ausgangspunkt einer Tumorbildung in den Speicheldrüsen angesehen werden. Hierzu gehören der terminale Gangabschnitt mit den Schaltstück- und Myoepithelzellen. Speziell bei Entzündungen oder Gangobstruktionen läßt sich die besondere proliferative Potenz dieser Speicheldrüsenregion beobachten. Zu den speziellen Tumorformen dieser Region gehören adenoid-zystische Karzinome und epithelial-myoepitheliale Gangkarzinome. Eine Ausnahme bilden die Azinuszellkarzinome, wobei auch bei dieser Tumorform duktulä-

[4] Michael A. Epstein, Pathologe, Virologe, Bristol, geb. 1921
[5] Murray L. Barr, Anatom, Ontario, geb. 1908

Tabelle 18.6. Häufigkeitsverteilung der Speicheldrüsentumoren im Speicheldrüsen-Register 1965–1989 (n = 4836 Fälle)

Tumorart	n	n	%	n	%
Benigne epitheliale Tumoren				3171	65,8
• Pleomorphe Adenome		2209	45,8		
• Monomorphe Adenome		962	20,0		
– Zystadenolymphome	688				
– Speichelgangadenome	191				
– Basalzelladenome	54				
– Sonstige Adenome	29				
Maligne epitheliale Tumoren				1266	26,0
• Azinuszellkarzinome		134	2,7		
• Mukoepidermoidkarzinome		256	5,3		
• Adenoid-zystische Karzinome		186	3,8		
• Adenokarzinome		185	3,8		
• Karzinome in pleomorphen Adenomen		258	5,3		
• Plattenepithelkarzinome		95	2,0		
• Sonstige Karzinome		152	3,1		
Nichtepitheliale Tumoren				222	4,5
Periglanduläre Tumoren und Metastasen				167	3,5
Unklassifizierbare Tumoren				10	0,2
Insgesamt				4836	100,0

re Strukturen zum Bauprinzip gehören, so daß eine Ableitung aus dem terminalen duktalen Gangabschnitt mit zusätzlicher azinärer Differenzierung diskutiert wird.

Pathohistologische Klassifikation. Die klinische Beurteilung der Speicheldrüsentumoren beruht auf der WHO-Klassifikation, wobei die Hauptgruppe durch die epithelialen Speicheldrüsentumoren gebildet wird. Zu den übrigen Tumorformen gehören die nicht epithelialen (mesenchymalen) Tumoren (z.B. Hämangiome, Lymphangiome, Lipome, Neurinome, Sarkome), periglanduläre Tumoren, maligne Lymphome und Tumormetastasen. Die Häufigkeitsverteilung der einzelnen Tumorarten geht aus Tabelle 18.6 hervor.

Lokalisation. Hinsichtlich der Lokalisation ergibt sich folgende Verteilung: 80% Gl. parotis, 10% Gl. submandibularis, 1% Gl. sublingualis, 9% kleine Speicheldrüsen (5% Gaumendrüsen, 1,5% Lippendrüsen, 1% Wangendrüsen, je 0,5% Zungen-, Mundboden- und sonstige kleine Speicheldrüsen). Von klinischer Relevanz ist die Tatsache, daß der Anteil maligner Tumoren in der Gl. parotis ca. 20% beträgt, in der Gl. submandibularis und den kleinen Speicheldrüsen dagegen 45%.

TNM-Klassifikation. Nach den Empfehlungen der UICC aus dem Jahre 1987 hat sich folgende Klassifikation etabliert:

T1: Tumor 2 cm oder weniger in größter Ausdehnung
T2: Tumor mehr als 2 cm, aber nicht mehr als 4 cm in größter Ausdehnung
T3: Tumor mehr als 4 cm, aber nicht mehr als 6 cm in größter Ausdehnung
T4: Tumor mehr als 6 cm in größter Ausdehnung

Sämtliche Kategorien werden unterteilt in: a keine lokale Ausbreitung, b lokale Ausbreitung.

Unter „lokaler Ausbreitung" ist die klinische oder makroskopische Infiltration von Haut, Weichteilen, Knochen oder Nerven zu verstehen. Der lediglich mikroskopische Nachweis gilt nicht als Klassifikationsmerkmal. Die Bestimmung der T-Kategorien erfolgt anhand der klinischen Untersuchung und bildgebender Verfahren.

Benigne epitheliale Speicheldrüsentumoren

Pleomorphes Adenom. Das pleomorphe Adenom ist die klassische Speicheldrüsengeschwulst (Mischtumor). Seine Häufigkeit wird im Speicheldrüsenregister in Hamburg mit 45,8% angegeben, im Parotisbereich ist er etwa zu 80% vertreten. Die Feststellung eines Tumors an der Ohrspeicheldrüse bei einem Patienten mittleren Lebensalters (Häufigkeitsmaximum zwischen 40 und 60 Jahren) wird am ehesten ein pleomorphes Adenom vermuten lassen. Die Anamnese ergibt ein langsames, zunächst unbemerkt abgelaufenes Wachstum. Die Tumorentdeckung ist nicht selten zufällig. Der Patient fühlt sich im allgemeinen kaum verunsichert, zumal Warnsymptome wie Schmerzen, Beeinträchtigung des N. facialis oder Kaubeschwerden auch in fortgeschrittenen Stadien fehlen. In Abhängigkeit von der unterschiedlichen Tumorgröße ist das einzige Symptom die äußerlich erkennbare Geschwulst, die eine Veränderung der Gesichtssymmetrie verursacht. Männer und Frauen sind gleich häufig betroffen. Der Tastbefund ergibt einen solitären, derben, verschieblichen, mitunter höckerigen Knoten unterschiedlicher Größe, der meist am unteren Parotispol lokalisiert ist. Oberflächlich gelegene Tumoren lassen sich gut abgrenzen, tiefer gelegene kaum. Sehr große Tumoren können bis weit hinter den Unterkieferast ziehen (sogenannte Eisbergtumoren) und eine enge Lagebeziehung zur A. carotis interna eingehen.

Eine präoperative Diagnostik zur Dignität des Tumors ist nicht erforderlich, es sei denn, der Patient zeigt Symptome, die an der Gutartigkeit Zweifel aufkommen lassen. Die Diagnose wird deshalb in der Regel durch histologische Schnellschnittuntersuchung gestellt.

> **!** Bei etwa 3–5% der pleomorphen Adenome wird eine maligne Transformation beobachtet. Zweckmäßigerweise spricht man von der Entstehung eines Karzinoms in einem pleomorphen Adenom.

Das neu entstandene Karzinom kann die Struktur eines Adenokarzinoms, eines adenoid-zystischen Karzinoms, eines Plattenepithelkarzinoms oder eines undifferenzierten Karzinoms zeigen. Wichtigstes Symptom für die differentialdiagnostische Abgrenzung gegenüber eincm gutartigen Parotistumor ist die partielle oder totale Fazialisparese. Deshalb muß stets die Fazialisfunktion überprüft werden. Therapeutisch wird in der Gl. parotis die Tumorexstirpation durch konservative Parotidektomie bei Schonung des N. facialis, im Bereich der Gl. submandibularis oder Gl. sublingualis die Totalexstirpation der Speicheldrüse und schließlich die großzügige Umschneidung des Tumors vorgenommen, wenn dieser innerhalb der kleinen Speicheldrüsen auftritt. Die Rezidive nach einem pleomorphen Adenom resultieren fast immer daraus, daß z.B. im Ohrspeicheldrüsenbereich keine totale konservative Parotidektomie vorgenommen wurde. Als Operationsfolge nach Parotidektomie ist das sogenannte Frey-Syndrom mit 20–30% als häufigste Komplikation zu nennen. Dieses ist mit Schweißdrüsenabsonderungen, Hautbrennen und Hautrötungen in der Regio parotidea verbunden. Als Synonym wird dieses Erscheinungsbild in der Literatur auch als „Aurikulotemporalis-Syndrom“ oder „gustatorisches Schwitzen“ beschrieben.

Monomorphe Adenome. Im Gegensatz zu den pleomorphen Adenomen sind die monomorphen Adenome durch einen relativ gleichmäßigen zellulären Aufbau und durch das Fehlen eines mukoiden oder chondroiden Stromas gekennzeichnet. Man unterscheidet folgende Tumorformen:

- Zystadenolymphome (Whartin-Tumoren),
- Speichelgangadenome,
- Basalzelladenome,
- sonstige Adenome (Onkozytome, Talgdrüsenadenome, hellzellige Adenome, Myoepitheliome und duktale papilläre Adenome).

Klinisch unterscheiden sich die monomorphen Adenome in ihrem Verhalten nicht wesentlich von den pleomorphen Adenomen. Die Zystadenolymphome machen über 70 % der monomorphen Adenome aus und entstehen bevorzugt bei Männern (ca. 90 %) jenseits des 50. Lebensjahres. In der Anamnese wird ein schmerzfreies, langsames Wachstum angegeben. Sie sind meist am unteren Parotispol lokalisiert, gut begrenzt und können mit einer lateralen Halszyste oder Lymphknotentuberkulose verwechselt werden. Pathogenetisch wird eine Entstehung dieser Tumoren aus Parenchymeinschlüssen in Lymphknoten diskutiert. Eine bilaterale oder multiple Tumorbildung ist in ca. 10 % der Fälle bekannt, auch eine Koinzidenz mit anderen Parotistumoren ist möglich. Die Diagnose wird durch intraoperative histologische Schnellschnittuntersuchung gestellt, von der Schnittfläche der exstirpierten Geschwulst fließt ein dickrahmiges, grau-braunes bis gelbliches Sekret ab, nach dessen Entleerung die zystische Beschaffenheit des Tumors deutlich wird.

Therapeutisch wird auch hier die totale Speicheldrüsenentfernung empfohlen.

> **!** Eine maligne Umwandlung des Tumors ist praktisch unbedeutend oder irrelevant.

Die Speichelgangadenome bilden die zweithäufigste Gruppe und finden sich in fast 20 % aller monomorphen Adenome. 70 % sind in der Gl. parotis lokalisiert, 30 % in den kleinen Speicheldrüsen (insbesondere in der Oberlippe).

Maligne epitheliale Speicheldrüsentumoren

Die malignen epithelialen Speicheldrüsentumoren fallen im klinischen Bild nicht nur durch eine z. T. dramatische Volumenzunahme auf, sondern auch durch frühzeitigen Ausfall oder Schwäche des N. facialis. Neurologische Sensationen werden im Versorgungsgebiet des N. lingualis bei Befall der Gl. sublingualis und Gl. submandibularis durch Sensibilitätsstörungen angegeben.

Im Sinne einer stufenweisen Malignitätsskala unterscheidet man: Azinuszellkarzinome, Mukoepidermoidkarzinome, adenoid-zystische Karzinome (hoch differenzierter glandulärer Typ und solider Typ), Adenokarzinome, Karzinome in pleomorphen Adenomen, Plattenepithelkarzinome sowie sonstige Karzinome (undifferenzierte Karzinome).

Die Diagnose erfolgt in der Regel histologisch am fixierten Präparat nach vollständiger Exstirpation des Tumors. Eine Probeexzision gefährdet den N. facialis und kann zu Vernarbungen führen, die die anschließende Tumoroperation behindern. Eine präoperative Beurteilung der Dignität scheint auch mit Hilfe der Magnetresonanzspektroskopie möglich zu sein. Ist die Diagnose eines malignen Speicheldrüsentumors gesichert, muß gegebenenfalls in einem 2. Eingriff unter Einbeziehung der gesamten Drüse lokal nachreseziert und eine Neck dissection angeschlossen werden.

Für die verschiedenen Karzinome gelten in bezug auf klinische Eigenheiten und therapeutische Gesichtspunkte unterschiedliche Besonderheiten.

Azinuszellkarzinom. Das Azinuszellkarzinom kommt überwiegend in der Gl. parotis vor. In 25 % der Fälle werden Metastasen in den abführenden Lymphwegen beobachtet. Zu 2/3 sind Frauen betroffen. Die häufigeren hoch differenzierten Tumoren weisen eine insgesamt bessere Prognose auf als die niedrig differenzierten. Da der Tumor kaum strahlensensibel ist, sollte neben der Parotidektomie immer eine Neck dissection erwogen werden. Besteht eine enge Lagebeziehung des Tumors zu einem Ast des N. facialis, sollte der entsprechende Nervenanteil reseziert und sofort mit einem autogenen Nervtransplantat rekonstruiert werden.

Mukoepidermoidkarzinom. Das Mukoepidermoidkarzinom wird ebenfalls in eine gering differenzierte und eine hoch differenzierte Form unterteilt. Der Grad der Differenzierung bestimmt in starkem Maße die Prognose, sie ist bei hoch differenzierten Tumoren wesentlich besser als bei gering differenzierten. Bei der hoch differenzierten Tumorform kommt es bei langsamerem Wachstum nur selten zu Metastasen, Rezidiven und einer Infiltration des N. facialis.

Mukoepidermoidkarzinome sind häufig in den kleinen Speicheldrüsen, insbesondere am Gaumen lokalisiert. Die hoch differenzierte Form kommt bevorzugt beim weiblichen Geschlecht vor. Relativ häufig sind diese Tumoren beim jüngeren Menschen anzutreffen.

Die Therapie richtet sich nach dem Grad der Differenzierung des Tumors, bei der häufigeren hohen Differenzierung kann meistens der N. facialis geschont und auf eine Neck dissection verzichtet werden. Bei geringerer Differenzierung ist ein radikales operatives Vorgehen angezeigt. Die Radikalität schließt u. U. auch die totale Entfernung des N. facialis mit möglicher Rekonstruktion ein. Daneben muß die Neck dissection durchgeführt werden. Die gleichzeitige Nervenrekonstruktion erfolgt auch dann, wenn post operationem eine Strahlentherapie geplant ist.

Adenoid-zystisches Karzinom. Das adenoid-zystische Karzinom (früher Zylindrom) ist einer der ungewöhnlichsten Tumoren im Speicheldrüsenbereich, der völlig zu Unrecht bisher als semimaligne bezeichnet wurde.

> **!** Trotz eines vielfach jahrelangen Krankheitsverlaufs und eines scheinbar relativ gutartigen histologischen Bildes zeigt dieser Tumor alle Kriterien einer hoch malignen Geschwulst.

Eine besondere Eigenart des adenoid-zystischen Karzinoms ist seine Ausbreitung entlang der Nervenscheiden und des perivaskulären Gewebes. Insbesondere der N. facialis und N. auricularis magnus dienen als Leitschienen für das weitere Vordringen des Tumors, so daß Fazialisparese und Schmerzen zu den Frühsymptomen auch eines kaum tastbaren adenoid-zystischen Karzinoms gehören. Sein Wachstum kann nur in Ausnahmefällen dauerhaft beherrscht werden, so daß es auch bei radikalem therapeutischem Vorgehen zu Rezidiven kommt, die in den meisten Fällen erst nach jahrelangem Intervall auftreten. Während die 5-Jahres-Überlebensraten noch mit 70–75 % angegeben werden, liegen die 10-Jahres-Überlebensraten dagegen bei unter 30 %. Ein weiteres, wichtiges Merkmal des adenoid-zystischen Karzinoms ist seine Neigung zu hämatogener Metastasierung, speziell in die Lunge. Bei genügend langer Beobachtungszeit führt daher dieser Tumor praktisch in allen Erkrankungsfällen zum Tode. Zu betonen ist, daß pulmonale Metastasen über mehrere Jahre hinweg relativ symptomarm bleiben können.

Adenoid-zystische Karzinome befallen bevorzugt das weibliche Geschlecht, wobei ca. 70 % der Tumoren in den kleineren Speicheldrüsen, hier vor allem am Gaumen, lokalisiert sind.

Therapeutisch ist eine operative Radikalität mit möglichst umfangreicher Resektion des benachbarten Gewebes, insbesondere von Nerven und Gefäßen, wahrscheinlich nur in der Initialphase sinnvoll und zweckmäßig. Diese radikale Tumorexstirpation sollte mit einer postoperativen Radiotherapie kombiniert werden, wobei neuerdings eine Neutronenbestrahlung und perkutane Radiatio bis zu 80 Gy empfohlen wird.

Übrige Karzinome der Speicheldrüsen. Darunter sind die Karzinome der Speicheldrüsen zu nennen, die sich klinisch ebenso wie die vorbeschriebenen malignen epithelialen Tumoren bemerkbar machen und den gleichen Therapiekriterien unterliegen. Wenn es Alter und Allgemeinzustand des Patienten erlauben, sollte neben der radikalen Tumorresektion eine Neck dissection erfolgen. Wegen der relativ guten Strahlensensibilität ist eine Nachbestrahlung indiziert.

18.3 Lippen-Kiefer-Gaumenspalten

Synonyme: Cheiloschisis, Labium fissum, Labium leporinum, Gnathoschisis, Palatoschisis, Uranoschisis, Palatum fissum, Uranocoloboma.

> Als Entwicklungsanomalie auf genetischer Basis im Bereich der embryonalen Kopfanlage und der ersten beiden Viszeralbögen entstandene angeborene Fehlbildung (kraniofaziale Dysplasie).

Häufigkeit. Lippen-Kiefer-Gaumenspalten (LKG-Spalten) sind nach den Gliedmaßenfehlbildungen (Klumpfuß) mit einem Anteil von etwa 11–15 % die zweithäufigste menschliche Fehlbildung. Allgemein kann festgestellt werden, daß die Frequenz von LKG-Spalten sich in den letzten 100 Jahren beinahe verdreifacht hat. Für Mitteleuropa und Skandinavien gilt heute eine Spaltfrequenz von 1 : 450 Geburten. Es fallen rassische Unterschiede auf, die Spaltfrequenz liegt bei den ostasiatischen Völkern (Chinesen und Japanern) bei 1 : 250, bei der schwarzen Bevölkerung Nordamerikas bei 1 : 2.500.

Erbprognose. Der Erbgang von LKG-Spalten ist unregelmäßig dominant oder rezessiv. Aus großen Serien von Spaltpatientenkollektiven verschiedener Populationen wurden Risikoziffern für das Wiederauftreten von LKG-Spalten bei Verwandten eines Merkmalträgers ermittelt, wonach eine Prognose für das Wiederholungsrisiko für die Nachkommen gegeben werden kann. Das Risiko, daß phänotypisch gesunde Eltern ein zweites spaltbehaftetes Kind bekommen, ist mit maximal 4–5 % Wahrscheinlichkeit anzusetzen. Dieses Riskio erhöht sich allerdings bei bereits zwei vorhandenen Spaltkindern auf 9 %. Ist ein Elternteil mit einer Spaltbildung behaftet, dann besteht bereits bei dem ersten Kind ein Spaltrisiko ebenfalls von 4–5 %. Ist das erste Kind schon mit einer Spaltbildung belastet, erhöht sich das Risiko für weitere Schwangerschaften deutlich auf 13–14 %. Das höchste Wiederholungsrisiko einer Spaltbildung besteht bei der männlichen Nachkommenschaft spaltbehafteter Mütter. Aufgrund familiärer Hinweise schwanken die Angaben zur Erblichkeit zwischen 15 % und 33 %.

Ätiologie. Die Ätiologie der LKG-Spalten ist uneinheitlich und nach wie vor weitgehend ungeklärt. Es gilt als gesichert, daß sowohl Fruchtschädigungen als auch Genschäden eine kausale Bedeutung besitzen. Nach neueren genetischen Untersuchungen wird angenommen, daß ein multifaktorielles genetisches System (MGS) besteht, bei dem additive Polygenie und Exogenie gleichermaßen eine Rolle spielen. Diese Disposition begünstigt schädigende Umwelteinflüsse, die bei Feten z. B. einen Sauerstoffmangel bewirken. Als schädigende Umwelteinflüsse werden u. a. chemische Noxen einschließlich Medikamente und Genußgifte (Nikotin und Alkohol), Virusinfektionen, ionisierende Strahlen, Stoffwechselstörungen sowie auch psychische Gründe angesehen. Es können auch sogenannte „dysplastische Faktoren", wie Überreife des Eies, zu niedriges oder zu hohes Alter der Mutter sowie Störungen der Eierstockfunktion an der Entstehung von Spaltbildungen ursächlich beteiligt sein. Weiterhin sind Gametopathien mit Trisomien verschiedener Chromosomen bekannt. LKG-Spalten als Einzelsymptome solcher Trisomien findet man beim Edwards-, Langdon-, Down-, Lejeune- und Patau-Syndrom. Genlokusbestimmungen sind heute Teil intensiver Forschungen.

Lokalisation. Lippen- und Kieferspalten liegen, da eine entwicklungsgeschichtliche Beziehung zum lateral des Nasenseptums gelegenen Nasenboden besteht, regelhaft seitlich. Deshalb ist auch die Bezeichnung „Hasenscharte" falsch, da lediglich die isolierten Gaumenspalten median liegen. Symmetrie im gespaltenen Gaumenteil besteht auch bei doppelseitiger Lippen-Kiefer-Gaumenspalte. Mediane Lippen- und Lippen-Kieferspalten sind extrem selten (Inzidenz 1,4–4,9 auf 100.000 Geburten).

Pathogenese. Die Entwicklung des Gesichtes und später der Mundhöhle sowie des Gaumens vollzieht sich von der 4. bis zur 10. Embryonalwoche (Abb. 18.28). Störungen des Mesenchymdurchbaus zwischen den Gesichtswülsten führen zu Gesichtsspalten. Zum einen handelt es sich um persistierende embryonale Spalten, also um Nichtvereinigung von Geweben (primäre Spaltbildungen), zum anderen um Ein- und Durchriß der eigentlich schon vereinigten Gewebsabschnitte (sekundäre Spaltbildungen). Je später die Hemmung der normalen Entwicklung einsetzt, um so mehr besteht die Chance einer schmalen oder rudimentären Spaltbildung. Zahnanlagen und Lippenrot werden zum gleichen Zeitpunkt in ihrer Entwicklung gestört, weil sie gleichermaßen auf die Labiodentogingivalleiste entwicklungsgeschichtlich zurückzuführen sind.

Im Bereich des Gaumens sind wahrscheinlich Hemmungsfehlbildungen relativ häufig. Im Bereich der Lippe findet man ausgeprägte morphologische Unterschiede bei verschiedenen Ursachen der Spaltentstehung. Klinisch erkennt man *primäre* Spaltbildungen an der größeren Spaltbreite und an dem bis zum Naseneingang durchlaufenden Lippenrot, bei den *sekundären* Spaltbildungen besteht eine geringere Spaltbreite, das Lippenrot endet bereits unterhalb des Naseneingangs. Bei den isolierten Gaumenspalten zeigt sich bei breiten Spaltbildungen eine mehr bogenförmig runde ventrale Begrenzung (primäre Spaltbildung) oder bei

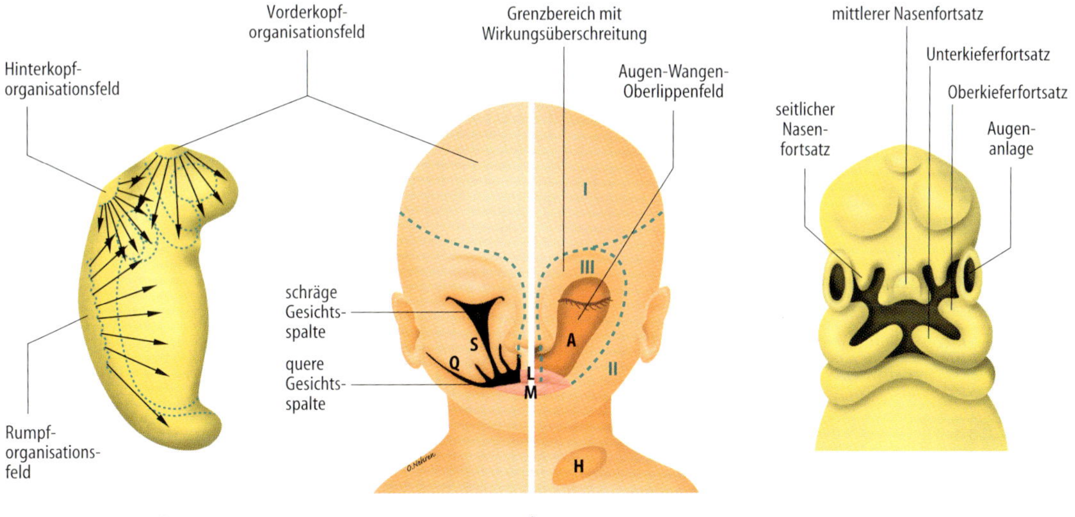

Abb. 18.28a-c. Entwicklung des menschlichen Kopfes und Gesichtes. **a** Induktionszentren und -bereiche mit Überschneidungen der Wirkungsgrenzen nach Holtfreter, **b** embryonale Organisationsfelder und -grenzen *(I, II, III)* nach Pfeifer. Gebiete mit häufigen Entwicklungsstörungen *(A, H)* sowie Prädilektionszonen für Spaltbildungen *(L, M, Q, S)*. *I* Vorderkopf-Organisationsfeld, *II* Hinterkopf-Organisationsfeld, *III* Grenzgebiet der Wirkungsüberschreitungen von *I* und *II*. *A* Augen-, Wangen- und Oberlippenfeld, *H* seitliches Halsfeld, *L* laterale Spaltformen der Oberlippe, *M* mediale Spaltformen der Ober- und Unterlippe, *Q* quere Gesichtsspalte, *S* schräge Gesichtsspalte, **c** Gesichtsentwicklung nach Töndury

schmalen Spaltformen eine eher spitze ventrale Begrenzung (sekundäre Spaltbildung). Der isoliert mittelständige Vomer ist mehr oder weniger hypoplastisch und weist eine dünne Form auf. Die Zusammenhänge von Art und Zeitpunkt der Spaltentstehung sowie Schweregrad der Fehlbildung kann nach Pfeifer in teratologischen Reihen dargestellt werden. Danach liegt der kritische Zeitpunkt für die Entstehung von Lippenspalten zwischen der 5. bis 7. Embryonalwoche, für die Entstehung von Gaumenspalten am Übergang vom 2. zum 3. Embryonalmonat.

Klinisches Bild und Klassifikation. Man kennt sehr verschiedene Erscheinungsformen und Schweregrade der Lippen-Kiefer-Gaumenspalten, wobei sich im Hinblick auf die Ätiologie, Morphologie und letztlich auch die Therapie zwei große Gruppen von Spaltformen unterscheiden lassen. So unterteilt man in Lippen-Kieferspalten ohne oder mit anschließender Gaumenspalte sowie die sich später entwickelnden isolierten Gaumenspaltformen nach ungestörter Lippen-Kieferentwicklung. Prinzipiell können die Spalten ein- und doppelseitig sowie total und partiell vorkommen. Daneben können Spaltanteile auch submukös bzw. subkutan vorliegen, es handelt sich dann um sogenannte „verdeckte Spalten". Im Velum ist dabei die Muskulatur bei geschlossener oraler und nasaler Schleimhaut nicht vereinigt. Im Bereich des harten Gaumens besteht eine Knochenspalte bei oraler und nasaler Schleimhautabdeckung. An der Lippe ist ebenfalls die Vereinigung der Muskulatur bei darüber geschlossener Haut und Schleimhaut unterblieben.

Die internationale Klassifikation ergibt sich aus Tabelle 18.7, sie besitzt eine embryologische Hauptgliederung und anatomische Unterteilung und geht auf die Ergebnisse einer Chirurgensitzung aus 50 Ländern in Rom im Jahre 1967 zurück. Dieses Schema gestattet besonders im Rahmen der modernen EDV-gestützten Dokumentation auch die Registrierung einer Vielzahl zusätzlicher Merkmale.

Bei der in Gruppe 4 aufgeführten seltenen Gesichtsspalten handelt es sich um atypische Lokalisationen, für die unterschiedliche Einteilungsprinzipien und Häufigkeiten mitgeteilt werden. Nach neueren Angaben muß in Relation zu den LKG-Spalten mit einer Inzidenz der seltenen Gesichtsspalten von 1,43–4,85 auf 100.000 Geburten gerechnet werden.

Begleitfehlbildungen. Begleitfehlbildungen bei LKG-Spalten sind keine Seltenheit. Gaumenspalten sind deutlich häufiger mit anderen und zumeist auch schwereren Defekten kombiniert als Lippen-Kiefer- und Lippen-Kiefer-Gaumenspalten, wobei diese nicht selten bei Syndromen beobachtet werden. Insgesamt sind etwa 250 Syndrome bekannt, bei denen LKG-Spalten obligat oder fakultativ als Begleitsymptom vorkommen. Die Häufigkeit zusätzlicher Fehlbildungen wird in der Literatur bei Lippen-Kieferspalten zwischen 5 und 10 %, bei Lippen-Kiefer-Gaumenspalten zwischen 10 und 20 % und bei den isolierten Gaumenspalten zwischen 20 und 40 % angegeben. Vorwiegend werden Defekte des zentralen Nervensystems, der Extremitäten, der Augen und des Herzens beobachtet. Als Ursache für das gehäufte Vorkommen von weiteren Fehlbildungen wird die nahe beieinander liegende und aufeinander folgende Organdifferenzierung während der Organogenese angenommen, so daß die auslösenden Faktoren nicht selten mehrere Blasteme zugleich treffen.

Tabelle 18.7. Internationale Klassifikation der Lippen-Kiefer-Gaumenspalten

Gruppe 1:	***Spaltformen des vorderen (primären) embryonalen Gaumens*** • Lippe rechts und/oder links • Kiefer rechts und/oder links
Gruppe 2:	***Spaltformen des vorderen und hinteren (primären und sekundären) embryonalen Gaumens*** • Lippe rechts und/oder links • Kiefer rechts und/oder links • Harter Gaumen rechts und/oder links • Weicher Gaumen median
Gruppe 3:	***Spaltformen des hinteren (sekundären) embryonalen Gaumens*** • Harter Gaumen rechts und/oder links • Weicher Gaumen median
Gruppe 4:	***Seltene Gesichtsspalten*** • Mediane Spalten mit oder ohne Hypoplasie (Aplasie) der Praemaxilla • Schräge Gesichtsspalten (oroorbital) • Quere Gesichtsspalten (oroaurikulär) • Spalten der Unterlippe, der Nase oder andere seltene Spalten

Behandlungskonzept. Die Behandlung von Patienten mit LKG-Spalten ist ein sich über viele Jahre erstreckende Vorgang, bei dem das Ziel der Behandlung die vollständige anatomische und funktionelle Rehabilitation des Patienten sein muß. Die besten Voraussetzungen für das Erreichen eines möglichst optimalen Gesamtergebnisses sind heute in einem modernen Spaltzentrum gegeben, in dem ein Mund-Kiefer-Gesichtschirurg, Logopäde, Otologe, Kieferorthopäde, Pädiater sowie die Familie des Kindes ein therapeutisches Team bilden. Das Hauptproblem der komplexen Therapie von Lippen-Kiefer-Gaumenspalten ist die Entwicklung von Behandlungsmethoden, die zu einem optimalen Kompromiß zwischen den wichtigsten Rehabilitationszielen führen: gute Sprachfunktion, günstiges Wachstum und normale Ausbildung des Gesichtsschädels. Verständlicherweise werden die Behandlungserfolge in dem Behandlungszentrum am besten sein, wo die günstigsten Voraussetzungen für eine derartige Komplextherapie und damit für eine optimale interdisziplinäre Teamarbeit gegeben sind. Die Vertreter der genannten Fachdisziplinen haben nicht nur in gemeinsamer Abstimmung den Patienten während seiner Entwicklung zu überwachen, sie sind auch an der Festlegung der Operationstermine beteiligt, die das Ergebnis entscheidend beeinflussen können. Dabei muß berücksichtigt werden, daß der plastische Verschluß von LKG-Spalten am wachsenden Organismus erfolgt und deshalb alle chirurgischen Maßnahmen, abgesehen von anlagebedingten Wachstumsstörungen, unter Umständen narbenbedingte Deformierungen im Bereich des Oberkiefers und Mittelgesichtes hinterlassen können. Verständnis für die physiologische Schädelentwicklung, das Verhalten wachsender Gewebe sowie die zeitliche Entwicklung einer normalen Sprache müssen daher die Grundlage für das Vorgehen des Operateurs bilden.

Lippen-Kiefer-Gaumenspalten und isolierte Gaumenspalten müssen nach der Geburt einer sofortigen frühkieferorthopädischen Therapie zugeführt werden, wobei eine Gaumenplatte, die in vielfältigen Variationen bekannt ist, eingesetzt wird und die Mund- und Nasenhöhle voneinander trennt. Das erleichtert die Nahrungsaufnahme und drängt die Zunge aus ihrer Einlagerung im Bereich der Gaumenspalte in ihre normale Position. Daneben stimuliert diese mobile Platte die gespaltenen Oberkiefersegmente zu einem normgerechten Wachstum (präoperative kieferorthopädische Behandlung). Die postoperative kieferorthopädische Behandlung ist bei totalen LKG-Spalten in allen Fällen notwendig, sie setzt in der Regel nach Beginn der 2. Dentition ein, also im 8. oder 9. Lebensjahr.

Operativer Zeitpunkt und Operationsverfahren müssen individuell nach Übereinkunft aller an der Behandlung beteiligten Spezialisten und der Eltern bestimmt werden. Meist wird es möglich sein, die Lippe zwischen dem 3.–6. Lebensmonat operativ zu verschließen. Die Anwendung der Lupenbrille oder des Operationsmikroskops ermöglicht dabei die notwendige Präparation und Umorientierung der feinen spaltnahen Muskelzüge sowie die subtile Naht selbst. Bei der Intubationsnarkose sind alle anästhesiologischen Besonderheiten des Säuglingsalters zu berücksichtigen. Der Säugling sollte nach Erhalt der Grundimpfung bei guter Gesundheit sein und ein Mindestkörpergewicht von 5 kg haben. Es gibt keinen zwingenden Grund, die Lippe unmittelbar nach der Geburt zu verschließen, da sich das Narkose- und Operationsrisiko nach einer gewissen Entwicklungsperiode ohne Zweifel verringert, so daß dem Säugling bei der Lippenplastik eine Ausdehnung des operativen Eingriffs auf den vorderen Kieferabschnitt mit Nasenbodenbildung bzw. bei doppelseitigen Spalten auf beide Lippenseiten ohne wesentliche Mehrbelastung zugemutet werden kann. Daneben lassen sich infolge Wachstumsfortschritt und Stabilisierung der Gewebe technische Details zum genannten Operationszeitpunkt exakter ausführen, so daß Primärergebnisse erreichbar werden, die in der Mehrzahl spätere Korrekturen überflüssig machen.

Grundsätzlich haben sich für die Lippenplastik gerade, winkelförmig sowie bogen- bzw. wellenförmig gestaltete Schnittführungen in der Hand des Erfahrenen gleichermaßen als geeignet erwiesen. Dies gilt nicht nur für die Primäroperation der Lippe, sondern auch für Sekundäreingriffe.

Lippen-Kieferplastik. Im Alter von 3–6 Monaten erfolgt der operative Verschluß der Lippe, der Kieferspalte und unter Umständen gleichzeitig der Verschluß des vorderen Anteils des harten Gaumens. Verwendet wird bei einseitigen Spalten die modifizierte Technik nach Tennison und Randall (Abb. 18.29), die zu funktionell und ästhetisch guten Spätresultaten führt. Doppelseitige Totalspalten werden in der Technik nach Veau (Abb. 18.30) einphasig in einer operativen Sitzung verschlossen. Dieses Verfahren bringt die besten Voraussetzungen für notwendige spätere Korrekturen, da es sich auf den Lippenrotverlauf, die Stellung von Kolumella und der Nasenflügelansätze sowie

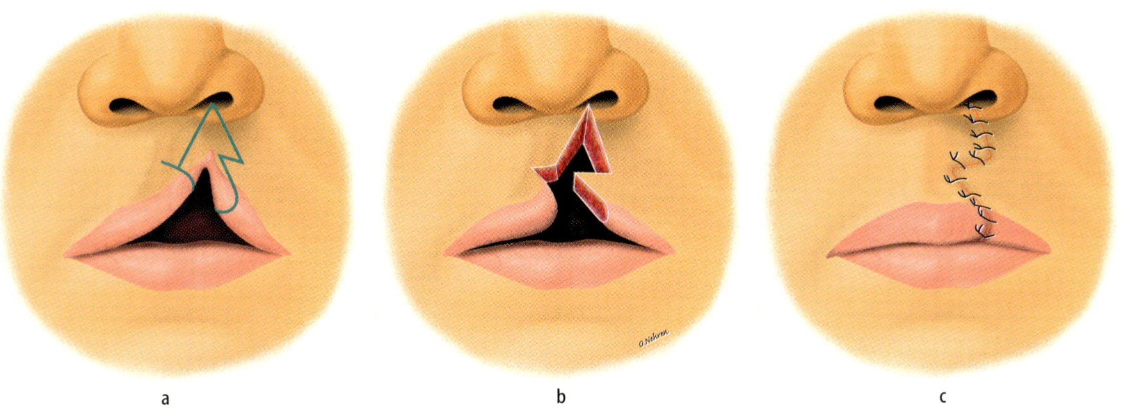

Abb. 18.29a-c. Lippenplastik nach Tennison/Randall. **a** Aufgezeichnete Schnittführung mit dreieckigem Austauschlappen im lateralen Lippenstumpf, **b** aufpräparierte Spalte mit erkennbarem Austauschprinzip, **c** schichtweiser Wundverschluß

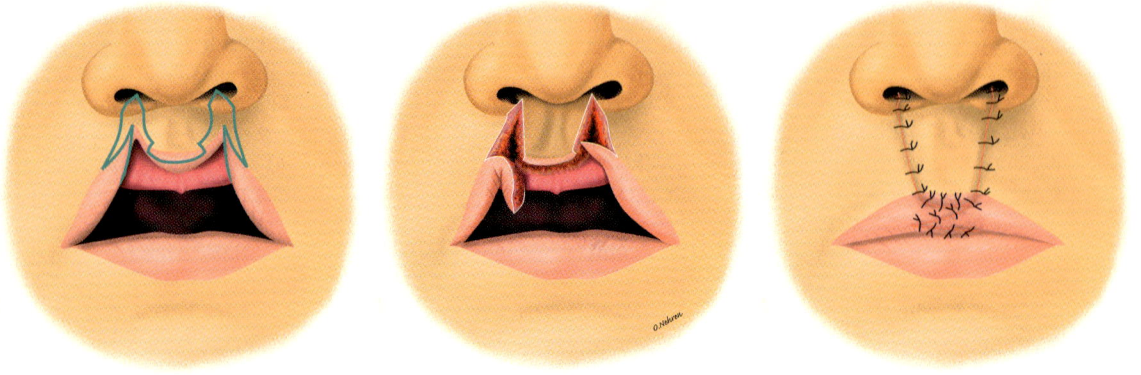

a b c

Abb. 18.30a-c. Lippenplastik bei einer doppelseitigen Lippenspalte nach Veau. **a** Aufgezeichnete Schnittführung, **b** nach Aufpräparation der beidseitigen Spaltränder Bildung von lateral gestielten Schleimhautläppchen, **c** nach schichtweisem Wundverschluß bei einphasigem Vorgehen

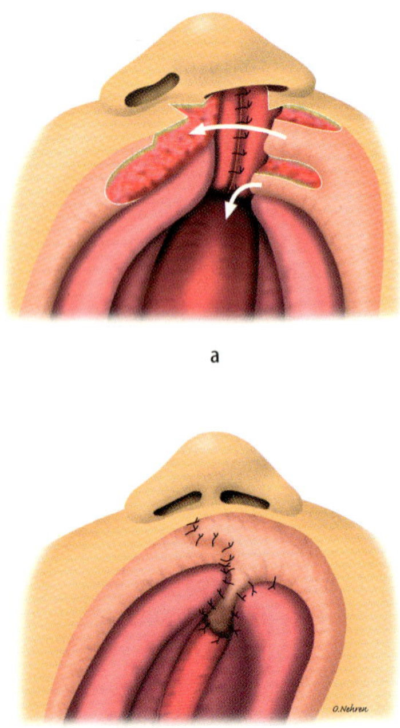

a

b

Abb. 18.31 a, b. Prinzip des zweischichtigen Weichteilverschlusses einer Kieferspalte nach Veau/Axhausen. **a** Mukoperiostlappen vom Septum nasi und von der lateralen Kieferspalte bilden die nasale Schicht, **b** überschüssige Lippenschleimhaut wird in den Spaltbereich eingeschlagen und für die orale Schicht verwendet

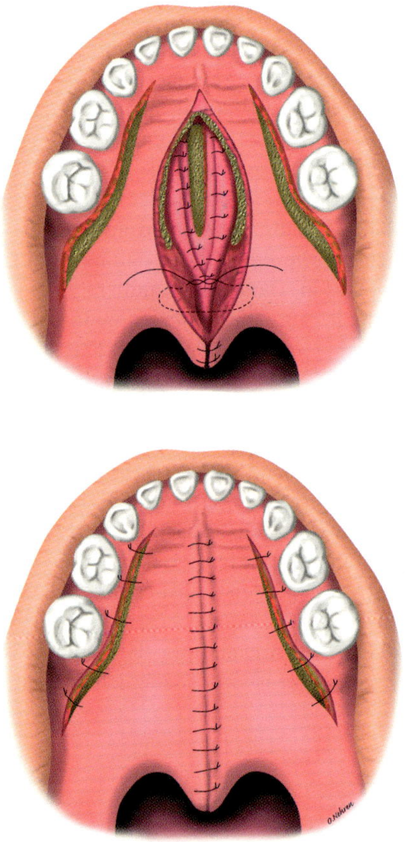

a

b

Abb. 18.32 a, b. Brückenlappenplastik nach Langenbeck/-Ernst/Veau/Axhausen. **a** Die Brückenlappen sind umschnitten und mobilisiert, die nasale Schicht ist unter Verwendung der Vomerschleimhaut im Bereich beider Nasengänge gebildet, **b** die Brückenlappen sind nach medial verlagert und bilden die orale Schicht. Die seitlichen Entlastungsschnitte sind im Hamulusgebiet locker austamponiert

die Ausformung einer ästhetisch günstigen Lippensymmetrie vorteilhaft auswirkt. Ist dieses Vorgehen bei breiten doppelseitigen Totalspalten nicht möglich, dann schließt man die noch offene Spaltseite im Abstand von etwa 6–7 Wochen (zweiphasiges Vorgehen). Die totale einseitige oder doppelseitige Kieferspalte kann zusammen mit der Lippenplastik und der gleichzeitigen Bildung des vorderen Nasenbodens verschlossen werden. Der ein- oder zweischichtige Verschluß der Kieferspalte mit Nasenbodenbildung erfolgt in der Technik nach Veau und Axhausen (Abb. 18.31), wobei lediglich Gewebe aus der unmittelbaren Spaltumgebung verwendet wird.

Bei einseitigen Totalspalten sollte gleichzeitig mit der Lippenplastik auch der einschichtige Verschluß der Spalte im Bereich des vorderen Anteils des harten Gaumens mit einem kranial gestielten Vomerlappen erfolgen. Mit dieser Methode sind Restlöcher im anterioren Spaltbereich sicher zu vermeiden, während die Gefahr einer Schädigung des Oberkieferwachstums bei fortgesetzter postoperativer kieferorthopädischer Überwachung und Behandlung nur äußerst gering ist.

Gaumenplastik. Das Ziel der Gaumenplastik ist, die pathologische Verbindung zwischen Mundhöhle und Nasenrachenraum anatomisch korrekt zu verschließen und günstige funktionelle Voraussetzungen für eine frühe und möglichst störungsfreie Sprechentwicklung zu schaffen. Hierbei spielt der Zeitpunkt der Gaumenplastik eine wesentliche Rolle, da die Diskrepanz zwischen einer möglichst frühen funktionellen Rekonstruktion und der Beeinträchtigung der Kiefer- Gesichtsentwicklung besonders kompliziert ist. Daher finden einphasige Konzepte mit komplettem Verschluß der Gaumenspalte meist spätestens bis zum 15. Lebensmonat bzw. zweiphasige Verfahren mit Beginn am vorderen harten Gaumen zusammen mit der Lippen-Kieferplastik und endgültigem Verschluß der Restspalte im Bereich des hinteren harten und vollständigen weichen Gaumens ebenfalls bis spätestens zum 15. Lebensmonat mit nachgewiesenen optimalen Sprechentwicklungen berechtigterweise eine breite Anwendung. Der häufigste Gaumenverschluß wird nach den Prinzipien der Brückenlappenplastik (Abb. 18.32) oder Stiellappenplastik (Abb. 18.33) oder ihrer Kombination somit im Alter von etwa 12–15 Monaten bei isolierten vollständigen oder unvollständigen Gaumenspalten sowie einseitigen oder doppelseitigen Totalspalten durchgeführt. Nach Rücklagerung der Gaumenweichteile erfolgt zur Verbesserung der anatomisch-funktionellen Gestaltung des weichen Gaumens die Bildung der intravelaren Myoplastik nach Kriens. Hierbei wird nach Lösung der falschen Insertion des M. levator veli palatini und dessen Transposition zur Mitte eine geschlossene Muskelschlinge rekonstruiert. Die so gebildete intakte „Levatorschlinge" führt zu einer normalen Tubenfunktion und damit zu einer Reduzierung der Ohrerkrankungen beim Spaltpatienten.

Isolierte Velumspalten werden im Alter von 9–12 Monaten in einer modifizierten Brückenlappentechnik mit Verlängerung der nasalen Schicht durch Z-Plastiken operiert, einschließlich der intravelaren Myoplastik. Submuköse Gaumenspalten werden ebenfalls im Alter von 9–12 Monaten ausschließlich nach der Brückenlappentechnik mit intravelarer Myoplastik verschlossen. Die Indikation zur Operation ist dabei gegeben, wenn die Diagnose durch den anatomischen und funktionellen Befund eindeutig zu stellen ist.

Kieferspaltosteoplastik. Die knöcherne Überbrückung des Kieferspaltes mit autogenen Spongiosaspänen oder Spongiosa-Kompakta-Blöcken, die in der Regel vom Beckenkamm entnommen werden, stellt

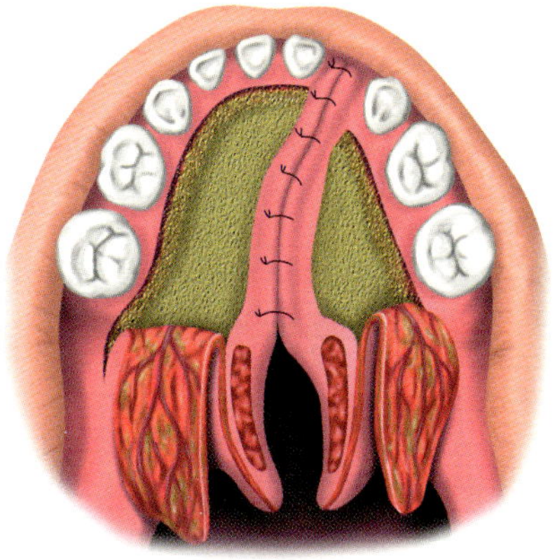

a

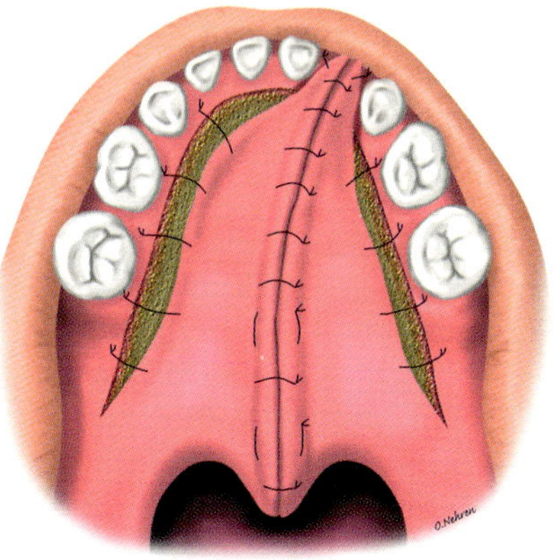

b

Abb. 18.33 a, b. Prinzip der Stiellappenplastik in der Modifikation nach Pichler und Veau. **a** Beide Stiellappen sind von der knöchernen Unterlage abpräpariert, die Spaltränder im Velumbereich in ein nasales und ein orales Blatt aufgespalten. Die nasale Schicht im Bereich des harten Gaumens ist unter Verwendung der nasalen Schleimhaut geschlossen, **b** die nach medial verlagerten Stiellappen bilden die geschlossene orale Schicht. Im Bereich der lateralen Entlastungsschnitte können Adaptationsnähte zur Sicherung gelegt werden

heute eine nicht mehr wegzudenkende Bereicherung der Behandlungsmöglichkeiten zur Rehabilitation von Spaltpatienten dar. Die altersbezügliche Terminologie unterscheidet:

- ***Primäre*** Osteoplastik für frühzeitige Knocheneinpflanzung im Gebiß der ersten Dentition
- ***Sekundäre*** Osteoplastik für Knocheneinpflanzung im Wechselgebißalter vor dem Eckzahndurchbruch
- ***Tertiäre*** Osteoplastik für Knocheneinpflanzung im permanenten Gebiß

Die Operationstechnik besteht in der Bildung des Nasenbodens, Überbrückung der knöchernen Spalte mit dem autogenen Knochentransplantat und der oralen Deckung mit einem vestibulären Schleimhautperiostlappen. In der aktuellen Spaltchirurgie wird überwiegend die ***sekundäre*** Kieferspaltosteoplastik vor Durchbruch und Einstellung der Eckzähne im Alter von etwa 8–12 Jahren durchgeführt. Neben der Stabilisierung der

Oberkiefersegmente, dem gleichzeitigen sicheren Verschluß von Restspalten bzw. Restlöchern und der Verbesserung der knöchernen Unterlage für Lippe und Nasenflügel auf der Spaltseite, besteht die Möglichkeit des Durchbruchs der spaltseitigen bleibenden Zähne ins Transplantat. Bei gleichzeitiger kieferorthopädischer Behandlung kann so eine geschlossene Zahnreihe erreicht werden. Zahnlücken, die durch fehlende seitliche Schneidezähne bedingt sind, können mit Hilfe kieferorthopädischer Behandlung nach sekundärer Osteoplastik oder enossaler Zahnimplantate geschlossen werden. Es handelt sich somit um ein Verfahren, mit dem die vollständige dentale Rehabilitation des Spaltpatienten erreicht werden kann.

Korrekturoperationen. Ein tiefer Mundvorhof ist eine Voraussetzung für die gute Funktion der Oberlippe. Adhärenzen am Zwischenkiefer oder Einengung durch Schleimhautlappen sollten sobald als möglich durch eine Vestibulumplastik behoben werden.

Doppelseitige Lippenspalten sind durch einen zu kurzen Nasensteg charakterisiert (Doggen- oder Schafsnase). Um das knorpelige Nasengerüst im Wachstum nicht zu behindern, kann eine Nasenstegverlängerung vorgenommen werden. Dieser Eingriff läßt sich gut mit der Vestibulumplastik etwa im 5.–6. Lebensjahr kombinieren. Erhebliche Entstellungen der Oberlippe sollten ebenfalls vor der Einschulung korrigiert werden.

> **!** Die Lippenkorrektur erspart den Kindern psychische Belastungen in der Schule.

Geringgradige Unzulänglichkeiten im Bereich der Lippe lassen sich in einer Sitzung mit der Nasenstegverlängerung beseitigen.

Verbleiben trotz intensiven logopädischen Unterrichts Sprechstörungen, kann eine sprechverbessernde Operation Abhilfe schaffen. So ist für die Beseitigung einer velopharyngealen Insuffizienz die Velopharyngoplastik nach Sanvenero/Rosselli mit einem kranial gestielten Pharynxlappen besonders geeignet. Aus sprechfunktionellen Gründen sollte diese Operation spätestens im 6.–7. Lebensjahr zur Anwendung kommen, wenn der intensive logopädische Unterricht nicht zum Ziel führt. In besonderen Fällen kann eine Velopharyngsadhäsion bereits mit der Gaumenplastik kombiniert werden.

Häufig treten während des Wachstums Nasendeformitäten auf. Die erforderliche Nasenkorrektur sollte deshalb nicht vor dem 15. Lebensjahr vorgenommen werden, um Störungen am wachsenden Knorpel- und Knochenskelett der Nase zu vermeiden. In jedem Fall sollte die Korrektur der äußeren Nase in der gleichen Sitzung mit einer angezeigten Septumkorrektur kombiniert werden. Bei erheblicher funktioneller Beeinträchtigung der Nasenatmung ist eine Septumkorrektur auch zu einem früheren Zeitpunkt in Erwägung zu ziehen.

Skelettale Form- und Lageanomalien der Kiefer, sogenannte Dysgnathien, bei denen eine alleinige kieferorthopädische Behandlung nicht erfolgversprechend ist, werden durch Umstellungsosteotomien des Ober- bzw. Unterkiefers oder beider Kiefer gemeinsam (bimaxillär) operativ beseitigt.

Am Ende der Gesamtrehabilitation des Spaltpatienten steht die definitive implantatgetragene prothetische Versorgung evtl. vorhandener Zahnlücken. Während des Wachstums können Zahnlücken durch Anbringen von Zähnen an herausnehmbaren kieferorthopädischen Apparaturen oder durch Interimsbrücken geschlossen werden.

Prognose. Indizes zur Wachstumsprognose von Spaltbildungen sind nicht erstellt. Unter Berücksichtigung üblicher Richtlinien der Therapie sind die Aussichten auf gute funktionelle, ästhetische und psychische Ergebnisse günstig. Die Voraussetzungen für eine gute Sprache sind schon während der ersten Lebensjahre zu schaffen. Die Prognose einer psychisch ungestörten Entwicklung ist dann günstig, wenn neben guter Sprechfunktion auch ein gutes ästhetisches Ergebnis schon vor der Einschulung des Kindes erreicht wird.

18.4 Unspezifische pyogene Infektionen im Mund-Kiefer-Gesichtsbereich

Entzündungen des Mund-Kiefer-Gesichtsbereiches, die ihren Ursprung in Erkrankungen der Zähne und des Zahnhalteapparates (odontogen) haben, bedürfen eines wohlabgestimmten therapeutischen Konzeptes, damit dem Patienten auf schnellstem Wege geholfen werden kann (Schmerzlinderung), der Zeitpunkt für die unterschiedlichen Maßnahmen richtig gewählt wird, Folgeerkrankungen und bedrohliche Ausweitung des Entzündungsprozesses vermieden werden und durch die Wahl und richtige Anwendung adjuvanter therapeutischer Möglichkeiten (physikalische, Antibiotika- und Analgetikatherapie) die Heilungsphase unterstützt werden kann. Ätiologie, kausale Pathogenese sowie äußere und innere Krankheitsursachen sind der Hintergrund, vor dem die odontogene Infektion als Gesamterkrankung gesehen werden muß. Erst die Berücksichtigung auch des Krankheitsumfeldes wird im Einzelfall zu einem dauerhaften Therapieerfolg führen.

Der therapeutische Grundsatz bei entzündlichen odontogenen Erkrankungen heißt im Fall einer eitrigen Einschmelzung: Primäre chirurgische Entlastung des Abszesses (Inzision) mit Gewährleistung einer dauerhaften und suffizienten Abflußmöglichkeit für das entzündliche Exsudat (Drainage; ubi pus, ibi evacua!). Gerade im Mund-Kiefer-Gesichtsbereich bringt die rechtzeitige Eröffnung eines entzündlichen Infiltrates, also die Inzision einer noch nicht eitrig eingeschmolzenen Erkrankung, in vielen Fällen eine merkliche Verkürzung der Krankheitsdauer, da bei gegebener Abflußmöglichkeit die Phase der Abszeßbildung übergangen werden kann.

Ätiologie und Pathogenese

Häufig handelt es sich um Mischinfektionen, hervorgerufen durch normalerweise in der Mundflora vorhandene Aerobier und Anaerobier. Vorwiegend sind es:

- ***Odontogene Infektionen*** mit folgenden Ausgangsorten:
  - Retinierte, verlagerte und tote Zähne (apikale Parodontitis),
  - Wurzelreste,
  - Zysten,
  - Schleimhauttaschen bei erschwertem Durchbruch der Weisheitszähne (Dentitio difficilis),
  - Zähne im Bruchspalt,
  - Extraktionswunden;
- ***nicht odontogen bedingte Infektionen*** entstehen durch:
  - Keimverschleppung bei Injektion mit unsteriler Kanüle,
  - Infektion eines Hämatoms,
  - akute Sinusitis maxillaris,
  - Lymphadenitis, infizierte Atherome und Epidermoidzysten,
  - Furunkel,
  - Pyodermien des Gesichts,
  - Speicheldrüsenentzündungen,
  - Bruchspaltostitis bei komplizierten Frakturen.

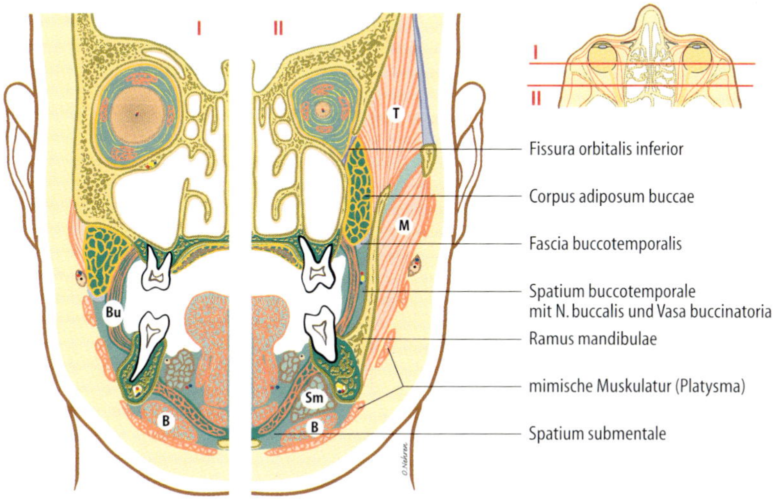

Abb. 18.34. Anatomie der Entzündungsräume im Gesichtsschädel (Frontalschnitt). Die *linke Bildhälfte* liegt frontaler als die *rechte*. Der mit der Hirnkapsel im Bereich der vorderen Schädelgrube verwachsene Gesichtsschädel bildet mit seinen sagittalen nasooralen Ansatzrohren des Pharynx den Beginn des Viszeraltraktes. Mangels einer echten somatischen Leibeswand liegt hier das Viszeralrohr an der Oberfläche und bildet zugleich auch die Körperwand.

Die Mundwand (Entstehungsort der Infektionen) umfaßt das cavum oris osseomusculare mit dem Spatium oris submucosum. Das außerhalb der Mundwand gelegene Periviszeralgewebe bildet am Mundboden das paarige Spatium submandibulare (die häufigste odontogene Abszeßlokalisation) und das dazwischen liegende Spatium submentale, in dem direkt oder durch submandibuläre Fortleitung Abszesse entstehen können. Durch die Oberflächenfaszie dieser Logen wird das periviszerale Gewebe gegen die Subkutis deutliche abgegrenzt.

Seitlich des Mundraums, parabukkal und paraalveolär, wird das lockere Bindegewebe des Spatium periviszerale durch die oberflächliche mimische Muskulatur unterteilt und nur unvollständig gegen das Subkutangewebe begrenzt. Deshalb ist hier eine Abszeßausdehnung bis in die Kutis möglich.

Weiter nach hinten *(rechte Bildhälfte)* befindet sich das Spatium paraviscerale orale zwischen dem Viszeralrohr und dem R. mandibulae (Spatium maxillomandibulare), und zwar in 2 übereinanderliegenden und voneinander durch die Fascia temporobuccalis getrennten Räumen. Unterhalb dieser Faszie gelangt das parabukkale Gewebe in einen Raum, der den N. buccalis und die gleichnamige Arterie enthält. Bei einer eitrigen Dentitio difficilis kann dieses Gewebe einschmelzen und auf diesem Wege ein pterygomandibulärer Abszeß entstehen.

In der oberen Etage des maxillomandibulären Raumes liegt der durch eine eigene Faszie isolierte Bichat-Wangenfettkörper, der sich nach aufwärts hinter der lateralen Orbitawand bis in die Fossa temporalis erstreckt. Der einheitliche, wenig vaskularisierte Fettkörper wirkt gegenüber einer entzündlichen Ausbreitung eher hemmend als begünstigend. Ist aber ein Einbruch in den Fettkörper erfolgt, dann ist dadurch die Abszedierung des Fettbindegewebes in der Orbita durch die Fissura orbitalis inferior möglich. *T* M. temporalis, *M* M. masseter, *B* M. biventer, *Sm* Glandula submandibularis, *Bu* M. buccinator

Verlaufsformen

Verlauf als:

- ***Weichteilabszeß*** mit Abkapselung der Infektion oder als
- ***Phlegmone*** („eitrige Zellgewebeentzündung"). Infiltrierende, diffuse, flächenhafte Ausbreitung entlang Muskelfaserbündeln, Sehnen und Faszienblättern in benachbarte Logen des Mundbodens. Die heute seltene Phlegmone entwickelt sich bei ungenügender Abwehrkraft und hochvirulenten Keimen. Der Übergang einer abszedierenden in eine phlegmonöse Entzündung kann - iatrogen - auch dadurch verursacht werden, daß durch Traumatisierung des Gewebes bei einer Abszeßeröffnung Keime in benachbarte Spalträume und Logen verschleppt werden. Daher Vorsicht beim Austasten der Abszeßhöhle mit der Kornzange.

Sepsis. Einbruch hochvirulenter Keime in die venöse Blutbahn und Fortleitung in den Sinus cavernosus bei Eiterungen in der Lippe und Wange via V. angularis oder bei retromaxillärer Eiterbildung via Plexus pterygoideus.

Klinisch-anatomische Vorbemerkungen

Die Klinik der odontogenen Abszesse ist durch den komplexen Aufbau des Gesichtsschädels erschwert. Die Schwierigkeit einer exakten Lokalisierung dieser Abszesse verleitet häufig dazu, die allein richtige Behandlungsart, nämlich die Inzision, zu umgehen und zum Schaden des Patienten Antibiotika zu verordnen.

Akute Symptome, wie diffuse Wangenschwellung, Schläfenödem, Kieferklemme und beginnender Exophthalmus, lassen immer die gleiche Frage stellen: Von wo geht der Abszeß aus und wo liegt er? Die Beantwortung dieser Fragen erfordert spezielle anatomische Kenntnisse. Bekanntlich ist die Wand des Viszeralrohrs im Rumpf durch seröse Höhlen und periviszerales Gewebe beweglich von der somatischen Körperwand getrennt. Im Gesichtsschädel besteht eine derartige Trennung nicht, denn der viszerale Schädel selbst bildet den Beginn der Wand des Viszeralrohrs und ist zugleich auch Körperwand (s. Legenden zu Abb. 18.34 und 18.41). Infolgedessen kann diese eine Wand von einem Mundhöhlenkrebs direkt durchwuchert und perforiert werden.

Ein ähnliches Verhalten könnte man bei odontogenen Abszessen erwarten. Die Klinik lehrt jedoch,

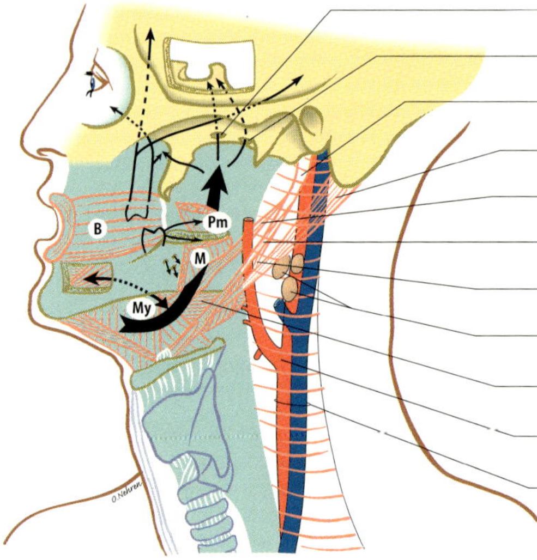

Abb. 18.35. Anatomie der paraviszeralen Entzündungsräume *(grün)*. Laterale, paraviszerale Fläche des kraniozervikalen Viszeraltraktes mit seinem Skelett, der Maxilla, dem Corpus mandibulae und dem Hyoid. Der R. mandibulae (der paraviszeral gelegene Muskelhebel der Mandibula) und sein Muskeldoppelpolster sind zur Darstellung des masseterikomandibulären und pterygomandibulären Ausbreitungsraums quer durchtrennt.

Der kräftige *Pfeil* symbolisiert die häufigste fortgeleitete pyogene Infektion vom Spatium submandibulare in den parapharyngealen Raum. Von parapharyngeal aus kann eine weitere Ausbreitung erfolgen in den Hirnschädel, durch das Foramen ovale (Rete venosum) und das Foramen spinae, in die Fossa sphenopalatina durch die Fissura pterygomaxillaris.

Das Septum stylomastopharyngicum schließt den parapharyngealen Raum nach hinten dicht ab, so daß Eitereinbrüche in die Gefäßnervenscheide und in den retropharyngealen Raum äußerst selten sind. Aus diesem Grund kommt die Fortleitung in das Karotisdreieck fast nie in Betracht. Eine Eiterung in dieser Region ist in der Regel ein Lymphknotenabszeß.

Im oralen Gebiet ist eine Ausbreitung des Eiters von submandibulär nach sublingual und umgekehrt möglich *(Doppelpfeil)*.

Bei retromaxillärer Ansammlung des Eiters im „Fissurenwinkel" ist der Einbruch in die Orbita durch die Fissura orbitalis inferior, in die Fossa sphenopalatina (von hier aus in die mittlere Schädelgrube durch den Canalis rotundus und die Fissura orbitalis superior) und in die Fossa temporalis bzw. infratemporalis möglich. *B* M. buccinator, *My* M. mylohyoideus, *M* M. masseter, *Pm* M. pterygoideus medialis daß äußerst selten Gesichts- und Halshaut akut einschmelzen und Spontandurchbrüche nach außen erfolgen.

Der Grund dafür liegt einmal in der ***örtlich begrenzt bleibenden Ausbreitung des Eiters*** in der knöchernen Wand des Mundraums selbst (Ostitis, Osteomyelitis) unter Einbeziehung des submukösen Raums oder außerhalb der Mundwand in der perioralen Bindegewebeschicht unter der mimischen Muskulatur (Abb. 18.34).

Zum zweiten kann eine Fortleitung über das Mundgebiet hinaus erfolgen: Nach hinten zur Schädelbasis, zum Pharynx (Abb. 18.35) und in den Kaumuskelraum (Abb. 18.36), nach oben in Kieferhöhle und Orbita (vgl. Abb. 18.34 und 18.35); nach unten in die Submandibularloge.

Wir unterscheiden demnach:

- Streng örtlich begrenzte Abszesse und
- fortgeleitete Abszesse.

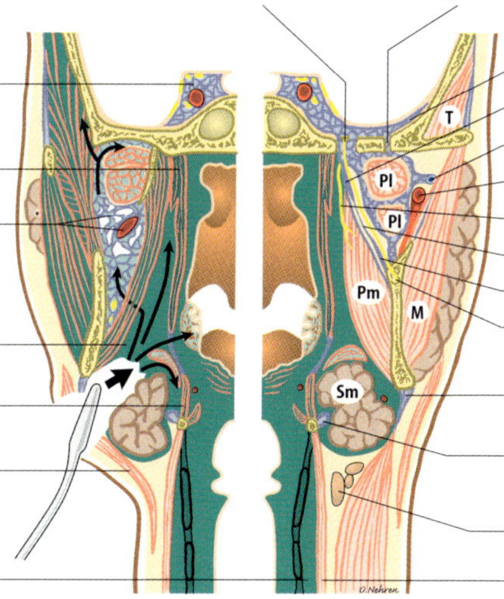

Abb. 18.36. Anatomie der Entzündungsräume. Frontalschnitt durch das Spatium craniovertebrale zwischen Gesichtsschädel und Wirbelsäule: Die beiden Kaumuskelräume beiderseits des Kraniopharynx unterhalb der mittleren Schädelgrube.

Die *linke Bildhälfte* liegt etwas frontaler als die *rechte*. Von den beiden Schichten der Kaumuskulatur streben die oberflächliche (M. masseter und M. temporalis) nach außen, jochbeinwärts, und die tiefe (Mm. pterygoidei) nach medial zum Pterygoid.

Zwischen den beiden Schichten liegt das Spatium pterygomandibulare mit dem N. lingualis, dem N. alveolaris inferior, der A. maxillaris und dem Plexus venosus pterygoideus mit der V. maxillaris.

Rechte Bildhälfte: Zwischen den beiden Pterygoidmuskeln erstreckt sich das Septum interpterygoideum mit seinen beiden Bandverstärkungen (dem Lig. pterygospinale Civinini und dem Lig. sphenomandibulare) von der Lingula mandibulae bis zum medialen Rand des Foramen ovale. Es bildet gleichsam eine mediale Leitebene für die beiden Hauptäste des N. mandibularis und für die Venen, die den Plexus pterygoideus durch das Foramen ovale hindurch mit dem Sinus cavernosus verbinden. Es begrenzt den „Kaumuskelraum" nach medial, da die mediale Faszie des M. pterygoideus medialis am Spatium parapharyngicum nur sehr dünn und locker gewebt ist. Der nasale Teil des Spatium parapharyngicum verbindet sich mit dem „Spatium interpterygoideum" oberhalb des Lig. pterygospinale entlang den Ästen des N. mandibularis zum M. pterygoideus medialis und zum Tensor veli palatini.

Im oropharyngealen Teil trifft das parapharyngeale Bindegewebe durch den „Hiatus pharyngolingualis" (v. Hochstetter) zwischen oberem und mittlerem Konstriktor auf das Spatium submucosum pharyngis im Bereich der Tonsille und Vallecula glossoepiglottica. Die Loge der Glandula submandibularis (und der kaudale Teil des Spatium parapharyngicum orale) ist nach oben nur unvollständig abgegrenzt durch den M. styloglossus. Hier, oberhalb der Submandibularloge, kann der retromandibuläre Teil der Parotis das Spatium parapharyngicum erreichen. Oberflächlich sind die beiden Speicheldrüsenlogen durch das Septum interglandulare mit dem Tractus angularis zwischen Kieferwinkel und Sternocleidomastoideus voneinander geschieden.

Linke Bildhälfte (etwas frontaler als die *rechte*): Submandibulärer Zugang zu allen Entzündungsräumen durch Eröffnung des kaudalen Teils des Spatium parapharyngicum, kranial von der Unterkieferspeicheldrüse, knapp am Unterrand des Unterkiefers: Kaudalwärts gekrümmter *Pfeil* in der Drüsenloge, *Pfeil* durch den „Hiatus pharyngolingualis" zur Tonsilla palatina. An der seitlichen Pharynxwand aufsteigender *Pfeil* im Spatium parapharyngicum orale und nasale bis zur Schädelbasis. Bajonettförmig gebogener *Pfeil* um den Vorderrand des M. pterygoideus medialis herum in das Spatium pterygomandibulare. Kraniale *Pfeilgabel*: Medial zum Spatium infratemporale und lateral zum Planum temporale. *SM* Glandula submandibularis darüber M. styloglossum unter dem M. sternocleidomastoideus, *Pm* M. pterygoideus medialis, *Pl* M. pterygoideus lateralis, *T* M. temporalis, *M* M. masseter

18.4.1 Örtlich begrenzte Abszeßformen

Im Mundraum

Subperiostaler und submuköser Abszeß. Durchwandert ein entzündlicher Prozeß von apikal, d. h. von der Wurzelspitze eines Zahns aus, die Gefäßkanäle des Knochens, dann tritt das anfangs seröse, später eitrige Exsudat unter das Periost (subperiostaler Abszeß), hebt dieses unter starken Schmerzen vom Knochen ab und verursacht eine Nekrose. Breitet sich darauf der Eiter unter der Schleimhaut (Spatium submucosum) aus, so bildet sich ein submuköser Abszeß (Abb. 18.37). Sein Symptom ist dann das merkliche Nachlassen des Schmerzes. Der Entleerungsraum für diese Abszeßform ist die freie Mundhöhle.

Für die Lokalisation wie auch für eine eventuelle Ausbreitung des Prozesses entscheidend sind die Lage der Zahnwurzeln und die Ansatzstellen der Mundwandmuskulatur am Ober- und Unterkiefer. Die hier angeführten Abszesse liegen oralwärts dieser Muskelansätze.

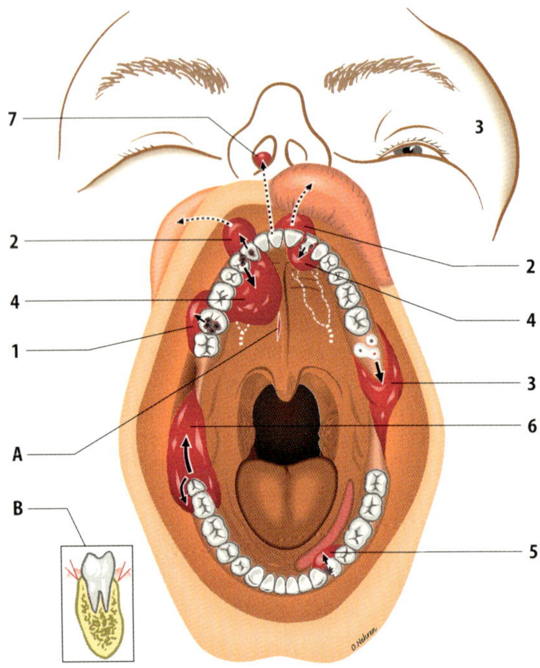

Abb. 18.37. Submuköse Abszeßformen: *1* Vestibulärer Abszeß im Molarengebiet, *2* vestibulärer Abszeß im Frontzahngebiet (rüsselförmige Oberlippe bei 21 und umschriebene Wangenschwellung mit Lidödem bei Ausbreitung in die Fossa canina, ausgehend von 13), *3* maxilloretroalveolärer Abszeß (Schläfenödem), *4* Gaumenabszeß, ausgehend von 22 und palatinaler Wurzel 14, *5* Sublingualabszeß (Schwellung der Plica sublingualis), *6* Dentitio difficilis (Schlupfwinkelinfektion bei nicht ganz durchgebrochenem Weisheitszahn), *7* submuköser Abszeß im Vestibulum nasi, ausgehend von einem apikalen Prozeß an 11, *A* Paramedianschnitt bei Eröffnung des Gaumenabszesses (Schonung der A. palatina, deren Verlauf auf der linken Gaumenseite eingezeichnet ist), *B* (Insert): Schnittrichtung (auf den Knochen) bei Eröffnung eines submukösen Abszesses auf der lingualen wie vestibulären Seite

Allen submukösen Abszessen sind folgende Symptome gemeinsam:

- ***Extraoral*** diffuse druckdolente Weichteilschwellung (kollaterales Ödem): Gespannte Haut und gelegentliche Temperaturerhöhung, evtl. Begleitlymphadenitis;
- ***intraoral*** Vestibulum bzw. circumlinguale Furche verstrichen, angehoben, vorgewölbt; später Fluktuation; gelegentlich Spontanperforation mit Fistelbildung in die Mundhöhle.

Unter Berücksichtigung des Ausgangsortes der Infektion und der speziellen Symptomatik ergibt sich die in Tabelle 18.8 dargestellte Systematik (s. auch Abb. 18.37).

Therapeutisch ist zu achten auf: Großzügige Inzision, besonders im Unterkieferbereich; Schnitt in Richtung auf den Alveolarfortsatz bis auf den Knochen und Ablösung des Periosts mit dem Raspatorium; Drainage mit gekürztem Absaugkatheter, Gummilasche oder Gazestreifen.

Bei ***palatinalen*** Abszessen erfolgt die Inzision nahe am Zahnfleischrand (marginal) oder knapp neben der Mittellinie (paramedial), evtl. mit gleichzeitig spindelförmiger Exzision, damit die Wundränder nicht verkleben.

Bei ***sublingualen*** Abszessen wird ebenfalls parallel zum Alveolarfortsatz inzidiert, sonst besteht die Gefahr der Verletzung größerer Gefäße und des N. lingualis.

Erst nach Abklingen der Entzündung wird die Ursache (beherdeter Zahn, Wurzelrest) beseitigt.

Beim maxilloretroalveolär gelegenen subperiostalen Abszeß inzidiert man im Mundvorhof dorsal der Crista zygomaticoalveolaris bis zum Tuber maxillae unter Knochenkontakt (Abb. 18.38). Das Periost wird in Richtung Flügelgaumengrube abgehebelt und die Abszeßhöhle mit der Kornzange gespreizt. Drainage mit gekürztem Absaugkatheter oder Gummirohr (5 mm Durchmesser) bzw. Gazestreifen.

Außerhalb des Mundraums begrenzte Abszesse

Perimandibulärer Abszeß. Hier umgreift die Schwellung den Unterkieferkörper, so daß der Mandibularrand nicht mehr getastet werden kann. Der Prozeß bleibt insofern lokalisiert, als der mandibuläre Ansatz der Fascia colli und der mimischen Muskulatur (einschließlich des Platysma) sowie das Drüsenlager der Submandibularloge einer diffusen Fortleitung entgegenstehen (Abb. 18.39). Dadurch kommen monströse Schwellungen zustande, die eine Mundbodenphlegmone vortäuschen können.

Tabelle 18.8. Abszesse im Mundraum

Lokalisation	Hauptsymptome und Gefahren
1. Vestibulärer Abszeß im Molarengebiet von Ober- und Unterkiefer	Schwellung der Wange
2. Vestibulärer Abszeß im Frontzahn- und Prämolarengebiet vom Oberkiefer (Fossa canina)	Rüsselförmige Oberlippe, verstrichene Nasolabialfalte und Unterlidödem; im Mundvorhof umschriebene Schleimhautvorwölbung und Fluktuation. Bei einem subperiostalen bzw. submukösen Abszeß besteht i. allg. keine Gefahr einer aszendierenden Thrombophlebitis der Gesichtsvenen. Wichtig ist die Abgrenzung gegen eine Dermatitis oder einen Furunkel der Oberlippe und des Naseneingangs, da bei diesen beiden Infektionen immer die Gefahr der Sinus-cavernosus-Thrombose via Thrombophlebitis der subkutanen V. angularis besteht. Abb. 18.40 zeigt die venösen Abflüsse von Nase und Lippen als Wege für Keimverschleppung.
3. Maxilloretroalveolärer Abszeß (Weisheitszahngebiet) kranial von Vestibulum und eigentlicher Mundhöhle	Schläfenödem und Kieferklemme infolge a) direkter Fortleitung in die Fossa infratemporalis sowie b) indirekter Fortleitung durch den Plexus venosus pterygoideus via Foramen ovale in den Sinus cavernosus (Meningitis und Hirnabszeß). Bei der Dentitio difficilis im Unterkiefer erfolgt eine submuköse Eiterung (Schlupfwinkelinfektion) unter der Schleimhautkapuze des nicht ganz durchgebrochenen Weisheitszahns (vgl. Abb. 18.37).
4. Gaumenabszeß von Molaren (palatinale Wurzel), Prämolaren, verlagerten Eckzähnen und 2. Inzisivus	Umschriebene paramediane Vorwölbung der Gaumenschleimhaut.
5. Sublingualabszeß (Frontzähne und Prämolaren)	Glasige ödematöse Schwellung der sublingualen Schleimhaut.

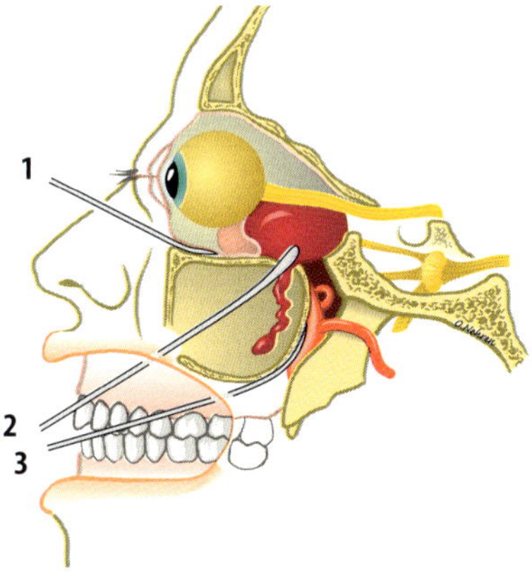

Abb. 18.38. Eröffnung des Orbita- und Retromaxillarabszesses; *1* infraorbital, *2* perantral, *3* Zugang hinter der Crista zygomaticoalveolaris bei Eröffnung eines Retromaxillarabszesses

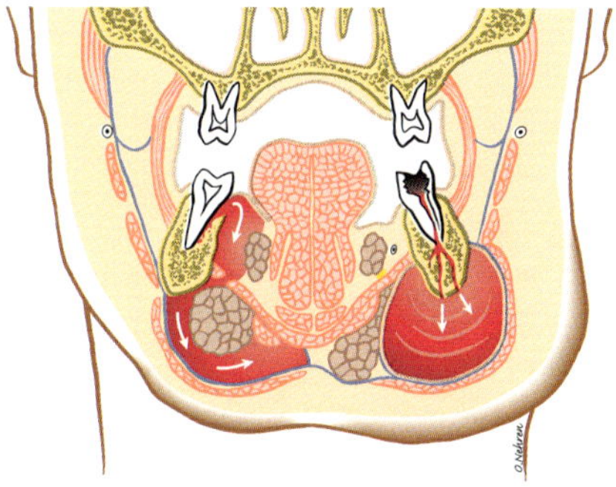

Abb. 18.39. ***Links:*** submandibulärer Abszeß, der durch Fortleitung aus dem Spatium sublinguale (submuköser Abszeß) über eine Muskellücke des Diaphragma oris entstanden ist. ***Rechts:*** perimandibulärer Abszeß, der unter Verdrängung und entzündlicher Infiltration von Periost, Faszie, Platysma sowie Speicheldrüse und M. mylohyoideus den basalen Abschnitt des Kiefers einbezieht

Intraorale Symptome: Kieferklemme; Vestibulum unauffällig und nicht druckschmerzhaft.

Allgemeine Symptome: Erhöhte Temperatur (38 °C) ist stets ein Zeichen für das Vorhandensein von Eiter; BKS und Leukozyten sind erhöht.

Therapeutisch wäre es in jedem Fall falsch, den Abszeß ausschließlich mit Antibiotika behandeln zu wollen. Immer ist eine Außeninzision am tiefsten Punkt des Abszesses angezeigt, und zwar durch einen Schnitt etwa 2 Querfinger unterhalb des Unterkieferrandes (***Cave***: R. marginalis des N. facialis). Meist dringt schon beim Durchtrennen der Halsfaszie der Eiter hervor. Die Drainage der Abszeßhöhle erfolgt mit 2 Gummirohren von 5 mm Durchmesser (Erregerbestimmung und Resistenzprüfung). Erst nach Eröffnung des Abszesses ist die antibakterielle Therapie sinnvoll, allerdings erübrigt sich in vielen Fällen eine Antibiotikatherapie. Am 2. postoperativen Tag fällt die Temperatur.

Es gibt Fälle mit 39–40 °C Fieber und reduziertem Allgemeinzustand. Hier sind vor der Abszeßeröffnung hohe Dosen eines Breitbandantibiotikums angezeigt, da es sich fast immer um eine Mischinfektion handelt.

Gefahren: Jeder Versuch einer konservativen Behandlung mit Antibiotika führt zur Entwicklung eines monatelang torpid verlaufenden chronischen Infiltrats; deshalb keine Anbehandlung mit Antibiotika. Nichtentleerter Eiter kann zur Osteomyelitis des Kieferknochens oder Ausbreitung in die benachbarten Logen führen.

Wangenabszeß. Die Infektion geht häufig von Eckzähnen und Prämolaren des Oberkiefers aus. Der Eiter entleert sich in die Fossa canina und dringt durch die Lücke zwischen den Strahlen der mimischen Muskulatur in die Wange vor (paraviszeral, s. Legende zu Abb. 18.34).

Extraorale Symptome überwiegen: Wange stark geschwollen, diffus gerötet und druckschmerzhaft.

Differentialdiagnose: Furunkel; nekrotischer „Pfropf“ infolge Haarbalgentzündung (Sykosis) oder vorangegangener Impetigopustel („Pickel“).

Gefahr: Sinus-cavernosus-Thrombose über Thrombophlebitis der V. angularis (Abb. 18.40).

Zur ***Therapie*** wird dieser Abszeß nicht von außen entleert, wozu die Hautrötung verleiten könnte, sondern vom Mundvorhof inzidiert. In ganz seltenen Fällen kommt eine Einschmelzung der Haut vor, und nur dann bietet sich die extraorale Stichinzision an. Die Gegeninzision vom Mundvorhof aus ist aber unerläßlich, ebenso die ausreichende Drainage.

18.4.2 Fortgeleitete Abszeßformen

In Fortführung der Abszeßeinteilung, die sich aus der Schichtung des Mundbereichs und damit des Viszeraltrakts ergibt, unterscheiden wir subperiostal-submuköse Abszesse auch in der Kiefer- und Nasenhöhle (vgl. Abb. 18.34).

Die übrigen fortgeleiteten Abszesse liegen außerhalb der Wand des oronasalen Viszeraltraktes. Die Orte sind: Orbita, Submandibularloge, Kaumuskelraum und Spatium para- und retropharyngicum (vgl. Abb. 18.34 und 18.36).

Nur an einer Stelle des oralen Viszeraltrakts, im Bereich des „Hiatus pharyngolingualis“ (v. Hochstetter), kann sich der Eiter durch die Wand hindurch ausbreiten, von sublingual in den paraviszeralen Raum und (seltener) auch umgekehrt (vgl. Abb. 18.35).

Kieferhöhlenempyem

Pathogenese. Nicht selten führen chronische Herde an den Wurzelspitzen der Molaren und Prämolaren oder in den Sinus dislozierte Zahnwurzeln nach einem Extraktionsversuch zu einer akuten Sinusitis mit Eiteransammlungen in der Kieferhöhle. Auch offene Verletzungen der Kieferhöhle und Fremdkörper (besonders Holzsplitter) kommen gelegentlich als ätiologischer Faktor in Betracht. Hingegen beobachtet man bei schwersten Gesichtsschädelverletzungen mit Zertrümmerung der Kieferhöhlenwände höchst selten ein Sinusempyem.

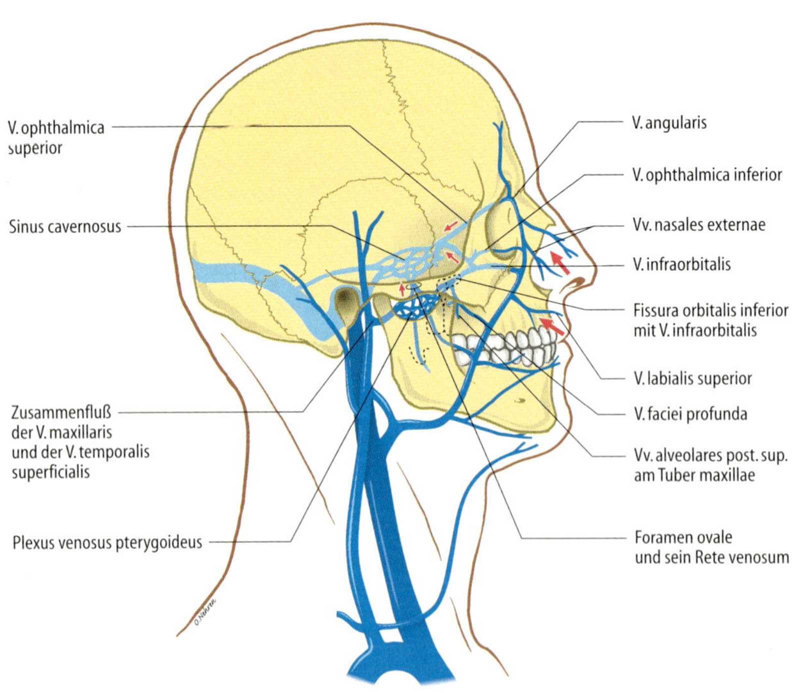

Abb. 18.40. Das Venensystem des Gesichtsschädels als Ausbreitungsweg für entzündliche Prozesse (v. Hochstetter). Fortleitung von Entzündungsprozessen im Bereich von Oberlippe, Wange, Nase sowie Oberkiefer, Tuber maxillae, Fossa pterygopalatina via Gesichtsvene und Plexus pterygoideus zum Sinus cavernosus. Da die Gesichtsvenen ohne Klappen sind, besteht die Gefahr, daß durch direkte Aussaat von infektiösem Material oder durch eine Thrombophlebitis eine Sinusphlebitis bzw. Sinusthrombose entsteht

Symptome. Odontogene Kieferhöhlenempyeme sind fast immer einseitig; die rhinogenen sind häufig von einer Pansinusitis begleitet. Gewöhnlich bestehen Fieberanstieg und Kopfschmerz. Druck- und Klopfempfindlichkeit zeigen sich v. a. bei einer bereits vorhandenen Periostitis der vorderen, fazialen Kieferhöhlenwand. Fortdauer des Fiebers und Steigerung der Schmerzen, Schwellung der Wange und Lidödem sind charakteristisch für dieses Stadium. Die Haut über der kranken Höhle ist gespannt, gerötet und stark druckempfindlich.

Ausbreitung. Das Empyem kann in die Orbita durchbrechen und hier einen Orbitaabszeß, eine Orbitaphlegmone mit Verdrängung des Bulbus, Chemosis und Lidödem hervorrufen. Nach Fortleitung in die Stirn-, Siebbein- oder Keilbeinhöhle kann ein Durchbruch in den Hirnschädelraum erfolgen.

Therapie. Bei jeglichem Übergreifen der eitrigen Entzündung auf die Nachbarschaft (Periostitis, Wangenödem, Orbitaphlegmone und drohende intrakranielle Komplikation) ist sofort in Narkose die breite Eröffnung der Kieferhöhle von der Fossa canina aus angezeigt. Durch einen breiten Mukosaschnitt im Vestibulum oris erfolgt die Trepanation der freigelegten Kieferhöhlenwand entweder mit Meißel oder Bohrer (vgl. auch Abb. 18.38). Das Empyem wird abgesaugt, ein weicher Gummidrain eingelegt und am Wundrand festgenäht. Anfangs 2mal täglich Spülungen mit Betaisodona®-Mund-Antiseptikum oder physiologischer NaCl-Lösung; schon prae operationem hochdosierte Antibiotikatherapie.

Nasenbodenabszeß

Rarefizierende Ostitis als Folge eines Granuloms an der Wurzelspitze des 2. Inzisivus bewirkt Durchbruch des knöchernen Nasenbodens. Im Vestibulum nasi entsteht ein submuköser Abszeß (vgl. Abb. 18.37). Aus dem Granulom kann sich auch eine Zyste bilden, die zu einer allmählichen Vorwölbung des Nasenbodens (Gerber-Wulst) führt. Häufig wird der Zysteninhalt sekundär infiziert, so daß sich daraus ein Nasenbodenabszeß entwickelt.

Symptome. Bei submukösem Abszeß ist der Naseneingang gerötet und schmerzhaft. Häufig Spontaneröffnung und Fistelbildung. Vitalitätstest am Inzisivus negativ. Bei Gerber-Wulst eingeschränkte Nasendurchgängigkeit auf der betroffenen Seite. Bei Infektion des Zysteninhalts kommt es zu periodischem Eiterausfluß, weil nach Abnahme der Zystenflüssigkeit jedesmal ein Spontanverschluß erfolgt. Das Röntgenbild bringt rasch Aufklärung.

Therapie. Beseitigung der Ursache durch Sanierung oder Extraktion des schuldigen Zahns bzw. Zystektomie, ggfls. Drainage.

Orbitaabszeß

Pathogenese. Eitrige Einschmelzung der Periorbita in der Spitzenregion (retrobulbär) entweder durch direkten Einbruch durch die Fissura orbitalis inferior (selten, weil diese membranös abgeschlossen ist; vgl. Abb. 18.34) oder indirekt durch die Fissura orbitalis inferior durch Keimverschleppung via V. alveolaris superior posterior, Plexus pterygoideus und V. ophthalmica inferior oder von vorn durch Oberlippen- und Nasenfurunkel via V. angularis und V. ophthalmica superior (vgl. Abb. 18.40).

Ausgangsorte der Keimverschleppung sind vereiterte Nasennebenhöhlen, infizierte Alveolen der oberen Molaren post extractionem, eitrige Prozesse bei erschwertem Durchbruch oberer Weisheitszähne (vgl. Abb. 18.35), hochverlagerte infizierte Weisheitszähne und retinierte Eckzähne, die unmittelbar unter dem Orbitaboden liegen. Bei indirekter Keimverschleppung auch phlegmonöse Entzündung möglich (orbitale Zellulitis, Periophthalmitis). Aus der Orbita heraus durch die Fissura orbitalis inferior kann Einbruch in die Anschlußräume Fossae pterygopalatina, infratemporalis und temporalis erfolgen. Dieser Weg ist jedoch selten, denn die derbe Membran der Fissura orbitalis inferior bildet eine starke Barriere.

Symptome. Ödem beider Lider, Chemosis der Konjunctiva, Exophthalmus, Bewegungseinschränkung und Verlagerung des Bulbus (Einschränkung des Blickfelds), starker Druckschmerz über dem Bulbus (Zeichen einer beginnenden Sinus-cavernosus-Thrombose mit Meningitis und Übergreifen auf den Sehnerv).

Orbitaspitzensyndrom. Paresen der Hirnnerven II (Zentralskotom, Gesichtsfelddefekte, Optikusatrophie), III (Ptosis des Oberlids), IV und VI (Doppelbilder), V_1 (Sensibilitätsstörung im Stirnbereich).

Therapie (vgl. Abb. 18.38). Frühzeitige Inzision, um eine irreversible Schädigung zu verhindern. Fäulnisgeruch des Eiters (Mischinfektion) beruht immer auf einer odontogenen Ursache.

- *Infra- und/oder supraorbitale Abszeßeröffnung*: Sorgsame Freilegung des lateralen Infra- und/oder Supraorbitalrandes unter Erhaltung des Septum orbitale; Eindringen mit dem Raspatorium zwischen Periorbita und Knochen in die Orbitaspitzenregion; Nachtastung mit einer kleinen Kornzange; Einlegen eines weichen Gummirohrs.
- *Perantale Abszeßeröffnung* (Orbitotomie): Von der vom Vestibulum oris her eröffneten Kieferhöhle aus wird der dorsale Anteil des Orbitabodens mit einer Präparierzange vorsichtig trepaniert. Drainage via Kieferhöhle mit weichem Gummirohr.

Submandibularabszeß

Pathogenese. Der Submandibularabszeß geht meist von unteren Molaren aus.

Symptome. Pralle Vorwölbung im Bereich des Submandibulardreiecks ohne auffallende Rötung und Schmerzhaftigkeit; Unterkieferrand noch tastbar; Kieferklemme infolge kollateraler Mitbeteiligung des M. pterygoideus medialis; Schluckbeschwerden; erhöhte Temperatur, keine Fluktuation.

Differentialdiagnose. Akute Speicheldrüsenentzündung (geringere Kieferklemme, eitriges Sekret aus dem Wharton-Gang), Lymphadenitis und Lymphdrüsenabszeß (diffuse, schmerzhafte Schwellung und Rötung der Haut oder umschriebener, oberflächlich gelegener Abszeß, Fluktuation), perimandibulärer Abszeß (Kieferrand nicht tastbar, s. S. 484).

Ausbreitung (vgl. Abb. 18.35). In das dorsokranial anschließende Spatium parapharyngicum orale und nasale. Selten erfolgt die Fortleitung nach vorn oberhalb des Mundbodens durch den „Hiatus pharyngolingualis" in die Sublingualloge oder unterhalb des Mundbodens nach vorn medial in die Submentalloge und von hier in den Submandibularraum der Gegenseite (fälschlich: „Mundbodenphlegmone") sowie kranialwärts durch die Faszienlücke an der Durchtrittsstelle der Fazialisgefäße in die Wangenweichteile.

Therapie. Prinzipiell genügt Außeninzision mit Eröffnung der Submandibularloge und großlumige Drainage.

Parapharyngealabszeß

Pathogenese. Fortgeleitete odontogene Eiterung aus dem Submandibular- und Sublingualraum; ferner direkter Einbruch eines Peritonsillarabszesses oder Invasion der Erreger auf dem Lymphwege.

Symptome. *Extraoral* macht sich der aus einem Submandibularabszeß fortgeleitete Parapharyngealabszeß äußerlich durch keine zusätzliche Schwellung bemerkbar, weil er tief medial vom Unterkieferast liegt. Heftiger Druckschmerz bei Palpation medial vom Kieferwinkel.

Intraoral regelmäßig starke Kieferklemme infolge der Beteiligung der Mm. pterygoidei. Vorwölbung des vorderen Gaumenbogens; Schluckbeschwerden.

Differentialdiagnose. Tonsillenabszeß (keine Kieferklemme, wenn Durchbruch in den Parapharyngealraum noch nicht erfolgt ist).

Ausbreitung. Der parapharyngeale Raum (vgl. Abb. 18.35) ist der Treffpunkt der Ausbreitung odontogener und tonsillogener Eiterungen. Kommt es nicht zur Abgrenzung des Prozesses, entwickeln sich lebensbedrohliche Komplikationen durch Fortleitung aufsteigend zur mittleren Schädelgrube oder absteigend ins Mediastinum oder nach hinten in die Gefäßscheide und in den Retropharyngealraum.

Therapie. Zuerst erfolgt Eröffnung des Spatium submandibulare, dann tastet man sich am Hinterrand des M. mylohyoideus vorbei und dringt kraniodorsal in den parapharyngealen Raum vor (vgl. Abb. 18.36); großlumige Drainage.

Retropharyngealabszeß

Dieser kommt sui generis kaum vor. Bemerkenswert ist auch die Seltenheit der Mitbeteiligung des retropharyngealen Raums bei den häufigen parapharyngealen Abszessen verschiedener Genese. Das Septum stylomastopharyngicum und die Gefäßnervenscheide schirmen das Spatium retropharyngicum vom Spatium parapharyngicum ab (Abb. 18.41).

Therapie. Zugang entweder wie beim Parapharyngealabszeß (vgl. Abb. 18.36) unter Vortastung bis zur Wirbelsäule oder bis zum Trigonum caroticum, wobei die Knochenzange kaudomedial der vom Mastoid und Styloid entspringenden Muskeln in das Spatium retropharyngeale gleitet; großlumige Drainage.

18.4.3 Abszesse im Kaumuskelraum

Faszienlogensyndrom, Kieferklemme und Mittellinienabweichung

Der Kaumuskelraum liegt zwischen der Faszie des M. masseter und der Lamina fibrosa interpterygoidea, die sich an der lateralen Fläche des M. pterygoideus medialis von der lateralen Lamelle des Flügelfortsatzes zur Lingula mandibulae erstreckt (vgl. Abb. 18.36), so daß der M. masseter außerhalb des Kaumuskelraumes liegt. Im Raum selbst sind locker eingewoben: Der M. pterygoideus externus, die Vasa maxillaria und die Zweige des N. mandibularis, von denen der N. alveolaris inferior in den Canalis mandibulae eintritt und der N. lingualis zum Mundboden verläuft. Dieses lockere Bindegewebe fördert die Ausbreitung von Abszessen bis hinauf zum Planum infratemporale: Infratemporalabszeß (vgl. Abb. 18.36).

Die äußere Begrenzung des Kaumuskelraums ist unnachgiebig. Ein entzündliches Ödem führt zu einer beträchtlichen Erhöhung des Gewebedrucks im Faszienraum. Der M. pterygoideus lateralis schwillt und seine dadurch folgende Verkürzung führt zu einem spontanen Vorschub des Kiefers und, da das Kieferköpfchen der gesunden Seite als Drehpunkt in der

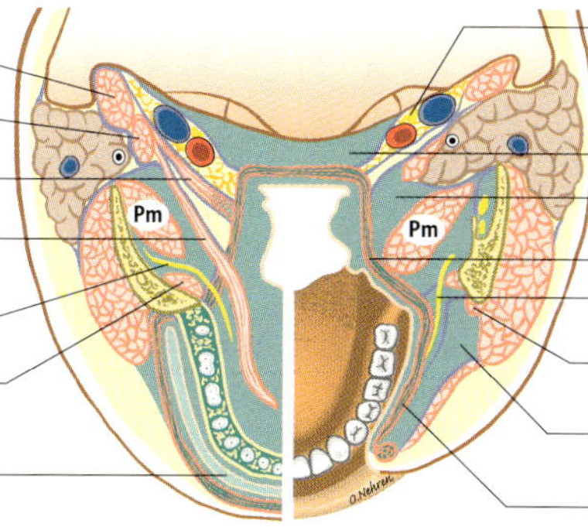

Abb. 18.41. Anatomie der Entzündungsräume im oralen Gesichtsschädel (Horizontalschnitt). Das Viszeralrohr, bestehend aus der Wand des Mundraums und des Oropharynx mit den Entzündungsräumen Kieferkörper und submuköses Füllgewebe.

Der paraviszerale Entzündungsraum außerhalb der Wand des Viszeralrohrs besteht aus dem perioralen, dem para- und dem retropharyngealen Bindegewebe, das muskulofasziale „Septum stylomastopharyngicum" und seine Eingliederung in die laterale Wand des Pharynx. Dahinter der Gefäßnervenstrang des Halses mit seinen septalen Verbindungen nach hinten lateral zum Vertebralmassiv und nach vorn medial zum Pharynx. Beide septalen Formationen trennen das Spatium retropharyngicum vom Spatium parapharyngicum.

Die Parotis liegt zwischen der Styloidmuskulatur hinten und der Kaumuskulatur vorn. Das Septum stylomastopharyngicum schirmt den Gefäßnervenstrang und das Spatium retropharyngicum gegen eine Infektion ab.

Linke Bildhälfte: Am lingualen Teil des „Hiatus pharygolingualis" (v. Hochstetter) erfolgt beiderseits des M. pterygoideus medialis der Übergang in das Spatium oris submucosum sublinguale: Medial aus dem Spatium parapharyngicum entlang dem M. styloglossus und lateral aus dem Spatium pterygomandibulare entlang dem N. lingualis.

Rechte Bildhälfte (kaudaler als die *linke*): Der einheitliche Entzündungsraum (Spatium paraviscerale orale und Spatium parapharyngicum) und sein Zusammenhang mit dem Spatium pterygomandibulare entlang des N. buccalis. *Pm* M. pterygoideus medialis

Gelenkpfanne bleibt, zu einer stereotypen Verschiebung des Kinns zur gesunden Seite.

Zugleich besteht eine Kieferklemme. Da auch die im Faszienraum befindlichen Mm. temporalis und masseter schwellen, kann in wenigen Tagen der Unterkiefer kaum mehr geöffnet werden.

Zusammen sind also Mittellinienabweichungen des Kinns und Kieferklemme die Folge eines Faszienlogensyndroms und damit sicheres Zeichen für einen entzündlichen Prozeß im Kaumuskelraum.

Es gibt seltene Fälle von bleibender Kieferklemme, wenn Abszesse oder chronische entzündliche Infiltrate im Kaumuskelraum nicht genügend eröffnet und drainiert oder ausschließlich mit Antibiotika behandelt wurden. Unterbleibt nämlich die Druckentlastung durch Inzision, so entwickelt sich infolge des chronischen Ödems, der entzündlichen Infiltration und der gestörten Mikrozirkulation im Muskel eine interstitielle Fibrose, die zu einer bleibenden Kieferklemme führt.

Differentialdiagnostisch von einem Faszienlogensyndrom abzugrenzen ist die Kieferklemme bei tumoröser Infiltration der Kaumuskeln und der Trismus als Frühsymptom eines Tetanus, der stets beidseitig ist.

Innerhalb des Kaumuskelraums unterscheiden wir 4 Abszeßlokalisationen: Die pterygomandibuläre, die infratemporale, die retromaxilläre sowie die masseterikomandibuläre.

Pterygomandibularabszeß

Das Spatium pterygomandibulare liegt zwischen R. mandibulae und der schrägen Wand der Mm. pterygoidei. Hinter dem Tuber maxillae ist der Raum am breitesten.

Pathogenese. Fortgeleitete Infektion aus den angrenzenden Spatien, d.h. sublingual und submandibulär (vgl. Abb. 18.35); von einer Unterkieferosteomyelitis fortgeleitete Markphlegmone in den Unterkieferast; aszendierende Infektion ausgehend von Molaren, insbesondere Weisheitszähnen (Dentitio difficilis und post extractionem), iatrogene Infektion eines Hämatoms nach Leitungsanästhesie.

Extraorale Symptome. Druckschmerz auf der Innenseite des Kieferwinkels, Schluckbeschwerden; starke Kieferklemme (Mundöffnung höchstens 3–5 mm möglich), dabei deutliche Abweichung der Unterkiefermitte zur gesunden Seite; im Spätstadium als Zeichen einer beginnenden Fortleitung in Richtung Schädelbasis (infratemporal) ödematöse Schwellung an der Schläfe.

Intraorale Symptome. Schleimhaut des vorderen Gaumenbogens ödematös geschwollen.

Differentialdiagnose. Tonsillarabszeß (keine Kieferklemme!).

Ausbreitung. Nach medial oberhalb des Lig. pterygospinale (Civinini) ins Spatium parapharyngicum (vgl. Abb. 18.36); nach dorsal zwischen Collum mandibulae und Lig. sphenomandibulare entlang der A. maxillaris in die Parotisloge (höchst selten, da die Parotis eine starke Barriere darstellt); nach kranial in das Spatium infratemporale zwischen Planum infratemporale und dem M. pterygoideus lateralis und nach ventromedial in die Fossa pterygopalatina; in beiden Fällen besteht eine Schwellung der Schläfe.

Infratemporaler und temporaler Abszeß

Das Spatium infratemporale liegt unmittelbar unter dem Planum infratemporale der Schädelbasis und setzt sich über die Crista infratemporalis in das Planum temporale fort (vgl. Abb. 18.36).

Pathogenese. Als Folge eines fortgeleiteten Abszesses von kaudal aus dem Spatium pterygomandibulare, von vorn unten aus dem retromaxillären Raum und, seltener, von medial aus dem Spatium parapharyngicum.

Symptome. Ein Schläfenödem (Ödem des M. temporalis) zeigt sich fast immer schon vor einer infratemporalen Eiterbildung. Erst Ödeme der Augenlider, Protrusio bulbi und Meningismus sind sichere Zeichen der Abszeßbildung und einer diffusen Ausbreitung gegen die Fissura orbitalis inferior und das Foramen ovale. Starke Kieferklemme.

Ausbreitung. Retromaxillär über die Fissura orbitalis inferior und die Fossa sphenopalatina zur Orbita direkt kranialwärts in die Fossa temporalis, nach dorsokranial via Foramen ovale und Foramen spinae zur mittleren Schädelgrube, nach dorsal in das Spatium parapharyngicum (vgl. Abb. 18.35).

Therapie. Bei beginnendem Schläfenödem ist die sofortige Eröffnung der Infratemporalregion angezeigt. Dabei werden das Spatium parapharyngicum und das Spatium pterygomandibulare zwangsläufig miteröffnet, von denen mindestens eines das Zentrum der Ausbreitung ist (vgl. Abb. 18.36). Dabei ist die Inzision von der Schläfenregion aus wegen der Gefahr der Verletzung des N. facialis und ungünstiger Drainage nicht empfehlenswert. Nur bei einem Temporalabszeß muß der Muskel oberhalb der Jochbogenwurzel breit freigelegt werden, jedoch mit einer zusätzlichen peroralen Gegeninzision der pharyngeal vorgeschalteten Räume.

Retromaxillärer Abszeß

Dieser ist besonders gefährlich wegen seiner versteckten Lage, des schwierigen Zugangs und seiner Ausbreitung nach medial in die Fossa sphenopalatina und nach oben zur Schädelbasis sowie von dort in den Hirnschädel (vgl. Abb. 18.35).

Pathogenese. Ostitische Herde der oberen Molaren sind die häufigste Ursache der direkten Fortleitung; seltener eine Sinusitis maxillaris oder Oberkieferosteomyelitis. Metastatisch fortgeleitete Eiterung ist via parapharyngeale Lymphgefäße oder venösen Plexus pterygoideus möglich (vgl. Abb. 18.40).

Symptome. Schläfenödem oder bereits derbes Infiltrat der Schläfe; Lidödem, Verengung der Lidspalte, hohe Temperatur und schlechter Allgemeinzustand. Anzeichen einer Protrusio bulbi bedeuten stets, daß sich der Prozeß in die Fossa sphenopalatina weiter ausbreitet.

Ausbreitung. Den N. maxillaris entlang nach hinten durch den Canalis rotundus und durch die Fissura orbitalis superior in die mittlere Schädelgrube sowie nach vorn durch die Fissura orbitalis inferior zur Orbitaspitze; schließlich kann der retromaxilläre Eiter nach vorn, entlang des M. buccinator, in die Wange einbrechen (vgl. Abb. 18.35).

Therapie. Die Eröffnung des Abszesses beginnt mit einem senkrechten Schnitt im Vestibulum oris hinter der Crista infrazygomaticoalveolaris (Crista infrazygomatica) und parallel zu ihr bis auf den Knochen des Corpus maxillae (vgl. Abb. 18.38). Es ist wichtig, zur Vermeidung einer Verletzung des Corpus adiposum buccae und des Plexus venosus pterygoideus mit dem Raspatorium streng subperiostal zu bleiben.

Der tiefste Punkt des Abszesses liegt versteckt in der Fossa sphenopalatina und ist auf dem direkten Weg nicht immer erreichbar.

In solchen Fälle kann man von submandibulär, medial des Pterygoideus medialis, den Parapharyngealraum breit eröffnen und danach noch um den vorderen freien Rand des Muskels zwischen diesem und der Raphe pterygomandibularis (buccipharyngica) das Gebiet hinter dem Tuber maxillae erreichen (vgl. Abb. 18.36). Im Kontakt mit dem Knochen dringt die Kornzange 2–3 cm kranialwärts vor und gelangt so sicher zur Fissura pterygomaxillaris, dem Eingang in die Fossa sphenopalatina. Soll das Spatium infratemporale miteröffnet werden, tastet man sich noch bis zum Eingang der Fossa sphenopalatina vor. Von dort aus dreht man das Zangenende dorsalwärts und sucht Kontakt mit dem Planum infratemporale der Schädelbasis. Großlumige Drainagen und massive antibakterielle Therapie. Resistenzbestimmung.

Masseterikomandibulärer Abszeß

Pathogenese. Bei einer Dentitio difficilis dringt der Eiter subperiostal vom Trigonum retromolare direkt unter den Masseter (vgl. Abb. 18.35). Selten entsteht ein Masseterabszeß durch den Knochen hindurch aus einer apikalen Ostitis eines beherdeten 2. oder 3. Molaren.

Symptome. Umschriebene derbe Schwellung über dem Kieferwinkel; auffallende Druckdolenz infolge starker Gewebespannung, starke Kieferklemme.

Ausbreitung. In der Regel keine.

Therapie. Schnitt 2 Querfinger unterhalb des Kieferwinkels; längs der Halsfaszie dringt man mit stumpfer Schere bis zum Kieferrand und dann zwischen Masseter und Knochen vor, bis Eiter abfließt, dann großlumige Drainage.

Synopse der Abszeßlokalisationen. Zur Übersicht seien die verschiedenen Abszeßlokalisationen tabellarisch zusammengestellt:

Örtlich begrenzte Abszeßformen

- im Mundraum
  - subperiostaler und submuköser Abszeß
  - vestibulärer Abszeß
  - maxilloretroalveolärer Abszeß (einschließlich Dentitio difficilis)
  - Gaumenabszeß
  - Sublingualabszeß
- außerhalb des Mundraums
  - Weichteilabszeß
  - perimandibulärer Abszeß
  - Wangenabszeß

Fortgeleitete Abszeßformen

- Kieferhöhlenempyem
- Nasenbodenabszeß
- Orbitaabszeß
- Submandibularabszeß
- Parapharyngealer Abszeß
- Retropharyngealer Abszeß
- Abszesse im Kaumuskelraum
  - pterygomandibulärer Abszeß
  - infratemporaler Abszeß
  - retromaxillärer Abszeß
  - masseterikomandibulärer Abszeß

18.5 Spezifische Infektion im Mund-Kiefer-Gesichtsbereich

18.5.1 Zervikofaziale Aktinomykose

Dies ist die wichtigste granulomatöse Erkrankung im Kieferbereich (Kieferaktinomykose) mit lokalen und generalisierten Erscheinungen und Neigung zur Bildung multipler Fisteln.

Ätiologie und Pathologie. Aktinomykosen sind endogene, polymikrobielle Infektionskrankheiten, als deren Primärerreger oder Leitkeime verschiedene fakultativ anaerobe Aktinomyzetenarten fungieren. Die Ätiologie dieser Erkrankung und die Mikrobiologie ihrer Erreger, die jahrzehntelang durch Irrtümer und Unsicherheiten belastet waren, konnten inzwischen weitgehend geklärt werden. Dennoch können die Aktinomykosen im Einzelfall auch heute noch erhebliche diagnostische und vor allem auch therapeutische Probleme aufwerfen. Der Erreger ist hauptsächlich der in der Mundhöhle als Saprophyt vorkommende Actinomyces israeli (grampositiv, anaerob,), seltener andere Aktinomyzeten. Da den Aktinomyzeten gewebeaufschließende Fermente (z. B. Hyaluronidase) fehlen, benötigen sie grundsätzlich ein sogenanntes Begleitkollektiv, das aus aerob und anaerob wachsenden Bakterienarten gebildet wird. Eine besondere Stellung nehmen dabei Aktinobacillus actinomycetem-comitans und Bacteroides-Arten ein. Die Aktinomykose ist durch die Ausbildung eines chronisch-entzündlichen Granulationsgewebes, das Fett speichernde Zellen und Actinomyces-Drusen enthält, gekennzeichnet. Bei der primär akuten Verlaufsform werden die Aktinomyzeten durch die sich rasch ausbreitende Mischinfektion in tiefere Regionen verschleppt. Nach Abklingen der akuten Symptome erfolgt der Übergang in ein chronisches Stadium.

Begünstigend für die Auslösung sind Zahnextraktion, kariöses Gebiß, Schleimhautverletzungen und Kieferfrakturen.

Symptome. Zu Beginn der Erkrankung kleine, flache, harte, meist schmerzhafte Schwellung unter der Schleimhaut (subperiostale und submuköse Abszesse); später Einschmelzung, Fistelbildung und brettharte Infiltration der Weichteile; livide Verfärbung und narbige Einziehung der Haut.

Andere Regionen, wie Wange, Zunge, Pharynx, Speicheldrüsen, Schädelbasis, Meningen, Gehirn oder Mediastinum, können primär oder per continuitatem beteiligt sein. Es treten sogar metastatische Abszesse auf. Die Diagnose erfolgt aufgrund der klinischen Symptomatik und des bakteriologischen Nachweises der Aktinomyzeten. Die Entnahme des Untersuchungsgutes muß unter sterilen Kautelen von extraoral erfolgen, eine Oxidationsschädigung der anaeroben Begleitflora ist durch Verwendung geeigneter Transportgefäße (Port-A-Cul®) unbedingt zu vermeiden. Der Nachweis von Actinomyces-Drusen erfolgt durch die histologische Untersuchung des Granulationsgewebes.

Prognose und Therapie. Die Erkrankung dauert gegebenenfalls Monate oder Jahre, die Prognose hängt weitgehend von der Frühdiagnose ab. Bei Abszessen ist breite Inzision mit Drainage indiziert, um Retentionen zu vermeiden, die zu neuer Fistelbildung führen können. Bei hinreichendem klinischen Verdacht oder nach erfolgtem Aktinomyzetennachweis wird zusätzlich zur chirurgischen Intervention eine geeignete Antibiotikatherapie eingeleitet, vorzugsweise mit Aminopenizillin und Clavulansäure (Augmentan®). Diese Präparate erfassen nicht nur alle pathogenen Aktinomyzeten, sondern auch die meisten wichtigen Begleitbakterien. Bei unkomplizierten Verläufen ist dann eine Behandlungsdauer von etwa 3 Wochen zu veranschlagen, bei Auftreten von Komplikationen auch länger. Zur Erhöhung der Penizillindosis kann zusätzlich zum Augmentan® Ampicillin gegeben werden. Die Kombination von Aminopenizillinen mit Metronidazol oder Clindamycin verbreitert das Wirkungsspektrum. Nur in Einzelfällen, bei Anwesenheit resistenter Bacteroides-Arten, können Cephalosporine wirksamer sein. Die Anwendung von Heterovakzinen und Jodiontophorese zur Behandlung der zervikofazialen Aktinomykose ist heute weitgehend verlassen worden.

Bei Knochenaktinomykose Sequester entfernen: Kürettage der Knochenhöhle; Antibiotikatherapie (wie oben angegeben).

...

Ätiologie, Pathologie, Klinik, Diagnostik und Grundzüge der Therapie wichtiger mund-kiefer-gesichtschirurgischer Krankheitsbilder werden systematisch abgehandelt. Die neuesten Möglichkeiten der Diagnostik durch bildgebende Verfahren und die aktuellen operativen Möglichkeiten der exakten Reposition und Fixation von frakturierten Knochenfragmenten durch funktionsstabile Osteosynthese mit Mini- und Mikroplattensystemen kommen zur Darstellung. Da der Gesichtsschädel Ursprungsort vieler Tumorentitäten ist, werden die allgemeinchirurgisch interessierenden Grundkenntnisse über die Klinik des Basalioms, Mundhöhlenkarzinoms sowie der Speicheldrüsentumoren vermittelt. Die Sarkome der Mundhöhle und Kiefer werden dem wichtigsten malignen Tumor, dem Plattenepithelkarzinom der Mundhöhle gegenübergestellt. Lippen-Kiefer-Gaumenspalten, die als angeborene Entwicklungsstörungen auf genetischer Basis im Bereich der embryonalen Kopfanlage und der ersten beiden Viszeralbögen entstehen, stellen mit einer Inzidenz von 1 : 450 Geburten in Mitteleuropa die zweithäufigste Fehlbildung nach dem Klumpfuß dar. Es werden die Fortschritte und Schwerpunkte bei der komplexen Behandlung dieser kraniofazialen Dysplasien erörtert, da eine vollständige Rehabilitation der Spaltpatienten heute nur durch interdisziplinäre Zusammenarbeit und intensive Ursachenforschung in einem Spaltzentrum erreicht werden kann. Das Hauptproblem dabei besteht in der Entwicklung von Behandlungsmethoden, die zu einem optimalen Kompromiß eines ungestörten Sprech- und Lautbildungsvermögens sowie günstigem Wachstum und normaler Ausbildung des Gesichtsschädels führen. Die unspezifischen pyogenen Infektionen im Mund-Kiefer-Gesichtsbereich, die überwiegend ihren Ursprung in Erkrankungen der Zähne und des Zahnhalteapparates haben, können mit ihren bedrohlichen Ausbreitungen bis zum Hirnschädelraum oder Mediastinum als lebensbedrohende Erkrankungen gelten. Es bedarf eines wohlabgestimmten therapeutischen Konzeptes, um dem Patienten auf schnellstem Wege zu helfen. Mit der zervikofazialen Aktinomykose wird die wichtigste spezifische Infektion im Kieferbereich beschrieben, wobei die Prognose dieser granulomatösen Erkrankung weitgehend von der Frühdiagnose abhängt.

Literatur

Heberer G, Pichlmayr R (Hrsg) (1995) Kirschnersche allgemeine und spezielle Operationslehre, Bd. II. In: Hausamen J E, Machtens E, Reuther R (Hrsg) Mund-, Kiefer- und Gesichtschirurgie, 3. Aufl. Springer, Berlin Heidelberg New York Tokyo

Horch HH (Hrsg) (1997) Praxis der Zahnheilkunde, Bd. 10/I, Mund-Kiefer-Gesichtschirurgie I, 3. Aufl. Urban & Schwarzenberg, München Wien Baltimore

Horch HH (Hrsg) (1991) Praxis der Zahnheilkunde, Bd. 10/II, Mund-Kiefer-Gesichtschirurgie II, 2. Aufl. Urban & Schwarzenberg, München Wien Baltimore

Horch HH (Hrsg) (1995) Praxis der Zahnheilkunde, Bd. 9, Zahnärztliche Chirurgie, 3. Aufl. Urban & Schwarzenberg, München Wien Baltimore

Krolls SO, Hoffmann S (1976) Squamous cell carcinoma of the oral soft tissues: A statistical analysis of 14 253 cases by age, sex and race of patients. JADA 92: 571

Krüger E (Hrsg) (1993) Lehrbuch der chirurgischen Zahn-, Mund- und Kieferheilkunde, Bd. 1, 7. Aufl. Quintessenz, Berlin Chicago London São Paulo Tokyo

Krüger E (Hrsg) (1993) Lehrbuch der chirurgischen Zahn-, Mund- und Kieferheilkunde, Bd. 2, 7. Aufl. Quintessenz, Berlin Chicago London São Paulo Tokyo

Naumann HH, Helms J, Herberhold C, Kastenbauer E (Hrsg) (1992) Oto-Rhino-Laryngologie in Klinik und Praxis, Bd. 2. In: Kastenbauer E (Hrsg) Nase, Nasennebenhöhlen, Gesicht, Mundhöhle und Pharynx, Kopfspeicheldrüsen. Thieme, Stuttgart New York

Nigst H (Hrsg) (1972) Spezielle Frakturen- und Luxationslehre, Bd. I/1. In: Spiessl B, Schroll K (Hrsg) Gesichtsschädel. Thieme, Stuttgart

Pfeifer G (Hrsg) (1991) Craniofacial abnormalities and clefts of the lip, alveolus and palate. Interdisciplinary

teamwork, principles of treatment, long term results. Thieme, Stuttgart New York
Platz H, Fries R, Hudec MV (Hrsg) (1986) Prognosis of oral cavity carcinomas. Results of a multicentric, retrospective observational study. Hanser, München Wien
Platz H, Fries R, Hudec MV (1988) Einführung in die „Prospektive DÖSAK-Studie" über Plattenepithelkarzinome der Lippen, der Mundhöhle und des Oropharynx. Dtsch Z Mund-Kiefer-Gesichts-Chir. 12: 293–302
Seifert G (1988) Klassifikation der mesenchymalen Tumoren der großen Speicheldrüsen. Dtsch Z Mund-Kiefer-Gesichts-Chir. 12: 63–73
UICC (1987) TNM-Klassifikation maligner Tumoren, 4. Aufl. Springer, Berlin Heidelberg New York Tokyo
Wittekind C (Hrsg) (1998) TNM Klassifikation maligner Tumoren, 5. Auflage, Springer, Berlin Heidelberg New York Tokyo

?

1. Haben Sicherheitsgurte einen Einfluß auf die Häufigkeit von Gesichtsschädelfrakturen?
2. Welche Rolle spielt die Friedrich-Wundausschneidung bei Gesichtsschädelverletzungen?
3. Wie werden die Mittelgesichts- und Unterkieferfrakturen klassifiziert?
4. Nennen Sie die wichtigsten äußeren Symptome bei Mittelgesichtsfrakturen!
5. Welche Funktionseinschränkungen treten bei Gesichtsschädelfrakturen auf?
6. Welches sind die wichtigsten Röntgenaufnahmen bei Mittelgesichts- und Unterkieferfrakturen?
7. Wie werden Kiefergelenkfrakturen behandelt?
8. Wie sieht die aktuelle operative Therapie von Gesichtsschädelfrakturen aus?
9. Welches ist die klinisch-pathologische Eigenart des Basalioms?
10. Häufigster Krebs der Mundhöhle, seine Lokalisationen und die bevorzugte Metastasierung?
11. Wie kann man ein Mundhöhlenkarzinom aufgrund des makroskopischen Bildes klassifizieren?
12. Was versteht man unter „Neck dissection"?
13. Welches ist der häufigste Speicheldrüsentumor?
14. Was versteht man unter einer konservativen Parotidektomie?
15. Häufigkeit der Lippen-Kiefer-Gaumenspalten: Bei wie vielen Geburten ist in Mitteleuropa mit einer Spaltbildung zu rechnen?
16. Welche Grundtypen von Lippen-Kiefer-Gaumenspalten gibt es?
17. In welchem Alter erfolgt der operative Verschluß
    a) der Lippe,
    b) des Kiefers und
    c) des Gaumens?
18. Welche Art von sprechverbessernden Operationen sind gelegentlich angezeigt?
19. In welchem Alter erfolgt in der Regel die knöcherne Überbrückung des Kieferspaltes und warum ist diese angezeigt?
20. Welche operativen Korrekturen sind nach Wachstumsabschluß indiziert?
21. Beispiele einer odontogenen bzw. einer nicht odontogenen Verursachung von Infektionen im Mund-Kiefer-Gesichtsbereich?
22. Unterschied zwischen Weichteilabszeß, Phlegmone und Sepsis?
23. Was versteht man unter einem subperiostalen, was unter einem submukösen Abszeß?
24. Nennen Sie Beispiele begrenzter Weichteilabszesse innerhalb des Mundraumes!
25. Was versteht man unter Fortleitung eines Abszesses?
26. Kann ein Kieferhöhlenempyem ein fortgeleiteter Abszeß sein?
27. Nennen Sie die möglichen Komplikationen bei einem Orbitaabszeß?
28. Was versteht man unter Orbitaspitzensyndrom?
29. Welche Möglichkeiten der Ausbreitung bestehen bei einem Parapharyngealabszeß?
30. Was ist eine Kieferklemme und wie kommt dieses Symptom zustande?
31. An welche Abszeßlokalisation ist bei einem Schläfenödem zu denken?
32. Auf welchem Wege kann eine Sinusthrombose entstehen?
33. Hauptsymptome der zervikofazialen Aktinomykose!
34. Welche Therapie ist bei der zervikofazialen Aktinomykose angezeigt?

Hals 19

J. D. Roder

19.1 Zysten und Fisteln 496

19.2 Vergrößerte Halslymphknoten 496

19.3 Verletzungen 496

19.4 Gutartige Tumoren 497

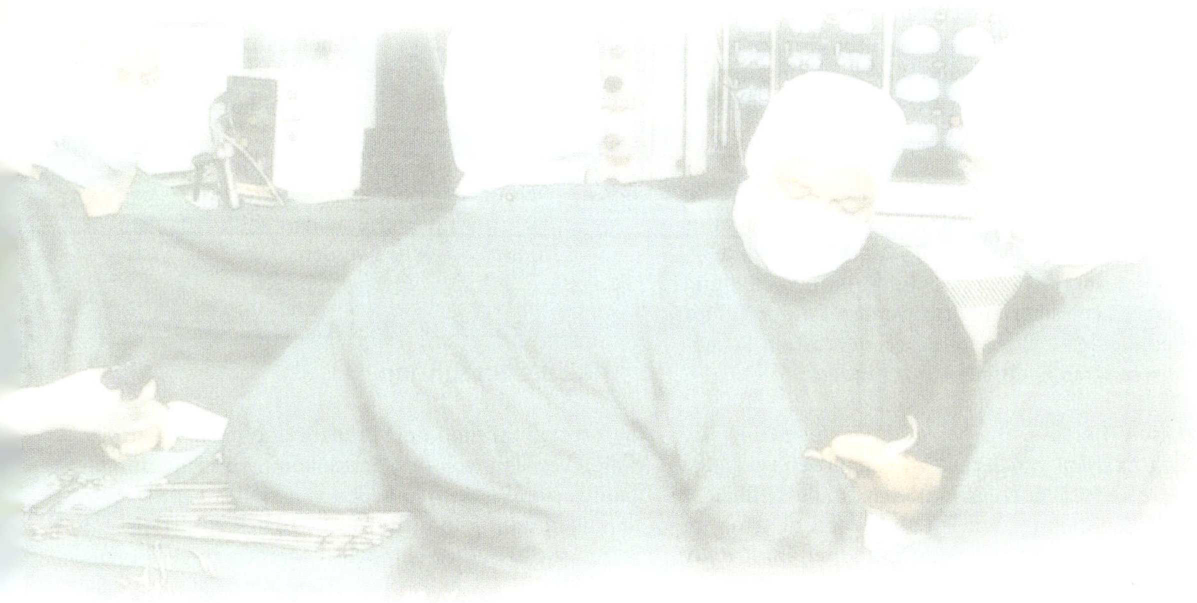

Obwohl die meisten Fehlbildungen vor der Pubertät diagnostiziert werden, kann ein Teil von ihnen auch später symptomatisch werden. Diese Fehlbildungen werden häufig erst symptomatisch, wenn sie sich infizieren. Symptomatische Vergrößerungen eines oder mehrerer zervikaler Lymphknoten des Erwachsenen sind hingegen immer hochgradig ***suspekt auf eine maligne Erkrankung***. Derartige Veränderungen sollten daher stets exstirpiert und histologisch abgeklärt werden.

19.1 Zysten und Fisteln

Mediale Halszysten (Thyreoglossuszysten) entstehen aus dem persistierenden Ductus thyreoglossus. Laterale Halszysten und Halsfisteln entstehen aus persistierenden Kiemengangzysten und haben enge Beziehung zur Aufteilung der A. carotis communis in die A. carotis interna und externa (Karotisgabel).

Symptome. Bei medialen Halszysten führt der von den Epithelzellen produzierte Schleim zur Zyste, die meist erst im Alter von 4–5 Jahren als zystischer Tumor in der Mittellinie des Halses in Höhe des Zungenbeines oder darunter in Erscheinung tritt. Kommt es zur Infektion der Zyste, kann diese nach außen durchbrechen, und es entsteht eine sekundäre Fistel. Bei der lateralen Halsfistel und Halszyste ist die kleine, kaum sichtbare Fistelöffnung am Vorderrand des M. sternocleidomastoideus bei der Geburt vorhanden. Der Gang verläuft durch die Karotisgabel und mündet am hinteren Gaumenbogen in den Rachen. Laterale Halszysten liegen im vorderen Halsdreieck und können durch einen Fistelgang sowohl mit der Hautoberfläche als auch mit dem Pharynx in Verbindung stehen.

Differentialdiagnose. Differentialdiagnostisch kommt bei Zysten des Mittelhalses eine ***Dermoidzyste*** oder, selten, eine ***ektopische Schilddrüse*** in Betracht. Letztere ist stets das einzige Schilddrüsengewebe und darf daher keinesfalls entfernt werden. Ist der Tumor nicht eindeutig zystisch, sollte präoperativ ein Schilddrüsenszintigramm durchgeführt werden.

Operative Therapie. Bei beiden Zystenformen ist die ***radikale Exzision*** indiziert. Bei der medialen Halszyste sollte die Exzision mit dem mittleren Zungenbeinanteil und der Verbindung zum Foramen caecum erfolgen. Bei unvollständiger Entfernung kann hier ein ***Rezidiv*** entstehen. Bei der lateralen Halsfistel sollte die Radikalexzision im 1. Lebensjahr, bevor es zur Infektion kommt, erfolgen.

19.2 Vergrößerte Halslymphknoten

Ursachen. Vergrößerte Halslymphknoten sind nur zu ca. 20 % benigner Natur. Bei den malignen Lymphknotenveränderungen sind primäre Tumoren von Metastasen sowie Systemerkrankungen des Lymphgewebes zu unterscheiden.

Diagnostische Abklärung und Therapie. Im Vordergrund der diagnostischen Abklärung steht die ***Exzision zur Diagnosesicherung***. Dabei ist vor allen Dingen auf den ***N. accessorius*** zu achten, der bei Lymphknotenbiopsien im lateralen Halsdreieck geschädigt werden kann. Während ***Lymphadenitiden*** die Hauptursache der benigne vergrößerten Halslymphknoten darstellen, machen ***Metastasen*** zusammen mit den Systemerkrankungen ca. 85 % aller maligner Halsgeschwülste aus. Diese sekundär malignen Lymphome gehen von primären Tumoren in Rachen und Kehlkopf, von Trachea, von Ösophagus, Bronchus, Magen-Darm-Trakt (sog. Virchow-Drüse, supraklavikulär links) und der Schilddrüse aus. Von den primären malignen Lymphomen ist die ***Lymphogranulomatose Hodgkin*** am häufigsten. Lymphatische Systemerkrankungen werden häufig zuerst am Hals (Weichteile) manifest, ungeachtet des Stadiums, in dem sich die Krankheit befindet.

!

Vergrößerte Halslymphknoten sind zu über 80 % maligner Natur und müssen stets histologisch abgeklärt werden!

19.3 Verletzungen

Sofortmaßnahmen bei Verletzungen großer Halsgefäße. Verletzungen des Halses kommen heute immer häufiger bei Verkehrsunfällen vor, sind ernsthaft und verlaufen häufig tödlich. Grundsätzlich sind Halsverletzungen so rasch wie möglich operativ zu versorgen. Bei Stich- und Schußverletzungen sollte unbedingt eine ausgiebige Wundrevision erfolgen, da die Halsweichteile sich derart gegeneinander verschieben können, daß Verletzungen in der Tiefe verdeckt bleiben.

Die Verletzung der A. carotis communis führt meist zu einer tödlichen Blutung. Nur sofortige Blutstillung durch Fingerkompression und nachfolgende

Rekonstruktion im Krankenhaus können Erfolg haben. In jedem Fall ist eine Rekonstruktion von A. carotis communis, A. subclavia und des Truncus brachiocephalicus anzustreben. Die A. carotis externa kann bei Nichtvorliegen einer Arteriosklerose einseitig ligiert werden. Blutungen aus Venenverletzungen sind kräftig, aber durch Kompression und anschließende Ligatur leicht zu beherrschen. Bei allen Venenverletzungen des Halses besteht jedoch die Gefahr der Luftembolie.

!

Stich- und Schußverletzungen des Halses müssen immer operativ revidiert werden, um tiefe Verletzungen auszuschließen.

19.4 Gutartige Tumoren

Diagnostik. Es handelt sich überwiegend um ***Lymphadenitiden***, ***Fibrome***, ***Neurinome*** und ***Lipome***. Multiple Lipome am lateralen und dorsalen Hals, überwiegend symmetrisch und bei älteren Männern, werden als sog. Madelung-Fetthals bezeichnet. Eine Sonderform ist der ***Glomus-caroticum-Tumor***. Dieser langsam wachsende Tumor geht vom Ganglion caroticum aus und führt zu einer Verdrängung von Ösophagus, N. hypoglossus oder N. recurrens.

Derartige Tumoren imponieren als tastbare Schwellung, die häufig asymptomatisch ist. Neben der Sonographie liefert die Computertomographie von den bildgebenden Verfahren die besten Diagnosemöglichkeiten. Mit diesem Verfahren sollte die Beziehung des Tumors zu den anderen Halsstrukturen dargestellt werden.

Zur differentialdiagnostischen Abgrenzung gegenüber malignen Neoplasien sollte immer eine Exstirpation erfolgen. Im lateralen Halsdreieck muß der Verlauf des N. accessorius beachtet werden.

Fallbeispiel

Eine 45-jährige Frau, die schon in ihrer Jugend unter eitrigen Entzündungen der Kopfhaut gelitten hat, bemerkt seit einem halben Jahr eine Schwellung eines zervikalen Lymphknotens, der sich unter konservativer Therapie zunächst immer wieder verkleinerte, ohne jedoch ganz zu verschwinden.

Weiteres Vorgehen?

a) Erneuter konservativer Therapieversuch
b) Computertomographie des Halses
c) Punktionszytologie
d) Exzision des Halslymphknotens und histologische Untersuchung

Antwort

Im geschilderten Fall kann Klarheit nur die chirurgische Exzision und histologische Untersuchung des vergrößerten Lymphknoten Klarheit geben. Im vorliegenden Fall handelte es sich um ein Non-Hodgkin-Lymphom. Die Patientin wurde einer Radiotherapie zugeführt: Antwort d ist richtig.

•••

Bei den Halszysten muß zwischen den medialen, ausgehend vom Ductus thyreoglossus, und der lateralen Zyste, ausgehend von persistierenden Kiemengangzysten unterschieden werden. In beiden Fällen ist die radikale Exzision indiziert. Vergrößerte Halslymphknoten sollten stets exzidiert werden, da sie zu über 80 % maligner Natur sind. Stich- und Schußverletzungen des Halses sollten in jedem Fall operativ revidiert werden, da die Gefahr der Verletzung von großen Halsgefäßen, Ösophagus und Trachea ausgeschlossen werden muß.

Literatur

Kremer K, Lierse W, Platzer W, Schreiber HW, Weller S (Hrsg) (1989) Chirurgische Operationslehre, Bd 1: Hals, Gefäße. Thieme, Stuttgart New York, S 80–84 und 113–116

Morris PJ, Malt R (eds) Oxford Textbook of Surgery: Head and neck surgery. Oxford University Press, New York Oxford Tokyo. Vol. 2 pp 2197–2279

Schwartz SI (ed) (1984) Principles of surgery, 4th edn. Mc Graw-Hill, New York. pp 557–602

Skandalakis JE, Gray SW, Rowe Jr JS (Hrsg) (1989) Anatomisch bedingte Komplikationen in der Allgemeinchirurgie. Thieme, Stuttgart New York, S 1–28

?

1. Welche Therapie ist bei medialen und lateralen Halszysten indiziert?
2. Worauf muß bei der Exstirpation vergrößerter Lymphknoten im lateralen Halsdreieck geachtet werden?
3. Was ist bei einer Stichverletzung am Hals zu beachten?

Schilddrüse 20

H. D. Röher

20.1 Anatomie der Schilddrüse 500

20.2 Physiologie der Schilddrüse 501

20.3 Diagnostik 503

20.4 Operationsindikation 505

20.5 Eingriffsarten 505
20.5.1 Knotenexstirpation 505
20.5.2 Lobektomie (= Hemithyreoidektomie) 505
20.5.3 Strumaresektion 506
20.5.4 „Subtotale" bzw. ausgedehnte Strumaresektion 506
20.5.5 Totale Thyreoidektomie 506

20.6 Benigne Schilddrüsenerkrankungen und operative Verfahrenswahl 506
20.6.1 Euthyreote Struma 506
20.6.2 Hyperthyreose 508

20.7 Maligne Schilddrüsentumoren (= Struma maligna) 510

20.8 Schilddrüsenentzündungen 512

20.9 Nachsorge nach Schilddrüsenoperationen 513

20.10 Aufklärung 513

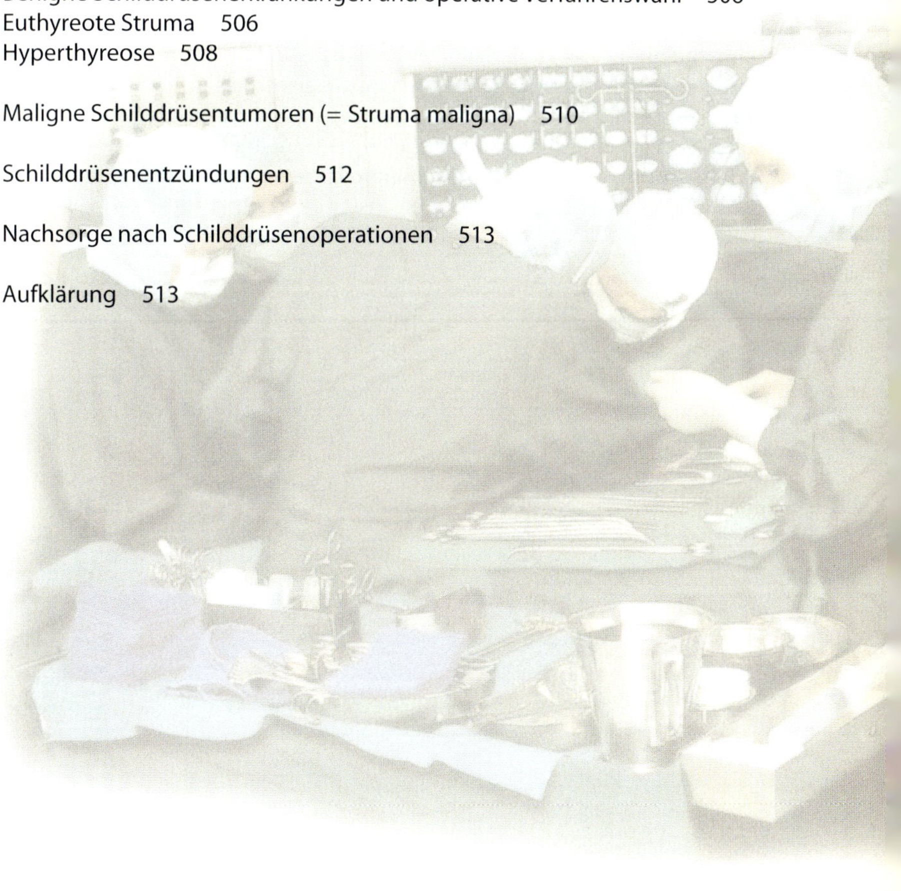

•••

Wegen eines regionalen Jodmangels in der Ernährung gilt Deutschland als Endemiegebiet für Schilddrüsenerkrankungen. Die Operationen an der Schilddrüse mit etwa 100.000 Eingriffen pro Jahr zählen zu den vier häufigsten in der Allgemeinchirurgie. Die Indikation zur chirurgischen Therapie wird am häufigsten gestellt bei gutartiger, nodöser Struma mit Euthyreose wegen nicht aussichtsreicher Rückbildung unter Hormonbehandlung, mechanischer Beeinträchtigung, vor allem der Atmung oder auch Gefahr der Bösartigkeit. Neben der Befundeinschätzung aufgrund anamnestischer Angaben und klinischer Untersuchung umfaßt die Diagnostik zur Funktionsbeurteilung die Bestimmung von Schilddrüsenhormonkonzentrationen im Blut und die Szintigraphie, zur morphologischen Beurteilung der Schilddrüse den Ultraschall und in besonderen Fällen den Nachweis von Autoantikörpern und Tumormarkern (Thyreoglobulin, Kalzitonin und CEA) im Serum. Die Operationsstrategie folgt keinem starren Schema, orientiert sich vielmehr an morphologischen Veränderungen der Drüse, an Funktionsstörungen oder der geforderten Radikalität bei bösartigen Erkrankungen. Das Letalitätsrisiko ist heute praktisch zu vernachlässigen; die eingriffstypischen Komplikationen wie Stimmbandlähmung oder Funktionsverlust der Nebenschilddrüsen rangieren zwischen 0,5 und 3 %. Die Nachbehandlung trägt Sorge für Rezidivprophylaxe, bei ausreichend erhaltenem Schilddrüsengewebe mit Jodverordnung, andernfalls durch Schilddrüsenhormongabe von 75–150 µg/die. Bei Schilddrüsenkarzinomen der histologisch differenzierten Typen (papillär, follikulär) mit insgesamt günstiger Prognose schließt sich in der Regel eine Radiojodtherapie an, in anderen Fällen ist über ergänzende perkutane Bestrahlung zu entscheiden.

20.1 Anatomie der Schilddrüse

Die Entwicklung der Schilddrüse beginnt als Epithelknospe am Boden des Schlunddarms in der 3. Entwicklungswoche. Dabei markiert das Foramen caecum (bei 34 % der Menschen fehlend) im Bereich des Zungengrundes den Ausgangspunkt des Deszensus der Schilddrüse. In der 7. Entwicklungswoche erreicht das Organ seine endgültige Lage unterhalb des Kehlkopfes auf der Vorderseite der Trachea. Sie reicht vom 5. Halswirbelkörper bis zum 1. Brustwirbel und besteht nach ihrer vollen Entwicklung aus einem medialen verbindenden Anteil, dem Isthmus, und aus zwei seitlichen Anteilen, den Schilddrüsenhemisphären. Eine Asymmetrie besteht mit einem meist rechts kleineren Anteil bei 7 % der Patienten. Ein Isthmus kann bei 10 % fehlen (Abb. 20.1).

Die Größe der Schilddrüse beträgt bei der Geburt 2 g und erreicht bei erwachsenen Frauen ein Gesamtgewicht von bis zu 18 g, bei Männern bis zu 25 g.

Schilddrüsengewebe kann sich prinzipiell an allen Stellen des Deszensus der Schilddrüse befinden. Die Zungengrundschilddrüse nimmt hier eine Sonderstellung ein.

Die Schilddrüse ist insgesamt von einer Organkapsel umgeben. Sie wird auch als „echte Kapsel" der Schilddrüse bezeichnet. Bei der Präparation der Schilddrüse sollte sie nicht eröffnet werden, um unnötige Blutungen aus dem Organparenchym zu vermeiden. Die Präparation erfolgt vielmehr zwischen dem

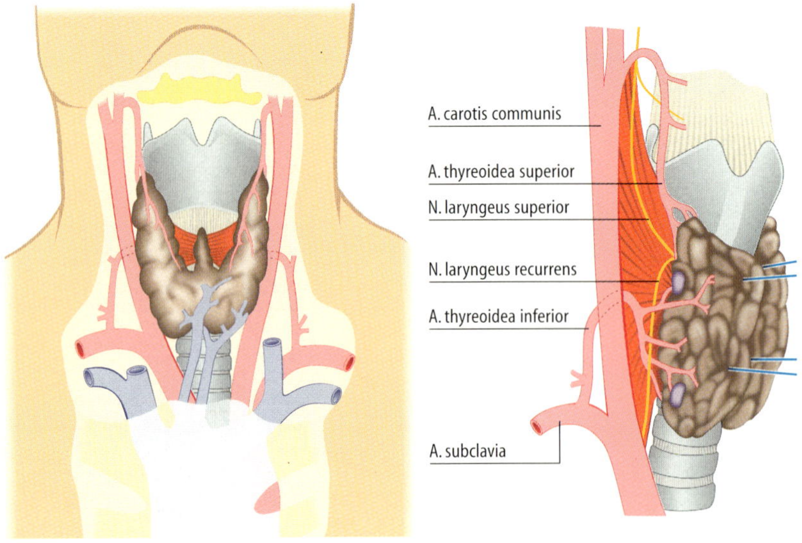

Abb. 20.1. Anatomie der Schilddrüse unter chirurgischen Aspekten

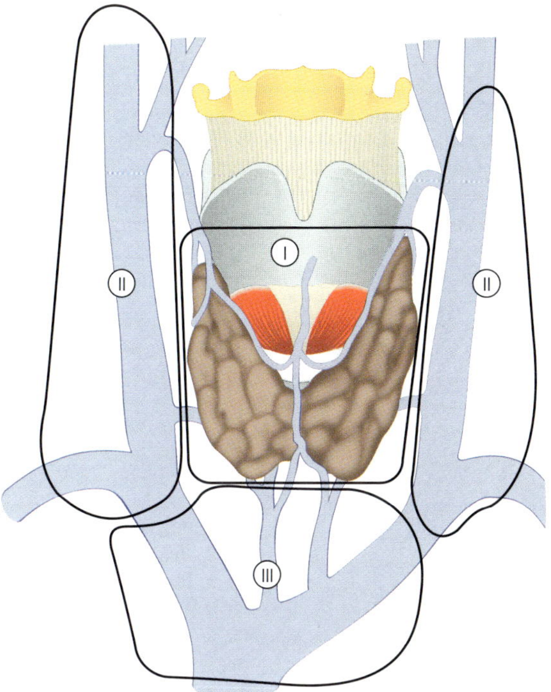

Abb. 20.2. Lymphabflußstationen der Schilddrüse (I zentral, II lateral, III mediastinal)

perithyreoidalen Blatt („chirurgische Kapsel"), einem Anteil der prätrachealen Faszie, und der eigentlichen echten Organkapsel. Die Faszie ist dorsal dünner und lockerer als ventral entwickelt. Dies ermöglicht eine Vergrößerung der Schilddrüse eher nach dorsal.

Gefäßversorgung. Die arterielle Blutversorgung der Schilddrüse erfolgt über die beiden Aa. thyreoideae superiores („obere Polgefäße") direkt als erstem Ast jeweils aus der A. carotis externa und über die Aa. thyreodeae inferiores mit seitlichem Eintritt meist aus dem Truncus thyreocervicalis. In 12% ist eine A. thyroeidea ima aus dem rechten Truncus brachiocephalicus oder dem Aortenbogen vorhanden.

Der venöse Abfluß erfolgt vom oberen Pol und mittleren Anteil der Schilddrüse meist direkt in die jeweilige V. jugularis interna, vom unteren Pol direkt in die V. anonyma oder die V. brachiocephalica.

Lymphabfluß. Die Lymphdrainage erreicht zuerst die prä- und paratrachealen Lymphknoten kranial bis zu den digastrischen Lymphknoten und kaudal bis zu den brachiozephalen Lymphknoten („zentrales Kompartment"). Die weitere Ausbreitung erstreckt sich kranial in der Jugularisscheide, kaudal in das obere Mediastinum („laterales Kompartment") und dorsal entlang der Lymphknoten im Verlauf des N. recurrens und der retropharyngealen Lymphknoten (Abb. 20.2).

Lage des N. recurrens. Aufgrund eingriffsbedingter Komplikationen nach Schilddrüsenoperationen kommt der Anatomie der Nn. recurrentes und der Epithelkörperchen besondere Bedeutung zu.

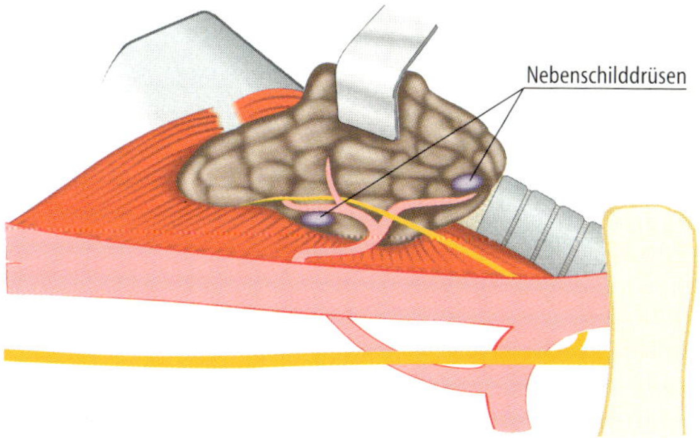

Abb. 20.3. Typische Lokalisation der Epithelkörperchen. Unteres Epithelkörperchen ventral, oberes Epithelkörperchen dorsal des N. recurrens bei seitlicher Ansicht

Der rechte N. recurrens entspringt aus der Vorderseite des N. vagus, kreuzt die A. subclavia ventral und zieht dorsal in der tracheoösophagealen Grube zurück nach kranial. Der linke N. recurrens entspringt vom N. vagus in Höhe des Aortenbogens, umschlingt die Aorta und verläuft in gleicher Weise wie der rechte nach kranial. Beide Nerven kreuzen die unteren Schilddrüsenarterien vor ihrem Eintritt in die hintere Schilddrüsenkapsel in Höhe des mittleren Drittels der Schilddrüse. Der Eintritt in den Larynx geschieht von dorsal in Höhe der Articulatio cricothyroidea und in die untere Begrenzung des Schildknorpels.

Lage der Nebenschilddrüsen. Die in der Regel vier Glandulae parathyreoideae (bis 97%) liegen gewöhnlich jeweils ca. 1,5 cm ober- und unterhalb der A. thyroidea inferior an der Hinterseite der Schilddrüse. Dabei sind die oberen Epithelkörperchen meist dorsal der Eintrittsstelle des N. recurrens lokalisiert, die unteren meist ventral. Die unteren Nebenschilddrüsen zeigen die größere Lagevariabilität bis hinab zum Mediastinum (Abb. 20.3).

Histologie. Die Feinstruktur der Schilddrüse ist intrakapsulär läppchenförmig und besteht aus Follikeln mit einem einschichtigen Thyreozytenepithel, die sich ab dem 2. Schwangerschaftsmonat bilden. Ihr histologisches Aussehen ist funktionsabhängig. Das parafollikuläre Gewebe ist eine epitheliale Struktur, die aus kalzitoninproduzierenden Zellen (C-Zellen) besteht.

20.2 Physiologie der Schilddrüse

Ab dem Ende des dritten Monats der Embryogenese nimmt die Schilddrüse ihre Funktion als endokrines Organ auf (Abb. 20.4).

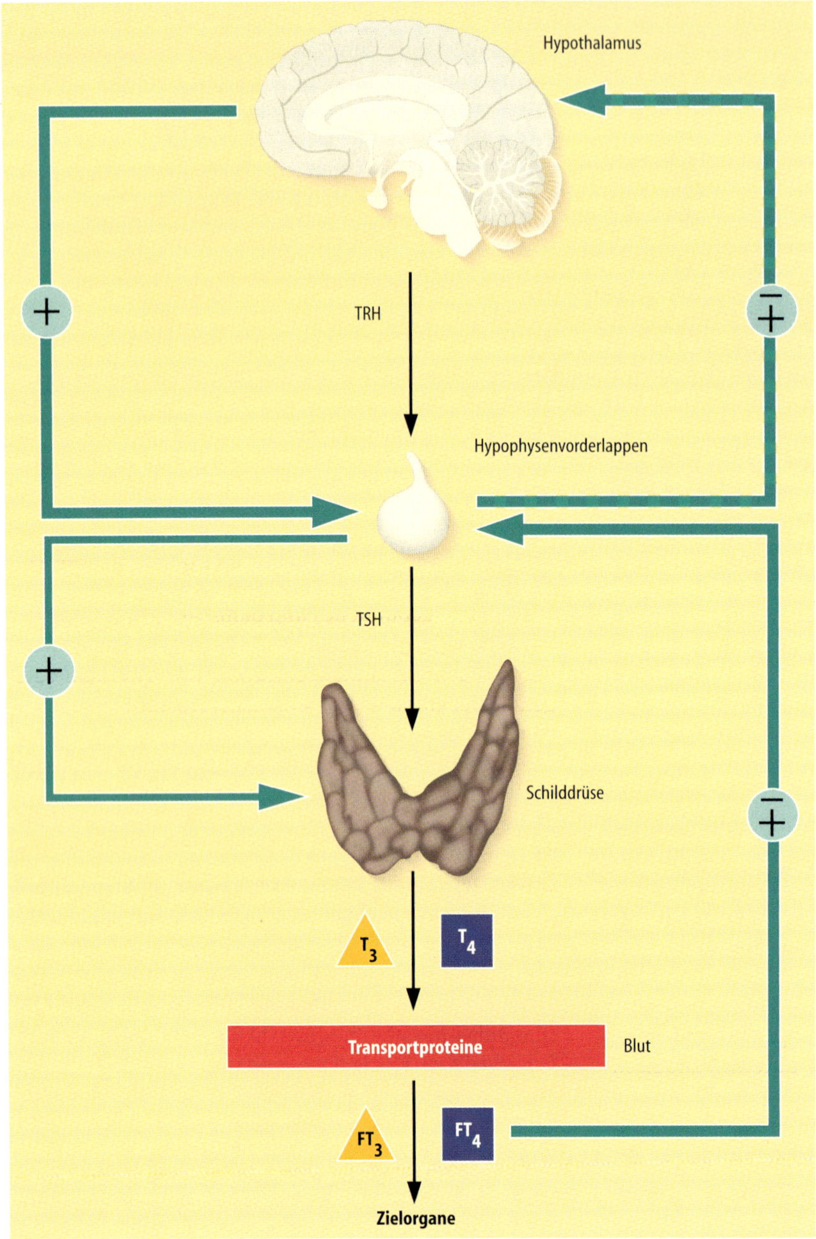

Abb. 20.4. Regelkreis der Schilddrüsenfunktion

Das aufgenommene Jod wird als Jodid im Dünndarm resorbiert und von der Schilddrüse aktiv aus dem Blut aufgenommen (Jodination). Unter der Mitwirkung des Enzyms Schilddrüsenperoxidase wird das Jodid oxidiert und in die Tyrosylreste des Thyreoglobulins eingebaut (Jodisation). Die beiden so entstandenen Hormone Trijodthyronin (T3) und Tetrajodthyronin (T4) sind somit an Thyreoglobulin (Tg) gebunden.

Die Freisetzung von Schilddrüsenhormonen erfolgt entsprechend dem ***Bedarf*** des Organismus. Bevor es zur Sekretion kommt, werden die gespeicherten Kolloidanteile endozytotisch in die Zelle aufgenommen und mittels lysosomaler Enzyme wird Tg von den Schilddrüsenhormonen getrennt. Die freigesetzten T3- und T4-Hormone sind im Blut an thyroxinbindendes Globulin (TbG), an Präalbumin und an Albumin gebunden. Wirksam im Organismus ist das T3, welches peripher aus dem T4 vorrangig in der Leber gebildet wird.

! Das Verhältnis von T4 zu T3, welches in den Organismus aus der Schilddrüse abgegeben wird, beträgt 9 : 1. Der notwendige Tagesbedarf liegt bei 100–150 µg.

Synthese und Freisetzung von Schilddrüsenhormonen werden über die hypophysäre Regulation mittels TSH (thyreoideastimulierendes Hormon) gesteuert. Dabei handelt es sich um einen negativen Feedback-Mechanismus, der sich an der T3/T4-Blutkonzentration orientiert. Ein übergeordnetes Regulationssystem ist das des Hypothalamus mittels TRH (TSH-Releasinghormon).

Nach neuen Erkenntnissen unterliegt der Wachstumsanreiz der Schilddrüse insbesondere dem Einfluß mangelnder Jodid-Konzentration im Blut. Somit ist ein Jodmangel ausschlaggebend für die Aktivierung lokaler Wachstumsfaktoren und Ausbildung einer Schilddrüsenvergrößerung (weniger das TSH selbst).

20.3 Diagnostik

Die auf speziell chirurgische Belange ausgerichtete Diagnostik der Schilddrüse verfolgt die Ziele:

- Überprüfung der berechtigten Indikationsstellung zur Operation
- Morphologische, funktionelle, mechanische Aspekte
- Planung des der individuellen Erkankungsart angemessenen operativen Vorgehens
- Erfordernis der medikamentösen Vorbehandlung
- Befunddokumentation eingriffsgefährdeter Nachbarstrukturen (N. recurrens, Nebenschilddrüse)
- Beurteilung des nachoperativen Funktionsresultates mit Blick auf Rezidivprophylaxe bzw. Erfordernis der Hormonsubstitution

Anamnese und klinische Befunderhebung erlangen bereits hohe Zuverlässigkeit in der Krankheitsbeurteilung. Sie werden bedarfsabhängig ergänzt durch laborchemische, bildgebende und punktionszytologische Diagnostik.

Anamnese. Die klinische Anamnese klärt die subjektiven Beschwerden des Patienten mit Druck- und Engegefühl, Schluckstörungen, Atembeschwerden oder psychischem Leidensdruck. Angaben zum Zeitpunkt des ersten Auftretens, zur Dauer, zum Verlauf, zur Intensität der Beschwerden oder zu einer familiären Häufung von Schilddrüsenerkrankungen werden erfaßt.

Klinisch wird die Größe der Schilddrüse nach Stadien beschrieben werden (Tabelle 20.1).

Ebenso ist klinisch eine Beurteilung der Stoffwechselsituation des Patienten durch Befragung möglich.

!

- ***Hyperthyreose***: Tachykardien, Wärmeempfindlichkeit, Neigung zum Schwitzen, Unruhe, Nervosität, Gewichtsverlust bei gesteigertem Appetit, Schlafstörungen, Augenbeschwerden
- ***Euthyreose***: Fehlende subjektive Beschwerden der Über- oder Unterfunktion
- ***Hypothyreose***: Kälteintoleranz, Antriebslosigkeit, Müdigkeit, Gewichtszunahme, Hautveränderungen

Palpation. Sie erfaßt knotige Veränderungen, die Schluckverschieblichkeit und das Eintauchen der Schilddrüse retrosternal, Konsistenzbeschaffenheit, evtl. Schwirren als Zeichen der Überfunktion, dazu regionäre Lymphknotenvergrößerung.

Funktionsdiagnostik. Eine zentrale Rolle bei der Funktionsbeurteilung der Schilddrüse spielt die TSH-Bestimmung im Serum (RIA, ELISA; Tabelle 20.2).

Zur weiteren Funktionsdiagnostik werden die Schilddrüsenhormone ***Thyroxin*** (T4) und ***Trijodthyronin*** (T3) als Gesamtkonzentration (TT4, TT3) oder als freies, nicht gebundenes und damit aktives Hormon im Serum (fT4, fT3) bestimmt.

Die Serumkonzentration von Thyroxin spiegelt dabei direkt die thyreoidale Hormonproduktion der Schilddrüse wider, da T3 zu einem großen Anteil erst aus T4 extrathyreoidal entsteht. Der T4-Wert stellt den Schilddrüsenbasisparameter dar.

!

Das Thyroxin ist physiologisch erhöht:
- bei einer Schwangerschaft,
- Einnahme von östrogenhaltigen Medikamenten und
- bei einer erhöhten TBG-Konzentration.

Tabelle 20.1. Klinische Stadieneinteilung der Struma

Stadien	Merkmale
Stadium 0	keine oder nur angedeutete tastbare Vergrößerung
Stadium 1	deutlich tastbar vergrößerte Drüse, knotig
Stadium 2	sichtbar vergrößerte Schilddrüse
Stadium 3	sehr große Drüse, evtl. mit mechanischen Beschwerden (alle retrosternalen Ausdehnungen)

Tabelle 20.2. Einteilung der Funktionsformen von Schilddrüsenerkrankungen

TSH (> 4,0 mE/l)	Hinweis auf primäre Hypothyreose (= erhöht)
TSH (0,2–4,0 mE/l)	Euthyreose (= normal)
TSH (< 0,2 mE/l)	Latente oder manifeste Hyperthyreose (= supprimiert)

Bei Verdacht auf eine Hyperthyreose ist zusätzlich die T3-Konzentration zu bestimmen, die ausschlaggebend für die periphere Wirkung ist und immer erhöht gefunden wird.

Morphologische Diagnostik. Die Beurteilung der Morphologie erfolgt initial durch die Palpation der Schilddrüse.

Die ***Sonographie*** kann zuverlässig die Größe der Seitenlappen und des Isthmus bestimmen. Knotige Veränderungen werden eindeutig erkannt, ***Zysten*** können von ***soliden Knoten*** differenziert werden. Lediglich bei tief oder rein retrosternal liegenden Schilddrüsenvergrößerungen ist die Leistung der Ultraschalldiagnostik eingeschränkt. Diagnostische Punktionen für die zytologische Beurteilung sind schallgesteuert sicher ausführbar.

Beim Untersuchungsbefund wird unterschieden in ***echoreich*** als Normalbefund, ***echoarm*** – etwa bei malignitätsverdächtigen kalten Knoten, aber auch bei hyperthyreoter diffuser Struma Typ Basedow – und ***echofrei*** bei Zysten.

Szintigraphie. Die Szintigraphie stellt in erster Linie ein funktionstopographisches Untersuchungsverfahren der Schilddrüse dar. Außer der Drüsenabbildung in normaler oder deutlich vergrößerter Form werden je nach vermehrter, verminderter oder sogar fehlender Speicherung Drüsenabschnitte unterschiedlichen Funktionszustandes nachgewiesen. Ausbleibende Speicherung kennzeichnet je nach Tast- oder Schallbefund einen ***„kalten" Knoten*** bzw. Areal. Vermehrte Speicherung entdeckt „warme" oder ***„heiße" Knoten*** oder Bezirke im Sinne der ***fokalen Autonomie.*** Die tatsächlich unregulierte lokale Gewebsüberfunktion wird mittels Wiederholungszintigraphie nach mindestens zehntägiger suppressiver Thyroxin-Medikation bzw. quantitativer Szintigraphie (übersteuert) bewiesen, wobei dann lediglich Regionen lokal gesteigerter und autonom funktionierender Gewebsaktivität dargestellt werden. Eine Aussage über die periphere Stoffwechsellage ist damit noch nicht verbunden und kann nur durch Bestimmung der damit einhergehenden Serumhormonkonzentrationen erfolgen.

Andere bildgebende Verfahren. Bei entsprechenden subjektiven Beschwerden des Patienten mit Atemnot oder Schluckstörungen wird eine Thorax-Röntgenuntersuchung in 2 Ebenen durchgeführt, evtl. kombiniert mit einem Breischluck, um Verdrängung und Einengung der Luftröhre sowie Verlagerung und Impression der Speiseröhre nachzuweisen.

Die Computertomographie (CT) bleibt sehr speziellen Fragestellungen vorbehalten. Dazu gehört in erster Linie die unklare Mediastinalverbreiterung, gelegentlich zur korrekten Beurteilung das ausgedehnte Strumarezidiv oder Malignombefunde mit Verdacht auf Umgebungsinfiltration.

Tabelle 20.3. Diagnostik vor Schilddrüsenoperation

Standard
• Anamnese • Klinische Untersuchung (lokal peripher) • TSH, T4, (T3) • Ultraschall • Szintigramm • Serumkalzium ++ • Kehlkopfspiegelbefund
Speziell
• Röntgen: Thorax in 2 Ebenen, Trachea, Ösophagus-Breischluck • Quantitative Szintigraphie • CT, MRT • Punktionszytologie • T3, TG, Autoantikörper (MAK, TRAK), CEA, basales stimuliertes Serumkalzitonin

Für die Kernspintomographie (MRT) gelten gleichgeartete Indikationsstellungen.

Spezielle Laboruntersuchungen. Die Bestimmung von Autoantikörpern im Serum kommt infrage bei entzündlichen Schilddrüsenerkrankungen sowie bei der Hyperthyreose vom Typ Basedow[1]. Für die chirurgische Therapie selbst ist damit kaum eine Bedeutung verbunden, allenfalls für die folgende Nachbetreuung durch Beurteilung ihrer Normalisierung.

Die Bestimmung des Serum-Thyreoglobulin (TG) ist von Wichtigkeit für die Nachsorge radikal behandelter papillärer und follikulärer Schilddrüsenkarzinome. Der Wiederanstieg aus nicht meßbaren oder niedrig normalen Bereichen signalisiert Verdacht auf lokales Rezidiv bzw. Metastasierung.

Die Bestimmung des Serum-Kalzitonin-Spiegels basal oder nach Stimulation kann bei vorliegendem Verdacht bereits präoperativ die Diagnose eines ***C-Zellkarzinoms*** anhand dieses spezifischen Markers sichern. Postoperativ gibt die Normalisierung Auskunft über radikalen Operationserfolg, Wiederanstieg ist beweisgebend für Rezidiv bzw. Metastasierung. Der eher unspezifische Tumormarker karzinoembryonales Antigen (CEA) kann bei dieser Tumorart gleichartige Markerfunktion besitzen.

Operationsspezifische Untersuchungen. Jedem geplanten Schilddrüseneingriff hat mit Blick auf die möglichen operationsbedingten Komplikationen durch Schädigung der Stimmbandnerven oder Verlust der Epithelkörperchenfunktion eine entsprechende Untersuchung der Ausgangsverhältnisse voranzugehen. Somit ist eine ***Serumkalziumbestimmung*** obliga-

[1] Karl A. von Basedow, Arzt, Merseburg, 1799–1854

torisch. Gleichfalls unverzichtbar ist die fachärztlich durchgeführte ***Kehlkopfspiegelung*** zur Beurteilung des Stimmlippenschlusses mit intakter Rekurrensinnervation (Tabelle 20.3).

20.4 Operationsindikation

Die chirurgische Behandlung einer Schilddrüsenerkrankung ist immer dann angezeigt, wenn andere Therapieverfahren (Medikamente, Isotopenbestrahlung) von vornherein keine Erfolgsaussicht besitzen (Tabelle 20.4).

Gleichfalls bzw. alternativ indiziert sein kann die operative Kropfbehandlung, wenn eine vorherige medikamentöse Behandlung unbefriedigend geblieben ist bzw. nicht dauerhaft anhält (Rezidiv!), die Therapie nicht vertragen wird bzw. vom Patienten nicht konsequent eingehalten wird und auch bei ausdrücklichem Operationswunsch des Kranken (Tabelle 20.5).

Angesichts eines insgesamt sehr niedrig einzuschätzenden Operationsrisikos darf im begründeten Fall die Eingriffsindikation durchaus großzügig gestellt werden. Sehr wohl unterschieden werden sollte zwischen Eingriffen der breiten Regelversorgung und solchen, die erhöhte Anforderungen an die Erfahrung des Operateurs stellen (Tabelle 20.6).

Tabelle 20.4. Absolute Operationsindikation bei Struma

- sehr große Struma (Stadium III)
- schwere mechanische Beeinträchtigung (Tracheal-, Ösophagusstenose, venöse Rückflußstauung)
- intrathorakale Struma
- maligner Schilddrüsentumor (oder schwerwiegender Verdacht)
- abszedierende Entzündung

Tabelle 20.5. Relative Operationsindikation der Struma

- mittelgroße Struma
- Hyperthyreose mit Struma
- Rezidivstruma
- Thyreoiditis (selten)

Tabelle 20.6. Verteilung der Schilddrüsenoperationen

	Krankenhaus der Regelversorgung	Spezialklinik
Struma mit Euthyreose	78 %	47,8 %
Hyperthyreose	13 %	31,2 %
• Autonomie	11 %	18,7 %
• M. Basedow	2 %	12,5 %
Rezidivstruma	7 %	8,3 %
Thyreoiditis	2 %	0,6 %
SD-Karzinom	< 1 %	12,1 %

20.5 Eingriffsarten

Operationen an der Schilddrüse folgen keinem einheitlichen und starren Schema, sie sind vielmehr in ihrem „Resektionsausmaß“ vielgestaltig. Es erfolgt auf keinen Fall die Verkleinerung auf ein einfaches Standardmaß.

> **!** Grundlage von Schilddrüsenoperationen ist Morphologie- und funktionsgerechte Vorgehensweise.

Ziel ist es, krankhaft verändertes Schilddrüsengewebe vollständig zu entfernen, andererseits aber im Interesse eines erreichbaren guten Funktionsergebnisses möglichst normales Parenchym zu erhalten. Es ergeben sich somit der individuellen Krankheitssituation angepaßt etwa 5 verschiedene Eingriffsarten.

20.5.1 Knotenexstirpation

Anlaß zur Operation solitärer Knoten können das sog. autonome Adenom, eine Strumazyste oder ein solider „kalter“ Knoten mit Malignitätsverdacht sein. Die Entfernung geschieht durch ***knappe Lappenteilresektion*** oder Segmentresektion je nach Lage. Auf jeden Fall umgibt den Knoten ein Randsaum normalen Gewebes, der dem Pathologen eine verläßliche histologische Beurteilung des Kapselbereiches bezüglich Infiltration und Invasion gestattet. Der gern benutzte Begriff der Knoten-***Enukleation*** ist aus vorgenannten Gründen in der Regel ein ungeeignetes Verfahren und bleibt daher besonders begründeten Ausnahmesituationen vorbehalten.

20.5.2 Lobektomie (= Hemithyreoidektomie)

Bei besonders gravierendem Malignitätsverdacht eines Solitärknotens (sonographisch echoarm, szintigraphisch kalt, punktionszytologisch verdächtig) sollte konsequenter Weise der Primäreingriff in der ***vollständigen Lappenentfernung*** unter Einschluß des Knotens bestehen. Zum einen gewährleistet es von vornherein Radikalität auf der betroffenen Seite und vermeidet unabhängig vom Schnellschnittergebnis oder einer erst nachträglich gestellten Karzinomdiagnose das Erfordernis der Reoperation im gleichen Bereich.

20.5.3 Strumaresektion

Die ein- oder beidseitige Operation je nach symmetrischer oder auch gelegentlich asymmetrischer Kropfausbildung hat dreierlei zum Ziel: Auf jeden Fall die zuverlässige Beseitigung sämtlicher Knotenanteile ohne oder mit Funktionsstörungen; die Verkleinerung auf ein- oder beidseitige Lappenreste, die der regulären Drüsengröße entsprechen; durch Erhalt normalen Drüsengewebes die Sicherung eines postoperativ euthyreoten Funktionszustandes. Geeignete Gewebsverhältnisse vorausgesetzt, hat ein belassener Drüsenrest Abmessungen von etwa 3 × 2 × 1,5 cm. Ist nur einseitig intaktes Parenchym zu bewahren, kann das Volumen entsprechend darüber liegen. Das Ausmaß dieser Eingriffsart kann entsprechend der individuellen Situation also sehr variabel sein.

! Ziel der Strumaresektion ist das Belassen eines sicher knotenfreien Restes, in zweiter Linie die Bewahrung normaler Drüsenparenchymanteile im Interesse einer ausgeglichenen Funktionslage.

20.5.4 „Subtotale" bzw. ausgedehnte Strumaresektion

Als von vornherein in dieser Umfänglichkeit geplanter Eingriff bleibt er der Behandlung einer hyperthyreoten Struma vom Typ Basedow oder der disseminierten Autonomie vorbehalten. Die drastische Drüsenverkleinerung auf ein zurückbleibendes Gesamtvolumen von 4 ml ist erforderlich, um das angestrebte Ergebnis einer sicheren Beseitigung der Hyperthyreose zu gewährleisten.

! Das Fortbestehen einer Hyperthyreose wegen zu groß belassener Parenchymreste bedeutet Versagen der Therapie!

Bei dieser Resektionsausdehnung wird dem eigentlichen Therapieziel die eventuelle Erhaltung einer nachoperativen Normalfunktion untergeordnet. Die tatsächlich in über 80 % der Fälle resultierende Unterfunktion wird bewußt in Kauf genommen. Sie kann durch Hormongabe mühelos ausgeglichen werden.

20.5.5 Totale Thyreoidektomie

Die vollständige Entfernung der Schilddrüse darf als Regeleingriff bei bösartigen Tumoren gelten. Sie gewährleistet radikale Tumorentfernung, schafft durch komplette Parenchymbeseitigung die erforderlichen Voraussetzungen für den erfolgreichen Einsatz einer Radiojodbestrahlung und liefert geeignete Bedingungen für nachfolgende Kontrolluntersuchungen auf Heilerfolg oder Rezidiventstehung anhand der Bestimmung von Tumormarkern im Serum (Thyreoglobulin, Kalzitonin).

20.6 Benigne Schilddrüsenerkrankungen und operative Verfahrenswahl

20.6.1 Euthyreote Struma

Bei der Struma handelt es sich um die Vergrößerung der Schilddrüse insgesamt oder in Teilen im Sinne eines Symptoms. Entzündung, Überfunktion und Malignität müssen dabei ausgeschlossen sein. (Sektion Schilddrüse der Deutschen Gesellschaft für Endokrinologie, 1985)

Im Endemiegebiet ist es die am häufigsten behandlungsbedürftige Schilddrüsenveränderung. Es handelt sich um eine in Anteilen entweder umschriebene (Solitärknoten), oder in der Gesamtheit vergrößerte Schilddrüse von zunächst gleichmäßiger, später aber meist knotiger Beschaffenheit, ohne daß die Funktion mit Auswirkung auf den Gesamtorganismus gestört ist (= Euthyreose). Per definitionem sind also Über- und Unterfunktion (normaler Serum-TSH-Wert) oder auch Entzündung oder Bösartigkeit ausgeschlossen. Die weitaus häufigste Ursache ist der ***Jodmangel*** (endemische Struma), während Jodverwertungsstörungen oder exogene Noxen (Nahrung, Medikamente) weit dahinter rangieren. Besonders gefährdete Lebensabschnitte für die Strumaentstehung sind wegen allgemeiner hormoneller Labilität oder erhöhten Bedarfs die ***Pubertät*** (Adoleszentenstruma, meist diffus), ***Gravidität*** und ***Laktation***, evtl. auch das Klimakterium. ***Frauen*** sind um ein Vielfaches häufiger betroffen (3–5 mal). Die Größenzunahme der Drüse ist also eine Anpassungsreaktion, bei der wenigstens zu maßgeblichem Teil die durch Schilddrüsenhormon ungenügend regulierte hypophysäre TSH-Sekretion als Dauerreiz mitwirkt, andererseits zu autonomem Wachstum fähige Zellklone innerhalb der Drüse sich übermäßig vermehren. Die Schilddrüsenvergrößerung ist anfänglich gleichmäßig (diffuse Struma) und erfährt erst allmählich durch adenomatöse Hyperplasie und nachfolgend einsetzende regressive Veränderungen einen knotigen Umbau (nodöse Struma). Die diffuse Struma bei Kindern und Jugendlichen, evtl. auch bei jüngeren Erwachsenen ist durch therapeutische Jodgaben (200–400 µg tägl.), auf jeden Fall durch Behandlung mit Schilddrüsenhormon gut rückbildungsfähig, rechtfertigt also kaum eine Operationsindikation.

> **!** Knotige Kropfveränderungen sind medikamentös wenig beeinflußbar.

Die Struma nodosa gibt Anlaß zur Operationsempfehlung, wenn sie eine Größe vom Stadium II oder darüber erreicht hat, auf jeden Fall, wenn sie belastend empfunden wird durch Druck- und Spannungsgefühl am Hals, evtl. mit Atembehinderung (Trachealstenose), seltener auch der Speiseröhre (Dysphagie) und Behinderung des venösen Rückflusses (obere Einflußstauung). Mechanische Beeinträchtigungen gelten vor allem für retrosternale Ausdehnungen des Kropfes oder eine gänzlich mediastinale Lokalisation.

Die chirurgische Resektion ist gleichfalls angeraten, wenn größere Anteile der Struma von autonom, also unreguliert funktionierendem Gewebe eingenommen werden. Einerseits tolerieren diese Patienten keine Hormonbehandlung, andererseits sind sie im Falle größerer Jodzufuhr (Kontrastmittel, Medikamente, überreichliche Fischnahrung) gefährdet, eine ***manifeste Hyperthyreose*** zu entwickeln.

Von besonderer Wichtigkeit ist die gründliche diagnostische Abklärung ***solitärer Knoten***. Dabei kann es sich um solide Adenome (Kolloidknoten, follikuläre Neoplasie, autonome Adenome), um regressive Veränderungen oder reine Zysten und schließlich auch deutlich seltener um maligne Tumoren handeln.

> **!** Im Kindes-, Jugend- und jungen Erwachsenenalter gilt eine prinzipielle Empfehlung zu operativer Beseitigung von Solitärknoten.

Einerseits ist der Verdacht der Bösartigkeit unabhängig vom Funktionszustand nie restlos auszuschließen, andererseits kann dadurch bei fehlender spontaner Rückbildungsfähigkeit die ansonsten notwendige langjährige Überwachungskontrolle vermieden werden.

> **!** Besonderen Malignitätsverdacht liefert die Befundkonstellation von sonographisch echoarm, szintigraphisch kalt und punktionszytologisch suspekt (> III nach Papanicolaou).

Nur längerzeitig völlig unverändert bestehende Knoten in Ein- oder Mehrzahl mit unauffälliger Befundkonstellation dürfen auch alleiniger Beobachtung vorbehalten bleiben.

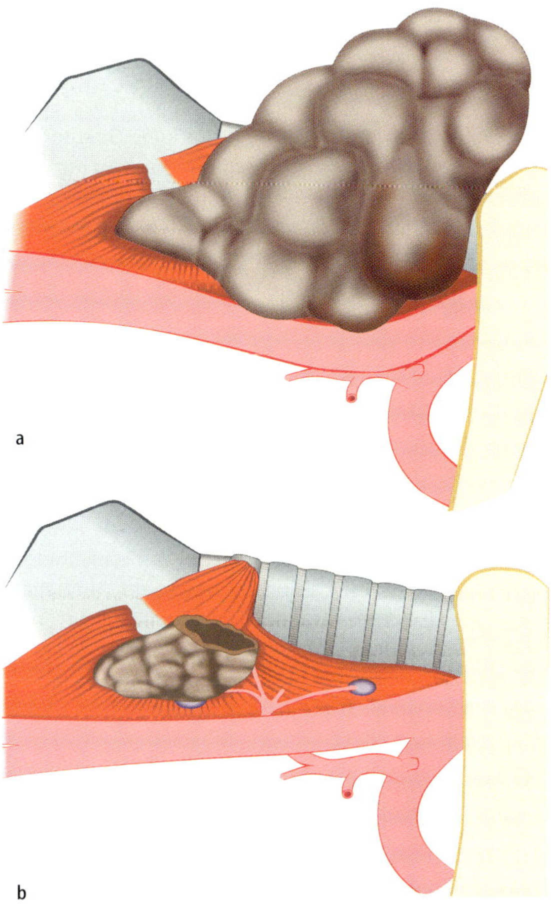

a

b

Abb. 20.5 a, b. Multinodöse Struma – rechter Seitenlappen. **a** Ausgangsbefund, **b** „knotenfreier" Rest nach Resektion

Die Rezidivstruma mit Euthyreose hat nur mit großer Zurückhaltung eine Operationsindikation, da das Eingriffsrisiko hinsichtlich Rekurrensparese und Tetanie ca. 3–5 fach erhöht ist. Nur wirklich gravierende mechanische Störungen oder auch ein besonderer Malignitätsverdacht stützen die Entscheidung zur Operation, die immer von einem möglichst erfahrenen Chirurgen ausgeführt werden sollte.

Operation. Der chirurgische Eingriff hat ein sehr variables Ausmaß. Er kann lediglich in der isolierten Knotenentfernung oder in einer einseitigen Lobektomie bestehen. Häufiger ist eine beiderseitige Lappenresektion wiederum sehr verschiedenen Ausmaßes erforderlich. Wesentliches Ziel bleibt neben der gründlichen Verkleinerung auf normale Drüsenreste die auf jeden Fall zuverlässige Entfernung sämtlicher nodulärer Strukturen (Abb. 20.5).

Das Resektionsausmaß orientiert sich also ausnahmslos an den individuell vorhandenen Gewebsverhältnissen. Es kann grundsätzlich von der Teilresektion bis zur vollständigen Entfernung reichen.

20.6.2 Hyperthyreose

Bei der Hyperthyreose besteht ein Überangebot von Schilddrüsenhormonen im Körper. Bei verschiedenen Krankheitsprozessen kommt es zu einer ungeregelten Freisetzung von Schilddrüsenhormonen, die als Symptom eines Krankheitsprozesses zu werten ist.

Die Schilddrüsenüberfunktion ist durch krankhaft verstärkte Hormonwirkung in der Körperperipherie gekennzeichnet und geht mit genereller Stoffwechselsteigerung einher. Kinder und Jugendliche sind äußerst selten betroffen, Frauen 5–8mal häufiger als Männer. Wir unterscheiden nach der Ursache zwei verschiedene Hyperthyreoseformen mit allerdings sehr ähnlichem klinischen Erscheinungsbild. Die immunogene Form der Hyperthyreose (Typ Basedow) bevorzugt das mittlere Erwachsenenalter; die hyperthyreote Autonomie nimmt an Häufigkeit im fortgeschrittenen Lebensalter zu. Neben charakteristischem subjektivem Beschwerdebild liefern typische Laborbefunde mit ***supprimiertem bTSH*** bzw. ***negativem TRH-Test, erhöhtem T4 und T3*** im Serum (bei normalen Eiweißbindungsverhältnissen) den Beweis. Es gibt peripher auch allein erhöhtes T3 (T3-Hyperthyreose) bei normalem T4-Wert, dies mit besonderer Häufung in Jodmangelgebieten.

Immunogene Hyperthyreose

Die immunogene Hyperthyreose (***Morbus Basedow***, engl. Graves-disease) ist eine durch stimulierende Autoantikörper (TSI, TRAK) hervorgerufene, stets die gesamte Drüse zur Überfunktion anregende Erkrankung. Beweis für diese Form liefert die positive Bestimmung von Schilddrüsenautoantikörpern im Serum. Auf Anhieb mühelos erkennbar ist diese Erkrankungsart durch gleichzeitig vorhandene typische Augensymptome, einer endokrinen Orbitopathie (z. B. Exophthalmus) und eines zirkumskripten Myxödems etwa an den Unterschenkelvorderseiten. Die klassische Symptomkombination wird nach dem Herkunftsort des deutschsprachigen Erstbeschreibers von Basedow als ***Merseburger Trias*** beschrieben: ***Struma, Exophthalmus und Tachykardie.***

Die Basedow-Hyperthyreose hat eine Tendenz zur Selbstbegrenzung bzw. Spontanremission. Die niemals kausal, sondern nur symptomatisch wirksame medikamentöse Behandlung mit antithyreoidalen Medikamenten (sog. Thyreostatika: Thiamazol, Carbimazol, Propylthiourazil) beseitigt die Überfunktionserscheinungen, ist in ihrem Dauererfolg aber abhängig von der innerhalb weniger Monate einsetzenden Spontanremission. Meist besteht aber abhängig von der Krankheitsschwere eine Rezidivneigung von 60–80 %. Daraus ergibt sich für den erwünschten Behandlungsdauererfolg die Bevorzugung einer definitiven, d. h. „ablativen" Therapie, entweder in Form der Operation, oder einer Radiojodbestrahlung. Das Vorhandensein einer endokrinen Orbitopathie hat für sich keinerlei Einfluß auf die Wahl des Behandlungsverfahrens (Abb. 20.6).

Operation. Das angestrebte Ziel einer verläßlichen chirurgischen Beseitigung der Überfunktion wird nur durch eine wirklich gründliche subtotale Schilddrüsenresektion erreicht. Dabei sollte die verbleibende Parenchymmenge nicht mehr als insgesamt 4 g betragen. Dies kann erreicht werden durch entweder beiderseitige subtotale Resektion mit Lappenresten von 2 ml, oder aber durch eine einseitig vollständige Lobektomie und andererseits belassenem Drüsenrest von ca. 4 ml (Dunhill-OP; Abb. 20.7).

Das Erreichen einer noch erhaltenen Normalfunktion nach Operation durch maßgeschneidertes Resektionsausmaß ist nicht möglich. Zu groß belassene Drüsenreste tragen das Risiko einer fortbestehenden oder rezidivierenden Überfunktion in sich und stellen einen therapeutischen Mißerfolg dar. Die andererseits in Kauf genommene resultierende Unterfunktion (50–80 %) kann mühelos durch gezielte Schilddrüsenhormonsubstitution ausgeglichen werden.

Thyreoidale Autonomie

Die Hyperthyreose bei thyreoidaler Autonomie entsteht in Folge unregulierter Funktionssteigerung des Gewebes in der Schilddrüse selbst (die kritische Menge autonom funktionierenden Gewebes beträgt ca. 5 ml). Die organische Manifestation kann in dreierlei Form auftreten: als ***unifokale Autonomie*** (= autonomes Adenom), als ***multifokale Autonomie*** mit dem Bild der nodösen Struma oder als ***disseminierte Autonomie*** mit meist diffuser Verteilung in der gleichmäßig vergrößerten Schilddrüse. Die letztere Erscheinungsform ist gelegentlich kaum von der Hyperthyreose Typ Basedow zu unterscheiden, ist allerdings immer Antikörper-negativ und geht nicht mit einer endokrinen Orbitopathie einher.

Wichtigstes diagnostisches Hilfsmittel zur Identifizierung einer thyreoidalen Autonomie ist die ***quantitative Szintigraphie.*** Dabei speichert im übersteuerten Wiederholungsszintigramm das umgebende Normalgewebe weniger als 10 % der Aktivität der heißen Knoten bzw. Areale (Abb. 20.8).

Jeder der drei beschriebenen Formen einer thyreoidalen Autonomie kann mit dem klinischen Vollbild einer Hyperthyreose einhergehen, dabei allerdings

Abb. 20.6. Patient mit Basedowhyperthyreose (**a**) und endokriner Orbitopathie – operativ entferntes Schilddrüsenpräparat (**b**), postoperatives Szintigramm (**c**) ▷

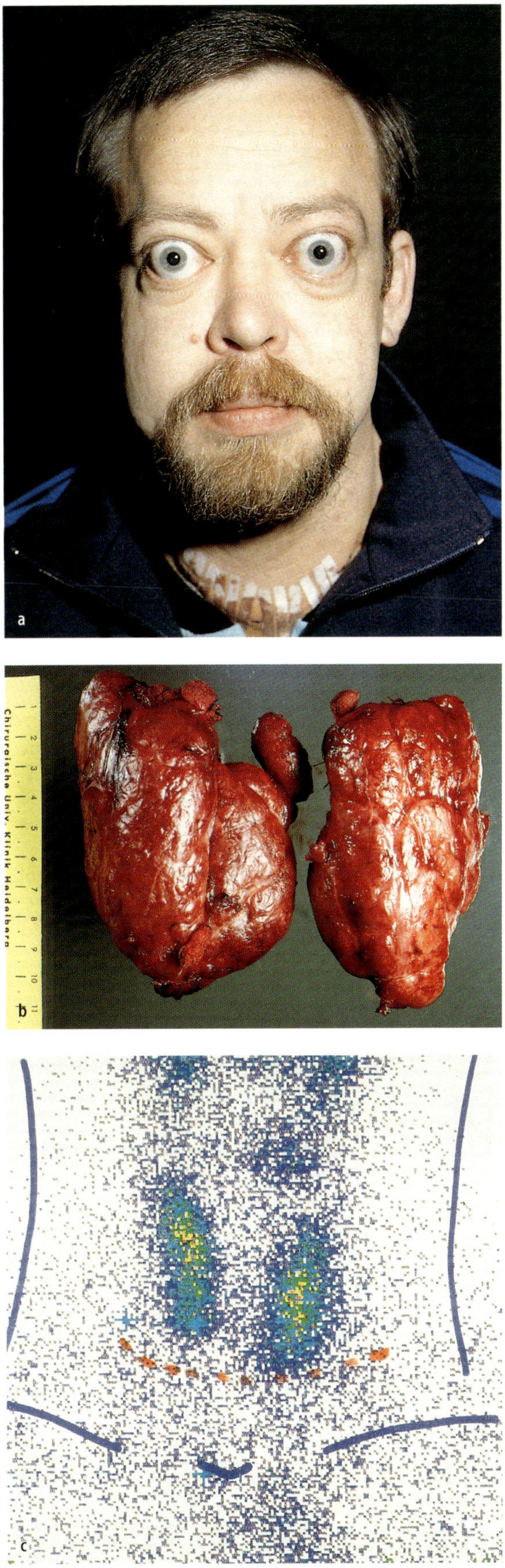

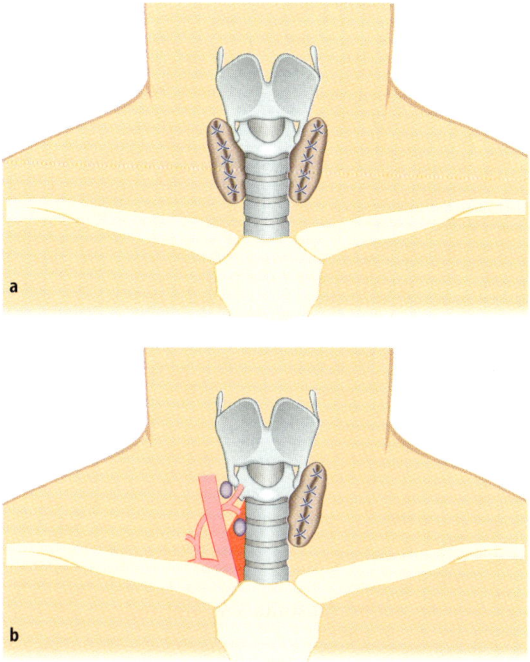

Abb. 20.7. **a** Das radikale Resektionsausmaß kann erreicht werden durch beiderseitiges Belassen kleiner Parenchymreste, oder **b** durch einseitige vollständige Lappenentfernung und Belassen eines etwas größeren Parenchymrestes von 4–5 g auf der Gegenseite

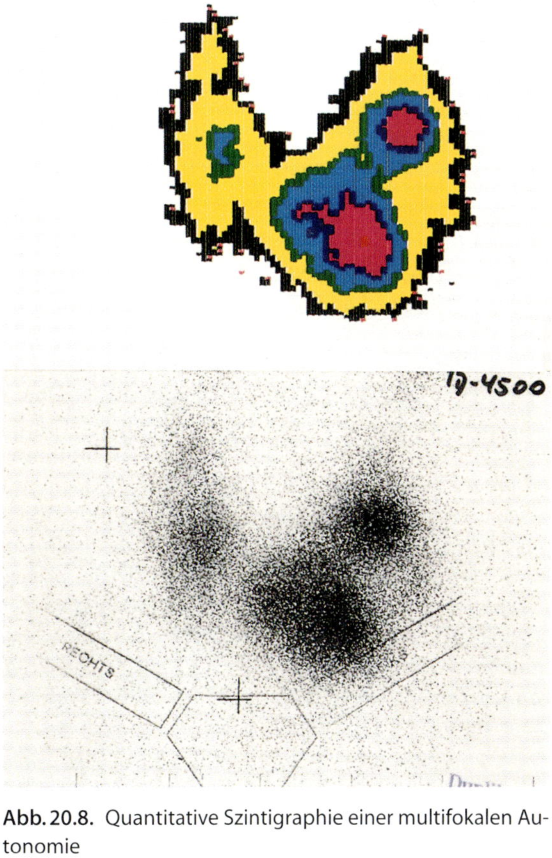

Abb. 20.8. Quantitative Szintigraphie einer multifokalen Autonomie

mit sehr wechselndem Schweregrad. Bei Menschen im fortgeschrittenen Lebensalter manifestiert sich die Hyperthyreose nicht selten oligosymptomatisch, am ehesten mit kardialen Störungen.

Therapeutisch kann die Hyperthyreose vom autonomen Typ wohl vorübergehend mit Medikamenten erfolgreich behandelt werden, niemals aber dauerhaft. Sie ist die Domäne der endgültigen, d.h. reduzierenden oder ablativen Therapie. Die Operation ist wegen der morphologischen Veränderungen der Schilddrüse als Therapie der Wahl anzusehen und immer angezeigt, wenn keine Kontraindikationen vorliegen. Alternativ kommt ansonsten die Radiojodtherapie in Frage.

Operation. Ziel des chirurgischen Eingriffs ist die zuverlässige Beseitigung des gesamten autonom funktionierenden Gewebes, in jedem Fall natürlich sämtlicher Knotenveränderungen. Dies gelingt durch besonders „selektive Operation“ bei der Exstirpation eines solitären autonomen Adenoms. Fast immer bleibt danach eine Drüse mit normaler Funktionsfähigkeit zurück.

Bei multifokaler Autonomie erfolgt die Operation durch beidseitige Resektion. Nicht selten ist dabei möglich, Parenchymreste von normaler Beschaffenheit und mehr als 8–10 g ebenfalls zur Gewährleistung einer normalen Funktionsfähigkeit zu erhalten. Dadurch wird späteres Substitutionsbedürfnis mit Schilddrüsenhormon vermieden. Lediglich die disseminierte Autonomieform erfordert wie der M. Basedow eine gründliche beidseitige Resektion. Es handelt sich aber um eine insgesamt äußerst seltene Therapieindikation.

Operationsvorbereitung der Hyperthyreose

! Der geplanten Operation jeglicher Art einer hyperthyreoten Struma hat unverzichtbar eine medikamentöse Therapie voranzugehen.

Sie hat zum Ziel, mindestens die Symptome der Überfunktion zuverlässig zu beseitigen, bei längerer Therapiedauer sogar eine stabile Euthyreose herbeizuführen. Zu unterscheiden sind gründsätzlich zwei Vorgehensweisen. Zum einen wird eine Behandlung mit antithyreoidalen Medikamenten bis zur völligen und stabilen Funktionsnormalisierung unter einer niedrigen Erhaltungsdosis durchgeführt. Erst dann erfolgt die Operationsentscheidung mit einem beliebig zu wählenden Termin. Im anderen Fall steht die Operationsentscheidung von vornherein fest, und die medikamentöse Therapie dient kurzfristig ausschließlich der unmittelbaren Eingriffsvorbereitung.

Angaben zur Wahl der Medikamente und deren Dosierungen sind der Tabelle 20.7 zu entnehmen. Die als „Plummerung“ bezeichnete Vorbehandlung durch hochdosierte Jodlösung ist für unsere Lebensbereiche eher ungewöhnlich geworden und beschränkt sich auf Ausnahmesituationen von andersartiger Medikamentenunverträglichkeit oder dringend erwünschter Ersparnis. Leichtere Formen der Hyperthyreose können durchaus erfolgreich durch alleinige Verordnung eines nicht selektiven Beta-Rezeptorblockers vom Typ Propranolol erfolgreich und verläßlich vorbehandelt werden. Auch können für ausgewählte Fälle Plummerung und Beta-Blocker miteinander kombiniert werden (s. Tabelle 20.7).

Fallbeispiel

Eine 28jährige, 3 Jahre kinderlos verheiratete Frau klagt seit 1 Jahr über zunehmende Unruhe, Nervosität, Schlafstörungen und Gewichtsabnahme trotz gutem Appetit und normalem Essen. Sie empfindet häufiges heftiges Herzklopfen, wärmere Raum- oder Außentemperaturen werden schlecht vertragen. Palpatorisch findet man im Halsbereich einen deutlich vergrößerten rechten Schilddrüsenlappen mit ausgeprägter solitärer Knotenbildung – Pulsfrequenz 96/min.

Verdachtsdiagnose: Hyperthyreose-Autonomie?

Weiteres Vorgehen:

a) Serumhormonwerte: TSH, T3, T4;

b) Schilddrüsenszintigramm.

Resultat: Supprimiertes TSH, deutlich erhöhtes Serum T3, T4-Wert obere Normgrenze. Szintigraphisch heißer Knoten rechts mit supprimierter, nicht dargestellter übriger Schilddrüse.

Diagnose: Dekompensiertes autonomes Adenom der Schilddrüse mit peripherer Hyperthyreose.

Therapieempfehlung: Operation (alternativ käme Radiojodtherapie in Frage, wegen jungen Lebensalters und bestehendem Kinderwunsch z.Zt. ausgeschlossen).

20.7 Maligne Schilddrüsentumoren (= Struma maligna)

Bei der Struma maligna handelt es sich um maligne Schilddrüsentumore, die ihren Ursprung entweder in den Thyreozyten (papilläres und follikuläres Karzinom) oder den C-Zellen des Stromas (C-Zell-Karzinom) haben. Sie gelten als differenzierte Schilddrüsenkarzinome (90%) und sind abzugrenzen von den undifferenzierten, anaplastischen Karzinomen (10%).

Klassifizierung und Klinik

Bösartige Schilddrüsentumoren können nach ihrem histologischen Bild sehr verschiedenartig sein. Sie weichen hinsichtlich Behandlungserfolg sowie Prognose stark voneinander ab (Tabelle 20.8).

Tabelle 20.7. Operationsvorbereitung bei Hyperthyreosen

	Präparat	Dosis (Erhaltungsdosis in Klammern)	Behandlungsdauer präoperativ	postoperativ
Thiamazol	Favistan	15–20 mg/Tag (bis ca. 5 mg)	langfristig > 6 Monate	–
Carbimazol	Carbimazol Henning	20–40 mg/Tag (5–10 mg)	kurzfristig bis 2 Wochen	–
Propyl-thiouracil	Propycil	150–300 mg/Tag (bis 50 mg)	s. o.	–
Plummerung	Lugollösung	3 × 30 Tropfen/Tag	Im Mittel 1 Woche	–
β-Rezeptorenblocker	Propranolol	120–160 mg/Tag	5–10 Tage	3–5 Tage

Tabelle 20.8. Einteilung maligner Schilddrüsentumoren (WHO 1986)

- Differenzierte Karzinome der Thyreozyten
  - follikulär
  - papillär
- Entdifferenzierte anaplastische Karzinome
- C-Zell-Karzinome
- Maligne Lymphome
- Metastasen anderer Organtumoren (Bronchialkarzinom, Hypernephrom, Melanom etc.)

Tabelle 20.9. TNM-System für maligne Schilddrüsentumoren (UICC 1987)*

T0	Tumor	kein nachweisbarer Tumor
T1	Tumor	≤ 1,0 cm
T2	Tumor	1–4 cm auf Drüse begrenzt
T3	Tumor	> 4 cm auf Drüse begrenzt
T4	Tumor	jede Größe mit Durchbruch der Kapsel und Übergreifen auf Umgebung
N1	Tumor	regionäre Lymphknotenmetastasen
N1a	Tumor	unilateral
N1b	Tumor	bilateral
M1	Tumor	nachweisbare Fernmetastasen

Das jeweilige Tumorstadium wird anhand des TNM-Systems* beschrieben (Tabelle 20.9).

Nach der Häufigkeit sind die bösartigen Schilddrüsentumore wie folgt verteilt:

- Follikuläre und papilläre Karzinome mit insgesamt 70–80 %,
- anaplastische Karzinome mit etwa 10–15 %,
- C-Zell-Karzinome, die nicht von Thyreozyten, sondern von den parafollikulären C-Zellen ausgehen, mit 5–7 %,
- der Rest entfällt auf die insgesamt seltenen Tumorformen.

Die einzelnen Karzinomformen haben ein sehr unterschiedliches tumorbiologisches bzw. Wachstumsverhalten.

Papilläre Karzinome. Sie weisen eine bevorzugte und frühzeitige ***Metastasierungstendenz in regionäre Halslymphknoten*** auf, erst danach und deutlich später metastasieren sie in die Peripherie. Ihre Prognose ist trotzdem insgesamt günstig mit guten Heilungsaussichten in frühen Stadien und auf jeden Fall langen Überlebenszeiten auch bei Metastasierung. Sie betreffen zwar alle Lebensalter, können aber bereits bei Kindern und Jugendlichen sowie im jüngeren Erwachsenenalter auftreten. Wegen meist erhaltener Jodspeicherfähigkeit sind ihre Lymphknotenabsiedlungen und Organmetastasen meist durch Radiojodtherapie erreichbar.

Follikuläre Karzinome. Das mittlere und fortgeschrittene Erwachsenenalter wird von ihnen bevorzugt. Sie sind gekennzeichnet durch eine ***frühzeitige hämatogene Metastasierung*** bevorzugt in Lunge und Knochen. Ihnen ist ebenfalls eine gute Jodspeicherfähigkeit und damit Erreichbarkeit durch Isotopentherapie eigen.

Anaplastische Karzinome. Sie sind hoch aggressiv, schnell fortschreitend und durch lokal invasives Wachstum sowie frühe Fernmetastasierung gekennzeichnet. Eine Heilungsaussicht besteht nur ganz ausnahmsweise. Häufiger führen sie innerhalb weniger Monate zum Tod.

C-Zell-Karzinome. Mit ihrer kennzeichnenden und im Serum als Tumormarker nachweisbaren ***Kalzitonin-Produktion*** kommen sie in einer sporadischen und einer hereditären Variante vor. Sporadische C-Zell-Karzinome sind meist als Einzeltumoren auf eine Schilddrüsenhälfte begrenzt. Bei erblicher C-Zell-Karzinom-Erkrankung dagegen ist eine multiple disseminierte Manifestationsform in der gesamten Schilddrüse typisch. Im Rahmen eines Syndroms der multiplen endokrinen Neoplasie Typ II (SIPPLE-Syndrom) können sie mit Phäochromozytomen und einem meist leicht ausgeprägten Hyperparathyreoidismus vergesellschaftet sein.

Diese Tumorart besitzt eine ausgeprägte Tendenz zu lymphogener, lokoregionärer Metastasierung bereits in frühen Stadien. Das Vorhandensein von Lymphknotenmetastasen zum Therapiebeginn ist zugleich der wichtigste Krankheitsprognosefaktor. Nur die radikale chirurgische Entfernbarkeit gewährleistet Heilungsaussichten.

Chirurgische Behandlung

> **!** Grundprinzip der chirurgischen Behandlung maligner Schilddrüsentumoren ist die vollständige Entfernung der tumorbefallenen Drüse (= totale Thyreoidektomie), bei gleichzeitig vorhandenen metastatisch befallenen regionären Lymphknoten die zusätzliche ***systematische selektive Neck dissection***.

Damit wird das Ziel einer sicheren Radikalität bei stets möglicher multizentrischer Tumorlokalisation verfolgt und zugleich werden Voraussetzungen für die erfolgreiche Einsatzmöglichkeit einer Radiojodtherapie bei den differenzierten Karzinomformen (papillär, follikulär) verfolgt.

> **!** Klinisch manifeste familiäre C-Zell-Karzinome erfordern obligat beim Ersteingriff außer der totalen Thyreoidektomie eine beidseitige systematische Neck dissection.

Eingriffe von limitierter Radikalität, wie etwa einseitige Lobektomie (= Hemithyreoidektomie) können in Ausnahmefällen bei niedrigem Risiko junger Patienten mit gekapselten kleinen Primärtumoren unter 1,5 cm ausreichend und bereits kurativ sein. Eine ähnliche eingeschränkte Radikalität gilt für okkulte bzw. Mikrokarzinome, die in ausgedehnten Strumaresektaten zufällig gefunden werden. Hierbei sind Nachoperationen mit erhöhtem Verletzungsrisiko zur Radikaltitätserweiterung vermeidbar.

Nachbehandlung

Dem Tumorstadium angepaßt werden sowohl zur Restdrüsenausschaltung, als auch zur Metastasenzerstörung jodspeicherfähige differenzierte Schilddrüsenkarzinome mit ***Radiojod*** therapiert. Eine externe Strahlenbehandlung folgt nur bei sehr fortgeschrittenen Tumorstadien nach der Ausschöpfung aller Möglichkeiten der Isotopentherapie oder aber auf jeden Fall bei anaplastischen Karzinomen. Erst nach Abschluß der Radiojodtherapie wird jeweils eine Schilddrüsenhormongabe zur Substitution und gleichzeitig zur TSH-Suppression in einer Dosierung zwischen 150 und 250 µg/die verordnet.

> **!** Für Verlaufskontrollen eignet sich bei differenziertem Schilddrüsenkarzinom die Bestimmung des Tumormarkers Thyreoglobulin im Serum, dessen Ansteigen Rezidiv- bzw. Metastasen wahrscheinlich macht.

20.8 Schilddrüsenentzündungen

Ein chirurgisches Behandlungserfordernis ist ungewöhnlich, auf jeden Fall besonderen Ausnahmesituationen vorbehalten. Es gibt sehr verschiedene Formen einer Thyreoiditis eindeutiger oder weitgehend unbekannter Ursache.

Akute Thyreoiditis

Diese wird meist durch Staphylokokken oder Streptokokken, gelegentlich in Begleitung anderer Infekte, ausgelöst. Sie kann mit Fieber, lokaler Schwellung, Rötung und Schmerzen vom Typ einer phlegmonösen Entzündung einhergehen und in Ausnahmefällen sogar abszedieren. In der Regel erfolgt symptomatische Therapie antibiotisch-antiphlogistisch. Bei Abszeßbildung (Fluktuation) sind großzügige Inzision und ausreichende Drainage geboten.

Subakute Thyreoiditis de Quervain

Diese ist möglicherweise Folge einer Virusinfektion. Es bestehen Schmerzen und starke Senkungsbeschleunigung, dagegen fehlen meist Fieber und Leukozytose. Eine chirurgische Therapie kommt praktisch nicht in Frage. Die Maßnahmen sind symptomatisch: Thyroxin, evtl. Antiphlogistika.

Hashimoto-Thyreoiditis

Dabei handelt es sich um eine Autoimmunerkrankung mit lymphoplasmazellulärer Infiltration. Sie kann in hypertrophischer Form (Hashimoto[2]-Struma) oder destruierend atrophischer Form verlaufen. Vorübergehend kommt es am Anfang zu Hyperthyreosezeichen. Die Diagnose wird durch Feinnnadelbiopsie zytologisch und durch Antikörpernachweis im Serum gesichert.

[2] Hakaru Hashimoto, japan. Pathologe, 1881–1934

Eine Operation ist gelegentlich wegen schwerer mechanischer Beeinträchtigung oder auch wegen zusätzlichem Malignitätsverdacht indiziert.

Fibrosierende Thyreoiditis Riedel

Die Genese ist unbekannt. Die Erkrankung führt zur fibrös-narbigen Umwandlung der Schilddrüse, gelegentlich mit der Folge einer Trachealkompression und spontaner Rekurrensparese. Aus diesen mechanischen Gründen kann die Operation zum Zwecke der Dekompression angezeigt sein.

20.9 Nachsorge nach Schilddrüsenoperationen

Wegen resultierender Funktionsminderung, evtl. eingetretener chirurgischer Komplikationen (Rekurrensparese, Tetanie) oder einer langfristigen Rezidivgefährdung ist allen Patienten eine konsequente Nachbetreuung anzuraten.

Bei normal funktionierender Restschilddrüse – mindestens 8–10 ml Parenchymmenge – ist zur Rezidivprophylaxe in der Regel eine ausreichende Jodzufuhr von 100–200 µg täglich ausreichend.

Bei eingeschränkter Restfunktion in Folge ausgedehnterer Resektionen ist die Dauerverordnung von Schilddrüsenhormonen in einer Dosis zwischen 50 und 150 µg Thyroxin täglich aus Gründen adäquater Substitution angezeigt. Eine TSH-suppressive Dosis ist dafür nicht erforderlich. Lediglich nach totaler Thyreoidektomie wegen Karzinom beträgt die dann suppressiv wirkende Thyroxindosis 150–250 µg täglich.

Atem- und Stimmfunktion bei dauerhaft fortbestehender Rekurrensparese sind durch logopädische Nachsorge häufig bis zur funktionellen Normalisierung besserungsfähig. Eine parathyreoprive Tetanie wird in den besserungsfähigen ersten Monaten am besten durch täglich mehrfache Kalziumgaben, evtl. kombiniert mit AT 10 Dragees, ausgeglichen. Bei dauerhaftem Bestehen empfiehlt sich die Verordnung von aktivem Vitamin D_3 (Rocaltrol[r]).

Karzinompatienten bedürfen unabhängig vom initialen Tumorstadium wegen möglicher Spätfolgen auch noch nach langen Zeitintervallen grundsätzlich einer lebenslangen Überwachung.

20.10 Aufklärung

Vor Schilddrüsenoperationen ist mit den Patienten selbstverständlich ein gründliches Aufklärungsgespräch über Art und Ziel des Eingriffs sowie über die damit verbundenen typischen Risiken und über die Notwendigkeit einer Nachsorge zu führen. Insbesondere sind die operationstypischen Risiken der Rekurrensparese und Tetanie aufklärungspflichtig. Jeder Operationsbericht hat zusätzlich gründliche Angaben über die Eingriffsbesonderheiten zu enthalten und sollte Hinweise über Darstellung von Rekurrensnerven und Epithelkörperchen bzw. deren Mitresektion enthalten. Jede Erläuterung hat dem geplanten Operationsausmaß angemessen und verständlich zu erfolgen und soll unberechtigte Angstverbreitung vermeiden (Tabelle 20.10).

Mit Gültigkeit für den mitteleuropäischen Lebensraum nehmen Schilddrüsenoperationen etwa den 4. Platz unter den häufigsten allgemeinchirurgischen Eingriffen ein. Die ursächlich dominierende Rolle für die Häufigkeit der Kropferkrankung kommt dem trotz Bemühen um Prophylaxe unverändert verbreiteten Jodmangel zu. Die zur chirurgischen Therapie Anlaß gebenden Schilddrüsenerkrankungen werden maßgeblich bestimmt durch 3 Gruppen: die Struma als Ausdruck der Organvergrößerung in diffuser Form oder mit knotigem Umbau und häufig begleitenden mechanischen Irritationen; die

Tabelle 20.10. Komplikationen nach Operation gutartiger Schilddrüsenerkrankungen (N = 3246)

	N. Rekurrensparese		Hypoparathyreoidismus	
	früh p.op. (%)	permanent	früh p.op. (%)	permanent
Struma mit Euthyreose	2,5	0,5	0,6	≈ 0,1
Hyperthyreose	1,6	< 1,0	0,9	–
Autonomie	0,4	–	–	–
M. Basedow	3,4	< 1,0	2,2	–
Σ:	2,7	0,5	1,0	≈ 0,1
Rezidivstruma	7,7	2,0	3,5	≈ 0,1

Hyperthyreose als Manifestation ungeregelter erhöhter Funktionsleistung mit zwei ursächlich verschiedenen Varianten (immunogen, Autonomie); die malignen Tumoren mit mehreren unterschiedlichen Untergruppen, denen ihrerseits eine unterschiedliche Prognose zu eigen ist und die jeweils eine individuelle Behandlungsradikalität erfordern. Die Schilddrüsenkrankheiten sind zum einen wegen der oberflächlichen Lage des Organs der klinischen Beurteilung sehr gut zugängig, die gesamtkörperlichen Ausprägungen erlauben bereits klinisch eine sehr verläßliche Diagnosestellung. Ein darüber hinaus mit hormonellen Laborwerten, Serummarkern, Sonographie und Szintigraphie umfängliches Untersuchungsrepertoire sichert verläßliche Diagnosesicherung und auf dieser Basis eine gezielte Therapie, in diesem Fall Operationsindikation. Eine gründliche Kenntnis der Vor- und Nachbehandlungsmaßnahmen ist ausschlaggebend für die an sich sehr guten Behandlungsresultate.

Literatur

Bay V (1980) Operationsindikation, präoperative Vorbereitung, Operation und Nachbehandlung des M. Basedow und anderen Hyperthyreoseformen. Chirurg 51 : 619–624

Becker HD, Heinze HG (1984) Maligne Schilddrüsentumoren. Springer, Berlin Heidelberg New York Tokyo

Dralle H (1989) Chirurgische Aspekte der Hyperthyreosebehandlung. Aktuel Endokrinol Stoffw 10 : 133–135

Gemsenjäger E (1983) Autonomie, chirurgische Verfahrenswahl und funktionelle Resultate bei multinodöser Struma. Chirurg Endokrinol 47 : 58

Röher HD (1987) Endokrine Chirurgie. Thieme, Stuttgart

Studer H, Gerberg H. Peter HJ (1989) Multinodular goiter. In: DeGroot LJ (ed) Endocrinology, 2nd edn, vol. 1. Grune & Stratton, New York, pp 722–732

?

1. In welchen Fällen einer euthyreoten Struma ist die Operationsindikation zu bevorzugen?
2. Welche Untersuchungsbefunde sollen vor einer Schilddrüsenoperation verfügbar sein?
3. Welche Serumhormonwerte geben verläßlich Auskunft über eine Schilddrüsenüberfunktion?
4. Welche verschiedenen Formen der Hyperthyreose sind zu unterscheiden?
5. Worin besteht der prinzipielle Unterschied des Operationsausmaßes bei verschiedenen Hyperthyreoseformen?
6. Welche Möglichkeiten der medikamentösen Operationsvorbereitung einer Hyperthyreose sind verfügbar?
7. Welches Ziel verfolgt die präoperative medikamentöse Therapie bei einer hyperthyreoten Struma?
8. Was versteht man unter einer Kropfrezidivprophylaxe?
9. Wann ist eine Kropfrezidivprophylaxe angezeigt?
10. Welche Formen bösartiger Schilddrüsentumore sind zu unterscheiden?
11. Welche unterschiedlichen Metastasierungswege sind für differenzierte Schilddrüsenkarzinome kennzeichnend?
12. Was versteht man unter einer Kombinationsbehandlung maligner Schilddrüsentumore? Was ist darin eingeschlossen?
13. Welche Möglichkeiten zur Erkennung von Tumorrezidiven oder Metastasen in der Nachsorge stehen zur Verfügung?
14. Welches sind die typischen Komplikationen einer Schilddrüsenoperation?
15. Wodurch läßt sich das Kropfrisiko in der Bevölkerung am besten reduzieren?

Nebenschilddrüsen 21

M. Rothmund

21.1 Chirurgische Anatomie 516

21.2 Physiologie 516

21.3 Hyperparathyreoidismus 518
21.3.1 Primärer Hyperparathyreoidismus 518
21.3.2 Sekundärer Hyperparathyreoidismus 521

Bei der chirurgischen Therapie von Nebenschilddrüsenerkrankungen steht die Behandlung von Überfunktionszuständen, die durch Adenome oder Hyperplasien, sehr selten auch Karzinome, verursacht sind, im Vordergrund. Die Überfunktion der Nebenschilddrüsen, der Hyperparathyreoidismus, galt früher als seltene Erkrankung. Nachdem er heutzutage durch subtilere Methoden immer häufiger und auch früher diagnostiziert wird, gilt er nach dem Diabetes mellitus und Schilddrüsenerkrankungen als dritthäufigste endokrine Störung. Die größte Herausforderung an den Chirurgen ist das Auffinden der gelegentlich versteckt liegenden Tumoren.

21.1 Chirurgische Anatomie

Die meisten Menschen haben vier Nebenschilddrüsen, die hinter der Schilddrüse in der Nähe der Kreuzung der Arteria thyreoidea inferior und des Nervus recurrens gelegen sind. Autopsieuntersuchungen zeigen bei etwa 5% mehr als vier, meistens fünf oder sechs Nebenschilddrüsen, sehr selten sind nur drei Nebenschilddrüsen angelegt.

Obere Nebenschilddrüsen. Die oberen Nebenschilddrüsen entstammen der 4. Schlundtasche. Sie liegen hinter dem oberen Abschnitt der Schilddrüse, meist in der Nähe des Eintritts des Nervus recurrens in die Membrana cricothyreoidea.

> **!** Als Faustregel kann gelten, daß die oberen Nebenschilddrüsen fast immer kranial der Arteria thyreoidea inferior und dorsal des Nervus recurrens zu finden sind.

Lagevariabilitäten der oberen Nebenschilddrüsen sind selten. Wenn sie oder die von ihnen ausgehenden Tumoren nicht an der genannten Stelle zu finden sind, sind sie nach dorsal in Richtung auf das hintere Mediastinum disloziert und liegen dann unter der Arteria thyreoidea inferior hindurchgeschlüpft neben dem Ösophagus oder vor der Wirbelsäule, niemals jedoch ventral im Halsgebiet oder vorderen Mediastinum (Abb. 21.1a und c).

Untere Nebenschilddrüsen. Sie entstammen der 3. Schlundtasche und „überholen" die oberen Nebenschilddrüsen während der Embryogenese. Sie liegen hinter der Schilddrüse, meist in der Nähe des unteren Schilddrüsenpols oder in der bindegewebigen Struktur zwischen unterem Schilddrüsenpol und Thymusdrüse, dem sog. Ligamentum thyreothymicum.

> **!** Die unteren Nebenschilddrüsen liegen kaudal der Arteria thyreoidea inferior und ventral des Nervus recurrens.

Ihre Lagevariabilität ist ausgeprägter als die der oberen Nebenschilddrüsen. Sie können auf ihrem Weg von der 3. Schlundtasche „stehengeblieben" sein und oberhalb der oberen Schilddrüsenpole liegen. Meist sind sie jedoch, wenn sie nicht in normaler Position zu finden sind, in die Thymusdrüse eingebettet, da das Thymusgewebe ebenfalls aus der dritten Schlundtasche stammt. Selten liegen sie außerhalb der Thymusdrüse im vorderen Mediastinum (Abb. 21.1b und c).

Eine normale Nebenschilddrüse wiegt etwa ***30 bis 70 mg*** und ist ***5 × 3 × 1 mm*** groß, gleicht also einer kleinen Linse. Ihre Gefäßversorgung erhalten die Nebenschilddrüsen überwiegend aus Ästen der Arteria thyreoidea inferior, selten auch von der Arteria superior. Mikroskopisch sind sie überwiegend aus Hauptzellen aufgebaut, enthalten jedoch auch oxyphile Zellen und wenige wasserklare Zellen. Mit zunehmendem Alter sind die normalen Nebenschilddrüsen von Fettzellen durchsetzt.

21.2 Physiologie

Die Nebenschilddrüsen bilden ***Parathormon***, das zusammen mit Kalzitonin und dem Vitamin-D-Hormon 1,25-Dihydroxycholecalciferol (DHOCC) für die Kalziumhomöostase verantwortlich ist. Parathormon wirkt an drei Organen, dem Skelettsystem, dem distalen Tubulussystem der Niere und dem Darm (Abb. 21.2).

Am Knochen bewirkt Parathormon eine Steigerung der ***osteozytären und osteoklastären Osteolyse.*** Mediator ist die membrangebundene Adenylcyclase. Bei einem Überschuß an Parathormon kommt es also zu einem Knochenabbau, bei dem auch intrazelluläres zyklisches AMP freigesetzt wird.

An der Niere hemmt Parathormon die Rückresorption von Phosphat im distalen Tubulus und führt so zu einer ***Steigerung der Phosphaturie.*** Die Ausscheidung der Kalziumionen wird vermindert. Schließlich ist Parathormon auch an der Bildung von 1,25-DHOCC in der Niere beteiligt.

Am Darm bewirkt Parathormon eine unmittelbare ***Zunahme der intestinalen Kalzium- und Phosphatabsorption.***

Alle diese Wirkungen des Parathormons haben zum Ziel, das extrazelluläre Kalzium im Normbe-

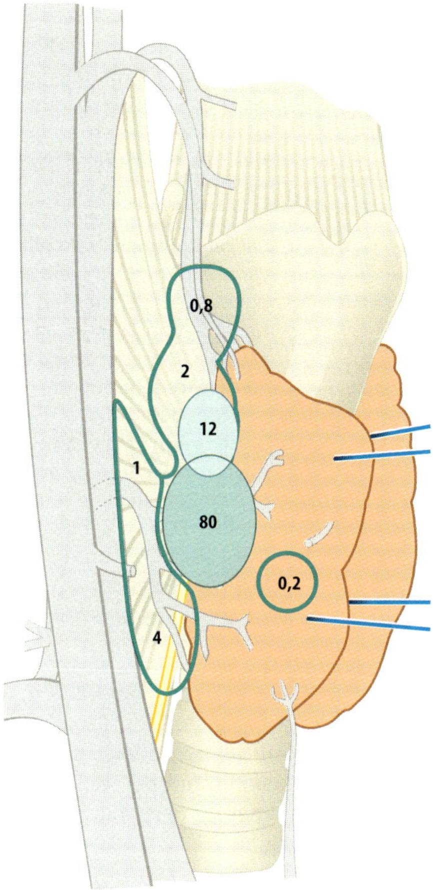

a

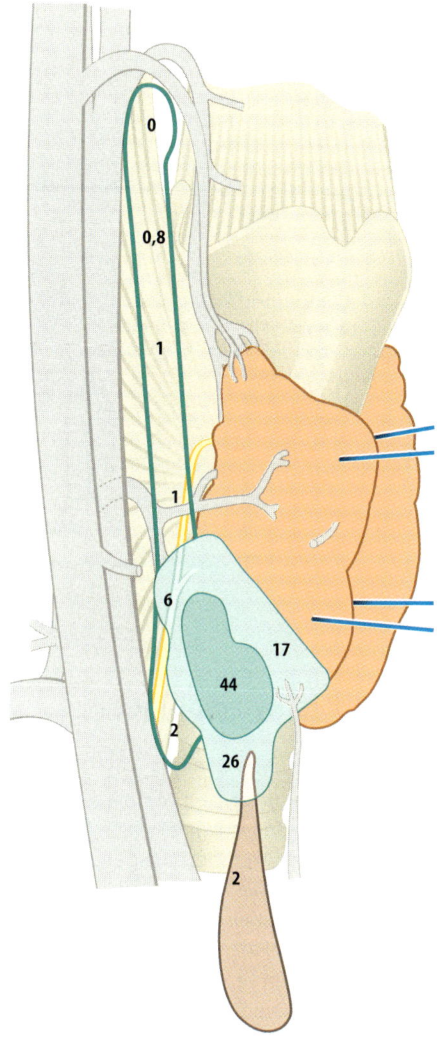

b

Abb. 21.1a-c. Topographische Anatomie der Nebenschilddrüsen. **a** Die oberen Nebenschilddrüsen liegen fast immer kranial der Arteria thyreoidea inferior und dorsal des Nervus recurrens. **b** Die unteren Nebenschilddrüsen liegen kaudal der Arteria thyreoidea inferior und ventral des Nervus recurrens (Daten aus einer großen Autopsiestudie von G. Ackerström et al.). **c** Sind die oberen Nebenschilddrüsen nicht in normaler Lage zu finden, sind sie nach dorsal in Richtung auf das hintere Mediastinum disloziert und liegen meist neben dem Ösophagus vor der Wirbelsäule, die unteren Nebenschilddrüsen sind, wenn sie disloziert sind, in der Thymuszunge oder auch tiefer in der Thymusdrüse zu finden. (Nach Rothmund 1991)

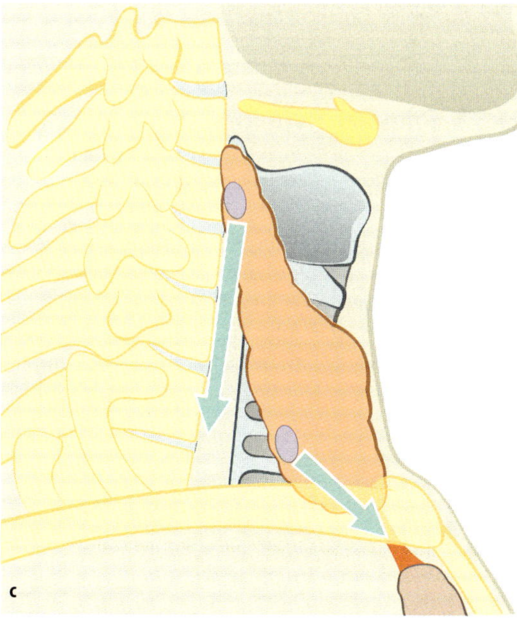

c

reich zu halten. Sinkt das Serumkalzium ab, werden die genannten Mechanismen in Gang gesetzt, um Normokalzämie zu erreichen.

In den Nebenschilddrüsen wird aus einem langkettigen Prä-Pro-Parathormon das aus 84 Aminosäuren bestehende Parathormon gebildet, das als Gesamtmolekül in die Blutbahn abgegeben wird. Bald nach der Sekretion zerfällt das Molekül in zwei Bruchstücke mit einem karboxyterminalen und einem aminoterminalen Ende. Eine biologische Wirkung entfaltet lediglich das aminoterminale Bruchstück. Zur radioimmunologischen Bestimmung von Parathormon werden heute ausschließlich Antikörper herangezogen, die gegen das Gesamtmolekül (PTH intakt) gerichtet sind.

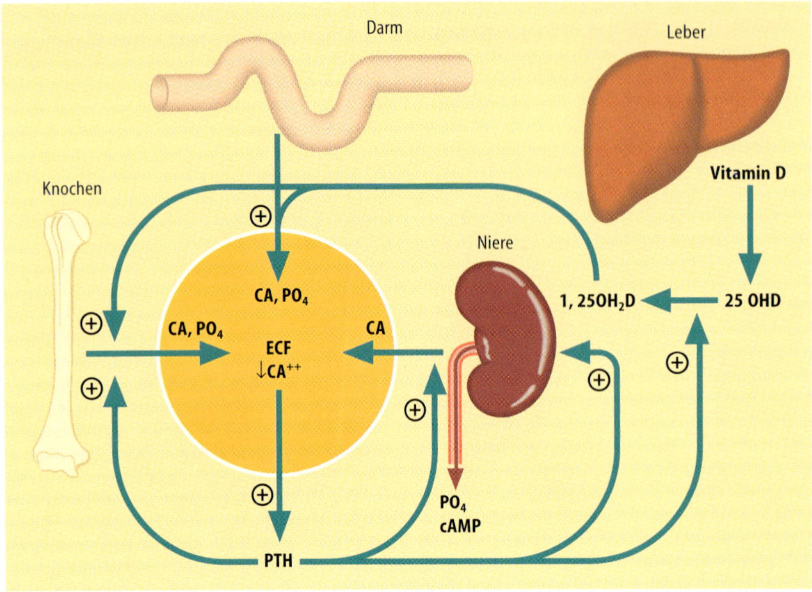

Abb. 21.2. Schema der Kalziumhomöostase. Im Mittelpunkt steht die Regulation der Kalziumkonzentration in der extrazellulären Flüssigkeit (ECF). Eine Erniedrigung der Kalziumionenkonzentration führt zu einer Stimulation der Parathormon-Ausschüttung. Parathormon (PTH) greift am Tubulussystem der Niere an, am Knochen und über die Leber auch am Darm mit dem Ziel, die Kalziumkonzentration zu erhöhen. Dies geschieht vor allem durch Freisetzung von Kalzium aus dem Knochen und einer verbesserten Aufnahme von Kalzium aus dem Darm unter dem Einfluß von 1,25-OH$_2$D, dem eigentlichen Vitamin-D-Hormon

21.3 Hyperparathyreoidismus

Unter dem Begriff Hyperparathyreoidismus versteht man eine kontinuierliche Mehrsekretion von Parathormon, ausgehend von einem Adenom, einer Hyperplasie oder einem Karzinom der Nebenschilddrüsen. Diese chronische Mehrsekretion kann in den Nebenschilddrüsen verursacht sein (primärer Hyperparathyreoidismus) oder als Antwort auf eine pathophysiologische Konstellation entstehen, die zu einer regulativen Mehrsekretion stimuliert (sekundärer Hyperparathyreoidismus).

21.3.1 Primärer Hyperparathyreoidismus

Der primäre Hyperparathyreoidismus wird heute durch die routinemäßige Bestimmung von Kalzium mittels Laborautomaten immer häufiger diagnostiziert. Seine Prävalenz liegt nach verschiedenen Untersuchungen zwischen *0,2 und 4* Neuerkrankungen pro 1.000 Einwohnern und Jahr. Die Erkrankung betrifft Frauen häufiger als Männer und kommt bei Kindern extrem selten vor. Ein Häufigkeitsgipfel findet sich bei Frauen in der Menopause.

! Bei etwa 80 bis 90 % der Patienten wird der primäre Hyperparathyreoidismus durch ein solitäres Adenom verursacht.

Eine ***Hyperplasie***, von der meist alle vier Drüsen, selten auch nur zwei oder drei Nebenschilddrüsen betroffen sind, kommt bei etwa 10 bis 20 % der Patienten vor. ***Epithelkörperchenkarzinome*** sind bei weniger als 1 % der Patienten mit primärem Hyperparathyreoidismus Ursache der Erkrankung.

Pathophysiologie

! Beim primären Hyperparathyreoidismus liegt eine über den Bedarf des Organismus hinausgehende Parathormonsekretion vor, deren Ursache trotz eingehender Untersuchungen bisher unbekannt ist.

Wahrscheinlich ist, daß der Reglermechanismus der Nebenschilddrüsenzelle, der bei peripher normalem Kalziumspiegel die Parathormonsekretion unterbricht, gestört ist. Der Kalziostat der Zelle supprimiert erst bei höheren als normalen Kalziumspiegeln die Parathormonsekretion. Für diese Tatsache spricht, daß die früher als autonom angenommene Parathormonsekretion aus Adenomzellen durch Kalzium supprimiert werden kann, jedoch auf einem sehr viel höheren Niveau.

Klinik

! Durch die mittlerweile frühere Entdeckung einer Hyperkalzämie durch Laborautomaten sind etwa 10 bis 30 % der Patienten mit primärem Hyperparathyreoidismus heute ohne

Symptome oder haben nur milde Beschwerden, die sie erst nach der operativen Therapie der Erkrankung als krankheitsspezifisch erkennen.

Man spricht von „biochemischem Hyperparathyreoidismus", d. h. die Laborkonstellation des primären Hyperparathyreoidismus ist vorhanden. Eine klinische Symptomatik fehlt jedoch.

Die Mehrzahl der Patienten (ca. 50 bis 60 %) weist Symptome auf, die als Folgen der Hyperkalzämie anzusehen sind (Hyperkalzämiesyndrom). Es handelt sich um unspezifische Beschwerden wie Leistungsknick, Müdigkeit, Antriebslosigkeit, um Polyurie und Polydipsie, depressive Verstimmung, Übelkeit oder funktionelle Abdominalbeschwerden. Die Maximalform des Hyperkalzämiesyndroms, die mit Bewußtlosigkeit oder Somnolenz einhergehende hyperkalzämische Krise, ist heute extrem selten.

!

Der häufigste organische Befund bei Patienten mit primärem Hyperparathyreoidismus ist die Nephrolithiasis, die bei etwa 20 bis 40 % der Patienten gefunden wird.

Meist liegt schon ein länger bekanntes rezidivierendes Nierensteinleiden vor, das fast immer beide Nieren betrifft. Die Nierensteine sind Folge der Hyperkalziurie und der Hyperphosphaturie, die zur Steinbildung, vor allem von Kalziumoxalat oder Kalziumphosphatsteinen, führen.

Ältere Menschen haben seltener Nierensteine. Die häufigsten Symptome bei ihnen betreffen das neuromuskuläre System. Sie klagen über „rheumatische Beschwerden" vor allem in der Wirbelsäule und in den großen Gelenken, über Muskelschwäche, gelegentlich auch über psychische Symptome, vor allem über depressive Verstimmungen. Eine operative Behandlung des primären Hyperparathyreoidismus beim alten Menschen zeigt häufig, daß diese Symptome, die auf das Altern zurückgeführt werden, in Wirklichkeit durch den primären Hyperparathyreoidismus bedingt sind.

Ein Skelettbefall im Rahmen des primären Hyperparathyreoidismus muß heute als Zeichen einer zu spät gestellten Diagnose gelten. Bei etwa 5 % der Patienten finden sich typische Veränderungen am Handskelett, subperiostale Resorptionszonen an der Radialseite der Fingerphalangen und Akroosteolysen. Die Maximalform der Knochenerkrankung, die ***Ostitis fibrosa generalisata*** (M. Recklinghausen), muß heute als Rarität angesehen werden.

Objektiv faßbare abdominelle Erkrankungen wie Pankreatitis, Ulcus ventriculi oder Ulcus duodeni und Cholelithiasis kommen im Rahmen des primären Hyperparathyreoidismus vor, werden generell jedoch hier nicht häufiger angetroffen als bei Patienten ohne Nebenschilddrüsenerkrankungen. Bei Patienten mit fortgeschrittenem Leiden, sehr hohen Parathormon- und Kalziumspiegeln kommt die Pankreatitis jedoch auch heute noch gehäuft vor.

!

Der primäre Hyperparathyreoidismus tritt mit und ohne Symptome im Rahmen der multiplen endokrinen Neoplasien (MEN) auf.

Beim ***MEN I-Syndrom*** wird ein primärer Hyperparathyreoidismus zusammen mit Hypophysentumoren und endokrinen Pankreastumoren (Gastrinome, Insulinome) bei etwa 40 bis 60 % der Patienten angetroffen. Beim ***MEN II-Syndrom*** kommt der primäre Hyperparathyreoidismus bei etwa 10 % der Patienten vor und ist klinisch sehr viel diskreter ausgeprägt als beim MEN I-Syndrom. Führend beim MEN II-Syndrom ist das medulläre Schilddrüsenkarzinom (C-Zell-Karzinom), das alle Patienten betrifft, und die oft doppelseitigen Phäochromozytome.

Diagnose und Differentialdiagnose

Der primäre Hyperparathyreoidismus wird durch die Bestimmung von Kalzium und Parathormon im Serum gesichert. Führendes Laborzeichen ist die ***Hyperkalzämie*** (Serumkalzium über 2,6 mmol/l), wobei mehrfache Bestimmungen empfehlenswert sind. Parathormon kann heute zuverlässig durch ein Radioimmunoassay bestimmt werden, bei dem Antikörper verwendet werden, die gegen das Gesamtmolekül gerichtet sind (PTH intakt). Hinzu kommt die Bestimmung von ***Serumphosphat***. Eine Erniedrigung des Serumphosphates findet sich zwar nur bei der Hälfte der Patienten mit primärem Hyperparathyreoidismus, wird sie jedoch gefunden, kann sie als pathognomonisch für die Erkrankung angesehen werden. Nicht obligatorisch ist die Bestimmung des Urinkalziums, die nur bei speziellen Fragestellungen (familiäre hypercalcämische Hypokalziurie?) sinnvoll ist. Bei Knochenbefall ist die ***alkalische Phosphatase*** erhöht.

!

Eine erhöhte alkalische Phosphatase kann als Vorläufer radiologisch faßbarer Knochenveränderungen angesehen werden, d. h. bei normaler alkalischer Phosphatase ist keine Röntgenuntersuchung der Hände oder anderer Knochenabschnitt notwendig.

Die Bestimmung von Albumin und Kreatinin ist sinnvoll, um den Serumkalzium-Wert interpretieren zu

Tabelle 21.1. Diagnostik des primären Hyperparathyreoidismus

Untersuchung	Wertigkeit
Kalzium im Serum	+ + +
Parathormon im Serum	+ + +
Phosphat (wenn erniedrigt)	+ + +
Kalzium im Urin	+
Alkalische Phosphatase	+
Albumin	
Kreatinin	
Röntgenuntersuchung der Hände (wenn alkalische Phosphatase erhöht)	+ + +
Ultraschall der Nieren	+ + +
Abdomenleeraufnahme	+ +

Tabelle 21.2. Differentialdiagnose der Hyperkalzämie (Reihenfolge nach Häufigkeit)

- Ektoper (= paraneoplastischer) Hyperparathyreoidismus bei malignen Tumoren mit und ohne Knochenmetastasen (Mamma-, Bronchial-, Nierenkarzinom, multiples Myelom, Leukämien, maligne Lymphome)
- Primärer Hyperparathyreoidismus
- Vitamin-D-Intoxikation
- Sarkoidose
- Immobilisation
- Hyperthyreose
- Addison-Krise
- Milchalkalisyndrom
- Nebenwirkung einer Therapie mit Thiaziden oder Lithium

können, der durch eine Hypalbuminämie oder einen Kreatininanstieg erniedrigt sein kann (Tabelle 21.1).

Findet sich eine erhöhte alkalische Phosphatase oder sind Knochenschmerzen vorhanden, sollte eine Röntgenuntersuchung der Hände, ggf. auch der langen Röhrenknochen erfolgen. Eine Ultraschalluntersuchung der Niere kann eine Nephrolithiasis nachweisen, evtl. auch eine Verkalkung des Nierenparenchyms (Nephrokalzinose). Die letztgenannte Erkrankung kann auch durch eine Abdomenleeraufnahme erkannt werden, ebenso wie eine kalzifizierte Pankreatitis.

Das führende Laborzeichen des primären Hyperparathyreoidismus, die Hyperkalzämie, kann auch durch andere Erkrankungen verursacht sein (Tabelle 21.2). Wichtig ist der ***Ausschluß maligner Tumoren***, die paraneoplastisch ein Polypeptid bilden können, das strukturelle Ähnlichkeit mit dem Parathormon hat (PTH-related-peptid) und die gleichen laborchemischen Veränderungen und klinischen Symptome auslösen kann wie beim primären Hyperparathyreoidismus. Vor allem bei älteren Menschen muß nach Einnahme von Multihormonpräparaten, die Vitamin-D enthalten können, gefahndet werden. Die übrigen in der Tabelle genannten differentialdiagnostischen Möglichkeiten sind selten, müssen jedoch bedacht werden.

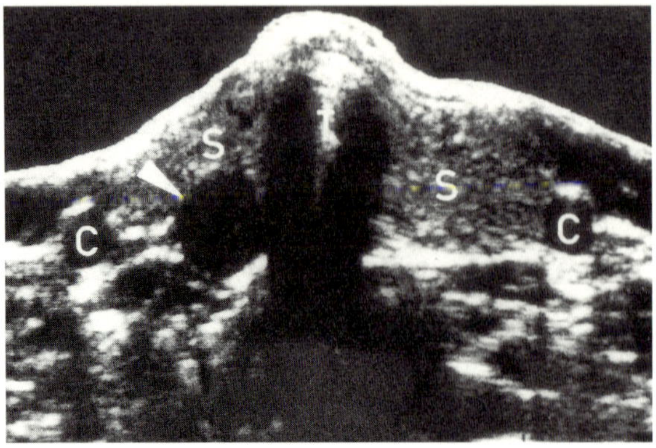

Abb. 21.3. Sonographische Darstellung eines Epithelkörperchentumors. Die Halsgegend ist im CT-ähnlichen Querschnitt dargestellt. Rechts hinter dem Schilddrüsenlappen findet sich ein echoarmer Bezirk, der einem Epithelkörperchentumor (Pfeil) entspricht. T = Trachea, S = Schilddrüse, C = A. carotis

Lokalisationsdiagnostik

! Das wesentliche Instrument zur Auffindung der Nebenschilddrüsen ist exakte Kenntnis der Embryogenese und der chirurgischen Anatomie der Nebenschilddrüsen und ihre Anwendung durch den Operateur während der Halsexploration.

Vor Ersteingriffen kann lediglich die Sonographie als bildgebendes Verfahren vertreten werden, mit der ein guter Untersucher etwa 60 % der vergrößerten Nebenschilddrüsen erkennen kann (Abb. 21.3). Schwierig ist jedoch die Lokalisation mehrerer vergrößerter Nebenschilddrüsen sowie die Darstellung eines Nebenschilddrüsentumors bei ***multinodöser Struma*** oder bei ***retrosternaler Lage***. Lediglich vor ***Reoperationen*** sind weitergehende lokalisationsdiagnostische Maßnahmen notwendig, wie z. B. eine Nebenschilddrüsenszintigraphie, eine Computertomographie des Mediastinums oder eine Kernspintomographie von Hals und Mediastinum. Selektive Arteriographien zum Auffinden von Nebenschilddrüsentumoren sind Ausnahmen vorbehalten und sollten in der Hand einiger weniger Zentren bleiben.

Therapie

Die Therapie des primären Hyperparathyreoidismus besteht in der Entfernung des hormonüberaktiven Gewebes. Auch die Darstellung einer vergrößerten Nebenschilddrüse im Halssonogramm entbindet den Operateur nicht von der Pflicht, möglichst alle vier Nebenschilddrüsen freizulegen. Ist eine Nebenschilddrüse vergrößert und erscheinen drei normal, liegt ein Adenom vor. Dieses wird entfernt, aus einer der übrigen Nebenschilddrüsen kann eine Biopsie entnommen werden. Ist mehr als eine Nebenschilddrüse vergrößert, muß man von einer Hyperplasie ausgehen. In diesem Falle sollen ***drei Nebenschilddrüsen*** vollständig und eine vierte bis auf einen etwa 100 mg schweren Rest entfernt werden (3 ¹/₂-Resektion). Bei Nebenschilddrüsenkarzinomen empfiehlt sich die Mitnahme der gleichseitigen Schilddrüsenhälfte und des anhängenden Fett-Bindegewebes einschließlich der zentralen Halslymphknoten auf der Tumorseite.

Postoperativer Verlauf

Nach erfolgreicher Behandlung des primären Hyperparathyreoidismus kommt es bei normaler Nierenfunktion spätestens 48 Stunden postoperativ zu einem Abfall des Serumkalziums in den Normalbereich. Vor allem wenn ein Knochenbefall vorliegt, kann das Serumkalzium unter den Normbereich sinken, so daß es zu Symptomen einer ***Hypokalzämie*** kommt (Parästhesien perioral, in den Fingern oder Füßen). Objektiviert wird der Zustand durch Bestimmung des Serumkalzium oder durch das ***Chvostek-Zeichen*** (bei Beklopfen des Fazialisaustrittgebietes an der Wange kommt es zu Zuckungen der Gesichtsmuskulatur). Meistens ist die Gabe von oralem Kalzium für wenige Tage notwendig. Hält die Hypokalzämie an, wird zusätzlich zu Kalzium das Vitamin-D-Hormon 1,25-DHOCC (Rocaltrol) gegeben. Bei einer 3 ¹/₂-Resektion empfiehlt es sich, Nebenschilddrüsengewebe einzufrieren, um bei einer permanenten Hypokalzämie autologes Gewebe replantieren zu können. Kältekonserviertes Gewebe wächst, in 1 mm^3 große Stücke geschnitten und in die Unterarmmuskulatur implantiert, mit großer Zuverlässigkeit an.

Die chirurgische Behandlung des primären Hyperparathyreoidismus ändert den natürlichen Verlauf der Erkrankung. Sie verhindert das Entstehen neuer Nierensteine, führt zu einer Rekalzifizierung des Skeletts und vermindert die Sterblichkeit der Patienten an kardiovaskulären Erkrankungen.

21.3.2 Sekundärer Hyperparathyreoidismus

Der ***sekundäre Hyperparathyreoidismus*** kommt überwiegend bei Patienten vor, die sich einer chronischen Hämodialyse wegen Niereninsuffizienz unterziehen müssen, gelegentlich auch bei Patienten mit terminaler Niereninsuffizienz vor Dialysebeginn oder auch nach Nierentransplantation. Sehr selten kann auch eine chronische Darmerkrankung (M. Crohn, Sprue), die zu einer Kalziumresorptionsstörung führt, zu einem sekundären Hyperparathyreoidismus führen. Man geht davon aus, daß etwa 50 % der Dialysepatienten im Laufe der Behandlung einen klinisch relevanten sekundären Hyperparathyreoidismus entwickeln. Die weitaus größte Zahl kann mit Kalzium, Vitamin-D-Metaboliten, phosphatarmer Diät und Senkung des Kalziumgehaltes der Dialyseflüssigkeit behandelt werden. Nur etwa 2–5 % bedürfen einer operativen Behandlung.

Pathophysiologie

Der sekundäre Hyperparathyreoidismus ist Folge einer regulativen Anpassung der Nebenschilddrüsenfunktion an den pathophysiologischen Zustand der Niereninsuffizienz.

Drei Pathomechanismen führen zu einer chronischen Hypokalzämie:

- Phosphatstau vor der Niere
- Vermindertes Ansprechen des Knochenstoffwechsels auf Parathormon
- Reduzierte Bildung des Vitamin-D-Hormons 1,25-DHOCC aufgrund eines gestörten Stoffwechselschrittes in der erkrankten Niere

Die chronische Hypokalzämie führt zu einer permanenten Stimulation der Nebenschilddrüsen mit dem Ziel, durch eine erhöhte Parathormonsekretion eine Normokalzämie zu ermöglichen. Langfristig kommt es damit zu einer Hyperplasie aller vier Drüsen, selten auch zu einer autonomen Hormonproduktion, die sich in einer Hyperkalzämie äußert (sog. ***tertiärer Hyperparathyreoidismus***).

Klinik

!

Die klinische Folgeerkrankung des sekundären Hyperparathyreoidismus ist die renale Osteopathie.

Sie ist eine Mischform aus Ostitis fibrosa generalisata und Osteomalazie. Klinisch äußert sie sich in Knochenschmerzen, die sich vor allem im Bereich der Fersen, der Brustwirbelsäule und der Schultergelenke manifestieren. Durch Ablagerung von Kalziumphosphat in den Weichteilen kommt es zu vorzeitigen Gefäßverkalkungen, periartikulären Verkalkungen im Bereich des Schulter- und Ellenbogengelenks, selten auch des Hüftgelenkes und bei extremen Formen zu Myokard-, Lungen- und Nierenparenchymverkalkungen. Der erhöhte Gehalt der Haut an Kalziumphosphat wird für den oft sehr lästigen Juckreiz verantwortlich gemacht. Ein weiteres klinisches Zeichen bei fortgeschrittener Erkrankung ist eine Myopathie, die sich vor allem auf die Oberschenkelmuskulatur auswirkt und dazu führt, daß sich die Patienten im fortgeschrittenen Stadium der Erkrankung aus sitzender Position nicht mehr erheben können.

Diagnostik

Die Diagnostik des sekundären Hyperparathyreoidismus stützt sich zunächst auf die gleichen Parameter, wie die der primären Erkrankung, nämlich die Bestimmung von Kalzium, Phosphat und Parathormon im Serum. Bei den meisten Patienten wird hier eine Normokalzämie bzw. eine Hyperphosphatämie – je nach Behandlungsregime durch die Diät und Phosphatbinder – sowie eine Erhöhung des Parathormons zu erkennen sein. Die Parathormonbestimmung ist diagnostisch nicht so wertvoll wie beim primären Hyperparathyreoidismus, da alle niereninsuffizienten Patienten aufgrund der verlängerten Halbwertszeit des Moleküls einen erhöhten Parathormonwert haben. Parathormonspiegel, die mehr als das Zehnfache der Norm betragen, sprechen für einen schweren sekundären Hyperparathyreoidismus.

> **!** Einen hohen Stellenwert nehmen die Bestimmung der alkalischen Phosphatase und die Röntgenuntersuchung der Hände, der Schultereckgelenke und weiterer symptomatischer Skelettabschnitte ein.

Die alkalische Phosphatase ist fast immer erhöht, bei fortgeschrittener Behandlung um mehr als das Doppelte der Norm. Im Röntgenbild der Hand sind, wenn die fibroosteoklastische Komponente überwiegt, typische Veränderungen, nämlich subperiostale Resorptionszonen und Akroosteolysen an Fingern und Klavikula zu sehen. Beim Überwiegen der Osteomalazie kann lediglich eine allgemeine Demineralisation festgestellt werden. Die Bestimmung von Kalzium und alkalischer Phosphatase sowie das Ergebnis der Röntgenuntersuchung der Hände erlauben eine Klassifikation des sekundären Hyperparathyreoidismus, die Auswirkung auf die Operationsindikation hat (Abb. 21.4).

Operation

> **!** Von einer Parathyreoidektomie profitieren lediglich Patienten, bei denen die fibroosteoklastische Komponente der renalen Osteopathie über die osteomalazische überwiegt.

Aus diesem Grund sollten nur Patienten operiert werden, die entweder hyperkalzämisch sind bzw. bei denen die notwendige Behandlung mit Kalzium und Vitamin-D-Metaboliten zu einer Hyperkalzämie führt, oder

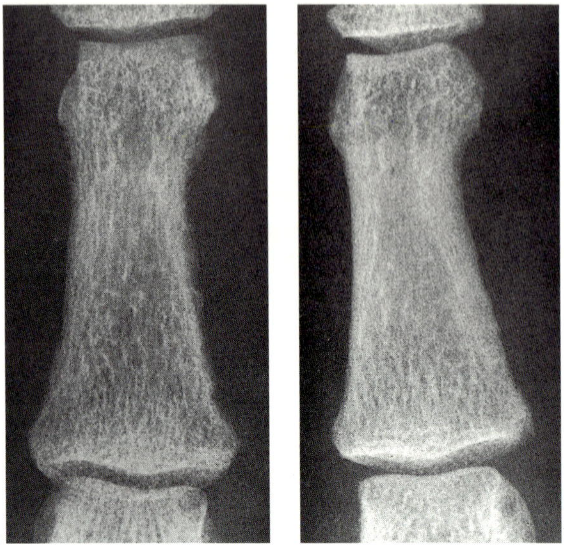

a b

Abb. 21.4 a,b. Röntgenologische Darstellung einer renalen Osteopathie bei sekundärem Hyperparathyreoidismus; **a** präoperativ, **b** zwei Jahre nach der Operation

Tabelle 21.3. Morphologische Klassifikation der renalen Osteopathie (nach Dolling)

Typ	Histologisches Bild	Ursache
I	Fibroosteoklasie	sek. Hyperparathyreoidismus
II	Osteoidose	Mineralisationsstörung
IIa-mb	(Volumen- und Oberflächenosteoidose)	Mineralisationsblock
IIa-o	(Oberflächenosteoidose)	Matrixsynthese- und Mineralisationsstörung (späte Phase)
III	Fibroosteoklasie und Osteoidose	sek. Hyperparathyreo idismus und Mineralisationsstörung

Zusatzkriterien:
a = endostaler Spongiosaumbau reduziert
b = endostaler Spongiosaumbau normal oder gering erhöht
c = endostaler Spongiosaumbau stark erhöht
– = zusätzliche Reduktion der Knochenmasse = Osteopenie
+ = Zunahme der Knochenmasse = Osteosklerose

normokalzämische Patienten mit ausgeprägter renaler Osteopathie und Zeichen der Fibroosteoklastie (typische röntgenologische Veränderungen am Handskelett, alkalische Phosphatase mehr als das Doppelte der Norm, Parathormon mehr als das Zehnfache der Norm). Bei normokalzämischen Patienten ist zur Sicherung des Überwiegens der Fibroosteoklastie eine Knochenbiopsie und histologische Beurteilung mit einer Klassifizierung der renalen Osteopathie nach Delling (Tabelle 21.3) sinnvoll. Außerdem dient sie dem

Ausschluß einer Aluminiumosteopathie. Weichteilverkalkungen unterstützen die Indikation zur Operation ebenso Knochenschmerzen und Pruritus.

!

Als Standardoperation kann die totale Parathyreoidektomie mit Autotransplantation von 20 1 mm^3 großen Epithelkörperchenfragmenten in die Muskulatur eines Unterarmes angesehen werden. Alternativ kommt eine 3 $^1/_2$-Resektion (subtotale Resektion) in Frage.

Postoperativer Verlauf

Bei Autotransplantation ist mit einem Anwachsen des Transplantates und einer Funktionsaufnahme ***innerhalb von drei Monaten*** zu rechnen. Bei schwerer renaler Osteopathie ist der Kalziumbedarf des Knochens so stark, daß eine Substitutionstherapie gelegentlich parenteral, generell jedoch oral über mehr als drei Monate, oft bis zu einem Jahr, fortgesetzt werden muß. Spätestens nach diesem Zeitpunkt ist jedoch keine Substitution mit Kalzium und Vitamin-D-Hormonen mehr erforderlich. Beide Substanzen werden jedoch in niedriger Dosierung gegeben als Prophylaxe eines Rezidivs der renalen Osteopathie. Bei je 5 % der Patienten ist mit einem Versagen des Autotransplantates bzw. langfristig mit einem vom Autotransplantat ausgehenden Rezidiv des sekundären Hyperparathyreoidismus zu rechnen. In diesem Fall ist eine Resektion des dann gewachsenen, meist palpablen oder sonographisch darstellbaren Gewebes im Unterarmbereich in Lokalanästhesie angezeigt.

...

Der primäre Hyperparathyreoidismus wird heute sehr viel häufiger als früher diagnostiziert. Der wichtigste Parameter ist eine Erhöhung des Serumkalziums. Hinweisend auf die Erkrankung sind rezidivierende Nierensteinleiden, unspezifische Oberbauchbeschwerden oder ein Leistungsknick, Polyurie, Polydipsie sowie depressive Verstimmung. Die Behandlung des primären Hyperparathyreoidismus ist immer operativ, wobei asymptomatische Patienten mit nur diskreter Serumkalzium-Erhöhung auch einer Verlaufskontrolle unterzogen werden können. Beim sekundären Hyperparathyreoidismus ist eine operative Behandlung dann erforderlich, wenn die Patienten hyperkalzämisch werden oder die renale Osteopathie trotz adäquater medikamentöser Maßnahmen (Therapie mit 1,25-Dihydroxy-Cholecalciferol) fortschreitet.

Literatur

Rothmund M (1991) Hyperparathyreoidismus. Thieme, Stuttgart

?

1. Welches sind die wichtigsten klinischen Zeichen eines primären Hyperparathyreoidismus?
2. Welche Parameter führen zuverlässig zur Diagnose des Krankheitsbildes?
3. Wo sind die Nebenschilddrüsen bei normaler oder dystoper Position gelegen?
4. Welche pathophysiologische Situation führt zu einem sekundären Hyperparathyreoidismus?
5. Welche Indikationen gibt es zur operativen Behandlung des sekundären Hyperparathyreoidismus?

Die Brustdrüse 22

F. Harder

22.1 Anatomie 526
22.1.1 Blutversorgung, Lymphabfluß 527
22.1.2 Nervenäste der Axilla 527
22.1.3 Fehlanlagen 528

22.2 Wachstumsstörungen 528

22.3 Veränderungen von Brustwarze und Warzenhof 528
22.3.1 Pathologische Sekretion 529
22.3.2 Hohlwarze 529

22.4 Veränderungen der Brust im frühen Erwachsenenalter 529

22.5 Entzündliche Erkrankungen 531

22.6 Mammakarzinom 531
22.6.1 Häufigkeit 531
22.6.2 Risikofaktoren 531
22.6.3 Histologische Einteilung der invasiven Mammakarzinome 532
22.6.4 In-situ-Karzinom 532
22.6.5 Ausbreitung 533
22.6.6 Prognose 533

22.7 Diagnostik 533
22.7.1 Brustuntersuchung 534
22.7.2 Das klinische Bild 535
22.7.3 Röntgenuntersuchungen 535
22.7.4 Ultraschalldiagnostik 536
22.7.5 Feinnadelbiopsie 536
22.7.6 Chirurgische Biopsie 537
22.7.7 Präoperative Abklärung und Stadieneinteilung 537

22.8 Behandlung des operablen Mammakarzinoms 537
22.8.1 Mastektomieformen und brusterhaltende Behandlung 538
22.8.2 Komplikationen nach Mastektomie 541
22.8.3 Besonderheiten 541
22.8.4 Das metastasierende Mammakarzinom 542
22.8.5 Mammarekonstruktion 542

Die onkologische Chirurgie befindet sich in einer faszinierenden Entwicklungsphase in mancherlei Hinsicht. Das Mammakarzinom macht hier keine Ausnahme, weder im diagnostischen noch im therapeutischen Bereich. Neue Errungenschaften und Möglichkeiten in der Molekularbiologie und Genetik, der Bildgebung, den adjuvanten Therapien, der minimal-invasiven und der plastischen Chirurgie verändern noch geltende Vorstellungen und Standards rapide und nachhaltig.
Zu Beginn unseres Jahrhunderts galt das Mammakarzinom als rein lokal fortschreitende Erkrankung. In den 60er Jahren begann sich die Vorstellung zu etablieren, daß das Mammakarzinom eine von Anfang an systemische Erkrankung darstelle, bei welcher lokale Behandlungsformen allein das lokoregionäre Geschehen beeinflussen, die systemisch etablierte Erkrankung aber unbeeinflußt lassen würden. Diese generelle Auffassung ist so nicht mehr haltbar. Kleine Mammakarzinome können zu 10-Jahresheilungen in der Größenordnung von 90 % führen, also zu echten Heilungen. Sie zeigen im Mittel ein deutlich günstigeres Grading als große Karzinome und sie verhalten sich dementsprechend mehrheitlich auch weniger aggressiv. So gibt es Formen, welche durch rein lokale Maßnahmen zu heilen sind. Hier ist eine primär radikale lokale Chirurgie erforderlich, was einer Organerhaltung nicht unbedingt entgegenlaufen muß.
Wenn heute noch das TNM-System als Grundlage der Prognosebeurteilung und Verfahrenswahl anerkannt ist, so ist absehbar, daß mit der Zeit molekularbiologische Charakteristika des Primärtumors eine feinere Risikoabschätzung ermöglichen werden, eine Entwicklung, welche therapierelevant sein wird. Nicht nur präzisere Vorhersagen des Krankheitsverlaufs einer Patientin, sondern auch der Erkrankungswahrscheinlichkeit gesunder Frauen sind zu erwarten und teils heute schon möglich. In der Tat sind das BRCA I- und II-Gen in 5–10 % der Patientinnen nachweisbar. Das Vorhandensein des BRCA I-Gens bei blutsverwandten Frauen einer Index-Patientin läßt eine Erkrankungswahrscheinlichkeit von 80 % bis zum 70. Lebensjahr erwarten. Weitere Gene, die eine Erkrankung voraussagen, werden in naher Zukunft entdeckt werden. Sie werden zu noch völlig ungelösten ethischen Problemen führen, und prophylaktische Maßnahmen (Chemoprophylaxe, prophylaktische Chirurgie) sind noch zu definieren. Erkennung, Prophylaxe und Therapie des Mammakarzinoms sind in voller Bewegung.
In Zukunft kommen bestimmt neoadjuvante Chemo- und Radiotherapie vermehrt zum Einsatz. Die neoadjuvante Systemtherapie erlaubt individuell in jedem Fall die Reaktion des Tumorgewebes makroskopisch, histologisch und molekularbiologisch zu messen und daraus Schlüsse für die weitere lokale und systemische Therapie zu ziehen. Die derzeit für fast noch alle Formen des invasiven Karzinoms als Standard geforderte Axillaausräumung der Lymphknotenstationen I und II wird in den nächsten Jahren einer selektiveren Beurteilung weichen. Nicht nur genetisches, auch bildgebendes Screening für bestimmte Frauengruppen wird sich etablieren. Die brusterhaltende Behandlung wird von einem selektiveren und vom Strahlenvolumen her gezielterem Einsatz der Radiotherapie profitieren können. Immun- und Gentherapie werden zum Einsatz kommen.
Was im folgenden Kapitel dargestellt wird, ist eine Momentaufnahme, die für das jetzige Dezennium Geltung hat. Wie in vielen Gebieten der Medizin, ist das hier Vorgestellte enormen Veränderungen ausgesetzt, und man darf gespannt sein, wie dieses Kapitel in 15 Jahren dargestellt wird.

22.1 Anatomie

Die Brustdrüse ist eine modifizierte Schweißdrüse, welche aus der Milchleiste hervorgegangen ist, die sich von der Axilla zur Inguina hin ausdehnt. Sie liegt etwa zwischen der 2. und 6. Rippe in der Medioklavikularlinie und reicht horizontal vom Sternumrand bis hin zur vorderen Axillarlinie. Ein sehr unterschiedlich ausgeprägter Ausläufer der Drüse dehnt sich zur Axilla hin aus. Die Drüse ist von einer feinen Faszie umgeben, welche eine schwer zu erkennende Dissektionsebene zur dünnen, subkutanen Fettschicht bietet. Die Drüse ist aus etwa 15–20 Drüsenlappen aufgebaut, welche ihrerseits aus Drüsenläppchen (= Lobuli) bestehen, deren Einheit sich aus 10–100 Endsprossen (Azini) zusammensetzt (Abb. 22.1). Diese münden via intralobuläre Gänge zum terminalen Gangsegment, welches das Drüsenläppchen (Lobulus) an den Milchgang des Drüsenlappens anschließt. Die Milchgänge erweitern sich zu den Milchsinus unterhalb der erektilen Brustwarze. Die einzelnen Drüsenlappen sind makroskopisch schwer auseinander zu halten. Das feine Bindegewebe zwischen den Drüsenlappen strahlt in die Cooper[1]-Bänder aus, über welche die Drüse an Haut und Pektoralismuskulatur aufgehängt ist.

[1] Sir Astley P. Cooper, Chirurg, Anatom, London 1768–1841

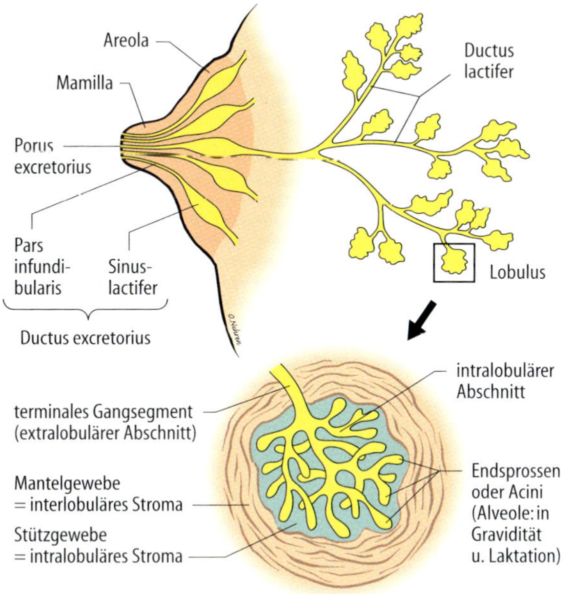

Abb. 22.1. Gangstrukturen, Drüsenläppchen und Azini der weiblichen Brust. (Nach Bässler R (1978) Pathologie der Brustdrüse. Springer, Berlin Heidelberg New York)

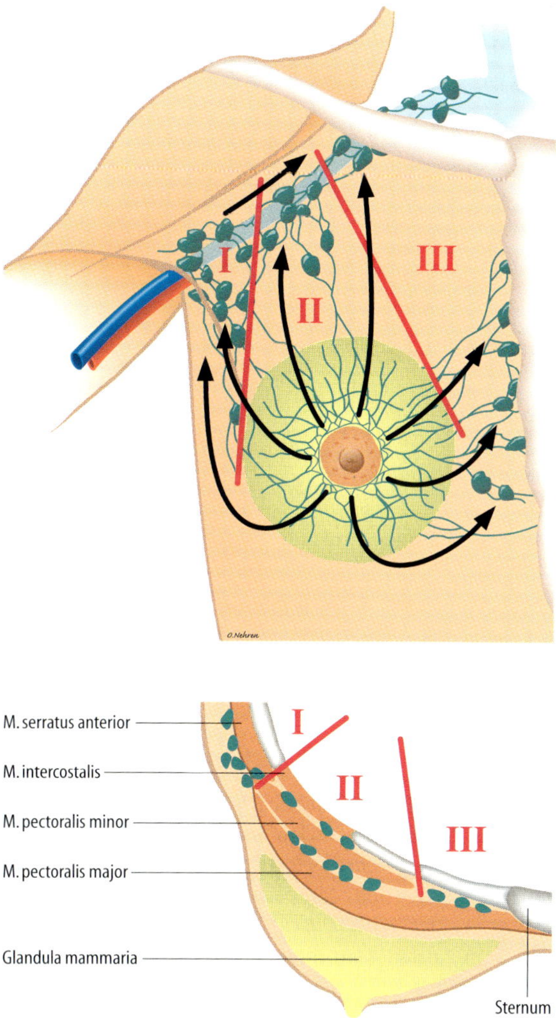

Abb. 22.2. Die axillären Lymphknoten Gruppen I, II und III lateral des M. pectoralis minor, bedeckt von diesem bzw. medial davon. (Nach Monaghan J M (1995) Mammaoperationen. In: Hirsch H et al. (Hrsg) Atlas der gynäkologischen Operationen, 5. Aufl. Thieme, Stuttgart)

22.1.1 Blutversorgung, Lymphabfluß

Die Durchblutung der Brustdrüse erfolgt vorwiegend von medial und nimmt ihren Ursprung aus der A. mammaria interna, aber auch aus den Aa. thoracoacromialis, subcapitalis und aus den lateralen thorakalen Ästen der A. axillaris. Subkutane Venenplexus ziehen vor allem nach medial und zur Klavikula hin, wie in der früher diagnostisch noch eingesetzten Thermographie klar zu erkennen war. Der venöse Abfluß geschieht aber auch über interkostale Venen in die Vv. mammaria interna und axillaris.

Die Lymphe fließt vorwiegend über die axillären und auch über die parasternalen Lymphknoten ab. Die axillären Lymphknoten werden in drei Gruppen eingeteilt:

- Kaudal der Sehne des M. pectoralis minor
- Überdeckt vom Pectoralis minor
- Kranial des Oberrandes des pectoralis minor (Abb. 22.2)

Ein geringer Teil der Lymphe drainiert auch über die interpektoralen Lymphknoten (Rotter-Lymphknoten).

22.1.2 Nervenäste der Axilla

Vier Nervenäste haben in der chirurgischen Anatomie eine Bedeutung (Abb. 22.3): Der ***N. thoracicus longus*** verläuft in einer Rinne zwischen dem M. serratus anterior und dem M. subscapularis und wird in der Axillaspitze am Unterrand der V. axillaris sichtbar. Er innerviert den M. serratus anterior. Das ***thorakodorsale Gefäß-Nervenbündel*** tritt lateral des N. thoracicus hinter der V. axillaris hervor und verläuft zunächst auf der ventralen Fläche des M. subscapularis, um sich auf der ventralen Fläche des M. latissimus dorsi in der Axilla aufzufächern. Dieses Gefäß-Nervenbündel ist für die motorische Innervation und für die Durchblutung des M. latissimus dorsi entscheidend. Seine Integrität ist bei der Verwendung eines muskulo-kutanen Latissimus-dorsi-Lappens von Bedeutung. Der Ausfall des N. thoracicus longus bewirkt ein Abstehen des medialen Randes der Scapula (Scapula alata). Der Ausfall des N. thoracodorsalis erschwert die Bewegung des Armes nach rückwärts.

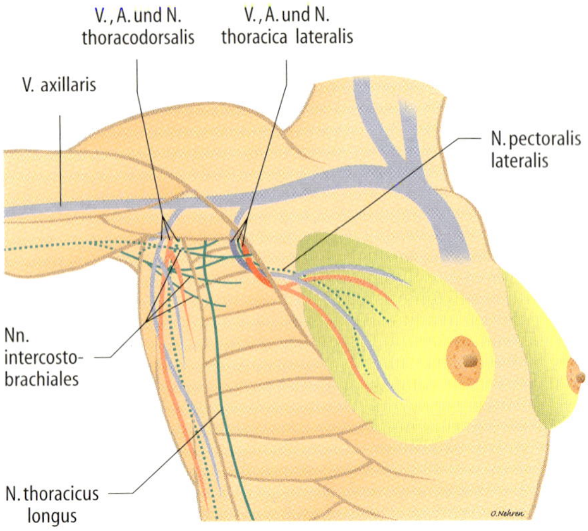

Abb. 22.3. Wichtige Strukturen der Axilla, die bei der Axilladissektion wenn möglich zu erhalten sind. (Nach Stone M D, Cadey B (1990) Techniques of lumpectomy and axillary dissection. In: Breast cancer strategies for the 1990's I. Surg. Clin. N. Amer. 70: 885–900 und Monaghan J M (1995) Mammaoperationen. In: Hirsch H et al. (Hrsg) Atlas der gynäkologischen Operationen, 5. Aufl. Thieme, Stuttgart)

Mit der A. thoracica lateralis, die aus der A. axillaris entspringt, verläuft ein feiner motorischer Nervenast *(N. pectoralis lateralis)*, welcher von dorsolateral her in den M. pectoralis major einstrahlt. Dieser Ast ist bei der Axilladissektion leicht verletzbar. Sein Ausfall kann bei schlanken Patientinnen zu einer sichtbaren Teilatrophie des lateralen M. pectoralis mit diskreter Konturänderung in diesem Bereich führen.

Ein bis drei unterschiedlich stark ausgeprägte rein sensible ***interkosto-brachiale Nervenäste*** ziehen von der lateralen Thoraxwand quer durch die Axilla in ein dorsomediales Hautareal des Oberarms. Besonders bei befallener Axilla können diese Nerven in der Regel nicht geschont werden. Ihre Durchtrennung führt zu einem sensiblen Ausfall in diesem Hautareal und löst auch unterschiedlich stark empfundene lästige Schmerzen aus, die mehrere Wochen andauern können. Die Schonung dieser Äste ist empfehlenswert.

22.1.3 Fehlanlagen

- ***Amastie***: Die Brustdrüsenanlage fehlt vollständig oder ist hypoplastisch
- ***Athelie***: Fehlen der Brustwarze
- ***Polythelie und Polymastie***: Vorliegen multipler Brustwarzen (Milchleiste) oder überzähliger Brustdrüsen
- ***Dysthelie***: Spaltwarze, Flachwarze

Eine gewisse Asymmetrie beider Mammae ist die Regel. Schwere Asymmetrien können durch Augmentations- bzw. Reduktionsmammaplastiken angeglichen werden.

22.2 Wachstumsstörungen

Bei Knaben und Mädchen ist die Brustanlage bis zur Pubertät identisch. Um das 10. Lebensjahr beginnt eine progressive Größenzunahme, häufig asymmetrisch.

> **!** In der Pubertät darf der entstehende Drüsenkörper („Knotenbildung"!) nicht biopsiert werden, da dadurch Asymmetrien ausgelöst werden können.

Ein überschießendes Wachstum, eine massive ***Hypertrophie*** in der Pubertät, kann infolge Schmerzhaftigkeit und statischer Störungen äußerst selten einmal eine plastische Korrektur erfordern.

> **!** Die Vergrößerung der Brustdrüse beim Mann, die ***Gynäkomastie***, kennt 2 Häufigkeitsgipfel: die Pubertät und das 7. Lebensjahrzehnt.

Diese Schwellung kann eventuell mit Sekretion einhergehen (Östrogenüberschuß, Gonadenunterfunktion, Klinefelter-Syndrom). Die Abklärung umfaßt einen Hormonstatus. Besonders beim zweiten Häufigkeitsgipfel, um 65 Jahre, ist nach den eingenommenen Medikamenten (Spironolakton, Isoniazid, Digitalis, trizyklische Antidepressiva, Reserpin, Gonadotropine, Steroide etc.) zu suchen, die eine Gynäkomastie fördern können. Weitere auslösende Faktoren im höheren Alter sind Leberzirrhose, Hodentumoren, Nebennierentumoren und Östrogenbehandlung beim Prostatakarzinom. Bleibt die Ätiologie unklar, so müssen Biopsie oder Exzision erfolgen.

22.3 Veränderungen von Brustwarze und Warzenhof

Zu den auffälligsten Veränderungen gehören die pathologische Sekretion aus der Mamille, erworbene und kongenitale Anomalien der Brustwarze, infektiöse und maligne Veränderungen.

22.3.1 Pathologische Sekretion

Das Sekret kann ein- oder beidseitig, ohne oder mit palpablem Knoten, gräulich, klar oder blutig, dünnflüssig oder breiig in Erscheinung treten. Bei der Palpation kann häufig Sekret aus dem Bereich der Mamille selbst oder aus einem Quadranten der Drüse ausgestrichen werden, was möglicherweise eine organische Ursache für den Ausfluß grob lokalisieren läßt. Zytologie und Galaktographie (Mammographie mit Kontrastmittelfüllung via den sezernierenden Ausführungsgang) führen nur selten weiter und erlauben etwa die Entdeckung eines ***Milchgangpapilloms***, einer ***Duktektasie***.

Galaktorrhoe. Unter Galaktorrhoe versteht man eine Milchsekretion außerhalb der Schwangerschaft und der normalen Laktationsphase. Sie kann Folge mechanischer Reize sein, wird gelegentlich auch während der Menarche und Menopause angetroffen. Selten wird die Galaktorrhoe durch ein Prolaktinom der Hypophyse oder einen Prolaktin produzierenden Tumor (z. B. Bronchuskarzinom) hervorgerufen. Weitere Ursachen können sein:

- Medikamente (Phenothiazide, trizyklische Antidepressiva, Antihypertonika, α-Methyldopa, Reserpin). Auch Absetzen einer oralen Antikoagulation kann eine Galaktorrhoe auslösen;
- Niereninsuffizienz, Herpeszoster, Thoraxtrauma, Verbrennungen;
- organische Veränderung, meist Papillom.

Duktektasie. Sie wird hier relativ häufig angetroffen, vielfach bilateral mit der Produktion eines dicken, gräulich-rahmigen Sekrets, welches aber auch bluttingiert sein kann. In der Mammographie können grobschollige Verkalkungen in dilatierten Milchgängen erkennbar sein.

Milchgangspapillom. Diese manifestieren sich in der Regel durch seröse, wässerige, serös-blutige oder blutige Sekretion aus der Brustwarze bei Frauen mittleren Alters. Ein Palpationsbefund fehlt meist. Das Papillom liegt vorwiegend retro- oder periareolär in den großen Milchausführungsgängen. Die Therapie besteht in der Exzision des Papilloms mit dem umliegenden Gewebe. Die Papillome sind meist solitär und gutartig. Peripher gelegene Milchgangspapillome sind dann eher maligne, führen aber in der Regel nicht zu einer pathologischen Sekretion.

Karzinom. Sowohl das duktale In-situ-Karzinom (DCIS) wie auch invasive Karzinome können mit meist blutiger Sekretion verbunden sein.

Sekretion ohne erkennbare Ursache. Trotz gründlicher klinischer, apparativer und bioptischer Untersuchung kann zuweilen die Ursache für eine pathologische Sekretion nicht geklärt werden. Die Brust muß dann bei persistenter oder intermittierend auftretender Sekretion engmaschig überwacht werden.

Behandlung der pathologischen Sekretion

Liegen Erklärungen für eine Galaktorrhoe vor, so sind diese auszuschalten (mechanische Stimuli, Medikamente etc.) und die Reaktion darauf abzuwarten. Ein erkennbarer Herd ist direkt anzugehen oder eine Revision über den innerhalb der Brustwarze identifizierten Ausführungsgang vorzunehmen (Sondierung intraoperativ). Insbesondere bei Frauen jenseits des Laktationsalters wird eine Duktektomie durchgeführt.

22.3.2 Hohlwarze

Sie ist kongenital angelegt (dann in der Regel beidseitig) oder infolge einer Duktektasie, eines Karzinoms oder eines chirurgischen Eingriffs erworben und dann einseitig.

22.4 Veränderungen der Brust im frühen Erwachsenenalter

> **!** Schmerz und Knotenbildung sind bei der jungen Frau so häufig, daß sie fast als physiologisch zu betrachten sind.

Biopsien dieser palpablen Knoten zeigen häufig wenig pathologische Veränderungen, Bezirke mit Fibrose oder Sklerosierung.

Fibroadenom

Das Fibroadenom ist derb, gut abgrenzbar, nicht schmerzhaft und gewöhnlich bei jungen Frauen zu finden. Seine Größe variiert nicht mit der Zyklusphase.

> **!** Typischerweise ist das Fibroadenom 2–3 cm groß und mobil und in etwa 10 % der Fälle multipel. 13 % aller palpablen Befunde entfallen auf Fibroadenome. Bei Frauen bis zum 20. Lebensjahr machen sie aber 60 % aller Palpationsbefunde aus.

Als Riesenfibroadenome bezeichnet man solche, die größer als 5 cm im Durchmesser sind.

Phylloidestumoren

Dabei handelt es sich um eine separate Gruppe der Fibroadenome. Sie finden sich bei Frauen zwischen dem 35. und 50. Lebensjahr, sind außerordentlich zellreich und weisen Zellatypien und Pleomorphismus auf. Der Begriff Zystosarkoma phylloides ist nicht zutreffend, da der Phylloidestumor auch eine epitheliale Komponente aufweist. Zudem entspricht das maligne Potential des Phylloidestumors nicht jenem eines Sarkoms.

> **!** Phylloidestumoren sollten speziell bei älteren Patientinnen mit einem Sicherheitsrand von 1 cm exzidiert werden (evtl. Quadrantenresektion). Ein Viertel aller Phylloidestumoren rezidivieren innerhalb von 10 Jahren. Axilläre Metastasen stellen eine großen Seltenheit dar.

Zystenbildung

Beinahe 10 % aller Frauen entwickeln Mammazysten, welche etwa 15 % aller scharf begrenzten Knotenbildungen ausmachen.

> **!** Am häufigsten treten Zysten in der Perimenopause auf.

Eindeutig kommen sie bei der Ultraschalluntersuchung zur Darstellung.

Sklerose

Diese Fehlentwicklung der bindegewebigen Involution kann zu gebietsweiser exzessiver Fibrosierung oder Sklerosierung führen. Man unterscheidet die sklerosierende Adenose, sternförmige Narbenbildung und komplexe sklerosierende Veränderungen im Sinne der sklerosierenden Papillomatose oder der Milchgangsadenome. Die mammographische Abgrenzung zu malignen Veränderungen ist schwierig und erfordert gelegentlich Biopsien.

Duktektasie

Die mit dem Alter zunehmende Duktektasie (subareoläre Gangdilatation) kann zu Sekretion, spaltartiger Mamillenretraktion und tastbarer Knotenbildung führen. Bei störender Sekretion kann eine chirurgische Korrektur erforderlich sein. Charakteristisch ist eine Vermehrung der Zellen, welche die Gänge des Lobulus auskleiden. Die früher auch als Papillomatose bezeichnete Veränderung zeigt unterschiedliche Grade der Hyperplasie. Bei Auftreten von Atypien spricht man von atypischer Hyperplasie.

Mastalgie

Über 50 % aller Frauen berichten bei Befragung über Episoden von Brustschmerz meist geringeren Ausmaßes.

> **!** Man unterscheidet eine zyklische und eine nichtzyklische Mastalgie.

Bei der Mehrheit der Frauen verschwindet der Schmerz, welcher aufgrund einer beängstigenden Ungewißheit verstärkt empfunden wird, nach gründlicher Untersuchung und entsprechender Information der Patientin. Brustschmerz ist sehr selten mit einem Mammakarzinom vergesellschaftet.

Zyklische Mastalgie. Am häufigsten ist eine hormonabhängige zyklische Mastalgie anzutreffen. Sie tritt in der Prämenopause auf und gipfelt im dritten Lebensjahrzehnt. Sie konzentriert sich meist auf den oberen äußeren Quadranten und ist sehr berührungsempfindlich.

Ätiologisch wird ein Prostaglandin-E1-Mangel mit resultierender verstärkter Prolaktinwirkung diskutiert. Mehr als 80 % der Frauen bedürfen keiner Behandlung, wohl aber einer Aufklärung und Beruhigung. Für Frauen mit persistierenden Schmerzen werden verschiedene Medikamente, alle mit gewissen Nebenwirkungen, eingesetzt: Diuretika mit sehr fragwürdiger Wirkung unter der Vorstellung, daß eine gewisse Wasserretention schmerzauslösend sein könnte; Progesteron zur Verbesserung einer Corpus-luteum-Insuffizienz; Tamoxifen (als Standardbehandlung zu diesem Zweck nicht vorgesehen) zur Eindämmung einer dominierenden Östrogeneinwirkung; Bromocriptin (Dopaminantagonist) zur Korrektur einer Hyperprolaktinämie; Danazol (Antigonadotropin) zur FSH- und LH-Suppression sowie in erster Wahl essentielle Fettsäuren aus dem Nachtkerzenöl der Primel „oenothera erythrosepala" (γ-Linolsäure = Gamolensäure), unter der Vorstellung, einen entsprechenden Mangel mittelfristig verbessern zu können.

Nichtzyklische Mastalgie. Die nichtzyklische Mastalgie tritt sowohl in der Prä- wie auch in der Postmenopause auf. Sie ist häufiger chronisch, einseitig und weniger typisch im oberen äußeren Quadranten lokalisiert. Vielfach rührt der Schmerz von der Muskulatur und dem Skelettsystem her. Bei unklarer Ätiologie ist eine effektive Therapie noch unbefriedigender als bei der zyklischen Mastopathie. Es werden dieselben Mittel wie dort zur Behandlung eingesetzt. Auslösende Faktoren können Schmerzen im Bereich der Knorpel-Knochengrenze des Thorax (Tietze-Syndrom), zervikale und thorakale Spondylose, Gallensteine, exogene Östrogenzufuhr, thorakales Outlet-Syndrom sein. Ein gut sitzender Büstenhalter tags und nachts oder entzündungshemmende Medikamente können einige dieser Mastalgieformen bessern helfen.

22.5 Entzündliche Erkrankungen

Eitrige Entzündungen

> **!** Die Mastitis ist eine Komplikation der Laktation und heilt gewöhnlich unter Antibiotikatherapie aus. Sie manifestiert sich durch die klassischen klinischen Entzündungszeichen.

Als Ursache der ***Mastitis*** müssen meist Verletzungen der Mamille, welche für Staphylokokken eine Eintrittspforte darstellen, angesehen werden. Abstillen ist nicht notwendig. Pumpen oder Auspressen genügt, während sich der Säugling auf der kontralateralen Seite ernährt. Wichtig ist eine sorgfältige Wundpflege der verletzten Mamille.

Gelegentlich kann die Mastitis in einen ***Brustdrüsenabszeß*** ausmünden. Ein solcher muß vermutet werden, wenn eine behandelte Mastitis in 4–5 Tagen nicht ausheilt (Ultraschallokalisation, Punktion). Diese Abszesse können submamillär (Ausgangspunkt evtl. von Talgdrüsen), subkutan, intra- oder retromammär liegen und müssen bei erfolgloser Punktion selten auch inzidiert und offen drainiert werden. Differentialdiagnostisch muß das inflammatorische Karzinom abgegrenzt werden (im Zweifelsfall Biopsie).

Mammaabszesse außerhalb der Laktation betreffen eine ältere Patientengruppe (30–60 jährig) und sind im Zusammenhang mit Duktektasie zu finden. Die Erreger dieser periareolären Abszesse sind in der Regel Bacteroides und anaerobe Entero- und Streptokokken, welche mit entsprechenden Antibiotika anzugehen sind. Punktionen und eventuelle Inzisionen können in dieser periareolären Region zu narbigen Veränderungen oder gar Fistelbildung führen.

Die Tuberkulose und die Lues der Mamma sind heute extreme Seltenheiten geworden.

Außerhalb der Laktation treten Abszesse in der Regel im periareolären Gewebe auf, rezidivieren häufig und sind auf Mischinfekte mit Bacteroides, anaeroben Streptokokken oder Enterokokken zurückzuführen. Anfänglich präsentieren sich diese Abszesse als kleine, pralle, periareoläre Masse. Narbenbildung kann zu Deformitäten im Warzenbereich führen. Versagt die resistenzgerechte Antibiotikatherapie, so sollte die kleinstmögliche Inzision gesetzt werden.

Nicht-eitrige Entzündungen

Pilzinfekte und sterile posttraumatische Fettgewebsnekrosen sind sehr selten. Sie können wegen ihrer Beschaffenheit palpatorisch mit einem Malignom verwechselt werden. Eine Feinnadelbiopsie kann aufschlußreich sein. Ein als Fettgewebsnekrose interpretierter Knoten sollte nach 6–8 Wochen kontrolliert werden. Ist er nicht regredient, sollte er exzidiert werden. Auch die Mammographie erlaubt nicht immer eine Abgrenzung gegenüber einem Karzinom.

22.6 Mammakarzinom

22.6.1 Häufigkeit

> **!** Das Mammakarzinom ist der häufigste maligne Tumor der Frau. Er macht 18 % aller Malignome bei ihr aus.

Die Inzidenz beträgt in westlichen Ländern im Mittel ca. 70–100 neue Erkrankungen pro 100.000 Frauen pro Jahr. Die Gruppe der 50 jährigen Frauen hat eine 20 %ige Chance, innerhalb eines Jahres ein Mammakarzinom zu entdecken. Im 4. Lebensjahrzehnt ist das Mammakarzinom die häufigste Todesursache überhaupt, Unfälle inbegriffen. 9 % aller Frauen entwickeln in ihrem Leben ein Mammakarzinom. Vor dem 20. Lebensjahr ist das Mammakarzinom extrem selten. Eine steile altersabhängige Zunahme der Erkrankungswahrscheinlichkeit erfolgt etwa nach dem 30. Lebensjahr. Während bei 35 jährigen Frauen die jährliche Inzidenz bei 50 pro 100.000 Frauen liegt, steigt sie bei 70 jährigen Frauen auf etwa das 6 fache, nämlich auf 300 pro 100.000 Frauen an (Mittelwerte für weiße Population).

22.6.2 Risikofaktoren

> **!** Klinisch relevante Risikofaktoren sind:
> - zunehmendes Alter,
> - familiäre Belastung, vor allem ein Auftreten vor dem 35. Lebensjahr bei Mutter und Schwester, besonders bei bilateraler Erkrankung,
> - Nulliparität,
> - vorausgegangenes Mammakarzinom der anderen Brust und schließlich
> - gewisse gutartige Erkrankungen der Brust wie atypische Hyperplasie.

Ein mäßig erhöhtes Risiko findet sich bei sehr früher Menarche (vor dem 12. Lebensjahr), bei Strahlenbelastung junger Frauen (multiple Durchleuchtungen früher bei Tuberkulose), Strahlenexposition bei Atombombenexplosionen, nach Strahlenbehandlung wegen postpartaler Mastitis. Auch Übergewicht bei älteren Frauen gilt als mäßiger Risikofaktor.

Alkohol, Ernährungsfaktoren (Fett, Cholesterin), orale Kontrazeption, Hormonsubstitution und gutartige Brusterkrankungen werden in ihrer Bedeutung als Risikofaktoren (Dauer der Einwirkung, Altersabhängigkeit) kontrovers diskutiert.

22.6.3 Histologische Einteilung der invasiven Mammakarzinome

Nach ihrem Entstehungsort in der Drüse sind die Karzinome in ***duktale Karzinome*** (90%) und ***lobuläre Karzinome*** eingeteilt. Häufig finden sich auch Mischformen. Bei den duktalen Karzinomen machen die sonst nicht weiter spezifizierten invasiven Karzinome etwa 70% aus, die medullären Karzinome weitere 5%, die tubulären, muzinösen, papillären und kribriformen Karzinome je 2–3%. Weitere 3% entfallen insgesamt auf sehr seltene Formen wie Siegelringkarzinom, inflammatorisches Karzinom.

Die tubulären, papillären, kribriformen Karzinome sind höher differenziert, haben eine deutlich bessere Prognose und weisen im Vergleich zu den anderen Typen einen sehr seltenen Lymphknotenbefall auf.

22.6.4 In-situ-Karzinom

Duktales Carcinoma in situ (DCIS). Dieses Karzinom ist präinvasiv. Es weist eine Proliferation maligner Mammaepithelien auf, beschränkt sich auf das Milchgangssystem und respektiert die Basalmembran.

> **!** In Gegenden, wo mammographische Screening-Programme existieren, liegt die Häufigkeit des DCIS bei bis zu 20%, sonst eher bei 5% der entdeckten Mammakarzinome.

Charakteristisch sind im Mammogramm kleine, feinste, gruppierte Mikroverkalkungen. Das DCIS geht von den extralobulären Milchgängen (s. Abb. 22.1) aus und kann sich in diesen bis zur Mamille ausbreiten. Man unterscheidet verschiedene Typen: Die Gänge können von einem soliden Zapfen atypischer Zellen ganz ausgefüllt werden, wobei zentral Nekrosen auftreten (Komedo-Typ, prognostisch der ungünstigste Typ des DCIS). Daneben finden sich kribröse und papilläre Formen. Bei den heute vorwiegend mammographisch entdeckten DCIS ist ein axillärer Lymphknotenbefall nicht zu erwarten, weshalb hier eine Axilladissektion entfällt. Die langzeitige Prognose der kleinen heutigen DCIS-Befunde ist im Gegensatz zu den früher palpatorisch entdeckten größeren DCIS noch unklar.

Lobuläres Carcinoma in situ. Das lobuläre Carcinoma in situ (LCIS) stellt ebenfalls eine präinvasive Form des Mammakarzinoms dar. Das maligne Potential des lobulären Carcinoma in situ ist bedeutend geringer als jenes des duktalen. Es gilt im wesentlichen als Marker eines erhöhten Erkrankungsrisikos und ist als solches nicht behandlungsbedürftig. Es findet sich häufig als Zufallsbefund in Biopsien. Es ist mammographisch nicht sichtbar. Es ist in 70% der Fälle multizentrisch und tritt in 30–40% bilateral auf.

Sonderformen

Das erysipeloide Mammakarzinom (= inflammatorisches Karzinom). Seine Häufigkeit liegt bei 1–2% der infiltrierenden Mammakarzinome. Dieses undifferenzierte Karzinom breitet sich rasch in Lymphspalten der Kutis und Subkutis infolge tumorbedingter Blockierung der Lymphabflußwege aus.

> **!** Die Hauptsymptome sind Rötung, Schwellung, Peau d'orange und Schmerz im befallenen Quadranten oder in der ganzen Brust.

Ein Tumor ist in etwa der Hälfte der Fälle abgrenzbar. Im Gegensatz zum Abszeß (der fast ausschließlich während der Laktation auftritt und besser abgrenzbar ist), fehlen hier Fieber und Leukozytose. Eine bioptische Unterscheidung dieser beiden pathologischen Entitäten ist unbedingt erforderlich.

Paget-Karzinom. Milchgangskarzinome können nach Invasion der Mamillenepidermis zu Schwellung, Rötung, ekzemartiger Veränderung und Exulzeration der Mamille und zu den histologisch typischen, in ihrer Herkunft aber unklaren großen, hellen Paget-Zellen führen. Das Paget-Karzinom macht 1–2% der Mammakarzinome aus.

> **!** Typisch ist die Verwechslung mit einem banalen Ekzem und dadurch bedingter langwieriger Salbenbehandlung.

Sarkome, Lymphome. Sie machen 1% aller bösartigen Mammatumoren aus.

22.6.5 Ausbreitung

Das Mammakarzinom ist mehrheitlich ein sehr langsam wachsender Tumor. Lokal infiltriert das fortgeschrittene Mammakarzinom die Haut (Einziehung, Exulzeration) und die Pektoralismuskulatur. Über die Lymphabflußbahnen werden die axillären, die interpektoralen und die höher liegenden lateralen Stationen bei Tumoren der äußeren Quadranten, die parasternalen Lymphknoten entlang der A. mammaria interna bei Tumoren der inneren Quadranten befallen. An Häufigkeit überwiegen bei weitem die Tumoren ***im oberen äußeren Quadranten*** (ca. 50 % der Fälle). Am seltensten sind sie im unteren inneren Quadranten zu finden.

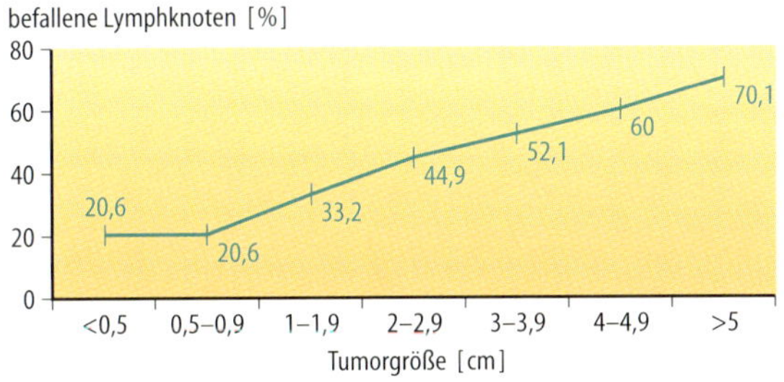

Abb. 22.4. Prozentualer Befall axillärer Lymphknoten in Korrelation zum Durchmesser des Primärtumors in Zentimetern (*Seer*-Daten, NCI *S*urvival *E*pidemiology and *E*nd *R*esults Programme, 1989)

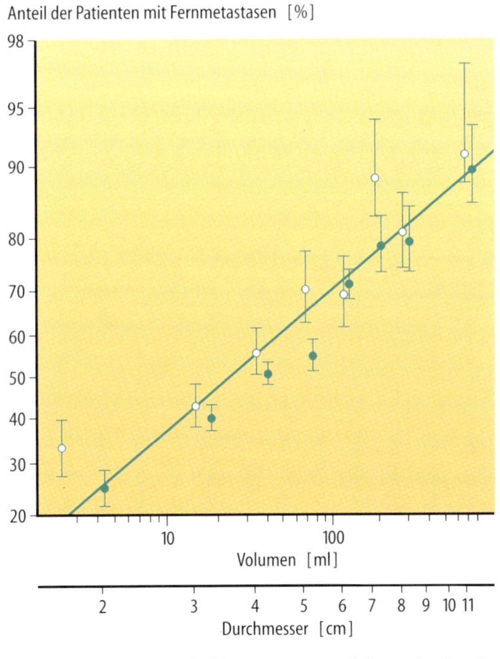

Abb. 22.5. Wahrscheinlichkeit, mit welcher Patientinnen zum Zeitpunkt der Diagnosestellung eines primären Mammakarzinoms einer bestimmten Größe (Durchmesser in cm bzw. Volumen in mm, logarithmisch aufgetragen) Metastasen aufweisen. (Nach Koscielny S (1984) Breast cancer: relationship between the size of the primary tumor and the probability of metastatic dissemination. Br. J. Cancer 49: 709–715)

Zwischen der Tumorgröße und der Häufigkeit des ***Lymphknotenbefalls*** mit Karzinomzellen besteht eine direkte Korrelation. So finden sich bei Tumoren mit einem Durchmesser von 0,5–0,9 cm 20 %, bei solchen von 1,0–1,9 cm fast 30 % tumorbefallene Lymphknoten (Abb. 22.4). Dabei ist davon auszugehen, daß der Lymphknotenbefall weniger ein chronologisches Ereignis im Laufe der Entwicklung des Mammakarzinoms als vielmehr einen Marker eines primär aggressiveren Karzinomtyps darstellt. Unter anderem geht dieser Sachverhalt aus der über die Zeit konstant höheren Sterberate nodal positiver Frauen hervor.

Fernmetastasen treten vor allem in der Lunge, im Skelett (Becken, Wirbelsäule, Femur, Schädelkalotte), Leber und Hirn auf. Später können Metastasen in fast allen viszeralen Organen auftreten. Die Tatsache, daß noch Jahre nach lokal erfolgreich behandelten kleinen Karzinomen Fernmetastasen manifest werden, weist auf die frühe Aussaat bei der Entwicklung des Mammakarzinoms hin. Die Wahrscheinlichkeit, daß bei Diagnosestellung Metastasen vorliegen, korreliert mit der Tumorgröße (Abb. 22.5).

22.6.6 Prognose

Die wichtigsten prognostischen Faktoren sind die Tumorgröße, der regionale Lymphknotenbefall und der Hormonrezeptorstatus (Östrogenrezeptoren, Progesteronrezeptoren). Die seltenen histologischen Typen wie papilläre, tubuläre, medulläre und andere seltene Karzinome haben eine deutlich bessere Prognose als die weniger differenzierten Karzinome. Die S-Phase-Fraktion, der „labelling-index", die Ploidie, der „epidermal growth factor", das Kathepsin-D stellen weitere Risikofaktoren dar, die bezüglich ihrer Bedeutung unabhängige Risikoparameter in klinischer Evaluation sind.

22.7 Diagnostik

Die Untersuchung umfaßt eine gründliche Familien-, System- und Genitalanamnese, eine korrekte klinische Untersuchung des Lokalbefundes und bei der über 35jährigen Patientin mit relevantem, suspektem Befund in der Regel eine erste Mammographie. Zusatzuntersuchungen sind – ganz speziell bei der jüngeren Frau – die Ultraschalluntersuchung der Brust (keine Strahlenbelastung, für eine feine mammographische Abbildung sehr strahlendichtes „undurchsichtiges" Drüsenparenchym), die Feinnadelbiopsie und Zytologie jedes soliden Palpationsbefundes und in Spezialfällen (Rezidivverdacht in der bestrahlten, brusterhaltend behandelten Mamma, Hochrisikomamma) eine MRI-Untersuchung der Brust.

In der Familienanamnese interessieren besonders das etwaige Auftreten von Mammakarzinomen (Risikobeurteilung) und Karzinomen anderer Organe. In der persönlichen Anamnese interessiert speziell die Genitalanamnese: Menarche, Zyklus, Geburten, Laktation, Hormonbehandlungen, Kontrazeptiva, letzte Menstruation (Menopause), frühere Brusterkrankungen und -behandlungen, detaillierte Beschreibung der Brustproblematik.

22.7.1 Brustuntersuchung

Die klinische Untersuchung der Patientin erfolgt bei völlig entblößtem Oberkörper im Stehen oder Sitzen und anschließend im Liegen (Abb. 22.6).

Bei aufrechtem Oberkörper. Hier beginnt die Untersuchung mit einer sorgfältigen ***Inspektion*** bei lose hängenden Armen. Dabei wird auf perfekte Symmetrie in Form, Größe, Farbe, Oberflächenbeschaffenheit von Brust, Warzenhof und Mamille geachtet. Beim langsamen Erheben der Arme muß diese Symmetrie bei der sich bewegenden Brust erhalten bleiben. Bei erhobenen Armen ist gerade auch bei älteren Patientinnen mit ptotischer Mamma die Submammärfalte auf Einziehungen, Asymmetrien speziell zu beachten. Bei in der Hüfte eingestützten Armen und intermittierender Anspannung der Pektoralismuskulatur ist bei leicht vornübergeneigtem Oberkörper auf provozierte Veränderungen der Brust, insbesondere Einziehungen, zu achten.

Die ***Palpation*** bei der noch stehenden oder sitzenden Patientin kann unter Umständen deshalb noch von Vorteil sein, weil bei z. B. auf der Schulter des Untersuchers locker aufliegendem, nach vorn gerade ausgestrecktem Arm die entsprechende Pektoralismuskulatur und die Brusthaut vollkommen entspannt sind (Abb. 22.7). Dabei lassen sich Feinheiten in der Mamma

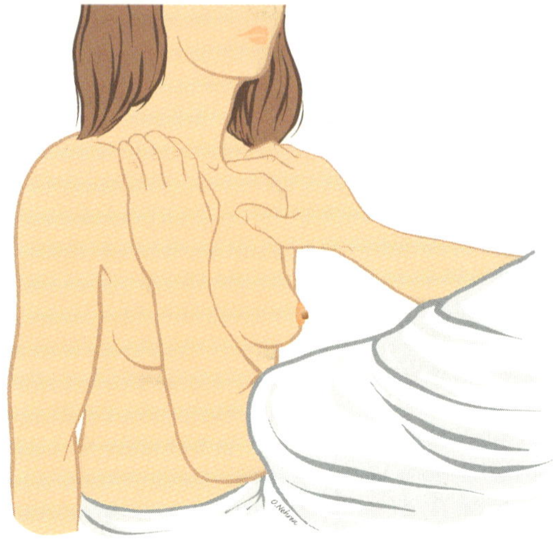

Abb. 22.7. Möglichkeit der Palpation von Mamma und Axilla bei der sitzenden Patientin mit völlig entspannter Brustmuskulatur. Palpation der supraklavikulären Lymphknotenstationen

und am Eingang in die Axilla besonders gut palpieren. In der Supraklavikulargrube wird nach Lymphknoten gesucht. Schließlich ergreift der Untersucher mit der gleichseitigen Hand (linke Hand ergreift den linken Unterarm) (Abb. 22.8) den Unterarm der Patientin beim Ellbogen und tastet mit der freien Hand unter leichter Abduktion und Bewegung des Oberarmes bei völlig entspannter Muskulatur die Axilla ab.

> **!** Der axilläre Lymphknotenbefall wird zu je etwa 30 % falsch positiv und falsch negativ beurteilt.

Im Liegen. Die zu untersuchende Seite wird bei flach liegender Patientin mit einem Kissen leicht angehoben, damit die Brust der Thoraxwand gleichmäßig oben

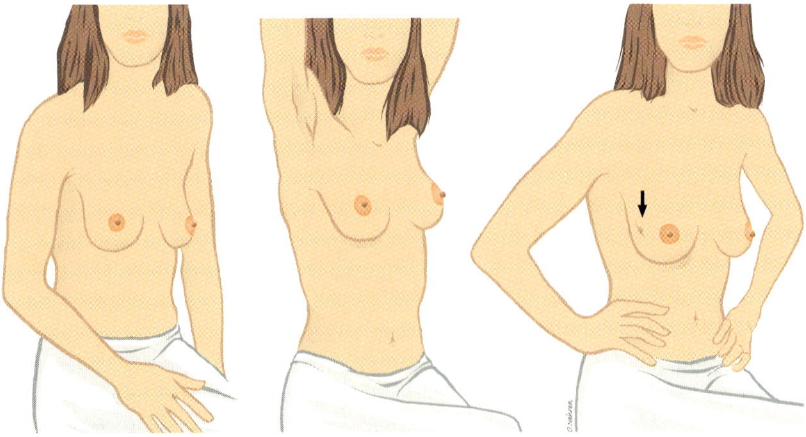

Abb. 22.6. Inspektion der Mamma bei sitzender Patientin

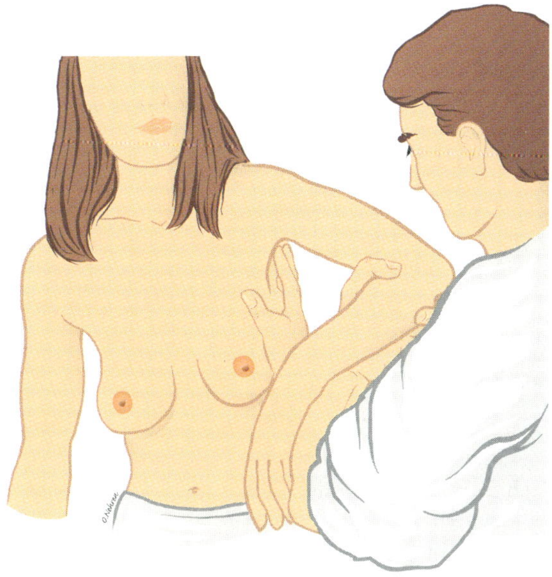

Abb. 22.8. Untersuchung der Axilla bei der sitzenden Patientin

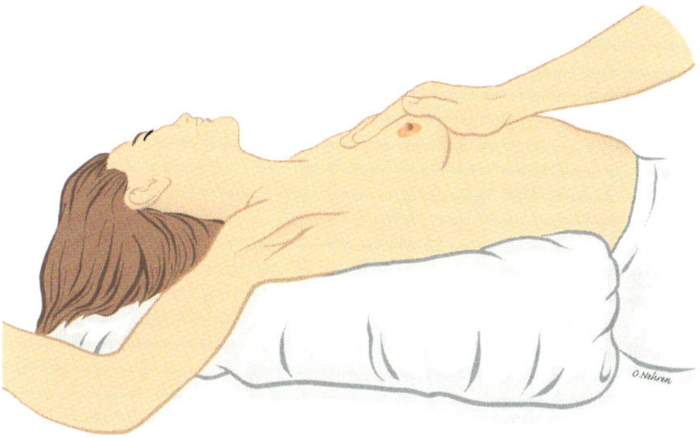

Abb. 22.9. Untersuchung von Mamma und Axilla im Liegen. Lagerung der Patientin. (Nach Wilson J L (1975) Breast. In: Dunphy J E, Vay L W (eds) Surgical diagnosis and treatment. Lange Medical Publications, Los Altos CA)

aufliegt (Abb. 22.9). Bei angehobenem Arm tastet man zunächst leicht und oberflächlich die Brust systematisch ab und versucht dann, die Grenze des Drüsenkörpers und den Axillarfortsatz zu erfassen. Verschieblichkeit von Haut und Drüse sowie Resistenzen sind zu beachten. Vorsichtiger Druck in Richtung auf die Mamille führt vielleicht zu Sekretaustritt. Man wird sogleich feststellen können, daß die Untersuchung in verschiedenen Körperstellungen dem Untersucher jeweils ein ganz anderes Bild bietet und daß diskrete Befunde gelegentlich nur in einer der beiden Positionen zu erfassen sind. Oberflächliche Befunde lassen sich ferner unter Benutzung eines Gleitmittels (z. B. Öl) wesentlich leichter erfassen. Die Untersuchung der Axilla wird ebenfalls im Liegen in analoger Art und Weise wiederholt. Auf das eventuelle Bestehen eines Lymphödems des Armes (durch Lymphknotenmetastasen erschwerter Lymphabfluß) ist zu achten.

22.7.2 Das klinische Bild

Am häufigsten manifestiert sich das Mammakarzinom als tastbarer, eher derber, kaum verschiebbarer Knoten, der von der Frau selbst entdeckt worden ist. Solange der Befund lokal nicht weit fortgeschritten ist (Hauteinziehung, Plateau-Phänomen, Fixation an der Haut oder an der Unterlage, Peau d'orange als Ausdruck eines lokalen Hautödems infolge Lymphabflußstörung, Exulzeration), kann rein klinisch die Karzinomdiagnose nicht eindeutig gestellt werden. Mamillenveränderungen und pathologische Sekretion als erste Zeichen der Erkrankung sind sehr selten. Immer wieder wird das Mammakarzinom auch erst aufgrund auftretender Fern- oder Axilla-Metastasen entdeckt, wobei in seltenen Fällen der Primärtumor zunächst unerkannt bleibt.

22.7.3 Röntgenuntersuchungen

Die ***Mammographie*** ist eine Weichteiluntersuchung der Brust in zwei Ebenen. Sie ist indiziert bei der jährlichen Überwachung der kontralateralen Brust bei behandeltem Mammakarzinom (Risiko des kontralateralen metachronen Karzinoms 0,7 % pro Jahr) und bei sonst erhöhtem Mammakarzinomrisiko, bei Abklärung unklarer Palpationsbefunde der Brust oder Axilla sowie bei Hautveränderungen. Sie hat ein Auflösungsvermögen erreicht, welches feinste zentrale, suspekte Mikrokalzifikationen zu erfassen erlaubt. Bei der sehr dichten, jugendlichen Brust sind die Abbildungsverhältnisse weniger günstig. Ohne speziell definiertes hohes Karzinomrisiko sollte vor dem 35. Lebensjahr von der Mammographie hier zugunsten der Ultraschalluntersuchung abgesehen werden.

Läßt die Mammographie eine karzinomverdächtige ***nicht palpable Läsion*** erkennen (suspekter gruppierter Mikrokalk), so führt die weitere Abklärung über eine stereotaktische Biopsie. Da an den meisten Orten die entsprechende Apparatur noch nicht vorhanden ist, wird eine chirurgische Exzisionsbiopsie nach ***Lokalisationsmammographie*** zur Durchführung gelangen. Dabei wird ein feiner Metalldraht mit Widerhaken an der Spitze unter mammographischer Kontrolle an den nicht palpablen, nur mammographisch erkennbaren Herd herangeführt. Dieser Draht dient dem Operateur während der Gewebsentnahme als Leitgebilde.

Mit der ***Präparatradiographie*** vergewissert man sich intraoperativ, daß die entnommene Gewebeprobe die radiologisch verdächtige Struktur tatsächlich enthält, bevor das Gewebe histologisch untersucht wird. Auf diese Weise wird eine falsch-negative Histologie vermieden.

Die ***Galaktographie*** kommt bei spontaner Sekretion aus der Mamille außerhalb Gravidität und Laktation zur Anwendung. Mit dieser Untersuchung wird versucht, Duktektasien, Gangabbrüche, Kaliberschwankungen darzustellen und damit die ursächliche

Pathologie der Sekretion zu lokalisieren. Diese Untersuchung ist aber wenig empfindlich und häufig nicht zufriedenstellend ausführbar.

Mit der ***Pneumozystographie*** wird die Zystenwand nach Entleerung einer Zyste und Auffüllen der Zyste mit Luft dargestellt. Bei transparenter, klarer, nicht sanguinolenter Zystenflüssigkeit sind sowohl zytologische Untersuchung der Flüssigkeit wie auch Pneumozystographie entbehrlich, denn die Pneumozystographie liefert kaum je zusätzliche Informationen zur modernen Mammographie.

Fallbeispiel

Frau, 68jährig zur Zeit der Diagnose. Die Familienanamnese und die persönliche Anamnese sind bland. Menarche im 15. Lebensjahr, Menopause mit 49 Jahren. Zwei gesunde Kinder. Kein Medikament, speziell keine Hormone. Keine Operation.

Die Patientin stellte in einer Selbstuntersuchung der rechten Brust einen Knoten fest, welcher abgeklärt wurde. Es handelt sich um einen palpablen Tumor von 1–2cm Größe im unteren äußeren Quadranten rechts, der zur Haut und zur Unterlage gut verschieblich war. Die Feinnadelpunktion ergab einen Verdacht auf ein invasives Karzinom. In der Mammographie erkannte man eine typische sternförmige Verdichtung (Abb. 22.10). Die klinische Untersuchung ergab eine normale kontralaterale Mamma und unauffällige Lymphknoten-Stationen. Die Tumorektomie ergab ein invasiv duktales Karzinom Stadium pT1 im Gesunden reseziert. Durchmesser 12mm. Axilla: 14 tumorfreie Lymphknoten.

Es handelte sich somit um ein pT1 c pN0 (0/14) cM0 G2 R0 (Östrogenrezeptoren 254 fmol/ml und Progesteronrezeptoren 178 fmol/mg).

Zur Vervollständigung der Behandlung des organerhaltenden Prozederes erfolgte über 6 Wochen die Brustbestrahlung. Eine Tamoxifentherapie (20mg) wurde eingeleitet und für 5 Jahre weitergeführt. 8 Jahre postoperativ ist die Patientin rezidivfrei mit unauffälligen Mammographien.

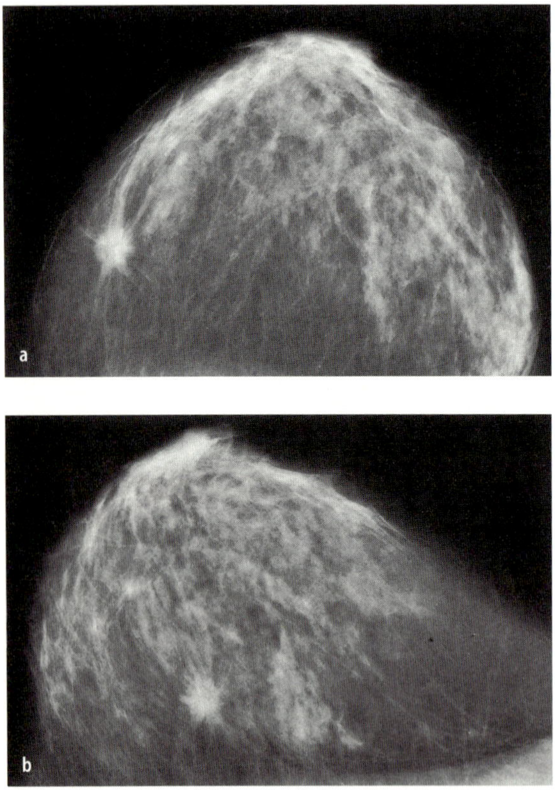

Abb. 22.10 a, b. Präoperative Mammographien der rechten Brust. **a** Kraniokaudaler Strahlengang, **b** mediolateraler Strahlengang: Karzinom im unteren äußeren Quadranten rechts

22.7.4 Ultraschalldiagnostik

Diese nebenwirkungsfreie und beliebig wiederholbare Technik ist ganz besonders dazu geeignet, zwischen soliden Knoten und flüssigkeitsgefüllten Zysten zu unterscheiden. Besonders bei jungen Frauen mit dichtem Drüsenparenchym, wo die Mammographie gelegentlich wenig aussagekräftig ist, wo auch eine radiologische Untersuchung außer bei erheblichem Mammakarzinomrisiko nicht indiziert ist, bietet die ultrasonographische Untersuchung Zusatzinformationen. Sie ist ferner äußerst wertvoll während der Schwangerschaft und Laktation, bei peripheren Läsionen, zur Unterscheidung zwischen einer soliden oder zystischen Veränderung (Fibroadenom versus Zyste, zum Erfassen eines Abszesses und bei Status nach Augmentationsmammoplastik).

> **!** Die Ultraschalluntersuchung ist nicht geeignet zur Früherfassung eines Mammakarzinoms, zum Abbilden von Mikrokalzifikationen und zur Beurteilung einer frisch entnommenen Gewebeprobe, wo die Präparatmammographie den präoperativ dargestellten mammographischen Befund zu bestätigen hat.

Hingegen lassen sich Lokalisationsdrähte auch ultraschallgesteuert in ultrasonographisch sichtbare Befunde einbringen.

22.7.5 Feinnadelbiopsie

> **!** Jeder auffällige Palpationsbefund sollte zytologisch untersucht werden. Eine nicht zu einem suspekten Befund passende Zytologie (negatives Ergebnis) muß als falsch-negativ interpretiert werden und die Abklärung ist weiter zu führen.

Dies kann mittels Stanzbiopsie, in der Regel aber mittels chirurgischer Biopsie nach bildgebender Untersuchung beider Mammae, meist Ultraschall bei Frauen unter 35 Jahren oder Mammographie bei älteren Frauen erfolgen. Vor jeder chirurgischen Maßnahme sind beide Brüste abzubilden, um möglichst Art und Ausdehnung eines suspekten Befundes erfassen zu können. Moderne stereotaktische Mammographiegeräte ermöglichen äußerst präzise gezielte Stanz- oder Feinnadelbiopsien wie auch präoperative Drahtlokalisationen bei nicht palpablen Befunden.

22.7.6 Chirurgische Biopsie

Die chirurgische Biopsie ist bei stark karzinomverdächtigen Befunden oder nicht eindeutiger Vorabklärung (Palpation, Bild, Zytologie) indiziert. Bei starkem Karzinomverdacht soll sie in Allgemeinnarkose erfolgen. Chirurgische Biopsien in Lokalanästhesie sollten nur bei kleinen, oberflächlichen, peripheren Tastbefunden durchgeführt werden.

> **!** Die Biopsie sollte in Form einer primären Exzisionsbiopsie mit einem einzigen Gewebeblock übersichtlich erfolgen.

Dieses Gewebe muß hinsichtlich seiner Lageverhältnisse innerhalb der Mamma so markiert sein (mit Clips oder mit Fäden), daß etwa bei mit Karzinomzellen befallenem Schnittrand (Schnellschnitt) eine gezielte, im selben Eingriff durchgeführt Nachresektion möglich ist. Ob die definitive Behandlung bei erst intraoperativ möglichem Karzinomnachweis im selben Eingriff erfolgen soll, d.h. ob ein einzeitiges gegenüber einem zweizeitigen Verfahren durchzuführen ist (Diskussion der Therapieoptionen und des einzuschlagenden Verfahrens mit der Patientin erst nach diesem ersten Eingriff und dem Eintreffen der Histologie), ist abhängig vom Wunsch der Patientin nach entsprechender eingehender präoperativer Diskussion mit dem Operateur. ***Sowohl ein- als auch zweizeitige Verfahren sind in dieser für die Patientin sehr belastenden Ungewißheit möglich.*** Während ein einzeitiges Vorgehen im Falle einer brusterhaltenden Behandlung (Ergänzung der Tumorektomie durch eine Axilladissektion) gut möglich ist, sollte dies im Falle einer notwendig werdenden Amputation nicht forciert werden. Dieser Eingriff sollte einer Patientin möglichst erst nach definitiv feststehender Histologie und Ausdehnung des Tumors (was heute mehrheitlich ohne chirurgische Biopsie möglich ist) erklärt und empfohlen werden.

Die chirurgische Biopsie wird wenn immer möglich durch konzentrisch auf den Warzenhof gelegte bogenförmige Inzision, welche den Langer-Spaltlinien der Haut folgt, durchgeführt. Die so entstehenden Narben sind weniger auffällig als radiäre Inzisionen. Das entnommene Material ist so zu handhaben, daß nicht nur eine räumliche Orientierung für den Pathologen möglich ist, sondern auch weitere Charakteristika des Tumors bestimmt werden können (Hormonrezeptoren, Ploidie, S-Phase-Fraktion, epithelial growth factor, Kathepsin-D etc.). Zu diesem Zweck ist das Gewebe eisgekühlt zu transportieren oder muß den Pathologen innerhalb von Minuten (Rohrpost) erreichen.

22.7.7 Präoperative Abklärung und Stadieneinteilung

Bei feststehender Diagnose eines operablen Mammakarzinoms müssen folgende Untersuchungen ***präoperativ*** vorliegen: beidseitige Mammographie in zwei Ebenen, Thoraxröntgenbild, routinemäßige Blutchemie, Hämoglobin, Leukozyten. Weiterführende Untersuchungen sind vor Feststehen des histopathologisch definierten Tumorstadiums wenig sinnvoll. Es hat sich gezeigt, daß z. B. die Knochenszintigraphie beim operablen Mammakarzinom in nur 1–2 % positiv ausfällt. Abdominaler Ultraschall, evtl. CT des Schädels können alle bei berechtigtem Verdacht, bei fortgeschritteneren Stadien, gezielt noch postoperativ durchgeführt werden. Natürlich sollen diese Untersuchungen präoperativ dann durchgeführt werden, wenn berechtigter klinischer Bedarf auf eine stattgefundene Metastasierung besteht, die zu einer anderen Behandlung des Primärtumors führen würde.

Stadieneinteilung

Unter verschiedenen klinischen und pathologisch-anatomischen Stadieneinteilungen hat sich heute die ***TNM-Klassifikation der UICC**** beim Mammakarzinom durchgesetzt.

Ohne hier auf Details eingehen zu wollen (siehe regelmäßig aktualisierte Originalpublikation der UICC, TNM-Klassifikation maligner Tumoren in Tabelle 22.1), kann eine einfache Modifikation wie folgt wiedergegeben werden:

Diese Einzelbefunde werden in Stadien zusammengefaßt (siehe UICC-Publikation). Erwähnt sei hier nur, daß T0 und T1, N0 das Stadium I ausmachen, T0-T2 mit N1 das Stadium II.

22.8 Behandlung des operablen Mammakarzinoms

Die chirurgische Behandlung ist die Therapie der Wahl bei Mammakarzinomen sicher bis zum TNM-Stadium II. Es ist zu unterscheiden zwischen alleiniger ***Mastektomie*** oder kombiniert mit sofortiger oder später durchzuführender ***Rekonstruktion*** (ohne oder mit Implantaten) einerseits und ***brusterhaltenden*** Verfahren,

Tabelle 22.1. TNM-Klassifikation maligner Tumore*

T0	kein Tumornachweis
T1	Tumor weniger als 2 cm im Durchmesser
T2	Tumor 2–5 cm im Durchmesser
T3	Tumor größer als 5 cm im Durchmesser
T4	Tumorfixation an Brustwand oder Haut
N0	tumorfreie axilläre Lymphknoten
N1	mobile befallene Lymphknoten
N2	fixierte Lymphknoten
N3	supraklavikuläre Lymphknoten oder Lymphödem des Armes
M0	keine Fernmetastasen
M1	Fernmetastasen

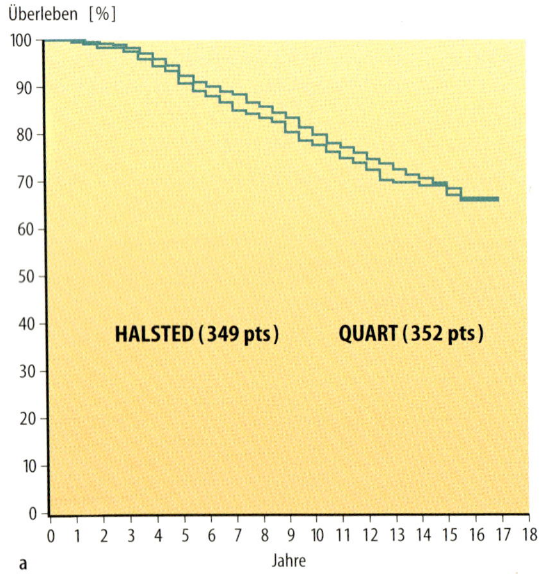

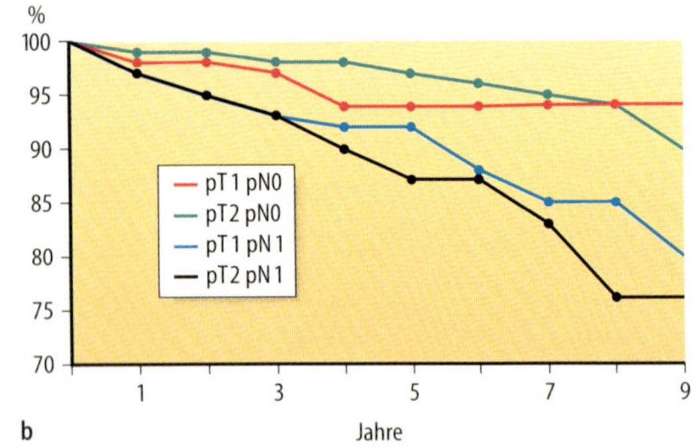

Abb. 22.11. a Milano-Studie I: Gesamtüberleben von Patientinnen mit Tumoren bis zu einem Durchmesser von 2 cm, welche mittels radikaler Mastektomie nach Halsted bzw. mit Quadrantenresektion, Axillarevision und Radiotherapie der Brust behandelt worden sind. (Nach Veronesi U et al. (1990) Eur. J.Cancer 26: 668–670). **b** Aktuelles lokalrezidivfreies Überleben von über 800 in Basel brusterhaltend behandelten Patientinnen der Stadien pT1 pN0 (Kurve 1), pT2 pN0 (Kurve 2), pT1 pN1 (Kurve 3), und pT2 pN1 (Kurve 4)

dann aber in Kombination mit ***obligatorischer Bestrahlung*** der erhaltenen Brustdrüse. In beiden Fällen kommt eine ***Axilladissektion*** zur Durchführung. Indikation und Durchführung der ***Systembehandlung*** ist unabhängig vom lokalen Behandlungsverfahren. Bei sehr alten Patientinnen mit frühen Tumorstadien und hohem Operationsrisiko kann eine eingeschränktere brusterhaltende Behandlung in seltenen Ausnahmefällen eingeschlagen werden (z. B. alleinige Tumorektomie weit im Gesunden).

Zwischen der Mastektomie und der brusterhaltenden Behandlung besteht bei Stadiengleichheit kein Unterschied im (krankheitsfreien) Überleben. Die brusterhaltenden Verfahren weisen im Vergleich zur Mastektomie eine ***erhöhte Lokalrezidivrate*** auf, welche bei korrekter Durchführung der Nachsorge und chirurgischer Behandlung eines so entdeckten ipsilateralen Brustrezidivs ***ohne Einwirkung auf das Gesamtüberleben*** bleibt. Mindestens 5 große randomisierte Studien haben diese Ebenbürtigkeit eindeutig nachgewiesen. Im Mittel kann nach 8 Jahren 80 % der brusterhaltend behandelten Patientinnen eine Amputation erspart werden (Abb. 22.11).

22.8.1 Mastektomieformen und brusterhaltende Behandlung

Mastektomie

Modifiziert radikale Mastektomie. Sie ist das am weitesten verbreitete Operationsverfahren (Abb. 22.12).

> **!** Sie besteht aus der Entfernung der ganzen Brustdrüse mit der sie bedeckenden Haut und Brustwarze unter deutlicher Lappenbildung nach kranial und kaudal im Zusammenhang mit einer Ausräumung der axillären Lymphknotenstationen I und II unter Schonung der durch die Axilla ziehenden Strukturen (s. Abb. 22.3).

Mm. pectoralis major und in der Regel auch minor werden beide erhalten. Die resultierende Hautnarbe hat einen andeutungsweise schrägen Verlauf von lateral-kranial nach medial-kaudal, ist aber beinahe horizontal. Die Axilla wird durch dieselbe Inzision ausgeräumt. Diese Schnittführung bietet gute Voraussetzungen für eine etwaige Rekonstruktion. Die Sofortrekonstruktion wird heute vermehrt praktiziert.

Radikale Mastektomie nach Halsted. Sie unterscheidet sich von der beschriebenen Methode durch eine weitere Umschneidung der Brust, durch ausgedehnte Mobilisation und weitgehende Entfettung der belassenen Hautlappen, durch eine Entfernung der Mm. pec-

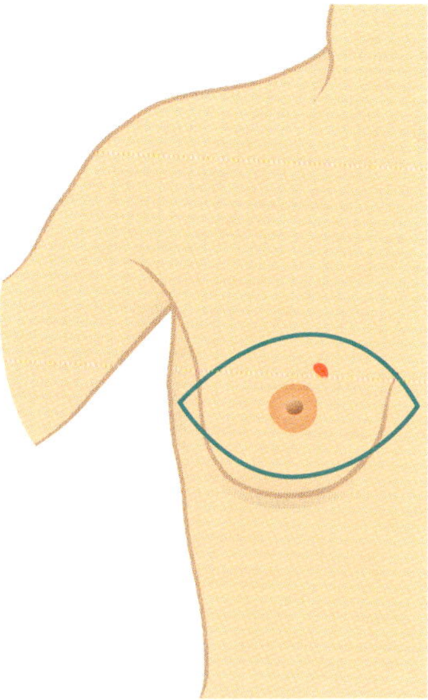

Abb. 22.12. Schnittführung bei der modifiziert radikalen Mastektomie (Entfernung der gesamten Drüse, Bildung großer Hautlappen, Belassen von M. pectoralis major, meist auch minor, Axilladissektion in der Regel der Lymphknotenstationen I und II). (Nach Hirsch H et al. (Hrsg) (1995) Atlas der gynäkologischen Operationen, 5. Aufl. Thieme, Stuttgart)

toralis major und minor sowie ausgedehnte Ausräumung der Axilla unter Einbezug der Lymphknotengruppe III (s. Abb. 22.2). Ein primärer Wundverschluß ist nicht immer möglich. Die Langzeitergebnisse dieser stark verstümmelnden Operation sind nicht besser als die der modifiziert radikalen Mastektomie, wie dies in mehreren internationalen Studien der 60er Jahre gezeigt werden konnte. Diese über viele Jahrzehnte fast ausschließlich angewandte Standardoperation wird nur noch bei lokal ausgedehntem Befund angewendet. Sie stellt aber eine klassische, die Tumortherapie prägende, typische En-bloc-Operation dar:

> !
>
> Das Karzinom wird mit den umliegenden gesunden Strukturen und den drainierenden Lymphknoten in einem Gewebsblock entfernt.

Diese Operation ist bei den heute anzutreffenden, weniger fortgeschrittenen Tumorstadien nicht gerechtfertigt.

Supraradikale Mastektomie (= erweiterte Mastektomie). Dabei werden zusätzlich noch die parasternalen, mediastinalen Lymphknoten ausgeräumt. Dieses Verfahren wurde mittlerweile aufgegeben.

Einfache Mastektomie. Die Indikation hierzu ist beim Mammakarzinom kaum mehr gegeben, da diese eine Zwischenstellung zwischen der modifiziert radikalen Mastektomie (Mastektomie ohne M. pectoralis major, mit Axillaausräumung) und einer brusterhaltenden Methode einnimmt, jedoch unter Verlust der ganzen Brust und ohne Auskunft über den axillären Lymphknotenstatus und ohne Prävention des Axillarezidivs. Mit den heutigen Anästhesieverfahren kann eine axilläre Revision bei einer operablen Patientin immer vorgenommen werden.

Fallbeispiel

Die Patientin ist zur Zeit der Tumordiagnose 68 Jahre alt. Die Familienanamnese ist unergiebig.

Persönliche Anamnese: Menstruation mit 13, Menopause mit 49 Jahren. Appendektomie mit 20 Jahren. Keine Medikamente, keine Hormone. Frühere Mammapathologie nicht bekannt.

Jetziges Leiden: Die Patientin verfolgt selbst seit 2 Jahren ein Knötchen in der rechten Mamma, welches an Größe zugenommen hat und jetzt auch schmerzt. Die klinische Untersuchung ergibt einen harten Tumor von 25 x 30 mm der rechten Brust, druckdolent, teils exulzeriert, mit multiplen Satellitenknötchen. Die Lymphabflußgebiete und die kontralaterale Brust sind unauffällig. Thoraxröntgen, Abdomen-Ultraschall (Lebermetastasen) und Skelettszintigraphie sind unauffällig. Es handelt sich um ein cT4b cN0 cM0 (Stadium IIIB).

Eine Induktionschemotherapie mit Endoxan, Doxorubizin und 5 FU wird eingeleitet. Dabei stellt man eine Tumorprogredienz mit zunehmenden Schmerzen in der rechten Brust fest. Nach 3 Zyklen erfolgt die Mastektomie und Axillarevision rechts. Der große Gewebedefekt wird plastisch-chirurgisch mit einem Ankerlappen (Kombination eines TRAM- und VRAM-Flaps, Abb. 22.13) gedeckt. Die histopathologische Diagnose lautet auf ein wenig differenziertes invasiv-duktales Mammakarzinom mit einem Stadium pT4 pN2 pM1 (18 von 18 untersuchten Lymphknoten positiv mit Übergreifen des Wachstums auf das perinodale Fettgewebe; Fettgewebsmetastasen am Latissimusrand; Metastasen und Lymphangiosis carcinomatosa in der Latissimus-Skelettmuskulatur!). Die Durchflußzytometrie ergibt eine aneuploide DNS-Stammlinie (DNS-Index 1.6) und einen mäßig hohen Anteil von Zellen in der S-Phase (4,3 %). ER und PR: positiv.

Als Nachbehandlung erfolgt wegen des lokoregional ausgedehnten Tumorbefalls eine Strahlentherapie der Brustwand und der supraklavikulären und axillären Lymphabflußgebiete. 20 mg Tamoxifen wird verordnet.

Die Patientin ist heute, 6 Jahre postoperativ, rezidivfrei.

Dieser Fall zeigt einen völlig überraschenden Verlauf und die Grenzen der plastischen Deckung mit einem myokutanen Lappen.

Brusterhaltende Behandlung

Indikation. Bei Mammakarzinomen bis zu einem ***Durchmesser von 3–4 cm*** (entscheidend ist letztlich das Verhältnis zwischen Brustgröße und Tumorgröße und nicht der absolute Tumordurchmesser), welche die umliegenden Strukturen nicht einbeziehen, kann eine lo-

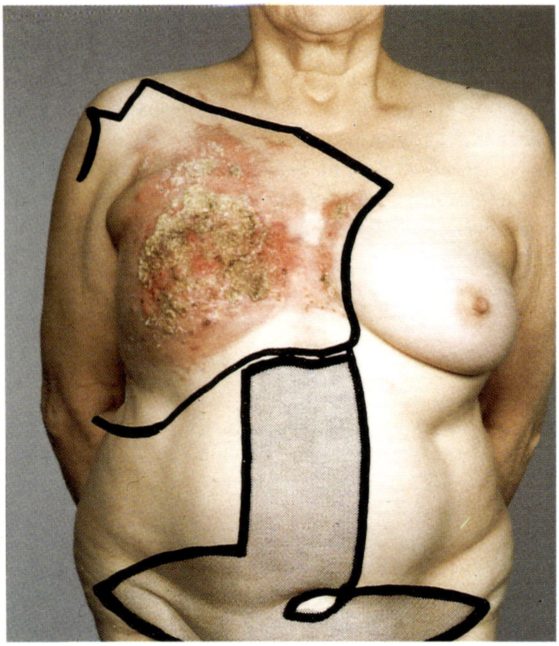

Abb. 22.13. Aufnahme vor Mastektomie und Axillarevision rechts. Der große Gewebsdefekt wird plastisch-chirurgisch mit einem Ankerlappen (Kombination aus TRAM- und VRAM-Flaps) gedeckt

kale Tumorexzision mit kontrollierten, gesunden Schnitträndern und Axilladissektion (wie bei der modifiziert radikalen Mastektomie) bei nachfolgender, in der Regel 6wöchiger Hochvolttherapie der Brust allein und ***in der Regel ohne Axillabestrahlung***, das lokale Tumorgeschehen unter Erhaltung der Brust ebenso gut beherrschen wie eine Amputation.

> **!**
>
> Ziel der Axillaausräumung ist einerseits die axilläre Rezidivprophylaxe und andererseits die Stadieneinteilung zur Festlegung der adäquaten adjuvanten Therapie.

Über die Ausdehnung der Axillarevision gehen die Meinungen auseinander. Zur reinen Stadieneinteilung ist eine vollständige Dissektion der Stationen I und II nicht notwendig, wohl aber zur wirksamen Rezidivprophylaxe.

> **!**
>
> Die Kombination einer axillären Strahlentherapie mit einer ausgedehnten Lymphknotendissektion führt in einem sehr hohen Prozentsatz (30–50 %) zu einem deutlichen bis schweren Lymphödem des Armes.

Diese Kombination sollte deshalb, wenn möglich, vermieden werden.

Die brusterhaltende Behandlung ist insgesamt (korrekte Indikation, optimale chirurgische Durchführung, postoperative Radiotherapie, Nachsorge) komplexer als die Mastektomie. Letztere ist leichter und sicherer durch einen weiteren Kreis von Operateuren durchführbar. Sie ist beim operablen Karzinom genereller applizierbar und ist durch eine geringere Anzahl Selektionskriterien eingeschränkt. Sie ist weniger anspruchsvoll, in der gesamten Behandlungsdauer weniger zeitaufwendig und kostengünstiger. Sie kann unabhängig von einem spezialisierten radioonkologischen Institut zur Durchführung gelangen. Die Überwachung des lokoregionalen Geschehens ist einfacher. Allerdings folgt auf diese Behandlung zunehmend eine Rekonstruktion. Im Gegensatz zu diesen für die Mastektomie geltenden Feststellungen läßt sich bei optimaler Selektion geeigneter Stadien und Patientinnen und korrekt durchgeführter brusterhaltender Behandlung langfristig in einem sehr hohen Prozentsatz ein äußerst befriedigendes kosmetisches Resultat im Vergleich zur Amputation mit ebenbürtiger Langzeitprognose erzielen.

Kontraindikation. Absolute Ausschlußgründe, welche gegen die Durchführung einer brusterhaltenden Behandlung sprechen, sind die ***Multizentrizität*** eines Tumors mit diffuser Ausbreitung im Drüsenkörper, ein ***exulzeriertes Mammakarzinom***, das ***inflammatorische Karzinom***, vorangegangene ***Radiotherapie*** im Bereich der erkrankten Brust oder die Ablehnung sowie die Unmöglichkeit der Durchführung einer Radiotherapie und das Fehlen eines interdisziplinären Teams mit entsprechender Erfahrung. Relative Kontraindikationen sind ein ungünstiges Größenverhältnis zwischen Tumordurchmesser und Brustvolumen (auch je nach Lage des Tumors innerhalb der Brust), eine zentrale Lokalisation hinter Brustwarze und Warzenhof, wo diese Strukturen mitentfernt werden müßten, was auch für das Paget-Karzinom gilt, eine vorangegangene kontralaterale Mastektomie, makroskopisch oder histologisch befallene Schnittränder und ein ipsilaterales Brustrezidiv nach vorangegangener brusterhaltender Behandlung. Keinerlei Kontraindikationen stellen hingegen das Alter der Patientin, das Vorliegen eines synchronen kontralateralen ebenfalls brusterhaltend behandelbaren Karzinoms und verschiebliche, befallene axilläre Lymphknoten dar.

Vorgehen. Generell werden Tumoren bei der brusterhaltenden Behandlung auf dem direktesten Weg unter guter Sicht via bogenförmige, konzentrisch auf den Warzenhof verlaufende Hautinzisionen reseziert. Die Exzision aus der Drüse erfolgt dann in einer radiären Richtung unter histologischer Schnellschnittkontrolle der Resektionsränder. Diese Schnittführung im Drüsenkörper erlaubt es, vor allem auch bei der jüngeren Patientin mit festerem Drüsenkörpers nach Mobilisation desselben den entstandenen Defekt besser zu verschließen. Die Pektoralisfalte sollte niemals mit einem Schnitt gekreuzt werden. Der Zugang zum Tumor und zur Axilla soll durch zwei separate Inzisionen erfolgen (Abb. 22.14).

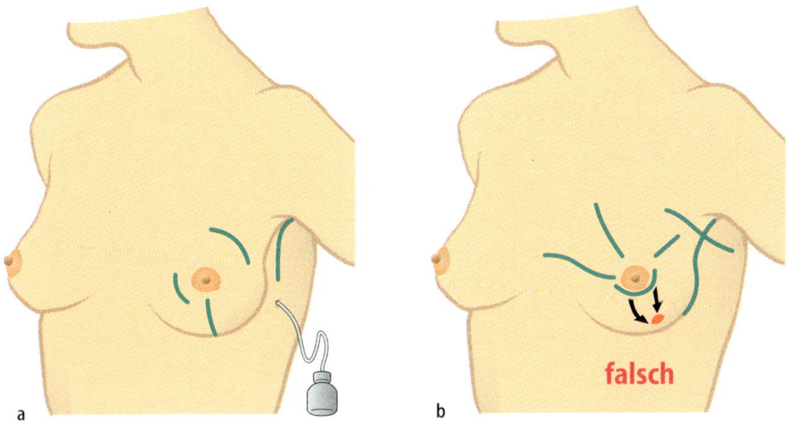

Abb. 22.14. **a** Korrekte und **b** zu meidende Schnittführung bei der brusterhaltenden Behandlung. Radiäre Exzision des Tumors aus dem mobilisierten Drüsenkörper

Ein ipsilaterales Brustrezidiv bedeutet in der Regel die Amputation der Brust.

> **!** Eine alleinige Tumorexzision ohne Strahlentherapie beim Mammakarzinom ist nicht statthaft.

Jene Kriterien, welche künftig einen günstigen Verlauf nach alleiniger chirurgischer Behandlung ohne Strahlentherapie erwarten lassen, werden erst studiert. Bei allen nodal positiven Patientinnen in der Prämenopause, bei nodal negativen prämenopausalen Hochrisikopatientinnen (Differenzierungsgrad, Rezeptorstatus, S-Phase-Fraktion, Ploidie, Kathepsin-D und andere Faktoren) wird eine ***systemische Chemotherapie*** eingesetzt. Risikopatientinnen in der Prämenopause können auch von einer Ausschaltung der Ovarialfunktion profitieren (laparoskopische Ovarektomie, Bestrahlung, LH-RH-Agonisten). Postmenopausale Patientinnen erhalten in der Regel in jedem Fall den ***Östrogenantagonisten Tamoxifen*** während 5 Jahren, bei hohem Risiko jedoch auch Chemotherapie. Die klassische Chemotherapie besteht aus 6 Zyklen einer Kombination von Cylcophosphamid, Methotrexat (CMF) und 5-Fluorouracil.

22.8.2 Komplikationen nach Mastektomie

Die postoperativen Komplikationen nach Mastektomie sind der seltene Wundinfekt, die häufig verlängerte Wundsekretion nach Axilladissektion, was eine Redondrainage über mehrere Tage erfordert und nicht immer eine später ambulant mehrfach zu punktierende Serombildung verhindern kann. Ausgedehnte Axilladissektion der Lymphknotenstationen I-III erhöht die Wahrscheinlichkeit eines Lymphödems des Armes. Lokaler Infekt und zusätzliche Axillabestrahlung erhöhen diese Gefahr noch.

22.8.3 Besonderheiten

Mammakarzinom bei alten Patientinnen

Die absolute Minimalbehandlung eines abgegrenzten Tumors bei einer biologisch sehr alten Risikopatientin kann in einer Tumorektomie bestehen. Zwar sprechen diese Tumoren häufig auf Tamoxifen an, doch ist die Rezidivrate nach alleiniger Tamoxifen-Therapie so hoch, daß sekundäre chirurgische Eingriffe häufig sind, was letztlich die Lebensqualität erheblich mindert. Die Verbindung einer chirurgischen Exzision mit Tamoxifen ist empfehlenswert.

Mammakarzinom und Schwangerschaft

Therapiebestimmend in dieser Situation ist der Zeitpunkt der Diagnosestellung während der Schwangerschaft. Die Behandlung ist dadurch limitiert, daß Strahlenbehandlung und Chemotherapie während der Schwangerschaft kontraindiziert sind. Wird die Diagnose im ersten Trimenon gestellt, so muß mit der Patientin und ihrem Ehemann entschieden werden, ob ein Schwangerschaftsabbruch erfolgen soll, worauf die Behandlung wie außerhalb einer Schwangerschaft geplant wird. Wird die Diagnose im letzten Trimenon gestellt, so steht ebenfalls die gesamte therapeutische Palette zur Verfügung, da Radio- und Chemotherapie nach der Geburt eingeplant werden können. Bei Auftreten des Karzinoms im mittleren Trimenon hängt die Behandlung vom Wunsch der Weiterführung der Schwangerschaft ab. Während der Schwangerschaft kommt lediglich die Amputation mit Axilladissektion in Frage. Wird ein Mammakarzinom postpartal während der Laktationsperiode entdeckt, so sollte mit Bromocriptin abgestillt werden, worauf eine stadienentsprechende Standardtherapie des Mammakarzinoms folgt. Unklar bleibt die Frage, ob eine weitere Schwangerschaft nach behandeltem Mammakarzinom Einfluß auf dessen Verlauf hat. Entscheidend jedoch ist in diesem Falle, die Patientin exakt über die zu erwartende Prognose an sich zu informieren.

Lokal fortgeschrittenes Mammakarzinom, inflammatorisches Karzinom

In diesen Fällen ist eine neoadjuvante Chemotherapie zur lokalen Tumorreduktion und gleichzeitigen Behandlung zu erwartender Fernmetastasen angezeigt. In der Regel nach 3 Zyklen erfolgt die radikale oder modifiziert radikale Mastektomie, häufig kombiniert mit plastischer Deckung, worauf eine weitere systemische Behandlung oder eine lokale Bestrahlung erfolgt. Fallweise muß auch eine primäre chirurgische Therapie erwogen werden (Resektion, evtl. mit Brustwand, und plastische Deckung).

Die Prognose des Mammakarzinoms

Die prognostischen Parameter sind der axilläre Lymphknotenstatus, die Tumorgröße, der histologische Grad, der Hormonrezeptorstatus und schließlich weniger gewichtige Faktoren wie Menopausenstatus, Alter, Gefäßinvasion.

In klinischer Evaluation sind derzeit folgende prognoserelevanten Faktoren:

- Wachstumsfaktoren: epidermal growth factor – Rezeptor- (EGFR) und Erb-B2-Onkogen
- Faktoren, welche die Fähigkeit der Invasivität eines Tumors beeinflussen: Kathepsin-D, Kollagenaseaktivität
- Faktoren, welche die Wachstumsrate mitbestimmen: p53-Onkogen und S-Phase-Fraktion
- Fähigkeit zur Zelladhäsion: CD44-Glykoprotein

Erst die Zukunft wird weisen, welche Bedeutung als unabhängige Prognosefaktoren diese und andere Größen haben werden.

Mammakarzinom beim Mann

> **!** Ein Prozent aller Mammakarzinome entfällt auf Männer. Der Häufigkeitsgipfel liegt im 7. Jahrzehnt.

Das Karzinom manifestiert sich in der Regel durch einen palpablen Knoten, axilläre Lymphknoten oder blutige Sekretion aus der Mamille. Eine Infiltration der Haut und der Muskulatur ist hier häufiger als bei der Frau, was sich schon aus den engen räumlichen Verhältnissen erklären läßt. Diese Mammakarzinome sind in der Regel duktale Karzinome. Sie sind häufiger Östrogenrezeptor-positiv als bei der Frau. Die Standardtherapie des männlichen Mammakarzinoms besteht in der Amputation der Brust und Axilladissektion wie bei der Frau. Prospektive Studien bezüglich der Systemtherapie fehlen aufgrund der Seltenheit dieser Erkrankung. In der Regel gelten hier aber dieselben Prinzipien wie bei der Frau. 50 % der männlichen Mammakarzinompatienten sterben innerhalb von 5 Jahren nach Diagnosestellung.

22.8.4 Das metastasierende Mammakarzinom

Lokalrezidiv

Das Brustwandrezidiv nach Mastektomie hat eine ungünstigere Prognose als das Brustrezidiv in der erhaltenen Brust, wo mit einer 5-Jahresüberlebensrate nach Erkennen des Lokalrezidivs von etwas über 60 % gerechnet werden kann. In beiden Fällen besteht die Therapie wenn immer möglich (lokale Ausdehnung, Status einer evtl. bestehenden Systemerkrankung) in der lokalen chirurgischen Resektion im Gesunden, d. h. beim Brustwandrezidiv häufig Brustwandresektion, beim Brustrezidiv aber Amputation. Eine zusätzliche Strahlenbehandlung ist im Falle des ipsilateralen Brustrezidivs wegen vorangegangener Strahlentherapie nicht möglich, wohl aber beim Brustwandrezidiv. In jedem Falle ist eine genaue, komplette Definition der systemischen Tumorausbreitung notwendig. Eine systemische Behandlung ist die Regel.

Fernmetastasen

Die Fernmetastasen betreffen in erster Linie das Skelett, die Lunge, die Leber und das Gehirn. Operativ angegangen werden frakturgefährdete Metastasen im tragenden Skelett (Ausräumen der Metastase, Stabilisierung durch Osteosynthese und Knochenzement, bei gelenknahem Befall im Hüftbereich Totalendoprothese, Spezialprothese), Metastasen in der Wirbelsäule, welche durch Kompression oder Einbruch neurologische Konsequenzen haben können (Dekompression und Stabilisierung, evtl. Bestrahlung) sowie solitäre Lungenmetastasen, welche mehr als ein Jahr nach Behandlung des Primärtumors auftreten. Auch hier erfolgt eine zusätzliche Systembehandlung. Die anderen nicht frakturgefährdeten ossären Lokalisationen werden in der Regel radiotherapeutisch oder mittels Chemo- oder Hormontherapie angegangen. Hirnmetastasen werden in der Regel bestrahlt.

22.8.5 Mammarekonstruktion

Lange Zeit wurde die Mammarekonstruktion 1–2 Jahre nach Amputation durchgeführt. Heute erfolgt die Rekonstruktion häufiger gleichzeitig mit der Amputation. Dies erspart der Patientin einen zweiten Eingriff und eine längere Wartezeit bis zum Wiedererlangen einer normalen Silhouette. Auf der anderen Seite können Chemotherapie und in den seltenen Fällen, in denen eine Bestrahlung nach Amputation indiziert ist, die systemische und lokale Zusatzbehandlung abgeschlossen werden, bevor die Brust rekonstruiert wird. Es wird auch argumentiert, daß die rekonstruierte Brust, welche nie der normalen Brust gleichkommt, nach einer längeren Wartezeit eher akzeptiert wird als nach Sofortrekonstruktion, wo das Ergebnis eine gewisse Enttäuschung mit sich bringen könnte. Die lokale postoperative Komplikationsrate nach Sofortrekonstruktion ist im Vergleich zum zweizeitigen Vorgehen leicht erhöht. Hinweise auf negative Einflüsse, was das lokale oder allgemeine Krankheitsgeschehen anbelangt, bestehen nicht. Viele Frauen lehnen eine Sofortrekonstruktion ab und sehen auch später von einem derartigen Eingriff definitiv ab. Sie tragen in der Regel eine ***Exoprothese.*** Diese besteht aus Silikongummi, hat eine ähnliche Konsistenz und ein vergleichbares Gewicht wie eine normale Brust und wird 6–8 Wochen, nach erfolgter Wundheilung, ausgewählt. Bis dahin erhalten die frisch operierten Patientinnen schon bei Spitalaustritt eine ultraleichte Schaumstoffeinlage in den Büstenhalter, damit von Anfang an eine mehr oder weniger normale Kontur bestehen bleibt. Bei relativ großer kontralateraler Mamma ist aus Symmetriegründen eine Reduktionsmammaplastik zur Verbesserung des Komforts indiziert.

Möglichkeiten der Rekonstruktion

Zu unterscheiden sind reine Implantatrekonstruktionen, gestielte myokutane Lappen und freie Transplantate.

Die unmittelbar ***subkutane*** Plazierung der Implantate ist vollständig verlassen worden, da eine viel zu hohe lokale Komplikationsrate die Folge war (Hautnekrosen, Wundinfekte, Fistelbildungen, Prothesenwanderung). In der ***subpektoralen*** Lage treten solche Komplikationen sehr viel seltener auf, das kosmetische Resultat ist besser und das Lokalrezidiv auf der ventralen Fläche des M. pectoralis kann genau so gut wie ohne Rekonstruktion erkannt werden. Doch auch diese Rekonstruktion hat ihre Komplikationen: derbe Kapselbildung, Migration, Infekt, Leck. Warze und Warzenhof werden in einem kleinen Zweiteingriff später rekonstruiert.

In neuerer Zeit wurden Expanderprothesen eingeführt, durch die das Erzielen des gewünschten Volumens und einer gewissen Ptose durch progrediente Expansion einer zweiten, inneren Kochsalzkammer via ein später zu entfernendes Injektionsventil erreicht werden kann.

Die gestielten und die sehr viel seltener verwendeten freien myokutanen Lappen erlauben, mit autologem Gewebe in der Regel ohne jedes Fremdmaterial das notwendige Volumen aufzubauen (häufig kombiniert mit Reduktionsmammaplastik der Gegenseite, um keine zu große Rekonstruktion durchführen zu müssen).

Der sicherste gestielte myokutane Lappen ist der Latissimus-dorsi-Lappen. Das größte Volumen kann mit dem gestielten transversen Rectus abdominis-Myokutanlappen (Tram-Flap) erzielt werden. Bei extrem schlanken und bei peradipösen Patientinnen ist dieser Lappen ungeeignet und kann auch nach Unterbauchlaparotomien, bei denen die Blutversorgung der Rektusmuskulatur oder zwischen ihr über die Perforanten zur Haut unterbrochen wurde, nicht durchführbar sein. Dieser Tram-Flap wird sehr selten, wie auch der Glutäuslappen, als freies Transplantat mit mikrovaskulärer Anastomose verwendet.

Selbsthilfegruppen

Für die betroffenen Frauen bedeuten die Diagnose eines Mammakarzinoms und die darauf folgende Behandlung eine schwere Krisensituation verbunden mit Angstzuständen, depressiver Verstimmung, verändertem Selbstwertgefühl, Beziehungsproblemen und sexuellen Schwierigkeiten. Eine völlig offene, klare und wiederholte Diskussion zwischen Arzt und Patientin möglichst im Beisein des Lebenspartners vermag diese schwierige Situation zu lindern. Bewährt haben sich ferner gut geführte Selbsthilfegruppen mit ausgewählten erfahrenen, betroffenen ehemalige Patientinnen, welche auf Wunsch der Patientin früh postoperativ mit ihr Kontakt aufnehmen und ihr auf dem Weg in die Zukunft, zunächst auch schon mit rein praktischen Hinweisen für das tägliche Leben, entscheidend helfen können (reach to recovery, vivre comme avant).

•••

Die Diagnostik und Therapie bei Erkrankungen der Brustdrüse sind für den Chirurgen und den Studenten gleichermaßen von ganz besonderem Interesse. Dies besonders deshalb, weil das Krankheitsbild im (durchaus als positiv zu wertenden) Spannungsfeld zwischen Frauenheilkunde, allgemeiner und plastischer Chirurgie und der Onkologie liegt und weil in den letzten Jahren bei der Therapie der Brustdrüsenerkrankungen, besonders bei der Behandlung des Brustdrüsenkrebses, besondere Fortschritte gemacht wurden. In ganz wenigen Gebieten der Chirurgie wurde ein „weniger" in der Chirurgie, eine maßvolle und stadienadaptierte operative Therapie, so überwältigend akzeptiert wie auf dem Gebiet des Mammakarzinoms. Dies liegt ganz besonders an den in diesem Feld durchgeführten großen Multizenterstudien und der Verfügbarkeit von hochwirksamen multimodalen Therapieverfahren. Die Fortschritte bei der plastischen Versorgung der psychisch meist stark belasteten Frauen, die eine erweiterte Brustdrüsenresektion benötigen, sind ermutigend. Die Kenntnis des Metastasierungsmusters dieses Karzinoms ist deshalb von großer Bedeutung, weil Patienten mit Mammakarzinom auch nach Jahrzehnten nach zunächst erfolgreicher Primärtherapie Fernmetastasen ausbilden können, die erkannt und behandelt werden müssen. Nicht zuletzt sollten die Aspekte der Tumorvorsorge, die auf diesem Feld ganz besonders wichtig und für die betroffenen

Frauen z.T. auch leicht selbst durchführbar sind, als Grundlagenwissen für den Studenten der Chirurgie gelten.

Literatur

ABC of breast diseases. Br Med J Series Vol. 309, 1994, Vol. 310, 1995

Frischbier HJ, Lohbeck HU (Hrsg) (1977) Frühdiagnostik des Mammakarzinoms. Klinische, röntgenologische, thermographische und cytologische Untersuchungsmethoden und ihre Wertigkeit. Lehrbuch und Atlas. Thieme, Stuttgart

Gallager HS, Leis HP jr, Syndermann RK, Urban JA (eds) (1978) The breast. Mosby, Saint Louis/M

Haagensen CD (ed) (1971) Diseases of the breast. WB Saunders Company, Philadelphia London Toronto

Harder F, Laffer U, Lüscher N, Torhorst J (1988) Indikation zur brusterhaltenden Behandlung des Mamma-Ca. Aktuel Chir 23 : 7–13

Harris JR, Henderson IC, Hellman S, Kinner BW (1987) Breast diseases. Lippincott, Philadelphia

Spiessl B, Beahrs OH, Hermanek P, Hutter RV, Scheibe O, Sobin LH, Wagner G (Hrsg) (1990) TNM-Atlas, 2. Aufl. Springer, Berlin Heidelberg New York Tokyo

Wise L, Johnson H (1994) Breast cancer: controversies in management. Futura Publishing Co, Armonk NY

?

1. Gynäkomastie: typisches Alter? Ursachen? Maßnahmen?
2. Unterschiede zwischen lobulärem Carcinoma in situ und duktalem Carcinoma in situ?
3. Häufigkeit des infiltrierenden Mammakarzinoms in der weiblichen Population?
4. Risikofaktoren bei gehäuftem Auftreten von Mammakarzinom?
5. Häufigste Differenzierungsform des Mammakarzinoms?
6. Häufigster Sitz des Mammakarzinoms in der Brustdrüse?
7. Was bedeutet eine ekzemartige Veränderung der Mamille?
8. Was kann eine überwärmte, gerötete Mamma außerhalb der Laktation darstellen?
9. Klinischer Untersuchungsgang der Brust im Sitzen und Liegen?
10. Was ist eine Lokalisationsmammographie, was eine Präparatradiographie? Wann werden sie durchgeführt?
11. Indikation zur Galaktographie?
12. Sind Thermographie und Mammographie als diagnostische Hilfsmittel bei der Tumorsuche einander ebenbürtig und gegeneinander austauschbar?
13. Ist die sofortige, definitive chirurgische Behandlung eines Mammakarzinoms in derselben Narkose, in der eine Biopsie den Karzinomnachweis erbrachte, der einzig vertretbare Weg, oder ist eine Wartezeit von wenigen Tagen bis zur definitiven Behandlung zulässig?
14. Nennen Sie 2 motorische Nerven, die bei Axillaausräumung zu schonen sind sowie typische Ausfälle nach ihrer Verletzung!
15. Welche Tumoren eignen sich zur brusterhaltenden Behandlung des Mammakarzinoms?
16. Worin besteht die brusterhaltende Therapie?
17. Unter welchen Bedingungen sollte eine adjuvante Polychemotherapie nach Mammaamputation eingeleitet werden?
18. Wie häufig ist das metachrone Karzinom der gegenseitigen Brust?
19. Zehnjahresüberleben bei:
    a) histologisch negativen axillären Lymphknoten
    b) histologisch positiven axillären Lymphknoten
    c) Vorliegen von Fernmetastasen bei Behandlungsbeginn?
20. Behandlung des Mammakarzinoms beim Mann?
21. Verformung der Brustwarze?
22. Wann kann eine Sekretion aus der Brust entstehen?
23. Wann trifft man am häufigsten Mammazysten an?
24. Gibt es verschiedene Mastalgieformen?
25. Wie zuverlässig ist die klinische Axillauntersuchung zur Entdeckung befallener axillärer Lymphknoten?
26. Welche intraoperative Untersuchung wird verlangt, wenn mammographisch entdeckte, nicht palpable suspekte Veränderungen bioptisch entfernt werden? Dank welcher präoperativen Untersuchung findet sie der Operateur überhaupt intraoperativ?
27. Was ist geeigneter, um Frühkarzinome der Brust zu entdecken: Ultraschall oder Mammographie?
28. Was soll mit einer Axilladissektion erreicht werden? Welche Gefahren birgt sie?
29. Inflammatorisches Karzinom: was tun?

Speiseröhre 23

J. R. Siewert und H. J. Stein

23.1 Atresie 546

23.2 Divertikel 546

23.3 Verletzungen 549
23.3.1 Verätzung durch Säuren und Laugen 549
23.3.2 Ruptur und Ösophagusperforation 550
23.3.3 Sogenannte Spontanruptur (Boerhaave-Syndrom) 551
23.3.4 Ösophagusperforation 551

23.4 Achalasie und andere primäre Motilitätsstörungen 552
23.4.1 Weitere primäre Motilitätsstörungen 554

23.5 Refluxkrankheit 554
23.5.1 Refluxösophagitis und Endobrachyösophagus 555

23.6 Tumoren 559
23.6.1 Gutartige Tumoren 559
23.6.2 Ösophaguskarzinom 559

23.7 Ösophagusvarizenblutung 566

Die Chirurgie des Ösophagus stand lange Zeit im Schatten der rasanten Entwicklung der Chirurgie des übrigen Verdauungstraktes, da sie sich erst sinnvoll entwickeln konnte, als durch die Einführung der Intubationsnarkose eine geplante und sichere Thoraxchirurgie möglich wurde. Konsequenterweise hat die Speiseröhrenchirurgie erst nach dem 2. Weltkrieg eine rasche Entwicklung genommen; dies, obwohl sie noch über Jahrzehnte durch eine hohe Morbidität und Mortalität belastet war. Die Folge davon war, daß Erkrankungen der thorakalen Speiseröhre, insbesondere das Ösophaguskarzinom, in vielen Kliniken als chirurgisch nicht erfolgreich angehbar betrachtet und die Patienten meist palliativ bestrahlt wurden. Erst in den letzten zwei Jahrzehnten ist die Ösophaguschirurgie zumindest in Zentren so standardisiert und sicher geworden, daß sie als sinnvolle Therapie auch für die Behandlung des Speiseröhrenkrebses allgemein akzeptiert ist. Wie in vielen Bereichen der onkologischen Chirurgie ist auch hier der operative Eingriff häufig eingebunden in multimodale Therapiekonzepte.
Interessant ist, daß es schon vor dieser modernen Phase der Ösophaguschirurgie nicht an Versuchen gefehlt hat, sich diesem Organ chirurgisch zu nähern. Die erste Resektion eines Ösophaguskarzinoms überhaupt hat bereits 1877 (Cerny, Heidelberg) stattgefunden. Allerdings handelte es sich um ein zervikales Karzinom. Ähnliche Versuche waren zuvor bereits von Billroth (1871) unternommen worden. Knapp ein Jahrzehnt später versuchte Mikulicz (Breslau 1886), die Resektion eines thorakalen Ösophaguskarzinoms durch extrapleurales Vorgehen. Der Versuch scheiterte.
Einen ganz anderen Weg ging Denk (Wien 1913). Er erinnerte sich der Embryogenese der Speiseröhre, während derer sich die Speiseröhre aus zwei Anteilen (aus der Nabelschleife vom Abdomen her; aus der Schlundtasche vom Hals aus) bildet und entfernte das Organ auf diesem durch die Embryogenese vorgegebenen Weg erstmals von zervikal und abdominell her, transmediastinal „blind", ohne Eröffnung der Thoraxhöhle. Dieses Vorgehen hat bis heute seine Bedeutung behalten und hat im modernen Verfahrensspektrum der Ösophaguschirurgie seinen festen Platz.
Als eigentlicher Vater der modernen Ösophaguschirurgie gilt Thoreck (New York), der bereits 1913 (!) die erste transthorakale Ösophagektomie – also noch in der Vor-Intubationsära – vornahm. Seine Patientin überlebte diesen Eingriff dank multipler Pleuraadhäsionen, die sie vor dem letalen „Lungenkollaps" bewahrten. Der Eingriff endete mit einer zervikalen Speichelfistel und einer Magenfistel. Eine Rekonstruktion fand nicht mehr statt, obwohl die Patientin noch 13 Jahre überlebte.
Das Karzinom ist und bleibt die große Herausforderung der Ösophaguschirurgie. Dennoch gehören auch gutartige Erkrankungen zu ihren Aufgaben. Hier ist an allererster Stelle die häufige und volkswirtschaftlich wichtige Refluxkrankheit zu nennen. Die moderne Anti-Refluxchirurgie begann 1956 mit Rudolf Nissen (damals New York, später Basel), als er die bis heute effektivste Operationsmethode, die Fundoplicatio, beschrieb. Die Herausforderung der Anti-Refluxchirurgie ist heute nicht mehr die Verfahrenswahl, sondern die Indikationsstellung in Anbetracht einer erfolgreichen konservativen Therapie. Im Gegensatz zur Ulkuskrankheit gewinnt aber die Anti-Refluxchirurgie durch überzeugende Langzeitergebnisse und dank der Entwicklung minimal-invasiver Operationstechniken wieder – nicht zuletzt unter wirtschaftlichen Gesichtspunkten – ständig an Boden.

23.1 Atresie

(s. Kap. 41)

23.2 Divertikel

Unter einem Divertikel versteht man eine Ausbuchtung der gesamten Ösophaguswand (Traktionsdivertikel) oder ihrer Anteile (Schleimhaut, Pulsionsdivertikel „Schleimhauthernie" oder Pseudodivertikel).

Pathogenese

Pulsionsdivertikel. Sie entstehen als Folge eines erhöhten intraluminalen Druckes. Sie sind praktisch ausschließlich proximal der sog. digestiven Sphinkteren (oberer und unterer Ösophagussphinkter) lokalisiert und werden deshalb auch ***juxtasphinktere Divertikel*** genannt. Sie bestehen typischerweise nur aus Schleimhaut, die durch ein muskelschwaches Areal der Speiseröhrenwand prolabiert („Schleimhauthernie").

Traktionsdivertikel. Sie entstehen durch Zug von außen oder auf dem Boden embryonaler Fehlentwicklungen.

Funktionelle Divertikel. Darüber hinaus gibt es auch funktionelle Divertikel. Es handelt sich hierbei um pas-

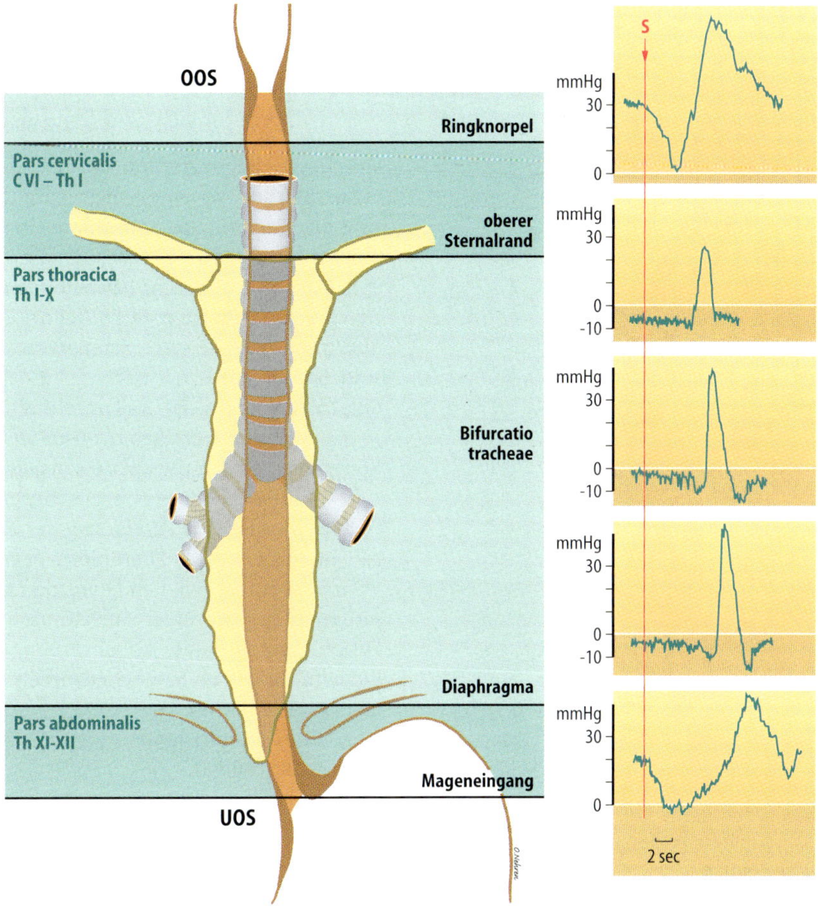

Abb. 23.1. Topographische Anatomie der Speiseröhre *(links)* und primäre propulsive Peristaltik der tubulären Speiseröhre mit zeitgerechter schluckreflektorischer Erschlaffung des oberen (OOS) und unteren (UOS) Ösophagussphinkters *(rechts)*

sager auftretende Ausbuchtung der Ösophaguswand, z. B. im Rahmen eines diffusen Spasmus.

Lokalisation und Klassifikation

! Unter topographischen (Abb. 23.1) und pathogenetischen Gesichtspunkten sind ***zervikale*** (Hypopharynx) und ***epiphrenische Divertikel*** (beides Pulsions- bzw. juxtasphinktere Divertikel) von den ***parabronchialen Divertikeln*** (in der Regel in Höhe der Trachealbifurkation lokalisiert) zu unterscheiden. Die typische Lokalisation und Häufigkeitsverteilung dieser Divertikel sind in Abb. 23.2 dargestellt.

Hypopharynxdivertikel (Zenker[1]-Divertikel). Hierbei handelt es sich um das typische Beispiel eines Pulsionsdivertikels. Es entwickelt sich praktisch immer an der pharyngealen Hinterwand im Bereich der dreieckigen Killian[2]-Muskellücke oberhalb des horizontalen Faserbündels des M. cricopharyngeus (Abb. 23.3). Das sog. Laimer[3]-Dreieck ist aboral der Pars transversa des M. cricopharyngeus lokalisiert und praktisch niemals Durchtrittsstelle zervikaler Divertikel. Ursächlich verantwortlich für den intraluminalen Überdruck im Hypopharynx, der zur Ausbildung des Divertikels führt, ist eine Funktionsstörung des oberen Ösophagussphinkters (unvollständige oder ausbleibende schluckreflektorische Erschlaffung, Koordinationsstörungen zwischen Sphinkterschluß und Pharynxentleerung).

Epiphrenisches Divertikel. Hierbei handelt es sich ebenfalls um ein Pulsionsdivertikel. Es entsteht im distalen Viertel der Speiseröhre (bis zu 10 cm oral der Kardia) und ist ebenfalls Folge eines erhöhten intraluminalen Drucks oral des unteren Ösophagussphinkters. Eine chronische oder intermittierende Funktionsstörung des unteren Ösophagussphinkters ist hier der wesentli-

[1] Friedrich A. von Zenker, Pathologe, Erlangen, Dresden, 1825–1898

[2] Gustav Killian, Laryngologe, Berlin, Freiburg, 1860–1921

[3] Eduard Laimer, zeitgen. Anatom, Österreich

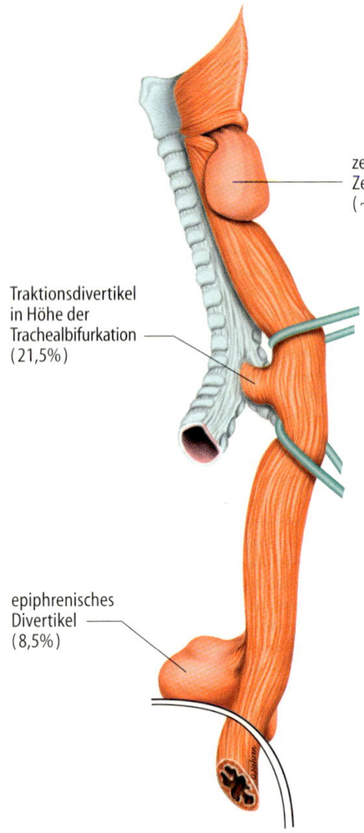

Abb. 23.2. Typische Lokalisation der Ösophagusdivertikel und ihre Häufigkeitsverteilung

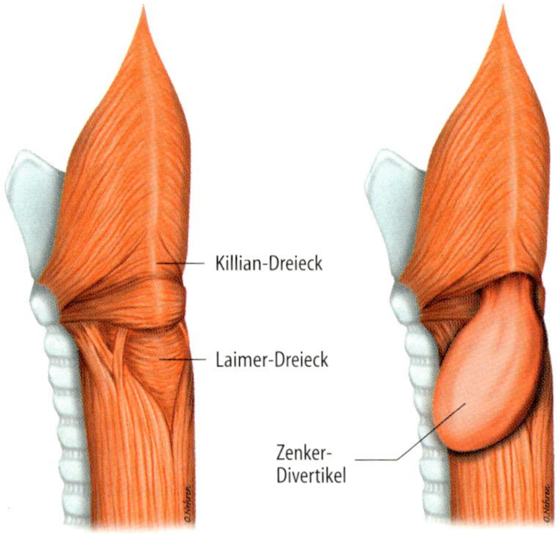

Abb. 23.3. Anatomie und typische Lokalisation des Zenker-Divertikels

chere pathogenetische Faktor. Da eine physiologische Muskellücke fehlt, sind diese Divertikel relativ selten.

Parabronchiale Divertikel. Sie sind als angeborene Fehlbildungen zu verstehen, die durch unvollkommene Trennung der Luft- und Speiseröhre bei persistierender fibröser Gewebebrücke zwischen beiden Organen durch sekundäre Zugwirkung entstehen.

Symptomatik und Diagnostik

Dysphagie, Regurgitation unverdauter Nahrung, Globusgefühl und, seltener, eine rezidivierende Aspiration sind die wesentlichen Symptome eines zervikalen Ösophagusdivertikels. Parabronchiale Divertikel sind meist asymptomatisch. Patienten mit epiphrenischen Divertikeln berichten über Regurgitation, Dysphagie und/oder retrosternale Schmerzen. Diese Symptome sind häufig Ausdruck der zugrundeliegenden Motilitätsstörung und nicht des Divertikels.

Zum ***Divertikelnachweis*** ist in aller Regel die Röntgenuntersuchung am besten geeignet.

Insbesondere beim Vorliegen von Pulsionsdivertikeln sollte eine ***Abklärung der Pathogenese*** erfolgen, um eine kausale Therapie zu ermöglichen.

Beim zervikalen Divertikel ist der kausale Zusammenhang mit einer Funktionsstörung des oberen Ösophagussphinkters so überzeugend, daß diese im Einzelfall nicht mehr nachgewiesen werden muß. Bei den epiphrenischen Divertikeln dagegen ist die Manometrie des Ösophagus zur Identifizierung der Funktionsstörung obligat.

Therapie

Das zervikale Divertikel stellt in der Regel unabhängig vom Beschwerdebild eine chirurgische Indikation dar. Beim epiphrenischen Divertikel ist die Indikation relativ. Bestehen jedoch auf das Divertikel oder die zugrundeliegende Motilitätsstörung zurückführende Beschwerden, ist die chirurgische Indikation ebenfalls gegeben. Dagegen ist das parabronchiale Traktionsdivertikel nur in Ausnahmefällen therapiebedürftig.

> **!** Zervikales Divertikel: Entscheidende chirurgische Maßnahme ist die Therapie der zugrundeliegenden Funktionsstörung des oberen Ösophagussphinkters durch zervikale Myotomie.

Ist das Divertikel klein, kann es belassen werden; ist es groß, kann es nach oral hin fixiert (Divertikulopexie) oder abgetragen werden (Divertikulektomie; Abb. 23.4). Die Ergebnisse sind überzeugend gut, Komplikationen sehr selten (Speichelfistel, Rekurrensparese, Rezidive unter 1%). Bei großen Divertikeln und Patienten mit hohem operativen Risiko kann alternativ auch eine transorale endoluminale Spaltung der Schwelle zwischen Ösophagus und Divertikel erwogen werden.

Epiphrenische Divertikel. Sie werden links transthorakal freigelegt und abgetragen. Der Erfolg der Opera-

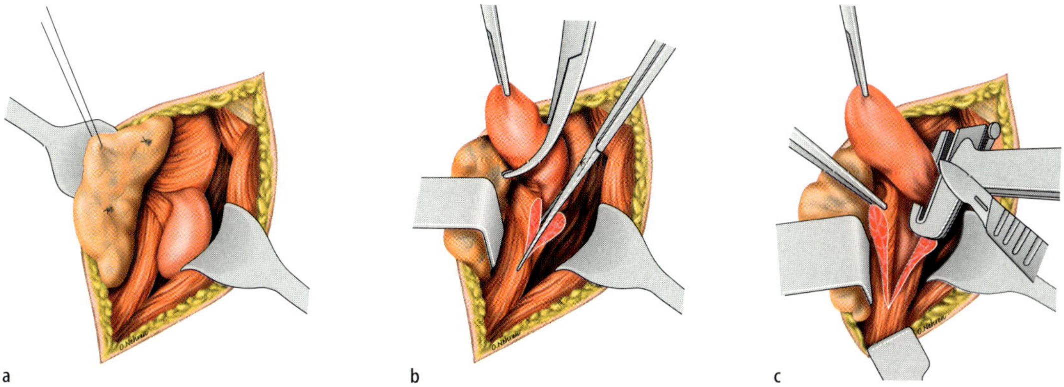

Abb. 23.4a-c. Therapie des Hypopharynxdivertikels durch zervikale Myotomie und Divertikelabtragung

tion hängt auch hier von der gleichzeitigen Mitbehandlung der Funktionsstörung des unteren Ösophagussphinkters ab. In aller Regel wird diese durch eine extramuköse Myotomie behandelt. Die Abtragung epiphrenischer Divertikel und distale Myotomie des Ösophagus kann heute auch minimal-invasiv auf thorakoskopischem Wege erfolgen.

23.3 Verletzungen

23.3.1 Verätzung durch Säuren und Laugen

Die ingestive Verätzung ist eine reversible oder irreversible Veränderung des Kolloidzustandes von Gewebe des Gastrointestinaltraktes, hervorgerufen durch Verschlucken von Säuren oder Laugen.

Säureeinwirkung auf lebendes Gewebe bewirkt eine Koagulationsnekrose, d.h. eine Schorfbildung, die zunächst einen gewissen Schutz gegen eine weitere Penetration der chemischen Substanz darstellt. ***Laugenverätzungen*** führen zur Kolliquationsnekrose, d.h. zu einer Verflüssigung des Gewebes, die eine weitere Penetration der chemischen Substanz in die Organwand begünstigt. Daher haben Laugenverätzungen grundsätzlich als gefährlicher zu gelten.

Klassifikation. Im Hinblick auf die Verätzungstiefe hat sich folgende Klassifikation durchgesetzt:

!

- *Verätzung I. Grades*: Entspricht einer oberflächlichen Schädigung der Mukosa mit isolierten kleinen Schleimhautdefekten und toxischem bzw. entzündlichem Schleimhautödem.
- *Verätzung II. Grades*: Die Mukosa ist zerstört, Submukosa und Muskularis sind zumindest partiell geschädigt. Endoskopisch finden sich Ulzerationen und Blutungen, eine Ausheilung kann nur noch über Narbengewebe erfolgen.
- *Verätzung III. Grades*: Vollständige Nekrose aller Organwandschichten. Diese Veränderungen können nicht mehr ad integrum ausheilen, eine mehr oder minder ausgedehnte Strikturbildung ist die Folge. Die Nekrosen können zu einer Wandperforation mit Ausbildung einer Mediastinitis führen.

Diagnostik. Anamnestische Angaben sind oft nicht zuverlässig und sollten durch eine Fremdanamnese ergänzt werden. Am sichersten ist die toxikologische Analyse des Asservats.

Die Diagnostik beginnt am sichersten mit einer ***Röntgendarstellung der Speiseröhre*** mittels wasserlöslichem Kontrastmittel, wie z.B. Bronchografin, welches im Falle einer Aspiration unschädlich ist. Die Röntgenaufnahme kann hinsichtlich der Ausdehnung und Tiefe der Verätzung keine zuverlässige Aussage machen, deckt aber mögliche bereits eingetretene Perforationen auf.

Da für alle weiteren therapeutischen Maßnahmen die Verätzungstiefe entscheidend ist, sollte die ***Endoskopie*** so früh wie möglich durchgeführt werden. Die Abgrenzung oberflächlicher Verätzungsfolgen, wie Schleimhautreizung, Ödem etc., ist einfach. Sehr viel schwieriger gestaltet sich die Unterteilung schwerer Verätzungsformen. Dazu bedarf es großer endoskopischer Erfahrung. Bei gleicher Morphologie, d.h. Schleimhautnekrose, Blutung und Ulzeration, ist eine Differenzierung in zweit- und drittgradige Verätzung nur bedingt möglich. Bestenfalls lassen sich schwere und schwerste Verätzungsformen endoskopisch unterscheiden.

Therapie. Die Akuttherapie besteht primär in einer Schocktherapie mit Volumenersatz, ggf. frühzeitiger Intubation und Beatmung sowie im Ausgleich von metabolischer Azidose und nachweisbaren Gerinnungsstörungen.

Nach Röntgen und Endoskopie kann eine nasogastrale Sonde eingelegt werden. Eine Magenspülung oder das Verabreichen von Emetika ist kontraindiziert.

Für die therapeutischen Überlegungen ist die Kenntnis der ***Abheilung einer Verätzung*** in verschiedenen Stadien wichtig:

- ***Akutes Initialstadium*** (Nekrosephase, bis zum 4. Tag): Die Gewebenekrosen werden nach bakterieller und hämorrhagischer Infiltration der darunterliegenden Gewebe durch Leukozyten demarkiert. Plasmazellen und Fibroblasten formieren sich am Grund der sich in Abstoßung befindlichen Nekrosen.
- ***Folgestadium*** (Granulationsphase, bis 4. Woche): Bei der weiteren Abstoßung nekrotischen Materials kann es zu meist geringgradigen Blutungen kommen. Vom Rand her erfolgen Gefäßeinsprossung, Fibroblastenimmigration und Ausbildung eines Granulationsgewebes. Nach dem 10.–12. Tag werden kollagene Fasern eingebaut. Es findet eine fibröse Umwandlung statt. Die Organwand zeigt in der Granulationsphase die geringste Festigkeit (***Cave***: Bougierung).
- ***Spätstadium*** (Vernarbungsphase, bis 4. Monat): Nach der 4. Woche beginnt die Neubildung einer dünnen, schuppigen Epithelschicht. Das neu gebildete kollagene Faser- und Narbengewebe retrahiert und führt häufig zu Lumeneinengungen bis hin zur Obliteration. 80 % aller Strikturen manifestieren sich innerhalb der ersten 8 Wochen.

Leichte Verätzungen heilen innerhalb von 8–14 Tagen aus. Eine spezifische Therapie ist nicht erforderlich. Die endoskopisch gesicherte ***schwere Verätzung*** bedarf einer spezifischen Therapie:

- Die Wirksamkeit der ***Kortisontherapie*** ist aufgrund zahlreicher experimenteller Untersuchungen und klinischer Erfahrungsberichte unumstritten. Dabei muß die Dosierung initial hoch sein und die Behandlung genügend lange durchgeführt werden (6–12 Wochen). Die Applikation eines ***Antibiotikums*** verkürzt die Nekrosephase und beschleunigt die reparativen Vorgänge. Sie ist ferner bei Prophylaxe und Therapie einer Durchwanderungsmediastinitis von Bedeutung.
- Der Beginn der ***Frühbougierung*** liegt zwischen dem 6. und 12. Tag. Die Bougierung sollte konsequent in 2- bis 4-tägigem Abstand und lange genug durchgeführt werden. Dabei hat sich die Bougierung über eine Führungssonde am besten bewährt.
- Hochgradige Strikturen machen eine ***Dauerbougierung*** notwendig. Diese kann von dem Patienten selbst erlernt werden. Kommt der Patient auf Dauer mit der Selbstbougierung nicht zurecht, muß die ***chirurgische Indikation*** zum Speiseröhrenersatz überprüft werden. Da es sich um eine gutartige Grundkrankheit handelt, steht die Koloninterposition unter Erhalt des Magens im Vordergrund. Wird der Entschluß zur Speiseröhrenersatzoperation gefaßt, sollte auch die Ösophagektomie erfolgen, da die Verätzungsstriktur langfristig als Präkanzerose gilt.
- Die schwerste Verätzungsform mit kompletter Wandnekrose bedarf einer ***primären operativen Behandlung***, d.h. der Ösophagektomie, die am besten transmediastinal ausgeführt wird. Die Rekonstruktion der Speiseröhre erfolgt sekundär nach Überwindung der akuten Initialphase.

23.3.2 Ruptur und Ösophagusperforation

Nach Art der Wandläsion sind Rupturen von Perforationen des Ösophagus zu unterscheiden.

> Unter einer ***Ösophagusruptur*** versteht man eine meist traumatisch bedingte, großflächige Wandberstung der Speiseröhre am Ort des geringsten Widerstandes.
> Bei der ***Ösophagusperforation*** handelt es sich um eine primäre, meist traumatisch bedingte, umschriebene Durchbohrung oder Durchspießung aller Wandschichten infolge lokaler Gewalteinwirkung.

Ätiologie und Klassifikation. Unter ätiologischen Gesichtspunkten ist folgende Einteilung sinnvoll:

- Sogenannte Spontanruptur des Ösophagus, besser post-emetogene Ruptur des Ösophagus (Boerhaave[4]-Syndrom)
- Traumatische Ösophagusruptur (z. B. Barotrauma)
- Traumatische Ösophagusperforation (instrumentell, durch Fremdkörper, durch externe Gewalt)
- Sonderformen (sog. sekundäre Perforationen durch Druckläsionen, Ulkusperforation, Tumorperforation)

[4] Herrmann Boerhaave, Arzt, Leiden 1668–1738

23.3.3 Sogenannte Spontanruptur (Boerhaave-Syndrom)

Es handelt sich nicht um eine echte spontane Ruptur, da diesem Ereignis zeitlich und ursächlich praktisch immer ein heftiges Erbrechen vorausgeht. Charakteristisch ist, daß eine bis dahin scheinbar völlig gesunde Speiseröhre rupturiert. Morphologisch findet man dementsprechend völlig reaktionslose schlitzartige Wanddefekte unterschiedlicher Länge, die keine Zeichen abgelaufener pathologischer Veränderungen erkennen lassen. Ort der Ruptur ist in 95–98 % der Fälle der subdiaphragmale Ösophagus, und zwar links dorsolateral. Das männliche Geschlecht ist bevorzugt.

Symptomatik. Die klinische Symptomatik des Boerhaave-Syndroms ist durch die Entwicklung einer Mediastinitis gekennzeichnet. Die Symptome beginnen in aller Regel akut und dramatisch mit ***vernichtendem Spontanschmerz*** unmittelbar nach dem Erbrechen. Rasch treten Allgemeinsymptome mit Dyspnoe, Zyanose und späterem Kreislaufzusammenbruch hinzu. Obligat ist die Entwicklung eines Pneumothorax oder einer Ergußbildung. Besonders typisches Zeichen ist ein ***Mediastinalemphysem***.

Diagnostik. Die Diagnose ist beim Vorliegen der klassischen Trias (explosionsartiges Erbrechen, plötzlicher retrosternaler Vernichtungsschmerz und Mediastinalemphysem) klinisch bereits mit großer Wahrscheinlichkeit zu stellen, muß jedoch röntgenologisch gesichert werden (Röntgen-Kontrast-Darstellung). Ein Mediastinalemphysem läßt sich bereits auf der Thoraxübersichtsaufnahme erkennen. Als Frühsymptom gilt das sog. V-Zeichen, das einer Luftsichel im Winkel zwischen mediastinaler und diaphragmaler Pleura entspricht. Eine Mitbeteiligung der Pleura (Ruptur der Pleura mediastinalis) läßt sich am Pleuraerguß, selten an einem Pneumothorax erkennen.

Therapie. Die Diagnose einer frischen Ösophagusruptur bedeutet die Operationsindikation. Die Letalität der unbehandelten Boerhaave-Ruptur beträgt annähernd 100 % und kann durch ein rein konservatives Vorgehen nur unwesentlich gesenkt werden. Die chirurgische Therapie beinhaltet den Primärverschluß der Rupturstelle mit nachfolgender Deckung, z. B. durch einen gestielten Zwerchfellappen, besser durch eine Fundoplastik. Bei ausgedehnter Ruptur oder verspäteter Diagnose muß unter Umständen die Ösophagektomie erwogen werden.

Prognose. Überlebt der Patient die Operation, ist seine Prognose gut. Erfolgt die Operation innerhalb der ersten 24 h, beträgt die Letalität etwa 25 %. Sie steigt jenseits der 24. Stunde rasch auf 65 % und später auf 100 %.

23.3.4 Ösophagusperforation

> **!** Perforationen der Speiseröhre sind etwa 5-mal so häufig wie Rupturen. 80 % der Ösophagusperforationen entstehen durch Instrumenteneinwirkung, 8 % durch Fremdkörper, 5 % durch Stich- und Schußverletzungen und weitere 5 % im Rahmen schwerer Thoraxtraumen (bis hin zur Ruptur).

Instrumentelle Perforationen erfolgen am häufigsten bei Dilatationen und Bougierungen pathologischer Speiseröhrenverengungen, d. h. iatrogen im Rahmen therapeutischer Maßnahmen.

Grundsätzlich kann die Perforation in allen Speiseröhrenabschnitten erfolgen, doch ist der zervikale Teil (51 %) deutlich bevorzugt. Im thorakalen Abschnitt ist die rein endoskopische Perforation eher selten. Auf den terminalen Ösophagus entfallen etwa 30 % der Perforationen.

Symptomatik und Diagnostik. Die Folgen aller Ösophagusperforationen sind prinzipiell gleichartig: Infektiöses Material dringt ins Mediastinum, gelegentlich in die Pleurahöhle ein, wo es unbehandelt zu einer eitrig-phlegmonösen Mediastinitis bzw. zum Pleuraempyem führen kann. Eine Temperaturerhöhung mit Leukozytose muß als Spätsymptom gelten. Häufig entwickelt sich ein Mediastinalemphysem bzw. ein Hautemphysem. Bei nur geringstem Verdacht auf eine Ösophagusperforation hat umgehend eine Röntgendarstellung der Speiseröhre mit wasserlöslichem Kontrastmittel (z. B. Gastrografin) zu erfolgen. Die Röntgenuntersuchung dient nicht nur dem Nachweis der Perforation, sondern auch der Darstellung, der Lokalisation und des Ausmaßes der Perforation. Wichtig ist, ob die Perforation auch die Pleura mediastinalis betroffen hat und damit infizierter Speichel auch in die Pleurahöhle eingetreten ist.

Therapie. Während früher die operative Versorgung instrumenteller Ösophagusperforationen in der frühen Phase (innerhalb von 12–24 h) unumstritten war, macht sich derzeit ein Trend zur konservativen Therapie bemerkbar. Vor allem ***instrumentelle Perforationen*** können bei frühzeitiger Diagnose mit ***antibiotischer Abschirmung, Nulldiät und parenteraler Ernährung*** primär konservativ behandelt werden. Dieses Vorgehen ist vor allem bei den zervikalen abgedeckten und den gedeckten Perforationen der distalen Speiseröhre vertretbar.

Intrathorakale und ***ausgedehnte Perforationen***, insbesondere wenn sie mit einer Verletzung der Pleura mediastinalis einhergehen, werden nach wie vor ***besser chirurgisch behandelt***, wobei die Operation so rasch wie möglich, d.h. wenigstens innerhalb der ersten 24 h erfolgen soll. Ziele der chirurgischen Therapie sind die ***Naht der Perforation und deren Deckung durch einen Pleuralappen, im distalen Bereich durch eine Fundoplastik.*** Mediastinum und Pleura werden mechanisch ausgiebig gereinigt und gut drainiert.

Liegt eine Tumorperforation vor, kann auch unter Notfallbedingungen die subtotale Ösophagektomie notwendig werden, weil der Verschluß einer Tumorperforation schwierig oder unmöglich sein kann.

23.4 Achalasie und andere primäre Motilitätsstörungen

!

Bei der Achalasie handelt es sich um eine neuromuskuläre Erkrankung der glatten Ösophagusmuskulatur, gekennzeichnet durch das Fehlen der Peristaltik in der tubulären Speiseröhre und eine fehlende oder inkomplette schluckreflektorische Erschlaffung des unteren Ösophagussphinkters.

Die Achalasie ist die häufigste chirurgisch relevante primäre Motilitätsstörung der Speiseröhre.

Kardiospasmus und idiopathischer Megaösophagus sind Synonyma, die nicht mehr verwendet werden sollten.

Pathogenese, Pathophysiologie und Klassifikation. Die Pathogenese der Achalasie ist unklar. Funktionell entscheidend ist der Ausfall intramuraler Ganglienzellen. Histologisch ist eine Verminderung der Ganglienzellen im tubulären Ösophagus und auch im Sphinktergebiet nachweisbar. Darüber hinaus wurden eine sog. Waller[5]-Degeneration der Vagusfasern und eine Reduktion von Ganglienzellen im motorischen Nucleus dorsalis des N. vagus (Nucleus ambiguus) beschrieben.

Das relativ späte Erkrankungsalter (20.–40. Lebensjahr) macht eine erworbene Erkrankung wahrscheinlich. Das Vorkommen einer symptomatischen Achalasie im Rahmen der Chagas-Krankheit in Südamerika läßt als Ursache auch ein neurotoxisches Virus oder Autoimmunprozesse möglich erscheinen.

!

In der Ösophagusmanometrie ist die Achalasie durch folgende Merkmale gekennzeichnet:
- fehlende schluckreflektorische Relaxation des hypertonen oder normotonen unteren Ösophagussphinkters,
- komplette Aperistalsis der tubulären Speiseröhre,
- im Vergleich zum Magen erhöhter Ruhedruck in der tubulären Speiseröhre.

Im natürlichen Verlauf führt die Öffnungsstörung des unteren Ösophagussphinkters zu einer zunehmenden Dilatation des tubulären Ösophagus. Dies erlaubt eine Klassifikation in 3 Schweregrade (Abb. 23.5):
- Beim Stadium I besteht noch keine Dilatation der tubulären Speiseröhre,
- im Stadium II ist die Dilatation deutlich,
- im Stadium III extrem.

Eine Sonderform ist die sog. ***hypermotile Achalasie („vigorous achalasia")***. Diese ist durch hypertone aber ausschließlich simultane Kontraktionen der tubulären Speiseröhre gekennzeichnet. Dabei handelt es sich

[5] Augustus v. Waller, Physiologe, Birmingham 1816–1870

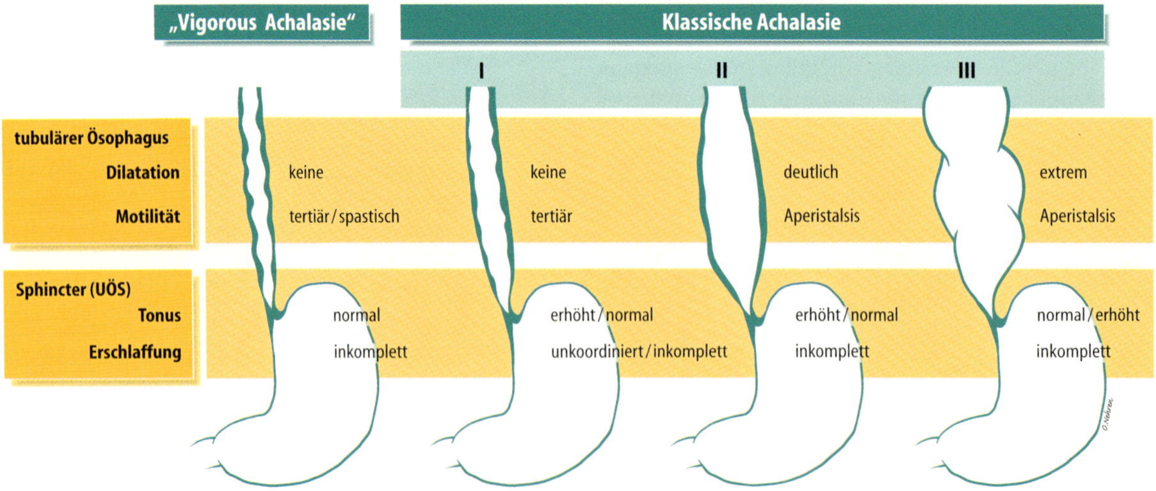

Abb. 23.5. Klassifikation der Achalasie

wahrscheinlich um eine Übergangsform zwischen dem diffusen Ösophagusspasmus und der Achalasie bzw. eine Frühform der Achalasie.

Wichtig ist der Ausschluß einer sog. „***Pseudoachalasie***“. So kann z. B. ein Kardiakarzinom durch submuköse Infiltration des unteren Ösophagussphinkters eine Achalasie imitieren. Auch Pankreaskarzinome, kleinzellige Bronchialkarzinome und andere maligne Tumoren können durch noch nicht geklärte ***paraneoplastische Mechanismen*** das klinische, radiologische und manometrische Bild einer Achalasie imitieren.

Symptomatik und Diagnostik. Leitsymptom ist die ***Dysphagie***. Bei starker Speiseröhrendilatation kommt es nachts zu einer passiven ***Regurgitation*** von Speichel und Nahrungsresten.

Das Ausmaß der Dysphagie ist wechselhaft und von psychischen Faktoren abhängig. In der Regel adaptiert sich der Patient an die Schluckbehinderung, so daß ein Gewichtsverlust nur langsam eintritt. Eine Kachexie ist ungewöhnlich.

Die rascheste Abklärung gelingt radiologisch durch einen Röntgenkontrastschluck (Abb. 23.6). Charakteristisch sind:

- Speiseröhrendilatation mit Flüssigkeitsspiegel,
- fehlende Luftblase im Magenfundus,
- fehlende propulsive Peristaltik,
- Einengung des gastro-ösophagealen Überganges (sog. Stundenglasstenose).

Die direkte Erfassung der Motilität im Bereich der Speiseröhre und des unteren Ösophagussphinkters mittels ***Manometrie*** beweist die Achalasie.

Im tubulären Ösophagus findet sich neben der Dilatation nicht selten eine Retentionsösophagitis mit Speiseresten bzw. Hefe-, Soor- und Bakterienkolonien. Das enge Segment im Bereich des unteren Ösophagussphinkters läßt sich mit einem ***Fiberendoskop*** meist gut passieren.

Therapie. Bei asymptomatischen Patienten und Patienten mit gut kompensierten Symptomen ist keine Behandlung notwendig.

> **!** Bei symptomatischen Patienten ist in Stadium I und II die primäre ***pneumatische Dilatation*** des unteren Ösophagussphinkters angezeigt.

Führen zwei, höchstens drei Dilatationen nicht zum gewünschten Erfolg, sollte die Indikation zur chirurgischen Myotomie gestellt werden.

> **!** Im Stadium III erbringt meist erst die Myotomie eine Besserung der Dysphagie.

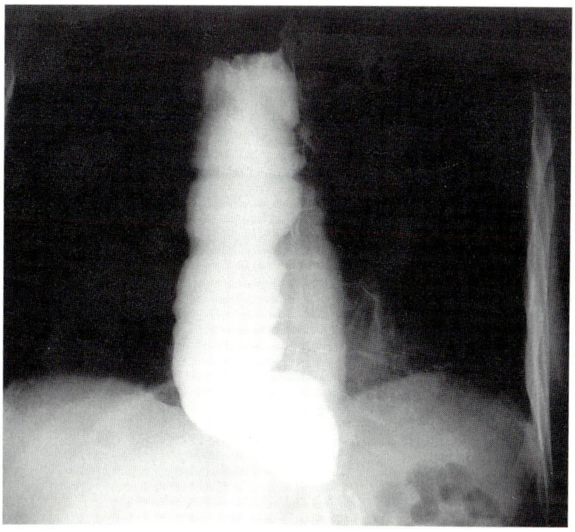

Abb. 23.6. Typisches radiologisches Erscheinungsbild der Achalasie

Aufgrund der schlechten Langzeitergebnisse mit pneumatischer Dilatation bei ***jüngeren Patienten (unter 30 Jahren)*** ist bei diesen Patienten die ***primäre chirurgische Myotomie*** in jedem Stadium die Therapie der Wahl.

Alternativ zur pneumatischen Dilatation kann auch eine direkte endoskopische ***Injektion von Botulinus-Toxin*** in den unteren Ösophagussphinkter erwogen werden. Langzeitergebnisse mit dieser neuen Methode stehen jedoch noch aus. Die medikamentöse Therapie mit Nitraten oder Kalziumantagonisten hat sich nicht bewährt.

> **!** Ziel der chirurgischen Myotomie ist die Längsspaltung der terminalen Ösophagusmuskulatur auf einer Länge von 4–5 cm (Abb. 23.7 a).

Durch die Myotomie wird eine langdauernde sichere Eröffnung des enggestellten Segments erreicht und die Speisepassage wiederhergestellt. Eine Verbesserung der Speiseröhrenmotilität dagegen ist durch die Myotomie nur in Frühstadien erreichbar.

Die Myotomie führt zu einer Zerstörung des unteren Ösophagussphinkter und hat daher in 10–15 % der Fälle einen pathologischen gastro-ösophagealen Reflux zur Folge. Dieser kann weitestgehend durch eine sog. Fundoplastik verhindert werden (Abb. 23.7 b).

Heute läßt sich die ***Myotomie und Fundoplastik*** auch minimal-invasiv auf ***laparoskopischem oder thorakoskopischem Wege*** durchführen. Dies führt zu einer deutlichen Reduktion der eingriffsbedingten Hospitalisations- und Rekonvaleszenzdauer.

Ergebnisse. Während bei bis zu 60 % aller Patienten nach pneumatischer Dilatation im weiteren Verlauf erneute Dilatationen zur Therapie einer Dysphagie notwendig werden, führt die Myotomie bei ca. 90 % aller

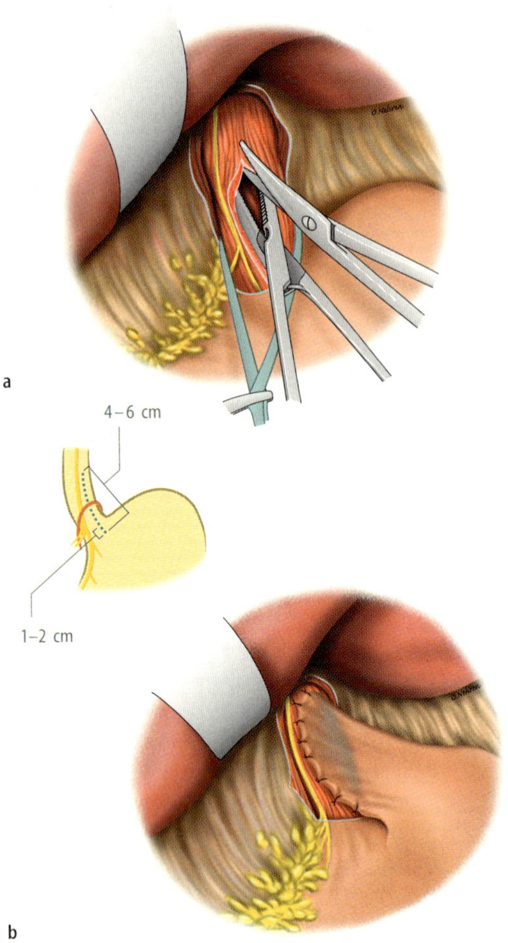

Abb. 23.7. **a** Myotomie des distalen Ösophagus bei Achalasie. **b** Deckung der Myotomie durch Fundoplastik

Patienten zu einer dauerhaften Verbesserung der Symptomatik. Komplikationen sind bei beiden Therapieverfahren selten.

23.4.1 Weitere primäre Motilitätsstörungen

Neben der klassischen Motilitätsstörung Achalasie sind noch weitere primäre Funktionsstörungen der Speiseröhre beschrieben. Es handelt sich hierbei um den idiopathischen diffusen Ösophagusspasmus, den sog. „***Nußknackerösophagus***" oder Ösophagus mit hypertensiver Peristaltik, und eine Gruppe von schwer klassifizierbaren Motilitätsstörungen.

Der ***idiopathische diffuse Ösophagusspasmus*** ist eine seltene Motilitätsstörung, die durch repetitive simultane Kontraktionen intermittierend mit normaler Peristaltik gekennzeichnet ist.

Die eigentliche Erkrankungsursache ist unbekannt. Wie bei der Achalasie bestehen Hinweise auf eine Denervierung der Ösophagusmuskulatur. Leitsymptom ist die Dysphagie, die intermittierend auftritt und durch Aufregung oder hastiges Essen verstärkt wird. Häufig sind auch retrosternale Schmerzen.

Typisch für den diffusen Ösophagusspasmus in der Röntgen-Kontrastdarstellung ist der ***Korkenzieherösophagus mit Pseudodivertikelbildung*** und partieller Retention des Kontrastmittels in der Speiseröhre. Manometrisch lassen sich spastische repetitive Kontraktionen im tubulären Ösophagus mit erhöhter oder normaler Amplitude nachweisen. Der Ruhedruck im unteren Ösophagussphinkter und dessen schluckreflektorische Erschlaffung sind in der Regel normal.

Die Therapie des diffusen Ösophagusspasmus ist konservativ. Schmerzanfälle können mit Buscopan i. v., Nitrolingual oder Adalat sublingual kupiert werden. Nur in seltenen Ausnahmefällen kann eine lange extrasphinktere Myotomie notwendig werden.

!

Der sog. „***Nußknackerösophagus***" ist gekennzeichnet durch peristaltische Kontraktionen mit extrem hoher Amplitude (> 180 mmHg) in der Manometrie.

Das Leitsymptom dieser Patienten ist der retrosternale Schmerz mit oder ohne Dysphagie. Therapeutisch kommen Muskelrelaxantien, Nitrate, Kalziumantagonisten und Psychopharmaka zum Einsatz. Eine chirurgische Intervention ist praktisch niemals indiziert.

Bei den ***schwer klassifizierbaren Funktionsstörungen*** handelt es sich um Motilitätsstörungen, die weder die Kriterien der Achalasie noch die des idiopathischen diffusen Ösophagusspasmus oder des „Nußknackerösophagus" erfüllen. Meist werden die Patienten mit retrosternalen Schmerzen oder nicht obstruktiver Dysphagie symptomatisch. Zur weiteren Abklärung dieser schwer klassifizierbaren Motilitätsstörung hat sich die ***Langzeitmanometrie*** bewährt. Sie erlaubt die Quantifizierung der Abnormalität und eine direkte Korrelation von Dysmotilität und spontan auftretenden Symptomen. Therapeutisch kommen je nach Befund Prokinetika oder Spasmolytika zum Einsatz. Eine chirurgisch Therapie ist praktisch nie indiziert.

23.5 Refluxkrankheit

Die ***Refluxkrankheit*** ist Folge eines pathologischen gastro-ösophagealen Refluxes und äußert sich in Ösophagitis und/oder subjektiven ösophagealen Symptomen. Sie tritt entweder primär als eigenständiges Krankheitsbild oder sekundär als Folge einer organischen Erkrankung oder iatrogenen Schädigung von Speiseröhre und/oder Magen auf.

Epidemiologische Untersuchungen zeigen, daß es sich bei der ***Refluxkrankheit* um die häufigste gutartige Erkrankung des oberen Gastrointestinaltraktes** handelt.

Pathogenese. In der Pathogenese der primären Refluxkrankheit spielt die Inkompetenz des unteren Ösophagussphinkters die wichtigste Rolle.

Pathomechanismen. Zwei Mechanismen kommen hierbei zum Tragen:
- Eine unzeitgemäße Erschlaffung des unteren Ösophagussphinkters, d.h. der Sphinkter erschlafft zu einem Zeitpunkt außerhalb eines Schluckaktes und läßt dann einen gastro-ösophagealen Reflux zu. Diese sog. „***transient sphincter relaxations***" sind der häufigste Auslöser der physiologischen Refluxepisoden, die bei jedem Menschen vor allem postprandial auftreten.
- Der intraabdominelle Druck überwindet den myogenen Sphinkterdruck, d.h. er steigt über den myogenen Sphinkterdruck und es kommt zum Reflux. Dieser Mechanismus wird umso wahrscheinlicher, je geringer der Druck im unteren Ösophagussphinkter ist. Dies ist die häufigste Ursache der primären Refluxkrankheit.

Stellenwert der Hiatushernie. Bei der überwiegenden Mehrzahl aller Patienten mit axialer Hiatushernie besteht kein Reflux und keine Ösophagitis. Reflux und Refluxösophagitis können zudem auch ohne axiale Hiatushernie auftreten. Andererseits zeigt die klinische Erfahrung, daß ein klinisch manifestes Stadium einer Refluxkrankheit relativ selten ohne begleitende axiale Hiatushernie beobachtet wird. Insgesamt ist man somit der Meinung, daß der axialen Hiatushernie keine kausale Bedeutung bei der Entwicklung der primären Refluxkrankheit zukommt, daß sie aber bei gleichzeitig vorliegender Insuffizienz des unteren Ösophagussphinkters den Verlauf einer Refluxkrankheit ungünstig beeinflussen kann.

Unter ***sekundärem Reflux*** versteht man einen Reflux, der als Folge einer organischen Erkrankung von Kardia, Speiseröhre und/oder Magen bzw. nach Eingriffen an diesen Organen entsteht.

Als typisches Beispiel kann die ***Sklerodermie*** gelten. Die glatte Muskulatur des Ösophagus wird bei dieser Erkrankung bindegewebig umgebaut. Dieser Umbau betrifft auch den unteren Ösophagussphinkter, der damit seine Funktion verliert. Eine schwere Refluxkrankheit ist die Folge. Andere Möglichkeiten sind die Zerstörung des unteren Ösophagussphinkters durch operative Eingriffe (Myotomie, Kardiaresektion etc.) oder das Versagen der Sphinkterfunktion als Folge einer Magenentleerungsstörung bei Pylorus- oder Duodenalstenose.

23.5.1 Refluxösophagitis und Endobrachyösophagus

Die ***Refluxösophagitis*** ist eine fakultative Folge des pathologischen Refluxes. Sie ist morphologisch definiert.

Mikroskopisch besteht sie in einer entzündlichen Infiltration der Lamina propria mit Granulozyten, makroskopisch sind Epitheldefekte, Erosionen, lineare Nekrosen und Ulzera typische Refluxfolgen.

Endoskopisch wird die ***Ösophagitis*** über das ***Ausmaß der Epitheldefekte*** klassifiziert. Es lassen sich 4 Schweregrade unterscheiden (Abb. 23.8a-c). Die Abheilung der Epitheldefekte kann zum Ersatz des zugrundegegangenen Plattenepithels durch Zylinderepithel führen (Zylinderepithelnarben, Zylinderzellersatz); dies entspricht dem sog. Endobrachyösophagus.

Bedecken die Zylinderzellnarben die gesamte Zirkumferenz eines mehr oder minder großen Segmentes im unteren Ösophagus (mehr als 3 cm) oder läßt sich histologisch ein sog. spezialisiertes intestinales Zylinderepithel nachweisen, so spricht man von einem ***Endobrachyösophagus***.

Nach dem erstbeschreibenden Chirurgen wird diese Veränderung auch als ***Barrett***[6]***-Ösophagus*** bezeichnet. Der Endobrachyösophagus ist keine Komplikation der Refluxkrankheit, sondern eine typische Form der Ausheilung von Epitheldefekten des Plattenepithels in der Speiseröhre. Es darf davon ausgegangen werden, daß er in aller Regel erworben ist. Die angeborene Form ist extrem selten.

Der Endobrachyösophagus ist klinisch von großer Relevanz (Abb. 23.9):

[6] Norman R. Barrett, Chirurg, London, 1903–1979

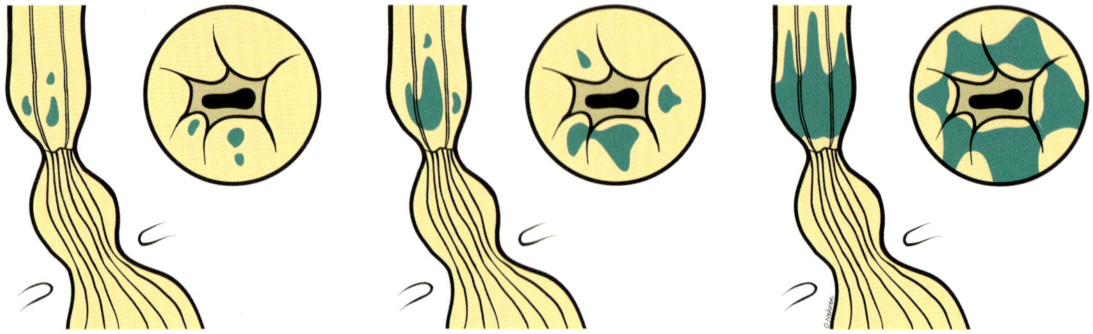

Abb. 23.8a-c. Klassifikation der Refluxösophagitis. **a** Stadium 1: erosive, oberflächliche, nicht konfluierende Schleimhautveränderungen. **b** Stadium 2: längskonfluierende peptische Läsionen. **c** Stadium 3: zirkulär konfluierende peptische Läsionen. Stadium 4: Komplikationen der Refluxkrankheit wie Stenose, Ulkus etc.

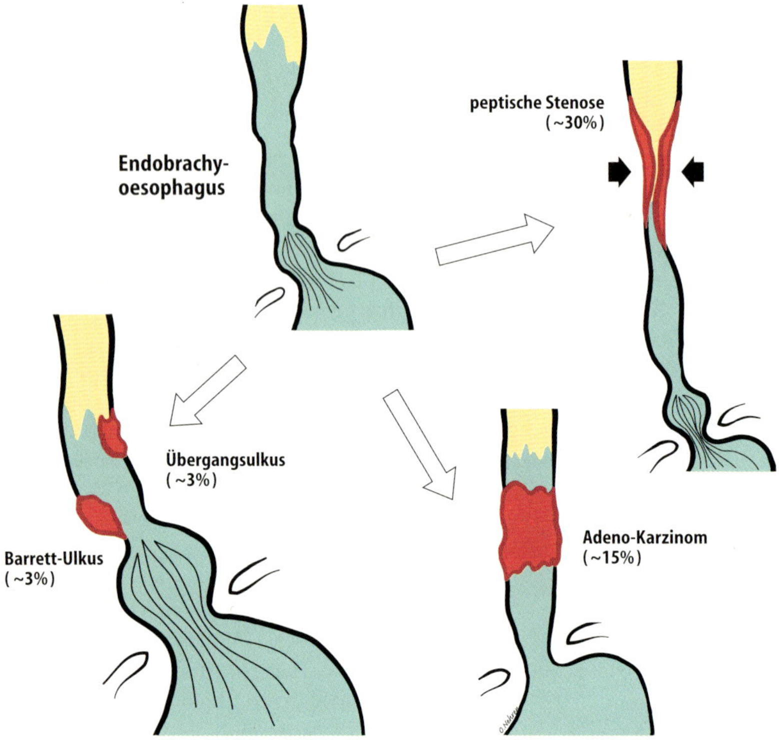

Abb. 23.9. Komplikationsmöglichkeiten des Endobrachyösophagus

- An der Übergangszone zum Plattenepithel können Ulzera auftreten, die schließlich zu einer peptischen Stenose führen können. Diese Übergangsulzera sind häufiger als die eigentlichen ***Barrett-Ulzera***, die definitionsgemäß ringsum von Zylinderepithel umgeben sind.
- Im Endobrachyösophagus besteht eine deutlich erhöhte Neigung zur Entwicklung von Adenokarzinomen. Das Entartungsrisiko kann mit ca. 10 % beziffert werden. Damit hat der Endobrachyösophagus als präkanzeröse Bedingung zu gelten.

Pathophysiologie der Refluxösophagitis

Ausmaß und Schweregrad der Refluxösophagitis hängen ab von der Kontaktzeit zwischen Regurgitat und Ösophagusschleimhaut (Quantität des Refluxes), von der Zusammensetzung des Regurgitats (Qualität des Refluxes) und von defensiven Faktoren der Ösophagusschleimhaut (Abb. 23.10).

Kontaktzeit zwischen Regurgitat und Ösophagusschleimhaut (Quantität des Refluxes). Die Kontaktzeit des refluierten Materials mit dem Ösophagusepithel hängt nicht nur vom Grad der Kardiainsuffizienz,

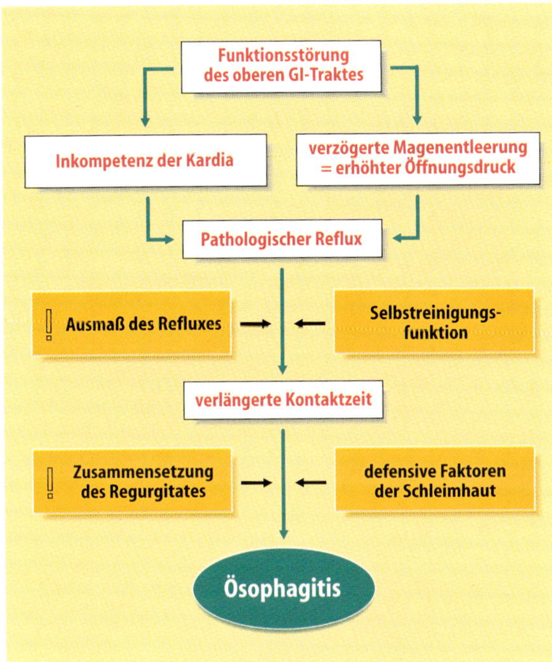

Abb. 23.10. Pathophysiologie der Refluxösopagitis

sondern auch von der Selbstreinigungsfunktion der Speiseröhre ab. Die normale Speiseröhre reagiert auf Reflux mit peristaltischen Kontraktionen, die das refluierte Material rasch wieder in den Magen zurückbefördern. Im Rahmen der Refluxkrankheit treten tertiäre, nichtperistaltische Kontraktionen auf, die die Selbstreinigung verzögern oder ganz aufheben. Die Intensität des Refluxes wird darüber hinaus auch von der Füllung des Magens mit Luft (Aerophagie) und Nahrung (verzögerte Magenentleerung) bestimmt.

Zusammensetzung des Regurgitats (Qualität des Refluxes). Salzsäure ist in der Lage, eine Ösophagitis auszulösen. Der Prozeß wird bei gleichzeitiger Anwesenheit von Pepsin beschleunigt. Eine besondere Bedeutung kommt offenbar auch den Gallensäuren zu. Die ***korrosive Wirkung eines Salzsäure-Pepsin-Gemisches wird durch den Zusatz von Gallensäuren verstärkt.*** Refluxbeschwerden und Ösophagitis können sogar bei Achlorhydrie als reine Folge eines Gallerefluxes auftreten. Dies bedeutet, daß eine Pylorusinkompetenz mit pathologischem duodenogastralen Reflux das Auftreten einer Refluxösophagitis begünstigt.

Defensive Faktoren der Ösophagusschleimhaut. Die Refluxkrankheit kann, ähnlich wie die Ulkuskrankheit, zyklisch verlaufen; sie erfährt spontane Remissionen von unterschiedlicher Dauer. Der entscheidende Grund für den phasenhaften Krankheitsverlauf dürfte in einem zyklischen Zusammenbruch von defensiven Schleimhautfaktoren liegen.

Symptomatik und Diagnostik

!

Sodbrennen ist das klassische Symptom der Refluxkrankheit.

Es wird durch Bücken, Liegen, Nahrungsaufnahme, Alkoholkonsum und Rauchen, seltener durch physische und psychische Belastungen, aber auch durch Medikamente, wie Anticholinergika, Koronardilatantien, zyklische Antidepressiva und Bronchospasmolytika ausgelöst oder verstärkt. Seltener und uncharakteristischer sind sog. epigastrische Schmerzen, die aber ebenfalls an eine Refluxkrankheit denken lassen müssen.

Endoskopie. Als erster diagnostischer Schritt bei sog. typischen Refluxsymptomen hat sich die Endoskopie bewährt. Läßt sich bei dieser Untersuchung eine Ösophagitis nachweisen (s. Abb. 23.9), so darf mit hoher Sicherheit davon ausgegangen werden, daß es sich um eine Refluxösophagitis handelt. Die Diagnose der Refluxkrankheit ist damit gesichert. Erscheint die Ösophagusschleimhaut makroskopisch unauffällig, empfiehlt es sich, mehrere Biopsien aus dem distalen Ösophagus zu entnehmen, um eine mikroskopische Refluxösophagitis nachweisen bzw. ausschließen zu können.

Langzeit-pH-Metrie. Dabei handelt es sich um die sicherste Methode zur Objektivierung eines pathologischen Refluxes. Die pH-Metrie ist insbesondere dann indiziert, wenn endoskopisch eine Refluxösophagitis nicht nachweisbar ist, die Beschwerden des Patienten aber dennoch für eine Refluxkrankheit verdächtig sind.

Manometrie. Die Manometrie ist in erster Linie geeignet, Funktionsstörungen der Speiseröhre auszuschließen, sie kann aber auch zur Diagnostik der Kardiainsuffizienz herangezogen werden, wenn eine chirurgische Therapie in Erwägung gezogen wird.

Radiologie. Die röntgenologische Diagnostik der Refluxkrankheit ist unzuverlässig. Das Vorhandensein und die Größe einer axialen Hiatushernie kann jedoch am besten mit einer Röntgenkontrastdarstellung dokumentiert werden.

Therapie

Konservative Therapie. Die Therapie der Refluxkrankheit ist ***zunächst immer konservativ.*** Sie kann mit sog. allgemeinen Maßnahmen beginnen (Gewichtsreduktion, Hochstellen des Kopfendes des Bettes, Vermeidung von Obstipation, eiweißreiche Diät). Der nächste Schritt ist die Verordnung eines ***H_2-Rezeptoren-Blockers.*** Bei der floriden Refluxösophagitis führen H_2-Rezeptoren-Blocker in etwa 75–80 % der Fälle innerhalb von 3–6 Monaten zur Ausheilung der Entzündung. Kommt es unter der Therapie mit H_2-Rezeptoren-Blockern nicht zu einer Ausheilung, so können ***Protonenpumpeninhibitoren*** (z.B. Omeprazol) eingesetzt werden. Unter genügend hohen Dosen von Omeprazol kann eine Heilung der floriden Refluxösophagitis in 95–100 % der Fälle erzielt werden.

Nach Absetzen der Medikation kommt es jedoch bei ***bis zu 50 % der Patienten*** mit Refluxösophagitis innerhalb weniger Wochen zu einem Rezidiv, so daß bei diesen Patienten von einer chronischen Erkrankung ausgegangen werden muß. Zur Rezidivprophylaxe ist bei diesen Patienten eine lebenslange ***Dauermedikation*** mit H_2-Rezeptoren-Blockern, Protonenpumpenhemmern oder Prokinetika erforderlich. Eine derartige Dauertherapie ist teuer und häufig nicht ohne Nebenwirkungen.

Chirurgische Therapie. Eine chirurgische Therapie der Refluxkrankheit sollte bei allen Patienten erwogen werden, die unter einer ***adäquaten konservativen Therapie nicht beschwerdefrei werden und bei Patienten, deren Refluxösophagitis nicht abheilt bzw. rezidiviert.*** Kosten-Nutzen-Analysen zeigen, daß eine Antirefluxoperation vor allem bei jüngeren Patienten mit rezidivierender Ösophagitis kostengünstiger und effektiver ist als eine medikamentöse Dauertherapie.

! Therapieprinzip ist die Rekonstruktion einer Antireflux-Barriere am Mageneingang.

Dies kann durch eine Ventilbildung im Bereich des terminalen Ösophagus erfolgen. Diese Ventilbildung ist in der Lage, den auf den unteren Ösophagussphinkter einwirkenden Öffnungsdruck (intragastraler Druck) des Magens zu neutralisieren. Die beste Ventilbildung erfolgt durch körpereigenes Material, d.h. durch die Fundoplicatio.

Bei der ***Fundoplicatio*** wird eine aus der Magenfundusvorderwand gebildete Falte betont locker um den terminalen Ösophagus herumgeschlungen und an der Vorderwand miteinander vernäht. Das Vorgehen ist in der Regel transabdominal (Abb. 23.11) und kann heute in erfahrenen Zentren ***minimal-invasiv laparoskopisch*** durchgeführt werden.

Ergebnisse

Die ***Fundoplicatio führt in über 90 % der Fälle zu einer effektiven und dauerhaften Refluxverhütung.*** Allerdings unterbindet sie auch den physiologischen Reflux. Diese Situation wird von manchen Patienten als unangenehm empfunden (Behinderung des Aufstoßens bzw. Verhinderung des Erbrechens). Daraus kann sich selten auch ein unangenehmes Blähungsgefühl im Oberbauch entwickeln (sog. „gas-bloat"-Syndrom).

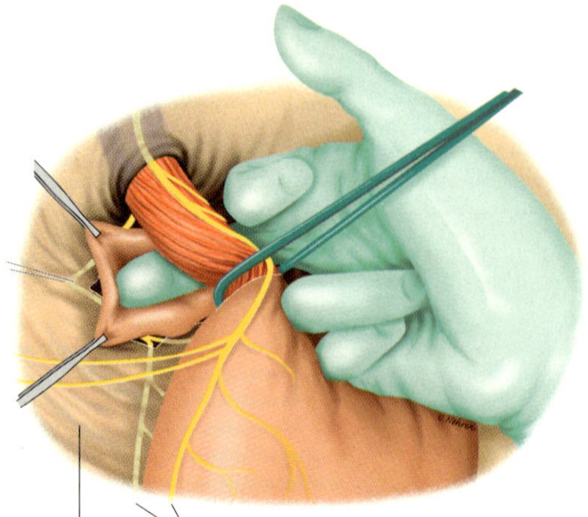

a

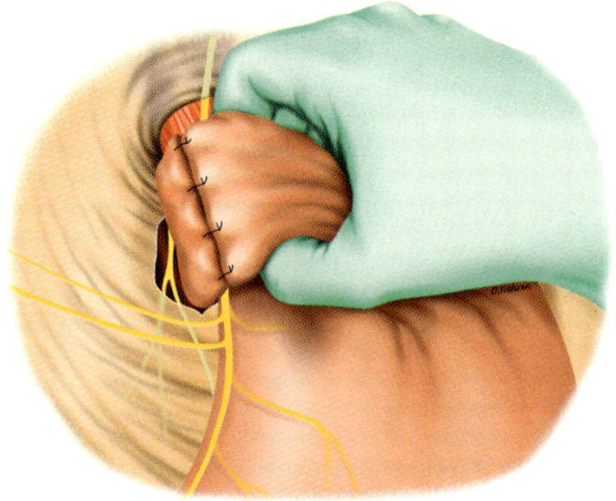

b

Abb. 23.11 a, b. Fundoplicatio

Bei etwa 6–8 % aller Kranken erzielt die Fundoplicatio nicht den gewünschten Erfolg. In aller Regel handelt es sich in diesen Fällen um sog. ***Manschettenprobleme.*** Ursache eines Refluxrezidivs ist meist eine Auflösung der Manschette. Zum anderen kann sich die Manschette auskrempeln (sog. Teleskopphänomen) und damit zu einem Refluxrezidiv, ggf. auch zu einer Passagestörung führen. Dabei handelt es sich um die unangenehmste Komplikation nach Fundoplicatio. Selten wird eine Manschette zu eng angelegt, oder es kommt bei der Manschettenbildung zu einer Denervierung des Magens.

Fallbeispiel

Anamnese: Ein 38jähriger Patient stellt sich mit seit Jahren bestehendem Sodbrennen und retrosternalen Schmerzen vor. Dysphagie und Regurgitation wird verneint. Das Sodbrennen tritt nach Einnahme größerer Mahlzeiten verstärkt auf, besteht aber auch im Nüchternzustand und nachts. Hochlagern des Kopfendes des Bettes und Selbstmedikation mit Antacida habe nur vorübergehend Erleichterung gebracht. Der Patient fühlt sich durch die Beschwerden in seiner Lebensführung beeinträchtigt. Sonstige Erkrankungen bestehen nicht.

Untersuchungsbefund: Der Patient ist mäßig adipös, der körperliche Untersuchungsbefund ist sonst unauffällig. Die Endoskopie zeigt eine Refluxösophagitis IIB mit kleiner axialer Hiatushernie. Die Diagnose Refluxkrankheit wird gestellt und eine 4-wöchige medikamentöse Therapie mit Protonenpumpenhemmern wird eingeleitet.

Therapie und Verlauf: Unter der medikamentösen Therapie ist der Patient beschwerdefrei. Eine Kontrollendoskopie zeigt ein komplettes Abheilen der Ösophagitis. Nach Beendigung der Therapie kommt es jedoch innerhalb weniger Tage zu einem erneuten Auftreten von Sodbrennen und retrosternalen Schmerzen mit einem Rezidiv der Ösophagitis. Es wird nun eine Dauertherapie mit Protonenpumpenhemmern eingeleitet. Mehrfaches Unterbrechen der Dauertherapie durch den Patienten führt immer wieder zu einem sofortigen Rezidiv der Beschwerden. Aufgrund einer Besorgnis über die Langzeitnebenwirkungen der medikamentösen Säuresuppression wünscht der Patient nun eine dauerhafte Therapie seiner Refluxkrankheit. Eine Fundoplicatio wird erwogen. Die präoperative Diagnostik mittels 24-Stunden pH-Metrie und Manometrie bestätigt den Befund einer primären Refluxkrankheit mit pathologischem Säurereflux in allen Meßphasen aufgrund einer Insuffizienz des unteren Ösophagussphinkters. Drei Tage nach laparoskopischer Fundoplicatio verläßt der Patient beschwerdefrei das Krankenhaus. Vier Jahre nach Durchführung des Eingriffes ist der Patient weiterhin beschwerdefrei, benötigt keinerlei Medikamente und geht allen beruflichen und privaten Tätigkeiten ohne Einschränkung nach.

23.6 Tumoren

23.6.1 Gutartige Tumoren

Eine gutartige Geschwulst der Speiseröhre ist durch ein expansives, aber nur verdrängendes Wachstum und das Fehlen der Metastasierung gekennzeichnet.

Unter klinischen Gesichtspunkten kann man zwischen intramuralen und intraluminalen gutartigen Tumoren unterscheiden.

!

Das *Leiomyom* ist mit Abstand der häufigste intramurale Tumor im Bereich der Speiseröhre (77,4%).

Nur 11,6% entfallen auf Lipome und Fibrome. Hämangiome und neurogene Tumoren sind bereits exzessiv selten. Entsprechend der Verteilung der glatten Muskulatur in den distalen 2/3 der Speiseröhre finden sich Leiomyome fast ausschließlich in diesem Bereich. Sie sind in der Regel solitär, nur selten multipel. Ein eigentliches Entartungsrisiko besteht nicht. Anlaß zur chirurgischen Therapie ist viel häufiger die diagnostische Unsicherheit. Gestielte intraluminale Tumoren sind noch seltener als die intramuralen. Häufigste Form ist das Fibrolipom.

Chirurgische Therapie. Die Indikation zur chirurgischen Therapie gutartiger Tumoren ergibt sich weniger aus der Gefahr der malignen Entartung dieser Tumoren als vielmehr aus der Schwierigkeit der präoperativen Festlegung der Dignität der Tumoren.

Intraluminale Tumoren können oft endoskopisch entfernt werden, intramurale Tumoren dagegen nur chirurgisch. Der Zugang richtet sich nach der Lokalisation des Tumors. In aller Regel lassen sich gutartige Tumoren stumpf aus der Speiseröhrenwand aushülsen, ohne daß es dabei zu einer Verletzung der Speiseröhrenmukosa kommt. Häufig kann dies thorakoskopisch erfolgen. Letalität und Morbidität sind extrem gering.

23.6.2 Ösophaguskarzinom

Unter dem Begriff des Ösophaguskarzinoms werden die epithelialen malignen Neubildungen in allen Bereichen der Speiseröhre unabhängig vom histologischen Typ zusammengefaßt. Überwiegend handelt es sich dabei um Plattenepithelkarzinome. Adenokarzinome werden jedoch vor allem in der westlichen Welt immer häufiger.

Schwierigkeiten bereitet die Abgrenzung des Adenokarzinoms im distalen Ösophagus gegen das Kardiakarzinom. Derartige Adenokarzinome werden zu den Ösophaguskarzinomen gerechnet, wenn sich der Tumor zu mehr als 75% im Bereich der tubulären Speiseröhre entwickelt hat.

Fallbeispiel

Anamnese: Ein 69jähriger Patient stellt sich zur endoskopischen Routinekontrolle bei bekannter Refluxösophagitis mit Endobrachyösophagus vor. Der sehr differenzierte Patient hat eine seit mehr als 20 Jahren bestehende Refluxkrankheit mit Sodbrennen und Regurgitation welche vom Hausarzt intermittierend mit H_2-Blockern und seit 5 Jahren mit Protonenpumpenhemmern behandelt wurde. Vor 4 Jahren zeigte sich endoskopisch erstmals ein Endobrachyösophagus von 5 cm Länge. Aufgrund des erhöhten Risikos der malignen Entartung erfolgt bei dem Patienten seither in jährlichem Abstand eine Kontrollendoskopie. Seit der letzten Kontrolle vor einem Jahr sind keine neuen Beschwerden, insbesondere keine Dysphagien aufgetreten. Der Patient ist starker Raucher, ein regelmäßiger Alkoholgenuß wird verneint.

Untersuchungsbefund: Der Patient befindet sich in gutem Allgemeinzustand, die körperliche und laborchemische Untersuchung ist gänzlich unauffällig. In der Endoskopie findet sich am oralen Rand eines Ausläufers des bekannten Endobrachyösophagus eine unscharf begrenzte Epithelverfärbung. Die histologische Aufarbeitung der Biopsien aus diesem Gebiet zeigt hochgradige Epitheldysplasien mit einzelnen Zellverbänden eines Adenokarzinoms. Endosonographisch ist der Tumor auf die Submukosa begrenzt; vergrößerte Lymphknoten sind in der Endosonographie und in der Computertomographie nicht zu erkennen. Die weitere Diagnostik ergibt keinen Anhalt für Fernmetastasen.

Therapie und Verlauf: Bei dem Patienten erfolgt eine transmediastinale Ösophagektomie mit Lymphadenektomie im hinteren unteren Mediastinum und entlang des Truncus coeliacus. Die Rekonstruktion der Speisepassage erfolgt durch Schlauchmagenhochzug im hinteren Mediastinum. Die histopathologische Aufarbeitung des Präparates zeigt ein mäßig differenziertes Adenokarzinom des distalen Ösophagus mit Infiltration bis in die Submukosa. Die Abtragungsränder oral, aboral sowie in der Tiefe sind tumorfrei. Die entfernten Lymphknoten sind alle tumorfrei. (Histopathologisches Tumorstaging: pT1sm, pN0, R0, G2). Der postoperative Verlauf war komplikationslos so daß der Patient nach Abschluß des Kostaufbaus am 12. postoperativen Tag entlassen werden konnte. Der Patient erscheint regelmäßig zur Tumornachsorge und ist seit fünf Jahren beschwerdefrei ohne Anhalt für Rezidiv oder Metastasierung.

Pathologie. Entsprechend der normalen Wandauskleidung können Plattenepithelkarzinome entlang der gesamten Speiseröhre auftreten. Adenokarzinome treten dagegen überwiegend im Bereich von erworbenen Zylinderepithelmetaplasien im distalen Ösophagus auf, können aber auch selten einmal auf dem Boden von kongenitalen Zylinderepithelinseln oder aus submukösen Schleimdrüsen in proximalen Abschnitten der Speiseröhre entstehen.

Aufgrund der reichen submukösen lymphatischen Drainage der Ösophagusschleimhaut ***metastasieren Ösophaguskarzinome früh lymphogen.*** So bestehen bereits bei bis zu 30 % der Patienten mit auf die Mukosa und Submukosa begrenzten Karzinomen und bei über 70 % der Patienten mit nicht wandüberschreitenden Tumoren Lymphknotenmetastasen. Die Lymphknotenmetastasierung folgt der Embryogenese und wird bestimmt durch die Tumorlokalisation, d. h. überwiegend kranialwärts bei Tumoren oberhalb der Trachealbifurkation und überwiegend kaudalwärts bei Tumoren unterhalb der Trachealbifurkation. Bei Tumoren auf Höhe der Trachealbifurkation erfolgt der Lymphabfluß bidirektional nach kranial und kaudal. Typisch für das Ösophaguskarzinom ist weiterhin eine ***lymphogene longitudinale Schleimhautmetastasierung und intramurale, submuköse Karzinomausdehnung vor allem nach proximal.***

Der venöse Abfluß der Speiseröhre erfolgt proximal über die Vv. thyreoideae, V. azygos oder V. hemiazygos in die obere V. cava, distal über die V. coronaria ventriculi in die Pfortader. ***Fernmetastasen*** treten demzufolge bei Tumoren ***der oberen Ösophagushälfte vor allem in der Lunge***, bei Tumoren der ***unteren Ösophagushälfte vor allem in der Leber auf.*** Skelettmetastasen und Metastasen in anderen Organen folgen mit deutlichem Abstand.

Klassifikation. Weltweit am weitesten verbreitet ist die Einteilung der Ösophaguskarzinome nach ihrer Lokalisation im oberen, mittleren und unteren Drittel der Speiseröhre. Da die Grenzen dieser Drittel nicht durch exakte anatomische Merkmale gekennzeichnet sind, liegt der Einteilung eine gewisse Subjektivität zugrunde. Aus morphologischer und therapeutischer Sicht bevorzugen wir daher eine Einteilung anhand des Bezugs zum Tracheobronchialsystem. Es werden Karzinome

- unterhalb der Trachealbifurkation (infrabifurkale Karzinome),
- Karzinome mit Bezug zur Trachealbifurkation oder Trachea (suprabifurkale Karzinome oder Karzinom ad bifurcationem) und
- rein zervikale Karzinome unterschieden (Abb. 23.12).

Während Karzinome unterhalb der Trachealbifurkation in der Regel reseziert werden können, sind Karzinome auf Höhe der Trachealbifurkation und oberhalb davon aufgrund der engen Nachbarschaftsbeziehung zwischen Ösophagus und Trachea bzw. linkem Hauptbronchus häufig nicht mehr radikal resezierbar. Ösophaguskarzinome, die sich auf den zervikalen Ösophagus beschränken, d. h. Karzinome, die sich zwischen dem oberen Ösophagussphinkter und der oberen Thoraxapertur befinden, stellen aus therapeutischer Sicht eine weitere, gesondert zu betrachtende Gruppe dar.

Neben dieser topographisch-anatomischen Einteilung ist die morphologisch deskriptive und histopathologische Klassifikation von wesentlicher prognostischer Bedeutung. Die Klassifikation der Eindringtiefe des Primärtumors, Lymphknotenmetasta-

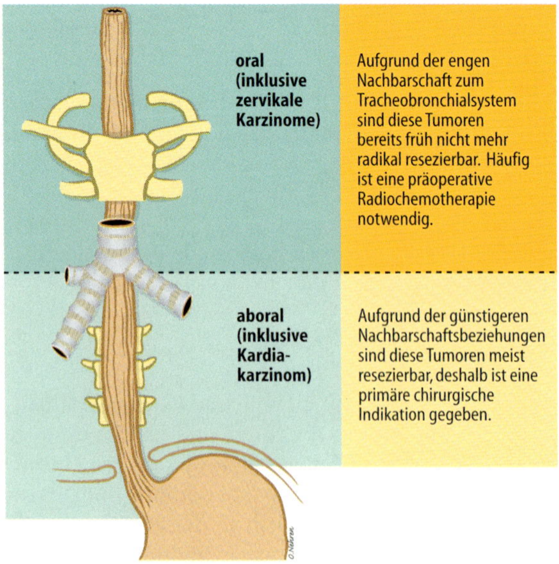

Abb. 23.12. Topographisch anatomische Klassifikation der Ösophaguskarzinome

sierung und Fernmetastasen erfolgt anhand der ***Richtlinien der UICC/AJCC*** und ist in Tabelle 23.1 wiedergegeben.

Epidemiologie, Ätiologie und Pathogenese. Epidemiologisch und ätiologisch unterscheiden sich Plattenepithelkarzinome ganz wesentlich von Adenokarzinomen des Ösophagus.

Tabelle 23.1. UICC Klassifikation der Ösophaguskarzinome und Stadieneinteilung (UICC 1997)

T-Primärtumor			
TX	Primärtumor kann nicht beurteilt werden		
T0	Kein Anhalt für Primärtumor		
Tis	Carcinoma in situ		
T1	Tumor infiltriert Lamina propria oder submucosa		
T2	Tumor infiltriert Muscularis propria		
T3	Tumor infiltriert Adventitia		
T4	Tumor infiltriert Nachbarstrukturen		
N-Regionäre Lymphknoten (*)			
NX	Regionäre Lymphknoten nicht beurteilbar		
N0	Keine regionären Lymphknotenmetastasen		
N1	Regionäre Lymphknotenmetastasen		
M-Fernmetastasen (**)			
MX	Vorhandensein von Fernmetastasen nicht beurteilbar		
M0	Keine Fernmetastasen vorhanden		
M1	Fernmetastasen vorhanden		
Die pTNM-Klassifikation entspricht den Katogorien T, N und M.			
Stadieneinteilung			
Stadium 0	Tis	N0	M0
Stadium I	T1	N0	M0
Stadium IIA	T2	N0	M0
	T3	N0	M0
Stadium IIB	T1	N1	M0
	T2	N1	M0
Stadium III	T3	N1	M0
	T4	jedes N	M0
Stadium IV	jedes T	jedes N	M1

*: Die Klassifizierung des pN-Status sollte auf mindestens sechs entfernten regionären Lymphknoten beruhen. Regionäre Lymphknoten des zervikalen Ösophagus sind die zervikalen Lymphknoten, einschließlich supraklavikulärer Knoten, für den intrathorakalen Ösophagus die mediastinalen und perigastrischen Knoten mit Ausnahme der coeliacalen Lymphknoten.

**: Für Ösophaguskarzinome oberhalb der Trachealbifurkation gilt:
M1a: Metastasen in zervikalen Lymphknoten
M1b: andere Fernmetastasen
Für Ösophaguskarzinome unterhalb der Trachealbifurkation gilt:
M1a: Metastasen in coeliacalen Lymphknoten
M1b: andere Fernmetastasen

Die Ätiologie des ***Plattenepithelkarzinoms*** ist im wesentlichen unbekannt, jedoch sprechen viele Faktoren für exogene Noxen als Hauptursache. So kann heute ein Zusammenhang zwischen Plattenepithelkarzinom des Ösophagus und Alkoholabusus, Rauchen und dem Verzehr verschiedener nitrosaminhaltiger Nahrungsmittel als gesichert gelten. Dementsprechend bestehen große regionale Unterschiede in der Inzidenz des Plattenepithelkarzinoms der Speiseröhre. Gebiete mit hoher Inzidenz (100–500 Plattenepithelkarzinome pro 100.000 Einwohner und Jahr) befinden sich in China, der ehemaligen Sowjetunion, in Südafrika, Chile und im Iran. In Deutschland ist das Plattenepithelkarzinom der Speiseröhre mit einer Inzidenz von ca. 4–5 Neuerkrankungen/Jahr auf 100.000 Einwohner eher selten. Das mediane Alter zum Zeitpunkt der Diagnose liegt in unserem Krankengut bei ca. 55 Jahren. Männer sind ca. 7mal häufiger betroffen als Frauen.

Die Bedeutung von Präkanzerosen für das Entstehen von Plattenepithelkarzinomen des Ösophagus ist umstritten.

> **!** Ein erhöhtes Risiko für die Entwicklung eines Plattenepithelkarzinoms ist für Patienten mit Verätzungsstrikturen, Achalasie und dem sog. Plummer[7]-Vinson[8]-Syndrom beschrieben.

Die klinische Relevanz dieser Korrelationen ist aber unklar. Von wesentlicher Bedeutung ist jedoch, daß Plattenepithelkarzinome des Ösophagus bei bis zu 10 % der Patienten mit einem ***Zweitkarzinom überwiegend im Hals-Nasen-Ohren-Bereich oder der Lunge*** einhergehen.

Im Gegensatz zum Plattenepithelkarzinom ist das ***Adenokarzinom*** eine Erkrankung der westlichen Welt. Epidemiologische Studien zeigen, daß 90 % aller Adenokarzinome des Ösophagus bei Männern weißer Hautfarbe auftreten. Das mediane Alter zum Zeitpunkt der Diagnose liegt bei etwa 65 Jahren und damit ca. 10 Jahre über dem der Patienten mit Plattenepithelkarzinom. Im Gegensatz zum Plattenepithelkarzinom sind Nikotin- und Alkoholabusus als Risikofaktoren für die Entstehung eines Adenokarzinoms im Ösophagus umstritten.

Beunruhigend ist, daß das Adenokarzinom der Speiseröhre in den letzten Jahren geradezu ***epidemisch an Häufigkeit zunimmt***. Während vor 40 Jahren ein Adenokarzinom der Speiseröhre als Rarität galt, übertrifft seine Häufigkeit heute an vielen Zentren der westlichen Welt bereits die des Plattenepithelkarzinoms. Die Ursachen für diese Entwicklung sind unklar. Jedoch ist der ***Endobrachyösophagus oder Barrett-Öso-***

[7] Henry St. Plummer, Internist, Endokrinologe, Minnesota, 1874–1937

[8] Porter P. Vinson, Chirurg, Rochester, 1890–1959

phagus, der als Folge einer chronischen Refluxkrankeit entsteht, als Präkanzerose des Adenokarzinoms im Ösophagus unumstritten. Ein Endobrachyösophagus kann bei bis zu 90 % der Patienten mit Adenokarzinom des distalen Ösophagus nachgewiesen werden. Prospektive Langzeitbeobachtungsstudien zeigen für Patienten mit Endobrachyösophagus ein im Vergleich zur Normalbevölkerung 30–125mal höheres Risiko für die Entwicklung eines Adenokarzinoms des Ösophagus. Ob dieses erhöhte Risiko ein ***Screening-Programm*** rechtfertigt und in welchen Abständen und welcher Art ***Screening-Untersuchungen*** durchzuführen wären, ist derzeit Gegenstand zahlreicher Studien.

Neuere tumorbiologische Untersuchungen zeigen, daß die maligne Transformation beim Adeno- und Plattenepithelkarzinom der Speiseröhre, ähnlich wie beim Kolonkarzinom, schrittweise erfolgt. So konnte in prospektiven Verlaufskontrollen bei einzelnen Patienten eine zunehmende genomische Instabilität mit Abnormalitäten im Zellzyklus, Auftreten von aneuploiden Zellfraktionen und eine Progression von geringgradiger Dysplasie über eine hochgradige Dysplasie bis hin zum invasiven Karzinom dokumentiert werden. Mutationen im Tumorsuppressorgen p53, eine Überexpression des „epidermal growth factor receptor" und eine verminderte Expression des Zelladhäsionsmoleküls E-Cadherin scheinen zentral am Prozeß der malignen Transformation und Invasion von Tumorzellen beteiligt zu sein. Die klinische Bedeutung dieser Einzelbeobachtungen sind jedoch noch unklar.

Klinisches Bild und Diagnostik. Das ***Symptom „Dysphagie"*** stellt in der westlichen Welt in den meisten Fällen den Ausgangspunkt der Diagnosestellung dar.

Da eine Dysphagie in der Regel erst auftritt, wenn 2/3 des Ösophaguslumens vom Tumor verlegt sind oder das Lumen weniger als 11 mm weit ist, ist die Dysphagie in der Regel ein ***Spätsymptom.*** Gewichtsverlust, Kachexie, Schmerzen und Heiserkeit sind weitere Symptome, die in aller Regel bereits ein fortgeschrittenes Tumorstadium anzeigen. Frühsymptome wie retrosternales Brennen oder Globusgefühl sind unspezifisch und führen in der Regel nicht zur Diagnosestellung. So besteht zum Zeitpunkt der Diagnose bei etwa 70 % der Patienten bereits ein wandüberschreitender Tumor mit Lymphknoten- und/oder Fernmetastasen. ***Frühkarzinome*** werden in der westlichen Welt in der Regel nur als Zufallsbefunde oder im Rahmen von Screening-Untersuchungen bei Patienten mit Endobrachyösophagus diagnostiziert.

> **!** Die erste Maßnahme zur Abklärung eines Patienten mit Dysphagie ist die Endoskopie.

Im Vergleich zur Röntgenkontrastdarstellung bietet die ***Endoskopie*** den Vorteil, daß durch eine ***Probebiopsie*** ein Tumor sofort histologisch gesichert werden kann und anhand des Wachstumstyps die lokale Tumorausbreitung bereits relativ genau vorhersagbar ist. Die Endoskopie wird deswegen zunehmend der Röntgenkontrastdarstellung als initiale Diagnostik bei Patienten mit Verdacht auf Ösophaguskarzinom vorgezogen. Nach histologischer Sicherung eines Ösophaguskarzinoms erfolgt die ***weiterführende Abklärung der Fernmetastasierung, der lokalen Resektabilität des Tumors und der physiologischen Operabilität des Patienten (Risiko-Analyse).***

Die Abklärung von Fernmetastasen beinhaltet eine gründliche körperliche Untersuchung mit der Suche nach tastbaren Lymphknoten im Bereich des Halses, der supraklavikulären Region und der Axillen. Die Abklärung von Lungenmetastasen erfolgt durch eine Röntgenübersichtsaufnahme der Lunge in zwei Ebenen und ggf. eine Computertomographie des Thorax mit Beurteilung des „Lungenfensters". ***Sonographie und Computertomographie*** mit i. v. Kontrast ergänzen sich als diagnostische Methoden bei der Abklärung von Lebermetastasen und der Diagnose von vergrößerten und damit malignitätsverdächtigen abdominellen Lymphknoten. Die ***Skelettszintigraphie*** komplettiert das Staging. ***Tumormarker*** sind im Rahmen der präoperativen Diagnostik unspezifisch und wenig sensitiv, eignen sich, falls erhöht, jedoch zur Verlaufskontrolle. Beim Plattenepithelkarzinom hat sich hierfür das SCC (Squamous-Cell-Carcinoma-Antigen), beim Adenokarzinom das CEA (Carcino-Embryonales-Antigen) bewährt.

Die Längsausdehnung und die Wachstumsform des Tumors in der Endoskopie geben einen indirekten Hinweis auf die Resektabilität. Eine Längenausdehnung von mehr als 5 cm geht bei fast 90 % der Patienten mit einer Lymphknotenmetastasierung einher. Der röntgenologische Nachweis einer Achsenabknickung der Speiseröhre durch das Tumorwachstum kann als relativ sicherer Nachweis einer Organüberschreitung gewertet werden. Die Computertomographie und Kernspintomographie tragen zur Abklärung der lokalen Resektabilität wenig bei.

Einen wesentlichen Fortschritt in der Beurteilung der Resektabilität bietet jedoch die ***endoskopische Sonographie.*** Mittels endoskopischem Ultraschall läßt sich die Tumorinfiltrationstiefe und lokale Resektabilität mit einer Genauigkeit von ca. 85 % vorhersagen. Die Beurteilung des mediastinalen und abdominalen Lymphknotenbefalls ist aber auch mit der Endosonographie nur mit einer Genauigkeit von ca. 70 % möglich. Eine Vergrößerung zervikaler Lymphknoten kann durch Computertomographie und perkutane Sonographie diagnostiziert und ein Tumorbefall mittels Feinnadelpunktion dokumentiert werden.

Bei Tumoren mit Bezug zum Tracheobronchialsystem muß vor einer geplanten Resektion eine Infiltration der Trachea und der Hauptbronchien mittels ***Tracheobronchoskopie*** ausgeschlossen werden. Zusätz-

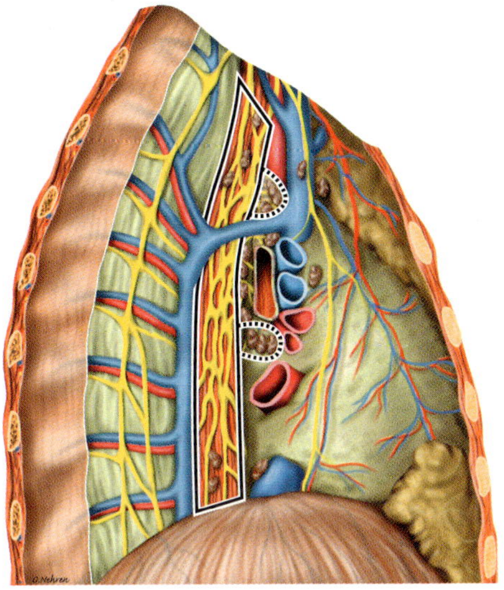

Abb. 23.13. Standardösophagektomie (Resektionsausmaß)

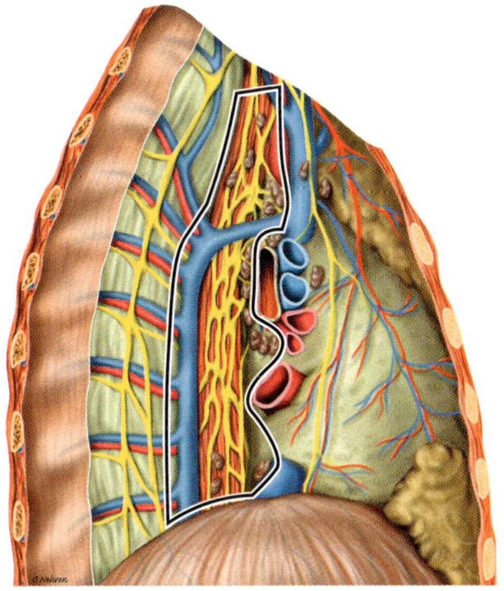

Abb. 23.14. En-bloc-Ösophagektomie (Resektionsausmaß)

lich empfiehlt es sich, bei Patienten mit Plattenepithelkarzinom eine konsiliarische HNO-ärztliche Spiegeluntersuchung zum Ausschluß von Zweittumoren durchführen zu lassen. Die Rolle der diagnostischen Laparoskopie und Thorakoskopie zur Beurteilung der Resektabilität und des Lymphknotenstatus wird derzeit an mehreren Zentren prospektiv evaluiert.

Indikationsstellung. Die Operation eines Ösophaguskarzinoms ist immer dann sinnvoll, wenn aufgrund der präoperativen Diagnostik eine komplette Entfernung des Tumors möglich erscheint.

Unter dieser Voraussetzung ist auch eine Verbesserung der Prognose erreichbar. Für die Therapieentscheidung ist es wichtig, Tumoren oberhalb der Trachealbifurkation von solchen unterhalb der Trachealbifurkation zu unterscheiden (s. Abb. 23.12):

- ***Tumoren oberhalb der Trachealbifurkation***: In Anbetracht der engen Lagebeziehung zwischen proximaler Speiseröhre und Tracheobronchialsystem sind in diesem Bereich meist nur Tumoren, die die Ösophaguswand noch nicht überschritten haben, radikal resezierbar (T1, T2). ***Fortgeschrittene Tumoren (T3, T4) bedürfen einer präoperativen Vorbehandlung z. B. durch Radiochemotherapie.*** Bildet sich der Tumor unter dieser Therapie zurück, kann die chirurgische Resektion sekundär indiziert sein.
- ***Tumoren unterhalb der Trachealbifurkation***: Die hier gelegenen Ösophaguskarzinome sind häufig auch noch bei Wandüberschreitung (T3) radikal resezierbar, sie stellen deshalb in der Regel eine primäre Operationsindikation dar. Nur wenn ein Einbruch in Nachbarorgane gesichert ist, wird eine präoperative Vorbehandlung (z. B. Chemotherapie) durchgeführt.

Risikofaktoren des Patienten (Risiko-Analyse). Die Ösophagektomie mit Speiseröhrenersatz ist eine große, eingreifende Operation, die eine sorgfältige präoperative Risikoabschätzung beim Patienten erfordert. Folgende Funktionen müssen präoperativ analysiert werden:

- Allgemeinzustand (Karnofsky-Index, WHO-Performance Status)
- Pulmonale Funktion (von besonderem Interesse ist der sog. Atemstoßtest. Ist dieser unter 70 % der altersentsprechenden Norm eingeschränkt, kann eine Thorakotomie nur noch ausnahmsweise erfolgen)
- Kardiale Funktion
- Renale Funktion
- Hepatische Funktion (hier hat in erster Linie die Existenz einer Leberzirrhose als Kontraindikation gegen eine Ösophagektomie zu gelten)

Chirurgische Therapie. Immer muß bei einem Ösophaguskarzinom die subtotale Ösophagektomie unter Belassung eines nur kurzen proximalen Speiseröhrenrestes erfolgen (submuköse longitudinale Metastasierung!). Die verschiedenen Verfahren unterscheiden sich in Hinblick auf die extraluminale Radikalität der Ösophagektomie bzw. den chirurgischen Zugang:

- Bei der ***Standardösophagektomie*** erfolgt eine transthorakale Entfernung allein der Speiseröhre ohne regionale Lymphadenektomie (Abb. 23.13).
- Bei der ***En-bloc-Ösophagektomie*** erfolgt eine transthorakale Ösophagektomie mit sorgfältiger intramediastinaler regionaler Lymphadenektomie (sog. Mediastinektomie; Abb. 23.14).
- Bei der ***transmediastinalen (transhiatalen) Ösophagektomie*** erfolgt eine transabdominale – transzervikale – stumpfe Auslösung der Speiseröhre aus dem Mediastinum ohne Thorakotomie (Abb. 23.15). Eine Lymphadenektomie kann bei diesem Verfahren nur im unteren Mediastinum und im Bauchraum sowie im Bereich des Halses ausgeführt werden.

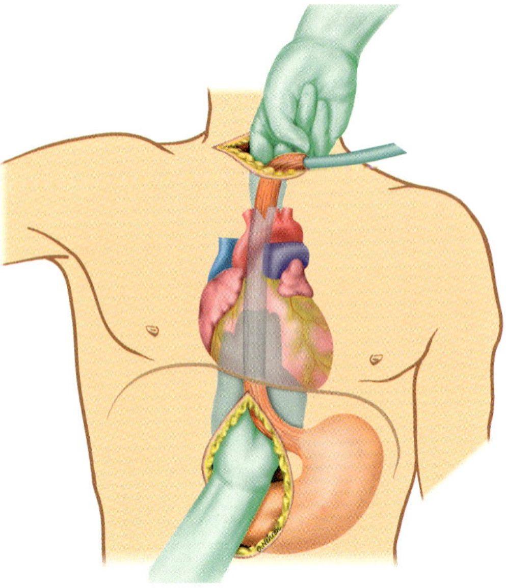

Abb. 23.15. Transmediastenale Ösophagektomie

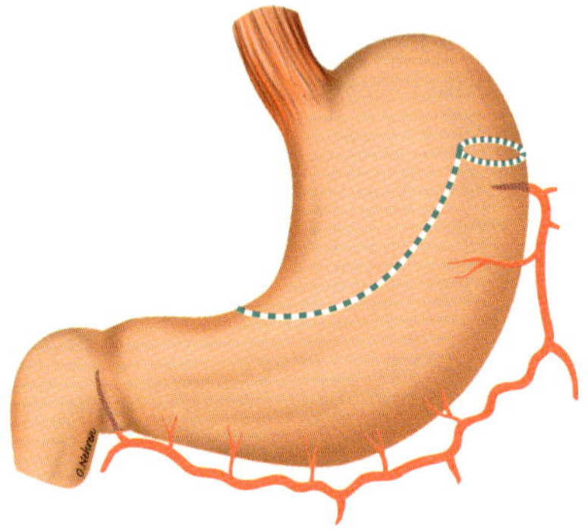

a

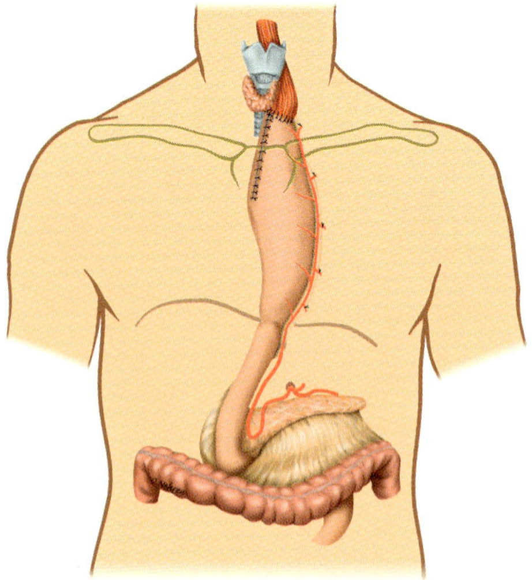

b

Abb. 23.16 a, b. Speiseröhrenersatz durch Interposition eines Magenschlauchs

- Zur kompletten ***Lymphadenektomie*** beim Ösophaguskarzinom gehört nicht nur die Ausräumung der mediastinalen Lymphknoten, sondern auch die Lymphknotenexstirpation im Bereich des abdominellen Lymphabflußgebietes (Lymphknoten im Bereich des Truncus coeliacus) ***(sog. 2-Feld-Lymphadenektomie)*** und bei Tumoren des proximalen Ösophagus ggf. des Halses (sog. 3-Feld-Lymphadenektomie).

Verfahrenswahl. Thorakale Ösophaguskarzinome bedürfen in aller Regel einer transthorakalen Ösophagektomie, wobei diese unter onkologischen Gesichtspunkten durch eine Lymphadenektomie ergänzt werden sollte ***(sog. En-bloc-Ösophagektomie)***.

Nur ganz distal gelegene Ösophaguskarzinome – in der Regel Adenokarzinome – stellen eine Indikation für die ***transmediastinale stumpfe Entfernung*** der Speiseröhre dar. Bei rein zervikalen Karzinomen kann eine limitierte ***zervikale Ösophagusresektion*** erwogen werden. Bei den zervikalen bzw. distalen Ösophaguskarzinomen muß zusätzlich jeweils eine Lymphadenektomie im Halsbereich bzw. im Bereich des Truncus coeliacus erfolgen.

Die Letalität aller Formen der Ösophagektomie liegt in erfahrenen Kliniken um oder unter 10 %. Bei guter Selektion des Patientengutes kann die Mortalität unter 5 % gesenkt werden.

Mögliche postoperative Komplikationen sind: Nachblutung, Entwicklung eines Chylothorax (Verletzung des Ductus thoracicus), Rekurrensparese (Verletzung des N. vagus bzw. N. recurrens), Anastomoseninsuffizienzen und später Entwicklung einer Anastomosenstriktur. Von besonderer Problematik im Zusammenhang mit der Ösophagektomie ist die Entwicklung postoperativer respiratorischer Insuffizienzen bzw. die Entwicklung einer Pneumonie.

Rekonstruktion der Speisepassage. Die Rekonstruktion der Speisepassage kann durch Interposition von Magen, Kolon oder ausnahmsweise Dünndarm erfolgen. Am technisch einfachsten und deshalb am verbreitetsten ist der ***Ersatz der Speiseröhre durch den Magen***. Dieses kann entweder in Form der Interposition des gesamten Magens oder besser durch die Bildung eines Magenschlauches parallel zur großen Kurvatur erfolgen (Abb. 23.16 a, b). Anastomosierung zwischen interponiertem Magen und zervikalem Speiseröhrenstumpf kann hoch intrathorakal in der Pleurakuppe oder besser im Bereich des Halses extrathorakal erfolgen. Eine Pyloroplastik ist nur bei der Interposition des gesamten Magens notwendig.

Steht der Magen aufgrund von Voroperationen oder anderen Begleiterkrankungen zum Speiseröhrenersatz nicht zur Verfügung, ist das ***Kolon das Ersatzorgan der 2. Wahl***. Hier empfiehlt sich die isoperistaltische Interposition des Colon transversum mit linker Kolonflexur, wobei die Gefäßversorgung über die A. colica sinistra gewährleistet wird (Abb. 23.17).

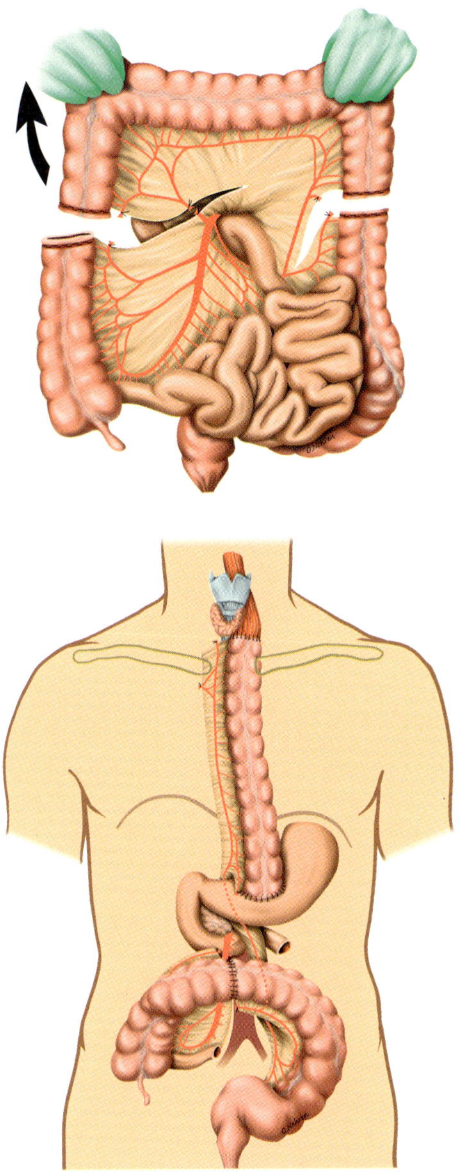

a

b

Abb. 23.17 a, b. Speiseröhrenersatz durch Kolon (linke Kolonflexur mit Colon transversum gestielt an der A. colica sinistra)

Die Ösophagokolostomie sollte im Halsbereich erfolgen. Das aborale Ende des Kolons kann – wenn vorhanden – in die Vorderwand des Magens implantiert werden, sonst an das Duodenum bzw. die 1. Jejunumschlinge angeschlossen werden. Steht das linke Hemikolon nicht zur Verfügung, kann auch der Speiseröhrenersatz mit dem rechten Hemikolon durchgeführt werden.

Der Dünndarm kommt nur ganz ausnahmsweise für einen kompletten Ersatz der Speiseröhre in Frage, da seine Gefäßversorgung nur selten eine ausreichend lange Stielung erlaubt.

Nach limitierter zervikaler Resektion der Speiseröhre beim zervikalen Ösophaguskarzinom erfolgt die Rekonstruktion mit einem ***freien Dünndarminterponat*** und mikrovaskulärem Gefäßanschluß an die Halsgefäße.

Fallbeispiel

Anamnese: Ein 56 jähriger Patient stellt sich mit seit mehreren Wochen zunehmenden Dysphagien vor und berichtet er könne jetzt nur noch Flüssigkeit und breiförmige Kost zu sich nehmen. Der Patient berichtet jetzt über einen erheblichen Gewichtsverlust (10 kg in 6 Wochen) sowie einen allgemeinen Kräfteverfall. In der Vorgeschichte findet sich ein langjähriger Alkoholkonsum (3–4 Halbe Bier sowie „einige" Schnäpse pro Tag) und ein ausgeprägter Nikotinabusus (40–60 Zigaretten pro Tag seit mehr als 30 Jahren). Der Patient gibt an, seit 2 Jahren „trocken" zu sein, raucht jedoch nach wie vor und lebt in schlechten sozialen Verhältnissen.

Untersuchungsbefund: Deutlich reduzierter Allgemein- und Ernährungszustand (55 kg Körpergewicht bei einer Körpergröße von 179 cm). Haut und Schleimhäute wirken blaß. Übriger klinischer Befund unauffällig. Laborchemisch findet sich eine geringe Anämie sowie eine mäßige Erhöhung der Gamma-GT und GPT. In der Ösophagoskopie stellt sich ein subtotal stenosierender Tumor der Speiseröhre von 20–26 cm ab Zahnreihe dar. Die entnommenen Biopsien zeigen ein invasives Plattenepithelkarzinom. Endosonographisch infiltriert der Tumor alle Wandschichten und bricht in das Mediastinum aus. Die paraösophagealen Lymphknoten stellen sich in der Endossonographie und Computertomographie vergrößert dar. Die Bronchoskopie ergibt keinen Anhalt für Infiltration in das Tracheobronchialsystem, jedoch zeigt sich knapp oberhalb der Bifurkationshöhe eine deutliche Pellotierung der Trachealhinterwand durch den Tumor. Eine Leber-, Lungen- oder Skelettmetastasierung kann mittels Röntgenübersichtsaufnahme der Lunge, Computertomographie, Oberbauchsonographie und Skelettszintigraphie ausgeschlossen werden. Sämtliche Tumormarker sind negativ. Die Abklärung der funktionellen Operabilität zeigt außer einer geringen restriktiven Ventilationsstörung und einer Fettleber ein altersentsprechendes Operationsrisiko.

Therapie: Aufgrund des lokal fortgeschrittenen Befundes und der Tumorlokalisation oberhalb der Trachealbifurkation erscheint eine komplette Tumorresektion durch alleiniges chirurgisches Vorgehen unwahrscheinlich. Bei dem Patienten erfolgt somit zunächst eine kombinierte neoadjuvante Radio-/Chemotherapie mit dem Ziel, durch eine Tumorverkleinerung die Chance auf eine komplette Resektion zu erhöhen. Die kombinierte Radio-/Chemotherapie wird vom Patienten gut toleriert. Im Restaging 3 Wochen nach Abschluß der Vorbehandlung zeigt sich eine deutliche Reduktion der intraluminalen Tumormasse. Im Bereich des ehemaligen Tumors stellt sich endoskopisch nur noch eine Narbe dar. Die Endoskop-Passage ist frei möglich. Die paraösophagealen Lymphknoten sind jedoch sowohl endosonographisch als auch in der Computertomographie nach wie vor vergrößert.

Bei dem Patienten erfolgt nun eine transthorakale subtotale Ösophagektomie. Die Speisepassage wird durch Schlauchmagenhochzug und eine zervikale Ösophagogastrostomie wiederhergestellt. Die histopathologische Aufarbeitung des Präparats zeigt ein mäßig differenziertes Plattenepithelkarzinom mit deutlich regressiven Veränderungen bei Z. n. Radio-/Chemotherapie und tumorfreien Abtragungsrändern. Der Tumor durchsetzt jedoch alle Wandschichten, Metastasen finden sich in sechs paraösophagealen Lymphknoten (Histopathologisches Tumorstaging: ypT3, ypN1, R0, G2).

Der initiale postoperative Verlauf ist durch eine milde Entzugssymptomatik protrahiert. Der Patient kann aber am 7. postoperativen Tag auf die Normalstation verlegt und 2 Wochen nach dem Eingriff voll enteral belastet nach Hause entlassen werden.

Ergebnisse und Prognose. Die Ergebnisse der chirurgischen Behandlung des Ösophaguskarzinoms sind nicht so schlecht, wie häufig behauptet wird. Unter der Voraussetzung, daß eine komplette Tumorentferung gelingt, beträgt die 5-Jahres-Überlebensrate 40%, bezogen auf alle operierten Ösophaguskarzinome immerhin noch 20% (Abb. 23.18).

Die individuelle ***Prognose des Ösophaguskarzinoms*** wird in erster Linie durch das Tumorstadium zu Beginn der Therapie geprägt. Dabei kommt dem ***Lymphknotenbefall*** größte prognostische Bedeutung zu. In Hinblick auf die Prognose besteht ein Unterschied zwischen Plattenepithel- und Adenokarzinom nur im Stadium I. Die 5-Jahres-Überlebensrate bei Patienten mit Plattenepithelkarzinomen im Stadium I beträgt ca. 50%, während die 5-Jahres-Überlebensrate bei Patienten mit Adenokarzinom in diesem Tumorstadium noch bei ca. 80% liegt. Dieser Unterschied ist vermutlich auf die beim Plattenepithelkarzinom früh eintretende Lymphknotenmetastasierung zurückzuführen. Für alle anderen Tumorstadien bestehen keinerlei prognostische Unterschiede zwischen Plattenepithel- und Adenokarzinom.

Palliative Therapie des Ösophaguskarzinoms. Die einfachste und rascheste palliative Therapie des Ösophaguskarzinoms ist die Überbrückung des Tumors durch einen ***endoskopisch eingelegten Kunststoff- oder Maschendraht-Tubus.***

Auf diese Weise gelingt es, das Ösophaguslumen bis an das Lebensende des Patienten freizuhalten. Nur im Ausnahmefall kann der Tumor die Prothese überwachsen. Leider sind Komplikationen (Prothesenperforation, Bolusimpaktation, gastro-ösophagealer Reflux etc.) relativ häufig.

Eine der möglichen Alternativen ist die ***Tumorvaporisierung durch den Laser.*** Auf diese Weise gelingt es, eine intraluminale Tumorreduktion im Bereich der Speiseröhre durchzuführen. Allerdings wächst der Tumor rasch nach, so daß solche Lasertherapien bis an das Lebensende regelmäßig (4–6 Wochen) wiederholt werden müssen. Ein Versuch, diese Tumorneubildung zu verlangsamen, ist die Anwendung der intraluminalen ***Strahlentherapie*** (Afterloadingprinzip).

Eine ***perkutane Strahlenbehandlung gemeinsam mit einer systemischen Chemotherapie*** kann ebenfalls – insbesondere beim Plattenepithelkarzinom – als palliative Therapie des Ösophaguskarzinoms mit gutem Erfolg durchgeführt werden.

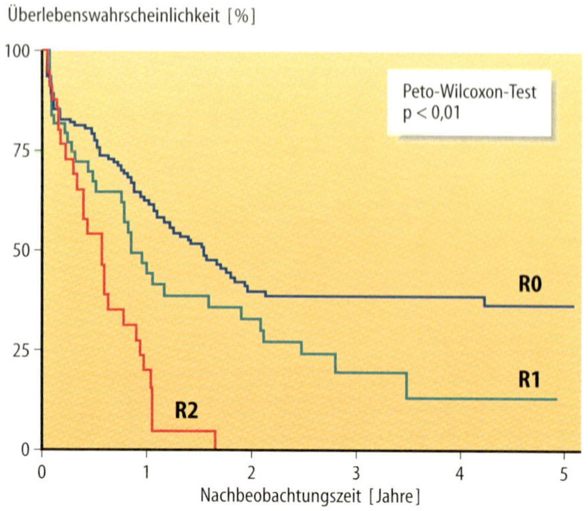

Abb. 23.18. Überlebenswahrscheinlichkeit nach R0, R1 oder R2 Resektion eines Plattenepithelkarzinoms (Daten aus der Chirurgischen Klinik und Poliklinik, Klinikum rechts der Isar der TU München 1982–1993)

Alle palliativen Maßnahmen führen nicht zu einer Verbesserung der Prognose des Patienten, sondern können nur die die Lebensqualität beeinträchtigende Dysphagie günstig beeinflussen.

In Ausnahmefällen (z. B. Tracheoösophagealfistel) kann auch eine ***chirurgische Bypassoperation*** in Form eines Magen- oder eines Kolonbypasses durchgeführt werden.

23.7 Ösophagusvarizenblutung

(s. Kap. 30.2 Portale Hypertension)

Divertikel, Verätzungen, Perforationen, Funktionsstörungen, die gastroösophageale Refluxkrankheit sowie gut- und bösartige Tumoren stellen die wesentlichen chirurgisch relevanten Erkrankungen der Speiseröhre dar.

Pulsionsdivertikel entstehen auf dem Boden einer Öffnungsstörung des distal gelegenen Sphinkters und stellen immer eine Operationsindikation dar. Die entscheidende chirurgische Maßnahme ist die Myotomie des Sphinkters mit oder ohne Abtragung des Divertikels. Traktionsdivertikel entstehen durch Zug von außen oder auf dem Boden embryonaler Fehlentwicklungen und sind nur in Ausnahmefällen therapiebedürftig.

Verätzungen der Speiseröhre bewirken eine Koagulations- (Säure) oder Kolliquationsnekrose (Laugen). Für alle therapeutischen Maßnahmen ist die Beurteilung der Verätzungstiefe durch Endoskopie entscheidend. Oberflächliche Verätzungen heilen innerhalb von 8–14 Tagen folgenlos aus. Die endoskopisch gesicherte schwere Verätzung bedarf einer spezifischen Therapie mit konsequenter Bougierungsbehandlung zur Vermeidung einer Striktur. Die schwerste Verätzungsform mit kompletter Wandnekrose bedarf einer primären operativen Behandlung, d. h. der Ösophagektomie mit sekundärer Rekonstruktion der Speisepassage nach Überwindung der akuten Initialphase.

Bei der Ösophagusperforation handelt es sich um eine primäre, meist traumatisch oder instrumentell bedingte umschriebene Durchbohrung oder Durchspießung aller Wandschichten infolge lokaler Gewalteinwirkung. Die Ösophagusperforation ist von der postemetogenen Spontanruptur des Ösophagus (sogenanntes Boerhaave-Syndrom) und der sekundären Perforation (z. B. Ulkusperforation, Tumorperforation) abzugrenzen. Vor allem instrumentelle Perforationen können heute bei frühzeitiger Diagnose mit antibiotischer Abschirmung, Nulldiät und parenteraler Ernährung primär konservativ behandelt werden. Im Gegensatz dazu erfordern das Boerhaave-Syndrom und die sekundären Perforationen nahezu immer einen operativen Eingriff. Eine frühe Diagnose und Behandlung ist dabei für die Prognose entscheidend.

Die primären Funktionsstörungen der Speiseröhre werden in die Achalasie, den diffusen Ösophagusspamus, den sogenannten „Nußknacker-Ösophagus" und unspezifische Motilitätsstörungen klassifiziert. Bei der Achalasie handelt es sich um eine neuromuskuläre Erkrankung der glatten Ösophagusmuskulatur, gekennzeichnet durch das Fehlen der Peristaltik in der tubulären Speiseröhre und eine fehlende oder inkomplette schluckreflektorische Erschlaffung des unteren Ösophagussphinkters. Die pneumatische Dilatation und, seit kurzem, auch die endoskopische Botulinustoxininjektion in den unteren Ösophagussphinkter sind die therapeutischen Maßnahmen der ersten Wahl bei der Achalasie. Vor allem bei jüngeren Patienten und bei Patienten mit 2 fehlgeschlagenen Dilatationen oder Botulinustoxininjektionen ist die Indikation zur chirurgischen Myotomie des unteren Ösophagussphinkters gegeben. Dies kann heute minimal invasiv, laparoskopisch erfolgen. Bei allen anderen Funktionsstörungen ist eine chirurgische Intervention nur in Ausnahmefällen erforderlich.

Die gastroösophageale Refluxkrankheit ist die häufigste Erkrankung des oberen Gastrointestinaltrakts und führt zur Ösophagitis und zum Zylinderepithelersatz, dem sogenannten Endobrachyösophagus oder Barrett-Ösophagus, in der distalen Speiseröhre. Aus pathophysiologischer Sicht spielen hierbei die Insuffizienz des unteren Ösophagussphinkters und die Zusammensetzung des Refluats, d. h. Säure, Pepsin, Gallensalze und Pankreasenzyme, die größte Rolle. Die Therapie der Refluxkrankheit ist zunächst immer konservativ und erfolgt nach einem Stufenschema mit zunächst allgemeinen Maßnahmen, dann H_2-Blockern und schließlich mit Protonenpumpenhemmern. Bei einem großen Prozentsatz der Patienten ist zur Vermeidung von Rezidiven eine Dauermedikation erforderlich. Bei diesen Patienten sollte eine chirurgische Therapie erwogen werden. Das chirurgische Therapieprinzip ist die Rekonstruktion der defekten Antireflux-Barrieren am gastroösophagealen Übergang mittels Fundoplicatio. Dies kann heute laparoskopisch erfolgen und führt in über 90 % der Fälle zu einer effektiven und dauerhaften Refluxverhütung.

Das Leiomyom ist mit Abstand der häufigste gutartige Tumor der Speiseröhre. Lipome, Fibrome, Hämangiome, neurogene Tumoren und andere gutartige Tumore sind selten. Die Indikation zur chirurgischen Therapie gutartiger Tumoren ergibt sich weniger aus der Gefahr der malignen Entartung als vielmehr aus der Schwierigkeit der präoperativen Festlegung der Dignität der Tumoren. Intraluminale Tumoren können oft endoskopisch entfernt werden, intramurale Tumoren dagegen nur chirurgisch. In aller Regel lassen sich gutartige Tumoren stumpf aus der Speiseröhrenwand aushülsen, ohne daß es dabei zu einer Verletzung der Speiseröhrenmukosa kommt. Häufig kann dies thorakoskopisch erfolgen. Letalität und Morbidität sind extrem gering.

Bei den bösartigen Tumoren der Speiseröhre handelt es sich überwiegend um Plattenepithelkarzinome und Adenokarzinome. Dabei hat vor allem das Adenokarzinom der distalen Speiseröhre in den letzten Jahrzehnten nahezu epidemisch an Häufigkeit zugenommen. Exzessiver Alkohol- und Nikotinabusus sind die wichtigsten Risikofaktoren für ein Plattenepithelkarzinom der Speiseröhre. Der wichtigste Risikofaktor für das Entstehen eines Adenokarzinoms ist der Endobrachyösophagus oder Barrett-Ösophagus welcher sich bei ca. 10 % der Patienten mit chronischer Refluxkrankheit entwickelt. „Dysphagie" ist das Leitsymptom eines Ösophaguskarzinoms und erfordert bei allen Patienten, die älter als 40 Jahre sind, eine weiterführende Abklärung mittels Endoskopie und Biopsie. Bei histologischer Sicherung eines Ösophaguskarzinoms ist eine weiterführende Abklärung der Fernmetastasierung, der lokalen Resektabilität des Tumors und der physiologischen Operabilität des Patienten (Risikoanalyse) erforderlich. Die Operation eines Ösophaguskarzinoms ist immer dann sinnvoll, wenn aufgrund der präoperativen Diagnostik eine komplette Entfernung des Tumors möglich erscheint. Frühstadien können durch eine komplette chirurgische Resektion geheilt werden. Lokal fortgeschrittene Tumoren bedürfen einer präoperativen Vorbehandlung z. B. durch Radiochemotherapie. Bildet sich der Tumor unter dieser Therapie zurück, kann die chirurgische Resektion sekundär indiziert sein. Bei Patienten mit Fernmetastasen oder Tumoreinbruch ins Tracheobronchialsystem sind nur noch palliative Maßnahmen möglich. Die einfachste und rascheste palliative Therapie des Ösophaguskarzinoms ist die Überbrückung des Tumors bzw. der Tumorfistel durch einen endoskopisch eingelegten Maschendraht-, Metall- oder Plastikstent. Weitere palliative Maßnahmen sind die endoluminale Tumorvaporisierung durch Laser, perkutane kombinierte Radio-Chemotherapie, endoluminale Strahlentherapie (sogenanntes Afterloading), eine chirurgische Bypassoperation oder die Anlage einer Ernährungsfistel.

Literatur

Bumm R, Feußner , Bartels H, Stein HJ, Dittler HJ, Höfler H, Siewert JR (1997) Radical transhiatal esophagectomy with 2-field lymphadenectomy and endodissection for distal esophageal adenocarcinoma. World J Surg (in press)

Siewert JR (Hrsg) Breitner, Chirurgische Operationslehre, Bd. 4, Chirurgie des Abdomens 2: Oesophagus, Magen, Duodenum. Urban & Schwarzenberg, München-Wien-Baltimore 1989

Siewert JR, Harder M, Allgöwer M, Blum AL, Creutzfeldt W, Hollender LH, Peiper HJ (Hrsg) (1990) Chirurgische Gastroenterologie, 2. Aufl. Springer, Berlin Heidelberg New York Tokyo

Siewert JR, Hölscher AH, Bollschweiler E, Stein HJ, Fink U (1994) Chirurgie des Barrett-Carcinoms. Chirurg 65 : 102–109

Siewert JR, Fink U, Beckurts KTE, Roder JD (1994) Surgery of squamous cell carcinoma of the esophagus. Ann Oncol (Suppl 3) 5 : 1–7

Siewert JR, Stein HJ, Fink U (1996) Multimodality therapy for esophageal cancer. The Oncologist 1 : 210–218

Stein HJ, Feußner H, Kauer W, DeMeester TR, Siewert JR (1994) Alkaline gastroesophageal reflux: assessment by ambulatory esophageal aspiration and pH monitoring. Am J Surg 167 : 163–168

?

1. Welche Funktionsstörungen der Speiseröhre kennen Sie?
2. Definieren Sie den Begriff „Achalasie"!
3. Durch welches muskelschwache Dreieck tritt das Hypopharynxdivertikel aus?
4. Welche Formen der Refluxkrankheit kennen Sie?
5. Was ist ein Endobrachyösophagus?
6. Welche Schweregrade der endoskopisch sichtbaren Ösophagitis kennen Sie?
7. Was ist das Prinzip der Fundoplicatio?
8. Welche Grade der Ösophagusverätzungen kennen Sie?
9. Was ist die erste diagnostische Maßnahme bei der Ösophagusverätzung?
10. Was ist das Boerhaave-Syndrom?
11. An welcher Struktur orientiert sich die moderne Klassifikation des Ösophaguskarzinoms?
12. Nennen Sie Präkanzerosen des Ösophagus!
13. Was ist die beste Methode zum präoperativen Staging beim Ösophaguskarzinom?
14. Risikofaktoren für eine Ösophagektomie?
15. Was ist der Unterschied zwischen einer En-bloc-Ösophagektomie und einer transmediastinalen Ösophagektomie?
16. Wie kann man die Speiseröhrenpassage wiederherstellen?
17. Welches sind die palliativen therapeutischen Optionen beim Ösophaguskarzinom?

Zwerchfell 24

J. R. Siewert und H. J. Stein

24.1 Hiatushernien 570

24.2 Extrahiatale Hernien und Defekte 571

24.3 Zwerchfellverletzungen 572

Die ersten chirurgischen Bemühungen um das Zwerchfell erfolgten im Rahmen der Kriegschirurgie, in der es darum ging, Zwerchfellverletzungen zu behandeln (Ambroise Paré, Paris 1510–1590). Erst 300 Jahre später wurde das Zwerchfell anatomisch im Rahmen erster planmäßiger wissenschaftlicher Autopsien erobert. Hier sind die Namen des Anatomen Giovanni Morgagni (Padua, 1682–1771) und des Prager Chirurgen Victor Alexander Bochdalek (1801–1883) zu nennen. Nachdem diese anatomischen Voraussetzungen erarbeitet waren, konnte die sich entwickelnde Chirurgie auch Eingriffe am Zwerchfell planen und durchführen (Henry Bowditch 1847 in Boston). Zunächst galten die chirurgischen Bemühungen den Verletzungen und anatomischen Fehlbildungen. Erst sehr viel später und überwiegend nach dem 2. Weltkrieg begann die Chirurgie auch das Krankheitsbild der Hiatushernien zu erobern. Diese Eingriffe wurden extrem populär, bis sie durch die moderne Anti-Refluxchirurgie abgelöst wurden. Derzeit ist eine alleinige Hiatushernien-Korrektur nur noch bei den paraösophagealen Hiatushernien indiziert.

24.1 Hiatushernien

Unter einer Hiatushernie versteht man die Verlagerung von Kardia, kleineren oder größeren Magenabschnitten und evtl. benachbarten Strukturen durch den Hiatus oesophageus aus dem Bauchraum in den Thorax bzw. das Mediastinum.

Klassifikation. Man unterscheidet zwischen einer axialen und einer paraösophagealen Hiatushernie sowie einer Mischform (Abb. 24.1).

Die häufigste Hiatushernie ist die ***axiale Hernie*** oder ***Gleithernie***. Axial, weil sie der Längsachse des Ösophagus folgt; Gleithernie, weil ein partiell retroperitoneal gelegenes Organ (Ösophagus, Magenfundus) in das hintere Mediastinum prolabiert.

Diese Hernienform findet sich mit zunehmenden Alter immer häufiger, bei Patienten jenseits des 70. Lebensjahres ist zu 70 % mit einer axialen Hiatushernie zu rechnen.

Bei 10 % der Hiatushernien steht nicht die axiale Lockerung der Kardia im Vordergrund, sondern eine Verlagerung von Fundusteilen bis hin zum ganzen Magen („upside-down-stomach") in Mediastinum und Thorax.

Bei 80 % der paraösophagealen Hiatushernien findet man einen Hiatus communis, d. h. einen gemeinsamen Durchtritt von Ösophagus und Aorta durch das Zwerchfell. Es handelt sich um eine angeborene Fehlbildung. Die paraösophageale Hiatushernie neigt zur Progression und zu mechanischen Komplikationen, die bei der axialen Hiatushernie praktisch nie auftreten. Mechanische Komplikationen können eine venöse Stauung bis hin zur Strangulation des Magenfundus mit den Folgen einer Stauungsgastritis (Anämie!), peptische Ulzera oder gar einer Magenwandnekrose sein. Durch die Torquierung des Magens kann es auch zu Passagestörungen kommen. Eine daraus resultierende Stauung von Nahrung und Sekreten im intrathorakalen Magenanteil kann aufgrund mechanischer Verdrängungen zu „pektanginösen" kardialen Symptomen Anlaß geben. Mitunter findet man in Höhe des Hiatus oesophageus, d. h. des Bruchschnürringes, ein Ulcus ventriculi (sog. „riding ulcer").

Die ***gemischte Hiatushernie*** entsteht meist aus einer zunächst rein axialen Gleithernie, bei der sich im weiteren Verlauf zunehmend mehr Magenabschnitte durch den deutlich erweiterten Hiatus oesophageus nach paraösophageal verlagern.

Entscheidender Unterschied zur paraösophagealen Hernie ist die Intrathorakalverlagerung auch der Kardia. Reine paraösophageale Hernien sind selten, Mischhernien dagegen häufig.

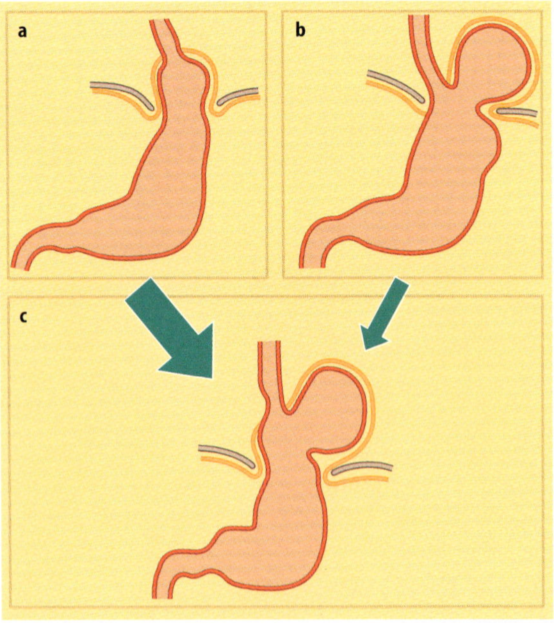

Abb. 24.1 a–c. Klassifikation der Hiatushernien: axiale (**a**), paraösophageale (**b**) und gemischte (**c**) Hiatushernie

Pathogenese. Pathogenetischer Hauptfaktor ist eine mit fortschreitendem Alter zunehmende Bindegewebsschwäche, die zu einer Lockerung der Fixation von Kardia und Magenfundus sowie zu einer Erweiterung des Hiatus oesophageus führt. Als Stabilisatoren von Kardia und Magenfundus sind die Membrana oesophagophrenica, die retroperitoneale Fixation des Magenfundus, das Lig. gastrophrenicum und die A. gastrica sinistra anzusehen.

Diagnostik. Mit Hilfe der ***Röntgendiagnostik*** kann die topographische Anatomie der Kardiaregion am sichersten dargestellt werden. Auch endoskopisch kann die Diagnose einer axialen Hiatushernie sicher gestellt werden. Die Differenzierung zwischen einer reinen paraösophagealen Hernie und einer Mischhernie gelingt endoskopisch dagegen nur schwer.

> **!** Hiatushernien sind eine Domäne der Röntgendiagnostik.

Wichtig ist immer der Ausschluß bzw. Nachweis einer begleitenden Refluxkrankheit. Beim endoskopischen Nachweis einer Ösophagitis kann die Refluxkrankheit als bewiesen gelten, anderenfalls ist eine Langzeit-pH-Metrie indiziert (s. Kap. 23.5).

Therapie. Während die axiale Hiatushernie als solche praktisch niemals eine chirurgische Indikation darstellt, gelten reine paraösophageale Hiatushernien und Mischhernien als Operationsindikation.

Unumstritten ist die Indikation im Falle von Komplikationen, aber auch unter prophylaktischen Gesichtspunkten (Vermeidung von wahrscheinlichen Komplikationen) ist die Sanierung dieser Hernientypen zu empfehlen.

Da die ***axiale Hiatushernie*** nur bei gleichzeitiger schwerer Refluxkrankheit eine Operationsindikation darstellt, steht als Therapie die Fundoplicatio ganz im Vordergrund.

> **!** Therapieprinzip bei der ***paraösophagealen Mischhernie*** ist die bleibende Reposition des prolabierten Magens.

Der Bruchsack kann belassen, die Bruchlücke muß sicher verschlossen werden. Beim Hiatus communis kann dies technisch schwierig sein. Zur Deckung des Bruchlückenverschlusses kann der Magenfundus benutzt werden (Fundopexie). Nur bei sehr großen Hernien ist eine zusätzliche hintere Gastropexie notwendig.

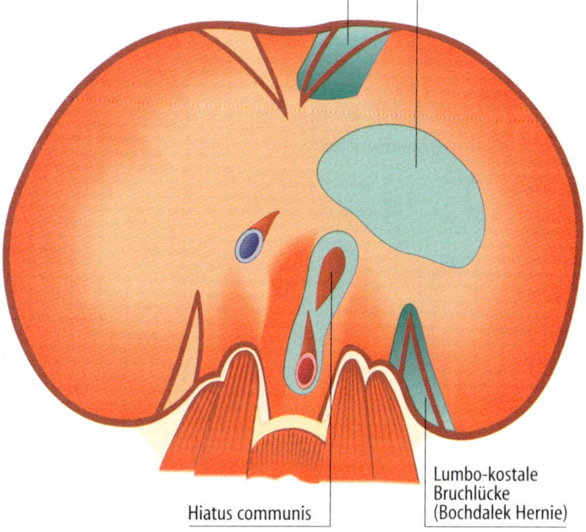

Abb. 24.2. Extrahiatale Bruchlücken des Zwerchfells

24.2 Extrahiatale Hernien und Defekte

> **!** Bevorzugte Lokalisation für extrahiatale Hernien sind kongenital schwache Areale, wie das vordere Trigonum sternocostale (sog. Morgagni[1]-Hernie) und das hintere Trigonum costolumbale (sog. Bochdalek[2]-Hernie).

Durch diese Defekte können Dünn- und Dickdarm prolabieren. Sie werden häufig nur zufällig entdeckt (Abb. 24.2).

Angeborene Zwerchfelldefekte finden sich im Centrum tendineum mit Bevorzugung des linken Zwerchfells. Selten findet man im pädiatrischen Krankengut eine totale Aplasie (s. Kap. 41). Die Atrophie des Zwerchfells, die zur ***Relaxatio diaphragmatica*** führt, kann bereits beim Neugeborenen als Folge mangelhafter Muskeleinsprossung in die pleuroperitoneale Membran und nach geburtstraumatischer Phrenikusparese vorkommen. Bei Erwachsenen werden asymptomatische Formen als Zufallsbefund entdeckt, sie können oft Folge einer Phrenikusparese sein. Eine chirurgische Indikation ist nur bei überzeugender Symptomatik gegeben. Das Verfahren der Wahl ist die transthorakale Duplikatur und Raffung des Zwerchfells. Diese Maßnahme kann lediglich die Organverlagerung, nicht aber die diaphragmale Funktion beeinflussen.

---

[1] Giovanni B. Morgagni, Anatom, Padua 1682–1771
[2] Victor A. Bochdalek, Chirurg, Prag 1801–1883

24.3 Zwerchfellverletzungen

!

Zwerchfellrupturen entstehen vor allem beim stumpfen Bauchtrauma. Sie sind überwiegend links lokalisiert, weil das rechte Zwerchfell durch die Leber geschützt ist.

Häufig aber werden rechtsseitige Zwerchfellrupturen aufgrund der Tamponade der Leber nicht entdeckt. Eine linksseitige Zwerchfellruptur kann ebenfalls klinisch symptomlos verlaufen. Insbesondere bei polytraumatisierten Patienten, die beatmet werden müssen, erfolgt die Diagnose einer Zwerchfellruptur meist verzögert.

Die Diagnose der Ruptur ergibt gleichzeitig auch die Indikation zur chirurgischen Therapie, weil eine teilweise oder komplette Verlagerung intraabdominaler Organe in den Thorax nicht zu vermeiden ist. Frische Zwerchfellrupturen werden transabdominal angegangen und durch direkte Naht verschlossen. Ältere Zwerchfellrupturen werden besser transthorakal freigelegt, um auf diese Weise eine übersichtliche Freipräparation der prolabierten Abdominalorgane zu ermöglichen. Ist ein Direktverschluß des Zwerchfells nicht möglich, kommen alloplastische Materialien (z. B. Vicrylnetz) zum Einsatz.

•••

Das Zwerchfell ist eine fibromuskuläre Struktur welche den Brustraum vom Bauchraum trennt und beim Menschen einen wesentlichen Teil der Atemmuskulatur bildet. Es setzt sich aus den folgenden 3 Muskelgruppen zusammen:

- Pars sternalis
- Pars costalis
- Pars lumbalis (mit crus mediale und laterale)

Öffnungen zwischen den einzelnen Muskelgruppen ermöglichen den Durchtritt von Aorta (Hiatus aorticus), Vena cava (Foramen venae cavae) und Ösophagus (Hiatus oesophageus).

Die arterielle Gefäßversorgung des Zwerchfells erfolgt über die Aa. phrenicae aus der A. mammaria interna und der Aorta abdominalis. Dorsale Zerchfellabschnitte werden variabel auch aus direkten Ästen der thorakalen Aorta versorgt. Die motorische Versorgung erfolgt durch die Nn. phrenici aus dem Plexus cervicalis. Sensorische Äste stammen aus den Interkostalnerven.

Hiatushernien, extrahiatale Hernien und angeborene Defekte sowie Zwerchfellverletzungen stellen die wesentlichen chirurgischen Erkrankungen des Zwerchfells dar. Die Diagnostik von Zwerchfellerkrankungen ist eine Domäne der Röntgendiagnostik. Eine chirurgische Therapie ist immer indiziert bei paraösophagealen Hernien, Mischhernien, extrahiatalen Hernien und Zwerchfellverletzungen. Die Therapie besteht in einer Reposition des Bruchinhalts und einem sicheren Verschluß der Zwerchfell-Lücke. Bei der axialen Hernie ist die Indikation zur chirurgischen Therapie nur bei gleichzeitig bestehender medikamentös nicht beherrschbarer Refluxkrankheit und hohem Leidensdruck des Patienten gegeben. Therapeutisch steht hier die Fundoplicatio im Vordergrund. Bei der Relaxatio diaphragmatica ist eine Zwerchfellraffung nur bei überzeugender Symptomatik indiziert.

Literatur

Jamieson GG (ed) (1988) Surgery of the esophagus. Churchill Livingstone, Edinburgh London Melbourne New York

Siewert JR (Hrsg) (1989) Breitner – Chirurgische Operationslehre, Bd. IV. Urban & Schwarzenberg, München Wien Baltimore

Siewert JR, Blum AL, Waldeck F (Hrsg) (1976) Funktionsstörungen der Speiseröhre. Springer, Berlin Heidelberg New York

Siewert JR, Harder F, Allgöwer M, Blum AL, Creutzfeldt W, Hollender LF, Peiper HJ (Hrsg) (1990) Chirurgische Gastroenterologie. Springer, Berlin Heidelberg New York Tokyo

Skinner DB, Belsey RHR (eds) (1988) Management of esophageal disease. WB Saunders, Philadelphia London Toronto Montreal Sydney Tokyo

?

1. Welche Formen der Hiatushernie kennen Sie?
2. Definieren Sie den Begriff „Gleithernie"!
3. Was sind die Komplikationen der paraösophagealen Hiatushernie?
4. Wo liegt die Bochdalek-Hernie, wo die Morgagni-Hernie?

Magen und Duodenum 25

J. R. Siewert, A. H. Hölscher, J. D. Roder

25.1 Pathophysiologie 574
25.1.1 Chirurgische Anatomie 574
25.1.2 Magenmotilität 575
25.1.3 Magensekretion 576
25.1.4 Funktion des Duodenums 577

25.2 Fehlbildungen 577
25.2.1 Angeborene Stenosen 577
25.2.2 Divertikel 577
25.2.3 Weitere Duodenalstenosen 578

25.3 Verletzungen 578
25.3.1 Fremdkörper 578
25.3.2 Traumatische Magenperforation 579
25.3.3 Verätzungen 579

25.4 Ulkuskrankheit 579
25.4.1 Pathogenese der Ulkuskrankheit 580
25.4.2 Ulcus ventriculi 581
25.4.3 Ulcus duodeni 587

25.5 Ulkuskomplikationen 590
25.5.1 Blutung 590
25.5.2 Perforation 591
25.5.3 Magenausgangsstenose 592

25.6 Gutartige Tumoren 593

25.7 Magenkarzinom 594
25.7.1 Pathologische Anatomie 594
25.7.2 Metastasierungswege 596
25.7.3 Klassifikation (Staging) 597
25.7.4 Epidemiologie 598
25.7.5 Chirurgische Diagnostik 599
25.7.6 Indikationsstellung 600
25.7.7 Chirurgische Verfahrenswahl 600
25.7.8 Rekonstruktion nach Gastrektomie (Magenersatz) 601
25.7.9 Operationsrisiko 603
25.7.10 Folgekrankheiten nach Gastrektomie 603
25.7.11 Ergebnisse 604
25.7.12 Primäre Magenlymphome 606

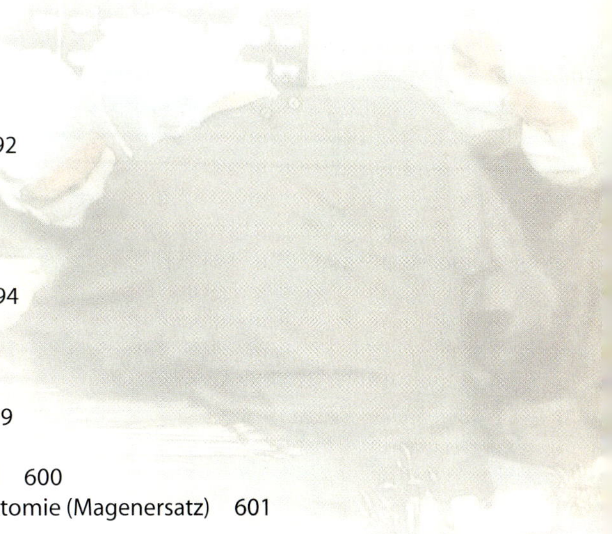

Am Beginn der Abdominalchirurgie steht die Magenchirurgie. Der Vater der modernen Chirurgie, Theodor Billroth, hat diese Ära mit der ersten erfolgreichen Magenresektion 1882 eingeleitet. Diese Resektion erfolgte wegen eines Antrumkarzinoms. Zuvor hatten bereits Péan in Paris und Rydigier in Krakau beim Ulcus ventriculi Magenresektionen, leider mit letalem Ausgang, vorgenommen. Noch heute gilt die Magenresektion als das Gesellenstück der Chirurgie und stellt den letzten Schritt in der Ausbildung des chirurgischen Assistenten zum Facharzt dar.
Die Magenchirurgie hat nach dem Kriege einen enormen Wandel erfahren. Über 70 Jahre stand die konventionelle Magenresektion – ganz im Sinne Billroths – im Zentrum der Magenchirurgie; egal, ob ein Ulkus oder ein Magenkarzinom entfernt wurde. Dann trennten sich die Wege. Die Ulkuschirurgie entwickelte sich zu einer sog. bionomen Operation, die den Magen zu erhalten und nur die Säure zu reduzieren trachtete. Ausdruck dieser Entwicklung sind die verschiedenen Techniken der Vagotomie (Dragstedt, Holle). Obwohl diese Chirurgie immer sicherer und erfolgreicher wurde, ist sie heute als Folge neuer Erkenntnisse in der Pathogenese der Ulkuskrankheit (Helicobacter pylori) durch eine potente konservative Therapie fast vollständig aus dem chirurgischen Alltag verdrängt worden. Nur bei den Komplikationen ist der Chirurg unverändert gefordert.
Die Chirurgie des Magenkarzinoms dagegen wurde immer radikaler und aufwendiger. Sie entdeckte die sog. dritte Dimension, nicht nur im Bereich des Tumorbettes, sondern auch im Bereich der Lymphabflußwege. Die sog. systematische Lymphadenektomie wurde als wichtiges Therapieprinzip entwickelt. Auf diese Weise wurde das sog. „chirurgische Fenster" für eine erfolgreiche Therapie zumindest in den Tumorstadien I und II des Magenkarzinoms geöffnet. Multimodale Therapieprinzipien sind in den fortgeschritteneren Stadien an die Seite der Chirurgie getreten. Aktuelle epidemiologische Entwicklungen – wie die Zunahme der Kardiakarzinome und der diffusen Karzinome – machen die Magenkarzinom-Chirurgie immer aufwendiger und zu einer unverändert großen Herausforderung.

25.1 Pathophysiologie

Magenfunktion. Der Magen ist ein Organ mit Reservoir-, Verdauungs- bzw. Durchmischungs- und Transportfunktion. Er hat die Aufgabe, die Speise zu speichern und nach Durchmischung, Andauung und Zerkleinerung portioniert an das Duodenum weiterzugeben.

25.1.1 Chirurgische Anatomie

Der Magen stellt eine sackartige Erweiterung des oberen Verdauungstraktes zwischen dem unteren Ösophagussphinkter und dem Pylorus dar. Als anatomische Bezirke werden ***Kardia, Fundus, Korpus*** und ***Antrum*** unterschieden (Abb. 25.1). Aus onkologischer Sicht er-

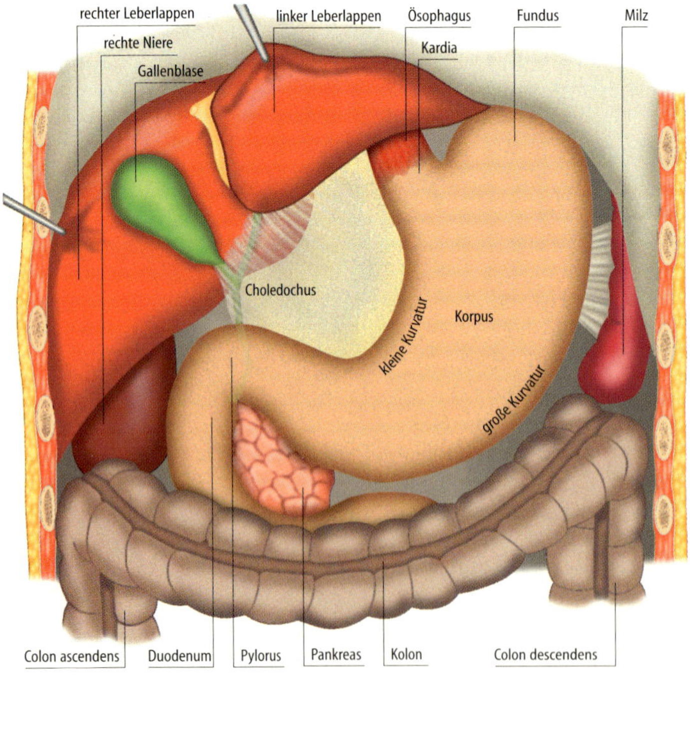

Abb. 25.1. Allgemeine Topographie des Magens

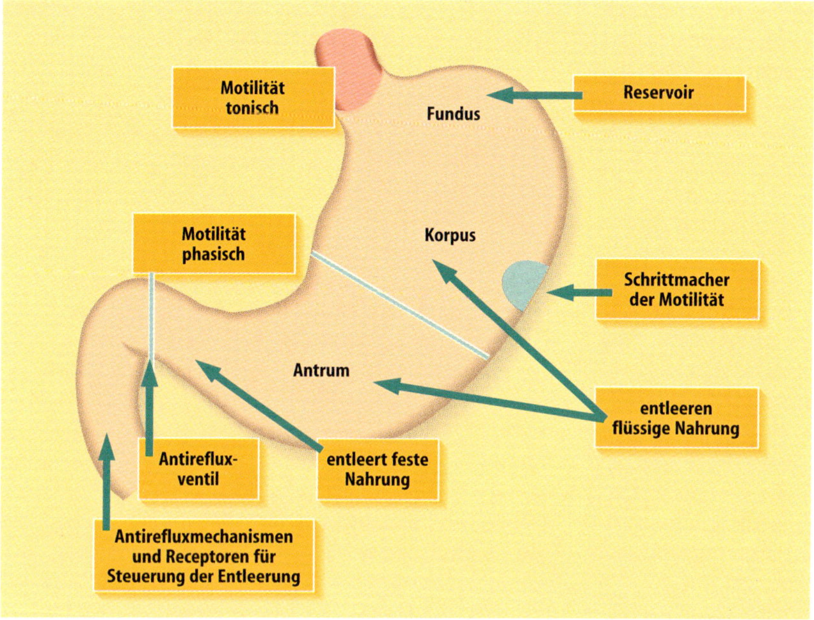

Abb. 25.2. Funktionelle Gliederung der Magen-Duodenum-Motilität

folgt die Aufteilung in ein ***oberes, mittleres und unteres Magendrittel.*** Der Magen ist an seinen beiden Polen, der Kardia und dem gastroduodenalen Übergang am Retroperitoneum fixiert. Für die chirurgische Präparation sind die kleine und die große Kurvatur als Eintrittsstellen der Magendurchblutung besonders wichtig. Die Vaskularisation erfolgt minorseitig über die A. gastrica dextra (aus der A. hepatica propria) und A. gastrica sinistra (aus der A. hepatica communis) und majorseitig über die A. gastroepiploica dextra (aus der A. gastroduodenalis) und A. gastroepiploica sinistra (aus der A. lienalis). Die neurale Versorgung des Magens verläuft über das autonome Nervensystem. Die wichtige parasympathische Innervation erfolgt über den ***N. vagus.*** Die anatomische Basis der Magenmotilität bildet die Muscularis propria, an der eine äußere longitudinale, eine mittlere zirkuläre und eine innere schräg verlaufende Schicht unterschieden werden. Die longitudinale Schicht bildet 2 breite Bänder entlang der großen und der kleinen Kurvatur. Senkrecht dazu verläuft die Ringmuskelschicht, die jedoch den Bereich des gastroösophagealen Übergangs ausläßt.

25.1.2 Magenmotilität

Physiologie

Der Magen weist hinsichtlich seiner Motilität eine funktionelle Zweiteilung auf (Abb. 25.2): Der Magenfundus führt überwiegend tonische Wandbewegungen aus, das Antrum zeigt eine ausgeprägte phasische Aktivität. Gelangt aufgenommene Nahrung in den Magen, so kommt es im Fundusbereich zunächst zu einer nerval vermittelten, sog. ***rezeptiven Relaxation,*** die die entscheidende Voraussetzung für die ***Reservoirfunktion*** des Magens darstellt. Nach Nahrungsaufnahme wird der Mageneingang durch Druckanstieg im unteren Ösophagussphinkter stärker verschlossen und der Fundus kann dann einen tonischen Druck auf den Mageninhalt ausüben. Der antrale Teil des Magens zeigt eine kontinuierliche ***phasische Aktivität,*** die der ***Durchmischung*** des Mageninhaltes dient. Im weiteren Verlauf wird der inzwischen isoosmotisch gewordene Mageninhalt portionsweise in das Duodenum abgegeben. Dieser Vorgang beruht auf der koordinierten Motilität von Antrum, Pylorus und Duodenum, die auch einen Reflux von Duodenalinhalt in den Magen verhindert. Flüssige Bestandteile werden von Korpus und Antrum schneller entleert als feste, für deren Entleerung vorwiegend das distale Antrum verantwortlich ist.

Auch in der Nüchternphase kommt es zu starken propulsiven Magenbewegungen, die ihren Ausgang vom sog. Magenschrittmacher – gelegen im Korpus nahe der großen Kurvatur – haben. Die dort ca. 3mal pro Minute erzeugten elektrischen Impulse, dem sog. ***interdigestiven myoelektrischen Komplex,*** verlaufen über den gesamten Magen-Dünndarm-Bereich in aboraler Richtung hinweg (sog. „housekeeper").

Pathophysiologie

Die Pathophysiologie der Magenmotilität läßt sich in ***Entleerungsstörungen*** und in Störungen durch einen ***duodenogastraler Reflux*** einteilen.

Magenentleerungsverzögerung. Eine Verzögerung der Magenentleerung kommt vor allem bei mechanischen Hindernissen am Magenausgang vor, aber auch bei Innervationsstörungen wie beim Diabetes mellitus. Folge einer mangelhaften Magenentleerung sind Erbrechen und bei längerem Bestehen Ernährungsstörungen. Eine ausgeprägte Stase kann auch zu einem Ulcus ventriculi führen.

Beschleunigte Magenentleerung. Normalerweise werden im Duodenum kleine, vom Magen kommende, saure Nahrungsportionen durch die Alkalisekretion des Pankreas, der Leber und des Duodenums vollständig neutralisiert. Bei beschleunigter Magenentleerung kann dieser Mechanismus gestört sein, so daß es zu einer Übersäuerung des Duodenums mit der Gefahr eines Ulcus duodeni kommt. Durch sturzartige Entleerung von flüssigen Bestandteilen, die einen hohen osmotischen Druck aufweisen, z. B. nach Magenresektion, kann es zum ***Dumping-Syndrom*** kommen (s. S. 603). Das Dumping-Syndrom entsteht aufgrund von 3 ursächlichen Mechanismen:

- der überstürzten Magenentleerung mit ihren mechanischen Folgen (Dehnung),
- dem Eintritt hyperosmolarer Lösung in den Dünndarm und
- der zu raschen Kohlenhydratresorption.

Duodenogastraler Reflux. Die Ursache eines gesteigerten duodenogastralen Refluxes ist in einer ungenügenden Pylorusfunktion sowie in einer unkoordinierten Antrum- und Duodenalmotilität zu suchen. Ein kontinuierlicher Kontakt der Magenmukosa mit Duodenalsaft (Gallensäure und Pankreassekret) kann ulzerogen wirken.

25.1.3 Magensekretion

Physiologie

Die Magensekretion hat die Aufgabe, den Verdauungsprozeß, der mit der Durchmischung der aufgenommenen Nahrung mit Speichel eingeleitet wurde, fortzusetzen. Die Sekretionsleistung des Magens umfaßt die luminale Sekretion von Schleim, Elektrolyten, Säure, Pepsinogen, des Intrinsic factors und auch die luminale Freisetzung des im Antrum gebildeten Gastrins und der Gewebshormone Somatostatin und Histamin.

Bildungsorte. Die Säurebildung erfolgt in den ***Parietalzellen*** (Belegzellen) der Korpusschleimhaut. Diese befinden sich, von schleimbildenden Zellen umgeben, überwiegend im Bereich des mittleren Drittels der Korpusschleimhautdrüsen. Der Unterschied zwischen der Wasserstoffionen-Konzentration im Magenlumen und der im Interstitium oder im Blut beträgt $3 \times 10^6 : 1$. Das ***Pepsinogen*** wird vorwiegend in den im unteren Drittel der Korpusschleimhautdrüsen lokalisierten ***Hauptzellen*** gebildet und in Gegenwart von Säure in aktives Pepsin umgewandelt. Der ***Intrinsic factor*** wird wie die Säure in den ***Parietalzellen*** gebildet. Er führt oral aufgenommenes Vitamin B12 (Extrinsic factor) durch Komplexbildung in eine im terminalen Ileum resorbierbare Form über.

Regulation. Die Regulation der Säuresekretion unterliegt einem komplexen Steuerungsmechanismus, dessen Funktion vom Ausmaß der Schleimhautdurchblutung, von zentralen und lokalen nervalen Stimuli, von Gewebshormonen und humoralen Faktoren abhängt. Nach der ***Dreikomponententheorie*** von Grossman besitzt die Parietalzelle je einen Rezeptor für Azetylcholin, Histamin und Gastrin. Jeder dieser 3 Faktoren kann für sich allein die Parietalzelle zur Säuresekretion stimulieren, eine Addition dieser Stimuli verstärkt die Säurebildung noch. Der spezifische Antagonist des Azetylcholinrezeptors ist das Atropin; durch Vagotomie wird die Stimulierbarkeit des Rezeptors reduziert. Der Histaminrezeptor kann durch H_2-Blocker antagonisiert werden. Die Gastrinsekretion läßt sich durch Antrektomie beeinflussen.

Es werden drei Phasen der Säuresekretion unterschieden:

- Die erste, sog. ***zephale Phase*** ist rein vagal vermittelt und wird bereits vor der Nahrungsaufnahme durch psychische Reize wie Betrachten, Riechen oder Schmecken der aufzunehmenden Nahrung ausgelöst.
- Die zweite, gastrale oder ***antrale Phase*** beginnt mit dem Nahrungseintritt in den Magen und wird vorwiegend humoral über Gastrin und nerval über cholinergische Impulse gesteuert. Auslösendes Moment dieser Gastrinfreisetzung ist dabei die durch die Nahrungsaufnahme bedingte Magendehnung.
- Die dritte, sog. ***intestinale Phase*** der Magensekretion beschreibt eine Stimulation der Säuresekretion durch den Eintritt der Nahrung in den Dünndarm. Der physiologische Stellenwert dieser 1–3 h postprandial einsetzenden Sekretion ist unbekannt.

Pathophysiologie

Die Säuresekretion ist gesteigert entweder beim Überwiegen der stimulatorischen Prinzipien (z. B. Gastrinom, Ulcus duodeni), bei ungenügendem Abbau der stimulatorischen Prinzipien (z. B. Leberzirrhose, Niereninsuffizienz) und beim Ausfall der inhibitorischen Mechanismen (z. B. Dünndarmresektion). Die Säuresekretion ist vermindert bei einer Reduktion der Parietalzell- und Hauptzellmasse nach resezierenden Eingriffen, im Gefolge entzündlicher oder immunologischer Prozesse (Gastritis, perniziöse Anämie) und bei Tumoren, die im Übermaß Hemmer der Säure- und Pepsinsekretion produzieren.

25.1.4 Funktion des Duodenums

Die vier Hauptaufgaben des Duodenums sind
- die ***Neutralisation*** der Säure,
- die Herbeiführung der ***Isotonizität*** des Duodenalinhaltes,
- die beginnende ***Verdauung*** und
- die ***Resorption***.

Die Verdauung im Duodenum wird durch die Sekretion von Cholecystokinin (CCK), Sekretin und pankreatischem Polypeptid (PP) stimuliert und durch die Stimulation der Pankreassekretion und der Gallenblasenkontraktion unterstützt. Im Duodenum findet bereits eine Resorption von Monosacchariden, Aminosäuren, kurzkettigen Fettsäuren, Eisen und Kalzium statt. Diese Funktionen des Duodenums sind wichtig für die Entscheidung über die Erhaltung oder Ausschaltung der Duodenalpassage nach resezierenden Eingriffen.

25.2 Fehlbildungen

25.2.1 Angeborene Stenosen

Pylorusstenose

Eine typische Fehlbildung im ***Säuglingsalter*** (1.–3. Woche nach der Geburt) ist die Pylorusstenose, die vorwiegend bei Knaben vorkommt. Die Ätiologie ist unbekannt. Klinisch steht das schwallartige, nicht gallige Erbrechen nach jeder Mahlzeit im Vordergrund; die Folgen sind Gewichtsabnahme, Exsikkose und Alkalose. Im Abdomenleerbild findet sich eine große Magenblase, die Pylorusstenose kann mit Kontrastmittel-Röntgen dargestellt werden. Die Therapie besteht in der Pyloromyotomie (s. Kap. 41 Kinderchirurgie).

Duodenalatresie

Der ***komplette Verschluß*** des Duodenallumens hat seine Ursache in einer unvollständigen Rekanalisation des Duodenallumens während der Embryonalentwicklung vom dritten Monat an. Den sog. ***Membranstenosen*** liegt bei gleicher Ursache ein inkompletter Verschluß der Lichtung durch eine dünne Membran zugrunde, meist mit einer zentralen Öffnung. Die Symptomatik und Diagnostik entspricht der Pylorusstenose außer hinsichtlich der typischen ***Gallebeimengung*** zum Erbrochenen, da die Atresien meist aboral der Papille gelegen sind. Bei kompletter Stenose besteht die Therapie in einer Umgehungsanastomose durch Duodenojejunostomie; Membranstenosen können eventuell endoskopisch abgetragen werden.

Pancreas anulare

> Das Pancreas anulare ist eine ringförmige Anordnung von Pankreasgewebe um die Pars descendens des Duodenums.

Ursache ist auch hier eine entwicklungsgeschichtliche Störung der embryonalen Pankreasanlage. Patienten mit Pancreas anulare können zeitlebens asymptomatisch bleiben; bei Auftreten einer Stenosesymptomatik ist die 3. bis 4. Lebensdekade bevorzugt. Die Diagnostik erfolgt durch ERCP und CT. Die Therapie der Wahl besteht bei symptomatischen Patienten in einer Umgehungsanastomose (s. oben).

Volvulus

> Ein Volvulus des Magens besteht dann, wenn das Organ um mindestens 180° gedreht ist.

Diese Drehung kann um die Längs- oder Querachse erfolgen. Ursache ist ein abnorm langer Bandapparat der peritonealen Fixation. Der akute Volvulus äußert sich als akutes Abdomen mit Stenosesymptomatik, der chronische Volvulus führt zu Oberbauchbeschwerden und Brechreiz. Die operative Therapie besteht in der Derotation und Gastropexie (s. Kap. akutes Abdomen).

25.2.2 Divertikel

> Divertikel sind Ausstülpungen der Magen- oder Duodenalwand, wobei sich meist die ganze Wand, gelegentlich aber auch nur einige Schichten durch die Längsmuskulatur nach außen stülpen.

Ähnlich wie am Ösophagus werden ***Pulsionsdivertikel*** von Traktionsdivertikeln, die durch Nachbarschaftsprozesse hervorgerufen werden, unterschieden. Die häufigste Divertikellokalisation am Magen ist subkardial, weitere Lokalisationen sind präpylorisch und an der großen Kurvatur. Die meisten Divertikel bleiben asymptomatisch; durch ventilartige Verlegung des Divertikelhalses kann es jedoch zu Druckgefühl und epigastrischen Schmerzen kommen (Tabelle 25.1). Die Diagnose wird röntgenologisch oder endoskopisch gestellt. Die Therapie ist nur bei symptomatischen Di-

Tabelle 25.1. Komplikationen bei Magen- und Duodenaldivertikeln

- Divertikulitis bzw. Ulkus im Divertikel
- Divertikelperforation
- Divertikelblutung
- Duodeno- oder gastrokolische Fistel
- Extrahepatische Cholestase (Duodenum)
- Pankreatitis (Duodenum)

Tabelle 25.2. Differentialdiagnose der Duodenalstenosen

- Ulcus duodeni (postpylorische Magenausgangsstenose)
- Tumorstenosen
- Duodenalatresie und Membranstenosen
- Pancreas anulare
- Arteriomesenteriale Kompression
- Paraduodenale Hernie
- Chronische Pankreatitis
- Morbus Crohn

vertikeln indiziert und besteht in der Divertikelabtragung.

Am Duodenum können je nach Lage des Divertikels ***extra- und intraluminale Divertikel*** unterschieden werden. Bei letzteren handelt es sich um taschenartige Mukosaduplikaturen innerhalb des Lumens, die aus angeborenen, mehr oder weniger hochgradigen Membranverschlüssen des Duodenums entstehen (s. Kap. 25.2.1 Duodenalatresie). Die extraluminalen Divertikel liegen zu 95 % an der Konkavseite des Duodenums und sind am häufigsten juxtapapillär, also in unmittelbarer Nähe zur Papille lokalisiert. Die Divertikel können röntgenologisch oder endoskopisch dargestellt werden und führen nur in seltenen Fällen zu einer obstruktiven Symptomatik (s. Tabelle 25.1). Das operative Vorgehen ist nur bei symptomatischen Divertikeln indiziert und besteht in der Divertikelabtragung. Intraluminale Divertikel können endoskopisch abgetragen werden.

25.2.3 Weitere Duodenalstenosen

Die Differentialdiagnose der Duodenalstenosen ist in Tabelle 25.2 dargestellt. Eine seltene Ursache ist der ***Morbus Crohn***, insbesondere mit isoliertem Befall des Duodenums. Dagegen sind Duodenalstenosen in Zusammenhang mit einer ***chronischen Pankreatitis*** häufiger. Die Ursachen für diese Stenosen liegen in einer chronischen Duodenalwandentzündung, die vom Pankreaskopf übergreift und zu einer Muskeldestruktion mit Lumenstenosierung führt. Bei erfolglosem konservativen Therapieversuch ist die Gastrojejunostomie indiziert.

Bei der seltenen ***arteriomesenterialen Kompression*** handelt es sich um eine Stenose des Duodenums in der Zwinge zwischen Aorta und A. mesenterica superior. Dieses Krankheitsbild ist gekennzeichnet durch lageabhängige intermittierende Obstruktionssymptome des oberen Gastrointestinaltraktes. Da die Ausdünnung der retroperitonealen Fettlager eine pathogenetisch wichtige Voraussetzung ist, werden fast nur Personen mit asthenischem Habitus symptomatisch. Entsprechend zielt die konservative Therapie auf eine Erhöhung des Körpergewichtes, die chirurgische Therapie besteht in der Umgehungsanastomose (s. oben).

Die ***paraduodenale Hernie*** wird hervorgerufen durch einen Bruchsack, der von der retroperitonealen Eintrittspforte des Duodenums am Treitz[1]-Band ausgeht. Die Einklemmung von Darmschlingen in diese Hernie kann zu einer Duodenalkompression und einem Ileus führen. Die Therapie besteht in der Reposition des Dünndarms und dem Verschluß der Bruchpforte.

Duodenalstenosen durch Ulzera oder Tumoren werden in den entsprechenden Kapiteln beschrieben.

25.3 Verletzungen

25.3.1 Fremdkörper

Fremdkörper im Magen sind nahrungsfremde Gegenstände, die aufgrund ihrer Ausmaße oder ihrer Beschaffenheit zum Verhalt oder zu Wandverletzungen führen können.

Versehentliches Verschlucken tritt vorwiegend im Kindesalter auf; durch Unachtsamkeit können jedoch auch von Erwachsenen kleinere Gegenstände verschluckt werden. Absichtliches Verschlucken von z. T. gefährlich aussehenden Gegenständen findet sich bei psychisch Kranken, Betrunkenen, Gefangenen oder Drogenkurieren. Iatrogene Fremdkörper, die verschluckt werden, sind z. B. kleines Instrumentarium beim Zahnarzt oder abgerissene Magensonden. Schließlich können Fremdkörper wie alte Granatsplitter, Geschosse oder prothetisches Material transmural in den Magen-Darm-Trakt einbrechen.

Die Diagnostik umfaßt die genaue Anamnese, die Inspektion des Rachens, des Halses und des Abdomens. Dabei geht es um die Feststellung von Sekundäreffekten der Fremdkörper wie Auslösung von ***Blutungen, Obstruktionen*** oder ***Perforationen.*** Zum Fremdkörpernachweis in Ösophagus und Magen ist das Rönt-

[1] Wenzel Treitz, Pathologe, Krakau, Prag, 1819–1872

genübersichtsbild von Thorax und Abdomen in 2 Ebenen der erste Schritt. Damit können die Lage und Anzahl schattengebender Fremdkörper bestimmt und Hinweise für einen Ileus oder eine Perforation gewonnen werden. Bei nicht schattengebenden Fremdkörpern oder Verdacht auf Penetration der Magenwand ist eine Röntgenuntersuchung mit wasserlöslichem Kontrastmittel hilfreich.

Die engste Stelle im Gastrointestinaltrakt ist der Ösophagusmund, nicht Kardia oder Pylorus. Beim Kind verlassen ca. 90 %, beim Erwachsenen etwa 60 % der verschluckten Fremdkörper den Verdauungstrakt spontan. Die mittlere Passagezeit beträgt ca. 5 Tage.

!

Die drei Komplikationen durch Fremdkörper sind Blutung, Obstruktion und Perforation.

Jeder peroral in den Magen gelangte Fremdkörper kann endoskopisch peroral aus dem Magen entfernt werden, vorausgesetzt, er hat seine Form nicht verändert und die Wand nicht perforiert. Daher steht der ***gastroskopische Extraktionsversuch*** ganz im Vordergrund der Behandlung. Nur bei frustranen endoskopischen Bemühungen oder Fremdkörperkomplikationen besteht eine Indikation zum operativen Vorgehen. Dabei wird der Fremdkörper über eine ***Gastrotomie*** entfernt, eventuelle Blutungen werden umstochen, Perforationen übernäht.

25.3.2 Traumatische Magenperforation

Traumatische Läsionen oder Rupturen des Magens sind wegen seiner geschützten Lage im Oberbauch selten. Sie treten auf bei stumpfem oder penetrierendem Oberbauchtrauma, grundsätzlich auch bei endoskopischen Maßnahmen, z. B. Fremdkörperextraktionen oder bei Fehlintubationen. Die Diagnostik besteht in einer Abdomenleeraufnahme oder Röntgenkontrastmitteldarstellung der Perforationsstelle. Abgesehen von einer gedeckten, asymptomatischen Perforation muß die traumatische Magenperforation durch Exzision der Wundränder und Übernähung behandelt werden.

25.3.3 Verätzungen

Die ***Magenläsionen*** finden sich abhängig vom Füllungszustand des Organs und der Lagerung des Patienten zum Zeitpunkt der Ingestion ***besonders kleinkurvaturseitig*** entlang der Magenstraße und ***präpylorisch.*** Die Einwirkung der chemischen Substanz führt zu einem Pylorusspasmus unterschiedlicher Dauer und dadurch zur Ansammlung der Substanz im Antrum und distalen Corpus ventriculi. Bei Voroperationen am Magen, z. B. Billroth-II-Resektion, können bei sehr viel schnellerer Passage der Substanz frühzeitig Schädigungen tieferer Darmabschnitte erfolgen. Die radiologische Untersuchung mit Thorax- und Abdomenleeraufnahme oder Kontrastmitteldarstellung kann nur eine Aussage hinsichtlich einer Perforation machen. Für die Beurteilung der Ausdehnung und Tiefe der Verätzung ist die Endoskopie unerläßlich. Endoskopische Befunde und allgemeine Therapie s. Kap. Speiseröhre, ebenda zu Definition, Epidemiologie, Pathologie und Klassifikation.

!

Eine primäre ***Operationsindikation*** besteht bei der gesicherten Perforation und bei der endoskopisch nachgewiesenen „schwersten" Verätzung.

Zeigt sich bei der Laparotomie eine komplette transmurale Magenverätzung, wird der Patient gastrektomiert. Der Duodenal- und distale Ösophagusstumpf werden blind verschlossen und eine Speichelfistel sowie eine Ernährungssonde eingenäht. Bei der Ausdehnung der transmuralen Verätzung auf Ösophagus, Duodenum (Pankreas) oder Dünndarm muß je nach Lokalbefund zusätzlich die Ösophagektomie, die partielle Duodenopankreatektomie oder eine Dünndarmresektion vorgenommen werden. Die Rekonstruktion der gastrointestinalen Passage wird erst zu einem späteren Zeitpunkt ausgeführt, wenn sich der Patient von der Verätzung erholt hat und das Gewebe für eine Reanastomosierung geeignet erscheint.

25.4 Ulkuskrankheit

Erosion

Eine Erosion ist ein umschriebener, oberflächlicher, die Lamina muscularis mucosae nicht überschreitender Schleimhautdefekt.

Ulkus

Unter einem gastroduodenalen Ulkus versteht man einen Schleimhautdefekt, der über die Lamina muscularis mucosae hinaus in tiefere Wandschichten reicht und in die Bauchhöhle perforieren bzw. in benachbarte Organe penetrieren kann.

25.4.1 Pathogenese der Ulkuskrankheit

In der Ätiologie des Ulcus ventriculi et duodeni gibt es Gemeinsamkeiten, aber auch wesentliche Unterschiede. Beide Ulzera repräsentieren das Resultat verschiedener pathophysiologischer Mechanismen (Abb. 25.3).

> **!** Der Grundgedanke eines ***gestörten Gleichgewichtes zwischen aggressiven und protektiven Faktoren*** der Mukosa wurde inzwischen erweitert um die durch ***Helicobacter pylori-induzierte Gastritis,*** die als wesentliche Voraussetzung für die Ulkuspathogenese gilt.

Die aggressiven Faktoren sind in erster Linie ***Säure*** und ***Pepsin.*** Die protektiven Faktoren umfassen im Rahmen der sog. „***Mukosabarriere***"

- die dem Lumen zugewandte Epithelschicht mit ihrer Fähigkeit zur raschen Erneuerung,
- die über dem Epithel liegende Schleimschicht,
- die Schleim- und Bikarbonatsekretion des Deckepithels,
- die Mukosadurchblutung und
- humorale protektive Faktoren wie Prostaglandine.

Helicobacter pylori. Helicobacter pylori, ein begeißeltes gramnegatives Spiralbakterium, ist ein Urease-produzierender Keim, der auf dem Magenepithel unter der darüberliegenden Schleimschutzschicht wächst. Bei ca. 95 % der Patienten mit Duodenalulzera und etwa 70 % der Patienten mit Magenulzera ist eine Kolonisation der Magenmukosa mit Helicobacter pylori nachweisbar, die nahezu immer mit einer antralen Gastritis *(chronische Gastritis Typ B)* auftritt. Der ulzerogene Wirkmodus dieses Bakteriums resultiert aus dessen schädigendem Einfluß auf das Oberflächenepithel und der Störung der Schleimproduktion. Im Vergleich zu Magengesunden ist bei Patienten mit einer Helicobacter pylori-positiven Gastritis das Risiko für peptische Ulzera um das Zehnfache erhöht. Die pathogenetische Rolle von Helicobacter pylori wird weiterhin dadurch verdeutlicht, daß die Ulkusabheilung durch Keimelimination beschleunigt wird und die Rezidivrate durch Eradikation des Keims deutlich reduziert werden kann.

Helicobacter pylori kann nur gastrale, nicht aber gesunde duodenale Mukosa kolonisieren. Eine Besiedelung der Duodenalschleimhaut mit Induktion

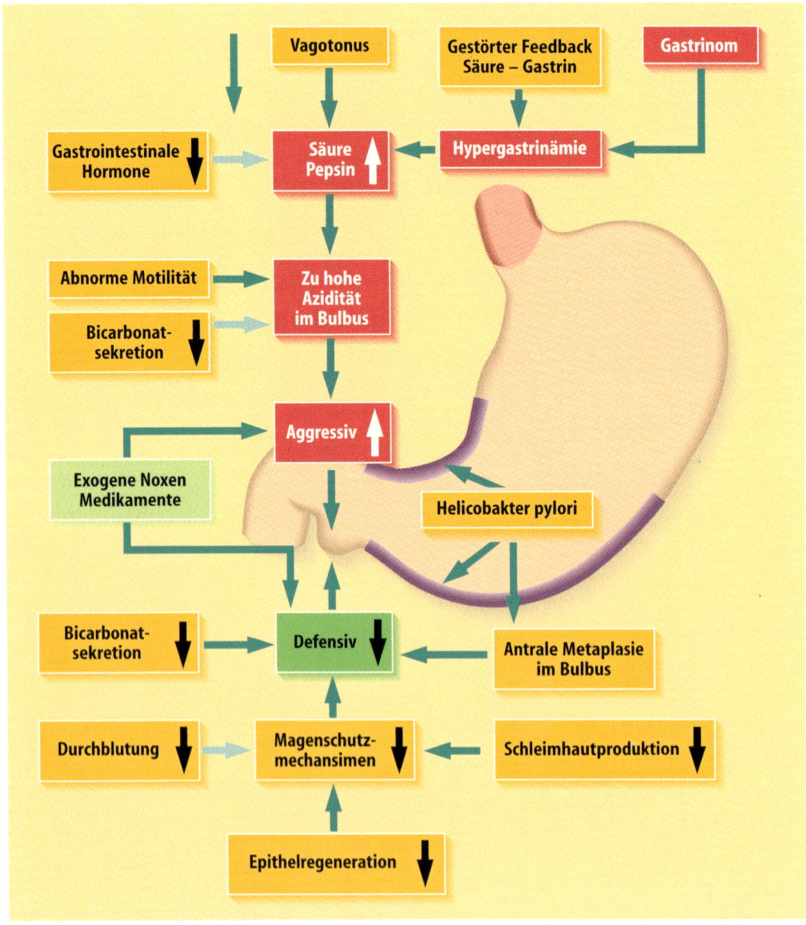

Abb. 25.3. Pathogenese des Ulcus duodeni. Überwiegen aggressiver Faktoren und/oder Mangel defensiver Faktoren tragen zur Ulkusentstehung bei. (Aus Arnold und Creutzfeldt, Chir. Gastroenterologie)

Tabelle 25.3. Pathogenetische Faktoren des Ulcus duodeni und des Ulcus ventriculi (NSAR = nichtsteroidale Antirheumatika)

Faktor	U. duodeni	U. ventriculi
Helicobacter pylori	+	++
Magensäure,	0	+
Hypersekretion von Magensäure (erhöhte Parietalzellmasse, erhöhte basale und maximale Säuresekretion, gesteigerte nächtliche Säuresekretion, erhöhter Vagotonus, erhöhte vagale Histaminfreisetzung, gesteigerte Sensibilität der Parietalzelle gegenüber Gastrin)	+	0
Gesteigerte Pepsinsekretion	+	0
Motilitätsstörungen:		
• verzögerte Magenentleerung, duodenogastraler Reflux	0	+
• beschleunigte Magenentleerung	+	0
Antiphlogistika (NSAR, evtl. Kortikosteroide)	+	+
Rauchen	+	+
Alkohol	0	+
Psychische Faktoren, Streß	+	+
Gestörte Mukosabarriere:		
• Durchblutung, Epithelregeneration, Mukusproduktion	0	+
• verminderte Prostaglandinsynthese	+	0
Genetische Faktoren	+	+

entzündlicher Veränderungen scheint nur an Stellen möglich, an denen sich unter dem Einfluß einer gesteigerten Säuresekretion eine ***gastrale Metaplasie*** ausgebildet hat. In Deutschland liegt die Seroprävalenz des Helicobacter pylori bei Erwachsenen zwischen 30 und 60 %, die Prävalenz des gastroduodenalen Ulkus aber unter 2 %. Diese geringe Anzahl an Helicobacter pylori-positiven Patienten, die ein Duodenalulkus entwickeln und die Voraussetzung der säurebedingten gastralen Metaplasie für die Entwicklung des Helicobacter pylori-positiven Duodenalulkus zeigen, daß Helicobacter pylori zwar ein wesentlicher ulzerogener Faktor ist, der jedoch für sich allein nicht zur Entstehung eines Ulkus führen kann.

Das bereits 1910 von Schwarz formulierte Prinzip „ohne Säure kein Ulkus" hat daher für die Ätiologie des ***Ulcus duodeni*** unverändert zentrale Bedeutung. Kollektiv gesehen sezernieren Ulcus-duodeni-Patienten sowohl basal als auch nach Stimulation signifikant mehr Säure und Pepsin als Magengesunde bzw. Ulcus-ventriculi-Patienten. Im Einzelfall erlaubt die Kenntnis der Magensekretion jedoch nicht, zwischen diesen Gruppen zu differenzieren, da sich die Werte der Säuresekretion erheblich überlappen. Beim ***Ulcus ventriculi*** ist die pathogenetische Bedeutung der Magensäure weniger geklärt. Einerseits treten Ulzera im Magen trotz verminderter Säuresekretion auf, andererseits führt eine Therapie mit Säureblockern zu Beschwerdefreiheit und Abheilung des Schleimhautdefekts. Der Säure, dem Pepsin und zahlreichen anderen Faktoren kommt nach modernem pathophysiologischem Verständnis eine permissive Rolle bei der Induktion eines gastroduodenalen Ulkus in der durch Helicobacter pylori vorgeschädigten Schleimhaut zu (Tabelle 25.3, Abb. 25.3).

25.4.2 Ulcus ventriculi

!

Ulcera ventriculi finden sich vorwiegend im Bereich der kleinen Kurvatur des Magens. Sie entstehen meist an der Grenze zwischen Antrum- und Korpusschleimhaut.

Nur etwa 10 % aller Magenulzera liegen im Fundus. In diesen Fällen ist die Fundusschleimhaut in antrumartige Schleimhaut umgewandelt, so daß die Geschwüre wiederum ihren Sitz im Grenzgebiet zur sezernierenden Schleimhaut haben. Entsprechend der Lokalisation und Pathogenese werden nach Johnson 3 Gruppen von Magengeschwüren unterschieden (Tabelle 25.4).

Tabelle 25.4. Einteilung des Ulcus ventriculi nach Johnson

- *Typ I*: Lokalisation des Ulkus an der kleinen Kurvatur, Magensaft subazid
- *Typ II*: Ulcus ventriculi in Gegenwart eines Ulcus duodeni, Magensaft hyperazid
- *Typ III*: Präpylorisches Ulkus, Magensaft hyperazid

> **!**
>
> Das sog. ***pylorische*** oder ***präpylorische Ulkus*** (Typ III nach Johnson) scheint eine besondere pathogenetische Einheit darzustellen, da in der Regel zwar Hyperazidität vorliegt, dieses Geschwür aber auf alleinige Säurereduktion schlecht anspricht und nach Vagotomie eine deutlich höhere Rezidivneigung zeigt als andere Magenulzera oder Ulcera duodeni.

Akute Magenulzera im Sinne sog. Streßulzera können nach großen Operationen und Traumen, insbesondere bei Patienten auf Intensivstationen, entstehen. Auch unter einer Therapie mit ulzerogenen Medikamenten, z. B. nichtsteroidalen Antirheumatika wie Azetylsäure, können relativ schnell derartige Magenulzera auftreten.

> **!**
>
> Im Gegensatz zum Ulcus duodeni ist ein Ulcus ventriculi immer verdächtig auf ein ulzeriertes ***Magenfrühkarzinom***, insbesondere bei atypischer Lokalisation. Daraus ergibt sich die Notwendigkeit einer besonders sorgfältigen endoskopisch-bioptischen Diagnostik.

Symptomatologie. Das klassische Symptom des peptischen Ulkus ist der ***epigastrische Schmerz***, der beim Ulcus ventriculi tendenziell mehr in der Mitte, beim Ulcus duodeni mehr zum rechten Oberbauch hin angegeben wird. Von typischen Ulkussymptomen spricht man, wenn der Schmerz im Nüchternzustand auftritt, beispielsweise in den frühen Morgenstunden, und nach Nahrungsaufnahme oder Antazida sistiert. Nur etwa die Hälfte der Ulkuspatienten klagt allerdings über typische Ulkusschmerzen, diese treten eher bei jungen Patienten und bei solchen ohne Zweiterkrankung auf. Beim Ulcus duodeni werden sie häufiger als beim Ulcus ventriculi beschrieben.

> **!**
>
> Die Art der Symptome erlaubt keine sichere Differenzierung zwischen beiden Geschwürstypen.

Weitere Symptome bei etwa 50 % der Patienten sind ***Übelkeit*** und ***Erbrechen***; in einem Teil der Fälle sind sie Ausdruck einer Magenausgangsstenose.

Diagnostik. Die Methode der Wahl zur Erkennung des Ulcus ventriculi ist die ***Endoskopie***. Sie ist das sicherste Verfahren und hat gegenüber der Kontrastmittelröntgenuntersuchung den entscheidenden Vorteil, daß das Ulkus durch ***Biopsien*** hinsichtlich seiner Dignität und die Mukosa auf Helicobacter-Besiedelung abgeklärt werden kann. Röntgenologisch kann ein Ulkus nicht sicher von einem Magenkarzinom unterschieden werden. Auch die Rückbildung einer Ulkusnische im Röntgenbild ist kein Beweis für die Benignität des Ulkus, da ulzerierte Frühkarzinome reepithelialisiert und remukosiert werden können. Darum genügt es nicht, ein Magenulkus röntgenologisch oder endoskopisch nachzuweisen. Die Mehrfachbiopsie aus Ulkusgrund und -rand ist zwingend erforderlich. Kontrollendoskopie und Biopsie sind auch nach Rückbildung des Ulkus unerläßlich; auch dann, wenn endoskopisch nur noch eine Narbe nachweisbar ist.

Röntgenuntersuchungen sind dann indiziert, wenn es um die Topographie eines Ulcus ventriculi bzw. um das Ausmaß und die Lokalisation einer Magenausgangsstenose geht.

Zur Diagnostik der Helicobacter-pylori-Infektion eignen sich vor allem die histologische Untersuchung von Mukosabiopsien und der Urease-Test (HU-Test), mit dem sich dieser Keim in Biopsien durch seine Urease-Aktivität auch kurzfristig nachweisen läßt. Weitere Möglichkeiten zum Nachweis von Helicobacter pylori sind Kultur, Serologie, C^{13}-Atemtest und die Polymerase-Kettenreaktion (PCR).

> **!**
>
> Jedes Ulcus ventriculi muß bioptisch hinsichtlich seiner Dignität abgeklärt werden. Bei jedem Ulkus sollte eine Untersuchung auf Helicobacter-pylori-Infektion erfolgen.

Therapierichtlinien

Konservative Therapie. Die Therapie des Ulcus ventriculi ist außer bei Komplikationen oder Karzinomverdacht zunächst immer konservativ. Ziel aller Therapiemaßnahmen sind Beschwerdefreiheit des Patienten, Verkürzung des natürlichen Heilverlaufes und Verhinderung von Rezidiven. Allgemeine Maßnahmen umfassen u. a. den Verzicht auf Rauchen, da Nikotinabusus die Ulkusabheilung verzögert. Die medikamentöse Therapie des Ulcus ventriculi ist abhängig vom Vorhandensein einer gastralen Helicobacter-pylori-Infektion. Dabei ist das therapeutische Prinzip zum einen die Hemmung der Säuresekretion und zum anderen die Eradikation von Helicobacter pylori, da dadurch die Rezidivneigung deutlich reduziert wird. Die effektivste Form ist eine einwöchige Behandlung mit Omeprazol (1 bis 2×20 mg/die), Clarithromycin (2×250 mg/die) und Metronidazol (2×400 mg/die). Mit dieser Triple-Therapie werden Eradikationsraten und Ulkusabheilungsraten von 95 % erreicht. Als Alternative kann die sog. duale Therapie mit Omeprazol und Amoxicillin für die Dauer von 14 Tagen durchgeführt werden. Der Protonenpumpenhemmer sollte nach der Eradikationstherapie von einer Woche vor allem bei Ulcera ventriculi für 2–3 Wochen weitergegeben werden, um durch eine insgesamt 3–4wöchige Behandlung die vollständige Ulkusabheilung zu gewährleisten. Als Nebenwirkungen sind jedoch Antibiotika-Allergien und Resistenzentwicklungen zu beachten. Helicobacter pylori-negative Ulzera treten vor allem im Rahmen der Einnahmen von nicht-steroidalen Antirheumatika auf. In diesem Fall wird behandelt mit dem Absetzen der Antirheumatika und der Verordnung von Säureblockern, wie Omeprazol oder H_2-Blockern. Weitere beim Ulcus ventriculi wirksame Medikamente sind Carbenoxolon-Natrium und Sucralfat. Eine medikamentöse Langzeitbehandlung mit Säureblockern als Rezidivprophylaxe ist nur indiziert bei Abbruch oder Unwirksamkeit der Eradikationstherapie.

Chirurgische Therapie. Indikationen, ein Ulcus ventriculi zu operieren, können aus 3 Überlegungen resultieren:

- ***Malignomverdacht***: Eine verzögerte Heilungstendenz muß Zweifel an der Benignität eines Ulcus ventriculi aufkommen lassen, auch wenn bioptisch zunächst kein Tumorgewebe nachweisbar ist. Wenn das Ulkus trotz adäquater medikamentöser Therapie innerhalb von 12 Wochen nicht vollständig abgeheilt ist, besteht eine Operationsindikation.
- ***Vermeidung von Komplikationen***: Da Komplikationen, insbesondere die Blutung, für die meist älteren Patienten mit Ulcus ventriculi eine hohe Gefährdung darstellen, sollte bei multiplen Geschwüren, bei Riesenulzera oder bei vorausgegangenen Ulkuskomplikationen die Operation erwogen werden.
- ***Leidensdruck***: Eine Operation sollte bei Patienten in Betracht gezogen werden, die unter adäquater konservativer Therapie nicht beschwerdefrei werden.

!

Das Therapieprinzip beim Ulcus ventriculi einschließlich des präpylorischen Ulkus ist die ***Magenresektion***, d.h. die Entfernung des Ulcus ventriculi (histologische Untersuchung!).

Zur Behandlung des Ulkusleidens werden fast ausschließlich distale Magenresektionen vorgenommen. Sie werden je nach Lokalisation des Ulkus als 2/3, 4/5 oder subtotale Resektion ausgeführt.

Bei der Resektion wird:

- die Zahl der Belegzellen durch die Entfernung eines Teils von Korpus und Fundus reduziert,
- das Antrum als Bildungsort des Gastrins entfernt,
- im Falle des Ulcus ventriculi der Locus minoris resistentiae an der Antrum-Korpus-Grenze der kleinen Kurvatur mitsamt dem Ulcus ventriculi eliminiert,
- durch Skelettierung der kleinen Kurvatur über die Resektionsgrenze hinaus der Magenrest teilweise vagotomiert,
- die basale (BAO) und maximale (MAO) Säuresekretion um 85–90 % reduziert.

!

Unabhängig vom Ausmaß der Resektion wird die distale Magenresektion nach der Art der Anastomosierung des Magenrestes mit dem Dünndarm bezeichnet. Im wesentlichen sind hier die Gastroduodenostomie (Magenresektion vom Typ Billroth[2] I) und die Gastrojejunostomie (Magenresektion vom Typ Billroth II) zu nennen.

Eine Modifikation der Gastrojejunostomie ist die Roux-Y-Anastomosierung mit tiefer Einpflanzung der zuführenden Schlinge.

Beim Ulcus ventriculi ist die Magenresektion nach ***Billroth I*** mit Erhaltung der Duodenalpassage das Verfahren der Wahl, weil diese bei gleicher Effektivität wie die anderen Resektionstypen die geringsten Nebenwirkungen und damit die besten Langzeitergebnisse aufweist. Im Vergleich zu den nicht resezierenden Verfahren wie der Vagotomie (s. S. 588) hat die Billroth-I-Resektion beim Magengeschwür den Vorteil deutlich geringerer Rezidivulkusraten.

Technik der Magenresektion. Die Ulkusoperation umfaßt in der Regel eine distale 2/3-Resektion. Nach partieller Skelettierung der großen Magenkurvatur und nahezu vollständiger Präparation der kleinen Kurvatur werden das Duodenum postpylorisch und der Magen schräg von der kleinen zur großen Kurvatur hin durchtrennt (Abb. 25.4 a).

Bei der ***Billroth-I-Resektion*** erfolgt eine Verkleinerung des Magenquerschnitts bis zur Größe des Duodenallumens (Abb. 25.4 b). Abschließend wird die Gastroduodenostomie End-zu-End ausgeführt (Abb. 25.4 c).

Bei der ***Billroth-II-Resektion*** sind die ersten Resektionsschnitte gleich; der Duodenalstumpf wird jedoch blind verschlossen (Abb. 25.5 a). Die Rekonstruktion des Speiseweges erfolgt durch die Anastomosierung des Magenrestes End-zu-Seit mit der ersten hochgezogenen Jejunalschlinge, die seitlich eröffnet wird (Abb. 25.5 a, b). Damit ist die Duodenalpassage ausgeschaltet, und die Speise entleert sich direkt in das Jejunum. Distal der Gastrojejunostomie wird zusätzlich eine Seit-zu-Seit-Verbindung der beiden Jejunalschlingen vorgenommen, eine sog. Braun-Fußpunktanastomose (Abb. 25.5 b). Dadurch wird das gallehaltige Duodenalsekret kurzschlußartig abgeleitet und zum großen Teil vermieden, daß es durch den

[2] Theodor Billroth, Chirurg, Zürich, Wien, 1829–1894

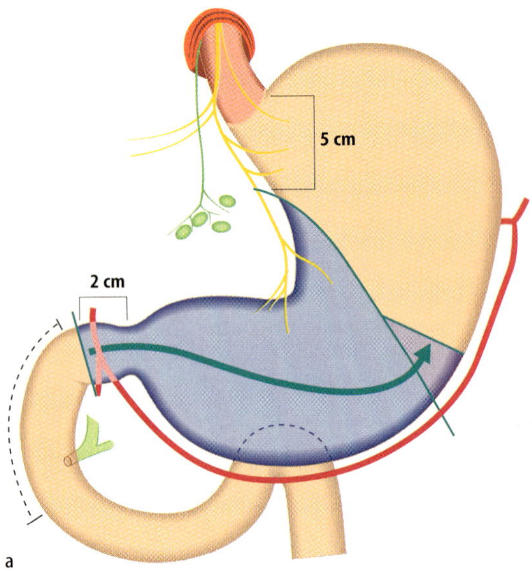

a

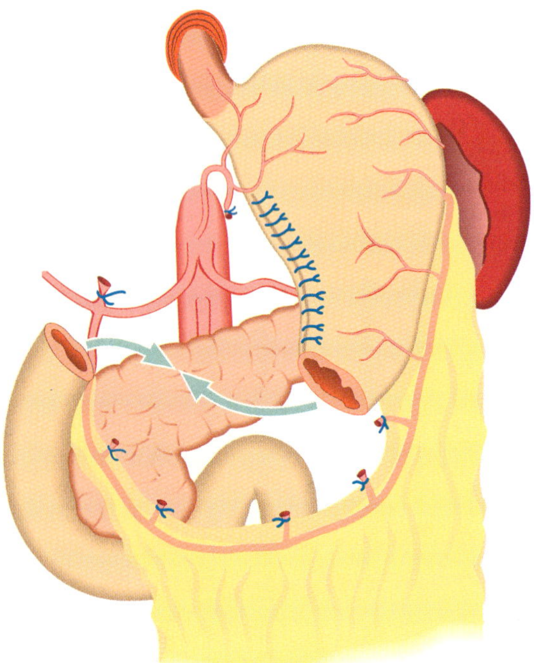
b

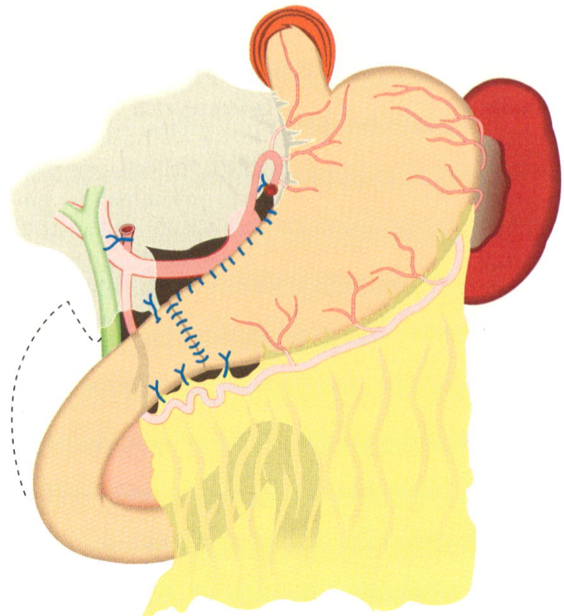
c

Abb. 25.4a-c. Magenresektion nach Billroth I. **a** Schematische Darstellung des Resektionsausmaßes, **b** nach Resektion und Verkleinerung des Magenquerschnittes, **c** abschließende Situation nach Gastroduodenostomie

Magenrest fließt. Diese Maßnahme dient der Verhinderung des sog. Galleerbrechens und soll die Ausbildung einer durch Gallereflux bedingten Gastritis verringern.

Die ***Roux-Y-Rekonstruktion*** nach Billroth-II-Resektion beinhaltet eine Durchtrennung der ersten Jejunalschlinge, deren aborales Ende Seit-zu-Seit oder Seit-zu-End mit dem Magen verbunden wird, während weiter distal der orale Jejunalstumpf End-zu-Seit mit der aboralen Jejunalschlinge anastomosiert wird (Y-Konfiguration) (Abb. 25.6 a, b). Dadurch wird ein Gallereflux nahezu komplett ausgeschaltet.

Postoperative Komplikationen

Die gefährlichste Komplikation der Magenresektion ist die ***Anastomoseninsuffizienz*** der Gastroduodeno- bzw. Gastrojejunstomie oder die Duodenalstumpfinsuffizienz mit nachfolgender lokaler oder diffuser Peritonitis. Obwohl die dadurch bedingte Mortalität heute gering ist, liegt darin immer noch der entscheidende Unterschied zu den risikoärmeren nichtresezierenden Verfahren, wie der Vagotomie (s. Ulcus duodeni). Weitere Komplikationen sind intraluminale Nachblutung aus der Gastroenterostomie oder Passagestörung durch Verlegung der Anastomose.

Die Magenresektion führt beim Ulcus ventriculi in etwa 95 % der Fälle zu einer dauerhaften Heilung der Ulkuskrankheit.

Folgekrankheiten nach Magenresektion

Postoperative Rezidivulzera. Ein postoperatives Rezidivulkus ist definitionsgemäß eine im Anschluß an einen chirurgischen Eingriff wegen gastroduodenaler Ulkuskrankheit erneut auftretende oder eine über 6 Monate postoperativ persistierende Ulzeration in Magen, Duodenum oder Jejunum. Postoperative Rezidivulzera nach Magenresektion sind überwiegend Anastomosenulzera. Nach Billroth-I-Resektion sind sie vorwiegend im Duodenum, nach Billroth II im Jejunum direkt an der Anastomose lokalisiert, sog. ***Ulcus pepticum jejuni***. Die Penetration eines Ulcus pepticum jejuni in das Querkolon kann eine ***gastrokolische Fistel***

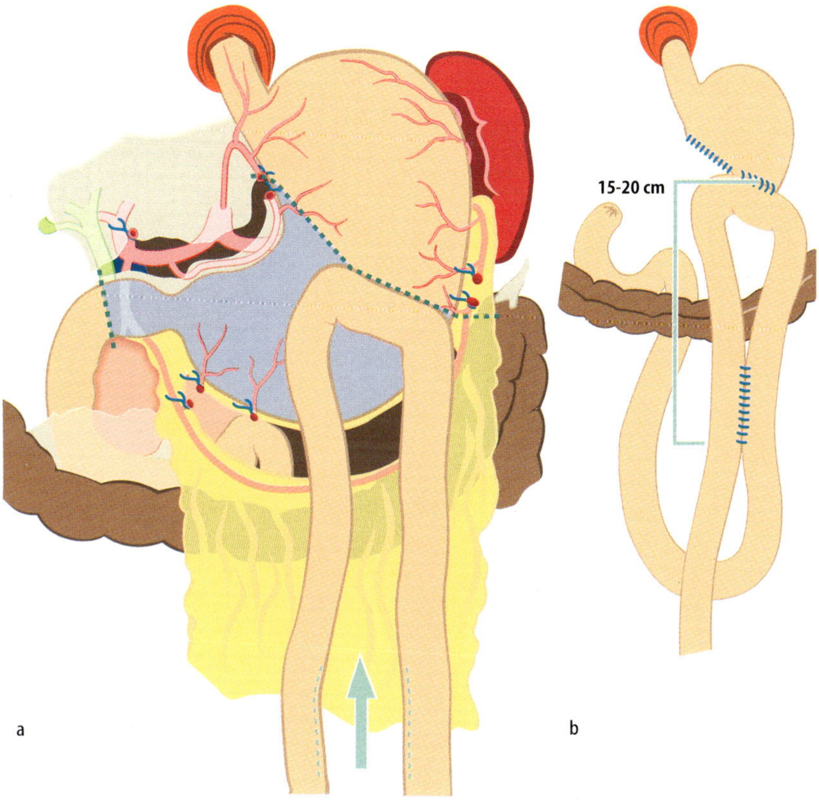

Abb. 25.5 a, b. Magenresektion nach Billroth II. **a** Schematische Darstellung des Resektionsausmaßes und der Schlingenführung, **b** abschließende Situation nach antekolischer Gastrojejunostomie mit Braun-Fußpunktanastomose

auslösen, die zu Diarrhöen mit Beimengung unverdauter Nahrungsbestandteile und einer Malabsorption mit Anämie und Kachexie führen kann. Die Raten für postoperative Rezidivulzera nach Resektion werden mit 1–5% angegeben. Der überwiegende Teil aller Rezidivulzera (95%) tritt nach Operationen wegen Ulcera duodeni auf.

Operationstechnische Ursachen, wie zu großer Restmagen, Anastomosenstenose oder Schlingenprobleme, stehen in der Pathogenese der postoperativen Ulzera im Vordergrund. Die Behandlung besteht in der Korrektur dieser Probleme, z. B. in Form einer Nachresektion, gegebenenfalls in einer trunkulären Vagotomie (s. S. 588). Seltene Ursachen sind ein übersehenes Zollinger-Ellison-Syndrom oder andere hormonelle Erkrankungen, wie Hyperparathyreoidismus.

Dumpingsyndrom. Unter einem Dumpingsyndrom versteht man 10–20 min postprandial auftretende abdominale Symptome, wie Nausea, Völlegefühl, Bauchbeschwerden und Diarrhöen, zusammen mit systemischen Reaktionen wie Schwäche, Kollaps, Schwitzen und Palpitationen (s. Kap. 25.1.2). Dieses sog. ***Frühdumpingsyndrom*** ist auf eine Mageninkontinenz mit beschleunigter Speiseentleerung in das Jejunum zurückzuführen. Die Ingesta bewirken dort durch einen starken osmotischen Effekt einen raschen Flüssigkeitseinstrom in den Darm mit entsprechender Distension und einen konsekutiven Abfall des Plasmavolumens. Davon ist ein seltener auftretendes ***Spätdumpingsyndrom*** abzugrenzen, das 60–90 min postprandial auftritt und durch eine reaktive Hypoglykämie verursacht wird. Dumpingbeschwerden im Sinne des sehr unterschiedlich ausgeprägten Frühdumping werden deutlich häufiger nach Gastrojejunostomie (15–40%) als nach Gastroduodenostomie (5–30%) beobachtet. Die Behandlung besteht in erster Linie in diätetischen Maßnahmen; nur wenn diese vollständig ausgeschöpft sind, kann eine Reoperation in Betracht kommen.

Syndrom der zu- bzw. abführenden Schlinge. Das sog. „***afferent loop syndrome***" wird durch eine hochgradige Stenosierung im Anastomosenbereich nach Billroth-II-Resektion (ohne Braun-Anastomose) ausgelöst. Dadurch kommt es zu einer Stauung von Pankreas- und Gallensekret in der zuführenden Schlinge, die sich bei erhöhtem Druck explosionsartig in den Magen entleert und Galleerbrechen provozieren kann. Das sog. „***efferent loop syndrome***" resultiert aus einer Stenose im Bereich der abführenden Schlinge nach Billroth-II-Resektion, hervorgerufen durch innere Hernie, Narbenbildung oder Adhäsionen. Klinisch stehen krampfartige Beschwerden und Erbrechen im Vordergrund. In beiden Fällen erfolgt die Korrektur durch Stenoseresektion bzw. Neuanlage der Gastrojejunostomie.

Refluxösophagitis. Die postoperative Refluxösophagitis mit den Symptomen ***retrosternaler Schmerz, sau-***

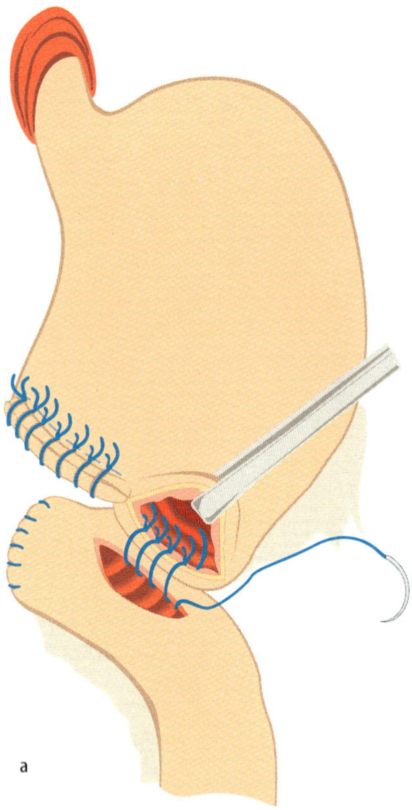

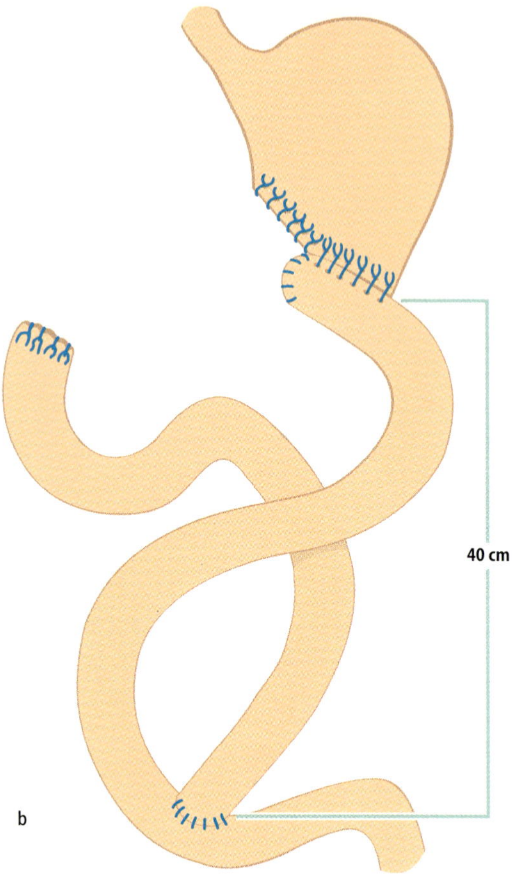

Abb. 25.6. **a** Magenresektion Typ Billroth II mit Roux-Y-Anastomose. Das orale Ende der Roux-Schlinge ist blind verschlossen, und es wird eine End-zu-Seit-Anastomose zum Magen ausgeführt; **b** distale Magenresektion nach Billroth II und Rekonstruktion mit Gastrojejunostomie End-zu-Seit in Roux-Y-Konfiguration. Die zuführende Schlinge vom Duodenalstumpf ist 40 cm distal der Gastrojejunostomie End-zu-Seit eingepflanzt

res oder bitteres Aufstoßen oder sogar ***Dysphagie*** läßt sich zumindest manometrisch indirekt häufiger nach einer Billroth-I- als nach einer Billroth-II-Resektion nachweisen. Für die Entwicklung dieser Refluxkrankheit ist dabei vorwiegend der regurgitierte alkalische Dünndarminhalt, weniger ein saurer Reflux verantwortlich. Die Behandlung besteht in Säureblockern oder Gallensäuren bindenden Substanzen wie Cholestyramin.

Atrophische Gastritis. Etwa 5–10 Jahre nach einer Magenresektion findet sich bei 80–90 % der Operierten im Magenstumpf eine atrophische Gastritis unterschiedlichen Ausmaßes. Die große Mehrzahl der magenresezierten Patienten ist trotz ausgedehnter histologischer Veränderungen jedoch beschwerdefrei. Nur etwa 10 % klagen über behandlungsbedürftige Symptome, wie epigastrisches Brennen, Völlegefühl und Galleerbrechen. Ursache der genannten Beschwerden ist offenbar nicht die atrophische Stumpfgastritis, sondern der enterogastrale Reflux, der in der Mehrzahl der Fälle mit dem endoskopischen Bild einer Hyperämie der Magenschleimhaut (sog. Magenerythem) einhergeht.

Magenstumpfkarzinom. Die chronisch-atrophe Stumpfgastritis mit intestinaler Metaplasie wird als fakultative Präkanzerose angesehen. Nach retrospektiven Analysen kommt das Magenstumpfkarzinom häufiger nach Operation wegen Ulcus ventriculi als wegen Ulcus duodeni und öfter nach Billroth-II- als nach Billroth-I-Resektion vor. Der Beweis, daß es sich dabei um eine ursächliche Folge der Magenresektion handelt, steht allerdings noch aus.

> !
>
> Ein besonders wichtiges Spätproblem nach Magenresektion ist die Möglichkeit der Entwicklung eines Magenstumpfkarzinoms aus der atrophischen Gastritis.

Allgemeine Probleme nach Magenresektion. Weitere mögliche Probleme, die einen Patienten nach Magenresektion belasten können, sind Malnutrition, Anämie und Knochenveränderungen. Ein ***Gewichtsverlust*** nach Magenresektion wird als Folge einer ungenügenden Aufnahme und Verdauung der Nahrung bzw. ihrer gestörten Resorption aus dem Darm angesehen. Die Ursachen von Malnutrition und Malabsorption sind vielfältig. Die meisten dieser Störungen sind in der Regel von geringerem Ausmaß und werden nur selten zu einem klinischen Problem. 20 Jahre nach Magenresektion ist bei etwa der Hälfte der Patienten eine ***Anämie*** nachweisbar, der ein Eisenmangel-, ein Vitamin-B12-Mangel oder ein Folsäuredefizit zugrunde liegen kann. Die Ursache besteht in einer mangelnden Aufnahme dieser Substanzen mit der Nahrung und einer gestörten Resorption aufgrund der reduzierten Säurekonzentration, der fehlenden Duodenalpassage und der beschleunigten Passage durch den Darm. Die Anämie kann durch orale oder i.v.-Gabe von Eisen und regelmäßigem Ersatz von Vitamin B12 behandelt werden.

Knochenveränderungen. Nach Magenresektion sind Knochenveränderungen meist nur diskret ausgeprägt; sie werden aber langfristig, z.T. sogar in Form eines vermehrten Auftretens von Frakturen, bei bis zu 40% aller Patienten beschrieben. Als Faktoren für das Auftreten von Osteomalazie und Osteoporose nach Magenresektion sind vorwiegend eine verminderte Aufnahme und Malabsorption von Kalzium und Vitamin D verantwortlich gemacht worden.

25.4.3 Ulcus duodeni

Das Geschwür des Zwölffingerdarms ist etwa 5× häufiger als das des Magens. Während das Magenulkus Männer und Frauen gleich oft betrifft, erkranken Männer 2–3× häufiger an einem Ulcus duodeni als Frauen.

> **!** Duodenalulzera sind fast ausschließlich auf den Bulbus duodeni beschränkt, weiter distal gelegene Ulzera sind selten und weisen auf ein Zollinger-Ellison-Syndrom hin (s. unten).

Wie im Magen können auch im Duodenum infolge von Streß, d.h. nach großen Operationen und Traumen, bei schweren Verbrennungen oder anderen lebensbedrohlichen Krankheitsbildern, sog. ***Streßulzera*** auftreten. Von diesen ***akuten Ulzera*** sind die rezidivierenden Geschwüre der Ulkuskrankheit abzugrenzen.

Eine endokrine Ursache von Ulcera duodeni liegt beim ***Zollinger-Ellison-Syndrom*** (ZES) vor. Dieses nach den Erstbeschreibern genannte Syndrom ist definiert als die Kombination von atypischen Ulcera duodeni und Hypersekretion von Magensäure, ausgelöst durch einen Gastrin-produzierenden Tumor (Gastrinom) des Pankreas oder Duodenums. Der klinische Verdacht erhebt sich bei multiplen oder atypischen (postbulbär) gelegenen Ulzera, Kombination mit Diarrhöen, Ulkuskomplikationen, häufigen Rezidiven oder Rezidivulzera nach operativer Behandlung eines bisher als regulär angesehenen Ulkus.

Die Symptomatologie des Ulcus duodeni entspricht der des Ulcus ventriculi (s. S. 582).

Diagnostik. Die endoskopische Diagnostik beim Ulcus duodeni ist die gleiche wie beim Ulcus ventriculi. Das typische Ulcus duodeni erfordert jedoch keine bioptische Abklärung der Dignität, da Duodenalkarzinome eine ausgesprochene Rarität sind. Biopsien sind nur bei Riesenulzera oder anderweitig auffälligen Geschwüren im Bulbus (aufgeworfener Rand, unregelmäßiger Grund) vorzunehmen. Bei jedem Ulcus duodeni sollte jedoch eine Untersuchung auf Helicobacter-pylori-Infektion des Magens erfolgen (s. oben).

Im Vergleich zu endoskopisch-bioptischen Verfahren spielen ***Funktionstests*** bei der Erstdiagnostik eines unkomplizierten peptischen Ulkus eine untergeordnete Rolle. Wenn sich jedoch der klinische Verdacht auf ein Zollinger-Ellison-Syndrom (ZES) ergibt, wird man auf ***Magensekretionsanalyse*** und ***Serumgastrinbestimmung*** nicht verzichten können. Die Indikation zur Durchführung dieser nicht besonders aufwendigen Verfahren sollte trotz der Seltenheit des ZES relativ großzügig gestellt werden, da sich die Symptomatik bei Patienten mit ZES nicht immer von der bei „normalen" Ulkuspatienten unterscheiden muß. Bei der Magensekretionsanalyse werden durch Aspiration über eine Magensonde Nüchternvolumen, basale Säuremenge und Säureausstoß nach maximaler Stimulation durch Pentagastrin bestimmt:

- BAO („basal acid output") 1–6 mval/h,
- MAO_{PG} („maximal acid output") 13–25 mval/h,
- PAO_{PG} („peak acid output") 10–30 mval/h.

Bei einer basalen Hypersekretion von > 10 mval/h muß ein ZES ausgeschlossen werden.

Ein Verfahren zur kontinuierlichen Erfassung der Azidität ist die ***intragastrale 24-h-pH-Metrie.*** Dabei wird der pH-Wert über eine Sonde laufend aufgezeichnet, und es können Tages- und Nachtphasen differenziert werden. Therapeutische Konsequenzen für die Entscheidung zwischen konservativer oder chirurgischer Ulkustherapie oder der Art beider Behandlungsverfahren ergeben sich aufgrund der Säureuntersuchung nicht. Eine auf der Säurebestimmung basierende „maßgeschneiderte" Ulkustherapie hat sich als nicht sinnvoll erwiesen.

Bei klinischem Verdacht auf ZES und entsprechender Hyperazidität wird ***Gastrin*** im Nüchternserum radioimmunologisch bestimmt. Die Normalwerte liegen bei jugendlichen Normalpersonen zwischen 20–50 ng/l, mit steigendem Lebensalter und abnehmender Säuresekretion können Serumgastrinspiegel bis 100 ng/l gemessen werden. Zur Diagnostik eines ZES führen massiv erhöhte Serumgastrinwerte (> 1.000 ng/l); bei weniger eindeutig erhöhten Serumspie-

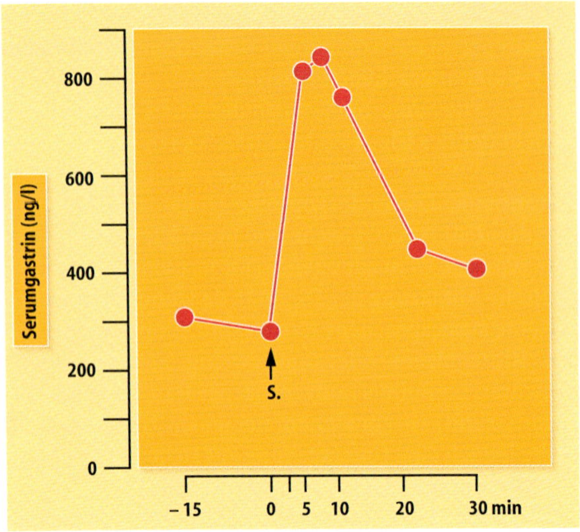

Abb. 25.7. Typisches Verhalten des Serumgastrins bei einem Patienten mit Zollinger-Ellison-Syndrom. *S* i.v.-Sekretinjektion

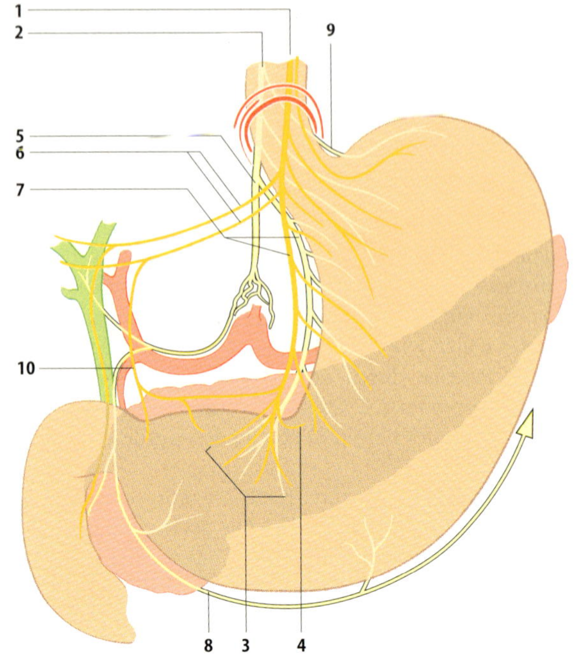

Abb. 25.8. Chirurgische Anatomie des N. vagus. *1* anteriorer Stamm, *2* posteriorer Stamm, *3* Endigung des Latarjet-Astes, *4* rekurrente Zweige, *5* zöliakaler Ast, *6* Nn. hepatopylorici, *7* Latarjet-Nerven, *8* N. gastroepiploicus, rechts, *9* posteriorer gastraler Ast, *10* N. pyloroduodenalis

geln und zum sicheren Beweis wird ein ***Sekretintest*** angeschlossen. Bei diesem Provokationstest führt die Sekretininjektion im Falle eines ZES zu einem charakteristischen Anstieg (> 100 %) des Serumgastrins (Abb. 25.7).

Als Erfolgskontrolle der Vagotomie sind bei Ulcus-duodeni-Patienten prä- und postoperative Magensekretionsanalysen bzw. intragastrale pH-Metrien sinnvoll. Dadurch kann postoperativ die durch die Vagotomie erzielte Säurereduktion und damit der Erfolg der Operation objektiviert werden.

Therapieformen

Konservative Therapie. Auch beim Ulcus duodeni ist die primäre Behandlung konservativ. Die medikamentöse Behandlung unterscheidet sich im wesentlichen nicht von derjenigen beim Ulcus ventriculi und besteht ebenfalls in der Hemmung der Säuresekretion und der Eradikation von Helicobacter pylori (s. oben).

Indikation zur chirurgischen Therapie. Eine Indikation zur operativen Behandlung bei der Ulcus-duodeni-Krankheit besteht bei Versagen der konservativen Therapie. Dieses ist heute nur sehr selten gegeben, und vorwiegend auf eine mangelnde Compliance der Patienten zurückzuführen. Dabei sollte immer die Einnahme nicht steroidaler Antirheumatika ausgeschlossen werden. Grundsätzlich sprechen für eine Operation jugendliches Alter, schlechte Führbarkeit des Patienten sowie Ulkusrezidive oder Nebenwirkungen unter medikamentöser Therapie.

Chirurgische Therapie. Die Therapie der Wahl beim Ulcus duodeni ist die ***Vagotomie***, d.h. die Durchtrennung der präganglionären efferenten parasympathischen Fasern des N. vagus (Abb. 25.8). Dadurch wird die vagal vermittelte Säuresekretion des Magens vermindert. Drei verschiedene Formen der Vagotomie werden unterschieden:

- Die ***trunkuläre Vagotomie (TV)*** umfaßt die Durchtrennung des vorderen und hinteren Vagusstammes am Ösophagus unterhalb des Zwerchfells (Abb. 25.9 a) und führt zu einer nahezu vollständigen vagalen Denervation des Magen-Darm-Traktes. Die resultierende erhebliche Stase des Mageninhaltes macht immer eine Drainageoperation notwendig. Darunter versteht man die Erweiterung des Magenausgangs durch eine sog. Pyloroplastik, um einer Verzögerung der Magenentleerung entgegenzuwirken. Alternativ kann dazu auch eine Gastroenterostomie (GE) zwischen Magen und Jejunum angelegt werden. Wegen der hohen Rate an Nebenwirkungen wird die trunkuläre Vagotomie heute nur noch zur Behandlung des Ulcus pepticum jejuni nach Magenresektion angewendet und häufig thorakoskopisch ausgeführt.
- Bei der ***selektiv-gastralen Vagotomie (SGV)*** werden alle zum Magen führenden Äste der Nn. vagi durchtrennt, so daß der Magen total vagal denerviert ist (Abb. 25.9 b). Auch bei dieser Form der Vagotomie ist wegen der Beeinträchtigung der Magenentleerung ein Drainageverfahren angezeigt.

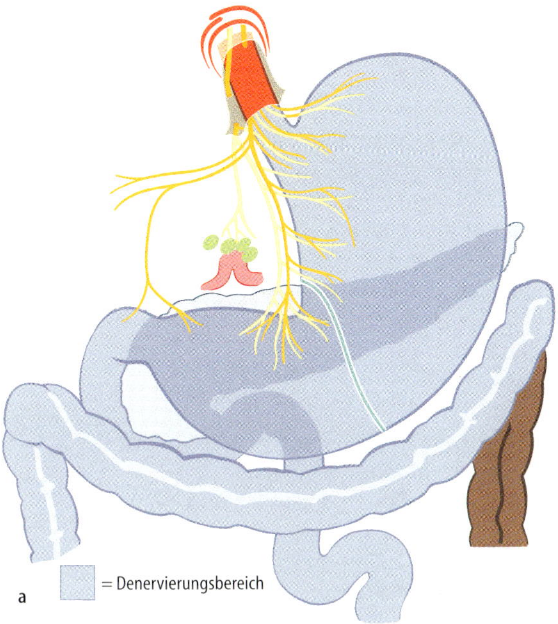

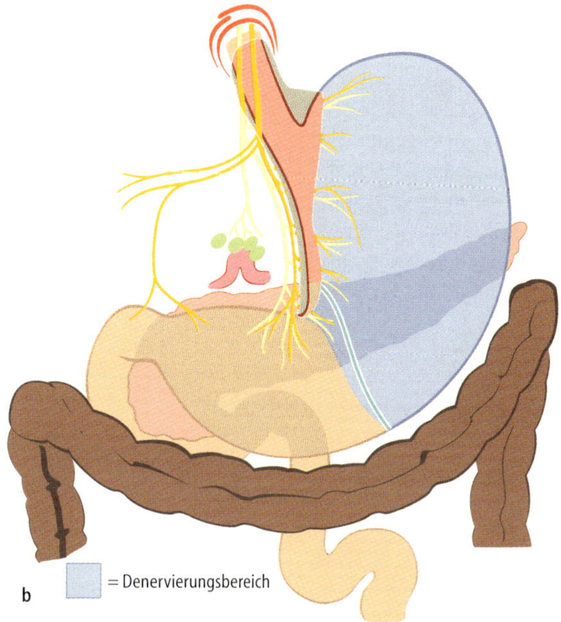

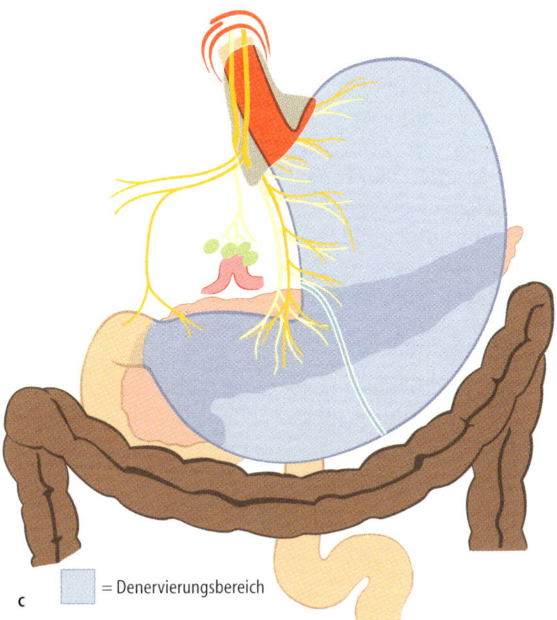

Abb. 25.9. a *TV.* Durchtrennung der Vagusstämme knapp unterhalb des Zwerchfells und oberhalb des Abgangs der hepatopylorischen Äste bzw. des R. coeliacus (Denervierungsbereich ***blau***). **b** *SGV.* Durchtrennung aller zum Magen führenden Äste der Nn. vagi unterhalb des Abgangs der Rr. hepatopylorici, damit Schonung der Rr. hepatopylorici und des R. coeliacus (Denervierungsbereich ***blau***). **c** *PGV.* Selektive Unterbrechung der zu den säureproduzierenden Magenanteilen führenden Vagusfasern unter Erhaltung des vorderen und hinteren R. antralis (Latarjet-Nerv) (Denervierungsbereich ***blau***)

- Das Verfahren der Wahl zur elektiven chirurgischen Behandlung des Ulcus duodeni ist die ***proximal-gastrische Vagotomie (PGV)***. Bei dieser auch laparoskopisch ausführbaren Technik wird nur der proximale Teil des Magens denerviert, um eine selektive Unterbrechung der zu den säureproduzierenden Magenanteilen führenden Vagusfasern zu erreichen (Abb. 25.9 c). Der vordere und hintere R. antralis des N. vagus (N. Latarjet) wird dabei erhalten. Dieses gewährleistet eine intakte Antrummotilität, so daß nur eine geringe Störung der Magenmotorik mit einem nahezu normalen Entleerungsverhalten resultiert. Eine Drainageoperation ist bei erhaltener Antruminnervation nicht notwendig.

Die PGV führt zu einer Reduktion der Säuresekretion von 40–80 %. Durch diese Verminderung kommt es bei ca. 80 % der Ulcus-duodeni-Patienten zu einem andauernden Schutz vor Ulkusrezidiven. Bei Ulcera ventriculi, insbesondere den präpylorisch lokalisierten, liegen diese Heilungsraten deutlich niedriger, so daß die PGV auch wegen der dabei notwendigen Ulkusexzision nicht das adäquate Verfahren ist. Eine Kombination beider Verfahren ist die sog. „combined operation", bei der die SGV mit einer Antrektomie verbunden wird. Diese Methode führt trotz der sparsamen Resektion zu einer sehr sicheren Verhütung von Rezidivulzera.

Postoperative Komplikationen nach PGV sind sehr selten. Sie resultieren vorwiegend aus der intraoperativen Verletzung angrenzender Organe, wie Ösophagus (→ Peritonitis) und Milz (→ Nachblutung).

Folgekrankheiten nach Vagotomie. Ein entscheidender Vorteil der PGV gegenüber den Resektionsverfahren ist die deutlich geringere Langzeitmorbidität. Die typischen Folgeerscheinungen wie Magenretention,

Dumping oder Diarrhö, werden relativ selten und nur in leichten Formen bzw. vorübergehend beobachtet. Das Hinzufügen einer Pyloroplastik erhöht die Rate dieser Nebenwirkungen jedoch deutlich. Ein Nachteil der PGV ist dagegen die höhere Rate an Rezidivulzera, die sich bei einer Nachbeobachtungszeit von 10 Jahren auf 15–20 % beläuft. Ein großer Teil dieser Geschwüre verläuft jedoch asymptomatisch, und die meisten Rezidive lassen sich aufgrund der schon vorhandenen Säurereduktion gut konservativ behandeln.

25.5 Ulkuskomplikationen

25.5.1 Blutung

Die Blutung ist die häufigste Ulkuskomplikation und tritt bei ca. 20 % der Patienten mit Ulkuskrankheit auf, vor allem bei älteren Patienten und insbesondere unter Therapie mit nicht-steroidalen Antirheumatika. Blutungen sind in bis zu 20 % der Fälle die Erstmanifestation der Ulkuskrankheit.

Diagnostik. Die Diagnostik der gastroduodenalen Ulkusblutung wird in Kap. 12 behandelt. Am Ende der diagnostischen Phase muß die Frage der Aktivität und der Lokalisation der Blutung sowie der Helicobacter-pylori-Status geklärt sein.

Risikogruppe. Die Indikationsstellung zur chirurgischen Therapie wird durch Aktivität, Intensität und Lokalisation der Blutung sowie durch patientenbezogene Faktoren beeinflußt. Hinsichtlich der ***Blutungsaktivität*** sind v. a. die Forrest-Ia-Blutung und die Forrest-IIa-Situation mit Nachweis eines thrombosierten Gefäßstumpfes (hohes Rezidivblutungsrisiko) von Bedeutung. In Bezug auf die ***Blutungsintensität*** ist entscheidend, daß Patienten mit einem Ausgangs-Hb unter 6 g% und einem initialen Verbrauch von mehr als 6 Konserven eine besonders schlechte Prognose haben. Prä- und postpylorische Hinterwandulzera und Magenulzera mit einer ***Lokalisation*** subkardial an der kleinen Kurvatur bringen wegen ihrer direkten Nachbarschaft zu großen arteriellen Gefäßen (A. gastroduodenalis, A. gastrica dextra bzw. sinistra) die Gefahr einer massiven Blutung mit sich. Patienten jenseits des 60. Lebensjahres und solche mit Begleiterkrankungen sind durch eine Blutung stärker gefährdet als andere und bedürfen daher einer besonders aktiven Indikation zur Blutstillung. Patienten älter als 60 Jahre haben bei der Ulkusblutung eine 10 fach höhere Letalität als diejenigen, die jünger sind als 60 Jahre.

Spontanverlauf. Eine wesentliche Voraussetzung für die richtige Indikationsstellung ist die Kenntnis des sog. Spontanverlaufs der gastroduodenalen Ulkusblutung: In durchschnittlich 65 % der Fälle kommt die Blutung spontan endgültig zum Stillstand. Etwa 5 % der Patienten bluten massiv weiter oder zeigen eine Sickerblutung, so daß eine Blutstillung (endoskopisch oder operativ) unter Notfallbedingungen notwendig wird. Bei den übrigen Patienten (etwa 30 %) steht die Blutung vorübergehend, um später wieder einzusetzen. Diese sog. frühen Blutungsrezidive treten vorwiegend (90 %) in den ersten 2–3 Tagen nach der Erstblutung auf und sind mit einer hohen Letalität verbunden. Die Häufigkeit der Rezidivblutung nimmt mit Intensität und Aktivität der Erstblutung sowie dem Alter des Patienten zu.

!

Aus den genannten Fakten ergeben sich 2 *Operationsindikationen*:
- die Operation zur Stillung der persistierenden Blutung und
- die Operation als Prophylaxe der Frührezidivblutung.

Bei persistierender Blutung sollte eine ***endoskopische Blutstillung*** durch Laserkoagulation oder Unterspritzung der Blutungsquelle versucht werden. Gelingt dies nicht, so schließt sich direkt die Operation an. Bei erfolgreicher endoskopischer Blutstillung sollte, je nach Läsion, die Operation im Intervall angestrebt werden. Die Operation als Prophylaxe der Frührezidivblutung ist angezeigt bei Patienten, die der oben genannten Risikogruppe zuzuordnen sind. Diese Einstellung ergibt sich aus der Tatsache, daß das Risiko einer Operation im Intervall nach guter Vorbereitung deutlich geringer ist als bei einem Eingriff unter Notfallbedingungen bei erneuter Blutung. Aufgrund der zeitlichen Charakteristik der Rezidivblutung sollte der Zeitpunkt der Intervalloperation innerhalb von 36 h nach Blutungsbeginn liegen.

Therapie. Für die konservative Therapie stehen wirksame Medikamente zur Prophylaxe, weniger zur Behandlung einer aktiven gastroduodenalen Blutung zur Verfügung (s. oben). Indiziert ist die konservative Therapie nach spontaner oder endoskopischer Blutstillung, bei der genannten Risikogruppe während der Vorbereitung zur Intervalloperation und bei Patienten, die nicht dieser Risikogruppe zuzuordnen sind. Es wird eine rasche Eradikation von Helicobacter pylori angestrebt (s. oben) und eine intravenöse Säureblockade in erster Linie mit Omeprazol eingeleitet. Einen wichtigen Beitrag leistet die konservative Behandlung in der Prophylaxe von ***Streßulkusblutungen***. Blutungen aus diesen meist multiplen akuten gastroduodenalen Läsionen sind chirurgisch schwierig zu stillen und dabei mit einer hohen Letalität behaftet.

Für die Planung der chirurgischen Blutstillung ist die präoperative endoskopische Lokalisation der Blutungsquelle von entscheidender Bedeutung.

> **!** Beim ***Ulcus duodeni*** wird das in aller Regel an der Bulbushinterwand liegende gut tastbare Ulkus durch eine Duodenotomie der Vorderwand freigelegt und das blutende Gefäß im Ulkusgrund umstochen. Zur sicheren Vermeidung einer Rezidivblutung erfolgt zusätzlich die extraluminale Ligatur der 3 zuführenden Gefäße (Abb. 25.10).

Die Therapie der Grundkrankheit ist sekundär und wird heute in der Regel mit begleitender medikamentöser Behandlung angestrebt.

> **!** Die chirurgische Blutstillung des ***Ulcus ventriculi*** erfordert immer eine vollständige transmurale Exzision des Ulkus (Abb. 25.11).

Der Grund dafür liegt in dem submukösen Verlauf arterieller Gefäße in der Magenwand, die bei alleiniger Umstechung erneut bluten können. Zum anderen sollte durch die histologische Untersuchung des exzidierten Ulkus ein Karzinom ausgeschlossen werden. Aus technischen Gründen, z. B. bei Riesenulzera oder subkardialen Ulzera, kann die Magenresektion nach Billroth I vorteilhafter sein als eine ausgedehnte Ulkusexzision. Zur gleichzeitigen Therapie der Grundkrankheit ist die Magenresektion nur in Ausnahmefällen indiziert, etwa beim Versagen einer zeitlich und medikamentös adäquaten konservativen Therapie (s. oben). Die Resektion ist jedoch nur im blutungsfreien Intervall und bei stabilen Vitalfunktionen vertretbar.

25.5.2 Perforation

Perforationen eines Ulkus treten bei bis zu 5 % der Patienten mit gastroduodenalem Geschwür auf. Plötzlich einsetzende, heftige Schmerzen im Epigastrium, meist mit Ausstrahlung in die Schulter und den Rücken, sind die klassischen Symptome (weitere Symptomatik und Diagnostik s. Kap. 12 u. 29).

> **!** Die freie Perforation eines Ulcus duodeni oder ventriculi ist eine ***absolute Operationsindikation***.

Die Ergebnisse der chirurgischen Behandlung der Ulkusperforation sind entscheidend abhängig vom Ausmaß der Peritonitis und damit vom ***Zeitintervall*** zwischen der Perforation und der chirurgischen Intervention. Liegt zum Zeitpunkt der operativen Versorgung das Perforationsereignis weniger als 6 h zurück, so beträgt die Letalität 1,5 %. Ist die Zeitspanne jedoch länger als 12 h, so erhöht sich die Letalität auf über 30 %. Von Bedeutung für die Prognose der Ulkusperforation ist wie bei der Blutung das Alter des Patienten und das Vorhandensein gravierender Zweiterkrankungen. So verdoppelt sich die Letalität bei Patienten etwa ab dem 60. Lebensjahr.

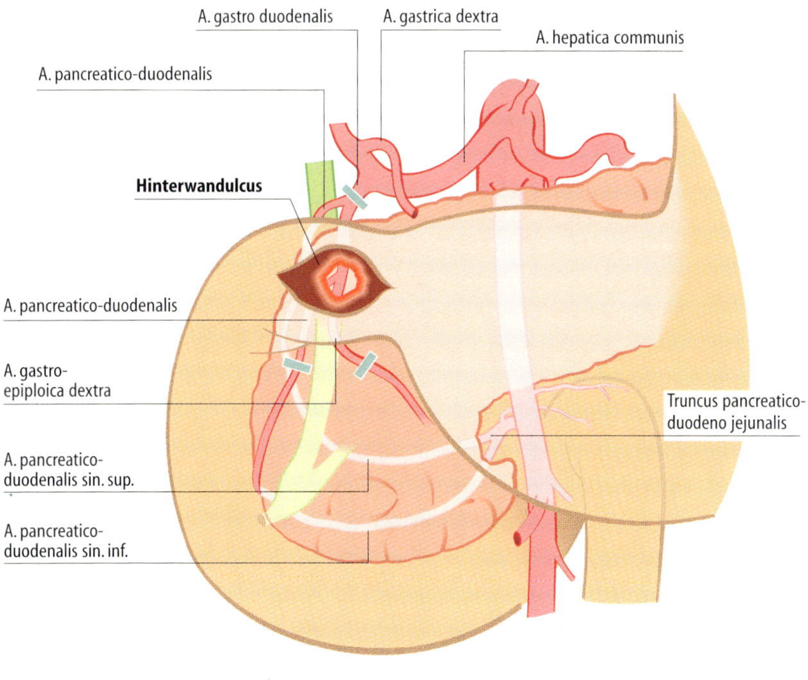

Abb. 25.10. Chirurgische Versorgung der Ulcus-duodeni-Blutung aus dem Versorgungsgebiet der A. gastroduodenalis

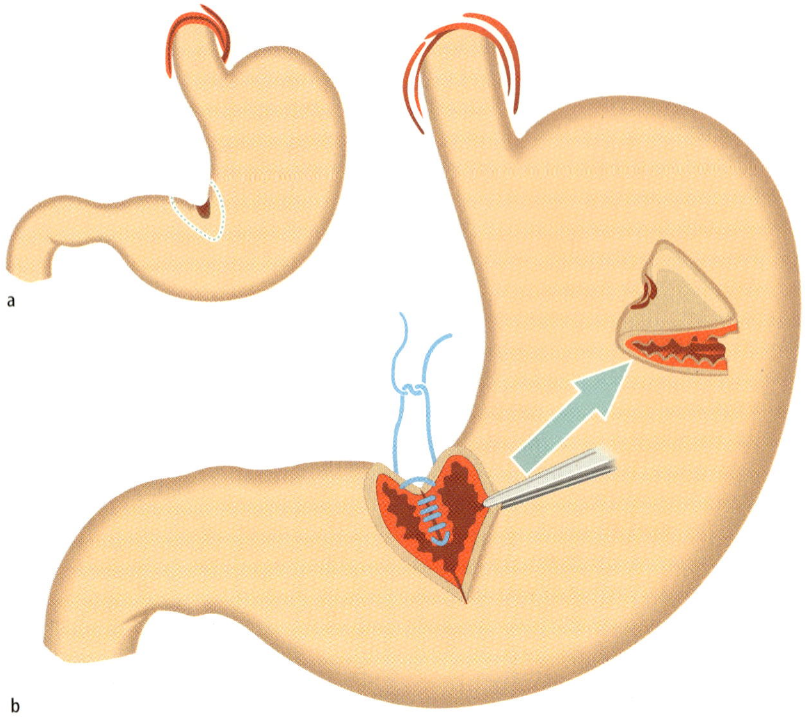

Abb. 25.11 a, b. Operative Versorgung des perforierten Ulcus ventriculi, die in gleicher Weise beim blutenden Ulkus angewendet werden kann. **a** Exzision des perforierten Ulkus, **b** querer Verschluß der Exzisionsstelle

!

Die Ziele der operativen Behandlung beim perforierten Ulcus ventriculi und duodeni sind:

- die Beseitigung der Perforation und damit der Peritonitisursache,
- die Behandlung der Peritonitisfolgen, d. h. der lokalen oder diffusen Peritonitis.

Die gleichzeitige Therapie der Grundkrankheit ist wie bei der Ulkusblutung sekundär und nur in Ausnahmefällen indiziert.

Zur Beseitigung der Perforation stehen einerseits die Übernähung mit sparsamer oder ausgedehnterer Ulkusexzision und andererseits die Magenresektion zur Verfügung (s. Abb. 25.4, 25.5 und 25.11). Beim typischen perforierten Ulcus duodeni an der Bulbusvorderwand wird das Geschwür in der Regel sparsam quer exzidiert und der Defekt durch Naht verschlossen (sog. Übernähung). Dieses Verfahren ist grundsätzlich auch laparoskopisch ausführbar. Nur bei sehr ausgedehnten Ulzera oder Geschwüren mit breitbasiger Penetration, z. B. in das Pankreas, ist aus technischen Gründen eine Resektion des Magenausganges (Bulbus duodeni und Pylorus) erforderlich. Dabei wird in Form einer sog. „Anastomosierungsplastik" mit End-zu-End-Anastomose zwischen Duodenum und Antrum rekonstruiert. Eine Magenresektion nach Billroth II ist nur sehr selten notwendig. Beim Ulcus ventriculi wird zur histologischen Sicherung in der Regel eine ausgedehntere Exzision des Ulkusbezirks als beim Duodenalgeschwür angestrebt (s. Abb. 25.11). Die entsprechende Übernähung des Defektes stellt bei dem weiten Magenlumen kein Problem dar. Wie bei der Ulkusblutung kann mehr aus technischen Gründen, z. B. bei Riesenulzera oder bei subkardialen Geschwüren, selten jedoch zur Behandlung der Grundkrankheit, eine Magenresektion notwendig sein (s. oben).

25.5.3 Magenausgangsstenose

Eine Magenausgangsstenose resultiert aus der narbigen Abheilung präpylorischer, pylorischer oder postpylorischer Ulzera. Die Stenose ist selten im eigentlichen Pyloruskanal lokalisiert (10 %), sondern findet sich vorwiegend postpylorisch im Duodenum (70 %).

Ulcera ventriculi sind in etwa 20 % der Fälle Ursachen von Obstruktionen im Bereich des distalen Magens. Unter pathogenetischen Gesichtspunkten muß unterschieden werden zwischen:

- florider Magenausgangsstenose (Folge einer entzündlichen Reaktion mit begleitendem Ödem im akuten Ulkusschub) und
- narbiger Magenausgangsstenose (Narbenbildung nach Abheilung der peptischen Läsion).

Diese Differenzierung ist besonders wichtig für die Wahl zwischen konservativer und chirurgischer Therapie. In jedem Fall sollte eine Magenausgangsstenose zunächst durch Dekompression des dilatierten Magens (Magensonde!), Ausgleich des Wasser- und Elektrolythaushaltes und totale parenterale Ernährung behandelt werden.

!

Die benigne Magenausgangsstenose ist nie als ein chirurgischer Notfall anzusehen, so daß genügend Zeit für die Schaffung elektiver Operationsbedingungen bleibt.

Nach 5–7 Tagen kann anhand des klinischen Verlaufes sowie des gastroskopischen und radiologischen Befundes über das weitere Vorgehen entschieden werden. Dabei ist das Versagen der konservativen Therapie jenseits des 5.–7. Tages eine Indikation zur Operation. Die endoskopische Dilatationsbehandlung hat sich als nicht sehr effektiv erwiesen. Bei Patienten, die eine Rückbildung der Obstruktion unter konservativer Therapie zeigen, wird die medikamentöse Therapie zu Ende geführt. Die chirurgische Therapie besteht bei zugrundeliegenden Ulcera duodeni in der Stenosenresektion und Anastomosierungsplastik (s. oben), eventuell mit proximal gastrischer Vagotomie. Bei Ulcera ventriculi kann die chirurgische Therapie grundsätzlich auch auf eine Stenosenresektion mit anschließender konservativer Behandlung beschränkt werden. In vielen Fällen bietet die Magenresektion nach Billroth I jedoch weiterhin die Maßnahme mit den besten Langzeitresultaten.

25.6 Gutartige Tumoren

Unter einem gutartigen Tumor versteht man eine autonome, expansiv wachsende Gewebeneubildung, die lokal begrenzt bleibt und nicht infiltrierend oder destruierend wächst.

Bei den gutartigen Tumoren des Magens und des Duodenums besteht die klinische Bedeutung in der Differentialdiagnose, der Erfassung von Beschwerden und Komplikationen und der Möglichkeit der malignen Entartung. Gutartige Tumoren sind polypöse Gebilde, die entweder vom Epithel (epitheliale Tumoren) oder von den tieferen Abschnitten der Magen- oder Duodenalwand (nicht epitheliale, mesenchymale Tumoren) ausgehen (Tabelle 25.5). Der wichtigste benigne Tumor ist das ***Adenom***, das eine tubuläre (flat adenoma), tubulopapilläre oder papilläre (villöse) Struktur haben kann. Das Adenom stellt eine echte Neoplasie dar, es kann maligne entarten und wird deshalb als Präkanzerose eingestuft. Die nicht-neoplastischen epithelialen Tumoren haben dagegen praktisch keine Entartungstendenz; sie können meist in Form von Drüsenkörperzysten auch als Polyposis besonders im Magen auftreten. ***Karzinoide*** sind endokrin aktive, semimaligne Tumoren, die sich häufig multizentrisch entwickeln; sie finden sich im Magen sehr viel seltener als im Dünn- oder Dickdarm. Ein seltener endokriner Tumor ist das ***Gastrinom***, das sich in etwas weniger als der Hälfte der Fälle in der Duodenalwand entwickelt (s. Ulcus duodeni). Trotz einer Größe von nur wenigen Millimetern können Gastrinome endokrin hochaktiv sein und ein Zollinger-Ellison-Syndrom auslösen. Etwa 60 % der Gastrinome sind maligne und führen zu Metastasen.

Nicht-epitheliale benigne Tumoren des Magens sind nicht selten. Unabhängig vom feingeweblichen Bild entwickeln mesenchymale Tumoren auf der Kuppe der Vorwölbung häufig eine Erosion bzw. Ulzeration, die durch das expansive Wachstum des Tumors im Sinne einer Druckschädigung der Mukosa zu verstehen ist. Nicht-epitheliale Magentumoren wachsen häufig mehr extragastral als intragastral, so daß endoskopisch die Größenerfassung des Tumors oft ein falsches Bild gibt. Unter den neoplastischen gutartigen nicht-epithelialen Tumoren des Magens und Duodenums ist das ***Leiomyom*** häufig, während neurogene Tumoren wesentlich seltener sind. Beim Leiomyom und den neurogenen Tumoren besteht eine Entartungsgefahr, während Lipome und Hämangiome fast nie maligne degenerieren.

Tabelle 25.5. Wichtige gutartige Magen- und Duodenaltumoren

	Epitheliale Tumoren	Mesenchymale Tumoren
Neoplastisch	Adenom	Leiomyom Neurinom Lipom Hämangiom
Nicht neoplastisch	Hyperplasiogener Polyp Drüsenkörperzyste Brunnerom (Duodenum)	Entzündlich-fibromatöser Polyp Peutz-Jeghers-Polyp Lymphfollikelhyperplasie
Endokrin	Karzinoide Gastrinom	

Die Diagnostik der benignen gastrointestinalen Tumoren besteht in ***Endoskopie*** und ***Biopsie***, da eine makroskopische Dignitätsdiagnose nicht möglich ist. Adenome, Karzinoide und neoplastische, nicht epitheliale Tumoren müssen wegen der Gefahr der malignen Entartung entfernt werden. Sie können bis zu einer Größe von ca. 2 cm endoskopisch polypektomiert werden, größere Läsionen werden reseziert. Die von tieferen Wandschichten ausgehenden mesenchymalen Tumoren können häufig nicht endoskopisch mit der Schlinge abgetragen werden. Zur Erreichung einer Probeentnahme sollte eine sog. „Knopflochbiopsie" ausgeführt werden. Bei Nachweis eines Karzinoms muß eine entsprechende Nachresektion und Lymphadenektomie vorgenommen werden.

Maligne Tumoren des Magens und Duodenums werden in den Kapiteln Magenkarzinom bzw. Pankreaskarzinom besprochen.

25.7 Magenkarzinom

Das Magenkarzinom ist trotz abnehmender Inzidenz nach wie vor von großer klinischer Bedeutung. Es ist das zweit- (Frau) bzw. dritthäufigste Karzinom (Mann). Seine Epidemiologie ändert sich; es werden zunehmend mehr Karzinome im proximalen Drittel und vom diffusen Wachstumstyp diagnostiziert. In der Diagnostik ist die Endoskopie zielführend. Ein verbessertes präoperatives Staging (endoluminaler Ultraschall, Computertomographie, Laparoskopie) läßt das Tumorstadium präoperativ exakt erfassen und ermöglicht eine stadiengerechte Therapie.

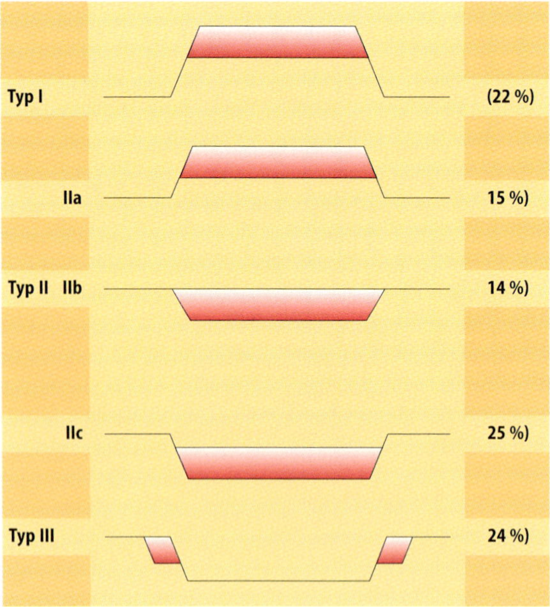

Abb. 25.12. Endoskopische Klassifikation des Magenfrühkarzinoms. *Typ I* vorgewölbte Form; *Typ II* oberflächliche Form, *IIa* erhaben, *IIb* eben, *IIc* eingesenkt; *Typ III* exkavierte Form

Das mediane Überleben für alle Patienten beträgt nach Diagnose nur 23 Monate. Dennoch hat die Therapie für einzelne Untergruppen in den letzten Jahren erhebliche Fortschritte gemacht (neoadjuvante Chemotherapie, erweiterte extra- und intraluminale chirurgische Radikalität, verbesserte Risikoanalyse), so daß eine Verbesserung der Prognose für die Zukunft erhofft werden kann. Entscheidenden Durchbruch könnte allerdings nur die Frühdiagnostik bringen – Frühkarzinome sind heilbar! –, die uncharakteristische bzw. häufig ganz fehlende Symptomatologie steht dem aber entgegen.

Magenfrühkarzinom

Das Frühkarzinom („early gastric cancer") ist definiert als Karzinom, das nur die Mukosa bzw. die Submukosa infiltriert, unabhängig vom Nachweis von Lymphknotenmetastasen.

„Früh" bezieht sich somit nicht auf den zeitlichen Ablauf der Karzinomentstehung, sondern auf die Infiltrationstiefe.

Magenkarzinom

Von einem eigentlichen Magenkarzinom („advanced gastric cancer") spricht man, wenn die Karzinominfiltration die Submukosa überschritten und die Muscularis propria bzw. tiefere Wandschichten erreicht hat.

25.7.1 Pathologische Anatomie

Klassifikation des Magenfrühkarzinom

Unter endoskopisch-makroskopischen Aspekten wird das Magenfrühkarzinom entsprechend der japanischen Klassifikation von 1962 eingeteilt (Abb. 25.12). Am häufigsten findet es sich im distalen Magen (51 % der Fälle). Der proximale Magen ist seltener betroffen.

Lymphknotenmetastasen kommen in bis zu 20 % beim Submukosatyp vor, beim Mukosatyp in nur 4–5 % der Fälle. Die Mehrzahl aller Frühkarzinome ist größer als 2 cm im Durchmesser, so daß ihre endoskopische Diagnostik möglich ist. Selten treten Magenfrühkarzinome multizentrisch auf (5–12 %).

Nach der Infiltrationstiefe werden die Frühkarzinome in Mukosakarzinome und Submukosakarzinome eingeteilt. Die Infiltration der lymphgefäßreichen Submukosa ist prognostisch bedeutend, da sie die entscheidende Voraussetzung für die Entwicklung von Lymphknotenmetastasen ist.

Makroskopische Klassifikation des Magenkarzinoms

Aufgrund des makroskopischen Erscheinungsbildes kann man *4 Typen* des Magenkarzinoms unterscheiden (Klassifikation nach Borrmann, Abb. 25.13).

Das makroskopische Erscheinungsbild läßt aufgrund des Wachstumstyps auch Rückschlüsse auf die Prognose zu (Typ I und II ≈ 35–40 % 5-J.-ÜLR; Typ II und IV ≈ 10 % 5-J.-ÜLR).

Entsprechend dem ***Zellbild*** können undifferenzierte Karzinome von solchen höheren Reifegrades unterschieden werden. In der Regel handelt es sich um Adenokarzinome bzw. um solide wachsende Krebse. Alle Tumortypen können durch starke Schleimbildung zu Gallertkarzinomen oder durch überwiegende Bindegewebebildung zum Szirrhus werden.

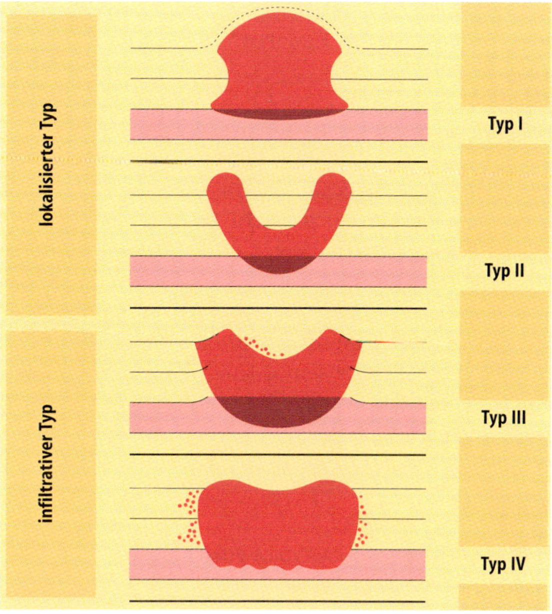

Abb. 25.13. Klassifikation der makroskopischen Form des Magenkarzinoms nach Borrmann

Histologische Klassifikationen des Magenkarzinoms

Konventionelle Klassifikation (sog. Typing). Diese geht auf die Vorschläge der WHO aus dem Jahre 1977 zurück, hat aber in der zweiten Auflage 1990 gewisse Modifikationen erfahren. Derzeit gilt folgende Einteilung:

- Papilläres Adenokarzinom
- Tubuläres Adenokarzinom
- Muzinöses Adenokarzinom
- Siegelringzellkarzinom
- Adenosquamöses Karzinom
- Plattenepithelkarzinom
- Kleinzelliges Karzinom
- Undifferenziertes Karzinom

Laurén-Klassifikation. Laurén hat 1965 zwischen zwei Karzinomtypen unterschieden:

- den intestinalen und
- den diffusen Typ.

Etwa 50 % der Magenkarzinome entsprechen dem intestinalen Typ, ca. 40 % dem diffusen. Es wurde immer wieder darauf hingewiesen, daß 10–15 % der Karzinome nach Laurén nicht klassifizierbar sind. In der zweiten Auflage der WHO-Klassifikation (1990) ist nunmehr folgendes festgelegt worden:

- Bei histogenetischen und epidemiologischen Studien ist nach dem überwiegenden Anteil zu klassifizieren.
- Für ***klinische Zwecke*** erfolgt die Einordnung jedoch nach dem ungünstigsten Anteil. Daher wird ein Tumor mit nur wenigen umschriebenen Anteilen vom Aussehen eines diffusen Karzinoms als diffuses Karzinom klassifiziert.

Intestinaler Typ: Dieser ist makroskopisch gewöhnlich ***scharf abgrenzbar***, die Ausbreitung in der Magenwand erfolgt in geschlossenen Zellformationen. In aller Regel entspricht er den makroskopischen Typen Borrmann I und II. Die Bezeichnung intestinaler Typ soll die morphologische Ähnlichkeit mit Strukturen des Intestinums hervorheben. Das Überwiegen des intestinalen Typs in bestimmten Altersgruppen und in Endemiegebieten hat dazu geführt, diesen Karzinomtyp auch als ***epidemischen Tumortyp*** zu bezeichnen.

Diffuser Typ: Diese Bezeichnung betont die Wachstumsart des Tumors und insbesondere sein Verhalten zum Stroma. Makroskopisch erscheint dieser Tumortyp als Borrmann III oder IV. Er ist weniger scharf abgegrenzt und breitet sich häufig ***großflächig*** in der Magenwand aus. Im Gegensatz zum intestinalen Typ ist das diffuse Karzinom von Vorschädigungen der Mukosa und vom Lebensalter offenbar unabhängig, scheint jedoch von genetischen Faktoren beeinflußt zu werden und wird daher auch als ***endemischer Tumortyp*** bezeichnet.

Klassifikation nach Ming. Auch in dieser Klassifikation werden zwei Karzinomtypen unterschieden:

- das expandierend und
- das infiltrativ wachsende Karzinom.

Diese Klassifikation beschreibt in erster Linie das Umgebungsverhalten der Tumoren.

> **!** Von chirurgisch-therapeutischer Wichtigkeit ist, daß beim diffusen bzw. infiltrierenden Karzinomtyp die makroskopisch feststellbaren Tumorgrenzen nicht den mikroskopischen entsprechen.

Erst ca. 6–8 cm vom makroskopischen Tumorrand entfernt kann man sicher sein, gesunde Magenwand anzutreffen. Im Gegensatz dazu läßt sich beim intestinalen bzw. expansiven Typ eine genauere makroskopische Tumorabgrenzung vornehmen.

> **!** Der Wachstumstyp ist entscheidend für die Festlegung des luminalen Resektionsausmaßes – er hat keine eigenständige prognostische Bedeutung.

25.7.2 Metastasierungswege

Die Anatomie der Lymphabflußwege des Magens ist auf den ersten Blick verwirrend. Dies hat seine Ursache in der embryonalen Entwicklung des Magens aus der Nabelschleife und seiner Drehungen im Laufe der Embryogenese. Die Lymphabflußwege sind zunächst streng mittelständig angelegt und erfahren im Verlaufe der Entwicklung eine Torquierung analog der Magendrehung.

Die von der Japanese Research Society for Gastric Cancer vorgeschlagene systematische Auflistung der Lymphabflußstationen wurde in den letzten Jahren verbindlich (Abb. 25.14). Aus chirurgischer Sicht ist es sinnvoll, dieses Lymphabflußgebiet in 3 Kompartimente zu unterteilen:

> **!**
> - *Kompartiment I*: Alle direkt an der großen und kleinen Kurvatur des Magens lokalisierten Lymphknoten (Lymphabflußstationen 1–6) (Abb. 25.15 a).

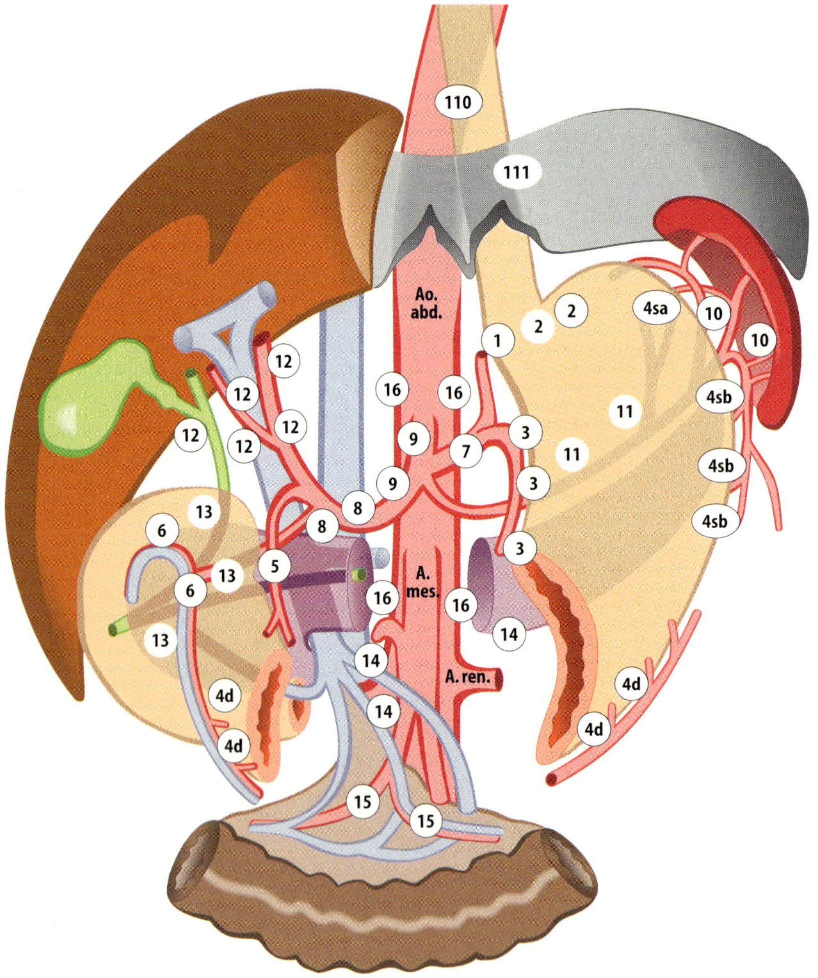

Abb. 25.14. Abflußwege des Magens entsprechend der Klassifikation der Japanese Research Society for Gastric Cancer. *1* rechts parakardial, *2* links parakardial, *3* kleine Kurvatur, *4* große Kurvatur, *4 sa* Aa. gastricae breves, *4 sb* A. gastroepiploica sinistra, *4 d* A. gastroepiploica dextra, *5* kranial des Pylorus, *6* kaudal des Pylorus, *7* A. gastrica sinistra, *8* A. hepatica communis, *9* Truncus coeliacus, *10* Milzhilus, *11* A. lienalis, *12* Lig. hepatoduodenale, *13* hinter dem Pankreaskopf, *14* Mesenterialwurzel, *15* A. colica media, *16* Aorta abdominalis, *110* paraösophageal kaudal, *111* Zwerchfell

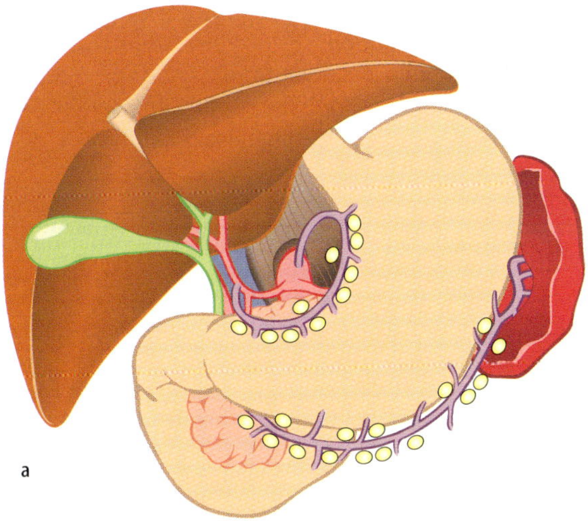

a

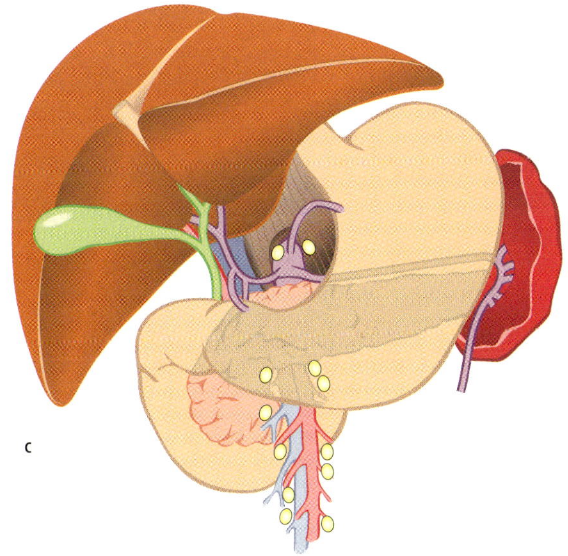

c

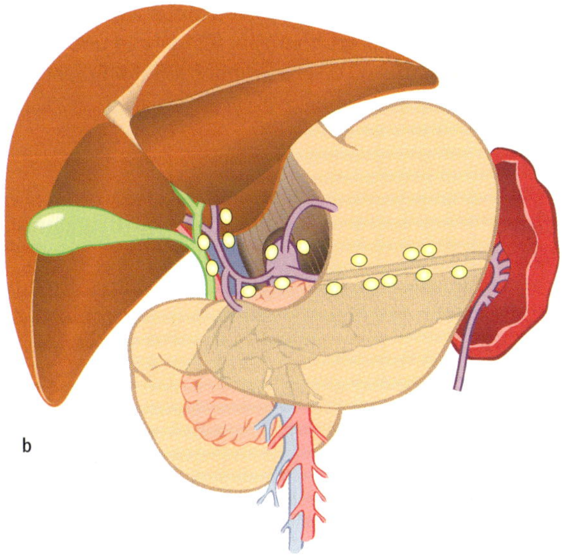

b

Abb. 25.15a-c. Lymphabflußwege des Magens, aufgeteilt in entsprechende Kompartimente. **a** Kompartiment I, **b** Kompartiment II, **c** Kompartiment III. (Aus Siewert 1989)

- ***Kompartiment II***: Alle Lymphabflußstationen im Bereich des Truncus coeliacus. Es erstreckt sich von der Leberarterie (Lymphabflußstation 8) bis zum Milzhilus (Lymphabflußstation 10) (Abb. 25.15 b).
- ***Kompartiment III***: Paraaortale und mesenteriale Lymphabflußstationen (Lymphabflußstationen 12, 13, 14, 15, 16) (Abb. 25.15 c).

Die lymphogene Metastasierung des Magenkarzinoms erfolgt über lange Zeit schrittweise über diese 3 Lymphabflußstationen.

!

Aus prognostischer Sicht entspricht eine Lymphknotenmetastasierung bis in das Kompartiment III bereits einer Fernmetastasierung, d. h. die Prognose ist genauso schlecht wie beim Vorliegen viszeraler Fernmetastasen.

Nach Überschreiten des Lymphabflußgebietes bzw. direkt durch Gefäßeinbrüche kann eine ***hämatogene Metastasierung*** erfolgen, die in erster Linie die Leber bzw. Lunge betrifft. Darüber hinaus kann es, wenn der Primärtumor die Serosa des Magens überschritten hat, zu einer ***Peritonealkarzinose*** oder zu Abklatschmetastasen im Bereich des Peritoneums, z. B. der Ovarien (sog. Krukenberg-Tumoren) kommen.

25.7.3 Klassifikation (Staging)

Für das Staging des Magenkarzinoms liegen Empfehlungen der UICC aus dem Jahre 1997 vor (Tabelle 25.6). Die UICC verwendete klinische und pathologische Kriterien als Grundlage ihrer Klassifikation. Aus den Kategorien Primärtumor (pT), regionale Lymphknoten (pN) und Fernmetastasierung (pM) ergibt sich die ***Stadiengruppierung*** (Tabelle 25.7). Bei allen resezierten Magenkarzinomen sollte neben der pathologischen Stadieneinteilung zusätzlich auch die R-Klassifikation angegeben werden, die sich auf den sog. Residualtumor am Ende der Operation bezieht.

Tabelle 25.6. TNM-Klassifikation des Magenkarzinoms UICC 1997

Klassifikation	Definition
T: Primärtumor	
TX	Primärtumor kann nicht beurteilt werden
T0	Kein Anhalt für Primärtumor
Tis	Carcinoma in situ: intraepithelialer Tumor ohne Infiltration der Lamina propria
T1	Tumor infiltriert Lamina propria oder Submukosa
T2	Tumor infiltriert Muscularis propria oder Subserosa
T3	Tumor penetriert Serosa (viszerales Peritoneum), infiltriert aber nicht benachbarte Strukturen
T4	Tumor infiltriert benachbarte Strukturen
N: Regionäre Lymphknoten	
NX	Regionäre Lymphknoten können nicht beurteilt werden
N0	Kein Anhalt für regionäre Lymphknotenmetastasen
N1	Metastasen in 1–6 regionären Lymphknoten
N2	Metastasen in 7–15 regionären Lymphknoten
N3	Metastasen in mehr als 15 regionären Lymphknoten
M: Fernmetastasen	
MX	Fernmetastasen können nicht beurteilt werden
M0	Kein Anhalt für Fernmetastasen
M1	Nachweis von Fernmetastasen
pTNM: Pathologische Klassifikation	
Die pT-, pN- und pM-Kategorien entsprechen T-, N- und M-Kategorien	
pN0 Regionäre Lymphadenektomie und histologische Untersuchung üblicherweise von 15 oder mehr Lymphknoten.	

Tabelle 25.7. Stadieneinteilung des Magenkarzinoms der UICC 1997

Stadium 0	Tis	N0	M0
Stadium IA	T1	N0	M0
Stadium IB	T1	N1	M0
	T2	N0	M0
Stadium II	T1	N2	M0
	T2	N1	M0
	T3	N0	M0
Stadium IIIA	T2	N2	M0
	T3	N1	M0
	T4	N0	M0
Stadium IIIB	T3	N2	M0
Stadium IV	T1, T2, T3	N3	M0
	T4	N1, N2, N3	M0
	jedes T	jedes N	M1

!

R-Klassifikation:

- R0: kein Residualtumor
- R1: mikroskopischer Residualtumor
- R2: makroskopischer Residualtumor

25.7.4 Epidemiologie

Häufigkeit. Das Magenkarzinom ist in Deutschland nach dem Mammakarzinom der Frau und dem Lungen- sowie Kolonkarzinom beim Mann die ***zweit- bzw. dritthäufigste Todesursache***, dicht gefolgt vom Prostatakarzinom.

!

Derzeit beträgt die Mortalität des Magenkarzinoms in Deutschland im Mittel 25,5 auf 100.000 Einwohner/Jahr für Männer und 13,2 auf 100.000 Einwohner/Jahr für Frauen.

Der Erkrankungsgipfel liegt für beide Geschlechter nahezu gleich zwischen dem 55. und 65. Lebensjahr. Das männliche Geschlecht ist mit einem Verhältnis von 1,9 : 1 stärker betroffen.

Bei der Untersuchung des säkulären Trends zeigt sich für das Magenkarzinom in allen Industrieländern in den letzten Jahren eine deutlich ***absinkende Häufigkeit.***

Die ***endemische Form des Magenkrebses*** (entsprechend dem diffusen Typ nach Laurén) nimmt in seiner Häufigkeit – obwohl die allgemeine Morbidität für Magenkarzinome zurückgeht – nicht wesentlich ab und scheint eher durch individuelle Faktoren als durch Umwelteinflüsse bedingt zu sein. Dafür spricht die höhere Inzidenz bei Frauen wie auch die Assoziation mit Blutgruppe A. ***Die epidemische Form*** (entsprechend dem intestinalen Typ nach Laurén) wird deutlich von Umwelteinflüssen geprägt. Der Rückgang des Magenkarzinomrisikos bezogen auf die Gesamtpopulation ist größtenteils auf das Seltenerwerden dieses Tumortyps zurückzuführen.

Relativ häufiger werden Karzinome im proximalen Magendrittel und im Bereich der Kardia.

Die derzeitige diagnostische Situation in Deutschland gibt Abb. 25.16 wieder.

Präkanzerosen

Die allgemein gebräuchliche Bezeichnung „Präkanzerosen" wird für alle Situationen verwendet, in denen – im Vergleich zu Personen ohne solche Situationen – ein erhöhtes Risiko der Entstehung maligner Tumoren besteht. Der Begriff „Präkanzerose" bezieht sich dabei nicht ausschließlich auf Karzinome, sondern auf alle malignen Tumoren. Exakter wäre somit der Ausdruck „Präneoplasie".

Grundsätzlich gilt, daß das Risiko einer späteren Entwicklung maligner Tumoren bei den einzelnen Präkanzerosen unterschiedlich hoch ist und daß sich aus solchen Präkanzerosen nicht immer eine maligne Geschwulst entwickeln muß.

Protektive Faktoren. Aus ökologischer Sicht wurde an protektiven Faktoren ein erhöhter Verbrauch von Milch, Gemüse und einer erhöhten Vitamin-C-Aufnahme mit einem erniedrigten Magenkarzinomrisiko assoziiert.

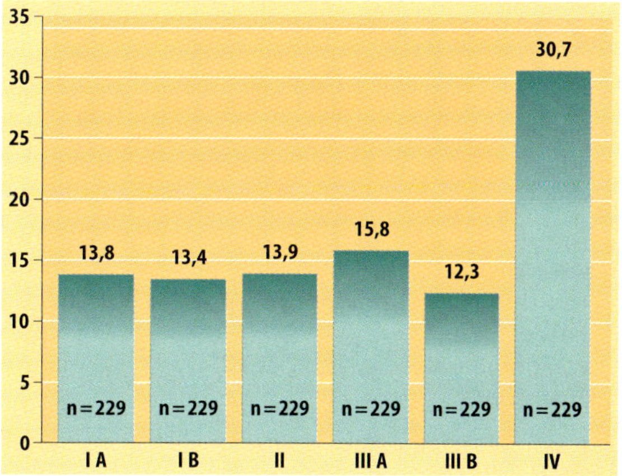

Abb. 25.16. Derzeitige diagnostische Situation bei Patienten mit Magenkarzinom in Deutschland (Deutsche Magenkarzinom-Studie 1992)

25.7.5 Chirurgische Diagnostik

Klinik (Symptomatologie). Magenkarzinome werden häufig erst im fortgeschrittenen Stadium symptomatisch.

! Das größte Problem in der Frühdiagnostik des Magenkarzinoms ist die fehlende Symptomatologie.

Auf der anderen Seite zeigt die Erfahrung mit Frühkarzinomen, daß selbst diese bereits zu einer Symptomatologie Anlaß geben können. Die Konsequenz daraus muß sein, daß auch der vagste Hinweis auf eine Magenerkrankung zur endoskopischen Abklärung Anlaß geben muß (Völlegefühl, Leistungsknick, Oberbauchbeschwerden, Gewichtsverlust etc.).

Röntgen. Die Röntgenuntersuchung kann nur bei besonders sorgfältiger Technik für die Frühdiagnostik des Magenkarzinoms Aussagekraft erlangen. Fortgeschrittene Tumoren werden dagegen sicher dargestellt.

Endoskopie. Schwierigkeiten können sich lediglich beim Vorliegen eines Ulcus ventriculi in Hinblick auf die bioptische Verifizierung eines Malignoms ergeben. Hier müssen Biopsien in ausreichend großer Zahl und ggf. wiederholt entnommen werden.

! Die diagnostische Treffsicherheit der Endoskopie liegt bei nahezu 100%.

Sonographie. Der Sonographie kommt eine zunehmend größere Bedeutung zu. Bei ***perkutaner Anwendung*** gelingt es, Fernmetastasen, insbesondere im Bereich der Leber, zuverlässig zu diagnostizieren.

! Bei endoluminaler Anwendung der Sonographie ist eine exakte Festlegung der Infiltrationstiefe des Primärtumors möglich (diagnostische Treffsicherheit 85%).

Die Beurteilung von Lymphknotenmetastasen ist endosonographisch schwieriger (diagnostische Treffsicherheit 65–75%). Die Umgebungsbeziehungen des Magenkarzinoms lassen sich über die Magenwand hinaus durch CT oder NMR zuverlässig darstellen.

Einen zunehmend höheren Stellenwert im präoperativen Staging nimmt die ***Video-Laparoskopie*** ein. Mit ihrer Hilfe gelingt es mit 99%iger Sicherheit, eine Peritonealkarzinose auszuschließen oder nachzuweisen. Darüber hinaus kann die Diagnostik der Lymphknoten (Biopsie) und der Leber (intraabdominaler Ultraschall) wesentlich verbessert werden.

Weitere Untersuchungen, wie die Röntgenuntersuchung des Kolons oder die Skelettszintigraphie etc., werden nur unter bestimmten Indikationen (Suche von Fernmetastasen) notwendig. Die Tumormarker haben bislang keinen gesicherten Platz in der Diagnostik des Magenkarzinoms erobert. Die verbesserte präoperative Möglichkeit der Feststellung des Tumorstadiums durch intraluminalen Ultraschall, Laparoskopie und CT ermöglicht eine zunehmend differenziertere Indikationsstellung zur Therapie.

Fallbeispiel

Ein 45jähriger Mann in gutem AZ und EZ fühlt sich seit 6 Wochen nicht mehr so leistungsfähig wie zuvor. Nur auf Befragen schildert er ein uncharakteristisches Druckgefühl im Oberbauch. Unter H_2-Blockern, die vom Hausarzt zunächst verordnet werden, bessern sich die Beschwerden, ohne jedoch zu einer völligen Wiederherstellung zu führen.

Weiteres Vorgehen?

A. Fortfahren in der Therapie mit H_2-Blockern, evtl. Dosis erhöhen?
B. Röntgenuntersuchung des Magens?
C. Endoskopie?

Antwort: Die hier geschilderte Situation stellt eine absolute Indikation zur Endoskopie dar. Ein Magenkarzinom *muß* bei dieser Anamnese ausgeschlossen oder bewiesen werden.

Fallbeispiel

Ein 60jähriger Patient mit histologisch durch Biopsie gesichertem Magenkarzinom im mittleren Drittel wird zur Operation eingewiesen. Der Patient ist in einem reduzierten AZ und EZ.

Weiteres Vorgehen?

A. OP-Vorbereitung und Gastrektomie?
B. Zunächst parenterale Ernährung zur Verbesserung des AZ und EZ. Nach eingetretener Besserung Operation?
C. Weitere präoperative Diagnostik (EUS, CT, evtl. Laparoskopie) zur Festlegung des Tumorstadiums und ggfs. Einleitung einer stadiengerechten Therapie (z. B. präoperative Chemotherapie)?

Antwort: Im geschilderten Fall ist eine weitere präoperative Diagnostik nötig. Antwort C ist richtig.

25.7.6 Indikationsstellung

Traditionell bedeutet die Diagnose Magenkarzinom zugleich die Indikation zur chirurgischen Intervention. Auch die palliative Resektion eines Magenkarzinoms kann für die weitere Lebensqualität des Patienten als sinnvoll angesehen werden. In Zentren, in denen die Möglichkeiten einer präoperativen Therapie (neoadjuvante Chemotherapie) gegeben sind, erfolgt die Indikationsstellung zur Chirurgie heute differenzierter.

> **!** Unumstritten sinnvoll ist die Resektion des Magenkarzinoms immer dann, wenn es gelingt, eine komplette Tumorexstirpation (sog. R0-Resektion: kein Residualtumor) zu erreichen.

In diesen Fällen kann die Prognose des Patienten wesentlich verbessert werden.

Ergibt das präoperative Staging Hinweise darauf, daß eine R0-Resektion nicht möglich ist, d. h. daß mit großer Wahrscheinlichkeit bei der Resektion mikroskopischer oder makroskopischer Tumorrest zurückgelassen werden muß, sollte eine ***präoperative Chemotherapie*** erwogen werden. Das Magenkarzinom kann grundsätzlich als chemosensibel angesehen werden. Es stehen mehrere Therapieregime zur Verfügung (EAP oder FAM-TX etc.). Eine präoperative Chemotherapie wird allerdings nur bei Patienten in gutem Allgemeinzustand (Karnofsky-Index über 80) und vor dem 65. Lebensjahr sinnvoll sein. In allen anderen Fällen ist die Indikation zur palliativen Tumorresektion (R1- oder R2-Resektion) gegeben.

25.7.7 Chirurgische Verfahrenswahl

Man muß zwischen dem

- luminalen (das Organ betreffenden) und dem
- extraluminalen (die dem Organ anhängenden Strukturen betreffenden) Resektionsausmaß unterscheiden.

> **!** Hinsichtlich des ***luminalen*** Resektionsausmaßes stehen beim Magenkarzinom folgende Resektionsformen zur Verfügung (Abb. 25.17a-d):
> - subtotale Gastrektomie (4/5-Resektion),
> - totale Gastrektomie,
> - erweiterte Gastrektomie.

Extraluminal muß die subtotale bzw. die totale Gastrektomie immer durch die ***Lymphadenektomie der Kompartimente I und II*** ergänzt werden. Eine Lymphadenektomie im Kompartiment III ist dann indiziert, wenn aufgrund der Tumorlokalisation (z. B. Funduskarzinom) durch die erweiterte Lymphadenektomie eine R0-Resektion erreicht werden kann.

Magenfrühkarzinom

> **!** In Anbetracht der häufigen Lokalisation des Magenfrühkarzinoms in den distalen 2/3 des Magens ist im Regelfall die subtotale Gastrektomie mit Lymphadenektomie im Kompartiment I und II ausreichend.

Eine Indikation zur totalen Gastrektomie ergibt sich nur bei multizentrischem Vorkommen des Magenfrühkarzinoms bzw. bei proximaler Lokalisation. Bei der Entscheidung über das Resektionsausmaß ist die Information über den Wachstumstyp (Laurén-Klassifikation) wichtig.

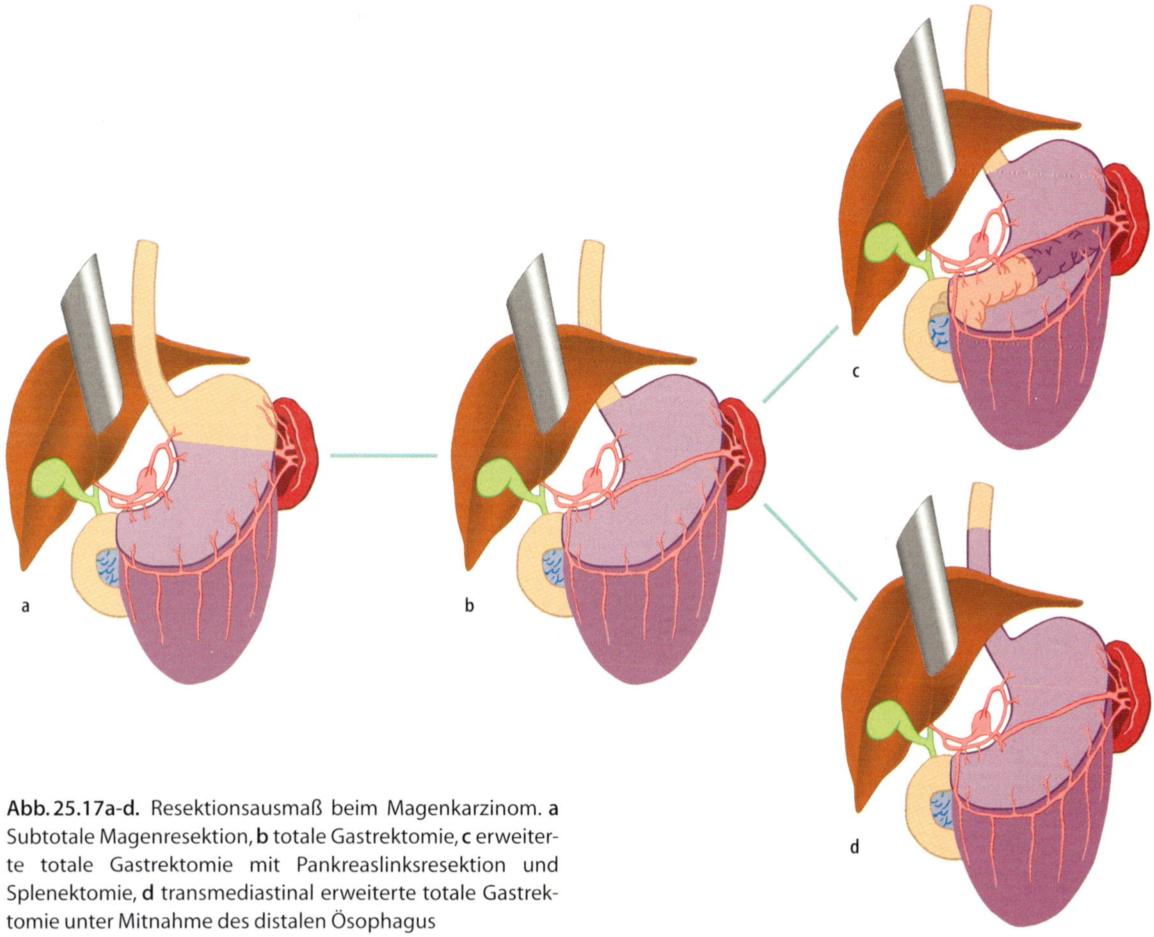

Abb. 25.17a-d. Resektionsausmaß beim Magenkarzinom. **a** Subtotale Magenresektion, **b** totale Gastrektomie, **c** erweiterte totale Gastrektomie mit Pankreaslinksresektion und Splenektomie, **d** transmediastinal erweiterte totale Gastrektomie unter Mitnahme des distalen Ösophagus

Magenkarzinom

Das Resektionsausmaß orientiert sich an der Lokalisation des Tumors, der T-Kategorie und der Klassifikation nach Laurén. Als Standard für die operative Behandlung des fortgeschrittenen Karzinoms haben zu gelten:

- Beim Intestinalkarzinom des Antrums (T1/T2 evtl. T3) die subtotale Gastrektomie.
- Beim Intestinalkarzinom (T2 und T3) anderer Lokalisation sowie beim diffusen Karzinom jeder Lokalisation die totale Gastrektomie.
- Beim Karzinom T4 sowie beim Karzinom mit Infiltration des ösophago-gastralen Übergangs die erweiterte Gastrektomie.

In allen Fällen schließt der Eingriff die systematische Lymphadenektomie zumindest der Kompartimente I und II ein.

Wurde präoperativ die Indikation zu einer ***neoadjuvanten Chemotherapie*** gestellt, so ergibt sich die Operationsindikation dann, wenn es unter der Behandlung zu einer Tumorregression (kompletter oder partieller Response) gekommen ist. Die chirurgische Verfahrenswahl entspricht der des nicht vorbehandelten Magenkarzinoms.

25.7.8 Rekonstruktion nach Gastrektomie (Magenersatz)

!

Zwei grundsätzlich verschiedene ***Rekonstruktionsprinzipien*** stehen zur Verfügung (Abb. 25.18 a, b):

- einmal die direkte ***End-zu-Seit-Ösophagojejunostomie***, wie sie bereits 1887 bei der ersten totalen Gastrektomie durch Schlatter angewandt wurde, und
- die ***ösophagoduodenale Interposition*** entsprechend dem Vorschlag von Seo 1942.

Entscheidender Unterschied ist die Duodenalpassage. Diese wird bei der direkten Ösophagojejunostomie aufgegeben, während sie bei der ösophagoduodenalen Interposition erhalten bleibt.

Beide Rekonstruktionsprinzipien wurden im Laufe der Jahre durch eine Fülle von Variationen ergänzt. Wesentlichste Gesichtspunkte der verschiede-

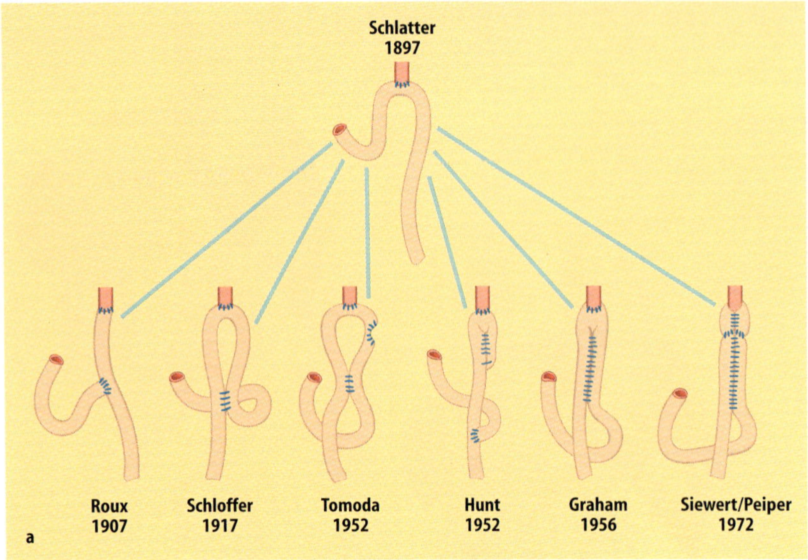

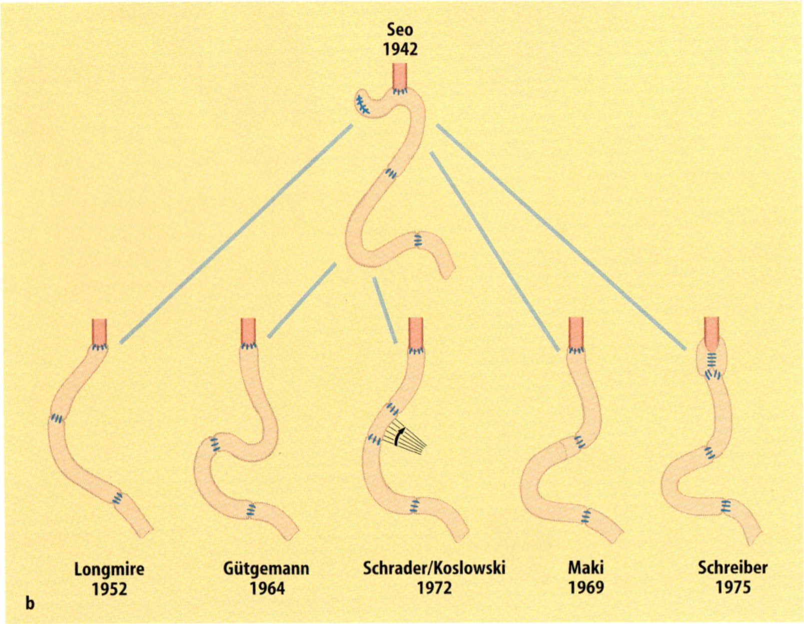

Abb. 25.18. **a** Magenersatz nach dem Prinzip der Ösophagojejunostomie mit Modifikationen. **b** Magenersatz durch Jejunuminterposition in verschiedenen Modifikationen

nen Modifikationen sind die Bildung eines Reservoirs und die Vermeidung des intestinoösophagealen Refluxes.

Funktionen des Magens

Die Verfahrenswahl orientiert sich an den ursprünglichen Funktionen:

- Wichtigste Aufgabe des Magens ist die Essensaufnahme und damit die ***Reservoirfunktion***. Dabei handelt es sich um eine aktive Leistung des Magens, die durch die rezeptive Relaxation des Magenfundus ermöglicht wird.
- Die Nahrungsaufnahme führt zu einer Stimulation der ***Sekretion von Säure und Pepsin***.
- Die ***gesteuerte Magenentleerung*** führt zu einer zeitgerechten und adäquaten Ausstoßung von Kalorienportionen ins Duodenum.
- Während der Entleerung verhüten Pylorus und terminales Antrum einen duodenogastralen Reflux, Kardia und terminale Speiseöhre einen ***gastroösophagealen Reflux***.
- Schließlich sind noch sog. ***Zusatzfunktionen*** des Magens zu nennen, z. B. die Bildung des Intrinsic factors (Vitamin-B12-Resorption).

!

Die Funktionen des Magens sind von unterschiedlicher Wertigkeit:

- Reservoirfunktion und Antirefluxbarrieren stehen im Vordergrund;
- Entleerung und Zusatzfunktionen sind ebenfalls von Wichtigkeit;
- die Sekretion tritt dagegen in ihrer Bedeutung zurück.

Magenersatz

Der Magenersatz sollte deshalb folgenden Gesichtspunkten Rechnung tragen:

Reservoirbildung. Ein mechanisches Reservoir ohne gesteuerte Entleerung kann aus 2 miteinander anastomosierten Dünndarmschlingen gebildet werden. Eine solche Reservoirbildung führt zu einer Verbesserung der Lebensqualität des Patienten, da er in der Lage ist, größere Mahlzeiten zu sich zu nehmen.

Refluxvermeidung. Ein alkalischer intestinoösophagealer Reflux kann zu schweren postoperativen Problemen führen (alkalische Refluxösophagitis), die eine regelrechte Nahrungsaufnahme unmöglich machen können. Seiner Vermeidung kommt deswegen besondere Bedeutung bei der Magenersatzbildung zu.

Ein intestinoösophagealer Reflux kann grundsätzlich auf zweierlei Weise vermieden werden:

- Einmal kann eine mechanische Ableitung des Duodeninhalts durch eine End-zu-Seit Roux-Y-Anastomose oder durch eine ausreichend lange Interposition (40–50 cm) eines Dünndarmsegments zwischen Ösophagus und Duodenum erreicht werden.
- Zum anderen kann zur Verhinderung eines intestinoösophagealen Refluxes nach Gastrektomie auch eine mechanische Klappe in Form der Ösophagojejunoplicatio gebildet werden (mechanische Ventilbildung).

Duodenalpassage. Ob die Erhaltung der Duodenalpassage für den Patienten von Wert ist, ist noch nicht endgültig entschieden. Trotz einiger pathophysiologischer Vorteile (Erhaltung der pankreatikocibalen Synchronie, verbesserte Glukoserückresorption, verbesserte Eigenresorption) ergibt sich in der Gesamtbilanz für den Patienten kein nennenswerter Vorteil. Ein klinisch relevanter Einfluß auf die Entwicklung von Folgekrankheiten nach Gastrektomie läßt sich ebenfalls nicht nachweisen. Dennoch lassen die vorliegenden Untersuchungen einen Trend zugunsten der ***Erhaltung der Duodenalpassage*** erkennen, der möglicherweise aber erst bei langfristiger Verlaufsbeobachtung zum Tragen kommt. Aus diesem Grund erscheint besonders bei jüngeren Patienten mit prognostisch günstiger Tumorsituation die Erhaltung der Duodenalpassage sinnvoll.

Verfahrenswahl

Aus den theoretischen Überlegungen kann sich z. B. die in Abb. 25.19 dargestellte Verfahrenswahl ergeben:

- Subtotale Gastrektomie: B II-Rekonstruktion
- Totale Gastrektomie mit intraabdominaler Anastomose: Ösophagojejunostomie mit Pouchbildung (z. B. Ösophagojejunoplicatio); Roux-Y-Rekonstruktion
- Erweiterte Gastrektomie mit intramediastinaler Anastomose: Ösophagojejunostomie; Roux-Y-Rekonstruktion

25.7.9 Operationsrisiko

> **!** Die Letalität der totalen Gastrektomie liegt um 5 %, in erfahrenen Zentren noch darunter.

Wesentlichster Gefahrenpunkt ist die ösophagoenterale Anastomose, die insuffizient werden kann. Die Letalität einer derartigen Insuffizienz ist hoch (ca. 30 %). Andere Komplikationen sind selten (Duodenalstumpfinsuffizienz, Thromboembolie, Pneumonie etc.).

25.7.10 Folgekrankheiten nach Gastrektomie

Postoperative Malnutrition. Ursächlich werden Malabsorption bzw. unzureichende Kalorienaufnahme (Malnutrition) diskutiert.

> **!** Im Durchschnitt liegt das Gewicht gastrektomierter Patienten um 15–20 % unter ihrem Idealgewicht.

Die Erfahrung zeigt, daß die Malnutrition ursächlich im Vordergrund steht. Ursachen einer derartigen Malnutrition können Folgekrankheiten wie Dumping oder alkalische Refluxösophagitis sein, die jedoch bei entsprechender Operationstechnik vermieden werden können. Häufig klagen Patienten nach Gastrektomie über ein fehlendes Hungergefühl.

Dumpingsyndrom. Es ist nach totaler Gastrektomie insgesamt seltener und klinisch weniger relevant als nach distaler.

> **!** Die Häufigkeit des Dumpingsyndroms nach Gastrektomie liegt bei etwa 10–30 %.

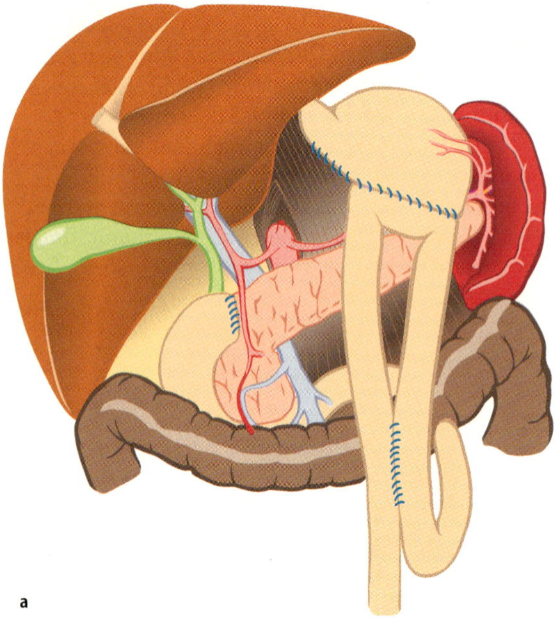

a

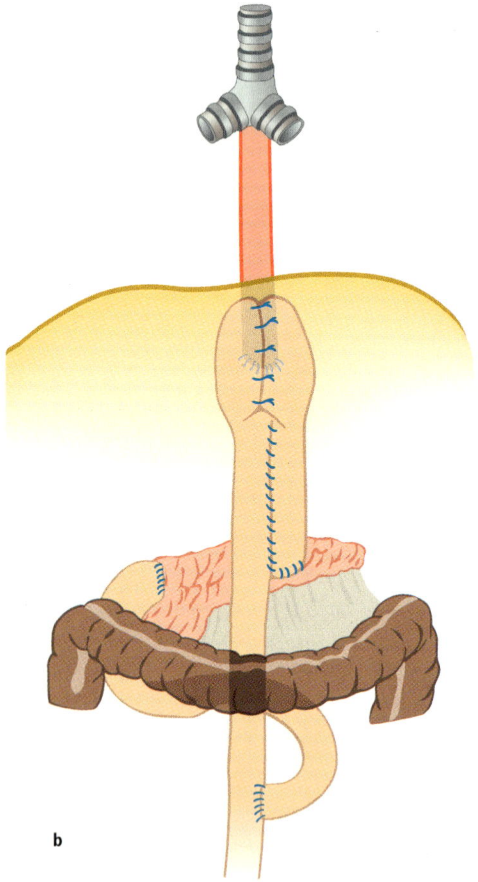

b

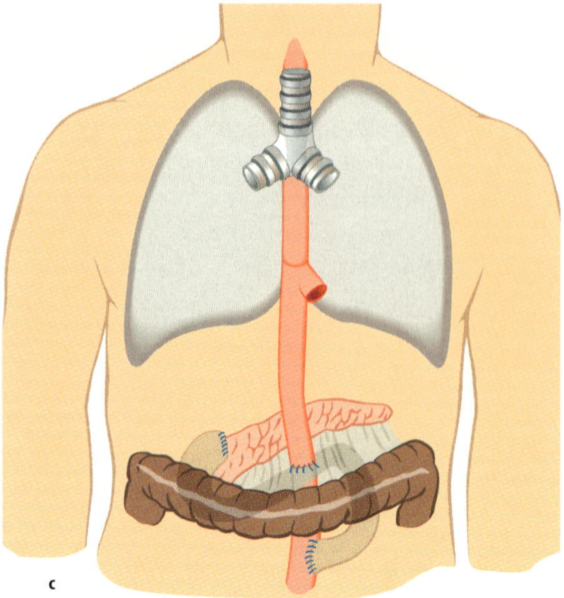

c

Abb. 25.19. Standardrekonstruktion nach subtotaler Magenresektion (a), totaler abdominaler Gastrektomie (b), transmediastinal erweiterter totaler Gastrektomie (c)

Die Therapie besteht in einer entsprechenden Diät.

Alkalische Refluxösophagitis. Eine alkalische Refluxösophagitis sollte bei den heute zur Verfügung stehenden Magenersatztechniken nicht mehr vorkommen. Entwickelt sie sich dennoch, muß eine Umwandlungsoperation (z. B. Roux-Y-Anastomose) durchgeführt werden. Die konservative Therapie der alkalischen Refluxösophagitis ist schwierig und unbefriedigend.

Anämie. Am häufigsten handelt es sich um eine Eisenmangelanämie, seltener um eine megaloblastische Anämie.

> **!** Eine Anämie kommt bei bis zu 50 % aller Patienten nach totaler Gastrektomie vor.

Die Therapie der Anämie ist einfach. Zur Vorbeugung gegen eine perniziöse Anämie dient die lebenslange parenterale Gabe von Vitamin B12 (1.000 mg alle 3 Monate).

25.7.11 Ergebnisse

Die Überlebenszeiten von Patienten mit Magenkarzinom werden durch sog. ***prognostische Faktoren*** geprägt. Als prognostische Faktoren gelten:

- Die ***Infiltrationstiefe des Primärtumors*** (pT): Diese ist für die weitere Metastasierung verantwortlich. Beim Erreichen der Submukosa beginnt die Lymphknotenmetastasierung, bei Überschreiten der Serosa kann es zu einer Peritonealkarzinose kommen. Infiltrationstiefe des Primärtumors und Ausmaß der

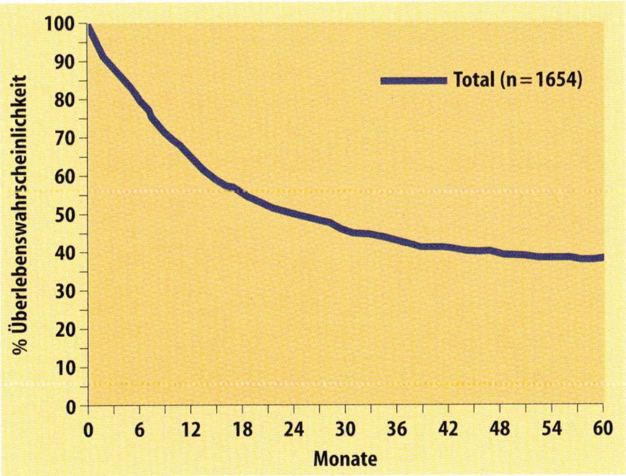

Abb. 25.20. Gesamtfünfjahresüberlebensrate beim Magenkarzinom (GCCS ,92)

Lymphknotenmetastasierung sind miteinander korreliert.

- *Lymphknotenmetastasierung* (pN):

> **!** Das Ausmaß der Lymphknotenmetastasierung ist der entscheidende prognostische Faktor.

- Eine Metastasierung bis N1 kann durch erweiterte chirurgische Radikalität prognostisch günstig beeinflußt werden. Eine Metastasierung bis in Kompartiment II dagegen führt zu einer 50 %igen Verschlechterung der Prognose.
- *Fernmetastasierung* (pM): Eine Lymphknotenmetastasierung bis in das Kompartiment III hat eine gleich schlechte Prognose wie das Vorliegen von viszeralen Fernmetastasen. Die Prognose ist in diesen Fällen außerordentlich schlecht; die medianen Überlebenszeiten liegen unter 1 Jahr.
- *Lokalisation des Tumors*: Magenkarzinome im mittleren und aboralen Drittel haben eine bessere Prognose als Tumoren im proximalen Drittel des Magens.
- *Größe des Primärtumors*: Tumoren unter 5 cm Durchmesser haben eine bessere Prognose als größere Tumoren.
- *Tumorgrading*: Die Differenziertheit eines Tumors ist entscheidend für sein Wachstumsverhalten und damit für die Prognose des Patienten. In Zukunft werden aus der Analyse zellulärer Strukturen (Expression von Onkogenen etc.) weitere wichtige Rückschlüsse auf die Prognose des Tumors zu erwarten sein.

Die Gesamtprognose aller Patienten mit Magenkarzinom ist in Form einer Fünfjahresüberlebenskurve in Abb. 25.20 dargestellt. Individuell prägt das Tumorstadium (UICC 1987) zu Beginn der Therapie die Prognose (Abb. 25.21 a, b; Tabelle 25.8). Der Wert postoperativer Maßnahmen (Chemotherapie, Immunotherapie, Strahlentherapie etc.) ist derzeit noch umstritten. Eine nachhaltige Prognoseverbesserung ist bislang nicht belegt.

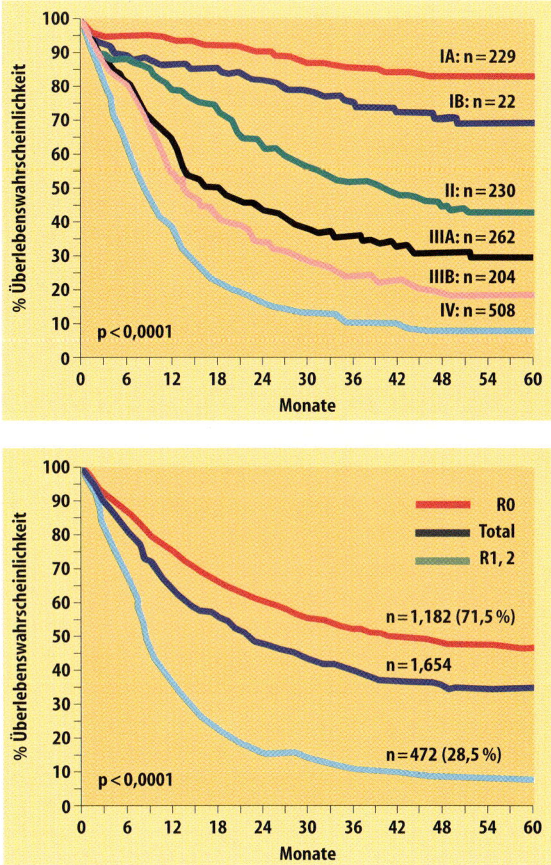

Abb. 25.21 a, b. Prognosefaktoren beim Magenkarzinom. **a** UICC-Stadien/resezierte Patienten (n = 1654); **b** Residualtumor R-Kategorie (GCCS ,92)

Tabelle 25.8. Magenkarzinom – unabhängige Prognosefaktoren, Literaturzusammenstellung

Prognosefaktoren	Deutsche Magen-Ca.-Studie '92	Literatur
Eindringtiefe des Tumors (pT)	*	■■■■■■■
Lymphknotenstatus (pN)	*	■■■■■
Lymphknotendissektion		■■■■■
Anzahl der entfernten Lymphknoten, Lymphknoten-Ratio	*	■■■
DNA-Ploidie		■■■
Lymphatischer u. Gefäßbefall		■■■
Fernmetastasen (pM)	*	■■
Residualtumor (R)	*	■■
Borrmann Klassifikation		■■
Tumor-Durchmesser	*	■■
Tumor-Grading		■

25.7.12 Primäre Magenlymphome

Ein primäres Magenlymphom liegt vor, wenn folgende Kriterien erfüllt sind:

- 1. Histologische Sicherung eines primären, niedrig malignen B--Zell-Lymphoms des Magens (Lymphom vom MALT-Typ).
- 2. Histologische Sicherung eines malignen Lymphoms des Magens mit Anteilen eines niedrig malignen Lymphoms vom MALT-Typ.
- 3. Für alle Fälle, die nicht unter 1. und 2. erfaßt sind:

Histologische Sicherung eines Magenlymphoms mit vorliegender Hauptlymphommanifestation im Magen oder Präsentation mit einer Magen-bezogenen Symptomatik, die histologisch eindeutig auf eine Lymphommanifestation im Magen zurückzuführen ist.

Die Definition des primären gastrointestinalen Lymphoms ist somit keineswegs einheitlich. Diese unterschiedlichen Kriterien spiegeln sich naturgemäß in den divergierenden Angaben zur Häufigkeit primärer gastrointestinaler Lymphome wieder und erklären auch Unterschiede in der Stadienverteilung. Zukünftig werden derartige, auf der Krankheitsausdehnung basierende Definitionen durch die Erarbeitung histomorphologischer Charakteristika für die MALT (mucosa-associated-lymphoid-tissue) -Lymphome mehr und mehr an Bedeutung verlieren.

Häufigkeit. Während der Befall des Magen-Darm-Traktes durch den Morbus Hodgkin eine Rarität darstellt, repräsentieren gastrointestinale Non-Hodgkin-Lymphome (NHL) in manchen Untersuchungen über 30 % aller primär extranodalen Lymphome.

! Am häufigsten ist der Magen (48–69 %) betroffen, gefolgt vom Dünndarm (15–26 %), dem Dickdarm (11–16 %) und der Ileozökalregion (4,5–13 %).

Die Angaben zur Inzidenz für die Gesamtheit nodaler und extranodaler NHL schwanken für die 80er Jahre zwischen 80 und 120 Neuerkrankungen/1 Mio. Einwohner/Jahr. Aus einem Anteil der primären Magenlymphome von 9 % aller NHL ergibt sich demnach für diese eine Inzidenz von 9/1 Mio. Einwohner/Jahr. Dabei hat sich die Inzidenz primärer gastrointestinaler Lymphome parallel zu einem Anstieg der nodalen Lymphome von 1973 bis 1986 nahezu verdoppelt. Dennoch ist das primäre extranodale maligne Lymphom des Magens eine seltene Erkrankung und entspricht einem Anteil von 2–5 % aller primären Magentumoren.

Primäre Magenlymphome sind eine Erkrankung des mittleren und höheren Lebensalters. Die einzige bislang vorliegende Studie, die klinische Daten anhand eines nach dem MALT-Konzept klassifizierten Patientenkollektivs erhoben hat, läßt einen Altersgipfel in der 7. Lebensdekade erkennen. Die Geschlechtsverteilung zeigt ein leichtes Überwiegen der Männer.

Pathogenese. Bemerkenswert ist, daß der Magen der häufigste Entstehungsort primärer extranodaler Lymphome ist, obwohl die gesunde Magenschleimhaut kein lymphatisches Gewebe enthält.

! Bei der mit Helicobacter pylori assoziierten Gastritis wurde in einem hohen Prozentsatz (28–54 %) die Ausbildung von Lymphfollikeln in der Magenschleimhaut beobachtet. Dieses erworbene Lymphgewebe zeigt die Charakteristika des MALT und bildet sich nach erfolgreicher Eradikation des Keimes zurück.

Helicobacter pylori scheint demnach ein bedeutender Faktor für die Akquisition von Lymphgewebe des MALT-Typs im Magen zu sein. Dieser Prozeß stellt möglicherweise eine Voraussetzung für die Ausbildung eines niedrig malignen MALT-Lymphoms dar.

Symptomatologie. Klinisch sind zum Zeitpunkt der Diagnose alle Patienten symptomatisch. Neben unspezifischen Symptomen (diffuse Bauchschmerzen, Gewichtsverlust, Übelkeit) liegt bei den Patienten häufig das Bild eines chronischen Ulcus ventriculi vor. Bis zu 20 % der Patienten werden durch eine Magenblutung symptomatisch.

Diagnostik. Im Vordergrund der Diagnostik steht die endoskopisch-bioptische Beurteilung des Magens. In mehr als 80 % wird vom Untersucher ein malignomverdächtiger Befund beschrieben.

! Makroskopisch ist die Unterscheidung eines malignen Lymphoms des Magens von einem Karzinom oder einem Ulcus ventriculi häufig nicht möglich.

Die histopathologische Beurteilung der Biopsien erlaubt die Diagnose eines Lymphoms jedoch nur bei 30–51,9 % der Patienten. Eine weitere, exaktere Subtypisierung (Malignitätsgrad, Lymphomentität) gelingt noch wesentlich seltener. Durch die konsequente Entnahme von Makropartikelbiopsien sowie durch Anwendung immunhistologischer Untersuchungsverfahren läßt sich die Rate korrekter histologischer Diagnosen auf 86–96 % erhöhen.

Die Endosonographie ist als einzige bildgebende Methode in der Lage, eine Differenzierung der Magenwandschichten vorzunehmen und die unmittelbare Umgebung des Gastrointestinaltraktes darzustellen. In einigen Studien mit sehr kleinen Fallzahlen zeichnete sich die Endosonographie in der Differenzierung der Stadien EI1, EI2 und EII1 durch eine hohe Treffsicherheit aus. Die Kombination von Endoskopie und Endosonographie könnte die bioptische Trefferquote, insbesondere bei infiltrativ flächenhaftem Wuchstyp und makroskopisch noch weitgehend unauffälliger Schleimhaut erhöhen. Eine weitere Verbesserung ist zukünftig von der direkten endosonographisch gesteuerten Biopsie zu erhoffen.

> **!** Die Diagnose einer primär extranodalen Manifestation ist eine Ausschlußdiagnose; ein möglicher sekundärer Befall muß durch weitere diagnostische Maßnahmen ausgeschlossen werden.

In einem hohen Prozentsatz erfolgt die Diagnosestellung durch diagnostische Laparotomie. Sofern präoperativ kein exaktes Staging erfolgte, ist dies zur Erfassung der Krankheitsausbreitung postoperativ durchzuführen.

Folgende Untersuchungen sind obligat:
- HNO-Untersuchung (Waldeyer-Rachenring ist häufig mitbefallen)
- Knochenmarkbiopsie (Zytologie und Histologie)
- Proktosigmoideokoloskopie
- Thoraxröntgen in zwei Ebenen
- Computertomographie des Abdomens

Histologische Klassifikation. Wie bei den nodalen NHL besteht bei den extranodalen NHL das Problem verschiedener Klassifikationen und der unbefriedigenden Reproduzierbarkeit. Während international überwiegend die Rappaport-Klassifikation verwendet wird, hat sich in Deutschland die Kiel-Klassifikation durchgesetzt. In jüngster Zeit wurde indessen eine Sonderstellung der primären Lymphome des Gastrointestinaltraktes deutlich.

> **!** Die primären Lymphome des Magens werden in ihrer großen Mehrheit heute als niedrig- und hochmaligne B-Zell-Lymphome des MALT eingeordnet (Tabelle 25.9).

Die für sie typischen Kennzeichen werden außer bei den Lymphomen des Magen-Darm-Traktes auch bei Lymphomen anderer, entwicklungsgeschichtlich aus dem Vorderdarm abgeleiteter Gewebe (Speicheldrüsen, Schilddrüse, Lunge) angetroffen. Biologisch zeichnen sie sich durch ein sogenanntes „homing"-Verhalten aus, d.h. sie besitzen die Tendenz, lange lokalisiert zu bleiben. Darüber hinaus besteht auch bei Krankheitsdissemination oder einem späteren Rezidiv eine enge Assoziation dieser Lymphome mit dem MALT. Molekulargenetische Untersuchungen sprechen dafür, daß die MALT-Lymphome eine eigenständige Entität darstellen.

Lokalisation und Ausbreitung. Zum Zeitpunkt der Diagnose ist die Erkrankung häufig lokal fortgeschritten. Der mittlere Durchmesser der Tumoren liegt bei 9 cm (maximal bis 30 cm), 50 % der Tumore haben bereits die Serosa erreicht. Ein Befall der Lymphknoten findet sich bei 30–70 % der Patienten.

> **!** Am häufigsten sind Korpus und Antrum befallen, wohingegen der Magenfundus seltener betroffen ist.

***Stadieneinteilung*:** (Tabelle 25.10)

Therapie. Von den zur Behandlung primärer Magenlymphome zur Verfügung stehenden Therapiemodali-

Tabelle 25.9. Klassifikation der primären Lymphome des Magen-Darm-Traktes

B-Zell-Lymphome	T-Zell-Lymphome
1. Niedrigmalignes B-Zell-Lymphom des MALT 2. Hochmalignes B-Zell-Lymphom des MALT, mit oder ohne Evidenz für das Vorliegen einer niedrigmalignen Komponente 3. Mittelmeer-Typ-Lymphom (immunoproliferative Erkrankung des Dünndarmes), niedrig-, gemischt- oder hochgradig 4. Malignes zentrozytisches Lymphom (lymphomatöse Polypose) 5. Burkitt-Typ-Lymphome 6. Andere Typen niedrig- oder hochmaligner Lymphome, die zu Lymphomen der peripheren Lymphknoten korrespondieren	1. Enteropathie-assoziierte T-Zell-Lymphome (EATCL) 2. Andere nicht Enteropathie-assoziierte Typen

Tabelle 25.10. Stadieneinteilung der primären Magenlymphome

Stadium EI1:	Uni- oder multilokulärer Magenbefall ohne Lymphknotenbeteiligung und ohne Organinfiltration per continuitatem. Lymphom beschränkt auf die Mukosa und Submukosa
Stadium EI2:	wie EI1, jedoch überschreitet das Lymphom die Submukosa
Stadium EII1:	Uni- oder multilokulärer Magenbefall einschließlich der regionalen Lymphknoten (Kompartiment 1–2) oder per continuitatem Infiltration eines Organes
Stadium EII2:	Uni- oder multilokulärer Magenbefall und Lymphknotenbefall, der über die regionalen Lymphknoten (Kompartiment 1–2) hinausgeht, unter Einschluß eines weiteren Organbefalls per continuitatem oder eines anderen lokalisierten Organbefalls unterhalb des Zwerchfells
Stadium EIII:	Diffuser oder disseminierter Organbefall mit oder ohne Lymphknotenbefall

E = Primär extranodale Lokalisation

täten (operative Resektion, Strahlentherapie und Chemotherapie) liegen bisher ausreichende Erfahrungen nur über Operation und Strahlentherapie vor.

Die Rolle der primären Radiotherapie bei der Behandlung des primären Magenlymphoms wird sehr kontrovers beurteilt.

Besonders gefürchtet sind Blutungen und Ulzerationen nach primär aggressiver Chemotherapie bei hochmalignen NHL des Magens. Daher ist es empfehlenswert, bei großen, obstruierenden, nekrotisierenden Läsionen bei hochmalignen NHL wegen der Blutungs- und Perforationsgefahr bei geplanter Chemotherapie eine Resektion voranzustellen.

!

Mehrheitlich wird zur Behandlung primärer Magenlymphome eine operative Resektion, sofern möglich, vorgeschlagen.

Die Operation mit Resektion des Primärtumors bietet somit aus onkologischer Sicht folgende Vorteile:

- Exakte Stadieneinteilung durch extensives intraoperatives Staging (Lymphadenektomie von Kompartiment I und II, Inspektion und ggf. Biopsie weiterer abdominaler Lymphknotenstationen, Leberbiopsie),
- mehrheitlich die definitive Entfernung bzw. Reduktion des Tumors,
- Vermeidung von Perforation oder Blutung durch Tumornekrose unter Radio- oder Chemotherapie.

Aufgrund der derzeit noch unzureichenden präoperativen Diagnostik zur Erkennung von Magenlymphomen und ihrer intraabdominalen Ausbreitung steht die chirurgische Resektion als therapeutische Primärmaßnahme außer Zweifel. Dabei sollte eine kurative Resektion angestrebt werden.

Angesichts der potentiellen Kurabilität primärer Magenlymphome sind die Behandlungsergebnisse mit alleiniger Operation mit einer 5-Jahres-Überlebensrate von 50–67% unbefriedigend; sie können durch Anwendung additiver Therapieverfahren verbessert werden.

Die adjuvante Therapiemodalität sollte sich an dem histologischen Typ orientieren, d.h. bei niedrigmalignen Lymphomen adjuvante Strahlentherapie, bei hochmalignen Lymphomen aggressive Chemotherapie.

Bei niedrigmalignen Lymphomen im Stadium EI ist die kurative Resektion möglicherweise ausreichend. In den Stadien EII1 und EII2 sollte bei gegebener anatomischer und funktioneller Operabilität eine multimodale Behandlungsstrategie mit primär kurativer Resektion, gefolgt von Strahlentherapie bei niedrigem Malignitätsgrad bzw. Chemotherapie bei hohem Malignitätsgrad angestrebt werden.

•••

Die wichtigsten angeborenen Erkrankungen von Magen und Duodenum sind die Pylorusstenose und die Duodenalatresie, die frühzeitig erkannt und operiert werden müssen. Die häufigste Verletzung des Magens resultiert aus suizidaler Verätzung. In den Magen ingestierte Fremdkörper lassen sich meist endoskopisch entfernen; grundsätzlich können sie jedoch Perforationen, Blutungen oder Obstruktionen auslösen. Die Ulkuskrankheit ist durch ihre Neigung zur Chronifizierung und Rezidivbildung gekennzeichnet. Im Zentrum der Pathogenese der Ulkuskrankheit steht die Magensäure und die chronische Gastritis, ausgelöst durch die Infektion mit Helicobacter pylori. Unter elektiven Bedingungen wird das Ulkus grundsätzlich medikamentös behandelt und nur bei Versagen einer adäquaten konservativen Therapie operiert. Beim Magengeschwür muß durch wiederholte Biopsien immer ein Karzinom oder Lymphom ausgeschlossen werden. Bei einer Indikation zum chirurgischen Vorgehen stellen die Magenresektion nach Billroth I beim Ulcus ventriculi und die proximal-gastrische Vagotomie beim Ulcus duodeni das Verfahren der Wahl dar. Die entscheidende Voraussetzung für therapeutische Überlegungen bei blutenden Ulzera ist die Erfassung der Blutungsintensität und die endoskopische Feststellung der Aktivität und Lokalisation der Ulkusblutung. Bei gutartigen Tumoren bildet die Einschätzung des Entartungsrisikos die Grundlage für die Indikation zur Operation.

Das Magenkarzinom ist nur im Frühstadium (Stadien Ia + b) heilbar. Derzeit werden aber nur 25 % aller Magenkarzinome in diesem Tumorstadium diagnostiziert.

Im Stadium II und, bedingt, auch im Stadium IIIa kann die Prognose durch die derzeit zur Verfügung stehende Therapie (radikale chirurgische Exstirpation, ggfs. in Verbindung mit Chemotherapie) zwar verbessert werden, Heilung ist aber nur noch im Ausnahmefall möglich.

Bei knapp 50 % aller Patienten mit einem Magenkarzinom erfolgt die Diagnose so spät, daß nur noch eine palliative Therapie zur Verbesserung der Lebensqualität für die Zeit des kurzen Überlebens möglich ist.

Nur eine Verbesserung der Frühdiagnostik kann die Situation entscheidend verändern; therapeutische Fortschritte verbessern die Prognose des Magenkarzinoms in der Regel nur in Untergruppen.

Literatur

Bauerfeind P, Blum AL (Hrsg) (1990) Ulcusalmanach 1 und 2. 2. Aufl. Springer, Berlin Heidelberg New York Tokyo

Böttcher K, Becker K, Busch R, Roder JD, Siewert JR (1992) Prognosefaktoren beim Magenkarzinom – Ergebnisse einer uni- und multivarianten Analyse. Chirurg 63: 656–661

Böttcher K, Roder JD, Busch R, Fink U, Siewert JR, Hermanek P und Meyer HJ für die Deutsche Magencarcinom-Studiengruppe (1993) Epidemiologie des Magenkarzinoms aus chirurgischer Sicht. Dtsch med Wschr 118: 729–736

Böttcher K, Siewert JR, Roder JD, Busch R, Hermanek P, Meyer HJ für die Deutsche Magencarcinom-Studiengruppe (GGCS ,92) (1994) Risiko der chirurgischen Therapie des Magencarcinoms in Deutschland. Ergebnisse der Deutschen Magencarcinom-Studie 1992. Chirurg 65: 298–306

Classen M, Siewert JR (Hrsg) (1993) Gastroenterologische Diagnostik. Leitsymptome, Entscheidungsprozesse, Differentialdiagnostik. Schattauer, New York

Forrest AH, Finlayson NDC, Shearman DJC (1974) Endoscopy in gastrointestinal bleeding. Lancet II: 394

Hölscher AH, Bumm R, Siewert JR (1990) Chirurgische Therapieprinzipien bei der Rezidivprophylaxe. In: Bauerfeind P, Blum AL (Hrsg) Ulcusalmanach 1 und 2. Springer, Berlin Heidelberg New York Tokyo, S. 87–114

Malfertheiner P (Hrsg) (1994) Helicobacter pylori – von der Grundlage zur Therapie. Thieme, Stuttgart

Muller C, Martinoli S (1985) Die proximal selektive Vagotomie in der Behandlung der gastroduodenalen Ulcuskrankheit. Springer, Berlin Heidelberg New York Tokyo

NIH Consensus Development Panel (1994) Helicobacter pylori in peptic ulcer diseases. JAMA; 272: 65–69

Roder JD, Böttcher K, Siewert JR, Busch R, Hermanek P, Meyer HJ and the German Gastric Cancer Study Group (1993) Prognostic factors in gastric carcinoma. Cancer 72: 2089–2097

Schepp W (1993) Peptisches Ulcus. In: Classen M, Diehl V, Kochsiek K (Hrsg) Lehrbuch der Inneren Medizin. 2. Aufl. Urban & Schwarzenberg, München, S. 482–493

Siewert JR (Hrsg) (1989) Breitner'sche Operationslehre, Bd. 4. Oesophagus, Magen, Duodenum 2, 2. Aufl. Urban & Schwarzenberg, Wien München Baltimore

Siewert JR, Hölscher AH (1989) Billroth I-Operation (Gastroduodenostomie). In: JR Siewert (Hrsg) Breitner Chirurgische Operationslehre, Bd. IV. Chirurgie des Abdomens II. Oesophagus, Magen und Duodenum. Urban & Schwarzenberg, München, S. 224–230

Siewert JR, Hölscher AH (1990) Billroth-I-gastrectomy. In: Nyhus LM, Baker RJ (eds) Mastery of Surgery. 2nd ed. Little Brown, Boston Toronto, pp 639–648

Siewert JR, Fink U (1992) Multimodale Therapiekonzepte bei Tumoren des Gastrointestinaltraktes. Chirurg 63: 242–250

Siewert JR, Bumm R, Hölscher AH, Dittler HJ (1989) Obere gastrointestinale Ulcusblutung. Letalitätssenkung durch frühelektive chirurgische Therapie. Dtsch Med Wochenschr 114: 447–452

Siewert JR, Bumm R, Hölscher AH (1989) Chirurgische Therapie des Ulcus ventriculi. Schweiz Med Wochenschr 119: 690–695

Siewert JR, Harder F, Allgöwer M, Blum AL, Creutzfeldt W, Hollender LF, Peiper HJ (Hrsg) (1990) Chirurgische Gastroenterologie, 2. Aufl. Springer, Berlin Heidelberg New York Tokyo

Siewert JR, Böttcher K, Roder JD, Busch R, Hermanek P, Meyer HJ and the German Gastric Cancer Study Group (1993) Prognostic relevance of systematic lymph node dissection in gastric carcinoma. Br J Surg 80: 1015–1018

Tytgat GNJ (1994) Review article: Treatments that impact favourably upon the eradication of helicobacter pylori and ulcer recurrence. Aliment Pharmacol Ther 8: 359–368

Weigert N, Schepp W, Classen M (1993) Ulcus ventriculi und duodeni. Der Internist 34: 691–698

?

1. Nennen Sie die physiologischen Funktionen des Magens!
2. Was versteht man unter der rezeptiven Relaxation des Magens?
3. Welche 3 Phasen der Magensekretion werden unterschieden?
4. Welche Funktionen hat das Duodenum?
5. Nennen Sie die angeborenen Stenosen am Magen und Duodenum!
6. Welche Komplikationen können durch Magen- und Duodenaldivertikel auftreten?
7. Was ist die Differentialdiagnose der Duodenalstenosen beim Erwachsenen?
8. Welche 3 Komplikationen können Fremdkörper im Magen-Darm-Trakt auslösen?
9. Definieren Sie Erosion, Ulkus, akutes Ulkus!
10. Nennen Sie die 3 Typen des Magengeschwürs in der Klassifikation nach Johnson!
11. Was sind die chirurgischen Indikationen beim Ulcus ventriculi?
12. Was ist der Unterschied zwischen einer Billroth-I- und einer Billroth-II-Resektion?
13. Erklären Sie die Ausführung einer Gastrojejunostomie mit Roux-Y-Anastomose!
14. Welche Formen des Dumping-Syndroms kennen Sie?
15. Welches sind die Symptome und was ist die Ursache des Zollinger-Ellison-Syndroms?
16. Wie wird das Zollinger-Ellison-Syndrom diagnostiziert?
17. Welche Vagotomieformen kennen Sie?
18. Nennen Sie die typischen Ulkuskomplikationen!
19. Wann ist die Indikation zur Operation bei der Ulkusblutung gegeben?
20. Wodurch ist ein Magenfrühkarzinom definiert?
21. Wie kann man ein Magenkarzinom aufgrund des makroskopischen Bildes klassifizieren?
22. Nennen Sie die Klassifikationen des Wachstumstyps!
23. Nennen Sie die praktisch wichtigsten Metastasierungswege des Magenkarzinoms!
24. Was ist die zuverlässigste Methode zum präoperativen Staging des Magenkarzinoms?
25. Wann ist eine subtotale Magenresektion beim Magenkarzinom indiziert?
26. Welche Funktionen des Magens sind durch chirurgische Rekonstruktionsverfahren zu ersetzen?
27. Welches ist die relevanteste Folgekrankheit nach Gastrektomie?
28. Nennen Sie Prognosefaktoren für das Magenkarzinom!

Dünndarm 26

F. Harder und M. von Flüe

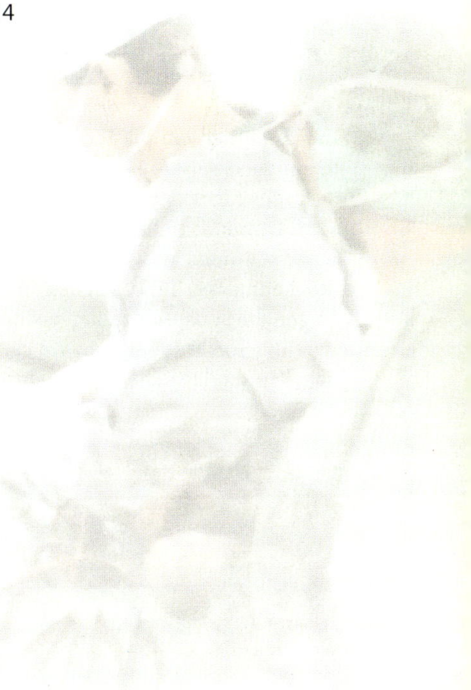

26.1 Anatomie 612

26.2 Funktion 612

26.3 Leitsymptome und klinische Zeichen chirurgischer Erkrankungen des Dünndarms 613

26.4 Apparative Diagnostik 613

26.5 Typische Operationen am Dünndarm 614
26.5.1 Dünndarmresektion 614
26.5.2 Ileozäkalresektion 614
26.5.3 Schlingenbildung 614
26.5.4 Ileostoma 615

26.6 Mißbildungen und Lageanomalien 616

26.7 Dünndarmdivertikel 616
26.7.1 Meckel-Divertikel 616
26.7.2 Nicht-Meckel-Divertikel 616

26.8 Entzündliche Darmerkrankungen 616
26.8.1 M. Crohn 616
26.8.2 Darmtuberkulose 618
26.8.3 Yersinia-Enteritis 618
26.8.4 Typhus abdominalis 618

26.9 Tumoren des Dünndarms 618
26.9.1 Gutartige Tumoren 619
26.9.2 Peutz-Jeghers-Syndrom 619
26.9.3 Semimaligne Tumoren 619
26.9.4 Maligne Dünndarmtumoren 620

26.10 Weitere chirurgische Erkrankungen 620
26.10.1 Gefäßerkrankungen des Dünndarms 620
26.10.2 Fremdkörper 621
26.10.3 Strahlenschäden 621

Der Dünndarm ist ein polyvalentes Organ, dem nicht nur digestive und resorptive Bedeutung zukommt. Der Dünndarm ist das größte endokrine Organ des Körpers und hat zusätzlich als Immunorgan eine hohe antiinfektiöse Potenz.
Die Erkrankungen können grob in morphologisch bedingte Störungen, z. B. Divertikelbildungen, entzündliche Dünndarmerkrankungen und Neoplasien, eingeteilt werden. Weitere Störungen können vaskulärer Genese, fremdkörper- oder strahlenbedingt sein.
Diagnostisch ist der Dünndarm relativ unzugänglich, doch konnten in den letzten Jahren mittels der selektiven Dünndarmpassage zur Erfassung einer segmentären Pathologie und der Szintigraphie zur Suche nach einer Blutungsquelle sensitivere Methoden entwickelt werden. Die selektive A. mesenterica-Angiographie hilft bei der Suche nach Malformationen (Angiodysplasie) oder aktiv blutenden Läsionen. Die intraoperative perorale Enteroskopie, wobei der Dünndarm auf einem Koloskop aufgefädelt wird, bringt Einsicht bis zur Ileozäkalklappe.

26.1 Anatomie

Die 3 Dünndarmabschnitte sind das Duodenum, Jejunum und Ileum. Aboral der Flexura duodenojejunalis liegt der Dünndarm intraperitoneal. Seine Durchblutung stammt aus der A. mesenterica superior und verläuft über das Dünndarm-Mesenterium. Dessen Ansatz zieht an der hinteren Bauchwand von links oben nach rechts unten (Abb. 26.1). Das venöse Blut fließt über die V. mesenterica superior ab, welche hinter dem Pankreas zusammen mit der V. lienalis die V. portae bildet. Die Lymphgefäße sammeln sich in der Cisterna chyli. Der N. vagus innerviert mit seinen präganglionären Fasern den Dünndarm parasympathisch. Sympathische Fasern stammen aus dem 10. thorakalen Segment des Rückenmarks. Im Ganglion mesentericum superius liegen die Synapsen zu den postganglionären Fasern.

Das Duodenum wird ca. 20 cm lang geschätzt. Die Jejunumlänge beträgt 100 bis 110 cm und das Ileum ist 150 bis 160 cm lang. Die gesamte ausgebreitete Fläche des Dünndarms mißt ungefähr 10 m^2.

26.2 Funktion

Zu den Funktionen des Dünndarms sind zu zählen:

Nahrungstransport, Digestion, Sekretion (Mukos, Enzyme), Resorption, Immunfunktion und Hormonproduktion. Verschiedene Substanzen werden in unterschiedlichen Abschnitten des Dünndarms resorbiert:

- im ***Duodenum***: Kalzium, Magnesium, Eisen, Monosaccharide, Disaccharide und wasserlösliche Vitamine,
- im ***Jejunum***: Aminosäuren, Fette nach Spaltung durch Lipase in Fettsäuren und zwei Monoglyzeride

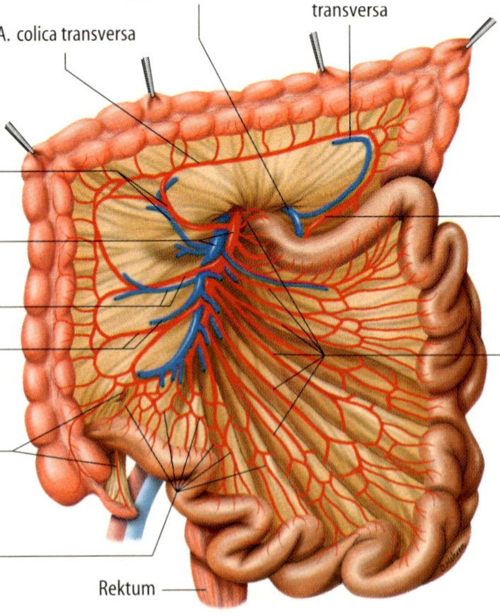

Abb. 26.1. Arterielle und venöse Versorgung des Dünndarms. (Nach Allgöwer et al. 1990)

in Mizellenform nach Einwirkung von Gallensäuren und fettlöslichen Vitaminen,
- im ***Ileum***: Vitamin B12 und Gallensäuren (Abb. 26.2).

Voraussetzung für Digestion und Resorption des Chymus ist die ***Enzymsekretion*** (Amylasen, Proteinasen). Zu den hier wichtigen Hormonen gehören Sekretin und Cholezystokinin.

Der Dünndarm übernimmt auch eine Immunfunktion, erkennbar an den zahlreichen IGA-produzierenden Plasmazellen, welche in der Lamina propria der Zotten haufenweise zu finden sind. IGA wird sowohl ins Darmlumen wie auch in die Blutbahn abgegeben. Die zelluläre Immunfunktion ist gewährleistet durch Anhäufung von lymphatischen Zellen in den Peyer-Plaques des Ileum.

Störungen der Darmfunktion können alle diese Funktionen betreffen. Sie finden sich bei 4 typischen Syndromen:
- Malassimilation (aus diversen Gründen),
- Ileus,
- Peritonitis und
- intestinale Blutung.

Der Oberbegriff Malassimilation umfaßt Maldigestion und Malresorption.
Unter ***Maldigestion*** versteht man eine Störung, bei der Verdauungsenzyme oder Gallensäurenkonzentration vermindert sind oder fehlen.
Unter ***Malabsorption*** versteht man Resorptionsstörungen bei veränderten Membrantransportvorgängen infolge einer reduzierten Resorptionsfläche oder bei Abflußbehinderung.

!

Mechanischer Ileus, Blutung und Peritonitis stellen meist eine notfallmäßige Operationsindikation dar.

26.3 Leitsymptome und klinische Zeichen chirurgischer Erkrankungen des Dünndarms

Leitsymptome sind lokalisierte oder diffuse Abdominalschmerzen, welche andauernd oder kolikartig sein können, Diarrhö, Erbrechen und Meteorismus. Als klinische Zeichen können Klopfdolenz, Druckdolenz, Loslaßschmerz, Abwehrspannung und Darmsteifungen am Abdomen erfaßt werden. Die Darmgeräusche können fehlen oder qualitativ verändert sein. Allgemeinsymptome mit Schock, Temperatur oder Blutung können diese Befunde begleiten.

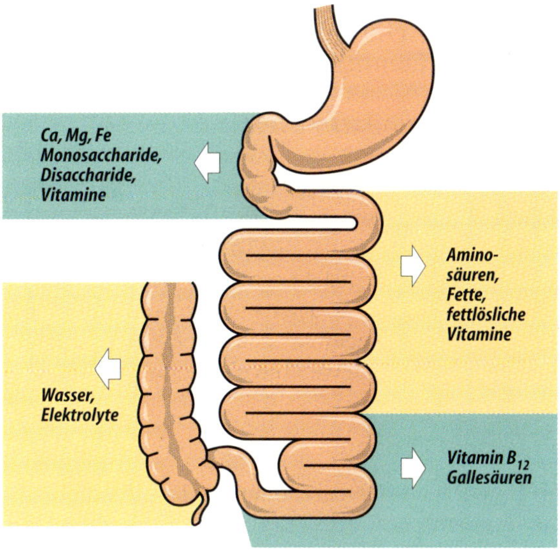

Abb. 26.2. Typische Resorptionsorte im Dünndarm. (Nach Berchtold et al. (Hrsg) (1987) Lehrbuch der Allgemeinen und Speziellen Chirurgie. Urban & Schwarzenberg, München)

26.4 Apparative Diagnostik

!

Die Abdomenleeraufnahme im Liegen (vertikaler Strahlengang) und im Stehen (horizontaler Strahlengang) ist die erste und richtungsweisende apparative Untersuchung zur Abklärung von Bauchschmerzen.

Weitere radiologische Verfahren. Die ***fraktionierte*** Dünndarmpassage und die ***selektive*** Angiographie können Tumoren und/oder Blutungen visualisieren. Weitere bildgebende Methoden sind Sonographie, Duplexsonographie, Computertomographie ohne und mit Kontrastmittel, Szintigraphie (z. B. mit markierten Erythrozyten).

Endoskopie. Zur endoskopischen Diagnostik zählen die Duodenoskopie, die Koloskopie bis ins terminale Ileum, Enteroskopie bei offenem Abdomen (neuerdings auch geschlossenem Abdomen bis 80 cm ab Treitz), Laparoskopie, Biopsien, Jejunalsekretkultur und Mikroskopie bei Parasiten.

Stuhluntersuchung. Der Stuhl wird vornehmlich auf (okkultes) Blut, Fettgehalt und Stickstoffgehalt untersucht.

Funktionsdiagnostik. In der funktionellen Diagnostik kommen folgende Tests zur Anwendung:
- 14CO2 Exhalationstest („bacterial overgrowth"-Test)
- D-Xylosetest (mißt Absorptionskapazität des Dünndarms)
- β-Karotin (Malabsorptionstest)
- Schilling-Test (Vitamin-B12 Malabsorptionstest)

26.5 Typische Operationen am Dünndarm

26.5.1 Dünndarmresektion

! Resektionen werden am Dünndarm bei entzündlichen Prozessen so knapp wie möglich (Resorptionsfläche erhalten!) und bei malignen Tumoren gerade so ausgedehnt wie nötig durchgeführt, daß Primärtumor und Lymphabflußwege en bloc entfernt werden können.

Im Unterschied zu Operationen am Kolon finden sich am intraperitoneal gelegenen Dünndarm außer einer äußerlich nicht erkennbaren Unterteilung in Jejunum und Ileum keine definierten Abschnitte, die aufgrund ihrer Blutversorgung, ihrer topographischen Lage in der Bauchhöhle und aufgrund ihrer Lymphabflußwege klar definierte Resektionstypen erfordern. Die Vereinigung der nach Resektion verbliebenen Darmenden erfolgt in einreihiger, mehr und mehr auch fortlaufender Nahttechnik End-zu-End (Abb. 26.3c).

Seit-zu-Seit Anastomosen nach Dünndarmresektion führen zu Blindsackbildungen und werden deshalb nicht mehr verwendet (Entstehung eines Blindsacksyndroms mit bakterieller Überbesiedlung, qualitativer Veränderung der Bakterienflora, konsekutiver Malassimilation, speziell von Nahrungsfetten und von Vitamin B12, welche zu Durchfällen, Anämie und Steatorrhö führen).

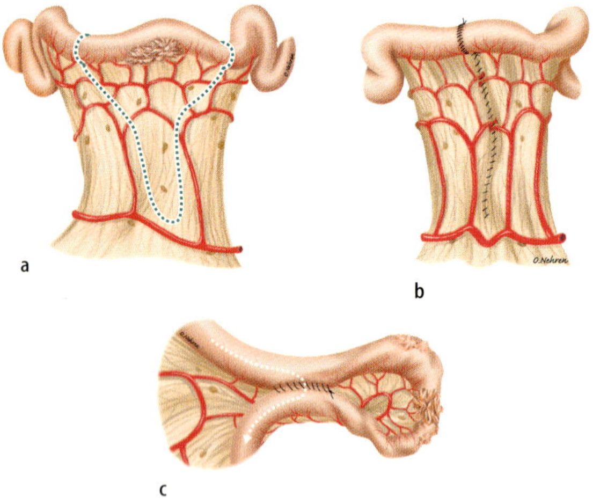

Abb. 26.3 a-d. Dünndarmsegmentresektion mit End-zu-End-Anastomose (**a,b**). Entero-Entero-Anastomose zur Umgehung eines inoperablen, stenosierenden Tumors. Dabei entstehen kleinere oder größere Blindsäcke (**c**). (Nach Berchtold et al. (Hrsg) (1987) Lehrbuch der Allgemeinen und Speziellen Chirurgie. Urban & Schwarzenberg, München)

26.5.2 Ileozäkalresektion

! Bei der Ileozäkalresektion werden die letzten 5–10 cm des Ileums und die ersten 15–20 cm des Zäkums bzw. Colon ascendens mitentfernt.

Die Rekonstruktion erfolgt entweder zwischen Ileum und Colon ascendens (Ileoascendostomie) oder zwischen Ileum und Colon transversum (Ileotransversostomie), in jedem Falle End-zu-End unter schräger Inzision des antimesenterialen Ileumendes zum Ausgleich stark unterschiedlicher Lumenweite.

26.5.3 Schlingenbildung

! Bei zahlreichen operativen Verfahren werden Dünndarmabschnitte verwendet, um Sekretionen aus anderen Organen (Magen, extra- und intrahepatische Gallenwege, Pankreas) abzuleiten.

Die am meisten verwendete Technik zur Schlingenbildung ist die ***nach Roux ausgeschlossene Y-Schlinge*** (Abb. 26.4). Dabei wird der obere Dünndarm ca. 10–30 cm nach der Flexura duodenojejunalis durchtrennt, die abführende Schlinge hochgezogen und mit dem abzuleitenden Organ (Magen, Pankreas etc.) vereinigt. Der proximale, vom Magen her zuführende Schenkel wird weiter aboral in die zuvor hochgezogene Schlinge End-zu-Seit implantiert. Damit ist einerseits die Dünndarmkontinuität wiederhergestellt und es ergibt sich andererseits eine vom Nahrungsbrei ausgeschlossene drainierende Schlinge mit Peristaltik in Richtung vom drainiertem Organ weg nach aboral hin zum normalen Dünndarmbrei. Anstelle einer isolierten ausgeschlossenen Schlinge kann auch eine sog. ***Omegaschlinge*** ohne Durchtrennung direkt hochgezogen werden. Das zu drainierende Organ wird an diese Schlinge angeschlossen. Um zu verhindern, daß der ganze Nahrungsbrei in der Schlinge am Organ vorbeizieht, wird am Fußpunkt deren zuführender mit dem abführenden Schenkel Seit-zu-Seit vereinigt: es wird eine ***Enteroanastomose nach Braun***[1] ***(Braun-Fußpunktanastomose)*** angelegt. Klassischerweise wird dieser Schlingentyp bei der Rekonstruktion nach Billroth II nach Magenresektion angewendet.

[1] Heinrich Braun, Chirurg, Göttingen, 1847–1911

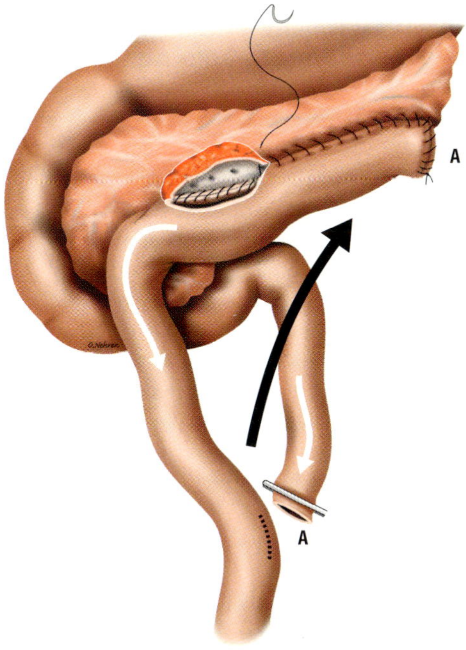

Abb. 26.4. Nach Roux ausgeschlossene, hochgezogene Y-Schlinge am Beispiel der Drainage des Pankreas bei chronischer Pankreatitis. Der Dünndarm wurde bei *A* durchtrennt, der aborale Schenkel distal verschlossen, dem großen ***Pfeil*** entlang hochgezogen und mit dem zu drainierenden Organ vereinigt. Die orale, vom Magen her stammende Schlinge wird seitlich in die hochgezogene und so vom Nahrungsbrei ausgeschlossene Schlinge implantiert. (Nach Allgöwer et al. 1990)

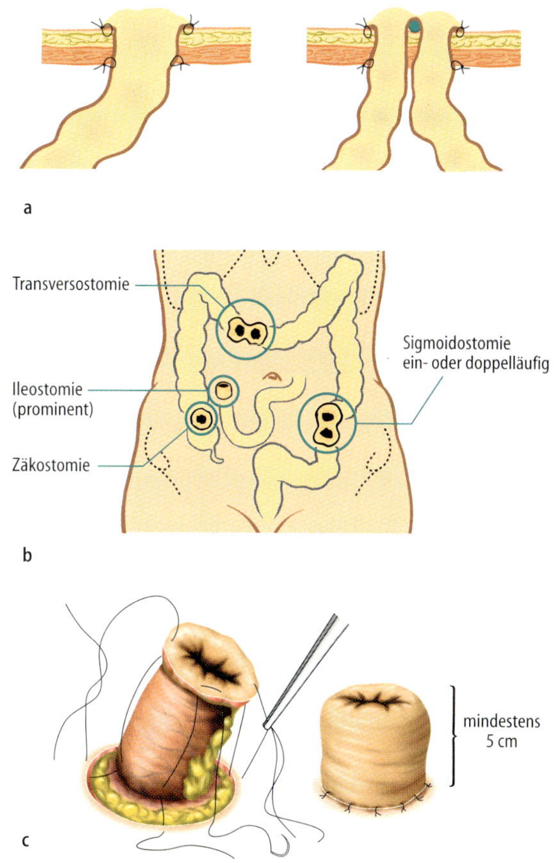

Abb. 26.5. Die typischen Stomaanlagen, endständig oder doppelläufig (**a**), und die verschiedenen Lokalisationen des Anus praeternaturalis (**b**). Es ist dabei zu beachten, daß eine endständige Ileostomie das Hautniveau mehrere Zentimeter überragen muß, also deutlich prominent anzulegen ist (**c**). (Nach Häring R, Zilch H (Hrsg) (1988) Lehrbuch der Chirurgie, 2. Aufl. de Gruyter, Berlin)

26.5.4 Ileostoma

Muß der Dünndarminhalt temporär oder definitiv nach außen abgeleitet werden, so wird ein ***Ileostoma*** angelegt. Dieses kann ***endständig*** (nach Roux[2]) oder ***doppelläufig*** sein. In jedem Fall muß darauf geachtet werden, daß das Stoma über dem Hautniveau deutlich erhaben ist, d.h. etwas rüsselförmig prolabiert (Abb. 26.5 c). Damit kann das Ableitungssystem besser auf die Haut angeklebt werden, ohne daß flüssiger Stuhl über die Schleimhaut direkt unter die Haut fließt, den Beutel ablöst und die Haut sehr rasch mazeriert. Ein kontinentes Ileostoma mit einer Beutelbildung aus terminalem Ileum und Invagination eines kurzen Stücks des ausführendes Darmsegments in diesen Beutel hinein (Ventileffekt) wurde von dem Schweden Kock beschrieben (***kontinentes Ileostoma nach Kock***; Abb. 26.6). Die Entleerung des Dünndarmbeutels erfolgt durch Einführen eines Darmrohres durch das Stoma und das angelegte Ventil, was erst erlaubt, daß sich der flüssige Stuhl nach außen entleeren kann.

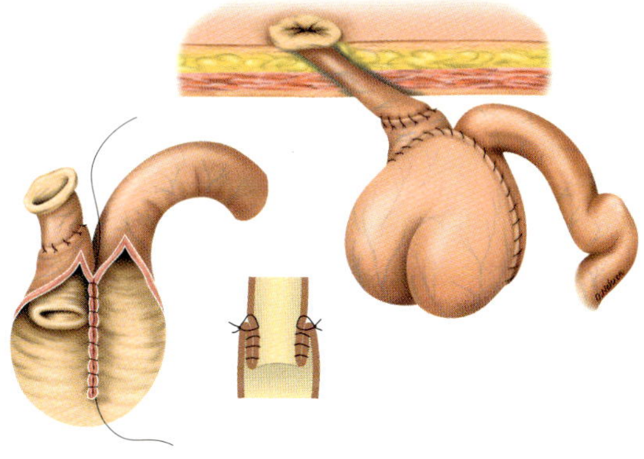

Abb. 26.6. Kontinentes Ileostoma nach Kock. Im Schnitt sichtbar das durch Invagination des letzten Dünndarmsegments in die Tasche hinein entstandene Ventil. (Nach Schumpelick et al. (Hrsg) (1985) Chirurgie. Enke, Stuttgart)

[2] César Roux, Chirurg, Lausanne, 1857–1934

26.6 Mißbildungen und Lageanomalien

Siehe Kap. 41 (Kinderchirurgie)

26.7 Dünndarmdivertikel

Diese können kongenital oder erworben sein. Die kongenitalen Divertikel nennt man auch wahre Divertikel, weil die Divertikelwand aus allen Schichten der Dünndarmwand besteht. Die erworbenen Divertikel sind falsche Divertikel, weil sich nur die Mukosa und die Submukosa durch einen Defekt in der Muskelwand ausstülpen.

26.7.1 Meckel-Divertikel

Entwicklungsgeschichtlich ist dieses Divertikel ein ***Überbleibsel des Ductus omphaloentericus***, es hat eine Inzidenz von etwa 2%. Es liegt zwischen 20 und 100 cm oral der Ileozäkalklappe im Ileum antimesenterial. Seine Basis kann sehr breit oder fast gestielt sein. Selten kann die Schleimhaut des Ileums im Divertikel durch solche des Magens, Duodenums oder des Kolons ersetzt sein. Das Meckel[3]-Divertikel wird anhand seiner Komplikationen entdeckt: Entzündung (Vortäuschen einer Appendizitis), Ulkusbildung mit entweder Blutung oder Perforation, Invagination, Volvulus und Strangulation. Selten kann als Folge eines unvollständigen Verschlusses des Ductus omphaloentericus eine Nabelfistel oder ein Nabeltumor entstehen.

26.7.2 Nicht-Meckel-Divertikel

Dabei handelt es sich um falsche Divertikel, welche in der Regel multipel, an der Mesenterialseite des Duodenums und vor allem des oberen Jejunums lokalisiert sind und zu blindsacktypischen Beschwerden führen können. Es kann zu Fettstühlen, megaloblastischer (B12-Mangel) oder normozytärer (Eisenmangel) Anämie kommen. Ferner finden sich chronische Entzündungen, Peritonitis, Perforation, Ileus, Volvulus und Divertikulitis. Dünndarmdivertikel werden nur operiert, um Komplikationen der Divertikelbildung zu beheben.

[3] Johann F. Meckel, Anatom, Chirurg, Halle, 1781–1833

26.8 Entzündliche Dünndarmerkrankungen

26.8.1 M. Crohn

Beim M. Crohn handelt es sich um eine Erkrankung des terminalen Ileums, welche hauptsächlich junge Erwachsene betrifft. Sie ist charakterisiert durch eine subakute oder chronisch nekrotisierende und vernarbende Entzündung. Die Ulzeration der Mukosa ist begleitet von einer unverhältnismäßigen entzündlichen Reaktion der übrigen Darmwand, einem Prozeß, welcher häufig zu Stenosen führt, begleitet auch durch die Bildung von mehreren Fisteln.

Diese chronisch-entzündliche, unspezifische granulomatöse Darmerkrankung kann alle Abschnitte des Magendarmtraktes segmentär befallen. Die charakteristischen ***epitheloidzelligen Granulome*** sind in 40% der Fälle nachweisbar. Das Entzündungsstadium variiert: frische exulzerierende nekrotisierende sowie vernarbende stenosierende Darmabschnitte wechseln ab.

Die Erkrankungswahrscheinlichkeit ist bei beiden Geschlechtern gleich: 2–6 Neuerkrankungen pro 100.000 Einwohner werden jährlich registriert, am häufigsten im 2. und 3. Dezennium.

Die (Mit-) Erkrankungen des terminalen Ileums überwiegen zahlenmäßig. Ein Befall des Ileorektums findet sich in etwa 40%. Alleiniger Dünndarmbefall findet sich in etwa 30%, alleiniger Kolonbefall in ungefähr 20%, anorektale Erkrankungen in ca. 5%.

Ätiologie

Familiäre Häufungen sind bekannt. Eine Assoziation mit bestimmten HLA-Typen besteht nicht. Männer mit dem HLA B27-Antigen haben ein erhöhtes Risiko, zusätzlich zum M. Crohn einen M. Bechterew[4] zu entwickeln. Eine bakterielle, virale oder parasitäre Genese des M. Crohn wird immer wieder diskutiert, der sichere Nachweis steht jedoch noch aus. Eine veränderte Immunlage wird angenommen, konnte aber bisher noch nicht genau definiert werden. Psychische Faktoren scheinen für das Auftreten und den Verlauf eine Rolle zu spielen.

[4] Wladimir M. von Bechterew, Neurologe, St. Petersburg, 1857–1927

Symptomatologie

> **!** Beim Auftreten der Trias: Abdominalschmerzen, Diarrhö und reduzierter Allgemeinzustand ist auch an eine Enterocolitis regionalis Crohn[5] zu denken. Die Aktivität der Erkrankung kann am besten an den Parametern Schmerz, Fieber, Zahl der Stühle, Blutsenkungsreaktion und CRP erfaßt werden (Aktivitätsindex).

Symptome direkt befallener Magendarmabschnitte und extraintestinaler Manifestationen sind zu unterscheiden und werden von der Aktivität der Krankheit mitbestimmt. Die Symptome hängen von der Lokalisation und der Aktivität der Erkrankung sowie von extraintestinalen Manifestationen ab.

Am häufigsten macht sich die Krankheit anfänglich durch abdominale Schmerzen, Diarrhöen, Gewichtsverlust, febrile Temperaturen, anorektale Fistelbildungen, Abszesse und Blutungen bemerkbar. Kennzeichnend für die Krankheit ist der phasische Verlauf.

Typische extraintestinale Manifestationen sind

- am Bewegungsapparat: Arthritis, Spondylitis;
- an der Haut: Erythema nodosum;
- an den Harnwegen: Oxalatsteine, Gallensäure, kolovesikale Fistel;
- an der Gallenblase: Cholesteringallensteine bei vermehrtem Gallensäureverlust im Stuhl.

Komplikationen, die chirurgisches Eingreifen erfordern

Notfallindikation: Akute Komplikationen, die unverzüglich chirurgische Behandlung erfordern (ca. $^1/_4$ der Crohn-Patienten), sind:

- ***Darmperforationen***,
- massive ***intestinale Blutungen*** und die
- Ausbildung eines ***toxischen Megakolons.***

Verzögerte (oder aufgeschobene) Dringlichkeit

- Stenosen
- Abszesse

> **!** Ein ***Ileus*** bei Morbus Crohn als Folge hochakuter Entzündung oder nach Ausbildung einer fixierten narbigen ***Stenose***, eines ***Abszesses*** oder eines Konglomerattumors kann je nach der Schwere des Zustandsbildes mit verzögerter Dringlichkeit operiert werden.

Eher chronische Komplikationen sind Fistelbildungen (intestinokutane, vaginale und vesikale Fisteln), die eine Indikation mit „aufgeschobener Dringlichkeit" darstellen. Kolorektaler Befall des M. Crohn ist wahrscheinlich mit einem etwas erhöhten Karzinomrisiko belastet.

Diagnose

Diese erfolgt mittels Kontrastmitteldarstellung (fraktionierte Dünndarmpassage), endoskopischer Untersuchung und, wenn möglich, Biopsie. Typisch sind u. a. segmentale Stenosen, Ileumbefall, Pseudodivertikel und Pseudopolypenbildung (= entzündliche Polypen), Ulzerationen mit Spikulabildung im Röntgenbild. Differentialdiagnostisch kommt bei Kolon Crohn in 1. Linie eine Colitis ulcerosa in Frage. Im übrigen muß an eine Yersiniainfektion, Tuberkulose und Aktinomykose gedacht werden (Abb. 26.7).

Therapie

Die chirurgische Behandlung des M. Crohn bleibt dessen ***Komplikationen*** vorbehalten.

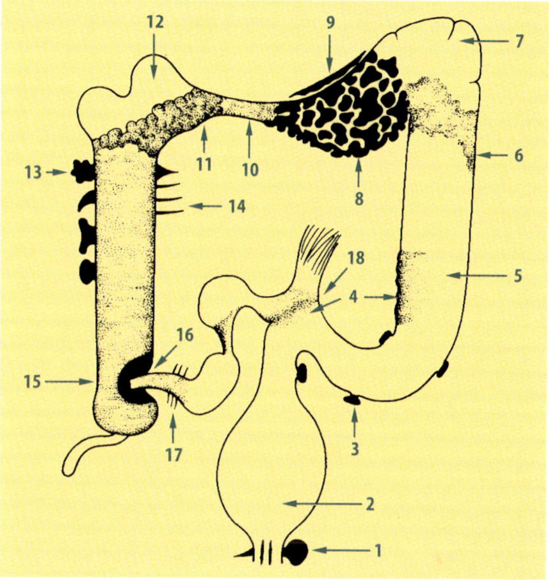

Abb. 26.7. Röntgenologische Zeichen eines Morbus Crohn des Dünn- oder Dickdarms. *1* Anale Läsionen, *2* normales Rektum, *3* diskrete Ulzera, *4* fleckförmige Erkrankung umgeben von normaler Schleimhaut, *5* aphtöse Ulzeration, *6* exzentrische Beteiligung, *7* normale Schleimhaut umgeben von erkrankter Schleimhaut, *8* schlangenförmige Ulzeration, *9* intramurale lineare Ulzeration, *10* Striktur, *11* Pflastersteinrelief, *12* Taschen von normalem Darm als Folge der Kontraktion der erkrankten gegenüberliegenden Wand, *13* pleomorphe tiefe Ulzeration: zusammengesetzt, hornförmig, kragenknopfförmig und sackförmig, *14* Fissuren: dornenförmige tiefe Spikula, *15* rechtsseitige Erkrankung mit Kontraktion des Zäkum, *16* prominente Ileozäkalklappe, *17* Dünndarmerkrankung, *18* Fisteln. (Nach Allgöwer et al. 1990)

---

[5] Burrill B. Crohn, Arzt, New York, geb. 1884

> **!** Die Chirurgie beim M. Crohn ist nicht kurativ. Prinzipiell sollte jede Anastomose am makroskopisch gesund erscheinenden Darm erfolgen und es dürfen keine Strikturen zurückbelassen werden (Rezidivrisiko).

Resektionen (langgezogene Stenosen, Perforationen, Blutungen, Fisteln, entzündliche Konglomerattumoren) müssen dabei sehr ***sparsam*** durchgeführt werden, da mit weiteren Schüben zu rechnen ist. Kurze narbige Stenosen werden durch ***Erweiterungsplastik*** (Strikturoplastik) behoben. Maschinelle Anastomosen und abdominale Drainagen sind zu meiden. Im übrigen ist die Behandlung dieser Erkrankung ***internistisch***: Glukokortikoide, Salazosulfapyridin oder dessen besser verträgliche wirksame Komponente, die 5-Aminosalicylsäure (5-ASA) sowie Metronidazol zur Reduktion der Keimzahl bei kolorektalem Befall. Immunsupressiva wie Azathioprine und Cyclosporin A wurden ebenfalls eingesetzt, werden jedoch noch kontrovers diskutiert.

Anorektale Fisteln bei M. Crohn sind möglichst konservativ zu behandeln. Entscheidend ist, eine Retention zu verhindern.

Fallbeispiel

Ein 53 jähriger Mann in gutem AZ und EZ klagt seit 10 Tagen über bis zu 10 flüssige Stuhlentleerungen pro Tag. Diese sind verbunden mit krampfartigen Bauchschmerzen, welche nahrungsunabhängig sind. Bei der Laboruntersuchung findet sich eine Anämie, eine Leukozytose von 15.000 und ein CRP von 150.

Vorgehen

a) Antidiarrhöische Medikamente vom Typ Imodium und abwartende Haltung
b) Konventionelle Röntgenuntersuchung des Abdomens mit anschließender selektiver Dünndarmpassage
c) Gastroskopie gefolgt von einer Koloskopie

Antwort

Die Konstellation spricht sehr für eine regionale Ileitis Crohn mit erster Differentialdiagnose der Strahlenschädigung des Dünndarms. Diese beiden Erkrankungen können mittels selektiver Dünndarmpassage objektiviert werden.

26.8.2 Darmtuberkulose

Diese ist heute in unseren Gegenden sehr selten. Sie befällt als Sekundärmanifestation der Lungentuberkulose vorwiegend die Ileozäkalgegend, heilt unter Stenosenbildung aus und macht sich durch Abdominalschmerz, Durchfälle sowie Blutungen bemerkbar. Sie wird tuberkulostatisch behandelt. Eine Operationsindikation besteht nur bei lokalen Komplikationen wie Blutung, Ileus und Perforation, sonst besteht die Behandlung aus Tuberkulostatikagabe.

26.8.3 Yersinia-Enteritis

Diese Erkrankung gleicht klinisch der Appendizitis. Sie weist enteritische Symptome und Zeichen des akuten Abdomens auf. Die Entzündung befällt das ***terminale Ileum*** bei Infektion mit Pasteurella pseudotuberculosis oder Yersinia enterocolitica. Die Behandlung erfolgt ***konservativ mit Antibiotika***. Die Diagnose kann mittels Agglutinationsreaktion gestellt werden.

> **!** Wird laparotomiert, so ist ein M. Crohn makro- und mikroskopisch auszuschließen (mesenteriale Lymphknotenbiopsie).

Der Erregernachweis gelingt im Blut, Faeces und mesenterialen Lymphknoten.

26.8.4 Typhus abdominalis

2–3 Wochen nach der Typhusinfektion des Darmes kann auf dem Boden der Geschwürsbildung – selten – eine Perforationsperitonitis entstehen, die zur Laparotomie zwingt.

26.9 Tumoren des Dünndarms

Dünndarmtumoren sind seltene Neoplasien des Verdauungstraktes. Sie finden sich in großen Autopsieserien zwischen 0,03 % bis 1,5 %, d. h. 60 mal seltener als kolorektale Tumoren. Hohe Resistenz der Mukosa gegenüber eingenommenen Karzinogenen, schnelle Passage für Flüssigkeit über die Oberfläche und ein hoher Turn-over der Zellregeneration sind einige Faktoren, welche für diese geringe Inzidenz wahrscheinlich von Bedeutung sind. Infolge unspezifischer Frühsymptome und der technischen Unmöglichkeit, den Dünndarm zwischen Pars IV duodeni und Ileozäkalklappe zu spiegeln, werden Tumoren in diesem Bereich mit unterschiedlich langer Verzögerung nach dem Auftreten von Erstsymptomen gefunden. Vielfach ist dann eine kurative Therapie nicht mehr möglich. Die Prognose der malignen Dünndarmtumoren ist schlecht, denn nur 30 % der Patienten leben 5 Jahre nach Diagnosestellung.

In bis zu 80 % der Dünndarmtumoren sind ungeklärte persistierende Bauchschmerzen das Leitsymptom. Nach endoskopischem Ausschluß eines pathologischen Befundes sollte deshalb eine selektive Dünndarmpassage erfolgen. Nachfolgend wird vor der invasiven selektiven A. mesenterica superior-Angiographie eine Computertomographie durchgeführt. In Zweifelsfällen ist die Indikation zur diagnostischen Laparotomie großzügig zu stellen.

26.9.1 Gutartige Tumoren

Man unterscheidet epitheliale Tumoren (tubuläre und villöse Adenome), mesenchymale Tumoren (Leiomyome, Lipome, Schwannome, Fibrome, Angiome) sowie heterotopes Gewebe (Endometriose). Die Symptome sind uncharakteristisch: chronische Anämie bei rezidivierenden Blutungen, Passagestörung infolge der Obstruktion oder Invagination, verbunden mit kolikartigen Schmerzen und Erbrechen. Die Diagnose erfolgt mittels fraktionierter Dünndarmpassage. Die Behandlung besteht in der knappen Resektion des tumortragenden Darmabschnittes.

26.9.2 Peutz[6]-Jeghers[7]-Syndrom

Die intestinale Polyposis befällt vor allem Jejunum und proximales Ileum, selten auch Magen und Kolon. An Haut und Schleimhäuten im Gesicht und Lippenbereich fallen Pigmentflecken auf. Diese polypoiden Hamartome werden als autosomal-dominantes Leiden vererbt. Bei Auftreten von Beschwerden (Passagestörungen, Invagination, Blutung) wird die Diagnose mittels fraktionierter Dünndarmpassage gestellt. Eine Operationsindikation besteht nur beim Auftreten von Komplikationen. Die Diagnose der Krankheit wird um das 20. Lebensjahr gestellt. Eine maligne Entartung ist sehr selten.

26.9.3 Semimaligne Tumoren

Karzinoide

Diese Tumoren zeigen ein außerordentlich langsames Wachstum und können metastasieren. Die Karzinoidzellen gehören zum ***APUD-Zell-System*** („Amin Precursor Uptake and Decarboxylation"). Sie stammen von den enterochromaffinen Zellen, die sich im gesamten Magendarmtrakt außer der Speiseröhre sowie im Bronchialraum finden. An diesen Stellen treten Karzinoide auf. Ihre Verteilung ist die folgende: 50 % in der Appendix, 30 % im Dünndarm, 10 % im Rektum und in wenigen Fällen an anderen Lokalisationen.

Metastasen finden sich in den regionalen Lymphknoten und in der Leber.

Als ***Karzinoidsyndrom*** beschreibt man einen anfallsweise auftretenden Flush, der durch Alkohol oder Katecholamine provoziert werden kann, begleitet von vermehrter intestinaler Motilität mit explosionsartigen Diarrhöen.

Seltener sind Ödeme, Endokardfibrose mit Pulmonal- oder Trikuspidalvitien, Asthma, Arthralgien und Malabsorption. Flush und Diarrhöen werden durch verschiedene vom Karzinoid produzierte Substanzen ausgelöst, in erster Linie durch 5-Hydroxytryptamin (Serotonin), Histamin, Kallikrein und Prostaglandine (Abb. 26.8). Die Diagnose wird durch ***erhöhte Hydroxyindolessigsäure im 24-h-Urin*** gestellt. Karzinoide besit-

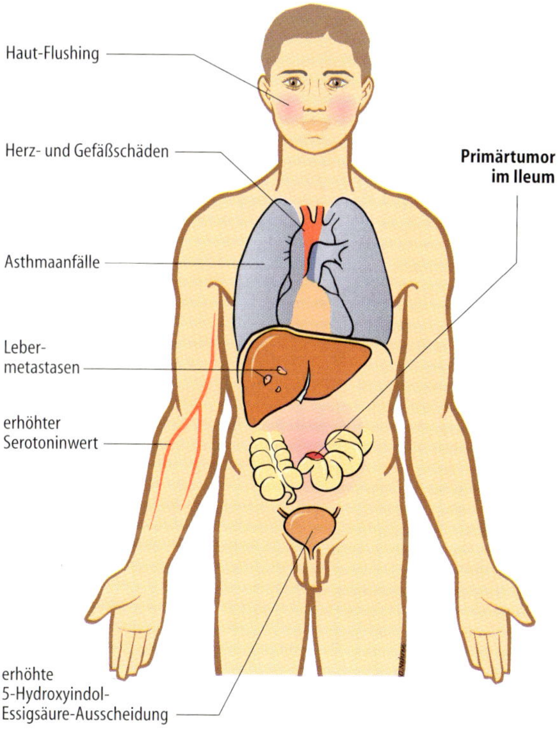

Abb. 26.8. Karzinoidsyndrom. (Nach Berchtold et al. (Hrsg) (1987) Lehrbuch der Allgemeinen und Speziellen Chirurgie. Urban & Schwarzenberg, München)

[6] Johannes L. Peutz, Internist, Rotterdam, 1886–1957
[7] Harold Jeghers, Internist, Boston, geb. 1904

zen Somatostatinrezeptoren, so daß mittels markiertem Somatostatin eine diagnostische Szintigraphie durchgeführt werden kann.

Die Therapie besteht in der Resektion des Tumors im Sinne einer radikalen Tumoroperation. Wird allerdings in einer reserzierten Appendix zufälligerweise ein Karzinoid von weniger als 2 cm Durchmesser entdeckt, so genügt im weiteren eine regelmäßige Kontrolle auf 5-Hydroxyindolessigsäure alle 2 Jahre. Lebermetastasen werden, auch wenn nicht radikal möglich, soweit wie möglich entfernt, um mittels Tumorzellreduktion („Debulking") die tumorspezifischen Allgemeinsymptome besser beherrschen zu können. Zusätzlich werden bei weiterbestehenden Symptomen 5-Hydroxytryptamin-Antagonisten (Methysergid) oder Somatostatin verabreicht.

26.9.4 Maligne Dünndarmtumoren

Nur 1–3 % aller Malignome des Magendarmtraktes finden sich im Dünndarm. Am häufigsten ist das Adenokarzinom mit 45 %, gefolgt vom Lymphom mit 20 % und Leiomyosarkom mit 10 %.

Symptome und Diagnostik unterscheiden sich nicht von den gutartigen Tumoren, solange kein massives extramurales Wachstum oder Metastasen vorliegen. Gegebenenfalls müssen noch Computertomographie und Angiographie eingesetzt werden. Endgültig wird die Diagnose erst bei der Laparotomie zu stellen sein.

Die Therapie besteht in der En-bloc-Resektion zusammen mit den drainierenden Lymphbahnen.

26.10 Weitere chirurgische Erkrankungen

26.10.1 Gefäßerkrankungen des Dünndarms

Im Vergleich zu akuten und chronischen Gefäßerkrankungen der Gliedmassen, des Herzens oder des Gehirns sind die der Mesenterialzirkulation zahlenmäßig relativ unbedeutend.

Die Gefäßversorgung im Splanchnikusgebiet erfolgt über Truncus coeliacus, A. mesenterica superior und A. mesenterica inferior (s. Abb. 26.1).

Diese 3 Gefäßgebiete sind über zahlreiche Kollateralen miteinander verbunden. So bestehen Gefäßarkaden, die die vordere und hintere duodenopankreatische Arkade mit einem Ast der A. mesenterica superior verbinden oder die Riolanarkade, die eine Verbindung zwischen A. colica sinistra (aus der A. mesenterica inferior) mit einem Ast der A. colica media (der A. mesenterica superior) herstellt.

Atheromatöse Veränderungen

Stenosen und Verschlüsse finden sich typischerweise beim Abgang der Arterien bei weitgehend intaktem peripherem Strombett der viszeralen Arterien.

> **!** Die Angina intestinalis zeichnet sich aus durch postprandiale Schmerzen und Gewichtsabnahme. Vielfach ist ein supraumbilikales Gefäßgeräusch zu hören, auch häufig verbunden mit Diarrhöen.

Diese Symptomatik ist Ausdruck einer chronischen Durchblutungsstörung, die nur mittels eines chirurgischen Eingriffs behoben werden kann (Desobliteration, Durchtrennung und Reimplantation oder Bypass). Der Mesenterialinfarkt bei Atheromatose ist Ausdruck eines akuten Verschlusses und äußert sich mit zunehmenden abdominellen Beschwerden im Sinne eines akuten Abdomens bei unauffälligen konventionellen bildgebenden Untersuchungsmethoden. Die Vermutungsdiagnose kann bei Gefäßerkrankungen anderer Lokalisationen gestellt werden. Die Angiographie erlaubt die Diagnose. Der operative Eingriff hat nur in der elektiven Situation eine gute Prognose. Bei der akuten arteriosklerosebedingten Durchblutungsstörung des Darmes bleibt in der Regel nur eine Resektion des geschädigten Darmes mit schlechter Prognose.

Akute intestinale Ischämien

Bei in der Regel normal erscheinender Gefäßwand im Splanchnikusgebiet ist die Embolie von der nicht-okklusiven intestinalen Ischämie zu unterscheiden. In beiden Situationen hat man es häufig mit herzkranken Patienten unter Antikoagulation, nicht selten unter Digitalis zu tun. Häufig liegen eine Mitralstenose mit Vorhofflimmern oder ein kürzlich durchgemachter Myokardinfarkt vor.

> **!** Perakute Abdominalschmerzen bei Vorhofflimmern, klinisch weichem Abdomen und initial hyperperistaltischer, später aperistaltischer Darmmotorik mit progredienten peritonitischen Zeichen sind typisch für die akute Ischämie.

Im Labor findet sich immer eine ***hohe Leukozytenzahl*** und eine ***Zunahme des Serumlaktats***. Die Diagnose wird mittels Angiographie gestellt. Bei Nachweis einer Embolie an der Mesenterialwurzel ist die Laparotomie zur Embolektomie, gegebenenfalls verbunden mit Darmresektion, gegeben, bei nichtokklusiven intestinalen Ischämien werden über arterielle Katheter gezielt applizierte Vasodilatatoren eingesetzt. In beiden Fällen kann bei bestehender Unsicherheit der Durchblutung eine Second-look-Operation bzw. eine diagnostische Laparotomie nach 24 bis 48 Std. indiziert sein. Akute intestinale Ischämien haben wegen des zu langen Zeitintervalls, das in der Regel zwischen dem akuten Ereignis und der Diagnosestellung verstreicht, eine schlechte Prognose.

Venöse Durchblutungsstörungen

Diese sind seltener als die okklusiven oder nichtokklusiven arteriellen akuten Durchblutungsstörungen. Sie haben auch eine bessere Prognose. Die Diagnose des venösen mesenterialen Darminfarkts wird selten präoperativ gestellt. Die Abdominalbeschwerden dauern vor stationärer Aufnahme länger als bei arteriellen Ischämien. Die Diagnose erfolgt mittels Duplexsonographie und/oder mit dem Enhancement-Computertomogramm (Kontrastmitteldarstellung der Gefäße), welches die höchste Sensitivität besitzt. Im Angiogramm fehlt die venöse Phase, Kontrastmittelreflux in die Aorta und Vasospasmus der A. mesenterica superior können festgestellt werden. Venöse Thrombose im Zusammenhang mit Zirrhose, Sepsis, Voroperationen oder Trauma sind mit hoher Letalität verbunden, während jene in Assoziation mit Koagulopathien (z. B. AT3-Mangel) nach Resektion und Sofortantikoagulation eine bessere Prognose haben. Auch hier gilt das Prinzip der streng limitierten Darmresektion und bei zweifelhafter Vitalität eine Second-look-Operation nach 12 bis 24 Stunden. Ein guter Gradmesser und prognostischer Faktor ist die Serumlaktatbestimmung.

Fallbeispiel

Ein 40jähriger Patient wird mit einer 12stündigen Anamnese mit massiven kolikartigen Bauchschmerzen und Diarrhö mit Blutbeimengungen eingewiesen. Das Abdomen ist meteoristisch und weist einen Aszites auf. Innerhalb von 2 Stunden nach Spitaleintritt wird der Patient zunehmend kreislaufinstabil mit regredienter Diurese und respiratorischer Insuffizienz. Die Blutgasanalyse weist eine metabolische Azidose auf mit einem negativen Base-Excess von minus 10 und einem Serumlaktat von 7 mmol/l.

Vorgehen

a) Koloskopie zum Ausschluß einer entzündlichen Dickdarmerkrankung
b) Kontrolle der großen viszeralen Gefäße, gefolgt von einem Enhancement-CT
c) Schockbekämpfung, Therapie der respiratorischen Insuffizienz mittels Intubation und abwartende Haltung

Antwort

Im geschilderten Fall ist eine intestinale Ischämie auszuschließen. Die Ursache einer intestinalen Ischämie ist mittels Duplexsonographie und evtl. Enhancement-CT mit hoher Sensitivität eruierbar. In diesem Falle handelte es sich um eine Mesenterialvenenthrombose.

26.10.2 Fremdkörper

Diese bleiben besonders an der Flexura duodenojejunalis und an der Ileozäkalklappe hängen, ferner auch bei Divertikeln und verwachsungsbedingten Stenosen. Die Symptome hängen von der Art der Komplikationen ab (Ileus, Penetration und Perforation bei Peritonitis). Die Diagnose kann mittels Röntgenbild oder Ultraschall erfolgen. Bei blandem Abdomen kann zunächst ballastreiche Kost verabreicht werden, verbunden mit kontinuierlicher Überwachung. Bei Entwicklung eines akuten Abdomens ist eine sofortige Laparotomie unumgänglich.

26.10.3 Strahlenschäden

Besonders im Bereich des kleinen Beckens können postoperativ dort fixierte Dünndarmschlingen im Laufe einer radioonkologischen Behandlung aktinische Schäden erleiden. Diese manifestieren sich akut in Form von Nekrosen und Ulzera, evtl. mit Perforation. Im späteren Verlauf bilden sich narbige Stenosen aus, unter Umständen stellt sich Malabsorption ein.

Haben sich erhebliche oder bedrohliche Symptome entwickelt, so wird eine Darmresektion nicht zu umgehen sein (auf gesunde Resektionsränder achten, Gefahr der Nahtinsuffizienz!).

•••

Der Dünndarm ist ein diagnostisch sehr schwer erfaßbares Organ, welches außer der Verdauung eine Funktion als Immun- und endokrines Organ hat.

Außer entzündlichen Erkrankungen, welche spezifischen oder unspezifischen Charakter haben, sind Tumoren und die Folgen von Gefäßleiden die hauptsächlichsten Erkrankungen des Dünndarms.

Die Chirurgie des Dünndarms besteht hauptsächlich nur aus Resektionsverfahren oder abwartendem Vorgehen mit Second-look-Operation. Sogenannte Bypass-Operationen können Blindsackbildungen verursachen und sind möglichst zu umgehen. Wegen des Risikos eines Kurzdarm-Syndromes sollten wenn immer möglich über ***50 cm Jejunumrest*** erhalten bleiben.

Literatur

Allgöwer M, Harder F, Holländer L F, Peiper HI, Siewert J R (1990) Chirurgische Gastroenterologie, 2. Aufl. Springer, Berlin Heidelberg New York Tokyo

Von Flüe M, Herzog U, Schuppisser J P, Schnyder S Z (1991) Zur Problematik der Früherfassung bei Dünndarmtumoren, Abt. Chir. 26: 232–235

Schwarz S I, Ellis H (1988) Maingot's abdominal operations, 9th edn. Appleton Century crofts, Norwalk/CT

Keighley M R B, Williams N S (1993) Surgery of the anus, rectum and colon. Saunders, London Philadelphia Toronto Sydney Tokyo

Veronesi U (1989) Surgical Oncology. Springer, Berlin Heidelberg New York Tokyo

?

1. Was versteht man unter Blindsacksyndrom?
2. Was ist Malassimilation?
3. Welche akuten Zustände erfordern eine notfallmäßige Dünndarmresektion?
4. Definieren Sie eine nach Roux ausgeschlossene Dünndarmschlinge.
5. Welches ist der hauptsächliche Unterschied zwischen Meckel-Divertikel und Duodenum-Divertikel?
6. Operationsindikation bei M. Crohn?
7. Welches ist der Screeningtest bei Verdacht auf Karzinoid?
8. Welche klinische Konstellation deutet auf eine intestinale Ischämie?

Kolon 27

F. Harder und M. von Flüe

27.1 Anatomie 624

27.2 Funktion 624

27.3 Fehlbildungen 625

27.4 Untersuchungsmethoden 625
27.4.1 Anamnese und klinische Untersuchung 625
27.4.2 Apparative Untersuchungsmethoden 625
27.4.3 Laboruntersuchung 627

27.5 Typische Operationsverfahren am Kolon 627

27.6 Entzündliche Erkrankungen 630
27.6.1 Appendicitis acuta 630
27.6.2 Seltene Erkrankungen der Appendix 631
27.6.3 Divertikulose und Divertikulitis 631
27.6.4 Colitis ulcerosa 633
27.6.5 M. Crohn des Kolons 634
27.6.6 Ischämische Kolitis 635
27.6.7 Pseudomembranöse Kolitis 636

27.7 Andere Erkrankungen 636
27.7.1 Endometriose des Dickdarms 636
27.7.2 Colon irritabile 636
27.7.3 Dolichokolon 637
27.7.4 Kolonvolvulus 637
27.7.5 Ogilvie-Syndrom (Pseudoobstruktion oder Kolonileus) 637
27.7.6 Idiopathische Obstipation 637
27.7.7 Angiodysplasie 638
27.7.8 Strahlenschäden 638

27.8 Gutartige Tumoren 638
27.8.1 Adenome (neoplastische Polypen) 638
27.8.2 Nicht-neoplastische Polypen 638
27.8.3 Familiäre Polyposis coli (Adenomatose, Gardner-Syndrom) 639

27.9 Kolonkarzinom 639

27.10 Dickdarmverletzungen 642

Das Kolon ist von Bedeutung für den Elektrolyt- und Wasserhaushalt des Körpers und agiert nicht nur als Reservoir für Stuhl. Die Erkrankungen sind hauptsächlich entzündlicher oder neoplastischer Genese. Infolge des weiten Durchmessers des Kolons können neoplastische Erkrankungen lange Zeit symptomlos bleiben. Entzündliche Erkrankungen dagegen gehen meist mit einer Diarrhö einher. Es bedarf einer minutiösen Anamnese (inkl. Essens- und Stuhlgewohnheiten), um Erkrankungen vor allem des rechten Kolonschenkels frühzeitig zu erkennen.

Diagnostisch ist das Kolon sehr gut zugänglich, da der ganze Kolonrahmen mit dem Koloskop eingesehen werden kann und inklusive der letzten Zentimeter des Ileums Biopsien zur histologischen Untersuchung entnommen werden können. Als Screeningtest eignet sich auch die Suche nach okkultem Blut in den Stuhlproben. Entzündliche Erkrankungen können durch Stuhlbakteriologie spezifiziert werden.

Chirurgisch-technisch hat sich u. a. auch dank moderner Klammernahtgeräte bei den spezifisch entzündlichen Dickdarmerkrankungen (Colitis ulcerosa) bei Versagen der medikamentösen Therapie und Notwendigkeit einer totalen Proktokolektomie die sphinktererhaltende Ileum-J-pouchanale Rekonstruktion bewährt. Beim Kolonkarzinom konnte das 5 Jahres-Überleben trotz Kolonteilresektion mit ausgedehnter Lymphadenektomie nicht verbessert werden. Eine adjuvante, unmittelbar postoperativ einsetzende 1-wöchige portale Leberperfusion mit Zytostatika und die adjuvante 5-FU/Levamisol-Therapie für Stadium II und III scheint eine Verbesserung der Prognose zu ergeben.

27.1 Anatomie

Kolon und Rektum können in 5 Abschnitte unterteilt werden, die eine Gesamtlänge von etwas über 1 m aufweisen. Es sind dies

- Colon ascendens,
- Colon descendens und
- Rektum

als ***partielle retroperitoneale*** Abschnitte,

- Colon transversum und
- Colon sigmoideum

als ***intraperitoneale mobile*** Abschnitte.

Markante Punkte sind Zäkumpol mit der Ileozäkalklappe, die rechte und die linke Flexur sowie der rektosigmoidale Übergang. Als Grenze zwischen Kolon und Rektum kann jene Stelle angenommen werden, wo der Darm mit seinem Mesenterium in eine retroperitoneale Position übergeht. Diese liegt etwas unterhalb des Promontoriums oder ist endoskopisch bei 15 cm ab ano festgelegt.

Die Kolonwand besteht aus einer äußeren Längsmuskulatur, die im wesentlichen in Taenien gebündelt ist. Am Rektum bildet sich dann ein homogener Längsmuskelschlauch. Darunter liegen Ringmuskulatur, gefäß- und kollagenreiche Submukosa (Nahtlager!) und Dickdarmschleimhaut. Intraperitoneal ist das Kolon von der Serosa überzogen. Die Gefäßversorgung (Abb. 27.1) stammt arteriell für das rechte Kolon unter Einschluß der A. colica media aus der A. mesenterica superior und für das linke Kolon und den oralen Rektumanteil aus der A. mesenterica inferior. Die Riolan-Arkade verbindet das Gefäßbett der A. mesenterica superior mit dem der A. mesenterica inferior. Die unteren Rektumabschnitte werden aus der A. iliaca interna über die A. rectalis media und inferior versorgt. Die Lymphabflußwege (Abb. 27.2) folgen der arteriellen Gefäßversorgung. Der venöse Abfluß erfolgt über die V. mesenterica inferior vor allem für die linken Kolonabschnitte und direkt über die V. mesenterica superior für die rechten Kolonabschnitte. Die Innervation erfolgt über sympathische Fasern des lumbalen und thorakalen Bereichs über die verschiedenen Plexus. Parasympathische Fasern stammen bis zur linken Flexur aus dem N. vagus, weiter aboral aus den sakralen Nervenplexus.

27.2 Funktion

Die besondere Anordnung der Längs- und Ringmuskulatur und die Taenien und Haustren erlauben eine wirksame Durchmischung der Faeces und ermöglichen die Resorption von über 2 l Wasser mit Elektrolyten pro Tag. Das Kolon ist die ***Hauptquelle der Natriumabsorption*** und hat die Fähigkeit, bis zu 400 mmol/Tag zu absorbieren. Somit ist ein Patient mit einem permanenten Ileostoma nach totaler Kolektomie auf eine hohe Salzzufuhr angewiesen. Das Kalium wird durch passive Diffusion absorbiert. Bei gewissen Erkrankungen, z. B. große tubulovillöse Adenome, kann eine abnormale Permeabilität der Kolonwand zur aktiven Kaliumsekretion ins Lumen und somit zu einer schweren Hypokaliämie mit entsprechenden EKG-Veränderungen führen. Weiter ist das Kolon ein wichtiger Ort für die Produktion (bakteriell) und Absorption von Ammoniak.

Zwei Motilitätsmuster sorgen dafür, daß der Dickdarminhalt einerseits durchmischt wird (segmentale Kontraktion) und andererseits Richtung Rektum vorwärtsbewegt wird („Massenbewegung" = lang-

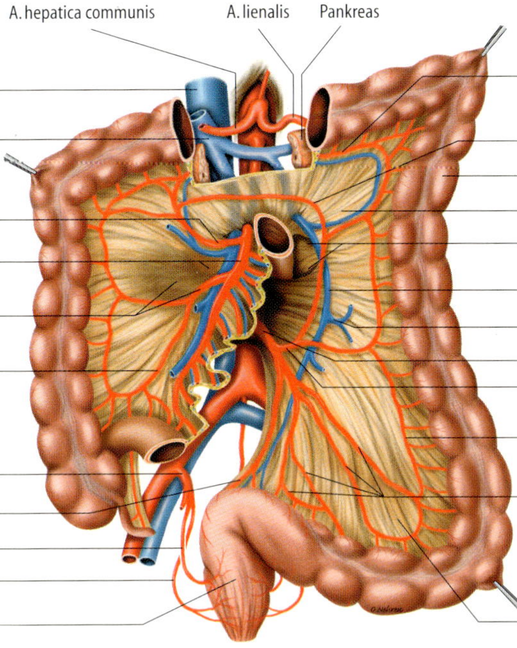

Abb. 27.1. Arterielle und venöse Blutversorgung von Dünn- und Dickdarm nach Wegfall des Dünndarms. (Nach Allgöwer et al. 1981)

streckige segmentale Kontraktion des Kolons). Diese Kontraktionen führen zu Druckspitzen bis über 60 mm/Hg. Eine bessere Gleitfähigkeit des eingedickten Stuhls wird durch Schleimsekretion aus Becherzellen erzielt.

Die Kolonflora ist vom Inhalt des Dickdarms abhängig.

27.3 Fehlbildungen (s. Kap. 41)

27.4 Untersuchungsmethoden

27.4.1 Anamnese und klinische Untersuchung

Die systematisch erhobene Anamnese und die klinische Untersuchung ergeben zusammen wichtige Hinweise. Dabei sind Veränderungen der Stuhlgewohnheiten (Anzahl der Stuhlentleerungen, Konsistenz, Form, Farbe) und Blutbeimengungen bzw. Blutfarbe des Stuhles von besonderer Bedeutung.

Schleimabgang, Laxantiengebrauch, Meteorismus, Flatulenz, Koliken, Obstipation, Diarrhö und paradoxe Diarrhö (anfänglich Obstipation, dann Diarrhö infolge Hypersekretion proximal des Hindernisses) sind weitere anamnestische Hinweise für eine Kolonerkrankung. Nach vorangegangenen Operationen und Verhalten der Gewichtskurve ist stets zu fragen. Bei okkulten Blutungen kann eine Blutungsanämie auf ein Kolonkarzinom hinweisen.

Bei der ***klinischen Untersuchung*** achtet man auf Narben, Bruchpforten, Spannung der Bauchdecke, Resistenzen, schmerzhafte Palpation und Klopfschall.

> **!** Kolonkarzinome können sich häufig erstmals als Ileus manifestieren.

Mittels ***Auskultation*** können Vorhandensein und Qualität der Darmgeräusche (fehlend, spärlich, heftig, metallisch klingend, spritzend) beurteilt werden. Die ***digitale Untersuchung des Anorektums*** gehört obligatorisch zu jeder Abklärung kolorektaler Erkrankungen, erfaßt jedoch bestenfalls nur die letzten 10 cm des Rektums. Die Untersuchung findet am besten in Linksseitenlage mit angezogenen Knien statt. Die Austastung erfolgt bei erschlaffter Muskulatur und beim Pressen, wobei sich der tastende Finger im Rektum nach oben vorarbeiten kann und so auch suspekte Veränderungen der unteren Ampulle ertasten kann. Gleichzeitig werden Prostata, Portio und Ovarien beurteilt.

27.4.2 Apparative Untersuchungsmethoden

Mittels Proktorektoskopie und Kolonoskopie kann das gesamte Kolorektum übersichtlich dargestellt werden. Sie gestatten die genaue Artdiagnose einer eventuellen Erkrankung (Biopsie) und deren präzise Höhenlokalisation.

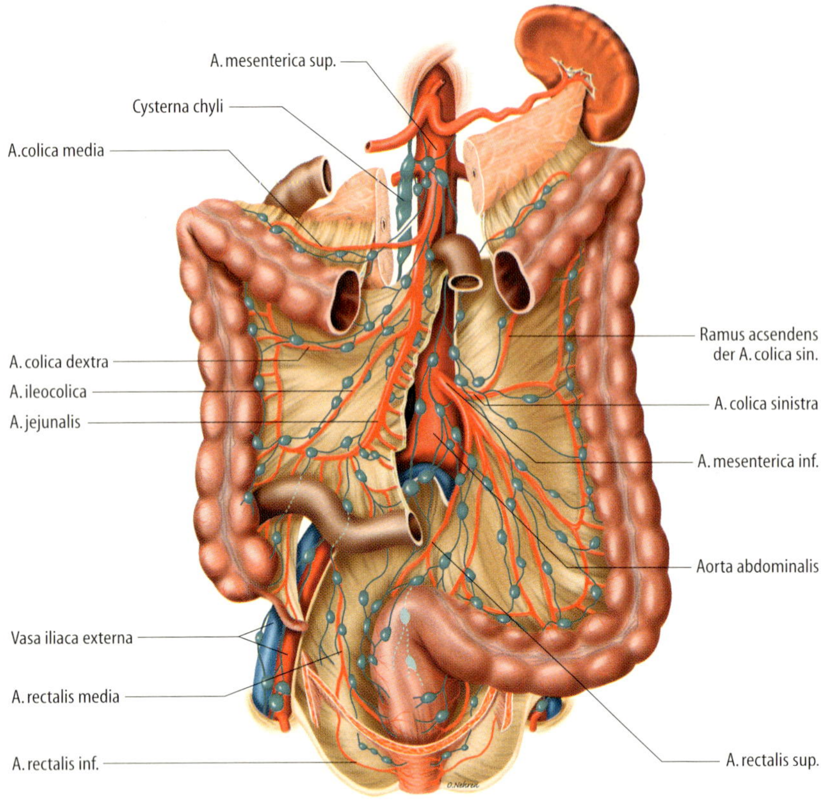

Abb. 27.2. Lymphabflußwege des Kolons. (Nach Allgöwer et al. 1981)

Nach vollständiger Darmreinigung (perorale orthograde Lavage mit 3–4 l einer schwer resorbierbaren Lösung wie z. B. Fortran) und Applikation eines Spasmolytikums läßt sich das Kolon ohne weitere Anästhesie schmerzfrei spiegeln. Gewebeproben können auf allen Höhenlokalisationen entnommen, kleinere Veränderungen (Adenome) vollständig entfernt werden.

Die ***Abdomenleeraufnahme*** im Stehen läßt einen Ileus infolge Obstruktion anhand von Verdrängungen und Spiegelbildungen feststellen. ***Kontrastmitteluntersuchungen*** haben aufgrund der Entwicklung der Endoskopie an Bedeutung verloren. Weiter wichtig bleibt aber die Doppelkontrastaufnahme:

Bariumsulfateinlauf mit anschließender Luftinsufflation, wodurch feine Oberflächenveränderungen der Schleimhaut, Divertikel, kleine Tumoren, entzündliche Veränderungen sowie Stenosen bei Colitis ulcerosa und M. Crohn sehr gut zu erkennen sind. Allerdings darf Bariumsulfat bei Verdacht auf eine Perforation (Divertikulitis) und bei Ileus nicht eingesetzt werden: In die Bauchhöhle austretendes Bariumsulfat führt zu schwersten Peritonitiden mit Granulombildungen. Hier muß weniger kontrastreiches, wasserlösliches Kontrastmittel ohne jeden Druck zum Einsatz kommen.

Die ***Sonographie*** erlaubt eine gute Beurteilung des Oberbauchs und des kleinen Beckens, kann aber durch vermehrten Gasgehalt erheblich gestört werden. Tumorausdehnung und Metastasen in der Leber lassen sich gut abgrenzen. Bei der Beurteilung des traumatisierten Abdomens hat sie die diagnostische Peritoneallavage weitgehend verdrängt.

Die ***Endosonographie*** hat die Diagnostik im Bereich des extraperitonealen Anorektums wesentlich verfeinert und erlaubt eine zuverlässige Beurteilung der Tiefenpenetration eines Tumors mit einer Sensitivität von über 80 %. Lymphknotenvergrößerungen im Mesorektum können mit einer Sensitivität um 70 % als maligne beurteilt werden. Sie ist bei der Operationsplanung bei tiefsitzenden Rektumkarzinomen und in der Nachsorge nach sphinktererhaltenden Eingriffen zu einem wertvollen Hilfsmittel geworden.

Die ***Computertomographie*** gibt eine vollständige Übersicht über den ganzen Abdominalraum, gehört aber nicht zu den obligaten Untersuchungen bei primären Veränderungen im Kolorektalbereich. Auch ist sie in der Tumornachsorge sehr wertvoll.

Die ***Magnetresonanztomographie*** (MRT) hat gegenüber der Computertomographie beim primären Rektumkarzinom keine bessere Treffsicherheit. Beim Rezidiv eines Rektumkarzinoms scheint die MRT-Untersuchung zusammen mit einem paramagnetischen Kontrastmittel (Gadolinium) eine Verbesserung der Differenzierung zwischen Fibrose und Rezidiv zu bringen.

Die ***Angiographie***, speziell Substraktionsangiographie, in zunehmendem Maße auch die Duplexsonographie, die eine Beurteilung der Strömungsverhältnisse erlaubt, sind zu wertvollen Hilfsmitteln bei Durchblutungsstörungen und in der Beurteilung des traumatisierten Abdomens geworden. Bei unklaren Blutungen im Gastrointestinaltrakt, besonders im Dünn- und Dickdarm, kann das Auffinden einer nicht massiv blutenden Läsion außerordentlich schwierig sein. Gelegentlich muß neben den genannten Methoden auch die Szintigraphie mit markierten Erythrozyten zum Erkennen eines Extravasats eingesetzt werden.

27.4.3 Laboruntersuchung

Neben den allgemeinen Blutuntersuchungen sollte bei bösartigen Darmerkrankungen der Tumormarker CEA (karzinoembryonales Antigen) vor einer Tumorresektion und im Rahmen der Nachsorge bestimmt werden.

! Als Screeninguntersuchung bei einer Risikopopulation kann der Hämokkulttest eingesetzt werden, der Blutspuren im Stuhl positiv erfaßt. Dieser sollte jedoch 3× durchgeführt werden.

Bakteriologische und parasitologische Stuhluntersuchungen können zur Abklärung kolorektaler Erkrankungen herangezogen werden.

27.5 Typische Operationsverfahren am Kolon

In der Operationstechnik sind Resektionsverfahren bei malignen Erkrankungen von solchen bei gutartigen Erkrankungen zu unterscheiden, ferner Resektionen mit Rekonstruktion der Darmkontinuität von solchen mit temporärem oder definitivem doppelläufigem oder endständigem Stoma und schließlich rein palliative Umgehungsoperationen.

Bei den ausgedehnten Tumoroperationen mit kurativer Zielsetzung spielt die Beobachtung der arteriellen Gefäßversorgung eine kritische Rolle und zwar aus 2 Gründen:

- Mitentfernung der drainierenden Lymphabflußwege entlang und damit zusammen mit den versorgenden Arterienästen en bloc mit dem tumortragenden Darmsegment.
- Beachten einer adäquaten Gefäßversorgung und intakten Vitalität der zurückgelassenen Strukturen.

Ausgehend von diesen Voraussetzungen sind am Kolon 8 typische Operationsverfahren zu unterscheiden.

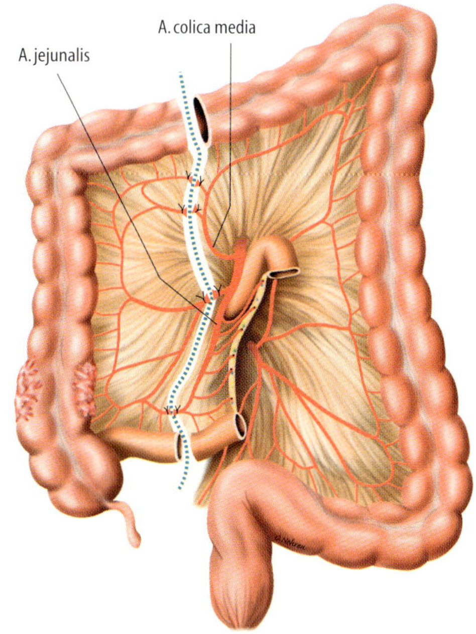

Abb. 27.3. Ausmaß der Resektion bei Hemikolektomie. (Nach Allgöwer et al. 1981)

Hemikolektomie rechts (Abb. 27.3)

Die letzten Zentimeter des terminalen Ileums entfallen bei der Hemikolektomie rechts zusammen mit Colon ascendens und rechter Flexur.

Die A. ileocolica und A. colica dextra werden ligiert. Bei Erhalten der A. colica media erfolgt eine terminoterminale (End-zu-End) Ileotransversostomie. Es handelt sich hier um das typische Resektionsverfahren bei einem Karzinom des Zäkums oder des Colon ascendens. Das mitbetroffene große Netz des rechten Colon transversum wird mitentfernt.

Bei lokalisierten, gutartigen, z. B. auch entzündlichen Veränderungen im Bereich des Ileozäkums kann auch lediglich eine ***Ileozäkalresektion*** mit Ileoascendostomie (z. B. Ileitis terminalis) durchgeführt werden.

Hemikolektomie links (Abb. 27.4)

Bei der typischen Hemikolektomie links entfällt das Colon descendens evtl. mit der linken Flexur.

Dieses Kolonsegment wird im wesentlichen von der A. colica sinistra und ihrem aszendierenden Ast er-

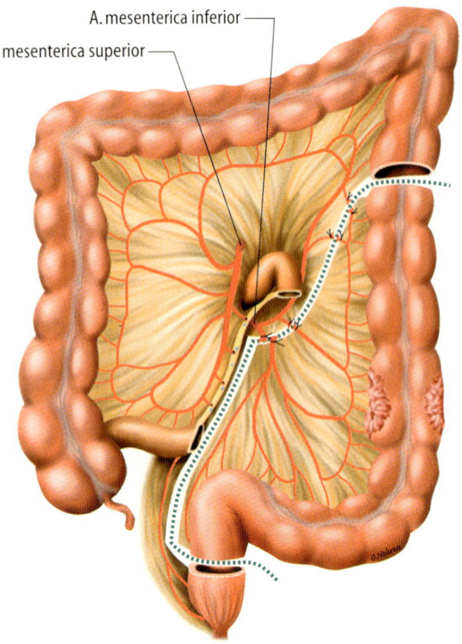

Abb. 27.4. Schema der vollständigen Hemikolektomie links. (Nach Allgöwer et al. 1981)

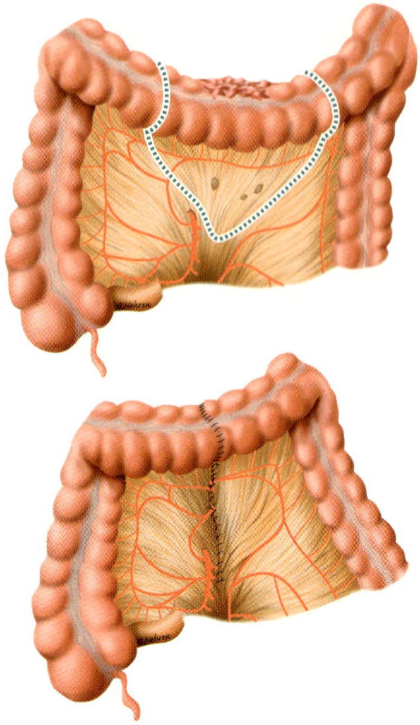

Abb. 27.5. Resektion des Colon transversum. (Nach Berchtold et al. (Hrsg) (1987) Chirurgie. Urban & Schwarzenberg, München)

nährt. Diese Karzinomoperation ist bei Tumoren zwischen der Flexur und dem rektosigmoidalen Übergang typisch.

Resektion des Colon transversum

Hier entfällt das Querkolon im Strömungsbereich der A. colica media (Abb. 27.5). Bei radikalen Tumoroperationen wird heute jedoch eher die erweiterte Hemikolektomie rechts mit Ileodescendostomie für diese Tumorlage eingesetzt. Hier entfallen also Colon ascendens, transversum mit beiden Flexuren, evtl. das Colon descendens.

Sigmasegmentresektion

Dieser Eingriff wird typischerweise bei operationsbedürftiger Sigmadivertikulitis häufig verwendet (Abb. 27.6). Die Skelettierung des zu resezierenden Abschnittes erfolgt in diesem Fall darmnah.

Operation nach Hartmann

Operation nach Hartmann[1] heißt Entfernung eines Sigmasegmentes; blinder Verschluß des Rektumstumpfes und Anlage eines endständigen Descendostomas.

Dieser Eingriff unterscheidet sich von der abdominoperinealen Resektion dadurch, daß ein abdominal blind verschlossener Rektumstumpf erhalten bleibt. Eine spätere Rekonstruktion der Darmkontinuität mit erhaltener Kontinenzfunktion ist möglich. Es handelt sich um einen typischen Eingriff bei perforierter Divertikulitis mit kotig-eitriger Peritonitis.

Totale Proktokolektomie

Die totale Proktokolektomie beinhaltet die Entfernung des gesamten Dickdarms und des Rektums. Der anale Sphinkterapparat wird belassen. Ziel der Operation ist, die Gesamtheit der Kolonschleimhaut von der Ileozäkalklappe bis zur Linea dentata zu entfernen.

Dieser Eingriff kann bei therapieresistenter Proctocolitis ulcerosa und bei familiärer Polyposis coli, einer obligaten Präkanzerose, notwendig sein. Die kontinenzerhaltende Rekonstruktion mit einer ileoanalen „Pouch"-Anastomose ist bei der familiären Polyposis die Regel und wird bei Colitis ulcerosa stets angestrebt. Der pelvine Pouch (Ileumbeutel) und die ileoanale Anastomose werden temporär durch eine dop-

[1] Henri Hartmann, Chirurg, Paris, 1860–1952

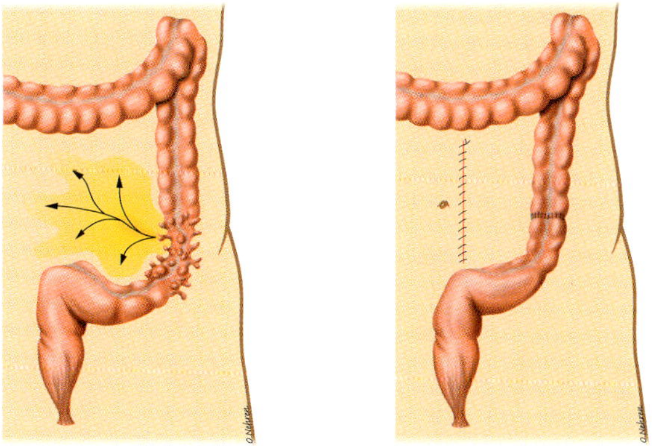

a b

Abb. 27.6. **a** Freie Perforation bei Sigmadivertikel mit kotig-eitriger Peritonitis. **b** Nach 6–12 Wochen Auslösen des Kolostomas und End-zu-End-Anastomose zwischen den beiden Darmschenkeln. (Nach Berchtold et al. (Hrsg) (1987) Chirurgie. Urban & Schwarzenberg, München)

pelläufige Ileostomie geschützt (Abb. 27.7). Die aus dem terminalen Ileum konstruierten Pouches zeigen verschiedenartige Konfigurationen (J, S, W), je nachdem, wie die terminale Ileumschlinge zur Konstruktion des Beutels aneinander gelegt und vernäht wird. Sie unterscheiden sich durch unterschiedliche Volumenkapazität. Heutzutage wird mehrheitlich der ***J-Pouch*** angewandt. Der J-Pouch mit analer Anastomose hat die Kock-Pouch völlig in den Hintergrund gedrängt. Eine Alternative zum anal anastomosierten Pouch ist der Kock-Pouch (s. Kap. 26), der ebenfalls aus terminalem Ileum konstruiert wird, bei dem aber das Stoma endständig als ***kontinentes Stoma*** ausgeleitet wird. Ein durch kurze Invagination des ausführenden Darmsegmentes konstruiertes Ventil verhindert spontanen Austritt von Darmsaft. Die Entleerung erfolgt durch Einführen eines Darmrohrs.

Palliative Umgehungsoperationen

Bei ausgedehnten inoperablen Malignomen kann sich in seltenen Fällen eine palliative Umgehungsoperation als notwendig erweisen, z. B. in Form einer Ileotransversostomie Seit-zu-Seit bei großem Prozeß des rechten Kolons.

Ileo- und Kolostomien

> **!** Ileostomien und Kolostomien sind künstliche Darmausgänge durch die Bauchdecken, welche als definitive Lösung bei Verlust des Kontinenzorgans oder als temporäre Lösungen bis zum Abheilen verschiedener Prozesse in der Bauchhöhle angelegt werden.

Temporäre Stomata werden insbesondere bei septischen und entzündlichen Prozessen im Abdomen (Nahtbrüche) und bei Verletzungen des Rektums oder Perineums mit Sphinkterverletzung (Pfählungsverletzungen, Manipulationen) angelegt. Eine besondere Kolostomie ist die breite Zäkostomie, bei der die Zäkumvorderwand in die Bauchwand eingenäht wird. Diese unvollständig ableitende Entlastungszäkostomie dient der kurzfristigen Stuhlableitung bei Ileus mit Darmunwegsamkeit im kolorektalen Bereich und kann in der Regel im Zuge der definitiven Resektion des stenosierenden Prozesses gleich wieder verschlossen werden.

Diese Stomien können ***endständig*** oder ***doppelläufig*** angelegt sein. Die Stuhlabgabe erfolgt unkontrolliert. Der Stuhl wird mit verschiedenartigen Beutelsystemen aufgefangen. Vor allem bei Ileostomien muß die Haut besonders wirksam geschützt werden, da die ungeschützte Haut vom Dünndarmstuhl angegriffen wird. Auch aus diesem Grund wird die Ileostomie

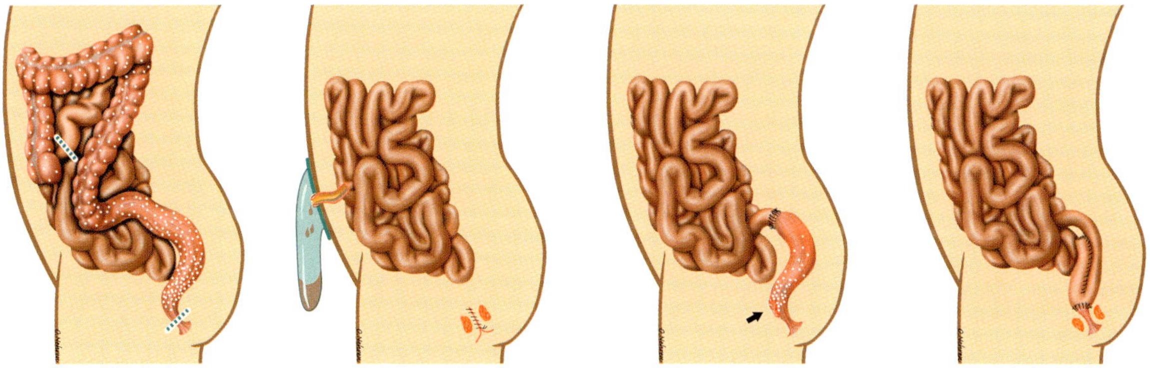

a b c d

Abb. 27.7. **a** Totale Proktokolektomie mit terminalem Ileostoma (**b**). **c** Alternativ: bei erhaltenem Rektum ileorektale Anastomose. Gefahr der Karzinomentwicklung bei persistierender Kolitis im Rektumstumpf. **d** Proktokolektomie mit transanaler Mukosektomie und ileoanaler J-Pouch-Anastomose. (Nach Berchtold et al. (Hrsg) (1987) Chirurgie. Urban & Schwarzenberg, München)

leicht prolabierend, rüsselförmig, also über dem Hautniveau erhaben angelegt. Dies erlaubt ein besseres Auffangen des flüssigen Stuhls. Kontrollierte Stuhlabgabe kann nach Anlage einer Kock-Ileostomie erreicht werden (s. Kap. 26). Die Stomaanlage kann zu Früh- und zu Spätkomplikationen führen: Zurücksinken des Stomas in die Bauchhohle (Zug, Mangeldurchblutung), Abszeß- und Fistelbildung. Narbige Stenose, parastomale Hernie und Prolaps sind Spätkomplikationen, die chirurgisch saniert werden müssen. Allergische und infektiöse Hautreaktionen sind durch Wechsel des Ableitungssystems bzw. antiinfektiös (antimykotisch, antibakteriell) zu behandeln.

27.6 Entzündliche Erkrankungen

27.6.1 Appendicitis acuta

Diese Entzündung der Appendix kann in jedem Alter auftreten. Sie weist einen Häufigkeitsgipfel zwischen dem 5. und 30. Lebensjahr auf und kann besonders im hohen Alter mit relativ geringfügiger Symptomatik ablaufen. Kotsteine, Fremdkörper und Abknickungen können die Appendizitis auslösen. Unter anderen zahlreichen Theorien werden auch Virusinfektionen als auslösendes Moment genannt (Masern, Mumps, Grippe).

Klinische Beurteilung

> ! Die Appendicitis acuta beginnt mit unbestimmten Oberbauchschmerzen, welche sich innerhalb von Stunden im Zuge einer beginnenden entzündlichen Reizung des parietalen Peritoneums über dem entzündlichen Herd in den rechten Unterbauch verlagern.

Übelkeit und Erbrechen können sich assoziieren, ebenso Wind- und Stuhlverhaltung. Temperaturerhöhung sowie Temperaturdifferenz zwischen rektal und axillär von über 1 °C lassen sich häufig feststellen. Hohes Fieber entsteht besonders bei periappendizitischem Abszeß.

> ! Hauptsymptome einer ausgereiften Appendizitis sind Druckschmerz über dem McBurney-Punkt, gekreuzter Druckschmerz, Loslaßschmerz, Défense musculaire (Abwehrspannung) über dem McBurney-Punkt sowie eine Douglas-Dolenz bei der rektalen Untersuchung.

Als empfindlichste Zeichen einer peritonealen Reizung finden wir bei ganz leichtem Beklopfen der Bauchdecken eine Klopfdolenz über dem rechten Unterbauch (Peritonismus), im fortgeschrittenem Stadium sowie eine ***Druckdolenz***, verbunden mit einer ***Abwehrspannung*** (Défense musculaire). Ein langsames, progredientes Eindrücken der Bauchdecke kann ohne wesentliche Schmerzauslösung vor sich gehen. Erst bei plötzlichem Loslassen verspürt der Patient einen sehr unangenehmen Schmerz über dem entzündlichen Befund. Dieser ***Loslaßschmerz*** gilt ebenfalls als sehr empfindliches Zeichen einer peritonitischen Reizung. Von ***gekreuztem Loslaßschmerz*** spricht man, wenn die plötzliche Entlastung der Bauchdecken im linken Unterbauch erfolgt, der Schmerz aber im Bereich des rechten Unterbauchs wahrgenommen wird. Bei entstehender ***Abwehrspannung*** der Bauchdecke versucht der Patient, diese durch Anziehen der Oberschenkel zu entlasten.

Die Auskultation des Abdomens kann lebhafte, normale, spärliche oder fehlende Darmgeräusche ergeben.

> ! Die rektale Untersuchung darf nicht unterlassen werden, sie kann eine deutliche Schmerzhaftigkeit im Bereich des Douglas-Raums, eher nach rechts gelagert, ergeben.

Bei hochgeschlagener Appendix kann der rektale Befund aber völlig normal sein. Diese variable Lage der Appendix führt auch dazu, daß Lokalisation und Intensität der Druckschmerzhaftigkeit bei der abdominalen Palpation sehr unterschiedlich sein können und mit dem Grad der Entzündung nicht übereinstimmen müssen. Das Zusammentreffen von

- kurzer Anamnese,
- progredienter Schmerz- und Befundlokalisation in den rechten Unterbauch,
- Nausea, Erbrechen und
- Loslaßschmerz bzw. Défense musculaire

spricht für das Vorliegen einer Appendizitis.

Bei der routinemäßigen ***Laboruntersuchung*** findet sich eine massive Leukozytose. Eine konkommittierende Entzündung der Blasenwand in nächster Umgebung des primären entzündlichen Prozesses oder des Ureters im Falle einer retrozäkalen Appendizitis kann zum Auftreten von Erythrozyten im Urinsediment führen.

> ! Die Diagnose und Indikation zur Operation basieren eindeutig auf klinischen und nicht auf Laborbefunden.

Bei unklarer Situation kann die Ultraschalluntersuchung des Abdomens wertvolle Dienste leisten. Letztendlich kann aber auch die diagnostische Laparoskopie letzte Unsicherheiten klären.

Differentialdiagnostisch kommen gynäkologische Affektionen des rechten Unterbauches wie Adnexitis, stielgedrehte Ovarialzyste, Tubargravidität (Menstruationsanamnese: Ruptur eines Corpus luteum); akute Gastroenteritis (Durchfall); Ileitis terminalis Crohn, Meckel-Divertikel, Sigmadivertikulitis bei elongierter Sigmaschlinge; Karzinoid der Appendix, verschiedene Ileusformen bei Adhäsionen, Invagination, Netztorsionen, Typhus und Paratyphus; oxyurenausgelöste Appendizitis; Cholezystitis, Ulcus ventriculi und duodeni; Pankreatitis; Pleuritis und basale Pneumonie (Kinder!) und Herzinfarkt in Frage. Ferner muß an retroperitoneale Prozesse der rechten Niere und des rechten Harnleiters und an den Psoasabszeß gedacht werden. Die Diagnose der Appendizitis kann in der Schwangerschaft durch das Hochdrängen des Zäkumpols und der Appendix erschwert werden.

> **!**
>
> In jedem Fall sollte bei indikatorisch schwierigen Situationen daran gedacht werden, daß eine diagnostische Laparoskopie oder eine negative Laparotomie eher in Kauf zu nehmen ist, als die mit wesentlich höherer Morbidität verbundene Perforation einer unerkannten Appendizitis.

Hat sich ein perityphlitischer Prozeß ausgebildet, so kann gelegentlich das Auffinden und Erkennen der Appendix schwierig bis unmöglich sein, so daß in seltenen Fällen nur noch eine Drainage des Abszesses nach außen möglich ist.

> **!**
>
> Ein sich im Douglas-Raum entwickelnder Abszeß kann bei der rektalen Untersuchung als schmerzhafte fluktuierende Vorwölbung imponieren werden.

Pollakisurie, Stuhldrang und Schleimabgang können sich durch Verdrängung von Rektum und Blase einstellen. Der Abszeß muß drainiert werden.

Behandlung

Die Operationsindikation ist ***früh*** zu stellen. Häufig ist jedoch eine Beobachtungsphase bis zur sicheren Indikationsstellung erforderlich: Nahrungskarenz, Infusion, häufige klinische Beobachtung der Symptome. Sprechen diese für das Vorliegen eines lokalen Prozesses, so erfolgt die Laparotomie über einen ***Querschnitt*** im rechten Unterbauch: kurze querverlaufende Hautinzision in Allgemeinnarkose unter einmaliger Antibiotikaprophylaxe. Klassischerweise wird die Appendix an der Basis ligiert und abgetragen, der Stumpf mittels einer Tabaksbeutelnaht im Zäkum versenkt. Peritoneum und auseinandergedrängte Muskelfasern (M. transversalis, M. obliquus internus und die Faszie des M. obliquus externus) werden in ihren wechselseitigen Faserrichtungen in Schichten wieder verschlossen. Liegt kein Abszeß vor, erfolgt keine Drainage. Bei massiver Kontamination der Bauchdecken wird die Antibiotikatherapie weitergeführt und die Haut sekundär verschlossen. Neuerdings hat sich auch die ***laparoskopische Appendektomie*** vielerorts gut eingeführt. In welchen Fällen sie gesicherte Vorteile gegenüber einer offenen Appendektomie bringt, bleibt abzuwarten, da zur Zeit noch keine randomisierten Arbeiten mit genügender Fallzahl publiziert sind. Bei zweifelhafter Indikation kann die Laparoskopie Klarheit schaffen und die Appendix im Bedarfsfall direkt laparoskopisch abgetragen werden. In jedem Fall muß die Appendix ***histologisch*** untersucht werden.

Die Operationsletalität nach Appendektomie liegt deutlich unter 1%, steigt aber im Falle erfolgter Perforation mit diffuser Peritonitis rapide an. Die orale Nahrungszufuhr kann nach einfacher Appendektomie am 1. postoperativen Tag wiederaufgenommen werden.

27.6.2 Seltene Erkrankungen der Appendix

Mukozele. Schleimretention nach Obliteration des Lumens im basalen Abschnitt der Appendix.

Karzinoid. Die Hälfte aller Karzinoide sind in der Appendix lokalisiert. Sofern sie ***kleiner als 2 cm*** und durch Appendektomie im Gesunden entfernt worden sind, ist eine weitere Behandlung nicht notwendig.

Adenokarzinom der Appendix. Chirurgische Behandlung wie beim Zäkumkarzinom: Hemikolektomie rechts. Diese muß, sofern die Diagnose erst einige Tage nach der Appendektomie als Zufallsbefund erfolgt, ***nachgeholt*** werden.

27.6.3 Divertikulose und Divertikulitis

> **!**
>
> Kolondivertikel sind falsche Divertikel (Pseudodivertikel, Abb. 27.8): Ihre Wandung besteht nicht aus allen Wandschichten.

Der Schleimhautprolaps tritt durch kleine Gefäßlücken in der Darmwand aus. Divertikel finden sich im gesamten Kolon, mit stark erhöhter Frequenz jedoch im Sigma und Colon descendens. Sie nehmen mit zunehmendem Alter zu und finden sich nach dem 70. Lebensjahr bei ***über 70 %*** der Individuen. Die Häufigkeit der Divertikel in zivilisierten Ländern wird mit schlackenarmer Kost und Druckerhöhung im Darmlumen, besonders im Sigmabereich, in Zusammenhang gebracht. Träger nicht-entzündlicher Divertikel sind in der Regel symptomlos. Die Bedeutung der Divertikulose liegt in der Möglichkeit der Entwicklung der 4 typischen Komplikationen:

- Divertikulitis,
- Divertikelblutung,
- Stenose und
- Fistelbildung.

Nichtentzündete Divertikel können sich lediglich durch eine peranale Blutung manifestieren (Nachbarschaft der kleinen Mesenterialarterie und des Divertikels in derselben subserösen Muskellücke). Entzündet sich ein Divertikel infolge eines Stuhlstaus, so kann eine Peridivertikulitis, ein Übergreifen der Entzündung auf ein ganzes Sigmasegment, auf die umgebenden Gewebe und das zugehörige Mesenterium entstehen.

Klinische Beurteilung

> **!** Die Symptome der Divertikulitis gleichen jenen einer schweren akuten Appendizitis (Links-Appendizitis).

Wie bei Appendizitis kann auch bei Divertikulitis eine ***Perforation*** erfolgen. Seltener handelt es sich um eine freie Perforation mit nachfolgender diffuser eitrig-kotiger Peritonitis. Wesentlich häufiger ist die Perforationsstelle durch Netz abgedeckt.

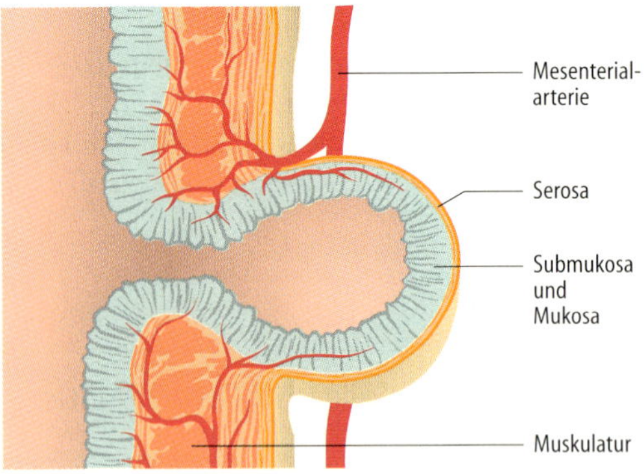

Abb. 27.8. Kolondivertikel. Die die Muskularis penetrierenden Blutgefäße schwächen die Darmwand. Es entsteht eine Muskellücke, durch welche sich Mukosa und Submukosa ausstülpen können. Das entstandene Divertikel ist mit Serosa bedeckt.

> **!** Temperaturanstieg, Schmerzen, Druck- und Klopfdolenz im linken Unterbauch, Palpieren einer walzenförmigen Resistenz sowie gelegentlich ausstrahlende Schmerzen in Leisten- und Blasengegend sind klassische ***Symptome*** der Sigmadivertikulitis.

Bei diffuser Peritonitis finden wir alle Zeichen einer schweren septischen Komplikation. Innere Fistelbildungen sind möglich:

- ***kolovesikale*** Fistel mit Pneumaturie und Sterkurie,
- ***kolovaginale*** Fistel mit Stuhlabgang per vaginam,
- ***enterokolische*** Fistel mit Durchfall und
- ***kolokutane*** Fistel.

Diese Komplikationen können sich nach Abszeßbildung einstellen und sind chirurgisch anzugehen.

Die ***Diagnose*** der Divertikulitis wird klinisch gestellt. Eine schwere lokale Symptomatik mit diffuser Peritonitis erfordert ein Thorax- und Abdomenleerbild im Stehen bzw. ein Abdomenleerbild in Linksseitenlage (horizontaler Strahlengang) zur Suche nach freier (subphrenischer) Luft.

Eine vorsichtige Röntgenkontrastdarstellung darf ***nur mit wasserlöslichem Kontrastmittel*** und nur bis zur Darstellung des Prozesses, nicht über diesen hinaus, durchgeführt werden (keine Druckerhöhung, Luftinsufflation!), da sonst die Gefahr der Perforation besteht.

Indikationsstellung und Behandlung

Konservative Therapie. Die asymptomatische Divertikulose bedarf keiner Therapie. Die schmerzhafte Divertikelkrankheit wird konservativ in der Regel durch vermehrte Aufnahme von Ballaststoffen behandelt. Der erste Schub einer einfachen Divertikulitis kann konservativ behandelt werden, sollte jedoch beim jugendlichen Patienten nach Abklingen chirurgisch saniert werden, da Rezidive häufig sind.

Operative Therapie. Wiederholte Divertikulitisschübe sollten auf alle Fälle durch Resektion des erkrankten Segments behandelt werden. Bei freier Perforation mit diffuser Peritonitis ist die sofortige Laparotomie nicht zu umgehen. Bei ausgedehnter Divertikulitis und Peridivertikulitis wird je nach Schwere des klinischen Zustandsbildes versucht, mittels peroraler Nahrungskarenz, Infusionen und systematischer Antibiotikatherapie den Schub zum Abklingen zu bringen. Nach entsprechender Vorbereitung mittels Kolonlavage kann eine elektive Segmentresektion mit End-zu-End-Anastomose unter deutlich besseren Voraussetzungen vorgenommen werden. Verläuft die Erkrankung jedoch rasch progredient, ist man zum Notfalleingriff gezwungen.

> **!** Ziel der notfallmäßigen Operation ist stets die Entfernung des septischen Herdes: Segmentresektion und Abszeßdrainage.

Je nach Ausdehnung des Prozesses, dem Vorliegen einer eitrigen, evtl. kotigen Peritonitis und dem Allgemeinzustand des Patienten wird man von einer allgemein anzustrebenden einzeitigen Resektion mit Primäranastomose absehen müssen und ein zweizeitiges Vorgehen wählen.

> **!** Die Anastomosensicherheit ist im schwer entzündeten Gebiet reduziert.

Die zweizeitige Resektion besteht in einer

- 1. Phase, in der Segmentresektion und Herdsanierung (Operation nach Hartmann, s. oben: Resektion des erkrankten Segmentes, Spülung der Bauchhöhle, temporäres, endständiges Kolostoma, blind verschlossener Rektumstumpf, Drainage und Verschluß der Bauchhöhle) durchgeführt werden.
- Die 2. Phase besteht in der Reetablierung der Darmkontinuität, in der Regel 3–6 Monate nach dem Ersteingriff.

Die bei Diagnosestellung eingeleitete Antibiotikatherapie wird über die Operation hinweg bis zum Abklingen des septischen Zustandsbildes verordnet. Die Operationsmortalität bei schwerem septischem Zustandsbild liegt um 25 % (ältere Patienten!). Operationen mit verzögerter Dringlichkeit und möglichst gut vorbereiteten Patienten weisen eine geringere Operationsmortalität um 2–5 % auf. Bei Wahleingriffen liegt die Mortalität unter 1 %.

Im Zuge einer Abszeßbildung nach Divertikulitis evtl. entstandener Fistelbildungen zu Nachbarorganen (s. oben) werden durch Segmentresektion und Verschluß der Öffnung im Nachbarorgan behandelt.

27.6.4 Colitis ulcerosa

> Die Colitis ulcerosa ist eine unspezifische entzündliche Darmerkrankung, welche beide Geschlechter und jedes Alter betreffen kann, mit einem Maximum zwischen dem 2. und 4. Lebensjahrzehnt. Die Ätiologie ist unbekannt.

Die Colitis ulcerosa befällt die Kolonschleimhaut. Sie beginnt am Rektum, das praktisch immer befallen ist, breitet sich nach oral aus und bewirkt gelegentlich eine sog. „back-wash"-Ileitis im terminalen Ileum. Die schwere diffuse Entzündung greift nur bei der akut fulminanten schwersten Form auf die Tunica muscularis propria und die Serosa über. In den meisten Fällen stellt sich ein Ödem der Schleimhaut und der Submukosa, verbunden mit Hyperämie, akut exsudativer Entzündung mit Verlust von Becherzellen ein. Makroskopisch finden sich tiefe ***Ulzerationen***, dazwischen, nach mehreren entzündlichen Schüben, Pseudopolypen aus Granulationsgewebe, das sich polypös ins Lumen vorwölbt.

Ätiologie

Ein auslösender Erreger ist nicht bekannt, Autoimmunprozesse werden angenommen. Eine gewisse genetische Disposition, die dazu noch einer exogenen Noxe bedarf, wird postuliert, ohne daß bisher ein genetischer Marker gefunden worden wäre. Eine Assoziation mit dem M. Bechterew ist gesichert. Klare Abhängigkeit von Ernährungsgewohnheiten besteht nicht. Es ist mit einer Inzidenz von 5–8 Neuerkrankungen pro 100.000 Einwohner und einem leichten Überwiegen (1,3–1,5 : 1) des weiblichen Geschlechts zu rechnen.

Klinische Beurteilung

> **!** Bei blutig-schleimigen Durchfällen mit progressiver Verschlechterung des Ernährungszustandes, Status febrilis und Tenesmen ist an eine Colitis ulcerosa zu denken.

Bei der seltenen (5 %) akut-fulminanten Verlaufsform mit toxischem Megakolon (Kolondilatationen, Perforationen) ist ein schweres septisch-toxisches Zustandsbild zu beobachten.

> **!** Die Diagnose der Colitis ulcerosa wird rektokoloskopisch mittels Biopsie und durch Kolondoppelkontrasteinlauf gestellt.

Das ***Röntgenbild*** zeigt spitz zulaufende Kontrastmittelausziehungen (Spiculae), Pseudopolypen, Kragenknopfgeschwüre und in fortgeschrittenen Fällen ein verkürztes, geschrumpftes, schlauchförmiges Kolon ohne Haustren. ***Endoskopisch*** fallen die Verletzlichkeit der hyperämischen Schleimhaut, die multiplen, teils zusammenhängenden Ulzera sowie Kryptenabszesse mit Bildung von Pseudopolypen auf.

Die Erkrankung kann mit folgenden ***Extraintestinalsymptomen*** einhergehen:

- Arthralgien (Erythema nodosum, Pyoderma gangraenosum),
- Augensymptome (Uveitis, Episkleritis),
- M. Bechterew,
- Chole- und Nephrolithiasis sowie
- Osteoporose.

Behandlung

Konservative Therapie. Die konservative Therapie der Colitis ulcerosa korrigiert zunächst die Homöostase und setzt als medikamentöse Therapie Kortikosteroide und 5-Aminosalicylsäure (5-ASA) oder Salazosulfapyridin ein. Ferner werden Immunsuppressiva eingesetzt. Wegen der häufigen Lokalisation in Rektum und Rektosigma haben Steroide, Sulfasalazin und 5-ASA in Form von Rektalschaum große Bedeutung gewonnen.

> **!** Eine lokalisierte schwere Entzündung des Rektums bei Colitis ulcerosa wird meist primär mit topischen Steroiden behandelt. Wenn generalisierte Infektzeichen auftreten oder wenn eine Pankolitis diagnostiziert wird, müssen die Steroide systemisch appliziert werden.

5-ASA topisch oder oral kann in der Akutphase nützlich sein, gehört aber in der Regel in die Remissionserhaltungstherapie. Sog. Non-responders (d.h. Patienten, welche auf ASA und Steroide keinen Therapieerfolg aufweisen) können mit Mercaptopurin, Cyclosporin (Immunsuppressiva) oder Sandoglobulin® (Immunoglobulin) behandelt werden.

Operative Therapie. Versagt die konservative Therapie oder zieht sich der Verlauf über Jahre hinweg (die Kolitis gilt als Präkanzerose und stellt ein ***Karzinomrisiko von etwa 7% in 10*** und ***25% in 20 Jahren*** dar), so ist ein elektives operables Vorgehen indiziert.

> **!** Eine Notfalloperation ist nur bei schwerer koloskopisch unstillbarer Blutung und bei konservativ nicht beherrschbarem toxischem Megakolon oder Perforation indiziert.

Da die gesamte Schleimhaut des Dickdarms entfernt werden muß, besteht die elektive Operation in einer ***Proktokolektomie*** mit ileoanaler Pouchanastomose (s. Abb. 27.7). Dabei werden der M. sphincter ani internus und externus vollständig belassen. Die sog. Übergangszone, d.h. die Zone oberhalb der Linea dentata, wird aber von der Schleimhaut befreit (Proktomukosektomie). Die Rekonstruktion erfolgt aus einem J-förmig duplizierten Ileum, welches als Darmbeutel mit dem Anus auf Höhe der Linea dentata so anastomosiert wird, daß eine kontrollierte Stuhlentleerung (optimal 5 Entleerungen pro 24 h) möglich ist (ileo-J-pouchanale Anastomose, s. oben). Diese Anastomose und Pouchbildung im kleinen Becken wird über 2–3 Monate mit einer doppelläufigen temporären Ileostomie geschützt. Durch Proktokolektomie ist die Colitis ulcerosa heilbar und der Patient ist nicht mehr auf ein früher übliches terminales Ileostoma oder dessen Modifikation, den kontinenten Kock-Pouch, angewiesen. Bei unabwendbarer Notoperation wird man danach trachten, das Kolon vollständig zu entfernen und ein terminales Ileostoma anzulegen. Der Rektumstumpf wird belassen. Nach dessen elektiver Entfernung zu einem späteren Zeitpunkt kann eine ileoanale Pouchanastomose angelegt werden.

> **!** Die vollständige Proktokolektomie mit Entfernung des analen Sphinkters und einer endständigen Ileostomie ist heute nur bei schlechter Analsphinkterfunktion, tiefsitzendem Rektumkarzinom, hochgradigem Verdacht auf Proktokolitis Crohn und hohem Alter indiziert.

Fallbeispiel

Bei einem 50jährigen Patienten wird ein stenosierendes Sigmakarzinom festgestellt. Die Computertomographie weist keine Anhaltspunkte für Lymphknotenmetastasen auf. Bei der Endoskopie werden jedoch multiple Pseudopolypen aus Granulationsgewebe im ganzen Rektum festgestellt. Die endgültige Diagnose lautet Colitis ulcerosa mit assoziiertem Sigmakarzinom. Die proximalen Anteile können endoskopisch wegen stenosierendem Tumor nicht inspiziert werden.

Weiteres Vorgehen:

a) Sigmaresektion und totale Rektumresektion mit koloanaler Rekonstruktion?
b) Totale Proktokolektomie mit Ileum-pouchanaler Rekonstruktion?
c) Totale Proktokolektomie mit endständiger Ileostomie?

Antwort: In erster Linie sollte eine totale Proktokolektomie mit Erhaltung des analen Sphinkters angestrebt werden mit dem Ziel, den Patienten von seiten des Karzinoms und der Kolitis kurativ zu behandeln. Die Ileum-pouchanale Rekonstruktion bietet dem Patienten die beste Option zur Erhaltung einer guten Lebensqualität.

27.6.5 M. Crohn des Kolons

Der M. Crohn (s. auch Kap. 26) ist eine chronisch-entzündliche Darmerkrankung, die segmental an sämtlichen Abschnitten des Magendarmtraktes auftreten kann. Frisch erkrankte, ulzerierende Schleimhautbezirke wechseln ab mit abheilenden narbigen Abschnitten mit Neigung zur Stenosebildung, insbesondere im Dünndarm. Am häufigsten sind terminales Ileum und proximales Kolon beeinträchtigt. Das Rektum ist höchstens in 50% der Fälle miterkrankt. Insgesamt zeigen 60% der Patienten einen Befall sowohl des Dünn- als auch des Dickdarms, nur 20% weisen eine alleinige Erkrankung des Dickdarms auf. Schon vor der abdominalen Erkrankung oder zusammen mit ihr können gelegentlich schwere perianale Fistelleiden mit ernsthafter Beeinträchtigung des Kontinenzorgans auftreten.

> **!** Im Unterschied zur Colitis ulcerosa finden sich beim M. Crohn granulomatöse Veränderungen, die die Darmwand in ihrer ganzen *Dicke* und die ***regionalen Lymphknoten*** befallen.

Die für M. Crohn typischen epitheloidzelligen Granulome sind jedoch nur in 40% der Fälle sicher nachweisbar.

Klinische Beurteilung

Die Crohn-Kolitis und die ulzeröse Kolitis unterscheiden sich symptomatologisch wenig.

> **!** Die Crohn-Kolitis ist durch Krämpfe, Stenosezeichen, Darm- und Analfistelbildungen und durch segmentalen Befall gekennzeichnet.

Zu den Leitsymptomen gehören auch Durchfälle, jedoch mit wenig Blutbeimengungen, Gewichtsverlust sowie subfebrile Temperaturen. Differentialdiagnostisch muß die Crohn-Kolitis gegenüber der ulzerösen Kolitis, seltener gegenüber der ischämischen (ebenfalls segmentalen) Kolitis abgegrenzt werden. Die tiefe Schleimhautbiopsie sichert die Diagnose.

Behandlung

Konservative Therapie. Auch die Crohn-Kolitis wird primär konservativ medikamentös behandelt, und zwar mit Salazosulfapyridin, 5-ASA, Kortikoiden und Metronidazol. Letzteres führt zur Reduktion der Keimzahl und damit der Entzündungsaktivität. Unterstützend wirken Elementardiäten über mehrere Wochen. Dabei sprechen Patienten mit linksseitigem Kolonbefall nur wenig auf diese letztere Behandlung an. Symptomatisch müssen evtl. ***mikrozytäre Anämie*** mit Eisenpräparaten, die ***Diarrhö*** gelegentlich mit Cholestyramin (Quantalan) und fettlöslichen Vitaminen parenteral behandelt werden.

Operative Therapie. Ein operatives Verfahren ist bei Versagen der konservativen Behandlung und Auftreten der typischen Komplikationen, wie
- Abszesse,
- Stenosen,
- Fistelbildungen,
- Blutung und Perforationen

einzuleiten.

Perianale Fisteln bei M. Crohn dürfen *nicht* radikal exzidiert werden. Die Kontinenz würde dadurch schwer gefährdet und eine Heilung dieser häufig hohen Fisteln wäre zudem nicht gewährleistet. Vielmehr müssen Abflußbehinderungen behoben und Abszesse inzidiert werden.

Fallbeispiel

Ein 70jähriger Patient in reduziertem Allgemeinzustand klagt über eine Diarrhö mit bis zu 10 Stuhlentleerungen pro Tag, Gewichtsverlust von 20 kg innerhalb von 3 Monaten und eine anale Inkontinenz für flüssigen Stuhl und Gas. Die anale Sphinktermanometrie und die Videodefäkographie ergeben keine anorektale Pathologie. Die Kolonoskopie ist ebenfalls bis auf wenige blande Divertikel unauffällig.

Weiteres Vorgehen:
a) Behandlung der Diarrhö mittels Loperamid?
b) Selektive Dünndarmpassage zum Ausschluß eines Tumors oder eines M. Crohn?
c) Kontrolle der Vanillinmandelsäure im Urin und Ultraschalluntersuchung der Leber?

Antwort: In erster Linie führt die selektive Dünndarmpassage zum Ausschluß einer Dünndarmobstruktion und Ileitis terminalis Crohn, welche für die Diarrhö verantwortlich sein können.

27.6.6 Ischämische Kolitis

Die ischämische Kolitis wird nur dann zu einem chirurgischen Problem, wenn sich eine Nekrose oder eine fixierte narbige Stenose ausbildet. Ätiologisch finden sich spontane arterielle Okklusionen (Atheromatose) der A. mesenterica superior, ein Aneurysma der Aorta abdominalis, eine Embolie, Aortendissektion, entzündliche Vaskulitis. Die ischämische spielt sich bevorzugt im Bereich der linken Kolonflexur ab (Übergang Versorgungsgebiet der A. mesenterica superior et inferior). Besondere ischämische Läsionen sind nach abdominoperinealer Rektumamputation bei ungenügenden Gefäßverbindungen zwischen dem Stromgebiet der A. mesenterica superior und der A. mesenterica inferior (Riolan-Arkade) anzutreffen. Bei intestinaler Überdehnung infolge eines Tumors, Volvulus oder funktioneller Pseudoobstruktion (Ogilvie-Syndrom s. S. 637) kann die entstehende Ischämie infolge Überdehnung zur Kolonperforation führen.

Generell sind 3 Zustandsbilder zu unterscheiden:

- ***Ischämische Gangrän des Kolons***: Rasch progredient, blutige Stühle, septisch-toxischer Schockzustand. Die Abdomen-Leeraufnahme zeigt eine Überdehnung des Kolons, Luft im Mesenterium- und Portalbereich, freie Luft im Abdomen. Die arterielle Blutgasanalyse weist eine schwere metabolische Azidose auf und das Serumlaktat ist stark erhöht. Sehr häufig kommt die sofort vorzunehmende Laparotomie zu spät, die Letalität ist hoch.
- ***Ischämische Kolitis***: Uncharakteristische Beschwerden im linken Abdomen, leicht sanguinolente Stühle, evtl. Tenesmen und Durchfälle. Das C-reaktive Protein (CRP) im Blut ist erhöht und das Serumlaktat kann erhöht sein. Im Kolonkontrasteinlauf erkennt man Spasmen und Einkerbungen, ebenso Verlust der Haustrierung und Engstellung des segmental betroffenen Kolons, wobei differentialdiagnostisch andere Kolitiden in Frage kommen können. Primär wird ein konservatives Vorgehen nach kolonoskopischer Kontrolle eingeschlagen mit Applikation von 5-ASA-Einläufen. Entwickelt sich eine fixierte, klinisch-relevante narbige Stenose, ist die Resektion indiziert.
- ***Ischämische Stenose des Kolons***: Langgezogene, schlauchförmige fixierte Stenosen, die nur selten zum Kolonileus führen. Erst wenn sich Komplikationsrisiken einstellen (Blutung, Perforation, Obstruktion), stellen sie eine Indikation zur Resektion dar.

27.6.7 Pseudomembranöse Kolitis

Die pseudomembranöse Kolitis ist eine akute, unter Umständen sehr schwere Durchfallerkrankung, verbunden mit entzündlichen Schleimhautveränderungen, die bis zu Ulzerationen reichen und pseudomembranöse Beläge aufweisen.

Diese Form der Kolitis tritt fast ausschließlich in Zusammenhang mit einer enteralen oder parenteralen Antibiotikatherapie auf. Sie wird durch ***Zytotoxine des anaeroben Bakteriums Clostridium difficile*** ausgelöst. Dieses Bakterium kann bei antibiotikabedingter Veränderung der Darmflora wuchern. Lebensbedrohliche Komplikationen wie toxisches Megakolon, Perforation, Peritonitis und septisch-toxisches Kreislaufversagen sind bekannt.

Die ***Diagnose*** wird durch Kolonoskopie mit endoskopischer Biopsie und Nachweis von Clostridium difficile oder dessen Zytotoxin im Stuhl gestellt. Meist verläuft die Krankheit ohne systemische Komplikationen. In schweren Fällen müssen zur Bekämpfung von Clostridium difficile oral Vancomycin und Metronidazol verabreicht werden.

27.7 Andere Erkrankungen

27.7.1 Endometriose des Dickdarms

Versprengtes und funktionierendes Endometriumgewebe findet sich außerhalb des Uterus.

Als ***Symptome*** finden sich häufig, aber nicht ausschließlich, menstruationsabhängige Stenosebeschwerden in Form von Obstipation, Abdominalschmerz, Erbrechen und Gewichtsverlust. Endometrioseherde sind häufig im kleinen Becken anzutreffen (Rektum, Sigma). Sie können alle Darmwandschichten durchwachsen und zu menses-synchronen Blutungen führen.

Die ***Therapie*** erfolgt primär konservativ: Danazol hemmt LH/FSH. Bei Versagen ist die chirurgische Behandlung durch Entfernen der Endometrioseherde indiziert. Diese sind relativ derb mit der Darmwand verwachsen, lassen sich jedoch in der Regel ohne Lumeneröffnung entfernen. Bei ausgedehntem Befall und Stenosebildungen sind Segmentresektionen nicht zu umgehen.

27.7.2 Colon irritabile

Krampfartige, mit Schleimabgängen häufig verbundene stark wechselnde Beschwerden. Diese gehen gehäuft mit psychosomatischen Problemen einher.

Diese funktionelle Dickdarmerkrankung läßt bei der klinischen Untersuchung oft eine walzenförmige Resistenz im Bereich des Kolonrahmens feststellen. Organische Leiden müssen durch bildgebende und endoskopische Untersuchungen ausgeschlossen werden. Die Behandlung ist schwierig und berücksichtigt als erstes die persönlichen psychischen Probleme des Patienten. Weiter werden ballastreiche Ernährung, Spasmolytika und Sedativa verabreicht.

27.7.3 Dolichokolon

Radiologisch erkennbar stark elongiertes Colon descendens und Sigma, das zu Subileusbeschwerden führen kann.

Eine chirurgische Therapie ist ganz selten angezeigt und kommt nur bei schwerster Obstipation (0–2 Stuhlentleerungen pro Woche, digitales Ausräumen des Stuhles) oder bei Volvulus in Frage. Die Operation besteht in der Resektion, notfalls bei Vorliegen eines Megarektums und Megakolons in der totalen Proktokolektomie.

!

Im Falle des Megarektums und Megakolons muß durch Kolontransit-Zeitmessung, anorektale Manometrie (fehlender rektoanaler Inhibitionsreflex) und durch Full-thickness-Biopsien im terminalen Rektum (9 cm) ein M. Hirschsprung (Aganglionose) ausgeschlossen werden.

27.7.4 Kolonvolvulus

Es handelt sich um eine Torsion des Dickdarms um seine Mesenterialachse mit partiellem oder vollständigem Verschluß des Darmlumens und mehr oder weniger ausgeprägte Strangulation der Durchblutung.

Der Kolonvolvulus macht etwa 2–3 % der Obstruktion des Dickdarms aus. Eine Prädisposition besteht bei elongiertem Darm mit langem Mesenterium. Etwa $^{2}/_{3}$ der Volvulusfälle betreffen das Sigma, $^{1}/_{3}$ das Zäkum. Die übrigen Lokalisationen (Transversum, linke Flexur) sind äußerst selten. Der ileozäkale Volvulus kann auch im Rahmen einer intestinalen Nonrotation (embryogenetischer Stillstand der Darmdrehung in der 8. Fetalwoche) vorkommen. Dabei liegt der gesamte Dünndarm rechts der Wirbelsäule und das ganze Kolon links der Wirbelsäule. Das Ileum mündet von rechts nach links ins Kolon. Die Bariumpassage von Dünndarm und Kolon kann die intestinale Nonrotation bestätigen, außer bei akuten Beschwerden, wobei laparotomiert werden muß.

Klinische Beurteilung

Kolikartige Schmerzen mit Stuhlverhärtung und balloniertem Abdomen, klingende Darmgeräusche. Die Abdomenleeraufnahme weist beim Sigmavolvulus ein umgekehrtes, weit hochsteigendes U mit 2 Flüssigkeitsspiegeln auf. Die Gastrografinaufnahme zeigt einen spitz zulaufenden Stopp („bec de flûte"). Der Einlauf kann durch Luftentlastung therapeutisch wirken und die Reposition auslösen.

Der Zäkumvolvulus zeigt im Abdomenleerbild im Stehen eine grotesk geblähte Kolonschlinge im linken oberen Quadranten oder im Mittelbauch mit einem einzigen breiten Flüssigkeitsspiegel. Liegt kein Verdacht auf eine Gangrän vor, so erfolgt die Reposition endoskopisch oder mit dem Darmrohr durch Entlastung, gefolgt von einer späteren elektiven Resektion. Gelingt dies nicht oder liegt Verdacht auf Gangrän der Darmwand vor, so erfolgt die notfallmäßige Laparotomie: Reposition und wenn möglich gleich auch Resektion (sonst Rezidivgefahr).

27.7.5 Ogilvie-Syndrom (Pseudoobstruktion oder Kolonileus)

Es handelt sich um eine rasch progrediente massive Blähung des rechten Kolons, die unbehandelt zur Darmperforation führen kann. Meist liegen vorbestehende chronische Erkrankungen oder retroperitoneale Prozesse zugrunde.

Radiologisch erkennt man ein massiv überblähtes Colon ascendens und transversum (bis 25 cm!), ohne daß im Gastrografineinlauf irgendein mechanisches Hindernis erkennbar wäre. Die Behandlung besteht in der endoskopischen Entlastung. Eine notfallmäßige Operation ist nur bei Mißlingen der Entlastung oder bei Zäkumruptur indiziert.

27.7.6 Idiopathische Obstipation

Patienten mit idiopathischer Obstipation haben eine spontane Darmentleerung erst nach über einer Woche, sind resistent gegen alle konservativen Behandlungsversuche, zeigen in der Abdomenleeraufnahme eine nur schwache Gasdistension bei häufig elongiertem Kolon und stark gesenktem anorektalem Inhibitorreflex mit reaktiver Hypertonie. Die Kolonpassagezeit, welche mit einem sog. Radiomarkertest bestimmt werden kann, ist stark verzögert mit Liegenbleiben der Marker im rechten Hemikolon. Eine operative Behandlung durch subtotale Kolektomie mit ileorektaler Anastomose oder totaler Proktokolektomie (mit ileo-J-pouchanaler Anastomose) kann in seltenen invalidisierenden Fällen erforderlich werden.

27.7.7 Angiodysplasie

Die intestinale Angiodysplasie betrifft häufiger das rechte als das linke Kolon und ist vor allem im Alter zwischen 60 und 70 Jahren anzutreffen. Sie kann Ursache rezidivierender intestinaler Blutungen sein. Das Gefäßkonvolut ist endoskopisch erkennbar und kann auch durch selektive Angiographie dargestellt werden. Sie entsprechen im Kolon einer submukösen arteriovenösen Mißbildung, im Zäkum auch einer hereditären hämorrhagischen Angiektasie. Kann eine Angiodysplasie als Blutungsquelle identifiziert werden, so ist die endoskopische Behandlung oft erfolgreich, wobei über das anzuwendende Verfahren die Meinungen auseinandergehen (Elektrokoagulation, Laser, Thermosonde, Sklerosierung?). Bei Mißerfolg ist die Resektion des betroffenen Darmabschnittes vorzunehmen.

27.7.8 Strahlenschäden

Bei der radioonkologischen Behandlung maligner Tumoren im Beckenbereich können neben Schäden am Dünndarm auch solche am Kolorektum entstehen. Diese strahlenbedingte Proktokolitis kann zu umschriebenen Stenosen, Obstruktionen, Perforationen und Fistelungen sowie zur strahleninduzierten Neoplasie führen. Nicht immer ist eine Resektion des befallenen Darmabschnitts möglich, so daß eine proximale Kotableitung temporär oder definitiv angelegt werden muß. Anastomosen im bestrahlten Bereich sind hinsichtlich der Anastomosenheilung unsicher und sollten mit proximaler Ableitung temporär geschützt werden. Die gestielte Omentumplombe (das Omentum majus wird an der A. gastroepiploica dextra gestielt und ins kleine Becken verlagert) leistet bei Eingriffen im kleinen Becken in diesem Zusammenhang gute Dienste. Die Spätschäden an der Darmwand sind auf eine Strahlenvaskulitis mit Gefäßwandverdickung, Sklerosierung, Hyalinisierung und vollständige Verschlüsse zurückzuführen.

! Die Resektion des befallenen Darmabschnittes mit Ersatz eines von proximal her verlagerten, unbestrahlten Darmteils bietet die sicherste Heilungschance bei Strahlenschäden.

27.8 Gutartige Tumoren

Polypen sind Vorwölbungen im Darmlumen, die sich über das Schleimhautniveau hinaus erheben.

27.8.1 Adenome (neoplastische Polypen)

Tubuläre Adenome stellen mit 75–80 % die Mehrzahl der Adenome. Sie sind gestielt oder breitbasig aufsitzend. Ihre Prädilektionsstelle ist das Rektosigmoid. Zwischen maligner Entartung und Größe besteht eine Korrelation: unter 1 % bei einem Durchmesser unter 1 cm, 10 % und mehr, wenn der Durchmesser mehr als 2 cm beträgt. Die Entartung macht sich zunächst durch Atypien, dann durch Einbruch in die Lamina muscularis mucosae und schließlich durch Invasion der Submukosa (invasives Karzinom) bemerkbar. Nicht alle kolorektalen Karzinome entstehen aus Polypen. Kleine ulzerierende Karzinome können auch in Form kleiner flacher, blaßer, scheibenförmiger Veränderungen von 5–15 mm entstehen.

Das ***villöse Adenom*** findet sich vor allem im Rektum. Seine Entartungstendenz liegt deutlich über 30 %. Es fühlt sich weich und schwammig an, kann sich relativ breit ausdehnen und neigt zum Rezidiv. Je nach Größe können erhebliche Wasser-, Elektrolyt- und Eiweißverluste (***Cave***: Hypokaliämie mit Rhythmusstörungen!) als Folge einer verstärkten Sekretion aus einem villösen Adenom entstehen.

Tubulovillöse Adenome sind Mischformen der beiden Typen.

Adenome werden endoskopisch diagnostiziert und bis zu einem Durchmesser von 2 cm auch auf diesem Weg entfernt sowie stets histologisch untersucht. Gelingt die endoskopische Entfernung nicht, so muß eine transabdominale Resektion im Bereich des Kolons erfolgen. Die häufig tiefsitzenden villösen-Adenome können transanal lokal oder mittels der transanal endoskopischen Mikrochirurgie (TEM) entfernt werden (s. Kap. 28). Dabei kann der Tumor mit Hilfe eines 4 cm durchmessenden Operationsrektoskopes und mit Hilfe von mikrochirurgischen Instrumenten im CO_2-geblähten Rektum ähnlich der laparoskopischen Methode entfernt werden. Langstreckige Adenome (> 3 cm lang) können durch einen parasakralen transrektalen Zugang (OP nach Mason) entfernt werden (s. Kap. 28).

27.8.2 Nicht-neoplastische Polypen

Hamartome werden auch als juvenile Adenome bezeichnet. Entzündliche Polypen (Pseudopolypen) finden sich als Schleimhautregenerate bei entzündlichen Darmerkrankungen.

27.8.3 Familiäre Polyposis coli (Adenomatose, Gardner-Syndrom)

Es handelt sich um eine autosomal-dominant vererbte Erkrankung des Dickdarms, wobei hunderte von Polypen im ganzen Kolorektum verstreut zu finden sind.

Die Entdeckung einer Adenomatosis coli erfordert die koloskopische Untersuchung der Familienangehörigen. In diesem Zusammenhang wurde als phanotypischer Marker, die bei der Geburt schon vorhandene kongenitale Hypertrophie des Pigmentepithels der Retina erkannt. Die familiäre Polyposis coli ist eine ***obligate Präkanzerose*** und entwickelt sich meist vor dem 20. Lebensjahr. Nach dem 30. Lebensjahr häufen sich karzinomatöse Entartungen der zahllosen Polypen. Die Symptomatik ist anfänglich uncharakteristisch mit etwas vermehrtem Schleimabgang und erhöhter Stuhlfrequenz. Gardner fand eine Assoziation mit Weichteiltumoren und Osteomen des Schädels und Desmoiden der Bauchdecke.

Nach Sicherung der Diagnose erfordert diese Erkrankung als obligate Präkanzerose der Schleimhaut des Dickdarms eine vollständige Elimination der Dickdarmschleimhaut möglichst vor einer malignen Entartung. Nach Entfernung des Kolons und des Rektums mit Ausnahme eines wenige Zentimeter langen mukosafreien Muskelschlauches oberhalb der Linea dentata erfolgt die Rekonstruktion mittels einer ileoanalen Pouchanastomose. Dabei wird ein aus terminalem Ileum geformter Dünndarmbeutel mit dem Analkanal transanal anastomosiert. Wenige Zentimeter verbleibender Rektumwand müssen transanal durch Proktomukosektomie von ihrer Schleimhaut befreit werden. Diese Rekonstruktion erlaubt eine kontrollierte Stuhlabgabe bei einer Frequenz von bestenfalls ungefähr 5 Stühlen pro Tag.

27.9 Das Kolonkarzinom

Epidemiologie

Kolorektale Karzinome sind im Zunehmen begriffen (Inzidenz über 20 pro 100.000 in mehreren westeuropäischen Ländern, in Finnland 10 pro 100.000, in den USA über 30 pro 100.000). Die niedrigsten Karzinomraten finden sich in Südafrika, Asien und Südamerika, die höchsten in den USA, Australien und Westeuropa. Männer sind häufiger vom Rektumkarzinom betroffen als Frauen, die dagegen häufiger rechtsseitige Kolonkarzinome aufweisen. Nach dem 40. Lebensjahr steigt das Risiko, die Inzidenz verdoppelt sich alle 5 Jahre bis zum 60. Lebensjahr. Die Mehrzahl der Karzinome entstehen aus Adenomen. Kolonkarzinome, vor allem rechtsseitig, haben deutlich mehr als die Rektumkarzinome zugenommen. Man stellt eine Verlagerung der Karzinome nach oral fest, so daß die Feststellung, daß 75 % der kolorektalen Karzinome sich im Rektosigma befinden, nicht mehr zutrifft. Mit dem 60 cm langen Sigmoidoskop können noch etwa 50 % der kolorektalen Karzinome entdeckt werden.

Eine positive Korrelation zwischen Fett- und Fleischkonsum sowie eine negative zwischen ballaststoffreicher Ernährung und der Inzidenz der kolorektalen Karzinome steht fest. Ein direkter kausaler Zusammenhang konnte nicht bewiesen werden. Übersiedler aus risikoarmen in risikoreiche Wohngebiete nehmen ***innerhalb einer Generation*** die Inzidenz am neuen Wohnort an, woraus die Bedeutung der Umweltfaktoren, vor allem auch der Ernährung, abgeleitet wird. Familiär gehäuft auftretende Karzinome sind bekannt. Dabei wird ein Auftreten in jüngerem Alter und mit gehäufter Lokalisation im rechten Kolon beobachtet. Auch sind synchrone Zweitkarzinome häufiger anzutreffen (normal um 5 %).

Neben der modifizierten Dukes[2]-Klassifikation hat sich inzwischen die TNM-Klassifikation* durchgesetzt. Die TNM-Stadiengruppierung läßt die älteren Dukes-Stadien A, B, C (auf Darmwand beschränkt – Darmwand durchbrochen – Lymphknotenbefall) erkennen (Tabelle 27.1 u. 27.2).

Ausbreitung und Metastasierung

Durch kontinuierliches Wachstum kann das Kolonkarzinom je nach Lokalisation benachbarte Organe, wie Magen, Pankreas, Leber und Bauchwand sowie das Retroperitoneum erfassen. Hämatogen metastasieren Kolonkarzinome am häufigsten in die Leber, dem 1. Kapillarfilter, wesentlich seltener in Lunge und Skelett.

Symptome

Die Symptome können je nach Lokalisation des Tumors recht verschieden sein.

!

Bei Befall des ***rechten Kolons*** finden sich vermehrt Anämie, okkulte Blutung, Gewichtsverlust, Schmerzen im rechten Unterbauch, palpabler Tumor und Stuhlunregelmäßigkeiten.

Tumoren im ***linken Kolon*** weisen kolikartige Schmerzen, Obstipation und Meteorismus auf. Dazu kommen Blut- und Schleimabgang.

Blutabgang per anum läßt bis zum Beweis des Gegenteils nicht an ein Hämorrhoidalleiden, sondern an ein

[2] Cuthbert E. Dukes, Pathologe, London, 1890–1977

Tabelle 27.1. Einteilung der kolorektalen Karzinome nach Astler und Coller (modifiziert nach Dukes)

	5-Jahresüberlebensrate in %	
Tumor auf die Mukosa und Submukosa limitiert, Lymphknoten negativ	85–100	A
Tumor reicht bis Muscularis propria, überschreitet sie nicht; Lymphknoten negativ	75– 90	B_1
Tumor hat die Darmwand durchwachsen (mit oder ohne Invasion benachbarter Strukturen). Lymphknoten negativ.	65– 80	B_2
Wie B1, aber mit Lymphknotenbefall	55– 70	C_1
Wie B2, aber mit Lymphknotenbefall	25– 45	C_2
Hämatogene Fernmetastasen	0– 5	D

Karzinom denken. „Blinddarmreizung", Ileus und Anämie beim älteren Menschen müssen den Verdacht auf ein kolorektales Karzinom wecken.

Komplikationen progredienter kolorektaler Karzinome sind Ileus, Blutung, Perforation mit kotiger Peritonitis, Infiltration der Bauchwand mit Abszeßbildung sowie Einbruch in benachbarte Organe und Fistelbildung (z. B. Vagina).

Diagnostik und Indikation

Diagnose und chirurgische Indikation werden mangels echter Frühsymptome in der Regel erst zu spät gestellt.

> **!** Die Suche nach okkultem Blut im Sinne einer Screening-Untersuchung bei Risikopatienten (familiäre Belastung) kann bei asymptomatischen Patienten eine Früherkennung erlauben.

Eine Verbesserung der Prognose durch generelle breite Anwendung des Screenings für okkultes Blut erscheint möglich. Das karzinoembryonale Antigen (CEA) eignet sich nicht zur primären Frühdiagnose, wohl aber zur posttherapeutischen Überwachung (Nachsorge). Die Bestimmung ermöglicht vor der Resektion eines kolorektalen Karzinoms eine bessere Interpretation späterer Werte, da das Erscheinen dieses Antigens im peripheren Blut im Einzelfall recht unterschiedlich sein kann. Wichtigste diagnostische Untersuchungen sind: digitale Palpation, flexible Sigmoidoskopie und Koloskopie. Der Zustand des gesamten Kolons muß bekannt sein (Zweitkarzinome).

> **!** Ist eine vollständige Koloskopie präoperativ aufgrund einer Stenose nicht möglich, so muß sie innerhalb von 3 Monaten postoperativ erfolgen.

Die endoskopischen Methoden haben gegenüber dem Röntgen-Doppelkontrasteinlauf den Vorteil, daß sie zusätzlich noch eine Biopsie ermöglichen. Die abdominale Sonographie gibt vor allem über einen Leberbefall Auskunft. Bei fortgeschrittenen Tumoren gibt die Computertomographie Auskunft über die regionale Ausbreitung und läßt die Operabilität besser einschätzen. Die früher übliche i. v.-Pyelographie ist zugunsten des Ultraschalls verlassen worden. Der Nachweis eines Kolonkarzinoms ist gleichbedeutend mit der Operationsindikation.

Operationsvorbereitung und operative Verfahren

Neben einer allgemeinen Operationsvorbereitung ist eine orthograde Lavage vorzunehmen (z. B. mit Fortranlösung). Liegt eine Obstruktion vor, so genügen bei fehlendem Ileus präoperative Einläufe. Bei ausgeprägtem Ileus wird entweder eine proximale Entlastungskolostomie mit späterer Resektion, eine primäre Resektion mit intraoperativer Darmspülung oder schließlich eine subtotale Kolektomie unter Entfernung des gesamten gestauten Kolons mitsamt der Läsion vorgenommen. Kolorektale Eingriffe werden unter ***perioperativer Antibiotikaprophylaxe*** durchgeführt, wodurch die Häufigkeit septischer Komplikationen verringert werden kann.

Je nach Tumorlokalisation wird eine der angeführten typischen Resektionen durchgeführt. Bei inoperablen Kolonkarzinomen können Umgehungsoperationen (Ileotransversostomie, Ileodescendostomie, Kolostomie) zur Wiederherstellung der Durchgängigkeit – selten – notwendig sein. Gelegentlich kommt nur eine oral des Tumors gelegene Kolostomie in Frage. Liegen bei operablen Karzinomen (synchrone) Lebermetastasen vor, so werden diese bei geringer Anzahl und peripherer Lage im gleichen Eingriff reseziert. Bei diffusem Befall kann die Einlage eines arteriellen Perfusionskatheters in die A. gastroduodenalis für ***regionale Chemotherapie*** diskutiert werden. Bei größeren Tumoren, die sich auf eine Leberhälfte beschränken, wird in einem zweiten, späteren Eingriff die adäquate Leberresektion durchgeführt.

Tabelle 27.2. TNM-Klassifikation 1997

TNM: Klinische Klassifikation

T-Primärtumor

TX	Primärtumor kann nicht beurteilt werden
T0	Kein Anhalt für Primärtumor
Tis	Carcinoma in situ[1]
T1	Tumor infiltriert Submukosa
T2	Tumor infiltriert Muscularis propria
T3	Tumor infiltriert durch die Muscularis propria in die Subserosa oder in nicht peritonealisiertes perikolisches oder perirektales Gewebe
T4	Tumor infiltriert direkt in andere Organe oder Strukturen[2]

Anmerkungen:

[1] Tis liegt vor, wenn Tumorzellen innerhalb der Basalmembran der Drüsen (intraepithelial) oder in der Lamina propria (intramukös) nachweisbar sind, ohne daß eine Ausbreitung durch die Muscularis mucosae in die Submukosa feststellbar ist.

[2] Direkte Ausbreitung in T4 schließt auch die Infiltration anderer Segmente des Kolorektums auf dem Weg über die Serosa ein, z. B. die Infiltration des Sigma durch ein Zäkalkarzinom.

N-Regionäre Lymphknoten

NX	Regionäre Lymphknoten können nicht beurteilt werden
N0	Keine regionären Lymphknotenmetastasen
N1	Metastasen in 1 bis 3 regionären Lymphknoten
N2	Metastasen in 4 oder mehr regionären Lymphknoten

Anmerkung:

Regionäre Lymphknoten sind die perikolischen und perirektalen Lymphknoten und jene entlang den Aa. ileocolica, colica dextra, colica media, colica sinistra, mesenterica inferior, rectalis (haemorrhoidalis) superior und iliaca interna.

M-Fernmetastasen

MX	Fernmetastasen können nicht beurteilt werden
M0	Keine Fernmetastasen
M1	Fernmetastasen

pTNM: Pathologische Klassifikation

Die pT-, pN- und pM-Kategorien entsprechen den T-, N- und M-Kategorien.

pN0 Regionäre Lymphadenektomie und histologische Untersuchung üblicherweise von 12 oder mehr Lymphknoten.

Stadiengruppierung

Stadium 0	Tis	N0	M0	
Stadium I	T1	N0	M0	*Dukes A*
	T2	N0	M0	
Stadium II	T3	N0	M0	*Dukes B*
	T4	N0	M0	
Stadium III	jedes T	N1	M0	*Dukes C*
	jedes T	N2	M0	
Stadium IV	jedes T	jedes N	M1	

Anastomosen im Dünn- und Dickdarmbereich werden mehr und mehr in einreihiger Nahttechnik (Einzelknopfnaht oder fortlaufend) durchgeführt (Abb. 27.9). Intraperitoneal gelegene Anastomosen werden zumeist nicht drainiert.

Postoperative Komplikationen

Neben allgemeinen findet sich als spezifische Komplikation der Kolonchirurgie die Anastomoseninsuffizienz (reduzierter Ernährungszustand, technisch unbefriedigende Anastomose, Notfalleingriff bei Ileus oder Perforation). Zu den Kolostomiekomplikationen gehören Einsinken des Kolostomas infolge Mangeldurchblutung oder Spannung, Infekt oder Fistelbildung, später Stenose, parastomale Hernie.

Adjuvante Behandlung

Darunter versteht man eine prä- (neoadjuvant) oder postoperative Radio- und/oder Chemotherapie nach kompletter Tumorentfernung.

Diese hat bei den soliden Karzinomen im allgemeinen keine überzeugende Verbesserung der Prognose erbracht. Beim Kolonkarzinom ergeben adjuvante und unmittelbar postoperativ einsetzende einwöchige portale Leberperfusion mit Zytostatika und die systemische Chemotherapie mit 5-FU/Levamisol eine deutliche Verbesserung der Prognose, besonders im Stadium II und III bei sehr guter Verträglichkeit und ohne erhöhtes Behandlungsrisiko. Eine Strahlentherapie ist beim Kolonkarzinom nicht wirksam, somit kann für Patienten mit Stadium II- und III-Kolonkarzinom (d.h. T3 und/oder N +) für 1 Jahr postoperativ 5-FU/Levamisol empfohlen werden, außer sie sind einem spezifischen Behandlungsprotokoll zugeordnet.

Ob perioperativ verabreichte Bluttransfusionen das Metastasierungsrisiko erhöhen, ist zur Zeit noch nicht gesichert und wird kontrovers diskutiert.

Rezidive

> **!** Man unterscheidet das lokoregionäre Rezidiv (Lokalrezidiv) und Fernmetastasen.

Die Hälfte der Rezidive werden innerhalb der ersten 18 Monate erkannt, nur 15% treten nach Ablauf von 36 Monaten auf. Am häufigsten sind Fernmetastasen in der Leber.

Nachsorge

Die Nachsorge dient der frühzeitigen Rezidiverkennung, der Erfassung metachroner Metastasen, der Entfernung von Polypen und der frühzeitigen Erkennung

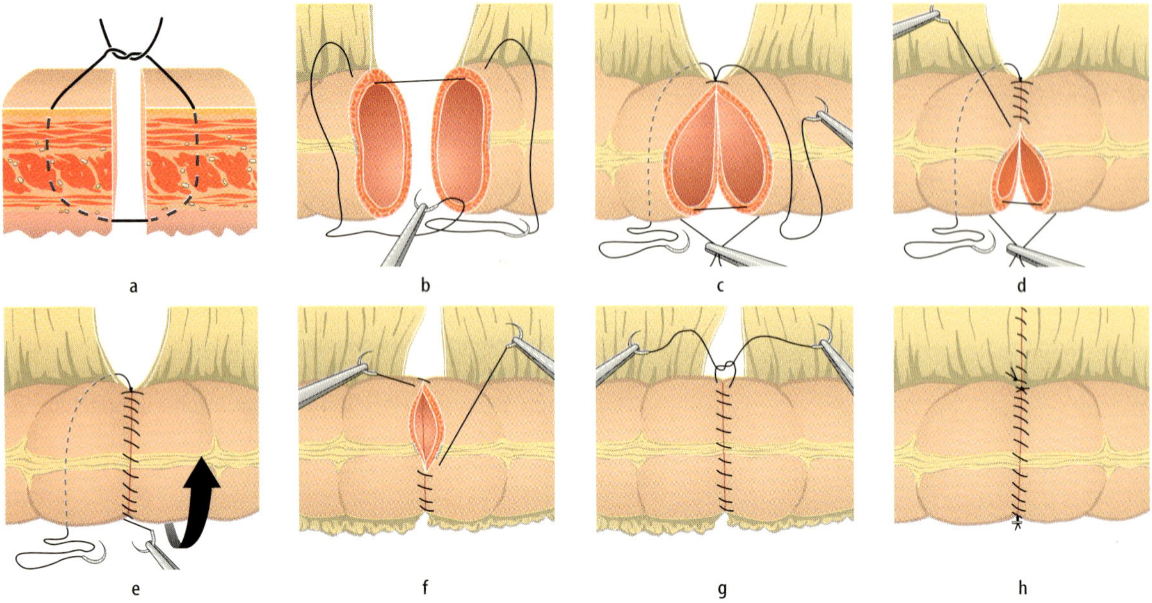

Abb. 27.9 a–h. Technik der fortlaufenden Darmnaht am Beispiel einer End-zu-End-Anastomose des Kolons

postoperativer Komplikationen: Hernien, Stomaprobleme (wie Versorgungsschwierigkeiten mit dem Kolostomiebeutel infolge schlechter Stomaanlage, Stenose, Fistel), Allergieprobleme, Pilzbefall und parastomale Hernie.

Ein ökonomisch sinnvolles Nachkontrollschema besteht aus digitaler rektaler Untersuchung und starrer Sigmoidoskopie für alle palpablen oder erreichbaren Anastomosen 2× jährlich. Eine flexible Sigmoidoskopie genügt 1× jährlich oder bei Auftreten von Symptomen. CEA und klinische Untersuchungen 3-monatlich sowie ein Hämokkulttest 2× jährlich für Anastomosen, die nicht eingesehen werden können, reichen als Rezidivmonitoring aus.

27.10 Dickdarmverletzungen

Dickdarmverletzungen entstehen bei stumpfem Bauchtrauma, Schuß- und Stichverletzungen. Intraperitoneale Kolonverletzungen müssen so früh wie möglich je nach Ausdehnung übernäht oder durch Resektion ohne oder mit Kolostoma versorgt werden.

•••

Die Erkrankungen am Kolon sind meist entzündlich oder neoplastisch bedingt. Sie manifestieren sich mittels Diarrhö oder Obstruktionsbeschwerden. Diagnostisch ist das Kolon sehr gut zugänglich, da mittels Kolonoskopie und gleichzeitig durchgeführter Biopsie die meisten Erkrankungen erkannt werden können. Im Falle von entzündlichen Erkrankungen erfolgt die Therapie mehrheitlich konservativ außer bei Therapieversagen mit Colitis ulcerosa, wo eine totale Proktokolektomie kurativ ist.

Neoplastische Prozesse werden chirurgisch entfernt, indem das betroffene Darmsegment mit dem dazugehörigen lymphovaskulären Stiel entfernt wird. Die Wirkung der adjuvanten Therapie bezüglich Verbesserung der Überlebenszeit ist momentan noch unbefriedigend. Ca. 5 % der Patienten mit Lebermetastasen können kurativ operiert werden und somit von einer chirurgischen Intervention profitieren. Das 5-Jahresüberleben nach Leberresektion beträgt 15–20 %.

Literatur

Allgöwer M, Harder F, Holländer L F, Peiper HI, Siewert J R (1981) Chirurgische Gastroenterologie, 1. Aufl. Springer, Berlin Heidelberg New York Tokyo

Herzog U, von Flüe M, Tondelli P, Schuppisser JP (1993) How accurate is endorectal ultrasound in the preoperative staging of rectal anum. Dis Colon Rectum 36: 127–134

Keighley MRB, Williams NS (1993) Surgery of the anus, rectum and colon. Saunders Company, London Philadelphia

Schwarz SJ, Ellis H (1988) Maingot's abdominal operations. 9th edn. Appleton Century Crofts, Norwalk / CT

Siewert JR (Hrsg) (1990) Chirurgische Gastroenterologie, 2. Aufl. Springer, Berlin Heidelberg New York Tokyo

Veronesi U (1989) Surgical oncology. Springer, Berlin Heidelberg New York Tokyo

von Flüe M, Herzog N, Ackermann Chr, Tondelli P, Harder F (1994) Acute and chronic presentation of intestinal nonrotation in adults. Dis Colon Rectum 37: 192–198

von Flüe M, Arrigoni M, Vogt B (1991) Kolostomieverschluß nach Hartmannscher Operation. Helv Chir Acta 58: 741–745

?

1. Nennen Sie perioperative Maßnahmen, die speziell auf kolorektale Operationen zugeschnitten sind!
2. Hauptziel der Chirurgie bei Colitis ulcerosa und Polyposis coli?
3. Differentialdiagnose der Stenosen im Bereiche von Colon descendens und Sigma?
4. Typische Ileokolostomien und ihre Versorgungsmöglichkeiten?
5. Differentialdiagnose des Schmerzes im rechten Unterbauch?
6. Ziel und operative Möglichkeiten der Behandlung der operationsbedürftigen akuten Divertikulitis?
7. Radiologische und endoskopische Befunde der Colitis ulcerosa und extraintestinale Symptome?
8. Diagnose der pseudomembranösen Kolitis?
9. Operative und adjuvante Therapie beim Kolonkarzinom?
10. Indikation zur chirurgischen Intervention bei kolorektalen Lebermetastasen?

Rektum und Anus 28

M. von Flüe und F. Harder

28.1 Anatomie 646

28.2 Funktion 647

28.3 Untersuchungsmethoden und anorektales Labor 648

28.4 Gutartige anorektale Erkrankungen 650
28.4.1 Der Rektumprolaps 650
28.4.2 Analprolaps (Mukosaprolaps) 650
28.4.3 Hämorrhoiden 651
28.4.4 Hämorrhoidektomie 652
28.4.5 Analfissur 653
28.4.6 Laterale innere Sphinkterotomie 654
28.4.7 Anorektale Abszesse und Fisteln 654
28.4.8 Analer M. Crohn 655
28.4.9 Der Pilonidalsinus 656
28.4.10 Sexuell übertragbare Krankheiten und anale Manifestationen von AIDS 657
28.4.11 Anale Inkontinenz 657

28.5 Das Rektumkarzinom 658

28.6 Typische Operationsverfahren an Rektum und Anus 661
28.6.1 Vordere „anteriore" Rektumresektion 661
28.6.2 Abdominoperineale Rektumamputation (nach Miles) 662
28.6.3 Parasakraler transsphinktärer Zugang nach Mason 662
28.6.4 Transanale Tumorresektion 662

28.7 Das Analkarzinom 663
28.7.1 Analrandkarzinome 663
28.7.2 Karzinome des Analkanals 663

Anorektale Erkrankungen sind häufig. Diagnostisch ist das Anorektum sehr gut zugänglich, so daß mit wenig-invasiven Untersuchungsmethoden praktisch sämtliche Erkrankungen morphologisch und funktionell definiert werden können. Mit Hilfe des anorektalen Labors können die defäkationssteuernden Parameter objektiv erfaßt werden. Damit können die spezifischen Erkrankungen gezielt angegangen werden. Mit Hilfe neuerer Untersuchungsmethoden, wie z. B. der analen Sonographie, können gutartige anale Erkrankungen, wie Abszesse, Fisteln, Muskeldefekte und Tumoren bildlich mit ausgezeichnetem Auflösungsvermögen dargestellt werden. Bei den bösartigen Erkrankungen läßt sich schon präoperativ ein exaktes Tumor-Staging durchführen. In Abhängigkeit des Tumorstadiums kann deshalb die Indikation zu einer neoadjuvanten (präoperativen) Therapie objektiv gestellt werden. Eine weitere Bedeutung kommt dem anorektalen Labor bei der Indikationsstellung zur sphinktererhaltenden Chirurgie zu. Durch präoperative Erfassung des analen Sphinkterapparates ist das Risiko einer postoperativen Dekompensation besser abschätzbar.
Gutartige anorektale Erkrankungen beinhalten insbesondere das Hämorrhoidalleiden, gefolgt vom analen Abszeß und von Fistelerkrankungen. Defekte des Sphinktermuskels mit Stuhlinkontinenz sind selten und betreffen meist Frauen im geburtsfähigen Alter oder Menschen im fortgeschrittenen Alter. Bei all diesen Erkrankungen werden meist befriedigende chirurgische Behandlungsergebnisse erreicht. Bei den bösartigen Erkrankungen kommt das Rektumkarzinom häufiger als das Analkarzinom vor. Beim Rektumkarzinom kann je nach Tumorstadium mittels Rektumresektion und unter Berücksichtigung der onkologisch-chirurgischen Prinzipien eine kurative Situation erzielt werden. Dank zunehmenden Wissens über das Wachstumsverhalten und Metastasierungsmuster in diesem anatomischen Gebiet konnte in den letzten Jahren die Anzahl der den Patienten belastenden Sphinkterresektionen erheblich gesenkt werden. Beim Analkarzinom kann die Situation meist mit einer kombinierten Radiochemotherapie beherrscht und somit eine Operation, d. h. Resektion des anorektalen Apparates, vermieden werden.

28.1 Anatomie

Rektum

Das Rektum ist 15 cm lang und beginnt am Promontorium. Es verläuft entlang des Sakrums und des Steißbeins und endet am M. levator ani, welcher an dieser Stelle in den M. puborectalis übergeht (Abb. 28.1). Das Rektum wird in 3 Teile eingeteilt. Das obere Drittel reicht von 12 bis 15 cm ab Linea ano cutanea gemessen, das mittlere Drittel von 7,5 bis 12 cm und das distale Drittel von 4 bis 7,5 cm. Dorsal bleibt das Rektum in seinem ganzen Verlauf bis zum Promontorium retroperitoneal, wogegen anterior die peritoneale Umschlagfalte, d. h. der Douglas-Raum, bis 10 cm ab Linea ano cutanea reicht. Das extraperitoneale Rektum ist vorne und hinten durch eine endopelvine Faszie überzogen. Dorsal ist dies die Fascia visceralis des Rektums, welche das Mesorektum zusammenhält, d. h. das Fettgewebe, worin auch die A. und V. rectalis superior und die lymphovaskuläre Strombahn verlaufen. Ventral heißt diese endopelvine Faszie Denonvillier-Faszie, welche Samenblasen, Prostata und die am Samenblasen-/Prostataübergang verlaufenden parasympathischen (S3 und S4), von lateral einstrahlenden Nerven (verantwortlich für die Peniserektion), überzieht.

Die A. rectalis superior (s. Kap. 26) entstammt der A. mesenterica inferior und verläuft im Mesorektum. Die A. rectalis media stammt aus der A. iliaca interna, verläuft auf dem M. levator ani und strahlt, beidseitig von lateral kommend, ins mittlere Rektum ein. Die A. rectalis inferior verläuft kaudal des M. levator ani, und strahlt ebenfalls von lateral in den Analkanal ein.

Die Lymphabflußwege folgen der arteriellen Gefäßversorgung. Oberhalb des Levator ani fließt die Lymphe somit hauptsächlich über das Mesorektum nach paraaortal, in unmittelbarer Nähe des M. levator ani, und kaudal davon fließt sie nach lateral zu den iliakalen bzw. inguinalen Lymphknotenstationen.

Die Innervation erfolgt über sympathische Fasern des lumbalen Bereichs. Parasympathische Fasern stammen aus dem sakralen Nervenplexus. Der anale Sphinkter wird aus den Segmenten S3 und S4 versorgt, welche den N. pudendus bilden. Dieser verläuft im sog. Alcock[1]-Kanal und strahlt unterhalb des M. levator ani von lateral in den Analkanal ein. Die parasympathische Innervation der Blase entspringt in den Segmenten S2-S4. Die sympathischen postganglionären Fasern entstammen dem Grenzstrang. All diese Fasern verlaufen unter der parietalen präsakralen Faszie zur Blase (***Cave***: Blasenlähmung!).

Das Kontinenzorgan

Der Analkanal ist ca. 4 cm lang und ist von Anoderm bzw. Rektummukosa (Grenze: Linea dentata, Abb. 28.2) ausgekleidet. Als unterste Schicht folgt der M. sphincter

[1] Thomas Alcock, Chirurg, London, 1784–1833

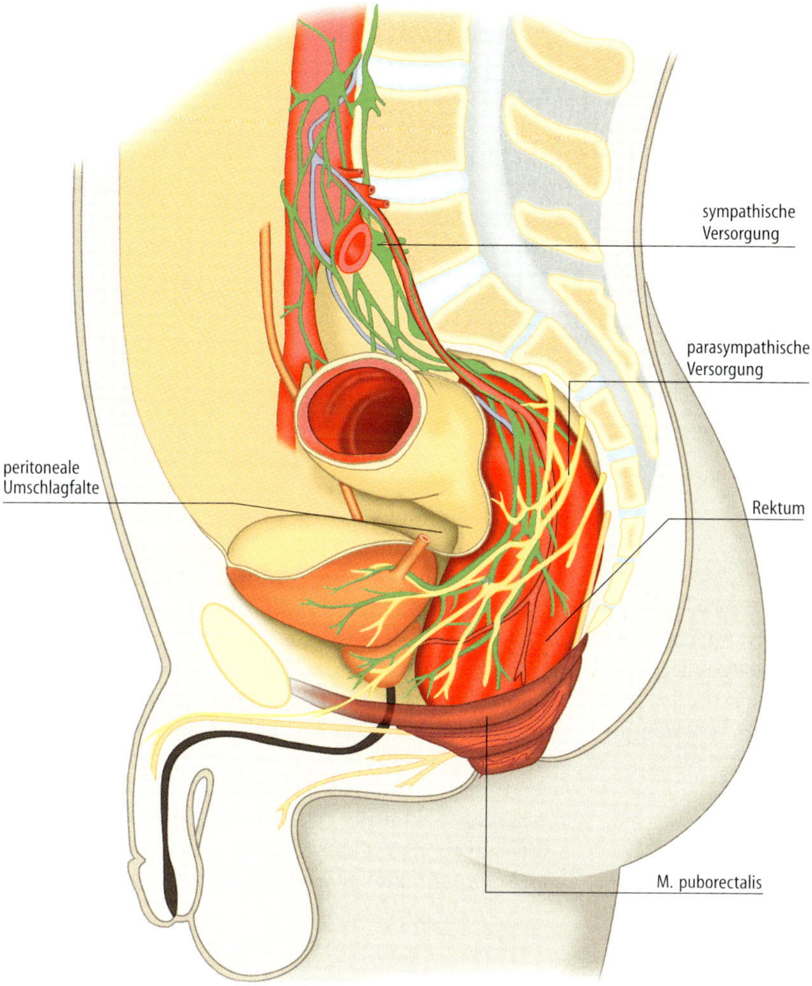

Abb. 28.1. Rektum mit neuraler Versorgung (laterale Sicht)

ani internus, welcher ***autonom*** innerviert ist und zu 80% den Sphinkter-Ruhedruck aufrechterhält. Zwischen Sphincter ani internus und externus folgt dann der sog. intersphinktäre Raum, welcher auf Höhe der Linea dentata die sog. Proktodäaldrüsen (Lokalisation der intersphinktären kryptoglandulären Injektion) enthält. Lateral folgt der M. sphincter ani externus. Dieser Muskel besteht von kranial nach kaudal aus 3 Portionen: Kranial der M. puborectalis, welcher U-förmig nach ventral offen ist und durch ventralen Zug den sog. anorektalen Winkel aufrechterhält. Dieser Muskel stellt den für die Kontinenz wichtigsten Anteil des Levator ani dar. Weiter kaudal folgt die mittlere Portion, der M. anococcygeus, welcher dorsal ins Lig. anococcygeum ausläuft, darunter folgt die subkutane Portion des Sphincter ani externus. Die Linea dentata liegt ca. 2 cm oberhalb der Linea anocutanea. Proximal der Linea dentata finden sich 6–14 längliche Falten, bekannt als Columnae Morgagni. An der Basis dieser Columnae münden die proktodäalen Drüsenkanäle. In diesem Bereich besteht auch die Übergangszone zwischen dem Plattenepithel des Anoderms und dem hochzylindrischen Epithel, der Rektummukosa. Diese Zone heißt deshalb auch Übergangszone oder auch kloakogene Zone, weil verschiedene epitheliale Zonen nebeneinander existieren.

Beckenboden

Der M. levator ani ist eine breite trichterförmige Muskelplatte, welche den Beckenboden bildet und durch S4 innerviert wird. Dieser Muskel beginnt am M. puborectalis und strahlt lateral zum Ileum hoch und ventral zum Os pubis, wo er inseriert ist. Von Bedeutung ist, daß er Rezeptoren enthält, welche bei maximaler Rektumfüllung als Empfindungsschwelle für das maximal tolerable Rektumvolumen agieren.

28.2 Funktion

Das anorektale Organ hat die Fähigheit, den Rektuminhalt ***wahrzunehmen***, zu ***definieren***, ***zurückzuhalten*** und schließlich ***auszuscheiden***. Dazu bedarf es der Or-

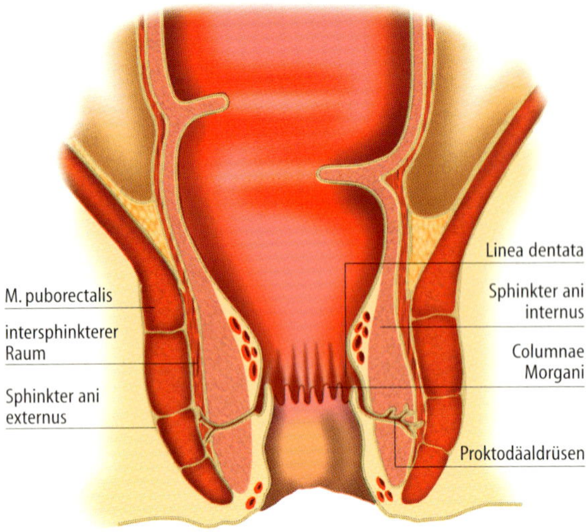

Abb. 28.2. Analkanal

chestration von Kontinenz (Sphincter ani internus und externus), anorektalem Winkel, einer genügenden Rektumkapazität (Compliance, d.h. Dehnbarkeit), der rektalen Empfindung, der Stuhlform und der neuralen Integrität von Sphinkter, Rektum und Beckenboden.

Kontinenz

Die anorektale Kontinenz kommt durch das Zusammenspiel des autonom innervierten M. sphincter ani internus und des somatisch innervierten M. sphincter ani externus mit dem M. puborectalis zustande. Letzterer leistet den Hauptbeitrag zur Erhaltung der Kontinenz. Seine Kontraktion bedingt eine akute Verkleinerung des Winkels zwischen oberem Analkanal und tiefem Rektum, des sog. anorektalen Winkels. Die Bedeutung dieses Winkels für die Kontinenzerhaltung ist fraglich. Während man früher glaubte, daß die Verkleinerung des anorektalen Winkels zu einem klappenartigen Verschluß des anorektalen Übergangs führe (indem die Rektumvorderwand durch zusätzliche Erhöhung des intraabdominalen Druckes klappenförmig den oberen Analkanal verschließt), zeigten videodefäkografische Untersuchungen unter Valsalva-Manöver, daß es währenddem zu keinem Kontakt zwischen der vorderen Rektumwand und der Spitze des Analkanals kommt. Gleichzeitige Aufnahmen der EMG-Aktivität des Sphinkters weisen aber eine eindeutig erhöhte Aktivität des externen Sphinkters und des M. puborectalis auf. Der autonome innere anale Sphinkter ist in einem kontinuierlich tonischen Zustand. Seine hauptsächliche Reflexantwort ist die Relaxation, d.h. bei Füllung des Rektums kommt es zu einer Senkung des Ruhetonus, also zu einer Erschlaffung des Sphincter ani internus. Dieser Reflex heißt ***rektoanaler Inhibitionsreflex***. Die Empfindung des vollen Rektums ist ein weiterer wichtiger Punkt zur Erhaltung der Kontinenz. Die Diskrimination zwischen Stuhl und Gas ist abhängig von einer neural-integren Übergangszone (hoch-sensitiv). Bei analem Durchtritt von Stuhl oder Gas bis zur Übergangszone kommt es über die zahlreichen sensorischen Rezeptoren an der Linea dentata zu spinalen Reflexmechanismen, welche eine Kontraktion des Sphincter ani externus auslösen und den Stuhl in die Rektumampulle zurückschieben, bis es infolge vollen Rektums zur Auslösung des rektoanalen Inhibitionsreflexes infolge Rektumdistension kommt.

Defäkation

Die einwandfreie Defäkation setzt voraus, daß der elektrische Tonus, welcher die Beckenbodenkontraktion aufrechterhält, unterbrochen wird. Dies kann durch Pressen erreicht werden. Der anorektale Winkel wird dadurch geöffnet, so daß er von einem Ruhezustand von zwischen 90 und 100° einen Öffnungsgrad von zwischen 140 und 160° erreicht. Ausgelöst durch den rektoanalen Inhibitionsreflex sinkt der Ruhetonus im Analkanal und mit Hilfe von Bauchpresse und intrarektaler Druckerhöhung kommt es zur Überwindung des Sphinkterdruckes und alsdann zur Entleerung des Rektums. Die Stuhlpassage durch den Anus wird ermöglicht durch eine Reflexhemmung des Sphincter ani internus (Rektumdistension) und teilweise des Sphincter ani externus. Am Schluß der Defäkation nimmt die elektrische Aktivität von Sphinkter und Beckenboden akut zu und stellt den anorektalen Ausgangswinkel wieder her.

28.3 Untersuchungsmethoden und anorektales Labor

Anamnese und klinische Untersuchung

> **!** Die Mehrheit der Patienten mit anorektalen Erkrankungen beklagen Schmerzen, Pruritus ani, Blutabgang per anum und konsekutiv Defäkationsschwierigkeiten.

Anamnese. Patienten mit diesen Symptomen sind exakt nach ihren Stuhlgewohnheiten zu befragen, d.h. Anzahl Stuhlentleerungen pro Tag, Stuhlkonsistenz, Unterscheidung zwischen Stuhl und Gas, Kontinenzgrad (Kontinenz für Gas, flüssigen Stuhl und festen Stuhl), Warnperiode zwischen Stuhlempfindung und Exkretion. Die Fragen nach imperativem Stuhldrang, nach konkommittierender Urininkontinenz und der Integrität der Sexualfunktion (Kohabitationsschmerzen, Erektion, Ejakulation) geben Hinweise für den funktionellen Zustand des Beckenbodens.

Klinische Untersuchung. Bei der klinischen Untersuchung erfolgt primär die perianale ***Inspektion***. Dabei ist auf perianale Narbenbildungen, Rhagaden, Marisken, Kondylomen, ekzematöse Veränderungen, Fisteln, perianale Stuhlverunreinigung und anale Deformation zu achten.

> **!**
> Die Untersuchung des Patienten mit anorektalen Erkrankungen erfolgt in flacher Linksseitenlage mit 45 °-Stellung des Oberkörpers (zur Längsachse der Liege) und mit maximal flektierten Oberschenkeln.

Der 2. Untersuchungsschritt besteht in der ***digitalen Palpation***: Der ganze Analkanal wird zirkulär ausgetastet und nach Druckschmerzhaftigkeit gesucht. Es folgt eine Beurteilung des Sphinkter-Ruhetonus und des Sphinkterdrucks, indem der Patient angehalten wird, den Sphinkter zu kontrahieren, wobei die Stärke des M. puborectalis beurteilt wird. Es folgt die Austastung der Rektumampulle auf der Suche nach intrarektalen Tumoren, retrorektalen Resistenzen, Beurteilung der Prostata und schlußendlich die Beurteilung des untersuchenden Fingers, d.h. Farbe des Stuhls, Blut- oder Eiterauflagerungen.

Die ***Anorektoskopie*** sucht im Analkanal nach Hämorrhoiden, Fistelöffnungen, Kondylomen, Neoplasien und Ulzerationen, welche sich sowohl beim M.-Crohn als auch beim Analkarzinom finden lassen. Intrarektal wird nach Polypen und Karzinomen gesucht. Blut und/oder Eiter im Lumen sind Zeichen dafür, daß der Darm an irgendeiner Stelle erkrankt ist. Läßt sich im Rektum kein Befund finden, ist die flexible Sigmoidoskopie bis 60 cm indiziert, da die diagnostische Ausbeute an benignen und malignen Neoplasien bei dieser Untersuchung viermal größer ist als bei der starren Rektoskopie.

Die ***anorektale Sonographie*** stellt mittels eines 7 Mhz-rotierenden Schallkopfes das Anorektum sonomorphologisch dar. Diese Untersuchung hat eine Fokustiefe von 2,5 cm und in diesem Bereich ein hohes Auflösungsvermögen. Dabei können Läsionen, d.h. Abszesse, Fisteln, Muskeldefekte, Neoplasien und postoperative Zustände exakt definiert und lokalisiert werden. Diese Untersuchung hat einen besonderen Stellenwert zur Beurteilung der Penetrationstiefe von anorektalen Neoplasien und zur Festlegung, ob ein sphinktererhaltender Eingriff noch möglich ist. Weiter können mit Hilfe der Endosonographie gezielte Biopsien im Anorektum gewonnen werden sowie sonographisch gesteuerte gezielte Drainageeinlagen erfolgen.

> **!**
> Bei Patienten mit Gerinnungsstörungen, Antikoagulantien, Zytostatikamedikation und Leber- oder Nierenerkrankungen sollte keine ambulante Biopsie durchgeführt werden.

Wie bei den Erkrankungen des Kolons, gehören auch ***Abdomenleeraufnahme*** im Stehen und ***Kontrastmitteluntersuchungen*** zum Abklärungsalgorithmus von Rektumerkrankungen (Ausschluß eines Ileus, einer akut toxischen Kolondilatation oder Visualisierung von spezifischen Schleimhautprozessen).

Die ***Defäkographie*** dient der Abklärung von Funktionsstörungen des Beckenbodens. Das Rektum wird mit einer Bariumpaste (Palybar®) gefüllt, deren Konsistenz stuhlähnlich ist. Der Patient wird auf einem strahlendurchlässigen Toilettensitz plaziert und der Defäkationsakt wird mit einer ferngesteuerten Kamera mit schneller Bildsequenz im seitlichen Strahlengang festgehalten. Zuvor wird der Dünndarm mit einem wasserlöslichen Kontrastmittel (Gastrografin) gefüllt, um das Tiefertreten des Douglas-Raumes (Enterozele) während der Defäkation beurteilen zu können. Die Dynamik des Defäkationsaktes wird auf Videoband aufgenommen. Beurteilt werden folgende physiologische Parameter:

- Aufrichtung des anorektalen Winkels (beim Pressen),
- definierte Senkung des Beckenbodens,
- trichterförmige Öffnung des Analkanals,
- Aufhebung der Puborektalis-Impression in Höhe des anorektalen Übergangs und
- Kontraktion des Rektums.

Die dynamische Videodefäkographie kann eine während der Defäkation entstehende Entero- und/oder Rektozele visualisieren, die Diagnose eines inneren Rektumprolapses stellen, eine Outlet obstruction infolge Nicht-Relaxation des M. puborectalis während der ganzen Defäkation und eine unvollständige Rektumkontraktion darstellen.

Weitere spezielle Untersuchungsmaßnahmen sind ***mikrobiologische Stuhluntersuchungen*** (Stuhlproben am besten rektoskopisch entnommen). Diese sind angezeigt bei Diarrhöen, entzündlichen Darmerkrankungen und Pruritus ani. Eine weitere wichtige Stuhluntersuchung ist die Suche nach okkultem Blut (Erfassung des Dickdarmkrebses, bei 1.000 getesteten Personen und 30–40 % positiven Resultaten kann man damit rechnen, etwa 1 Karzinom und 5 Adenome zu entdecken). Auch die bakteriologische Untersuchung von Eiter und Exsudaten ist unabdingbar.

Das ***anorektale Labor*** beurteilt die neuromuskuläre Funktion des Anorektums und ist speziellen Indikationen vorbehalten. Sie dienen der diagnostischen Beurteilung von Patienten mit Inkontinenz, Megarektum-, Megakolon-Prolaps und Defäkationsunfähigkeit im Sinne einer Outlet obstruction (Beckenboden-Ausgangsverschluß).

Die ***anale Manometrie*** (Druck-Transducer oder Perfusionskatheter mit luftfreien wassergefüllten Druckwandlerelementen) mißt den analen Ruhedruck und den Druckanstieg bei willkürlicher Kontraktion.

Durch Dehnung eines intrarektal gelegenen Ballons (10, 30, 50 ml Luft) und gleichzeitiger analer Druckmessung kann der rektoanale Inhibitionsreflex ausgelöst werden (Dehnung des Rektums bewirkt reflektorische Erschlaffung des inneren Sphinkters und damit Druckabfall im Analkanal). Dieser Reflex fehlt beim M. Hirschsprung[2] (Aganglionose). Mit Hilfe spezieller Untersuchungen können die Rektumkapazität, d. h. das maximal tolerable Volumen, die Dehnbarkeit der Rektumwand (Compliance) und die Empfindungsschwelle des Rektums (Füllung) getestet werden. Die ***Elektromyographie*** (EMG) lokalisiert normal funktionierende Muskelstrukturen des Beckenbodens und die ***N. pudendus-Latenzzeitmessung*** prüft, ob eine neurale Ursache für die Kontinenzstörung verantwortlich ist. Diese Untersuchung geschieht mit einer speziellen Fingertipelektrode, welche den N. pudendus am Austrittspunkt aus dem Alcock-Kanal lateral beidseits auf Höhe der Tuberosis ischii stimuliert und die Muskelkontraktion mit Sensoren, welche an der Fingerbasis angebracht sind, registriert.

28.4 Gutartige anorektale Erkrankungen

28.4.1 Der Rektumprolaps

Der Rektumprolaps kann vollständig oder partiell (innerer Rektumprolaps) auftreten. Der Rektumprolaps ist ***vollständig***, wenn die gesamte Rektumwanddicke nach extraanal verlagert ist. Der Prolaps ist ***partiell***, wenn die Rektumvorderwand in den Analkanal hinein prolabiert. Er manifestiert sich meist zusammen mit einem dorsal gelegenen solitären Rektumwandulkus.

Ätiologie. Ätiologisch wird eine Beckenbodenschwäche und ein mobiles Rektum (laterale Ligamentschwäche) angenommen. Häufig geht der Prolaps auch mit einer Stuhlinkontinenz einher.

Der Prolaps kann über eine Traumatisierung der Schleimhaut zu Blutung und Ulzeration mit vermehrter Schleimproduktion führen.

Diagnose. Die Diagnose kann einfach gestellt werden, wenn während der Defäkation oder gar beim Gehen oder Stehen das Rektum nach außen prolabiert. 50% der Patienten klagen über Stuhlinkontinenz, welche zeitweise das einzige Symptom sein kann.

[2] Harald Hirschsprung, Pädiater, Kopenhagen, 1830–1916

Bei der Untersuchung kann der Prolaps im Stehen oder auf der Toilette durch Pressen provoziert werden. Durch Auseinanderziehen des Analrings ist ein klaffender Anus feststellbar. Die Rektoskopie läßt bei Vorfinden eines solitären Rektumulkus einen inneren Rektumprolaps vermuten.

! Alle verdächtigen Läsionen (Ulzera) müssen biopsiert werden.

Große Polypen, Mukosaprolaps und fortgeschrittene Hämorrhoiden können einen Rektumprolaps vortäuschen. Eine Videodefäkographie ist nur bei Verdacht auf inneren Rektumprolaps sinnvoll. Inkontinente Patienten sollten präoperativ eine Sphinktermanometrie erhalten, um postoperativ die Indikation zur postprimären Sphinkterplastik zu bestimmen (in der Regel 6 Monate postoperativ).

Therapie. Sie erfolgt meist chirurgisch, indem das Rektum von abdominal her bis auf den Beckenboden mobilisiert, hochgezogen und mittels unresorbierbaren Fäden am Promontorium verankert wird (Rektopexie). Bei resultierendem Dolichosigma (dolichos = lang) und langjähriger Obstipationsanamnese ist zusätzlich eine Sigmasegmentresektion (Operation nach Frykman-Goldberg) indiziert. Ältere Hochrisikopatienten können von perineal her operiert werden (partielle Rektumresektion). Die Hälfte der inkontinenten Patienten werden innerhalb von 6 Monaten wieder kontinent. Die übrigen stellen die Indikation für eine chirurgische Beckenbodenplastik. Bis zu 80% der operierten Patienten bleiben kontinent.

28.4.2 Analprolaps (Mukosaprolaps)

Die Mukosa des proximalen Analkanals bzw. distalen Rektums mitsamt der Linea dentata und des Anoderms erscheint segmentär oder zirkulär nach außen prolabiert. Klinisch ist nie die ganze Rektumwand daran beteiligt. Oft imponieren prolabierende Hämorrhoiden als Mukosaprolaps.

Klinik. Klinisch kann der Analprolaps bei Schwellung der Mukosa und des Anoderms schwerste Schmerzen, Blutungen, Nässen und Juckreiz veranlassen. Zusätzlich können Defäkationsschwierigkeiten im Sinne einer Outlet obstruction (Ausgangsverschluß) bestehen.

Diagnose. Eine Proktoskopie ist häufig schmerzbedingt unmöglich, jedoch läßt sich der Analprolaps klinisch eindeutig vom vollständigen Rektumprolaps unterscheiden.

Therapie. Die Therapie des Analprolapses ist zunächst konservativ, außer die Vitalität der Mukosa ist gefährdet (Gangrän!). In der Regel kann mittels Bettruhe, feuchten Kochsalzumschlägen, systemischer antiinflammatorischer Therapie (Paracetamol) und Applikation eines lokalen Hydrokortikoids eine gute Abschwellung der Schleimhaut erzielt werden. Nach Abschwellung wird eine Mukosektomie an 3 Stellen im Sinne einer geschlossenen Hämorrhoidektomie durchgeführt. Dabei muß darauf geachtet werden, daß zwischen den einzelnen Resektionsstellen genügend Anoderm belassen wird (*Cave*: Analstriktur).

> ! Die notfallmäßige Operation des Analprolapses im akuten Stadium birgt die Gefahr, zu viel Anoderm zu resezieren (Risiken: Striktur, Diskriminationsstörungen).

28.4.3 Hämorrhoiden

> Hämorrhoiden sind vaskuläre Kissen an der analen Übergangszone, bestehend aus Arteriolen, Venolen und arterio-venösen Verbindungen, welche in den distalen Analkanal prolabieren, wodurch es zu Schwellung, Vergrößerung, Fibrosierung und schließlich Ulzeration und Blutung kommt.

Pathogenese. Pathogenetisch kommen Hämorrhoiden dadurch zustande, daß die vaskulären Kissen der Übergangszone, welche via Venen zwischen zirkulärer und longitudinaler Muskulatur drainiert werden, nicht mehr richtig abfließen können (Obstruktion durch Stuhlmassen, Entzündung). Entsprechend der Aufteilung der A. rectalis superior in 3 Äste bei 3, 7 und 11 Uhr in Steinschnittlage entstehen Hämorrhoiden hauptsächlich an diesen 3 Stellen. Gefäßthrombosierung und daraus resultierende Schmerzen führen zur ***Hypertonie des analen Sphinkters***, welche die Schmerzen zusätzlich verschärft. Es entsteht ein Circulus vitiosus, indem der hypertrophe spastische innere Sphinkter zur ***zunehmenden Kongestion*** der analen Kissen führt.

Epidemiologie. Die Inzidenz und Prävalenz des Hämorrhoidalleidens ist in der zivilisierten westlichen Welt gegenüber den Entwicklungsländern eindeutig erhöht. Eine Erklärung dafür könnte die faserreiche Nahrungszufuhr in Entwicklungsländern sein. Obstipation, fettreiche Mahlzeiten, reichlich Alkohol sowie psychischer Streß und Gravidität sind weitere prädisponierende Faktoren.

> ! Hauptsymptome des Hämorrhoidalleidens sind Blutung, Schmerz, Sekretion und Pruritus ani.

Einteilung. Das klinische Erscheinungsbild unterscheidet 4 Grade (Abb. 28.3):

- *Grad I*: Hämorrhoidalpolster, welche beim Pressen ***nicht unterhalb die Linea dentata*** prolabieren.
- *Grad II*: Polster, welche beim Pressen ***unterhalb die Linea dentata ins Proktoskop*** prolabieren, jedoch spontan wieder reponieren.
- *Grad III*: Polster, welche beim Pressen oder bei der Defäkation ***nach außen prolabieren*** und ***digital reponiert*** werden können.
- *Grad IV*: Die Hämorrhoiden bleiben ***extraanal*** und schwellen zunehmend an (*Cave*: Gangrän!).

> ! Die Diagnose der inneren Hämorrhoiden ist nur proktoskopisch zu stellen.

Von den inneren Hämorrhoiden sind die ***äußeren Hämorrhoiden*** (Analvenenthrombose) zu unterscheiden, welche häufig thrombosieren und infolge akuter Schmerzen zum chirurgischen Notfall werden können. Wenn diese bei der Analhygiene stören, sollten sie entfernt werden. Thrombosierte äußere Hämorrhoiden können innerhalb der ersten 24 h nach Thrombose in Lokalanästhesie inzidiert und thrombektomiert werden. Dies bringt sofortige Schmerzlinderung. Nach Ausheilung der äußeren Hämorrhoiden können Marisken verbleiben.

Therapie. Grad I- und Grad II-Hämorrhoiden werden konservativ behandelt, Grad III und IV operativ. Bei den Grad I-Hämorrhoiden stehen diätetische Maßnahmen zur Stuhlregulation sowie regelmäßige Analhygiene im Vordergrund. Grad II-Hämorrhoiden können entweder ***sklerosiert*** (submuköse Instillation von 5%igem Phenolmandelöl) oder mit einer ***Gummibandligatur*** (um die Basis eines Hämorrhoidalknotens wird ein straffes Gummiband gelegt) behandelt werden.

Grad III- und IV-Hämorrhoiden werden meist mittels ***Hämorrhoidektomie*** reseziert. Seltener wird die ***manuelle anale Dilatation*** oder die ***laterale Sphinkterotomie*** durchgeführt, beide mit dem Ziel, den Sphinkterspasmus durch Senkung des analen Ruhedrucks zu durchbrechen. Diese drei Verfahren können einzeln oder in Kombination durchgeführt werden. Die Ergebnisse der alleinigen Sphinkterotomie und der alleinigen manuellen Analdilatation sind jedoch nicht über-

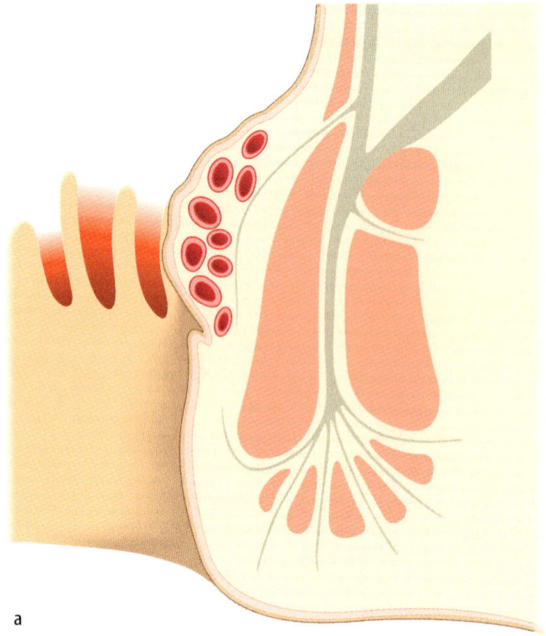

a

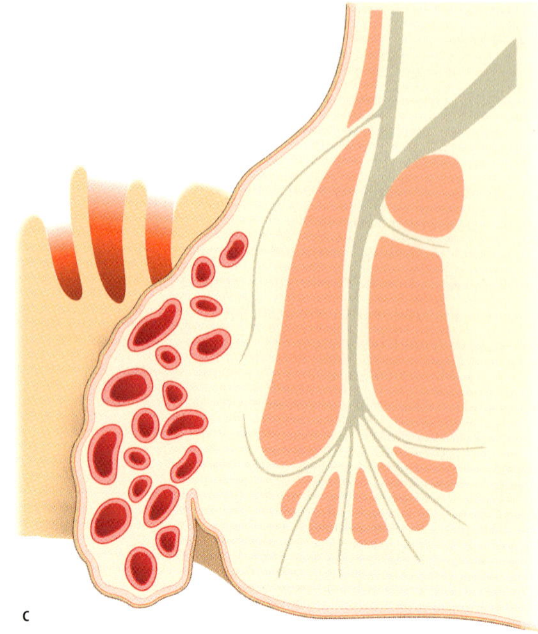

c

Abb. 28.3 a-c. Einteilung der Schweregrade bei Hämorrhoidalleiden. **a** Grad I: Mäßige Vergrößerung des Corpus cavernosum recti, ausschließlich im Proktoskop sichtbar. **b** Grad II: Mit zunehmender Größe Austreten der Hämorrhoidalknoten während der Defäkation aus dem Analkanal nach Spontanremission. **c** Grad III: Prolabierende Hämorrhoiden während der Defäkation verbleiben danach außerhalb des Analkanals und müssen manuell reponiert werden

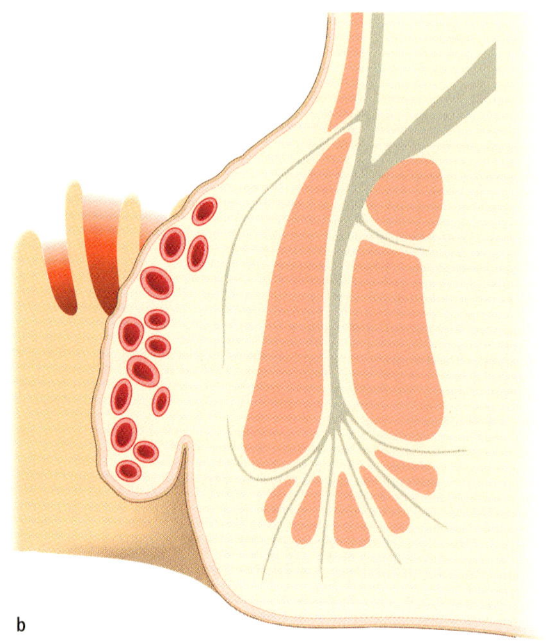

b

zeugend. Saubere Daten, welche die einzelnen Verfahren randomisiert vergleichen, fehlen zur Zeit. Zudem besteht ein zumindest transientes Inkontinenzrisiko.

28.4.4 Hämorrhoidektomie

Indikation. Diese Operation ist indiziert bei schwer prolabierenden Hämorrhoiden (Grad III und IV), welche einer manuellen Reposition bedürfen, bei Patienten ohne Therapieerfolg nach konservativer Therapie und bei Hämorrhoiden, welche durch Ulzerationen, Fissuren, Fistelbildung und großen hypertrophierten Analpapillen kompliziert sind.

Technik. Die Hämorrhoidektomie (Abb. 28.4) wird üblicherweise in Steinschnittlage durchgeführt. Es erfolgt eine peridurale Anästhesie und der Analkanal wird mit einem Operationsspekulum (nach Fansler) eingestellt (3 cm Durchmesser, 7 cm Länge und 1/3 der Zirkumferenz ist offen, wodurch der Hämorrhoidalknoten zugänglich wird). Der Hämorrhoidalknoten, meist bestehend aus einem inneren und äußeren hämorrhoidalen Anteil, wird von perianal nach intraanal elliptoid umschnitten und unter Schonung des M. sphincter ani internus ***submukös exzidiert***, so daß der feine längliche M. analis canalis (Treitz) sichtbar wird. Die Basis dieses hämorrhoidalen Stiels wird oberhalb der Linea dentata ligiert und der Defekt wird mit einem resorbierbaren Faden in fortlaufender Nahttechnik verschlossen, unter Fassen des M. analis canalis, um eine Kanalbildung in der Tiefe zu verhindern. Das exzidierte Gewebe wird histologisch untersucht, um eine unvermutete Neoplasie oder entzündliche Darmerkrankung auszuschließen. Eine gleichzeitige laterale

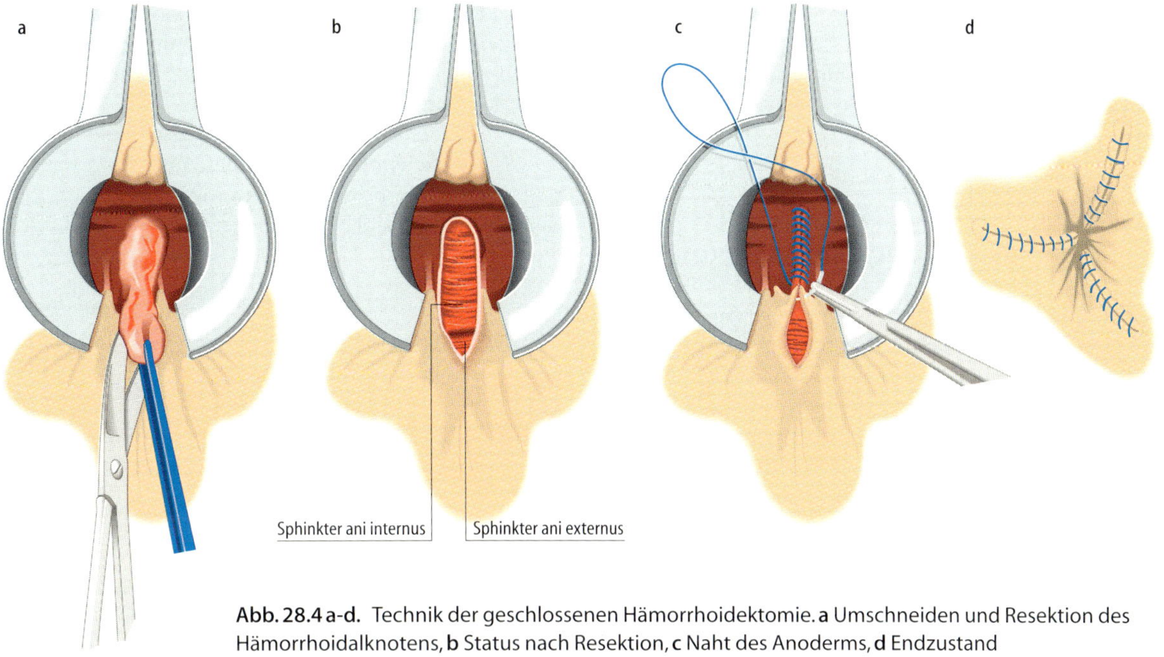

Abb. 28.4 a-d. Technik der geschlossenen Hämorrhoidektomie. **a** Umschneiden und Resektion des Hämorrhoidalknotens, **b** Status nach Resektion, **c** Naht des Anoderms, **d** Endzustand

Sphinkterotomie wird nicht grundsätzlich durchgeführt. Postoperativ ist auf eine gute Analhygiene mittels Ausduschen der analen Region zu achten und der Stuhl ist mittels eines natürlichen Laxativums (Metamucil) weichzuhalten.

28.4.5 Analfissur

Längliche Ulzeration im Anoderm des unteren Analkanals, die meist dorsal gelegen ist.

Diese tritt akut oder chronisch auf. Der Unterschied besteht darin, daß bei der akuten Form der M. spincter ani internus gut sichtbar ist und meist keine Vorpostenfalte (Mariske) und keine hypertrophische Analpapille ausgebildet sind. Die chronische Form weist am Grund des Risses Granulationsgewebe auf und proximal davon in Höhe der Linea dentata kann sich eine hypertrophische Analpapille ausbilden, am distalen Ende der Fissur eine Mariske.

Ätiologie. Die Ätiologie ist unbekannt. Häufig wird harter Stuhl als Ursache angegeben. Der anale Ruhedruck ist praktisch immer erhöht als Folge eines schmerzinduzierten reflektorischen Sphinkterspasmus.

! In bis zu 10% der Fälle liegt unter einer Fissur ein intersphinktärer Abszeß oder eine Intersphinktärfistel vor.

Klinik. Die Hauptsymptome bestehen in akuten Schmerzen, Defäkationsstörungen, Blut am Toilettenpapier und Pruritus.

! Liegt eine Fissur lateral, ist u. a. an einen M.-Crohn zu denken.

Diagnose. Die klinische Diagnose ist eindeutig und alleine durch Auseinanderziehen des Analrings zu stellen. Bei der Frau ist die anteriore Fissur häufiger als beim Mann. Eine Proktoskopie ist aus Schmerzgründen selten möglich und ***nicht zu forcieren***.

! Bei nicht abheilender Fissur sollte an Analkarzinom, syphilitisches Ulkus, perianalen M. Crohn und perianalen M. Paget gedacht werden.

Therapie. Die akute Fissur wird in der Regel konservativ mit lokal anästhesierendem Gel, sorgfältiger Analhygiene und Weichhaltung des Stuhls (Metamucil) behandelt. Die chronische Fissur oder die therapieresistente akute Fissur (nach 4 Wochen konservativer

Therapie) sind Indikation für eine laterale innere Sphinkterotomie. Postoperativ heilt die Fissur innerhalb von 4–6 Wochen aus (Technik vgl. Kap. 28.6). Geringfügige Kontinenzstörungen treten in etwa 5 % der Fälle auf.

28.4.6 Laterale innere Sphinkterotomie

Indikation. Dieser Eingriff ist zur Therapie der ***chronischen Analfissur*** indiziert, wobei eine schmerzinduzierte Hypertonie des inneren analen Sphinkters zugrundeliegt. Einige Autoren meinen, daß auch das ***Hämorrhoidalleiden*** mit einer analen Hypertonie einhergeht und stellen die Indikation zur lateralen inneren Sphinkterotomie, auch bei Behandlung des fortgeschrittenen Hämorrhoidalleidens.

Technik. Der Patient liegt in Steinschnittlage, der Eingriff kann entweder in lokaler Anästhesie oder in periduraler Anästhesie durchgeführt werden. Der Analkanal wird mit dem Operationsproktoskop eingestellt (Abb. 28.5), so daß links lateral (vom Patienten gesehen) operiert werden kann. Es erfolgt eine zirkuläre Inzision der Haut links lateral und der intersphinktäre Raum zwischen Sphincter ani internus und externus wird mit der Schere gespreizt. Ca. 1 cm des M. sphincter ani internus wird auf eine Kocher-Sonde aufgeladen (nie höher als Linea dentata!). Der Sphinkterteil auf der Kocher-Sonde wird mit dem Messer quer inzidiert. Nach Revision der Blutstillung wird das Anoderm mit resorbierbarem Fadenmaterial vernäht. Postoperativ ist auf gute Analhygiene (Duschen!) und auf Weichhaltung des Stuhles zu achten.

Die chirurgische Behandlung ***anorektaler Abszesse, Fisteln, anorektaler Prolapse*** und die Verfahren zur ***Inkontinenzbehandlung*** werden zusammen mit dem Krankheitsbild besprochen.

28.4.7 Anorektale Abszesse und Fisteln

!

Abszesse und Fisteln des Anorektums stellen die akute und die chronische Phase desselben Leidens dar.

Pathogenese. Die Mehrzahl der Abszesse und darausfolgenden Fisteln entstehen im Intersphinktärspalt, ausgehend von den Proktodäaldrüsen (kryptoglandulärer Infekt). Als Eintrittspforte für die Erreger (E. coli, Staphylococcus aureus oder Proteus mirabilis) dienen die Krypten der Linea dentata. M. Crohn, Diabetes mellitus, Colitis ulcerosa, komplizierte Divertikulitis oder Salpingitis oder sogar eine verschleppte Appendizitis können Ursache für atypisch verlaufende anorektale Fisteln sein.

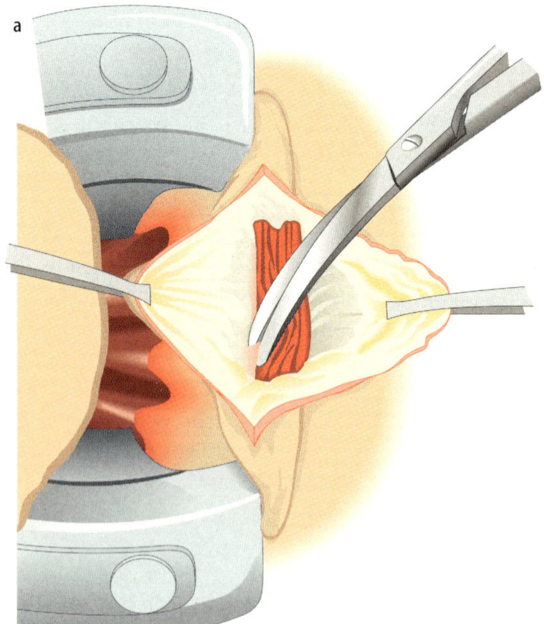

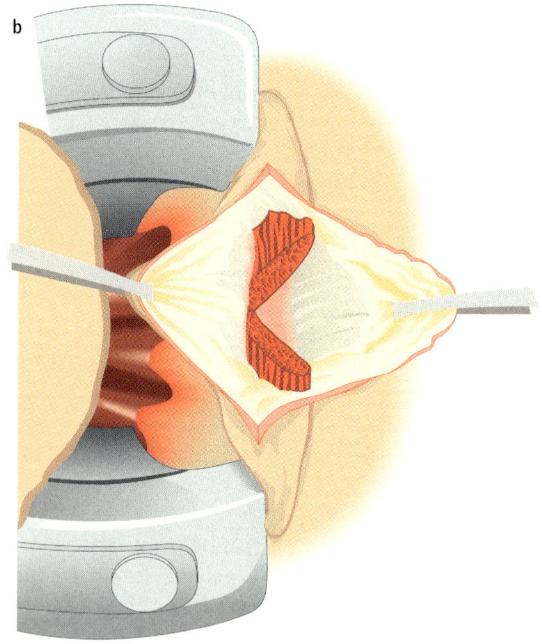

Abb. 28.5 a,b. Laterale Sphinkterotomie bis zur Linea dentata. **a** Operatives Vorgehen bei der lateralen Spinkterotomie. Der M. sphincter ani internus wird bis zur Höhe der Linea dentata präpariert. **b** Operatives Vorgehen bei der lateralen Spinkterotomie. Der M. sphincter ani internus wird bis zur Höhe der Linea dentata eingekerbt

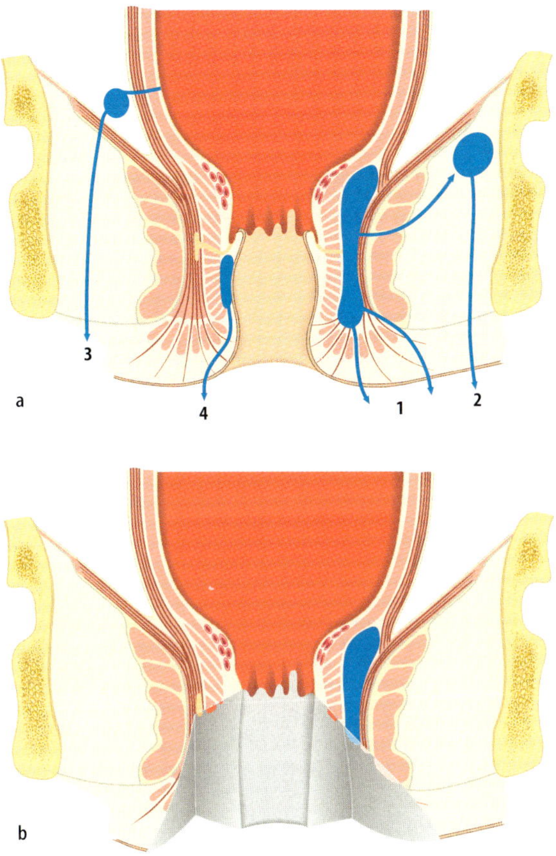

Abb. 28.6 a,b. Typische Lage und Ausbreitung anorektaler Abszesse und Fisteln: *1* intersphinktär; *2* transsphinktär (ischiorektal); *3* extrasphinktär; *4* submukös. **b** Therapeutische Maßnahmen: Abszeßeröffnung und Fistelspaltung bzw. -exzision

Einteilung. Die Klassifikation der Fisteln und Abszesse berücksichtigt die Lagebeziehung des Hauptganges zum äußeren Sphinkter und zur Puborektalisschlinge (Abb. 28.6). Von ***intersphinktärer Fistel*** spricht man, wenn der intersphinktäre Abszeß nach perianal ausfließt. Eine transsphinktäre Fistel bedeutet ***Durchbruch des äußeren Sphinkters*** unterhalb der Puborektalisschlinge. Diese führt zum ischiorektalen Abszeß. Der ***extrasphinktäre*** oder ***supralevatorische Abszeß*** liegt oberhalb der Puborektalisschlinge und kann Ursache für eine suprasphinktäre Fistel sein, welche in die Ischiorektalgrube verlaufen kann.

!

Suprasphinktäre Fisteln können als Folge fehlerhafter chirurgischer Freilegung einer Analfistel entstehen.

Klinik. Die Symptome des akuten Abszesses sind pochende Schmerzen, Status febrilis und Defäkationsstörung. Der chronische intersphinktäre Abszeß äußert sich in periodisch auftretenden oder anhaltenden analen Schmerzen mit Druckschmerzhaftigkeit des Analkanals. Eine Analfistel äußert sich durch konstante oder intermittierende eitrige Absonderung nach perianal oder nach intraanal.

Klinisch kann der akute Abszeß als umschriebene Schwellung des Analrandes oder als diffus gerötete Auftreibung einer Gesäßhälfte erscheinen. Er ist äußerst druckschmerzhaft. Die digitale Untersuchung des Analkanals gelingt schmerzbedingt selten. Der chronische Intersphinktärabszeß äußert sich nur in Druckdolenz und geringgradiger Resistenz im Analkanal. Die Analfistel manifestiert sich durch eine äußere Öffnung in der perianalen Region meist mit eitriger Exkretion. Die innere Öffnung läßt sich als verhärteter schmerzhafter Bezirk im Analkanal palpieren.

Diagnostik. Die endoanale Sonographie ist hilfreich zur Lokalisation von Abszessen und zur Klassifikation von Fistelverläufen (Operationsplanung!).

Therapie. Beim akuten Abszeß erfolgt eine operative Entlastung (Inzision, bakteriologische Untersuchung des Eiters, Kürettage).

!

Anläßlich der Abszeßinzision identifizierte Fisteln dürfen nur im Falle einer einfachen intersphinktären Fistel, welche die Linea dentata nicht übersteigt, gespalten werden (*Cave*: Sphinkterverletzung!). Liegt die Fistel trans- oder extrasphinktär, ist eine Fadeneinlage zur optimalen Drainage der Fistel indiziert (Totalsanierung später).

Die chronische intersphinktäre Fistel kann bis zur Linea dentata gespalten und ohne Inkontinenzrisiko einer p. s.-Heilung überlassen werden.

Bei der trans- oder extrasphinktären Fistel wird mit einer gezielten Fistelexzision, Kürettage des transsphinktären Anteiles, Vernähen des Sphinkterdurchbruchs und Decken der inneren Fistelöffnung mittels eines gut durchbluteten intrarektalen Mukosa-Muskel-Verschiebelappens (Mukosa und M. sphincter ani internus) eine sichere Ausheilung mit geringer Rezidivrate erzielt.

28.4.8 Analer M. Crohn

Die anale Beteiligung bei M. Crohn (s. auch S. 635) tritt in etwa bei 50 bis 70 % der Patienten mit Kolonbeteiligung eines M. Crohn auf. Bei Ileitis Crohn und Ileokolitis Crohn ist die Inzidenz geringer (10–30 %).

Klinik. Klinisch sind am häufigsten Fissuren, Fisteln, Abszesse und ödematöse Marisken zu sehen. Ulzerationen, Hautödeme, rektovaginale Fisteln sind seltener.

> **!** Laterale Analfissuren, multiple anale Läsionen, ödematöse Marisken, schmerzlose Ulzerationen, hohe Analfisteln und ausgedehnte fistulöse Abszedierungen lassen an einen M. Crohn denken.

Therapie. Die Therapie muß so konservativ wie möglich sein und, wenn notwendig, mit dem kleinstmöglichen Eingriff. Die ***Analfissur*** wird durch eine vorsichtige manuelle Sphinkterdehnung therapiert. ***Abszesse*** werden nur operativ inzidiert.

Tiefe Analfisteln (kaudal), welche ca. 2/3 aller Fälle ausmachen, können, wenn sie intersphinktär liegen, gespalten werden. Liegen sie transsphinktär, ist die Fadeneinlage das geeignetere Verfahren. Später, im entzündungsfreien Intervall, kann eine übersichtliche Fistelexzision riskiert werden. Handelt es sich um eine hohe Fistel, ist vor einer Freilegung der Fistel Vorsicht geboten, da nur in etwa 50 % der Fälle Heilung eintritt und die Komplikationsrisiken (Inkontinenz!) zu hoch sind. Fadeneinlage und systemische Metronidazol-Behandlung können hier Entzündungsfreiheit bringen. Nur selten gelingt eine anhaltende Abheilung. Ein schweres, kompliziertes anorektales Fistelleiden, das durch lokalchirurgische Maßnahmen nicht beherrscht werden kann, stellt die Indikation zur Proktokolektomie.

> **!** Die Hämorrhoidektomie beim M. Crohn hat eine hohe Komplikationsrate und ist kontraindiziert.

Fallbeispiel

Eine 25jährige Patientin sucht die proktologische Sprechstunde auf mit starken analen Schmerzen, Diarrhö, Gewichtsverlust, intermittierend abdominalen Schmerzen. Die proktologische Untersuchung kann infolge einer analen Fissur, welche lateral rechts gelegen ist, nicht durchgeführt werden.

Vorgehen:

a) Vorerst Schmerztherapie, lokale Applikation eines anästhesierenden Gels und postprimäre laterale innere Sphinkterotomie?
b) Konservative Behandlung der Fissur, Koloskopie und selektive Dünndarmpassage zum Ausschluß einer Ileokolitis Crohn?
c) Lokale Unterspritzung und Exzision der Fissur?

Antwort: Bei dieser Patientin besteht der hochgradige Verdacht auf eine perianale Manifestation einer Ileokolitis Crohn. Somit ist die konservative Therapie der Fissur anzustreben und baldmöglichst Abklärung von Dünndarm und Kolon, damit eine spezifische Therapie mittels Steroiden und evtl. 5-ASA eingeleitet werden kann.

28.4.9 Der Pilonidalsinus

> Mit Pilonidalsinus (pilus = Haar, nidus = Nest) wird ein chronischer subkutaner Sinus, welcher Haare enthält und in der Rima ani gelegen ist, beschrieben.

Pathogenese. Ätiologisch wird eine kongenitale Theorie und eine erworbene Theorie diskutiert. Die meisten Autoren akzeptieren heutzutage, daß der Pilonidalsinus durch eine Infektion der Haarfollikel in der sakrokokzygealen Region entsteht, welche schlußendlich in einem chronischen Abszeß mit epithelialer Auskleidung der Abszeßhöhle resultiert. Der pathogenetische Stellenwert der Haare wird kontrovers diskutiert. Einerseits kann ein Pilonidalsinus bei beinahe haarlosen Personen produziert werden und andererseits leiden stark behaarte Menschen häufiger unter dieser Erkrankung.

Klinik. Klinisch äußert sich diese Erkrankung meist in einem akuten Abszeß in der Rima ani oder als chronisch sezernierende Fistel.

> **!** In über 80 % der Fälle sind Männer zwischen den 16. und 25. Lebensjahr betroffen.

Therapie. Der akute Abszeß wird inzidiert. Die longitudinale Inzision sollte lateral der Rima ani durchgeführt werden. Sämtliche Haare sind zu entfernen. Der Patient wird angewiesen, die Wunde zu duschen und neu entstehende Haare peinlichst zu epilieren.

Der pilonidale Sinus im chronischen Stadium wird durch spärliche Exzision der Fistelöffnungen mit Bürstenkürettage der Haare und des Débris saniert ***(Verfahren nach Lord)***. Die Erfolgsrate beträgt über 80 % bei einem mittleren Nachbeobachtungsintervall von $3^1/_2$ Jahren. Mißlingt diese Methode und bedarf es einer größeren Exzision mit primär nicht verschließbarer Wunde, ist eine plastische Deckung mittels Z-Plastik oder Verschiebelappens angezeigt.

Komplikation. Ein Karzinom im chronischen Pilonidalsinus ist selten. Meist handelt es sich um hochdifferenzierte Plattenepithelkarzinome (***deshalb immer Histologie***!).

28.4.10 Sexuell übertragbare Krankheiten und anale Manifestationen von AIDS

Da das Anorektum zunehmend für erotische Praktiken gebraucht wird, steigt die Inzidenz der sexuell übertragbaren Krankheiten. Monogame Homosexuelle haben kein erhöhtes Risiko gegenüber monogamen Heterosexuellen.

Bakterielle Erreger. Von den bakteriellen Infektionen sind Gonorrhö, Chlamydia trachomatis und Shigellen zu nennen, welche allesamt mit einer eitrigen Proktitis bzw. mit Kryptenabszessen und Ulzerationen einhergehen können. Therapeutisch sind insbesondere Zeftriaxon und Doxizykline (Gonorrhö), Tetrazykline (Chlamydia trachomatis), Erythromycin (Campylobacter) und Ciprofloxacin (Shigellen) wirksam.

Das Kankroid (Haemophylus Ducrey) und das Granuloma inguinale (Donovania granulomatosis) sind seltenere bakterielle Infektionen, welche mit schmerzhaften anorektalen und genitalen Ulzera bzw. schmerzhafter Lymphadenopathie einhergehen können. Erythromycin und Tetrazykline stellen die Therapie der Wahl.

> **!** Auch die Syphilis gehört in die Differentialdiagnose anorektaler Erkrankungen.

Viren. Der Herpes simplex kommt bei Homosexuellen in 6 % der Fälle mit schwerer Proktitis vor. Das Hepatitis-B-Virus, Entamoeba histolytica und Giardia lamblia können anorektal übertragen werden.

AIDS-induzierte anorektale Erkrankungen

Die globale Epidemie AIDS hat zu einer Plethora von kolorektalen Manifestationen geführt. Die akute Zytomegalievirus-Ileokolitis ist die häufigste Indikation zur notfallmäßigen Laparotomie bei homosexuellen AIDS-Patienten (massive multifokale kolorektale Ulkusblutung bzw. Ulkusperforation).

Die Kryptosporenkolitis und die Isosporenkolitis können sich mit blutiger Diarrhö und Gewichtsverlust manifestieren, bevor die HIV-Erkrankung diagnostiziert ist. Die Diagnose erfolgt durch eine Rektumbiopsie. Ähnlich erscheinen ca. $^{1}/_{3}$ der AIDS-Patienten mit Condylomata accuminata, anorektaler Sepsis oder Proktitiden vor Diagnose des HIV (human immunodeficiency virus) in der proktologischen Sprechstunde.

Von den bösartigen Tumoren ist das ***Kaposi-Sarkom*** der häufigste Tumor bei AIDS-Patienten. Zwischen 43 und 77 % der homosexuellen und bisexuellen männlichen Patienten mit AIDS haben ein Kaposi-Sarkom. Es handelt sich um einen malignen Tumor, hervorgehend von endothelialen Zellen, welche sich als indolente Hautläsionen manifestieren. Die Anzahl der kutanen Kaposi-Sarkome scheint mit gastrointestinaler Beteiligung zu korrelieren. Diese können vom Mund bis zum Anus verteilt sein und zu Melaena, Haematochezie, Blutung, Obstruktion und Perforation führen. Die Diagnose ist mit Endoskopie und Biopsie zu stellen. Die Therapie erfolgt mittels Zytostatika. Die Todesursache bei AIDS-Patienten mit Kaposi-Sarkom ist meist durch eine oder mehrere opportunistische Infektionen verursacht. Eine Operation ist selten notwendig. Indikationen können Blutung, Obstruktion oder Invagination sein. Das mediane Überleben der AIDS-Patienten mit Kaposi-Sarkom beträgt zwischen 18 und 22 Monaten, unabhängig von der Therapieart.

Anorektale maligne Lymphome (Non-Hodgkin-Lymphom) und ***Analkarzinome*** sind zusätzliche Risikoerkrankungen bei AIDS.

> **!** Anorektale Operationen bei Patienten mit HIV-Erkrankung und AIDS sind mit einem erhöhten Komplikationsrisiko verbunden.

Viele Autoren haben eine direkte Korrelation zwischen Wundheilung und entweder der absoluten Leukozytenzahl oder der CD 4 + (Helferzell-T-Lymphozyten)-Zellzahl gezeigt.

Somit empfiehlt sich, bei symptomatischen HIV-positiven Patienten eine aggressive anorektale Chirurgie zu limitieren. Im Falle von asymptomatischen HIV-positiven Menschen können anorektale Operationen mit einem vertretbaren Risiko durchgeführt werden.

28.4.11 Anale Inkontinenz

> Anale Inkontinenz bedeutet Verlust der Kontrolle für Gas, flüssigen oder festen Stuhl, bedingt durch ein sensorisches muskuläres Defizit oder durch ein mechanisches Hindernis am anorektalen Übergang.

Pathogenese. In abnehmender Häufigkeit sind perineales Geburtstrauma, chirurgisches Trauma (Status nach Fistelchirurgie, analer manueller Dilatation, subkutaner Sphinkterotomie, Hämorrhoidektomie, Fissurexzision), Beckenbodendeszensus und neurologische Defekte (Diabetes mellitus, Meningomyolozele, zentrale Diskushernie, Multiple Sklerose, AIDS, sakrale Invasion einer Beckenneoplasie) Ursache für eine Stuhlinkontinenz. Weitere, weniger häufige Gründe sind Status nach durchgeführter Rektopexie mit persistierender Inkontinenz nach totalem Rektumprolaps, idiopathischer Beckenbodenneuropathie, Megarektum und Pfählungsverletzungen.

Anamnese. Die exakte Anamnese ist entscheidend für die Bestimmung von Inkontinenzgrad und Leidensdruck des Patienten, am besten mittels Fragebogen (s. S. 648).

Untersuchung. Nach digitaler Palpation und Proktoskopie erfolgt die anale Sonographie zur Suche und Lokalisation eines Sphinkterdefektes. Die Videodefäkographie kann eine rektale Ursache der Inkontinenz ausschließen. Die anale Manometrie objektiviert die Sphinkterfunktion. Mittels Pudendus-Latenzzeitmessung wird eine Pudendusneuropathie festgestellt.

Therapie. Ein klarer Sphinkterdefekt wird genäht (muskelüberlappende Nahttechnik = Overlapping Plastik). Gute Langzeitresultate: > 80 % normale Kontinenz.

Im Falle einer Pudendusneuropathie (idiopathische Inkontinenz) hat sich in den letzten Jahren gezeigt, daß mit einer vorderen und hinteren M. levator ani-Raffung eine Verbesserung der Inkontinenz erzielt werden kann. Sollte dies nicht der Fall sein, bietet sich die M. gracilis-Transposition mit elektrischer Stimulation (der linke M. gracilis wird am Pes anserinus abgehängt und bis auf seinen Gefäßnervenstiel am proximalen Oberschenkel freipräpariert, subkutan um den Analkanal gezogen und mit seinem distalen sehnigen Anteil am Tuber ossis ischii fixiert) an. Am Nerveneintrittspunkt wird eine Stimulationselektrode implantiert, welche subkutan an eine Batterie, die in der subkostalen Region links gelegen ist, angeschlossen wird. Diese Batterie erlaubt eine chronische elektrische Stimulation des Gracilis-Muskels, um diesen von einem „schnell zuckenden" zu einem „langsam zuckenden" Muskel umzupolen (verhindert die schnelle Ermüdung). Verspürt der Patient Defäkationsdrang, kann er mittels eines Magnetes die Batterie ausschalten, so daß der Muskeltonus abnimmt und die Defäkation möglich wird.

28.5 Das Rektumkarzinom

Rektumkarzinome sind in den meisten Fällen Adenokarzinome. Bedingt durch die größtenteils extraperitoneale Lage des Rektums und als funktionelle anorektale Einheit nimmt das Rektum eine Sonderstellung in der kolorektalen Pathologie ein und läßt eine separate Diskussion des Rektumkarzinoms rechtfertigen.

Epidemiologie. In der Schweiz treten jährlich ca. 2.600 neue Fälle mit Rektumkarzinom auf im Vergleich zu ca. 42.000 neuen Fällen in den USA. Die Inzidenz in Europa und Nordamerika beträgt etwa 15 Fälle pro 100.000 Einwohner.

Der Altersgipfel liegt im 6. und 7. Lebensjahrzehnt, im Alter unter 40 Jahren finden sich relativ häufiger fortgeschrittene Stadien.

Hohe alimentäre Fettzufuhr, schlackenarme Kost und auch genetische Faktoren sollen eine Rolle bei der Entstehung des Rektumkarzinoms haben (familiäre Polypose mit obligater maligner Entartung). Für die Entstehung ist auch im Rektum die Adenom-Karzinom-Sequenz anerkannt.

Penetration und Ausbreitung. Von einem fortgeschrittenen invasiven Karzinom spricht man, wenn die Lamina muscularis mukosa penetriert ist. Beim Erreichen der Submukosa liegt das Risiko einer Lymphknotenmetastasierung bereits bei 10–20 %, da die Karzinomzellen Anschluß an die venöse und lymphatische Drainage finden.

Das Rektumkarzinom penetriert direkt durch die ganze Rektumwanddicke und wächst primär weniger in longitudinaler Richtung. Eine transperitoneale Ausbreitung entsteht meist erst dann, wenn der Tumor per continuitatem durch das Peritoneum durchgewachsen ist. Auch besteht das Risiko, daß abgeschilfterte maligne Zellen eines Rektumkarzinoms sich in analen Wunden, z. B. nach Hämorrhoidektomie, Fistelektomie oder Fissurektomie, implantieren können.

Die ***lymphatische Drainage*** und somit der lymphatische Metastasierungsweg erfolgt entlang der Rectalis-superior-Gefäße nach oben entlang der Rectalis-media-Gefäße nach lateral und zu den iliakalen und inguinalen Lymphknoten kaudal. Durch Blockade der Lymphgefäße der einen Richtung kann es zur Lymphflußumkehr und zum Befall der iliakalen bzw. inguinalen Lymphknoten kommen (vermehrtes Risiko beim wenig differenzierten und undifferenzierten Karzinom). Die Invasion der inguinalen Knoten entsteht meist erst bei Tumorinvasion unterhalb des Levators (Linea dentata). Neuere Studien haben gezeigt, daß eine distale intramurale Metastasierung selten 2 cm überschreitet. Selbst beim schlecht differenzierten Karzinom profitiert der Patient nicht von einem distalen Sicherheitsabstand von > 3 cm.

Fernmetastasen entstehen durch Aussaat via die Blutbahn. Die Inzidenz der Gefäßstreuung korreliert mit der Penetrationstiefe und dem Differenzierungsgrad des Primärtumors. Die häufigste Lokalisation der Fernmetastasen ist die Leber, gefolgt von der Lunge.

Stadieneinteilung. Die Astler/Coller-Klassifikation beschreibt eine feinere Unterteilung in der Tiefenpenetration innerhalb der Rektumwand als die Dukes-Klassifikation. Die TNM-Klassifikation (Tumor-Node-Metastasis) ist am besten evaluiert und findet heute generelle Akzeptanz. Das ideale Staging-System sollte eine

Entscheidungshilfe für die chirurgische Verfahrenswahl bieten*.

Zukünftig wird auch die Bestimmung des DNA-Gehaltes durch Flow-Zytometrie immer mehr an Bedeutung gewinnen. Ein Zusammenhang zwischen Penetrationstiefe und nodalem Status zur DNS-Ploidie besteht (diploide Karzinome scheinen weniger aggressiv als polyploide). Die folgenden Ausführungen basieren auf dem TNM-System (s. Kap. 27, Tabelle 27.2)*.

Klinik. Die meisten Rektumkarzinome bleiben lange Zeit symptomlos.

> **!** Blut im Stuhl ist so lange ein Hinweis auf ein Rektumkarzinom, bis dieses endoskopisch/bioptisch ausgeschlossen ist.

Zusätzliche Symptome sind Veränderung der Stuhlgewohnheiten (Symptom des falschen Freundes = anstelle gewollten vermeintlichen Gasabgangs entweicht Stuhl). Liegt das Karzinom im distalen Rektum, kann ein Gefühl der inkompletten Entleerung bestehen oder der Stuhl wird bleistiftförmig.

Diagnostik und Einteilung. Klinisch können Karzinome bis 8–10 cm ab Linea anocutanea mit dem Finger untersucht werden. Dabei sind von Bedeutung: Lokalisation des Tumors (Höhe und Quadrant), die Ausdehnung und Verschieblichkeit gegenüber der Unterlage. Beim klinischen Stadium I (nach Mason) liegt ein ***mobiler Tumor*** vor, der auf die Schleimhaut limitiert ist und gegenüber der Muscularis in der Submukosa verschieblich ist. Das klinische Stadium II bedeutet einen gegenüber der Umgebung des Rektums ***beweglichen Tumor***, nicht aber gegenüber der Rektumwand (Muscularis propria eingebrochen). Im klinischen Stadium III hat der Tumor alle Wandschichten durchwachsen, die Beweglichkeit des Rektumschlauchs durch den Tumor ist ***leicht behindert***. Im klinischen Stadium IV ***fixiert der Tumor*** das Rektum. Das klinische Stadium V bedeutet generalisierte Tumorkrankheit mit Fernmetastasen.

Nach erfolgter Rektoskopie mit Biopsie des Tumors folgt die endorektale Sonographie, wobei die Penetrationstiefe des Tumors und Ausdehnung gegenüber der gesunden Rektumwand festgestellt werden können (korrektes Staging in ungefähr 90 % der Fälle). Eine Lymphknotenbeteiligung kann mit einer diagnostischen Sicherheit von etwa 70 % angegeben werden.

Computertomographie und Magnetresonanztomographie bringen gegenüber der endorektalen Sonographie für die lokoregionäre Beurteilung keine diagnostische Verbesserung.

> **!** Zum Ausschluß von Leber- und Lungenmetastasen sind routinemäßig eine Sonographie des Abdomens und ein konventionelles Thoraxröntgenbild durchzuführen.

Bei Verdacht auf T4-Tumoren im mittleren und distalen Rektum kann ein intravenöses Pyelogramm und eine Zystoskopie indiziert sein. Eine totale Koloskopie zum Ausschluß von Polypen bzw. eines synchronen Kolonkarzinoms hat in jedem Fall zu erfolgen.

Weißes und rotes Blutbild u. a. zur Feststellung einer Anämie, Leberparameter als Hinweise auf eine mögliche Metastasierung. Karzinoembryonales Antigen (CEA) als Grundlage für den weiteren postoperativen Verlauf (postoperativer initialer Abfall, bei erneutem Anstieg hochgradiger Rezidivverdacht).

Handelt es sich aber um ein fortgeschrittenes Karzinom (Infiltration der Muscularis propria), ist die Sphinkterfunktion und Morphologie mit ***analer Manometrie*** und ***Sonographie*** zu prüfen. Im Falle eines gut oder mäßig differenzierten UT2- oder UT3-Karzinoms mit intaktem Sphinkter und einem möglichen distalen Sicherheitsabstand von über 2 cm ist die Indikation zur totalen mesorektalen Rektumresektion mit kolonpouchanaler Rekonstruktion gegeben. Im Falle eines T4-Karzinoms oder eines wenig differenzierten Karzinoms wird der Patient präoperativ bestrahlt, um nach einem Intervall von 6 Wochen, intakte Sphinkterfunktion vorausgesetzt, eine totale Rektumresektion durchzuführen. Eine alleinige adjuvante Chemotherapie scheint zur Zeit nicht gerechtfertigt.

Präoperative Vorbereitung. Orthograde kolorektale Lavage (3–4 l Fortranlösung), perioperative antibiotische Kurzzeit-Prophylaxe, Thromboembolieprophylaxe, Aufklärung über potentielle Komplikationen, wie Impotenz bei Männern (enge Beziehung zwischen Rektumvorderwand und parasympathischen Nervenfasern S4 auf Höhe der Samenblasen). Wenn eine abdominoperineale Resektion nicht ausgeschlossen ist oder ein protektives Kolostoma geplant ist, muß präoperativ durch den Stomatherapeuten die Lokalisation an der Bauchwand angezeichnet und der Patient über die Konsequenzen und den Einfluß eines Stomas auf den Lebensstil informiert werden.

Therapie. Bei ***Tumoren des proximalen Rektums*** wird eine anteriore Rektumresektion durchgeführt mit Anastomose von Colon descendens und mittlerem Rektum auf Höhe der peritonealen Umschlagfalte (Handanastomose, transanale Klammernahtanastomose mit zirkulärem Stapler).

Fortgeschrittene Karzinome des extraperitonealen ***mittleren und distalen Rektumdrittels*** verdienen aus onkologischen und funktionellen, d. h. kontinenzerhaltenden Gründen besondere Beachtung. Von

Bedeutung sind hier der distale Sicherheitsabstand (mindestens 2 cm), eine totale mesorektale und weit laterale Rektumresektion, eine möglichst vollständige Resektion des lymphovaskulären Stiels aortennahe. Die iliakale pelvine Lymphadenektomie wird nicht routinemäßig durchgeführt, da sie eindeutig eine höhere Morbidität zur Folge hat, ohne die lokoregionäre Rezidivrate und das Langzeitüberleben zu verbessern. Die Anastomose nach totaler Rektumresektion erfolgt koloanal entweder in Höhe des proximalen Analkanals mit Klammernahtgerät oder in Höhe der Linea dentata transanal mittels Handnaht. Immer häufiger wird der koloanalen Anastomose ein Kolonreservoir vorgeschaltet mit dem Ziel, die Reservoirkapazität zu erhöhen, um imperativen Stuhldrang und hohe Stuhlfrequenzen zu vermindern (s. Abb. 28.8).

Tumoren im distalen Drittel, also Tumoren, deren Unterrand weniger als 3 cm von der Linea dentata entfernt sind und auch große wanddurchbrechende und undifferenzierte Karzinome des ganzen distalen Drittels, eignen sich nicht für einen kontinenzerhaltenden Eingriff. Diese Tumoren können vorbestrahlt und/oder mit einer abdominoperinealen Rektumamputation (s. Kap. 28.6) behandelt werden. Eine zusätzliche Indikation zu dieser Operation kann sich bei lokalen Rezidivtumoren nach tiefer vorderer Resektion ergeben. Bei bestrahlten Patienten hat dieser Eingriff eine höhere Morbidität und kann technisch schwierig sein. Die rezidivfreie Zeit beträgt nur in Ausnahmefällen mehr als 2 Jahre.

Frühkarzinome oder ***villöse Adenome*** im distalen und mittleren Rektum eignen sich für eine kontinenzerhaltende lokale Exzision. Im Falle des Karzinoms gilt es, die tumorpathologischen Parameter zu berücksichtigen, die eine lokale Exzision erlauben, d. h. Durchmesser von weniger als 3 cm mit tumorfreiem Resektionsrand und Sicherheitsabstand von 1 cm, endosonographisch maximal UT1-Karzinom (U = endosonographisch). Als Methoden stehen die lokale „full thickness excision", die transanal endoskopische Mikrochirurgie (TEM, s. Abb. 28.11) und die parasakrale hintere Rektotomie (Mason) zur Anwendung (s. Kap. 28.6).

Additive Therapie. Eine ***präoperative Radiochemotherapie*** führt bei Adenokarzinomen des Rektums im Stadium pT3, N0/N + (ab Stadium Dukes B2) zu einer Senkung der Lokalrezidivrate, aber nicht sicher zu einer Verbesserung der Überlebenschancen. Präoperativ sollte die applizierte Strahlendosis 40 Gray nicht übersteigen. Die perioperative Morbidität ist erhöht und führt nach abdominoperinealer Rektumamputation vermehrt zu perinealen Wundheilungsstörungen. Infolge nicht 100 %iger präoperativer Staging-Sicherheit besteht das Risiko der Überbehandlung wegen „Over staging" des Tumors. Unter „Down staging" versteht man eine Stadienminderung als Folge einer onkologisch wirksamen präoperativen Tumortherapie.

Die ***postoperative Radiochemotherapie*** ab TNM-Stadium II* bewirkt ebenfalls eine Verminderung der lokoregionären Rezidivrate, aber keine Verbesserung der Überlebenszeiten. Dabei ist die perioperative Morbidität insbesondere nach koloanaler Rekonstruktion höher als nach präoperativer Radiochemotherapie. Inkontinenzrisiko, Fibrosierung des anastomosierten Darmstücks und erhöhte Wundinfektrate schmälern das funktionelle Resultat.

Eine adjuvante Chemotherapie mit 5 FU und Leukovorin ist für das Rektumkarzinom nicht in gleicher Weise belegt wie für das Kolonkarzinom, kann aber trotzdem für Lymphknoten-positive Tumorstadien erwogen werden.

Solitäre ***Lebermetastasen*** werden anläßlich der Erstoperation nur ***synchron*** entfernt, wenn sie mit einer Keilexzision saniert werden können. Routinemäßig werden anläßlich der Erstoperation mittels intraoperativer Sonographie zusätzliche Tumoren in der übrigen Leber ausgeschlossen. Eine größere Leberresektion wird 3 Monate später durchgeführt nach vorgängiger CT-Kontrolle (Ausschluß Befall kontralaterale Leber, Ausschluß extrahepatische Tumormanifestation). Die ideale Indikation für eine geplante Leberresektion ergibt sich bei weniger als 4 Metastasen, gut differenziertem Primärtumor ohne Lokalrezidiv, genügendem Sicherheitsabstand von mindestens 1 cm peritumoral und Fehlens von portalen Lymphknoten.

Bei ***inoperablen Rektumkarzinomen*** können ***palliativ*** auch transanale, kryochirurgische Eingriffe, Laserresektion und Elektrokoagulation zur Anwendung kommen.

Als postoperative ***Komplikationen*** können auftreten: Anastomoseninsuffizienz, Miktionsstörungen, Störungen der Sexualität, präsakrale Abszesse und bei Sphinktererhaltung mögliche partielle anale Inkontinenz.

Die ***Tumornachsorge*** erfolgt gleich wie beim Kolonkarzinom (s. Kap. 27). Zusätzlich wird 3-monatlich eine endorektale Sonographie während der ersten 12 Monate und anschließend 6-monatlich durchgeführt.

Die lokoregionäre ***Rezidivrate*** beträgt 10–20 % und mehr. Das 5-Jahresüberleben beträgt bei T3, N0-Tumoren zwischen 65 und 80 % und bei T3, N + -Tumoren zwischen 25 und 45 %.

Fallbeispiel

Ein 43 jähriger Patient kommt mit Pruritus ani, zeitweise Blut im Stuhl seit 2 Monaten, Obstipation und Entleerungsstörungen bei der Defäkation in die proktologische Sprechstunde. Die digitale Untersuchung ergibt eine ca. 3 cm große Resistenz 6 cm ab ano links lateral. Die Biopsie ergibt ein mäßig differenziertes Adenokarzinom und endosonographisch Verdacht auf Infiltration der Muscularis propria ohne Anhaltspunkte für Lymphknotenvergrößerung.

Vorgehen:

a) Präoperative Radiotherapie und transanale lokale Exzision des Tumors?

b) Koloskopie, Sphinktermanometrie, anschließend intraoperative Sonographie, totale Rektumresektion und koloanale Rekonstruktion?

c) Abdominoperineale Rektumamputation und evtl. postoperative Radiotherapie?

Antwort: Infolge eines mäßig differenzierten Karzinoms, welches zur Linea dentata einen Abstand von 3 cm hat und die Rektumwand nicht ganz durchwächst, kann ohne präoperative Radiotherapie eine totale Rektumresektion mit Sphinktererhaltung durchgeführt werden.

28.6 Typische Operationsverfahren an Rektum und Anus

In der Operationstechnik des Anorektums unterscheidet man Resektionsverfahren bei malignen Erkrankungen von solchen bei gutartigen Erkrankungen. Die chirurgische Resektion des tumortragenden Darmabschnitts mit dem dazugehörigen Lymphabflußgebiet ist die wichtigste und wirkungsvollste therapeutische Modalität in der Behandlung von bösartigen Rektumtumoren. Folgende Ziele werden angestrebt:

- Mittels totaler Exzision des dorsalen Mesorektums und einer weit lateralen Resektion der Aufhängebänder und des supraanalen lateralen Lymphabflußgebiets soll eine kurative Situation mit geringem lokoregionärem Rezidivrisiko und guter Überlebenschance erreicht werden.
- Durch sphinktererhaltende Rektumresektion und physiologische Rekonstruktion der anorektalen Anatomie sollen eine gut kontrollierbare Defäkation und somit gute Lebensqualität erhalten werden. Dabei gilt es die Grenzen, welche eine Sphinktererhaltung onkologisch und funktionell erlauben, strikt einzuhalten. Ausgehend von diesen Voraussetzungen sind folgende typische Operationsverfahren zur Entfernung von Rektumtumoren zu unterscheiden.

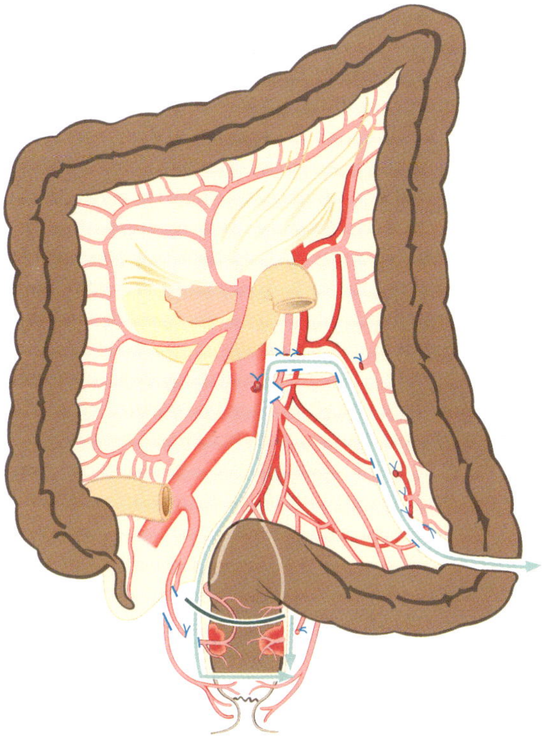

Abb. 28.7. Tiefe vordere Rektumresektion (Anastomose auf Höhe des M. puborectalis oder der Linea dentata)

28.6.1 Vordere „anteriore" Rektumresektion

> Die anteriore Resektion ist die Radikaloperation für operable Tumoren im Bereich des rektosigmoidalen Übergangs und des proximalen Rektumdrittels

Die Vereinigung von Colon descendens und Rektumstumpf erfolgt entweder auf abdominalem Weg durch Handnaht, transanal bei sehr tiefer koloanaler Anasto-

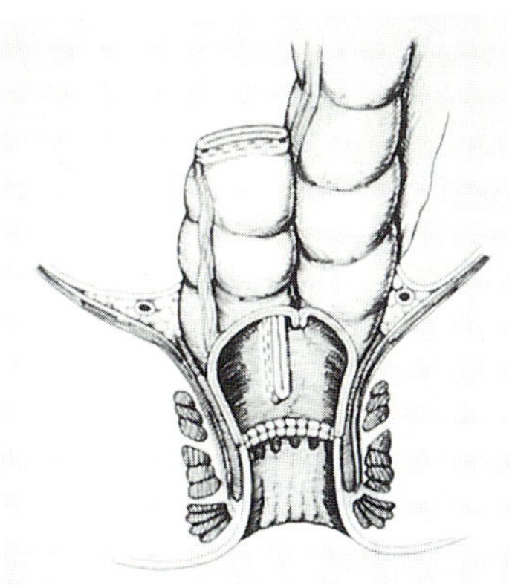

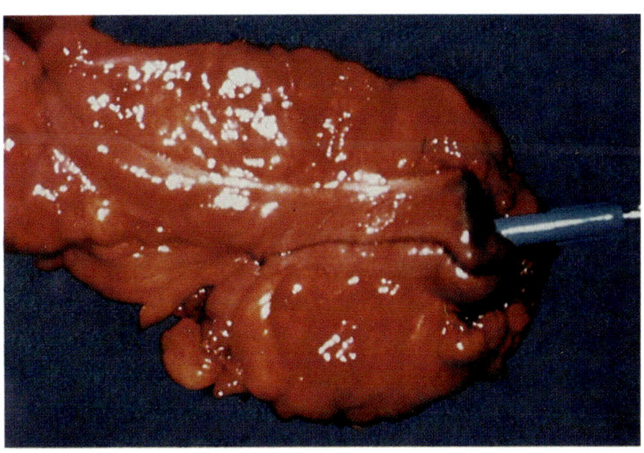

Abb. 28.8. Kolon-J-Reservoir (Kapazitätserhöhung)

mose von Hand oder in beiden Fällen mit mechanischen Nähapparaten (Abb. 28.7). Der Kontinenzapparat mit der dazugehörigen Rektumampulle bleiben erhalten. Karzinome im mittleren Rektumdrittel, d. h. 7,5 bis 12 cm ab Linea anocutanea, können in der Regel mit einer tiefen vorderen, d. h. einer totalen Rektumresektion kontinenzerhaltend operiert werden. Die Rekonstruktion zwischen Kolon und Analkanal erfolgt mit einem mobilisierten Kolonsegment (Colon descendens). Zur Kapazitätserhöhung wird zunehmend ein Kolonreservoir vorgeschaltet (Abb. 28.8). Dabei wird ähnlich dem Ileum-J-Pouch (s. chirurgische Behandlung der Colitis ulcerosa bzw. Polyposis coli) das nach Rektumresektion endständige Colon descendens 10 cm J-förmig nach proximal umgeschlagen, mittels Klammernahtgerät zu einem Darmbeutel vereinigt und am Apex wird der J-Schenkel von Hand an der Linea dentata anastomosiert.

28.6.2 Abdominoperineale Rektumamputation (Operation nach Miles)

> **!** Liegt ein Rektumkarzinom zu tief oder ist der Tumor zu groß, um eine aus tumorbiologischer Sicht sichere sphinktererhaltende Resektion und Anastomose gewährleisten zu können, so entfällt mit dem Rektum auch der ganze Sphinkterapparat.

Der Eingriff wird auf abdominalem und perinealem Weg durchgeführt und das Sigma wird als ***endständiges Stoma*** ausgeleitet. Eine Wiederherstellung der Kontinuität ist unmöglich. Das Perineum wird verschlossen. Bei der Frau kann eine Mitresektion der Scheidenhinterwand notwendig sein. Durch eine tägliche Dickdarmspülung über das Kolostoma kann erreicht werden, daß tagsüber ohne Auffangbeutel auszukommen ist. Eine sog. Stomakappe kann als Abdeckung genügen und der Beutel in einem günstigen Fall nur nachts getragen werden.

28.6.3 Parasakraler transsphinktärer Zugang nach Mason

Der Patient ist in Bauchlage mit flektierter Hüfte, flektierten Knien und gespreizten Beinen gelagert (Abb. 28.9). Eine lokale oder kurze segmentale sphinktererhaltende Tumorresektion ohne oder mit vollständiger Spaltung des äußeren und inneren Sphinkters ist ohne Eröffnung des Abdomens möglich. Für diesen Zugang eignen sich große villöse Adenome mit einer Län-

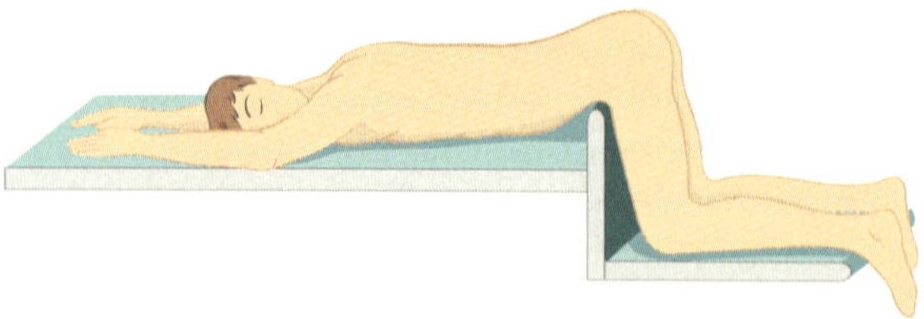

Abb. 28.9. „Heidelberger Lagerung" für den parasakralen suprasphinktären Rektumzugang

genausdehnung von über 3 cm, die mit der transanal endoskopischen Mikrochirurgie (TEM) nicht entfernt werden können.

28.6.4 Transanale Tumorresektion

Benigne Tumoren, d. h. große villöse Adenome, können im proximalen und mittleren Rektumdrittel mit der ***transanal endoskopischen Mikrochirurgie*** (TEM) ohne Laparotomie sehr übersichtlich entfernt werden (s. Abb. 28.11). Größere zirkuläre Adenome eignen sich nicht für eine transanale endoskopische Abtragung. Sie werden durch einen parasakral suprasphinktären Zugang (Abb. 28.10) angegangen.

Kleine mobile Tumoren (pT1, N0, max. pT2, N0, hochdifferenziert, unter 3 cm Durchmesser) im distalen Rektum können transanal in voller Wanddicke

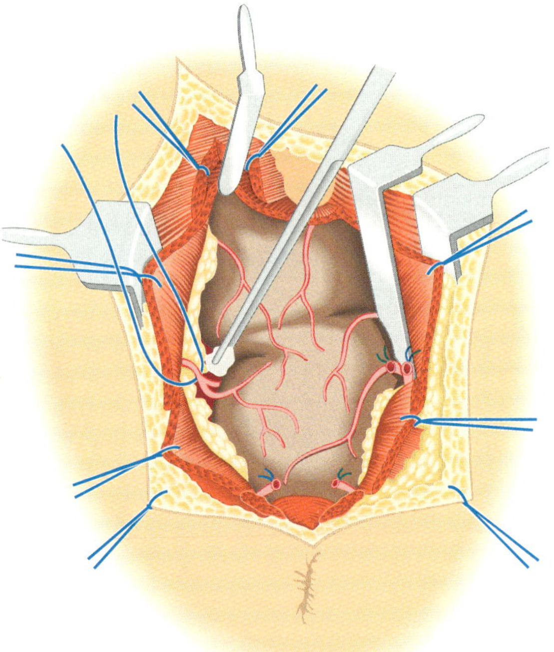

Abb. 28.10. Aufsicht dorsales Rektum nach Inzision von Lig. anococcygeum und M. glutaeus maximus

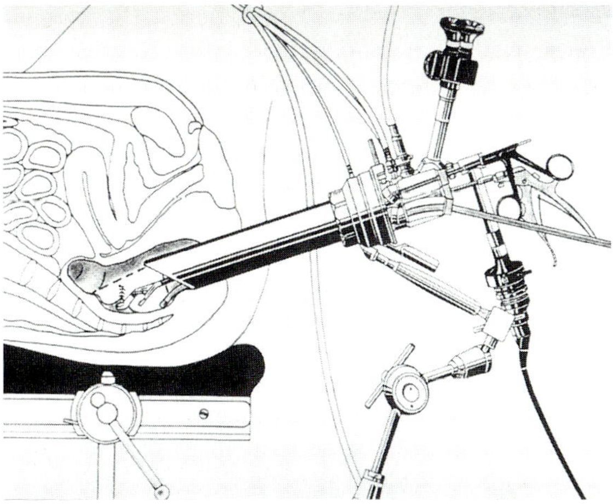

Abb. 28.11. Die transanal endoskopische Mikrochirurgie. Operationsrektoskop mit mikrochirurgischen Instrumenten erlauben die übersichtliche Tumorresektion im CO_2-gefüllten Rektum

reseziert werden. Hier erweist sich die Endosonographie zur Beurteilung der Tiefenpenetration und damit der Verfahrenswahl als wertvoll. Die transanal endoskopische Mikrochirurgie (TEM) ist im distalen Rektum technisch schwierig und somit Tumoren oberhalb 7 cm ab Linea anocutanea (LAC) vorbehalten.

Bei selektiver Indikation, d.h. bei Hochrisikopatienten mit einem pT1 oder pT2N0-Karzinom im distalen Rektum kann ausnahmsweise eine transanal lokale Exzison mit eventueller Nachbestrahlung genügen.

28.7 Das Analkarzinom

Analkarzinome sind selten und betreffen nur 3–4% aller anorektalen Karzinome.

Klassifikation. Pathogenetisch ist es hilfreich, die Karzinome in Analrandkarzinome (unterhalb der Linea dentata) und in Analkanalkarzinome (oberhalb der Linea dentata) einzuteilen. Dies deshalb, weil unterhalb der Linea dentata das Anoderm aus Plattenepithel besteht und innerhalb 6–12 mm oberhalb der Linea dentata hochzylindrisches, kuboidales Übergangsepithel oder auch Plattenepithel gefunden wird. Deshalb wird diese Zone auch kloakogene oder Übergangszone genannt. Der Lymphabfluß in diesem Bereich, d.h. unterhalb des M. levator ani, verläuft nach lateral entlang der A. haemorrhoidalis inferior in inguinale und weiter proximal in iliakale Lymphknoten.

28.7.1 Analrandkarzinome

Hierbei sind das Plattenepithelkarzinom, das Basalzellkarzinom, der M. Bowen und der perianale M. Paget zu unterscheiden.

Plattenepithelkarzinome

Sie werden trotz ihrer oberflächlichen Lokalisation meist erst spät erkannt. Sie erscheinen polypoid oder ulzerös. Blutung, Schmerzen, Pruritus und partielle anale Inkontinenz gehören zu den Hauptsymptomen. Kleine oberflächliche Karzinome ohne Infiltration der Linea dentata werden lokal exzidiert, sofern ein Sicherheitsabstand von 2 cm zum normalen Gewebe eingehalten werden kann. Im Gegensatz zu den Karzinomen des Analkanals gibt es keine Erfahrungen mit der kombinierten Radiochemotherapie beim Analrandkarzinom. Für fortgeschrittene Karzinome, welche die Linea dentata involvieren oder den darunterliegenden Muskel, bleibt nur die abdominoperineale Rektumamputation. Das 5-Jahresüberleben variiert zwischen 68 und 100% nach lokaler Exzision und zwischen 35 und 80% nach abdominoperinealer Resektion beim fortgeschrittenen Karzinom.

Andere Malignome

Basalzellkarzinome, M. Bowen (langsam wachsendes intraepidermales Plattenepithelkarzinom = Carcinoma in situ) und perianaler M. Paget (intraepitheliales Adenokarzinom, entstehend aus den apokrinen Drüsen) sind extrem selten. Die klinische Erscheinung ist ähnlich dem Plattenepithelkarzinom. Auch hier besteht die Therapie in lokaler Exzision weit im Gesunden und Rezidiv in einer abdominoperinealen Amputation.

28.7.2 Karzinome des Analkanals

Einteilung. Hier sind das Epidermoidkarzinom (Plattenepithelkarzinom, basaloides oder kloakogenes Karzinom, mukoepidermoides Karzinom), das Adenokarzinom und das maligne Melanom zu unterscheiden. Obwohl die verschiedenen Varianten des epidermoiden Analkanalkarzinoms histologisch verschieden sind, weisen sie eine ähnliche Therapieantwort auf.

Klassifikation. Die Klassifikation der Tumoren berücksichtigt die Penetrationstiefe, d.h. T1 bedeutet Tumor unter 2 cm, T2 – Tumor über 2 cm, aber unter 5 cm, T3 – Tumor über 5 cm und T4 Invasion benachbarter Organe. N1 bedeutet Beteiligung der ipsilateralen inguinalen Lymphknoten, N2 unilateral iliakale und/oder inguinale Lymphknoten und N3 perirektale und inguinale und/oder bilateral iliakale Lymphknoten.

Klinik. Klinisch manifestieren sich die Tumoren mit Blutung, Schmerzen und einer indurierten analen Masse. Häufig werden sie als Hämorrhoiden verkannt.

Diagnostik. Die Proktoskopie mit Biopsie ist diagnostisch und die endoanale Sonographie dient zur Volumenmessung des Tumors und zur Einschätzung der Tiefenpenetration. Eine inguinale Palpation nach der Suche von Lymphknotenmetastasen ist obligat.

Therapie. Therapeutisch hat sich klar gezeigt, daß ***die Radiochemotherapie die Therapie der Wahl*** für die meisten Patienten ist. Insbesondere profitieren Patienten mit T1- und T2, N0-Karzinomen von dieser Therapie, da ein mutilierender Eingriff, wie ausgedehnte lokale Exzision und abdominoperineale Rektumamputation evtl. vermieden werden können, ohne das lokale Rezidivrisiko zu erhöhen oder das Langzeitüberleben zu gefährden. Die Operation sollte den Rezidiven nach Radiochemotherapie reserviert bleiben. Bei fortgeschrittenen Karzinomen, d.h. bei primären Tumoren über 4 cm kann mit kombinierter Radiochemotherapie zwischen 38 und 76 % eine lokale Kontrolle erzielt werden. Die abdominoperineale Rektumamputation bleibt hier den Fällen vorbehalten, welche eine strahlenbedingte lokale Komplikation (Inkontinenz, Blutung, Tumorzerfall) oder eine Progredienz des Tumors aufweisen.

Prognose. Ein prognostischer Vergleich der Therapieverfahren zeigt, daß mit der traditionellen Therapie mit abdominoperinealer Resektion ein 5-Jahresüberleben um 50 % erreicht werden konnte. Die Radiotherapie alleine erzielt eine lokale Kontrolle und weist ein 5-Jahresüberleben zwischen 40 und 80 % auf. Die Behandlung mit kombinierter Radiochemotherapie resultiert in einer „response rate" von ca. 90 % und einem 5-Jahresüberleben zwischen 70 und 85 %.

Adenokarzinom

Das Adenokarzinom des Analkanals ist meist ein distales Rektumkarzinom, das in den Analkanal fortschreitet. Nur beim Frühkarzinom ist eine lokale Exzision gerechtfertigt.

Malignes Melanom

Das maligne Melanom ist sehr selten und betrifft ca. 1–3 % aller Melanome. Selten infiltriert das Melanom umgebende Organe, es wächst jedoch submukös nach proximal ins Rektum und befällt perirektale, perianale und mesenteriale Lymphknoten. Fernmetastasen treten früh und schnell, meist in Leber, Lunge und Knochen auf. Therapeutisch sind Melanome weder auf Radiotherapie noch auf Chemotherapie oder Immunotherapie sensibel. Vergleicht man großzügige Lokalexzision mit abdominoperinealer Resektion, ist kein Unterschied im 5-Jahresüberleben zu finden. Die abdominoperineale Rektumamputation bringt einzig eine bessere lokale Kontrolle und kann somit für Patienten mit geringem Operationsrisiko empfohlen werden.

•••

Der anorektale Apparat ist ein funktionell hoch ausgebildetes System mit der Fähigkeit zur Perzeption, Retention und Exkretion von Rektuminhalt. Damit diese Fähigkeiten optimal synchronisiert sind und sowohl die Kontinenzfähigkeit als auch der Defäkationsmechanismus einwandfrei funktionieren, bedarf es der absoluten Integrität der neuralen (Reflexe), motorischen und physikalischen Elemente. Mit Hilfe der neueren Untersuchungstechniken (Manometrie, Videodefäkographie, analer Sonographie, EMG, Pudenduslatenzzeitmessung, Kolontransitbestimmung) können sämtliche kontinenz- und defäkationssteuernden Parameter auf ihre Funktion überprüft werden. Dies ergibt dann auch die therapeutischen Ansatzpunkte, welche dadurch selektiv gewählt werden können.

Hauptsächlich dominieren die benignen proktologischen Erkrankungen, welche über 80 % der proktologischen Sprechstunde ausmachen und größtenteils befriedigende Therapieresultate aufweisen (Hämorrhoiden, Abszesse, Fisteln, Fissuren, Kondylome, Inkontinenzen und Prolaps in abnehmender Reihenfolge).

Bei den malignen Rektumerkrankungen haben neuere Untersuchungstechniken (endorektale Sonographie) einen wesentlichen Beitrag zum präoperativen Staging und somit zur präoperativen Festlegung der adäquaten Therapieform beigetragen. Tumorbiologische Erkenntnisse haben die Anzahl sphinktererhaltender Eingriffe bei Patienten mit Rektumkarzinom im mittleren und partiell distalen Rektumdrittel erhöht. Neuere Operationstechniken lassen auch funktionell gute Langzeitresultate erwarten (Lebensqualität).

Beim Analkarzinom hat die kombinierte Radiochemotherapie die mutilierende abdominoperineale Resektion in der Mehrzahl der Fälle ersetzt, ohne die lokale Kontrolle und das Langzeitüberleben zu gefährden.

Literatur

Ahlgren JD, MacDonald JS (1992) Gastrointestinal oncology. Lippincott, Philadelphia
Gordon HG, Nivatvongs S (1992) Principels and practice of surgery for the colon, rectum and anus. QMP, St. Louis Missouri
Henry MM, Swash M (1992) Coloproctology and the pelvic floor. Butterworth-Heinemann, Oxford London Boston
Herzog U, von Flüe M, Tondelli P, Schuppisser JP (1993) How accurate is endorectal ultrasound in the preoperative staging of rectal cancer? Dis Colon Rectum 36: 127–134
Huber AK, von Flüe M (1990) Parasacral surgery for curative treatment of rectal cancer. Int J Colorect Dis 6: 86–88
Levien HL (1994) Anorectal surgery. Saunders, Philadelphia
Nicholls RJ, Glass RE (1988) Koloproktologie. Springer, Berlin Heidelberg
Ravo B, Khubchandani IT (1988) Techniques of Colorectal Surgery. Saunders, Philadelphia
Siewert JR, Harder F, Allgöwer M, Blum AL, Creutzfeldt W, Hollender LF, Peiper HJ (1990) Chirurgische Gastroenterologie, 2. Aufl. Springer, Berlin Heidelberg New York Tokyo
von Flüe M, Baerlocher C, Herzog U (1994) Der extramammäre perianale M. Paget. Schweiz Rundschau für Medizin (PRAXIS) 83: 1267–1269
von Flüe M, Harder F (1994) Transanal endoskopische Mikrochirurgie: Indikation und Technik. Schweiz Med Wschr 124: 1800–1806
von Flüe M, Rothenbühler JM, Hellwig A, Beglinger C, Harder F (1994) Die colo-j-pouch-anale Rekonstruktion nach totaler Rektumresektion: funktionelle Aspekte. Schweiz Med Wschr 124: 1056–1063
von Flüe M, Rothenbühler JM, Hellwig A, Beglinger C, Stalder GA, Harder F (1995) Sphinktererhaltende Chirurgie bei Tumoren des mittleren und distalen Rektum: Methoden, Indikation und Grenzen. Schweiz Med Wschr 125: 278–294
Wexner SD (1990) Sexually transmitted diseases of the colon, rectum and anus. Dis Colon Rectum 33: 1048–1062

?

1. Differentialdiagnose der analen Blutung?
2. Welche Untersuchungen gehören zur Abklärung einer analen Inkontinenz?
3. Welche Faktoren garantieren die anale Kontinenz?
4. Ablauf der Defäkationsmechanik?
5. Welches sind die stadienbezogenen Therapiemöglichkeiten beim Hämorrhoidalleiden?
6. Klassifikation der anorektalen Abszeß- und Fistelleiden?
7. Differentialdiagnose der analen Fissur?
8. Wie äußert sich die AIDS-Erkrankung anal?
9. Ausbreitungswege des Rektumkarzinoms?
10. Welches sind die therapeutischen Modalitäten beim Rektumkarzinom im mittleren und distalen Drittel?
11. Welche Prognose hat das Analkarzinom?

29 Akutes Abdomen, Peritonitis, Ileus und traumatisiertes Abdomen

J. M. Siewert, H. Bartels, A. H. Hölscher

29.1 Akutes Abdomen 668
29.1.1 Definition und Klassifikation 668
29.1.2 Ursachen 668
29.1.3 Diagnostik 668
29.1.4 Differentialdiagnostik 673
29.1.5 Möglichkeiten der operativen Behandlung 674

29.2 Peritonitis 674
29.2.1 Anatomie 674
29.2.2 Peritonitisklassifikation 675
29.2.3 Therapie 675

29.3 Ileus 678
29.3.1 Klassifikation und Pathogenese 678
29.3.2 Pathophysiologie 680
29.3.3 Diagnostik 680
29.3.4 Konservative Behandlung 682
29.3.5 Chirurgische Therapie 682

29.4 Traumatisiertes Abdomen 683
29.4.1 Notfalldiagnostik 683
29.4.2 Elektive Diagnostik 683
29.4.3 Operative Therapie 685

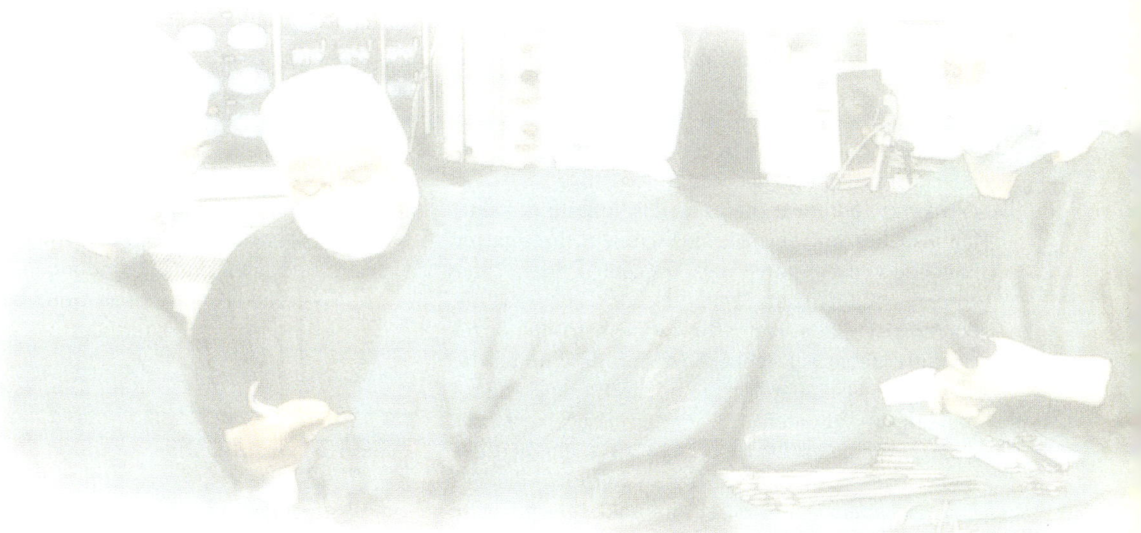

Das akute Abdomen stellt die klassische chirurgische Notfallsituation dar und hat daher große klinische Bedeutung. Es erfordert eine unverzügliche klinische und apparative Diagnostik und eine rasche Entscheidung über operatives oder konservatives Vorgehen. Hauptursachen sind entzündliche oder obstruktive Erkrankungen des Gastrointestinaltraktes, deren Lokalisation und Ausmaß oft erst intraoperativ genau erkennbar sind. Die Peritonitis nimmt dabei eine Sonderstellung ein, da sie neben der lokalen intraabdominellen Infektion durch schwere septische Allgemeinreaktionen gekennzeichnet ist. Dieses erfordert eine z. T. wiederholte aggressive chirurgische Intervention; trotzdem ist die Peritonitis in ihrer generalisierten Verlaufsform mit einer Letalität von 20–60 % belastet. Der zweite typische abdominelle Notfall ist der Ileus, dessen mechanische Form von dramatischen Schmerzen begleitet sein kann. Die Abgrenzung der paralytischen Form ist wesentlich, um Fehler bei der Indikationsstellung zur Operation zu vermeiden. Eine Traumatisierung des Abdomens gefährdet den Verletzten in erster Linie durch intraabdominelle Blutungen aus Organrupturen. Die rasche Erkennung und Versorgung der Blutung und eventueller Begleitverletzungen steht daher ganz im Vordergrund des chirurgischen Handelns.

29.1 Akutes Abdomen

Der Begriff „akutes Abdomen" ist eine durch Zeitnot diktierte vorläufige Bezeichnung für eine zunächst nicht exakt differenzierbare akute schmerzhafte Erkrankung in der Bauchhöhle bis zu deren endgültiger diagnostischer Klärung.

29.1.1 Definition und Klassifikation

Es handelt sich beim akuten Abdomen um einen Symptomenkomplex, nicht um eine endgültige Diagnose. Die unter diesem Begriff zusammengefaßten Krankheitsbilder haben folgende unterschiedlich ausgeprägten Symptome gemeinsam:

- Akuter heftiger Bauchschmerz
- Peritonitis mit Störung der Darmfunktion (Paralyse)
- Störungen der allgemeinen Kreislaufregulation (Schock)

Das akute Abdomen kann in der Regel einem der 3 folgenden Schweregrade zugeordnet werden:

- ***Perakutes Abdomen***: Dieses ist das Vollbild des akuten Bauches mit Vernichtungsschmerz, brettharter Bauchdeckenspannung und infusions- bzw. katecholaminbedürftigem Kreislaufschock. Hier darf die diagnostische Phase nur sehr kurz sein; in aller Regel ist unter intensiver Schockbekämpfung eine rasche diagnostische Laparotomie indiziert („operationspflichtiges" Abdomen).
- ***Akutes Abdomen***: Dabei besteht zwar ein heftiger Bauchschmerz, dieser ist aber zum Zeitpunkt der klinischen Untersuchung bereits im Abklingen oder für den Patienten zumindest erträglich geworden. Es besteht eine eindeutige peritoneale Symptomatik (druck- oder vibrationsempfindliche Bauchdecke) sowie eine infusionsbedürftige Kreislaufinstabilität. Hier ist eine rasche konsequente Diagnostik durchzuführen; die Operationsindikation ergibt sich aus der Diagnose.
- ***Unklares oder subakutes Abdomen***: Das klinische Bild ist durch eine eindeutige abdominale Schmerzsymptomatik (fortbestehend oder anamnestisch), eine diskrete peritoneale Mitbeteiligung und eine kompensierte Kreislaufsituation gekennzeichnet. Hier kann die Diagnostik elektiv durchgeführt werden, die Therapie richtet sich nach dem diagnostischen Befund.

29.1.2 Ursachen

Hauptursachen des akuten Abdomens sind entzündliche oder obstruktive Erkrankungen intraperitonealer Organe. Weiterhin können Durchblutungsstörungen oder Blutungen in die Bauchhöhle oder das Retroperitoneum ursächlich sein. Die typischen Ursachen sind aus Tabelle 29.1 zu entnehmen. Die entsprechende Häufigkeitsverteilung, die für die Wahrscheinlichkeit einer Diagnose von Bedeutung ist, geht aus Abb. 29.1 hervor.

!

Die wichtigsten Ursachen für ein akutes Abdomen sind Entzündungen, Perforationen, Ileus und viszerale Durchblutungsstörungen.

29.1.3 Diagnostik

Im allgemeinen gestattet die dringliche Situation des akuten Abdomens der Diagnostik nur wenig Zeit; sie erzwingt eine sinnvolle Koordination diagnostischer und erster therapeutischer Maßnahmen. Dabei schafft

Tabelle 29.1. Symptomatologie und Ursachen beim akuten Abdomen

Organdiagnose	Schmerzentwicklung	Kardinalsymptome	Diagnosesicherung
Akute Appendizitis	Zuerst paraumbilikal, dann in den rechten Unterbauch wandernder Dauerschmerz	Erbrechen, Klopf- und Loslaßschmerz, rektaler Druckschmerz, Psoasschmerz, Leukozytose	Sonographie (klinischer Verlauf)
Akute Cholezystitis	Dauerschmerz mit vagem Beginn, Steigerung innerhalb weniger Stunden, in rechte Schulter ausstrahlend	Lokaler Klopf- und Druckschmerz, Leukozytose, Fieber	Sonographie
Brideileus	Plötzlicher Beginn, kolikartig, anfänglich manchmal lokalisierbar (z. B. im Bereich einer Operationsnarbe)	Erbrechen, Hyperperistaltik	Abdomenleeraufnahme, im Stehen, Sonographie
Inkarzerierte Inguinal- oder Femoralhernie	Plötzlicher Beginn, kolikartig, Maximum an Bruchpforte	Erbrechen, Hyperperistaltik Lokalbefund an Bruchpforte	Lokalbefund, Abdomenleeraufnahme im Stehen
Mechanischer Dickdarmileus	Langsam zunehmend, kolikartig, diffus	Fehlender Stuhl- und Windabgang, Miserere	Abdomenleeraufnahme im Stehen, rektale Untersuchung, vorsichtiger Kolonkontrasteinlauf (Gastrografin)
Perforiertes Gastroduodenalulkus	Plötzlicher Beginn mit oder ohne Ulkusanamnese, freies Intervall, lokalisierbar, Ausstrahlung in die rechte Schulter	Bretthartes Abdomen	Abdomenleeraufnahme (im Stehen oder in Linksseitenlage) Luftinsufflation über Magensonde, Gastrografinschluck oder Gastroskopie
Sigmadivertikulitis	Zunehmender Schmerz, besonders im linken, manchmal im mittleren Unterbauch	Deutlicher Druckschmerz, evtl. Abwehrspannung	Sonographie (orientierend) Gastrografineinlauf, CT (bei Verdacht auf Abszeß)
Akute Pankreatitis	Plötzlicher Beginn, Dauerschmerz, Vernichtungscharakter, diffus im Oberbauch, gürtelförmig mit Ausstrahlung in den Rücken oder in die linke Schulter	Oberbauchperitonismus, Urin- und Serumamylase- und - lipaseerhöhung, niedriges Serumkalzium	Computertomographie (Sonographie)
Mesenterialinfarkt	Plötzlicher Beginn, manchmal kolikartig, häufig freies Intervall, diffus	Diskrepanz zwischen heftigem Schmerzbild, schlechtem Allgemeinzustand, hoher Leukozytose und geringem Peritonismus	Angiographie
Stielgedrehte Ovarialzyste	Plötzlicher Beginn, lokalisierbar	Keine	Sonographie
Extrauteringravidität	Plötzlicher Beginn, häufig mit Kollaps, Unterbauch	Allgemeine Blutungszeichen bis zum Schock, Schwangerschaftstest positiv, retrouterine Hämatozele	Sonographie, transvaginale Punktion
Spontane oder sekundäre Milzruptur	Plötzlicher Beginn,diffus	Allgemeine Blutungszeichen bis zum Schock	Sonographie, Peritoneallavage
Perforierte Aneurysmen	Plötzlicher Beginn, bei Bauchaortenaneurysma Dauerschmerz mit Vernichtungscharakter, gürtelförmig in den Rücken ausstrahlend	Allgemeine Blutungszeichen bis zum Schock pulsierender Abdominaltumor	Sonographie, Computertomographie, Angiographie

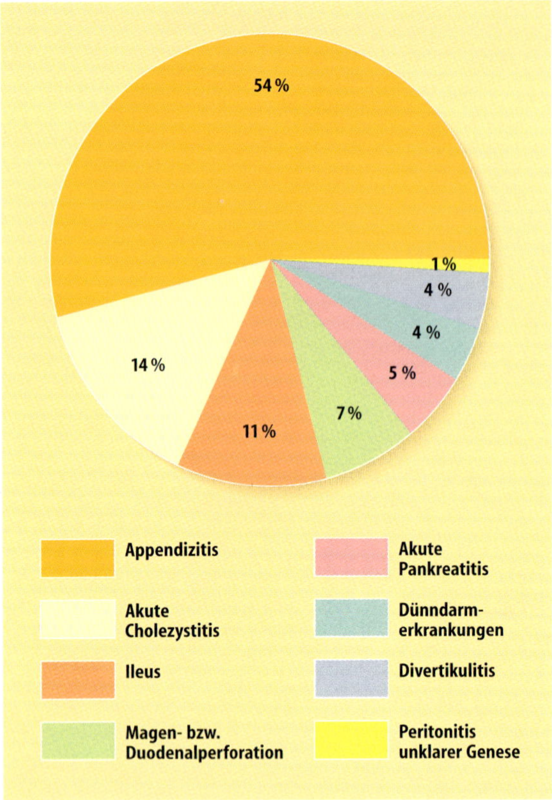

Abb. 29.1. Ursachen des akuten Abdomens. (Literaturzusammenstellung und eigenes Krankengut)

insbesondere eine rasch einsetzende Schocktherapie die notwendige Zeit für eine gezielte Diagnostik. Diese hat sich auf die Abklärung weniger für das weitere Vorgehen bedeutender Fragen zu konzentrieren. Vor allem muß entschieden werden, ob die vom Patienten angegebenen akuten Bauchbeschwerden zunächst einen konservativen Behandlungsversuch und damit eine elektive, umfassende Diagnostik gestatten oder ob notfallmäßig ein chirurgisches Vorgehen notwendig ist. Die verfügbare Zeit richtet sich nach der Schwere des Krankheitsbildes.

Schmerzanamnese und Symptomatologie

Differentialdiagnostische Überlegungen zur Ätiologie des akuten Abdomens erfordern eine genaue Analyse des Schmerzes hinsichtlich Lokalisation, Beginn, Verlauf, Charakter und Begleitsymptomen.

Schmerz. Der Schmerz beim akuten Abdomen wird in der Regel spontan empfunden und läßt sich durch die Palpation des Bauches verstärken. Er kann mit dem Phänomen der Abwehrspannung verbunden sein.

Grundsätzlich können Schmerzen von allen 3 Organtypen der Bauchhöhle ausgehen:

- von den parenchymatösen Organen (dumpf, viszeral),
- von den muskulären Hohlorganen (spastisch bis kolikartig) und
- vom Peritoneum (brennend, schneidend).

Auslösende Ursachen des Schmerzes können alle Formen der Gewebeschädigung, wie Spannung, Druck, Reibung, Dehnung, chemische Noxen, bakterielle Toxine und entzündliche Infiltrationen sein. Die Schmerzen werden durch Bewegung und Erschütterung bzw. Lageveränderung verstärkt, weil dadurch weitere peritoneale Reizungen entstehen. Der Patient verhält sich daher ruhig und vermeidet jede unnötige Bewegung. Durch Anziehen der Beine versucht er, die Bauchdecke und damit das Peritoneum parietale zu entspannen.

Der ***Eigenanamnese*** kommt eine für die weiteren diagnostischen Überlegungen richtungsgebende Bedeutung zu, um eine „Arbeitsdiagnose" zu erreichen.

5 Fragen sind von Wichtigkeit:

- ***Wie begann der Schmerz***? Hier sind 3 typische Schmerzformen zu unterscheiden (Abb. 29.2):

Einmal der den Patienten mehr oder minder unvorbereitet treffende ***akute Vernichtungsschmerz***, z. B. bei einem intraabdominellen Perforationsgeschehen oder bei einer Kolik. Ganz ähnlich ist der Schmerzbeginn auch beim Mesenterialinfarkt. Charakteristisch für Perforation und Mesenterialinfarkt ist ein kurzes Intervall relativer Beschwerdebesserung nach dem initialen Schmerzereignis, das dann durch zunehmende Schmerzhaftigkeit des gesamten Abdomens abgelöst wird.

Bei der ***Kolik*** hingegen setzen nach einem kurzen Intervall relativer Schmerzbesserung immer neue Schmerzattacken mit erneuter Vehemenz ein.

Anders gestaltet sich der Schmerzbeginn bei den akut ***entzündlichen Erkrankungen***. Hier ist der langsam kontinuierlich zunehmende und in seiner Stärke nur gering wechselnde Schmerz typisch. Phasen einer echten Remission werden hier nicht beobachtet.

- ***Ging dem Schmerz eine Ursache voraus***? Hier gilt es in erster Linie, nach einem zeitlichen Zusammenhang zwischen Schmerzbeginn und Nahrungsaufnahme zu fahnden. Das bekannteste Beispiel ist der Diätfehler als auslösende Ursache für die Gallensteinkolik. Auch die typische Angina abdominalis tritt meistens in Zusammenhang mit der Nahrungsaufnahme auf.
- ***Wann und wo begann der Schmerz***? Die Erfahrung des zeitlichen Ablaufs vom Beginn der Beschwerden bis zum Zeitpunkt der Krankenhauseinlieferung läßt Rückschlüsse auf die Verlaufsform der Erkrankung zu. Wichtig ist die Lokalisation des Schmerzes, wobei besonders darauf zu achten ist, ob es zu einer Veränderung der Schmerzlokalisation kam. Dieser wandernde Schmerz ist typisch für die akute Appendizitis, deren Schmerz sich zunächst in das Epigastrium bzw. in die Nabelgegend projiziert, um später mit

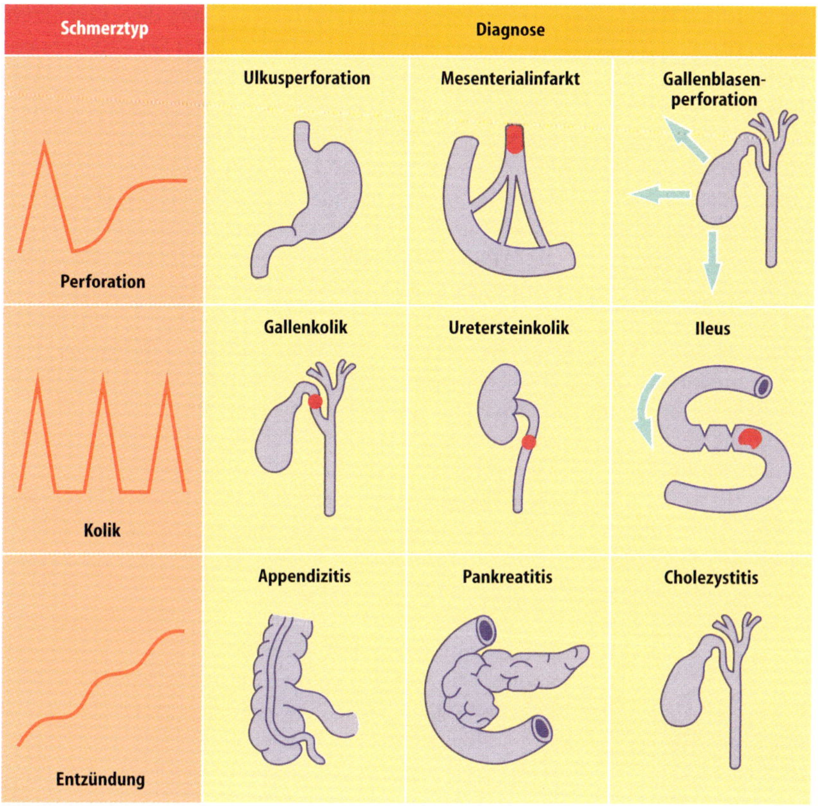

Abb. 29.2. Schmerztypen verschiedener akuter abdominaler Erkrankungen

Übergreifen der Entzündung auf das Peritoneum parietale in den rechten Unterbauch zu wandern. Diese „Schmerzwanderung" ist charakteristisch für alle entzündlichen Erkrankungen, die zunächst beschränkt auf ein intraabdominelles Organ beginnen (z.B. Sigmadivertikulitis) und dabei anfangs einen viszeralen Schmerz auslösen. Erst nach Übergreifen der Entzündung auf das Peritoneum parietale entsteht der lokalisierbare somatische Schmerz und damit verbunden eine Lokalisationsänderung der Schmerzempfindung.

- ***Wo ist der Schmerz jetzt lokalisiert?*** Auch durch diese Frage lassen sich Hinweise darauf gewinnen, ob noch ein viszeraler oder bereits ein somatischer (d.h. peritonitischer) Schmerz vorliegt. Kann der Patient seine Schmerzen mit einem Finger genau lokalisieren, so darf man davon ausgehen, daß bereits eine Mitbeteiligung des Peritoneum parietale erfolgt ist. Zeigt der Patient die schmerzhafte Region des Abdomens mit flach aufgelegter, sich bewegender Hand, so kann noch von einem diffusen viszeralen Schmerz ausgegangen werden. Der Übergang vom viszeralen (organbezogenen) zum somatischen (peritonitischen) Schmerz muß als wichtiges diagnostisches Kriterium aufgefaßt werden. Er weist darauf hin, daß die Erkrankung die Organgrenzen überschritten und zu einer Mitbeteiligung des Peritoneum parietale geführt hat. Zu diesem Zeitpunkt erleichtert die Schmerztopographie im allgemeinen die Diagnose.
- ***Welchen Charakter hat der Schmerz?*** (s. Abb. 29.2) Hier gilt es, durch gezielte Fragen gemeinsam mit dem Patienten den Schmerzcharakter herauszuarbeiten. Der krampfartig spastische Schmerz bzw. eine richtige Kolik wird auf einen intermittierenden oder persistierenden Verschluß eines intraabdominalen Hohlorgans hinweisen, der brennende Schmerz mehr auf Affektionen der intestinalen Schleimhaut und der kontinuierlich zunehmende, schneidende Schmerz schließlich auf eine Peritonitis.

Abwehrspannung (Peritonismus). Dieses Symptom ist Folge einer indirekten Erregung der gesamten Bauchmuskulatur, d.h. des efferenten motorischen Schenkels des Reflexbogens über den durch die peritoneale Reizung erregten somatosensiblen afferenten Schenkel.

Unter dem klinischen Symptom „Peritonismus" versteht man den Reizzustand des Bauchfells mit Druckempfindlichkeit, unabhängig von allgemeinen Entzündungszeichen wie Fieber und Blutbildveränderungen. „Peritonitis" bezeichnet das Vollbild der Bauchfellentzündung mit diffuser Abwehrspannung und allgemeinen Entzündungszeichen.

Klinische Untersuchung

Zunächst erfolgen Inspektion und Verhaltensbeurteilung des Patienten: Ist der Patient ruhig oder wälzt er sich herum? Hat er eine abdominale oder thorakale Atmung? Wie sind Gesichtsausdruck und Hautkolorit? Wie erscheint die Zunge? Spricht das Kreislaufverhalten für einen Schockzustand (RR, Puls)? Selbstverständlich ist jede Palpation wegen der möglichen Schmerzhaftigkeit mit größter Vorsicht vorzunehmen. Brüske Berührungsversuche können ebenso wie kalte Hände des Untersuchers eine Abwehrspannung auslösen und damit zu Fehlbeurteilungen Anlaß geben. Es ist vorteilhaft, mit dem Patienten während der Untersuchung zusätzlich Körperkontakt, in erster Linie durch Sitzen des Untersuchers auf der Bettkante, aufzunehmen, den Patienten durch ein beruhigendes Gespräch abzulenken und zur Entspannung zu bringen sowie stets mit Abtastung des Abdomens fern vom Punkt der maximalen Schmerzangabe zu beginnen.

Lokalbefund. Finden sich Operationsnarben? Gibt es einen Klopf- oder Loslaßschmerz? Liegt ein Meteorismus vor? Sind Resistenzen tastbar? Sind die Bruchpforten geschlossen, oder besteht eine Hernie? Liegt eine Abwehrspannung vor?

> **!** Abwehrspannung deutet immer auf eine gravierende Erkrankung bzw. ein fortgeschrittenes Krankheitsstadium hin.

Auskultation. Sind Darmgeräusche hörbar (hochgestellte Peristaltik)? Besteht eine Hyperperistaltik? Sind Stenosegeräusche nachweisbar? Ist die Atmung frei, liegt ein Atemgeräusch vor? Pleuritisches Reiben? Herztöne?

Rektale und vaginale Untersuchung. Ist der Douglas-Raum vorgewölbt bzw. druckschmerzhaft, und findet sich Stuhl oder Blut in der Ampulle?

Apparative Diagnostik

Labor- und Kreislaufparameter. Aufgrund der bisher erhobenen klinischen Befunde kann in etwa 80 % aller akuten Abdominalerkrankungen eine Verdachtsdiagnose gestellt werden. Den Laborbefunden kommt nur ein geringer Stellenwert zu. Wirklich notwendig sind lediglich Hämoglobin und Hämatokrit zur Erfassung einer akuten Blutung und des Flüssigkeits- und Elektrolytverlustes. Die Leukozytenzahl ist aussagekräftig bei entzündlichen Prozessen und der α-Amylase-Wert ist wichtig zur Erkennung einer Pankreatitis. Im Rahmen akuter Erkrankungen der Gallenwege sind das Bilirubin, die alkalische Phosphatase und das γ-GT von Bedeutung.

Sonographie. Die Sonographie steht heute in der apparativen Diagnostik des akuten Abdomens an erster Stelle. Pathologische Ultraschallbefunde ergeben sich entweder aus der direkten Darstellung des erkrankten Organs oder durch den Nachweis von Sekundärveränderungen. Direkt kann z. B. eine akute Cholezystitis oder ein penetrierendes Aortenaneurysma nachgewiesen werden. Indirekte sonographische Hinweise resultieren aus der bildlichen Darstellung von freier Flüssigkeit oder freier Luft oder ganz allgemein jedes abnormen Inhalts in der freien Bauchhöhle. Dabei besteht die Möglichkeit einer weiteren Differentialdiagnose durch Gewinnung der Flüssigkeit mittels Punktion.

Der Nachweis freier Luft in der Bauchhöhle und damit einer gastrointestinalen Perforation läßt sich auch sonographisch erbringen. In 30°- bis 45°-Linksseitenlage sammelt sich die freie Luft ventrolateral der Leber unter der Bauchdecke an und zeigt sich als kräftiges Vielfachecho mit Schallschattenphänomen. Grundsätzlich sollte sich jedoch nur der sehr erfahrene Sonographiker die Diagnose einer gastrointestinalen Perforation zutrauen; auf eine Röntgenuntersuchung sollte nicht verzichtet werden.

Die höchste ***diagnostische Treffsicherheit*** ist bei Erkrankungen der Gallenblase, insbesondere der akuten Cholezystitis zu erreichen; für die Pankreatitis liegt die Treffsicherheit etwas niedriger. Bei der akuten Appendizitis kann bei großer Erfahrung und bei Verwendung von speziellen hochauflösenden Schallköpfen in einem hohen Prozentsatz der entzündete Wurmfortsatz dargestellt werden. Die fehlende Darstellung der Appendix bedeutet jedoch keinen Ausschluß einer Appendizitis (hohe Spezifität, mäßige Sensitivität). Bei Perforation oder Abszeßbildung nach Appendizitis oder Divertikulitis ist die Darstellung freier oder umschriebener Flüssigkeitsansammlungen möglich.

Weitere Ursachen des akuten Bauches, die sonographisch geklärt werden können, sind Ileus (s. Kap. 29.3), Nierensteine (aufgestautes Nierenbecken) und Adnexprozesse (z. B. stielgedrehte Ovarialzyste).

Röntgenuntersuchung. Für die Diagnostik des akuten Abdomens sollten sowohl eine ***Abdomenleeraufnahme*** als auch eine ***a.-p.-Thoraxübersichtsaufnahme*** im Stehen angefertigt werden. Zu achten ist auf ***freie Luft*** unter dem Zwerchfell. Entscheidend ist dafür die Thoraxaufnahme, da subdiaphragmale freie Luft dabei besser zur Darstellung kommt als bei der Abdomenaufnahme. Nach Ausschluß anderer Ursachen (Laparotomie oder Laparoskopie, Tubendurchblasung innerhalb der letzten 5–7 Tage) kann freie Luft unter dem Zwerchfell in der Regel nur dem Magen-Darm-Trakt entstammen. Eine seltene Ausnahme ist die Peritonitis mit gasbildenden Erregern. Trotz freier Perforation wird in etwa 10–35 % der Fälle eine Luftsichel zunächst vermißt. Bei dringendem klinischen Verdacht empfiehlt sich eine (zusätzliche) Aufnahme mit Lagerung des Kranken auf die linke Seite, da so vorhandene freie Luft zwischen Leber und rechter Thoraxwand oft besser darstellbar ist. Gegebenenfalls wird man die Untersuchung nach einem Intervall von etwa 1 h wiederholen, da es dann zu einem stärkeren Luftaustritt gekommen sein kann. Bei fortbestehendem klinischem Verdacht auf eine freie Perforation sollte eine ***Gastrografinpassage*** von Ösophagus und Magen, ggf. des Kolons, durchgeführt werden. In der überwiegenden Mehrzahl der Fälle sieht man dann den Austritt des Kontrastmittels aus dem perforierten Hohlorgan (ggf. Gastrografinnachweis im Urin durch Röntgen oder durch Zusatz von Salzsäure).

Luft an anderen Stellen des Abdomens, z. B. zwischen den Zwerchfellschenkeln, subhepatisch, perizäkal oder im Bereich der Bursa omentalis bzw. im Retroperitonealraum, spricht für die Perforation eines Hohlorganes in die entsprechenden anatomischen Räume hinein, wie etwa in den Retroperitonealraum.

Luft in den Gallenwegen ist verdächtig für eine Gallenblasenperforation in den Darm. In Zusammenhang mit einem Dünndarmileus ist evtl. die Diagnose eines Gallensteinileus zu stellen. Luft in den Gallenwegen ist normal nach biliodigestiver Anastomose bzw. endoskopischer Papillotomie.

Darüber hinaus wird man die Gasverteilung in den Darmschlingen selbst betrachten. Luft ist nur im Magen und Dickdarm physiologisch. Im Dünndarm findet sich Luft nur bei Kleinkindern. Jede Luftansammlung im Dünndarm ist somit als pathologisch anzusehen. Spiegelbildung im Dünn- und Dickdarm bzw. stehende Schlingen sind für einen Ileus beweisend (Einzelheiten s. Kap. 29.3).

Bei der ***a.-p.-Aufnahme des Thorax*** ist auf Pleuraergüsse bzw. auf die Zwerchfellokalisation zu achten. Schließlich läßt die Thoraxaufnahme Infiltrationen des Lungenparenchyms ausschließen sowie die Herzkonfiguration beurteilen. Bei Verdacht auf eine Zwerchfellhernie kann eine Gastrografinpassage weiterhelfen.

Kontrastmittelröntgen. Nur wasserlösliche Kontrastmittel sind beim akuten Abdomen statthaft, da sich eine Perforation klinisch nie mit Sicherheit ausschließen läßt. ***Bariumbrei ist kontraindiziert***, da dieser bei Austritt in die Bauchhöhle zu einer Bariumperitonitis (chemische Peritonitis) führt. Eine Gastrografinpassage beim klinischen und in der Abdomenleeraufnahme eindeutigen mechanischen Dünndarmileus, insbesondere bei Verdacht auf Strangulation, ist nicht nötig. Bei allen unklaren Ileussituationen – v. a. nach abdominalen Operationen – kann die Gastrografinpassage jedoch wertvolle Information geben. Ein vorsichtiger Kolonkontrasteinlauf – ebenfalls mit wasserlöslichem Kontrastmittel – kann auch durch Nachweis multipler Divertikel, ggf. mit entzündlicher Veränderung des Sigmas, eine Sigmadivertikulitis beweisen.

Computertomographie. Die wichtigste Indikation für eine notfallmäßig durchzuführende Computertomographie (CT) im Rahmen des akuten Abdomens ist der Verdacht auf eine akute Pankreatitis. Das CT dient neben der Diagnosesicherung auch der Dokumentation morphologischer Veränderungen als Ausgangsbefund für Verlaufsbeobachtungen.

Andere Informationen, die das CT liefern kann, sind z. B. der Nachweis eines Aortenaneurysmas, freier Flüssigkeit (Blut, Aszites) oder Verletzungen parenchymatöser Organe (Leber, Milz, Niere), von Tumoren und deren Komplikationen (Einblutung, Ruptur) und – ganz besonders wichtig – natürlich von Abszessen. Grundsätzlich ist das Spektrum der Diagnosemöglichkeiten durch die Computertomographie in etwa dasselbe wie das der Sonographie.

Endoskopie. Die Endoskopie nimmt im Rahmen der Diagnostik des akuten Abdomens keinen zentralen Stellenwert ein. Bei Verdacht auf Gastroduodenalulkus sollte dieses jedoch endoskopisch gesichert werden. Eine gedeckte Perforation kann dabei in eine freie Perforation verwandelt werden; in Operationsbereitschaft ist unseres Erachtens jedoch die Endoskopie statthaft. Zum Ausschluß einer freien Perforation nach festgestelltem tiefen Ulkus sollte eine Abdomenübersichtsaufnahme erfolgen.

Angiographie. Beim akuten Abdomen ist die Hauptindikation der viszeralen Angiographie der Nachweis oder der Ausschluß mesenterialer Durchblutungsstörungen. Dabei wird eine Aortographie oder selektive Angiographie des Truncus coeliacus, der A. mesenterica superior und inferior durchgeführt. Ein anderes Anwendungsgebiet ist die Diagnostik unklarer Blutungsquellen im Gastrointestinaltrakt (s. Kap. 12.4).

Diagnostische Laparoskopie. Von immer größerer Bedeutung in der Diagnostik des akuten Abdomens wird die „diagnostische Laparoskopie". Sie kann zu einer sicheren Diagnose führen und vor allem auch gleichzeitig in bestimmten Fällen die notwendige Therapie ausführen (z. B. Appendektomie oder Cholezystektomie etc.). Nachteil dieser an sich überlegenen Form der Diagnostik ist die Notwendigkeit einer Allgemeinnarkose und der damit verbundene Aufwand. Allerdings sind sog. „Minioptiken" in Erprobung, die in Lokalanästhesie eingeführt werden können. Wenn die Qualität der Übersicht dieser Minioptiken noch verbessert wird, könnte diese Form der Laparoskopie zur Diagnostik der Wahl – vor allem auch unter dem Gesichtspunkt von Kosten und Nutzen – werden.

29.1.4 Differentialdiagnostik

Differentialdiagnostischen Erwägungen kommt bei der Abklärung des akuten Abdomens eine hohe Bedeutung zu, da die Diagnostik rasch und gezielt erfolgen muß und daraus wichtige klinische Konsequenzen resultieren. Bei ***Peritonismus und Nachweis freier Luft*** ist in der Regel von einer Perforation im Gastroduodenalbereich oder im Kolon auszugehen. Bei einer Ulkusperforation findet sich dabei das Punctum maximum des Schmerzes im Oberbauch. Die nachweisbare freie Luft ist mengenmäßig oft nicht sehr ausgeprägt und sonographisch läßt sich fast immer freie Flüssigkeit subhepatisch nachweisen. Bei Kolonperforation besteht der hauptsächliche Schmerz wegen der meist ursächlichen Sigmadivertikulitis vorwiegend im (linken) Unterbauch; es sind meist große Mengen freier Luft nachweisbar und die größte Menge freier Flüssigkeit findet sich sonographisch im Unterbauch. Bei Verdacht auf gastroduodenale Ulkusperforation oder Penetration ohne sicheren Nachweis freier Luft sollte eine Gastroskopie zur Darstellung des Ulkus erfolgen. Danach ist eine erneute Röntgenkontrolle zur Erfassung eventuell ausgetretener Luft aus dem Ulkus empfehlenswert. Bei Verdacht auf gastroduodenale Ulkusperforation ist eine Sicherung und Lokalisation der Perforationsstelle mit Gastrografin nicht notwendig. Bei Verdacht auf perforierte Sigmadivertikulitis ist jedoch eine Sicherung der Diagnose und die Lokalisierung der Perforationsstelle mittels Gastrografineinlauf präoperativ empfehlenswert. Nach vorausgegangener Endoskopie kann es in sehr seltenen Fällen ohne Nachweis einer Perforation zu einer freien Luftansammlung in der Bauchhöhle kommen. Ist der Patient klinisch im wesentlichen beschwerdefrei, so kann bei röntgenologischem Ausschluß einer Perforation des oberen und unteren Gastrointestinaltraktes eventuell unter konservativer Therapie abgewartet werden.

Die Differentialdiagnose beim Vorliegen eines ***Darmverschlusses*** konzentriert sich vorwiegend auf die Frage, ob es sich um einen mechanischen oder paralytischen Ileus und um einen Dünn- oder Dickdarmileus handelt. Dieses kann anhand der Luftkonfiguration auf dem Abdomenleerbild, Röntgen-Gastrografinuntersuchungen oder durch Sonographie geklärt werden (Einzelheiten s. Kap. 29.3). Bei ***Schmerzen im mittleren oder rechten Oberbauch*** ist die wichtigste Differentialdiagnose Gallenkolik, Ulcus duodeni oder akute Pankreatitis. Diese Differenzierung kann anhand der Laborkonstellation, sonographisch oder endoskopisch rasch geklärt werden.

Ein alltägliches Problem ist die Differentialdiagnose von ***Schmerzen im rechten Unterbauch***, insbesondere bei jungen Frauen. Die Diagnose der akuten Appendizitis ist vorwiegend eine klinische Diagnose, bei Frauen im gebärfähigen Alter sollte jedoch eine Adnexitis ausgeschlossen werden, um unnötige Laparotomien zu vermeiden. Weiterführend ist dabei insbesondere die abdominelle Sonographie und die gynäkologische Konsiliaruntersuchung mit vaginaler Sonographie. Bei weiterhin unklaren Fällen sollte eine Laparoskopie erfolgen, da die Diagnostik unklarer Befunde der Peritonealhöhle damit sehr viel besser gelingt als von einem kleinen Zugang bei geplanter Appendektomie. Eine weitere Differentialdiagnose bei Schmerzen im rechten Unterbauch sind Erkrankungen des Urogenitalsystems. Bei Nachweis von Erythrozyten im Urin und sonographisch erkennbar aufgestautem Nierenbecken liegt der Verdacht auf Uretersteine nahe und es sollte eine urologische Konsiliaruntersuchung erfolgen. Konsiliaruntersuchungen sollten grundsätzlich mit gezielter Fragestellung sequentiell und nicht aus Verlegenheit angefordert werden. Bei akutem Abdomen ohne Nachweis einer Perforation, eines Ileus, einer Ulkuspenetration oder einer intraabdominellen Entzündung oder Blutung sollte auch an seltene Ursachen einer akuten Bauchsymptomatik gedacht werden wie Herzinfarkt oder z. B. Porphyrie. Die entsprechende Differentialdiagnose erfolgt über die typischen EKG- bzw. Laborveränderungen.

29.1.5 Möglichkeiten der operativen Behandlung

Wird die Indikation zur Operation beim akuten Abdomen gestellt, so empfiehlt sich im Regelfall eine mediane Ober- oder Unterbauchlaparotomie, da diese Inzision nach entsprechender Erweiterung Zugang zu allen Teilen der Bauchhöhle erlaubt. Nur bei ganz sicherem Nachweis der Ursache des akuten Abdomens ist ein gezielter Zugang über andere Inzisionen empfehlenswert. Dieses gilt insbesondere für den Verdacht auf Appendizitis, der nur einen kurzen Querschnitt im rechten Unterbauch erfordert. Die operativen Behandlungsmöglichkeiten bei gastrointestinaler Perforation bestehen in dem Verschluß des Wanddefektes und der ausgiebigen Lavage der Bauchhöhle, um Peritonitisfolgen zu verhindern (s. Kap. 25 und Kap. 29.2). Perforierte Ulzera werden in der Regel exzidiert und vernäht, bei der perforierten Sigmadivertikulitis ist eine Sigmaresektion indiziert (s. Kap. 27). Die operativen Konsequenzen beim Ileus sind in Kap. 29.3 aufgeführt.

29.2 Peritonitis

29.2.1 Anatomie

Unter Peritonitis versteht man eine durch Mikroorganismen oder physikalisch/chemische Reize induzierte akute Entzündung des „Organs" Peritoneum.

Das Peritoneum kleidet als seröse Haut die Bauchhöhle aus und bedeckt die intraperitonealen Organe. Parietales und viszerales Peritoneum bilden dabei gemeinsam eine Oberfläche von 2 m^2 bis 2,5 m^2, die damit der äußeren Körperoberfläche entspricht. Der Hauptlymphabfluß erfolgt über die Zwerchfellunterseite in den Ductus thoracicus. Für das pathophysiologische Verständnis der Peritonitis ergeben sich daraus folgende Gesichtspunkte:

Infiziertes Peritonealsekret wird über die Lymphbahnen direkt in den Blutkreislauf drainiert. Somit ist die Klinik der Peritonitis durch ein lokales intraabdominelles Geschehen und extraperitoneale Allgemeinreaktionen (abdominelle Sepsis) gekennzeichnet. Die Sepsis kann nur dann beherrscht werden, wenn der intraperitoneale Sepsisherd (Fokus) ausgeschaltet ist und keine permanente Reinfektion des Organismus erfolgt.

> ! Die Peritonitis ist durch ein lokales intraabdominelles Krankheitsgeschehen und extraperitoneale Allgemeinreaktionen (abdominelle Sepsis) charakterisiert.

29.2.2 Peritonitisklassifikation

Die heute üblichen Klassifikationen der Peritonitis sind in Tabelle 29.2 zusammengefaßt. Unterschieden werden dabei einmal entsprechend pathogenetischer Gesichtspunkte primäre und sekundäre Peritonitisformen. Je nach Ausdehung und Lokalisation im Abdomen kann die Peritonitis räumlich begrenzt sein (lokale Peritonitis) oder die gesamte Bauchhöhle erfassen (generalisierte Peritonitis). Diese Differenzierung ist hinsichtlich der unterschiedlichen therapeutischen Konsequenzen von klinischer Bedeutung (s. Kap. 29.2.3). Nach dem Schweregrad der Allgemeinreaktion werden Peritonitiden ohne Organversagen (häufig: lokale Peritonitis) und Peritonitiden mit septischem Multiorganversagen (immer: generalisierte Peritonitis) gegenübergestellt.

Heute erfolgt zunehmend die Klassifikation mit Hilfe von Scoring-Systemen. Dabei kommen spezifische Peritonitisscores zur Anwendung, die den intraabdominellen Befund bei der Beurteilung mit einbeziehen (z. B. Mannheimer Peritonitis-Index) oder intensivmedizinische Scores (z. B. APACHE 2), die den Gesamtzustand des Patienten anhand biochemischer (Labor) und physiologischer (Organfunktion) Daten qualitativ und quantitativ definieren.

Tabelle 29.2. Klassifikation der Peritonitis

Pathogenese:	*primäre Peritonitis*: hämatogen bei Tbc, Typhus, Streptokokkeninfekt, Leberzirrhose *sekundäre Peritonitis*: Durchwanderung bei Ileus, postraumatisch (z. B. Stichverletzung), postoperativ (z. B. Anastomoseninsuffizienz)
Phänomenologie:	gallig, fibrinös, eitrig, kotig
Ausdehnung:	lokal, generalisiert
Schweregrad der Allgemeinreaktion:	ohne Organversagen, mit Organversagen
Scoring-Systeme:	Peritonitis-Score Intensivmedizin-Score

29.2.3 Therapie

Lokale Therapieprinzipien

Bei der chirurgischen Therapie muß zwischen lokaler und diffuser Peritonitis unterschieden werden.

> ! Bei der ***lokalen Peritonitis*** ist es zu einer lokalen Begrenzung der Entzündung gekommen. Klassisches Beispiel dafür sind akute Cholezystitis oder Sigmadivertikulitis. Die Therapie der Wahl ist hier ein einzeitiges chirurgisches Vorgehen zur Herdsanierung.

Mit der Cholezystektomie bzw. Sigmaresektion ist die Infektionsquelle, die zur Peritonitis geführt hat, ausgeschaltet.

Gelingt es nicht, durch ein einzeitiges chirurgisches Vorgehen eine Herdsanierung zu erzielen, muß versucht werden, das infektiöse Material über Drainagesysteme dauerhaft nach außen abzuleiten (Tabelle 29.3). Drainagen werden heute perkutan unter sonographischer oder CT-Kontrolle plaziert (PAD: perkutane Abszeßdrainage). Dieses Vorgehen bietet sich vor allem bei postoperativen Folgezuständen (z. B. subphrenischer Abszeß) an.

Unter der Voraussetzung, daß eine lokal begrenzte Peritonitis vorliegt, kann über diese Drainagesysteme eine Spülbehandlung erfolgen. Bleibt jedoch eine klinische Besserung des Patienten aus, müssen entweder die Drainagesysteme neu plaziert werden

Tabelle 29.3. Herdsanierung bei der lokalen Peritonitis

- einzeitig chirurgisches Vorgehen
  - z. B. Cholezystitis, Divertikulitis
- perkutane Abszeßdrainage (PAD)
  - z. B. subphrenischer Abszeß
- Kompartmentbildung
  - z. B. Duodenalstumpfinsuffizienz

oder eine operative Revision zur Anwendung kommen.

Ein besonders effektives Drainagesystem stellt die Kompartmentbildung dar, die sich z. B. bei der Duodenalstumpfinsuffizienz bewährt hat. Eine Kontamination der gesamten Bauchhöhle kann dadurch verhindert werden, daß operativ ein breiter Sekretabfluß nach außen (Kompartment) geschaffen wird.

> **!** Bei der generalisierten Peritonitis ist ein aggressiveres Behandlungsregime erforderlich. Ziel der chirurgischen Therapie ist nicht nur die Versorgung der Peritonitisursache (Herdsanierung), sondern auch die Therapie der kontaminierten Bauchhöhle (existierende Peritonitis) und der Infektionsfolgen (Reinfektion) unter größtmöglicher Vermeidung von Nebenwirkungen (Tabelle 29.4).

Herdsanierung. Der Schlüssel bei jeder Peritonitisbehandlung liegt in der Versorgung der eigentlichen Peritonitisursache (Herdsanierung).

> **!** Die Versorgung der Peritonitisursache (Herdsanierung) ist für den Patienten schicksalhaft.

Nur wenn die primäre Infektionsquelle (z. B. Perforation, Anastomoseninsuffizienz) ausgeschaltet ist, können alle weiteren lokalen und allgemeinen Therapieprinzipien überhaupt zum Tragen kommen. Gelingt die Herdsanierung nicht, sind die Folgen eine permanente Reinfektion des Bauchraumes, Aktivierung von biochemischen Reaktionsketten nach dem Kaskadenprinzip, Sepsis und letztendlich septisches Multiorganversagen. Das operative Vorgehen zur Herdsanierung beschränkt sich auf einige wenige Grundprinzipien (Tabelle 29.5).

Tabelle 29.4. Therapieprinzipien bei der generalisierten Peritonitis

Herdsanierung	Versorgung der Peritonitisursache
Debridement	Therapie der existierenden Peritonitis und Spülung
Drainagen geschlossene Spülung programmierte Relaparotomie offene Spülung (Laparostoma)	Therapie der Infektionsfolgen (Reinfektion)
Bauchdeckenprobleme Fisteln andere Komplikationen	Verminderung der Nebenwirkung

Tabelle 29.5. Generalisierte Peritonitis: Operative Taktik zur Herdsanierung

- Exzision/Übernähung
- Drainageableitung
- Extraperitonealisierung, Kompartmentbildung
- Resektion (mit/ohne Anastomose)

Exzision und Übernähung ist die Therapie der Wahl bei Perforationen im oberen Gastrointestinaltrakt (Magenulkus, Duodenalulkus). In den ersten Stunden nach dem Perforationsereignis liegt noch keine bakterielle Kontamination der Bauchhöhle vor (chemische Peritonitis), so daß eine chirurgische Folgebehandlung in der Regel nicht erforderlich ist.

Weitaus schwieriger ist die Herdsanierung bei Insuffizienz von ösophagojejunalen Anastomosen, Duodenalstumpfinsuffizienz oder Insuffizienz nach hepatobiliären Eingriffen (Problem des rechten Oberbauchs). Einer Resektion sind wegen der engen anatomischen Beziehungen zu Leber und Pankreas Grenzen gesetzt. Behandlungsversuche stellen hier Drainageableitung, Extraperitonealisierung und Kompartmentbildung in Kombination mit endoskopisch oder perkutan plazierten Sonden dar.

Im Duodenum und Kolon/Rektum ist die Herdsanierung durch Resektion mit oder ohne Anastomosierung meistens unproblematisch. Dies ist die Erklärung für die geringere Letalität bei Peritonitiden mit Ausgangspunkt vom unteren Gastrointestinaltrakt.

Therapie der existierenden Peritonitis. Debridement bedeutet dabei Resektion von avitalem Gewebe und Entfernung von Fibrin- und Eiterauflagerungen. Die Bauchhöhle wird mit mehreren Litern körperwarmer Ringer-Lösung ausgewaschen. Ziel dieses Vorgehens ist die Reduktion von Bakterien bzw. die intraoperative Endotoxinelimination. Eine lokale Anwendung von Antibiotika wird heute weitgehend abgelehnt. Bei nur geringem Verschmutzungsgrad der Bauchhöhle wird das Abdomen drainiert und primär verschlossen. Dieses Vorgehen (Standardtherapie) hat zum Beispiel seine Berechtigung bei der frischen Perforationsperitonitis.

> **!** Die Therapie der existierenden Peritonitis umfaßt die mechanische Reinigung der infizierten Bauchhöhle.

Therapie der Infektionsfolgen. In mehr als 50 % der Fälle liegt aber nach Debridement und Spülung weiterhin eine bakterielle Restkontamination der Bauchhöhle vor. Das Vorgehen mit einfacher Drainageableitung (Standardtherapie) führt zwangsläufig zu Infektionsfolgen im Sinne von intraabdominellen Abszessen

(z. B. subphrenisch, subhepatisch), Schlingenabszessen oder Reinfektionen des gesamten Bauchraumes. Daher sind zusätzliche Verfahren zur aktiven chirurgischen Weiterbehandlung erforderlich.

Gestaffelt nach der Invasivität des Vorgehens werden dabei geschlossene Spülung, programmierte Relaparotomie und offene Spülung (Laparostoma) eingesetzt (s. Tabelle 29.4):

- Bei der ***geschlossenen Spülung*** werden nach Herdsanierung und Debridement mehrere Spülkatheter intraabdominell plaziert. Gespült wird mit hyperosmolaren Lösungen, um einer Flüssigkeitssequestration vorzubeugen. Die Spülmenge beträgt ca. 1 l pro Stunde. Gespült wird solange, bis die Spülflüssigkeit keimfrei ist. Verfahrensspezifische Nachteile der geschlossenen Spülung sind der hohe Albuminverlust und die Tatsache, daß der von der Spülung erfaßte Anteil der Bauchhöhle im Verlauf weniger Tage stark abnimmt. Es treten dann Flüssigkeitsverhalt, Spülstraßen und Spülseen auf. Damit ist der Reinigungseffekt der gesamten Bauchhöhle nicht mehr gewährleistet.
- Bei der ***programmierten Relaparotomie*** ist der Heilverlauf der Peritonitis besser zu überwachen. In einem festgelegten Zeitintervall von 24–48 h werden Relaparotomien durchgeführt. Zwischenzeitlich wird das Abdomen drainagefrei verschlossen. Bei den Revisionseingriffen ergibt sich die Möglichkeit, den Erfolg der bisherigen Therapiemaßnahmen (Herdsanierung, Debridement) zu kontrollieren und, wenn notwendig, rechtzeitig zu intervenieren. Dieses Vorgehen macht bei schweren Peritonitisverläufen mehrere Relaparotomien pro Patient erforderlich. Komplikationen ergeben sich dabei aus dem wiederholten Bauchdeckenverschluß.
- Bei der ***offenen Spülung*** wird auf den Bauchdeckenverschluß ganz verzichtet. Mindestens 4 weitlumige Zuläufe werden weit dorsal ins Abdomen eingebracht. Der freie Abfluß der Spülflüssigkeit erfolgt über die ventralen Wundränder oder über oberhalb des Darmkonvoluts plazierte Saugdrainagen. Gespült wird mit bis zu 30 l pro Tag. In 1- bis 2tägigen Intervallen werden Revisionsoperationen durchgeführt. Von den Befürwortern dieses Verfahrens werden als Vorteile der intensive und kontinuierliche Reinigungseffekt des Abdomens angegeben. Der intraabdominelle Druck mit negativer Rückwirkung auf die pulmonale und renale Funktion ist geringer als bei der geschlossenen Behandlung. Darüber hinaus ist das Abdomen leicht zu revidieren, ein zwischenzeitlich „erzwungener" Bauchdeckenverschluß unterbleibt.
- Eine Modifikation der offenen Behandlung ist die Anlage eines primären ***Laparostomas.*** Bei diesem Therapiekonzept wird bei offenem Abdomen auf die kontinuierliche Spülbehandlung verzichtet. Die Revisionen erfolgen ebenfalls im 24- bis 48-h-Intervall. Nach Ausheilen der Peritonitis wird eine Deckung der granulierenden Wundfläche mit Hauttransplantation oder plastischem Bauchdeckenverschluß angestrebt.

Verminderung von Nebenwirkungen. Alle genannten Therapieverfahren sind mit spezifischen Nebenwirkungen und Risiken verbunden. Bei der programmierten Relaparotomie wird mit zunehmender Revisionsfrequenz der ***Bauchdeckenverschluß*** schwierig. Längsinzisionen sind in diesem Zusammenhang problematischer als Oberbauchquerschnitte. Die hohe Zugspannung an den Wundrändern führt zu lokaler Ischämie, Fasziennekrose und Infektion bis hin zur kompletten Bauchwanddehiszenz. Im ungünstigsten Fall liegt dann eine Situation wie bei Anlage eines primären Laparostomas vor. Eine Möglichkeit, die Druckverteilung im Wundbereich günstiger zu beeinflussen, ist das temporäre Einnähen eines Kunststoffnetzes oder Reißverschlusses in die Peritoneum/Faszienebene.

Eine weitere gefürchtete Komplikation ist das Auftreten von ***Darmfisteln.*** Das aggressive Debridement der Bauchhöhle kann zu Serosaläsionen und lokalen Einblutungen in die Darmwand führen. Daraus können sich später Perforationen und Darmfisteln entwickeln, die dann erneut Ausgangspunkt für eine Peritonitis sind. Diese Komplikation ist durch schonendes intraoperatives Vorgehen weitgehend vermeidbar.

Im Gegensatz dazu sind Fisteln als Drainagekomplikationen bei der Spülbehandlung bzw. dem Verlust der Bauchdecken nur bedingt beeinflußbar. Sie entstehen auf dem Boden einer chronischen Druckschädigung der peritonitisch veränderten Darmwand durch Fremdkörper. Dadurch ist grundsätzlich die Leistungsfähigkeit der Spülbehandlung im Gegensatz zum „drainagefreien" Vorgehen bei der programmierten Relaparotomie eingeschränkt.

Immoblisationsschäden treten zwangsläufig auf, wenn die Grundpflege des Patienten durch aufwendige Therapieverfahren behindert wird. Dies trifft in besonderem Maße für die offene und geschlossene Spülung zu. Der Patient kann nur schwer gelagert und einer physikalischen Therapie zugeführt werden. Dies bedingt zwangsläufig Sekundärkomplikationen wie hypostatische Pneumonie und Dekubitalulzera.

Allgemeine Therapieprinzipien

Die Aufgabe allgemeiner Therapieprinzipien besteht darin, extraperitoneale Sepsisfolgen rechtzeitig zu erkennen und – wenn möglich – zu beeinflussen. Dies ist die Voraussetzung dafür, daß chirurgische Interventionen und Reinterventionen bei der Peritonitis überhaupt durchgeführt werden können. Darüber hinaus muß die Zeitspanne, bis der intraabdominelle Infekt durch chirurgische Maßnahmen beherrscht ist, überbrückt werden. Allgemeine Therapieprinzipien sind Intensivbehandlung, Antibiotika und additive Sepsistherapie.

Intensivbehandlung. Die intensivtherapeutischen Maßnahmen, die bei der Peritonitis – je nach Ausprägung der septischen Allgemeinreaktion – zur Anwendung kommen können, sind in Tabelle 29.6 zusammengefaßt. Auf Einzelheiten kann an dieser Stelle nicht eingegangen werden. Ziel der aufgeführten Maßnahmen ist die Unterstützung bzw. der Ersatz ausgefallener Organfunktionen (z.B. Lunge, Herzkreislauf, Niere), die Substitution bei Mangelzuständen (z.B. Gerinnungsfaktoren, Thrombozyten) und eine ausreichende Substrat- und Energieversorgung (parenterale, enterale Ernährungsregime), kombiniert mit Analgosedierung des Patienten, Streßulkus- und Thromboembolieprophylaxe.

Antibiotika. Über die unspezifische Erregerreduktion durch chirurgisch-mechanische Reinigung der Bauchhöhle hinaus muß bei der bakteriellen Peritonitis eine systemische antimikrobielle Therapie durchgeführt werden. In der Regel ist bei Therapiebeginn das intraabdominelle Keimspektrum nicht bekannt. Dementsprechend ist eine breite, kalkulierte Initialtherapie (Interventionstherapie) zu fordern. Dabei muß der hohe Anteil von Anaerobier-Infektionen und – bei „verschleppten" Peritonitisformen – von Pilzinfektionen Berücksichtigung finden. Um einer Resistenzentwicklung vorzubeugen, ist die breite Initialtherapie entsprechend den Antibiogrammen frühzeitig auf eine gezielte Therapie mit schmalem Wirkungsspektrum (Deeskalationstherapie) einzustellen.

!

Etablierte Therapieprinzipien bei der Peritonitis sind die möglichst frühzeitige chirurgische Herdsanierung, Intensivmedizin und antimikrobielle Therapie.

Adjuvante Sepsistherapie. Eine wirksame adjuvante Sepsistherapie ist trotz umfangreicher experimenteller und klinischer Forschung auf diesem Gebiet bis heute nicht bekannt. Zukunftsperspektiven sind die Neutralisation bzw. Antagonisierung von Toxinen oder Mediatoren, die für die Entwicklung der Sepsis und des Multiorganversagens verantwortlich sind, die extrakorporale Elimination von Substanzen mit schädigender Rückwirkung auf den Organismus oder eine Immunmodulation des Patienten, um körpereigene Infektabwehrmechanismen zu verstärken. Solange aber die Wirksamkeit dieser Maßnahmen bzw. die pharmakologische Beeinflussung der Sepsis in klinischen Studien nicht ausreichend gesichert ist, bleiben als etablierte Therapieprinzipien bei der Peritonitis nur die möglichst frühzeitige chirurgische Herdsanierung, Intensivmedizin und antimikrobielle Therapie.

Tabelle 29.6. Intensivtherapie bei generalisierter Peritonitis

- Differenzierte Beatmung
- Volumentherapie, rationale Kombination vasoaktiver Substanzen
- Diuretika, Hämofiltration (frühzeitig)
- FFP (*f*rozen *f*resh *p*lasma), Thrombozyten (Einzelfaktoren – Substitution)
- parenterale → enterale Ernährungsregime
- Antibiotika, Heparinisierung, Streßulkusprophylaxe

29.3 Ileus

Unter einem ***Ileus*** (Darmverschluß) versteht man eine Störung der peristaltisch regulierten Fortbewegung des Darminhaltes. Diese Behinderung bzw. Unterbrechung der Darmpassage kann sowohl durch ein mechanisches Hindernis, als auch durch eine Beeinträchtigung der Peristaltik aufgrund einer Paralyse verursacht sein.

Der unscharf definierte Begriff des ***Subileus*** beschreibt in der Regel eine inkomplette Passagestörung.

Die in mehreren Organsystemen auftretenden oder den gesamten Organismus schädigenden Folgen des fortgeschrittenen Darmverschlusses werden als ***Ileuskrankheit*** bezeichnet.

29.3.1 Klassifikation und Pathogenese

Mechanischer Ileus

Diagnostisch ist in erster Linie zwischen einem mechanischen und einem paralytischen Ileus zu unterscheiden (Tabelle 29.7). Der mechanische Ileus ist die häufigste Form des Darmverschlusses (ca. 60 %) und stellt ein akut lebensbedrohliches Krankheitsbild dar.

!

Als Ursache des mechanischen Ileus findet sich in den meisten Fällen eine Darmkompression von außen durch operationsbedingte Adhäsionen und Briden oder durch Hernien. Die Obturation des Darmlumens wird am häufigsten durch ein Tumorwachstum, vor allem ein Kolonkarzinom, hervorgerufen.

Entzündungen, wie Ileitis beim M. Crohn[1] oder Colitis ulcerosa sowie Strahlenschäden der Darmwand kön-

[1] Burrill B. Crohn, Arzt, New York, geb. 1884

Tabelle 29.7. Ileusklassifikation

Mechanisch	Paralytisch Funktionell	Vaskulär
Ohne Störung der Blutzirkulation	***Toxisch-entzündlich:***	Arterielle Embolie
Adhäsionen, Briden, Tumor Atypischer Darminhalt Entzündungen Darmwandschaden	Peritonitis Vergiftung ***Metabolisch:*** Elektrolytstörung Stoffwechselerkrankung	Arterielle Thrombose Venenthrombose Vaskulitis Kollagenosen Chronischer Gefäßverschluß Nichtokklusive mesenteriale Ischämie (NOMI)
Mit Störung der Blutzirkulation (Strangulationsileus) Inkarzeration Invagination Volvulus	***Reflektorisch:*** Ureterstein Volle Blase Wirbelbrüche Neurologisch-psychiatrisch „Idiopathisch“	

nen zu Stenosen oder Verschlüssen führen. Seltene Ursachen der Verlegung des Darmlumens sind atypische Darminhalte in Form von Bezoaren, verschluckten Fremdkörpern oder Gallensteinen, die aufgrund einer gedeckten Gallenblasenperforation in den Darm gelangen. Der mechanische Ileus kann mit oder ohne Störung der Blutzirkulation des betroffenen Darmanteils einhergehen.

> **!** Beim ***Strangulationsileus*** kommt es aufgrund einer gleichzeitigen Kompression der versorgenden Mesenterialgefäße zur Behinderung der Darmdurchblutung, die ohne Therapie eine Nekrose der Darmwand zur Folge haben kann.

Folgende Formen sind möglich:

Inkarzeration. Bei einer Inkarzeration liegt eine Einklemmung von Darmschlingen in Bauchwand- und Mesenteriallücken oder durch Briden vor, mit einer Abschnürung des Darms durch den derben Ring des Bruchsacks oder des Bridenstranges.

Dieses führt sowohl zu einer Behinderung des Abtransportes des Darminhaltes als auch zu einer Störung des venösen Blutabflusses, woraus zwangsläufig ein Stauungsödem resultiert. Die so entstandene Volumenvermehrung im eingeklemmten Darmanteil verstärkt die Minderung der Durchblutung, die Ausbildung von Nekrosen ist die Folge.

Invagination. Das zeitliche Aufeinanderfolgen von Obturation und Strangulation ist der entscheidende Entstehungsmechanismus für die Invagination, die am häufigsten bei Kindern auftritt. Dabei ist ein Darmstück in das benachbarte distal gelegene eingestülpt. In den meisten Fällen findet sich eine Invagination von Ileum in das Zäkum, sie kann aber auch am Dünn- oder Dickdarm allein entstehen. Die Größe der beteiligten Darmschlingen sowie das Ausmaß von Invagination und Ödembildung bestimmen den Grad der Zirkulationsstörung.

Volvulus. Beim Volvulus kommt es zu einer Drehung des Darms und des dazugehörigen Mesenteriums um die eigene Achse. Bei Kindern betrifft der Volvulus am häufigsten das Zäkum, bei älteren Patienten das Sigma, er kann aber auch am Dünndarm auftreten. Kausal sind ein überlanges Mesenterium, angeborene Malrotationen, Meckel[2]-Divertikel oder Karzinome.

> **!** Beim mechanischen Darmverschluß ist die Differenzierung zwischen einem ***Dünn***- bzw. ***Dickdarmileus*** von erheblicher Bedeutung, da der Dünndarm Prädilektionsstelle für Strangulationen mit Gefäßbeteiligung ist, während sich am Dickdarm überwiegend Obturationen (Tumoren) ohne Gefäßbeteiligung finden. Etwa 70–80 % aller mechanischen Ileusformen betreffen den Dünndarm, nur 20–30 % den Dickdarm.

[2] Johann F. Meckel, Anatom, Chirurg, Halle, 1781–1833

Paralytischer (funktioneller) Ileus

Der paralytische Ileus ist eine Störung (Lähmung) der muskulären Funktion der Darmwand. Es handelt sich um eine weitgehend einheitliche Reaktion auf verschiedene Organerkrankungen, Entzündungsfolgen, Verletzungen, Durchblutungs- oder Stoffwechselstörungen.

Ursachen. Am häufigsten sind ***entzündlich-toxische Ursachen***, dabei steht die Peritonitis als Folge von Perforationen des Magen-Darm-Traktes ganz im Vordergrund. Die durch lokale oder generalisierte Peritonitis bedingte Darmlähmung wird durch Reflexmechanismen ausgelöst und unterhalten.

Als ***metabolische Ursachen*** haben Elektrolytverschiebungen, insbesondere Störungen des Natrium- und Kaliumhaushaltes, z. B. bei Urämie oder diabetischer Azidose, eine Bedeutung, da sie zu einer Änderung der Membranpotentiale und damit zu einer Funktionsstörung der glatten Muskelzelle führen können. Weitere Stoffwechselstörungen, die eine Darmparalyse auslösen können, sind Mangel an Vitamin B, Thyroxin oder Eiweiß.

Schließlich kommen ***neurologisch-psychiatrische und reflektorische*** Ursachen in Frage, z. B. Ureterstein, volle Blase, Wirbelfrakturen, Schädel-Hirn-Traumen oder Hirntumoren. Die Pseudoobstruktion des Kolons (Ogilvie[3]-Syndrom) stellt eine Form des ***idiopathischen Ileus*** ohne erkennbare Ursache dar.

Formen. Pathogenetisch stellt der ***vaskuläre Ileus*** eine eigene Einheit dar, er tritt jedoch als paralytischer Darmverschluß in Erscheinung. Dabei liegt die primäre Störung im Bereich der den Darm versorgenden Gefäße, Hauptursachen sind arterielle Embolie und Thrombose sowie Mesenterialvenenthrombose. Die resultierende Darmwandschädigung führt zur Darmlähmung.

Beim ***postoperativen Ileus*** handelt es sich meist um eine Darmparalyse, die von der physiologischen postoperativen Darmatonie schwer abzugrenzen ist. Mechanische Ursachen, wie Platzbauch oder Darmtorsionen, sind seltener.

Ein ***gemischter Ileus*** muß angenommen werden, wenn ein protrahierter, verkannter mechanischer Ileus über eine Durchwanderungsperitonitis der Darmwand in eine Darmparalyse übergeht. Diese Form tritt auch auf, wenn in der frühen postoperativen Phase, bedingt durch frische Verwachsungen oder Darmabknickungen, die Darmatonie zu einem echten Darmverschluß führt. Weiter ist zwischen einem sich langsam entwickelnden ***chronischen Ileus*** (z. B. bei entzündlicher Stenose oder Tumoren) und der ***akuten*** Form des Ileus zu unterscheiden.

[3] Sir Heneage Ogilvie, Chirurg, London, 1887–1971

29.3.2 Pathophysiologie

Im Zentrum der pathophysiologischen Abläufe beim Ileus steht die ***Darmdistension*** (Abb. 29.3). Bei mechanischer Ursache ist sie Folge des Staus vor dem Verschluß, bei Darmparalyse entsteht sie aufgrund unterschiedlicher Noxen durch Sympathikusaktivierung. Durch die Darmdistension kommt es zu einer starken Erhöhung der Wandspannung mit resultierender Mikrozirkulationsstörung und lokaler Hypoxie der Darmwand. Der ischämische Zellschaden manifestiert sich zuerst an der empfindlichen Mukosa und kann zur Nekrose der Darmwand führen.

Unter physiologischen Bedingungen werden ca. 5–6 l Verdauungssäfte pro 24 h in den oberen Gastrointestinaltrakt sezerniert; etwa 90 % werden rückresorbiert. Beim Ileus führt die venöse Stauung in der Darmwand zum Ödem mit starker Zunahme der ***Flüssigkeitssequestration***. Gleichzeitig nimmt aufgrund der verlängerten Diffusionsstrecke und der Passagestörung die Resorption ab. Daraus resultiert ein enormer Verlust von Wasser, Elektrolyten und Eiweiß nicht nur in den intraluminalen (Darmlumen), sondern auch in den interstitiellen und intraabdominalen Raum. Die Flüssigkeitssequestration in den Darm potenziert wiederum die Darmdistension (Circulus vitiosus).

Parallel zu diesen Abläufen führt die ***Stase*** des Darminhaltes durch zunehmende Verschmutzung von oral her zu einem gesteigerten Bakterienwachstum. Dadurch werden vermehrt Endotoxine gebildet.

Diese Mechanismen, die durch Darmdistension, Sekretions- bzw. Resorptionsstörung und Stase ausgelöst werden, sind durch zahlreiche Rückkoppelungen miteinander verbunden. Sie führen im Endeffekt zum ***hypovolämisch-septisch-toxischen Schock*** und konsekutiv zum ***Multiorganversagen***.

29.3.3 Diagnostik

Bei der Erhebung der ***Anamnese*** ist nach typischen Symptomen wie Übelkeit, Erbrechen, Stuhl- und Windverhaltung, Schmerzen und Zunahme des Bauchumfanges sowie deren Dauer zu fragen.

!

Von wesentlicher Bedeutung für die Beurteilung des Ileus sind durchgemachte Operationen.

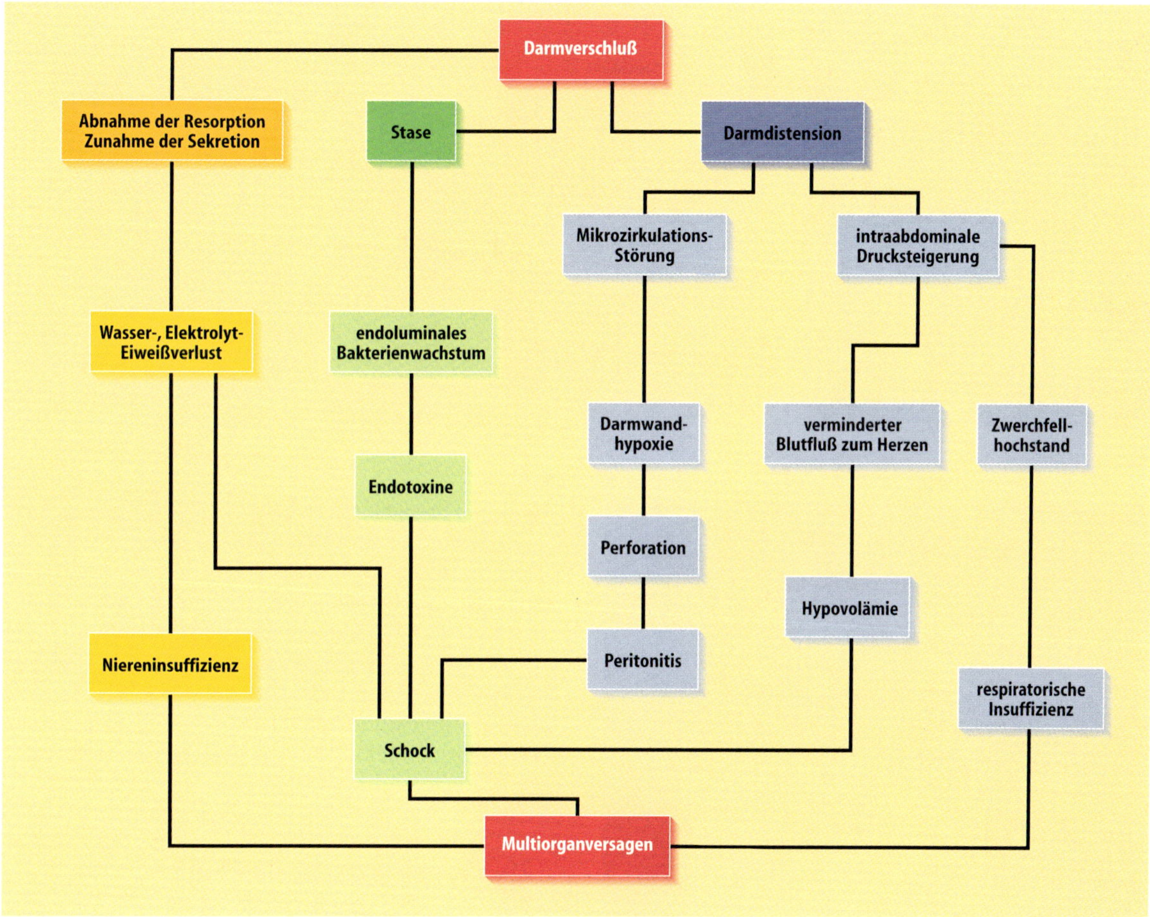

Abb. 29.3. Pathophysiologie der Ileuskrankheit

Die ***klinische Untersuchung*** entspricht der des akuten Abdomens (s. Kap. 29.1). Neben der Beurteilung des Gesamteindrucks (Hautturgor, Zunge) ist besondere Aufmerksamkeit der Registrierung von OP-Narben und der Erkennung von Hernien (inkarzerierte kleine Schenkelhernie!) zu widmen. Durch die rektale Untersuchung können stenosierende Rektumkarzinome oder eine Blutabsonderung nachgewiesen werden, die auf Invagination, Strangulation oder Mesenterialinfarkt hindeutet. Bei der Auskultation ist zwischen einer Hyperperistaltik (mechanischer Ileus) und einer sog. „Totenstille" (Paralyse) zu differenzieren.

In Verbindung mit der klinischen Untersuchung ist die ***Sonographie*** ein wichtiges diagnostisches Hilfsmittel. Damit können die dilatierten, flüssigkeitsgefüllten Darmschlingen gut erkannt und die Peristaltik beurteilt werden (Abb. 29.4). Freie Flüssigkeit in der Bauchhöhle deutet dabei auf einen fortgeschrittenen Befund hin.

Die entscheidende und immer vorzunehmende ***Röntgenuntersuchung*** ist die Abdomenleeraufnahme im Stehen (Abb. 29.5). Bei nicht stehfähigen Patienten sollte die Aufnahme in Linksseitenlage gemacht werden. Zu achten ist auf Spiegelbildung mit Differenzierung von Dünn- und Dickdarm, freie Luft, Luft in den Gallenwegen (Gallensteinileus!) und Fremdkörper. Ist der Röntgenbefund nicht eindeutig, so kann die Gabe eines wasserlöslichen Kontrastmittels (Gastrografin) weitere Aufschlüsse geben. Bei Verdacht auf Dünndarmileus erfolgt in diesem Fall eine orale, bei Dickdarmverschluß eine peranale Applikation (Gastrografineinlauf). Damit läßt sich eine Verzögerung der Darmpassage nachweisen oder der Stop direkt lokalisieren. Gleichzeitig hat Gastrografin einen günstigen laxierenden Effekt. Der sog. „hohe Dünndarmileus" ist gekennzeichnet durch persistierendes Erbrechen bzw. starken Flüssigkeitsverlust über die Magensonde, aber fehlende Spiegelbildung und kann gut durch Gastrografin dargestellt werden.

Besteht ein entsprechender Verdacht auf mesenteriale Ischämie, so kann eine ***Angiographie*** oder eine ***Computertomographie*** sinnvoll sein.

Bei den obligaten ***Laboruntersuchungen*** ist im wesentlichen auf die Folgen der Ileuskrankheit zu achten (Hämatokrit, Kreatinin, Harnstoff, Elektrolyte, Säure-Basen-Haushalt, Eiweiß).

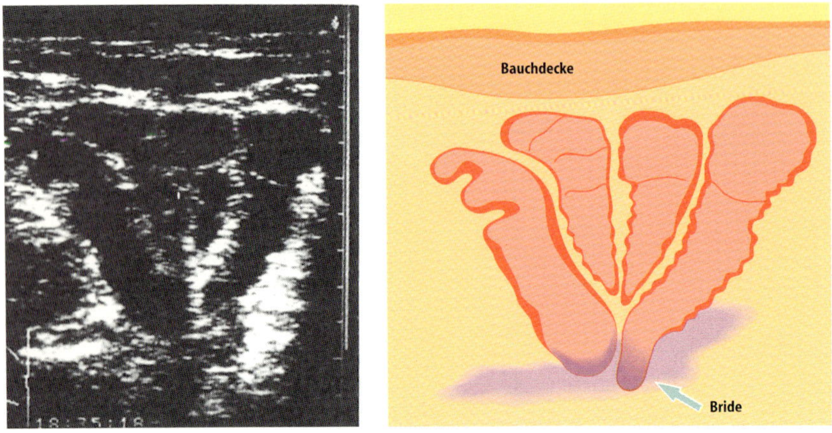

Abb. 29.4. Sonographischer Befund bei Bridenileus. Dilatierte flüssigkeitsgefüllte Darmschlingen mit indirekten Hinweisen auf die Lokalisation des Verschlusses

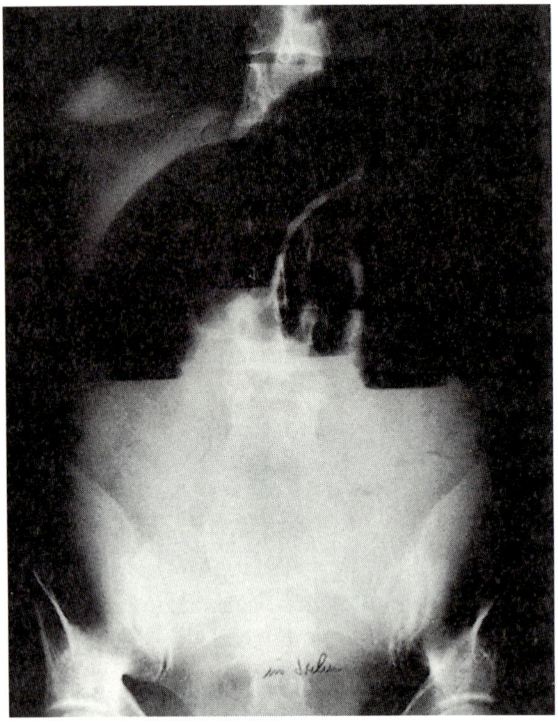

Abb. 29.5. Abdomenleeraufnahme im Stehen. Deutliche Dünndarmspiegel bei Bridenileus

29.3.4 Konservative Behandlung

Die konservative Behandlung umfaßt gleichzeitig viele Maßnahmen der präoperativen Vorbereitung. Im Vordergrund steht die parenterale ***Substitutionstherapie***, um den Verlust von Flüssigkeit, Elektrolyten und Eiweiß auszugleichen. Unverzichtbar ist das transnasale Legen einer ***Magensonde***, die über eine Dekompression des Darms die pathophysiologisch entscheidende Distension reduziert. Menge und Aussehen des ablaufenden Magen-Darm-Inhaltes (z. B. fäkulentes Sekret!) geben gleichzeitig diagnostische Hinweise. Zur Bilanzierung des Flüssigkeitshaushaltes sollte ein zentraler Venenkatheter und ein Blasenkatheter gelegt werden. Bei paralytischem Ileus ohne bestehende Operationsindikation ist die ***Anregung der Darmtätigkeit*** indiziert. Dies kann durch Sympathikolyse (Chlorpromazin, Dihydroergotamin), peristaltikanregende Substanzen wie Sympathikomimetika (Distigminbromid, Neostigmin) oder die Applikation hyperosmolarer Substanzen (z. B. Gastrografin) über die Magensonde erreicht werden.

29.3.5 Chirurgische Therapie

Indikation

! Dringliche Operationsindikationen sind das Vorliegen einer Peritonitis und Zeichen eines Strangulationsileus. Die Operation muß auch beim kompletten mechanischen Ileus und beim hohen Dünndarmileus rasch erfolgen.

Beim tiefen (chronischen) Ileus, z. B. durch ein Kolonkarzinom, kann die Operation verzögert vorgenommen werden, wenn der Darmverschluß nicht bereits zur Dünndarmaufstauung geführt hat.

Für die Prognose ist der Zeitfaktor von entscheidender Bedeutung, da mit zunehmender Dauer der Ileussymptomatik die Letalität ansteigt. Wichtig ist es, das präoperative Zeitintervall intensiv für eine Vorbereitung des Patienten zu nutzen.

Verfahrenswahl

Die Operationsverfahren sind abhängig von der Ursache des Ileus. Entscheidend ist dabei die Wiederherstellung der Darmpassage und evtl. der Blutzirkulation der betroffenen Darmabschnitte. Als Zugang wird in den meisten Fällen eine mediane Unterbauchlaparotomie, evtl. mit Linksumschneidung des Nabels, gewählt.

Darmeinklemmungen in Hernien oder durch Briden werden reponiert und die Bruchlücken verschlossen bzw. Adhäsionen durchtrennt. Ein Volvulus wird derotiert und Invaginationen desinvaginiert. Gleichzeitig wird der Darm durch Ausstreifen nach oral oder aboral dekomprimiert oder durch lange Darmsonden bzw. durch Absaugen über eine Enterotomie entlastet.

Ist es durch fortgeschrittene Strangulation bereits zur Darmnekrose gekommen, so muß eine Darmresektion mit End-zu-End-Anastomose erfolgen. Bei vaskulärem Ileus ist je nach Ursache eine Embolektomie oder Thrombektomie der A. mesenterica superior erforderlich. Beim Dickdarmileus besteht der schnellste und am wenigsten belastende Eingriff in der Anlage einer Zäkostomie oder einer doppelläufigen Kolostomie, die je nach Ileusursache an Colon transversum oder Sigma vorgenommen wird. Diese Maßnahme ist insbesondere bei Patienten in schlechtem Allgemeinzustand mit dekompensiertem Ileus indiziert. Unter günstigen Bedingungen kann bei Tumoren des rechten Hemikolons eine Ileotransversostomie, bei weiter distal sitzenden Karzinomen eine Resektion und End-zu-End-Anastomosierung nach intraoperativer Darmlavage durchgeführt werden. Sind die Voraussetzungen ungünstig (z. B. Peritonitis), so ist evtl. eine Diskontinuitätsresektion (Operation nach Hartmann[4]) das Verfahren der Wahl.

29.4 Traumatisiertes Abdomen

Unter einem traumatisierten Abdomen wird der Folgezustand stumpfer oder penetrierender Gewalteinwirkung auf den Bauch verstanden.

Die besondere Problematik eines abdominellen Traumas ist, daß es den Patienten in einen lebensbedrohlichen Zustand versetzen und gleichzeitig erhebliche diagnostische Schwierigkeiten bereiten kann. Schwere Verletzungen der Bauchhöhle oder des Retroperitoneums sind häufig mit Thorax-, Schädel- oder Extremitätenverletzungen kombiniert. Jeder Behandlung muß daher eine Beurteilung der vitalen Gefährdung des Patienten vorausgehen.

29.4.1 Notfalldiagnostik

Für das praktische Vorgehen ist das Erkennen der Prioritäten und damit in der Regel die Beantwortung folgender 4 Fragen wichtig:

- Ist der Patient unmittelbar vital bedroht?
- Welche diagnostischen Schritte sind zur Abklärung der Situation sofort erforderlich?
- Muß der Patient umgehend laparotomiert werden?
- Muß der Patient weiter stationär überwacht werden?

Besteht eine vitale Gefährdung des Patienten, so werden in einer Reanimationsphase Kreislauf und Atmung durch entsprechende Zugänge, Intubation, Lagerung etc. stabilisiert (s. Kap. 5 und Kap. 11).

Gleichzeitig erfolgt neben der orientierenden klinischen Untersuchung die wichtigste ***Notfalldiagnostik*** in Form einer Sonographie von Thorax und Bauch sowie einem Thoraxröntgenbild. Dadurch können die entscheidenden Fragen einer lebensbedrohlichen Blutung in Brust- oder Bauchhöhle und eines Pneumothorax rasch geklärt werden.

Ergeben diese Untersuchungen die Indikation zur Notfall-Laparotomie, so muß diese unter laufenden Reanimationsmaßnahmen unverzüglich ausgeführt werden, um die lebensbedrohlichen Verletzungen zu therapieren. Die Sofortlaparotomie ist angezeigt bei nicht beherrschbarem hypovolämischem Schock mit sonographisch nachgewiesener deutlicher intraabdomineller Blutung und bei eindeutiger perforierender Bauchwandverletzung.

Läßt sich eine unmittelbare vitale Bedrohung ausschließen, so wird der Patient mit weiteren Maßnahmen stabilisiert und eine genaue Diagnostik eingeleitet. Ergibt sich daraus eine Operationsindikation, erfolgt die definitive chirurgische Versorgung.

29.4.2 Elektive Diagnostik

Bei der ***Anamnese***, die bei Bewußtlosen als Fremdanamnese erhoben werden muß, sind Informationen zu Unfallhergang, Spontanschmerzen, Vorerkrankungen und Voroperationen wichtig.

Bei der ***klinischen Untersuchung*** ist zwischen isoliertem Abdominaltrauma und einem Polytrauma mit abdominaler Beteiligung zu unterscheiden. Bei Schädel-Hirn-Verletzten mit Bewußtlosigkeit ist eine klinische Beurteilung des Abdomens nur unzureichend möglich. Die ***Inspektion*** erfordert insbesondere die Erfassung von perforierenden Verletzungen, Prellmarken hinsichtlich Ausdehnung und Lokalisation, Hämaturie und transanaler Blutung. Die weitere klinische Untersuchung entspricht der beim akuten Abdomen (s. Kap. 29.1). Die entsprechenden Kontusionsmarken, Rippenfrakturen oder Beckenbrüche ergeben neben einem Verdacht auf Pneumothorax auch Hinweise auf mögliche Organverletzungen. Abwehrspannung und Dämpfungen weisen auf die Ruptur eines Hohlorganes bzw. auf eine Blutung hin.

Häufig gemeinsam vorkommende Verletzungen sind:

[4] Henri Hartmann, Chirurg, Paris, 1860–1952

- Rippenfrakturen links und Milzrupturen;
- Rippenfrakturen rechts und Leberrupturen;
- Beckenfrakturen und Blasen- sowie Urethraverletzungen;
- abdominelle Kontusionsmarken, z. B. vom Steuerrad, und Pankreas-/Duodenalverletzungen sowie Mesenterial- und Dünndarmeinrisse.
- Abdrücke vom Sicherheitsgurt am Rumpf und Einriß von Dünndarmabschnitten beim Durchrutschen unter dem lockeren Beckengurt.

! Die entscheidende diagnostische Maßnahme zum Nachweis einer intraabdominalen Blutung ist die ***Ultraschalluntersuchung*** (Abb. 29.6). Intestinalrupturen können anfänglich sehr symptomarm verlaufen und sind oft schwer zu diagnostizieren.

Sonographisch können auch kleine Flüssigkeitsmengen (ab 50–100 ml) erfaßt werden; z. T. gelingt die direkte Darstellung von Verletzungen parenchymatöser Organe. Die Sonographie bietet gleichzeitig die Möglichkeit der ultraschallgezielten Punktion zur Differenzierung der Flüssigkeit (z. B. Blut, Urin, Intestinalsekret). Es ist sinnvoll, die Ultraschalluntersuchung kurzfristig zu wiederholen, um Befundänderungen zu erfassen. Das Verfahren der ***Peritoneallavage*** ist ein gleichwertiges Diagnostikum, das jedoch aufgrund der Invasivität nur bei nicht verfügbarer oder unsicherer sonographischer Diagnostik als Alternative anzusehen ist. Die Lavage besteht in einer Katheterpunktion des Abdomens (z. B. 3 cm unterhalb des Nabels) und dem Instillieren von Flüssigkeit, z. B. Ringer[5]-Lösung. Die rücklaufende Flüssigkeit wird hinsichtlich ihrer Blutbeimengung beurteilt. Bei Verletzung von Bauchdeckengefäßen im Rahmen des Punktionsvorganges kann diese Untersuchung falsch positiv sein. Die Lavage kann bei langandauernden Operationen, z. B. am Schädel, zur kontinuierlichen Erfassung einer abdominalen Blutabsonderung indiziert sein. Nach multiplen vorausgegangenen Laparotomien und in der Schwangerschaft ist dieses Verfahren kontraindiziert.

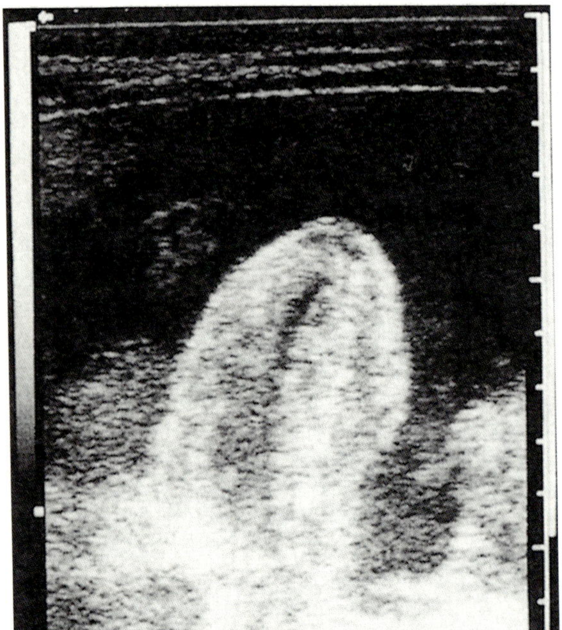

Abb. 29.6. Sonographischer Befund bei intraabdominaler Blutung. Deutliche Blutansammlung zwischen Bauchdecke und Darmschlingen

Das ***Thoraxröntgenbild*** dient beim traumatisierten Abdomen in erster Linie zur Erkennung eines begleitenden Pneumo- oder Hämatothorax sowie einer Mediastinalverbreiterung. Hinsichtlich der Abdominalverletzungen ist auf Zwerchfellrupturen und freie Luftansammlungen unter dem Zwerchfell zu achten. Die ***Röntgenleeraufnahme des Abdomens*** ist nur bei Verdacht auf Intestinalruptur indiziert, da alle anderen Fragestellungen besser sonographisch erkannt werden können. Zum sicheren Nachweis der Ruptur eines parenchymatösen Organs und zur Bestimmung der Ausdehnung der Verletzung kann eine ***Computertomographie*** (CT) des Abdomens angefordert werden. Durch Kontrastmittelgabe läßt sich dabei die Durchblutung bestimmter Strukturen beurteilen. Der Vorteil des CT ist, daß dabei gleichzeitig Schädel, Wirbelsäule, Becken und Retroperitoneum mituntersucht werden können. Ganz besonders aussagekräftig ist die Computertomographie beim Nachweis einer Pankreasruptur, die aufgrund der Luftüberlagerung durch den Magen sonographisch meist nicht erfaßt werden kann. Liegt der Verdacht auf eine Pankreasruptur vor, so ist der Ausschluß bzw. die Bestätigung durch ERCP zu fordern. Kontrastmitteluntersuchungen in Form einer oralen ***Gastrografingabe*** sind immer dann angezeigt, wenn die klinische Untersuchung bzw. vorangehende Röntgenleeraufnahme den Verdacht auf eine Intestinalruptur ergeben haben. Solche Intestinalrupturen können anfangs sehr symptomarm verlaufen. Es ist deshalb erforderlich, die Patienten immer neu zu beurteilen. Zum Nachweis von Gefäßverletzungen ist die ***Angiographie*** die Diagnostik der Wahl. Bei Hinweisen auf eine Blasen- oder Urethraruptur, insbesondere bei Vorliegen von Beckenverletzungen, sollte eine ***Urethrographie bzw. Zystographie*** erfolgen.

Penetrierende Verletzungen der Bauchhöhle erfordern eine besondere Vorgehensweise. Ergibt die klinische Untersuchung, Sondierung oder Röntgenkontrastauffüllung des Stichkanals eine Öffnung zum Peritoneum, so ist die diagnostische Laparotomie indiziert. Im Zweifelsfall ist die exakte Revision des Abdomens die sicherste Maßnahme. Schußverletzungen

[5] Sidney Ringer, Pharmakologe, London, 1835–1910

müssen praktisch immer operativ revidiert werden, da die Rasanz eines Geschoßes in der Regel ausgedehnte Verletzungen verursacht.

Gerade das traumatisierte Abdomen wird zunehmend mehr zu einer Indikation für die sog. Notfall-Laparoskopie. Da es hier nur relativ einfache Fragen zu beantworten gilt (freie Flüssigkeit wie Blut, Galle, Dünndarminhalt etc. im Abdomen ?) sind Minioptiken häufig ausreichend. Diese können auch unter den Bedingungen der Poliklinik bzw. der Ambulanz in Lokalanästhesie eingeführt werden. Für eine detailliertere Diagnostik (Ursache der Blutung, Ort der Intestinalverletzung etc.) sind größere Optiken und vor allen Dingen eine Gasinsufflation im Bereich des Abdomens notwendig. Diese Techniken können nur unter Allgemeinnarkose durchgeführt werden. Sie stehen alternativ zur sog. „diagnostischen Laparotomie".

29.4.3 Operative Therapie

Der Zugang der Wahl beim traumatisierten Abdomen ist die mediane Laparotomie, da sie den Einblick in das gesamte Abdomen erlaubt. Bei einer intraabdominalen Blutung sind die ersten Maßnahmen das Absaugen des Blutes und die Lavage des Abdomens, um die Blutungsquelle zu erkennen.

!

Beim stumpfen Bauchtrauma sind parenchymatöse Organe in folgender Reihenfolge betroffen: Milz 25 %, Leber 15 % und Nieren 12 %.

Die Organverletzung muß hinsichtlich ihrer Ausdehnung und der Blutungsaktivität genau klassifiziert werden, um das therapeutische Vorgehen festzulegen. Die Blutungen aus kleineren Verletzungen parenchymatöser Organe können meist durch Koagulation gestillt werden. Größere Einrisse erfordern die Übernähung, partielle Resektion oder bei der Milzzerreißung die Splenektomie. Ist die Blutung aus einer Leberruptur durch diese Maßnahmen nicht zu kontrollieren, so kann eine Kompression der Leber durch Bauchtücher (sog. „packing") als Erstmaßnahme erfolgen. Die Revision und definitive Versorgung sollte in den nächsten 48 h angeschlossen werden. In besonderen Notfällen, in denen aufgrund einer massiven Blutung keine Übersicht im Bauchraum zu gewinnen ist, kann eine provisorische Stillung durch Abklemmen der Aorta erreicht werden. Dieses kann auch durch manuelle Kompression der Aorta gegen die Wirbelsäule erfolgen. Entsprechende Gefäßeinrisse müssen dargestellt und versorgt werden. Beim Vorliegen von Rupturen intestinaler Organe erfolgt die Übernähung nach Anfrischung der Wundränder oder die Resektion des verletzten Bezirkes. In jedem Fall sollte der gesamte Bauchraum genauestens revidiert werden, um Zweitverletzungen auszuschließen. In diesem Rahmen empfiehlt es sich immer, das Pankreas in der Bursa omentalis freizulegen und zu inspizieren. Die Verletzungen von Urogenitalorganen erfordern an der Niere die Übernähung bzw. partielle Resektion und am Ureter bzw. der Blase die Übernähung und entsprechende Entlastung über intraluminale Katheter.

•••

Das akute Abdomen ist durch heftige Bauchschmerzen, eine Peritonitis mit konsekutiver Störung der Darmfunktion und einer allgemeinen Kreislaufdisregulation bis hin zum Schock verbunden. Die wichtigsten Ursachen für ein akutes Abdomen sind Entzündung und Perforation intraabdomineller Organe sowie Ileus und viszerale Durchblutungsstörungen. Die notwendige Diagnostik muß rasch und zielführend sein und mit einer sofort einsetzenden Schocktherapie kombiniert werden. Die Schmerzcharakteristik kann wertvolle Hinweise auf die Ursache des akuten Abdomens geben. Bei der klinischen Untersuchung ist auf das Vorliegen einer Peritonitis (Abwehrspannung) bzw. Peritonismus (Klopf- und/oder Loslaßschmerz) zu achten. Auskultation sowie rektale und ggf. vaginale Untersuchung sollten nicht versäumt werden. Neben der Labordiagnostik steht heute die Sonographie in der apparativen Diagnostik des akuten Abdomens an erster Stelle. Im Rahmen der Röntgendiagnostik des akuten Abdomens sollten sowohl eine Abdomenleeraufnahme als auch eine a.-p.-Thoraxübersichtsaufnahme angefertigt werden (freie Luft unter dem Zwerchfell?).

Beim Vorliegen einer Peritonitis ist die chirurgische Herdsanierung, d. h. die Beseitigung der Peritonitisursache, die wesentliche Maßnahme. Eine fortgeschrittene oder verschleppte Peritonitis muß häufig auf der Intensivstation durch programmierte Relaparotomie oder mit offener Spülung der Bauchhöhle therapiert werden.

Eine Sonderform des akuten Abdomens ist das traumatisierte Abdomen. Hier müssen intraabdominelle Blutungen oder Intestinalrupturen rasch diagnostiziert werden. Die entscheidende diagnostische Erstmaßnahme ist die Ultraschalluntersuchung. Beim stumpfen Bauchtrauma sind parenchymatöse Organe in folgender Häufigkeit betroffen: Milz 25 %, Leber 15 % und Nieren 12 %.

Literatur

Bartels H, Barthlen W, Siewert JR (1992) Therapie-Ergebnisse der programmierten Relaparotomie bei der diffusen Peritonitis. Chirurg 63: 174–180

Bartels H, Stadler J, Barthlen W, Miedke T, Siewert JR (1994) Ursachen des Organversagens bei Sepsis. Zentralbl Chir 119: 168–174

Bartels H, Siewert JR (1994) Peritonitis. In: Lavine P (Hrsg) Praxis der Intensivbehandlung, 6. Aufl. Thieme, Stuttgart New York

Barthlen W, Bartels H, Busch R, Siewert JR (1992) Prognosefaktoren bei der diffusen Peritonitis. Langenbecks Arch Chir 377: 89–91

Hölscher AH (1985) Ultraschalldiagnostik des akuten, nicht traumatisierten Abdomens. Chir Prax 34: 29–39

Hölscher AH, Stadler J, Schüler M (1989) Sonographie beim akuten Abdomen. Intensivbehandlung 14/1: 17–21

Janson R, Christ F, Schneider B (1982) Die Wertigkeit der oralen Gastrografinpassage in der Ileusdiagnostik. Fortschr Röntgenstr 136/6: 641

Joppich J (1981) Ileus durch Anomalien. Chirurg 52: 134–141

Siewert JR, Pichlmayr R (1986) Das traumatisierte Abdomen. Springer, Berlin Heidelberg New York Tokyo

Siewert JR, Harder F, Allgöwer M, Blum AL, Creutzfeldt W, Hollender LF, Peiper HJ (1990) Chirurgische Gastroenterologie Bd. I-III, 2. Aufl. Springer, Berlin Heidelberg New York Tokyo

Wittmann DH (1990) Intraabdominal infections. World J Surg 14: 145–147

?

1. Welche Schweregrade des akuten Abdomens werden unterschieden?
2. Welche Schmerztypen verschiedener akuter abdominaler Erkrankungen lassen sich unterscheiden? Nennen Sie jeweils typische Beispiele!
3. Wie entsteht eine Abwehrspannung?
4. Welche Ursachen des akuten Abdomens können durch Ultraschall gut diagnostiziert werden?
5. Welche Peritonitisformen werden unterschieden?
6. Was ist eine generalisierte Peritonitis?
7. Was bedeutet Herdsanierung?
8. Welche Verfahren werden zur Herdsanierung angewandt?
9. Was bedeutet Debridement?
10. Wie ist das praktische Vorgehen bei der programmierten Relaparotomie?
11. Was ist ein Laparostoma?
12. Welches sind etablierte Therapieverfahren bei der Peritonitisbehandlung?
13. Was ist eine „kalkulierte" Antibiotikatherapie?
14. Welches sind die Aufgaben der Intensivtherapie bei der Peritonitisbehandlung?
15. Welche Ileusformen werden unterschieden?
16. Welche Ileusform ist am häufigsten?
17. Wodurch wird ein mechanischer Ileus am häufigsten ausgelöst?
18. Was ist ein Strangulationsileus?
19. Erklären Sie die Begriffe Inkarzeration, Invagination und Volvulus!
20. Tritt ein Strangulationsileus häufiger am Dick- oder Dünndarm auf?
21. Welches sind die Ursachen des paralytischen Ileus?
22. Was ist die Ursache eines vaskulären Ileus?
23. Erklären Sie die pathophysiologischen Grundlagen der Ileuskrankheit!
24. Worauf muß bei der klinischen Untersuchung eines Patienten mit Ileus besonders geachtet werden?
25. Welche Röntgenaufnahme wird beim Ileus gefordert?
26. Bei welcher Form eines Ileus wird eine Gastrografinpassage vorgenommen?
27. Wie wird ein paralytischer Ileus konservativ behandelt?
28. Welches sind die Indikationen für die chirurgische Behandlung des Ileus?
29. Welches sind neben der klinischen Untersuchung die zwei wichtigsten Untersuchungen beim traumatisierten Abdomen?
30. Welches sind die Indikationen zur Notfallaparotomie?
31. Welche Skelett- und Organverletzungen kommen häufig gemeinsam beim traumatisierten Abdomen vor?
32. Wodurch kann eine intraabdominale Blutung diagnostiziert werden?
33. Welches sind die ersten Maßnahmen bei der Laparotomie eines traumatisierten Abdomens mit intraabdomineller Blutung?

Leber 30

Ch. Herfarth, N. Senninger, C. F. Kriegelstein

30.1 Allgemeines 688

30.2 Portale Hypertension 690

30.3 Verletzungen 693

30.4 Entzündungen 693

30.5 Tumoren der Leber 694

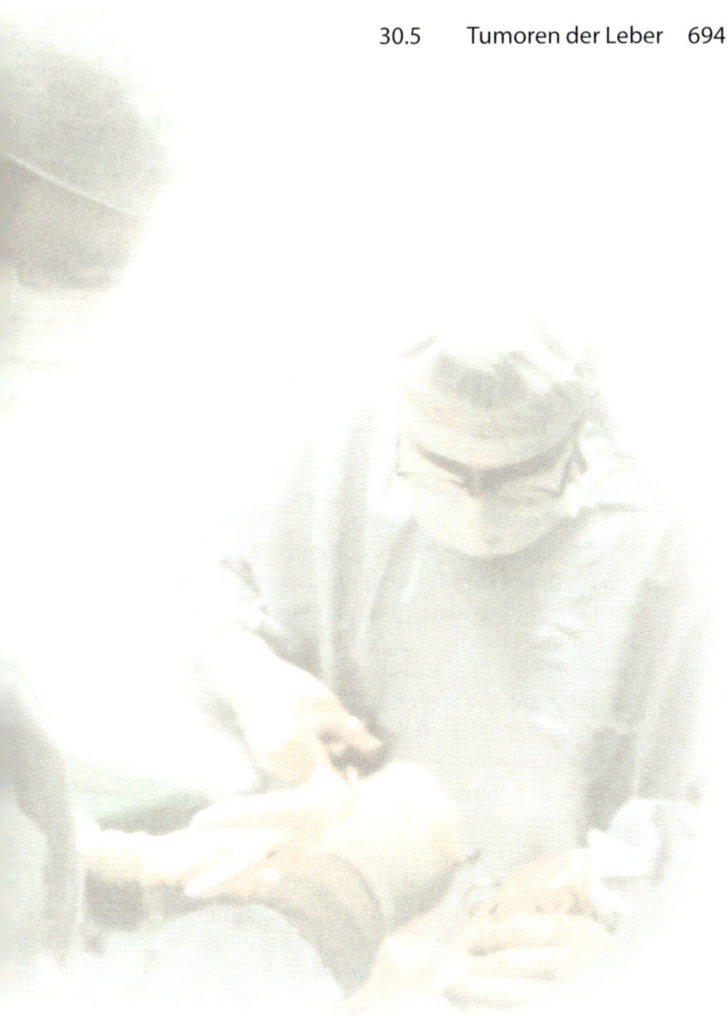

Die Leber ist ein zentrales Stoffwechselorgan. Ihre vielfältigen Funktionen lassen sich unter den Begriffen Syntheseleistung, Speicherung, Metabolismus, Ausscheidung und Entgiftung zusammenfassen. Ein Funktionsausfall der Leber ist mit dem Leben nicht vereinbar. Die Leber besitzt als einziges parenchymatöses Organ eine Regenerationsfähigkeit, die eine Resektion von bis zu 80% der Organmasse erlaubt. Voraussetzung hierfür ist, daß das verbleibende Parenchym eine normale metabolische Leistungsfähigkeit besitzt. Die hohe funktionelle Reserve der Leber überbrückt dabei die Zeit von ca. 3–6 Monaten, die bis zur vollständigen, allerdings nicht anatomiegerechten Regeneration vergeht. Aufgrund dieser Tatsache nimmt die Leberchirurgie eine Sonderstellung in der Chirurgie parenchymatöser Organe ein. Erkrankungen bzw. Veränderungen der Leber mit chirurgischer Bedeutung sind: Erkrankungen aus dem Krankheitskomplex Leberzirrhose und portale Hypertension, Verletzungen, Entzündungen und Tumoren. Durch die Lebertransplantation erlangt die Chirurgie eine neue und erweiterte Bedeutung in der Behandlung sogenannter nicht-kurabler Lebererkrankungen.

30.1 Allgemeines

Pathologische Anatomie. Für chirurgisch resezierende Eingriffe von entscheidender Bedeutung ist die Kenntnis der ***segmentalen Gliederung der Leber nach Couinaud*** (Abb. 30.1). Sie erlaubt die Durchführung von Teilentfernungen, ohne dabei die Versorgung der Restleber zu gefährden. Auch orientieren sich die verschiedenen Resektionstechniken und das Ausmaß der Resektion überwiegend an den Segmentgrenzen (Abb. 30.2).

> **!** Die Leber wird nach *Couinaud* in 8 Segmente eingeteilt. Als Grenzlinien dieser Segmente, die sich durch gemeinsam drainierende und versorgende Gefäße und Gallengänge auszeichnen, dienen in der Sagittallebene die 3 Lebervenen sowie in der Horizontalen die Pfortaderebene. Das Lebersegment 1 (Lobus caudatus) besitzt insofern eine Sonderstellung als es arterielle und portale Zuflüsse aus beiden Leberhälften erhält und sein Abfluß direkt in die V. cava erfolgt.

Die Letalität von größeren Leberresektionen liegt bei ca. 5%. Als ***„Nicht-anatomische“*** oder ***„Keil- bzw. wedge“-Resektionen*** bezeichnet man Resektionen, die sich nicht an die segmentalen Grenzen der Leber halten. Von Wichtigkeit ist die ***doppelte Gefäßversorgung*** der Leber: etwa 75% des Blutflusses stammt aus dem portalen, der Rest aus dem arteriellen Stromgebiet.

Symptomatik. Die Symptome der Lebererkrankungen wie Fieber, Leistungs-, Appetit- und Gewichtsverlust, sind häufig unspezifisch. Ausgelöst durch die Größenzunahme des Organs findet sich gelegentlich ein ***Kapselspannungsschmerz*** im rechten Oberbauch, der auch in die rechte Schulter ausstrahlen kann. Indirekt können Lebererkrankungen durch die Kompression benachbarter Strukturen wie z. B. der Gallenwege mit Cholestase und daraus resultierendem ***Ikterus*** symptomatisch werden. Infolge ihrer geschützten Lage unter dem rechten Rippenbogen sind häufig nur fortgeschrittene pathologische Prozesse im Bereich des Vorderrandes der Leber oder Prozesse, die mit einer erheblichen Organvergrößerung einhergehen, der klinischen Untersuchung zugänglich.

Diagnostik. Röntgenleeraufnahmen können bei Lebererkrankungen indirekte Hinweise liefern:

- Größenzunahme ⇒ Zwerchfellhochstand
- Entzündung ⇒ Zwerchfellbeweglichkeit eingeschränkt und ipsilateral sympathischer Pleuraerguß
- septischer Prozeß ⇒ Luftansammlung intrahepatisch über Flüssigkeitsspiegeln
- intrahepatische Verkalkungen ⇒ Tumoren und parasitären Zysten
- Aerobilie ⇒ Cholangitis

Führend sind bei der heutigen morphologischen Leberdiagnostik die ***Ultraschalluntersuchung***, das kontrastmittelverstärkte ***Computertomogramm*** sowie die ***Kernspintomographie***. Die Kombination dieser Untersuchungen läßt die Diagnose einer Raumforderung in nahezu 100% der Fälle stellen. Einen Fortschritt auf dem Gebiet der Leberchirurgie stellt die ***intraoperative Sonographie*** dar. Mit ihr können nicht nur schwer-palpable Prozesse lokalisiert, sondern die Segmente auch anhand der drainierenden und versorgenden Gefäße und Gallengänge identifiziert werden. Eine wesentliche Ergänzung des diagnostischen Spektrums stellt die ***Leberangiographie*** dar. Sie zeigt die Gefäßversorgung der Leber und eventueller Tumoren, was ebenfalls von großer Bedeutung für die Resektionsstrategie ist. Durch die indirekte ***Splenoportographie*** gibt sie zusätzlich Auskunft über einen eventuellen Pfortaderverschluß und zeigt Inoperabilität bei extrahepatischem Gefäßabbruch oder Gefäßstenose an. Die ***Szintigraphie*** hat ihre Bedeutung zur Lokalisierung tumorverdächtiger

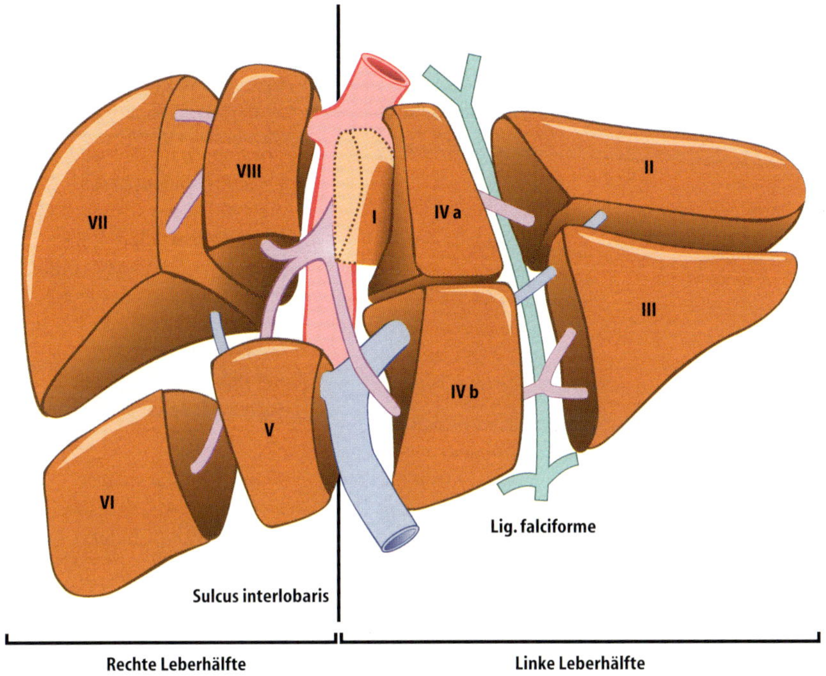

Abb. 30.1. Segmentale Gliederung der Leber nach Couinaud. Lebervenensystem *hellblau*. Portalvenensystem *dunkelblau*

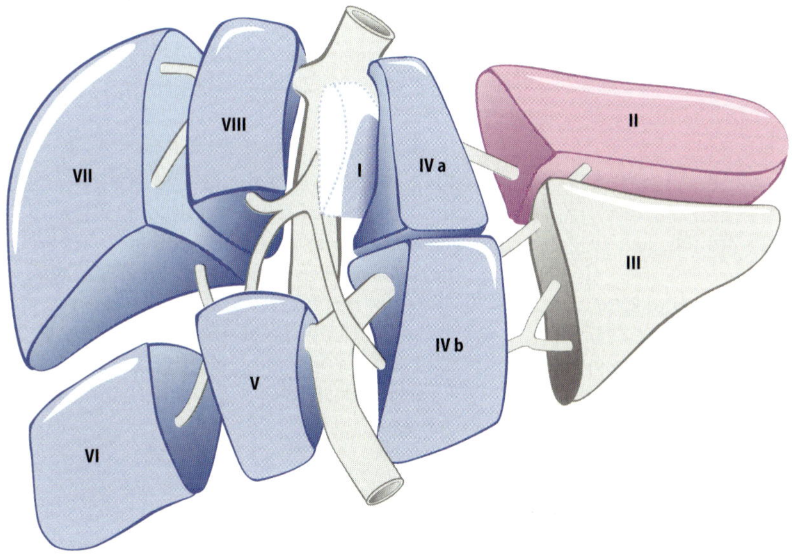

Abb. 30.2. Typische Techniken der Leberresektion. Segmentresektion (II) *lila*. Hemihepatektomie rechts (V + VI + VII + VIII) *hellblau*. Erweiterte Hemihepatektomie rechts (Iva + b + V + VI + VII + VIII) *hellblau und dunkelblau*

Prozesse an die oben genannten Verfahren verloren. Sie findet gelegentlich noch Anwendung bei der intrahepatischen Cholestasediagnostik.

Nachdem die lokale Treffsicherheit ***bioptischer Verfahren*** mittels ultraschall- oder computertomographisch gesteuerter ***Feinnadelpunktion*** auf über 90% angehoben werden konnte, haben diese zur Abklärung verdächtiger Leberbezirke an Bedeutung gewonnen. Als letztlich klärende diagnostische Maßnahme gilt die ***explorative Laparoskopie bzw. Laparotomie***. Bei Verfügbarkeit einer intraoperativen Schnellschnittuntersuchung wird häufig in gleicher Sitzung bereits eine definitive chirurgische Therapie möglich.

Trotz der Vielfalt laborchemischer Funktionstests kann bei ausgedehnten Leberresektionen die Funktion des verbleibenden Parenchyms nicht zuverlässig vorausgesagt werden. Wichtig ist die Labordiagnostik zur Unterscheidung eines prä-, intra- und posthepatischen Ikterus (Tabelle 30.1). Als ***Tumormarker*** hat das ***Alpha-Fetoprotein (AFP)*** bei der Diagnose des primären hepatozellulären Karzinoms, das ***karzinoembryonale Antigen (CEA)*** bei der Verlaufskontrolle intestinaler Tumoren mit Lebermetastasen eine Bedeutung. Serologische Tests auf Antikörper finden bei den parasitären Erkrankungen Amöbenabszeß und Echinokokkose Anwendung.

Tabelle 30.1. Differentialdiagnose des posthepatischen Ikterus

Choledocholithiasis	Cholangitis
Choledochus-kompression durch:	Papillitis stenosans
• Lymphome	Gallengangsparasiten
• Pankreatitis	Choledochus-, Papillenkarzinom
• Mirizzi-Syndrom	Pankreaskopfkarzinom

30.2 Portale Hypertension

Der normale Pfortaderdruck liegt bei 10–12 cm Wassersäule. Einen Druckanstieg im Pfortaderstromgebiet auf ***über 25 cm Wassersäule*** bezeichnet man als ***portale Hypertension***.

Dabei unterscheidet man den ***Widerstandshochdruck*** vom selteneren ***Volumenhochdruck***.

Entsprechend der anatomischen Lokalisation wird der ***Widerstandshochdruck*** nochmals in drei Formen unterteilt: den

- ***prähepatischen,***
- ***intrahepatischen und***
- ***posthepatischen Block.***

Ursachen des Widerstandshochdrucks finden sich in Tabelle 30.2.

Ursachen des ***Volumenhochdrucks*** sind arterioportale oder splenoportale Fisteln bzw. Aneurysmen, die z.B. posttraumatisch oder als Komplikation einer Cholezystektomie oder Splenektomie auftreten können.

Umgehungskreisläufe. Als Folge der portalen Hypertension fließt das gestaute Pfortaderblut auf unterschiedlichen Kollateralkreisläufen an der Leber vorbei und zum Niederdrucksystem der V. cava ab. Es entgeht damit der Entgiftung und führt bei bis zu 30 % der Patienten zur Ausbildung einer ***Enzephalopathie***. Die häufigsten Umgehungskreisläufe laufen über:

- Gastroösophageale Venen (Ösophagus-, Kardia-, Fundusvarizen)
- Umbilikal- und Bauchwandvenen (Caput medusae)
- Retroperitoneale Venen
- Zwerchfellvenen

Gefürchtete Komplikationen der Umgehungskreisläufe im Rahmen der portalen Hypertension sind z.T. lebensbedrohliche Blutungen aus den stark gefüllten Kollateralvenen, insbesondere am ösophagokardialen Übergang.

Tabelle 30.2. Formen und Ursachen des portalen Widerstandshochdrucks

Formen des portalen Widerstandshochdrucks	Ursachen des portalen Widerstandshochdrucks
Prähepatischer Block	Thrombose im Pfortader- (= ***zentraler*** Block) und/ oder Milzvenenstromgebiet (= ***peripherer*** Block), z.B. ausgelöst durch komprimierende Tumoren oder Entzündungen des Pankreaskopfes oder im Rahmen einer Phlebitis. Gelegentlich auch nach Splenektomie.
Intrahepatischer Block	
• Präsinusoidale Form	Bilharziose, Sarkoidose
• Postsinusoidale Form	Leberzirrhose (ethylisch, posthepatitisch, biliär)
Posthepatischer Block	***Venous occlusive disease VOD.*** Abflußstörung der Lebervenen z.B. durch Thrombose (***Budd-Chiari-Syndrom***[1]), Tumorkompression, Rechtsherzinsuffizienz ***(Zirrhose cardiac).***

[1] George Budd, Internist, London, 1808–1882
Hans Chiari, Anatom u. Pathologe, Prag, 1851–1916

! Bis zu ***30 % aller Blutungen des OGI stammen aus Ösophagus- bzw. Fundusvarizen.*** Etwa 30 % aller Patienten mit Ösophagusvarizen bei Leberzirrhose bluten innerhalb der ersten 2 Jahre nach Diagnosestellung. 70 % dieser Patienten versterben innerhalb eines Jahres nach der ersten Blutung. Bei 60 % kommt es zu Reblutungen innerhalb eines Jahres.

Aszitesbildung. Die Aszitesbildung im Rahmen des Pfortaderhochdrucks hat vielfältige Ursachen. Neben der Hypoalbuminämie und dem damit reduzierten kolloidosmotischen Druck spielt wohl der inadäquate venöse Abfluß aus der Leber die entscheidende Rolle.

! Folge der portalen Hypertension ist in bis zu 80 % der Fälle eine ***Splenomegalie***, aus der sich ein ***Hypersplenismussyndrom*** mit Leukopenie und Thrombozytopenie entwickeln kann.

Eine Splenektomie ist selten indiziert und schränkt außerdem die Möglichkeiten selektiver Shuntoperationen ein.

Diagnostik. Tabelle 30.3 zeigt Verfahren, die in der Diagnostik der portalen Hypertension Anwendung finden.

Therapie. Chirurgische Maßnahmen bei der portalen Hypertension verfolgen das Ziel, Rezidivblutungen zu vermeiden. Zwei Strategien kommen dabei zur Anwendung. Man unterscheidet:
- Sperroperationen
- Porto-systemische Shuntoperationen

Bei beiden Verfahren handelt es sich um ***palliative Operationen,*** da die eigentliche Ursache der portalen Hypertension nicht beseitigt wird.

Tabelle 30.3. In der Diagnostik der portalen Hypertension gebräuchliche Verfahren und ihre Anwendung

Untersuchungsmethode	Untersuchungsziel
Ösophagogastro-duodenoskopie	Nachweis von Varizen, ethylische Gastritis, Ulcera ventriculi et duodeni
Sonographie, Duplexsonographie	Tumornachweis, Stau der Pfortader und Gallengänge, Aszites, Portal- und Lebergefäßfluß
Röntgenkontrastuntersuchungen	Nachweis von Umgehungskreisläufen
• Ösophagusbreischluck	
• Angiographie	Flußrichtung und Durchgängigkeit der Portalgefäße
• direkte / indirekte Splenoportographie	
• DSA (= Digitale Subtraktionsangiographie)	Größe der V. lienalis und renalis linksseitig
Computer- / Kernspintomographie	Nachweis von Tumoren Kaliber der Pfortader und Gallengänge
Leberbiopsie	Stadium der Leberschädigung, Tumorzellklassifikation
Direkte transhepatische Portographie	Bestimmung von Druck, Flußrichtung und Kollateralen
Lebersequenzszintigrahie	Durchblutungsverhältnis Pfortader / A. hepatica

Durch *Sperroperationen* wird die Gefäßversorgung der blutenden oder blutungsgefährdeten Varizen am ösophagogastralen Übergang unterbrochen.

Eine Vielzahl von Verfahren, denen jeweils eine hohe Letalität gemeinsam ist, sind beschrieben. Der Pfortaderhochdruck wird nicht gesenkt und schnell bilden sich neue Kollateralen. Rezidivblutungen treten in bis zu 50 % der Leberzirrhotiker auf. Indikationen zu Sperroperationen sind heute noch die Rezidivblutung nach Shuntverschluß und der thrombotische Verschluß der Pfortader oder ihrer großen Äste.

Shuntoperationen verfolgen das Prinzip, die gestaute portale Strombahn in das Niederdrucksystem der V. cava umzuleiten und damit dauerhaft druckreduzierend zu wirken.

Rezidivblutungen kann somit erfolgreich vorgebeugt werden. Nachteilig wirkt sich dieses Verfahren dadurch aus, daß die Umgehung des Entgiftungsorgans Leber zur Entwicklung einer ***portosystemischen Enzephalopathie*** in bis zu 40 % der Patienten nach Shuntoperation führen kann. Die Indikation ist daher zurückhaltend zu stellen. Die blutungsvorbeugende ***prophylaktische*** Shuntoperation ist verlassen. Lediglich die stattgehabte Blutung stellt heute noch eine Operationsindikation dar. Die Operation erfolgt dann im blutungsfreien Intervall, frühestens jedoch 2 Wochen nach stattgehabter Blutung und wird als ***Elektiv-Shunt*** bezeichnet. In die Überlegungen zur Operationsindikation geht auch die Belastbarkeit der Patienten ein. Um diese einschätzen zu können, hat sich die ***Child-Klassifikation*** bewährt (Tabelle 30.4).

Shunt-OP's erfolgen meist bei Patienten im Child-Stadium A + B. Die Operation bei konservativ nicht beherrschbarer Blutung oder drohender Reblutung innerhalb der ersten 12–24 Stunden nach stattgehabter Blutung, der sogenannte ***Not-Shunt,*** weist eine Operationsletalität von ca. 30 % auf. Die Letalität dieses Verfahrens liegt deutlich unter der nur konservativer

Tabelle 30.4. Klassifikation nach Child-Pugh

	1 Punkt	2 Punkte	3 Punkte
1. Quick (%)	> 70	40–70	< 40
2. Enzephalopathie	keine	I-II	III-IV
3. Aszites (g/die)	keiner	konsv. behandelbar	therapierefraktär
4. Serumalbumin	> 3,5	3,5–3,8	< 2,8
5. Serumbilirubin (mg/dl)	< 2,0	2,0–3,0	> 3,0

Child A = 5–6 Pkte *Child B* = 7–9 Pkte *Child C* = 10–15 Pkte

Tabelle 30.5. Vor- und Nachteile der verschiedenen Shuntverfahren

	Vorteile	Nachteile
Komplette Shunt Operationen	effektive Drucksenkung technisch einfach niedrige Thromboserate	hohe Enzephalopathierate
Inkomplette Shuntoperationen	niedrige Enzephalopathierate	geringe Drucksenkung technisch aufwendig höhere Thromboserate

Maßnahmen (ca. 60 %) und ist in etwa gleich hoch wie bei der Sklerosierung.

Bei den portosystemischen Shuntoperationen werden ***komplette***, das heißt die gesamte Pfortader druckentlastende Verfahren, von ***inkompletten Shunt-Operationen*** unterschieden. Bei letzteren werden nur Anteile des Pfortadersystems druckentlastet (Tabelle 30.5).

Prognose. Die ***5-Jahres-Überlebensraten nach Shuntoperation liegen bei ca. 50 %.*** Die Operationsletalität wird wesentlich durch die Patientenselektion bestimmt. Während ***Child*** A Patienten bei Elektivoperation nahezu keine Operationsletalität aufweisen, findet sich bei ***Child*** C Patienten eine Operationsletalität von über 50 %.

Die fortgeschrittene Leberzirrhose stellt heute eine der wichtigsten Indikationen für die ***Lebertransplantation*** dar (s. Kap. 37).

Weitere Therapieverfahren. Die Erfolge der ***endoskopischen Sklerosierung***, die heute als Standardtherapie in der Behandlung blutender Ösophagusvarizen angesehen werden kann, führen zu einer rückläufigen Zahl der Shuntoperationen. Eine weitere Alternative zum chirurgischen Vorgehen bietet auch der ***transjugulare intrahepatische portosystemische Stent-Shunt (TIPSS)***. Hierbei wird perkutan eine intrahepatische Verbindung zwischen Pfortader und V. jugularis und damit der V. cava unter Zuhilfenahme einer metallischen ***Endoprothese (Stent)*** geschaffen. 2 Jahre nach TIPSS-Einlage liegt die Durchgängigkeitsrate bei ca. 80 %. Das TIPSS-Verfahren bietet zudem gegenüber den Shunt-Operationen den Vorteil, daß eine eventuell später notwendige Lebertransplantation nicht behindert wird (Abb. 30.3).

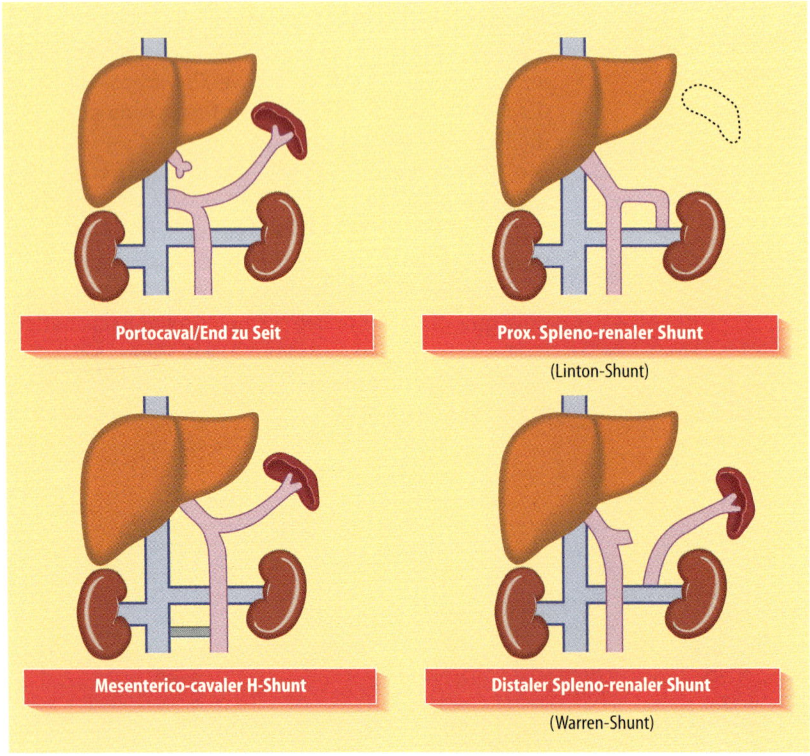

Abb. 30.3. Häufige Formen der portosystemischen Shuntoperationen

30.3 Verletzungen

Symptomatik. Leberverletzungen werden in ***perforierende*** und ***stumpfe***, in ***offene*** und ***geschlossene Leberverletzungen*** eingeteilt. Erstgradige Leberrupturen sind durch Verletzung der Subsegmente und Kapseleinrisse gekennzeichnet. Bei zweitgradiger Leberruptur liegt eine Verletzung von Lebersegmenten vor, die in der Regel Segmentgefäße und Segmentgallenwege beinhaltet. Die drittgradige Leberruptur ist durch eine Leberverletzung mit Beteiligung der Hilusstrukturen gekennzeichnet. Insbesondere können die zentralen Lebervenen, die retrohepatische V. cava und Gallengangsstrukturen beteiligt sein.

Bereits der jeweilige Unfallmechanismus muß an eine Verletzung bzw. Begleitverletzung der Leber denken lassen. Notfallmäßig steht zunächst die intraabdominelle Blutung mit akutem rechtsseitigem Oberbauchschmerz/Schulterschmerz und Volumenmangelschock im Vordergrund. Bei nicht erkannter traumatischer Gallenfistel kann sich im weiteren Verlauf eine Abwehrspannung durch eine lokale Peritonitis entwickeln.

Bisweilen werden die Folgen eines stumpfen Bauchtraumas mit geschlossener Leberruptur erst infolge einer ***Hämobilie*** (= arterieller Blutabgang über die Gallenwege mit Schmerzen und unterschiedlich ausgeprägtem Ikterus infolge eines arterio-biliären Aneurysmas) Wochen später sichtbar.

Diagnostik. In der Notfalldiagnostik führend ist die ***Oberbauchsonographie*** mit Nachweis der Ruptur im Leberparenchym oder freier Flüssigkeit perihepatisch. Aufschluß über das Vorliegen einer Blutung in die freie Bauchhöhle kann die diagnostische ***Abdominallavage*** oder das CT liefern.

Therapie. Beim kreislaufstabilen Patienten, ohne Zeichen einer aktiven Blutung und ohne wesentliche Begleitverletzungen, kann konservativ therapiert werden. Entscheidend sind hier jedoch die kurzfristigen sonographischen Kontrollen (zu Beginn mehrfach täglich!). Besonders bei subkapsulären Hämatomen ist die Gefahr einer zweizeitigen Leberruptur groß und die Operationsindikation deshalb großzügig zu stellen.

Häufig kann nur durch eine rasche chirurgische Intervention eine Kreislaufstabilisierung erreicht werden. Ziele der notfallmäßigen chirurgischen Maßnahmen bei Leberrupturen sind:

- Definitive Blutstillung
- Suffizienter Verschluß verletzter Gallengänge
- Entfernung traumabedingter Parenchymnekrosen

Essentiell hierfür ist die rasche und übersichtliche Exposition der verletzten Region. Bei massiver Blutung aus der Leber hilft häufig nur das vollständige Abklemmen der Leber aus dem Blutstrom.

Hierzu wird die V. cava infra- und suprahepatisch abgeklemmt und mit dem sogenannten ***Pringle-Manöver***, dem Abklemmen des Ligamentum hepatoduodenale, der arterielle und portale Blutzufluß unterbrochen (bis zu max. 40 min erlaubt). Schwierig und bisweilen technisch nicht zu beherrschen sind Rupturen an der Leberrückseite mit Einriß der intrahepatischen V. cava inferior oder der Lebervenen.

Die meisten Leberrupturen sind mittels einfacher Parenchymnaht zu versorgen. Bei einer Parenchymverletzung ohne größere Gefäßbeteiligung werden zunehmend Parenchymversiegelungen mit Fibrinkleber und Infrarotstrahlung eingesetzt. Darüber hinaus finden lokale Hämostyptika auf resorbierbaren Kompressen Anwendung. Bei chirurgisch nicht stillbaren Blutungen hilft als „ultima ratio" nur die temporäre Tamponade und Kompression des Leberparenchyms mittels Bauchtücher ***(sog. "packing")***, die 2–3 Tage später wieder programmiert entfernt oder ausgetauscht werden. Vereinzelt sind ***Notlebertransplantationen*** bei schwersten Leberzertrümmerungen beschrieben.

Komplikationen. Typische Komplikationen nach Leberrupturen sind:

- Nachblutung
- Gallenfistel
- Leberzellnekrose
- Leberabszeß / Subphrenischer Abszeß

Seltener ist eine ***Hämobilie***, die durch traumatische Fistelung zwischen Leberarterie und Gallengangsystem entsteht sowie eine ***Bilhämie*** durch Fistelung zwischen Lebervene und Gallengangssystem. Das Vorliegen eines Ikterus nach Lebertrauma muß an solche Komplikationen denken lassen. Bei klinischem Verdacht auf traumatische Fisteln kann durch ***ERC*** und ***Angiographie*** die Diagnose erhärtet werden. Die Therapie der Wahl ist bei der Hämobilie der Fistelverschluß, bei der Bilhämie die Galleableitung mittels T-Drainage und nur in Ausnahmefällen der direkte Fistelverschluß. Während leichte Verletzungen Letalitätsraten von bis zu 5% aufweisen, sind schwere Leberrupturen mit Verletzungen der großen Gefäße mit Letalitätsraten von bis zu 90% behaftet.

30.4 Entzündungen

Ätiologie. Bei den Leberabszessen unterscheidet man ***primäre von sekundären*** (fortgeleiteten) ***Abszessen.*** Sie können durch Bakterien (90%) oder Parasiten (10%) ausgelöst werden. ***Pyogene Leberabszesse*** sind Eiteransammlungen in der Leber durch bakterielle Infekte. Sie entstehen als metastatische Keimabsiedlungen bei geschwächter Resistenz entweder:

- *chologen* bei z. B. eitriger Cholangitis (ca. 40 %),
- *hämatogen aus dem Pfortaderstromgebiet* (sog. „pylephlebitische Abszesse") z. B. bei Appendizitis oder Divertikulitis (ca. 20 %),
- *hämatogen aus dem arteriellen Stromgebiet* bei Sepsis (ca. 7 %),
- *per continuitatem* bei perforierendem Ulcus duodeni oder perforierendem Gallenblasenempyem (ca. 7 %).

Etwa ein Viertel der Leberabszesse sind unklarer Ursache. Eine umgrenzte Ischämie scheint ebenfalls ein Wegbereiter für pyogene Leberabszesse darzustellen. Meist finden sich bakterielle Mischkulturen mit E. coli und gramnegativen Keimen, selten Pilze. Pyogene Leberabszesse sind in 60 % multipel. Unbehandelt beträgt die Letalität nahezu 100 %.

Amöbenabszesse werden durch portale Mikroembolien der vegetativen Formen der *Entamoeba histolytica* hervorgerufen und sind sowohl pathogenetisch als auch prognostisch und therapeutisch von den pyogenen Leberabszessen zu unterscheiden.

Durch einen zytolytischen Effekt der im Gefäßlumen inkarzerierten und absterbenden Amöben kommt es zu *Kolliquationsnekrosen* des umliegenden Leberparenchyms. Der Abszeßinhalt beim Amöbenabszeß ist meist steril und besteht teils aus Blut und teils aus nekrotischem Lebergewebe. Spontanheilungen sind möglich. Unbehandelt hat der Amöbenabszeß eine Letalität von unter 10 %. 10–20 % der Amöbenabszesse werden entweder spontan oder iatrogen bakteriell superinfiziert und entsprechen dann in allen Konsequenzen den pyogenen Abszessen.

Symptomatik. Die bei beiden Abszeßformen gleiche Symptomatik, erstreckt sich von einem *akuten Verlauf*, gekennzeichnet durch hohes Fieber, Schüttelfrost, lokale Peritonitis mit Dauerschmerz im rechten Oberbauch und Ausstrahlung in Flanke und Schulter bis zu einem *schleichenden Verlauf* mit unspezifischen Symptomen wie Übelkeit, Appetitlosigkeit, Gewichtsverlust und anhaltenden unklaren subfebrilen Temperaturen. Beim Amöbenabszeß leidet nur ein Drittel der Patienten gleichzeitig an Amöbendysenterie.

Diagnostik. Die apparative Diagnostik erfolgt mittels *Abdomenleeraufnahme* (intrahepatisch Luft mit Flüssigkeitsspiegel, Zwerchfellhochstand oder verminderte Zwerchfellbeweglichkeit, sympathischer Pleuraerguß rechts), *Ultraschall* und *Computertomogramm*. Gezielte Punktion und *Feinnadelbiopsie bzw. Gewinnung eines Abstrichs* unter Ultraschallführung ermöglichen die Diagnose, falls die differentialdiagnostische Abgrenzung nicht gelingt.

Laborchemisch finden sich Leukozytose und BKS-Beschleunigung, selten Parameter einer Cholestase. Die *serologischen Tests* beweisen den Amöbenabszeß, die *Bakterienkulturen* der Abstriche den pyogenen Abszeß. Differentialdiagnostisch abzugrenzen sind akute Cholezystitis, Cholangitis, perforiertes Ulkus, Hepatitis, Porphyrie, Neoplasien und Echinokokkose, letztere insbesondere deswegen, da hier eine strikte Kontraindikation zur diagnostischen Punktion besteht.

Therapie. Die Therapie erfolgt entsprechend der Abszeßätiologie. Über 90 % der unkomplizierten Amöbenabszesse heilen medikamentös aus. Mittel der Wahl ist *Metronidazol*. Die chirurgische Drainage ist nur bei bakterieller Superinfektion indiziert. Demgegenüber ist die Therapie des pyogenen Abszesses chirurgisch. Zum einen muß die Streuquelle der Bakterien beseitigt, zum anderen die Abszeßhöhle drainiert werden. Insbesondere bei solitären Abszeßhöhlen gewinnt die nicht-operative perkutane therapeutische Punktion an Bedeutung. Essentielle Ergänzung der *chirurgischen oder interventionellen Streuherdsanierung und Abszeßdrainage* ist die hochdosierte und langdauernde Antibiotikatherapie. Bereits intraoperativ oder nach perkutaner Punktion erfolgt eine Therapie mit z. B. zunächst mit Cephalosporinen oder Aminoglykosiden und Metronidazol, die dann entsprechend dem Antibiogramm modifiziert werden. Die *Letalität* des drainierten pyogenen Abszesses beträgt dennoch *etwa 25 %*.

30.5 Tumoren der Leber

Maligne Primär-Tumoren der Leber

Der häufigste maligne Primärtumor der Leber ist das *hepatozelluläre Karzinom* (Tabelle 30.6). Prädisponierend sind abgelaufene Hepatitis B, Leberzirrhose (postalkoholisch oder posthepatitisch), Hämochromatose, alpha-1-Antitrypsinmangel, Thorotrastose und Aflatoxinexposition. Das hepatozelluläre Karzinom tritt gehäuft in Mittelafrika sowie dem fernen Osten auf. Die dortige Inzidenz übertrifft die in den westlichen Staaten ca. um das Vierfache.

Symptomatik. Führend in der Symptomatik sind unspezifische Tumorzeichen wie Schwäche, Leistungsknick und Gewichtsverlust. Zunehmendes Druckge-

Tabelle 30.6. Maligne und benigne Tumoren der Leber

Maligne Neoplasien	Benigne Neoplasien
Hepatozelluläres Karzinom	Leberzelladenome
Cholangiozelluläres Karzinom	Fokal-noduläre Hyperplasie (FNH)
Hepatoblastom, Sarkom, Zystadenokarzinom	Kavernöses Hämangiom Leberzysten

fühl, tastbare Vorwölbungen der Bauchdecke und Ikterus sind bereits Zeichen eines fortgeschrittenen Tumorstadiums. Etwa 5% der Tumoren fallen erstmals aufgrund extrahepatischer Metastasen auf. Charakteristisch ist der rasche Verlauf: Bei Diagnosestellung bestehen die Symptome meist erst 6 bis 8 Wochen und oft dominieren die Symptome der genannten Grundkrankheiten.

Diagnostik. Die apparative Diagnostik sichert zum einen die lokale Ausdehnung und damit die Operabilität, zum anderen eine eventuelle extrahepatische Tumormanifestation. Sie umfaßt ***Ultraschall, Computertomographie, Angiographie und Szintigraphie.*** Die ultraschallgesteuerte ***Feinnadelbiopsie*** sichert die morphologische Diagnose. Laborchemisch dominiert meist das Spektrum der Grundkrankheit. Im Falle einer Obstruktion der Gallenwege sind die entsprechenden Cholestaseparameter (Bilirubin, alkalische Phosphatase, Gamma-GT) erhöht. Das ***Alpha-Fetoprotein (AFP)*** ist ein hochspezifischer Tumormarker des hepatozellulären Karzinoms. Es besitzt eine diagnostische Treffsicherheit von 80–90% und hat sich für Screeningverfahren zur Erfassung größerer Bevölkerungsteile wie z. B. in Endemiegebieten Chinas bewährt.

Therapie. Die kurative Resektion des Tumors ist immer noch die erfolgversprechendste Therapie und sollte wenn immer möglich angestrebt werden. Die Resektabilität wird durch die bei ca. 55% der Patienten gleichzeitig bestehende Leberzirrhose eingeschränkt. Andernfalls hat nach Ausschluß extrahepatischen Tumorgewebes nur die ***Lebertransplantation*** eine gewisse Aussicht auf Erfolg, wobei die Prognose durch die hohe Rezidivgefahr eingeschränkt ist. Palliative Maßnahmen zur Sicherung des Gallenabflusses (s. Kap. 31) sowie Chemotherapie können die Überlebenszeit nur gering verlängern, die Lebensqualität allerdings deutlich verbessern. Die großen Hoffnungen, die in die ***lokoregionäre Chemotherapie*** gesetzt wurden (Katheter über A. gastroduodenalis in die A. hepatica eingebracht und subkutan eingepflanztes Port-System zur Zytostatikagabe), haben sich – zumindest bis jetzt – nicht bestätigt. Unbehandelt beträgt die mittlere Überlebenszeit nach Diagnosestellung ca. 4 Monate, nach chirurgisch-kurativer Resektion überleben die Patienten im Durchschnitt 3 Jahre.

Die Klinik des intrahepatischen cholangiozellulären Karzinoms ist dem hepatozellulären Karzinom vergleichbar. Tumoren wie Hepatoblastome, Lebersarkome und Zystadenokarzinome stellen eine echte Rarität dar.

Maligne Sekundär-Tumoren der Leber

Die häufigsten malignen Tumoren der Leber sind ***Metastasen.*** Sie stammen von unterschiedlichen Primärtumoren. Am häufigsten metastasieren in abnehmender Häufigkeit Karzinome der ***Bronchien***, des ***Kolons*** und ***Rektums***, des ***Pankreas***, der ***Mamma*** und des ***Magens*** in die Leber. Die Rolle der diagnostischen Hilfsmittel entspricht der beim Leberzellkarzinom. Ausgedehnte Resektionen sind die Ausnahme, meist erfolgen atypische Resektionen der Metastasen mit gesundem Parenchymsaum. Die Indikation zur Resektion besteht im wesentlichen bei Metastasen kolorektaler Karzinome, wenn ein lokoregionäres Rezidiv im Bereich des Primäreingriffs ausgeschlossen ist. Voraussetzung ist hierbei allerdings der Ausschluß einer weiteren systemischen Tumoraussaat sowie weniger als vier Metastasen in der Leber. Eine Indikation für palliative Resektionen größeren Ausmaßes ergibt sich bei metastasierenden endokrinen Tumoren, wie z. B. Inselzellkarzinomen und Karzinoiden. Bei nicht resektablen Metastasen ist die Chemotherapie Mittel der Wahl. Sie kann heute als ***regionale (s.o.) oder systemische Chemotherapie*** durchgeführt werden.

Eine deutlich ***erhöhte Inzidenz der Lebermalignome*** ist beim erworbenen humanen Immundefektsyndrom ***(„acquired immune deficiency syndrome“, AIDS)*** zu beobachten.

Die mittlere Überlebenszeit bei Diagnosestellung und ohne Resektion ist von der Art des Primärtumors abhängig und liegt zwischen 4–8 Monaten. Fünf-Jahres-Überlebensraten von bis zu 30% werden nach Resektion solitärer Lebermetastasen beim kolorektalen Karzinom berichtet.

Fallbeispiel

Bei einer 50jährigen Frau kommt es 1,5 Jahre nach anteriorer Rektumresektion wegen Rektumkarzinom bei ansonstem gutem Allgemeinbefinden zu einem CEA-Anstieg.

Weiteres Vorgehen?
A. Röntgen Thorax
B. Rektoskopie
C. Sonographie Abdomen

Antwort:
Als wahrscheinlichste Ursache des CEA-Anstiegs kommt sowohl ein Lokalrezidiv als auch eine Metastasierung des Rektumkarzinoms in Leber und/oder Lunge in Betracht: Antworten A, B und C sind richtig.

Fallbeispiel

Bei einem 45jährigen Türken bestehen seit Monaten zunehmende, rechtsseitige Oberbauchschmerzen mit Druckgefühl, bei ansonsten nicht eingeschränktem Allgemeinbefinden. Sonographisch findet sich in der Leber eine echofreie, scharf begrenzte und gekammerte rundliche Veränderung.

Weiteres Vorgehen?
A. Sonographisch gesteuerte Feinnadelpunktion und Histologie
B. Echinokokkus Serologie
C. Koloskopie

Antwort:
Der geschilderte Befund ist am ehesten vereinbar mit einer Echinokokkuszyste. Deshalb verbietet sich die Feinnadelpunktion (Aussaat von Scolices), bis serologisch eine Echinokokkose ausgeschlossen wurde: Antwort B ist richtig.

Benigne Tumoren der Leber

Die meisten benignen Neoplasien erlangen nur durch die Notwendigkeit der Abgrenzung zu malignen Grunderkrankungen Bedeutung. Hamartome, Fibrome, Lipome sowie primäre benigne Karzinoide der Leber sind sehr seltene Tumoren. Von Bedeutung sind hingegen folgende Neubildungen:

Leberzelladenom. Das Leberzelladenom kommt häufig bei Frauen im gebährfähigen Alter vor. ***Ätiologisch*** spielt die Einnahme ***östrogenhaltiger Kontrazeptiva*** eine Rolle. Die gut vaskularisierten Adenome sind in der Feinnadelbiopsie bisweilen nicht von hochdifferenzierten hepatozellulären Karzinomen zu unterscheiden. Neben der Problematik der Differentialdiagnose zu malignen Tumoren können Adenome durch monströses Größenwachstum und der damit verbundenen Gefahr einer Spontanruptur mit Blutung in die freie Bauchhöhle chirurgisch bedeutsam werden. Die Therapie besteht in der diagnostischen Exstirpation durch Leberteilresektion.

Fokale noduläre Hyperplasie (FNH). Die Ätiologie der FNH ist unbekannt. Ein ***Größenwachstum unter Einnahme östrogenhaltiger Kontrazeptiva*** wurde beschrieben. Im Gegensatz zum Hämangiom und Adenom zeigt das Lebergewebe keinen erhöhten Blutfluß. Symptome – wenn, dann meist durch Hepatomegalie – sind selten. Die FNH ist eine wichtige Differentialdiagnose zum morphologischen Bild einer grobknotigen Leberzirrhose sowie eines intrahepatisch disseminierten Tumorleidens. Eine chirurgische Therapie ist in der Regel nicht erforderlich.

Kavernöse Hämangiome. Diese sehr blutreichen Tumoren können durch gedeckte und sehr dramatisch verlaufende freie Rupturen auf sich aufmerksam machen. Sie können ebenfalls monströse Größe erreichen. Die meisten Hämangiome thrombosieren spontan und werden narbig organisiert. Bei Größenzunahme, differentialdiagnostischen Problemen sowie natürlich bei Ruptur besteht die Therapie in der Leberteilentfernung bzw. Hämangiomenukleation.

Leberzysten

Nicht-parasitäre Zysten. Die meisten nicht-parasitären Leberzysten entstehen kongenital, bisweilen auf dem Boden einer begleitenden multiplen Zystenbildung auch in Nieren und Pankreas. Es handelt sich um dünnwandige Blasen mit serösem Inhalt und meist einschichtiger endothelialer Auskleidung. Leberzysten werden selten symptomatisch. Ursache eventueller Symptome sind lokale Verdrängungserscheinungen infolge Größenzunahme sowie Komplikationen bei Zysteneinblutung, Zystenruptur und Zysteninfekt.

Gelegentlich entstehen Zysten als eine Abräumreaktion auf dem Boden umschriebener Parenchymnekrosen infolge Trauma, Ischämie oder Entzündung. Diesen Zysten fehlt allerdings die epitheliale Auskleidung. Vereinzelt stehen Zysten mit dem intrahepatischen Gallenwegssystem in Verbindung. Bei multiplen Stenosen und zystischen Erweiterungen der intrahepatischen Gallenwege (Perlschnurmuster) spricht man vom sog. ***Caroli***[1]***-Syndrom.*** Differentialdiagnostisch müssen die Zysten gegenüber den seltenen Zystadenomen und Zystadenokarzinomen abgegrenzt werden.

Große Zysten werden exzidiert, da alleinige Punktion meist zum Nachlaufen der Zyste führt. Infizierte Zysten müssen wie pyogene Abszesse behandelt werden. Im Falle einer Verbindung mit dem Gallengangssystem ist eine Drainage der Zyste über eine ausgeschaltete Darmschlinge indiziert. Eine ***diagnostische Punktion*** ist nur erlaubt, wenn eine ***parasitäre Genese absolut ausgeschlossen*** ist.

Parasitäre Zysten. Die häufigste Ursache parasitärer Leberzysten ist eine Ingestion von Eiern des ***Echinococcus granulosus (Hundebandwurm, Finne: E. cysticus)*** sowie des ***Echinococcus multilocularis (Fuchsbandwurm, Finne: E. alveolaris).*** Der Mensch ist im Echinokokkuskreislauf ***Zwischenwirt.*** Nach oraler Aufnahme wird die Eihülle im Magen aufgelöst und es schlüpfen die Larven des Bandwurmes. Sie penetrieren die Darmwand und gelangen über die Pfortader in die Leber. Selten werden sie darüber hinaus in die Lunge verschleppt. Dort kommt es dann zur Ausbildung der charakteristische ***Hydatide***: Die Begrenzung zum Wirtsorgan bildet die faserige ***chitinhaltige Perizyste.*** Sie umgibt die sogenannte ***Endozyste***, welche als Keimschicht die Scolices und eventuelle Tochterzysten enthält (Abb. 30.4).

Symptomatik. Symptome sind anfangs selten und werden zum einen durch das kontinuierliche Größenwachstum der Zyste hervorgerufen, zum anderen durch den ***stark antigenen Charakter des Zysteninhaltes.*** Sie beinhalten Schmerzen, Druckgefühl im Oberbauch, Inappetenz, biliäre Obstruktion mit Ikterus, eventuell mit Cholangitis, Verdrängung von Nachbarorganen und ***anaphylaktische Reaktionen.***

Diagnostik. Laborchemisch imponiert eine Eosinophilie. Bewährte serologische Untersuchungen sind ***in-***

---

[1] Jacques Caroli, Gastrologe, Paris, geb. 1908

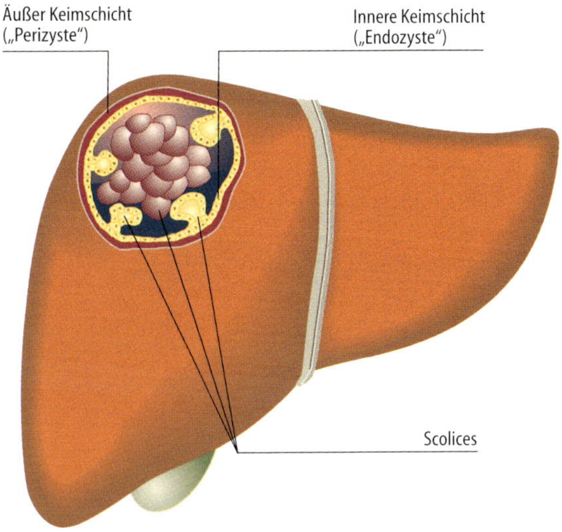

Abb. 30.4. Aufbau einer Echinokokkuszytse

direkter Hämagglutinationstest, indirekter Immunfluoreszenztest, Komplementbindungsreaktion (KBR), Latexagglutinationstest und Casoni[2]-Intrakutantest.

Röntgenologisch finden sich häufig Zystenwandverkalkungen. Im Ultraschall und Computertomogramm zeigt sich typischerweise die Endozyste mit den Scolices innerhalb der Perizyste, was – auch bei der seltenen Seronegativität – pathognomonisch ist. In Verbindung mit den Laborbefunden ist die korrekte Diagnose in nahezu 100 % der Fälle zu stellen. Strikt kontraindiziert ist die diagnostische Punktion, da dies zu einer letztlich tödlichen Aussaat der Scolices führen kann.

Therapie. Die Therapie der Wahl ist die Hydatidektomie. Während ***früher die Perizystektomie***, also das Ausschälen des gesamten Prozesses, oder eine Leberresektion durchgeführt wurde, erfolgt heute nur die komplikationsärmere ***„Hydatidektomie (= Endozystenentfernung)" nach Devitalisierung der Scolices*** durch Instillation hyperosmolarer Lösungen (Silbernitrat 0,5 %, NaCl 20 % oder Glukose 40 %). Perioperativ ist eine Therapie mit Mebendazol zu empfehlen.

Die Ergebnisse einer allein medikamentösen Therapie sind unbefriedigend. Die Behandlung mit Mebendazol bleibt den Fällen vorbehalten, bei denen eine chirurgische Therapie nicht möglich ist bzw. eine Zystenruptur vorliegt.

Beim Echinococcus multilocularis ist eine chirurgische Therapie mittels Resektion nur dann möglich, wenn sich der Befall auf *einen* Leberlappen beschränkt. Bei häufigem diffusem Leber- und zusätzlichem Lungenbefall bleibt meist nur eine palliative medikamentöse Behandlung mit Mebendazol.

[2] Tomaso Casoni, ital. Arzt, 1880–1933, Tripolis

•••

Die Leber besitzt aufgrund ihrer Regenerationsfähigkeit eine Sonderstellung unter den parenchymatösen Organen. Ihre segmentale Gliederung bildet die Grundlage der chirurgischen Resektionstechniken. Die Leberzirrhose gehört zu den Hauptindikationen für die Lebertransplantation. Leberverletzungen sind häufig von hohem Blutverlust begleitet und können zweizeitig verlaufen. Bei Patienten aus dem Mittelmeerraum muß differentialdiagnostisch vermehrt an parasitäre Lebererkrankungen gedacht werden.

In Europa handelt es sich bei 1–2 % aller Neoplasien um primäre Lebertumore. Häufigster Vertreter ist das hepatozelluläre Karzinom. Durch die derzeit zur Verfügung stehende Therapie (radikale chirurgische Extirpation und ggf. Chemotherapie) läßt sich die mittlere Überlebenszeit von unbehandelt 4 Monaten auf behandelt 3 Jahre steigern.

Literatur

Bismuth H, Adam R, Raccuica JS (1995) Die Lebertransplantation in der Behandlungsstrategie des portalen Hypertonus. Chirurg 66: 574–581

Bismuth H, Castaing D (1990) Leberanatomie und ihre intraoperative Anwendung. Chirurg 61: 679–684

Greenfield LJ, Mulholland MW, Oldham KT, Zelenock GB (1993) Surgery. Scientific principles and practice. JB Lippincott, Philadelphia

Herfarth Ch, Schlag P (Hrsg) (1991) Neue Entwicklungen in der Therapie von Lebertumoren, Springer Verlag, Berlin Heidelberg New York Tokyo

Lehnert T, Otto G, Herfarth Ch (1995) Therapeutic modalities and prognostic factors for primary and secondary liver tumors. Worl J Surg 19: 252–263

Otto G (1995) Sind chirurgische Shunts noch indiziert ? Chirurg 66: 566–573

Richter GM, Roeren Th, Brado M, Theilmann L, Sauer P, Kauffmann GW (1995) Portale Hypertension und perkutan transjugulär angelegte portosystemische Stent-Shunts (TIPSS). Chirurg 66: 555–565

Sauerbruch T (1995) Endoskopische Therapie von Oesophagusvarizen. Chirurg 66: 549–554

Schwartz SI, Shires GT, Spencer FC (1994) Principles of surgery, 6th edn. McGraw-Hill Book Company, New York

Senninger N (1994) Das hepatozelluläre Karzinom – Transplantation oder Resektion? Z.-Gastroenterol. 32(10):6078

?

1. Nennen Sie Vor- und Nachteile der kompletten bzw. inkompletten Shuntoperationen!
2. Nennen Sie Formen und Ursachen für den Widerstandshochdruck der Pfortader!
3. Was ist das Caroli-Syndrom?
4. Welches Lebersegment muß häufig bei der chirurgischen Behandlung des Gallenblasenkarzinoms entfernt werden?
5. Nennen Sie Behandlungsmöglichkeiten der solitären Lebermetastasen und deren Kautelen!
6. Welches sind die häufigsten malignen Tumoren der Leber?
7. Wodurch wird die kurative Resektabilität bei Lebermalignomen eingeschränkt?
8. Was ist FNH? Nennen Sie wichtige Differentialdiagnosen!
9. Beschreiben Sie den Aufbau und die chirurgische Behandlungsmöglichkeiten der Echinokokkuszyste der Leber!
10. Was ist eine Hemihepatektomie? Was ist eine sog. Trisegmentektomie?

Gallenblase und Gallenwege 31

CH. HERFARTH, N. SENNINGER, C. F. KRIEGLSTEIN

31.1 Allgemeines 700
31.1.1 Pathologische Anatomie 700
31.1.2 Anomalien der Gallenblase und Gallenwege 701
31.1.3 Physiologie und Pathophysiologie 702

31.2 Erkrankungen der Gallenblase 703
31.2.1 Cholezystolithiasis 703
31.2.2 Gallenblasenhydrops 704
31.2.3 Technik der laparoskopischen Cholezystektomie 704
31.2.4 Technik der klassischen konventionellen Cholezystektomie 705
31.2.5 Akute Cholezystitis 705
31.2.6 Chronische Cholezystitis 707
31.2.7 Gallenblasentumoren 708
31.2.8 Postcholezystektomie-Syndrom 709

31.3 Erkrankungen der Gallengänge 709
31.3.1 Choledocholithiasis 709
31.3.2 Cholangitis 711
31.3.3 Gallengangstumoren 712

31.4 Seltene Gallenwegserkrankungen 713
31.4.1 Sklerosierende Cholangitis 713
31.4.2 Gallengangsstrikturen 714
31.4.3 Gallenfisteln und Gallensteinileus 714

31.5 Nicht-operative Verfahren zur Behandlung des Gallensteinleidens 715

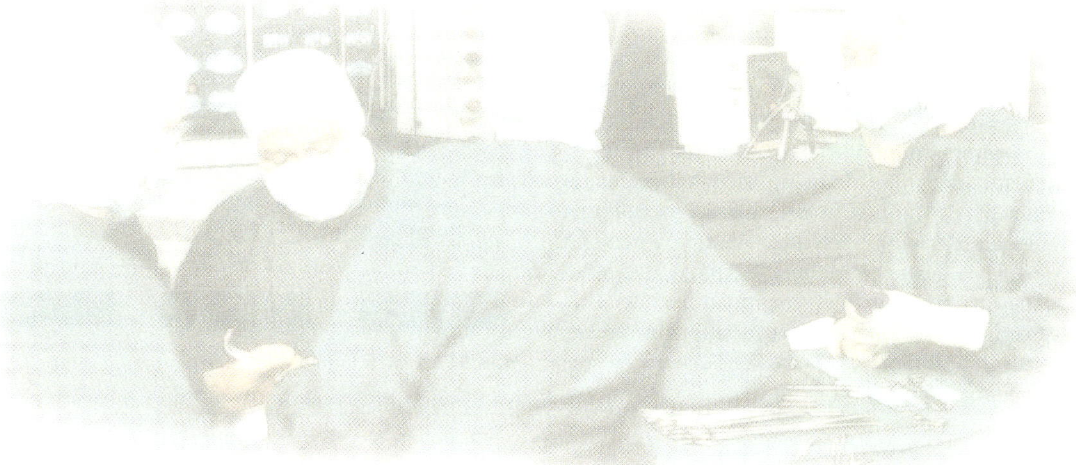

Mit einer Prävalenz von ca. 15–30 % gehört das Gallenblasensteinleiden zu den häufigsten Erkrankungen in den westlichen Industriestaaten. Die Existenz eines Gallenwegssystems war zwar bereits zu vorchristlicher Zeit bekannt. Dennoch dauerte es bis ins 19. Jahrhundert, bis im Zuge der nunmehr beachteten Asepsis Chirurgen die ersten erfolgreichen Eingriffe am Gallenwegssystem durchführen konnten. Als Meilensteine sind zu nennen: die erste Cholezystotomie und Steinextraktion durch Bobbs 1867 sowie die erste Cholezystektomie durch Langenbuch 1882 in Berlin. Die erste erfolgreiche Choledocholithotomie führte Courvoisier 1890 in Basel durch.
In der Folgezeit entwickelte sich das Gebiet der Gallenwegschirurgie sprunghaft in dem Maße, in dem neue diagnostische und therapeutische Methoden entwickelt wurden: 1924 die Cholezystographie, 1932 die intraoperative Cholangiographie, 1950 die perkutane transhepatische Cholangiographie (PTC) sowie die endoskopische retrograde Cholangio-Pankreatikographie (ERCP), weiter 1953 die Choleszintigraphie. Mit Einführung sog. minimalinvasiver Operationstechniken wurde schließlich die klassische, offene Cholezystektomie durch die laparoskopische Cholezystektomie abgelöst. Die laparoskopische Technik wurde bereits 1901 von Kelling in Berlin inauguriert und vorbereitet. Die erste laparoskopische Cholezystektomie schließlich wurde erst 1909 von Jacobaeus in Stockholm durchgeführt. Nach Jahren wechselvoller Entwicklung gelang der Durchbruch und die volle Anerkennung der Methode erst durch Mühe (1986), Mouret (1987), Dubois und Perissat (1988), Götz und Troidl (1989). Der in den letzten Jahren weiterhin rapiden Entwicklung seitens nichtchirurgischer Behandlungsmethoden wird in einem gesonderten Kapitel Rechnung getragen.

31.1 Allgemeines

31.1.1 Pathologische Anatomie

Die Gallenblase ist an der Unterfläche des 5. Lebersegmentes (Lebersegmente nach Couinaud, s. Abb. 30.1) gelegen. Über den Gallenblasenfundus und den Ductus cysticus wird die Gallenflüssigkeit in den Ductus hepaticus communis geleitet, der nach der Einmündung Ductus choledochus genannt wird.

! Das sog. ***Trigonum cystohepaticum = Callot-Dreieck*** liegt zwischen Ductus hepaticus communis, Ductus cysticus und vorderem Leberrand und ist bei der Cholezystektomie, insbesondere in laparoskopischer Technik, ein wichtiger Orientierungspunkt.

In der Regel unterkreuzt der Ductus choledochus dann das Duodenum und mündet an der ***Papilla Vateri***[1] zusammen mit dem Pankreasgang in das Duodenum (Varianten in Abb. 31.1). Die normale Blutversorgung der Gallenblase erfolgt durch die ***A. cystica***, einem Ast der A. hepatica dextra (Varianten in Abb. 31.2). Die individuelle Anatomie der Blutversorgung und der Gallenwegsdrainage ist einer hohen Variationsbreite unterworfen. In ungefähr der Hälfte der Fälle liegen sog. ***Normvarianten*** vor (Abb. 31.1 und 31.2).

[1] Abraham Vater, Anatom, Witttenberg, 1684–1751

Die Gallenblase besitzt eine glattmuskuläre, kontraktionsfähige Wand, die sich in geringerer Dicke auch im Bereich des Ductus choledochus und hepaticus wiederfindet. Sie ist somit kolikfähig und teilt diese Eigenschaften mit anderen Hohlorganen mit glattmuskulärer Wand, wie z. B. Darm und Harnleiter.

! Heister[2]-Klappen sind schräg verlaufende Schleimhautaufwerfungen im Ductus cysticus, die die Gallenblasenfüllung begünstigen und deren Entleerung erschweren.

Das die Gallenblase auskleidende, papillär angeordnete Zylinderepithel ist funktionell zur Schleimbildung und Wasserresorption befähigt.

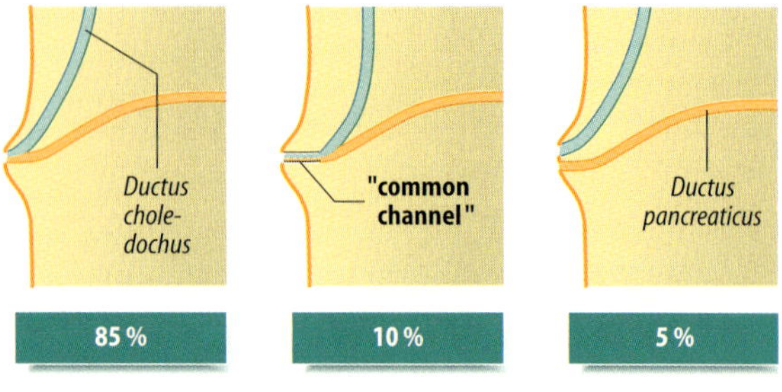

Abb. 31.1. Anatomische Varianten der Papilla Vateri

[2] Lorenz Heister, Anatom, Chirurg, Altdorf, Helmstedt, 1683–1758

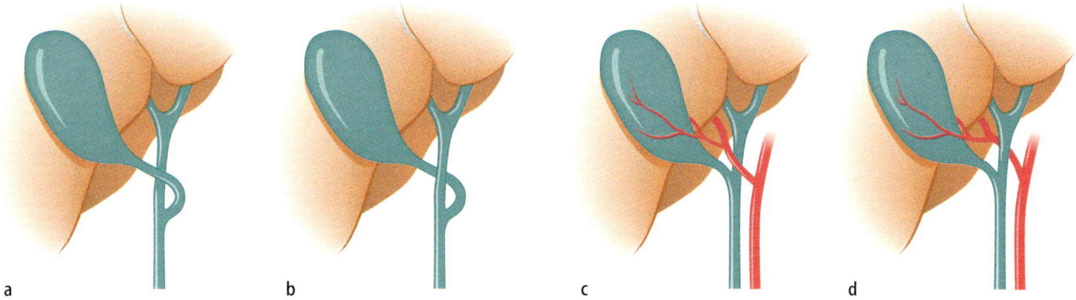

Abb. 31.2 a–d. Anatomische Varianten im Verlauf von Ductus cysticus und A. cystica
a Zystikusmündung medialseitig mit Überkreuzung des Ductus hepaticus
b Zystikusmündung medialseitig mit Unterkreuzung des Ductus hepaticus
c Verlauf der A. hepatica dextra mit Überkreuzung des Ductus hepaticus
d Verlauf der A. hepatica dextra mit Unterkreuzung des Ductus hepaticus

31.1.2 Anomalien der Gallenblase und Gallenwege

Anomalien der Gallenblase. Sie sind insgesamt selten. Neben der Agenesie sind Doppelt- und sogar Dreifachanlagen bekannt. Sie stellen für sich keinen Krankheitswert dar. Weiterhin kann eine Position der Gallenblase unter dem linken Leberlappen mit Einmündung des Ductus cysticus in den linken Ductus hepaticus vorkommen. Ebenfalls zu dieser Gruppe zu rechnen sind Gallenblasen mit komplett intrahepatischer Lage. Diese können erhebliche operationstechnische Schwierigkeiten bereiten. Auch die fast völlig frei im Abdomen, nur am Ductus cysticus und an der A. zystica aufgehängte, sog. flottierende Gallenblase ist bekannt. Weitere Varianten umfassen Septierungen mit ***Sanduhrgallenblasen- und Divertikelbildungen***. Bisweilen können im Zuge von Keimversprengungen in der Gallenblasenwand Inseln von Magen- oder Darmschleimhaut sowie Pankreasdrüsengewebe vorkommen. Diese können Ursache von Entzündungen, Perforation oder Blutungen sein.

Anomalien der Gallengänge. Gallengangsatresie und Choledochuszysten stellen die häufigsten Anomalien im Bereich der Gallenwege dar. Bei der Gallengangsatresie liegt eine partielle oder komplette Obstruktion der extrahepatischen Gallenwege vor.

> Als ***extrahepatische biliäre Atresie (EBA)*** bezeichnet man die partiell oder komplett ausbleibende Fusion von extra- und intrahepatischem Gallengangssystem mit der Konsequenz eines zunehmenden Ikterus und Leberversagens.

Bereits im Neugeborenen- oder Säuglingsalter diagnostiziert, haben nur diejenigen Patienten eine Überlebenschance, bei denen eine sog. „korrigierbare", d. h. partielle Atresie bei vorhandenem Ductus hepaticus communis, vorliegt (ca. 10 % des Kollektivs). Die überwiegende Zahl der kompletten Atresien (ca. 90 %) hat ohne ***Lebertransplantation*** keine Aussichten auf langjähriges Überleben.

> **!** Da die Leber durch die sich ausbildende, ***biliäre Zirrhose*** etwa ab der 8. Lebenswoche bereits irreversibel geschädigt sein kann, ist eine frühzeitige Diagnose und die rasche Therapieeinleitung absolute Voraussetzung für einen guten Behandlungserfolg.

Durch ***intrahepatische Hepatiko-Jejunostomie nach Longmire*** oder auch durch ***portoenterale Hepatiko-Jejunostomie nach Kasai*** ist es möglich geworden, auch Kinder mit kompletten Atresien in ein transplantationsfähiges Alter zu bringen. Hierbei wird das Leberparenchym zur passageren Abflußbildung für die Galle eröffnet und mit dem drainierenden Darmsegment verbunden. Derzeit beträgt die Einjahresüberlebensrate nach Lebertransplantation bei Kindern mit EBA weltweit über 80 %.

> **!** Bei idiopathischen Choledochuszysten handelt es sich um meist im distalen Drittel des Choledochus gelegene, zystische Aussackungen unterschiedlicher Größe bzw. Form, teilweise auch mit Blindsackbildung (Abb. 31.3).

Ca. 80 % der Patienten werden bereits in der Kindheit symptomatisch. Es besteht eine erkennbare Assoziation mit dem sog. ***Caroli-Syndrom*** (s. Kap. 30), bei dem sich multiple intrahepatische Gallenwegszysten finden.

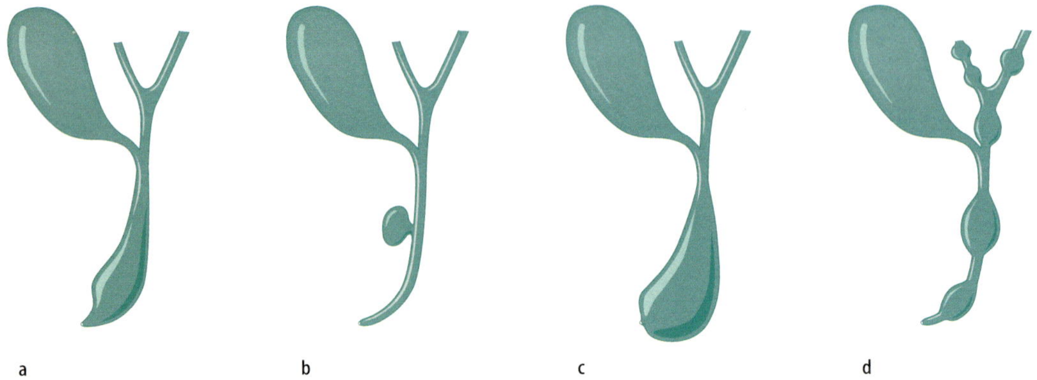

Abb. 31.3a-d. Zystische Mißbildungen der Gallengänge (nach Alonso-Ley et al. 1959)

Führendes Symptom ist der Ikterus. Stase und Keimbesiedlung sind die Ursache von Oberbauchschmerzen, tastbarer Raumforderung im rechten Oberbauch und Cholangitis. Die Therapie der Wahl besteht in der Resektion der Zyste und neuer biliodigestiver Anastomose, z. B. ***Roux-Y-Choledochojejunostomie.***

31.1.3 Physiologie und Pathophysiologie

Die tägliche Galleproduktion eines Erwachsenen liegt zwischen 500 und 800 ml. Die ***goldgelbe Farbe der Galle*** ist durch die Hämoglobinabbauprodukte Bilirubin und Biliverdin bedingt. Ein wichtiger Bestandteil sind die primären Gallensäuren Cholsäure und Chenodesoxycholsäure, die als gallensaure Na^+ - und K^+ -Salze mit Glycin, Taurin oder Cystin konjugiert sind. Die Funktion der Gallensäuren besteht in der ***Mizellenbildung*** mit ingestierten Fetten, sodaß diese wasserlöslich und resorbierbar werden. Bei fehlender Galle erscheinen über 25 % des aufgenommenen Fettes in den Fäzes (sog. Steatorrhoe). Mit den Gallensäuren und den Gallenfarbstoffen werden Lezithin, Cholesterin (Abb. 31.4) und alkalische Phosphatase, weiterhin verschiedene Medikamente wie z. B. Digitoxin ausgeschieden.

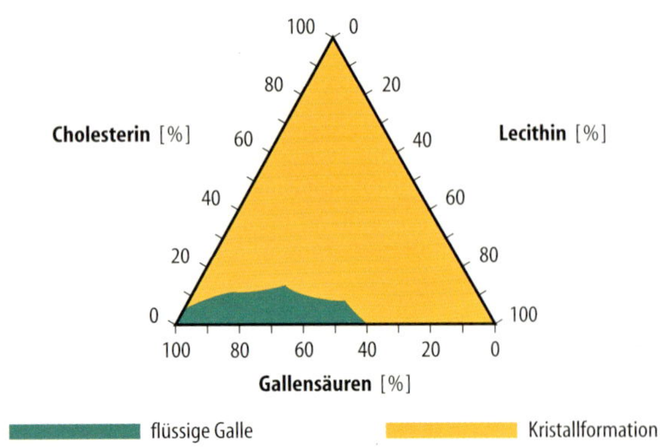

Abb. 31.4. Löslichkeitsdiagramm der Blasengalle

!

Als ***enterohepatischen Kreislauf*** bezeichnet man den Umstand, daß ca. 95 % der Gallensäuren überwiegend im terminalen Ileum, aber auch im Restdünndarm und dem Kolon, nach Dekonjugierung und Dehydroxylierung durch die Darmflora als Desoxycholsäure und Lithocholsäure reabsorbiert werden. Nur ca. 5 % der Gallensäuren gehen mit den Fäzes verloren.

Im Nüchternzustand fließt bei erhöhtem Tonus des Sphinkter Oddi[3] zunächst Galle in die Gallenblase, wo sie um den Faktor 3 bis 5 eingedickt und auch leicht angesäuert wird (Tabelle 31.1). Nach Eintreffen eines Sekretionsstimulus kehren sich die Druckverhältnisse um, die Gallenblase erzeugt einen intraluminalen Druck bis 25 cm Wassersäule bei bis zu 15 cm Wasserdruck im Ductus choledochus und entleert sich somit. Der Sphinkter Oddi erschlafft und erlaubt die Passage ins Duodenum. Diese koordinierte mechanische Interaktion zwischen Gallenblase, Gallengängen und Duodenum wird durch hormonelle, vagale und intrinsisch neuronale Stimuli ermöglicht. Störungen dieser Interaktionen können zu sog. ***Dyskinesien der Gallenwege*** führen, ohne daß morphologische Veränderungen vorliegen.

Klassische medikamentöse Beeinflussungen der Gallenwegsmotorik sind für das ***Morphin*** beschrieben. Es kann einen Papillenspasmus mit konsekutiver Drucksteigerung auslösen. Vagolytika wie das Atropin können den intraluminalen Druck durch Erschlaffen des Sphinkters deutlich herabsetzen. Durch ihre resorptive Kapazität und ihre Dehnbarkeit wird die Gallenblase darüberhinaus zu einem Druckregler, der den Druck im Gallengangssystem im Experiment, z. B. beim totalen Choledochusverschluß, nicht über 16 cm Wassersäule ansteigen läßt. Sie kann auch den morphininduzierten Druckanstieg fast vollständig auffangen.

[3] Ruggero Oddi, Chirurg, Bologna, 1864–1913

Tabelle 31.1. Zusammensetzung der menschlichen Lebergalle

Na	140–165.0 mval/l	Gallensäuren	5–50 mM/Tag
K	3.8–5.8 mval/l	Cholesterin	100–340 mg/100ml
Cl	93–123.0 mval/l	Phospholipid	100–8 mg/100ml
HCO	15–55.0 mval/l	Protein	25–500 mg/ml
Ca	1.4–5.0 mval/l		
Mg	1.5–3.0 mval/l		

Obwohl noch nicht in den letzten Einzelheiten aufgeklärt, spielen bei der Steinentstehung Veränderungen im Lösungsgleichgewicht der Galle durch Konzentrationserhöhung einzelner Komponenten sowie Motilitätsstörungen eine entscheidende Rolle (s. Abb. 31.4). Bekannt ist, daß erhöhte Cholesterinblutspiegel infolge Fettstoffwechselstörung oder chronischer Überernährung nicht nur zu lithogener Galle, sondern auch zu einer Interaktion mit den Aktin- und Myosinfilamenten der Gallenwegswände führen können, was im Experiment in verminderter Kontraktilität resultiert. Von Bedeutung sind auch Bakterien sowie Mukusbestandteile als Nukleationszentren der lithogenen Galle.

Aber auch Konzentrationsverminderungen, z. B. infolge Verlustes an Gallensäuren durch Unterbrechung des enterohepatischen Kreislaufs bei Erkrankungen bzw. Resektionen des terminalen Ileums, wirken lithogen. So ist die Inzidenz der Gallensteinentstehung nach Ileozäkalresektion um das 15- bis 20-fache erhöht.

31.2 Erkrankungen der Gallenblase

31.2.1 Cholezystolithiasis

Gallenkonkremente sind insgesamt häufig: *5 %* der Menschen mittleren Alters, *20–40 %* der Menschen über 50 Jahre und nahezu *70 %* der Menschen über 70 Jahre weisen Gallensteine auf.

Häufig werden sie zufällig entdeckt und sind, falls klinisch stumm, nicht therapiebedürftig.

Die ***asymptomatische*** Cholezystolithiasis bedarf keiner chirurgischen Therapie.

Das Geschlechterverhältnis liegt bei ***weiblich : männlich = nahezu 3 : 1***. Zudem zeigen sich erhebliche geographische und ethnische Unterschiede: in Japan werden nur bei 3 % der Obduzierten Gallenkonkremente gefunden. Auf Java ist das Gallensteinleiden nahezu unbekannt. In Südafrika beträgt die Steinhäufigkeit bei den eingeborenen Bantu 2 %, bei der weißen Bevölkerung jedoch 13,5 %. Gallensteine entstehen durch Ausfällung von gelösten Gallenbestandteilen, bei Cholesterinsteinen analog zu dem auf Abb. 31.4 gezeigten Löslichkeitsdiagramm, bei Pigmentsteinen durch Überschreiten des Löslichkeitsproduktes für Kalzium und Bilirubin.

Man unterscheidet:

- ***Cholesterinmischsteine*** ⇔ ***80 %:*** weich, Cholesterinanteil > 70 %
- ***Cholesterinsteine*** ⇔ ***10 %:*** hart, rund, mit steigendem Alter polyglonal
- ***Bilirubin- (Pigmentsteine) Steine*** ⇔ ***10 %:*** sehr hart, klein, zackig

Die individuelle Prädisposition zu Gallensteinleiden wird durch die ***„6 F's"*** der angelsächsischen Schule verdeutlicht: ***„female – fair (hellhäutig) – forty – fat – fertile – flatulent dyspepsia"***.

Von pathogenetischer Bedeutung sind weiterhin Motilitätsstörungen der Gallenwege wie z. B. nach trunkulärer Vagotomie.

Röntgenkontrastgebend sind nur Steine mit einem genügend hohen Kalziumgehalt (ca. 40 % der Konkremente). Die restlichen werden entweder als Kontrastmittelaussparungen bei der Cholezystographie oder im Ultraschall erfaßt. Die meisten Steine sind klinisch stumm und damit – falls zufällig entdeckt – nicht therapiebedürftig. Die früher öfter vertretene Ansicht, daß Gallensteine das Risiko eines Gallenblasenkarzinoms erhöhen, ist bisher nicht bewiesen und wahrscheinlich auch nicht zutreffend. Vorstellbar ist hingegen, daß ***ein klinisch manifestes Gallensteinleiden die ersten Symptome eines Gallenblasenkarzinoms kaschieren kann.***

Von klinischer und therapeutischer Bedeutung sind die ***Komplikationen des Gallensteinleidens:***

- Akuter Zystikus-Verschluß mit Hydrops oder Empyem
- Akute und chronische Cholezystitis
- Biliäre Pankreatitis
- Choledocholithiasis
- Cholangitis
- Offene und gedeckte Perforation
- Fistelbildung
- Gallensteinileus

31.2.2 Gallenblasenhydrops

Bei Gallenblasenhydrops handelt es sich um die akute, schmerzhafte Überdehnung der Gallenblase infolge Verlegung des Gallenabflusses, in der Regel durch einen Stein im Bereich des Fundus oder des Ductus cysticus.

Die Gallenblase ist meist von farbloser Galle prall gefüllt. Der Patient beschreibt oft eine typische Gallenkolik: krampfartige intermittierende, sich ins Unerträgliche steigernde Schmerzen im rechten Oberbauch, nach hinten in das rechte Schulterblatt ausstrahlend, häufig mit vagalen Reaktionen wie Hypotonie und Kollaps sowie Übelkeit und Erbrechen vergesellschaftet.

Entzündliche Reaktionen, Leukozytose und Fieber bestehen zu diesem Zeitpunkt – noch – nicht. Palpatorisch läßt sich die prall gefüllte Gallenblase druckschmerzhaft lokalisieren, Loslaßschmerz und Klopfschmerz fehlen jedoch oft. Häufig ist der Hydrops mit Kolik das erste Signal einer Gallensteinerkrankung. Die beste Diagnosesicherung erfolgt sonographisch mit Nachweis einer vergrößerten Steingallenblase. Nicht selten aber geben unspezifische Oberbauchschmerzen und postprandiales Druckgefühl Anlaß zur Diagnostik. Das häufig zitierte Gefühl der ***Fettunverträglichkeit*** ist jedoch ***nicht gallensteinspezifisch.*** Laborchemisch finden sich zu diesem Stadium des Steinleidens keine signifikanten Veränderungen, evtl. leicht erhöhte Transaminasen im Serum.

Ist das Leiden erstmals symptomatisch geworden, steht die Operationsindikation fest, da ab jetzt jederzeit mit weiteren Komplikationen gerechnet werden muß. Initial können Spasmolytika und Analgetika die Schmerzen kupieren. Die Therapie ist die Cholezystektomie.

!

Zu unterscheiden vom schmerzhaften Hydrops infolge Zystikusverschluß ist der ***schmerzlose Gallenblasenhydrops in Verbindung mit Ikterus*** z. B. beim Gallengangsverschluß infolge Tumor (s.dort), dem sog. ***Courvoisier[4]-Zeichen.***

31.2.3 Technik der laparoskopischen Cholezystektomie

Die laparoskopische Cholezystektomietechnik unterscheidet sich von der konventionellen Technik im wesentlichen durch die Verwendung von kleinen Instrumentierkanälen. Die Gesamtoperation wird dadurch weniger belastend. Die postoperativen Schmerzen sind geringer und die Patienten sind bei kürzerem stationären Aufenthalt schneller wieder leistungsfähig.

Indikationen zur laparoskopischen Cholezystektomie. Indiziert ist das Verfahren bei chronischen Gallenblasensteinleiden mit typischen Beschwerden. Adipositas ist keine Kontraindikation, im Gegenteil, das Verfahren kann bei übergewichtigen Patienten einfacher sein als die konventionelle Cholezystektomie. Bei schweren Begleitentzündungen, biliodigestiven Fisteln, Verdacht auf Malignität und dem Vorliegen eines Mirizzi[5]-Syndroms ist die konventionelle Cholezystektomie angezeigt. Das gleiche gilt für die Choledocholithiasis, es sei denn, daß das Verfahren mit einer endoskopischen Papillotomie und Steinextraktion aus den Gallenwegen kombiniert wird (sog. therapeutisches Splitting).

!

Eine vorausgegangene konventionelle Operation im Oberbauch ist wegen der zu erwartenden Verwachsungen eine relative Kontraindikation für die laparoskopische Cholezystektomie.

Präoperative Diagnostik. Mit Hilfe der Ultraschallbeurteilung werden ***Gallenblasenwandstärke, Zystikuslänge und Hepatocholedochusverlauf*** beurteilt. Zusätzlich soll bei unklarer Situation eine intravenöse ggf. retrograde Cholangiographie erfolgen.

Technisches Vorgehen (Abb. 31.5a-f). Nach Insufflation von CO_2 in die Bauchhöhle (Pneumoperitoneum) zum Abheben der Bauchdecken vom Darm werden paraumbilikal über einen Trokar eine Optik (Laparoskop) und an drei weiteren Positionen (Oberbauch, rechter Mittelbauch, linker Oberbauch) Instrumente eingeführt (z. B. mikrochirurgisches langstieliges Instrumentarium: Schere, Häckchen, Saug-Spüleinrichtung). Durch video-optische Übertragung auf einen Fernsehschirm wird der operative Vorgang vielfach vergrößert. Besonders exaktes Präparieren des Ductus cysticus und der A. cystica ist möglich und gefordert. Durch die Vorbereitungszeit und die Feindissektion der Gefäße an der Gallenblase fällt die Operationszeit etwas länger aus als beim konventionellen Vorgehen. Mittels einer Faßzange wird die Gallenblase über den Einführungskanal auf Höhe des Nabels ggf. unter Zuhilfenahme eines speziellen Wundspreizers nach außen gezogen.

Die laparoskopische Operationstechnik ist für die unkomplizierte, symptomatische Cholezystolithia-

[4] Ludwig G. Courvoisier, Chirurg, Basel, 1843–1918

[5] Pablo Mirizzi, Chirurg, Buenos Aires, 1893–1964

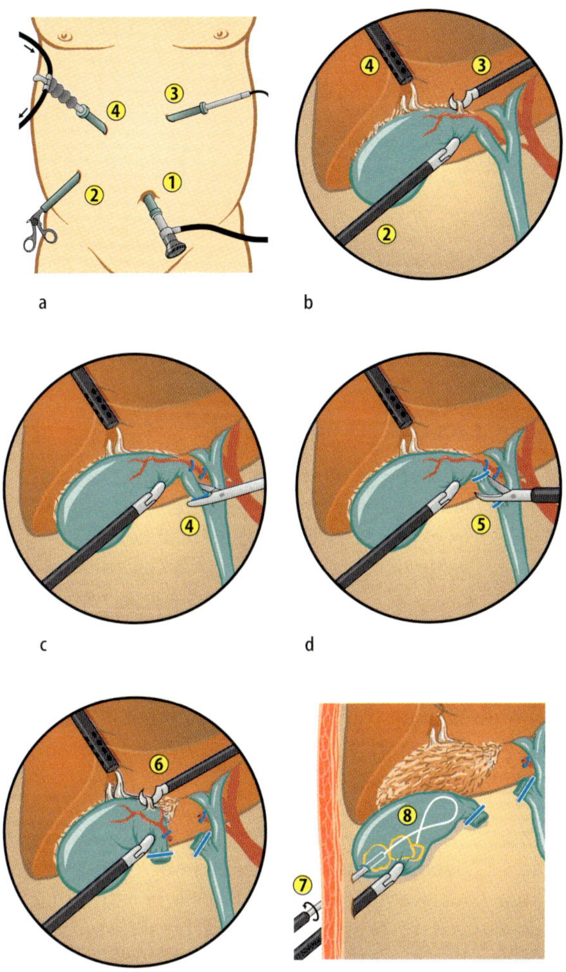

Abb. 31.5a-f. Laparoskopische Operationstechnik. **a** Einbringen der Instrumente: *1* Laparoskop (10 mm), *2* rechte Faßzange (5 mm), *3* Diathermie-Hakensonde (5 mm), *4* Spül-Saugvorrichtung. **b** Dissektion des Ductus cysticus und der A. cystica (Leg. s. Abb. a). **c** Clipverschluß des D. cysticus und der A. cystica (2,4 s. Abb. a; Clipapplikator). **d** Durchtrennung von Gang und Arterie mit der Schere (2,4 s. Abb. a; 3 Schere 5 mm). **e** Elektrokoagulation und Durchtrennung der Adhäsionen am Leberbett (2, 4 s. Abb. a; 3 Hakensonde). **f** Extraktion der Gallenblase mittels Faßzange über den paraumbilikalen Arbeitszugang ggf. unter Zuhilfenahme eines Spezialspreizers

sis zum Verfahren der Wahl geworden. Für den laparoskopisch vorgehenden Chirurgen ist jedoch eine ausreichende Erfahrung in der konventionellen Technik von entscheidender Bedeutung, da er jederzeit bei Schwierigkeiten auf die konventionelle-chirurgische Technik umsteigen können muß.

31.2.4 Technik der klassischen konventionellen Cholezystektomie

Als Zugang dient ein ***Transrektalschnitt*** des rechten Oberbauches, bei adipösen Patienten und bei weiter Thoraxapertur auch ein ***Rippenbogenrandschnitt.*** Falls nach Darstellung der Gallenblase ein Gallenblasenhydrops vorliegt, erfolgt zunächst eine Gallenblasenpunktion, um so einer Ruptur während der Präparation vorzubeugen. Ein Gallenabstrich wird zur Kultur gegeben. Anschließend wird die Gallenblase ***antegrad*** entfernt: Zunächst Darstellung und Anzügelung des Ductus cysticus und der Arteria cystica. Nach eindeutiger Identifizierung beider Strukturen mit Darstellung der Einmündung in den Ductus choledochus zunächst Ligatur der A.cystica, dann des Ductus cysticus. Zur intraoperativen Cholangiographie wird eine Sonde über den Zystikusstumpf in den Choledochus eingeführt. Anschließend vollständiges Absetzen der Gallenblase und subseröses Herausschälen aus dem Leberbett. Letzteres wird, falls die Blutstillung das erfordert, mittels fortlaufender Naht serosiert und komprimiert. Der Zystikusstumpf wird etwa 4–5 mm vor dem Choledochus ligiert. Dieser Abstand verhindert zum einen die Lumeneinengung des Choledochus durch die Ligatur, zum anderen ist er klein genug, um einer Rezidivsteinentstehung vorzubeugen.

31.2.5 Akute Cholezystitis

!

Die akute Cholezystitis betrifft zu 95 % Patienten mit Gallensteinen ***(sog. „kalkuläre Cholezystitis")***. Etwa 20 % der Gallensteinpatienten erleiden eine akute Cholezystitis.

Die pathogenetische Grundvoraussetzung ist der Verschluß des Ductus cysticus mit Gallenstau in der Gallenblase. Fieber, Leukozytose und rechtsseitige Oberbauchperitonitis sind nahezu beweisend für das Vorliegen einer akuten Cholezystitis.

!

Differentialdiagnose des rechtsseitigen Oberbauchschmerzes:

• Akute Cholezystitis	Flexurenkarzinom rechts
• Appendizitis bei Malrotation	Retrozäkale Appendizitis
• Divertikulitis der rechten Kolonflexur	Ulcus duodeni
• Kopfpankreatitis	Nephritis, Nephrolithiasis

Pathologische Erscheinungsformen. Das gesamte Spektrum von katarrhalischer Entzündung bis zum Empyem und der Perforation kommt vor. Pathogenetisch nimmt die Erkrankung ihren Ausgang über eine staubedingte ***Wandischämie***, bei der die Mukosa äußerst vulnerabel wird und durch die Gallensteine ***Druckerosionen*** erleidet. Diese Läsionen erlauben den Kontakt von ungeschütztem Gewebe und ***zelltoxischer Galle***, was in progredienter Entzündung der Gallenblasenwand resultiert. Die pathogenetische Rolle der Bakterien ist umstritten, Abstriche aus entzündeten Gallenblasen sind in etwa der Hälfte der Fälle steril, in der anderen Hälfte weisen sie meist Keime der Darmflora auf. In sehr seltenen Fällen kann die Persistenz von Salmonella typhi („Dauerausscheider"!) eine akute Cholezystitis bedingen. Die Gallenblasenwand ist ödematös verdickt und hyperämisch. Bei fehlender spontaner Regression der Krankheitsentwicklung oder erfolgloser konservativer Therapie entwickelt die Gallenblasenwand eine Durchlässigkeit für die – infizierte(?) – Blasengalle mit Entwicklung einer aperforativen galligen Peritonitis und hochseptischem lebensbedrohlichem Krankheitsbild.

Während 20–40 % der Patienten erst durch die Attacke einer akuten Cholezystitis auf ihr Steinleiden aufmerksam werden, finden sich bei ca. 60 % sowohl klinisch als auch morphologisch Zeichen einer chronischen, jetzt akut exazerbierten Entzündung.

Eine nicht klar definierte Sonderstellung nehmen ca. 5 % der Patienten ein, bei denen eine ***akute Cholezystitis ohne Gallensteine*** entsteht. In dieser heterogenen Gruppe setzt die Therapie häufig erst protrahiert ein, da die Diagnose schwierig ist (Tabelle 31.2).

Klinische Symptomatik. Während initial häufig ein typischer kolikartiger Schmerz im rechten Oberbauch mit Ausstrahlung in das rechte Schulterblatt ***(Head[6]-Schmerzzone)*** berichtet wird, entwickelt sich anschließend ein dumpfer Dauerschmerz mit zunehmender Intensität in Verbindung mit Fieber und Leukozytose.

Tabelle 31.2. Mögliche Ursachen der akalkulären Cholezystitis

- Mechanisches Äquivalent zum Gallenstein infolge Cholesterinpolypen
- Hochvisköse Galle mit Cholesterinkristallen *(sog. „sludge")*
- Cholesteatose der Gallenblasenwand *(sog. „Stippchengallenblase")*
- Primäre Zirkulationsstörung infolge Schocks nach Trauma oder nach Verbrennungen
- Torsion einer flottierenden Gallenblase
- Langfristige parenterale Ernährung (fehlender Kontraktionsreiz = „funktionelle" Obstruktion)

! Bei älteren Patienten, bei Patienten unter Steroid- oder nichtsteroidaler antiinflammatorischer Therapie sowie unter Chemo- oder immunsuppressiver Therapie können die Symptome bisweilen kaschiert werden.

Klinische Untersuchung. Es findet sich ein Druckschmerz über der bisweilen schmerzhaft palpablen Gallenblase sowie im Epigastrium. Eine lokale Abwehrspannung mit Klopfschmerz zeigen mehr als die Hälfte der Patienten, den Loslaßschmerz etwa $^1/_4$.

! Als ***pathognomonisch*** für die akute Cholezystitis wird das ***Murphy[7]-Zeichen*** angesehen (= akuter inspiratorischer Arrest bei gleichzeitig tiefer Palpation über der Gallenblase).

Im Falle diffuser abdomineller Symptome nach anfangs typischem Verlauf, wie z. B. diffuser Atonie, diffuser Abwehr, muß von einer eventuell freien Perforation mit Beteiligung weiterer Abdominalquadranten ausgegangen werden.

Labor. Führend ist eine ***Leukozytose*** mit Werten meist unter 25.000, die mögliche Verfälschung dieses Wertes durch anderweitige Therapien sowie konstitutionelle Faktoren ist zu beachten. Eine leichte ***Bilirubinerhöhung*** besteht bei fast 50 % der Patienten und ist zu gleichen Teilen bedingt durch die Permeabilitätszunahme der Gallenblasenwand und durch eine begleitende Choledocholithiasis oder eine begleitende Cholangitis. Bei ca. 25 % der Patienten besteht auch eine ***Hyperamylasämie***, so daß immer auch eine biliäre Pankreatitis ausgeschlossen werden muß.

Diagnostik. Die ***Abdomenübersichtsröntgenaufnahme***, routinemäßiger Bestandteil der Diagnostik, liefert meist nur differentialdiagnostische Ausschlußhilfen. Sie kann im Falle des Vorliegens röntgendichter Gallensteine (ca. 15 % bei akuter Cholezystitis) und im Falle der Besiedlung der Gallenwege bzw. -blase mit gasbildenden Bakterien durch Darstellung einer ***Aerobilie*** zur Diagnosesicherung beitragen. Zeigen sich atonische, luft-und flüssigkeitsgefüllte Darmschlingen in anderen Segmenten als dem rechten Oberbauch, ist von einer diffusen Peritonitis auszugehen.

Die am weitesten verbreitete technische Untersuchung zur Sicherung der Diagnose ist die ***Ultraschalluntersuchung***. Neben der Cholezystolithiasis kann meist eine Wandverdickung sowie ein entzündlicher Flüssigkeitssaum um die Gallenblase ausgemacht

[6] Sir Henry Head, Neurologe, London, 1861–1940

[7] John Benjamin Murphy, Chirurg, Chicago, 1857–1916

werden. Weiterhin erlaubt die Sonographie eine Beurteilung des intrahepatischen Gallenwegssystems und der Weite des Ductus choledochus, so daß eine Choledocholithiasis ebenfalls erkannt werden kann. Eine Beurteilung des Pankreas ist in der akuten Situation sonographisch meist nicht zuverlässig, da durch Darmgasüberlagerung häufig der Einblick verwehrt ist.

In den USA sehr beliebt ist die ***Choleszintigraphie*** (Technetium-IDA-Scan), die mit einer Sensitivität von nahezu 100 % und einer Spezifität von 95 % einen Ductus-cysticus-Verschluß auch bei Verschlußikterus darstellt.

Die Untersuchung mittels ***Computertomographie*** ist für die akute Cholezystitis nicht erforderlich, es sei denn, es gilt eine unsichere Diagnose abzusichern, eine Pankreatitis auszuschließen oder die Ausdehnung und Provenienz eines Abszesses abzuklären.

Therapie. Initial steht die Rehydrierung, Analgesie sowie Antibiotikatherapie im Vordergrund. Dabei haben heute Cephalosporine und Breitspektrumpenizilline die früher gebräuchlichen Tetrazykline abgelöst.

Die kausale Therapie der akuten Cholezystitis ist die ***Cholezystektomie.*** Die ***Cholezystotomie und Steinentfernung*** ist obsolet, da sie weder den Entzündungsherd beseitigt, noch Rezidivsteinentstehung verhindern kann. In Ausnahmefällen ist dieser Eingriff bei nicht narkosefähigen Patienten in Lokalanästhesie erlaubt, meist in Verbindung mit einer Cholezystostomie nach außen.

> **!**
>
> In der akuten Entzündungsphase ist die *Cholezystektomie* erschwert. Frische Adhäsionen, Gewebshyperämie mit diffuser kapillärer Blutung und Brüchigkeit von Gallenblase und angrenzendem Leberparenchym verhindern eine gute Übersicht.

Bestehen keine Zweifel über die Indikation der Cholezystektomie, so ist doch die Frage über den geeigneten ***Zeitpunkt der Operation*** erst seit einigen Jahren entschieden. Die konkurrierenden Konzepte favorisieren entweder die ***Frühoperation innerhalb 48 h*** nach Klinikaufnahme oder die zunächst konservative Behandlung mit Antibiotika, Nulldiät und Infusionen gefolgt von einer ***Intervallcholezystektomie*** nach vollständigem Abklingen der Entzündung ***nach ca. 6 Wochen.***

Bei gleicher Letalität invalidisiert der Intervalleingriff den Patienten wesentlich länger, weiter werden bei Versagen der konservativen Therapie wesentlich häufiger schwere Verläufe infolge Perforation und Verschleppens der Erkrankung beobachtet.

Die gefürchteten Komplikationen einer akuten Cholezystitis sind die Gallenblasenperforation, der pericholezystitische Abszeß (Letalität in beiden Fällen 15–25 %) und die Ausbildung innerer und äußerer Gallenfisteln (s.dort). Die Frühoperation kann diese gefährlichen Komplikationen meist verhindern.

31.2.6 Chronische Cholezystitis

> Die chronische Cholezystitis entsteht in der Regel als Folgezustand rezidivierender akuter Cholezystitiden auf dem Boden eines persistierenden Gallensteinleidens.

Der Erkrankungszustand wird dadurch unterhalten, daß sowohl die Entzündung die Entstehung und das Wachstum fördert als auch die Steine durch chronische lokale Irritation die Entzündung unterhalten. Makroskopisch ist die Gallenblase meist verkleinert, sie kann sogar als ***Schrumpfgallenblase*** fast vollständig als Sack um einen oft solitären Tonnenstein obliterieren. Mikroskopisch imponieren die Atrophie und bindegewebige Durchwachsung der Muskularis, was schließlich in Aufhebung der Gallenblasenmotilität resultiert. Insbesondere bei verstärkter Cholesterinresorption entwickeln sich Schaumzellen und Fremdkörperriesenzellen um eingespießte Cholesterinkristalle. Bei zusätzlicher Kalkeinlagerung in die Gallenblasenwand spricht man von einer ***Porzellangallenblase.***

Symptomatik. Leitsymptome sind rezidivierende Gallenkoliken und postprandiale rechtsseitige Oberbauchschmerzen mit Unwohlsein, Blähungen und subjektiver Erleichterung nach selbstinduziertem Erbrechen.

> **!**
>
> Entzündungszeichen wie Fieber und Oberbauchperitonitis sind kein Charakteristikum der chronischen Cholezystitis und weisen entweder auf eine akute Entzündung oder eine Komplikation wie Abszeßbildung oder Perforation hin.

Bei den meisten Patienten sind symptomatische Gallensteine bereits seit Jahren bekannt. Bisweilen weisen erst akute Exazerbationen oder Choledocholithiasis mit Verschlußikterus auf die chronische Cholezystitis hin.

Labor. Es gibt keine typische Laborkonstellation. Normalerweise bestehen weder Leukozytose, Hyperbilirubinämie noch Hyperamylasämie.

Diagnostik. Führend in der Diagnostik ist wiederum die ***Sonographie*** des Abdomens, die eine nahezu 100 %-ige Sensitivität und Spezifität erreicht. Sie hat die orale Cholezystographie mit einer Aussagekraft von 90 % Sensibilität und nur 75 % Spezifität in den Hintergrund gedrängt. Die Wertigkeit der ***Abdomenübersichtsaufnahme*** bei der Diagnostik der chronischen Cholezystitis ist ähnlich der der akuten Entzündung: röntgendichte Steine sind in knapp der Hälfte der Fälle nachweisbar. Eine Aerobilie oder Darmatonie weist auf einen akuten Schub hin.

> **!** Bei vermuteter chronischer Cholezystitis ist die ***präoperative Abklärung des oberen Gastrointestinaltraktes*** zur Sicherung der Differentialdiagnose gegenüber chronischen Ulkusleiden obligatorisch.

Die ***Computertomographie*** wird nur selten benötigt, sie dient im wesentlichen der Abklärung klinisch vermuteter Komplikationen wie Abszeß und biliärer Pankreatitis. Neben den genannten Erkrankungen ist bei untypischer Befundkonstellation differentialdiagnostisch an Pyelonephritis, koronare Herzkrankheit, ösophagealen Reflux und nicht-biliäre Lebererkrankungen mit Kapselspannungsschmerz zu denken. Meist ist hier jedoch die Unterscheidung bereits durch sorgfältige Anamneseerhebung möglich.

Therapie. Kausale Behandlung ist die elektive Cholezystektomie, die aufgrund des Fehlens akut-entzündlicher Veränderungen meist problemlos durchgeführt werden kann (Technik s. Kap. 31.2.3). Die Letalität des Eingriffs liegt zwischen 0.5 und 2 % im Gesamtkollektiv und beträgt damit im Vergleich zur akuten Cholezystitis nur etwa $^1/_3$. Bei Patienten unter 60 Jahren und fehlenden signifikanten Risikofaktoren ist die Operationsletalität jedoch nahezu 0 %.

Komplikationen. Bei der chronischen Cholezystitis finden sich offene und gedeckte Perforationen, äußere und innere Fistelbildungen sowie pericholezystitische Abszesse. Aus diesem Kollektiv stammen fast alle Patienten mit letalem Ausgang. Nicht als Komplikation oder Assoziation angesehen werden kann hingegen das Gallenblasenkarzinom.

31.2.7 Gallenblasentumoren

Benigne Tumoren

Häufigkeitsangaben für benigne Gallenblasentumoren in der Literatur von bis zu 8 % der cholezystektomierten Patienten sind irreführend, da weder die häufigen Cholesterinpapillome noch Schleimhautwucherungen bei chronischer Cholezystitis echte Neubildungen sind. Nach Abzug aller „Pseudoneoplasien" (Doerr) verbleiben nur die Fibrome, Myome, Lipome und das bisweilen stark proliferierende papilläre Adenom, in ihrer Gesamtheit also weniger als 5 % aller Gallenblasentumoren.

Gallenblasenkarzinom

> **!** Die Prognose der malignen Tumoren der Gallenblase ist schlecht, da sie häufig erst sehr spät symptomatisch werden und zum Zeitpunkt der Diagnose meist bereits die Organgrenzen überschritten haben.

Sie repräsentieren etwa 2 % aller bösartigen Geschwülste des Menschen. Die Geschlechtsverteilung entspricht männlich : weiblich 1 : 3–4 der Verteilung des Gallensteinleidens, der Altersgipfel liegt in der 7. Dekade.

Symptomatik. Wenn symptomatisch, äußert sich die Mehrzahl wie eine chronische Cholezystitis oder ein Gallenblasenhydrops. Tastbare Raumforderungen, Ikterus und anhaltendes Druckgefühl im rechten Oberbauch sind meist die klinischen Äquivalente der Inoperabilität. Etwa die Hälfte der Patienten schildern indirekte Tumorzeichen wie Leistungsknick und Gewichtsverlust.

Diagnostik. An technischen Untersuchungen sind die Sonographie und das kontrastmittelverstärkte Computertomogramm zur Abklärung der intrahepatischen Ausdehnung erforderlich. Mit Hilfe einer sonographisch oder computertomographisch gesteuerten Feinnadelbiopsie kann bereits präoperativ die Diagnose Karzinom in etwa 80 % der untersuchten Patienten gestellt werden.

Prognose. Die Prognose der Gallenblasenkarzinome ist allgemein schlecht. Nur T1-Tumoren, die meist als Zufallsbefunde nach Cholezystektomie wegen Cholezystitis entdeckt werden, haben mit einer 5-Jahresüberlebensrate von über 50 % eine bessere Prognose. Entscheidend für das Schicksal der Patienten ist das Ausmaß der Leberinfiltration sowie der hiläre Lymphknotenbefall. Bei negativem Lymphknotenstatus kann eine zentrale Leberresektion unter Mitnahme der ***Lebersegmente IVa und V*** kurativ sein. Die Ergebnisse von Langzeitbeobachtungen derart operierter Patienten bleiben allerdings noch abzuwarten.

Fallbeispiel

Ein 53jähriger Mann, der bis auf eine 7 Jahre zurückliegende Nierentransplantation immer gesund war, klagt seit 10 Tagen über zunehmende, rechtsseitige Oberbauchschmerzen. Er berichtet, daß er innerhalb dieser Zeit insgesamt 3 mal Schüttelfrost gehabt habe. Das bei stationärer Aufnahme durchgeführte Sonogramm war wegen Darmgasüberlagerung nicht zu verwerten. Der CT-Befund ist abgebildet (Abb. 31.6).

Weiteres Vorgehen?

A. ERCP und ggf. Steinextraktion da ein Gallenblasenhydrops vorliegt
B. MRT und Feinnadelbiopsie, da tumorverdächtiger Befund
C. Explorative Laparotomie bei V. a. gedeckter Gallenblasenperforation ins Leberbett bei akut exazerbierter chronischer Cholezystitis
D. Laparoskopische Cholezystektomie bei symptomatischer Cholezystolithiasis

Antwort:
In der CT-Aufnahme zeigt sich der Befund einer gedeckt ins Leberbett perforierten Gallenblase bei chronischer Cholezystitis mit Gallenblasenhydrops. Differentialdiagnostisch muß auch aufgrund der immunsuppressiven Therapie bei Zustand nach Nierentransplantation ein chologener Abszeß in Betracht gezogen werden. Beides stellt eine Indikation zur sofortigen operativen Exploration dar. Intraoperativ gedeckt perforierte Gallenblase ohne Abszess: Antwort C ist richtig.

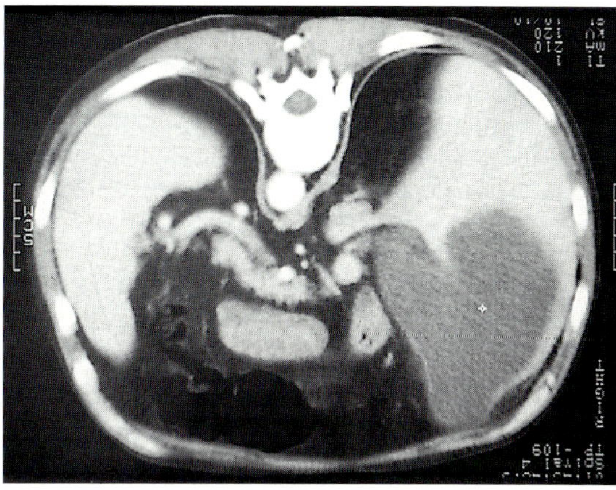

Abb. 31.6. CT-Befund eines 53jährigen Patienten mit Fieber und rechtsseitigen Oberbauchschmerzen

31.2.8 Postcholezystektomie-Syndrom

Unter dem Postcholezystektomie-Syndrom subsumiert man die Gesamtheit der Beschwerden, welche ursprünglich zur Stellung der Operationsindikation führten und die nach durchgeführter Cholezystektomie fortbestehen.

Hierbei ist zu unterscheiden zwischen extrabiliären Ursachen, die fälschlich nicht als die eigentlichen Auslöser der Beschwerden erkannt worden waren, meist Ulcera ventriculi oder duodeni, Pankreatitis, rechtsseitige Pyelonephritis, Colon irritabile sowie Refluxösophagitis und fortbestehenden Beschwerden biliärer Genese, die durch die Cholezystektomie unvollständig behandelt wurden, insbesondere fortbestehende Choledocholithiasis und Papillenstenose.

31.3 Erkrankungen der Gallengänge

31.3.1 Choledocholithiasis

!

Etwa 8 bis 16 % der Cholelithiasispatienten weisen neben einer Cholezystolithiasis auch Steine im Gallengang auf, bei über 60 jährigen sogar in mehr als 25 % der Fälle.

Die Gallengangssteine sind meist wesentlich größer als der Maximaldurchmesser des Ductus choledochus, so daß nach Wanderung eines Konkrementes aus der Gallenblase ein weiteres Größenwachstum im Lumen des Choledochus angenommen werden muß. Man unterscheidet anhand der Pathogenese drei unterschiedliche Klassen von Choledochuskonkrementen:

- ***Begleitsteine*** bei Cholezystolithiasis,
- ***Residualsteine*** nach erfolgter Cholezystektomie bei entweder übersehenem oder nicht entfernbarem Konkrement oder
- ***Rezidivsteine***, die definitionsgemäß frühestens zwei Jahre nach erfolgreicher Cholezystektomie auftreten.

Pathogenese. Während Begleitsteine bei Cholezystolithiasis sowie die Residualsteine die Grundstruktur der jeweiligen Gallenblasensteine besitzen, bestehen die Rezidivsteine meist aus einem Bilirubin-Kalk-Gemisch. Pathogenetisch ist hier die β-Glucuronidase mitverantwortlich, die sowohl aus dem Gallengangsepithel als auch von Escherichia coli stammen kann. Das unlösliche unkonjugierte Bilirubin präzipitiert in der Gegenwart von Kalzium. Ein weiteres pathogenetisches Postulat der Rezidivsteingenese ist ein Abflußhindernis, z. B. iatrogene Gallengangsstrikturen nach früherem Gallenwegseingriff, ein anatomisch oder funktionell stenosierter Sphinkter Oddi (z. B. Papillitis stenosans; Tachyoddie) und eine sklerosierende Cholangitis. Auch ein zu langer Zystikusstumpf nach Cholezystektomie kann ein Nukleationszentrum für Rezidivsteine darstellen.

Symptomatik. Die Choledochussteine sitzen meist präpapillär, da dort eine physiologische Enge besteht. Hierdurch verursachen sie fast alle infolge intermittierender oder permanenter Einklemmung einen typischen klinischen Symptomenkomplex: die meisten Patienten schildern rechtsseitige Oberbauchschmerzen, die durch die krampfhaften Kontraktionen der glatten Choledochusmuskulatur zustande kommen. Hält die Passagebehinderung an, kommt es innerhalb eines Tages zu den typischen Zeichen eines Verschlußikterus: Skleren- und Hautikterus, acholischer Stuhl, bierbrauner Urin. Bei Bilirubinanstieg über 5 mg/dl gesellt sich häufig ein quälender Pruritus hinzu. Fieber und dumpfe Dauerschmerzen indizieren eine häufige Komplikation des Verschlußikterus, eine bakterielle Cholangitis (s. dort).

> **!** Treten bei bekannter Choledocholithiasis zu den typischen Symptomen noch Rückenschmerzen, linksseitige Bauchschmerzen sowie Schock hinzu, dann muß an eine ***Begleitpankreatitis*** biliärer Genese gedacht werden.

Differentialdiagnostisch zur Steingenese sind bei Verschlußikterus stenosierende Tumoren des extrahepatischen Gallengangssystems, des Pankreaskopfes und des Duodenums sowie Parasitenbefall des Choledochus auszuschließen.

> Als ***Mirizzi-Syndrom*** bezeichnet man den Umstand, daß ein inkarzerierter Zystikusstein durch Kollateraldruck den Ductus choledochus verschlußwertig komprimiert (Tabelle 31.3).

Labor. Es imponiert ein erhöhtes konjugiertes Bilirubin sowie erhöhte Gallengangsenzyme, Gamma-GT und alkalische Phosphatase. Die Transaminasen steigen erst bei mehrere Tage andauerndem Verschluß an. Deutliche Hyperamylasämie und Hyperlipasämie lassen das gleichzeitige Vorliegen einer biliären Pankreatitis vermuten.

Diagnostik. Abdomenübersicht (Konkremente, Aerobilie) sowie insbesondere Sonographie (Schallschatten, Stau des intrahepatischen und extrahepatischen Gallengangssystems) sind Verfahren der Wahl. Die Beurteilung des distalen Choledochus ist der Sonographie aber meist wegen Darmgasüberlagerung und großem Abstand zur Körperoberfläche verwehrt. Aus diesem Grunde ist eine röntgenologische Darstellung des Gallengangssystems bei manifesten oder vermuteten Passagestörungen unerläßlich.

An erster Stelle zu erwähnen ist hierbei die ***endoskopische retrograde Cholangio-Pankreatikographie (ERCP):*** Mit einem flexiblen Fiberglasendoskop mit seitlicher Optik wird die Papilla Vateri eingestellt, anschließend sondiert und mit Kontrastmittel injiziert. Retrograd füllen sich nunmehr Gallen- und Pankreasgang. Ausmaß, Lokalisation und wahrscheinlicher Entstehungsmodus werden sichtbar. Diese Technik kann eventuell in gleicher Sitzung mit einer endoskopischen Papillotomie verbunden werden (s. Kap. 31.5). Ist die

Tabelle 31.3. Differentialdiagnose des posthepatischen Ikterus

Choledocholithiasis	Cholangitis
Choledochuskompression	Papillitis stenosans
• Lymphome	Gallengangsparasiten
• Pankreatitis	Choledochus-, Papillen-,
• Mirizzi-Syndrom	Pankreaskopf- und
	Duodenalkarzinom

Papille nicht sondierbar, z. B. bei Papillenkarzinom, kommt die ***perkutane transhepatische Cholangiographie (PTC)*** zur Anwendung. Hierbei wird unter Lokalanästhesie transkutan ein intrahepatischer dilatierter Gallengang anpunktiert, anschließend Röntgenkontrastmittel in das Gallenwegssystem eingespritzt. Auf gleichem Wege ist auch eine ***perkutane transhepatische Cholangiodrainage (PTCD)*** mittels eingelegten Katheters möglich. Bei Verdacht auf Tumorstenose bzw. -kompression des Gallengangs sind die Durchführung eines ***kontrastmittelverstärkten Computertomogramms*** sowie eine ***Angiographie*** nötig. Damit kann zum einen die Tumorausdehnung und zum anderen die operative Strategie entworfen werden.

> **!** Eine einmal diagnostizierte ***Choledocholithiasis*** sollte – auch bei relativer Beschwerdearmut – saniert werden, da konsekutiv Begleiterkrankungen wie Cholangitis mit Sepsis sowie sekundäre biliäre Zirrhose und biliäre Pankreatitis drohen.

Dem erforderlichen chirurgischen Eingriff, der Choledochusrevision, wird die Cholezystektomie in gleicher Sitzung angeschlossen bzw. bei Rezidivcholedocholithiasis durchgeführt.

Technik der Choledochusrevision. Der Gallengang wird in seinem mittleren Drittel freipräpariert. Nach Setzen zweier Haltefäden in die Vorderwand wird dazwischen längs geschlitzt. Zur Revision des Gangs stehen verschiedene Instrumente wie z. B. Faßzangen, Gallengangsküretten und Bougies zur Verfügung. Nachdem das Kocher[8]-Manöver durchgeführt wurde, werden vorsichtig die Konkremente entfernt oder in das Duodenum vorgeschoben.

> Unter ***Kocher-Manöver*** versteht man das Herauslösen des Duodenums aus dem Retroperitoneum mit der Möglichkeit, Duodenum und Pankreaskopf bimanuell zu palpieren.

[8] Emil T. Kocher, Chirurg, Bern, 1841–1917

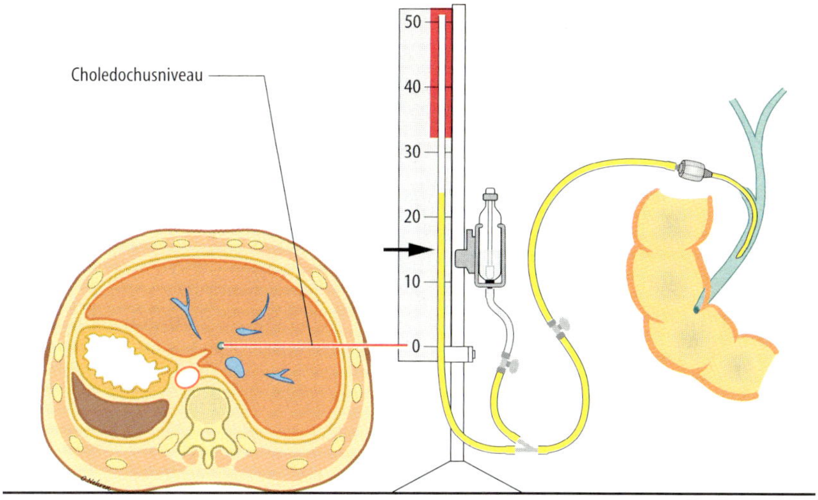

Abb. 31.7. Durchflußmanometrie nach Tondelli und Allgöwer

Kleinere Konkremente können auch mittels eingeführten Gummischlauches ausgespült werden. Wenn der Gang nach oben und unten palpatorisch frei ist, muß das Ergebnis mittels intraoperativer ***Cholangioskopie*** überprüft werden. Insbesondere ist es erforderlich, den Widerstand der Papille zu überwinden und sicher das Duodenum zu erreichen, damit ein stenosierender Prozeß im Papillenbereich ausgeschlossen werden kann. Falls dies nicht gelingt, muß in gleicher Sitzung die transduodenale Papillotomie durchgeführt werden.

Eine Entscheidungshilfe, ob eine Papillotomie durchzuführen ist, kann die intraoperative Durchflußmanometrie nach Tondelli/Allgöwer geben (Abb. 31.7). Sie geht von der Annahme aus, daß jede funktionelle Stenose durch Drücke unter 30 cm H_2O überwindbar ist, daß hingegen bei Drücken über 32 cm H_2O ein organisches Hindernis vorliegen muß, so daß die Papillotomie angeschlossen wird.

Zum Ende des Eingriffs wird eine ***T-Drainage*** nach Kehr[9] in den Gallengang gelegt, da nach der zum Teil recht langwierigen Manipulation häufig das Gallengangsepithel erodiert und der Sphinkter spastisch kontrahiert ist. Die Galle wird für ca. 5 Tage durch den T-Drain abgeleitet. Bei röntgenologisch dokumentiertem freiem Abfluß der Galle in das Duodenum und unter der Voraussetzung konkrementfreier Gallenwege wird der T-Drain dann am 6. postoperativen Tag nochmals für 24 h unter Körperniveau gehängt, um das topisch reizende Kontrastmittel abfließen zu lassen. Vorgebeugt wird damit dem cholangiovenösen Reflux mit Bakteriämie, einer gelegentlichen Komplikation der röntgenologischen T-Drain-Darstellung. Die T-Drainagenentfernung findet schließlich am darauffolgenden Tag statt.

Im Falle von Residualkonkrementen im Choledochus stellt der T-Drain zusätzlich einen wichtigen therapeutischen Zugang zum Choledochus dar. Zum einen wird das Gallenwegssystem entlastet, zum anderen besteht die Möglichkeit der Extraktion über den Drain mittels sog. Dormia-Körbchens (s. Kap. 31.5).

[9] Hans Kehr, Chirurg, Berlin, 1862–1916

Komplikationen. Eine langdauernde Choledocholithiasis kann zur Cholangitis, eventuell mit intrahepatischen disseminierten Abszessen, Choledochusperforation mit Fistelbildung, sekundäre biliäre Zirrhose und bei gleichzeitiger Verlegung des Pankreasgangs zur biliären Pankreatitis führen. Komplikationen der Choledochusrevision beinhalten im wesentlichen narbige Gallengangsstrikturen, die mit zeitlicher Versetzung die gleichen Spätfolgen haben können.

31.3.2 Cholangitis

Die akute Cholangitis ist eine bakterielle Entzündung der Gallenwege. In der überwiegenden Mehrzahl ist sie Folge einer Choledocholithiasis mit Gallenwegsobstruktion und Aszension von Bakterien der Darmflora, jedoch können auch Gallengangstumoren, benigne Gallengangsstrikturen und Parasiten obstruierend wirken. Bakterienbefall der Galle ist bei Patienten mit z. B. Zustand nach Choledochojejunostomie häufig, Cholangitiden entstehen jedoch nur bei enger biliodigestiver Anastomose. Bei keimbesiedelter Galle muß ein bestimmter Druck (20 cm H_2O) überschritten werden, damit über einen choledochovenösen Rückfluß eine Bakteriämie entsteht.

Die akute Cholangitis ist eine Erkrankung, die primär sowohl lokal als auch systemisch in Erscheinung tritt: lokal mit den Symptomen der ursächlichen Erkrankung wie z. B. Choledocholithiasis und systemisch unter dem Bild einer schleichend bis foudroyant verlaufenden Sepsis.

Symptomatik. Während sich häufig ein Druckschmerz über dem Lebervorderrand auslösen läßt, fehlen meist entzündliche Zeichen wie Abwehrspannung und Loslaßschmerz. Insgesamt ist der Oberbauchschmerz eher mild und rezidivierend und unterscheidet sich deutlich von der akuten Cholezystitis.

> **!** Die klinische Symptomatik der Cholangitis ist als *„Charcot*[10]*-Trias"* bereits 1877 beschrieben worden: ***Intermittierend Schüttelfrost mit Fieber + Ikterus + rechtsseitiger Oberbauchschmerz.***

Labor. In nahezu allen Fällen zeigt sich eine Leukozytose. In 90 % eine Hyperbilirubinämie, wobei allerdings bei $^1/_5$ der Patienten die Werte unter 2.0 mg/dl bleiben und somit klinisch nicht erkennbar sind, zusätzlich eine Erhöhung der Gamma-GT, alkalischen Phosphatase und der Transaminasen.

Diagnostik. Führend ist die Ultraschalluntersuchung, die einen Gallengangsstau und eventuelle Konkremente nachweisen kann. Da eine Beurteilung der unteren Choledochusabschnitte nicht möglich ist, muß, sobald der akute septische Schub erfolgreich behandelt ist, die Diagnostik mittels ERCP oder PTC ergänzt werden.

Therapie. Die ERCP und die PTC haben als diagnostische Maßnahmen gleichzeitig auch die Option einer Therapie: Bei der ERCP läßt sich gleich eine endoskopische Papillotomie durchführen, bei Tumoren durch retrograde Intubation des Ductus choledochus eine vorübergehende Entlastung schaffen. Gleichermaßen kann bei der PTC eine perkutane Drainage zur Gallenwegsentlastung gelegt oder auch eine Choledochusschienung über die Stenose hinweg vorgeschoben werden.

> **!** Bei der ***akuten Cholangitis*** ist zuerst die Beherrschung des septischen Zustandes durch Gabe von Antibiotika und Rehydrierung des Patienten anzustreben. Danach die Komplettierung der Diagnostik und die Beseitigung der auslösenden Ursache.

Häufig bleibt nur die ***chirurgische Intervention.*** Sie ist bei den meist älteren Patienten, die durch den schleichenden septischen Verlauf und die oft erst spät gestellte OP-Indikation schwer mitgenommenen sind, mit einer Letalität von bis zu 25 % bei schwerer Cholangitis behaftet. Bei Steinleiden als Auslöser ist die Operation der Wahl die Cholezystektomie mit Choledochusrevision und T-Drain-Einlage. Bei stenosierenden benignen oder malignen Prozessen im Choledochus ist eine Drainageoperation mittels breiter neuer biliodigestiver Anastomose, z. B. Choledochojejunostomie, indiziert.

Komplikationen. Bei der akuten Cholangitis sind neben der generalisierten Sepsis Leberabszesse, die entweder chirurgisch oder durch perkutane Punktion drainiert werden müssen als Komplikationen bekannt. Bei multiplen Abszessen liegt die Letalität nahezu bei 100 %.

31.3.3 Gallengangstumoren

Das Karzinom der extrahepatischen Gallengänge repräsentiert etwa 0,7 % aller malignen Tumoren. Die Metastasierung in Lymphknoten und Leber erfolgt spät. Aufgrund der engen Nachbarschaftsbeziehungen zu den Strukturen im Ligamentum hepatoduodenale sowie zur Leber sind zahlreiche Tumoren, insbesondere die der Hepatikusgabel (sog. ***„Klatskin-Tumoren"***, Abb. 31.8a-c), nicht chirurgisch resektabel, die Angaben in der Literatur schwanken zwischen 20 und 55 % Resektabilität. Das Gallengangskarzinom betrifft das obere Drittel zu ca. 60 %, das mittlere und untere Drittel zu je ca. 20 %. Wenn auch die klinischen Symptome identisch sein können, so ist das Gallengangskarzinom tumorbiologisch vom Pankreaskopfkarzinom mit schlechterer und vom Papillen- und Duodenalkarzinom mit günstigerer Prognose abzugrenzen.

Symptomatik. Die typische klinische Symptomatik ist das sog. ***Courvoisier-Zeichen:*** Ein schmerzloser Verschlußikterus mit tastbarem Gallenblasenhydrops.

> **!** Anders als beim Verschlußikterus infolge Choledocholithiasis mit kolikartigen Schmerzen, ist ***Schmerzlosigkeit hochverdächtig auf Malignität (Courvoisier-Zeichen).***

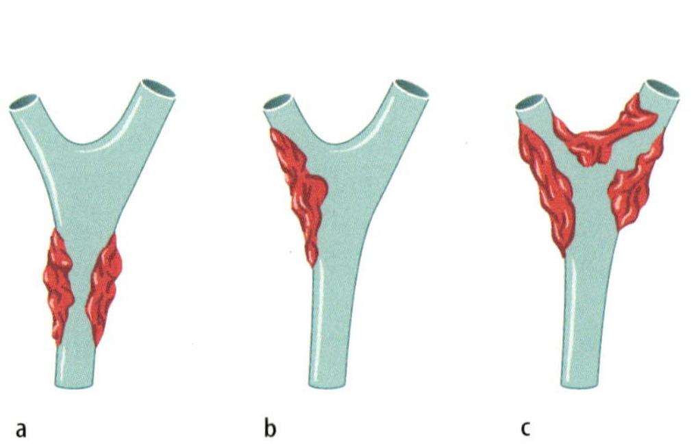

Abb. 31.8 a-c. Klassifizierung der Hepatikusgabelkarzinome (sog. ***Klatskin-Tumore***) nach Bismuth

[10] Jean M. Charcot, Neurologe, Paris, 1825–1893

Die weiteren Symptome des Verschlußikterus sind identisch zur Steingenese mit acholischem Stuhl, bierbraunem Urin und Pruritus. Im Gegensatz zum steinbedingten Verschlußikterus weisen die Patienten aber in mehr als 50 % der Fälle indirekte Tumorzeichen wie Gewichtsverlust, Inappetenz und Leistungsknick auf. Fieber und Schüttelfrost sind Zeichen einer begleitenden Cholangitis oder – bei großen Tumoren – Anzeichen von Tumornekrosen. Das Auftreten von Aszites legt den Verdacht auf tumorbedingte Pfortaderthrombose nahe. Passagestörungen der Nahrung mit Distension des Magens und Erbrechen alter Nahrungsbestandteile sind Anzeichen eines fortgeschrittenen Tumorstadiums mit Ummauerung, Infiltration oder zumindest Kompression des Duodenums. Laborchemisch zeigt sich Hyperbilirubinämie, Erhöhung der Gamma-GT und alkalischen Phosphatase, bei Tumorsitz im distalen Drittel auch Hyperamylasämie. Von diagnostischer Bedeutung sind jetzt auch die Tumormarker CEA und das insbesondere bei Pankreastumoren erhöhte Ca 19–9.

Diagnostik. Die Sonographie dient zur Dokumentation des Staus und eventueller Lebermetastasen. Eine Darstellung der extrahepatischen Gallengänge mittels ERCP oder PTC ist ebenfalls erforderlich. Die ERCP hat den Vorteil, daß Material zur zytologischen Untersuchung gewonnen werden kann. Ein Computertomogramm zeigt die Nachbarschaftsbeziehungen des Tumors und gibt Auskunft über den lokalen und retroperitonealen Lymphknotenstatus. Computertomographisch oder sonographisch gesteuerte Feinnadelpunktionen lassen die Diagnose in etwa 70 % der Fälle bereits präoperativ sichern. Die Angiographie mit Darstellung der Arterien des Truncus coeliacus und der Arteria mesenterica superior sowie indirekter Splenoportographie gibt Auskunft über die potentielle Invasion.

Therapie. Das therapeutische Ziel ist die Kuration, falls dieses nicht erreichbar ist, die Palliation des Verschlußikterus und eventueller Passagestörungen von Mageninhalt und Pankreassaft.

Die Kuration ist nur mit chirurgischen Mitteln möglich. Die ***Tumoren des distalen Drittels*** werden mit der ***Whipple-Operation*** behandelt, d. h. Duodeno-Hemipankreatektomie, Billroth-II-Magenresektion, Cholezystektomie und Choledocho-und Pankreatikojejunostomie. Die ***Tumoren des mittleren Drittels*** werden mittels ***Resektion des Choledochus und Cholezystektomie sowie Hepatikojejunostomie*** angegangen. Problematisch ist die kurative Resektion der Gallengänge bei Karzinom im Hilusbereich, den ***Klatskin-Tumoren.*** Die durchschnittliche Resektabilität dieser Tumoren beträgt 25 %. Bei systemischer Metastasierung sollte die ***palliative Resektion*** ebenfalls durchgeführt werden.

Anders ist die Situation bei lokaler Inoperabilität. Der chirurgische Eingriff beschränkt sich auf Anlegen einer palliativen Choledocho- oder auch Cholezystojejunostomie bei Tumoren im distalen Drittel sowie auf Anlegen einer palliativen Hepatikojejunostomie bei Tumoren im mittleren Drittel. Bei nicht-resektablen Tumoren im Leberhilusbereich muß die Tumorstenose aufgedehnt und durch Einlegen eines Katheters überbrückt werden. Hierbei ist die transhepatische Ausleitung des Katheters zur Durchführung regelmäßiger Katheterspülungen essentiell (Verfahren nach Kehr und nach Rodney-Smith). Im Falle des Vorliegens einer tumorbedingten Magenausgangsstenose ist die Anlage einer palliativen Gastroenterostomie angezeigt.

Bei allgemeiner Inoperabilität sind alternative palliative Maßnahmen in Form der ***ERCD (endoskopische retrograde Cholangiodrainage)*** und ***PTCD (perkutane transhepatische Cholangiodrainage)*** indiziert. Eine zumindest zeitweilige Entlastung des Gallengangssystems ist ohne großes Risiko möglich. Die Verschlußrate beider Kathetersysteme ist hoch und bedingt einen häufigen Katheterwechsel.

Prognose. Die 5-Jahres-Überlebensrate bei Tumoren des oberen Drittels liegt unter 5 %, die des mittleren Drittels bei 10–15 % und die des distalen Drittels bei 25–30 %. Einsatz von Chemotherapie und Bestrahlung haben bisher die Lebenserwartung nicht verbessern können, die Bestrahlung stenosierender Tumoren kann einen guten palliativen Effekt durch Verringerung des peritumoralen Ödems zeigen. Die Ergebnisse der lokalen intraoperativen Bestrahlung sowie der lokalen Nachbestrahlung mittels Afterloading-Technik bedürfen noch der Langzeitevaluation.

31.4 Seltene Gallenwegserkrankungen

31.4.1 Sklerosierende Cholangitis

Die Ätiologie ist nicht geklärt, eine Autoimmunerkrankung wird diskutiert. Es handelt sich um eine chronisch-progressive Erkrankung bei der vereinzelte oder multiple Stenosen das Ganglumen einengen und zu chronischem Stau, sekundär-biliärer Zirrhose, portaler Hypertension und Leberversagen führen.

In ca. 70 % der Fälle ist die Krankheit mit einer Colitis ulcerosa vergesellschaftet. Die Entfernung des Kolons hat keinen Einfluß auf den Verlauf der sklerosierenden Cholangitis.

Die meisten Patienten sind unter 45 Jahre alt, die Geschlechtsverteilung männlich : weiblich beträgt ca. 3 : 2.

Symptomatik. Die Symptome umfassen zunehmenden Leistungsverlust mit Appetitlosigkeit und Ikterus sowie alle Zeichen der Cholangitis (siehe dort) und eventuell Pruritus.

Diagnostik. Führend ist die Gallengangsdarstellung mittels PTC und ERCP, die meist mehrere konzentrische Stenosen des Gallenwegssystems zeigen. Ein fortgeschrittenes Stadium der Erkrankung manifestiert sich mit Leberzirrhose und Ausbildung von Ösophagusvarizen. Das Laborspektrum entspricht dem bei Cholangitis. Die definitive Diagnose, insbesondere die Abgrenzung zum Gallengangskarzinom, erfolgt histologisch mittels Biopsie.

Therapie. Sie besteht, wie bei der Cholangitis, zunächst in der Beherrschung eines eventuell vorliegenden septischen Zustandsbildes mittels Antibiotika, weiterhin kann durch Gabe von Steroiden die Geschwindigkeit der Krankheitsprogredienz verlangsamt werden. Die chirurgische Therapie ist palliativ. Bei solitären Stenosen im Bereich des Choledochus ist eine Hepatiko-Jejunostomie möglich, bei hilusnahen sowie intrahepatischen Stenosen kommen Drainageoperationen nach Kehr und Rodney-Smith in Betracht. Bewährt haben sich wiederholte Dilatationen zentraler nicht-resektabler Stenosen über einen transkutan ausgeleiteten Gallengangskatheter. Die einzige kurative therapeutische Maßnahme besteht derzeit in der Lebertransplantation, bei der die Einjahresüberlebensrate bei sklerosierender Cholangitis derzeit bei etwa 65 % liegt.

31.4.2 Gallengangsstrikturen

Strikturen des Gallengangssystems sind überwiegend Folgen iatrogener Verletzungen während einer Operation am Gallengangssystem. Meist bleibt der Schaden während des verursachenden Eingriffs unerkannt. Weitere Ursachen umfassen nicht-chirurgisches Trauma, rezidivierende bakterielle Cholangitis, sklerosierende Cholangitis und chronische Pankreatitis. Pathogenetisch spielt die fibrosierende Wirkung der Galle auf normales Gewebe eine wichtige Rolle. Zusätzlich wird ein lokaler ischämischer Faktor, sei es aufgrund von staubedingter Wandischämie oder operativer Manipulationen mit Beeinträchtigung der Durchblutung des Choledochus, diskutiert.

Der zeitliche Rahmen zur Ausbildung z.B. posttraumatischer Strikturen variiert stark von unmittelbar postoperativ bis zu 10–15 Jahren nach dem Eingriff. Während die Frühmanifestationen sich als Ikterus, Sepsis und eventuell Gallengangsleck zeigen, beinhalten die Spätmanifestationen sowohl die Symptome der rezidivierenden Cholangitis als auch Beschwerdefreiheit bis zu dem Zeitpunkt, an dem ein prästenotisch entstandener Rezidivstein Komplikationen verursacht. Einmal symptomatisch geworden, müssen biliäre Strikturen unbedingt korrigiert werden, da neben ***rezidivierender Sepsis*** auch ***biliäre Zirrhose*** und ***portale Hypertension*** drohen.

Labor. Es findet sich ein Mischspektrum aus Verschlußikterus mit Hyperbilirubinämie und Erhöhung von Gamma-GT und alkalischer Phosphatase sowie Cholangitis mit Leukozytose und Transaminasenerhöhung. Diagnostisch führend sind die Gallengangsdarstellungen mittels ERCP und PTC, wobei letztere den Vorteil hat, die Region der späteren Rekonstruktion leberseitig von der Striktur besser darstellen zu können.

> **!** Bis zum Beweis des Gegenteils hat jede Gallengangsstenose als maligne zu gelten.

Therapie. Behandlung der Wahl ist eine neue biliodigestive Anastomose nach Resektion der Striktur im Sinne einer Hepatikojejunostomie. Anastomosen über die Gallenblase, also z. B. Cholezystojejunostomie, führen rasch zu Cholangitis und sollten nur als kurzdauernde Palliativmaßnahmen bei inoperablen fortgeschrittenen Karzinomen eingesetzt werden. Interpositionen von Jejunalsegmenten zwischen zwei Choledochussegmenten, sind technisch möglich und für Ausnahmefälle auch beschrieben, jedoch kommt es fast immer zu einer weiteren divertikelähnlichen Aussackung des Interponats mit der Folge rezidivierender Cholangitiden, so daß dies keine Routinemethode darstellen kann.

Bei allem Variantenreichtum potentieller Rekonstruktionsverfahren gilt, daß die Anastomosen spannungsfrei, weit und mit exakter Mukosaadaptation durchgeführt werden müssen.

> **!** Eine biliodigestive Anastomose, insbesondere die direkte Reanastomosierung des Choledochus, muß postoperativ ***mehrere Wochen*** mittels spezieller Katheter geschient werden, um eine Anastomosenstriktur zu vermeiden.

31.4.3 Gallenfisteln und Gallensteinileus

> Gallenfisteln sind abnorme Verbindungen zu anderen Strukturen, entweder nach außen zur Haut (äußere Fisteln) oder nach innen mit Anschluß an das Darmlumen (innere Fisteln).

Während äußere Fisteln überwiegend Folge eines (chirurgischen) Traumas darstellen, besteht die Ursache der inneren Fisteln zu 90 % in einer Perforation der Gallenblase oder des Gallengangs bei langjähriger Cholelithiasis, meist mit anschließendem Steinabgang über den Darm. Die Symptomatik einer äußeren Fistel ist zeitlich und ursächlich traumabezogen: Auftreten einer galligen Peritonitis, eines Cholaskos sowie galliger Drainagen- oder Wundsekretion in Verbindung mit Verschlußikterus.

Patienten mit einer inneren Fistel schildern meist langjährige Anamnesen rezidivierender akuter Cholezystitiden, in etwa einem Zehntel aber ist ein ***Gallensteinileus*** die erste klinische Manifestation der Erkrankung. Die häufigsten inneren Fisteln bestehen zwischen Gallenblase und Duodenum sowie dem Colon transversum.

Die Hauptgefahr des Fistelleidens besteht in der aszendierenden Infektion mit konsekutiver Cholangitis. Bei Gallenverlust entstehen Hyponatriämie, metabolische Azidose und Gewichtsverlust. Bei Fehlen eines Abflußhindernisses können sich äußere Fisteln bisweilen spontan verschließen.

Während die Diagnose einer äußeren Fistel problemlos an Hand des klinischen Bildes und der bildgebenden Verfahren gelingt, ist dies bei inneren Fisteln auch bei Einsatz von Röntgenuntersuchung des Darmes mittels Bariumbreipassage nur in etwa einem $^1/_4$ möglich. Es handelt sich meist um eine intraoperative Zufallsdiagnose bei Cholezystektomie wegen akuter Cholezystitis, bisweilen auch bei Operation wegen mechanischem Ileus, der durch Gallensteine hervorgerufen wurde.

> **!**
>
> *Innere Gallenfisteln* sind schwer zu diagnostizieren. Anamnestisch besteht häufig eine langjährige rezidivierende Cholezystitis. In $^1/_{10}$ der Fälle ist der Gallensteinileus Erstmanifestation.

Bei äußeren Fisteln besteht die Therapie in der Übernähung des Lecks nach vorheriger T-Drain-Schienung und Beseitigung eines eventuellen Abflußhindernisses, eventuell auch in der Anlage einer neuen biliodigestiven Anastomose. Bei inneren Fisteln und Fistelausgang von der Gallenblase besteht die kausale Therapie in der Cholezystektomie sowie Übernähung des intestinalen Segmentes, bei Ausgang vom Gallengang in der Resektion des betroffenen Gangabschnittes und biliodigestiver Anastomose.

> **!**
>
> Der ***Gallensteinileus*** wird ausgelöst durch Lumenverlegung infolge abgehender Gallensteine, meist im Bereich des terminalen Ileums.

Der Ileus kann die erste Manifestation eines Gallensteinleidens sein, tritt aber meist im Zusammenhang mit einer als akute Cholezystitis interpretierten Oberbauchsituation auf.

Neben der Anamnese sichert meist schon das Röntgenübersichtsbild des Abdomens die Diagnose, wobei Luft in den Gallengängen und der Gallenblase ***(Aerobilie)*** und bisweilen der Gallenstein im überblähten Darm sichtbar ist.

31.5 Nicht-operative Verfahren zur Behandlung des Gallensteinleidens

In letzter Zeit hat sich das Spektrum der nicht-operativen Verfahren zur Behandlung von Gallenblasen- und Gallengangssteinen erheblich erweitert. Die neuen Methoden stellen sowohl eine Ergänzung als auch – zumindest prospektiv – eine Alternative zu den geschilderten operativen Therapiemöglichkeiten dar (Tabelle 31.4).

Endoskopische Papillotomie und Steinextraktion

Dieses Verfahren hat bereits seinen festen Platz in der Therapie der Choledocholithiasis. Es ist das Verfahren der Wahl bei Gallengangssteinen und gleichzeitiger Inoperabilität des Patienten, weiterhin als Sofortverfahren bei akuter biliärer Pankreatitis mit inkarzeriertem Gallenstein und bei Residualkonkrementen nach vorhergegangener Choledochusrevision.

Perkutane transhepatische Steinextraktion

Dieses Verfahren hat das gleiche Indikationsspektrum wie die endoskopischen Verfahren, es findet besonders bei endoskopischen Hindernissen wie z. B. B-II-Magenresektion oder anderen endoskopischen Hindernissen Anwendung. Eine Sonderform ist die Entfernung von Residualkonkrementen nach Choledochusrevision über ein liegendes T-Drain.

Tabelle 31.4. Nicht-operative Behandlungsformen der Gallensteinerkrankung

- Endoskopische Papillotomie und Steinextraktion
- Perkutane transhepatische Steinextraktion
- Medikamentöse Gallensteinauflösung durch Gallensäuren
- Auflösung mittels tertiärem Methylbutyläther
- Auflösung mittels perkutaner oder topischer Stoßwellenlithotrypsie

Medikamentöse Gallensteinauflösung mittels Gallensäuren

Dieses Verfahren, bei dem meist Chenodesoxycholsäure und Ursodesoxycholsäure über mehrere Monate oral zugeführt werden (je ca. 7–8 mg/kg KG), ist unter bestimmten Voraussetzungen eine Behandlungsmöglichkeit der reinen, nicht röntgendichten, kleinen Cholesterinsteine. Voraussetzung ist das Fehlen von Lebererkrankungen, Leukopenie und Gallenblasenentzündung. Insgesamt kommen etwa 20 % aller Steinträger für einen Therapieversuch in Frage, die Rezidivquote ist allerdings hoch (30–60 %).

Auflösung mittels tertiärem Methyl-Butyl-Äther (MTBE)

Durch topische Applikation nach Punktion der Gallenblase können überwiegend cholesterinhaltige Gallensteine sowohl klinisch als auch experimentell innerhalb von 1–2 Tagen komplett aufgelöst werden. Über die Anwendbarkeit des Verfahrens bei isolierter Cholezystolithiasis, das durch die Gallenblasenpunktion invasiv wird, kann derzeit noch nicht abschließend Stellung genommen werden. Es scheint aber bei der Auflösung von nicht extrahierbaren Residualkonkrementen im Choledochus bei liegendem T-Drain wertvoll zu sein.

Zertrümmerung mittels Stoßwellenlithotrypsie

Dieses Verfahren beruht auf der mechanischen Zertrümmerung von Gallensteinen durch entweder perkutan oder direkt endoskopisch applizierte Schallwellen. Vollnarkose ist nicht erforderlich, etwa die Hälfte der Patienten benötigen i. v. Analgesie. Derzeit kann ein Therapieversuch mit hoher Erfolgsquote unternommen werden, wenn bei funktionierender Gallenblasenmotorik maximal drei röntgennegative Steine unter 30 mm Durchmesser vorliegen. Unter Berücksichtigung der Kontraindikationen Cholezystitis, Verschlußikterus, Cholangitis, Ulzera, Pankreatitis, Gerinnungsstörung, Schwangerschaft, Aneurysmen oder Zysten in der Schallachse profitieren potentiell 1/4 der Patienten mit Cholezystolithiasis von der Stoßwellentherapie. Weitere Vorteile scheinen aus der Kombination von medikamentöser Steinauflösung und Lithotrypsie zu resultieren, erste Serien zeigen Steinfreiheit im entsprechenden Kollektiv von 80 % nach 10 Monaten.

•••

Die Hauptaufgabe der Gallenblase liegt in der Speicherung und Konzentrierung der Galle. Die Blasengalle ist gegenüber der Lebergalle 4–10fach konzentriert. Hauptbestandteile der Galle sind Bilirubin und Gallenlipide. Durch Störung des Lösungsgleichgewichts der wasserunlöslichen Cholesterine und Lezithine kommt es zur Steinbildung. Man schätzt, daß ca. 10 % aller Männer und 20 % aller Frauen in Europa Steinträger sind. Allein die symptomatische Cholezystolithiasis ist behandlungspflichtig. Die Therapie der Wahl ist die Cholezystektomie. Wenn möglich wird diese in laparoskopischer Technik durchgeführt. Konservative Behandlungstechniken sind mit einer hohen Rezidivrate behaftet. Anomalien der Gallenblase und Gallenwege sind selten. Entscheidend für den Behandlungserfolg ist hier die frühzeitige Diagnosestellung und Therapieeinleitung.

Gallenblasenkarzinome haben, da häufig erst sehr spät erkannt, eine schlechte Prognose. Nur T-1 Tumoren haben nach chirurgischer Therapie eine 5-Jahresüberlebensrate von 50 %.

Ähnlich verhält es sich bei den malignen Gallengangstumoren. Auch hier ist die frühzeitige Diagnosestellung entscheidend. Jeder schmerzlose Ikterus ist bis zum Beweis des Gegenteils karzinomverdächtig. Die Resektabilität dieser Tumoren nimmt mit dem Abstand zum Leberhilus zu. Die durchschnittliche Resektabilität der hilusnahen Tumoren (Klatskintumoren) liegt bei nur 25 %.

Gallenfisteln sind abnorme Verbindungen zu anderen Strukturen. Bei Fisteln zum Darm, sog. inneren Fisteln kann es durch abgehende Steine zu einem Gallensteinileus kommen.

Literatur

Alonso-Ley F, Rever WB, Pessagno DJ (1958) Congenital choledochal cyst, with a report of 2 and an analysis of 94 cases. Surg Gynecol Obstet 108 : 1

Bismuth H, Castaing D (1990) Leberanatomie und ihre intraoperative Anwendung. Chirurg 61: 679–684

Greenfield LJ, Mulholland MW, Oldham KT, Zelenock GB (1993) Surgery. Scientific principles and practice. JB Lippincott, Philadelphia

Lierse W, Schreiber HW (Hrsg) (1990) Gallenblase, Gallenwege, Pankreas. In: Kremer K, Lierse W, Platzer W, Schreiber HW, Weller S (Hrsg) Chirurgische Operationslehre, Bd 4. Thieme, Stuttgart New York, S 2–132

Perissat J, Collet D, Belliard R, Dost C, Bikandou G (1990) Die laparoskop. Cholezystektomie. Chirurg 61: 723–728

Sabiston DC Jr (1991) Textbook of surgery, 14th edn. Saunders, Philadelphia

Schwartz SI, Shires GT, Spencer FC (1994) Principles of surgery, 6th edn. McGraw-Hill, New York

Senninger N (1993) Gallenblasenerhaltung bei der blanden Cholezystolithiasis? Chirurgische Pathophysiologie der Gallenblase. Chirurg: 64: 981–986

Zakim D, Boyer TD (1990) Hepatology. A textbook of liver disease, vols I, II. Saunders, Philadelphia

?

1. Nennen sie wesentliche Bestandteile der Gallenflüssigkeit!
2. Was versteht man unter „enterohepatischem Kreislauf"? Erklären Sie den Zusammenhang zwischen Ileozäkalresektion und Erhöhung der Gallensteininzidenz!
3. Was bedeuten die „6 F's" bei der Beschreibung der individuellen Prädisposition des Gallensteinleidens?
4. Was ist das „Murphy-Zeichen"?
5. Was ist eine „Aerobilie"? Wann kann sie auftreten?
6. Was versteht man unter dem „Postcholezystektomiesyndrom"?
7. Erklären Sie die Funktion der T-Drainage nach Choledochusrevision!
8. Nennen Sie kurative und palliative Verfahren beim stenosierenden Gallengangskarzinom im distalen Drittel!
9. Erklären Sie die 2-Phasenstrategie in der Behandlung der akuten Cholangitis!
10. Beschreiben Sie das Krankheitsbild einer inneren Gallenfistel!

Pankreas

M. TREDE und G. E. SCHWALL

32.1 Embryologie und angeborene Fehlbildungen 720

32.2 Chirurgische Anatomie 720

32.3 Physiologie 721
32.3.1 Exokrine Funktion des Pankreas 721
32.3.2 Endokrine Pankreasfunktion 721

32.4 Erkrankungen der Bauchspeicheldrüse 721
32.4.1 Akute Pankreatitis 721
32.4.2 Chronische Pankreatitis 723
32.4.3 Pankreaszysten 724
32.4.4 Verletzungen 725
32.4.5 Das Pankreaskarzinom 725

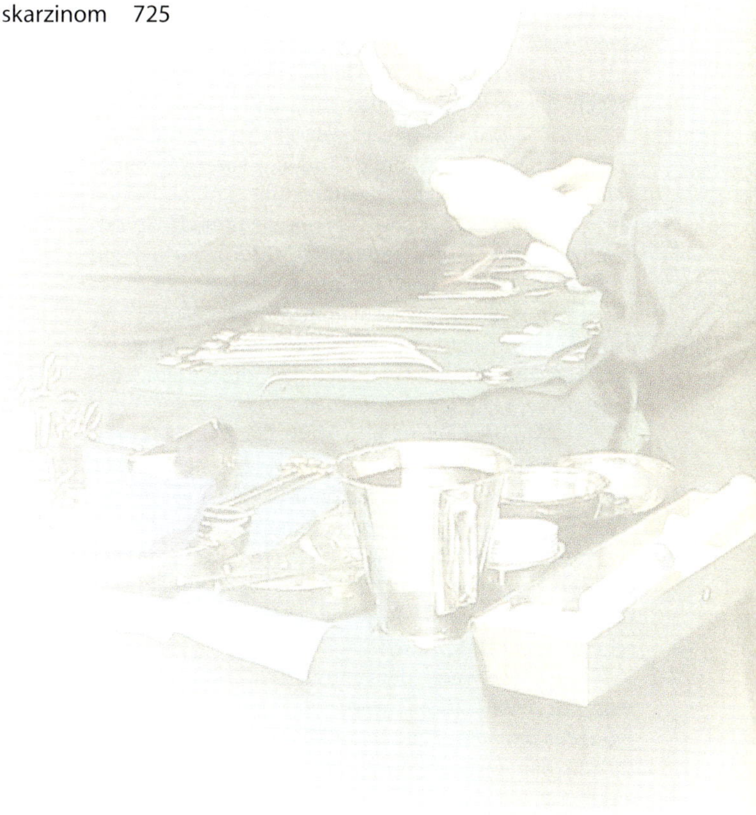

Das Pankreas mit seiner versteckten Lage im Retroperitoneum, umgeben von den großen Oberbauchgefäßen, und als Hersteller aggressiver Verdauungsenzyme, gilt bis in unsere Tage als „chirurgie-feindliches Organ".
Trotzdem muß sich der Chirurg mit den drei häufigsten Erkrankungen dieses Organs – der akuten und chronischen Pankreatitis sowie dem Pankreaskarzinom – befassen. Dabei seien folgende Schwierigkeiten vorausgeschickt:
Eine rechtzeitige Diagnose – etwa des Pankreaskarzinoms – ist wegen der uncharakteristischen Symptomatik und der versteckten Lage des Organs ganz selten.
Der Spontanverlauf – etwa der schweren nekrotisierenden Pankreatitis – ist mit einer hohen Letalität (um 30 %) verbunden, die auch durch eine Operation kaum unter 15 % gesenkt werden kann.
Die chirurgische Resektion bietet – z. B. beim Pankreaskarzinom – die einzige Überlebenschance. Sie ist aber selber noch immer mit einer hohen Operationsletalität (weltweit etwa 20 %) belastet. Und selbst nach erfolgreicher Resektion sind die Langzeitergebnisse enttäuschend.
Vor dieser Ausgangslage hat es dennoch im letzten Jahrzehnt Fortschritte, sowohl in der Diagnostik (endoluminaler Ultraschall, Computertomographie, Angiographie) als auch in der Therapie gegeben.

32.1 Embryologie und angeborene Fehlbildungen

In der frühen Embryonalphase verschmelzen ventrales und dorsales Pankreas zum reifen Organ. Der ventrale Anteil bildet den Processus uncinatus und den größten Teil des Pankreaskopfes. Sein Hauptgang ***(Ductus wirsungianus)*** verschmilzt mit dem Gang des dorsalen Anteiles ***(Ductus santorini)*** und mündet an der ***Papilla major*** gemeinsam mit dem Gallengang in das Duodenum.

Die gemeinsame Endstrecke durch die Duodenalwand wird als Ampulle ***(Ampulla Vateri)*** bezeichnet, wobei es zahlreiche Varianten gibt. Am häufigsten (85 %) findet sich der sog. ***"common channel"***. Spiralförmige Muskelfasern (***Sphinkter Oddi***[1]) wirken am Ende als Verschluß- und Öffnungssystem.

Aus einer inkompletten Verschmelzung der primitiven dorsalen und ventralen Pankreasanlage resultieren angeborene Fehlbildungen, die klinisch bedeutsam sein können.

Am häufigsten (4–14 %) ist das ***Pancreas divisum***: Der kurze, kräftige Gang der ventralen Anlage mündet zwar gemeinsam mit dem Gallengang an typischer Stelle, der lange, schmale Gang der dorsalen Anlage mündet jedoch isoliert ca. 2 cm kranial in das Duodenum ***(Papilla minor)***. Eine relative Enge dieser Papille kann zu einem Rückstau im Gang und chronischen Entzündung führen.

Eine Fixation der ventralen Anlage am Duodenum vor der Rotation zur dorsalen Anlage führt zum ***Pancreas anulare***: Pankreasgewebe umgreift zwingenförmig den zweiten Abschnitt des Duodenum und kann dies stenosieren. Erstaunlicherweise führt diese Fehlbildung nur selten zu klinischen Beschwerden und dann oft erst im Erwachsenenalter.

Ektopes Pankreasgewebe findet sich am häufigsten im Magen und in der Duodenalwand, seltener auch im Mesenterium, Kolon, Appendix, Gallenblase oder Meckel[2]-Divertikel. In der Regel bleibt der Patient asymptomatisch; selten einmal finden sich hier hormonaktive Tumoren oder können im Rahmen einer akuten Pankreatitis durch Mitreaktion eine Vielzahl von Erkrankungen vorgetäuscht werden.

!

Pancreas divisum und Pancreas anulare entstehen durch Störungen in der Embryonalphase, besitzen jedoch selten einen Krankheitswert.

32.2 Chirurgische Anatomie

Das Pankreas liegt retroperitoneal rechts des zweiten Lendenwirbelkörpers und reicht nach links bis in den Milzhilus in Höhe des 12. Brustwirbelkörpers. Es ist zwischen 12 und 25 cm lang und wiegt etwa 70 und 90 g. Anatomisch werden ***Pankreaskopf*** (einschließlich Processus uncinatus), ***-körper*** und ***-schwanz*** unterschieden.

Bei der ***arteriellen Versorgung*** (Abb. 32.1) gibt es eine Vielzahl von Varianten. In der Regel erfolgt die Versorgung des Pankreaskopfes über die aus der A. hepatica communis stammenden A. gastroduodenalis und über die A. mesenterica superior und deren pankreaticoduodenale Arkaden. Pankreaskörper und -schwanz werden über Äste der A. lienalis versorgt.

Die ***Venen*** verlaufen nahezu parallel zu den Arterien. Sie drainieren in die Pfortader oder in ihre Hauptstämme: Die V. mesenterica superior und die V. lienalis.

[1] Ruggero Oddi, Chirurg, Bologna, 1864–1913

[2] Johann F. Meckel, Anatom, Chirurg, Halle, 1781–1833

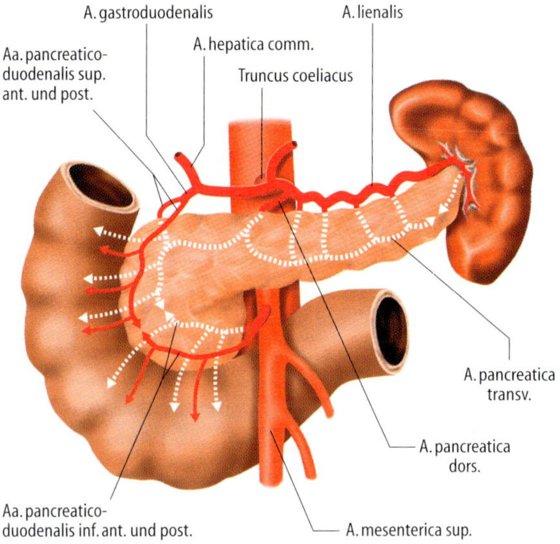

Abb. 32.1. Arterielle Versorgung des Pankreas

Die wichtigsten ***Lymphknotenstationen*** liegen im Bereich des Truncus coeliacus, der Mesenterialwurzel, paraaortal zwischen Aorta und Vena cava und in der Leberpforte.

> **!**
> Das Pankreas liegt retroperitoneal in Höhe L1 -Th12, ist 12–25 cm lang und 70–90 g schwer. Die Blutversorgung erfolgt über Äste der Aa. hepatica mesenterica superior und lienalis. Die Venen verlaufen parallel zu den Arterien und drainieren hauptsächlich in die Pfortader. Die wichtigsten Lymphknotenstationen liegen im Bereich des Truncus coeliacus, der Mesenterialwurzel und paraaortal.

32.3 Physiologie

32.3.1 Exokrine Funktion des Pankreas

Das Pankreas produziert täglich 1,5–2 Liter eines elektrolytreichen, alkalischen Sekretes, in dem 5–20 g Proteine (Enzyme) gelöst sind. Die Enzyme werden in den Azinuszellen produziert, das wässrige Sekret in den Zellen des Pankreasganges. Die Stimulation der Drüse erfolgt humoral und nerval. Eine Vielzahl von Enzymen (und deren Vorstufen) sind bekannt:

- ***Trypsin*** ist das Schlüsselenzym der Proteolyse. Es wird als Trypsinogen sezerniert und vermag nach Aktivierung selbst im Sinne einer Kaskadenreaktion eine Vielzahl weiterer Proenzyme zu aktivieren (Chymotrypsinogen, Proelastase, Kallikreinogen, Prophospholipase A2 usw.).
- ***Lipase*** hydrolisiert Triglyzeride in freie Fettsäuren und Monoglyzeride.
- ***Amylase*** spaltet Stärke, so daß Maltasen und Glukosidasen wirken können.

Normalerweise sind diese Enzyme im Blut nur in geringen Mengen nachweisbar, im Falle einer Erkrankung der Drüse sind Konzentrationsänderungen von diagnostischer Bedeutung (Amylase und Lipaseerhöhung bei akuter Pankreatitis).

Normalerweise verhindert der Druckgradient zwischen Ductus wirsungianus und Ductus choledochus einen Gallereflux in die Pankreasausführungsgänge.

32.3.2 Endokrine Pankreasfunktion

Langerhans[3]-Inseln enthalten verschiedene hormonproduzierende Zelltypen: A-Zellen produzieren Glukagon, B-Zellen Insulin, D-Zellen Somatostatin und PP-Zellen die pankreatischen Polypeptide. Während Insulin und Glukagon in den Glukosestoffwechsel eingreifen, hemmt Somatostatin die Sekretion von Bikarbonat und Enzymen. Alle endokrinen Zellen des Pankreas haben die Eigenschaft, Amine und deren Vorstufe aufzunehmen und zu dekarboxylieren und werden daher dem ***APUD***-Zellsystem zugeordnet („***a***mine ***p***recursor ***u***ptake and ***d***ecarboxylation").

> **!**
> Die Azinuszellen sind Ort der exokrinen Funktion (Trypsin, Lipase, Amylase). Die Hormone der endokrinen Funktion (Glukagon, Insulin, Somatostatin, pankreatische Polypeptide) werden in den Langerhans-Inseln produziert.

32.4 Erkrankungen der Bauchspeicheldrüse

32.4.1 Akute Pankreatitis

> Akute, oftmals fulminant verlaufende Entzündung der Bauchspeicheldrüse mit Selbstandauung des Organes.

Ätiologie. Auf der Suche nach auslösenden Faktoren stößt man bei 90 % der Patienten entweder auf ein ***Gallensteinleiden*** oder auf einen erheblichen ***Alkoholabusus***. Der eigentliche Triggermechanismus bei der akuten Pankreatitis ist jedoch bis heute noch nicht bekannt! Als weitere seltene Ursachen gelten der Hyper-

[3] Paul Langerhans, Pathologe, Freiburg, Madeira, 1847–1888

parathyreoidismus, Hyperlipidämie, immunologische Faktoren (Lupus erythematodes), hormonelle Einflüsse (Schwangerschaft), Virusinfektionen, stumpfes Bauchtrauma, iatrogen Faktoren (Oberbauchoperationen, ERCP) und parasitäre Erkrankungen (Spulwürmer).

> **!** Häufigste Ursachen der akuten Pankreatitis sind Gallensteine und „Diätfehler".

Symptomatik. Charakteristisch für die akute Pankreatitis ist der ***schlagartige Beginn*** mit stärksten, eher dumpfen Oberbauchschmerzen, die gürtelförmig nach rechts und links in die Flanken ausstrahlen. Diese Schmerzen werden häufig begleitet von Übelkeit und Erbrechen. Das Abdomen ist prall elastisch gespannt („Gummibauch") – im Gegensatz zum „bretthharten Bauch" bei Perforation eines Hohlorganes. Initial finden sich nicht selten die Zeichen eines Subileus bis Ileus, Aszites, Fieber, Dyspnoe (Pleuraerguß!) bis hin zu allen Zeichen eines septischen oder Volumenmangelschocks.

> **!** Die akute Pankreatitis beginnt meist schlagartig.

Diagnose. Ein sog. „Diätfehler" oder ein bekanntes Gallensteinleiden sowie der klinische Untersuchungsbefund geben den ersten Hinweis auf das Vorliegen einer akuten Pankreatitis. Diese Verdachtsdiagnose wird durch folgende diagnostische Maßnahmen erhärtet: Die ***Sonographie*** des Pankreas kann wegen Luftüberlagerung erheblich erschwert sein, nützlich ist sie jedoch zur schnellen und sicheren Beurteilung der extra- und intrahepatischen Gallenwege. Auch freie Flüssigkeit im Abdomen kann durch sie meist mühelos entdeckt werden.

Die ***Computertomographie*** (CT) mit Kontrastmittelbolus läßt nicht nur das Organ beurteilen, sondern auch etwaige Pankreasnekrosen (minderperfundierte Areale) erkennen. ***Röntgenübersichten*** des Abdomens (Ileus?) und des Thorax (basaler Pleuraerguß?) ergänzen das Bild. Die ***ERCP*** wird nur bei einem Gallengangsaufstau (durch impaktierten Papillenstein) eingesetzt. Eine derartige biliäre Pankreatitis kann durch eine endoskopische Sphinkterotomie ***(EST)*** mit Entfernung des Steines kausal therapiert werden. ***Laborchemisch*** findet sich eine Erhöhung der Amylase und Lipase im Serum und Urin. Dieser Befund kann aber auch bei anderen akuten abdominellen Erkrankungen (Ulkusperforation, Mesenterialinfarkt) vorkommen. Andererseits können bei weit fortgeschrittener Nekrose der Drüse diese Werte im Normbereich liegen, da diese keine Amylase/Lipase mehr produzieren kann.

Einteilung in Schweregrade. Eine Stadieneinteilung in Schweregrade kann bei der akuten Pankreatitis jeweils nur eine Momentaufnahme der Erkrankung sein.

Nach pathomorphologischen Kriterien unterscheidet man heute eine *milde* (ödematöse) Form und eine *schwere* (nekrotisierende) Form der akuten Pankreatitis.

> **!** Bei der akuten Pankreatitis unterscheidet man eine milde und eine schwere Form.

Therapie. Die Therapie der akuten Pankreatitis ist in erster Linie eine konservative und symptomatische: Im Vordergrund steht die ausreichende ***Schmerzbekämpfung*** und der Ausgleich des intravasalen Volumenmangels durch adäquate ***Flüssigkeits- und Elektrolytsubstitution*** (unter Beachtung des zentralen Venendruckes!). Unter ***Nahrungskarenz und evtl. Säureblockade*** des Magens ist der Wert einer Magensonde umstritten und bleibt Patienten mit einem Ileus vorbehalten. Bei Temperaturen über 38 Grad Celsius sollten pankreasgängige ***Antibiotika*** (z.B. Imipenem) gegeben werden. Im Einzelfall erfordert der Anstieg der Serum-Glukose-Konzentration die Gabe von ***Insulin.*** Unter ständiger Überwachung von pO_2 und pCO_2 ist frühzeitig an eine assistierte ***Beatmung*** zu denken. Keinen gesicherten Effekt haben antisekretorische Maßnahmen wie die Gabe von Atropin, Kalzitonin, Glukagon und Somatostatin sowie die Gabe von Proteaseninhibitoren wie z.B. Aprotinin.

Eine ***operative Therapie*** ist erst dann indiziert, wenn es zu einer Verschlechterung des klinischen Befundes oder zu Komplikationen kommt, z.B. Peritonismus, akute Blutung durch Gefäßarrosion, protrahierte Sepsis mit den Zeichen des ***Multiorganversagens.***

> **!** *Indikationen zur chirurgischen Behandlung der akuten Pankreatitis:*
> - Akutes Abdomen
> - Zeichen der Sepsis
> - Organversagen (renal, pulmonal, zentral)
> - Infizierte Pankreasnekrosen im Angio-Bolus CT
> - Komplikationen (Blutung, Magen-Darm-Perforation)

Ziel der Laparotomie ist die ***Nekrosektomie*** (Ausräumung von Nekrosen) und die ausgiebige ***Lavage*** und ***Drainage*** der Bursa omentalis und des Abdomens. Relaparotomien sind häufig erforderlich, wenn der Prozess fortschreitet (Etappenlavage). Ziel jedes chirurgischen Manövers ist die Beseitigung der toxischen Flüssigkeit und die Entfernung devitalisierten Gewebes.

Eine regelrechte Pankreasresektion mit dem Ziel den Erkrankungsherd komplett zu beseitigen hat sich nicht bewährt.

> **!** Die Therapie der akuten Pankreatitis ist in erster Linie konservativ. Nur beim Auftreten von Komplikationen wird eine operative Therapie nötig.

Verlauf. Die schwere (nekrotisierende) Form der akuten Pankreatitis ist mit einer hohen Morbidität und ***Letalität*** behaftet (10–50 %). Spätfolge einer akuten Pankreatitis kann ein Pankreasabszeß sein, der die Sepsis weiter unterhält. Hier ist eine frühzeitige, möglichst interventionelle Drainage notwendig. Weniger gravierend sind in der Regel postakute Pankreaspseudozysten. Sie machen in der Mehrzahl der Fälle keine interventionelle Maßnahme erforderlich und bilden sich spontan zurück.

Eine regelmäßige Nachsorge hinsichtlich der endokrinen und exokrinen Restfunktionsleistung des Organs mit entsprechenden Diätvorschriften ist angezeigt.

32.4.2 Chronische Pankreatitis

> Chronisch schleichende Entzündung der Bauchspeicheldrüse mit Funktionsverlust des betroffenen Gewebes.

Ätiologie. Die chronische Pankreatitis ist eine chronisch entzündliche Erkrankung mit ***irreversibler Schädigung*** des Pankreasparenchyms. Dieser „zirrhotische" Umbau des Gewebes vollzieht sich in Schüben, die über mehrere Jahre rezidivierend ablaufen können. Auch bei der chronischen Pankreatitis sind die Ursachen vielfältig und bleiben bis zu 30 % aller Fälle ungeklärt (idiopathische chronische Pankreatitis). Gesichert ist ein gehäuftes Auftreten der chronischen Pankreatits bei ***chronischem Alkoholabusus***. Dagegen sind Erkrankungen der Gallenwege nur selten ursächlich beteiligt. Bekannte weitere Ursachen sind Autoimmunerkrankungen, hereditäre Erkrankungen (z. B. Mukoviszidose), der primäre Hyperparathyreoidismus, Medikamente wie Kortison und Thiazide sowie die Eiweißmangelernährung in tropischen Ländern. Mit zunehmendem fibrotischem Untergang des Drüsengewebes kommt es zuerst zu einer ***exokrinen Insuffizienz*** (Malabsorption, Maldigestion) und später auch zu einer ***endokrinen Insuffizienz*** (Diabetes mellitus).

> **!** Ursachen der chronischen Pankreatitis sind häufig anhaltende Diätfehler (Alkoholabusus). In 30 % der Fälle bleibt die Ursache jedoch unklar.

Symptomatik. Charakteristisch für die chronische Pankreatitis ist der ***postprandiale Schmerz***, der eher als dumpf bohrender, diffuser Oberbauchschmerz geschildert wird. Diese Schmerzen können so stark sein, daß die Patienten aus Furcht vor einer erneuten Schmerzattacke kaum noch Nahrung zu sich nehmen und erheblich untergewichtig werden können (Marasmus). Eine Berufsausübung ist oft nicht mehr möglich, die Patienten sind häufig ***schmerzmittelabhängig***. Die exokrine Insuffizienz äußert sich in dyspeptischen Beschwerden wie Meteorismus, Völlegefühl, Aufstoßen und Nahrungsmittelunverträglichkeiten. Viele der Patienten berichten über voluminöse, übelriechende Fettstühle. Die endokrine Insuffizienz kann sich in einem latenten oder manifesten Diabetes mellitus zeigen.

> **!** Die chronische Pankreatitis ist häufig durch stärkste Schmerzen gekennzeichnet.

Diagnose. Die charakteristischen Beschwerden des Patienten weisen den Weg. Zeigt eine Röntgenübersicht des Abdomens dann noch die typischen grobscholligen ***Verkalkungen*** im Pankreasbereich (Abb. 32.2), ist dies ein weiterer deutlicher Fingerzeig. Im ***CT*** sind die Zeichen der Parenchymveränderungen nachweisbar. ***Laborchemisch*** läßt sich die Verdachtsdiagnose erhärten: Alkalische Phosphatase und Gamma-GT als cholestaseanzeigende Enzyme sind diskret erhöht, ein erhöhter Serum-Glukosespiegel und ein ***pathologischer Glukosetoleranztest*** sind beweisend für die endokrine

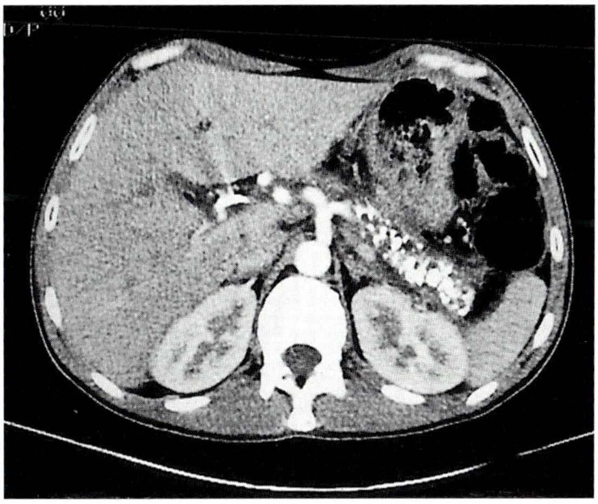

Abb. 32.2. CT des Abdomens. Verkalkung des Pankreasparenchyms

Insuffizienz. Die exokrine Funktion wird überprüft durch den Sekretin-Pankreozymintest, Bestimmung des Stuhlfettgehaltes oder des Chymotrypsin im Stuhl sowie durch verschiedene ***Stimulationstests*** (NBT-PABA-Test, Pankreolauryltest). Die ***ERCP*** kann Stenosen im Ductus choledochus (Röhrenstenose) und Ductus pancreaticus mit prästenotischen Dilatationen („chain of lakes") darstellen und einen Gangabbruch lokalisieren. Nicht selten findet sich eine Pankreatolithiasis. Durch die ***hypotone Duodenographie*** werden Duodenalstenosen oder Duodenalwandveränderungen sichtbar. Die ***Angiographie*** (Zöliako- und Mesenterikographie) kann neben Veränderungen im Bereich der arteriellen Gefäße auch Thrombosen der Pfortader, der V. mesenterica superior oder Milzvene mit entsprechenden Umgehungskreisläufen darstellen.

Therapie. Auch die chronische Pankreatitis erfordert zunächst eine rein ***konservative Therapie.*** An erster Stelle steht die Behandlung des chronischen Schmerzsyndroms sowie die strikte Vermeidung exogener Noxen (Alkoholentzug!). Die Behandlung der Malabsorption erfolgt durch Substitution mit Hilfe von Pankreasextrakten und Fermenten, die Behandlung der endokrinen Insuffizienz durch Gabe von oralen Antidiabetika oder Insulin.

Eine ***chirurgische Therapie*** ist erst angezeigt, wenn alle konservativen Möglichkeiten zu keiner Besserung geführt haben. Beim Vorliegen eines Verschlußikterus, einer Duodenalstenose, bei nicht beherrschbarem Schmerzsyndrom sowie bei einem letztlich nicht sicher auszuschließenden Karzinomverdacht bleibt nur die chirurgische Intervention.

Prinzipiell gibt es 3 chirurgische Möglichkeiten:

- Die ***Drainage-Operation*** bei Stenose des Ductus pancreaticus im Kopf oder Korpusbereich mit prästenotischer Dilatation im Pankreasschwanz: Hierzu wird der dilatierte Ductus pancreaticus längs eröffnet und mit einer ausgeschalteten Jejunumschlinge Seit-zu-Seit anastomosiert.
- Die ***Umgehungsoperation*** zur Ausschaltung der Stenose von Duodenum und distalem Gallengang: Durch Anlage einer Gastroenterostomie sowie Cholezysto-Jejuno- bzw. Choledocho-Jejunostomie werden die Stenosen umgangen.
- Die ***Resektion*** je nach Lokalisation der Veränderungen: Entweder als Pankreaslinksresektion bei Lokalisation im Pankreasschwanz oder bei den häufigeren Veränderungen im Pankreaskopf entweder die duodenumerhaltende Pankreaskopfresektion oder die partielle Duodenopankreatektomie nach Whipple. Eine totale Pankreatektomie ist aufgrund der hohen Spätmorbidität und Letalität nur noch in Ausnahmefällen angezeigt.

Insbesondere wenn durch keine präoperativen diagnostischen Maßnahmen mit letzter Sicherheit die Differentialdiagnose „chronische Pankreatitis" oder „Pankreaskarzinom" geklärt werden kann, ist den resezierenden Verfahren der Vorzug zu geben.

!

Operationsindikationen bei chronischer Pankreatitis:
- Mechanische Komplikationen:
  - Choledochusstenose
  - Pankreasgangstenose
  - Duodenalstenose
  - Pfortaderthrombose
- Schmerzsyndrom
- Krebsverdacht

Die Spätergebnisse nach operativer Therapie der chronischen Pankreatitis hängen weniger von dem angewandten Operationsverfahren als vielmehr vom Stadium der Erkrankung und der aktiven Mithilfe des Patienten ab (insbesondere durch konsequenten Alkoholverzicht).

32.4.3 Pankreaszysten

Echte, von Epithel ausgekleidete Pankreaszysten sind selten. Viel häufiger sind die sog. ***Pseudozysten*** ohne Epithelauskleidung im Sinne einer Defektheilung nach nekrotisierender Pankreatitis. Benachbarte Organe wie Magen, Kolon und Mesokolon können an der Zystenwand beteiligt sein.

Symptomatik. Kleine Zysten und Pseudozysten sind fast immer symptomlos. Bei größeren Zysten kann es zu einem unspezifischen Druckgefühl im Oberbauch kommen, je nach Lage und Größe können die Zysten auch palpabel und symptomatisch werden. Hierbei finden wir nicht selten die Zeichen einer Magenausgangsstenose oder eines Ileus. Gefürchtet sind Einblutungen in Pseudozysten, die nicht selten zum Blutungsschock führen können. Eine bakterielle Kontamination kann septische Fieberschübe auslösen.

Diagnose. Ganz im Vordergrund stehen die bildgebenden Verfahren wie Oberbauchsonographie und Computertomographie (Abb. 32.3). Mit Verbreitung dieser Verfahrenstechniken werden diese Pseudozysten häufiger als Zufallsbefund erkannt.

Therapie. Kleine symptomlose Zysten und Pseudozysten bedürfen keiner Therapie. Sie bilden sich oft spontan zurück. Dies gilt auch für die überwiegende Zahl der sog. postakuten Pseudozysten nach abgelaufener akuter Pankreatitis. Bei großen und symptomatischen Zysten ist die unter Ultraschall oder CT-Kontrolle ***perkutan*** eingelegte ***Drainage*** besonders bei frischen

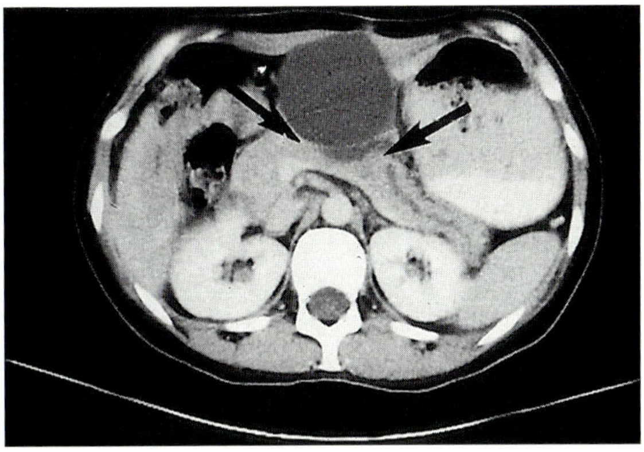

Abb. 32.3. CT Oberbauch. Darstellung einer großen Pankreaspseudozyste

dünnwandigen Zysten indiziert. Verursacht die Zyste Komplikationen und verfügt sie über eine ausreichende Wanddicke ist an eine ***operative Sanierung*** zu denken. Je nach anatomischer Lage der Zyste erfolgt die Drainage entweder in den Magen ***(Zystogastrostomie)***, ins Duodenum ***(Zystoduodenostomie)*** oder bevorzugt in das Jejunum ***(Zystojejunostomie)*** mit Hilfe einer ausgeschalteten Jejunumschlinge nach Roux-Y.

> **!** Auch die Behandlung der chronischen Pankreatitis ist primär konservativ. Ziel der chirurgischen Behandlung ist die Beseitigung von Komplikationen. Die irreversible Schädigung des Organs kann nicht beeinflußt werden.

32.4.4 Verletzungen

Ätiologie. Verletzungen des Pankreas sind selten und werden meist durch ein ***stumpfes Bauchtrauma*** verursacht. Verletzungen durch Messerstiche oder Schuß sind in Mitteleuropa eher die Ausnahme. Sie werden in 4 Schweregrade unterteilt:
- Kontusion, intakte Pankreaskapsel,
- oberflächlicher Kapsel- und Parenchymeinriß,
- tiefer Parenchymeinriß ohne Gangverletzung,
- Parenchym- und Gangruptur.

Diagnose. Die rechtzeitige Diagnose kann *schwierig* sein – ***daran denken ist alles!*** Entschließt man sich nach stumpfem Bauchtrauma nicht aus anderer Ursache zur Laparotomie und kommt es zu einem ***protrahierten Verlauf*** mit Amylaseanstieg im Serum, ist die ***ERCP*** richtungsweisend. Sie kann eine mögliche ***Pankreasgangverletzung*** aufdecken.

Im kontrastmittelverstärkten ***Computertomogramm*** lassen sich Rupturen des Pankreasparenchyms i. d. R. als Perfusionsausfälle erkennen. Wichtig ist im Verdachtsfall die ***frühzeitige Laparotomie.***

Therapie. Bei diesen oft polytraumatisierten Patienten gilt es den Schaden zu begrenzen und so konservativ wie möglich vorzugehen: Parenchymeinrisse (Stadium I, II, III) werden lediglich durch ***Naht*** und ausgiebige ***Drainage*** versorgt. Kommt es zur Ruptur der Drüse (oft über der Wirbelsäule beim stumpfen Trauma) mit Pankreasgangzerreissung (Stadium IV) ist eine ***Pankreaslinksresektion*** angezeigt. Bei komplizierter Ruptur von Duodenum und Pankreaskopf kann in seltenen Ausnahmenfällen die Duodenopankreatektomie lebensrettend sein.

> **!** Verletzungen des Pankreas stellen eine lebensbedrohliche Erkrankung dar, deren Ausgang vom Schweregrad der Verletzung abhängt.

32.4.5 Das Pankreaskarzinom

> Bösartige Neubildung der Bauchspeicheldrüse mit insgesamt schlechter Prognose.

Allgemeines. Unter den 60 häufigsten Malignomen ist das Adenokarzinom des Pankreas dasjenige mit der niedrigsten 5-Jahres-Überlebensquote. Hierfür gibt es 3 Gründe:
- Die Schwierigkeiten bei der Diagnose, so daß die Resektionsquote der Tumoren um 20 % stagniert.
- Die technischen Schwierigkeiten bei der Pankreasresektion, wobei es mittlerweile gelungen ist, die Operationsletalität in Zentren unter 5 % zu halten.
- Die frühe okkulte Aussaat des Tumors bedingt, daß die 5-Jahres-Überlebensquote um ca. 5 % für alle Patienten mit einem Pankreaskarzinom verbleibt. Gelingt dagegen eine kurative Resektion erhöht sich die 5-Jahres-Überlebensquote auf ca. 30 %.

Histologische Klassifikation. Am häufigsten ist das ***duktale Adenokarzinom***, das seinen Ursprung von den Gangepithelien nimmt. Es ist vorzugsweise im Pankreaskopf lokalisiert. Daneben finden sich auch Plattenepithelkarzinome, Zystadenokarzinome, Azinuszellkarzinome sowie undifferenzierte Karzinome wie Sarkome und maligne endokrine Tumoren (Tabelle 32.1).

> **!** Das größte Problem in der Frühdiagnostik des Pankreaskarzinoms ist die fehlende Symptomatik in frühen Tumorstadien.

Tabelle 32.1. Histologische Klassifikation der Pankreaskarzinome

1. Karzinome duktalen Ursprungs	a) Adeno-squamöses Karzinom b) Muzinöses Adenokarzinom c) Riesenzell-Karzinom d) Mikroadenomatöses Karzinom e) Zystadenokarzinom f) Papillär-zystische Neoplasie
2. Azinuszell-Karzinom	
3. Sarkomatöse Tumore	a) Malignes fibröses Histiozytom b) Hämangioperizytom c) Leiomyosarkom etc.
4. Endokrine Tumore	a) Insulinom b) Gastrinom c) VIPom etc.
5. Mischzellige Tumore	a) Pankreatoblastom b) Malignes Lymphom
6. Metastasen	a) Mammakarzinom b) Bronchialkarzinom c) Melanom

Tabelle 32.2. Stadieneinteilung der Pankreaskarzinome (UICC)*

Stadium I	T1, T2	N0, M0
Stadium II	T3	N0, M0
Stadium IIIa	T1, T2, T3	N1, M0
Stadium IIIb	T1, T2, T3	N2, M0
Stadium IV	jedes T- und	N, M1

Die Klassifikation erfolgt nach dem TNM-System*. Damit läßt sich die Tumorausbreitung prätherapeutisch und postoperativ nach histopathologischen Kriterien sehr genau beschreiben (Tabelle 32.2).

Symptomatik. Die Symptomatik des Pankreaskarzinoms ist aufgrund der retroperitonealen Lage der Drüse sehr uncharakteristisch. Appetitlosigkeit, unspezifische Oberbauchbeschwerden, Gewichtsverlust und Leistungsknick lassen sich in den meisten Fällen anamnestisch erheben. Als Leitsymptom des Pankreaskopfkarzinoms gilt der meist ***schmerzlose Ikterus.*** Ist die gestaute Gallenblase zusätzlich durch die Bauchdecke palpabel wird dies als Courvoisier-Zeichen beschrieben. Bestehen bereits bohrende Rückenschmerzen so ist dies meistens ein Zeichen für eine retropankreatische Infiltration und damit Inoperabilität.

> **!** Symptome, die auf ein Pankreaskarzinom hinweisen können, sind uncharakteristisch.

Diagnose. Die Entdeckung eines Pankreaskarzinom als ***Frühkarzinom*** (pT1a pN0 pM0) ist eher ein zufälliges Ereignis. Bei der Diagnostik eines Pankreaskarzinoms folgen wir einem Stufenplan (Abb. 32.4), um zum einen die Verdachtsdiagnose zu bestätigen oder zu entkräften, zum anderen aber auch gleichzeitig entscheiden zu können, inwieweit der Tumor noch resektabel ist. Die ***Oberbauchsonographie*** kann den Tumor lokalisieren, läßt eine Beurteilung der extra- und intrahepatischen Gallenwege zu und deckt frühzeitig Lebermetastasen auf. Eine MDP unter hypotonen Bedingungen ***(hypotone Duodenographie)*** kann eine Tumorinfiltration des Duodenums aufzeigen.

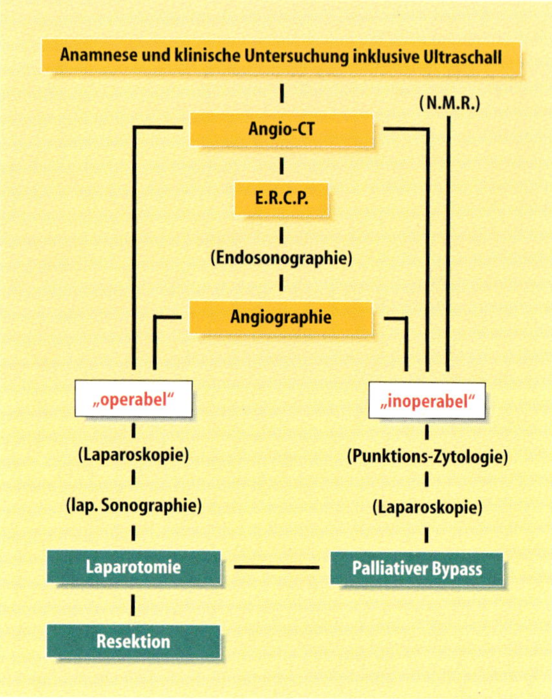

Abb. 32.4. Stufendiagnostik beim Pankreaskarzinom

Mit Hilfe der ***Computertomographie*** mit arterieller Kontrastmitteldarstellung läßt sich die Beziehung des Tumors zu den umgebenden Strukturen (Organüberschreitung, Gefäßinfiltration, Lymphknotenmetastasen) erkennen. Eine Schlüsselposition beim Vorliegen eines Verschlußikterus kommt der ***ERCP*** zu, wobei Konfiguration und Lokalisation des komprimierten Pankreasgangsystems Hinweise für die Lokalisation des Tumors geben. Besonders häufig trifft man hier auf das sog. ***„Double-duct-sign"*** (Abb. 32.5), das durch die gleichzeitige Kompression des Gallenganges und Pankreasganges in Höhe des Pankreaskopfes verursacht wird.

> **!** Die ERCP nimmt bei der Diagnostik des Pankreaskarzinoms mit Verschlußikterus eine Schlüsselrolle ein.

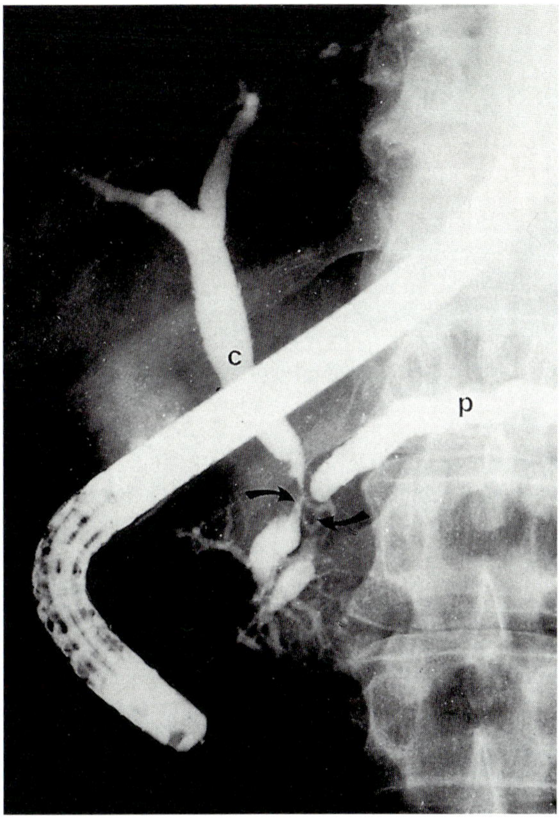

Abb. 32.5. ERCP: „Double-duct-sign“ beim Pankreaskarzinom

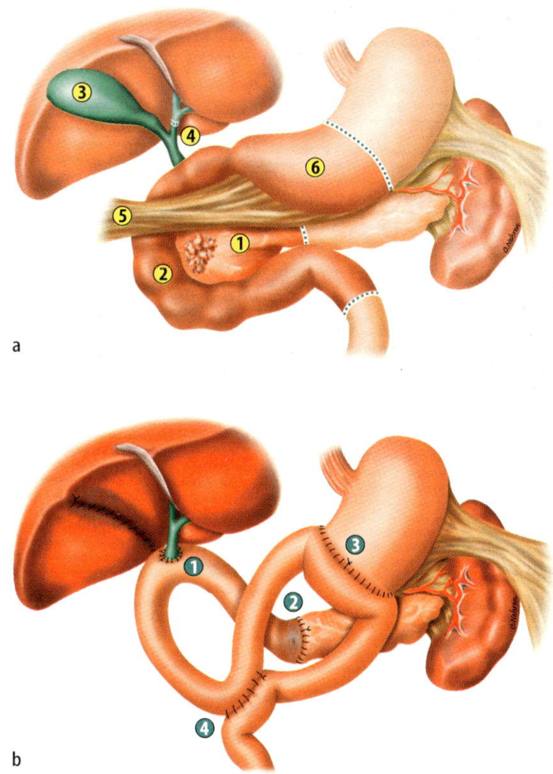

Abb. 32.6. a Resektionsausmaß bei der Whipple-Operation: *1* Pankreaskopf, *2* Duodenum, *3* Gallenblase, *4* distaler Gallengang, *5* großes Netz (partiell), *6* distaler Magen. **b** Rekonstruktion nach Whipple-Operation. *1* Hepatiko-Jejunostomie, *2* Pankreatiko-Jejunostomie, *3* Gastroenterostomie, *4* Jejuno-Jejunostomie (Braun-Anastomose)

Zunehmend Bedeutung gewinnt die ***Endosonographie*** (EUS = endoskopischer Ultraschall) mit Lage der Sonde im Duodenum, die die Infiltrationstiefe des Karzinoms sowie Lymphknotenbefall beurteilen läßt. Nicht zwingend notwendig, jedoch von Nutzen kann eine ***Arteriographie***, als Zöliako-Mesenterikographie mit anschließender indirekter ***Splenoportographie*** sein. Neben der Darstellung der Gefäßversorgung im Oberbauch mit ihren vielen Varianten kann sie möglicherweise die Tumorinfiltration großer Gefäßstämme (irresektabel) aufzeigen.

Auf eine ultraschallgesteuerte ***Punktionszytologie*** wird meist verzichtet, wenn eine Operation ohnehin geplant ist. Das Ergebnis der Punktionszytologie ist nur bei positivem Tumornachweis verwertbar.

Fallbeispiel

Ein 57 jähriger Patient bemerkt einen schmerzlosen Ikterus. In der Vorgeschichte ist eine „leichte“ Pankreatitis vor 2 Monaten bekannt, die sich unter konservativer Therapie rasch zurückbildete. Bei der körperlichen Untersuchung tastet man eine große, nicht schmerzhafte Gallenblase, auffallend ist ein deutlicher Sklerenikterus. In der Sonographie sieht man einen hypodensen Tumor im Bereich des Pankreaskopfes, die ERCP zeigt ein typisches „Double-duct-sign“ mit prästenotischer Dilatation des Ductus choledochus. Bei der chirurgischen Exploration zeigt sich ein nicht organüberschreitend wachsender Pankreaskopftumor, die intraoperativ entnommene Schnellschnitthistologie ergibt den Befund eines Pankreaskopfkarzinomes. Der Tumor kann durch eine partielle Duodenopankreatektomie nach Whipple reseziert werden.

Therapie. Therapie der Wahl ist die ***En-bloc-Resektion*** (Abb. 32.6 a) von Pankreaskopf, Duodenum, Gallenblase mit distalem Ductus choledochus, distalen Magen sowie der benachbarten Lymphknotenstationen ***(partielle Duodenopankreatektomie nach Whipple)*** Die Rekonstruktion erfolgt mittels einer Pankreatiko-Jejunostomie, Hepatiko-Jejunostomie und Gastro-Jejunostomie mit Anlage einer Braun-Fußpunktanastomose (Abb. 32.6 b).

Die Laparotomie beginnt mit einem rechtsseitigen Rippenbogenrandschnitt, der dann in einen Oberbauchquerschnitt erweitert wird. Von diesem Zugang aus kann die Operabilität überprüft werden. Die Mobilisation eines Pankreastumors sollte in einzelnen Schritten erfolgen (unter gleichzeitiger Entnahme von Gewebe und Lymphknoten zur Schnellschnittuntersu-

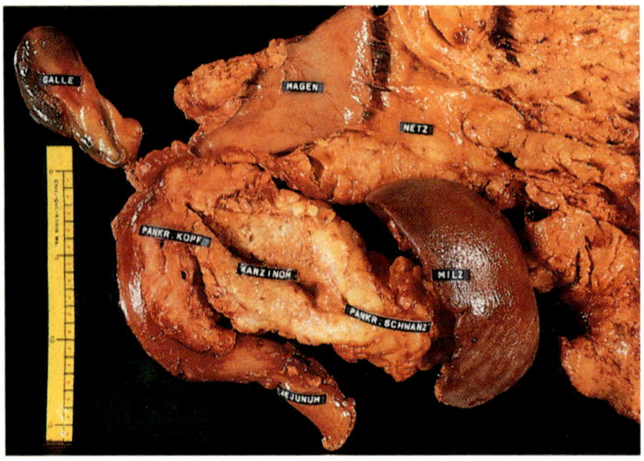

Abb. 32.7. Operationspräparat nach totaler Pankreatektomie

chung), so daß jederzeit der Weg für palliative Maßnahmen offen bleibt. Bei der intraoperativen Inspektion muß eine tiefreichende Tumorinfiltration in das Retroperitoneum, vor allem eine breite Gefäßinfiltration oder ein Tumorverschluß großer Gefäße ausgeschlossen werden. Peritonealkarzinose, Fern- (meist Leber-) Metastasen oder blastomatöse Okkupation nicht regionärer Lymphknoten sind Zeichen der Inkurabilität. Bei organüberschreitendem Tumorwachstum müssen gelegentlich Vena mesenterica superior oder Vena portae tangential oder segmental mitreseziert werden ***(regionale Pankreatektomie)***. Der Absetzungsrand zum Pankreaskorpus wird durch eine histologische Schnellschnittuntersuchung überprüft. Überschreitet der Tumor diese Resektionsgrenze, ist eine ***totale Duodenopankreatektomie*** (Abb. 32.7) erforderlich. Dies gilt ebenso für das seltene multizentrische Karzinom des Pankreas. Pankreasschwanzkarzinome können durch distale Pankreasresektion oder ***Pankreaslinksresektion*** (Abb. 32.8) entfernt werden.

> **!** Die Therapie der Wahl beim Pankreaskarzinom ist die En-bloc-Resektion.

Die Hospitalletalität nach Duodenopankreatektomie ist in den letzten Jahren unter 5 % gesunken und stellt nach wie vor die einzige Therapie mit kurativem Ansatz beim Pankreaskarzinom dar.

Für inkurable Patienten konzentrieren sich die chirurgischen Maßnahmen auf die Bekämpfung der Symptome ***(Palliation)***:

- Der Verschlußikterus wird durch eine endoskopisch transpapillär eingeführte Choledochusdrainage ***(TPCD)*** oder eine ***biliodigestive Anastomose*** beseitigt.
- Die Duodenalstenose kann durch eine ***Gastroenterostomie*** umgangen werden.
- Besonderes Augenmerk gilt der ***Schmerztherapie***, wobei sich die intraoperative oder CT-gesteuerte Instillation von hochprozentiger Alkohollösung in den Plexus coeliacus ***(Plexusblockade)*** bewährt hat.

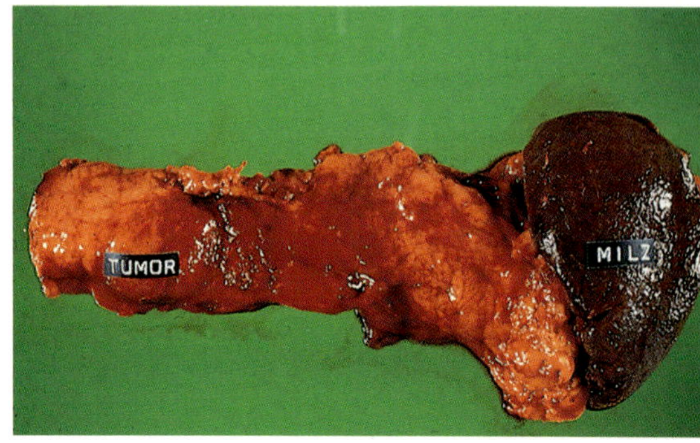

Abb. 32.8. Operationspräparat nach Pankreaslinksresektion

Prognose. Letztlich bietet die kurative Pankreasresektion die einzige Chance zum Überleben. Dennoch sterben nach vermeintlicher R0-Resektion Patienten auch nach erreichter 5-Jahres-Überlebensgrenze am Rezidiv oder an Fernmetastasen ihres Grundleidens. Daher stellt sich die Frage nach klinischen und tumorbiologischen ***prognoserelevanten Faktoren***, die es ermöglichen durch gezielte Anwendung die bisher enttäuschenden Ergebnisse einer adjuvanten Therapie zu verbessern.

> **!** Nur durch eine kurative Resektion kann ein Pankreaskarzinom geheilt werden. Die Ergebnisse von adjuvanten Therapieformen (Chemotherapie, Radiotherapie, kombinierte Radio-Chemotherapie) sind enttäuschend.

Das Pankreas ist im Retroperitoneum lokalisiert, wiegt zwischen 70 und 90 g und besitzt eine Länge von 12–15 cm. Anatomisch werden Kopf, Körper und Schwanz unterschieden. Das Pankreas besitzt eine exokrine sowie eine endokrine Funktion. Die exokrine Funktion wird durch das lipolytisch und proteolytisch wirkende Pankreassekret repräsentiert, über die Produktion der Hormone Insulin, Glukagon und Somatostatin wird die endokrine Funktion des Pankreas gewährleistet.

Prinzipiell lassen sich die Erkrankungen der Bauchspeicheldrüse in entzündliche und tumoröse Veränderungen einteilen. Bei den entzündlichen Erkrankungen unterscheidet man zwischen der akuten und der chronischen Pankreatitis. Die akute Pankreatitis wird überwiegend durch Erkrankungen der Gallenwege sowie durch chronischen Alkoholabusus ausgelöst. Charakteristisch ist der schlagartige Beginn mit starken, gürtelförmig ausstrahlenden Oberbauchschmerzen. Laborchemisch zeigt sich eine Erhöhung von Serumamylase und Lipase. Neben der typischen klinischen Symptomatik kann die Diagnose durch Oberbauchsonographie sowie Computertomographie verifiziert werden. Die Therapie ist in erster Linie konservativ. Neben Analgesie steht die adäquate Flüssigkeits- und Elektrolytsubstitution im Vordergrund. Bei begründetem Verdacht auf das Vorliegen einer infizierten Pankreasnekrose sollte zusätzlich antibiotisch behandelt werden. Bei der biliären Pankreatitis auf dem Boden einer Choledocholithiasis sollte eine sofortige endoskopische Sphinkterotomie (EST) mit Entfernung des Konkrementes durchgeführt werden. Eine operative Therapie ist erst bei Auftreten von lokalen Komplikationen wie Abszeß oder Blutung sowie bei Anzeichen eines beginnenden Multiorganversagens indiziert. Die operative Therapie beschränkt sich hierbei im wesentlichen auf die Nekrosektomie, Lavage und Drainage.

Die chronische Pankreatitis entsteht häufig in Zusammenhang mit chronischem Alkoholabusus. Die Ursachen sind jedoch vielfältig und bleiben bis in zu 30 % aller Fälle ungeklärt. Charakteristisch für die chronische Pankreatitis ist der dumpfe, bohrende postprandiale Schmerz. Der fortschreitende Krankheitsverlauf äußert sich zum einen in einer exokrinen Organinsuffizienz mit Auftreten von dyspeptischen Beschwerden sowie vulminösen, übelriechenden Fettstühlen. Zum anderen zeigt sich eine endokrine Insuffizienz im Auftreten eines Diabetes mellitus. Die Diagnose wird neben der typischen klinischen Symptomatik durch CT, Röntgenübersicht des Abdomens (mit Nachweis typischer grobscholiger Verkalkungen), Funktionsteste, ERCP und ggf. Angiographie gestellt. Die Therapie ist zunächst rein konservativ, eine chirurgische Therapie kommt erst beim Auftreten von Komplikationen (Ikterus, Magenausgangsstenose, Zysten) bzw. beim Vorhandensein eines „Dilemmafalles", bei dem ein Pankreaskarzinom nicht ausgeschlossen werden kann, in Frage. Prinzipiell gibt es zwei operative Verfahren nämlich die Drainageoperation bzw. die Resektion. Die Langzeitergebnisse der chirurgischen Therapie sind nur mit der aktiven Mithilfe des Patienten, besonders in Bezug auf die konsequente Alkoholabstinenz, befriedigend.

Das Pankreaskarzinom zeichnet sich durch eine primär unspezifische Symptomatik aus, die eine kurative Therapie leider nur selten ermöglicht. Pathognomonisch ist der schmerzlose Ikterus bei Tumoren im Pankreaskopfbereich. Heftige Rückenschmerzen weisen sehr oft auf Inoperabilität des Tumors hin. Der histologische Nachweis eines Pankreaskarzinomes ist präoperativ schwierig und muß nicht erzwungen werden, da ein symptomatischer Pankreastumor operiert werden sollte. Diagnostische Verfahren wie CT, Oberbauchsonographie, ERCP, Angiographie oder die ultraschnelle Kernspin-Tomographie können wichtige Entscheidungshilfen für die Diagnosefindung geben. Im Zweifelsfalle kann jedoch auf die chirurgische Exploration nicht verzichtet werden. Operable periampulläre und Pankreaskopfkarzinome werden durch die partielle Duodenopankreatektomie nach Whipple reseziert, selten operable Pankreaskorpuskarzinome erfordern eine totale Pankreatektomie.

Literatur

Beger HG, Büchler M, Ditschuneit H, Malfertheimer P (1990) Chronic pancreatitis. Springer, Berlin Heidelberg New York Tokyo

Horn J (1985) Therapie der chronischen Pankreatitis: Individuelle Verfahrenswahl – Chirurg. Technik. Springer, Berlin Heidelberg New York Tokyo

Howard J M, Jordan G L, Reber H A (1987) Surgical diseases of pancreas. Lea & Febiger, Philadelphia

Schwall G, Schmid M, Silbernik D, Trede M (1994) Pancreatic resection: the German experience. In: Hepatobiliary and pancreatic tumours. Graffham Press, Edinburgh

Trede M, Carter D C (1993) Surgery of the pancreas. Churchill Livingstone, Edinburgh London Madrid Melbourne New York Tokyo

Trede M, Schwall G, Saeger H D (1990) Survival after pancreatoduodenectomy. Ann. Surg. 211: 447–458

Trede M, Saeger H D (1990) Aktuelle Pankreaschirurgie. Springer, Berlin Heidelberg New York Tokyo

Warshaw A L, Zhuo-yun G V, Wittenberg J (1990) Preoperative staging and assessment of resectability of pancreatic cancer. Archives of Surgery 125: 230–233

?

1. Was versteht man unter einem Pancreas divisum und welche klinische Relevanz besitzt diese Fehlbildung?
2. Welches sind die wesentlichen Ursachen der akuten Pankreatitis und wie imponiert das klinische Erscheinungsbild?
3. In welche Stadien wird die akute Pankreatitis eingeteilt?
4. Welches sind die charakteristischen Beschwerden bei chronischer Pankreatitis und zu welchen Spätfolgen kann es kommen?
5. Worin sehen Sie die Indikation zur operativen Intervention bei chronischer Pankreatitis?
6. Welcher Stellenwert kommt der Angiographie im Stufenplan der Diagnostik beim Pankreaskarzinom zu?
7. Wie ist die Prognose nach kurativer Resektion des Karzinoms?
8. Worin besteht die operative Therapie des Pankreaskarzinoms und welche Möglichkeiten gibt es zur palliativen Behandlung?

Endokrine Erkrankungen des Magen-Darm-Traktes und des Pankreas 33

H. D. Becker und R. K. Teichmann

33.1 Karzinoide 732

33.2 Endokrine Pankreastumoren 733

33.3 Syndrome bei endokrin aktiven Tumoren des gastroenteropankreatischen Systems 735

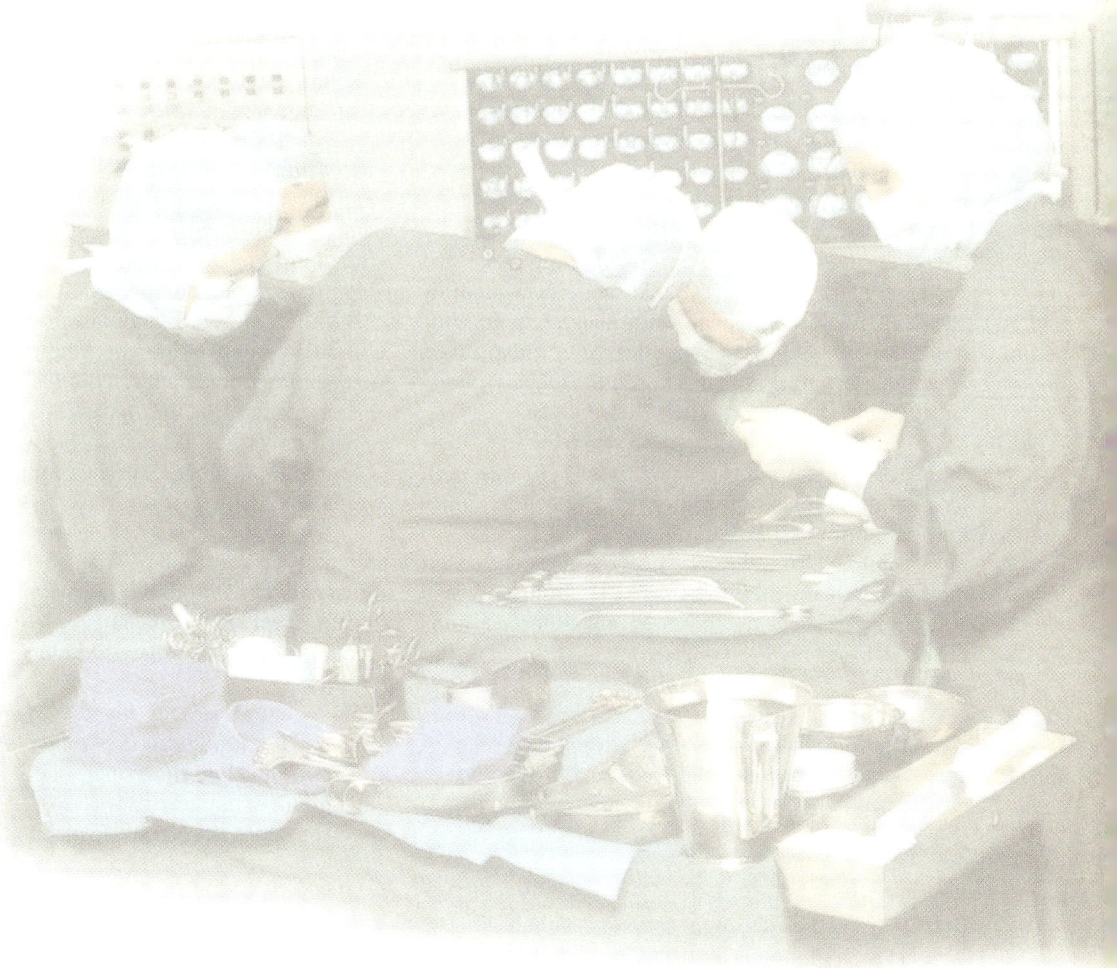

Die neuroendokrinen Zellen von Pankreas, Magen und Darm produzieren Polypeptide und Amine, die entscheidend in die Regulation der Verdauung von Nahrungsbestandteilen sowie in den Kohlenhydratmetabolismus eingreifen. Mittlerweile wurde eine Vielzahl von Polypeptiden isoliert und charakterisiert, und der Magen-Darm-Trakt gilt heute als das größte endokrine Organ des Körpers.
Die verschiedenen Zellsysteme werden unter dem Begriff des gastroenteropankreatischen Systems zusammengefaßt, das durch einige histochemische und biochemische Besonderheiten charakterisiert ist. So haben diese Zellen häufig die Fähigkeit, Amine aufzunehmen und zu dekarboxylieren (Apud-Konzept: „amine precursor uptake and decarboxylation"). Diese Zellen sollen aufgrund zytochemischer Charakteristika aus der Neuralleiste ihren Ursprung nehmen, so daß ein gemeinsames diffuses neuroendokrines System angenommen wird. Für dieses gemeinsame neuroektodermale System spricht die Tatsache, daß in den Zellen des gastroenteropankreatischen Systems ein Enzym nachweisbar ist, das sonst nur in neuroektodermalen Zellen beobachtet wird, die sog. neuronspezifische Enolase (NSE). Das Apud-Konzept läßt auch das Auftreten endokrin aktiver Pankreastumoren verstehen, die normalerweise im Pankreas nicht vorhandene Polypeptide sezernieren. Aufgrund dieser Unterscheidung werden entope endokrine Pankreastumoren (Zelltyp primär im Pankreas vorhanden) von ektopen Tumorformen (Zelltyp im gesunden Pankreas nicht vorhanden) unterschieden.

33.1 Karzinoide

Serotonin-produzierender Tumor.

!

Das Karzinoidsyndrom ist die häufigste endokrine Erkrankung des Gastrointestinaltraktes.

Karzinoidtumoren nehmen ihren Ursprung meist von den enterochromaffinen (EC) oder „enterochromaffin-like" Zellen (ECL), die dem Apud-Zellsystem zugehören. Etwa 90% aller Karzinoidtumoren entspringen Zellen des Gastrointestinaltraktes und stellen 1,5% aller gastrointestinalen malignen Tumoren dar.

Karzinoidtumoren sind unterschiedlich häufig im Gastrointestinaltrakt anzutreffen (Tabelle 33.1). Bevorzugte Prädilektionsstellen sind Appendix, unterer Dünndarm und Rektum. Zu beachten ist, daß Tumoren mit Ursprung in der Appendix nur sehr selten metastasieren und die Zeichen des Karzinoidsyndroms aufweisen, während die Tumoren des unteren Dünndarms sich gegenteilig verhalten.

!

Das Vollbild des Karzinoidsyndroms ist i.allg. nur bei ausgedehnter Lebermetastasierung vorhanden.

Dagegen werden die Tumoren des Appendix meist als Zufallsbefund bei der Appendektomie entdeckt. Die Primärtumoren des Dünndarms und Rektums sind ebenfalls häufig klein, und die Masse der Metastasen übertrifft bei weitem die Größe des Primärtumores. Sklerosierende Metastasen in die Darmwand und eine ausgeprägte Metastasierung in die mesenterialen Lymphknoten können zu einer erheblichen Schrumpfung des Mesenteriums mit Durchblutungsstörungen des betroffenen Darmareals führen.

Pathophysiologie. Karzinoidtumoren produzieren sehr unterschiedliche Mengen von 5-Hydroxytryptamin (5-HT, Serotonin), das dann in 2 Schritten zu 5-Hydroxyindolessigsäure (5-HIAA) abgebaut wird und direkt im Urin nachweisbar ist. Die physiologischen Wirkungsweisen von Serotonin umfassen Diarrhöen mit Malabsorption, Stimulation der intestinalen Motilität, intraabdominalen Krämpfen, Übelkeit und Erbrechen. Neben Serotonin werden im Urin von Karzinoidpatienten zahlreiche Amine beobachtet. Vor allem bei Karzinoidtumoren des Magens findet sich eine Erhöhung des Histamins; daneben läßt sich v. a. jedoch auch Bradykinin mit seinen Metaboliten nachweisen. Diese Kinine scheinen für die spontanen Flushattacken verantwortlich zu sein.

Klinik. Der natürliche Verlauf der Karzinoidtumoren wird entscheidend durch die ***primäre Lokalisation des Tumors geprägt*** (s. Tabelle 33.1). Jedoch sind bei Lebermetastasierung auch langfristige Verläufe nicht ungewöhnlich.

Entscheidend für die Symptomatik ist das Ausmaß der Produktion pharmakologisch aktiver Substanzen. Die klinische Symptomatik ist durch folgende Symptomenkomplexe charakterisiert:

- vasomotorische Veränderungen (Flush und Zyanose),
- Hepatomegalie (große Lebermetastasen),
- intestinale Hypermotilität (Aufstoßen, intraabdominale Krämpfe, Diarrhöen, Erbrechen, Übelkeit),
- Bronchokonstriktion (Husten, Dyspnoe, Asthma),

Tabelle 33.1. Karzinoidsyndrom. Lokalisation der Tumoren (Sammelstatistik über 3718 Patienten)

Lokalisation	Prozentuale Verteilung (%)	Häufigkeit von Metastasen (%)	Beteiligung am Karzinoidsyndrom (%)
Ösophagus	0,03	-	0
Magen	2	23	6
Duodenum	5	20	3
Jejunum - Ileum	28	34	67
Meckel	1	19	2
Appendix	45	2	4
Kolon	2	60	4
Rektum	16	18	1
Ovar	1	6	12
Gallenwege	0,3	30	0
Pankreas	0,05	-	1

- Herzbeteiligung (endokardiale Fibrose mit Klappenbeteiligung),
- prolongierter Verlauf.

Karzinoide des Magens. Das solitäre Karzinoid des Magens unterscheidet sich klinisch und biochemisch von den übrigen Karzinoidformen des Gastrointestinaltraktes.

Daneben wird bei Patienten mit Anazidität (Perniziosa, langfristige Säureblockade durch H2-Antagonisten, Omeprazol) das Auftreten multipler Karzinoide in der Magenschleimhaut beobachtet, die meist ohne klinische Symptomatik bleiben und nach Wiederherstellung der normalen Säuresekretion abheilen. Beim solitären Magenkarzinoid kommt es nach Aufnahme von gewürzten Speisen und Käse zum Auftreten von typischen Hauterscheinungen, die durch eine vermehrte Histaminausschüttung erklärbar sind. Des weiteren wird eine deutliche ***Hypersekretion des Magens*** beobachtet, die zum gehäuften Auftreten von ***peptischen Läsionen*** führt. Die Diagnose wird durch den Nachweis von Histamin im Urin gestellt. Auch ist häufig Serotonin im Urin nachweisbar, da ein Teil des vom Magenkarzinoid freigesetzten 5-Hydroxytryptophans (5-HTP) in der Niere zu 5-HT (Serotonin) dekarboxyliert wird.

Diagnose. Bei Patienten mit generalisiertem Karzinoidbefall besteht häufig eine klinische Symptomatik, die die Diagnose wahrscheinlich werden läßt. Lebermetastasen werden im Rahmen von Ultraschalluntersuchungen mit nachfolgender gezielter Punktion verifiziert. Viele Patienten weisen eine deutliche ***erhöhte Ausscheidung von 5-Hydroxyindolessigsäure (5-HIAA)*** im Urin auf (mehr als 30 mg 5-HIAA/24 h). Beim Karzinoid des Magens wird Histamin und Serotonin vermehrt im Urin nachgewiesen.

Provokationstest zur Auslösung der Flushsymptomatik ist Gabe von Alkohol, Kalzium, Pentagastrin oder Noradrenalin, dies ist jedoch wegen der zu beobachtenden ernsten Nebenwirkungen nur sehr selten indiziert.

Therapie. Die chirurgische Therapie des Karzinoidsyndroms besteht häufig in palliativen Maßnahmen. Die Entfernung eines gastrointestinalen Primärtumors und Metastasen in der Leber beseitigt die mechanische Obstruktion ohne Beeinflussung der Klinik. Die Entfernung der Lebermetastasen ist bei sehr langsam wachsenden Tumoren sowie bei sehr schmerzhaften Nekrosen indiziert. Beim Karzinoid der Appendix ist die Appendektomie die adäquate Behandlung. Es ist wichtig, darauf zu achten, daß bei der Narkose keine Freisetzung vasoaktiver Substanzen eintritt. Die Injektion von Somatostatin (2 mg/kg KG) verhindert sicher die Hormonausschüttung.

Die medikamentöse Behandlung besteht in der Hemmung der Serotoninsynthese, der Gabe von Serotoninantagonisten, Chemotherapie oder in rein symptomatischer Behandlung.

Die Prognose des Karzinoidsyndroms wird entscheidend von der primären Lokalisation bestimmt (Tabelle 33.2).

33.2 Endokrine Pankreastumoren

Mehr als 90 % der Tumoren des gastroenteropankreatischen Systems (außer den Karzinoiden) sind im Pankreas lokalisiert, so daß diese Tumoren auch als ***endokrine Pankreastumoren*** bezeichnet werden (Tabelle 33.3). Die exakte Klassifikation des Tumortyps erfolgt i.allg. durch den immunhistochemischen Nachweis des intrazellulären Hormondepots. Hyperplasien der Inselzellen des Pankreas sind extrem selten, lediglich bei Früh- und Neugeborenen kann eine Hyperplasie der β-Zellen zu einer neonatalen oder infantilen Hypoglykämie führen. Neben den hormonell aktiven Tumoren werden auch klinisch stumme endokrine

Tabelle 33.2. Karzinoidsyndrom. Fünfjahresüberlebensrate in Abhängigkeit von der Primärlokalisation (Sammelstatistik, 2837 Fälle, Angaben in Prozent)

Lokalisation	Stadium *lokal*	*regionär*	*diffus*	Alle Stadien
Magen	93	23	-	52
Dünndarm	75	59	19	54
Appendix	100	100	27	99
Kolon	77	65	17	52
Rektum	92	44	7	83
Lungen	96	71	11	87
Alle Lokalisationen	94	64	18	82

Tabelle 33.3. Klassifikation der endokrinen Pankreastumoren

Tumor	Hormon	Syndrom
Entope Tumoren		
Insulinom	Insulin	Hyperinsulinismus
Glukagonom	Glukagon	Dermatitis-Diabetes-Syndrom
Somatostatinom	Somatostatin	Stearrhö, Cholelithiasis, Diabetes
Ppom	Pankreatisches Polypeptid	?
Ektope Tumoren		
Gastrinom	Gastrin	Zollinger-Ellison-Syndrom
VIPom	Vasoaktives intestinales Polypeptid	Verner-Morrison-Syndrom WDHH-Syndrom
Neurotensinom	Neurotensin	?(Diarrhö?)
Kortikotropinom	Kortikotropin	Cushing-Syndrom
Parathyrinom	Parathormon	Ektopes Hyperkalzämiesyndrom

Pankreastumoren beobachtet, die Polypeptide in unterschiedlichem Ausmaß beinhalten, ohne daß diese den Blutstrom erreichen.

Eine exakte Differenzierung in benigne und maligne Tumorformen ist aufgrund der histologischen Kriterien meist nicht möglich. Erst der ***Nachweis von Lymphknoten bzw. Organmetastasen*** sichert das Vorhandensein eines malignen Tumors.

Diagnostik. Die Diagnostik der endokrinen Pankreastumoren umfaßt mehrere Schritte. Im Vordergrund steht immer die klinische Symptomatik; bei familiären Formen kann eine exakte Familienanamnese ein entscheidender Hinweis sein. Dagegen existiert kein spezieller Tumormaker für die Tumoren des gastroenteropankreatischen Systems. Zwar weisen viele Patienten eine deutliche Erhöhung der Plasmaspiegel des pankreatischen Polypeptids (PP) auf, jedoch ist dieses nur im Rahmen der multihormonellen Sekretion endokriner Pankreastumoren zu sehen. Eine gewisse Bedeutung hat die Erhöhung der Plasma-PP-Spiegel jedoch bei der Reihenuntersuchung von Familien mit vermuteter multipler endokriner Neoplasie, da damit evtl. eine Früherfassung betroffener Familienmitglieder möglich ist.

Neben der klinischen Symptomatik ist die Messung unphysiologisch erhöhter Serum- oder Plasmaspiegel des vom Tumor sezernierten Polypetids der entscheidende diagnostische Schritt. Bei nur grenzwertig erhöhten Hormonwerten kann die Anwendung von sog. Provokationstests notwendig werden. Auch lassen sich die seltenen Hyperplasien durch die Provokationstests i.allg. von echtem Tumorwachstum abgrenzen.

Ist durch die hormonelle Analyse das Vorliegen eines Tumors des gastroenteropankreatischen Systems gesichert, folgt als nächster Schritt die Lokalisationsdiagnostik. Dabei wird nicht nur die Lokalisation des Primärtumors festgelegt, sondern v.a. das Vorliegen von Metastasen, z. B. in der Leber, untersucht. Alle modernen bildgebenden Verfahren, wie Sonographie, Computertomographie, NMR und Angiographie, müssen häufig zu einer exakten Lokalisationsdiagnostik angewandt werden. Die ***Angiographie*** hat die größte Treffsicherheit bei Insulinomen, die Computertomographie bei Gastrinomen und VIPomen. Eine weitere Verbesserung der Lokalisationsdiagnostik scheint durch die intraoperative Sonographie erzielbar zu sein. Die transhepatische Portographie mit Hormonbestimmung aus den zufließenden kleinen Venen ist nur in wenigen Fällen notwendig.

Operative Therapie. Die Exploration des Pankreas bei der Operation gastroenteropankreatischer Tumoren beinhaltet die vollständige Freilegung der Bauchspeicheldrüse nach Eröffnung der Bursa omentalis und Mobilisation des Duodenums. Dann wird das Pankreas schrittweise bimanuell exploriert. An operativen Methoden stehen Enukleation (v.a. beim Insulinom) und konservative Resektion des Schwanz- und Korpusbereiches zur Verfügung. In seltenen Fällen kann auch eine Pankreaskopfresektion notwendig werden, jedoch muß gesichert sein, daß eine Metastasierung des Tumors nicht vorliegt.

33.3 Syndrome bei endokrin aktiven Tumoren des gastroenteropankreatischen Systems

Organischer Hyperinsulinismus

Die insulinproduzierenden B-Zell-Tumoren sind die häufigsten Geschwülste des endokrinen Pankreas.

Das Krankheitsbild ist durch die sog. Whipple[1]-Trias mit Hypoglykämie, erhöhtem Seruminsulinspiegel und Nachweis eines Pankreastumors charakterisiert.

Typisch sind hypoglykämische Anfälle mit Bewußtseinstrübung bis zur tiefen Bewußtlosigkeit, v. a. in den frühen Morgenstunden. Die Patienten lernen frühzeitig, daß ihre Anfälle sich durch Zufuhr von Kohlehydraten kupieren lassen, so daß häufig bei endgültiger Diagnosestellung eine erhebliche Fettsucht existiert.

Differentialdiagnostisch sind alle Formen der ***Spontanhypoglykämie*** in Erwägung zu ziehen, wobei v. a. die Abgrenzung gegen eine Hypoglycaemia factitia schwierig sein kann.

Diagnostik. Beweisend für das Vorliegen eines organischen Hyperinsulinismus ist das Auftreten von Blutzuckerwerten unter 40 mg% bei erhöhten Nüchternseruminsulinwerten und parallel dazu erhöhtem C-Peptid.

Zum Nachweis dieser Konstellation ist ein Hungerversuch unter kontrollierten Bedingungen notwendig. Bei den meisten Patienten treten die Zeichen der Hypoglykämie innerhalb von 24 h auf. Provokationstests (z. B. die Injektion von Tolbutamid) sind wegen der evtl. auftretenden schwer beherrschbaren Nebenwirkungen nur sehr selten indiziert.

Bei der ***Lokalisationsdiagnostik*** stehen die modernen bildgebenden Verfahren, wie Sonographie und Computertomographie, im Vordergrund. Beim Insulinom hat jedoch auch die Angiographie eine Berechtigung, da 70–80 % der insulinproduzierenden Tumoren angiographisch zu lokalisieren sind. Bei sehr kleinen Tumoren kann v. a. die intraoperative Sonographie hilfreich sein.

Therapie. Die Therapie des organischen Hyperinsulinismus besteht in der ***Exstirpation*** des insulinproduzierenden Pankreastumors. Etwa die Hälfte der Insulinome läßt sich durch lokale Exzision bzw. Enukleation entfernen. Die meisten übrigen Tumoren sind durch Linksresektion des Pankreas zu behandeln. Weitergehende Operationen sind nur in sehr seltenen Einzelfällen indiziert.

Medikamentös läßt sich eine Hypoglykämie bis zum Zeitpunkt der Operation durch die Gabe von Diazoxid oder Somatostatin sehr effektiv vermeiden.

Bei etwa 10 % der Patienten mit organischem Hyperinsulinismus ist mit dem Vorliegen ***multipler Insulinome*** zu rechnen. Es ist daher notwendig, intraoperativ selbst bei der Identifizierung eines einzelnen Tumors nach weiteren Insulinomen zu suchen. Wird bei der Operation ein hormonaktives Insulinom zurückgelassen, persistieren die Spontanhypoglykämien, oder es kommt nach einem rezidivfreien Intervall zu erneuten Symptomen. Maligne Inselzelltumoren werden bei etwa 5 % der Patienten beobachtet. Sie sind charakterisiert durch das frühzeitige Auftreten von Metastasen, v. a. in der Leber. Bei sehr undifferenzierten Tumoren sistieren häufig die klinischen Symptome wegen fehlender Hormonbildung. Bei den übrigen Patienten mit metastasierenden Tumoren ist die Gabe von Somatostatin indiziert.

Zollinger-Ellison-Syndrom

Gastrinproduzierende Tumoren sind seltener als Insulinome, spielen jedoch in der Differentialdiagnose peptischer Erkrankungen eine wesentliche Rolle.

Zollinger und Ellison beschrieben 1955 die klassische Trias mit Pankreastumor, peptischem Ulkus des oberen Gastrointestinaltraktes und Hypersekretion des Magens.

Bald danach konnte gezeigt werden, daß der ***endokrine Pankreastumor große Mengen Gastrin enthält.***

Gastrinome sind vorwiegend im Pankreas lokalisiert, werden jedoch zu 10–15 % auch in der Wand des Duodenums gefunden. Mehr als die Hälfte aller Gastrinome tritt multipel auf, ca. 2/3 haben zum Zeitpunkt der Erstdiagnose in die Umgebung metastasiert. Die Metastasierung erfolgt frühzeitig in die regionären Lymphknoten, daneben v. a. in die Leber, jedoch auch Milz, Knochen, Mediastinum, Peritoneum. Viele Tumo-

[1] Allen Whipple, Chirurg, New York, 1881–1963

ren zeigen ein langsames progressivinfiltrierendes Wachstum, so daß selbst bei ausgedehnter Metastasierung lange Überlebenszeiten beobachtet werden. Bei etwa 1/4 der Patienten mit Gastrinomen wird gleichzeitig das Auftreten multipler Endokrinopathien beobachtet. Diese Erkrankungen gehören zum Syndrom der multiplen endokrinen Neoplasie-Typ I (MEN I), wobei neben den Gastrinomen vorwiegend Tumoren der Nebenschilddrüse und der Hypophyse beobachtet werden.

Klinik. Ca. 90 % aller Gastrinompatienten entwickeln während ihrer Erkrankung Ulzerationen des Magens oder Duodenums, wobei die Symptomatik sich nicht von normalen Ulkusleiden unterscheidet.

!

Die häufigste klinische Manifestation des Zollinger-Ellison-Syndroms ist das Auftreten peptischer Läsionen.

Ein weiteres häufig beobachtetes Symptom sind ***Durchfälle***, die durch die großen Säuremengen im proximalen Dünndarm bedingt sind. Nach Absaugen des Magensaftes sistieren die Durchfälle sofort. Bei einem Teil der Patienten werden ***Malabsorptionserscheinungen*** beobachtet, die durch die Inaktivierung der Pankreaslipase bei niedrigem pH-Wert im Dünndarm erklärlich sind.

Diagnostik. Der Verdacht auf ein Zollinger-Ellison-Syndrom ist immer dann gegeben, wenn trotz konsequenter konservativer oder operativer Therapie Rezidivulzera beobachtet werden. Besonders Patienten mit sehr hoher Basalsekretion des Magens (mehr als 15 mval/h) sollten einer gezielten Hormonanalyse unterzogen werden.

Bei einem Teil der Gastrinompatienten sind die Serumgastrinspiegel nur geringgradig erhöht. Durch den ***intravenösen Sekretintest*** läßt sich jedoch ein paradoxer Anstieg der Serumgastrinspiegel erzielen und so eine Differenzierung von anderen Formen der Hypergastrinämie durchführen.

Therapie. Beim Zollinger-Ellison-Syndrom konkurrierten die rein symptomatische Behandlung des peptischen Geschwürs bzw. der Hypersekretion mit der kausalen Therapie der meist langsam wachsenden Tumoren. Bei der Behandlung der peptischen Läsionen wird heute i.allg. die Gabe von H2-Antagonisten bzw. Omeprazol aber auch Somatostatin bei vorliegenden Metastasen bevorzugt. Die Gastrektomie hat nach der Einführung dieser sehr potenten Medikamente erheblich an Bedeutung verloren.

Die Exstirpation des Pankreastumors ist nur bei Patienten sinnvoll, bei denen eine Metastasierung ausgeschlossen werden kann. Dieses trifft v.a. auf die im Duodenum lokalisierten Tumoren zu, die offensichtlich zu einem späteren Zeitpunkt metastasieren. Jedoch lassen sich auch im Pankreas lokalisierte Tumoren ohne sichere Metastasen durch Exstirpation des befallenen Areals heilen.

Verner-Morrison-Syndrom (WDHH-Syndrom)

Verner und Morrison beschrieben 1958 ein Krankheitsbild, das gekennzeichnet ist durch profuse wäßrige Diarrhöen, Hypokaliämie, Hypo- und Achlorhydrie des Magens sowie das Vorliegen eines endokrinen aktiven Pankreastumors.

Pathogenese. Dieses Syndrom wird auch als pankreatogene Cholera oder WDHH-Syndrom („watery diarrhea hypokalemia-hypochlorhydria syndrome") bezeichnet. Das vasoaktive intestinale Polypeptid (VIP) konnte mittlerweile als die für die Symptomatik verantwortliche humorale Substanz identifiziert werden.

Klinik. Das dominierende Symptom bei Patienten mit Verner-Morrison-Syndrom sind die ***profusen choleraähnlichen Durchfälle***, die häufig in Episoden auftreten. Die daraus resultierende Hypokaliämie führt zu Veränderungen im EKG, Adynamie, Muskelschwäche und evtl. zur Nierenschädigung. Häufig wird bei VIPom-Patienten eine Sub- bzw. Anazidität des Magensaftes beobachtet. Daneben findet sich eine ***Hyperkalzämie***, die auf eine parathormonähnliche Wirkung von VIP zurückzuführen ist. Etwa die Hälfte der Patienten weist eine diabetische Stoffwechsellage auf.

Der entscheidende diagnostische Schritt neben der klinischen Symptomatik ist der ***Nachweis hoher Plasma-VIP-Spiegel***. Die ***Lokalisationsdiagnostik*** folgt den oben angegebenen Richtlinien. Etwa 80–90 % aller VIPome sind primär im Pankreas lokalisiert.

Die ***Therapie*** des Verner-Morrison-Syndroms besteht in der chirurgischen Exstirpation des Tumors. Etwa 50 % aller VIPome weisen zum Zeitpunkt der Diagnosestellung bereits eine Metastasierung auf, so daß lediglich palliative Maßnahmen in Frage kommen. Medikamentös ist die Gabe von Streptozotozin, einem die endokrinen Pankreaszellen schädigenden Zytostatikum, oder vor allem von Somatostatin indiziert.

Glukagonom

Glukagonproduzierende endokrine Pankreastumoren sind durch das Auftreten eines migratorischen nekrolytischen Exanthems bei gleichzeitigem Vorliegen einer milden diabetischen Stoffwechsellage charakterisiert.

Die Hautveränderungen werden von Cheilitis, Glossitis und Veränderungen der Nägel begleitet. Des weiteren klagen die Patienten über Gewichtsverlust und häufige thromboembolische Komplikationen.

Die ***Hautveränderungen*** sind außerordentlich vielfältig in ihren Erscheinungsformen. Während zunächst erythematöse Papeln beobachtet werden, bilden sich bald Blasen, die nach dem Aufbrechen eine verzögerte Heilung aufweisen. Die Haut in diesem Areal ist deutlich hyperpigmentiert. Bevorzugte Lokalisationen sind das Genitale, Perineum, Leistenregion und Brustregion.

Die ***Diagnose*** des Glukagonomsyndroms fußt auf den pathognomonischen Hautveränderungen bei deutlicher Erhöhung der Serumglukagonspiegel. Weiter finden sich eine diabetische Stoffwechsellage, Anämie und eine deutliche Verminderung der Serumaminosäuren. Die Lokalisationsdiagnostik entspricht den oben angegebenen Richtlinien.

Die Behandlung des Glukagonoms besteht in der Exstirpation des Tumors. Symptomatisch kann die lokale Applikation von Steroiden und Antibiotika sowie ultraviolettem Licht zu einer Besserung der Hautsymptomatik führen. Auch hier kann die parenterale Gabe von Somatostatin hilfreich sein.

Multiple endokrine Neoplasien (MEN-Syndrom)

Multiple endokrine Neoplasien (MEN) sind durch das familiäre oder sporadische Auftreten hormonaktiver endokriner Tumoren oder Hyperplasien charakterisiert.

Gleichzeitiges Auftreten von Tumoren der Hypophyse, der Nebenschilddrüse und des Pankreas wird als ***MEN Typ I*** (Wermer-Syndrom) bezeichnet. Das ***MEN Typ II*** (Sipple-Syndrom) beinhaltet das Vorliegen von Phäochromozytom, medullärem Schilddrüsenkarzinom und Nebenschilddrüsentumoren. Beim MEN Typ II wird das klassische Sipple-Syndrom mit dominantem Erbgang als Typ IIa bezeichnet, während der Typ IIb i.allg. nicht familiär auftritt (Tabelle 33.4).

!

Bei Patienten mit Hyperparathyroidismus, endokrin aktiven Pankreastumoren, Hypophysentumoren, C-Zell-Karzinom der Schilddrüse und Phäochromozyten muß stets ein MEN-Syndrom ausgeschlossen werden.

Bei allen Formen des MEN ist das klinische Erscheinungsbild sehr variabel in Abhängigkeit von der überwiegenden Hormonproduktion des erkrankten endokrinen Organs. Weiter muß darauf geachtet werden, daß v. a. bei endokrinen Pankreastumoren primär bereits mehrere Peptide von den gleichen Zellen gebildet werden können, so daß im Verlauf der Erkrankung ein Wandel des Krankheitsbildes auftreten kann.

Der häufigste endokrine Tumor des Gastrointestinaltraktes ist der Karzinoidtumor. Endokrinologisch kommt das Karzinoidsyndrom im Vollbild nur bei Vorliegen von Lebermetastasen zur Ausprägung. Die Entfernung des Primärtumors sollte angestrebt werden, jedoch besteht die chirurgische Therapie des Karzinoidsyndroms häufig nur in palliativen Maßnahmen. Die medikamentöse Behandlung wird von Serotoninantagonisten dominiert. Endokrine Pankreastumoren, Insulinome und Gastrinome sollten chirurgisch entfernt werden, soweit deren Lokalisation bestimmt werden kann und Metastasen ausgeschlossen werden können. Die Lokalisationsdiagnostik kann schwierig sein, gelegentlich muß explorativ laparotomiert werden. Die häufigste klinische Manifestation des Zollinger-Ellison-Syndroms sind peptische Läsionen in Magen oder Duodenum. Das gleichzeitige Auftreten hormonaktiver Tumoren der Hypophyse, der Nebenschilddrüse und des Pankreas wird als Multiple endokrine Neoplasie (MEN) Typ I bezeichnet. Das MEN Typ II beinhaltet das Vorliegen von Phäochromozytom, medullärem Schilddrüsenkarzinom und Nebenschilddrüsentumoren.

Tabelle 33.4. Multiple endokrine Neoplasien (MEN I und MEN II)

Typ I (Wermer-Syndrom)	Typ IIa (Sipple-Syndrom)	Typ IIb
Nebenschilddrüsenhormon Gastrinom Insulinom VIPom Glukagonom Somatostatinom Hypophysenadenom	C-Zell-Karzinom (weniger maligne) Phäochromozytom (evtl. bilateral) Nebenschilddrüsenhyperplasie Kein spezifischer Phänotypus, familiär autosomal, dominat vererblich	C-Zell-Karzinom (sehr maligne) Phäochromozytom Nebenschilddrüsenhyperplasie Spezifischer Phänotypus, i.allg. nicht familiär vererblich

Literatur

Delcore R, Friesen SR (1994) Gastrointestinal neuroendocrine tumors. Journal Am Coll Surg 178: 187–211

Wiedenmann B, Kvlos LK, Arnold R, Riecken EO (eds) (1994) Molecular and cell biological aspects of gastroenteropancreatic neuroendocrine tumor disease. Ann NY Academy of Sciences 733: 1–533

Loftus JP, van Heerden JA (1995) Surgical management of gastrointestinal carcinoid tumors. Advances in Surg 28: 317–336

Capella C, Heitz PU, Höfler H, Solcia E, Klöppel G (1994) Revised classification of neuroendocrine tumors of the lung, pancreas and gut. Dig 55: 11–23

Ahlmann H, Kolby L, Lundell L, Olbe L, Wangberg B, Grqawnerus G, Grimelius L, Nilsson O (1994) Clinical management of gastric carcinoid tumors. Dig 55: 77–85

Creutzfeld W, Stöckmann F (1987) Carcinoids and carcinoid syndrome. Am J Med 82: 4–16

Feldmann JM (1989) Carcinoid tumors and the carcinoid syndrome. Curr Probl Surg 831–885

Kvols LK, Buck M (1987) Chemotherapy of metastatic carcinoid and islet cell tumors. Am J Med 82: 77–83

?

1. Was heißt Apud-Zellsystem?
2. Wo sind Karzinoide vorwiegend lokalisiert?
3. Welches Tumorstadium liegt beim Karzinoid vor?
4. Welche Substanz wird beim Karzinoid im Urin nachgewiesen?
5. Welche Besonderheiten weisen die Karzinoide des Magens auf?
6. Durch welche Maßnahmen erfolgt die Lokalisation der endokrinen Pankreastumoren?
7. Was besagt die Whipple-Trias?
8. Welche Laborkonstellation ist pathognomonisch für den organischen Hyperinsulinismus?
9. Wie radikal muß die Operation beim Insulinom sein?
10. Wo sind gastrinproduzierende Tumoren vorwiegend lokalisiert?
11. Welche Behandlung ist beim Zollinger-Ellison-Syndrom sinnvoll?
12. Welches sind die Symptome beim Verner-Morisson-Syndrom?
13. Welche Formen der multiplen endokrinen Neoplasien gibt es?

Nebenniere 34

H.-D. Röher und D. Simon

34.1 Anatomie 740

34.2 Spezifische Erkrankungen 741

34.3 Chirurgische Diagnostik 743

34.4 Indikationsstellung 744

34.5 Chirurgische Verfahrenswahl 745

34.6 Perioperatives Management 745

34.7 Operationsrisiko 747

34.8 Prognose 747

Nebennierentumore gehören zu den seltenen Geschwulsterkrankungen mit einer Inzidenz von 4 auf 100.000 Einwohner und Jahr. Etwa 70 % der Tumore sind hormonell aktiv und führen infolge von Überfunktionszuständen trotz der oft geringen Tumorgröße zu erheblichen systemischen Auswirkungen mit kardiovaskulären (Herzrhythmus, Hypertonus) oder metabolischen (Elektrolyte, Diabetes) Entgleisungen. Eine exakte differentialdiagnostische Abklärung dank Einführung hochspezifischer Hormonassays und Funktionstests sowie die Etablierung einer erkrankungsspezifischen medikamentösen Vorbereitung haben zu einer sicheren und verläßlichen operativen Behandlung solcher Tumore geführt. Nach wie vor problematisch ist die Abgrenzung benigner gegenüber malignen Nebennierentumoren, welche trotz Einführung immunhistochemischer und molekularbiologischer Analysen insbesondere bei frühen Tumorstadien unsicher bleibt. Bei fehlender Fernmetastasierung oder lokaler Invasion ist die Tumorgröße der entscheidende Parameter für Malignität und bestimmt somit die Indikationsstellung und operative Verfahrenswahl. Eine weitere Besonderheit der Nebennierentumore ist die Möglichkeit extraadrenaler Tumormanifestation und die familiäre Häufung im Rahmen von hereditären Syndromen (multiple endokrine Neoplasien). Mittels genetischer Analysen mit Nachweis von Mutationen lassen sich betroffene Familienmitglieder identifizieren und die Erkrankung frühzeitig diagnostizieren.

34.1 Anatomie

Chirurgische Anatomie

Die Nebennieren liegen dem jeweiligen oberen Nierenpol, im perirenalen Fettgewebe eingebettet, auf und werden gemeinsam mit ihr von der Gerota[1]-Faszie umhüllt. Die hoch retroperitoneale und intrathorakale Lage erklärt das späte Auftreten lokaler Tumorsymptome. Die Größe der normalen Nebenniere beträgt ungefähr 5 × 2,5 × 0,5 cm bei einem Gewicht von 4–6 g. Beide Nebennieren stehen in unmittelbarem Kontakt zur Niere und den Zwerchfellschenkeln, rechts außerdem zur Leber und V. cava, links zum Pankreas, den Milzgefäßen und der Aorta. Die arterielle Versorgung ist variabel mit Ästen aus Zwerchfellarterien, der Aorta und den Nierenarterien. Konstant hingegen ist der zentralvenöse Abfluß auf der linken Seite in die V. renalis und auf der rechten Seite in die V. cava (Abb. 34.1).

Histologische Anatomie

Die Nebenniere setzt sich aus zwei ontogenetisch unterschiedlichen Geweben zusammen, der ***Nebennierenrinde (NNR)*** und dem ***Nebennierenmark (NNM)***. Die fetale Nebennierenrinde entsteht in der 4. bis 5. Woche und entstammt dem Mesoderm. Sie gliedert sich in drei Schichten, die Zona glomerulosa mit der Aldosteronproduktion, die Zona fasciculata mit der Kortisolproduktion und die Zona reticularis mit der Sexualhormonproduktion. Das Nebennierenmark entstammt der Neuralleiste aus dem Neurektoderm und ist sekundär in die Nebennierenrinde gewandert. Paravertebral verbleibendes Gangliengewebe (z. B. Zuckerkandl[2]-Organ) atrophiert gewöhnlich in der Kindheit, kann jedoch bei Persistenz zur Tumorentstehung der Paraganglien führen. Diese können charakteristischerweise entlang der großen Gefäßstämme von der A. carotis bis zu den Iliakalgefäßen, der Blase und den Hoden auftreten.

[1] Dimitrie Gerota, Anatom, Bukarest, 1867–1939

[2] Otto Zuckerkandl, Anatom, Chirurg, Wien, 1849–1910

Pathohistologie

! Die histomorphologische Unterscheidung von primären benignen und malignen Nebennierentumoren (Adenom vs. Karzinom) ist extrem schwierig.

Eine Vielzahl von pathohistologischen Veränderungen kann Grundlage von klinisch relevanten Nebennierentumoren sein, die entweder einer nicht-neoplastischen

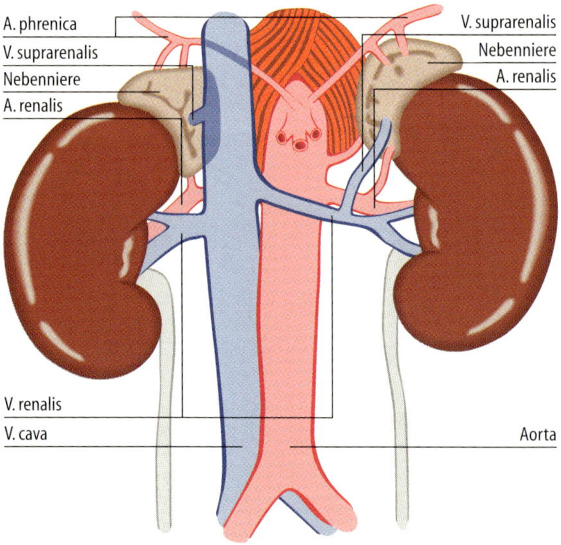

Abb. 34.1. Anatomie mit Gefäßversorgung der Nebennieren

Vergrößerung, reaktiven Hyperplasien oder echten Neoplasien entsprechen.

- ***Nicht-neoplastisch:***
  - Zysten (Pseudozysten, Lymphangiektasien)
  - Hämorrhagie und Nekrose (Trauma, Sepsis)
  - NNR-Knoten (keine Funktion, keine Kapsel, keine Atrophie der übrigen Rinde)
- ***Hyperplasien:***
  - Kongenital (Enzymdefekte, z. B. adrenogenitales Syndrom/AGS)
  - ACTH-abhängig (M. Cushing, ektop)
  - Primäre Hyperplasien bei Hyperkortisolismus
  - Idiopathische Hyperplasien bei Hyperaldosteronismus
  - Adrenomedulläre Hyperplasien (MEN II, von-Hippel-Lindau)
- ***Neoplasien:***
  - Adenome (Conn, Cushing, Androgen, inaktiv)
  - Phäochromozytom, Ganglioneurom
  - Myelolipom (benigner Tumor aus Fettgewebe und Knochenmark)
  - Karzinome (hormonell aktiv oder inaktiv)
  - Malignes Phäochromozytom, Neuroblastom
  - Metastasen (Bronchial-, Prostata-, Mamma-Ca)

Nicht-neoplastische Raumforderungen der Nebenniere sind per se keine Op-Indikation und finden sich als Zufallsbefund bei anderweitig vermuteter Diagnose eines soliden Tumors. Knotige Veränderungen der Nebenniere sind häufig (bis zu 10 % in Sektionsstatistiken) und vermutlich alterungsbedingt und ohne klinische Relevanz. ***Hyperplasien*** finden sich in der Mehrzahl bei ***hypophysären Erkrankungen*** oder ***ektoper ACTH-Produktion*** (Bronchialkarzinoid), primäre Hyperplasien sind sehr selten. Häufigste Erkrankung sind primäre Neoplasien der Nebenniere mit oder ohne endokrine Aktivität. Die Unterscheidung eines Adenoms von einem Karzinom kann sehr schwierig sein. Sichere Kriterien für Malignität sind lokale Invasion und Fernmetastasierung. Bei Fehlen dieser Parameter können Gefäß- oder Kapselinvasion sowie Mitosenreichtum und Kernpolymorphie auf maligne Entartung hinweisen, sind jedoch nicht zwingend vorhanden.

> **!** Sichere Zeichen der Malignität sind Invasion in die Umgebung und Metastasierung, unsichere Zeichen Gefäß- und Kapselinvasion, Mitosenreichtum und Kernpolymorphie.

34.2 Spezifische Erkrankungen

Hyperaldosteronismus

Leitsymptome des ***primären Hyperaldosteronismus*** sind der ***Hypertonus*** und die ***Hypokaliämie***, die bei über 90 % der Patienten wegweisend sind und in der Folge zu Kopfschmerzen, Müdigkeit, Muskelschwäche und kardiovaskulären Schäden (Arteriosklerose, Linksherzhypertrophie, Retinopathie) führen. Ursächlich zugrunde liegt in 70 % bis 90 % der Fälle ein ***Adenom der NNR*** (***M. Conn***[3]) und in bis zu 30 % ein idiopathischer Hyperaldosteronismus (IHA) mit Hyperplasie beider Nebennieren. Andere sehr seltene Ursachen sind der glukokortikoidabhängige Hyperaldosteronismus (Suppression durch Dexamethason) und das reninabhängige NNR-Adenom. Die Basisdiagnostik zielt auf den hormonellen Nachweis ***erhöhter Aldosteronspiegel*** im Serum oder Urin bei gleichzeitig ***supprimiertem Renin*** ab. Hierdurch läßt sich ein ***sekundärer Hyperaldosteronismus*** abgrenzen, der durch Aktivierung des Renin-Angiotensin-Systems bei Nierenarterienstenose, Leberzirrhose und Herzinsuffizienz entsteht und hohe Renin- und Aldosteronspiegel aufweist. Untermauert werden kann die Diagnose durch Bestimmung nicht supprimierbarer Aldosteronspiegel im ***NaCl-Belastungstest*** und nicht stimulierbaren Renins im ***Lasix-Test***. Die Unterscheidung einer primären Hyperplasie von einem Conn-Adenom erlaubt der ***Orthostase-Test***, der bei aufrecht stehendem Patienten und fallenden Aldosteronwerten ein Adenom nachweist, bei steigenden Werten eine Hyperplasie. Die Differentialdiagnose ist relevant, da das Conn-Syndrom eine klassische OP-Indikation darstellt, die Hyperplasie dagegen bevorzugt medikamentös behandelt wird.

Hyperkortisolismus

Der Hyperkortisolismus kann einerseits auf einer ***autonomen Kortisolproduktion*** bei NNR-Adenom (***Cushing***[4]***-Syndrom***) oder einer primären Hyperplasie der NNR (sehr selten) beruhen, oder andererseits sekundär als Folge einer ***autonomen ACTH-Produktion*** bei Hypophysenadenom ***(M. Cushing)*** oder ***ektoper ACTH-Bildung*** (z. B. paraneoplastisch bei Bronchialkarzinoid) entstehen. Allen Formen gemeinsam sind erhöhte Serum- und/oder Urinkortisolspiegel bei einer aufgehobenen Tagesrhythmik. Beim Cushing-Syndrom und der primären Hyperplasie ist das ACTH supprimiert, beim M. Cushing und ektopen Cushing ist das ACTH erhöht. Die Unterscheidung ist klinisch relevant, da im ersten Fall die Nebenniere ***Ursprungsort*** der Erkrankung ist, im zweiten Falle ***Zielorgan***. Die Differentialdiagnose erfolgt über den Dexamethason-Suppressionstest (low-dose 2 mg/die, high-dose 8 mg/die). Das Cushing-Syndrom weist nicht supprimierbare Kortisolwerte auf, der M. Cushing unterliegt einer gewissen Modulation des Regelkreises und zeigt eine verminderte Suppression. Wegweisend für die klinische Diagnose ist der klassische cushingoide Habitus (Stammfett-

---

[3] Jerome W. Conn, Endokrinologe, Michigan, geb. 1907

[4] Harvey W. Cushing, Chirurg, Philadelphia, 1869–1939

Tabelle 34.1. Nebennierenerkrankungen und Hormonanalysen

Lokalisation	Erkrankung	Hormonanalyse	Funktionstest
NNR-Zona glomerulosa	Conn-Adenom Conn-Hyperplasie (IHA)	Aldosteron, Renin Aldosteron, Renin	Lasix-Test, NaCl-Test Orthostase-Test
NNR-Zona fasciculata	Cushing-Syndrom M. Cushing ektoper Cushing	Kortisol, ACTH Kortisol, ACTH Kortisol, ACTH	Dexamethason 2 mg Dexamethason 8 mg Dexamethason, CRF-Test
NNR-Zona reticularis	Virilismus, AGS	Testosteron, DHEA-S	speziell
NNM	Phäochromozytom	Adrenalin, Noradrenalin, Dopamin	keiner

sucht, Stiernacken, Striae rubrae, Hirsutismus). Etwa 50% bis 70% der Patienten haben einen Diabetes mellitus und eine Hypertonie, zusätzlich bestehen eine Osteoporose, Adynamie und depressive Stimmungslage. Klassische Indikation zur Adrenalektomie ist das Cushing-Adenom. Bei hypophysärem und ektopem Cushing hat die operative Entfernung der ACTH-Quelle mit transsphenoidaler mikrochirurgischer Entfernung des Hypophysenadenoms oder Exstirpation des paraneoplastisch aktiven Tumors Vorrang. Die beidseitige Adrenalektomie ist die ultima ratio bei Versagen der genannten Maßnahmen.

Androgene Tumoren

Grundlage des Androgenüberschusses ist entweder die autonome Produktion in NNR-Adenomen oder Enzymdefekte der Steroidhormonsynthese (z. B. adrenogenitales Syndrom/AGS mit Pubertas praecox). Bei der Frau sind Amenorrhö und Virilisierung führende Symptome, beim Mann die Hodenatrophie und Infertilität in Folge Suppression der Gonadotropine. Der hormonelle Nachweis erfolgt über die Bestimmung der Gonadotropine und des Testosterons sowie Dehydroepiandrosteronsulfates (DHEA-S). OP-Indikation sind NNR-Adenome und auch Hyperplasien bei Versagen der medikamentösen Therapie bzw. großen Raumforderungen der Nebenniere.

Phäochromozytom

! Phäochromozytome sind in 10% bilateral, extraadrenal, familiär (MEN II) oder maligne.

Leitsymptom des Phäochromozytoms sind der ***Hypertonus*** (paroxysmal oder permanent) und ***Herzrhythmusstörungen*** (Tachyarrhythmien), begleitet von vermehrtem Schwitzen, Blässe und Kopfschmerzen. Ursache ist eine exzessive Katecholaminsekretion aus chromaffinem Tumorgewebe im Nebennierenmark entweder von Phäochromozytomen (bevorzugt Adrenalin) oder in extraadrenal gelegenen Tumoren (Paragangliomen: bevorzugt Noradrenalin). Die Diagnose erfolgt über den Nachweis erhöhter Spiegel von Adrenalin, Noradrenalin oder Dopamin im Serum und/oder Urin sowie erhöhter Ausscheidung von Vanillinmandelsäure (VMS) im 24-h-Urin. Wichtig ist, daß Phäochromozytome bilateral auftreten können und dann besonders an ***familiäre Erkrankungen*** denken lassen sollten. An erster Stelle zu nennen ist hier die ***multiple endokrine Neoplasie Typ II*** mit gemeinsamen Auftreten von C-Zellkarzinomen der Schilddrüse, Hyperparathyreoidismus und Neurofibromen (Typ IIb), an zweiter Stelle das ***von- Hippel***[5]***-Lindau-Syndrom.*** Phäochromozytome sind in 10% der Fälle maligne mit Metastasierung in Lymphknoten oder Lunge und Knochen (Tabelle 34.1).

! Jedes Phäochromozytom ist verdächtig auf eine multiple endokrine Neoplasie.

Hormoninaktive Tumoren

Hormoninaktive Tumoren können sowohl von der Nebennierenrinde als auch vom Nebennierenmark ausgehen und machen etwa 20% bis 30% aller Nebennierentumore aus. Typischerweise bestehen uncharakteristische Symptome wie Druckgefühl und Bauchschmerz. Zunehmend häufiger werden sie im Rahmen anderweitiger Diagnostik im Sonogramm oder CT zufällig entdeckt (etwa 15%) und als ***Inzidentalome*** bezeichnet. Zentrale Frage bei solchen Tumoren ist stets die mögliche Malignität (Risiko 20%), so daß die Tumorgröße und das Wachstumsverhalten über die OP-Indikation entscheiden.

! Tumoren über einer Größe von 4 cm oder Tumoren mit nachweisbarer Größenzunahme gelten als malignomverdächtig.

[5] Eugen von Hippel, Ophthalmologe, Göttingen, 1867–1939

Tabelle 34.2. Klassifikation und Stadieneinteilung maligner Nebennierentumore

Klassifikation	Definition
T1	Tumor < 5 cm
T2	Tumor > 5 cm
T3	Tumor jeder Größe mit lokaler Invasion
T4	Tumor jeder Größe mit Invasion in Nachbarorgane
N0	keine Lymphknotenmetastasen
N1	regionäre Lymphknotenmetastasen
M0	keine Fernmetastasen
M1	Fernmetastasen
Stadium I	T1 N0
Stadium II	T2 N0
Stadium III	T1–3 N0 oder N1
Stadium IV	T4 oder jedes T, N0 o. N1, M1

Nebennierenkarzinome

Nebennierenkarzinome sind selten mit einer jährlichen Inzidenz von 1 pro 400.000 Einwohner und in der Hälfte der Fälle hormonell inaktiv. Der Nachweis der Malignität kann bei fehlender Metastasierung schwierig sein, ein gemischtes Sekretionsmuster mit Anteilen von Androgenen oder Östrogenen ist malignitätsverdächtig. Die Tumorgröße bestimmt das Malignitätsrisiko, welches bei Tumoren < 4 cm 3 %, bei Tumoren < 8 cm 17 % und über 8 cm 90 % beträgt. Die Symptome sind uncharakteristisch mit Schmerzen, Gewichtsverlust und Fieber. Die Prognose ist beim malignen Phäochromozytom günstig, beim Nebennierenrindenkarzinom eher ungünstig mit im Einzelfall schwer faßbarer Prognose. Prinzipiell ist die Prognose vom Tumorstadium abhängig und bei Fernmetastasierung, typischerweise in Leber, Lunge und Knochen, begrenzt (Tabelle 34.2).

34.3 Chirurgische Diagnostik

Für die Indikationsstellung zur Operation ist eine exakte biochemische Diagnostik wesentlich. Diese beinhaltet sowohl die differentialdiagnostische Abklärung hormoneller Überfunktion als auch den sicheren Ausschluß hormoneller Aktivität. Für die weitere operative Planung ist eine bildgebende Diagnostik hinsichtlich Seitenlokalisation, extraadrenaler Lage und Malignität wichtig (Abb. 34.2).

> **!** Das bildgebende Verfahren der Wahl ist die Computertomographie.

Sonographie

Die Sonographie stellt eine orientierende Untersuchung dar zum Nachweis größerer Tumore oder Lebermetastasen. Ihr Auflösungsvermögen liegt bei Tumoren von > 2 cm Durchmesser und hat damit eine Einschränkung der Aussage bei Hyperplasie und Conn-Adenomen mit typischerweise geringer Tumorgröße. Zunehmend bedeutsam wird sie durch die Detektion von Inzidentalomen.

Computertomographie (CT)

Die CT ist das bildgebende Verfahren der Wahl in der Darstellung von Nebennierentumoren mit einem hohen Auflösungsvermögen bis 0,5 cm. Die Beurteilung des Tumors zur Umgebung gestattet eine Aussage zu Invasion und Beziehung zu Nachbarorganen hinsichtlich der Dignität. Außerdem erlaubt die Darstellung der normalen Nebenniere die Interpretation grenzwertiger Befunde.

Kernspintomographie (MRT)

Die MRT ist eine kostenaufwendige Untersuchung, die in der Regel keine zusätzliche Information liefert. Eine Unterscheidung verschiedener Tumortypen (Adenom vs. Karzinom, Phäochromozytom) gelingt nicht sicher. Sinnvoll ist ihr Einsatz vor allem bei Untersuchung in der Schwangerschaft.

Szintigraphie

Szintigraphische Verfahren besitzen eine hohe Spezifität und gewinnen ihre Bedeutung beim Nachweis von extraadrenalen Tumoren und Metastasen. Die ***MIBG-Szintigraphie*** macht sich auf Grund der strukturellen Ähnlichkeit des Tracers Metaiodbenzylguanidin mit Noradrenalin den Einbau in chromaffine Speichergranula zunutze und besitzt eine hohe Spezifität von 99 %. Ihr Nutzen bei bereits computertomographisch nachgewiesenem Phäochromozytom bleibt fraglich. Einen hohen Stellenwert erlangt sie bei anderweitig nicht nachweisbarem Tumor (extraadrenal), bei Tumorrezidiven, bei maligner Aussaat und bei familiären Erkrankungen.

Die Nebennierenrindenszintigraphie mit I-131-Norcholesterol oder Se-75-Cholesterol ist gleichfalls sehr spezifisch, ihr Einsatz jedoch nur sinnvoll bei anderweitig nicht nachweisbarer Raumforderung und bei Malignität zum Metastasennachweis.

Punktionszytologie

Die Punktionszytologie von Nebennierentumoren ist prinzipiell wenig sinnvoll oder sogar risikoreich. Die Punktion eines Phäochromozytoms beispielsweise kann eine lebensbedrohliche hypertensive Krise auslö-

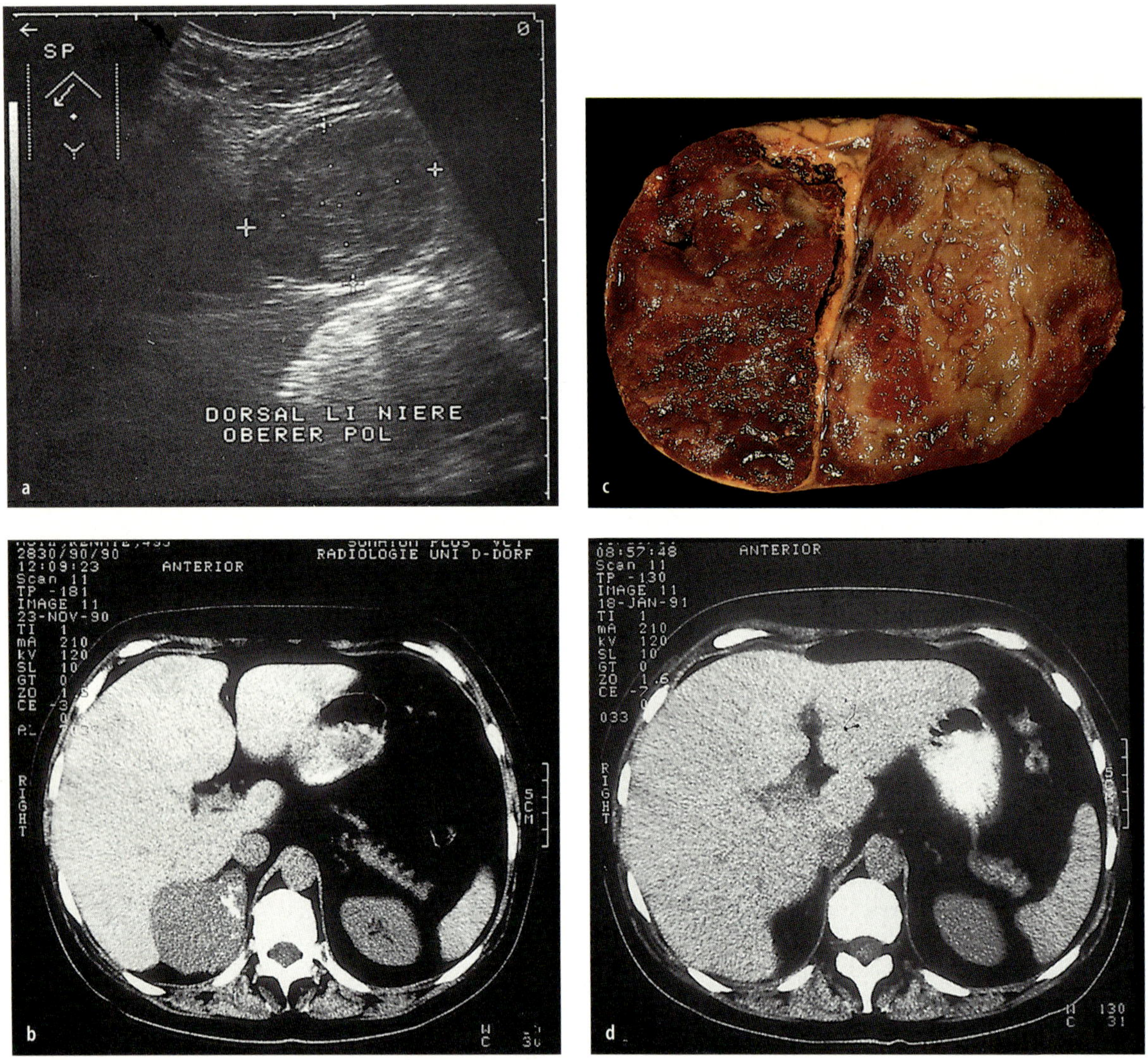

Abb. 34.2. **a** Präoperative Sonographie und **b** Computertomographie eines etwa 5 cm großen rechtsseitigen Nebennierentumors. **c** Der Tumor weist eine gelbbraune Farbe auf mit fast vollständiger Infiltration und Verdrängung normalen Nebennierengewebes. Histologisch handelt es sich um ein Nebennierenrindenkarzinom ohne Lymphknotenmetastasen. **d** Der postoperative Verlauf ist nach drei Jahren unauffällig, das CT zeigt die komplette Entfernung des Tumors ohne lokales Rezidiv

sen. Für differentialdiagnostische Erwägungen ist sie wenig geeignet, da eine zytologische Unterscheidung von benignen und malignen Läsionen nicht möglich ist. Ausnahme ist die Erkennung von Metastasen der Nebenniere.

34.4 Indikationsstellung

> **!** Indikation zur Operation ist entweder die hormonelle Aktivität des Nebennierentumors oder seine kritische Größe mit Verdacht auf Malignität.

Ziel der Operation ist die Beseitigung der hormonellen Überfunktion mit seinen kardiovaskulären, metabolischen und anderen systemischen Auswirkungen. Bei primären Tumoren der Nebenniere (Conn-Adenom, Cushing-Syndrom, androgener Tumor, Phäochromozytom) ist die Operationsindikation stets gegeben und die Adrenalektomie die Therapie der Wahl. Bei reaktiv hyperplastischen Befunden (M. Cushing, ektoper Cushing) und IHA ist die Indikation relativ und nur sinnvoll bei Versagen der Therapiemaßnahmen 1. Wahl:

• M. Cushing	neurochirurgische OP des Hypophysenadenoms
• Ektoper Cushing	Entfernung des paraneoplastischen Tumors
• IHA	medikamentös antihypertensiv
• ultima ratio	beidseitige Adrenalektomie

Bei hormonell inaktiven Tumoren entscheidet vor allem die ***Tumorgröße*** über die OP-Indikation. Alle Tumoren über 4 cm Durchmesser und Tumoren mit nachgewiesener Wachstumstendenz müssen operativ entfernt werden. Bei manifestem Nebennierenkarzinom entscheidet die Ausdehnung des Tumors über das Vorgehen. Da diese Tumoren wenig strahlen- und chemosensibel sind, ist die Indikation großzügig zu stellen.

34.5 Chirurgische Verfahrenswahl

Als Regeleingriff ist die totale Entfernung der tumortragenden Nebenniere anzusehen, die ***Adrenalektomie***. Dies trifft besonders auf die Hyperplasien bei M. Cushing, ektopem Cushing und primärer Hyperplasie zu. Eine inkomplette Entfernung des Zielorgans würde die endokrine Funktionsstörung mit all ihren Folgen nicht beseitigen. Gleiches gilt für alle malignen oder malignitätsverdächtigen Tumoren. Hier ist zusätzlich zur Adrenalektomie eine regionale (paraaortale, parakavale) Lymphknotendissektion erforderlich. Eine subtotale Adrenalektomie ist dann möglich, wenn der Tumor klein (3–4 cm), *exzentrisch* und sicher singulär ist. Der Vorteil ist der Erhalt von funktionstüchtigem Nebennierenrindengewebe, was den Patienten eventuell vor dauerhafter lebenslanger Kortisonsubstitution bewahrt.

Auf Grund der besonderen topographischen Lage der Nebennieren bieten sich verschiedene Zugangswege an über einen dorsalen, paravertebralen Weg (Young), den lateralen oder Flankenzugang im 11. Interkostalraum oder transabdominell. Kleine Tumoren, insbesondere bei Conn und Cushing werden wegen schonenderem und schmerzärmeren Zugang ***von dorsal*** entfernt, große, malignomverdächtige Tumoren von ***transabdominell*** mit der Möglichkeit der Eingriffserweiterung bei Vorliegen weiterer Organbeteiligung. Der ***extraperitoneale Flankenzugang*** ist besonders nach mehrfachen abdominellen Voroperationen geeignet (Tabelle 34.3). Die laparoskopische Entfernung ist prinzipiell bei gleichem Indikationsspektrum wie beim dorsalen Zugang möglich. Der Gewinn für den Patienten hinsichtlich geringerer Schmerzintensität ist noch fraglich und nicht abschließend geklärt.

Nebennierenkarzinome werden stets ***onkologisch radikal*** entfernt unter Einbeziehung der regionären Lymphknotendissektion. Bei ausgedehnten malignen Nebennierentumoren ist eine En-bloc-Resektion des Tumors anzustreben unter eventueller Mitnahme von Nachbarorganen (Pankreasschwanz, Milz, Kolon, Leber). Ein solch radikales Vorgehen ist onkologisch dann sinnvoll, wenn eine komplette Entfernung des Tumors erzielt werden kann, zumal adjuvante oder additive Maßnahmen (Chemotherapie, Radiotherapie) wenig erfolgversprechend sind. Die günstigste Ansprechrate von etwa 30 % findet sich bei Therapie mit dem Pestizidabkömmling o'p'-DDD, die in manchen Zentren als adjuvante Therapie bei fortgeschrittenen Tumoren Anwendung findet.

34.6 Perioperatives Management

Bei Nachweis einer endokrinen Aktivität ist eine entsprechende präoperative Vorbereitung mit ***Ausgleich metabolischer Veränderungen*** und ***Gabe von Hormonantagonisten*** wesentlich für den erfolgreichen Ablauf der Operation. Die Relevanz solcher Maßnahmen läßt sich besonders eindrucksvoll in der operativen Behandlung von Phäochromozytomen nachvollziehen, wo vor Einführung der Alpha-Blocker die Operationsletalität bei 20 % bis 50 % lag und heute bei etwa 1 % liegt.

Patienten mit Phäochromozytom sind in erster Linie durch ***hypertensive Krisen und tachykarde Herzrhythmusstörungen*** gefährdet. Dies gilt in besonderem Maße für die intraoperative Tumormanipulation, die zu massiver Hormonausschüttung führen kann und deshalb eine äußerst vorsichtige Präparation erfordert. Daher ist bei jedem Patienten mit Phäochromozytom eine präoperative ***Alpha-Blockade*** (Phenoxybenzamin (Dibenzyran®) 60 mg bis 200 mg p. o./die) auch bei scheinbarer Normotonie (***Cave***: paroxysmaler Hypertonus!) durchzuführen.

Tabelle 34.3. Wahl des operativen Zugangswegs in Abhängigkeit von der Diagnose

Zugang	Indikation	Vorteil / Nachteil
transabdominell	Phäo, Malignom	gute Übersicht / hohe Belastung
lateral (Flanke)	Phäo, Größe	bei abd. Vor-OPs
dorsal (paravertebral)	Conn, Cushing, kl. Phäo	geringe Übersicht und Belastung
laparoskopisch (MIC)	Conn, Cushing, kl. Phäo	geringes Trauma / hoher Zeitaufwand

Tabelle 34.4. Präoperative Vorbereitung von endokrin aktiven Nebennierentumoren

Diagnose	Klinik	Vorbereitung	spez. Medikation
Phäochromozytom	Hypertensive Krise Tachyarrhythmie	Blutdruckeinstellung	Phenoxybenzamin (Alpha-Blocker)
Cushing	Elektrolytverschiebung metabolische Störung	Elektrolytausgleich Eiweißsubstitution Blutdruckeinstellung Blutzuckereinstellung	Ketokonazole?
Conn	Elektrolytstörung Hypertonus	Kaliumchlorid Blutdruckeinstellung	Spironolaktone

> **!** Jedes Phäochromozytom erfordert eine präoperative Alpha-Blockade.

Patienten mit Hyperkortisolismus weisen meist Störungen des Elektrolythaushaltes, eine diabetische Stoffwechsellage und Hypertonie auf. Ein entsprechender Ausgleich bzw. Einstellung ist anzustreben. Besonders schwere Verlaufsformen mit ausgeprägter Muskelschwäche und respiratorischer Insuffizienz können mit Enzymblockern bzw. Steroidsyntheseinhibitoren (Metyrapone (Ketokonazole®) 250–500 mg p.o./die) vorbehandelt werden.

Charakterisch für das Conn-Syndrom sind die Hypokaliämie und der Hypertonus. Gabe von Kaliumchlorid und ***Aldosteronantagonisten*** (Spironolaktone (Aldactone®) 100–300 mg p.o./die) sowie gegebenenfalls weiteren Antihypertensiva ist zu beachten (Tabelle 34.4).

Prinzipiell sind alle Patienten nach Adrenalektomie durch eine ***Addison[6]-Krise***, gekennzeichnet durch Abgeschlagenheit, Müdigkeit, Übelkeit, Diarrhö und Fieber, gefährdet. In besonderem Maße sind beidseitig operierte Patienten und Patienten mit Cushing-Syndrom und entsprechender Suppression der kontralateralen gesunden Nebenniere betroffen. Daher empfehlen wir eine routinemäßige ***perioperative Substitution*** mit Hydrokortison 100 mg p.o./die (i.v.) intra- und postoperativ und dann rasch ausschleichender Dosierung bei Tumoren ohne Kortisolproduktion (Tag 2: 80 mg, Tag 3: 60 mg, Tag 4: 40 mg, Tag 5: 30 mg, Tag 6: 20 mg, Tag 7: 0). Bei Cushingsymptomatik und latenter Kortisolproduktion erfolgt ein langsames Ausschleichen je nach Erfordernis auf die Erhaltungsdosis (normaler Tagesbedarf 37,5 mg Hydrokortison) mit Substitutionsbedarf über Wochen bis zu einem Jahr.

> **!** Jeder adrenalektomierte Patient ist von einer Addison-Krise bedroht.

[6] Sir Thomas Addison, Kliniker, London, 1793–1860

Fallbeispiel

Bei einer 40jährigen Frau wird im Rahmen einer Routineuntersuchung im abdominellen Ultraschall eine 5 cm große Raumforderung der linken Nebenniere festgestellt. Die Patientin ist asymptomatisch, die endokrine Diagnostik ergibt keinen Nachweis einer hormonellen Überfunktion.

Weiteres Vorgehen?

A. Weitere Beobachtung des Befundes mit halbjährlichen CT-Kontrollen
B. Durchführung einer Feinnadelpunktion
C. Operation des Tumors wegen Malignitätsverdacht

Antwort:

Der Nebennierentumor ist in jedem Falle malignomverdächtig (ab einer Größe von 4 cm) und bedarf einer histologischen Abklärung. Es besteht eine klare Indikation zur Operation. Die Punktion ist obsolet, da sie die Dignität des Tumors nicht klären kann. Antwort C ist richtig.

Fallbeispiel

Ein 35jähriger Mann klagt seit einigen Monaten über anfallsweise heftige Kopfschmerzen mit Schwindelgefühl, Gesichtsblässe und vermehrtem Schwitzen. Die Hormonanalyse ergibt eine vermehrte Ausscheidung von Vanillinmandelsäure im 24-Stunden-Urin und eine im CT nachgewiesene Raumforderung der rechten und fraglich der linken Nebenniere.

Weiteres Vorgehen?

A. Der Patient ist durch hypertensive Krisen gefährdet und muß unverzüglich operiert werden.
B. Der Patient muß präoperativ mit Phenoxybenzamin vorbehandelt werden und eine MEN-II-Erkrankung sollte geprüft werden.
C. Es muß eine Sicherung der Diagnose durch eine MIBG-Szintigraphie erfolgen.

Antwort:

Das junge Alter und der beidseitige Befund sprechen für eine MEN-II-Erkrankung. Der Patient ist durch hypertensive Krisen gefährdet und muß gerade deswegen vorbehandelt werden. Eine MIBG-Szintigraphie ist überflüssig, da die Diagnose gesichert und der Tumor lokalisiert ist. Antwort B ist richtig.

34.7 Operationsrisiko

Das Operationsrisiko einer Adrenalektomie ist ***gering*** und entspricht mit 1 % OP-Letalität derjenigen von anderen Routineoperationen. Rein chirurgische Komplikationen sind die intra-/postoperative Blutung und thromboembolische Ereignisse. Wundheilungsstörungen betreffen besonders Cushing-Patienten infolge der supprimierten Immunabwehr. Erkrankungsspezifisch sind die kardiovaskulären und metabolischen Entgleisungen, die bei entsprechender Vorbereitung und vorsichtiger intraoperativer Präparation mit ***frühzeitiger Ligatur des venösen Hormonabflusses*** vermeidbar und selten sind.

34.8 Prognose

Benigne Erkrankungen

Die ***Hypertonie*** ist das Leitsymptom endokrin aktiver Nebennierentumore, ihr Anteil am Gesamtkrankengut der Hypertoniker ist allerdings gering mit etwa 2 %-3 % (Conn 1 %-2 %; Cushing 0,5 %; Phäochromozytom 1 %).

Mehr als 50 % der Patienten mit endokrin aktiven Nebennierentumoren erleiden oder sind bedroht von akuten oder chronischen kardiovaskulären und zerebrovaskulären Komplikationen wie hypertensive Krisen, transitorische ischämische Attacken oder ischämische Insulte, Myokardinfarkte, Herzinsuffizienz und arterielle Verschlußkrankheit. Dies unterstreicht die Bedeutung der ***Hypertonie als Hauptsymptom***, welches bei 80 % der Patienten anzutreffen ist. Eine Blutdrucknormalisierung ist nur bei Patienten mit kurzer Anamnese von 1 bis 3 Jahren zu erwarten, nicht jedoch bei oft langjähriger Krankheitsgeschichte, wo in bis zu 40 % eine medikationspflichtige Hypertonie bestehen bleibt. Alle weiteren phänotypischen und metabolischen Veränderungen bilden sich verläßlich und vollständig zurück.

! Die frühzeitige Diagnose und Operation sind Voraussetzung für die Normalisierung des Blutdrucks.

Maligne Erkrankungen

! Nebennierenmalignome im Stadium I und II (s. Tabelle 34.2) haben eine gute Prognose und sind heilbar.

Die Prognose von Nebenierenkarzinomen wird im wesentlichen durch das T- und N-Stadium bestimmt. Maligne Phäochromozytome weisen eine günstigere Prognose mit eher langsamer Tumorprogredienz als Nebennierenrindenkarzinome auf. Trotz Korrelation der Prognose zum Tumorstadium spielen andere, noch nicht näher definierte tumorbiologische Parameter eine Rolle, die in Einzelfällen mit multiviszeralem Tumorbefall zu Langzeitüberleben führen. Eine günstige und kalkulierbare Prognose haben Patienten mit Tumoren im ***Stadium I und II*** mit einer mittleren Überlebenszeit von 8 bzw. 7 Jahren. Bei fortgeschrittenen Tumorstadien variiert die Lebenserwartung bzw. Rezidivfreiheit stark und liegt bei wenigen Monaten bis 4 Jahren.

Ein entsprechendes Management hinsichtlich der Tumorgröße insbesondere bei hormoninaktiven Tumoren und eine Präzisierung histopathologischer Dignitätsparameter lassen die Aussicht auf eine Verbesserung der Prognose mit frühzeitiger Erkennung und Therapie der Tumore zu.

•••

Nebennierentumore sind in 70 % hormonell aktiv und bedürfen einer exakten biochemischen und differentialdiagnostischen Analyse. Wesentlich ist die Unterscheidung eines primär adrenalen Nebennierentumors von einer reaktiven, extraadrenal bedingten Funktionsstörung. Wichtigstes bildgebendes Verfahren ist die Computertomographie. Hormonaktive Nebennierenrindenadenome und Phäochromozytome stellen immer eine OP-Indikation dar. Hormoninaktive Tumoren sind ab einer Größe von 4 cm malignitätsverdächtig und werden ab dieser Größe operiert.

Nebennierenmalignome haben im Stadium I und II eine gute Prognose und sind heilbar. Es wird stets eine Adrenalektomie mit Lymphadenektomie durchgeführt. Nebennierenkarzinome im Stadium III und IV haben eine eher ungünstige Prognose und sind trotz radikal onkologischer und evtl. multiviszeraler Operation nicht heilbar. Langzeitverläufe sind möglich.

Patienten mit hormonaktiven Tumoren müssen präoperativ vorbehandelt werden mit entsprechenden Hormonantagonisten bzw. Rezeptorblockern und mit Ausgleich metabolischer Störungen. Alle Patienten sind nach Adrenalektomie durch eine Addison-Krise gefährdet.

Literatur

Edis AJ, Grant CS, Egdahl RH (1984) Manual of endocrine surgery, 2. Aufl. Springer, Berlin Heidelberg New York Tokyo

Javadpour N (1987) Principles and management of adrenal cancer. Springer, Berlin Heidelberg New York Tokyo

Röher HD (1987) Endokrine Chirurgie. Thieme, Stuttgart

Röher HD, D Simon (1990) Das Nebennierenkarzinom. Langenbecks Archiv Chir Suppl II, S. 991–3

Röher HD, Simon D (1991) Inzidentalome der Nebenniere: wann operieren? Landenbecks Arch Chir 376 : 247–52

Simon D, Goretzki PE, Röher HD (1993) Indikations- und Verfahrenswahl in der Nebennieren-Chirurgie. Deutsches Ärzteblatt 91 : 85–93

Simon D, Röher HD (1993) Diagnostische und operative Strategie beim hormoninaktiven Nebennierentumor. Akt Endokr 14 : 67–70

?

1. Nennen Sie drei Besonderheiten des Phäochromozytoms!
2. Wann vermuten Sie die Malignität eines Nebennierentumors?
3. Was ist ein Inzidentalom?
4. Welches sind die wichtigen Differentialdiagnosen des Hyperkortisolismus und welche Therapie folgt daraus?
5. Nennen Sie die wichtigen bildgebenden diagnostischen Verfahren beim Nebennierentumor und ihre Wertigkeit!
6. Wie behandeln Sie einen hormoninaktiven Nebennierentumor?
7. Welches sind die spezifischen präoperativen Maßnahmen und Vorbereitungen bei hormonaktiven Nebennierentumoren?
8. Welches ist die größte Gefahr des adrenalektomierten Patienten?
9. Welches ist das wichtigste Symptom hormonaktiver Nebennierentumoren und wovon hängt die Heilungsaussicht ab?

Milz 35

F. Harder

35.1 Anatomie 750

35.2 Physiologie und Pathophysiologie 750

35.3 Folgen des Milzverlustes 751
35.3.1 Hämatologisch 751
35.3.2 Immunologisch 751
35.3.3 Immunprophylaxe 751

35.4 Diagnostik 752

35.5 Lokal begrenzte Erkrankungen der Milz selbst 752

35.6 Hämatologische Erkrankungen 752
35.6.1 Erkrankungen des erythrozytären Systems 752
35.6.2 Erkrankungen des thrombozytären Systems 753
35.6.3 Proliferative Erkrankungen 753

35.7 Milzverletzungen 754
35.7.1 Traumatische Milzruptur 754
35.7.2 Spontane Milzruptur 755
35.7.3 Iatrogene Milzverletzung 755

35.8 Chirurgie der Milz 755
35.8.1 Vorbereitung und Technik 755
35.8.2 Komplikationen 755

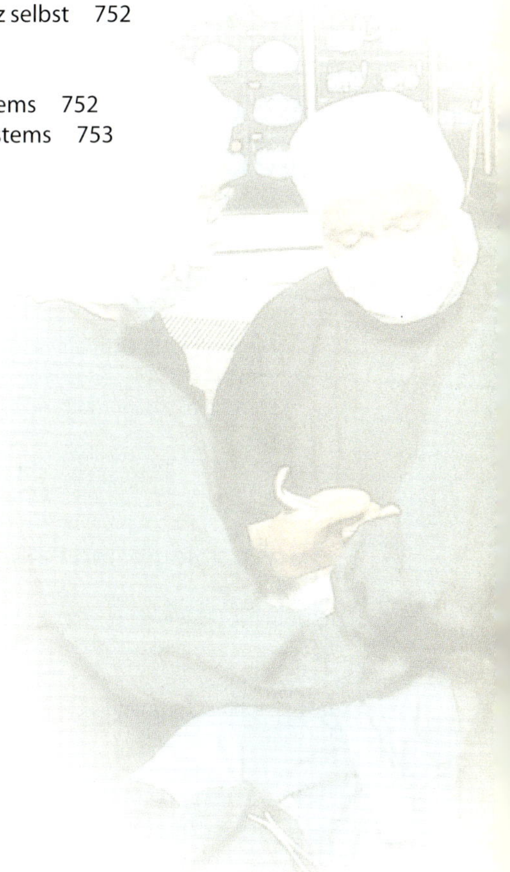

Die chirurgische Pathologie der Milz umfaßt hauptsächlich zwei große Gruppen: Milzverletzungen und hämatologische Erkrankungen. Wenn früher bei einer Verletzung die ganze Milz entfernt wurde, wird heute wegen der unerwünschten Folgen des Milzverlustes – wann immer möglich – eine Erhaltung des Organs angestrebt. Die milzerhaltende Therapie stellt wegen der hohen operativ-technischen Anforderungen eine neue Herausforderung für den Chirurgen dar. Bei verschiedenen gutartigen und malignen hämatologischen Erkrankungen nimmt trotz zunehmend raffinierteren diagnostischen Verfahren und hochwirksamer Chemotherapeutika die diagnostische, vor allem aber die therapeutische Splenektomie einen wichtigen Platz ein.

35.1 Anatomie

Die normale Milz des Erwachsenen mißt etwa 8 × 12 × 4 cm und wiegt 100–150 g. Sie liegt intraperitoneal im linken Oberbauch. Sie ist durch Peritonealfalten an Magen, Zwerchfell und linker Niere fixiert (Ligg. gastrosplenicum, phrenicosplenicum und splenorenale). Diese Ligamente sind mit der leicht lädierbaren Milzkapsel verbunden. Enge topographische Beziehungen bestehen zum ***Pankreasschwanz*** und zur ***linken Kolonflexur***. Nebenmilzen werden bei 5 bis 30 % der Individuen beobachtet. Sie messen bis zu 2,5 cm und liegen in 80 % der Fälle nahe beim Milzhilus.

Die Milzarterie entspringt dem Truncus coeliacus und weist einen oft stark geschlängelten Verlauf meist entlang des Pankreasoberrandes auf. Die Milzarterie endet in segmentalen Endästen, die innerhalb der Milz nicht mehr miteinander anastomosieren.

Die Venen verlaufen entsprechend der segmentalen Anatomie. Die Milzvene vereinigt sich mit der V. mesenterica superior zur Pfortader.

Die segmentale Gefäßversorgung der Milz ermöglicht Teilresektionen der Milz und somit die Organerhaltung bei Milzverletzungen.

35.2 Physiologie und Pathophysiologie

Funktionell ist die Milz in drei Kompartimente zu unterteilen:

- die rote Pulpa,
- die marginale Zone und
- die weiße Pulpa.

Die ***weiße Pulpa*** bildet das lymphatische Gewebe der Milz. Bei gesunden Erwachsenen enthält die Milz etwa 15 % aller Lymphozyten und ist somit das größte lymphatische Organ. Die ***rote Pulpa*** nimmt mit 75 % den größten Volumenanteil der Milz ein. Das Blut durchströmt den Raum zwischen den retikulären Zellen. Dabei werden alte Erythrozyten und pathologische Zellformen des roten Blutbildes sequestriert und von Makrophagen phagozytiert. Auf diese Art werden auch Chromatinreste (Howell[1]-Jolly[2]-Körper) aus den Erythrozyten eliminiert. Zwischen der weißen und der roten Pulpa liegt die ***marginale Zone***, wo im engen Netz der Sinusoide eine Filtration von Partikeln und Antigenen erfolgt.

Die Phagozytose eingekapselter Bakterien (z. B. Pneumokokken und Meningokokken) erfolgt nur unter Mitwirkung spezifischer Serumfaktoren. Dazu gehören das Opsonin (IgG, C3b) und das Tuftsin (γ-Globulin). Die Bindung der Opsonine an Bakterien und des Tuftsin an Makrophagen erleichtert die Phagozytose. Die nach Splenektomie verminderte Immunabwehr gegenüber eingekapselten Bakterien ist vor allem auf das Fehlen des in der Milz synthetisierten Tuftsin zurückzuführen.

Von einem Hyperspleniesyndrom spricht man, wenn bei einer Splenomegalie eine periphere Zytopenie bei zellreichem Knochenmark vorliegt und die Splenektomie korrigierend wirkt.

Ein ***Hyperspleniesyndrom*** kann sich ***sekundär***, als Folge einer ganzen Reihe von Krankheiten entwickeln (Tabelle 35.1). Die häufigste Ursache bleibt die portale Hypertension bei Leberzirrhose. ***Primäre, idiopathische Hyperspleniesyndrome*** sind selten. Die Therapie des Hypersplenismus richtet sich nach der Ursache. Bei hämatologischen und systemischen Erkrankungen ist die Splenektomie meist notwendig. Bei ***portaler Hypertension*** kann die Splenektomie schwere Konsequenzen haben (Zunahme der Hypertension mit Risiko einer fatalen portalen Venenthrombose) und ist daher zu meiden.

[1] William H. Howell, Physiologe, Baltimore, 1860–1945
[2] Justin M. Jolly, Histologe, Paris, 1870–1950

Tabelle 35.1. Ursachen des Hyperspleniesyndroms

- Idiopathisch, primär
- Portale Hypertension (kongestive Splenomegalie)
- Hämatologische Erkrankungen
- Chronische Infektionen (Malaria, TBC)
- Kollagenkrankheit (Lupus erythematodes)
- Speicherkrankheit (Hämochromatose, M. Gaucher)
- Sarkoidose

Tabelle 35.2. Hämatologische Veränderungen nach Splenektomie

Erythrozytenzahl	normal
Erythrozytenform	bis 50 % abnorm
Hb-Wert	normal
Neutrophilie	frühe Phase (< 3 Monaten)
Lymphozytose	
Monozytose	späte Phase (> 3 Monate)
Eosinophilie	
Thrombozytose	temporär, max. 5–14 Tage postop.

35.3 Folgen des Milzverlustes

35.3.1 Hämatologisch

Milzverlust führt im peripheren Blut zum Auftreten abnormer erythrozytärer Zellformen und Einschlußkörper wie z. B. Howell-Jolly-Körper. Diese Körper sind einfache Indikatoren fehlender Sequestrations- und Abbaufunktion der Milz. Eine weitere Konsequenz der Splenektomie ist die Thrombozytose, die ihr Maximum 5–14 Tage nach Splenektomie erreicht. Die Thrombozytenzahl kann 1 Million/mm³ überschreiten. In der Regel wird sich die Thrombozytenzahl innerhalb von Wochen bis Monaten normalisieren (s. Kap. 35.8.2).

Weitere hämatologische Veränderungen im peripheren Blut sind in der Tabelle 35.2 zusammengefaßt.

> **!** Milzverlust führt zu typischen vorübergehenden Veränderungen des peripheren Blutbildes.

35.3.2 Immunologisch

> **!** Der Verlust der Milz ist charakterisiert durch eine erhöhte Infektanfälligkeit.

Die abgeschwächte Immunabwehr hat mehrere Gründe. Zu nennen sind eine Reduktion des IgM im Serum, die Verminderung an retikulo-endothelialem Gewebe, eine Verzögerung der Antikörperbildung (vor allem IgM) sowie eine in vitro meßbare Funktionseinschränkung der CD4 und CD8 T-Zellen. Die am meisten gefürchtete Komplikation nach Splenektomie ist die zwar äußerst seltene aber bedrohliche fulminante Sepsis, die eine Mortalität zwischen 20 und 50 % aufweist. In der Literatur wird das ***OPSI-Syndrom*** (***o***verwhelming ***p***ost ***s***plenectomy ***i***nfection) mit einer Inzidenz von 0,3 bis 4,2 % angegeben. Das Risiko ist bei Kindern unter 6 Jahren zweimal größer als bei Erwachsenen und hängt von der Grundkrankheit, welche zur Splenektomie führte, ab. Das geringste Risiko findet sich nach Splenektomie wegen Milzruptur, das größte nach Splenektomie wegen Thalassämie. Die Postsplenektomie-Sepsis tritt meistens innerhalb der ersten 2 Jahren nach Splenektomie auf. Die häufigsten Erreger sind die Pneumokokken. Auch Hämophilus influenzae und Meningokokken können schwere Infektionen verursachen.

35.3.3 Immunprophylaxe

Der beste Schutz gegen den pneumokokken-induzierten Postsplenektomie-Infekt wird durch eine ***Pneumokokken-Multivakzine*** (Pneumovax) erreicht. Kinder unter 5 Jahren sollten zusätzlich gegen Hämophilus influenzae geimpft werden. Eine Hämophilussepsis tritt bei Erwachsenen praktisch nie auf. Hinweise für einen Schutz durch Neisseria meningitidis-Impfung fehlen. Vor einer elektiven Splenektomie sollte die Impfung ***zwei Wochen vor dem Eingriff*** durchgeführt werden. Nach notfallmäßig durchgeführter Splenektomie ist unmittelbar ***postoperativ*** eine verminderte Immunantwort zu erwarten, darum sollte die Impfung erst ***nach zwei Wochen*** erfolgen. Eine Wiederholung der Impfung (Booster) ist alle 10 Jahre empfehlenswert.

> **!** Bei Milzverletzungen sollte eine Milzerhaltung angestrebt werden, da mit Erhaltung von 25 % des Gewebes eine intakte Immunfunktion gewährleistet werden kann.

Als Alternative zur (partiellen) Erhaltung in situ wurde die Autotransplantation von Milzgewebe in eine Omentumtasche eingeführt. Der Schutzeffekt dieses autotransplantierten Milzgewebes bleibt stark umstritten. Die Autotransplantation konnte sich in der klinischen Anwendung gegenüber der Organerhaltung nicht durchsetzen. Die Langzeit-Antibiotikaprophylaxe mit Amoxicillin ist bei Kindern unter 6 Jahren und bei immunsupprimierten Patienten zu empfehlen. Die ***Früherfassung und Behandlung jedes Infektes bei milzlosen Patienten*** (Blutkultur, sofortige Therapie mit Penicillin-G oder Amoxicillin) ist für die Beherrschung schwerer septischer Komplikationen nach Splenektomie entscheidend.

35.4 Diagnostik

Durch die klinische Untersuchung kann eine Splenomegalie diagnostiziert werden. Leicht vergrößerte Milzen werden am besten durch Palpation in rechter Seitenlage mit flektierter Hüfte ertastet. Auf dem Abdomen-Leerbild ist die Milz selten sichtbar. Verdrängungen der Nebenorgane sind indirekte Hinweise für eine Splenomegalie. Als bildgebende Verfahren sind die Sonographie und die Computertomographie die wichtigsten Untersuchungen für die Milzdiagnostik. Die Kernspintomographie hat bislang noch keine wesentliche Bedeutung erlangt. Sonographisch läßt sich die Milz gut darstellen (Schallkopf von 3,5–5 MHz). Freie Flüssigkeit als Hinweis für eine intraabdominale Blutung wird neben oder dorsal der Milz gesucht. Frische intralienale Hämatome kommen als echoarme, runde oder ovale Bezirke mit unscharfen Randbegrenzungen zur Darstellung. Bei ***Milzruptur*** ist die Struktur der Milz inhomogen und die Konturen sind unregelmäßig. Bei fehlender Ultraschallmöglichkeit kann als Alternative eine peritoneale Lavage zum Nachweis freier Flüssigkeit durchgeführt werden.

Die Computertomographie ist sensitiver als der Ultraschall und sollte bei unklaren Befunden und auch bei konservativer Behandlung von Milzverletzungen eingesetzt werden. Bei den hämatologischen Erkrankungen der Milz sind eine ganze Reihe von hämatologischen Untersuchungsmethoden wichtig (Differentialblutbild, Knochenmarkspunktion, Hämostaseabklärung). Häufig führt eine Lymphknotenbiopsie zur Diagnose.

Bei der Szintigraphie mit Tc 99-markierten Erythrozyten werden die Anreicherung durch die Milz sowie die Extraktionsrate aus dem Blut gemessen.

35.5 Lokal begrenzte Erkrankungen der Milz selbst

Lokale Veränderungen der Milz sind selten. Dazu zählen Zysten, Abszesse, Primärtumoren (Hamartome, Hämangiome und Angiosarkome) und Metastasen. Die häufigste lokale Veränderung ist die ***Echinokokkuszyste*** (CT-Bild, Serologie). Diese wird in der Regel durch eine Splenektomie behandelt. Nicht parasitäre Zysten werden nur bei Verdrängungssymptomen operiert, je nach Lokalisation mit einer partiellen Splenektomie. ***Milzabszesse*** entstehen hämatogen im Rahmen einer Sepsis. Der häufigste Primärtumor, der in die Milz metastasiert, ist das Ovarial-Karzinom. Zu den lokalen Veränderungen muß auch der ***Milzinfarkt*** gezählt werden. Dieser entsteht meist nach Embolie bei Herzkrankheiten, wird aber auch gelegentlich als Folge einer Milzvenenthrombose gesehen. Segmentale Infarkte werden bei massiver Splenomegalie unterschiedlicher Genese beobachtet. Die Splenektomie ist bei totalem Infarkt oder bei Superinfekt indiziert.

35.6 Hämatologische Erkrankungen

Als größtes sekundäres lymphatisches Organ ist die Milz häufig bei malignen Erkrankungen der Hämatopoese und auch bei lymphoproliferativen Erkrankungen befallen. Die Beteiligung der Milz ist aber bei diesen systemischen Erkrankungen nicht immer gleich bedeutungsvoll und kann ohne therapeutische Konsequenz bleiben (z. B. bei akuter lymphatischer Leukämie). Bei gewissen Krankheitsbildern bleibt die Milzgröße unverändert. Trotzdem hat die Splenektomie einen günstigen Einfluß auf den Krankheitsverlauf (z. B. bei idiopathischer thrombozytopenischer Purpura). Die Splenektomie erfolgt selten auch zur Diagnostik oder zum Staging, wenn nämlich der etwaige Befall der Milz therapeutische Maßnahmen erfordert (z. B. bei gewissen Stadien des Morbus Hodgkin[3]).

Grundsätzlich wird die Indikation zur Splenektomie gestellt, wenn damit die zugrunde liegende Krankheit günstig beeinflußt werden kann (z. B. reduzierter Transfusionsbedarf, Absetzen der Steroidtherapie). Die Indikation kann auch bei mechanisch störender großer Milz gestellt werden.

35.6.1 Erkrankungen des erythrozytären Systems

Hereditäre Sphärozytose (Kugelzellanämie)

Bei dieser hereditären, autosomal-dominanten Erkrankung sind die Erythrozyten als Folge eines Membrandefektes kugelförmig deformiert. Die abnormen Erythrozyten werden in der Milz vermehrt phagozytiert. Es resultieren eine Splenomegalie und eine Hämolyse mit Anämie, Hyperbilirubinämie und in 30 % der Fälle eine Cholezystolithiasis. Die Splenektomie ist die Therapie der Wahl und führt zur Normalisierung der Erythrozyten-Überlebenszeit, hat aber keinen Einfluß auf die Form der Erythrozyten. Bei nachgewiesenen Gallensteinen oder Grieß der Gallenblase sollte gleichzeitig die Cholezystektomie erfolgen. Obwohl sich die hereditäre Sphärozytose häufig schon im Kleinkindesalter klinisch manifestiert, sollte die Splenektomie wegen erhöhtem Infektionsrisiko bis zum 5. oder 6. Lebensjahr aufgeschoben werden.

[3] Thomas Hodgkin, Pathologe, London, 1798–1866.

Ovalozytose (Elliptozytose) ist eine ähnliche hereditäre Krankheit, wobei hier die Splenektomie nur bei deutlicher Splenomegalie (10 % der Fälle) indiziert ist.

Hämolytische Anämie durch Enzymdefekt

Beim Glukose-6-Phosphat-Dehydrogenase-Mangel ist die Splenektomie wenig erfolgreich. Im Gegensatz dazu führt bei Pyruvat-Kinase-Mangel die Splenektomie bei nachgewiesener Sequestration zur Verbesserung der Anämie.

Thalassämie (Mittelmeeranämie)

Die Ursache dieser hereditären (autosomal-dominant) hämolytischen Anämie ist eine Synthesestörung des Hämoglobin-Polypeptides. Im Verlauf der homozygoten Form (Thalassämia major) kommt es zum Hypersplenismus mit massiv vergrößerter Milz. Die Indikation zur Splenektomie ist durch erhöhten Transfusionsbedarf gegeben. Die Indikation sollte aber streng gestellt werden: zum einen sind diese Patienten ohnehin infektanfällig und zweitens besteht die Gefahr einer Eisenüberladung durch Transfusionen (Transfusionshämochromatose). Die Milz als Eisenspeicher schützt gegen diese Hämochromatose. Die Häufigkeit von Hämochromatose-bedingter Leberzirrhose ist bei splenektomierten Patienten größer als bei nicht splenektomierten. Die heterozygote Form (Thalassämia minor) verläuft meistens asymptomatisch. Die Splenektomie ist für diese Form nie indiziert.

Autoimmunhämolytische Anämie

Diese wird durch antierythrozytäre Antikörper verursacht. Man unterscheidet Wärmeantikörper und Kälteantikörper. Die Kälteantikörper verursachen eine intravasale Hämolyse und erwartungsgemäß ist eine Splenektomie meistens nutzlos. Dagegen fördern die Wärmeantikörper eine Sequestration von Erythrozyten in der Milz und deswegen kann eine Splenektomie Erfolg bringen. Die Indikation wird gestellt, wenn die Steroidtherapie wirkungslos ist, bei hohem Steroidbedarf oder bei steroid-induzierten Komplikationen.

Schwere aplastische Anämie (SAA)

Die schwere aplastische Anämie ist ein Zustand mit peripherer Panzytopenie und Aplasie im Knochenmark. Für Patienten unter 50 Jahren mit einer kurzen Krankheitsdauer stellt die Knochenmarkstransplantation die Therapie der Wahl dar. Patienten, die für diese Therapie nicht in Frage kommen, bekommen eine Antilymphozyten-Globulin (ALG)-Behandlung (Immunsuppressiv-Therapie). Die Splenektomie bleibt bei persistierendem hohem Transfusionsbedarf indiziert.

35.6.2 Erkrankungen des thrombozytären Systems

Idiopathische thrombozytopenische Purpura (ITP, Morbus Werlhof[4])

Die chronische ITP ist eine Autoimmunerkrankung. Die mit Antikörper beladenen Thrombozyten werden vermehrt in der Milz abgebaut. Die Milz ist dabei nicht vergrößert. Die Standardbehandlung besteht in der Gabe von Prednison, was bei 80 % der Patienten zur Remission führt. Bei Versagen dieser Therapie nach 6 Wochen ist die Splenektomie angezeigt.

Thrombotische thrombozytopenische Purpura (TTP)

Dieses Syndrom ist durch mikroangiopathische hämolytische Anämie gekennzeichnet. Die Ätiologie dieser Erkrankung ist ungeklärt. Neben Thrombozytenaggregationshemmer umfaßt die Standardbehandlung regelmäßige Gaben von Frischplasma. Der Wert von Glukokortikoiden und der Splenektomie ist fraglich.

HIV-assoziierte Thrombozytopenie

Diese Thrombozytopenie ist resistent auf Steroidtherapie. Die Ansprechrate nach Splenektomie liegt bei 50 %.

35.6.3 Proliferative Erkrankungen

Myelofibrose

Die idiopathische Myelofibrose ist durch zunehmende Fibrose des Knochenmarkes und extramedulläre Blutbildung vor allem in der Milz und in der Leber gekennzeichnet. Im Verlauf führt diese Krankheit zu massiver Splenomegalie mit Kompressionsbeschwerden und Hypersplenismus. Die Indikation zur Splenektomie ist bei symptomatischer Splenomegalie oder bei Anämie und Thrombozytopenie gegeben. Sekundäre Formen der Myelofibrose treten nach lymphatischen und myeloischen proliferativen Erkrankungen auf.

Chronische myeloische Leukämie (CML)

Diese myeloproliferative Erkrankung verläuft phasenweise. In der chronischen Phase zeigt sich eine Leukozytose mit pathologischer Linksverschiebung. Nach einem chronischen Verlauf von wenigen Monaten bis zu mehreren Jahren geht die Krankheit in eine akzelerierte Phase über, dann in eine akute Leukämie, die in kurzer Zeit tödlich verläuft. Die Knochenmarkstransplan-

[4] Paul G. Werlhof, Arzt, Hannover, 1699–1767

tation ist die Therapie der Wahl. Eine Splenektomie sollte vor der Transplantation durchgeführt werden, dies, um in der Milz persistierende leukämische Zellen als Ausgangspunkt für ein Rezidiv zu eliminieren. Die Indikation zur Splenektomie ist auch bei symptomatischer Splenomegalie oder bei Hyperspleniumus gegeben.

Morbus Hodgkin

Der Morbus Hodgkin ist ein malignes Lymphom vor allem des jüngeren Menschen, das sehr gut auf Radio-/Chemotherapie anspricht. Der Therapieplan hängt vom initialen Krankheitsstadium ab, das heißt von der Ausdehnung der Krankheit beidseits des Zwerchfells (Ann-Arbor-Klassifikation). Neben anderen Charakteristika spielt auch der histologische Typ eine therapiebestimmende Rolle. Bei der Diagnosestellung haben ungefähr 30 % der Patienten einen Milzbefall. Dieser Befall ist mit bildgebenden Verfahren nur sehr unsicher zu diagnostizieren. Deswegen wurde das Konzept der explorativen Staging-Laparotomie mit multiplen Lymphknotenbiopsien und Splenektomie in den 60 er Jahren entwickelt, um die intraabdominelle Ausdehnung genau erfassen und die Radiotherapie entsprechend gezielt planen zu können. Mit der heute immer breiteren Indikation zur Chemotherapie ist die ***Indikation zur Staging-Laparotomie*** beim M. Hodgkin ***stark zurückgegangen.***

> **!** Die Staging-Laparotomie bei Morbus Hodgkin bleibt heute nur indiziert, wenn man bei Stadium Ia auf eine Chemotherapie verzichten möchte.

Die alleinige Radiotherapie betrifft Patienten im Stadium Ia mit geringem Risiko eines infradiaphragmatischen- und Milzbefalls (nur eine Lymphknotenstation beteiligt, kein mediastinaler Tumor, normales BSR).

Non-Hodgkin-Lymphom (NHL)

Diese Krankheit wird je nach Typ und Stadium beobachtet oder chemotherapeutisch behandelt. Chirurgisches Staging und Splenektomie sind nicht vorgesehen.

Haarzellenleukämie

Diese Leukämie ist eine proliferative Erkrankung der B-Lymphozyten. Sie ist charakterisiert durch einen Hypersplenismus mit oft massiver Splenomegalie. Die Therapie der Wahl ist die Alpha-Interferon-Therapie und die Indikation zur Splenektomie wird nur gestellt bei Versagen dieser medikamentösen Behandlung oder zur Ausschaltung von Verdrängungserscheinungen, Schmerzen oder des Hyperplasiesyndroms.

Chronisch lymphatische Leukämie (CLL)

Diese Krankheit gehört zu den niedrigmalignen NHL und wird mit Chemotherapie behandelt. Die Splenektomie ist nur indiziert bei Hypersplenismus oder bei symptomatischer großer Milz.

35.7 Milzverletzungen

35.7.1 Traumatische Milzruptur

Nach stumpfem Bauchtrauma ist die ***Milzverletzung die häufigste Ursache einer intraabdominellen Blutung.*** Klinisch zeigen sich, neben Zeichen der akuten Hypovolämie, abdominelle Schmerzen mit Peritonismus, eventuell Schmerzen, die infolge Zwerchfellreizung in die linke Schulter ausstrahlen.

> **!** Bei linksseitiger Thoraxkontusion oder Rippenfrakturen links ist immer an eine Milzverletzung zu denken.

Diagnostik (s. Kap. 35.4)

Therapie

Um die Risiken des Milzverlustes zu umgehen, muß eine Form der Milzerhaltung angestrebt werden.

> **!** Die nicht-operative Behandlung ist bei ungefähr 60 % der Kinder und 15 % der Erwachsenen möglich.

Voraussetzungen für diese Behandlung sind:
- isolierte Milzruptur ohne Verdacht auf andere intraabdominelle Verletzungen,
- stabile Hämodynamik,
- stabile Symptomatik,
- geringer Transfusionsbedarf.

Eine Intensivüberwachung ist für 48 h indiziert und eine Bettruhe für 3–4 Tage empfohlen. Nach diesen Bedingungen ist diese Therapie in 70 % erfolgreich. Andernfalls muß laparotomiert werden.

Die Entscheidung, ob eine Milzerhaltung möglich ist, hängt einerseits vom Ausmaß des Milzschadens (Tabelle 35.3) und andererseits vom Allgemeinzustand des Verletzten und etwaigen Begleitverletzungen ab. Gegen eine eventuelle zeitaufwendige und hämostatisch nicht absolut zuverlässige Milzerhaltung sprechen unter anderem eine Koagulopathie, schwere Begleitverletzungen wie Schädel-/Hirntrauma

Tabelle 35.3. Einteilung der Milzverletzungen

Grad I	Kapselriß ohne aktive Blutung Parenchymläsion < 1 cm tief
Grad II	Kapselriß mit aktiver Blutung Parenchymläsion < 3 cm tief
Grad III	Parenchymläsion > 3 cm tief ohne Hilusbeteiligung
Grad IV	Ruptur mit Hilusbeteiligung
Grad V	Mehrfache Fragmentierung der Milz oder Devaskularisation

oder Thoraxverletzungen und hohes Alter. Zum technischen Armamentarium für die Milzerhaltung gehören:

- Parenchymklebung,
- Infrarotkoagulation,
- direkte Naht,
- Tamponierung durch resorbierbares Netz und
- Segmentresektion.

Von einer ***zweizeitigen Milzruptur*** spricht man, wenn ein zunächst stabil tamponiertes Milzhämatom sekundär frei rupturiert, was in der Regel nach wenigen Tagen bis $1^1/_2$ Monaten eintreten kann.

35.7.2 Spontane Milzruptur

Eine Milzruptur ohne äußeres Trauma tritt vor allem bei abnormer Milz auf. Bestimmte Infektionskrankheiten wie Malaria, Typhus und infektiöse Mononukleose sowie maligne hämatologische Erkrankungen zeigen eine erhöhte Anfälligkeit für eine spontane Milzruptur. Die Behandlung ist immer die Splenektomie.

35.7.3 Iatrogene Milzverletzung

Unter einer iatrogenen oder akzidentellen Milzruptur wird die Organverletzung im Rahmen eines Abdominaleingriffes verstanden, wie etwa bei Hemikolektomie links, Eingriffen an Magen (besonders Vagotomien), Pankreas und linker Niere. Stets sollte eine Milzerhaltung versucht werden. Durch eine vorsichtige Operationstechnik ohne Zug auf die lienalen Ligamente können diese Komplikationen, meist Kapselrisse, verhindert werden.

35.8 Chirurgie der Milz

35.8.1 Vorbereitung und Technik

Vor einer elektiven Splenektomie erfolgen die Korrektur einer eventuellen Anämie und die Pneumovax-Impfung (zwei Wochen vor dem Eingriff). Präoperativ werden im Falle einer klinisch relevanten Thrombopenie Thrombozytenkonserven bereitgestellt. Perioperativ wird eine Kurzzeit-Antibiotikaprophylaxe durchgeführt.

Lagerung: Rückenlage, linke Scapulaspitze unterlegt.

Zugänge: bei Milzruptur empfiehlt sich eine ***mediane Laparotomie***. Sie erlaubt eine optimale Revision des gesamten Abdomens. Bei hämatologischer, elektiver Indikation empfiehlt sich der ***subkostale Schnitt links***, der eine bessere Übersicht im linken Oberbauch besonders bei Splenomegalie garantiert; Nebenmilzen sollten bei Milztrauma belassen, bei einer Splenektomie wegen hämatologischer Erkrankung dagegen entfernt werden. Eine Drainage der Milzloge ist nur bei gleichzeitiger Pankreasschwanzläsion indiziert.

Eine Alternative zur konventionellen Laparotomie stellt die laparoskopische Splenektomie dar. Geeignet für diese Technik sind die Staging-Laparoskopie, Splenektomie für ITP und Milzverletzungen Grad I-II, nicht aber Formen der Splenomegalie.

35.8.2 Komplikationen

Die Morbidität und Letalität nach Splenektomie sind von der Grundkrankheit und bei Trauma von Begleitverletzungen abhängig. Die häufigsten Komplikationen nach Splenektomie sind solche der ***Atmungsorgane***. Atelektasen, Pleuraerguß und Pneumonie treten in 10–20 % der Fälle auf. Subphrenische Abszesse sind ohne Drainage der Milzloge selten. Pankreasfisteln bei nicht erkannter Pankreasschwanzläsion sind in 1–3 % beschrieben.

Splenektomierte Patienten sind durch ***thrombo-embolische Komplikationen*** offenbar mehr als nach anderen abdominalen Eingriffen gefährdet. Eine ***Thromboseprophylaxe*** mit niedermolekularem Heparin ist daher erforderlich. Zusätzlich sollte bei Thrombozytose über 1 Million/mm^3 ein Thrombozytenaggregationshemmer verordnet werden, bei myeloproliferativen Erkrankungen wegen besonders erhöhtem Thromboserisiko auch bei normaler Thrombozytenzahl. Riesige Milzen haben eine dilatierte Milzvene, die nach Splenektomie gerne thrombosiert. Diese postoperative Milzvenenthrombose kann zur portalen Venenthrombose führen. Aus diesem Grund ist bei dicken Milzvenen eine Ligatur kurz vor der Mündung der V. mesenterica inferior empfehlenswert.

Ein Zusammenhang zwischen Postsplenektomiethrombozytose und Arteriosklerose ist in der Literatur sehr umstritten.

...

Nicht alle Funktionen der Milz können nach Splenektomie durch andere Organe übernommen werden. Die meist gefürchtete Spätkomplikation nach Milzverlust ist die fulminante Sepsis durch eingekapselte Bakterien. Darum sollte nach Milzverletzungen eine Milzerhaltung angestrebt werden. Bei Splenektomie aller Indikationen müssen die Patienten mit Pneumovax geimpft werden.

Bei hämatologischen Erkrankungen ist die Splenektomie meistens zur Beherrschung einer Splenomegalie mit Hyperspleniesyndrom (z. B. CML), bei erhöhtem Transfusionsbedarf (z. B. SAA, Thalassämie) oder nach Versagen einer medikamentösen Therapie (z. B. ITP) indiziert. Selten ist die Splenektomie die Therapie der Wahl einer Krankheit (Sphärozytose).

Die Staging-Laparotomie bei Morbus Hodgkin bleibt nur bei Stadium Ia indiziert, wenn auf eine Chemotherapie verzichtet werden soll.

Literatur

Dürig M, Harder F (1985) Die Splenektomie und ihre Alternativen. In: Burri C, Harder F, Bauer R (Hrsg) Aktuelle Probleme in Chirurgie und Orthopädie, Bd 30. Huber, Bern Stuttgart Toronto

Teichmann W (1993) Milz-Chirurgie. In: Chirurgische Gastroenterologie, Bd 9. Karger, Basel

Cuschieri A, Forbes C D (1994) Disorders of the spleen. Blackwell, London

Shaw J H F, Print C G (1989) Postsplenectomy sepsis. Br. J. Surg. 76: 1074–1081

Shackford S R, Molin M (1990) Management of splenic injuries. Surg Clin North Am 70: 595–620

?

1. Wie ist das Hyperspleniesyndrom definiert?
2. Beschreiben Sie das periphere Blutbild Monate nach Splenektomie!
3. Welche Patienten sollten mit Pneumovax geimpft werden?
4. Welches sind die Kriterien für eine nicht operative Behandlung der Milzverletzung?
5. Was ist die Gefahr der Splenektomie bei portaler Hypertension?

Hernien, Hydrozelen

36

U. Herzog und P. Tondelli

36.1 Allgemeines 758

36.2 Inguinal- und Femoralhernie 760
36.2.1 Klassifikation der Inguinalhernien 762
36.2.2 Konventionelle Therapie 764
36.2.3 Laparoskopische Therapie 767

36.3 Nabelhernie 768

36.4 Epigastrische Hernie 769

36.5 Narbenhernie 769

36.6 Seltene äußere und innere Hernien 769

36.7 Hydrozelen 769

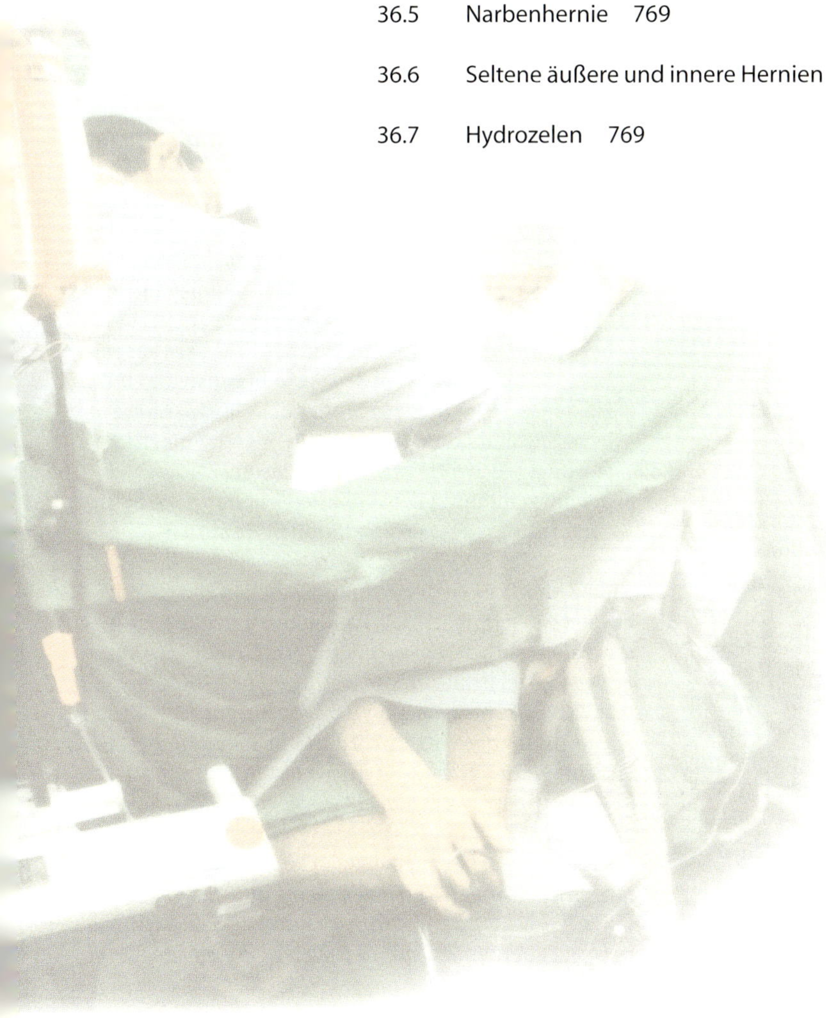

Die Therniotomie ist die häufigste Operation eines Allgemeinchirurgen. Hernien sollten wegen Einklemmungsgefahr und der daraus folgenden Komplikationen operativ behandelt werden. Die Inguinalhernie tritt mehrheitlich beim Mann, die Femoralhernie vor allem bei der Frau auf. Als Standardoperation der Leistenhernie hat sich die Shouldice-Plastik bewährt. Zunehmend werden die Eingriffe bei Leistenhernie in Lokal- oder Lumbalanästhesie und ambulant durchgeführt. Bei der Versorgung von Rezidivhernien ist die Implantation von nicht resorbierbarem Fremdmaterial der Direktnaht überlegen. Die Hernienoperationen sind heute, auch bei betagten Patienten, mit einer geringeren Komplikations- und Letalitätsrate belastet und die Spätergebnisse sind, dank genauer anatomischer Kenntnisse, bei sorgfältiger chirurgischer Technik sehr gut. Die neuen laparoskopischen Techniken dürfen (noch) nicht zu den anerkannt bewährten Operationsverfahren gezählt werden.

36.1 Allgemeines

Lokalisation

Unter einer Hernie versteht man das Austreten von Eingeweideteilen in eine abnorme Ausstülpung des Peritonealsackes. Die Hernie besteht aus Bruchpforte, Bruchsack und Bruchsackinhalt – meist Netz, Dünndarm oder Dickdarm (Abb. 36.1 a).

Wölbt sich der Bruchsack durch die Bauchdecken nach außen vor, so spricht man von einer ***äußeren Hernie***, liegt er innerhalb der Bauchhöhle oder im Thorax, so spricht man von einer ***inneren Hernie***.

Beispiele äußerer Hernien sind Inguinalhernie, Femoralhernie, Nabelhernie, epigastrische Hernie, Narbenhernie und seltene äußere Hernien (z. B. Spieghel[1]-Hernie); Beispiele innerer Hernien sind Hiatushernie, Treitz[2]-Hernie, etc.

Häufigkeit, Vorkommen

Die Hernien gehören zu den häufigsten „chirurgischen" Leiden überhaupt: 5–10 % der Bevölkerung sind betroffen. Dabei steht eine klare Prädominanz des männlichen Geschlechts: 90 % aller Brüche finden sich bei Männern. Diese Geschlechtsverteilung hat einerseits anatomische Gründe (Schwächung der Inguinalgegend durch den Hodendeszensus) und ist andererseits durch die oft stärkere körperliche Berufsbeanspruchung zu erklären. Mit einer relativen Frequenz von über 75 % ist die Inguinalhernie der weitaus häufigste Bruch. Er liegt zahlenmäßig weit vor Nabel-, Femoral- und Narbenhernie, die je etwa 5–10 % aller Brüche ausmachen. Alle anderen Hernien sind viel seltener.

[1] Adriaan von den Spieghel, genannt Spigelius, Anatom, Botaniker, Venedig, Padua, 1578–1625

[2] Wenzel Treitz, Pathologe, Krakau, 1819–1872

Zeitpunkt des Austretens

Je nach Zeitpunkt des Auftretens unterscheidet man zwischen angeborenen und erworbenen Brüchen. Die angeborene Hernie ***(Hernia congenita)*** ist dadurch definiert, daß sie bei der Geburt bereits vorhanden ist: z. B. ein Teil der indirekten Inguinalhernien, ein Teil der Nabelhernien. Demgegenüber bilden sich die erworbenen Brüche ***(Hernia acquisita)*** im Verlaufe des Lebens aus.

Pathogenese

Voraussetzung für das Auftreten einer Hernie ist eine anlagemäßige Schwäche der Bauchdecken, die sich besonders im Bereiche anatomisch ohnehin „kritischer" Stellen, wie der Inguinalgegend und der Nabelgegend, auswirkt. Zu dieser Prädisposition gesellt sich oft eine chronische Erhöhung des intraabdominalen Drucks als auslösendes Moment. So werden Hernien gehäuft unter folgenden Umständen beobachtet:

- bei vermehrter Betätigung der Bauchpresse (körperliche Schwerarbeit, Spielen von Blasinstrumenten, Husten, z. B. bei Raucherbronchitis, Obstipation, z. B. bei stenosierendem Kolontumor, Blasenentleerungsstörung, z. B. bei Prostatahyperplasie),
- bei intraabdominaler Volumenerhöhung (Schwangerschaft, Aszites, intraabdominale Tumoren).

An die Möglichkeit der symptomatischen Hernie gilt es besonders beim betagten Patienten zu denken. In diesen Fällen sollten der sorgfältig erhobenen Anamnese gezielte Abklärungsuntersuchungen (z. B. Koloskopie bzw. Kolonkontrasteinlauf) folgen, bevor der Bruch chirurgisch angegangen wird. Nicht selten bemerkten Patienten ihre Hernie erstmals im Anschluß an ein Trauma, z. B. nach Heben einer schweren Last. Aus den angeführten pathogenetischen Erwägungen (anlagemäßige Schwäche der Bauchdecke) wird aber die Unfallgenese von den Versicherungen nur in Ausnahmefällen (vgl. gewisse Formen der indirekten Inguinalhernie) anerkannt und der Bruch in der Regel als Krankheit behandelt.

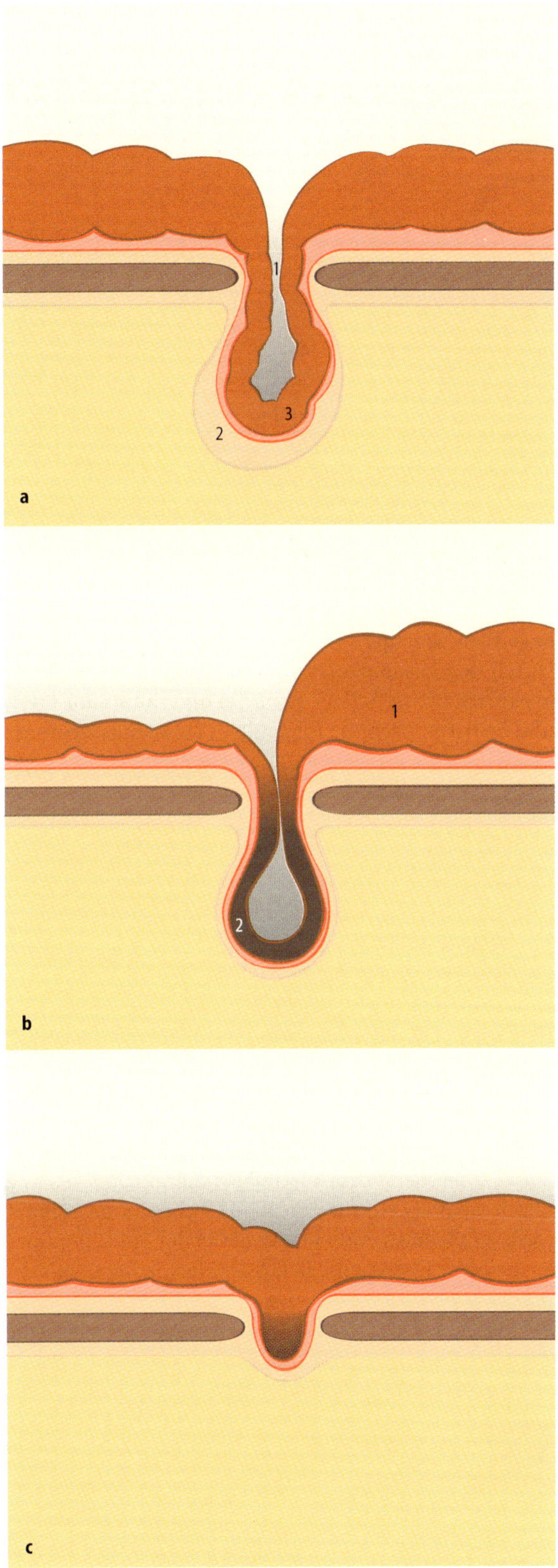

Abb. 36.1a-c. **a** Hernienbestandteile. *1* Bruchpforte. *2* Bruchsack. *3* Bruchsackinhalt. **b** Inkarzerierte Hernie. *1* Ileus und *2* Darmwandnekrose. **c** Inkarzeration nach Richter: Nur ein Teil der Darmwandzirkumferenz ist eingeklemmt, der Ileus fehlt

Komplikationen

Im unkomplizierten Stadium einer Hernie kann der Bruchsackinhalt leicht in das Abdomen reponiert werden. ***Irreponibilität*** tritt auf, wenn bei langem Bestehen der Bruchsackinhalt mit dem Bruchsack verwächst ***(Hernia acreta)*** oder die Hernie so groß geworden ist ***(Hernie permagna)***, daß der Bruchsackinhalt keinen Platz mehr im Abdomen findet. Die gefährlichste Ursache der Irreponibilität ist die Einklemmung oder ***Inkarzeration*** des Bruchsackinhaltes (Abb. 36.1b). Findet sich Darm im Bruchsack, so kommt es zur Obstruktion des Lumens und damit zum Bild des mechanischen Ileus. Die inkarzerierte Hernie ist nach der Bride bzw. Verwachsung die häufigste Ursache des mechanischen Dünndarmileus. Im weiteren führt die Einklemmung zu einer venösen Stase mit Ödembildung und Schwellung des Darmes. Die Reposition wird damit schwierig und später unmöglich. Die zunehmende Schwellung drosselt am Ende auch die arterielle Zirkulation und führt damit zur Darmstrangulation. Die Folge ist eine Darmwandnekrose, später die Darmperforation mit lokalisierter oder diffuser Peritonitis. Der inkarzerierte Bruch verlangt nach sofortigem therapeutischem Handeln, will man die irreversible Darmschädigung verhindern:

> **!** „Über einer inkarzerierten Hernie darf die Sonne weder auf- noch untergehen".

In den ersten Stunden nach Beginn der Einklemmung darf eine manuelle Reposition vorsichtig versucht werden. Bei längerem Bestehen der Inkarzeration ist dies aber verboten, da Gefahr besteht, daß bereits irreversibel geschädigter Darm in die Bauchhöhle zurückverlagert wird. Intraabdominale Darmperforation mit Peritonitis ist dann die Folge. Mehrere Stunden nach Einklemmung ist deshalb nur noch die notfallmäßige Operation möglich: Spaltung des inkarzerierenden Peritonealrings an der Bruchpforte, Beurteilung der Darmvitalität, evtl. Darmresektion und Bruchpfortenverschluß.

Bei der Inkarzeration von Darm kann ausnahmsweise die Darmobstruktion fehlen und eine alleinige Strangulation auftreten, nämlich dann, wenn nur ein Teil der Darmwandzirkumferenz eingeklemmt ist (Abb. 36.1c). Diese nach Richter[3] bezeichnete Inkarzeration kann wegen fehlendem Ileusbild besonders leicht verkannt werden und unbehandelt zur Darmperforation führen.

Therapie

Hernien sollten operativ behandelt werden. Bruchbänder sind für die Patienten lästig, bringen meist keine

[3] August Gottlieb Richter, Chirurg, Göttingen 1766–1803

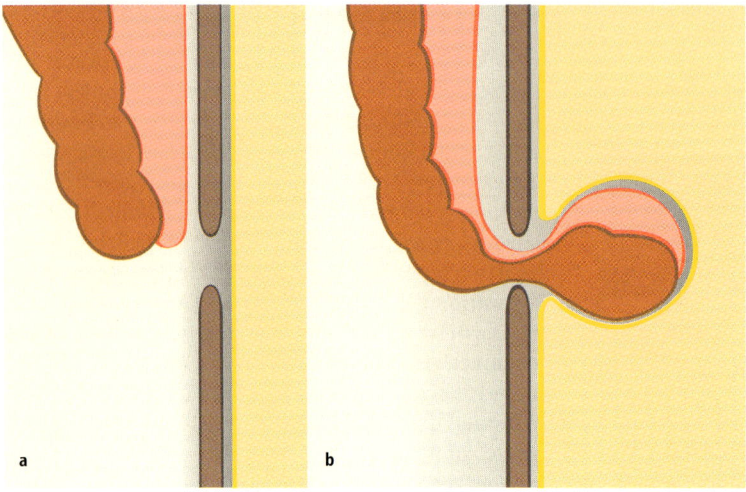

Abb. 36.2 a, b. Gleithernie. Der Bruchsack wird teilweise von Eingeweiden gebildet

Beschwerdefreiheit und verhindern Komplikationen nicht. Hernienoperationen sind heute auch bei betagten Patienten mit einer nur sehr geringen Komplikationsrate und praktisch ohne Letalität belastet, und die Spätergebnisse sind dank genauer anatomischer Kenntnisse bei sorgfältiger chirurgischer Technik sehr gut. Eine große Studie in den USA zeigt, daß heute die Risiken nicht-behandelter Hernien (Letalität infolge Inkarzeration) deutlich größer sind als die der Hernienoperation (Operationsletalität). Die Indikation zum Eingriff sollte nach Diagnose im unkomplizierten Stadium gestellt werden, um notfallmäßige Operationen bei Inkarzeration zu vermeiden.

Die Prinzipien der Hernienoperation sind:

- ***Darstellung und Versorgung des Bruchsackes und des Bruchsackinhalts.*** Nach Reposition des Bruchsackinhalts (evtl. nach Resektion von inkarzeriertem nekrotischem Darm) wird der Bruchsack in aller Regel abgetragen. Ein breitbasiger Bruchsack (z. B. direkte Inguinalhernie) kann in die Bauchhöhle eingestülpt werden. Bei Gleithernien (Abb. 36.2 a, b) – ca. 3 % aller Hernien – kann es bei unvorsichtigem Vorgehen leicht zu Eingeweideverletzungen kommen, z. B. bei Inguinalhernie rechts an Zökum oder Blase, bei Inguinalhernie links an Sigma oder Blase. *Bei der Gleithernie wird die Bruchsackwand teilweise von Eingeweide bzw. Peritoneum viszerale gebildet.*
- ***Versorgung der Bruchpforte.*** Zur Verhütung des Hernienrezidivs wird in einem zweiten Operationsschritt die Bruchpforte verschlossen bzw. eingeengt.

36.2 Inguinal- und Femoralhernie

Anatomie

Zum Verständnis von Klinik und Behandlung der Inguinal- und Femoralhernien muß man sich an die Anatomie der Leistengegend erinnern (Abb. 36.3 a, e).

Das Leistenband, das von der Spina iliaca anterior superior zum Tuberculum pubicum zieht, trennt den oberhalb liegenden Leistenkanal von der unterhalb liegenden Lacuna vasorum und musculorum ab. Durch den Leistenkanal zieht beim Mann der Funiculus spermaticus, bei der Frau das Lig. rotundum uteri, und er wird durch die folgenden vier Wände begrenzt (Abb. 36.3 e):

- vorne bzw. ventral: Aponeurose des M. obliquus externus,
- hinten bzw. dorsal: Fascia transversalis und Peritoneum,
- oben bzw. kranial: Rand des M. obliquus internus und transversus,
- unten bzw. kaudal: Leistenband.

Die Hinterwand des Leistenkanals wird durch die tiefen epigastrischen Gefäße in einen lateralen Abschnitt (Fossa inguinalis lateralis, Austrittsstelle des Funiculus spermaticus bzw. des Lig. rotundum uteri) und einen medialen Abschnitt (Fossa inguinalis medialis) unterteilt. Der in der Fossa inguinalis lateralis austretende Bruch wird als Hernie inguinalis indirecta bezeichnet (Abb. 36.3 b und s. Abb. 36.8 a), der in der Fossa inguinalis medialis austretende Bruch als Hernia inguinalis directa (Abb. 36.3 c und s. Abb. 36.8 a). Beide Leistenhernien verlaufen schließlich durch den Anulus inguinalis externus in der Aponeurose des M. obliquus externus nach außen ins Subkutangewebe.

> **!**
> Die ***Hernie inguinalis indirecta*** ist oberhalb des Lig. inguinale und lateral der epigastrischen Gefäße lokalisiert.
> Die ***Hernia inguinalis directa*** ist oberhalb des Lig. inguinale und medial der epigastrischen Gefäße lokalisiert.

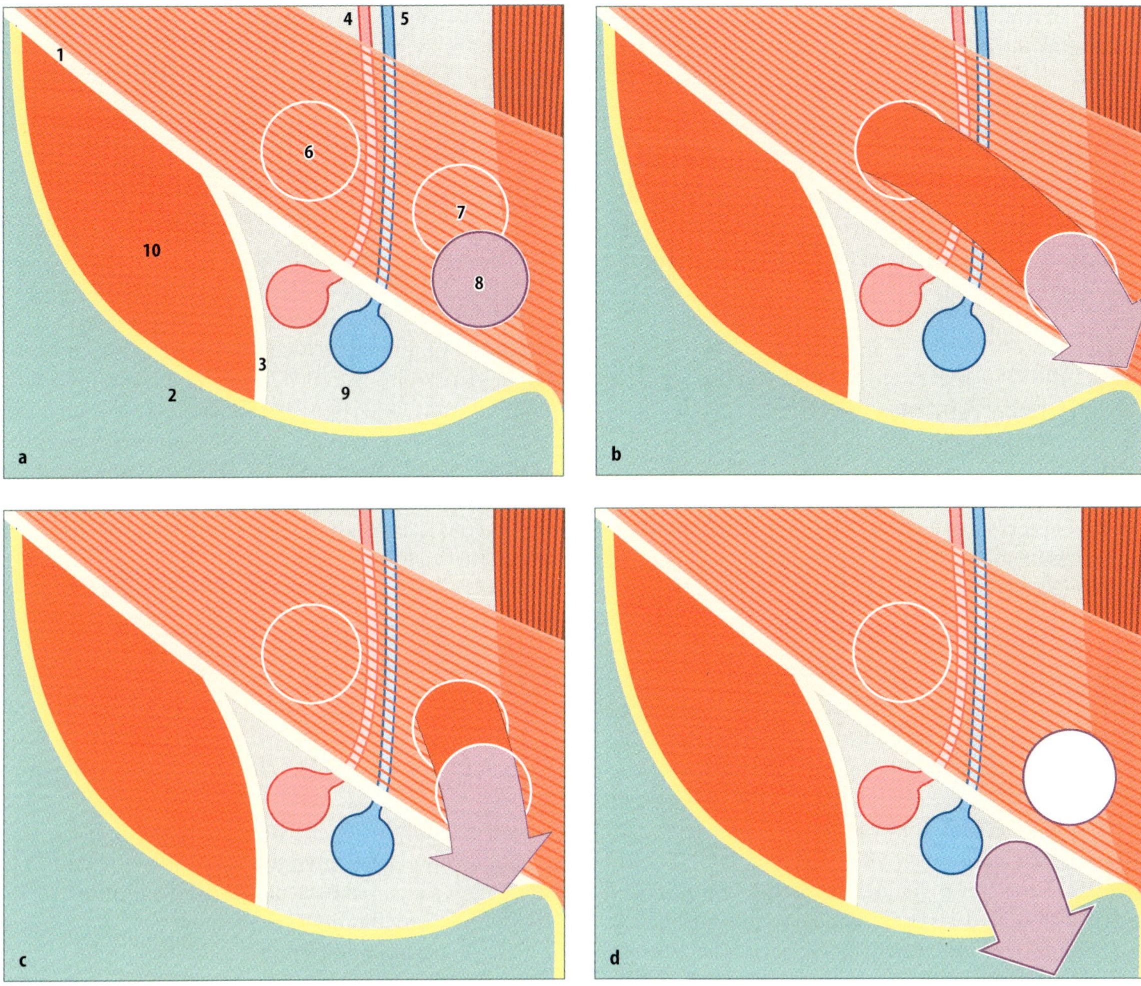

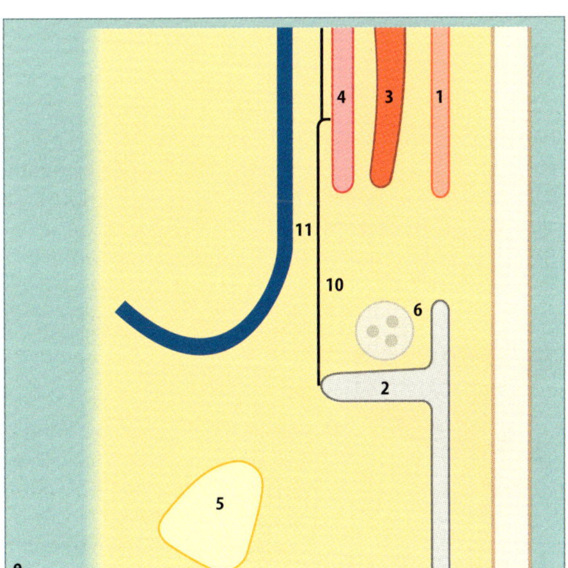

Abb. 36.3a-e. Anatomie der Bruchpforten bei Inguinal- und Femoralhernie. **a** Normale Anatomie. *1* Lig. inguinale, *2* Pecten ossis pubis, *3* Lig. iliopectinum, *4* A. epigastrica inferior, *5* V. epigastrica inferior, *6* Fossa inguinalis lateralis, *7* Fossa inguinalis medialis, *8* Angulus inguinalis superficialis, *9* Lacuna vasorum, *10* Lacuna musculorum. **b** Bruchsackverlauf bei indirekter Inguinalhernie. Bruchpforte im Bereich der Fossa inguinalis lateralis. **c** Bruchsackverlauf bei direkter Inguinalhernie. Bruchpforte im Bereich der Fossa inguinalis medialis. **d** Bruchsackverlauf bei Femoralhernie. Bruchpforte medial der V. femoralis. **e** Leistenkanal im Sagittalschnitt, schematisch. *1* Externusaponeurose, *2* Lig. inguinale, *3* M. obliquus internus, *4* M. transversus, *5* Pecten ossis pubis bzw. Lig. Cooper, *6* Funiculus spermaticus, *10* Fascia transversalis, *11* präperitoneales Fettgewebe und Peritoneum

Die laterale Inguinalhernie gelangt auf einem „Umweg" via Leistenkanal nach außen und heißt deshalb Hernia inguinalis indirecta; die mediale stößt direkt nach außen vor, weshalb sie Hernia inguinalis directa genannt wird. Wird der Bruch größer und tritt außerhalb der Externusaponeurose zum Vorschein, so handelt es sich um eine Hernia inguinalis completa. Im Gegensatz zur direkten Inguinalhernie reicht die indirekte beim Mann nicht selten bis ins Skrotum hinunter ***(Hernia inguinoscrotalis)***.

> **!** Die Hernia femoralis ist unterhalb des Lig. inguinale und medial der Femoralgefäße lokalisiert.

Die Bruchpforte der Hernia femoralis liegt unterhalb des Leistenbandes und oberhalb des Pecten ossis pubis im Bereich der Lacuna vasorum (Abb. 36.3d und s. Abb. 36.9a).

Indirekte Inguinalhernie und Femoralhernie weisen eine enge Bruchpforte auf und neigen daher eher zur Inkarzeration als die direkte Inguinalhernie mit weiter Bruchpforte. Der Bruchsack bei der männlichen indirekten Inguinalhernie kann angeboren vorliegen. Während der Fetalzeit ist die Verbindung zwischen Peritonealsack und Cavum serosum testis, der Processus vaginalis testis, offen (Abb. 36.4a-c). Er obliteriert üblicherweise vor der Geburt, kann sich aber auch noch bis zum 2. Lebensjahr spontan verschließen. In der Hälfte jener Fälle, in denen er ganz oder teilweise offen bleibt, entwickelt sich zu einem späteren Zeitpunkt durch Hinabtreten von Eingeweideteilen eine indirekte Inguinalhernie. Die Unterscheidung zwischen indirekter Inguinalhernie bei offenem und obliteriertem Processus inguinalis testis gelingt, wenn überhaupt, nur operativ. Sie kann aber von Bedeutung sein. Während die Brüche, wie erwähnt, versicherungsmedizinisch als anlagebedingte Krankheit betrachtet werden, erkennt die Schweizerische Unfallversicherungsanstalt (SUVA) die indirekte Inguinalhernie mit offenem Processus vaginalis testis u. U. als Unfallfolge an: Eine indirekte Inguinalhernie wird dann voll entschädigungspflichtig, wenn anläßlich eines bestimmten einmaligen Ereignisses ein angeborener Bruchsack erstmalig plötzlich mit Eingeweiden gefüllt wird.

Häufigkeit und Vorkommen

Inguinalhernien sind die häufigsten Brüche überhaupt (75 % aller Hernien). Sie betreffen viel häufiger Männer als Frauen. In 65 % handelt es sich um indirekte, in 20 % um direkte Inguinalhernien, und in 15 % liegen beide Typen gleichzeitig vor. 15 % aller Inguinalhernien sind beidseitig und betreffen sowohl die linke als auch die rechte Leiste. Während die indirekte Form eher bei jungen Patienten auftritt (offener Processus vaginalis testis), wird die direkte Form vorwiegend in mittleren und älteren Lebensjahren (Bauchdeckenschwäche) gesehen. Die viel seltenere Femoralhernie wird fast ausschließlich bei Frauen beobachtet, doch ist auch beim weiblichen Geschlecht die Inguinalhernie die häufigste Bruchform.

36.2.1 Klassifikation der Inguinalhernien

Wurde die konventionelle Hernienchirurgie meist unabhängig vom Hernientyp durchgeführt, wird mit Einführung der laparoskopischen Techniken immer mehr die Nyhus-Klassifikation der Hernien genannt (Tabelle 36.1). Entsprechend dem festgestellten Defekt wird das Operationsverfahren angepaßt.

Symptome, Diagnose und Differentialdiagnose

Patienten mit Inguinal- und Femoralhernie verspüren anfänglich bei längerem Stehen und Gehen ziehende Schmerzen in der Leistengegend. Später kann dort eine Vorwölbung beobachtet werden, die typischerweise bei Betätigung der Bauchpresse zunimmt und im Liegen

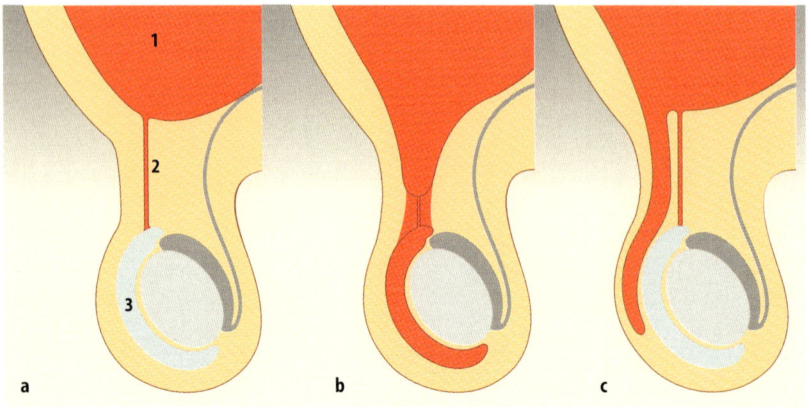

Abb. 36.4a-c. Angeborene und erworbene indirekte Inguinalhernie. **a** Normale Anatomie. *1* Peritonealsack, *2* obliterierter Processus vaginalis testis, *3* Cavum serosum testis. **b** Angeborene indirekte Inguinalhernie. Bruchsack besteht aus dem teilweise oder ganz offenen Processus vaginalis testis. **c** Erworbene indirekte Inguinalhernie. Bruchsack ist unabhängig vom Processus vaginalis testis

zurückgeht. Will man den kleinen Befund nicht verpassen, muß die Untersuchung im Stehen vorgenommen werden. Der Untersucher sitzt vor dem aufrechten Patienten und führt bei der Inguinalhernie des Mannes seinen Zeigefinger über die Skrotalhaut und den Anulus inguinalis externus in den Leistenkanal ein (Abb. 36.5a). Beim Pressen und Husten des Patienten kann dann das Anprallen des Bruchsackes gegen den palpierenden Finger gespürt werden (Abb. 36.5b). Eine Unterscheidung zwischen indirekter und direkter Inguinalhernie ist klinisch selten möglich und auch irrelevant. Bei der ***Diagnose*** der Femoralhernie gilt es zunächst, das Leistenband palpatorisch zu lokalisieren und dann den Hustenanprall unterhalb davon zu lokalisieren. Bei hochgeschlagenem Bruchsack kann eine Inguinalhernie vorgetäuscht werden. Insbesondere bei älteren Patienten gilt es ferner, eine der Hernie zugrundeliegende intraabdominale Erkrankung (z. B. Kolonkarzinom) durch gezielte Anamnese zu vermuten und durch entsprechende Abklärungsuntersuchungen zu erhärten (symptomatische Hernie). Die folgenden lokalen Erkrankungen müssen ***differentialdiagnostisch*** erwogen werden: Lymphome (Entzündung, Tumor), Varixknoten der V. saphena magna; ferner bei Inguinoskrotalhernie: Hydrozele, Orchitis, Epididymitis, Hodentumor, Hodentorsion.

Bei Inkarzeration sind die Schmerzen des Patienten heftig. Lokal besteht über einer gespannten, evtl. geröteten Haut (Darmnekrose, Perforation) eine harte, stark dolente Schwellung.

Tabelle 36.1. Leistenhernien-Klassifizierung nach Nyhus

Typ I	Indirekte Inguinalhernie mit normal großem inneren Leistenring
Typ II	Indirekte Inguinalhernie mit weitem innerem Leistenring, aber intakter hinterer Wand des Leistenkanals
Typ III	Defekte hintere Wand des Leistenkanals • A Direkte Inguinalhernie • B Indirekte Inguinalhernie mit weitem inneren Leistenring und Schwächung der Transversalisfaszie • C Femoralhernie
Typ IV	Rezidivhernie • A Direkt • B Indirekt • C Femoral • D Kombiniert

Fallbeispiel

Notfallmäßiger Eintritt einer 30-jährigen Patientin mit heftigen Schmerzen im Bereich der linken Inguina. Anamnestisch Status nach Transversalisplastik links bei direkter Leistenhernie ein Jahr zuvor. Die klinische Untersuchung zeigt unter-

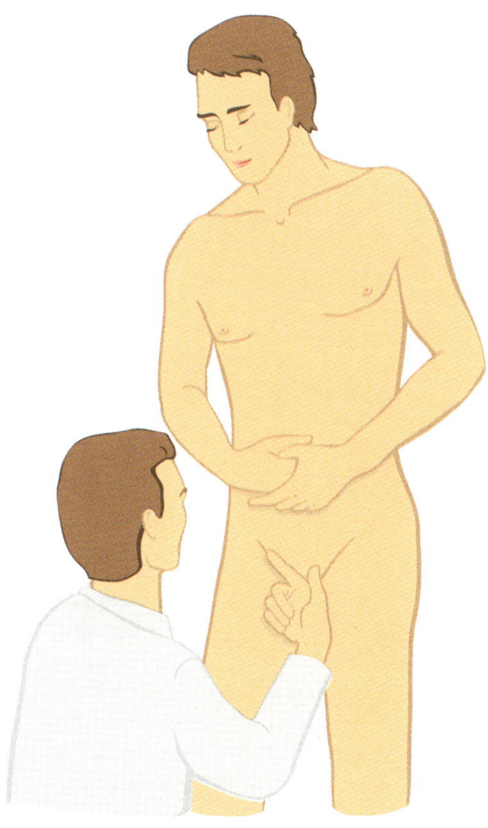
a

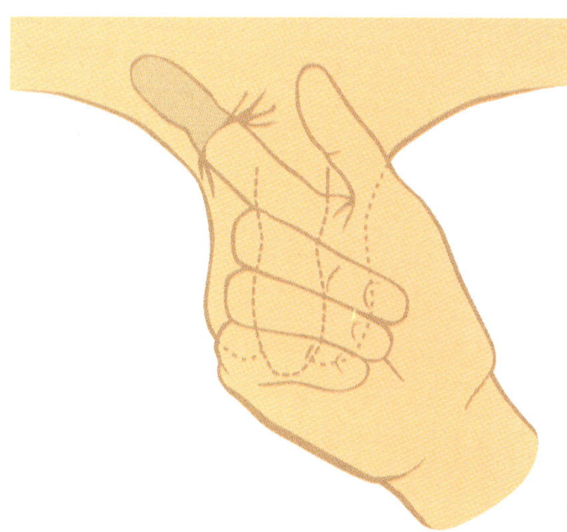
b

Abb. 36.5 a, b. Untersuchungstechnik bei Inguinalhernie

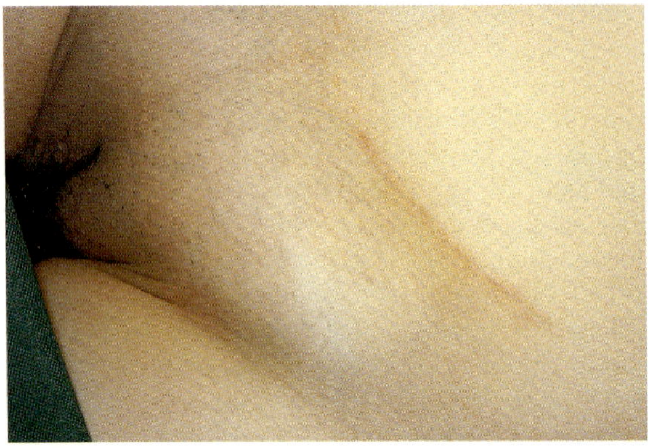

Abb. 36.6. Linke Inguina mit deutlich sichtbarer Schwellung unterhalb der inguinalen Inzision

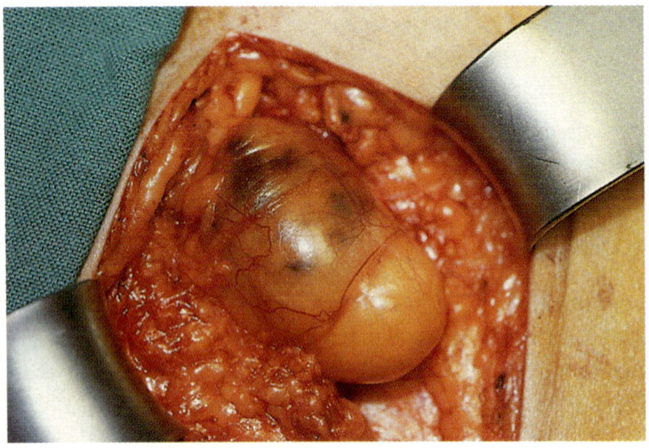

Abb. 36.7. Dargestellte, noch nicht reponierte Femoralhernie. ↑: Hämorrhagisch durchsetztes Netzgewebe

halb der inguinalen Inzision eine druckdolente Schwellung bei nicht reponierbarer Bruchgeschwulst (Abb. 36.6). Die notfallmäßige Leistenrevision ergab eine nicht reponible, inkarzerierte (Omentum majus) Femoralhernie (Abb. 36.7).

Therapie: Inguinalisation der Femoralhernie, Abtragung des inkarzerierten, teils hämorrhagisch imbibierten Netzanteiles und Abtragen des Bruchsackes. Abschließender Bruchpfortenverschluß nach Methode McVay.

36.2.2 Konventionelle Therapie

Bassini aus Padua hat 1890 die beiden Prinzipien für die chirurgische Versorgung von Inguinal- und Femoralhernien definiert:

- Versorgung des Bruchsacks,
- Bruchpfortenverschluß, d. h. Verstärkung der Hinterwand des Leistenkanals.

Bassini erreichte diese Verstärkung der Hinterwand des Leistenkanals durch Naht von M. obliquus internus, M. transversus und Fascia transversalis an das Leistenband. Erst Mitte unseres Jahrhunderts wurde die-

Abb. 36.8. **a** Operative Versorgung bei Inguinalhernie. *1* Externusaponeurose, *2* Lig. inguinale, *3* M. obliquus internus, *4* M. transversus, *5* Pecten ossis pubis, *6* Funiculus spermaticus, *7a* indirekte Inguinalhernie, *7b* direkte Inguinalhernie, *9* A. und V. femoralis mit Abgang der A. und V. epigastrica inferior, *10* Fascia Transversalis. **b** Versorgung des Bruchsackes und Bruchpfortenverschluß nach Bassini M. obliquus internus und transversus werden ans Leistenband genäht (Ziffern wie **a**). **c** Bruchpfortenverschluß nach Bassini (Sagittalschnitt, schematisch) (Ziffern wie **a**). **d** *10a* Nach Spaltung der Fascia transversalis kraniale Lefze, *10b* kaudal Lefze. **e, f** Bruchpfortenverschluß modifiziert nach Shouldice (Doppelung der Fascia transversalis (Sagittalschnitt schematisch)). *11* Präperitoneales Fettgewebe und Peritoneum

▷

sem Konzept wieder Beachtung geschenkt. McVay und Anson 1942 sowie Shouldice 1944 wiesen darauf hin, daß die Ergebnisse der chirurgischen Behandlung der Inguinalhernien verbessert werden, wenn die Verstärkung der Hinterwand des Leistenkanals bereits auf der Ebene der Fascia transversalis beginnt: ***„The fascia transversalis is the first line of defence"***. Im folgenden sollen die wichtigsten Schritte der häufigst angewendeten konventionellen operativen Techniken kurz aufgezeichnet werden:

- für die ***Leistenhernie***: Technik nach Bassini und Technik nach Shouldice,
- für die ***Femoralhernie***: Technik nach McVay-Lotheissen,
- für die ***Rezidivhernie***: Technik nach Stoppa.

Für das Verständnis ist die Anatomie der Inguinal- und Femoralhernie unerläßlich. Über einen schrägen Inguinalschnitt wird die Aponeurose des M. obliquus externus vom Anulus inguinalis externus her nach lateral gespalten und damit der Leistenkanal eröffnet (Abb. 36.8 a und 36.9 a). Dann wird der Bruchsack präpariert und entweder abgetragen (indirekte Inguinalhernie, Femoralhernie) oder eingestülpt (direkte Inguinalhernie). Die Einengung der Bruchpforte bei der indirekten Inguinalhernie bzw. der Verschluß der Bruchpforte bei der direkten Inguinalhernie wird folgendermaßen erreicht:

Hernienplastik nach Bassini (Abb. 36.8 b, c). Naht von M. obliquus internus, M. transversus und Fascia transversalis an das Leistenband.

Hernienplastik nach Shouldice (Abb. 36.8d-36.9). Die Fascia transversalis wird gespalten und anschließend unter Doppelung wieder vernäht. Die Hinterwand des Leistenkanals besteht damit neu aus zwei Schichten der Fascia transversalis. In einer 1. Nahtreihe wird die kaudale Lefze der Fascia transversalis und die hintere Fläche des M. transversus genäht, und zwar dort, wo dieser einen aponeurotischen Anteil, den sog. Arcus tendineus (weiße Linie) bildet. Die 2. Reihe wird

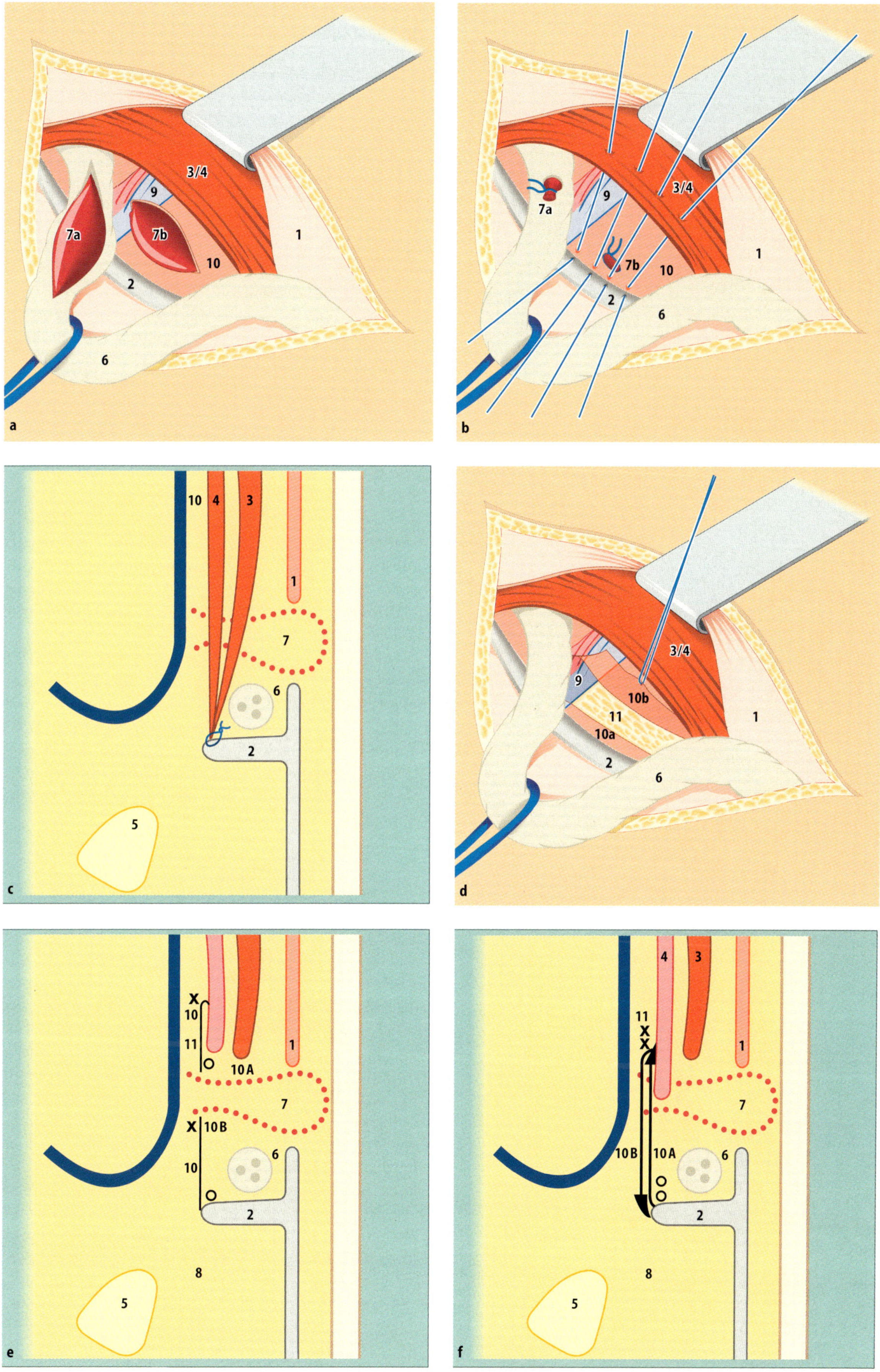

a
1
2
3/4
6
7a
7b
9
10
b
1
2
3/4
6
7a
7b
9
10
c
1
2
3
4
5
6
7
10
d
1
2
3/4
6
9
10a
10b
11
e
1
2
5
6
7
8
10
10A
10B
11
f
1
2
3
4
5
6
7
8
10A
10B
11

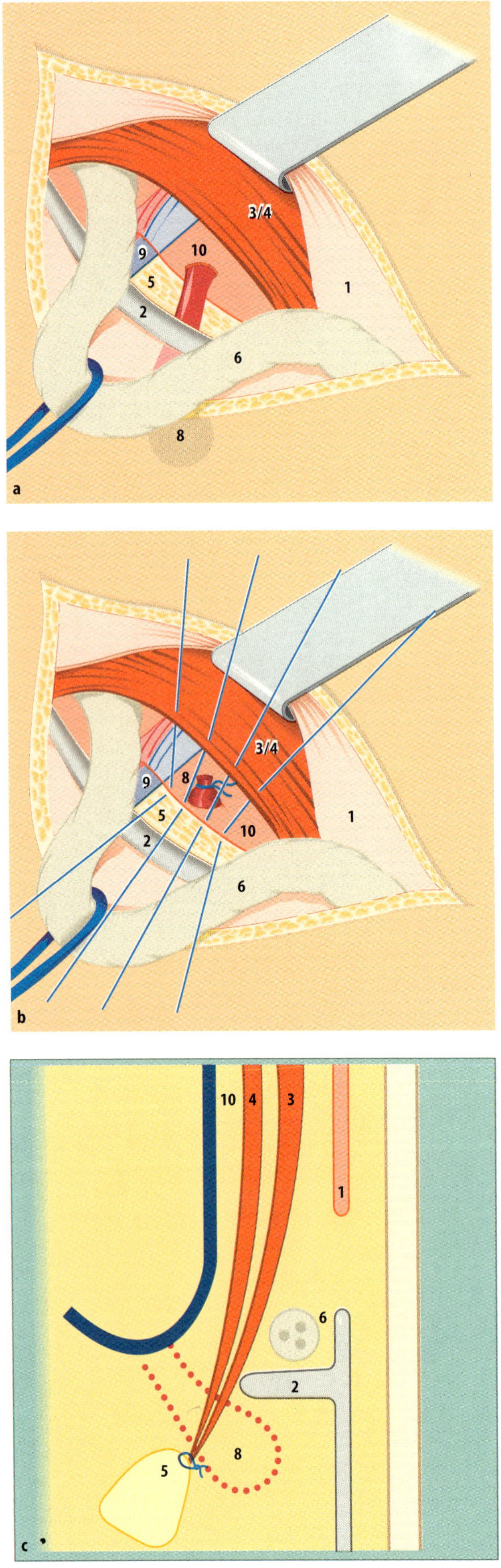

◁ **Abb. 36.9.** **a** Operative Versorgung der Femoralhernie. *1* Externusaponeurose, *2* Lig. inguinale, *3* M. obliquus internus, *4* M. transversus, *5* Pecten ossis pubis, *6* Funiculus spermaticus, *8* Femoralhernie, *9* A. und V. femoralis mit Abgang der A. und V. epigastrica inferior, *10* Fascia transversalis. **b** Versorgung des Bruchsacks und Bruchpfortenverschluß nach McVay. M. obliquus internus und transversus werden an den Os pubis genäht. **c** Bruchpfortenverschluß nach McVay (Sagittalschnitt, schematisch)

so angelegt, daß die kraniale Lefze der Fascia transversalis an den Ansatz des Leistenbandes pexiert wird. Häufig begnügt man sich mit diesen beiden Schritten, der Doppelung der Fascia transversalis (Hernienplastik modifiziert nach Shouldice). Die Originaltechnik nach Shouldice näht in einer 3. Reihe den M. transversus an das Leistenband, in einer 4. Reihe M. obliquus internus an das Leistenband. Neue Erkenntnisse weisen darauf hin, daß der wichtigste Schritt die Doppelung der Fascia transversalis ist. Dieser Schritt ist anatomiegerecht und atraumatisch, was wahrscheinlich die besseren Früh- und Spätresultate erklärt.

Hernienplastik nach McVay-Lotheissen (Abb. 36.9 b und 36.9). Zum Bruchpfortenverschluß bei Femoralhernie werden M. obliquus internus, M. transversus und Transversalisfaszie an den Pecten ossis pubis bzw. das Lig. Cooper[4] fixiert.

Hernienplastik nach Stoppa (Abb. 36.10). Geeignet bei großen, primär doppelseitigen Leistenhernien und beim ein-, bzw. beidseitigen Rezidiv. Über einen präperitonealen Zugang wird nach Reposition der Hernie ein großes, nicht resorbierbares Kunststoffnetz zwischen Peritonealsack und Bauchwand eingebracht (Abb. 36.10).

Praktisches Durchführen der Inguinal- und Femoralhernienoperation

Mehrheitlich werden die Patienten für Leisten- und Schenkelbruchoperationen kurz, d.h. 2–6 Tage hospitalisiert (abhängig vom Alter des Patienten und seinen sozialen Verhältnissen). In vielen Ländern werden Inguinal- und Femoralhernien oft ambulant versorgt, d.h. die Patienten am gleichen Abend wieder entlassen („one-day surgery"). Untersuchungen haben gezeigt, daß Komplikationsrate bzw. Rezidivrate von der Krankenhausverweildauer nicht beeinflußt werden. Unabdingbare Voraussetzung der ambulanten Chirurgie ist allerdings eine lückenlose Betreuung des Patienten zur Hause durch Angehörige unter Beteiligung einer Gemeindeschwester und eines Hausarztes, evtl. eines Chirurgen. Es ist heute noch nicht klar, ob durch ambulantes Vorgehen auch effektiv Kosten eingespart wer-

[4] Sir Astley P. Cooper, Chirurg, Anatom, London, 1768–1841

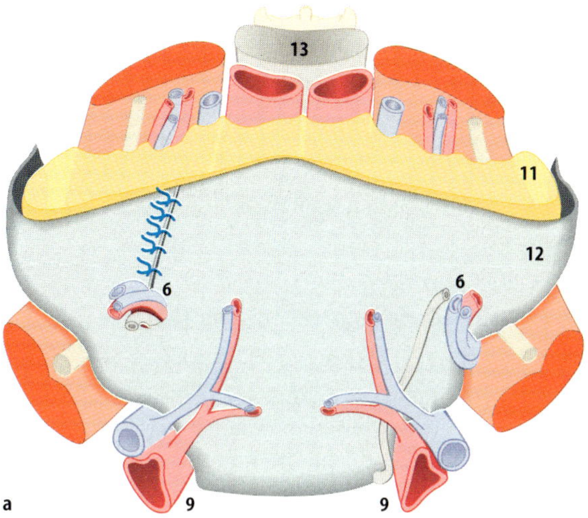

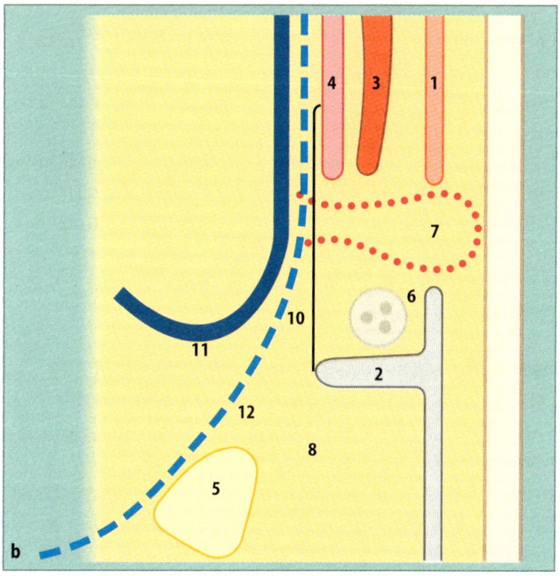

Abb. 36.10 a, b. Präperitoneale Netzeinlage nach Stoppa. **a** *6* Funiculus spermaticus, *9* A. und V. femoralis mit Abgang der A. und V. epigastrica inferior, *11* Präperitoneales Fettgewebe und Peritoneum, *12* Kunststoffnetz, *13* Wirbelsäule. **b** *1* Externusaponeurose, *2* Lig. inguinale, *3* M. obliquus internus, *4* M. transversus, *5* Pecten ossis pubis, *7* Rezidiv-Inguinalhernie, *10* Fascia transversalis (Sagittalschnitt, schematisch)

den. Für den Patienten in der Schweiz sind die Versicherungsverhältnisse im Moment noch so, daß sich eine ambulante Versorgung finanziell nicht „lohnt" – daß im Gegenteil der Rechnungsanteil des Patienten größer ausfällt als bei Hospitalisation. Jedenfalls ist die Entscheidung zwischen stationärer und ambulanter Behandlung auch eine Frage der Akzeptanz durch die Patienten (Angst bei sofortigem Austritt) und seiner Angehörigen (größerer Aufwand).

Heute wird in der Regel für die Versorgung von Leisten- und Schenkelbrüchen ***keine Allgemeinnarkose*** mehr durchgeführt. Ob regionale Lumbalanästhesie oder lokale Anästhesie bevorzugt wird, ist Ermessenssache der jeweiligen Chirurgen – beide Verfahren haben ihre Vor- und Nachteile.

In der Nachbehandlung ist die ***sofortige Mobilisation*** des Patienten heute selbstverständlich und natürlich Voraussetzung für Kurzhospitalisation bzw. ambulante Behandlung. Über den Sinn weiterer Verhaltensmaßregeln gibt es nur wenige Untersuchungen, und entsprechend gehen die Meinungen auseinander. Unseres Erachtens ist nach Abschluß der Wundheilung ca. 10–14 Tage nach der Operation längeres Gehen, Schwimmen und ruhiges Fahrradfahren ohne weiteres möglich. Die präoperative Aktivität kann ca. 4 Wochen postoperativ wieder aufgenommen werden, womit meistens auch volle Arbeitsfähigkeit erreicht ist. Es ist allerdings zu erwähnen, daß gerade die Arbeitsfähigkeit sehr vom subjektiven Ermessen des Hausarztes und des Patienten abhängig ist, selbstverständlich natürlich auch von der Art der Arbeit, die der Patient zu verrichten hat. Wir meinen, daß ***Heben über 10 kg bzw. schwere körperliche Aktivität*** und intensiver Sport (z. B. Turniertennis) ***erst nach 8–12 Wochen*** gestattet werden sollten. Diese Ansicht stützt sich auf experimentelle Untersuchungen, die zeigen, daß die Reißfestigkeit einer Narbe (oder einer Hernienplastik) innerhalb der ersten 8–12 Wochen stark zunimmt und diese Eigenschaft ausgenutzt werden sollte.

Resultate konventioneller Therapie

Die Resultate der Inguinal- und Femoralhernienoperationen sind heute sehr günstig. Frühkomplikationen (Wundheilungsstörungen, Thromboembolien) treten sehr selten (< 1 %) auf, und die Gesamtletalität des Eingriffs liegt unter 0,1 %. Spätkomplikationen können bei entsprechend sorgfältiger Operationstechnik vermieden werden: Hodenatrophie infolge Schädigung der Samenstranggefässe, Schädigung des Ductus deferens (Inzidenz 0,3–1,1 %), Nervenschädigung mit Schmerzen (Entrapment in 0,2–5 %), bzw. Ausfallerscheinungen (N. ilioinguinalis, N. genitofemoralis, N. femoralis). Die Hernienrezidivrate scheint von der Operationstechnik abhängig zu sein. Bei der Beurteilung der publizierten Resultate ist es wichtig zu berücksichtigen, ob die Patientenkontrollen jeweils ***persönlich*** und ***vollständig*** erfolgt und nach ***genügend langer Beobachtungszeit*** durchgeführt worden sind. Man muß heute annehmen, daß die Leistenhernienrezidive innerhalb von 10 Jahren nach Bassini-Operation in ca. 10 % auftreten, nach McVay-Operation in ca. 6 % und nach Shouldice-Operation um 1–2 %.

36.2.3 Laparoskopische Therapie

Mit der Einführung der Video-Laparoskopie – alle Operationsschritte werden am Fernsehschirm beobachtet – tat sich der Chirurgie ein weiter Horizont neu-

Tabelle 36.2. Gegenüberstellung konventionelle – laparoskopische Technik

Konventionelle Technik	Laparoskopische Technik
Bauchdeckeneingriff	Bauchhöhleneingriff (exklusive TEP-Technik)
weniger Fadenmaterial	Nicht resorbierbares Implantat
Lokal-/Lumbal-anästhesie	Allgemeinanästhesie, evtl. Lumbalanästhesie
Vertraute Anatomie	Anatomisches „Neuland"
Lehreingriff („Anfänger-Operation)	Fortgeschrittenen-Operation
Kein apparativer Aufwand	Großer apparativer Aufwand
Etablierte Standardverfahren mit Langzeitresultaten	uneinheitliche Operationsverfahren ohne Langzeitergebnisse
Keine Blasendrainage notwendig	Blasenkatheter hilfreich
Bei allen Patienten möglich	Reduzierte Indikationspalette: Junger Patient, Status nach Laparotomie

er Operationsstrategien auf. Die laparoskopische Cholezystektomie ist in kurzer Zeit zum Standardverfahren bei Cholezystolithiasis geworden. Bald wurde auch über die laparoskopische Versorgung von Leistenhernien berichtet. Gekennzeichnet sind diese Berichte durch eine breite Palette verschiedenster, nicht standardisierter Operationstechniken. Grundsätzlich werden heutzutage vier verschiedene laparoskopische Techniken diskutiert:

- Bruchlückenverschluß durch Direktnaht,
- Intraperitoneale Auflage eines Kunststoffnetzes: *IPOM*-Technik („intraperitoneal onlay mesh technique"),
- Transabdominaler Zugang mit präperitonealer Kunststoffnetzeinlage: *TAPP*-Technik („transabdominal preperitoneal mesh technique"),
- Extraperitonealer Zugang mit präperitonealer Kunststoffnetzeinlage: *TEP*-Technik („total extraperitoneal mesh technique"), entspricht einem endoskopischen Stoppa und wird möglicherweise zur Methode der Wahl unter den endoskopischen Verfahren.

In Kliniken, welche verschiedene Techniken anwenden, richtet sich das Operationsverfahren nach dem Hernientyp.

Ein grundsätzlicher Vergleich konventionelle vs. laparoskopische Technik (Tabelle 36.2) zeigt, weshalb die laparoskopischen Verfahren nicht eine gleich große Akzeptanz erfahren haben, wie dies bei der Cholezystektomie geschehen ist.

Die laparoskopische Hernienchirurgie hat sich bis heute noch nicht definitiv durchgesetzt, und es bedarf dem Nachweis von Langzeitresultaten, welche zeigen, daß sie dem in der konventionellen Chirurgie erreichten hohen Standard standhalten können.

Resultate laparoskopische Therapie

Bis heute liegen noch keine Langzeitresultate vor, zudem werden Resultate unterschiedlichster, nicht standardisierter Verfahren miteinander verglichen. Prospektive Arbeiten, welche das konventionelle mit dem laparoskopischen Verfahren vergleichen, gibt es noch nicht.

Leistenhernienrezidiv. Das Rezidiv wird – entsprechend dem Hernientyp und dem angewandten Operationsverfahren – in 2–7% bei einer mittleren Beobachtungszeit zwischen 5 und 24 Monaten – je nach Operationsverfahren – beobachtet. Dabei sind die Verfahren, bei welchen die Hernie nur mit Fremdmaterial aufgefüllt oder verdeckt wird, jenen Verfahren unterlegen, bei welchen der Bruchsack dargestellt, freipräpariert und die Bruchlücke mit einem großen (10 × 15 cm) Netz abgedeckt wird.

Andere Komplikationen. Neben der häufigsten Komplikation, dem Rezidiv, wird immer wieder die ***Nervenläsion*** (N. ilioinguinalis, N. genitofemoralis und N. femoralis) genannt. Läsionen, welche bei unachtsamer Präparationstechnik oder Mesh-Fixation durch Klammern entstehen können. Die ***Blasenverletzung*** wird, bei Präparation im präperitonealen Raum, in bis zu 3% angegeben. Die wohl schwerwiegendste Komplikation, in der konventionellen Chirurgie unbekannt, ist die instrumenten- oder koagulationsbedingte ***Verletzung des Intestinums***, respektive der postoperative Ileus als Folge von Verwachsungen zwischen Darm und freiliegendem Netzimplantat. Durch den rein präperitonealen Zugang mit Netzimplantation kann die Gefahr der letztgenannten Komplikation vermieden werden.

36.3 Nabelhernie

Diese kommt sowohl als angeborene Hernie bei Persistieren des physiologischen Nabelschnurbruchs vor als auch als erworbene Hernie. Die Bruchpforte liegt im Bereich des Anulus umbilicalis. Die Umbilikalhernien beim Erwachsenen neigen zur Inkarzeration. Sie sollten operativ behandelt werden. Nach Abtragung des Bruchsackes wird die Bruchpforte durch die direkte Naht der Linea alba bzw. der beiden Rektusscheiden verschlossen. Wann immer möglich sollte die kosmetisch wichtige Nabeleinziehung der Haut rekonstruiert werden.

36.4 Epigastrische Hernie

Die Bruchpforte bzw. die Bruchpforten (oft multipel) der epigastrischen Hernie liegen in der Linea alba zwischen Xiphoid und Nabel. Zunächst prolabiert präperitoneales Fettgewebe, dann bildet sich eine echte Hernie mit Bruchsack aus (Abb. 36.11 a, b). Bei der Untersuchung läßt man den liegenden Patienten ohne Hilfe der Arme aufsitzen. Beim Anspannen der Bauchdecken wird der Bruch palpabel oder sogar sichtbar. Differentialdiagnostisch muß die epigastrische Hernie von der Rektusdiastase, einer anatomischen Normvariante, abgegrenzt werden. Hier ist die Linea alba nirgends eröffnet, aber auf ihrer ganzen Länge verbreitert, so daß die beiden Mm. recti auseinanderweichen können. Während bei der Rektusdiastase die konservative Behandlung mit Bauchdeckengymnastik und evtl. Korsett genügt, ist bei der epigastrischen Hernie ein operatives Vorgehen angezeigt; die Bruchpforte wird durch Naht der beiden Rektusscheiden verschlossen. Vor der Operation sollten mit einer sorgfältigen Anamnese, evtl. mit zusätzlichen Abklärungsuntersuchungen, Oberbauchaffektionen (Ulkus, Cholelithiasis) ausgeschlossen werden.

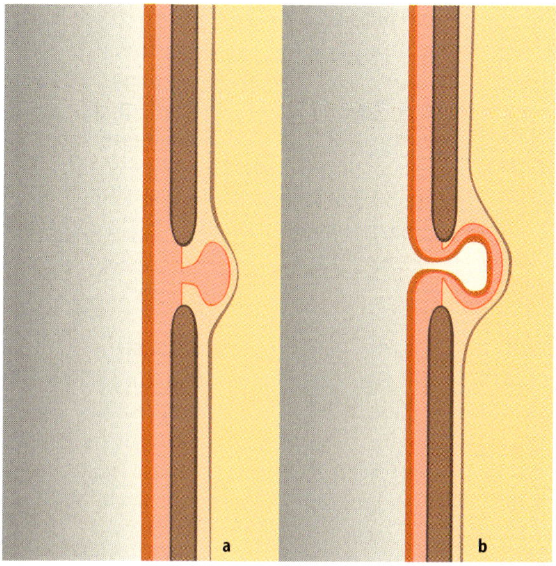

Abb. 36.11 a, b. Epigastrische Hernie. **a** Austritt von präperitonealem Fettgewebe durch die Linea alba. **b** Austritt des Bruchsacks durch die Linea alba

36.5 Narbenhernie

Nach Laparotomie können Wundheilungsstörungen, z. B. infolge von Infekt oder zu früher körperlicher Schwerarbeit (< 3 Monate postoperativ), zu Narbenhernien führen. Während bei großem Bruch und schlechtem Allgemeinzustand des Patienten das Tragen eines Stützkorsetts u. U. als definitive Behandlung angesehen werden muß, ist in der Regel der operative Bruchpfortenverschluß angezeigt. Zur Verstärkung der Direktnaht und zur Verminderung des Rezidivrisikos wird neuerdings ein nicht resorbierbares Kunststoffnetz implantiert.

36.6 Seltene äußere und innere Hernien

Sehr selten sind die folgenden äußeren Hernien:

- Littré[5]-Hernie (Meckel-Divertikel im Bruchsack),
- Spieghel-Hernie (Bruchpforte an lateraler Begrenzung der Rektusscheide im Bereich der Kreuzungsstelle von Linea semilunaris und Linea semicircularis),
- Hernie obturatoria (Bruchpforte Foramen obturatum),
- Hernia ischiadica (Bruchpforte Foramen ischiadicum),
- Hernia lumbalis (Bruchpforte oberes und unteres Lendendreieck),
- Hernia perinealis (Bruchsack liegt in der Fossa ischiorectalis).

Diese Hernien sind meist von außen nicht sichtbar und manifestieren sich erst bei Inkarzeration mit Ileus. Entsprechend wird ihre Diagnose in der Regel erst während der Operation gestellt. Dasselbe gilt für die inneren Hernien:

- Hiatushernie (vgl. Kap. 24),
- Treitz-Hernie (Bruchpforte im Bereich der Flexura duodenojejunalis).

36.7 Hydrozelen

Flüssigkeitsansammlung innerhalb der Tunica vaginalis testis ***(Hydrocele testis)*** oder – seltener – im Verlaufe des Samenstranges ***(Hydrocele funiculi)***.

Ätiologie. Es wird zwischen einer ***idiopathischen*** Hydrozele, deren Ursache unbekannt ist und der ***symptomatischen*** Hydrozele unterschieden. Letztere wird nach Trauma, Hodentumoren oder als „Begleithydrozele“ nach entzündlichen Hoden-, bzw. Nebenhodenerkrankungen beobachtet.

[5] Alexin L. Littre, Anatom u. Chirurg, Paris, 1658–1726

Klinik. Die ein- oder auch beidseitig auftretende Skrotalschwellung ist ***diaphanoskopisch positiv***, d.h. rötliches Durchschimmern einer starken punktförmigen Lichtquelle, z.B. Taschenlampe, welche auf das Skrotum gehalten wird. Mit der Ultraschalluntersuchung des Skrotums kann die Hydrozele und eine etwaige Ursache, z.B. Tumor oder Entzündung von Hoden, bzw. Nebenhoden nachgewiesen werden. Bei Tumorverdacht Flüssigkeitspunktion und zytologische Untersuchung.

Therapie. Einfache Punktion in Lokalanästhesie und Entleerung der Hydrozele ist nur von vorübergehendem Nutzen. Eine sichere Behandlung ist nur durch Operation möglich. Dabei wird der Hydrozelensack entweder abgetragen (Operation nach von Bergmann) oder umgestülpt (Operation nach Winkelmann).

...

Die Leistenhernienoperation ist der häufigste Eingriff eines Allgemeinchirurgen. Die Leistenhernienplastik wird heute meist in Regional- oder Lokalanästhesie bei einer zu vernachlässigenden Morbidität und Letalität durchgeführt. Abhängig vom Operationsverfahren (Bassini, Mc Vay, Shouldice) sind folgende Spätkomplikationen zu nennen: Rezidivhernie 1 % (Shouldice), 6 % (Mc Vay), 10 % (Bassini), Hodenatrophie 0,3–1,1 % und Schmerz 0,2–5 %. Bei der Rezidivhernienoperation wird vermehrt Fremdmaterial implantiert (Stoppa-Verfahren). In den Händen erfahrener laparoskopischer Chirurgen zeigen die neuen endoskopischen Verfahren vielversprechende Resultate – doch die Verfahren sind noch in Entwicklung und gehören noch nicht zum Standard in der Leistenhernienchirurgie.

Andere Hernien sind deutlich seltener und ihre Versorgung – außer der Narbenhernie – ist in der Regel einfach.

Literatur

Arregui ME, Nagan RF (1994) Inguinal hernias. Advances or controversies. Radcliffe Medical Press, Oxford New York

Chevrel JP (1985) Chirurgie de la paroi abdominale. Springer, Berlin Heidelberg New York Tokyo

Herzog U (1990) Spätresultate nach Leisten- bzw. Femoralhernienoperation. Langenbecks Arch Chir 375: 5–10

Herzog U, Demartines N, Tondelli P (1993) Verfahrenswahl: Bassini – versus Shouldice-Plastik in der Behandlung der Leistenhernie. Langenbecks Arch Chir Suppl. (Kongreßbericht): 228–233

Nyhus LM (1984) Hernias. Surg Clin N Am 64: 183–415

Nyhus LM, Condon RE (1989) Hernia. Lippincott, Philadelphia

Ponka JL (1980) Hernias of the abdominal wall. Saunders, Philadelphia London Toronto

Rutkow IM, Robbins AW (1993) Demographic, classificatory, and socio-economic aspects of hernia repair in the United States. Surg Clin N Am 73: 413–426

Schumpelick V (1990) Hernien. Enke, Stuttgart

Schwartz SI, Shires GT, Spencer FC (1989) Principles of surgery. McGraw-Hill, New York

Stoppa RE (1989) The treatment of complicated pain and incisional hernias. World J Surg 13: 545–554

?

1. Warum muß bei inkarzerierter Hernie sofort operiert werden?
2. Welche präoperativen Abklärungsuntersuchungen sind bei einem betagten Patienten mit neu aufgetretener Inguinalhernie und Stuhlunregelmäßigkeiten vorzunehmen?
3. Welches sind die beiden häufigsten Ursachen des Dünndarmileus?
4. Wie erfolgt der Bruchpfortenverschluß bei Inguinalhernie?
5. Wo liegt die Bruchpforte bei direkter Inguinalhernie?
6. Welche Erkrankungen müssen differentialdiagnostisch bei Inguinoskrotalhernie in Erwägung gezogen werden?

Organtransplantation 37

H. J. Schlitt, G. Gubernatis, R. Pichlmayr

37.1 Geschichte 772

37.2 Transplantationsimmunologie 772

37.3 Spender 776

37.4 Nierentransplantation 778

37.5 Lebertransplantation 780

37.6 Herztransplantation 783

37.7 Lungen- und Herz-Lungen-Transplantation 783

37.8 Pankreastransplantation 784

37.9 Dünndarmtransplantation 786

37.10 Andere Organ- bzw. Gewebetransplantationen 786

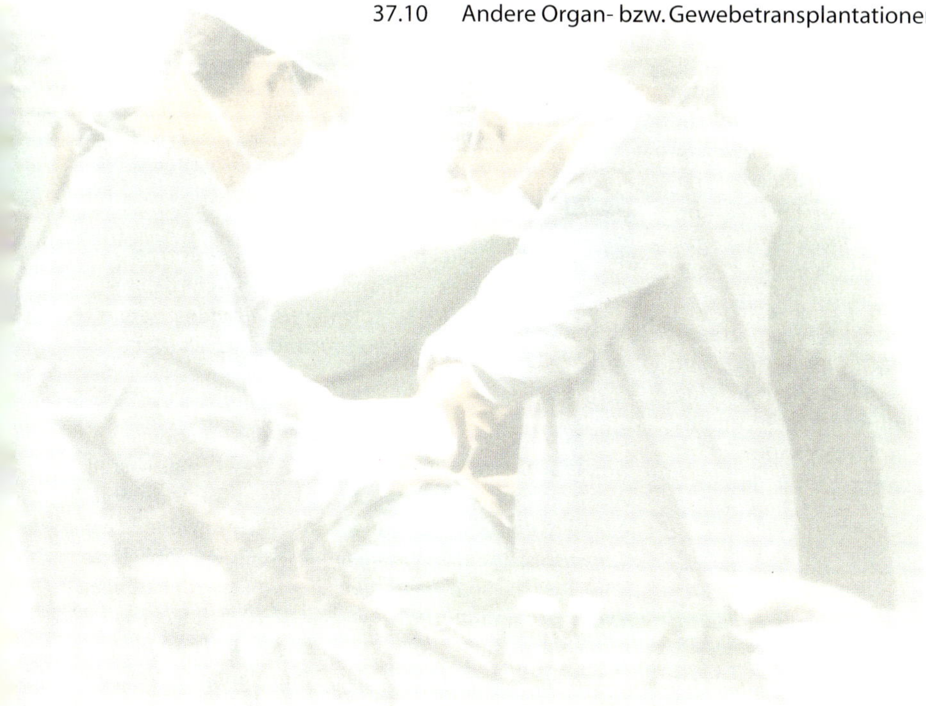

Mit zunehmend besseren Ergebnissen ist es über die letzten Jahre zu einer Ausweitung der Indikationsstellungen und damit steigendem Bedarf von Organtransplantationen gekommen. Für viele Formen der endgradigen Organerkrankung (Leber, Niere, Herz, Lunge, Pankreas) sowie beim Gewebeersatz (Knochen, Herzklappen, Kornea etc.) ist die Transplantation bereits klinische Routine, die Dünndarmtransplantation sowie die verschiedenen Formen der zellulären Transplantation sind noch in der experimentellen Phase.
Prinzipielle Kontraindikationen sind Infektionen, schwerwiegende Erkrankungen anderer Organsysteme sowie in den meisten Fällen ein malignes Tumorleiden. Die Indikationsstellung muß jedoch individuell erfolgen.
Ein zentrales Problem der Organtransplantation ist die limitierte Verfügbarkeit von Spenderorganen. Verwandtentransplantationen können in Einzelfällen den Engpaß überbrücken, stellen jedoch keine umfassende Lösung der Problematik dar.

37.1 Geschichte

Wenngleich schon seit langem versucht wurde, Transplantationen zwischen verschiedenen Individuen durchzuführen, und die technischen Voraussetzungen für Organtransplantation deutlich verbessert wurden (A. Carrel 1909), waren diese durch die immunologischen Probleme zunächst zum Scheitern verurteilt. Erfolgreiche klinische Transplantationen konnten dann zuerst zwischen eineiigen Zwillingen erreicht werden, so für die Haut durch J. B. Brown 1937, für die Niere durch J. E. Murray 1954 und für das Knochenmark durch E. D. Thomas 1959. Erst die Unterdrückung des Immunsystems ***(Immunsuppression)*** bei den transplantierten Patienten ermöglichte erste Erfolge der Organübertragung zwischen genetisch unterschiedlichen Individuen. Die initial eingesetzten Methoden waren jedoch wenig selektiv und schlecht steuerbar (Bestrahlung, Zytostatika, hochdosierte Kortikosteroide), so daß das Risiko von Komplikationen, insbesondere von lebensbedrohlichen Infektionen, sehr hoch war. Erst Anfang der 60er Jahren kam es mit der Entwicklung selektiverer Immunsuppressiva (Azathioprin und später Antilymphozytenglobuline), Methoden zur Gewebetypisierung und den Möglichkeiten zur Dialysebehandlung zum breiteren Beginn klinischer Organtransplantationen. Den endgültigen Durchbruch zur routinemäßigen klinischen Transplantation brachte dann Ende der 70er Jahre die Einführung des Immunsuppressivums Ciclosporin, wodurch Organtransplantationen mit zunehmend besserem Erfolg durchgeführt werden konnten.

37.2 Transplantationsimmunologie

Nomenklatur

Nach der Zusammensetzung des Transplantates kann die ***Organtransplantation***, die ***Gewebetransplantation*** und die ***zelluläre Transplantation*** unterschieden werden.

Organtransplantate besitzen eigene Gefäße, die anastomosiert werden müssen; sie sind ***primär vaskularisiert***. Gewebe wie die Kornea oder Haut werden initial per diffusionem ernährt bzw. später über einsprossende Empfängerkapillaren ernährt. ***Gewebetransplantate*** bestehen aus vitalen oder avitalen Geweben, d. h. Verbänden von Zellen und extrazellulärer Matrix. Hierzu zählen z. B. Langerhans-Inseln des Pankreas, Kornea und Herzklappen.

Abhängig von der Stärke der genetischen Differenz zwischen Spender und Empfänger werden die Transplantate in ***autologe***, ***syngene***, ***allogene*** oder ***xenogene*** untergliedert.

Bei ***autologen*** Transplantaten ist der Spender- und Empfängerorganismus identisch; z. B. bei einer Nieren-Autotransplantation im Rahmen einer Tumoroperation oder bei einer ex-situ Tumorresektion der Leber. ***Syngene*** (isologe) Transplantate stammen von genetisch identischen Individuen, d. h. von einem eineiigen Zwilling; immunologisch verhalten sie sich wie autologe Transplantate. Bei der ***allogenen*** (homologen) Transplantation stammt das Transplantat von einem genetisch unterschiedlichen Individuum der gleichen Spezies, was auch nicht-eineiige Geschwister mit einschließt. Die allogene Situation repräsentiert den Normalfall der klinischen Transplantation. Bei der ***xenogenen*** Transplantation wird über Speziesbarrieren hinweg transplantiert.

Nach dem Implantationsort des Organs oder Gewebes werden ***orthotope*** und ***heterotope*** Transplantationen unterschieden.

Bei der ***orthotopen*** Transplantation wird das Transplantat nach Entfernung des empfängereigenen Organs an der selben Stelle implantiert, wie dies zumeist bei der Leber und beim Herz der Fall ist. Bei der ***heterotopen*** Transplantation erfolgt die Implantation an einer anderen, z. B. technisch günstigeren, Stelle des Körpers; dies wird routinemäßig bei der Nierentransplantation praktiziert. Hat das entsprechende Organ des Empfängers noch eine Restfunktion, die durch das Transplantat lediglich unterstützt werden soll, so wird dies als ***auxiliäre*** Transplantatation bezeichnet.

Histokompatibilität

Genetisch unterschiedliche Individuen (also alle mit Ausnahme von eineiigen Zwillingen) unterscheiden sich in einer Reihe von Gewebemerkmalen. Das bekannteste dieser Antigensysteme sind die ***Blutgruppenantigene***. Da alle Körperzellen diese Blutgruppenantigene exprimieren, muß bei der Organtransplantation auf eine Kompatibilität der Blutgruppen zwischen Spender und Empfänger geachtet werden.

!

Die wichtigste Rolle bei der Transplantation spielen die Antigene des Haupthistokompatibilitätskomplexes ***(MHC-Antigene)***, der beim Menschen als ***HLA-System*** (human leukocyte antigens) bezeichnet wird.

Die Gene des HLA-Systems liegen auf dem kurzen Arm des Chromosom 6 und umfassen die Genorte A, B, und C (HLA-Klasse I-Antigene) sowie DR, DP und DQ (HLA-Klasse II-Antigene; Tabelle 37.1). Für jeden Lokus existieren eine Reihe von allelen Formen, so daß eine große Variabilität des Systems resultiert. Da bei doppeltem Chromosomensatz jeder Lokus in 2 Allelen vorliegt, exprimiert jedes Individuum mindestens 12 verschiedene HLA-Antigene. Bei der Zahl verschiedener Allele, die pro Lokus bekannt ist, ist somit eine zufällige HLA-Übereinstimmung zwischen nicht-verwandten Individuen extrem selten.

Aufgrund einer starken T-Zell-vermittelten Immunantwort gegen fremde MHC-Antigene führt eine Transplantation über HLA-Differenzen hinweg ohne Immunsuppression zu einer intensiven Immunreaktion und damit zur Abstoßung des Organs. Die HLA-Antigene werden deshalb ***starke Transplantationsantigene*** genannt. Daneben existieren jedoch noch weitere Gewebsantigene, deren Immunogenität nicht so stark ist wie die des MHC; sie werden als ***schwache Transplantationsantigene*** (minor histocompatibility antigens, ***non-MHC-Antigene***) bezeichnet. Hierzu gehören endothel- und monozytenspezifische Antigensysteme, Y-Chromosom-assoziierte Antigene, einige Blutgruppenantigene (z. B. das Lewis-System) sowie bestimmte gewebespezifische Polymorphismen.

Tabelle 37.1. HLA-System und Allele des verschiedenen Loci

DP	DQ	DR		B		C	A
DPw1	DQw1	DR1	Dw1	Bw4	Bw47	Cw1	A1
DPw2	DQw2	DR2	Dw2	B5	Bw48	Cw2	A2
DPw3	DQw3	DR3	Dw3	Bw6	B49	Cw3	A3
DPw4		DR4	Dw4	B7	Bw50	Cw4	A9
DPw5		DR5		B8	B51	Cw5	A10
DPw6		DRw6		B12	Bw52	Cw6	A11
		DR7	Dw7	B13	Bw53	Cw7	Aw19
		DRw8	Dw8	B14	Bw54	Cw8	A23
		DRw9		B15	Bw55		A24
		DRw10		B16	Bw56		A25
		DRw11	Dw5	B17	Bw57		A26
		DRw12		B18	Bw58		A28
		DRw13	Dw6	B21	Bw59		A29
		DRw14	Dw9	Bw22	Bw60		A30
		DRw52		B27	Bw61		A31
		DRw53		B35	Bw62		A32
				B37	Bw63		Aw33
				B38	Bw64		Aw34
				B39	Bw65		Aw36
				B40	Bw67		Aw43
				Bw41	Bw70		Aw66
				Bw42	Bw71		Aw68
				B44	Bw72		Aw69
				B45	Bw73		
				Bw46			

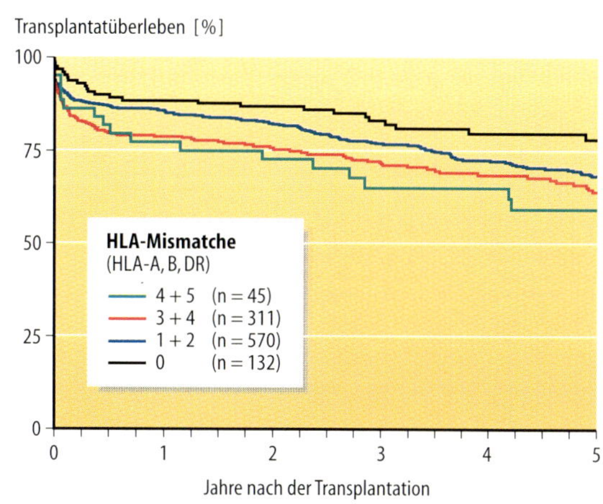

Abb. 37.1. Einfluß der HLA-Mismatche auf das Transplantatüberleben nach erster Nierentransplantation

Da die MHC-Antigene die primäre Zielstruktur der allospezifischen Immunantwort darstellen, ist es wünschenswert, eine möglichst gute HLA-Übereinstimmung zwischen Spenderorgan und Transplantatempfänger zu erreichen ***(Kompatibilität)***. Vor Transplantation erfolgt daher standardmäßige eine HLA-Typisierung auf Lymphozten, zumeist mit serologischen, für Klasse II-Antigene z. T. mit molekularbiologischen Methoden.

> **!**
>
> Zum Ausschluß einer Vorsensibilisierung des Empfängers gegen die spezifischen Alloantigene des Transplantates wird vor einer Organtransplantation ein ***Crossmatch*** durchgeführt.

Dazu wird Serum des Patienten mit Lymphozyten des Spenders inkubiert und nach Zugabe von Komplement auf Zytotoxizität überprüft. Ein positiver Crossmatchbefund weist auf die Anwesenheit spezifischer Antikörper gegen Antigene des Spenders und damit auf ein stark erhöhtes Risiko einer therapeutisch nicht beeinflußbaren hyperakuten Abstoßung hin. Aus diesem Grund darf bei positivem Crossmatchergebnis eine Nierentransplantation nicht durchgeführt werden. Bei der Lebertransplantation hat ein positives Crossmatch nach den vorliegenden Ergebnissen im Gegensatz zur Niere keine prognostische Bedeutung.

Abstoßung

> Nach dem zeitlichen Ablauf nach Transplantation kann eine ***hyperakute***, eine ***akute*** und eine ***chronische Abstoßung*** unterschieden werden, nach dem histologischen Bild eine ***interstitielle*** und eine ***vaskuläre Abstoßung*** und nach dem immunologischen Mechanismus eine ***zelluläre*** und eine ***humorale Abstoßung***.

Hyperakute Abstoßung. Die hyperakute Abstoßung tritt innerhalb der ersten Tage nach Transplantation auf und ist vorwiegend durch vorbestehende allospezifische Antikörper bei vorsensibilisierten Patienten oder durch blutgruppenspezifische Antikörper, also ***humoral***, bedingt. Eine Sonderform ist die Xenotransplantatabstoßung, die innerhalb von Minuten auftritt. Aufgrund des Pathomechanismus ist eine kausale Therapie praktisch nicht möglich, im Einzelfall kann eine Plasmapherese versucht werden.

Akute Abstoßung. Eine akute Abstoßung beginnt frühestens 4–5 Tage nach der Transplantation. Hier handelt es sich zumeist um eine ***zelluläre interstitielle Abstoßung***, wobei es zu einer Infiltration des Organs vor allem durch T-Lymphozyten kommt. Therapeutisch ist dieser Abstoßungstyp meist gut zu beeinflussen, wobei hochdosierte Steroide oder Antilymphozytenantikörper (ATG, ALG, OKT3) sehr wirkungsvoll sind. Akute Abstoßungen können neben der zellulären jedoch auch eine humorale, antikörper-vermittelte Komponente aufweisen; histologisch zeigt sich dabei eine ***vaskuläre*** Mitbeteiligung. Eine gemischt interstitiell-vaskuläre Abstoßung weist eine schlechtere Prognose auf.

> **!**
>
> Akute Abstoßungsepisoden können prinzipiell zu jedem Zeitpunkt nach Transplantation auftreten, sind jedoch in den ersten postoperativen Wochen am häufigsten.

Chronische Abstoßung. Im Gegensatz zum raschen Verlauf einer akuten Abstoßung führt die chronische Abstoßung meist zu einer langsam schleichenden Destruktion des Transplantates über Wochen, Monate und Jahre. Histologisch finden sich meist keine oder nur diskrete Entzündungszeichen im Gewebe, die Veränderungen sind vorwiegend an den Gefäßen lokalisiert; der Pathomechanismus ist noch unklar. Eine progrediente Funktionsverschlechterung des Transplantates kann aber auch andere Ursachen haben, z. B. ein Rezidiv der Grunderkrankung oder eine chronische Medikamententoxizität. Eine Trennung zwischen den Prozessen ist auch histologisch in vielen Fällen nicht sicher möglich, so daß zumeist der Begriff der ***chronischen Transplantatdysfunktion*** verwendet wird. Je nach Ursache der Dysfunktion kann eine Erhöhung, Verminderung oder Umsetzung der immunsuppressiven Medikation eine Besserung bringen. In vielen Fällen ist eine therapeutische Beeinflussung des Prozesses nicht möglich, so daß es zum progredienten Transplantatversagen kommt.

Immunsuppression

Das Spektrum der immunsuppressiven Substanzen, die nach Transplantation eingesetzt werden, ist sehr breit und reicht von unspezifisch proliferationshemmenden Substanzen (vor allem ***Azathioprin, Mycophenolat Mofetil*** und ***Steroide***) über aktivierungshemmende Substanzen mit hoher Spezifität für T-Lymphozyten (vor allem ***Ciclosporin*** und ***Tacrolimus*** (FK506)) zu ***poly- und monoklonalen Antikörpern*** gegen T-Lymphozyten (ATG, ALG, anti-CD3 (OKT3)) und gegen Aktivierungsmarker (Interleukin-2-Rezeptor). Innerhalb der letzten Jahre sind zunehmend neue Substanzen und Antikörper mit immunsuppressiver Wirkung verfügbar, die derzeit in klinischen Studien untersucht werden.

Klinisch ist eine ***Basisimmunsuppression*** von der vorübergehenden ***Induktionstherapie*** und der ***Abstoßungstherapie*** zu unterscheiden.

> **!**
>
> Bei den meisten Organen stützt sich die klinische ***Basisimmunsuppression*** vorwiegend auf Ciclosporin bzw. Tacrolimus und eine niedrige Dosis proliferationshemmender Substanzen wie Steroide und Azathioprin bzw. Mycophenolat Mofetil.

Kombinationstherapien mit mehreren Substanzen, von denen jede in einer relativ niedrigen Dosierung eingesetzt werden kann, haben sich aufgrund einer Minimierung der individuellen Nebenwirkungen bei Potenzierung der Hauptwirkung als besonders erfolgreich erwiesen. Zusätzlich ist eine ***blutspiegelorientierte Dosierung*** der Medikamente für eine effektive und sichere Therapie wichtig.

Eine ***Induktionstherapie*** ist zumeist auf die ersten 1–2 Wochen nach der Transplantation beschränkt. Ihr Ziel ist es, einerseits eine besonders hohe Immunsuppression in der immunologischen Risikophase früh nach Transplantation zu erreichen, andererseits eine verzögerte oder niedriger dosierte Therapie mit Ciclosporin und Tacrolimus zu ermöglichen, da diese Medikamente häufig mit deutlichen Nebenwirkungen (Nephrotoxizität, Diabetes mellitus) assoziiert sind. Zur Induktionstherapie kommen häufig antilymphozytäre Antikörper (ATG, ALG, OKT3, anti-IL-2-Rezeptor) zur Anwendung.

> **!**
>
> Die ***akute Abstoßungstherapie*** erfolgt mit hochdosierten Steroiden, beispielsweise in Form von 500 mg Methylprednisolon pro Tag über 3 Tage.

Darunter kommt es in den meisten Fällen zur Rückbildung des Abstoßungsprozesses mit Normalisierung der gestörten Transplantatfunktion. Persistiert die Abstoßung jedoch klinisch und morphologisch ***(steroidresistente Abstoßung)***, so ist der Einsatz potenterer Immunsuppressiva, beispielsweise eine antilymphozytäre Therapie (ATG, ALG, OKT3) erforderlich. Auch nach mehrjährigem unkomplizierten Verlauf kann es bei Absetzen der Immunsuppression zu schweren akuten Abstoßungsreaktionen kommen. Daher ist eine lebenslange immunsuppressive Therapie bei transplantierten Patienten notwendig.

Infektrisiko. Die Hemmung des Immunsystems führt zu einem erhöhten Infektrisiko. Dabei weisen die verschiedenen Medikamente ein unterschiedliches Risiko auf, da die Angriffspunkte im Immunsystem unterschiedlich sind. Aufgrund der T-Zell-spezifischen Hemmeffekte von Ciclosporin und Tacrolimus treten unter dieser Medikation vor allem virale Infektionen vermehrt auf. Azathioprin und Steroide haben einen wesentlich unspezifischeren, z. T. myelosuppressiven Effekt, so daß hierdurch auch Granulozyten und Monozyten/Makrophagen in ihrer Funktion gestört sind und das Risiko bakterieller Infektionen steigt. Zumeist sind ***endogene Infektionen*** bzw. ***Reinfektionen*** und ***opportunistische Infektionen*** Ursachen einer Infektionserkrankung bei immunsupprimierten Patienten. Das Risiko von außen übertragener Infektionen ist eher gering. Häufig finden sich Reaktivierungen von CMV-, EBV- und Herpesvirusinfektionen. Bei bakteriellen Infektionen stehen gramnegative Bakterien, Staphylokokken und Enterokokken sowie Pneumocystis carinii im Vordergrund. Weiterhin treten nicht selten Pilzinfektionen auf, vorwiegend Candida albicans.

Tumorrisiko. Unter langfristiger Immunsuppression ist auch das Tumorrisiko erhöht. Nach solider Organtransplantation finden sich sowohl poly- und monoklonale Lymphome, häufig Epstein-Barr-Virus assoziiert, als auch alle anderen Formen maligner Tumoren in höherer Inzidenz als bei der Normalbevölkerung. Bei intensiver Immunsuppression, vor allem mit antilymphozytären Antikörpern, scheint vor allem das Lymphomrisiko zu steigen. Auch bei moderater Medikation nimmt mit der Zeit nach Transplantation das Risiko verschiedener maligner Tumoren kumulativ zu. Gegenüber nicht immunsupprimierten Patienten ist es größenordnungsmäßig um den Faktor 3 erhöht.

Nicht-immunologische Nebenwirkungen. Neben der Reduktion der immunologischen Funktionen haben Immunsuppressiva auch eine Reihe nicht-immunologischer Nebenwirkungen. Beim Ciclosporin sind dies vor allem ***arterieller Hypertonus***, ***Nierenfunktionsstörungen***, ***Hyperurikämie***, ***neurologische Störungen*** und ein ***Diabetes mellitus***. Langfristig können auch kosmetische Probleme wie ***Hypertrichiose*** und ***Gingivahyperplasie*** auftreten. Ein ähnliches Spektrum an Nebenwirkungen, mit Ausnahme der beiden letztgenannten Komplikationen, findet sich bei Tacrolimus. Eine blutspiegeladaptierte Therapie kann lediglich einen Teil der Nebenwirkungen verhindern, die Schwellendosen für die einzelnen Nebenwirkungen vor allem bei langfristiger Einnahme sind individuell sehr unterschiedlich. Steroide verzögern die ***Wundheilung***, können zu einer ***Muskelschwäche*** und zu einer ***Fettsucht*** mit cushingoidem Habitus führen. Sie sind ***diabetogen***, es kann zu ***aseptischen Knochennekrosen*** und zu einer ***Katarakt*** kommen. Weiterhin finden sich nicht selten gastrointestinale Nebenwirkungen wie ***Ulzera***. Vor allem bei Kindern kann es unter Steroidtherapie zu ***Wachstumsstörungen*** kommen. Azathioprin kann vereinzelt ***hepatotoxisch*** sein und zu ***Haarausfall*** sowie zu einer erhöhten ***Hautfragilität*** führen.

37.3 Spender

Organspende ist die absolute Voraussetzung für das „Therapieverfahren Organtransplantation“. Ungeachtet aller wirtschaftlichen oder sonstigen Überlegungen ist die Organspende nach wie vor der entscheidende limitierende Faktor in der Versorgung der auf Transplantation wartenden Patienten. Dies gilt seit vielen Jahren insbesondere für die Situation in der BRD (zum Vergleich: Organspender/Mill. Einwohner 1996 BRD 12,6; Österreich 23,0).

Die zahlenmäßig zu geringe Organspende ist Ursache weiterer gesellschaftlicher Probleme (Verteilungsgerechtigkeit bei knappen Ressourcen, Organhandel in Ländern der dritten Welt unter Beteiligung deutscher Patienten u. ä.). Insgesamt hat der Bereich Organspende zu einer Diskussion über gesellschaftliche, gesundheitspolitische, weltanschaulich und religiös-fundamentalistische Fragen geführt, die nicht Gegenstand dieses Lehrbuches sein können (s. hierzu auch Literaturhinweise).

Formen der Organspende

Grundsätzlich ist zwischen der Organspende von lebenden und von verstorbenen Personen zu unterscheiden. Die Lebendspende ist in der BRD nur zwischen verwandten oder sich in „besonderer persönlicher Verbundenheit offenkundig nahestehenden“ Personen zulässig. Zukünftig muß jede Lebendspende durch eine interdisziplinäre Kommission genehmigt werden. Hiermit soll möglicher Organhandel vermieden werden. Die Lebendspende wird zumeist von Eltern auf Kinder durchgeführt und spielt in der BRD insgesamt eine untergeordnete Rolle, im Gegensatz z. B. zu den skandinavischen Ländern.

Bei der Organspende von Verstorbenen handelt es sich um hirntote Patienten auf Intensivstationen, bei denen die Beatmung und Herz-Kreislauf-Funktion noch aufrechterhalten sind (zum Hirntod s. u.). Die Organe werden, nachdem alle medizinischen, rechtlichen und organisatorischen Voraussetzungen (s.u.) geklärt sind, bei weiterhin aufrechterhaltenem Kreislauf und Beatmung im OP entnommen.

Im Prinzip ist auch eine Organentnahme nach Herz-Kreislaufstillstand möglich (sogenannter Non-Heart-Beating-Donor). Sie spielt in Europa praktisch keine Rolle. Der Grund liegt in den vielfältigen Problemen dieser Situation (Irreversibilität des Kreislaufstillstandes und Sicherheit der Diagnostik. Zeitproblematik: Einwilligung; warme Ischämiezeit für die Organe mit Funktionsverlust. Organisatorische und chirurgisch-technische Probleme).

Medizinische Kriterien für Organspender

> **!** Für alle Formen der Organspende ist entscheidend, ein funktionsfähiges Organ zu transplantieren, ohne dabei Krankheiten zu übertragen.

Da in der Regel davon auszugehen ist, daß ein Spenderorgan (bis zur Organspendesituation) funktionstüchtig gewesen ist, geht es bei der grundsätzlichen Beurteilung potentieller Organspender nur um die Erkennung und den Ausschluß von Organen mit übertragbaren Krankheiten. Hierbei gibt es nur zwei absolute Kontraindikationen: AIDS und Malignität. Alle anderen Kriterien sind relativ, schließen das Organ nicht prinzipiell von einer Organspende aus und die Situation muß jeweils individuell beurteilt werden. Dies gilt insbesondere z. B. für das Alter oder Infektionen.

Kriterien bei der Verwandten-/Lebendspende. Neben der Klärung der immunologischen Voraussetzungen sind hierbei besonders die Anatomie und die Funktion sowohl des beim Spender verbleibenden Organs als auch des zu transplantierenden Organs genau zu klären. Eine umfassende Aufklärung sowie Evaluierung der psychisch-emotionalen Situation ist von erheblicher Bedeutung.

Kriterien bei hirntoten Spendern. Hierbei müssen weder immunologische noch anatomische Voraussetzungen vor der Entnahme geklärt werden. Für die Funktion gilt oben Genanntes. Aufgrund von Entwicklungen und Erfahrungen der letzten Jahre kann festgestellt werden:

> **!** Nahezu jeder hirntote Patient auf einer Intensivstation kommt als Organspender in Frage.

Außer Patienten mit AIDS oder maligner Erkrankung, die grundsätzlich nicht in Frage kommen, scheiden auch Patienten mit massiver Sepsis einschließlich Keimnachweis aus. Hingegen sind isolierte Infekte, wie z. B. Pneumonie oder Harnwegsinfekt kein Hinderungsgrund. Bei Patienten mit septiformem Kreislaufverhalten ohne Keimnachweis ist die Situation individuell zu entscheiden, da ein solcher Zustand häufig auch durch den Ausfall der Hirnstammfunktion herbeigeführt wird. Von der Malignitätsregel ausgenommen sind Hirntumoren, da sie nicht systemisch metastasieren. Das Alter ist ein relatives Kriterium: Auch alte Organe können sehr gut funktionieren und erfolgreich auf zumeist ebenfalls ältere Empfänger transplantiert werden. Dies gilt nicht nur für die Nieren, sondern genauso für die Leber. Für beide Organe existieren keine oberen Altersgrenzen. Für das Herz liegt die obere Grenze derzeit bei 65 Jahren. Bei alten Spendern muß die Funktion der Organe kritisch geprüft werden; insgesamt ist aber grundsätzlich folgendes festzustellen:

> **!**
>
> Es gibt keine obere Altersgrenze für die Organspende.
> Nahezu jeder Organspender ist auch ein Mehrorganspender.
> Alle Todesursachen, die zum Hirntod führen, kommen in Frage.

Viele Organspender sind ältere Menschen. Die häufigsten Todesursachen sind Hirnblutung, Schädelhirntrauma, Hirninfarkt, Hypoxie (z. B. nach zu später, zunächst erfolgreich scheinender Reanimation, Ersticken, Status astmathicus u. ä.). Aufgrund dieses Ursachen- und Altersspektrums kommen auf jeder Intensivstation, besonders auch in den Krankenhäusern der Grund- und Regelversorgung, Organspender vor.

Ablauf der Organentnahme. Der Ablauf einer Organentnahme ist im Prinzip immer gleich (Tabelle 37.2). Entscheidend ist, die mögliche Organspendesituation als solche überhaupt zu erkennen und ggf. Fragen mit dem zuständigen Transplantationszentrum bzw. der Koordinierungsstelle zu klären.

Hirntod. Ein solcher Zustand wird nach Auffassung der wissenschaftlichen Fachgesellschaften sowie des überwiegenden Teils unserer Gesellschaft als Tod des Individuums angesehen (Tabelle 37.3 u. 37.4).

Tabelle 37.2. Organisatorischer Ablauf der Organspende

1. 1. Erkennung 2. Vorklärung	Symptome des Hirntodes Medizinische Eignung, keine Altersgrenze, keine Ursacheneinschränkung (einzige Kontraindikationen: AIDS, Malignität)
2. Hirntod	Diagnostik entsprechend Protokoll BÄK
3. Einwilligung	Spenderausweis Gespräch mit den Angehörigen
4. Staatsanwaltschaft/ Rechtsmedizin	bei unnatürlicher Todesursache
5. Fortsetzung der intensiv-medizinischen Maßnahmen	Kreislauf, Beatmung, Homöostase (cave: Diabetes insipidus)
6. Organentnahme	In der Regel im Krankenhaus des Spenders

Tabelle 37.3. Klinische Symptome des Hirntodes

Gleichzeitiger Nachweis von

1. Koma

2. Ausfall aller Hirnstammreflexe:
- Keine Pupillenreaktion auf Licht
- Kein Kornealreflex
- Keine Trigeminusschmerzreaktion
- Kein Würgereflex
- Kein okulozephaler Reflex (sog. Puppenkopfphänomen: bei Drehbewegungen des Kopfes bleiben die Augen starr und geradeaus gerichtet)
- Kein vestibulookulärer Reflex (kalorische Prüfung: bei Eiswasserspülung des äußeren Gehörganges kommt es zu keiner Augenbewegung)
- Kein Bulbovagalreflex (okulokardialer Reflex) (bei festem Druck auf die Augäpfel kommt es zu keiner Pulsverlangsamung)

3. Ausfall der Spontanatmung
(spezifische Prüfungsvorschriften)

Tabelle 37.4. Ablauf der Hirntoddiagnostik

1. Ausschluß von Diagnosehindernissen:
- Relaxation
- Schock
- Unterkühlung
- Metabolisches und endokrines Koma
- Vergiftung bzw. sedierende Medikamente (toxikologisches Gutachten erforderlich)

2. Klinische Untersuchung
- Zwei Ärzte
- Beide Ärzte unabhängig von der Transplantation
- Beide Ärzte müssen in der Hirntoddiagnostik bzw. Intensivmedizin mehrjährige Erfahrungen besitzen

3. Beobachtungszeit und Wiederholung der klinischen Untersuchung
(nach wenigstens 12 h, abhängig von Alter und Todesursache)
oder Anwendung technischer Verfahren
(Beobachtungszeit entfällt)
- EEG
- Hirnszintigraphie
- Doppler-Sonographie
- EVOP
- Angiographie

> Der Hirntod ist der vollständige und irreversible Funktionsausfall von Groß- und Stammhirn nach primärer oder sekundärer Hirnschädigung.

Die biologische Tatsache des Hirntodes ist unumstritten und auch unbestreitbar, da es sich um einen von der Natur gegebenen Zustand handelt. Sorgfältig zu trennen hiervon sind weltanschaulich-philosophisch-religiöse Betrachtungen, die sich aus fundamentalen Ansätzen mit der Deutung dieses Zustands im Rahmen des Sterbens als Prozeß beschäftigen (s. hierzu auch Literaturhinweise). Die beiden großen Kirchen haben sich in einer gemeinsamen Schrift darauf festgelegt, daß der Hirntod den Tod des Individuums darstellt. Ebenfalls hat das Rabbinat in Jerusalem den Hirntod als Tod des Individuums bezeichnet.

An die Diagnose des Hirntodes werden höchste Anforderungen gestellt (s. hierzu Literatur Bundesärztekammer). Diese Diagnose muß *immer* von zwei Ärzten gestellt werden. Sie müssen beide unabhängig von der Transplantation sein und Erfahrung in der Behandlung schwer schädelhirngeschädigter Patienten haben (keine Fachrichtung vorgeschrieben). Voraussetzungen, Ablauf und zugelassene Testverfahren sind genau vorgeschrieben. Die Diagnostik wird auf einem speziellen Formular dokumentiert.

Rechtslage. 1997 hat der Bundestag ein Transplantationsgesetz verabschiedet. Es gibt umfassende Rechtssicherheit einschl. vieler Detailregelungen und schreibt eine intensive Qualitätssicherung vor. Entscheidenste Veränderung ist die Dreiteilung der Transplantationsmedizin in die Bereiche Spende, Vermittlung und Transplantation. Die Spende muß durch eine unabhängige bundesweite Koordinierungsstelle organisiert werden, die Organverteilung wird durch eine unabhängige Vermittlungsstelle vorgenommen, die Transplantationszentren sind ausschließlich für die Transplantation zuständig, ohne dabei auf die Zuteilung der Organe und Patientenauswahl Einfluß nehmen zu können. Alle Krankenhäuser sind verpflichtet, mögliche Organspender an die Koordinierungsstelle zu melden. Rechtssicherheit besteht auch für alle Bürger bezüglich des eigenen Organspendewillens: Der eigene Wille ist entscheidend. Das sog. Persönlichkeitsrecht schützt diesen Willen über den Tod hinaus. Nur wenn kein Wille bekannt ist, werden die Angehörigen nach dem mutmaßlichen Willen befragt – sie sollen im Sinne des Verstorbenen entscheiden. Diese gesetzliche Regelung entspricht der bisher in Deutschland geübten Praxis.

Chirurgische Organentnahme. Die Organentnahme findet in der Regel in dem Krankenhaus statt, in dem auch der Tod des Spenders festgestellt wurde. Die Operation wird gemeinsam mit den Chirurgen des zuständigen Transplantationszentrums durchgeführt. Die chirurgische Technik ist weitgehend standardisiert und befolgt dieselben Prinzipien, wie sie auch bei jeder anderen Operation beachtet werden müssen (Infektionsschutz, vorsichtiges Präparieren, Blutstillung etc.). Ein solches Vorgehen dient sowohl dem optimalen Organfunktionserhalt als auch der Wahrung der Würde des Verstorbenen.

Wichtige Organisationen

Eurotransplant (ET). Die Eurotransplant Foundation hat ihren Sitz in Leiden (Holland). Die Daten aller Organempfänger in den Ländern Deutschland, Österreich, Holland, Belgien, Luxemburg, werden hier gespeichert. Alle Transplantationszentren dieser Länder melden jeden Organspender an Eurotransplant, von wo die Organe nach festgelegten Kriterien (Histokompatibilität, Dringlichkeit etc.) verteilt werden. ET wird vermutlich den Auftrag als Vermittlungsstelle erhalten.

Deutsche Stiftung Organtransplantation (DSO). Diese Organisation hat ihren Sitz in Neu-Isenburg bei Frankfurt und unterstützt die Transplantationszentren organisatorisch und administrativ bei der Durchführung der Organspende. Die DSO wird vermutlich den Auftrag als Koordinierungsstelle erhalten.

37.4 Nierentransplantation

Indikationen

> ! Eine Indikation zur Nierentransplantation besteht prinzipiell bei ***allen Formen der irreversiblen terminalen, d. h. dialysepflichtigen, Niereninsuffizienz***.

Die häufigsten Ursachen sind beim Erwachsenen die verschiedenen Formen des chronischen Nierenversagens, zumeist Glomerulonephritis, Pyelonephritis oder diabetischen Nephropathie. Andere Ursachen der Niereninsuffizienz sind metabolische Erkrankungen (z. B. Oxalose), toxische Nierenschäden (z. B. Analgetikanephropathie), hereditäre Erkrankungen (z. B. Zystennieren, Alport-Syndrom), obstruktive Erkankungen, irreversibles akutes Nierenversagen sowie Nierenversagen im Rahmen von Systemerkrankungen (z. B. Lupus erythematodes, Polyarteritis, Amyloidose etc.). Eine terminale Niereninsuffizienz kann auch bei Kindern und Säuglingen auftreten, wobei hier kongenitale Nierenfunktionsstörungen bzw. -fehlbildungen (z. B. Nierenaplasie, Markschwammniere, etc.) im Vordergrund stehen. Die primäre Therapie der terminalen Niereninsuffizienz besteht in der Dialysebehandlung (Hämodialyse oder Peritonealdialyse). Diese „Nierenersatztherapie“ kann die fehlende Nierenfunktion jedoch nur partiell ersetzen, so daß es zum Auftreten von Folgeerkrankungen (renale Anämie, sekundärer Hyperparathyreoidismus etc.) kommt. Darüberhinaus erfordert diese Behandlung von den Patienten eine sehr disziplinierte Lebensführung und einen hohen Zeitaufwand bei reduzierter Lebensqualität. Daher ist es wünschenswert, eine Nierentransplantation möglichst rasch nach dem Eintritt der terminalen Niereninsuffizienz durchzuführen. Kontraindikationen für eine Transplantation sind akute oder chronische Infektionserkrankungen, ein malignes Tumorleiden und schwerwiegende kardiale, respiratorische oder vaskuläre Begleiterkankungen. Bei Vorliegen schwerer kardio-pulmonaler Probleme muß das Operationsrisiko im Einzelfall abgewogen werden. Ausgeprägte arteriosklerotische Gefäßveränderungen insbesondere der Beckengefäße können ebenfalls eine Kontraindikation darstellen bzw. erfordern vorbereitende gefäßchirurgische Interventionen.

Die Nierentransplantation kann sowohl durch eine ***Leichenspende*** als auch durch eine ***Lebendspende*** realisiert werden. Die Organe werden nach den Kriterien einer bestmöglichen HLA-Übereinstimmung transplantiert, das serologische Crossmatch muß negativ sein.

In Deutschland ***warteten*** Ende 1996 8.052 Patienten auf eine Nierentransplantation, 15 % davon auf eine Retransplantation. Im Jahr 1996 wurden 2.016 Nierentransplantationen durchgeführt, davon 128 von Lebendspendern. Die mittlere ***Wartezeit*** auf ein Organ beträgt ca. 2–3 Jahre.

Technische Aspekte und Komplikationen

> **!** Die Transplantation einer Niere erfolgt grundsätzlich ***heterotop***, wobei die Fossa iliaca die bevorzugte Lokalisation darstellt.

Die Eigennieren werden üblicherweise in situ belassen, wenn nicht bestimmte Gründe für ihre Entfernung sprechen (z. B. Infektionen bei Pyelonephritis oder renovaskulärer Hypertonus). Die ***Fossa iliaca*** wird bevorzugt aufgrund der guten extraperitonealen Zugänglichkeit; sie erlaubt ein Zurückkürzen des ischämiegefährdeten distalen Ureters und ermöglich eine Palpation und einfache Biopsie des Organs durch die Bauchdecken. Über eine laterale, bogenförmige Inzision im Mittel-/Unterbauch erfolgt der extraperitoneale Zugang zu den Iliakalgefäßen (Abb. 37.2). Für den ***arteriellen Gefäßanschluß*** wird meist die Nierenarterie mit einem Aortenpatch End/Seit mit der A. iliaca communis oder externa anastomosiert, die Vene stark gekürzt und ohne Patch End/Seit mit der V. iliaca externa oder communis anastomosiert. Der gekürzte Ureter wird mit der Blasenschleimhaut anastomosiert ***(Ureteroneozystostomie)*** und mit einer einfachen Antirefluxplastik durch einen kurzen muskulären Tunnel versehen. Bei kleinen Kindern, die das Organ eines Erwachsenen erhalten, erfolgt die Gefäßanastomosierung – zumeist ebenfalls extraperitoneal von rechts – an Aorta und V. cava. Der Ureter kann dann End/End oder End/Seit mit dem Eigenureter oder ebenfalls direkt mit der Blase anastomosiert werden (s. Abb. 37.2).

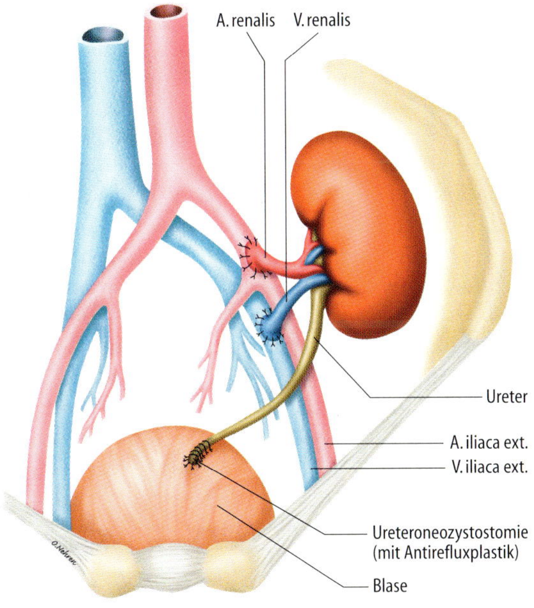

Abb. 37.2. Operativer Situs der Nierentransplantation in die Fossa iliaca

Technische Komplikationen der Operation sind ***Gefäßstenosen*** mit folgender Ischämie des Organs, ***Stenose oder Insuffizienz der Ureteroneozystostomie***, eventuell verbunden mit einer ***Ureternekrose***, sowie die ***Lymphozele***. Bei verzögerter Diagnose vaskulärer Komplikationen kann das Organ irreversibel geschädigt werden, so daß hierbei nur eine rasche operative Revision erfolgversprechend ist. Auch die übrigen Komplikationen erfordern zumeist eine operative Revision. Im Falle einer persistierenden Lymphozele erfolgt eine Fensterung zum Peritoneum zur Entlastung der lokalen Kompressionssymptome.

Bei Vorliegen einer irreversiblen akuten Abstoßung kann es zum Auftreten von systemischen Krankheitserscheinungen mit Fieber und Unwohlsein sowie schmerzhafter Schwellung des Transplantates und Hämaturie kommen. Unter diesen Umständen ist eine sofortige Entfernung des Transplantates ***(Transplantatnephrektomie)*** indiziert. Da nach einigen Wochen das Transplantat mit dem umgebenden Gewebe intensiv verwachsen ist, erfolgt die Transplantatnephrektomie gegebenenfalls unter Zurücklassen der Kapsel.

Verlaufsparameter und Diagnostik

Die entscheidenden Verlaufsparameter für die Transplantatfunktion bei nierentransplantierten Patienten sind die ***Urinausscheidung*** und die Konzentration der harnpflichtigen Substanzen, insbesondere ***Kreatinin*** und ***Harnstoff***, im Blut.

> **!** Ein Rückgang der Diurese bzw. Anstieg der harnpflichtigen Substanzen ist unverzüglich abzuklären.

Als mögliche Ursachen kommen sowohl ***parenchymale Probleme*** (Abstoßung oder Nephrotoxizität durch Ciclosporin bzw. Tacrolimus), ***vaskuläre Probleme*** (Arterienstenose oder -thrombose, Venenthrombose), als auch ***Störungen am harnableitenden System*** (Anastomosenstenose, Urinleck, komprimierende Lymphozele, Blasentamponade, Harnverhalt) in Frage.

Bei den diagnostischen Möglichkeiten in der früh-postoperativen Phase kommt der ***Sonografie*** bzw. ***Dopplersonografie*** die größte Bedeutung zu. Die Analyse der ***Urinelektrolyte*** ist entscheidend bei der Differenzierung von prä- und intrarenalen Funktionsstörungen des Transplantates, die engmaschige ***Blutspiegelbestimmung*** von Ciclosporin (und ggf. seinen Metaboliten) liefert Informationen über eine mögliche Nephrotoxizität oder das Vorliegen einer unzureichenden Immunsuppression. Zur Differenzierung parenchymal bedingter Funktionsstörungen ist die ***Biopsie*** mit anschließender histologischer und/oder zytologischer Beurteilung die Methode der Wahl.

Fallbeispiel

Ein Patient, zwei Jahre nach Nierentransplantation, hat bei guter Diurese über die vergangenen zwei Wochen einen Kreatininanstieg von 120 µmol/l auf 260 µmol/l. Klinisch hat der Patient keine Beschwerden, der körperliche Untersuchungsbefund ist unauffällig.

Weiteres Vorgehen?

- Erhöhen der Immunsuppression und Kontrolle des Kreatinins nach einer Woche
- Gabe eines Antibiotikums bei Verdacht auf Harnwegsinfekt
- Sofortige Sonographie und Veranlassung bzw. Durchführung einer Nierenbiopsie

Antwort: Bei einem plötzlichen, deutlichen Kreatininanstieg ist sofort eine adäquate Abklärung der Ursache der Dysfunktion erforderlich. In diesem Fall muß sehr rasch eine Ultraschalluntersuchung zum Ausschluß einer Harnabflußstörung und im negativen Fall eine Biopsie erfolgen, um eine adäquate Therapie sofort einleiten zu können. Die wahrscheinlichste Ursache ist eine Abstoßung, die jedoch nicht blind behandelt werden sollte.

Ergebnisse

Die Ergebnisse der Nierentransplantation sind insgesamt sehr gut. Die ***1-Jahres-Überlebensrate*** der Patienten liegt bei 97%, was der 1-Jahres-Überlebensrate nicht transplantierter Dialysepatienten entspricht; die Todesfälle sind dabei vor allem auf perioperative kardiovaskuläre Komplikationen zurückzuführen. Die ***1-Jahres-Transplantatüberlebensrate*** ersttransplantierter Patienten liegt bei 85–90%, d.h etwa 10–15% der Organe gehen innerhalb des ersten Jahres, vorwiegend durch akute Abstoßung, verloren. Nach dem ersten Jahr kommt es zu einem langsam progredienten Funktionsverlust bei einigen Transplantaten.

> **!** Als Ursachen der langfristigen Funktionsverschlechterung spielen sowohl ***chronische Abstoßungsprozesse, chronische Medikamententoxizität*** (insbesondere durch Ciclosporin) als auch ***Rezidive der Grundkrankheit*** eine Rolle.

Die 5- bzw. 10-Jahres-Transplantatüberlebensraten nach Ersttransplantation liegen dadurch bei 65–75% bzw. um 50%, d.h. nach dem ersten Jahr verlieren im Mittel 6% der Organe pro Jahr ihre Funktion. Nach ***Retransplantation*** ist aufgrund des erhöhten immunologischen Risikos die Transplantatüberlebensrate geringer (1-Jahres-Transplantatüberlebensrate bei Zweittransplantation: etwa 80%, bei Drittransplantation um 70%).

37.5 Lebertransplantation

Indikationen

> **!** Eine Lebertransplantation ist bei allen Formen der ***fortgeschrittenen chronischen Leberinsuffizienz***, bei einigen ***metabolischen Lebererkrankungen***, beim ***akutem Leberversagen*** und im Einzelfall bei nicht resektablen ***Tumoren der Leber*** zu erwägen.

Beim Erwachsenen ist eine endgradige Zirrhose die häufigste Transplantationsindikation, wobei es sich zumeist um Zirrhosen nach Hepatitis-B ± D, Hepatitis-C, oder bei Autoimmunhepatitis, primär biliärer Zirrhose (PBC) oder primär sklerosierender Cholangitis (PSC) handelt. Weitere Indikationen sind ein Budd[1]-Chiari[2]-Syndrom sowie metabolische Erkrankungen (Morbus Wilson[3], Hämochromatose etc.). In Fällen von alkoholtoxischer Leberzirrhose ist die Indikation zur Transplantation im Einzelfall kritisch abzuwägen. Bei absehbarer Progredienz der Lebererkrankung sollte eine Transplantation möglichst frühzeitig erfolgen ***(elektive Transplantation)***, da bei deutlich reduziertem Allgemeinzustand des Patienten das Komplikationsrisiko deutlich ansteigt. Weiterhin kann eine Transplantation indiziert sein bei bestimmten Tumorerkrankungen wie hepatozellulären Karzinomen (HCC) in Zirrhose, die aufgrund der eingeschränkten Leberfunktion nicht resektabel sind, sowie bei irresektablen Tumoren im Hepatikusgabelbereich (Klatskin-Tumoren). Voraussetzung ist jedoch ein klar lokal begrenztes Tumorwachs-

[1] George Budd, Internist, London, 1808–1882
[2] Chiari Hans Chiari, Pathologe, Strasbourg, 1851–1916
[3] Samuel A. Wilson, Neurologe, London, 1878–1937

tum ohne Hinweis für extrahepatische Metastasen. Lebermetastasen sind in der Regel keine Indikation zur Transplantation, Ausnahmen können bei endokrinen Tumoren bestehen. Bei ***Kindern*** sind die häufigsten Transplantationindikationen ***angeborene Mißbildungen der Gallenwege*** (Gallengangsatresie, Morbus Byler), bei Jugendlichen und jungen Erwachsenen metabolische Erkrankungen (α_1-Antitrypsin-Mangel, Morbus Wilson, Glykogenosen etc.). Häufige Ursachen eines akuten Leberversagens sind fulminante virale Hepatitiden, die Halothan-Hepatitis sowie toxische Formen der Leberinsuffizienz (z. B. Paracetamol, Knollenblätterpilzvergiftung). Die Indikationsstellung zur Transplantation beim akuten Leberversagen ist sehr schwierig und vom Verlauf der Erkrankung abhängig zu machen.

Für die Lebertransplantation kommen fast ausschließlich ***Leichenspender*** in Frage. Die Durchführung einer ***Verwandtentransplantation*** mit Lebendspende des links-lateralen Leberlappens für kindliche Empfänger ist möglich und wird in einigen Zentren mit gutem Erfolg durchgeführt.

In Deutschland wurden 1996 775 Patienten für eine Lebertransplantation angemeldet. 699 Transplantationen wurden 1996 durchgeführt, der Bedarf liegt etwa beim Doppelten. Die ***Wartezeit*** beträgt im Schnitt 2–6 Monate.

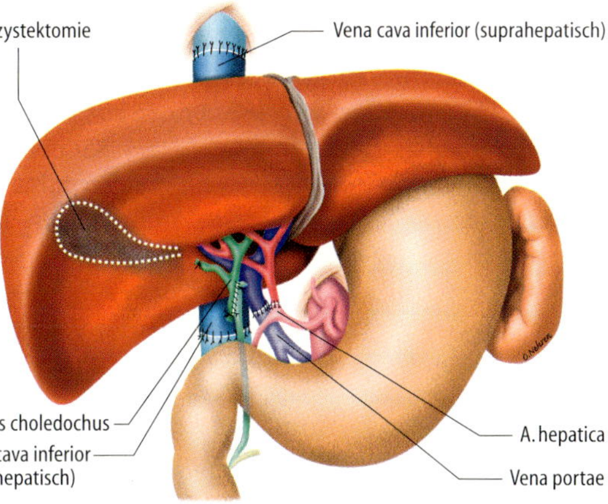

Abb. 37.3. Operativer Situs der orthotopen Lebertransplantation

Technische Aspekte und Komplikationen

> **!** Die Transplantation der Leber erfolgt routinemäßig ***orthotop***.

Nach großzügiger Laparotomie im Oberbauch wird zunächst die erkrankte Leber einschließlich des intrahepatischen Anteils der V. cava entfernt. Zur venösen Entlastung kann während dieser Phase ein ***femoro-porto-axillärer Bypass*** zum Einsatz kommen, der das venöse Blut der unteren Extremität und des meist unter hohem Druck stehenden portalvenösen Systems in den Bereich der oberen Hohlvene drainiert. Es erfolgt dann eine End/End-Anastomosierung der ***supra- und infrahepatischen V. cava*** sowie der ***Pfortader*** (Abb. 37.3). Die ***arterielle Anastomose*** erfolgt entweder mit der empfängereigenen Leberarterie, dem Trucus coeliacus oder direkt auf die Aorta. Schließlich wird der ***Gallengang*** End/End oder besser Seit/Seit mit dem Gallengang des Empfängers anastomosiert und ggf. über eine T-Drainage geschient. Bei Vorliegen einer Gallenwegserkrankung oder nicht ausreichender Länge des Gallenganges wird eine ***Hepatikojejunostomie*** mit einer nach Y-Roux ausgeschalteten Dünndarmschlinge angelegt.

Da für die Transplantation bei Kindern und Säuglingen nur selten größenkompatible Organe zur Verfügung stehen, werden in diesen Fällen häufig Teile einer erwachsenen Spenderleber verwendet. Hierzu kann – je nach Größenunterschied – entweder der rechte Leberlappen, der linke Leberlappen oder nur der linkslaterale Leberlappen (Segmente II und III) verwendet werden ***(Segmenttransplantation)***. Die Größenreduktion und Präparation der Leber erfolgen dabei vor der eigentlichen Transplantation ex-situ an dem perfundierten und gekühlten Spenderorgan. Bei Verwendung von Lebersegmenten bei Kindern wird meist die empfängereigene intrahepatische V. cava bei der Hepatektomie belassen und die Vene des Lebertransplantates End/Seit anastomosiert. Ein entsprechendes Vorgehen wird bei der ***Verwandtenlebertransplantation*** angewandt, wobei zumeist der links-laterale Leberlappen verwendet wird. Aufgrund des Mangels an Spenderorganen wird in zunehmendem Maße eine Spenderleber für zwei Empfänger verwendet ***(Split-Lebertransplantation)***. Das Teilen der Leber kann dabei entweder in-situ beim hirntoten Spender – ähnlich wie bei der Lebendspende – erfolgen, oder ex-situ unter Kühlung. Zumeist wird der links-laterale oder der linke Leberlappen für ein Kind oder einen kleinen Erwachsenen verwendet, während der rechte Teil für einen Erwachsenen zur Verfügung steht. Eine ***auxiliäre Lebertransplantation*** kann beim – potentiell reversiblen – akuten Leberversagen sinnvoll sein. Aufgrund der besseren Durchblutungssituation hat sich die orthotope Lage von auxiliären Transplantaten (auxiliäre partielle orthotope Lebertransplantation (APOLT)) als besonders günstig erwiesen. Dazu wird der links-laterale oder der linke Lappen der erkrankten Leber reseziert und an seine Stelle ein entsprechendes partielles Transplantat implantiert. Nach Erholung der eigenen Leber im Laufe von einigen Wochen oder Monaten kann die Immunsuppression abgesetzt oder das Transplantat wieder entfernt werden.

Technische Komplikationen der Lebertransplantation sind vor allem Blutungen während der Entfernung der empfängereigenen Leber. Postoperativ kann es – vor allem bei schlechter Initialfunktion – zu ***Nachblutungen*** kommen. Im Bereich der Anastomosen können ***vaskuläre Stenosen*** mit Durchblutungsstörung bis hin zur kompletten ***arteriellen*** oder ***portalvenösen Thrombose*** auftreten. Insbesondere bei Kindern besteht aufgrund der Größenverhältnisse ein erhöhtes Risiko eines arteriellen Verschlusses. Weitere Komplikationen betreffen die Gallengangsrekonstruktion wobei es sowohl zu ***Gallelecks*** (vor allem in der Frühphase) als auch zu ***Gallengangsstenosen*** (vor allem im Langzeitverlauf) kommen kann. Diese Komplikationen erfordern meist eine endoskopische oder operative Intervention und Korrektur. Weitere schwerwiegende Komplikationen sind ***lokale*** oder ***systemische Infektionen.***

> **!** Das perioperative Risiko ist vor allem bei Patienten mit reduziertem Allgemeinzustand zum Zeitpunkt der Transplantation deutlich erhöht.

Verlaufsparameter und Diagnostik

Klinische Zeichen der Transplantatdysfunktion sind Ikterus und Gerinnungsstörung. Wichtige laborchemische Parameter zur Beurteilung der Leberfunktion bzw. Leberschädigung sind die ***Transaminasen*** (ALAT, ASAT), die ***GLDH***, das ***Bilirubin***, die ***Gerinnungsfaktoren***, insbesondere der Vitamin-K-unabhängige Faktor V, die ***Cholinesterase*** (CHE), sowie ***Ammoniak*** und ***Laktat.*** Bei liegender T-Drainage kann außerdem die ***Galleproduktion*** beurteilt werden, wobei weniger die Menge sondern mehr die Farbe der Galle einen Hinweis auf die Leberfunktion und ihren Verlauf gibt. Eine ***initialer Nichtfunktion*** (INF) des Organs stellt eine der gefährlichsten Komplikationen der Lebertransplantation dar und macht eine sofortige ***Retransplantation*** nötig. Ursachen für eine INF können eine Vorschädigung der Leber, ein ausgeprägter Konservierungsschaden oder eine Durchblutungsstörung sein.

Ein plötzlicher Transaminasenantieg im weiteren Verlauf ist dringend abklärungsbedürftig. Ihm kann eine ***Abstoßungsreaktion***, eine Virusinfektion (CMV oder Hepatitisrezidiv), eine Durchblutungsstörung oder eine Medikamententoxizität zugrunde liegen. Ein Anstieg des Bilirubins kann durch eine akute oder chronische Abstoßung, durch eine Galleabflußstörung, eine Cholangitis oder eine arterielle Durchblutungsstörung mit Gallengangsnekrose bedingt sein. ***Fieber*** kann auf einer Abstoßung, einer Cholangitis oder einer sonstigen Infektion (Pneumonie, Abszeß, Kathetersepsis etc.) beruhen. Für die Differentialdiagnostik spielt die ***Sonografie*** bzw. ***Dopplersonografie*** eine entscheidende Rolle, da hiermit am Bett sowohl Hinweise auf eine intrahepatische Cholestase und perihepatische Raumforderungen gewonnen als auch die Durchblutungssituation der Leber seitens der Pfortader und der Arterie beurteilt werden kann. Eine adäquate Aussage über intrahepatische Prozesse und parenchymale Veränderungen ist nur mittels ***Biopsie*** und nachfolgender histologischer und/oder zytologischer Auswertung möglich.

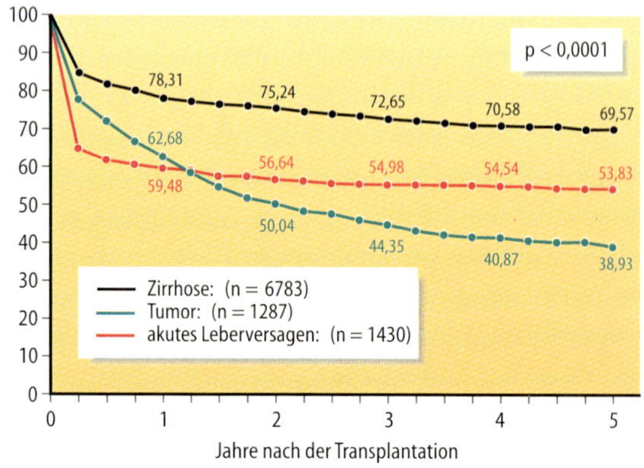

Abb. 37.4. Patientenüberleben nach Lebertransplantation bei verschiedenen Indikationsgruppen. (Daten des European Liver Transplant Registry (ELTR))

Ergebnisse

> **!** Die Ergebnisse der Lebertransplantation hängen entscheidend von der Grunderkrankung und dem Zustand des Patienten zum Zeitpunkt der Transplantation ab.

Bei Erwachsenen liegt insbesondere bei der PBC, der PSC, dem Budd-Chiari-Syndrom sowie den Autoimmunhepatitiden das ***1-Jahres-Überleben*** bei etwa 90 % und nimmt auch über die folgenden Jahre nur geringfügig ab (Abb. 37.4). Ebenso ist die Prognose bei Stoffwechselerkrankungen (Glykogenosen, α_1-Antitrypsinmangel, Morbus Byler etc.) sehr gut. Bei posthepatitischer Zirrhose ist die Hepatitis-B mit einem hohen Rezidivrisiko im Transplantat verbunden; hier kommt es unbehandelt in fast allen Fällen zum symptomatischen Rezidiv der Erkrankung, was zur Zerstörung des Transplantates führen kann. Auch eine vorbestehende Hepatitis-C-Infektion rezidiviert fast immer, jedoch ist hierbei die Reinfektion klinisch zumeist milde. Bei Transplantation aufgrund eines Malignoms in der Leber besteht ein Rezidivrisiko des Tumors (s. Abb. 37.4).

37.6 Herztransplantation

Indikationen

> **!** Eine Herztransplantation ist indiziert bei ***ausgeprägter Herzinsuffizienz*** mit einer geschätzten Lebenserwartung von unter 1 Jahr, entsprechend Stadium III oder IV nach der Klassifikation der New York Heart Association (NYHA), bei ausgeschöpfter konservativer oder chirurgischer Therapie.

In den meisten Fällen liegt eine ***dilatative oder ischämische Kardiomyopathie*** vor, die entweder idiopathisch oder durch eine koronare Herzerkrankung bedingt ist. Kontraindikationen für eine Transplantation sind ausgeprägte Erkrankungen anderer Organsysteme sowie bestehende Infektionen und maligne Erkrankungen. Eine weitere Kontraindikation ist eine fixierte pulmonale Hypertonie, da der normale rechte Ventrikel des Transplantates nach der Transplantation versagen würde. In diesen Fällen ist eine kombinierte Herz-Lungentransplantation zu erwägen.

In Deutschland wurden im Jahr 1996 992 Patienten für eine isolierte Herztransplantation angemeldet. 510 Herztransplantationen wurden 1996 durchgeführt. Die mittlere ***Wartezeit*** auf ein Organ beträgt ca. 4–6 Monate.

Technische Aspekte und Komplikationen

> **!** Die Herztransplantation erfolgt in der Regel ***orthotop*** über eine mediane Sternotomie unter ***hypothermem kardiopulmonalem Bypass*** mit der Herz-Lungen-Maschine.

Bei der Transplantation wird zunächst das erkrankte Herz exzidiert, wobei die Vorhöfe an der Atrioventrikulargrenze und die Gefäße knapp oberhalb der Klappenebene durchtrennt werden. Nach Präparation des Spenderherzens werden dann zunächst ***linker*** und ***rechter Vorhof*** und anschließend ***Pulmonalarterie*** und ***Aorta*** anastomosiert. Der Sinusknoten wird dabei geschont. Nach Entlüftung der Ventrikel und Wiedererwärmung des Kreislaufes kommt es meist zur spontanen Defibrillation des Transplantates und zur Aufnahme der Pumpleistung, so daß der kardiopulmonale Bypass beendet werden kann.

Verlaufsparameter und Diagnostik

Im Gegensatz zur Transplantation von Niere und Leber geben nach Herztransplantation biochemisch nachweisbare Marker im Serum keinen Hinweis auf eine Dysfunktion des Transplantates. Eine hämodynamisch faßbare Funktionsstörung tritt hingegen erst in einem sehr fortgeschrittenen Zustand der Herzmuskelschädigung auf. Daher spielt die morphologische Beurteilung des Myokardgewebes anhand routinemäßiger transjuguläre ***Endomyokardbiopsien*** eine zentrale Rolle.

Zunehmend an Bedeutung gewinnen nichtinvasive Untersuchungsverfahren. Hier spielt das ***intramyokardiale EKG*** (IMEG), das über einen bei der Transplantation implantierten Telemetrieschrittmacher abgeleitet wird, eine zunehmend wichtige Rolle. Ein höhergradiger Abfall der R-Amplitude und ein Frequenzanstieg sind hierbei hoch verdächtig auf eine akute Abstoßungsreaktion. Auch ***echokardiographische*** Untersuchungsparameter können Hinweise auf eine Abstoßung geben. In Langzeitverlauf findet sich bei einer Reihe von Patienten eine zunehmende Koronarsklerose, die die Manifestation eines chronischen Abstoßungsprozesses darstellt und als Transplantatvaskulopathie bezeichnet wird. Zur Diagnose der Koronarveränderungen im Transplantat sind Verlaufsuntersuchungen mittels ***Koronarangiographie*** erforderlich.

Ergebnisse

Die Frühergebnisse nach Herztransplantation sind heute generell sehr gut mit einer mittleren 1-Jahres-Überlebensrate von > 80 %. An Todesursachen im ersten Jahr nach Transplantation stehen irreversible Abstoßungsreaktionen und schwerwiegende infektiöse Komplikationen im Vordergrund. Jenseits des ersten postoperativen Jahres kommt es jedoch zu einem langsamen aber progredienten Verlust von Transplantaten mit einer ***5- bzw. 10-Jahres-Transplantatüberlebensrate*** von 60–70 % bzw. 40–50 %. Dies ist vor allem bedingt durch eine zunehmende Transplantatvaskulopathie, die über eine Arteriosklerose der Koronargefäße zu ischämischen Veränderungen des Myokards führt und letztlich im Transplantatversagen enden kann.

37.7 Lungen- und Herz-Lungen-Transplantation

Indikationen

> **!** Indikationen zur Lungentransplantation sind endgradige Erkrankungen des Lungengerüstes bzw. der -gefäße.

Bei der ***Lungenfibrose*** und dem ***Emphysem*** ist zumeist eine ***Einzellungentransplantation*** ausreichend. Erkrankungen der Lungengefäße wie die ***primäre pulmonale Hypertonie*** und das ***Eisenmenger-Syndrom***[4] wer-

[4] Victor Eisenmenger, Arzt, Wien, 1864–1932

den häufig mit ***Doppellungentransplantation*** behandelt. Bei irreversibler Schädigung von Herz und Lunge ist eine kombinierte ***Herz-Lungen-Transplantation*** notwendig. Eine weitere Indikationsgruppe stellen infizierte Erkrankungen wie die ***zystische Fibrose*** (Mukoviszidose) und Bronchiektasen dar. In diesen Fällen wird zumeist eine Doppellungentransplantation durchgeführt, da das Belassen einer erkrankten Eigenlunge unter Immunsuppression ein hohes Infektionsrisiko darstellt. Maligne Erkankungen der Lunge sind eine Kontraindikation, ebenso Lungenfibrosen im Rahmen von Kollagenosen, da die extrapulmonalen Manifestationen der Grunderkrankung zu einem progredienten Organversagen nach einer Lungentransplantation führen können.

In Deutschland wurden 1996 175 Patienten für eine isolierte Lungentransplantation angemeldet, 57 warteten auf eine Herz-Lungentransplantation. 102 Lungentransplantationen wurden 1996 durchgeführt, davon 22 kombiniert mit Herz. Die ***Wartezeit*** beträgt ca. 12–15 Monate.

Technische Aspekte und Komplikationen

Einseitige Lungentransplantation. Die einseitige Lungentransplantation erfolgt in Seitenlage des Patienten und unter seitengetrennter Beatmung über eine posterolaterale Thorakotomie. Nach Abklemmen der entsprechenden Lungengefäße und des Hauptbronchus werden die drei Strukturen (Arterie, Vene, Bronchus) abgesetzt und die ***Gefäße*** und der ***Bronchus*** des Transplantates End/End anastomosiert. Da im Rahmen der Transplantation die Bronchialarterien nicht anastomosiert werden, kann es auf dem Boden einer verminderten Bronchialdurchblutung, insbesondere im Anastomosenbereich, zu postoperativen Heilungsstörungen der Anastomose kommen. Daher ist es wichtig, den Bronchus spender- und empfängerseitig möglichst kurz abzusetzen und mit optimaler Durchblutung zu erhalten. Bei inadäquater Funktion der kontralateralen Lunge oder grenzwertiger Herzleistung muß die Operation unter Einsatz der Herz-Lungen-Maschine vorgenommen werden.

Doppellungentransplantation. Die Doppellungentransplantation wird zumeist als sequentielle beidseitige Lungentransplantation über eine bilaterale transsternale Thorakotomie in Rückenlage durchgeführt. Nach Pneumonektomie und Implantation auf der einen Seite erfolgt das gleiche Vorgehen kontralateral. Dadurch kann zum Teil der Einsatz der Herz-Lungen-Maschine vermieden werden, zumal unter der dafür notwendigen Antikoagulation das Blutungsrisiko während der Präparation deutlich größer ist.

Herz-Lungen-Transplantation. Bei der kombinierten Herz-Lungen-Transplantation ist der Einsatz der Herz-Lungen-Maschine obligat. Bei der Präparation der empfängereigenen Organe müssen insbesondere die Nn. phrenici geschont werden. Nach der Entfernung des erkrankten Herzens sowie der Lungen wird die ***Trachea*** knapp oberhalb der Karina anastomosiert, die Anastomosen von ***rechtem Vorhof*** und ***Aorta*** erfolgen wie bei der Herztransplantation.

Chirurgische Komplikationen betreffen vor allem die ***bronchialen Anastomosen***, wobei es hier in der Frühphase zu einer ***Insuffizienz***, in der Spätphase zu ***Stenosen*** kommen kann. Die Therapie besteht entweder in einer operativen Revision oder in einer Schienung der Anastomose mit einem endoluminären Stent.

Verlaufsparameter und Diagnostik

Ein entscheidender und einfacher Parameter der Lungenfunktion, besonders in der Frühphase, ist die ***arterielle Blutgasanalyse***. Eine frühe Dysfunktion kann verursacht sein nicht nur durch immunologische Prozesse ***(Abstoßung)***, sondern auch durch Infektionen oder ein ***Lungenödem*** im Rahmen der Organschädigung durch Konservierung und Reperfusion. Der bakteriologischen und virologischen Diagnostik von ***Infektionen*** kommt eine zentrale Rolle zu, wobei die Sekretgewinnung meist über eine ***Bronchoskopie*** mit ***broncho-alveolärer Lavage*** (BAL) erfolgt. Offene oder transbronchiale ***Lungenbiopsien*** sind invasive Maßnahmen von eingeschränkter Aussagekraft. Zusätzliche Informationen zur Differenzierung einer Transplantatdysfunktion können ***Ventilations/Perfusions-Untersuchungen*** der Lunge liefern. Schließlich gibt auch die formelle Untersuchung der ***Lungenfunktion*** wichtige Hinweise auf den Zustand des Transplantates. Vor allem im Langzeitverlauf ist dies eine effektive nicht-invasive Methode, um Hinweise auf chronische Veränderungen im Sinne einer Bronchiolitis obliterans zu erhalten.

Ergebnisse

Die Ergebnisse der Lungentransplantation haben sich über die letzten Jahre mit zunehmender Erfahrung weltweit deutlich verbessert. ***Die 1-Jahres-Überlebensrate*** beträgt derzeit etwa 80 %, nach 5 Jahren 50–60 %.

37.8 Pankreastransplantation

Indikationen

> **!** Eine Indikation ist prinzipiell gegeben bei ***instabilem*** und mit Insulintherapie ***schwer einstellbarem Diabetes***, insbesondere wenn die Patienten zu ***klinisch nicht manifesten Hypoglykämien*** neigen, die potentiell lebensbedrohlich sein können.

Die Pankreastransplantation erfolgt zumeist in ***Kombination mit einer Nierentransplantation***, entweder simultan oder sukzessiv. Aufgrund der erforderlichen Immunsuppression und der damit verbundenen Nebenwirkungen erscheint eine Pankreastransplantation nur akzeptabel bei Patienten, die aufgrund einer Nierentransplantation Immunsuppression erhalten müssen. Eine erfolgreiche Pankreastransplantation kann die Ausbildung einer erneuten Nephropathie im Nierentransplantat verhindern oder zumindest deutlich verzögern. Eine bestehende Retinopathie und Neuropathie hingegen können trotz erfolgreicher Pankreastransplantation progredient sein.

In Deutschland ***warteten*** Ende 1996 105 Patienten auf eine Pankeastransplantation. 114 Pankreastransplantationen wurden 1996 durchgeführt, fast immer kombiniert mit einer Nierentransplantation.

Technische Aspekte und Komplikationen

> **!** Die Pankreastranplantation erfolgt immer ***heterotop***, üblicherweise mit Gefäßanschluß iliakal.

Aufgrund von Exsudationen des Transplantates im Rahmen von Entzündungen (Abstoßung, Pankreatitis) wird die ***intraperitoneale*** Lokalisation bevorzugt, da es hier zu einer Rückresorption des Sekretes durch das Peritoneum kommen kann. Für die Transplantation wird zumeist das komplette Pankreas mit einem Duodenalsegment verwendet (Abb. 37.5), alternativ kann auch isoliert eine Segmenttransplantation des Pankreasschwanzes, der die meisten Inselzellen enthält, erfolgen. Neben den ***Gefäßanastomosen*** ist eine Drainage des exokrinen Sekretes erforderlich, die wahlweise in die Blase oder den Dünndarm erfolgen kann. Dazu wird ***Duodenalsegment*** an das entsprechende Organ anastomosiert.

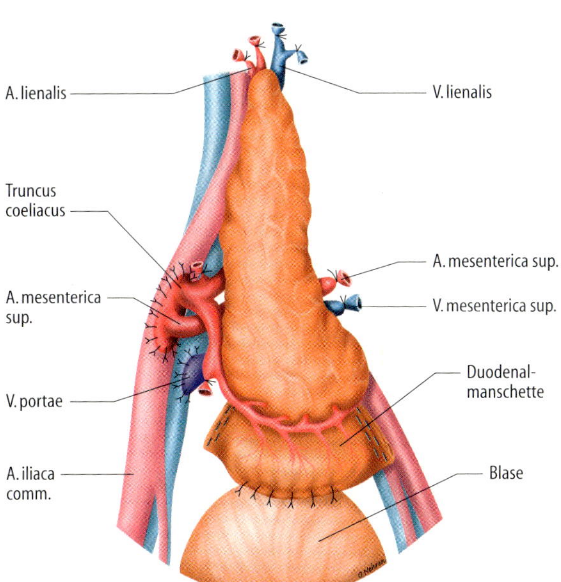

Abb. 37.5. Operativer Situs der heterotopen Pankreastransplantation mit Blasendrainage

Eine wichtige Komplikationen nach Pankreastransplantation ist die ***Transplantatpankreatitis***. Das sehr manipulationsempfindliche Gewebe des Organs kann bereits auf das Trauma der Entnahme und Konservierung sowie der Präparation und Transplantatation mit einer Entzündung reagieren. Im Extremfall kann dies bis zum klassischen Vollbild der nekrotisierenden Pankreatitis mit Kalkspritzern, Nekrosen und folgender Superinfektion führen. In solchen Fällen ist eine frühzeitige Transplantatpankreatektomie erforderlich. Eine weitere schwerwiegende Komplikation ist die ***Venenthrombose*** des Transplantates, die nach Pankreastransplantation häufiger als bei anderen Organen auftritt und eine intensivere Antikoagulation in der Frühphase verlangt.

Verlaufsparameter und Diagnostik

Als Verlaufsparameter der Funktion eines Pankreastransplantates sind vor allem die ***Serum***- und ***Urinamylase*** und die ***C-Peptid-Ausscheidung*** im Urin von Bedeutung. Bei Blasendrainage des exokrinen Pankreassekretes ist die Urinamylase sehr hoch und gibt Hinweise auf die funktionelle Aktivität des (exokrinen) Pankreas. Aufgrund der hohen Reservekapazität der endokrinen Funktion werden Störungen im ***Glukosestoffwechsel*** bei Transplanatdysfunktion erst spät manifest.

Neben den biochemischen Parametern stehen bildgebende Verfahren wie die ***Sonografie*** und die ***Dopplersonografie*** zur Verfügung, mit denen Schwellungen des Organs (Abstoßung oder Pankreatitis), Abszesse und Durchblutungsstörungen frühzeitig und nicht-invasiv diagnostiziert werden können. Eine ***Biopsie*** des Transplantates wird aufgrund des relativ hohen Komplikationsriskos selten durchgeführt, kann jedoch in Einzelfällen notwendig sein. Insgesamt stehen zur Abstoßungsdiagnostik fast nur indirekte Methoden zur Verfügung, so daß die Festlegung einer sicheren Diagnose schwierig sein kann.

Ergebnisse

Die Ergebnisse der Pankreastransplantation an größeren Zentren sind recht gut. Die ***Transplantatfunktionsraten*** nach einem und nach fünf Jahren sind 70 % bzw. 50 %. Problematisch ist vor allem der späte Transplantationszeitpunkt, so daß bei vielen Patienten bereits irreversible Komplikationen vorliegen, die die langfristige Lebensqualität auch bei erfolgreicher Transplantation deutlich einschränken.

37.9 Dünndarmtransplantation

Indikationen

> **!** Indikationen zu einer Dünndarmtransplantation ergeben sich bei einem ***Kurzdarmsyndrom*** mit Notwendigkeit der totalen parenteralen Ernährung.

Bei Kindern kann dem Kurzdarmsyndrom eine Fehlbildung (z. B. Gastroschisis oder Dünndarmatresie) oder auch eine nekrotisierende Enterokolitis zugrunde liegen, bei Erwachsenen steht ein Dünndarmverlust infolge von arteriellen oder venösen Durchblutungsstörungen im Vordergrund. Bei progredienten ***Leberschädigungen*** durch die langfristige parenterale Ernährung kann eine Indikation zur ***kombinierten Leber- und Dünndarmtransplantation*** gegeben sein. Aufgrund der derzeit noch relativ hohen Komplikationsrate der Dünndarmtransplantation muß die Indikation im Einzelfall abgewogen werden.

Technische Aspekte und Komplikationen

> **!** Die Dünndarm- bzw. kombinierte Dünndarm-Leber-Transplantation erfolgt ***orthotop***.

Bei isolierter Dünndarmtransplantation wird die ***A. mesenterica*** des Spenderorgans auf die Aorta oder A. iliaca End/Seit anastomosiert. Der Ausschluß der ***V. mesenterica*** des Transplantates kann End/Seit mit der V. cava inferior oder – metabolisch wesentlich günstiger – mit der V. mesenterica superior oder der Pfortader des Empfängers erfolgen. Das proximale und distale Ende des Darmes werden zumeist initial als ***Stomata*** ausgeleitet, um eine einfache Inspektion, Endoskopie und Biopsie des Darmes zu ermöglichen. Der ***Anschluß*** des Transplantates in die Kontinuität des Gastrointestinaltraktes erfolgt erst nach Überstehen der risikoreichen Frühphase, zumeist nach 2–4 Monaten. Das im Tiermodell relativ hohe Risiko einer Graft-versus-Host-Reaktion nach Dünndarmtransplantation scheint unter klinischen Bedingungen kein besonderes Problem darzustellen.

Verlaufsparameter und Diagnostik

Die ***Inspektion der Schleimhaut*** im Bereich der Stomata ist ein einfacher und wichtiger Parameter für den Zustand des Transplantates. Eine detailliertere Diagnostik ist mit Hilfe endoskopisch gewonnener ***Biopsien*** möglich. Die Funktion der Darmschleimhaut kann durch ***Resorptionstests*** mit unterschiedlichen Substanzen abgeschätzt werden, die klinische Interpretation der Befunde ist aber schwierig. Weiterhin ist ein engmaschiges bakteriologisches und virologisches Monitoring notwendig, um Infektionen früh erfassen und behandeln zu können.

Ergebnisse

Aufgrund der bisher noch relativ geringen Anzahl durchgeführter Dünndarmtransplantation sind verläßliche Zahlen für das Patienten- und Transplantatüberleben derzeit noch nicht verfügbar. Aktuelle Berichte zeigen jedoch zunehmende Erfolge, wenngleich das Komplikationsrisiko noch recht hoch ist.

37.10 Andere Organ- bzw. Gewebetransplantationen

Kombinierte Organtransplantationen

Bei bestimmten Erkrankungen kommt es zur ***irreversiblen Schädigung mehrerer Organsysteme gleichzeitig***. In diesen Fällen kann eine kombinierte Organtransplantation zum Ersatz aller schwer erkrankten Organe sinnvoll sein. Typische Erkrankungen sind unter anderem die diabetische Nephropathie bei Typ I Diabetes (Niere/Pankreas), polyzystische Degeneration (Niere/Leber), die familiäre Hypercholesterinämie (Leber/Herz), ein α_1-Antitrypsinmangel (Leber/Lunge), die pulmonal bedingte endgradige Herzinsuffizienz (Herz/Lunge), und das Kurzdarmsyndrom mit nutritiv-toxischem Leberschaden durch parenterale Ernährung (Dünndarm/Leber). Auch kann der Ersatz eines morphologisch gesunden Organs, z. B. einer enzymdefizienten Leber bei Oxalose und terminaler Niereninsuffizienz zur Verhinderung eines Rezidivs im Nierentransplantat notwendig sein. Multiviszerale Transplantationen (z. B. Herz/Leber/Pankreas/Magen/Duodenum/ Dünndarm), die vor allem bei schweren angeborenen Erkrankungen oder ausgedehnteren Tumoren in Einzelfällen durchgeführt wurden, sind aufgrund des hohen Komplikationsrisikos sehr umstritten, wenngleich in vereinzelten Fällen erfolgreich.

Hornhauttransplantation

Die wichtigsten Indikationen zur Korneatransplantation sind der ***Keratokonus***, die ***Herpeskeratitis***, ***degenerative Hornhauterkrankungen*** sowie ***Verletzungen*** der Hornhaut. Die Operation erfolgt fast ausschließlich als ***partielle Keratoplastik***, d. h. nur der zentrale Teil der Hornhaut von 6–9 mm Durchmesser wird ersetzt. In Abhängigkeit von der Tiefe der Hornhautveränderung kann die Transplantation als ***perforierende*** (gesamte Dicke der Kornea) oder als ***lamelläre Keratoplastik*** durchgeführt werden. Das Transplantat wird mit sehr feinen Nylonnähten fixiert, die zumeist für ein Jahr belassen werden. Postoperativ erfolgt eine lokale Therapie mit Steroiden und Antibiotika über einige Monate. Ein Großteil der Hornhauttransplantationen erfolgt ohne HLA- oder Blutgruppenmatching, wobei abstoßungsfreie ***1-Jahres-Transplantatüberlebensraten*** an die 90% erreicht werden. Aufgrund avaskulärer Verhältnisse ist im Bereich der vorderen Augenkammer grundsätzlich eine ***immunologisch günstige Situation*** gegeben, da immunkompetente Zellen keinen Kontakt zu dem Transplantat bekommen. Bei entzündlichen Vorerkrankungen und nach vorausgegangenen Operationen finden sich jedoch häufig Gefäßeinsprossungen in die Hornhaut. Entsprechend ist das ***Abstoßungsrisiko bei stärkerer Vaskularisation*** der Hornhaut deutlich erhöht. Andere postoperative Komplikationen einer Hornhauttransplantation sind ***Infekte*** aufgrund der lokalen Steroidbehandlung, ein ***Rezidiv*** bei infektiöser oder entzündlicher Grunderkrankung und ein ***Astigmatismus*** (Hornhautverkrümmung), der durch technische Komplikationen bedingt sein kann. Im Jahr 1993 wurden in Deutschland insgesamt 456 Hornhauttransplantationen durchgeführt, davon 280 HLA-typisiert, 176 nicht typisiert.

Transplantation kryopräservierter Gewebe

Hierzu zählen ***Knochenteile*** (Spongiosa, Kortikalis), die zur Rekonstruktion von Knochendefekten nach Unfällen oder nach Tumoroperationen verwendet werden, sowie ***biologische Herzklappen.*** Bei diesen Transplantationen werden lediglich die Gewebe, jedoch ***keine vitalen Zellen*** übertragen, so daß es eine akute Abstoßungsreaktion nicht auftreten kann. Letztlich kommt es bei der Knochentransplantation über einige Monate zur Resorption des Transplantates und zum schrittweisen Ersatz durch eigenen Knochen, so daß das Transplantat hier nur eine temporär überbrückende Funktion hat. Bei den Herzklappen finden sich über 10 bis 20 Jahre langsam progrediente Zeichen einer Degeneration mit Verkalkungen. Inwieweit hierbei auch immunologische Reaktionen eine Rolle spielen, ist nicht klar.

Inselzelltransplantation

Prinzipiell stellt die isolierte Übertragung von Langerhans-Inseln einen wesentlich besseren Ansatz zur Therapie des Diabetes dar als die komplikationsreiche Pankreastransplantation. Ein entscheidendes technisches Problem ist die ***Isolierung*** von Inselzellen aus Pankreata von hirntoten Spendern in ausreichender Menge und Qualität. Die Transplantation selbst erfolgt als ***Infusion in die Pfortader***, so daß sich die Inseln in der Leber ansiedeln. Weltweit sind derzeit etwa 100 Inseltransplantationen (Stand: 4/1995) durchgeführt worden. Eine längerfristige metabolische Stabilität ohne exogene Insulingabe konnte aber bisher nur in sehr wenigen Fällen erreicht werden.

Weitere Zelltransplantationen

Über die Transplantation von allogenem ***endokrinem Gewebe*** (Nebennieren, Parathyreoidea, dopaminerge Zellen) liegen nur sehr begrenzte klinische Erfahrungen vor. Auch bei diesen Zellen kommt es jedoch ohne Immunsuppression zu einer Abstoßung und einem raschen Funktionsverlust. Eine intrazerebrale Transplantation embryonaler Substantia-nigra-Zellen wird bei Patienten mit fortgeschrittenem Morbus Parkinson[5] erprobt. Offensichtlich stehen hierbei immunologische Probleme nicht im Vordergrund.

•••

Transplantation verschiedener Organe und Gewebe ist bereits in großem Umfang klinische Routine. Für die meisten Organe können derzeit Einjahresüberlebensraten bzw. Transplantatüberlebensraten von 80–90% erreicht werden. Vor allem in der Frühphase nach Transplantation stehen auf Grund der Gewebeinkompatibilität immunologische Probleme im Vordergrund (Abstoßung), die entsprechende Immunsuppression erforderlich machen. Dadurch wird das Infektrisiko deutlich erhöht. Langfristig kann es zu anderen Nebenwirkungen der Immunsuppressiva sowie zu einer chronischen Transplantatdysfunktion kommen. In den meisten Fällen sind die Patienten durch die Transplantation jedoch gut bis sehr gut rehabilitiert. Entscheidender limitierender Faktor in der Behandlung der Patienten ist die zu geringe Zahl von Spenderorganen.

Literatur

Birnbacher D, Angstwurm H, Eigler F W, Würmeling H-B (1993) Der vollständige und endgültige Ausfall der Hirntätigkeit als Todeszeichen des Menschen – Antropologischer Hintergrund. Deutsches Ärzteblatt 90: 2170–2173

Bundesärztekammer (1997) Kriterien des Hirntodes. Entscheidungshilfen zur Feststellung des Hirntodes. Stellungnahme des Wissenschaftlichen Beirates der Bundesärztekammer. Deutsches Ärzteblatt 94: 1032–1039

Gubernatis G (1996) Organspende: Gesetzliche Grundlagen, Verfahren, Organisation. Internist 37: 217–228

Gubernatis G (1994) Spenderorgankriterien und Konservierung – die Qualität der Spenderleber. Chir Gastroenterol 10: 417–421

Gubernatis G, Abendroth D, Haverich A et al (1988) Technik der Mehrorganentnahme. Chirurg 59: 461–468

Gubernatis G, Pichlmayr R (1996) Allgemeine Aspekte der Organspende. Chirurg 67: 300–309

[5] James Parkinson, Chirurg, Paläontologe, London, 1755–1824

Loebe M, Hetzer R, Schüler S et al (1992) Herztransplantation – Indikation und Ergebnisse. Zent bl Chir 117 : 681–688

Maddrey W C, Sorrell M F (eds) (1995) Transplantation of the liver, 2nd edn. Appelton & Lange, Norwalk CT

Schlitt H J, Pichlmayr R (1997) Transplantation. In: Handbuch der Medizinischen Immunologie. ecomed-Verlag, Landsberg

Tersasaki P I (ed) (1991) History of transplantation: Twenty-five recollections, UCLA Tissue Typing Laboratory, Los Angeles

Todo S, Tzakis A G, Abu- Elmagd K et al (1992) Intestinal transplantation in composite visceral grafts or alone. Ann Surg 216 : 223–233

?

1. Welche Bedeutung hat der MHC für die Organtransplantation?
2. Nennen Sie verschiedene Formen der Abstoßung!
3. Welches sind derzeit die gebräuchlichsten Immunsuppressiva?
4. Was sind die Probleme der immunsuppressiven Therapie?
5. Welches sind die Indikationen zu Lebertransplantation?
6. Warum ist bei Hornhauttransplantationen eine Abstoßung selten?
7. Wie kann eine Organabstoßung am zuverlässigsten diagnostiziert werden?
8. Welches Problem limitiert die Transplantationsmedizin am meisten?
9. Welches sind die zwei absoluten Kontraindikationen für die Organspende?
10. Wer kommt grundsätzlich für eine Organspende in Betracht?

Unfallheilkunde 38

TH. RÜEDI, S. V. GUMPPENBERG, K. D. WERBER

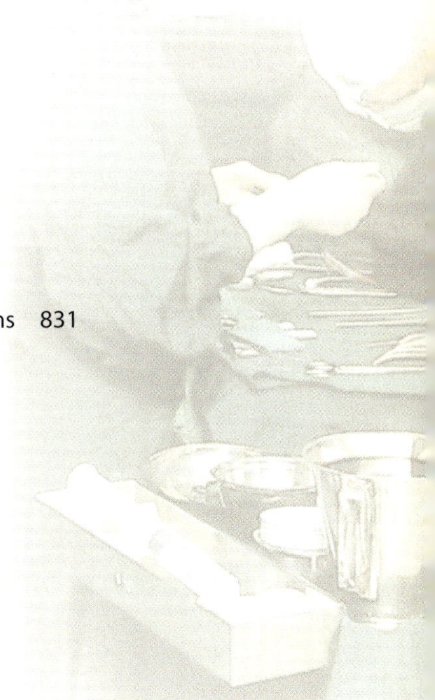

38.1 Polytrauma 791

38.2 Frakturen, Gelenkverletzung und Luxationen des Halte- und Bewegungsapparates 793
38.2.1 Frakturen 793
38.2.2 Frakturheilung 798
38.2.3 Behandlungsprinzipien bei Frakturen 802
38.2.4 Konservative Frakturbehandlung 802
38.2.5 Operative Frakturbehandlung bzw. Osteosynthese 804
38.2.6 Komplikationen bei Frakturen 809
38.2.7 Störungen und Komplikationen der Frakturheilung 810
38.2.8 Gelenkverletzungen und Luxationen 813
38.2.9 Frakturen im Wachstumsalter 820

38.3 Verletzungen des Schulterbereichs 822
38.3.1 Klavikula 823
38.3.2 Skapula 824
38.3.3 Sternoklavikulargelenk 824
38.3.4 Akromioklavikulargelenk 825
38.3.5 Skapulohumeralgelenk 825

38.4 Verletzungen des Humerus 828

38.5 Verletzungen des Ellbogens und des Unterarms 831
38.5.1 Ellbogen 831
38.5.2 Vorderarm 832

38.6 Verletzungen der Hand 835
38.6.1 Verletzungen des Hautmantels 838
38.6.2 Verbrennungen und Erfrierungen 838
38.6.3 Frakturen 839
38.6.4 Luxationen und Bandverletzungen 841
38.6.5 Sehnenverletzungen 842
38.6.6 Nervenverletzungen 843
38.6.7 Replantationen (Amputationen) 844
38.6.8 Infektionen 844
38.6.9 Muskulär und neuromuskulär bedingte Kontrakturen 846
38.6.10 Nervenkompressionssyndrome 847
38.6.11 Erkrankungen der Sehnen und Sehnenscheiden 848
38.6.12 Erkrankungen der Knochen und Gelenke 849
38.6.13 Tumoren 850
38.6.14 Angeborene Fehlbildungen 851
38.6.15 Sudeck-Dystrophie und sympathische Reflexdystrophie 852

38.7 Verletzungen des Beckens 852

38.8 Verletzungen des Azetabulums und des Hüftgelenks 854
38.8.1 Azetabulum 854
38.8.2 Hüftgelenk 854

38.9 Verletzungen des Femur 855

38.10 Verletzungen der Patella 859

38.11 Verletzungen des Kniegelenks 860
38.11.1 Untersuchung des Kniegelenks 861
38.11.2 Streckapparat 868
38.11.3 Meniskus 869
38.11.4 Bänder 870
38.11.5 Habituelle Patellaluxation 871

38.12 Verletzungen des Unterschenkels 871

38.13 Verletzungen der Malleolen 874

38.14 Verletzungen des oberen Sprunggelenks (OSG) 876

38.15 Verletzungen des Fußes 880

38.16 Verletzungen der Wirbelsäule 882
38.16.1 Halswirbelsäule 883
38.16.2 Brust- und Lendenwirbelsäule 884

38.17 Verletzungen des Zentralen Nervensystems, incl. Schädel-Hirn-Trauma 887

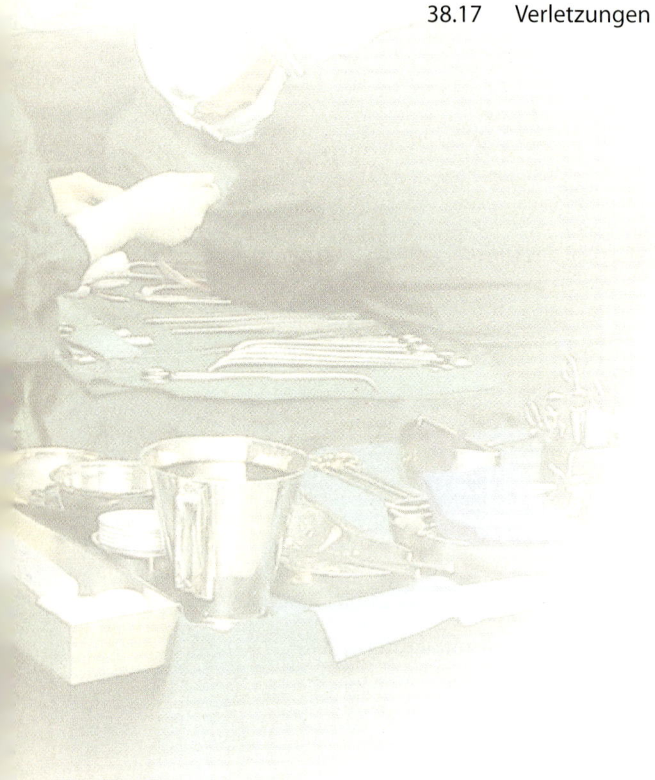

Die Versorgung Unfallverletzter fordert vom behandelnden Arzt solides Grundlagenwissen über Pathophysiologie und Therapie des Schocks, die Kenntnis der modernen diagnostischen Methoden für Traumapatienten und das theoretische Wissen und praktisches Können bei Reposition, Gipsfixation und Osteosynthese. Es gilt, sich innerhalb von Minuten ein Bild vom Verletzungsausmaß und den erforderlichen Therapieschritten zu machen und diese dann zielgerichtet einzuleiten. Standardisierungsbestrebungen haben besonders in der Unfallchirurgie zu einem einzigartigen Instrumentarium geführt, das technisches Verständnis und methodisches Grundlagenwissen herausfordert. Dabei kommt der Indikationsstellung mit sorgfältigem Abwägen der Vor- und Nachteile der verschiedenen Behandlungsmöglichkeiten große Bedeutung zu. Die Durchführung der Osteosynthesetechniken erfordert besonderes manuelles Geschick und ein hohes Maß an Abstraktionsvermögen. Durch postoperative Röntgenkontrollen und Bewegungsmessungen ist das Operationsergebnis, anders als in anderen chirurgischen Teilgebieten, gut meß- und beurteilbar und deshalb auch besonders interessant für Studenten. Früher als in anderen Gebieten der Chirurgie haben sich in der Unfallchirurgie endoskopische Operationsverfahren durchgesetzt. In den letzten Jahren hat die Rückbesinnung auf physiologische Grundlagen der Knochendurchblutung und -neubildung zu erheblichen Fortschritten in der Knochenbruchbehandlung geführt. Zuletzt ist eine gekonnte Osteosynthese ohne eine intensive und qualifizierte Nachbehandlung wertlos, was die interdisziplinäre Zusammenarbeit herausfordert. Diese Faktoren machen die Unfallheilkunde zu einem der interessantesten Teilgebiete der Chirurgie.

38.1 Polytrauma

Unter einem Polytrauma wird die gleichzeitige Verletzung von mehreren Körperregionen verstanden, von denen mindestens eine oder die Kombination der Verletzungen für den Patienten lebensbedrohlich ist.

Pathophysiologie

Auf den akuten Blutverlust reagiert der Körper mit der Ausschüttung von Katecholaminen, was zur Minderperfusion von bestimmten Organen (z. B. Niere, Darm) führt.

Blutverlust, Sauerstoffmangel der Gewebe, Wunden und deren Kontamination, Schmerz etc. bedeuten eine große Belastung der physiologischen Abwehrsysteme (sog. „host defense response") des Körpers. Werden dabei diese zunächst physiologischen Abwehrmechanismen überfordert, so kann es rasch zur Dekompensation kommen, die dann allerdings autodestruktiv wirkt mit Versagen der Immunabwehr, Sepsis bzw. SIRS („systemic inflammatory response syndrome") und schließlich mit Multiorganversagen (MOV).

Aus dem obengenannten physiologischen „host defense response" ist die „host defense failure disease"-Krankheit geworden.

Auslösender Moment der inflammatorischen Akutphasenreaktion ist eine Wunde (im weitesten Sinne des Wortes), wobei zunächst die unspezifische humorale Immunabwehr aktiviert wird. Mit geringer zeitlicher Verzögerung wird auch das zelluläre Immunsystem (Leukozyten sowie Monozyten – Makrophagenfunktion) involviert. Dadurch werden verschiedene sog. Mediatoren freigesetzt (Zytokine, Granulo-Proteasen, Sauerstoffradikale, Chemotaxine etc.), die einerseits totes Gewebe in der Wunde abbauen bzw. débridieren, andererseits die Wundheilung einleiten. Im Bereich einer umschriebenen, lokalisierten „Wunde" ist diese Akutphasenreaktion sinnvoll. Bei ausgedehnter Verletzung, z. B. bei mehreren Organsystemen (Polytrauma) oder ausgedehnten Reperfusionsschäden (Gefäßverletzungen, Kompartment- oder Crushsyndrom der Extremität, Darmwandischämien etc.), kann es allerdings zur Eskalation bzw. zum Zusammenbruch der Immunabwehrsysteme kommen, mit Überschießen der proinflammatorischen Mediatoren bzw. anhaltender Überstimulation des Monozyten-Makrophagensystems. Dies führt schließlich zu einem energetischen Ausbrennen oder zur Autodestruktion wichtiger Strukturproteine und endet schließlich in der Sepsis und im Multiorganversagen (MOV).

! Das septische MOV ist neben der akuten Verblutung (irreversibler Schock) und dem schweren Schädel-Hirn-Trauma die Haupttodesursache beim Polytrauma.

Diagnostik

Aufgrund der Lebensgefahr, in der der Patient schwebt, ist keine Zeit für eine ausgedehnte Diagnostik gegeben. Innerhalb von wenigen Minuten sollte sich der Arzt grob klinisch über den Zustand des Polytraumatisierten orientiert haben:

- Atmung? Inspektion Thorax?
- Kreislauf? Pulse?
- Blutverluste nach innen und außen?

- Schädel-Hirn-Trauma? Pupillenreaktion? Glasgow Coma Scale (GCS) (s. Kap. 14)
- Frakturen? Extremitätenperfusion?

> **!** Grundsätzlich gilt: Life before limb!

Nach dieser groben Untersuchung und Legen von großlumigen venösen Zugängen zur Volumensubstitution, werden konventionelle Röntgenaufnahmen von Thorax, Wirbelsäule, Schädel und Becken (a.p., seitlich) aufgenommen. Zum Ausschluß von freier Flüssigkeit im Abdomen dient die Sonographie. Erst nach Stabilisierung der Vitalfunktionen und Abwendung der Lebensbedrohung wird mit einer differenzierten Diagnostik fortgefahren.

Therapie

Ziel der Behandlung des Polytraumatisierten muß es sein, die Verletzungsfolgen bzw. das Ingangkommen der beschriebenen Traumakaskade so schnell und so weitgehend wie möglich zu verhindern, bzw. ihre Auswirkungen zu reduzieren und die physiologischen Abwehrsysteme zu unterstützen.

Dazu gehören

- rascher großzügiger Volumenersatz (z.B mit Ringer-Laktat),
- Wiederherstellung der Gewebeoxygenierung (Freimachen der Atemwege, Beatmung etc.),
- effiziente Blutstillung,
- Wunddébridement,
- Schmerzstillung und schließlich
- adäquate parenterale Substitution im Rahmen der Intensivpflege.

Operative Therapie. In chirurgischer Hinsicht gilt es, Prioritäten zu setzen in Bezug auf den Ablauf der Versorgung. Höchste Priorität haben Eingriffe, die eine akute Lebensbedrohung abwenden können, wie die Blutstillung bei Massenblutungen nach außen oder in die Körperhöhlen (Schädel, Thorax und Abdomen) und die Sicherstellung des Gasaustausches in der Lunge. Sind die bedrohten Vitalfunktionen (Kreislauf, Ausscheidung, Gewebeoxygenation, Gerinnung und Hirnfunktion) durch Sofortmaßnahmen „stabilisiert“, müssen so rasch als möglich – innerhalb der ersten 24 h nach dem Unfall – auch die übrigen nicht unmittelbar lebensbedrohlich erscheinenden Verletzungen versorgt werden. Dazu gehören heute vor allem auch die Frakturen der langen Röhrenknochen (insbesondere des Femur), der großen Gelenke sowie der instabilen Beckenring- und Wirbelsäulenverletzungen. Die ***sofortige operative Stabilisierung*** der genannten Frakturen bezweckt die Reduktion einer Reihe von schädlichen Faktoren wie Schmerz, weiterer Blutverluste und anhaltender Gewebeverletzung der Muskulatur, wie auch das Débridement von Hämatomen und traumatisierten Weichteilen (Muskeln, Fettgewebe etc.). Schließlich werden durch die Frakturstabilisation gefährliche Toträume verschlossen, während unter Druck stehende Kompartmente eröffnet bzw. entlastet werden können.

Intensivpflege. Dank stabiler Extremitäten wird es möglich, diese schwerverletzten Patienten unmittelbar nach der Erstversorgung einer adäquaten Intensivpflege zuzuführen, die vor allem darin besteht, den ganzen Patienten rasch zu mobilisieren (Aufsetzen, Umlagern, Aufstehen), was insbesondere bei Thorax- und Hirnverletzungen wichtig ist. Zudem wird der Schmerzmittelbedarf deutlich herabgesetzt, was wiederum der Atmung zugute kommt.

> **!** Verschiedene Studien haben gezeigt, daß dieses Vorgehen des sog. „early total care“ sowohl die Morbidität als auch die Mortalität des mehrfachverletzten Patienten entscheidend herabsetzt, während ein Verschieben dieser Eingriffe auf den 3. oder 4. Tag nach dem Unfall besonders kritisch ist, da sich in der Regel gerade dann entscheidet, ob der Patient die Akutphase folgenlos übersteht oder in ein Multiorganversagen abgleitet.

Ernährung. Da sowohl die inflammatorische Akutphase als auch die folgenden reparativen Vorgänge einen hohen Energiebedarf aufweisen, kommt einer optimalen Ernährung große Bedeutung zu. Diese sollte dabei möglichst früh auf enteralem Wege (über spezielle Nährsonden) erfolgen und weniger durch die früher empfohlene hochkalorische parenterale Infusionszufuhr. Durch die physiologische Belastung der Darmmukosa mit Nährstoffen kann zudem vermieden werden, daß diese atrophiert und für Endotoxine, die eine weitere schwere Systemnoxe darstellen, permeabel wird.

Ohne auf weitere Einzelheiten einzugehen, sollen die geschilderten Konzepte darlegen, daß die Behandlung von polytraumatisierten Patienten äußerst komplex, personal- und kostenintensiv ist, und eine Koordination erfordert, wie sie meist nur an größeren Zentren verfügbar ist. Nur so ist es möglich, die direkten und indirekten Traumabelastungen zu reduzieren und auch zu vermeiden, daß die verschiedenen Abwehrsysteme überlastet werden bzw. dekompensieren.

38.2 Frakturen, Gelenkverletzung und Luxationen des Halte- und Bewegungsapparates

38.2.1 Frakturen

Eine Fraktur ist eine Kontinuitätsunterbrechung der Knochenstruktur, die mit Schmerzen und Funktionsverlust einhergeht.

Im wesentlichen gibt es drei Ursachen, die einen Knochenbruch herbeiführen können:

- Eine adäquate Gewalteinwirkung von außen kann direkt auf den gesunden Knochen einwirken = ***direkte Fraktur*** (z. B. Unterschenkelstückbruch durch Stoßstange, Aufprall, Stauchungsbruch des Fersenbeins durch Sturz aus großer Höhe). Wird der Bruch durch eine Hebelwirkung verursacht, so sprechen wir von einer ***indirekten Fraktur*** (z. B. Unterschenkeldrehbruch beim Skisturz, Abriß bzw. Abscherbruch an den Knöcheln).
- Beim krankhaft veränderten Knochen genügt meist ein inadäquates, Ereignis um eine Fraktur herbeizuführen. Wir sprechen von einem ***pathologischen oder Spontanbruch*** (z. B. bei Tumormetastasen, hochgradiger Osteoporose, juveniler Knochenzyste).
- Von einem ***Ermüdungs- oder Dauerbruch*** sprechen wir schließlich bei wiederholter mechanischer Überbeanspruchung bzw. einem langdauernden Mißverhältnis zwischen Belastung und Anpassungsfähigkeit des Knochens ohne eigentliches Unfallereignis (z. B. Marschfrakturen im Bereiche der Metatarsalia oder des Schenkelhalses im Militärdienst).
- ***Refraktur***: Erneuter Bruch in einem Knochenabschnitt, wo eine adäquat versorgte Fraktur bereits konsolidiert erschien, die aber ursächlich am neuen Bruch beteiligt ist (Abb. 38.1).

Entstehungsmechanismus und Frakturtyp

Die Form der Fraktur bzw. der Frakturtyp wird bestimmt durch Art und Ausmaß der Gewalteinwirkung einerseits sowie Struktur und mechanischer Resistenz des Knochens andererseits.

Während die Sehnen- und Muskelzüge – ähnlich wie Verankerungsseile an einem schlanken Segelmast – dynamisch stabilisierend auf die Röhrenknochen einwirken, haben die Bänder eine mehr statische Funktion auf die gelenknahen Knochenanteile. Die Knochenbruchanfälligkeit eines gut trainierten Sportlers ist deshalb wesentlich geringer als die einer pflegebedürftigen älteren Dame.

Entsprechend der direkten oder indirekten Krafteinwirkung beobachten wir verschiedene Bruchformen, wobei die Verletzungsenergie (Tabelle 38.1) sowohl Frakturtyp als auch die zusätzlichen Weichteilverletzungen ganz wesentlich beeinflußt.

Biegungsbruch. Dieser entsteht durch einen direkten Stoß auf den Knochen (Abb. 38.2, 38.3). Auf der konkav-

Tabelle 38.1. Verletzungsenergien

	Verletzungsenergien (Ft/Lb)
Übertreten des Fußes	100
Skisturz	3–500
Schußverletzung	2.000
Stoßstangenverletzung (30 km/h)	100.000

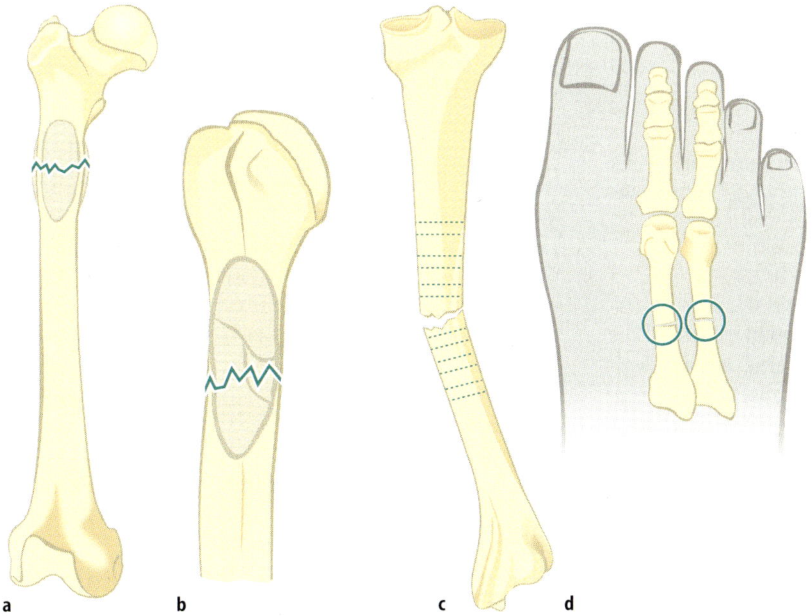

Abb. 38.1. a Pathologische Fraktur bei Metastase, **b** Spontanfraktur bei juveniler Knochenzyste, **c** Refraktur nach Knochenentfernung, **d** Ermüdungsfraktur Metatarsalia II/III (Marschfraktur)

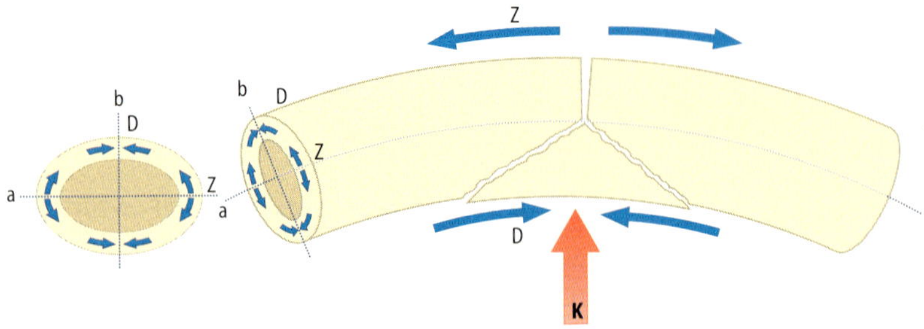

Abb. 38.2. Schematische Darstellung der Entstehung einer Biegungsfraktur. *K* einwirkende Gewalt, *D* Druckspannung, *Z* Zugspannung. Druck- und Zugspannungen entstehen nicht nur in der Längsachse, sondern auch zirkulär

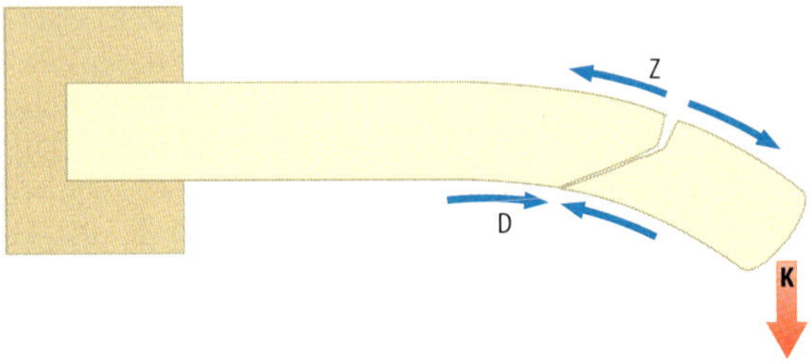

Abb. 38.3. Entstehung einer Biegungsfraktur am einseitig fixierten Knochen

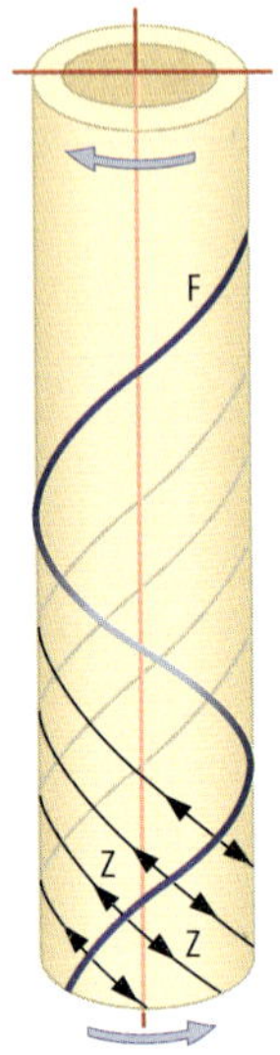

Abb. 38.4. Schematische Darstellung der Entstehung einer Torsionsfraktur. *Z* Richtung der Zugspannung, *F* Verlauf der Frakturlinie

deformierten Druckseite des Knochens wird typischerweise ein sog. Biegungskeil ausgesprengt, während die Zugkräfte auf der konvexen Seite zu einer queren Rißbildung führen. Bei sehr heftiger und rascher Krafteinwirkung kann auch ein reiner Querbruch entstehen. Typisches Beispiel: Tibiafraktur des Fußballers durch direkten Stoß oder Kantenschlag.

Dreh- oder Torsionsbruch. Dieser entsteht durch indirekte Gewalt, indem durch den Torsionsmechanismus Zugspannungen (Abb. 38.4, 38.5) im Knochen auftreten, die schließlich zu einer spiralförmigen Fraktur führen. Hat die Torsionsspirale eine volle Umdrehung gemacht, kommt es zwischen Anfang und Ende zu einem gradlinigen, verbindenden „Aufklappbruch" und zum Ausbruch eines sog. Drehkeils. Ein zusätzliches Biegemoment ist für die Bildung des Drehkeils keine notwendige Bedingung. Typisches Beispiel: Unterschenkelfraktur des Skifahrers bei blockierter Sicherheitsbindung (Abb. 38.6 a, b).

Abrißfraktur. Diese entsteht durch Zugkräfte, die über ein Ligament oder einen Sehnenansatz auf den Knochen einwirken (Abb. 38.7). Charakteristischerweise verläuft die Bruchlinie quer zur Zugrichtung. Typische Beispiele: Olekranonfraktur, Supinationsbruch des Außenknöchels (Typ Weber A), Tuberculum-majus-Abriß am Humeruskopf.

Abscherfraktur. Bei Gelenkbrüchen wirken neben Zug- meist auch Scher- und Schubkräfte auf die Kondylen ein, so daß nicht selten neben einer Abrißfraktur oder Bandruptur einerseits, ein Abscherbruch andererseits entsteht. Der Bruchspalt der Abscherfraktur verläuft senkrecht zur Scherkraft (s. Abb. 38.7). Typisches Beispiel: Supinationsbruch des Sprunggelenkes mit Abrißfraktur des Außenknöchels und Abscherfraktur des Innenknöchels (Malleolarfraktur Typ Weber A), Meißelfraktur des Radiusköpfchens, Abscherfraktur am hinteren Pfannenrand des Azetabulum.

Kompressions- oder Stauchungsbruch. Dieser entsteht vor allem im spongiösen Knochen der Epi- bzw. Metaphysen, der Wirbelkörper sowie der Hand- und Fußwurzelknochen. Durch Einstauchung der lockeren Wabenstruktur der Spongiosa kommt es in der Regel zu einem irreversiblen Substanzverlust. Typisches Beispiel: Wirbelfraktur (s. entsprechendes Kap.), bikondyläre Tibiakopfimpressionsfraktur durch direkte Einstauchung (Abb. 38.8).

Trümmerbruch. Dieser ist immer die Folge einer heftigen Krafteinwirkung, wobei meist verschiedene Mechanismen zusammenwirken und so zur Berstung bzw. Aufsplitterung des Knochens führen (Abb. 38.9). Oft entstehen auch Knochendefekte, so daß bei den sog. offenen Frakturen ganze Fragmente in die Weichteile

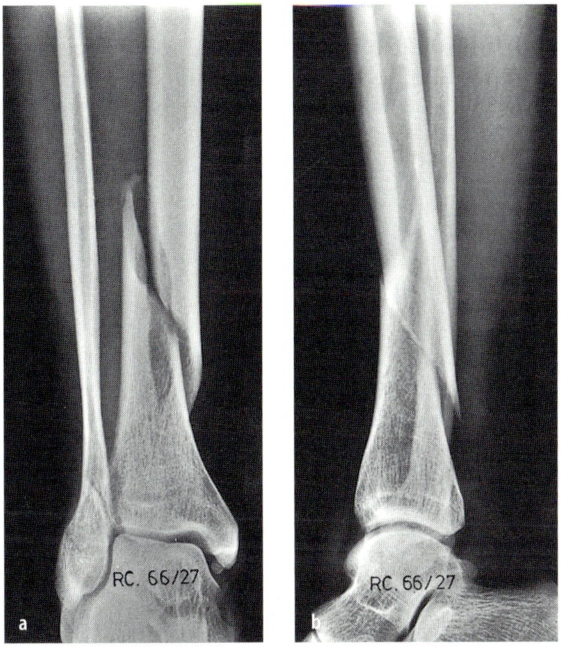

Abb. 38.5 a, b. Torsionsfraktur beider Unterschenkelknochen, entstanden durch Drehung des Fußes von innen nach außen. Die Fibulafraktur liegt in typischer Weise höher als die Tibiafraktur. **a** a. p.-Projektion, **b** seitliche Aufnahme

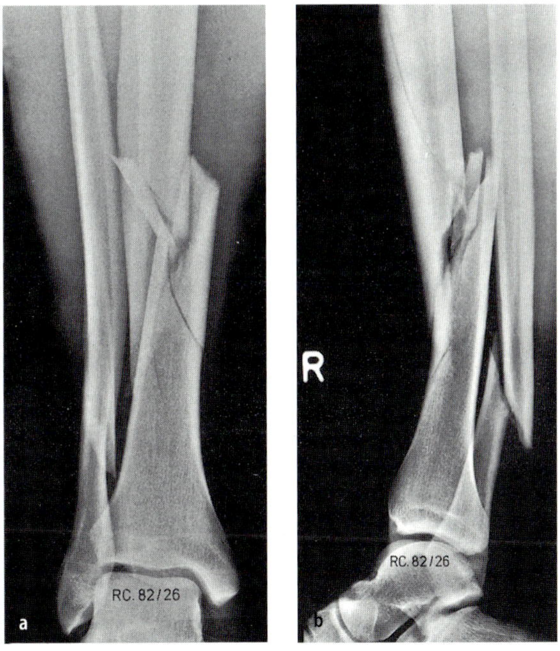

Abb. 38.6. Fraktur mit ventralem Drehkeil. **a** a.-p. und **b** seitlich. (Nach Müller et al. 1977)

versprengt oder durch die Wunde ganz verloren gegangen sind. Diese Frakturen gehen praktisch immer mit einer erheblichen Zusatzverletzung des Weichteilmantels einher. Typische Beispiele: Schußfraktur, Trümmerfrakturen nach Motorradunfall.

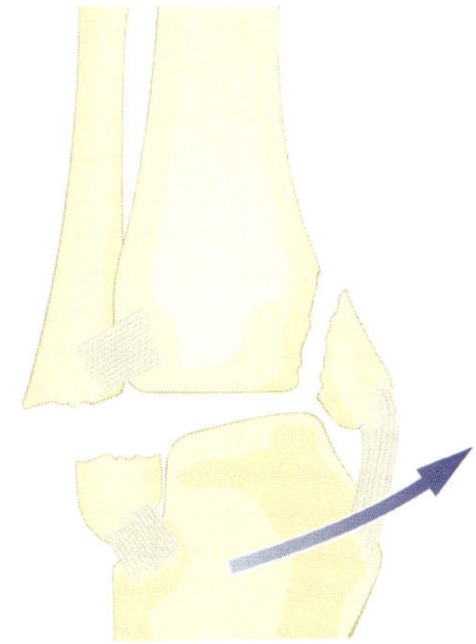

Abb. 38.7. Malleolarfraktur Typ Weber ***A. Fibula:*** quere Abrißfraktur auf Höhe des Sprunggelenks oder distal davon, als Äquivalent Ruptur der fibularen Seitenbänder. ***Innenknöchel:*** intakt oder Abscherfraktur mit mehr horizontaler bis vertikaler Frakturebene, nicht selten mit ganz umschriebenen Impressionen an der Tibiakante. ***Dorsale Tibiakante:*** meistens intakt. ***Tibiofibulare Bandverbindungen:*** stets intakt

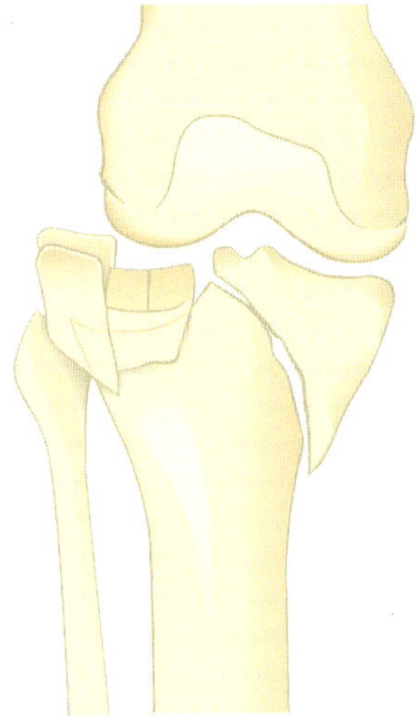

Abb. 38.8. Tibiakopfbruch mit Impression des lateralen Gelenkplateaus und Abscherung der medialen Gelenkfläche. (Nach Müller et al. 1977)

Unvollständiger Knochenbruch. Als solcher werden Fissuren oder Anrisse bezeichnet, die nicht zu einer vollständigen Kontinuitätsunterbrechung geführt haben, wobei häufig der Periostschlauch einseitig noch intakt geblieben ist. Im Wachstumsalter sprechen wir dabei von Grünholzfrakturen. Nicht selten ist ein Periostanteil auch in den Frakturspalt eingeschlagen (Abb. 38.10).

Luxationsfraktur. Von einer Luxationsfraktur bzw. einem Verrenkungsbruch sprechen wir, wenn neben einer gelenknahen Fraktur auch eine Verrenkung vorliegt (s. Abb. 38.7, 38.53). Oft findet sich dabei zusätzlich

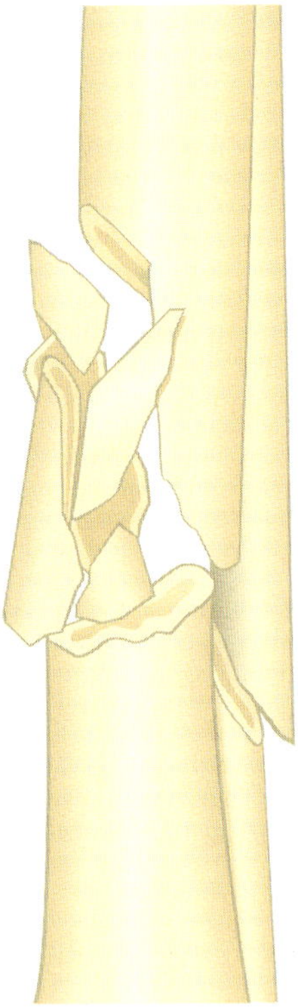

Abb. 38.9. Unterschenkeltrümmerbruch mit zahlreichen devitalisierten Knochensplittern. (Nach Müller et al. 1977)

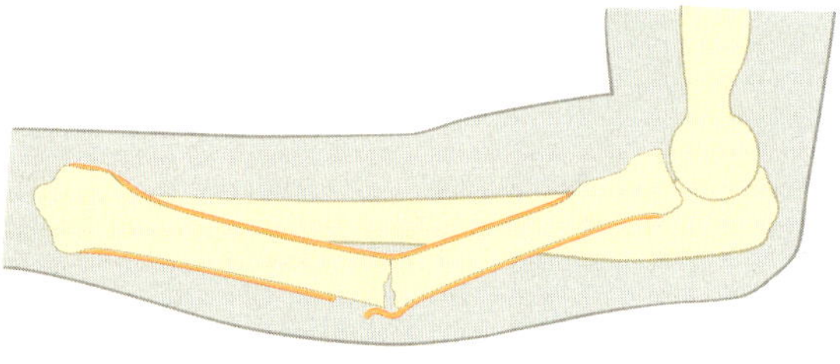

Abb. 38.10. Grünholzfraktur. (Nach Weber et al. 1978)

eine Abscherung von knorpeltragenden Gelenkanteilen, sog. „flake fractures". Jede Verletzung des Gelenkknorpels, die radiologisch allerdings nur selten erkennbar ist, kann die Funktion des betreffenden Gelenkes entscheidend beeinflussen bzw. sich prognostisch ungünstig auswirken, indem die Arthrosenbildung begünstigt wird (typisches Beispiel: Humeruskopf-Luxationsfraktur, Hüftgelenks-Luxationsfraktur).

AO-Klassifikation der Frakturen

Auf die Erkennung einer Verletzung folgen unmittelbar therapeutische und prognostische Überlegungen. Dazu muß der Schweregrad des pathologischen Geschehens einschätzbar sein. Dieser Aufgabe dient die Klassifikation. Die damit verbundene Begriffsbildung ist auch zur gegenseitigen Verständigung unerläßlich. Eine moderne Frakturklassifikation verwendet einerseits die im Röntgendokument erkennbare Morphologie als Basis, andererseits kann ein Schweregrad aufgrund der umfangreichen chirurgischen Erfahrungen mit Berücksichtigung der Komplikationsmöglichkeiten und deren Prognose abgeschätzt werden. M. E. Müller hat 1987 die sog. AO-Klassifikation für alle Frakturen der langen Röhrenknochen aufgestellt, die auf dem Prinzip der Dreiteilung bzw. Aufzeichnung nach der Zahl 3 beruht (Abb. 38.11).

Die Lokalisation der Fraktur wird mit Ziffern angegeben.

Diaphysäres Segment der langen Röhrenknochen. Die langen Röhrenknochen (Abb. 38.11 b) sind einzuteilen in ein diaphysäres sowie 2 endständige Segmente. Im diaphysären Segment sind folgende Formen zu unterscheiden:

- Die ***einfache kortikale Fraktur*** *(1)*, die den ganzen Knochenzylinder unterbricht, zeigt 3 Grundformen mit zunehmendem Schweregrad:
  - Torsionsfraktur (relativ stabil, meist wenig Dislokation, große Kontaktflächen),
  - Schrägfraktur und
  - quere Fraktur.
- Bei den ***Mehrfachbrüchen*** sind Frakturen mit Keilausbruch und mit multiplen Fragmenten zu unterscheiden.
- Bei Frakturen mit einem ***Keilfragment*** *(2)* ist die Zirkulation weniger gut, es besteht aber immer noch eine Kontaktstelle zwischen den Hauptfragmenten, was therapeutisch von großer Bedeutung ist. Sie können wiederum als Torsions-, Schräg- oder Querfraktur vorliegen.
- Bei den ***Mehrfragmentbrüchen*** *(3)* besteht kein Kontakt zwischen den Hauptfragmenten. Zur Verschlechterung der Zirkulation kommt noch die Erschwerung der Reposition und der Stabilisierung hinzu. Eine Sonderform ist die Etagenfraktur.

Endständige Segmente der langen Röhrenknochen. Bei Frakturen der endständigen Segmente ist zu unterscheiden zwischen den

- extraartikulären ***metaphysären Frakturen*** *(1)* und den
- ***intraartikulären Brüchen*** (2 und 3).

In der Metaphyse überwiegt spongiöser Knochen. Die Frakturmorphologie ist der diaphysären ähnlich, es müssen aber zusätzlich spongiöse Impaktionen berücksichtigt werden, bei deren Reposition Defekte entstehen.

Bei den artikulären Brüchen gibt es unikondyläre bzw. solche, die die ***Gelenkfläche nur partiell*** betreffen *(2)*. Hier bleibt die mechanische Verbindung zwischen Gelenkfläche und Diaphyse teilweise erhalten. Dies ist zirkulatorisch ein Vorteil und gestattet the-

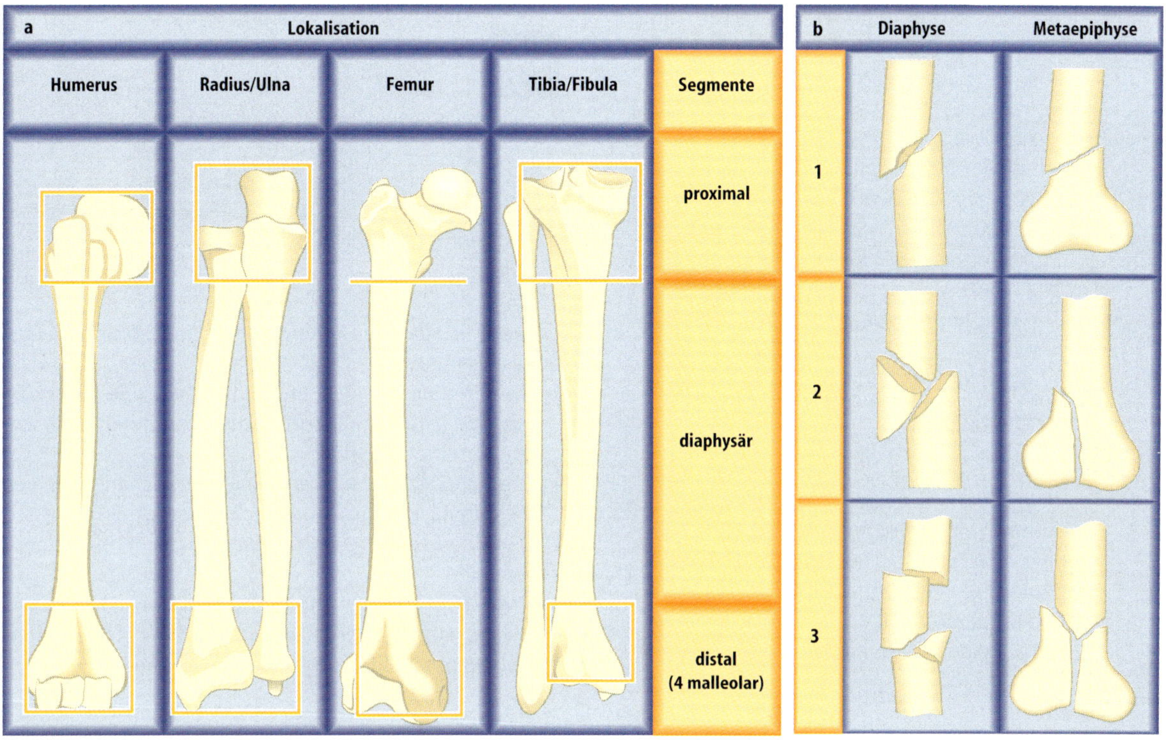

Abb. 38.11. **a** Lokalisation von Frakturen. **b** Schematische Darstellung der Einteilung der Frakturen der langen Röhrenknochen mit den Typen *1, 2* und *3. **Links*** diaphysäres Segment, ***rechts*** endständiges Segment. Abgebildet sind einfache Frakturformen. *1* einfache diaphysäre bzw. metaphysäre Fraktur. ***Viereck*** zur Bestimmung der Grenze zwischen Metaphyse und Diaphyse. Bei grenzüberschreitenden Frakturen entscheidet deren Zentrum über die Zugehörigkeit zu Diaphyse oder Metaphyse. *2* Fraktur mit Keilausbruch in der Diaphyse. Nach der Reposition erhaltener Kontakt zwischen den Hauptfragmenten. Im endständigen Segment partielle Gelenkfraktur mit teilweise erhaltenem Kontakt zwischen Gelenkfläche und Diaphyse. *3* Die Fraktur in der Diaphyse, bei der jeder Kontakt zwischen den Hauptfragmenten fehlt. Beim Gelenkbruch ist jede Verbindung zwischen Gelenkfläche und Schaft gänzlich unterbrochen

rapeutisch die exakte Reposition der frakturierten Anteile an den als Maß und Träger dienenden intakten Bereich.

An bestimmten Gelenken entstehen Impressionen knorpeltragender Gelenkfragmente. Diese Dislokation kann nur operativ beseitigt werden.

Die ***totalen artikulären*** bzw. bikondylären artikulären Frakturen *(3)* sind charakterisiert durch eine mechanische Unterbrechung zwischen der gesamten Gelenkfläche und der Diaphyse. Dies ist die ungünstigste Verletzungsform, auch wenn aufgrund einer z.T. unabhängigen Vaskularität metaphysärer Fragmente die Zirkulation nicht völlig unterbrochen zu sein braucht.

Als Beispiel für diese Klassifikation ist in Abb. 38.11 b die Einteilung der Diaphyse und des distalen Humerussegments dargestellt. Am Unterarm muß die Einteilung auf das Vorhandensein der beiden Knochen hin angepaßt werden, am Unterschenkel, wo die Fibula keine tragende Funktion ausübt, werden Begleitverletzungen zusätzlich registriert, jedoch nicht zur Klassifikation selbst verwendet. Die Malleolarfrakturen (bei denen die ligamentären Verletzungen wesentlicher Bestandteil sind) werden nicht dem distalen Unterschenkelsegment zugerechnet, sondern separat klassifiziert.

Schweregrad. Für den Schweregrad einer Fraktur sind dabei 4 Elemente entscheidend:

- Der ***Verlust der Stabilität***. Dies betrifft einerseits das ossäre Gerüst für die willkürlich beherrschte Bewegung und Kraft, andererseits die Tragfunktion des Skelettgefüges.
- Die ***Vaskularität der Knochenfragmente*** als Voraussetzung für die Heilungsvorgänge des Knochens. Dazu gehören nicht nur Art und Anzahl der Knochenfragmente, sondern auch deren Dislokation (insbesondere bei begleitender Luxation) sowie die zusätzlichen Schäden des den Knochen umgebenden Weichteilmantels (s. auch Weichteilklassifikation). Am wachsenden Skelett sind die Verletzungen der Epiphysenfugen und der Apophysen zu berücksichtigen.
- Bei den Gelenkfrakturen besteht oft zusätzlich ein ***Knorpelschaden***. Seine Beurteilung ist initial nur unter Sicht möglich. Bei reinen Spaltbrüchen mag er

unbedeutend sein, bei den viel häufigeren Impressionsfrakturen ist er nur durch anatomische Reposition, Spongiosaplastik, und funktionelle Nachbehandlung reparabel. Bei bestimmten Trümmerbrüchen ist die Gelenksrekonstruktion technisch und biologisch nicht mehr möglich.

- Die ***Verletzungen des Kapselbandapparates.*** Diese sind bei bestimmten artikulären und paraartikulären Frakturen obligat und meist aus der knöchernen Verletzung bzw. Unfallmechanismen weitgehend ableitbar. Vielfach können sie erst in situ erkannt werden.

Frakturzeichen

> !
>
> Während der Spontan- und Bewegungsschmerz, ein Funktionsverlust sowie Schwellung zu den unsicheren Zeichen gehören, deuten Fehlstellung, falsche Beweglichkeit und Krepitieren mit großer Wahrscheinlichkeit auf eine Fraktur hin (sichere Zeichen).

Diagnose. Die ***Anamnese*** spielt bei der Diagnose eine entscheidende Rolle.

Allein die Beschreibung des Unfallhergangs läßt oft schon den Verdacht auf einen Knochenbruch zu.

Bei der Inspektion können Fehlstellungen und Schwellungen erkannt werden.

Bei der ***Palpation*** sollte auf einen umschriebenen Druckschmerz, reflektorische Muskelspannung, falsche Beweglichkeit und Krepitieren geachtet werden.

Es sind immer ***Durchblutung*** (distale Pulse), ***Motorik*** (Finger und Zehen aktiv bewegen lassen) und ***Sensibilität*** zu prüfen.

Zur genauen Sicherung der Diagnose und Lokalisation sowie Festlegung der therapeutischen Maßnahme muß immer eine Röntgenuntersuchung in zwei Ebenen (a.p. und seitlich) erfolgen. Gewisse Frakturen bedürfen danach noch zusätzlicher Untersuchungen zur Operationsplanung, z.B. der konventionellen Tomographie bei Gelenkbrüchen, der Computertomographie bei Becken- und Azetabulumfrakturen, sowie bei instabilen Wirbelbrüchen und Fersenbeinfrakturen, Schräg- oder Spezialaufnahmen (z.B. Navikularfrakturen).

Anhand von Röntgenbildern kann die Dislokation des distalen Fragmentes beschrieben werden:

- Dislocatio ad latus: Seitverschiebung
- Dislocatio cum contractione: Verkürzung
- Dislocatio cum distractione: Verlängerung
- Dislocatio ad axim: Achsenknickung
- Dislocatio ad peripheriam: Verdrehung

Geschlossene und offene Fraktur

> Ist die Haut über dem Knochenbruch (z.B. Tibia) intakt geblieben, so sprechen wir von einer geschlossenen Fraktur. Besteht dagegen eine Hauteröffnung, so handelt es sich definitionsgemäß um einen offenen Bruch.

Offener Bruch. Den offenen Bruch unterteilt man in 3 Schweregrade:

- ***Grad I***: Geringe Weichteilschädigung, da die Haut nur durch ein Knochenfragment von innen nach außen durchspießt wird.
- ***Grad II***: Décollement der Haut und Schädigung der Weichteile von außen. Durch diese direkte äußere Gewalt wird auch die Fraktur verursacht. Infektionsgefahr!
- ***Grad III***: Heftige, direkte Gewalteinwirkung von außen. Große, tiefe Haut- und Weichteilwunden, Knochenzersplitterung. Infektionsgefahr!

38.2.2 Frakturheilung

Jeder Knochenbruch löst einen reparativen Entzündungsvorgang aus, der dazu dient, die gebrochenen Fragmente wieder zu vereinen und den Knochen zu heilen. Als eines der wenigen Gewebe hat der Knochen dabei die Eigenschaft, narbenlos ausheilen zu können. Damit diese Heilvorgänge möglichst rasch und ungestört vonstatten gehen, bedarf mit wenigen Ausnahmen jede Fraktur – sofern sie disloziert ist – der ***Reposition***, der ***Ruhigstellung*** sowie einer ***guten Blutversorgung.*** In Abhängigkeit von Reposition und der Art der Stabilisierung (konservative oder operative Frakturbehandlung) wird eine unterschiedliche Morphologie und Verlaufsform der Frakturheilung beobachtet. Im Wachstumsalter erfolgt die Frakturheilung rascher als nach dem Verschluß der Epiphysen, und es besteht eine ausgeprägte Fähigkeit Achsenknickungen und Verkürzungen zu korrigieren, die beim Erwachsenen nicht mehr festgestellt werden kann. Kindliche Frakturen werden deshalb in der Regel auch unblutig, d.h. konservativ behandelt.

> !
>
> Einzig Rotationsfehler bei Kindern korrigieren sich nicht immer vollständig aus.

Frakturheilung bei unblutigem Vorgehen

Die Reposition der Fragmente ist beim unblutigen Vorgehen in der Regel nur approximativ, d.h. es bleibt praktisch immer ein mehr oder weniger breiter Bruch-

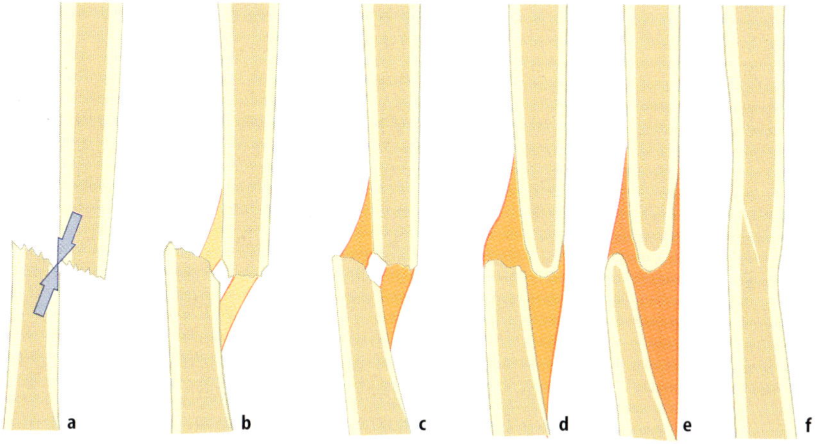

Abb. 38.12a-f. Heilung eines Femurschaftbruchs bei einem 12jährigen Knaben unter Extensionsbehandlung. **a** Nach eingerichteter Extension; **b** „Reizkallus" nach 3 Wochen, Resorptionserscheinungen an den sich berührenden Kortikalisenden; **c** Fixationskallus nach 7 Wochen; **d-f** Umbau nach 18 Wochen, 1 Jahr und 4 Jahren

spalt sichtbar, da die Ruhigstellung in Extension oder im Gips nicht frei von Störkräften ist. Die erste Phase der natürlichen Heilvorgänge besteht daher im Aufbau eines stabilisierenden äußeren Kallus, indem das Frakturhämatom langsam in Bindegewebe umgebaut wird und zusammen mit dem nun stark proliferierenden Periost eine straffe Manschette um die Bruchenden bildet. Mit zunehmender Straffheit kann schließlich eine Verknöcherung entstehen, was im Röntgenbild als ***Kallus*** sichtbar wird und Bruchenden zunehmend mechanischen Halt gibt. Gleichzeitig beginnen die Umbauvorgänge an den unterbrochenen und teilweise devitalisierten Kortikalisabschnitten. Entlang der Havers[1]-Kanäle wird der kortikale Knochen in Richtung Bruchspalt durch Osteoklasten aufgelockert, während sich gleichzeitig junge Osteoblasten im neugebildeten Knochen anlagern (sog. „creeping substitution"). Das knorpelige Gewebe zwischen den Bruchenden lagert Kalzium ein und kann nun durch neuen Faserknochen durchflochten werden. In der letzten Phase wird der Faserknochen durch genau orientierte Osteone ersetzt, wodurch wieder eine voll tragfähige Kortikalis entsteht. Der außen aufgebaute stabilisierende Kallus wird nun, da er nicht mehr erforderlich ist, größtenteils wieder abgebaut (Abb. 38.12a-f). Frakturen im vorwiegend spongiösen Knochen (z. B. Wirbel, Rippen etc.) heilen besonders rasch, da hier der langsame Umbau des kortikalen Knochens entfällt und die Oberfläche des spongiösen Knochens weit größer ist. Hat eine Einstauchung der spongiösen Strukturen stattgefunden, so bleibt meist ein Knochendefekt zurück (z. B. Tibiakopfdepressionsbruch). Um in dieser Situation die Gelenkkongruenz wieder herzustellen, muß operativ vorgegangen werden, da nur so die eingedrückte Gelenkfläche angehoben werden kann, während der resultierende Knochendefekt mit autologem Knochengewebe auszufüllen ist.

Frakturheilung bei stabiler Osteosynthese

Bei der stabilen Osteosynthese durch Platten und Schrauben wird der gebrochene Knochen anatomisch exakt rekonstruiert und die Einzelfragmente durch interfragmentäre Zugschrauben unter Kompression optimal fixiert. Platten dienen dabei meist der Neutralisation von Scherkräften. Dank der rigiden Fixation kommt es direkt zum Umbau der Kortikalis durch die bereits erwähnte „creeping substitution". Ohne Umweg über den äußeren Kallus wachsen die neugebildeten Osteone – ähnlich einem Bohrkopf – über den Frakturspalt hinweg in die gegenüberliegende Kortikalis hinein (Abb. 38.13a). Es kommt dadurch zu einer direkten Verzahnung der beiden Fragmente. Dort, wo ein feiner Spalt zwischen den Fragmenten zurückgeblieben ist, wird dieser zunächst mit neugebildetem Faserknochen aufgefüllt und erst dann von den Osteonen durchdrungen (sog. Spaltheilung; Abb. 38.13b). Diese Form der Frakturheilung, die nicht über eine bindegewebige und fasernknorpelige Zwischenstufe erfolgt und auch keinen sichtbaren äußeren Kallus hervorruft, wird als ***primäre*** – besser ***direkte*** oder kalluslose – ***Frakturheilung*** bezeichnet. Sie stellt den Idealfall nach absolut stabiler Platten- und Schraubenosteosynthese dar. Sie wurde erstmals von Danis 1943 als „Soudure autogène" beschrieben. Schenk, Oehler, Willenegger sowie Perren haben diese klinische Beobachtung von Danis später tierexperimentell bestätigen können. Perren zeigte dabei, daß der mit der Platte erzeugte intrafragmentäre Druck über mehrere Wochen erhalten bleibt. Wird nach vermeintlich stabiler Osteosynthese eine Kallusbildung beobachtet, so deutet dies darauf hin, daß die erzielte Stabilität nicht optimal war, und die Natur deshalb mit einer zusätzlichen Kallusbildung nachhelfen muß.

---

[1] Clopton Havers, Anatom, London, 1650–1702

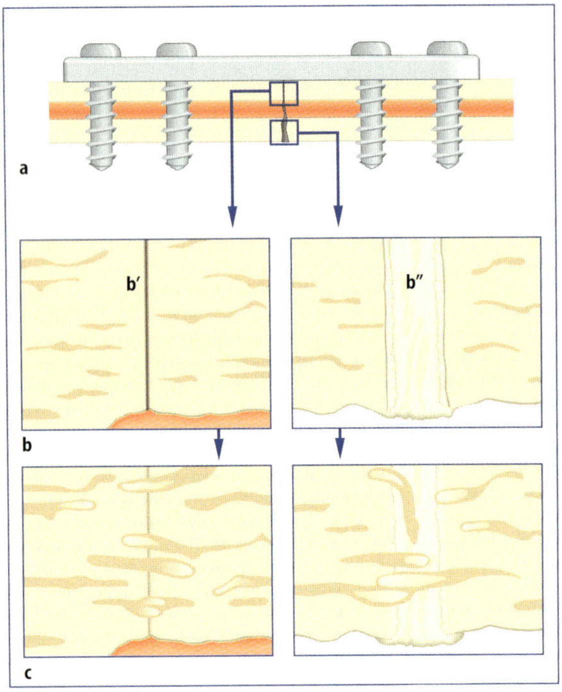

Abb. 38.13. **a** „Primäre" oder direkte Frakturheilung unter stabilen Osteosynthesebedingungen (am Hunderadius). Direkt unter der Zuggurtungsplatte ist die Kortikalis aufs engste adaptiert. Die histomorphologischen Heilvorgänge, die hier stattfinden, bezeichnet man mit Kontaktheilung(b'). In der gegenüberliegenden Kortikalis zeigt sich eine feine Spaltlücke. Sie kam dadurch zustande, daß der leicht gebogene Röhrenknochen durch die Kompressionsplatte gestreckt wurde und die plattenferne Kortikalis etwas auseinanderwich. Die Knochenneubildungsvorgänge, die an solchen Stellen stattfinden, nennt man Spaltheilung (b"), **b** nach 3–4 Wochen, **c** nach 5–6 Wochen

Frakturheilung bei bedingt stabiler Osteosynthese (Marknagelung und Fixateur externe)

Im Vergleich zur stabilen bzw. rigiden klassischen Plattenosteosynthese ist die Marknagelung bzw. die Fixateur-externe-Osteosynthese meist nur bedingt stabil, weshalb wir bei diesen zwei Osteosyntheseformen fast immer eine Kallusbildung beobachten können. Besonders eindrucksvoll ist dabei die oft sehr rasche Kallusentstehung bei der sog. gedeckten bzw. geschlossenen Verriegelungsnagelung mit relativ dünnem Nagel sowie bei der Versorgung mit einem Nagel ohne Aufbohrung des Markraumes, sog. „ungebohrter Nagel". Besonders bei der letzteren, heute immer mehr verbreiteten, Nagelungstechnik wird die endostale, kortikale Blutversorgung weit weniger geschädigt als nach dem Aufbohrvorgang. Da der Knochen bei dieser Art der Frakturversorgung in seiner Vitalität weit weniger geschädigt wird als nach Vorbohrung, können wir auch bei ausgedehnten Trümmerbrüchen relativ rasch einsetzende Heilvorgänge beobachten (Abb. 38.14a-c). Die Fixateur-externe-Osteosynthese vermittelt ebenfalls nur bedingte Stabilität, was die Kallusbildung anzuregen scheint. Andererseits werden Fixateur-externe-Montagen vor allem bei höhergradig offenen Brüchen mit Weichteilschaden eingesetzt, bei denen die Knochendurchblutung vom Verletzungsmuster her kompromittiert ist, weshalb es hier durchaus zu verzögerten Bruchheilungen kommen kann.

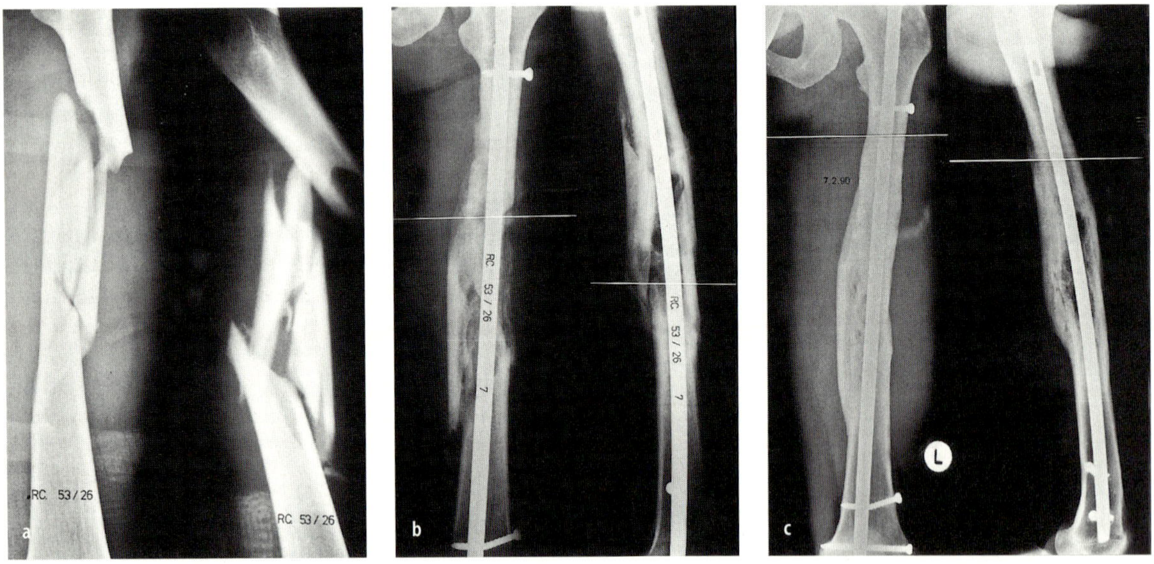

Abb. 38.14 a-c. Femurschaft-Mehrfragmentfraktur (Typ C_1) nach Skisturz. **a** Unfallbild; **b** 7 Wochen nach Versorgung mit Verriegelungsmarknagel ist die Fraktur bereits mit Kallus überbrückt; **c** nach 10 Monaten hat der Weltcup-Rennfahrer bereits einen vierten Rang am Lauberhorn erlangt

Biologische oder minimal-invasive Osteosynthese

In den letzten Jahren wurde immer mehr der Begriff der biologischen Osteosynthese in den Vordergrund gerückt, wobei diese aufgrund einer minimal-invasiven Operationstechnik die Knochenbiologie besonders berücksichtigen soll.

Tatsache ist, daß viele Chirurgen zur Erlangung einer anatomisch exakten Rekonstruktion und absolut stabiler Fixation im Übereifer der Weichteilschonung bzw. der Knochendurchblutung zu wenig Beachtung schenken. Zu ausgedehnte Knochenfreilegungen und zu viele metallische Implantate führten allzu oft zu Heilungsstörungen des Weichteilmantels sowie zu tiefen Knocheninfekten (Osteitis) oder hatten verzögerte Knochenheilungen, Implantat-Ermüdungsbrüche und Refrakturen nach Metallentfernung zur Folge. Anhänger der Plattenosteosynthese konnten nun allerdings zeigen, daß auch mit der Platte eine ähnlich rasche Frakturheilung erreicht werden kann – wie bei gedeckter Marknagelung –, sofern die Frakturzone dank schonender indirekter Repositionstechniken unangetastet bleibt, d. h. auf die herkömmliche anatomische Fragmenteinpassung verzichtet wird und die Platte in überbrückender Funktion lediglich proximal und distal verankert wird (Abb. 38.15a-d). Diese als minimal-invasiv oder biologisch bezeichnete Osteosyntheseform ist technisch anspruchsvoll, erfordert eine äußerst sorgfältige Planung und ein völliges Umdenken. Zur Erklärung dieser nun zu beobachtenden Heilvorgänge hat Perren die sog. Dehnungstheorie entwickelt: Beim Quer- oder Schrägbruch wirken relativ große Kräfte auf eine kurze Frakturzone ein, d. h. es erfolgt im Bruchspalt eine große Deformation (Abb. 38.16 a), was die Gewebeheilung bzw. Spaltüberbrückung erschwert. Beim ausgedehnten Trümmerbruch dagegen verteilen sich dieselben Kräfte auf mehrere längere Frakturzonen, weshalb pro Frakturspalt nur kleine Deformationen (Abb. 38.16 b) bzw. eine kleine Dehnung des in den Spalt einwachsenden Gewebes auftritt, was die rasche Heilung kaum behindert. Je nach Behandlungsart bzw. je nach Osteosynthesetechnik wird man deshalb unterschiedliche Frakturheilungsmuster beobachten können.

Beurteilung der Frakturheilung im Röntgenbild

Die Beurteilung des Heilverlaufes einer Fraktur im Röntgenbild hängt von der Behandlungsart – konservativ oder operativ – ab, wobei niemals auf den radiologischen Aspekt allein abgestellt werden darf, sondern immer auch der klinische Lokalbefund miteinbezogen

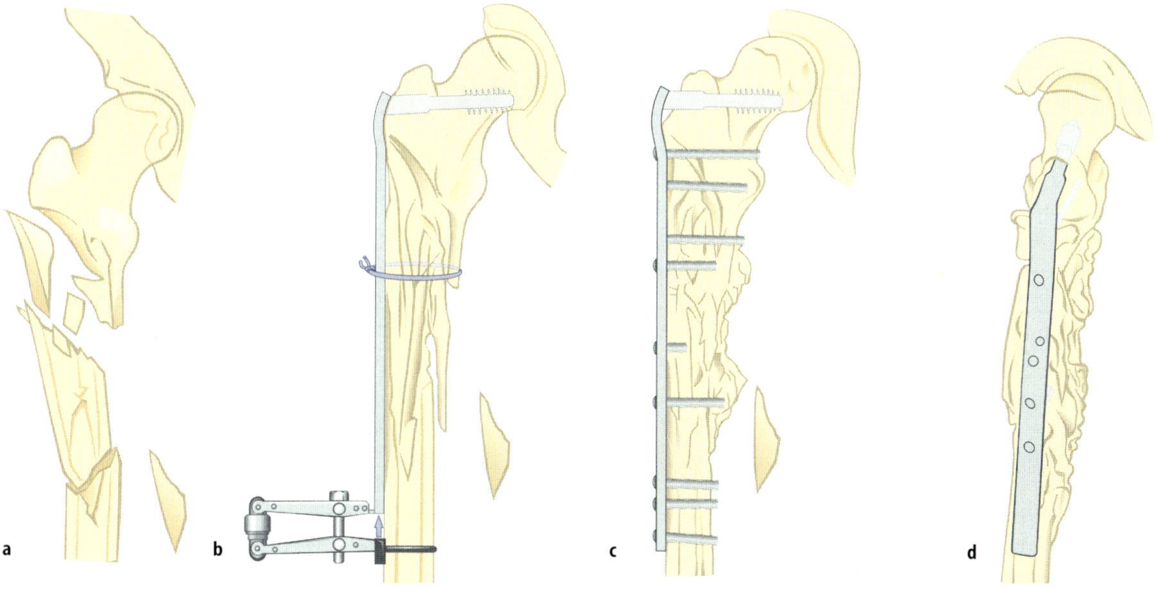

Abb. 38.15. **a** „Biologische Osteosynthese". Derart komplexe Frakturen sollten nicht mit dem Ziel einer anatomischen Rekonstruktion angegangen werden, da sie kaum möglich ist, und die Blutversorgung der verschiedenen Fragmente vorsichtig geschont werden sollte. **b** Nach Einbringen der DCS proximal kann die Reposition dadurch erreicht werden , daß der Plattenspanner mit Gelenken zunächst in Distraktionsstellung eingesetzt wird. Ein vorsichtig eingeführter preliminärer Cerclagedraht dient zur teilweisen Fragmentreposition ohne die Blutversorgung zu stören. Danach wird aber lediglich auf eine gute Wiederherstellung der Achse, Länge und Rotation geachtet. **c,d** Die übrigen Fragmente bleiben unberührt und Schrauben werden lediglich dort eingesetzt, wo sie guten Halt finden: In diesem klinischen Beispiel hat sich rasch – bereits nach 7 bis 8 Wochen – dank Erhaltung und/ oder rascher Wiederherstellung der Blutversorgung eine große mediale Kallusmasse gebildet, die eine Steigerung der anfänglichen Teilbelastung nach wenigen Wochen gestattete. Es konnte eine volle funktionelle Wiederherstellung erreicht werden

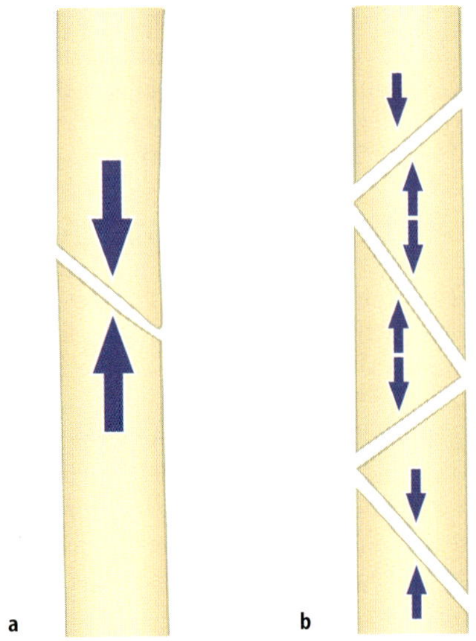

Abb. 38.16 a,b. Illustration zur Dehnungstheorie

werden muß. So sind insbesondere spontane und belastungsabhängige Schmerzen im Frakturgebiet, Schwellung und/oder Rötung Warnzeichen einer möglichen Überbelastung bzw. Heilungsstörung, evtl. Infektion, die der ärztlichen Beurteilung bedürfen.

Die konservative Behandlung geht in der Regel mit einer mehr oder weniger ausgeprägten radiologisch erfaßbaren Kallusbildung einher. Demgegenüber ist der radiologisch sichtbare Heilverlauf nach Osteosynthese abhängig von der Fixationsart – Marknagel, Platte, Fixateur externe – einerseits und der Operationstechnik bzw. Stabilität (anatomische Rekonstruktion und rigide Fixation oder innere Schienung bzw. Überbrückungsosteosynthese) andererseits. Nach anatomischer Fragmentrekonstruktion und rigider Fixation können wir die ungestörte – sog. direkte oder primäre Frakturheilung – einzig am sukzessiven Verschwinden der feinen Frakturlinien nach 6–8 Wochen bzw. dem Fehlen einer sichtbaren äußeren Kallusbildung beurteilen. Bei der nie absolut stabilen Marknagelung sowie der minimal-invasiven Verplattung nach dem Überbrückungsprinzip werden wir dagegen nach 6–8 Wochen meistens eine äußere Kallusbildung beobachten. Diese hat zunächst einen inhomogenen flauen Aspekt (sog. Reizkallus) und geht in der Regel nach weiteren 4–6 Wochen in den scharf begrenzten homogenen Fixationskallus über, der die gesicherte interfragmentäre Stabilisierung anzeigt (s. Abb. 38.14). Als Regel kann gelten, daß Kallusbildung immer die Antwort des Körpers auf eine gewisse Instabilität des gut durchbluteten Knochens darstellt.

Zusammenfassend kann zur Nachbehandlung folgendes gesagt werden:

- Es sind immer die Empfehlungen des Operateurs zu beachten.
- Frakturheilung in den Röntgenbildern ist nicht vor 6 Wochen erkennbar, frühere Röntgenaufnahmen nur mit begründeter Fragestellung indiziert.
- Bewegung ist wichtiger als Belastung.
- Keine Beurteilung der radiologisch sichtbaren Frakturheilung ohne auch das klinische Bild zu beachten.

38.2.3 Behandlungsprinzipien bei Frakturen

Ziel jeder Frakturbehandlung ist die möglichst vollkommene Wiederherstellung von Anatomie und Funktion. Dazu bedarf jede dislozierte Fraktur

- einer genügenden Reposition,
- einer adäquaten Retention bzw. Fixation und
- einer möglichst funktionellen Nachbehandlung zur Vermeidung von Immobilisierungsschäden.

Zur Erreichung dieses Behandlungsziels stehen grundsätzlich 2 Methoden zur Verfügung, die ***unblutige*** oder ***konservative*** Behandlung einerseits, die ***blutige, operative Therapie*** bzw. ***Osteosynthese*** andererseits. Ob konservativ oder operativ vorgegangen wird, ist eine Frage der Indikation, wozu folgende Faktoren zu berücksichtigen sind:

- Lokalisation der Fraktur (Dia-, Meta-, Epiphyse)
- Frakturtyp (einfach, Trümmer etc.)
- Weichteile (offen, geschlossen, Begleitverletzungen)
- Allgemeinzustand des Patienten (Ernährung, Diabetes etc.)
- einfach-/mehrfachverletzt
- Alter und psychischer Zustand des Patienten, Alkoholabusus

Neben diesen vorwiegend patienten- bzw. frakturbezogenen Faktoren sollten aber auch ***sozialmedizinische Aspekte***, wie Krankenhaus- und Behandlungskosten, Beruf, Dauer der Arbeitsunfähigkeit (bzw. Behinderung in der beruflichen Aus- und Fortbildung), evtl Berufswechsel oder Rentenanfälligkeit, bei der Indikationsstellung berücksichtigt werden.

Im folgenden werden die Möglichkeiten sowie die ***Vor- und Nachteile*** der konservativen und operativen Frakturbehandlung aufgezeigt, die ebenfalls zur Indikationsstellung herangezogen werden müssen (Tabelle 38.2).

38.2.4 Konservative Frakturbehandlung

Die konservative Behandlung beinhaltet folgende Möglichkeiten:

- Unblutige manuelle Einrichtung
- Ruhigstellung im Gips- oder neuerdings Kunststoffverband

Tabelle 38.2. Vergleich der konservativen Therapie mit der Osteosynthese

Konservative Therapie	Osteosynthese
Vorteile:	
• Kein Operations- und Narkoserisiko • Geringeres Infektionsrisiko, speziell bei geschlossenem Bruch • Keine Narbenbildung • Keine Metallentfernung bzw. 2. Operation	• Rekonstruktion der Knochenachsen und der Anatomie der Gelenke • Bewegungsstabile Fixation • Sofortige Bewegungstherapie und Muskelstärkung und damit beste Prophylaxe der Frakturkrankheit • Kurze Bettlägerigkeit (0–7 Tage) • Bessere Pflege beim Mehrfachverletzten
Nachteile:	
• Lange Bettlägerigkeit bei Extension (3–4 Wochen bei Unterschenkel-, 6–8 Wochen bei Oberschenkelschaftbrüchen) • Inaktivitätsschäden am gesamten Bewegungsapparat • „Frakturkrankheit" (fleckige Osteoporose, Ödem und Schmerzen, Gelenksteife) • Ungenügende Reposition und Retentionsmöglichkeit beim Gelenkbruch • Gefahr von Achsenfehler und Verkürzung bei Schaftfrakturen • „Dauerrenten" (oft Folge der Frakturkrankheit!) • Thrombosen, Lungenembolien	• Infektionsgefahr (Osteitis) • Allgemeines Operations- bzw. Narkoserisiko • Narbe • Evtl. Metallentfernung

- Dauerextension
- Kombinationen der genannten Möglichkeiten

Bei eingestauchten bzw. eingekeilten Frakturen, z. B. mediale Schenkelhalsfraktur, subkapitale Humerusfraktur, isolierte Wadenbeinfraktur und Patellalängsfraktur, kann aufgrund ihrer Stabilität frühzeitig mit einer aktiven Bewegungstherapie begonnen werden und es bedarf keines fixierenden Verbandes.

Wenig dislozierte oder verkeilte und dadurch relativ stabile Frakturen bedürfen in der Regel keiner Reposition, wohl aber der Ruhigstellung. Vor allem die Radiusfraktur loco classico, aber auch die Unterschenkelfraktur beim Erwachsenen können unblutig durch Zug und Gegenzug in Schmerzfreiheit reponiert und mit ***Gips*** fixiert werden. Vorwiegend geschieht dies aber bei Frakturen im Wachstumsalter.

Der Gipsverband umfaßt immer die beiden der Fraktur benachbarten Gelenke und wird in Funktionsstellung angebracht. Entscheidend ist eine optimale Polsterung zur Vermeidung von Drucknekrosen. ***Cave***: Primär zirkulär angelegte Gipsverbände müssen immer vollständig gespalten werden, um bei Zunahme der Schwellung Dauerschäden v. a. ischämischer Natur (Kompartmentsyndrom) zu vermeiden. Bei Immobilisierung im Gipsverband soll die betreffende Extremität zur Beschleunigung der Abschwellung hochgelagert werden.

! Der Patient im Gips hat immer recht!

Bei Schmerzen muß der Gipsverband kontrolliert und evtl. abgenommen werden.

Fehler bei der Anlage eines Gipsverbandes durch unkorrekte Anpassung und zu geringer Polsterung bewirken:

- Zirkulationsstörungen
- Venöse Stase und Schwellung
- Sensibilitätsverlust
- Drucknekrosen
- Passagere oder irreversible Nervenschädigung, z. B. durch Druck auf den N. peronaeus am Fibulaköpfchen
- Fehlstellung der Fraktur bei zu weitem Gips
- Frakturkrankheit (s. Kap. 38.2.7)
- Sudeck-Dystrophie (s. Kap. 38.2.7)

Achsenfehlstellungen von > 5° können meist durch Keilung des Gipses sekundär korrigiert werden. Spontane Korrekturen können nur erwartet werden, solange die Epiphysenfugen offen sind; Rotationsfehler werden kaum ausgeglichen.

Bei Frakturen der oberen Extremitäten (speziell Humerus und Klavikula) genügen oft stabilisierende Verbände, z. B. mit Fixation des Armes gegen den Körper (Desault[2], Gilchrist[3], Rucksackverband etc., Abb. 38.17).

Alte Patienten sollten möglichst rasch nach dem Unfall wieder „auf die Beine gestellt" werden, um Komplikationen von seiten der Lunge, Blase und Haut

[2] Pierre Jean Desault, Chirurg, Paris, 1744–1795
[3] Thomas C. Gilchrist, Dermatologe, Baltimore, 1862–1927

(Dekubitus) zu vermeiden. Vor allem die Frakturen der unteren Extremität gelten heute deshalb mehrheitlich als Operationsindikation.

Bei beträchtlicher Verkürzung oder Tendenz zur sekundären Dislokation der Fragmente wird am besten eine ***Dauerextension*** angelegt, sofern nicht primär operiert werden kann, z. B. wegen ungünstiger Hautverhältnisse oder weil keine Indikation dazu besteht. Wird die Extension über ein Gelenk angelegt (z. B. Kalkaneusextension für einen Tibiabruch), so soll das Zuggewicht so gering bleiben (ca. 3 kg), daß dadurch kein Gelenkschaden entstehen kann (Abb. 38.18). Sobald die Fraktur durch den beginnenden Kallus anfixiert ist, darf die Extension durch einen Gipsverband ersetzt und der Patient mobilisiert werden.

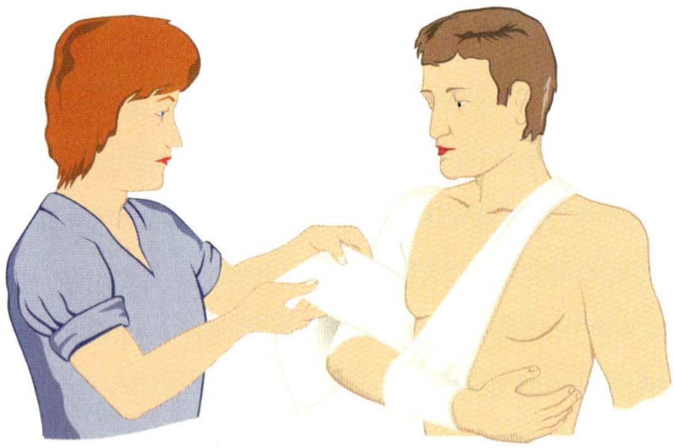

Abb. 38.17. Gilchrist-Verband

Indikationen. Die meisten Schaftfrakturen im Wachstumsalter, Rippenbrüche, stabile Frakturen an Beckenring bzw. -schaufel, Wirbelbrüche ohne neurologische Ausfälle, Frakturen von Klavikula und Skapula sowie nicht oder wenig dislozierte Humeruskopf- und -schaftfrakturen sowie einfache, stabile Unterschenkelschaftbrüche.

Vor -und Nachteile: s. Tabelle 38.2.

Mittlere Heilungsdauer in Wochen bei konservativer Behandlung von Frakturen (Abb. 38.19)

38.2.5 Operative Frakturbehandlung bzw. Osteosynthese

Die operative Frakturstabilisierung mit Platten, Schrauben, Marknägeln etc. hat heute weltweit einen festen Platz in der Frakturbehandlung, nicht zuletzt dank der Bemühungen und guten Resultate der AO (AO = Arbeitsgemeinschaft für Osteosynthesefragen), die die operationstechnischen und biomechanischen Grundlagen für eine optimale Knochenchirurgie erarbeitet hat. Die AO wurde 1958 in der Schweiz gegründet und ist seit 1984 eine Stiftung mit weltweit 80 Mitgliedern als Stiftungsräten.

Bei richtiger Indikation sowie guter und weichteilschonender Operationstechnik kann mit der heute zur Verfügung stehenden Implantatauswahl praktisch jeder Knochenbruch in befriedigender Weise

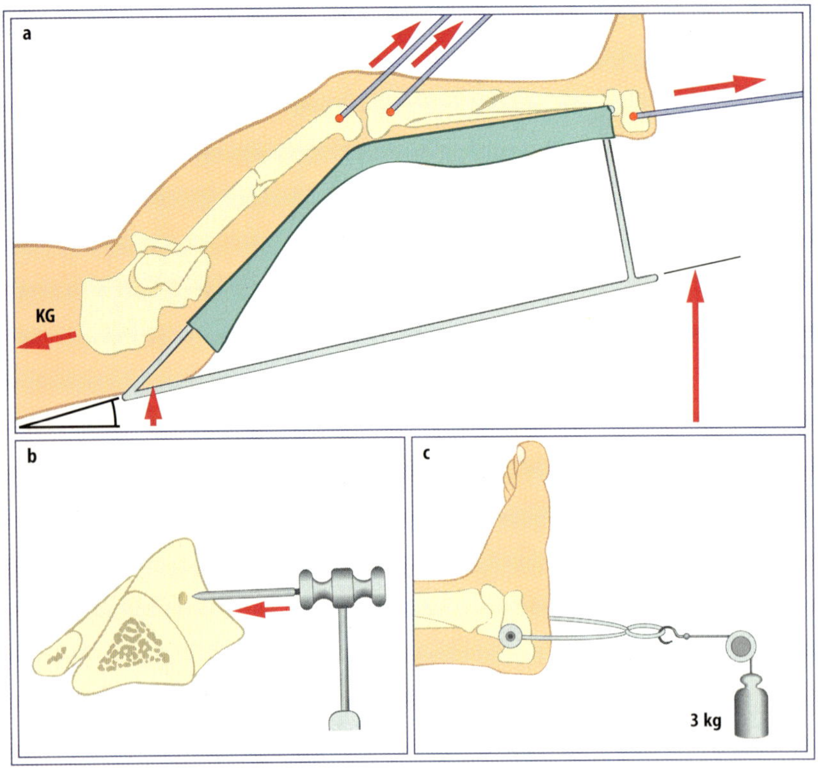

Abb. 38.18a-c. Extensionsbehandlung. **a** Bei Femurschaftbruch Zug am Femurkondylus oder Tibiakopf, bei Unterschenkelbruch Zug am Kalkaneus; **b** Einbringen eines Steinmann Nagels mittels Hammer in vorgebohrtes Loch; **c** sofern über ein Gelenk extendiert wird: max. 3 kg

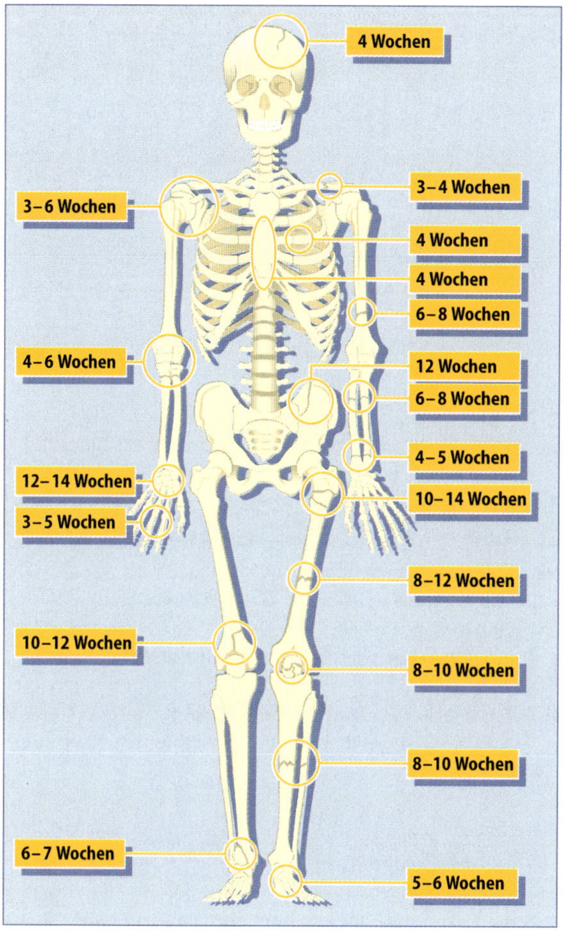

Abb. 38.19. Mittlere Heilungsdauer in Wochen bei konservativer Behandlung von Frakturen

rekonstruiert und stabilisiert werden. Zur Erzielung eines guten Resultates kommt aber der postoperativen Betreuung mit sofort einsetzender Bewegungstherapie und Gangschulung fast ebenso große Bedeutung zu.

Auf zusätzliche ruhigstellende Verbände (z. B. Gips) kann verzichtet werden, der Patient ist somit schneller mobil, Komplikationen wie Pneumonien, Thrombembolien werden gemindert.

Wir kennen im Prinzip 6 Möglichkeiten der Osteosynthese, bzw. Implantatformen:

- Reine Verschraubung
- Plattenosteosynthese (gerade, Winkel- und diverse Spezialplatten)
- Marknagelung (gebohrt, ungebohrt, verriegelt)
- Drahtzuggurtung
- Fixateur externe (Pinless-Fixateur)
- Dynamische Hüftschraube

Diese 6 Osteosyntheseverfahren können verschiedene biomechanische Funktionen haben. Im wesentlichen unterscheiden wir dabei zwischen der (statischen oder dynamischen) Kompression und der Schienung bzw. Abstützfunktion. Bei einer Großzahl von Osteosynthesen werden die verschiedenen Funktionen auch kombiniert: z. B. Zugschraube und Neutralisationsplatte oder Zuggurtung und Spickdrahtschienung.

Schraubenosteosynthese

Eine reine Verschraubung zweier Fragmente wird in der Regel im epi- und metaphysären Bereich angewandt (Malleolen, Tibiakopf, Femurkondylus, Tuberculum majus humeri etc.). Diese Schrauben müssen dabei die Fragmente zusammen- bzw. anpressen (Abb. 38.20 a). Entsprechend dieser Funktion werden sie daher auch als Kompressions- oder Zugschrauben bezeichnet. Je nach Gewindegröße und -steigung unterscheiden wir zwischen sog. ***Kortikalis- und Spongiosaschrauben***, wobei dem Knochendurchmesser angepaßte Schrauben verschiedener Dimensionen (7,0/4,5/3,5/2,7/2,0/1,5 mm) zur Verfügung stehen.

Mit beiden Schraubentypen (Spongiosa und Kortikalis) läßt sich das so wichtige Prinzip der interfragmentären Kompression (Zugschraube) verwirklichen. Wird eine Kortikalisschraube als Zugschraube eingesetzt, so ist dabei eine technische Einzelheit zu berücksichtigen, indem das Schraubengewinde nur in der gegenüberliegenden Kortikalis fassen darf (Abb. 38.20 b). In der Kortikalis, die dem Schraubenkopf anliegt, muß das Durchtrittsloch (sog. Gleitloch) den ganzen Außendurchmesser der Schraube aufnehmen können.

Während früher ein präzises Vorschneiden des Gewindes in kortikalem Knochen mit einem speziellen Gewindeschneider als entscheidend für einen dauerhaften Halt der Schraube erachtet wurde, stehen uns heute sog. *selbstschneidende* Kortikalisschrauben zur Verfügung, was das Einbringen wesentlich vereinfacht.

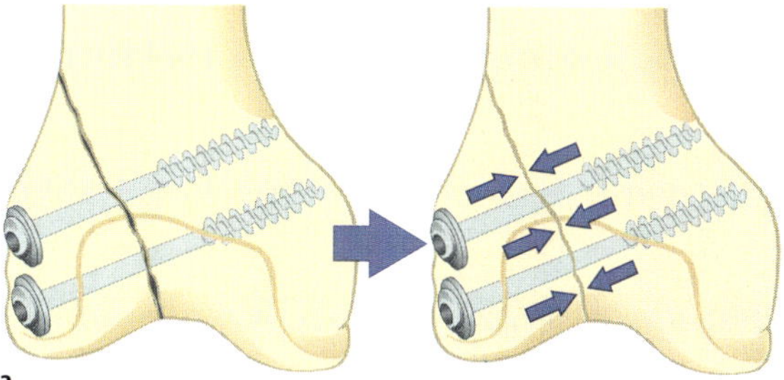
a

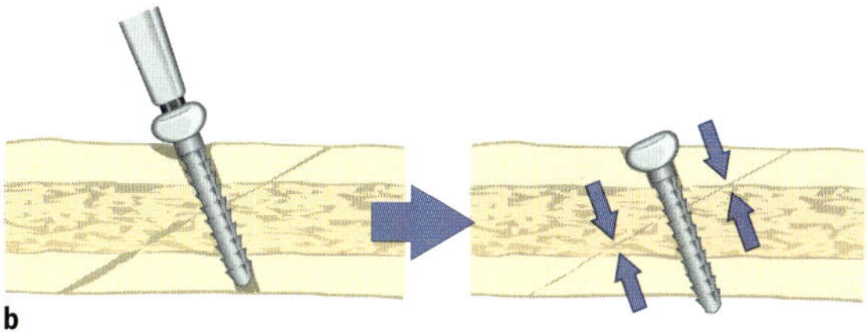
b

Abb. 38.20 a,b. Zugschraubenprinzip für interfragmentäre Kompression; **a** mit Schaftschraube (Spongiosaschraube) im epiphysären Bereich, **b** mit Kortikalisschraube im diaphysären Bereich: Gleitloch und Gewindeloch

Plattenosteosynthese

Oft kann eine Fraktur durch 1–2 Zugschrauben anatomisch exakt reponiert werden. Zur Ausschaltung sämtlicher sekundär wirkender Biegungs-, Scher- und Torsionskräfte genügt die Fixation aber meistens nicht. In dieser Situation empfiehlt es sich, zusätzlich eine ***Neutralisationsplatte*** anzubringen, um die Stabilität zwischen den Hauptfragmenten zu verbessern (Abb. 38.21). Wird eine Platte, z.B. bei einer kurzen Schrägfraktur oder Pseudarthrose eingesetzt, so muß sie unter axialen Druck gesetzt werden und hat dann sog. ***Kompressions- bzw. Zuggurtungsfunktion.*** Je nach Funktion und Lage in bezug auf Knochenachse und Muskelmasse der gesamten Extremität sprechen wir demnach von Kompressions- bzw. Zuggurtungsplatten. Eine ***abstützende Funktion*** kommt schließlich Platten zu, die im metaphysären Bereich bei Gelenkimpressionsfrakturen, z.B. am proximalen oder distalen Tibiaende oder am proximalen Femur eingesetzt werden (Abb. 38.22). Bei der bereits erwähnten, sog. biologischen oder minimal-invasiven Plattenosteosynthese hat die Platte schließlich ***Überbrückungsfunktion.***

Entsprechend der äußeren Form der Platte unterscheiden wir zwischen geraden, Winkel-, Löffel-, T-, Kleeblatt- und Rekonstruktionsplatten. Wie bei den Schrauben variiert auch hier bei den Platten die Dimension in Breite, Dicke und Länge, so daß eine große Auswahl von Implantaten für praktisch jede Applikationsform zur Verfügung steht.

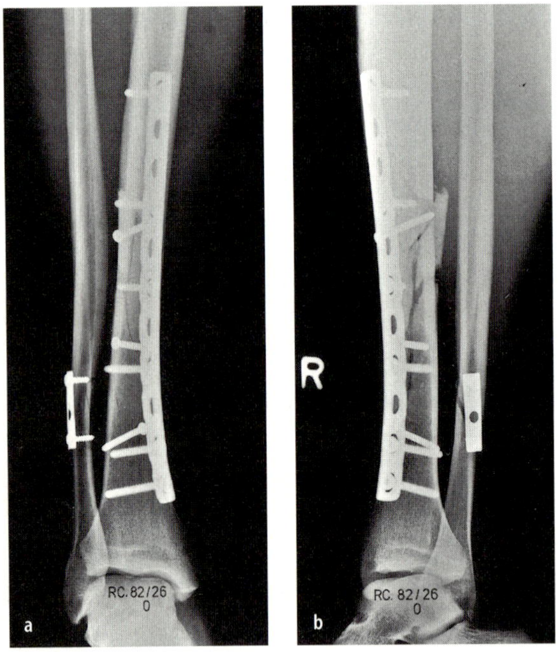

Abb. 38.21. Plattenosteosynthese mit langer LC-DCP; **a** a.-p.-Projektion, **b** seitliche Ansicht

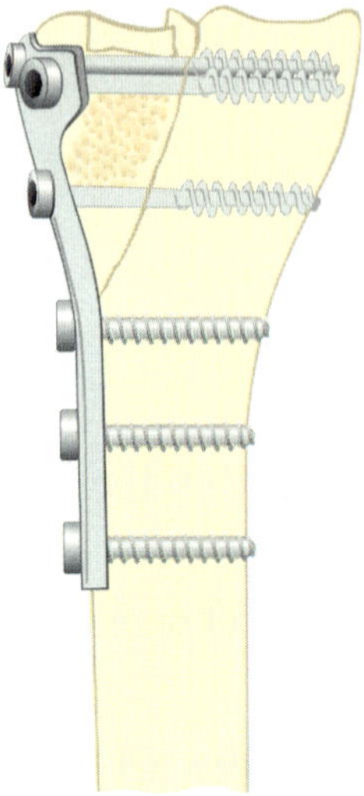

Abb. 38.22. Abstützplatte. Beispiel: mediale Tibiakopffraktur mit Impression. Vorgehen:

- Rekonstruktion der tibialen Gelenkfläche durch Unterfütterung mit Spongiosa.
- Durch Abbiegen wird die Platte der Knochenwölbung angepaßt.
- Aufschrauben der Platte, in der Metaphyse mit Spongiosaschrauben, bei gleichzeitiger interfragmentärer Kompression

Marknagelung

Bereits 1940 hat Küntscher[4] in Deutschland diese Osteosynthesetechnik eingeführt, die als Rohr oder Stab den Markraum der langen Röhrenknochen (Femur, Tibia, Humerus) innerlich schient. Während ursprünglich der Markkanal durch Aufbohren dem Nageldurchmesser möglichst langstreckig angepaßt wurde, neigt man im Zeitalter der biologischen Osteosynthese zum Verwenden dünnerer, solider Nägel, die ohne den recht traumatisierenden Bohrvorgang in den Markkanal eingestoßen werden. Zur Sicherung gegen Verkürzung und Verdrehen der Fragmente, müssen diese allerdings durch Querbolzen oberhalb und unterhalb der Fraktur „verriegelt" werden (sog. unaufgebohrte Verriegelungsnägel, s. Abb. 38.14). Die Marknagelung wird in der Regel sog. „geschlossen" (gedeckt) durchgeführt. Dies bedeutet, daß die eigentliche Frakturzone unangetastet geschlossen bleibt und nur meist am proximalen Knochenende die Nageleinschlagstelle freigelegt wird, während die Verriegelungsbolzen über ein Zielgerät perkutan plaziert werden.

Die großen Vorteile dieser Methode sind weniger Wundheilungsprobleme, eine geringere Infektanfälligkeit, sowie wegen der günstigen mechanischen Konstellation (innerer Kraftträger) die frühere Belastbarkeit.

[4] Gerhard Küntscher, Chirurg, Kiel, Hamburg, 1900–1972

Andererseits ist die Marknagelung nur selten so exakt wie die Verplattung in bezug auf die Wiederherstellung der Länge und übrigen Achsen des Knochens und nicht geeignet für Brüche im meta- und epiphysären Bereich.

Schließlich sollte beim schwerpolytraumatisierten Patienten (ISS > 25–30) mit gleichzeitigem Thoraxtrauma von der primären Marknagelung Abstand genommen werden, da gravierende pulmonale Komplikationen beschrieben wurden, die experimentell direkt nachweisbar in unmittelbarem Zusammenhang mit der Nagelung zu stehen scheinen.

Marknagelindikation. Geschlossene und offene, dislozierte Schaftfrakturen der mittleren Zweidrittel (Ausnahmen bereits erwähnt) an Femur, Tibia und auch Humerus (Abb. 38.23).

Kontraindikationen. Kindesalter, Polytrauma, offene Fraktur Grad 2 und 3, Osteitis.

Zuggurtung

Eine Zuggurtungsosteosynthese kommt überall dort zur Anwendung, wo Zugkräfte die Fragmente auseinanderziehen, z. B. Patella- oder Olekranonfraktur. Das Prinzip der Zuggurtung besteht darin, daß das Implantat (in der Regel eine Drahtschlinge, seltener eine Platte) die Zugkräfte aufnimmt und in Druckkräfte umwandelt, die speziell bei der Beugung des Gelenkes auf den Knochen einwirken (Abb. 38.24 a, b).

Fixateur externe

Beim Fixateur externe werden perkutan und frakturfern eingebrachte dicke, sog. Schanz[5]-Schrauben durch äußere Stangen oder Rohre untereinander fixiert (Abb. 38.25). Der Vorteil liegt darin, daß die Verankerung im Knochen weit von der Fraktur entfernt liegt, was vor allem beim offenen oder infizierten Knochenbruch von Vorteil ist. Wegen der meist ausgedehnten Weichteilschädigung und der nicht ganz optimalen Rückstellung erfolgt die Frakturheilung verzögert (unter Kallusbildung), so daß nicht selten zu einem späteren Zeitpunkt eine zweite, stabilere Osteosynthese oder aber eine autologe Spongiosaanlagerung durchgeführt werden muß.

Eine Weiterentwicklung des Fixateur externe stellt der sog. ***Pinlessfixateur*** dar. Der Knochen – meist

[5] Alfred Schanz, Orthopäde, Dresden, 1868–1931

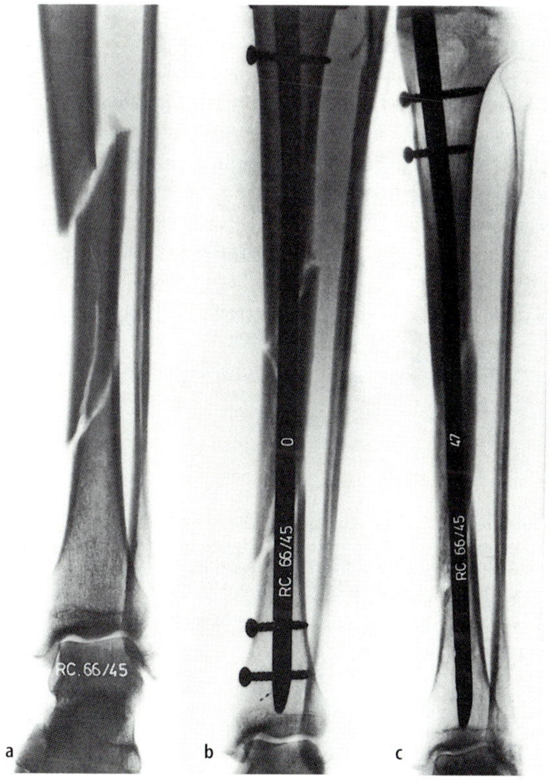

Abb. 38.23. a Unterschenkelschaft-Etagenbruch, **b** nach geschlossener Nagelung ohne Aufbohrung aber Verriegelung des Solidnagels (UTN), **c** Resultat nach 47 Wochen und nach distaler Dynamisierung (Entfernung der Verriegelungsbolzen)

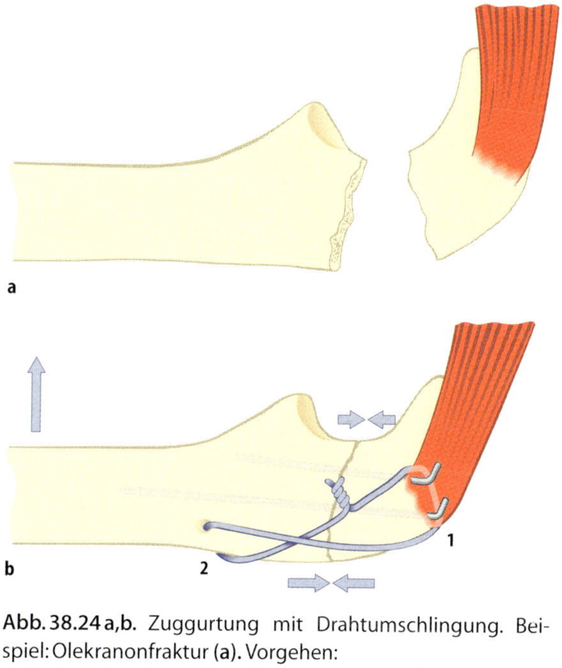

Abb. 38.24 a,b. Zuggurtung mit Drahtumschlingung. Beispiel: Olekranonfraktur (**a**). Vorgehen:

- Nach exakter Reposition Einsetzen von 2 Bohrdrähten.
- Ein kleines dorsales Bohrloch durch die Kortikalis *(2)* und die etwas hervorstehenden Drahtenden *(1)* bilden die Haltepunkte für die unter Spannung eingesetzte Drahtcerclage.
- Durch Beugung des Unterarms gerät auch der gelenknahe Teil der Frakturfläche unter Druck (**b**)

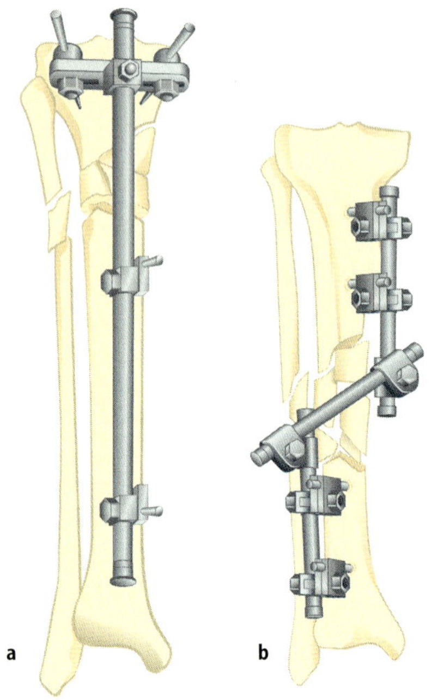

Abb. 38.25 a,b. Unilaterale Fixateur-externe-Montagen. **a** bei 2° offener proximaler Tibiafraktur; **b** Dreirohrfixation bei Tibiatrümmerbruch

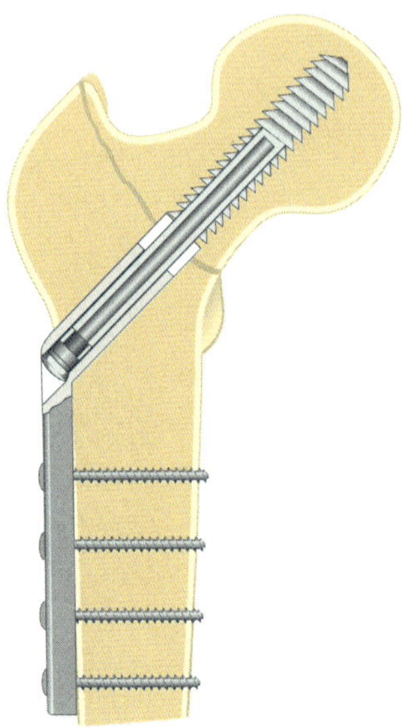

Abb. 38.26. Dynamische Hüftschraube (DHS) bei pertrochantärer Femurfraktur

die Tibia – wird dabei perkutan mit 4 spitzen Zangen ohne Eröffnung des Markraumes gefaßt und mittels beweglicher Gelenke sowie einem äußeren Gelenksstab solide zusammengefügt. Auch diese Art der äußeren Schienung wird mehrheitlich bei ausgedehnten Weichteilverletzungen verwendet und muß in der Regel nach 2–3 Wochen, z. B. durch einen unaufgebohrten Marknagel ergänzt oder ersetzt werden.

Dynamische Hüftschraube (DHS: „dynamic hip screw")

Für die pertrochantären Frakturen am proximalen Femurende wird neuerdings statt der 130°-Winkelplatte vermehrt die dynamische Hüftschraube (DHS) eingesetzt (Abb. 38.26). Dabei handelt es sich um die Kombination einer großen, zentral in den Femurkopf eingeführten Schraube mit einer seitlich am Femur angebrachten Platte. Unter der Beinbelastung kann die Schraube dabei gegenüber der Platte geführt gleiten, was einerseits die Frakturheilung begünstigt, andererseits die Komplikationsrate (Plattenbruch) senkt.

Verbundosteosynthese

Bei den sog. pathologischen Frakturen, z. B. bei osteolytischer Tumormetastase oder hochgradiger Osteoporose, kann die Knochensubstanz derartig aufgelockert sein, daß kein Implantat mehr ausreichenden Halt findet. Da es sich meist um schwerkranke oder alte Patienten handelt, die gerade deshalb einer Osteosynthese bedürfen, wird zur besseren Verankerung, z. B. von Schrauben, ***Knochenzement*** verwendet, was dann als sog. Verbundosteosynthese bezeichnet wird.

Indikation zur Osteosynthese

Wir unterscheiden zwischen absoluten, empfehlenswerten und relativen Indikationen zur Operation (Tabelle 38.3). Unter die ***absoluten Indikationen*** fallen

- dislozierte Gelenkbrüche, da nur so eine exakte Wiederherstellung der Gelenkkongruenz möglich ist,
- offene Frakturen,
- geschlossene Brüche mit schweren Begleitverletzungen der Weichteile (Logensyndrom, Gefäße und Nerven),
- Frakturen bei polytraumatisierten bzw. polyfrakturierten Patienten,
- Frakturen des alten Patienten (speziell der unteren Extremität).

Tabelle 38.3. Indikationen zur Osteosynthese

Absolute Indikation zur Osteosynthese
• Dislozierter Gelenkbruch
• Offene Fraktur bzw. schwerer geschlossener Weichteilschaden
• Fraktur bei Polytrauma
• Proximale Femurfraktur
Empfehlenswerte Indikation
• Femurschaft
• Unterarmschaft
Relative Indikation
• Tibiaschaft
• Humerusschaft/Proximal

Empfehlenswert ist die Osteosynthese bei Femur- und Unterarmfrakturen. Zu den *relativen* Indikationen werden wenig dislozierte, stabile Brüche des Tibia- und Humerusschaftes gezählt.

Hinweise zur Osteosynthesetechnik

Damit eine Osteosynthese das Prädikat „einwandfrei" verdient, müssen folgende Bedingungen erfüllt sein:

- *Absolute Asepsis*: In dieser Beziehung müssen die Anforderungen in räumlicher, apparativer und personeller Hinsicht besonders hoch gestellt werden. Die postoperative Infektionsrate sollte bei geschlossenen Frakturen nicht über 1 % liegen.
- *Schonendste Behandlung der Weichteile*: Nur ein gut vaskularisierter Weichteilmantel kann sich am Heilvorgang beteiligen. Vitales Gewebe hilft, eingedrungene Keime zu vernichten. Totes Gewebe muß entfernt werden.
- *Schonendste Behandlung des Knochens*: Auch beim Knochen ist es von größter Bedeutung, daß die Durchblutung durch die Operation nicht zusätzlich geschädigt wird (Erhaltung des Periostes).
- *Anatomisch exakte Reposition* und Stabilisierung durch interfragmentären Druck, gestattet eine primäre, kallusfreie Heilung, wie sie für Gelenkbrüche erforderlich ist.

Während früher angenommen wurde, daß der interfragmentäre Druck (Kompressionsosteosynthese) den Heilvorgang beschleunige, weiß man heute, daß die Bedeutung des Druckes v. a. in einer besseren Adaptation der Fragmentflächen besteht und dadurch zur besseren Stabilisierung beiträgt.

Für den Schaftbereich wird heute in erster Linie ein achsengerechtes Alignement gefordert ohne exakte Einpassung der einzelnen Fragmente. Die Stabilisierung erfolgt dabei besonders gewebeschonend – entweder durch eine innere (geschlossene Marknagelung) oder äußere Schienung (Fixateur externe) oder aber durch eine sog. „Überbrückungsplatte". Der „Biologie" der Weichteile und des Knochens kommt dabei höchste Priorität zu, weshalb auch von biologischer oder minimal-invasiver Osteosynthese gesprochen wird.

38.2.6 Komplikationen bei Frakturen

Bandapparat (s. S. 815)

Bei den meisten gelenknahen Knochenbrüchen ist der Bandapparat mitbeteiligt, weshalb diese Strukturen immer genau untersucht werden müssen (z. B. Knöchelbrüche). An der unteren Extremität kann es infolge der Krafteinwirkung zu begleitenden Bandzerrungen am Kniegelenk kommen, wobei auch Meniskusverletzungen durchaus möglich sind. Diese Zusatzverletzungen werden oft übersehen und können, zu spät erkannt, zu dauernden Behinderungen führen.

Weichteil-Begleitverletzungen

Während noch vor wenigen Jahren der Erkennung und Behandlung der Verletzungen der knöchernen Strukturen erste Priorität beigemessen wurde, ist man heute allgemein der Ansicht, daß den Läsionen des Weichteilmantels ebenso große, wenn nicht größere, Bedeutung zukommt. Entscheidend für die Wiederherstellung der vollen Funktion einer verletzten Extremität ist das Feingefüge der Sehnen und Muskeln sowie die ungestörte Wundheilung.

Blutverlust

Bei jedem Knochenbruch kommt es zu Begleitverletzungen der umgebenden Weichteile, wobei wiederum der Unfallmechanismus (direkt oder indirekt) sowie die Verletzungsenergie über das Ausmaß entscheiden. In Folge Zerreißung von Blutgefäßen im Knochen, im Periost und in der umgebenden Muskulatur kommt es regelmäßig zu einem Bluterguß (Frakturhämatom). Es kann dabei zu extremen Blutverlusten kommen (Tabelle 38.4).

Die Folgen sind Schwellungen, Schmerzen und bei größeren Blutverlusten Hypovolämie und hypovolämischer Schock.

Haut

Der Zustand der Haut nach einer Fraktur entscheidet oft über die Möglichkeiten und Risiken einer optimalen Behandlung, speziell dann, wenn aufgrund der Fraktur eine absolute Operationsindikation vorliegt (z. B. Gelenkbruch). Während oberflächliche Hautabschürfungen bei Sofortoperationen im allgemeinen keinen Hindernisgrund darstellen, besteht bei Kombination von schwerer Hautkontusion von außen und erhöhter Spannung von innen die Gefahr einer irreversiblen Schädigung der Hautdurchblutung mit sekundärer Nekrosebildung. Besonders gefährdet sind diesbezüglich Luxationsbrüche des oberen Sprunggelenkes und des Ellbogens. Die sofortige Entlastung der Hautspannung durch Reposition der Luxation, evtl. noch am Unfallplatz, ist oft dringend indiziert.

Tabelle 38.4. Blutverlust bei Frakturen

Humerus	200–1.000 ml
Unterarm	bis 400 ml
Becken	500–5.000 ml
Femur	1.000–3.000 ml
Unterschenkel	500–800 ml

Kompartmentsyndrom (Logen/Muskelkammersyndrom)

Als Folge der Schwellung und Hämatombildung in den kaum dehnbaren Muskellogen (Abb. 38.27), kommt es zu einem erhöhten Innendruck und unbehandelt zu invalidisierenden Muskelnekrosen und Kontrakturen (z. B. Volkmann[6]-Kontraktur am Unterarm).

> **!** Es muß deshalb bei jedem Bruch, ungeachtet der Behandlungsart, immer an ein Logensyndrom gedacht werden, insbesondere wenn der Patient über heftige bohrende und häufig therapieresistente Schmerzen klagt.

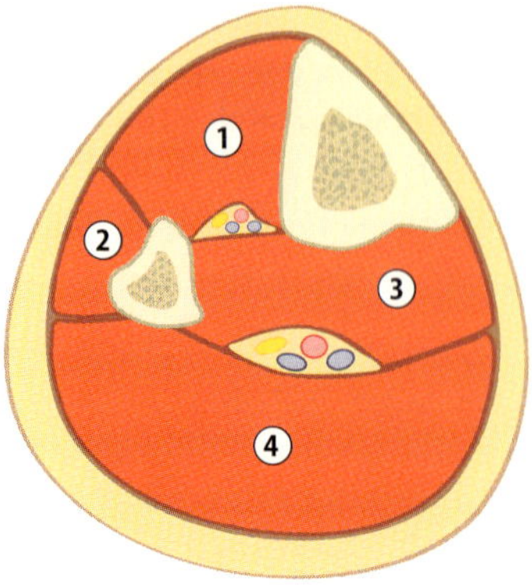

Abb. 38.27. Die 4 Muskellogen (Kompartimente) am Unterschenkel. *1* Tibialis-anterior-Loge, *2* Peronäus-Loge, *3* tiefe Tibialis-posterior-Loge, *4* Gastrocnemius-/Soleus-Loge

Am häufigsten sind die vier Muskelkammern am Unterschenkel betroffen, insbesondere die Tibialis.

Ursache. Direktes Trauma mit Muskelkontusion, Frakturen, komprimierende Verbände.

Symptome. Als besonders typisches Frühsymptom gilt der sog. Dehnungsschmerz, wie er bei passivem Bewegen, z. B. der Zehen oder Finger, auftritt und lange vor einer Durchblutungs- oder Sensibilitätsstörung erkennbar ist.

Die Sensibilitätsstörungen beim Tibialis-anterior-Syndrom betreffen den Raum zwischen 1. und 2. Metatarsale. Durchblutungsstörungen treten erst nach den neurologischen Ausfällen auf, die distalen Pulse sind daher noch lange zu tasten.

Diagnose. Klinik und Druckmessung sichern die Diagnose. Bei bewußtlosen, schwer verletzten Patienten empfiehlt sich deshalb die Messung des Gewebedruckes in den Logen, wozu heute die verschiedensten relativ einfachen Messgeräte zur Verfügung stehen.

Therapie. In therapeutischer Hinsicht muß bei jedem Verdacht auf ein Kompartment- oder Logensyndrom unverzüglich, d. h. notfallmäßig die operative Spaltung der entsprechenden Muskelloge (oder Logen, am Unterschenkel insgesamt vier!) (s. Abb. 38.27) vorgenommen werden.

Gefäße und Nerven

Eine Druckerhöhung innerhalb des Weichteilmantels führt aber auch zu Störungen des Blutrückflusses, weshalb nach Frakturen nicht selten Thrombosen, Thrombophlebitiden und Embolien beobachtet werden müssen. Sowohl bei konservativer wie bei operativer Frakturbehandlung – besonders der unteren Extremitäten – muß deshalb dieser Komplikationsmöglichkeit immer Rechnung getragen werden, weshalb sich in der Regel eine Thromboseprophylaxe empfiehlt.

Schädigungen größerer Arterien und Nerven sind in erster Linie eine Frage der topographischen Lage, auch wenn Läsionen dieser Strukturen bei schwerer Gewalteinwirkung überall anzutreffen sind. Die häufigste Nervenverletzung betrifft den N. radialis bei Humerusschaftbrüchen bzw. proximalen Unterarmfrakturen sowie den N. peronaeus bei Verletzungen des Fibulaköpfchens. Bei den Arterien ist die A. poplitea in der Kniekehle besonders exponiert bei Tibiakopfbrüchen oder Kniegelenkluxationen.

Bei Ellenbogenfrakturen ist besonders die A. brachialis betroffen. Als Folge kann es im Versorgungsgebiet der Arterien zu irreversiblen Nekrosen kommen.

Diagnose. Zur sofortigen Erfassung derartigen Begleitverletzungen sind bei jeder Fraktur gezielt die Pulse sowie die Sensibilität und Motorik distal der Verletzung zu untersuchen, wobei die Befunde genau in der Krankengeschichte festzuhalten sind. Bei fraglicher Durchblutungsstörung kann die Doppleruntersuchung herangezogen werden, doch gibt diese nur bedingt Auskunft über eine Gefäßverletzung. Um eine solche sicher auszuschließen oder genau zu lokalisieren, bedarf es einer angiographischen Darstellung.

38.2.7 Störungen und Komplikationen der Frakturheilung

Sowohl nach unblutiger oder sog. konservativer als auch nach blutiger Behandlung bzw. Osteosynthese werden Störungen in der Frakturheilung beobachtet. Während bei der konservativen Behandlung verzöger-

[6] Richard von Volkmann, Chirurg, Halle, Greifswald, 1830–1889

te Heilungen bzw. Pseudarthrosen und Heilung in Fehlstellung sowie Funktionsbehinderungen beobachtet werden, ist die Infektion bzw. Osteitis die gefürchteste Komplikation der Operation. Besonders ungünstig sind Kombinationen von Infektion und eigentliche Knochenheilungsstörung, die sog. Infektpseudarthrose.

Verzögerte Frakturheilung

Wenn eine Fraktur nach 4 Monaten radiologisch noch nicht konsolidiert erscheint (sichtbarer Frakturspalt) oder sich noch keine Kallusüberbrückung zeigt, und bei voller Belastung Schmerzen und Schwellung auftreten, so wird dies als verzögerte Frakturheilung bezeichnet. Zur Ausheilung dieser Situation genügt in den meisten Fällen eine nochmalige oder zusätzliche Ruhigstellung (z. B. Gipsverband) von wenigen Wochen. Operativ kann Spongiosa angelagert, allenfalls eine Reosteosynthese durchgeführt werden.

Pseudarthrose

Von einer Pseudarthrose sprechen wir, wenn die Fraktur nach 8 Monaten weder nach klinischen noch nach radiologischen Kriterien verheilt ist.

Der Zeitrahmen erscheint dabei relativ willkürlich gewählt. In der Regel bedürfen Pseudarthrosen eines operativen Eingriffes zur Überwindung der meist biologisch und mechanisch ungünstigen Ausgangslage.

Pathomechanismus und Einteilung. Für die Entstehung einer Pseudarthrose (Abb. 38.28 a, b) kommen im wesentlichen zwei Faktoren in Frage:

- Die mechanische Unruhe im Frakturgebiet, die weder durch eine solide Kallusbrücke noch durch die ursprüngliche Osteosynthese neutralisiert wird.
- Weit seltener ist eine ungenügende Blutversorgung der Knochenfragmente (sog. devitale oder atrophe Pseudarthrose).

Vitale Pseudarthrose. Histologisch findet sich bei der ***vitalen, gut vaskularisierten, hypertrophen*** oder auch sog. ***Elephantenfuß-Pseudarthrose*** (Abb. 38.28 a) im meist gut erkennbaren Bruchspalt eine breite Zone von sog. Faserknorpel. Dieser ist gefäßlos und kann weder verknöchern noch von Gefäßen durchwachsen werden, solange mechanische Unruhe herrscht. Bei diesem Pseudarthrosentyp (über 90 % der Fälle) genügt in der Regel eine Reosteosynthese zur Verbesserung der Stabilität, wodurch der Faserknorpel endlich verknöchern kann und damit von Gefäßen und Osteonen durchwachsbar wird. Auch nach jahrelangem Bestehen einer hypertrophen Pseudarthrose ist es möglich, allein durch eine zusätzliche Stabilisierung, z. B. mittels Platte oder Marknagels, ohne Anfrischen des pseudarthrotisch veränderten Gewebes, eine knöcherne Überbrückung herbeizuführen.

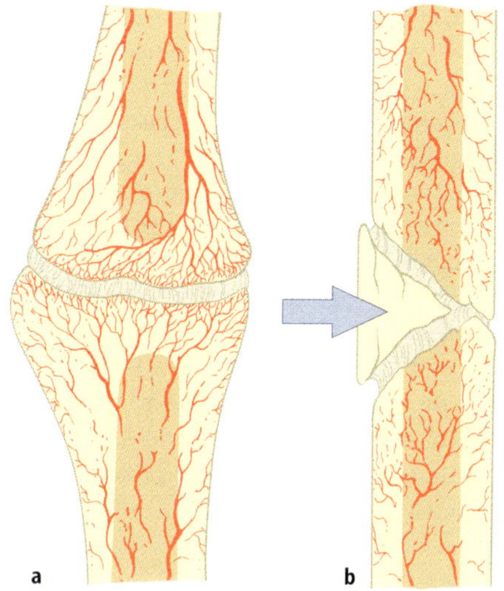

Abb. 38.28 a,b. Pseudarthrose. **a** vital, **b** devital. (Aus Weber et al. 1978)

Devitale Pseudarthrose. Von einer ***devitalen reaktionslosen Pseudarthrose*** (Abb. 38.28 b) sprechen wir, wenn die Knochenheilung ausbleibt infolge schlecht oder nicht durchbluteter Fragmente bei gleichzeitiger Instabilität. Radiologisch erkennt man diese auch als „atroph" bezeichnete Pseudarthrose an den abgerundeten Fragmentenden. Zur Sicherung der Diagnose kann die Knochenszintigraphie herangezogen werden. In therapeutischer Hinsicht ist die devitale Pseudarthrose viel anspruchsvoller, da die Stabilisierung allein nicht ausreicht. Es muß noch vitales Gewebe hinzukommen, z. B. durch autologe Knochentransplantation. Es scheint sich heute auch zu bewähren, daß die nekrotischen Knochenanteile reseziert werden und der entstehende Knochendefekt durch die von Ilizarov propagierte Kallusdistraktions-Knochenneubildung überbrückt wird. Wichtig ist bei dieser Methode, daß einerseits die Distraktionsgeschwindigkeit von 1 mm pro 24 h nicht überschritten wird, andererseits können dadurch Defekte von über 10 cm Länge mit einem qualitativ hochstehenden neugebildeten Knochengewebe überbrückt werden.

Implantat-Ermüdungsbruch

Bei instabilen Osteosynthesen wird die direkte Frakturheilung unterbunden. Röntgenologisch kann eine wolkige Kallusmasse erkannt werden. Durch konstante Biegungsbeanspruchung der Implantate können diese brechen. Therapeutisch kann dies durch äußere Fixation verhindert werden.

Frakturkrankheit

Eine schwerwiegende Komplikation jeder Frakturbehandlung stellt die sog. Frakturkrankheit infolge langer Immobilisierung und Entlastung einer verletzten

Extremität dar. Unter diesen Begriff werden Dys- bzw. Atrophie der Weichteile, insbesondere der Haut und der Muskulatur, sowie Funktionsbehinderungen in den Gelenken (Verklebungen und Kapselschrumpfungen) zusammengefaßt. Es liegt auf der Hand, daß gerade die konservative Frakturbehandlung besonders leicht zur Frakturkrankheit führt, sofern keine frühe, funktionelle Beanspruchung der verletzten Extremität möglich ist. Diese schweren Knochenbruchfolgen verzögern die Wiedereingliederung des Patienten in den Arbeitsprozeß. Die Bewegungseinschränkungen in den Gelenken sind zudem oft bleibend, was zu Dauerberentung führt. Durch neuere Gipstechniken (Dehne/Sarmiento) und kürzere Entlastungszeiten kann der Frakturkrankheit auch bei konservativer Behandlung entgegengewirkt werden.

Frakturkrankheit/Algodystrophie/ Morbus Sudeck

Beim Morbus Sudeck[7] handelt es sich um eine Dystrophie der Weichteile und Knochen ungeklärter Ursache. Es werden neurovaskuläre Fehlregulationen, Entzündungen und Zirkulationsstörungen als Pathogenese diskutiert.

Diese Frakturkrankheit tritt in der Regel als Traumafolge auf, kann jedoch auch ohne vorausgegangene Fraktur auftreten. Aufgrund von Klinik und Verlauf wird dieses Syndrom in 3 Stadien eingeteilt:

- ***Stadium I (akut entzündlich)***: überwärmte Haut, starker Ruhe- und Belastungsschmerz; Schwellung
  - Röntgenologisch grobfleckige Entkalkung
- ***Stadium II (Dystrophie)***: nach ca. 2–4 Monaten, Glanzhaut, atrophische, zyanotische und kühle Haut
  - Geringerer Schmerz; eingeschränkte Gelenkbeweglichkeit; Hyperhidrosis
  - Röntgenologisch Spongiosabälkchenschwund, erweiterte Markräume
- ***Stadium III (Endstadium, Atrophie)***: Haut, Muskel- und Skelettatrophie, keine Schmerzen; Gelenksteife
  - Röntgenologisch gleichmäßige Entkalkung (Glasknochen)

Therapie. Die Therapie wird dem jeweiligen Stadium angepaßt:
Stadium I: Ruhigstellung, Kühlung mit Eis
Stadium II: Krankengymnastik, lokale Eisbehandlung medikamentös: Antiphlogistika, durchblutungsfördernde Medikamente, Psychopharmaka
Stadium III: Quengelung, passive Bewegungsübungen, ggf. Sympathikusblockade

Knocheninfektion (Osteitis)

Jede posttraumatisch entstandene Infektion des Knochens wird als Osteitis bezeichnet.

Der vielfach gebrauchte Begriff Osteomyelitis sollte für die hämatogene Knochenmarkinfektion reserviert bleiben.

Formen. Klinisch wichtig sind die zwei Formen der ***akuten posttraumatischen*** bzw. der ***chronischen Osteitis***, die sowohl bei geschlossenen wie auch – weit häufiger – nach offenen Frakturen auftreten. Die Gefahr der Osteitis wird immer noch vielerorts als Hauptargument gegen die Osteosynthese angeführt. Früh erkannt und entsprechend behandelt hat sie allerdings viel von ihrem Schrecken verloren. Nach der operativen Behandlung geschlossener Frakturen sollte die Infektrate 1 %, bei offenenen Brüchen 10 %, nicht übersteigen.

Ursachen. Die Ursachen für die Entwicklung einer Osteitis sind mannigfaltig und oft äußerst schwer erfaßbar. Meist dürfte es sich um ein Mißverhältnis zwischen körpereigener Abwehr und der Keimbesiedlung der Wunde handeln, weshalb die offenen, d. h. primär kontaminierten Brüche unabhängig von der Behandlung, besonders infektanfällig sind. Devitalisiertes Knochengewebe und Knochensplitter sowie Osteosynthesematerial sind Fremdkörper und beeinträchtigen an sich schon die Infektabwehr, während Hämatome und schlecht durchblutetes, zerquetschtes Muskelgewebe für Bakterien geradezu als idealer Nährboden dienen.

Vorgehen. Dem sorgfältigen Débridement von nekrotischem Gewebe kommt deshalb speziell bei der offenen Frakturbehandlung große Bedeutung zu.

Herrschen zwischen den Knochenfragmenten stabile Verhältnisse, so wird die Knochenheilung trotz eines Infektes in der Regel ungestört erfolgen können. Stabil fixierende Platten und Schrauben oder andere Implantate sollten deshalb trotz eines Infektes in situ belassen werden. Liegt andererseits Instabilität der Montage vor, so ist der Heilvorgang gestört mit Knochenresorption, Sequesterbildung und Lockerung eventueller Implantate – eine Situation, die eine operative Restabilisierung und erneutes Débridement erfordert. Bei geringstem Verdacht auf einen postoperativen Infekt (lokale Entzündungszeichen, Fieberanstieg, CRP-Anstieg) empfiehlt sich die unverzügliche Wundrevision (breite Spaltung), ein sorgfältiges Débridement sowie eine ausgiebige Wundspülung. Knochendefekte, z. B. nach Entfernung von nekrotischen Fragmenten, sollten durch autologe Spongiosa aufgefüllt werden. Während Antibiotika systemisch nur kurzfristig zu verabreichen sind, können lokale Spülungen mit antiseptischen Lösungen oder das Einbringen von porösen gentamyzinhaltigen Kugeln eine erhöhte Antibiotikakonzentration im Herdgebiet erzielen. Wird die akute Situation falsch eingeschätzt oder ungenügend behandelt, so kann der Infekt chronifizieren, was sich meistens durch eine Fistelbildung mit mehr oder weniger ausgeprägten Sekretionen aus dem Wundgebiet äu-

---

[7] Paul H. Sudeck, Chirurg, Hamburg, 1866–1945

ßert. Die Behandlung einer chronischen Osteitis ist bedeutend langwieriger, kostenintensiver und bedarf oft mehrerer Eingriffe bis zur sicheren Sanierung. Die Führung dieser Patienten ist zudem sehr anspruchsvoll und erfordert vom behandelnden Arzt große Erfahrung und Einfühlungsvermögen.

38.2.8 Gelenkverletzungen und Luxationen

Gelenke stellen die bewegliche Verbindung zweier Knochen dar. Neben den von hyalinem Knorpel überzogenen Knochenenden gehören zu jedem Gelenk eine zweischichtige Gelenkkapsel (Stratum synoviale und Stratum fibrosum), ein mehr oder weniger differenziert aufgebauter Band- und Stützapparat sowie evtl. Menisken, Disken etc. (s. unten).

Allgemeines

Eine Vielzahl von Geweben ist am Aufbau und an der komplexen Funktion eines Gelenks beteiligt: Knorpel, Knochen, Stratum synoviale, fibröse Kapsel, Bänder, Sehnen, Sehnenscheiden, Muskeln, Bursae, Gefäße und Nerven. Nur ein integrales Zusammenspiel all dieser Funktionselemente kann einen störungsfreien Bewegungsablauf ermöglichen.

Der Organismus hat große eigene Fähigkeiten für spontane Heilungsvorgänge. So kann eine Fraktur im Knochen im günstigsten Fall von allein ausheilen, ohne äußere oder innere Fixation. Eine geeignete Fraktur kann aber auch mit einer äußeren Fixation in einem Gips ausheilen. Der Gips verschafft dem gebrochenen Knochen keine absolute Stabilität, aber doch gerade soviel mechanische Ruhe, daß er über einen Fixationskallus ebenfalls mit ossärer Konsolidation ausheilen kann. Bleibt die mechanische Unruhe an den Fragmentenden zu groß, so bewältigt der Organismus die ossäre Konsolidation nicht, und es entsteht eine Pseudarthrose.

Gleichermaßen kann jedes Gewebe innerhalb einer bestimmten Rahmengröße mit Restitutio ausheilen. Entsprechen die speziellen äußeren Bedingungen diesem Rahmen nicht, dann kann die spontane Heilung nicht erfolgen. Damit wir die notwendigen Bedingungen für die Heilung schaffen können, bedarf es einer genauen Diagnose. Mit den Mitteln stabiler Osteosynthese ist es möglich geworden, z. B. bei intraartikulären Frakturen durch anatomische Wiederherstellung der Gelenkenden in Verbindung mit funktioneller Nachbehandlung in vielen Fällen eine Restitutio ad integrum zu erreichen. Schwieriger ist die Erreichung eines solchen Resultats, wenn noch erhebliche ligamentäre Weichteilverletzungen mit im Spiel sind. Im Gegensatz zu reinen Frakturen ist im Bereich der Gelenke eine ganz klare Diagnosestellung durch Röntgenbilder allein kaum möglich.

In vielen Fällen gibt überhaupt erst die Operation das richtige Bild vom Ausmaß solcher Weichteilverletzungen. Die Läsionen sind in der Regel viel größer, als man sich das vor der Eröffnung vorstellt. Die Arthroskopie erbringt heute jedoch enorme diagnostische Information, speziell am Kniegelenk.

Grundsätzliche Voraussetzung für eine bessere Diagnostik an den Gelenken sind genaue Kenntnisse der anatomischen Strukturen sowie des physiologischen und biomechanischen Verhaltens während der statischen und dynamischen Beanspruchung. Physiologischerweise hat Kollagengewebe, also ein normales Band, eine Elastizitätsreserve mit einer Dehnungsmöglichkeit von 6 % seiner Länge. Chronischer Zug mit mehr als 3 kp, wie z. B. konservative Femurfrakturbehandlung mit einer Extension an der Tibia, führt zu einer Bandlockerung am ganzen, mitextendierten Kniegelenk.

Bei Experimenten mit Bandzerreißung im Laboratoriumsversuch kann man sehen, daß die Verletzungsform von der Deformationsgeschwindigkeit abhängt. Bei einer ganz langsamen Krafteinwirkung verlängert sich das Band auf ungefähr das Doppelte, bevor es durchreißt. Mikroskopisch ist seine Faserarchitektur aber schon vor dem Durchriß zerstört.

Eine schnelle Deformierung führt ohne viel Verlängerung zum Riß, evtl. sogar zum knöchernen Ausriß des Bandes.

Da typische Unfallmechanismen bestimmte Verletzungen nach sich ziehen, ist eine genaue Kenntnis des Unfallhergangs wichtig. Oft ist dieser allerdings schlecht zu rekonstruieren.

Gelenkanatomie. Die gelenkbildenden knöchernen Elemente haben in der Regel eine mehr oder weniger komplementäre Formgebung (Kopf und Pfanne, Kondylus und Plateau), wobei die Kontaktflächen mit unterschiedlich dicken Lagen von hyalinem Knorpel überzogen sind. Dort wo die Gelenkkongruenz bei unterschiedlicher Gelenkstellung mangelhaft erscheint, wird sie durch Menisken, Disken oder Limbusstrukturen ergänzt. Die passive Stabilität eines Gelenkes wird durch die fibröse Gelenkkapsel (Stratum fibrosum) einerseits und straffen Bandstrukturen andererseits gewährleistet, während gelenknahe Muskeln sich an der aktiven Stabilisierung beteiligen. Zahlreiche Propriorezeptoren in der Gelenkkapsel steuern die reibungslose Gelenksführung. Die von der Gelenksynovialis (Membrana synovialis) gebildete Gelenkflüssigkeit (Synovia) dient der Schmierung der Gelenkflächen und der Ernährung des Knorpels durch Diffusion. Die Synovialis hat zudem bei krankhaften Zuständen Abwehr- und Resorptionsfunktion, indem z. B. bei Entzündungsreaktionen Gelenkdetritus resorbiert wird.

Verletzungsmöglichkeiten und Ausmaß. Je nach Lokalisation, Formgebung des Kapselbandapparates und Freiheitsgraden, Deformationsgeschwindigkeit sowie den einwirkenden Hebelkräften beobachten wir verschiedene Verletzungsmöglichkeiten und Arten: Bandzerrungen und -zerreißungen, reine Luxationen und Gelenkfrakturen – oder die Kombination dieser Verletzungen.

Im Gegensatz zu reinen Frakturen ist im Bereich der Gelenke eine ganz klare Diagnosestellung durch Röntgenbilder allein kaum möglich. In vielen Fällen gibt die Operation bzw. die Arthroskopie erst das richtige Bild vom Ausmaß der Verletzung.

Distorsion

Diese ist, auch im engeren Sinne der Bezeichnung, keine Diagnose, sondern die Angabe über eine Verletzungsart, also ein Unfallmechanismus.

Gelenkluxation

Nicht immer bleiben die dislozierten Gelenkenden in der Luxationsstellung stehen. In der Mehrzahl der Fälle kommt es zu einer spontanen Reposition. Bestehenbleiben einer Luxation ist ein klarer Beweis dafür, daß neben der oft grotesken Fehlstellung eine sehr schwere Kapsel- und Bandzerreißung vorliegen muß: eine solche liegt meist auch bei spontaner Reposition oder nach einer fachmännischen Einrenkung vor.

Typisch für Luxationsverletzungen ist die ***Entstehung von Taschen***, in die der luxierte Gelenkteil später wieder hineinluxieren kann, wenn eine solche Tasche offen bleibt (Humeruskopf, Radiusköpfchen). Die Taschen entstehen durch Abriß der Kapsel mitsamt Periostmantel, in dem Kapsel und Bänder am Knochen auslaufen. In der Regel entstehen dann auch osteochondrale Abscherfragmente, die später die Bewegung als Corpora libera sperren können (Talusrolle/Tibia, Patella/Femur, Radiusköpfchen, Ulna/Humerus, Femurkopf/Acetabulum coxae etc.).

Rezidivierende Luxationen als Sekundärentwicklung nach Erstluxationen sind klassisch an der Schulter, am Patellofemoralgelenk, seltener am Ellbogen und häufig, aber versteckt, wegen der spontanen Reposition am oberen Sprunggelenk.

Subluxation bedeutet keine vollständige Dislokation des Kopfes aus der Pfanne, sondern nur eine partielle Verschiebung mit Bildung einer Inkongruenz der Gelenkflächen.

Gelenknahe Sehnenluxationen

Zusammen mit den Bändern eines Gelenks könne auch die Halterungen von Sehnen, sog. Retinakula, reißen. Als Folge davon verlieren die Sehnen ihre Führung und schnellen subluxierend oder gar luxierend (Peronäalsehnen hinter der Fibula, Bizepssehne im Sulcus intertubercularis an der Schulter) über Weichteile oder Knochenvorsprünge.

Gelenkkontusionen

Diese häufige Verletzung betrifft v. a. das Knie- und Ellbogengelenk. Das Schultergelenk ist von einem kräftigen Muskelpaket gut geschützt. Beim oberen Sprunggelenk werden mehr die Knochen getroffen als die eigentlichen gelenkspezifischen Gewebe.

Am besten läßt sich das Kontusionsgeschehen am Kniegelenk beschreiben. Wie kein anderes besitzt es große Flächen von Lamina synovialis und exponierte *knorpeltragende* Knochenflächen. In Flexionsstellung sind diese Gewebe und die Kapsel auf der Streckseite kaum geschützt. Im direkten Einwirkungsbereich der Kontusion kommt es zu Zellschaden und lokaler Schwellung, Druckschmerz und Mikro- oder Makrohämatom.

Auch die Lamina synovialis als innere Oberfläche der Kapsel oder als Überzug am ins Gelenk hineinragenden Femur (Kondylenwangen und Hinterwand des Recessus suprapatellaris) wird getroffen und traumatisch verändert. Sie kann auf Schlag sogar einreißen und einen Hämarthros oder blutigen Erguß verursachen. Bei operativer Eröffnung findet man eine ödematöse, mit Hämatom durchzogene und hyperämisch-entzündlich gerötete Synovia. Diese ***traumatische Synovialitis macht Erguß***. Der Erguß führt zu einer diffusen Ausbreitung der Reizerscheinungen im ganzen Gelenk mit oft sehr schmerzhafter Funktionseinschränkung. Die Gelenkkapsel schwillt an, und mit ihr auch die peri- und intraartikulären Anhangsgebilde, wie z. B. am Kniegelenk der Hoffa[8]-Fettkörper oder die parapatellaren Plicae alares. Von diesen Gebilden, die die Gelenkfunktion stören, wenn sie raumverdrängend geschwollen sind, können oft langfristig Sekundärbeschwerden ausgehen. Die initial am wenigsten erfaßbare Verletzung ist die Knorpelläsion und ihr Schweregrad.

Knorpel. Der Knorpel besteht aus den 3 Bausteinen Kollagen, Knorpelzellen und einer weitgehend amorphen Grundsubstanz, in die die Zellen und die Kollagenfasern eingebettet sind.

Die Kollagenfasern halten mit ihrem arkadenartigen Gefüge und dem an der Oberfläche tangentialen Verlauf die Chondrozyten in ihren Säulen zusammen. Die Kontusion des Knorpels führt zu einem Aufplatzen der Kollagenarkaden. Es gibt oft ein blasig anmutendes Knorpelödem. Können die aufgeplatzten Fasern die Zellen nicht mehr in ihrem Netz halten, dann kommt es zur Entstehung von Fissuren und mit der Zeit zur Fibrillation (Auffaserung) des Knorpels.

---

[8] Albert Hoffa, orthopädischer Chirurg, Würzburg, Berlin, 1859–1907

Freigesetzte Knorpelzellen werden durch proteolytische Fermente abgebaut. Die Abbauprodukte führen erneut zu einem entzündlichen Reizzustand der Lamina synovialis der Gelenkkapsel. Diese Synovialitis chondrodetritica produziert Erguß, der seinerseits den Knorpelschaden noch negativ beeinflußt (Circulus vitiosus!). Es gelangen mit der Synovialitis mehr Leukozyten ins Gelenk, und unter Mithilfe ihrer lysosomalen Enzyme schreitet die Knorpeldestruktion voran.

Erguß. Erguß kann bei erhöhtem Gelenkinnendruck die Kapillarzirkulation behindern und dadurch die Ernährungslage und die Stoffdiffusion im ganzen Gelenkinnenraum stören. Sekundär entstehende Bindegewebeeinlagerungen in der Kapsel bilden eine weitere Barrikade gegen den regulären Stoffaustausch. Schließlich ist die minderwertige Nährqualität eines Ergusses gegenüber regelrechter Synovialflüssigkeit ein weiterer Punkt zur Verschlechterung der Knorpelernährung. Die Vermehrung des Flüssigkeitsvolumens führt zu einer relativen Verminderung des Laktatgehalts. Das Laktat stammt aus dem Knorpelstoffwechsel und veranlaßt die Synoviozyten zur Produktion von Hyaluronsäure, die ihrerseits je nach ihrer Polymerisationsform die Viskosität und wiederum Nährstoffqualität der Synovia ausmacht.

Hämarthros. Bei einem Hämarthros ist dieses ganze Geschehen noch verstärkt. Die Synovialitis wird stärker und die Enzyme, in großer Zahl aus dem eingeschwemmten Blutserum stammend, entfalten eine rege destruktive Tätigkeit, die die oberflächlichen Knorpelschichten speziell bei Vorschädigung gefährden kann. Daß es auch nach einer Abheilung nach Hämarthros während längerer Zeit zu einer bindegewebigen Verschwartung der Gelenkkapsel mit verschlechterten Ernährungsbedingungen für den ganzen Gelenkinnenraum kommt, muß man bei einer Verlaufsbeurteilung immer in Betracht ziehen und die Beanspruchung eines Gelenks entsprechend dosieren. Pförringer hat am Kaninchen nachgewiesen, daß nach Hämarthros die Kreuzbandreißfestigkeit signifikant abnimmt. Nach dem Tiefstpunkt um 4 Wochen geht sie langsam wieder in die Höhe, ist nach 8 Wochen noch erheblich reduziert und nach 12 Wochen wieder bei der Norm! Hämarthros und Immobilisierung, z.B. in einem Gipsverband, erscheinen besonders schlecht. Es darf v.a. dann kein Mißverhältnis zwischen Belastung und Belastbarkeit eintreten.

Allgemeine diagnostische Hinweise

Röntgenaufnahmen. Bei Verdacht auf eine ossäre Läsion, bei starkem Hämatom und Erguß; gehaltene Aufnahmen zur Festlegung von Bandschäden; bei Arthrose zur Bestätigung des Vorschadens und als Ausgangsstatus.

Die richtige Diagnosestellung einer Gelenkverletzung ist oft schwierig. Immer muß man deswegen als Ausgangspunkt im Seitenvergleich die gesunde Gegenseite untersuchen und daran das „individuelle Maß" nehmen. In unklaren Fällen empfiehlt es sich, das Gelenk innerhalb von Tagen in Intervallen zu untersuchen und dann abschließend zu beurteilen und die definitive Diagnose zu stellen oder weitere Maßnahmen zu beschließen (z.B. Konsilium, Spezialröntgenuntersuchungen, Arthroskopie etc.).

Untersuchung in Anästhesie. Schon die Lokalanästhesie kann diagnostisch weiterhelfen. Sie kann eine scheinbar blockierte Beweglichkeit wieder befreien. Sie kann die Diagnose einer Bandinsuffizienz ermöglichen. In seltenen Fällen ist sogar die Prüfung in allgemeiner Anästhesie nötig, damit man ohne jegliche muskuläre Abwehrspannung gezielt untersuchen kann.

Therapie der Bandverletzungen

Klassifikation. Man unterscheidet 3 Bandverletzungsgrade (Abb. 38.29):

- Grad I: Dehnung
- Grad II: Zerrung
- Grad III: Ruptur

Die ***Dehnung*** (Grad I) entspricht einer Läsion mit Verlängerung des Bandes, in dessen mikroskopischen Aufbau die Faserstrukturen auseinandergezogen sind. Die kollagenen Fasern sind wie überdehnte Haare spiralfederartig zusammengezogen. Größere makroskopische Läsionsspuren sind nicht vorhanden. Bei der Operation findet man solche Bänder ödematös geschwollen und mit Suffusionen durchsetzt.

Die ***Zerrung*** (Grad II) bedeutet, daß die Bandkontinuität insgesamt noch erhalten ist. Das Band ist überdehnt und verlängert. Es weist eindeutig makroskopisch sichtbare Teilrupturen auf. Entsprechend finden sich makroskopisch gut sicht- und abgrenzbare Hämatome, die auch miteinander konfluieren können.

Die ***Ruptur*** (Grad III) ist durch die eindeutige Kontinuitätstrennung mit mehr oder weniger großer Diastase gekennzeichnet. Die Hämatome sind meist groß, und das Gelenk ist nicht mehr stabil.

Die Gelenkflüssigkeit kann bei Grad I vermehrt und blutig tingiert sein. Bei Grad II kann blutige

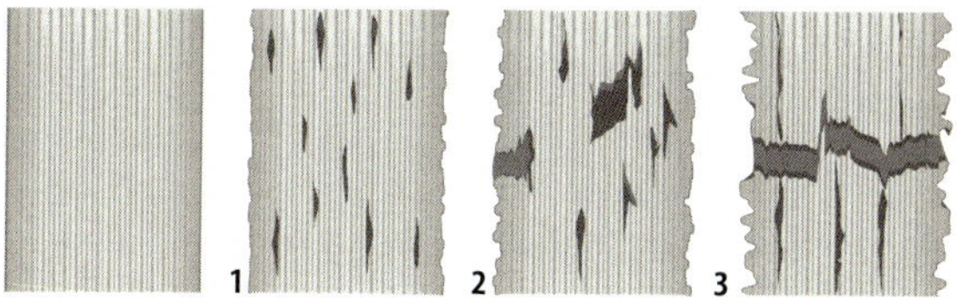

Abb. 38.29. Gradeinteilung der Bandverletzungen. *1* Erstgradige Bandschädigung (Dehnung), *2* zweitgradige Bandschädigung (Zerrung), *3* drittgradige Bandschädigung (Ruptur)

Flüssigkeit, selten ein praller Bluterguß im Gelenk vorhanden sein. Zu Grad III gehört ein Hämarthros, der aber in den meisten Fällen durch das entstandene Leck in der Kapsel ins periartikuläre Gewebe abfließt.

Therapie. Bei ***Grad-I-Verletzungen*** hat die Therapie im Prinzip wie oben beschrieben zu erfolgen. Als Bandage empfiehlt sich (wenn nötig) eine sog. Tapebandage aus gezielt angelegten elastischen Klebepflastertouren oder ähnlichen Verfahren zur Limitierung von banddehnenden Extrembewegungen, die die Ausheilung stören, z.B. am oberen Sprunggelenk zur Verhinderung von Supination und Spitzfußstellung bei fibularen Bandläsionen. Nachts im Traum erfolgen oft Gehbewegungen, und da der Plante pedis kein Widerstand entgegengesetzt ist, erreicht der Fuß maximale Spitzsupinationsstellung.

Grad-II-Verletzungen sind im Prinzip gleich zu behandeln. Patienten (Facharbeiter, Sportler etc.), bei denen nach Möglichkeit eine Restitutio ad integrum erreicht werden sollte, kann auch bei der Läsion vom Grad II die operative Versorgung schon indiziert sein. Unter Umständen genügt im speziellen Fall eine Fixation mit Ruhigstellung in einer Schiene oder einem Gipsverband für 3–4 Wochen mit anschließender Tapebandage. Wenn immer möglich, soll auch hier aus der Schiene heraus funktionell mit der Bewegung behandelt werden.

Die ***Grad-III-Verletzung***, die Bandruptur, bedarf an manchem Gelenk der operativen Versorgung mit anschließendem Schutz durch eine Schiene für 3–6 Wochen. Auch dabei ist soweit wie möglich limitierte funktionelle Bewegungstherapie wünschenswert. Bei älteren Patienten, oder wenn andere Umstände dazu zwingen oder wenn Patienten mit einem gemäßigten Leistungsbedarf sich auch leichter mit kleinen Abstrichen abfinden können, gilt die Therapie, wie sie für die Grade I und II Gültigkeit hat.

Therapie der Knochen- und Knorpelverletzungen

Bei ***Knochenverletzungen***, wie dislozierten Ausrissen oder osteochondralen Fragmenten, ist die operative Versorgung angezeigt. Die Einschränkungen bei der Indikationsstellung sind die gleichen wie oben angegeben und gelten auch, sinnvoll angewandt, für den folgenden Punkt:

Bei ***Knorpelverletzungen*** ist zur Verhinderung sekundärer Funktionsbehinderung und zur Verminderung des Risikos der Entwicklung einer sekundären Arthrose die operative Revision und Therapie dann notwendig, wenn es sich um bedeutende Impressionen, erkannte Loslösungen von Knorpelfragmenten oder um manifeste Sekundärerscheinungen mit Chondromalazie und chronischer Synovialitis chondrodetritica mit Erguß handelt.

Knorpelverletzungen sind schwierig zu diagnostizieren und werden deshalb auch häufig übersehen. Oft rufen sie erst nach einem freien Intervall von Monaten und Jahren Symptome hervor. Die klinische Bedeutung traumatischer Knorpelläsionen liegt v.a. in der Entwicklung einer Arthrose. Der Hauptgrund dafür ist die schlechte Regenerationsfähigkeit des hyalinen Gelenkknorpels.

Der Gelenkknorpel kann grundsätzlich auf 3 Arten traumatisiert werden:

- Direkt, meistens in Form einer Kontusion oder Abscherung
- Indirekt, durch Störung seiner Ernährung
- Durch chronische Überlastung (rezidivierendes Mikrotrauma)

Es lassen sich folgende traumatische Knorpelläsionen am Kniegelenk klassifizieren:

Knorpelverletzung bei intraartikulärer Fraktur (Abb. 38.30). Intraartikuläre Frakturen gehen mit einer Verletzung des Knorpelüberzugs einher. Eine ideale Reposition und bewegungsstabile Fixation der Fragmente mit voller funktioneller Nachbehandlung ist am ehesten imstande, die Entwicklung einer posttraumatischen Arthrose zu verhindern.

Osteochondrale Fraktur (Knorpelknochenabsprengung; Abb. 38.31 a, b). Knorpelknochenabsprengungen entstehen z.B. am Kniegelenk bei einer Patellaluxation. Klinisch wichtigstes Zeichen einer osteochondralen Fraktur sind der sehr rasch entstehende Hämarthros und natürlich der radiologische Nachweis des freien Gelenkkörpers (Gelenkmaus). Am Kniegelenk liegen solche am häufigsten im Recessus suprapatellaris oder in der Fossa intercondylaris.

Knorpelabscherung. Größere isolierte, d.h. reine Knorpelabscherungen (Flakes) kommen durch Rotations-Kompressions-Traumen v.a. an den Femurkondylen am Kniegelenk oder bei der Schulterluxation zustande.

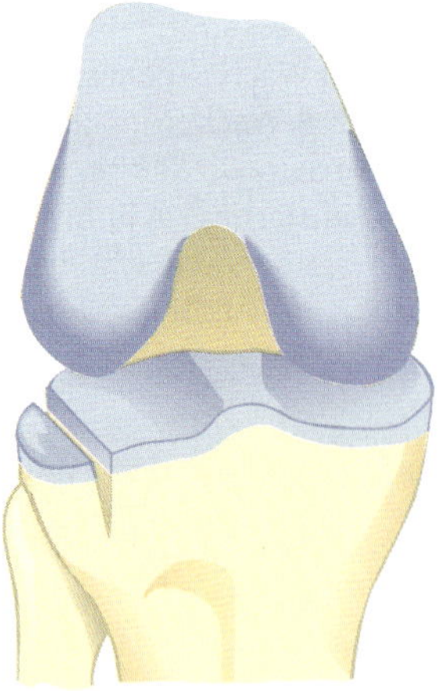

Abb. 38.30. Knorpelverletzung bei intraartikulärer Fraktur

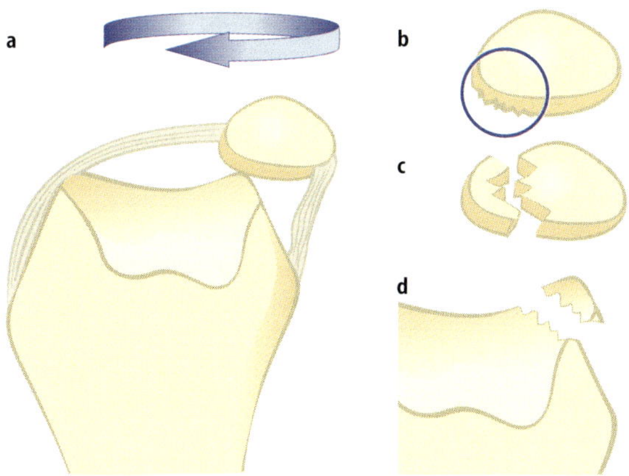

Abb. 38.31. **a** Entstehung von Knorpel-/Knochenläsionen bei Patellaluxation: Chondromalacia patellae an der medialen Patellafacette durch Kontusion (**b**), osteochondrale Fraktur der Patella (**c**) und an der lateralen Kante des lateralen Femurkondylus (**d**)

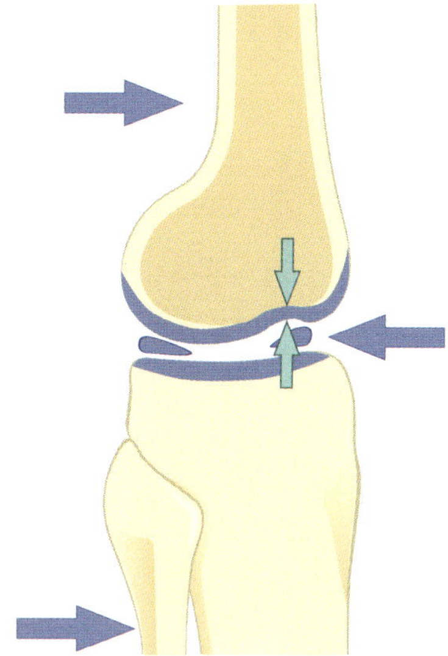

Abb. 38.32. Kantenimpression an den Femurkondylen. Entstehung einer Kantenimpression am Femurkondylus durch Hyperextensionstrauma des Kniegelenks

Traumatische Osteochondrosis dissecans. Es besteht heute kein Zweifel mehr darüber, daß auch eine Osteochondrosis dissecans traumatisch entstehen kann. Sie ist aber wahrscheinlich weniger die Folge eines akuten Traumas als vielmehr im Sinne einer Ermüdungsfraktur zu interpretieren. Eine traumatische Genese trifft besonders auf jene Fälle zu, die nicht loco classico, d. h. auf der Lateralseite des medialen Femurkondylus, sondern am lateralen Femurkondylus lokalisiert sind.

Chondromalacia patellae (s. Abb. 38.31 a, b). Die Ursachen einer Chondromalacia patellae sind vielfältig, wobei rezidivierende Patellaluxationen, spezielle konstitutionelle Eigenheiten der Gelenkfläche im Patellofemoralgelenk, aber auch Traumen häufig eine wesentliche Rolle spielen. Unter den Traumen ist eine direkte Kontusion, d. h. ein direkter Schlag gegen die Patella durch Sturz auf das Kniegelenk der häufigste und wichtigste Mechanismus. Fehlstellungen mit fehlendem Knorpelkontakt (fehlende Walkbewegung!) führen ebenfalls zu Knorpeldegeneration.

Impressionen. Man unterscheidet die folgenden:

- *Kantenimpression* (Abb. 38.32): Es handelt sich dabei um echte Frakturen, bei denen ein Fragment in die darunterliegende Spongiosa eingestaucht wird und für die eine Stufenbildung am Rande des Fragments charakteristisch ist. Sie sind am Kniegelenk oft mit anderweitigen Läsionen der Menisken und Ligamente kombiniert.
- *Federnde Knorpelknochenimpression* wird nur bei porotischen Knochen, v. a. am Femurkopf, beobachtet. Durch die Kontusion kommt es zu einer Eindellung, wodurch die subchondrale Spongiosa eingedrückt wird, während sich der darüberliegende Knorpel von dieser wieder auf sein ursprüngliches Niveau abhebt.
- *Muldenförmige Impression am Femurkondylus*: Diese Knorpelläsion wird v. a. am Kniegelenk im Bereich des medialen Femurkondylus beobachtet. Sie kommt durch eine Überstreckung des Kniegelenks zustande und liegt dementsprechend bei gestrecktem Kniegelenk an der dem Vorderhorn des Meniskus entsprechenden Kontaktstelle gegenüber.

Therapie von Knorpelläsionen. Die Behandlung richtet sich abgesehen von der Art, Ausdehnung und Lokalisation v. a. nach dem Alter der Verletzung, der Symptomatik und den primären anatomischen Gegebenheiten, die zur Knorpelläsion Anlaß gaben. Knorpelverletzungen bei intraartikulären Frakturen sind möglichst ideal zu reponieren. Frische osteochondrale Absprengungen sind zu reponieren und bewegungsstabil zu fixieren. Kleinere Fragmente können entfernt werden. Der subchondrale Knochen wird zur Förderung der Regeneration angebohrt. Auch bei der Osteochondrosis dissecans sollte jeweils versucht werden, das Dissekat zu refixieren. Für die Behandlung der Chondromalacia patellae besteht eine ganze Reihe von Möglichkeiten, wie Abrasio, Bohrung, besserer medialer Kontakt durch „lateral release“ oder Versetzen der Tuberositas tibiae nach medial. Die Resultate nach diesen Operationen lassen zu wünschen übrig. Kantenimpressionen werden analog den intraartikulären Frakturen möglichst ideal reponiert.

Menisken (s. auch Kap. 38.11.3)

Sie dienen vor allem am Knie dem Kongruenzausgleich und sind als mehr oder weniger bewegliche Strukturen erheblichen Belastungen in verschiedensten Richtun-

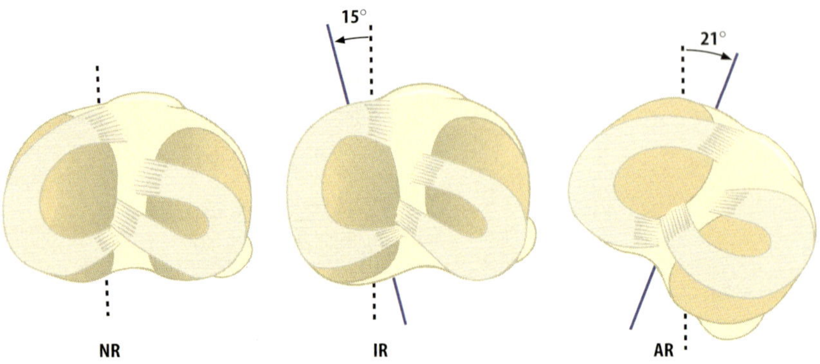

Abb. 38.33. Ausmaß der IR und AR mit der dadurch bedingten Lageverschiebung der Menisken auf dem Plateau. Das durchschnittliche Ausmaß von 15° für die IR und 21° für die AR entspricht Messungen von Ruetsch u. Morscher

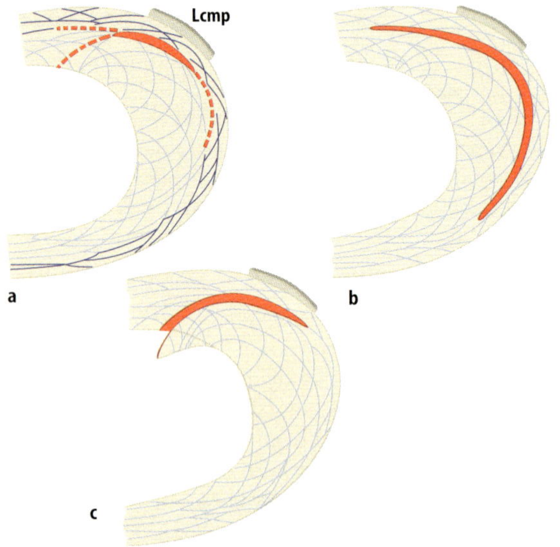

Abb. 38.34 a-c. Faserarchitektur des Meniskus und Entstehung der Risse. **a** Initialriß im Hinterhorn (*Lcmp* Lig. collaterale mediale posterius); **b** Erweiterung zum Korbhenkelriß; **c** Ausbruch zum Lappenriß

gen ausgesetzt (Abb. 38.33). Dementsprechend häufig sind Meniskusverletzungen mit Rißbildungen in allen Variationen (vom kleinen Lappen bis zum Korbhenkel) (Abb. 38.34). Typisch ist z. B. die mediale Meniskuseinklemmung zwischen Femurkondylus und Tibiaplateau, was sich als äußerst unangenehme, schmerzhafte Bewegungsblockierung (z. B. federnde Streckhemmung) äußert.

Erguß

Bei jeder Gelenkverletzung kommt es in unterschiedlichem Ausmaß zum ***Gelenkerguß*** und damit zu einer Bewegungshinderung, was schmerzhaft ist und die Belastbarkeit einschränkt, während die Gelenkstabilität oft herabgesetzt wird.

Gelenkerguß kommt durch eine traumatisch bedingte Synovialitis zustande. Erguß kann bei erhöhtem Gelenkinnendruck die Kapillarzirkulation behindern und dadurch die Ernährungslage und die Stoffdiffusion im ganzen Gelenkinnenraum stören.

Seröser Erguß. Dieser Erguß ist bierfarben-klar und je nach Viskosität mehr oder weniger fadenziehend.

Meist ist er wenig eiweißreich und enthält entsprechend auch wenig zelluläre Elemente (v.a. Leukozyten). Er tritt hauptsächlich bei Knorpelschäden, chronischer Meniskuspathologie und Instabilität auf.

Blutigseröser Erguß. Dieser findet sich bei oder nach frischen Verletzungen vom Typus der wandständigen frischen Meniskusablösung, der leichten Kontusion des Gelenks, der geringgradigen Bandverletzung oder nach frischer Patellaluxation. Die Blutbeimengung bei diesem noch durchsichtigen Erguß ist gering.

Hämarthros. Reines Blut stellt in einem solchen Fall den überwiegenden Hauptanteil des Gelenkinhalts dar. Dieser ist entsprechend undurchsichtig rot. Er stammt von frischen Kapselrissen, evtl. mit Meniskusabriß, isolierten Kreuzbandrupturen, gelegentlich von reinen Kontusionen und evtl. von spontanen Blutungen (Arthrose, Hämophilie, Antikoagulanzien). Enthält er Fetttropfen (sog. Fettaugen), dann stammt dieses Fett meist aus dem Markraum des Knochens, d. h. es muß eine intraartikuläre Fraktur vorliegen (Patella, Femur, Eminentiaausriß oder Tibiaplateaufraktur). In seltenen Fällen liegt bei makroskopisch sichtbarem Fettgehalt keine Knochenverletzung vor, sondern lediglich eine Quetschung des Hoffa-Fettgewebes oder der entsprechenden subsynovialen Fettgleit- und Verschiebepolster im Bereich des Recessus suprapatellaris.

Trüber seröser Erguß. Dieser enthält viel Eiweiß und zelluläre Elemente. Manchmal sind Fibrinagglomerationen und Knorpeldetritus makroskopisch sichtbar. Es kann sich bei ihm um eine Abbauphase eines Hämathros handeln, bei dem die Erythrozyten schon phagozytiert oder abgebaut sind.

Es kann sich aber auch um eine destruktiv, abakteriell entzündliche Situation anderer Genese handeln, wie bei einem schweren Knorpelschaden, bei Arthrose oder bei einem rheumatischen Geschehen. Ein rezidivierend chronischer Erguß dieser Art ist kein günstiges Zeichen. Man sollte ihn rheumaserologisch, bakteriologisch und auf Zellen untersuchen.

Eitriger Erguß. Die Ergußflüssigkeit ist trüb, oft grau, und ihre Viskosität ist erhöht. Der Zellreichtum ist sehr groß und zusammen mit den darin enthaltenen Bakterien wird der Knorpel in einer solchen Situation toxisch und fermentativ destruiert.

Ergußpunktion

Diagnostische Punktion. Sie ist in unklaren Situationen aus verschiedensten Überlegungen gerechtfertigt (frisches Trauma, alte Läsion, Blut, Eiter etc.).

Therapeutische Punktion. Ein praller Erguß, der meist starke Schmerzen oder reflektorisch eine Functio laesa, z.B. des M. quadriceps verursacht, sollte punktiert werden. Vor allem soll wegen der Möglichkeit allgemeiner Knorpel- und Gelenkschädigung nicht unnötig Blut in einem Gelenk belassen werden. Für das Kniegelenk gilt, daß rasch und nachhaltig einsetzende isometrische Quadrizepsspannungsübungen meist den Erguß schneller und dauernder beseitigen als wiederholte Punktionen, die das Gelenk zu einer übermäßigen Ergußproduktion noch anregen. Der wiedererlangte Muskeltonus bringt den sonst schlaffen Gelenksack unter Dauerdruck und verhindert ein unkontrolliertes Einfließen von Flüssigkeit. Die rhythmischen Muskelkontraktionen wirken wie eine resorptionsfördernde Pumpe, verbessern die Mikrozirkulation und verstärken den Flüssigkeitsstrom.

Allgemeine Diagnostik von Gelenkverletzungen

In diagnostischer Hinsicht kommt der klinischen Untersuchung weiterhin höchste Priorität zu. Geprüft werden Beweglichkeit, Stabilität (Aufklappbarkeit, Schublade), Ergußbildung (Patellatanzen) sowie umschriebene Schmerzpunkte (z.B. Bandabriß, Meniskusvorderhornriß). Zur Erhärtung einer Verdachtsdiagnose können Standardröntgenbilder, gehaltene Aufnahmen, Tomogramme und die Sonographie herangezogen werden, aber auch die moderneren CT-Techniken (Arthro-CT mit Luft- oder Kontrastmittel) (Abb. 38.35) sowie die besonders aussagekräftige Kernspintomographie (MRI).

Von den invasiven Methoden kommt vor allem beim Knie und Schultergelenk der Arthroskopie diagnostisch und chirurgisch-therapeutisch der größte Stellenwert zu.

Eine Untersuchung in Lokalanästhesie kann z.T. diagnostisch weiterhelfen. Scheinbar blockierte Beweglichkeiten werden frei, eine Untersuchung einer Bandinsuffizienz ist ebenfalls im schmerzlosen Zustand einfacher.

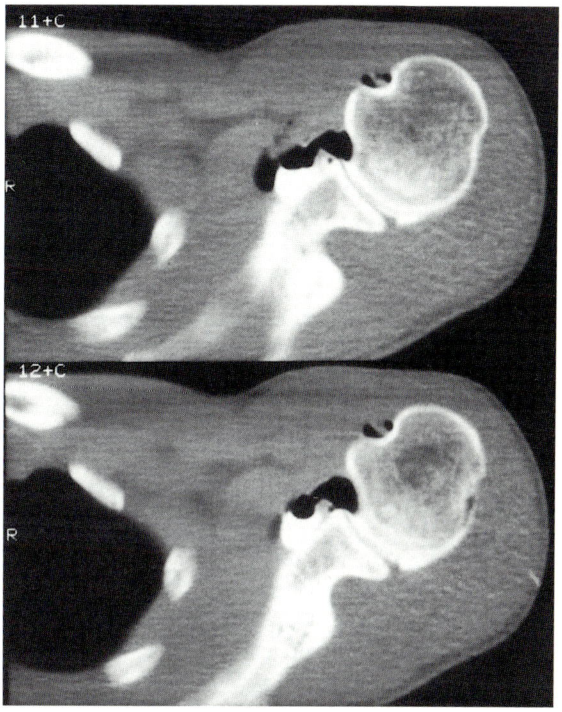

Abb. 38.35. Arthro-CT der Schulter

Therapie bei Gelenkverletzungen

Während offene Gelenkverletzungen immer so rasch als möglich unter sterilen Kautelen im Operationssaal versorgt werden müssen, ist die Dringlichkeit beim geschlossenen Gelenk weniger groß. Die traumatisch eröffneten Kapselstrukturen müssen débridiert, ausgewaschen und primär verschlossen werden, da ein Gelenk – wenn immer möglich – verschlossen werden sollte. Eine Ruhigstellung bis zur gesicherten Wundheilung ist meist angezeigt.

> **!** Luxationen müssen möglichst rasch und schonend reponiert werden.

Besteht danach Reluxationstendenz, so sollten die zerrissenen Kapselband- sowie Limbusstrukturen operativ versorgt und ebenfalls ruhiggestellt werden. Knöcherne Bandausrisse müssen anatomisch exakt reponiert und übungsstabil refixiert werden.

Die Großzahl der geschlossenen Distorsionen und Bandrupturen werden heute, sofern muskulär kompensierbar, ***konservativ*** behandelt. Nach kurzer Ruhigstellung bis zur Schmerzlinderung erfolgt eine kontrollierte Übungsbehandlung – am zweckmäßigsten unterstützt durch eine Bewegungsorthese (brace) oder Tapeverbände bzw. Stützschuhe. Bei persistierenden und funktionsbehindernden Schmerzen kann eine einmalige oder wiederholt angewandte Lokalanästhesie großen Erfolg bringen.

Zeigen sich Symptome einer vermutlich neurovaskulären Störung vom Typus der Sudeck-Dystrophie, ist eine Überprüfung der Diagnose fällig (Wiederholung von Röntgenbildern, Skelettszintigraphie). Kommt nichts Neues zutage, dann ist ein frühzeitiges Eingreifen mit der „Dreierkombination" (Hydergin, Tanderil, Valium) indiziert.

Bandstrukturen, die nicht muskulär kompensierbar sind und daher oft zu chronischer Instabilität führen (z. B. vorderes Kreuzband am Knie), sollten genäht oder primär durch Bandplastik ersetzt werden. Der vorwiegend aus Kollagenfasern aufgebaute Kapselbandapparat eines Gelenks benötigt zum Wiederaufbau der verletzten Strukturen in der Regel 6–8 Wochen, wobei nach dieser Zeit noch nicht die volle Funktionstüchtigkeit erwartet werden kann; dazu braucht es je nach Gelenk und Ausmaß der Verletzung wesentlich länger (Nach komplexer Knieverletzung bis zu 2 Jahren).

Gelenkbrüche gehören, sofern diese disloziert sind, zu den absoluten Operationsindikationen. Dabei steht die klassische Osteosynthesetechnik mit anatomisch exakter Fragmenteinpassung (speziell der gelenkbildenden Fragmente), die stabile Fixation durch interfragmentäre Kompression und sicherer Abstützung an vorderster Stelle. Nur dies gestattet die einwandfreie Nachbehandlung – z. B. mittels motorbetriebener Bewegungsschiene – was die beste Voraussetzung für eine gute Knorpel- und Bänderheilung schafft. Bei starker Schwellung oder kontusioniertem Weichteilmantel (beides Kontraindikationen zur Sofortosteosynthese) kann die temporäre Ruhigstellung einer Gelenkfraktur mittels gelenküberbrückendem Fixateur externe oder mit dem Hybride-Fixateur externe erfolgen. Nur selten werden wir primär zur Gelenkversteifung oder Gelenkersatz greifen.

38.2.9 Frakturen im Wachstumsalter

Der kindliche Knochen ist charakterisiert durch seine hohe – mit zunehmendem Alter allerdings abnehmende – Wachstumspotenz und dem damit verbundenen Korrekturvermögen sowie der vergleichsweise raschen Bruchheilung.

> **!** Kindliche Frakturen werden deshalb in der Regel konservativ behandelt.

Auf die Ausnahmen und speziellen Indikationen für eine operative Therapie wird in den entsprechenden Kapiteln hingewiesen.

Während das Längenwachstum in den Wachstumsfugen (Epiphysenfugen) erfolgt, ist das sehr kräftige Periost für das Dickenwachstum und die Frakturheilung verantwortlich.

Im epi- metaphysären Abschnitt des wachsenden Knochens liegt die besonders verletzliche Wachstumsfuge, deren Aufbau im wesentlichen 4 Zonen beinhaltet (Abb. 38.36):

- Zone des Wachstums
- Zone der knorpeligen Umwandlung
- Verknöcherungszone
- Metaphyse

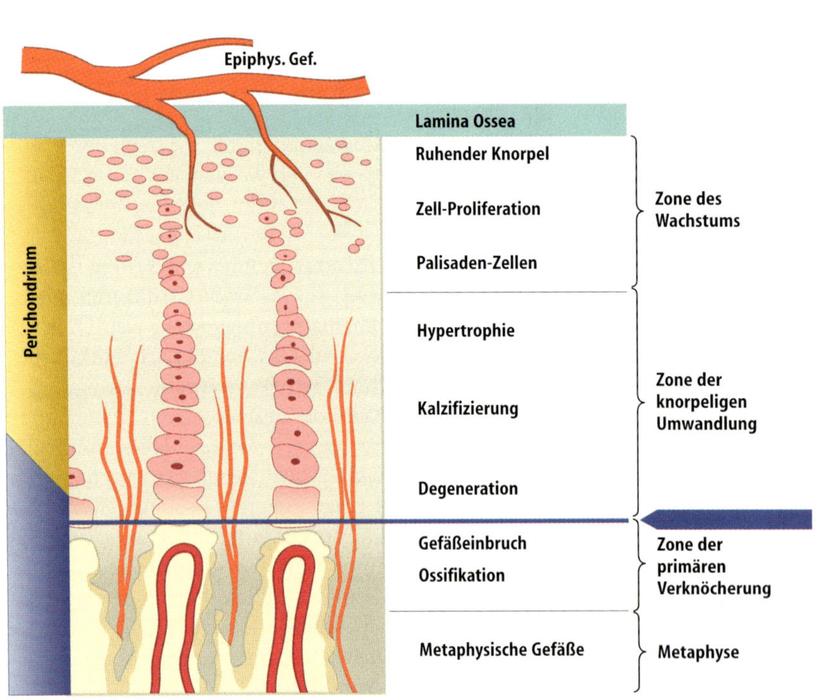

Abb. 38.36. Epiphyse, Epiphysenfuge und Lyse. Gezeigt wird die normale Anatomie der Epiphyse und Epiphysenfuge. Die Lyse erfolgt im Bereich der primären echondralen Ossifikation und der degenerierten Knorpelzellen. Dabei ist lediglich die Arteriole aus dem Perichondrium unterbrochen; die metaphyseale Arterie und die epiphyseale Arterie bleiben intakt. Die Fraktur (s. Pfeil) findet zwischen der Zone der primären Verknöcherung und der Zone der Degeneration der Knorpelsäulen statt. Keine Schädigung der Wachstumszone, das Stratum germinativum bleibt intakt

Frakturen der langen Röhrenknochen

Die gute Schienung des kindlichen Knochens durch den dicken Periostschlauch bedingt, daß vielfach letzterer trotz Fraktur nur einseitig einreißt (sog. Grünholzfraktur, s. Abb. 38.10), oder intakt bleibt, was gleichzeitig ein Repositionshindernis darstellen kann.

Beim metaphysären Wulstbruch wird aufgrund einer Stauchung die Spongiosa nur aufgeworfen, beim Knickbruch liegt eine Achsenknickung ohne Periostzerstörung vor.

Bei der Frakturheilung kommt es zur Stimulation der Wachstumsfuge, was zu einer Extremitätenverlängerung führt. Achsenknickungen korrigieren sich größtenteils selbst, Rotationsfehler bedürfen dagegen einer Korrektur.

Therapie. Aufgrund des stabilen Periostmantels, der eine feste Schiene bildet, können die meisten Schaftfrakturen konservativ behandelt werden. Grünholzfrakturen, z. B. am Unterarm müssen reponiert werden. Dabei wird zunächst die Fehlstellung verstärkt (Entkeilung) und dann reponiert (Scharniermechanismus). Eine Gipsschiene ist zur Ruhigstellung der Fraktur nötig.

Bei irreponiblen suprakondylären Humerusfrakturen und Femurschaftfrakturen wird die Extensionsbehandlung (z. B. auf dem Weberbock) eingesetzt.

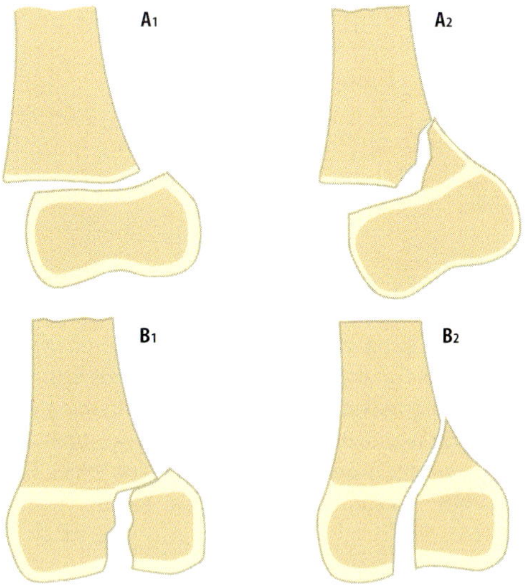

Abb. 38.37. Einteilung der Epiphysenfugenläsionen nach prognostischen Gesichtspunkten. Prognose gut: A_1 Reine Lockerung oder Lyse der Fuge, A_2 Lyse der Fuge mit der Epiphyse anhaftendem metaphysärem Fragment (Frakturtypus Aitken I). Prognose zweifelhaft: B_1 Fraktur durch Epiphyse hindurch und Ausbiegen metaphysär im Sinne der partiellen Lyse (Frakturtypus Aitken II), B_2 Fraktur durch die Epiphyse, Durchkreuzung der Fuge fortlaufend in die Metaphyse (Frakturtypus Aitken III)

Epiphysenverletzungen

Bei Frakturen im Kindesalter ist die Beziehung zur Wachstumsfuge entscheidend.

Epiphysenfrakturen werden nach Aitken (auch nach Salter/Harris) klassifiziert. Die Epiphysenfraktur nach Aitken I beinhaltet eine ***Epiphysenlösung*** unter Ausbildung eines metaphysären Biegekeils (Abb. 38.37 A2). Da das Stratum germinativum (Wachstumszone) unversehrt bleibt, kommt es bei diesem Frakturtyp zu keinen Wachstumstörungen. Bei der Aitken-II-Fraktur (Abb. 38.37 B1) handelt es sich um eine Epiphysenfraktur ohne metaphysäre Beteiligung. Kommt es aufgrund zusätzlicher Biegekräfte zum Ausbilden eines metaphysären Biegekeils (Abb. 38.37 B2) handelt es sich um eine Aitken-III-Fraktur. Diese hat aufgrund der Durchquerung bzw. Einstauchung der Wachstumszone häufig Wachstumsstörungen zur Folge. Das verletzte Stratum germinativum hat Tendenz, vorzeitig zu verknöchern, bzw. eine umschriebene Kallusbrücke zwischen Epi- und Metaphyse zu bilden (Abb. 38.38). Da dabei der nicht verletzte Fugenanteil meist weiterwächst, kommt es zu allmählichem Schiefwachstum und schließlich Fehlstellung im Gelenk.

Therapie. Aitken I (einfache Epiphysenlösung) läßt sich konservativ therapieren. Bei einem zusätzlichen metaphysären Keil muß wie bei der Grünholzfraktur die Fehlstellung zunächst wieder verstärkt werden, um sie dann zu reponieren.

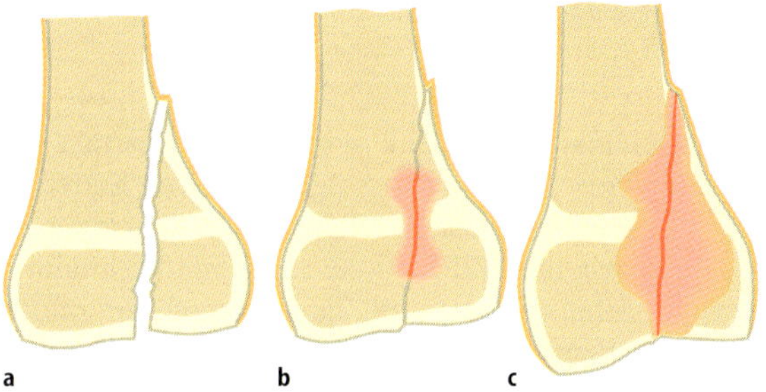

Abb. 38.38a-c. Die Frakturheilung nach epiphysärer Fugenfraktur. **a** Dislokation im Bereich des Stratum germinativum; **b** Kallusbrücke zwischen Metaphyse und Epiphyse. Zerstörung des Stratum germinativum in diesem Bereich; **c** partielle Epiphyseodese. Vorerst normales Wachstum nicht verletzten Fugenanteils, allmähliches Schiefwachstum mit Verkürzung

Um eine Wachstumsstörung zu vermeiden, müssen Frakturen mit Epiphysenbeteiligung (Aitken II und III) „wasserdicht" verschlossen werden, was nur durch korrekt plazierte Zugschrauben möglich ist. So kann in der Regel der vorzeitige Epiphysenverschluß vermieden werden (Abb. 38.39).

Komplikationen. Selten kommt es im Kindesalter zu Pseudarthrosen, die Sudeck-Dystrophie wird nicht beobachtet. Typisch ist beim Kind die Volkmann-Ischämie, besonders bei suprakondylären Humerusfrakturen mit Läsion der A. brachialis.

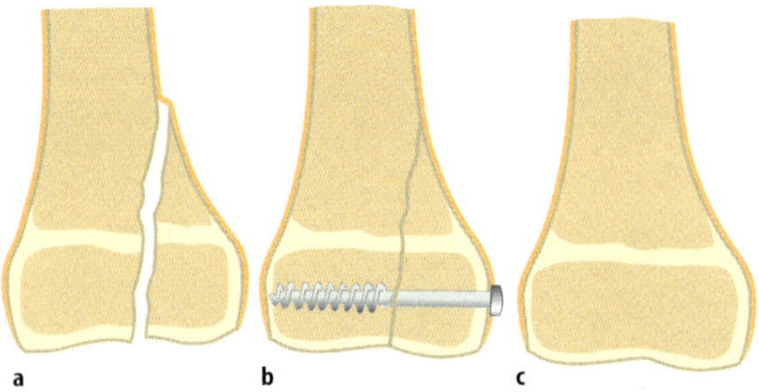

Abb. 38.39a-c. Behandlungsprinzip der Frakturen Typus Aitken II und III. **a** Fraktursitus; **b** Zugschraubenosteosynthese, womit der Frakturspalt nur noch virtuell vorhanden ist. Kein Platz für Brückenkallus, „wasserdichte" Reposition; **c** nach Frakturheilung normales Wachstum, da keine lokale Epiphyseodese auftreten kann. (Aus Weber et al. 1978)

38.3 Verletzungen des Schulterbereichs

Untersuchung der Schulter

Die Schulter ist eine komplexe funktionelle Einheit, die aus Schultergürtel, Schultergelenk und proximalem Armbereich besteht.

Das Sternoklavikulargelenk ist die einzige Junctura ossium, also gelenkige Verbindung, der oberen Extremitäten mit dem Rumpf. Ligamentär wirken die Ligg. costoclavicularia mit, während die restlichen Verbindungen des Schultergürtels mit dem Rumpf nur durch Muskulatur aufrechterhalten werden.

Die Verbindung zwischen Schlüsselbein und Schulterblatt besteht aus dem Akromioklavikulargelenk und den wichtigen Ligg. coracoclavicularia.

Inspektion. Sie erfolgt am stehenden und am sitzenden Patienten, von vorn, von der Seite, von hinten und bei Bewegung der Schulter.

Die ***Klavikula*** zieht normalerweise von medial in einem Winkel von 30° nach dorsal. Bei schlechter Haltung mit hochgezogener Thorakalkyphose liegen die Klavikulae in der Frontalbene.

Die ***Skapula*** liegt dem Thorax flach an. Ihre Margo vertebralis steht senkrecht und verläuft parallel zur Wirbelsäule. Die Spina scapulae trennt die beiden Fossae, die mit dem M. supraspinatus und dem M. infraspinatus gefüllt sind. ***Pathologischer Skapulastand***: Die Skapula alata weist einen abstehenden Angulus caudalis auf. Sie kommt vor bei thorakalen Skoliosen, muskelschlaffer Haltung und bei einer Lähmung des M. serratus anterior. Als Scapula alta steht sie zu hoch, z. B. beim seltenen angeborenen Schulterhochstand, der sog. Sprengel[9]-Deformität, bei der die proximale omovertebrale Muskulatur durch eine Fehlanlage der Schulter zu weit kranial an die Wirbelsäule fixiert.

Exostosen an der Skapula können ebenfalls ein Abstehen derselben bewirken. Häufig verursachen solche Exostosen bei Bewegungen ein Schulterblattknacken.

Am Schultereck sind Form und Prominenz des Akromion ein wichtiger Anhaltspunkt zur Beurteilung der Schulterblattposition; ebenso die Stellung des lateralen Klavikulaendes.

Asymmetrische Bewegungen bei passiver und aktiver Schulterfunktion (Vergleich mit der Gegenseite) sind Zeichen von Störungen im Bewegungsapparat dieser Region (auch Tumoren).

Palpation. Man erfaßt wiederum die ***Hauttemperatur*** im Vergleich; ebenso Schwellungen und Verhärtungen.

Die Erfassung der ***Knochenform*** ist wichtig für die Feststellung von Frakturen, Luxationen und Tumorveränderungen.

Die ***Muskulatur*** ist abzusuchen auf Atrophien (M. deltoideus bei Axillarislähmung, M. supraspinatus bei Sehnenrupturen im Bereich des Schultercuffs). Nicht selten finden sich Kontrakturen der Schulteraufhängemuskulatur und typische Myogelosen, besonders im M. levator scapulae.

Von den ***Gelenken*** sind das Sternoklavikulargelenk und das Akromioklavikulargelenk auf Schwellung und Fehlstellung hin zu untersuchen (Klaviertastenphänomen beim Akromioklavikulargelenk).

Das ***Tuberculum majus*** als Insertionsstelle des M. supraspinatus kann bei Läsionen oder Abrissen besonders schmerzhaft sein.

Am Processus coracoideus gibt es Tendinosen der dort inserierenden Korakobrachialmuskulatur. Krepitationen an bewegter Schulter finden sich bei Periarthritis humeroscapularis. Intraartikuläre Krepitation bleibt sowohl bei passiver als auch bei aktiver Bewegung spürbar, während extraartikulär bedingte Krepitationen bei passiver Bewegung verschwinden.

Das Lager der langen ***Bizepssehne*** kann schmerzhaft sein. Die Sehne liegt zwischen Tuberculum majus und Tuberculum minus in einer Scheide. Krepitationen wie bei Tendovaginitis sind möglich. Ebenso kommt es bei einer traumatisch bedingten Läsion der Sehnenscheide zu Subluxationsmöglichkeiten der Sehne aus ihrem Bett, was v. a. bei physisch stark geforderten Individuen Schwierigkeiten verursachen kann. Ein vergleichsweise mit der Gegenseite tiefstehender Bizepsbauch bei Flexion im Ellbogen spricht für einen Abriß dieser Sehne im Bereich der Schulterpassage. Ein Hochstand des Bizepsbauches wird bei Abriß der Bizepssehne am Radius festgestellt.

[9] Otto G. Sprengel, Chirurg, Braunschweig, 1852–1915

Prüfung der Beweglichkeit. Bei der Bewegung in der Schulter handelt es sich um eine globale Funktion der mehrgelenkigen funktionellen Einheit. Sogar die Wirbelsäule ist bei Extrembewegungen im Schultergürtelbereich beteiligt. Versteifungen derselben, z.B. bei Morbus Bechterew, reduzieren indirekt auch die Schulterbeweglichkeit.

Die Gelenkfunktion ist meßbar und beträgt einschließlich Schultergürtelmitbewegungen für Ab-/Adduktion 180–0–40°, für Flexion/Extension 170–0–40°, für Innen- und Außenrotation 95–0–60° (Abb. 38.40 d).

Individuelle Unterschiede sind besonders bei der Innen- und Außenrotation deutlich.

Wichtige Funktionsbegriffe. ***Nackengriff***: Die Hand wird auf den Nacken gelegt, der Daumen weist nach kaudal (Flexion/Abduktion/Außenrotation).

Schürzengriff: Die Hand wird auf die LWS gelegt, der Daumen weist nach kranial (Schürze binden). Diese Bewegung umfaßt Extension/Abduktion/Innenrotation.

Bei diesen beiden Griffstellungen kann man als Maß für die Beurteilung des Verlaufs nach Trauma und Therapie den Abstand vom Daumen bis zur Spina der Vertebra prominens (C7) messen.

Bei diesen Bewegungen muß das Mitgehen des Schulterblatts genau beobachtet werden; ein vorzeitiges Mitgehen ist ein Hinweis auf die eingeschränkte Beweglichkeit im eigentlichen Skapulohumeralgelenk.

Die Bewegungen im Schultergelenk erfolgen in 2 Gleitschichten:

- „***Inneres Gelenk***": Der Humeruskopf dreht gegen die Schultergelenkpfanne und die umfassende Gelenkkapsel.
- „***Äußeres Gelenk***": Die Kapsel mit der integrierten Rotatorensehnenmanschette dreht gegen das Akromion und das Lig. coracoacromiale. Dabei wird die Bursa subacromialis als zweite Verschiebeschicht benutzt („äußerer Gelenkspalt").

Bei Riß oder Verkalkung im Bereich der Supraspinatussehne im sog. Rotatorensehnencuff ist deshalb die Bewegung in typischer Weise limitiert. Im „äußeren Gelenk" fehlt die normale Verschieblichkeit, und schon bei 60° aktiver Abduktion des Armes stößt die Läsion gegen das Akromion und verursacht eine Schmerzhemmung gegen das weitere Abduzieren. Hilft man passiv über diesen „toten Punkt" nach, dann kann von 90° an der Arm mit vollem Ausmaß wieder durch eigene Kraft abduziert werden. Bewegungseinschränkungen anderer Art können osteogenen, arthrogenen, desmogenen oder myogenen Ursprungs sein. Zur Differenzierung hilft die genaue Palpation mit Funktionsprüfung der einzelnen Schultermuskeln.

Umfangmessungen am Oberarm. 10 und 15 cm oberhalb des Epicondylus radialis humeri bei rechtwinklig gebeugtem Arm. Die Oberarmlänge wird gemessen von der Akromionspitze bis zum Epicondylus ulnaris humeri.

Röntgenuntersuchung. Schultergelenk a.-p. innenrotiert, a.-p. außenrotiert und axial. Skapula a.-p. und tangential (Raum zwischen Thoraxwand und Skapula, z.B. bei Exostosen).

Das Schulterarthrogramm kann bei Verdacht auf einen Riß in der Kapselrotatorenmanschette eine Kommunikation zwischen dem Schultergelenk und der Bursa subacromialis sichtbar machen.

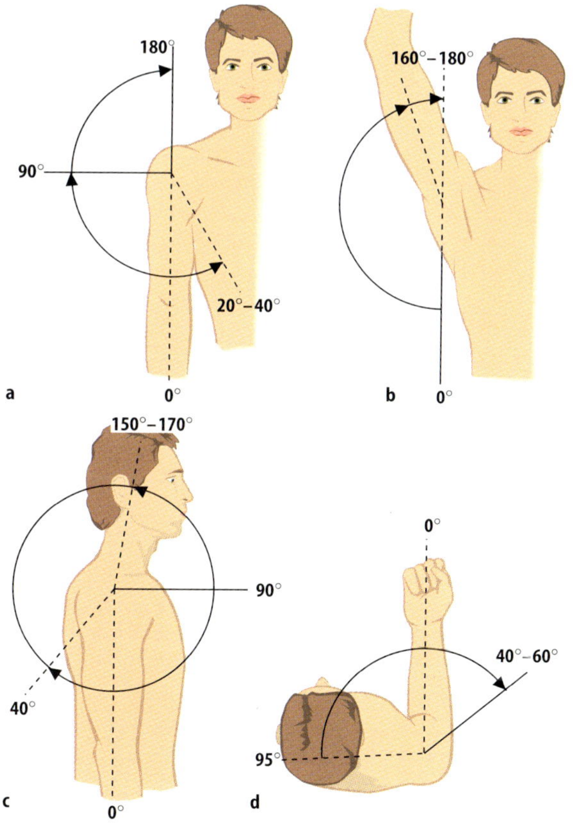

Abb. 38.40a-d. Schultergelenksbeweglichkeit. **a** Abduktion/Adduktion, **b** Hochhalten des Armes, **c** Flexion (Vorheben), Extension (Rückheben), **d** Rotationsbewegung bei hängendem Arm und flektiertem Ellbogengelenk

38.3.1 Klavikula

Diese sehr häufige und nur selten offene Verletzung entsteht meist indirekt durch Sturz auf die Schulter bzw. den Arm. Seltener ist die Entstehung durch Aufprall beim Verkehrsunfall (Sicherheitsgurte u.a.).

Morphologie und Einteilung. Typisch sind Schräg- oder Keilfrakturen im mittleren Drittel. Das mediale

Fragment disloziert infolge Zugs des M. sternocleidomastoideus nach kranial, meist besteht auch eine Verkürzung. Bei ganz lateralen Frakturen entstehen grobe Dislokationen, wenn das Lig. coracoclaviculare zerrissen ist.

Begleitverletzungen sind eher selten: Anspießung oder Überdehnung des Plexus brachialis, Zerreißungen von A. und V. subclavia, Kombinationen mit Skapulahals- und Rippenfrakturen beim Polytrauma.

Therapie. In der Regel konservativ. Frakturen im mittleren Drittel und dislozierte laterale Frakturen werden 5–6 Wochen im Rucksackverband (Zug auf die Schulter nach lateral und dorsal) „ruhiggestellt", der regelmäßig nachgezogen werden muß. Je nach Beschwerden erfolgt aktive Schultermobilisation. Die Heilungstendenz ist sehr gut. Bei lateralen, dislozierten Frakturen erfolgt die operative Reposition mit Bandrekonstruktion und temporärer Fixation zum Processus coracoideus oder zum Akromion, evtl. mit spezieller Hackenplatte.

Komplikationen sind selten: schmerzhafte Pseudarthrosen mit Einschränkung der Schulterbeweglichkeit und störende Fehlstellungen (speziell Verkürzungen und Kallusbuckel) mit Plexusbeteiligung sind Indikationen für sekundäre Plattenosteosynthesen. Bei drohender Hautdurchspießung sowie offenen Brücken wird meist operiert.

38.3.2 Skapula

Es handelt sich um relativ seltene Verletzungen, die meist durch erhebliche Krafteinwirkung im Rahmen eines Polytraumas entstehen.

Morphologie und Einteilung. Pfannenabbrüche ventral, distal oder dorsal durch Anprall des luxierenden Humeruskopfes. Frakturen des Skapulahalses, des Korpus, des Akromion und der Spina sowie des Processus coracoideus (selten). Eine präzise Röntgendiagnostik ist wegen der Operationsindikation wichtig (a.p.- und axiale Aufnahmen nach Neer) sowie Computertomographie.

Begleitverletzungen: Rippenfrakturen (Lungenkontusion bei Polytrauma); bei gleichzeitiger Klavikulabeteiligung besteht meist völlige Instabilität des Schultergürtels. Verletzungen des N. suprascapularis in der Incisura scapulae, sowie des Plexus brachialis sind selten.

Therapie. Pfannenrandabbrüche müssen wegen Subluxation im Schultergelenk operativ stabilisiert werden, ebenso stark dislozierte, instabile Halsfrakturen. Zur Stabilisierung der Halsfraktur genügt oft die Osteosynthese einer begleitenden Klavikulafraktur (Abb. 38.41 b). Wenig dislozierte Frakturen werden frühfunktionell behandelt, da die Schulterblattmuskulatur die Fraktur meist gut „schient" und um eine posttraumatische Gelenksteife zu vermeiden.

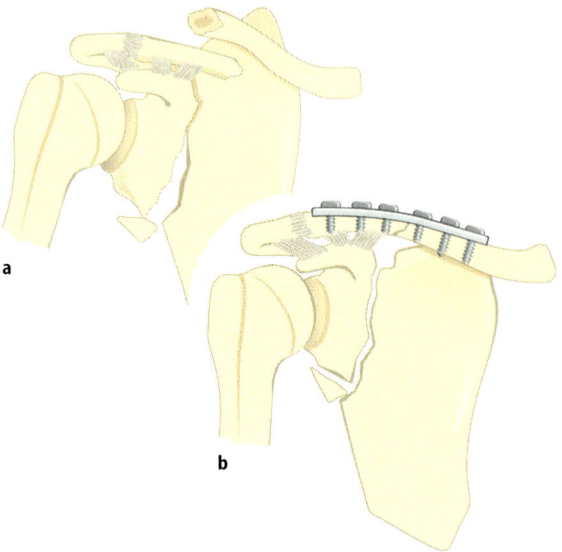

Abb. 38.41. **a** Instabile Skapulafraktur mit Schlüsselbeinbruch. **b** Dank Osteosynthese des Schlüsselbeins reponiert sich die Skapulafraktur in der Regel

38.3.3 Sternoklavikulargelenk

Anatomie. Die Articulatio sternoclavicularis stellt als bewegliche Verbindung zwischen Schlüsselbein und Brustbein die einzige Skelettverbindung der oberen Extremitäten mit dem Rumpf dar. Die Gelenkflächen und der konstant vorhandene Discus articularis, der das Gelenk in 2 gesonderte Gelenkhöhlen aufteilt, bestehen aus Faserknorpel. Die Bandverbindungen, die das Gelenk mit seiner flachen Pfanne am Sternum festhalten, sind Ligg. sternoclaviculare und costoclaviculare. Das Gelenk ist in allen Ebenen beweglich. Die Klavikula kann sich auf einem Kegelmantel bewegen.

Verletzungsformen. Die mediale Gelenkverbindung des Schlüsselbeins wird viel seltener als die laterale verletzt. Am häufigsten ist hier die sternoklavikulare Luxation zu beobachten, die oft durch direkte Gewalteinwirkung auf die mediale Partie des Schlüsselbeins, seltener indirekt, ausgelöst wird. Meist kommt es dabei zu einer Verschiebung des medialen Klavikularendes nach vorn/unten über die erste Rippe und das Sternum. Seltener gibt es die Dislokation hinter das Brustbein ins Mediastinum.

Symptome. Bei der vorderen Luxation läßt sich das Klavikulaende über dem Sternum palpieren; bei der hinteren tastet man eine entsprechende Delle. Die gezielte Röntgenaufnahme ergibt eine Überschneidung zwischen Manubrium sterni und dem kolbigen medialen Klavikulaende. Bei einer gelegentlichen hinteren Verrenkung kann es zu ***Verletzungen*** der großen Gefäße, ja sogar der Trachea und bei linksseitiger Luxation des Ductus thoracicus kommen.

Behandlungsgrundsätze und Spätfolgen. Schwierigkeiten bereitet weniger die ***Reposition*** als vielmehr die Fixierung des Gelenks in der anatomisch richtigen Lage. Dies ist praktisch nur operativ möglich, indem die Ligamente genäht werden und die Reposition durch temporäre Transfixation des Gelenks oder durch eine Drahtschlinge zwischen Sternum und Klavikula gesichert wird. Oft bleibt das Gelenk stark verdickt, was kosmetisch (v.a. bei Frauen) sehr störend sein kann. Spätfolgen mit Beschwerden wegen Instabilität und chronischer Subluxierbarkeit und entsprechender Kraftverminderung im Arm sind möglich. Die sekundär-plastischen Eingriffe sind delikate Spezialeingriffe.

38.3.4 Akromioklavikulargelenk (Schultereckgelenk)

Anatomie. Die Gelenkflächen der Articulatio acromioclavicularis und der inkonstante Discus articularis bestehen aus Faserknorpel. Die Gelenkkapsel ist durch ein kräftiges Lig. acromioclaviculare kranial und kaudal verstärkt, das Zugkräfte bis zu etwa 40 kp aushält. Eine weitere Sicherung des Gelenks erfolgt durch die 2 Ligg. coracoclavicularia mit einer Zugfestigkeit bis zu 80 kp.

Das Schultergelenk läßt eine Bewegung der Klavikula mit einem Kegelmantel zu. Die Spitze des Kegels mit ca. 60°-Öffnung liegt im Akromioklavikulargelenk, in dem die Klavikula zugleich eine wichtige Rotationsfreiheit hat. Das Sternoklavikulargelenk macht jeweils eine gegensinnige Bewegung mit.

Verletzungsformen. Kontusions- und Distorsionstraumata führen über Verletzungen der Bänder bis zur Luxation. Man unterscheidet 3 Grade (nach Tossy):

- ***Grad I***: Subluxation des AC-Gelenks mit Ruptur der akromioklavikularen Bänder
- ***Grad II***: Wie bei Grad I und Teilruptur der Ligg. coracoclavicularia
- ***Grad III***: Vollständige Luxation des AC-Gelenks mit totaler Ruptur beider Ligg. coracoclavicularia (Lig. conoideum und Lig. trapezoideum)

Symptome. Die Klavikula ragt über das Akromion hinaus. Es entsteht dadurch eine sichtbare und tastbare Stufe, die sich federnd reponieren läßt (Klaviertastenphänomen). Röntgenbilder a.-p. ohne und mit 5 kg Gewicht in den Händen lassen verschieden starke Stufen nachweisen. Bei Grad I gibt es maximal eine Stufe von halber Höhe des lateralen Klavikulaendes. Grad III ergibt eine Stufe von mehr als Klavikulahöhe.

Therapie. Grad-I- und Grad-II-Verletzungen sind in der Regel konservativ zu behandeln. Mittels Klebeverband und z. B. Filzpelotte auf dem lateralen Klavikulaende läßt sich meist die für die Heilung notwendige Reposition und Fixation für 3–4 Wochen erreichen.

Residuelle Beschwerden verschwinden in der Regel im Verlauf von 1–2 Jahren durch die funktionelle Anpassung im Gelenkbereich.

Die Grad-III-Verletzung stellt eine Operationsindikation dar. Durch Naht von Kapsel und der korakoklavikulären Bänder mit einer temporären Transfixation (Drähte, Platten, Stellschrauben), zwischen Klavikula und Akromion oder Processus coracoideus für 6–8 Wochen, wird die Reposition erreicht und gehalten.

Spätstörungen bei inadäquater Therapie oder nach ungünstigem Operationsresultat sind möglich. Die Hauptgründe sind residuelle Instabilität, die zu einer echten Arthrose führen kann, und posttraumatische Ossifikationen im Bereich der korakoklavikularen Verbindung. Selten kann sich aus dem Diskus ein schmerzhaftes myxoiddegeneratives Ganglion bilden.

Sekundäreingriffe mit Ligamentplastik bei nicht operativ behandelten Grad-III-Läsionen haben eine weniger gute Erfolgsquote als rekonstruktive Eingriffe bei der frischen Verletzung.

Notlösungen, wie die Resektion des lateralen Klavikulaendes in stark schmerzhaften Situationen, erbringen nicht immer die gewünschte Beschwerdefreiheit und die uneingeschränkte Leistungsfähigkeit.

38.3.5 Skapulohumeralgelenk (Schultergelenk)

Anatomie. Das Schultergelenk ist das beweglichste der großen Gelenke des menschlichen Körpers. Der Humeruskopf wird nur von einer kleinen Pfanne (Cavitas glenoidalis) gegen den Rumpf abgestützt. Diese Pfanne erhält durch den Limbus eine elastische Erweiterung. Die für die Führung des Humeruskopfes wichtige Verbindung des Gelenks wird durch die Gelenkkapsel und v. a. durch die in die Gelenkkapsel praktisch mitintegrierten, ineinander übergehenden platten Sehnen der gelenknahen Außen- und Innenrotatorenmuskeln erst garantiert (Rotatorenmanschette). Vom einzigen Ort der Schulterkapsel, die nicht mit einer Sehnenplatte verwoben bedeckt ist, nämlich der Axilla, steigt die Kapsel auf der ventralen Seite als innerste Schicht unter der Subskapularissehnenplatte nach oben, wo sich unmittelbar daran der M. supraspinatus und dann nach hinten absteigend der M. teres minor anschließen. Oberhalb des Zenits der Gelenkpfanne setzt die lange Bizepssehne an, die durch das Gelenk zieht und dieses durch den Sulcus intertubercularis in Richtung Humerusschaft verläßt (s. auch Untersuchung der Schulter, S. 823, und habituelle Schulterluxation, S. 827).

Schulterluxation

Die Luxation ist wohl die spektakulärste Verletzung der Schulter. In über 90 % der Fälle erfolgt sie nach vorn oder unten und in ca. 5 % der Fälle nach hinten.

Cave: Die hintere Schulterluxation gehört zu den am häufigsten übersehenen Gelenkluxationen überhaupt. Das Röntgenbild mit einem Reiten des Tuberkulum am Glenoidrand ist zwar pathognomisch, aber für ein wenig geübtes Auge auch trügerisch, weil sich eine dem Glenoidbogen parallel verlaufende Humeruskontur vom Tuberkulumrand abzeichnet und Kongruenz vortäuschen kann. Die hinteren Luxationen erfolgen meist durch körpereigene Muskelkräfte wie bei einem spontanen Ruck bzw. Zug des ganzen Armes nach hinten oder bei Tetanus oder elektrischen Unfällen mit plötzlichem maximalem Muskelzug auf der dorsalen Körperseite.

Die vorderen und unteren Verrenkungen ereignen sich bei einem Abduktions-Außenrotations-Mechanismus der Schulter, wie z. B. Hängenbleiben mit dem Skistock beim Skilaufen und dadurch bewirkter Abduktions-Außenrotations-Bewegung. Bei der Luxation wird der Limbus mit der vorderen unteren Gelenkkapsel vom Knochen des Glenoid abgeschert, und dadurch entsteht die sog. ***Bankart***[10]***-Läsion*** (Abb. 38.42). Der Humeruskopf seinerseits erhält von der Glenoidkante eine echte Impressionsfraktur an seinem kraniodorsalen Kugelanteil. Dies ist die sog. ***Hill-Sachs-Impression***, die allerdings in der französischen Literatur schon Malgaigne beschrieben hat. Diese beiden Läsionen an Glenoid und am Humeruskopf bilden zusammen die Ursachen für die später leichter entstehenden Rezidivluxationen. (Zur habituellen Schulterluxation, s. S. 827)

[10] Arthur S. Bankart, Chirurg, London, 1879–1951

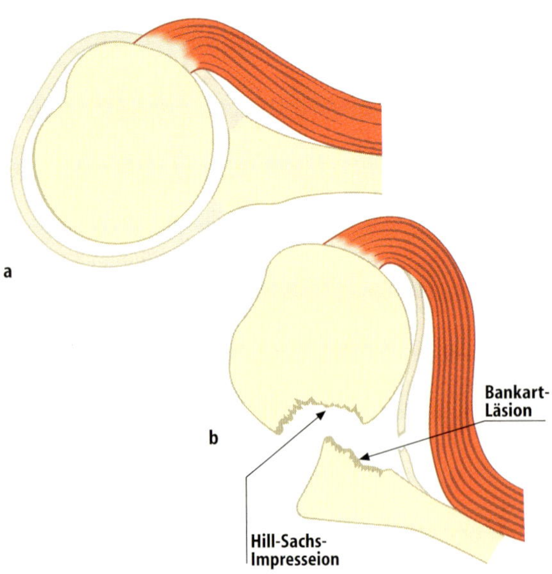

Abb. 38.42 a,b. Schulterluxation links

Symptome. Der Arm bleibt in der Luxationsstellung fixiert. Die Muskulatur ist verspannt, Bewegungen sind sehr schmerzhaft (***Differentialdiagnose***: subkapitale oder Luxationsfraktur).

Unter dem Akromion läßt sich oft die Delle spüren, weil der Kopf diesen Raum nicht mehr ausfüllt. Eine falsche Beweglichkeit spricht für Fraktur.

Die ***Röntgenuntersuchungen*** in 2–3 Ebenen, die unter regulären Verhältnissen immer angefertigt werden sollten, schaffen Klarheit über die Dislokation und eventuelle Fraktur.

Nebenverletzungen. Selten ist eine Läsion der langen Bizepssehne oder ihrer intertuberkularen Sehnenscheide; häufiger sind Abrisse der Tuberkula, die sich nach der Reposition des Gelenks in der Regel auch spontan wieder an die Humerusmetaphyse reponieren.

Als wichtige Nebenverletzung ist die Läsion des N. axillaris zu bedenken. Der Nerv liegt der Innenseite des M. deltoideus auf und kann leicht verletzt werden. Sein Ausfall verursacht eine Lähmung des M. deltoideus und einen sensiblen Ausfall auf der Außenseite des proximalen Oberarms. Dies soll bei jeder Luxation vor einem Repositionsmanöver und nachher geprüft werden.

Therapie. Die Luxation kann zum einen nach ***Hippokrates***[11] reponiert werden. Der Arzt legt seine Ferse als Hypomochlion in die Axilla des Verunglückten und zieht mit seinen Händen langsam zunehmend und stetig am Unterarm, bis der Humeruskopf unter steigerndem Zug mit Ab-/Adduktions- und vorsichtigen Rotationsbewegungen des Armes einspringt. Sie kann zum anderen nach ***Kocher*** erfolgen, v. a. bei vorderer Luxation. Der Oberarm und der dazu rechtwinklig flektierte Unterarm werden mit beiden Händen gehalten. Ein dosiert sorgfältiger Zug reduziert die Schmerzen und führt zu einer Entspannung der Muskulatur. Dann erfolgt eine langsam zunehmende Außenrotation, wobei der Humeruskopf meist schon über den Glenoidrand zurückspringt. Genügt das nicht, dann wird in der Außenrotationsstellung der Arm zusätzlich adduziert und schließlich durch ein Nach-vorn-Umschlagen des nach wie vor gebeugten Unterarms innenrotiert.

Sind die Schmerzen zu groß und die reaktive Muskelverspannung zu stark, kann die Reposition in Narkose notwendig werden. Im Anschluß an die Reposition wird zur Beurteilung der Stellung bzw. Fraktur ein Kontrollröntgenbild gemacht.

Anschließend soll die verletzte Schulter v. a. nach der Erstluxation nach 2 Wochen nicht abduziert und nicht außenrotiert werden (Mitella, Gilchrist-, Desault- oder Velpeau[12]-Verband). In dieser Stellung wird

[11] Hippokrates, griech. Arzt und Begründer der wiss. Medizin, Insel Kos, ca. 460 v. Chr. – ca. 370 v. Chr.

[12] Alfred A. Velpeau, Chirurg, Paris, 1795–1867

man der Bankart-Läsion die Möglichkeit zur Ausheilung geben. Bildet sich jedoch an ihrer Stelle eine mit Stratum synoviale ausgekleidete gelenkvergrößernde Tasche, dann ist das Risiko zur späteren Entwicklung einer rezidivierenden Schulterluxation gegeben. Daher wird gelegentlich bei jüngeren, beruflich körperlich geforderten Individuen auch nach Erstluxationen die primäre operative Versorgung zu erwägen sein. Man wird sich hier von Fall zu Fall entscheiden, wobei ein konservatives Abwarten eine gute Chance auf Erfolg hat. Da man mit den heutigen Methoden zur Behandlung der rezidivierenden, auch habituellen Schulterluxation Resultate mit bis zu 95 %igem Erfolg hat, ist es nicht (wie bei anderen Gelenkverletzungen) so wichtig, die primäre Verletzung operativ zu behandeln.

Habituelle (rezidivierende) Schulterluxation

Die erste Luxation wird meist durch ein manifestes Trauma ausgelöst. Je jünger der Patient, desto eher kommt es nach einer ersten Luxation zu weiteren Dislokationen: bis zu 20 Jahren in 90 %, zwischen 20 und 40 Jahren in etwa 60 % und bei über 40jährigen nur in etwa 10 % der Fälle (s. S. 826). Dislokationsrichtungen sind

- nach vorne unten,
- nach unten in die Axilla,
- nach hinten.

> **!** Häufigste Luxation ist die nach vorne unten.

Symptome. Symptome der Luxation sind

- schmerzhafte, federnde Fixation des Armes in Außenrotation,
- Humeruskopf meist unter dem Akromion tastbar,
- Pfanne leer.

Bei habitueller Luxation ***Röntgenaufnahmen*** der Schulter in a.-p.-Richtung in Innenrotation (0–80 °) zur Darstellung der Hill-Sachs-Impression.

Therapie. ***Luxation***: Reposition (Methoden von Hippokrates, Kocher), anschließend Fixation des Armes. Bei jüngeren Patienten eher längere (3–4 Wochen), bei älteren Patienten kürzere Zeit. Mit der Zeit gelingt es dem Patienten meist selbst, die Luxation zu reponieren.

Habituelle und rezidivierende Luxation (operativ): Weichteiloperationen (Abb. 38.43), heute oft auf arthoskopischem Weg; pfannenplastische Eingriffe.

Rotatorenmanschettenruptur

Ätiologie. Diese Rupturen (wie auch die Verkalkungen) vollziehen sich am Ort der schlechtesten Blutversorgung der Rotationsmanschette. Es handelt sich um das Endversorgungsgebiet von 3 Arterien, und zwar ventral A. subscapularis, dorsal A. circumflexa humeri und kranial A. suprascapularis. Dieses Sehnengebiet wird bei der Abduktion des Arms zwischen Humeruskopf bzw. Tuberculum majus und Akromion „in die Zange genommen" (Abb. 38.44).

Von der Ruptur am häufigsten betroffen ist die Sehne des M. supraspinatus (Abb. 38.45 u. S. 825).

Anamnese. Echt traumatisch selten, meist leichteres Trauma (z. B. Heben eines Gewichts, Sturz auf den aus-

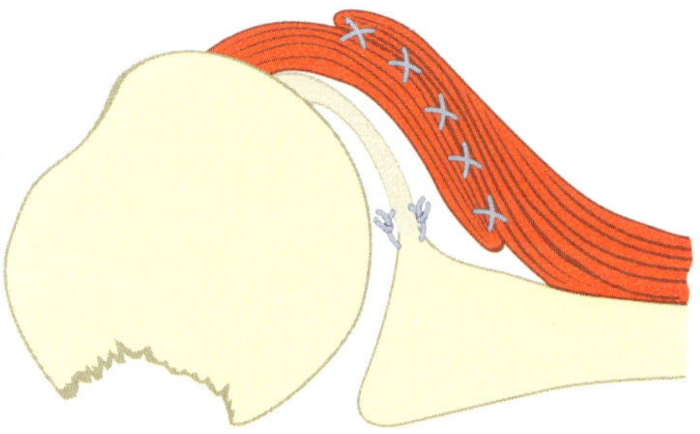

Abb. 38.43. Weichteiloperation nach Putti-Platt-Bankart. Doppelung der Sehne des M. subscapularis und Refixation des Labrum glenoidale

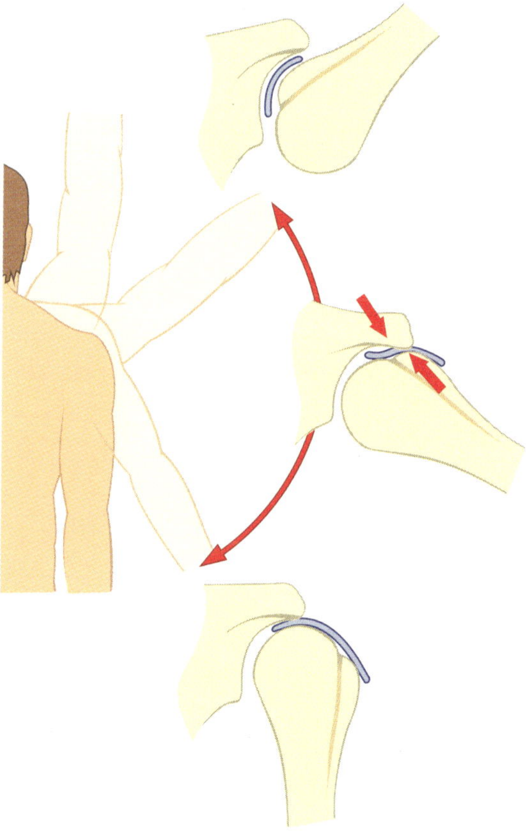

Abb. 38.44. Der sog. schmerzhafte Bogen. Von etwa 40 °- bis 130 °-Abduktion werden Bursa subacromialis und Supraspinatussehne zwischen Humeruskopf und Akromion eingeklemmt

gestreckten Arm, was die degenerierte Sehne zur Ruptur bringt), Abduktionshemmung: Pseudoparalyse!

Klinisches Bild. Abduktionshemmung, „schmerzhafter Bogen“ (s. Abb. 38.44); Druckdolenz am Ort der Ruptur (Abb. 38.45).

Röntgenbild: im a.-p.-Bild Hochstand des Humeruskopfes v. a. bei 45° abduziertem Arm (fehlendes Sehnenpolster zwischen Humeruskopf und Akromion). Sklerosierungen und Zystenbildungen am Humeruskopf. *Arthrographie*: Kontrastmittelaustritt in die Bursa subacromialis.

Therapie. Primär physikalische und funktionelle Therapie (antiphlogistisch, analgetisch, aktive und passive Mobilisation der Schulter). Operation (Naht der Ruptur), wenn nach 6–8 Wochen weiter Schmerzen bestehen, die aktive Abduktion des Arms nicht über 90° geht und Kraftlosigkeit besteht.

Schultersteife („frozen shoulder")

Hauptsymptom ist die in der Regel schmerzhafte Versteifung des Schultergelenks.

Pathologische Anatomie. Kapselretraktion, v. a. im Recessus inferior als Folge einer Kapsulitis, intraartikuläre Adhärenzen, z. B. nach Synovitis bei chronischer Polyarthritis.

Ätiologie. Entzündungen, sehr oft spontan; Durchbruch eines Kalkherdes ins Schultergelenk; langdauernde Immobilisation (Fixation des Ellbogens am Körper; Mitella: „Leichentuch der Schulter“!); länger als 2–3 Wochen dauernde Immobilisation; insuffiziente Nachbehandlung von Schulterverletzungen; disponiert sind v. a. ältere Patienten.

Therapie. Folgende Maßnahmen stehen zur Verfügung:
- Krankengymnastik (Mobilisation)
- physikalische Therapie (antiphlogistisch); am akuten Stadium durch Kälteapplikation
- Medikamente: Antiphlogistika, Analgetika (sehr wichtig!)
- Mobilisation in Narkose

Bei Erfolglosigkeit der erwähnten Maßnahmen intraartikuläre Injektion von Kortikosteroiden. Zur intensiven Nachbehandlung wird der Patient am besten hospitalisiert.

Kontraindikation der Mobilisation in Narkose: schmerzhafte Schulter bei alten Leuten mit starker Osteoporose. *Operation*: Tenotomie der Sehne des M. subscapularis. Auf arthroskopischem Weg können intraartikuläre Verklebungen gelöst werden.

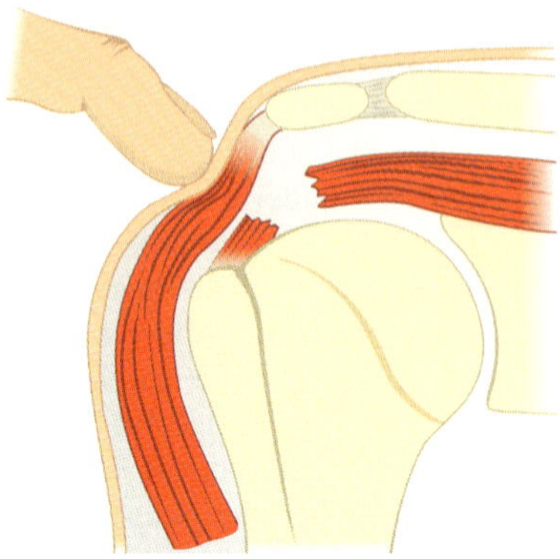

Abb. 38.45. Ruptur der Sehne des M. supraspinatus: Stelle stärkster Druckschmerzhaftigkeit

38.4 Verletzungen des Humerus

Wir unterscheiden Frakturen des proximalen Segmentes, des Schaftes und des distalen Segmentes, die unterschiedliche Behandlungsmodalitäten haben.

Humeruskopfbrüche

Sie sind im Alter häufig, meist durch Sturz auf den Arm, kommen aber auch beim Jugendlichen vor, wobei dann die Gewalteinwirkung meist erheblich ist. Während wenig dislozierte oder eingekeilte Brüche generell eine gute Prognose haben und konservativ behandelt werden, sind die stark dislozierten oder gar luxierten Brüche prognostisch ungünstig, da in Folge der relativ schlechten Gefäßversorgung häufig Nekrosen des gelenkbildenden Kopffragmentes auftreten.

Morphologie und Einteilung. Extraartikuläre (Typ A) Brüche wie z. B. Tuberculum-majus-Abrißfrakturen (Abb. 38.46a–c) sowie subkapitale Brüche im Collum chirurgicum sind häufig und kaum durchblutungsgefährdet. Demgegenüber sind die Verletzungen im intraartikulären Abschnitt (Collum anatomicum) vom Typ B und C mit Abriß des einen oder beider Tuberkula weit problematischer sowohl in therapeutischer wie prognostischer Hinsicht (Abb. 38.47a–c).

Diagnose. Nach einem Sturz auftretende Schmerzen und Bewegungsunfähigkeit im Schultergelenk lassen eine Fraktur vermuten. Zur Diagnosesicherung dienen Röntgenbilder in a. p. und axialem Strahlengang. Bei Unfähigkeit den Arm anzuheben muß eine transthorakale Aufnahme vorgenommen werden.

Begleitverletzungen. Neurapraxie oder Axonotmesis des N. axillaris (Lähmung des M. deltoideus, kleine Anästhesiezone über dem Muskel), sog. Kettenfrakturen der oberen Extremität (Frakturen an der Hand, am distalen Radius oder Ellenbogen) als direkte Unfallfolge!

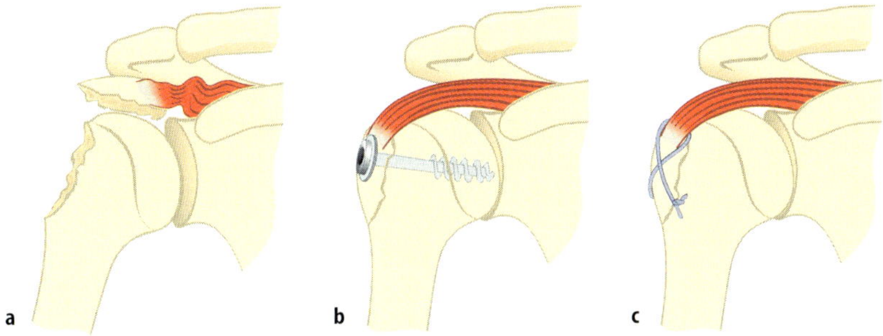

Abb. 38.46a-c. Abrißfraktur des Tuberculum majus (oft mit Schulterluxation kombiniert). Dislozierte Fragmente (**a**) müssen mit Schraube (**b**) oder mit Zuggurtung (**c**) reponiert und fixiert werden

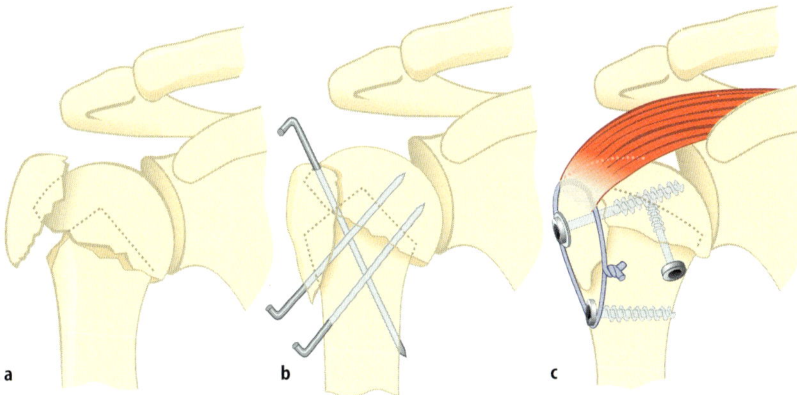

Abb. 38.47. a Stark dislozierte Humeruskopf-Impressionsfraktur mit Einstauchung des Kopfkalottenfragments, Hochstand des Tuberculum majus (oft auch des Tuberculum minus). **b** Adaptationsosteosynthese durch perkutane Spickung, **c** offene Osteosynthese mit Zuggurtung und einzelnen Schrauben. Beim alten Patienten ist die primäre Prothese eine Alternative

Therapie. Bei wenig dislozierten, eingestauchten oder nach Reposition einigermaßen stabilen Frakturen erfolgt die Ruhigstellung im ***Gilchrist- oder Desault-Verband.*** Falls die Fraktur nach Reposition nicht ausreichend stabilisiert werden kann, Lagerung des Armes auf einer Thoraxabduktionsschiene. Beginn mit passiver Schulterbewegung (Pendeln) je nach Beschwerden. Aktive Bewegungen nach einigen Wochen. Zur Wiedererlangung der vollen Schulterfunktion ist meist über längere Zeit Physiotherapie erforderlich.

Dislozierte, instabile sowie luxierte Humeruskopffrakturen erfordern eine notfallmäßige Operation zur Reposition und Fixation. Dabei können unter Umständen die Fragmente geschlossen manipuliert und aufgerichtet, oder sogar perkutan mit sog. Kirschner-Drähten transfixiert werden (s. Abb. 38.47b). Gelingt dies nicht, muß offen vorgegangen werden, meist unter Verwenden von Schrauben und Zuggurtungsdrähten, seltener mit Platten. Die Zuggurtungsdrähte müssen dabei einerseits durch die Ansätze der Rotatorenmanschette an die Tuberkula geführt und andererseits distal im Humerusschaft verankert werden (s. Abb. 38.47c). Diese Fixationsart stabilisiert gleichzeitig das Kopffragment und gestattet eine frühfunktionelle Nachbehandlung.

> **!** Eine längerdauernde Ruhigstellung des Schultergelenkes muß unbedingt vermieden werden wegen der Gefahr der sog. „frozen shoulder".

Bei unterbrochener Blutversorgung muß an eine Humeruskopfprothese gedacht werden.

Humerusschaftfrakturen

Diese entstehen meist durch indirekte Gewalt beim Sturz auf Hand oder Ellenbogen, seltener durch direkten Schlag. Häufiger Ort von pathologischen Frakturen (juvenile Knochenzysten, Karzinommetastasen).

Morphologie und Einteilung. Torsions- und Mehrfragmentbrüche (relativ stabil) bzw. Quer- und kurze Schrägfrakturen (instabil; Abb. 38.48).

Diagnose. Frakturzeichen, Verkürzung des Oberarms durch reflektorischen Muskelzug.

Begleitverletzungen. Typisch ist die Läsion des N. radialis (meist Neurapraxie) mit motorischem Ausfall der Streckung der Langfinger und des Handgelenks sowie der Daumenabduktion. Sensorisch kommt es zu einer Anästhesie oder Hypästhesie am Daumen- und Zeigefingerrücken. Es ist streng zu unterscheiden zwischen der sofortigen, unfallbedingten Läsion und einer während der Behandlung aufgetretenen Lähmung. Letztere ist eine zwingende Operationsindikation (Anspießung oder Einklemmung des Nervs). Bei primärer Lähmung ist die Operationsindikation umstritten, wird aber vielerorts empfohlen.

Therapie. Vorwiegend ***konservativ***: Ruhigstellung mit Gilchrist-Verband oder mittels Gipslasche bis zur

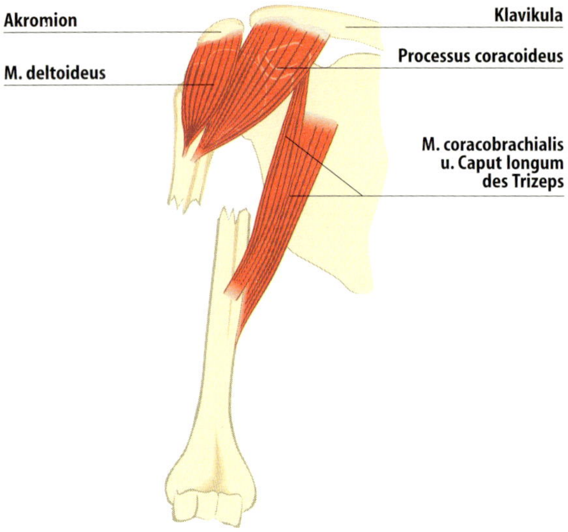

Abb. 38.48. Typische Humerusschaftschrägfraktur mit Verkürzung. Dislokation des proximalen Fragmentes durch Muskelzug nach lateral, des distalen Fragmentes nach medial. Meist besteht auch ein Rotationsfehler

Schmerzfreiheit, dann Manschettenbehandlung nach Sarmiento („Sarmiento brace"), seltener Hängegips. Möglichst bald passive Schulterbewegung (Pendeln). Heilungsdauer beträgt ca. 6–10 Wochen.

Osteosyntheseindikation: Offene Fraktur, beidseitige Frakturen, Polytrauma (Pflegefähigkeit), pathologische Fraktur, Radialislähmung (s. oben). Während früher meist die Plattenosteosynthese bevorzugt wurde, haben heute die intramedullären Kraftträger wie Bündelnagelung, Marknagel oder Verriegelungsmarknagel vielerorts Vorrang.

Komplikationen. Pseudarthrosen nach mangelhafter Osteosynthese oder konservativer Behandlung instabiler Frakturen sind relativ häufig.

Frakturen des distalen Humerus

Diese entstehen durch Sturz auf den Ellenbogen oder den ausgestreckten Arm. Sie sind besonders beim Kind häufig.

Morphologie und Einteilung. Extraartikuläre Abrißfrakturen Typ A (vorwiegend Abrisse des ulnaren Epikondylus beim Kind, zum Teil mit erheblicher Dislokation infolge Muskelzugs) und suprakondyläre Querfrakturen (einfach oder komplex) sind ebenfalls häufig beim Kind. Bei den intraartikulären Bruchformen ist zu unterscheiden zwischen partiellen Frakturen Typ B (der Kondylen in Sagittal- oder Frontalebene) und artikulären totalen Frakturen (Typ C). Diese können eine einfache (Y-förmige) oder komplexe Morphologie aufweisen (Abb. 38.49 a).

Diagnose. Fehlstellung, Schwellung im distalen Humerusbereich; Diagnosesicherung mittels Röntgenaufnahmen in 2 Ebenen; evtl. zusätzliche Schrägaufnahmen, um Gelenkbeteiligung auszuschließen. Durchblutung, Motorik und Sensibilität an der Hand prüfen, wegen möglicher Verletzung von A. brachialis und N. ulnaris.

Begleitverletzungen. Kompression, Anspießung oder Zerreißung der A. cubitalis, besonders beim Kind. Seltener sind Nervenverletzungen (Nn. medianus, ulnaris). Gelegentlich artikuläre Interposition von Abrißfragmenten.

Therapie. Unblutiger Repositionsversuch der suprakondylären Fraktur beim kleineren Kind und Fixation des Handgelenks um den Hals mit der Schlinge nach Blount (collar and cuff) oder Ellenbogengipsschiene in ca. 90°-Flexion. Strenge Überwachung der Zirkulation nach der Reposition (Gefahr der sekundären arteriellen Kompression durch Hämatom oder Bandage sowie der venösen Stauung). Bei Mißlingen der Reposition oder erhöhter Instabilität offene Fixation mit Kirschner-Drähten (einseitig oder gekreuzt). Ulnar muß stets der N. ulnaris durch Freilegung geschützt werden.

Epikondyläre Abrißfrakturen und radiale Kondylenfrakturen müssen operativ reponiert werden. Fixation beim Kind mit Kirschner-Draht, beim Erwachsenen durch Verschraubung.

Beim Erwachsenen sind alle dislozierten oder instabilen Frakturen des distalen Humerussegmentes Operationsindikationen. Die Technik richtet sich nach dem Frakturtyp. Ziel ist die frühfunktionelle Behandlung des Gelenks (Abb. 38.49 b).

Konservative Behandlung (unblutige Reposition und Oberarmgipsverband) bei extraartikulären Frakturen.

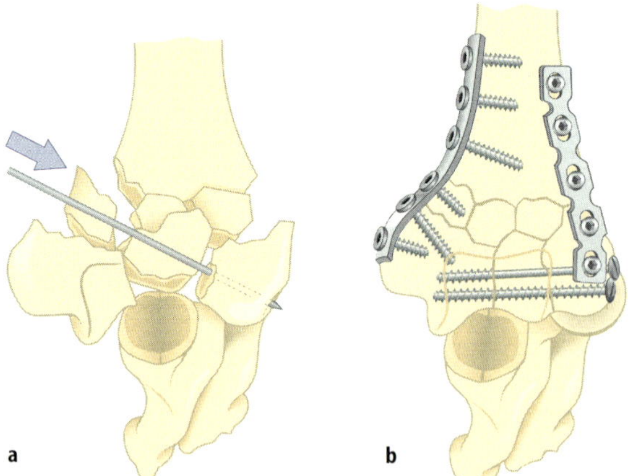

Abb. 38.49 a,b. Intraartikuläre distale Humerusbrüche sind immer eine Indikation zur Osteosynthese mittels Schrauben und Platten. **a** Zur besseren Übersicht wird das Olekranon osteotomiert und die Rekonstruktion mit provisorischen Drähten bewerkstelligt; **b** fertige Montage

Komplikationen. Zirkulationsstörungen im Ellenbogenbereich führen zur gefürchteten Volkmann-Kontraktur, meist als Folge einer arteriellen Zirkulationsstörung oder eines übersehenen Kompartmentsyndroms mit nachfolgenden Muskelnekrosen. Treten nach Reposition oder Operation im Bereich des Ellenbogens Zeichen einer peripheren Zirkulationsstörung auf, ist eine sofortige Therapie erforderlich, im Fall eines Kompartmentsyndroms durch ausgedehnte Spaltung der Muskelfaszien zur Druckentlastung.

Weiterhin sind Gelenksteifen häufig. Um die bestmögliche Funktion zu ermöglichen, sollte die Versteifung in einer Flexionsstellung > 90 ° sein. So kann die Hand noch zu Mund und Haaren (Essen und Kämmen) geführt werden.

Bizepssehnenruptur

Eine Bizepssehnenruptur kann akut traumatisch oder im Rahmen des Bizepssehnensyndroms (Reizzustände des Peritendineums) schleichend durch allmähliche Auffaserung der Sehne auftreten.

Bei schleichender Ruptur der langen Sehne im proximalen Bereich ist der Funktionsausfall gering, da das abgetrennte Sehnenende in der Knochenrinne wieder verwächst und die kurze Bizepssehne die Funktion übernimmt. Bei traumatischem Riß im distalen Bereich ist der Funktionsausfall größer.

Diagnose. Schleichende Rupturen werden oft nicht erkannt, ansonsten erkennt man beim Versuch, den Muskel anzuspannen den Bauch des retrahierten Bizepsmuskels als dicken Wulst.

Therapie. Meist konservativ. Indikationen für operatives Vorgehen sind jüngere Patienten und der frische distale Abriß der Bizepssehne, damit Beugung und Supination des Unterarms nicht eingeschränkt werden.

38.5 Verletzungen des Ellbogens und des Unterarms

38.5.1 Ellbogen

Untersuchung

Das Ellbogengelenk setzt sich aus Humeroulnar-, Humeroradial- und proximalem Radioulnargelenk zusammen und hat eine gemeinsame Kapsel. Von dorsal gesehen bilden die beiden Epikondylen und das Olekranon bei Streckstellung eine Gerade (***Hueter***[13]***-Linie***), bei rechtwinkliger Beugung ein gleichschenkliges Dreieck.

[13] Karl Hueter, Chirurg, Greifswald, 1838–1882

Inspektion und Palpation. Beim Mann besteht bei gestrecktem Ellbogen und Supination des Unterarms ein physiologischer Cubitus valgus (Armwinkel) von durchschnittlich 6,5 °, bei der Frau von 13 °.

Weichteilschwellungen am Ellbogen können verursacht sein durch Blutung, Gelenkerguß sowie Entzündung der Bursa olecrani.

Palpatorisch sind die Bewegungen des Radiusköpfchens bei Pronation/Supination fühlbar. Sie geben Aufschluß über die Kongruenz des proximalen Radioulnar- und des Humeroradialgelenks.

Bewegungsausmaß (Abb. 38.50 a, b). Flexion – Extension: 150–0–10 °, Pronation – Supination: 80–0–80 °. Die Fähigkeit zur Extension über die Mittelstellung hinaus fehlt besonders bei Männern häufig, sie kann bis zu 15 ° normal sein.

Gelenkpunktion. Posterolateral im Ankonäusdreieck, gebildet von Radiusköpfchen, Epicondylus lateralis und Spitze des Olekranons.

Röntgenuntersuchung. Bei Streckung a.-p., bei 90 °-Flexion seitlich, beides bei mittlerer Rotation des Unterarms.

Nützlich für die Beurteilung der Reposition suprakondylärer Humerusfrakturen ist der Winkel zwischen der Senkrechten zur Humerusschaftachse und der Orientierungsgeraden durch die Epiphysenfuge des Capitulum humeri ***(Baumann-Winkel)*** im ante-

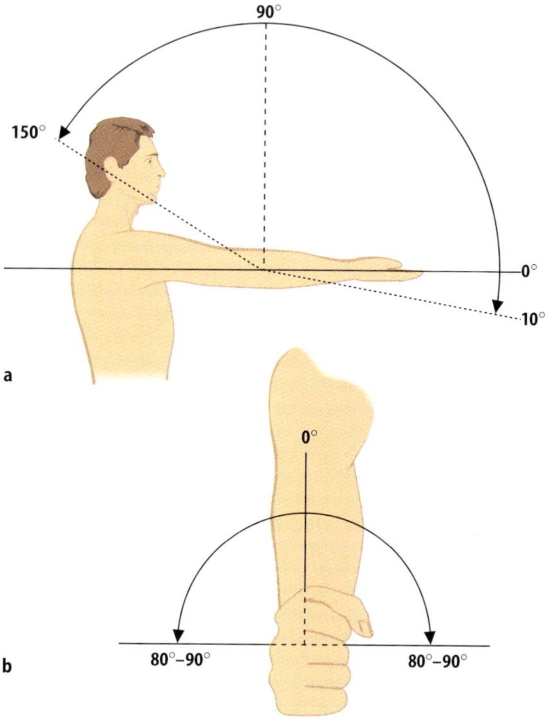

Abb. 38.50 a,b. Ellbogengelenksbeweglichkeit. **a** Flexion/Extension, **b** Pronation/Supination des Unterarms

rior-posterioren Röntgenbild. Er ist normalerweise 5° größer als der Armwinkel (Gegenseite kontrollieren) und soll 12–20° betragen.

38.5.2 Vorderarm

Zu unterscheiden sind Frakturen des proximalen Segmentes, der Diaphyse und des distalen Segmentes.

Olekranonfraktur

Es handelt sich um eine häufige Fraktur, die vorwiegend durch Sturz auf den gebeugten Ellenbogen oder durch direkten Schlag entsteht. Sie ist infolge Zugwirkung des M. triceps praktisch immer instabil und disloziert.

Morphologie und Einteilung. Meist Querfrakturen oder Mehrfragmentfrakturen. Seltener sind Kombinationsverletzungen mit Radiusköpfchen oder Epicondylus humeri bzw. Processus coronoideus humeri.

Diagnose. Schwellung und Palpation des Frakturspaltes und Schmerzen beim Strecken des Armes.

Begleitverletzungen: N. ulnaris, seltener medianus, Ellbogengefäße bei Luxation.

Therapie. Praktisch immer operativ durch Zuggurtungsosteosynthese zur Kompensation des Zugs des M. triceps (s. Abb. 38.24). Nach Abklingen der Schmerzen frühzeitige aktive Bewegungsübungen.

Frakturen des Radiusköpfchens

Diese entstehen meist durch Sturz auf die ausgestreckte Hand, seltener durch direkten Schlag. Dislozierte Frakturen beeinträchtigen Pronation – Supination oder Flexion – Extension.

Morphologie und Einteilung. Teilabscherung der Gelenkfläche am gegenüberliegenden Kondylus (sog. Meißelfraktur), Impressionsfrakturen der Gelenkfläche, Halsfraktur (besonders beim Kind) (Abb. 38.51).

Kombinationen: Ulnare Kollateralbandrisse, Luxationen im Ellenbogen, distale Humerus- und proximale Ulnafrakturen.

Diagnose. Schmerzhafte Unterarmdrehbewegung; Druckschmerz auf Radiusköpfchen. Oft sind gezielte Röntgenaufnahmen in verschiedenen Ebenen zur Beurteilung der Dislokation, evtl. Tomographie notwendig.

Therapie. Bei der Radiushalsfraktur des Kindes ist meistens die unblutige Reposition möglich. Bei gröberer Fehlstellung können Wachstumsstörungen auftreten.

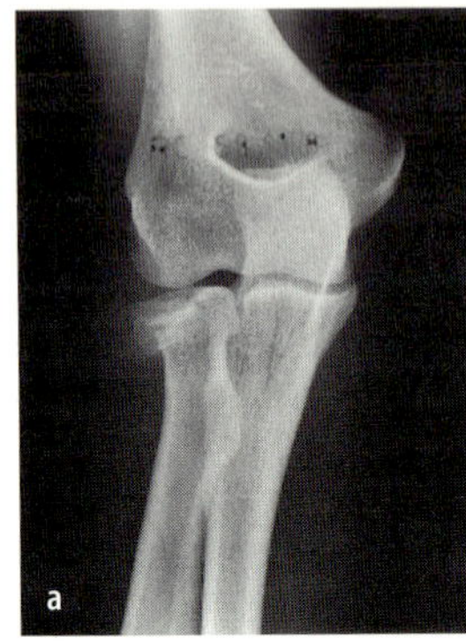

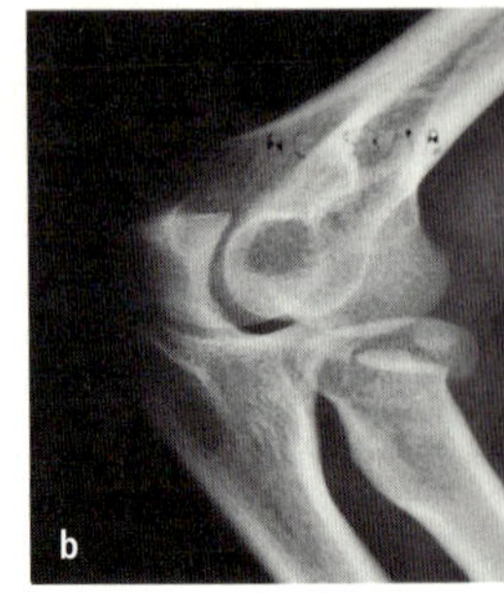

Abb. 38.51. **a** Meißelfraktur des Radiusköpfchens, **b** dislozierte Radiusköpfchenfraktur mit Fragmentinterposition

Bei nicht dislozierten Meißelfrakturen des Erwachsenen: frühfunktionelle Behandlung (insbesondere Pronation und Supination) aus abnehmbarer Gipsschiene und nach Punktion des ***Hämarthros***. Irreponible kindliche Frakturen und dislozierte Frakturen des Erwachsenen sind Operationsindikationen: beim Kind Fixation mit Kirschner-Draht oder resorbierbaren Stiften, beim Erwachsenen durch kleine Schrauben. Möglichst frühe funktionelle Nachbehandlung aus abnehmbarer Gipsschiene.

Bei Trümmerbrüchen muß evtl. das Radiusköpfchen reseziert werden. Nicht jedoch beim Kind, da sich sonst ein Cubitus valgus entwickeln kann. ***Komplikationen***: Gelenksteife, sekundäre Arthrose.

Vorderarm-Schaftfrakturen

Diese entstehen meistens indirekt durch Biegekräfte, seltener ist die direkte Verletzung.

Morphologie und Einteilung. Vorwiegend einfache Schrägfrakturen. Keilfrakturen und komplexe Brüche sind seltener. Man unterscheidet die isolierte Fraktur eines Knochens oder die Fraktur beider Knochen auf gleichem oder verschiedenem Niveau (Abb. 38.52).

Wichtig sind die Luxationsfrakturen:

- ***Monteggia***[14] = proximale Ulnafraktur mit Luxation des Radiusköpfchens (Abb. 38.53)
- ***Galeazzi***[15] = isolierte Radiusschaftfraktur mit Luxation im distalen Radioulnargelenk

Radiusköpfchen und Ulnaköpfchen dislozieren meist nach dorsal.

Diagnose. Unfähigkeit den Unterarm zu bewegen; bei auffälliger Verkürzung besteht die Möglichkeit der

[14] Giovanni B. Monteggia, Chirurg, Mailand, 1762–1815

[15] Riccardo Galeazzi, Chirurg, Orthopäde, Mailand, 1866–1952

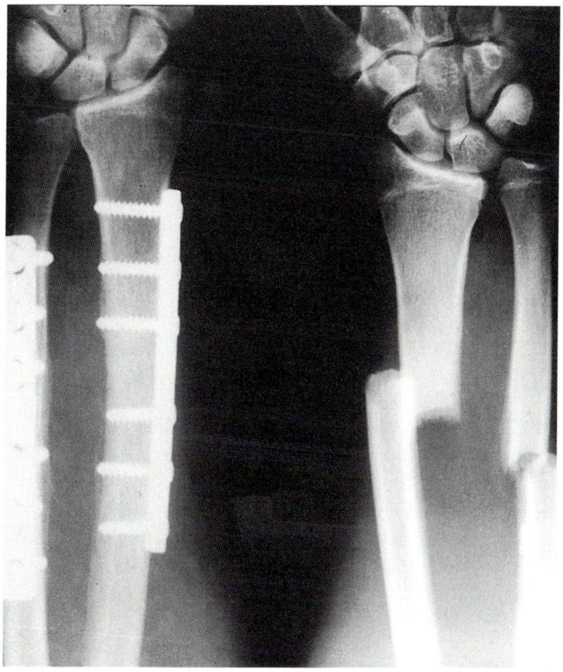

Abb. 38.52. Vorderarmschaftbrüche sind eine absolute Indikation zur Osteosynthese mit Neutralisations- oder Überbrückungsplatten

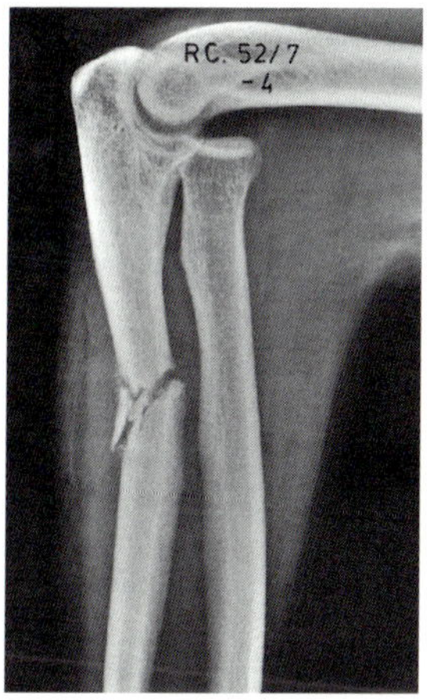

Abb. 38.53. Monteggia-Fraktur: proximale Ulnaschaftfraktur mit Luxation des Radiusköpfchens vor der Osteosynthese

Luxation. Bei Fraktur eines einzelnen Knochens müssen die Röntgenbilder zum Ausschluß einer Luxationsfraktur immer sowohl das Ellenbogen- als auch das Handgelenk erfassen.

Therapie der diaphysären Frakturen. Beim Kind unter 10 Jahren in der Regel unblutige Reposition und Fixation in Gipsschienenverband oder gespaltenem Zirkulärverband einschließlich Handgelenk und Ellenbogen. Initial häufige Röntgenkontrollen (Gefahr der sekundären Dislokation). Beim Erwachsenen grundsätzlich operative Behandlung durch Plattenosteosynthese (s. Abb. 38.52). Frühfunktionelle Bewegungstherapie, insbesondere Pronation und Supination.

Therapie der Luxationsfrakturen. Monteggia- und Galeazzi-Frakturen des Erwachsenen und des Kindes werden durch Osteosynthese des gebrochenen Einzelknochens behandelt. Die Luxation reponiert sich nach anatomischer Reposition der Fraktur in der Regel spontan und muß nur in Ausnahmefällen operativ angegangen werden. Persistierende Subluxationen, z. B. infolge Gewebeinterposition, müssen operativ beseitigt und durch Bandnähte ergänzt werden (z. B. Lig. anulare radii). Nach Galeazzi-Fraktur Gipsschiene für 6 Wochen.

Komplikationen: Pseudarthrose, Ischämie, Gelenksteife wegen Immobilisierung, Einschränkung Pro-/Supination durch Vernarbung der Membrana interossea und Achsenfehlstellung des Radius.

Distale Radiusfrakturen

Diese häufigste Fraktur des Menschen entsteht durch Sturz auf die Hand oder durch Anprall.

Morphologie und Einteilung. Die ***Colles***[16]***-Fraktur*** (Radiusfraktur loco classico/Extensionsfraktur) entsteht durch Sturz auf die gestreckte Hand, häufig bei Frauen im mittleren Lebensalter. Die ***Smith***[17]***-Fraktur*** (Flexionsfraktur) kommt wesentlich seltener vor und entsteht durch Sturz auf den Handrücken. Die Frakturen können extraartikulär verlaufen (Typ A). Beim älteren Menschen entsteht dann eine spongiöse Impaktion mit Verkürzung des Radius. Sie können intraartikulär partiell (Typ B) sein: Abbruch des Processus styloideus radii oder der palmaren, seltener der dorsalen Gelenklippe. Sie kann auch intraartikulär total (Typ C) sein: Y- und T-Morphologie. Je nachdem, ob der Processus styloideus ulnae auch gebrochen ist, handelt es sich um eine mehr oder weniger stabile Bruchform.

Diagnose. Bei der Inspektion von der Seite läßt sich bei der Colles-Fraktur (38.54 a,b) die typische „Gabelrückenstellung" (Fourchettestellung) durch Dorsalneigung der Gelenkflächen erkennen. Bei Betrachtung des Handrückens fallen das Vorspringen der Ulna und die Radialabweichung als „Bajonettstellung" auf. Die Beweglichkeit im Handgelenk ist schmerzhaft eingeschränkt.

Neben den normalen Röntgenaufnahmen ist bei intraartikulären Frakturen des jüngeren Menschen die Tomographie empfehlenswert.

Begleitverletzungen: Metaphysäre Einstauchung mit Substanzverlust ist häufig. Kompressionsschäden des N. medianus mit Sensibilitätsstörungen in den radialen Langfingern ist seltener. Die Radiusstyloidfraktur ist oft Teil einer karpalen Luxationsfraktur. Noch seltener ist die gleichzeitige Radiusköpfchenfraktur (Ellbogen untersuchen!).

---

[16] Abraham Colles, Chirurg, Dublin, 1773–1843

[17] Sir Robert W. Smith, Chirurg, Dublin, 1807–1873

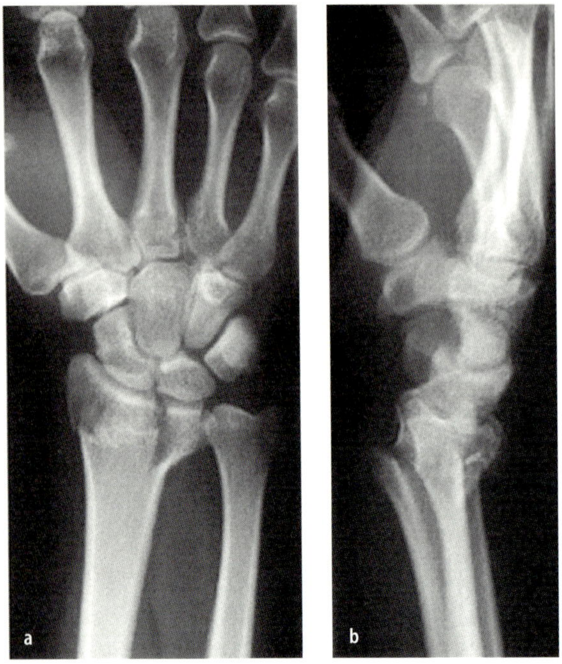

Abb. 38.54 a, b. Distale Radiusfraktur Typ Colles (Hyperextensionsfraktur) mit Gelenkbeteiligung; **a** a.-p.-Projektion, **b** seitliche Projektion

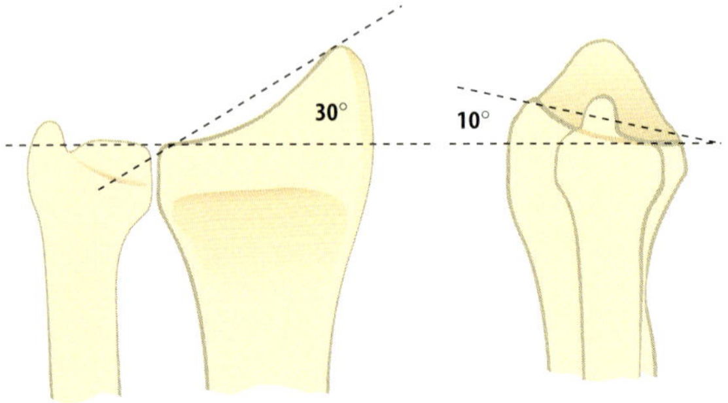

Abb. 38.55. Die Winkel der Radiusgelenkfläche nach Böhler. a.-p.-Ansicht 25- bis 30°-, in seitlicher Ansicht ca. 10°-Volarflexion. Zusammen mit der Wiederherstellung der Länge des Radius sind diese Winkel das Maß für die Qualität der Reposition

Therapie. Ziel jeder Therapie ist die Wiederherstellung der physiologischen Gelenkachsen (Abb. 38.55). Unblutige Reposition extraartikulärer Frakturen in Leitungsanästhesie durch Zug und Gegenzug. Retention in dorsovolarer Gipsschiene oder primär gestaltetem Zirkulärgips, der die Metakarpophalangealgelenke der Langfinger freiläßt (Abb. 38.56). Infolge Muskelzug besteht eine beträchtliche Tendenz zur sekundären Dislokation in die ursprüngliche Stellung, besonders nach Abschwellung. Deshalb sind wiederholte Röntgenkontrollen im Gips nach einem bestimmten Schema empfehlenswert (z. B. nach 1, 4, 8 und 12 Tagen). Gipsabnahme nach 4–6 Wochen. Bei intraartikulären Brüchen, sekundärer Dislokation, Irreponibilität oder primärer Instabilität operatives Vorgehen. Techniken:

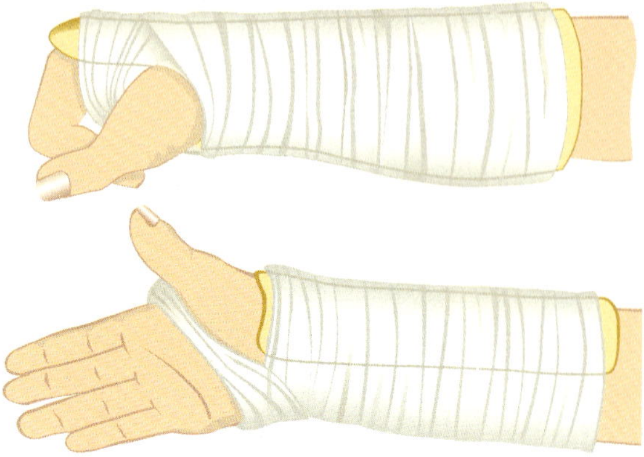

Abb. 38.56. Fixation einer reponierten stabilen distalen Radiusfraktur mit Gipsschiene. Handgelenk in leichter Dorsalflexion, Hand in Ulnarduktion, Daumen frei. Gipsschiene dorsal, nach radial-palmar umfassend, Daumen frei. In der Daumenkommissur breite Bandage. Der Verband muß bei Kompressionserscheinungen oder Schmerzen jederzeit geöffnet werden können

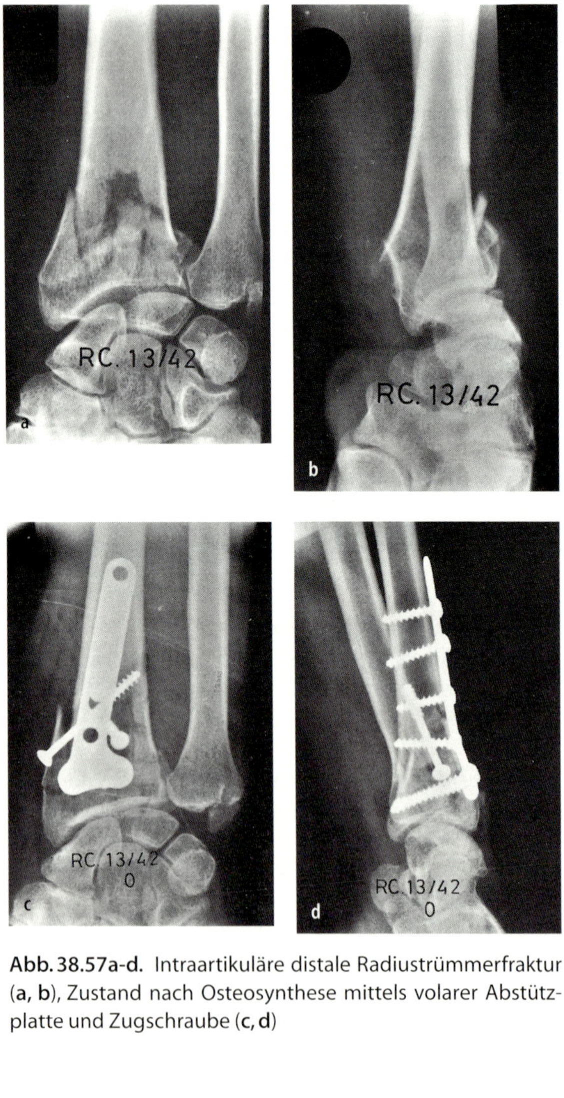

Abb. 38.57 a–d. Intraartikuläre distale Radiustrümmerfraktur (**a, b**), Zustand nach Osteosynthese mittels volarer Abstützplatte und Zugschraube (**c, d**)

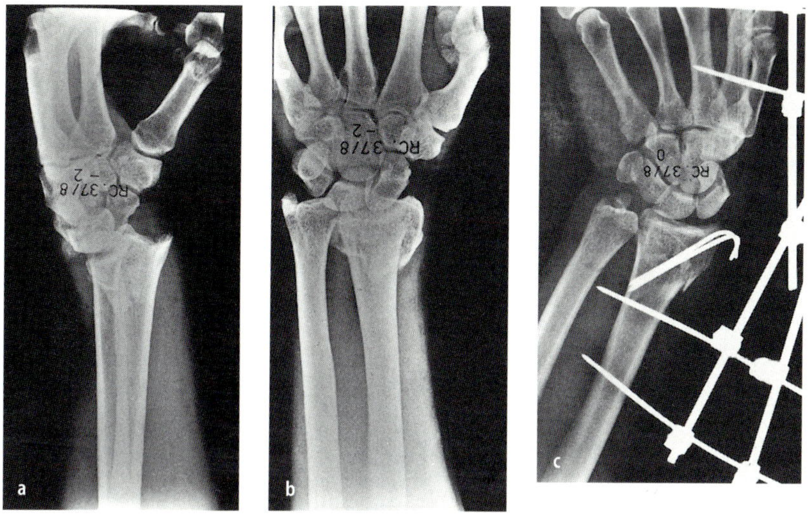

Abb. 38.58a-c. Fixation einer distalen Radiustrümmerfraktur (**a, b**) durch überbrückenden Fixateur externe und Kirschner-Drähte (**c**)

Perkutane Kirschner-Draht-Fixation (häufig indiziert Abb. 38.57 a). Primäre Osteosynthesen mit Schrauben und Abstützplatten sind v. a. bei Abbruchfrakturen und artikulären Stufen des jüngeren Menschen indiziert (Abb. 38.57 b, c). Zur besseren Stabilisierung einer reponierten Fraktur hat sich ein überbrückender Fixateur externe zwischen Metakarpale II und Radiusschaft bewährt (Abb. 38.58).

Komplikationen. Sekundäre Dislokation ist nach konservativer Therapie sehr häufig (bis 50 %). Gefürchtet ist die Sudeck-Osteodystrophie. Sie tritt v. a. nach konservativer Behandlung auf, wenn nachreponiert werden muß oder ein Schmerzzustand persistiert.

38.6 Verletzungen der Hand*

Die menschliche Hand ist unersetzlich. Erst ihr Verlust läßt den Einzelnen erkennen, wie vielfältig sie in unser Leben eingebaut ist. Die schier unbeschränkten Möglichkeiten ihrer Bewegungskombinationen machen sie zu dem vollendeten Werkzeug, das seinesgleichen nicht hat. Damit ist aber ihre Aufgabe nicht erschöpft. Die Hand dient als unser verlängertes Auge. Sie ist das stärkste Ausdruckmittel neben Sprache und Mimik, d. h. Sichtbarmachung von Gefühl und Regung.

Diagnostik

Genauigkeit und Vollständigkeit der Krankengeschichte sind wesentlich für die weitere Behandlung. Bei frischen Verletzungen ist es wichtig, den Unfallzeitpunkt und -hergang mit den sensiblen und motorischen Funktionsausfällen sowie Schmerzcharakteristik zu eruieren.

Die ***Inspektion*** sollte im Seitenvergleich mit der Gegenhand erfolgen. Dabei ist die Form und Spontanhaltung der Hand, die Hautfarbe, der Verlauf und Zustand alter Narben sowie die Beschwielung der Handunterseite und die Beschaffenheit der Fingernägel zu erfassen.

Palpatorisch erhalten wir Aufschluß über den Turgor, die Temperatur sowie die Beschaffenheit der Hautoberfläche von tumorösen Veränderungen, Schmerzempfindungen sowie die ***Durchblutungsverhältnisse*** durch Prüfung des arteriellen Pulses bzw. Kapillarpulses.

Die Funktionsausmaße sind nach der Neutral-Null-Methode zu bestimmen (Abb. 38.59).

Die ***Sensibilität*** wird grob-klinisch durch spitz-stumpf-Unterscheidung, genauer durch 2-Punkte-Deskrimination (Büroklammer) geprüft. Ausfälle der motorischen Nerven sind durch den Ausfall der zugehörigen Muskelgruppen herauszufinden.

Die Blutversorgung der Hand erfolgt über die A. radialis und die A. ulnaris. Die Überprüfung der Durchblutung geschieht durch den Allen-Test, und zwar durch Abdrücken der A. radialis und ulnaris am Handgelenk mit wechselseitigem Öffnen einer der beiden Arterien und Prüfung der Durchblutungsverhältnisse der Finger und der Hand.

Ergänzende Untersuchungen sind:

- Röntgen-Standard- und -Spezialaufnahmen,
- CT und Kernspintomogramm,
- Szintigraphie,
- Arthrographie des Handgelenkes,
- Arthroskopie des Handgelenkes,
- ggfs. Elektromyographie und
- Neurographie bei Neuropathien.

Operationen

Voraussetzung für jede operative Tätigkeit ist eine ausgiebige Aufklärung. In dieser muß der Patient in Bezug

K. D. Werber

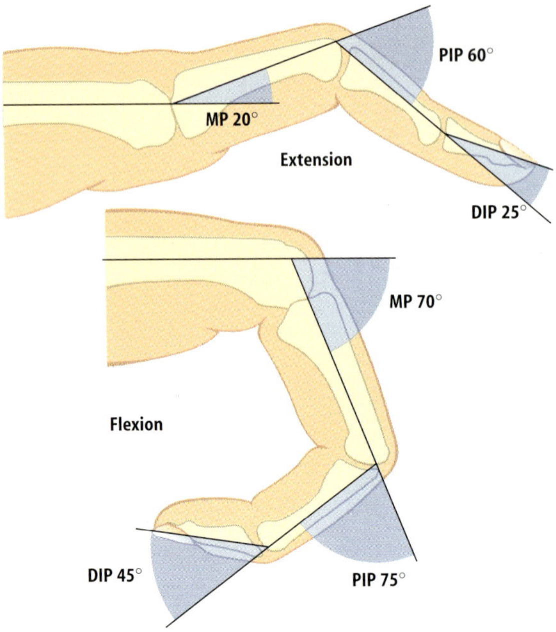

Abb. 38.59. Prüfung der Beweglichkeit der Fingergelenke. Extension *(oben)*: 20° Hyperextension im MP-Gelenk, 60° Streckausfall im PIP-Gelenk, 25° Hyperextension im DIP-Gelenk. Flexion *(unten)*: MP-Gelenk 20–0–70°, PIP-Gelenk 0–60–75°, DIP-Gelenk 25–0–45°

auf seine berufliche und private Tätigkeit sowie seine Händigkeit auf die Möglichkeiten des Erfolges bzw. eventuelle Komplikationen hingewiesen werden.

> **!** Handchirurgische Operationen müssen, um eine atraumatische Präparation der diffizilen anatomischen Gebilde und deren Schonung zu ermöglichen, in ***Blutsperre*** bzw. ***Blutleere*** durchgeführt werden.

Blutleere. Die Extremität wird ausgewickelt und mit einer Esmarch[18]-Gummibinde in Verbindung mit einer pneumatischen, druckkontrollierten Manschette zur Absperrung der Blutzufuhr am Oberarm versehen. Der Druck der pneumatischen Manschette beträgt 70–100 mmHg über dem systolischen Blutdruck des Patienten.

Kontraindikation für das Auswickeln des Armes besteht wegen der Gefahr der Keimverschleppung bei septischen Eingriffen. Hier begnügt man sich mit einer einfachen Blutsperre, wobei nach kurzzeitigem Hochhalten des Armes die erwähnte Blutdruckmanschette auf den entsprechenden Druck gebracht wird.

Die Zeitdauer für ein gefahrloses Aufrechterhalten einer Blutsperre oder Blutleere beträgt $1^1/_2$–2 h.

[18] Johann F. Esmarch, Chirurg, Kiel, 1823–1908

Fingerblutleere. Die günstigste Möglichkeit, eine Fingerblutleere zu erzeugen, ist es, einen Handschuh an der zu operierenden Hand anzulegen und den zu operierenden Finger durch Zurückrollen des Handschuhteiles blutleer zu machen. Es besteht auch die Möglichkeit, einen abgeschnittenen Handschuhfinger allein über den zu operierenden Finger zu stülpen. Die Verwendung von Gummizügeln und Gummischläuchen ist wegen der Gefahr der Gefäß-Nervenbündel-Schädigung nicht zu empfehlen.

Operationstechnik. Grundsätzlich sind Inzisionen in Längsrichtung, insbesondere wenn sie Gelenke überschreiten, zu vermeiden. Auf die Blutversorgung der Hautlappen ist zu achten. Bevorzugt werden zick-zackförmige sowie medio-laterale Längsschnitte an den Fingern (Abb. 38.60 und 38.61).

> **!** Atraumatisches Operieren an der Hand ist die Grundlage einer korrekten operativen Tätigkeit.

Infektionsprophylaxe. Antibiotika-Gaben in der Handchirurgie sind grundsätzlich nicht erforderlich. Ausnahmen bilden operative Eingriffe mit sehr langer Operationszeit sowie spezielle Gefährdungen des Patienten, außerdem Verletzungen mit ausgeprägter Schmutzkontamination, Gewebequetschung, langer Transportzeit oder einer allgemeinen Infektionsgefährdung. Eine sog. „single-shot-Gabe" eines Breitspektrum-Antibiotikums ist in diesen Fällen als ausreichend anzusehen.

Anästhesie

Bei handchirurgischen Operationen können in erster Linie Verfahren der Regionalanästhesie angewendet

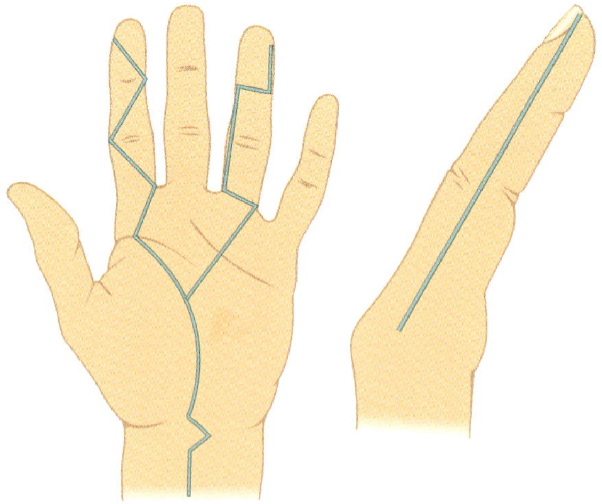

Abb. 38.60. „Erlaubte" Schnittführungen. *Rechts* sog. Fingerkantenlinie

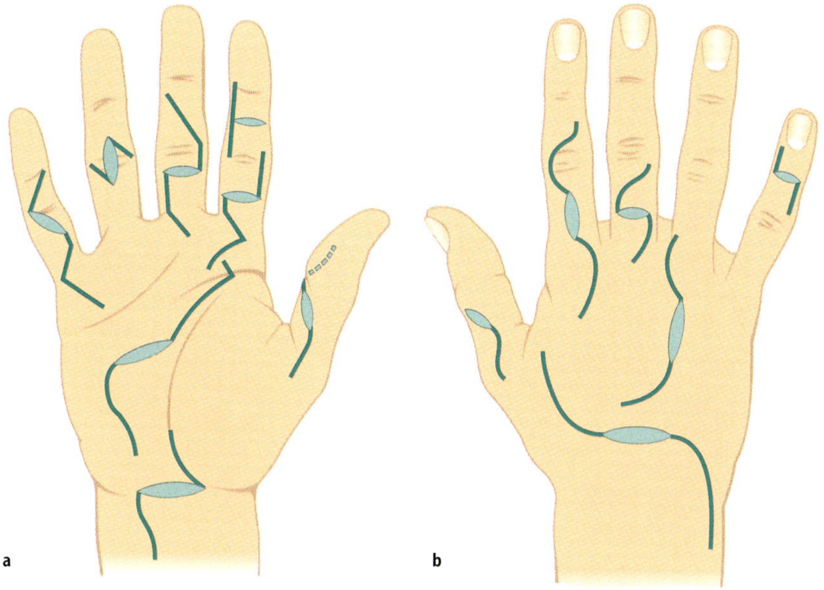

Abb. 38.61 a,b. Mögliche Erweiterungsschnitte bei offenen Handverletzungen. **a** palmar, **b** dorsal

werden. Es handelt sich dabei um Infiltrationsanästhesie, Leitungsblockaden in verschiedener Höhe der Hauptnerven sowie die intravenöse Regionalanästhesie (Bier-Anästhesie).

Die einfachste Art der Anästhesie ist die sog. ***Fingerleitungsanästhesie nach Oberst***[19], die von dorsal im Bereich der Zwischenfingerfalte appliziert wird. Im Metakarpalbereich wird die sog. Mittelhandblockade ausgeführt, im Bereich des Handgelenkes der sog. Handblock. Eine weitere Möglichkeit stellt die sog. i. v. Anästhesie nach Bier dar. Die häufigste und günstigste Betäubung stellt die sog. axilläre oder supraklavikuläre Plexusanästhesie dar. Sie ermöglicht das Anlegen einer Blutleere-Manschette und das Operieren über längeren Zeitraum mit einer guten postoperativen Anästhesie des Armes.

Bei länger andauernden Eingriffen sowie bei operativem Vorgehen an mehreren Lokalisationen, z. B. Beckenspanentnahme sowie bei Kindern, ist eine Intubationsnarkose unabdingbar.

Postoperative Maßnahmen

Verbandstechniken. Der postoperative Verband hat nicht nur die Aufgabe, den Wundbereich steril abzudecken, sondern er soll zusätzlich eine leichte Kompression ausüben, dafür muß er nicht-klebend, saugfähig und luftdurchläßig sein. Unnötige Bewegungseinschränkungen sind zu vermeiden.

Eingelegte Blutungsdrainagen werden in der Regel nach 24–48 h entfernt.

Ruhigstellung und Frühmobilisation. Nicht betroffene Finger sollten nach Möglichkeit weder in den Verband noch in eine Ruhigstellung eingeschlossen werden. Postoperative Ruhigstellungen erfolgen durch eine Metallschiene mit guter Polsterung, Gips- oder Kunststoffverbände. Dabei ist auf eine gesicherte Durchblutung zu achten. Zirkuläre Verbände kommen erst nach entsprechender Abschwellung zur Anwendung. Wichtig sind die Stellungen der einzelnen Gelenke, aus denen heraus später eine gute Beweglichkeit resultiert. Nach Möglichkeit sollte die Intrinsic-plus-Stellung verwendet werden. Dringend zu vermeiden sind Immobilisationen in Streckstellung der Fingergrundgelenke. Eine Fixation der Gelenke sollte zu Gunsten einer Frühmobilisation nur so lange aufrechterhalten werden, wie unbedingt nötig (Abb. 38.62).

Handtherapie. Jeder Patient ist von Beginn an angehalten, die nicht fixierten Gelenke aktiv zu bewegen,

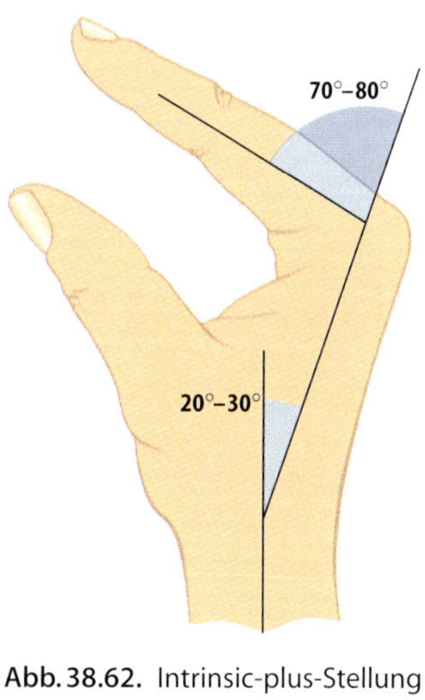

Abb. 38.62. Intrinsic-plus-Stellung der Finger

[19] Maximilian Oberst, Chirurg, Halle, 1849–1925

den Arm zwischendurch hochzuhalten und nach Möglichkeit keine Schlinge zu tragen. In nahezu allen Fällen ist es notwendig, den Patienten intensiven krankengymnastischen Übungsbehandlungen (Handtherapie) zuzuführen.

! Eine gute Physiotherapie kann selbst ungünstige operative Ergebnisse erheblich verbessern.

38.6.1 Verletzungen des Hautmantels

Die Problematik der Hautwunden liegt generell in der bakteriellen Besiedelung und der Narbenbildung. Beides kann durch entsprechendes Débridement und primären Wundverschluß vermieden werden.

Defektdeckung durch Hautplastiken

Die einfachste Möglichkeit, Hautdefekte im Handbereich zu decken, stellen die freien Transplantate dar. Voraussetzungen sind ein ausreichend durchbluteter Untergrund, ein unverletztes Sehnen-Fettgewebe oder saubere Granulationen nach primär offenen oder mit künstlichem Hautersatz vorbehandelten Wunden.

Schwenk- und Verschiebelappen

Lokale Lappenplastiken. Tiefere Defekte, die nicht nur die Haut betreffen, müssen mit gut durchbluteten, ausreichend gepolsterten Lappen gedeckt werden. Der dadurch entstandene Sekundärdefekt wird mit einem Vollhauttransplantat verschlossen.

Gestielte Lappenplastiken. Hierzu gehört beispielsweise der ***Cross-finger-flap*** (Abb. 38.63). Nach 3 Wochen kann der bestehende Stiel durchtrennt und die beiden Lappenenden eingenäht werden. Der Fähnchenlappen kann sowohl für Defekte des selben Fingers als auch für den Nachbarfinger verwendet werden. Der ***Thenar-Lappen*** eignet sich in erster Linie für Fingerkuppendefekte.

Neurovaskulär gestielte Lappen. Diese können vom Nachbarfinger entnommen werden oder auch von dem selben Finger als VY-Plastik, als Visierlappen oder Lappen vom Unterarm, gestielt an der A. radialis oder der A. interossea posterior.

Fernlappen. Hierzu gehört der ***Leistenlappen***, gestielt an der A. iliaca circumflexa superficialis zur Deckung von großen Defekten.

Freie Hautlappen. Unter Zuhilfenahme von mikrochirurgischen Techniken können freie Hautlappen

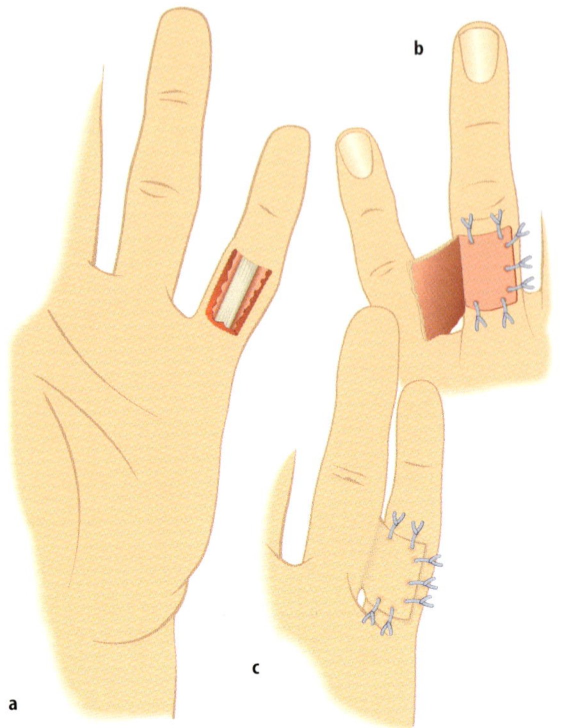

Abb. 38.63a-c. Cross-Finger-Flap. **a** Defekt an der Beugeseite des Kleinfingergrundgliedes; **b** dorsal am benachbarten Ringfinger gehobener Lappen. In den Hebedefekt ist ein Vollhauttransplantat eingenäht. **c** In den Kleinfingerdefekt eingenähtes Crossläppchen

durch Anastomosierung der Gefäße übertragen werden. Es besteht die Möglichkeit, neben Fettschicht auch Faszien, Muskeln, Sehnen und Knochen zu verpflanzen. Spenderbezirke hierfür sind der palmare, radiale und ulnare Unterarm, der Fußrücken, die Leiste, Schulterblattregion, lateraler Oberarm sowie der Latissimus-dorsi-Lappen.

38.6.2 Verbrennungen und Erfrierungen

Verbrennungen

Verbrennungen werden in 3 Schweregrade eingeteilt:
- Erstgradige Verbrennung: Rötung und Begleitödem
- Zweitgradige Verbrennung: Blasenbildung
- Drittgradige Verbrennung: Vollhautschaden mit Sensibilitätsverlust

Therapie. Als Erstmaßnahme am Unfallort sollte möglichst rasch eine Behandlung mit kaltem Wasser durchgeführt werden. Die weitere Behandlung besteht dann je nach Schweregrad in antiseptischen Salbenverbänden, die mit einem Handschuh kombiniert werden. Hierbei entsteht eine „feuchte Kammer", die die gefürchteten Narbenkontrakturen verhindern kann. Dies gilt jedoch nur für Grad I und II. Bei Grad III, d. h. bei tiefen Verbrennungen sind frühzeitig Nekrosenabtragungen und Hauttransplantationen durchzuführen sowie ein früher Beginn der Handtherapie mit Kompressionsbehandlung.

Zu vermeiden sind die Gefahren
- der Infektion,
- der Ödemkomplikation mit zusätzlicher Beeinträchtigung der Blutzirkulation,
- die Einsteifung von Gelenken und
- die Ausbildung narbiger Kontrakturen.

Erfrierungen

Bei dieser Schädigung kommt es einerseits zur peripheren Vasokonstriktion. Dazu kommt die Einwirkung von Temperaturen, die einen direkten Kälteschaden durch Gefrieren der intra- und extrazellulären Flüssigkeit bewirken.

Ebenso wie bei den Verbrennungen werden verschiedene Schädigungsgrade unterschieden:
- Blässe der Extremität mit Sensibilitätsstörung
- Blasenbildung
- Totalnekrosen mit Demarkierung

Therapie. Die Therapie besteht in erster Linie in der Beseitigung der allgemeinen Unterkühlung, Verbesserung der peripheren Durchblutungsverhältnisse, Beseitigung von Ödemen und eventuell möglichen Kompartmentsyndromen. Die Defekte, die durch Nekroseabtragung entstehen, sind in gleicher Weise wie bei den Verbrennungen oder traumatisch bedingten Läsionen zu verschließen.

38.6.3 Frakturen

Frakturen im Handbereich sind überwiegend Resultate direkter Gewalteinwirkung. Gelenkfrakturen entstehen dagegen durch indirekte Gewalteinwirkung wie axiale Stauchung oder Hyperextension. Außerdem sind offene Trümmer- und Defektfrakturen nach Kreissägen- und Fräßverletzungen zu erwähnen.

> **!** Eine konservative Behandlung der Frakturen ist grundsätzlich anzustreben.

Die Immobilisation erfolgt durch Gips- oder Metallschienen. Auch hier ist wieder auf korrekte Stellung der Gelenke im Sinne einer Funktions- oder Intrinsic-plus-Stellung zu achten. Konservative Behandlung bedarf einer intensiven Kontrolle. Regelmäßige Röntgen-Kontrollen sind angezeigt.

Auf eine operative Behandlung muß umgestiegen werden, wenn die konservative Behandlung nicht zum entsprechenden Erfolg führt. Offene Frakturen bedürfen primär eines operativen Vorgehens. Hierbei werden Osteosyntheseverfahren wie Kirschner-Drähte, Cerclagen, Platten und Schrauben sowie der Fixateur externe angewendet.

Klassifikation. Zur besseren Vergleichbarkeit und auch im Sinne der Qualitätssicherung sollte eine ***einheitliche Klassifikation der Frakturen*** verwendet werden. Von der Deutschen AO wurde das Fraktur-Klassifikationssystems auf die Hand ausgedehnt.

Phalanx-Frakturen

Frakturen im Bereich der Fingerendglieder gehen häufig mit einem subungualen Hämatom einher, das zusätzlich einer Trepanation bedarf. Die Behandlung ist hierbei meist konservativ mit der sog. ***Stack-Schiene.*** Mit der Mallet-Fingerschiene werden kleine Strecksehnenausrisse behandelt. Bei großen Fragmenten kommt es häufig zur Subluxation, so daß eine operative Versorgung mit temporärer transartikulärer Fixation notwendig wird.

Schaftfrakturen der Phalangen bedürfen häufig einer osteosynthetischen Versorgung, da Torsion und Verkürzung drohen. Querfrakturen neigen durch den Muskelzug zu nach palmar oder dorsal offenen Winkeln. Diese lassen sich in der Regel gut im Standard-Gips reklinieren (Abb. 38.64).

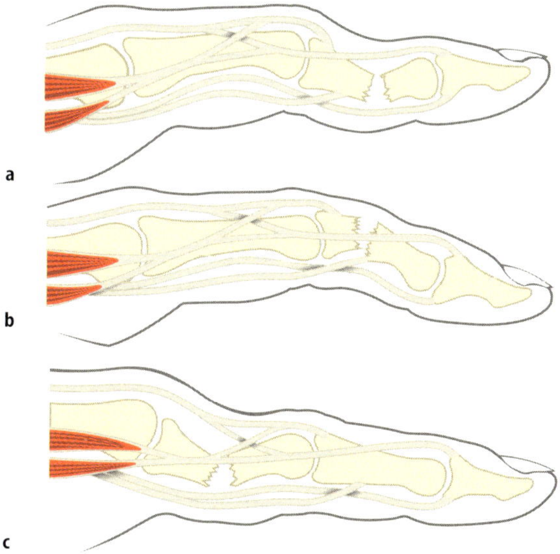

Abb. 38.64a-c. Achsenabweichungen bei Fingerfrakturen. **a** Mittelgliedfrakturen peripher des Ansatzes der oberflächlichen Beugesehne dislozieren durch den Zug der oberflächlichen Beugesehne und der Streckaponeurose in einem nach dorsal offenen Winkel; **b** Mittelgliedfrakturen proximal des Ansatzes zeigen einen Achsenknick nach palmar; **c** die typische Frakturdislokation bei Frakturen der Grundphalanx

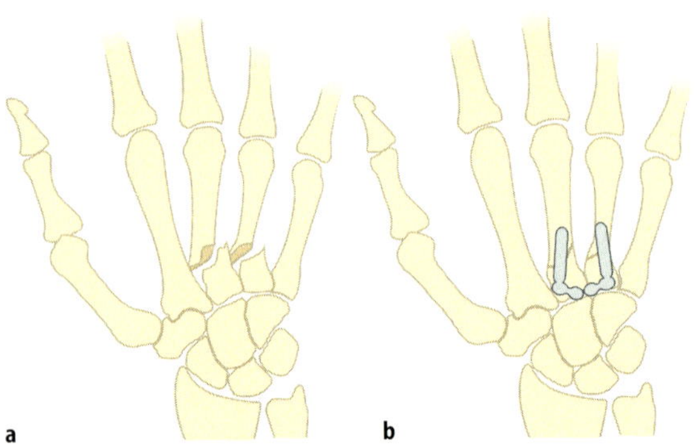

Abb. 38.65. a Dislozierte Basisfrakturen der Metakarpalia III und IV, **b** Stabilisierung mit Mini-L-Platten

Metakarpalfrakturen

Die häufigste Lokalisation ist der Kopf des Metakarpale V. Es kommt hierbei zu einer mehr oder minder stark ausgeprägten Palmarkippung. Durch eine korrekte Röntgenaufnahme in seitlichem Strahlengang kann diese Palmarkippung realisiert und nach Reposition im ***Böhler***[20]***-Gips*** oder durch eine Kirschnerdraht-Osteosynthese fixiert werden. Schaftfrakturen im Mittelhandbereich können konservativ behandelt werden. Operationsindikation ist nur bei erheblicher Achsabweichung gegeben.

Basisfrakturen des I. Mittelhandknochens

Bennett[21]**-Luxationsfraktur.** Die häufigste Verletzung der Basis des I. Mittelhandknochens ist die intraartikuläre Luxationsfraktur des Daumen-Sattelgelenkes. Bei dieser nach Bennett benannten Fraktur disloziiert das große Schaftfragment, während das kleinere ulnare Fragment, vom Bandapparat gehalten, meist in situ verbleibt. Durch den Zug des M. abductor pollicis longus wird das Hauptfragment nach dorsal luxiert (Abb. 38.65 und 38.66).

Rolando[22]**-Fraktur.** Die proximale Gelenkfläche des I. Mittelhandknochens ist T- oder Y-förmig frakturiert, es kommt zu erheblichen Dislokationen.

Beide Frakturtypen bedürfen meist einer operativen Behandlung.

Pseudo-Bennett-Fraktur. Es handelt sich hierbei um eine basisnahe Quer- oder Schrägfraktur, die ebenfalls oft eine Operationsindikation darstellt.

Frakturen des Karpus

Handwurzelbrüche entstehen bei Sturz auf die hyperflekierte Hand. Am häufigsten ist hierbei das Skaphoid betroffen. Symptomatisch ist ein Schwellungszustand des Handgelenkes und ein Druckschmerz in der Tabatière. Häufig wird auf den ersten Röntgenaufnahmen die Fraktur nicht erkannt. Bei entsprechender Symptomatik sollte jedoch trotzdem die Behandlung wie bei einer Fraktur durchgeführt werden. Eine Kontrolle des Befundes ist nach 1–2 Wochen angezeigt. Sollte auch hier der Röntgenbefund kein pathologisches Ergebnis zeigen, müßte bei fortbestehendem klinischen Verdacht eine Szintigraphie oder ein CT angeschlossen werden. Bei konservativer Behandlung ist eine Ruhigstellung von 8–12 Wochen erforderlich. Dazu dient ein Unterarmgips mit Daumengrundgliedeinschluß.

---

[20] Lorenz Böhler, Chirurg, Wien, 1885–1973

[21] Edward H. Bennett, Chirurg, Dublin, 1837–1907

[22] Luigi R. Rolando, Anatom, Turin, 1773–1831

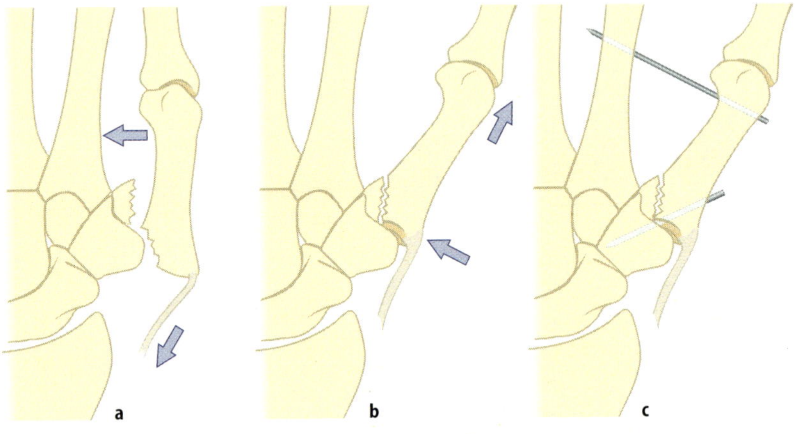

Abb. 38.66a-c. Luxationsfraktur des 1. Karpometakarpal-Gelenks (Bennett-Fraktur). **a** Dislokation durch Zug des M. abductor pollicis longus nach proximal (↓) und des M. abductor pollicis gemeinsam mit weiteren Daumenballenmuskeln in Richtung Hohlhand (←); **b** Reposition durch axialen Zug am Daumen und durch Druck auf die Basis des 1. Mittelhandknochens; **c** mögliche Art der Stabilisierung mit perkutanen Kirschner-Drähten

Günstiger ist die operative Versorgung mittels ***Herbert-Schraube*** (Abb. 38.67). Nicht nur die Pseudarthrosenrate ist erheblich geringer, sondern auch Begleiterscheinungen wie Einsteifung des Handgelenkes, Muskelschwund und Dauer der Arbeitsunfähigkeit treten seltener auf. Für die Versorgung von Pseudarthrosen ist ein kortikospongiöser Span mit zusätzlicher Schraubenosteosynthese erforderlich.

Distale Radiusfrakturen (s. S. 833)

Es handelt sich hierbei um Hyperextensionsfrakturen zwischen 40° und 90° oder Hyperflexionsfrakturen. Erstere werden Colles-Frakturen, letztere Smith-Frakturen genannt. Sie bedürfen bei Instabilität einer operativen Versorgung. Typische Komplikationen sind die Speichenverkürzung, d. h. der relative Ellenvorschub, eine Fehlstellung des Radio-Karpal-Gelenkes und begleitende Bandverletzungen.

Als Osteosynthese-Verfahren kommen Kirschner-Drähte, Platten und Schrauben sowie der Fixateur externe zur Anwendung. Wie wichtig eine richtige Indikationstellung zu den verschiedenen Therapieverfahren ist, zeigt die große Anzahl von in Fehlstellung verheilten distalen Radiusfrakturen, die einer Korrektur bedürfen.

Bei Handgelenkfrakturen hinkt die radiologische Konsolidierung der funktionellen Stabilität hinterher. Torsionsfehler von Phalangen und Metakarpalia sind zu vermeiden. Der Nachweis einer frischen Kahnbeinfraktur ist oft schwierig.

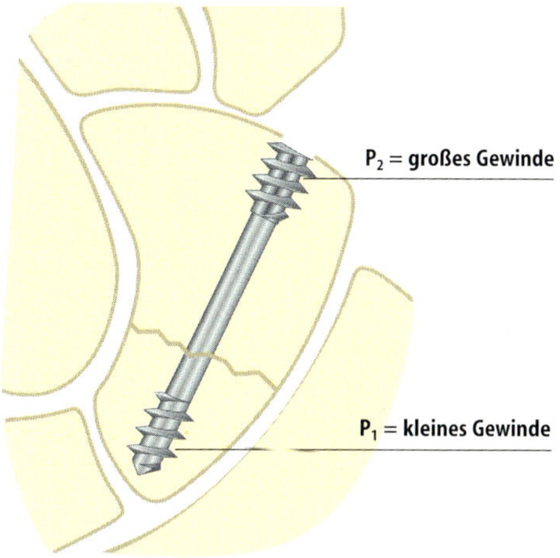

Abb. 38.67. Implantation einer Herbert-Schraube bei Skaphoidfraktur (P1 kleines Gewinde, P2 großes Gewinde)

38.6.4 Luxationen und Bandverletzungen

Durch kräftige, direkte, schräg oder axial einwirkende Gewalt kann es zu Luxationen, in erster Linie in den Langfingermittelgelenken, aber auch in den Endgelenken, kommen. Dies führt dann zu Dehnungen und Verletzungen der Seitenbänder, aber auch der palmaren Platte.

Therapeutisch erfolgt die Reposition der Luxation mit anschließender Immobilisation. Dafür kann der betroffene Finger am Nachbarfinger fixiert werden oder durch eine sog. Bewegungsschiene mit entsprechender Einschränkung des Bewegungsausmaßes versorgt werden.

> **!** Schwellungszustände und Schmerzen nach Bandverletzungen der Finger können bis zu einem Jahr anhalten, nicht genügend oder unbehandelt auch noch über einen längeren Zeitraum.

Die bekannteste Bandverletzung stellt der sog. „***Skidaumen***" dar. Hier ist es zur Ruptur des schräg verlaufenden ulnaren Kollateralbandes gekommen. Problematisch ist die Ausbildung der sog. „Stener lesion", bei der sich das proximale Ende des Bandes auf die Ansatzsehne des M. adductor pollicis legt und damit keinen Anschluß mehr an die Grundphalanx findet.

Bei knöchernem Ausriß des ulnaren Kollateralbandes an der Grundphalanx mit Rotation oder Dislokation des Fragmentes muß eine operative Versorgung erfolgen. Grundsätzlich muß der „Skidaumen" bei Aufklappbarkeit von mehr als 20° als Operationsindikation gelten.

Häufig verkannt werden Bandverletzungen im Bereich des Karpus, insbesondere in Zusammenhang mit der häufigsten Fraktur des menschlichen Skelettsystems, der distalen Radiusfraktur. Isolierte Verletzungen des Handwurzelbandapparates führen zu Schmerzen, eventuell auch zu einem „Gelenkklick". Radiologisch zeigt sich eine Verkippung des Lunatum entweder nach dorsal oder palmar. Eine sofortige Versorgung der Bänder durch Naht, Kapsulodese oder primäre Bandplastik ist angezeigt. Spätere Rekonstruktionen sind aufwendig und bringen nicht den gewünschten Erfolg. In Zusammenhang mit den distalen Unterarmfrakturen sind bei geringstem klinischen Verdacht auf Bandverletzungen kinematographische Aufnahmen mit dem Bildverstärker zur Vervollständigung der Diagnostik durchzuführen, um sie zusammen mit der Fraktur versorgen zu können.

Eine Sonderform ist die perilunäre Luxation und die perilunäre ***transskaphoidale Luxationsfraktur*** nach De Quervain[23]. Hier muß ohne Verzögerung eine Reposition des Lunatums erfolgen und die gerissenen Bänder palmar und dorsal genäht werden.

---

[23] Fritz de Quervain, Chirurg, Bern, 1868–1940

38.6.5 Sehnenverletzungen

Hauptaugenmerk bei der Vorsorgung von Sehnenverletzungen ist nicht nur auf die Adaptation der Sehnenstümpfe, sondern auch auf die Erhaltung der Gleitfähigkeit zu richten. Sehnen werden nicht nur durch Diffusion, sondern auch direkt über Vinculae ernährt. Deswegen sind letztere unbedingt zu erhalten. Die Heilungstendenz der Strecksehnen ist deutlich besser als die der Beugesehnen. Die Wiederherstellung der Funktion ist im Streckbereich jedoch ähnlich problematisch.

Strecksehnenverletzungen

> **!** Der Strecksehnenapparat besteht aus zwei Hauptanteilen: dem extrinsischen System (lange Strecksehnen vom Unterarm) und den intrinsischen System (Handbinnenmuskulatur).

Offene Verletzungen. Grundsätzlich werden alle offenen Sehnendurchtrennungen ***operativ und nach Möglichkeit primär*** versorgt.

Eine Besonderheit stellt hier die Durchtrennung des Tractus intermedius im Bereich des Mittelgelenkes dar. Es kommt zum Abrutschen der seitlichen Zügel nach palmar und bewirkt damit eine Beugung im Mittelgelenk und eine Überstreckung im Endgelenk ***(Knopfloch- oder Boutonnière-Deformität)***. Der Patient kann den Finger zwar noch strecken, jedoch nicht gegen Widerstand. Die Therapie besteht in Naht des Strecksehnenzügels und einer temporären Arthrofixation für insgesamt 6 Wochen. Bei geschlossener Knopflochläsion kann eine konservative Behandlung mittels spezieller Schiene oder Spickdrahttransfixation durchgeführt werden.

Bei Durchtrennung der Strecksehne im Mittelhandbereich proximal des Connexus intertendineus kann der Ausfall der Strecksehne durch Übernahme der Streckung der benachbarten Sehne kaschiert werden. Hier ist eine operative Revision angezeigt. Die Therapie besteht hier in Sehnennaht und dynamischer Schienenbehandlung für insgesamt 4–6 Wochen.

Die häufigste Strecksehnenverletzung ist die subkutane Ruptur über dem Endgelenk des betroffenen Fingers. Selbst bei kleinen knöchernen Ausrissen ist eine Behandlung mit der Stack-Mallet-Fingerschiene für 6 Wochen angezeigt.

Beugesehnenverletzungen

Das Ausmaß der Beugesehnenverletzung läßt sich bei klinischer Untersuchung gut erkennen. Sind beide Beugesehnen durchtrennt, kann der betroffene Finger weder im Mittel- noch im Endgelenk aktiv gebeugt werden. Ist nur die tiefe Beugesehne durchtrennt, fällt die aktive Beugung im Endgelenk aus. Ist nur die oberflächliche Beugesehne durchtrennt, fällt die aktive Beugung des betroffenen Fingers bei Streckung der übrigen Langfinger aus (Abb. 38.68).

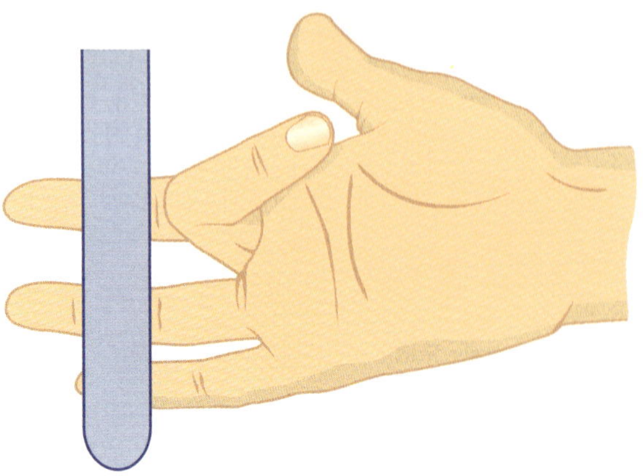

Abb. 38.68. Prüfung der Funktion der Flexor-superficialis-Sehne

Anamnestisch sollte erfragt werden, ob die Verletzung in Streck- oder Beugestellung der Finger erfolgte, um die abgeglittenen Stümpfe leichter auffinden zu können. Wichtig ist eine korrekte Wunderweiterung durch sog. Zick-zack- oder W-Inzisionen, wobei die ursprüngliche Wunde in die Schnittführung eingebezogen werden sollte.

Therapie. Eine primäre Versorgung von Beugesehnendurchtrennungen sollte die Regel sein. In Ausnahmefällen kann eine postprimäre Naht nach einigen Tagen erfolgen. Bei der Operation sollte darauf geachtet werden, die Ringbänder zu erhalten, um ein „Bogensehnenphänomen" zu vermeiden. Auch im sog. „Niemandsland", d.h. vom Mittelglied bis zum Grundgelenk des Fingers, sind primäre Sehnennähte erlaubt (Abb. 38.69). Die Nahttechnik der Wahl stellt die sog. Kirchmayr-Kessler-Naht, modifiziert nach Zechner, dar.

Einen Fortschritt stellt die von Kleinert initiierte dynamische Nachbehandlung dar (Abb. 38.70). Ziel ist die Verhinderung eines Verklebens der Sehnen mit der Umgebung. Derzeit wird eine Kombination aus der Kleinert-Behandlung und passiver Mobilisierung in protektiver Stellung von Hand und MCP-Gelenk favorisiert. Kommt es dennoch zu Verwachsungen der Sehnen, sollte frühestens nach 3–4 Monaten eine sog. Tenolyse durchgeführt werden. Bei erheblichen Verwachsungen oder Re-Ruptur der Sehnen mit ausgeprägter Narbenbildung ist eine Sehnentransplantation erforderlich. Dies kann einzeitig oder auch zweizeitig nach Entfernung der Sehnen und nach Neubildung eines Sehnenlagers durch einen eingelegten Silikon-Stab erfolgen.

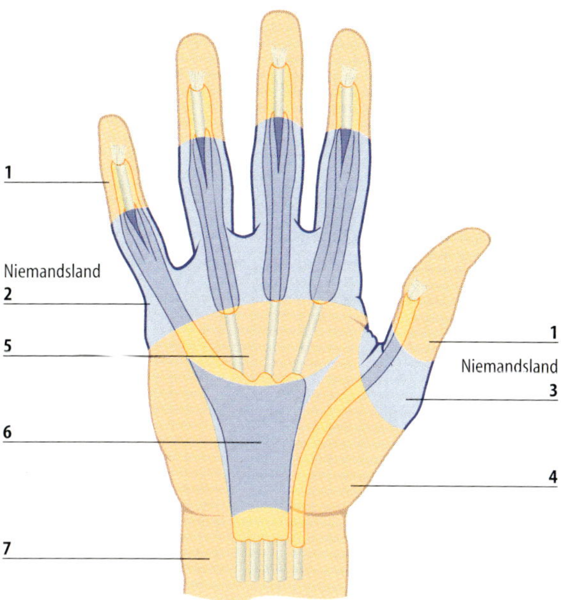

Abb. 38.69. Übersicht über die Beugesehnenverhältnisse mit Einteilung in Zonen (*1–7*). Die Zonen *2* und *3* entsprechen dem sog. „Niemandsland", in dem früher keine primäre Sehnennaht druchgeführt werden sollte

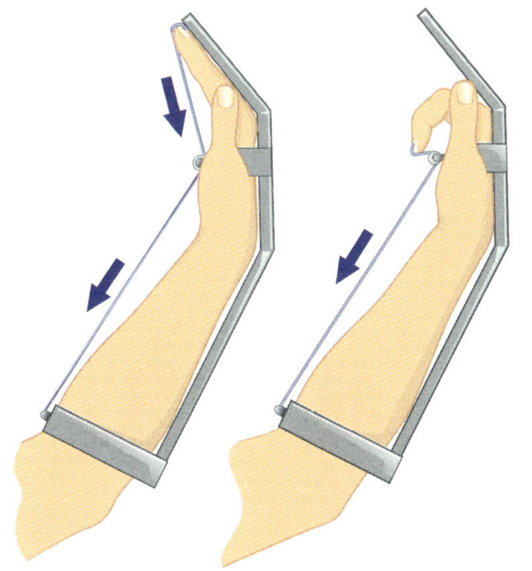

Abb. 38.70. Dorsale Schiene mit Gummizug zur Nachbehandlung von Beugesehnennähten nach Kleinert

38.6.6 Nervenverletzungen

Am Unterarm verlaufen 3 Hauptnerven:

- der mittlere Nerv, der sog. N. medianus,
- der ulnar verlaufende N. ulnaris und
- der radialseitlich verlaufende N. radialis.

Zusammen bewirken sie die motorische und sensible Versorgung der Hand.

Nervenschädigung

Neurapraxie ist eine Unterbrechung der Leitfähigkeit ohne Veränderung der Nervenstruktur. Die Ausfälle gehen nach einigen Tagen bis wenigen Wochen zurück.

Bei der ***Axonotmesis*** erfolgt eine Läsion der Axone bei erhaltener peri- bzw. epineuraler Bindegewebshülle. Es kommt hier zu einem kompletten Nervenausfall. Da das Hüllgewebe noch vorhanden ist, kann es zu einer Regeneration durch Wachstum von 1 mm/Tag kommen.

Bei der ***Neurotmesis*** besteht eine komplette Durchtrennung aller Nervenstrukturen. Dies ist nur durch eine korrekte Nervennaht zu korrigieren.

Offene Nervenverletzungen. Zur Diagnose einer Nervenläsion dienen die Angaben des Patienten sowie die Prüfung der motorischen Funktionen und der Sensibilität. Eine Unterscheidung zwischen Axonotmesis und einer vollständigen Nervendurchtrennung ist nur operativ möglich.

Therapie. Bei Neurapraxie oder Axonotmesis ist eine spontane Regeneration abzuwarten. Bei vollständiger Durchtrennung ist eine ***primäre Nervennaht*** anzustreben.

Notwendig ist die Benutzung eines Mikroskops. Wichtig ist eine spannungsfreie Adaptation der Nervenenden (Abb. 38.71). Danach ist eine Ruhigstellung in Entlastung des Nervens angezeigt. Liegt primär ein Defekt vor, muß zu einem späteren Zeitpunkt eine Nerventransplantation angeschlossen werden. Dazu dienen autologe Transplantate von Spendernerven wie der N. suralis am Unterschenkel, der N. cutaneus antebrachii vom Ulnaris oder Radialis. Gemischte Nerven werden in ihre Faszikelbündel aufgetrennt und dann durch einzelne Transplantate miteinander verbunden. Eine eindeutige Zuordnung von motorischen und sensiblen Faszikeln ist nicht möglich.

> **!** Wie bei den Sehnenverletzungen ist die primäre Nervennaht der Transplantation überlegen.

Die Ergebnisse verschlechtern sich mit dem Alter des Patienten, der Länge der Defektstrecke und dem Intervall zwischen Verletzung und Therapie.

> **!** Eine Hand ohne Sensibilität ist wertlos.

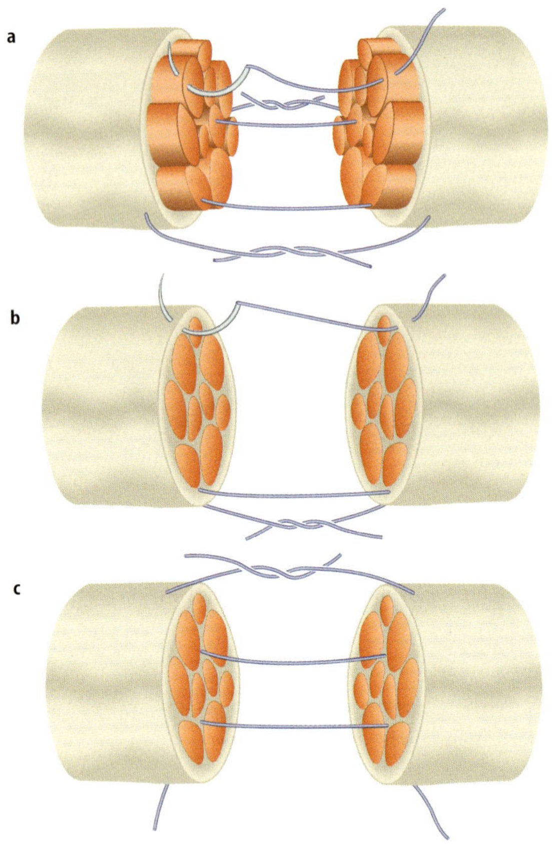

Abb. 38.71 a-c. Mögliche Nervennahttechniken. **a** Perineurale Naht: Mehrere korrespondierende Faszikel werden mit Nähten, die das Perineurium erfassen, miteinander adaptiert. In peripheren Bereichen können die Perineuralnähte zusätzlich das Epineurium mitfassen. Der Vorteil dieser Naht ist eine exakt mögliche Adaption korrespondierender Faszikelgruppen. Der Nachteil besteht in dem größeren präparativen Aufwand als bei den unter b und c abgebildeten Nahttechniken. **b** Epineurale Naht: Hierbei wird nur das periphere Epineurium genäht. Der Vorteil dieser Naht liegt in einem geringen Präparationstrauma, der Nachteil liegt in der Gefahr, daß bei polyfaszikulären Nerven die Faszikelquerschnitte nicht oder nur unzureichend aufeinanderkommen. **c** Faszikuläre Naht: Durch eine zentralere Nahtführung zwischen korrespondierenden Faszikelbündeln ohne Naht des Perineuriums wird versucht, eine möglichst exakte Adaptation der Faszikelquerschnitte zu erreichen und dabei Verdrehungen oder Verwerfungen zu vermeiden. Ergänzend wird eine epineurale Feinadaption durchgeführt

38.6.7 Replantationen (Amputationen)

Mit Hilfe der mikrochirurgischen Techniken ist es möglich, abgetrennte Glieder und Gliederteile wieder an die Zirkulation arteriell und venös im Sinne einer Replantation anzuschließen.

Indikationen zur Replantation sind:

- Amputation mehrerer Langfinger
- Amputation bei gleichzeitiger Verletzung mehrerer Langfinger
- Amputation des Daumens
- Amputation der Mittelhand
- Amputation der Hand
- Amputationsverletzungen bei Kindern

Relative Indikationen sind:

- Isolierte Langfinger bei intakten Nachbarfingern
- Einzelne Endglieder
- Einzelne Langfinger mit zerstörten Grund- oder Mittelgelenken

Voraussetzung für eine Replantation ist eine ***adäquate Erstversorgung***. Die Amputate müssen dem Patienten immer mitgegeben werden. Der Amputationsstumpf sollte immer mit einem Druckverband versorgt werden. Klemmen sind kontraindiziert. In jedem Ambulanz- oder Notarztwagen befindet sich ein Amputatbeutel, der aus zwei Schichten besteht. Die äußere Schicht enthält schmelzendes Eis in Eiswasser und die innere wasserdicht abgeschlossene Schicht enthält das Amputat. Der Beutel ist steril und verschlossen. Es darf keine Berührung zwischen Amputat und Eiswasser entstehen. Ein rascher Transport in das nächste Replantationszentrum ist angezeigt. Nach ausführlichen Aufklärungsgesprächen im Replantationszentrum wird über die Indikation zur Replantation entschieden. Hierbei werden Kriterien wie Alter des Patienten, Beruf sowie Bereitschaft zur längerdauernden Arbeitsunfähigkeit und Behinderungsgrad abgewogen.

Die ***Prognose*** für eine Einheilung ist relativ gut. Es besteht eine Erfolgsrate zwischen 60 und 80 %. Allerdings sind häufig Korrektureingriffe, insbesondere Tendolysen, notwendig. Eine 100 %ige Wiederherstellung kann nicht erreicht werden.

Amputation

Sollte keine Replantation möglich sein, muß eine Nachamputation durchgeführt werden. Dabei ist unbedingt darauf zu achten, daß ein stoßfester, schmerzfreier, gut gepolsteter Stumpf erzielt wird. Nervenstümpfe sollten nachreseziert werden, um Neurome zu vermeiden. Die Deckung geschieht mit angrenzendem Weichteilgewebe. Eine gute Möglichkeit ist auch die sofortige Strahlresektion, mit der nicht nur ein gutes funktionelles, sondern auch kosmetisches Ergebnis erzielt werden kann.

38.6.8 Infektionen

Meist handelt es sich um bakterielle Infektionen. Hier kommen mit weit über 80 % Staphylokokken in Frage. Streptokokken kommen an zweiter Stelle als Erreger in Betracht. Mit Abstand folgen dann E. coli, Klebsiellen,

Proteus, Pseudomonas, Enterokokken und andere Keime.

Infektionen erfordern Eröffnung und Drainage und häufig ein Débridement. Antibiotika sind nur flankierend indiziert. Anamnestisch ist von Interesse, ob früher schon Infektionen bestanden, ob ein Diabetes mellitus, Gicht, Blutgerinnungsstörungen, Alkohol- oder Drogenabusus und Allergien vorliegen. Zu inspizieren ist nicht nur der lokale Befund, sondern auch die gesamte Gliedmaße hinsichtlich fortgeleiteter Entzündung. Insbesondere bei länger andauernden Infektionen sollte ein Röntgenbild angefertigt werden (indirekte Bißverletzungen), um knöcherne Infektionen auszuschließen.

Paronychie

Es handelt sich hierbei um eine häufige ***Infektion des periungualen Gewebes***. Der Infekt kann sich hier bis in den subungualen Raum oder auch in die gesamte Fingerkuppe ausdehnen. Die Paronychie kann im Frühstadium durch Antibiotika und Bäder behandelt werden. Bei Ausbildung eines Abszesses ist die Inzision jedoch unumgänglich. In der Regel reicht die Drainage des Abszesses durch Anheben des Nagelrandes. Bei Fortschreiten der Infektion ist ein Teil des Nagels zu entfernen. Inzisionen durch den Nagelwall sind zu vermeiden. Wenn nicht zu umgehen, sollten diese parallel zum Nagelwall erfolgen.

Panaritium

Es handelt sich hierbei um einen tiefen ***Infekt der Fingerbeere***. Auch hier ist der häufigste Keim der Staphylococcus aureus. Die Patienten klagen über einen intensiven, pulsierenden Schmerz in der Fingerkuppe. Die Therapie besteht in einer einseitigen länglichen Inzision, möglichst ulnarseitig, um den Gegengriff zum Daumen in Anbetracht nicht zu vermeidender Narbenbildung zu erhalten. Die Wunde sollte nach Möglichkeit mit sterilem Gazedocht oder Gummidrain offengehalten werden.

! Infekte, die eine stationäre Aufnahme erfordern sind Infektionen der Sehne und Sehnenscheide (Sehnenscheidenphlegmone, Panaritium tendinosum).

Infekte der Beugesehnenscheiden sind häufig. Zur Diagnostik dienen 4 pathognomonische Zeichen, als Kanavel-Zeichen bekannt:

- Schwellung entlang der Beugesehnenscheide
- Druckschmerzhaftigkeit und Rötung entlang des Beugesehnenscheidenverlaufs
- Leicht gebeugte Stellung des betroffenen Fingers
- Außerordentliche Schmerzhaftigkeit bei passiver Streckung des DIP-Gelenkes

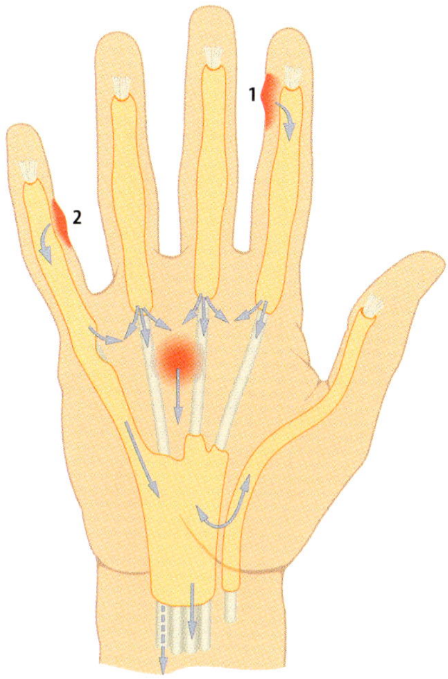

Abb. 38.72. *1* Ausbreitungswege von Infektionen der Langfinger über die Sehnenscheiden in die tiefe Hohlhand, von wo die Entzündung über den Karpaltunnel den Sehnenscheidensack unterkriechen und auf den Unterarm (Parona-Raum) übergreifen kann. *2* Entstehung der sog. V-Phlegmone bei Infektionen am Kleinfinger oder Daumen über die durchgehenden Sehnenscheiden ihrer Beugesehnen und den Sehnenscheidensack im Handgelenksbereich, aus dem ebenfalls ein Durchbruch zum Unterarm möglich ist

Eine Sonderform der Beugesehnenscheidenphlegmone ist die sog. ***V-Phlegmone***, da eine Verbindung zwischen den Beugesehnenscheiden des Daumens und des Kleinfingers im Bereich des Handgelenkes besteht (Abb. 38.72). Frühzeitige Erkennung des Infektes und sofortige chirurgische Intervention mit Drainage der Sehnenscheide vom proximalen als auch vom distalen Ende her ist die geforderte Therapie. Ein eingeführter Katheter dient während der Operation, aber auch postoperativ zum Spülen der Sehnenscheide. Nur eine kurzfristige Ruhigstellung ist angezeigt. Eine möglichst frühzeitige Handtherapie kann eine weitgehende Einsteifung der betroffenen Finger vermeiden (Abb. 38.73).

Tiefe Infekte. Im Hohlhand- und Thenarraum können Abszesse als Folge perforierender Verletzungen entstehen. Das Leitsymptom des tiefen Infektes ist die Schmerzhaftigkeit im betroffenen Gebiet. Die Infekte erfordern ebenfalls Inzisionen und Drainage, am besten unter Allgemeinanästhesie.

Knocheninfektionen. Beim Übergreifen des Infektes auf das Skelettsystem, insbesondere im Gelenkbereich, ist ebenfalls eine intensive Therapie mit Eröffnung, Débridement, Spülung, antibiotischer Therapie und stationärer Aufnahme angezeigt.

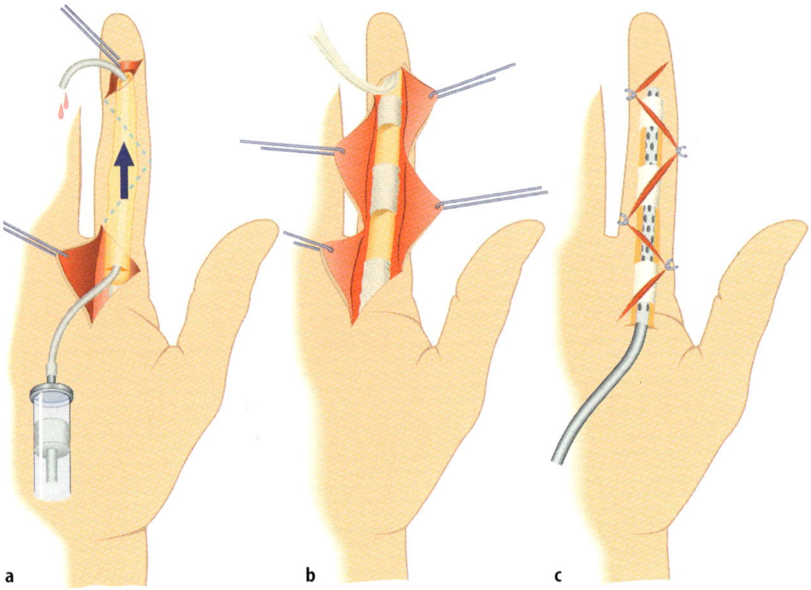

Abb. 38.73. a Spülbehandlung einer infizierten Sehnenscheide; **b, c** Entfernung der Beugesehne bei eingetretener Nekrose und Einlegung einer Redon-Drainage unter die erhalten gebliebenen Ringbänder

Als Superinfektion bei chronischen Paronychien sei noch die ***Pilzinfektion*** genannt, die sowohl einer antibakteriellen als auch einer antimykotischen Behandlung bedarf.

38.6.9 Muskulär und neuromuskulär bedingte Kontrakturen

Ischämische Kontrakturen

Die von Volkmann beschriebene posttraumatische Ischämie findet sich an der Unterarmvorderseite, bedingt durch Durchblutungsstörungen der Beugemuskulatur mit Ausbildung einer krallenhandähnlichen Stellung der Finger mit Beugung am End- und Mittelgelenk und Streckung in den Grundgelenken. Durch die gleichzeitige Schädigung des N. ulnaris und N. medianus kommt es zur sensiblen und trophischen Störung im Handbereich.

Therapie. Die Behandlung besteht in Ursprungsverlagerung der Beugemuskulatur am Unterarm, in Sehnenverlängerungen, Sehnentranspositionen sowie freien mikrochirurgischen Muskeltranspositionen.

Spastische Kontrakturen

Ursächlich kommen in erster Linie zerebrale und spinale Schädigungen, die in jedem Alter auftreten können, in Frage. Als Operationsmethoden stehen die selben Möglichkeiten wie bei der ischämischen Kontraktur zur Verfügung. Genannt werden sollte hier die Schwanenhalsdeformität mit Überstreckung im Mittelgelenk und Beugung in den Fingerendgelenken. Als Operationsverfahren kommt hier eine Tenodese des Mittelgelenks zur Anwendung.

Dupuytren-Kontraktur

Bei der Dupuytren[24]-Kontraktur (Palmarfibromatose) bestehen anfangs knotige und flächenhafte Veränderungen im hohlhandseitigen Bindegewebe, die in späteren Stadien derbe Kontrakturstränge bis in die Finger hinein ausbilden. Bevorzugte Lokalisation ist der 4. und 5. Finger, aber auch die übrigen können betroffen sein.

> **!** Die Ursache des Dupuytren-Krankheitsbildes ist bis heute unbekannt.

Eine familiäre Häufung über mehrere Generationen hinweg ist zu beobachten. Zusätzlich wird ein Alkoholabusus sowie eine Leberschädigung anderer Genese diskutiert. Gleichartige Veränderungen im Bereich der Fußsohle werden als Morbus Ledderhose[25] bezeichnet. Kein Zusammenhang ist mit einer mechanischen Überbeanspruchung der Hand zu sehen. Ein verwandtes Krankheitsbild ist auch die Induratio penis plastica, die in seltenen Fällen zusätzlich vorkommen kann.

Man unterscheidet knotige sowie strangförmige und eher flächenhaft indurative Formen. Es können dünne und sehnenartig mit der Haut wenig zusammenhängende Stränge, die leicht zu präparieren sind, oder dick und mit Teilen der Subkutis eng ver-

[24] Baron Guillaume Dupuytren, Chirurg, Paris, 1777–1835

[25] Georg Ledderhose, Chirurg, München, Straßburg, 1855–1925

wachsene Veränderungen vorkommen. Die gebräuchlichste ***Stadieneinteilung*** ist nach Iselin und Dieckmann:

- ***Stadium I***: Knoten in der Hohlhand ohne Streckbehinderung
- ***Stadium II***: Beugekontraktur im Grundgelenk
- ***Stadium III***: Beugekontraktur im Grund- und Mittelgelenk
- ***Stadium IV***: Beugekontraktur im Grund- und Mittelgelenk, Überstreckhaltung im Endgelenk

Die Stadieneinteilung nach Tubiana und Michon ist:

- ***Stadium 0***: keine Kontraktur
- ***Stadium I***: Kontraktur von 0°-45°
- ***Stadium II***: Kontraktur von 45°-90°
- ***Stadium III***: Kontraktur von 90°-135°
- ***Stadium IV***: Kontraktur über 135°

Es handelt sich hierbei immer um Gradangaben des gesamten Fingers.

Der ***Krankheitsverlauf*** ist individuell sehr unterschiedlich; er reicht von rascher Progredienz bis zum jahrzehntelangen langsamen Fortschreiten.

Therapie. Sämtliche konservative Maßnahmen wie Röntgenbestrahlung, Anwendung von Ultraschall, Kortisoninjektionen sowie Einnahme des Vitamins E haben bisher keine nachweisbaren Erfolge gebracht.

Bei der Indikation zur ***operativen Behandlung*** ist grundsätzlich zu bedenken, daß es sich einerseits um eine gutartige Erkrankung handelt, es zum anderen selten zu erheblichen Komplikationen wie Wundrandnekrosen, Hämatomen, sympathischen Reflexdysthrophien, Verletzungen von Nerven und Gefäßen bis zum Fingerverlust kommen kann.

Drei ***Operationsverfahren*** stehen zur Verfügung: Die begrenzte Strangexzision und die partielle bzw. totale Fasziektomie. Hierbei wird entweder der betroffene Teil oder die gesamte Palmaraponeurose einschließlich der strangförmigen Ausläufer zu den Fingern entfernt. Meist ist wegen der vorausgegangenen Schrumpfung der Haut die Anwendung von Z-Plastiken, Hauttransplantaten oder Hautlappen erforderlich. Eine conditio sine qua non ist die Verwendung einer Lupenbrille bzw. des Mikroskops zur Auslösung der Gefäß-Nerven-Bündel. Regelmäßige Wundkontrollen mit frühzeitiger krankengymnastischer bzw. ergotherapeutischer Übungsbehandlung sind Voraussetzung für ein gutes Behandlungsergebnis.

Rezidive sind nicht zu vermeiden, deswegen sollte möglichst spät operiert werden. Sie treten in einem Ausmaß von 40 % innerhalb von 5 Jahren auf. Eine Prophylaxe ist nicht möglich.

> **!** Entscheidend ist eine nicht zu frühe, aber auch nicht zu späte operative Behandlung.

38.6.10 Nervenkompressionssyndrome

N.-medianus-Kompressionssyndrom

Karpaltunnelsyndrom. Das häufigste Nervenkompressionssyndrom (Abb. 38.74) an der oberen Extremität ist das Karpaltunnelsyndrom (CTS). Die Patienten klagen darüber, daß ihre Hand einschläft, sie nachts häufig mit Taubheitsgefühl, Schmerzen und Kribbeln im gesamten oder teilweisen Versorgungsgebiet des N. medianus (Daumen, Zeige- und Mittelfinger, sowie Radialseite des Ringfingers) aufwachen. Ein spätes Zeichen ist die Atrophie der Medianus-innervierten Thenarmuskulatur. Die Ursache dafür ist eine Druckerhöhung durch Volumenzunahmen des Tunnelinhaltes oder durch Einengung des Tunnels. Oft bestehen Symptome an beiden Händen. Manchmal tritt das CTS während einer Schwangerschaft auf, gewöhnlich verschwindet es jedoch nach der Geburt. Bei Diabetes und Schilddrüsenerkrankungen ist eine Häufung zu sehen, ebenso bei verstärkter Arbeitsbelastung der Hände. Die größte Gruppe stellen jedoch die idiopathischen Fälle dar.

Diagnostik. Neben elektrophysiologischen Messungen kommt der klinischen Untersuchung die größte Bedeutung zu.

Therapie. Im Frühstadium kann eine Ruhigstellung des Handgelenkes in Neutral- oder leichter Extensions-

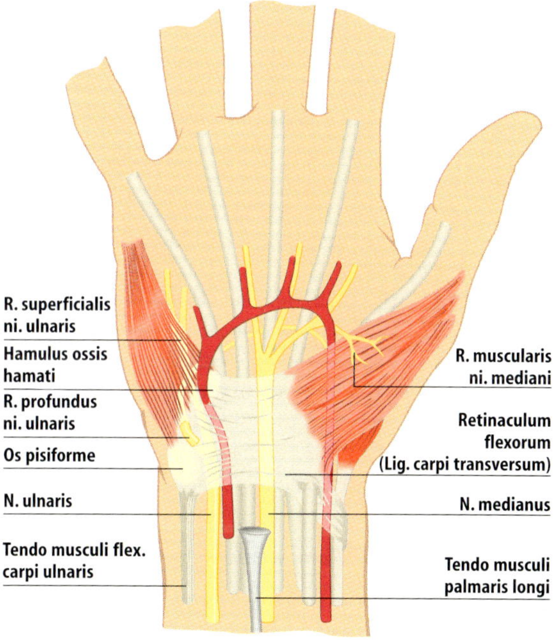

Abb. 38.74. Situs der Nervenengpässe am Handgelenk. Der N. medianus durchläuft den Karpaltunnel unter dem Reticulum flexorum. Der N. ulnaris tritt in die Guyon-Loge gemeinsam mit der A. ulnaris ein. Ihre markanten Seitenbegrenzungen sind radial der Hamulus ossis hamati und ulnar das Os pisiforme

stellung die Symptomatik bessern, manchmal auch beseitigen. Injektionen mit Kortison auf der Ulnarseite des Karpaltunnels kommen nur in besonderen Fällen wie in der Schwangerschaft zur Anwendung. Die definitive Behandlung besteht in einer Dekompression des Karpaltunnels, eventuell mit einer Synovialektomie verbunden. Neuerdings kann die Spaltung des Retinaculum flexorum in endoskopischer Weise (Ein-Portal-Methode nach Agee, Zwei-Portal-Methode nach Chow) durchgeführt werden.

N.-pronator-teres- und N.-interosseus-anterior-Syndrom. Dabei handelt es sich eine Kompression des N. medianus beim Durchtritt durch den M. pronator teres am proximalen Unterarm. Die Ursachen sind eine Muskelhypertrophie oder Anomalien. Die Symptomatik ist ähnlich dem Karpaltunnelsyndrom. Beim N. interosseus anterior entsteht Flexionsausfall im Daumen- und Zeigefingerendgelenk. Die Therapie besteht in der operativen Dekompression.

N.-ulnaris-Kompressionssyndrom

Sulcus-ulnaris-Syndrom. Relativ häufig ist die Kompression des N. ulnaris im Bereich des Ellenbogens (Sulcus-ulnaris-Syndrom). Die Ursache kann ein einziger direkter Schlag auf den Ellenbogen oder auch ein chronischer Druck auf den Ellenbogen sein.

Als ***Symptome*** finden sich ein Taubheitsgefühl an der ulnaren Hälfte des Ringfingers und im Bereich des gesamten Kleinfingers sowohl auf der palmaren, als auch der dorsalen Seite einschließlich einer Schwäche der Mm. interossei, abductor pollicis, des flexor carpi ulnaris und der Mm. flexor digitorum profundi des Ring- und Kleinfingers. Geprüft wird bei der Untersuchung die vom N. ulnaris innervierten Intrinsic-Muskeln, indem man dem Patienten die Finger kreuzen, abduzieren und adduzieren läßt.

Zur definitiven ***Behandlung*** ist die operative Lösung und Verlagerung des Nerven notwendig.

Ulnaris-Kompression in der Loge de Guyon. Sehr selten kommt es zur Kompression distal des Handgelenkes in der sog. Loge de Guyon. Gründe hierfür können eine Thrombose oder ein Aneurysma der A. ulnaris, eine Dislokation des Ulnaköpfchens, ein Ganglion oder Frakturen des Pramulus osis hamati sein. Auch hier ist die Behandlung in erster Linie operativ.

N.-radialis-Kompressionssyndrom

Der N. radialis kann in etwa der Mitte des Humerus durch Druck komprimiert werden. Dadurch entsteht eine Neuropraxie, die sich in der Unfähigkeit, das Handgelenkes sowie die Finger in den MCP-Gelenken zu strecken, manifestiert. Diese motorische Lähmung des Nervens kann eine Reihe von Ursachen haben. Dazu gehören Frakturen, Hämatome, operatives Vorgehen oder einfacher Druck von außen. Muskelanomalien bewirken am Ellenbogen und Unterarm das radiale Tunnelsyndrom sowie das Supinator-Syndrom. Dabei kommt es nur zu motorischen Lähmungen.

Die ***Therapie*** besteht auch hier in operativer Dekompression, falls eine konservative Behandlung nicht zum Erfolg führt.

Nervenkompression der oberen Thoraxapertur

Ähnliche Erscheinungen wie die periphere Nervenkompressionssyndrome können auch Kompressionen im Bereich des Plexus brachialis verursachen. Eine eingehende neurologische Abklärung ist zur Unterscheidung der jeweiligen Läsionen in jedem Fall notwendig.

38.6.11 Erkrankungen der Sehnen und Sehnenscheiden

Digitus saltans

Das Schnellen eines Fingers kann überall dort auftreten, wo ein einengendes retinakuläres System existiert.

> **!** Am häufigsten tritt das Phänomen des schnellenden Fingers an den Beugern des Ring- und Mittelfingers sowie am Daumen auf.

Die Patienten beklagen Bewegungsunfähigkeit, Schnappen, Blockieren oder Springen des betroffenen Fingers bzw. Daumens. Der Schmerz wird häufig auf der Streckseite lokalisiert, liegt aber immer am Beginn der Beugesehnenscheide am A1-Ringband. Die Veränderung ist häufig kombiniert mit einem Karpaltunnelsyndrom. Bei der klinischen Untersuchung findet sich eine umschriebene Schmerzhaftigkeit über der proximalen Sehnenscheide in Höhe des Metakarpalkopfes.

Therapie. Die effektivste konservative Behandlung besteht in einer Steroid-Injektion kombiniert mit einem Lokalanästhetikum. Sollte die Injektionsbehandlung nicht zum Erfolg führen, ist die chirurgische Intervention in Oberarm-Blutleere mit der Durchtrennung der Sehnenscheide nötig.

Tendosynovitis stenosans de Quervain

Es handelt sich hierbei um eine Einengung im 1. streckseitigen Kompartiment, in dem sich die Sehnen des M. abductor pollicis longus und des M. extensor pollicis brevis befinden. Es handelt sich hier um eine echte Tendinitis der Strecksehne. Bei der Palpation findet sich eine Verdickung und Druckschmerzhaftigkeit. Ein siche-

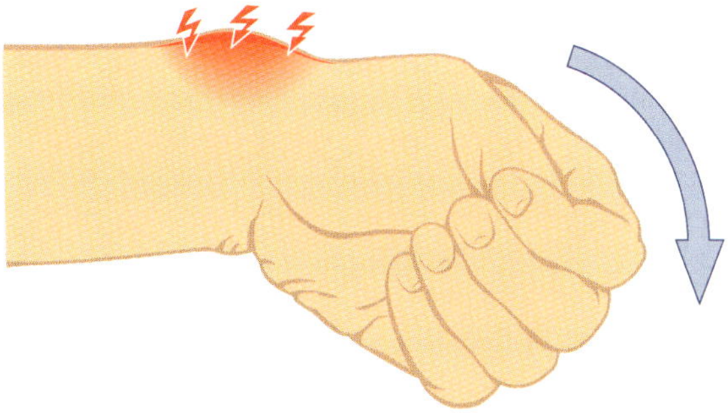

Abb. 38.75. Finkelstein-Test bei Tendovaginitis stenosans (de Quervain)

res Prüfzeichen ist der Finkelstein-Test, bei dem der Patient den Daumen beugt und mit den anderen Fingern umfaßt und gleichzeitig die Hand nach ulnar bewegt (Abb. 38.75). Dabei treten Schmerzen über dem Processus styloideus radii auf.

Therapie. Die konservative Behandlung besteht in einer Ruhigstellung in einem Gips; bei akutem Auftreten eventuell in lokaler Steroidapplikation. Sollte dies nicht zum Erfolg führen und bei chronischen Veränderungen ist die operative Spaltung des 1. Strecksehnenfaches notwendig.

Spezifische und unspezifische Tenosynovialitis

Es handelt sich hierbei um Entzündungs- und Reizzustände des Sehnengleitgewebes, die im Bereich der Strecksehnenscheiden über dem Handgelenk, weniger im Bereich der Beugesehnen zu finden sind. Die ***Behandlung*** ist in allen Fällen eine Ruhigstellung und antiphlogistische Maßnahmen.

Bei Patienten mit chronischer Polyarthritis können auch durch Befall der Beuge- und Strecksehnenscheiden die beschriebenen Symptome wie Schwellung und Schmerzhaftigkeit, aber auch Ruptur auftreten. Hier ist in vielen Fällen eine operative Tenosynovalektomie angezeigt. Sollten die Sehnen gerissen sein, müssen diese wieder rekonstruiert werden.

38.6.12 Erkrankungen der Knochen und Gelenke

Lunatum-Malazie – Morbus Kienböck[26]

Verantwortlich für diese Erkrankung sind nicht erkannte Mondbeinbrüche sowie chronische Traumen, die Durchblutungsstörungen des Lunatums verursachen. Es kommt zur Deformierung und Frakturierung, letztendlich zu dem sog. Karpalkollaps. In vielen Fällen ist eine sog. Ulnar-minus-Variante vorhanden. Die Beschwerden bestehen in kontinuierlich zunehmenden Schmerzen des Handgelenkes. Da nicht immer sofort ein Röntgenbild angefertigt wird, kommt es häufig zur Verschlechterung der Diagnose.

Die Klassifikation der Lunatum-Malazie wird nach Decoulx sowie Lichtman durchgeführt.

> **!** Zwei therapeutische Maßnahmen stehen zur Verfügung: einerseits die Lunatum-erhaltenden und andererseits die Lunatum-exstirpierenden Operationen.

Zu den Lunatum-*erhaltenden* Operationen gehören die Niveau-Operationen, d. h. Verkürzung des Radius oder Verlängerung der Ulna, dann die Verkürzung des Capitatums zur Kompressionsreduktion auf das Lunatum, die Revaskularisationsmaßnahmen durch Einbringen eines vaskulär gestielten Pisiformeanteiles oder einer Metakarpalarterie. Muß das Lunatum *exstirpiert* werden, kommt als Ersatz eine aufgerollte Sehne oder die sog. Graner-Operation mit Teilung des Capitatums und Verlagerung des proximalen Anteiles weiter nach proximal in Frage, um eine neue artikulierende Gelenkfläche zum Radius zu schaffen. Der Defekt wird mit einem Beckenspaninterponat aufgefüllt.

Arthrosen

Rhizarthrose. Die Rhizarthrose dominiert bei Frauen, d. h. die degenerative Veränderung des Daumensattelgelenkes ist zu beobachten. Die axiale Kompression des 1. Metakarpalknochens ist schmerzhaft, der Daumen steht häufig in einer Adduktionsfehlstellung mit einem hervorstehenden Buckel am Grundgelenk mit Hyperextension des MCP-Gelenkes. Differentialdiagnostisch ist eine Tendosynovitis stenosans de Quervain abzugrenzen.

Die ***Behandlung*** der ***Daumensattelgelenksarthrose*** im Frühstadium besteht in der Gabe von Antiphlogistika, eventuell einer Röntgen-Schmerzbestrahlung. Unterstützt wird dies durch die Anlage einer halbsteifen Stützmanschette. Im Spätstadium und bei starker Schmerzhaftigkeit ist die sog. Aufhänge- oder Interpositionsarthroplastik die Methode der Wahl. Dabei wird das Trapezium exzidiert und der 1. Mittelhandknochen am 2. Mittelhandknochen mit einem Streifen des M. flexor carpi radialis angehängt, wobei der Rest des gewonnenen Sehnenstreifens im Defekt interponiert wird. Eine Arthrodese zwischen 1. Mittelhandknochen und Trapezium ist nur angezeigt, wenn die volle Kraft der Hand erhalten bleiben soll.

Heberden-Arthrose. Im Bereich der Endgelenke der Langfinger entsteht die Heberden[27]-Arthrose. Die Pati-

[26] Robert Kienböck, Röntgenologe, Wien, 1871–1953

[27] William Heberden, Arzt, London, 1710–1801

enten klagen über Schmerzen. Es stört sie die Deformierung des Gelenkes.

Die ***Therapie*** der Wahl ist die Arthrodese in leichter Flexionsstellung, sollten konservative Maßnahmen nicht zum Erfolg führen. Ähnliches gilt für die ***Bouchart-Arthrose*** am PIP-Gelenk. Künstliche Gelenke sind nach heutigen Erkenntnissen kaum noch indiziert.

Handgelenksarthrose. Häufiges Ergebnis vorausgegangener Handgelenksverletzungen (distale Radiusfrakturen, Skaphoidfrakturen, Mondbeinfrakturen) ist als Folge der karpalen Instabilität die Handgelenksarthrose. Im Frühstadium kommt zunächst die Denervierung des Handgelenkes in Frage. Damit ist der Patient für einige Jahre schmerzfrei zu halten. Die effizienteste Methode ist die Handgelenksarthrodese. Handgelenks-Teilarthrodesen können aber auch zu gutem Erfolg führen. Die Implantation einer Handgelenksprothese ist nur für Patienten angezeigt, die keine schwere körperliche Tätigkeit mit diesem Handgelenk durchführen.

Rheumatoide Arthritis

Es handelt sich hierbei um den Prototyp einer synovialen proliferativen Entzündung. Sie beginnt in der Hand gewöhlich mit steifen, geschwollenen und schmerzhaften Hand- und Fingergelenken. Die Synovitis im dorsalen Handgelenk wölbt die Konturen häufig vor. Oft haben oder hatten die Patienten schnellende Finger, Handgelenkssynovitiden, Strecksehnenrupturen sowie Karpaltunnelsyndrome. Mit fortschreitender Erkrankung treten die bekannten Fingerdeformitäten mit der klassischen Ulnardeviation und dem Streckdefizit in den MCP-Gelenken auf, ebenso die Schwanenhalsdeformitäten oder auch die Knopflochdeformitäten. Radiologisch findet sich zunächst eine periartikuläre Arrosion. In späteren Stadium zeigt sich die Zerstörung der Gelenke mit völliger Zusammensinterung der Handwurzelknochen.

Therapie. Die Therapie ist, da es sich um eine Systemerkrankung handelt, am ehesten eine konservative. Chirurgisch können eine Synovialektomie und, bei Auftreten von Deformitäten, plastische Gelenkersatzoperationen eingesetzt werden.

38.6.13 Tumoren

Epitheliale Tumoren

Dazu gehören virusbedingte Hyperplasien der Epidermis, sog. Warzen. Sie können überall im Bereich der Hand auftreten:

- ***Epithelzysten*** sind prallelastische Tumoren, die aus Zysten bestehen, die unter der eigentlichen Kutis liegen und mit weißem, käsigen Material gefüllt sind. Sie entstehen in Zusammenhang mit früheren Verletzungen.
- ***Basaliome*** sind semimaligne Tumoren, die in erster Linie im höheren Lebensalter auftreten. In Tumormitte findet sich ein Gewebszerfall mit einem mit Fibrin belegtem Ulkus. Der Tumor führt zur lokalen Destruktion und metastasiert nur in extrem seltenen Fällen. Hauptsächlich treten Basaliome an lichtexponierten Stellen auf.
- Der ***Morbus Bowen***[28] ist eine Präkanzerose. Diese Diagnose wird nur in der Biopsie gestellt.
- Karzinome treten in den meisten Fällen in Form von ***Plattenepithelkarzinomen*** auf. Auch hier kommt ursächlich eine übermäßige Licht- oder Röntgenstrahlexposition in Frage. Die Diagnose kann anhand der Probeexzision gestellt werden.

> **!** Die Tumortherapie besteht in einer totalen Exzision im Gesunden mit histologischer Untersuchung der Absetzungsränder und Deckung des Defektes.

Wie bei allen malignen Erkrankungen muß die Behandlung in ein interdisziplinäres onkologisches Konzept eingebettet sein.

Von gutartig pigmentierten Naevi, die im Handbereich eher selten sind, müssen maligne Melanome abgegrenzt werden. Ätiologisch entstehen 30 % aus präexistenten gutartigen Naevuszellen. Therapeutisch kommt hier in erster Linie die chirurgische Exzision weit im Gesunden in Frage.

Bindegewebstumoren

Der häufigste Weichteiltumor der Hand ist das ***Ganglion***. Es handelt sich um ein festes, zystisches Gebilde mit gut abgrenzbarer, glatter Oberfläche, das gegenüber der Unterlage nicht verschieblich ist. Es ist im Bereich des palmaren und dorsalen Handgelenkes lokalisiert und hat seinen Ursprung in der Handgelenkskapsel. Die Zysten sind mit eingedickter Synovialflüssigkeit gefüllt.

Als ***Ringband-Zyste*** werden Ganglien palmar zwischen A1- und A2-Ringband an der Fingerbasis bezeichnet.

Eine ***Schleimzyste*** ist ein zystischer Tumor, der wie ein Ganglion imponieren kann, an der Streckseite des Fingers zwischen DIP-Gelenk und Fingernagel gelegen. Sie ist häufig vergesellschaftet mit der Arthrose des DIP-Gelenkes. Die Entfernung besteht in einer totalen Exzision mit der darüber liegenden Haut, Knochenanteil mit anschließender Defektdekkung.

---

[28] John T. Bowen, Dermatologe, Boston, 1857–1941

Tumoren der Synovialis

Hierzu gehört das benigne Synovialiom, auch Riesenzelltumor der Sehenscheide oder, xanthomatöser Riesenzelltumor genannt. Die im Handbereich langsam wachsenden Tumoren entstehen im Bereich von Sehnengleitgewebe der Finger und der Mittelhand. Sie sind als schmerzlose Tumoren zu tasten und können zu röntgenologisch erkennbaren Knochenatrophien in der Kortikalis führen. Die Therapie ist die operative sorgfältige Entfernung der Tumore unter Schonung der meist durch den Tumor laufenden Nerven und Gefäße. Eine sorgfältige Präparation ist notwendig, um Rezidive zu vermeiden.

Tumoren des Nervengewebes

Es handelt sich hier in erster Linie um sog. Pseudotumore im Sinne eines traumatischen Neuroms. Echte maligne Tumoren kommen kaum vor. Häufiger sind Neurinome, die eine sichtbare Schwellung, gelegentlich Schmerzen, Sensibitätsstörungen und motorische Ausfälle verursachen können.

Nach sorgfältiger mikrochirurgischer Präparation lassen sich diese aus den intakten Nervenfaszikeln auslösen. Die Rezidivneigung ist gering.

Tumoren der Blut- und Lymphgefäße

Hämangiome sind entweder Gefäßmißbildungen oder echte Tumore. Ein eruptives Angiom stellt das sog. pyogene Granulom dar. Diese kapillären Hämangiome sind gerne in Nagelnähe lokalisiert. Die Behandlung besteht in sparsamer Exzision.

Bei den ***Glomustumoren*** handelt es sich um gutartige Geschwulstbildung im Fingerbeeren-, Nagelbett- und Nagelfalzbereich. Es sind arterio-venöse Anastomosen, die für den Patienten sehr schmerzhaft sind. Die Behandlung besteht in der vollständigen operativen Entfernung.

Tumoren des Handskeletts

Benigne Tumoren wie Enchondrom, Osteochondrom, Osteidosteom und Riesenzelltumor des Knochens sind hier zu nennen.

Das häufigste Osteom ist das Enchondrom, das zur Schwächung des Knochens und zur pathologischen Fraktur führen kann. Das Osteoidosteom zeigt im Röntgenbefund einen typischen zentralen Nidus. Charakteristisch ist auch ein andauernder, belastungsunabhängiger, vor allem nachts quälender Schmerz, der gut auf Aspirin anspricht. Die Entfernung sollte radikal genug erfolgen, der Defekt mit Spongiosa aufgefüllt werden.

Als maligne Tumoren kommen Sarkome, unter anderem das Ewing-Sarkom, Chondrosarkome und Metastasen maligner Tumoren vor. Art und Umfang der Therapie richten sich nach dem Staging und dem onkologischen Gesamtkonzept.

38.6.14 Angeborene Fehlbildungen

> **!** Angeborene Fehlbildungen sollten innerhalb des ersten Lebensjahres operiert werden.

Die häufigste Fehlbildung ist die ***Syndaktylie.*** Darunter wird die Verbindung zweier oder mehrerer Nachbarfinger miteinander verstanden.

Das operative Vorgehen besteht in einer zickzack-förmigen Inzision mit der Neubildung einer Zwischenfingerfalte mit zusätzlicher Vollhauttransplantation. Dies sollte wegen der Gefahr der Wachstumsstörungen frühzeitig durchgeführt werden.

Bei den Schnürringen handelt es sich um zirkuläre narbige Einschnürungen an Fingern und am distalen Unterarm. Die Indikation zur frühzeitigen operativen Behandlung ist wegen der zunehmenden Lymphstauung gegeben.

Bei der ***Polydaktylie*** finden sich angeboren zusätzliche Finger oder Fingerteile. Sie stellt eine relativ häufig vorkommende Fehlbildung dar. Die Behandlung besteht in der Entfernung der überzähligen Fingerteile mit plastischen Korrekturen.

Weitere Fehlbildungen sind die ***Brachydaktylie*** und ***Symbrachydaktylie.*** Hier finden sich von einfachen Kürzungen bis zu dem Fehlen einzelner Skeletteile mit dem Extrem einer rudimentären Ausbildung von Fingern, Mittelhand und Handwurzel in einer große Variationsbreite.

Bei der ***Spalthand*** ist ein keilförmiger Defekt in der Weichteilanlage der Hand zu erkennen. Die Behandlung besteht in einer einfachen Spalthandverschmälerung mit Korrekturosteotomien, Entfernung sperrender Knochenrudimente oder auch einer Zeigefingertransposition.

Eine umfangreiche Fehlbildung stellt die ***Klumphand*** dar mit vollständiger oder teilweiser Aplasie des Radius und Anomalie der radialen Hand- und Unterarmstrukturen. Meist fehlt der Daumen oder er ist hypoplastisch. Eine frühzeitige Zentralisierung der Handwurzel auf die Ulna ist angezeigt. Möglichst bald sollte dann eine Polizisation, meist des Zeigefingers, angeschlossen werden.

Zu erwähnen wäre noch die ***Makrodaktylie*** mit einem Riesenwuchs des Skelettes und einer gleichzeitigen Vermehrung des Fett- und Nervengewebes. Die ***Kamptodaktylie*** bestehend aus einer Beugekontraktur der Fingermittelgelenke, meist des V. Fingers, die ***Klinodaktylie*** weist eine bogenförmig ausgebildete Epiphysenfuge am Daumengrundglied auf, die zu einer Dreiecksform führen kann (Deltaphalanx).

38.6.15 Sudeck-Dystrophie und sympathische Reflexdystrophie

Charakteristisch für dieses Krankheitsbild sind brennende, ziehende Schmerzen, die länger anhalten als bei der entsprechenden Verletzung zu erwarten wäre. Ödeme mit Bindegewebsvermehrung und Gelenkeinsteifung, Skelettatrophie, Muskelatrophie, Atrophien der Haut sind Begleitsymtome. Dieses von Sudeck 1900 beschriebene Krankheitsbild ist vor allem nach Frakturen, jedoch auch nach Weichteilverletzungen, postoperativen Infektionen an den Extremitäten, jedoch auch ohne erkennbare Ursache zu beobachten. Es handelt sich in jedem Fall um einen langwierigen Verlauf, der häufig zu bleibenden Funktionsverlusten führt. Einteilung und Behandlung des Krankheitsbildes s. S. 812.

38.7 Verletzungen des Beckens

Aufgrund des sehr stabilen und komplexen Bandapparates (Abb. 38.76) ist für eine Beckenverletzung sehr große Gewalt nötig. Diese Verletzungen entstehen vor allem bei Verkehrsunfällen, Stürzen aus großer Höhe und Verschüttungen.

Oft kommen diese Verletzungen im Rahmen von Polytraumen vor und können daher leicht übersehen werden, da sie äußerlich oft schwer erkennbar sind.

Morphologie und Einteilung. Wir unterscheiden folgende Typen:

- ***Abrißfrakturen***, z. B. der Spina iliaca anterior superior bzw. inferior des Tuber ischiadicums, Frakturen von Scham- oder Sitzbeinästen, Sakrumfrakturen. Alle Frakturen liegen außerhalb des Beckenringes und sind daher stabil. Sie treten als typische Sportverletzungen im Jugendalter auf, verursacht durch übermäßige Zugkräfte bei plötzlicher Muskelanspannung.

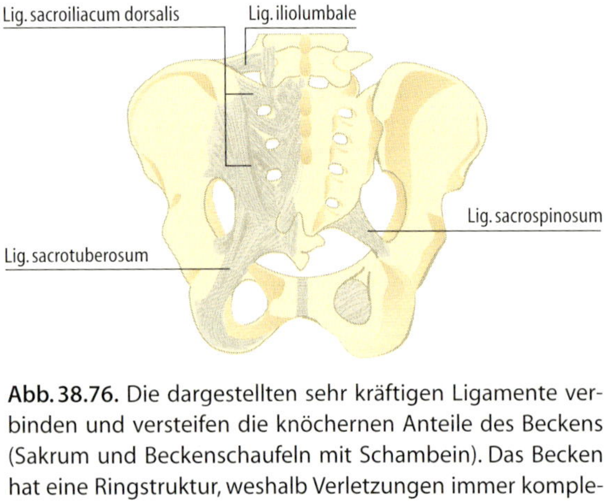

Abb. 38.76. Die dargestellten sehr kräftigen Ligamente verbinden und versteifen die knöchernen Anteile des Beckens (Sakrum und Beckenschaufeln mit Schambein). Das Becken hat eine Ringstruktur, weshalb Verletzungen immer komplexer sind als z. B. radiologisch sichtbar

- ***Einfache Beckenringfrakturen***: Diese können den ventralen oder dorsalen Anteil des Beckens betreffen. Bei der dorsalen Fraktur kann es neben der Fraktur des Darmbeines (Os ilium) oder des Kreuzbeines (Os sacrum) zu einer Sprengung oder Luxation der Iliosakralgelenke und zu einer Ruptur wichtiger Bänder (Lig. sacrospinale, sacrotuberale) kommen. Diese Frakturen sind stabil, da nur ein Ast (Sitz- oder Schambein) frakturiert ist.
- ***Komplexe Beckenringfrakturen***: Bei diesen instabilen Frakturen kommt es aufgrund von Gewalteinwirkung zu Frakturen oder Bandsprengungen an zwei Stellen. Bei Fraktur vom Sitz- und Schambein auf einer Seite spricht man von einem einfachen Vertikalbruch. Falls zusätzlich noch eine Fraktur des Darmbeines oder eine Sprengung des Iliosakralgelenkes auf der gleichen Seite vorliegt, handelt es sich um einen doppelten Vertikalbruch (Malgaigne[29]-Fraktur).
- Zu einer ***Symphysensprengung*** (Open-book-Verletzung) kommt es bei Deformation über die Elastizitätsgrenze hinaus. Sie kann isoliert (z. B. unter der Geburt) oder in Kombination mit anderen Frakturen vorkommen.
- ***Schmetterlingsfraktur***: beidseitiger Vertikalbruch durch Scham- und Sitzbeinäste.

Diagnose. Die Patienten klagen über Schmerzen im Beckenbereich, bei instabilen Frakturen kann der Patient nicht mehr stehen. Blut am Meatus spricht für eine Mitbeteiligung des Urogenitalsystems.

Vorsichtige Überprüfung des Beckenkompressionsschmerzes (Gegeneinanderdrücken der Darmbeinschaufeln mit den Händen). Beckenasymetrie spricht für Instabiltät (Abb. 38.77).

> **!** Bei jedem Polytrauma an eine Beckenfraktur denken und eine Röntgenübersichtsaufnahme des Beckens veranlassen!

Röntgenaufnahmen des Beckens (a. p. sowie „inlet"- und „outlet"-Aufnahmen) geben einen Überblick über das Ausmaß der Fraktur. Bei der Beurteilung der Symphysenruptur muß die physiologische Symphysenbreite beachtet werden (3. Lebensjahr: 10 mm; 50. Lebensjahr: 3 mm). Eine Breite von 15 mm spricht für eine Läsion des Bandapparates im vorderen Bereich, bei einem Klaffen um mehr als 2,5 cm muß es sich um eine Ruptur handeln.

In der Akutphase müssen der Blutverlust und die Beteiligung von Beckenorganen abgeklärt werden (RR, Puls, ZVD, rektale Untersuchung, suprapubischer Blasenkatheter sowie retrograde Urographie). Neurologische Ausfälle sind ebenfalls zu beobachten. In der Feindiagnostik hat dann das CT (in größeren Zentren

[29] Joseph-Francois Malgaigne, Chirurg, Paris, 1806–1865

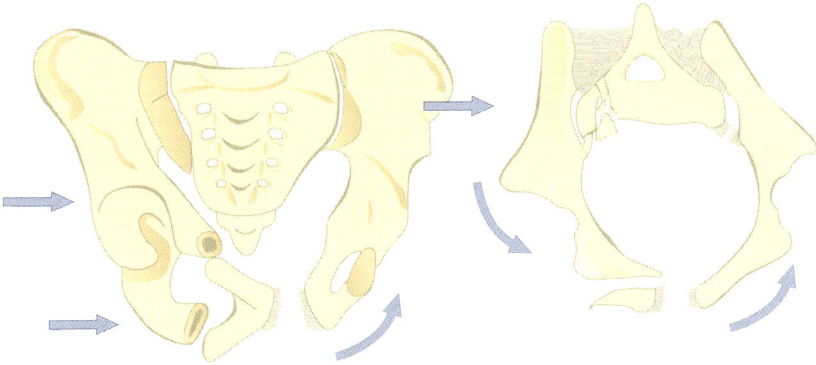

Abb. 38.77. Frakturmechanismus bei vorderer und hinterer Beckenringfraktur

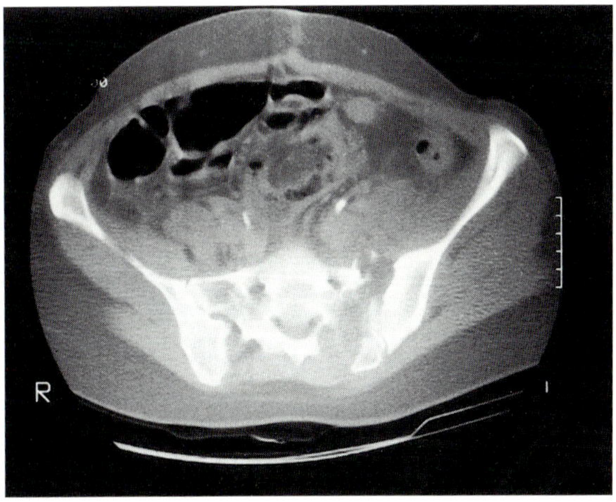

Abb. 38.78. CT des Beckens bei Sakrumfraktur /Ilio-Sakralfugen-Sprengung

evtl. 3-D-Aufnahmen) eine entscheidende Rolle (Abb. 38.78).

Therapie. Abrißfrakturen werden konservativ mit Bettruhe und Analgetika behandelt. Ruhigstellung für ca. ein bis zwei Wochen. Einfache Beckenringfrakturen können ebenfalls konservativ behandelt werden. Bei Schmerzfreiheit langsame Mobilisierung. Instabile Frakturen werden operativ behandelt (Plattenosteosynthese, Verschraubung, Fixateur externe, Abb. 38.79). Anschließend drei bis vier Wochen Bettruhe, dann allmählicher Belastungsaufbau.

Iliosakralgelenksprengungen müssen sofort reponiert werden und erfordern evtl. eine Extensionsbehandlung oder Osteosynthese.

Symphysensprengungen bedürfen erst bei starker Dislokation einer operativen Osteosynthese.

> **!** Bei Beckenfrakturen mit großen Blutverlusten steht die notfallmäßige Stabilisierung mit Fixatur externe oder C-Clamp im Vordergrund.

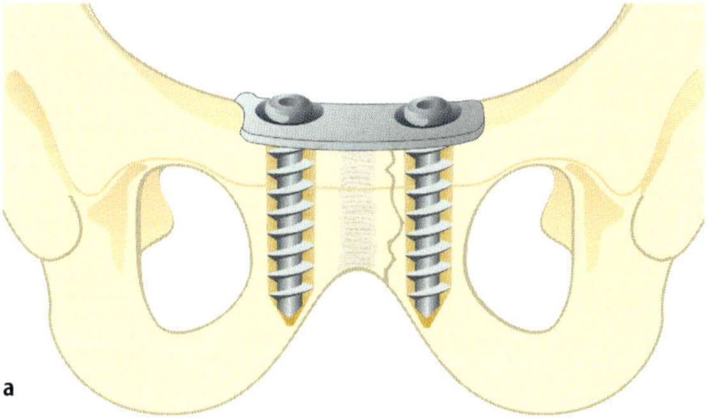

a

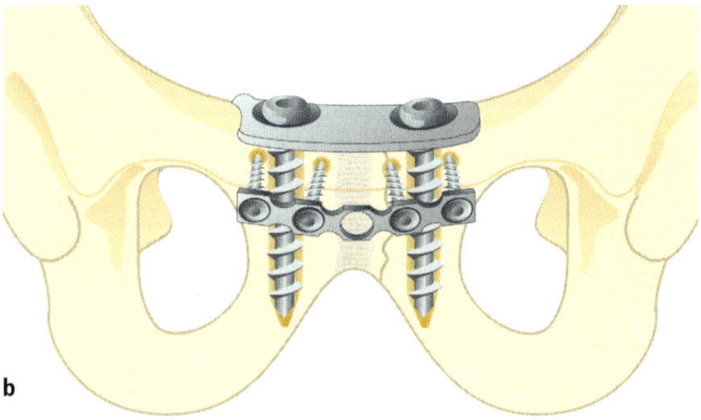

b

Abb. 38.79 a,b. Verplattung bei Symphysensprengung. a 2-Lochplatten bei reiner Symphysensprengung; b Doppelplatte wie sie bei dorsaler Instabilität im IS-Fugenbereich notwendig ist

Komplikationen. Massive retroperitoneale Blutung durch Gefäßzerreißungen, die in 80 % venösen Ursprungs sind, aus dem Plexus sacralis dorsal oder Plexus prostaticus ventral. Verletzungen von Blase und Harnröhre (relativ häufig) sowie Vagina und Mastdarm (selten). Nervenschädigungen (N. obturatorius) sind selten, dagegen können Symphysensprengungen Impotenz zur Folge haben.

Beim Beckentrauma ist immer auch an eine begleitende Zwerchfellruptur zu denken, zudem besteht eine erhebliche Thromboemboliegefahr (Prophylaxe!).

38.8 Verletzungen des Azetabulums und des Hüftgelenks

38.8.1 Azetabulum

Morphologie und Einteilung. Azetabulumfrakturen sind die klassischen Verletzungen bei Verkehrsunfällen (Dash-board-Trauma). Durch direkte Gewalt auf das gebeugte Knie wird diese Kraft auf den Hüftkopf übertragen, der nach hinten luxiert und so den dorsalen Pfannenrand abschert. Falls die Gewalt von der Seite einwirkt, kommt es zu einer Trümmerfraktur des Pfannengrundes (zentrale Hüftluxation). Weiterhin können der dorsale und ventrale Pfeiler einzeln oder in Kombination verletzt sein (Abb. 38.80). Stets wird der Bandapparat mitverletzt.

Diagnose. ***Beckenübersichtsaufnahme***, ***Alaaufnahme*** zur Beurteilung des ventralen Pfannenrandes, Ala und Crista iliaca, dorsaler Rand Os ilium. Das Becken wird für diese Aufnahme auf der gesunden Seite um 45° angehoben. ***Obturatoraufnahme*** zur Beurteilung des dorsalen Pfannenrandes, Foramen obturatum und Pfannendach. Das Becken wird hierbei auf der verletzten Seite um 45° angehoben.

Therapie. Stets ist eine Wiederherstellung der Gelenkkongruenz anzustreben. Nur bei perfekter Rekonstruktion des Hüftgelenks kann ein gutes Langzeitresultat erwartet werden. Dies geschiet meist durch Osteosynthese. Bei Inoperabilität Extensionsbehandlung (Abb. 38.81). ***Komplikationen***:
- Knorpelschaden mit posttraumatischer Arthrose
- Läsion des N. ischiadicus (Neuropraxie und Axonotmeisis); oft spontane Erholung

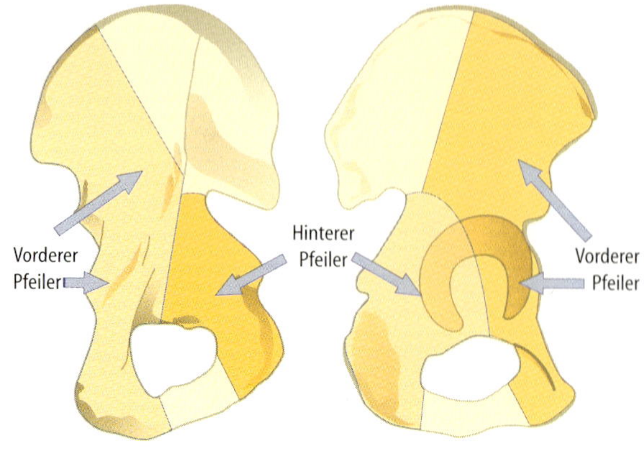

Abb. 38.80. Anatomie des Azetabulum und typische Frakturen

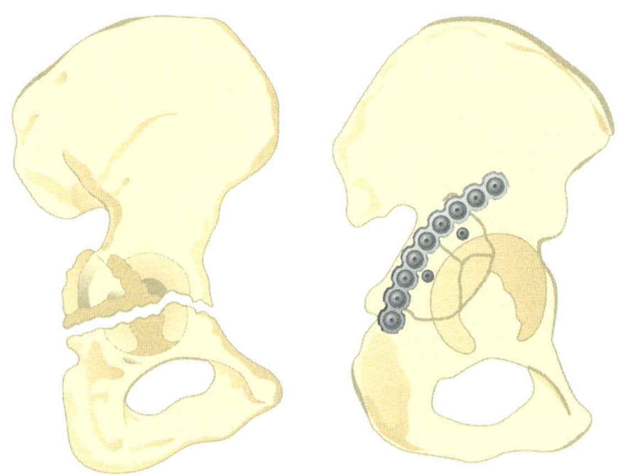

Abb. 38.81 a,b. Azetabulumquerfraktur mit Abbruch des dorsalen Pfannenrands: **a** vor und **b** nach Osteosynthese anatomischer Reposition

38.8.2 Hüftgelenk

Die halbkugelige Pfanne wird durch den knorpeligen Limbus articularis bis über den Äquator des Kopfes hinaus vergrößert. Kräftige Bänder verstärken die Kapsel gegen Hyperextension und halten auch den Kopf in der Pfanne (Lig. iliofemorale, Lig. ischiocapsulare). Dazu kommt ein kräftiger Muskelapparat mit einer tiefen Schicht kurzer Rotatoren und einer kräftigen Schicht ein- und zweigelenkiger Muskeln (Hüfte und Knie) vom Becken an das Femur und zur Tibia.

Verletzungen. Neben den Frakturen verschiedenen Typs gibt es:
- ***Axiale Kompressionskontusionen*** durch Sturz aus der Höhe auf das gestreckte Bein. Es findet sich keine radiologisch sichtbare Fraktur, aber eine Knorpelkontusion, die sich in eine Arthrose als Sekundärschaden weiterentwickeln kann. In einem solchen Fall ist sie direkt nach dem Trauma schmerzhaft, erholt sich langsam, um in einer anschließenden Sekundärphase mit Bewegungseinschränkung schmerzhaft zu bleiben.
- ***Hüftgelenkluxation***: Gewaltige Kräfte am langen „Femurhebel" mit gleichzeitiger Rotation können eine traumatische Hüftluxation bewirken. Man unterscheidet je nach Luxationsort:
  - Luxatio iliaca: nach hinten oben mit einwärts rotiertem Bein mit Abduktion und Verkürzung („position de la baigneuse surprise")
  - Luxatio ischiadica: nach hinten unten mit Einwärtsrotation und Adduktion mit Flexion
  - Luxatio obturatoria: nach vorn unten mit Außenrotation des Beins und Abduktion mit Flexion
  - Luxatio pubica: nach vorn mit Außenrotation des Beins und Verkürzung
  - Luxatio centralis: Kopf dringt zentral vor und stößt den Pfannenboden vor sich weg (mit Fraktur), Verkürzung

Nicht selten kommt es zu Luxationsfrakturen mit Ausbruch des hinteren Pfannenrandes oder zur Abspaltung von Kopffragmenten, die $^1/_3$-$^1/_2$ der Kugel ausmachen können (***Therapie***: meist offene Reposition mit Osteosynthese).

Nebenverletzungen: N. ischiadicus bei den hinteren Luxationen, N. femoralis bei den vorderen Luxationen, A. iliaca interna bei zentraler Luxation (sehr selten).

Spätkomplikationen. Femurkopfnekrose nach Läson der Gefäße für den Femurkopf, oder nach später Reposition (vgl. medialer Schenkelhalsbruch). Langsam sich entwickelnde sekundäre Arthrose nach Knorpelschädigung bei der Luxation.

Cave: Übersehen einer Luxation! Es gibt auch Femurschaftfrakturen mit traumatischer Luxatio coxae!

Therapie. Notfallmäßige Reposition wegen der Unterbrechung der Kopfzirkulation. Frakturierte Kalottensegmente legen sich evtl. spontan wieder ideal an!

Beim Repositionsmanöver (Narkose-Relaxation) für hintere Luxationen werden Knie und Hüfte rechtwinklig flektiert und in der Achse des Femur unter Rotationsbewegungen bis zum Einspringen des Kopfes gezogen.

Bei vorderen Luxationen bedarf es für die Reposition des Zuges unter Abduktion. Zuerst muß die Außenrotation noch verstärkt werden, dann genügt die Innenrotation bei genügendem Zug für die Reposition. Eventuell sind offene Repositionen notwendig.

Die reponierte Hüftluxation soll mindestens 3 Monate entlastet werden, bis, unter Röntgen- und Szintigrammkontrolle sowie heute MRI (frühestes Mittel die Vitalitätsstörung im Femurkopf sichtbar zu machen!), die Revitalisierung mit guter zirkulatorischer Versorgungslage gesichert ist.

38.9 Verletzungen des Femur

Schenkelhalsfraktur

Der Schenkelhalsneigungswinkel beträgt durchschnittlich 125°, zusätzlich besteht eine Abdrehung nach ventral („Antetorsion") von ca. 20°. Die Blutversorgung des Femurkopfes erfolgt größtenteils durch Arterien, die dorsal und kaudal am Rand und durch die Kapsel verlaufen und in das Periost sowie in die Synovialis einmünden (Abb. 38.82). Ein kleines Segment wird durch das Lig. capitis femoris vom Azetabulum her versorgt.

Die Schenkelhalsfraktur ist häufig und entsteht durch Abscherung und Biegung beim Fall auf die Hüfte oder durch Hebelarmwirkung des Beines. Sie ist im Alter und bei Frauen infolge Osteoporose häufiger.

Morphologie und Einteilung. Man unterscheidet ***intraartikuläre*** von ***extraartikulären*** Frakturen. Zu den

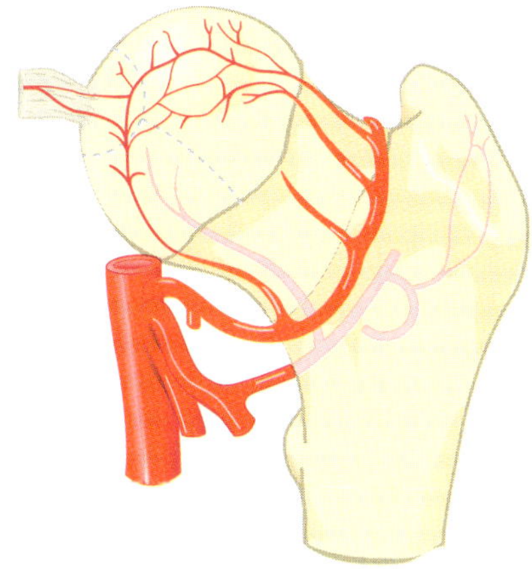

Abb. 38.82. Blutversorgung des Femurkopfes in der Ansicht von dorsal

intraartikulären Schenkelhalsfrakturen gehören die Frakturen direkt am Übergang Hüftkopf-Schenkelhals (subkapitale Schenkelhalsfraktur) und die häufige mediale Schenkelhalsfraktur (s. Abb. 38.83). Bei diesen besteht die Gefahr der Kopfnekrose durch abgerissene Kapselgefäße.

Die seltenere laterale Fraktur, knapp über dem Trochanter major liegt extraartikulär. Die Frakturlinien sind meist schräg, seltener vertikal.

Mediale Schenkelhalsfraktur. Hier unterscheidet man wiederum zwischen dem selteneren ***Abduktionsbruch*** und dem häufigeren ***Adduktionsbruch***. Der Abduktionsbruch (Abb. 38.83 oben) mit Einstauchungen des Schenkelhalses in den Hüftkopf (Valgusdeformität) bildet die stabile Fraktur mit relativ guter Heilungstendenz.

Bei der instabilen Adduktionsfraktur (Varusdeformität, Abb. 38.83 und 38.84) ist die Gelenkfläche steiler, und damit abrutschgefährdet, aufgrund der Abscherwirkung durch die Körperkraft. Bezogen auf den Frakturwinkel teilt ***Pauwels***[30] die mediale Schenkelhalsfraktur in drei Grade ein:

Typ I: Frakturwinkel < 30°; Valgus/Abduktionsbruch, günstige Prognose
Typ II: Frakturwinkel 30–70°; Abduktionsbruch
Typ III: Frakturwinkel > 70°; Adduktionsbruch, hohe Hüftkopfnekroserate und Pseudarthroserate

Bezogen auf die Hüftkopfnekrosewahrscheinlichkeit werden die Frakturen noch in die Klassifikationen nach ***Garden*** I-IV eingeteilt.

Diagnose. Bei stabilen Frakturen kann der Patient evtl. unter Schmerzen noch auftreten, charakteristisch ist der Stauchungsschmerz.

[30] Friedrich Pauwels, zeitgen. Chirurg, Aachen

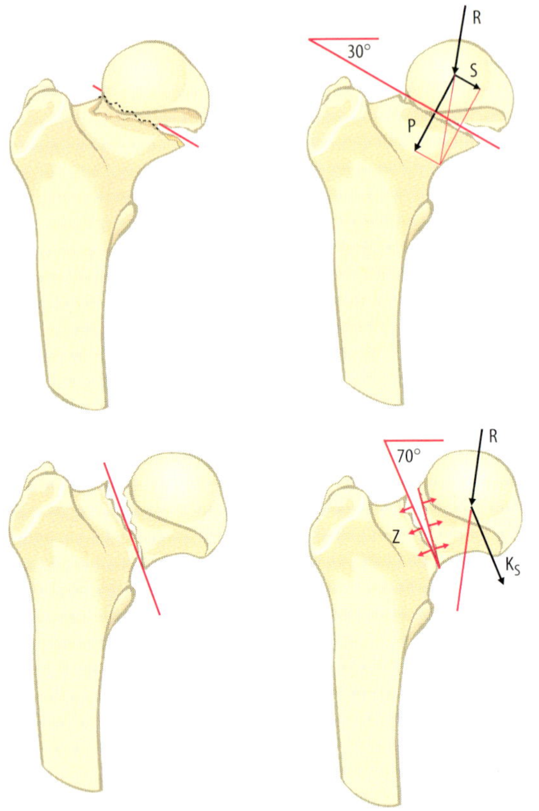

Abb. 38.83. Biomechanik der Schenkelhalsfraktur. ***Oben:*** einwirkende Kräfte beim Abduktionsbruch (I. Grad nach Pauwels). Das einwirkende Körpergewicht *R* zerfällt in eine senkrecht zur Bruchfläche einwirkende Druckkomponente *P* und eine kaum einwirkende Scherkomponente *S*. ***Unten:*** einwirkende Kräfte beim Adduktionsbruch (III. Grad nach Pauwels). Durch die fast vertikale Lage der Fraktur kommt es zu keinerlei Druckwirkung auf die Bruchfläche. Die Bruchfläche ist ausschließlich schädlichen Kräften ausgesetzt: der Scherkraft K_S und der Zugkraft *Z*, die durch ein Kippmoment hervorgerufen wird

Instabile und dislozierte Frakturen erkennt man schon an der Klinik. Das betroffene Bein ist verkürzt, adduziert und außenrotiert. Die Gelenkbeweglichkeit ist schmerzhaft eingeschränkt.

Am Röntgenbild (Beckenübersicht und evtl. im axialen Strahlengang) wird die Einteilung nach Pauwels vorgenommen und über die Therapie entschieden.

Therapie. Eine sofortige Therapie ist anzustreben. Bis zur OP, Anlage einer Extension zur Linderung der Frakturschmerzen.

Die lebensbedrohlichen Komplikationen der Bettlägerigkeit (Thromboembolie, Urosepsis, Pneumonie, Dekubitus) ergeben die Indikation für eine operative Therapie: Beim Kind und jüngeren Erwachsenen muß ***notfallmäßig*** durch offene Reposition und Osteosynthese (Schrauben) die Voraussetzung für die Revaskularisation des Kopffragmentes geschaffen werden (s.

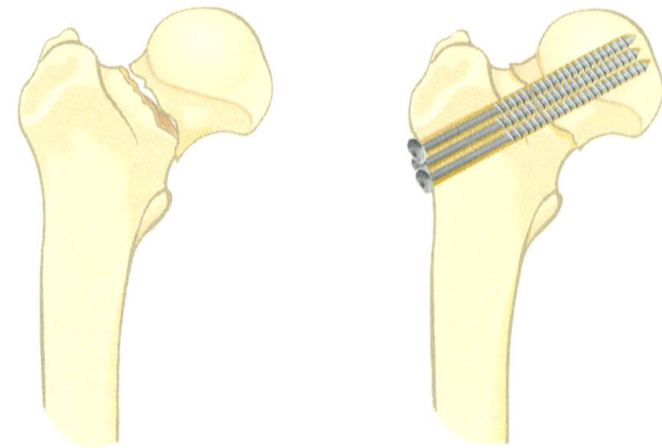

Abb. 38.84. Schenkelhals-Adduktionsbruch vor und nach Verschraubung mit 3 7,0mm-Spongiosaschrauben

Abb. 38.84). Vom 5. bis zum 6. Jahrzehnt erfolgt die Stabilisierung mit dynamischer Hüftschraube (DHS) oder Winkelplattenosteosynthese. Beim Patienten mit beschränkter Lebenserwartung (im allgemeinen über 70 Jahre) wird der prothetische Ersatz des nekrosegefährdeten Femurkopfes ausgeführt, vorwiegend mit Kopfprothese, evtl. mittels Totalprothese des Hüftgelenks. Das Ziel ist die rasche Wiederherstellung der Gehfähigkeit unter voller Belastung.

Bei Schenkelhalsabduktionsfrakturen kann die konservative Behandlung erfolgreich sein.

Begleitverletzungen. Beim Verkehrsunfall ist die Kombination einer Schenkelhalsfraktur mit anderen Verletzungen, z. B. Femurschaftbruch, nicht selten und kann leicht übersehen werden.

Komplikationen. Nekrose des Kopffragmentes (im Röntgenbild nach Monaten beginnende Entrundung). Bei vitalem Kopffragment können – selten – Pseudarthrosen auftreten.

Pertrochantäre Frakturen

Diese sind ebenfalls häufig. Sie unterscheiden sich von den Schenkelhalsbrüchen darin, daß sie extraartikulär liegen und deshalb weit weniger durchblutungsgefährdet (Kopfnekrose) sind als erstere. Nach heftigem Trauma können sie aber auch beim Jugendlichen, u. a. in der Form der subtrochantären Fraktur auftreten. Pathologische Frakturen (Tumormetastasen) sind oft in dieser Gegend lokalisiert.

Morphologie und Einteilung. Schrägfraktur („stabil"); instabil sind Mehrfragmentbrüche mit Beteiligung des Trochanter minor sowie intertrochantäre Frakturen (Bruchlinienverlauf von proximal medial nach distal lateral, Abb. 38.85 a, b) sowie die sog. subtrochantären Frakturen unterhalb des Trochanter minor am Übergang von Metaphyse zum Femurschaft.

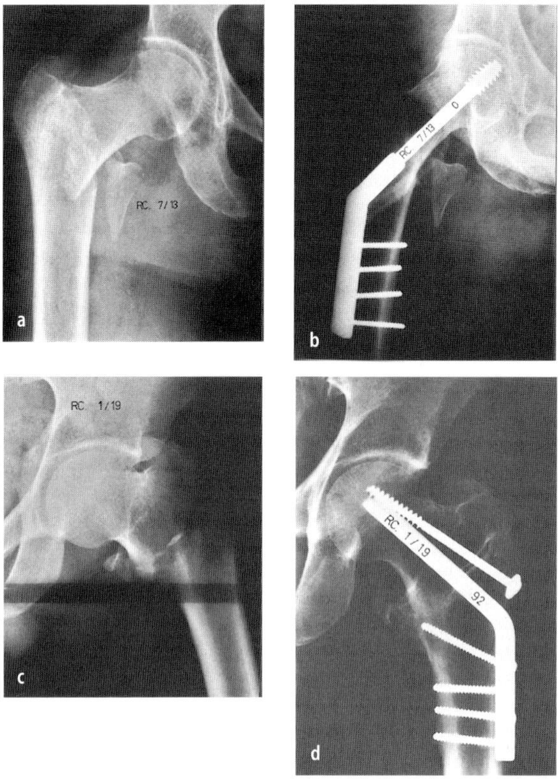

Abb. 38.85a-d. Pertrochantäre Femurfraktur. **a** Mit Abriß des Trochanter minor, **b** mit dynamischer Hüftschraube. **c** Pertrochantäre Femurfraktur, **d** mit 95°-Winkelplatte

Diagnose. Außenrotation und Verkürzung des Beines sind ähnlich wie bei der Schenkelhalsfraktur, während der Blutverlust erheblicher ist. Röntgenaufnahme wie bei der Schenkelhalsfraktur.

Therapie. Die Indikation zur Osteosynthese ist praktisch immer gegeben, da nur diese die Frühmobilisation erlaubt. Zur Stabilisierung steht die dynamische Hüftschraube (DHS), die Winkelplattenosteosynthese, der proximale Femurnagel (PFN) bzw. Gammanagel, seltener die Kondylenschraube (DCS), im Vordergrund (s. Abb. 38.85). Bei pathologischen Frakturen Verbundosteosynthese (Kombination von Knochenzement und Metallimplantat). Bei subtrochantären Frakturen kommt auch die eine oder andere Form eines Verriegelungsmarknagels in Frage. Beim alten Patienten muß durch die Montage weitgehende Belastungsstabilität erreicht werden (Abb. 38.86).

Nachbehandlung. *Postoperative Lagerung* in Schaumgummischiene, evtl. leicht abduziert. ***Bewegungstherapie***: ab sofort unterstützte Flexions- und Extensionsübungen in Hüft- und Kniegelenk, Quadrizepstraining. Aufstehen ab 3./4. Tag. ***Belastung***: Abrollen ab sofort, je nach Frakturtyp und Stabilität der Osteosynthese rasche Steigerung der Teilbelastung nach 3–4 Wochen. Bei fehlender medialer Abstützung längere Entlastung. ***Röntgenkontrollen*** nach 4, 8, und 16 Wochen postoperativ.

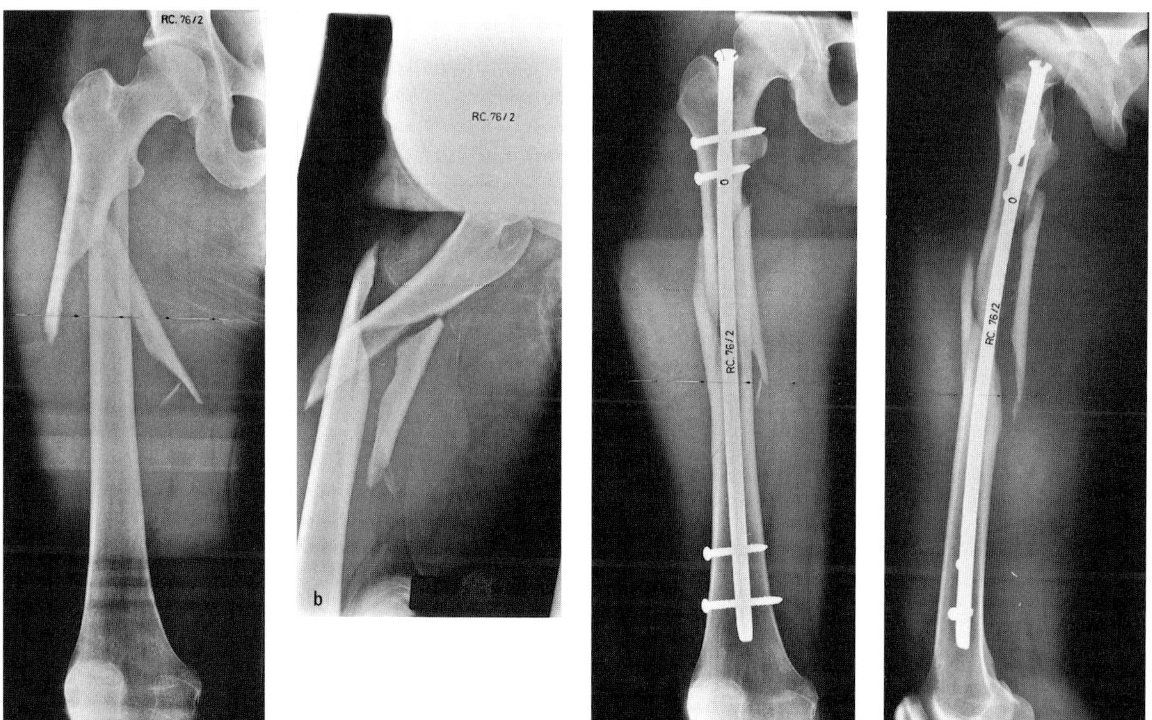

Abb. 38.86a-d. Femurschaftsbruch im proximalen Drittel **a** im a. p.-Strahlengang und **b** im seitlichen Röntgenbild. **c** Versorgung durch einen ungebohrten Femur-Marknagel, **d** seitlicher Strahlengang

Femurschaftfrakturen

Femurschaftbrüche entstehen vorwiegend durch massive Gewalteinwirkung in Kombination von Biegung, Drehung und Stauchung. Die meist erhebliche Dislokation führt zu starken Schmerzen, und es besteht praktisch immer ein beträchtlicher Blutverlust (Schockgefahr).

Morphologie und Einteilung. Es finden sich alle typischen Formen der Verletzung der langen Röhrenknochen. Die Dislokationen sind infolge Muskelzugs meist beträchtlich und variieren je nach Lokalisation (Muskelansatzstellen).

Begleitverletzungen: Bei jungen Patienten und heftiger Gewalteinwirkung bestehen oft Mehrfachverletzungen anderer Lokalisation (Beckenfrakturen, Gefäßverletzungen, Kettenfrakturen) sowie Beteiligung der Körperhöhlen (Polytrauma!).

Therapie. Mit Ausnahme des kleineren Kindes bis ca. 10 Jahre (Extensionsbehandlung auf dem Weberbock) stellt die Femurschaftfraktur eine Operationsindikation dar. Im Vordergrund steht heute die Marknagelung (geschlossene Verriegelungsnagelung, s. Abb. 38.14), seltener die Plattenosteosynthese (s. Abb. 38.15). Beide gestatten die frühfunktionelle Nachbehandlung mit Teilbelastung. Bei Frakturen des proximalen und distalen Femurdrittels werden Winkelplatten oder Kondylenschraube (DCS) bevorzugt. Die Hauptschwierigkeit der Marknagelosteosynthese liegt in der Vermeidung einer Rotationsfehlstellung. Beim schweren Polytrauma (ISS > 25) sollte wegen der marknagelbedingten peroperativen Emboliegefahr auf diese Fixationsart bei der Primärversorgung verzichtet werden. Die unbedingt erforderliche Stabilisierung des Femur kann dabei mittels Platte oder Fixateur externe erfolgen und später auf eine Nagelung umgestellt werden.

Nachbehandlung bei Marknagelosteosynthese. Postoperative Lagerung auf Rechtwinkelschiene (90°/90°-Flexion in Hüft- und Kniegelenk) oder Bewegungsschiene CPM während 4–5 Tagen. ***Bewegungstherapie***: ab sofort Quadrizepstraining, Streckübungen im Knie. ***Aufstehen*** ab 4.–5. Tag mit Teilbelastung von 10–15 kg, je nach Weichteil- und Begleitverletzung. Belastungssteigerung nach 3–4 Wochen in Abhängigkeit vom Frakturtyp und der Stabilität der Montage. ***Röntgenkontrollen*** nach 6, 12, 20 Wochen. ***Metallentfernung***: 18–24 Monate.

Nachbehandlung bei Plattenosteosynthese. Bei Femurschaft- und subtrochantären Frakturen: postoperative Lagerung, ***Bewegungstherapie*** und ***Aufstehen*** wie bei Marknagelosteosynthese. Belastung: Abrollen (10–15 kg), ab Aufstehen weitere Steigerung in Abhängigkeit von Frakturform und Osteosynthese.

Die Hauptursachen für Heilungsverzögerungen oder Implantatversagen nach Plattenosteosynthese am Femur sind einerseits eine fehlende knöcherne Abstützung auf der medialen Seite des Knochens, andererseits der ungenügende Durchbau unter der Platte auf der lateralen Knochenseite. Heilungsverzögerungen bzw. Implantatversagen haben biologische und mechanische Ursachen, die u. U. mit einer Überbrückungsplatte, bzw. einer Wellenplatte mit oder ohne primärer Spongiosaanlagerung verhindert werden können.

Röntgenkontrollen nach 6, 12, 18 und 24 Wochen. ***Metallentfernung*** nach 24 Monaten.

Komplikationen. Hier sind Blutverlust, Schock, Fettembolie, Gefäß- und Nervenverletzung, Fehlstellungen und Gelenkversteifung zu nennen.

! Bei Oberschenkelfrakturen können Blutverluste von 1–2 Litern auftreten.

Distales Femursegment

Supra- und intrakondyläre Femurfrakturen sind nicht häufig, bedeuten aber praktisch immer schwerwiegende Verletzungen. Sie entstehen vorwiegend bei Verkehrs- bzw. Sportunfällen. Infolge dünnen Weichteilmantels und massiver Gewalteinwirkung sind offene Frakturen häufig.

Morphologie und Einteilung. Extraartikuläre suprakondyläre (Typ A) sowie intraartikuläre mono- (Typ B) oder bikondyläre (Typ C) Frakturen. Die typische Fehlstellung ist die Flexion des distalen Fragmentes infolge Zugwirkung des M. gastrocnemius.

Therapie. Im Interesse der frühfunktionellen Nachbehandlung des benachbarten Kniegelenks Indikation für stabile Osteosynthese mit Winkelplatte oder Kondylenschraube (Abb. 38.87). Gleichzeitige Versorgung von Gefäß- und Nervenverletzungen, Kniebandrissen bzw. Abrißfrakturen. Die Operation ist technisch schwierig.

Postoperativ ist die laufende Überwachung der peripheren Zirkulation und Innervation obligat.

Nachbehandlung. Lagerung in 90°-Beugung des Kniegelenks, da ansonsten die Streckmuskulatur des Oberschenkels mit der Knochenwunde verklebt und es zu Bewegungseinschränkung kommen kann. Frühe aktive Bewegungstherapie oder motorisierte Bewegungsschiene.

Komplikationen. Verletzungen der A. poplitea (Zerreißung, Intimaschaden mit verzögerter Ischämie), Läsionen des N. peronaeus (vorwiegend Neurapraxie).

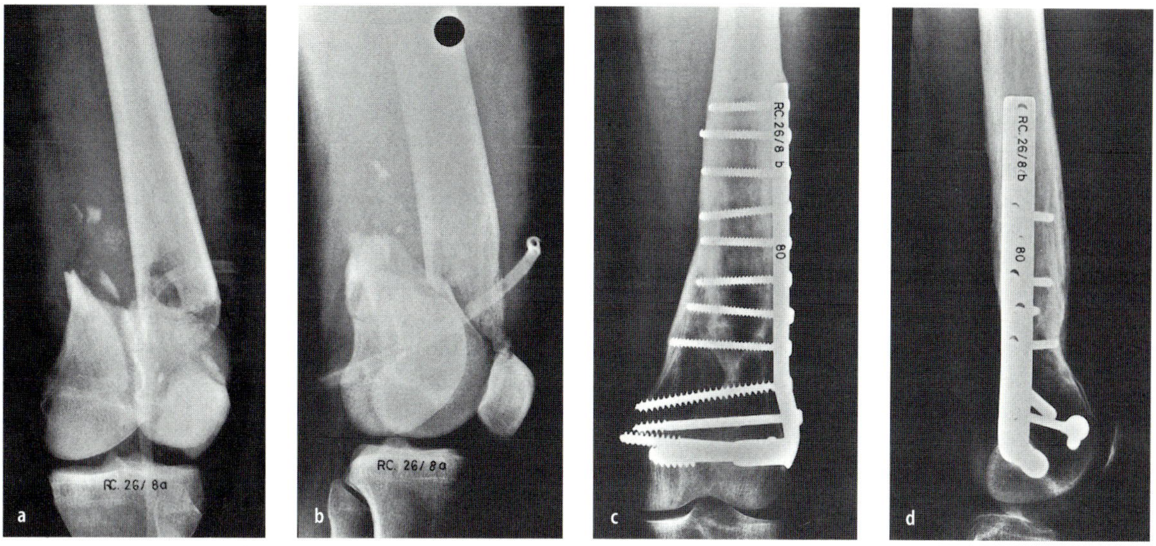

Abb. 38.87. a, b Distale intraartikuläre Femurkondylenfraktur, **c, d** mit Kondylenschraube (DCS) versorgt

Gleichzeitig können Zerreißungen des Kapselbandapparates am Kniegelenk bestehen (seitliche Gelenkführung, Kreuzbänder, Meniskusläsionen), die erst bei stabilisiertem Skelett sicher diagnostizierbar sind. Kombination mit einer Patellafraktur ist möglich (posttraumatische Arthrose).

38.10 Verletzungen der Patella

Kniescheibenbrüche entstehen meistens durch die direkte Gewalteinwirkung: Sturz oder Schlag auf gebeugtes Knie bei gespanntem Streckapparat (z. B. Treppensturz). Kontusionen der Haut sind häufig, offene Frakturen eher selten.

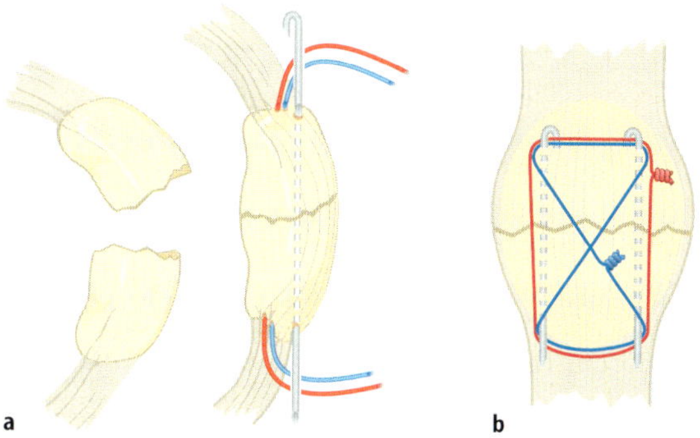

a b

Abb. 38.88. a Patellaquerfraktur; **b** typische Zuggurtungsosteosynthese mit Kirschner-Draht und doppelter Drahtschlinge

Morphologie und Einteilung. Meist bestehen Querfrakturen mit beidseitigem Einriß der Kapselbandstrukturen, gelegentlich Längsfrakturen. Distale Polfrakturen und Trümmerfrakturen sind seltener. Bei Sturzabwehr Abriß bzw. Abrißfraktur der Quadrizepssehne oder des Lig. patellae möglich (Abb. 38.88 a).

Diagnose. Palpation der Fraktur, besonders bei Dislokation leicht möglich. Aktive Streckung ist wegen intaktem Reservestreckapparat oft noch möglich; Hämarthrose.

Die Patella ist im a.-p.-Röntgenbild infolge Überlagerung der Femurkondylen nicht immer deutlich abgebildet. Im Seitenbild sind Längsfrakturen und schräge Bruchlinien nicht gut erkennbar. Im Zweifel sind deshalb zusätzliche axiale Röntgenbilder in mittlerer Knieflexion empfehlenswert. ***Differentialdiagnose***: Angeborene Patella „bipartita" (glatte Ränder und Sklerosesaum, nicht immer beidseitig), traumatisierte Patella „bipartita".

Therapie. Wegen Unterbrechung des Streckapparates ist eine bewegungsstabile Osteosynthese notwendig. Sie wird nach dem Zuggurtungsprinzip ausgeführt (ventral geführte Drahtcerclagen, evtl. kombiniert mit Kirschner-Draht (Abb. 38.88 b). Die Zuggurtungs-Osteosynthese wird heute auch bei komplexen Frakturen der primären Patellektomie vorgezogen. Die frühfunktionelle Nachbehandlung (Quadrizepsmuskulatur, Kniebeweglichkeit) ist wichtig. Bei Knorpelschaden oder Inkongruenz ist mit einer späteren femoropatellaren Arthrose zu rechnen.

Patellalängsfrakturen bedürfen keiner operativen Therapie.

Komplikationen. Sehnenrupturen, Gelenksteife, posttraumatische Arthrose, Infektion bei offener Fraktur.

38.11 Verletzungen des Kniegelenks

Funktionelle und pathologische Anatomie (s. auch S. 813)

Knöcherner Gelenkteil. Patella, Femur und Tibia bilden zusammen den knöchernen Teil dieses Gelenks. Die Tibia artikuliert nur mit dem Femur, und zwar mit dessen Rollen vom Sulcus terminalis der Trochlea an bis zum hinteren Rollenende. Die Patella artikuliert mit der Trochlea des Femur, und mit den ventralen Anteilen der Kondylenrollen. Sie liegt in keiner Stellung mit ihrer ganzen Knorpelfläche dem Femur an. In Streckstellung ist es das distale Drittel ihrer Gelenkfläche, das der kranialsten Begrenzung der Trochlea aufliegt. Bei ca. 45° Flexion ist es das mittlere Drittel der Patella und bei 90° Flexion das kraniale Drittel, das nun dem kondylennahen Teil der Trochlea aufliegt. Schreitet die Flexion über 90° fort, dann liegt die Patella vor der Fossa intercondylaris und liegt damit nur noch mit ihren beiden Seitenfacetten der Femurrolle medial und lateral auf, während der mediane Anteil der Patella druckfrei bleibt.

Mediale und laterale Kondylenrolle sind ungleich lang. Wenn die kürzere laterale Rolle mit ihrem Ende, dem Sulcus terminalis, an der Tibia mit dem Meniskusvorderhorn angeschlagen hat, rollt und gleitet v. a. die mediale Rolle noch um ein gutes Stück auf der Tibia nach medial hinten hinein, was dann die automatische Schlußrotation von etwa 15° ergibt. Bei festgestelltem Femur dreht sich die Tibia nach außen. Umgekehrt gibt es bei den ersten 20° Flexion zuerst eine automatische Innenrotation der Tibia, bis dann das von den Kreuzbändern gesteuerte Roll-Gleit-Prinzip der Bewegung zwischen Kondylenrolle und Tibia stattfindet. Dabei verlagert sich der Auflagepunkt der Femurkondylenrolle auf der Tibia nach hinten, bis am Ende der Flexion die Femurkondylenrolle praktisch auf den Meniskushinterhörnern aufliegen.

Bänder und Sehnen. Die beiden ***Kreuzbänder*** gewährleisten das kinematische „Getriebeprinzip", das die Roll-Gleit-Bewegung steuert. Zusammen mit dem Eminentia-intercondylaris-Block bilden sie den „pivot central", den zentralen Drehzapfen, der für die Rotationsbewegungen des Kniegelenks sehr wichtig ist.

Die Kreuzbänder und die ***Kollateralbänder*** spielen bei der passiven Kontrolle der Rotationsstabilität antagonistische Rollen. Bei der Innenrotation winden sich die Kreuzbänder aneinander auf und limitieren erstens die Innenrotation, und zweitens erhöhen sie den femorotibialen Gelenkdruck und verhindern damit auch eine Seiteninstabilität, da sie Femur und Tibia aus dem Zentrum heraus wie eine Quengelschraube aneinanderziehen. In umgekehrter Richtung entwinden sie sich bei der Außenrotation. Bei dieser Rotationsbewegung werden aber die Kollateralbänder maximal gespannt. Ihre überkreuzte Lage mit einem Verlauf von femoral dorsal proximal nach distal tibial ventral für das mediale Seitenband und von femoral proximal ventral nach fibular distal dorsal für das äußere Seitenband verhindert eine größere Außenrotation ohne Ruptur der Bänder. Jede traumatische Verlängerung dieser Bänder führt zu einer vermehrten Rotationsmöglichkeit im Kniegelenk, also einer sog. Rotationsinstabilität. Sobald passiv ein Überdrehen des Kniegelenks nach innen oder nach außen möglich ist, stellen sich bei einer maximalen Beanspruchung unweigerlich Sekundärkomplikationen ein.

Die beiden genannten Kollateralbänder liegen außerhalb der Kapsel und sind mit dieser auf Gelenkspalt- und Tibiahöhe überhaupt nicht verwachsen. Es finden sich dort im Gegenteil Gleitschichten. Diese freie Beweglichkeit der Kollateralbänder ist nötig, denn auf der medialen Seite z. B. wird während einer Flexion wegen der Rückverlagerung des Femurauflagepunktes vom medialen Kollateralband 1,5 cm Gleitweg an der Tibia unterhalb des Gelenkspalts zurückgelegt.

Neben diesen Kollateralbändern gibt es im System der Gelenkkapsel noch weitere ***integrierte Bänder***. Ringsum ist der Meniskus durch das sog. Lig. coronarium verbunden (meniskotibiales Ligament). Nach kranial ist der Meniskus über die sog. femoromeniskealen Kapsel-Band-Strukturen mit dem Femur verbunden. Diesen Schichten peripher am Meniskus direkt aufliegend gibt es kurze direkte Faserverbindungen vom Femur zur Tibia. Je kürzer die Fasern vom Femur zur Tibia sind, desto größer ist ihre passive Rotationsstabilisierfähigkeit.

Der wichtigste dieser femoromeniskotibialen Faserzüge ist das sog. Lig. collaterale mediale posterius (Meyer 1856). In der neueren Literatur wird dieses neuentdeckte Ligament oft als „posterior oblique ligament" (Hughston) bezeichnet. Nirgends ist der mediale Meniskus so fest mit dem medialen Kapselbandsystem verbunden (am Übergang seines mittleren Drittels zum Hauptteil des Hinterhorns) wie gerade mit diesem hinteren Innenband. Dieses hintere Innenband liegt praktisch parallel zum hinteren Kreuzband verlaufend am Femur von proximal ventral unter dem langen Kollateralband nach tibial dorsal bis zur Ecke gerade oberhalb des Semimembranosusansatzes.

Auf der lateralen Seite gibt es als entsprechendes Gegenstück parallel zum hinteren Kreuzband verlaufend die ***Popliteussehne***, die unter dem femorofibularen Seitenband durchzieht, mehr oder weniger in die Kapsel integriert ist und durch einen Schlitz am lateralen Meniskus vorbeizieht (der laterale Meniskus braucht wegen der größeren Rotationsfreiheit des lateralen Plateaus Spielraum). Andere Teile der Sehne des M. popliteus strahlen von distal her kommend noch unterhalb des Kniegelenkspalts in den lateralen Meniskushinterhornanteil und in den ganzen posterolateralen Kapselkomplex des sog. Lig. arcuatum ein.

Wenn wir auf der Außenseite das als tiefste Portion des Tractus iliotibialis getarnte Band von der Femurkondylenrolle zur vorderen Tibia (parallel zum medialen Seitenband) und auf der medialen Seite des M. semimembranosus als aktiven Zügler des hinteren Kapselecks dazunehmen, finden wir sowohl auf der Außen- wie auf der Innenseite ganz ähnliche mechanische Verhältnisse. Die Summe all dieser Bänder garantiert die passive und aktiv-passive Stabilität (Semimembranosuseck und Popliteuseck). Kein Band hält für sich allein das Knie nur nach vorn oder nach hinten oder zur Seite. Für alle Funktionen gibt es mehrere Synergisten.

Aktive Rotationsstabilisatoren. Auf der medialen Seite sind es neben dem M. semimembranosus die 3 Muskeln des Pes anserinus (M. sartorius, M. gracilis und M. semitendinosus), die bei flektiertem Knie kräftig innenrotieren und damit die Ligamente vor einer Überbeanspruchung mit Läsion in Außenrotation schützen. Auf der Außenseite ist es der M. biceps femoris, der ein kräftiger Außenrotator ist und so gegen eine Überdrehung nach innen halten kann. In Streckstellung liegen sowohl die Pes-anserinus-Sehnen wie auch die Bizepssehne parallel zu ihren Kollateralbändern und helfen so aktiv, den Ligamenten die Seitenstabilität zu garantieren. Dies erklärt, warum die Ligamente selber trotz relativ geringer Reißfestigkeit (zwischen 35 und 40 kp für vorderes Kreuband und Seitenband) nicht häufiger einreißen.

Streckapparat. Dieser liegt vor den oben beschriebenen Bändern und Sehnen auf der ventralen Seite: Er setzt sich zusammen aus dem M. quadriceps (M. vastus medialis, M. rectus, M. vastus intermedius und M. vastus lateralis). Die gemeinsame ca. 1–3 cm lange Sehne läuft auf die Patella zu und überträgt die Hauptkraft via Patella und Lig. patellae auf die Tibia. Vom M. vastus medialis und vastus lateralis gehen sowohl medial wie lateral direkte Faserzüge als sog. Retinacula longitudinale mediale und laterale patellae seitlich mit der Patella verbunden an die Tibia.

Zusätzlich bestehen auf beiden Seiten quere Patellaverbindungen zum Femur als sog. Retinacula patellae transversale mediale und laterale.

38.11.1 Untersuchung des Kniegelenks

Phylogenetisch gibt es das Kniegelenk seit 340 Mio. Jahren. Schon die frühesten landgängigen Vierfüßer hatte ein solches bikondyläres Gelenk mit Kreuzbändern. Amphibien, Reptilien, Vögel und die Säuger haben es bis heute beibehalten, während andere unserer Gelenke sich während dieser Zeitspanne in Form und Funktion stark geändert haben. Außer Elefanten und Bären, die auch Sohlengänger sind, benutzen alle Arten das Knie in Flexion. Auch der Mensch als Sohlengänger mit seinem aufrechten Gang belastet das Knie in Streckstellung mit verriegelter Rotation.

Das Kleinkind geht bekanntermaßen noch mit Flexion in Knie und Hüften, und auch ältere sowie kranke Menschen mit neurologisch bedingten Störungen im Bewegungsmuster fallen oft wieder in dieses Bewegungsverhalten zurück.

Biomechanik. Zwischen den längsten Hebelarmen unserer Körper, dem Femur und der Tibia, befindet sich das Knie in großer Exposition für Verletzungen.

Femur und Tibia stehen in der Frontalebene nicht senkrecht aufeinander, sondern in einem Winkel von 172–173°. Dies ist der Ausgleich für die Abwinkelung im Schenkelhals. So bleibt die Mikulicz-Belastungsachse im Zentrum des Hüftkopfes, des Kniegelenkes und des oberen Sprunggelenks. Dieser Winkel ist in Bewegung nicht konstant, sondern ändert sich je nach Rotationslage und Flexionswinkel im Knie. Hinzu kommt, daß Menschen mit großer körperlicher Leistungsbeanspruchung zur Varusgrundform und untrainierte Kinder im Vorschulalter sowie wenig-sportliche Frauen zum Valgustyp neigen. Letztere erkennt man am Laufstil mit dem „X-Bein-Schlenkern" im Gegensatz zu dem im Lauf mit Kraft geführten O-Bein z. B. des Sportlers.

Inspektion

Morphotyp: Genu varum oder valgum, Genu recurvatum oder antecurvatum (nach Trauma)? Der Seitenvergleich im Stehen, Gehen oder Liegen hilft Befunde aufdecken. Messen kann man beim Genu varum den Kondylenabstand und beim Genu valgum den Malleolenabstand in Zentimetern. Am rechtwinklig flektierten Kniegelenk soll die Patella mit ihrem oberen Pol den Femurschaft nicht überragen.

Die Patella kann als „alta" (zu hoch), „infera" (zu tief) oder „subluxans" (zu lateralisiert) vorliegen. Die Patella infera wird oft spanisch als „Patella baja" bezeichnet.

Die Hauptzugrichtung des M. quadriceps verläuft in der Frontalebene mit einer Abwinklung über die Patella zur Tuberositas tibiae. Die Spitze dieses sog. Q-Winkels (Quadrizepswinkel) liegt im Zentrum der Patella. Der Winkel ist normalerweise mit ca. 160–170° nach lateral offen. Am flektierten Kniegelenk verändert er sich mit Außen- oder Innenrotation im Knie: Er wird bei Außenrotation kleiner und bei Innenrotation größer. Der Patellagleitweg ist während der Flexions- und Extensionbewegung auf sichtbare Subluxationsschnappphänomene genau zu beobachten (s. auch Patellaluxation, S. 871).

Verschiedene Arten von Schwellung. Bei ***akutem Erguß*** wird das Knie meist in leichter Beugestellung gehalten (Kapsel weniger gespannt). Die Patella ist gut zu erkennen. Die Schwellung umfaßt die Patella von kranial wie ein hufeisenförmiges Kissen.

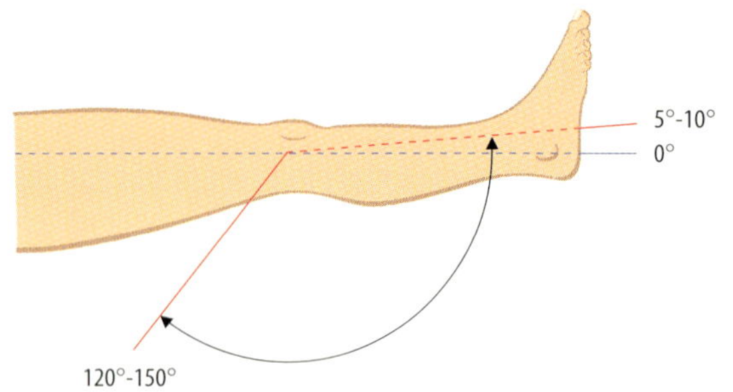

Abb. 38.89. Beweglichkeitsprüfung des Kniegelenks: Flexion/Extension

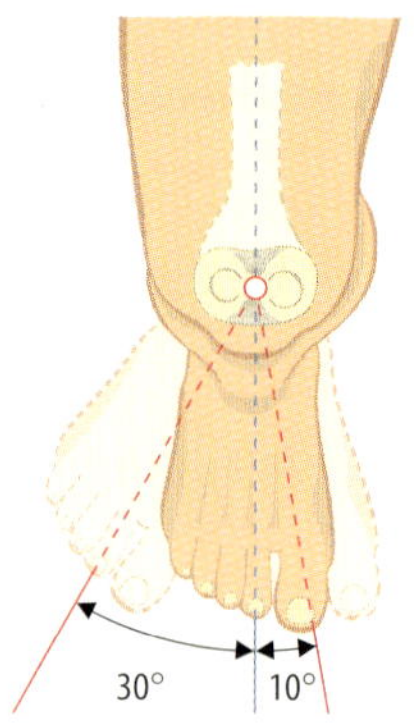

Abb. 38.90. Schema der Rotation im Kniegelenk bei 90°-Flexion. Innenrotation 10°, Außenrotation 30°

Bei ***chronischer Affektion*** mit Erguß ist die ganze Kniegelenksregion spindelförmig aufgetrieben. Peripatelläres und periartikuläres Gewebe ist nun ebenfalls durch Einlagerung von Ödem angeschwollen.

Bei ***lokalisiertem Prozeß***, wie z. B. nach örtlicher Kontusion oder bei isolierter Seitenbandverletzung an der Außen- oder Innenseite, kann es zu lokal gut abgrenzbaren, druckschmerzhaften Schwellungen kommen. Wenig schmerzhafte lokalisierte Schwellungen sind meist einem Tumor zuzuordnen.

Die weitaus häufigste Form tumoröser Schwellungen am Knie ist das sog. ***Meniskusganglion***. Diese benigne Zyste, gefüllt mit degenerativ kolliquierter Knorpelsubstanz des Meniskus, sitzt lateral knapp ober- oder unterhalb des Gelenkspaltniveaus, selten medial. Nach intensiver Beanspruchung des Knies sind Meniskusganglien so prall und hart wie „Überbeine". Verwechslungen mit echten Exostosen sind häufig. Exostosen selbst sind im knienahen metaphysären Abschnitt von Femur und/oder Tibia im Bereich der ehemaligen Epiphysenfugen typisch.

Appositionelle Abriebosteophyten an den Knorpel-Knochen-Grenzen der Gelenkenden sind bei Arthrose meist nahe am Gelenkspalt besonders gut zu palpieren.

Gelenkfunktion. Die Extension/Flexion um eine quere Achse beträgt normal aktiv von 5–0–135° (Abb. 38.89).

Bei jungen und beweglichen Individuen kann die Flexion passiv bis zu einem Fersen-Tuber- (Ossis ischii) Abstand von 0 cm leicht ausgedehnt werden.

Mit der Flexion/Extension ist immer eine Rotationsbewegung verbunden. Sie kann am rechtwinklig gebeugten Knie auch isoliert ausgeführt und gemessen werden. Sie beträgt für die Innenrotation ca. 10° und für die Außenrotation ca. 30° (Abb. 38.90). Es ist nicht einfach, diese Grade genau zu messen, die individuellen Unterschiede sind groß.

Palpation

Die Temperatur soll lokal und im ganzen Kniegelenk erfaßt werden. Unterschiedliche Gewebehärten und Prominenzen sind zu erfassen. Eine ***Muskelatrophie*** im Bereich des M. quadriceps kann anhand der Verminderung der Umfangmaße gegenüber der gesunden Seite registriert werden. Dazu kommt die palpatorische Erfassung der Muskelhärte bei Kontraktion. Bei wenig differenten Umfangmaßen sind der M. quadriceps und v. a. der Anteil des ***M. vastus medialis*** bei Kontraktion viel weniger hart und satt gespannt als auf der gesunden, kraftvollen Gegenseite.

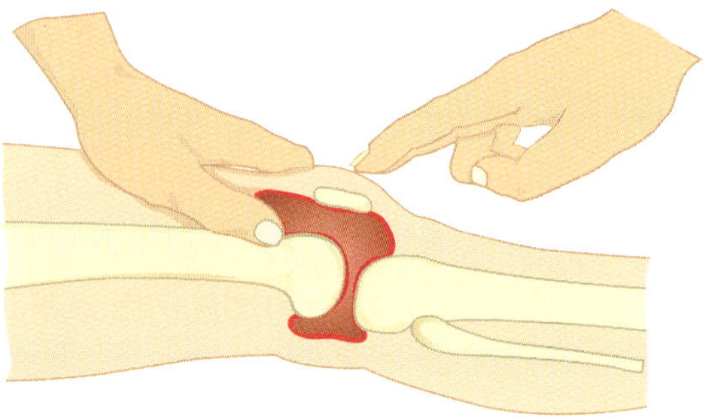

Abb. 38.91. Nachweis eines intraartikulären Ergusses im Kniegelenk: „Tanzen der Patella"

Das Vorliegen von ***Erguß*** kann mit dem klassischen Zeichen der sog. ***tanzenden Patella*** (Abb. 38.91) festgestellt werden. Mit der einen Hand drückt man von kranial her auf den Quadrizepstreckapparat und preßt damit den Recessus suprapatellaris am gestreckten Kniegelenk aus. Die intraartikuläre Flüssigkeit wird unter diesen Bedingungen in die vordere Gelenkkammer unter die Patella ausweichen müssen, da sie am gestreckten Knie mit gespannter hinterer Kapsel nicht nach hinten ausweichen kann. Damit wird die Patella durch die Flüssigkeit abgehoben, und man kann sie jetzt mit dem palpierenden Finger der Gegenhand um die abgehobene Distanz mit spürbarem Anschlag gegen die Femurkondylenrolle zurückdrücken.

Bei der Palpation sind außerdem die im folgenden genannten Gewebe im Sinne eines systematischen Absuchens zu erfassen.

Gelenkkapsel. Die Gelenkkapsel kann allgemein schwartig verdickt sein bei einem chronischen Zustand nach Trauma, bei Arthrose und nach Infektion. Feinhöckerig ist ihre Veränderung im Bereich der großen Synovialflächen, z. B. bei progredient-chronischer Polyarthritis (Reiskörnerkonsistenz). Grobhöckerig fühlt sich die Kapsel bei Chondromatose an.

Lig. collateralia. Die Lig. collateralia werden zur Lokalisation von Rißstellen mit Schwellung und Druckschmerz palpatiert.

Hoffa-Corpus. Das Hoffa-Corpus ist schon beim geringsten Reizzustand des Kniegelenks gegenüber dem Zustand auf der gesunden Seite sichtlich verdickt („Augenlid" des Kniegelenks). Bei gespannter Patellarsehne wird seine seitliche Protrusion noch deutlicher, und die Verhärtung ist leicht zu tasten.

Synovialfalten. Verschiedene Synovialfalten (Plicae) können, wenn sie pathologisch verändert sind, Beschwerden verursachen. Die Plica mediopatellaris, die die Patella wie eine frontal gestellte „Meniskusspange" umfaßt, kann verdickt und störend druckempfindlich bleiben. Sowohl diese Plicae („medial shelf") als auch suprapatellare und sagittale Plicae der Synovialis, die mehr oder weniger ausgeprägte Reste eines 3kammerigen Grundaufbaus des Kniegelenks darstellen, können durch mechanische Interferenzerscheinungen zu femoropatellären Beschwerden im vorderen Anteil des Knies führen.

Bursae synovialis. Sie finden sich nicht regelmäßig ***präpatellar***, infrapatellar und beim Ansatz der Semimembranosussehne sowie seltener bei den Mm. gastrocnemii und der Bizepssehne. Wenn sie mit Flüssigkeit oder entzündlichem Gewebe gefüllt sind, sind sie leicht durch Palpation auszumachen!

Poplitealzyste. Die Poplitealzyste (Baker[31]-Zyste) liegt etwas mehr medial in der Fossa poplitea und ist palpatorisch neben den Gastrocnemiusköpfen nicht immer leicht zu erfassen. Diese Zyste ist eine Ausstülpung des Cavum articulare durch die hintere Kapsel, dort, wo sich zwischen dem Lig. popliteum obliquum und der medialen Gastrocnemiussehne eine Art Klappen- oder Ventilmechanismus bildet. Diese „Zysten" füllen sich bei Ergußschüben im Kniegelenk und können sich retrograd nicht entleeren.

Patella. In der Fossa poplitea sind neben den anderen gut erfaßbaren Sehnen und deren Übergängen in die Muskelbäuche (häufigster Zerrungsort bei Sportlern) auch die Pulsverhältnisse tastbar. Die Patella ist auf ihre Verschieblichkeit zu prüfen. Sitzt sie gut und seitlich fest in der Kondylentrochlea? Reibephänomene gegenüber der Femurknorpelschicht („signe de rabot") deuten auf Knorpelschaden an Patella oder Femur oder auf eine Plicainterposition hin. Der Anpreßschmerz der Patella gegen den Femur unter gleichzeitiger Anspannung des M. quadriceps (Zohlen-Zeichen) spricht für einen patellofemoralen Reizzustand mit Entzündung (z. B. Chondropathia patellae). Ein reaktiver Abwehrschmerz bei passiver Verschiebung der Patella am gestreckten Knie nach lateral gegen oder über die Kondylenrolle (Smilie-Zeichen) ist charakteristisch bei rezidivierenden Patellaluxationen.

Kippt man die Patella leicht aus der Trochlea und findet, häufiger medial, aber auch lateral, eine druckschmerzhafte Patellaunterfläche (sog. mediale oder laterale Gelenkfacette der Patella), so ist dies ein weiteres Zeichen für präpatellare Gewebereizung bei Knorpelschaden an der Patella.

Schmerzhafte Sehnenansatzstellen (Tendinosen) gibt es am Apex patellae (Lig. patellae, „jumper's knee"), am Ansatz des M. quadriceps und seiner Köpfe und auch an den Seiten im Bereich der Retinacula transversalia patellae (kraniale Hälfte des Randes) oder des Lig. meniscopatellare, einer Struktur, die von der distalen seitlichen Patellaecke zum Meniskus zieht. Da diese Ligamente bei den Rotationen funktionell die sich verschiebenden Menisken mit der ebenfalls gleichsinnig bewegten Patella verbinden, werden auch leichte Schmerzen von der Patella zum Meniskus in den Gelenkspalt geleitet und umgekehrt (Verwechslungsmöglichkeit: Patellaproblem – Meniskusschaden).

Knochen. Am Knochen gibt es neben den echten Exostosen die von den Gelenkflächen an deren Knorpel-Knochen-Grenze von Femur, Tibia und Patella ausgehenden Osteophyten.

Auch Kallusappositionen und Stufenbildungen nach Trauma können erfaßt werden.

Die schmerzhafte Vorwölbung der Tuberositas tibiae (Morbus Osgood[32]-Schlatter[33]) und die entsprechende Erscheinung am Apex patellae (Morbus Sinding-Larsen[34]) sind typische, wachstumsabhängige Veränderungen, die vor und noch während der Pubertätszeit auftreten können. Der femorotibiale Gelenkspalt ist oft nicht leicht zu identifizieren. Seine palpatorische Erfassung ist aber mit einem Vergleich der gesunden Seite für die Beurteilung von Meniskus- und Bandläsionen besonders wichtig.

Prüfen der Bandstabilität

Im Gegensatz zum Hüftgelenk, das schon durch seine ossäre Kugelform kongruent und stabil ist, ist das Kniegelenk erst mit seinen Bändern in der Funktion kongruent und stabil. Es besteht also eine sog. funktionelle

---

[31] William M. Baker, Chirurg, London, 1839–1896

[32] Robert B. Osgood, Orthopäde, Chirurg, Boston, 1873–1956

[33] Carl Schlatter, Chirurg, Zürich, 1864–1934

[34] Christian M. Larsen, Arzt, Oslo, 1866–1930

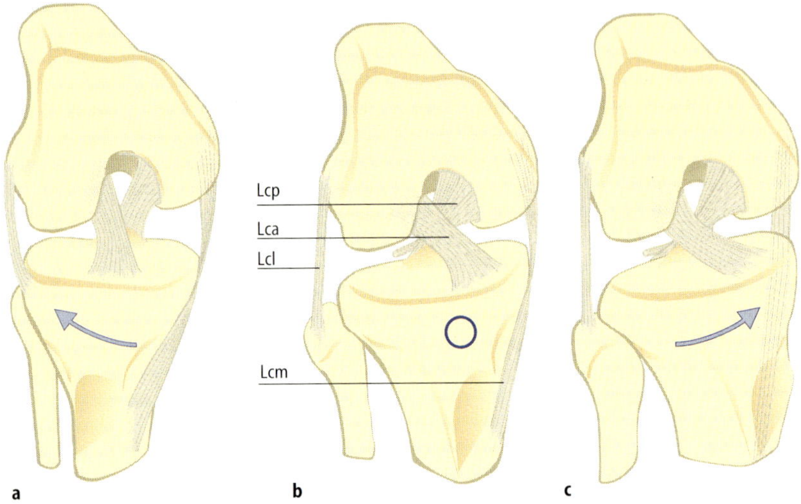

Abb. 38.92 a-c. Die Kreuzbänder und die Seitenbänder haben neben synergistischen Funktionen eine antagonistische Grundfunktion bei den Rotationen. **a** In AR sind es die Seitenbänder, die sich wegen ihrer zueinander gekreuzten Lage anspannen und ein Ausdrehen verhindern. Das Lig. collaterale mediale läuft von dorsal proximal am Femur nach ventral distal an der Tibia und das Lig. collaterale laterale in kreuzender Richtung von ventral proximal am Femur nach dorsal distal zum Fibulaköpfchen. **b** In NR wird keine der 4 Ligamentstrukturen besonders gefordert. **c** In IR sind die Seitenbänder mehr längs als diagonal orientiert und verlaufen mehr parallel zueinander. Sie werden dadurch entspannt, während die Kreuzbänder quirlartig gewunden und stark gespannt werden. ***Lcm*** Lig. collaterale mediale, ***Lcl*** Lig. collaterale laterale, ***Lca*** Lig. cruciatum anterior, ***Lcp*** Lig. cruciatum posterior

Kongruenz. Daher kann auch schon durch eine sog. funktionelle Inkongruenz bei einem chronischen Kreuzbandschaden eine spätere Arthrose entstehen.

Kreuzbänder. Im Zentrum des Kniegelenks bilden die beiden Kreuzbänder als sog. Zentralpfeiler das kinematische Getriebeprinzip, das die wandernden Flexions- und Rotationsachsen bestimmt. Sie stabilisieren gleichzeitig gegen Innenrotation, während in der Peripherie das Kapsel- und Bandsystem als eine integrierte Einheit die Außenrotation und ebenso die Innenrotation sowie die Valgus- und Varusaufklappbarkeit limitiert. Die Kreuzbänder werden in Innenrotation am meisten angespannt, sie entspannen sich durch Entquirlung in Außenrotation, während gerade dazu entgegengesetzt die Seitenbänder bei Außenrotation maximal angespannt werden und sich in Innenrotation entspannen (funktionelle synergistische Harmonie; Abb. 38.92a-c).

Kollateralbänder. Neben den allgemein bekannten Ligg. collateralia femorotibiale auf der medialen Seite und femorofibulare auf der lateralen Seite, gibt es medial ein zweites wichtiges Band, das Lig. collaterale mediale posterius (Meyer 1876); von den Amerikanern als „posterior oblique ligament" bezeichnet und von den Franzosen dem „point d'angle postero-interne" zugeordnet. Dieses hintere Innenband ist mit dem Meniskus fest verwoben und hat zudem noch eine Verbindung zum M. semimembranosus, der über dieses Band den ganzen posteromedialen Gelenkabschnitt auch bei 90°-Flexion zusätzlich anspannen und gegen Außenrotation stabilisieren kann.

Auf der Außenseite findet man ebenfalls ein zweites Band. Als tiefe Schicht des Tractus iliotibialis verbindet es via Septum intermusculare die laterale Femurmetaphyse mit der Tibia (Tuberculum Gerdy). Interessanterweise – und es bestehen dafür kinematische Zwänge – läuft dieses Band praktisch parallel zum vorderen medialen Seitenband, während in entsprechender Weise das hintere mediale Innenband annähernd parallel zum femorofibularen Außenband verläuft.

Semimembranosus- und Popliteuseck. In Analogie zur Funktion des M. semimembranosus (Semimembranosuseck) gibt es auf der Außenseite den M. popliteus mit einer Sehne, der über das Lig. arcuatum das Hinterhorn des Außenmeniskus und die Kapsel des posterolateralen Gelenkabschnitt dynamisch kontrolliert. In funktionsgebundener Analogie zur medialen Seite nennen wir diesen Abschnitt das Popliteuseck.

All diese Bänder sind in das System der ganzen Kapsel miteinbezogen und können daher auch kaum isoliert zerreißen.

Prüfung der Seitenstabilität. Auch die hintere Kapsel zwischen Popliteus- und Semimembranosuseck spielt in Streckstellung für die passive Stabilisierung im Varus- und Valgussinne und gegen Hyperextension noch eine wichtige Rolle. Deswegen muß die Prüfung der Seitenstabilität sowohl in Extension am gestreckten Bein als auch bei 20°-Flexion geprüft werden:

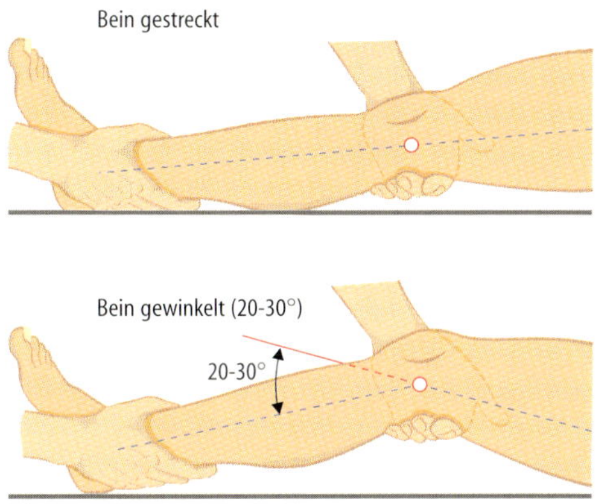

Abb. 38.93. Prüfung der Seitenstabilität bei gestrecktem und 20° sowie 30° flektiertem Knie

- Keine Aufklappbarkeit in Streckstellung und bei 20°-Flexion bedeutet: hintere Kapsel und mediale bzw. laterale Bänder intakt.
- Keine Aufklappbarkeit in Streckstellung, jedoch bei 20°-Flexion bedeutet: hintere Anteile intakt und mediale bzw. laterale Bänder zerrissen.
- Aufklappbarkeit in Streckstellung bedeutet: hintere Anteile und mediale bzw. laterale Bänder zerrissen.

Die korrekte Prüfung der Seitenstabilität bei 20° muß in mäßiger Außenrotation erfolgen, da nur dann die Seitenbänder wirklich angespannt sind (Abb. 38.93).

Es gibt 3 Typen von Instabilität:

- ***Einfache Instabilität*** um eine Achse oder in einer Ebene. Das Knie kann man aufklappen wie ein Buch, oder die Tibia vorziehen wie eine Schublade (einfache oder direkte Schublade).
- ***Rotationsinstabilitäten***: Das Tibiaplateau kann pathologisch vermehrt in 4 verschiedenen Quadranten unter dem Femur herausrotieren: anteromedial – anterolateral, posteromedial – posterolateral.
- ***Komplexe Instabilitäten***, d.h. es finden sich Aufklappbarkeiten, einfache Schubladen und Rotationsschubladen miteinander kombiniert.

Für die speziell technisch Interessierten sei gesagt, daß die komplexen pathologischen Beweglichkeiten aus 3 Rotationen (Extension/Flexion, Außen- und Innenrotation sowie Abduktions-/ Adduktionsbewegung) und 3 Translationen (anteroposteriore Schublade, mediolaterale Querverschiebung und Distraktion/Kompression) bestehen.

Prüfung der Kreuzbänder. Die Prüfung der Kreuzbänder erfolgt grundsätzlich in Extensionsnähe bei 20°-Flexion (Position nach Lachman für die vordere Schublade und nach Trillat für die hintere Schublade) und in Flexion von 60–90°.

Der positive ***Lachman-Test*** mit vorderer Schublade bei 20° ist pathognomisch für Ruptur des vorderen Kreuzbandes, denn in dieser Stellung ist dieses Band praktisch allein für die vordere Stabilität verantwortlich. Dabei wird von der Außenseite beobachtet, ob das Knie nicht schon in einer hinteren Schubladenstellung hängt (Ruhestellung bei Insuffizienz des hinteren Kreuzbandes wegen der Schwerkraft). Viele hintere Schubladen werden verkannt, weil man die Tibia aus einer hinteren Schubladenstellung in die normale Neutralposition nach vorn ziehen kann, bis das vordere Kreuzband sich anspannt.

> **!** Jede vordere Schublade ist nur dann eine vordere Schublade, wenn man eine hintere Schublade ausschließen kann.

Läßt man an einem Knie mit hinterer Schublade den M. quadriceps anspannen, dann zieht dieser die Tibia jeweils gut sichtbar nach vorn in die Neutralstellung, bevor dann beim Abheben des Fußes die Extensionsbewegung beginnt (Abb. 38.94a-c).

Ist das hintere Kreuzband intakt, das vordere dagegen insuffizient, dann kann man die Tibia in eine vordere Schubladenposition ziehen. Sehr schwierig kann die Beurteilung werden, wenn sowohl eine vordere als auch eine hintere Instabilität besteht. Oft läßt sich dann das wahre Ausmaß der Schubladenfreiheit nur auf vergleichend gehaltenen Röntgenbildern ausmessen. Die Prüfung der Rotationsinstabilität (auch Rotationsschublade genannt) geschieht, indem man die Schubladenprüfungen (vordere und hintere) in Neutralrotation, in Außen- und Innenrotation (AR und IR) ausführt (Abb. 38.95). Ist die vordere Schublade in Neutralrotation (NR) deutlich und in AR und IR nicht, dann handelt es sich um eine einfache oder direkte vordere Schublade (Abb. 38.96).

Ist sie dagegen in AR groß, aber in NR und IR nicht vorhanden, dann liegt eine anteromediale Rotationsinstabilität vor.

Findet sich die vordere Schublade in IR, während sie in NR und AR unbedeutend ist, dann handelt es sich um eine anterolaterale Rotationsinstabilität.

In der Regel liegt eine Vermischung von Rotation und Translation vor, d.h. das laterale Tibiaplateau kommt z.B. zu 12 mm Vorschub und das mediale zu 8 mm. Im Zentrum auf Höhe der Tuberositas tibiae läßt sich das Mittel, also 10 mm, messen.

Ist die hintere Schublade am deutlichsten

- in NR: einfache direkte hintere Schublade,
- in AR: posterolaterale Rotationsinstabilität,
- in IR: posteromediale Rotationsinstabilität.

Die Prüfung darf nicht in extremer IR oder AR erfolgen, weil man mit einer sehr starken Verwringung bei der Aus- und Einwärtsdrehung auch sehr lockere Bänder noch zur Spannung bringen kann. Je ca. 15° AR oder IR sind für die Prüfung geeignet.

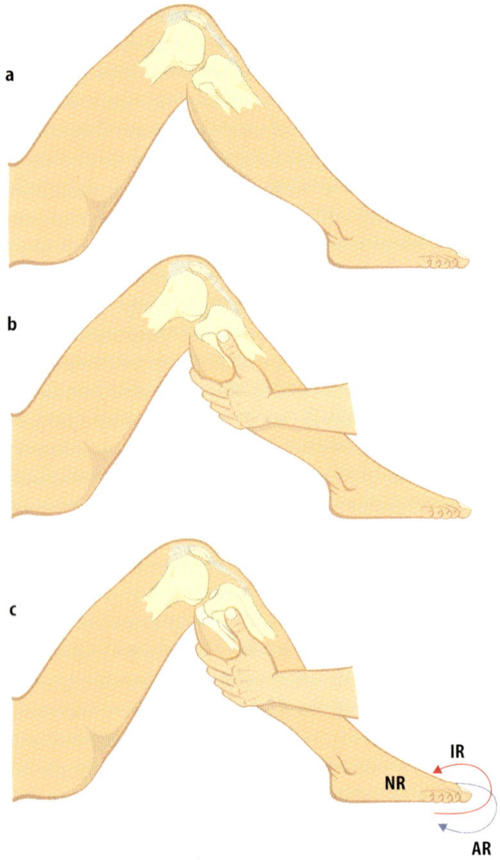

Abb. 38.94 a-c. Untersuchungspositionen zur Prüfung der vorderen Instabilität. **a** In der Ausgangslage wird das Tibiaplateau durch das intakte hintere Kreuzband in seiner regulären Position gehalten. **b,c** Die Hand des Untersuchers zieht die Tibia gegen die Schwerkraft und den Tonus der Flexoren bei einem insuffizienten Kreuzband nach vorn. Diese Prüfung des sog. Schubladenphänomens hat zuerst in NR, dann in IR und schließlich in AR zu erfolgen. Merke: Wegen der leichten Verwechselbarkeit von hinterer und vorderer Schublade ist eine vordere Schubladenbewegung nur dann eine echte „vordere Schublade", wenn der Beweis erbracht ist, daß es sich nicht um eine hintere handelt

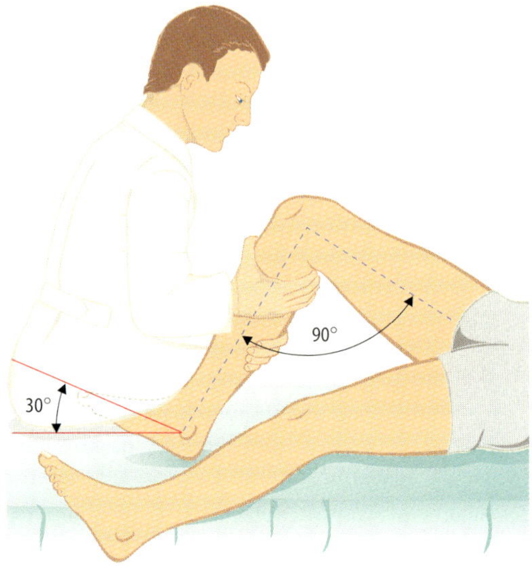

Abb. 38.95. Prüfung der Rotationsstabilität nach Slocum bei mit dem Gesäß in bestimmter Rotationsstellung fixiertem Fuß. Die Prüfung kann bei 90°-Flexion durchgeführt werden

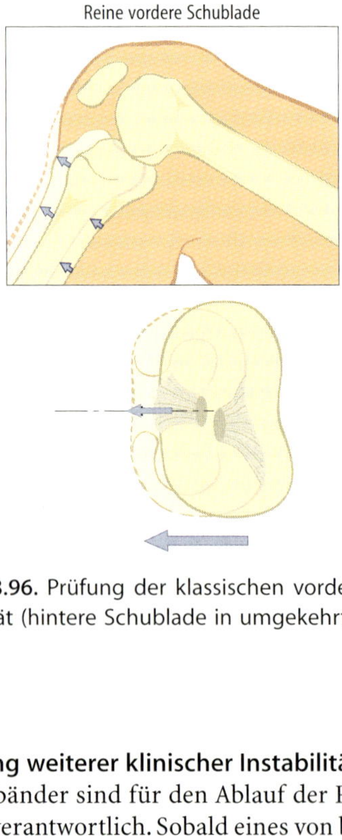

Abb. 38.96. Prüfung der klassischen vorderen Schubladenstabilität (hintere Schublade in umgekehrter Richtung analog)

Instabilitätsmaß. Man gibt das Ausmaß der Instabilitäten in 3 Größen an. Dabei bedeutet:

- \+ = 3–5 mm,
- \+ + = 5–10 mm,
- \+ + + = ≥ 10 mm Bandinstabilität.

Als Bezugspunkt für diese Maße gilt immer die gesunde Gegenseite, denn es gibt ganz erhebliche individuelle Schwankungen. Instabilitäten unter 3 mm (Toleranzbreite) sind schwierig zu erfassen und können je nach Prüfart nicht immer sicher als pathologisch bezeichnet werden. Zur objektiveren Messung sind sog. Arthrometer, der KT 1.000 nach Daniel und der Genucom, im Gebrauch.

Prüfung weiterer klinischer Instabilitätszeichen. Die Kreuzbänder sind für den Ablauf der Roll-Gleit-Bewegung verantwortlich. Sobald eines von beiden insuffizient ist, kommt es zu einer Desintegration dieses Rollgleitens. Die Bewegung wird zerlegt, so daß z. B. nur das Rollen stattfindet und zu einem plötzlichen Moment das Gleiten sichtbar in einem Schnappphänomen nachgeholt wird. Das „lateral-pivot-shift"-Phänomen (McIntosh) ereignet sich bei Insuffizienz des vorderen Kreuzbands, wenn das Knie etwa 30°-Flexionsstellung hat und der Hauptanteil des Tractus iliotibialis von der Extensorfunktion über die Flexionsachse nach hinten weicht und Flexor wird. Die Patienten beschreiben dies in der Anamnese als: „Mein Knie hängt plötzlich unerwartet aus". Klinisch prüfen kann man dieses Phänomen, indem man das verletzte, z. B. rechte Bein mit der rechten Hand am Fuß außen faßt, den Unterschenkel innenrotiert und das gestreckte Bein so 20–30 cm von der Unterlage abhebt. Jetzt greift die untersuchende linke Hand den Unterschenkel proximal von der Peronäalseite her an, gibt zuerst einen konstanten Valgusdruck auf das Knie und bringt dann das noch immer innenrotierte und unter Valgusdruck stehende Gelenk zunehmend in Flexion.

Wenn der Patient nicht spannt, ist bei ca. 30°-Flexion ein deutliches, manchmal hörbares Schnappphänomen zu beobachten. Für die Patienten ist dieses Ereignis oft sehr unangenehm bis schmerzhaft. Sie erkennen einerseits ihr „Aushängen" an diesem Test sehr wohl wieder, wehren sich aber durch Verspannung gegen die beim Schnappphänomen zu erwartende Schmerzhaftigkeit.

Es gibt auch andere Arten, solche Schnappphänomene auszulösen. Das „Jerk-Phänomen" (nach Hughston) erlebt man bei ähnlicher Prüfanlage von der Flexion in die Extension. Immer sind dies Zeichen einer gestörten Kreuzbandfunktion.

Prüfung der Menisken

Spezielle anamnestische Hinweise sind echte Blockaden, spontanes Einsinken im Knie („giving way") und rezidivierende Ergußbildung nach besonderen Beanspruchungen.

Physiologisch sind beide Menisken an ihrer Peripherie mit der tiefsten Bandschicht der Kapsel verwoben und damit ins passive Stabilisierungssystem integriert. Sie gehören zusammen mit diesen innersten und zugleich kürzesten Bandfasern der Kapsel zu den wichtigsten passiven Rotationsstabilisatoren. Die Menisken wirken dabei wie Bremsschuhe. Die kürzesten Fasern haben den kleinsten Dehnungsweg, werden zuerst angespannt, stabilisieren in vorderster Front gegen die Rotation und zerreißen auch als erste. Deshalb sind Rotationsinstabilitäten möglich, ohne daß seitlich erwähnenswerte Aufklappbarkeiten vorhanden sind (d.h. die am meisten dehnbare lange und äußerste Bandschicht ist intakt).

In der Anamnese von Meniskusverletzungen sind daher fast ausnahmslos Rotationstraumata mit irgendwelchen Phänomenen des Hängenbleibens zu finden, ebenso plötzliche Aufrichtung aus tiefster Hocke in Außenrotation. Ein gesunder, unverletzter Meniskus wird nie zwischen Femur und Tibia eingeklemmt. Stimmt seine Lage oder Form nicht mehr genau, kommt es zu einer behindernden Interferenz mit Femur und Tibia.

Bekannte klassische Zeichen dafür sind

- massiver Streckausfall von 20–30° oder mehr mit typischem federndem Widerstand,
- Extensionsschmerz und
- Außenrotationsschmerz (Innenmeniskus) oder Innenrotationsschmerz (Außenmeniskus).

In der Regel handelt es sich um ganz typische eingeschlagene Korbhenkelrisse.

Weitere Hinweise für Meniskusläsionen sind

- meist nur diskret vorhandener Erguß,
- Hyperextensionsschmerz bei passivem Durchstrecken mit evtl. geringem Streckausfall,
- Ab- bzw. Adduktionsschmerz im Gelenkspalt (Boehler) allein wenig spezifisch,
- Druckschmerz zirkulär auf Höhe oder im Gelenkspalt,
- Steinmann[35] II: wandernder Schmerzpunkt, wenn während zunehmender Extension der Meniskus von der Kondylenrolle immer weiter nach ventral gedrängt wird. Umgekehrt verschwindet der Schmerzpunkt bei zunehmender Flexion immer mehr in die Tiefe.

Prüfung mit Rotation. Weitere Prüfungen sind:

- ***Steinmann I***: Außenrotationsschmerz in Flexion (Innenmeniskus), Innenrotationsschmerz in Flexion (Außenmeniskus) (von Konjetzny 1916 angegeben, von Steinmann 1922).
- ***Apley-Test***: Für „distraction test": In Bauchlage wird bei 90°-flektiertem Knie am Fuß nach oben distrahiert und rotiert. Der Schmerz spricht für Läsion im Bandapparat.

Für „grinding test": Es wird von oben auf den Fuß gedrückt und im Knie mahlend rotiert. Der Schmerz spricht für eine Meniskusläsion.

In der Regel ist entweder der Distraktionstest oder der Kompressionstest schmerzhaft, d.h. positiv. Dadurch kann mit diesem wertvollen Test sehr aufschlußreich diagnostisch differenziert werden.

- ***McMurray-Zeichen***: Patient in Rückenlage, Knie und Hüfte über 90° stark gebeugt. das Knie wird stark außenrotiert und unter Palpation mit der einen untersuchenden Hand bis gegen 90°-Stellung gestreckt. Ein spür- oder gar hörbarer Klick spricht für einen hinteren Lappenriß. Dieselbe Untersuchung in Innenrotation gilt für den Außenmeniskus.
- ***Merke-Zeichen***: Patient geht auf dem lädierten Knie stehend in Flexionsstellung und dreht den Oberkörper darauf nach innen ab. Schmerz bedeutet, daß das Zeichen positiv ist.

Abschließend kann man aus Erfahrung sagen, daß der Innenmeniskusschaden nie außen Probleme macht, während wohl umgekehrt die Läsion des Außenmeniskus auf der medialen Seite Beschwerden machen kann.

---

[35] Fritz Steinmann, Chirurg, Bern, 1872–1932

Wenn die klinische Untersuchung keine sichere Diagnose erlaubt, ist die Arthroskopie indiziert, mit der heute sehr viele Meniskusprobleme direkt operativ behoben werden können.

Röntgenuntersuchungen

Vier Aufnahmen sind wichtig: Kniegelenk a.-p. und lateral, Patella axial und Tunnelaufnahme nach Frick als Einsicht in die Fossa intercondylaris mit der Eminentia intercondylaris. Der Stieda[36]-Pellegrina[37]-Schatten ist ein Zeichen für eine abgelaufene proximale Seitenbandläsion mit Ausriß am Knochen und sekundärer Ossifikation. Das Rauber-Zeichen sind seitliche „Miniosteophyten" einseitig an der Kante des Tibiaplateaus bei lange bestehender Meniskusläsion. Die Kontrastarthrographie kann in besonderen Situationen zur eventuellen Klärung von Meniskus- und Kreuzbandproblemen eingesetzt werden. Auch Knorpelschäden und synoviale Plicafalten sowie Poplitealzysten können so evtl. diagnostisch geklärt werden.

Zu weiteren immer mehr an Bedeutung gewinnenden bildgebenden Verfahren gehören CT, evtl. mit Kontrastmittel, und MRI-Technik.

Gelenkpunktion

Unterscheidung Hydrops – Hämarthros oder zur Abklärung rheumatologischer Faktoren im Gelenkpunktat. Hämarthros bedeutet in unseren Regionen in bis zu 80 % Ruptur des vorderen Kreuzbandes. Weitere Ursachen sind Meniskus- oder Kapselruptur oder direkte Kontusionen. Hämarthros ist deshalb eine klare Indikation zur Arthroskopie.

Arthroskopie

Die Arthroskopie kann schließlich als etwas invasives Mittel, aber unter Vermeidung einer diagnostischen Arthrotomie, zur Diagnostik von Knorpelschäden an der Patella, von Meniskusläsionen und bei Erkrankungen der Synovialis mit Erfolg eingesetzt werden. Sie ist heute zum wesentlichsten instrumentell-diagnostischen Hilfsmittel speziell am Knie geworden. In geübten Händen ist die Aussageverläßlichkeit, wenn mit Taster und Häkchen gearbeitet wird, sehr hoch.

Viele Operationen an den Menisken (Ektomie oder Naht) bei Knorpelschäden, Patellaluxation oder gar Kreuzbandersatz und Bandnähten sind mit dem Arthoskop und dem speziellen Instrumentarium in geübten Händen heute möglich und auch erfolgreich.

[36] Alfred Stieda, Chirurg, Königsberg, 1869–1945

[37] Augusto Pellegrina, Chirurg, Florenz, geb. 1877

38.11.2 Streckapparat

Bei allen Läsionen des Streckapparates sind ossäre Ausrisse sowohl des M. quadriceps aus der Patella als auch der Patellarsehen vom Apex der Patella möglich. Bei jungen Patienten vor der Pubertät reißt im Bereich der Tuberositas die Epiphysenfuge mit der Knochenzunge ab.

- ***Quadrizepssehnenruptur***: Bei jüngeren Individuen wird sie meist nach direkter Kontusion am flektierten Kniegelenk beobachtet. Bei Patienten in der 2. Lebenshälfte kann sie wie andere spontane Sehnenrupturen allein nach einem Stolpermißtritt entstehen. Klinisch spürt man die klare Delle, durch die man bis auf den Knochen palpieren kann. Da bei einem Quadrizepssehnenabriß auch die Retinacula longitudinalia meist mitzerrissen sind, ist keinerlei aktive Streckung im Kniegelenk möglich.
- ***Patellafraktur*** (s. S. 859)
- ***Ruptur des Lig. patellae***: Sie entsteht bei Patienten in der 2. Lebenshälfte oder bei Sportlern mit Sprungdisziplinen spontan. Bei jungen Leuten kann wiederum eine direkte Kontusion zum Abriß führen.

Sowohl für die Patellafrakturen als auch für die Abrisse des Lig. patellae gilt, daß gelegentlich noch eine aktive Streckung des Kniegelenks möglich ist, weil beidseits parapatellar die longitudinalen Retinakula intakt sind.

Therapie. Bis auf Ausnahmesituationen bei praktisch undislozierter Patellafraktur ist die operative Therapie zur Wiederherstellung des Streckapparates notwendig.

Eine Patellaluxation kann sich traumatisch ereignen. Im luxierten Zustand ist die groteske Kontur des Kniegelenks pathognomisch. Die Reposition erfolgt meist schon während einer langsamen passiven Streckung des Kniegelenks. Da die osteochondralen Abscherfragmente in der Regel erst bei der Reposition entstehen, soll man mit den Fingern der einen Hand das Repositionsschnappen der Patella dosiert bremsen. Bei dieser Verletzung kommt es immer zu einem Riß im Bereich des Retinaculum transversale mediale patellae. Nach der einmaligen Luxation kommt es wie bei der Schulterluxation häufig zu einem rezidivierenden Geschehen (s. S. 871). Daher ist oft schon nach der ersten Luxation (v.a. wenn radiologisch gesicherte osteochondrale Abscherfragmente vorhanden sind) ein operatives wiederherstellendes Verfahren zu wählen.

Gelenkkontusion

Grundsätzliches dazu s. S. 814. Für das Kniegelenk soll besonders hervorgehoben werden, daß es nach Kontusionen zu einer relativ symptomarmen Latenzperiode bis zur Manifestierung kommen kann. Ein Exazerbieren der Beschwerden nach 3–6 Monaten ist für diese Entwicklung des Knorpelschadens typisch.

Osteochondrosis dissecans

Diese entsteht meist spontan, wohl nicht im Sinne einer Erkrankung, aber doch wohl einer schleichenden Überbeanspruchung des Gewebes im Sinne der Materialermüdung bei einem Mißverhältnis von Belastbarkeit und Belastung. Sicher wird es in einzelnen Fällen einen direkten kausalen Zusammenhang mit einem entsprechenden Trauma geben. Häufiger ist es allerdings, daß eine bestehende Gelenkmaus (Corpus liberum) bei Osteochondrosis dissecans durch ein Trauma eine Lageveränderung erleidet und daraufhin Einklemmungserscheinungen verursachen kann. Dies ist differentialdiagnostisch bei Verdacht auf Meniskusverletzungen oder Knorpelschäden der Patella zu beachten.

38.11.3 Meniskus

Zuerst muß man die Menisken immer im Zusammenhang mit dem passiven kapsuloligamentären Stabilisierungsapparat beurteilen, denn die Menisken sind integrierter Bestandteil desselben und dürfen nicht als indifferente Einzelelemente gesehen werden. Sie stellen undurchblutete Faserknorpelspangen dar, die von der Ober- und von der Unterfläche durch Diffusion ernährt werden. Sie stehen unter großer mechanischer Beanspruchung bei Flexion/Rotation und erleiden entsprechende Abnutzungserscheinungen. Diese beginnen am medialen Meniskus im Hinterhornbereich, genau dort, wo dieser mit dem hinteren Innenband eng verbunden ist und sich am wenigsten verschieben kann. Diese geringe Ausweichmöglichkeit des medialen Meniskus ist der Grund sowohl für den Beginn der Zerrüttungsrisse in dieser Region als auch für die Tatsache, daß der mediale Meniskus 10- bis 20mal häufiger lädiert wird als der laterale.

Von Usurrissen im Bereich des Hinterhorns loco classico entwickeln sich entweder peripherieparallele Längsrisse, die schließlich zu einem Korbhenkelabriß führen, oder hinten beginnende Lappenrisse. Letztere sind als Berufskrankheit bei Bergarbeitern, die in der Hocke mit ihren Femurkondylen auf den Meniskushinterhörnern aufliegen, anerkannt. Ein plötzliches Aufrichten aus der Hocke kann dann auch einen usurierten Meniskus definitiv abscheren und ins Gelenk einschlagen.

Außer den beschriebenen Korbhenkel- und Lappenrissen, die klassischerweise immer hinten entstehen, auch wenn ein Lappen schließlich im vorderen Meniskusdrittel gestielt bleibt, gibt es als Begleitverletzungen bei schweren Traumata, wie komplexen Bänderrissen oder Tibiakopffrakturen, alle Varianten von Rissen durch direkte Stanzdefekte quer und längs. Gelegentlich gibt es Querrisse im mittleren Drittel, wenn ein Meniskus anläßlich eines Traumas aus seiner C-Form gestreckt wird und dann der Innenrand aufreißt. Dies ist am häufigsten bei breiten Menisken vom Typus des Diskoidmeniskus der Fall.

Diskoidmeniskus

Es handelt sich bei dieser pathologischen Form um einen „embryologischen Restzustand". Normalerweise entwickelt sich aus einer durchgehenden Platte schließlich die C-Form, während der Knorpel in der Mitte dem direkten femorotibialen Kontakt weicht. Im Falle des Diskoidmeniskus bleibt diese durchgehende Platte bis ins Erwachsenenalter bestehen.

Zystischer Meniskus – Meniskusganglion

Zusammen mit der degenerativen Faserzerrüttung durch Beanspruchung im ernährungsmäßig ungünstigen Meniskusbezirk entsteht dort auch die mukoide Degeneration (pathologische Histologie). Solche Mukoidlakunen können konfluieren und einen größeren See bilden. Durch ein Weiterfortschreiten der Mukoidproduktion als Folge degenerativen Abbaus sucht sich die gallertige Flüssigkeit einen Weg durch die ligamentäre Peripherie und entwickelt sich dann außerhalb der Kniegelenkkapsel zu einem sog. Meniskusganglion. Diese Ganglien liegen ihrerseits lateral, seltener medial, im hinteren Gelenkbereich. Nach intensiver Beanspruchung des Kniegelenks mit erneuter Mukoidproduktion können sie steinhart und schmerzhaft werden.

Die klinischen Zeichen der Meniskusläsion sind auf S. 867 aufgeführt.

Die ***Diagnose*** erfordert eine genaue Erfassung des Unfallmechanismus. Einklemmungserscheinungen können sowohl durch Patellaknorpelläsionen als auch durch Corpora libera oder traumatische Knorpelabsprengungen vom Femurkondylus im Gelenk entstehen. Für die Meniskuseinklemmung ist eine Streckhemmung federnder Art besonders charakteristisch.

Ein sog. „giving way" ist bei einer Meniskuslappenrißsymptomatik und beim patellofemoralen Prozeß mit Knorpellappeninterposition oder Subluxation der Patella möglich (s. S. 863).

In schwierigen Situationen mit wenig klassischen Symptomen und doch ernsthaften Kniebeschwerden ist die Arthroskopie ein gutes Mittel zur weiteren diagnostischen Klärung.

Meniskusläsionen und Instabilität

Eine vermehrte passive Rotationsfreiheit führt zu einer vermehrten Beanspruchung der Menisken und damit zu einer potentiellen Meniskusläsion. Auch ist eine vordere Kreuzbandinsuffizienz eine häufige Ursache von Meniskusläsionen: Das Femur rollt zu weit nach hinten auf die Hinterhörner und zerreibt diese. Wir finden in der Anamnese dieser Kniegelenke zuerst eine mediale

Meniskektomie und anschließend dennoch weiterbestehende Beschwerden. Auch Restmenisken und Regenerate werden oft in einer solchen Kreuzbandinsuffizienzsituation erneut zu Korbhenkelablösungen oder Lappenrissen durchgescheuert.

Bei nachgewiesenen mechanisch störenden Korbhenkel- oder Lappenrissen ist die Meniskektomie mit Resektion der krankhaften und frei flottierenden Meniskusanteile indiziert. Bei randständigen, im ligamentären Ansatzbereich zusammen mit Bandläsionen festgestellten Rissen ist die ligamentäre Reinsertionsnaht möglich. Nach jeder Meniskusresktion bleibt eine vermehrte passive Rotationsfreiheit im Kniegelenk als sog. Rotationsinstabilität. Dies ist mit anderen mechanischen und schmiertechnischen Faktoren zusammen der Grund für die langsam, aber doch fast regelmäßig entstehende sekundäre Arthrose nach Meniskektomie. Je größer die Begleitinstabilität, desto ungünstiger die Langzeitprognose.

38.11.4 Bänder

Isolierte Bandrupturen existieren durchaus. Sie stellen im Prinzip Ausnahmesituationen dar, weil in der Regel Komplexverletzungen unter Miteinbezug der synergistisch wirkenden Bänder vorliegen. Eine einfache Seitenbandverletzung liegt dann vor, wenn nur gerade bei 30°-Flexion eine pathologische Aufklappbarkeit auf der Innen- oder Außenseite vorliegt. Sobald eine Aufklappbarkeit sowohl in Streckstellung als auch in 30°-Flexionsstellung vorhanden ist, müssen zumindest 2 synergistisch wirkende Bänder betroffen sein. Isolierte Kreuzbandrupturen sind sowohl für das vordere als auch für das hintere möglich. (Grundsätzliches dazu s. unter 863).

Bei einem Sturz auf das flektierte Kniegelenk (Motorrad oder Auffahrkontusion gegen Tibiakopf) kann das hintere Kreuzband durchreißen, während die synergistisch wirkenden hinteren Kapselstrukturen sowie Semimembranosus- und Popliteuseck nur eine Dehnungsläsion Grad I aufweisen können.

Eine isolierte vordere Kreuzbandruptur kann bei einem Hyperextensionstrauma in Innenrotation zustande kommen oder bei Landungen nach energiereichen Sprüngen mit Innenrotation am flektierten Kniegelenk, wenn Patella und M. quadriceps die Femurkondylenrolle durch Anspannung ruckartig nach hinten schieben.

Kombinationsverletzungen

Beim häufigsten ***Valgus-Flexions-Außenrotations-Mechanismus*** werden sowohl das mediale Seitenband und das hintere mediale Innenband als auch das vordere Kreuzband zerrissen. Nach O'Donoghue nennt man eine solche Verletzungstrias eine „unhappy triad". Da die Verletzung des hinteren Innenbands häufig als Meniskusabriß imponiert, bezeichnete man diese „unhappy triad" ursprünglich als eine Kombinationsverletzung von vorderer Kreuzbandruptur, Seitenbandruptur und Meniskus. Dabei handelt es sich aber in den meisten Fällen nicht um eine echte Meniskusverletzung im knorpligen Anteil, sondern lediglich um eine periphere Desinsertion des Meniskus aus dem Verband des Lig. collaterale mediale posterius. Die Trias ist also eine rein ligamentäre Verletzung. Sie kann bei Hinzukommen weiterer rupturierter Ligamente zu Tetrade und Pentade (beide Kreuzbänder) werden.

Beim ***Varus-Flexions-Innenrotations-Trauma***, das weit seltener ist, kommt es in analoger Weise zu einer Ruptur des femorofibularen Seitenbandes, des hinteren Kreuzbandes und des Popliteus (laterale „unhappy triad"). Bei größeren Verletzungen werden zusätzlich das Lig. arcuatum mit der Meniskusinsertion und die femorotibialen Anteile des Tractus iliotibialis mit in die Verletzung einbezogen. Bei noch größerer Läsion kommt die Ruptur des vorderen Kreuzbandes hinzu.

Solche Kombinationsverletzungen können bis zur vollständigen Luxation des Kniegelenks mit Ablösung sämtlicher Ligamente führen. Erstaunlicherweise sind die Heilungsresultate bei konservativer Therapie nach solchen Luxationen oft unerwartet gut und hinterlassen im Glücksfall nur geringgradige Instabilitäten. Dies kommt daher, daß bei diesen Luxationen sehr oft der ganze kapsuläre Apparat entweder fast glatt mitsamt den Menisken an der Tibia abgelöst wird oder die Femurkondylenrolle aus der Kapsel schlüpft. Bei korrekter Reposition finden dann die abgelösten Bänder, in ihre normale Umgebung integriert, wieder guten Anschluß an korrekte Lage und ermöglichen so eine gute Heilung.

Diagnose der Bandverletzungen. Durch eine genaue Stabilitätsprüfung nach lateral, nach medial, nach vorn, nach hinten und in allen 4 Quadranten zur Prüfung der vermehrten Rotation muß eine genaue Evaluation der rupturierten Bänder möglich sein. Auch für die Ligamentläsionen am Kniegelenk gibt es ossäre Ausrißverletzungen. Sie bilden eine Indikation zur operativen Refixation. Für ein Kreuzband von insgesamt 2 cm Länge bedeuten beispielsweise 3 mm Verschiebung eine Längenzunahme von 15 %. Dabei sind gerade ossäre Ausrisse mit die günstigsten Voraussetzungen zur idealen Rekonstruktion eines Bandes in seiner Länge und Integrität.

Therapie (s. auch S. 815). Einfache Bandläsionen mit einer Instabilität nur um *eine* Achse oder in *einer* Ebene können konservativ behandelt werden. Es genügt eine gute elastische Fixation mit einer schaumgummielastischen Binde (Rhenapor-Binde) mit von Anfang an gezielt begonnenen muskulären Stabilisierungsübungen.

Liegt eine Verletzung von 2 Bändern vor, d.h. findet sich eine mediale Instabilität in Extensions- und in Flexionsstellung, dann muß die operative Wiederherstellung diskutiert werden. Je mehr ein Patient wegen Sport oder Beruf eine Restitutio ad integrum braucht, desto eher muß operiert werden. Gibt ein körperlich wenig beanspruchter und älterer Patient sich mit Aussichten auf eine verminderte Leistungsfähigkeit seines Kniegelenks zufrieden, so kann von einer Operation abgesehen werden. Auch in diesem Fall ist in erster Linie eine straffe elastische Bandage als Therapie zu wählen und höchstens in zweiter Linie eine Ruhigstellung im Gipsverband.

Bei Verletzungen von 2 peripheren Bändern mit einem Kreuzband ist die operative Therapie notwendig. Die konservative Therapie ist den Umständen entsprechend als Ausnahme zu betrachten. Dies gilt auch für jede weitere Steigerung der Komplexität der Bandverletzung.

Kreuzbandrupturen mit erkannten Schubladen nach vorn und nach hinten sind Operationsindikation, die konservative Behandlung wiederum die Ausnahme.

Bei der operativen Wiederherstellung der Bänder hat nur eine exakte Wiederherstellung der Länge und des normalen Bandverlaufs Aussichten auf ein Resultat mit Restitutio ad integrum. Die Natur gibt häufig selbst die Antwort auf die Frage, bis zu welchem Alter solche Bandläsionen operativ versorgt werden sollen. Im Prinzip kann man sagen: Solange der Patient physiologisch jung ist, entstehen Bandrupturen.

Mit fortschreitendem Alter gibt es aufgrund derselben Verletzungsmechanismen Frakturen (Tibiakopf- und suprakondyläre Femurfrakturen). Jede Verletzung verlangt auf ihre Weise die operative Versorgung. Im Einzelfall muß, für jeden Patienten abgestimmt, nach Prüfung der Umstände die sinnvollste Therapie geplant werden.

38.11.5 Habituelle (rezidivierende) Patellaluxation

Schon die erste Luxation wird – wegen meist vorhandener disponierender Faktoren – durch ein banales Trauma ausgelöst. Es handelt sich um Distorsionsmechanismen des Kniegelenks, bei denen der Oberschenkel im meistens gebeugten Kniegelenk gegenüber dem am Boden fixierten Unterschenkel (Fuß) nach außen gedreht wird (Der gleiche „Unfallmechanismus" kann auch zu Meniskusläsion führen!). Die Patella disloziert immer nach lateral.

Dispositionelle Faktoren. Dysplastische und hochstehende Patella, Genu valgum, laterale Insertion des Lig. patellae, schlaffer Band- und Kapselapparat, Atrophie des M. vastus medialis (und damit Überwiegen des Vastus lateralis), Dysplasie des Condylus femoris lateralis (erkennbar in der axialen Aufnahme der Patella).

Vorkommen. Mädchen sind wesentlich häufiger betroffen als Knaben. Am häufigsten kommt die Patellaluxation während der Pubertät vor. Sie ist nicht selten doppelseitig.

Symptome. Die Patella reponiert sich meistens von selbst. Häufig klagen die Patienten über eine Schwäche und plötzliches Nachgeben des (oder der) Kniegelenke (sog. „giving way"). Ergußbildungen im Kniegelenk. Wegen Zerreißungen im Bereich der medialen Gelenkkapsel Druckdolenz medial (***Cave***: Verwechslung mit Meniskusläsion!). Atrophie des M. vastus medialis. Abnorme Verschieblichkeit der Patella nach lateral.

Begleitverletzungen. Vor allem bei der ersten Luxation kommt es häufig zu Verletzungen an der Patella, und zwar am medialen Umfang, seltener am lateralen Kondylus, ferner zu Zerreißungen des medialen Kapselapparates.

Therapie. Operativ:
- bei noch offener proximaler Tibiaepiphysenfuge reine Weichteiloperation;
- nach Verschluß der proximalen Tibiaepiphysenfuge Transposition der Tuberositas tibiae mit dem Lig. patellae nach medial und distal nach der Methode von Roux.

Bei beiden Methoden wird zusätzlich der laterale Kapselapparat längs gespalten, der mediale gerafft.

Luxationen der Patella werden mit zunehmendem Alter seltener. Durch fortdauernde Schädigung des Knorpels, v.a. der Patellarückseite, kommt es aber zur ***Arthrose*** (Femoropatellararthrose).

38.12 Verletzungen des Unterschenkels

Wie bei den übrigen Schaftfrakturen ist zwischen den Verletzungen des proximalen, des diaphysären und des distalen Segmentes zu unterscheiden. Die Malleolarfrakturen müssen als unabhängige Frakturgruppe betrachtet werden, ebenso die seltenen isolierten Fibulafrakturen.

Tibiakopffraktur

Unter dieser Bezeichnung werden die Frakturen des proximalen Unterschenkelsegmentes zusammengefaßt. Sie sind häufig und entstehen meistens durch Stauchung, kombiniert mit Rotation, z.B. beim Skisturz.

Morphologie und Einteilung. Die intraartikulären Frakturen sind meist monokondylär (vorwiegend late-

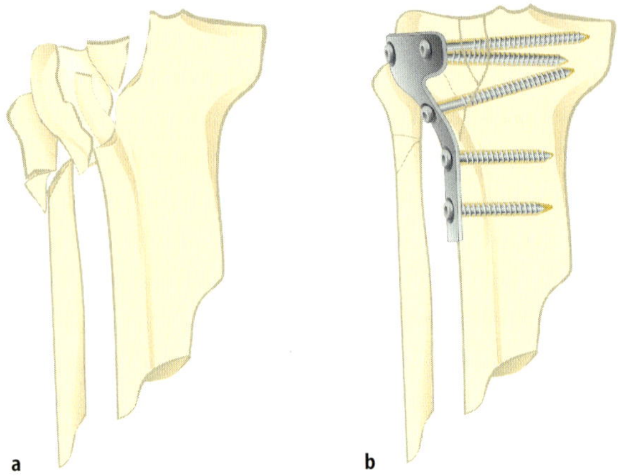

Abb. 38.97 a,b. Laterale Tibiakopf-Impressionsfraktur; **a** vor und **b** nach Aufrichtung der Gelenkfläche, Spongiosaunterfütterung und Stabilisierung mit Abstützplatte

ral) Typ B sowie bikondylär Typ C. Neben Spaltbrüchen in der Sagittalebene (selten in der Frontalebene) sind Einstauchungen v.a. der lateralen Gelenkfläche häufig (Abb. 38.97). Artikuläre und extraartikuläre Frakturen können nach distal bis in die Diaphyse reichen. Abrißfrakturen der Eminentia intercondylaris (Ansatz des vorderen Kreuzbandes) sowie der Tuberositas tibiae sind relativ selten. Sie können isoliert auftreten oder mit einer schweren Tibiakopffraktur kombiniert sein.

Diagnose. Klinische Fehlstellung und falsche Beweglichkeit im Kniebereich (Hämarthros); Röntgenaufnahme in zwei Ebenen und Tomographie; Überprüfung N. peronaeus (aktive Dorsalbewegung, lateraler Fußrand), A. dorsalis pedis und A. tibialis.

Kombinationen mit Zerreißung des Kapselbandapparates am Kniegelenk und Meniskusläsionen, v.a. lateral, sind häufig und müssen gesucht werden.

Therapie. Dislozierte, bzw. instabile Tibiakopffrakturen werden im Interesse der Wiederherstellung der Achsen- und der Kniefunktion vorwiegend operativ behandelt. Der Eingriff besteht in der exakten Rekonstruktion der Gelenkfläche, wobei in der Regel der verbleibende Knochendefekt bzw. die aufgeschobenen Gelenkanteile mit autologer Spongiosa oder kortikospongiösem Span unterfüttert werden müssen. Zur Stabilisierung dienen Schrauben oder Spezialplatten mit Abstützfunktion. Immer muß nach Meniskus- und Kniebandverletzungen gesucht werden. Eine Meniskektomie wird nur bei grober Zerfetzung ausgeführt. Zu bevorzugen ist die Meniskusnaht. Gerissene Ligamente werden rekonstruiert.

Bei geringer Fragmentdislokation wird heute die Operation auch unter arthroskopischer Kontrolle minimal-invasiv durchgeführt, wobei dieselben Grundregeln einzuhalten sind.

Bei verbleibender Gelenkinkongruenz oder völligen Zerstörungen des Gelenkknorpels ist eine spätere femorotibiale Arthrose wahrscheinlich. Diese kann bei fehlerhaften Kniegelenksachsen infolge einseitiger Überbelastung auftreten.

Nachbehandlung. Postoperative Lagerung auf Braun-Schiene oder Bewegungsschiene (CPM = „continous passive motion"). ***Bewegungstherapie***: neben der Schienenübung Quadrizepsstärkung, unterstützt durch aktive Knieflexion zwischen 20° und 60°. Aufstehen ab 5. Tag. ***Weiterversorgung***: in der Regel keine Fixation, bei mangelnder Kooperation postop.-Schiene zur Vermeidung von seitlicher Valgusknickung. Belastung: Abrollen 10–15 kg, Steigerung nach 6–8 Wochen. ***Röntgenkontrollen*** nach 6, 10, 16 und 20 Wochen.

Unterschenkelschaftfrakturen

Es handelt sich um eine relativ häufige Verletzung, obschon der reine Torsionsbruch selten geworden ist. Die meisten Brüche erfolgen durch eine Kombination von Biegung, Stauchung und Torsion. Aufgrund des dünnen Weichteilmantels über der medialen Tibiafläche und Tibiakante sowie der oft direkten Krafteinwirkung sind offene Frakturen am Unterschenkelschaft besonders häufig und auch besonders komplikationsträchtig.

Morphologie und Einteilung. Komplexe Frakturen mit Biege- oder Drehkeilen (s. Abb. 38.5 und 38.6) sind relativ häufig, Trümmer- und Etagenbrüche eher selten. Sofern die Fibula beim Unfall intakt geblieben ist, sprechen wir von einer isolierten Tibiafraktur. Diese neigt infolge Sperrwirkung des unverletzten Wadenbeins zu Varusfehlstellung. Demgegenüber ist die begleitende Fibulafraktur mechanisch meist belanglos. Nur ganz distale Fibulafrakturen im Sinne einer Malleolarfraktur bedürfen einer speziellen Behandlung. Die seltene isolierte Fibulaschaftquerfraktur entsteht in der Regel durch direktes Trauma und bedarf keiner speziellen Behandlung (vgl. auch Malleolarfraktur Typ C).

Therapie. Bei geschlossenen und wenig dislozierten Frakturen ergibt die ***konservative*** Behandlung – z.B. im Sarmiento-Gipsverband oder Brace – gute Ergebnisse. Dabei handelt es sich um einen speziellen Gehgips, der an der Tuberositas tibiae, bzw. am Lig. patellae anmodelliert ist und dort abstützt, was eine Belastung nach wenigen Wochen erlaubt. Die früher beim Erwachsenen häufig durchgeführte primäre Extensionsbehandlung mit späterer Gipsfixation ist weitgehend verlassen, während sie beim Kind noch die Regel darstellt. Bestehen keine größere Schwellung oder grobe Dislokation, so wird auch beim Kind primär im gespaltenen Liege-Gipsverband ruhiggestellt.

Bei der Reposition muß die physiologische Außendrehung der Knöchelachse gegenüber der Kniegelenksachse um 20–25° beachtet werden. Ansonsten

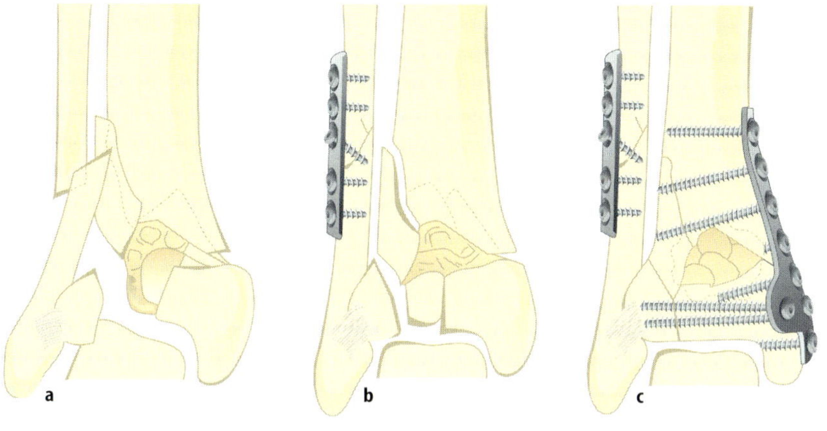

Abb. 38.98a-c. Distale intraartikuläre Tibia- und Fibulafraktur (Pilon tibial). **a** Vor Osteosynthese, **b** nach Stabilisierung der begleitenden Fibulafraktur, **c** nach Rekonstruktion der Anatomie der Tibia und stabiler Osteosynthese

kommt es zu Fehlbelastungen im oberen Sprunggelenk.

Unter den ***operativen*** Methoden wird neben der Plattenosteosynthese (s. Abb. 38.21) heute die geschlossene Marknagelung mit Verriegelung (s. Abb. 38.23) bevorzugt. Sie gestattet eine adäquate Stabilisierung und ermöglicht eine rasche Vollbelastung nach in der Regel 3–4 Wochen (bei Verplattung meist doppelt solange Entlastungszeit). Die Plattenosteosynthese hat gegenüber dem Nagel den Vorteil der einwandfreien Reposition, aber den Nachteil der Freilegung des Frakturherdes, was eine zusätzliche Devitalisierung bedeutet und in Bezug auf die Wundheilung problematischer ist. Jede Tibiaosteosynthese ist eine technisch anspruchsvolle Methode.

Bei Trümmerfrakturen und offenen Brüchen, vor allem 3. Grades sowie bei ausgedehntem Weichteilschaden wird die Fixateur-externe-Behandlung (s. Abb. 38.25) bevorzugt. Allerdings empfiehlt sich in den meisten Fällen sekundär, nach Abheilung der Weichteile oder Erholung der ossären Durchblutung, auf eine stabilere Osteosyntheseart (Nagel oder Platte) umzusteigen.

Nachbehandlung. Die Nachbehandlung der Unterschenkelschaftfrakturen wird durch die knöcherne Verletzung einerseits, vor allem aber durch den Weichteilschaden und etwaige Begleitverletzungen bestimmt.

Postoperative Lagerung: Hochlagern, z. B. auf Braun-Schiene, in der Regel ohne äußere Fixation. ***Bewegungstherapie***: ab 1. Tag, speziell der benachbarten Gelenke. Aufstehen ab 4.–6. Tag je nach Schwellung und Weichteil- bzw. Wundverhältnissen. Belastung: Abrollen 10–15 kg bei stabiler Osteosynthese. Steigerung der Belastung: Plattenosteosynthese nach durchschnittlich 6–12 Wochen. Marknagelosteosynthese nach 2 Wochen, wobei die Verriegelungsschrauben je nach Frakturtyp nach 6–8 Wochen entfernt werden sollten (Dynamisierung). Vollbelastung: je nach Heilverlauf. ***Röntgenkontrollen*** nach 6, 10, 16 Wochen und vor Metallentfernung. ***Metallentfernung***: Platten nach 12–18 Monaten, Marknagel nach 18–24 Monaten.

Komplikationen. Bei allen Behandlungen ist eine Spitzfußstellung zu vermeiden. Die gefährlichste Komplikation ist das Kompartmentsyndrom (Tibialis-anterior- oder dorsale Logensyndrome). Durch Gipsdruck am Fibulaköpfchen kann eine Peronaeuslähmung auftreten, bei konservativer Behandlung sind auch sekundäre Achsenfehlstellungen möglich. Nach operativer Behandlung sind v. a. die Wundinfekte (vorwiegend von infizierten Hämatomen ausgehend) gefürchtet, die bei verspäteter Erkennung in eine Osteitis übergehen können. Im späteren Verlauf kann es zu Störungen der Knochenheilung (verzögerte Heilung sowie Pseudarthrosen) kommen.

Distale Unterschenkelfrakturen

Man unterscheidet die extraartikulären Frakturen (Typ A) von den eigentlichen Gelenkbrüchen, den sog. Pilon-tibial-Frakturen (Typ B und C). Bei letzteren ist definitionsgemäß die tragende Tibiagelenkfläche verletzt, wobei wir zwischen einfachen und mehrfachen Spaltungsbrüchen sowie artikulären, metaphysären oder Stauchungs- bzw. Explosionsfrakturen unterscheiden. Begleitende Fibulafrakturen sind häufig, die tibiofibulare Bandverbindung (Syndesmose) ist aber in der Regel erhalten.

Therapie. Zur Wiederherstellung der Tragfunktion der relativ kleinflächigen Gelenkfläche ist die anatomische Konstruktion unerläßlich, weshalb die operative Behandlung und Stabilisierung von Fibula und Tibia mit Abstützplatten und Spongiosaverpflanzung im Vordergrund stehen (Abb. 38.98). Die konservative Behandlung mittels Extension kann bei einfachen Frakturen erfolgreich sein, bei offenen Frakturen oder stark kontusionierten Weichteilen empfiehlt sich die temporäre Stabilisierung mit gelenküberbrückendem Fixateur externe.

Nachbehandlung. ***Postoperative Lagerung***: U-Schiene mit Sohle oder Steigbügelgips, Hochlagerung. ***Bewegungstherapie*** ab sofort, Dorsalextensionsübungen des Fußes. ***Aufstehen*** ab 5. Tag. Weitere Versorgung je nach Stabilität und Ausmaß der Knorpelverletzung. Freie Bewegung oder Gehapparat ab 3.–4. Woche. US-Gips nur bei wenig kooperativen Patienten. Belastung: Abrollen mit 10–15 kg, zunehmende Belastung ab 6–8 Wochen. ***Röntgenkontrollen*** nach 6, 10, 16 und 20 Wochen.

38.13 Verletzungen der Malleolen

Malleolarfrakturen sind häufig und treten in jedem Alter auf. Sie entstehen vorwiegend durch Pronations- und Supinationsbewegungen meist in Kombination mit Eversions- seltener Inversionskräften.

Morphologie und Einteilung. Das wesentliche Merkmal der Malleolarfrakturen ist die Kombination einer ossären Verletzung mit Bandläsionen, deren Vorhandensein aufgrund der Morphologie der ossären Verletzung weitgehend abgeleitet werden kann (s. auch Kap. OSG, s. S. 876).

Am oberen Sprunggelenk ist die Fibula die wichtigste Struktur, da die seitliche Führung der Talusrolle v. a. durch den Außenknöchel erfolgt. Die Frakturеinteilung (nach ***Weber***[38] bzw. ***AO***) erfolgt daher aufgrund der Höhe der Fibulafraktur in Bezug auf den tibio-talaren Gelenkspalt. Liegt eine quere Fraktur distal der Syndesmose, so entspricht dies einer Abrißfraktur durch Supinationsmechanismus (Typ A). Beim Typ B-Mechanismus durch Pronation – Eversion beginnt die Torsionsfraktur typischerweise auf Höhe der Syndesmose und verläuft nach proximal-lateral. Liegt schließlich die Fraktur eindeutig oberhalb der Syndesmose, so sprechen wir von einer Typ C-Fraktur, ebenfalls meist durch Pronations- Eversions-Mechanismus entstanden.

Bei der Typ A-Verletzung (Abb. 38.99 a) sind die Syndesmosenbänder immer intakt, am Innenknöchel kann dagegen eine Abscherfraktur des Malleolus medialis bestehen mit fast vertikalem Frakturverlauf. Beim Typ B (Abb. 38.99 b) kann – muß aber nicht – die vordere Syndesmose zerrissen oder knöchern ausgerissen sein (Tubercule de Chaput), während am Innenknöchel eine Ruptur des Lig. deltoideum möglich ist, bzw. eine quere Abrißfraktur der Knöchelspitze. Beim Typ C schließlich (Abb. 38.99 c) sind definitionsgemäß die Syndesmosenbänder zerrissen, ebenso die Membrana interossea bis auf Höhe der Fraktur. Die medialen Läsionen entsprechen dem B-Typ.

Zusätzlich zu den obgenannten Außen- bzw. Innenknöchelverletzungen kann das dorso-laterale

[38] Wilhelm Weber, Chirurg, 1872–1928

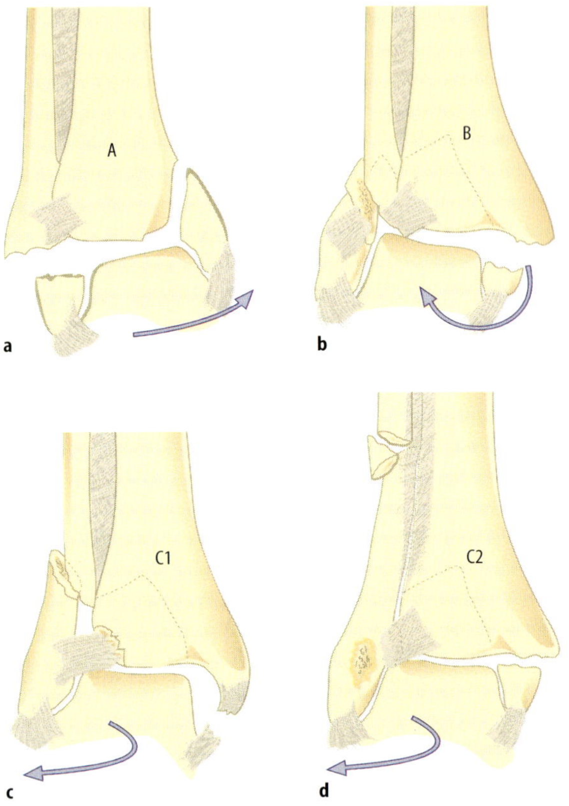

Abb. 38.99a-c. Malleolarfrakturen. **a** Typ-Weber-A-Fraktur durch Supination des Talus mit Abriß des Außen- und Abscherung des Innenknöchels. **b** Typ-Weber-B-Fraktur durch Pronation-Eversion des Fusses: Abrißfraktur des Innenknöchels und Drehbruch des Wadenbeins auf Höhe des Gelenkes. **c, d** Typ-Weber-C-Fraktur: wie B, aber mit Fibulafraktur oberhalb des Gelenkes und deshalb mit Zerreissung der tibio-fibulären Syndesmose

Kantendreieck der Tibia abgeschert sein (sog. ***Volkmann-Dreieck*** oder 3. Knöchel, s. Abb. 38.101 a). Diese Zusatzverletzung zeigt immer an, daß eine Syndesmosenbeteiligung vorliegt, da die hintere Syndesmose, bzw. das tibio-fibulare Band dort ansetzt und damit knöchern ausgerissen ist.

Die diaphysäre Fibulatorsionsfraktur (Typ C) führt zur schwerwiegender Destabilisierung im oberen Sprunggelenk, das beim Unfallmechanismus meist – zumindest vorübergehend – luxiert war; die Syndesmose ist dabei immer zerrissen. Dies gilt ganz besonders für die hohe subkapitale Fibulafraktur (sog. Maisonneuve[39]-Fraktur). Da dabei im Knöchelbereich oft kein offensichtlicher Röntgenbefund vorliegt, kann diese schwere Verletzung mit instabiler Knöchelgabel leicht übersehen werden. Die Folgen sind oft verhängnisvoll, da es unbehandelt sehr leicht zu Subluxationen und später zur Arthrose kommen kann. Beim kleinsten Verdacht auf eine ligamentäre Syndesmosenverletzung

[39] Jacques G. Maisonneuve, Chirurg, Paris, 1809–1897

muß durch hohe Palpation des Wadenbeins eine entsprechend lokalisierte Fraktur ausgeschlossen werden. Sicherheitshalber sollte immer das ganze Wadenbein geröngt werden.

Begleitverletzungen. Vorwiegend medial sind Hautschädigungen (Kontusionen, Schürfungen oder Hautzerreißungen) möglich, insbesondere bei Luxationstendenz nach lateral oder nach dorsal. Bei grob disloziertem Fuß ist eine provisorische Reposition zur Wiederherstellung der Zirkulation möglichst schon am Unfallort vorzunehmen.

Abscherungen von Knorpel-Knochen-Schuppen vom Rand der Talusrolle (sog. „flake fracture") nach Luxation werden leicht übersehen und können zur posttraumatischen Arthrose führen.

Differentialdiagnose. Distorsion mit oder ohne Bandriß der talofibularen und kalkaneofibularen Bänder. Sicherung der Diagnose durch funktionelle Röntgenaufnahmen in Anästhesie (laterale Aufklappbarkeit bzw. Subluxation der Talusrolle nach ventral). Selten bestehen isolierte Risse des vorderen Syndesmosenbandes und der Membrana interossea ohne Fraktur. Die Diagnose kann meistens nur durch Arthrographie, selten durch funktionelle Röntgenaufnahmen erfolgen.

Therapie. Im Vordergrund der Bemühungen steht die anatomische Rekonstruktion der Fibula bzw. der elastischen tibiofibularen Gabel. Es ist nachgewiesen, daß die kleinste Inkongruenz im oberen Sprunggelenk zur Arthrose führt; Malleolarfrakturen sind deshalb praktisch immer Operationsindikationen. Die früher übliche konservative Behandlung muß sich auf nichtdislozierte Brüche oder inoperable, alte Patienten beschränken und hat höchstens noch Berechtigung, wenn ungenügende Asepsis oder aparativ-technische Ausrüstung eine geregelte Osteosynthese unmöglich machen. Die Retention im Gipsverband führt oftmals zu Druckschäden der Haut sowie Zirkulationsstörungen, zudem sind sekundäre Dislokationen nach Abschwellung häufig.

Operativ-technisch steht die anatomische Rekonstruktion der Fibula in Bezug auf Länge, Rotation und zentrale Lage in der Incisura fibulae der Tibia im Vordergrund. Die Osteosynthese erfolgt je nach Frakturtyp entweder durch Verschraubung (Torsions- und lange Schrägfrakturen) oder durch Kombination von Verschraubung und Neutralisations- bzw. Antiglideplatte (Abb. 38.100). Bei gelockerter Membrana interossea kann die Osteosynthese durch Naht des gerissenen vorderen Syndesmosenbandes bzw. Verschraubung des Tubercule de Chaput (Abb. 38.101 c) ergänzt werden. Läßt sich die Fibula nicht einwandfrei stabilisieren – z. B. bei subkapitaler Fibulafraktur vom Typ Maisonneuve (s. Abb. 38.101 a, c), so empfiehlt es sich, zwischen Tibia und Fibula eine sog. „Stellschraube"

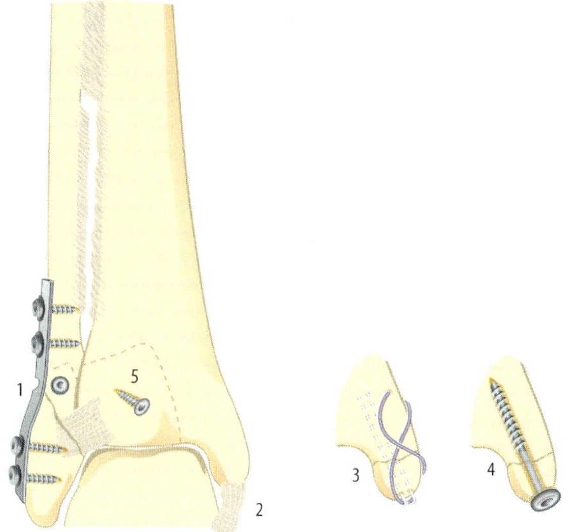

Abb. 38.100. Verschiedene Osteosynthesearten bei Knöchelbrüchen. *1* Verplattung der Fibula mit Zugschraube, *2* Naht des Lig. deltoideum, *3* Zuggurtung, *4* Verschraubung einer Abrißfraktur des Innenknöchels, *5* Verschraubung des Volkmann-Dreiecks

einzubringen, die stabilisiert, aber nicht komprimiert. Die Osteosynthese von Frakturen des Innenknöchels ist technisch einfach (Verschraubung oder Zuggurtung, s. Abb. 38.100), die Naht des gerissenen Lig. deltoideum nur im Falle von Interpositionen (Sehne des M. tibialis posterior) erforderlich. Dorsale Kantenabbrüche (Volkmann-Dreieck) sind dann zu fixieren, wenn sie im seitlichen Röntgenbild mehr als einen Drittel der tragenden Tibiagelenkfläche einnehmen (Abb. 38.101 a).

Nachbehandlung. Hauptziel der Osteosynthese ist die bewegungsstabile Wiederherstellung der Sprunggelenksgabel mit der Möglichkeit der funktionellen Nachbehandlung. ***Postoperative Lagerung***: Steigbügelgips oder U-Schiene in Rechtwinkelstellung des Fußes zur Spitzfußprophylaxe und Schmerzverminderung. Hochlagerung während 3–6 Tagen. ***Bewegungstherapie***: Dorsalextensionsübungen ab 1. Tag, danach zunehmende Bewegungsübungen, wobei je nach Mitverletzung des Bandapparates mehr oder weniger geschont werden muß. ***Aufstehen***: ab 3.–5. Tag, abhängig von der Weichteilschwellung. ***Belastung***: Abrollen mit 10–15 kg (Sohlenkontakt), Aufstehen mit Belastungssteigerung ab 3.–4. Woche. Bei mangelnder Patientenkooperation empfiehlt sich das Anlegen eines Unterschenkelgipses für 6 Wochen. ***Röntgenkontrollen*** nach 6, 10, evtl. 16 Wochen. ***Metallentfernung***: nicht zwingend, bei den unter der Haut auftragenden, störenden Implantaten nach 8–12 Monaten. Eine Stellschraube zur Sicherung der Sprunggelenksgabel bei C-Frakturen kann nach 8–10 Wochen entfernt werden.

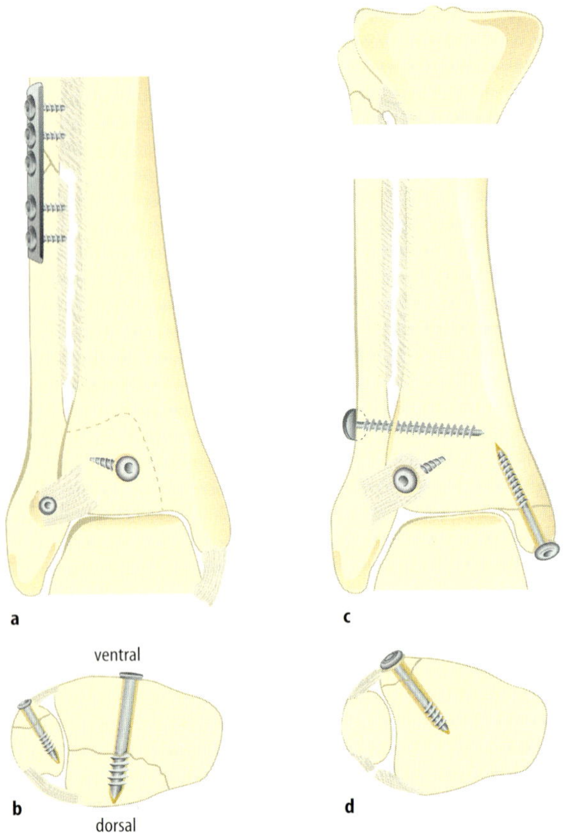

Abb. 38.101 a-d. Typ-C-Maisonneuve-Fraktur. **a** Verplattung des Wadenbeins und Verschraubung der ausgerissenen vorderen Syndesmose bzw. des Volkmann-Dreiecks; **b** im Querschnitt. **c** Verschraubung des Tubercule de Chaput an der Tibia und temporäre Ruhigstellung der Fibula der Stellschraube; **d** im Querschnitt

Achillessehnenruptur

Morphologie und Einteilung. Man unterscheidet traumatische (direkt: Schlag, Tritt; indirekt: Ruptur bei Sportlern) von Spontanrupturen aufgrund von Degenerationsvorgängen, Kortisontherapie und Infektionen wie z. B. Lues, Gonorrhoe.

Diagnose. Anamnese, bei Palpation: Fühlen von Dellenbildung am Übergang vom Muskel zur Sehne.

Thompson-Test: Versuch, des Patienten in Bauchlage passiv Fuß in Dorsalextensionsstellung zu bringen, schlägt fehl. Zehen- und Ballenstand unmöglich.

Therapie. Sehnennaht. Bis dahin Immobilisierung in Spitzfußstellung. Zur Zeit therapieren einige Zentren die Achillessehnenruptur rein konservativ.

Nachbehandlung: Spitzfußstellung in zirkulären Unterschenkelgehgips für vier Wochen. Danach normaler Gehgips für drei Wochen bzw. Spezialschuh.

38.14 Verletzungen des oberen Sprunggelenks (OSG)

Fußgelenke

Funktionelle Anatomie. Tibia („pilon tibial") und Fibula bilden das tragende Unterschenkelende und mit den beiden Malleolen die Halterung für die Talusrolle. Der äußere Knöchel ist, abgesehen davon, daß er länger ist, wichtig für die Druckübernahme vom Talus nach proximal in den Unterschenkel und für die Führung der Talusrolle bei der Bewegung. Die fibulare Seite ist in Bezug auf die Entstehung sowohl einer Malleolenfraktur als auch von ligamentären Verletzungen viel anfälliger.

Syndesmose und Membrana interossea erfüllen die sehr wichtige Funktion der straff-elastischen Verbindung der beiden langen Knochen.

Von der Fibula aus ziehen nach dorsal an den Talus das Lig. fibulotalare posterius, nach dorsal an den Kalkaneus das zweigelenkige Lig. fibulocalcaneare und nach ventral an den Talushals das Lig. fibulotalare anterius. Auch die an der Fibulaspitze festgemachte Sehnenscheide der Mm. fibulares wirkt nicht bloß als wichtiger Spannungssensor, sondern auch als echtes mehrgelenkiges Ligament.

Vom Processus anterior calcanei zieht das Lig. bifurcatum zum Os naviculare und zum Os cuboideum über das Chopart[40]-Gelenk.

Vom Os cuboideum zieht weiter eine Bandverbindung zusammen mit der Fibularis-brevis-Sehne zur Basis des Os metatarsale V.

Die mediale Seite am Fuß ist weit besser gegen Traumaeinwirkungen geschützt. Einmal ist das Lig. deltoideum, das ähnlich aufgebaut ist wie die fibulären Bänder lateral, nämlich mit einer Pars tibiotalaris posterior, einer Pars tibiocalcanearis, einer Pars tibiotalaris anterior und zusätzlich einer Pars tibionavicularis, eine sehr kräftige Bandstruktur, andererseits ist der muskuläre Halt auf der Innenseite um ein Vielfaches größer.

Mm. tibialis posterior und anterior, M. extensor und M. flexor hallucis longus, M. flexor digitorum longus auf der medialen Seite stehen auf der lateralen Seite nur die beiden Mm. fibulares longus und brevis gegenüber.

Auf der Extensorenseite verläuft dann noch der M. extensor digitorum longus ziemlich genau in der Mitte vor dem OSG auf das Dorsum pedis hinaus und hat daher keine große Stabilisationsfunktion für die mediale oder für die laterale Seite.

Untersuchung der Sprunggelenke und des Fußes

Inspektion. Am liegenden und am stehenden Patienten sind die Füße im Seitenvergleich zu beobachten. Ihre Veränderung der Form bei Belastung und während

[40] Francois Chopart, Chirurg, Paris, 1743–1795

des Gehens kann wichtige Aufschlüsse geben. Die Muskulatur, die den Fuß sowohl bewegt als auch statisch hält, hat ihren Sitz überwiegend im Unterschenkel. Dort sind globale oder isolierte Muskelatrophien im Vergleich zur Gegenseite objektivierbare Zeichen einer gestörten Funktion.

Nach der Beobachtung der Weichteilkonturen erfolgt die Beurteilung der Torsionsverhältnisse am Unterschenkel. Bei 90° flektiertem Knie ist die quere Sprunggelenksachse (oberes Sprunggelenk) um ca. 20° nach außen gedreht. Der rechtwinklig gehobene Fuß wird also nicht direkt nach ventral zeigen, sondern ebenfalls ca. 20° nach lateral. Der Rückfuß steht in einer gewissen Valgusstellung auf der Unterlage.

Die Knochenkonturen und das funktionelle Zusammenpassen der Achsen geben über Fehlformen, wie z. B. die Säbelscheidentibia, Hinweise auf Erkrankungen, wie Rachitis, Morbus Paget[41], Lues und Fehlstellungen nach Frakturen.

Farbe und Beschaffenheit der Haut sind zu vergleichen. Beschwielung ist normal an der Ferse und über den Metatarsaleköpfchen V und I vorhanden.

Die Inspektion in Bewegung kann Weichteiladhäsionen nach Entzündungen oder bei Narben deutlich machen. Das Spiel der Agonisten und Antagonisten muß ungestört ablaufen können. Die Beurteilung der Fußform in Bezug auf Wölbung, Fersenstand und Zehenstand (z. B. Achillessehnenruptur) ist unerläßlich.

Palpation. Kriterien: Hauttemperatur und -feuchtigkeit (Sudeck).

Knochenbegrenzungen (Exostosen, z. B. am Kalkaneus lateral proximal mit schmerzhafter Verdrängung der Achillessehne, sog. Haglund[42]-Exostose, akzessorische Knochen, meist in Sehnen- und Bandansätzen des Rückfußes, Veränderungen durch Kallus und Tumoren).

Weichteilschichten sind auf ihre Konsistenz und Verschieblichkeit zu prüfen. Narbige Schrumpfung der Planta pedis als Äquivalent eines Morbus Dupuytren an der Hand kommen als sog. Morbus Ledderhose nur selten vor.

Neben örtlichen Schwellungen und Schmerzpunkten müssen auch die Pulse der Aa. dorsalis pedis, tibialis posterior sowie poplitea und femoralis zur Beurteilung der Durchblutungsverhältnisse gesucht werden (s. auch Ratschow[43]-Probe).

Bandinstabilität. Beurteilung der fibularen Bänder und ihrer Haltefunktionen am oberen Sprunggelenk. Man kann den Rückfuß mitsamt dem Talus von der Planta her fassen und sowohl die Kippung im Varussinn mit lateraler Aufklappbarkeit als auch die antero-laterale Rotationsschubladenfreiheit des Talus (Translation) mit geübter Hand im Seitenvergleich gut prüfen. Auch die seitliche Verschiebbarkeit des Talus in der Knöchelgabel muß geprüft werden. Normalerweise sitzt der Talus absolut fest. Eine vermehrte seitliche Verschiebbarkeit mit Anschlagmöglichkeiten an den Malleolen ist Zeichen einer Syndesmosenverletzung oder -insuffizienz (hohe Fibulafraktur Typ Membrana-interossea-Rupturen). Zur Entspannung der Muskulatur am Unterschenkel (Mm. gastrocnemii etc.) müssen alle diese Fußuntersuchungen bei rechtwinklig flektiertem Kniegelenk erfolgen. Weiter sollen passive Bewegungsschmerzen in den einzelnen Gelenken des Rückfußes sowie entlang der Sehnen und ihrer Scheiden gesucht werden (z. B. unteres Sprunggelenk nach Kalkaneusfraktur, Krepitation bei Peritendinitiden und Tendovaginitiden).

Die neurologische Untersuchung mit Prüfung von Sensibilität, Kraft und Reflexen gehört wegen möglicher neuromuskulärer Störungen oder vertebragener radikulärer Symptome zum Untersuchungsablauf.

Funktionsprüfung. Aktive Funktion: Für die Prüfung der Gelenkbeweglichkeit im Rückfuß muß das Knie in Rechtwinkelstellung stehen, damit die zweigelenkigen Muskeln sich in einer neutralen Ausgangslage befinden und nicht von vornherein die Dorsalflexion im oberen Sprunggelenk beeinträchtigen (M. gastrocnemius). Die Dorsoplantarflexion findet hauptsächlich im oberen Sprunggelenk (OSG; Talokruralgelenk) und im Talonavikulargelenk statt. Pro- und Supination finden hauptsächlich im unteren Sprunggelenk (USG; (Talokalkaneargelenk, auch Subtalargelenk genannt) und im Chopart-Gelenk statt. Die bewegenden Muskeln sind alle mehrgelenkig, so daß einzelne Funktionen der beschriebenen Gelenke kaum aktiv geprüft werden können. Es finden immer Komplexbewegungen aller Rückfußgelenke gleichzeitig statt.

Trotzdem ist die passive Beweglichkeitsprüfung in den einzelnen Gelenkabschnitten besonders wichtig, weil bei posttraumatischen Fehlstellungen und partiellen Versteifungen nicht alle Bewegungen kompensatorisch und beschwerdefrei ausgeglichen werden können.

Gemessene Werte der Gelenkfunktionen: Dorsoplantarflexion 30-0-50° (Abb. 38.102a-c). Mit aufgestelltem Fuß sind die Werte meist etwas höher, da dann sämtliche Fußgelenke in die Beurteilung miteinbezogen werden.

Wichtiger und gleichzeitig schwieriger zu beurteilen sind die Beweglichkeiten im Sinne der seitlichen Bewegung im USG, im Chopart- und in den übrigen Mittelfußgelenken. Die reine Ab-/Adduktionsbewegung nur im Rückfuß ergibt 15-0-25° (Abb. 38.103), reine Pro-Supination im Mittel- und Vorfuß bei festgestelltem Kalkaneus 15-0-35° (Abb. 38.104), die Summe dieser beiden Bewegungen als Eversion/Inversion des ganzen Fußes 30-0-60° (Abb. 38.105). Von diesen Bewegungsfunktionen machen sich Ausfälle der 15°-Abduktion im USG und von den 15° Pronation im Mittel- und

[41] Sir James Paget, Chirurg, London, 1814–1899

[42] Patrik S. Haglund, Orthopäde, Stockholm, 1870–1937

[43] Max Ratschow, Internist, Halle, Darmstadt, 1904–1964

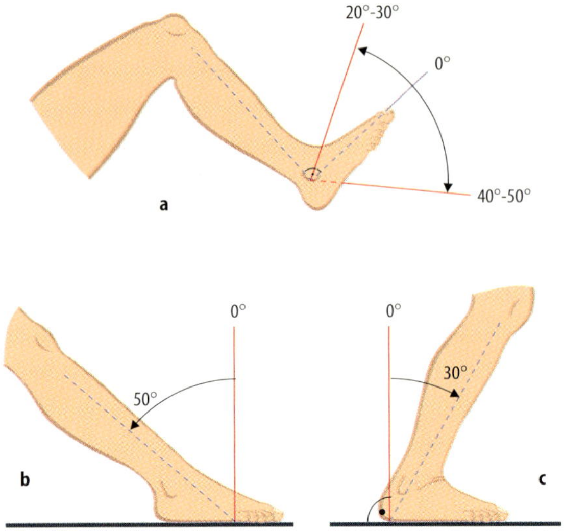

Abb. 38.102 a-c. Prüfung der Beweglichkeit im oberen Sprunggelenk (Talokruralgelenk). **a** Am hängenden Fuß, **b** und **c** bei aufgestelltem Fuß (Plantarflexion/Dorsalextension)

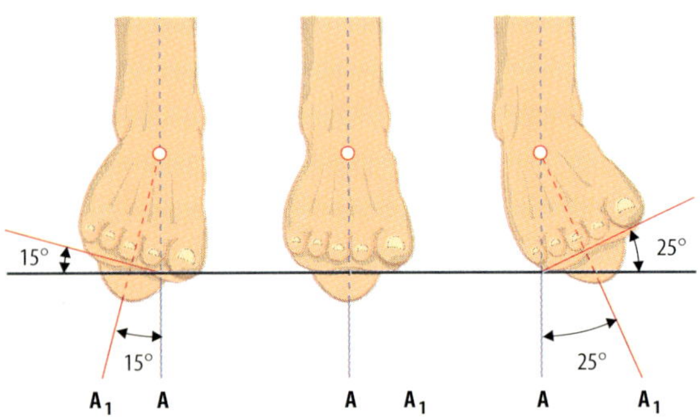

Abb. 38.103. Reine Ab-/Adduktionsbewegungen im unteren Sprunggelenk. Die Kalkaneusachse kann 15° im Sinne der Abduktion und 25° im Sinne der Adduktion jeweils von *A* nach A_1 bewegt werden

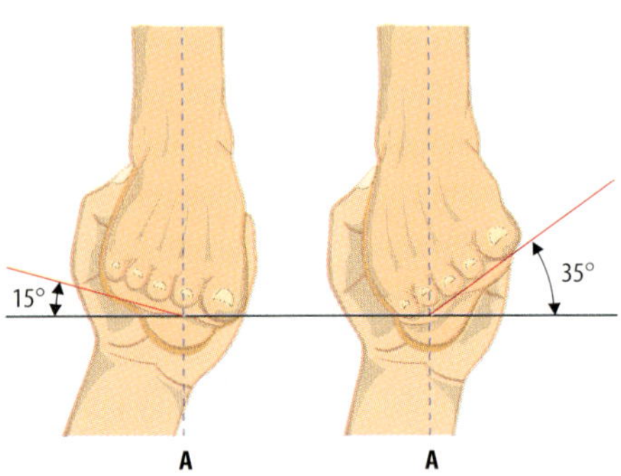

Abb. 38.104. Drehung im Chopart-Gelenk und im Mittelfuß mit Lisfranc-Gelenk bei festgestelltem Talokalkaneargelenk im Sinne der reinen Pronation/Supination. Die Kalkaneusachse *A* bewegt sich nicht

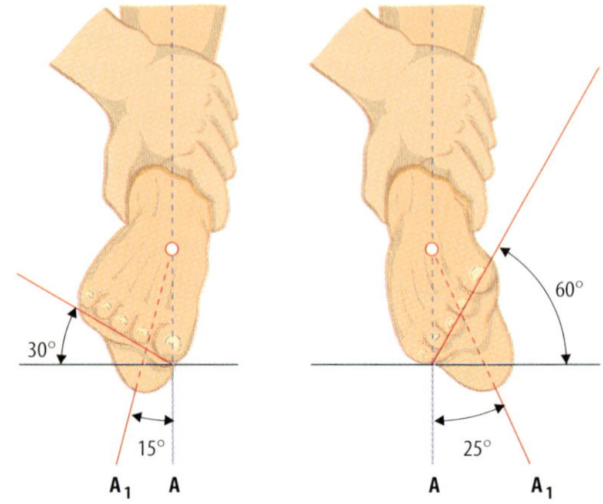

Abb. 38.105. Summe der Bewegungsmöglichkeiten in allen Gelenken vom Rückfuß bis und mit Lisfranc-Gelenk, d.h. Summe der Beweglichkeit im unteren Sprunggelenk, im Chopart-Gelenk und in den Mittelfußgelenken bis und mit Lisfranc-Gelenk. Diese Summationsbewegungen entsprechen einer Eversion/Inversion. Die Kalkaneusachse *A* bewegt sich jeweils um 15° bzw. 25° in die Stellung A_1 wie bei der reinen Bewegung im unteren Sprunggelenk

Vorfuß am schnellsten funktionsstörend bemerkbar, da bei einer Einschränkung dieser Beweglichkeit sehr bald ein Gehen auf unebenem Boden zu Gelenkbeschwerden führt. Die Funktion des Großzehengrundgelenks ist die Dorsaplantarflexion 70-0-45°.

Umfangsmessungen zum Vergleich der Muskeltrophik im Unterschenkel werden 10 cm bzw. 15 cm unterhalb des medialen Kniegelenkspalts oder entsprechend 10 oder 15 cm oberhalb der medialen Knöchelspitze im Vergleich von gesunder zu kranker Seite durchgeführt.

Verletzungsformen

Grundsätzlich handelt es sich um dieselben Pro- und Supinations-Inversions- und Eversions-Mechanismen, wie sie für das Zustandekommen der Malleolenfrakturen (s. Kap. 38.13) verantwortlich sind. Jüngere Individuen erleiden eher eine Bandverletzung, während mit zunehmendem Lebensalter Frakturen häufiger werden. Die Supinationsverletzungen überwiegen bei weitem diejenigen mit Pronationsmechanismen.

„Supinationslinie". Reiht man von kranial nach distal die Verletzungsmöglichkeiten bei Supinationsmechanismen aneinander, dann erhält man von der Fibulaspitze bis zu den Zehen eine Verbindungslinie, auf der sich die Hauptverletzungsorte (Loci minoris resistentiae) befinden.

Ruptur der Syndesmose und Membrana interossea ohne Fraktur der Fibula (Supinations-Eversions-Mechanismus; s. Kap. 38.13). Diese Verletzungsform ist nicht so selten, wie man bisher angenommen hat.

Für die *Therapie* ist es wesentlich, daß die Stabilität der Syndesmose mit ideal reponierter Fibula wiederhergestellt wird. Dies muß, wenn nötig, sogar operativ erfolgen. Diagnostisch kann das aus dem OSG-Raum aufsteigende Röntgenkontrastmittel, das über die Syndesmose hinauf bis in den Unterschenkel verfolgt werden kann, als beweisende Untersuchung eingesetzt werden.

Diese meist unerkannten Verletzungen zeigen oft einen mit protrahierten Beschwerden gezeichneten Verlauf. Als Restfolgen können mit dem OSG kommunizierende pathologische Synovialtaschen entstehen. Mit Erguß gefüllt und gereizt, verursachen sie belastungsanhängige Beschwerden.

Ausrißfrakturen um die Fibulaspitze. Diese sind „radiologisch sichtbare Bandverletzungen". Die exakte Reposition des Fragments (Röntgenkontrolle im Gips) ist für eine Ausheilung ohne ligamentäre Restinstabilität unerläßlich. Die operative Therapie muß in Betracht gezogen werden.

Läsionen der fibulären Bänder (Untersuchungen s. S. 877). Gehaltene Aufnahmen in a.-p.-Projektion mit Varuskippung des Rückfußes und v. a. die seitliche Aufnahme, bei der der Fuß nach ventral aus der Knöchelgabel gezogen wird, geben diagnostisch Aufschluß. Die am häufigsten festgestellte anterolaterale Instabilität ist eine Rotationsschublade des Talus um einen medial gelegenen Drehpunkt. Eindeutige Bandrupturen vom Grad III sind bei jüngeren Patienten mit Leistungsanspruch in der Regel durch rekonstruktive Naht operativ zu behandeln. Gelegentlich kann eine Ruhigstellung in einer Gipsschiene gewählt werden müssen (zur Therapie s. auch S. 815).

Es gibt isolierte Rupturen des Lig. fibulotalare anterius sowie des Lig. fibulocalcaneare! Persistierende und beschwerdeverursachende Reinstabilitäten sind im OSG weit häufiger als im USG. Das Lig. talocalcaneare interosseum hält die beiden Knochen normalerweise sehr straff aneinander. Die Beschwerden nach Bandverletzungen sind nicht nur reine Instabilitätsfolgen, sondern auch „fehlerhafte", d. h. nicht anatomie- und funktionsgerechte Vernarbung, z. B. von Ligamenten und Sehnenscheiden untereinander, anstatt mit der Fibula. Pathologische Synovialprozesse, vom Gelenk und von den Sehnenscheiden ausgehend, spielen als Beschwerdefaktoren mit.

Verletzungen des Lig. bifurcatum. Diese häufig übersehenen Läsionen führen oft zu einem Verlauf mit ebenso langwierigen wie ärgerlichen Beschwerden. Der Abriß des Processus anterior calcanei (nur auf seitlichem, spezialschrägem Röntgenbild zu erkennen) ist ein objektivierbarer Befund für den ossären Ausriß. Da die Ausheilung oft ungenügend erfolgt, fixieren wir diese Abrißbandverletzungen für 4–6 Wochen (radiologische Konsolidationskontrolle) im gut anmodellierten Unterschenkelgips.

Die Druckschmerzhaftigkeit und die Schwellung liegen unter dem Muskelbauch des M. extensor digitorum brevis. Daher gibt es meist trotz einer eindeutigen und ernsthaften Verletzung kein subkutan sichtbares Hämatom. Da die Bänder nur kurz sind, gibt es bei korrekter Knochenlage kaum eine maßgebende Diastase zwischen den Rupturenden der Bänder. Eine primäre Naht kommt deswegen kaum in Frage. Jedoch stellen wir auch bei negativem Röntgenbild und stark funktionsbehindernden Beschwerden am typischen Ort die Indikation zur Ruhigstellung im Unterschenkelgehgips für 4 Wochen. Sekundärbeschwerden können bei diesem Gelenk mit Leichtigkeit bis zu 2 Jahren dauern. Gelegentlich kann als Ultima ratio eine Revisionsoperation nötig sein (osteochondrale Miniausrisse etc.).

Abrißfraktur der Basis von Os metatarsale V. Ossärer Ausriß mit Bandansätzen und der Sehne des M. peronaeus brevis ist ein Glied in der Verletzungskette der „Supinationslinie". Ein ins Lisfranc[44]-Gelenk dislozierter Abriß muß operativ reponiert und stabilisiert werden.

Spiralfraktur im Schaftbereich des Metatarsale V. Diese gehört als distalste Läsion ebenfalls zur Verletzungskette der „Supinationslinie".

Peronäalsehnenluxation. Proportional gesehen ist diese Läsion, verglichen mit der großen Zahl fibulärer Bandläsionen, nicht so häufig, aber man muß differentialdiagnostisch doch immer daran denken.

Klar ist die Diagnose dann, wenn man die Sehnen von hinten auf die Fibula hinaufschnellen sehen kann. Schwierig ist die Diagnosestellung in Fällen mit diffusen Beschwerden, wie Schwächegefühl bei Beanspruchung (Functio laesa) und belastungsabhängigen Schmerzen und Schwellung hinter der distalen Fibula. Die Therapie ist operativ mit Rekonstruktion des Retinakulum durch primäre Naht oder mittels sekundärer Verstärkungsplastik.

Läsionen des Lig. deltoideum. Im Vergleich mit der Häufigkeit von Verletzungen der fibularen Bandseite sieht man medial weit weniger schwere Bandverletzungen oder gar sekundäre Instabilitäten. Solche Insuffizienzen sind große Seltenheiten.

Nicht selten sind dagegen bei großen Bandverletzungen am OSG (auch nach operativer Versorgung der fibularen Bänder) auf der medialen Seite noch lange eine Schwellung und Schmerzen vorhanden. Ihre Ursache sind begleitende Teilrisse und Hämatome, die sich v. a. im Gebiet des Tarsaltunnels ausbrei-

---

[44] Jacques Lisfranc, Chirurg, Paris, 1790–1847

ten und dort zu stenosierenden Narbenbildungen führen können (Tarsaltunnelsyndrom). Die resorptiven Vorgänge können Monate in Anspruch nehmen. Ist das Lig. deltoideum zerrissen, dann adaptiert es sich bei der Bewegung in den meisten Fällen spontan. Da die Talusrolle medial durch den Knochen und die Sehnen besser geführt ist, erfolgt die Heilung spontan mit guter Bandlänge fast immer von selbst, ohne daß man wesentliche spezifische Handlungen vornehmen muß. Nur ganz selten ist das Band einseitig abgerissen und interponiert, so daß man es operativ reponieren muß.

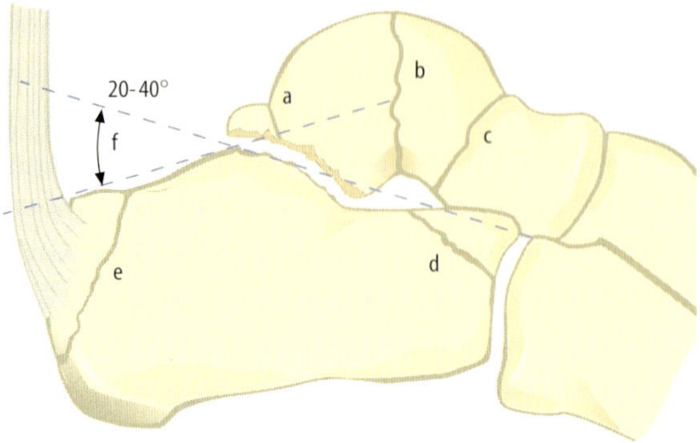

Abb. 38.106. Typische Frakturlinien an Talus und Kalkaneus. *a* Am Talus Abbruch des Processus posterior, *b* Taluskopffraktur, *c* Talushalsfraktur. Nekrosegefahr wegen gefährdeter Durchblutung der Talusrolle. *d* Abriß der Processus anterius calcanei. *e* Abscherung oder Abriß des Tuber mit der Achillessehne. *f* Tubergelenkwinkel nach Böhler. Perfekte topographische Situation in seitlicher Ansicht

38.15 Verletzungen des Fußes

Verletzungen im Chopart-Gelenk

Reine Luxationen des Talus, ob geschlossen oder offen mit völligem Herausspringen des Talus (totale Talusluxation), sind möglich, aber äußerst selten. Auch die subtalare Dislokation als Luxatio pedis sub talo ist eine Rarität, denn meistens kommt es in solchen Fällen zu Frakturen, z. B. durch den Talushals etc.

Bei Dislokationen im Chopart-Gelenk gibt es praktisch immer im Röntgenbild sichtbare Knochenverletzungen. Prädilektionsstellen sind das Os naviculare mit Ausriß und Kompressions- bzw. Berstungsfrakturen und das Kalkaneokuboidgelenk, ebenfalls mit Abriß oder Kompressionsfrakturen der beteiligten Knochen. ***Therapie*** je nach Befund funktionell oder mit Ruhigstellung im Gipsverband oder – wenn nötig – operativ.

Lisfranc-Verletzungen

Isolierte Luxation ohne Knochenläsion ist extrem selten. Meistens sind Abrißfrakturen an den Metatarsalienbasen oder an den Kuneiformia vorhanden. Genaueste Reposition und Fixation dieser komplizierten Gelenklinie sind absolut notwendig. Gelingen sie konservativ nicht, so ist operatives Vorgehen indiziert (große Neigung zu Wundheilungsstörungen).

Talus

Diese seltenen Verletzungen sind biomechanisch wichtig, da sie sowohl das obere als auch das untere Sprunggelenk betreffen können. ***Unfallmechanismus***: Sturz aus großer Höhe, z. B. Gleitschirm, Verkehrsunfall.

Morphologie und Einteilung. Man unterscheidet periphere Frakturen (Abrisse des Processus lateralis, des Processus posterior tali und ventrale Kopffrakturen) sowie zentrale Frakturen, die Talushals oder -rolle betreffen (Abb. 38.106). Bei letzteren ist die empfindliche Zirkulation des Talus (der fast ausschließlich aus Gelenkflächen besteht) unterbrochen, und es entstehen in der Folge deshalb oft Nekrosen der Talusrolle. Die Dislokation ist sehr verschieden, sie kann bis zur vollständigen Luxation reichen.

Therapie. Periphere, die Vitalität nicht gefährdende Frakturen sind bei Dislokation (Bandkapselansätze) operativ zu fixieren. Zentrale Frakturen müssen möglichst frühzeitig entweder geschlossen reponiert und konservativ behandelt oder sofort operiert werden. Jede verbleibende Dislokation ist eine dringliche Operationsindikation: Nur durch anatomische Reposition der Bruchflächen und Fixation (Schrauben) kann eine Revaskularisierung der Talusrolle von ventral erhofft werden. Diese nimmt viele Monate in Anspruch und erfordert eine langdauernde Entlastung. Dazu hat sich der Gehapparat bewährt. Zeigt das Röntgenbild im Verlauf von Wochen bis Monaten eine Verdichtung der Knochenstruktur, so ist dies ein Zeichen einer fortschreitenden Nekrose, während subchondrale Aufhellungen eher auf eine beginnende Revaskularisierung hindeuten. Das Szintigramm oder MRI läßt diese Vorgänge genauer beurteilen.

Kalkaneus

Verletzungen des Kalkaneus entstehen meist durch Sturz aus großer Höhe (Fallschirm- bzw. Gleitschirmabsprung, Sturz vom Gerüst), gelegentlich durch Schlag beim Auffahrunfall.

Morphologie und Einteilung. Man unterscheidet periphere Frakturen (Abrisse des Tuber calcanei oder der Achillessehne, des Processus anterior, Entenschnabelfrakturen) von zentralen Frakturen, die das Korpus betreffen, insbesondere Impressions- bzw. Depressionsfraktur. Bei dieser ist die wichtigste, hintere Gelenk-

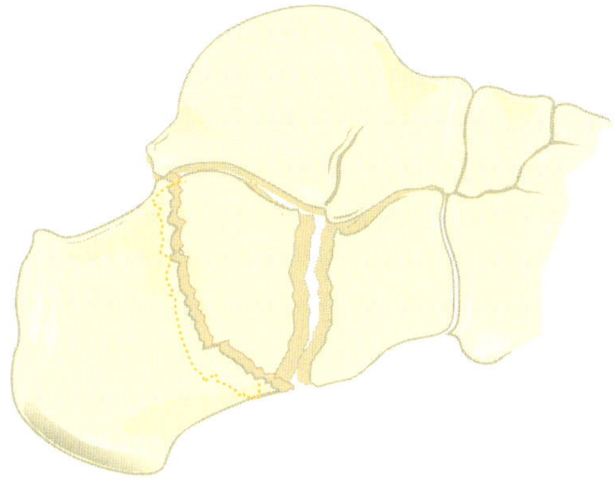

a

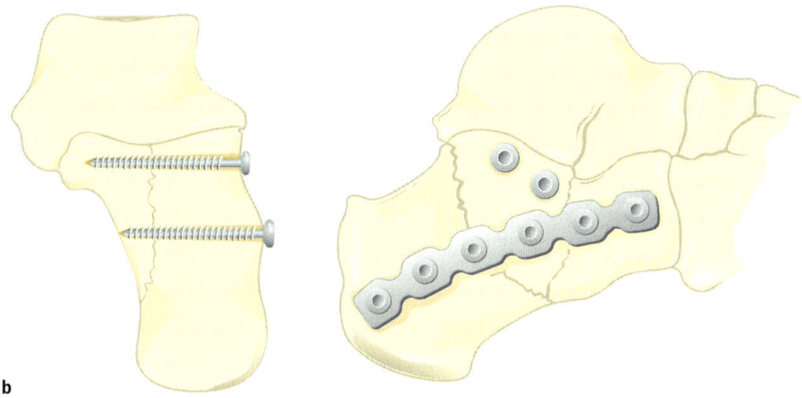

b

Abb. 38.107. a Kalkaneusfraktur mit Einstauchung der dorsalen Gelenkfacette („joint-depression-type"). **b** Osteosynthese der Kalkaneusfraktur von lateral mit Zugschrauben und Platten

facette eingedrückt, wobei das impaktierte Fragment verkippt und verklemmt ist (Abb. 38.107 a). Oft bestehen zudem Verkürzung, Varusdeformation und Verbreiterung des Rückfußes mit Beeinträchtigung der lokalen Zirkulation und Innervation (N. tibialis) sowie Kompression der Sehnenkanäle. Der sog. Tubergelenkwinkel nach Böhler (normalerweise ca. 30°, s. Abb. 38.106) ist abgeflacht oder gar negativ.

Diagnostische Besonderheiten. Die Morphologie des Kalkaneus ist sehr komplex, die Erkennung von Dislokation auf gewöhnlichen Röntgenbildern meist ungenügend, weshalb heute fast immer eine CT-Untersuchung gefordert wird.

Begleitverletzungen: Malleolarfrakturen, Beteiligung des Os cuboideum, Luxationen im Intertarsalgelenk (Chopart).

Therapie. Periphere Frakturen, die Band- oder Sehnenabrissen entsprechen, sind, sofern disloziert, operativ zu reponieren. Bei der zentralen Impressionsfraktur, die bisher vorwiegend konservativ behandelt wurde, hat sich neuerdings die anspruchsvolle Osteosynthese als Therapie durchgesetzt. Nur durch die Rekonstruktion der dorsalen Gelenkfacette und des Rückfußes kann die gesamte Statik des Fußes wiederhergestellt werden (s. Abb. 38.107 b).

Kleine Fußwurzelknochen (Naviculare pedis, Os cuboideum, Ossa cuneiformia I, II, III)

Verletzungen dieser Strukturen entstehen meistens durch Mechanismen, die den Fuß als Ganzes erfassen, oder aber infolge direkten Traumas. Beim unbeschuhten Fuß entstehen Weichteilschädigungen.

Morphologie und Einteilung. Häufig sind kombinierte Frakturen mit Beteiligung mehrerer Knochen- bzw. Luxationsfrakturen in Chopart- und Lisfranc-Gelenk. Impressionsfrakturen mit spongiösen Defekten werden v. a. an Os naviculare und Os cuboideum beobachtet, seltener sind kleine kapsuloligamentäre Abrißfrakturen.

Differentialdiagnose. Bei allen Fußwurzelknochen ist an die anatomischen Varianten in Form überzähliger Knochen zu denken. Am häufigsten sind Os trigonum (am hinteren Rand des Talus), Os tibiale externum (am medialen Rand des Os naviculare) und Os fibulare (am lateralen Rand des Os cuboideum). Bei Kontusionen und Distorsionen besteht die Gefahr der Verwechslung mit Abriß- oder Abbruchfrakturen. Zur Entscheidung kann auch hier das CT besonders wertvoll sein.

Therapie. Dislokationen von Gelenkflächen sollten nach Möglichkeit reponiert werden. Luxationen und Luxationsfrakturen sind zu stabilisieren, Defekte durch autologe Spongiosa auszufüllen. Zur Fixation werden meist Kirschner-Drähte oder einzelne Schrauben verwendet, wobei die funktionelle Nachbehandlung anzustreben ist. Längerdauernde, gänzliche Entlastungen sollten vermieden werden, da es leicht zu trophischen Störungen kommt. Nicht reponierte artikuläre Frakturen führen zu schmerzhaften Arthrosen und behindern die Gehfunktion.

Mittelfuß und Zehen

Morphologie und Einteilung. Isolierte Frakturen finden sich v. a. an den Fußrändern (Metatarsale V und I). Häufig sind subkapitale Frakturen der mittleren Metatarsalia. Eine besondere Bedeutung hat die Fraktur der Tuberositas des Metatarsale V (Sehnenansätze). Die Frakturen der exponierten Großzehengrundphalanx finden sich vorwiegend als Abriß oder Kondylenfraktur.

Therapie. Bei der Behandlung ist stets die Wiederherstellung des Längs- und Quergewölbes des Fußes anzustreben. Nur deutlich dislozierte Abriß- und artikuläre Frakturen erfordern eine operative Fixation. Bei randständigen Schaftfrakturen und dislozierten subkapitalen Frakturen besteht die Tendenz zur operativen Behandlung (kleine Platten, Kirschner-Drähte). Nicht dislozierte Frakturen werden im Gehgips behandelt. Dabei ist die relativ schlechte Zirkulation des Vorfußes zu berücksichtigen.

Marschfraktur. Dabei handelt es sich um die häufigste Ermüdungsfraktur des menschlichen Skeletts. Sie betrifft vorwiegend die Diaphysen der Metatarsalia II, III oder IV. Lokal bestehen Schmerzen, Schwellung und Überwärmung. Im Röntgenbild sind die Brüche anfänglich nicht, später nur schlecht erkennbar. Der Nachweis erfolgt mit Hilfe des Szintigramms. Die Behandlung besteht in Ruhigstellung und Entlastung im Gips über 6–8 Wochen.

38.16 Verletzungen der Wirbelsäule*

!

Wirbelsäulenverletzungen werden ***häufig nicht oder zu spät*** erkannt (ca. 30 %).

Die Diagnosesicherung wird dann verbessert, wenn der Untersucher an die Möglichkeit einer Verletzung denkt (Sturz aus hoher Höhe, Verkehrsunfälle, Polytrauma, Schleudertrauma, Auffälligkeiten beim Neuro-Status). Weiterhin hilft die korrekte Durchführung der Röntgenuntersuchung (Darstellung des Dens in zwei Ebenen, seitliche Abbildung des zerviko-thorakalen Überganges, gute Beurteilbarkeit der Aufnahmen im a. p.-Strahlengang, Zentrierung der Röntgenaufnahme auf den fraglich verletzten Wirbelsäulenabschnitt).

Wir kennen klassische Verletzungen, die häufig mit einer Traumatisierung der Wirbelsäule einhergehen:
- Beckengurtverletzungen (seat belt injury) führen zur Kombination intraabdomineller Läsionen mit Wirbelfrakturen,
- die Kombination von Kalkaneusfraktur mit einem Kompressionstrauma der Brust- (BWS) und Lendenwirbelsäule (LWS) beim Sturz aus hoher Höhe,
- disko-ligamentäre Läsionen der Halswirbelsäule (HWS) beim Schleudertrauma.

Da etwa 10 % aller Wirbelsäulenverletzungen mit neurologischen Schäden einhergehen, kommt der frühen Diagnosestellung gerade bei diesen Unfallfolgen eine große Bedeutung zu.

Stabilität – Instabilität. Die wichtigste Frage, die bei jeder Wirbelverletzung – gleich welcher Lokalisation – zu stellen ist, lautet, ob es sich um eine stabile oder eine instabile Situation handelt. Eine Instabilität liegt dann vor, wenn der verletzte Wirbelsäulenabschnitt gegen Kräfte, die von unterschiedlichen Richtungen einwirken, deformiert werden kann. Derartige Kräfte können in axialer Richtung, in Flexionsrichtung, in Hyperextensionsrichtung oder im Sinne einer Rotation einwirken.

Beispielsweise ist eine einfache axiale Kompressionsfraktur stabil. Hier ist der Wirbelkörper durch die Einstauchung der Spongiosa gegenüber axialen Kräften stabil, ebenso ist er stabil gegen Kräfte in Flexionsrichtung, instabil ist er nur gegen eine Hyperextensionskraft, die es bis zur Ausheilung einer derartigen Fraktur zu vermeiden gilt. Bei einer Zerreißung der Bänder und des Diskus (z. B. an der HWS oder LWS) besteht dahingegen eine Instabilität gegenüber allen einwirkenden Kräfte, so daß es sich hier um eine instabile Verletzung handelt.

Man unterscheidet weiterhin eine vorübergehende von einer bleibenden Instabilität. Vorübergehende Instabilitäten liegen bei überwiegend ossären Verletzungen, bleibende Instabilitäten bei überwiegend disko-ligamentären Läsionen vor.

Zur Beurteilung einer Stabilität müssen die anamnestischen Angaben, die klinischen und die radiologischen Befunde gemeinsam gewertet werden.

Entstehungsmechanismen der Wirbelfrakturen. In der überwiegenden Mehrzahl der Entstehung von Wirbelfrakturen liegt eine ***indirekte Krafteinwirkung*** auf die Wirbelsäule vor. Direkte Verletzungen sind

* St. v. Gumppenberg

ebenso selten wie offene Frakturen (z. B. Schußverletzungen).

Klassifikation von Wirbelverletzungen. Eine Klassifikation sollte folgende Ziele haben:
- Sie soll so einfach wie möglich sein und sie muß auch von einem Ungeübten reproduzierbar sein.
- Die Zuordnung einer Wirbelfraktur sollte in der Mehrzahl der Fälle aufgrund konventioneller Röntgenbilder möglich sein. Nur ausnahmsweise sollte die Klassifizierung durch zusätzliche diagnostische Maßnahmen wie Computertomographie oder Myelographie oder durch einen intraoperativen Befund korrigiert werden müssen.
- Der größte Teil der Verletzungen im traumatologischen Alltag sollte erfaßt werden können.
- Die Klassifizierung soll das therapeutische Vorgehen implizieren und prognostische Aussagen zulassen.

Um diese Ziele erreichen zu können, ist eine Klassifikation sinnvoll, die morphologische und funktionelle Kriterien aber auch den Entstehungsmechanismus berücksichtigt.

38.16.1 Halswirbelsäule

Wegen der anatomischen Unterschiede zwischen oberer und unterer Halswirbelsäule müssen Verletzungen des Atlas und des Axis von solchen des 3.–7. Halswirbelkörpers unterschieden werden. Verletzungen der ***oberen Halswirbelsäule*** sind:
- Gruppe A: Verletzungen des Atlas
- Gruppe B: Verletzungen des Axis
- Gruppe C: Kombinationsverletzungen von Atlas und Axis

Gruppe A: Verletzungen des Atlas

Isolierte Frakturen des vorderen und hinteren Atlasbogens sind selten, sehr viel häufiger sind einfache oder komplexe ***Atlasringfrakturen*** (vorderer und hinterer Bogen einfach oder doppelt). Doppelte Frakturen des vorderen und hinteren Atlasbogens werden als ***Jefferson[45]-Frakturen*** bezeichnet. Prognostisch ungünstig sind Frakturen des Gelenkmassivs des Atlas, da daraus schmerzhafte posttraumatische Arthrosen zwischen Occiput und Atlas sowie zwischen Atlas und Axis entstehen können.

Therapie. Atlasringfrakturen werden fast immer konservativ behandelt. Mit Hilfe einer Extension (Extensionsgewicht 500 g – maximal 3 kg über Gardner-Wells-Bügel oder Halo) wird die Verbreiterung des Atlasringes behoben. Nach 10–14 Tagen wird ein Halo-Jackett oder Minerva-Gips angelegt. Bis zur knöchernen Ausheilung der Fraktur nach 6–8 Wochen muß darauf geachtet werden, daß die Reposition des Atlasringes (Kontrolle mit transoraler a. p.-Röntgenaufnahme) erhalten bleibt.

Gruppe B: Verletzungen des Axis

Isthmusfrakturen (Synonyma: „hanged man's fracture", traumatische Spondylolisthese C2). Diese Frakturen entstehen durch forcierte Hyperextension der oberen Halswirbelsäule. Dieser Mechanismus stellt beim Erhängen den entscheidenden Faktor für die zur Zerreißung der Medulla oblongata verantwortliche Fraktur dar und hat der Verletzung ihren Namen gegeben. Heute entstehen derartige Frakturen fast ausschließlich bei Schleudertraumen im Rahmen von Verkehrsunfällen und sind mit einer niedrigen Inzidenz an neurologischen Ausfällen verbunden.

Einfache, nicht oder wenig dislozierte Isthmusfrakturen des Axis können konservativ im Halo-Jackett oder Minerva-Gips ***therapiert*** werden. Die Konsolidierung der Fraktur benötigt 8–12 Wochen. Stark dislozierte Frakturen oder Luxationsfrakturen müssen operativ behandelt werden. Die Reposition erfolgt entweder geschlossen oder offen von ventral oder dorsal. Die operative Therapie kann entweder durch eine ventrale Spondylodese zwischen C2 und C3 unter Verwendung eines Knochenspans und einer ventralen Platte oder in der Bogenverschraubung von dorsal erfolgen.

Dens-Frakturen. Nach Anderson und d'Alonzo werden die Frakturen in den
- Fraktur-Typ I: Abrißfraktur an der Densspitze,
- Fraktur-Typ II: an der Densbasis und
- Fraktur-Typ III: im Körper des Dens

eingeteilt (Abb. 38.108).

Frakturen vom Typ I benötigen keine spezielle Therapie. Die Halswirbelsäule wird bis zur Beschwerdefreiheit mit einem Philadelphia-Kragen oder einem weichen Kragen ruhiggestellt.

Frakturen vom Typ II haben wegen der kleinen knöchernen Kontaktfläche eine hohe Pseudarthroserate und werden deshalb in den meisten Fällen mit einer Schraubenosteosynthese stabilisiert. Die Halswirbelsäule muß nach der Stabilisierung während 8–12 Wochen mit einem Philadelphia-Kragen ruhiggestellt werden. Der Nachweis der knöchernen Konsolodierung gelingt am besten mit Mittelschicht-Tomographien in 2 Ebenen.

Frakturen vom Typ III werden häufig konservativ im Halo-Jackett oder einem Minerva-Gips konservativ behandelt. Die knöcherne Heilung benötigt ungefähr 12 Wochen. Stark dislozierte Frakturen werden operativ mit einer Schraubenosteosynthese oder einer ventralen Abstützplatte behandelt. Auch hier ist eine Nachbehandlung im Philadelphia-Kragen während 10–12 Wochen notwendig.

[45] Sir Geoffrey Jefferson, brit. Chirurg, geb. 1886

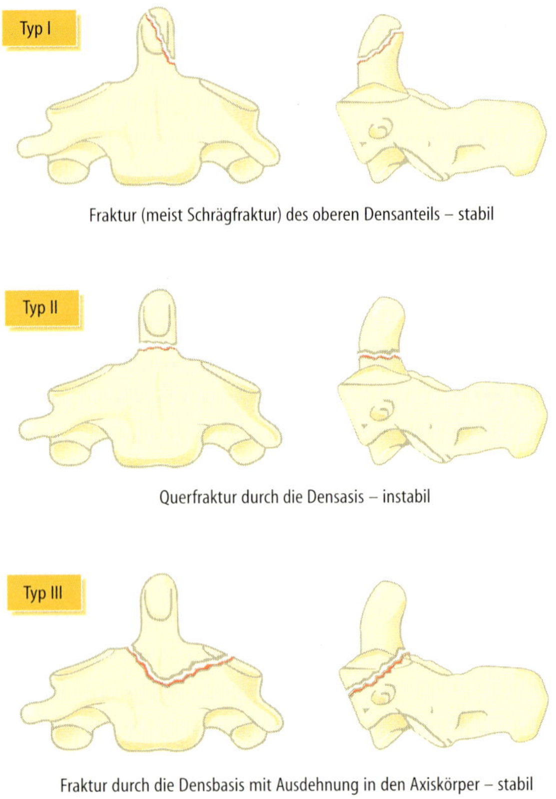

Abb. 38.108. Typ I: Fraktur (meist Schrägfraktur) des oberen Densanteils – stabil. Typ II: Querfraktur durch die Densbasis – instabil. Typ III: Fraktur durch die Densbasis mit Ausdehnung in den Axiskörper – stabil

Gruppe C: Kombinationsverletzungen von Atlas und Axis

Sämtliche Kombinationen der Frakturen des ersten oder zweiten Halswirbelkörpers sind denkbar, die Prognose ist durch die führende Läsion bestimmt, häufig aber auch durch das Auftreten von posttraumatischen Arthrosen beeinträchtigt.

Verletzungen der unteren Halswirbelsäule

Hier unterschiedet man am sinnvollsten:

- Ossäre Verletzungen
- Disko-ligamentäre Verletzungen
- Gemischt osteo-disko-ligamentäre Verletzungen

Beim Unfallmechanismus sind Hyperflexions- oder Hyperextensionstraumen mit oder ohne Rotationskomponente möglich. Bei allen Verletzungstypen können Gelenkluxationen auftreten. Diese können einseitige oder beidseitige, unvollständige oder vollständige Gelenkluxationen sein. Besonders gefährlich hinsichtlich neurologischer Komplikationen sind Luxationen ohne Bogenfraktur (fehlender „rettender Bogenbruch" nach Böhler).

Therapie. Wegen der Gefahr einer bleibenden Instabilität werden reine disko-ligamentäre Verletzungen heute operativ versorgt (meist ventrale Spondylodese mit Knochenspan und Platte), ossäre Verletzungen können operativ oder konservativ behandelt werden, kombinierte osteo-disko-ligamentäre Verletzungen werden in den meisten Fällen mit Spondylodese behandelt.

Distorsion der Halswirbelsäule (Schleudertrauma)

Diese häufige Verletzung entsteht in aller Regel bei Verkehrsunfällen (Auffahrunfall). Die Folge sind häufig langwierige schmerzhafte Zustände, für die nur in den seltensten Fällen morphologisch faßbare Veränderungen (Diskusverletzung, Dehnung der Bänder oder Gelenkkapseln) nachzuweisen sind.

Therapie. Sie besteht in einer vorübergehenden Ruhigstellung der Halswirbelsäule, in der Verabreichung von Analgetika und Muskelrelaxantien und der nachfolgenden krankengymnastischen Übungsbehandlung. Zum Ausschluß disko-ligamentärer Verletzungen beim Schleudertrauma müssen im Rahmen der Beurteilung seitliche Funktionsaufnahmen der HWS angefertigt werden (am Unfalltag oder nach Abklingen der Schmerzen).

38.16.2 Brust- und Lendenwirbelsäule

Voraussetzung für das Verständnis der Klassifikation ist die Kenntnis des 3-Säulen-Modells nach Denis.

- *Vordere Säule*: vordere zwei Drittel des Wirbelkörpers und der Bandscheibe und vorderes Längsband
- *Mittlere Säule*: beinhaltet das hintere Drittel des Wirbelkörpers und der Bandscheibe sowie das hintere Längsband
- *Hintere Säule*: Bogenwurzeln, Gelenkfortsätze, Gelenkkapseln, Dornfortsätze, Lig. flavum, Ligg. intraspinalia und Lig. supraspinale (Abb. 38.109)

Wir unterscheiden 3 Verletzungs-Typen:

- Typ A: Kompressionsverletzungen
- Typ B: Distraktionsverletzungen
- Typ C: Torsionsverletzungen

Typ A: Kompressionsverletzungen

Eine axiale Krafteinwirkung alleine oder in Kombination mit Flexion führt zu einer Kompressionsverletzung der vorderen, der vorderen und mittleren oder aller drei Säulen in unterschiedlicher Ausprägung. Das Verletzungsmuster im Wirbelkörper kann in einer Impaktion des Knochens, in einer Berstung oder in einer Spaltung des Wirbels bestehen. Die Verletzung der hinteren Säule besteht – wenn überhaupt vorhanden –

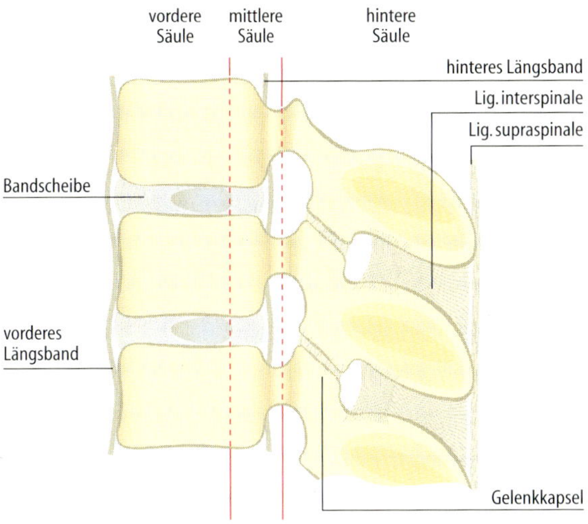

Abb. 38.109. 3-Säulenmodell (nach Denis)

immer in einem vertikalen Spaltbruch der Lamina. Der dorsale Ligamentkomplex ist in Einzelfällen gedehnt, aber nie gerissen. Translationsverschiebungen treten nie auf. Es handelt sich um stabile Verletzungen. Neurologische Schäden werden durch in den Spinalkanal dislozierte Knochenfragmente der Wirbelkörperhinterwand verursacht. Neurologische Spätschäden können durchaus auftreten und sind von schweren, meist thorakal gelegenen, Kyphosen verursacht (Abb. 38.110 a).

Typ B: Distraktionsverletzungen

Eine Distraktion kann entweder mit einer Flexion oder – sehr viel seltener – mit einer Hyperextension kombiniert sein. Es handelt sich ausnahmslos um Verletzungen aller 3 Säulen, die in den meisten Fällen instabil sind. Es kann eine Translationsverschiebung vorliegen, bei den meisten Typen dieser Gruppe besteht aber zumindest ein hohes Risiko für eine Translation. Das Risiko für einen neurologischen Schaden ist relativ hoch, es kann bedingt sein durch eine translatorische Verschiebung oder durch nach dorsal in den Spinalkanal dislozierte Hinterkantenfragmente. Wegen der translatorischen Instabilität bleibt das Risiko der neurologischen Verschlechterung für längere Zeit, eventuell auch auf Dauer fortbestehen (s. Abb. 38.110 b).

Distraktion kombiniert mit Flexion. Dieser Mechanismus führt immer zu einer Distraktion in der hinteren Säule mit Zerreißung des dorsalen Ligamentkomplexes. Die diskale oder ossäre Läsion der vorderen und mittleren Säule kann in 3 Varianten vorliegen:
- Reine Ruptur
- Ruptur mit Kompression oder
- Reine Kompression

Die Verletzungen der vorderen zwei Säulen sind ähnlich – oft sogar identisch – mit denen der Kompressionsverletzungen. Deshalb ist die exakte Diagnosestellung der Distraktionsverletzungen häufig schwierig. Es ist deshalb wichtig, alle klinischen und radiologischen Zeichen für eine dorsale ligamentäre Ruptur zu identifizieren.

Klinische Zeichen für eine dorsale Bandruptur sind:
- Unfallmechanismus (z. B. Beckengurtverletzung – seat belt injury)
- Schmerzen im Dornfortsatzbereich
- Dorsales Hämatom
- Tastbare Welle zwischen den Dornfortsätzen

Radiologische Zeichen einer dorsalen Bandruptur sind:
- Vergrößerung der Dornfortsatzdistanz im a. p.-, eventuell auch im seitlichen Röntgenbild
- Fehlende Erniedrigung oder sogar Höhenzunahme der Wirbelkörperhinterwand bei gleichzeitiger Keilwirbelbildung im seitlichen Röntgenbild

Distraktion kombiniert mit Hyperextension. Diese Verletzung tritt im lumbalen Bereich selten auf. In diesem Fall wirkt die distrahierende Kraft ventral, wodurch eine Ruptur durch die Bandscheibe eintritt, Ab-

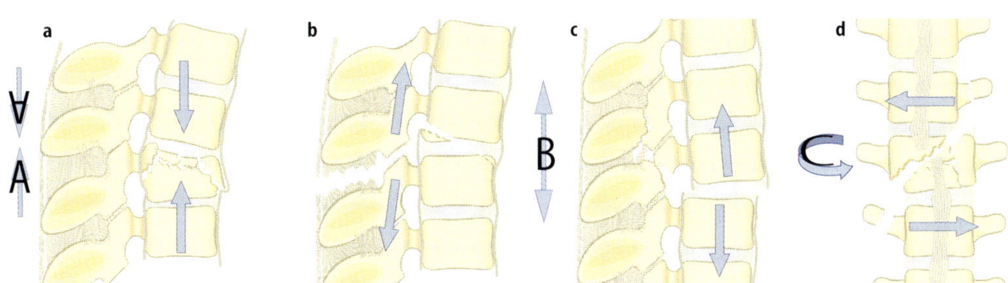

Abb. 38.110 a-d. Charakteristische Merkmale der 3 Fraktur-Typen. **a** Typ A: Kompressionsverletzung der vorderen und mittleren Säule, die hintere Säule ist intakt; **b,c** Typ B: 3-Säulen-Verletzung mit querer Zerreißung; **d** Typ C: 3-Säulen-Verletzung mit Rotation (Translation). (Nach Magerl et al. (1994) A comprehensive classification of thoracic and lumbar injuries. European Spine Journal 3: 184–201)

rißfrakturen des Wirbelkörpers sind dabei möglich. Die Distraktion in Kombination mit Extension bewirkt dorsal eine Kompression. Bei diesen Verletzungen sind immer alle 3 Säulen betroffen, so daß es sich immer um instabile Verletzungen handelt.

Typ C: Torsionsverletzungen

Wirbelverletzungen, die durch reine Rotationskräfte verursacht werden, sind extrem selten. In der Mehrzahl der Fälle muß man davon ausgehen, daß die Torsion in Kombination mit allen vorher beschriebenen Mechanismen auftritt. Daraus resultiert eine Vielzahl von Frakturmustern. Die Klassifizierung der Torsionsverletzungen basiert aber auf den vorgenannten 2 Haupttypen. Allerdings können die primären Läsionen von Kompressions- und Distraktionstypen, auf die eine Torsion aufgesetzt ist, fast immer erkannt werden. Torsionsverletzungen sind immer Verletzungen aller 3 Säulen. Der kräftige dorsale Ligamentkomplex ist ebenso gerissen wie das hintere Längsband. Torsionsverletzungen sind instabil, die Mehrzahl der Verletzungen sind hochgradig instabil. Bei Torsionsverletzungen entsteht immer eine Translation, welche sehr häufig eindeutig zu erkennen ist. Sie kann aber auch spontan reponiert sein und dann leicht übersehen werden. Ein neurologischer Schaden ist häufig, er kann durch die Translation aber auch durch nach dorsal in den Spinalkanal dislozierte Knochenfragmente bedingt sein (s. Abb. 38.110 c).

Hinweise für das Vorliegen einer Torsionsverletzung sind:

- Klinische Zeichen einer exzentrischen Krafteinwirkung in Form von lateralen Kontusionsmarken oder Abschürfungen
- Jedes Ausmaß einer lateralen Translation oder einer Wirbeldrehung, wie sie sich im a.p.-Röntgenbild darstellt
- Einseitig oder beidseitig, aber auf verschiedenen Niveaus aufgetretene Querfortsatzfrakturen und/oder Rippenfrakturen/-luxationen
- Einseitige Subluxationen oder Luxationen von Wirbelgelenken
- Einseitige Gelenkfortsatzfrakturen

Allgemeine Therapie bei Wirbelsäulenverletzungen

Bei der ***konservativen*** Therapie kann die Fraktur entweder funktionell – ohne jegliche Reposition oder Stabilisierung – oder mit einer äußeren Fixation – ohne Reposition oder nach einer geschlossenen Reposition – behandelt werden. Die HWS kann mit einem weichen Kragen, einem harten Kragen (Philadelphia-Kragen), einem Minerva-Gips oder einem Halo-Fixateur ruhiggestellt werden. An der BWS uns LWS kennen wir das 3-Punkte-Korsett oder das Gips- (Kunststoff-) Korsett.

Bei der ***operativen*** Behandlung unterscheidet man Osteosynthesen von Spondylodesen.

Osteosynthese-Behandlungen sind:

- Schraubenosteosynthese einer Densfraktur
- Schraubenosteosynthese der beidseitigen Bogenfraktur C2 („hanged man's fracture")
- Segmentüberbrückende Osteosynthese von dorsal bei Frakturen der BWS und LWS ohne Bandscheibenläsion (Fixateur interne)

Spondylodese-Behandlungen sind:

- Disko-ligamentäre und osteo-disko-ligamentäre Verletzungen der HWS mit ventraler oder dorsaler Plattenosteosynthese mit Spanplastik
- Kompressionsverletzungen der BWS und LWS mit Gibbus über 20° und ausgeprägten Bandscheibenzerstörungen mit dorso-ventralen möglichst unisegmentalen Fusionsoperationen
- Distraktions- und Torsionsverletzungen der BWS und LWS mit dorso-ventralen Fusionsoperationen

Pathologische Wirbelfrakturen. Pathologische Wirbelfrakturen können bei folgenden Grunderkrankungen auftreten:

- Osteoporose
- Primäre Tumoren (selten)
- Metastasen
- Plasmozytom
- Entzündliche Veränderungen (Spondylitis)

Die ***Therapie*** der osteoporotischen Wirbelfrakturen erfolgt in den meisten Fällen konservativ, selten treten bei diesen Frakturen neurologische Ausfälle auf. Osteoporosefrakturen mit neurologischen Komplikationen müssen wie gewöhnliche traumatische Wirbelfrakturen operativ behandelt werden.

In seltenen Fällen treten primäre Knochentumore in der Wirbelsäule auf. Die Behandlung dieser Tumoren unterscheidet sich nicht von der Behandlung im peripheren Knochen. Dies bedeutet, daß eine möglichst radikale Tumorresektion und eine dauerhafte Stabilisierung des Wirbelsäulenabschnittes angestrebt werden muß. Die bekannten multimodalen Behandlungsstrategien gelten wie bei den Tumoren der Extremitäten.

Behandlung von Wirbelmetastasen. Auftreten nach Häufigkeit:

- Mammakarzinom
- Prostatakarzinom
- Schilddrüsenkarzinom
- Nierenkarzinom
- Bronchialkarzinom
- Gastrointestinale Tumoren

Die Behandlung der Metastasen an der Wirbelsäule muß von der Diagnose des Primärtumors abhängig gemacht werden und im onkologischen Gesamtkonzept der Tumorerkrankung erfolgen. Sofern therapieresistente Schmerzen, neurologische Ausfälle (radikuläre Syndrome, Querschnittssyndrom) oder zunehmende Fehlstellungen auftreten, muß die Indikation zur operativen Stabilisierung gestellt werden. Die Operation besteht in:

- größtmöglicher Tumorresektion
- interkorporeller Fusion zur Defektüberbrückung
- Stabilisierung von ventral und dorsal

Das *Ziel* der operativen Behandlung muß sein:

- Dekompression der betroffenen neurologischen Strukturen
- stabile Spondylodese, die keine äußere Fixation notwendig macht
- Schmerzbefreiung

Entzündliche Veränderungen an der Wirbelsäule müssen nach den selben Kriterien behandelt werden, wie Entzündungen am peripheren Skelettsystem. In den meisten Fällen wird eine operative Ausräumung des infizierten Knochen- und Bandscheibengewebes erfolgen müssen. Da der Infekt fast immer von der Bandscheibe ausgeht, muß die entzündlich veränderte Bandscheibe reseziert werden und eine interkorporelle Spondylodese erfolgen. Zusätzliche lokale und systemische antibiotische Behandlungen sind meist notwendig.

38.17 Verletzungen des Zentralen Nervensystems, incl. Schädel-Hirn-Trauma

Die Verletzungen des Zentralen Nervensystems und das Schädel-Hirn-Trauma werden ausführlich in Kapitel 14 besprochen.

Das Kapitel Unfallheilkunde umfaßt ein weites Informationsspektrum, so daß hier nur einzelne wichtige Fakten der Kapitel erwähnt werden können. Die Frakturlehre stellt die Basis des Studentenwissens auf dem Gebiet Unfallchirurgie dar, da eine korrekte Terminologie und ein Verständnis des vorliegenden Frakturtyps unbedingte Voraussetzungen für die Indikationsstellung bzw. Frakturbehandlung sind. Hier ist besonders die AO-Klassifikation der Frakturen von Bedeutung. Neue Erkenntnisse zur Frakturheilung haben in den letzten Jahren die biologische oder minimal-invasive Osteosynthese in den Vordergrund gerückt, und zusätzlich ist ein Trend zur konservativen Behandlung von Bandverletzungen (Sprunggelenk, ACG-Gelenk) festzustellen. Für den Einsatz des nach der AO standardisierten Instrumentariums gelten heute klare Indikationen, die in den entsprechenden Organkapiteln abgehandelt werden. Immer ist auf absolute Asepsis, schonende Behandlung der Weichteile und des Knochens sowie eine achsengerechte (Schaftbereich) bzw. eine anatomisch exakte (Gelenkbereich) Reposition zu achten. Die Erkennung und frühzeitige Behandlung des Kompartmentsyndroms ist wegen möglicherweise erheblicher Folgeschäden für den Patienten wichtig, was (auch aufgrund der Häufigkeit der Erkrankung) für die Algodystrophie bzw. Morbus Sudeck gilt.

Die Kapitel Band- und Gelenkverletzungen zeigt, daß diese heute aufgrund verbesserter konservativer Behandlungsverfahren oder der endoskopischen Operationstechnik häufig minimal- bzw. nichtinvasiv behandelt werden kann. Im Kniebereich können Bandverletzungen durch die verfügbaren klinischen Tests, aber auch durch neue Verfahren wie die Kernspintomographie und die Arthroskopie früh und sicher diagnostiziert werden. Früher in „offener" Technik vorgenommene Eingriffe am Knie und dem Schultergelenk können heute arthroskopisch assistiert oder komplett endoskopisch durchgeführt vorgenommen werden.

Im Kapitel Handchirurgie werden neben den Verletzungen des Hautmantels der Hand, den Finger- und Mittelhandfrakturen auch die Behandlung von Streck- und Beugesehnenverletzungen besprochen. Die Behandlungsresultate dieser Verletzungen haben sich durch die frühfunktionelle Nachbehandlung erheblich verbessert, während Amputationsverletzungen und Nervenläsionen an der Hand heute durch mikrochirurgische Operationsverfahren mit guten Funktionsergebnissen versorgt werden können. Die septischen Krankheitsbilder der Hand und die Nervenkompressionsyndrome gehören aufgrund der Erkrankungshäufigkeit zum Basiswissen.

Beckenfrakturen sind bei mehrfachverletzten Patienten häufig anzutreffen. und eine interdisziplinäre Herausforderung. Die Kenntnis der Frakturtypen, die erforderlichen diagnostischen Maßnahmen und die Osteosynthesetechniken sind daher von besonderer Wichtigkeit, wobei in der Regel bei Klinikaufnahme die adäquate Schocktherapie, der Ausschluß von Begleitverletzungen im Beckenbereich und eine Primärstabilisation im Vordergrund der Bemühungen steht.

Ein weiterer Abschnitt dieses Kapitels behandelt die Frakturen des Schenkelhalses und des proximalen Femur. Bei jüngeren Patienten sollte eine prothetische Versorgung nach solchen Frakturen, wenn immer möglich, zugunsten anderer Osteosynthesearten (DHS, DCS, Verschraubung) vermieden werden. Bei älteren Patienten steht bei der medialen Schenkelhalsfraktur mit der Femurkopfprothese eine universelle und sichere Versorgungsart zur Verfügung, die die Frühmobilisation des Patienten unter Normalbelastung der betroffenen Extremität erlaubt.

Die häufigen Sprunggelenksfrakturen erfordern die genaue Erfassung des Frakturmechanismus und die Definition der vorliegenden Frakturklasse, um das geeignete (häufig operative) Behandlungsverfahren abzuleiten. Die Bandverletzungen des Sprunggelenks werden heute vielfach konservativ behandelt, da die erreichbaren Ergebnisse ähnlich der der Bandnaht/Bandplastik sind.

Die Wirbelsäulenverletzungen werden heute zumeist in spezialisierten Zentren behandelt. Wichtig für den Studenten sind die klinischen und radiologischen Zeichen der verschiedenen Frakturtypen – stabil oder instabil –, da Wirbelsäulenverletzungen häufig zu spät erkannt werden oder bei inadäquater Erstbehandlung zu schwersten Folgezuständen (Para- oder Tetraplegie) führen können.

Literatur

Böhler L (1957) Die Technik der Knochenbruchbehandlung, 12. Aufl. (Reprint 1996) Maudrich, Wien

Cave EF (1958) Fractures and other injuries. Year Book, Chicago

Geldmacher J, Köckerling F (1991) Sehnenchirurgie. Urban & Schwarzenberg, München Wien Baltimore

Green D (1993) Operative hand surgery. Churchill Livingstone, New York

Key JA, Conwell HE (1951) Fractures, dislocations and sprains. 5th edn. Mosby, St. Louis

Millesi H (1992) Chirurgie der peripheren Nerven. Urban & Schwarzenberg, München Wien Baltimore

Müller ME, Allgöwer M, Schneider R, Willenegger H (1992) Manual of internal Fixation, 3rd edn. Springer, Berlin Heidelberg New York Tokyo

Pauwels F (1965) Gesammelte Abhandlung zur funktionellen Anatomie des Bewegungsapparates. Springer, Berlin Heidelberg New York Tokyo

Peimer U (1996) Surgery of the hand and upper extremity. Mac Graw-Hill, New York

Rieger H, Brug F (1992) Das Panaritium. Hans Marseille, München

Rudigier J (1990) Kurzgefaßte Handchirurgie, Klinik und Praxis, 3. Aufl. Hippokrates, Stuttgart

Watson-Jones R (1976) Fractures and joint injuries, 5th edn. Livingston, Edinburgh

Weber BG (1972) Die Verletzungen des oberen Sprunggelenks, 2. Aufl. Huber, Bern Stuttgart

Weber BG, Cech O (1973) Pseudarthrosen. Huber, Bern Stuttgart Wien

Weber BG, Brunner C, Freuler F (1978) Die Frakturenbehandlung bei Kindern und Jugendlichen. Springer, Berlin Heidelberg New York

?

1. Wann sind Antibiotikagaben in der Handchirurgie erforderlich?
2. In welcher Stellung der Gelenke erfolgt eine Immobilisation?
3. Wie werden die Verbrennungen eingeteilt?
4. Wie lang muß eine Skaphoidfraktur im mittleren Drittel bei konservativer und bei operativer Behandlung immobilisiert werden?
5. Wie lange können Schmerzen bei Bandverletzungen der Finger anhalten?
6. Wie wird eine Beugesehnennaht nach Durchtrennung nachbehandelt?
7. Welches ist der häufigste Keim bei Infektionen der Hand?
8. Wie lautet die Hauptsymptomatik beim Karpaltunnelsyndrom?
9. Man unterscheidet eine vorübergehende und eine bleibende Instabilität bei Wirbelverletzungen. Welche der beiden Formen liegt bei einer ausschließlich disko-ligamentären Läsion an der Halswirbelsäule vor?
10. Welche röntgenologische Untersuchung muß bei der Distorsion der Halswirbelsäule (Halswirbelsäulen-Schleudertrauma) zum Ausschluß einer disko-ligamentären Verletzung immer wieder durchgeführt werden?
11. Welche anatomischen Strukturen beinhaltet der Begriff „hintere Säule der Brust- und Lendenwirbelsäule"?
12. Nennen Sie 3 klinische Befunde, die für eine Distraktionsverletzung der Lendenwirbelsäule sprechen.
13. Für welche Wirbelverletzung sprechen einseitige Querfortsatzfrakturen, Rippenluxationen oder Gelenkluxationen an der Lendenwirbelsäule?

14. Welches sollte das Hauptziel jeder Frakturbehandlung sein?
15. Wie wird das Polytrauma definiert?
16. Nennen Sie vier absolute Indikationen zur Osteosynthese.
17. Was verstehen Sie unter einer pathologischen Fraktur? Nennen Sie Beispiele.
18. Welche Strukturen – abgesehen von der eigentlichen Fraktur – sind für die Indikationsstellung und Planung der Behandlung, insbesondere eine etwaige Osteosynthese, besonders wichtig und erfordern eine sorgfältige Untersuchung?
19. Was verstehen Sie unter dem Begriff „Logen- oder Kompartment-Syndrom"?
20. Nennen Sie die fünf Möglichkeiten einer stabilen Osteosynthese.
21. Worin unterscheidet sich die direkte (oder primäre) Knochenheilung von der Kallusheilung?
22. Warum muß ein verschobener, instabiler Gelenkbruch in der Regel operativ versorgt werden?
23. Welche Faktoren können zur Entstehung einer posttraumatischen Arthrose führen?
24. Welches ist die gefürchtetste Komplikation in der Knochenbruchbehandlung?

Physikalische und chemische Verletzungen 39

M. Allgöwer, N. Lüscher, P. Matter, D. Scheidegger

39.1 Verbrennungen 892
39.1.1 Reaktionsphasen nach schwerer Verbrennung 892
39.1.2 Erste Hilfe 893
39.1.3 Prognostische Beurteilung 894
39.1.4 Therapie in der Klinik 897
39.1.5 Verbrennungsexzision und Nekrektomie 900
39.1.6 Verbrennungsforschung 900

39.2 Kälteschäden 902
39.2.1 Allgemeine Unterkühlung 902
39.2.2 Lokale Erfrierungsschäden 903

39.3 Chemische Schädigungen durch starke Säuren und Basen 904
39.3.1 Schädigung durch Einwirkung von Säuren 904
39.3.2 Alkali-Verätzung 904

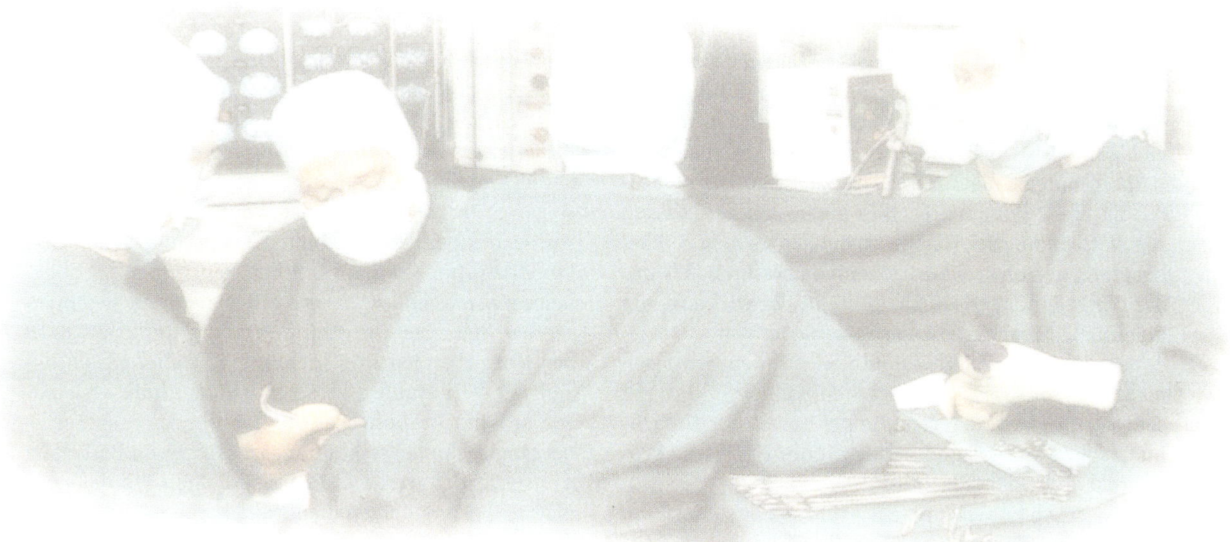

Ausgedehnte Verbrennungen stellen eine der schwersten Aggressionen gegen die Homöostase unseres Körpers dar. Dreierlei ist besonders wichtig:

- zweckmäßige erste Hilfe,
- die prognostische Beurteilung einer Verbrennung,
- die therapeutischen Maßnahmen.

Die Erforschung der Pathogenese der sog. Verbrennungskrankheit hat einige besonders interessante pathophysiologische Aspekte gezeigt (z. B. die allgemeine Resistenzschwäche Schwerverbrannter nach Ablauf der etwa 48stündigen Schockphase).
Unter den allgemeinen Sofortmaßnahmen ist die Schmerzbekämpfung, die Beurteilung der Schockgefahr und die Durchführung einer adäquaten Tetanusprophylaxe wichtig. Die Prognose der Brandwunden wird durch die korrekte Klassifikation und die daraus resultierende korrekte Initialbehandlung maßgeblich bestimmt. Höhergradige Verbrennungen werden heute neben autologen Spalthautlappen zunehmend mit homologen Gewebeinseln abgedeckt, die durch moderne Gewebezüchtungsverfahren gewonnen werden können. Dadurch sind auch großflächige Brandwunden adäquat zu versorgen.
Weitere Themen des vorliegenden Kapitels sind organische Schäden durch Kälte, Säuren- und Laugenverätzung. In diesen Gebieten ist die korrekte Klassifikation der Verletzung ebenso wichtig wie die Kenntnis der erforderlichen Sofortmaßnahmen.

39.1 Verbrennungen

39.1.1 Reaktionsphasen nach schwerer Verbrennung

- *Schockphase*: bis Ablauf der 48. Stunde.
- *Verbrennungskrankheit*: Übergang der Schockphase in die Verbrennungskrankheit, die 2–4 Wochen anhält.
- *Reparationsphase*: Diese beginnt mit dem Abklingen der Verbrennungskrankheit.

Schockphase. Diese ist v. a. gekennzeichnet durch intensive Exsudationsvorgänge, die ihr Maximum in den ersten 8 h erreichen, danach abklingen und nach etwa 48 h aufhören. Die Exsudationsvorgänge sind bei jenen Verbrennungen, die durch relativ niedrige Temperaturen zustande kommen (heißes bis kochendes Wasser, sog. Verbrühungen), stärker als bei den an sich gefährlicheren, zu hohen Oberflächentemperaturen führenden Verbrennungen durch indirekte Einwirkung von Flammen. Dabei ist die Expositionsdauer von entscheidender Bedeutung. Ein benommener Patient wird sich nicht oder mit Verzögerung retten können und damit selbst bei relativ tieferen Temperaturen der Verbrühung schweren Schaden nehmen. Dies ist für die Prognose entscheidend wichtig.

Exsudationsvorgänge führen zu enormem Verlust von Salz und Wasser in das verbrannte Gebiet, wobei relativ mehr Salz (Natrium) als Wasser verlorengeht. Das aus dem Verbrennungsgebiet zurückfließende Blut ist daher leicht hypoton, was u. U. an verschiedenen Organen (insbesondere Gehirn!) zur Ödembildung führt. Die Menge der Exsudation kann das Blutvolumen eines Patienten weit übertreffen, d. h. 10 % und mehr des Körpergewichts betragen. Es kommt dadurch – bei ungenügender Ersatztherapie – zu extremer Bluteindickung (Ht bis zu 70 %!).

Phase der Verbrennungskrankheit. Sie beginnt graduell während der zweiten 24 h und erreicht i. allg. während der ersten Woche ein Maximum. Sie ist gekennzeichnet durch allgemeine Prostration, Appetitlosigkeit, erhöhte Temperatur, Leukozytose und stark negative Stickstoffbilanz mit Stickstoffausscheidung bis zu 40 g/Tag. Die Ursache dieses Zustandes wurde bisher meist in einer Infektion gesehen, der mannigfache Keime zugrundeliegen. Nachdem es jedoch gelang, bei keimfreien Tieren mit aseptisch hergestellten Wärmenekrosen der Haut ein ähnliches Zustandsbild mit fatalem Ausgang herbeizuführen, muß man sich fragen, ob die Infektionen nicht eher „Aufpfropfphänomene" einer allgemeinen Abwehrschwäche sind.

Die Bedeutung der Verbrennungskrankheit wurde bei dem 1978 erfolgten tragischen Unfall von Los Alfaques besonders deutlich. Ein vom Wege abgekommener Tanklastzug explodierte mitten in einem großen Zeltlager. Der Brand erzwang die Evakuation der Überlebenden in 2 Richtungen. Dabei erhielt ein Teil der Verbrannten in einer nahen Klinik eine adäquate Schockprophylaxe, um dann in das ausgezeichnet eingerichtete Verbrennungszentrum von Barcelona transferiert zu werden. Die im südlichen Teil des Zeltplatzes Verunglückten benötigten einen langen Abtransport von über 8 Stunden und gelangten ohne frühe Schockprophylaxe in das ebenfalls modern eingerichtete Verbrennungszentrum von Valencia. Dieses tragische und unfreiwillige „Verbrennungsexperiment" – sit venia verbo – wurde von Gösta Arturson aus

Schweden sehr sorgfältig aufgearbeitet und zeigte zunächst die unmittelbare günstige Wirkung des frühen Blutvolumenersatzes. Zwei Wochen nach dem Unfall waren die Überlebenszahlen in den beiden Verbrennungszentren außerordentlich unterschiedlich. Ernüchternd ist jedoch die Tatsache, daß trotz bester Pflege das endgültige Überleben beider Patientengruppen nicht signifikant verschieden war, wie sich aus Abb. 39.1 eindeutig ersehen läßt. Enttäuschenderweise muß festgestellt werden, daß die gute Schockprophylaxe die Leidenszeit der später Verstorbenen verlängerte. Der Verbrennungsschock wurde erfolgreich behandelt bzw. vermieden, die Verbrennungskrankheit führte bei einer Großzahl dieser Patienten dennoch zum letalen Ausgang. Die pathophysiologische Bedeutung dieser Beobachtung wird unter Kap. 39.1.6 eingehender diskutiert.

In der Pathogenese des Verbrennungsschocks und der Verbrennungskrankheit des Menschen stehen 3 ursächliche Elemente im Vordergrund:

- Blutvolumenverlust ins verbrannte Gebiet mit allgemeiner Hypovolämie,
- Entstehung von Verbrennungstoxinen,
- schwere Allgemeininfektionen.

Das Problem des Blutvolumenersatzes ist heute am besten gelöst, während die Infektionsabwehr problematisch geblieben ist. Auch heute noch überleben Erwachsene tiefe Verbrennungen von über 50 % Körperoberfläche nur in Ausnahmefällen!

Reparationsphase. Diese ist zeitlich am schwierigsten abzugrenzen. Die zuvor überwiegend katabole Stoffwechsellage wird anabol (positive N-Bilanz), das Körpergewicht steigt, die gut granulierten Wunden werden – Ende der 2. Woche beginnend – sukzessive gedeckt. Es ist zu erwähnen, daß in den langen Wochen der Rehabilitation die psychische Führung des Patienten besonders wichtig ist.

Im Hinblick auf die pathogenetische Bedeutung der verbrannten Integumente und insbesondere der verbrannten Haut wird heute allerdings die Phase der Granulationen oft nicht abgewartet, sondern relativ früh, d.h. in den ersten Tagen die Nekrose exzidiert und die denudierte Fläche mit „mesh-grafts" (s. Kap. 39.1.4) bedeckt.

39.1.2 Erste Hilfe

> !
>
> Am wichtigsten ist sofortige Beendigung der Hitzeeinwirkung, was man am schnellsten durch ***Abschrecken mit Wasser*** erzielt. Furcht vor Infektionsgefahr ist bei Verwendung von Leitungswasser fehl am Platz.

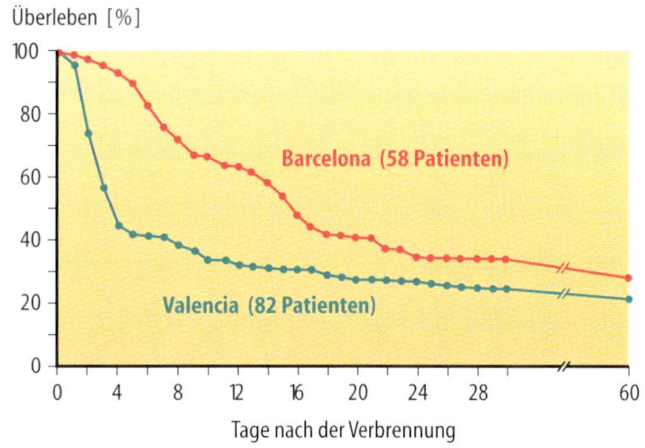

Abb. 39.1. Überleben der 2 Gruppen Verbrannter, wobei die 58 nach Barcelona evakuierten eine frühe Schockprophylaxe erhielten, während dies bei den 82 nach Valencia verbrachten Patienten nicht möglich war. (Nach Artuson 1980)

Ist kein Wasser vorhanden, so wird der Brennende in Tücher etc. eingehüllt, um die Flammen zu ersticken.

Ein Bedecken der frisch verbrannten Partien mit irgendwelchen Salben ist streng zu vermeiden – der Abtransport erfolgt lediglich in sauberen oder noch besser in sterilen Tüchern, damit bei Klinikaufnahme eine realistische Beurteilung und eine wirksame lokale Behandlung durchgeführt werden können. Der nächste wichtige Akt der sofortigen Hilfe ist rascher Abtransport. Dabei soll, wenn möglich, mit der ***Schmerzbekämpfung*** und der ***Flüssigkeitsersatztherapie*** begonnen werden.

> !
>
> Wichtiger Bestandteil der Ersten Hilfe ist die frühe Schockprophylaxe, setzt doch der massive Flüssigkeitsverlust in das verbrannte Gebiet – bei massiven Verbrennungen sogar in den gesamten Extrazellulärraum – schon in der 1. Stunde nach der Verbrennung ein.

Grundsätzlich besteht die Möglichkeit einer oralen Salz-Wasser-Therapie mit der Haldane-Lösung (1,5 g Natriumbikarbonat und 3 g Natriumchlorid in 1 Liter H_2O). Diese Behandlung ist immer dann in Betracht zu ziehen, wenn mit einem sehr langen Abtransport gerechnet werden muß und Ringer-Laktat für die intravenöse Schockprophylaxe nicht zur Verfügung steht. Bei Abtransport unter 1 h ist auf die an sich wirksame perorale Schockprophylaxe zu verzichten, weil der ausgedehnt Verbrannte bei Klinikaufnahme für die lokale Wundreinigung und das Débridement fast immer einer Anästhesie bedarf und deshalb ein voller Magen eine echte Gefahr darstellt.

> **!** Die ***Schmerzbekämpfung*** erfolgt, wenn immer möglich, nur auf intravenösem Weg. Die Dosierung richtet sich nach dem Effekt des langsam zu verabreichenden Schmerzmittels, wobei sich die Dosierung des Opiates (10–15 mg Morphin) nach dem Effekt richtet.

39.1.3 Prognostische Beurteilung

Ausdehnung der Verbrennung. Diese wird errechnet nach der Neunerregel (Abb. 39.2).

> **!** Dabei gelten für die einzelnen Körperteile Vielfache von 9. ***Faustregel***: Ein Arm = 9 %, ein Bein = 18 %, Rumpfvorderfläche 2 mal 9 = 18 %, Rückfläche bis Gesäßfalten ebenfalls 2 mal 9 = 18 %, Kopf 9 %. Beim Kleinkind sind die Größenverhältnisse anders. Die genaue Berechnung erfolgt bei Erwachsenen und Kindern entsprechend Abb. 39.3.

Zur Schätzung einzelner, über die Hautoberfläche verstreuter Verbrennungsflächen ist der Hinweis nützlich, daß die Handfläche des Verbrannten ca. 1 % der Körperoberfläche beträgt; die Genauigkeit dieser Methode liegt etwa bei ±10 % der geschätzten Fläche.

Tiefe der Verbrennung. Grundsätzlich gelten nach wie vor die klassischen 3 Grade:

- 1. Grad: Rötung;
- 2. Grad: Teilzerstörung der Haut mit Blasenbildung, aber erhaltenen Hautanhangsgebilden;
- 3. Grad: Zerstörung der gesamten Haut einschließlich der Hautanhangsgebilde, so daß eine multizentrische Epithelregeneration der Verbrennungswunde, d. h. also von erhalten gebliebenen Epithelinseln aus, nicht mehr möglich ist.

Prognostisch muß man sich bei frischen Verbrennungen damit begnügen, die ***oberflächliche*** Verbrennung (Rötung und Blasenbildung) von der ***tiefen*** Verbrennung zu unterscheiden. Die „tiefe Verbrennung" kann also sowohl einer mehr oder weniger tiefen zweitgradigen wie einer drittgradigen Gewebezerstörung entsprechen. Als Faustregel gilt, daß eine oberflächliche Verbrennung prognostisch einer tiefen Verbrennung von halb so großer Ausdehnung gleichkommt. Die Prognose einer Verbrennung läßt sich allgemein in Prozent „tiefe Verbrennung" der gesamten Körperoberfläche angeben (z. B. 40 % oberflächlich + 20 % tief = 40 % tiefe Verbrennung).

Immerhin gibt es Mittel, um schon kurz nach einer Verbrennung drittgradig von tiefzweitgradig ge-

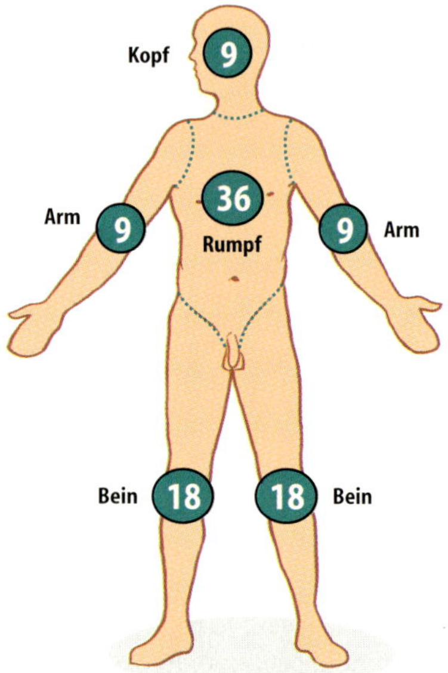

Abb. 39.2. Neunerregel für die Abschätzung der Ausdehnung einer Verbrennung

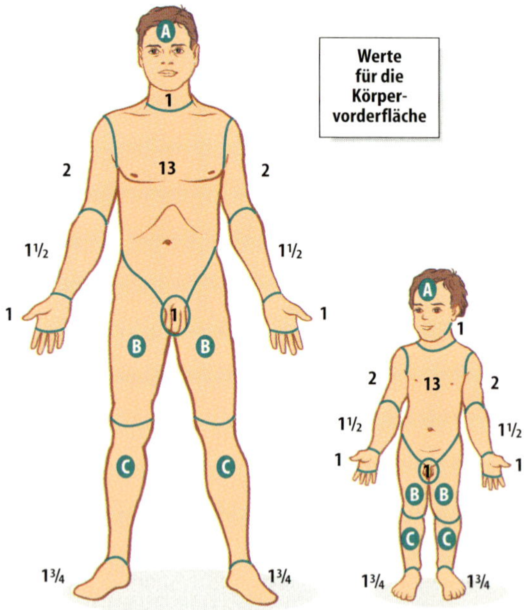

Abb. 39.3. Bestimmung der Ausdehnung der Verbrennung beim Erwachsenen und beim Kind. Durch das Wachstum verändert sich der prozentuale Anteil verschiedener Körperteile:

Körperteil	Alter in Jahren 0	1	5	10	15	Erwachsene
A = ½ Kopf	9 ½	8 ½	6 ½	5 ½	4 ½	3 ½
B = ½ eines Oberschenkels	2 ¾	1 ¼	4	4 ¼	4 ½	4 ¾
C = ½ eines Unterschenkels	2 ½	2 ½	2 ¾	3	3 ¼	3 ½

Tabelle 39.1. Mortalitätswahrscheinlichkeit für verschiedene Kombinationen von Alter und verbrannter Körperoberfläche. (Nach Rittenbury u. Hanback 1967)

	Alter in Jahren													
Verbrannte Körperoberfläche in %	0 bis 4	5 bis 9	10 bis 14	15 bis 19	20 bis 24	25 bis 29	30 bis 34	35 bis 39	40 bis 44	45 bis 49	50 bis 54	55 bis 59	60 bis 64	65 +
68 oder mehr	1	1	1	1	1	1	1	1	1	1	1	1	1	1
63–67	1	1	1	0,7	0,9	0,9	0,9	1	1	1	1	1	1	1
58–62	1	1	0,9	0,8	0,8	0,8	0,8	0,9	1	1	1	1	1	1
53–57	0,9	0,9	0,8	0,8	0,7	0,7	0,7	0,8	0,8	0,9	1	1	1	1
48–52	0,8	0,8	0,7	0,7	0,6	0,6	0,6	0,7	0,8	0,8	0,9	1	1	1
43–47	0,7	0,7	0,6	0,5	0,5	0,5	0,5	0,6	0,7	0,7	0,8	0,9	1	1
38–42	0,6	0,5	0,5	0,4	0,4	0,4	0,4	0,5	0,5	0,6	0,7	0,8	0,9	1
33–37	0,5	0,4	0,3	0,3	0,3	0,3	0,3	0,4	0,4	0,5	0,6	0,7	0,9	1
28–32	0,4	0,3	0,2	0,2	0,2	0,2	0,2	0,3	0,3	0,4	0,5	0,6	0,7	0,9
23–27	0,2	0,2	0,1	0,1	0,1	0,1	0,1	0,2	0,2	0,3	0,3	0,5	0,6	0,8
18–22	0,1	0,1	0	0	0	0	0,1	0,1	0,1	0,2	0,2	0,3	0,5	0,7
13–17	0	0	0	0	0	0	0	0	0	0,1	0,1	0,2	0,3	0,5
8–12	0	0	0	0	0	0	0	0		0	0	0,1	0,2	0,3
3– 7	0	0	0	0	0	0	0	0	0	0	0	0	0,1	0,2
0– 2	0	0	0	0	0	0	0	0	0	0	0	0	0	0,1

schädigten Hautpartien zu unterscheiden. Bei tiefzweitgradiger Verbrennung bleibt i.allg. die Schmerzsensibilität erhalten (Prüfung mit Nadel auf Spitz- und Stumpfempfindung). Vitalfarbstoffe (mit Affinität zu den Plasmaeiweißen) zirkulieren in lebender Haut und färben sie, während sich drittgradig verbrannte Haut nicht in dieser Weise färben läßt. Erst später nimmt sie den Farbstoff durch passive Diffusion auf. Durchblutete Hautpartien entfärben sich im Verlaufe einiger Stunden wieder vollständig. Ein völliger Verlaß ist auf diese Methode nicht, und beim Schwerverbrannten schreckt man vor der zusätzlichen Belastung durch den Farbstoff zurück.

Ausdehnung und Tiefe der verbrannten Hautpartien ergeben auch heute noch die besten prognostischen Hinweise, insbesondere wenn man oberflächliche Verbrennungen nach dem erwähnten Vorgehen nur zur Hälfte anrechnet. Die seinerzeit von Rittenbury und Hanback (1967) ausgerechneten Überlebenstabellen nach Verbrennung (Tabelle 39.1) sind auch heute noch weitgehend gültig.

Das zeigt, daß in den letzten Jahren nur relativ geringe Fortschritte in der Verbrennungsbehandlung erzielt werden konnten. Insbesondere haben die Antibiotika nicht gehalten, was sie ursprünglich versprachen.

Die „Dosis-Wirkungs-Kurve" der letalen Verbrennungswirkung ist ein wenig nach rechts gerückt und zeigt einen brüskeren Übergang von überlebbarer zu letaler Verbrennung. Dank moderner Intensivpflege und v.a. dank früher „Neutralisierung" der Verbrennungsnekrose durch Exzision oder chemische Behandlung (s. Kap. 39.1.4) können wesentliche Noxen verringert werden. Die gestörte Nierenfunktion – v.a. die Anurie – stellt die Intensivbehandlung vor sehr schwierige Probleme, die nur unter sorgfältiger Bilanzierung und mit täglichen minuziösen Gewichtskontrollen zu lösen sind.

Erwachsene Patienten mit tiefen Verbrennungen von über 30% Körperoberfläche haben aber auch heute noch eine ernste Prognose, und solche mit Verbrennungen von mehr als 50% Körperoberfläche werden nur in Ausnahmefällen überleben. (Eine gewisse Verwirrung in der Literatur rührt daher, daß viele Autoren die Gesamtfläche ohne Berücksichtigung des Anteils oberflächlich verbrannter Partien angeben.) Bisher waren es fast nur Kinder, die eine tiefe Verbrennung von 50 und mehr % der Körperoberfläche überlebt haben. Sie sind zwar in der Schockphase wegen ihres labilen Wasser-Salz-Haushaltes außerordentlich gefährdet, aber später zeigt sich bei ihnen eine erstaunliche Regenerationskraft (Abb. 39.4).

Nierenleistung. Die Niere wird bei schweren Verbrennungen in zweifacher Hinsicht belastet.

> **!** Ihre stündlich kontrollierte Leistung ist deshalb ein sehr feines Maß der Schädigung und des Therapieerfolges.

Die Belastung stammt einmal von der ***Hypovolämie*** durch Plasmaverlust in der Exsudationsphase (bei tiefen Verbrennungen geht dabei auch ein gewisses Maß an Erythrozyten verloren, doch übertrifft stets der Plasmaverlust den Erythrozytenverlust bei weitem). Die Hypovolämie im Verbrennungsschock ist deswe-

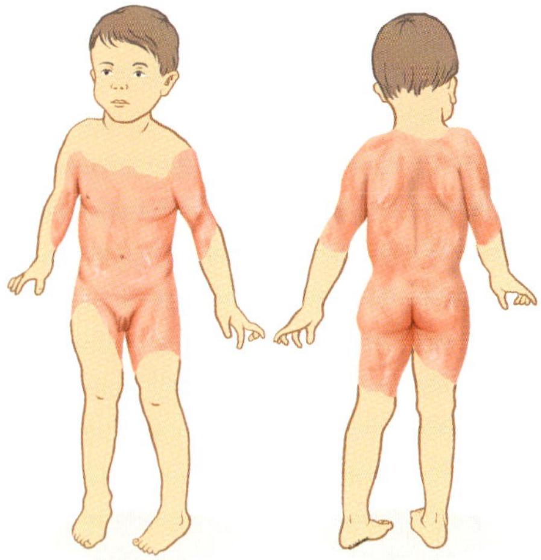

Abb. 39.4. Ausgedehnte, drittgradige Verbrennung erfolgreich behandelt

gen besonders ungünstig, weil sie zugleich zu einer massiven Bluteindickung mit Hämatokritwerten bis zu 70 % führt.

Die Niere ist zweitens gefährdet durch Blut- und ***Muskelpigmente***. Sie fallen v.a. bei der elektrischen Verbrennung in großer Menge an. Aus der experimentellen Schockforschung ist bekannt, daß die Niere im Zustand der Zentralisation Zustrom von Pigmenten mit zusätzlicher Vasokonstriktion beantwortet. In den geschädigten Tubuli kommt es pathologisch-anatomisch zum Bild der ***Chromoproteinniere***, die sich klinisch durch Anurie im Sinne der posttraumatischen Niereninsuffizienz ausdrückt. Die Restitution erfolgt in den günstigen Fällen unter einer lange dauernden polyurischen Phase.

Bei sofortigem korrektem Volumenersatz läßt sich Nierenversagen praktisch immer vermeiden, sofern nicht ganz extreme Bedingungen vorliegen, denen der Patient ohnehin in den ersten Stunden erliegt. Eine stündliche Urinmenge von 1 ml/kg KG ist als Richtlinie der Therapie anzustreben.

Das Zeitintervall zwischen Unfall und Beginn der Therapie ist entscheidend. Deshalb darf ein längerer Transport niemals ohne entsprechende Ersatztherapie während des ganzen Transports ins Auge gefaßt werden.

Blutveränderungen. In der Schockphase folgt – in Abhängigkeit von der Exsudationsmenge und der Ersatztherapie – eine rasch einsetzende Bluteindickung.

> **!** Hämatokritwerte bis 70 % werden erreicht (Dies entspricht einem Defizit von mehr als $^2/_3$ im Extrazellulärraum.).

Dies bedeutet starke Zunahme der Viskosität und damit eine Erschwerung der Mikrozirkulation. Hinzu kommen Blutplättchenaggregate, die die Kapillaren des kleinen und großen Kreislaufs verstopfen können. Es ist nicht verwunderlich, daß nach den Untersuchungen von Cournant et al. (1944) (Abb. 39.5) die Hypovolämie des Verbrennungsschocks erst sehr spät zu einer Hypotonie führt.

> **!** Die Blutdruckreaktion nach schweren Verbrennungen ist ein Schulbeispiel für die hypertone Traumareaktion (s. Kap. 8).

Der Hämatokrit ist – neben der Nierenfunktion – ein gutes Maß für die Beurteilung der Schwere einer Verbrennung sowie des therapeutischen Erfolges. Man trachtet danach, den Hämatokrit in einigen Stunden auf Werte unter 50 zu bringen. Dabei wird jedoch die Infusionstherapie so dosiert, daß die stündliche Urinmenge etwa 1 ml/kg KG beträgt.

Kurz nach der Schockphase kommt es zu einer Anämie. Dies rührt einesteils von der raschen Beseitigung thermisch geschädigter Erythrozyten her, v.a. aber von einer starken Verkürzung der mittleren Lebensdauer der Erythrozyten (Allgöwer u. Siegrist 1957). Die Neubildung von Erythrozyten hält mit dem vermehrten Abbau nicht Schritt. So erlebt man nicht selten in der Schockphase einen Hämatokrit von 70 %, 10 Tage später aber eine deutliche Anämie. Dies ist in der stark katabolen Stoffwechsellage sehr unerwünscht und erfordert Korrektur durch Fremdbluttransfusionen.

Einen wesentlichen Grund der sekundären Anämie stellen die meist zahlreichen operativen Eingriffe dar, die für das Débridement und für die Bedeckung mit autologer Haut notwendig sind. Diese Blutverluste werden im allgemeinen unterschätzt. Hinzu kommt, daß beim Verbrannten die Lebensdauer der Erythrozyten verkürzt ist (Allgöwer u. Siegrist 1957).

Individuelle Handicaps. Die Prognose hängt ferner sehr stark von individuellen Handicaps ab.

Die Tabellen von Rittenbury et al. (1967) weisen auf die Bedeutung des ***Alters*** hin. Besonders wichtig sind sodann frühere ***Erkrankungen des Herzens***, der ***Niere*** und der ***Leber***. Sie können die Prognose erheblich verschlechtern. Was die ***Lokalisation*** der Verbrennung anbetrifft, so sind ***Genitale*** und ***Gesicht*** prognostisch besonders ernst zu nehmen und wiegen schwerer als die rein rechnerische Ausdehnung in Prozent der Körperoberfläche. Schließlich ist abzuklären, ob bei Verbrennungen in geschlossenen Räumen ***Rauchentwicklung*** mit im Spiele war oder nicht. Rauch kann je nach chemischer Zusammensetzung zu Lungenödem führen.

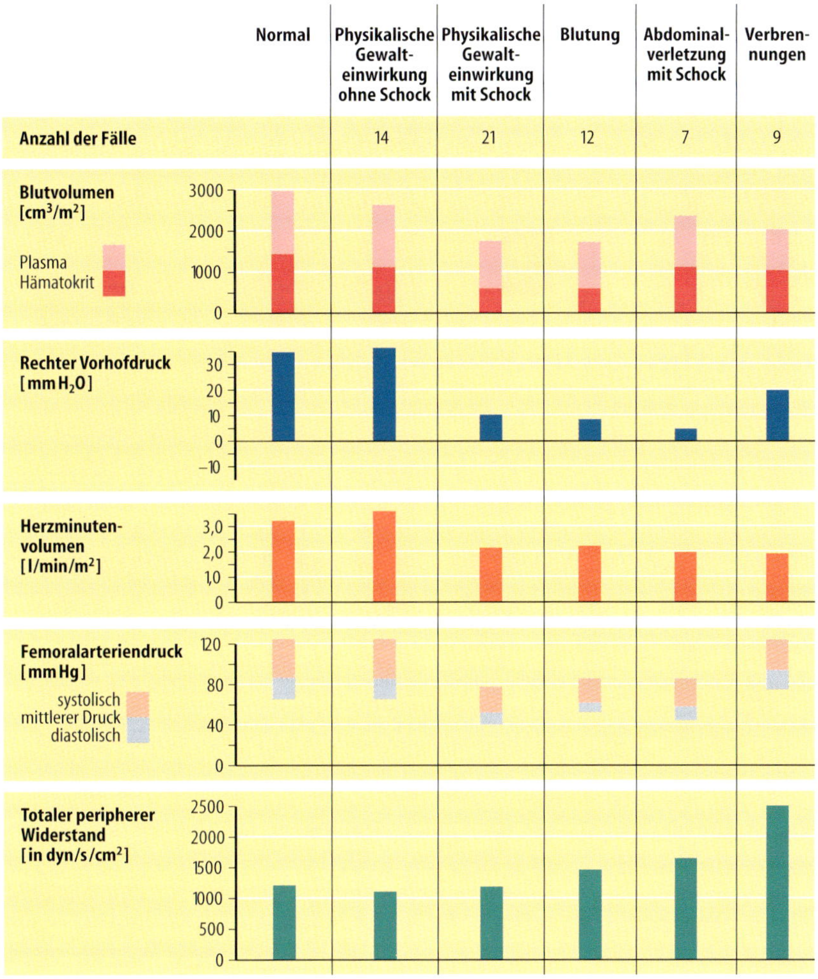

Abb. 39.5. Kreislaufuntersuchungen (nach Cournant et al. 1944) nach verschiedenen Traumen (Verbrennung in der letzten Spalte!)

39.1.4 Therapie in der Klinik

Diese wird hier in der Reihenfolge der praktisch durchgeführten Maßnahmen besprochen. Zunächst erhebt sich die Frage, wie ein möglichst aseptisches Vorgehen rational zu begründen und wie es durchzuführen ist. Dabei ist davon auszugehen, daß wir den Patienten nicht vor seinen eigenen Keimen schützen müssen oder können, daß wir aber Sorge tragen sollen, daß er nicht oder möglichst wenig mit Klinikkeimen, die Ärzte und Pflegepersonal mit sich bringen, in Berührung kommt. Dies ist der Grund, weshalb das Team schon gleich zu Beginn Operationsmützen, Mundschutz, sterile Handschuhe und sterile Schürzen tragen muß.

Allgemeine Sofortmaßnahmen

Schmerzbekämpfung. Diese ist umstritten. Je tiefer die Verbrennung, um so geringer die Schmerzen. So kann ein Patient mit ausgedehnter tiefer Verbrennung zuerst weniger unter Schmerzen leiden als unter Schreck und Angst. In solchen Fällen kann medikamentöse Beruhigung wichtiger sein als Schmerzbekämpfung.

In der großen Mehrzahl der Fälle sind aber doch weite Partien des Körpers nur oberflächlich verbrannt, so daß die Nervenendigungen erhalten bleiben und außerordentlich intensive Schmerzen auslösen. Sie müssen so bald wie möglich gemildert werden.

Zuerst gibt man Schmerzmittel vom Opiattypus (bis 15 mg Morphin). Die Dosis richtet sich nach der Reaktion des Patienten, den man bei langsamer Injektion sorgfältig beobachtet. Gibt er eine gewisse Erleichterung an, so wird noch etwa $^{1}/_{2}$ der bis dahin verabreichten Menge nachgespritzt. Größere Schmerzmittelmengen sind nur mit genauer gasanalytischer Überwachung der Atemfunktion und entsprechender Atemhilfe erlaubt. Intramuskuläre Injektionen sind streng zu vermeiden, da die schlecht durchblutete Peripherie eine unzuverlässige Resorption aufweist, so daß u. U. zwei zeitlich gestaffelt verabreichte Injektionen gleichzeitig zur Resorption gelangen!

Unter Klinikverhältnissen hat sich für die Schmerzbekämpfung die Kombination von Ketalar mit einem Benzodiazepin in einer Tropfinfusion bewährt.

Sie wird durch einen kurzen Venenkatheter verabreicht, der außerdem verwendet werden kann, um eine Blutentnahme zwecks Bestimmung der Ausgangswerte zu erhalten. Wegen der erhöhten Infektionsgefahr ist das Einlegen eines zentralvenösen Katheters sehr sorgfältig abzuwägen und grundsätzlich erst nach der Primärbehandlung in einer möglichst unversehrten Körperpartie und möglichst unter längerer Tunnelierung durch gesundes Subkutangewebe in Betracht zu ziehen.

Beurteilung der Schockgefahr und Schockprophylaxe. Schockgefahr ist gegeben, wenn beim Kind unter 10 Jahren eine tiefe Verbrennung von mehr als 5 % der Körperoberfläche, beim Erwachsenen von mehr als 10 % der Körperoberfläche besteht (die oberflächliche Verbrennung wird zur Hälfte ihrer Ausdehnung veranschlagt). Besteht keine Schockgefahr, so kann man sich auf Schmerzbekämpfung und Lokalbehandlung beschränken.

> **!** Liegt jedoch Schockgefährdung vor, so sind entsprechende Maßnahmen in der Ersatztherapie indiziert.

Diese Ersatztherapie basiert auf genauen Kenntnissen der verbrennungsbedingten Exsudationsvorgänge. Diese setzen sofort nach der Verbrennung ein und erreichen ein Maximum innerhalb der ersten 8 h, d. h. daß zu diesem Zeitpunkt etwa die Hälfte der gesamten Exsudation erfolgt ist, um im Laufe von weiteren 24 h langsam abzuklingen. Die gesamte Exsudationsphase dauert damit 36–48 h. Es ist deshalb wichtig, v. a. innerhalb der ersten 8 h genügend Volumenersatz zu geben, um eine schädliche Hypovolämie zu vermeiden.

Erfolgt die erste Hilfe unter oraler Zufuhr von Haldane-Lösung, so kann bei gutem Allgemeinzustand und Verbrennungsausdehnung unter 20 % mit oraler Zufuhr weiter behandelt werden. Bei schwereren Verbrennungen wird man ausschließlich intravenöse Schockprophylaxe bzw. Behandlung betreiben. Als intravenöse Therapie benutzt man in den ersten 24 h ausschließlich oder überwiegend eine isotonische isoionische Elektrolytlösung –, meist Ringer-Laktat.

Einlegen eines Dauerkatheters. Zwecks stündlicher Beobachtung der Nierenleistung (Richtzahl 1 ml/kg/h beim Erwachsenen) wird ein Dauerkatheter angelegt – ausdrücklich nur beim Schockgefährdeten.

Elektroverbrennungen benötigen immer einen Dauerkatheter, bis eine Myoglobinurie ausgeschlossen bzw. behoben ist. Nach dem Débridement werden die verbrannten Partien mit Flamacinesalbe abgedeckt bzw. der Patient bei verbranntem Rücken auf ein steriles Tuch, das mit Flamacinesalbe bedeckt ist, gelagert (Flamacine enthält die beiden bakteriostatisch wirksamen Elemente von Silber und Sulfonamiden in Form von Sulfadiacinum argenticum = Silbersulfodiazin).

Feststellung des Körpergewichts. Diese erfolgt möglichst sofort nach Einweisung und Anlegen des für die weitere Beurteilung wichtigen Bilanzblattes.

> **!** Das Körpergewicht stellt das einzige Mittel dar, um die komplizierten Flüssigkeitsbilanzen zu kontrollieren.

Eine Gewichtszunahme Schwerverbrannter um 10–15 % des Körpergewichts in den ersten 24 h ist keine Seltenheit. Später sollte kein weiterer Gewichtsanstieg erfolgen. Überladen des Patienten mit Flüssigkeit nach Ablauf der Exsudationsphase ist besonders gefährlich. Das Zeitintervall zwischen Verbrennung und erstem Wiegen soll angegeben werden.

Tetanusprophylaxe. „Injection de rappel" = Auffrischungsimpfung für die bereits Geimpften, Einleitung der aktiven Schutzimpfung für Nichtgeimpfte, zugleich menschliches Antitetanusserum.

Lokale Sofortbehandlung. Die initiale Wundreinigung und ein erstes Débridement (Entfernung von Verbrennungsblasen und Hautfetzen) erfolgt am besten in einem lauwarmen Bad in leichter Anästhesie (z. B. mit Ketalardauertropf). Wie unter 39.1.6 dargelegt wird, läßt sich die pathogenetische Wirkung der termisch bedingten Hautnekrose durch Ceriumnitrat günstig beeinflussen. Klinisch hat es sich in der Tat bewährt, diesem Bad Ceriumnitrat in einer Konzentration von 0,04 molar beizumischen und es ca. 30 min einwirken zu lassen (Abb. 39.6).

Die Immersion in das ceriumhaltige Bad ist nicht überall möglich. Ceriumnitrat steht auch als Salbe in Form des Flammaceriums (Firma Solvay Duphar, Holland) zur Verfügung. Holländische Autoren (Boeckx, Blondeel und Vendersteen 1992) verwenden diese Salbe über mehrere Tage und haben damit sehr gute Erfahrungen gemacht. Anwendung von Flammacerium geht offenbar mit nur geringer Resorption des Cerium einher, so daß es ohne Schaden während einiger Tage angewendet werden kann.

Weiteres Vorgehen. Bei ausgedehnteren Verbrennungen (über 30 % Körperoberfläche) wird die initiale Anästhesie meist mit medikamentöser Langzeitsedierung weitergeführt.

Wie schon ausgeführt, wird die initiale Ersatztherapie anfänglich lediglich mit Elektrolytlösungen durchgeführt. Es hat sich gezeigt (Baxter 1973), daß Zufuhr von Kolloiden – insbesondere Albumin – in den ersten 24 h keinen therapeutischen Nutzen bringt, da

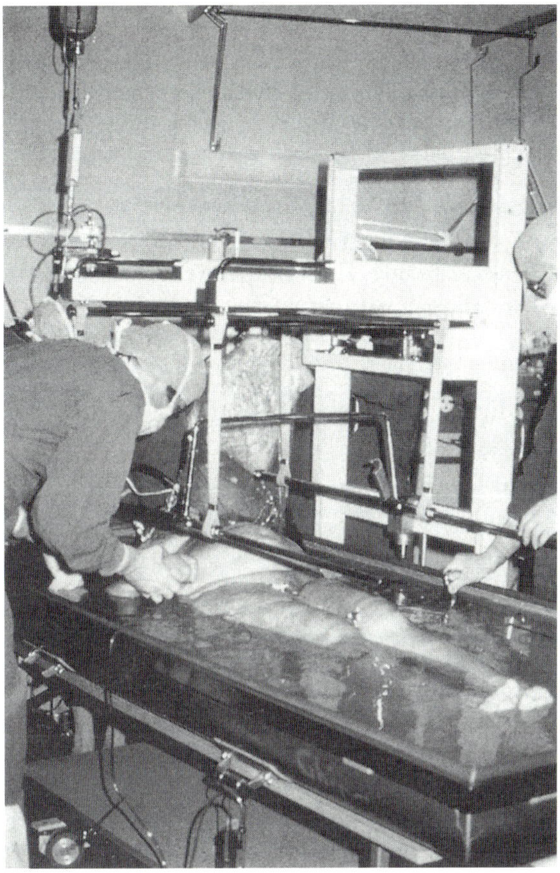

Abb. 39.6. Ausgedehnte Verbrennung beim Notfalldébridement im Ceriumbad

diese aus dem intravaskulären Raum abströmen. In den zweiten 24 h werden 500 ml PPL und 400 ml Humanalbumin pro Quadratmeter verbrannter Körperoberfläche verabreicht. Vorteilhaft ist ein weiteres Kolloid, nämlich Dextran in einer Menge von 500 ml, da dieses neben dem Volumeneffekt gleichzeitig auch Thromboseprophylaxe bietet.

Die in den zweiten 24 h zu erzielende stündliche Urinmenge beträgt wiederum 1ml/kg des ursprünglichen Körpergewichts.

Läßt sich die erwünschte stündliche Urinmenge ohne Gewichtserhöhung des Patienten nicht erreichen, so empfiehlt sich die Verwendung von Diuretika (Furosemid) in individueller Dosierung.

Sehr interessante Beobachtungen wurden von Alexander et al. (1980) im Tierversuch gemacht, wonach beim Meerschweinchen frühe enterale Eiweißzufuhr die Allgemeinfolgen einer Verbrennung ganz wesentlich abschwächt. Dies konnte er bei Kindern bestätigen. Dies paßt sehr gut zu den Befunden von Border et al. (1987), der beim septischen Patienten durch enterale Proteinzufuhr die negative Stickstoffbilanz wesentlich erfolgreicher korrigieren konnte als durch intravenöse Hyperalimentation. Diese enterale Eiweißzufuhr bekämpft den septischen Zustand wirksamer als die Gabe von Antibiotika. Beim sedierten Patienten muß die enterale Eiweißzufuhr durch vorsichtige Sonderernährung bewerkstelligt werden.

Antibiotika werden beim Verbrannten primär nicht angewendet. Sie dienen im späteren Verlauf lediglich der Bekämpfung manifester bakteriologisch abgeklärter Infektionen.

Lokalbehandlung nach anfänglichem Débridement

Die oberflächliche Verbrennung stellt keine Probleme und heilt innerhalb von 8–10 Tagen ab. Wie eingangs erwähnt, läßt sich aber bei der tiefen Verbrennung sofort nach dem Unfall meist nicht entscheiden, ob es sich um eine tiefe zweitgradige Verbrennung (mit Erhaltung der Hauptanhanggebilde) oder um eine drittgradige Schädigung der Haut (mit Zerstörung aller epithelialen Gebilde) handelt. Bei der ersteren darf mit einer multizentrischen Reepithelialisierung innerhalb von 2–3 Wochen gerechnet werden. Die drittgradige Hautzerstörung – sofern sie der Spontanheilung überlassen bleibt – heilt langsam durch Epithelialisierung vom Wundrand her. Heute aber besteht Übereinstimmung, daß dieser Vorgang zur Verhütung funktionell und kosmetisch störender Narben durch frühe Exzision und Deckung mit Spalthauttransplantaten abgekürzt werden muß. Wegen der pathogenetischen Bedeutung der Wärmenekrose hat man ohnehin die Tendenz, die nekrotische Haut vor Einsetzen der Resorptionsvorgänge möglichst zu exzidieren. Mit der „Neutralisierung" der Hautnekrose im Ceriumbad läßt sich indessen so viel Zeit gewinnen, daß die Exzision als Wahloperation in das Operationsprogramm integriert werden kann. Bis zur Exzision werden Arme und Hände, Beine und Füße in Verbände mit Silbersulfodiacin (Flamacine) eingehüllt, der Patient mit verbranntem Rücken wird auf ein entsprechend vorbereitetes Tuch gelagert. Die Vorderfläche des Rumpfes kann u. U. der offenen Behandlung überlassen bleiben.

Ausgedehnte Verbrennungen sollten im Idealfall mit der eigenen, autologen Haut gedeckt werden. Leider steht dafür oft keine genügend große Spenderfläche zur Verfügung. Allerdings hat das Verfahren des „mesh-grafting" die Ergiebigkeit der Spalthauttransplantate um ein Mehrfaches gesteigert. Zudem können z. B. im Bereich der behaarten Kopfhaut in relativ kurzen Zeitabständen wiederholt dünne Spalthautlappen gewonnen werden, da die Hautanhangsgebilde eine sehr rasche Heilung der Spenderfläche ermöglichen.

Ein früher sehr populäres Vorgehen war die Bedeckung der denudierten Verbrennungsflächen mit Spalthautlappen von Kadavern. Sie heilen ursprünglich ein, werden dann aber nach Tagen bis Wochen abgestoßen. Die Abstoßung kann relativ spät einsetzen, da ausgedehnt Verbrannte eine nachweisliche Immunosuppression aufweisen. Ein dauerndes Einheilen von homologen Allotransplantaten ist aber ausgeschlossen. Das gilt in noch vermehrtem Maße für Xenohauttransplantate wie beispielsweise von präservierter Schweinehaut.

In den letzten Jahren haben moderne Gewebezüchtungsverfahren die immunologischen Probleme der Haut Allotransplantate gegenstandslos gemacht. Es gelingt heute, Haut des Verbrennungsopfers in der Gewebekultur zu raschem Wachstum zu stimulieren. Die Züchtungsperiode der Haut in vitro nimmt 3 bis 4 Wochen in Anspruch und erlaubt die Gewinnung von ausgedehnten epithelialen Gewebsschichten, die dann auf die denudierte (granulierende) Wundfläche aufgelegt werden können. Dieses neue Verfahren stellt einen eigentlichen Durchbruch in der Behandlung ausgedehnter Verbrennungen dar.

Frühexzision

Burke et al. (1976; Burke 1981) in Boston ist es gelungen, mit ausgedehnten Frühexzisionen in den ersten Tagen – insbesondere bei Kindern unter 15 Jahren – spektakuläre Überlebenszahlen zu erzielen. Die Eliminierung der in der verbrannten Haut vorhandenen „Toxine" vermag offenbar die schwere Belastung des großen operativen Eingriffs (chirurgisches Débridement durch Exzision) nicht nur wettzumachen, sondern den Verlauf der Verbrennungskrankheit günstig zu beeinflussen. Der Behandlungsplan einer Frühexzision richtet sich nach der Ausdehnung diese Verbrennung und ist unter 39.1.5 dargestellt.

39.1.5 Verbrennungsexzision und Nekrektomie

Grundsätzlich müssen 2 verschiedene operative Techniken der Exzision verbrannten Gewebes unterschieden werden. Das ***tangentiale Débridement*** kommt v. a. an funktionell wichtigen Lokalisationen und bei oberflächlichen Verbrennungen in Frage, während das ***epifasziale Débridement*** bei tiefen drittgradigen Verbrennungen oder bei sehr ausgedehnten Verbrennungswunden seine Anwendung findet.

Tangentiales Débridement

Durch die schichtweise erfolgende Abtragung verbrannten Gewebes können bei oberflächlichen Verbrennungen Dermisanteile oder subkutanes Fett teilweise erhalten werden. Dadurch bleibt die spätere Narbe elastisch und auf der Unterlage verschieblich, Funktion und Kosmetik werden verbessert. Durch das mehrfache Anschneiden oberflächlicher Gefäße kann der Blutverlust beim tangentialen Débridement erheblich sein. Diese Operationstechnik kommt v. a. für funktionell und kosmetisch wichtige Körperteile, wie Hand, Beugeseiten von Gelenken oder Gesicht, in Frage.

Epifasziales Débridement

Beim epifaszialen Débridement wird das verbrannte Gewebe einschließlich des subkutanen Fetts unabhängig von der Tiefe der Verbrennung bis auf die Muskelfaszie exzidiert. Dabei durchschneidet man lediglich wenige größere muskulokutane Perforatoren, die gut zu verschorfen sind. Durch diese Technik bleibt der Blutverlust beim Débridement relativ gering, so daß ohne vitale Gefährdung bis zu 40 % der Körperoberfläche in einer Operationssitzung entfernt werden können.

Das Angehen der Transplantate auf der Muskelfaszie ist relativ problemlos, die spätere Funktion und Kosmetik ist allerdings eingeschränkt. Auf diese Technik muß v. a. bei sehr ausgedehnten Verbrennungen sowie an kosmetisch weniger wichtigen Körperteilen zurückgegriffen werden.

39.1.6 Verbrennungsforschung*

Ein zentrales Problem der Verbrennungsforschung ist die ***starke Infektanfälligkeit*** des ausgedehnt verbrannten Patienten. Wesentlich erscheint dabei die nachweisliche Immunschwäche. Es erhebt sich die Frage, ob dies eine unspezifische allgemeine Traumareaktion ist, die lediglich wegen des schweren Traumas stärker ausgeprägt ist als dies beim Polytraumatisierten nach mechanischen Insulten der Fall ist, oder ob verbrennungsspezifische Faktoren – sog. Verbrennungstoxine – mit im Spiele sind. Die Natur solcher Verbrennungstoxine wurde längere Zeit in verschiedenartigen Abbauprodukten von Eiweißen vermutet, doch gelang es bisher nicht, mit solchen Abbauprodukten ein der Verbrennungskrankheit ähnliches Bild hervorzurufen.

Die Untersuchungen des „Basler Teams" der letzten 40 Jahre galten der Frage, ob die schwere Verbrennungskrankheit nach ausgedehnter Verbrennung durch spezielle toxische Substanzen in der verbrannten Haut ausgelöst wird oder ob die Verbrennung einfach eine unspezifische maximale Antwort auf ein schweres Trauma bewirkt.

Um eine allfällige verbrennungsspezifische Wirkung verbrannter Haut feststellen zu können, war es notwendig, die Wirkung von homogenisierter normaler Haut zu untersuchen. Unsterile Homogenisate von Mäusehaut sowie von Menschenhaut, intraperitoneal der Maus verabreicht, haben eine sehr hohe Sterblichkeit zur Folge. Zusatz von Penizillin reduziert diese letale Wirkung signifikant. Sterilisierung der Homogenisate mit Ethylenoxyd bringt die letale Wirkung der Homogenisate normaler Haut vollständig zum Verschwinden. Erhitzen der Haut vor dem Homogenisieren auf 70 °Celsius änderte die gute Verträglichkeit normaler Haut in keiner Weise und führte zu keinerlei

* Für Interessierte

akuten oder späten Krankheitssymptomen, obwohl die gesamte intraperitoneal verbrachte Haut 40–50 % der einer Maus zuzuordnenden Hautmasse betrug.

Die Unschädlichkeit von Homogenisaten normaler Haut gab einen guten Ausgangspunkt für den Vergleich von normaler und verbrannter Haut. Einwirkungen auf die Haut von Temperaturen zwischen 100–350 °Celsius ließen eine eindeutig letale Wirkung der Homogenisate nachweisen. Dies war der Fall in 100 Ansätzen homogenisierter Haut mit Testung an über 6000 Mäusen nach Hietzeeinwirkung auf die isolierte Haut.

1963 wurden die Daten betreffend Atoxizität von Homogenisaten normaler Haut und der letalen Wirkung in vitro verbrannter Haut am Amerikanischen Chirurgenkongreß präsentiert. 1966 konnte nachgewiesen werden, daß das toxische Agens der verbrannten Haut Dialysiermembranen nicht passiert – womit Gewebeabbauprodukte als wesentliche Ursache der letalen Wirkung verbrannter Haut ausgeschlossen werden konnten.

Zusätzliche Daten wurden einem Symposium der „New York Academy of Science“ im Oktober 1966 unterbreitet und von der Akademie 1968 publiziert. Das toxische Prinzip verbrannter Haut konnte mit Amoniumsulfat ausgefällt werden, ließ sich bei 100.000 g zentrifugieren und war nicht dialysierbar. Proteolytische Fermente, Phospholipase und Fettlöser zerstörten das Toxin, so daß gefolgert werden konnte, daß es Protein- sowie Lipidanteile enthielt und damit entweder einem großen Molekül oder sogar kleinen Partikeln entsprechen konnte. Klar war auch, daß das toxische Prinzip unabhängig von bakteriellen Einwirkungen innerhalb weniger Sekunden gebildet wurde.

Diese Befunde waren der Ausgangspunkt des Einsatzes von Prof. Guido Schönenberger und Mitarbeiter, welche das „großmolekuläre Toxin“, mit den Methoden moderner Biochemie zu identifizieren vermochten. Schon bald ließ sich bestätigen, daß die früher so oft angeschuldigten dialysierbaren Gewebsabbauprodukte keine signifikante toxische Spätwirkung zur Erklärung der Verbrennungskrankheit auslösten. Das toxische Produkt ließ sich auf einen Polymerisationsprozeß eines an sich atoxischen großmolekularen Vorläufers in der normalen Haut zurückführen. Das Toxin ließ sich als Trimer des atoxischen Vorläufers identifizieren und chemisch eindeutig charakterisieren. Das Molekulargewicht des Vorläufers wurde mit einer Million und dasjenige des Polymers mit drei Millionen bestimmt.

Ebenso wurden mit Hilfe der Polyacrylamidelektrophorese in dem Proteinanteil des Toxins sechs klare Untereinheiten identifiziert und auch der Lipidmantel eindeutig beschrieben. Veränderungen der toxischen Wirkung durch Delipidierung sowie Wiederherstellung der Wirkung durch Relipidierung ergaben eindeutige Resultate. Als Testobjekt dienten verschiedene Mäusestämme und Ratten.

Eindeutig waren die Wirkungen des toxischen Lipoprotein-Komplexes (LPC) auf verschiedene isolierte Zellsysteme oder durchströmte Lebern. Dabei wurden die Resultate eigentlicher Verbrennungen in vivo bei Mäusen und Ratten mit den Veränderungen als Folge intraperitonealer Verabreichung von Toxin verglichen.

Eindeutig waren morphologische Schädigung der Leberzellen und insbesondere der Mitochondrien sowohl durch Verbrennung wie durch Toxindeponierung. Signifikant war die Beeinträchtigung der Harnstoffsynthese in der durchströmten Leber.

Es fanden sich auch Änderungen der Membran-Permeabilität, nachweisbar durch den Aminosäurenverlust isolierter Hepatozyten. Eindrücklich waren die morphologischen Veränderungen der Erythrozytenmembran sowie die Verringerung der osmotischen Resistenz der Erythrozyten. Änderungen der Chemilumineszenz von Leukozyten waren sowohl nach Verbrennung in vivo wie nach Toxingaben festzustellen.

Nachdem in verschiedensten Verbrennungzentren Sepsis als wesentliche Todesursache angesehen wurde, war es von besonderem Interesse, keimfrei aufgezogene Mäuse mit Homogenisaten keimfreier Verbrennungsnekrosen zu konfrontieren. Die in Isolatoren gehaltenen Mäuse verstarben in gleicher Weise wie Normaltiere aber ohne jede bakterielle Einwirkung!

In diesem Moment erinnerte sich Schönenberger an die „unerklärlich“ guten Resultate einer ungewöhnlichen Verbrennungsbehandlung beim Menschen durch Monafo in den siebziger Jahren. Monafo behandelte ausgedehnte Verbrennungspatienten durch Aufbringen von mit Ceriumnitrat getränkten Kompressen. Monafo war davon ausgegangen, daß Ceriumnitrat als antiinfektiöses Agens die Infektion ausgedehnt verbrannter Patienten verhüten respektive reduzieren würde. Er hatte in der Tat v. a. bei den ausgedehnten Verbrennungen sehr gute Erfolge, indem die Letalität solcher Verbrennungen – v. a. bei älteren Patienten – unter der Erwartung blieb. Es stellte sich in der Folge heraus, daß Ceriumnitrat ein relativ wenig wirksames Antiseptikum darstellt. Schönenberger hatte nun die Vermutung, daß Ceriumnitrat allenfalls das großmolekulare Toxin aufgrund seiner leicht gerbenden Eigenschaften ausfällen könnte. Schon die Tanninbehandlung verbrannter Patienten hatte zum Teil erstaunliche Erfolge zu verzeichnen gehabt (Davidson), wurde aber wegen vermuteter Lebertoxizität wieder weitgehend verlassen.

Bindungsversuche von toxischen Lipiproteinkomplex und Ceriumnitrat ergaben in der Tat eine sehr starke und spezifische Bindung von Ceriumnitrat an das Toxin. Das Toxin, in adäquater Menge mit Ceriumnitrat gemischt, wurde irreversibel ausgefällt.

Dies gab Veranlassung, Verbrennungsnekrosen der Mäusehaut einer Ceriumnitratlösung in einer Konzentration von 0,04 Molar auszusetzen und die letale Wirkung solcher Cerium-behandelter Haut auf die als Spender dienenden Mäuse zu untersuchen. Als Kontrolle diente gleichermaßen verbrannte, lediglich mit 0,7% Nace-Lösung behandelter Haut. Die mit Ceriumnitrat getränkte, replantierte Haut hatte ihre toxische Wirkung fast vollständig verloren, während Replantation der mit 0,7% Nace-Lösung behandelten Haut zum raschen Exitus der Tiere führte.

Damit schien ein gleichartiger therapeutischer Versuch beim Menschen naheliegend – umso mehr, als die Abklärung der Toxizität von Ceriumnitrat sich als sehr gering herausstellte. Die Behandlung wurde in Basel durch Prof. Scheidegger und Dozent Lüscher so realisiert, daß die verbrannten Patienten bei Spitaleintrtt für das initiale Débridement (unter Ketalar-Anästhesie) in ein Ceriumbad von 0,04 Molar verbracht wurden. Diese Ceriumapplikation erfolgte lediglich einmalig, nachher wurde in konventioneller Weise mit Flamazin weiterbehandelt.

Von den 64 signifikant verbrannten Patienten kamen lediglich zwei ad exitum, nämlich ein Suizid bei Schizophrenie mit Totalverbrennung des Körpers und ein zweiter Patient drei Wochen nach der Verbrennung mit an sich gutem Verlauf durch eine Lungenembolie.

Von besonderer Bedeutung war die Tatsache, daß alle Patienten über 60 – nach bisherigen Erfahrungen besonders gefährdete Verbrennungspatienten – überlebten.

Eine Untersuchung der Immunparameter Verbrannter mit und ohne Ceriumbehandlung wurden durch Brian Sparkes und Mitarbeiter durchgeführt. Sparkes war besonders beeindruckt von der letalen Wirkung des Toxins bei keimfreien Tieren. Er wollte deshalb die Veränderungen der Immunparameter durch Einwirken von LPC, insbesondere seine Wirkungen auf die verschiedenen Lymphozyten verbrannter Patienten analysieren. Er konnte feststellen, daß weder Endotoxin, Peroxide noch Prostaglandine für diese direkte oder indirekte toxische Wirkung des LPC (LPC = Lipid-Protein Complex) tausendmal immuno-suppressiver als eines der verglichenen Endotoxine. Sparkes war auch fasziniert durch die einige Jahre zurückliegende Analyse der Protein-Untereinheiten des LPC deren Molekulargewicht zum Teil identisch sind mit „Heat-Shock-Proteinen". Bemerkenswert war auch seine zusammen mit Gabriela Monge publizierten Resultate von LPC Einwirkung auf Makrophagen in vitro. Der atoxische Vorläufer des Toxins ergab keinerlei Reaktionen der Makrophagen. Demgegenüber veranlaßte die Einwirkung des Lipoprotein-Komplexes die Makrophagen zur Produktion von Interleukin I in vitro! Damit wäre bewiesen, daß LPC eine „systematic inflammatory reaction" (SIR) ohne bakterielle Einwirkung auslösen kann. Die letale Wirkung des Toxins bei keimfreien Tieren könnte so erklärt werden.

Durch Behandlung der Verbrannten mit Ceriumnitrat konnte die Interleukin-II-Produktion und der Rezeptoren im normalen Bereich gehalten werden. Es ist dies eine bemerkenswerte Bestätigung der durch Ceriumnitratbehandlung erreichten Verbesserung der Immunitätslage ausgedehnt verbrannter Patienten. Es darf erwartet werden, daß die Ceriumbehandlung nach schweren Verbrennungen aufgrund der gezeigten klinischen und immunologischen Resultaten vermehrt zur Anwendung kommen sollte.

Die im Laufe der letzten 40 Jahre erarbeiteten und publizierten Resultate betreffend Verbrennungstoxin und seiner Neutralisierung wurden kürzlich in einem Supplementum der Zeitschrift „Burns" (1995) zusammengestellt und stehen damit dem Interessierten in kondensierter Form zur Verfügung.

Selbstverständlich wäre es falsch, das gesamte Verbrennungsproblem nur auf Toxinwirkung zurückzuführen zu wollen. Menschen verschiedenen Alters erliegen aus mannigfachen Gründen einer Verbrennung, und es ist ohne weiteres klar, daß in der frühen Schockphase eine Reihe anderer als die beschriebenen großmolekularen Substanzen dem Organismus gefährlich werden können. Nachdem wir aber die Mehrzahl der Patienten im Stadium der eigenartigen Verbrennungskrankheit verlieren und diese pathogenetisch eng mit dem Verbrennungstoxin zusammenzuhängen scheint, ist die weitere Forschung auf diesem Gebiete besonders notwendig und bis zu einem gewissen Grad auch erfolgversprechend.

39.2 Kälteschäden

Bei den Kälteschäden sind zwei Aspekte zu unterscheiden:
- Allgemeine Unterkühlung
- Lokale Erfrierungen

39.2.1 Allgemeine Unterkühlung

Folgende Ursache können zum Absinken der normalen Körpertemperatur führen:

Allgemeine Erschöpfung und Hunger bei Temperaturen um den Gefrierpunkt. Stärkerer Windeinfluß vermehrt den Effekt der Kälte, indem er den Wärmeverlust beschleunigt. Einfluß von Drogen, insbesondere Alkohol, können substantiell beitragen und in Berggebieten sind es oft die Lawinenopfer, welche eine sehr eindeutige Unterkühlung aufweisen.

Die Diagnose der allgemeinen Unterkühlung wird durch Messen der Kerntemperatur gestellt. Diese erfolgt zuverlässig durch rektale Messung. Bei Lawinenunfällen ist dies am Unfallort kaum je durchführbar. Möglichst rascher, schonender Abtransport ist deshalb sehr wichtig.

Bei der Unterkühlung werden folgende Stadien unterschieden:

Hypothermiestadieneinteilung

Überlebende Extremfälle der Literatur: Bei einem Neugeborenen wurde eine Körpertemperatur von 15,2 °C festgestellt und bei Erwachsenen Minimaltemperaturen von 17°–20 °C.

Todesursachen bei Lawinenopfern: In 80 % der Fälle ist es die Asphyxie und in 15 % Verletzung wichtiger Organe, die zum Tode führen. Lediglich bei 5 % der Lawinenopfer ist die Hypothermie als wesentliche Todesursache gesichert.

Kriterien die bei Lawinenopfern am Unfallort für Tod sprechen:

- Fehlen einer Atemhöhle vor Mund und Nase die vom Opfer noch selber geschaffen wurde
- Ausgeprägte Zyanose
- Schwere Verletzungen, die den Tod erklären
- Kein erhöhter Muskeltonus 4 Stunden nach dem Unfall
- Unfall der im Abstieg erfolgte wo wegen geringer körperlicher Anstrengung viel Kleider getragen wurden und der Verunfallte vor dem Tod wenig schwitzte. Die Unterkühlung erfolgt hier langsam.

Folgende Kriterien sprechen für einen „Scheintod":

- Vorhandene Atemhöhle
- Fehlende Zyanose
- Fehlende äußere Verletzungen
- Muskelstarre früher als 4 Stunden nach dem Unfall spricht für eine Kältestarre
- Unfall im Aufstieg (körperliche Arbeit hat zur Reduktion der schützenden Kleider Anlaß gegeben und ebenso starkes Schwitzen verursacht, was zu einer raschen Abkühlung führt.)

Eine Todesdiagnose im Spital kann nur ausgesprochen werden, wenn der Verletzte durch entsprechende Maßnahmen eine normale Körpertemperatur erreicht hat ohne daß Lebenszeichen nachweisbar wurden.

Tabelle 39.2. Hypothermiestadieneinteilung

Stadium	Kerntemperatur	Klinik
I	35°–32 °C	Bewußtsein klar, erregt Muskelzittern schnelle Atmung, schneller Puls
II	32°–28 °C	Bewußtsein getrübt, schläfrig, verwirrt, teilnahmslos Muskelstarre, Rigidität Atmung unregelmäßig Puls langsam, unregelmäßig
III	28°–26 °C	Bewußtlosigkeit Muskelstarre Atmung unregelmäßig, Atempausen Puls kaum tastbar, unregelmäßig Pupillen weit, mit Lichtreaktion
VI	26°–22 °C ...	Atemstillstand Herzstillstand Pupillen lichtstarr

Grundsatz der Therapie bei allgemeiner Unterkühlung

Ganz allgemein hat sich die rasche aktive Erwärmung durch äußere Maßnahmen als bester Weg zum Erfolg erwiesen:

- Vorerst warme Decken
- Warmes Bad
- Peritoneallavage unter Spitalverhältnissen
- Einsatz der Herz-Lungen-Maschine

Dies verlangt den notfallmäßigen Transport aller Hypothermiefälle mit Kerntemperaturen unter 32 °C in ein Zentrum, wo Peritoneallavage und Herz-Lungen-Maschine angewendet werden können.

Es ergibt sich aus diesen Voraussetzungen die unbedingte Notwendigkeit, die Reanimation unter entsprechender kardiorespiratorischer Monitorierung durchzuführen und dazu ist entsprechende Intensivpflege unerläßlich.

39.2.2 Lokale Erfrierungsschäden

Pathologisch anatomisch sind Zellschäden, insbesondere Endothelschäden feststellbar. Besonders gefährdet sind die Körperperipherie (Hände, Füße, Ohren, Nase).

Nässe und Wind erhöhen die wirkliche Erfrierungsgefahr wesentlich, wiederum vor allem in der Körperperipherie.

Symptome des lokalen Kälteschadens: Vorerst treten starke Schmerzen auf, dann Gefühllosigkeit und Weiß-Verfärbung der Haut.

Schweregrade des lokalen Kälteschadens: Diese sind erst nach Auftauen feststellbar.

- *Erfrierungen ersten Grades*: Keine anatomischen Veränderungen nach Auftauen, respektive nach Wiederherstellung der Kapillarzirkulation in dem befallenen Hautgebiet.
- *Oberflächliche Erfrierung zweiten Grades*: Bildung großer, heller Blasen nach Auftauen. Kurzfristiger Sensibilitätsverlust und eventuell kurzfristiger Verlust der Motorik. Erholung, respektive Heilung spontan, innerhalb 14 bis 20 Tagen.
- *Tiefe Erfrierung zweiten Grades*: Die Blasenbildung ist verzögert, der Blaseninhalt blutig, dunkel. Es sind schwere Sensibilitätsstörungen und Motilitätsstörungen feststellbar. Die Heilung erfolgt innerhalb mehrerer Wochen, benötigt aber meist keine chirurgischen Maßnahmen.
- *Erfrierungen dritten Grades*: Meist Ausbleiben einer Blasenbildung, eventuell Blasen mit dunklem Inhalt. Permanente Sensibilitäts- und Motilitätsstörungen. Chirurgisches Débridement der nekrotischen Ge-

webspartien ist oft notwendig, soll aber erst erfolgen, wenn die Demarkation der nekrotischen Gewebspartien eindeutig feststellbar ist. Es ist daran zu denken, daß bei der Erfrierung dritten Grades die Infektionsgefahr groß ist und eine entsprechende genaue Überwachung erfordert.

Maßnahmen bei lokalen Kälteschäden

Vor allem Schutz vor Wind, Nässe und Kälte. ***Kein Einreiben mit Schnee***!

Am besten bewährt sich das rasche Aufwärmen im warmem Wasser von 38 °–42 °C unter entsprechender Schmerzbekämpfung. Die geschädigte Extremität wird hochgelagert und Spontanbewegungen werden ermuntert. Rheologisch aktive Infusionslösungen wie insbesondere niedermolekulare Dextranlösungen sind empfehlenswert. Chirurgische Frühmaßnahmen sind nie notwendig.

Lokale Erfrierungen sind oft von allgemeiner Unterkühlung begleitet und dabei ist die gleichzeitige Behandlung wesentlich.

Erfrierungen zweiten und dritten Grades müssen hospitalisiert werden. Im Spital ist die offene Behandlung durchzuführen, eine Tetanusprophylaxe einzuleiten und Rheomakrodex unter Kreislaufkontrolle zu verabreichen.

Eventuell werden Fasziotomien notwendig, sofern sich ein Kompartmentsyndrom einstellt.

Amputationen sind erst nach Demarkration durchzuführen. Nach Wiederherstellung der lokalen Zirkulation ist die möglichst frühzeitige, aktive Bewegungstherapie Teil des Behandlungsplanes.

39.3 Chemische Schädigungen durch starke Säuren und Basen

„Verbrennungen“ durch starke Säuren oder Basen können in diesem Lehrbuch nicht in all ihren Aspekten dargestellt werden. Es soll vielmehr darum gehen, Grundprinzipien des notfallmäßigen, therapeutischen Handelns darzustellen. Diese Grundprinzipien fußen auf den Erfahrungen, die man bei der Bekämpfung verschiedener Arten der „Umwelts-Pollution“ befolgt. Dort hat der bekannte „Slogan“ Gültigkeit: „***The solution of pollution is dilution***!“ Für die chemische Schädigung der Haut und der übrigen Integumente heißt dies, Verdünnung des Agens durch reichliches Auswaschen mit Wasser – am ehesten unter einer Dusche. Dies darf als weitaus wirksamste Notfallmaßnahme bezeichnet werden. Sie wird in der Wartezeit bis zur Hospitalisation des Unfallopfers angewendet. Verdünnen des schädlichen Agens gilt insbesondere auch für Verletzungen am Kopf und dort wiederum vor allem für die Verletzungen der Augen, welche möglichst umgehende fachärztliche Behandlung benötigen.

In den westlichen Ländern hat die Verhütung solcher chemischer Verbrennungen Dank rigoroser Sicherheitsvorschriften große Erfolge gebracht, so daß solche Schäden sehr selten geworden sind.

39.3.1 Schädigung durch Einwirkung von Säuren

Eine der gefährlichsten Säureverätzungen stellt diejenige mit Hydrofluorsäure dar. Diese Säure wird in der chemischen Industrie bei der Herstellung von Plastik, von Halbleitern sowie bei industriellen Reinigungsverfahren angewendet.

Konzentrierte Verätzung mit Hydrofluorsäure kann schon bei Ausdehnungen von drei bis fünf Prozent der Körperoberfläche letale Folgen haben. Der Grund liegt darin, daß strömendes Blut nur relativ geringe Kalziumwerte aufweist, die bei Ausfällen des Kalziums rasch aufgebraucht sind. Dadurch werden Hypokalzämiezustände verursacht, die zu gefährlichen Arnythmien führen. Die konzentrierte Säure entwickelt auch rasch aggressive Dämpfe mit schweren Lungenschädigungen als Folge.

Lösungen mit Konzentrationen unter 20 % sind wesentlich weniger gefährlich, gehen anfangs sogar mit relativ geringen Schmerzen einher. Die befallenen Gewebspartien können aber über längere Zeit zunehmende Schäden aufweisen, bis zu ausgedehnten Hautnekrosen, Muskelnekrosen und sogar Knochennekrosen.

Behandlung

Nach notfallmäßigem, reichlichem Auswaschen ist die sofortige Hospitalisation notwendig. Lokal werden die Nekrosen mit Kalziumglykonat unterspritzt. Kontrolle respektive Korrektur der Blutkalziumwerte durch Kalziumgaben sind sehr wesentlich – vor allem wiederum nach Kontakt des Unfallopfers mit konzentrierter Säure.

Frühexzision der Nekrosen ist notwendig, selbst wenn sie nicht durch Einwirkung konzentrierter Säuren entstanden sind.

39.3.2 Alkali-Verätzung

Eine typische Alkali-Verätzung stellt die Zementverbrennung dar. Meist ereignet sich diese anläßlich der eigentlichen Zementherstellung bei mangelnden Sicherheitsvorkehrungen – insbesondere bei Arbeiten ohne Schutzanzüge. Wenn es zu Explosionen des Brennofens kommt relutieren recht schwere direkte Hitzeschädigungen wobei das deponierte Zementpuder eine stark alkalische Wirkung hat. Lokale Hitzeeinwirkung und lokale Einwirkung durch die Alkalität des Zements kombinieren sich häufig mit Inhalationsschäden. Die Letalität dieses kombinierten Haut- und Lungenschadens ist hoch und liegt bei 25 %.

Etwas harmloser sind oberflächliche Hautschäden die zu Abrasionen führen. Pathogenetischer Faktor ist auch in dieser Verletzung die starke Alkalinität des Zementes, die sich vor allem bei prolongiertem Kontakt negativ auswirkt.

Reine Hitzeeinwirkung kombiniert sich meist mit explosionsbedingten, größeren Wunden, die zudem noch oft Einsprengungen von Zementpuder aufweisen. Diese Wunden lassen sich oft nur mit plastischer Chirurgie zur Heilung bringen.

Die unmittelbare Notfallbehandlung besteht auch bei der Schädigung durch starke Alkalieinwirkung, wie bei der Säureverätzung, in ausgiebigem Auswaschen der verletzten Körperpartien und nachheriger sofortiger Hospitalisierung. Frühe Exzision unter Spitalbedingungen ist meist das notwendige Vorgehen.

•••

Die Reaktion des menschlichen Organismus auf ausgedehnte Verbrennungen wird als sog. Verbrennungskrankheit bezeichnet. Pathogenetisch steht ein Blutvolumenverlust in das verbrannte Hautareal mit allgemeiner Hypovolämie, eine Entstehung von Verbrennungstoxinen und eine sekundäre Allgemeininfektion im Vordergrund. In der dann folgenden Reparationsphase wird die zunächst katabole Stoffwechsellage anabol, so daß eine sukzessive Deckung der Brandwunden erfolgen kann. Bei der ersten Hilfe von Verbrennungsopfern ist die sofortige Beendigung der Hitzeeinwirkung, z. B. durch Abschrecken mit Wasser, eine wichtige Maßnahme. Die Abdeckung von großflächigen Brandwunden sollte mit sterilen Tüchern, nicht mit Salben erfolgen. Schmerzbekämpfung und Schocktherapie stehen im Vordergrund.

Die Ausdehung der Verbrennung wird mit der sog. Neunerregel errechnet. Weiterhin wird eine Verbrennungswunde in 3 Grade (Rötung; Teilzerstörung der Haut mit Blasenbildung, aber erhaltenen Hautanhangsgebilden; Zerstörung der gesamten Haut einschließlich der Hautanhangsgebilde) eingeteilt. Erwachsene Patienten mit tiefen Verbrennungen von über 30 % der Körperoberfläche haben eine ernste Prognose, solche mit mehr als 50 % verbrannter Körperoberfläche werden nur in Ausnahmefällen überleben. Verbrennungen von mehr als 10 % der Körperoberfläche beinhalten eine ernste Schockgefahr für den Erwachsenen (mehr als 5 % der Körperoberfläche bei Kindern).

Eine Verbrennungswunde sollte initial durch eine Wundreinigung und ein erstes Débridement behandelt werden. Antibiotika sollten erst sekundär nach Abklärung der Resistenzlage von nachgewiesenen Infektionen angewandt werden. Auftretende Nekrosen werden im weiteren Verlauf exzidiert und ausgedehnte Verbrennungswunden sollten im Idealfall mit der eigenen autologen Haut gedeckt werden. Neuerdings haben moderne Gewebezüchtungsverfahren die Anwendung von autologen Hautinseln auf Verbrennungswunden möglich gemacht.

Erstmaßnahmen bei lokalen Kälteschäden umfassen das rasche Aufwärmen der betroffenen Extremitäten in 38 ° – 42 °Celsius warmem Wasser unter entsprechender Schmerzbekämpfung. Weiterhin erfolgt eine Hochlagerung der geschädigten Extremitäten und eine Infusionstherapie mit rheologisch aktiven Infusionslösungen.

Erfrierungen II. und III. Grades sollten in der Klinik behandelt werden, wobei die Tetanusprophylaxe und die rheologische Infusionstherapie im Vordergrund steht. Bei drohendem Kompartmentsyndrom muß fasziotomiert werden, Amputationen sind erst nach Demarkationen durchzuführen.

Bei der Behandlung von Säuren- oder Laugenverätzungen gilt der Grundsatz der möglichst sofort durchgeführten Verdünnung des auf die Haut gelangten Agens, wobei bei Hautverätzungen in der Regel das Abduschen der betroffenen Extremität mit reichlich Wasser erfolgen soll. Auftretende Hautnekrosen sollten früh exzidiert und plastisch gedeckt werden.

Literatur

Alexander WJ, Mac Millan B, Stinett J (1980) Beneficial effects of aggressive protein feeding in severely burnt children. Ann Surg 192 : 505

Allgöwer M, Siegrist J (1957) Verbrennungen. Springer, Berlin Göttingen Heidelberg

Allgöwer M, Burri C, Cueni LB et al. (1968) Study of burn toxin. Ann NY Acad Sci 150 : 807

Allgöwer M, Städtler K, Schönenberger GA (1974) Burn sepsis and burn toxin. Ann Roy Coll Surg Engl 55 : 226

Allgöwer M, Graf M, Hasler P, Kistler B, Kremer B, Schönenberger GA (1984) Evidence of possible involvement of a cutaneous burntoxin in the late burn disease/mortality. Bull Clin Rev Burn Inj 1(3):27–29

Allgöwer M, Schönenberger GA, Sparkes BG (1995) Burning the Largest Immune Organ. Burns, Supplementum

Artuson G (1980) The Los Alfaques disaster: a boiling-liquid, expandrug vapour explosion. Burns 7 : 233–251

Barrow RE, Herndon DN (1988) Thermal burns, gender and survival. Lancet II:1076–1077

Barrow RE, Herndon DN (1990) Incidence of mortality in boys and girls after severe thermal burns. Surg Gynecol Obstet 170 : 295–298

Baxter CR (1973) Response to initial fluid and electrolyte therapy of burn shock. In: Lynch JB, Lewis SR (eds) Symposium on the treatment of burns, vol 5. Mosby, St. Louis, pp 42–48

Boeckx W, Blondeel PN, Vandersteen K (1992) Effect of Cerium-Nitrate – silver sulphadiazine on deep dermal burns: a histological hypothesis Burns 18, 456–462

Border JF, Hassett J, La Duca J, Seibel R, Stienberg S, Mills B, Losi P, Border D (1987) The gut origin septic state. Ann Surg 206 : 427–448

Brugger H. und Falk M. Neue Perspektiven zur Lawinenverschüttung. In: Wiener klinische Wochenschrift (1992); 104/6; 167–173

Burke JF (1981) Early excision of the burn wound. J Trauma 21 : 726

Burke JF, Quinby WC, Bondoc CC (1976) Primary excision and prompt grafting as routine therapy for the treatment of thermal burns in children. Surg Clin North AM 56 : 477–494

Cournant A, Noble RP, Breed ES, Lauson HD, Baldwin E de F, Pinchot GB, Richards DW jr (1944) Clinical use of concentrated human serum albumin in shock and comparison with whole blood and rapid saline infusion. J Clin Invest 23 : 491

Danzl DF, Pozos RS (1994) Accidental hypothermia. New England J. of Medicine 331; 1756–1760

Davidson EC (1925) Tannic acid in the treatment of burns. Surg Gyn & Obst 202–220

Donati L (1992) The growth and clinical use of cultured Keratinolcytes. Burns, Supplementum

Dorn WR. Inauguraldissertation Universität Basel (1991) Kasuistik der Davoser Lawinenunfälle 1972 bis 1988

Echinard C, Bernard D, Vescovali C, Jouglard JP (1985) Kinetics of immune depression in burned rats: the sixth day phenomenon. J Burn Care Rehab 6 : 256–260

Fox CL, Stanford JW (1974) Comparative efficacy of hypo-, iso- and hypertonic sodium solutions in experimental burn shock. Surgery 75 : 71

Fox CL, Monafo WW, Ayvazian VH, Skinner AM, Modak S, Stanford J, Condict C (1977) Topical chemotherapy for burns using cerium slats and silver sulfadiazine. Surg Gynecol Obstet 144 : 668–672

Hansbrough JF, Peterson V, Krotz E, Piacentine J (1983) Postburn immunosuppression in an animal model: monocyte dysfunction induced by burned tissue. Surgery 93 : 415–423

Herndon DN, Curreri PW, Abston S. and others (1987) Treatment of burns. In: Ravitch MM (ed) Current problems in surgery, vol XXIV. Year Book, Chicago, pp 343–397

Herndon DN, Barrow RE, Rutan RL, Rutan TC, Desai MH, Abston S (1989) A comparison of conservative versus early excision. Ann Surg 209 : 547–553

Hinton P, Allison SP, Littlejohn S, Lloyd J (1973) Electrolyte changes after burn in injury and effect of treatment. Lancet II:218

Interverband für Rettungswesen (1990) Richtlinien für die Behandlung der allgemeinen Unterkühlung und der lokalen Kälteschäden, Sekretariat IVR, Ochsengässli 9, CH-5000 Aarau

Kremer B, Allgöwer M, Graf M, Schmidt KH, Schölmerich J, Schönenberger GA (1981) The present status of research in burn toxins. Intensive Care Med 7 : 77–87

McDougal WS, Slade CL, Pruitt BA (1978) Manual of burn. Springer, Berlin Heidelberg New York

Monafo WW, Tandon SN, Ayvazian VH, Tuchschmidt J, Skinner AM, Deitz F (1976) Cerium nitrate – a new topical antiseptic for extensive burns. Surgery 80 : 465

Monge G, Sparkes BG, Allgöwer M, Schönenberger GA (1991) Influence of burn-induced lipid-protein complex on IL 1 secretion by PB14 C in vitro. Burns 17, 269–275

Peterson VM, Rundus C (1985) In vitro granulopoietic defect modulated by cutaneous burntoxin. Proc Am Burn Assoc 17 : 69

Philipps AW (1968) Burn therapy. V. Diaster management – to treat or not to treat? Who should receive intravenous fluids? Ann Surg 168 : 986

Rittenbury MS, Hanback LD (1967) Phagocytic depression in thermal injuries. J Trauma 7 : 523

Rosenthal SR (1965) Pharmacologically active and lethal substances from skin. Arch environm Health 11 : 465

Schmidt KJ, Schölmerich J, Kremer B, Heller W, Koslowski L (1979) Studies on the structure and biological effects of pyrotoxins purigied from burned skin. World J Surg 3 : 361

Schönenberger GA (1975) Burn toxins isolated from mouse and human skin. Monogr Allergy 9 : 72

Sheridan RL, Ryan CM, Quinby WC Jr., Blair J, Tompkins RG, Burke-Burns JF (1995) 21, Seite 62 bis 64

Sparkes BG, Teodorczyk-Injeyan JA, Peters W, Falk RE (1987) Mediators affecting IL2 function in burn immunosuppression. In: Braquet P, Braquet M (eds) Lipid mediators in immunology of shock, burns and sepsis. NATO ASI Series 139. Plenum, New York, pp 337–348

Sparkes BG, Gyorkos J, Gorczinski RM, Brock AJ (1990 a) Comparison of endotoxins and cutaneous burntoxin as immunosuppressants. Burns 16 : 123–127

Sparkes BG, Monge G, Marshall, Peters WJ, Allgöwer M, Schönenberger GA (1990 b) Plasma levels of cutaneous burn toxin and lipid peroxides in thermal injury. Burns 16 : 118–122

Städtler K, Allgöwer M, Cueni LB, Schönenberger GA (1972) Pathophysiologische Untersuchungen an einem Verbrennungsmodell der Maus. Res Exp Med 158 : 23

Tompkins RG, Remensnyder JP, Burke JF et al. (1988) Significant reductions in mortality for children with burn injuries through the use of prompt eschar excision. Ann Surg 208 : 577–585

Xiao J und Cai-Burns BR (1995) 21, Seite 136 bis 138

Yang Chih-chon, Hav Wei-shia, Shih Tsi-siang (1982) Treatment of burns. Springer, Berlin Heidelberg New York

?

1. Welches sind die typischen Phasen des klinischen Verlaufs nach einer tiefen Verbrennung von 30 % Körperoberfläche, und was weiß man über ihre Pathogenese?
2. Erste ärztliche Hilfe bei ausgedehnter Verbrühung und Verbrennung: Was ist in einem Rotkreuzkurs in bezug auf notfallmäßige Lokalbehandlung zu lehren: akute Maßnahme bei Kleiderbrand – bei Verbrühung – welche Wundbedeckung für Transport in das Krankenhaus?
3. Was besagt die Neunerregel?
4. Welche Verbrennungsgrade sind beim Frischverbrannten feststellbar und welches ist ihre prognostische Gewichtung?
5. Prognostische Kriterien der Verbrennung außer Ausdehnung und Tiefe?
6. Grundsätzliche Medikamentenwahl, Applikationsart und Dosierung bei der Schmerzmedikation des Frischverbrannten?
7. Verlaufskriterien zur Leitung der Schocktherapie nach Verbrennung:
   - Welche stündliche Nierenleistung soll angestrebt werden?
   - Welchen Hämatokrit strebt man an?
8. Wie ist der Zeitablauf der Exsudation nach der Verbrennung? Wann ist die Exsudation maximal und wie lange dauert sie; welches sind die daraus abgeleiteten Folgerungen für den Infusionsplan der ersten 48 h?
9. Ab wann ist Kolloidzufuhr besonders wirksam?
10. Welche Lokalbehandlungen werden heute unter klinischen Verhältnissen angewendet?

Plastische Chirurgie 40

E. Biemer

40.1 Geschichte 910

40.2 Techniken 911
40.2.1 Transplantation 911
40.2.2 Lappenplastik 912

40.3 Chirurgie der peripheren Nerven 915

40.4 Mikrogefäßchirurgie 916
40.4.1 Replantationschirurgie 916
40.4.2 Freie Gewebetransplantation 917
40.4.3 Mikrolymphatische Chirurgie 917

40.5 Spezielle Rekonstruktionen 918

40.6 Ästhetische Chirurgie 918

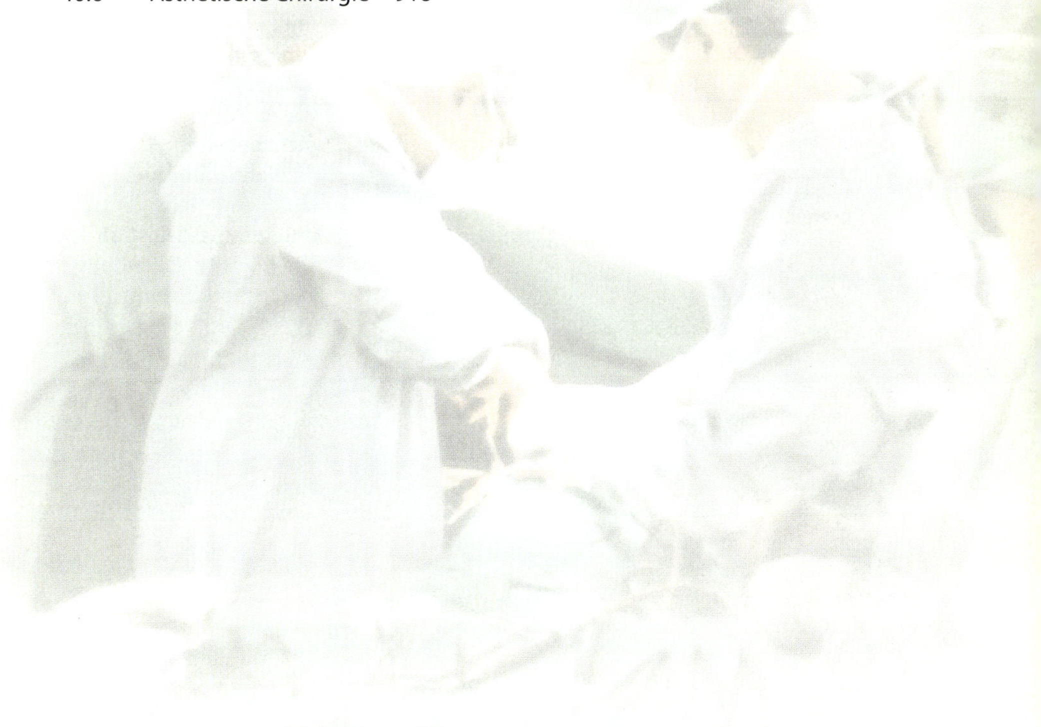

Die Plastische Chirurgie befaßt sich mit der Herstellung von Form und Funktion am ganzen menschlichen Körper. Sie ist somit weder regional noch organbezogen begrenzt. Ihre Wurzeln liegen, auch wenn sie seit der neuen Weiterbildungsordnung von 1993 ein selbständiges Fach ist, eindeutig in der Chirurgie. Da die ablative Chirurgie berechtigterweise in zunehmendem Maße nicht mehr alleine von den Patienten akzeptiert wird, gewinnt die rekonstruktiv ausgerichtete Plastische Chirurgie immer mehr an Bedeutung. Unter dieser Entwicklung versuchen andere operative Fächer Teile und Verfahren aus der Plastischen Chirurgie zu adaptieren. Kooperationen mit fast allen anderen operativen Fächern sind wünschenswert. In diesem Sinne bietet die Plastische Chirurgie wiederherstellende Verfahren für alle schneidenden Fächer an, so daß eine enge Kooperation erstrebenswert ist. Die Plastische Chirurgie umfaßt die in Tabelle 40.1 dargestellen Gebiete.

40.1 Geschichte

Die erste Plastische Technik wird in einer indischen Schrift mit dem Titel Susruta samhita vor ca. 2.000 Jahren beschrieben (Wiederherstellung einer Nase durch einen sog. Schwenklappen aus der Stirn; Abb. 40.1). Eine andere Technik ist der sog. gestielte Lappen aus dem Oberarm, den Kaspar Tagliacozzi im 16. Jahrhundert zur Nasenrekonstruktion verwendete (Abb. 40.2). Diese gestielte Gewebeverlagerung wurde 1870 durch Reverdin und Tirsch durch die freie Hauttransplantation ergänzt. Aus diesen beiden Grundlagen entwickelte sich besonders zu Beginn dieses Jahrhunderts die Plastische Chirurgie. Eine weitere Ergänzung erhielt sie durch die Entwicklung der sog. freien Gewebetransplantation seit 1972, die durch die Entwicklung der Mikrogefäßchirurgie ermöglicht wurde.

Ein wesentlicher Bestandteil plastisch-chirurgischer Verfahren ist eine spezielle operative Technik, die auf möglichst ***atraumatischer Behandlung*** des Gewebes beruht. So wird es z. B. vermieden, Wundränder mit Pinzetten zu quetschen, sondern sie werden mit entsprechenden Wundhäkchen gehalten. Dazu wurden spezielle feine Instrumente sowie Nahtmaterialien entwickelt. Zur Gestaltung möglichst unauffälliger Narben dient neben einer geschickten anatomischen Plazierung die Nahttechnik der mehrschichtigen intrakutanen fortlaufenden Naht, die die strickleiterartige Narbenbildung wie nach der üblichen Einzelknopfnaht vermeidet. Die höchste Vollendung feinsten atraumatischen Operierens erreichte die Plastische Chirurgie durch die Ent-

Tabelle 40.1. Gebiete der Plastischen Chirurgie

Angeborene Mißbildungen
- Kraniofaziale Dysostosen
- Lippen-Kiefer-Gaumen-Spalten
- Ohr-, Unterkiefer- und Halsmißbildungen
- Rumpf:
  - Angeborene Veränderungen im Thoraxgebiet, Muskelaplasien, Mammamißbildungen, Asymmetrie, Aplasie (Poland-Syndrom)
- Urogenitalsystem:
  - Hypo- und Epispadien, Transsexualismus
- Extremitäten: angeborene Mißbildungen von Hand und Fingern, Gefäß- und Lymphsystem:
  - Hämangiome, Lymphangiome, primäres Lymphödem

Erworbene Veränderungen bzw. Mißbildungen durch Trauma oder Tumorbefall bzw. operative Eingriffe
- Verbrennungen und ihre Spätfolgen
- Haut-Weichteildefekte und ihre Spätfolgen
- Verletzungen der Extremitäten, insbesondere der Hand und Finger
- Zustand nach ablativer Tumorchirurgie
  - Z. B. Mammaresektion nach Weichteilsarkom, Folgen von Strahlenbehandlung
- Verletzung des peripheren Nervensystems, Plexuschirurgie

Ästhetisch-plastische Eingriffe
- Formverändernde Eingriffe bei angeborenen oder meist durch Alter erworbenen Veränderungen an:
  - Augenlidern, abstehenden Ohren,
  - Nasendeformitäten, Faltenbildung im Gesichtsbereich (Face-lift-Operation),
  - Mammae bei Hyper- und Hypoplasien oder Ptosis bzw. Asymmetrien, überschüssigem Fettgewebe (Fettschürze, Hängebauch oder überschüssiges Fettgewebe an den Extremitäten).

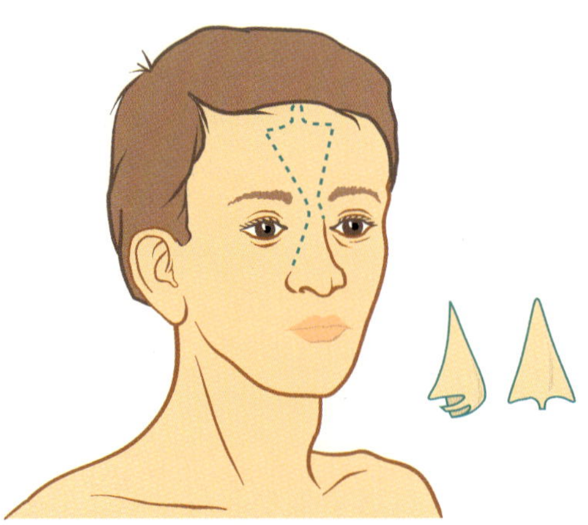

Abb. 40.1. Prinzip der „indischen Nasenplastik"

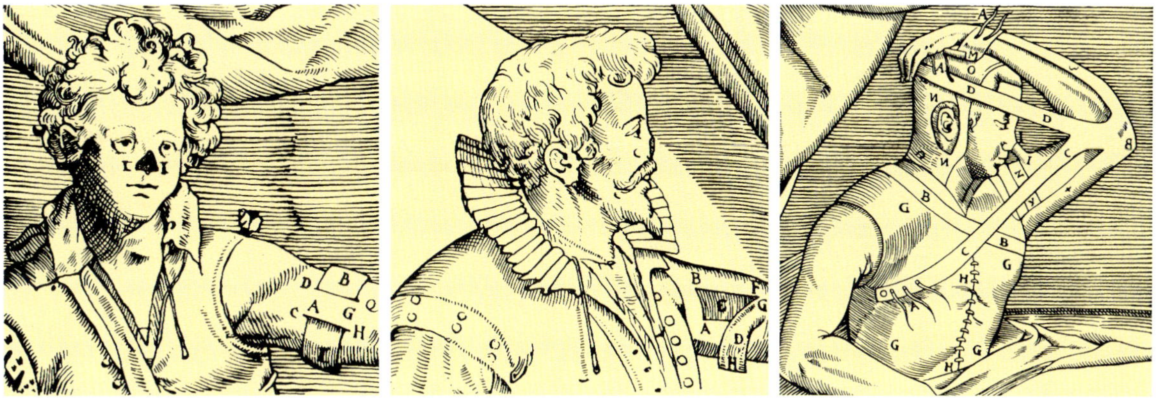

Abb. 40.2. Italienische Methoden der Nasenrekonstruktion nach Tagliacozzi

wicklung der Mikronerven- und Mikrogefäßchirurgie, wobei es möglich wurde, sensibelste Strukturen, wie Faszikelbündel oder Faszikel der Nerven und Gefäße mit einem Durchmesser um 1 mm, funktionstüchtig miteinander zu verbinden. Dies setzt entsprechende Sehhilfen, z. B. das Operationsmikroskop, voraus.

In jüngster Zeit wird auch zunehmend das Endoskop benutzt, um ausgedehntere Narbenbildungen, die bei rekonstruktiven Eingriffen immer störend sind, zu vermindern.

40.2 Techniken

Die Techniken, die zur Defektdeckung entwickelt wurden, bilden in ihrer Vielzahl und Kombination je nach Erfordernis die Grundlage des rekonstruktiven Vorgehens.

Zur Defektdeckung benutzen wir zum einen die Transplantation. Es ist dies eine freie Verpflanzung, ohne jegliche Stielbildung eines Gewebes und zum anderen die sog. ***Lappenplastik***, die immer gekennzeichnet ist durch eine Stielbildung, über die die Gefäßversorgung gewährleistet wird. Eine Sonderform bildet die ***freie Lappenplastik***, bei der es sich eigentlich um eine Transplantation handelt, wobei aber unter mikrogefäßchirurgischer Technik eine Gefäßverbindung, also eine „Stielbildung", am Ort des Defektes künstlich hergestellt wird (s. Kap. 40.4.2).

40.2.1 Transplantation

Als typisches Transplantat gilt die freie Verlagerung von ***Vollhaut*** und ***Spalthaut***.

1870 wurde von Reverdin und Tirsch die freie Hauttransplantation eingeführt. Diese Autoren stellten fest, daß größere und kleinere Hautstücke nach vollständiger Abtrennung auf Granulationsflächen sowie auf frischen Wundflächen wieder zur Einheilung gebracht werden können. Die freie Hauttransplantation erfordert grundsätzlich eine sog. granulationsbildende Unterlage (aussprossende Kapillarknospen) und gelingt nicht auf Unterlagen wie Knochen, Sehnen oder gar Fremdmaterial. Die Einheilung beruht auf einer zunächst per diffusionem kurzfristig sichergestellten Ernährung und einem raschen Anschluß durch die einsprossenden Kapillarknospen.

> Transplantation ist die freie Verlagerung von Gewebe ohne gefäßführende Stielbildung. Die Ernährung erfolgt während der ersten Stunden bzw. Tage durch Diffusion. Ein rascher spontaner Gefäßanschluß ist notwendig zur Einheilung. Voraussetzung ist deshalb ein granulationsbildender Untergrund.

Vollhaut

Bei der Vollhauttransplantation wird die gesamte Haut, also Epidermis und Dermis, gehoben. Ihre Anheilung gelingt nur auf einer völlig infektfreien, guten Granulationsfläche. Sie ergibt ästhetisch die günstigsten Resultate und zeigt auch im Vergleich zur Spalthaut eine deutlich geringere Kontraktionsbereitschaft. Ihr Nachteil ist, daß bei der Hebung Sekundärdefekte verbleiben, die entweder durch Verschiebung des Nachbargewebes primär verschlossen oder mit Spalthaut bedeckt werden müssen. Da ihr Spenderareal dadurch begrenzt ist, ist die Anwendung besonderen Indikationen vorbehalten (Abb. 40.3).

Spalthaut

Als Spalthaut werden dünne Transplantate bezeichnet, bei denen die Epidermis und, je nach unterschiedlicher Dicke, die Dermis miteingeschlossen wird. Die Entnahme geschieht heute meistens mit entsprechend einzu-

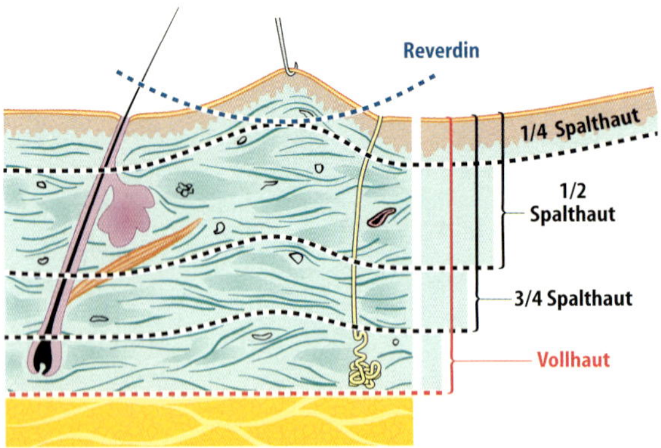

Abb. 40.3. Typen freier Hauttransplantate

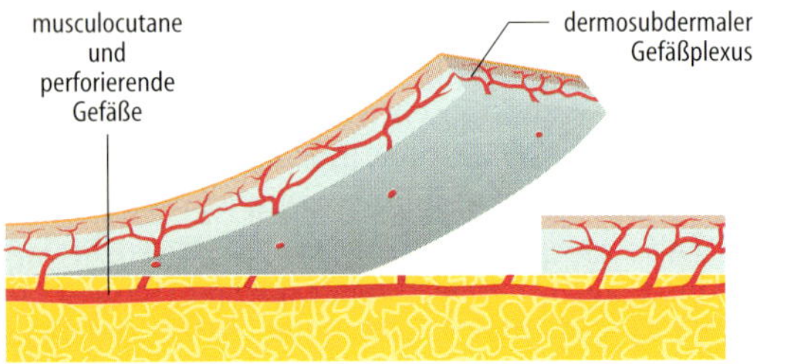

Abb. 40.4. Subkutan randomisiert durchbluteter Lappen („random pattern flap")

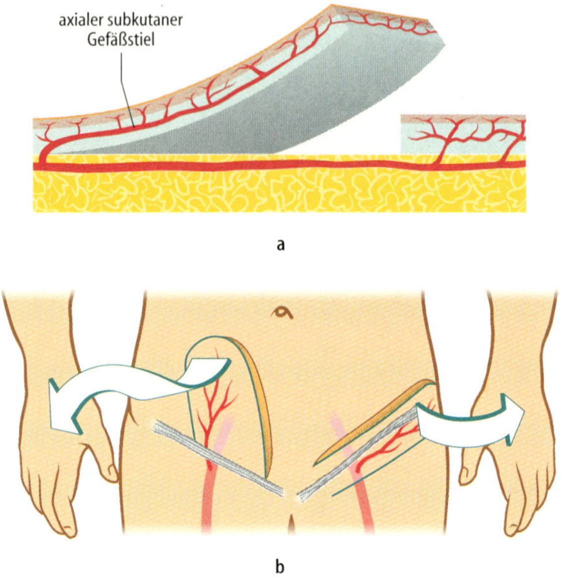

Abb. 40.5. a Axial durchbluteter Lappen, **b** inguinaler (A. circumflexa ilium superficialis) und hypogastrischer (A. epigastrica) Hautlappen

stellenden Dermatomen. Durch das Zurücklassen der sog. Hautanhangsgebilde, wie Haarbälge und Talgdrüsen, aus denen durch Aussprossung eine spontane Abheilung gesichert ist, entstehen durch die Entnahme keine Sekundärdefekte, die einer erneuten Bedeckung bedürfen. Aus diesem Grunde kann der gesamte Körper als Spenderregion herangezogen werden (z. B. bei ausgedehnten Verbrennungen). Die Anforderungen an den Untergrund bei der Einheilung sind deutlich geringer als bei der Vollhaut (s. Abb. 40.3). Um z. B. bei ausgedehnten Verbrennungen mit kleinen Spenderregionen große Deckungsflächen versorgen zu können, wurde das sog. Maschentransplantat („meshgraft") entwickelt, bei dem die Spalthaut maschinell etwa im Verhältnis 1 : 3 in ein Maschengitter umgewandelt wird. Durch rasches Aussprossen aus den Maschen kommt es zum Sekundärverschluß der offenen Bezirke.

Bei beiden Hauttypen der Hauttransplantation muß eine sichere Fixierung auf dem Untergrund gewährleistet und eine Unterblutung absolut vermieden werden, da es sonst zur Nekrose der Transplantate kommt. Beide Anforderungen werden am besten durch sog. eingeknüpfte Druckverbände gewährleistet.

Voraussetzung zum Anwachsen eines Hauttransplantates ist eine granulationsbildende Fläche.

> **!** Infekt oder Hämatom verhindern das Anwachsen.

„Composite graft"

Eine Variation der freien Transplantation ist das sog. „composite graft", bei dem Vollhautanteile mit darunter befindlichen Strukturen, etwa Knorpelanteilen aus der Ohrmuschel, zur kleinen mehrgewebigen Defektdeckung, z. B. an der Nase, verwendet werden. Solche Composite grafts haben daher nur eine begrenzte Indikation.

Durch die Entwicklung der freien Gewebetransplantation mit mikrovaskulärem Anschluß ist es nun auch möglich, komplexere Hautlappen frei zu transplantieren (s. unter „kombinierte Lappenplastiken").

40.2.2 Lappenplastik

Als Lappen bezeichnet man in der Plastischen Chirurgie einen Gewebeblock aus der gesamten Haut und dem darunterliegenden subkutanen Fettgewebe, evtl. auch mit weiterem Gewebe, wie etwa Knochen oder Muskeln und einem den gesamten Gewebeblock irgendwie versorgenden Gefäßsystem. Durchblutet wird der Lappen über einen Stiel. Verfügt dieser Stiel nur über eine undefinierte kapilläre Ausbreitung, so spricht man vom sog. ***„random pattern flap"*** (Abb. 40.4). Bei Einschluß eines anatomisch genau definierten arteriellen und venösen Gefäßbaumes spricht man vom sog. ***„axial pattern flap"*** (Abb. 40.5 a, b).

Je nach Verlagerungsform des Lappens unterscheidet man lokale bzw. Nah- und Fernlappen.

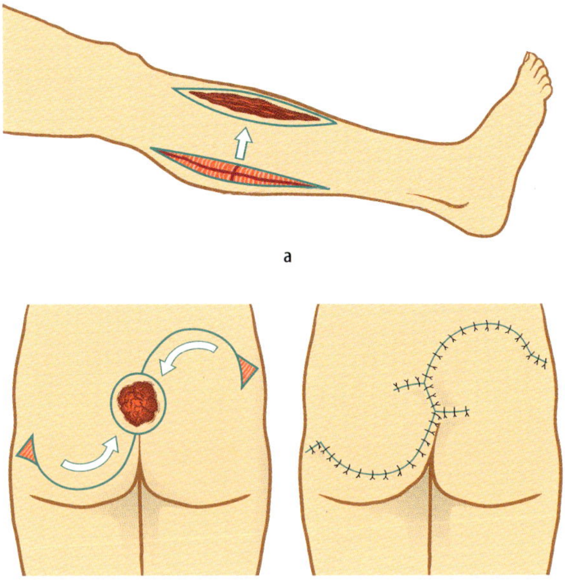

Abb. 40.6. a Verschiebeplastik am Unterschenkel (Transpositionslappen), b Dekubitusplastik (Rotationslappen)

Bei den Nahlappen handelt es sich um Verlagerung von Gewebe unmittelbar aus der Nachbarschaft entsprechender Defekte. Diese Verlagerung kann geschehen durch Schwenken, Rotieren, Vorschieben und Transponieren. Entsprechend werden die Lappen als Schwenk-, Rotations-, Verschiebe- oder Transpositionslappen bezeichnet (Abb. 40.6 a, b). Der entstandene Sekundärdefekt wird meist durch Ausnutzen eines vorhandenen Gewebeüberschusses durch direkte Naht erreicht. Wird zusätzlich noch Nachbargewebe verschoben, so spricht man von einem Verschiebeschwenklappen. Diese haben den Vorteil, aus Haut mit gleicher Struktur und gleichem Kolorit zu bestehen und deshalb ästhetisch die besten Ergebnisse zu liefern.

Z-Plastik

Dies ist die am häufigsten verwendete Form eines lokalen Transpositionslappens. Man versteht darunter den Austausch (Transposition) von Dreiecklappen zur Unterbrechung von Narbensträngen. Z-Plastiken werden u. a. zur Narbenkorrektur über Gelenken verwendet (Axilla, Ellbogen, Hand und Finger, Gesicht). Sie bewirken neben der Unterbrechung des Narbenzuges eine Verlängerung der Strecke von A nach B auf Kosten der Breite C-D um 20 bis mehr als 60 %, abhängig von der Wahl der verwendeten Winkelgrade (45°, 30° und mehr). Modifikationen dieser Methode sind die Serien-Z-Plastik, die W-Plastik u. a. (Abb. 40.7 und 40.8).

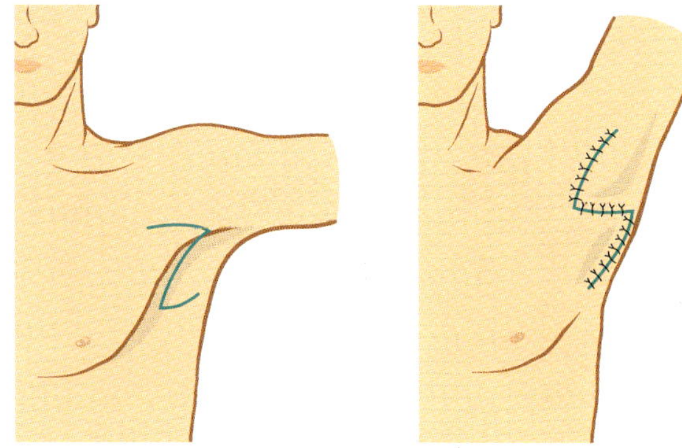

Abb. 40.8. Z-Plastik

> **!** Durch eine Z-Plastik kommt es zu einer Verlängerung in der Längsachse und zu einer Verkürzung in der Breite.

Fernlappen

Bei den sog. Fernlappen wird weitab vom Defekt ein an einem Stiel gehobener Lappen durch direkte Annäherung an den Defekt gebracht, etwa beim gekreuzten Beinlappen („cross-leg flap"), der von einer Wade durch vorübergehende Zusammenfixierung beider unterer Extremitäten auf Defekte an dem anderen Unterschenkel gebracht wird. Beim sog. Wanderlappen wird ein Gewebeblock, etwa aus der Leiste, zunächst zur Einheilung an den Unterarm gebracht, um ihn dann, den Unterarm als Träger nutzend, am Schädel zur Einhei-

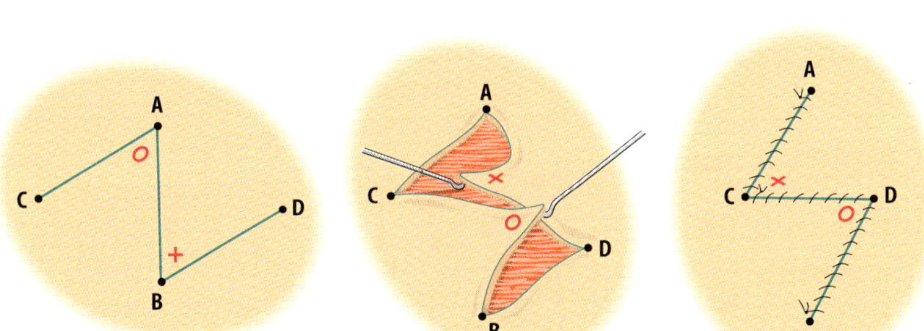

Abb. 40.7. Z-Plastik

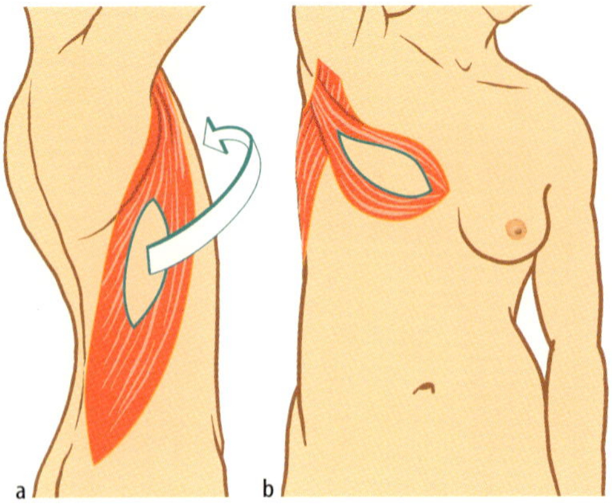

Abb. 40.9. a Umschneiden des Latissimus dorsi, der vom thorakodorsalen Gefäß- und Nervenstiel versorgt wird. Die isoliert erhaltene Hautinsel wird von muskulokutanen Gefäßen ernährt. **b** Verlagerung des muskulokutanen Latissimuslappens v. a. in die vordere Thoraxgegend zum Wiederaufbau der weiblichen Brust nach Amputation wegen Krebsbefalls

lung zu bringen. Diese sog. Fernlappen als stets mehrzeitiges Verfahren mit meist mehrwöchiger Gelenkfixierung sind heute zugunsten der freien Gewebetransplantation mit mikrovaskulärem Anschluß weitestgehend verlassen worden.

Der Stiel der Fernlappen kann immer erst durchtrennt werden, wenn es über spontane Gefäßeinsprossungen an den 3 eingenähten Rändern des Lappens zu ausreichender Ernährung gekommen ist, was meist nach 3 Wochen der Fall ist. Dieser „random pattern flap" hat eine strenge Begrenzung seiner Größe. So kann er nur im Verhältnis von etwa 3 : 1 (Länge zu Breite) sicher verlagert werden. Der sog. „axial pattern flap", der einen eigenen Gefäßstiel besitzt, kann wesentlich länger gestielt werden und braucht als Basis praktisch nur den Gefäßstiel. Diese „axial pattern flaps" waren die anatomischen Voraussetzungen zur freien Lappenplastik mit mikrovaskulärem Anschluß.

> **!** Bei einer Lappenplastik erfolgt die Ernährung über eine Stielbildung. Das Anwachsen ist somit vom Untergrund unabhängig.

Muskellappen

Während sich die genannten Begriffe der Lappenplastik nur auf Kutis und Subkutis beschränken, verfügen wir mit den heutigen sog. Muskellappen über eine weitere gute regionale Defektdeckungsmöglichkeit. Sie beruht auf der Erkenntnis, daß oberflächliche Muskeln einen meist genau definierten Gefäßstiel benutzen, an dem ganze Muskeln geschwenkt und zur Defektdeckung herangezogen werden können, z. B. M.-latissimus-dorsi-Lappen, gestielt an A. und V. thoracodorsalis zur Versorgung des vorderen Thoraxbereiches (Abb. 40.9 a, b).

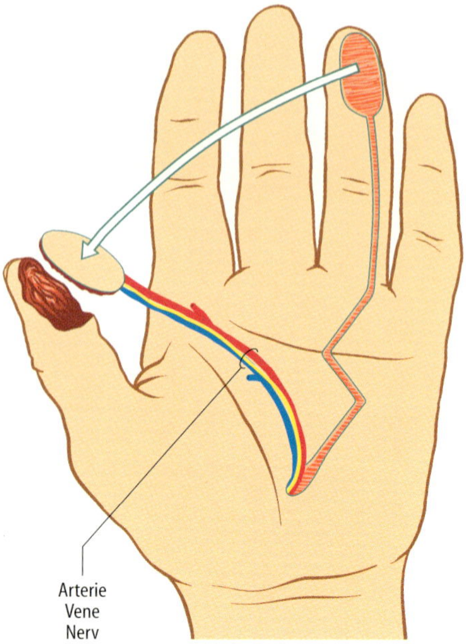

Abb. 40.10. Insellappen

Myokutane Lappen

Das bei den Muskellappen ernährende Gefäß versorgt über perforierende Äste auch die darüberliegende Subkutis und Kutis, so daß auf dem Muskel verschieden gelagerte Hautinseln mitgehoben werden können. Man spricht dann vom sog. myokutanen Lappen.

Kombinierte Lappenplastiken

Wird noch ein weiteres Gewebe, etwa Knochen, miteingeschlossen, spricht man von osteokutanen oder myoosteokutanen Lappen.

Insellappen

Insellappen sind axiale Lappen, bei denen der ernährende Gefäßstiel über eine große Strecke herauspräpariert wird, so daß der eigentliche Lappen nur noch als kleine Insel verlagert wird. Das typische Beispiel ist der Pulpalappen, z. B. vom 4. Finger zur Defektdeckung am Zeigefinger oder Daumen (Abb. 40.10).

Hautdehnung durch Expander

In den letzten Jahren wurde eine weitere Technik zur Defektdeckung entwickelt, bei der ein Nahlappen durch künstliche Erzeugung eines Hautüberschusses in der Nachbarschaft ermöglicht wird.

Dies geschieht durch einen subkutanen „Expander", der über einen ebenfalls implantierten Port kontinuierlich aufgefüllt wird (Abb. 40.11).

Durch die Vergrößerung des „Silikonballons" kommt es zu einer Überdehnung der Haut (ohne echte

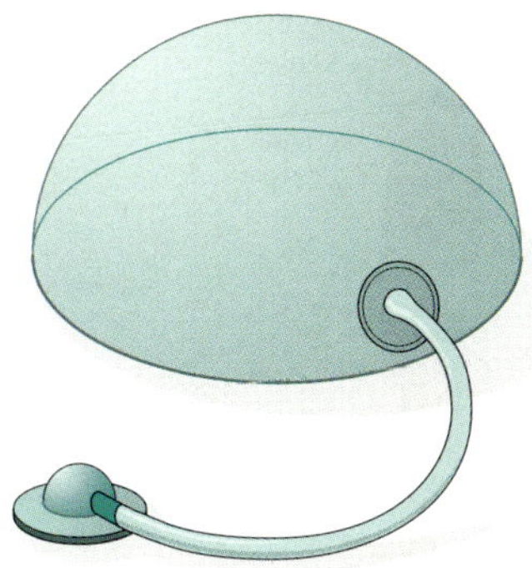

Abb. 40.11. Expander

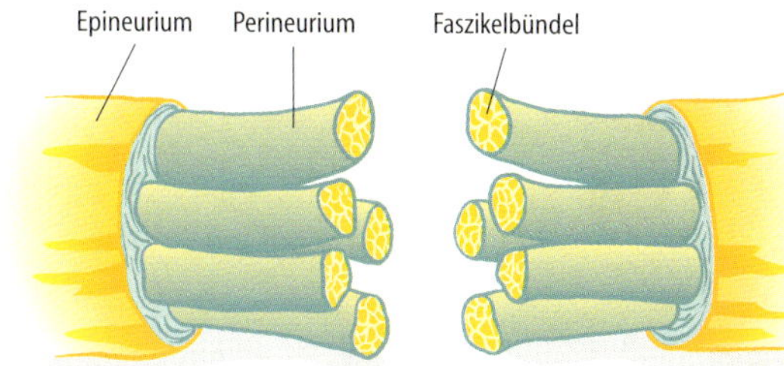

Abb. 40.12. Naht eines peripheren Nerven. Nach Resektion des Epineuriums erfolgt die Darstellung einzelner Faszikelbündel (hier 5). Diese Faszikelbündel werden durch Naht des sie umgebenden Perineuriums exakt miteinander spannungslos verbunden

Zellvermehrung). Dieser Vorgang ist ähnlich der Dehnung der Bauchdecke bei einer Schwangerschaft. Dieser „Überschuß" kann dann in einer 2. Sitzung nach Explantation des Expanders als Nahlappen (Verschiebe-, Transpositions- oder Rotationslappen) in den Defekt eingeschlagen werden.

Indikationen zur Expanderbehandlung sind instabile Narbenplatten und Tätowierungen.

Gegenindikationen sind stark infizierte Defektwunden wegen hoher Infektionsrate durch Kunststoffimplantation und verminderte Durchblutung (und damit Infektabwehr) durch die Expansion.

Eine besondere Indikation für den Expander besteht bei der Mammarekonstruktion. Dabei werden die Haut nach Mastektomie und meist der M. pectoralis durch subpektorale Implantation eines entsprechenden Expanders gedehnt. Der erzeugte Hohlraum wird dann in einer 2. Sitzung durch eine bleibende Silikongelprothese erhalten. Dies ist eine relativ einfache und keine zusätzliche Narben erzeugende Rekonstruktionsmethode.

> **!** Bei der Expanderaufdehnung kommt es nur zu einer Dehnung, nicht zu einer echten Zellvermehrung.

40.3 Chirurgie der peripheren Nerven

Durch Einführung des Operationsmikroskopes (s. Kap. 40.4 Mikrogefäßchirurgie) wurde es möglich, die peripheren Nervenstämme in einzelne Hüllen und Faszikelbündel bzw. Faszikel aufzulösen (Abb. 40.12).

Durch dieses Vorgehen wurde die bis dahin gebräuchliche reine Epineuralnaht abgelöst. Bei Durchtrennung eines polyfaszikulären peripheren Nerven, etwa des N. medianus, erfolgen daher heute die Entfernung des Epineurinums auf ca. 1 cm, die Darstellung seiner Faszikelbündel und ihre spannungslose Adaptation mit 10-0-Nylonfäden.

Handelt es sich im Gegensatz dazu um einen sehr distalen Ast, einen sog. oligofaszikulären Nerven, wie etwa einen sensiblen Fingernerven mit 2–3 Faszikeln, erfolgt sogar die Naht einzelner Faszikel.

Eine generelle Auflösung auch polyfaszikulärer Nerven in einzelne Faszikel (beim N. medianus etwa 72–74) ergab klinisch schlechtere Resultate. Zusätzlich trat durch die stärkere Traumatisierung der weitgehenden Aufpräparation, verbunden mit der größeren Menge versenkten Nahtmaterials, eine starke Vernarbung ein, die den Gewinn der feineren Adaptation zunichte machte.

Vergrößerungshilfe und feinere Operationstechnik ergaben vor allen Dingen auch Fortschritte bei der Rekonstruktion von Plexus-brachialis-Schäden. Dies wurde besonders deutlich bei vorliegenden Defekten, die heute durch Nerventransplantation überbrückt werden können. Diese Interposition autologer, meist sensibler Nervenstücke erfolgt ebenfalls auf der Ebene der Faszikelbündel.

Wegen der besseren Ergebnisse besteht bei der Verletzung eines peripheren Nerven heute immer eine Indikation zur sofortigen Naht.

> **!** Abwarten oder gar Verschluß der Haut und sekundäre Nervenwiederherstellung sind bei Nervenverletzungen nicht vertretbar.

Die Möglichkeit der direkten Naht wird durch Abwarten verpaßt, ganz abgesehen von langer Rehabiliationsphase, Muskeldegeneration, usw.

Dies gilt analog auch bei der ***Plexus-brachialis-Versorgung***. Auch hier sollte so früh wie möglich exploriert werden, auch wenn kein sicherer Hinweis auf eine Kontinuitätsunterbrechung besteht.

Für die Chirurgie des ***N. facialis*** gilt ähnliches. Durch eine primäre, sogar intrakranielle Nerventransplantation, etwa nach Tumorresektion, können

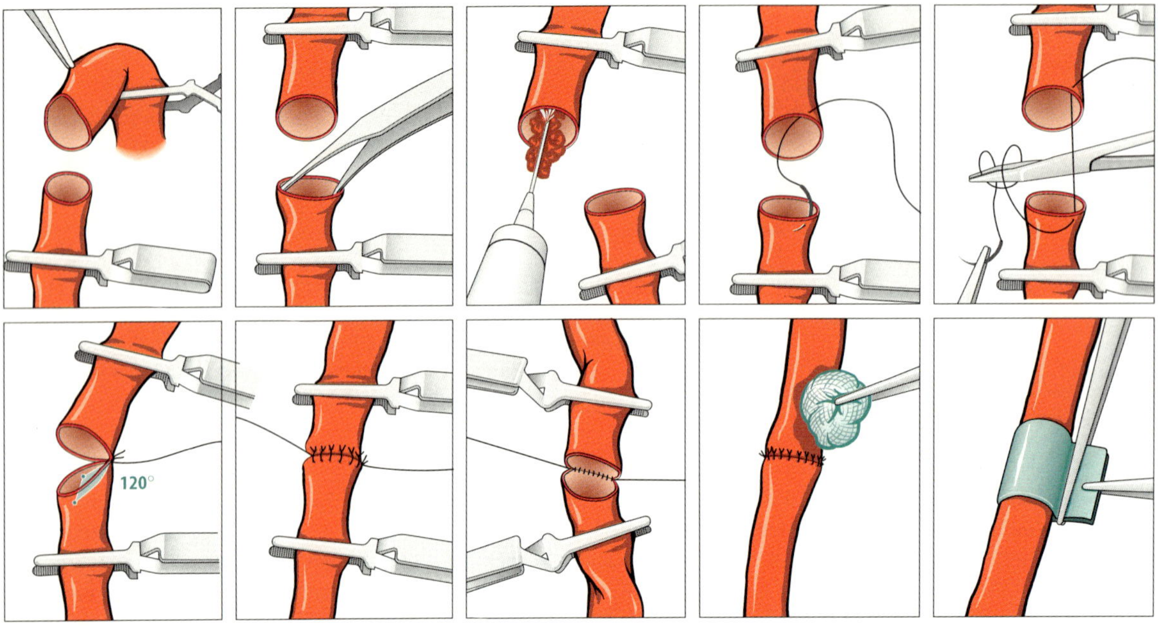

Abb. 40.13. Mikrochirurgische Gefäßnaht: End-zu-End

bleibende Gesichtslähmungen verhindert werden. Das sog. Cross-face-Transplantat versucht, durch „Anzapfen" des funktionstüchtigen Nervs Axone zu den peripheren Ästen der gelähmten Seite hinüberzuleiten. Diese Verlagerung von Nervenfasern hat zur kombinierten Technik mit freier Muskeltransplantation zum Ziel der Reaktivierung bei veralteten Fällen geführt. Dies ist ein gutes Beispiel für die Kombination der mikrochirurgischen Nervenchirurgie mit den Möglichkeiten der Gewebetransplantation mit mikrogefäßchirurgischem Anschluß.

> **!** Bei der Naht peripherer Nerven werden unter Eröffnung des Epineuriums Faszikelbündel dargestellt und diese einzeln miteinander durch Fassen des Endoneuriums miteinander koaptiert.

40.4 Mikrogefäßchirurgie

Unter dem generellen Begriff Mikrochirurgie werden Verfahren zusammengefaßt, die nicht mehr mit dem „unbewaffneten Auge" durchgeführt werden können, sondern nur noch mit Hilfe einer Lupe oder des Operationsmikroskopes.

Nach der Einführung des Operationsmikroskopes 1921 durch Nylen in der Hals-Nasen-Ohren-Heilkunde haben sich mikrochirurgische Verfahren u. a. in der Ophthalmologie sowie in der Chirurgie peripherer Nerven durchgesetzt.

Die größte Wirkung auf fast alle chirurgischen Disziplinen hatte jedoch die Entwicklung der Mikrogefäßchirurgie Anfang der 60er Jahre. Entsprechend feines Instrumentarium und Nahtmaterialien machten es möglich, Gefäße unter 2 mm Durchmesser sicher zu anastomosieren (Abb. 40.13).

In der Plastischen und Wiederherstellungschirurgie findet die Mikrochirurgie heute Anwendung in folgenden Bereichen:

- Chirurgie peripherer Nerven
- Replantationschirurgie
- Chirurgie der Lymphgefäße

40.4.1 Replantationschirurgie

Aus praktischen und medizinischen Gründen unterscheiden wir heute die Großreplantation (Abtrennung zentral des Hand- bzw. Sprunggelenkes) und die Kleinreplantation (distal dieser Linien). Zu letzterer zählt auch die Abtrennung anderer peripherer Teile, wie Nasen, Ohrmuscheln, Skalpierung, Penis, Gesichtsteile, usw.

Wichtig für die Replantation sind

- sachgemäße Konservierung und
- Verkürzung der Anoxiezeit.

Als sachgemäße Konservierung gelten heute die Vermeidung jeglichen weiteren Gefäßschadens, etwa durch eine Desinfektionslösung oder andere Flüssigkeiten sowie die Verminderung des Stoffwechselumsatzes im Amputat durch Kühlung auf ca. 4 °C.

Erreicht wird dies durch Einpacken des Amputats in einen Plastikbeutel, der wiederum in einen zweiten Plastikbeutel gesteckt wird, welcher mit einem Gemisch aus Wasser und Eiswürfeln gefüllt ist (sog. trockene Kühlung). Solange Eiswürfel im Wasser schwimmen, entsteht die gewünschte Temperatur von ca. 4 °C.

Obwohl Finger auch noch nach 28 h erfolgreich angenäht wurden, zeigt doch eine Nachuntersuchung bei uns, daß trotz Kühlung eine ***Anoxiezeit von über 12 h*** die Einheilungsrate von durchschnittlich 80 % auf fast 50 % senkt.

!

Die Replantationsfähigkeit von sogenannten Großamputationen (Abschnitte mit größerer Muskelmasse) ist stark begrenzt. Zur Vermeidung irreversibler Schäden, besonders der Muskulatur, müssen sie innerhalb von 6 Stunden am Gefäßsystem wieder angeschlossen sein.

40.4.2 Freie Gewebetransplantation

Sogenannte freie Lappen

Durch die Entwicklung der Mikrogefäßchirurgie Anfang der 60er Jahre wurde erstmals 1974 ein „axial pattern flap", der Leistenlappen, gestielt an der A. und V. circumflexa ilium superficialis, völlig losgelöst und zur Defektdeckung an entsprechende Gefäße am Unterschenkel angeschlossen. Dies revolutionierte die Technik der oben erwähnten Lappenplastik und verdrängte die unsicheren und in ihrer Größe sehr beschränkten „random pattern flaps" fast völlig.

Durch weitere anatomische Studien wurde es möglich, neben reinen „axial pattern flaps" auch ganze Blöcke verschiedenster Gewebe zu kombinieren und entsprechend der Defekte zu verlagern. Voraussetzung ist immer eine ***zentrale Arterie und Vene***, die den gesamten Gewebeverbund ernährt. Als besonderes Beispiel gilt hier die Zehentransplantation zum Daumenersatz. Beispiele sind freie Muskeltransplantationen und Dünndarmtransplantationen zum Ersatz des oberen Ösophagus oder des Pharynx, freie Fibulatransplantation zum Ersatz langer Röhrenknochen etc. Als freie Transplantate wurden auch bald die zunächst gestielt entwickelten Muskellappen oder Muskelhautlappen herangezogen. Diese haben heute herausragende Bedeutung insbesondere bei der Extremitätenrekonstruktion. Der Vorteil dieser freien Lappentransplantate mit mikrovaskulärem Anschluß besteht in folgenden Punkten:

- Unabhängigkeit der Durchblutung am Rand des Defektes,
- einzeitiges Vorgehen ohne zusätzliche Gelenk- oder Extremitätenfixierung,
- Verbesserung der regionären Durchblutung durch einen eigenen Gefäßbaum.

Dadurch kann z. B. auch eine höhere Antibiotikakonzentration bei vorliegendem Infekt erreicht werden.

Bei entsprechender Auswahl der Hautareale und damit Einschluß eines sensiblen Nervs kann neben der reinen Defektdeckung auch Resensibilität erzielt werden. Dies ist z. B. bei Fingerkuppenrekonstruktion oder Wiederherstellung der Fußsohle bedeutend, aber auch verschiedene andere Einzelgewebe oder Organteile können so transplantiert werden.

40.4.3 Mikrolymphatische Chirurgie

Durch die weitere Verfeinerung mikrochirurgischer Techniken wurde es möglich, feine Lymphkollektoren zu anastomosieren bzw. mit kleinen Venen als sogenannte lymphovenöse Anastomosen zu verbinden.

Eine Indikation ist das ***sekundäre Lymphödem***. Zugrunde liegt die Überlegung, den erhöhten lymphatischen Druck durch künstliche lymphovenöse Verbindungen über das venöse System abzubauen. Von der einfachen End-zu-End- bis zur Einstülpanastomose werden verschiedenste Techniken angegeben. Durchgeführt werden solche Eingriffe – etwa bei dem häufigen Lymphödem des Armes nach Radiatio der Axilla wegen Mammakarzinom – in sog. Etagen, d. h. daß zunächst in Handgelenkshöhe, Unterarmmitte, Ellenbeuge und Oberarm jeweils 3–5 lymphovenöse Anastomosen geschaffen werden.

Ein anderer Weg zur Umgehung lokaler Blockaden von Lymphabflüssen wird durch Transplantation von Lymphbahnen oder Interposition von kleinen Venen versucht.

Alle diese Verfahren haben bei ***primärem Lymphödem keine Erfolgschance***, da es sich hier um eine Hypo- bzw. Aplasie des Lymphsystems handelt und daher keine anastomosierbaren Lymphkollektoren dargestellt werden können.

Die Ergebnisse lymphovenöser Anastomosen sind teilweise überzeugend. Selbst wenn keine meßbare Umfangsverminderung nachzuweisen ist, wird doch in 80 % der Fälle subjektive Besserung des Spannungsgefühles und des Schweregefühles der Extremität angegeben.

!

Lymphovenöse Anastomosen können prinzipiell nur so lange funktionieren, wie der lymphatische Druck im Lymphödem größer als der venöse Druck ist.

Tabelle 40.2. Gebiete der Plastisch-ästhetischen Chirurgie

Kopf
• Augenlidkorrekturen
• Korrektur abstehender Ohren
• Korrektur von Nasendeformitäten
• Face-neck-Lifting
Rumpf
• Mammakorrekturen
– (Wiederaufbauplastik nach Ablatio)
• Dermolipektomien
– (nach diätetischer Gewichtsreduktion)
Extremitäten
• Dermolipektomien
– (an Gesäß, Oberschenkeln, Armen)

40.5 Spezielle Rekonstruktionen

In speziellen Rekonstruktionen, die sich aus den Gegebenheiten des Defektes ergeben, werden die bisher oben erwähnten Techniken der Transplantation und der Lappenplastik oder der freien Gewebetransplantation miteinander kombiniert und entsprechend der Notwendigkeit variiert. Gerade durch die Mikrogefäßchirurgie konnten durch Kombination mehrerer Gewebe zu einem Transplantat mit Gefäßstiel komplexe Verluste aufgrund einer Operation ersetzt werden.

Fallbeispiel

Ein 38jähriger Mann war mit der rechten Hand in ein Walzenwerk gekommen. Alle 4 Langfinger waren total zerquetscht, das gesamte Weichgewebe an der Rückseite der Mittelhand war abgezogen und zerstört.

Operative Erstversorgung: Zunächst erfolgte ein ausgedehntes Débridement alles zerstörten Gewebes. Danach erfolgte die Deckung des Weichteildefektes am Handrücken durch einen gestielten Leistenlappen. Der Stiel wurde nach 3 Wochen durchtrennt und damit der Rest des Weichteildefektes auf der Volarseite verschlossen.

Spätere Rekonstruktion: 3 Monate später wurde die Zweitzehe vom linken Fuß entnommen und auf den Kopf des 3. Metakarpale transplantiert. Hierdurch konnte mit dem noch unverletzten vorhandenen Daumen eine gute sensible Greifzange aufgebaut werden, mit der der junge Mann wieder in das Berufsleben integriert werden konnte.

40.6 Ästhetische Chirurgie

Plastisch-ästhetische Chirurgie

Diese umfaßt am häufigsten die in Tabelle 40.2 aufgeführten Gebiete.

Die zu stark ausgebildete oder ptotische weibliche Brust ist eine der häufigsten und berechtigsten Indikationen der ästhetisch-plastischen Chirurgie (Abb. 40.14).

Das Prinzip moderner Mammaplastik besteht darin, die Areola oberflächlich zu umschneiden, um ihre vaskuläre und nervale Versorgung zu sichern. Dazu wird außerdem periareolär eine „Deepithelialisierung" (Entfernung der Epidermis und des Stratum papillare der Dermis) durchgeführt. Dadurch bleiben subdermale Strukturen, Gefäße und Nerven intakt, so daß auch nach ausgedehnter Drüsen- und Hautresektion die Ernährung der Mamillen gewährleistet bleibt. Dies ist der Grund dafür, daß die heutigen Mammaplastiken in der Regel gute ästhetische und funktionelle Resultate ergeben (Erhaltung der Stillfähigkeit bei jüngeren Frauen).

!

In der Ästhetischen Chirurgie (auch als „Schönheitschirurgie" bezeichnet) ist eine umfassende Aufklärung unter Einbeziehung aller Komplikationsmöglichkeiten ***besonders wichtig***.

...

Die Plastische Chirurgie ist seit 1993 ein eigenes Fachgebiet, befaßt sich mit der Herstellung von Form und Funktion am ganzen Körper. Hierfür wurden spezielle subtile Operationstechniken entwickelt.

Eine der wichtigsten Aufgaben ist die Defektdeckung im weitesten Sinne. Durch mikrochirurgische Verfahren wurde hier eine wesentliche Erweiterung erreicht.

Zur Verfügung stehen hierfür neben Hauttransplantaten die vielen regionären und Fernlappenplastiken bis zu den freien mikrochirurgischen Gewebetransplantationen.

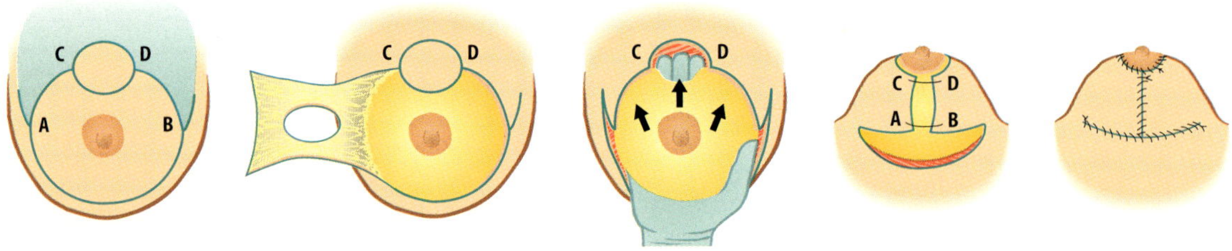

Abb. 40.14. Mammaplastik (s. Text)

Besondere Teilgebiete sind die Handchirurgie, die periphere Nervenchirurgie, die Verbrennungsbehandlung sowie die ästhetische Chirurgie.

Literatur

Biemer E, Duspiva W (1980) Rekonstruktive Mikrogefäßchirurgie. Springer, Berlin Heidelberg New York

Grabb WC, Smith JW (1973) Plastic surgery. 3rd edn. Little Brown, Boston

Krupp S (1994) Plastische Chirurgie. Klinik und Praxis. ECOMED, Landsberg

McCraw JB, Arnold PC (1986) McCraw and Arnold's atlas of muscle and musculocutaneous flaps. Hampton, Norfolk/VA

McGregor IA (1987) Plastische Chirurgie. Springer, Berlin Heidelberg New York Tokyo

Strauch B, Vasconez LO, Hall-Findlay EJ (1990) Grabb's encyclopedia of flaps, vols 1–3. Little Brown, Boston

?

1. Was ist der Unterschied zwischen Hauttransplantation und Hautlappenplastik?
2. Anwendungsgebiet der Spalthautplastik?
3. Anwendungsgebiet der Vollhautplastik?
4. Welches sind die Vorteile axial durchbluteter Hautlappen?
5. Welches sind die Nachteile randomisiert durchbluteter Hautlappen?
6. Welches sind die Vorteile mikrovaskulärer Hautlappen gegenüber konventionellen Fernlappen (z. B. Rundstiellappen)?
7. Was ist eine muskulokutane Lappenplastik?
8. Warum sind moderne Methoden der Mammaplastik hinsichtlich Mamillennekrosen als sicher zu bewerten?
9. Nennen Sie das Hauptindikationsgebiet der Expanderimplantation!

41 Repetitorium der Kinderchirurgie

B. Herzog

41.1 Neugeborenenchirurgie 922

41.2 Typische chirurgische Erkrankungen im Säuglingsalter 926

41.3 Spezielle kinderchirurgische Affektionen an Hals, Thorax und Abdomen 931

41.4 Urogenitalsystem 934

41.5 Traumatologie 941
41.5.1 Schädel-Hirn-Trauma im Kindesalter 941
41.5.2 Frakturen 941
41.5.3 Verbrennungen und Verbrühungen 945

41.6 Hämatogene Osteomyelitis und septische Arthritis 946

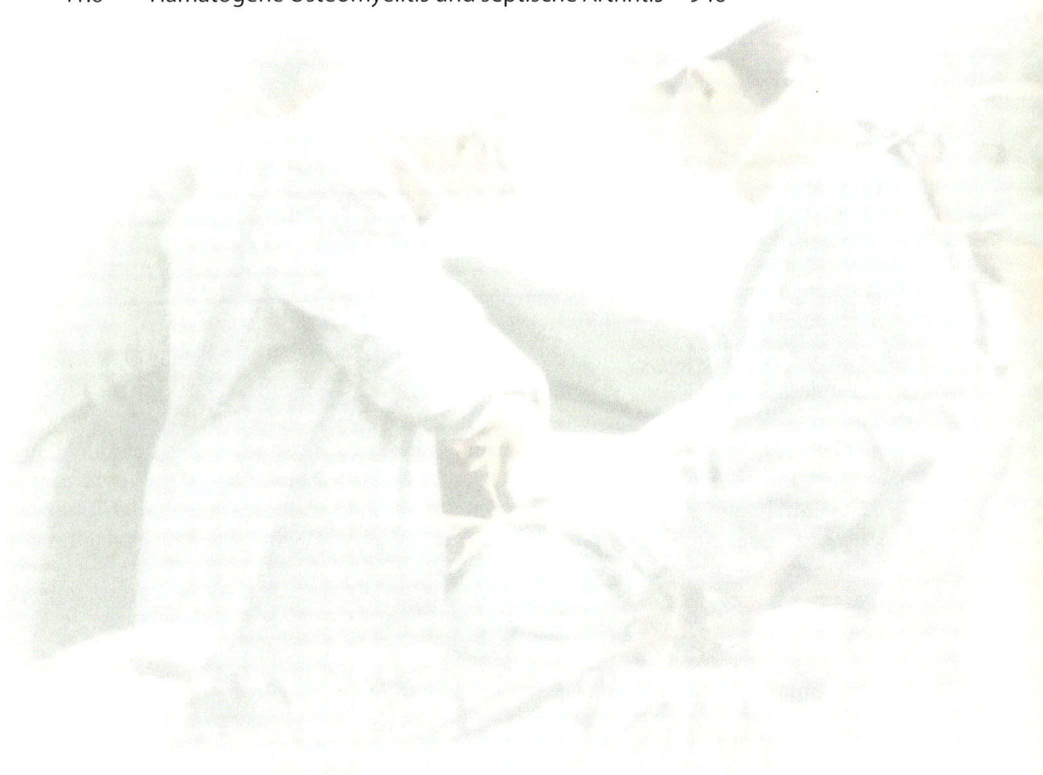

Kinderchirurgie ist die Chirurgie einer bestimmten Altersgruppe (Neugeborene bis 16. Lebensjahr), d. h. eine Chirurgie am wachsenden Organismus mit speziellen Gegebenheiten.
Die Kinderchirurgie befaßt sich mit kongenitalen Mißbildungen, mit chirurgischen Teilerscheinungen pädiatrischer Affektionen, mit Allgemeinchirurgie und Traumatologie im Kindesalter und mit Chirurgie spezieller Organsysteme. Eine Partnerschaft zur Pädiatrie und Chirurgie mit ihren Spezialgebieten ist notwendig. Ebenso notwendig ist ein gut funktionierender und selbständiger Kinderanästhesiedienst.

Anatomie. Änderungen der Körperproportionen, Änderungen der Größe, Lage und Struktur der inneren Organe, Vorkommen von typischen chirurgischen Erkrankungen nur während einer bestimmten Altersperiode, große Regenerationskraft der kindlichen Organe und des Skeletts.

Pathophysiologie. Unterschiedliche ***Immunitätslage*** (z. B. mangelhafte Infektabwehr im 1. Trimenon), großer ***Energieverbrauch*** (Empfindlichkeit auf O_2-Mangel, v. a. im Gehirn). Unterschiedlicher ***Flüssigkeits- und Elektrolytstoffwechsel*** setzt spezielle Kenntnisse der Infusionstherapie voraus, z. B. Flüssigkeitsumsatz ***beim Säugling*** $^1/_5$ des Wasserbestandes, ***beim Erwachsenen*** $^1/_{17}$; Urinmenge beim Säugling 2–18 ml/h, Urinmenge beim Erwachsenen 40–50 ml/h. Gefahr der Exsikkose und der Intoxikation, Gefahr des Hirnödems.
Große Empfindlichkeit gegenüber ***Blutverlust***. Blutvolumen: Neugeborene 300 ml, 1-Jährige 800 ml, 8-Jährige 2000 ml, 14-Jährige 4000 ml. 50 ml Blutverlust beim Neugeborenen entsprechen 1000 ml beim Erwachsenen.
Unterschiedlich ist das Verhalten im ***Schock***, v. a. beim Neugeborenen und beim Säugling; allgemein bessere ***Wundheilung***; weniger Infektionen; aber Möglichkeit der hypertrophen Narbenbildung (Keloid); praktisch keine ***Thromboemboliegefahr***.

Psychischen Verhalten. Allgemein positive Einstellung zur Krankheit; Vitalität unverbraucht; „Spitalschock" in entsprechendem Milieu (Kinderkrankenhaus) selten.

Technik. Diese ist teilweise erschwert durch kleine Dimensionen.
Gewebe empfindlicher. – Anatomie übersichtlicher. – Zugänge einfacher und schneller. – Operationszeiten i. allg. kürzer.

41.1 Neugeborenenchirurgie

Allgemeines

Innerhalb der Chirurgie des Kindesalters ist die Neugeborenenchirurgie ein Spezialgebiet geworden, dessen Fortschritte auf die letzten 25 Jahre zurückgehen. Entscheidend ist die Zentralisation der Behandlung in kinderchirurgischen Zentren, ein optimaler Kinderanästhesiedienst und die Möglichkeit der optimalen postoperativen Intensivpflege. Behandelt werden meist angeborene Mißbildungen, die ohne Operation unmittelbar oder durch sekundäre Komplikationen in absehbarer Zeit zum Tode führen. Am häufigsten sind die Atresien des Verdauungstraktes, die Meningozelen, die Nabelschnurbrüche und die Laparoschisis sowie der angeborene Zwerchfelldefekt. Die Prognose hängt vom Gewicht (häufig Frühgeburt), von evtl. zusätzlichen Mißbildungen und von zusätzlichen Komplikationen ab.

Ösophagusatresie

Pathogenese. Es handelt sich um eine fehlerhafte Unterteilung des Vorderdarms in Trachea und Ösophagus. Die Ösophagusatresie kommt ca. bei 1 : 2000 Geburten vor.

Formen. Siehe Abb. 41.1. Am häufigsten ist Form c (90 %).

Klinik. Hydramnion. Schaumiger Speichel vor Mund und Nase. Zunehmende Asphyxie.

Diagnose. Bei der direkt nach der Geburt obligaten Sondierung des Ösophagus stößt die Sonde nach ca. 10 cm an. ***Röntgenbild thorakoabdominal***: Eine röntgendichte Sonde biegt sich im oberen Blindsack um; evtl. Darstellung des Blindsacks mit Luft oder wenig wasserlöslichem Kontrastmittel (***Cave***: Aspiration). Eine sichtbare Luft im Magen-Darm-Bereich kommt bei der häufigsten Form durch Ösophagotrachealfistel zustande.

Komplikationen. Die häufigste Komplikation ist die Aspirationspneumonie durch Überlaufen von Speichel von oben. Magensaft gelangt von unten durch die Fistel in die Bronchien, „das Kind schluckt in die Lunge, atmet in den Magen und regurgitiert Magensaft in die Bronchien".

!

Eine rasche Diagnose sofort nach der Geburt ist entscheidend!

Behandlung. Eine rasche Reaktion ist zwingend:

- Transport: Absaugen, Lagerung auf der rechten Seite mit erhöhtem Kopf.
- Operation: Thorakotomie und primäre End-zu-End-Anastomose der Ösophagusstümpfe, wenn diese nicht zu weit voneinander entfernt sind. Verschluß der Ösophagotrachealfistel und Gastrostomie. Bei großer Distanz zwischen den beiden Ösophagusstümpfen, vor allem bei Form a in Abb. 41.1, kann durch Verlagerung des distalen Ösophagussegmentes und des proximalen Anteils des Magens in den Thorax eine Anastomose durchgeführt werden. Eine Darmersatzplastik ist nur noch selten notwendig.

Als postoperative Komplikationen können Anastomoseninsuffizienz, Pneumothorax durch Nahtinsuffizienz an der Trachea und Stenose im Anastomosenbereich auftreten.

Prognose. Die Prognose ist bei reifen Neugeborenen, rascher Diagnose, Fehlen von zusätzlichen Mißbildungen und Komplikationen gut (90 % Heilung).

Duodenalatresie

Pathogenese. Die Duodenalatresie ist durch fehlende Rekanalisierung des durch Epithelproliferation verschlossenen Darmlumens nach der 10. Fetalwoche gekennzeichnet. Sie ist ***häufig kombiniert mit Mongolismus***.

Formen. Die Duodenalatresie weist häufig innere Membranen auf. Sie ist evtl. mit Pancreas anulare vergesellschaftet (Abb. 41.2).

Klinik. Die Leitsymptome bestehen in Hydramnion, galligem Erbrechen, aufgetriebenem Oberbauch, Abgabe von wenig und hellem Mekonium.

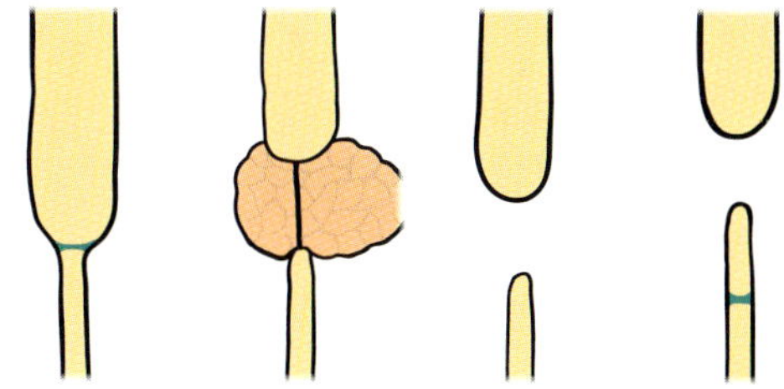

Abb. 41.2a-d. Dünndarmatresie: **a** Atresie durch Membran, **b** Verschlußatresie und Pancreas anulare, **c** Verschlußatresie, **d** Verschlußatresie und Membrantresie kombiniert

Diagnose. Im Abdomenleerbild im Hängen finden sich 2 Spiegel im Bereich des Magens und des oberen Duodenums; das übrige Abdomen ist luftleer.

Behandlung. Die chirurgische Therapie besteht in Duodenotomie und Exzision einer inneren Membran (*Cave*: Papille) oder End-zu-End-Anastomose durch Duodenostomie; evtl. kommt eine innere Schienung und Gastrostomie zur Entlastung des Magens zum Einsatz. Die primäre Ernährung erfolgt intravenös.

Komplikationen. Bei Verletzung der Papille kommt es zum Verschlußikterus.

Prognose. Die Prognose dieser Erkrankung ist i. d. R. gut.

Dünndarmatresie

Pathogenese. Sie ist meist durch intrauterine Zirkulationsstörungen bedingt; häufig fehlen ganze Darmanteile (Kurzdarm, kritische Länge 20 cm).

Formen. Siehe Abb. 41.2.

Klinik. Die Leitsymptome bestehen in Hydramnion, galligem Erbrechen, geblähtem Abdomen, wenig und hellem Mekonium.

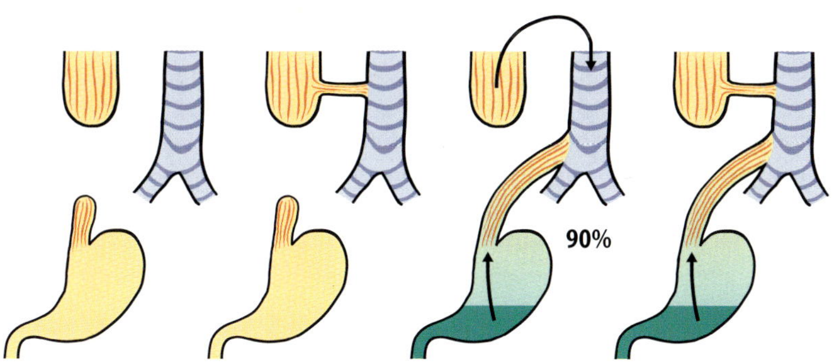

Abb. 41.1a-d. Ösophagusatresie: **a** ohne Fistel (meist große Distanz zwischen den beiden Blindsäcken), **b** obere Fistel, **c** hintere Fistel (häufigste Form), **d** obere und untere Fistel

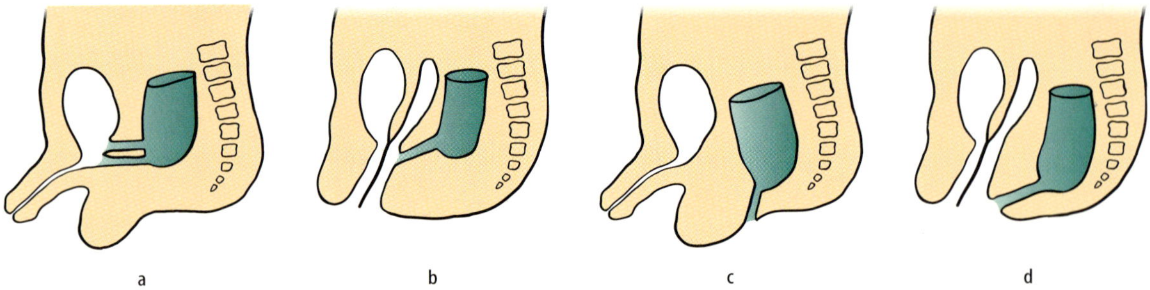

Abb. 41.3a-d. Rektumatresie: **a** hohe Rektumatresie bei ♂ mit Rektovesiko- oder -urethrafistel. **b** hohe Rektumatresie bei ♀ mit Rektovaginalfistel. **c** tiefe Rektumatresie bei ♂ Rektoskrotal- oder Perinealfistel. **d** tiefe Rektumatresie bei ♀ mit Rektovestibulärfistel

Diagnose. Im Abdomenleerbild im Hängen finden sich mehrere Spiegel bei sonst luftleerem Abdomen.

Behandlung. Die chirurgische Therapie besteht bei nicht zu großem Kaliberunterschied in einer primären End-zu-End-Anastomose nach Resektion des proximalen Blindsacks. Bei großem Kaliberunterschied sollten beide Darmenden ausgeleitet werden. Die End-zu-End-Anastomose erfolgt 4–8 Wochen später nach Kaliberausgleich.

Komplikationen. Bei zu kurzem Darm kommt es zu Malabsorption und Gedeihstörungen.

Prognose. Auch hier ist die Prognose im allgemeinen gut.

Anal- und Rektumatresie

Pathogenese. Die Anal- und Rektumatresie ist durch eine Persistenz der Analmembran oder Störung der Septenbildung im Bereich der primitiven Kloake gekennzeichnet. Die hohe Rektumatresie ist meistens kombiniert mit einer Fistel in die Blase, Urethra, Vagina, ins Vestibulum, perineal oder skrotal (Abb. 41.3). Dazu bestehen häufig Anomalien des Sakrums und Steißbeins, der Beckenboden- und Sphinktermuskulatur sowie des Urogenitaltraktes.

Klinik. Die Analöffnung fehlt, evtl. findet sich blauschwarz durchschimmerndes Mekonium bei reiner Analatresie. Wenn eine Fistel vorhanden ist, ist die Fistelöffnung sichtbar.

Diagnose. Bei fehlender äußerer Fistel muß die Höhe des Rektumblindsackes durch Punktion der Analgrube mit Kontrastmittel dargestellt werden. Bei vorhandener Fistel erfolgt eine Darstellung durch Sondierung.

Behandlung. Bei einer Analatresie und tiefer Rektumatresie ohne Fistel erfolgt die Eröffnung der Analmembran bzw. das Herunterziehen des Rektumblindsacks; bei hoher Rektumatresie und zusätzlicher Fistel sollte zuerst ein Anus praeter angelegt werden. Nach 4–6 Wochen erfolgt die abdomino-perineale Durchzugsoperation nach Rehbein[1] oder posteriore sagittale Ano-Rektoplastik nach Peña.

Prognose. Bezüglich der Stuhlkontinenz ist die Prognose abhängig vom primären Fehlen oder Vorhandensein der Sphinktermuskulatur sowie neurologischer Störungen bei zusätzlichen Sakralmißbildungen und von der Operationstechnik.

Mekoniumileus

Es handelt sich um die erste und meist sehr schwere Komplikation der angeborenen und vererbbaren Mukoviszidosis (Pankreasfibrose). Infolge Fermentmangels ist das Mekonium eingedickt und zäh. Es bleibt vor der Bauhin[2]-Valvula stecken und führt zu einem mechanischen Ileus schon kurze Zeit nach der Geburt. Wegen der noch fehlenden Flüssigkeit im Darm finden sich keine Spiegel im Röntgenbild. Jedoch sieht man das eingedickte Mekonium, das sich milchglasartig darstellt.

Diagnose. Da die Erkrankung hereditär ist (autosomal-rezessiv) kann die Familienanamnese erste Aufschlüsse ergeben. Folgende diagnostische Maßnahmen sind sinnvoll:

- Röntgenleerbild,
- Kontrastmitteleinlauf mit der Darstellung eines Mikrokolons und
- Schweißtest.

Behandlung. In leichteren Fällen gelingt es durch den Kontrastmitteleinlauf mit Gastrografin unter Zusatz von Netzmitteln, das zähe Mekonium zu lösen und auszuspülen. In schweren Fällen sind eine Laparotomie, Eröffnung des Darmes, evtl. Darmresektion und ein Anus praeter notwendig.

[1] Fritz Rehbein, Kinderchirurg, Göttingen, Bremen, geb. 1911

[2] Caspar Bauhin, Anatom, Basel, 1560–1624

Prognose. Sie ist meist getrübt durch sekundäre pulmonale Komplikationen der Mukoviszidosis.

Angeborener Zwerchfelldefekt

Es handelt sich um eine Hemmungsmißbildung des Zwerchfells. Der Defekt ist meist linksseitig posterolateral. Gelegentlich fehlt die ganze Zwerchfellhälfte. Der Abdominalinhalt verlagert sich in die Pleurahöhle (ohne Peritonealsack, also keine echte Hernie). Dadurch kommt es zur Verdrängung der Lunge und des Herzens. Die Abdominalhöhle ist klein (Abb. 41.4).

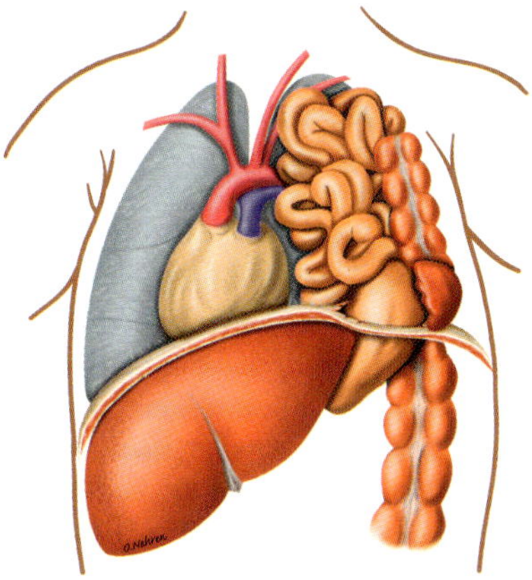

Abb. 41.4. Zwerchfelldefekt. Verlagerung des Abdominalinhalts in die linke Thoraxhälfte. Verdrängung des Mediastinums nach rechts. Linke Lunge hypoplastisch

Klinik. Nach der Geburt kommt es zu zunehmender Asphyxie. Eine Dextrokardie, Darmschall bzw. Darmgeräusche über der linken Thoraxseite und ein eingefallenes Abdomen sind nachweisbar.

Diagnose. Das Röntgenleerbild thorakoabdominal ergibt eine Dextrokardie, eine linke Pleurahöhle voll von Darm- und Magenluftschatten.

Behandlung. Bei schwerer Asphyxie kurz nach der Geburt erfolgt eine sofortige Intubation und Beatmung von Hand mit anschließender Laparotomie und Reposition der Eingeweide in die Bauchhöhle und Zwerchfellnaht; bei fehlendem Zwerchfell kommt eine Muskelplastik mit Muskulatur aus Bauchdecke oder M. latissimus dorsi zur Anwendung.

Prognose. Die Mortalität ist wegen zusätzlicher Lungenmißbildungen bzw. -hypoplasie und zu kleiner Bauchhöhle (postoperative Ateminsuffizienz) relativ hoch.

Omphalozele – Laparoschisis

Es handelt sich um eine Hemmungsmißbildung durch Persistieren des physiologischen Nabelschnurbruchs in der 8.–12. Embryonalwoche. Bei der Laparoschisis handelt es sich um eine Verschlußmißbildung der vorderen Bauchwand, deren Entstehung noch unklar ist.

Formen. Man unterscheidet kleinere Omphalozelen mit wenig Inhalt und kleiner Nabellücke von größeren Omphalozelen mit ganzem Dünndarm, evtl. sogar Teilen der Leber, als Inhalt und großer Lücke. Bei der Laparoschisis ist der ganze Darm prolabiert, meist in seiner Länge stark verkürzt und die Darmwand stark ödematös gequollen. Die Nabelschnur inseriert immer links vom Bauchwanddefekt.

Komplikationen. Eine Bauch- und Darmwandruptur, ein mechanischer Ileus, sowie zusätzliche Mißbildungen wie offener Ductus omphaloentericus und Darmatresien können auftreten.

Behandlung. Nach der Größe der Brüche muß man ein ein- oder zweizeitiges Verfahren wählen.

- ***Einzeitiges Verfahren***: Bei kleinen Nabelschnurbrüchen wird die Hülle eröffnet und reseziert, der Darm reponiert und die Nabellücke primär verschlossen.
- ***Zweizeitiges Verfahren***: Bei sehr großen Nabelschnurbrüchen muß der Inhalt des Bruches, der meistens den gesamten Dünndarm und Teile des Dickdarms umfaßt, schrittweise verlagert werden, da die Abdominalhöhle zu klein ist. Dies erfolgt primär durch eine Bauchdeckenerweiterungs- oder Bauchdeckenersatzplastik. Später wird die Bauchwand wie bei einer Narbenhernie durch Readaptation der Rektusränder verstärkt.

Prognose. Bei Omphalozelen ohne schwere zusätzliche Mißbildungen ist die Prognose gut; bei der Laparoschisis ist sie schlecht.

Spina-bifida-cystica-Meningozele (Meningomyelozele) und Spina bifida occulta

Die Spina bifida ist eine angeborene Spaltung der Wirbelbögen, die isoliert auftreten kann (occulta) oder kombiniert mit einer zystischen, hernienartigen Vorwölbung der Meningen allein oder zusätzlich auch des Rückenmarks.

Pathogenese. Einerseits werden ***exogene Noxen***, die während der 3.–4. Fetalwoche auf die Neuralrohranlage einwirken, diskutiert. Andererseits wird auch ein Rezessivverbgang wegen der gelegentlich beobachteten familiären Häufung angeführt.

Lokalisation, Formen. Meist liegen sie lumbosakral, selten thorakal oder zervikal, evtl. in Kombination mit Enzephalozele und Kranioschisis. Man unterscheidet offene Formen mit freiliegendem, plattenartigem Rückenmark und geschlossene Formen, bei denen die Oberfläche aus Haut oder intakter Leptomeninx besteht. Diese können allerdings auch bei der Geburt rupturieren und in eine offene Form übergehen. Häufigkeit: 1 : 1000, in England 3 : 1000.

Klinik. Die Spina bifida occulta tritt immer lumbal oder sakral auf. Die Spalte ist nicht weit, oft nur im Röntgenbild sichtbar (Zufallsbefund). Die Haut darüber ist im Sinne einer Hypertrichose mit flachen Gefäßnaevi, mit grübchenförmigen Einziehungen oder Vorhandensein einer Dermoidzyste, verändert; i.allg. treten keine neurologischen Symptome hinzu.

Bei der Meningozele sind häufig, bei der Myelomeningozele immer primäre motorische und sensible Lähmungen der unteren Extremitäten und des Beckenbodens mit Urin- und Stuhlinkontinenz vorhanden (schlaffer, klaffender After mit Prolaps, Harnträufeln). Je nach Höhe der Läsion ist die Paraplegie komplett oder partiell, die Unterschenkel sind meist schlaff und reflexlos, die Oberschenkel werden in starker Flexionsstellung gehalten. Die Füße sind oft in Klumpfuß- oder Plattfußstellung fixiert. Auch neurogene Hüftgelenksluxationen kommen vor.

> **!** Bei ***Meningozelen und Myelomeningozelen entwickelt sich in 80 % im Verlauf der ersten Wochen ein Hydrozephalus*** (Arnold[3]-Chiari[4]-Syndrom, d. h. Einpressen von Teilen des Kleinhirns und der Medulla oblongata ins Foramen occipitale magnum).

Begleitmißbildungen und Komplikationen. Weitere Mißbildungen wie Herzfehler, Lippen-Kiefer-Gaumen-Spalten und Mißbildungen der Niere und der ableitenden Harnwege sind nicht häufig. Unbehandelt kommt es bei den offenen Meningomyelozelen und den Meningozelen sehr rasch zur aufsteigenden Infektion und Meningitis. Die neurogene Blase führt bei ungenügender Entleerung zur aufsteigenden Infektion und Pyelonephritis.

Behandlung. Zur Vermeidung der Infektion ist eine sofortige sterile Abdeckung nach der Geburt und eine rasche Operation am 1. Tag notwendig (plastischer Verschluß).

Bei rascher Zunahme des Kopfumfangs ist Behandlung des Hydrozephalus durch ventrikuloatrialen oder -peritonealen Shunt angezeigt (s. Hydrozephalus).

Ein Blasentraining zur Verhinderung des Resturins ist zunächst durch Beklopfen oder Credé[5]-Handgriff möglich; später führt man evtl. eine Spaltung des oft spastischen Sphincter urethrae externus durch mit evtl. Urinableitung unter Ausschaltung der Blase via Darmblase (Bricker[6]-Blase).

Die Behandlung der Stuhlinkontinenz mit sekundärer Obstipation erfolgt durch Klistiere, Medikamente und Stuhltraining.

Orthopädische konservative und operative Maßnahmen zur Verbesserung der Lähmungen und zum Erreichen einer Gehfähigkeit sind anzuschließen.

Prognose. Bei adäquater Behandlung des Hydrozephalus, der Inkontinenz und der Lähmungen kann bei diesen Kindern geistige Reife, Schulfähigkeit und soziale Einordnung erreicht werden. Verlangt wird jedoch eine zielbewußte Behandlung von einem Team von Kinderchirurgen, Kinderorthopäden und Pädiatern und eine entsprechend positive Einstellung der Eltern (Zentren, Myelomeningozelenvereine etc.).

In einzelnen primär ***prognostisch ungünstigen Fällen*** mit zusätzlichen schweren Wirbelsäulen- und weiteren Begleitmißbildungen ***kann u. U. eine Operation abgelehnt werden.*** Vorher muß jedoch eine Besprechung mit den Eltern und mehreren Fachspezialisten (ethische Konferenz) stattfinden. Die Verantwortung muß letztlich der behandelnde Arzt tragen, sie darf nicht den Eltern übertragen werden.

41.2 Typische chirurgische Erkrankungen im Säuglingsalter

Pylorusstenose

Ätiologie. Die Ätiologie der Pylorusstenose ist unbekannt. Die Erkrankung tritt vorwiegend bei Knaben auf.

Klinik. Typisch ist ein schwallartiges, *nicht*galliges Erbrechen unmittelbar nach jeder Mahlzeit. Die Symptomatik beginnt meistens in der 1.–3. Woche nach der Geburt. Die Folgen sind: Gewichtsabnahme, Exsikkose, hypochlorämische/hypokaliämische Alkalose.

[3] Julius Arnold, Pathologe, Heidelberg, 1835–1915
[4] Hans Chiari, Pathologe, Straßburg, 1851–1916

[5] Karl S. Credé, Gynäkologe, Leipzig, 1819–1892
[6] Eugene M. Bricker, amerikanischer Chirurg, geb. 1908

Diagnose. Hinweise auf die Diagnose ergeben: Probemahlzeit, sichtbare Magenperistaltik, Palpation des Pylorustumors.

Im Abdomenleerbild stellt sich eine große Magenblase dar. Eine Magen-Darm-Passage mit Darstellung des engen Pyloruskanals und zum Ausschluß einer Hiatushernie kann angeschlossen werden. Die Ultraschalldarstellung weist den verdickten und verlängerten Pylorus nach.

Behandlung. Die konservative Therapie erfolgt durch i.v.-Infusionen (Korrektur der Exsikkose und Alkalose). Häufige kleine Mahlzeiten und Spasmolytika werden bei leichten Fällen versucht.

Operativ führt man die Pyloromyotomie nach Weber[7]-Ramstedt[8] (Längsinzision und stumpfes Spalten der Pyloruswand bis zur Mukosa) durch.

Prognose. Die Prognose der Pylorusstenose ist gut; die Operationsmortalität beträgt 0 %.

Invagination

Unterschied zum Erwachsenenalter. Die Invagination im Kindesalter unterscheidet sich von der im Erwachsenenalter durch:

- typische Altersperiode: $^1/_3$–3 Jahre,
- Lokalisation: fast stets ileozäkal,
- meistens kein Leitgebilde (evtl. Meckel[9]-Divertikel),
- akuten Beginn ohne Prodrome.

Klinik. In der 1. Phase kommt es aus „heiterem Himmel" zu schmerzhaftem Schreien, Unruhe und Bauchschmerz. In der 2. Phase liegt folgende typische Trias vor:

- akutes Abdomen,
- palpabler Tumor in der rechten Bauchseite,
- Blut im Stuhl oder am Finger bei Rektaluntersuchung bei längerer Anamnese.

Diagnose. In der Abdomenleeraufnahme findet sich ein Ileusbild. Im Kontrasteinlauf ist ein Stop im Colon ascendens oder transversum sichtbar. Beim Ultraschall wird das Invaginat im Querschnitt sichtbar.

Behandlung. Oft gelingt die Devagination mit dem Kontrastmitteleinlauf; sonst muß eine Laparotomie und Devagination durch Ausmelken analoralwärts erfolgen. In Spätfällen mit schwerer hämorrhagischer Infarzierung oder Gangrän wird eine Resektion und End-zu-End-Anastomose (Ileoaszendostomie) durchgeführt.

Prognose. Sie ist in den meisten Fällen gut, Rezidive sind selten.

[7] Wilhelm Weber, Chirurg, 1872–1928
[8] Conrad Ramstedt, Chirurg, Münster, 1867–1963
[9] Johann F. Meckel, Anatom, Chirurg, Halle, 1781–1833

Hiatushernie – Refluxkrankheit

Formen. S. Kap. 23.

Klinik. Die Symptomatik äußert sich durch chronisches Erbrechen, meist von Geburt an mit zunehmender Dystrophie und häufigen Bronchitiden wegen Aspiration, Hämatemesis mit entsprechender hypochromer Eisenmangelanämie und Ösophagitis und spätere Striktur und sekundärer Brachyösophagus.

Diagnose. Bei der Röntgenuntersuchung in der Magen-Darm-Passage zeigt sich ein großer fundoösophagealer Winkel, eine epiphrenische Tasche und der gastroösophageale Reflux.

In der Ösophagoskopie sind die Zeichen einer Ösophagitis nachweisbar.

Behandlung. Konservativ therapiert man durch Hochlagern, häufige kleine Mahlzeiten und Eindickung der Nahrung. Nach Versagen der konservativen Therapie nach 2–3 Monaten ist der chirurgische Eingriff der Wahl die Fundoplikatio oder Ösophagofundopexie mit vorderer Plikatur.

Prognose. Rezidive treten nach operativer Therapie in 5–10 % der Fälle auf.

Morbus Hirschsprung (Megacolon congenitum)

Pathogenese. Der Morbus Hirschsprung[10] ist durch angeborenes Fehlen von Ganglienzellen der Darmwand in verschieden langen Bezirken des Kolons gekennzeichnet. Meistens ist das Rektosigmoid betroffen, selten größere Abschnitte, oder das ganze Kolon bis zum distalen Ileum. Als Rarität kommt gelegentlich eine Aganglionose des gesamten Darmes vor. Der normale Darm hypertrophiert und dilatiert zum Megakolon; der Übergangsbezirk stellt sich trichterförmig dar und zeigt eine Hypoganglionose. Der M. sphincter internus reagiert invers, d.h. kontrahiert sich bei Rektumdehnung, anstatt zu erschlaffen. Zusammen mit dem aganglionären Segment wirkt er somit als schwere funktionelle Stenose (Abb. 41.5).

Ätiologie. Die Ätiologie ist unbekannt. Meistens handelt es sich um reife Kinder ohne weitere Mißbildungen. Das männliche Geschlecht überwiegt deutlich.

Klinik. Es tritt eine Obstipation mit rezidivierenden Subileus- und Ileuszuständen, meist schon in der Neugeborenenperiode beginnend, auf. Erbrechen, aufgetriebenes Abdomen, erschwerter Abgang von Mekoni-

[10] Harald Hirschsprung, Pädiater, Kopenhagen, 1830–1916

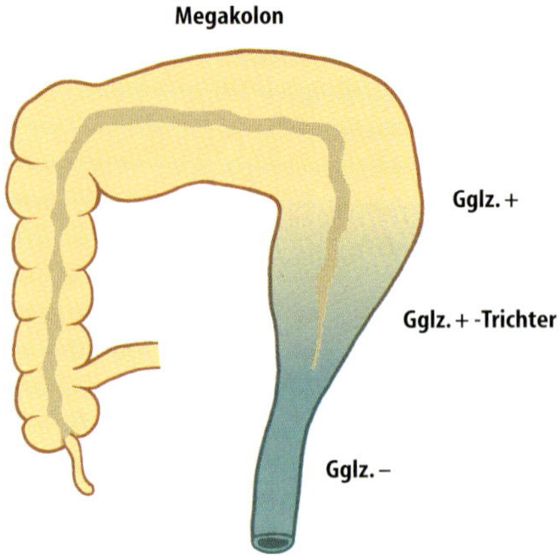

Abb. 41.5. Hirschsprung-Krankheit. Keine Ganglienzellen *Gglz.* im Rektosigmoid. Verminderte Ganglienzellen in Übergangszone *Trichter*. Normale Ganglienzellen im Megakolon

um kommen hinzu. Der eigentliche Symptombeginn ist oft nach dem Abstillen.

Diagnose. Durch Röntgenkontrastmitteleinlauf erzielt man die Darstellung des Megakolons, des trichterförmigen Übergangs und des „engen Segmentes".

Die Biopsie weist das Fehlen der Ganglienzellen nach. Histochemisch kann die verstärkte Azetylcholinesterase in den vermehrten Nervenfasern bei der Saugbiopsie der Mukosa und Submukosa sichtbar gemacht werden.

Durch die Rektummanometrie kann man den invers reagierenden M. sphincter internus nachweisen.

Behandlung. Eine konservativ Therapiemöglichkeit besteht in der möglichst langen Ernährung mit Frauenmilch und in Einläufen.

Operativ erfolgt die Anlage eines primären Anus praeter im normalen Kolonbereich bei Ileuszuständen. Im Alter von 6–12 Monaten wird die Resektion des aganglionären Segmentes nach verschiedenen Methoden (Swenson, Duhamel, Rehbein, Soave) durchgeführt mit einer zusätzlich Spaltung oder massiven Dilatation des M. sphincter internus.

Spezielle Formen. Bei kurzer, nur das Rektum betreffender Hirschsprung-Krankheit genügt evtl. eine Spaltung des M. sphincter internus. Bei totaler Aganglionose des Kolons (Bild des Neugeborenenileus) wird primär ein Ileumafter angelegt; später erfolgt eine totale Kolektomie und Ileorektoanastomose.

Gallengangsatresie

Einteilung. Es wird zwischen einer intrahepatischen und extrahepatischen Gallengangsatresie unterschieden.

Epidemiologie. Vorkommen: 1 : 10.000.

Klinik. Einziges Symptom bleibt ein progredienter Ikterus mit acholischen Stühlen und dunklem Urin auf Grund der Cholestase. Der Allgemeinzustand ist über Wochen und Monate trotz beginnender Leberzirrhose im 2.–3. Monat auffällig gut.

Diagnose. Zur Sicherung der Diagnose ist neben den Leberfunktionsprüfungen im Blut eine Leberpunktion nötig. Weitere diagnostische Maßnahmen sind die Szintigraphie und die Laparotomie in der 4.–6. Woche.

Differentialdiagnose. Differentialdiagnostisch kommt die kongenitale Hepatitis in Frage.

Behandlung. Bei der extrahepatischen Form anastomosiert man den Ductus hepaticus bzw. Choledochus mit dem Duodenum; bei der intrahepatischen Form führt die Hepatojejunoanastomose nach Kasai-Kimura zu einer Besserung und gelegentlich zu einer Heilung. Neuerdings wird die Lebertransplantation empfohlen.

Idiopathische Choledochuszyste

Es handelt sich um eine bis faustgroße, kugelige, zystische Auftreibung des Choledochus. Vergrößerung v. a. nach den Mahlzeiten unter Bauchkrämpfen.

Behandlung. Operativ erfolgt eine Resektion der Zyste und Y-Anastomose zwischen Choledochus und proximalem Jejunum.

Hydrozephalus

Der Hydrozephalus ist durch eine abnorme Erweiterung der Hirninnenräume durch Erhöhung des Liquorvolumens gekennzeichnet.

Ätiologie. Der Hydrozephalus kommt kongenital bei Meningomyelozele (Arnold-Chiari) oder Hirnmißbildungen (Aquäduktstenose oder -atresie) vor. Sekundär tritt der Hydrozephalus nach Meningitis, Hirnaffektionen und Schädel-Hirn- Trauma (s. Kap. 14) auf.

Formen. Man unterscheidet den Hydrocephalus occlusivus vom Hydrocephalus communicans.

Symptome. Die Klinik unterscheidet sich in Bezug auf das Alter:

- beim Neugeborenen und Säugling: abnormes Kopfwachstum, große und gespannte Fontanelle, Klaffen der Schädelnähte, Sonnenuntergangsphänomen, erweiterte Schädelvenen, geistige Entwicklung primär wenig beeinflußt,
- beim Kleinkind und Schulkind: Hirndrucksymptome, Kopfschmerz, Erbrechen und Krämpfe, Stauungspapille, Nahtsprengung („Schädelscheppern").

Diagnose. Beim Säugling führt eine Sonographie, beim älteren Kind eine Computertomographie zur Diagnose.

Behandlung. Die Therapie erfolgt primär über die Ableitung des Liquors vom Seitenventrikel über die tiefe Halsvene in den rechten Vorhof (ventrikuloatrial) oder intraperitoneal mit z.B. Spitz-Holter- oder Pudenz-Heyer-Ventil (Abb. 41.6); bei hohem Eiweißgehalt des Liquors und bei Blutung oder Entzündung evtl. primär nur Reservoir. Bei den Ventilen handelt es sich um Einwegventile, die auf verschiedene Drücke geeicht sind („low", „medium", „high"); evtl. sollte ein Rickham-Reservoir zur Druckmessung und zum Spülen vorgeschaltet werden. Die Prüfung des Ventils geschieht durch eine subkutan auf dem hinteren Parietale liegende runde oder längliche Kapsel. Kann sie nicht mehr eingedrückt werden, ist der distale Teil verstopft. Füllt sie sich nach dem Eindrücken nicht, ist der proximale, vom Seitenventrikel kommende Drain verstopft.

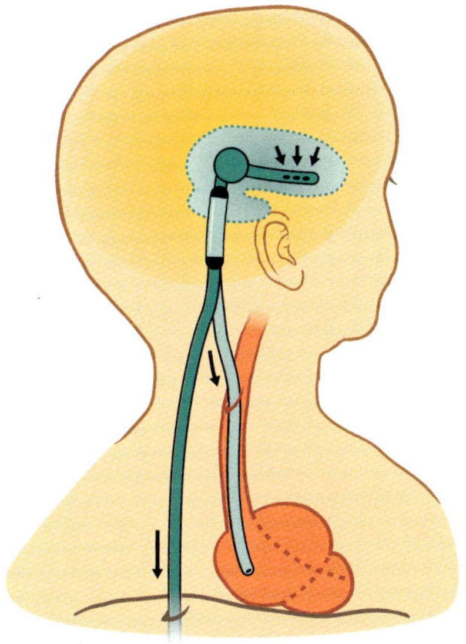

Abb. 41.6. Hydrozephalus. Ventrikuloatrialer bzw. ventrikuloperitonealer Shunt. Spitz-Holter-Ventil und vorgeschaltetes Rickham-Reservoir

Komplikationen. Die Verstopfung des proximalen oder distalen Teils kann auftreten. Weitere Komplikationen sind: Thrombose der V. cava superior, Sepsis (Endokarditis), Dyskonnektion des proximalen oder distalen Drains und Überdrainage (Schlitzventrikelsyndrom).

Prognose. Bei rechtzeitiger Behandlung und guter Nachkontrolle (Revisionen) ohne assoziierte Mißbildungen ist i.allg. bei über 50 % eine normale geistige und körperliche Entwicklung möglich. Ein spontanes Einregulieren der Liquorzirkulation kommt vor. Entfernung des Ventils beim Hydrocephalus communicans ist nach einigen Jahren möglich (Ventil zunächst unterbinden; erst bei 6wöchiger Symptomfreiheit endgültige Entfernung!).

Kraniosynostose

Die Kraniosynostose ist ein vorzeitiger Verschluß der Schädelnähte, der alle Nähte oder nur einen Teil betrifft.

Ätiologie. Die Kraniosynostose kommt kongenital bei primärer Hirnatrophie und bei kombinierten Mißbildungen wie Morbus Apert[11] (Akrozephalosyndaktylie) oder Morbus Crouzon[12] (Dysostosis craniofacialis) vor; sekundär tritt die Kraniosynostose beim Hydrozephalus nach zu rascher Dekompensation durch Ventile auf. Im allgemeinen ist die Ätiologie des vorzeitigen Nahtverschlusses jedoch nicht bekannt.

Formen. Fünf verschiedene Formen werden unterschieden:
- ***Akrozephalus*** bei primärer Synostose der Kranznaht,
- ***Skapho- oder Dolichozephalus*** bei primärer Synostose der Sagittalnaht,
- ***Trigonozephalus*** bei primärer Synostose der Frontalnaht,
- ***Plagiozephalus*** bei primärer Synostose der Hälfte der Kranznaht,
- ***Mikrozephalus*** bei konzentrisch primärer Synostose.

Symptome. Auffälligstes Symptom ist die abnorme Kopfform. Hinzu kommen: ein vorzeitiger Verschluß der großen Fontanelle, ein palpabler knöcherner Wall über verschlossener Naht oder eine Naht, die palpatorisch nicht mehr verschieblich ist, und unspezifische Zeichen wie Unruhe, häufiges Schreien, evtl. Erbrechen, geistige und somatische Retardation.

Auch eine Optikusatrophie (v.a. bei Koronarsynostose durch Verkürzung der vorderen Schädelbasis mit Einengung und Schädigung des N. opticus, v.a. im Bereich der Sella) kann auftreten.

[11] Eugène Apert, Pädiater, Paris, 1868–1940
[12] Octave Crouzon, Neurologe, Paris, 1874–1938

Diagnose. Die Diagnose erfolgt durch eine Kopfumfangkurve, Röntgenuntersuchung (Verknöcherung der Nähte sichtbar) und CT (bei Hirnmißbildungen).

Behandlung. Beginn der Therapie ist v.a. im 1. Lebensjahr, möglichst vor dem 6. Monat, entscheidend (prophylaktisch), da die Hirnvolumenzunahme im 1. Lebensjahr am größten ist. Es wird eine Resektion der verknöcherten Nähte durchgeführt. In schweren Fällen (Morbus Apert, Morbus Crouzon) ist eine Kranioplastik unausweichlich.

Prognose. Bei rechtzeitiger Operation v.a. im 1. Lebensjahr ist das Ergebnis kosmetisch gut.

Leistenhernie

Bei der Leistenhernie des Kindes handelt es sich praktisch immer um eine indirekte Hernie durch Persistieren des Processus peritoneovaginalis und damit um ein angeborenes Leiden.
Der Bruchsack verläuft durch den Leistenkanal (lateral der Vasa epigastrica). Die Leistenhernie ist häufig kombiniert mit einer Hydrozele oder einem nichtdeszendierten Hoden. Sie tritt bei Knaben häufiger auf.
Der Bruchinhalt besteht meistens aus Darm, beim Mädchen häufig aus dem Ovar und/oder der Tube. Bei Frühgeburten sieht man die Leistenhernie sehr häufig, meist doppelseitig.

Klinik. Es kommt zu einer sichtbaren Vorwölbung beim Schreien und Pressen in der Leiste, evtl. bis ins Skrotum reichend; bei leerem Bruchsack ist die Leistenhernie beim Kind kaum eindeutig zu diagnostizieren (evtl. ist ein verdickter Samenstrang palpabel). Meist lassen sich die Hernien gut reponieren oder reponieren sich spontan. Bei Inkarzeration muß das Kind vor einem Repositionsversuch gut sediert werden. Gelingt die Reposition nicht, ist die Indikation zur notfallmäßigen Operation gegeben.

Behandlung. Bei eindeutiger Diagnose sollte die Indikation zur baldigen Operation gestellt werden, bei Frühgeburten wenn möglich erst nach Erreichen eines Gewichts von 3000 g. Längere Bruchbänderbehandlungen sind nicht zu empfehlen. Die Operation besteht im einfachen hohen Abtragen des Bruchsacks, nachdem dieser von den Gebilden des Samenstranges freipräpariert worden ist. Liegt gleichzeitig ein Leistenhoden vor, wird dieser ins Skrotalfach verlagert und wenn nötig fixiert. Beim Mädchen muß ein im Bruchsack befindliches Ovar und/oder die Tube sorgfältig reponiert werden.

Hydrozele

Die Hydrozele entsteht durch ein partielles Offenbleiben des Processus peritoneovaginalis im Bereich des Samenstrangs oder des Hodens (Hydrocele funiculi oder testis). Sie ist nicht selten mit einer Leistenhernie kombiniert.

Klinik. Es findet sich ein prallelastischer, nicht schmerzhafter Tumor im Bereich des Samenstrangs oder des Hodens. Gegenüber der Leistenhernie läßt sich die Hydrozele durch die Diaphanie (Durchleuchten im Dunkeln) und durch die Unmöglichkeit der Reposition abgrenzen. In Zweifelsfällen ist jedoch eine Operation angezeigt.

Behandlung. Beim Säugling sollte man zunächst abwarten, da gelegentlich eine spontane Rückbildung beobachtet werden kann. Bei Persistieren und bei größeren Hydrozelen ist die Operation indiziert. Sie besteht beim Kind in der einfachen Eröffnung der Hydrozele. Vor Punktionen ist zu warnen.

Nabelhernie

Ätiologie. Nach Abfallen des Nabelschnurrestes verschließt sich die Lücke im Zentrum der bindegewebigen Nabelplatte durch narbige Retraktion. Dieser Verschluß kann verzögert (im Verlauf des 1. und 2. Lebensjahres) sein, unvollständig erfolgen oder ganz ausbleiben.

Begünstigende Faktoren für eine Nabelhernie sind Frühgeburt, Dystrophie und Darmpassagestörungen.

Symptome und Diagnose. Beim ruhigen Kind kann die Nabellücke mit der Fingerkuppe getastet werden. Bei Husten, Schreien und Betätigen der Bauchpresse wölbt sich die Hernie vor. Der Inhalt ist Darm oder Netz. ***Eine Inkarzeration ist ausgesprochen selten***; Schmerzen werden kaum angegeben, höchstens wenn das Netz mit dem Bruchsack verwachsen ist.

Behandlung. Bei kleineren Nabelhernien mit fehlender Vorwölbung besteht keine Operationsindikation. Bei größeren Lücken (2–3 cm) mit ständig gefülltem Bruchsack ist eine Operation im Säuglingsalter indiziert. Nabelpflaster sind unwirksam und verursachen Hautläsionen; das Anlegen einer Nabelbinde über die normale Zeit hinaus (ca. 3 Monate) kann jedoch empfohlen werden.

41.3 Spezielle kinderchirurgische Affektionen an Hals, Thorax und Abdomen

Mediane Halszysten

Ätiologie. Die medianen Halszysten entstehen aus Resten des Ductus thyreoglossus.

Lage. Die medianen Halszysten sind in der Mittellinie zwischen Zungenbein und oberem Schildknorpelrand lokalisiert. Bei zusätzlichem Fistelgang mündet dieser para- oder intrahyoidal oder an der Zungenwurzel im Foramen caecum.

Klinik. Es findet sich ein prallelastischer Tumor, der kirsch- bis pflaumengroß ist und sich beim Schlucken mitbewegt. Häufig kommt es zu sekundärer Infektion mit Durchbruch nach außen.

Als Differentialdiagnose kommen Dermoidzyste, Laryngozele und Schilddrüsenektopie in Frage.

Behandlung. Die chirurgische Therapie besteht in der operativen Exzision einschließlich des Fistelgangs ***mit Resektion des Zungenbeinkörpers*** nach vorheriger Röntgenkontrastdarstellung und intraoperativer Methylenblaufärbung.

Laterale Halszysten und -fisteln

Ätiologie. Die lateralen Halszysten stellen Reste der Kiemenbögen und Schlundtaschen dar.

Lage. Äußerlich münden diese Zysten am vorderen Rand des M. sternocleidomastoideus. Innerlich verlaufen sie gelegentlich zwischen A. carotis interna und externa und münden in der Tonsillennische.

Klinik. Aus den Fisteln entleert sich tröpfchenartig klare Flüssigkeit. Die Mündung ist meist trichterförmig. Sekundärinfektionen sind möglich. Die Zysten imponieren als umschriebene, indolente, prallelastische Geschwulst in der oberen Karotisregion. Bei Größerwerden müssen sie von einem zystischen Lymphangiom und Lymphomen entzündlicher oder tumoröser Art abgegrenzt werden.

Behandlung. Die chirurgische Therapie besteht in der totalen Exzision nach vorheriger Röntgenkontrastdarstellung und intraoperativer Methylenblaufärbung.

Zystisches Lymphangiom (Hygroma colli)

Ätiologie. Die zystischen Lymphangiome entstehen durch abgeschnürte Zellverbände der primitiven Lymphgefäßanlage und kommen am häufigsten im Halsbereich und in der Axilla vor, selten auch intrathorakal oder unterschiedlich groß sowie mehrkammerig intraabdominal (Mesenterialzysten). Sie können u. U. groteske Größen annehmen.

Klinik. Auch beim großen Lymphangiom kommt es nur ganz selten zu Kompressionserscheinungen der Trachea oder der Halsgefäße.

Behandlung. Eine konservative Therapie durch verödende Mittel führt selten zum Erfolg. Eine radikale Exzision, evtl. in mehreren Sitzungen, ist absolut indiziert. Rezidive sind bei fehlender Radikalität fast die Regel.

Trichterbrust

Als Trichterbrust bezeichnet man eine trichterförmige Einbuchtung des mittleren und unteren Teils des Sternums mit den dazugehörigen knorpeligen Anteilen der Rippen. Der Abstand zwischen vorderer Wirbelkörperkante und Hinterfläche des Sternums wird dadurch beträchtlich verkleinert. Sekundär entsteht eine Kyphose oder Kyphoskoliose im Bereich der Brustwirbelsäule mit entsprechender typischer Körperhaltung („schlechte Haltung").

Ätiologie. Die Entstehung der Trichterbrust wird viel diskutiert, ist bis jetzt aber weitgehend unbekannt.

Klinik. Es findet sich eine sichtbare Trichterbildung, v. a. beim Einatmen, und eine typische Körperhaltung verbunden mit uncharakteristischen Allgemeinsymptomen, wie chronische Infekte. Die körperliche Leistungsfähigkeit ist evtl. herabgesetzt und im EKG werden meist unspezifische Veränderungen (inkompletter Rechtsschenkelblock) bemerkt. Eine Beeinträchtigung der Lungenfunktion tritt nur bei ganz schweren Formen auf; psychische Alterationen sind möglich.

Behandlung. Bei leichten Formen kommen Heilgymnastik und Thoraxdehnungsübungen (Schwimmen, Rudern etc.) zur Anwendung; bei schwereren Formen ist nach vorheriger konservativer Behandlung die Indikation zur Operation v. a. aus kosmetischen Gründen gegeben. Der Operationstermin ist selten vor dem 10. Lebensjahr.

Die Operation (modifiziert nach Ravitch) beinhaltet die Resektion der knorpeligen Anteile der betroffenen Rippen, die Hebung des Sternums, die Resektion des Processus styloideus und Stabilisierung des Sternums durch Fixation der medialen Rippenstümpfe über die lateralen oder durch Einsetzen von Spangen, z. B. nach Rehbein oder modifiziert nach Bettex. Die Operation ist eingreifend und läßt eine große, meist verdickte und gut sichtbare Narbe zurück. Neuerdings wird deshalb auch ein Auffüllen des Trichters mit Silastic empfohlen.

Prognose. Die subjektive und objektive Beurteilung des kosmetischen Resultats decken sich häufig nicht.

„Hühnerbrust"

Die „Hühnerbrust" ist durch kielförmiges Vorspringen des Sternums und der dazugehörigen Rippen, häufig asymmetrisch charakterisiert, ist selten und bedarf nur in schweren Fällen einer operativen Korrektur aus kosmetischen Gründen.

Pubertätsgynäkomastie

Bei der Pubertätsgynäkomastie handelt es sich um eine meist passagere Brustdrüsenschwellung bei Knaben im Pubertätsalter (s. auch Kap. 22). Sie ist häufig einseitig und stellt eine beträchtliche psychische Belastung dar. Bei zusätzlich fehlender physiologischer Hodenvergrößerung ist an ein Klinefelter[13]-Syndrom zu denken (chromosomal: 47 XXY). Hormonelle Abklärungen sind unnötig. Eine Operation und Entfernung der Brustdrüsen sind bei längerem Persistieren aus psychisch-kosmetischen Gründen indiziert.

Mediastinaltumoren

Allgemeines. Kindliche Mediastinaltumoren sind relativ selten. Es handelt sich um Dermoidzysten, Teratome, enterogene Zysten und neurogene Tumoren (Neuroblastom, Ganglioneurom).

Meistens wird der Tumor zufällig entdeckt; evtl. führt er zu Kompressionserscheinungen (Ösophagus, Trachea).

Diagnose. Die Untersuchungen, die zur Diagnose führen, sind: Röntgenuntersuchung, Ultraschall, Computertomogramm, Ösophagogramm, Tomogramm, Angiogramm und Labor (Katecholamine).

Behandlung. Die Therapie der Wahl ist die Thorakotomie.

Neuroblastoma sympathicum

Neuroblastome sind maligne Tumoren der Neuralleiste und entwickeln sich intrauterin durch maligne Proliferation der Sympathogonien und Sympathoblasten, den späteren Ganglienzellen des Sympathikus.

Einteilung. Zu 70 % liegen Neuroblastome retroperitoneal und zu ca. 20 % mediastinal. Häufig haben sie ihren Ursprung in der Nebenniere. Sie sind etwa gleich häufig wie der Wilms[14]-Tumor. Prognostisch ist die Stadieneinteilung von Bedeutung (Tabelle 41.1; s. auch S. 937).

Tabelle 41.1.

Stadium I	Tumor auf Ursprungsorgan beschränkt
Stadium II	Tumor infiltriert Umgebung, ohne die Mittellinie zu überschreiten, homolaterale regionale Lymphknoten können befallen sein
Stadium III	Tumor dehnt sich über die Mittellinie aus, regionale Lymphknoten beidseits der Mittellinie können befallen sein
Stadium IV	Fernmetastasen im Skelett, in parenchymatösen Organen, Weichteilen, entfernten Lymphknoten usw.
Stadium IV S	wie Stadium I oder II aber mit Fernmetastasen in Leber und/oder Haut und/oder Knochenmark (ohne osteolytische Skelettläsionen)

Symptome. Wie beim Wilms-Tumor verläuft das Wachstum des Neuroblastoms primär unauffällig; entdeckt wird der Tumor bei Palpation, oft zufällig oder im Rahmen einer anderweitigen Abklärung. Bei neurologischen Ausfällen der unteren Extremitäten als Zeichen einer Tumorkompression der Spinalnerven muß an das Vorliegen eines Neuroblastoms gedacht werden. Nicht selten wird der Tumor erst im Stadium der Metastasierung entdeckt (pathologische Fraktur).

Diagnose. Die diagnostischen Maßnahmen sind: Ultraschall, Computertomographie, 24-h-Urin zur Bestimmung der Vanillinmandelsäure und Homovanillinmandelsäure. Zur Aufdeckung von Metastasen: Knochenmarkspunktion, Röntgen des Skeletts, Szintigraphie der Leber.

Behandlung. Eine operative Therapie ist in Kombination mit Bestrahlung und Chemotherapie je nach Alter und Stadium indiziert.

Prognose. Bei Patienten unter 1 Jahr ist die Prognose relativ gut (60–70 %). Auch das Stadium IV S hat eine günstige Prognose. Bei fortgeschrittener Knochenmetastasierung ist die Prognose infaust.

Lebertumoren

Kindliche Lebertumore sind zumeist embryonale Mischtumore, Hamartome, primäre Karzinome, Zysten oder Hämangiome.

[13] Harry F. Klinefelter, Endokrinologe, Baltimore, geb. 1912

[14] Max Wilms, Chirurg, Leipzig, Heidelberg, 1867–1918

Diagnose. Zur Diagnose führen: Ultraschall, Computertomogramm, Angiographie und evtl. Laparoskopie und Laparotomie.

Behandlung. Therapeutisch wird i. d. R. eine Leberresektion durchgeführt.

Lebertrauma

Ätiologie. Leberrisse sind im allgemeinen selten und kommen nach Stürzen aus großer Höhe und bei Straßen- und Schlittenunfällen vor.

Behandlung. Die adäquate Therapie ist die primäre Lebernaht, evtl. Teilresektion.

Milzverletzungen

Ätiologie. Im Rahmen eines stumpfen Bauchtraumas steht die Milzverletzung (s. Kap. 35) an erster Stelle.

> ! Beim polytraumatisierten Kind ist immer auch an eine Mitbeteiligung der Milz zu denken.

Diagnose. Äußere Kontusionsmarken deuten auf ein stumpfes Bauchtrauma mit möglicher Milzverletzung. Klinisch ist der linksseitige Schulterschmerz, spontan geäußert oder auslösbar durch Palpation im linken Oberbauch, pathognomonisch. Bei starker Blutung kommt es zu Schockzeichen sowie zu Verminderung der Darmgeräusche.

Radiologisch werden Milzrisse und -rupturen mittels Ultraschall, Szintigraphie und/oder Computertomographie nachgewiesen.

Behandlung. Aufgrund des Postsplenektomiesyndroms mit der Gefahr der tödlichen Pneumokokkenperitonitis sollte grundsätzlich die Milzerhaltung angestrebt werden. In leichteren Fällen ist unter stationären Bedingungen stets eine konservative Therapie mit Infusionen, evtl. Bluttransfusion und primärer Nahrungskarenz zu versuchen. Bei nicht kompensierbarem Blutverlust muß die Milz operativ durch Milznaht, Teilresektion bzw. Autotransplantation von Milzfragmenten repariert und soweit wie möglich erhalten werden.

Milzzysten

> Bei den Milzzysten handelt es sich um Dermoidzysten, Lymphangiome, Hämangiome oder parasitäre Zysten sowie um sekundäre hämorrhagische Zysten nach Trauma.

Klinik. Neben Allgemeinsymptomen wie Schmerzen, Völlegefühl und Erbrechen, machen sich Milzzysten durch eine Vorwölbung im linken Oberbauch bemerkbar.

Diagnose. Die präoperative Diagnose erfolgt durch Ultraschall und Computertomographie.

Behandlung. Auch hier sollte bei der operativen Entfernung der Zyste möglichst viel Milzgewebe erhalten bleiben. Die Splenektomie ist nur bei hämatologischen Krankheiten, wie z. B. Thalassämie, Sphärozytose sowie bei Morbus Hodgkin[15] zum Staging indiziert.

Akutes Abdomen

Das akute Abdomen stellt ein mehr oder weniger bedrohliches, auf das Abdomen konzentriertes Zustandsbild dar, bei dem ein notfallmäßiger chirurgischer Eingriff dringlich erscheint.

> ! Die Appendizitis ist die häufigste Ursache für ein akutes Abdomen und eine der häufigsten chirurgischen Erkrankungen im Kindesalter.

An zweiter Stelle steht das stumpfe Bauchtrauma mit entsprechenden Organverletzungen. Primäre Ileuszustände finden sich bei angeborenen Darmanomalien und Invagination. Selten führen Torsionen von gestielten Organen, Tumoren oder Zysten zum Zustandsbild des akuten Abdomens.

Appendizitis im Kindesalter

Epidemiologie. Der Häufigkeitsgipfel liegt zwischen dem 6.–12. Lebensjahr. Je jünger das Kind, desto rascher und gefährlicher ist der Verlauf einer Appendizitis.

Symptome. Nach allgemeinem Unwohlsein und Bauchschmerzen, die in die Nabelgegend lokalisiert werden sowie Übelkeit und Erbrechen verschlechtert sich der Allgemeinzustand, verbunden mit zunehmenden Bauchschmerzen im rechten Unterbauch sowie Temperaturerhöhung. Bewegungen und Erschütterungen werden vermieden, die Kinder gehen leicht gekrümmt (Psoasschmerz).

Diagnose. Bei der Palpation des Abdomens im rechten Unterbauch Abwehrspannung und Loslaßschmerz als Zeichen der lokalen peritonealen Reizung, die Rektaluntersuchung ist schmerzhaft und im akuten Zustand nicht aussagekräftig, da sie vom Kind ohnehin als unangenehm und schmerzhaft empfunden wird.

---

[15] Thomas Hodgkin, Pathologe, London, 1798–1866

Die Temperatur ist meist nicht stark erhöht, zeigt aber eine deutliche Differenz zwischen Rektal- und Axillärmessung. Die Leukozyten sind oft erhöht, mit entsprechender Linksverschiebung.

Unmittelbar nach der Perforation findet sich ein klinisch freies Intervall. Der Erstuntersucher findet nicht immer die klassischen Zeichen einer akuten Appendizitis, weshalb die endgültige Beurteilung vor allem zur Abgrenzung einer Enteritis oft erst nach mehrmaliger Untersuchung möglich ist. Die Verabreichung eines Einlaufs sowie die Applikation warmer Bauchwickel ist in der Zwischenzeit zu empfehlen. Bei einer Enteritis, die meist mit höherem Fieber und Durchfällen sowie mit vermehrter, hörbarer Darmtätigkeit einhergeht, ***bessern sich die Schmerzen***, während sie bei der Appendizitis ***zunehmen***.

Die ***Ultraschalluntersuchung*** kann heute wesentlich zur Diagnose beitragen.

Behandlung. Die kausale Therapie ist die Appendektomie.

Meckel-Divertikel

Das Meckel-Divertikel entspricht dem proximalen, nicht obliterierten Teil des ursprünglichen Ductus omphaloentericus und besteht in einer sackartigen Ausstülpung der Darmwand des unteren Ileums (ca. 20–60 cm proximal der Bauhin-Klappe).

1–2% aller Neugeborenen sind Träger eines Meckel-Divertikels. Häufig ist es kombiniert mit anderen angeborenen Mißbildungen des Magen-Darm-Traktes. Knaben sind häufiger betroffen. Größe, Form und Beziehung zum Mesoileum sind mannigfaltig. In ca. 30% enthält das Meckel-Divertikel ortsfremdes Gewebe, wie z. B. Magenschleimhaut oder Pankreasgewebe.

Symptome. Oft stellt das Meckel-Divertikel einen Zufallsbefund bei Darmrevision anläßlich einer Appendektomie dar. Bei Entzündung („Meckelitis") sind die Symptome wie bei Appendizitis.

Bei Vorhandensein von Magenschleimhaut kommt es früher oder später zur Ulkusbildung innerhalb der benachbarten Ileumschleimhaut und zur akuten profusen ***Darmblutung***. Bei jeder plötzlichen Entleerung von massigen pechschwarzen Stühlen, evtl. auch von Frischblut, ist im Kindesalter an ein Meckel-Divertikel mit Magenschleimhaut und Ulkusbildung zu denken. Eine Laparotomie ist dann sofort indiziert. Bei Ulkusperforation kommt es zum akuten Abdomen mit Peritonitis.

Nicht selten ist das Meckel-Divertikel Ausgangspunkt einer Invagination. Bei Vorhandensein von Bindegewebesträngen zum Nabel bzw. Mesoileum kann es zur Strangulation benachbarter Darmschlingen mit plötzlichem Ileuszustand kommen.

Diagnose. Der Nachweis von Magenschleimhaut ist durch Technetiumszintigraphie möglich; sonst wird das Meckel-Divertikel anläßlich einer Laparotomie wegen akuten Abdomens diagnostiziert.

Behandlung. Die Divertikelresektion stellt hier die kausale Therapie dar.

41.4 Urogenitalsystem

Allgemeine Bemerkungen

Die Urologie im Kindesalter hat zunehmend an Bedeutung gewonnen seitdem sich gezeigt hat, daß die sehr häufig rezidivierende Pyurie beim Kind vorwiegend durch angeborene Mißbildungen der ableitenden Harnwege bedingt ist. Diese führen zur ein- oder doppelseitigen Hydronephrose und zur zunehmenden Niereninsuffizienz.

!

Es gilt die Regel, daß beim Kind nach schwer behandelbarer oder rezidivierender Pyurie eine radiologische Abklärung durchgeführt werden muß.

Durch den vermehrten Einsatz der pränatalen Ultraschalldiagnostik werden angeborene Hydronephrosen heute häufig viel früher entdeckt und können somit schon im Neugeborenenalter gezielt abgeklärt und – wenn nötig – rechtzeitig operativ behandelt werden. Dadurch hat sich die Prognose der angeborenen Hydronephrose entscheidend verbessert. Die wichtigsten dieser angeborenen Mißbildungen sind in Abb. 41.7 dargestellt. Ganz selten sind die Nierenagenesie, die Hufeisenniere, die kongenitalen Nierenzysten sowie die aplastische, einseitige Zystenniere. Auch die Urolithiasis im Kindesalter entsteht sehr häufig auf dem Boden kongenitaler Mißbildungen mit Pyurie.

Diagnose. Bei den diagnostischen Untersuchungsmethoden steht heute der Ultraschall an erster Stelle. Zur weiteren Diagnostik sind das intravenöse Pyelogramm (IVP), das Miktionszystourethrogramm (MCUG), das computerisierte Isotopennephrogramm – auch zur quantitativen vergleichenden Nierenfunktionsbestimmung – und die Zystoskopie heranzuziehen. Diese Untersuchungsmethoden sind z. T. wegen der kleinen Dimensionen technisch schwieriger als beim Erwachsenen; auch die Interpretation der Befunde setzt Erfahrung in pädiatrischer Urologie voraus.

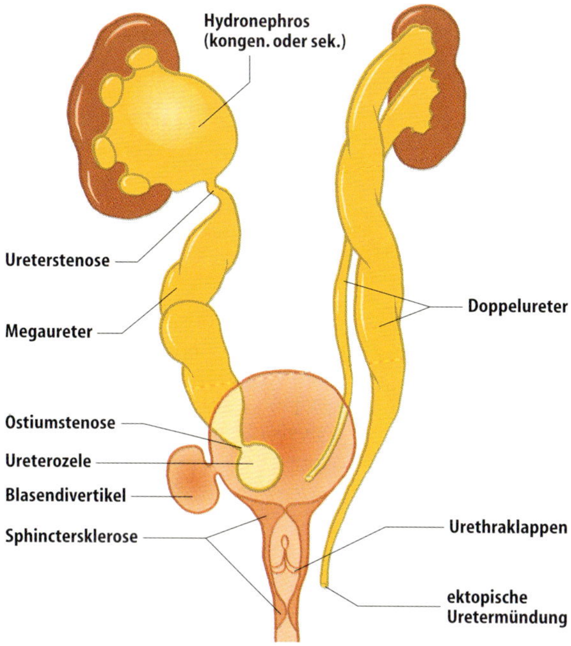

Abb. 41.7. Angeborene Nieren-Ureter-Blasen-Mißbildungen (nach Hösli)

Die klinische Untersuchung umfaßt das ganze Spektrum von Urin- und Blutuntersuchungen; suburämische und urämische Zeichen finden sich meist erst spät.

Die hauptsächlichen kongenitalen mechanischen Abflußstörungen finden sich im Bereich des pyeloureteralen Überganges (Abgangsstenose), am Ostium (Stenose, Ureterozele, zystoureteraler Reflux) und im Bereich der Urethra (Klappen).

Ureterabgangsstenose

Ursache. Zur Pathogenese gibt es folgende Erklärungen: Embryonale Fibrose, aberrierende Gefäße und hohe Uretermündung.

Klinik. An klinischen Zeichen stehen die Pyurie, zuweilen Bauchkrämpfe und Symptome wie bei Appendizitis und rechtsseitiger Hydronephrose im Vordergrund.

Diagnose. Das Spektrum der diagnostischen Hilfsmittel umfaßt: Ultraschall, IVP, evtl. retrogrades Pyelogramm, computerisiertes Isotopennephrogramm und Renovasographie bzw. digitale Substraktionsangiographie (aberrierende Gefäße).

Behandlung. Medikamentöse Therapie der Pyurie prä- und postoperativ; Pyelonplastik mit Resektion des vergrößerten Nierenbeckens und der Stenose sowie Reanastomosierung des Ureters nach Anderson-Hynes.

Prognose. Sie ist i.allg. gut und abhängig vom Alter des Patienten und der Schwere der hydronephrotischen Veränderungen.

Ostiumstenose

Pathogenese. Kongenital entsteht die Ostiumstenose mechanisch durch Fibrose der intramuralen Uretermuskulatur, sekundär durch chronische Pyurie; kongenital funktionell kommt die Ostiumstenose bei primärem Megaureter, bedingt durch mangelnde Ausbildung der Uretermuskulatur und Persistieren embryonaler Verhältnisse vor.

Klinik. Die Symptomatik entspricht der bei der Abgangsstenose.

Diagnose. Diagnostisch führend sind hier: Ultraschall, IVP, MCUG und Szintigraphie.

Behandlung. Die empfohlene Therapie besteht in Neueinpflanzung des Ureters in die Blase nach Resektion der Stenose und evtl. Streckung und Verengung des distalen Ureterlumens; primär evtl. Ureterokutaneostomie oder Pyelotomie und antibiotische Behandlung des Harnwegsinfektes.

Prognose. In schweren und verspäteten Fällen sind u. U. mehrere Operationen nötig. Entscheidend ist die frühe Diagnose!

Vesikoureteraler Reflux (VUR)

Pathogenese. Der VUR entsteht aufgrund eines klaffenden insuffizienten Ureterostiums; er kann angeboren, erworben durch chronische Pyurie oder funktionell bedingt sein (neurogene Blase).

Klinik. Das Hauptsymptom sind rezidivierende Pyurien.

Diagnose. Richtungsweisend sind: Ultraschall, MCUG, Zystoskopie und Szintigraphie.

Einteilung. Im MCUG wird der zystoureterale Reflux in 5 Schweregrade unterteilt, die prognostische Bedeutung haben (Abb. 41.8 und Tabelle 41.2).

Behandlung. Bei fehlenden Mißbildungen bzw. nicht nachweisbarer Refluxnephropathie sollte zuerst eine konservative Therapie des Harnwegsinfektes sowie konsequente Prophylaxe über Monate, evtl. Jahre erfolgen. Eine spontane Verbesserung oder ein Verschwinden des VUR ist möglich; vor allem in den ersten 4 Lebensjahren. Zur Verhinderung bzw. Abkürzung der Dauerprophylaxe setzt sich die zystoskopische Unterspritzung des Ureterostiums z. B. mit Kollagen bei VUR II.° und III.° mehr und mehr durch (***SCIN*** = ***S***ubureterale ***C***ollagen ***In***jektion). Die Erfolgsrate liegt derzeit bei ca. 80 %.

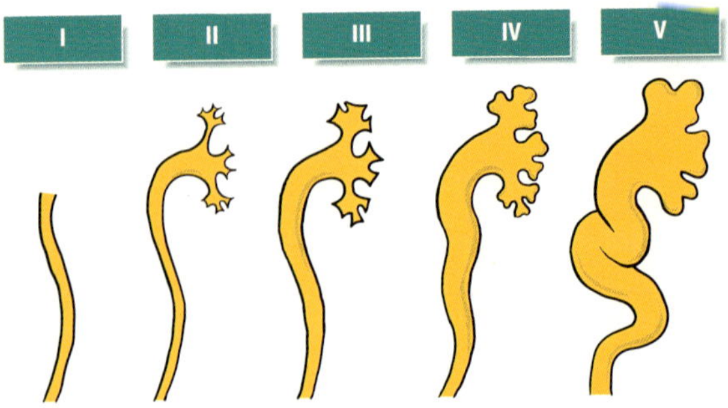

Abb. 41.8. Internationale Gradeinteilung bei vesikoureteralem Reflux

Tabelle 41.2.

Grad I	Füllung des Ureters allein
Grad II	Füllung des Ureters, des Pyelons und der Kelche ohne Dilatation
Grad III	wie Grad II mit geringgradiger Dilatation des Ureters und des Pyelons
Grad IV	wie Grad III mit stärkerer Dilatation bis in die Papillen, die jedoch noch Konvexität zeigen
Grad V	massive Dilatation und Schlängelung des Ureters, Papillen konkav

Bei persistierendem Reflux III.°–V.° sowie nachweisbaren Parenchymnarben (Refluxnephropathie) stellt man die Indikation zur Operation.

Operation. Das Verfahren der Wahl ist die extra- oder intravesikale Antirefluxplastik nach Grégoir bzw. Politano-Leadbetter oder Cohen, evtl. mit Verengung des Kalibers bei Reflux IV.°–V.°.

Prognose. Nach Operation kommt es in ca. 90 % zum Verschwinden des Refluxes, eine vorhandene Refluxnephropathie kann weiterbestehen.

Doppelureter

Pathogenese. Ein Doppelureter entsteht embryonal durch Bildung von 2 Ureterknospen aus dem Wolff[16]-Gang. Daraus resultieren 2 voneinander getrennte Nierenbecken mit ihren zugehörigen Ureteren.

Formen (Abb. 41.9a-c). Beide Ureteren münden nach pelviner Kreuzung gesondert, der dem kranialen Pol zugehörige mehr kaudal in die Blase (Weigert-Meyer-Regel); Doppelostium oder intramurale Vereinigung mit gemeinsamem, an normaler Stelle mündendem Ostium oder Vereinigung im oberen, mittleren oder

[16] Kaspar F. Wolff, Anatom, Embryologe, Berlin, St. Petersburg, 1733–1794

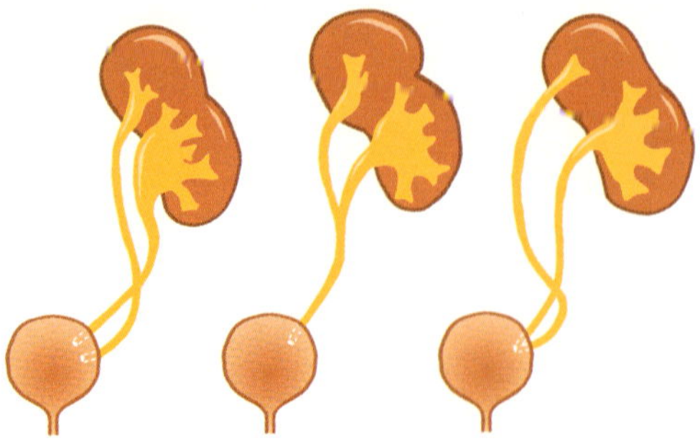

Abb. 41.9 a-c. Doppelniere. **a** Kreuzung der Ureteren mit separater Mündung. **b** Vereinigung der Ureteren proximal mit gemeinsamem Ostium. **c** Vereinigung der Ureteren intramural mit gemeinsamem Ostium

unteren Drittel. Gelegentlich ist auch eine ektopische Mündung des einen Ureters im Bereich des Blasenhalses, der Urethra oder der Samenblasen möglich. Doppelnieren sind oft kombiniert mit Ureterozelen.

Klinik. Oft handelt es sich um einen Zufallsbefund ohne Symptome. Eine Pyurie entsteht durch Reflux in den mehr kranial mündenden Ureter bei Doppelostium und entsprechender Hydronephrose des unteren Pols oder durch Pendelmechanismus (Jojophänomen) bei Vereinigung der beiden Ureteren vor der Blase.

Diagnose. Diagnostisch zielführend sind Ultraschall, IVP, MCUG, Zystoskopie und evtl. retrograde Pyelographie, Szintigraphie, Renovasographie oder digitale Subtraktionsangiographie.

Behandlung. Bei Zufallsbefund ohne Pyurie und Reflux ist keine Therapie erforderlich. Bei Reflux Antirefluxplastik, bei Hydronephrose und Pyelonephritiden eines Pols und Ureterozele wird die Heminephrektomie und Ureterektomie des zugehörigen Ureters sowie Resektion der Ureterozele erfolgen. Bei prävesikaler Vereinigung der beiden Ureteren und Pyurie bzw. Hydronephrose des einen Pols Ureteropyelostomie oder Pyelopyelostomie.

Prognose. Sie ist i.allg. gut.

Ureterozele

Die Ureterozele ist eine kongenitale Anomalie und besteht in einer zystischen Aufblähung des Ostiums ins Blasenlumen. Ihre Wand besteht daher außen aus Blasenschleimhaut und innen aus Ureterepithel. Dadurch unterscheidet sie sich klar vom Ureterprolaps.

Pathologie. In fast allen Fällen findet sich die Ureterozele bei einer Doppelniere. Mißgebildet ist nicht nur das Ureterostium, sondern auch der entsprechende Nierenpol (meistens der obere). Die Urererozele ist bei Mädchen häufiger als bei Knaben.

Klinik. Durch die Stauung im betreffenden Nierenanteil kommt es zur Infektion. Größere Ureterozelen können durch Verlegung des anderen Ostiums auch zur Stauung des gegenüberliegenden ableitenden Systems führen. Bei Mädchen kann eine große Ureterozele auch durch die Urethra prolabieren (Differentialdiagnose: Vaginalzyste).

Diagnose. In Ultraschall, IVP und MCUG sieht man eine runde Aussparung im Trigonumbereich. Die Zystoskopie sichert die Diagnose.

Behandlung. Die antiinfektiöse Therapie steht als konservative Maßnahme zur Verfügung. Operativ kommt es zu einer Resektion der Ureterozele, des entsprechenden Ureters und Nierenpols (ein- oder zweizeitig).

Urethralklappen

Es handelt sich um angeborene, segelartige Klappen im distalen Bereich des Kollikulus, die meistens zu einem hochgradigen Abflußhindernis führen. Die Folgen sind eine Balkenblase und meist ein sekundärer vesikoureteraler Reflux mit Hydroureter und Hydronephrose.

Klinik. Es kommt zu schwerer Miktionsstörung oder völliger Urinretention, weiterhin zu Pyurie und Dystrophie.

Diagnose. Die Diagnose erfolgt durch Ultraschall, IVP, MCUG und Urethrozystoskopie.

Behandlung. Es wird eine endoskopische Resektion der Klappen, Korrektur des VUR, in schweren Fällen evtl. mit präliminärer Urinableitung nach außen (Pyelostomie, Ureterokutaneostomie) durchgeführt.

Urolithiasis

Pathogenese. Die Urolithiasis ist beim Kind nicht selten und wird am häufigsten im 1.–3. Lebensjahr diagnostiziert. Ursächlich kommt häufig eine Infektion auf dem Boden einer kongenitalen Mißbildung in Frage. 50 % der Steine im Kindesalter sind idiopathisch. Auch Stoffwechselkrankheiten, wie Oxalose, Zystinose und Diabetes, führen zur Urolithiasis. Beim Kind überwiegen Mischsteine mit Kalziumoxalat, Kalzium- oder Magnesiumphosphat und Harnsäure.

Klinik. Die klinischen Zeichen sind: Hämaturie, Pyurie, Koliken und beim Säugling Brechdurchfall.

Diagnose. Die Diagnose umfaßt Röntgenleerbild, IVP und Stoffwechseluntersuchungen.

Behandlung. Die Therapie erfolgt, wenn es sich um kleine Steine handelt, konservativ durch die Bekämpfung des Urininfekts und der Behandlung einer evtl. vorhandenen Stoffwechselkrankheit.

Operativ kommt eine Pyeloureterolithotomie in Frage, außerdem die Beseitigung einer evtl. vorhandenen Mißbildung und Sectio alta. Die endoskopische Entfernung der Steine im Kindesalter ist gefährlich.

Prognose. Die Rezidivhäufigkeit beträgt ca. 5 %. Eine diätetische und medikamentöse Therapie zur Verhinderung eines Rezidivs hat bei Kindern meist keinen Erfolg.

Blasenekstrophie

Es handelt sich um eine angeborene Spaltbildung der Blase und der vorderen Bauchwand sowie des Beckens im Symphysenbereich. Die Harnröhre ist im Sinne einer Epispadie nach oben offen. Klinisch ist der Allgemeinzustand zunächst ungestört. Aufsteigende Infektionen sind selten.

Behandlung. Die Therapie erfolgt durch primäre Rekonstruktion und Versenkung der Blase sowie Korrektur der Epispadie beim Neugeborenen. Dieses Vorgehen führt jedoch nur in den seltensten Fällen zum Erfolg (Inkontinenz, VUR). Eine andere Möglichkeit besteht im Einpflanzen der Ureteren ins Sigmoid (Coffey[17]-Operation) bei gut funktionierender Stuhlkontinenz oder Ersatzblase durch Dickdarmsegment, Resektion der Blase, Verschluß der Symphyse nach Beckenosteotomie beidseits seitlich des Kreuzbeins und beim Knaben in einer Plastik der Epispadie.

Wilms-Tumor

Der Wilms-Tumor (s. S. 932) ist der häufigste Tumor im Kindesalter. Er wird v. a. im Säuglings- und Kleinkindalter diagnostiziert und entwickelt sich in einer Niere (selten beidseitig) zentral oder in einem Pol. Die Metastasierung erfolgt lymphogen (hilusparaaortal) und hämatogen (Lungen 90 %, Leber). Auch eine direkte Infiltrierung ins umliegende Gewebe und via V. renalis in die V. cava wird beobachtet.

---

[17] Robert C. Coffey, Chirurg, Portland, 1869–1933

Klinik. Der Tumor wird meist zufällig von der Mutter oder vom Arzt bei einer Routineuntersuchung entdeckt und palpiert. Gelegentlich führt die Ruptur des Tumors nach Bagatelltrauma zur Einweisung unter der Diagnose „akutes Abdomen". Häufig führt auch ein aus anderen Gründen durchgeführtes IVP oder eines Ultraschalls zur Diagnose. In 50 % der Fälle besteht eine Hypertonie. Daneben finden sich uncharakteristische Symptome, wie chronische Bauchschmerzen, unklare Fieberschübe und im Spätstadium Hämaturie (im Gegensatz zum Hypernephrom des Erwachsenen).

Diagnose. Den ersten Verdacht ergibt die Palpation. Im IVP zeigt sich eine Verdrängung und Verformung der Kelche. Durch Ultraschall und Computertomogramm ist eine Aussage zur Abgrenzung solider oder zystischer Tumor und zur Ausdehnung möglich.

Weitere Untersuchungen ergeben folgende Hinweise:

- Cavogramm: Nachweis von Tumorzapfen,
- Thoraxröntgenuntersuchungen: Nachweis von Metastasen.

Differentialdiagnose. Differentialdiagnostisch kommen Neuroblastom, Teratom, Zystenniere und Hydronephrose in Betracht.

Behandlung. Diese richtet sich nach der Größe des Tumors und den evtl. schon vorhandenen Fernmetastasen. Der Wilms-Tumor und seine Metastasen sind sehr strahlensensibel und sprechen gut auf Zytostatika an. Deshalb ist bei sehr großen Tumoren und vorhandenen Lungenmetastasen eine präoperative Therapie mit Bestrahlung und Zytostatika angezeigt. Bei kleineren Tumoren ist die Nephrektomie primär durchzuführen.

Wirksame Zytostatika sind: Actinomycin D, Vincristin-Sulfat, Adriamycin, Cyclophosphamid.

Einteilung. Der Wilms-Tumor läßt sich in die in Tabelle 41.3 aufgelisteten Stadien einteilen.

Prognose. Noch vor 20 Jahren betrug die Mortalität 80 %, heute um 20 %.

Tabelle 41.3.

Stadium I	Tumor auf Niere beschränkt und vollständig resezierbar
Stadium II	Tumorausbreitung über die Niere hinaus, aber vollständig resezierbar
Stadium III	nicht hämatogener Resttumor, auf Abdomen beschränkt
Stadium IV	hämatogene Metastasen
Stadium V	bilateraler Tumor

!

Beim Wilms-Tumor ist selbst bei Vorhandensein von Lungenmetastasen mit kombinierter Therapie eine Heilung möglich.

Nierenruptur

Ätiologie. Nierenverletzungen, isoliert oder im Rahmen eines stumpfen Bauch- bzw. Polytraumas, sind im Kindesalter häufig. Im Vergleich zum Erwachsenen ist die Niere beim Kind weniger geschützt (die Fettkapsel ist wenig entwickelt, 11. und 12. Rippe sind knorpelig weich).

Es werden verschiedene Grade von Nierenverletzungen unterschieden (von der einfachen Commotio oder Contusio renis über Parenchymrisse und Zerreissung der fibrösen Kapsel oder des Nierenbeckenkelchsystems bis hin zum Abriß der Nierengefäße).

Symptome. Klinisch äußert sich die Nierenverletzung durch Kontusionsmarken, Druckdolenz in Nierenloge, Flankentumor und Makro-/Mikrohämaturie.

Diagnose. Radiologische Methoden sind für die Diagnose richtungsweisend: Abdomenleeraufnahme (fehlender Psoasschatten), Ultraschall, IVP, computerisiertes Isotopennephrogramm und Arteriographie.

Behandlung. Über 90 % der Nierenverletzungen können beim Kind konservativ behandelt werden durch Bettruhe, Kontrolle der Hämaturie, Infusionen, evtl. Bluttransfusion. Ein operatives Vorgehen ist indiziert bei starker Zertrümmerung der Niere bzw. Nierengefäßabriß und bei nicht beherrschbarem Blutungsschock.

Prognose. Sie ist i.allg. gut. Spätkomplikationen, wie lokalisierte Pyelektasie oder Hydronephrose bzw. Pseudozysten, kommen vor und werden durch Verlaufskontrollen diagnostiziert; sie müssen evtl. durch Späteingriffe angegangen werden.

Phimose

Phimose („Maulkorb") bedeutet, daß die Vorhaut nur mit „Gewalt" und unter Verletzung über die Eichel nach hinten zurückgeschoben werden kann. ***Beim Neugeborenen und Säugling besteht eine sog. physiologische Phimose***, da das innere Blatt der Vorhaut mit der Oberfläche der Eichel in deren ganzer Ausdehnung durch epitheliale Verklebungen verbunden ist.

Im Laufe der ersten Lebensjahre lösen sich die Verklebungen unter dem Einfluß des Wachstums der Eichel, von Erektionen und Absonderung von Smegma von selbst.

Von ***pathologischer Phimose*** spricht man, wenn eine physiologische Phimose länger als normal bestehen bleibt, wenn der Präputialring (Übergangsstelle zwischen innerem und äußerem Blatt) zu eng ist oder wenn die Präputialöffnung durch narbige Veränderungen (Balanitiden) verengt ist.

Behandlung. Durch Dehnung der Vorhaut entstehen Risse und narbige Veränderungen, die zu einer pathologischen Phimose führen.

!

Es ist grundsätzlich falsch, beim Säugling die Vorhaut zu dehnen.

Eine einfache Zirkumzision beim Kind ist indiziert bei hochgradig verengtem Präputialring und dadurch bedingter Miktionsstörung mit der Gefahr rezidivierender Entzündungen der Vorhaut.

Die Zirkumzision ist selten vor dem 3. Lebensjahr notwendig.

Hypospadie

Die Hypospadie ist eine häufige angeborene Verschlußstörung der Urethralrinne, die in verschiedenen Schweregraden vorkommt (Abb. 41.10).
Anstelle der fehlenden Urethra findet sich im Schaftbereich ein Bindegewebestrang (Chorda), der zu einer Penisabkrümmung nach unten führt. Dorsal fällt die große Vorhautschürze auf. Häufig ist die Urethralmündung verengt. Der Penis selbst ist oft kürzer als normal. Bei der Hypospadia perinealis sieht das Genitale wegen des gespaltenen und oft kleinen, meist leeren Skrotums weiblich aus (Pseudohermaphroditismus).

Klinik. Häufig kommt es zu Miktionsstörung bei Meatusstenose. Der Urinstrahl geht steil nach unten bei Abkrümmung. Erektionsschmerzen entstehen bei starker Abkrümmung.

Diagnose. Bei der Hypospadia perinealis ist eine frühzeitige Geschlechtsbestimmung mittels Chromosomenuntersuchung unerläßlich (Pseudohermaphroditismus?).

Behandlung. Bei der Hypospadia glandis (bis zum Sulkus) wird der Meatus auf die Spitze verlagert („meatal advancement and glanduloplasty"), die dorsale Präputialschürze wird gekürzt und – wenn möglich – ventral vereinigt. Bei den mittleren penilen und proximalen skrotalen und perinealen Formen muß einerseits die Abkrümmung des Penis durch Chordektomie korrigiert, anderseits eine Verlängerung der Urethra bis auf die Spitze der Glans geschaffen werden (Orthoplastik plus Urethralplastik). Die Neourethra wird heute aus dem inneren Blatt der dorsalen Präputialschürze gebildet und an einem vaskularisierten Stiel nach ventral rotiert. Es können aber auch freie Transplantate aus Präputialhaut bzw. Blasenmukosa zur Bildung der Neourethra verwendet werden. Diese delikaten, aus funktionellen Gründen absolut indizierten Operationen werden heute meist in einer Sitzung durchgeführt, bevorzugt im Alter von 2–4 Jahren.

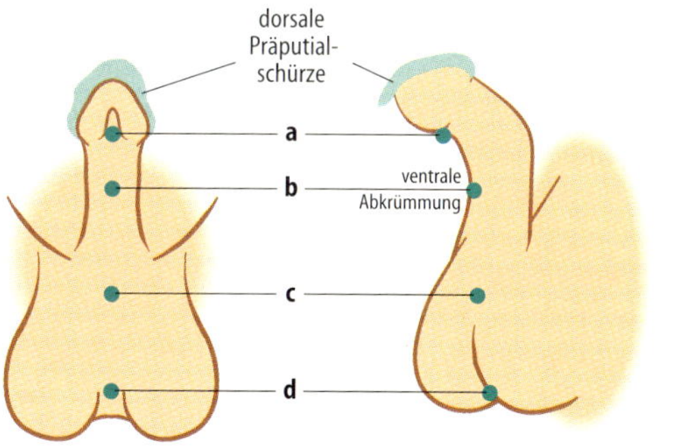

Abb. 41.10. Hypospadie. **a** Hypospadia glandis, **b** Hypospadia penis, **c** Hypospadia skrotalis, **d** Hypospadia perinealis

Mit Komplikationen wie Fisteln und Stenosen ist in ca. 10–20 % zu rechnen.

Bei massiver primärer Meatusstenose muß eine Meatotomie im Säuglingsalter vorgezogen werden.

Epispadie

Seltene Mißbildung infolge Offenbleibens des Urethraldaches (Extremform bei Blasenekstrophie), oft mit Sphinkterdefekt und Urininkontinenz.

Behandlung. Plastischer Verschluß, evtl. mit Kontinenzplastik.

Kryptorchismus (Maldeszensus, Hodenhochstand)

Kryptorchismus („verborgener Hoden") bezeichnet eine angeborene Deszensusstörung eines oder beider Hoden, die am ehesten auf einer Hypothalamus-Hypophysen-Gonaden-Dysfunktion beruht. Bei der Geburt ist diese Anomalie bei 1–2 % der Knaben vorhanden. Im Verlauf des ersten Lebensjahres ist nur bei einem kleinen Prozentsatz mit spontanem Deszensus zu rechnen.

Klassifizierung. Einseitig, beidseitig, intraabdominal, im Leistenkanal oder über dem Leistenkanal, echte Ektopie, z. B. femoral. Die Bezeichnung ***Pendelhoden*** gilt für die Hoden, die mehrheitlich eine normale Lage im Skrotum einnehmen, jedoch durch erhöhte Kremasteraktivität häufig nach oben retrahiert werden. Sie bedürfen keiner Therapie.

!

Nach neueren Statistiken führt der Kryptorchismus bei einseitiger Deszensusstörung in 30–70 % und bei Doppelseitigkeit in ca. 90 % zur ***Infertilität***.

Klinik. Bei festgestellter Deszensusstörung nach der Geburt sind häufige Kontrollen durch den gleichen Untersucher notwendig. Die Untersuchung erfolgt am besten im Liegen und im Schneidersitz. Ein genauer Eintrag der Lage und der Größe des Hodens ist absolut erforderlich.

Bei bilateral nicht palpablen Hoden muß eine endokrinologische Abklärung durchgeführt werden, um eine primäre Anorchie zu diagnostizieren oder auszuschließen (HCG-Stimulationstest, Bestimmung von FSH/LH).

Die Tumorhäufigkeit bei kryptorchen Hoden ist deutlich erhöht.

Behandlung. Ziel der Behandlung eines Kryptorchismus ist der Deszensus und damit eine Verbesserung der Fertilität sowohl beim einseitigen als auch beim beidseitigen kryptorchen Hoden.

Da sich beim nicht deszendierten Hoden im 3. Lebensjahr irreversible Schäden am Tubulus und peritubulären Gewebe mit Abnahme der Spermatogonienzahl manifestieren, muß der kryptorche Hoden mit dem 2. Geburtstag seine normale Lage im Skrotum haben (Verhinderung der sekundären Schädigung).

Grundsätzlich sollte mit einer ***hormonellen Behandlung*** begonnen werden (nach dem 1. Geburtstag), da dem Maldeszensus eine hormonelle Dysfunktion zugrunde liegt: durch LHRH („luteinizing hormone-releasing hormone"), verabreicht als Nasenspray 4 Wochen lang mit täglich 3 Sprühdosen in jedes Nasenloch, bzw. HCG („human chorion gonadotropine") 3–6 mal 1500 E pro Woche injiziert. Bewährt hat sich auch eine kombinierte LHRH- und HCG-Therapie.

Die Deszensuserfolge dieser konservativen Therapie sind unterschiedlich und von der Lage des kryptorchen Hodens abhängig, betragen aber durchschnittlich ca. 40 %.

Bei erfolgloser medikamentöser Therapie sowie bei Operation einer Leistenhernie, kombiniert mit Kryptorchismus, muß der Hoden vor dem 2. Geburtstag operativ ins Skrotum verlagert werden ***(Orchidopexie)***. Die Operation sollte von erfahrenen Chirurgen durchgeführt werden, da vor allem bei höher gelegenen Hoden die Mobilisation der Funikelgefäße zur spannungslosen Verlagerung des Hodens äußerst anspruchsvoll ist.

Bei intraabdominellen Hoden ist heute u. U. eine mikrochirurgische Autotransplantation des Hodens indiziert. Bei einseitig primär atrophen Hoden oder schwerer Hoden-Nebenhoden-Dissoziation sollte eine Ektomie durchgeführt und später eine Hodenprothese eingesetzt werden.

Fertilitätschancen. Grundsätzlich wird durch die medikamentöse und operative Verlagerung eines kryptorchen Hodens verhindert, daß sich sekundäre Schäden, die die Fertilität vermindern, manifestieren. Die primäre Fertilitätspotenz, d. h. die Ausreifung der Geschlechtszellen, wird damit nur teilweise beeinflußt, wie bioptische Befunde gezeigt haben. Neuerdings kann jedoch durch eine medikamentöse Nachbehandlung mit einem LHRH-Analogon ein Anstieg der Geschlechtszellen erreicht werden.

Hoden- und Hydatidentorsion (Akutes Skrotum)

Die Hodentorison, d. h. Verdrehung des Samenstranges um seine Längsachse, ist häufig und kommt v. a. im Neugeborenenalter bzw. in Präpubertät und Pubertät vor. Begünstigt wird sie durch eine lokale Anomalie, wie Kryptorchismus oder hohen Umschlag der Tunica vaginalis am Funikel (intravaginale Form der Hodentorsion).
Bei der Hydatidentorsion handelt es sich um die Stieldrehung einer Morgagni[18] -Hydatide, die dem Hoden oder Nebenhoden aufsitzt.

Symptome. Plötzlich auftretende, ziehende Schmerzen im Skrotum und entlang dem Funikel sind mit Rötung und Schwellung der betroffenen Skrotalseite (Aufhebung der Fältelung) verbunden. Bei der Palpation ist der Hoden schmerzhaft und etwas vergrößert (Begleithydrozele) und der Funikel verdickt. Die Hydatidentorsion verursacht prinzipiell die gleichen Symptome und kann im akuten Stadium nicht von einer Hodentorsion abgegrenzt werden.

[18] Giovanni B. Morgagni, Anatom, Padua, 1682–1771

Diagnose. Bei jeder akut auftretenden, schmerzhaften, einseitigen Skrotalschwellung ist primär an eine Hodentorsion zu denken. Eine Epididymitis oder Orchitis ist im Kindesalter ausgesprochen selten.

In Zusammenhang mit Anamnese und Klinik kann mittels Farbdopplersonographie in geübten Händen eine Hydatidentorsion bzw. Epididymitis von einer Hodentorsion abgegrenzt werden.

Behandlung. Sofortige Operation und Retorsion; Fixation des betroffenen Hodens sowie aus prophylaktischen Gründen auch des nicht betroffenen Partnerorgans.

> **!** 6 h nach Beginn einer Hodentorsion kommt es zu einer zunehmenden Atrophie des Organs!

41.5 Traumatologie

41.5.1 Schädel-Hirn-Trauma im Kindesalter

Anatomische Besonderheiten

Schädel-Hirn-Verletzungen bei Kindern unterscheiden sich von denjenigen der Erwachsenen (s. Kap. 14) und verlangen vom behandelnden Arzt teilweise andere diagnostische und therapeutische Maßnahmen. Dies beruht auf bestimmten Besonderheiten des kindlichen Schädels und Gehirns, insbesondere wegen der Nachgiebigkeit des Kalottenknochens beim Säugling und Kleinkind. Eine besondere Form der Schädelfraktur beim Neugeborenen und Säugling ist die sog. ***Pingpongfraktur***. Auch die ***Nahtsprengung*** ist eine Besonderheit einer bestimmten Altersgruppe (3–10 Jahre).

Die Dura haftet in den ersten Jahren besonders fest am Schädelknochen. Bei Kalottenfrakturen kommt es deshalb besonders häufig zu Durarissen mit Verletzung der Meningealgefäße und zum gefürchteten ***Epiduralhämatom***. 50 % der Epiduralhämatome im Kindesalter kommen bei Säuglingen vor. Die typische Symptomatologie mit dem freien Intervall fehlt in dieser Altersgruppe recht häufig.

Das kindliche Gehirn zeichnet sich durch eine erhöhte Permeabilität der Blut-Liquor-Schranke aus. Es ist bedeutend empfindlicher gegenüber Sauerstoffmangel und hat eine erhöhte Vulnerabilität. Dies ist für die stark erhöhte Ödembereitschaft verantwortlich. Das ***posttraumatische Hirnödem*** ist eine der gefürchtesten Komplikationen. Eine entsprechende Prophylaxe ist rechtzeitig einzuleiten.

Prognose. Die Prognose nach Schädel-Hirn-Trauma ist im Kindesalter i.allg. günstiger als bei Erwachsenen. Sie ist jedoch schwerer zu beurteilen, da über die prätraumatischen Persönlichkeitsmerkmale und die Entwicklungspotenzen um so weniger ausgesagt werden kann, je jünger das Kind ist.

41.5.2 Frakturen

Unterschiede zum Erwachsenen

Die anatomischen Gegebenheiten des kindlichen Organismus fordern folgende Überlegungen (vgl. Kap. 38):
- Frakturen betreffen die wachsenden Knochen mit offenen Epiphysenfugen.
- Es folgt eine raschere Heilung und spontane Korrekturmöglichkeiten, abhängig vom Alter des Kindes sowie von Lokalisation und Art der Fraktur.
- Die Gelenkfunktion nach Gipsfixation kann rasch wieder hergestellt werden.
- Die Pseudarthrosengefahr ist sehr gering.
- Die Sudeck-Dystrophie ist äußerst selten.
- Die posttraumatischen Wachstumsstörungen sind häufig, meistens erfolgen Beschleunigungen, gelegentlich Verminderungen.

Diaphyse

Grünholzfraktur. Biegungsbruch bei meist erhaltenem Periost mit stets einer durchgebrochenen und einer angebrochenen Kortikalis. Häufigstes Vorkommen: Vorderarmschaft (Abb. 41.11 a). Komplikationen: Redislokation in die ursprüngliche Fehlstellung. Gefahr der Refraktur, wenn bei der Reposition die stehende Kortikalis nicht durchgebrochen wird.

Metaphyse

Stauchungsfrakturen. Wulstbrüche aufgrund einer noch weichen, einstauchbaren Kortikalis, am häufigsten am distalen Vorderarm (Abb. 41.11 b).

Apophysenausrisse und knöcherne Bandausrisse. Die Apophysen (Epikondylen) sind stets im Bereich der Metaphysen zu finden. Sie zeigen den gleichen Aufbau

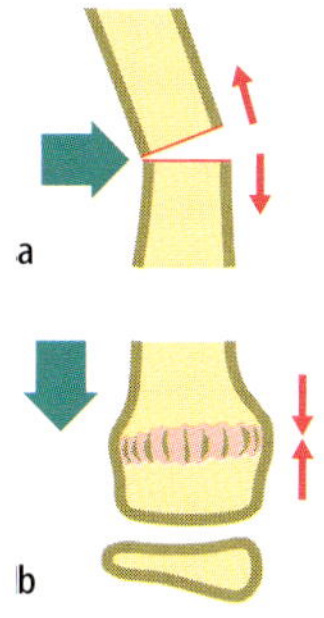

Abb. 41.11. **a** Grünholzfraktur, **b** Stauchungsfraktur

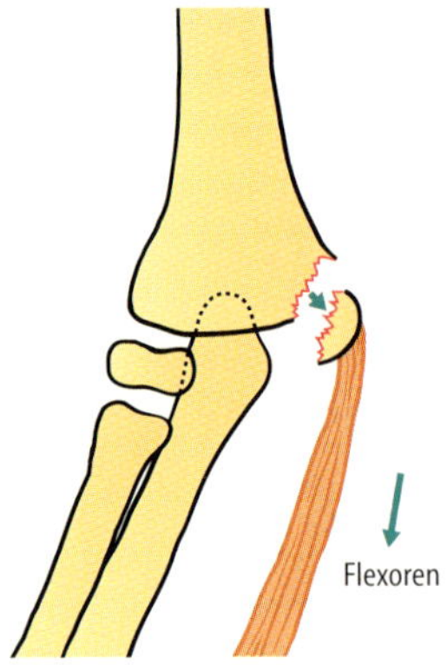

Abb. 41.12. Abriß des Epikondylus ulnaris bei Ellenbogenluxation

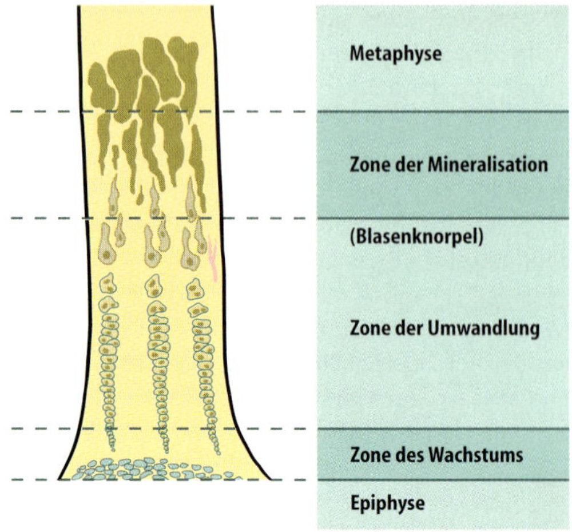

Abb. 41.14. Epiphysenfuge

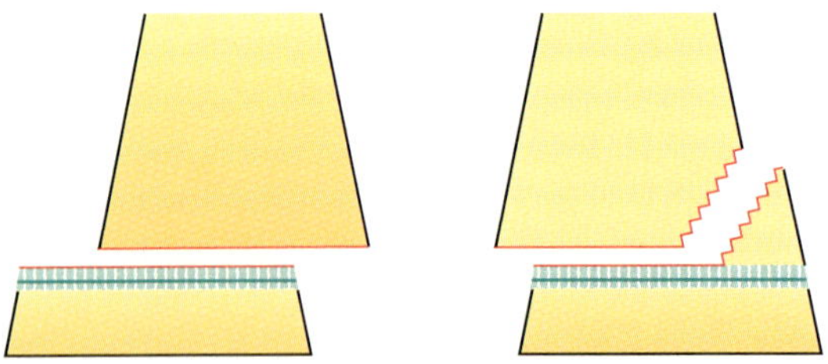

Abb. 41.13 a, b. Epiphysenlösung. **a** Ohne, **b** mit metaphysärem Ausbruchsfragment (Salter I und II)

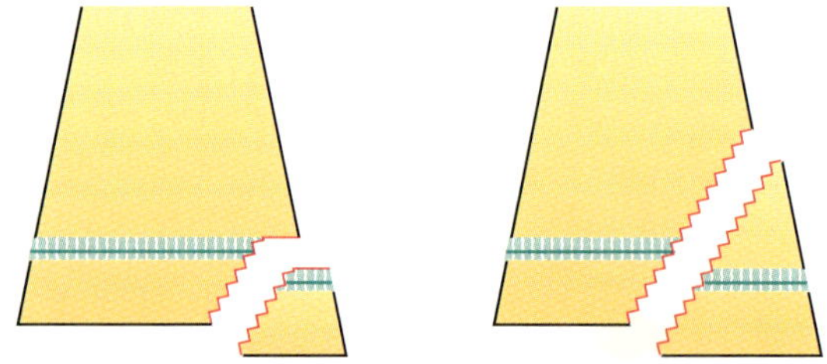

Abb. 41.15 a, b. Epiphysenfraktur. **a** Ohne, **b** mit metaphysärem Ausbruchsfragment (Salter III und IV)

wie die Epiphysen, sind aber nicht am Längenwachstum des Knochens beteiligt. Sie dienen als Sehnenansätze. Am häufigsten ist der Ausriß des Epicondylus ulnaris bei Ellbogenluxation (Abb. 41.12). Die Seitenbänder der Gelenke inserieren teils metaphysär, teils epiphysär und teils kombiniert. Die häufigste Form der Bandläsion im Wachstumsalter ist der periostale, chondrale oder knöcherne Ausriß des Bandansatzes (z. B. oberes Sprunggelenk bei Supinationstrauma).

Epiphysenlösungen. Sie entstehen ohne und mit metaphysärem Ausbruchfragment (Salter[19] I und II und Abb. 41.13 a, b) durch horizontale Schermechanismen. Die Lösung erfolgt in der metaphysärwärts gelegenen Schicht der Epiphysenfuge, der Schicht des Blasenknorpels (Abb. 41.14). In der Regel sind keine Wachstumsstörungen zu erwarten, da Epiphysenlösungen gehäuft um das 12./13. Lebensjahr auftreten, d. h. in einem Alter, in dem Wachstumsstörungen nur noch selten und dann ohne nennenswerte Folgen vorkommen können.

[19] Robert Salter, zeitgen. orthopädischer Chirurg, Toronto

Cave: Eine iatrogene Schädigung des epiphysären Fugenanteiles kann durch zu gewaltsame Repositionsmanöver (Schädigung des Stratum germinativum) und unnötige Operationen erfolgen.

Epiphyse und Epiphysenfuge (= Gelenkfraktur)

Epiphysenfrakturen. Sie kommen ohne und mit metaphysärem Ausbruchfragment vor (Salter III und IV, Entstehung durch vertikale Scher- und/oder Stauchungsmechanismen). Stets liegt eine Schädigung des Stratum germinativum vor, weshalb prinzipiell die Gefahr einer Wachstumsstörung besteht. Außerdem handelt es sich um Gelenkfrakturen mit Stufenbildung bei Dislokation (Abb. 41.15 a, b). Bezüglich der Prognose unterscheiden wir 2 Typen von Epiphysenfrakturen:

- Epiphysenfraktur ohne Dislokation mit reiner Frakturspaltdehiszenz ohne Fragmentkippung oder -torsion und ohne Gelenkstufe. Hier ist praktisch keine Wachstumsstörung zu erwarten. Die konservative Therapie ist deshalb indiziert.
- Epiphysenfrakturen mit Dislokation des Fragments mit Gelenkstufe. Hier sind Wachstumsstörungen zu

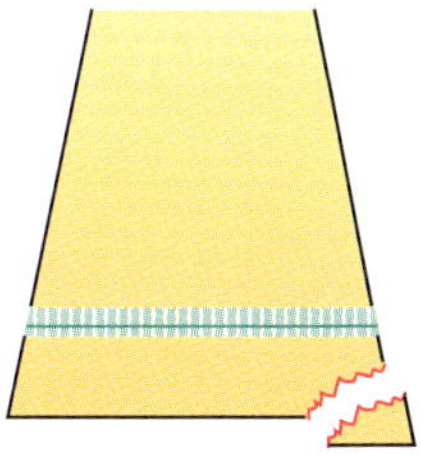

Abb. 41.16. Flake fracture (Epiphysenfraktur ohne Fugenbeteiligung)

erwarten. Wegen der Gelenkstufe ist die operative Therapie absolut indiziert.

Flake fracture. Dieser Frakturtyp kommt vor als Begleitverletzung bei Luxationen oder Seitenbandläsionen (Abb. 41.16). Es handelt sich um eine Epiphysenfraktur ohne Fugenbeteiligung und somit ohne Gefahr einer Wachstumsstörung.

Übergangsfrakturen. Dabei handelt es sich um Epiphysenfrakturen der distalen Tibia kurz vor Wachstumsabschluß bei partiell schon geschlossener Fuge. Wachstumsstörungen sind nicht mehr zu erwarten. Die Diagnose ist schwierig (evtl. Tomogramme).

Spontankorrektur verbliebener Fehlstellungen während des weiteren Wachstums

Diese sind periostal, epiphysär oder kombiniert möglich. Die periostale Korrektur erfolgt durch Anbau auf der Seite der größten Druckspannung und Abbau auf der Seite der geringsten Druckbeanspruchung, die epiphysäre durch unterschiedliches Längenwachstum (die Epiphyse stellt sich stets senkrecht zur Belastung ein).

Prinzipiell ist die mögliche Korrektur einer verbliebenen Fehlstellung vom Alter sowie von der Art und Lokalisation der Fraktur abhängig. Am besten werden Achsenknicke im Bereich des proximalen Humerus und des distalen Radius korrigiert. Achsenknicke in der Sagittalebene werden i.allg. besser korrigiert als in der Frontalebene. Seitverschiebungen werden in der Regel vollständig spontan korrigiert.

Verlängerungen erfahren keine Korrektur. Verkürzungen können – wenn sie mit einer ausgedehnten Seitverschiebung kombiniert sind – wegen der verstärkten und verlängerten Umbauvorgänge zur Verlängerung führen. Rotationsfehler können im Rahmen physiologischer Detorsionsvorgänge, v. a. am Oberschenkel (Schenkelhalsdetorsion) und am Oberarm, spontan korrigiert werden.

Posttraumatische Wachstumsstörungen

Stimulation der Epiphysenfuge. Diese Wachstumsstörung ist passager und von der Dauer der Umbauvorgänge abhängig:

- Stimulation der ganzen Fuge: häufigste Wachstumsstörung, v. a. nach Schaftfrakturen und epiphysennahen Metaphysenfrakturen. Die Stimulation ist Folge der Mehrdurchblutung proximal und distal gelegener Epiphysenfugen. Dadurch kommt es zum vermehrten Längenwachstum (z. B. ist nach Oberschenkelfrakturen in ca. 70 % der Fälle ein Mehrwachstum von 1 cm zu erwarten).
- Die partielle Stimulation der Epiphysenfuge ist posttraumatisch selten anzutreffen, z. B. nach Kondylenfraktur des distalen Humerus.

Verschluß der Epiphysenfuge. Diese Wachstumsstörung ist nicht passager und dauert bis zum Wachstumsabschluß:

- Ein totaler Verschluß ist selten; möglich nach Läsion der gesamten Epiphysenfuge. Dies führt zur erheblichen Verkürzung der Extremität.
- Der partielle Verschluß ist die häufigste Wachstumsstörung nach Epiphysenfrakturen; am Ort der Läsion entsteht eine knöcherne Brücke, die zum partiellen Verschluß und damit zur partiellen Verkürzung und zum zunehmenden Fehlwachstum führt.

Diagnose von kindlichen Frakturen

Klinik. Die Diagnosestellung ist meist einfach bei entsprechender Deformierung, jedoch wegen fehlender Achsenabweichung gelegentlich erschwert, z. B. bei Stauchungsfraktur, bei Epiphysenfraktur und auch bei gewissen Schaftfrakturen. Wie beim Erwachsenen ist vor Diagnose- und Behandlungsbeginn die Prüfung des Pulses, der Motorik und Sensibilität unbedingt erforderlich.

Röntgen. Das Röntgenbild ist das wichtigste Diagnostikum kindlicher Frakturen; bei Schaftfrakturen stets die angrenzenden Gelenke mitröntgen; wenn immer möglich in 2 Ebenen (a.-p. und seitlich). Die Beurteilung von Frakturen wegen noch nicht oder schon ausgebildeter Knochenkerne in Gelenknähe ist oft schwierig.

Behandlung. Folgende Möglichkeiten sind prinzipiell möglich:

- Konservativ (elastische Verbände, Gips)
- Halbkonservativ (***geschlossene Reposition*** und perkutane Drahtspickung, intramedulläre Nagelung und Fixateur externe)
- Operativ (***offene Reposition*** und Fixation mit Drähten, Schrauben, Platten oder Fixateur externe)

Konservative Behandlung. Indikation sind alle nichtdislozierten Frakturen und alle dislozierten Schaftfrakturen, die in einem altersentsprechenden tolerablen Rahmen reponierbar sind; darunter fallen ca. 90 % aller kindlichen Frakturen. Eine Reposition muß möglichst „sanft“ mit kontinuierlichem Zug durchgeführt werden (Flaschenzug mit Anhängen von Gewicht); evtl. Relaxation. Eine achsengerechte ideale Reposition ist anzustreben, aber – altersabhängig – nicht unter allen Umständen zu erzwingen. Gipsverbände sollten möglichst dünn, aber stabil, unter exakter Anmodellierung angepaßt werden.

> **!** Immer Polsterung des Gipsverbandes mit dünner Polsterwatte.

Folgende Gipsarten sind verfügbar: dorsolaterale Gipsschiene bei stabilen Frakturen; gespaltener zirkulärer Gipsverband bei instabilen Frakturen oder dorsovolare Gipsschienen.

Der Gipsschluß erfolgt nach 3–5 Tagen, wenn die Weichteilschwellung zurückgeht.

Gipskontrollen:

- nach 24 h (Zirkulation, Motorik, Druck/Schmerz),
- zwischen 4.–8. Tag bei allen dislokationsgefährdeten Frakturen mit Röntgenkontrolle; leichte Abweichungen korrigierbar durch Gipskeilung,
- nach 3–5 Wochen Gipsabnahme und Röntgenkontrolle; prinzipiell sollte jeder Gips spätestens nach 4–5 Wochen entfernt werden.

> **!** Abnorme Stellungen, wie Spitzfuß und Volarflexion der Hand, sind manchmal zur Retention eines guten Repositionsergebnisses nötig. Diese Stellungen dürfen beim Kind in Kauf genommen werden, da sie sich nach Gipsabnahme rasch normalisieren.

Halbkonservative Behandlung. Eine geschlossene, perkutane Bohrdrahtosteosynthese ist indiziert, wenn zwar die Reposition gelingt, das Ergebnis sich aber in einem Gipsverband nicht retinieren läßt, die Frakturenden also wieder abgleiten. Diese Methode wird bei suprakondylären Humerusfrakturen angewandt, gelegentlich auch bei Epiphysenlösungen (z. B. distales Femur).

Eine intramedulläre Nagelung wird vor allem bei diaphysären Vorderarmfrakturen mehr und mehr angewandt, z. T. auch bei queren Femurschaftfrakturen.

Operative Behandlung. Indikation zur offenen Reposition und Fixation in folgenden Fällen:

- Dislozierte Epiphysenfrakturen mit Fugenbeteiligung (z. B. distale Tibia, distales Femur, distaler Humerus). Die Fixation erfolgt mittels Zugschraube, um den Brückenkallus im Frakturspalt zu vermindern. Nachbehandlung: Gips für 3–5 Wochen, dann Belastungsbeginn. Entfernung der Schraube nach weiteren 2 Wochen.
- Epiphysenfrakturen ohne Fugenbeteiligung (osteochondrale Flake fracture: keine typische Verletzung im Wachstumsalter, aber als Begleitverletzung v. a. bei Luxationen möglich).
- Übergangsfraktur der distalen Tibia (keine Gefahr der Wachstumsstörung mehr, aber Gefahr einer verbleibenden Gelenkstufe).
- Dislozierte Distraktionsfrakturen (Olekranon, Patella). Olekranon- und Patellafrakturen sind Gelenkfrakturen, die eine exakte Reposition erfordern. Die Fixation erfolgt wie beim Erwachsenen durch Zuggurtungsosteosynthese.
- Dislozierte Apophysenabrisse. Bei den Apophysenabrissen (Epikondylenfrakturen) handelt es sich meist um den Ausriß des Epicondylus ulnaris am Humerus (Band- und Muskelansätze).
- Schaftfrakturen (Dia- und Metaphyse). Irreponible Frakturen mit nicht tolerablen Fehlstellungen. Sind ***multiple Frakturen*** einer Extremität oder beider Extremitäten vorhanden, läßt sich eine befriedigende konservative Fixationsbehandlung für alle gebrochenen Knochen nicht mehr durchführen. Aus pflegerischen Gründen sind dann die offene Reposition und Fixation angezeigt.
- Bei Frakturen bei schwerem Schädel-Hirn-Trauma ist die stabile Osteosynthese der Fraktur oft unerläßlich, weil bei den sehr unruhigen Patienten ein Gipsverband zur Fixation der Fraktur nicht ausreicht. Durch die stabile Osteosynthese treten im Frakturbereich praktisch keine Schmerzen mehr auf, was sich günstig auf den Heilungsverlauf des Schädel-Hirn-Traumas auswirkt.
- Bei Frakturen mit begleitenden Gefäß- und Nervenverletzungen sowie offenen Frakturen 3. Grades ist die stabile Osteosynthese der Fraktur Voraussetzung für eine gute Heilung der Gefäß- und Nervenverletzungen, aber auch der anderen Weichteilverletzungen und der Hautdefekte.
- Bei Schaftfrakturen bei Jugendlichen wegen der herabgesetzten Wachstumserwartung mit entsprechender Abnahme v. a. der epiphysären Spontankorrekturfähigkeit bezüglich verbliebener Fehlstellungen oder aus sozialen Gründen (Schule, langer Krankenhausaufenthalt bei konservativer Behandlung etc.).
- Schenkelhalsfrakturen sind im Kindesalter selten und im Falle einer Dislokation notfallmäßig mit offener Reposition und Fixation mit Schrauben oder Spickdrähten zu versorgen. Nicht dislozierte Frakturen sollten konservativ behandelt werden. Kopfnekrosen können in etwa 20 % der Fälle vorkommen, unabhängig von der geschilderten Therapie.

Allgemein sollte Osteosynthesematerial im kindlichen Knochen möglichst kurz belassen werden. Entfernung von Spickdrähten nach 3 Wochen; Entfernung von Schrauben nach 4–8 Wochen; Entfernung von Platten nach 4–6 Monaten.

Nachbehandlung und -kontrolle nach kindlichen Frakturen

Physiotherapie. Sie ist nur ausnahmsweise nach Knieoperationen und Osteosynthesen bei Jugendlichen notwendig. Meist genügt die spontane Mobilisation durch den Patienten selbst. Gelenkmobilisation sowie passive Bewegungstherapie sind bei Kindern kaum je erforderlich. Keine Physiotherapie bei Ellbogenverletzungen!

Nachkontrollen. Nach der knöchernen Konsolidierung sind alle Verletzungen der Wachstumsfuge, die gelenknahen Frakturen und die Frakturen der unteren Extremitäten mindestens 2 Jahre lang zu kontrollieren, um eine etwaige Wachstumsstörung (Verlängerung, Verkürzung, Achsenabweichung) mit Sicherheit ausschließen zu können. Ist ein Beinlängenunterschied oder eine Fehlstellung erkennbar, muß bis zum Wachstumsabschluß weitmaschig kontrolliert werden. Entsprechende Maßnahmen (Absatzerhöhung, korrigierende Osteotomien) sind rechtzeitig einzuleiten.

Pathologische Frakturen

Diese kommen im Kindesalter v.a. bei Osteogenesis imperfecta, bei Knochenzysten und -tumoren (Ewing[20]-Sarkom) und bei chronischer Osteomyelitis vor.

Luxationen

Subluxation des Radiusköpfchens (Chassaignac[21]-Syndrom „pronation douloureuse"). Kommt v.a. beim Kleinkind vor, da dieses häufig brüsk an der Hand nach oben gezogen wird. Das Radiusköpfchen kann sich dabei in Pronationsstellung im Lig. anulare einklemmen.

Der befallene Arm hängt schlaff herunter mit einer Fixation des Vorderarms in ausgesprochener Pronationsstellung.

Therapeutisch muß eine Flexion unter gleichzeitiger Supination des Vorderarms vorgenommen werden. Dabei ist ein deutliches Knacken zu hören. Eine Fixation nach Reposition ist nicht notwendig.

Ellbogenluxation. Die reine Luxation ist äußerst selten, meist ist sie kombiniert mit einem Abriß des Epicondylus ulnaris.

Die geschlossene bzw. offene Reposition ist die adäquate Therapie (bei Dislokation des Epicondylus ulnaris muß dieser operativ fixiert werden).

Luxation des Radiusköpfchens. Isoliert tritt die Luxation selten auf, kombiniert bei Monteggia-Fraktur (Ulnafraktur und Luxation des Radiusköpfchens). Bei allen isolierten Ulnafrakturen muß radiologisch das zugehörige Ellbogengelenk beurteilt werden: Die Achse des proximalen Radiusendes muß stets zentral und in allen Ebenen das Capitulum humeri treffen.

Schulterluxation. Bei Kindern ausgesprochen selten, bei Jugendlichen gelegentlich zu beobachten; nach Reposition (meist in Narkose) ist eine Fixation im Desault-Verband über mindestens 3 Wochen nötig. Gefahr der habituellen Schulterluxation bei Abrißläsion des Pfannenlimbus!

[20] James Ewing, Pathologe, New York, 1866–1943
[21] Charles M. Chassaignac, Chirurg, Paris, 1805–1879

41.5.3 Verbrennungen und Verbrühungen

Unterschiede zum Erwachsenen

Folgende Besonderheiten ergeben sich durch den kindlichen Organismus (vgl. Kap. 39):

- Es handelt sich in der überwiegenden Mehrzahl um Verbrühungen, die zu erst- und zweitgradigen, selten zu drittgradigen Läsionen führen. Die zweitgradigen Läsionen sind meist tiefer als beim Erwachsenen.
- Da es sich vorwiegend um Säuglinge und Kleinkinder handelt, ist der Flüssigkeitsverlust wegen der größeren Körperoberfläche bezogen auf das Körpergewicht höher.
- Es besteht erhöhte Hirnödembereitschaft während der Infusionsbehandlung in der 1. Phase (erhöhte Permeabilität der Blut-Hirn-Schranke beim Säugling und Kleinkind).
- Kontrakturen und Keloidbildungen sind häufiger (Gefahr der Wachstumshemmung).

Indikation zur Krankenhauseinweisung

Bei Kindern mit Verbrühungen und Verbrennungen ist eine Einweisung ins Krankenhaus angezeigt bei:

- ausgedehnten zweit- und drittgradigen Läsionen über 10 % der Körperoberfläche,
- zirkulären Verbrühungen oder Verbrennungen von Thorax und Extremitäten,
- tiefen Verbrennungen und Verbrühungen an der Hand,
- Stromverletzungen,
- Verdacht auf Inhalation toxischer Gase,
- Läsionen am Gesicht, am Hals und im Mund.

Infusionsbehandlung in der Akutphase

Während der ersten 24 h:

- 2–3 ml/kg KG je Prozent verbrannter Körperoberfläche/24 h $^2/_3$ Ringer-Laktat in 5 % Glukose, $^1/_3$ PPL, davon die Hälfte in den ersten 8 h vom Zeitpunkt des Unfalls an gerechnet,
- zusätzlicher Normbedarf 1800 ml/m^2 Mischinfusion $^2/_3$ Glukose + $^1/_3$ NaCl,
- orale Gaben müssen von der Infusionsmenge abgezogen werden.

Lokale Behandlung wie beim Erwachsenen.

Während der Infusionsbehandlung gelten die üblichen Kriterien der Überwachung des klinischen Zustandes, des Kreislaufs, der Urinausscheidung und der Laborbefunde. Die Infusionsgeschwindigkeit muß sich diesen Kriterien anpassen (Hirnödemgefahr).

!

Der Flüssigkeitsersatz sollte sich nach den individuellen Bedürfnissen und nicht nach einem starren Schema richten.

Behandlung der Narben nach kindlichen Verbrennungen und Verbrühungen

- Kompressionsverbände auf hypertrophe Narben (Keloide); Massieren
- Schienen und Redressionsgipse für Monate
- Plastische Korrektur funktionell schlechter Narben
- Kontrolle über Jahre

41.6 Hämatogene Osteomyelitis und septische Arthritis

Vor Einführung der Antibiotika war die hämatogene Osteomyelitis eine gefürchtete Krankheit, die häufig zum Tode oder zu jahrelangem Krankenlager führte. Heute ist sie bei uns selten geworden. Zu unterscheiden sind die akute hämatogene Osteomyelitis (septische Arthritis) und die primär chronische Osteomyelitis. Zu letzteren sind Sonderformen zu zählen, wie die plasmazelluläre Osteomyelitis, der Brodie[22]-Abszeß etc.

Ätiologie. Hämatogene Streuung ins Knochenmark (und/oder in Gelenke) nach pyogenen Infektionen der Haut und der subkutanen Weichteile sowie aus Zahn- und Tonsillenherden oder nach Infekten der oberen Luftwege. Jenseits des 3. Lebensjahres ist in ca. 90 % aller Fälle Staphylococcus aureus zu finden, unterhalb des 3. Lebensjahres sind sämtliche Keime möglich. Hämatogene Osteomyelitiden und septische Arthritiden können in allen Altersgruppen vorkommen.

Pathophysiologie. Am häufigsten sind die langen Röhrenknochen im metaepiphysären Bereich befallen. Entsprechend der unterschiedlichen Blutversorgung ist beim Säugling v. a. die Epiphyse befallen, ein Übertritt ins Gelenk ist möglich. Beim älteren Kind stellt die gefäßlose Epiphysenfuge eine Schranke dar, so daß sich die Entzündung in Richtung Markhöhle oder nach außen durch die dünne metaphysäre Kortikalis ausbreitet und zum subperiostalen Abszeß führt. Dieser kann infolge der Fistelbildung durch die Haut durchbrechen. Durch Druck von innen und außen kommt es zur Nekrose des kortikalen Knochenbezirks, zum Sequester. Das Periost wird durch die Entzündung zur Knochenneubildung angeregt, es entsteht die sog. Totenlade.

Klinik. Bei der ***akuten*** hämatogenen Osteomyelitis (septische Arthritiden) kommt es zu Beginn zu Fieber bis hin zu septischen Temperaturen und schweren septischen klinischen Zustandsbildern. Lokal tritt Schmerzhaftigkeit und Schwellung/Rötung (evtl. Gelenkerguß mit entsprechender Bewegungseinschränkung) auf. Die Lokalisation ist meist meta-/epiphysär. Der Allgemeinzustand ist reduziert.

Die primäre ***chronische*** Osteomyelitis wird oft erst nach einem Trauma durch Schmerzen bewußt mit beginnend leichter Schwellung meist im meta-/diaphysären Bereich. Die Gelenke sind primär praktisch nie beteiligt; der Allgemeinzustand findet sich meist ungestört.

Diagnostik. Bei der ***akuten*** hämatogenen Form bzw. septischen Arthritis sind Fieber, die lokale Symptomatik und positive Blutkultur (bzw. bakteriologisch positives Gelenkpunktat) beweisend.

Ist die Blutkultur negativ, muß die Diagnosesicherung durch ein Dreiphasen-Szintigramm vorgenommen werden.

Bei der primär ***chronischen*** Osteomyelitis erhärten die lokale Symptomatik, der radiologische Befund und evtl. die Szintigraphie die Verdachtsdiagnose. Radiologisch kann im Frühstadium oft nichts beobachtet werden. Erst nach 10–14 Tagen treten, meist im Bereich der Metaphyse, osteolytische Herde auf, danach Periostsaum und Verdickung. Die lokale Punktion ergibt nur selten Bakterienwachstum.

Das Differentialblutbild ist bei akuter und chronischer hämatogener Osteomyelitis unspezifisch, CRP und Senkung sind stets erhöht, bei der akuten Form massiv, bei der chronischen oft nur leicht.

Differentialdiagnose. Differentialdiagnostisch sind zu berücksichtigen: Rheumatisches Fieber, Weichteilabszeß, Tumoren (Ewing-Sarkom), Thrombophlebitiden, lokales Trauma („unsichtbare Fraktur") und Histiozytose.

Behandlung. Bei der ***akuten*** hämatogenen Osteomyelitis ist die Behandlung prinzipiell konservativ (bei rechtzeitigem frühem Beginn in über 80 % der Fälle erfolgreich). Man gibt 100 mg/kg KG/24 h Augmentan (als Monotherapie jenseits des 3. Lebensjahres, als Kombination z. B. mit Gentamycin unterhalb des 3. Lebensjahres) parenteral mindestens 10–14 Tage, dann

[22] Sir Benjamin C. Brodie, Chirurg, London, 1783–1862

peroral weitere 4 Wochen bzw. bis zur völligen Normalisierung der Senkung. Bei Nichtansprechen der Therapie bis spätestens zum 5. Tag nach Therapiebeginn (Rückgang der Lokalsymptomatik und des Fiebers) ist die operative radikale Ausräumung des oder der Herde indiziert (präoperatives Skelettszintigramm zur Erfassung sämtlicher Herde!) mit eventueller Spüldrainage.

Bei Gelenkbeteiligung muß mit Beginn der parenteralen Antibiotikatherapie aus diagnostischen und therapeutischen Gründen das Gelenk punktiert und gespült werden. Spricht diese Therapie nicht innerhalb von 48 h an, muß das Gelenk revidiert und eine Spüldrainage installiert werden.

> **!**
>
> Ein osteolytischer Herd im Röntgen im Rahmen einer ***akuten hämatogenen Osteomyelitis*** allein ist ***keine*** Indikation zur Operation.

Bei der primär ***chronischen*** Osteomyelitis gilt prinzipiell operatives Vorgehen zur Diagnosesicherung und gleichzeitigen radikalen Ausräumung des oder der Herde (präoperatives Szintigramm!). Antibiotikagaben sind fragwürdig, da meist keine Keime nachweisbar sind. Bei radiologischem Persistieren des Ausräumungsdefektes ist u. U. später eine Spongiosaplastik notwendig.

> **!**
>
> Ein osteolytischer Herd im Röntgen im Rahmen einer ***primär chronischen Osteomyelitis*** ist ***stets*** die Indikation zur Operation.

Ziel. Therapeutisches Ziel bei hämatogener Osteomyelitis, septischer Arthritis und primär chronischer Osteomyelitis ist es, durch konservative und operative Maßnahmen einen protrahierten oder gar chronischen Verlauf zu verhindern. Gelingt dies nicht, kommt es im Rahmen der akuten hämatogenen Osteomyelitis zur Sequestrierung, im Rahmen der septischen Arthritis zur völligen Gelenkdestruktion, im Rahmen der primär chronischen Osteomyelitis zu chronischen, u. U. multilokulären Verlaufsformen, die auch lokaloperativ nicht mehr saniert, sondern höchstenfalls inaktiviert werden können. Je länger der Verlauf, desto mehr kann es zu Wachstumsstörungen mit zum Teil erheblichen Folgen kommen.

Literatur

Bettex M, Kuffer F, Schärli A (1975) Wesentliches über Kinderchirurgie. Huber, Bern

Bettex M, Genton N, Stockmann M (1982) Kinderchirurgie, 2. Aufl. Thieme, Stuttgart

Hadziselimovic F, Herzog B (1990) Hodenerkrankungen im Kindesalter. Hippokrates, Stuttgart

Laer L von (1996) Frakturen und Luxationen im Wachstumsalter, 3. Aufl. Thieme, Stuttgart

Nixon HH (1985) Hirschsprung's disease: Progress in management and diagnostics. World J Surg 9 : 189

Rickham PP, Soper RT, Stauffer UG (1975) Kinderchirurgie. Ein kurzgefaßtes Lehrbuch. Thieme, Stuttgart

Rickham PP, Lister J, Irving JM (1978) Neonatal surgery, 2nd edn. Butterworths, London

Sauer HD (1984) Das verletzte Kind. Thieme, Stuttgart

> **?**
>
> 1. Welches sind die wesentlichsten pathophysiologischen Unterschiede der Chirurgie des Kindes im Vergleich zum Erwachsenen?
> 2. Wie kann die Ösophagusatresie sofort nach der Geburt diagnostiziert werden, und welches sind die Komplikationen bei verspäteter Diagnose?
> 3. Beschreiben Sie das Vorgehen bei der Behandlung einer Meningozele!
> 4. Welche funktionellen Probleme stehen bei der operativen Behandlung einer Rektumsatresie und einer Hirschsprung-Erkrankung im Vordergrund?
> 5. In welchem Alter tritt die Invagination am häufigsten auf und wie äußern sich die Symptome?
> 6. Wann ist eine operative Therapie der Hiatushernie beim Säugling angezeigt?
> 7. Wie behandelt man die Pylorustenose beim Säugling operativ?
> 8. Welche Shuntkomplikationen sind bei der Behandlung des Hydrozephalus am häufigsten?
> 9. Wie unterscheidet sich die kindliche Leistenhernie von der des Erwachsenen? Wann muß sie operiert werden?
> 10. Wann spricht man von physiologischer, wann von pathologischer Phimose?
> 11. Kennen Sie die häufigsten angeborenen Anomalien des ableitenden Harntraktes? Wie äußern sie sich kinisch?
> 12. Wie ist die heutige Prognose des Wilms-Tumors?
> 13. In welchem Alter sollte ein Kryptorchismus operiert werden? Begründung?
> 14. Beschreiben Sie typische Unterschiede der kindlichen Fraktur im Vergleich zu Frakturen beim Erwachsenen!
> 15. Welche Frakturen gibt es nur im Kindesalter, welche müssen vornehmlich operativ behandelt werden?
> 16. Was muß bei der Therapie der Verbrühung oder Verbrennung beim Kind im Unterschied zum Erwachsenen speziell berücksichtigt werden?

Anhang A: TNM-Klassifikation 1997

Ch. Wittekind

Klassifikationen müssen laufend weiterentwickelt werden, um neue Erkenntnisse zu berücksichtigen. Dies gilt auch für die TNM-Klassifikation maligner Tumoren, die seit 1968 von der International Union against Cancer (UICC) in mehreren Auflagen herausgegeben wurde. Die Basisphilosophie der Herausgeber ist es dabei, Klassifikationen über einen längeren Zeitraum stabil zu halten. Nur eine solche Stabilität ermöglicht es, vergleichbare Daten über längere Zeiträume zu sammeln. Andererseits müssen neue Daten zur Prognose verschiedener maligner Tumoren und neue Methoden zur Bestimmung der Prognose berücksichtigt werden. Aus diesem Grunde wurde von seiten der UICC eine neue Auflage für notwendig gehalten, nachdem die 4. Auflage von 1987 zuletzt im Jahre 1992 einer 2. Revision unterzogen worden war (International Union against Cancer [UICC] Hermanek P, Sobin L H [eds] [1987, revised 1992] TNM Classification of malignant tumours, 4th edn. Springer, Berlin Heidelberg New York Tokyo).

In der neuen 5.Auflage, deren für das Chirurgielehrbuch wesentliche Teile Sie in diesem Anhang finden, blieben die meisten Tumoren gegenüber der Fassung von 1992 unverändert oder wurden nur gering verändert. Von geringen Veränderungen betroffen sind Nasopharynx-Tumoren, Tumoren des Verdauungstraktes, der Lunge, der Knochen und Weichteile, der Mamma, gynäkologische Tumoren und urologische Tumoren. Beispielhaft sollen hier einige Veränderungen bei Tumoren des Verdauungstraktes erwähnt werden:

Bei den Tumoren des Magens wurde eine Änderung der N/pN-Klassifikation für sinnvoll gehalten und eingeführt, basierend auf Daten aus Japan und aus der von J. R. Siewert geleiteten Magenkarzinomstudie. Die N/pN-Klassifikation basiert nun nicht mehr auf der Lokalisation der Lymphknoten, sondern auf der Anzahl der befallenen Lymphknoten.

Bei den kolorektalen Tumoren wurde die Kategorie N3 nicht übernommen, da Patienten mit N2-Karzinomen und Patienten mit N3-Karzinomen eine ähnlich schlechte Prognose hatten.

Schließlich wurde bei den Lebertumoren das Stadium III unterteilt in IIIA, das die Kategorien T1-T3 ohne Lymphknotenmetastasen (N0) umfaßt und in ein Stadium IIIB, in dem die Tumoren mit Lymphknotenmetastasen (N1) zusammengefaßt werden (T1-T3).

Bei den Pankreastumoren wurden die Definitionen der T-Kategorien geändert und die Definitionen der Stadiengruppierungen im wesentlichen belassen bzw. ergänzt, mit der Folge, daß die anatomische Ausbreitung verschiedener Tumoren durch die Stadiengruppierung in prognostisch relevanterer Weise beschrieben werden kann. War z. B. nach der alten Klassifikation von 1992 ein Karzinom mit Einbruch in die Pfortader und ohne Lymphknotenmetastasen noch dem Stadium II zuzuordnen, ist dieses nach den neuen Klassifikationsprinzipien der 5. Auflage dem Stadium IVA zuzurechnen. Da diese Patienten mit Pfortaderinfiltration eine extrem schlechte Prognose haben, ist die Einordnung in Stadium IVA realistischer.

Die neue 5. Auflage der UICC TNM-Klassifikation maligner Tumoren stimmt völlig mit der 5. Auflage des American Joint Committee on Cancer (Fleming I D, Cooper J S, Henson D E, Hutter R V P, Kennedy B J, Murphy G P, Sullivan B O, Sobin LH, Yarbro J W [eds] [1997] AJCC Cancer Staging Manual. Lippincott, Philadelphia) überein. Dies ist das Ergebnis der Bestrebungen der UICC, nur einen Standard zu haben.

Auch in einem Lehrbuch der Chirurgie mit einer weiten Verbreitung müssen die neuesten Fassungen solcher (Tumor)-Klassifikationen berücksichtigt werden. Aus diesem Grunde wurde dieses Kapitel mit der neuen Klassifikation der in diesem Buch behandelten Tumoren zusätzlich angefügt. Es sei darauf hingewiesen, daß einige Tumoren noch nicht in der TNM-Klassifikation maligner Tumoren der UICC erfaßt werden, z. B. maligne Thymome oder gastrointestinale Sarkome.

Lungen- und Pleuratumoren

Einführende Bemerkungen

Die Klassifikation gilt nur für Karzinome der Lunge und das maligne Mesotheliom der Pleura.

Die Tumoren werden nach folgendem Schema beschrieben:

- Regeln zur Klassifikation mit den Verfahren für die Bestimmung der T-, N- und M-Kategorien. Zusätzliche Methoden zur Erhöhung der Genauigkeit der Bestimmung vor der Behandlung können benutzt werden
- Anatomische Bezirke und Unterbezirke, falls erforderlich
- Definition der regionären Lymphknoten
- TNM: Klinische Klassifikation
- pTNM: Pathologische Klassifikation
- G: Histopathologisches Grading
- R-Klassifikation
- Stadiengruppierung
- Kurzfassung

Regionäre Lymphknoten

In einem Lymphadenektomiepräparat sollen üblicherweise 6 Lymphknoten vorliegen und histologisch untersucht werden. Die Klassifikation pN0 basiert auf dieser Zahl.

Fernmetastasen

Die Kategorien können wie folgt spezifiziert werden:

Lunge	PUL	Knochenmark	MAR
Knochen	OSS	Pleura	PLE
Leber	HEP	Peritoneum	PER
Hirn	BRA	Nebenniere	ADR
Lymphknoten	LYM	Haut	SKI
	Andere Organe	OTH	

R-Klassifikation

Das Fehlen oder Vorhandensein von Residualtumor nach Behandlung kann durch das Symbol R beschrieben werden. Die folgenden Definitionen gelten für Lungenkarzinome und maligne Pleuramesotheliome:

RX Vorhandensein von Residualtumor kann nicht beurteilt werden
R0 Kein Residualtumor
R1 Mikroskopischer Residualtumor
R2 Makroskopischer Residualtumor

Lunge (ICD-O C34)

Regeln zur Klassifikation

Die Klassifikation gilt nur für Karzinome. Histologische Diagnosesicherung und Unterteilung der Fälle nach histologischem Typ sind erforderlich.

Verfahren zur Bestimmung der T-, N- und M-Kategorien sind:

T-Kategorien: klinische Untersuchung, bildgebende Verfahren, Endoskopie und/oder chirurgische Exploration
N-Kategorien: klinische Untersuchung, bildgebende Verfahren, Endoskopie und/oder chirurgische Exploration
M-Kategorien: klinische Untersuchung, bildgebende Verfahren und/oder chirurgische Exploration

Anatomische Unterbezirke

Hauptbronchus (C34.0)
Oberlappen (C34.1)
Mittellappen (C34.2)
Unterlappen (C34.3)

Regionäre Lymphknoten

Regionäre Lymphknoten sind die intrathorakalen, Skalenus- und supraklavikulären Lymphknoten.

TNM: Klinische Klassifikation

T – Primärtumor

TX Primärtumor kann nicht beurteilt werden, oder Nachweis von malignen Zellen im Sputum oder bei Bronchialspülungen, jedoch Tumor weder radiologisch noch bronchoskopisch sichtbar
T0 Kein Anhalt für Primärtumor
Tis Carcinoma in situ
T1 Tumor 3 cm oder weniger in größter Ausdehnung, umgeben von Lungengewebe oder viszeraler Pleura, kein bronchoskopischer Nachweis einer Infiltration proximal eines Lappenbronchus (Hauptbronchus frei)[1]
T2 Tumor mit wenigstens einem der folgenden Kennzeichen hinsichtlich Größe oder Ausbreitung
- Tumor mehr als 3 cm in größter Ausdehnung
- Tumor befällt Hauptbronchus, 2 cm oder weiter distal der Carina
- Tumor infiltriert viszerale Pleura
- assoziierte Atelektase oder obstruktive Entzündung bis zum Hilus, aber nicht der ganzen Lunge

T3 Tumor jeder Größe mit direkter Infiltration einer der folgenden Strukturen: Brustwand (einschließlich der Sulcus-superior-Tumoren), Zwerchfell, mediastinale Pleura, parietales Perikard; *oder* Tumor im Hauptbronchus weniger als 2 cm distal der Carina[1], aber Carina selbst nicht befallen, *oder* Tumor mit Atelektase oder obstruktiver Entzündung der ganzen Lunge

T4 Tumor jeder Größe mit Infiltration wenigstens einer der folgenden Strukturen: Mediastinum, Herz, große Gefäße, Trachea, Ösophagus, Wirbelkörper, Carina; vom Primärtumor getrennte Tumorherde im gleichen Lappen; oder Tumor mit malignem Pleuraerguß[2]

Anmerkungen:

[1] Ein seltener, sich oberflächlich ausbreitender Tumor jeder Größe mit einer nur auf die Bronchialwand begrenzten Infiltration wird auch dann, wenn er sich weiter proximal ausdehnt, als T1 klassifiziert.

[2] Die meisten Pleuraergüsse bei Lungenkarzinomen sind durch den Tumor verursacht. Es gibt jedoch einige wenige Patienten, bei denen die mehrfache zytologische Untersuchung des Pleuraergusses negativ und der Erguß weder hämorrhagisch noch exsudativ ist. Wo diese Befunde und die klinische Beurteilung einen tumorbedingten Erguß ausschließen, sollte der Erguß als Kriterium der Klassifikation nicht berücksichtigt und der Tumor als T1, T2 oder T3 eingestuft werden.

N – Regionäre Lymphknoten

NX Regionäre Lymphknoten können nicht bestimmt werden

N0 Keine regionären Lymphknotenmetastasen

N1 Metastase(n) in ipsilateralen peribronchialen und/oder ipsilateralen Hiluslymphknoten (einschließlich eines Befalls durch direkte Ausbreitung des Primärtumors in intrapulmonale Lymphknoten)

N2 Metastasen in ipsilateralen mediastinalen und/oder subkarinalen Lymphknoten

N3 Metastasen in kontralateralen mediastinalen, kontralateralen Hilus-, ipsi- oder kontralateralen Skalenus- oder supraklavikulären Lymphknoten

M – Fernmetastasen

MX Fernmetastasen können nicht beurteilt werden

M0 Keine Fernmetastasen

M1 Fernmetastasen, einschließlich vom Primärtumor getrennte Tumorherde in einem anderen Lungenlappen (ipsilateral oder kontralateral)

pTNM: Pathologische Klassifikation

Die Kategorien pT, pN und pM entsprechen den Kategorien T, N und M.

pN0 Regionäre Lymphadenektomie und histologische Untersuchung üblicherweise von 6 oder mehr Lymphknoten.

G: Histopathologisches Grading

GX Differenzierungsgrad kann nicht beurteilt werden

G1 Gut differenziert

G2 Mäßig differenziert

G3 Schlecht differenziert

G4 Undifferenziert

Stadiengruppierung

Okkultes Karzinom	TX	N0	M0
Stadium 0	Tis	N0	M0
Stadium IA	T1	N0	M0
Stadium IB	T2	N0	M0
Stadium IIA	T1	N1	M0
Stadium IIB	T2	N1	M0
	T3	N0	M0
Stadium IIIA	T1	N2	M0
	T2	N2	M0
	T3	N1, N2	M0
Stadium IIIB	jedes T	N3	M0
	T4	jedes N	M0
Stadium IV	jedes T	jedes N	M1

Kurzfassung

Lunge	
TX	Positive Zytologie
T1	≤ 3 cm
T2	> 3 cm, Hauptbronchus ≥ 2cm von der Carina, Invasion von viszeraler Pleura, partielle Atelektase
T3	Brustwand, Zwerchfell, Perikard, mediastinale Pleura, Hauptbronchus < 2cm von der Carina, totale Atelektase
T4	Mediastinum, Herz, große Gefäße, Carina, Trachea, Ösophagus, getrennte Tumorherde im selben Lappen, maligner Erguß
N1	Ipsilaterale peribronchiale/hiläre Lymphknoten
N2	Ipsilaterale mediastinale/subkarinale Lymphknoten
N3	Kontralaterale mediastinale, hiläre, ipsi- oder kontralaterale Skalenus- oder supraklavikuläre Lymphknoten
M1	Fernmetastasen, einschließlich getrennter Tumorherde in einem anderen Lappen

Pleuramesotheliom (ICD-O C38.4)

Regeln zur Klassifikation

Die Klassifikation gilt nur für maligne Mesotheliome der Pleura. Histologische Diagnosesicherung ist erforderlich.

Verfahren zur Bestimmung der T-, N- und M-Kategorien sind:

T-Kategorien: klinische Untersuchung, bildgebende Verfahren, Endoskopie und/oder chirurgische Exploration

N-Kategorien: klinische Untersuchung, bildgebende Verfahren, Endoskopie und/oder chirurgische Exploration

M-Kategorien: klinische Untersuchung, bildgebende Verfahren und/oder chirurgische Exploration

Anmerkung der Übersetzer:
Ein histologisches Grading wird nicht angewendet.

Regionäre Lymphknoten

Regionäre Lymphknoten sind die intrathorakalen, Skalenus- und supraklavikulären Lymphknoten.

TNM: Klinische Klassifikation

T – Primärtumor

TX Primärtumor kann nicht beurteilt werden
T0 Kein Anhalt für Primärtumor
T1 Tumor begrenzt auf ipsilaterale parietale und/oder viszerale Pleura
T2 Tumor infiltriert eine der folgenden Strukturen: ipsilaterale Lunge, endothorakale Faszie, Zwerchfell, Perikard
T3 Tumor infiltriert eine der folgenden Strukturen: ipsilaterale Brustwandmuskulatur, Rippen, mediastinale Organe oder Gewebe
T4 Tumor breitet sich direkt in eine der folgenden Strukturen aus: kontralaterale Pleura, kontralaterale Lunge, Peritoneum, intraabdominale Organe, Gewebe des Halses

N – Regionäre Lymphknoten

NX Regionäre Lymphknoten können nicht bestimmt werden
N0 Keine regionären Lymphknotenmetastasen
N1 Metastasen in ipsilateralen peribronchialen und/oder ipsilateralen Hiluslymphknoten (einschließlich eines Befalls durch direkten Ausbreitung des Primärtumors)
N2 Metastasen in ipsilateralen mediastinalen und/oder subcarinalen Lymphknoten
N3 Metastasen in kontralateralen mediastinalen, kontralateralen Hilus-, ipsi- oder kontralateralen Skalenus- oder supraklavikulären Lymphknoten

M – Fernmetastasen

MX Fernmetastasen können nicht beurteilt werden
M0 Keine Fernmetastasen
M1 Fernmetastasen

pTNM: Pathologische Klassifikation

Die Kategorien pT, pN und pM entsprechen den Kategorien T, N und M.

pN0 Regionäre Lymphadenektomie und histologische Untersuchung üblicherweise von 6 oder mehr Lymphknoten.

Stadiengruppierung

Stadium I	T1	N0	M0
	T2	N0	M0
Stadium II	T1	N1	M0
	T2	N1	M0
Stadium III	T1	N2	M0
	T2	N2	M0
	T3	N0, N1, N2	M0
Stadium IV	jedes T	N3	M0
	T4	jedes N	M0
	jedes T	jedes N	M1

Kurzfassung

Pleuramesotheliom	
T1	Ipsilaterale Pleura
T2	Ipsilaterale Lunge, endothorakale Faszie, Zwerchfell, Perikard
T3	Ipsilaterale Brustwandmuskulatur, Rippen, mediastinale Organe oder Gewebe
T4	Direkte Ausbreitung auf kontralaterale Pleura, Lunge, Peritoneum, intraabdominale Organe, Halsgewebe
N1	Ipsilaterale peribronchiale/hiläre Lymphknoten
N2	Ipsilaterale mediastinale/subkarinale Lymphknoten
N3	Kontralaterale mediastinale hiläre, ipsi- oder kontralaterale Skalenus- oder supraklavikuläre Lymphknoten

Schilddrüse (ICD-O C73)

Regeln zur Klassifikation

Die Klassifikation gilt nur für Karzinome. Mikroskopische Diagnosesicherung ist erforderlich.

Verfahren zur Bestimmung der T-, N- und M-Kategorien sind:

T-Kategorien: klinische Untersuchung, Endoskopie und bildgebende Verfahren

N-Kategorien: klinische Untersuchung und bildgebende Verfahren

M-Kategorien: klinische Untersuchung und bildgebende Verfahren

Anmerkung der Übersetzer:
Ein histologisches Grading wird nicht angewendet.

Regionäre Lymphknoten

Regionäre Lymphknoten sind die zervikalen und oberen mediastinalen Lymphknoten.

TNM: Klinische Klassifikation

T – Primärtumor

- TX Primärtumor kann nicht beurteilt werden
- T0 Kein Anhalt für Primärtumor
- T1 Tumor 1 cm oder weniger in größter Ausdehnung, begrenzt auf Schilddrüse
- T2 Tumor mehr als 1 cm, aber nicht mehr als 4 cm in größter Ausdehnung, begrenzt auf Schilddrüse
- T3 Tumor mehr als 4 cm in größter Ausdehnung, begrenzt auf Schilddrüse
- T4 Tumor jeder Größe mit Ausbreitung jenseits der Schilddrüse

Anmerkung:
Jede T-Kategorie kann weiter unterteilt werden in:
a) solitärer Tumor,
b) multifokaler Tumor (der größte Tumorherd ist für die Klassifikation bestimmend).

N – Regionäre Lymphknoten

- NX Regionäre Lymphknoten können nicht beurteilt werden
- N0 Kein Anhalt für regionäre Lymphknotenmetastasen
- N1 Regionäre Lymphknotenmetastasen
  - N1a Metastasen in ipsilateralen Halslymphknoten
  - N1b Metastasen in bilateralen, in der Mittellinie gelegenen oder kontralateralen Halslymphknoten oder in mediastinalen Lymphknoten

M – Fernmetastasen

- MX Fernmetastasen können nicht beurteilt werden
- M0 Keine Fernmetastasen
- M1 Fernmetastasen

pTNM: Pathologische Klassifikation

Die pT-, pN- und pM-Kategorien entsprechen den T-, N- und M-Kategorien.

pN0 Selektive Neck-Dissektion und histologische Untersuchung üblicherweise von 6 oder mehr Lymphknoten.

Histopathologische Subtypen

Die vier wichtigen histopathologischen Subtypen sind:
- Papilläres Karzinom (eingeschlossen das Karzinom mit follikulären Herden)
- Follikuläres Karzinom (eingeschlossen das sog. Hürthle-Zell-Karzinom)
- Medulläres Karzinom
- Undifferenziertes (anaplastisches) Karzinom

Für diese Subtypen wird eine unterschiedliche Stadiengruppierung empfohlen.

Stadiengruppierung

Papillär oder follikulär

	Unter 45 Jahre			*45 Jahre und mehr*		
Stadium I	jedes T	jedes N	M0	T1	N0	M0
Stadium II	jedes T	jedes N	M1	T2	N0	M0
				T3	N0	M0
Stadium III	--			T4	N0	M0
				jedes T	N1	M0
Stadium IV	--			jedes T	jedes N	M1

Medullär

Stadium I	T1	N0	M0
Stadium II	T2	N0	M0
	T3	N0	M0
	T4	N0	M0
Stadium III	jedes T	N1	M0
Stadium IV	jedes T	jedes N	M1

Undifferenziert

Stadium IV	jedes T	jedes N	jedes M
	(alle Fälle sind Stadium IV)		

Kurzfassung

Schilddrüse	
T1	≤ 1 cm
T2	> 1 bis 4 cm
T3	> 4 cm
T4	Ausbreitung jenseits der Drüse
N1	Regionär

Mammatumoren (ICD-O C50)

Einführende Bemerkungen

Die Region wird nach folgendem Schema beschrieben:
- Regeln zur Klassifikation mit den Verfahren für die Bestimmung der T-, N- und M-Kategorien. Zusätzliche Methoden zur Erhöhung der Genauigkeit der Bestimmung vor der Behandlung können benutzt werden
- Anatomische Unterbezirke
- Definition der regionären Lymphknoten
- TNM: Klinische Klassifikation
- pTNM: Pathologische Klassifikation
- G: Histopathologisches Grading
- R-Klassifikation
- Stadiengruppierung
- Kurzfassung

Regeln zur Klassifikation

Die Klassifikation gilt nur für Karzinome. Histologische Diagnosesicherung ist erforderlich. Der anatomische Unterbezirk sollte registriert werden, er wird jedoch nicht in der Klassifikation berücksichtigt.

Im Falle multipler simultaner Tumoren in einer Brust wird der Tumor mit der höchsten T-Kategorie klassifiziert. Simultane *bilaterale* Mammakarzinome sollen getrennt klassifiziert werden, um eine eventuelle Zuordnung der Tumoren zu verschiedenen histologischen Typen zu ermöglichen.

Verfahren zur Bestimmung der T-, N- und M-Kategorien sind:

T-Kategorien: klinische Untersuchung und bildgebende Verfahren, z. B. Mammographie
N-Kategorien: klinische Untersuchung und bildgebende Verfahren
M-Kategorien: klinische Untersuchung und bildgebende Verfahren

Anatomische Bezirke und Unterbezirke

1. Mamille (C50.0)
2. Zentraler Drüsenkörper (C50.1)
3. Oberer innerer Quadrant (C50.2)
4. Unterer innerer Quadrant (C50.3)
5. Oberer äußerer Quadrant (C50.4)
6. Unterer äußerer Quadrant (C50.5)
7. Axilläre Ausläufer (C50.6)

Regionäre Lymphknoten

Regionäre Lymphknoten sind:

1. *Axilläre (ipsilaterale):* interpektorale (Rotter-) Lymphknoten und Lymphknoten entlang der V. axillaris und ihrer Äste. Sie können in folgende Level unterteilt werden:
   - *Level I (untere Axilla):* Lymphknoten lateral des lateralen Randes des M. pectoralis minor
   - *Level II (mittlere Axilla):* Lymphknoten zwischen dem medialen und lateralen Rand des M. pectoralis minor und interpektorale (Rotter-) Lymphknoten
   - *Level III (apikale Axilla):* Lymphknoten medial des medialen Randes des M. pectoralis minor einschließlich der als subklavikulär, infraklavikulär oder apikal bezeichneten Lymphknoten

Anmerkung:
Die intramammären Lymphknoten werden als axilläre Lymphknoten klassifiziert.

2. *Ipsilaterale Lymphknoten an der A. mammaria interna:* Lymphknoten, die entlang dem Rand des Brustbeins in der endothorakalen Faszie der ipsilateralen Interkostalräume lokalisiert sind.

Jede andere Lymphknotenmetastase wird als Fernmetastase (M1) klassifiziert, einschließlich supraklavikulärer, zervikaler oder kontralateraler Lymphknotenmetastasen an der A. mammaria interna.

TNM: Klinische Klassifikation

T – Primärtumor

TX Primärtumor kann nicht beurteilt werden
T0 Kein Anhalt für Primärtumor
Tis Carcinoma in situ: intraduktales Karzinom oder lobuläres Carcinoma in situ
oder M. Paget der Mamille ohne nachweisbaren Tumor

Anmerkung:
Der M. Paget kombiniert mit einem nachweisbaren Tumor wird entsprechend der Größe des Tumors klassifiziert.

T1 Tumor 2 cm oder weniger in größter Ausdehnung
- T1mic Mikroinvasion 0,1 cm oder weniger in größter Ausdehnung[1]
- T1a Mehr als 0,1 cm, aber nicht mehr als 0,5 cm in größter Ausdehnung
- T1b Mehr als 0,5 cm, aber nicht mehr als 1 cm in größter Ausdehnung
- T1c Mehr als 1 cm, aber nicht mehr als 2 cm in größter Ausdehnung

T2 Tumor mehr als 2 cm, aber nicht mehr als 5 cm in größter Ausdehnung
T3 Tumor mehr als 5 cm in größter Ausdehnung
T4 Tumor jeder Größe mit direkter Ausdehnung auf Brustwand[2] oder Haut, soweit unter T4a–T4d beschrieben
- T4a Mit Ausdehnung auf die Brustwand[2]
- T4b Mit Ödem (einschließlich Apfelsinenhaut), oder Ulzeration der Brusthaut oder Satellitenknötchen der Haut der gleichen Brust
- T4c Kriterien 4 a und 4 b gemeinsam
- T4d Entzündliches (inflammatorisches) Karzinom[3]

Anmerkungen:
[1] Unter Mikroinvasion wird ein Eindringen von Karzinomzellen über die Basalmabran hinaus in das angrenzende Gewebe verstanden. Kein Invasionsherd darf mehr als 0,1 cm in größter Ausdehnung messen. Wenn multiple Mikroinvasionherde vorliegen, wird nur die Ausdehnung des größten Herdes für die Klassifikation verwendet (eine Summe aus der Größe aller Mikroinvasionsherde darf nicht gebildet werden). Das Vorhandensein multipler Mikroinvasionherde sollte ebenso wie bei multiplen größeren Karzinomen festgehalten werden.
[2] Die Brustwand schließt die Rippen, die Interkostalmuskeln und den vorderen Serratusmuskel mit ein, nicht aber die Pektoralismuskulatur.
[3] Das entzündliche (inflammatorische) Karzinom der Brust ist durch eine diffuse braune Induration der Haut mit erysipelähnlichem Rand gekennzeichnet, gewöhnlich ohne eine darunter befindliche palpable Tumormasse. Wenn die Hautbiopsie negativ ist und sich kein lokalisierter meßbarer Primärtumor findet, entspricht dem klinischen entzündlichen (inflammatorischen) Karzinom (T4 d) bei der pathologischen Klassifikation pTX.

Einziehungen der Haut oder der Mamille oder andere Hautveränderungen außer denjenigen, die unter T4b und 4d aufgeführt sind, können in T1, T2 oder T3 vorkommen, ohne die T-Klassifikation zu beeinflussen.

N – Regionäre Lymphknoten

- NX Regionäre Lymphknoten können nicht beurteilt werden (z. B. vor klinischer Klassifikation bioptisch entfernt)
- N0 Keine regionären Lymphknotenmetastasen
- N1 Metastasen in beweglichen ipsilateralen axillären Lymphknoten
- N2 Metastasen in ipsilateralen axillären Lymphknoten, untereinander oder an andere Strukturen fixiert
- N3 Metastasen in ipsilateralen Lymphknoten entlang der A. mammaria interna

M – Fernmetastasen

- MX Fernmetastasen können nicht beurteilt werden
- M0 Keine Fernmetastasen
- M1 Fernmetastasen

Die Kategorien M1 und pM1 können wie folgt spezifiziert werden:

Lunge	PUL	Knochenmark	MAR
Knochen	OSS	Pleura	PLE
Leber	HEP	Peritoneum	PER
Hirn	BRA	Nebenniere	ADR
Lymphknoten	LYM	Haut	SKI
	Andere Organe	OTH	

pTNM: Pathologische Klassifikation

pT - Primärtumor

Die pathologische Klassifikation erfordert die Untersuchung des Primärtumors ohne makroskopisch erkennbaren Tumor an den Resektionsrändern. Ein Fall kann nach pT klassifiziert werden, wenn an den Resektionsrändern Tumor nur histologisch nachgewiesen wird.
Die pT-Kategorien entsprechen den T-Kategorien.

Anmerkung:
Bei der pT-Klassifikation wird zur Bestimmung der Tumorgröße nur die *invasive* Komponente gemessen. Wenn eine große In-situ-Komponente (z. B. 4 cm) und eine kleine invasive Komponente (z. B. 0,5 cm) besteht, wird der Tumor als pT1a klassifiziert.

pN - Regionäre Lymphknoten

Die pathologische Klassifikation erfordert die Resektion und Untersuchung zumindest der unteren axillären Lymphknoten (Level I, s. S. 954). Hierbei werden üblicherweise 6 oder mehr Lymphknoten histologisch untersucht.

- pNX Regionäre Lymphknoten können nicht beurteilt werden (zur Untersuchung nicht entnommen oder bereits früher entfernt)
- pN0 Keine regionären Lymphknotenmetastasen
- pN1 Metastase(n) in beweglichen ipsilateralen axillären Lymphknoten
  - pN1a Nur Mikrometastasen (keine größer als 0,2 cm)
  - pN1b Metastase(n) in Lymphknoten, zumindest eine größer als 0,2 cm
    - pN1bi Metastasen in 1–3 Lymphknoten, wenigstens eine größer als 0,2 cm, aber alle kleiner als 2 cm
    - pN1bii Metastasen in 4 oder mehr Lymphknoten,wenigstens eine größer als 0,2 cm, aber alle kleiner als 2 cm
    - pN1biii Ausdehnung der Metastasen über die Lymphknotenkapsel hinaus, alle kleiner als 2 cm in größter Ausdehnung
    - pN1biv Metastasen in Lymphknoten, 2 cm oder mehr in größter Ausdehnung
- pN2 Metastasen in ipsilateralen axillären Lymphknoten, untereinander oder an andere Strukturen fixiert
- pN3 Metastase(n) in Lymphknoten entlang der A. mammaria interna

pM - Fernmetastasen

Die pM-Kategorien entsprechen den M-Kategorien.

G: Histopathologisches Grading

- GX Differenzierungsgrad kann nicht bestimmt werden
- G1 Gut differenziert
- G2 Mäßig differenziert
- G3 Schlecht differenziert
- G4 Undifferenziert

R-Klassifikation

Das Fehlen oder Vorhandensein von Residualtumor nach Behandlung kann durch die R-Klassifikation beschrieben werden.

- RX Vorhandensein von Residualtumor kann nicht beurteilt werden
- R0 Kein Residualtumor
- R1 Mikroskopischer Residualtumor
- R2 Makroskopischer Residualtumor

Stadiengruppierung

Stadium 0	Tis	N0	M0
Stadium I	T1[1]	N0	M0
Stadium IIA	T0	N1	M0
	T1[1]	N1[2]	M0
	T2	N0	M0
Stadium IIB	T2	N1	M0
	T3	N0	M0

Stadium IIIA	T0	N2	M0
	T1[1]	N2	M0
	T2	N2	M0
	T3	N1, N2	M0
Stadium IIIB	T4	jedes N	M0
	jedes T	N3	M0
Stadium IV	jedes T	jedes N	M1

Anmerkungen:

[1] T1 schließt T1mic ein.

[2] Die Prognose von Patienten mit pN1a ist ähnlich jener von Patienten mit pN0.

Kurzfassung

Brust				
Tis	In situ			
T1	≤ 2 cm			
T1mic	≤ 0,1 cm			
T1a	> 0,1-0,5 cm			
T1b	> 0,5–1 cm			
T1c	> 1–2 cm			
T2	> 2–5 cm			
T3	> 5 cm			
T4	Brustwand/Haut			
T4a	Brustwand			
T4b	Hautödem/Ulzeration, Satellitenknötchen der Haut			
T4c	4a und 4b			
T4d	entzündliches Karzinom			
N1	Beweglich axillär	pN1		
		pN1a	Nur Mikrometastase(n) ≤ 0,2 cm	
		pN1b	Makrometastase(n)	
			i	1-3 Lymphknoten/> 0,2 - < 2 cm
			ii	≥ 4 Lymphknoten/> 0,2 - < 2 cm
			iii	durch Kapsel/ < 2 cm
			iv	≥ 2 cm
N2	Fixiert axillär	pN2		
N3	A. mammaria interna	pN3		

Große Speicheldrüsen (ICD-O C07, C08)

Regeln zur Klassifikation

Die Klassifikation gilt nur für Karzinome der großen Speicheldrüsen: Gl. parotis (C07.9), submandibularis (C08.0) und sublingualis (C08.1). Tumoren der kleinen Speicheldrüsen (Schleimdrüsen der Schleimhäute des oberen Aerodigestivtraktes) sind von dieser Klassifikation ausgeschlossen; sie werden entsprechend dem jeweiligen anatomischen Bezirk ihres Ursprungs, z.B. Lippe, klassifiziert. Histologische Diagnosesicherung ist erforderlich.

Verfahren zur Bestimmung der T-, N- und M-Kategorien sind:

T-Kategorien: klinische Untersuchung und bildgebende Verfahren

N-Kategorien: klinische Untersuchung und bildgebende Verfahren

M-Kategorien: klinische Untersuchung und bildgebende Verfahren

Regionäre Lymphknoten

Regionäre Lymphknoten sind die Halslymphknoten.

TNM: Klinische Klassifikation

T – Primärtumor

TX Primärtumor kann nicht beurteilt werden

T0 Kein Anhalt für Primärtumor

T1 Tumor 2 cm oder weniger in größter Ausdehnung, ohne extraparenchymale Ausbreitung

T2 Tumor mehr als 2 cm, aber nicht mehr als 4 cm in größter Ausdehnung, ohne extraparenchymale Ausbreitung

T3 Tumor mit lokaler Ausdehnung ohne Invasion des N. facialis, und/oder mehr als 4 cm, aber nicht mehr als 6 cm in größter Ausdehnung

T4 Tumor mit Infiltration der Schädelbasis, des N. facialis, und/oder mehr als 6 cm in größter Ausdehnung

Anmerkung:
„Extraparenchymale Ausbreitung" ist die klinische oder makroskopische Infiltration von Haut, Weichteilen, Knochen oder Nerven. Der lediglich mikroskopische Nachweis entspricht nicht der „extraparenchymalen Ausbreitung" als Klassifikationskriterium.

N - Regionäre Lymphknoten

NX Regionäre Lymphknoten können nicht beurteilt werden

N0 Keine regionären Lymphknotenmetastasen

N1 Metastase in solitärem ipsilateralem Lymphknoten, 3 cm oder weniger in größter Ausdehnung

N2 Metastase(n) in solitärem ipsilateralem Lymphknoten, mehr als 3 cm, aber nicht mehr als 6 cm in größter Ausdehnung, oder in multiplen ipsilateralen Lymphknoten, keiner mehr als 6 cm in größter Ausdehnung, oder in bilateralen oder kontralateralen Lymphknoten, keiner mehr als 6 cm in größter Ausdehnung

N2a Metastase in solitärem ipsilateralem Lymphknoten, mehr als 3 cm, aber nicht mehr als 6 cm in größter Ausdehnung

N2b Metastasen in multiplen ipsilateralen Lymphknoten, keiner mehr als 6 cm in größter Ausdehnung

N2c Metastasen in bilateralen oder kontralateralen Lymphknoten, keiner mehr als 6 cm in größter Ausdehnung

N3 Metastase(n) in Lymphknoten, mehr als 6 cm in größter Ausdehnung

Anmerkung:
In der Mittellinie gelegene Lymphknoten gelten als ipsilateral.

M – Fernmetastasen

MX Fernmetastasen können nicht beurteilt werden
M0 Keine Fernmetastasen
M1 Fernmetastasen

pTNM: Pathologische Klassifikation

Die pT-, pN- und pM-Kategorien entsprechen den T-, N- und M-Kategorien.

pN0 Selektive Neck-Dissektion und histologische Untersuchung üblicherweise von 6 oder mehr Lymphknoten oder radikale oder modifizierte Neck-Dissektion und histologische Untersuchung üblicherweise von 10 oder mehr Lymphknoten.

G: Histopathologisches Grading

Siehe Definitionen S. 957

Stadiengruppierung

Stadium I	T1	N0	M0
	T2	N0	M0
Stadium II	T3	N0	M0
Stadium III	T1	N1	M0
	T2	N1	M0
Stadium IV	T4	N0	M0
	T3	N1	M0
	T4	N1	M0
	jedes T	N2	M0
	jedes T	N3	M0
	jedes T	jedes N	M1

Kurzfassung

Speicheldrüsen	
T1	≤ 2 cm, keine extraparenchymale Ausbreitung
T2	> 2 bis 4 cm, keine extraparenchymale Ausbreitung
T3	Extraparenchymale Ausbreitung und/oder > 4–6 cm Ausdehnung
T4	Schädelbasis, N. facialis, und/oder > 6 cm Ausdehnung
N1	Ipsilateral solitär ≤ 3 cm
N2	Ipsilateral solitär > 3 bis 6 cm Ipsilateral multipel ≤ 6 cm Bilateral, kontralateral ≤ 6 cm
N3	> 6 cm

Tumoren des Verdauungstrakts

Einführende Bemerkungen

Folgende anatomische Bezirke werden klassifiziert:
- Speiseröhre
- Magen
- Dünndarm
- Kolon und Rektum
- Analkanal
- Leber
- Gallenblase
- Extrahepatische Gallengänge
- Ampulla Vateri
- Pankreas (exokrin)

Jeder anatomische Bezirk wird nach folgendem Schema beschrieben:
- Regeln zur Klassifikation mit den Verfahren für die Bestimmung der T-, N- und M-Kategorien. Zusätzliche Methoden zur Erhöhung der Genauigkeit der Bestimmung vor Behandlung können benutzt werden
- Anatomische Bezirke und Unterbezirke, falls erforderlich
- Definition der regionären Lymphknoten
- TNM: Klinische Klassifikation
- pTNM: Pathologische Klassifikation
- G: Histopathologisches Grading
- Stadiengruppierung
- Kurzfassung

Regionäre Lymphknoten

Die Zahl der Lymphknoten, die für jeden anatomischen Bezirk in einem Lymphadenektomiepräparat üblicherweise vorliegen und histologisch untersucht werden sollen, ist für jeden Bezirk festgehalten. Die Klassifikation pN0 basiert auf dieser Zahl.

Fernmetastasen

Die Kategorien M1 und pM1 können wie folgt spezifiziert werden:

Lunge	PUL	Knochenmark	MAR
Knochen	OSS	Pleura	PLE
Leber	HEP	Peritoneum	PER
Hirn	BRA	Nebenniere	ADR
Lymphknoten	LYM	Haut	SKI
	Andere Organe	OTH	

G: Histopathologisches Grading

Die Definitionen der G-Kategorien gelten für alle Tumoren des Verdauungstrakts:

GX Differenzierungsgrad kann nicht bestimmt werden
G1 Gut differenziert

G2 Mäßig differenziert
G3 Schlecht differenziert
G4 Undifferenziert

R-Klassifikation

Das Fehlen oder Vorhandensein von Residualtumor nach Behandlung kann durch die R-Klassifikation beschrieben werden. Die Definitionen der R-Klassifikation gelten für alle Tumoren des Verdauungstrakts:
RX Vorhandensein von Residualtumor kann nicht beurteilt werden
R0 Kein Residualtumor
R1 Mikroskopischer Residualtumor
R2 Makroskopischer Residualtumor

Ösophagus (ICD-O C15)

Regeln zur Klassifikation

Die Klassifikation gilt nur für Karzinome. Histologische Diagnosesicherung und Unterteilung der Fälle nach histologischem Typ ist erforderlich.

Verfahren zur Bestimmung der T-, N- und M-Kategorien sind:
T-Kategorien: klinische Untersuchung, bildgebende Verfahren, Endoskopie (einschließlich Bronchoskopie) und/oder chirurgische Exploration
N-Kategorien: klinische Untersuchung, bildgebende Verfahren und/oder chirurgische Exploration
M-Kategorien: klinische Untersuchung, bildgebende Verfahren und/oder chirurgische Exploration

Anatomische Unterbezirke

1. Zervikaler Ösophagus (C15.0)
   Dieser Teil beginnt am unteren Rand des Krikoidknorpels und endet beim Eintritt des Ösophagus in den Thorax (Suprasternalgrube), etwa 18 cm distal der oberen Schneidezähne.
2. Intrathorakaler Ösophagus
   a) Der obere thorakale Abschnitt (C15.3) reicht vom Eintritt des Ösophagus in den Thorax bis zur Höhe der Trachealbifurkation, etwa 24 cm distal der oberen Schneidezähne.
   b) Der mittlere thorakale Abschnitt (C15.4) entspricht der oberen Hälfte des Ösophagus zwischen Trachealbifurkation und ösophagogastralem Übergang. Die untere Grenze liegt etwa 32 cm distal der oberen Schneidezähne.
   c) Der untere thorakale Abschnitt (C15.5), etwa 8 cm in der Länge (einschließlich des abdominalen Ösophagus), entspricht der distalen Hälfte des Ösophagus zwischen Trachealbifurkation und ösophagogastralem Übergang. Die untere Grenze liegt etwa 40 cm distal der oberen Schneidezähne.

Regionäre Lymphknoten

Die regionären Lymphknoten sind:
- *Zervikaler Ösophagus:* zervikale Lymphknoten einschließlich supraklavikulärer Lymphknoten
- *Intrathorakaler Ösophagus:* mediastinale und perigastrische Lymphknoten (jedoch nicht die zöliakalen Lymphknoten)

TNM: Klinische Klassifikation

T – Primärtumor
TX Primärtumor kann nicht beurteilt werden
T0 Kein Anhalt für Primärtumor
Tis Carcinoma in situ
T1 Tumor infiltriert Lamina propria oder Submukosa
T2 Tumor infiltriert Muscularis propria
T3 Tumor infiltriert Adventitia
T4 Tumor infiltriert Nachbarstrukturen

N – Regionäre Lymphknoten
NX Regionäre Lymphknoten können nicht beurteilt werden
N0 Keine regionären Lymphknotenmetastasen
N1 Regionäre Lymphknotenmetastasen

M – Fernmetastasen
MX Fernmetastasen können nicht beurteilt werden
M0 Keine Fernmetastasen
M1 Fernmetastasen

Für Tumoren des unteren thorakalen Ösophagus
M1a Metastase(n) in zöliakalen Lymphknoten
M1b Andere Fernmetastasen

Für Tumoren des oberen thorakalen Ösophagus
M1a Metastase(n) in zervikalen Lymphknoten
M1b Andere Fernmetastasen

Für Tumoren des mittleren thorakalen Ösophagus
M1a Nicht anwendbar
M1b Nicht-regionäre Lymphknoten oder andere Fernmetastasen

pTNM: Pathologische Klassifikation

Die pT-, pN- und pM-Kategorien entsprechen den T-, N- und M-Kategorien.

pN0 Regionäre Lymphadenektomie und histologische Untersuchung üblicherweise von 6 oder mehr Lymphknoten.

G: Histopathologisches Grading

Siehe Definitionen S. 957

A. iliaca interna beidseits und/oder in bilateralen Leistenlymphknoten

M – Fernmetastasen

MX Fernmetastasen können nicht beurteilt werden
M0 Keine Fernmetastasen
M1 Fernmetastasen

pTNM: Pathologische Klassifikation

Die pT-, pN- und pM-Kategorien entsprechen den T-, N- und M-Kategorien.

pN0 Regionäre perirektal-pelvine Lymphadenektomie und histologische Untersuchung üblicherweise von 12 oder mehr Lymphknoten und/oder inguinale Lymphadenektomie und histologische Untersuchung üblicherweise von 6 oder mehr Lymphknoten.

G: Histopathologisches Grading

Siehe Definitionen S.957

Stadiengruppierung

Stadium 0	Tis	N0	M0
Stadium I	T1	N0	M0
Stadium II	T2	N0	M0
	T3	N0	M0
Stadium IIIA	T1	N1	M0
	T2	N1	M0
	T3	N1	M0
	T4	N0	M0
Stadium IIIB	T4	N1	M0
	jedes T	N2, N3	M0
Stadium IV	jedes T	jedes N	M1

Kurzfassung

Analkanal	
T1	≤ 2 cm
T2	> 2 bis 5 cm
T3	> 5 cm
T4	Nachbarorgan(e)
N1	Perirektal
N2	Unilateral an A.iliaca interna/inguinal
N3	Perirektal *und* inguinal, bilateral an A.iliaca interna/inguinal

Leber
(ICD-O C22)

Regeln zur Klassifikation

Die Klassifikation gilt nur für primäre hepatozelluläre und Cholangio-(intrahepatische Gallengangs-)karzinome der Leber. Histologische Diagnosesicherung und Unterteilung der Fälle nach histologischem Typ sind erforderlich.

Verfahren zur Bestimmung der T-, N- und M-Kategorien sind:

T-Kategorien: klinische Untersuchung, bildgebende Verfahren und/oder chirurgische Exploration
N-Kategorien: klinische Untersuchung, bildgebende Verfahren und/oder chirurgische Exploration
M-Kategorien: klinische Untersuchung, bildgebende Verfahren und/oder chirurgische Exploration

Anmerkung:
Das Vorhandensein einer Zirrhose ist zwar ein wichtiger prognostischer Faktor, aber eine unabhängige prognostische Variable, die die TNM-Klassifikation nicht beeinflußt.

Anatomische Unterbezirke

1. Leber (C22.0)
2. Intrahepatische Gallengänge (C22.1)

Regionäre Lymphknoten

Die regionären Lymphknoten sind die Lymphknoten am Leberhilus (d. h. jene im Lig. hepatoduodenale).

TNM: Klinische Klassifikation

T – Primärtumor

TX Primärtumor kann nicht beurteilt werden
T0 Kein Anhalt für Primärtumor
T1 Solitärer Tumor 2 cm oder weniger in größter Ausdehnung, ohne Gefäßinvasion
T2 Solitärer Tumor 2 cm oder weniger in größter Ausdehnung, mit Gefäßinvasion, *oder* multiple Tumoren, begrenzt auf einen Lappen, keiner mehr als 2 cm in größter Ausdehnung, ohne Gefäßinvasion, *oder* solitärer Tumor mehr als 2 cm in größter Ausdehnung, ohne Gefäßinvasion
T3 Solitärer Tumor mehr als 2 cm in größter Ausdehnung, mit Gefäßinvasion, *oder* multiple Tumoren, begrenzt auf einen Lappen, keiner mehr als 2 cm in größter Ausdehnung, mit Gefäßinvasion, *oder* multiple Tumoren, begrenzt auf einen Lappen, einer davon mehr als 2 cm in größter Ausdehnung, mit oder ohne Gefäßinvasion

T4 Multiple Tumoren in mehr als einem Lappen *oder* Tumor(en) mit Befall eines größeren Astes der V. portae oder Vv. hepaticae; *oder* Tumor(en) mit Invasion von Nachbarorganen ausgenommen Gallenblase; *oder* Tumor(en) mit Perforation des viszeralen Peritoneums

Anmerkung:
Zur Feststellung der T-Kategorien wird die Leber durch die Ebene zwischen Gallenblase und V. cava inferior in 2 Lappen unterteilt

N – Regionäre Lymphknoten

NX Regionäre Lymphknoten können nicht beurteilt werden
N0 Keine regionären Lymphknotenmetastasen
N1 Regionäre Lymphknotenmetastasen

M – Fernmetastasen

MX Fernmetastasen können nicht beurteilt werden
M0 Keine Fernmetastasen
M1 Fernmetastasen

pTNM: Pathologische Klassifikation

Die pT-, pN- und pM-Kategorien entsprechen den T-, N- und M-Kategorien.

pN0 Regionäre Lymphadenektomie und histologische Untersuchung üblicherweise von 3 oder mehr Lymphknoten.

G: Histopathologisches Grading

Siehe Definitionen S. 957

Stadiengruppierung

Stadium I	T1	N0	M0
Stadium II	T2	N0	M0
Stadium IIIA	T3	N0	M0
Stadium IIIB	T1	N1	M0
	T2	N1	M0
	T3	N1	M0
Stadium IVA	T4	jedes N	M0
Stadium IVB	jedes T	jedes N	M1

Kurzfassung

Leber	
T1	Solitär, ≤ 2 cm, ohne Gefäßinvasion
T2	Solitär, ≤ 2 cm, mit Gefäßinvasion Multipel, ein Lappen, ≤ 2 cm, ohne Gefäßinvasion Solitär, > 2 cm, ohne Gefäßinvasion
T3	Solitär, > 2 cm, mit Gefäßinvasion Multipel, ein Lappen, ≤ 2 cm, mit Gefäßinvasion Multipel, ein Lappen, > 2 cm, mit oder ohne Gefäßinvasion
T4	Multipel, > ein Lappen Invasion größerer Äste der V. portae oder Vv. hepaticae Invasion von Nachbarorganen ausgenommen Gallenblase Perforation des viszeralen Peritoneums
N1	Regionär

Gallenblase (ICD-O C23.9)

Regeln zur Klassifikation

Die Klassifikation gilt nur für Karzinome. Histologische Diagnosesicherung ist erforderlich.

Verfahren zur Bestimmung der T-, N- und M-Kategorien sind:

T-Kategorien: klinische Untersuchung, bildgebende Verfahren und/oder chirurgische Exploration
N-Kategorien: klinische Untersuchung, bildgebende Verfahren und/oder chirurgische Exploration
M-Kategorien: klinische Untersuchung, bildgebende Verfahren und/oder chirurgische Exploration

Regionäre Lymphknoten

Die regionären Lymphknoten sind der Lymphknoten am Ductus cysticus und die pericholedochalen, hilären, peripankreatischen (nur Kopf), periduodenalen, periportalen, zöliakalen Lymphknoten sowie jene an der A. mesenterica superior.

TNM: Klinische Klassifikation

T – Primärtumor

TX Primärtumor kann nicht beurteilt werden
T0 Kein Anhalt für Primärtumor
Tis Carcinoma in situ
T1 Tumor infiltriert Schleimhaut oder Muskulatur
  T1a Tumor infiltriert Schleimhaut
  T1b Tumor infiltriert Muskulatur
T2 Tumor infiltriert perimuskuläres Bindegewebe, aber keine Ausbreitung jenseits der Serosa oder in die Leber
T3 Tumor perforiert Serosa (viszerales Peritoneum) oder infiltriert direkt in ein Nachbarorgan oder beides (Ausbreitung in die Leber 2 cm oder weniger)
T4 Tumor mit mehr als 2 cm Ausbreitung in die Leber und/ oder in zwei oder mehr Nachbarorgane (Magen, Duodenum, Kolon, Pankreas, Netz, extrahepatische Gallengänge, jede Art von Leberbefall)

N – Regionäre Lymphknoten

NX Regionäre Lymphknoten können nicht beurteilt werden
N0 Keine regionären Lymphknotenmetastasen
N1 Metastasen in Lymphknoten am Ductus cysticus, um den Choledochus und/oder am Leberhilus (Lymphknoten des Lig. hepatoduodenale)
N2 Metastasen in Lymphknoten um den Pankreaskopf, in periduodenalen, periportalen, zöliakalen und/oder oberen mesenterialen Lymphknoten

M – Fernmetastasen

MX Fernmetastasen können nicht beurteilt werden
M0 Keine Fernmetastasen
M1 Fernmetastasen

pTNM: Pathologische Klassifikation

Die pT-, pN- und pM-Kategorien entsprechen den T-, N- und M-Kategorien.

pN0 Regionäre Lymphadenektomie und histologische Untersuchung üblicherweise von 3 oder mehr Lymphknoten.

G: Histopathologisches Grading

Siehe Definitionen S. 957

Stadiengruppierung

Stadium 0	Tis	N0	M0
Stadium I	T1	N0	M0
Stadium II	T2	N0	M0
Stadium III	T1	N1	M0
	T2	N1	M0
	T3	N0, N1	M0
Stadium IVA	T4	N0, N1	M0
Stadium IVB	jedes T	N2	M0
	jedes T	jedes N	M1

Kurzfassung

Gallenblase	
T1	Gallenblasenwand
T1a	Schleimhaut
T1b	Muskulatur
T2	Perimuskuläres Bindegewebe
T3	Serosa und/oder ein Organ (Leber ≤ 2 cm)
T4	Zwei oder mehr Organe oder Leber > 2 cm
N1	Ligamentum hepatoduodenale
N2	Andere regionäre Lymphknoten

Extrahepatische Gallengänge (ICD-O C24.0)

Regeln zur Klassifikation

Die Klassifikation gilt nur für Karzinome der extrahepatischen Gallengänge und jene in Choledochuszysten. Histologische Diagnosesicherung ist erforderlich.

Verfahren zur Bestimmung der T-, N- und M-Kategorien sind:

T-Kategorien: klinische Untersuchung, bildgebende Verfahren und/oder chirurgische Exploration
N-Kategorien: klinische Untersuchung, bildgebende Verfahren und/oder chirurgische Exploration
M-Kategorien: klinische Untersuchung, bildgebende Verfahren und/oder chirurgische Exploration

Regionäre Lymphknoten

Die regionären Lymphknoten sind der Lymphknoten am Ductus cysticus und die pericholedochalen, hilären, peripankreatischen (nur Kopf), periduodenalen, periportalen, zöliakalen Lymphknoten sowie jene an der A. mesenterica superior.

TNM: Klinische Klassifikation

T – Primärtumor

TX Primärtumor kann nicht beurteilt werden
T0 Kein Anhalt für Primärtumor
Tis Carcinoma in situ
T1 Tumor infiltriert subepitheliales Bindegewebe oder fibromuskuläre Schicht
  T1a Tumor infiltriert subepitheliales Bindegewebe
  T1b Tumor infiltriert fibromuskuläre Schicht
T2 Tumor infiltriert perimuskuläres Bindegewebe
T3 Tumor infiltriert Nachbarstrukturen: Leber, Pankreas, Duodenum, Gallenblase, Kolon, Magen

N – Regionäre Lymphknoten

NX Regionäre Lymphknoten können nicht beurteilt werden
N0 Keine regionären Lymphknotenmetastasen
N1 Metastasen in Lymphknoten am Ductus cysticus, um den Choledochus und/oder am Leberhilus (Lymphknoten des Lig. hepatoduodenale)
N2 Metastasen in Lymphknoten um den Pankreaskopf, in periduodenalen, periportalen, zöliakalen und/oder oberen mesenterialen Lymphknoten

M – Fernmetastasen

MX Fernmetastasen können nicht beurteilt werden
M0 Keine Fernmetastasen
M1 Fernmetastasen

pTNM: Pathologische Klassifikation

Die pT-, pN- und pM-Kategorien entsprechen den T-, N- und M-Kategorien.

pN0 Regionäre Lymphadenektomie und histologische Untersuchung üblicherweise von 3 oder mehr Lymphknoten.

G: Histopathologisches Grading

Siehe Definitionen S. 957

Stadiengruppierung

Stadium 0	Tis	N0	M0
Stadium I	T1	N0	M0
Stadium II	T2	N0	M0
Stadium III	T1	N1, N2	M0
	T2	N1, N2	M0
Stadium IVA	T3	jedes N	M0
Stadium IVB	jedes T	jedes N	M1

Kurzfassung

Extrahepatische Gallengänge	
T1	Gallengangswand
T1a	Subepitheliales Bindegewebe
T1b	Fibromuskuläre Schicht
T2	Perimuskuläres Bindegewebe
T3	Nachbarstrukturen
N1	Lig. hepatoduodenale
N2	Andere regionäre Lymphknoten

Ampulla Vateri (ICD-O C24.1)

Regeln zur Klassifikation

Die Klassifikation gilt nur für Karzinome. Histologische Diagnosesicherung ist erforderlich.

Verfahren zur Bestimmung der T-, N- und M-Kategorien sind:

T-Kategorien: klinische Untersuchung, bildgebende Verfahren und/oder chirurgische Exploration

N-Kategorien: klinische Untersuchung, bildgebende Verfahrenund/oder chirurgische Exploration

M-Kategorien: klinische Untersuchung, bildgebende Verfahren und/oder chirurgische Exploration

Regionäre Lymphknoten

Regionäre Lymphknoten sind:

Superior: oberhalb von Kopf und Körper des Pankreas

Inferior: unterhalb von Kopf und Körper des Pankreas

Anterior: vordere pankreatikoduodenale, pylorische und proximale mesenteriale Lymphknoten

Posterior: hintere pankreatikoduodenale Lymphknoten, Lymphknoten am Ductus choledochus und proximale mesenteriale Lymphknoten

Anmerkung:

Die Milzlymphknoten und jene am Schwanz des Pankreas sind nicht regionär; Metastasen in diesen Lymphknoten werden als Fernmetastasen (M1) klassifiziert.

TNM: Klinische Klassifikation

T – Primärtumor

- TX Primärtumor kann nicht beurteilt werden
- T0 Kein Anhalt für Primärtumor
- Tis Carcinoma in situ
- T1 Tumor begrenzt auf die Ampulla Vateri oder den Sphincter Oddi
- T2 Tumor infiltriert Duodenalwand
- T3 Tumor infiltriert 2 cm oder weniger in das Pankreas
- T4 Tumor infiltriert mehr als 2 cm in das Pankreas oder in andere benachbarte Organe

N – Regionäre Lymphknoten

- NX Regionäre Lymphknoten können nicht beurteilt werden
- N0 Keine regionären Lymphknotenmetastasen
- N1 Regionäre Lymphknotenmetastasen

M – Fernmetastasen

- MX Fernmetastasen können nicht beurteilt werden
- M0 Keine Fernmetastasen
- M1 Fernmetastasen

pTNM: Pathologische Klassifikation

Die pT-, pN- und pM-Kategorien entsprechen den T-, N- und M-Kategorien.

pN0 Regionäre Lymphadenektomie und histologische Untersuchung üblicherweise von 3 oder mehr Lymphknoten.

G: Histopathologisches Grading

Siehe Definitionen S. 957

Stadiengruppierung

Stadium 0	Tis	N0	M0
Stadium I	T1	N0	M0
Stadium II	T2	N0	M0
	T3	N0	M0
Stadium III	T1	N1	M0
	T2	N1	M0
	T3	N1	M0
Stadium IV	T4	jedes N	M0
	jedes T	jedes N	M1

Kurzfassung

Ampulla Vateri	
T1	Nur Ampulle oder Sphincter Oddi
T2	Duodenalwand
T3	Pankreas ≤ 2 cm
T4	Pankreas > 2 cm, andere Organe
N1	Regionär

Pankreas (ICD-O C25.0–2, 8)

Regeln zur Klassifikation

Die Klassifikation gilt nur für Karzinome des exokrinen Pankreas. Histologische Diagnosesicherung ist erforderlich.

Verfahren zur Bestimmung der T-, N- und M-Kategorien sind:

T-Kategorien: klinische Untersuchung, bildgebende Verfahren und/oder chirurgische Exploration
N-Kategorien: klinische Untersuchung, bildgebende Verfahren und/oder chirurgische Exploration
M-Kategorien: klinische Untersuchung, bildgebende Verfahren und/oder chirurgische Exploration

Anatomische Unterbezirke

1. Pankreaskopf[1] (C25.0)
2. Pankreaskörper[2] (C25.1)
3. Pankreasschwanz[3] (C25.2)
4. Gesamtes Pankreas (C25.8)

Anmerkungen:
[1] Tumoren des Pankreaskopfes sind jene, die rechts vom linken Rand der V. mesenterica superior entstehen. Der Processus uncinatus wird als Teil des Pankreaskopfes betrachtet.
[2] Tumoren des Pankreaskörpers sind jene, die zwischen linkem Rand der V. mesenterica superior und linkem Rand der Aorta entstehen.
[3] Tumoren des Pankreasschwanzes sind jene, welche zwischen linkem Rand der Aorta und Milzhilus entstehen.

Regionäre Lymphknoten

Regionäre Lymphknoten sind die peripankreatischen Lymphknoten, die wie folgt unterteilt werden können:

Superior: oberhalb von Kopf und Körper
Inferior: unterhalb von Kopf und Körper
Anterior: vordere pankreatikoduodenale, pylorische (nur bei Kopftumoren) und proximale mesenteriale Lymphknoten
Posterior: hintere pankreatikoduodenale Lymphknoten, Lymphknoten am Ductus choledochus und proximale mesenteriale Lymphknoten
Lienal: Lymphknoten am Hilus der Milz und um den Pankreasschwanz (nur bei Tumoren des Körpers und Schwanzes)
Zöliakal: nur bei Kopftumoren

TNM: Klinische Klassifikation

T – Primärtumor

TX Primärtumor kann nicht beurteilt werden
T0 Kein Anhalt für Primärtumor
Tis Carcinoma in situ
T1 Tumor begrenzt auf Pankreas, 2 cm oder weniger in größter Ausdehnung
T2 Tumor begrenzt auf Pankreas, mehr als 2 cm in größter Ausdehnung
T3 Tumor breitet sich direkt in Duodenum, Ductus choledochus und/oder peripankreatisches Gewebe[1] aus
T4 Tumor breitet sich direkt in Magen, Milz, Kolon und/oder benachbarte große Gefäße[2] aus

Anmerkung:
[1] Peripankreatisches Gewebe umfaßt das umgebende retroperitoneale Fettgewebe (retroperitoneales Weichgewebe oder retroperitonealer Raum), eingeschlossen Mesenterium (mesenteriales Fett), Mesokolon, großes und kleines Netz und Peritoneum. Direkte Invasion der Gallengänge und des Duodenums schließt Befall der Ampulla Vateri ein.
[2] Benachbarte große Gefäße sind die Pfortader, der Truncus coeliacus und die Arteria mesenterica superior sowie die A. und V. hepatica communis (nicht die Milzgefäße).

N – Regionäre Lymphknoten

NX Regionäre Lymphknoten können nicht beurteilt werden
N0 Keine regionären Lymphknotenmetastasen
N1 Regionäre Lymphknotenmetastasen
  N1a Metastase in einem einzelnen regionären Lymphknoten
  N1b Metastasen in mehreren regionären Lymphknoten

M – Fernmetastasen

MX Fernmetastasen können nicht beurteilt werden
M0 Keine Fernmetastasen
M1 Fernmetastasen

pTNM: Pathologische Klassifikation

Die pT-, pN- und pM-Kategorien entsprechen den T-, N- und M-Kategorien.

pN0 Regionäre Lymphadenektomie und histologische Untersuchung üblicherweise von 10 oder mehr Lymphknoten.

G: Histopathologisches Grading

Siehe Definitionen S. 957

Stadiengruppierung

Stadium 0	Tis	N0	M0
Stadium I	T1	N0	M0
	T2	N0	M0
Stadium II	T3	N0	M0
Stadium III	T1	N1	M0
	T2	N1	M0
	T3	N1	M0
Stadium IVA	T4	jedes N	M0
Stadium IVB	jedes T	jedes N	M1

Kurzfassung

Pankreas	
T1	≤ 2 cm, begrenzt auf Pankreas
T2	> 2 cm, begrenzt auf Pankreas
T3	Duodenum, Ductus choledochus, peripankreatisches Gewebe
T4	Magen, Milz, Kolon, große Gefäße
N1	Regionär
N1a	Solitärer Lymphknoten
N1b	Multiple Lymphknoten

Kapitel 3

1. Harnwegsinfektion, Pneumonie, postoperative Infektion im Operationsgebiet (sog. Wundinfektion), Sepsis
2. Aseptisch, bedingt aseptisch, kontaminiert, septisch
3. ***Endogen***: körpereigene Flora des Gastrointestinaltraktes und des Nasooropharynx; ***exogen***: Hände des Personals und kontaminierte Instrumente
4. Erregerübertragung durch kontaminierte Hände des Personals
5. Infektionsübertragung durch direkten oder indirekten Kontakt; Luft
6. Harnwegsinfektionen: Enterobakteriazeen, Enterokokken, Pseudomonas aeruginosa; postoperative Infektionen im Operationsgebiet: Staphylococcus aureus, Enterobakteriazeen, Pseudomonas aeruginosa; Pneumonien: Staphylococcus aureus, Pseudomonas aeruginosa, andere gramnegative Bakterien; Septikämien: Staphylococcus aureus, Koagulase-negative Staphylokokken
7. Einwirkzeit: 30 Sekunden; sorgfältiges Einreiben des Desinfektionsmittels unter Einbeziehung der gesamten Haut der Hände
8. Ein-Dosis-Prophylaxe unmittelbar vor dem Eingriff; Wirksamkeit vor allem gegen Staphylococcus aureus, aber auch – abhängig vom Operationsgebiet – gegen gramnegative Bakterien und Anaerobier
9. Maschinelle thermische Desinfektion in vollautomatischen Reinigungs- und Desinfektionsmaschinen
10. Sog. Scheuer-Wisch-Desinfektion mit in ihrer Wirksamkeit geprüften Desinfektionsmitteln

Kapitel 4

1. End-zu-End Anastomose, End-zu-Seit Anastomose, Seit-zu-Seit Anastomose
2. Zum Beispiel stumpfe Dissektion mit der Präparationsklemme, scharfe Durchtrennung mit dem Skalpell oder der Schere, sowie Dissektion mit Diathermielaser oder Ultraschallskalpell
3. Elektrokoagulation, Infrarotkoagulation, Argon-Beaming, gezielte Umstechung, Laserkoagulation
4. Resorbierbares Nahtmaterial der Stärke 3–0
5. Querinzisionen
6. Kocher-Kragenschnitt
7. Hinterwand: einreihige seromuskuläre Rückstichnaht
   Vorderwand: einreihige seromuskuläre Naht
8. Zum Beispiel durch Zwischenschalten eines Wasserschlosses oder eines geeigneten Ventils

Kapitel 5

1. Gewebetrauma, Hypovolämie, Schock, Schmerz, Angst, Infektion, Sepsis
2. Katecholamine, ACTH, Kortikosteroide, ADH, Interleukin-1, Tumornekrosefaktor α
3. 12 ± 2 g/Tag
4. ***Ursachen***: Erhöhte systemische Konzentrationen von Katecholaminen, Glukagon und Kortison
   Symptome: Hyperglykämie und Hyperinsulinämie
5. Blut, Glukose, Serumelektrolyte, Serumkreatinin und Serumharnstoff
6. Ausführliche Anamnese und gründliche körperliche Untersuchung
7. Identifizierung patientenbezogener Risikofaktoren
8. Mechanische Faktoren, Gasaustauschstörung, Depression des Atemzentrums
9. Restriktive Ventilationsstörungen, obstruktive Ventilationsstörungen, Übergewicht, hohes Lebensalter
10. Koronare Herzerkrankung, Herzinsuffizienz, Rhythmusstörung
11. VC, FEV_1, PaO_2, $PaCO_2$
12. Patientenselektion, Therapieplanung, Einfluß auf die Verfahrenswahl, problemorientierte postoperative Therapie
13. Therapie präexistenter Erkrankungen
14. Ca. 30–40 ml/kg KG/Tag
15. Kohlenhydrate, Aminosäuren, Fette
16. Physiologischer, weniger Komplikationen, preisgünstiger
17. Xylit und Sorbit, die anstelle von Glukose eingesetzt werden können
18. Eine Operation wird unter dem Schutz von perioperativ gegebenen Antibiotika durchgeführt.
19. Hochdosierte „blinde" Antibiotika-Therapie, wenn die Erreger noch nicht bekannt sind
20. Falsche Indikation, falsches Antibiotikum, falsches Timing
21. Nicht-Opioid-Analgetika, Analgetika vom Morphintyp, Lokalanästhetika
22. Die pulmonale Komplikation
23. Ventilationsverbesserung, Sekretmobilisation, Erlernen von Hustentechniken
24. Lösung: a

25. Lösung: a, b und c
26. Lösung: a und b
27. Lösung: a und b
28. Lösung: nur a
29. Die Virchow-Trias beschreibt mit Gefäßwandschädigung, Verlangsamung der Blutströmung und gesteigerter Blutgerinnungsneigung die 3 Hauptursachen der Thrombose.
30. Als Faktoren sind zu nennen: thromboembolische Anamnese, Varizen, präoperative Bettlägerigkeit, längere Immobilisation, Adipositas.
31. Das postthrombotische Syndrom entsteht durch eine unzureichende Zirkulation infolge postthrombotischer venöser Gefäßverschlüsse und Klappeninsuffizienz. Er beinhaltet Hautindurationen, lokale Schmerzsyndrome, Weichteilödem, Exzem und Ulcus cruris.
32. Die Hauptsymptome einer Venenthrombose sind: venöse Abflußstauung, Schwellung der betroffenen Gliedmaßen, Druckschmerz, Ruheschmerz.
33. Hier ist in erster Linie die Sonographie und Duplex-Sonographie und die Phlebographie zu nennen.
34. Im Vordergrund steht eine Vollheparinisierung, die Hochlagerung der betroffenen Extremität, Kompressionsverbände, dann Frühmobilisation. Zu prüfen ist immer die Indikation zu einer medikamentösen Lyse oder Thrombektomie. Im Anschluß daran Antikoagulation mit einem Cumarin-Präparat.

Kapitel 6

1. Beurteilt werden muß die Beschaffenheit des Wundrandes, das Alter der Wunde, der Begleitverletzungen von Nerven, Sehnen oder Gefäßen und die Lokalisation der Wunde am Körper.
2. Die p.p.-Heilung (per primam intentionem) ist durch das Wiederanlegen von 2 eröffneten Wundrändern und Verschmelzen der Wundränder mit minimaler Gewebeneubildung gekennzeichnet. Die sekundäre Wundheilung (per secundam intensionem) tritt bei Substanzverlust, Infekt, Nekrosen im Wundgebiet bei klaffenden Wundrändern auf. Es kommt zu einer makroskopisch sichtbaren Gewebeneubildung.
3. Beim Granulationsgewebe handelt es sich um eine Gewebeneubildung, die eine Barriere gegenüber Bakterien darstellt, Nerven, Sehnen und Knochen in relativ kurzer Zeit überdeckt und den Boden für eine Epithelialisierung bildet.
4. Durch die physiologische Wundkontraktion wird bei klaffenden Wunden die Neubildung von Bindegewebe und Epithel deutlich verringert. Die auf die Kontraktion der Wunde wirkende Kraft ist das Granulationsgewebe.
5. Die Stadien der Spontanheilung einer Defektwunde sind durch die Begriffe „Exudation" (1.–8. Stunde) „Resorption" (1.–3. Tag), „Proliferation" (3.–10. Tag) und „Reparation" (7. Tag bis mehrere Monate) definiert.
6. Die Friedrich-Wundexzision darf innerhalb der ersten 6 h nach Unfallereignis erfolgen. Wichtig bei der Exzision sind atraumatisches Arbeiten, Ausschneiden der Wundränder 1–2 mm im Gesunden, Mobilisation der klaffenden Haut und eine sorgfältige, gewebeschonende Wundnaht.
7. Die Wundkontraktion ist eine physiologische Antwort des Organismus auf eine klaffende Wunde, wohingegen die Wundkontraktur einen pathologischen Folgezustand nach erfolgter Gewebeheilung mit möglicherweise auftretenden Bewegungseinschränkungen von Gliedmaßen charakterisiert.
8. Als allgemeine Faktoren für die Wundheilung werden im Kapitel das Patientenalter, das Serum-Eiweiß, die Verfügbarkeit von Vitaminen, insbesondere Vitamin C, Histamin-Liberatoren, Hormoneinflüsse und Monozytenmangel genannt.
9. Die Haupt-Lokalkomplikationen bei der postoperativen Wundheilung sind Hämatom, Wundödem, das Ausbilden einer feuchten Kammer unter einem Verband und die Immobilisationskrankheit.
10. Eine hypertrophe Narbe ist durch die Vorwölbung einer dünnen Epithelschicht im Narbenbereich gekennzeichnet, die durch Neubildung Vorgänge des Gefäß-Bindegewebes nach Epithelialisierung der Wunde und Störung des Lymphabflusses aus dem Wundgebiet bedingt sein kann. Beim Keloid treten größere Bindegewebsmassen der Haut zu einem hyperämischen Wulst über das Narbengewebe, wobei eine Disposition zu solchen Keloidbildungen bestehen kann. Derartige Wundheilungsstörungen können am besten durch eine möglichst atraumatische Wundnaht vermieden werden.

Kapitel 7

1. Peritonitis, Appendizitis, Cholezystitis u. a.
2. Gasbrand, Aktinomykose, Pleuraempyem, Osteomyelitis mit Knochensequester, tiefe Panaritien mit Lymphangitis u. a.; alveoläre Echinokokkose
3. Chirurgisches Vorgehen; Ausnahme: Gesichtsfurunkel
4. Gasbildung *mit* progredienter Myonekrose/Myositis *und* massenhaft grampositiven Stäbchenbakterien (Clostridienmorphologie) im Direktpräparat
5. Aktive, ggf. passive Immunisierung; chirurgische Wundversorgung; jede Wunde ist potentiell mit Clostridium tetani kontaminiert
6. Leber; Echinokokkose, Amöbiasis
7. AIDS, Hepatitis: Hospitalismus; Rabies: chirurgische Wundversorgung + Detergens; postexpositionelle Immunisierung
8. Aktinomykose

Kapitel 8

1. Blasse, kühle, leicht schweißige Haut, Zyanose der Akren und Lippen, Übelkeit und Durst, Hypotonie und Tachykardie, versiegende Nierenfunktion
2. Der Volumenmangel
3. Der Schock definiert sich aus dem Quotienten von Puls zu Blutdruck. In der Norm entspricht er 0,5.
4. Besonders betroffen sind Niere, Leber, Lunge, Herz.
5. Eine Nierenischämie mit Anfall von Blut und Muskel (z. B. nach ausgedehnten Weichteiltraumen) führt zu

einer zusätzlichen Schädigung der Niere bis zur sog. Crush-Niere.

6. Es kommt zunächst zu einer Erhöhung des peripheren vaskulären Widerstandes, und im Spätstadium des Schocks zu einer Vasodilatation mit Abfall des peripheren vaskulären Widerstands.
7. Im Verbrennungsschock und im ileusbedingten Volumenmangelschock kommt es zu einem Anstieg des Hämatokrits, im kardialen Schock ist der Hämatokrit meist unverändert und im Blutungsschock kommt es durch die simultan begonnene Volumenersatztherapie mit Erythrozyten-freien Infusionslösungen in der Regel zu einem Abfall des Hämatokrits.
8. Fieber, Hypertonus und Tachykardie in Verbindung mit Nachlassen der Ausscheidungen lassen an einen septischen Schock denken. Der Nachweis von positiven Blutkontrollen und Gerinnungsstörungen sowie Thrombozytopenie bestätigt die Vermutung.
9. Im Gefolge der allergischen Reaktion kommt es zu einer Ausschüttung von endogenen Mediatoren (z. B. Histamin) mit einer Vasodilatation in der Peripherie, einer Permeabilitätsstörung im Bereich der Kapillaren und einer relativen Hypovolämie. Der Hämatokrit ist auf Grund des dynamischen Gleichgewichts zwischen intra- und extravasalem Raum für beide Kompartimente repräsentativ. Eine unmittelbare Gabe von Adrenalin ist die wichtigste Primärmaßnahme.
10. Die primäre Aussage des Hämatokrits betrifft naturgemäß den intravasalen Raum. Bei einer Dehydratation mit vorliegendem Anstieg des Hämatokrits wird so lange isotonische Elektrolytlösung (z. B. Ringer-Laktat) zugeführt, bis der Hämatokrit im Normbereich ist.
11. Fettembolien werden nach Frakturen, großen Weichteilverletzungen und ausgedehnten Verbrennungen im Rahmen eines Traumas beobachtet. Ohne Trauma können Fettembolien nach Herzmassagen, schwerer Pankreatitis, Verbrauchskoagulopathien, schweren Infektionen und Vergiftungen und nach dem Gebrauch einer Herz-Lungen-Maschine auftreten.
12. Der wichtigste Faktor des Fettemboliesyndroms ist das Auftreten von kleinen Fetttröpfchen in den Kapillaren gut durchbluteter Organe wie Lungen, Hirn, Niere. Des weiteren werden Veränderungen der serologischen Blutqualität, Veränderungen von Gerinnungsfaktoren und eine Hypoxie beobachtet.
13. Die wesentlichen Maßnahmen zur Prophylaxe einer Fettembolie sind eine adäquate Behandlung des traumatischen Schocks, eine Überwachung der Atemfunktion mit Kontrolle der arteriellen Blutgase und eine möglichst unverzügliche Stabilisierung von Frakturen langer Röhrenknochen.

Kapitel 9

1. Maligne Tumoren haben die Fähigkeit zur Metastasierung. Morphologisch sind sie durch strukturelle und zelluläre Veränderungen gekennzeichnet, z. B. verringerte bis fehlende Differenzierung, gesteigerte und abnorme Proliferation, infiltratives und destruierendes Wachstum sowie Zell- und Kernpolymorphie.
2. Die Metastasierung erfolgt lymphogen, hämatogen und durch Implantation in Körperhöhlen (Brust- und Bauchhöhle), im Lumen von Hohlorganen oder durch örtliche Tumorzelldissemination während operativer Eingriffe.
3. Präkanzeröse Bedingungen sind klinisch oder anamnestisch definiert, präkanzeröse Läsionen sind histopathologische Veränderungen, in denen sich maligne Tumoren häufiger entwickeln als im entsprechenden Normalgewebe.
4. Grundelemente der heutigen Tumorklassifikation sind Typing, Grading, Staging und R-Klassifikation.
5. T kennzeichnet die lokale Ausbreitung des Primärtumors, N die Metastasierung in regionäre Lymphknoten und M die Fernmetastasierung.
6. Die Zahl möglicher TNM- und pTNM-Kategorien ist so hoch, daß eine Analyse des Krankenguts nur bei sehr großen Patientenzahlen möglich ist. Daher werden die vielen TNM/pTNM-Kategorien in eine beschränkte Zahl von Stadien zusammengefaßt.
7. Die R-Klassifikation gibt Auskunft über Fehlen oder Vorhandensein von Residualtumor nach Therapie und wird aufgrund klinischer Befunde und der Befunde bei der pathohistologischen Untersuchung des Tumorresektates bestimmt.
8. Die wesentlichen Grundprinzipien der Tumorresektion in kurativer Absicht sind die Einhaltung adäquater Sicherheitsabstände und die Verhinderung einer örtlichen Tumorzelldissemination.
9. Voraussetzung einer histologie- und stadiengerechten Krebstherapie ist die exakte Klassifikaton von Histomorphologie und anatomischer Ausbreitung des Tumors.
10. Bei multimodaler Krebstherapie wird Chirurgie mit Chemo-, Radio- und/oder Immunotherapie kombiniert. Sie soll im Operationsgebiet zurückgelassene Tumorzellen sowie klinisch nicht erfaßte disseminierte Tumorzellen und Mikrofernmetastasen zerstören.

Kapitel 10

1. Nein
2. Ja; Auskunftspflicht ist erzwingbar, es wird damit nicht gegen das Berufsgeheimnis verstoßen.
3. Bei Berufsunfähigkeit ist die Erwerbsfähigkeit in dem erlernten Beruf auf weniger als die Hälfte vermindert. Erwerbsunfähigkeit liegt vor, wenn der Versicherte nicht in der Lage ist, irgendeine Erwerbstätigkeit in gewisser Regelmäßigkeit auszuüben.
4. Gutachten sind in gutem Deutsch und in sauberer Maschinenschrift anzufertigen, Fremdwörter und Abkürzungen sollten nach Möglichkeit vermieden werden.
5. Die vorläufige Rente wird zunächst für zwei Jahre gewährt. Mit Ablauf des zweiten Jahres nach Festsetzung wird die vorläufige Rente zur Dauerrente. Eine Abfindung durch Gesamtvergütung kann stattfinden, wenn die Dauerrente unter 30 v. H. liegt und wenn ein Endzustand eingetreten ist.
6. Die Neutral-0-Stellung entspricht der Gelenkstellung, die ein gesunder Mensch im aufrechten Stand

mit hängenden Armen und nach vorne gehaltenen Daumen bei paralleler Fußstellung einnimmt.

7. Die wichtigsten Rentenecksätze sind 20 v. H., weil daran die Zahlbarkeit der Rente überhaupt gebunden ist, und 50 v. H., da von hier Schwerbeschädigteneigenschaft geltend gemacht werden kann.

Kapitel 11

1. Lokalanästhetika haben einen lipophilen aromatischen Teil und einen hydrophilen Aminorest. Die beiden Teile sind durch eine Zwischenkette verbunden, die auf unterschiedliche Weise an den aromatischen Teil gebunden ist, entweder durch eine Ester- oder durch eine Amidbindung.
2. Lidocain 4 mg/kg KG ohne Adrenalin, 7 mg/kg KG mit Adrenalinzusatz (1 : 200.000)
   Mepivacain 4 mg/kg KG ohne Adrenalin, 7 mg/kg KG mit Adrenalinzusatz (1 : 200.000)
   Bupivacain 2 mg/kg KG ohne Adrenalin, 3 mg/kg KG mit Adrenalinzusatz (1 : 200.000)
   Prilocain 8 mg/kg KG mit oder ohne Adrenalinzusatz (1 : 200.000)
3. Für feste Nahrung 6 h, für klare Flüssigkeit (Tee ungesüßt, Wasser) Erwachsene 3 h, Kinder 2 h. Es besteht die Gefahr einer Regurgitation und Aspiration bei Einleitung einer Allgemeinanästhesie oder im Falle einer Komplikation einer Regionalanästhesie (allergische Reaktion, Krampfanfall, hohe Spinalanästhesie).
4. Herz-/kreislaufwirksame Medikamente (Betablocker, Kalziumantagonisten, Nitrate)
5. Anamnese und Status
6. Kreislaufmonotoring: Veränderungen des Blutflusses bei Reanimation oder bei plötzlicher Verlegung der pulmonalen Strombahn (Lungenembolie)
7. Erhöhter Sympathikotonus (erhöhte Herzarbeit). Bei Eingriffen im Thoraxbereich oder bei Abdominaleingriffen Abnahme von Vitalkapazität, Atemzugvolumen, Residualvolumen und funktioneller Residualkapazität
8. Patienten-kontrollierte Analgesie (PCA)
9. Stabile kardiopulmonale Situation, periphere Durchblutung und Sensomotorik intakt, wach, keine Blutung im Operationsgebiet, keine Übelkeit, Schmerzen mit oralen Analgetika therapierbar, Begleitperson für den Transport nach Hause vorhanden, mündliche und schriftliche Information des Patienten über das weitere Verhalten, Bekanntgabe einer Notfall-Telefonnummer.

Kapitel 12

1. Akuter Abdominalschmerz, Erbrechen, Dysphagie, gastrointestinale Blutung, Ikterus und Raumforderung im Abdomen
2. Magenausgangsstenose (narbig oder durch Ulkus im Pyloruskanal), mechanischer oder paralytischer Ileus, postoperatives Erbrechen sowie Schwangerschaftssyndrom, Alkohol
3. Schmerzen beim Schlucken
4. Hämatemesis ist das Erbrechen von rotem Blut, Meläna ist das peranale Absetzen von schwarz-rotem Blut.
5. Blutungsintensität bezeichnet die Menge des Blutverlustes pro Zeiteinheit. Die Blutungsaktivität gibt an, ob die Blutung des Ulkus noch besteht (arteriell oder venös) oder ob sie sistiert.
6. Häufiger im oberen Gastrointestinaltrakt
7. Blutende Analfissuren, Druckulzera, Hämorrhoiden nach Einläufen oder Abführversuch
8. Produktionsikterus, Transportikterus, Speicherungs- und Konjugationsikterus, Exkretionsikterus, Kanalisationsikterus (Verschlußikterus)
9. Verschlußikterus
10. Beim Verschlußikterus zur Klärung der Lokalisation und Art der Obstruktion in den Gallenwegen

Kapitel 13

1. Ohne Kenntnis von Evidence-based Medicine können die Handlungsleitlinien für ärztliches Management nicht verstanden werden.
2. Theoretische Chirurgie ist ein Unterstützungssystem für Entscheidungsfindung und klinische Forschung in der Chirurgie.
3. ***Vorteile*** von Entscheidungskunst: Richtige Entscheidung (gemessen am Erfolg) im schwierigen Einzelfall. ***Nachteile***: Zu wenig richtige Entscheidungen über den Jahresdurchschnitt. Hier hilft systematische Entscheidungsfindung. Vor allem der jüngere Kollege ist *noch* kein Experte.
4. Ein ***Entscheidungsbaum*** ist die systematische Analyse einer Entscheidungssituation, in der es zwei oder mehrere Optionen gibt. Die Folgen und Folgen der Folgen jeder Option werden in einem Entscheidungsbaum dargestellt und mit tatsächlich gefundenen Inzidenzen versehen. Oft ist die daraus ermittelte Wahrscheinlichkeit für ein gutes Endergebnis überraschend.
   Eine ***Behandlungsstrategie*** ist eine Folge von Einzelaktionen, der eingeschlagenen Strategie. Die Berechnung erfolgt als *gewichteter* Mittelwert.
   Erwartungswert einer Strategie ist die Summe aller Wahrscheinlichkeiten für ein Zwischen- oder Endergebnis einer eingeschlagenen Strategie. Die Berechnung erfolgt als *gewichteter* Mittelwert.
5. Hypothesentestung ist endgültig. Hypothesengewinnung ist nur vorläufig. Letztere ist die Ausgangssituation einer klinischen Studie.
6. Eine kontrollierte klinische Studie ist eine vergleichende Studie an kranken Menschen, bei der die Bedingungen standardisiert und in ethischer Hinsicht einwandfrei sind.
7. Kriterien der Wissenschaftlichkeit nach Hill sind: ein Vergleich von wenigstens zwei Bedingungen, Meßbarkeit, Vermeidung von Verzerrungen (Bias) und Wiederholbarkeit.
8. Vergleichbare Ungewißheit zu Beginn einer Studie sind gleiche Chancen für den individuellen Patienten, mit beiden (allen) in der Studie vorgeschlagenen Strategien das gleich optimale Ergebnis zu erzielen.
9. Experimentelle Studien enthalten die zufällige Zuteilung zu verschiedenen Behandlungen oder Analy-

sen, Beobachtungsstudien haben *kein* Element der zufälligen Zuteilung, aber den Versuch, Gleiches mit Gleichem zu vergleichen.

10. Arten von Entscheidungsanalysen sind heuristische und systematische Entscheidungsanalysen.
11. Metaanalyse ist nur die Analyse von randomisierten klinischen Studien, Sekundäranalyse schließt verschiedene Studientypen ein.
12. Konsensuskonferenz ist eine öffentliche Findung von Übereinstimmung, in der die Partner einander gegenüberstehen und in der die besten Redner gewinnen. Delphitechnik ist eine allein *schriftliche* Äußerung zu Problemen, die nach Runden (Mitteilung der Ergebnisse) zu einer Annäherung der Standpunkte führt.

Kapitel 14

1. Aufgrund der lokalen Wirkung auf die ipsilaterale Großhirnhemisphäre, mit druckbedingter Ischämie, kommt es zu einer kontralateralen Hemiparese (rechts). Bei weiterer Zunahme des Druckes, der Raumforderung kommt es zu einer Herniation des medialen Temporallappens zwischen Tentoriumrand und Mittelhirn, dabei Druck auf den gleichseitigen N. oculomotorius (Kompression des N. oculomotorius über der Clivuskante) mit der Folge einer weiten, träge reagierenden Pupille links. Die Progredienz führt zur Mittelhirneinklemmung und somit zum akuten Mittelhirnsyndrom (Hirneinklemmung im Tentoriumschlitz). Neben der Trübung des Bewußtseins kommt es zu ungezielten Massenbewegungen, im späteren Verlauf zu Streckkrämpfen, besonders an den unteren Extremitäten und Beugestellungen der oberen Extremitäten. Beim Vollbild liegt eine tiefe Bewußtlosigkeit vor. Im weiteren kommt es zu allgemeiner Tonussteigerung, zu Dysregulation von Kreislauf und Atmung und zu vegetativen Entgleisungen. Daneben besteht eine Dissoziation von Augenbewegung und Pupillenreaktion, im schwersten Fall Mittel- bis Weitstellung, Erlöschung des Lichtreflexes. Bei nicht behobener Raumforderung kommt es durch den supratentoriell stark erhöhten intrakraniellen Druck zum Tiefertreten des ganzen Stammhirns und später zur Einklemmung des tieferen Stammhirns im Foramen occipitale magnum durch die Kleinhirntonsillen. Es kommt zum akuten Bulbärhirnsyndrom mit tiefer Bewußtlosigkeit, fehlenden Streckkrämpfen, fehlender Reaktion auf Schmerzreize, maximal weiten, nicht auf Licht reagierenden Pupillen, zusammengebrochener vegetativer Regulation. Es kommt zum Atemstillstand und zum Zusammenbruch der Kreislaufregulation. Das unbehandelte Bulbärhirnsyndrom nimmt einen tödlichen Ausgang.
2. Hierbei handelt es sich vorwiegend um Tumoren, hirneigene oder metastatische, spontane intrazerebrale Blutungen und Hirnabszeß.
   Die häufigsten Tumoren sind Gliome (Astrozytome Grad I bis IV, Oligodendrogliome, Ependymome), Meningeome und metastatische Tumoren (Melanom, Bronchialkarzinom, Mammakarzinom, Hypernephrom, Prostatakarzinom, Lymphom).
   Die spontane intrazerebrale Blutung tritt vor allem auf bei älteren Hypertonikern, bei antikoagulierten Patienten und bei jüngeren Patienten mit einer arteriovenösen Mißbildung.
3. Wegen der Gefahr eines aufsteigenden Infektes muß die Rhinoliquorrhö (Frontobasisfraktur) operativ versorgt werden, Verschluß der Fistel, nach Rückgang des Hirnödems. Bei einer Otoliquorrhö (Laterobasisfraktur) wird zugewartet, da sich diese Fisteln in den meisten Fällen spontan verschließen. Eine prophylaktische Antibiose wird nicht durchgeführt.
4. Welche Nervenverletzung vorliegt wird mittels der Lichtprüfung, direkt und konsensuell, festgestellt.
   Läsion des N. opticus: Bei der Belichtung der weiten lichtstarren Pupille ist weder direkt noch konsensuell eine Reaktion feststellbar, jedoch beim Belichten des gesunden Auges umgekehrt.
   Läsion des N. oculomotorius: Hier findet bei der Belichtung der weiten lichtstarren Pupille keine direkte aber eine konsensuelle Reaktion statt. Eine Belichtung des gesunden Auges führt aber nicht zu einer konsensuellen Reaktion.
5. Die hintere Schädelgrube ist ein sehr enger Raum mit seinen wichtigen zentralnervösen Strukturen: Kleinhirn, Hirnstamm, Hirnnerven und den engen Liquorwegen zwischen Aquädukt, 4. Ventrikel und Foramen Magendii. Die Kompensationsmöglichkeiten sind äußerst gering. So führt eine Erhöhung des Druckes in diesem Raum, aufgrund eines Kleinhirntumors und seines perifokalen Ödems, sehr früh zu Störungen des Liquorabflusses und in der Folge zu einem Verschlußhydrozephalus.
6. Die idiopathische Trigeminusneuralgie unterscheidet sich von den symptomatischen Gesichtsschmerzen in der charakteristischen Symptomatologie und einem unauffälligen neurologischen Status.
   Symptomatologie der idiopathischen Trigeminusneuralgie: blitzartig einseitig einschießende Gesichtsschmerzen im 2. und 3. Trigeminusast. Solche Attacken dauern nur Sekunden und treten in unterschiedlicher Häufigkeit auf. Die Schmerzen sind von kaum erträglicher Intensität und häufig im betroffenen Trigeminusgebiet auslösbar (Triggerzone) und zwar durch Berührung, Druck, Kälte und schießen spontan bei Sprechen und Essen ein.
   Die symptomatischen Formen sind Ausdruck eines pathologischen Prozesses (Tumor, Entzündungen, Verwachsungen) in der Umgebung eines peripheren sensiblen Nerven. In vielen Fällen ist das Schmerzsyndrom von objektivierbaren neurologischen Symptomen begleitet.
7. Herdsymptome: Hier handelt es sich um lokalisationsspezifische Veränderungen aufgrund der Tumorlage und dies führt zu neurologischen Ausfällen (am häufigsten Hemiparesen, Aphasien).
   Allgemeinsymptome: Dies sind Zeichen, die die Erhöhung des intrakraniellen Druckes anzeigen. Dabei handelt es sich hier um unspezifische Zeichen der intrakraniellen Drucksteigerung, wie Kopfschmerzen, Übelkeit, Erbrechen, Stauungspapillen und Abduzenslähmung. Ein weiteres Zeichen ist die Beeinträchtigung der Bewußtseinslage bei zunehmender

intrakranieller Drucksteigerung. Bei sehr langsamer Zunahme des intrakraniellen Druckes kann es zu einer Wesensänderung des Patienten kommen (Abstumpfung der Persönlichkeit, Interesselosigkeit, Störung der Orientierung, des Gedächtnisses und der Kritikfähigkeit).
N.B! Auch ein epileptischer Anfall im Erwachsenenalter kann auf einen intrakraniellen raumfordernden Prozeß hinweisen.
8. Die Symptomatik ist sehr spezifisch und zeigt sich in plötzlich, schlagartig aufgetretenen rasenden Kopfschmerzen, die in Stirn oder Hinterkopf beginnen und sich über den ganzen Kopf ausbreiten können. Es kann zu einer initialen Bewußtlosigkeit kommen. Nach der Blutung sind die häufigsten Symptome: Meningismus, Bewußtseinstrübung, Übelkeit, Erbrechen, Kopfschmerzen, seltener motorische Ausfälle.
9. Eine akute Operationsindikation ist bei der Kaudakompression, Reithosensensibilität, beidseitiger motorischer Ausfälle, Störung der Miktion, schlaffem Sphinkter gegeben.
10. Vitale Funktionen (Atmung, Kreislauf), Bewußtseinslage (Glasgow Coma Scale), Pupillenbeurteilung, Motorik (zentrale oder periphere Lähmung)

Kapitel 15

1. Perfusionsszintigraphie mit regionaler Quantifizierung; entscheidend ist der Perfusionsanteil der zu resezierenden Lunge, die postoperative FEV 1 wird berechnet nach Petro und Konietzko.
2. Sputumzytologie an 3 Tagen, Untersuchung des morgendlichen Sputums im Spezialgefäß, rasche Versendung zur zytologischen Untersuchung
3. Untersuchungen: Computertomographie und Mediastinoskopie.
Indikation zur Sternotomie: wenn kein malignes Lymphom vorliegt
4. Bei keinem der oben genannten Patienten besteht eine Indikation zur Punktion.
5. Lösung: b)
6. Spannungspneumothorax durch Überdruckbeatmung bei Lungenverletzung. Diagnose wird gestellt durch Palpation (Hautemphysem), dann durch Perkussion, durch Auskultation (abgeschwächtes/aufgehobenes Atemgeräusch). Maßnahme: Notfalldrainage am Unfallort
7. Das typische Karzinoid, das atypische Karzinoid, das kleinzellige Bronchialkarzinom. Gemeinsames Charakteristikum: Neuroendokrine Granula intrazellulär mit Peptiden und Peptidvorstufen
8. Lösung: c)
9. Lösung: c)

Kapitel 16

1. Roller- oder Zentrifugalpumpe, Membranoxygenator, Filter
2. Schutz des Myokard während des ischämischen Stillstandes durch Perfusion der Koronararterien mit kalter, kardioplegischer Lösung (elektrische und mechanische Inaktivität) und externe Kühlung
3. • Mechanische Schädigung verschiedener Blutbestandteile
   • Hämodilution
   • Generalisierte Entzündungsreaktion
   • Störung der Blutgerinnung
   • Ödemneigung
4. Steigerung der Koronardurchblutung und Verminderung der Herzarbeit durch Reduktion der Nachlast
5. Bei einer zentralen Zyanose ist das Blut bereits in der Aorta ungenügend gesättigt (z.B. intrakardialer Rechts-links-Shunt). Eine periphere Zyanose entsteht durch erhöhte O_2-Ausschöpfung des Blutes aufgrund unzureichender Perfusion.
6. • Herz- und Gefäßfehler *ohne* Kurzschlußverbindungen zwischen den Kreisläufen
   • Herz- und Gefäßfehler *mit* Kurzschlußverbindungen zwischen den Kreisläufen, aber *ohne* Zyanose
   • Herz- und Gefäßfehler *mit* Kurzschlußverbindungen und *mit* zentraler Zyanose
7. Bei länger bestehender pulmonaler Hypertonie entwickelt sich eine obstruktive Lungengefäßerkrangung. Dadurch steigt der Lungengefäßwiderstand an und es kommt zur Umkehr der Shuntrichtung von rechts nach links, mit der Folge einer Hypoxämie und zentralen Zyanose (Eisenmenger-Reaktion). In diesem Zustand ist ein Shuntvitium nicht mehr korrigierbar.
8. • Erhöhung der Lungendurchblutung
   • Verminderung der Lungendurchblutung
   • Verbesserung der arterio-venösen Durchmischung
9. • Ventrikelseptumdefekt
   • Rechtsventrikuläre Ausflußtraktobstruktion
   • Reaktive rechtsventrikuläre Hypertrophie
   • Aorta „reitet" über dem Ventrikelseptumdefekt
10. Das Verhältnis des Widerstandes in den Koronararterien unter Ruhebedingungen zu dem während maximaler Koronardilatation
11. Gestaute Halsvenen, Hypotonie, kleine Blutdruckamplitude, Tachykardie, blaßgraues Hautkolorit, Zentralisation mit kalten marmorierten Extremitäten und Oligo-Anurie
12. Über das Risiko einer postoperativen Paraparese oder Paraplegie
13. Eine Dissektion der Aorta entsteht, wenn die Gefäßintima einreißt und Blut in die Gefäßmedia eintritt. Dabei entwickeln sich funktionell zwei Gefäßlumina, ein „wahres" Lumen, das von der normalen Gefäßintima begrenzt wird und ein „falsches" Lumen, das von der Media und Adventitia begrenzt wird.
14. Fixierter pulmonaler Gefäßwiderstand, mehr als 15 % zytotoxische Antikörper in der indirekten Kreuzprobe, positive direkte Kreuzprobe, AB0-Inkompatibilität, chronische Infektion, generalisierte arterielle Verschlußkrankheit, irreversible Organfunktionsstörung, maligne Tumorerkrankung, instabile psychosoziale Situation, Suchtproblem
15. ***Akut***: Kammerwandruptur, Ventrikelseptumdefekt, Papillarmuskelruptur
Chronisch: Aneurysma des linken Ventrikels
16. Die periphere Vasokonstriktion, die intravasale Hypovolämie und die reduzierte Herzfunktion

17. Frequenzadaptation bedeutet, daß das System unter Belastungsbedingungen mit einer höheren Frequenz stimuliert. Dabei werden über spezielle Sensoren und Steuerungsalgorithmen belastungsabhängige Parameter zur Frequenzsteuerung wie die QT-Zeit, die Atemfrequenz, die zentralvenöse Temperatur oder die Muskelaktivität wahrgenommen und die Stimulationsfrequenz entsprechend der Aktivität des Patienten verändert.
18. Ein sequentieller Schrittmacher registriert zunächst die physiologische Vorhofaktion. Bleibt diese aus, wird der Vorhof mit einem elektrischen Impuls stimuliert. Wird dieser Impuls nicht auf die Kammer übergeleitet, wird diese ebenfalls elektrisch stimuliert. Bei erhaltenem Vorhofeigenrhythmus bietet somit ein sequentieller Herzschrittmacher die Möglichkeit der physiologischen Frequenzadaptation und darüber hinaus eine Synchronisierung der Vorhof- und Kammerkontraktion.
19. An eine traumatische Aortenruptur
20. Beim Typ A liegt das Doppellumen in der Aorta ascendens, bei Typ B in der Aorta descendens. Alle Typ A-Dissektionen werden über eine mediane Sternotomie operiert und alle Typ B-Dissektionen über eine linkslaterale Thorakotomie.

Kapitel 17

1. • Inhalierendes Rauchen
   • Arterielle Hypertonie
   • Fettstoffwechselstörungen (Cholesterin, Triglyzeride)
   • Harnsäurediathese
   • Adipositas (Inaktivität?)
2. • Stenosediagnostik
   • Flußrichtung
   • Bildliche Darstellung (Duplex)
   • Bestimmung der Aneurysmagröße
3. • Sauerstoffnot
   • Funktionsausfall
   • Vita minima
   • Nekrose, Gangrän, Infarkt
4. • Stenosegrad
   • Flüchtiger fokal-neurologischer Ausfall
   • Hemiparese mit Crescendo oder Decrescendo-Symptomatik
5. • Ist der Unterschied wichtig?
   • Diagnose
   • Behandlungsverfahren:
     – Thromb-/Embolektomie
     – Katheterlyse-Verfahren
     – Katheterrekonstruktionen
     – Systemische Lyse
     – Vollheparinisierung und Abwarten
6. • Schmerz
   • Infekt
   • Wundheilung am Stumpf?
7. • Wann sinnvoll und erforderlich?
   • Wann ist sie entbehrlich?
8. • Möglichkeiten
   • Langzeitergebnisse
   • Spezifische postoperative Nachsorge
   • Spielt der Mehretagenverschluß eine Rolle?
9. • Wann sind rekonstruktive Operationen (Bypass) gerechtfertigt?
   • Langzeitergebnisse
   • Spezifische Nachsorge-Therapie
10. • Beinperipherie
    • Retina
    • Koronarperipherie
    • Nierenarterienperipherie
    • Peripherie der Zerebralarterien
11. • Diagnose
    • Behandlung:
      – Heparinbehandlung, wann?
      – Systemische Thrombolyse
      – Venöse Thrombektomie mit oder ohne AV-Fistel

Kapitel 18

1. Sicherheitsgurte haben nur einen unwesentlichen Einfluß auf die allgemeine Häufigkeit von Gesichtsschädelfrakturen, da wegen der sozialen Umstrukturierung der Gesellschaft mit ihrem erhöhten Freizeitangebot die Sportunfälle mit entsprechenden Verletzungen vermehrt auftreten.
2. Die Friedrich-Wundausschneidung hat wegen der guten Durchblutung im Gesichtsbereich in der Regel bei Gesichtsschädelverletzungen keine Gültigkeit. Ausnahmen stellen ausgedehnte Quetschwunden, Explosionsverletzungen und mit Einschränkung Bißwunden dar.
3. Bei den Mittelgesichtsfrakturen unterscheidet man infrazygomatikale, zentrale, laterale, zentrolaterale Frakturen von isolierten Frakturen des Orbitabodens sowie Frakturen der vorderen und lateralen Schädelbasis. Die Unterkieferfrakturen werden in Frakturen im bezahnten Kiefer, Frakturen im zahnlosen oder zahnarmen Kiefer und Frakturen im Milch- oder Wechselgebiß klassifiziert. Daneben unterscheidet man noch Gelenkfortsatzfrakturen und Frakturen des Gelenkkopfes.
4. Die wichtigsten äußeren Symptome bei Mittelgesichtsfrakturen sind Monokelhämatom, Brillenhämatom, Abflachung der Jochbeinprominenz, Nasenschiefstand, „dish-face" sowie Verfärbungen der Haut, Weichteilschwellungen durch Ödem und Hämatom.
5. Kieferklemme, Kiefersperre, Okklusionsstörung, Geruchs- und Sensibilitätsstörungen sowie Diplopie
6. Halbaxiale Nasennebenhöhlenaufnahme (NNH-Aufnahme), Orthopantomogramm (OPG), a.-p.-Aufnahme nach Clementschitsch, Orbita-Spezialaufnahme, axiale Schädelaufnahme, kraniale Computertomographie (CCT), evtl. Iotrolan-CT-Zisternographie
7. Kiefergelenkfrakturen werden vorwiegend konservativ durch Schienungen, nur bei starker Dislokation des kleinen Gelenkfragmentes operativ durch Osteosynthese versorgt.
8. Die aktuelle operative Therapie von Gesichtsschädelfrakturen besteht in der exakten Reposition und Fixation der frakturierten Knochenfragmente durch funktionsstabile Osteosynthese mit Mini- bzw. Mikroplatten.

9. Das Basaliom wächst lokal infiltrierend und destruierend, metastasiert jedoch gewöhnlich nicht.
10. Häufigster Krebs der Mundhöhle ist das Plattenepithelkarzinom. Prädilektionsstellen sind die Unterlippe, Zunge, Mundboden, Gingiva und Gaumen. Es metastasiert bevorzugt in die 3 Filterstationen der regionalen Halslymphknoten.
11. Das Mundhöhlenkarzinom ist makroskopisch aufgrund des Durchmessers des Primärtumors (T) und dem regionären Lymphknotenbefall (N) zu klassifizieren.
12. Unter „Neck dissection" versteht man die radikale Halslymphknotenausräumung, wobei das Operationsfeld der entsprechenden Halsseite nur noch die wichtigsten Strukturen wie A. carotis, Nn. phrenicus, vagus und hypoglossus sowie den Plexus brachialis enthält.
13. Häufigster Speicheldrüsentumor ist das pleomorphe Adenom.
14. Unter konservativer Parotidektomie versteht man die vollständige Tumorexstirpation einschließlich des Drüsengewebes der Gl. parotis bei Schonung des N. facialis.
15. In Mitteleuropa gilt heute eine Spaltfrequenz von 1 : 450 Geburten.
16. Man unterteilt in Lippen-Kieferspalten ohne oder mit anschließender Gaumenspalte sowie isolierte Gaumenspaltformen. Beide Gruppen von Spaltformen können ein- und doppelseitig sowie total und partiell vorkommen. Außerdem gibt es sogenannte „verdeckte Spalten", die submukös bzw. subkutan vorliegen.
17. a) Der operative Verschluß der Lippe erfolgt zwischen dem 3. bis 6. Lebensmonat,
    b) der operative Verschluß der Kieferspalte erfolgt zusammen mit der Lippenspalte im Alter von 3–6 Lebensmonaten und gleichzeitig mit dem Verschluß des vorderen Anteils des harten Gaumens,
    c) der vollständige operative Verschluß des Gaumens erfolgt im Alter von etwa 12–15 Monaten, isolierte Velumspalten werden im Alter von 9 bis 12 Monaten verschlossen.
18. Als sprechverbessernde Operation kann die Velopharyngoplastik nach Sanvenero-Rosselli mit einem kranial gestielten Pharynxlappen angezeigt sein.
19. Die knöcherne Überbrückung des Kieferspaltes erfolgt in der Regel im Wechselgebißalter von 8–12 Monaten. Es wird dadurch die Stabilisierung der Oberkiefersegmente, der gleichzeitige sichere Verschluß von Restspalten bzw. Restlöchern sowie die Möglichkeit des Durchbruchs der spaltseitigen bleibenden Zähne in das eingeheilte Knochentransplantat erreicht. Mit Hilfe kieferorthopädischer Behandlung erfolgt so die vollständige dentale Rehabilitation des Spaltpatienten.
20. Nach Wachstumsabschluß sind die erforderlichen Nasenkorrekturen sowie evtl. erforderliche Kieferumstellungsosteotomien bei Vorliegen sogenannter Dysgnathien indiziert.
21. Odontogene Infektion z. B. ausgehend von einem toten Zahn, nicht odontogen bedingte Infektion z. B. entstanden durch Infektion eines Bruchspalthämatoms
22. Beim Weichteilabszeß handelt es sich um eine abgekapselte Infektion, bei der Phlegmone besteht eine infiltrierende, diffuse, flächenhafte Ausbreitung der Infektion entlang Muskelfaserbündeln, Sehnen und Faszienblättern in benachbarte Logen des Mundbodens. Unter einer Sepsis versteht man den Einbruch hoch virulenter Keime in die venöse Blutbahn und Fortleitung z. B. in den Sinus cavernosus.
23. Bei einem subperiostalen Abszeß tritt das seröse bzw. eitrige Exsudat unter das Periost, hebt dieses unter starken Schmerzen vom Knochen ab und verursacht eine Nekrose. Beim submukösen Abszeß breitet sich der Eiter unter der Schleimhaut (Spatium submucosum) aus.
24. Zu den begrenzten Weichteilabszessen innerhalb des Mundraumes gehören die subperiostalen, submukösen, palatinalen und sublingualen Abszesse.
25. Fortgeleitete Abszesse haben den oronasalen Viszeraltrakt verlassen und liegen daher außerhalb seiner Wand im Bereich der Orbita, Submandibularloge, Kaumuskelraum und Spatium para- und retropharyngicum.
26. Ein Kieferhöhlenempyem kann ein fortgeleiteter Abszeß, z. B. ausgehend von einem chronischen Herd an der Wurzelspitze eines Molaren oder Prämolaren, sein.
27. Bei einem Orbitaabszeß kann es neben einem Ödem beider Lider, Chemosis der Konjunktiva zum Exophthalmus, Bewegungseinschränkung und Verlagerung des Bulbus mit Einschränkung des Blickfelds kommen. Bei Druckschmerz über dem Bulbus besteht die Gefahr einer beginnenden Sinus-cavernosus-Thrombose mit Meningitis und Übergreifen auf den Sehnerv, evtl. einer N. opticus-Läsion mit Visusverminderung.
28. Unter Orbitaspitzensyndrom versteht man die Paresen der Hirnnerven II, III, IV, V_1 und VI.
29. Beim Parapharyngealabszeß besteht die Möglichkeit der aufsteigenden Fortleitung zur mittleren Schädelgrube oder absteigenden Ausbreitung ins Mediastinum sowie nach dorsal in die Gefäßscheide und in den Retropharyngealraum.
30. Unter einer Kieferklemme versteht man eine eingeschränkte Mundöffnung. Ein entzündliches Ödem führt zur Schwellung der im Faszienraum befindlichen Kaumuskeln Mm. temporalis und masseter, so daß der Unterkiefer in wenigen Tagen kaum mehr geöffnet werden kann.
31. Bei einem Schläfenödem ist an einen Pterygomandibularabszeß zu denken.
32. Eine Sinusthrombose kann z. B. bei einem retromaxillären Abszeß auf dem Weg entlang des N. maxillaris durch den Canalis rotundus und durch die Fissura orbitalis superior in die mittlere Schädelgrube entstehen.
33. Die Hauptsymptome der zerviko-fazialen Aktinomykose sind kleine, flache, harte, meist schmerzhafte Schwellungen unter der Schleimhaut, später mit Einschmelzung, Fistelbildung und brettharter Infiltration der Weichteile. Zugleich können livide Verfärbungen und narbige Einziehungen der äußeren Haut auftreten.

34. Bei der zerviko-fazialen Aktinomykose ist neben der chirurgischen Intervention durch breite Inzision und Drainage eine Chemotherapie vorzugsweise mit Aminopenizillin und Clavulansäure über eine Behandlungszeit von etwa 3 Wochen angezeigt. Bei Auftreten von Komplikationen verbreitert die Kombination von Aminopenizillin mit Metronidazol oder Clindamycin das Wirkungsspektrum.

Kapitel 19

1. Bei beiden Zystenformen ist die radikale Exzision indiziert. Bei der lateralen Halsfistel sollte die radikale Exzision im ersten Lebensjahr erfolgen, bevor es zu einer Infektion kommt.
2. Bei der Exstirpation vergrößerter Lymphknoten im lateralen Halsdreieck ist der Nervus recurrens besonders gefährdet. Er muß sorgfältig dargestellt und geschont werden.
3. Stichverletzungen des Halses erfordern immer eine notfallmäßige Revision, um tiefe Verletzungen von Halsgefäßen, Ösophagus und Trachea auszuschließen.

Kapitel 20

1. Bei Strumagröße > II° vornehmlich bei ausgeprägter knotiger Beschaffenheit, nach vergeblichem medikamentösen Therapiebemühen, auf jeden Fall bei mechanischer Beeinträchtigung, wie Atemnot bei Trachealstenosen, Dysphagie infolge Ösophaguseinengung und oberer Einflußstauung, bei vorhandenen kalten Knoten mit Verdacht auf Bösartigkeit
2. Anamnese und klinischer Befund, Sonogramm, Szintigramm, TSH und periphere Hormonwerte, Serum-Kalzium, weitere Untersuchungen nach Spezialanforderung
3. Serum-TSH, Serum-FT3
4. Immunogene Hyperthyreose Typ Basedow; thyreoidale Autonomie (unifokal, multifokal, disseminiert)
5. Die immunogene Hyperthyreose bedarf der ausgedehnten Strumaresektion bis auf kleine Drüsenreste von weniger als 4 g (Vermeidung der Resthyperthyreose, Vermeidung der Rezidivhyperthyreose).
   Bei der thyreoidalen Autonomie ist die gezielte Entfernung autonomen Gewebes in Form einzelner Knoten (= autonomes Adenom) oder mehrerer Adenome gefordert. Das normale Schilddrüsengewebe kann im Sinne eines funktionskritischen Eingriffes bewahrt werden. Lediglich die disseminierte Autonomie erfordert den identischen Eingriff wie bei immunogener Hyperthyreose (schwer oder nicht unterscheidbar, insgesamt selten!).
6. Antithyreoidale Medikamente (Carbimazol, Medimazol); Jodblockade in Form der ***Plummerung*** (Lugol-Lösung); Betablocker (lediglich bei leichten Formen gerechtfertigt)
7. Bei Kurzzeitvorbehandlung zuverlässige Beseitigung der Hyperthyreosesymptome, bei längerzeitiger Vorbereitung die Herbeiführung einer stabilen Euthyreose
8. Eine medikamentöse Vorbeugung zur Verhinderung eines erneuten Schilddrüsen- bzw. Kropfwachstums. Regulärerweise durch Verordnung von entweder Schilddrüsenhormon oder Jod
9. Generell
10. Differenzierte Schilddrüsenkarzinome (papillär, follikulär); entdifferenzierte Schilddrüsenkarzinome; C-Zell-Karzinome; NH-Lymphome; Sarkome; Metastasen anderer Tumoren
11. Papilläre Karzinome: bevorzugt lymphogen in regionale, zervikale und mediastinale Lymphknotenstationen; follikulär: hämatogen, Lunge, Knochen, Weichteile, Gehirn
12. Radikale Thyreoidektomie evtl. mit ein- bzw. beidseitiger Lymphknotendissektion, Radiojodtherapie, evtl. perkutane Bestrahlung, hormonelle Substitutions- und Suppressionsbehandlung
13. Bestimmung des Serummarkers Thyreoglobulin, für C-Zell-Karzinome. Bestimmung der Marker Kalzitonin und CEA im Serum, Jodszintigraphie, andere bildgebende Verfahren (Sonographie, CT, MRT)
14. Stimmbandnervenlähmung = Recurrensparese; Epithelkörperchenverlust = Tetanie; Nachblutung, Wundinfektion
15. Generelle Jodsalzprophylaxe

Kapitel 21

1. Die wichtigsten klinischen Zeichen eines primären Hyperparathyreoidismus sind rezidivierende, fast immer bilaterale Nephrolithiasis, unspezifische Oberbauchbeschwerden, Leistungsknick, Abgeschlagenheit und sehr selten auch Knochenschmerzen.
2. Der wichtigste Parameter zur Diagnosestellung ist die Erhöhung von Serumkalzium zusammen mit der Messung von Parathormon intakt, das auch erhöht sein sollte, um die Diagnose sicher zu stellen. Die wichtigste Differentialdiagnose sind paraneoplastische Hyperkalzämien bei malignen Tumoren. Hier ist PTH intakt nicht erhöht.
3. Die oberen Nebenschilddrüsen liegen normalerweise oberhalb der A. thyreoidea inferior und dorsal des N. recurrens an der Hinterfläche der Schilddrüse. Die unteren Nebenschilddrüsen liegen in der Nähe der unteren Schilddrüsenpole kaudal der A. thyreoidea inferior und ventral des N. recurrens. Sind die oberen Nebenschilddrüsen nicht in normaler Position gelegen, sind sie in Richtung auf das hintere Mediastinum neben den Ösophagus und vor die Wirbelsäule disloziert. Liegen die unteren Nebenschilddrüsen nicht an normaler Stelle, sind sie meistens in der Thymuszunge oder tiefer in der Thymusdrüse gelegen.
4. Die häufigste Ursache eines sekundären Hyperparathyreoidismus ist eine langfristige dialysepflichtige Niereninsuffizienz. Pathomechanismen sind ein Phosphatstau vor der Niere, ein vermindertes Ansprechen des Knochenstoffwechsels auf Parathormon und eine reduzierte Bildung des Vitamin-D-Hormons 1,25-Dihydroxy-Cholecalciferol in den erkrankten Nieren.
5. Die Indikation zur operativen Behandlung des sekundären Hyperparathyreoidismus ist zu stellen bei

Entwicklung einer Hyperkalzämie oder beim Fortschreiten der renalen Osteopathie trotz adäquater Behandlung mit 1,25-DOH-CC.

Kapitel 22

1. Pubertät, 7. Lebensjahrzehnt. Östrogenüberschuß, Gonadenunterfunktion, Morbus Klinefelter. Hormonstatus durchführen, Medikamentenanamnese, Hodentumoren (Ultraschall), Nebennierentumoren, Leberzirrhose, Östrogenbehandlung des Prostatakarzinoms
2. *LCIS*: Marker eines erhöhten Erkrankungsrisikos an Mammakarzinom. Mammographisch nicht sichtbar. Vorwiegend multizentrisch, 30–40 % bilateral. Nicht behandlungsbedürftig.
   DCIS: gruppierter Mikrokalk, Ausbreitung entlang Milchgängen. Praktisch kein Axillabefall, da Basalmembran intakt, keine Ausbreitung. Als Präkanzerose behandlungsbedürftig
3. Ca. 9 % aller Frauen entwickeln ein Mammakarzinom während ihres Lebens (nationale Unterschiede). Inzidenz bei 35jähriger Frau: 50, bei 70jähriger Frau: 300/100.000
4. Zunehmendes Alter, familiäre Belastung, frühes Auftreten bei Mutter und Schwester, vorausgegangenes Mammakarzinom der kontralateralen Brust, nachgewiesenes BRCA I- oder II-Gen (heute bei 5–10 % der Frauen mit Mammakarzinom nachweisbar)
5. Invasives duktales Mammakarzinom
6. Oberer äußerer Quadrant
7. Paget-Karzinom suchen
8. Erysipeloides (oder inflammatorisches) Mammakarzinom
9. Inspektion mit hängenden Armen, Beurteilung Symmetrie der Form, Größe, Farbe, Oberfläche, Warzenhof und Mamille. Symmetrische Bewegung der Mamma bei Anheben der Arme. Provozierte Formveränderungen, Plato-Phänomen. Palpation der Oberfläche, der Tiefe. Lymphknotenstationen, Untersuchungen bei aufrechter und liegender Körperhaltung. Armumfänge, Ödem
10. Drahtmarkierung nicht palpabler Befunde vor einer chirurgischen Biopsie. Röntgenaufnahme des entnommenen suspekten Gewebes und Nachweis der mammographisch festgestellten Veränderung im Präparat vor der pathologisch-anatomischen Analyse
11. Sicherstellung des relevanten Gewebes vor histologischem Nachweis. Bei spontaner Sekretion aus der Mamille außerhalb Gravidität und Laktation zu diskutieren
12. Thermographie weitgehend verlassen. Temperaturunterschiede an der Brusthaut als Folge tumorbedingter Hyperämie (Angiogenesefaktor?) nachzuweisen. Weitestgehend verlassen. Kein taugliches Mittel zur Karzinom-Frühentdeckung. In dieser Hinsicht der Mammographie weit unterlegen
13. Zeitintervall von wenigen Tagen zwischen Karzinomnachweis und definitiver Versorgung gefahrlos. Zeit kann zur Wahl des geeignetsten Verfahrens genutzt werden!
14. N. thoracicus longus, N. thoracodorsalis, N. pectoralis lateralis, Ausfall M. serratus, Ausfall M. latissimus, Ausfall lateraler Pektoralisanteil
15. Tumoren, welche von Größe und Lage des Tumors aus gesehen bei chirurgischer Entfernung histologisch im Gesunden und nach Bestrahlung der Brust ein günstiges kosmetisches Ergebnis erwarten lassen. Tumoren, die nicht multizentrisch sind
16. Tumorektomie histologisch im gesunden Gewebe, Ausräumung der Lymphknotenstationen I und II, Bestrahlung der betroffenen Mamma
17. Prämenopause, nodal positiv. Aggressiver, nodal negativer Tumor negative Steroidrezeptoren, pathologische Risikoparameter des Primärtumors, großer Primärtumor, inflammatorisches Karzinom neoadjuvant
18. Knapp 1 % pro Jahr
19. Siehe Abb. 22.10 a und 22.10 b
20. Analog weiblichem Mammakarzinom
21. Spaltwarze, Flachwarze, Hohlwarze
22. Schwangerschaft, Laktationsperiode, Papillom, Karzinom, Duktektasie, gelegentlich in Menarche oder Menopause, Prolaktinom, Prolaktin produzierender Tumor (z. B. Bronchuskarzinom), gewisse Medikamente, Urämie, Herpes zoster, Thoraxtrauma, Verbrennungen
23. Perimenopause
24. Zyklische und nicht-zyklische Mastalgie, zyklisch in Prämenopause, nicht-zyklisch in Prä- und Postmenopause. Nicht zyklisch: häufiger extramammär
25. Wenig zuverlässig, knapp 1/3 falsch positiv oder falsch negativ
26. Präparatmammographie, präoperative Lokalisationsmammographie
27. Im allgemeinen Mammographie, zum Nachweis von sehr diskretem gruppiertem Mikrokalk
28. Axilladissektion erlaubt Prognose, reduziert axilläres Rezidiv, sofern 10 oder mehr Lymphknoten entfernt werden, signifikant. Gefahren: Nervenläsionen (s. Frage 14), entsprechende Schmerzsensationen und eingeschränkte Schulterfunktion, Lymphödem, speziell wenn kombiniert mit Bestrahlung der Axilla oder nach Auftreten eines Wundinfektes im Axillabereich oder auch bei später auftretenden Verletzungen mit Infekten im Arm-Axillabereich
29. Die Chirurgie ist hier nicht die primär einzusetzende Therapie. Präoperative Chemotherapie

Kapitel 23

1. Achalasie, diffuser Ösophagusspasmus, Nußknacker-Ösophagus, unspezifische Motilitätsstörungen, Refluxkrankheit
2. Neuromuskuläre Erkrankung der glatten Ösophagusmuskulatur gekennzeichnet durch das Fehlen primärer Peristalsis der tubulären Speiseröhre und fehlender oder inkompletter schluckreflektorischer Erschlaffung des unteren Ösophagussphinkters
3. Kilian-Muskellücke oberhalb des M. cricopharyngeus
4. • Primäre Refluxkrankheit durch Inkompetenz des unteren Ösophagussphinkters
   • Sekundärer Reflux als Folge einer organischen Er-

krankung der Kardia, tubulären Speiseröhre und/ oder des Magens bzw. nach operativen Eingriffen an diesen Organen
5. Ersatz des Plattenepithels im distalen Ösophagus durch spezialisiertes Zylinderepithel
6. Vier Schweregrade:
   - Stadium 1: erosive, oberflächliche, nicht konfluierende Schleimhautläsionen
   - Stadium 2: längskonfluierende peptische Läsionen
   - Stadium 3: zirkulär konfluierende peptische Läsionen
   - Stadium 4: Stenose, Ulkus
7. Rekonstruktion der Antireflux-Barriere am Mageneingang
8. Drei Schweregrade:
   - Grad 1: oberflächliche Schleimhautschädigung mit Ödem
   - Grad 2: Mukosa ist zerstört, Submukosa und Muskularis sind partiell geschädigt
   - Grad 3: vollständige Nekrose aller Wandschichten
9. Röntgendarstellung der Speiseröhre mit wasserlöslichem Kontrastmittel gefolgt von Endoskopie
10. Postemetogene Ruptur des Ösophagus
11. Trachealbifurkation
12. Achalasie, Verätzungsstrikturen, Endobrachyösophagus
13. Endoskopischer Ultraschall
14. Allgemeinzustand (Karnofsky-Index), pulmonale Funktion, kardiale Funktion, renale Funktion, Leberfunktion
15. ***En-bloc-Ösophagektomie***: Transthorakale Entfernung des Tumors en-bloc mit der lymphatischen Drainage
    Transmediastinale Ösophagektomie: Stumpfe Auslösung der Speiseröhre aus dem Mediastinum ohne Thorakotomie und mit inkompletter Lymphadenektomie
16. Magenhochzug, Koloninterposition, Jejunuminterposition
17. Tumorvaporisation, Strahlentherapie (Afterloading), palliative Radio-Chemotherapie, Stent-Einlage

Kapitel 24

1. Axiale, paraösophageale und gemischte Hiatushernie
2. Der partiell retroperitoneal gelegene Magenfundus prolabiert in das hintere Mediastinum.
3. Mechanische Komplikationen: venöse Stauung, Stauungsgastritis, Magenwandnekrose, Passagestörung, Ulkus („riding ulcer")
4. Bochdalek-Hernie: lumbo-kostale Bruchlücke, Morgagni-Hernie: parasternale Bruchlücke

Kapitel 25

1. Reservoirfunktion, Durchmischung, Säuresekretion, portionierte Entleerung
2. Entspannung der Magenmuskulatur bei Nahrungsaufnahme als Voraussetzung für die Reservoir-Funktion
3. Zephale Phase, antrale Phase, intestinale Phase
4. Säureneutralisation, Herbeiführung der Isotonizität des Duodenalinhalts, Beginn der Verdauung und der Resorption
5. Pylorusstenose, Duodenalatresie, Pankreas anulare
6. Divertikulitis, Perforation, Blutung, duodeno- oder gastrokolische Fistel, extrahepatische Cholestase, Pankreatitis
7. Ulcus duodeni, Tumor, Membranstenosen, Pankreas anulare, arteriomesenteriale Kompression, paraduodenale Hernie, chronische Pankreatitis, Morbus Crohn
8. Blutung, Obstruktion, Perforation
9. ***Erosion***: Die Lamina muscularis mucosae nicht überschreitender Schleimhautdefekt.
   Ulkus: Schleimhautdefekt über die Lamina muscularis mucosae hinaus in tiefere Wandschichten.
   Akutes Ulkus: sog. „Streßulkus" nach großen Operationen oder Traumen, während Intensivtherapie oder durch ulzerogene Medikamente
10. Ulkus an der kleinen Kurvatur, Ulcus ventriculi bei gleichzeitigem Ulcus duodeni, präpylorisches Ulkus
11. Malignomverdacht, Vermeidung von Komplikationen, Leidensdruck
12. ***Billroth I***: Gastroduodenostomie mit Erhaltung der Duodenalpassage. ***Billroth II***: Gastrojejunostomie unter Umgehung der Duodenalpassage
13. Magenresektion nach Billroth II, Durchtrennung des Jejunums mit Hochführen der aboralen Jejunalschlinge zum Magen für die Gastrojejunostomie, seitliches Einpflanzen des oralen, vom Duodenum kommenden Jejunalschenkels 40 cm distal der Gastrojejunostomie in das aborale Jejunum
14. Früh-Dumping-Syndrom, Spät-Dumping-Syndrom
15. ***Symptome***: Multiple atypische postbulbär gelegen Ulzera, Kombination mit Diarrhöen, Ulkuskomplikationen, häufige Rezidive
    Ursache: Gastrinom des Pankreas oder Duodenums
16. Magensekretionsanalyse, Serumgastrinbestimmung, Sekretintest
17. Trunkuläre Vagotomie, selektiv-gastrale Vagotomie, proximal-gastrische Vagotomie
18. Magenausgangsstenose, Perforation, Blutung
19. Persistierende, endoskopisch nicht stillbare Blutung, Prophylaxe der Frührezidivblutung
20. Frühkarzinome sind ausschließlich durch die Wandinfiltrationstiefe definiert. Ein Karzinom, welches lediglich Mukosa, höchstens Submukosa betrifft, wird als Magenfrühkarzinom bezeichnet.
21. Die Klassifikation erfolgt nach Borrmann (1–4), diese makroskopische Klassifikation erlaubt Rückschlüsse auf das Wachstumsverhalten des Magenkrebses (intestinal oder diffus) und zugleich auch auf die Prognose.
22. Es werden intestinale von diffusen Magenkarzinomen unterschieden. Bei sogenannten Mischformen wird nach dem überwiegend vorliegenden Typ klassifiziert bzw. wird der Typ als „nicht intestinal" bezeichnet.
23. Das Magenkarzinom metastasiert primär lymphogen zunächst in die perigastrischen Lymphknoten (Kompartment I), dann entsprechend der embryonalen Entwicklung des Magens über die Stammarterien hin zum Truncus coeliacus (Kompartment II). So-

bald der Truncus coeliacus überschritten ist, sind weitere Lymphknotenmetastasen aus prognostischer Sicht als Fernmetastasen zu werten. Die hämatogene Metastasierung ist selten.

24. Zur präoperativen Erfassung der T-Kategorie ist der endoluminale Ultraschall von höchster Aussagekraft. Das Lymphknotenstaging ist nach wie vor schwierig und nur mit etwa 65–75%iger diagnostischer Treffsicherheit möglich. Fernmetastasen, z. B. Lebermetastasen, werden am sichersten durch perkutanen Ultraschall oder durch Computertomographie erfaßt.
25. Beim distal lokalisierten Magenkarzinom vom intestinalen Typ bis hin zur Infiltrationstiefe T2.
26. In erster Linie ist eine Reservoir-Funktion (Pouch) zu erreichen, ferner gilt es, einen alkalischen Reflux in die Speiseröhre zu verhindern. Alle anderen Funktionen des Magens (gesteuerte Entleerung, Säure- und Pepsin-Sekretion, Intrinsic-Faktor, etc.) sind chirurgisch nicht rekonstruierbar.
27. Alkalische Refluxösophagitis (sollte bei den modernen Rekonstruktionsverfahren nicht mehr vorkommen) und Dumping-Syndrom. Die Vitamin-B12-Mangel-Anämie kann durch kontinuierliche Substitution vermieden werden.
28. Das Tumorstadium, insbesondere der Lymphknotenstatus, sind die entscheidenden Prognosefaktoren. Aus therapeutischer Sicht ist die komplette chirurgische Tumorentfernung (sogenannte R0-Resektion) der wichtigste Prognosefaktor.

Kapitel 26

1. Dabei handelt es sich um ein ausgeschaltetes Stück Dünn- oder Dickdarm, welches in situ belassen wird. Darin entsteht eine bakterielle Fehlsiedelung mit qualitativer Veränderung der Bakterienflora, welche zur konsekutiven Malassimilation, speziell von Nahrungsfetten und von Vitamin B12 führen kann. Klinisch zeichnet sich dieses Syndrom mit Durchfällen, Anämie und Stearrhö aus.
2. Diese umfaßt als Oberbegriff die Maldigestion und Malresorption, d. h. eine Störung, bei der Verdauungsenzyme oder Gallensäurekonzentration vermindert sind oder fehlen bzw. Störung der Resorption bei verändertem Membrantransportvorgang.
3. Perforation, Blutung und Ischämie sind die Hauptursachen, welche eine notfallmäßige Dünndarmresektion erforderlich machen.
4. Der obere Dünndarm wird ca. 10–30 cm nach der Flexura duodenojejunalis durchtrennt und die abführende Schlinge wird mit dem abzuleitenden Organ (Magen, Pankreas etc.) vereinigt. Der proximale, vom Magen her zuführende Schenkel wird dann weiter aboral in die zuvor hochgezogene Schlinge End-zu-Seit implantiert.
5. Im Gegensatz zum Duodenum- bzw. Dünndarm-Divertikel liegt das Meckel-Divertikel immer antimesenterial.
6. Die Operationsindikation beim M. Crohn ist am häufigsten durch die Komplikationen des M. Crohn gegeben. Darmperforation, massive intestinale Blutungen und die Ausbildung eines toxischen Megakolons sind chirurgische Notfallindikationen. Mit verzögerter Dringlichkeit können Ileus, narbige Stenosen und Fisteln behandelt werden.
7. Die Diagnose wird durch erhöhte Hydroxia, Indolessigsäure im 24 h-Urin gestellt.
8. Perakute Abdominalschmerzen bei Vorhofflimmern, klinisch weichem Abdomen und initial hyperperistaltischer, später aperistaltischer Darmmotorik mit progredienten peritonischen Zeichen sind typisch für die akute Ischämie.

Kapitel 27

1. Präoperativ sind nebst einer kardiopulmonalen Risikoabschätzung eine Kolon-Lavage und eine perioperative Antibiotikaprophylaxe notwendig. Weiterhin sind eine Thromboembolieprophylaxe und eine postoperative Atemtherapie wichtig.
2. Hauptziel ist bei beiden Erkrankungen die radikale Entfernung des Kolorektums mit der pathologisch veränderten Schleimhaut.
3. Vor allem Karzinome und Divertikulitisschübe können in diesem Bereiche stenosieren.
4. Am meisten angewendet werden die Ileostomie, die Transversostomie rechts, die Transversostomie links und die doppelläufige Sigmoidostomie. Diese können alle mittels Kolostomiebeutel hautschonend versorgt werden.
5. Dabei sind insbesondere die Appendizitis, die Adnexitis, der ileozäkale Volvulus, die Inguinalhernie und die Ileitis in Betracht zu ziehen.
6. Ziel ist die Entfernung des entzündlichen Fokus. Operativ gibt es 3 Möglichkeiten:
   - die Resektion des Fokus mit Primäranastomose,
   - die Resektion des Fokus mit Primäranastomose und protektivem Stoma (Zweizeitoperation),
   - die Resektion des Fokus mit terminalem Kolostoma, welches dann 3–6 Monate postoperativ wieder rückgängig gemacht werden kann.
7. Das Röntgenbild zeigt spitz zulaufende Kontrastmittelausziehungen (Spiculae), Pseudopolypen, Kragenknopfgeschwüre und in fortgeschrittenen Fällen ein verkürztes, geschrumpftes schlauchförmiges Kolon ohne Haustren. Endoskopisch fallen die Verletzlichkeit der hyperämischen Schleimhaut, die multiplen, teils zusammenhängenden Ulzera sowie Kryptenabszesse mit Bildung von Pseudopolypen auf. Extraintestinale Symptome sind Arthralgien, Augensymptome, M. Bechterew, Chole- und Nephrolithiasis sowie Osteoporose.
8. Die Diagnose wird durch Koloskopie mit endoskopischer Biopsie und Nachweis von Clostridium difficile oder dessen Zytotoxien über Stuhl gestellt.
9. Entscheidend ist die Entfernung des Primärtumors mit dem abfließenden lymphovaskulären Stiel. Eine Strahlentherapie ist beim Kolonkarzinom nicht wirksam, somit kann für Patienten im Stadium II und III des Kolonkarzinoms, d. h. T3 und/oder N + für 1 Jahr postoperativ 5-FU Levamisol empfohlen werden.
10. Liegen bei operablen Karzinomen Lebermetastasen vor, so werden diese bei geringer Anzahl und peri-

pherer Lage im gleichen Eingriff reseziert. Bei diffusem Befall kann die Einlage eines arteriellen Perfusionskatheters in die A. gastroduodenalis für regionale Chemotherapie diskutiert werden. Bei größeren Tumoren, die sich auf eine Leberhälfte beschränken, wird in einem zweiten späteren Eingriff die adäquate Leberresektion durchgeführt.

Kapitel 28

1. Zur Differentialdiagnose der analen Blutung gehört das Hämorrhoidalleiden, das kolorektale Karzinom, das Analkarzinom, der innere Rektumprolaps mit Ulcus recti und die floride Proktitis.
2. Zur Abklärung der analen Inkontinenz gehört die anale Endosonographie zur Lokalisierung des strukturellen Defekts, die anale Manometrie und die Pudendus-Latenzzeitmessung.
3. Die anale Kontinenz wird gewährleistet durch die anorektale Funktionseinheit, bestehend aus neurogener Integrität sakral II-V, funktionierendem Plexus pelvinus mit den sympathischen Nerven, Sphincter ani internus und externus, sensibler Zone des Anoderms und anorektalen Übergangs, einer genügenden Rektumkapazität und Compliance sowie einer normalen Aufhängung des Rektums im kleinen Becken.
4. Siehe Kap. 28.2
5. Das Hämorrhoidalleiden wird in 4 Stadien klassifiziert. Zur Therapie des Hämorrhoidalleidens im Stadium I ist primär eine Stuhlregulation indiziert. Hämorrhoiden im Stadium II können sklerosiert oder mittels Rubber-Banding (Gummibandligaturen) behandelt werden. Im Stadium III und IV hat sich die operative Hämorrhoidektomie mehrheitlich durchgesetzt.
6. Siehe Kap. 28, Abb. 28.10
7. Bei nicht abheilender Fissur sollten ein Analkarzinom, syphilitisches Ulkus, perianaler M. Crohn und perianaler M. Paget in Betracht gezogen werden.
8. Anal kann sich die AIDS-Erkrankung als eitrige Proktitis äußern, anale Ulzera oder als kutane Kaposi-Sarkome mit gastrointestinaler Beteiligung vom Mund bis zum Anus. Auch anorektale maligne Lymphome (Non-Hodgkin-Lymphom) und Analkarzinome sind zusätzliche Risiken.
9. Das Rektumkarzinom breitet sich insbesondere über die Lymphabflußwege entlang des Mesorektums, d. h. der A. rectalis superior, aus. Im distalen und z. T. mittleren Rektumdrittel kann es sich zusätzlich über die iliakalen Lymphbahnen und die inguinalen Lymphbahnen ausbreiten.
10. Handelt es sich um ein Frühkarzinom, welches gut differenziert ist, und/oder um einen High-risk-Patienten, können Karzinome auf dieser Höhe mittels transanal endoskopischer Mikrochirurgie lokal exzidiert werden. Gefordert wird eine Vollwandexzision mit einem Sicherheitsabstand von 1 cm. Alle übrigen fortgeschrittenen Karzinome sind mittels totaler Rektumresektion mit Entfernung des gesamten Mesorektums und der gesamten lateralen Lymphabflußwege zu entfernen. Handelt es sich um einen fortgeschrittenen Tumor, welcher unterhalb 2 cm von der linae dentata liegt, und/oder um ein undifferenziertes Karzinom, ist z. Z. noch eine abdominoperineale Rektumamputation mit Resektion des Sphinkterapparates zu fordern.
11. Je nach Tumorstadium kann mittels kombinierter Radio-Chemotherapie beim Analkarzinom ein 5-Jahresüberleben zwischen 70 und 85 % erwartet werden und eine Response rate von ca. 90 %.

Kapitel 29

1. Perakutes sog. operationspflichtiges Abdomen, akutes Abdomen, unklares oder subakutes Abdomen
2. Schmerz durch Perforation, z. B. Ulkusperforation, kolikartiger Schmerz, z. B. Gallenkolik, Entzündungsschmerz, z. B. Appendizitis
3. Die Abwehrspannung ist Folge einer indirekten Erregung der gesamten Bauchmuskulatur über den durch die peritoneale Reizung erregten somatosensiblen afferenten Schenkel.
4. Mit dem Ultraschall können die Cholezystitis und Cholezystolithiasis, Ileus und freie Flüssigkeitsansammlungen im Abdomen gut diagnostiziert werden.
5. Primäre, sekundäre und postoperative Peritonitiden
6. Die Entzündung umfaßt den gesamten Bauchraum.
7. Beseitigung der primären Infektionsquelle, die die Peritonitis ausgelöst hat
8. Exzision/Übernähung, Drainage, Kompartment, Resektion mit/ohne Anastomose
9. Entfernung entzündlich veränderten und avitalen Gewebes (Nekrose)
10. Herdsanierung, Spülung und Débridement, Reexploration des Bauchraumes in zeitlich festgelegtem Intervall
11. Offenes Abdomen (kein Bauchdeckenverschluß)
12. Herdsanierung, Antibiotika, Intensivtherapie
13. Antibiotika, die das erwartete Erregerspektrum und damit ein breites Spektrum abdecken
14. Ersatz bzw. Unterstützung ausgefallener Vitalfunktionen, bis der Organismus die Sepsis überwunden hat
15. Mechanischer und paralytischer Ileus
16. Mechanischer Ileus
17. Briden und Adhäsionen nach Operationen
18. Darmverschluß mit gleichzeitiger Kompression der versorgenden Mesenterialgefäße eines Darmabschnitts mit Beeinträchtigung der Darmdurchblutung
19. ***Inkarzeration***: Einklemmen von Darmschlingen in Hernien, Mesenteriallücken oder Abschnürung durch Briden. ***Invagination***: Einstülpung des Darmes ineinander. ***Volvulus***: Drehung des Darms und des dazugehörigen Mesenteriums um die eigene Achse
20. Am Dünndarm
21. Entzündlich-toxische Ursachen, z. B. Peritonitis; metabolische Ursachen, z. B. Elektrolytverschiebungen; reflektorische Ursachen, z. B. Wirbelfrakturen; vaskuläre Ursachen, z. B. Mesenterialarterienembolie, postoperativer Ileus im Rahmen der physiologischen Darmatonie
22. Mesenterialarterienembolie oder Mesenterialvenenthrombose

23. Die wesentlichen pathophysiologischen Grundlagen sind Darmdistension, Stase und Sekretions- bzw. Resorptionsstörungen.
24. Operationsnarben und Hernien
25. Abdomenleeraufnahme im Stehen, evtl. in Linksseitenlage
26. Paralytischer Ileus, Subileus und Dickdarmileus
27. Anregung der Darmtätigkeit durch peristaltikanregende Substanzen wie Sympathomimetika
28. Strangulationsileus, kompletter mechanischer Ileus, hoher Dünndarmileus und gleichzeitiges Vorliegen einer Peritonitis
29. Sonographie, Thoraxröntgenaufnahme
30. Nachgewiesene intraabdominelle Blutung und hypovolämischer Schock sowie perforierende Bauchwandverletzung
31. Linksseitige Rippenfrakturen und Milzrupturen, rechtsseitige Rippenfrakturen und Leberruptur, Beckenfraktur und Blasen- sowie Urethraverletzungen, Kontusionsmarken am Abdomen und Pankreas bzw. Mesenterial- und Intestinalrupturen
32. Sonographie und Peritoneallavage
33. Spülung des Abdomens, Lokalisation der Blutungsquelle und Blutstillung

Kapitel 30

1. s. Tabelle 30.4
2. s. Tabelle 30.1
3. Multiple Stenosen und zystische Erweiterungen der intrahepatischen Gallengänge mit rezidivierender Cholangitis und Ausbildung von Gallengangskonkrementen
4. Segment 5
5. Metastasenresektion nach kurativer Sanierung des Primärtumors und Ausschluß systemischer Tumoraussaat. Bei nicht resektablen Metastasen palliative Chemotherapie regional oder systemisch
6. Metastasen von Bronchial-, Kolorektal-, Pankreas-, Mamma- und Magenkarzinomen
7. Resektabilität ist limitiert durch die Restleberfunktion, die häufig durch eine begleitende Leberzirrhose beeinträchtigt ist, und die Nähe des Malignoms zu nicht resektablen Strukturen. Bei entsprechend guter Restleberfunktion ist eine Resektion bis zu 80% der Organmasse möglich.
8. *FNH* = *F*okal *N*oduläre *H*yperplasie. DD: grobknotige Leberzirrhose, intrahepatisch disseminiertes Tumorleiden
9. Chirurgische Sanierung durch Hydatidektomie nach Inaktivierung des Zysteninhalts (s. Abb. 30.4)
10. Hemihepatektomie = Entfernung der linken oder rechten Leberhälfte
    Trisegmentektomie = erweiterte Hemihepatektomie (z. B. Trisegmentektomie re = Segmente 4a + b, 5–8).

Kapitel 31

1. s. Tabelle 31.1
2. Ca. 95% der mit der Galle in den Darm ausgeschiedenen Gallensäuren werden überwiegend im terminalen Ileum, aber auch im Restdünndarm und Kolon reabsorbiert (= enterohepatischer Kreislauf). Resektion des terminalen Ileums ⇒ Gallensäurenverlust ⇒ Konzentrationsverminderung ⇒ Lithogenität der Galle um das 15–20fache erhöht
3. female – fair – forty – fat – fertile – flatulent
4. Akuter inspiratorischer Arrest bei gleichzeitig tiefer Palpation über der Gallenblase
5. Im Falle der Besiedlung der Gallenwege bzw. -blase mit gasbildenden Bakterien kann es hier zu einer Ansammlung von Luft, einer sogenannten Aerobilie, kommen. Sie läßt sich in der Abdomenübersichtsröntgenaufnahme nachweisen.
6. Postcholezystektomie-Syndrom = Gesamtheit der Beschwerden, welche ursprünglich zur Operationsindikation führten und nach durchgeführter Cholezystektomie fortbestehen.
7. Da es nach Choledochusrevision häufig zu Abflußstörungen durch Schwellung des erodierten Gallengangsepithels und spastische Kontraktion des Sphinkter Oddi kommt, erfolgt die T-Drain-Einlage, um die Galle bis zum Abklingen dieser Reaktionen (für ca. 5 Tage) abzuleiten. Im Falle von Residualkonkrementen im Choledochus stellt das T-Drain einen wichtigen therapeutischen Zugang zum Choledochus dar.
8. ***Kurativ***: Whipple-Operation. ***Palliativ***: Choledocho- oder Cholezystojejunostomie
9. Beherrschung des septischen Zustandes durch Antibiotikagabe sowie Rehydrierung, dann Komplettierung der Diagnostik und Beseitigung der Ursache.
10. Patienten mit einer inneren Fistel schildern meist langjährige Anamnesen rezidivierender akuter Cholezystitiden, in etwa einem Zehntel aber ist ein Gallensteinileus die erste klinische Manifestation der Erkrankung. Die häufigsten inneren Fisteln bestehen zwischen Gallenblase und Duodenum sowie dem Colon transversum. Die Hauptgefahr des Fistelleidens besteht in der Infektion mit konsekutiver Cholangitis.

Kapitel 32

1. Unter dem Pancreas divisum versteht man eine mangelhafte Verschmelzung der ventralen und dorsalen Pankreasanlage, so daß ca. 80% des Pankreassekretes über die Papilla minor abfließen.
2. Die Hauptursachen sind die Erkrankung der Gallenwege und der chronische Alkoholabusus. Charakteristisch für die akute Pankreatitis ist der schlagartige Beginn mit starken, eher dumpfen Oberbauchschmerzen, die gürtelförmig ausstrahlen. Das Abdomen ist prall elastisch gespannt, begleitend findet sich oft initial ein Ileus, Aszites, Fieber, Dyspnoe.
3. • Stadium I: Pankreasödem
   • Stadium II: Partielle Pankreasnekrose
   • Stadium III: Totale Pankreasnekrose
4. Charakteristisch für die chronische Pankreatitis ist der postprandiale Schmerz. Spätfolgen sind die exokrine Insuffizienz sowie die endokrine Insuffizienz.
5. Eine chirurgische Therapie kommt erst dann in Frage, wenn alle konservativen Möglichkeiten ausge-

schöpft wurden oder Komplikationen wie Ikterus oder Zysten eintreten.
6. Die Angiographie kann Gefäßinfiltrationen durch den Tumor aufdecken. Sie sollte im Rahmen der präoperativen Diagnostik zuletzt durchgeführt werden.
7. Die 5-Jahresüberlebensrate der kurativ operierten Patienten liegt bei etwa 10–25 %.
8. Operable periampulläre und Pankreaskopfkarzinome werden durch partielle Duodeno-Pankreatektomie nach Whipple reseziert. Die totale Pankreatektomie ergibt keine besseren Langzeitergebnisse. Als Palliativmaßnahmen kommen eine biliodigestive Anastomose oder die endoskopische Gallengangsdrainage sowie die Gastro-Enterostomie in Frage. Bohrende Rückenschmerzen können durch eine Plexus-coeliacus-Blockade therapiert werden.

Kapitel 33

1. *A*mine *P*recusor *U*ptake and *D*ecarboxylation: Zellsystem mit Ursprung aus der Neuralleiste, das in der Lage ist, Aminovorstufen durch Dekarboxylierung in biogene Amine umzuwandeln. ***Beispiel***: Das Karzinoid des Magens zeigt häufig eine vermehrte Histaminproduktion.
2. Appendix, gefolgt vom gesamten Dünndarm, Rektum, Kolon und Magen
3. Karzinoide werden – anders als Karzinome nach dem TNM-Schema – bisher nicht einheitlich klassifiziert. Sie können ***lokal*** begrenzt sein wie etwa das Appendixkarzinoid. Ab einer Tumorgröße von 2 cm steigt allerdings die Metastasierungsrate vor allem der im Dünndarm lokalisierten Karzinoide. Häufig metastasieren sie dann ***regional*** in die Lymphabflußbahnen im Mesenterium. Im fortgeschrittenen, ***diffusen*** Stadium sind nicht selten Lebermetastasen nachweisbar.
4. 5-Hydroxyindolessigsäure als Abbauprodukt des 5-Hydroxytryptamin, nachweisbar im 24-h-Sammelurin
5. Nachweis von Serotonin und Histamin im Urin; fleckige, postprandial passager auftretende Hautrötungen als Folge der vermehrten Histaminausschüttung; peptische Läsionen im Magen durch Hypersekretion (Gastrinspiegelerhöhung)
6. Nicht selten müssen alle bildgebenden Verfahren zur Diagnostik herangezogen werden, d. h. CT mit i. v.-Kontrast, Ultraschall einschließlich Endosonographie, MR und Angiographie.
7. Eine Raumforderung im Pankreas bei gleichzeitigem Nachweis erhöhter Seruminsulinspiegel und Hypoglykämien ist dringend verdächtig auf ein Insulinom.
8. Hypoglykämien mit Blutzuckerwerten unter 40 mg% haben nur dann eine organische und nicht exogen induzierte Ursache, wenn parallel zum erhöhten Insulinspiegel auch das C-Peptid im Serum erhöht nachweisbar ist.
9. Insulinome sind als einzige Karzinoidtumoren des Pankreas in über 50 % der Fälle durch eine Enukleation exstirpierbar. In ungünstigen Fällen ist eine Pankreaslinksresektion und Splenektomie erforderlich. Wegen gelegentlich auftretender Multizentrizität ist der Oberbauch genau zu explorieren.
10. Vorwiegend im Pankreas (in mehr als 50 % multiples Auftreten) und in der Duodenalwand
11. Eine Resektion des Tumores ist immer anzustreben, was eine Whipple-Operation oder totale Pankreatektomie bedeuten kann. Nicht selten ist der Primärtumor wesentlich kleiner als seine regionalen Metastasen und ist in der Duodenalwand lokalisiert, so daß eine Duodenopankreatektomie erforderlich sein kann. Aufgrund der Hypergastrinämie und der Gefahr der Ulkusentwicklung ist eine dauerhafte Behandlung mit H_2-Blockern bzw. Omeprazol angezeigt, insbesondere dann, wenn der Tumor aufgrund der Multizentrizität oder Lebermetastasierung irresektabel ist.
12. Produse, choleraähnliche Durchfälle, Adynamie, Muskelschwäche als Symptome, Hypokaliämie und Hypochlorhydrie des Magens, in der Hälfte der Fälle eine diabetische Stoffwechsellage und erhöhte Retentionswerte als Befunde bei einem VIPom
13. Das MEN I ist durch das gleichzeitige Auftreten von endokrin aktiven Tumoren der Hypophyse, der Nebenschilddrüse und des Pankreas gekennzeichnet, das MEN II durch Phäochromozytom, medulläres Schilddrüsenkarzinom und Nebenschilddrüsentumor.

Kapitel 34

1. Bilateralität, extraadrenale Lage, Familiarität (MEN II)
2. Malignitätsverdächtig ist jeder Tumor ab 4 cm Größe.
3. Ein Inzidentalom ist ein zufällig entdeckter, hormoninaktiver Tumor, der in keiner Beziehung zu geklagten Beschwerden oder dem Untersuchungsanlaß steht.
4. Die 3 wichtigen Differentialdiagnosen sind: ***Cushing-Syndrom*** (Adenom) – Adrenalektomie einseitig, ***M. Cushing*** (hypophysär bedingte Hyperplasie) – neurochirurgische Operation der Hypophyse, ***ektoper Cushing*** (paraneoplastisch) – Entfernung des ACTH-produzierenden Tumors.
5. Computertomographie, Sonographie, Szintigraphie, Kernspintomographie
6. Ein hormoninaktiver Nebennierentumor unter 4 cm und ohne Wachstumstendenz wird beobachtet, ab 4 cm erfolgt die operative Entfernung.
7. Conn: Kaliumchlorid, Spironolaktone; Cushing: Elektrolytausgleich, Eiweißsubstitution, Blutdruckeinstellung, Blutzuckereinstellung, evtl. Ketokonazole; Phäochromozytom: Alpha-Blocker
8. Die Addison-Krise
9. Der Hypertonus, Heilung abhängig von Dauer der Erkrankung

Kapitel 35

1. • Splenomegalie
   • Periphere Zytopenie
   • Zellreiches Knochenmark
   • Zytopenie durch Splenektomie korrigierbar
2. • Normale Erythrozyten-Zahl und Hb-Wert
   • Howell-Jolly-Körper

- Lymphozytose, Monozytose, Eosinophilie
   - Thrombozyten: normal
3. *Alle* milzlosen Patienten
4. - Isolierte Milzruptur
   - Stabile Hämodynamik
   - Stabile Symptomatik
   - Transfusionsbedarf maximal 2 Einheiten
5. Portale Venenthrombose

Kapitel 36

1. Es besteht die Gefahr eines Ileus bei Einklemmung von Darm, bzw. von Gewebenekrose infolge Durchblutungsstörungen der inkarzerierten Gewebe (Omentum majus, Appendix epiploica, Darm, Adnexe, Blase).
2. Bei einer solchen Situation muß an eine symptomatische Hernie gedacht werden. Bei dem Symptom Stuhlunregelmäßigkeiten sollte eine Kolonabklärung mittels Koloskopie, bzw. Holzknechtuntersuchung (radiologische Darstellung des Kolons mittels Barium-Kontrastmitteleinlauf) angeordnet werden. Zusätzlich Abklärung evtl. vorhandener Lebermetastasen. Sollte sich aufgrund dieser Abklärungen keine Pathologie ergeben, könnte allenfalls eine Computertomographie des Abdomens mit der Frage Tumor in abdomine zur Klärung der symptomatischen Hernie beitragen.
3. Bride nach Voroperation, bzw. Inkarzeration bei Inguinal- oder Femoralhernie.
4. Konventionell sind die Techniken nach Bassini, McVay und Shouldice die gebräuchlichsten Techniken. Bei der Implantation von Fremdmaterial (Stoppa, endoskopische Techniken) wird die Bruchpforte nicht mehr verschlossen, sondern mit einem Kunststoffnetz überdeckt.
5. Die Bruchpforte liegt medial der epigastrischen Gefäße.
6. Hydrozele, Hoden-, bzw. Nebenhodentumor, entzündlicher Hodentumor; dabei ist der Patient allerdings symptomatisch mit entsprechenden Schmerzen.

Kapitel 37

1. Der MHC (beim Menschen das HLA-System) ist die wichtigste Zielstruktur der Alloreaktion nach Organtransplantation. Bei vorsensibilisierten Patienten liegen präformierte Antikörper gegen bestimmte HLA-Determinanten vor, T-Zellen erkennen die fremden MHC-Strukturen entweder direkt auf Zellen des Transplantates (direkte Antigenpräsentation) oder in Form prozessierter Spender MHC-Antigene, die durch empfängereigene antigenpräsentierende Zellen im Zusammenhang mit autologen MHC-Molekülen präsentiert werden (indirekte Antigenpräsentation).
2. Hyperakute Abstoßung (humoral bedingt, Ziel ist vor allem das Gefäßendothel); akute Abstoßung (vorwiegend zellulär); chronische Abstoßung (langfristig progredienter Prozeß, der zu einer Transplantatvaskulopathie und Fibrose führt, Pathomechanismen noch nicht ganz klar).
3. Ciclosporin (Sandimmun®, Sandimmun Optoral®); Azathioprin (Imurek®), Myclophenolat Mofetil (Cellcept®), Tacrolismus (FK506, Prograf®), antilymphozytäre Antikörper (ATG, ALG, OKT3, Anti-Interleukin-2-Rezeptor).
4. Erhöhtes Infektionsrisiko (vor allem in der frühpostoperativen Phase, Risiko oppurtunistischer Infektionen); erhöhtes Tumorrisiko (vor allem im langfristigen Verlauf); andere Nebenwirkungen der Immunsuppression (Nephrotoxizität, Osteoporose, Hypertonie, Hyperurikämie etc.)
5. Die meisten Formen der fortgeschrittenen chronischen Leberinsuffizienz (vor allem Hepatitis-assoziierte Zirrhosen, PBC, PSC, alkoholtoxische Zirrhose, Hämochromatose), metabolische Erkrankungen (Morbus Wilson, Alpha-1-Antitrypsinmangel, Glykogenosen), vaskuläre Erkrankungen (Budd-Chiari-Syndrom) sowie bestimmte primäre Lebertumoren.
6. Aufgrund der normalerweise fehlenden Vaskularisation der Hornhaut kommt es nicht zu einem intensiven Kontakt zwischen Empfängerimmunsystem und Antigenen des Transplantates.
7. Durch eine Biopsie des Organes mit histologischer Aufarbeitung (lymphozytäre Infiltrate und entsprechende Zellnekrosen sind typisch für die Abstoßung)
8. Mangel an Spenderorganen
9. Aktive infektiöse Erkrankungen des Empfängers; maligne Tumorerkrankung in der näheren Vergangenheit
10. Nahezu jeder hirntote Patient auf der Intensivstation

Kapitel 38

1. Antibiotika-Gaben in der Handchirurgie sind bei der Infektionsbehandlung bei schwer traumatisierten Händen, bei länger dauernden operativen Eingriffen erforderlich.
2. Die Immobilisation der Gelenke erfolgt in der sog. Intrinsic-plus-Stellung.
3. Die Verbrennungen werden in 3 Schweregrade eingeteilt: Rötung, Blasenbildung und tiefergehender Hautschaden.
4. Bei konservativer Behandlung 8–12 Wochen Gipsbehandlung, bei operativer Behandlung keine Immobilisation
5. Bis zu einem Jahr
6. Frühmobilisation durch Kleinert-Schienenbehandlung
7. Staphylococcus aureus
8. Nächtliche Schmerzen
9. Eine bleibende Instabilität
10. Seitliche Funktionsaufnahme der Halswirbelsäule
11. Bogenwurzeln, Gelenkfortsätze, Gelenkkapseln, Dornfortsätze, Lig. flavum, Ligg. intraspinalia, Lig. supraspinale
12. - Druckschmerz im Dornfortsatzbereich
    - Hämatom über den Dornfortsätzen
    - Tastbare Delle zwischen den Dornfortsätzen
13. Für Torsionsverletzungen
14. Hauptziel einer jeglichen Frakturbehandlung sollte die möglichst vollständige Wiederherstellung der

Funktion und der Anatomie der verletzten Gliedmaße sein.

15. Unter dem Begriff Polytrauma verstehen wir eine Kombinationsverletzung von Körperhöhlenverletzungen (Kopf, Thorax oder Abdomen) mit Extremitätenverletzungen, inklusive Becken- und Wirbelsäulenverletzungen. Mit dem Injury Severity Score (ISS) können diese Polytraumen erfaßt werden.
16. Eine absolute Indikation zur Osteosynthese sehen wir bei offenen Frakturen, dislozierten Gelenkbrüchen, beim Polytrauma sowie beim alten Patienten, der eine längere Bettlägrigkeit in Extension, z. B. bei Schenkelhalsfrakturen, nicht erträgt.
17. Als pathologische Fraktur bezeichnen wir einen Knochenbruch, der in der Regel ohne adäquates Trauma in einem kranken Knochen erfolgt, z. B. hochgradige Osteoporose, Tumor oder Zyste, Tumormetastase.
18. Bei jeder Fraktur muß der Weichteilmantel, insbesondere auch die neurovaskulären Strukturen, aber auch die Muskulatur (Logen) sehr sorgfältig evaluiert werden, da das Schicksal der Frakturheilung sehr oft von den umgebenden Weichteilen abhängig ist.
19. Hier handelt es sich um eine abnorme Druckerhöhung innerhalb eines Muskelkompartimentes aufgrund verschiedener Noxen (im wesentlichen Sauerstoffmangel, Ödem, direktes Trauma, Einblutung). Beim Logensyndrom tritt in erster Linie der Schmerz auf. Alle anderen Zeichen neurologischer Art oder der Minderdurchblutung sind erst sekundär. Unbehandelt führt das Logensyndrom zu schwersten Muskelnekrosen.
20. Marknagelung mit und ohne Verriegelung, Plattenosteosynthese, Zugschraubenosteosynthese, Zuggurtung, Fixatur externe
21. Die direkte bzw. primäre Knochenheilung beobachten wir unter stabiler bzw. rigider Osteosynthese, wobei es zu einem direkten Umbau der Kortikalis kommt, ohne Umweg über äußere Kallusruhigstellung. Bei der Heilung mit Kallus besteht immer eine gewisse Instabilität, so daß der Körper zunächst eine Bindegewebsmanschette um die Fraktur bildet, um diese ruhigzustellen. Diese Manschette wird dann langsam umgebaut, vielleicht sogar über vorübergehende Knorpelinterposition bis das Ganze stabil ist, und dann erst erfolgt der Umbau der Kortikalis.
22. Dislozierte, instabile Gelenkbrüche müssen unbedingt operiert werden, da Stufenbildung im Gelenkbereich, Achsenabweichung, zu Fehlheilungen im Knorpelbereich, Knorpeldegeneration, Überlastung und schließlich zur Arthrose führen.
23. Es sind dies vor allem Fehlbelastungen von Achsenfehlern im Schaftbereich, aber auch Stufenbildungen im Gelenkbereich, die zur Knorpeldegeneration führen.
24. Die Infektion, insbesondere die Osteitis, bzw. Osteomyelitis.

Kapitel 39

1. Schockphase – Verbrennungskrankheit – Reparationsphase. Pathogenetisch stehen ein Blutvolumenverlust ins verbrannte Hautareal mit allgemeiner Hypovolämie, die Entstehung von Verbrennungstoxinen und eine schwere Allgemeininfektion im Vordergrund.
2. Wichtig ist die sofortige Beendigung der Hitzeeinwirkung, am besten durch Abschrecken mit reichlich Wasser. Brandwunden werden mit sterilen Verbänden abgedeckt, das Auftragen von Salben ist zu vermeiden.
3. Die Ausdehnung einer Verbrennung wird durch die sog. Neunerregel errechnet. Dabei gelten für die einzelnen Körperteile Vielfache von 9. Bei Kindern und Erwachsenen gelten unterschiedliche Größenverhältnisse.
4. Grundsätzlich werden 3 Grade unterschieden, wobei Verbrennungen I. Grades mit einer Hautrötung einhergehen, Verbrennungen II. Grades mit einer Teilzerstörung der Haut mit Blasenbildung, aber erhaltenen Hautanhangsgebilden und Verbrennungen III. Grades durch Zerstörung der gesamten Haut gekennzeichnet ist, so daß eine Epithelregeneration der Verbrennungswunde, z. B. von erhalten gebliebenen Epithelinseln aus, nicht mehr möglich ist.
5. Neben Ausdehnung und Tiefe der Verbrennung hängt die Prognose stark vom Alter des Patienten, Begleiterkrankungen (Herz, Niere und Leber) ab. Genitale und Gesichtsverbrennungen sind prognostisch besonders ernst und die zusätzliche Einwirkung von Rauch kann zu sekundären Lungenschädigungen führen.
6. Grundsätzlich sollte eine adäquate Schmerztherapie und Volumenersatztherapie erfolgen. Als Applikationsart sollte der intravenöse Zugang gewählt werden. Schmerzmittel sollten ausreichend dosiert sein, wobei zu berücksichtigen ist, daß bei tieferen Verbrennungen auch eher geringere Schmerzen auftreten.
7. Die stündliche Nierenleistung sollte 1 ml/kg Körpergewicht/Stunde beim Erwachsenen betragen. Zur Beurteilung der Ausscheidung muß bei höhergradigen Verbrennungen ein Dauerkatheter eingelegt werden.
8. Die Exsudationsvorgänge setzen sofort nach der Verbrennung ein und erreichen ein Maximum innerhalb der ersten 8 h, um im Laufe von weiteren 24 h langsam abzuklingen. Die gesamte Exsudationsphase dauert damit 36–48 h. Es ist deshalb besonders wichtig, innerhalb der ersten 8 h genügend Volumenersatz zu geben (Ringer-Laktat).
9. In den ersten 24 h hat die Zufuhr von Kolloiden keinen therapeutischen Nutzen, da diese aus dem intravaskulären Raum abströmen. In den zweiten 24 h ist die Anwendung von Kolloidlösungen jedoch sinnvoll.
10. Initial wird eine Wundreinigung und ein Débridement der Verbrennungswunde durchgeführt. Hautnekrosen werden möglichst frühzeitig abgetragen und bis zur Exzision werden die betroffenen Extremi-

täten in Silbersulfodiazin-Salbenverbänden eingehüllt. Ausgedehnte Verbrennungen sollten möglichst mit autologer Haut gedeckt werden, z. B. mit „mesh graft". Weiterhin stehen Allotransplantate und Xenohauttransplantate zur Defektdeckung zur Verfügung. Neuerdings haben moderne Gewebezüchtungsverfahren das Auftragen von autologen Hautinseln auf die Verbrennungswunden ermöglicht.

Kapitel 40

1. Eine Hautlappenplastik hat einen eigenen Gefäßstiel, somit ist sie unabhängig vom Defektuntergrund. Das Hauttransplantat muß vom Defektgrund innerhalb kürzester Zeit einen Gefäßanschluß erfahren.
2. Oberflächliche Defekte mit Granulationsbildung
3. Oberflächliche Defekte mit Granulationsbildung und höheren Anforderungen an Ästhetik und Belastung
4. Es ist eine längere Stielbildung möglich und es besteht eine bessere, sichere Durchblutung.
5. Limitierung der Lappengröße durch Verhältnis Stielbreite zur Lappenlänge, im Verhältnis meist 1 : 2
6. Unabhängigkeit vom Defektrand, da eine eigene Gefäßversorgung durch die mikrovaskuläre Anastomose sichergestellt wird
7. Sie ist eine Lappenplastik bestehend aus Haut, Unterhautgewebe und Muskulatur, wobei letztere als Gefäßträger dient.
8. Die Mamillen werden nur oberflächlich umschnitten, subdermale Gefäße und Nerven bleiben erhalten.
9. Die Hauptindikationen sind Narbenplatten, Tätowierungen und speziell Brustrekonstruktionen.

Kapitel 41

1. Unterschiedliche, altersabhängige Empfindlichkeit gegenüber Flüssigkeits- und Blutverlust (Schock) und Infektion. Große Regnerationspotenzen der Organe und des Skeletts
2. Mit der obligaten sofortigen postpartalen Sondierung der Speiseröhre. Gefahr der Aspirationspneumonie bei verspäteter Diagnose
3. Verschluß der Meningozele, Shunt des Hydrozephalus, Blasentraining, Physiotherapie kombiniert mit konservativen und operativen orthopädischen Maßnahmen
4. Kontinenz bzw. Inkontinenz
5. Im Säuglingsalter plötzlich einsetzende Bauchschmerzen
6. Bei Versagen der konservativen Therapie und Nachweis einer Ösophagitis
7. Konservativ: häufige, kleine Mahlzeiten. Infusion (Korrektur Exsikkose, Alkalose). Spasmolytika. Operativ: Pyloromyotomie
8. Verstopfung der Drains, Diskonnektion, Überdrainage
9. Sie ist indirekt, d. h. passiert den Leistenkanal (Persistieren des Processus vaginalis). Operation früh nach Diagnosestellung
10. Die Phimose ist nach der Geburt bis zum 1. Lebensjahr physiologisch. Sie ist pathologisch, wenn durch vorzeitiges, gewaltsames Zurückstreifen Risse und konsekutiv Narben entstehen.
11. Stenose der ableitenden Harnwege auf verschiedener Höhe. VUR. Doppelbildungen. Atresien. Sie führen zur Hydronephrose und Harnwegsinfektion.
12. Gut, bei früher Diagnose und adäquater Behandlung (chirurgisch, Zytostatika, Bestrahlung)
13. Bis zum 3. Lebensjahr Gefahr der sekundären Schädigung
14. Offene Epiphysenfugen, gute spontane Korrekturmöglichkeiten. Pseudarthrosen und Sudeckgefahr sehr klein. Raschere Wiederherstellung der Gelenkfunktion nach Gipsruhigstellung.
15. Grünholz- und Stauchungsfrakturen, Epiphysenlösungen, -frakturen, z. B. Gelenk- und/oder Epiphysenfrakturen. Irreponible Schaftfrakturen und Schenkelhalsfrakturen sollten operiert werden.
16. Bei Kindern ist der Flüssigkeitsverlust höher wegen der größeren Körperoberfläche, bezogen auf das Körpergewicht.

ABO-Identitätstest 67
(s. auch Bedside Test)
Abdomen 419, 613, ***668–674***, 933
- akutes 668–674, 933
- - im Kindesalter 933
- Leeraufnahme 613
- - im Liegen 613
- - im Stehen 613
- perakutes 668
- Sonographie 419
Abdominallavage 693
Abrißfraktur 794
Abscherfraktur 794
Abstoßung 774, 775
- akute 774, 775
- - Therapie 775
- chronische 774
- humorale 774
- hyperakute 774
- Xenotransplantat 774
- zelluläre 774
Abstoßungsreaktion 410, 411
- akute 410, 411
- - Klassifikation 411
- chronische 411
(s. auch Transplantatvaskulopathie)
Abszeß 107, 257, ***484–491***, 531, 654, 707, 752
- anorektaler 654
- Brustdrüse 531
- Gaumen 485
- im Kaumuskelraum 488–491
- - infratemporaler 490
- - masseterikomandibulärer 490
- - Pterygomandibularabszeß 489
- - retromaxillärer 490
- - temporaler 490
- im Mundraum 484, 485
- - palatinaler 484
- - sublingualer 484
- - submuköser 484
- - subperiostaler 484
- kranialer epiduraler 257
- Mamma 531
- maxilloretroalveolärer 485
- Milz 752
- Nasenboden 487
- Oberkiefer 485
- - vestibulärer 485
- Orbitaabszeß 485, 487
- Orbitalabszeß 487
- Parapharyngealabszeß 488
- pericholezystischer 707
- perimandibulärer 484, 485
- retromaxillärer 485
- Retropharyngealabszeß 488
- spinaler epiduraler 257
- sublingualer 485
- submandibulärer 485, 488
- Tonsillarabszeß 489
- Unterkiefer 485
- - vestibulärer 485
- Wangenabszeß 486
Abwehrspannung 671
(s. auch Peritonismus)
Achalasie 551–553
- hypermotile 552
- Myotomie 553
- Pseudoachalasie 552
Achillessehnenruptur 876
acquired immune deficiency syndrom (AIDS) 695
ACTH 47
Actinomyces 105, 491
- israeli 491
Addison-Krise 746
A-delta-Faser 171
Adenokarzinom 322, 620, 631, 725
- Appendix 631
- azinäres 322
- bronchiolo-alveoläres 322
- duktales 725
- - Pankreas 725
- Dünndarm 620
- Ösophagus (s. Barrett)
- papilläres 322
Adenom 472, 473, 508, 593, 638, 708, 741
- autonomes 508
(s. auch Autonomie, unifokale)
- Basalzellen 473
- juveniles 638
- Kolon 638
- Magen / Duodenum 593
- Nebenniere 741
- papilläres 708
- - Gallenblase 708
- Speicheldrüse 472, 473
- - monomorphes 473
- - pleomorphes 472
- Speichelgang 473
- tubuläres 638
- tubulovillöses 638
- villöses 638
Adenomatose 639
(s. auch Polyposis coli, familiäre)
ADH 47
Adrenalektomie 742, 744
adrenokortikotropes Hormon (ACTH) 47
Adson-Test 424
afferent loop syndrom 585
AFP 689
Aganglionose 927
AICD 396, 397
- Implantation 397
AIDS 112, 113, 695
(s. auch HIV)
Akromegalie 249
Akromioklavikulargelenk 825
Akrozephalosyndaktylie 929
(s. auch Morbus Apert)
Akrozephalus 929
Aktinomykose ***104***, 105, 491, 492
- Knochen 492
- zervikofaziale 491
Akustikusneurinom 242
Albumin 68
Alcock-Kanal 646
Aldosteronsekretion 47
Alkali-Verätzung 904
Allgemeinreaktion 107
Alloantikörper 64
Alpha-Fetoprotein (AFP) 689
Alveolarfortsatzfraktur 454
Amastie 528
American Society of Anesthesiologists (ASA) 160, 161
Amino-Precursor-Uptake-Derivates 328
Amöbenabszeß der Leber 694
Amöbenruhr 114
Amöbiasis 114
Amputation ***28***, 429, 844
- Hand 844
Analatresie 924
Analfissur 653
Analgesie 60, 170, 173, 174
- Interpleuralanalgesie 174
- kontinuierliche Epiduralanalgesie 174
- Patienten-kontrollierte (PCA) 60, 170, 173, 174
Analgetika 171, 172
- Nicht-Opiat-Analgetika 171
- Opiat-Analgetika 172
- - systemische 172
Analkanal 663, 664
- Karzinom 663, 664
- - Adenokarzinom 664
Analkarzinom 657, 663
Analprolaps 650, 651
(s. auch Mukosaprolaps)
Analrandkarzinom 663
Analvenenthrombose 651
Anämie 753
- autoimmunhämolytische 753
- hämolytische 753
- schwere aplastische 753
Anästhesie 160, ***163–167***, 169, 170
- allgemeine 167
- ambulante 169
- - Entlassungskriterien 170
- - Komplikation 170
- - Methoden 169
- - Nüchternheit 169
- - Prämedikation 169
- - Voraussetzung 169
- intravenöse Regionalanästhesie 165
- Kombinationsanästhesie 167
- Leitungsanästhesie 164
- Lokalanästhetika 164–166
- - Amidtypen 164
- - Estertypen 164
- - Maximaldosis 165
- - toxische Reaktion 166
- lokale 164
- - Stand-by 163
- peridurale 166
- - Nebenwirkung 166
- spinale 166
- - Komplikation 166
- Verfahren 163
Anastomose ***28***, 409, 425, 917
- bikavale Technik 409
- lymphovenöse 917
- Riolan 425
Aneurysma ***264–269***, 272, 391, 399–401, 403, 432–434
- angeborenes 399
- Aortenaneurysma 399, 403
- Blutung 264, 266
- der Aorta ascendens 399, 432
- der Aorta descendens 433
- der Bauchaorta 433
- der Extremitätenarterien 434
- der thorakalen Aorta descendens 401
- der Vena galeni 272
- der Viszeralarterien 434
- des Aortenbogens 400, 432
- des linken Ventrikels 391
- des Sinus Valsalvae 399
- erworbenes 399
- fusiformes 399
- intrakranielles 265–269

Aneurysma, intrakranielles
- - Vasospasmus 267
- Megaaneurysma 265
- Riesenaneurysma 265
- Rupturgefahr 432
- sakkuläres 399
- spurium 432
- verum 432
Angina 390, 620
- intestinalis 620
- pectoris 390
- - instabile 390
- - stabile 390
Angiodysplasie 437, 638
- intestinale 638
- Typ F. P. Weber 437
- Typ Klippel-Trénaunay 437
Angiographie 221, 420
- zerebrale 221
Angiom, venöses 271
Angiopathie, diabetische 421
Angioplastie, perkutane transluminale koronare 391
Angiosarkom 398
Angiotensin converting enzyme 47
Anomalie, bronchiale 312
Anorektoskopie 649
Antibiotika 60, 61, 414
- Prophylaxe 414
- Therapie 60, 61
- - Deeskalationstherapie 61
- - Fehler 61
- - Interventionstherapie 61
antidiuretisches Hormon (ADH) 47
Antigen 64, 627, 689
- D-Antigen 64
- karzinoembryonales 627, 689
Anti-HCV 73
Antikoagulantientherapie nach Herzoperation 414
Antikoagulation bei Becken-Beinvenenthrombose 442
Antikörper 65, 70, 73, 408
- Differenzierung 65
- Duffy 70
- HIV 73
- irreguläre 65
- Kidd 70
- präformierte zytotoxische 408
- Suchtest 65
Antirefluxplastik 936
Antithymozytenglobulin (ATG) 410
Anulorhaphie ***387***, 389
- nach De Vega 389
Anus 615, ***646–650***, 655, 656
- Diagnostik 648
- Morbus Crohn 655, 656
- praeternaturalis 615
AO-Klassifikation 839
Aortenaneurysma 399, 403
- dissezierendes 403
Aortenbogen 367, 368
- doppelter 368
- hypoplastischer 367
- rechter mit linksseitigem Lig. arteriosum 368
- unterbrochener 367
Aortendissektion ***402–405***, 434, 435
- akute 403–405
- - Typ A 403, 404
- - Typ B 404, 405
- Entry 402
- Re-Entry 402
- Stanford-Klassifikation 402
- thorakale 434, 435
- - Klassifikation nach de Bakey und Stanford 435
Aorteninsuffizienz 383, 384
- chronische 384
Aortenisthmusstenose 365–367
- postduktale/adulte 365
- präduktale/infantile 365
- Resektion 366
Aortenklappe 362, 364, 382, 385
- asymmetrische 362
- bikuspid angelegte 362
- kritische Stenose im Säuglingsalter 364
- prothetischer Ersatz 385
Aortenruptur ***307–309***, 401, 402, 436
- Hämatothorax 402
- Operation 308
- Prädilektionsstelle 308
- thorakale 436
- traumatische 401
Aortenstenose ***362–365***, 382
- erworbene 382
- subvalvuläre 364, 365
- supravalvuläre 365
- valvuläre 362, 363
- - Klappenersatz 363
Aortenvitium, kombiniertes 383
Aortitis luetica 432
Aorto-Ventrikuloplastik nach Konno und Rastan 363
Apophysenausriß 941
Apoplexie, hypophysäre 250
Appendicite gauche 632
Appendicitis acuta 630, 631
Appendix 631
- Adenokarzinom 631
- Karzinoid 631
- Mukozele 631
Appendizitis im Kindesalter 933, 934
Appositionsthromben 401
APUD-Zellsystem 335, 619, 721
Aquäduktstenose 259
Arachnoiditis, adhäsive 286
Arnold-Chiari 262, 926
- Mißbildung 262
- Syndrom 926
Arteria 230, 368
- meningia media 230
- subclavia, aberrierende rechte 368
arterial switch 379, 380
- rapid two-stage 380
Arteria-subclavia-Umkehrplastik 366
Arteriendissektion, akute 431
Arterienverletzung, direkte 435
arteriovenöse Mißbildung (AVM) 269–271
Arthritis 850, 946
- rheumatoide 850
- septische im Kindesalter 946
Arthrose 849, 850
- Bouchart-Arthrose 850
- Handgelenksarthrose 850
- Heberden-Arthrose 849
- Rhizarthrose 849
ASA 52, 160, 161
- Klassifikation 52
Ascaris lumbricoides 114
Ascendo-Descendotomie 367
ASD 369, 370
- I 369
- II 369
Asepsis 36
Askaridiasis 114
Astrozytom ***236***, 244, 245, 253
- anaplastisches malignes 236
- benignes fibrilläres 236
- Gradingsystem 236
- Klassifizierung 236
- zerebelläres 244, 245
Aszitesbildung 690
Atem 53, 62, 132, 178
- Hilfe 132
- Therapie 178
- - positiv-endexpiratorischer Druck 178
- Training 53
- Vertiefung 62
- - Hustentechnik 62
- - Methoden 62
Atemwegswiderstand 294
ATG 410
Athelie 528
Atlas 883
Atresie 701, ***922–924***, 928
- Analatresie 924
- Dünndarm 923
- Duodenalatresie 923
- extrahepatische biliäre 701
- Gallengang 928
- - extrahepatische 928
- - intrahepatische 928
- Ösophagus 922, 923
- Rektum 924
atrial switch 380 (s. auch Vorhofumkehroperation nach Mustard oder Senning)
atrio-ventrikulärer Septumdefekt (AVSD) 372, 373
- Einteilung nach Rastelli 372
- kompletter (CAVSD) 372
- partieller (PAVSD) 372
Attacke, transiente ischämische 275
Aufklärung des Patienten 8
- Aufklärungspflicht 8
- informed consent 8
- Stufenaufklärung 8
Ausbildung 2
Auskultation 418
Austin-Flint-Geräusch 384
Austreibungsklick 383
Autograft, pulmonaler 363
Autonomie 508, 509
- multifokale 508
- thyreoidale 508, 509
- unifokale 508 (s. auch Adenom, autonomes)
Autotransfusion, intraoperative 75
AV-Knoten 393
AVM 269
AVSD 372
axial pattern flap 912
Axilladissektion 538
Axis 883
Axonotmesis 828, 843
Azathioprin (6-Mercaptopurin) 410
Azetabulum 854
Azinuszellkarzinom der Speicheldrüse 473

Babcock-und-May-Krossektomie 440
Babinski-Reflex 254
Bacillus anthracis 111
Bacteroides 99
- fragilis 99
- thetaiotaomicron 99
Bakterienembolie 433
Ballonatrioseptostomie nach Rashkind 360, 376, 379
Ballonvalvuloplastie 361, 387
Band 815, 816, 941
- Dehnung 815
- knöcherner Ausriß 941
- Ruptur 815
- Verletzung 815
- Zerrung 815
Banding 359, 380
Bandscheibenvorfall 285
Bankart-Läsion 826
Barrett 556, 561
- Ösophagus 556, 561
- Ulzera 556
Basaliom 136, ***462***, 463 (s. auch Tumor)
- Gesichtshaut 462, 463
Basalzelladenom 473
Basalzellkarzinom 663
Becken-Beinvenenthrombose 441, 442
- Antikoagulation 442
- Thrombolyse 442
- venöse Thrombektomie 442
Beckenboden 647
Beckenringfraktur 852
Bedarfsvolumen 121
Bedside Test 67, 71, 72 (s. auch ABo-Identitätstest)
Begleitpankreatitis bei Choledocholithiasis 710
Belegchirurg 4
Belegzellen des Magens 576 (s. auch Parietalzellen)
Bellocq-Tamponade 449 (s. auch Nasentamponade)
Bennett-Luxationsfraktur 840
Bewußtseinslage 224
Biegungsfraktur 793, 794
Bilämie 693
Bilirubin-Steine 703 (s. auch Pigmentsteine)
Billroth 583
- I-Resektion 583
- II-Resektion 583
Bilobektomie 325, ***326***
Bilophila Wadsworthia 99
Biopsie 298
- Stufenbiopsie 298
- transbronchiale 298
Bizepssehnenruptur 831
Blalock-Hanlon 379
Blalock-Taussig-Shunt 359
Blasenektophie 937
Blindsacksyndrom 614
Blindtransfusion 73
blow-out-fracture 455
Blut 70, 72, ***124***
- Erwärmung 70
- Pseudoagglutination 124
- rheologische Veränderung 124

– Thrombozytenagglutinat 124
– Transfusion 72
Blutdruck 366, 419
– Differenz 366
– Messung 419
Blutgruppe 63–65
– 0 64
– A1 64
– A2 64
– AB0-Identitätstest 64
– B 64
– Bestimmung 63–65
– – AB0 63, 64
– – Rhesus 65
– Merkmale 63
– System 63
– – AB0 63
– Testerythrozyt 64
Bluthirnschranke 222
Blutprodukt 74
– Albumin 74
– EK 74
– Endotoxinschock 74
– Gerinnungspräparate 74
– GFP 74
– Immunglobuline 74
– Infektionsrisiko 74
– TK 74
Blutstillung ***38***, 39, 68
– Blutsperre 39
– Clips 39
– Elektrokoagulation 38
– Kompression 38, 39
– – mit Tamponade 39
– Ligatur 38
– Naht 38
Blutung ***188–191***, 412, 754
– Ausmaß 188
– gastrointestinale 189
– Hämatemesis 189
– intraabdominelle 754
– nach Herzoperation 412
– okkulte 191
– peranale 190
– subakute peranale 191
Blutversorgung des Dickdarms 625
Blutvolumen 120, ***122***, 123, 132
– Ersatz 132
– Herz 123
– Leber 123
– Lunge 123
– Mangel 122
– Niere 122
– Verlust 120
Boerhaave-Syndrom 309, 550
Bouchart-Arthrose 850
Boxbeutelform 405
Brachydaktylie 851
Brachykardie, symptomatische 394
Brachyzephalus 263
Braun-Fußpunktanastomose 614, 728
(s. auch Enteroanastomose)
Breitnase 456
Bricker-Blase 926
Bridenileus 682
Brillenhämatom 456
Brock-Sprengung 361
(s. auch Kommissurotomie, geschlossene transventrikuläre)
Bronchialkarzinom ***321–323***, 324, 326, 328
– Epidemiologie 321
– histologische Klassifizierung 322
– kleinzelliges 326
– nicht-kleinzelliges 322, 324
– stadienbezogene Überlebensrate 328
Bronchiektase 313
Bronchoskopie 298, 299
– flexible 299
– starre 299
– Stufenbiopsie 298
Bronchus 293, 306, 322
– Drüsenkarzinom 322
– Ruptur 306
– – inkomplette 306
– – komplette 306
Brown-Séquard 254, 282
– Phänomen 282
– Syndrom 254
Bruchpforte 758, 759
Bruchsack 758–760
– Inhalt 758–760
– – Reposition 760
Bruchspaltinfektion 451
Brückenlappenplastik nach Langenbeck/Ernst/Veau/Axhausen 478
Brudzinski-Zeichen 219
Brustdrüse 526, 529–532
– Abszeß 531
– Fibroadenom 529
– Karzinom 529, 532
– – duktales 532
– – lobuläres 532
– Lymphom 532
– Milchgangsadenom 530
– Phylloidestumor 530
– Sarkom 532
– Sklerose 530
– sklerosierende Papillomatose 530
Brusterhaltungsbehandlung 539, 541
– Schnittführung 541
Brustuntersuchung 534
Brustwandtumor 344, 345
– Chondrom 345
– fibröse Dysplasie 345
– Fibrom 345
– Hämangiom 345
– Leiomyom 345
– Lipom 345
– Neurofibrom 345
– Osteochondrom 345
– Primärtumor 345
– – benigner 345
– – maligner 345
– Sarkom 345
B-Scan-Sonographie 459
Bülau-Drainage 43
Bulbärhirnsyndrom 229
Bulla, kongenitale 341
Bypass ***28***, 376, 425, 428
– aorto-bifemoraler 428
– femoro-poplitealer 428
– Rechtsherz 376
– Venenbypass, aorto-mesenterialer 425

Callot-Dreieck 700
Caput medusae 690
Carcinoma in situ ***140***, 532
– duktales (DCIS) 532
– – gruppierte Mikroverkalkung 532
– – Komedo-Typ 532
– – kriböse Form 532
– – papilläre Form 532
Caroli-Syndrom 696, 701
CAT 221
Cava-superior-Syndrom 443
CAVSD 372
CCT 459
CEA 627, 689
Cell Saver 75
Central-cord-Syndrom 282
cerebral perfusing pressure (CPP) 221
Ceriumbad 899
C-Faser 171
Charcot-Trias 712
Chassaignac-Syndrom 945
(s. auch Subluxation des Radiusköpfchens, pronation douloureuse)
Cheiloschisis 474–480
(s. auch Lippen-Kiefer-Gaumenspalten)
Chemotherapie 100, 541
– antibakterielle 100
– systemische 541
Chirurgie 3, 910, 911, 918
– ästhetische 918
– Gefäße 3
– plastisch ästhetische 918
– – Gebiete 918
– plastische 910, 911
– – Gebiete 910
– – Techniken 911
– Thorax 3
– Unfall 3
– viszerale 3
Cholangiodrainage 710, 713
– endoskopische retrograde 713
– perkutane transhepatische 710, 713
Cholangiographie, perkutane transhepatische 193, 710
Cholangio-Pankreatikographie, endoskopische retrograde 193, 710
Cholangitis 711–714
– akute 711, 712
– sklerosierende 713, 714
Choledochojejunostomie 711
Choledocholithiasis 709–711
– Begleiterkrankungen 710
– Begleitpankreatitis 710
Choledochus 701, 709, 928
– idiopathische Zyste 701, 928
– Konkrement 709
Cholesterin 703
– Mischsteine 703
– Steine 703
Choleszintigraphie 707
Cholezystektomie 704, 705
– konventionelle 705
– laparoskopische 704
Cholezystitis 705–708
– akute 705
– chronische 707, 708
– kalkuläre 705
Cholezystolithiasis, asymptomatische 703
Cholezystotomie 707
Chondrohamartom 319
Chondrom 345
Chondromalacia patellae 817
Chopart-Gelenk 880
Chorda 939
Chordektomie 939
Chordotomie 279
chronisch lymphatische Leukämie (CLL) 754
chronische myeloische Leukämie (CML) 753
Chvostek-Zeichen 521
Ciclosporin A 410
Clamp-repair-Methode 308
Claudicatio intermittens 419, 427
Clipping 268
CLL 754
Clostridium ***100–103***, 636
– difficile 636
– histolyticum 100, ***101***
(s. auch Gasbrand)
– novyi 100, ***101***
(s. auch Gasbrand)
– perfringens 100, 101
(s. auch Gasbrand)
– – Typ A 100
– – Typ B 100
– – Typ C 100
– – Typ D 100
– – Typ E 100
– septicum 100, ***101***
(s. auch Gasbrand)
– tetani 102
CML 753
CMV 73
Coarctatio aortae 437
coeur en sabot 378
(s. auch Holzschuhherz)
Coffey-Operation 937
Coiling 422
Colitis ulcerosa 633, 634
– Extraintestinalsymptome 634
Colles-Fraktur 833, 834
Colon ***624***, 628, 636
– ascendens 624
– descendens 624
– irritabile 636
– sigmoideum 624
– transversum 624, 628
– – Resektion 628
Coma vigile 229
Commotio cerebri 227, 228
completed stroke (CS) 276
composite graft 912
Compressio cerebri 228
computerisierte axiale Tomographie (CAT) 221
Computertomographie, kraniale 459
continous positive airway pressure (CPAP) 178
Contre-coup Herd 228
Contusio 228, 938
– cerebri 228
– renis 938
Cor pulmonale, akutes 80
Corynebacterium diphtheria 111
Courvoisier-Zeichen 704, 712
CPAP 178
CPP 221
Crescendoangina 390
Crohn-Kolitis 635
Cross-face-Transplantat 916
Cross-Fingerläppchen 838
cross-leg flap 913
Crossmatch 774
CS 276
CT 221, 420
Cushing 741, 744
– ektoper 744
– Syndrom 741

C-Zell-Karzinom der Schilddrüse 504, 737

Dacron-Flicken 370
Dandy-Walker-Syndrom 260
Darmnaht, fortlaufende 642
Darmtuberkulose 618
Dauerextension 804
DCIS 532
De Bakey 435
Deafferenzierungsschmerz 279
Débridement nach Verbrennung 899, ***900***
- chirurgisches 900
- epifasziales 900
- tangentiales 900
Décollement 452
Deepithelialisierung 918
Defäkation 648
Defäkographie 649
Defibrillation 397
Defizite, reversible ischämische neurologische 276
Dekompression 279
Dekortikation 302
Denonvillier-Faszie 646
Dens-Fraktur 883
Dermatofibrosarcoma protuberans 136 (s. auch Tumor)
Dermoidzyste der Milz 933
Desault-Verband 803, 826, 829
Descendogeräusch, frühdiastolisches 386 (s. auch Graham-Steel-Geräusch)
Descendostoma 628
Desinfektion **22**, 36 (s. auch Asepsis)
- chemische 22
- Flächen 22
- Instrumente 22
- maschinell thermische 22
Desmoidtumor 136
Dezelerationsbewegung des Brustkorbs 401
Dezelerationstrauma 308, 436
Dezerebrationszeichen 220
DHS 808
Diaphysenfraktur 941
Diät 59
- hochmolekulare 59
- niedermolekulare 59
Dickdarm 625, 636, 642, 679
- arterielle und venöse Blutversorgung 625
- Endometriose 636
- Ileus 679
- Verletzung 642
Differenzierungsgrad, histologischer 143
Digitus saltans 848
Dip-and-Plateau-Muster 406
Diphtherietoxin 111
dish face 456
Diskektomie 283, 286
- anteriore 283
- perkutane 286
Diskordanz, ventrikulo-arterielle 379
Diskushernie 254, ***282–286***
- lumbale 283–286
- zervikale 282, 283
Diskusprolaps 283
Dissektion 434, 435
- der thorakalen Aorta 434, 435
- - Klassifikation nach de Bakey und Stanford 435
Distorsion 814
Divertikel 546, 547, 549, 577, 578, 616, 632
- Dünndarm 616
- Duodenum 578
- - extra-/intraluminale 578
- echte des Magens 577 (s. auch Pulsions-Divertikel)
- epiphrenisches 547
- funktionelles 546
- Hypopharynx 546, 549
- juxtasphinkteres 546
- Kolon 632
- parabronchiales 547
- Pulsions-Divertikel 546
- Traktions-Divertikel 546
- Zenker-Divertikel 546
Divertikulitis 632
Divertikulose 632
Doggennase 480
Dolichokolon 637
Dolichozephalie 263
Dolichozephalus 929
Domstellung 383
Doppellungentransplantation 784
Doppelniere 936
Doppelureter 936
Dopplersonographie 419
double chambered right ventricle 361
double-duct-sign 726
Double-inlet-Ventrikel 377
Double-outlet-Ventrikel 377
doubly committed VSD 370
Drahtligatur nach Ernst 450
Drainage ***42***, 43, 91, 713, 714
- Abdomen 42
- Blasendrainage 43
- Bülaudrainage 43
- Magensonde 43
- Operation nach Kehr und Rodney-Smith 713, 714
- Pleurahöhle 43
- Redondrainage 42, 91
- Subkutanbereich 42
Druck, intrakranieller 220 (s. auch intracranial pressure)
Druckmessung, intrakranielle 220
Drucksteigerung, intrakranielle **223**, 228
- Behandlung 223
- - Hyperventilation 223
- - Lagerung 223
- - Medikamente 223
- - Osmotherapie 223
Durchblutungsreserve 422
Ductus 373, 374, 496, 616
- arteriosus, persistierender 373, 374
- omphaloentericus 616
- thyreoglossus, persistierender 496
Duffy-System 65
duktales Carcinoma in situ (DCIS) 532
- gruppierte Mikroverkalkung 532
- Komedo-Typ 532
- kriböse Form 532
- papilläre Form 532
Duktektasie 529, 530
dumpbell tumor 337 (s. auch Sanduhr-Tumor)
Dumping-Syndrom 576, 585
Dünndarm ***612–614***, 616, 618–621, 679, 786, 923
- Abschnitte 612
- Adenokarzinom 620
- arterielle und venöse Versorgung 612
- Atresie 923
- Divertikel 616
- Enzymsekretion 613
- Erkrankung 613
- - Funktionsdiagnostik 613
- - Stuhluntersuchung 613
- Fremdkörper 621
- Funktion 612
- Ileus 679
- Karzinoid 619, 620
- Leiomyosarkom 620
- Lymphom 620
- Resektion 614
- Resorptionsorte 613
- Segmentresektion 614
- Strahlenschäden 621
- Transplantation 786
- Tumor 618
- venöse Durchblutungsstörung 621
Duodenalatresie 577, 923
Duodenalpassage 603
Duodenalstenose 578
Duodenaltumor, gutartiger 593
Duodenojejunostomie 577
Duodenopankreatektomie 727, 728
- partielle nach Whipple 727
- totale 728
Duodenum 577, 578, ***593***, 612
- Adenom 593
- extra-/intraluminale Divertikel 578
- Gastrinom 593
- Karzinoid 593
- Leiomyom 593
Durchblutungsstörung 275, 621
- arterielle zerebrale 275
- venöse 621
- - Dünndarm 621
Durchflußmanometrie nach Tondelli und Allgöwer 711
Durchgangssyndrom 413 (s. auch Postperfusionspsychose)
dynamische Hüftschraube (DHS) 808
Dysostosis craniofacialis 929 (s. auch Morbus Crouzon)
Dysphagie ***186***, 552, 561, 586
Dysplasie 140, 345
- fibröse 345
Dysraphie, spinale 261
Dysthelie 528

EBA 701
EC 732
Echinococcus ***113***, 696
- granulosus 113, 696 (s. auch Echinokokkose)
- multilocularis 113, 696 (s. auch Echinokokkose)
Echinokokkose 113, 114
Echinokokkuszyste 321, 697, 752
- Aufbau 697
- Lunge 321
Echokardiographie, transösophageale 297
ECL 732
EEG 222 (s. auch Elektroenzephalogramm)
efferent loop syndrom 585
Ehlers-Danlos-Syndrom 265
Eigenblut 74, 75
- Konserve 75
Eingriff 21, 54
- chirurgischer 54
- - Risikoabschätzung 54
- septischer 21
Einkammerherz 375
Einschwemmkatheter 122
Einsekundenkapazität, forcierte 293
Eisenmenger-Reaktion 359, 370
Eiweiß 57
Ektomie 28
EKZ 352–354
- pathophysiologische Reaktion 354
Elektroenzephalogramm 222
Elektrokortikogramm 222
Elektromyogramm 222
Elektroneurogramm 222
Elektroverbrennung 898
Ellenbogenluxation 945
- im Kindesalter 945
Elliptozytose 753 (s. auch Ovalozytose)
Embolektomie 80
Embolie 76, 77, 80, 430, 433
- Arterie 76, 80
- Bakterienembolie 433
- Lunge 77, 80
- paradoxe 430
- periphere arterielle 430
Embolus 77
Empfindungsstörung, dissoziierte 263
Empty-sella-Syndrom 250
Empyem 107, 257, 486, 487
- Kiefernhöhle 486
- subdurales 257
en-bloc-Ösophagektomie 563
Endarteriektomie 392
Endobrachyösophagus 555, 561
Endokard 364, 369, 372
- Fibrose 364
- Kissen 369, 372
Endokarditis 383
Endometriose des Dickdarms 636
Endoskopie im Notfall 189
endoskopische retrograde Cholangiodrainage (ERCD) 713
endoskopische retrograde Cholangio-Pankreatographie (ERCP) 193, 710
Endoventrikuloplastik 393
End-zu-Seit-Ösophagojejunostomie 601
Energie 49, 50, 57
- Bedarf 49
- Stoffwechsel 50

- Umsatz 57
- - Ruheumsatz 57
Enophthalmus 456
Entamoeba histolytica 114, 694
Enteroanastomose nach Braun 614 (s. auch Braun-Fußpunktanastomose)
enterochromaffine Zelle (EC) 732
enterochromaffin-like Zelle (ECL) 732
Entero-Entero-Anastomose 614
Enterostomie 28
Enterotomie 28
Entscheidungsanalyse 199, 204
Entscheidungsfindung 198
Entzündung des Mund-Kiefer-Gesichtsbereichs 480-483
Enukleation 28
Enzephalopathie, portosystemische 691
Enzephalozele 262
Ependymom 237, 244, 246, 253
- klinische Zeichen 246
Epididymitis 941
Epidural-Analgesie, kontinuierliche 174
Epiduralhämatom im Kindesalter 941
Epilepsie 233, 281
- Chirurgie 281
- posttraumatische 233
Epineuralnaht 915
Epiphyse 820, 821, ***942***
- Fraktur 942
- - mit Dislokation 942
- - ohne Dislokation 942
- Lösung 821, 942
- Verletzung 821
Epispadie 937-939
Epithelisierung 87
Epithelkörperchenkarzinom 518
ERA 243
Eradikationstherapie 583
Erbrechen ***184-186***, 926
- als Leitsymptom 184
- Anamnese 184
- schwallartiges 926
- Übelkeit 184
ERCD 713
ERCP 193, 710
Erfrierung 839, ***902-904***
- Hand 839
- lokale 902-904
- - dritten Grades 904
- - ersten Grades 903
- - oberflächliche zweiten Grades 903
- - tiefe zweiten Grades 903
Erguß 815, 818, 819
- Punktion 819
Erkrankung, akute abdominale 671
- Schmerztypen 671
Ernährung 56, 58
- enterale 58
- postoperative Therapie 56, 58
- - praktische Durchführung 58
Erosion der Magenschleimhaut 579
Erreger 96
- endogene 96
- exogene 96
- opportunistische 96
Erysipel 109, 110
- Toxic-Shock-Syndrom 109
Erysipeloid 110
- Erysipelothrix rhusiopathiae 110
Erythroleukoplakie 464
Erythroplakie 464
Erythrozytenkonzentrat (EK) 66
- gefiltertes 66
- gewaschenes 66
Erythrozytenzahl 68
Esmarch-Gummibinde 836
Euthyreose 503
Evoked-response-Audiometrie (ERA) 243
Ewing-Sarkom des Kiefers 470
Exkeirese 28
Exophthalmus 456
Exsudation 88
Extension 804
- Behandlung 804
- Dauerextension 804
Exstirpation 28
extrahepatische biliäre Atresie (EBA) 701
extrakorporale Zirkulation (EKZ) 352-354
- pathophysiologische Reaktion 354
Extrazellulärraum 56
Exzision 28

Facharztprüfung 3
Facies mitralis 386
Failed-Back-Syndrom 286
Fallot-Tetralogie (TOF) 361, 377, ***378***
- Hockstellung 378
- hypoxämische Anfälle 378
- klassische Komponenten 377
Faszienlogensyndrom 489
Fazialismonitoring 222
2-Feld-Lymphadenektomie 563
Felsenbeinfraktur 226
Femoralhernie 760-764 (s. auch Inguinalhernie)
Femurfraktur, pertrochantäre 857
Femurschaftfraktur 858
Fensterung 406
Fernmetastase 151 (s. auch Tumor)
Fette 57
Fettembolie ***128-131***, 133
- Behandlung 131
- experimentelle 129
- Gerinnungsfaktor 130
- Hypoxie 129, 130
- klinisches Bild 130
- Lokalisation 128
- nach Trauma 128
- ohne Trauma 128
- Plättchenagglutinat 129
- Prophylaxe 131
- pulmonale 130
- Syndrom ***128***, 133
- systemische 130
- Viskositätszunahme 129
Fettsäureverwertung 50
FEV 1 293
Fibroadenom der Brustdrüse 529
Fibrom 319, 345, 398, 497, 708
- Brustwand 345
- Gallenblase 708
- Hals 497
- Herz 398
- Lunge 319
Fibromatose 136 (s. auch Tumor)
Fibrosarkom 398, 470
- Herz 398
- Kiefer 470
Filling 269
Fingerblutleere 836
Fingerkantenlinie 836
Fingerleitungsanästhesie 837
Fistel 272, 273, 312, 437, 632, 654, 714, 715, 924
- anorektale 654
- arteriovenöse 312, 437
- - angeborene 437
- - erworbene 437
- durale arteriovenöse 272
- enterokolische 632
- Galle 714, 715
- Karotis-sinus-cavernosus 272, 273
- kolokutane 632
- kolovaginale 632
- kolovesikale 632
- perineale 924
- rektoskrotale 924
- rektovaginale 924
- rektovestibuläre 924
- zylindrisches Arterienaneurysma 437
Fixateur-externe 807
Flake fracture 943
Flickenplastik 361
FNH der Leber 696
Fogarty-Katheter 431
fokal noduläre Hyperplasie (FNH) der Leber 696
Follikulitis 108
Fontan-Operation 376, 377
Foramen ovale, persistierendes 369
Foraminotomie 283
Forbes-Albright-Syndrom 249
Fraktur
- Alveolarfortsatz 454
- AO-Klassifikation 796
- Behandlungsprinzipien 802-809
- Gelenkfortsatz 453
- geschlossene und offene 798
- Gesichtsschädel 448, 452, ***456-460***
- - bildgebende Verfahren 458, 459
- - klinische Diagnostik 456-460
- - Therapie 459, 460
- Hämatom 809
- im Kindesalter 941, 943-945
- infrazygomatikale 454
- Jochbein 455
- Jochbein-Jochbogen 461
- Jochbogen 455
- Kiefer 451, 460
- Lokalisation 797
- Mittelgesicht 448, 453, 455
- - laterale 455
- - zentrolaterale 455
- Nasenbein 455, 462
- Oberkiefer 459
- Orbitaboden 455, 461
- Orbitabodendefekt 455
- pathologische 945
- - im Kindesalter 945
- pertrochantäre 856
- pyramidale 454
- Schädelbasis 455
- - fronto-maxilläre 455
- - laterale 455
- - latero-basale 455
- - vordere 455
- Schweregrad 797
- Stirnhöhle 456
- Therapie 802-805
- Typ 793
- Unterkiefer 448, 452, 459
- Zeichen 798
- zentrale 454
Frakturheilung ***798-801***, 811
- bei bedingt stabiler Osteosynthese 800
- bei stabiler Osteosynthese 799
- bei unblutigem Vorgehen 798
- Beurteilung 801
- verzögerte 811
Frakturkrankheit 811
FRC 177
Fremdkörper 578, 579, 621
- Dünndarm 621
- Magen 578, 579
Frey-Syndrom 472
Friedrich-Wundexzision 451
Frischblut 66
Frischplasma, gefrorenes 67
frozen shoulder 828, 829 (s. auch Schultersteife)
Frühdumpingsyndrom 585
Frühkarzinom des Magens 582
Fruktoseintoleranz 50, 57
Fundoplastik 554
Fundoplikatio 558
Fundusvarizen 690
Funktion 52
- hepatorenale 52
- kardiovaskuläre 52
- pulmonale 52
funktionelle Residualkapazität (FRC) 177
Funktionsdiagnostik bei Dünndarmerkrankungen 613
Furunkel 108
Fusobacterium nucleatum 99
Fuß 876-878, 880-882
- Untersuchung 876-878
- Verletzung 880-882

Galaktographie 529, 535
Galaktorrhoe 529
Galeazzi-Fraktur 832, 833
Galle 703, 714, 715
- Fistel 714, 715
- - innere 715
- Zusammensetzung 703
Gallenblase ***700***, 701, 704, 707, 708
- Anomalien 701
- Divertikel 701
- Fibrom 708

Gallenblase
- Hydrops 704
- Karzinom 708
- Lipom 708
- Myom 708
- papilläres Adenom 708
- Perforation 707
- Porzellangallenblase 707
- Sanduhrgallenblase 701
- Schrumpfgallenblase 707
Gallengang 701, 712–714, 928
- Anomalien 701
- Atresie 928
- - extrahepatische 928
- - intrahepatische 928
- Striktur 714
- Tumor 712, 713
Gallenstein 715, 716
- Ileus 715
- medikamentöse Auflösung 716
- perkutane transhepatische Extraktion 715
- Stoßwellenlithotrypsie 716
Gallenweg 702
- Dyskinesie 702
Gametopathie 475
Ganglioneuroblastom 337
Ganglioneurom 337
Gangrän, ischämisches des Kolons 636
Gardner-Syndrom 639 (s. auch Polyposis coli, familiäre)
gas-bloat-Syndrom 558
Gasbrand 100
- Clostridium histolyticum 100
- Clostridium novyi 100
- Clostridium perfringens 100
- Clostridium septicum 100
Gasdispersionsoxygenator 354
Gastrektomie 603
Gastrin 587
Gastrinom 587, 593, 735
- Magen / Duodenum 593
Gastritis, atrophische 586
Gastro-Jejunostomie 728
Gastropexie 577
Gastrostomie, perkutane endoskopische 59
Gaumenabszeß 485
Gaumenplastik 479
GCS 224
Gefäß 3, 28, 311, 368, 391, 435, 436, 527, 916
- Anomalie 311
- Chirurgie 3
- Desobliteration 28
- intravaskuläre Stütze 391
- Naht 916
- pulmonale Schlinge 368
- Ringe 368
- thorakodorsales Nervenbündel 527
- Verletzung 435, 436
- - direkte Arterienverletzung 435
- - thorakale Aortenruptur 436
gefrorenes Frischplasma (GFP) 67
Gegenpulsation, intraaortale 355, 413
Gehtest 419
Gelenk 453, 813–815, 819, 868, 942
- Anatomie 813
- Fortsatzfraktur 453, 942
- Kontusion 814, 868
- Luxation 814
- Verletzung ***813***, 815, 819
- - diagnostische Hinweise 815
Generalisation 96
Gerinnungsfaktorenaktivität 68
Gesichtshaut 462, 463
- Basaliom 462, 463
Gesichtsschädelfraktur 448, 452, ***456–460***
- bildgebende Verfahren 458, 459
- klinische Diagnostik 456–460
- Therapie 459, 460
Gesichtsspalte 476
Gesichtsverletzung 448, 451, 452
- Erstversorgung 448
- Primärversorgung 451
- Sekundärversorgung 452
Gesichtsweichteilverletzung 450
Gewebe 28, 88, 772
- Augmentation 88
- Ersatz 28
- Transplantation 772
GFP 67
Gilchrist-Verband 803, 826, 829
Gingivahyperplasie 378
Gipsverband 803
Glasgow-Coma-Scale (GCS) 218, 219, 224
Glasgow-Outcome-Scale 230
Gleithernie 570, 760
Glioblastoma multiforme 236
Gliom 236–238
- supratentorielles 237
Globulin, thyroxinbindendes 502
Glomus-caroticum-Tumor des Halses 497
Glomus-jugularer-Tumor 244, 247
Glomustumor des Gefäßsystems 438
Glukagon 47, 50
Glukagonom 736, 737
Glukokortikoide 47
Glukose 50, 57
- Verwertung 50
- Verwertungsstörung 57
Gnathoschisis 474 (s. auch Lippen-Kiefer-Gaumen-Spalten)
Goldblatt-Mechanismus 426
Grading 143 (s. auch Tumor)
Graft versus Host Disease (GvHD) 68
Graham-Steel-Geräusch 386 (s. auch Descendogeräusch, frühdiastolisches)
Granularzelltumor 337
Granulation 86, 87, 89
- Gewebe 89
Grünholzfraktur 795, 796, 941
Gsell-Erdheim 399 (s. auch Medianekrose, zystische)
Gutachten 154, 155
- Nachbegutachtung 155
- Rehabilitationsmaßnahme 155
GvHD 68
Gynäkomastie 528

Haarzellenleukämie 754
Haemangioma racemosum 438
Haemophthalmus externus 456
Hagen-Poiseuille-Gesetz 437
Hahnenkammphänomen 383
HALO-Bügel 460
Hals 496, 497
- Fibrom 497
- Fistel 496
- Glomus-caroticum-Tumor 497
- Lipom 497
- Lymphadenitis 497
- Neurinom 497
- Verletzung 496
Halsrippensyndrom 424
Halszyste 496, 931
- laterale 496, 931
- - im Kindesalter 931
- mediale 496 (s. auch Thyreoglossuszyste)
- mediane 931
- - im Kindesalter 931
Hämangioblastom 244, 246, 253
Hämangioendotheliom 319
Hämangiom 271, 319, 345, 398, 438, 696, 932, 933
- Brustwand 345
- Herz 398
- kavernöses 271, 438 (s. auch Kavernom)
- - Gefäßsystem 271, 438
- - Leber 696
- Leber 696, 932
- Milz 933
- sklerosierendes 319
Hämarthros 815
Hamartom 319, 638, 932
- Kolon 638
- Leber 932
Hämatemesis 187, 189
Hämatom 91, ***230–232***, 272–274
- akutes intrakranielles 230
- - freies Intervall 230
- epidurales 230, 231
- intrazerebrales 232
- spontanes intrazerebrales 272–274
- subdurales 231
- - akutes 231
- - chronisches 231
- - subakutes 231
Hämatopneumothorax 305, 342
Hämatothorax 402
Hämobilie 693
Hämodilution 75, 268
- hypervolämische 268
- isovolämische 75
Hämoglobinwert 68
Hämokkulttest 627
Hämolyse 70
Hämorrhagie der Nebenniere 741
Hämorrhoidektomie 652, 653
Hämorrhoiden 651
Hand ***837–839***, 844, 850
- Amputation 844
- AO-Klassifikation 839
- Erfrierung 839
- Gelenksarthrose 850
- Replantation 844
- Therapie 837
- Verbrennung 838, 839
Hartmann-Operation 628
Hashimoto-Struma 512
Haupthistokompatibilitätskomplex 773 (s. auch MHC-Antigene)
Hauptstamm, linker 389
Hauptzellen des Magens 576
Hautflora 16
Hauttransplantation 910, 911
- freie 910
- Spalthauttransplantation 911
- Vollhauttransplantation 911
Havers-Kanal 799
HBsAg 73
HBV 73
HCV 73
- Anti-HCV 73
Heat-Shock-Protein 902
Heberden-Arthrose 849
Heister-Klappen 700
Helicobacter pylori 580
Hemianopsie, bitemporale 248
Hemihepatektomie, erweiterte 689
Hemikolektomie 627
Heminephrektomie 936
Hemithyreoidektomie 505 (s. auch Struma, Lobektomie)
Hemmungsmißbildung 925
Heparinprophylaxe, subkutane 79
Hepatiko-Jejunostomie 701, 713, 728
- intrahepatische nach Longmire 701
- portoenterale nach Kasai 701
Hepatitis 73, 112
- A-Virus 112
- B-Virus (HBV) 73, 112
- C-Virus (HCV) 73, 112
- - Anti-HCV 73
- D-Virus (Delta-Virus) 112
- E-Virus 112
- GB-Hepatitis-Virus 112
- Immunisierung 112
- - aktive 112
- - passive 112
Hernia ***758–760***, 762, 769
- acquisita 758 (s. auch Hernie, erworbene)
- acreta 759
- congenita 758 (s. auch Hernie, angeborene)
- femoralis 762
- inguinalis 760
- - directa 760
- - indirecta 760
- inguinoscrotalis 762
- ischiadica 769
- lumbalis 769
- obturatoria 769
- perinealis 769
- permagna 759
Hernie 570, 571, 578, ***758–764***, 768, 769, 927, 930, 931

- angeborene 758
(s. auch Hernia congenita)
- äußere 758
- axiale 570
- Bochdalek 571
- epigastrische 769
- erworbene 758
(s. auch Hernia aquisita)
- Femoralhernie 760–764
(s. auch Inguinalhernie)
- Gleithernie 570, 760
- Hiatushernie 570–571, 769
- - im Kindesalter 927
- Inguinalhernie 760–764
(s. auch Femoralhernie)
- - angeborene indirekte 762
- - Bruchpforte 761
- - erworbene indirekte 762
- - laterale, indirekte 762
- - mediale, direkte 762
- - Nyhus-Klassifikation 762
- - operative Technik 764
- inkarzerierte 759
- innere 758
- Leistenhernie 930
- - im Kindesalter 930
- Littré-Hernie 769
- Morgagni-Hernie 571
- Nabelhernie 768, 930, 931
- - im Kindesalter 931
- Narbenhernie 769
- paraduodenale 578
- Spieghel-Hernie 758, 769
- Treitz-Hernie 758, 769
Hernienoperation 766, 767
- laparoskopische 767
Hernienplastik 764, 766
- nach Bassini 764
- nach McVay-Lotheissen 766
- nach Shouldice 764
- nach Stoppa 766
Herz 308, 356, 375, 398, 399, 412
- Ersatz 356
(s. auch Kunstherz)
- Kontusion 308
- Nachlast 412
- Tumor 398, 399
- - Angiosarkom 398
- - Fibrom 398
- - Fibrosarkom 398
- - Hämangiom 398
- - Lipom 398
- - maligner primärer 398
- - Myxom 398
- - primärer 398
- - Rhabdomyom 398
- - Rhabdomyosarkom 398
- - sekundärer 399
- univentrikuläres 375
- Vorlast, 412
Herzfehler, angeborener 358, 360
- Leitsymptome 360
Herzklappe 357, 358
- allogene 358
(s. auch Homograft)
- xenogene 357
Herzklappenfehler 382–385
- erworbener 382–385
- - Aorteninsuffizienz 383, 384
- - Aortenklappenstenose 382, 383
- - Klappenrekonstruktion 384
- - prothetischer Aortenklappenersatz 385
Herzklappenprothese 356, 357
- biologische 357
- mechanische 356, 357
- - Antikoagulation 356
- - Blutungskomplikation 357
- - Hämolyse 356
- - Thromboembolierate 357
- - Thrombogenität 356
Herzkrankheit, koronare ***389–393***, 420, 425
- Myokardinfarkt 390, 391
- - akute und chronische Komplikationen 391
- Risikofaktoren 390
Herz-Lungen-Maschine 352
Herz-Lungen-Transplantation 783, 784
Herzrhythmusstörungen 393–397, 413
- bradykarde 393, 394
- nach Herzoperation 413
- tachykarde 393
- ventrikuläre tachykarde 396
Herzschatten, eiförmig konfigurierter 379
Herzschrittmacher 394, 395
- Ausweis 395
- Demandfunktion 394
- Implantation 395
- - Komplikationen 395
- internationaler Code 395
- Sensing 394
Herztod, plötzlicher 391, 396
Herztransplantation ***406–411***, 782, 783
- Abstoßungsreaktion 410, 411
- - akute 410
- - chronische 411
(s. auch Transplantatvaskulopathie)
- Immunsuppression 410
- Implantation 409
- - heterotope 409
- - orthotope 409
- Organentnahme 408
- Organspende 408
Herzzeitvolumen 48
Hexenschuß 283
(s. auch Lumbago)
Hiatushernie ***570***, 571, 769, 927
- axiale 570, 571
- gemischte 570
- im Kindesalter 927
- paraösophageale 570
Hill-Sachs-Impression 826, 827
Hippel-Lindau-Erkrankung 246
Hirn 221–224, 227, 229, 230, 233, 240, 256, 257, 274, 275, 280
- Abszeß 256, 257
- Durchblutung 221, 274, 275
- - Autoregulation 274
- - Störung 275
- gedeckte Hirnverletzung 227, 229, 230
- - Spätkomplikation 230
- - Therapie 229
- Nervenverletzung 233
- Ödem 222, 223
- - CT 223
- - Kortikosteroidtherapie 223
- - osmotisches 223
- - vasogenes 222
- primäres Hirnlymphom 240
- stereotaktische Operation 280
- Schädigung 224
- - primäre 224
- - sekundäre 224
Hirnstamm 228, 244, 246
- Gliom 244, 246
- Kontusion 228
Hirntod 408, 777
- Diagnostik 777
Hirntumor 235–237, 239
- Gliom 236
- - supratentorielles 237
- intrakranielle Drucksteigerung 235, 236
- metastatischer 239
His-Bündel 393
Histamin 127
Histiozytom, fibröses 319
Histokompatibilität 773
HIV 73
- Antikörper 73
HLA 66, 71, 773
- Alloantikörper 71
- Antigen 66, 71
- Antikörper, lymphozytotoxischer 66
- System 773
Hodenhochstand 939, 940
(s. auch Kryptorchismus, Maldeszensus testis)
- Infertilität 940
Hodentorsion 940, 941
(s. auch Skrotum, akutes)
Hodgkin, Lymphgranulomatose 496
Hohlwarze 529
Holzschuhherz 378
(s. auch coeur en sabot)
Homograft 358
(s. auch Herzklappe, allogene)
Hormon 47, 48
- adrenokortikotropes (ACTH) 47
- antidiuretisches (ADH) 47
- Schilddrüsenhormon 48
- Wachstumshormon 47
Hornhauttransplantation 786
Hospitalismus, infektiöser 14
Howell-Jolly-Körper 750
24-h-pH-Metrie, intragastrale 587
Huckepack-Herz 409
Hüftgelenk ***854***, 855
- axiale Kompressionskontusion 854
- Luxation 854
Hüftschraube, dynamische (DHS) 808
Hühnerbrust 932
human leukocyte antigens (HLA) 773
Humerus, distale Fraktur 830
Humeruskopf 828, 829
- Bruch 828
- Impressionsfraktur 829
Humerusschaft 829, 830
- Fraktur 829
- Schrägfraktur 830
Hydatidentorsion 940, 941
(s. auch Skrotum, akutes)
Hydrocele 769
- funiculi 769
- testis 769
Hydrocephalus 227, ***258–260***
- communicans 258, 259
- ex vacuo 258
- male resorptivus 227
- non communicans 258
- occlusus 258
Hydromyelie 262
Hydronephrose 934, 937
- doppelseitige 934
- einseitige 934
Hydroureter 937
Hydrozele ***769***, 770, 930
- idiopathische 769
- im Kindesalter 930
- symptomatische 769
Hydrozephalus 233, ***258–261***, 266, 926, 928
- posttraumatischer 233
Hygienemaßnahmen ***17***, 19, 20
- Antibiotikaprophylaxe 20
- Bereichskleidung 19
- Grundregeln 19
- Hände 17, 19, 20
- - chirurgische Desinfektion 19, 20
- - hygienische Desinfektion 17, 19
- Kopfschutz 20
- Maske 19
- präoperative Vorbereitung des Patienten 20
Hygrom, subdurales 232
Hygroma colli 931
(s. auch Lymphangiom, zystisches)
Hyperabduktionssyndrom 424
Hyperaldosteronismus 47–49, 741
- primärer 741
- sekundärer 47–49, 741
Hyperglykämie 46, 49
- postoperative 46
Hyperinsulinismus, organischer 735
Hyperkaliämie 49, 413
- nach Herzoperation 413
Hyperkalzämie 519, 520
- Syndrom 519
Hyperkortisolismus 741
Hyperparathyreoidismus ***518–523***, 737
- biochemischer 519
- primärer 518–520
- - Nephrolithiasis 519
- sekundärer 521, 523
- tertiärer 521
Hyperplasie 696, ***741***
- fokale noduläre Hyperplasie der Leber 696
- Nebenniere 741
- - ACTH-abhängige 741
- - adrenomedulläre 741
- - idiopathische 741
- - kongenitale 741
- - primäre 741
Hyperspleniesyndrom 750, 751
- primäres ideopathisches 750
- sekundäres 750

Hypersplenismussyndrom 690
Hypertension, portale 690, 691
- Hypersplenismussyndrom 690
- Klassifikation nach Child-Pugh 691
- Shuntoperation 691
- Sperroperation 691
- Splenomegalie 690
- Umgehungskreislauf 690
Hyperthyreose 503, **508**, 509
- immunogene 508
(s. auch Morbus Basedow)
- Operationsvorbereitung 509
Hypertonie 359, 426, 427
- pulmonale 359
- renovaskuläre 426, 427
- - akuter (embolischer) Nierenarterienverschluß 427
Hypoganglionose 927
Hypoglycaemia factitia 735
Hypokaliämie nach Herzoperation 413
Hyponatriämie 48, 56
Hypopharynxdivertikel 546, 549
(s. auch Zenker-Divertikel)
Hypophyse 247, 248
- Adenohypophyse 248
- Neurohypophyse 248
Hypophysenadenom 247–251
- hormonaktives 247
- hormoninaktives 247
- supra-paraselläres 250
Hypophysentumor 737
Hypoplasie, tubuläre des Aortenbogens 365
Hypospadie 939
- glandis 939
- perinealis 939
Hypothermie 353, 903
- Stadieneinteilung 903
- systemische 353
Hypothesengewinnung 209
Hypothyreose 503
Hypotonie, kalte tachykarde 126
Hypovolämie bei Verbrennung 895

IABP 355, 413
ICP 220
Identitätskontrolle 70, 72
- Bedside-Test 72
ideopathische thrombozytopenische Purpura (ITP) 753
(s. auch Morbus Werlhof)
IDP 753
IHA 744
Ikterus ***191–193***, 690
- Anamnese 192
- Exkretionsikterus 191
- Kanalisationsikterus 191
- Konjugationsikterus 191
- posthepatischer 690
- Produktionsikterus 191
- Speicherungsikterus 191
- Symptomatologie 192
- Transportikterus 191
- Verschlußikterus 191
Ileoascendostomie 614
Ileostoma 615
- doppelläufiges 615
- endständiges (nach Roux) 615
- kontinentes (nach Kock) 615
Ileostomie 629
Ileotransversostomie 614
Ileozäkalresektion 614
Ileum 612
Ileumbeutel 628
(s. auch Pouch, pelviner)
Ileus ***678–683***, 924
- akuter 680
- Bridenileus 682
- chronischer 680
- Dickdarm 679
- Dünndarm 679
- gemischter 680
- Krankheit 678
- mechanischer 678
- Mekonium 924
- paralytischer 680
- postoperativer 680
- Strangulationsileus 679
- Subileus 679
- vaskulärer 680
Immunität 96
Immunmediatoren 48
Immunsuppression 410, 774, 775
- Infektrisiko 775
- Nebenwirkungen 775
- Tumorrisiko 775
Immunthrombozytopenie 67
Implantation ***28***, 409
- heterotope 409
- orthotope 409
implantierbarer automatischer interner Kardioverter-Defibrillator (AICD) 396, 397
Impressionen 817
Indikation 10, 11
- absolute 10
- kosmetische 11
- prophylaktische 11
- relative 10
Indikationsstellung 8, ***9***
Infektion
- allgemeine ***96***, 115
- Bruchspalt 451
- endogene 96
- exogene 96
- Kontaktinfektion 15
- Kreuzinfektion 15
- lokale 96, 107
- Meldepflicht 98
- nosokomiale ***14–16***, 37, 96–98
- - Erreger 97
- - Erregernachweis 98
- - Erregerspektrum 16
- - Leitkeime 97
- - Mortalität 15
- - Pneumonie 15
- - Septikämie 15
- odontogene 481
- putride 97–99
- pyogene 97
- Shuntinfektion 256
- spezifische Krankheiten 97
- unspezifische 97
inflow-occlusion 360
Infusionstherapie 56
Inguinalhernie 760–764
- angeborene indirekte 762
- Bruchpforte 761
- erworbene indirekte 762
- laterale, indirekte 762
- mediale, direkte 762
- Nyhus-Klassifikation 762
- operative Technik 764
Inhibitionsreflex, rektoanaler 648
Injektion 28
Inkarzeration 679, 759
- nach Richter 759
Inkontinenz, anale 657, 658
Inoperabilität 11
Insellappen 914
Inselzelltransplantation 787
Inspektion 418
Instrumente 29
Insuffizienz 422, 423
- vertebrobasiläre 423
- zerebrovaskuläre 422, 423
- - Karotisinsuffizienz 422, 423
Insulin 47
Insulin-like-growth-factor 49
Insulinom, multiples 735
Insult, zerebrovaskulärer 274–276
intermittend positive pressure breathing (IPPB) 178
Interpleural-Analgesie 174
Interposition, ösophagoduodenale 601
Interpositionstransplantat 436
Intersegmentvene 293
Intervallcholezystektomie 707
intraaortale Gegenpulsation (IABP) 355, 413
intracranial pressure (ICP) 220
Intrazellulärraum 56
Invagination 627, 927
- im Kindesalter 927
Inzidentalom 742
Inzision 28
Iotrolan-CT-Zisternographie 459
IPPB 178
Irresektabilität 11
Ischämie 354, ***429–431***, 620
- akute intestinale 620
- akutes Syndrom 429–431
- - Behandlung 431
- Toleranz 354, 429
- - des Myokards 354
Ischialgie 283
Isoagglutinine 63, 64
Isosporenkolitis 657
Isotopenzisternographie 222
Isthmusfraktur 883
ITP 753

Jejunum 612
Jochbeinfraktur 455
Jochbein-Jochbogen-Fraktur 461
Jochbeinprominenz 456
Jochbogenfraktur 455
J-Pouch 629

Kahnbrust 345, 346
(s. auch Pectus cavinatum)
Kalium 49
- Verlust 49
- - im Urin 49
- Zufuhr 49
Kalkaneus 880
Kallus 799
Kälteschaden 902–904
- allgemeine Unterkühlung 902, 903
- lokale Erfrierung 902–904
- - dritten Grades 904
- - ersten Grades 903
- - oberflächliche zweiten Grades 903
- - tiefe zweiten Grades 903
Kammer, feuchte 91
Kammertachykardie 396
Kamptodaktylie 851
Kaposi-Sarkom 657
Karbunkel 108
Kardiavarizen 690
Kardiomyopathie 391, 406, 407
- dilatative 407
- ischämische 391, 406
Kardioplegie 354
Kardioversion 397
Kardioverter-Defibrillator, implantierbarer automatischer interner 396, 397
Karnofsky-Index 54
Karotis-Insuffizienz 422, 423
Karotis-cavernosus-Fistel 227
Karotis-sinus-cavernosus-Fistel 272, 273
Karpaltunnelsyndrom 847
Karpusfraktur 840
karzinoembryonales Antigen (CEA) 627, 689
Karzinoid 322, 327–329, 335, 593, 619, 620, 631, ***732–734***
- Appendix 631
- atypisches 327, 328
- Dünndarm 619, 620
- Magen / Duodenum 593, 733
- Syndrom 619, 620, 732, 734
- Tumor 322
- typisches 327
Karzinom
- adenosquamöses 322
- Analkanal 663, 664
- - Adenokarzinom 664
- - malignes Melanom 664
- Analkarzinom 657, 663
- Analrand 663
- anaplastisches 511
- Basalzellkarzinom 663
- Brustdrüse 529, 532
- - duktales 532
- - lobuläres 532
- C-Zell-Karzinom der Schilddrüse 504, 511
- DCIS 532
- follikuläres 511
- Gallenblase 708
- großzelliges 322
- hepatozelluläres 694, 695
- inflammatorisches 532, 542
(s. auch Mammakarzinom, erysipeloides)
- kleinzelliges 322
- Kolon 639–641
- - Dukes-Klassifikation 639, 641
- - Einteilung nach Astler und Coller 640
- - Nachsorge 641
- kolorektales 639
- Magen 733
- Magenstumpf 586
- Nebenniere 741, 743, 745, 747

- Ösophagus 559–566
- - Fernmetastase 560
- Paget 532
- Pankreas 725–728
- papilläres 511
- Plattenepithel 663
- primäres 932
- - Leber 932
- Rektum 658–660
- Speicheldrüse 473, 474
- - Adenoid-zystisches 474
- - Azinuszellkarzinom 473
- - Mukoepidermoidkarzinom 473
Katecholamin 50
Katheter 59, 396, 412, 431
- Fogarty 431
- Jejunostomie 59
- Mapping 396
- Radiofrequenz-Ablation 396
- Swan-Ganz 412
Kaudakompression 284
Kavernom 271
Keimzelltumor des Mediastinums 340
- reife Teratome 340
- Teratokarzinome 340
Kell-System 65
Keloid 92
Keratoplastik 786
- lamelläre 786
- partielle 786
- perforierende 786
Kerley-B-Linien 386
Kernig-Zeichen 219
Kernspintomographie 221
Kidd-System 65
Kieferfraktur 451, 460
Kieferklemme 457
Kiefernhöhlenempyem 486, 487
- odontogenes 487
- rhinogenes 487
Kiefersarkom 470
- Ewing-Sarkom 470
- Fibrosarkom 470
- Non-Hodgkin-Lymphom 470
- Osteosarkom 470
Kieferspalte 478
- doppelseitige 478
- einseitige 478
- Verschluß nach Veau/Axhausen 478
Kieferspaltosteoplastik 479
- primäre 479
- sekundäre 479
- tertiäre 479
Kiefersperre 457
Kielbrust 345, 346
(s. auch Pectus carinatum)
- operative Technik 346
Kiemengangzyste, persistierende 496
Kinking 422
Kirschner-Draht 829, 830, 835, 841, 859
Klappenrekonstruktion 384
Klarzelltumor 319
Klatskin-Tumor 712
Klavikula 822, ***823***
Kleinhirn 242, 244
- Brückenwinkeltumor 242
- Tumor 244
Klinodaktylie 851
Klumphand 851
Knochenaktinomykose 492
Knochentransplantation 787
Knorpel 814, 816
- Verletzung 816
Knotenexstirpation bei Struma 505
Kocher-Kragenschnitt 336
Kocher-Manöver 710
Kock-Pouch 629
Kohlenhydrate 49, ***57***
- Intoleranz 49
Kolik 670
Kolitis 635, 636
- Crohn-Kolitis 635
- ischämische 635, 636
- pseudomembranöse 636
Kollagensynthese 89
(s. auch Narbenbildung)
Kollateralband 860, 864
Kollateralversorgung 429
Kolon ***624***, 626, 629, 632, 635–641
- Adenom 638
- Divertikel 632
- Funktion 624
- Hamartom 638
- ischämische Stenose 636
- ischämisches Gangrän 636
- Karzinom 639–641
- - Dukes-Klassifikation 639, 641
- - Einteilung nach Astler und Coller 640
- - Nachsorge 641
- Lymphabflußwege 626
- Morbus Crohn 635
- Polypen 638
- Strahlenschäden 638
- Tumor 629
- - palliative Umgehungsoperation 629
- Volvulus 637
Kolonkopie 625
Kolostomie 629
Komedo-Typ 532
Kommissurotomie 361, 387
- geschlossene 387
- geschlossene transventrikuläre 361
(s. auch Brock-Sprengung)
- offene 361
Kompartmentsyndrom 810, 831
Kompatibilität 774
Kompensationsstoffwechsel 51
Kompressionsfraktur 794
(s. auch Stauchungsfraktur)
Konnektion 375, 376
- totale cavopulmonale 376
- univentrikuläre, atrio-ventrikuläre 375
Konsensuskonferenz 208
(s. auch Studie)
Kontaktinfektion 15
Kontinenz, anorektale 648
Kontraindikation 11
Kontraktur 846, 847
- Dupuytren 846
- ischämische 846
- spastische 846
Kopfschwartenverletzung 224
Kopfverletzung 448
Korkenzieherösophagus 554
Koronararterie, rechte
Koronardurchblutung 389
- Autoregulation 389
- Regulation 389
Koronarinsuffizienz 390
Koronarreserve 390
Korrektur 362, 376, 380
- biventrikuläre 362
- funktionelle nach Fontan 376
- intraventrikuläre nach Rastelli 380
- kreislauftrennende 362
- univentrikuläre (Operation nach Fontan) 362
Kortikosteroid-Therapie 223
(s. auch Hirnödem)
Kortisol 47, 50
Kortison 410
kraniale Computertomographie (CCT) 459
Kraniopharyngeom 249, ***250***
Kraniosynostose 263, 264, ***929***, 930
- Formen 929
Kraniotomie 232
- - osteoklastische 232
- - osteoplastische 232
Krankheit, posttraumatische 91
Krebs 140, 151
(s. auch Tumor)
- Früherkennung 140
- - Untersuchung 140
- Patient 151
- - medizinische Rehabilitation 151
- - psychologische Nachsorge 151
- Prävention 151
- Vorsorge 140
Kreislauf 132, 353, 354, 439, 702
- enterohepatischer 702
- extrakorporaler 353
- hypothermer Stillstand 354
- pharmakologische Beeinflussung 132
- variköser Privatkreislauf 439
Kreuzband 860, 864–867, 870
- Prüfung 865–867
Kreuzinfektion 15
Kreuzprobe 66, 71, 408
Krossektomie nach Babcock und May 440
Kryoanalgesie, interkostale 302
Kryptorchismus 939, 940
(s. auch Maldeszensus testis, Hodenhochstand)
- Infertilität 940
Kryptosporenkolitis 657
Kugelzellanämie 752
(s. auch Sphärozytose, hereditäre)
Kunstherz 356
(s. auch Herzersatz)
Kurzdarmsyndrom 786
Kussmaulzeichen 406

Labium 474
- fissum 474
(s. auch Lippen-Kiefer-Gaumen-Spalten)
- leporinum 474
(s. auch Lippen-Kiefer-Gaumen-Spalten)
Lachmann-Test 865
Laminektomie 255
Langerhans-Zellen 721
Langer-Linien 87
Langzeit-pH-Metrie 557
Laparoschisis 925
Laparotomie im Notfall 683
Laplace-Gesetz 384
Lappen 914, 917
- freier 917
- myokutaner 914
Lappenplastik 911–914
- axial pattern flap 912
- cross-leg flap 913
- Fernlappen 913
- freie 911
- Hautdehnung durch Expander 914
- Insellappen 914
- kombinierte 914
- Muskellappen 914
- myokutane Lappen 914
- Nahlappen 913
- random pattern flap 912
- Rotationslappen 913
- Schwenklappen 913
- Transpositionslappen 913
- Verschiebelappen 913
- Z-Plastik 913
Larrey-Punkt 405
Lasègue-Prüfung 284
Latissimus-dorsi-Lappen 543
LCIS 532
Leber 54, 688, 689, 692–697, 701, 780–782, 932, 933
- Abszeß 693
- - primärer 693
- - pyogener 693
- - sekundärer 693
- Amöbenabszeß 694
- Angiographie 688
- doppelte Gefäßversorgung 688
- embryonaler Mischtumor 932
- Erkrankung 688
- Funktion 54
- Hämangiom 932
- Hamartom 932
- Metastase 695
- primäres Karzinom 932
- Resektion 689
- - Techniken 689
- segmentale Gliederung nach Couinaud 688
- Transplantation 692, 693, 695, 701, 780–782
- - Abstoßungsreaktion 782
- - auxiliäre 781
- - bei Kindern 780
- - im Notfall 693
- Trauma 933
- - im Kindesalter 933
- Tumor 695, 932, 933
- - AIDS 695
- - im Kindesalter 932, 933
- - Metastase 695
- Verletzung 693
- - packing 693
- Zirrhose 692
- Zyste 696, 697, 932
- - parasitäre 696, 697
Leberzelladenom 696
Le Fort 454
Leiomyom 345, 438, 559, 593
- Gefäßsystem 438
- Magen / Duodenum 593
- Ösophagus 559

Leiomyosarkom 438, 620
- Dünndarm 620
- Gefäßsystem 438
Leistenhernie 768, 930
- Rezidiv 768
- im Kindesalter 930
Leistungsreserve, kardiale 54
Leitsymptom 194
Leitungsbündel, akzessorisches 396
Leukämie 753, 754
- chronisch lymphatische 754
- chronische myeloische 753
Leukoplakie 464
- L. erosiva 464
- L. simplex 464
- L. verrucosa 464
Leukozyten 66, 67
- Filter 66, 67
Lewis-System 65
LGL 395
Lichtreflexionsrheographie (LRR) 440
Lig. arteriosum 373
Ligatur 268
Links-rechts-Shunt 358
Lipom 345, 398, 497, 708
- Gallenblase 708
- Hals 497
- Herz 398
Lippen-Kiefer-Gaumenspalten 474–480
- Begleitfehlbildung 476
- Behandlungskonzept 476
- Erbgang 474
Lippen-Kieferplastik 477
Lippenplastik 477, 478
- nach Tennison/Randall 477
- nach Veau 478
Liquor 226, 256, 258, 259, 459
- Dynamik 258
- Fistel 226, 256, 459
- - Diagnostik 459
- Überproduktion 259
- Zirkulationsstörung 258
Liquorrhö 462
Lisfranc-Verletzung 880
Littré-Hernie 769
Lobäremphysem 311, 312
Lobektomie 325, 328
lobuläres Carcinoma in situ (LCIS) 532
Lokalisationsmammographie 535
Lokomotivgeräusch 374 (s. auch Maschinengeräusch)
Low-cardiac-output-Syndrom 412
Lown-Ganong-Levine-Syndrom (LGL) 395
LRR 440
Lues der Mamma 531
Lumbago 283 (s. auch Hexenschuß)
Lumen 402
- falsches 402
- wahres 402
Lunatum-Malazie 849
Lunge
- Abszeß 314, 315
- - E. histolytika 314
- - Staphylokokken 314
- angeborene Mißbildung 311–313
- - Agenesie 311
- - arteriovenöse Fistel 312
- - Dysplasie 311
- - Gefäßanomalie 311
- - Hypoplasie 311
- - Lobäremphysem 311, 312
- - Parenchymdefekt 311
- - Sequester 311, 313
- Arterienembolie 76, 79, 80
- Chondrohamartom 319
- Durchblutung 359
- Echinokokkuszyste 321
- eingeschränkte Funktion nach Herzoperation 413
- Einriß 305
- Embolie 77, 79, 80, ***443***
- Fibrom 319
- Funktionsgrößen 53
- Hämangioendotheliom 319
- Hamartom 319
- Histiozytom, fibröses 319
- Infarkt 77, 79, 80
- Karzinom 321–324
- - Epidemiologie 321
- - histologische Klassifizierung 322
- - nicht-kleinzelliges 322, 324
- Klarzelltumor 319
- Kontusion 304, 305
- Lymphom 319
- Metastase 329, 330
- - adjuvante Chirurgie 329
- - radikale Metastasektomie 330
- Neurofibrom 319
- obstruktive Gefäßerkrankung 359
- offene Biopsie 301
- palliative Resektion 325
- postinflammatorischer Pseudotumor 319
- Segment 293
- totale Kapazität 177
- Transplantation 291, 783, 784
- - Doppellungentransplantation 784
- - einseitige 784
- Tuberkulose 315
- Volumen 294
- Zerreißung 305
Lungenflügel 293
Lungenlappen 293
Lungenvenenfehlmündung 369, 381, 382
- isolierte partielle 369
- totale 381, 382
Lutheran-System 65
Luxation des Radiusköpfchens im Kindesalter 945
Luxationsfraktur 795
Lymphabflußstation 596
Lymphadenektomie 325, 563
- 2-Feld-Lymphadenektomie 563
- mediastinale 325
Lymphadenitis des Halses 497
Lymphadenopathie des Mediastinums 340
Lymphangiom 438, 931, 933
- kavernöses des Gefäßsystems 438
- Milz 933
- zystisches 931 (s. auch Hygroma colli)
Lymphangiopathie 445
- akute 445
- chronische 445
Lymphangitis 445
Lymphgefäß 444, 917
- Chirurgie 917
- System 444
Lymphogranulomatose Hodgkin 496
Lymphknoten 496, 527, 540
- axillärer 527
- Dissektion 540
- interpektoraler 527 (s. auch Rotter-Lymphknoten)
- Veränderung 496
Lymphödem 445
- primäres 445
- sekundäres 445
Lymphom 319, 340, 532, 620, 754
- Brustdrüse 532
- Dünndarm 620
- Mediastinum 340
- non-Hodgkin 754

Magen
- Adenom 593
- allgemeine Topographie 574
- echte Divertikel 577
- Entleerung 575, 576
- - beschleunigte 576
- - verzögerte 575
- Ersatz 601, 603
- - Gastrektomie 601
- Erythem 586
- Fremdkörper 578, 579
- Frühkarzinom 582, 594, 600
- - Lymphknotenmetastasen 594
- Funktion ***574***, 602
- Gastrinom 593
- Hauptzellen 576
- Karzinoid 593
- Karzinom ***594–599***, 601, 604, 733
- - Diagnostik 599
- - diffuser Typ 595
- - Fernmetastasierung 596
- - intestinaler Typ 595
- - Klassifikation (Staging) 597
- - Laurén-Klassifikation 595
- - Metastasierungswege 596
- - Präkanzerose 598
- - prognostische Faktoren 604
- - R-Klassifikation 598
- - Therapie 601
- - TNM-Klassifikation 598
- Leiomyom 593
- Lymphabflußstation 596
- Motilität 575
- Parietalzellen 576
- primäres Lymphom 606–608
- Pseudodivertikel 577
- Resektion 583, 584, 587
- - Knochenveränderung 587
- Sekretion 576
- Traktionsdivertikel 577
- traumatische Perforation 579
- Tumor 593
- - Adenom 593
- - Gastrinom 593
- - gutartiger 593
- - Karzinoid 593
- - Leiomyom 593
- Ulkus 579
- Verätzung 579
Magenausgangsstenose 592
Magenschleimhaut 579
- Erosion 579
Magenstumpfkarzinom 586
Maisonneuve-Fraktur 874
Majortest 66
Makrodaktylie 851
Malabsorbtion 613
Malassimilation 613
Maldescensus testis 939, 940 (s. auch Kryptorchismus, Hodenhochstand)
- Infertilität 940
Maldigestion 613
Malignitätsverdacht bei Struma 507
Malleolarfraktur Typ Weber 795
Malleolen 874–876
MALT 606
Mamma ***530–533***, 535, 537, ***540–542***, 918
- Abszeß 531
- Karzinom 531–533, 535, 537, 540–542
- - bei alten Patientinnen 541
- - beim Mann 542
- - erysipeloides 532 (s. auch Karzinom, inflammatorisches)
- - exulzeriertes 540
- - Fernmetastase 533, 542
- - inflammatorisches 532, 540
- - lokal fortgeschrittenes 542
- - Lokalrezidiv 542
- - Lymphknotenbefall 533
- - metastasierendes 542
- - Risikofaktoren 531
- - Schwangerschaft 541
- - Selbsthilfegruppe 543
- - TNM-Klassifikation 537
- Plastik 918
- Rekonstruktion 542
- Zyste 530
Mammographie 535
Manometrie, anale 649
Manschettenlobektomie 326, 327
Mapping, endokardiales 396
Marfan-Syndrom 399, 434
Marknagelung 806
Marschfraktur 882
Maschentransplantat 912 (s. auch meshgraft)
Maschinengeräusch 374 (s. auch Lokomotivgeräusch)
Massenverschiebung 220
Massivtransfusion 69
Mastalgie 530
- nichtzyklische 530
- zyklische 530
Mastektomie ***537–539***, 541
- einfache 539
- modifiziert radikale 538
- radikale nach Halsted 538
- supraradikale (erweiterte) 539
Mastitis 531
Maze-Procedure 396

McMurray-Zeichen 867
Meatotomie 939
Meatusstenose 939
Meckel-Divertikel 616, 934
- im Kindesalter 934
Medianecrosis ideopathica cystica Gsell-Erdheim 434
Medianekrose, zystische 399
(s. auch Gsell-Erdheim)
Mediastinalemphysem 550
Mediastinaltumor 333, 334, 337, 932
- im Kindesalter 932
- Infiltrationssymptom 334
- Kompressionssymptom 334
- neurogener 337
Mediastinitis 332, 333
- akute 332
- chronische 333
Mediastinoskopie 299
Mediastinotomie 300
Mediastinum 332
Medulloblastom 244, ***245***
Megacolon congenitum 927
(s. auch Morbus Hirschsprung)
Megakolon 633, 637
- toxisches 633
Megarektum 637
Mehrfachklappenersatz 388
Mekoniumileus 924
Meläna 187, 188
- als Leitsymptom 187
Meldepflicht 98
Membranoxygenator 354
MEN 519, 737
- Syndrom 737
(s. auch Neoplasie, multiple endokrine)
- I-Syndrom 519
- II-Syndrom 519
- Typ I 737
(s. auch Wermer-Syndrom)
- Typ II 737
(s. auch Sipple-Syndrom)
Meningeom ***240***, 241, 253
Meningismus 218, 219, 228
(s. auch Nackensteifigkeit)
- Lumbalpunktion 219
Meningitis 111, 256
- eitrige 111
- postoperative 256
- rezidivierende 256
Meningomyelozele 925
Meningozele 261, 262, 926
- Behandlungsgrundsatz 262
Meniskus 817, 867, ***869***, 870
- Abriß 870
- Prüfung 867
Meniskusganglion 862
Merke-Zeichen 867
Merseburger Trias 508
Mesaortitis luica 106
(s. auch Syphilis)
Mesenterialinfarkt 620
meshgraft 912
(s. auch Maschentransplantat)
Metaanalyse 207
Metakarpal-Fraktur 840
Metaphysenfraktur 941
Metaplasie, gastrale 581
Metastase 253, 399, 741
- kardiale 399
- Nebenniere 741
- spinale 253
Metastasenchirurgie an der Lunge 332
Metastasierung 138, 139
(s. auch Tumor)
- hämatogene 138
- intrakavitäre 139
- intraluminale 139
- lymphogene 138
MHC-Antigene 773
(s. auch Haupthistokompatibilitätskomplex)
Mikrochirurgie 662, 916
- transanal endoskopische 662
Mikrogefäßchirurgie 917
Mikrozephalie 263
Mikrozephalus 929
Milchgangsadenom der Brustdrüse 530
Milchgangspapillom 529
Milchleiste 526
Milz ***750***, 752, 754, 755, 933
- Abszeß 752
- Dermoidzyste 933
- Gefäßversorgung 750
- Hämangiom 933
- hämatologische Erkrankung 752
- Infarkt 752
- Lymphangiom 933
- marginale Zone 750
- rote Pulpa 750
- Ruptur 754, 755
- - spontane 755
- - traumatische 754
- - zweizeitige 755
- Verletzung ***754***, 755, 933
- - iatrogene 755
- - im Kindesalter 933
- weiße Pulpa 750
- Zyste 933
- - im Kindesalter 933
- - parasitäre 933
- - sekundäre hämorrhagische 933
Milzbrand 110, 111
- Bacillus anthracis 111
- Darmmilzbrand 111
- Hautmilzbrand 111
- Lungenmilzbrand 111
Mirizzi-Syndrom 710
Mischtumor, embryonaler 932
- Leber 932
Mißbildung 261, 262, 269
- Arnold-Chiari-Mißbildung 262
- arteriovenöse 269
- Spaltmißbildung 261, 262
Mitralinsuffizienz 386, 387
- akute 386
- chronische 386
Mitralklappe 382, 385–388
- Ersatz 388
- Fehler 385–388
- - akute Mitralinsuffizienz 386
- - chronische Mitralinsuffizienz 386
- - kritische Mitralstenose 385
- Mehrfachklappenersatz 388
- offene Kommissurotomie 387
- Rekonstruktion 387
Mitralstenose 385–387
- Facies mitralis 386
- frühdiastolisches Descendogeräusch (Graham Steel) 386
- Kerley-B-Linien 386
- kritische 385
- P-mitrale 386
Mittelgesichtfraktur 448, ***453***, 455
- laterale 455
- zentrolaterale 455
Mittelhirnsyndrom 229
Mittellappensyndrom 314
Mittelmeeranämie 753
(s. auch Thalassämie)
MNSs-System 65
Mobilisation 178
Monitoring 167–169, 222
- Anästhesiegas-Messung 168
- automatische, nichtinvasive Blutdruckmessung 168
- Diurese 168
- EKG 168
- Fazialismonitoring 222
- Kapnographie 168
- neuromuskuläre Funktion 169
- Pulsoximetrie 168
- spezifisches 169
- Temperatur 168
Monokelhämatom 456
Monteggia-Fraktur 832, 833, 945
Morbus
- Apert 929
(s. auch Akrozephalosyndaktylie)
- Basedow 508
(s. auch Hyperthyreose, immunogene)
- Bechterew 616, 633
- Bowen 464, 663, 850
- Conn 741
- Crohn ***616***, 617, 635, 655, 656
- - Anus 655, 656
- - Kolon 635
- - epitheloidzelliges Granulom 616
- - extraintestinale Manifestation 617
- - röntgenologische Zeichen 617
- Crouzon 929
(s. auch Dysostosis craniofacialis)
- Cushing ***249***, 741, 744
- Hirschsprung 927
(s. auch Megacolon congenitum)
- Hodgkin 754
- Kienböck 849
- Osgood-Schlatter 863
- Paget 663
- Recklinghausen 338, 519
(s. auch Ostitis fibrosa generalisata)
- Sudeck 812
- Werlhof 753
(s. auch Purpura, ideopathische thrombozytopenische)
Morgagni-Hydatide 940
MOV 791
MRT 420
Mukoepidermoidkarzinom der Speicheldrüse 473
Mukosaprolaps 650, 651
(s. auch Analprolaps)
Mukoviszidose 313
Mukoviszidosis 924, 925
(s. auch Pankreasfibrose)
Mukozele des Appendix 631
Multiorganversagen (MOV) 722, 791
Multiple endokrine Neoplasie 737
(s. auch MEN-Syndrom)
Multizentrizität 540
Mundbodenphlegmon 484
Mundhöhle 464–469
- Plattenepithelkarzinom 464–469
Mund-Kiefer-Gesichtsbereich 480–483
- Entzündung 480–483
Murphy-Zeichen 706
Muskelkraft 254
Muskellappen 914
Musset-Zeichen 385
Myasthenia gravis 336
- follikuläre Hyperplasie der Thymusdrüse 336
Mycobacterium 106
- africanum 106
- bovis 106
- tuberculosis 106
Myelofibrose 753
Myelographie 221, 282
Myelolipom der Nebenniere 741
Myelomeningozele 261, 926
Myelopathie 254, 282
- zervikale 282
Myokardinfarkt 390, 391
- akute und chronische Komplikationen 391
Myokardprotektion 354
Myom der Gallenblase 708
Myotomie 553
- Achalasie 553
Myxom 398
- Krankheit 398
- Vorhof 398

Nabelhernie 768, 930
- im Kindesalter 930
Nachbegutachtung 155
Nachlast des Herzens 412
Nackengriff 823
Nackensteifigkeit 219, 228
(s. auch Meningismus)
Naht 35, ***39–42***, 263, 941
- Fehler 40
- Geräte 39
- Knotentechnik 41, 42
- - einfacher Knoten 41
- - doppelter (chirurgischer) Knoten 42
- - Schifferknoten 42
- Materialien 35
- - Fadenstärke 35
- prämature Synostose 263
- Sprengung 941
- Technik 39–41
- - Allschichtennaht 39
- - allschichtige 41
- - Einzelkopfnaht 39
- - evertierende 39
- - fortlaufende 39
- - Gastrointestinaltrakt 40
- - Gewebsnaht 39
- - Intrakutannaht 40
- - invertierende 39
- - Klöppelnaht 41

Naht, Technik
- - Reihennaht 39
- - Schichtennaht 39
Narbenbildung 89
(s. auch Kollagensynthese)
Narbenhernie 769
Narbenreaktion 92
Nasenbeinfraktur 455, 462
Nasenbodenabszeß 487
Nasennebenhöhlen-Aufnahme (NNH-Aufnahme), halbaxiale 459
Nasenplastik, indische 910
Nasenschiefstand 456
Nasentamponade, vordere/hintere 449
(s. auch Bellocq-Tamponade)
Nasoethmoidalfraktur 456
Nausea 184
(s. auch Übelkeit)
Nebenniere ***740–743***, 745–747
- Adenom 741
- Gefäßversorgung 740
- Hämorrhagie 741
- Hyperplasie 741
- - ACTH-abhängige 741
- - adrenomedulläre 741
- - idiopathische 741
- - kongenitale 741
- - primäre 741
- Karzinom 741, 743, 745, 747
- Metastase 741
- Myelolipom 741
- Nekrose 741
- Neuroblastom 741
- Phäochromozytom, malignes 741
- Tumor 742, 746
- - androgener 742
- - endokrin aktiver 746
- - hormoninaktiver 742
- Zyste 741
Nebennierenmark (NNM) 740
Nebennierenrinde (NNR) 740, 741
- Zona 740
- - fasciculata 740
- - glomerulosa 740
- - reticularis 740
Nebenschilddrüse 336, 337, 516, 518
- Adenom 518
- dystope 336, 337
- - Hyperparathyreoidismus 336
- Hyperplasie 518
- Karzinom 518
- Lagevariabilität 516
- obere 516
- untere 516
Neck dissection 468
- funktionelle 468
- radikale 468
Nekrose der Nebenniere 741
Nekrosektomie 723
Nelson-Syndrom 249
Neoaorta 380
Neoplasie 512, 734, 737, 742
- multiple endokrine 734, 737
- Typ II 512, 742
- - multiple endokrine 512, 742
Neourethra 939
Nerven-Blockade, periphere 174
Nervenchirurgie 915
Nervenkompressionssyndrom 847, 848
- N. radialis 848
- N. ulnaris 848
Nervennaht 915
Nervenscheidentumor, maligner 337
Nerventransplantation 915
- intrakranielle 915
Nervenverletzung 843
Nervenwiederherstellung, sekundäre 915
Neugeborenenchirurgie 922
Neurapraxie 828, 829, 843
Neurinom 253, 497
- Hals 497
Neuroblastom 337, 741
- Nebenniere 741
Neuroblastoma sympathicum 932
Neurofibrom 253, 319, 337, 345
Neurofibromatose 337
Neurostimulation 279
Neurotmesis 843
Neutral-o-Stellung 155
NHL 470, 754
Nicht-Opiat-Analgetika 171
Nicoladoni-Branham-Zeichen 437
Nierenarterienverschluß, akuter (embolischer) 427
Nierenfunktion 54
Nierenruptur im Kindesalter 938
Nierentransplantation 778–780
Nierenversagen 48
NNH-Aufnahme 459
NNM 740
NNR 740, 741
- Knoten 741
Non-Hodgkin-Lymphom (NHL) des Kiefers 470, 754
non-MHC-Antigen 774
Normaldruckhydrozephalus 260
Normothermie 353
Nosokomialinfektion 96
(s. auch Infektion, nosokomiale)
Notfall-Laparotomie 683
Notfalltransfusion 72
Notlebertransplantation 693
N. pudendus-Latenzzeitmessung 650
Nußknackerösophagus 554

O2-Verbrauch 48
Oberbauchschmerz, rechtsseitiger 705
Oberkiefer 459
- Fraktur 459
- mediane Aufbiß-Aufnahme 459
Obstipation, idiopathische 637
Odynophagie 186
Ogilvie-Syndrom 636, ***637***
Okklusionsstörung 457
Olekranonfraktur 832
Oligodendrogliom 236
Omegaschlinge 614
Omphalozele 925
Operation
- Abdeckungsmaterial 37
- endoskopische 28
- Energiebedarf 49
- Indikation 8
- Lagerung des Patienten 36
- - Heidelberger-Lage 36
- - Rückenlagerung 36
- - Seitenlagerung 36
- - Steinschnittlage 36
- minimal invasives Verfahren 28
- nach Bettex 931
- nach Coffey 937
- nach Fontan 362
- nach Hartmann 628
- nach Lord 656
- nach Mason 662
- nach Miles 662
(s. auch Rektumoperation, abdominoperineale)
- nach Ravitch 931
- nach Rehbein 931
- nach Thompson 446
- nach Vosschulte 367
- nach Whipple 713
- postoperative Ernährung 56
- postoperative Komplikation 175
- - Lungenfunktion 175
- präoperative Maßnahmen 160–163
- - Anamnese 161
- - gezielte Untersuchung 162
- - Screeningtest 161
- - Status 161
- präoperative Risikoerfassung 51
- präoperative Verordnung 162, 163
- - Antikoagulation 163
- - Medikamente 163
- - Nüchternheit 162
- Prognosefaktoren 10
- Risikoanalyse 10
- - Risikoscores 10
- Schnittführung 37, 38
- - Hautschnitt 37
- - Inguinalschnitt 38
- - Kostoumbilikalschnitt 38
- - Kragenschnitt nach Kocher 38
- - mediane Längssternotomie 38
- - medianer Längsschnitt 38
- - nach Pattay 38
- - Periareolärschnitt 38
- - querer Bauchschnitt 38
- - Thorakotomie 38
- - Wechselschnitt 38
- Vorbehandlung 54, 55
- - Herzrhythmusstörung 55
- - koronare Herzerkrankung 55
- - manifeste Herzinsuffizienz 55
- - obstruktive Lungenerkrankung 55
- - restriktive Ventilationsstörung 54
- Voruntersuchung 51, 53
- - Basis 53
- - körperliche 53
- Zugangswege 37
OPG 459
Opiat 172–174
- Analgetika 172
- Komplikationen 174
- pharmakologische Werte 173
- Verabreichung 174
- - epidurale 174
- - subarachnoidale 174
Orbita 252, 459, 487
- Abszeß 487
- Spezialaufnahme 459
- Spitzensyndrom 487
- Tumor 252
Orbitaboden 455, 461
- Defektfraktur 455
- Fraktur 455, 461
- Rekonstruktion 455
- Revision 461
Orbitalphlegmon 487
Orbitopathie, endokrine 509
Orbitotomie 487
Orchidopexie 940
Organ 96, 408, 772, ***776–778***, 786
- Entnahme 408, 777, 778
- Manifestation 96
- Spende 408, 776
- - Kriterien 776
- - Verwandten-/Lebendspende 776
- Transplantat 772
- Transplantation 772, 778, 786
- - kombinierte 786
- - Organisationen 778
Orthopantomogramm (OPG) 459
Orthoplastik 939
Ösophagektomie, transmediastinale (transhiatale) 563
Ösophagus 308, 310, ***546–552***, 554–556, 559–566, 690, 922, 923
- Atresie 922, 923
- Barrett-Ösophagus 556, 561
- Divertikel 546–549
- - epiphrenisches 547
- - funktionelles 546
- - Hypopharynxdivertikel 546, 549
(s. auch Zenker-Divertikel)
- - juxtasphinkteres 546
- - parabronchiales 547
- - Pulsionsdivertikel 546
- - Traktionsdivertikel 546
- - Zenker-Divertikel 546, 548
- Endobrachyösophagus 555, 556
- ideopathischer diffuser Spasmus 554
- Karzinom 559–566
- - Fernmetastase 560
- Korkenzieherösophagus 554
- Leiomyom 559
- Manometrie 552
- Nußknackerösophagus 554
- Perforation 550, ***551***
- Ruptur 308, 310, 550
- - Spontanruptur 550
- - traumatische 308
- Varizen 690
- Verätzung 548, 549
- Verletzung 548, 549
- zervikale Resektion 564
Osteitis 110, 812
Osteochondrom 345

Osteochondrosis dissecans 817, 869
Osteomyelitis 110, 946
- akute hämatogene 110, 946
- - im Kindesalter 946
- chronische 110
- exogene 110
(s. auch Osteitis)
- primär chronische 946
- - im Kindesalter 946
Osteopathie, renale 521, 522
Osteophyt 282
Osteosarkom des Kiefers 470
Osteosynthese 29, 799, 800, ***804–809***
- bedingt stabile 800
- biologische 800
- dynamische Hüftschraube 808
- Fixateur-externe 800, 807
- Indikation 808
- Marknagelung 806
- Plattenosteosynthese 806
- Schraubenosteosynthese 805
- stabile 799
- Technik 809
- Verbundosteosynthese 808
- Zuggurtung 807
Ostitis fibrosa generalisata 519
(s. auch M. Recklinghausen)
Ostium 369, 392, 935
- Plastik 392
- primum 369
- - Defekt (ASD I) 369
- secundum 369
- - Defekt (ASD II) 369
- Stenose des Uterus 935
Otoliquorrhoe 226
Ovalozytose 753
(s. auch Elliptozytose)
Oxyzephalie 263

Paget-Karzinom 532
Paget-von-Schroetter-Syndrom 442
(s. auch Thrombose der V. subclavia)
Palatoschisis 474
(s. auch Lippen-Kiefer-Gaumen-Spalten)
Palatum fissum 474
(s. auch Lippen-Kiefer-Gaumen-Spalten)
Panaritium ***109***, 845
Pancreas 577, 720
- anulare 577, 720
- divisum 720
Pankreas 720, 721, ***723–728***, 733, 734, 737, 784, 785, 924, 925
- arterielle Versorgung 720
- duktales Adenokarzinom 725
- ektopes Gewebe 720
- endokrine Insuffizienz 723
- endokriner Tumor 733, 734, 737
- exokrine Insuffizienz 723
- Fibrose 924, 925
(s. auch Mukoviszidosis)
- Funktion 721
- Karzinom 725–728
- Linksresektion 728
- Lymphknotenstationen 721
- Transplantation 784, 785
- Verletzung 725
- Zyste 724, 725
Pankreatektomie, regionale 728
Pankreatiko-Jejunostomie 727, 728
Pankreatitis 721–724
- akute 721, 723
- chronische 723, 724
- nekrotisierende 722
- ödematöse 722
Panorama-Schichtaufnahme 459
Pansinusitis 487
Panzerherz 406
(s. auch Perikarditis, konstriktive)
Papilla Vateri 700
Papillomatose der Brustdrüse, sklerosierende 530
Papillotomie, endoskopische 715
Paragangliom 337
- parasympathisches 337
- sympathisches 337
Paraparese 234
Parapharyngealabszeß 488
Paraplegie 234
Parathormon 516
Parathyreoidektomie 522, 523
- totale 523
Parenchymfistel 341
Parietalzellen des Magens 576
(s. auch Belegzellen)
Paronychie 109, 845
Pasteurella pseudotuberculosis 618
Patella 859, 861, 862, 871
- Luxation 871
- tanzende 862
- Verletzung 859
Patient 18, 54
- Allgemeinzustand 54
- HIV-infizierter 18
- septischer 18
Patienten-kontrollierte Analgesie (PCA) 60, 170, ***173***, 174
PAVSD 372
PCA 60, 170, ***173***, 174
- Pumpe 60
PDA 373
Peau d'orange 532, 535
Pectus 345
- carinatum 345
(s. auch Kiel-/Kahnbrust)
- excavatum 345
(s. auch Trichterbrust)
PEG 59
Peptostreptococcus-Arten 99
Perforansvene 439
- Cockett 439
Perikarditis 405, 406
- akute 405
- chronische 406
- ideopathische 405
- konstriktive 406
(s. auch Panzerherz)
- urämische 406
Perikard 405
- Drainage 405
(s. auch Perikardiotomia inferior)
- Punktion 405
- Reiben 405
Perikard-Flicken 369, 370
- externer 369
- interner 369
Perikardiotomia inferior 405
(s. auch Perikard, Drainage)
Perinealfistel 924
Peritonismus 671
(s. auch Abwehrspannung)
Peritonitis 671, ***674–678***
- generalisierte 676
- lokale 675
perkutane endoskopische Gastrostomie (PEG) 59
perkutane transhepatische Cholangiodrainage (PTCD) 710, 713
perkutane transhepatische Cholangiographie (PTC) 193, 710
perkutane transluminale koronare Angiopathie (PTCA) 391
Peronäalsehnenluxation 879
persistierender Ductus arteriosus (PDA) 373, 374
Perthes-Tourniquet-Test 439
PET 222, 420
Peutz-Jeghers-Syndrom 619
Pfählungsverletzung 310
Pfortaderdruck 690
- Volumenhochdruck 690
- Widerstandshochdruck 690
PGV 589
Phalanx-Fraktur 839
Phäochromozytom 737, 741, 742, 745
- malignes der Nebenniere 741
- präoperative Alpha-Blockade 745
Phimose 938, 939
- pathologische 939
- physiologische 939
Phlebodynamometrie 440
Phlebographie 78, 442
- aszendierende 442
Phlegmasia 78, 431, 441
- alba dolens 78
- caerulea dolens 78, 431, 441
Phlegmon 107
Phreniskusparese, geburtstraumatische 571
Phylloidestumor der Brustdrüse 530
Pigmentsteine 703
(s. auch Bilirubin-Steine)
Pilonidalsinus 656
Pinealistumor 242
Ping-Pong-Fraktur 941
Pinlessfixateur 807
Plagiozephalus ***264***, 929
plastische Chirurgie ***910***, 911
- Gebiete 910
- Techniken 911
Plateau-Phänomen 535
Plättchenaggregation 67
Plattenepithelkarzinom 322, 464–469, 663
- der Mundhöhle 464–469
- spindelzelliges 322
Plattenosteosynthese 806
Pleura 301, ***316–318***, 342, 343
- Empyem 316–318
- Erguß 342
- - Schwielenbildung 343
- Erkrankung 301
- Fibrom 343
- Mesotheliom 343
- - diffuses malignes 343
- - fibröses 343
- Tumor 343
- - primärer 343
- - sekundärer 343
Pleurodese 343
Pleuroskopie 300
Plexus 166, 244, 247
- Blockade 166
- - Plexus axillaris 166
- - Plexus brachialis 166
- - Supraklavikulärblock 166
- Papillom 244, 247
Plummerung 510
Plummer-Vinson-Syndrom 561
P-mitrale 386
Pneumomediastinum 306
Pneumonektomie 325
Pneumonie 313
- bakterielle 313
- virusinduzierte 313
Pneumothorax 305, 341, 342
- Spannungspneumothorax 305
- symptomatischer 341
Pneumozystographie 536
Polydaktylie 851
Polymastie 528
Polypen des Kolons 638
Polyposis 619, 639
- coli 639
- - familiäre 639
(s. auch Adenomatose, Gardner-Syndrom)
- intestinale 619
Polythelie 528
Polytrauma ***791***, 792, 858
- Ernährung 792
Popliteus 860, 870
- Sehne 860
Porzellangallenblase 707
Positronen-Emissions-Tomographie (PET) 222
Postaggressionsstoffwechsel 46–50
(s. auch Streß)
- Überwachung 50
Postcholezystektomie-Syndrom 709
Postkardiotomie-Syndrom 405
Postperfusionspsychose 413
(s. auch Durchgangssyndrom)
Postsplenektomie 751, 756
- Infekt 751
- Thrombozytose 756
Posttransfusionspurpurea 71
Potential, evoziertes 222
- akustisch 222
- somatosensorisch 222
- visuell 222
Pouch 628, 629
- Anastomose 628
- J-Pouch 629
- Kock 629
- pelvine 628
(s. auch Ileumbeutel)
Poudrage 343
p.p.-Heilung 86
Präexzitationssyndrom 395
Präkanzerose 139
- Bedingung 139
- Läsion 139

Präneoplasie 139
Präparatradiographie 535
Prevotella 99
- bivia 99
- melaninogenica 99
Pringle-Manöver 693
Probeexzision 298
Prognosefaktoren 10
Proktokolektomie, totale 628
Proktorektoskopie 625
Prolaktinom 249
Proliferation 89
pronation douloureuse 945
(s. auch Subluxation des Radiusköpfchens, Chassaignac-Syndrom)
Propionibacterium propionicum 105
Proteinverlust 49
Proteolyse 49
Protrusio bulbi 456
proximal-gastrische Vagotomie (PGV) 589
Prozeß, perityphlitischer 631
Pseudarthrose 811
Pseudoachalasie 552
Pseudodivertikel des Magens 577
Pseudohermaphroditismus 939
Pseudohypertelorismus 456
Pseudotumor, postinflammatorischer 319
Pseudozyste der Pankreas 724
p.s.-Heilung 86
P-System 65
PTC 193, 710
PTCA 391
PTCD 710, 713
Pterygomandibularabszeß 489
pTNM-Klassifikation 144
(s. auch Tumor)
Pubertätsgynäkomastie 932
Pulmonalarterie 360
- poststenotische Dilatation 360
Pulmonalatresie 361, 362
Pulmonalisangiographie 297
Pulmonalis-Einschwemmkatheter 412
(s. auch Swan-Ganz-Katheter)
Pulmonalklappe 382
Pulmonalstenose 360–362
- isolierte subvalvuläre 361
- kritische 362
- - des Neugeborenen 362
- supravalvuläre 361
Pulmonalvenensinus 381
pulmonary wedged pressure (PWP) 122
Pulsionsdivertikel 546, 577
(s. auch Magendivertikel)
- Ösophagus 546
Pulspalpation 418
Pulsus 383, 384, 406
- celer et altus 384
- paradoxus 406
- parvus et tardus 383
Pulsvolumenmessung 419
Pumpenunterstützung 355
Punktion 29
Purkinje-Fasern 393
Purpura 753
- ideopathische thrombozytopenische 753
- thrombotische thrombozytopenische 753
PWP 122
Pyelektasie 938
Pyelopyelostomie 936
Pyelostomie 937
Pyloromyotomie 577
Pylorusstenose 577, 926, 927

Quadrizepssehnenruptur 868
Quarantänelagerung 67
Quincke-Zeichen 384

Radiusfraktur, distale 833, 841
Radiusköpfchenfraktur 832
Ramus 389
- circumflexus 389
- interventricularis anterior 389
random pattern flap 912
Randomisierung 201
Raucherbein 427
Raumforderung 194, 220
- intraabdominale 194
- intrakranielle 220
Raumlufttechnik 21
Raynaud-Syndrom 425
Reaktion, hämolytische 70
Rechtsherz-Bypass 376
(s. auch Fontan-Operation)
Rechts-links-Shunt 358
Rectus abdominis Myokutanlappen, transverser 543
(s. auch Tram-Flap)
Redon-Drainage 42, 91
Reflex 254, 290
- Babinski 254
- von-Euler-Liljestrand 290
Reflux 184, ***554–557***, 576, 585, 935–937
- duodenogastraler 576
- gastro-ösophagealer 554
- Hiatushernie 555
- Krankheit 554, 557
- Ösophagitis 555, 556, 585
- sekundärer 555
- vesikoureteraler 935–937
- - sekundärer 937
Refraktärzustand 67
Regurgitation 184, 386, 552
- Volumen 386
Rehabilitationsmaßnahme 155
Rekonstruktion ***29***, 584, 918
- Roux-Y 584
- spezielle 918
Rektoskrotalfistel 924
Rektovaginalfistel 924
Rektovestibulärfistel 924
Rektum 624, 635, ***646–650***, 658–662, 924
- abdominoperineale Amputation 635, 662
(s. auch Operation nach Miles)
- anteriore Resektion 661
- Atresie 924
- Diagnostik 648
- Funktion 647
- Innervation 646, 647
- Karzinom 658–660
- - Astler/Koller-Klassifikation 658
- - Therapie 659, 660
- Kontinenz 648
- Lymphabflußwege 646
- Prolaps 650
Rekurrensparese nach Schilddrüsenoperation 513
relaxed skin tension lines (RST-Linien) 452
Reliabilität 207
Renin 47
Rente 155
Reparation 89
Reparationsphase nach Verbrennung 893
Replantation 844, 916, 917
- Chirurgie 916, 917
- - Großreplantation 916
- - Kleinreplantation 916
- - Replantationsfähigkeit 917
- Hand 844
Resektion ***29***, 146, 583
- Billroth I 583
- Billroth II 583
- en-bloc-Resektion 29
- radikale 146
Residualkapazität, funktionelle 177
Residualklassifikation 145
Residualvolumen (RV) 177
Resistenz 96
Resorption 89
Restdurchblutung 429
Retorsion 941
Retropharyngealabszeß 488
reversible ischämische neurologische Defizite (RIND) 276
Rezidive, lokoregionäre 147
Rezidivstruma 507
Rezirkulationszeichen 370
Rhabdomyom des Herzens 398
Rhabdomyosarkom des Herzens 398
Rhesus-Blutgruppensystem 64, 65
- Blutgruppenbestimmung 65
- D-Antigen 64
rhesusnegativ 64
rhesuspositiv 64
Rhinoliquorrhoe 226, 458
Rhizarthrose 849
Rhizotomie 279
Riesenfibroadenom der Brustdrüse 529
RIND 276
Rindenprellungsherd 228
Riolan 425, 624, 636
- Anastomose 425
- Arkade 624, 636
Rippenserienfraktur 304, 305
Rippenusur 366
Risikoabschätzung 54
Risikoanalyse 10
- Risikoscores 10
R-Klassifikation 145
(s. auch Tumor)
Rolando-Fraktur 840
Ross-Operation 363
Rotationslappen 913
Rotatorenmanschette 825, 827
- Ruptur 827
Rötelninfektion der Mutter 365
Rotter-Lymphknoten 527
(s. auch Lymphknoten, interpektoraler)
Roux-Y-Rekonstruktion 584
RST-Linien 452
Rückenmarksverletzung 233–235
(s. auch Verletzung)
Rucksackverband 803
Rückstrom, venöser 438
- beim Gehen 438
- beim Liegen 438
Rumination 184
Rundherd, pulmonaler 319
Rüsselprothesentechnik 405
RV 177

SAA 753
Sanduhrdeformität 365
Sanduhr-Tumor 337
(s. auch dumpbell tumor)
Sarkom der Brustdrüse 345, 532
Satellit 137
(s. auch Tumor)
Sattelnase 456
S. aureus 20
Säureverätzung 904
Scaphozephalie 263
Schädel 225, 226, 255, 458, 459, 462
- Aufnahme 458, 459
- - axiale 459
- - seitliche 458
- Fraktur des Schädeldaches ***225***, 226
- - Berstungsfraktur 225
- - Biegungsbruch 225
- - Impressionsfraktur 225
- Verletzung 226
- - frontobasale 226
- - laterobasale 226
(s. auch Felsenbeinfraktur)
Schädelbasis 226, 455, 462
- Fraktur 455
- - fronto-maxilläre 455
- - laterale 455
- - latero-basale 455
- - vordere 455
- vordere 455, 462
- - Revision 462
Schädeldachtumor 253
Schädel-Hirn-Trauma 224, 941
- im Kindesalter 941
Schädel-Hirn-Verletzung, offene 226, 227
- Sonderformen 226
- Spätkomplikationen 227
Schafsnase 480
Schenkelhalsfraktur 855, 856
Schienung, innere 305
Schilddrüse 48, ***500–502***, 505, 507, ***510–513***
- Entzündung 512
- Erkrankung 505
- Funktion 502
- Gefäßversorgung 501
- Hormon 48
- Karzinom 511
- - anaplastisches 511
- - C-Zell-Karzinom 511
- - follikuläres 511
- - papilläres 511
- Lymphabfluß 501
- maligner Tumor 510, 511
(s. auch Struma maligna)
- Operation 513
- - Rekurrenzparese 513
- Solitärknoten 507

Schlaganfall 276
- kompletter (completed stroke) 276
- progressiver 276
Schleudertrauma 884
Schlunddarm 500
Schlüsselbeinbruch 824
Schmerz 59, 60, 170, 171, **277–279**, 281, 302
- Chirurgie **277**, 281
- chronischer 278
- chronisches Schmerzsyndrom 278
- Deafferenzierungsschmerz 279
- Krankheit 278
- neurochirurgische Behandlung 277
- postoperativer 170, 171
- - Ausschaltung 302
- - Folgen 171
- - Therapie 170
- Therapie 59, 60
- - analgetische 60
- - nicht-medikamentöse Maßnahme 60
Schneemannkonfiguration des Mediastinums 381
Schnittführung 37, 38, 302 (s.auch Operation)
- posterolaterale 302
Schock 118–121, 124–127, 131, 133, 892, 898
- Behandlung 131
- hämorrhagischer 125
- Hypovolämie 119
- hypovolämischer 124
- - Katecholaminausschüttung 124
- - Zentralisation 124
- Index (SI) **120**, 121
- nach Verbrennung 898
- Prophylaxe 131
- Reaktion 127
- - anaphylaktische 127
- - anaphylaktoide 127
- Schockphase nach Verbrennung 892
- septischer 126
- - Endotoxine 126
- - Herz 126
- - Leber 126
- - Lunge 126
- - Niere 126
- - O2-Verwertungsstörung 126
- Tachykardie 125
- - kalte, hypotone (oligurische) 125
- - kalte, normotone 125
- - warme, normo- und hypertone 125
- Training 125
- Traumareaktion 118, 119, 125
- - vasovagale 118, 125
- traumatischer **118**, 124, 125
- - Hypovolämie 124
- - Katecholaminausschüttung 124
- - Zentralisation 124
- Zustand 127
Schönheitschirurgie 918
Schraubenosteosynthese 805
Schrumpfgallenblase 707
Schulter 424, 822, **826–829**, 945
- Gürtelsyndrom 424
- Luxation 826, 827, 945
- - habituelle (rezidivierende) 827
- - im Kindesalter 945
- Steife 828, 829 (s. auch frozen shoulder)
- Untersuchung 822
Schürzengriff 823
Schwangerschaft 541
- Mammakarzinom 541
Schwannom 337
Schwenklappen 452, 913
- Plastik 452
schwere aplastische Anämie (SAA) 753
SCIN 935
second opinion 11 (s. auch Zweitmeinung)
Segment 293, 689, 781
- Arterie 293
- Resektion 689
- Transplantation 781
- Vene 293
Sehnenverletzung 842
- Beugesehne 842
- Strecksehne 842
Sekretion, pathologische 529
selektiv-gastrale Vagotomie (SGV) 588
Sellatumor 248
Sensitivität 207
Sepsis 96, **108**, 791
Septum 369
- inkompletter atrio-ventrikulärer Defekt 369
- primum 369
- secundum 369
Sequentialgraft 392
Serumgegenprobe 63
SGV 588
Shunt 256, 358, 359, 376
- aortopulmonaler 376
- Blalock-Taussig 359
- kavopulmonaler nach Glenn 376
- Infektion 256
- Links-rechts 358
- Rechts-links 358
Shuntoperation bei portaler Hypertension 691, 692
- inkomplette 692
- komplette 692
SI 120, 121
Sigmasegmentresektion 628
Sigmoidoskopie, flexible 642
Sinusknoten 393
Sinustachykardie nach Herzoperation 413
Sinus-venosus-Defekt 369
- Korrektur 369
SIPPLE-Syndrom 512, 737 (s. auch Syndrom der multiplen endokrinen Neoplasie Typ II)
Skalenussyndrom 424
Skaphozephalus 929
Skapula 822, **824**
- pathologischer Stand 822
Skapulohumeralgelenk 825
Sklerose der Brustdrüse 530
Sklerosierung 29
Skrotum, akutes 940, 941
Smith-Fraktur 833
Sofortreaktion, hämolytische 70
Solitärknoten 507
Sonnenuntergangs-Phänomen 260
Sonographie 419
- Abdomen 419
- Dopplersonographie 419
Spaltbildung 475
- primäre 475
- sekundäre 475
Spalthand 851
Spalthauttransplantation 911
Spaltheilung 799
Spaltmißbildung 261, 262
Spannungspneu 342
Spätdumpingsyndrom 585
Spätreaktion, hämolytische 70
Speicheldrüse 471–474
- Azinuszellkarzinom 473
- Mukoepidermoidkarzinom 473
- Tumor 471–474
Speichelgangadenom 473
Speiseröhre 547
- topographische Anatomie 547
Sperroperation bei portaler Hypertension 691
Spezialisierung 3
Sphärozytose, hereditäre 752 (s. auch Kugelzellanämie)
Sphinkter Oddi 702
Sphinkterotomie, laterale innere 654
Spieghel-Hernie 758, 769
Spina bifida occulta 261, 925, 926
- Begleitmißbildung 926
Spinalis-anterior-Syndrom 282
Spinalstenose 286
Splenektomie 750, 751, ***755***
- Folgen 751
Splenomegalie 690
Splenoportographie 688
Split-Transplantation 781
Spondylodese 255
Spondylodiszitis 286
Spondylolisthesis 286
Spontanhypoglykämie 735
Spontanpneumothorax, ideopathischer 341
Spontanverlauf 11
Sprunggelenk 876–878
- Untersuchung 876–878
Spülzytologie 298
Spurenelemente 57
Sputumzytologie 298
Staging 142, 147 (s. auch Tumor)
- intraoperatives 147
Standardermittlung 208 (s. auch Studie)
Standardösophagektomie 563
Stand-by 163 (s. auch Anästhesie)
Stanford-Klassifikation 435
Stauchungsfraktur 794, 941 (s. auch Kompressionsfraktur)
Steinextraktion, perkutane transhepatische 715
Stellung, neutral-0 155
Stenokardie, funktionelle 390
Stenose, ischämische 636
- Kolon 636
Stent-Shunt, transjugularer intrahepatischer portosystemischer 692
Sterilisation 22
- Ethylenoxid-Gas (EO-Gas) 22
- Formaldehyd-Gas 22
- Plasma 22
Sternoklavikulargelenk 824
Sternotomie, mediane 302
Stickstoffbilanz, negative 49
Stiellappenplastik nach Pichler und Veau 479
Stirnhöhlenfraktur 456
Stoma 615, 629
- Anlage 615
- doppelläufiges 629
- endständiges 629
- temporäres 629
Stoßwellenlithotrypsie 716
- Gallenstein 716
Strahlengang 458, 459
- dentookzipitaler 459
- nasaler 459
- okzipitofrontaler 458, 459
- - dentookzipitaler 459
- - frontookzipitaler 458
Strahlenschäden 621, 638
- Dünndarm 621
- Kolon 638
Strangulationsileus 679
Straßburger Miniplattenosteosynthese 460
Streßstoffwechsel 46–50
- Behandlung 46
- diagnostisches Kriterium 46
- Kaliumzufuhr 49
- Mediatoren 46, 47
- Phasenablauf 46
- Reaktionsmuster 48
- sekundärer Hyperaldosteronismus 48
- Symptome 47
- Ursachen 47
Streßursache 46
Struma 336, ***504–507***, 510, 512
- endemische 506
- endothoracica vera 336
- euthyreote 506
- Hashimoto 512
- hyperthyreotische diffuse Typ Basedow 504
- - fokale Autonomie 504
- - heißer Knoten 504
- - kalter Knoten 504
- Knotenexstirpation 505
- Lobektomie 505 (s. auch Hemithyreoidektomie)
- maligna 510 (s. auch Schildrüsentumor, maligner)
- Malignitätsverdacht 507
- Resektion 506
- - subtotale 506
- retrosternalis 336
- Rezidivstruma 507
Studie 201, 202, 204, 206, ***208–210***
- Beobachtungsstudie 202, 204
- - Kohorten 204
- - Querschnitt 202, 204
- Delphistudie 208
- Diagnosestudie 206

Studie
- Einzelfallstudie 210
- - randomisierende 210
- Ethikstudie 210
- experimentelle 201
- - ethisches Prinzip 201
- - wissenschaftliches Prinzip 201
- Fallbericht 210
- Konsensuskonferenz 208
- Nutzenstudie 206
- Prognosestudie 206
- prospektive kontrollierte 202
- Protokoll 210
- Qualitätssicherung 208, 209
- Standardermittlung 208
- Technologiebewertung 208
Stufenbiopsie 298
Stuhluntersuchung bei Dünndarmerkrankungen 613
Subaortenstenose 364
Subarachnoidalblutung 264
- Einteilung nach Hunt und Hess 264
- Symptomatik 264
Subclavian-steal-Syndrom 423
Subileus 678
Sublingualabszeß 485
Subluxation des Radiusköpfchens 945 (s. auch Chassaignac-Syndrom, pronation douloureuse)
Submandibularabszeß 488
subureterale Collagen-Injektion (SCIN) 935
Sudeck 835, 852
- Dystrophie 852
- Osteodystrophie 835
Supinationslinie 878
Swan-Ganz-Katheter 412
Switch-Operation, arterielle 380
- Operationsschritte 380
Symbrachydaktylie 851
Sympathoblasten 932
- maligne Proliferation 932
Sympathogonie 932
- maligne Proliferation 932
Symphysensprengung 852, 853
Syndaktylie 851
Syndrom
- afferent loop syndrom 585
- apallisches 229
- Arnold-Chiari 926
- Blindsack 614
- Boerhaave 309, 550
- Brown-Séquard 254
- Bulbärhirn 229
- Caroli 696, 701
- Cava-superior 443
- Central-cord 282
- Chassaignac 945
- chronisches Schmerzsyndrom 278
- Cushing 741
- Dandy-Walker 260
- der multiplen endokrinen Neoplasie Typ II 512, 737 (s. auch SIPPLE-Syndrom)
- Dumping 576, 585
- Durchgangssyndrom 413
- efferent loop syndrom 585
- Ehlers-Danlos 265
- Empty-sella 250
- Failed-Back 186
- Faszienlogen 489
- Fettembolie 128, 133
- Forbes-Albright 249
- Frey 472
- Frühdumping 585
- Gardner 639
- gas-bloat 558
- Halsrippen 424
- Hyperabduktion 424
- Hyperkalzämie 519
- Hypersplenie 750
- Hypersplenismus 690
- Karpaltunnel 847
- Karzinoid 619, 732, 734
- kosto-klavikuläres Zwingensyndrom 424
- Kurzdarm 786
- Low-cardiac-output 412
- Lown-Ganong-Levine (LGL) 395
- Marfan 399, 434
- MEN 737
- MEN I 519
- MEN II 519
- Mirizzi 710
- Mittelhirn 229
- Mittellappen 314
- Nelson 249
- Nervenkompression 847
- Ogilvie 636, 637
- Orbitaspitze 487
- Paget-von-Schroetter 442
- Peutz-Jeghers 619
- Plummer-Vinson 561
- Postcholezystektomie 709
- Postkardiotomie 405
- postthrombotisches 77, 443
- Raynaud 425
- Schultergürtel 424
- SIPPLE 512, 737
- Skalenus 424
- Spätdumping 585
- Spinalis-anterior 282
- Subclavian-steal 423
- Thoracic-inlet 442
- Thoracic-outlet 424
- Tietze 530
- Truncus 424
- Verner-Morrison 736
- von-Hippel-Lindau 742
- Wermer 737
- Williams-Beuren 365
- Wolff-Parkinson-White (WPW) 395
- Wurzelkompression 281
- Zollinger-Ellison 587, 735, 736
Synovialitis 814
Syphilis ***106***, 107
- Mesaortitis luica 106
Syringomyelie ***262***, 263
- kommunizierende 263
- nicht kommunizierende 263
Syrinx 263

Tabaksbeutel, doppelter 389
Tachykardie 126, 396
- kalte, hypotone (oligurische) 125
- kalte, normotone 125
- paroxysmale, atrio-ventrikuläre 396
- warme hypotone 125, 126
Talus 880
Tawaraschenkel 393
TbG 502
TEE 297
Teleangiektasie, kapilläre 271
TEM 662
Tenosynovialitis 849
Tenosynovitis stenosans de Quervain 848
Testerytrozyt 64 (s. auch Blutgruppe)
Testserum 64
- Anti-A 64
- Anti-AB 64
- Anti-B 64
- Tetanospasmin 102
Tetanus 102–104
- generalisierter 102
- neonatorum 102
- Prophylaxe 103, 104
- - aktive Immunisierung 103
- - Simultanimpfung 104
Tetrajodthyronin (T4) 502
Tetraparese 234
Tetraplegie 234
TGA 379
Thalassämia 753
- major 753
- minor 753 (s. auch Mittelmeeranämie)
Therapie 9, 12, 56, 61
- additive 12
- adjuvante 12
- Infusionstherapie 56
- neoadjuvante 12
- physikalische 61
- - postoperative Atemtherapie 61
- postoperative Ernährung 56
- Verfahrenswahl 9
Thompson-Operation 446
Thoracic-inlet-Syndrom (TIS) 442
Thoracic-outlet-Syndrom (TOS) 424
Thorakoskopie 300, 301, 315
- direkte 300
- videogestützte 301
Thorakostoma 315
Thorakotomie 301–303
- anterolaterale 301
- - Schnittführung 301
- Heber-Drainage 303
- Komplikation 302
- Notfalldrainage 303
- posterolaterale 301
- - Schnittführung 301
- postoperative Schmerzausschaltung 302
- Zieldrainage 303
Thorax 3, 292, 295, 296, 300, 302–304, 309, 310, 315, 346
- Anatomie 292
- Chirurgie 3, 300
- - videoskopische 300
- chirurgische Diagnostik 295
- CT 296
- Drainage 302
- - Lokalisation 303
- Physiologie 292
- Trauma ***303***, 304, 309
- - penetrierend perforierende Verletzung 303
- - penetrierendes 309
- - perforierendes 309
- - pfählende Verletzung 303
- - Pfählungsverletzung 309, 310
- - stumpfe Verletzung 303
- - stumpfes 304
- Übersicht 296
- Wand 315, 346
- - Deformation 346
- - Fenster 315 (s. auch Thorakostoma)
Thrombangiitis obliterans 441
Thrombektomie bei Becken-Beinvenenthrombose, venöse 442
Thrombendarteriektomie 423
Thromboembolie 76–78, 444
- postoperative 77
- - Häufigkeit 77
- Prophylaxe 76, 444
- Risikokategorie 78
Thrombolyse 80, 442
- bei Becken-Beinvenenthrombose 442
Thrombophlebitis 77, 78, ***440***, 441
- oberflächliche 78
- - Differentialdiagnose 78
Thrombose 76–80, 414, 430, 442
- akute arterielle 430
- der V. subclavia 442 (s. auch Thrombose par effort, Paget-von Schroetter-Syndrom)
- Diagnostik 78
- - Phlebographie 78
- Fernthrombose 77
- Krankheit 77
- oberflächliche 77
- örtliche 77
- par effort 442 (s. auch Thrombose der V. subclavia)
- Phlebothrombose 77
- postthrombotisches Syndrom 77
- Prophylaxe 414
- - nach Herzoperation 414
- tiefe 78
- Venenthrombose 76–80
- - oberflächliche 80
- - tiefe 76, 77, 79, 80
thrombotische thrombozytopenische Purpura (TTP) 753
Thrombozyten 67, ***69***
Thrombozytenkonzentrat (TK) 66
Thrombozytopenie, HIV-assoziierte 753
Thymom 334, 335
Thymus 334–336
- Geschwulst 334
- Hyperplasie 335
- Karzinom 335
- Stadieneinteilung 335
- Zyste 336
Thyreoglobulin (Tg) 502
Thyreoglossuszyste 496 (s. auch Halszyste, mediale)
Thyreoidektomie, totale 506
Thyreoiditis 512, 513
- akute 512
- fibrosierende Thyreoiditis Riedel 513

- Hashimoto-Thyreoiditis 512
- subakute Thyreoiditis de Quervain 512
thyroxinbindendes Globulin (TbG) 502
TIA 275
Tibiakopffraktur 871, 872
tiefe Venenthrombose (TVT) 76
Tietze-Syndrom 530
TIPSS 692
TIS 442
TLC 177
TNM-Klassifikation 143 (s. auch Tumor)
TOF 377, 378
Tollwut 112
Tomographie 221, 222
- computerisierte axiale 221
- Positronen-Emission 222
Tonsillarabszeß 489
Torsionsfraktur 794, 795
TOS 424
totale Lungenkapazität (TLC) 177
- Einfluß des Alters 177
Totalpneumothorax 342
Tracheobronchialbaum 293
Trajektoriensystem 461
Traktionsdivertikel 546, 577
- Magen 577
- Ösophagus 546
Tram-Flap 543 (s. auch Rectus abdominis Myokutanlappen, transverser)
transanal endoskopische Mikrochirurgie (TEM) 662
Transfusion 63, 69–75
- allergische Reaktion 72
- blinde 73
- febrile nicht-hämolytische Reaktion 71
- im Notfall 72
- intraoperative Autotransfusion 75
- - Cell Saver 75
- Plan zum Volumenersatz 69
- - Ulmer Komponententransfusionsplan 69
- Posttransfusionspurpurea 71
- von Blut 72
- von Eigenblut 74
- - Konserve 75
- Zwischenfall 63, 70
- - hämolytischer 70
transiente ischämische Attacken (TIA) 275
transjugularer intrahepatischer portosystemischer Stent-Shunt (TIPSS) 692
Transmineralisation 56
transösophageale Echokardiographie (TEE) 297
Transplantat 411, 772, 774, 779, 785, 916
- allogenes (homologes) 772
- autologes 772
- chronische Dysfunktion 774
- Cross-face 916
- Gewebetransplantat 772
- Nephrektomie 779
- Organtransplantat 772
- Pankreatitis 785
- synogenes (isologes) 772
- Vaskulopathie 411 (s. auch Abstoßungsreaktion, chronische)
Transplantation ***29***, ***772***, 773, 787, 910–912, 915
- Antigene 773
- composite graft 912
- freie Haut 910
- Gewebe 772
- heterotope 773
- intrakranielle Nerven 915
- kryopräservierter Gewebe 787
- Organ 772
- orthotope 773
- Spalthaut 911
- Vollhaut 911
- xenogene 773
- zelluläre 772
Transposition der großen Arterien (TGA) 379
Transpositionslappen 913
Trapping 268
Trauma 125, 224, 279, 683–685
- abdominelles 683–685
- Reaktion 125
- - hypertone 125
- - vasovagale 125
- Schädel-Hirn 224
- spinales 279
Treitz-Band 578
Treitz-Hernie 758, 769
Trendelenburg-Versuch 284
Trepanation 29
Treponema pallidum 107
Trichterbrust 345, 346, 931, 932 (s. auch Pectus excavatum)
- operative Technik 346
Trigeminus 278, 279
- Neuralgie 278
- transovale Rhizotomie 279
Trigonozephalus 929
Trijodthyronin (T3) 502
Trikuspidal 376, 382, 388, 389
- Atresie 376
- Klappe 382
- Klappenfehler 388, 389
- - Insuffizienz 388
- - Stenose 388
Trisomie 475
Trommelschlegelfinger/-zehen 378
Trümmerbruch 794
Truncus 368, 374, 375, 424
- arteriosus 374, 375
- - Einteilung nach Collet und Edwards 375
- brachiocephalicus 368, 424
- - distaler Abgang 368
- Syndrom 424
trunkuläre Vagotomie (TV) 588
TTP 753
Tuberkulose ***105***, 106, 531
- Mamma 531
Tumor
- benigner (gutartig) 136
- Chirurgie 147, 148
- - kurative 147
- - nicht kurative 148
- chirurgische Therapie 146
- Destruktion 146
- Dünndarm 618
- Fernmetastase 151
- Gallengang 712, 713
- Gefäßsystem 438
- - Glomustumor 438
- - Hämangiom, kavernöses 438
- - Leiomyom 438
- - Leiomyosarkom 438
- - Lymphangiom, kavernöses 438
- - kurative 147
- - nicht-kurative 148
- Herz 398, 399
- - Angiosarkom 398
- - Fibrom 398
- - Fibrosarkom 398
- - Hämangiom 398
- - Lipom 398
- - maligner primärer 398
- - primärer 398
- - Rhabdomyom 398
- - Rhabdomyosarkom 398
- - sekundärer 399
- Hypophyse 737
- jugularer Glomustumor 244, 247
- Keimzelle 340
- Klassifikation 142, 145
- Klatskin 712
- Kleinhirnbrückenwinkeltumor 242, 243
- klinische Charakteristika 136
- Komplikation 141
- - lokale 141
- - systemische 141
- Leber 932, 933
- - im Kindesalter 932, 933
- lokoregionäre Rezidive 147
- maligner (bösartig) ***136–138***, 142, 144, 148–150, 279
- - Ausbreitung 137
- - Charakteristika 137
- - Invasion 137
- - Metastasierung 137, 138
- - multimodale Primärtherapie 148, 149
- - Prognoseverfahren 150
- - Stadiengruppierung 144
- - Typing 142
- maligne Krankheiten 140
- - Vier-Phasen-Konzept 140
- mediastinaler 333, 334, 932
- - im Kindesalter 932
- metastatischer Kleinhirntumor 244
- mikroskopische Diagnostik 141
- Nachsorge 151
- Nebenniere 742, 746
- - androgener 742
- - endokrin aktiver 746
- - hormoninaktiver 742
- neurogener 337, 338
- - der autonomen Ganglien 337
- - - Ganglioneuroblastom 337
- - - Ganglioneurom 337
- - - Neuroblastom 337
- - der Paraganglien 337
- - - Granularzelltumor 337
- - - parasympathisches Paragangliom 337
- - - sympathisches Paragangliom 337
- - der peripheren Nerven 337
- - - maligner Nervenscheidentumor 337
- - - Neurofibrom 337
- - - Neurofibromatose 337
- - - Schwannom 337
- - präoperative Diagnostik 338
- Orbitatumor 252
- Pankreas 737
- Pinealistumor 242
- Resektion 146, 147
- Schädeldachtumor 252
- Sellatumor 248
- - Klassifikation 248
- semimaligner 136
- - Basaliom 136
- - Dermatofibrosarcoma protuberans 136
- - Fibromatose (Desmoidtumor) 136
- Speicheldrüse 471–474
- spinaler 253–255
- - extraduraler 254
- - extramedullärer 253, 254
- - intramedullärer 253, 254
- - Metastase 253, 254
- Stereotaxie 281
Turmschädel 263
Turrizephalie 263
TV 588
TVT 76
Typhus abdominalis 618
Typing 143 (s. auch Tumor)
Tyreoidektomie, totale 506

Übelkeit 184 (s. auch Nausea)
Übergangsfraktur 943
Überstimulation, antitachykarde 397
Ulcus ***580–582***, 587, 588
- duodeni 580, 581, 587, 588
- ventriculi 580–582
- - Einteilung nach Johnson 582
Ulkus 579–581, 590–592
- Blutung 590
- Krankheit 580
- Magen 579
- Magenausgangsstenose 592
- Perforation 591
- pylorisches/präpylorisches 581
Ulmer Komponententransfusionsplan 69
Ultraschall-Echoenzephalographie 221
Umgehungsoperation, palliative des Kolontumors 629
Unfall 3, 154
- Arbeitsunfähigkeit 154
- Arbeitsunfall 154
- Begutachtung 154
- Berufsunfähigkeit 154
- Chirurgie 3
- Erwerbsunfähigkeit 154
Unterkieferfraktur 448, ***452***, 459
- Therapie 459
Unterkühlung 69
Unterschenkel 872, 873
- distale Fraktur 873
- Schaftfraktur 872

Untersuchung 217, 218, ***418–420***
– angiologische 418–420
– – Abdomen-Sonographie 419
– – Angiographie 420
– – Auskultation 418
– – Blutdruckmessung 419
– – CT 420
– – Doppler-Sonographie 419
– – Gehtest 419
– – Inspektion 418
– – MRT 420
– – PET 420
– – Pulspalpation 418
– – Pulsvolumenmessung 419
– klinisch-neurologische 217
– Notfalluntersuchung 217, 218
– – Bewußtseinslage 217
– – Motorik 218
– – Pupillenbeurteilung 218
– – vitale Funktionen 217
upside-down-stomach 570
Uranocoloboma 474 (s. auch Lippen-Kiefer-Gaumen-Spalten)
Uranoschisis 474 (s. auch Lippen-Kiefer-Gaumen-Spalten)
Ureterabgangsstenose 935
Ureterektomie 936
Ureterokutaneostomie 937
Ureteropyelostomie 936
Ureterozele 936, 937
Urethralklappe 937
Urethralplastik 939
Urin 49
– Kaliumverlust 49
Urolithiasis im Kindesalter 937
Urologie im Kindesalter 934

Vagotomie 588, 589
– Folgekrankheiten 589
– proximal-gastrische 589
– selektiv-gastrale 588
– trunkuläre 588
Validität 207
Van't Hoff-Regel 353
Varikophlebitis 440
Varikosis, primäre 438–440
– Rezirkulationskreise 440
Vasospasmus 431
Velpeau-Verband 826
Velumspalte, isolierte 479
Vena saphena 439
– magna 439
– parva 439
Venenbypass, aorto-mesenterialer 425
Venendruck, zentraler 121
Venensystem 438, 440
– oberflächliches 438
– tiefes Leitvenensystem 438, 440
– – Klappeninsuffizienz 440
Venenthrombose 76, 77, 79, 80
– oberflächliche 80
– tiefe 76, 77, 79
Ventrikel 219, 393
– Aneurysma 393
– – operative Behandlung 393
– Punktion 219
– Ruptur 393
– – operative Behandlung 393
Ventrikelseptumdefekt (VSD) 370–372
– AV-Kanaltyp 370
– doppelt zugeordneter subarterieller 370 (s. auch doubly committed VSD)
– Inlet-VSD 370
– muskulärer 370
– perimembranöser 370
Verätzung des Magens 579
Verbrennung 838, 839, ***892–900***, 945, 946
– Blutveränderungen 896
– Débridement 899, 900
– – chirurgisches 900
– – epifasziales 900
– – tangentiales 900
– erste Hilfe 893
– Forschung 900
– Frühexzision 900
– Hand 838, 839
– Hypovolämie 895
– im Kindesalter 945, 946
– – Infusionsbehandlung 945
– – Narbenbehandlung 946
– Krankheit 892
– lokale Sofortbehandlung 898
– Neunerregel 894
– Nierenleistung 895
– prognostische Beurteilung 894
– Reaktionsphase 892
– Reparationsphase 893
– Schmerzbekämpfung 897
– Schock 898
– Schockphase 892
– Tetanusprophylaxe 898
Verbrühung 945, 946
– im Kindesalter 945, 946
– – Infusionsbehandlung 945
– – Narbenbehandlung 946
Verbundosteosynthese 808
Verjauchung 325
Verletzung 233–235, 448, 450–452, 572
– Gesicht 448, 451, 452
– – Erstversorgung 448
– – Primärversorgung 451
– – Sekundärversorgung 452
– Gesichtsweichteil 450
– Hirnnerven 233
– Kopf 448
– Rückenmark 233–235
– Zwerchfell 572
Verner-Morrison-Syndrom 736
Vernichtungsschmerz, akuter 670
Verschiebelappen 913
Verschlußhydrozephalus 266
Verschlußkapazität 177
Verschlußkrankheit 420–422, 427–429
– arterielle, untere Extremität 427–429
– – Amputation 429
– – Bypass 428
– – Stadien nach Fontaine und Ratschow 427
– – Typen 427
– chronische arterielle 420–422
– – Coiling 422
– – Durchblutungsreserve 422
– – hämodynamische Wirkung 421
– – Kinking 422
– – Manifestation 421
– – Risikofaktoren 421
Verschlußvolumen 177
vesikoureteraler Reflux (VUR) 935–937
– sekundärer 937
Videoskopie 300
Virchow-Drüse 496
Virchow-Trias 76, 441
Virusinaktivierung 67
– Methylenblau (MB)-Verfahren 67
– Solvenz/Detergenz (S/D)-Verfahren 67
Viszeralarterieninsuffizienz 425, 426
– Stadien 426
Viszeralchirurgie 3
Vitalkapazität 293
Vitamin 57
Volkmann-Dreieck 874, 875
Volkmann-Kontraktur 831
Vollblut 66
Vollhauttransplantation 911
Volumen 68, 132, 177
– endexspiratorisches 177
– Ersatz 132
– intravasales 68
Volvulus 577, 637, 679
– Kolon 637
von-Euler-Liljestrand-Reflex 290
von-Hippel-Lindau-Syndrom 742
Vorderarmschaftfraktur 832
Vorhofseptumdefekt (ASD) 369, 370
Vorhof 360, 380, 393, 396, 413
– chirurgische Septostomie 360
– – nach Blalock und Hanlon 360
– Flimmern 396, 413
– – chronisches 396
– – nach Herzoperation 413
– Leitungsbahnen 393
– Umkehroperation 380
– – nach Mustard oder Senning 380 (s. auch atrial switch)
Vorlast des Herzens 412
Vorwärtsversagen 412 (s. auch Low-cardiac-output-Syndrom)
– nach Herzoperation 412
V-Phlegmone 845
VSD 370–372
VUR 935–937
– sekundärer 937
VY-Plastik 452

Wachstum 136, 943
– autonomes 136
– posttraumatische Störung 943
Wangenabszeß 486
Warmblut 66
Warthin-Tumor 473 (s. auch Zystenadenolymphom)
Wasserretention 48
Weiterbildung 2, 3
– Weiterbildungsordnung 2, 3
– Weiterbildungsstätten 2
– Weiterbildungszeit 2, 3
Wermer-Syndrom 737
Whipple-Operation 713
Whipple-Trias 735
Wiederbelebungszeit 429
Wiederherstellungschirurgie 916
Williams-Beuren-Syndrom 365
Wilms-Tumor 937, 938
Wirbelfraktur 882
Wirbelsäule 281, 882, 883
– Funktion 281
– klinische Instabilität 281
Wolff-Parkinson-White-Syndrom (WPW) 395
W-Plastik 452
WPW 395
Wrapping 268
Wunddiphtherie 111
Wunde ***84–87***, 91, 92
– Ausschneidung 84
– chemische 84
– chronische 91
– Epithelisierung 87
– Heilmittel 86
– Kontraktion 87
– Kontraktur 87
– mechanische 84
– Naht 84
– Ödem 91
– offene Behandlung 85
– thermische 84
– Verband 86
– Versorgung 85
Wundheilung 40, 84, ***86***, 88, 90, 91, 92
– per primam intentionem 86, 92 (s. auch p. p.-Heilung)
– per secundam intentionem 86, 92 (s. auch p. s.-Heilung)
– Phasen 88
– primäre 88
– sekundäre 88
– Spätphänomene 91
– Störung 90
Wundstarrkrampf 102 (s. auch Tetanus)
Wurzelkompressionssyndrom 281

Xenotransplantatabstoßung 774
Xylit 50

Yersinia enterocolitica 618
Yersinia-Enteritis 618
Y-Schlinge nach Roux 614

Zelle 732
– enterochromaffine (EC) 732
– enterochromaffin-like (ECL) 732

Zelltransplantation 787
Zementverbrennung 904
Zenker-Divertikel 546, 548
zentraler Venendruck (ZVD) 121
Zentralisation 122
(s. auch Blutvolumen)
Zerebritis 256
ZES 587, 735, 736
Zirkulation 352–355
- assistierte 355
- extrakorporale 352–354
- - pathophysiologische Reaktion 354
Zirkumzision 939
Zirrhose, biliäre 701
Zitratintoxikation 70
Zollinger-Ellison-Syndrom (ZES) 587, 735, 736
Zona der Nebennierenrinde 740
- fasciculata 740
- glomerulosa 740
- reticularis 740
Z-Plastik 452, 913
Zuckerkandl-Organ 740
Zugangsweg 37
(s. auch Operation)
Zuggurtung 807
ZVD 121, 122
Zweitmeinung 11
Zwerchfell 307, 308, ***570–572***, 925
- angeborener Defekt 571, 925
- Ruptur 307, 308, 572
- Verletzung 572
Zwingensyndrom, kosto-klavikuläres 424
Zyanose 358
- periphere 358
- zentrale 358
Zystadenolymphom 473
(s. auch Warthin-Tumor)
Zyste 741, 932, ***933***
- Leber 932
- Milz 933
- - parasitäre 933
- - sekundäre hämorrhagische 933
- Nebenniere 741
Zystoduodenostomie 725
Zystogastrostomie 725
Zystojejunostomie 725
Zytomegalie 73

Abkürzungsverzeichnis

ACTH	Adrenokortikotropes Hormon
AFP	Alpha-Fetoprotein
AGS	Adrenogenitales Syndrom
AICD	Implantierbarer automatischer interner Kardioverter-Defibrillator
ALG	Antilymphozyten-Globulin
AO	Arbeitsgemeinschaft für Osteosynthesefragen
APOLT	Auxiliäre partielle orthotope Lebertransplantation
APUD	amin precursor uptake and decarboxylation
AR	Außenrotation
ARDS	Akutes respiratorisches Distreßsyndrom
ARI	Akute respiratorische Insuffizienz
ASD	Vorhofseptumdefekt
ATG	Atemgymnastik
AVM	Arteriovenöse Mißbildungen
AVSD	Atrio-ventrikulärer Septumdefekt
AZ	Allgemeinzustand
BAL	Broncho-alveoläre Lavage
BKS	Blutkörperchensenkungsgeschwindigkeit
CAT	Computerisierte axiale Tomographie
CAVSD	Kompletter atrio-ventrikulärer Septumdefekt
CHE	Cholinesterase
CLL	Chronisch lymphatische Leukämie
CT	Computertomographie
CCT	Craniale Computertomographie
CEA	Karzinoembryonales Antigen
CML	Chronische myeloische Leukämie
CMV	Zytomegalievirus
COLD	chronic obstructive lung disease
COPP	Chemotherapieregime, spezielles
CPAP	continuous positive airway pressure
CPM	continuous passive motion
CPP	cerebral perfusion pressure
CRP	C-reaktives Protein
CTS	Karpaltunnelsyndrom
DAS	Digitale Subtraktionsangiographie
DCS	Kondylenschraube
DCIS	Duktales Carcinoma in situ
DHEA	Dehydroepiandrosteronsulfat
DHOCC	Dihydroxycholecalciferol
DHS	Dynamische Hüftschraube
DIC	Disseminierte intravaskuläre Koagulation
DIP	Distales Interphalangealgelenk
DREZ	dorsal root entry zone
EBA	Extrahepatische biliäre Atresie
EBV	Ebstein-Barr-Virus
ECF	Extrazelluläre Flüssigkeit
EEG	Elektroenzephalogramm
EK	Erythrozytenkonzentrat
EKZ	Extrakorporale Zirkulation
EPU	Elektrophysiologische Untersuchung
ERA	evoked response audiometry
ERC	Endoskopische retrograde Cholangiographie
ERCD	Endoskopische retrograde Cholangiodrainage
ERCP	Endoskopische retrograde Cholangio-Pankreatikographie
EST	Endoskopische Sphinkterotomie
EUS	Endoskopischer Ultraschall
EZ	Ernährungszustand
FFP	fresh frozen plasma
FNH	Fokale noduläre Hyperplasie
FRC	Funktionelle Residualkapazität
FSH	Follikelstimulierendes Hormon
GCS	Glasgow-Coma-Scale
GE	Gastroenterostomie
GOS	Glasgow-Outcome-Scale
GFR	Glomeruläre Filtrationsrate
GH	Wachstumshormon
GLDH	Glutamatdehydrogenase
HCC	Hepatozelluläres Karzinom
HCG	Human-chorionic-Gonadotropin
HGH	Human-growth-Hormon
HIV	human immunodeficiency virus
HLA	human leukocyte antigens
IABP	Intraaortale Gegenpulsation
ICP	Intrakranieller Druck
IGA	Immunglobulin A
IHA	Idiopathischer Hyperaldosteronismus
IMEG	Intramyokardiales EKG
INF	Initiale Nichtfunktion
INR	international normalized ratio
IPOM	intraperitoneal onlay mesh technique
IPPB	intermittent positive pressure breathing
IR	Innenrotation

ISS Score für Intensivpatienten
ITP Idiopathische thrombozytopenische Purpura

KBR Komplementbindungsreaktion
KHK Koronare Herzkrankheit

LCIS Lobuläres Carcinoma in situ
LGL Lown-Ganong-Levine-Syndrom
LH Luteinisierendes Hormon
LKG Lippen-Kiefer-Gaumenspalte
LPH Lipotropes Hormon
LRR Lichtreflexionsrheographie

MAP Mittlerer arterieller Blutdruck
MDF myocardial depressant factor
MDP Magendarmpassage
MEN Multiple endokrine Neoplasien
MGS Multifaktorielles genetisches System
MHC Haupthistokompatibilitätskomplex
MIBG Metaiodbenzylguanidin
MOV Multiorganversagen
MRI magnetic resonance imaging
MRT Nukleare Magnetresonanztomographie (Kernspintomographie)
MSH Melanozytenstimulierendes Hormon
MTBE Methyl-Buthyl-Äther

NHL Non-Hodgkin-Lymphom
NMR Kernspintomographie
NNH Nasennebenhöhlen
NNM Nebennierenmark
NNR Nebennierenrinde
NOMI Nichtokklusive mesenteriale Ischämie
NR Neutralrotation
NSAID Nicht-steroidale anti-inflammatorische Medikamente
NSE Neuronspezifische Enolase
NYHA New York Heart Association

OPSI overwhelming post-splenectomy infection
OSG Oberes Sprunggelenk

PAD Perkutane Abszeßdrainage
PAVSD Partieller atrioventrikulärer Septumdefekt
PBC Primäre biliäre Zirrhose
PCA Patienten-kontrollierte Analgesie
PDA Persistierender Ductus arteriosus
PEG Perkutane endoskopische Gastrostomie
PEEP positive and exspiratory pressure
PET Positronenemissionstomographie
PFN Proximaler Femurnagel
PGV Proximal-gastrische Vagotomie
PIF Prolaktin-inhibitory Faktor
PIP Proximales Interphalangealgelenk
PP Pankreatisches Polypeptid
PPL Pasteurisiertes Plasma
PSC Primär sklerosierende Cholangitis
PTA Perkutane transluminale Angioplastie
PTC Perkutane transhepatische Cholangiographie
PTCA Perkutane transluminale Koronarangioplastie
PTCD Perkutane transhepatische Cholangiodrainage
PTH Parathormon
PTT Plasmathrombinzeit
PVR pulmonary vascular resistence

RES Retikulo-endotheliales System
RH Rhesus (faktor)
RV Residualvolumen

SAA Schwere aplastische Anämie
SGV Selektiv-gastrale Vagotomie
SIRS systemic inflammatory response syndrome

TAPP transabdominal preperitoneal mesh technique
TEE Transösophageale Echokardiographie
TEP Totalendoprothese
TGA Transposition der großen Arterien
TIPPS Transjugularer intrahepatischer portosystemischer Stent-Shunt
TIS Thoracic-inlet-Syndrom
TK Thrombozytenkonzentrat
TLC Totale Lungenkapazität
TNM Klassifikationsschema der UICC für maligne Tumoren
TOF Fallot-Tetralogie
TOS Thoracic-outlet-Syndrom
TPCD Transpapillär eingeführte Choledochusdrainage
TPHA Treponema-pallidum-Hämagglutinationstest
TRAM transverse rectus abdominis myocutaneous flap
TRH thyreotropin releasing hormone
TSH thyreotropin stimulating hormone
TTP Thrombotische thrombozytopenische Purpura
TV Trunkuläre Vagotomie
TVT Tiefe Venenthrombose

UICC Unio internationalis contra cancrum
USG Unteres Sprunggelenk
UTN unreamed tibia nail

VC Vitalkapazität
VIP vasoactive intestinal peptide
VMS Vanillinmandelsäure
VOD venous occlusive disease
VRAM vertical rectus abdominis myocutaneous flap
VSD Ventrikelseptumdefekt

WDHH watery diarrhea, hypocalcemia, hypoclorhydria

ZES Zollinger-Ellison-Syndrom
ZVD Zentraler Venendruck

WHO world health organisation

Ein revolutionärer Fortschritt für Klinik und Praxis.

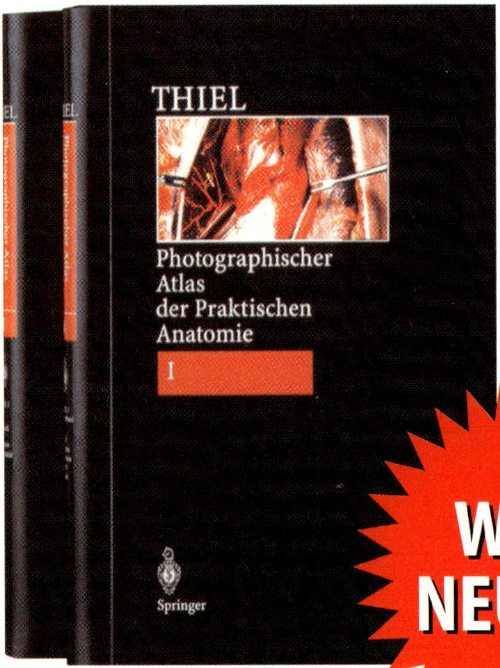

W. THIEL, ANATOMISCHES INSTITUT DER UNIVERSITÄT GRAZ

Photographischer Atlas der Praktischen Anatomie I

Bauch – Untere Extremität

Begleitband mit Nomina anatomica und Index

1996. Buch 1: XII, 418 S., 206 farbige Abb.; Buch 2: VI, 427 S., 207 Abb.
(2 Leinenbände im farbigen Schuber) Geb.
DM 498,-; öS 3635,40; sFr 449,- ISBN 3-540-61047-2

Neuartiges Konservierungsverfahren ermöglicht spektakuläre Aufnahmen.

WELT-NEUHEIT

Ein Buch zum Erleben...

- Brilliante Wiedergabe von Gewebe und Organen in natürlicher Farbe.
- Darstellung von chirurgischen Zugangswegen und Punktionen der Gelenke erleichtern die Umsetzung in der Praxis.
- Praxisorientiert und funktionell durch eine anwendergerechte Konzeption.

...und zum Nachschlagen.

- Das Nachschlagewerk, begleitend zum Arbeitsbuch.
- Mit Nomina anatomica und ausführlichem Index.

Der Farbband

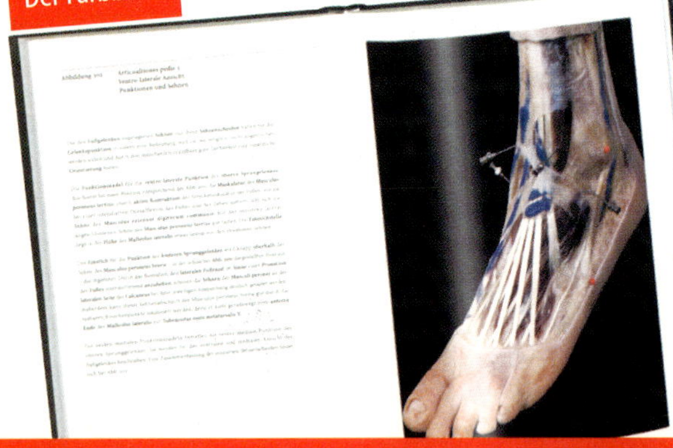

Der Begleitband

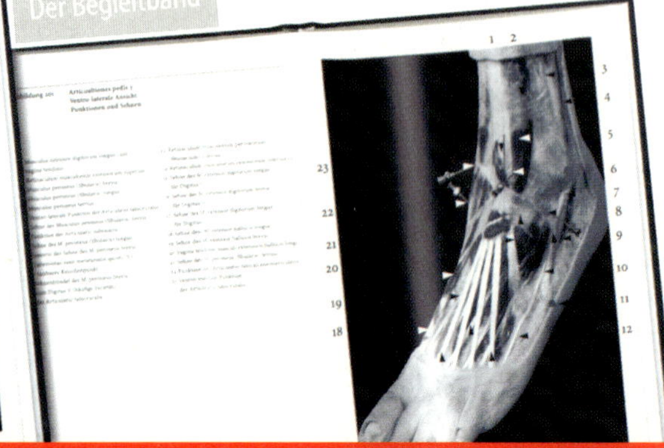

Springer
und
Umwelt

Als internationaler wissenschaftlicher Verlag sind wir uns unserer besonderen Verpflichtung der Umwelt gegenüber bewußt und beziehen umweltorientierte Grundsätze in Unternehmensentscheidungen mit ein. Von unseren Geschäftspartnern (Druckereien, Papierfabriken, Verpackungsherstellern usw.) verlangen wir, daß sie sowohl beim Herstellungsprozess selbst als auch beim Einsatz der zur Verwendung kommenden Materialien ökologische Gesichtspunkte berücksichtigen.
Das für dieses Buch verwendete Papier ist aus chlorfrei bzw. chlorarm hergestelltem Zellstoff gefertigt und im pH-Wert neutral.

Springer